Endocrinologia
Princípios e Práticas
2ª edição

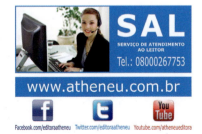

Endocrinologia
Princípios e Práticas

2ª edição

Editores

Mario José Abdalla Saad

Rui Monteiro de Barros Maciel

Berenice Bilharinho de Mendonça

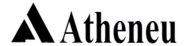

EDITORA ATHENEU

São Paulo —	*Rua Jesuíno Pascoal, 30*
	Tel.: (11) 2858-8750
	Fax: (11) 2858-8766
	E-mail: atheneu@atheneu.com.br
Rio de Janeiro —	*Rua Bambina, 74*
	Tel.: (21)3094-1295
	Fax: (21)3094-1284
	E-mail: atheneu@atheneu.com.br
Belo Horizonte —	*Rua Domingos Vieira, 319 — conj. 1.104*

CAPA: Paulo Verardo

PRODUÇÃO EDITORIAL: MKX Editorial

CIP-BRASIL. Catalogação na Publicação
Sindicato Nacional dos Editores de Livros, RJ

S116e
2. ed.

Saad, Mario José Abdala
    Endocrinologia : princípios e práticas / Mario José Abdala Saad, Rui Monteiro de Barros Maciel, Berenice Bilharinho de Mendonça. -- 2. ed. -- Rio de Janeiro : Atheneu, 2017.
    il.

    Inclui bibliografia
    ISBN 978-85-388-0791-9

    1. Endocrinologia.   I. Maciel, Rui Monteiro de Barros.   II. Mendonça, Berenice Bilharinho de.   III. Título.

17-41330	CDD: 616.4063
	CDU: 616.4

SAAD, M.J.A.; MACIEL, R.M.B.; MENDONÇA, B.B.
Endocrinologia – Princípios e Práticas – 2ª. edição

Editores

MARIO JOSÉ ABDALLA SAAD

Professor Titular de Clínica Médica da Faculdade de Ciências Médicas da Universidade de Campinas (FCM-Unicamp).

RUI MONTEIRO DE BARROS MACIEL

Professor Titular da Disciplina de Endocrinologia e Diretor Associado do Laboratório de Endocrinologia Molecular e Translacional do Departamento de Medicina da Escola Paulista de Medicina da Universidade Federal de São Paulo (EPM/Unifesp). Assessor-médico em Endocrinologia do Fleury Medicina e Saúde.

BERENICE BILHARINHO DE MENDONÇA

Professora Titular da Disciplina de Endocrinologia e Metabologia do Departamento de Clínica Médica da Faculdade de Medicina da Universidade de São Paulo (FMUSP). Chefe do Laboratório de Hormônios e Genética Molecular (LIM-42) e da Divisão de Endocrinologia e Metabologia do Hospital das Clínicas da FMUSP.

Colaboradores

ALBERTO LOBO MACHADO

Professor do Departamento de Clínica Médica da Faculdade de Ciências Médicas da Santa Casa de São Paulo (FCMSCSP). Setor de Ultrassonografia do Fleury Medicina Diagnóstica.

ALEXANDER AUGUSTO DE LIMA JORGE

Professor-associado Livre-docente da Disciplina de Endocrinologia e Metabologia da Faculdade de Medicina da Universidade de São Paulo (FMUSP).

Responsável pela Unidade de Endocrinologia-Genética (LIM25), Pesquisador da Unidade de Endocrinologia do Desenvolvimento (LIM42) e Orientador Cadastrado da Disciplina de Endocrinologia do Hospital das Clínicas da FMUSP. Departamento de Clínica Médica da Disciplina de Endocrinologia do HCFMUSP.

ALINE ZAMBONI MACHADO

Bióloga. Mestre em Endocrinologia e Doutoranda das Ciências Médicas do Hospital das Clínicas da Faculdade de Medicina da Universidade de São Paulo (HCFMUSP).

ANA CLÁUDIA LATRONICO

Professora Titular da Disciplina de Endocrinologia e Metabologia do Hospital das Clínicas da Faculdade de Medicina da Universidade de São Paulo (HCFMUSP).

ANA LUIZA MAIA

Professora Titular da Disciplina de Endocrinologia da Faculdade de Medicina da Universidade Federal do Rio Grande do Sul (UFRGS). Doutora pela Faculdade de Medicina de Ribeirão Preto da Universidade de São Paulo (FMRP-USP). Pós-doutorada em Endocrinologia/Biologia Molecular na Thyroid Division, Brigham and Women's Hospital, Harvard Medical School, Massachusetts (EUA).

ANA OLIVEIRA HOFF

Endocrinologista. Chefe da Unidade de Oncologia Endócrina do Instituto do Câncer do Estado de São Paulo (ICESP) e Colaboradora da Disciplina de Endocrinologia do Hospital das Clínicas da Faculdade de Medicina da Universidade de São Paulo (HCFMUSP).

ANDRÉ FERNANDES REIS

Professor de Pós-graduação da Disciplina de Endocrinologia e Metabologia da Universidade Federal de São Paulo (Unifesp). Médico do Centro de Diabetes da Unifesp.

ANDREA CECÍLIA TOSCANINI

Médica Assistente no Laboratório de Sono do Setor de Neurofisiologia Clínica do Instituto de Psiquiatria da Faculdade de Medicina da Universidade de São Paulo (IPq-FMUSP).

ANDREA GLEZER

Doutorado pela Faculdade de Medicina da Universidade de São Paulo (FMUSP). Médica Assistente do Serviço de Endocrinologia e Metabologia da Divisão de Clínica Médica I da FMUSP. Unidade de Neuroendocrinologia da Disciplina de Endocrinologia e Metabologia do Hospital das Clínicas da (HCFMUSP). Laboratório de Endocrinologia Celular e Molecular da FMUSP.

ANDREY DOS SANTOS

Doutor pela Faculdade de Ciências Médica da Universidade Estadual de Campinas (Unicamp).

ANTÔNIO CARLOS MARTINS MAIA JÚNIOR

Médico Assistente do Serviço de Diagnóstico do Santa Casa de Misericórdia de São Paulo (SCMSP). Doutorado na Escola Paulista de Medicina da Universidade Federal de São Paulo (EPM/Unifesp). Residência Médica em Diagnóstico por Imagem na SCMSP. Neurorradiologista do Grupo Fleury Medicina Diagnóstica e Coordenador Médico do Serviço de Neurorradiologia da SCMSP.

ANTONIO MARCONDES LERARIO

Médico e Doutor em Endocrinologia e Metabologia pela Faculdade de Medicina da Universidade de São Paulo (FMUSP). Endocrinologista na Unidade de Suprarrenal da Disciplina de Endocrinologia no Hospital das Clínicas da Faculdade de Medicina de São Paulo (HCFMUSP). Médico Endocrinologista no Instituto do Câncer de São Paulo Octavio Frias de Oliveira (ICESP). Pós-doutorado na Universidade de Michigan, EUA.

ANTÔNIO MARMO LUCON

Médico Assistente. Livre-docente do Serviço de Urologia do Hospital das Clínicas da Faculdade de Medicina da Universidade de São Paulo (HCFMUSP). Doutor em Urologia pela USP. Experiência área de Urologia Clínica e Cirúrgica, atuando principalmente em Transplante Renal, Cirurgia da Adrenal, Hipertensão Renovascular e Urologia Geral.

AYRTON CUSTODIO MOREIRA

Doutorado em Medicina pela Faculdade de Medicina de Ribeirão Preto da Universidade de São Paulo (FMRP-USP). Professor Titular do Departamento de Clínica Médica FMRP-USP.

BRUNO FERRAZ DE SOUZA

Médico Assistente e Pesquisador do Serviço de Endocrinologia do Hospital das Clínicas da Faculdade de Medicina da Universidade de São Paulo (HC-FMUSP). Doutor em Endocrinologia pela University College, Londres, Inglaterra.

BRUNO GELONEZE NETO

Pesquisador do Instituto Nacional de Ciência e Tecnologia (INCT) de Obesidade e Diabetes. Coordenador do Laboratório de Investigação em Metabolismo e Diabetes (LIMED) – Gastrocentro da Faculdade de Medicina da Universidade Estadual de Campinas (FCM-Unicamp).

CARLOS LONGUI

Professor Titular da Faculdade de Ciências Médicas da Santa Casa de São Paulo (FCMSCSP). Chefe Adjunto de Clínica do Departamento de Pediatria da Irmandade da FCMSCSP.

CÉLIA REGINA NOGUEIRA

Professora Adjunta de Endocrinologia e Metabologia do Departamento de Clínica Médica da Faculdade de Medicina de Botucatu da Universidade Estadual Paulista (Unesp).

CLARISSA MARTINS

Doutora em Clínica Médica pela Faculdade de Medicina de Ribeirão Preto da Universidade de São Paulo (FMRP-USP).

CLÁUDIA GOMES PADILLA

Médica pela Universidade Federal do Paraná (UFPR). Residência Médica em Ginecologia e Obstetrícia pelo Hospital das Clínicas da Faculdade de Medicina da Universidade de São Paulo (HCFMUSP). Especialista em Ginecologia e Obstetrícia pela Federação Brasileira das Associações de Ginecologia e Obstetrícia (FEBRASGO). Doutora em Ciências pelo Departamento de Obstetrícia e Ginecologia da FMUSP com ênfase em Medicina Reprodutiva. Médica colaboradora do Centro de Reprodução Humana Mario Covas do HCFMUSP.

CLÁUDIA VEIGA CHANG

Doutora em Endocrinologia pelo Hospital das Clínicas da Faculdade de Medicina da Universidade de São Paulo (HCFMUSP). Pós-doutorado em Curso no Programa de Pós-graduação da Disciplina de Endocrinologia e Metabologia do Hospital das Clínicas do HCFMUSP.

CLAUDIO ELIAS KATER

Professor-associado de Medicina. Chefe da Disciplina de Endocrinologia e da Unidade de Adrenal e Hipertensão, Diretor do Laboratório de Esteroides – Disciplina de Endocrinologia, Departamento de Medicina da Escola Paulista de Medicina da Universidade Federal de São Paulo (EPM/Unifesp).

CRISTIANE KOCHI

Professora Adjunta da Faculdade de Ciências Médicas da Santa Casa de Misericórdia de São Paulo (FCMSCSP).

CRISTINA ALBA LALLI

Doutora em Clínica Médica pela Faculdade de Ciências Médicas da Universidade Estadual de Campinas (Unicamp). Médica Assistente da Disciplina de Medicina de Urgência da Unicamp.

MARIA CRISTINA CHAMMAS

Diretora do Serviço de Ultrassonografia no Instituto de Radiologia da Faculdade de Medicina da Universidade de São Paulo (InRad-FMUSP). Presidente da Federação Latino-Americana de Ultrassonografia (FLAUS) de 2013 a 2015.

CYNTHIA MARIA ALVES BRANDÃO

Doutora em Endocrinologia Clínica pela Escola Paulista de Medicina da Universidade Federal de São Paulo (EPM/Unifesp) na área de Metabolismo Ósseo. Médica Colaboradora do Ambulatório de Doenças Osteometabólicas da Endocrinologia da EPM/Unifesp.Integrante do Núcleo de Saúde Óssea do Hospital Sírio-Libanês.

DANIEL SOARES FREIRE

Doutorado em Endocrinologia pelo Hospital das Clínicas da Faculdade de Medicina da Universidade de São Paulo (HCFMUSP). Médico Assistente no Instituto do Câncer do Estado de São Paulo (ICESP).

DANIELA ESPÍNDOLA ANTUNES

Professora Adjunta de Endocrinologia e Metabologia na Faculdade de Medicina da Universidade Federal de Goiás (UFG). Doutora em Endocrinologia Clínica pela Escola Paulista de Medicina da Universidade Federal de São Paulo (EPM/Unifesp).

DANIELLE MACELLARO ANDREONI

Médica. Disciplina de Endocrinologia no Departamento de Medicina da Escola Paulista de Medicina da Universidade Federal de São Paulo (EPM/Unifesp).

DÉBORA CRISTIANE GOMES

Médica Assistente no Hospital das Clínicas da Universidade Federal de Uberlândia (HC-UFU).

DÉBORA DANILOVIC

Médica. Doutora do Laboratório de Endocrinologia Celular e Molecular da Faculdade de Medicina da Universidade de São Paulo (FMUSP). Médica do Instituto do Câncer do Estado de São Paulo (ICESP).

DÉBORA MARIA NAZATO

Médica. Disciplina de Endocrinologia no Departamento de Medicina da Escola Paulista de Medicina da Universidade Federal de São Paulo (EPM/Unifesp).

DELMAR MUNIZ LOURENÇO JÚNIOR

Doutorado e Pós-doutorado em Endocrinologia pela Faculdade de Medicina da Universidade de São Paulo (FMUSP). Médico Assistente da Disciplina de Endocrinologia e Metabologia do Hospital das Clínicas da FMUSP e do Instituto do Câncer do Estado de São Paulo (ICESP). Médico Pesquisador da Unidade de Endocrinologia Genética (UEG) e do Laboratório de Investigação Médica 25 (LIM-25) da FMUSP. Professor Colaborador da FMUSP.

DÊNIS PAJECKI

Médico Assistente na Unidade de Cirurgia Bariátrica e Metabólica do Hospital das Clínicas da Faculdade de Medicina da Universidade de São Paulo (HCFMUSP), Disciplina de Cirurgia do Aparelho Digestivo.

DENISE GENARO FARINELLI

Mestranda em Endocrinologia. Disciplina de Endocrinologia no Departamento de Medicina da Escola Paulista de Medicina da Universidade Federal de São Paulo (EPM/Unifesp).

DOLORES PARDINI

Mestra e Doutora em Endocrinologia e Metabologia pela Escola Paulista de Medicina da Universidade Federal de São Paulo (EPM/Unifesp). Responsável pelo Ambulatório de Menopausa da Disciplina de Endocrinologia da EPM/Unifesp. Presidente do Departamento de Endocrinologia Feminina e Andrologia da Sociedade Brasileira de Endocrinologia e Metabologia.

EDER CARLOS ROCHA QUINTÃO

Professor Emérito de Endocrinologia da Faculdade de Medicina da Universidade de São Paulo (FMUSP).

EDMUND CHADA BARACAT

Professor titular da Faculdade de Medicina da Universidade de São Paulo (FMUSP). Pró-Reitor de Graduação Adjunto da USP. Presidente da comissão de graduação da FMUSP e membro do Conselho Deliberativo do Hospital das Clínicas da FMUSP. Editor da Revista Clinics. Diretor Acadêmico da Associação Médica Brasileira (AMB). Pesquisador 1A do Conselho Nacional de Desenvolvimento Científico e Tecnológico (CNPq).

EDNA REGINA NAKANDAKARE

Médica Chefe do Laboratório de Lipídeos do Hospital das Clínicas da Faculdade de Medicina da Universidade de São Paulo (HCFMUSP). Doutora em Endocrinologia pela FMUSP.

ELAINE MARIA FRADE COSTA

Doutora em Endocrinologia e Metabologia pela da Faculdade de Medicina da Universidade de São Paulo (FMUSP). Unidade de Endocrinologia do Desenvolvimento e Laboratório de Hormônios e Genética Molecular (LIM-42), Divisão de Endocrinologia e Metabologia do Hospital das Clínicas da Faculdade de Medicina da Universidade de São Paulo (HCFMUSP).

EVANDRO SOBROZA DE MELLO

Professor Doutor. Departamento de Patologia da Faculdade de Medicina da Universidade de São Paulo (FMUSP). Coordenador do Laboratório de Patologia do Instituto do Câncer do Estado de São Paulo (ICESP) no Hospital das Clínicas da FMUSP. Sócio-Diretor do Centro de Imuno-Histoquímica, Citopatologia e Anatomia Patológica (CICAP) no Hospital Alemão Oswaldo Cruz.

FELIPE HENNING GAIA DUARTE

Doutor em Endocrinologia pela Faculdade de Medicina da Universidade de São Paulo (FMUSP). Especialista em Endocrinologia pela Sociedade Brasileira de Endocrinologia e Metabologia (SBEM).

FERNANDA DE AZEVEDO CORRÊA

Médica Assistente da Unidade de Endocrinologia do Desenvolvimento, Laboratório de Hormônios e Genética Molecular, Disciplina de Endocrinologia e Metabologia do Hospital das Clínicas da Faculdade de Medicina da Universidade de São Paulo (HCFMUSP).

FLAVIA AMANDA COSTA BARBOSA

Médica Assistente. Disciplina de Endocrinologia e Metabologia do Departamento de Medicina da Escola Paulista de Medicina da Universidade Federal de São Paulo (EPM/Unifesp). Doutora em Endocrinologia Clínica pela Unifesp. Pós-doutorada.

FLÁVIO CARNEIRO HOJAIJ

Doutor, Médico do Laboratório de Anatomia Médico Cirúrgica LIM 02 do Hospital das Clínicas da Faculdade de Medicina da Universidade de São Paulo (HCFMUSP), colaborador da Disciplina de Cirurgia de Cabeça e Pescoço da Universidade Federal de São Paulo (Unifesp). Diretor Científico da Sociedade Brasileira de Cirurgia de Cabeça e Pescoço.

FRANCISCO JOSÉ ALBUQUERQUE DE PAULA

Departamento de Clínica Médica da Faculdade de Medicina de Ribeirão Preto da Universidade de São Paulo (FMRP-USP).

GISAH AMARAL DE CARVALHO

Professora adjunta de Endocrinologia e Metabologia do Departamento de Clínica Médica da Universidade Federal do Paraná (UFPR). Chefe dos ambulatórios de Tireoide do Serviço de Endocrinologia e Metabologia da UFPR (SEM-UFPR). Vice-coordenadora do Curso de Medicina Interna da UFPR.

GUILHERME ASMAR ALENCAR

Médico. Doutor em Endocrinologia e Metabologia, Unidade de Suprarrenal da Disciplina de Endocrinologia do Hospital das Clínicas da Faculdade de Medicina da Universidade de São Paulo (HCFMUSP).

GUSTAVO ARANTES ROSA MACIEL

Graduado em Medicina pela Faculdade de Ciências Médicas de Minas Gerais (FCM-MG). Doutor em Ginecologia pela Escola Paulista de Medicina da Universidade Federal de São Paulo (EPM/Unifesp) e Universidade da Califórnia, San Diego, CA, EUA. Pós-doutorado em Biologia Molecular pelo Salk Institute, La Jolla, CA, EUA. Professor Livre-docente na Faculdade de Medicina da Universidade de São Paulo (FMUSP). Pesquisador Responsável pelo Laboratório de Ginecologia Estrutural e Molecular (LIM 58) da da FMUSP. Atuante em Endocrinologia Reprodutiva, Climatério e Menopausa, Síndrome dos Ovários Policísticos e Medicina Molecular.

HANS GRAF

Chefe da Unidade de Tireoide do Serviço de Endocrinologia e Metabologia da Universidade Federal do Paraná (SEM-UFPR). Professor-associado da Disciplina de Endocrinologia e Metabologia da UFPR. Diretor da Sociedade Latino-americana de Tireoide (LATS).

HELENA SCHMID

Professora Titular de Endocrinologia da Universidade Federal de Ciências da Saúde de Porto Alegre (UFCSPA). Professora Adjunta de Medicina Interna da Universidade Federal do Rio Grande do Sul (UFRGS). Chefe do Serviço de Endocrinologia da Santa Casa de Porto Alegre (SCPA). Doutora em Medicina pela Universidade de São Paulo (USP). Pós-doutorada pelo Diabetes Research and Training Center, Endocrinology Division, Ann Arbor, Michigan, EUA.

IVAN CECCONELLO

Professor Titular da Disciplina de Cirurgia do Aparelho Digestivo da Faculdade de Medicina da Universidade de São Paulo (FMUSP).

IVO JORGE PRADO ARNHOLD

Professor Livre-docente da Disciplina de Endocrinologia da Faculdade de Medicina da Universidade de São Paulo (FMUSP). Médico Assistente da Unidade de Endocrinologia do Desenvolvimento, Laboratório de Hormônios e Genética Molecular (LIM 42). Disciplina de Endocrinologia e Metabologia do Hospital das Clínicas da FMUSP.

JACQUELINE MENDONÇA LOPES DE FARIA

Médica Oftalmologista e Doutora em Clínica Médica pela Faculdade de Ciências Médicas da Universidade Estadual de Campinas (Unicamp). Pós-doutorado na Universidade de Harvard, Boston, MA, EUA. Professora da Pós-graduação da Faculdade de Ciências Médicas da Unicamp. Pesquisadora na área de retinopatia diabética (RD): patogênese, fatores associados e novas alternativas terapêuticas através de modelos experimentais e técnicas de biologia molecular.

JAIRO TABACOW HIDAL

Médico pela Escola Paulista de Medicina da Universidade Federal de São Paulo (EPM/Unifesp). Especialização em Administração Hospitalar pela Fundação Getúlio Vargas - RJ. Mestre e Doutor em Ciências Médicas e Biológicas pela Universidade de São Paulo (USP). Pós-doutorado pela Universidade de Harvard, Boston, MA, EUA. Médico Assistente Doutor da Unifesp.

JOÃO EDUARDO NUNES SALLES

Doutor em Endocrinologia Clínica pela Universidade Federal de São Paulo (Unifesp). Professor-assistente da Faculdade de Ciências Médicas da Santa Casa de São Paulo (FCMSCSP).

JOÃO HAMILTON ROMALDINI

Doutor em Endocrinologia Clínica pela Universidade Federal de São Paulo (Unifesp). Professor Titular da Disciplina de Endocrinologia da Escola de Ciências Médicas da Pontifícia Universidade Católica de Campinas (PUC-CAMP).

JOÃO ROBERTO MACIEL MARTINS

Médico Assistente Doutor. Disciplina de Endocrinologia e Metabologia, Departamento da Escola Paulista de Medicina da Universidade Federal de São Paulo (EPM/Unifesp). Coordenador dos Ambulatórios de Endocrinologia e Metabologia, Chefe do Ambulatório de Tireoide e Pesquisador do Laboratório de Endocrinologia Molecular e Translacional (LEMT). Disciplina de Endocrinologia e Metabologia da EPM/Unifesp.

JOSÉ AUGUSTO SGARBI

Professor de Endocrinologia, Docente Chefe da Disciplina de Endocrinologia e Metabologia e do Ambulatório de Tireoide do Hospital das Clínicas da Faculdade de Medicina de Marília (FAMEMA).

JOSÉ BUTORI LOPES DE FARIA

Professor-associado Livre-docente da Disciplina de Nefrologia do Departamento de Clínica Médica da Faculdade de Ciências Médicas da Universidade Estadual de Campinas (Unicamp).

JOSÉ CARLOS PAREJA

Chefe do serviço de Cirurgia do Diabetes da Faculdade de Ciências Médicas da Universidade Estadual de Campinas (Unicamp). Coordenador Científico do Gastrocentro da Unicamp.

JOSÉ GILBERTO HENRIQUES VIEIRA

Professor Afiliado da Disciplina de Endocrinologia da Escola Paulista de Medicina da Universidade Federal de São Paulo (EPM/Unifesp).

JOSI VIDART

Medica pela Universidade Federal do Rio Grande do Sul (UFRS). Mestrado em Ciências Médicas: Endocrinologia pela UFRS. Médica Intensivista do Hospital de Clínicas de Porto Alegre (HCPA).

KAMILA CRISTINA SILVA

Biologista na Universidade Estadual de Campinas (Unicamp), setor de Parasitologia. Pesquisadora Científica Pós-doutorada em Fisiopatologia Experimental pela Faculdade de Ciências Médicas da Unicamp. Docente de Imunologia e Microbiologia na Pontifícia Universidade Católica de Campinas (PUC-CAMP). Doutora em Clínica Médica - Área de Ciências Básicas pela Unicamp. Graduação em Biologia pela Universidade Metodista de Piracicaba. Experiência na Área de Parasitologia, Clínica Médica Experimental, Biologia Molecular e Fisiologia Geral.

LARISSA GARCIA GOMES

Médica Assistente. Doutora pela Faculdade de Medicina da Universidade de São Paulo (FMUSP), Divisão de Endocrinologia e Metabologia - Departamento de Clínica Médica da FMUSP.

LÉA MARIA ZANINI MACIEL

Mestre e Doutora em Medicina pela Faculdade de Medicina de Ribeirão Preto da Universidade de São Paulo (FMRP-USP). Professora-associada da FMRP-USP. Divisão de Endocrinologia, Departamento de Clínica Médica e Pesquisa da FMRP-USP, Área de Hipotireoidismo Congênito, Carcinoma Medular de Tireoide e Resistência ao Hormônio Tireoidiano.

LETÍCIA FERREIRA GONTIJO SILVEIRA

Doutorado em Endocrinologia pela Universidade de São Paulo (USP). Médica Endocrinologista do Hospital das Clínicas da Faculdade de Medicina da USP (FMUSP).

LIA BORGES FIORIN

Medica pela Santa Casa de Misericórdia de Vitória, Residência Médica pela Faculdade de Medicina de Marília (FAMEMA) e Pontifícia Universidade Católica de São Paulo (PUC-SP).

LÍCIO AUGUSTO VELLOSO

Professor Titular no Departamento de Clínica Médica da Faculdade de Ciências Médicas da Universidade Estadual de Campinas (Unicamp).

LÍLIAN ARAÚJO CAETANO

Médica Endocrinologista. Pós-graduanda da Disciplina de Endocrinologia e Metabologia da Faculdade de Medicina da Universidade de São Paulo (FMUSP).

LÍVIA MARA MERMEJO

Médica Assistente. Divisão de Endocrinologia e Metabologia do Departamento de Clínica Médica da Faculdade de Medicina de Ribeirão Preto da Universidade de São Paulo (FMRP-USP).

LUCIANA AUDI DE CASTRO NEVES

Médica Endocrinologista. Pós-graduanda da Disciplina de Endocrinologia do Hospital das Clínicas da Faculdade de Medicina da Universidade de São Paulo (FMUSP) e Colaboradora da Divisão de Endocrinologia do Instituto do Câncer do Estado de São Paulo (ICESC).

LUCIANA MELA UMEDA

Doutora em Endocrinologia pela Universidade Federal de São Paulo (Unifesp). Pós-doutorado em andamento na Universidade Estadual de Campinas (Unicamp). Pesquisadora do Laboratório de Investigação em Metabolismo e Diabetes (LIMED).

LUCIANI RENATA SILVEIRA DE CARVALHO

Médica Assistente Doutora. Unidade de Endocrinologia do Desenvolvimento, Laboratório de Hormônios e Genética Molecular (LIM/42), Disciplina de Endocrinologia e Metabologia do Hospital das Clínicas da Faculdade de Medicina da Universidade de São Paulo (HCFMUSP).

LUCILA LEIKO KAGOARA ELIAS

Professora-associada. Departamento de Fisiologia da Faculdade de Medicina de Ribeirão Preto da Universidade de São Paulo (FMRP-USP).

LUIS EDUARDO PROCÓPIO CALLIARI

Professor-assistente da Faculdade de Ciências Médicas da Santa Casa de São Paulo (FCMSCSP).

LUIZA K. MATSUMURA

Disciplina de Endocrinologia da Escola de Paulista de Medicina da Universidade Federal de São Paulo (EPM/Unifesp).

MADSON QUEIROZ ALMEIDA

Doutor em Endocrinologia e Metabologia pela Faculdade de Medicina da Universidade de São Paulo (FMUSP). Médico Assistente da Unidade de Suprarrenal da Disciplina de Endocrinologia e Metabologia do Hospital das Clínicas da FMUSP (HCFMUSP). Médico Assistente da Endocrinologia do Instituto do Câncer do Estado de São Paulo (ICESP). Professor Livre-docente da Disciplina de Endocrinologia e Metabologia, Laboratório de Hormônios e Genética Molecular (LIM42) do HCFMUSP.

MAGNUS RÉGIOS DIAS DA SILVA

Professor Adjunto do Departamento de Medicina, Disciplina de Endocrinologia da Escola Paulista de Medicina da Universidade Federal de São Paulo (EPM/Unifesp). Responsável pelo Laboratório de Endocrinologia Molecular e Translacional (LEMT).

MALEBRANCHE BERARDO CARNEIRO DA CUNHA NETO

Supervisor da Unidade de Neuroendocrinologia da Disciplina de Neurocirurgia do Hospital das Clínicas da Faculdade de Medicina da Universidade de São Paulo (HCFMUSP).

MARCELLO DELANO BRONSTEIN

Professor Livre-docente da Faculdade de Medicina da Universidade de São Paulo (FMUSP). Chefe da Unidade de Neuroendocrinologia da Disciplina de Endocrinologia e Metabologia do Departamento de Clínica Médica do Hospital das Clínicas da FMUSP (HCFMUSP). Pesquisador do LIM-25 do HCFMUSP.

MARCELO TATIT SAPIENZA

Professor-associado da Disciplina de Medicina Nuclear do Departamento de Radiologia da Faculdade de Medicina da Universidade de São Paulo (FMUSP).

MÁRCIA NERY

Doutora em Endocrinologia pela Faculdade de Medicina da Universidade de São Paulo (FMUSP). Médica Supervisora da Unidade de Diabetes do Serviço de Endocrinologia e Metabologia do Hospital das Clínicas da FMUSP (HCFMUSP). Membro do Grupo de Estudo de Hiperglicemia do HCFMUSP.

MÁRCIA SILVA QUEIROZ

Médica Assistente da Unidade de Diabetes do Serviço de Endocrinologia e Metabologia do Departamento de Clínica Médica do Hospital das Clínicas da Faculdade de Medicina da Universidade São Paulo (HC-FMUSP). Mestrado em Endocrinologia e Doutorado em Ciências pela FMUSP.

MARCIO CORRÊA MANCINI

Médico Chefe do Grupo de Obesidade e Síndrome Metabólica da Disciplina de Endocrinologia e Metabologia do Hospital das Clínicas da Faculdade de Medicina da Universidade de São Paulo (HCFMUSP). Doutor em Ciências na Área de Endocrinologia pela FMUSP. Chefe da Liga de Obesidade Infantil do HCFMUSP.

MARCIO CARLOS MACHADO

Doutor em Endocrinologia pela Faculdade de Medicina da Universidade de São Paulo (FMUSP).

MARCO ANTÔNIO CONDE DE OLIVEIRA

Médico Nuclear Assistente do Fleury Medicina e Saúde e do Instituto Dante Pazzanese de Cardiologia.

MARCO AURÉLIO SANTO

Diretor da Unidade de Cirurgia Bariátrica e Metabólica do Hospital das Clínicas da Faculdade de Medicina da Universidade de São Paulo (HCFMUSP). Disciplina de Cirurgia do Aparelho Digestivo.

MARCOS SERGIO NERES DA SILVA

Mestrado em Endocrinologia, Disciplina de Endocrinologia, Departamento de Medicina da Escola Paulista de Medicina da Universidade Federal de São Paulo (EPM/Unifesp).

MARGARET DE CASTRO

Professora Titular do Departamento de Clínica Médica da Faculdade de Medicina de Ribeirão Preto da Universidade de São Paulo (FMRP-USP).

MARIA ADELAIDE ALBERGARIA PEREIRA

Médica Assistente. Doutora do Serviço de Endocrinologia e Metabologia do Hospital das Clínicas da Faculdade de Medicina da Universidade de São Paulo (HCFMUSP).

MARIA CANDIDA BARISSON VILLARES FRAGOSO

Professora Livre-docente em Endocrinologia e Metabologia da Faculdade de Medicina da Universidade de São Paulo (FMUSP). Chefe da Unidade de Suprarrenal da Disciplina de Endocrinologia e Metabologia, Hospital das Clínicas da FMUSP (HCFMUSP). Médica Endocrinologista do Instituto do Câncer do Estado de São Paulo (ICESP).

MARIA CÂNDIDA PARISI

Médica, Mestra e doutora pela Universidade Estadual de Campinas (Unicamp). Especialista em Saúde Pública e Diabetes pelo Instituto Nacional de Endocrinologia de Havana, Cuba. Médica Assistente no Departamento de Clínica Médica da Unicamp. Médica Assistente do Grupo de Diabetes do Hospital de Clínicas da Faculdade de Medicina da Universidade de São Paulo (HCFMUSP). Responsável pelo Serviço de Pé Diabético da Unicamp e do HCFMUSP.

MARIA EDNA DE MELO

Médica pela Universidade Federal do Rio Grande do Norte (UFRN). Médica Residente no Instituto Estadual de Diabetes e Endocrinologia do Rio de Janeiro e Doutorado no Hospital das Clínicas da Faculdade de Medicina da Universidade de São Paulo (HCFMUSP).

MARIA ELIZABETE ROSSI DA SILVA

Médica Assistente Doutora da Unidade de Diabetes do Serviço de Endocrinologia e Metabologia do Hospital das Clínicas da Faculdade de Medicina da Universidade de São Paulo (HCFMUSP). Professora Colaboradora da FMUSP.

MARIA IZABEL CHIAMOLERA

Médica Assistente Doutora do Laboratório de Endocrinologia Molecular e Translacional, Disciplina de Endocrinologia do Departamento de Medicina da Escola Paulista de Medicina da Universidade Federal de São Paulo (EPM/Unifesp).

MARIA LUCIA CARDILLO CORRÊA GIANNELLA

Doutora em Medicina pela Universidade de São Paulo (USP). Professora-associada da Disciplina Endocrinologia da Faculdade de Medicina da USP (FMUSP).

MARIANA FURIERI GUZZO

Pós-graduanda da Unidade de Neuroendocrinologia, Laboratório de Hormônios e Genética Molecular (LIM/42), Disciplina de Endocrinologia e Metabologia no Hospital das Clínicas da Faculdade de Medicina da Universidade de São Paulo (HCFMUSP).

MARINA MALTA LETRO KIZYS

Doutora em Endocrinologia, Laboratório de Endocrinologia Molecular e Translacional da Disciplina de Endocrinologia, Departamento de Medicina da Escola Paulista de Medicina da Universidade Federal de São Paulo (EPM-Unifesp).

MARISA PASSARELLI

Bióloga. Pesquisadora do Laboratório de Lipídeos (LIM-10) do Hospital das Clínicas da Faculdade de Medicina da Universidade de São Paulo (HCFMUSP). Doutora em Fisiologia pelo Instituto de Ciências Biomédicas da USP.

MARISE LAZARETTI CASTRO

Professora Adjunta, Livre-docente da Disciplina de Endocrinologia da Escola Paulista de Medicina (EPM/Unifesp). Chefe do Setor de Doenças Osteometabólicas do Hospital São Paulo da EPM/Unifesp. Especialização pela Universidade de Heidelberg, Alemanha.

MARIZA AUGUSTA GERDULO DOS SANTOS

Graduada em Ciências Biológicas pela Universidade de Santo Amaro (Unisa). Mestre em Biotecnologia pela Universidade de São Paulo (USP). Doutora em Ciências Médicas pela Faculdade de Medicina da USP (FMUSP) na área de Distúrbios Genéticos do Desenvolvimento e Metabolismo.

MEYER KNOBEL

Professor Livre-docente em Endocrinologia pela Faculdade de Medicina da Universidade de São Paulo (FMUSP). Assistente Doutor do Serviço de Endocrinologia e Metabologia, Unidade de Tireoide do Hospital das Clínicas da FMUSP (HCFMUSP).

MILENA GURGEL TELES BEZERRA

Médica Endocrinologista Assistente e Pesquisadora da Unidade de Diabetes do Serviço de Endocrinologia e Metabologia da Faculdade de Medicina da Universidade de São Paulo (FMUSP).

MILTON CÉSAR FOSS

Professor Titular do Departamento de Clínica Médica da Faculdade de Medicina de Ribeirão Preto da Universidade de São Paulo (FMRP-USP).

MÔNICA AGUIAR MEDEIROS

Pós-graduanda do Programa de Ciências da Saúde da Faculdade de Ciências Médicas da Santa Casa de São Paulo (FCMSCSP).

NELSON CARVALHAES

Doutor em Medicina pela Escola Paulista de Medicina da Universidade Federal de São Paulo (EPM/Unifesp). Médico Líder da Seção de Check-Up do Fleury Medicina Diagnóstica.

NINA ROSA CASTRO MUSOLINO

Supervisora da Unidade de Neuroendocrinologia da Disciplina de Neurocirurgia do Hospital das Clínicas da Faculdade de Medicina da Universidade de São Paulo (HCFMUSP).

OSMAR MONTE

Professor Titular da Faculdade de Ciências Médicas da Santa Casa de São Paulo (FCMSCSP). Chefe de Clínica Adjunto do Departamento de Clínica Médica da FCMSCSP.

PATRÍCIA DE OLIVEIRA PRADA

Professora Livre-docente da Faculdade de Ciências Aplicadas da Universidade Estadual de Campinas (Unicamp).

PAULA CONDÉ LAMPARELLI ELIAS

Doutora em Clínica Médica pela Faculdade de Medicina de Ribeirão da Preto da Universidade de São Paulo (FMRP-USP).

PAULO CESAR SERAFINI

Especialista em Obstetrícia, Ginecologia e Reprodução Humana pelo American College of Obstetrics and Gynecology. Ex-Professor da Yale University School of Medicine, New Haven, Connecticut, EUA. Codiretor da Huntington Medicina Reprodutiva, São Paulo.

PEDRO HENRIQUE SILVEIRA CORRÊA

Chefe da Unidade de Doenças Osteometabólicas do Serviço de Endocrinologia do Hospital das Clínicas da Faculdade de Medicina da Universidade de São Paulo (HCFMUSP).

RAQUEL SOARES JALLAD

Médica Assistente da Unidade de Neuroendocrinologia da Disciplina de Endocrinologia e Metabologia do Departamento de Clínica Médica do Hospital das Clínicas da Faculdade de Medicina da Universidade de São Paulo (HCFMUSP). Doutora em Endocrinologia e Metabologia pela FMUSP. Pesquisadora no Laboratório de Endocrinologia Celular e Molecular (LIM 25) da FMUSP.

REGINA CELIA MELLO SANTIAGO MOISES

Mestra em Endocrinologia e Metabologia e Doutora em Endocrinologia Clínica pela Universidade Federal de São Paulo (Unifesp). Pós-doutorado pela University of California, San Diego, EUA. Professora Adjunta Livre-docente da Disciplina de Endocrinologia na Escola Paulista de Medicina da Unifesp.

REGINA MATSUNAGA MARTIN

Doutora, Médica Assistente da Disciplina de Endocrinologia e Metabologia e Pesquisadora da Unidade de Doenças Osteometabólicas do Serviço de Endocrinologia do Hospital das Clínicas da Faculdade de Medicina da Universidade de São Paulo (HCFMUSP).

REINALDO PERRONE FURLANETTO

Professor-associado da Disciplina de Endocrinologia e Metabologia da Escola Paulista de Medicina da Universidade Federal de São Paulo (EPM/Unifesp).

ROBERTO DE CLEVA

Professor Livre-docente da Disciplina de Cirurgia do Aparelho Digestivo na Faculdade de Medicina da Universidade de São Paulo (FMUSP). Médico Assistente da Unidade de Cirurgia Bariátrica e Metabólica do Hospital das Clínicas da FMUSP (HCFMUSP).

RODRIGO DE ALMEIDA TOLEDO

Mestrado e Doutorado pela Faculdade de Medicina da Universidade de São Paulo (FMUSP). Pós-doutorado pela University of Texas Health Science Center, San Antonio, EUA.

ROSA FERREIRA DOS SANTOS

Medica pela Faculdade de Ciências Médicas da Santa Casa de São Paulo (FCM-SCSP). Especialização em Endocrinologia e Metabologia pelo Hospital das Clínicas da Faculdade de Medicina da Universidade de São Paulo (HCFMUSP). Doutora em Endocrinologia e Metabologia pela FMUSP. Pós-doutorado no Geriatric Research Center, Serviço do Prof. Gerald M. Reaven, Universidade de Stanford, California,EUA. Visiting Professor no Geriatric Research Clinical Education Center, VA Medial Center, Stanford University, Palo Alto, Califórnia, EUA. Médica-Chefe Substituta e Pesquisadora do Laboratório de Carboidratos e Radioimunoensaio LIM 18 do HCFMUSP. Médica Coordenadora da Liga de Síndrome Metabólica da Disciplina de Endocrinologia e Metabologia do HCFMUSP.

ROSA PAULA MELLO BISCOLLA

Professora Adjunta da Disciplina de Endocrinologia do Departamento de Medicina da Escola Paulista de Medicina da Universidade Federal de São Paulo (EPM/Unifesp).

ROSALINDA YOSSIE ASATO DE CAMARGO

Doutora em Endocrinologia pela Universidade de São Paulo. Professora Colaboradora e Pesquisadora da Faculdade de Medicina da Universidade de São Paulo (FMUSP). Médica Assistente da Disciplina de Endocrinologia do Hospital das Clínicas da FMUSP. Experiência em Tireoideologia: Diagnóstico e Seguimento de Nódulos, Câncer da Tireoide e Avaliação Nutricional de Iodo.

SEBASTIÃO NUNES MARTINS FILHO

Pós-graduando pelo Departamento de Patologia da Faculdade de Medicina da Universidade de São Paulo (FMUSP).

SÉRGIO ATALA DIB

Professor-associado Livre-docente da Disciplina de Endocrinologia do Departamento de Medicina da Escola Paulista de Medicina da Universidade Federal de São Paulo (EPM/Unifesp).

SÉRGIO PEREIRA DE ALMEIDA TOLEDO

Professor Sênior da Disciplina de Endocrinologia da Faculdade de Medicina da Universidade de São Paulo (FMUSP).

SERGIO SETSUO MAEDA

Médico Assistente da Disciplina de Endocrinologia da Escola Paulista de Medicina da Universidade Federal de São Paulo (EPM/Unifesp). Mestre e Doutor pela Disciplina de Endocrinologia da EPM/Unifesp.

SHARON NINA ADMONI

Pós-graduanda da Disciplina de Endocrinologia e Metabologia do Departamento de Clínica Médica da Faculdade de Medicina da Universidade de São Paulo (USP). Membro do Grupo de Estudo de Hiperglicemia Hospitalar do Hospital das Clínicas da Faculdade de Medicina da USP.

SIMONE MAGAGNIN WAJNER

Mestrado e Doutorado em Ciências Médicas: Endocrinologia pela Universidade Federal do Rio Grande do Sul (UFRGS). Pós-doutorado em Ciências Médicas: Endocrinologia pela UFGRS. Pesquisadora Translacional na Área de Estudo do Metabolismo dos Hormônios Tireoidianos e Câncer de Tireoide, com ênfase em novas terapêuticas para as Patologias da Tireoide e Síndrome do T3 Baixo. É membro da Latin-American Thyroid Society e Endocrine Society. Professora adjunta da Faculdade de Medicina da UFRGS, Departamento de Medicina Interna e do Curso de Pós-Graduação em Endocrinologia da UFRGS.

SIMONE VAN DE SANDE LEE

Professora Adjunta no Departamento de Clínica Médica da Universidade Federal de Santa Catarina (UFSC).

SONIR ROBERTO RAUBER ANTONINI

Professor-associado Livre-docente na Divisão de Endocrinologia da Criança e do Adolescente, Departamento de Puericultura e Pediatria da Faculdade de Medicina de Ribeirão Preto da Universidade de São Paulo (FMRP-USP).

SORAHIA DOMENICE

Médica Assistente da Disciplina de Endocrinologia do Hospital das Clínicas da Faculdade de Medicina da Universidade de São Paulo (HCFMUSP). Médica Colaboradora da Faculdade de Medicina da USP.

SORAYA SADER MILANI

Departamento de Pediatria e Puericultura da Faculdade de Medicina de Ribeirão Preto da Universidade de São Paulo (FMRP-USP).

SUEMI MARUI

Médica Assistente Doutora do Serviço de Endocrinologia e Metabologia da Unidade de Tireoide do Hospital das Clínicas da Faculdade de Medicina da Universidade de São Paulo (HCFMUSP).

SUZANA NESI FRANÇA

Professora Adjunta no Departamento de Pediatria da Unidade de Endocrinologia Pediátrica da Universidade Federal do Paraná (UFPR).

SYLVIA ASAKA YAMASHITA HAYASHIDA

Médica Assistente Doutora na Unidade de Ginecologia Endócrina, Divisão de Ginecologia do Hospital das Clínicas da Faculdade de Medicina da Universidade de São Paulo (HCFMUSP).

TÂNIA APARECIDA SARTORI SANCHEZ BACHEGA

Doutora pela Faculdade de Medicina da Universidade de São Paulo (FMUSP). Médica Assistente do Hospital das Clínicas da FMUSP (HCFMUSP).

THATIANA EVILEN DA SILVA

Graduada em Ciências Biológicas pelo Centro Universitário São Camilo. Mestre em Ciências pelo Programa de Pós-graduação da Faculdade de Medicina da Universidade de São Paulo (FMUSP) em Endocrinologia e Metabolismo. Doutoranda pela FMUSP em Endocrinologia e Metabolismo. Desenvolve Projetos sobre Diferenciação e Determinação Gonadal em Humanos e Zebrafish junto ao Laboratório de Hormônios e Genética Molecular e a Unidade Zebrafish do Centro de Bioterismo da FMUSP. Atua nas linhas de pesquisa: Biologia Molecular, Genética Humana e Animal e Bioquímica.

VENÂNCIO AVANCINI FERREIRA ALVES

Professor Titular. Chefe do Departamento de Patologia da Faculdade de Medicina da Universidade de São Paulo (FMUSP). Sócio-diretor Técnico do Centro de Citopatologia e Anatomia Patológica (CICAP) do Hospital Alemão Oswaldo Cruz.

VINICIUS NAHIME BRITO

Doutor em Endocrinologia. Unidade de Endocrinologia do Desenvolvimento da Faculdade de Medicina da Universidade de São Paulo (FMUSP).

VIVIANE CHAVES DE CARVALHO

Professora do Centro Universitário do Maranhão (Uniceuma). Endocrinologista no HU-UFMA (Hospital Universitário Presidente Dutra) da Universidade Federal do Maranhão. Mestre em Endocrinologia pela Disciplina de Endocrinologia da Escola Paulista de Medicina da Universidade Federal de São Paulo (EPM/Unifesp).

WALTER BLOISE

Professor Livre-docente da Faculdade de Medicina da Universidade de São Paulo (FMUSP). Doutor em Endocrinologia pela Universidade de São Paulo (USP). Professor Livre-docente da USP. Membro da Endocrine Society, da Comissão da Sociedade Brasileira de Endocrinologia e Metabologia – Regional São Paulo e Médico Assistente da Fundação Faculdade de Medicina. Experiência em Endocrinologia nos temas: Tireoide, Oftalmopatia de Graves e Hiperplasia Adrenal Congênita.

Agradecimentos

Agradecemos à Editora Atheneu, na pessoa de seu diretor, Sr. Alexandre Massa Rzezinski, incentivador deste livro e que sempre confiou em seus editores e autores. Também agradecemos a Célia Marta, representando todos os funcionários da editora. Pela dedicação na etapa final de produção, agradecemos ao trabalho incansável do Kadu Barriani e da Miriam de Paula e equipe, sobretudo por tornarem agradável a fase rotineira da revisão.

Nosso agradecimento especial aos autores, que compõem um grupo distinto de endocrinologistas e pesquisadores da área, com profundo conhecimento e ampla experiência clínica.

Mario J. A. Saad
Rui M. B. Maciel
Berenice B. Mendonça

Prefácio à Segunda Edição

Desde a publicação da primeira edição deste livro, em 2007, importantes avanços ocorreram na fisiopatologia, no diagnóstico e no tratamento das doenças endócrinas. Esses avanços, assentados em um amplo conhecimento das bases moleculares da função e da disfunção endócrina, proporcionaram o aperfeiçoamento de métodos laboratoriais e exames de imagem, objetivando o diagnóstico e tratamento de pacientes com doenças endocrinológicas. Nesse sentido, os capítulos foram atualizados e alguns incorporados, integrando os avanços básicos ao diagnóstico e tratamento dessas doenças, sempre de maneira didática e clara. Essas características do livro permitem ao leitor, rapidamente, identificar e se aprofundar em tópicos de interesse, encontrando respostas práticas e aplicáveis às questões clínicas. Espera-se que o livro seja útil para estudantes de Medicina, residentes de Endocrinologia e Clínica Médica, para endocrinologistas e internistas e médicos do programa de saúde da família, bem como para outros especialistas que precisem conhecer aspectos particulares de doenças endócrinas.

O livro continua com seus três editores iniciais, que gostariam de enfatizar o trabalho de centenas de autores. A esses competentes médicos, professores e cientistas, o nosso profundo agradecimento e respeito. Como na primeira edição, o diferencial do nosso livro é esse amplo e competente corpo de autores.

São Paulo, maio de 2017

Mario J. A. Saad
Rui M. B. Maciel
Berenice B. Mendonça

Sumário

Parte I

Hipotálamo e Hipófise

Mecanismos de Ação Hormonal

Bruno Ferraz de Souza
Patrícia de Oliveira Prada
Mario José Abdalla Saad
Berenice Bilharinho de Mendonça
Rui Monteiro de Barros Maciel
Maria Izabel Chiamolera

Os receptores hormonais, de interesse em endocrinologia, pertencem a diferentes classes e têm localização celular distinta. Alguns estão localizados no intracelular e atuam como fatores de transcrição. Outros estão na membrana celular, e após ativação pelo ligante desencadeiam uma cascata de sinalização intracelular. Estes receptores de membrana podem ser classificados de acordo com a sua sinalização funcional em:

1. Canais de íons controlados por ligantes (receptor de acetilcolina);
2. Receptores tirosina-quinase (insulina, IGF-1);
3. Receptor serina/treonina quinase (receptor de inibina e ativina);
4. Receptor guanilatociclase (receptor do fator atrial natriurético);
5. Receptor acoplado a proteína G (receptores adrenérgicos, glucagon, PTH);
6. Receptores de citocinas (GH e PRL).

Os receptores das classes 1 a 4 são moléculas bifuncionais e servem tanto como ligantes quanto para transmitir o sinal. Por outro lado, os receptores das classes 5 e 6 têm a capacidade de se ligar ao hormônio, mas necessitam recrutar outras moléculas para executar a transmissão do sinal. Neste capítulo, a sinalização de insulina será descrita como exemplo de transmissão do sinal por receptor tirosina quinase (classe 2), e os receptores acoplados à proteína G (classe 5) como exemplo de ligantes que usam outras moléculas para a transmissão do sinal. Na parte final do capítulo serão descritos os receptores nucleares.

SINALIZAÇÃO DE INSULINA[1,2] (Figura 1.1)

A insulina é um hormônio polipeptídico anabólico produzido pelas células beta do pâncreas, cuja síntese é ativada pelo aumento dos níveis circulantes de glicose e aminoácidos após as refeições. A insulina age em vários tecidos periféricos, incluindo músculo, fígado e tecido adiposo. Seus efeitos metabólicos imediatos incluem: aumento da captação de glicose, principalmente nos tecidos muscular e adiposo, aumento da síntese de proteínas, ácidos graxos e glicogênio, bem como bloqueios da produção hepática de glicose (via diminuição da gliconeogênese e glicogenólise), da lipólise e da proteólise. Além disso, a insulina tem efeitos na expressão de genes e síntese proteica, assim como na proliferação e diferenciação celulares. Outras funções da insulina incluem o aumento da produção de óxido nítrico no endotélio, a prevenção da apoptose ou morte celular, a promoção da sobrevida celular e o controle da ingestão alimentar pelo seu efeito no sistema nervoso central.

O RECEPTOR DE INSULINA[1-8]

A Figura 1.1 mostra um esquema simplificado das etapas de sinalização intracelular desde a ligação da insulina ao seu receptor (IR) até a ativação do transporte de glicose. Os eventos que ocorrem após a ligação da insulina ao seu receptor são altamente regulados e específicos. A sinalização intracelular da

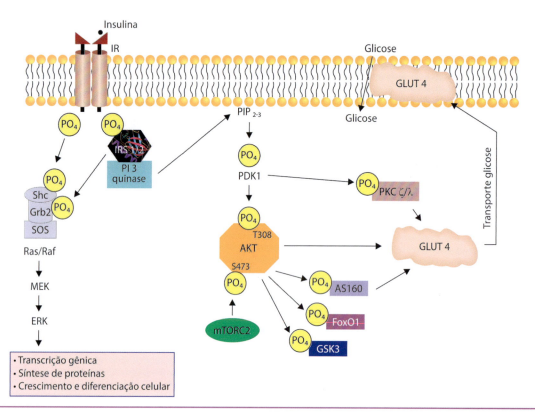

Figura 1.1 Representação esquemática das vias de transmissão do sinal insulínico. O receptor de insulina é uma proteína com atividade tirosina-quinase que quando ativado induz fosforilação em tirosina de substratos endógenos (IRSs), dando início às vias de sinalização que vão exercer efeitos metabólicos, como ativação do transporte de glicose, inibição da gliconeogênese hepática e indução da síntese de glicogênio. O IR ativado também fosforila a Shc, que dá início à ativação da via MAPK, responsável em parte pelos efeitos de crescimento do hormônio.

insulina começa com sua ligação a um receptor específico de membrana, uma proteína heterotetramérica com atividade quinase intrínseca, composta por duas subunidades α e duas subunidades β, que atua como uma enzima alostérica na qual a subunidade α inibe a atividade tirosina quinase da subunidade β. A ligação da insulina à subunidade α permite que a subunidade β adquira atividade quinase, levando a alteração conformacional e a autofosforilação do receptor nas subunidades β em múltiplos resíduos de tirosina (1158, 1162, 1163), o que aumenta ainda mais a sua atividade quinase. É importante ressaltar que para permanecer ativo o IR precisa ser fosforilado no resíduo tirosina.

Os substratos do receptor de insulina[1,2]

Uma vez ativado, o IR fosforila em tirosina vários substratos proteicos. Atualmente, dez substratos do receptor de insulina já foram identificados. Quatro desses pertencem à família dos substratos do receptor de insulina, as proteínas IRS. Outros substratos incluem Shc, Gab-1, p60dok, Cbl, JAK2 e APS. A fosforilação em tirosina das proteínas IRS cria sítios de reconhecimento para moléculas contendo domínios com homologia a Src 2 (SH2), dentre as quais se destaca a fosfatidilinositol-3-quinase (PI3K).

A PI3K E A PROTEÍNA QUINASE B (PKB/AKT)[1,2]

A PI3K foi originalmente identificada como um dímero composto de uma subunidade catalítica (p110) e uma subunidade regulatória (p85). A ligação dos sítios YMXM e YXXM (em que Y = tirosina, M = metionina e X = qualquer aminoácido) fosforilados das proteínas IRS ao domínio SH2 da subunidade p85 da PI3K ativa o domínio catalítico associado da subunidade p110. A enzima catalisa a fosforilação dos fosfoinositídeos na posição 3 do anel de inositol, produzindo fosfatidilinositol-3-fosfato, fosfatidilinositol-3,4-difosfato e fosfatidilinositol-3,4,5-trifosfato. Este último produto liga-se aos domínios PH (*pleckstrin homology*) de diversas moléculas sinalizadoras, alterando sua atividade e localização subcelulares. Além disso, a PI3K também possui atividade serina-quinase, e, como suas duas subunidades podem interagir com outras proteínas sinalizadoras, esta enzima pode ser importante na ação da insulina independentemente da produção de fosfatidilinositol-3,4,5-trifosfato.

O produto fosfatidilinositol-3,4,5-trifosfato gerado pela PI3K pode regular a PDK-1 (*phosphoinositide-dependent kinase 1*), uma serina/treonina quinase que fosforila o resíduo treonina 308 da proteína Akt ou PKB (proteína quinase B). Entretanto, a ativação da Akt só é completa quando a mesma sofre fosforilação no resíduo serina 473 catalisado pela mTORC2 . A Akt ativada é a responsável pelos efeitos metabólicos da insulina nos tecidos.

AS160

A proteína AS160 (*GTPase activating protein*) de 160 kDa tem sido identificada como substrato da Akt e está relacionada ao transporte de glicose. Em condições basais, a AS160 parece reter vesículas intracelulares de GLUT4 através de seu domínio GAP em células 3T3 L1. Entretanto, quando estas células são tratadas com insulina, AS160 é rapidamente fosforilada em treonina 642, um sítio alvo da Akt, e se dissocia das vesículas de GLUT4, permitindo a maior expressão de GLUT4 na membrana plasmática com consequente aumento do transporte de glicose (Figura 1.1).

A contração muscular também aumenta a fosforilação em treonina 642 da AS160 por um mecanismo independente de PI3K/Akt. Especula-se que este mecanismo seja dependente de AMPK (AMP-*activated protein kinase*), pelo menos em parte.

Pacientes diabéticos tipo 2 apresentam diminuição da fosforilação da AS160 em resposta à insulina em músculo esquelético em paralelo à diminuição da captação de glicose. Adicionalmente, parentes de primeiro grau de indivíduos diabéticos que apresentam diminuição de sensibilidade à insulina têm menor fosforilação da AS160.

PKC ATÍPICAS (PKC Z/Λ)[1,2]

Além de fosforilar a Akt, há evidências de que a PDK-1 seja capaz de fosforilar isoformas atípicas da PKC (ζ e λ) (Figura 1.1). O camundongo nocaute especificamente no músculo para PKC lambda (λ), a PKC atípica mais estudada, apresentou menor translocação de GLUT4 para a membrana plasmática e menor captação de glicose. Interessantemente, a sinalização e ação da insulina estavam intactas nos tecidos periféricos desses animais. Portanto,

a PKC λ parece ter um efeito na translocação de GLUT4 para a membrana plasmática que é independente da insulina.

A VIA CAP/Cbl/C3G/TC10

Essa via envolve a fosforilação do proto-oncogene c-Cbl e aparentemente não depende da ativação da PI3K. Como a Cbl é um dos substratos do receptor de insulina, a insulina induz sua fosforilação e associação pelo próprio IR. Na maioria dos tecidos sensíveis à insulina, Cbl está associada à proteína adaptadora CAP (*Cbl-associated protein*). Após a fosforilação, o complexo Cbl-CAP migra para a membrana celular e interage com a proteína adaptadora CrkII, que também está constitutivamente associada à proteína C3G. A C3G é uma proteína trocadora de nucleotídeos que catalisa a troca de GDP por GTP da proteína TC10, ativando-a. Uma vez ativada, a proteína TC10 desencadeia um segundo sinal para a translocação de vesículas, contendo GLUT4 para a membrana celular, aumentando assim a captação de glicose. Recentemente foi demonstrado que a insulina estimula agudamente a fosforilação em tirosina de Cbl e sua associação com a CAP no tecido adiposo de animais normais, e também que esta via pode participar do controle da massa de tecido adiposo branco em modelos animais de resistência à insulina.

FoxO1/PGC-1α[3]

No jejum, a FoxO1 (*Forkhead box–containing gene, O subfamily 1*) hepática permanece desfosforilada no núcleo celular, onde se liga ao PGC-1α (*peroxisome proliferator activated receptor-γ coactivator-1α*) e Cbp/p300 para promover a transcrição do gene Pck1 que codifica a PEPCK (fosfoenolpiruvatocarboxiquinase) e do gene G6pc que codifica a glicose 6 fosfatase, enzimas gliconeogênicas. Como a FoxO1 é um substrato da Akt ativada *in vivo*, na presença da insulina ou no estado alimentado, a FoxO1 é fosforilada pela Akt (Figura 1.1) e excluída do núcleo celular, deixando de se ligar a PGC-1α e, por conseguinte, inibindo a gliconeogênese. Além da FoxO1, outros elementos da família FoxO, como FoxO3, FoxO4 e FoxO6, têm sido implicados nessa regulação.

A ativação Akt no fígado também pode suprimir diretamente a atividade da PGC-1α por meio da fosforilação em serina (S570) do domínio serina-arginina (SR) da PGC-1α.

CLK2[3]

Recentemente, foi descrito em tecido hepático que a CLK2 (*Cdc2-like kinase 2*) pode ser ativada pela insulina, via Akt, resultando em fosforilação do domínio SR da PGC-1α, contribuindo para a repressão da expressão de genes do programa gliconeogênico. A identificação da CLK2 como uma quinase regulada pela insulina suprimindo a gliconeogênese hepática pode sugerir uma função redundante da CLK2 com a Akt. No entanto, os efeitos da insulina, via Akt, são mais imediatos, uma vez que a Akt, ativada em resposta à insulina, suprime rapidamente a atividade da FoxO1 e PGC-1α. Nesse sentido, a CLK2 parece atuar em uma fase mais tardia de repressão à gliconeogênese, sendo então um efetor adicional e necessário para prolongar a inibição da produção hepática de glicose.

CREB/CRTC2[3]

Embora a FoxO1 e a CLK2 desempenhem um papel importante na regulação da produção hepática de glicose, em camundongos com deleção tripla de Akt1, Akt2 e FoxO1 especificamente no fígado, a insulina ainda consegue inibir a gliconeogênese hepática, sugerindo que a insulina pode exercer esse efeito por outros mecanismos adicionais. Dentre estes, o papel do CRTC2 (*cAMP response element-binding protein regulated transcription coactivator 2*) tem sido destacado nos últimos anos e será detalhado a seguir.

No jejum, o aumento dos níveis de glucagon estimula a transcrição de genes que codificam enzimas envolvidas na gliconeogênese por meio da via de sinalização que envolve a proteína quinase A (PKA), o fator de transcrição CREB (*cAMP response element-binding protein*), o seu coativador CRTC2 e a quinase SIK2 (*salt-inducible kinase 2*) do CRTC2. A ativação de PKA por glucagon/AMP cíclico (cAMP) induz desfosforilação e subsequente translocação nuclear de CRTC2. No núcleo, CRTC2 se liga ao CREB para induzir o coativador gliconeogênico PGC-1α, que, por sua vez, interage com os fatores de transcrição HNF-4α (*hepatocyte nuclear factor-4 α*) e FoxO1 para ativar o programa de gliconeogênese. Assim, a desfosforilação do CRTC2 é crucial para ativar a gliconeogênese hepática. Recentemente, foi descrito que o CRTC2 interage com o receptor de glicocorticoides, sendo um intermediário importante para os efeitos desses hormônios na produção hepática de glicose.

A insulina ativa a SIK2, a qual fosforila o CRTC2, promovendo sua migração para o citoplasma e consequentemente sua degradação. Esse efeito promove a supressão da gliconeogênese hepática. Em adição, a insulina fosforila a CBP em serina 436, separando o complexo CREB/CBP/CRTC2, contribuindo para a inibição da gliconeogênese hepática.

OUTRAS VIAS DE SINALIZAÇÃO ESTIMULADAS PELA INSULINA[1-8]

A VIA DA mTOR

A proteína serina-quinase mTOR foi originalmente chamada de "*mammalian target of rapamycin*", e hoje é conhecida como "*mechanistic target of rapamycin*". A via da mTOR responde a vários estímulos ambientais e controla processos que geram ou utilizam grandes quantidades de energia e nutrientes. Suas funções incluem regulação da biossíntese de macromoléculas, autofagia, progressão do ciclo celular, crescimento, metabolismo, organização do citoesqueleto e sobrevida celular.[4]

A mTOR compõe dois grandes complexos, mTORC1 e mTORC2. O mTORC1 é composto por 6 proteínas e o mTORC2, por 7 proteínas. Eles possuem em comum a subunidade catalítica mLST8 (*mammalian lethal with sec-13 protein 8*), o DEP-TOR (*DEP domain containing mTOR-interacting protein*) e o complexo Tti1/Tel2. Em contrapartida, a proteína raptor (*regulatory-associated protein of mammalian target of rapamycin*) e a PRAS40 (*proline-rich Akt substrate 40 kDa*) compõem especificamente o mTORC1 e o rictor (*rapamycin-insensitive companion of mTOR*), mSin1 (*mammalian stress-activated map kinase-interacting protein 1*) e a proteína protor 1/2 (*protein observed with rictor 1 and 2*) são constituintes somente do mTORC2.[5]

O mTORC2, diferentemente do mTORC1, não é sensível à rapamicina. Uma das funções descritas para o mTORC2 é de fosforilar a Akt em serina 473, que, em paralelo à fosforilação em treonina 308, efetuada pela PDK1, induz completa ativação da Akt (Figura 1.1). Além disso, o mTORC2 é associado ao controle da dinâmica da actina no citoesqueleto.

O mTORC1 é regulado pelo complexo proteico chamado TSC1/2 (*tuberous sclerosis complex 1 and 2*), que o mantém desativado pela sua atividade GAP (*GTPase-activating protein*) direcionada à proteína G-Rheb (*Ras homologue enriched in brain*), mantendo-a no seu estado inativo como G-Rheb-G-

DP-bound. A forma ativa da G-Rheb, ou seja, a que está ligada à GTP *(GTP-bound)*, interage diretamente e ativa a quinase do mTORC1. A insulina, via Akt, fosforila em serina e treonina o TSC2, aumentando a G-Rheb, *GTP-bound*, culminando na ativação do complexo mTORC1.

A via da mTOR tem um papel fundamental no processo de adipogênese. Estudo *in vitro* demonstrou que a inibição da mTORC1 bloqueia adipogênese e sua ativação promove a adipogênese. Esses efeitos parecem depender, pelo menos em parte, das proteínas-alvo, S6K1, que regula a expressão de fatores de transcrição envolvidos na fase inicial da adipogênese, e 4EBP1, que controla a fase final da diferenciação de adipócitos via PPAR gama.

Em relação ao mTORC2, apenas mais recentemente foi descrito que este complexo pode ter um papel na adipogênese. Foi demonstrado que o mTORC2 fosforila a proteína BTSA *(BSD domain--containing protein)* e que esta interage e fosforila a Akt em serina 473. Uma vez fosforilada em serina 473, a Akt fosforila e desativa o fator de transcrição FoxC2, o qual bloqueia a adipogênese no tecido adiposo branco. Células-tronco embrionárias com bloqueio de BTSA apresentam redução da fosforilação em serina 473 da Akt, indução de FoxC2 e redução da sua diferenciação em adipócitos, sugerindo que o mTORC2 tem um papel essencial nos estágios precoces da adipogênese.

Em conjunto, os estudos sugerem que tanto o complexo mTORC1 quanto o complexo mTORC2 desempenham uma importante função no processo de adipogênese.

Nos tecidos hepático e muscular, o mTORC2 participa do acúmulo de glicogênio através da ativação da Akt em serina 473, que, por inibir a GSK3β, ativa a enzima glicogênio sintase nesses tecidos. Quando o fornecimento de glicose é abundante, a sinalização da insulina por meio da Akt ativada suprime a expressão de fosfoenolpiruvatocarboxiquinase (PEPCK), que é a enzima limitante da gliconeogênese e um alvo transcricional da FoxO1 no fígado. Devido ao seu papel a montante à Akt, pode-se dizer que o complexo mTORC2 participa diretamente na supressão da gliconeogênese hepática.[6]

Do ponto de vista clínico, a ativação crônica do mTORC1 contribui para a obesidade por mediar o excesso de deposição de gordura nos tecidos adiposos brancos, fígado e músculo, e, por sua vez, a deposição de gordura ectópica tem um papel importante no desencadeamento da resistência à insulina. Além disso, a hiperativação do mTORC1, durante um excesso de consumo calórico, por exemplo, provoca a ativação de um *loop* de *feedback* negativo dependente de S6K1 que levará a fosforilação em serina do IRS-1, atenuando o sinal da insulina nos tecidos supramencionados. Por conseguinte, a redução do sinal insulínico será traduzida em menor captação de glicose e síntese de glicogênio no músculo e maior produção hepática de glicose.

Algumas drogas capazes de inibir a mTOR, como a rapamicina, têm sido amplamente estudadas, porém apresentam vários efeitos colaterais. De fato, vimos anteriormente que os efeitos da mTOR são tecido-específicos, tornando difícil o desenvolvimento de uma droga única capaz de exercer esses efeitos. Por exemplo, a inibição de mTORC2 e/ou mTORC1 pode ser vantajosa na obesidade por reduzir a adipogênese. Entretanto, reduzindo a ativação do complexo mTORC2, pode-se induzir resistência à insulina hepática, pois a mTORC2 induz a completa ativação da Akt em resposta à insulina. Portanto, a identificação dos mecanismos de sinalização a jusante a mTORC1 e mTORC2 pode auxiliar na geração de novos compostos que possam atuar pontualmente na via da mTOR, contribuindo para o tratamento farmacológico da resistência à insulina e do diabete tipo 2.[7]

A VIA DA MAP QUINASE

Semelhantemente a outros fatores de crescimento, a insulina ativa a via da MAP *(mitogen-activated protein)* quinase. Essa via inicia-se com a fosforilação das proteínas IRS e/ou Shc, que interagem com a proteína Grb2. A Grb2 está constitutivamente associada à SOS, proteína que troca GDP por GTP da Ras, ativando-a. A ativação da Ras requer a participação da SHP2. Uma vez ativada, Ras estimula a fosforilação em serina da cascata da MAP quinase (Figura 1.1), o que estimula a proliferação e diferenciação celulares. O bloqueio farmacológico dessa via inibe a ação da insulina sobre o crescimento celular, mas não tem efeito nas ações metabólicas do hormônio. Diversos estudos têm demonstrado que a ativação da via da MAP quinase pela insulina não está reduzida no diabete tipo 2 e em outros estados de resistência à insulina, podendo até mesmo estar aumentada. Assim, a regulação diferencial da sinalização de insulina que ocorre nas artérias, com ativação normal ou aumentada da via da MAP quinase, poderia contribuir para o desenvolvimento de aterosclerose associada à resistência à insulina.[8]

RECEPTORES ACOPLADOS À PROTEÍNA G (GPCR)[9] (Figura 1.2)

Receptores de membrana em que o ligante induz ativação de proteína G são chamados de receptores acoplados à proteína G (GPCR). Em geral esses receptores possuem 7 domínios hidrofóbicos, que se estendem de um lado ao outro da membrana plasmática. Os GPCRs se acoplam aos efetores por um intermediário proteico de ligação ao GTP. Os principais receptores que sinalizam através de proteína G são: receptores adrenérgicos, colinérgicos, receptores para hormônios glicoproteicos, glucagon, PTH, entre outros.

As proteínas G (*GTP-binding protein*) também estão localizadas na membrana anexas à face cito-sólica, e são compostas de 3 subunidades (α, β e γ). As subunidades α e γ estão ligadas à membrana por lipídios como os ácidos graxos. Entretanto, a subunidade β liga-se à subunidade γ, formando um complexo βγ (Figura 1.2).

A subunidade α comporta-se como uma GTPase associada a um GDP ou GTP. Se a subunidade α está ligada ao GDP, o complexo fica inativo. Entretanto, se o GDP é substituído por um GTP, ocorre ativação da proteína G (Figura 1.2 A e B).

Quando o hormônio se liga ao receptor, provavelmente ocorre uma mudança conformacional nesse receptor, que culmina com a ativação da proteína G. Nessa ativação o receptor se liga à subunidade α e faz com que haja uma permuta de GDP por GTP. É importante destacar que a subunidade

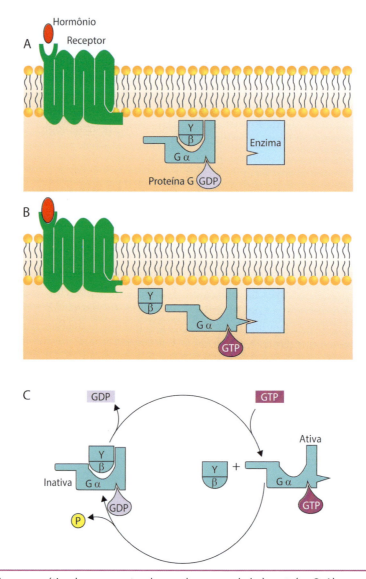

Figura 1.2 Representação esquemática de um receptor de membrana acoplado à proteína G. A) em repouso, B) em atividade, C) ativação da subunidade α e do complexo βγ das proteínas G através do GTP.

α se separa do complexo βγ, e tanto a subunidade α quanto o complexo βγ podem entrar em contato com as enzimas, que vão transmitir um sinal estimulatório ou inibitório. Quando o hormônio se desliga do GPCR, a proteína G é inativada por uma ação GTPase da subunidade α, que hidrolisa o GTP em GDP (Figura 1.2 C).

Há diferentes tipos de proteína G, que, por interagirem com diferentes enzimas, dão origem a sinalização intracelular muito diversificada. As principais enzimas que se ligam à proteína G são:

a. Adenilciclase, que converte ATP em AMP cíclico;
b. fosfolipase C beta, que transforma PIP2 em IP3 e diacilglicerol (DAG);
c. PI3K, já descrita na sinalização de insulina;
d. canais de cálcio, sódio, cloro ou potássio; e
e. fosfodiesterase do GMP cíclico.

Estudos farmacológicos demonstram que há duas formas de dessensibilização dos GPCRs: a homóloga, na qual o agonista ou ligante interage com o GPCR e a sinalização resultante diminui a resposta desse mesmo receptor; e a heteróloga, que ocorre quando o agonista ou ligante interage com o GPCR e a sinalização resultante diminui a resposta de outro receptor. A especificidade da dessensibilização depende de quinases diferentes e/ou sítios de fosforilação distintos. Exemplos de doenças causadas por ganho ou perda de função de GPCR são apresentados na Tabela 1.1.

HORMÔNIOS ESTEROIDES E RECEPTORES NUCLEARES

Hormônios lipofílicos têm a capacidade de se difundir através de membranas, entrando nas células e se ligando a receptores intracelulares para desempenhar seu papel diretamente no núcleo, modulando a expressão gênica. Fazem parte deste segundo grupo os hormônios tireoidianos, a 1,25-di-hidroxivitamina D (calcitriol) e os hormônios esteroides, cujas ações são mediadas por receptores conhecidos como *receptores nucleares*.

A SUPERFAMÍLIA DOS RECEPTORES NUCLEARES

Os hormônios esteroides adrenais e gonadais e o hormônio tireoidiano foram identificados e caracterizados na primeira metade do século XX, após o reconhecimento da capacidade de extratos glandulares (por exemplo, de adrenais e de tireoide) em reverter quadros clínicos de insuficiência hormonal (Addison e mixedema, respectivamente).[10]

O envolvimento de receptores intracelulares ou intrateciduais na atuação dos hormônios esteroides foi aventado em 1960 por Jensen ao identificar a capacidade de órgãos-alvo de ação estrogênica (útero, vagina) em concentrar e reter maiores quantidades de estradiol marcado em comparação aos demais órgãos.[11] Em 1972, esse conceito foi ampliado por

Tabela 1.1 Doenças causadas por mutações

Doenças causadas por mutações que induzem perda de função de receptores acoplados à proteína G	
V2 – vasopressina	Diabete insípido nefrogênico
ACTH	Resistência familiar a ACTH
GHRH	Deficiência familiar de GH
GnRH	Hipogonadismo hipogonadotrófico
GPR54	Hipogonadismo hipogonadotrófico
FSH	Disgenesia ovariana hipogonadotrófica
LH	Pseudo-hermafroditismo masculino
TSH	Hipotireoidismo familiar
Sensível a Ca2+	Hipercalcemia hipocalciúrica familiar, hiperparatireoidismo neonatal grave primário
Melanocortina 4	Obesidade
PTH/PTHrP	Condrodisplasia tipo Blomstrand
Doenças causadas por mutações que induzem ganho de função de receptores acoplados à proteína G	
LH	Puberdade masculina precoce familiar
TSH	Nódulos hiperfuncionais esporádicos de tireoide
TSH	Hipertireoidismo não autoimune familiar
Sensível a Ca2+	Hipercalciúria hipocalcêmica familiar
PTH/PTHrP	Condrodisplasia metafisária tipo Jansen
V2 - vasopressina	Antidiurese nefrogênica inapropriada

O'Malley ao identificar que a expressão induzida por estrógeno da proteína ovalbumina em oviduto de galinha coincidia com a indução da expressão do RNA mensageiro da ovalbumina, documentando que a resposta do órgão-alvo ao hormônio esteroide envolvia sua retenção dentro da célula-alvo e modulação da transcrição gênica e expressão proteica.[12]

Partindo da postulação de que um receptor com atividade de fator de transcrição (ou seja, capaz de influenciar a transcrição do DNA) intermediaria a ação de hormônios esteroides na modulação da expressão gênica e proteica de tecidos-alvo, iniciou-se a busca por estes receptores. Em 1985, foram identificados os primeiros receptores nucleares, o receptor de glicocorticoide e o receptor de estrógeno.[13]

Desde então, a partir de similaridades estruturais do cDNA e proteína desses receptores, 48 receptores nucleares já foram identificados em humanos, configurando uma das mais importantes famílias de fatores de transcrição (Tabela 1.2). De fato, receptores nucleares são encontrados em todos os organismos vertebrados e em insetos, mas não em organismos unicelulares, mostrando que, evolutivamente, membros dessa família de receptores foram essenciais para a manutenção da homeostase em organismos multicelulares. Em última instância, os receptores nucleares exemplificam o cerne da fisiologia endócrina, estabelecendo o elo entre o sinal hormonal esteroidal e a resposta periférica através do controle da expressão do DNA.

Características gerais dos receptores nucleares

Algumas características importantes são comuns à maioria dos receptores nucleares, e permitem seu reconhecimento:

- A função de controle transcricional dos receptores nucleares é ativada por *ligantes lipofílicos*, em geral hormônios esteroides, mas também vitaminas, metabólitos, xenobióticos etc.;
- Os receptores nucleares regulam a expressão gênica através de *ligação direta ao DNA*;
- A estrutura desses receptores é típica e inclui um domínio de ligação ao DNA contendo *dois dedos de zinco*, que reconhecem *sequências específicas de DNA*.

É importante ressaltar, entretanto, que essas características não estão necessariamente presentes em todos os membros da superfamília.

A grande maioria dos receptores nucleares reside no núcleo, mesmo quando não ligados a seus ligantes. O receptor de glicocorticoide foge a esse paradigma, e, quando desligado de cortisol, reside no citoplasma ligado a proteínas de choque térmico inibitórias. Uma vez que cortisol (ou outros ligantes de menor afinidade) se liga ao receptor, este se solta das proteínas inibitórias e o complexo receptor-ligante migra para o núcleo para desempenhar sua função de regulador transcricional.[14]

Em geral, os receptores nucleares se ligam ao DNA formando dímeros, que podem ser compostos por dois receptores idênticos (homodímeros) ou dois receptores diferentes (heterodímeros). Os receptores de esteroides em geral se ligam ao DNA formando homodímeros, enquanto os demais receptores nucleares comumente utilizam o receptor X de retinoides (*retinoid X receptor*, RXR) como parceiro na formação de heterodímeros (por exemplo, o receptor de hormônio tireoidiano e o receptor de vitamina D). Raramente, receptores nucleares não necessitam de dimerização e são capazes de se ligar ao DNA como monômeros (por exemplo, o fator esteroidogênico 1, *steroidogenic factor-1*, SF-1); nesses casos, elementos na estrutura do receptor ajudam a dar estabilidade à ligação monomérica.

Embora quase todos receptores nucleares tenham nome e símbolo consagrados pelo uso e historicamente associados ao seu ligante (por exemplo, "receptor de glicocorticoide" ou GR) ou à situação na qual foram identificados (por exemplo, "receptores ativados por proliferador de peroxissomo" ou PPARs), foi proposto em 1999 um sistema unificado de nomenclatura para os membros dessa superfamília.[15] Esse sistema é baseado na árvore filogenética das sequências dos receptores de acordo com a evolução dos domínios estruturais mais conservados (domínios de ligação ao DNA e de ligação ao ligante). A utilização dessa nomenclatura facilita o reconhecimento de receptores próximos ou parecidos, permitindo extrapolar características de sua atuação molecular e função evolutiva (Tabela 1.1).

ESTRUTURA E DOMÍNIOS FUNCIONAIS

Os receptores nucleares apresentam, em geral, estrutura proteica típica, incluindo os seguintes domínios funcionais (Figura 1.3):

- Domínio A/B: trata-se da região mais variável dentre os membros da superfamília, podendo variar mesmo entre diferentes subtipos de um mesmo receptor. Sua função é pouco conhecida, mas não é essencial à atividade transcricional do receptor. Em alguns membros da família, pode conter uma região ativadora secun-

Tabela 1.2 Exemplos de receptores nucleares, seus ligantes e doenças associadas

Receptor	Símbolo*	Principal ligante endógeno	Principais ligantes farmacológicos	Principais doenças associadas**
Receptores de esteroides				
Receptores de estrógeno	ERα (NR3A1) e ERβ (NR3A2)	17β-estradiol	Tamoxifeno, raloxifeno, bisfenol A	Resistência aos estrógenos (MI); câncer de mama (HS)
Receptor de andrógeno	AR (NR3C4)	Diidrotestosterona (DHT)	Flutamida, bicalutamida	DDS 46,XY por insensibilidade a andrógenos (MI); câncer de próstata (HS)
Receptor de glicocorticóide	GR (NR3C1)	Cortisol	Fluticasona	Resistência a glicocorticoides (MI); DDS 46,XX por insensibilidade a glicocorticoide (MI)
Receptor de progesterona	PR (NR3C3)	Progesterona	Mifepristona	Câncer de endométrio (PR)
Receptor de mineralocorticoide	MR (NR3C2)	Aldosterona	Espironalactona	Pseudo-hipoaldosteronismo tipo I (MI); hipertensão essencial precoce (MA)
Receptores não esteroidais				
Receptores de hormônio tireoidiano	TRα (NR1A1), TRβ (NR1A2)	Tiroxina (T4) e triiodotironina (T3)	Levotiroxina	Hipotireoidismo congênito (MI); resistência a hormônio tireoidiano (MI)
Receptor de vitamina D	VDR (NR1I1)	Calcitriol (1,25-diidroxivitamina D3)	Paracalcitol	Raquitismo hereditário resistente a vitamina D (MI)
Receptores de ácido retinoico	RARα (NR1B1), RARβ (NR1B2), RARγ (NR1B3)	Ácido retinoico (all-trans e 9-cis)	Tretinoína	Leucemia promielocítica aguda (TL); microftalmia sindrômica (MI)
Receptores ativados pelo proliferador de peroxissomos	PPARα (NR1C1), PPARδ (NR1C2), PPARγ (NR1C3)	Ácidos graxos	Fibratos (PPARα), tiazolidinedionas (PPARγ)	Lipodistrofia familiar (MI); obesidade grave (MA); resistência insulínica (PR)
Receptor X de pregnano	PXR (NR1I2)	Sais biliares	Xenobióticos, taxol, rifampicina, vitamina E	Hipersensibilidade ou resistência a drogas (PR)
Receptor X de farnesóides	FXR (NR1H4)	Sais biliares	Cafestol	Esteatose hepática (em animais, MI)
Receptor X de retinóides	RXRα (NR2B1), RXRβ (NR2B2), RXRγ (NR2B3)	Ácido retinoico 9-cis	"Rexinóides"	*(parceiro de dimerização dos receptores não-esteroidais)*
Receptores órfãos				
Fator esteroidogênico 1	SF-1 (NR5A1)	(órfão)	Fosfolípidios	DDS 46,XY com ou sem insuficiência adrenal (MI); insuficiência ovariana prematura (MI); defeitos da espermatogênese (MI)
DAX-1	DAX1 (NR0B1)	(órfão)	Nenhum	Hipoplasia adrenal congênita com hipogonadismo hipogonadotrófico (MI)

*entre parênteses, o símbolo de acordo com a nomenclatura unificada.[15] **entre parênteses, o mecanismo de doença: MI: mutação inativadora; HS: hiperexpressão somática; PR: polimorfismo de risco; MA: mutação ativadora; TL: translocação cromossômica gerando proteína de fusão.
Fonte: Dados compilados a partir de McKenna e O'Malley[33,34] e Evans e Mangelsdorf.[18]

dária (*activation function-1*, AF-1) que confere especificidade ao tecido-alvo.[13]

• Domínio C: corresponde ao domínio de ligação ao DNA (*DNA-binding domain*, DBD), região altamente conservada entre os membros da superfamília. Em geral é composto por 66 a 68 aminoácidos, formando a estrutura típica com dois dedos de zinco (4 cisteínas coordenadas ao redor de um átomo de zinco). O reconhecimento do elemento específico na sequência do DNA ao qual o receptor nuclear se liga é determinado pela região chamada *P-box*, localizada na base do primeiro dedo de zinco.[16]

• Domínio D: trata-se de uma região de dobradiça (*hinge*), que confere flexibilidade estrutural, e que está sujeita a diversas modificações pós-traducionais capazes de afetar a atividade transcricional. A transição entre os domínios

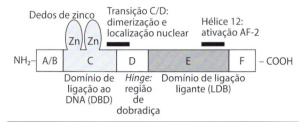

Figura 1.3 Domínios funcionais dos receptores nucleares. Representação esquemática da estrutura proteica dos receptores nucleares dividida em domínios funcionais. Os domínios A/B e F são bastante variáveis entre os membros da superfamília e pouco compreendidos. Os domínios C e E são os mais conservados, e mais bem caracterizados: o domínio C corresponde ao domínio de ligação ao DNA (DBD) e contém, tipicamente, dois dedos de zinco (Zn), que permitem reconhecimento e ligação direta do receptor nuclear à sequência de DNA na célula-alvo. Já o domínio E corresponde ao domínio de ligação ao ligante (LBD) que forma estrutura quaternária multi-helicoidal, criando uma "bolsa" hidrofóbica na qual o ligante lipofílico se aloja; a última hélice (hélice 12) corresponde à região de ativação AF-2, que é importante para o desempenho da função de regulação transcricional. O domínio D é caracteristicamente uma região de dobradiça (*hinge*), contendo na transição C/D elementos que permitem a dimerização do receptor e sua entrada no núcleo celular (sinal de localização nuclear). NH$_2$- e COOH- correspondem às extremidades amino- e carboxiterminal da proteína, respectivamente.

C e D contém o sítio de dimerização do receptor e o sinal de localização nuclear, que permite que o receptor seja transportado ao núcleo celular.

- Domínio E: corresponde ao domínio de ligação ao ligante (*ligand-binding domain*, LBD), essencial para o reconhecimento do receptor ao seu ligante lipofílico específico. É composto por 12 α-hélices, dobradas em uma estrutura terciária complexa, e constitui a região de maior interação com cofatores (coativadores e correpressores). A extremidade carboxiterminal desse domínio (hélice 12) contém uma região de ativação (região AF-2) que é extremamente importante para o desempenho funcional do receptor.[13]

- Domínio F: domínio carboxiterminal cuja função é pouco conhecida, estando presente em alguns receptores nucleares.

MECANISMOS DE AÇÃO DOS RECEPTORES NUCLEARES

Embora cada vez mais sejam investigadas ações não genômicas dos receptores nucleares (ou seja, ações independentes de sua interação com o DNA),

a principal atuação desses receptores quando ativados por seus ligantes é se ligar a sítios específicos no DNA e modular a transcrição de genes-alvo, modificando o perfil de expressão de transcritos da célula em resposta a um sinal metabólico (hormonal, alimentar, droga). A modulação da expressão gênica pode ser no sentido tanto de aumentar a expressão de determinados genes (ativação) quanto de reprimir a expressão de outros (repressão). Essa modulação é pleiotrópica e envolve diversos eventos moleculares, como, por exemplo, ligação específica e direta ao DNA, modulação por nuances de gradiente de ligante disponível no ambiente intranuclear, interação com coativadores e correpressores e modificações pós-traducionais independentes da presença ou ausência do ligante.

Para se ligar diretamente ao DNA, os receptores nucleares são capazes de reconhecer pequenas sequências nucleotídicas específicas, chamadas de 'elementos de resposta' (Figura 1.4). Como a maioria dos receptores nucleares se liga ao DNA formando dímeros, esses elementos de resposta são comumente compostos por duas sequências nucleotídicas repetidas, em geral contendo seis nucleotídeos (hexâmeros) que podem ser idênticos ou palindrômicos, e que estão separados por nucleotídeos espaçadores (o número de nucleotídeos espaçadores é variável).[17,18]

Para cada receptor, portanto, há um tipo específico de elemento de resposta que permite a ligação. Por exemplo, receptores nucleares que formam homodímeros (como os receptores de esteroides) se ligam a repetições invertidas (sequências palindrômicas) com três nucleotídeos de espaço – esse elemento é denominado IR3, do inglês *inverted repeats*, em que o número 3 corresponde ao número de nucleotídeos espaçadores entre as sequências repetidas. Os receptores que formam heterodímeros com RXR se ligam a repetições idênticas (*direct repeats*, DRs) com espaçamento variável: por exemplo, o receptor de vitamina D reconhece elementos do tipo DR3, o receptor de hormônio tireoidiano reconhece elementos DR4, e os PPARs reconhecem elementos DR1 ou DR2. Estudos de localização genômica em larga escala baseados em imunoprecipitação de cromatina (ChIP-on-chip, ChIP-Seq) mostraram que receptores nucleares se ligam também a diversas sequências de DNA diferentes de seus elementos de resposta clássicos, e de forma variável em função do estímulo, tipo celular etc.[19] Mesmo assim, ainda permanece o conceito clássico de ligação preferencial aos elementos acima descritos.

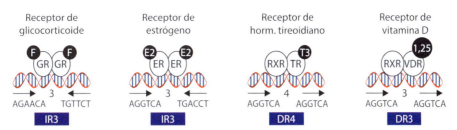

Figura 1.4 Interação entre receptores nucleares e seus elementos de resposta no DNA. Representação esquemática da ligação entre dímeros de receptores nucleares (homodímeros ou heterodímeros em parceria com RXR) e elementos de resposta específicos no genoma. As sequências nucleotídicas idealmente reconhecidas são mostradas, mas não necessariamente correspondem àquelas de maior funcionalidade biológica. Idealmente, homodímeros de receptores de esteroides (receptores de glicocorticoides, GR, e receptores de estrógenos, ER), quando ativados por seus ligantes específicos (cortisol, F, e estradiol, E2, respectivamente), reconhecem no genoma elementos de resposta do tipo *IR3* compostos por repetições hexaméricas invertidas (palindrômicas e complementares) e 3 nucleotídeos espaçadores. O receptor de hormônio tireoidiano (TR), quando ativado por tri-iodotironina (T3), forma heterodímero com RXR, que se liga a repetições diretas (idênticas) com 4 nucleotídeos espaçadores, caracterizando elemento de resposta do tipo DR4. Já o receptor de vitamina D (VDR) ativado por calcitriol (1,25-di-hidroxivitamina D; 1,25), que também forma heterodímero com RXR, reconhece elementos DR3 compostos por repetições hexaméricas diretas com 3 nucleotídeos espaçadores.

Transativação ou transrepressão da expressão gênica

A transativação (ativação induzida por ligante) é a função mais bem estudada da maioria dos receptores nucleares. A presença do ligante altera a conformação do receptor, expondo a hélice 12 (H12), que forma bolsa hidrofóbica com as hélices 3, 4 e 5, permitindo ligação de coativadores.[20] Receptores nucleares ativados são capazes de transativar centenas a milhares de genes em suas células-alvo. A utilização de métodos de análise de localização genômica acoplados à análise da expressão gênica com alta capacidade (*microarray* e sequenciamento paralelo de larga escala, por exemplo) permitiu o reconhecimento da magnitude de resposta transcriptômica diretamente deflagrada por receptores nucleares: por exemplo, o receptor de estrógenos é capaz de se ligar a mais de 3.000 sítios no DNA para ativar a expressão de mais de 1.000 genes em células de câncer de mama.[21]

De fato, o emprego dessas tecnologias permitiu reconhecer que, além de transativação, os receptores nucleares também são capazes de mediar a transrepressão, ou seja, repressão da expressão gênica induzida pelo ligante. O mecanismo molecular da transrepressão ainda é obscuro, mas parece envolver deslocamento ou sequestro de coativadores. É notável que para alguns receptores a transrepressão tem magnitude comparável à transativação e importância clínica: acredita-se que muito da ação anti-inflamatória dos glicocorticoides envolva transrepressão pelo receptor de glicocorticoide.[22]

Além da modulação da expressão na presença do ligante, os receptores nucleares também são capazes de influenciar o transcriptoma basal na ausência de seu ligante específico. A repressão da expressão gênica na ausência de ligante foi muito bem estudada para o receptor de hormônio tireoidiano (*thyroid hormone receptor*, TR). Mesmo na ausência de hormônio tireoidiano, o TR permanece ligado ao DNA, reprimindo a transcrição basal dos seus genes-alvo; acredita-se que essa repressão basal resulte em amplificação da magnitude de ativação quando o TR é de fato ativado por seu ligante.[23] O mecanismo molecular da repressão da ausência do ligante é bem conhecido, e envolve o acoplamento de correpressores, que são desestabilizados e deslocados na presença do ligante.

Embora os mecanismos clássicos de modulação da expressão gênica por receptores nucleares envolvam a ausência ou presença de seu ligante específico, muito se investiga acerca da capacidade de modificações pós-traducionais dos receptores nucleares, independentes do ligante, em determinar ativação ou repressão da expressão gênica global, principalmente envolvendo fosforilação desses receptores, deflagradas por outras vias de sinalização.[24]

Modulação por coativadores e correpressores

O crescente reconhecimento dos correguladores de reguladores nucleares veio mudar o paradigma da regulação transcricional por esses receptores: postula-se que a interação com aproximadamente 450 coativadores ou correpressores amplifique o sinal de maneira tecido-específica, alcançando-se ações sistêmicas coordenadas.[25] Esses correguladores podem se ligar diretamente aos receptores nucleares ou ao complexo de corregulação e têm diversas funções enzimáticas (acetiltransferase, metiltransferase, fosfoquinase, ubiquitinase e ATPase, por exemplo) que modulam a atuação do complexo transcricional. Em geral, correguladores são expressos constitutivamente, mas têm sua atividade regulada por modificações pós-traducionais, que podem ser reguladas pelo próprio receptor nuclear, formando uma alça curta de retroalimentação molecular, ou por outras vias de sinalização.

Os coativadores, em geral, têm atividade enzimática do tipo acetiltransferase de histonas (HATs) e atuam acetilando caudas de lisina nas histonas e abrindo a cromatina, que adquire uma conformação favorável à transcrição gênica. Os coativadores mais conhecidos são da família p160 (proteínas de 160 kDa), como o coativador do receptor esteroide (*steroid receptor coactivator*, SRC-1). Esse e outros coativadores primários (que se ligam diretamente ao receptor nuclear) são capazes de recrutar outros coativadores (secundários) para o complexo de regulação transcricional (p300/CBP, PCAF etc.). Já os correpressores são, em geral, proteínas grandes (270 kDa) sem atividade enzimática própria mas capazes de recrutar deacetilases de histonas (HDACs) que mantêm a cromatina compacta e inativa. Correpressores, como NCoRe SMRT, se mantêm ligados a receptores nucleares na ausência de seus ligantes específicos; na presença do ligante, esses correpressores são deslocados e a cromatina pode ser aberta para permitir a transcrição.[25]

A importância desse enorme sistema de corregulação é exemplificada pelo reconhecimento de inúmeras doenças humanas associadas a alterações qualitativas ou quantitativas de correguladores, incluindo hiperexpressão, hipoexpressão, polimorfismos ou mutações dos correguladores. Por exemplo, alterações da expressão de SRC-3 foram fortemente associadas ao perfil de agressividade do câncer de mama,[26] e mutações no alelo materno do gene que codifica o corregulador E6-AP (UBE3A) podem causar a síndrome de Angelman.[27] De fato, alguns correguladores têm papel tão crucial na fisiologia endócrina que extrapolam o contexto da regulação ligante-receptor nuclear e se mostram como efetores independentes de sinalização metabólica: o coativador do PPAR γ 1-α (PGC-1a) foi inicialmente identificado no contexto de sinalização por PPAR, mas se estabeleceu como um mediador crucial da resposta a exercício, jejum e frio no músculo e tecido adiposo marrom, sendo reconhecido como um elo entre atividade física e saúde metabólica.[28]

PAPEL BIOLÓGICO DOS LIGANTES ESTEROIDAIS E NÃO ESTEROIDAIS

Os ligantes de receptores nucleares não são codificados pelo genoma. Em geral são moléculas pequenas e lipofílicas, capazes de se difundir ao citoplasma celular de forma passiva e ultrapassar epitélios, sendo, por exemplo, absorvíveis pelo trato gastrointestinal. Todos os ligantes conhecidos de receptores nucleares são derivados de precursores dietéticos, metabólicos ou compostos químicos ambientais, salientando a função evolutiva dos receptores nucleares como tradutores de sinais do meio ambiente interno ou externo em alterações da expressão gênica.[10]

Os ligantes esteroidais clássicos foram os primeiros a ser conhecidos, e incluem hormônios produzidos na esteroidogênese adrenal e gonadal (Tabela 1.1). O universo de ligantes não esteroidais é maior e mais diverso, e inclui:

- hormônios com ação endócrina: por exemplo, T3 e T4 ativando TR e calcitriol ativando o receptor de vitamina D;
- metabólitos com ação hormonal: por exemplo, ácido retinoico (*all-trans*) derivado do metabolismo da vitamina A ativando o receptor de ácido retinoico (RAR), oxisteróis derivados do metabolismo do colesterol ativando o receptor X do fígado (LXR);
- nutrientes: por exemplo, ácidos graxos poli-insaturados ativando PPARs;
- sais biliares, ativando o receptor X de farnesoides (FXR) e o receptor X de pregnano (PXR); e
- xenobióticos e endobióticos, ativando o receptor constitutivo de androstano (CAR) e PXR.

É interessante notar que, enquanto alguns receptores nucleares têm alta afinidade por um único ou poucos ligantes endógenos (por exemplo, calcitriol e VDR), caracterizando uma relação receptor-ligante de alta especificidade, os receptores ativados por xenobióticos (CAR e PXR) têm baixa afinidade por inúmeros ligantes; essa baixa especificidade do receptor talvez reflita sua função de clareamento e defesa do organismo.

Os ligantes endógenos com atividade hormonal endócrina têm níveis teciduais estreitamente regulados para garantir resposta fisiológica harmônica. Essa regulação dos níveis locais de ligantes envolve diversas etapas, tais como: disponibilidade do precursor; síntese e secreção; ativação de pró-hormônio em hormônio (por exemplo, 5'-deiodinação de T4 a T3, 1α-hidroxilação de 25 a 1,25-di-hidroxivitamina D, 5α-redução de testosterona a DHT); desativação do hormônio ativo em inativo; e eliminação hepática ou renal.

Além dos ligantes endógenos de receptores nucleares, diversos ligantes farmacológicos foram e vêm sendo desenvolvidos para uso terapêutico. De fato, inúmeras drogas já incorporadas à prática clínica foram desenvolvidas ou reconhecidas como ligantes de receptores nucleares: por exemplo, espironalactona (ligante do receptor de mineralocorticoide) no tratamento da hipertensão, fibratos (ligantes de PPAR alfa) no tratamento da dislipidemia, tiazolidinedionas (ligantes de PPAR gama) no tratamento de diabete melito tipo 2, tamoxifeno (ligante do receptor de estrógeno) no tratamento do câncer de mama, bicalutamida (ligante do receptor androgênico) no tratamento do câncer de próstata, e muitas outras.

RECEPTORES NUCLEARES ÓRFÃOS

Apesar de os primeiros receptores nucleares terem sido postulados e identificados a partir do estudo de seus ligantes hormonais clássicos, para a maioria dos receptores, posteriormente reconhecidos por similaridade estrutural a receptores nucleares clássicos, não havia inicialmente um ligante endógeno (ou farmacológico) conhecido. Durante as últimas décadas, o emprego de ensaios de cotransfecção permitiu que ligantes fossem encontrados para alguns desses receptores nucleares (por exemplo, para os PPARs), mas outros permaneceram "órfãos", ou seja, sem um ligante conhecido.[18]

Os receptores nucleares órfãos têm atuação essencial à vida, em muitos casos, e participam ativamente da embriogênese e organogênese. Esses receptores estão ativos na ausência de qualquer ligante (ativação constitutiva), sendo especialmente importantes as modificações pós-traducionais e a interação com correguladores na modulação temporoespacial de sua atividade transcricional. É possível que de fato não haja ligantes aos quais receptores órfãos respondam, mas também é possível que esses ligantes apenas ainda não tenham sido identificados.

São exemplos de receptores nucleares órfãos os receptores SF-1 e DAX-1, essenciais ao desenvolvimento de adrenais, gônadas e à função reprodutiva,[29] e os receptores HNF4, essenciais ao desenvolvimento do fígado e associados à gênese de diabete monogênico MODY tipo 1.[30]

DOENÇAS ENDÓCRINAS ASSOCIADAS AOS RECEPTORES NUCLEARES

Inúmeras doenças endócrinas foram associadas à desregulação de receptores nucleares, seja por al-

terações qualitativas (mutações inativadoras ou ativadoras, polimorfismos com impacto funcional) ou quantitativas (hipo ou hiperexpressão) desses receptores.[31] A Tabela 1.2 traz exemplos de algumas dessas doenças. Alterações somáticas quantitativas de receptores nucleares estão implicadas em diversos mecanismos de tumorigênese, e seu estudo é crucial no manejo de muitos cânceres (por exemplo, análise da expressão de receptor de estrógeno em câncer de mama). Já as alterações germinativas qualitativas dão origem a fenótipos sistêmicos específicos e serão discutidas nos próximos parágrafos.

Mutações inativadoras de receptores nucleares geralmente determinam fenótipos graves e raros, como insensibilidade a andrógenos (parcial ou completa) por mutações do receptor androgênico, resistência a hormônios tireoidianos por mutação nos receptores de hormônio tireoidiano alfa e beta, raquitismo hereditário resistente a vitamina D por mutações no VDR e lipodistrofia familiar por mutações do PPAR gama. Mesmo mutações inativadoras heterozigóticas podem estar associadas a fenótipos graves, já que muitas vezes o receptor mutante é capaz de inibir o funcionamento do receptor selvagem.

Em alguns casos, o reconhecimento de fenótipos graves e raros associados a mutações inativadoras de receptores nucleares permitiu a identificação de variações nesses receptores associadas a fenótipos mais leves ou intermediários, porém mais prevalentes. O estudo do fator teroidogênico 1 (SF-1) ilustra bem esse paradigma: a partir do reconhecimento do envolvimento de mutação no SF-1 determinando insuficiência adrenal congênita e distúrbio de diferenciação sexual em um único indivíduo, na década seguinte foram encontradas diversas outras mutações associadas a um amplo espectro de doenças reprodutivas e infertilidade.[32]

Mutações ativadoras de receptores nucleares determinando doença humana são bastante raras, mas já foram descritas no receptor de mineralocorticoide, em associação a hipertensão de início precoce, e no PPAR gama em associação a obesidade grave. O mecanismo de hiperativação ou ativação constitutiva do receptor (independentemente do ligante) nesses casos envolve alterações conformacionais vantajosas ou resistência à interação com correpressores.

Inúmeros estudos buscaram correlacionar doenças endócrinas e metabólicas prevalentes (diabete tipo 2, obesidade), ou situações de propensão a essas doenças, a polimorfismos em receptores nucleares, com resultados bastante positivos (por exemplo, variantes em PPAR gama e risco cardiovascular e disglicemia). Na maioria das vezes, entretanto, essas associações se mostraram restritas a situações ou populações específicas, ou com pouco impacto no fenótipo, e a incorporação dessa informação ao manejo terapêutico de pacientes ainda é limitada. Com a introdução de metodologias de análise em larga escala, há expectativa de que o estudo farmacogenômico de variantes nos receptores nucleares de xenobióticos (PXR, CAR) associadas a hipo ou hiperfunção no clareamento de drogas permita ampla personalização em diversas áreas da terapêutica clínica.

REFERÊNCIAS BIBLIOGRÁFICAS

1. Saltiel AR, Kahn CR Insulin signalling and the regulation of glucose and lipid metabolism. Nature 2001;414(6865):799-806.

2. White MF, Kahn CR. The insulin signaling system. The Journal of Biological Chemistry. 1994;269(1):1-4.

3. Whiteman EL, Cho H, Birnbaum MJ. Role of Akt/protein kinase B in metabolism. Trends in Endocrinology and Metabolism: TEM. 2002;13(10):444-51.

4. Cheng Z, Tseng Y, White MF. Insulin signaling meets mitochondria in metabolism. Trends in Endocrinology and Metabolism: TEM. 2010;21(10):589-98.

5. Taguchi A, White MF. Insulin-like signaling, nutrient homeostasis, and life span. Annual Review of Physiology 2008;70:191-212.

6. Gross DN, Wan M, Birnbaum MJ. The role of FOXO in the regulation of metabolism. Current Diabetes Reports 2009;9(3):208-14.

7. Leavens KF, Birnbaum MJ. Insulin signaling to hepatic lipid metabolism in health and disease. Critical Reviews in Biochemistry and Molecular Biology 2011;46(3):200-15.

8. White MF. IRS2 integrates insulin/IGF1 signalling with metabolism, neurodegeneration and longevity. Diabetes, Obesity & Metabolism 2014;16 Suppl 1:4-15.

9. Roush W. Regulating G protein signaling. Science (New York, NY) 1996;271(5252):1056-8.

10. Evans R. A transcriptional basis for physiology. Nat Med 2004;10(10):1022-6.

11. Jensen EV. The contribution of "alternative approaches" to understanding steroid hormone action. Mol Endocrinol 2005;19(6):1439-42.

12. O'Malley BW. A life-long search for the molecular pathways of steroid hormone action. Mol Endocrinol 2005;19(6):1402-11.

13. Mangelsdorf DJ, Thummel C, Beato M, Herrlich P, Schutz G, Umesono K, et al. The nuclear receptor superfamily: the second decade. Cell 1995;83(6):835-9.

14. Pratt WB. The role of heat shock proteins in regulating the function, folding, and trafficking of the glucocorticoid receptor. J Biol Chem 1993;268(29):21455-8.

15. Nuclear Receptors Nomenclature Committe. A unified nomenclature system for the nuclear receptor superfamily. Cell 1999;97(2):161-3.

16. Evans RM. The nuclear receptor superfamily: a rosetta stone for physiology. Mol Endocrinol 2005;19 (6):1429-38.

17. Yamamoto KR. Steroid receptor regulated transcription of specific genes and gene networks. Annu Rev Genet 1985;19:209-52.

18. Evans RM, Mangelsdorf DJ. Nuclear receptors, RXR, and the Big Bang. Cell 2014;157(1):255-66.

19. Cheung E, Kraus WL. Genomic analyses of hormone signaling and gene regulation. Annu Rev Physiol 2010;72:191-218.

20. Darimont BD, Wagner RL, Apriletti JW, Stallcup MR, Kushner PJ, Baxter JD, et al. Structure and specificity of nuclear receptor-coactivator interactions. Genes Dev 1998;12(21):3343-56.

21. Carroll JS, Meyer CA, Song J, Li W, Geistlinger TR, Eeckhoute J, et al. Genome-wide analysis of estrogen receptor binding sites. Nat Genet 2006;38(11):1289-97.

22. Pascual G, Glass CK. Nuclear receptors versus inflammation: mechanisms of transrepression. Trends Endocrinol Metab 2006;17(8):321-7.

23. Lazar MA. Thyroid hormone action: a binding contract. J Clin Invest 2003;112(4):497-9.

24. Desvergne B, Wahli W. Peroxisome proliferator-activated receptors: nuclear control of metabolism. Endocr Rev 1999;20(5):649-88.

25. Stashi E, York B, O'Malley BW. Steroid receptor coactivators: servants and masters for control of systems metabolism. Trends Endocrinol Metab 2014;25(7):337-47.

26. Lydon JP, O'Malley BW. Minireview: steroid receptor coactivator-3: a multifarious coregulator in mammary gland metastasis. Endocrinology 2011;152(1):19-25.

27. Kishino T, Lalande M, Wagstaff J. UBE3A/E6-AP mutations cause Angelman syndrome. Nat Genet 1997;15(1):70-3.

28. Handschin C, Spiegelman BM. The role of exercise and PGC1alpha in inflammation and chronic disease. Nature 2008;454(7203):463-9.

29. Achermann JC. The role of SF1/DAX1 in adrenal and reproductive function. Ann Endocrinol (Paris) 2005;66(3):233-9.

30. Yamagata K, Furuta H, Oda N, Kaisaki PJ, Menzel S, Cox NJ, et al. Mutations in the hepatocyte nuclear factor-4alpha gene in maturity-onset diabetes of the young (MODY1). Nature 1996;384 (6608):458-60.

31. Achermann JC, Jameson JL. Human disorders caused by nuclear receptor gene mutations. Pure and Applied Chemistry 2003;75(11-12):1785-96.

32. Ferraz-de-Souza B, Lin L, Achermann JC. Steroidogenic factor-1 (SF-1, NR5A1) and human disease. Mol Cell Endocrinol 2011;336(1-2):198-205.

33. McKenna NJ, O'Malley BW. SnapShot: Nuclear receptors I. Cell 2010;142(5):822- e1.

34. McKenna NJ, O'Malley BW. SnapShot: Nuclear receptors II. Cell 2010;142(6):986 e1.

Síndrome da Sela Vazia e Apoplexia Hipofisária

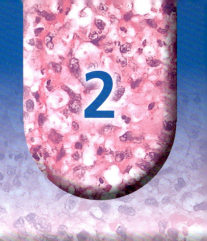

2

Malebranche Bernardo Carneiro da Cunha Neto
Nina Rosa Castro Musolino
Andrea Cecília Toscanini
Andrea Glezer

DEFINIÇÃO

O termo "sela vazia" corresponde, na verdade, ao vazio de preenchimento por líquido cefalorraquidiano, em mais ou menos de 50% do volume da sela túrcica, nos casos totais ou parciais, respectivamente. A espessura da glândula pode ser menor que 2 mm nos casos de sela vazia.[1] Isto ocorre por herniação da aracnoide para dentro da sela, que fica preenchida por liquor (LCR), geralmente com o tecido hipofisário normal comprimido contra o assoalho selar, dando a aparência radiológica de uma sela vazia (Figura 2.1). O encontro de "sela vazia" pode ocorrer em 5,5 a 35% dos exames de imagem e de autópsias, com predomínio no sexo feminino, em proporção de 4 pacientes mulheres para cada paciente homem. Embora o termo mais adequado seja aracnoidocele intrasselar, o termo "síndrome da sela vazia" (SSV) vem sendo largamente utilizado na literatura.

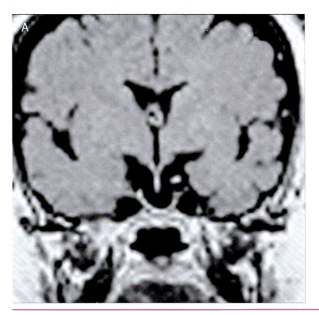
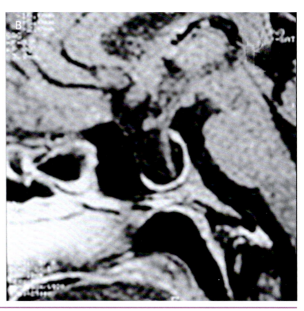

Figura 2.1 Ressonância magnética ponderada em T1 (A: coronal; B: sagital) de paciente do sexo feminino, 52 anos, mostrando sela preenchida por sinal semelhante ao liquor, haste hipofisária centrada que penetra na sela até o seu assoalho, onde se observa fina camada de tecido hipofisário normal junto ao assoalho da sela. Fonte: Acervo pessoal dos autores.

CLASSIFICAÇÃO

Sua classificação em primária e secundária é dependente da etiologia, embora em muitos casos possa haver dificuldade em se fazer o diagnóstico etiopatológico.

"SELA VAZIA PRIMÁRIA" (SVP)

Na maioria das vezes, essa condição é um achado de imagem em pacientes sem suspeita ou história de doença hipofisária prévia. Nestes casos, pode ser encontrado junto ao assoalho selar tecido hipofisário de tamanho e função normais. A sela túrcica pode estar aumentada e geralmente apresenta simetria bilateral e ausência de lesões ósseas focais. Classicamente, a SVP ocorre em mulheres obesas, sem alteração visual e multíparas.

"SELA VAZIA SECUNDÁRIA" (SVS)

Ocorre na maioria das vezes após tratamento de tumores hipofisários, seja cirúrgico, radioterápico ou medicamentoso (Figura 2.2). Também pode ser originada da absorção de tecido necro/hemorrágico decorrente de apoplexia em adenoma hipofisário. Após remoção ou redução da lesão selar há invaginação do diafragma selar para dentro da sela já alargada pelo tumor. Nestes casos pode haver tração do quiasma óptico para o interior da sela, com perda visual que pode levar à suspeita de recidiva do tumor.

ETIOPATOGENIA

ETIOPATOGENIA DA "SELA VAZIA PRIMÁRIA"

A hipófise adulta normal tem a forma de um feijão, é simétrica, mede aproximadamente: 13 mm (LL), 9 mm (AP) e 6 mm (CC) e pesa cerca de 0,6 g. A mulher apresenta hipófise discretamente maior que a do homem, em especial as multíparas, já que na gestação a hipófise pode aumentar até 1 g ou mais e pode não retornar ao normal. A hipófise, em geral, preenche toda a sela túrcica, onde é circundada pela dura-máter, que na porção superior da glândula apresenta uma reflexão que constitui o diafragma selar. Esta estrutura, que representa o teto da sela túrcica e protege a hipófise da pressão do LCR, possui uma pequena abertura que dá passagem à haste hipofisária. A SVP se desenvolve quando essa proteção é deficiente, levando à compressão da hipófise pela pressão do LCR contra o assoalho da sela. Essa pressão leva ao aumento progressivo da sela túrcica e compressão do tecido hipofisário normal, que se torna uma fita. Estudo anatomopatológico com imunoperoxidase em sela vazia como achado incidental em necropsias revelou a presença dos cinco tipos de células da adeno-hipófise (produtoras de GH, ACTH, LH e FSH, TSH e prolactina).[2]

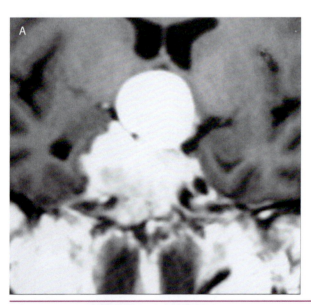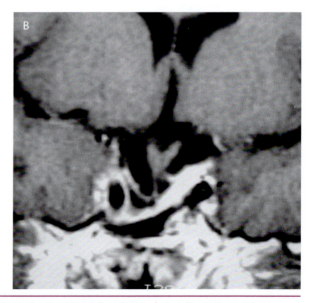

Figura 2.2 Paciente do sexo masculino, 52 anos, com perda visual e prolactina inicial de 5.300 ng/mL. A figura mostra ressonâncias magnéticas ponderadas em T1, cortes coronais após injeção de contraste paramagnético. Em A, pré-tratamento mostrando grande macroadenoma. Em B, após 14 meses de tratamento clínico com bromocriptina 15 mg/dia, mostrando grande redução da lesão com "sela vazia" e invaginação do quiasma para o interior da sela, embora tenha havido melhora visual durante o tratamento. Fonte: Acervo pessoal dos autores.

Alguns autores defendem a teoria de que a SVP deve ser considerada variação da anatomia normal.[3] De fato, estudo de sela utilizando TC em indivíduos normais observou que em jovens a hipófise ocupa toda a sela, enquanto naqueles com mais de 50 anos a glândula tende a ser comprimida contra o assoalho selar com LCR ocupando parcialmente a sela (sela parcialmente vazia).[4] Em outro estudo com 56 indivíduos sem alteração hipofisária, 39% deles apresentaram presença moderada ou significativa de LCR no interior da sela túrcica.[5] No entanto, como veremos adiante, percentual significativo dos indivíduos com SVP pode apresentar disfunção endócrina, e, portanto, devemos tentar diferenciar as variações anatômicas normais dos casos com indicação para avaliação clínica e laboratorial.

Assim, o desenvolvimento da SVP pode depender de fatores anatômicos ou funcionais. Anatômicos podem ser: deficiência ou ausência do diafragma selar, resultando em espaço vazio dentro da sela túrcica ou redução de hipófise aumentada fisiologicamente, como em hipotireoidismo ou gestação. Funcionais seriam: elevação crônica da pressão intracraniana, tal qual ocorre na hipertensão intracraniana benigna[6] ou *pseudotumor cerebri*, frequentemente associada a cefaleia e distúrbios visuais, que apresentam sela vazia em exames de imagem. Nesses casos a alteração visual é decorrência de edema de papila e não de lesão quiasmática. A obesidade tem sido relacionada à "sela vazia", e os autores justificam que a obesidade mórbida possa induzir hipercapnia, o que pode causar elevação crônica da pressão liquórica e induzir a herniação do espaço subaracnóideo suprasselar.[7]

O grau radiológico de "sela vazia" em geral permanece estável, no entanto alguns autores advogam que a reavaliação radiológica deva ser realizada dado o risco teórico de progressão.[8]

Apesar de a função hipofisária ser frequentemente normal, o hipopituitarismo, encontrado em 8 a 60% dos casos, pode ocorrer pela compressão crônica da haste e/ou glândula hipofisária. As alterações hipofisárias mais frequentes são hiperprolactinemia e deficiência de GH. A questão que se impõe é: seria a deficiência de GH primária e causa das alterações metabólicas e obesidade, ou, alternativamente, seria a DGH diagnosticada pela ausência de resposta aos testes de estímulo frequentemente encontrados em obesos?[9]

Dentre as causas da sela vazia em crianças, estão as mutações nos genes que codificam os fatores de transcrição envolvidos na formação da hipófise e que levam a diferentes graus de hipopituitarismo. Nesses casos é comum o achado de alterações anatômicas da hipófise anterior e neuro-hipófise, incluindo sela vazia.[10,11] Desse modo, a investigação por imagem de crianças com deficiência de GH isolada ou combinada com outras deficiências hormonais hipofisárias pode ter valor diagnóstico.[12]

O risco cardiovascular em 94 pacientes com "sela vazia" primária foi avaliado recentemente, considerando parâmetros do metabolismo lipídico e glicídico, bem como o escore de Framingham. O escore foi mais alto e o perfil metabólico pior nos pacientes quando comparados aos controles, significativamente nos casos com hipotireoidismo e hipogonadismo.[13]

ETIOPATOGENIA DA "SELA VAZIA SECUNDÁRIA"

A SVS pode decorrer de várias etiologias. A mais comum é a regressão de um macroadenoma, seja por tratamento medicamentoso, ressecção cirúrgica, ação da radioterapia ou após apoplexia[14,15] (Figura 2.3).

Sela vazia também é achado de imagem comum em casos com diagnóstico de síndrome de Sheehan[16] (Figura 2.4). Otsuka e cols. estudaram por RM 6 pacientes com síndrome de Sheehan e sela vazia foi encontrada em 5 deles, associada a graus variáveis de hipopituitarismo.[17]

Autoimunidade também tem sido aventada como possível causa da SVP.

Embora inicialmente a hipofisite leve ao aumento da hipófise decorrente de infiltrado linfocitário, pode haver redução espontânea do conteúdo selar com consequente preenchimento da cavidade por LCR.[18] Em um modelo de hipofisite em camundongos, demonstrou-se aumento do volume da hipófise com progressão para atrofia, assemelhando-se à sela vazia.[19] A pesquisa de anticorpos anti-hipófise (APA), através de diversas técnicas, tem sido empregada em "sela vazia" e, em alguns estudos, chegou a 75%. Lupi e cols. identificaram a positividade de APA em 6% de 85 pacientes com sela vazia primária, havendo correlação positiva com o hipopituitarismo, encontrado em 49% dos casos.[20]

O achado de sela vazia não exclui a presença de tumor hipofisário, e a literatura tem relatado vários casos de associação com microadenoma[21] e com hiperprolactinemia, mesmo na ausência de tumor. Nesses casos, resta a dúvida de se a sela vazia foi resultante de redução espontânea do tumor ou se é simplesmente associação fortuita.

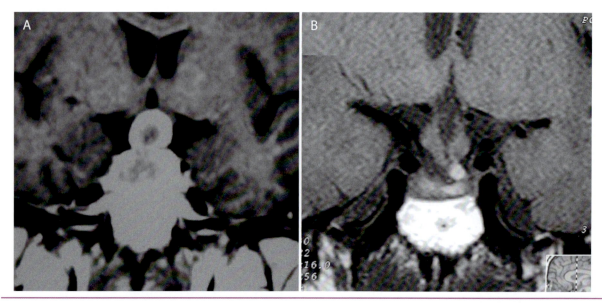

Figura 2.3 Ressonância magnética ponderada em T1 de paciente do sexo masculino, 54 anos. Em A, imagem sem contraste sugestiva de apoplexia hipofisária compatível com quadro clínico agudo de cefaleia e perda visual, que regrediu apenas com a administração de glicocorticoide. Em B, imagem com contraste, realizada 4 meses após o quadro inicial, mostrando regressão da lesão com sela parcialmente vazia e invaginação do quiasma para o interior da sela, embora o paciente tenha apresentado melhora visual. Fonte: Acervo pessoal dos autores.

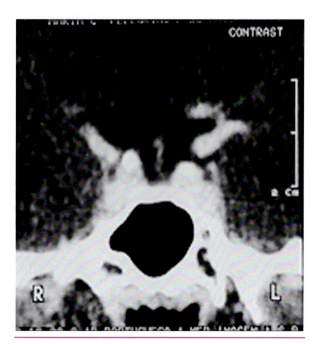

Figura 2.4 Tomografia computadorizada de paciente com diagnóstico de hipopituitarismo por síndrome de Sheehan, mostrando sela túrcica de tamanho normal, preenchida por material com densidade semelhante ao liquor e haste hipofisária contrastada no interior da sela túrcica. Fonte: Acervo pessoal dos autores.

Em casos com síndrome de hipersecreção hormonal associada à sela vazia devemos procurar tumores ectópicos, os quais, embora mais raros, podem ocorrer, como no relato de Gondim e cols. de paciente de 47 anos com acromegalia por adenoma exclusivo em seio esfenoidal, associado a sela com assoalho rebaixado, mas totalmente preenchida por liquor.[22]

QUADRO CLÍNICO

A SVP ocorre particularmente em mulheres obesas, mutíparas, com hipertensão arterial. Pode apresentar desde ausência total de sintomas, apenas cefaleia, até sintomas dependentes do hipopituitarismo. Um dos mais completos relatos de literatura foi feito por Bianconcini e cols. em 1999, com 71 casos de SVP. Esses autores relataram cefaleia em 73%, hipertensão em 59%, obesidade em 66% e desordens mentais, descritas como ansiedade ou alterações de humor, em 80% dos casos.[23] Cefaleia retrocular é achado frequente e pode ser explicada pela pulsatilidade do LCR dentro da sela túrcica, embora deva ser lembrado que a cefaleia pode não estar relacionada à SVP e ter servido apenas como sintoma que levou ao exame de imagem.

Fístula liquórica espontânea também pode ser a primeira manifestação da SVP, mas nesses casos pode estar associada ao aumento da pressão intracraniana, como nos casos de *pseudotumor cerebri*.[24] Schlosser e Bolger comparando dados de pacientes com fístula espontânea ou não, observaram que imagem de sela vazia, total (n = 10) ou parcial (n = 5), foi encontrada em todos os 15 casos avaliados com fístula espontânea, mas apenas em 1 de 12 casos com fístula não espontânea.[18] Dos casos de sela vazia e fístula espontânea, 81% eram mulheres, e obesidade foi constatada em 80% dos casos, quadro semelhante ao descrito nos casos de SVP. Medida da pressão liquórica foi verificada em 3 pacientes com sela vazia, e estava aumentada em todos. Os autores discutem que, embora o achado de sela vazia tenha sido muito prevalente nesta população, a maioria dos pacientes com SVP não apresenta quadro clínico sugestivo de aumento da pressão intracraniana, não permitindo, portanto, inferir que o aumento da pressão tenha papel importante no desenvolvimento da sela vazia em geral, embora não possa ser afastada elevação transitória da pressão liquórica.

Já na SVS o quadro clínico dependerá muito mais do fator etiológico que levou à sela vazia.

As alterações visuais são mais frequentes na SVS e ocorrem em 18 a 40% dos casos, geralmente por tração do quiasma para dentro da região selar, o que pode ser confundido com recidiva tumoral, já que geralmente ocorre como quadrantopsia ou hemianopsia bilateral. Na SVS também o hipopituitarismo é mais frequente, como veremos adiante.

INVESTIGAÇÃO POR IMAGEM

A sela túrcica pode ou não sofrer remodelação óssea, e quando aumentada geralmente é simétrica, podendo apresentar clinoides afiladas e assoalho rebaixado.

Embora estudos de imagem em indivíduos-controle mostrem que pode existir sela vazia na população normal, em especial em pessoas mais idosas,[3] a maioria dos pacientes diagnosticados com SVP apresenta alargamento da sela.[26]

Antes da disponibilidade da tomografia computadorizada, o diagnóstico diferencial entre tumor e SVP, na presença de aumento selar em radiografia de sela, era feito apenas com pneumocisternografia, que mostrava a presença de ar dentro da sela, na SVP, ou desenhava a superfície superior da extensão suprasselar, nos tumores. A cisternografia com contraste intratecal também pode ser utilizada quando a tomografia computadorizada (TC) com contraste endovenoso não consegue boa diferenciação entre lesão cística e sela vazia. No entanto, nos dias de hoje, a ressonância magnética (RM) é sem dúvida o método de imagem mais indicado no diagnóstico das lesões selares em geral, embora a TC possa delinear melhor as estruturas ósseas ou calcificações. A RM com imagens ponderadas em T1 e em T2 pode demonstrar sinal de LCR dentro da sela e haste hipofisária centrada e estendendo-se desde o hi-

potálamo até o tecido hipofisário junto ao assoalho selar, o que é descrito por alguns autores como sinal do infundíbulo positivo (Figura 2.1), e pode fazer o diagnóstico sem os possíveis efeitos colaterais da injeção intratecal de ar ou de contraste.[26]

Nos casos de sela vazia com fístula liquórica, a cisternografia com contraste intratecal pode auxiliar no diagnóstico e na localização da fístula.[25,26]

ALTERAÇÕES HORMONAIS

Não existe consenso na literatura quanto à frequência de hipopituitarismo em pacientes com SVP. Talvez a dificuldade seja maior porque fazem parte desse diagnóstico pacientes com diversas etiologias e diagnosticados de diferentes maneiras. Desse modo, em indivíduos com diagnóstico incidental, feito por imagem solicitada para sintomas independentes da SVP, é esperada menor prevalência de alterações hormonais. Na nossa experiência, pacientes com SVP, assim chamados porque tiveram o diagnóstico feito através de exame de imagem solicitado, na maioria das vezes, por cefaleia inespecífica, geralmente não apresentam alterações da função hipofisária, com exceção de discreta hiperprolactinemia, embora o eixo somatotrófico não tenha sido estudado em todos. Esses pacientes são, na sua maioria, mulheres obesas e multíparas, confirmando outros relatos da literatura.[17,27]

Em concordância com esse achado está o estudo por necropsia de casos com sela vazia incidental que mostrou presença de grânulos de secreção de todos os hormônios da adeno-hipófise (GH, ACTH, LH, FSH, TSH e prolactina) em quantidade adequada, mostrando produção e estoque hormonais adequados.[1] No entanto, várias publicações sugerem que possa haver variados graus de hipopituitarismo em pacientes com SVP em que se afastou história prévia de doença selar.[28,29,24]

Guitelman e cols.[7] publicaram recentemente resultados de um estudo retrospectivo incluindo 175 pacientes com sela vazia primária: 150 eram do sexo feminino, a idade média ao diagnóstico foi de 48 anos, gestações múltiplas ocorreram em 58% dos casos, obesidade em 49% e hipertensão arterial em 27% dos casos. Ao menos uma deficiência hipofisária foi encontrada em 49 dos pacientes (28%) dos casos. Hiperprolactinemia leve foi encontrada em 12% das mulheres e 17% dos homens.

Gasperini e cols. estudaram o eixo somatotrófico através da dosagem sérica de IGF-1 e de testes de estímulo (teste de tolerância à insulina ou arginina+GHRH) em 51 pacientes com SVP e compararam a 110 indivíduos normais e 44 pacientes com hipopituitarismo, incluindo deficiência de GH. Observaram que os níveis de IGF-1 e a resposta de GH aos estímulos, nos pacientes com SVP, foram intermediários entre os normais e os deficientes de GH. Adicionalmente, entre os pacientes com SVP, 52% e 61% submetidos aos testes de tolerância à insulina e arginina + GHRH, respectivamente, apresentaram respostas insuficientes de GH. Esses pacientes apresentavam IGF-1 significativamente mais baixa que aqueles com resposta normal.[23] Esse estudo sugere que deficiência de GH pode ser subdiagnosticada em grande parte dos casos com SVP.

Ao contrário, o hipotireoidismo central parece pouco prevalente. Outro trabalho, também italiano, avaliou o eixo tireotrotrófico em 43 pacientes com sela vazia, total em 22 deles e parcial no restante, e comparou a 40 controles. Os autores observaram hipotireoidismo central em apenas 5% dos pacientes. Nesse grupo de pacientes, deficiência de GH, de gonadotrofinas e de ACTH foi observada em 35%, 26% e 12%, respectivamente.[30]

Durodoye e cols. publicaram recentemente cinco casos de SVP que tiveram o diagnóstico por causa do hipopituitarismo, sendo que deficiência de glicocorticoide estava presente em três deles.[31]

A hiperprolactinemia é o achado mais frequente na SVP e pode ser decorrência do estiramento da haste hipofisária ou da compressão da hipófise normal, reduzindo o aporte de dopamina aos lactotrofos. Pompili e cols., estudando 18 pacientes com SVP, observaram alterações endocrinológicas em 45% dos casos, sendo a elevação discreta da prolactina o achado mais comum.[32] Diabete insípido é de ocorrência rara.[33,17]

TRATAMENTO E ACOMPANHAMENTO

Nos casos de SVS o tratamento será o indicado para a doença de base, seja ele cirúrgico ou medicamentoso.

Nos casos com fístula liquórica, embora possa ser tentado tratamento conservador com derivação lombar externa por alguns dias, a nossa experiência e a literatura sugerem que, na presença de sela vazia, a cirurgia é quase sempre necessária. Nesses casos o exame de imagem com contraste intratecal pode auxiliar no procedimento cirúrgico pela localização da fístula.

A cirurgia também pode ser indicada nos casos com sela vazia associada à perda visual por invaginação do quiasma, nervo ou trato óptico para o interior da cavidade selar. Nesses casos o neurocirurgião elevará o aparelho óptico para sua posição normal e preencherá a sela com material removido do próprio paciente, geralmente da coxa, contendo músculo e gordura, além de cola cirúrgica, na tentativa de manter a posição normal do quiasma por longo período de tempo, através da fibrose induzida por esse material incluído na sela. O exame de imagem, nos casos com tumor associado, estará prejudicado para a avaliação de recidiva tumoral. A melhora visual vai depender do tempo e do grau de comprometimento visual prévio.

Naqueles casos com deficiência hormonal, reposição adequada estará indicada.

A maior dúvida existente é quanto ao seguimento clínico, laboratorial e por imagem nos pacientes com SVP assintomáticos. Não existem relatos consistentes de literatura mostrando a história natural desses pacientes. Naqueles casos sem quadro clínico ou alteração hormonal, é nossa opinião de que deva ser feito seguimento anual apenas clínico. Exames complementares serão indicados apenas dependendo das suspeitas clínicas.

APOPLEXIA

INTRODUÇÃO

Em 1898, Bailey observou que uma hemorragia catastrófica pode advir de um adenoma hipofisário.[34] Após sete anos, foi descrito por Bleibtreu um segundo caso, em um acromegálico que faleceu 1 ano depois em decorrência de hemorragia pulmonar secundária a tuberculose.[35] Na autópsia foi constatada hemorragia antiga na hipófise, não sendo encontrado adenoma hipofisário. Só em 1950 a síndrome clínica foi reconhecida em cinco casos e o fenômeno foi denominado por Brougham de apoplexia hipofisária.[36]

Uma observação feita por Harvey Cushing em 1925 é interessante devido à sua costumeira habilidade de lembrar casos atípicos e de reforçar seu valor:

"Through extensive operations for the removal of tumors such as the congenital lesion arising from the relics of Rathke's pouch are occasionally followed by a slow train of symptoms with fatality from inanition. I have never but once known a clinical case

in which the symptoms resembled the experimental cachexia hypophyseopriva which is so quickly fatal in animals. This case was that of a middleaged woman who, while in normal health, had a sudden headache which was soon followed by stupor, coma and death in three days… Nothing whatsoever was found which could possibly account for the death but a small and unsuspected pituitary adenoma. Into this adenoma a spontaneous hemorrhage had occurred with complete intracapsular destruction of the gland".[37]

O termo "apoplexia" implica um evento catastrófico com grande propensão à fatalidade, porém um maior conhecimento sobre essa síndrome foi capaz de revelar que sua evolução pode ser de caráter leve ou moderado, com grande aumento da sobrevida devido aos novos métodos de tratamento. Assim, é sugerido o termo "acidente vascular agudo da hipófise" em vez de "apoplexia hipofisária". Esse novo termo teria a vantagem de contribuir para a compreensão da fisiopatologia do evento, que pode decorrer de hemorragia, isquemia ou ambas. Tal acidente vascular quase sempre ocorre no adenoma hipofisário, mas pode ocorrer também em tumor não adenomatoso ou na glândula normal, por exemplo, na hipovolemia pós-parto, diabete melito, hipertensão arterial, hipoparatireoidismo, tuberculose, tétano, insuficiência cardíaca, crise hemolítica, meningite, arterite temporal e hipertensão intracraniana.[38]

Há tendência a classificar todos os casos de adenomas hemorrágicos da hipófise como exemplos de apoplexia, porém o termo "apoplexia hipofisária", por definição, aplica-se apenas aos casos em que existem sinais de compressão de estruturas perisselares ou irritação meníngea decorrente de infarto ou hemorragia da hipófise. A definição é clínica e não patológica. A necrose isquêmica ou hemorrágica do adenoma hipofisário pode ser inteiramente assintomática, o que levou alguns autores a usar o termo "apoplexia hipofisária subclínica", que parece bastante descritivo.

A literatura atual é pobre no que se refere à etiologia da apoplexia hipofisária, bem como à atualização das estatísticas de incidência e prevalência dessa patologia na sua ocorrência tanto isolada como associada a outros fatores, tais como: radioterapia, trauma, uso de agonistas dopaminérgicos, entre outros. Assim, é necessário remeter-se aos trabalhos clássicos, que, embora menos recentes, podem elucidar diversos mecanismos associados a essa condição.

INCIDÊNCIA E PREVALÊNCIA

É difícil estimar a incidência exata de apoplexia hipofisária, uma vez que muitos casos permanecem sem diagnóstico. No entanto, algumas séries, baseadas em sinais clínicos e dados cirúrgicos ou histopatológicos, indicam que a incidência de apoplexia em adenomas hipofisários está entre 1% e 26%.[39,40] Tem sido relatada em até 21% dos adenomas hipofisários não funcionantes.[41] A maioria dos casos de apoplexia hipofisária está presente na quinta ou sexta década de vida, com uma ligeira preferência pelo sexo masculino variando entre 1,1 e 2,25: 1,0.[42]

A verdadeira prevalência é difícil de ser estabelecida, uma vez que a hemorragia em um tumor hipofisário não necessariamente está associada à clínica de apoplexia. Dados publicados sugerem que uma hemorragia ou infarto clinicamente silenciosos ocorram em até 25% dos adenomas, ao passo que a apoplexia hipofisária como síndrome ocorre em 0,6 a 20% destes.[43-45] Não há dados sobre a frequência de apoplexia em hipófises não adenomatosas.

ANATOMIA DA REGIÃO SELAR

Para um perfeito entendimento do que pode ocorrer em uma apoplexia hipofisária, devem ser introduzidos alguns conceitos básicos da anatomia da região selar.

A hipófise é cercada pelo osso esfenoide e coberta pelo diafragma da sela, repousando sobre a sela túrcica, sob o hipotálamo e também sobre o quiasma óptico. No adulto, mede 12 x 9 x 6mm de diâmetro e pesa cerca de 0,6 g. É dividida em duas partes: a adeno-hipófise, que constitui cerca de 80% de toda a glândula, e a neuro-hipófise, com localização posterior à primeira e que constitui os 20% restantes.

VASCULARIZAÇÃO DO HIPOTÁLAMO E DA HIPÓFISE

Os vasos portais hipofisários, condutores dos hormônios hipofiseotróficos, são procedentes do hipotálamo, e foram primeiro descritos em 1930 por Popa, um estudante de medicina húngaro. Popa notou um grupo distinto de alças capilares na extensão inferior do hipotálamo. Hoje, se sabe que os longos vasos portais são de 6 a 10 e originam-se dorsalmente da confluência das alças capilares na eminência média. Eles descem ao longo da superfície anterior da haste hipofisária e drenam para a adeno-hipófise, fazendo anastomose com os capilares da neuro-hipófise. A circulação preponderante se faz no sentido do hipotálamo para a hipófise, permitindo que esta receba um fluxo sanguíneo maior do que qualquer outro órgão do corpo (0,8 mL/g/min). A questão de se o lobo anterior (adeno-hipófise) recebe sangue exclusivamente da circulação portal ou se tem algum suprimento arterial adicional não foi inteiramente resolvida. Dados da literatura parecem indicar que 70 a 90% do sangue adeno-hipofisário é derivado dos grandes vasos portais e o restante, de vasos portais menores. Entretanto, há controvérsia no que diz respeito à penetração da artéria loral no lobo anterior sem passar pelo infundíbulo, levando sangue arterial para as células hipofisárias. Outras possíveis fontes de suprimento arterial direto para a adeno-hipófise seriam as artérias capsulares, oriundas das artérias hipofisárias inferiores, que, por sua vez, são ramos da artéria carótida interna. Por outro lado, o sangue venoso é drenado pelos seios venosos adjacentes para as veias jugulares. Em suma, a hipófise é um dos tecidos mais vascularizados do organismo e dispõe de um complexo sistema vascular.[46] Isso pode contribuir para que adenomas hipofisários sangrem 5,4 vezes mais que outros tipos de tumores cerebrais.[47]

VASCULARIZAÇÃO DOS ADENOMAS HIPOFISÁRIOS

Existe uma tendência a negligenciar a descrição dos vasos tumorais nos estudos histológicos de adenomas hipofisários. Eles são em número e calibre variáveis, mas geralmente menores que a glândula normal, dividindo as células tumorais em aglomerados irregulares. Sob microscopia eletrônica mostram-se com maturação incompleta e pouco fenestrados. Suas membranas basais são em geral rotas e fragmentadas. Os espaços perivasculares podem ser comprimidos ou preenchidos por proteínas plasmáticas e hemácias.

O aspecto angiográfico dos vasos que suprem um adenoma sugere que eles se originam da artéria hipofisária inferior e estariam a princípio sob influência da pressão arterial sistêmica. Contudo, não está totalmente esclarecido se esse *blush* visto nas angiografias é devido a um aumento na vascularização capsular ou na parenquimatosa.

ETIOPATOGENIA

Alguns autores consideram a apoplexia hipofisária consequência de um crescimento tumoral rápido, excedendo seu suprimento sanguíneo.[30] Outras causas devem ser consideradas porque a hemorragia

hipofisária, com ou sem apoplexia, pode se desenvolver em adenomas pequenos. Teorias propondo uma etiologia mais complexa supõe que com o crescimento o tumor se insinua através de um canal estreito entre a haste hipofisária centralmente e o diafragma selar ao redor. A hérnia do tumor no orifício diafragmático poderia comprimir o fino complexo de vasos que correm adjacentes à haste, tornando o lobo anterior e o tumor isquêmicos, necróticos e hemorrágicos.[48] Entretanto, existem apenas duas referências de oclusões verificadas nos vasos hipofisários associadas à apoplexia. Em um caso, um êmbolo de colesterol foi observado em associação a um tumor hemorrágico em paciente idoso e arteriosclerótico. Entretanto, caso o adenoma seja suprido pela artéria hipofisária inferior, a compressão da artéria hipofisária superior e seus ramos contra o diafragma da sela levaria à isquemia da adeno-hipófise e não do adenoma. Caso estas teorias sejam verdadeiras, a hemorragia deveria começar na glândula normal ao invés de no próprio adenoma.

Contudo, a oclusão intencional dos vasos portais hipofisários em animais ou humanos, bem como a secção acidental de tais vasos em humanos, leva ao infarto isquêmico da adeno-hipófise, mas não à hemorragia. O processo começa com redução de volume das células acinares e sua separação das membranas basais, progredindo para a necrose franca. Foi encontrado tecido hipofisário peritumoral apoplético totalmente livre de alterações necróticas ou hemorrágicas.[49] Fraioli acredita que a hemorragia tumoral advém de fatores "intrínsecos" do tumor, encontrando ainda em sua casuística de 45 adenomas hipofisários hemorrágicos uma correlação estatisticamente significante entre o comportamento invasivo do tumor e a hemorragia. Desta maneira, hemorragia ou necrose hemorrágica foi encontrada em 24,1% dos adenomas invasivos e em apenas 4,1% dos adenomas circunscritos.[39] O papel da isquemia tumoral na patogênese da apoplexia hipofisária deve ser considerado com reservas. Também é sugerida a possibilidade da participação do vasoespasmo na exacerbação do infarto hipofisário. Aneurismas intracranianos são encontrados mais frequentemente em associação com adenomas hipofisários que na população geral ou com outros tumores intracranianos. Adicionalmente, adenomas hipofisários sangram mais facilmente que vários outros tumores do sistema nervoso central. Assim, poderia ser especulada a possibilidade de algum tipo de vasculopatia no mecanismo subjacente da maior tendência à formação de aneurismas e hemorragias. Tais possíveis mecanismos vasculares poderiam ser potencializados por algum material vasoativo liberado pelo próprio tumor. Assim, a hipótese de fatores tumorais intrínsecos levando à hemorragia também deve ser considerada, bem como o comportamento tumoral agressivo e invasivo.[43]

FATORES PREDISPONENTES

Embora diversas condições tenham sido implicadas na gênese da apoplexia hipofisária, a maioria dos casos não é associada a qualquer fator predisponente, exceto a presença do adenoma hipofisário.[50] Em 25% dos casos de apoplexia, foram encontrados os seguintes fatores: medicamentos (bromocriptina e cabergolina), radioterapia, testes funcionais, diabete melito, trauma, trombocitopenia ou cirurgia recente. A pressão arterial elevada também é considerada fator de risco para a apoplexia hipofisária, embora sua associação nem sempre seja observada.[51]

IRRADIAÇÃO

A observação de casos ocasionais de apoplexia hipofisária em horas ou dias após o início da radioterapia promoveu uma possível inter-relação causal com a radiação[52] (Figura 2.5). Sabe-se que tal tratamento aumenta a vascularização de adenomas hipofisários, o que pode ser demonstrado tanto angiograficamente, pelo aumento do *blush* tumoral, quanto histologicamente, por proliferação vascular associada a espessamento e degeneração hialina da parede dos vasos. É tentador concluir que o aumento da vascularização poderia levar a hemorragia, contudo, quando várias séries de casos são analisadas, não existe associação nítida entre radioterapia e apoplexia hipofisária. A raridade da condição torna difícil a realização de um estudo controlado da incidência nos irradiados em relação aos não irradiados.

ALTERAÇÃO DOS GRADIENTES DE PRESSÃO

Modificação súbita na tensão ou pressão intracraniana parece capaz de precipitar a apoplexia hipofisária. Isso tem sido documentado durante angiografia, após punção lombar e pneumoencefalografia, após tosse intensa em infecções respiratórias, durante o uso de respiradores mecânicos e também após cirurgias extracranianas.

TRAUMA

Diversos casos de apoplexia hipofisária têm sido descritos logo após pequenos traumas cranianos. Hemorragias hipotalâmicas foram descritas em 42% de traumas cranianos com evolução fatal. Parece possível que o trauma possa causar essa síndrome, pois pode provocar hemorragia, mesmo em glândulas normais (Figura 2.6).

ESTRÓGENOS

Há evidência experimental de que o estrógeno pode causar hiperemia da hipófise e, hipoteticamente, isso poderia favorecer a apoplexia. Talvez alguns casos descritos de apoplexia hipofisária durante gravidez tenham a hiperestrogenemia fisiológica da gestação como agente predisponente ao fenômeno apoplético nessas pacientes. No entanto, tal associação é baseada na observação de alguns casos, deixando a questão em aberto.

BROMOCRIPTINA

Nas poucas publicações de apoplexia não existe menção do número total de pacientes tratados e não tratados com bromocriptina. O mecanismo de redução tumoral pela bromocriptina é desconhecido. A possibilidade de que tal droga cause vasoconstri-

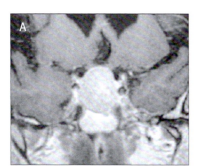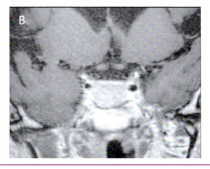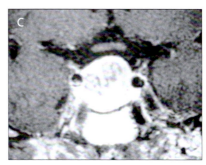

Figura 2.5 RM de macroadenoma hipofisário clinicamente não funcionante em T1 após injeção de gadolínio. A: imagem pré-operatória, mostrando captação homogênea de contraste em massa selar com expansão suprasselar; B: imagem pós-operatória mostrando restos selares também com captação homogênea; C: imagem de 3 meses após radioterapia mostrando aumento volumétrico dos restos tumorais. Note captação heterogênea bastante diminuída na região central do tumor, por provável apoplexia isquêmica. Fonte: Acervo pessoal dos autores.

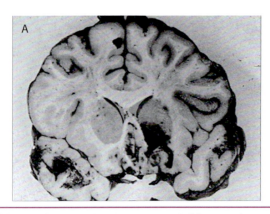
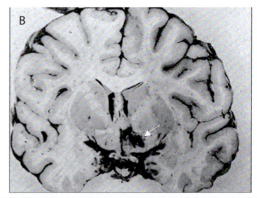

Figura 2.6 Peça de necropsia cuja *causa mortis* foi traumatismo craniano. A: Hemorragia diencefálica em torno do terceiro ventrículo e em gânglios da base; B: Foco de hemorragia hipotalâmica (seta). Fonte: Acervo pessoal dos autores.

ção levando à necrose isquêmica necessita de confirmação. Evidências em animais de experimentação e em humanos indicam que a bromocriptina age diretamente sobre as células produtoras de hormônio, diminuindo a divisão celular e reduzindo o tamanho e número de organelas celulares sem causar qualquer necrose. É pouco provável que a bromocriptina possa aumentar a incidência de apoplexia hipofisária se sua ação é inibitória e não destrutiva. Shirataki, quando descreveu um caso de apoplexia durante teste agudo com bromocriptina, supôs que uma possível hipotensão induzida pela droga poderia causar distúrbios circulatórios nos capilares do adenoma.[53] Um estudo retrospectivo mostrou maior prevalência de apoplexia em portadores de prolactinoma em uso de bromocriptina que naqueles sem tal tratamento. Mais recentemente foi descrito um caso de apoplexia durante o uso de cabergolina.

Outras associações

Apoplexia hipofisária também tem sido descrita em associação com anticoagulação, cetoacidose diabética, administração de mononitrato de isossorbitol e testes endócrinos, como o do TRH, da clorpromazina, da supressão com dexametasona e do LHRH, e também com o tipo histológico do tumor.

Pensou-se que a apoplexia hipofisária seria mais frequentemente associada aos adenomas eosinofílicos em relação a outros tipos tumorais, o que foi provavelmente influenciado pela observação de Brougham de uma maior percentagem de adenomas eosinofílicos entre os casos de apoplexia inicialmente citados e pelo caso de um acromegálico descrito por Bleibtreu.[29] A ideia seria interessante porque hipertensão arterial e hipertrofia vascular são aspectos comuns da acromegalia e poderiam predispor à hemorragia. Por outro lado, tem sido sugerido que o adenoma basofílico da síndrome de Nelson

possa ser mais suscetível ao desenvolvimento de apoplexia. Entretanto, a associação preferencial de apoplexia com certos tipos histológicos tumorais é rejeitada por diversos autores porque a análise de séries maiores de casos mostrou que a distribuição da apoplexia foi semelhante à distribuição dos diferentes tipos histológicos de tumores hipofisários. Porém, verificou-se que a apoplexia raramente é vista em tumores malignos e basofílicos. Vale lembrar que a distribuição desigual de apoplexia foi baseada na classificação de adenomas vista por microscopia óptica. Como a classificação moderna de adenomas hipofisários é baseada em dados hormonais e imuno-histoquímicos, os dados baseados na microscopia óptica de tais tumores deverão ser atualizados.

Ao procurarmos a prevalência de apoplexia entre os diferentes subtipos de tumores hipofisários quando classificados de acordo com os achados de imuno-histoquímica, trabalhos têm mostrado uma distribuição semelhante à dos adenomas sem apoplexia, com predomínio daqueles clinicamente não funcionantes e de prolactinomas, seguidos de tumores secretores de GH (acromegalia), de ACTH (doença de Cushing), e depois pelos adenomas mais raros, secretores de gonadotrofinas, TSH e mistos. Há relatos de um percentual superior de não funcionantes em relação aos prolactinomas, talvez porque na faixa etária de maior prevalência de apoplexia, a quinta década de vida, encontramos mais portadores de adenomas não funcionantes. Também nessa faixa etária ocorrem outras condições que favorecem acidentes vasculares, incluindo os hipofisários, como diabete melito e hipertensão arterial sistêmica.

Quadro clínico

"Apoplexia hipofisária assemelha-se a uma escala de cinza, variando do preto ao branco" (Alex Landolt). Seu aparecimento pode ser devastador ou insidioso.[54] Uma revisão da literatura com 248 pacientes mostrou que 159 não sabiam ser portadores de adenomas hipofisários. Homens foram pouco mais afetados que mulheres, 58,5% e 41,5%, respectivamente. A idade média entre 176 pacientes foi de 46,7 anos. Em pacientes sem alteração de consciência a cefaleia é um sintoma universal, geralmente severa, e pode ter início brusco. É ocasionalmente generalizada, porém mais frequentemente é retrorbitária ou periorbitária, podendo ser unilateral no início, tornando-se generalizada em um breve período de tempo. Hemorragia subaracnóidea não necessariamente acompanha a cefaleia, que também não significa extensão extrasselar do tumor. Entre os possíveis mecanismos da cefaleia estão a irritação e a compressão da dura-máter, a distensão das paredes da sela túrcica ou a irritação da divisão superior do nervo trigêmeo no seio cavernoso.

Alterações no campo e na acuidade bem como borramento visuais significam envolvimento dos nervos ópticos, quiasma ou tratos. Atrofia óptica também pode existir. Na maioria dos pacientes que se mantêm conscientes a diplopia acompanha a cefaleia. Os nervos para os músculos extraoculares (III, IV e VI) ocupam uma posição vulnerável no seio cavernoso, cujas paredes mediais formam o limite lateral da fossa hipofisária e são lesados quando esse limite se desvia lateralmente devido ao súbito aumento do volume tumoral que acompanha a hemorragia aguda ou a necrose. Assim, com o acometimento visual, a presença de paralisia da musculatura extraocular não é necessariamente evidência de uma expansão supra e parasselar, podendo o déficit ser por um processo mais irritativo que compressivo. Se o terceiro nervo craniano for acometido no processo, a midríase ipsilateral e a ptose palpebral ocorrerão. Achados de comprometimento sensitivo facial podem surgir como consequência do comprometimento de ramos do trigêmeo.

A alteração do nível de consciência tem sido referida como a anormalidade neurológica mais grave. O mecanismo não é inteiramente claro, mas pode ser relacionado a hemorragia subaracnóidea, aumento da pressão intracraniana por hidrocefalia obstrutiva, insuficiência adrenal aguda com hipotensão ou hipoglicemia e até mesmo compressão hipotalâmica, como muito bem descreveu Landolt a respeito de um de seus pacientes, um homem de 56 anos que desenvolveu cefaleia aguda, hipertensão, edema pulmonar rapidamente progressivo e perda de consciência. A vida do paciente foi salva com altas doses de dexametasona, diuréticos, intubação e respiração mecânica com alta pressão, sugerindo um dano da área pré-óptica medioventral.

Náuseas e vômitos podem ser relacionados a insuficiência adrenal, irritação meníngea, disfunção hipotalâmica ou aumento da pressão intracraniana. Rigidez de nuca pode ser vista na apoplexia hipofisária, provavelmente secundária à hemorragia subaracnóidea.

Sinais focais de redução de força em membros e afasia têm sido descritos e atribuídos à compressão da artéria carótida ou de seus ramos ou até mesmo a vasoespasmo, com infarto cerebral documentado. Extratos obtidos de hipotálamo e de haste hipofisária podem produzir vasoespasmo; entretanto, o vasoespasmo é considerado um fenômeno intradural, tornando o espasmo da artéria carótida intracavernosa difícil de ser admitido, uma vez que esta é essencialmente extradural.

Onesti encontrou uma correlação clínico-patológica interessante em seus 16 pacientes com apoplexia hipofisária: a ausência de necrose nos que tiveram evolução silenciosa, dita subclínica. Em comparação, 13 dos 16 pacientes com apoplexia demonstraram necrose.[55] É possível que a apoplexia clínica seja relacionada a infarto hemorrágico no tumor e que a apoplexia subclínica se siga a uma hemorragia espontânea da neoplasia, o que não foi encontrado por Fraioli em seus 45 casos de tumores hipofisários com hemorragias durante a cirurgia.[39]

ENDOCRINOPATIA

A maioria dos pacientes não sabe ter um adenoma hipofisário quando a apoplexia ocorre. Ao se inquerir sobre suas histórias passadas, podem ser encontradas evidências da presença do adenoma, bem como sinais de endocrinopatia.

Revisando 66 sobreviventes de apoplexia hipofisária, Veldhuis e Hammond encontraram múltiplas deficiências hormonais adeno-hipofisárias, quais sejam: déficit de GH (88%), hipossecreção de ACTH (66%), evidência de hipotireoidismo (42%) e hipogonadismo hipogonadotrófico (85%), com demonstração rigorosa de insuficiência de LH e FSH em 76 e 58%, respectivamente.[56] Nos poucos estudos feitos, a secreção de prolactina tem sido encontrada aumentada ou subnormal. O papel do hipotálamo nessas anormalidades endócrinas permanece enigmático apesar dos testes provocativos com hormônios hipofiseotróficos e do conhecimento de que o acidente vascular pode alterar a secreção de hormônios liberadores ou inibidores hipotalâmicos, obstruir o fluxo sanguíneo portal, destruir células hipofisárias secretórias ou fazer todas essas coisas simultaneamente.

Diabete insípido transitório é complicação pouco comum após apoplexia hipofisária (Figura 2.7). Foi descrito em 4% dos casos e 50% destes o desenvolveram de forma permanente.[57] Mais raramente, descreveu-se secreção inapropriada de hormônio antidiurético. Os estudos de autópsia em geral não fazem referência ao estado da neuro-hipófise. Talvez esta seja poupada pela apoplexia, ou, alternativamente, permaneça suficiente quantidade de haste hipofisária que permita suficiente secreção de hormônio antidiurético. Vale lembrar que as estatísticas acima mencionadas descrevendo disfunção endócrina após um acidente vascular hipofisário não necessariamente implicam uma relação de causa e efeito. Alguns dos déficits hormonais podem ter antecedido o acidente vascular e ter sido originados como efeito do próprio tumor.

HISTÓRIA NATURAL

É um quadro grave, e o pronto tratamento com a reposição de corticosteroides adicionada ao procedimento cirúrgico, quando necessário, tem sido útil. Menos casos fatais têm sido descritos nas poucas casuísticas mais recentes da literatura.

Quanto à evolução endócrina, têm aparecido vários casos de cura de prolactinomas, doenças de Cushing e acromegalias sucedendo o episódio apoplético, porém tais pacientes devem ser seguidos por muitos anos, uma vez que a recorrência tardia do tumor não é rara.

Quanto à evolução neurológica, McFadzean analisou prospectivamente, entre 1977 e 1989, 15 pacientes com apoplexia hipofisária quanto à sua evolução visual, sendo estes examinados pelo mesmo neuroftalmologista e aqueles que foram operados o foram pelo mesmo neurocirurgião. Ele concluiu que a presença de um mesmo disco óptico com bom aspecto favoreceu bom prognóstico visual.[58] Esta observação sugere que um importante fator na evolução pode ser a severidade do dano visual presente antes do episódio da apoplexia. Infelizmente, informação suficiente sobre acuidade e campos visuais antes da apoplexia raramente é disponível. A recuperação da oftalmoplegia em casos não tratados pode ser rápida e satisfatória, mas no caso de perda visual não há segurança para previsão de melhora.

Quanto à evolução patológica, nos poucos casos em que foi feita a descrição radiológica ou patológica tardia encontrou-se substituição do material necrótico por um cisto intrasselar, sela vazia ou metaplasia escamosa. Aracnoidite do quiasma também foi descrita como sequela tardia de apoplexia.

Habitualmente os tumores apopléticos têm seu tecido necrótico/hemorrágico tendendo ao desaparecimento com o passar de semanas a meses; no entanto, pudemos cuidar de quatro pacientes nos quais ocorreu exatamente o contrário (Figura 2.8). O volume do hematoma aumentou em até 2,5 anos, necessitando de cirurgia em todos os casos. O aspecto

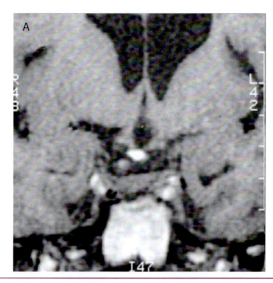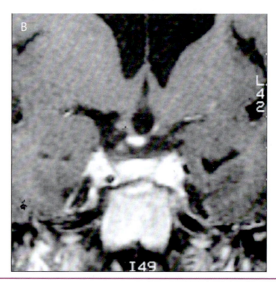

Figura 2.7 RM em T1 pré (A) e pós-contraste (B) de paciente submetido a cirurgia transesfenoidal para remoção de macroadenoma hipofisário não funcionante apoplético. Não houve evolução para diabete insípido, apesar da ruptura da haste hipofisária. Note a presença de imagem com hipersinal logo abaixo do quiasma óptico, sugestiva de neuro-hipófise ectópica. Fonte: Acervo pessoal dos autores.

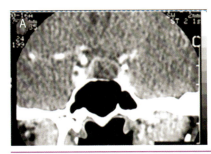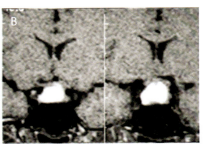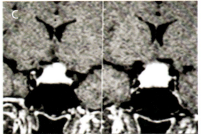

Figura 2.8 Tomografia computadorizada da região selar em corte coronal com contraste mostrando tumor cístico com impregnação periférica à direita (A). Ressonância magnética coronal na mesma época da tomografia anterior, porém sem contraste evidenciando nódulo com hipersinal espontâneo em T1 (B). Ressonância magnética coronal em T1 após um ano da figura B, evidenciando crescimento da lesão. Fonte: Acervo pessoal dos autores.

intraoperatório era de sangue escuro não coagulado como o de um hematoma subdural crônico. À luz dos conhecimentos atuais, não é possível explicar tal acontecimento, o que porém reforça a necessidade de acompanhamento por ressonância magnética desses casos.

AVALIAÇÃO RADIOLÓGICA

A radiografia simples do crânio é um método rápido e barato de diagnóstico de apoplexia hipofisária. Mesmo se o adenoma não for suspeitado antes do episódio apoplético, a radiografia simples do crânio provavelmente revelará alterações como aumento da fossa hipofisária e adelgaçamento ou destruição do dorso da sela. Esses sinais fornecem a primeira pista para o diagnóstico do icto. Raramente, demonstra-se fratura no dorso da sela, considerada específica para apoplexia hipofisária. Contudo, a apoplexia pode ocorrer em uma sela túrcica radiologicamente normal.

Na tomografia computadorizada (TC), uma hemorragia recente pode aparecer como lesão hiperatenuante, única ou múltipla, com mínimo ou nenhum realce após contraste. Nos dias subsequentes ocorre redução gradual na densidade da imagem, e com o uso do contraste surge um anel periférico. Nessa fase (aproximadamente após 4 dias do episódio), a hemorragia pode ser confundida com degeneração cística, abscesso e infarto localizado, uma vez que todas essas condições têm baixo coeficiente de atenuação. A TC pode indicar a extensão e a severidade da hemorragia no espaço subaracnóideo, bem como sua extensão para o cérebro ou ventrículos. A distinção entre um adenoma não complicado e um que sangrou pode ser difícil ou impossível porque as densidades observadas podem ser muito variáveis e não existe nenhum sinal patognomônico para qualquer das condições. Por vezes torna-se necessário realizar exames seriados em casos difíceis.

A TC tem sido mais útil nos 3 primeiros dias do acidente, enquanto ainda mantém as características de hiperatenuação.

A ressonância magnética (RM), por sua vez, tem se mostrado menos eficaz que a TC no estágio agudo e melhor no subagudo e crônico. Ela tem a vantagem de estimar a "idade" da hemorragia. Casos com menos de 7 dias (fase aguda) as características de sinal são hipointensas ou isointensas em T1 e T2. Entre 7 e 14 dias (fase subaguda), o aumento na intensidade do sinal pode ser visto na periferia do hematoma, porém seu centro permanece hipointenso. Sinal aumentado em todo o hematoma em T1 e T2 é visto após 14 dias (fase crônica). Há controvérsia quanto ao tempo exato de início da fase subaguda, marcada pela transformação da periferia do hematoma de hipo para hipersinal, podendo ser tão precoce quanto 5 dias a até tão tardio quanto 7 a 14 dias. Esse aumento na intensidade de sinal parece ser originário da lise de hemácias e da formação de metemoglobina a partir de desoxi-hemoglobina. Uma linha hipointensa de tecido cerebral adjacente ao hematoma também é notada nas fases subaguda e crônica e pode ser o resultado da quebra da hemoglobina e consequente formação de hemossiderina. O sinal aumentado em T1 no hematoma pode persistir por bem mais que 1 ano, um período de tempo bastante acima da habilidade da TC em demonstrar tal lesão.

O aumento de sinal em T1 é visto em tecidos hemorrágicos, adiposos e com alto teor de proteínas ou melanina. Assim, tumores intrasselares que têm aumento de sinal em T1 podem ser craniofaringiomas, lipomas, cistos dermoides, melanomas metastáticos e qualquer tumor hemorrágico. Outras características vistas na RM, bem como na história clínica, ajudarão a diferenciar esses processos. Em contraste, hemorragia subaguda ou crônica, lipomas, cistos dermoides e melanomas são frequentemente hipointensos em T2. Por outro lado, um hipersinal em T2 tem sido descrito em melanomas malignos metastáticos. Craniofaringiomas podem ser hiperintensos tanto em T1 quanto em T2 devido ao conteúdo proteico dos cistos, tornando-se difícil distinguir de um tumor da hipófise com hemorragia ou necrose. Clinicamente, craniofaringiomas, lipomas e cistos dermoides apresentam, com frequência, déficits neurológicos lentamente progressivos, o que contrasta com lesões metastáticas ou hemorragia, que comumente se apresentam com manifestações neurológicas agudas.

A possibilidade de um verdadeiro desastre como o da abertura de um aneurisma por via transesfenoidal não afastou a angiografia da investigação da apoplexia, apesar da grande acurácia diagnóstica ao se somarem os três métodos acima descritos. Ainda, como dito anteriormente, o vasoespasmo pode contribuir para o déficit neurológico, e, finalmente, aneurismas intracranianos podem coexistir com adenomas hipofisários em cerca de 7% dos casos, tornando a consideração de angiografia importante naqueles casos que se apresentam com evidência de irritação meníngea associada a sinais neurológicos unilaterais ou se os demais exames radiológicos deixam dúvidas.

DIAGNÓSTICO DIFERENCIAL

As duas condições mais comumente consideradas no diagnóstico diferencial de apoplexia hipofisária são as hemorragias subaracnóideas por aneurismas (HSA) e as meningites. Outras doenças são: oclusão da artéria basilar, encefalopatia hipertensiva, expansão de um cisto ou abscesso, trombose de seio cavernoso, hematoma intracerebral, encefalite, neurite retrobulbar, arterite temporal e enxaqueca oftalmoplégica. Tendo em vista os perigos já mencionados ao se incorrer num erro de diferenciação entre apoplexia hipofisária e aneurisma roto, lembramos algumas pistas para um maior acerto:

a. Critério clínico: a forma mais comum de apresentação de apoplexia hipofisária pode ser muito semelhante à de HSA aneurismática, com cefaleia súbita, sinais oculares e rebaixamento de consciência. Quando o dano visual não está presente ou não é detectado devido a um rebaixamento no nível de consciência, a distinção é bem mais difícil. O diagnóstico imediato de apoplexia hipofisária é importante porque a recuperação visual pode depender de descompressão precoce das vias ópticas e porque a reposição hormonal imediata pode ser salvadora. A distinção baseada apenas na informação clínica é incerta. Frequentemente, o intervalo entre o início da cefaleia e a alteração de consciência é mais curto nas HSA aneurismáticas do que nas apoplexias hipofisárias. Hemorragias recorrentes são frequentes com aneurismas, mas também podem ocorrer com apoplexia hipofisária. Finalmente, Kelly descreveu déficits hormonais hipotálamo-hipofisários após HSA decorrentes da ruptura de aneurismas intracranianos, sem aparente relação com a escala de Fisher para sangramento no espaço subaracnóideo.

b. Líquido cefalorraquidiano (LCR): o valor de uma contagem de hemácias no LCR para diferenciar HSA originada de um aneurisma e apoplexia hipofisária foi um assunto de grande interesse no passado. Alguns tinham sugerido que consciência rebaixada acompanhada por uma baixa contagem de hemácias no LCR seria mais sugestiva de apoplexia hipofisária. Contudo, uma alta contagem de glóbulos vermelhos é possível ser encontrada na apoplexia, uma vez que HSA pode ocorrer na apoplexia hipofisária em que haja ruptura do diafragma selar. Reconhece-se, agora, que os dados do LCR, embora possam provar a presença de hemorragia, não são capazes de diferenciar suas causas.

TRATAMENTO

Os casos de hemorragias hipofisárias sem apoplexia clínica devem ter uma avaliação endocrinológica apropriada e ser tratados conforme a doença que o tumor determine ou os possíveis déficits hormonais que a hemorragia cause.

O manuseio agudo da apoplexia hipofisária tem sido um assunto de controvérsia, principalmente no que diz respeito à intervenção cirúrgica. Independentemente da severidade do icto inicial, seu curso clínico é imprevisível. A literatura mostra a recomendação do tratamento cirúrgico em alguns casos e tratamento conservador em outros,[59] assim, acreditamos que o tratamento ideal é aquele que é individualizado.

Se há deterioração do nível de consciência que não melhora com a estabilização endócrina e metabólica e comprometimento parcial de campos visuais e da acuidade visual, a cirurgia descompressiva deve ser feita imediatamente após a compensação clínica do paciente. Embora a aspiração estereotáxica esteja sendo usada por poucos com sucesso, um procedimento transesfenoidal aberto oferece tanto a descompressão quanto a ressecção definitiva do tumor. A estereotaxia pode, entretanto, ter um papel nos pacientes com grande risco clínico para um procedimento mais invasivo. Craniotomia seria reservada para pacientes com seio esfenoidal não aerado, sela pequena com grande massa suprasselar, diafragma curto com uma massa em forma de sino ou uma extensão muito excêntrica suprasselar do tumor ou do hematoma.

Concluindo, a via transesfenoidal é a preferida para um adenoma com hemorragia. O adenoma é frequentemente grande, empurrando as artérias carótidas. O tumor é em sua maior parte necrótico ou hemorrágico e fácil de aspirar. Mesmo tumores duros, cuja remoção pela via transesfenoidal é muito difícil, após o evento apoplético, têm sua exérese facilitada apenas na região apoplética (Figura 2.8), além do que a via transesfenoidal não requer retração cerebral logo após um evento intracraniano catastrófico e, evitando-se dissecção na cisterna quiasmática, há menos risco de comprometimento do suprimento sanguíneo superior para o quiasma óptico. Isso é importante porque seu suprimento sanguíneo inferior pode já ter sido afetado pelo adenoma ou sua rápida expansão devido à apoplexia.

Casos de compressão da artéria carótida interna com déficits focais devem ser operados com urgência. Entretanto, se o infarto cerebral já está instalado, talvez seja preferível o tratamento conservador.

Acreditamos que o tratamento da apoplexia em gestantes deve seguir o mesmo raciocínio.

Outra situação que deve ser julgada com cuidado é o acometimento da motilidade extraocular, que se for leve ou diagnosticada tardiamente, evoluindo com melhora progressiva, pode ser acompanhada conservadoramente. Entretanto, os déficits acentuados e os diagnosticados precocemente devem ser descomprimidos cirurgicamente da forma mais rápida possível.

Quando a apoplexia hipofisária se torna suspeita, a substituição com corticosteroides deve ser iniciada de imediato, logo após a coleta de exames hormonais, bioquímicos e hematológicos basais, e o equilíbrio hidroeletrolítico monitorizado de perto devido à possibilidade incomum de diabete insípido ou síndrome de secreção inapropriada de HAD. Altas doses de esteroides, além de funcionarem na reposição sistêmica, talvez melhorem a função visual. A dose deve ser de aproximadamente 8 a 16 mg de dexametasona por dia pelas primeiras 48 horas, seguida por uma dose oral de manutenção que vai ser tateada de acordo com as condições clínicas do paciente. O uso frequente de corticosteroides para todos os tipos de emergências cirúrgicas é provavelmente uma das razões para a redução da mortalidade por apoplexia hipofisária.

RESULTADOS CIRÚRGICOS

A não ser que a operação seja retardada, os resultados da descompressão após apoplexia hipofisária são, na maior parte, bastante satisfatórios (Figura 2.6). A extensão da recuperação visual depende mais da descompressão precoce do que da severidade do déficit visual inicial. Bills e cols.[43] mostraram melhora mais intensa da acuidade visual quando os pacientes foram operados antes de completarem 1 semana do evento apoplético inicial, quando comparados ao grupo de pacientes operados após esse período. Contudo, a visão é menos suscetível à recuperação do que os distúrbios da motilidade ocular. A avaliação endócrina pós-operatória é essencial porque muitos pacientes requerem reposição hormonal em longo prazo. Embora pacientes não operados possam apresentar episódios recorrentes de apoplexia, os operados ficam geralmente livres desse risco, exceto em raros casos. Pacientes com apoplexia hipofisária subaguda ou crônica cujo exame de imagem foi realizado há semanas ou meses devem ter esse exame atualizado, pois não raramente encontraremos redução ou desaparecimento da lesão devido à absorção do tecido hemorrágico/necrótico, evitando-se aí uma cirurgia muitas vezes desnecessária.

RADIOTERAPIA

Não existe uma proposta de uso de radioterapia pós-operatória no controle em longo prazo de adenomas que evoluíram com apoplexia. Acreditamos que as indicações de radioterapia devam seguir as mesmas diretrizes que para os tumores não apopléticos. Deve-se lembrar que a cura clínica pode ocorrer espontaneamente e tornar-se crítica quanto ao uso indiscriminado de radioterapia.

PROGNÓSTICO

O prognóstico para apoplexia tem melhorado bastante nos últimos 30 anos. Isso reflete o progresso que tem sido feito no manuseio endócrino e no tratamento cirúrgico. Outra provável razão é a inclusão de casos mais leves nas estatísticas da literatura mais recente. Enquanto todos os casos incluídos na descrição de Brougham em 1950 foram diagnosticados na autópsia, os 105 pacientes da literatura entre 1970 e 1984 revelaram mortalidade de 6,7%, e, atualmente, tal índice é comparável à mortalidade pós-operatória de tumores hipofisários não apopléticos, em torno de 1%.

REFERÊNCIAS BIBLIOGRÁFICAS

1. De Marinis L, Bonadonna S, Bianchi A, Giulio M, Giustina A. Extensive clinical experience: primary empty sella. J Clin Endocrinol Metab 2005; 90:5471-77.

2. Bergeron C, Kovacs K, Bilbao JM. Primary empty sella: a histologic and immunocytologic study. Arch Intern Med 1979 Feb;139(2):248-9.

3. Sage MR, Blumbergs PC. Primary empty sella turcica: a radiological-anatomical correlation. Australas Radiol 2000 Aug;44(3):341-8.

4. Nakagawa Y, Matsumoto K, Fukami T, Takase K. Exploration of the pituitary stalk and gland by high-resolution computed tomography. Neuroradiology 1984;26:473-478.

5. Ishikawa S, Furuse M, Saito T et al. Empty sella in control subjects and patients with hypopituitarism. Endocrinol Jpn 1988;35:665-674.

6. Spaziante R, de Divitiis E. Stella L, Cappabianca P, Genovese L. The empty sella. Surg Neurol 1981;16:418.

7. Guitelman M et al. Primary empty sella (PES): a review of 175 cases. Pituitary 2013: 16:270-4.

8. De Marinis L, Bonadonna S, Bianchi A, Giulio M, Giustina A. Extensive clinical experience: primary empty sella. J Clin Endocrinol Metab 2005; 90:5471-77.

9. Giustina A, Aimaretti G, Bonadelli M, Buzi F, Cannavò S, Cirillo S, Colao A, De Marinis L, Ferone D, Gasperi M, Grottolo S, porcelli T, Ghigo E, Degli Uberti E. Primary empty sella: why and when to investigate hypothalamic-pituitary function. J Edocrinol Invest 2010: 33(5): 343-46.

10. Kim SS, Kim Y, Shin YL, Kim GH, Kim TU, Yoo HW. Clinical characteristics and molecular analysis of PIT1, PROP1,LHX3, and HESX1 in combined pituitary hormone deficiency patients with abnormal pituitary MR imaging. Horm Res 2003;60(6):277-83.

11. Maghnie M, Ghirardello S, Genovese E. Magnetic resonance imaging of the hypothalamus-pituitary unit in children suspected of hypopituitarism: who, how and when to investigate. J Endocrinol Invest 2004; 27(5):496-509.

12. Bordallo MAN, Tellerman LD, Bosignoli R, Oliveira FFRM, Gazolla FM, Madeira IR, Zanier JFC, Henriques JLM. Growth hormone deficiency, magnetic resonance images, cranial computed tomography, hypoplastic anterior pituitary, ectopic posterior pituitary. J Pediatr 2004;80(3):223-8.

13. Colao A, Cotta OR, Ferone D, Torre ML, Ferraù F, Di Somma C, Boschetti M, Teti C, Savanelli MC, Alibrandi A, Trimarchi F, Cannavò S Role of pituitary dysfunction on cardiovascular risk in primary empty sella patients. Clin Endocrinol (Oxf) 2013 Aug;79(2):211-6).

14. Becejac B, Vizner B, Berkovic Z, Vrkljian M. Neuroendocrinological aspects of primary empty sella. Coll Antropol 2002,26 supl 1:159.

15. L'Huillier F, Combes C, Martin N, Leclerc X, Pruvo JP, Gaston A.MRI in the diagnosis of so-called pituitary apoplexy: seven cases Neuroradiol 1989;16(3):221-37.

16. Kelestimur F. Sheehan's syndrome. Pituitary 2003;6(4):181-8.

17. Otsuka F, Kageyama J, Ogura T, Hattori T, Makino H. Sheehan's syndrome of more than 30 years' duration: an endocrine and MRI study of 6 cases. Endocr J 1998 Aug;45(4):451-8.

18. Nishiyama S, Takano T, Hidaka Y, Takada K, Iwatani Y, Amino N. A case of postpartum hypopituitarism associated with empty sella: possible relation to postpartum autoimmune hypophysitis. Endocr J 1993;40(4):431-8.

19. Lupi I, Zhang J, Gutenberg A, Landek-Salgado M, Tzou SC, Mori S, Caturegli P.. From pituitary expansion to empty sella: disease progression in a mouse model of autoimmune hypophysitis. Endocrinology 2011;152(11):4190-8.

20. Lupi I, Manetti L, Raffaelli V, Grasso L, Sardella C, Cosottini M, Iannelli A, Gasperi M, Bogazzi F, Caturegli P, Martino E. Pituitary autoimmunity is associated with hypopituitarism in patients with primary empty sella. J Endocrinol Invest. 2011;34(8):e240-4.

21. Artese R, Rabadan A, Molocznik I, Benencia H, Pardal E. Silla turca vacía y adenomas funcionantes. Bol Clin Endocrinol y Metab 1986;22:5.

22. Gondim JA, Schops M, Ferreira E, Bulcao T, Mota JI, Silveira C. Acromegaly due to an ectopic pituitary adenoma in the sphenoid sinus.Acta Radiol 2004 Oct;45(6):689-91.

23. Bianconcini G, Bragagni G, Bianconcini M. Primary empty sella syndrome. Observations on 71 cases Recenti Prog Med 1999;90(2):73-80.

24. Schlosser RJ e Bolger WE. Significance of empty sella in cerebrospinal fluid leaks. Otolaryngology–Head and Neck Surgery, 2003; 128(1):32-38.

25. Young WF Jr, Ospina LF, Wesolowski D, Touma A. The primary empty sella syndrome: diagnosis with metrizamide cisternography. JAMA 1981;246:2611-2612.

26. Pompili A, Iachetti M, Riccio A, Squillaci S. Computed tomography cisternography with iopaminol in the diagnosis of primary empty sella. Surg Neurol 1985;24:16-22.

27. Jordan RM, Kendall JW, Kerber CW. The primary empty sella syndrome: analysis of the clinical characteristics, radiographic features, pituitary function and cerebrospinal fluid adenohypophysial hormone concentrations. Am J Med 1977;62(4):569-80.

28. Faglia G, Ambrosi B, Beck-Peccoz P, Giovanelli M. Disorders of growth hormone and corticotropin regulation in patients with empty sella. J Neurosurg 1973;38:59-64.

29. Gasperi M, Aimaretti G, Cecconi E, Colao A, Di Somma C, Cannavo S, Baffoni C, Cosottini M, Curto L, Trimarchi F, Lombardi G, Grasso L, Ghigo E, Martino

E. Impairment of GH secretion in adults with primary empty sella. J Endocrinol Invest 2002;25(4):329-33.

30. Cannavo S, Curto L, Venturino M, Squadrito S, Almoto B, Narbone MC, Rao R, Trimarchi F. Abnormalities of hypothalamic-pituitary-thyroid axis in patients with primary empty sella. J Endocrinol Invest 2002 Mar;25(3):236-9.

31. Durodoye OM, Mendlovic DB, Brenner RS, Morrow JS. Endocrine disturbances in empty sella syndrome: case reports and review of literature. Endocr Pract 2005;11(2):120-4.

32. Pompili A, Jachetti M, Carapella CM, Crecco M, Gaudino G, Isabella F, Mastrostefano R. Primary empty sella. Clinico-radiologic considerations in 18 cases. Minerva Med 1985 28;76:91-8.

33. Lambert M, Gaillard RC, Vallotton MB, Megret M, Delavelle J. Empty sella syndrome associated with diabetes insipidus: case report and review of the literature. J Endocrinol Invest1989;12(6):433-7.

34. Bailey P. Pathological reporto f a case of akromegaly, with special reference to the lesions in the hypophysis cerebri and in the thyroid gland, and a case of hemorrhage into the pituitary. Philadelphia Med J 1:789-792, 1898.

35. Bleibtreu L. Ein fall von Alromegalic (Zestorung der Hypophysis durch Blutung). Munch Med Wochenschr 1905; 52: 2079-2080.

36. Brougham M, Heusner AP, Adams RD. Acute degenerative changes in adenoma of the pituitary body – with special reference to pituitary apoplexy. J Neurosurgery 1950; 7:421-439.

37. Cushing H. The pituitary gland as now known. Lancet 1925; 2: 899-906.

38. Biousse V, Newman NJ, Oyesiku NM. Precipitating factors in pituitary apoplexy. J Neurol Neurosurg Psychiatry 2001; 71: 542-5.

39. Mohr G, Hardy J. Haemorrhage, necrosis and apoplexy in pituitary adenomas. Surg Neurol 1982;18:181-9.

40. Mohanty S, Tandon PN, Banerji AK, Prakash B. Haemorrhage into pituitary adenomas. J Neurol Neurosurg Psychiatry 1977;40:987-91.

41. Nielsen EH, Lindholm J, Bjerre P, Christiansen JS, Hagen C, Juul S, et al. Frequent occurrence of pituitary apoplexy in patients with non-functioning pituitary adenoma. Clin Endocrinol (Oxf) 2006;64:319-22.

42. Dubuisson AS, Beckers A, Stevenaert A. Classical pituitary tumour apoplexy: Clinical features, management and outcomes in a series of 24 patients. Clin Neurol Neurosurg 2007;109:63-70.

43. Fernández Real JM, Villabona CM, Soler J. Apoplejía hipofisária. Méd Clin (Barc) 1991; 97: 589-595.

44. Kircht AF, Vaphiades M, Husain M. Pituitary Apoplexy. In Kirsht AF and Kindall GT (eds). Pituitary disorders. Baltimore: Lippincott Williams & Wilkins, 1999, pp. 295-303.

45. Wakai S, Yamakawa K, Manaka S, Takakura K. Spontaneous intracranial hemorrhage caused by brain tumor: its incidence and clinical significance. Neurosurgery 10:437-444, 1982.

46. Reid RL, Quigley ME, Yen SSC. Pituitary apoplexy. A review. Arch Neurol 1985; 42:712-719.

47. Wakai S, Fucushima T, Teramoto A, Sano K. Pituitary apoplexy: its incidence and clinical significance. J Neurosurg 1981; 55:187-193.

48. Rovit RL, Fein JM – Pituitary apoplexy: a review and reappraisal. J Neurosurg 1972; 37:280-282.

49. Fraioli B, Esposito V, Palma L, Cantore G. Hemorrhagic pituitary adenomas: clinicopathological features and surgical treatment. Neurosurgery 1990; 27:741-748.

50. Cardoso ER, Peterson EW. Pituitary apoplexy: a review. Neurosurgery 1984; 14:363-373.

51. Chang CV, Felicio AC, Toscanini AC, Teixeira MJ, Cunha-Neto MBC. Pituitary tumor apoplexy. Arq Neuropsiquatr 2009; 67(2ª):328-33.

52. Ostrov SQ, Quencer RM, David NJ. Hemorrhage within pituitary adenomas: how often associated with pituitary apoplexy syndrome? AJR 1989;153:153-160.

53. Shirataki K, Chihara K, Fugita T. Pituitary apoplexy manifested during a bromocriptine test in a patient with a growth hormone and prolactin-producing pituitary adenoma. Neurosurgery 1988; 23:395-398.

54. Bills DC, Meyer FB, Laws ER, Davis HD, Ebersold MJ, Scheithauer BW, et al. A retrospective analysis of pituitary apoplexy. Neurosurgery 1993; 33(4): 602-609.

55. Onesti ST, Post KD. Clinical versus subclinical pituitary apoplexy: presentation, surgical management, and outcome in 21 patients. Neurosurg 1990; 26: 980-986.

56. Veldhuis JD, Hammond JM. Endocrine function after spontaneous infarction of the human pituitary: report, review and reappraisal. Endocrine Rev 1980; 1:100-107.

57. dos Santos Silva CM, Lima GA, Machado EO, Van Haute FR, Gadelha MR. Transient central diabetes insipidus followed by pituitary apoplexy treated in a conservative way. Arq Neuropsiquiatr 2008; 66:415-417.

58. McFadzean RM, Doyle D, Teasdale G. Pituitary apoplexy and its effect on vision. Neurosurg 1991; 29:669-675.

59. Maccagnan P, Macedo CLD, Kayath MJ, Nogueira RG, Abucham J. Conservative management of pituitary apoplexy: a prospective study. J Clin Endocrinol Metab 1995; 80: 2190-2197.

Adenoma Hipofisário Secretor de TSH

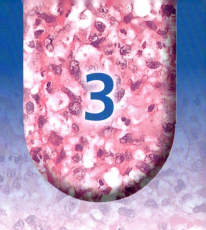

3

Danielle Macellaro Andreoni
Maria Izabel Chiamolera
Débora Maria Nazato
Rui Monteiro de Barros Maciel

INTRODUÇÃO

A causa mais comum de tireotoxicose é a doença de Graves (70-80% dos casos); outras causas relativamente comuns são o nódulo autônomo tóxico, a tireoidite subaguda, a fase inicial da tireoidite de Hashimoto e a tireotoxicose factícia. Em todas estas situações o TSH apresenta-se suprimido.

Muito raramente a tireotoxicose pode ser acompanhada por uma produção excessiva de TSH, no caso dos adenomas hipofisários secretores de TSH, também conhecidos como tireotropinomas ou TSHomas. São tumores raros, representam de 0,5 a 2% dos adenomas hipofisários, com prevalência estimada de 1:1.000.000.[1-3] Contudo, dados de um estudo recente que analisou tumores hipofisários na população sueca indicam que esses números podem estar subestimados. O The Swedish Pituitary Registry, em um estudo publicado em 2013, mostrou que houve um aumento na incidência de TSHomas ao longo do tempo, de 0,05 por milhão por ano no início da década de 1990 para 0,26-0,28 por milhão por ano na segunda metade dos anos 2000. Uma das explicações para esse aumento foi o advento das dosagens ultrassensíveis de TSH, no início dos anos 1990, quando esses tumores puderam ser diagnosticados mais facilmente; é interessante lembrar que o uso rotineiro de TSH na abordagem diagnóstica da tireotoxicose só se iniciou por essa época. Antes do advento da medida do TSH sensível, os casos de TSHoma eram inicialmente diagnosticados e tratados como doença de Graves sem a presença de oftalmopatia e a detecção do tumor acabava ocorrendo numa fase mais tardia, quando já havia sintomas locais de expansão, o que causava grande morbimortalidade. Com o uso rotineiro dos ensaios ultrassensíveis para a dosagem de TSH, o diagnóstico dos tireotropinomas passou a ser mais precoce.[4-6]

A idade dos pacientes relatada até o momento na literatura variou de 8 a 84 anos, concentrando-se principalmente na sexta década de vida, ocorrendo com frequência igual em homens e mulheres.[1,7-9] A ocorrência familiar somente foi relatada como parte da síndrome de neoplasia endócrina múltipla tipo 1 (MEN-1)[10] e um caso de adenoma familiar hipofisário isolado (FIPA) com mutação no gene AIP.[11]

FISIOPATOLOGIA

A secreção de TSH pelo tireotrofo normal é regulada por uma série de fatores, dos quais o principal estimulador é o TRH, produzido no hipotálamo, que, além de estimular a transcrição e secreção do TSH, age também em eventos pós-transcricionais que são importantes para a sua bioatividade. Por outro lado, os hormônios tireoidianos são os principais responsáveis pela inibição da secreção do TSH. Agem diminuindo o RNA mensageiro, tanto do TSH quanto do TRH, diminuindo também o número de receptores do TRH nos tireotrofos. A somatostatina e a dopamina também inibem a secreção de TSH, fato esse que pode ser relevante para se entender parte da terapêutica para esses tumores.[12,13]

O mecanismo exato causador da formação dos adenomas hipofisários secretores de TSH é ainda desconhecido, mas estudos sugerem que o processo se inicia pela expansão monoclonal do tumor, como acontece com os demais tumores hipofisários. Assim, uma única célula deve sofrer modificações genéticas que causariam sua proliferação tumoral e vários genes candidatos a esse papel têm sido testados (Tabela 3.1).[9] Até agora não se encontraram mutações em oncogenes habituais a outros tumores, particularmente Ras ou genes codificantes das subunidades da proteína G; da mesma forma, não se identificaram mutações nos receptores do TRH ou da dopamina D2.[14,15] O oncogene p53 também não apresentou alterações nas várias séries estudadas, enquanto alterações do gene para o retinoblastoma (Rb) não foram avaliadas em TSHomas.[9] Já o Pit-1 não apresentou mutações, mas apresentou ganho de expressão, achado que deve ser mais bem estudado para o entendimento da sua relevância.[9,16] Outro gene candidato é o gene

Tabela 3.1 Genes relacionados a tumores hipofisários

Gene	Proteína	Achado
PTTG	PTTG	Aumento da expressão de mRNA apenas nos tumores. Induz a expressão de FGF.
Gsp	Gsα	Mutações ativadoras (códons 201 e 227). Elevação do AMPc.
H-ras	Ras	Invasão tumoral, metástase e transformação carcinomatosa (raro). Atividade angiogênica.
Hst	FGF-4	Estimula secreção de prolactina; a hiperexpressão relaciona-se a maior agressividade. Angiogênese normal no tecido hipofisário
FGF	FGF-2	Estimula a secreção de prolactina; aumenta em adenomas hipofisários
Men-1	Menin	Gene supressor tumoral; mutação leva à perda da heterozigose
TRβ	TRβ	Mutações germinativas causam a síndrome de resistência aos hormônios tireoidianos; mutações somáticas causam TSHoma
13q14	RB	Perda da heterozigose em lócus próximo ao RB (outro gene supressor próximo ao RB?); relacionado a maior agressividade

associado com a neoplasia endócrina múltipla do tipo 1, o gene Menin; em um estudo com TSHomas, demonstrou-se a perda de heterozigosidade utilizando o marcador polimórfico 11q13 em 3 de 13 tumores, mas sem mutações identificadas no sequenciamento do gene.[17]

Outra teoria proposta seria que o hipotireoidismo de longa duração poderia formar um adenoma hipofisário, o que não foi comprovado. O que se sabe é que o hipotireoidismo causa hiperplasia dos tireotrofos, com aumento da hipófise, formando um pseudotumor, que volta ao normal com a reposição de levotiroxina. Experimentalmente, entretanto, consegue-se induzir a formação de tumor hipofisário em ratos com o uso de drogas antitireoidianas ou a ablação da tireoide.[4-7]

A refratariedade das células tumorais à ação inibitória do hormônio tireoidiano levanta a suspeita sobre os receptores do hormônio tireoidiano isoformas alfa e beta (THRα e THRβ). Já foi relatada na literatura a ausência de expressão, bem como mutações nesses genes correlacionadas com TSHoma, possivelmente gerando um tireotrofo "resistente" ao hormônio tireoidiano.[18-21] Além disso, o achado da expressão de uma isoforma aberrante do THRβ, a isoforma THRβ4, parece contribuir para o descontrole na secreção TSH pelo tireotrofo.[22]

A manipulação farmacológica de cultura de células dos TSHoma mostra que essas células expressam grande quantidade de receptores funcionantes, como os receptores da somatostatina e os dopaminérgicos, sendo esta a razão para as tentativas terapêuticas tanto com os análogos da somatostatina quanto com os dopaminérgicos.[9] Polimorfismos e perda de heterozigose no receptor do tipo 5 da somatostatina foram associados a resistência ao tratamento com análogos da somatostatina.[23]

ANATOMIA PATOLÓGICA

Tireotropinomas são tumores cromófobos que contêm alguns grânulos citoplasmáticos positivos para PAS. Na grande maioria dos casos a imuno-histoquímica é positiva para TSH e para as subunidades α e β. As células do tumor são geralmente alongadas e poliédricas, algumas vezes colunares, formando pseudorrosetas ao redor dos vasos. À microscopia eletrônica, apresentam citoplasma com grânulos secretórios esparsos, alinhados na periferia, de 50-200 nm e núcleo ovoide com nucléolo evidente. O retículo endoplasmático rugoso e o complexo de Golgi são bem desenvolvidos. A consistência é geralmente fibrosa e às vezes tão dura que recebe o nome de "rocha hipofisária".[5]

A maioria dos casos se apresenta como TSHoma puro, mantendo-se os outros setores hipofisários intactos; 1/3 é cossecretor, principalmente de PRL e GH, mas também de LH, FSH e subunidade α. Nestes casos pode-se encontrar tanto uma célula produzindo mais de um tipo de hormônio quanto mais de um tipo celular produzindo diferentes hormônios, que às vezes são secretados pelo mesmo grânulo. Desta maneira, nem sempre se observam quadros clínicos correspondentes à hipersecreção desses hormônios. Por exemplo, até 33% dos adenomas hipofisários clinicamente não secretores apresentam imuno-histoquímica positiva para TSH; nesses casos acredita-se que possa tratar-se de moléculas inativas de TSH que nem chegam a ser secretadas ou moléculas das subunidades α e β separadas sem bioatividade e que não são mensuradas pelos ensaios de TSH, justificando-se a ausência de sintomas e da elevação do TSH. Até hoje não se sabe se esses tumores pluri-hormonais têm origem em uma célula primitiva, pouco diferenciada, ou em células que são capazes de secretar mais de um hormônio.[4,24-26]

A maioria dos casos descritos na literatura é de macroadenomas com extensão extrasselar (supra ou parasselar), com invasão difusa das estruturas adjacentes, principalmente dura-máter e osso. Frequentemente invade o seio cavernoso,[4,27] porém nos últimos 5 anos vem sendo relatado o aumento dos casos de microadenoma. Isso se deve à melhora dos ensaios hormonais.[25,26] Existe apenas um caso de carcinoma secretor de TSH descrito na literatura. Curiosamente, a tireotoxicose só se desenvolveu depois de 5 anos de história. Inicialmente o tumor era produtor apenas de PRL e subunidade α. Neste caso, além de invasão local, a paciente apresentou metástases pulmonar, hepática e óssea.[4] Uma outra associação descrita na literatura e de adenoma hipofisário secretor de TSH e carcinoma diferenciado de tireoide, chegando a ocorrer em 4,8% dos casos.[28]

CLÍNICA

QUADRO CLÍNICO

Na literatura há cerca de 300 casos descritos.[1-11] Na sua grande maioria os pacientes apresentam-se com quadro de tireotoxicose, bócio (94%) e sinais e sintomas indistinguíveis de outras formas de hipertireoidismo. Porém, diferentemente da doença de Graves, não apresentam oftalmopatia, nem dermopatia. Em relação ao gênero, alguns trabalhos mostram discreta predominância no sexo feminino, porém revisão recente não mostrou diferença estatisticamente significante.[7] A incidência é maior na quarta década, mas já se descreveram casos com 11 e com 84 anos. Os anticorpos antiperoxidase, antitireoglobulina e TRAB normalmente são negativos e quando positivos seguem a prevalência normal da população. Os níveis de hormônio tireoidiano estão elevados e o TSH encontra-se usualmente abaixo de 10 mU/L, porém inapropriadamente elevado para o valor dos hormônios tireoidianos.

Aproximadamente 40% dos pacientes já apresentam, ao diagnóstico, algum sinal ou sintoma do próprio tumor, como comprometimento do campo visual ou cefaleia. Na literatura, o tempo médio entre o início dos sintomas e o diagnóstico é de 6 anos. A cossecreção de GH é frequente, e uma pequena parcela dos pacientes apresenta quadro clínico de acromegalia. Um terço dos pacientes apresenta hiperprolactinemia com algum sintoma clínico, como galactorreia, amenorreia, diminuição da libido, porém na maioria desses casos a hiperprolactinemia se deve à compressão da haste hipofisária pelo tumor. A cossecreção de FSH e LH é rara, sendo a de FSH mais frequente que a de LH.[1-11]

DIAGNÓSTICO

O achado de níveis de TSH elevados, ou inadequadamente normais, na presença de taxas de hormônios tireoidianos aumentadas é a condição essencial para o diagnóstico do tumor secretor de TSH. No passado, como já mencionado, esse diagnóstico era feito tardiamente, com o achado de grandes massas tumorais, uma vez que os exames antigos falhavam por sua falta de sensibilidade em detectar níveis muito baixos de TSH. Atualmente, com os ensaios imunométricos sensíveis, os níveis de TSH podem ser claramente distinguíveis entre a supressão encontrada no hipertireoidismo primário e um grau de não supressão como encontrado nos adenomas secretores de TSH. A importância do diagnóstico precoce é a de que adenomas pequenos podem ser diagnosticados precocemente, favorecendo o resultado final do tratamento.[25] O nível sérico de TSH pode variar bastante e depende também de tratamento ablativo prévio da tireoide a que muitos pacientes são submetidos até mesmo antes do diagnóstico de adenoma produtor de TSH. Nestes pacientes, os níveis de TSH tendem a ser maiores. Em uma série de casos de adenoma secretor de TSH, um terço dos pacientes que não haviam sofrido ablação tireoidiana e um décimo daqueles que haviam sofrido ablação prévia apresentavam TSH normal (26%).[29] T3 e T4 também estão aumentados na maioria dos casos (95%). Na cintilografia da tireoide com radioiodo observa-se hipercaptação.[2]

O nível sérico do TSH não apresenta correlação com a gravidade da tireotoxicose ou com o prognóstico da doença. A falta de correlação com a gravidade do status tireoidiano sugere a existência de moléculas de TSH com atividades biológicas variáveis, provavelmente devido a modificações na glicosilação de sua molécula.

A dosagem de subunidade-α também é uma ferramenta importante no diagnóstico laboratorial desses adenomas. Os níveis do TSHβ são normais ou indetectáveis, enquanto a subunidade α é elevada na maioria dos pacientes, em decorrência de sua produção excessiva e incoordenada pelo tumor. A grande elevação nesta subunidade parece ser um fator de pior prognóstico. Em estudo do National Institute of Health (NIH), foi encontrada a razão subunidade α/TSH (subunidade α em μg/L dividida pelo TSH em mUI/L x 10) com TSH normal menor que 5,7 em normogonadotróficos e menor que 29,1 em hipergonadotróficos; com TSH elevado a razão foi menor que 0,7 e 1,0, respectivamente, para pacientes sem o tumor.[2] A razão subunidade α/TSH é de grande importância para o diagnóstico, principalmente naqueles tumores pequenos em que as técnicas radiológicas não são de grande ajuda. Valores normais de subunidade-α podem ser mais frequentemente encontrados em microadenomas do que em macroadenomas.[30] A subunidade α deve ser analisada com cautela em mulheres menopausadas e em homens com hipogonadismo primário, pois estes pacientes apresentam elevação das gonadotrofinas e, consequentemente, elevação da subunidade-α que representa uma unidade comum aos hormônios glicoproteicos.[2,17] Os adenomas secretores de TSH podem ser cossecretores também de GH (15%), prolactina (20%), FSH e/ou LH (1%).[31]

Os testes dinâmicos podem ser úteis naqueles pacientes em que uma lesão hipofisária não está bem estabelecida ou quando há apenas um microadenoma.

O teste estimulatório com TRH foi, no passado, considerado achado universal nesses pacientes; existem, contudo, vários casos comprovados de tumor que respondem ao estimulo com TRH com elevação do TSH; entretanto, ainda a maioria dos casos apresenta falta de resposta do TSH ao estimulo com TRH, o que mostra que um teste sem resposta pode levar ao diagnóstico do tumor, enquanto o contrário não o exclui. Resposta achatada ou reduzida ao teste do TRH é o teste mais específico para o diagnóstico do tireotropinoma (96% a 100% nos pacientes previamente tratados para a tireoide) e tem os melhores valores preditivos positivos e negativos. Em pacientes previamente submetidos à ablação tireoidiana, o teste do TRH é o menos sensível (64%) mas altamente específico (100%).[2] A maioria dos pacientes com tireotropinoma não apresenta supressão do TSH com a administração de T3 e T4 exógenos, enquanto muitos apresentam aumento do TSH quando as drogas antitireoidianas diminuem a concentração dos hormônios tireoidianos endógenos, o que sugere que os hormônios endógenos possuem algum grau de inibição sobre o tumor. O teste pode ser realizado tanto com T3 quanto com T4 e parece ser particularmente útil em pacientes tireoidectomizados para distinguir entre tumores e hipertrofia hipofisária secundária ao ajuste precário da dose do hormônio tireoidiano e também como critério de cura.[2] Assim, o teste de supressão com T3 parece ser o teste mais especifico e sensível para o diagnóstico de adenoma secretor de TSH mas é contraindicado em idosos ou em pacientes com doença coronariana.

Outro teste atualmente usado é o teste do octreotide, em que, após a administração desse análogo da somatostatina, ocorre diminuição do TSH e da subunidade α na maioria dos casos de tireotropinoma. Tem como vantagens preparar o paciente para cirurgia, baixando os níveis de TSH e de hormônio tireoidiano, e também de testar a eficácia da droga no tumor. Deve, no entanto, ser reservado a pacientes em que os testes clássicos são duvidosos, nos pacientes tireoidectomizados e em pacientes menopausadas.[2,10,29,32] Pacientes com diagnóstico de resistência ao hormônio tireoidiano (RHT) podem responder de forma similar ao teste agudo do octreotide. Para tanto, pode-se utilizar do octreotide LAR (forma de depósito em que uma ampola da medicação é aplicada via intramuscular mensalmente) por 2 meses como forma de fazer o diagnóstico diferencial entre RHT e adenoma secretor de TSH, pois os níveis de TSH e de hormônios tireoidianos na RHT não se alteram.[33]

Atualmente, os testes dinâmicos estão sendo cada vez menos utilizados, mas vale lembrar que a combinação do teste do TRH, da dosagem de subunidade α e a razão subunidade α/TSH é a melhor combinação diagnóstica tanto para pacientes recém-diagnosticados quanto para aqueles previamente tratados da tireoide. Nos pacientes com a função tireoidiana preservada a melhor combinação de sensibilidade e especificidade diagnóstica foi vista com o teste do TRH (71% e 96%) e a subunidade α (75% e 90%), enquanto para pacientes previamente tratados da tireoide a melhor combinação foi subunidade α (90% e 82%) e a razão subunidade α/TSH (90% e 73%).[2,10,29,32]

Podem existir alguns interferentes nos ensaios de TSH que ocasionam sua falsa elevação. Atualmente, o ensaio mais utilizado para se dosar o TSH é o imunométrico, no qual se empregam dois anticorpos monoclonais (produzidos a partir de camundongos), um de captura e outro de revelação. O interferente mais comum é a presença de anticorpos heterofílicos, que são anticorpos endógenos que reconhecem estruturas presentes na imunoglobulina de camundongos ocasionando resultados falsamente elevados (mais comum) de TSH.[34] A razão pela qual algumas pessoas possuem esse tipo de anticorpo não é bem esclarecida. No entanto, os métodos imunométricos têm evoluído no sentido de se tornar mais imunes a esse tipo de fenômeno, quer seja pela adição de IgG de camundongo ao tampão do ensaio, pelo uso de anticorpos de diferentes espécies (carneiro, galinha), ou pela modificação dos anticorpos.[35]

Outro interferente seria a presença de anticorpos endógenos contra hormônios peptídeos.[36] Há casos descritos de elevação do TSH quando este se ligou a IgG ou a outra proteína ligadora desconhecida. Trata-se de um TSH de alto peso molecular, também conhecido como "macro-TSH", em analogia à macroprolactina.[37]

DIAGNÓSTICO POR IMAGEM

Como nos outros tumores hipofisários, os recursos diagnósticos usados podem ser tanto a tomografia computadorizada (TC) quanto a ressonância magnética (RM), embora esta seja de melhor acurácia diagnóstica. A maioria dos casos de tireotropinomas relatados no passado é descrita como macroadenomas (70% a 90%), tendo em vista o diagnóstico tardio e a ablação prévia e inadvertida da tireoide. Além disso, expansão para os seios cavernoso e esfenoidal e compressão quiasmática são achados comuns.

Contudo, deve-se ressaltar que a presença de um adenoma num paciente com secreção inapropriada de TSH, embora altamente sugestiva, não torna o diagnóstico do tireotropinoma absolutamente certo quando se trata de microadenomas, visto que a quase totalidade de incidentalomas hipofisários é de microadenomas e tem sido encontrada em 10% de indivíduos normais.[38] Além disso, o desenvolvimento de um tumor num paciente com resistência ao hormônio tireoidiano é, teoricamente, possível.

DIAGNÓSTICO DIFERENCIAL

Os principais diagnósticos diferenciais do tireotropinoma são: resistência ao hormônio tireoidiano (RHT) e condições que geram a hipertiroxinemia eutireoidiana (autoanticorpos anti-T4, anticorpos contra TSH, aumento na TBG e outras globulinas, situações em que há inibição na conversão de T4 a T3, síndrome do eutireoidiano doente etc.) (Tabela 3.2).

A resistência ao hormônio tireoidiano, síndrome primeiramente descrita por Refetoff em 1967, é uma doença autossômica dominante geralmente causada por mutação no gene do receptor tireoidiano β. Apresenta grande heterogeneidade clínica e muita similaridade diagnóstica com o tireotropinoma, principalmente naqueles casos em que a resistência apresenta maior seletividade à hipófise. Em geral, a imagem hipofisária é normal, assim como os níveis

Tabela 3.2 Testes dinâmicos para diagnóstico de tireotropinomas

Teste	Procedimento	Interpretação
TRH para TSH	200 μg de TRH endovenoso e dosagem de TSH nos tempos 0, 15, 30, 45 e 60 min Prolactina e subunidade α	Resposta normal: incremento de no mínimo 5 mUI/L ou um aumento de cerca de 10× o valor basal, nos tempos 15 a 30 min; nos TSHomas pode não haver esta resposta
Supressão com T3	300 μg de T3 à noite, dosar TSH e subunidade antes e 48h após	Supressão do TSH < 10%
Supressão com T4	3 mg de levotiroxina VO dose única, coleta de TSH 7 dias após	Supressão dos níveis de TSH para valores inferiores a 0,3 mUI/L; nos TSHomas pode não haver supressão
Octreotide	100 μg SC 3× dia por 5 dias, dosar TSH e subunidade α antes e após	Decréscimo de 86% TSH e 85% da subunidade nos pacientes com tireotropinoma

de subunidade α, e a razão subunidade α/TSH é inferior a 1. Nos testes dinâmicos, diferentemente da maioria dos TSHomas, apresenta resposta exagerada ao TRH e os níveis de TSH são suprimidos com a administração de T3 e de agonistas dopaminérgicos (Tabela 3.3).[2,16,32]

Tabela 3.3 Diagnóstico diferencial entre RHT e tireotropinoma

	RHT	Tireotropinoma
História familiar	Positiva	Negativa
Subunidade α	Normal	Aumentada
Subunidade α/TSH	Normal	Aumentada
Teste do TRH	Positivo	Negativo
Teste de supressão T3	Positivo	Negativo
Teste do octreotide	↓47% TSH	↓ 86% TSH
Imagem	Ausente	Presente

TRATAMENTO

O foco do tratamento deve ser a ablação da hipófise, seja ela cirúrgica, medicamentosa ou por meio de radiação. A primeira escolha de terapia é a cirurgia, de preferência a abordagem transesfenoidal, que promove uma chance maior de completa remoção do tecido neoplásico, o que levaria à cura definitiva e à preservação da função hipofisária, principalmente nos pacientes portadores de microadenomas ou macroadenomas com pouca ou nenhuma expansão extrasselar. As chances de cura aumentam quanto menor for o tumor; de maneira inversa, as complicações aumentam conforme aumenta o tamanho tumoral. Nas grandes massas tumorais a cirurgia serve para melhorar o campo visual, os sintomas relacionados à tireotoxicose e ao sistema nervoso central. As complicações da cirurgia incluem diabete insípido, rinorreia e hipopituitarismo.[2,10,29,32] O preparo pré-operatório do paciente deve ter como objetivo o controle do hipertireoidismo. Classicamente, as drogas usadas nestes casos são os antitireoidianos, metimazol e propiltiouracil, betabloqueador, além de análogo da somatostatina. Podem ser utilizadas em monoterapia ou em associação, porém podem demorar algumas semanas para diminuir os níveis dos hormônios tireoidianos. Em 25% dos casos existe uma falha em conseguir o eutireoidismo, e uma boa alternativa no preparo pré-operatório é o uso de ácido iopanoico.[39]

A "cura" cirúrgica, definida como a normalização dos hormônios tireoidianos e do TSH e ausência de lesão hipofisária residual na imagem de sela turca, tem mostrado aumento ao longo dos anos, passando de 40%[40] para valores entre 50-80%, documentados em séries mais recentes.[39,41,42]

A radiação tem sido mais utilizada em casos de insucesso cirúrgico, mas pode ser usada como terapia adjuvante. Mostrou ser eficaz na redução dos hormônios tireoidianos em metade dos pacientes que não obtiveram cura na cirurgia. As complicações potenciais a longo prazo são hipopituitarismo, infertilidade e alterações da função cognitiva.[2,10,29,32,40,43,44] O risco de complicações é potencialmente menor quando se utiliza a radiocirurgia estereotáxica, por exemplo, visto que a radiação é aplicada na região de interesse, com menor exposição das áreas cerebrais próximas.[45]

O tratamento medicamentoso tem sido útil para pacientes não curados pela cirurgia ou com alguma contraindicação à cirurgia. As drogas mais utilizadas são os análogos da somatostatina. Os mecanismos de ação da somatostatina e de seus análogos, como o octreotide e o lanreotide, incluem a redução na secreção do TSH e na sua bioatividade. A diferença na ação destas drogas nos vários pacientes deve ter relação com a presença de diferentes subtipos de receptores nos tumores, sendo o SSTR 2 o receptor predominante, mas a coexpressão do SSTR5 também tem sido relatada.[2,46]

As taxas de sucesso com o uso de octreotide relatadas na literatura são satisfatórias, chegando-se a uma redução dos níveis de hormônios tireoidianos de cerca de 80% e do TSH de cerca de 75%. Observaram-se alguns casos de taquifilaxia, contornados na maior parte por aumento da dose da medicação. Alguns autores observaram redução no tamanho tumoral, enquanto outros notaram estabilização sem qualquer redução, mas a normalização do status tireoidiano e a melhora do campo visual são os fatos mais relatados.[1,2,4,10,17,20,29] O maior inconveniente do uso do octreotide é a necessidade de múltiplas injeções subcutâneas diárias, mas isso pode ser contornado com o uso das formulações de longa ação de depósito, como o octeotide-LAR ou de outros análogos de longa duração, como o lanreotide, que se mostram igualmente eficientes no controle da doença.[47] O tempo necessário para a diminuição significativa nos hormônios tireoidianos foi de pelo menos 2 meses.

As doses propostas pela literatura são variáveis, mas recomendamos para o octreotide 100-1500 μg SC diariamente, para o octreotide LAR, 20-30 mg IM mensalmente, para o lanreotide, 30 mg IM a cada 2-3 semanas.[1,2,4,10,17,20,29]

Os agonistas dopaminérgicos se mostraram pouco eficazes nos tumores apesar de terem sido demonstrados receptores dopaminérgicos em alguns TSHomas. Na literatura, existem relatos de redução da lesão naqueles tumores cossecretores de TSH e de prolactina.[48,49]

Não se recomenda o tratamento direcionado somente para a tireoide com drogas antitireoidianas, pois todas as terapias nesse sentido aumentam a secreção do TSH pela hipófise e a longo prazo apresentam o risco de provocar expansão tumoral. Assim, reservamos o uso de drogas antitireoidianas para preparação a curto prazo para a cirurgia hipofisária. A terapia de reposição com hormônio tireoidiano deve ser realizada naqueles pacientes tireoidectomizados para manter o benefício de um *feedback* negativo pelo menos parcial.[1,2,10,17,20,50]

CRITÉRIOS DE CURA

A cura pode ser definida como a obtenção do eutireoidismo, com normalização do teste do TRH e a ausência de resíduo tumoral na RM. Estes critérios não são aplicáveis nos pacientes com hipopituitarismo pós-cirúrgico e naqueles com teste do TRH pré-cirúrgicos normais; para estes, outro bom parâmetro é o teste de supressão com T3, no qual o TSH deve ter um declínio de pelo menos 10% em relação ao valor basal. Outra proposta recente como fator de cura é o TSH medido 1 a 7 dias após a cirurgia, pois nesse período os tireotrofos normais ainda devem estar suprimidos e o nível do TSH refletirá a produção tumoral.[2] De qualquer modo, o seguimento a longo prazo é necessário para detectar qualquer recidiva.

FATORES DE PROGNÓSTICO

Os maiores fatores prognósticos são o tamanho e a invasividade tumoral, que ocorrem nos casos de tumores volumosos, em que erros diagnósticos causaram o retardo no estabelecimento do diagnóstico correto. Para o sexo masculino parece haver um prognóstico levemente melhor, pois por questões epidemiológicas o diagnóstico é feito mais rapidamente, uma vez que a doença de Graves é menos frequente.

Esses fatos levam-nos a concluir que a busca do diagnóstico precoce é muito importante, pois, além da obtenção de melhores taxas de cura e do melhor prognóstico, evita-se que o paciente fique sob um regime de excesso de hormônio tireoidiano por um tempo excessivo, o que acaba também sendo deletério.

REFERÊNCIAS BIBLIOGRÁFICAS

1. Beck-Peccoz P, Persani L, Lania A. Thyrotropin Secreting Pituitary Adenomas NCBI Bookshelf: National Library of Medicine, NIH; 2015 [updated May 1, 2015; cited 2015 15/09/2015].

2. Brucker-Davis F, Oldfield EH, Skarulis MC, Doppman JL, Weintraub BD. Thyrotropin-secreting pituitary tumors: diagnostic criteria, thyroid hormone sensitivity, and treatment outcome in 25 patients followed at the National Institutes of Health. The Journal of Clinical Endocrinology and Metabolism. 1999;84(2):476-86.

3. Bertholon-Gregoire M, Trouillas J, Guigard MP, Loras B, Tourniaire J. Mono- and plurihormonal thyrotropic pituitary adenomas: pathological, hormonal and clinical studies in 12 patients. Eur J Endocrinol. 1999;140(6):519-27.

4. Onnestam L, Berinder K, Burman P, Dahlqvist P, Engstrom BE, Wahlberg J, et al. National incidence and prevalence of TSH-secreting pituitary adenomas in Sweden. The Journal of Clinical Endocrinology and Metabolism. 2013;98(2):626-35.

5. Hamilton CR, Jr., Adams LC, Maloof F. Hyperthyroidism due to thyrotropin-producing pituitary chromophobe adenoma. N Engl J Med. 1970;283(20):1077-80.

6. Gershengorn MC, Weintraub BD. Thyrotropin-induced hyperthyroidism caused by selective pituitary resistance to thyroid hormone. A new syndrome of "inappropriate secretion of TSH". The Journal of Clinical Investigation. 1975;56(3):633-42.

7. Nakayama Y, Jinguji S, Kumakura S, Nagasaki K, Natsumeda M, Yoneoka Y, et al. Thyroid-stimulating hormone (thyrotropin)-secretion pituitary adenoma in an 8-year-old boy: case report. Pituitary. 2012;15(1):110-5.

8. Rabbiosi S, Peroni E, Tronconi GM, Chiumello G, Losa M, Weber G. Asymptomatic thyrotropin-secreting pituitary macroadenoma in a 13-year-old girl: successful first-line treatment with somatostatin analogs. Thyroid. 2012;22(10):1076-9.

9. Beck-Peccoz P, Lania A, Persani L. Chapter 24. TSH-producing adenomas. In: DeGroot LJea, editor. Endocrinology 7th edition. 7th ed. 2015. p. 266-74.

10. Taylor TJ, Donlon SS, Bale AE, Smallridge RC, Francis TB, Christensen RS, et al. Treatment of a thyrotropinoma with octreotide-LAR in a patient with multiple endocrine neoplasia-1. Thyroid. 2000;10(11):1001-7.

11. Daly AF, Tichomirowa MA, Petrossians P, Heliovaara E, Jaffrain-Rea ML, Barlier A, et al. Clinical characteristics and therapeutic responses in patients with germ-line AIP mutations and pituitary adenomas: an international collaborative study. J Clin Endocrinol Metab. 2010;95(11):E373-83.

12. Ortiga-Carvalho TM, Sidhaye AR, Wondisford FE. Thyroid hormone receptors and resistance to thyroid hormone disorders. Nature reviews Endocrinology. 2014;10(10):582-91.

13. Fliers E, Kalsbeek A, Boelen A. Beyond the fixed setpoint of the hypothalamus-pituitary-thyroid axis. Eur J Endocrinol. 2014;171(5):R197-208.

14. Dong Q, Brucker-Davis F, Weintraub BD, Smallridge RC, Carr FE, Battey J, et al. Screening of candidate oncogenes in human thyrotroph tumors: absence of activating mutations of the G alpha q, G alpha 11, G alpha s, or thyrotropin-releasing hormone receptor genes. J Clin Endocrinol Metab. 1996;81(3):1134-40.

15. Friedman E, Adams EF, Hoog A, Gejman PV, Carson E, Larsson C, et al. Normal structural dopamine type 2 receptor gene in prolactin-secreting and other pituitary tumors. J Clin Endocrinol Metab. 1994;78(3):568-74.

16. Sanno N, Teramoto A, Osamura RY. Thyrotropin-secreting pituitary adenomas. Clinical and biological heterogeneity and current treatment. J Neurooncol. 2001;54(2):179-86.

17. Asteria C, Anagni M, Persani L, Beck-Peccoz P. Loss of heterozygosity of the MEN1 gene in a large series of TSH-secreting pituitary adenomas. J Endocrinol Invest. 2001;24(10):796-801.

18. Ando S, Sarlis NJ, Krishnan J, Feng X, Refetoff S, Zhang MQ, et al. Aberrant alternative splicing of thyroid hormone receptor in a TSH-secreting pituitary tumor is a mechanism for hormone resistance. Molecular Endocrinology. 2001;15(9):1529-38.

19. Ando S, Sarlis NJ, Oldfield EH, Yen PM. Somatic mutation of TRbeta can cause a defect in negative regulation of TSH in a TSH-secreting pituitary tumor. J Clin Endocrinol Metab. 2001;86(11):5572-6.

20. Watanabe K, Kameya T, Yamauchi A, Yamamoto N, Kuwayama A, Takei I, et al. Thyrotropin-producing microadenoma associated with pituitary resistance to thyroid hormone. J Clin Endocrinol Metab. 1993;76(4):1025-30.

21. Teng X, Jin T, Brent GA, Wu A, Teng W, Shan Z. A Patient with a thyrotropin-secreting microadenoma and resistance to thyroid hormone (P453T). J Clin Endocrinol Metab. 2015;100(7):2511-4.

22. Tagami T, Usui T, Shimatsu A, Beniko M, Yamamoto H, Moriyama K, et al. Aberrant expression of thyroid hormone receptor beta isoform may cause inappropriate secretion of TSH in a TSH-secreting pituitary adenoma. J Clin Endocrinol Metab. 2011;96(6):E948-52.

23. Filopanti M, Ballare E, Lania AG, Bondioni S, Verga U, Locatelli M, et al. Loss of heterozygosity at the SS receptor type 5 locus in human GH- and TSH-secreting pituitary adenomas. J Endocrinol Invest. 2004;27(10):937-42.

24. Beck-Peccoz P, Persani L, Mannavola D, Campi I. Pituitary tumours: TSH-secreting adenomas. Best Pract Res Clin Endocrinol Metab. 2009;23(5):597-606.

25. Socin HV, Chanson P, Delemer B, Tabarin A, Rohmer V, Mockel J, et al. The changing spectrum of TSH-secreting pituitary adenomas: diagnosis and management in 43 patients. Eur J Endocrinol. 2003;148(4):433-42.

26. Yamada S, Fukuhara N, Horiguchi K, Yamaguchi-Okada M, Nishioka H, Takeshita A, et al. Clinicopathological characteristics and therapeutic outcomes in thyrotropin-secreting pituitary adenomas: a single-center study of 90 cases. J Neurosurg. 2014;121(6):1462-73.

27. Nishioka H, Hara T, Usui M, Fukuhara N, Yamada S. Simultaneous combined supra-infrasellar approach for giant/large multilobulated pituitary adenomas. World Neurosurg. 2012;77(3-4):533-9.

28. Perticone F, Pigliaru F, Mariotti S, Deiana L, Furlani L, Mortini P, et al. Is the incidence of differentiated thyroid cancer increased in patients with thyrotropin-secreting adenomas? Report of three cases from a large consecutive series. Thyroid. 2015;25(4):417-24.

29. Braverman LE UR. Werner and Ingbar's The Thyroid-A fundamental and clinical text. 9th ed. Philadelphia: Lippincott Williams & Wilkins; 2005.

30. Losa M, Giovanelli M, Persani L, Mortini P, Faglia G, Beck-Peccoz P. Criteria of cure and follow-up of central hyperthyroidism due to thyrotropin-secreting pituitary adenomas. The Journal of Clinical Endocrinology and Metabolism. 1996;81(8):3084-90.

31. Saeger W, Ludecke DK. Pituitary adenomas with hyperfunction of TSH. Frequency, histological classification, immunocytochemistry and ultrastructure. Virchows Archiv A, Pathological Anatomy and Histology. 1982;394(3):255-67.

32. Beck-Peccoz P PL. Thyrotropin-secreting pituitary adenomas. Leslie J. De Groot, M.D., Georg Hennemann, M.D; 2004 [cited 2006]. Disponível em: www.thyroidmanager.org.

33. Beck-Peccoz P, Persani L. Variable biological activity of thyroid-stimulating hormone. European Journal of Endocrinology / European Federation of Endocrine Societies. 1994;131(4):331-40.

34. Vieira JG. Avaliação dos potenciais problemas pré-analíticos e metodológicos em dosagens hormonais. Arquivos Brasileiros de Endocrinologia e Metabologia. 2002;46(1):9-15.

35. Reinsberg J. Different efficacy of various blocking reagents to eliminate interference by human antimouse antibodies with two-site immunoassay. Clinical Biochemistry. 1996;29(2):145-8.

36. Koulouri O, Moran C, Halsall D, Chatterjee K, Gurnell M. Pitfalls in the measurement and interpretation of thyroid function tests. Best practice & research. Clinical Endocrinology & Metabolism. 2013;27(6):745-62.

37. Vieira JG, Maciel RM, Hauache OM, Nishida SK, Boelter DM, Pinheiro MF. [Unexpected high values of TSH: the presence of high molecular weight forms (macro TSH) must be investigated]. Arquivos Brasileiros de Endocrinologia e Metabologia. 2006;50(3):445-9.

38. Freda PU, Beckers AM, Katznelson L, Molitch ME, Montori VM, Post KD, et al. Pituitary incidentaloma: an endocrine society clinical practice guideline. The Journal of Clinical Endocrinology and Metabolism. 2011;96(4):894-904.

39. Clarke MJ, Erickson D, Castro MR, Atkinson JL. Thyroid-stimulating hormone pituitary adenomas. Journal of Neurosurgery. 2008;109(1):17-22.

40. Beck-Peccoz P, Brucker-Davis F, Persani L, Smallridge RC, Weintraub BD. Thyrotropin-secreting pituitary tumors. Endocr Rev. 1996;17(6):610-38.

41. Macchia E, Gasperi M, Lombardi M, Morselli L, Pinchera A, Acerbi G, et al. Clinical aspects and therapeutic outcome in thyrotropin-secreting pituitary adenomas: a single center experience. Journal of Endocrinological Investigation. 2009;32(9):773-9.

42. Marucci G, Faustini-Fustini M, Righi A, Pasquini E, Frank G, Agati R, et al. Thyrotropin-secreting pituitary tumours: significance of "atypical adenomas" in a series of 10 patients and association with Hashimoto thyroiditis as a cause of delay in diagnosis. Journal of Clinical Pathology. 2009;62(5):455-9.

43. Safer JD, Colan SD, Fraser LM, Wondisford FE. A pituitary tumor in a patient with thyroid hormone resistance: a diagnostic dilemma. Thyroid: Official Journal of the American Thyroid Association. 2001;11(3):281-91.

44. Greenman Y MS. Thyrotropin-secreting pituitary tumors. The Pituitary. Blackwell Science. 1995. p. 546-58.

45. Zhiyuan Xu MLV, David Schlesinger, Jason P. Sheehan. Hypopituitarism after stereotactic radiosurgery for pituitary adenomas. Neurosurgery. 2013;72(4):8.

46. Yoshihara A, Isozaki O, Hizuka N, Nozoe Y, Harada C, Ono M, et al. Expression of type 5 somatostatin receptor in TSH-secreting pituitary adenomas: a possible marker for predicting long-term response to octreotide therapy. Endocrine Journal. 2007;54(1):133-8.

47. Mannavola D, Persani L, Vannucchi G, Zanardelli M, Fugazzola L, Verga U, et al. Different responses to chronic somatostatin analogues in patients with central hyperthyroidism. Clinical Endocrinology. 2005;62(2):176-81.

48. Colao A, Pivonello R, Di Somma C, Savastano S, Grasso LF, Lombardi G. Medical therapy of pituitary adenomas: effects on tumor shrinkage. Reviews in Endocrine & Metabolic Disorders. 2009;10(2):111-23.

49. Mulinda JR, Hasinski S, Rose LI. Successful therapy for a mixed thyrotropin-and prolactin-secreting pituitary macroadenoma with cabergoline. Endocrine practice: Official Journal of the American College of Endocrinology and the American Association of Clinical Endocrinologists. 1999;5(2):76-9.

50. Ando S SN, Krishnan J, Feng X, Refetoff S, Zhang MQ, Oldfield EH, Yen PM. Aberrant alternative splicing of thyroid hormone receptor in a TSH-secreting pituitary tumor is a mechanism for hormone resistance. Mol Endocrinol. 2001;15:1529-38.

Síndrome de Cushing

4

Margaret de Castro

Clarissa Martins

Paula Condé Lamparelli Elias

Marcio Carlos Machado

Maria Candida Barrison Villares Fragoso

Ayrton Custódio Moreira

INTRODUÇÃO

O termo síndrome de Cushing refere-se a um quadro de exposição excessiva e crônica dos tecidos aos glicocorticoides. A causa mais comum é a iatrogênica devido à prescrição de glicocorticoides, sendo raras as causas endógenas. O termo síndrome de Cushing é usado para descrever todas as causas de hipercortisolismo tanto exógenas como endógenas, enquanto o termo doença de Cushing é usado para descrever apenas os casos de síndrome de Cushing dependentes da hipófise. A Tabela 4.1 apresenta as diferentes etiologias síndrome de Cushing endógena, que podem ser divididas em dependentes e independentes de ACTH.

Causas primárias de adrenal e, portanto, independentes de ACTH correspondem a cerca de 15 a 20% dos casos de síndrome de Cushing endógena e são em cerca de 90% dos casos secundárias a tumores unilaterais adrenais. Cerca de 10% dos casos de síndrome de Cushing independente de ACTH são decorrentes de lesões adrenais bilaterais. A displasia adrenal primária nodular e pigmentada (PPNAD) é uma causa rara de hipercortisolismo, podendo ocorrer em sua forma esporádica ou associada ao complexo de Carney. A hiperplasia adrenal bilateral macronodular independente de ACTH é uma doença rara, correspondendo a menos de 1% dos casos de síndrome de Cushing endógena. A produção de cortisol nessa condição pode ser controlada pela expressão ectópica ou ilícita de receptores de membrana. Essas formas de síndrome de Cushing assim

como a síndrome de Cushing secundária a secreção ectópica de ACTH serão abordadas em outros capítulos do presente livro.

A causa mais comum de síndrome de Cushing no adulto é a presença de um tumor hipofisário produtor de ACTH (70-80%), e os poucos estudos epidemiológicos apontam para uma incidência de 0,7 a 6 casos por milhão por ano.[1-3] Há uma predominância no sexo feminino com relação maior que 2:1 e maior incidência entre 25 e 45 anos.[4,5] Na criança, a doença de Cushing é rara, predominando as

Tabela 4.1 Causas de síndrome de Cushing

Exógena
Iatrogênica (mais comum)
Factícia
Endógena: dependentes de ACTH (75-85%)
Doença de Cushing – tumor hipofisário produtor de ACTH (70-85%)
Síndrome de ACTH ectópico (10-15%)
Síndrome de CRH ectópico (raro)
Endógena: independente de ACTH (15%)
Adenoma de adrenal
Carcinoma de adrenal
Hiperplasia adrenal macronodular
Displasia primária adrenal nodular e pigmentada (esporádica e associada a complexo de Carney)
Associada a síndrome de McCune-Albright
Associada a neoplasia endócrina múltipla tipo 1

causas adrenais. A doença de Cushing torna-se mais frequente em crianças a partir do final da primeira década de vida.[6-8] Estudo avaliando 50 crianças com doença de Cushing demonstrou que antes da puberdade há predominância do sexo masculino, na puberdade não há diferença na proporção entre os gêneros e após a puberdade aumenta a predominância no sexo feminino.[9]

ETIOPATOGENIA MOLECULAR DA DOENÇA DE CUSHING

A caracterização da origem monoclonal dos tumores hipofisários na década de 1990, incluindo-se os tumores corticotróficos,[10-12] representou um marco importante na investigação da etiopatogenia dessa doença. A aplicação dos conceitos gerais de tumorigênese é adequada para os corticotrofinomas, isto é, o processo de formação tumoral envolve várias etapas resultantes da interação de evento(s) iniciador(es) e, subsequentemente, de fatores promotores do crescimento do clone tumoral.[13] Entretanto, as alterações moleculares que levam ao desenvolvimento desses tumores são apenas parcialmente conhecidas.[14,15] Os tumores hipofisários apresentam, em sua grande maioria, comportamento benigno, embora Sautner e Saeger (1991),[16] examinando um grande número de tumores, tenham encontrado algum grau de invasão local em 42% deles.

A etiopatogenia dos corticotrofinomas, se hipotalâmica ou hipofisária, foi objeto de grande discussão no passado.[14,17] Sugeriu-se que a exposição crônica dos corticotrofos à concentrações elevadas dos fatores estimulatórios hipotalâmicos poderia levar ao desenvolvimento dos adenomas.[18,19] Entretanto, evidências como a total remissão dos sintomas após a remoção cirúrgica e a inexistência de hiperplasia nas áreas adjacentes ao tumor tornaram essa hipótese pouco provável. A evidência de padrão monoclonal desses tumores corrobora a não participação do hipotálamo na iniciação do processo de tumorigênese hipofisária, sendo compatível com a hipótese de que as alterações somáticas precedem a expansão clonal de uma célula corticotrófica modificada.[12,20] Ainda, a predominância no sexo feminino sugeriu a participação estrogênica na etiopatogenia; estudos *in vitro* demonstram que o estrógeno é capaz de estimular fatores de crescimento em linhagens de células hipofisárias,[21] tendo sido descrita a ação angiogênica dos estrógenos em tecidos hipofisários, por meio de estimulação de fatores de crescimento, como o fator de crescimento fibroblástico (FGF).[22]

Estudos utilizando fármacos moduladores de receptores estrogênicos também evidenciaram o papel desses receptores na regulação da proliferação de células tumorais hipofisárias.[23]

Entre os múltiplos eventos que podem contribuir para iniciação da patogênese dos adenomas hipofisários estão alterações cromossômicas e a expressão de proto-oncogenes específicos da hipófise.[24] Fatores permissivos subsequentes permitiriam a expansão clonal da célula hipofisária transformada e podem incluir sinais traduzidos pelos receptores dos hormônios hipotalâmicos, pelos fatores de crescimento parácrinos e por alterações na sinalização da regulação do ciclo celular. Essa cascata de eventos resultaria em proliferação celular, transcrição gênica e secreção hormonal desenfreadas.

A diferenciação terminal das células hipofisárias envolve a participação de vários fatores, incluindo o Neuro D1, fator de transcrição envolvido na diferenciação neuronal terminal. Sua expressão foi verificada em células corticotróficas, onde interage com o fator de transcrição Ptx 1, contribuindo para a transcrição específica de POMC nessas células e sugerindo a sua participação na expressão funcional e na diferenciação dos adenomas secretores de ACTH.[25] Mutações somáticas em oncogenes envolvidos na proliferação celular e na secreção hormonal no gene que codifica as diversas subunidades do complexo ligado a proteína G (*GNAS*) foram identificadas em 40% dos somatotrofinomas,[13,26,27] porém são pouco frequentes nos corticotrofinomas.[28,29] Mutações no oncogene *RAS*, nos genes da proteína quinase C (*PKC*), c-*MYC* e c-*ERB2/neu* foram encontradas em alguns prolactinomas de comportamento muito agressivo,[30] mas não em adenomas corticotróficos.[31-33] O *pituitary tumor-transforming gene* (PTTG) foi isolado em somatotrofinomas e alguns outros adenomas funcionantes, incluindo um corticotrofinoma. Essa proteína não é expressa em tecidos hipofisários normais, demonstrando, portanto, a presença de um gene transformador específico nesses adenomas.[34,35] O PTTG age por meio do fator de crescimento dos fibroblastos (FGF) e parece estar envolvido no processo de angiogênese tumoral, um importante mecanismo que media a tumorigênese hipofisária.[36]

Genes de supressão tumoral normalmente codificam proteínas que regulam o ciclo celular e mantêm a estabilidade genômica. Mutação no gene de supressão tumoral *TP53* parece ser a alteração gênica mais frequente em neoplasias na espécie humana, estando associada a aproximadamente 50% de todos os tipos de câncer.[13] Os estudos do gene

TP53 em tumores hipofisários têm demonstrado resultados contraditórios. Alguns grupos demonstraram ausência de mutações nesse gene em adenomas[11] e em carcinomas hipofisários.[37] Entretanto, Buckley e cols. (1994)[38] demonstraram expressão aumentada da proteína p53 em corticotrofinomas e em tumores hipofisários não funcionantes de comportamento invasivo. Essas controvérsias podem ser secundárias a problemas metodológicos como anticorpo usado, bem como sua localização nuclear ou citoplasmática.[39] Na subpopulação de tumores em que há um acúmulo real da proteína p53 no núcleo celular, existem evidências de uma menor capacidade de apoptose.[39] O papel de genes que codificam as proteínas p73 e p33 relacionados ao *TP53* na tumorigênese corticotrófica ainda não foi devidamente explorado.[14]

Perda da heterozigosidade (LOH) no lócus RB1 (13q14) tem sido demonstrada em tumores hipofisários de comportamento agressivo, entretanto, mutações no gene *RB1* não foram encontradas nesses casos, sugerindo a existência de outro gene de supressão tumoral nessa região.[33] Hipermetilação da região promotora de *RB1* foi demonstrada em adenomas hipofisários.[40] Outros genes de supressão tumoral, como por exemplo os genes *NM23* e *BRCA2*, não parecem estar envolvidos na tumorigênese corticotrófica.[41] LOH nos loci 1p, 3p, 10q26, 11q13 e 22q12 tem sido descrita em alguns carcinomas corticotróficos.[42] De um modo geral, oncogenes clássicos como *NRAS*, *MYCL1*, *MYCN*, *HRAS* (*HRAS1*), *BCL1* (*CCND1*), *FGF4*, *KRAS2*,[43] *C-erbB-2*, *FOS*, e genes supressores tumorais como *RB1* e *P53* não parecem possuir um papel amplamente significativo na tumorigênese hipofisária humana.[44]

Mutações no gene MEN1 (lócus 11q13) estão relacionadas à neoplasia endócrina múltipla tipo 1, e mutações na região codificadora do gene MEN1 são incomuns nos adenomas não funcionantes, nos adenomas produtores de TSH e nos produtores de GH.[45] Entretanto, LOH nesse lócus foi encontrada em alguns tumores hipofisários não funcionantes, bem como em carcinomas corticotróficos.[46] No único corticotrofinoma estudado na série de McCabe e cols. (1999)[45] não foram encontradas alterações no lócus 11q13. Mais recentemente foi descrita a neoplasia endócrina múltipla tipo 4 (NEM4), condição clínica similar à NEM1, relacionada a mutações germinativas em heterozigose no gene *CDKN1B* (inibidor 1B de cinases dependentes de ciclina - CDKs), também conhecido como *P27KIP1*, localizado na região cromossômica 12p13.[47,48] Entre os tumores

hipofisários descritos em pacientes com NEM4 foi descrita a ocorrência de doença de Cushing.[49]

Em tumores hipofisários esporádicos, a expressão da proteína CDNK1B encontra-se reduzida principalmente em adenomas secretores de ACTH,[50] mas também em adenomas hipofisários secretores de GH, secretores de TSH, prolactinomas e tumores não secretores.[51,52] Entretanto, os mecanismos causadores da hipoexpressão de CDKN1B em adenomas hipofisários ainda não foram totalmente esclarecidos. Variantes patogênicas no gene *P27KIP1* não foram encontradas em séries avaliando adenomas hipofisários esporádicos.[53-56] A ativação da cinase AKT nos adenomas hipofisários parece um mecanismo plausível para explicar a hipoexpressão de P27 e, ainda, com potencial de aplicação terapêutica.[57] Na tentativa de explorar as potenciais aplicações terapêuticas, inibidores de PI3K e mTOR têm sido estudados em linhagens celulares e animais transgênicos.[58]

Em 2006, foi descrita a ocorrência familiar isolada de tumores hipofisários, na ausência de outras neoplasias endócrinas, denominada adenomas hipofisários familiares isolados (FIPA - *familial isolated pituitary adenomas*). Em famílias acometidas, foram encontradas mutações inativadoras do *AIP*, gene codificador da proteína de interação com o receptor do aril-hidrocarbono (*aryl hydrocarbon receptor interacting protein*).[59,60] Nas famílias com FIPA, a doença de Cushing é rara. Em 138 pacientes (de 64 famílias), a doença de Cushing esteve presente apenas em 8 pacientes de 5 famílias. Ainda, as mutações no *AIP* também são pouco frequentes nos casos de doença de Cushing em pacientes com FIPA.[61,62]

Adicionalmente, genes envolvidos em vias de proliferação e migração celular também têm sido estudados nos adenomas hipofisários. A via Wnt/β-catenina, envolvida no desenvolvimento embrionário, na proliferação e renovação celulares, parece não estar envolvida na patogênese molecular desses tumores.[63]

O envolvimento de fatores de crescimento no processo de tumorigênese tem sido bastante estudado. Entre os possíveis fatores de crescimento e citocinas envolvidos estão a interleucina 6 (IL-6), o FGF-2 e o FGF-4.[34,64] O FGF é ativado pelo PTTG e possui ação angiogênica potente, estando provavelmente envolvido na progressão dos tumores hipofisários.[65,66] Variantes polimórficas do receptor de FGF-4 também podem alterar a sensibilidade aos glicocorticoides e o crescimento de células hipofisárias.[67] Alterações no gene codificador do *transforming growth factor* (TGF) têm sido encontradas principalmente em prolactinomas, mas não em corticotrofinomas.[13] O fator de inibição de leucemia (*leukemia inhibitory factor*, LIF), membro da família das citocinas que atua por meio de receptor próprio (LIF-R), está envolvido na diferenciação e também no funcionamento da célula corticotrófica normal. O papel do LIF e do LIF-R na tumorigênese hipofisária tem sido investigado, principalmente em linhagens transgênicas com superexpressão de LIF. Entretanto, nesses modelos os resultados têm sido controversos, tendo sido encontrada diminuição da atividade do gene POMC[68] ou hiperplasia corticotrófica.[69]

A secreção de ACTH é controlada principalmente pela transcrição do gene da POMC e do hormônio liberador da corticotrofina (CRH), sendo a transcrição desses genes regulada pelos glicocorticoides.[70] A ação inibitória dos glicocorticoides sobre o gene da POMC ocorre pela sua interação com elementos negativos responsivos aos GCs (nGRE), localizados na região promotora do gene da POMC.[71] Mutações nessa região não foram encontradas em tumores hipofisários e extra-hipofisários secretores de ACTH.[72]

Alterações na tradução da sinalização dos hormônios hipotalâmicos estimuladores da secreção de ACTH, como o hormônio liberador de corticotrofina (CRH) e a vasopressina (AVP), representariam, potencialmente, outro possível mecanismo envolvido na iniciação ou na progressão do processo de tumorigênese corticotrófica.[18,19] Mutações no gene do receptor do CRH (*CRH-R*) e no gene do receptor V3 da AVP (*AVP-R*) não foram encontradas em uma série de corticotrofinomas, porém foi observado um aumento na expressão desses genes.[53,73] Tais achados demonstram que, embora mutações no gene do *CRH-R* e do *AVP-R* não pareçam estar envolvidas na patogênese dos corticotrofinomas, expressão aumentada desses genes poderia explicar a resposta positiva aos testes de estímulo com CRH e com desmopressina (DDAVP) observada em pacientes com doença de Cushing.[74]

Uma das características fundamentais dos corticotrofinomas é a sua resistência parcial à ação inibitória normalmente exercida pelos glicocorticoides, como classicamente demonstrado pela incapacidade relativa da dexametasona em suprimir sua produção de ACTH.[75] Essa redução tecido-específica da sensibilidade aos glicocorticoides, encontrada nos corticotrofinomas, pode ser considerada um estado de resistência central aos glicocorticoides. Os glicocorticoides exercem sua função através da ligação ao seu receptor (GR), portanto, alterações no gene *GR* poderiam explicar a resistência aos glicocorticoides observada nos corticotrofinomas. Em concordân-

cia com essa possibilidade, mutações somáticas no gene do GRα foram descritas em tumores ectópicos secretores de ACTH,[76] em um caso de síndrome de Nelson[19] e em um paciente que apresentava história pregressa de resistência generalizada aos glicocorticoides e que desenvolveu, posteriormente, doença de Cushing.[18] Mais tarde, estudos investigando o gene do *GR* em diferentes séries de corticotrofinomas não demonstraram mutações nesse gene,[77-79] sugerindo a não participação de mutações nas regiões codificadora e de transição íntron-éxon do gene do GR na etiopatogênese da doença de Cushing.

Polimorfismos no gene do GR têm sido descritos em corticotrofinomas e poderiam conferir vantagem seletiva no crescimento tumoral.[77,80] Entretanto, não há associação entre esses polimorfismos e comportamento fenotípico específico dos tumores.[77] LOH no lócus do gene do GR tem sido encontrada em alguns corticotrofinomas,[79] indicando rearranjo genômico durante o início da formação tumoral. É possível que esse evento contribua para a resistência aos glicocorticoides e/ou na patogênese dos corticotrofinomas.[81]

Outra possível explicação para a resistência dos corticotrofinomas aos glicocorticoides poderia ser uma alteração na expressão das duas isoformas (α e β) do GR. Entretanto, em corticotrofinomas não foram encontradas alterações na expressão das isoformas α e β no tecido adenomatoso quando comparado a tecido hipofisário normal.[78,82] Apesar de não terem sido encontradas alterações significativas na expressão das duas isoformas, a maioria dos tecidos tumorais apresentava uma expressão similar ou aumentada do *GR* em relação ao tecido normal, demonstrando a inexistência de *down regulation* do GR no tecido tumoral, a despeito da exposição crônica a concentrações elevadas de glicocorticoides.[78]

O receptor de ACTH demonstrou-se hipoexpresso em corticotrofinomas, o que também poderia contribuir para a resistência do eixo hipotálamo-hipófise-adrenal, observada nos pacientes com doença de Cushing.[83] Outro fator que poderia justificar a resistência aos glicocorticoides é a maior expressão da enzima 11βHSD (11β-hidroxiesteroide desidrogenase) tipo 2, observada nos corticotrofinomas.[84,85] Sua maior expressão, levaria à redução da disponibilidade intracelular de cortisol[84] e à redução dos efeitos antiproliferativos dos glicocorticoides.[85] Adicionalmente, redução da ação supressiva do eixo pelos glicocorticoides poderia ser justificada pela hipoexpressão de BRG1 (subunidade do complexo de remodelamento do nucleossomo) e HDAC2 (histona deacetilase 2), fatores necessários à transrepressão do gene *POMC* pelo GR.[86]

Outros membros da superfamília dos receptores nucleares, como os receptores órfãos Nur77 (NGFB-1) e Nurr1, possuem papel importante na regulação do eixo hipotálamo-hipófise-adrenal, estando envolvidos na secreção de CRH-ACTH, bem como na resposta adrenal ao ACTH.[87] O possível papel de alterações do fator de transcrição Nur77, bem como de Nurr1, no processo de formação dos corticotrofinomas ainda não foi devidamente explorado. Recentemente, foi detectada hiperexpressão do receptor nuclear órfão TR4 em corticotrofinomas, indicando um possível papel patogênico nesses tumores.[88]

Novos mecanismos como a participação de microRNAs (pequenos RNAs não codificantes que podem silenciar ou levar à degradação de RNAs mensageiros) têm sido avaliados na tumorigênese corticotrófica. Os micro RNAs miR-145, miR-21, miR-141, let-7a, miR-150, miR-15a, miR-16 e miR-143 encontram-se hiperexpressos em corticotrofinomas.[89]

O fenômeno de metilação e de acetilação de histonas constitui um dos principais mecanismos reguladores da expressão gênica.[90,91] Alterações no padrão de metilação de alguns genes têm sido descritas em tumores hipofisários, como no caso do gene p16.[92] Recentemente verificou-se, *in vitro*, que a metilação da região promotora do gene POMC leva a perda de sua atividade. Em tumores que apresentam secreção ectópica de ACTH, a região promotora do gene POMC está especificamente não metilada, sugerindo que a regulação da metilação desse gene possa estar relacionada ao processo de tumorigênese, conferindo possível vantagem seletiva no crescimento do clone tumoral.[93]

Atualmente, através do uso de novas ferramentas genômicas como a análise genômica em larga escala (*next generation sequencing*) por exoma, evidenciou-se a importância de mutações somáticas no gene *USP8* no desenvolvimento de adenomas hipofisários secretores de ACTH. Esse gene codifica uma deubiquitinase que participa nas vias de tráfego de EGFR (receptor de fator de crescimento epidérmico) ativado para degradação lisossomal. As mutações, encontradas em 35 a 62,5% dos tumores, impedem a ligação de proteínas em domínio 14-3-3, permitindo a clivagem catalítica da proteína USP8, que, ativada, aumenta a deubiquitinação de EGFR e promove sua reciclagem, com consequente amplificação do sinal transduzido por esse receptor.[56,94] Essa nova e importante descoberta abre novos caminhos para futura aplicação terapêutica da inibição de USP8 ou de EGFR na doença de Cushing.

Desse modo, múltiplos genes têm sido implicados no desenvolvimento de adenomas hipofisários esporádicos. Isso pode refletir a heterogeneidade molecular desses tumores ou indicar que seja necessária a inativação de múltiplos genes para que ocorra a transformação neoplásica das células adeno-hipofisárias. A ausência de mutações em várias das vias estudadas, com alterações encontradas na expressão de vários de seus componentes, reforça a provável participação de mecanismos epigenéticos.[95]

MANIFESTAÇÕES CLÍNICAS DA SÍNDROME DE CUSHING

A Tabela 4.2 apresenta uma coletânea atualizada das manifestações clínicas da exposição crônica aos glicocorticoides e da prevalência de cada um desses sinais.[96,97] A intensidade e a gravidade dos sintomas e sinais dependem da idade, da etiologia e da duração e intensidade do hipercortisolismo. Ainda, alguns dos sinais e sintomas, quando presentes, apresentam maior probabilidade diagnóstica avaliada pela razão de verossimilhança (*likelihood ratio- LR*). LR entre 5 e 10 aumenta probabilidade de uma característica clínica diferenciar uma doença.[98] Na síndrome de Cushing, as estrias purpúricas e a presença de hematomas sem história de traumas, pletora facial, fraqueza muscular e osteoporose inexplicada são mais sinais mais discriminatórios que outros, conforme apresentado na Tabela 4.3, adaptada de Aron (2010).[99]

Tabela 4.2 Quadro clínico de hipercortisolismo

Sinal ou sintoma	Frequência (%)
Obesidade e sobrepeso	53-90
Fácies de lua cheia, pletorismo	88-94
Diabetes mellitus ou intolerância à glicose	20-47
Distúrbio menstrual	50-85
Hirsutismo, acne	50-80
Hipertensão	55-85
Fraqueza muscular	30-90
Pele atrófica, equimoses	30-70
Estrias violáceas	50-70
Alteração de humor	54-81
Osteoporose	38-50
Fraturas	15-21
Infecções recorrentes	6 - 25

Fonte: Baseada em análise de dados clínicos compilados de vários trabalhos.

Tabela 4.3 Prevalência dos principais sinais e sintomas na síndrome de Cushing comparados à obesidade cushingoide

Características	Probabilidade na síndrome de Cushing	Probabilidade na obesidade cushingoide	Likelihood ratio[a]
Obesidade Generalizada	0,03	0,62	0,05
Teste de Tolerância Anormal à Glicose	0,88	0,77	1,14
Oligomenorreia	0,72	0,51	1,41
Hirsutismo	0,50	0,29	1,72
Hipertensão	0,39	0,17	2,29
Obesidade Central	0,90	0,29	3,10
Alcalose Hipocalêmica	0,25	0,04	6,25
Equimoses	0,53	0,06	8,83
Fraqueza Muscular	0,65	0,07	9,29
Osteoporose	0,64	0,03	21,33

Fonte: Adaptada de Aron (2010). [a]Likelihood ratio (LR): razão de verossimilhança. LR entre 5 e 10 aumenta probabilidade de uma característica clínica diferenciar a síndrome de Cushing da obesidade cushingoide (Ebell, 2009).

A adiposidade centrípeta com deposição de gordura na região abdominal, subcutâneo da face (fácies em lua cheia), fossa supraclavicular e região dorsocervical (giba de búfalo) é característica no hipercortisolismo. Além da deposição subcutânea de gordura predomina deposição em áreas periviscerais.[100,101] Na criança com hipercortisolismo geralmente observa-se obesidade, em geral generalizada, em associação com diminuição da velocidade de crescimento[102] por inibição do crescimento esquelético pelos efeitos catabólicos nos tecidos conjuntivo, muscular e ósseo, além de inibir as ações da IGF1.

Os glicocorticoides estimulam a diferenciação dos adipócitos, promovendo adipogênese por meio de ativação da transcrição de diversos genes, incluindo a lípase lipoproteica, a glicerol-3-fosfato desidrogenase e a leptina, contribuindo para a obesidade visceral.[103,104] A deposição preferencial de gordura na cavidade intra-abdominal parece ser decorrente de maior número de receptores de glicocorticoide nessa região quando comparado ao de tecido adiposo de outras áreas.[105-108] Há também evidências do papel do metabolismo intracelular do cortisol no acúmulo da gordura visceral. As duas isoformas da enzima 11β-hidroxiesteroide desidrogenase (11βHSD) foram clonadas no homem.[109,110]

A 11βHSD1 age predominantemente como uma redutase in vivo, facilitando a ação dos glicocorticoides por converter os 11-cetoglicocorticoides inativos em glicocorticoides ativos. Em contraste, 11βHSD2 age exclusivamente como uma 11β- desidrogenase, diminuindo a concentração intracelular de glicocorticoides, convertendo o cortisol ativo em cortisona e protegendo o organismo de seu efeito mineralocorticoide, principalmente no rim.[111] A 11βHSD1 é expressa predominantemente no fígado, tecido adiposo, adrenal, gônadas e sistema nervoso central, sua atividade oxirredutase é estimulada por glicocorticoide e insulina, e, no tecido adiposo, essa atividade é maior no adipócito do omento que do subcutâneo.[103]

O papel importante dessas enzimas no metabolismo do cortisol na gordura visceral tem sido demonstrado por modelo experimental de camundongo com hiperexpressão do gene 11βHSD1, que apresenta obesidade visceral e aumento das concentrações de corticosterona no tecido adiposo mesenquimal, resistência à insulina, dislipidemia e clearencetensão.[112,113] É importante ressaltar que os níveis de corticosterona circulantes não foram elevados nesses modelos, sugerindo que o aumento da disponibilidade GC intracelular sustenta os fenótipos observados. Esses dados têm estimulado o desenvolvimento de drogas inibidoras seletivas 11β-HSD1 como um potencial tratamento para pacientes com diabetes, obesidade e hipertensão[114,115] e também para o potencial tratamento da síndrome de Cushing.[116]

Na pele, o excesso de glicocorticoide resulta em atrofia cutânea e equimoses secundárias a traumas mínimos, causando estrias violáceas largas, com mais de 1 cm, observadas principalmente no abdome, mama, nádega, coxa, região cavoaxilar e antebraço. Essas estrias devem ser diferenciadas daquelas que ocorrem durante gravidez ou ganho rápido de peso, que são mais claras ou nacaradas e finas. Os glicocorticoides inibem a divisão dos queratinócitos e dos fibroblastos, diminuindo a matriz extracelular da pele e reduzindo a síntese de colágeno.[117-119]

Outra alteração dermatológica é a presença de hiperpigmentação cutânea, geralmente associada às etiologias ACTH-dependentes, devido à estimulação dos receptores da melanocortina nos melanócitos (MC1R) pelo ACTH.[120] MCR1 tem um papel central na regulação da pigmentação da pele, sendo expresso nos melanócitos e se ligando ao α-MSH e ao ACTH com afinidades semelhantes.[121] Seu papel foi recentemente confirmado em uma paciente com deficiência de glicocorticoide familiar e mutação concomitante do MC1R, que apesar do excesso de ACTH não apresentava hiperpigmentação cutaneomucosa.[122]

Devido à resistência insulínica associada à hipercortisolemia, acantose nigricans em axila, pescoço, mama e cintura pode ser observada em 30% dos casos. O excesso de glicocorticoides causa também alterações catabólicas no tecido muscular, com inibição de síntese proteica e de captação de aminoácidos pelo músculo,[123,124] levando à atrofia muscular. Fraqueza muscular, dificultando ao paciente a realização de pequenos esforços como pentear-se, subir escadas ou levantar-se da cadeira, juntamente com equimoses e hematomas espontâneos ou a pequenos traumas são características discriminatórias da síndrome de Cushing.[99,125]

Infecções fúngicas superficiais, como candidíase mucocutânea, pitiríase versicolor, *tinea corporis*, assim como infecções oportunistas e fúngicas viscerais, estão frequentemente presentes na síndrome de Cushing (HR 4.9, 95%CI3.7-6.4) segundo recente estudo,[26] sendo infecção/sepse considerada a segunda causa mais frequente de morte.[3] As infecções são decorrentes da imunossupressão induzida pelo excesso de glicocorticoide[127] e do meio hiperglicêmico, que contribui também para prejuízo da imunidade.[128]

No sangue periférico os glicocorticoides reduzem a contagem de eosinófilos e de linfócitos, redistribuindo estes últimos no compartimento intravascular do baço, dos linfonodos e da medula óssea. Por outro lado, causam neutrofilia. Os glicocorticoides atuam por meio de receptor específico presente no citoplasma (RG) que é translocado para o núcleo após a sua ligação com o ligante.[129,130] A atividade anti-inflamatória dos glicocorticoides é atribuída à repressão de genes pró-inflamatórias através da transdução de sinal pelo RG.[131]

A inibição da produção de citocinas pelos linfócitos é mediada por interação do RG com outros fatores de transcrição como o NFkB[132,133] e a proteína ativadora-1 (AP-1).[134-136] Embora ainda não completamente compreendidos, muitos avanços têm sido observados quanto aos mecanismos que modulam os efeitos pró-inflamatórios de glicocorticoides, que

podem ser resumidos na revisão de Cruz-Topete & Cidlowski (2015).[137]

A hipertensão arterial ocorre em 55% a 85% pacientes com síndrome de Cushing, sendo geralmente moderada, mas que pode ser grave em alguns casos, e menos frequente em crianças. O hipercortisolismo aumenta a pressão arterial por vários mecanismos, incluindo os fatores que controlam o volume plasmático, resistência vascular periférica e débito cardíaco, os quais estão aumentados na síndrome de Cushing.[138] A sensibilidade aumentada a agentes pressores como as catecolaminas e a angiotensina II e a diminuição da vasodilatação mediada pelo óxido nítrico atuam aumentando a resistência na musculatura lisa dos vasos. Ainda, diminuição da vasodilatação pode ser decorrente da policitemia, de ganho de peso e de apneia obstrutiva do sono.[139]

Os glicocorticoides estimulam a síntese de angiotensinogênio [140] e aumentam a taxa de filtração glomerular, o transporte de sódio no túbulo proximal e o depuramento de água livre.[141] Ainda nos rins, dependendo da atividade da 11βHSD1, o cortisol, por meio do receptor de mineralocorticoides, pode agir nos túbulos distais causando retenção de sódio e excreção de potássio.[142] Ativação dos receptores de mineralocorticoide tem sido implicada como mediador de doenças cardiovasculares, porém não está claro o papel de qual esteroide (aldosterona ou cortisol) participa dessa ativação.[143] Cortisol em excesso torna-se um agonista do receptor de mineralocorticoide considerando-se ausência de 11β-HSD tipo 2 no sistema cardiovascular.[139]

Fenômenos tromboembólicos venosos são mais frequentes em pacientes com síndrome de Cushing, com incidência estimada de 2,5 a 14,6, enquanto na população geral ela é de 1 a 2 por 1.000 pessoas.[96] A hipercoagulabilidade tem sido atribuída a altos níveis dos fatores VIII, IX e de von Willebrand, além da diminuição da atividade fibrinolítica, resultando em tempo de tromboplastina parcial ativada e aumento do tempo para a lise do coágulo.[144,145] Os fenômenos tromboembólicos venosos têm sido relatados, principalmente, após cirurgia e o cateterismo de seio petroso inferior. Considerando o alto risco de tromboembolismo venoso, a tromboprofilaxia é um procedimento racional, porém ainda não há recomendações quanto a dose e duração da profilaxia, e ela não tem sido rotineiramente utilizada em todos os centros.

Os glicocorticoides têm efeitos marcantes sobre o esqueleto. Fraturas patológicas espontâneas ou a pequenos traumas não são incomuns. Adicionalmente, necrose asséptica do colo do fêmur e do úmero tem sido associada a hipercortisolismo endógeno e exógeno. A prevalência de osteopenia e osteoporose em pacientes com síndrome de Cushing é estimada em 60-80% e 30-65%, respectivamente.[146] A exposição prolongada ou crônica resulta em osteopenia ou osteoporose por meio de efeitos diretos sobre os osteoblastos, como diminuição da expressão de IGF-I, inibição da diferenciação e multiplicação celulares, atividade fosfatase alcalina, produção de colágeno tipo I e de osteocalcina,[147] reduzindo a diferenciação osteoblastogênica e a função dos osteoblastos e aumentando a apoptose dos mesmos, resultando em menor formação óssea. Os glicocorticoides diminuem a absorção intestinal de cálcio, inibindo as ações da vitamina D no enterócito e a hidroxilação hepática da vitamina D,[148] contribuindo para uma secreção compensatória de paratormônio e aumento da atividade osteoclástica.[149]

Na osteoporose induzida pelos glicocorticoides ocorrem redução da osteoprotegerina e aumento do seu ligante,[45] estimulando a diferenciação de osteoclastos e inibindo a apoptose, portanto aumentando a população de osteoclastos ativados por meio de receptores específicos denominados RANK. Os glicocorticoides aumentam a expressão do RNAm de RANKL e, por outro lado, diminuem a expressão de osteoprotegerina, aumentando a ativação de osteoclastos e favorecendo a reabsorção óssea.[150] Estudos anteriores sugeriam que a reabsorção óssea também estaria aumentada no hipercortisolismo, porém os mecanismos envolvidos não estavam completamente estabelecidos.[151,152] Na visão mais atual, o principal efeito dos glicocorticoides é a inibição da função osteoblástica que leva a alterações secundárias na função osteoclástica. Portanto, a ressorção óssea não é significativamente aumentada, porém a formação óssea está consistentemente reduzida na osteoporose induzida por glicocorticoides.[146] A hipercalciúria pode levar a maior incidência de cálculos renais.

O hipercortisolismo causa sintomas relacionados ao sistema nervoso central, como depressão, apatia, letargia, euforia e psicoses,[153] além de alterações degenerativas, cognitivas, do sono e da memória, com frequência de até 50% dos pacientes, independentemente da etiologia.[154,155] Essas alterações têm sido avaliadas por testes psicométricos associados com ressonância nuclear magnética 3-tesla (RNM-3T) do encéfalo. Alguns estudos não demonstram alterações no volume do hipocampo entre pacientes com Cushing em atividade, Cushing curado e controles.[156,157] No entanto, os menores volumes hipocampais estiveram associados a pacientes com maior prejuízo da memória.[157] Disfunção hipocampal avaliada por espectroscopia capaz de detectar metabolitos cerebrais *in vivo* sugere perda neuronal acompanhada de proliferação glial em pacientes com síndrome de Cushing.[158] Mais recentemente, tem sido observado volume cerebelar reduzido em pacientes com síndrome de Cushing em atividade.[159] Ainda, sintomas depressivos, ansiedade, fobia social, apatia e alterações cognitivas, além das anormalidades estruturais do cérebro, podem ser irreversíveis mesmo em pacientes após longo tempo de remissão.[156]

A perda da libido ocorre em ambos os sexos; as mulheres, geralmente, apresentam irregularidade menstrual, hirsutismo e acne. O hipogonadismo ocorre devido à inibição direta do hormônio liberador de gonadotrofina (GnRH) e da secreção de LH e FSH pelo cortisol e, geralmente, é revertido após a correção do hipercortisolismo.[160] A presença de hipercortisolismo em associação com manifestações de virilização, como hirsutismo mais grave, entrada androgênica do cabelo e clitoromegalia, sugere a causa adrenal de síndrome de Cushing por um tumor misto produtor de glicocorticoide e andrógenos.[161] A função do eixo tireoidiano também pode estar suprimida na síndrome de Cushing devido ao efeito direto do cortisol na secreção de TSH.[162]

Os glicocorticoides regulam o metabolismo dos carboidratos agindo como contrarreguladores da insulina, estimulando a gliconeogênese hepática e a glicogenólise. Diminuem, ainda, a utilização periférica de glicose, atuando sobre o receptor da insulina e diminuindo os transportadores de glicose. Portanto, intolerância à glicose e diabete melito ocorrem em mais de um terço dos pacientes com síndrome de Cushing.[97] Alcalose hipocalêmica é observada em cerca de 10% dos pacientes com doença de Cushing, entretanto, ocorre em mais de 90% dos pacientes com síndrome de Cushing por ACTH ectópico,[163] provavelmente porque, nessa última condição, geralmente a taxa de produção de cortisol é maior que nos pacientes com doença de Cushing.

Algumas das características clínicas observadas na síndrome de Cushing são inespecíficas, contudo, são sugestivas de hipercortisolismo, como por exemplo fraqueza muscular proximal, preenchimento de fossa supraclavicular, atrofia cutânea, equimoses a mínimos traumas e estrias purpúricas.[99,125,164] Em muitos pacientes, o quadro clínico e os exames complementares podem facilmente estabelecer o diagnóstico. Em alguns no entanto pode haver dificuldade no diagnóstico, como ocorre nas formas subclínicas e cíclicas da doença.[165-168] Além da dificuldade clínica, o diagnóstico sindrômico de hipercortisolismo endógeno pode ser difícil, pois envolve os diagnósticos diferenciais de pseu-do-Cushing, como quadros de obesidade primária, síndrome plurimetabólica, etilismo crônico, depressão endógena, resistência a glicocorticoide e SOMP.

Na doença de Cushing com manifestações discretas ou subclínica, o diagnóstico torna-se menos aparente, portanto, menos suspeitado e investigado. Adicionalmente, no homem, enquanto a função gonadal estiver preservada, a produção de andrógeno testicular pode retardar as manifestações de catabolismo proteico decorrente do excesso de cortisol. Eventualmente, a doença de Cushing pode apresentar-se com manifestações catabólicas graves, inclusive com hipocalemia, podendo sugerir a produção ectópica de ACTH. Alternativamente, a doença de Cushing pode tornar-se aparente na evolução de corticotrofinoma silente, previamente diagnosticado e tratado como adenoma hipofisário não secretor.[169-171]

DIAGNÓSTICO LABORATORIAL DA SÍNDROME DE CUSHING

A primeira etapa no diagnóstico da síndrome de Cushing consiste em afastar o uso exógeno de glicocorticoides e documentar o hipercortisolismo endógeno. Na síndrome de Cushing iatrogênica, a causa mais frequente de hipercortisolismo, observam-se pacientes com sinais e sintomas de hipercortisolismo, porém com valores indetectáveis de cortisol, desde que os corticoides de uso farmacológico geralmente não são dosados pelos ensaios convencionais, exceção aos compostos contendo hidrocortisona.

Afastado o uso exógeno de glicocorticoides, o diagnóstico do hipercortisolismo e a definição etiológica da síndrome de Cushing dependem de exames laboratoriais complementares e exames de imagem. Como não há consenso de qual o melhor teste laboratorial para confirmar o diagnóstico clínico e definir as causas da síndrome de Cushing recomendam-se, no mínimo, dois testes funcionais que enfoquem diferentes aspectos da fisiologia do eixo HHA, como presença de ritmo circadiano, retroalimentação negativa exercida pelos glicocorticoides na secreção de ACTH e resposta ao estresse com liberação de CRH, o principal secretagogo de ACTH.[164,172]

As estratégias diagnósticas para confirmar a síndrome de Cushing e afastar as principais causas de pseudo-Cushing devem, inicialmente, confirmar o excesso de produção de cortisol. A determinação basal de cortisol plasmático pela manhã não tem valor diagnóstico, pois a secreção de cortisol é episódica e há sobreposição entre indivíduos normais e pacientes com síndrome de Cushing. Por outro lado, obtêm-se sensibilidade e especificidade mais elevadas com as determinações do cortisol às 23:00 ou às 24:00 comparadas às obtidas às 09:00 ou às 17:00, pois a maioria dos indivíduos com hipercortisolismo perde o ritmo circadiano do cortisol, enquanto alguns pacientes mantêm o ritmo, porém com valores de cortisol elevados. Concentrações menores que 50 nmol/L (1,8 μg/dL) apresentam sensibilidade diagnóstica de 100% para diagnóstico de síndrome de Cushing,[173] enquanto concentrações maiores que 7,5 μg/dL (207 nmol/L) discriminariam, com uma sensibilidade de 96%, a síndrome de Cushing e estados de pseudo-Cushing.[173,174] Entretanto, a coleta de cortisol no plasma às 23:00 exige internação, o que dificulta a sua utilização na prática clínica.

O cortisol urinário livre (UFC) foi considerado por muito tempo o indicador mais sensível de hipercortisolismo.[175,176] Entretanto, UFC apresenta o inconveniente da coleta total de urina de 24h e a necessidade da avaliação simultânea da taxa de filtração glomerular do paciente;[177] além disso, os imunoensaios utilizados anteriormente resultam, em muitas vezes, em falso-positivos. Atualmente a dosagem de UFC deve ser considerada pelo método de LC-MS/MS. Valores elevados de UFC em duas medidas repetidas e consecutivas (valor normal LC-MS/MS < 138 nmol ou < 43 μg/24h) têm sido considerados diagnósticos de hipercortisolismo.[164] Embora o UFC seja um teste útil para rastreamento de hipercortisolismo, pode estar aumentado nos casos de pseudo-Cushing, onde ocorre uma discreta ativação do eixo HHA, e pode ser falsamente negativo em alguns pacientes com síndrome de Cushing.[175,177,178]

A dosagem do cortisol na saliva está em equilíbrio com o cortisol livre do plasma. Vários autores[179-182] utilizando a dosagem de cortisol salivar às 23:00 obtiveram 100% de sensibilidade com 91,4% de especificidade para o diagnóstico de hipercortisolismo. Embora o último consenso ainda considere a aplicabilidade diagnóstica do cortisol salivar às 23:00 similar ao UFC, trabalhos mais recentes têm demonstrado que a determinação do cortisol salivar às 23:00 é superior ao UFC na urina de 24 horas para o diagnóstico de síndrome de Cushing.[183,184] Esse teste apresenta, ainda, praticidade na coleta, que pode ser domiciliar às 23:00 e sem interferência com a função renal do paciente.

O teste de supressão com dexametasona com baixas doses às 23:00 (1 mg ou 20 μg/kg/peso em crianças *overnight*) ou o realizado por 2 dias (0,5 mg de 6/6h) são testes simples utilizados para o diagnóstico de hipercortisolismo.[164,175,177,178] O ponto de corte para a supressão do cortisol plasmático é ainda debatido; concentrações menores que 1,8 µg/dL propiciarão alta sensibilidade (apenas 2% de falso-negativos). Entretanto, pode haver mais de 30% de falso-positivos em doenças crônicas e psiquiátricas, *clearance* anormal de dexametasona e mesmo em indivíduos normais.[185] A dosagem do cortisol salivar após a ingestão de dexametasona é tão acurada para a confirmação do hipercortisolismo endógeno quanto os testes convencionais.[179,186]

O diagnóstico diferencial da síndrome de Cushing dos casos de pseudo-Cushing pode trazer dificuldades, principalmente, na situação de hipercortisolismo clínico discreto, quando os testes laboratoriais são duvidosos. Nessa situação, o teste com baixas doses de dexametasona combinado com o do oCRH pode ser utilizado.[187] Entretanto, esse teste tem caído em desuso, pois a maioria dos ensaios de cortisol plasmático não apresenta precisão para valores muito baixos (1,4 µg/dL). Deve-se salientar que nenhum dos testes de supressão com dexametasona deve ser realizado durante o uso de álcool, rifampicina, fenitoína e fenobarbital, pois essas drogas induzem as enzimas P450 e aumentam o clareamento de dexametasona, enquanto a insuficiência renal e a hepática retardam o clareamento da droga.

O fato de que todos os testes laboratoriais apresentam falso–negativos e falso-positivos torna essenciais a associação e, às vezes, a repetição dos testes, para confirmar o hipercortisolismo endógeno. Caso as dúvidas diagnósticas persistam, sugere-se a reavaliação do paciente após 1 a 3 meses.

DIAGNÓSTICO ETIOLÓGICO DA SÍNDROME DE CUSHING

Na presença de um paciente com um quadro clínico sugestivo de síndrome de Cushing e após a confirmação laboratorial do hipercortisolismo endógeno, as concentrações plasmáticas basais de ACTH devem ser determinadas para diferenciar as causas ACTH-dependentes das ACTH-independentes. Entretanto, o maior problema no diagnóstico da síndrome de Cushing é a diferenciação entre um tumor ectópico oculto produtor de ACTH e um microadenoma hipofisário produtor de ACTH. Vários testes invasivos e não invasivos podem ser utilizados para esse fim.

Para a avaliação dos níveis basais de ACTH, são necessárias pelo menos duas amostras de sangue, com intervalo de 15 minutos. Os valores normais de ACTH estão entre 10-50 pg/mL às 09:00. Concentrações indetectáveis de ACTH plasmático (< 5 pg/mL) ou na faixa inferior da normalidade (10-15 pg/mL) confirmam a síndrome de Cushing decorrente da produção autônoma de cortisol devido a causas adrenais, incluindo os tumores adrenais, a hiperplasia macronodular ou micronodular das adrenais.[188,189] Por outro lado, se a secreção de cortisol for dependente da secreção de ACTH, como na doença de Cushing ou na síndrome do ACTH ectópico, as concentrações de ACTH estarão inapropriadamente elevadas. Nos adenomas corticotróficos as concentrações de ACTH estão no limite superior da normalidade ou moderadamente elevado (27-210 pg/mL) e na síndrome por secreção ectópica de ACTH estão, geralmente, muito elevadas (> 300 pg/mL). Entretanto, nas situações em que o tumor ectópico é oculto, por exemplo, nos tumores carcinoides, pode ocorrer sobreposição das concentrações de ACTH com as encontradas na doença hipofisária.

O princípio da retroalimentação negativa que ocorre no eixo HHA é a base fisiopatológica dos testes de supressão com dexametasona.[175,177,178] Esta droga é um potente glicocorticoide sintético, não sendo detectada na maioria dos imunoensaios do cortisol. Os testes com doses de dexametaxona altas (8 mg/dia) e muito altas (16 ou 24 mg/dia), administradas durante 2 dias, foram muito utilizados no diagnóstico diferencial das causas de síndrome de Cushing,[175,177,190] quando ainda não havia ensaios sensíveis e confiáveis para a dosagem de ACTH, cortisol plasmático e salivar, bem como antes de o CRH sintético se tornar disponível para testes em humanos.[178] Portanto, atualmente, os testes com altas doses de dexametasona podem ser utilizados como opção para o diagnóstico diferencial das causas de síndrome de Cushing dependentes de ACTH. A síndrome de Cushing secundária à secreção ectópica de ACTH é autônoma, enquanto na doença de Cushing ocorre a manutenção da retroalimentação negativa exercida pelos glicocorticoides na secreção de ACTH, porém com a curva dose-resposta deslocada para direita, ou seja, a produção de ACTH pode ser suprimida somente diante de altas doses de dexametasona.[191] Esse fenômeno, entretanto, não ocorre em todos os pacientes com doença de Cushing, podendo ocorrer até 12% de falso-negativos. Resultados falso-negativos têm sido relacionados a concentrações circulantes inadequadas de dexametasona ou, excepcionalmente, à presença de macroadenoma hipofisário. Por outro lado, 50% de supressão dos valores de cortisol plasmático pode ocorrer em cerca de 20 a 30% de pacientes com produção ectópica de ACTH. Resultados falso-positivos são, geralmente, devidos a células carcinoides expressarem receptores funcionais para glicocorticoides.[192,193] No geral, a sensibilidade (65 a 100%) e a especificidade (60 a 100%) desse teste são bastante variáveis.[5,175,178,194,195] O teste com altas doses de dexametasona pode ser realizado em dose única noturna, apresentando a mesma sensibilidade e especificidade diagnóstica, porém sem o inconveniente de longas internações para o paciente.[178,196,197]

Desde 1981, o teste de estímulo com CRH (1 µg/kg peso corporal) tem sido extensivamente utilizado no diagnóstico diferencial da síndrome de Cushing e pode ser realizado com CRH ovino (oCRH) ou humano (hCRH). Os adenomas corticotróficos retêm a capacidade de liberar ACTH e cortisol pós-CRH,[198] enquanto os tumores ectópicos produtores de ACTH e os tumores adrenais produtores de cortisol não respondem ao CRH, pois apresentam supressão dos corticotrofos pelo hipercortisolismo.[178,199] Os adenomas corticotróficos liberam ACTH e cortisol pós-CRH, e o incremento de 20% e 50% nas concentrações de cortisol e ACTH, respectivamente, tem sido considerado resposta a esse teste.[176,200] Embora a maioria dos pacientes com doença de Cushing responda a esse teste e, às vezes, com uma resposta exagerada comparada aos indivíduos normais, cerca de 8-10% podem não responder, assim como existem em torno de 20% de pacientes com síndrome de secreção ectópica de ACTH que, também, podem apresentar resposta ao oCRH. Apesar das respostas falso-negativas e falso-positivas, o teste do CRH é o procedimento não invasivo mais consistente e acurado para o diagnóstico diferencial da síndrome de Cushing dependente de ACTH.[178,194,201,202]

O teste de estímulo com DDAVP (10 µg EV em bolo) constitui alternativa ao teste de estímulo com CRH no diagnóstico diferencial da síndrome de Cushing.[74,178,203-206] Uma resposta positiva ao DDAVP (incremento de 20% e 50% sobre os níveis basais de cortisol e ACTH, respectivamente) evidencia doença de Cushing; entretanto, cerca de 26% dos pacientes com doença de Cushing podem não responder a esse teste. A dificuldade de se obter comercialmente CRH tem aumentado o uso do DDAVP, apesar de seu poder diagnóstico ser mais limitado que o do oCRH. Determinações do fator liberador de corticotrofina (CRH) no sangue periférico não refletem as concentrações no sistema porta-hipofisário, não

tendo aplicação diagnóstica. Os raríssimos tumores ectópicos produtores de CRH são exceção a essa regra. Valores de andrógenos elevados geralmente sugerem a presença de um tumor adrenal produtor, concomitantemente, de glicocorticoide e andrógeno, tanto em criança como em adultos. Por outro lado, em adultos, a presença de níveis de sulfato de desidroepiandrosterona (DHEAS) abaixo do intervalo normal para a idade pode ser um indicativo da presença de um adenoma adrenal produtor unicamente de cortisol.[207]

O cateterismo bilateral inferior do seio petroso (CBSPI) é atualmente aceito como o procedimento mais sensível e acurado no protocolo de investigação das causas de síndrome de Cushing dependente de ACTH, tanto em adultos[208-212] como em crianças,[213] mas seu uso está disponível apenas em centros de referência. Na doença de Cushing em que há fonte hipofisária com produção excessiva de ACTH ocorre um gradiente entre as concentrações de ACTH central e periférico. Em condições basais, um gradiente central/periférico de 2:1 sugere doença de Cushing. Entretanto, devido à intermitência da secreção de ACTH, o teste de estímulo com oCRH (1 µg/kg/ peso corporal) tem sido utilizado durante o CBSPI e aumenta a sensibilidade diagnóstica no diagnóstico diferencial da síndrome de Cushing. Na presença de um gradiente central/periférico > 3 após 2 ou 5 minutos da injeção de oCRH, o diagnóstico é compatível com doença de Cushing. Utilizando esses critérios, o CBSPI associado ao teste com CRH apresenta sensibilidade de 88-97% e especificidade de 67-100%.[214] Para evitar raros casos de erro diagnóstico associado ao CBPSI, solicita-se confirmação do hipercortisolismo no paciente quando da realização do teste. Anormalidades morfológicas do seio petroso, como hipoplasia de seio petroso, e problemas técnicos durante o procedimento são, também, causas de erro diagnóstico.[210,215,216]

A presença de gradiente latero lateral direito ou esquerdo > 1,4 pode auxiliar na localização do microadenoma hipofisário em até 75% dos casos. Newell-Price e cols. (1998),[178] em análise combinada dos trabalhos publicados até 1998, reportaram que a acurácia do CBSPI para a lateralização dos microadenomas corticotróficos era de 78% (variando de 50-100%). O valor preditivo do teste para lateralização de microadenoma hipofisário é baixo (57%), porém melhora significativamente (86%) quando a drenagem venosa é simétrica e os cateteres permanecem no seio petroso inferior.[194,210]

A incidência de complicações sérias secundárias ao CBSPI, como acidentes cerebrovasculares, é em torno de 0,2% em mãos com experiência mesmo quando se anticoagula o paciente. A complicação leve mais frequente é o hematoma no local da punção, ocorre em 3 a 4% e requer apenas compressão prolongada.[211] Devido às possíveis complicações e ao alto custo desse procedimento, ele deve ser reservado apenas em casos nos quais o diagnóstico diferencial da síndrome de Cushing dependente de ACTH é duvidoso (dissociação dos testes, ausência de tumor visível e tumores menores que 5 mm à RNM). Alguns trabalhos baseados na coleta de amostras do seio cavernoso têm sido publicados com resultados bastante discrepantes, com sensibilidade diagnóstica variando de 40-94% nas diferentes séries estudadas. De modo geral, a cateterização do seio cavernoso não melhora a acurácia na taxa de lateralização obtida pelo CBSPI.[210,217,218]

O resultado dos exames de imagem, tomografia computadorizada (TC) ou ressonância nuclear magnética (RNM), necessita ser interpretado ao lado dos resultados dos testes bioquímicos, evitan-

do erros no diagnóstico. A sensibilidade e especificidade diagnósticas da TC são baixas (29-60%). A RNM é a técnica de imagem de escolha na investigação da síndrome de Cushing, com 70% de sensibilidade e 87% de especificidade diagnósticas, quando os testes bioquímicos sugerem doença de Cushing. Técnicas com imagens dinâmicas e pós-gadolínio têm demonstrado adenomas hipofisários de até 3 mm.[219] Entretanto, mesmo com os mais modernos métodos de imagem, os microadenomas hipofisários podem não ser detectados em até 30% dos casos. Cabe ainda salientar que a prevalência de lesões focais na hipófise (incidentalomas), avaliadas por RNM, em indivíduos normais assintomáticos, é de 10%.[220] Para a avaliação das alterações adrenais a TC é o método de escolha, oferecendo melhor resolução espacial. Nos pacientes com síndrome de secreção ectópica de ACTH, TC e RNM de tórax, abdome e pélvis com cortes de 0,5 cm podem ser necessários para detectar pequenos tumores carcinoides produtores de ACTH. A Figu-

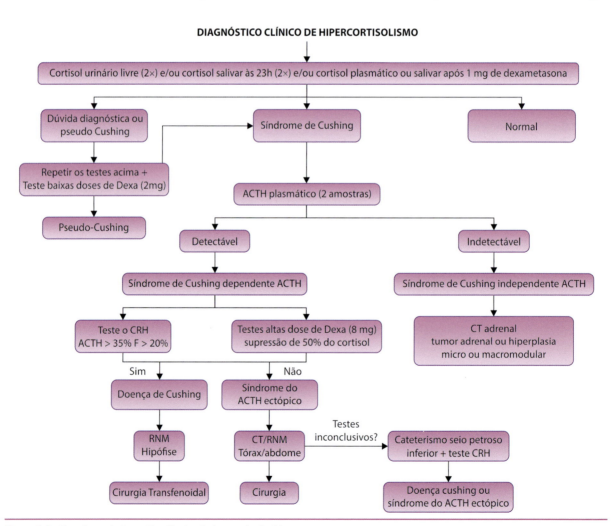

Figura 4.1 Algoritmo de investigação de síndrome de Cushing.

ra 4.1 apresenta um algoritmo de investigação de síndrome de Cushing.

TRATAMENTO DA DOENÇA DE CUSHING

CIRURGIA TRANSESFENOIDAL

O tratamento de escolha da doença de Cushing é a ressecção cirúrgica do corticotrofinoma por via transesfenoidal. O objetivo do tratamento é a remoção seletiva do adenoma, preservando-se a função hipofisária. O sucesso cirúrgico depende da experiência do neurocirurgião e tem sido relatado entre 66 a 90%.[221-227] Tanto a cirurgia transesfenoidal por microscopia quanto a endoscópica, mais empregada nos últimos 10 anos, apresentam resultados cirúrgicos similares se realizadas por neurocirurgião experiente.[228] Entretanto, vários fatores interferem na taxa de sucesso cirúrgico, entre eles o critério de cura para definir remissão. Dentre estes se incluem a presença de dados laboratoriais clássicos, imagem positiva pela RNM e a percepção do neurocirurgião da ressecção do tumor.[222,229,230] Fatores de prognóstico negativo incluem pacientes seriamente comprometidos clinicamente, pacientes com tumores invasivos e com macroadenomas.[226] Em casos de invasão de seio cavernoso ou macroadenomas, a chance de cura está em torno de 40 a 50%.[223,225,231]

A cirurgia transesfenoidal na doença de Cushing é acompanhada por baixas taxas de morbidade e mortalidade. Reitmeyer e cols. e Semple e cols.[226,232] descreveram 1,9% de morbidade e 15% de morbidades; entre estas se encontram em 6% dos casos trombose venosa profunda e embolia pulmonar. Insuficiência adrenal ocorre caso haja a remoção do tumor, e a reposição com corticoide precisa ser mantida até a recuperação da função dos corticotrofos normais. Hiponatremia sintomática pode ocorrer 5-7 dias após a cirurgia. A presença de diabete melito ou de diabete insípido pode complicar o manejo das complicações hidroeletrolíticas. Outras complicações perioperatórias da cirurgia transesfenoidal incluem diabete insípido central transitório, fístula liquórica e meningite. Podem ocorrer complicações permanentes como diabete insípido central, hipopituitarismo, lesão de artéria carótida e de pares cranianos.

Se o adenoma não é encontrado durante a exploração cirúrgica, pode-se realizar a hemi-hipofisectomia, tendo como base o gradiente de lateralização de ACTH obtido pela cateterização do seio petroso inferior, com chance de cura em até 75 a 80% dos casos.[178,222,233] Uma segunda abordagem cirúrgica, em caso de insucesso da primeira, resulta em cura da doença em cerca de 50% dos casos. A utilização de ultrassonografia no intraoperatório para localização do adenoma hipofisário parece aumentar o sucesso cirúrgico.[234]

Os critérios de cura têm variado bastante entre as séries publicadas e incluem a normalização do cortisol urinário livre, do cortisol plasmático isolado ou após teste de supressão com dexametasona ou CRH ou AVP.[200,223,235-237] Um procedimento bastante utilizado para definir remissão é a concentração indetectável do cortisol plasmático pela manhã na primeira semana de cirurgia,[75,238] indicando a supressão de longo prazo dos corticotrofos normais. Utilizando-se esse critério de cura, a taxa de remissão em longo prazo foi mantida após uma década de seguimento.[236,239] O teste de CRH ou dDAVP no pós-operatório imediato com resposta preservada de cortisol e ACTH pode identificar os pacientes com risco de recidiva.[240] Os níveis esteroides pós-operatórios suprimidos, a ausência da resposta do cortisol ao teste com CRH e a necessidade da terapia de substituição com glicocorticoides por longo tempo são fatores associados a uma probabilidade elevada de remissão da doença em longo prazo.[230]

TRATAMENTO MEDICAMENTOSO

O tratamento com drogas na doença de Cushing tem indicação quando há necessidade de melhorar as condições do paciente para que possa ser submetido ao tratamento cirúrgico, ou enquanto se aguarda o efeito da radioterapia.[241,242] As drogas atualmente disponíveis podem atuar diretamente na hipófise, na adrenal, inibindo a esteroidogênese, ou ainda bloqueando os receptores do glicocorticoide. Entre as drogas que diminuem a secreção de ACTH, antagonistas da serotonina (cipro-heptadina), agonistas GABAérgicos (valproato de sódio) e agonistas PPARγ (rosiglitazona) já foram testados, com resultados pouco efetivos.[243,244] Agentes mais recentes que têm mostrado eficácia em tratar pacientes com doença de Cushing incluem cabergolina (agonista específico do receptor D2 da dopamina) e pasireotídeo (agonista multifuncional dos receptores da somatostatina), desde que a expressão desses receptores ocorre em cerca de 80% dos adenomas produtores de ACTH.[245,246] Trabalhos iniciais utilizando doses de cabergolina de 1-7 mg/semana (dose média de 1,5 a 3,5 mg/semana) demonstraram que em 75% dos pacientes houve resposta inicial avaliada pela redução dos níveis de UFC. No entanto, houve escape, e a eficácia a longo prazo (2 anos) foi de 30% a 40% dos pacientes.[247,248] A cabergolina é geralmente bem tolerada. No entanto, náuseas, tontura ortostática, dor de cabeça, congestão nasal, prisão de ventre, pesadelos e, raramente, manifestações psiquiátricas podem ocorrer. Quanto ao maior risco de valvulopatia cardíaca, a maioria dos estudos utilizando doses (0,5-2,0 mg/semana) para tratar hiperprolactinemia sugere pouco ou nenhum risco de valvulopatia.[248]

Pasireotídeo (SOM230) é um novo agonista dos receptores 1, 2, 3 e 5 da somatostatina.[249] O aumento da afinidade do pasireotídeo para a isoforma 5 do receptor em comparação com a do octreotídeo sugeriu que este agente poderia ser eficaz em pacientes com doença de Cushing.[249] Nesse estudo com 162 pacientes adultos utilizando como objetivo primário a normalização do UFC, foi obtido sucesso em 15% dos doentes tratados com a dose mais baixa (600 µg/2x dia) e em 26% dos pacientes tratados com a dose mais elevada (900 µg/2x dia). O volume do tumor diminuiu significativamente em 12 meses em 9,1% e 43,8% dos pacientes que receberam 600 µg e 900 µg duas vezes ao dia, respectivamente. Também houve melhora no peso corporal, na pressão arterial e na qualidade de vida. Esses dados levaram à aprovação do pasireotídeo pelos Estados Unidos e Europa e está em tramitação no Brasil. A administração de pasireotídeo está associada a disfunção gastrintestinal, incluindo diarreia (58%), náusea (52%), colelitíase (30%). Além disso, alterações leves da função hepática foram observadas em 29%, e sintomas condizentes com insuficiência adrenal, em 8% dos pacientes. A função hepática, ECG periódico e ultrassom de vesícula biliar devem ser monitorizados antes e durante terapia com pasireotídeo. O efeito colateral mais frequente é a piora do diabetes ou o desenvolvimento de hiperglicemia em 73% dos pacientes, como resultado da diminuição da secreção de insulina e de incretina.[250]

As drogas que inibem a esteroidogênese incluem mitotano, metapirona, cetoconazol e aminoglutetimida.[251-255] A única dessas drogas disponível no Brasil é o cetoconazol, um derivado imidazólico que bloqueia a esteroidogênese, inibindo a 20-22- desmolase, a 17-hidroxilase/17,20 liase e a 11β-hidroxilase.[256,257] O tratamento deve ser iniciado com 200 mg/dia e aumentado a cada 7 dias até 600 a 800 mg/dia, visando a normalização da produção de cortisol paralela à regressão do quadro clínico.[258] Elevação de enzimas hepáticas pode ocorrer em até 20% dos casos, particularmente no início do tratamento ou após aumento da dose, necessitando de sua monitorização periódica.[257,259-262]

O mitotano, além de inibir a esteroidogênese, também é uma droga adrenolítica habitualmente utilizada no tratamento de carcinoma adrenocortical. Essa droga tem mostrado eficácia no tratamento da doença de Cushing. Recentemente, Baudry e cols.[263] demonstraram controle do hipercortisolismo em 72% de pacientes com doença de Cushing. Entretanto, o tratamento com mitotano está associado a efeitos colaterais consideráveis, limitando seu uso nessa doença.[263]

Adicionalmente, a associação de duas drogas que são complementares ou sinérgicas tem se mostrado efetiva no tratamento medicamentoso.[264,265]

RADIOTERAPIA

A radioterapia tem sido considerada uma opção de tratamento da doença de Cushing quando da falência da cirurgia ou quando o tumor invade o seio cavernoso. Radiação convencional, radiocirurgia estereotáxica, radiação estereotáxica fracionada e braquiterapia com ítrio-90 (Y90) ou ouro-198 (Au198) têm sido utilizadas com sucesso para tratar tumores produtores de ACTH em centros especializados. Radiação convencional com a dose de 4500 a 5000 cGy deve ser aplicada num período de 6 semanas, para que a dose diária não ultrapasse 180 cGy, diminuindo-se os riscos de neurite óptica e lesões corticais radioinduzidas. A cura pela radioterapia no paciente adulto com doença de Cushing foi relatada, no passado, em apenas 20% dos casos por Orth & Liddle (1971).[266] Estrada e cols. (1997)[267] descreveram 83% de remissão após a radioterapia convencional, em um tempo variável de 6 a 60 meses, em geral após 2 anos. Na criança, a eficácia da radioterapia pode atingir 80 a 88%.[7,43,268]

Radiocirurgia estereotáxica pode ser usada como uma alternativa em pacientes com tumores menores que 30 mm e localizados pelo menos a 3-5 mm da região do quiasma óptico. Radioterapia estereotáxica fracionada é uma alternativa à radiocirurgia, enquanto a irradiação intersticial da hipófise é uma alternativa para tumores invasivos.[269] Radiocirurgia com *photon knife* ou *gamma knife* é uma boa opção terapêutica, porém a sua eficácia ainda não está estabelecida. A radiocirurgia parece induzir melhora do hipercortisolismo em um tempo mais curto, quando comparada à radioterapia convencional.[270,271] Tamanho do tumor e dose da radiação são importantes fatores relacionados à resposta terapêutica, com resposta melhor para microadenomas. A cura clínica e bioquímica ocorre em tempo variável, havendo necessidade de tratamento medicamentoso durante esse período. O hipopituitarismo é o efeito colateral mais comumente observado após qualquer método de irradiação e pode ocorrer muitos anos após o tratamento.[267,270]

ADRENALECTOMIA

A adrenalectomia como tratamento de primeira escolha está indicada nas causas de síndrome de Cushing independentes de ACTH. Entretanto, a adrenalectomia bilateral pode ser utilizada como opção terapêutica na doença de Cushing, nos casos em que não se obtém a remissão após a cirurgia transesfenoidal. Em relação à radioterapia, apresenta a vantagem de não ter risco de hipopituitarismo, fato esse que deve ser relevado, principalmente, na criança e no indivíduo em idade fértil. Adicionalmente, o controle clínico e metabólico é rapidamente obtido, sendo, portanto, uma opção terapêutica importante para os casos de doença grave. Porém, a adrenalectomia requer a reposição de glico e mineralocorticoide para o resto da vida, necessitando da boa aderência do paciente ao tratamento, bem como do manejo adequado em casos de emergências.[272]

A adrenalectomia por laparoscopia foi iniciada em 1992, em adultos. Na criança, os resultados preliminares têm sido positivos em casos selecionados.[273] A laparoscopia tem reduzido a morbimortalidade da cirurgia adrenal e reduzido o tempo de internação,[274] e essa é a abordagem mais segura para as doenças benignas da adrenal.[275,276] A adrenalectomia por laparotomia ou por incisão posterior aberta apresenta mortalidade e morbidade de 1 a 20%, em decorrência da gravidade das alterações do hipercortisolismo e das complicações cardiovasculares e infecciosas.[277] A taxa de cura e a morbidade a longo prazo foram semelhantes entre a laparoscopia e a laparotomia.[278,279]

Síndrome de Nelson é definida pela presença de um adenoma hipofisário, que ocorre após a adrenalectomia bilateral para tratamento de doença de Cushing.[280] O quadro clínico e laboratorial caracteriza-se pela presença de hiperpigmentação mucocutânea, tumor hipofisário e concentrações elevadas de ACTH, geralmente acima de 1000 pg/mL.[207] A incidência de síndrome de Nelson varia de 8 a 45%, com período de 1,5 a 13 anos após adrenalectomia, predominando no sexo feminino[4] e com maior incidência na criança.[281,282]

O tumor hipofisário na síndrome de Nelson é frequentemente mais agressivo, comparado ao adenoma presente na doença de Cushing. Invasão do seio cavernoso e apoplexia hipofisária são observadas em 10 a 25% dos casos.[4] Assim, os pacientes com síndrome de Nelson podem apresentar quadro agudo de cefaleia, náusea e alteração visual.[283,284] Adicionalmente, a incidência de síndrome de Nelson pode ser reduzida pela irradiação profilática da hipófise.[285] Embora a experiência seja ainda limitada, a radiocirurgia estereotáxica pode também reduzir a incidência da síndrome de Nelson e promover o controle de crescimento tumoral na maioria dos pacientes com essa doença.[286] Entretanto, há pacientes nos quais não é possível aliviar os efeitos de expansão de massa dos tumores corticotróficos, frequentemente há necessidade da intervenção neurocirúrgica.[287,288]

PROGNÓSTICO DA DOENÇA DE CUSHING

Estudos realizados antes da introdução de terapêutica eficaz indicam que 50% dos pacientes com síndrome de Cushing não tratada morriam em 5 anos, principalmente de doença vascular.[289,290] Mesmo atualmente, os fatores de risco para a doença cardiovascular persistem, ainda que após a cura.[291,292] Recente metanálise demonstrou uma mortalidade duas vezes superior à da população normal de pacientes não curados. A persistência da doença e a presença de hipertensão e diabete melito são os principais determinantes da mortalidade. Entretanto, pacientes em remissão tendem a apresentar mortalidade próxima à da população geral.[293] As características clínicas do excesso de cortisol começam a desaparecer em torno de 2 meses, com normalização em torno de 1 ano após o tratamento. No início da correção do hipercortisolismo, os pacientes sentem-se, geralmente, mal e com sintomas de fraqueza, letargia profunda, inapetência, náuseas e vômitos, descamação da pele e alterações do psiquismo, mais exacerbados que durante a atividade da doença, e, ocasionalmente, hipotensão arterial.[294]

Anormalidade estrutural e funcional do esqueleto ósseo, como fraturas vertebrais e necrose asséptica do fêmur, é uma relevante causa de morbidade e parece persistir após a cura da doença,[295] embora a deficiência de massa óssea melhore rapidamente nos primeiros 2 anos.[296,297] Hipertensão, diabete melito e as alterações cognitivas e neuroanatômicas geralmente melhoram, mas podem não se resolver completamente.[298-300] Obesidade e miopatia são reversíveis, e alterações reprodutivas voltam ao normal em torno de 6 meses, caso não haja comprometimento da hipófise anterior.

REFERÊNCIAS BIBLIOGRÁFICAS

1. Monson JP. The epidemiology of endocrine tumours. Endocr Relat Cancer2000;7(1):29-36.

2. Ross NS. Epidemiology of Cushing's syndrome and subclinical disease. Endocrinol Metab Clin North Am 1994;23(3):539-46.

3. Yaneva M, Kalinov K, Zacharieva S. Mortality in Cushing's syndrome: data from 386 patients from a single tertiary referral center. Eur J Endocrinol 2013;169(5):621-7.

4. Grua JR, Nelson DH. ACTH-producing pituitary tumors. Endocrinol Metab Clin North Am 1991;20(2):319-62.

5. Howlett TA, Drury PL, Perry L, Doniach I, Rees LH, Besser GM. Diagnosis and management of ACTH-dependent Cushing's syndrome: comparison of the features in ectopic and pituitary ACTH production. Clin Endocrinol (Oxf) 1986;24(6):699-713.

6. Hartley AL, Birch JM, Marsden HB, Reid H, Harris M, Blair V. Adrenal cortical tumours: epidemiological and familial aspects. Arch Dis Child 1987;62(7):683-9.

7. Magiakou MA, Mastorakos G, Oldfield EH, Gomez MT, Doppman JL, Cutler GB, Jr., et al. Cushing's syndrome in children and adolescents. Presentation, diagnosis, and therapy. N Engl J Med 1994;331(10):629-36.

8. Savage MO, Lienhardt A, Lebrethon MC, Johnston LB, Huebner A, Grossman AB, et al. Cushing's disease in childhood: presentation, investigation, treatment and long-term outcome. Horm Res 2001;55(Suppl 1):24-30.

9. Storr HL, Isidori AM, Monson JP, Besser GM, Grossman AB, Savage MO. Prepubertal Cushing's disease is more common in males, but there is no increase in severity at diagnosis. J Clin Endocrinol Metab 2004;89(8):3818-20.

10. Alexander JM, Biller BM, Bikkal H, Zervas NT, Arnold A, Klibanski A. Clinically nonfunctioning pituitary tumors are monoclonal in origin. J Clin Invest 1990;86(1):336-40.

11. Herman V, Drazin NZ, Gonsky R, Melmed S. Molecular screening of pituitary adenomas for gene mutations and rearrangements. J Clin Endocrinol Metab1993;77(1):50-5.

12. Schulte HM, Oldfield EH, Allolio B, Katz DA, Berkman RA, Ali IU. Clonal composition of pituitary adenomas in patients with Cushing's disease: determination by X-chromosome inactivation analysis. J Clin Endocrinol Metab 1991;73(6):1302-8.

13. Shimon I, Melmed S. Genetic basis of endocrine disease: pituitary tumor pathogenesis. J Clin Endocrinol Metab 1997;82(6):1675-81.

14. Dahia PL, Grossman AB. The molecular pathogenesis of corticotroph tumors. Endocr Rev 1999;20(2):136-55.

15. Dworakowska D, Grossman AB. The molecular pathogenesis of corticotroph tumours. Eur J Clin Invest 2012;42(6):665-76.

16. Sautner D, Saeger W. Invasiveness of pituitary adenomas. Pathol Res Pract 1991;187(5):632-6.

17. Krieger DT. Physiopathology of Cushing's disease. Endocr Rev 1983;4(1):22-43.

18. Karl M, Lamberts SW, Koper JW, Katz DA, Huizenga NE, Kino T, et al. Cushing's disease preceded by generalized glucocorticoid resistance: clinical consequences of a novel, dominant-negative glucocorticoid receptor mutation. Proc Assoc Am Physicians 1996;108(4):296-307.

19. Karl M, Von Wichert G, Kempter E, Katz DA, Reincke M, Monig H, et al. Nelson's syndrome associated with a somatic frame shift mutation in the glucocorticoid receptor gene. J Clin Endocrinol Metab 1996;81(1):124-9.

20. Herman V, Fagin J, Gonsky R, Kovacs K, Melmed S. Clonal origin of pituitary adenomas. J Clin Endocrinol Metab 1990;71(6):1427-33.

21. Faglia G. Epidemiology and pathogenesis of pituitary adenomas. Acta Endocrinol (Copenh) 1993;129 Suppl 1:1-5.

22. Heaney AP, Horwitz GA, Wang Z, Singson R, Melmed S. Early involvement of estrogen-induced pituitary tumor transforming gene and fibroblast growth factor expression in prolactinoma pathogenesis. Nat Med 1999;5(11):1317-21.

23. Tulipano G, Bonfanti C, Poiesi C, Burattin A, Turazzi S, Barone G, et al. Effects of the selective estrogen receptor modulator LY117018 on growth hormone secretion: In vitro studies. Metabolism 2004;53(5):563-70.

24. Clayton RN, Farrell WE. Clonality of pituitary tumours: more complicated than initially envisaged? Brain Pathol 2001;11(3):313-27.

25. Okabe T, Takayanagi R, Adachi M, Imasaki K, Nawata H. Nur77, a member of the steroid receptor superfamily, antagonizes negative feedback of ACTH synthesis and secretion by glucocorticoid in pituitary corticotrope cells. J Endocrinol 1998;156(1):169-75.

26. Landis CA, Masters SB, Spada A, Pace AM, Bourne HR, Vallar L. GTPase inhibiting mutations activate the alpha chain of Gs and stimulate adenylyl cyclase in human pituitary tumours. Nature 1989;340(6236):692-6.

27. Vallar L, Spada A, Giannattasio G. Altered Gs and adenylate cyclase activity in human GH-secreting pituitary adenomas. Nature 1987;330(6148):566-8.

28. Riminucci M, Collins MT, Lala R, Corsi A, Matarazzo P, Gehron Robey P, et al. An R201H activating mutation of the GNAS1 (Gsalpha) gene in a corticotroph pituitary adenoma. Mol Pathol 2002;55(1):58-60.

29. Williamson EA, Ince PG, Harrison D, Kendall-Taylor P, Harris PE. G-protein mutations in human pituitary adrenocorticotrophic hormone-secreting adenomas. Eur J Clin Invest 1995;25(2):128-31.

30. Karga HJ, Alexander JM, Hedley-Whyte ET, Klibanski A, Jameson JL. Ras mutations in human pituitary tumors. J Clin Endocrinol Metab 1992;74(4):914-9.

31. Alvaro V, Levy L, Dubray C, Roche A, Peillon F, Querat B, et al. Invasive human pituitary tumors express a point-mutated alpha-protein kinase-C. J Clin Endocrinol Metab 1993;77(5):1125-9.

32. Ezzat S, Smyth HS, Ramyar L, Asa SL. Heterogenous in vivo and in vitro expression of basic fibroblast growth factor by human pituitary adenomas. J Clin Endocrinol Metab 1995;80(3):878-84.

33. Pei L, Melmed S, Scheithauer B, Kovacs K, Benedict WF, Prager D. Frequent loss of heterozygosity at the retinoblastoma susceptibility gene (RB) locus in aggressive pituitary tumors: evidence for a chromosome 13 tumor suppressor gene other than RB. Cancer Res 1995;55(8):1613-6.

34. Pei L, Melmed S. Isolation and characterization of a pituitary tumor-transforming gene (PTTG). Mol Endocrinol 1997;11(4):433-41.

35. Zhang X, Horwitz GA, Prezant TR, Valentini A, Nakashima M, Bronstein MD, et al. Structure, expression, and function of human pituitary tumor-transforming gene (PTTG). Mol Endocrinol 1999;13(1):156-66.

36. Turner HE, Nagy Z, Gatter KC, Esiri MM, Harris AL, Wass JA. Angiogenesis in pituitary adenomas and the normal pituitary gland. J Clin Endocrinol Metab 2000;85(3):1159-62.

37. Pei L, Melmed S, Scheithauer B, Kovacs K, Prager D. H-ras mutations in human pituitary carcinoma metastases. J Clin Endocrinol Metab 1994;78(4):842-6.

38. Buckley N, Bates AS, Broome JC, Strange RC, Perrett CW, Burke CW, et al. p53 Protein accumulates in Cushings adenomas and invasive non-functional adenomas. J Clin Endocrinol Metab 1994;79(5):1513-6.

39. Kontogeorgos G, Kapranos N, Thodou E, Sambaziotis D, Tsagarakis S. Immunocytochemical accumulation of p53 in corticotroph adenomas: relationship with heat shock proteins and apoptosis. Pituitary 1999;1(3-4):207-12.

40. Yoshino A, Katayama Y, Ogino A, Watanabe T, Yachi K, Ohta T, et al. Promoter hypermethylation profile of cell cycle regulator genes in pituitary adenomas. J Neurooncol 2007;83(2):153-62.

41. Pearce SH, Trump D, Wooding C, Sheppard MN, Clayton RN, Thakker RV. Loss of heterozygosity studies at the retinoblastoma and breast cancer susceptibility (BRCA2) loci in pituitary, parathyroid, pancreatic and carcinoid tumours. Clin Endocrinol (Oxf) 1996;45(2):195-200.

42. Bates AS, Buckley N, Boggild MD, Bicknell EJ, Perrett CW, Broome JC, et al. Clinical and genetic changes in a case of a Cushing's carcinoma. Clin Endocrinol (Oxf) 1995;42(6):663-70; discussion 671-2.

43. Storr HL, Plowman PN, Carroll PV, Francois I, Krassas GE, Afshar F, et al. Clinical and endocrine responses to pituitary radiotherapy in pediatric Cushing's disease: an effective second-line treatment. J Clin Endocrinol Metab 2003;88(1):34-7.

44. Melmed S. Pathogenesis of pituitary tumors. Nat Rev Endocrinol 2011;7(5):257-66.

45. McCabe CJ, Gittoes NJ, Sheppard MC, Franklyn JA. Increased MEN1 mRNA expression in sporadic pituitary tumours. Clin Endocrinol (Oxf) 1999;50(6):727-33.

46. Boggild MD, Jenkinson S, Pistorello M, Boscaro M, Scanarini M, McTernan P, et al. Molecular genetic studies of sporadic pituitary tumors. J Clin Endocrinol Metab 1994;78(2):387-92.

47. Pellegata NS, Quintanilla-Martinez L, Siggelkow H, Samson E, Bink K, Hofler H, et al. Germ-line mutations in p27Kip1 cause a multiple endocrine neoplasia syndrome in rats and humans. Proc Natl Acad Sci USA 2006;103(42):15558-63.

48. Marinoni I, Pellegata NS. p27kip1: a new multiple endocrine neoplasia gene? Neuroendocrinology 2011;93(1):19-28.

49. Georgitsi M, Raitila A, Karhu A, van der Luijt RB, Aalfs CM, Sane T, et al. Germline CDKN1B/p27Kip1 mutation in multiple endocrine neoplasia. J Clin Endocrinol Metab 2007;92(8):3321-5.

50. Lidhar K, Korbonits M, Jordan S, Khalimova Z, Kaltsas G, Lu X, et al. Low expression of the cell cycle inhibitor p27Kip1 in normal corticotroph cells, corticotroph tumors, and malignant pituitary tumors. J Clin Endocrinol Metab 1999;84(10):3823-30.

51. Lloyd RV, Jin L, Qian X, Kulig E. Aberrant p27kip1 expression in endocrine and other tumors. Am J Pathol 1997;150(2):401-7.

52. Bamberger CM, Fehn M, Bamberger AM, Ludecke DK, Beil FU, Saeger W, et al. Reduced expression levels of the cell-cycle inhibitor p27Kip1 in human pituitary adenomas. Eur J Endocrinol 1999;140(3):250-5.

53. Dahia PL, Aguiar RC, Honegger J, Fahlbush R, Jordan S, Lowe DG, et al. Mutation and expression analysis of the p27/kip1 gene in corticotrophin-secreting tumours. Oncogene 1998;16(1):69-76.

54. Ikeda H, Yoshimoto T, Shida N. Molecular analysis of p21 and p27 genes in human pituitary adenomas. Br J Cancer 1997;76(9):1119-23.

55. Takeuchi S, Koeffler HP, Hinton DR, Miyoshi I, Melmed S, Shimon I. Mutation and expression analysis of the cyclin-dependent kinase inhibitor gene p27/Kip1 in pituitary tumors. J Endocrinol 1998;157(2):337-41.

56. Reincke M, Sbiera S, Hayakawa A, Theodoropoulou M, Osswald A, Beuschlein F, et al. Mutations in the deubiquitinase gene USP8 cause Cushing's disease. Nat Genet 2015;47(1):31-8.

57. Musat M, Korbonits M, Kola B, Borboli N, Hanson MR, Nanzer AM, et al. Enhanced protein kinase B/Akt signalling in pituitary tumours. Endocr Relat Cancer 2005;12(2):423-33.

58. Lee M, Theodoropoulou M, Graw J, Roncaroli F, Zatelli MC, Pellegata NS. Levels of p27 sensitize to dual PI3K/mTOR inhibition. Mol Cancer Ther 2011;10(8):1450-9.

59. Vierimaa O, Georgitsi M, Lehtonen R, Vahteristo P, Kokko A, Raitila A, et al. Pituitary adenoma predisposition caused by germline mutations in the AIP gene. Science 2006;312(5777):1228-30.

60. Daly AF TM, Beckers A. Genetic, molecular and clinical features of familial isolated pituitary adenomas. Hormone Research 2009;71(2):116-122.

61. Daly AF, Jaffrain-Rea ML, Ciccarelli A, Valdes-Socin H, Rohmer V, Tamburrano G, et al. Clinical characterization

of familial isolated pituitary adenomas. J Clin Endocrinol Metab 2006;91(9):3316-23.

62. Yaneva M, Vandeva S, Zacharieva S, Daly AF, Beckers A. Genetics of Cushing's syndrome. Neuroendocrinology 2010;1:6-10.

63. Colli LM, Saggioro F, Serafini LN, Camargo RC, Machado HR, Moreira AC, et al. Components of the canonical and non-canonical Wnt pathways are not mis-expressed in pituitary tumors. PLoS One 2013;8(4):e62424.

64. Hanisch A, Dieterich KD, Dietzmann K, Ludecke K, Buchfelder M, Fahlbusch R, et al. Expression of members of the interleukin-6 family of cytokines and their receptors in human pituitary and pituitary adenomas. J Clin Endocrinol Metab 2000;85(11):4411-4.

65. Ishikawa H, Heaney AP, Yu R, Horwitz GA, Melmed S. Human pituitary tumor-transforming gene induces angiogenesis. J Clin Endocrinol Metab 2001;86(2):867-74.

66. McAndrew J, Paterson AJ, Asa SL, McCarthy KJ, Kudlow JE. Targeting of transforming growth factor-alpha expression to pituitary lactotrophs in transgenic mice results in selective lactotroph proliferation and adenomas. Endocrinology 1995;136(10):4479-88.

67. Nakano-Tateno T, Tateno T, Hlaing MM, Zheng L, Yoshimoto K, Yamada S, et al. FGFR4 polymorphic variants modulate phenotypic features of Cushing disease. Mol Endocrinol 2014;28(4):525-33.

68. Akita S, Malkin J, Melmed S. Disrupted murine leukemia inhibitory factor (LIF) gene attenuates adrenocorticotropic hormone (ACTH) secretion. Endocrinology 1996;137(7):3140-3.

69. Yano H, Readhead C, Nakashima M, Ren SG, Melmed S. Pituitary-directed leukemia inhibitory factor transgene causes Cushing's syndrome: neuro-immune-endocrine modulation of pituitary development. Mol Endocrinol 1998;12(11):1708-20.

70. Roberts JL, Budarf ML, Baxter JD, Herbert E. Selective reduction of proadrenocorticotropin/endorphin proteins and messenger ribonucleic acid activity in mouse pituitary tumor cells by glucocorticoids. Biochemistry 1979;18(22):4907-15.

71. Drouin J, Trifiro MA, Plante RK, Nemer M, Eriksson P, Wrange O. Glucocorticoid receptor binding to a specific DNA sequence is required for hormone-dependent repression of pro-opiomelanocortin gene transcription. Mol Cell Biol 1989;9(12):5305-14.

72. Monig H, Ali IU, Oldfield EH, Schulte HM. Structure of the POMC promoter region in pituitary and extrapituitary ACTH producing tumors. Exp Clin Endocrinol 1993;101(1):36-8.

73. Dieterich KD, Gundelfinger ED, Ludecke DK, Lehnert H. Mutation and expression analysis of corticotropin-releasing factor 1 receptor in adrenocorticotropin-secreting pituitary adenomas. J Clin Endocrinol Metab 1998;83(9):3327-31.

74. Malerbi DA, Mendonca BB, Liberman B, Toledo SP, Corradini MC, Cunha-Neto MB, et al. The desmopressin stimulation test in the differential diagnosis of Cushing's syndrome. Clin Endocrinol (Oxf) 1993;38(5):463-72.

75. Orth DN. Cushing's syndrome. N Engl J Med 1995;332(12):791-803.

76. Gaitan D, DeBold CR, Turney MK, Zhou P, Orth DN, Kovacs WJ. Glucocorticoid receptor structure and function in an adrenocorticotropin-secreting small cell lung cancer. Mol Endocrinol 1995;9(9):1193-201.

77. Antonini SR, Latronico AC, Elias LL, Cukiert A, Machado HR, Liberman B, et al. Glucocorticoid receptor gene polymorphisms in ACTH-secreting pituitary tumours. Clin Endocrinol (Oxf) 2002;57(5):657-62.

78. Dahia PL, Honegger J, Reincke M, Jacobs RA, Mirtella A, Fahlbusch R, et al. Expression of glucocorticoid receptor gene isoforms in corticotropin-secreting tumors. J Clin Endocrinol Metab 1997;82(4):1088-93.

79. Huizenga NA, de Lange P, Koper JW, Clayton RN, Farrell WE, van der Lely AJ, et al. Human adrenocorticotropin-secreting pituitary adenomas show frequent loss of heterozygosity at the glucocorticoid receptor gene locus. J Clin Endocrinol Metab 1998;83(3):917-21.

80. Huizenga NA, Koper JW, De Lange P, Pols HA, Stolk RP, Burger H, et al. A polymorphism in the glucocorticoid receptor gene may be associated with and increased sensitivity to glucocorticoids in vivo. J Clin Endocrinol Metab 1998;83(1):144-51.

81. Lamberts SW. Glucocorticoid receptors and Cushing's disease. Mol Cell Endocrinol 2002;197(1-2):69-72.

82. Castro M, Bamberger C, Wong M, Tsigos C, Moreira AC, Chrousos GP. The potential role of glucocorticoid receptor (gr) gene isoforms, corticotopin-releasing hormone receptor (CRH-R) and corticotropin-releasing hormone binding protein (CRHBP) genes in human pituitary tumorigenesis. Arq Bras Endocrinol Metab 1998;42:S283.

83. Morris DG, Kola B, Borboli N, Kaltsas GA, Gueorguiev M, McNicol AM, et al. Identification of adrenocorticotropin receptor messenger ribonucleic acid in the human pituitary and its loss of expression in pituitary adenomas. J Clin Endocrinol Metab 2003;88(12):6080-7.

84. Korbonits M, Bujalska I, Shimojo M, Nobes J, Jordan S, Grossman AB, et al. Expression of 11 beta-hydroxysteroid dehydrogenase isoenzymes in the human pituitary: induction of the type 2 enzyme in corticotropinomas and other pituitary tumors. J Clin Endocrinol Metab 2001;86(6):2728-33.

85. Rabbitt EH, Ayuk J, Boelaert K, Sheppard MC, Hewison M, Stewart PM, et al. Abnormal expression of 11 beta-hydroxysteroid dehydrogenase type 2 in human pituitary adenomas: a prereceptor determinant of pituitary cell proliferation. Oncogene 2003;22(11):1663-7.

86. Bilodeau S, Vallette-Kasic S, Gauthier Y, Figarella-Branger D, Brue T, Berthelet F, et al. Role of Brg1 and HDAC2 in GR trans-repression of the pituitary POMC gene and misexpression in Cushing disease. Genes Dev 2006;20(20):2871-86.

87. Davis IJ, Lau LF. Endocrine and neurogenic regulation of the orphan nuclear receptors Nur77 and Nurr-1 in the adrenal glands. Mol Cell Biol 1994;14(5):3469-83.

88. Du L, Bergsneider M, Mirsadraei L, Young SH, Jonker JW, Downes M, et al. Evidence for orphan nuclear receptor TR4 in the etiology of Cushing disease. Proc Natl Acad Sci USA 2013;110(21):8555-60.

89. Amaral FC, Torres N, Saggioro F, Neder L, Machado HR, Silva WA, Jr., et al. MicroRNAs differentially expressed in ACTH-secreting pituitary tumors. J Clin Endocrinol Metab 2009;94(1):320-3.

90. Feinberg AP, Vogelstein B. Hypomethylation of ras oncogenes in primary human cancers. Biochem Biophys Res Commun 1983;111(1):47-54.

91. Razin A. CpG methylation, chromatin structure and gene silencing-a three-way connection. Embo J 1998;17(17):4905-8.

92. Woloschak M, Yu A, Post KD. Frequent inactivation of the p16 gene in human pituitary tumors by gene methylation. Mol Carcinog 1997;19(4):221-4.

93. Newell-Price J, Clark AJ, King P. DNA methylation and silencing of gene expression. Trends Endocrinol Metab 2000;11(4):142-8.

94. Ma ZY, Song ZJ, Chen JH, Wang YF, Li SQ, Zhou LF, et al. Recurrent gain-of-function USP8 mutations in Cushing's disease. Cell Res 2015;25(3):306-17.

95. Zhou Y, Zhang X, Klibanski A. Genetic and epigenetic mutations of tumor suppressive genes in sporadic pituitary adenoma. Mol Cell Endocrinol 2014;386(1-2):16-33.

96. Feelders RA, Pulgar SJ, Kempel A, Pereira AM. The burden of Cushing's disease: clinical and health-related quality of life aspects. Eur J Endocrinol 2012;167(3):311-26.

97. Valassi E, Santos A, Yaneva M, Toth M, Strasburger CJ, Chanson P, et al. The European Registry on Cushing's syndrome: 2-year experience. Baseline demographic and clinical characteristics. Eur J Endocrinol 2011;165(3):383-92.

98. Ebell MH. Diagnosis: making the best use of medical data. Am Fam Physician 2009;79(6):478-80.

99. Aron DC. Cushing's syndrome: why is diagnosis so difficult? Rev Endocr Metab Disord 2010;11(2):105-16.

100. Hiramatsu R, Yoshida K, Sato T. A body measurement to evaluate the pattern of fat distribution in central obesity. A screening and monitoring technique for Cushing's syndrome. JAMA 1983;250(23):3174-8.

101. Yoshida S, Inadera H, Ishikawa Y, Shinomiya M, Shirai K, Saito Y. Endocrine disorders and body fat distribution. Int J Obes 1991;15 Suppl 2:37-40.

102. Storr HL, Chan LF, Grossman AB, Savage MO. Paediatric Cushing's syndrome: epidemiology, investigation and therapeutic advances. Trends Endocrinol Metab 2007;18(4):167-74.

103. Bujalska IJ, Walker EA, Tomlinson JW, Hewison M, Stewart PM. 11 beta-hydroxysteroid dehydrogenase type 1 in differentiating omental human preadipocytes: from de-activation to generation of cortisol. Endocr Res 2002;28(4):449-61.

104. Hauner H, Entenmann G, Wabitsch M, Gaillard D, Ailhaud G, Negrel R, et al. Promoting effect of glucocorticoids on the differentiation of human adipocyte precursor cells cultured in a chemically defined medium. J Clin Invest 1989;84(5):1663-70.

105. Berdanier CD. Role of glucocorticoids in the regulation of lipogenesis. Faseb J 1989;3(10):2179-83.

106. Bronnegard M, Arner P, Hellstrom L, Akner G, Gustafsson JA. Glucocorticoid receptor messenger ribonucleic acid in different regions of human adipose tissue. Endocrinology 1990;127(4):1689-96.

107. Rebuffe-Scrive M, Bronnegard M, Nilsson A, Eldh J, Gustafsson JA, Bjorntorp P. Steroid hormone receptors in human adipose tissues. J Clin Endocrinol Metab 1990;71(5):1215-9.

108. Rebuffe-Scrive M, Lundholm K, Bjorntorp P. Glucocorticoid hormone binding to human adipose tissue. Eur J Clin Invest 1985;15(5):267-71.

109. Stewart PM, Murry BA, Mason JI. Human kidney 11 beta-hydroxysteroid dehydrogenase is a high affinity nicotinamide adenine dinucleotide-dependent enzyme and differs from the cloned type I isoform. J Clin Endocrinol Metab 1994;79(2):480-4.

110. Tannin GM, Agarwal AK, Monder C, New MI, White PC. The human gene for 11 beta-hydroxysteroid dehydrogenase. Structure, tissue distribution, and chromosomal localization. J Biol Chem 1991;266(25):16653-8.

111. Edwards CR, Stewart PM, Burt D, Brett L, McIntyre MA, Sutanto WS, et al. Localisation of 11 beta-hydroxysteroid dehydrogenase--tissue specific protector of the mineralocorticoid receptor. Lancet 1988;2(8618):986-9.

112. Masuzaki H, Paterson J, Shinyama H, Morton NM, Mullins JJ, Seckl JR, et al. A transgenic model of visceral obesity and the metabolic syndrome. Science 2001;294(5549):2166-70.

113. Masuzaki H, Yamamoto H, Kenyon CJ, Elmquist JK, Morton NM, Paterson JM, et al. Transgenic amplification of glucocorticoid action in adipose tissue causes high blood pressure in mice. J Clin Invest 2003;112(1):83-90.

114. Feig PU, Shah S, Hermanowski-Vosatka A, Plotkin D, Springer MS, Donahue S, et al. Effects of an 11beta-hydroxysteroid dehydrogenase type 1 inhibitor, MK-0916, in patients with type 2 diabetes mellitus and metabolic syndrome. Diabetes Obes Metab 2011;13(6):498-504.

115. Rosenstock J, Banarer S, Fonseca VA, Inzucchi SE, Sun W, Yao W, et al. The 11-beta-hydroxysteroid dehydrogenase type 1 inhibitor INCB13739 improves hyperglycemia in patients with type 2 diabetes inadequately controlled by metformin monotherapy. Diabetes Care 2010;33(7):1516-22.

116. Morgan SA, McCabe EL, Gathercole LL, Hassan-Smith ZK, Larner DP, Bujalska IJ, et al. 11beta-HSD1 is the major regulator of the tissue-specific effects of circulating glucocorticoid excess. Proc Natl Acad Sci USA 2014;111(24):2.

117. Perez P, Page A, Bravo A, Del Rio M, Gimenez-Conti I, Budunova I, et al. Altered skin development and impaired proliferative and inflammatory responses in transgenic mice overexpressing the glucocorticoid receptor. Faseb J 2001;15(11):2030-2.

118. Rokowski RJ, Sheehy J, Cutroneo KR. Glucocorticoid-mediated selective reduction of functioning collagen messenger ribonucleic acid. Arch Biochem Biophys 1981;210(1):74-81.

119. Sarnstrand B, Brattsand R, Malmstrom A. Effect of glucocorticoids on glycosaminoglycan metabolism in cultured human skin fibroblasts. J Invest Dermatol 1982;79(6):412-7.

120. Novoselova TV, Jackson D, Campbell DC, Clark AJ, Chan LF. Melanocortin receptor accessory proteins in adrenal gland physiology and beyond. J Endocrinol 2013;217(1):12-0501.

121. Dores RM, Londraville RL, Prokop J, Davis P, Dewey N, Lesinski N. Molecular evolution of GPCRs: melanocortin/melanocortin receptors. J Mol Endocrinol 2014;52(3):14-0050.

122. Turan S, Hughes C, Atay Z, Guran T, Haliloglu B, Clark AJ, et al. An atypical case of familial glucocorticoid deficiency without pigmentation caused by coexistent homozygous mutations in MC2R (T152K) and MC1R (R160W). J Clin Endocrinol Metab 2012;97(5):2011-2414.

123. Block NE, Buse MG. Effects of hypercortisolemia and diabetes on skeletal muscle insulin receptor function in vitro and in vivo. Am J Physiol1989;256(1 Pt 1):E39-48.

124. Wajchenberg BL, Bosco A, Marone MM, Levin S, Rocha M, Lerario AC, et al. Estimation of body fat and lean tissue distribution by dual energy X-ray absorptiometry and abdominal body fat evaluation by computed tomography in Cushing's disease. J Clin Endocrinol Metab 1995;80(9):2791-4.

125. Ross EJ, Linch DC. Cushing's syndrome -- killing disease: discriminatory value of signs and symptoms aiding early diagnosis. Lancet 1982;2(8299):646-9.

126. Dekkers OM, Horvath-Puho E, Jorgensen JO, Cannegieter SC, Ehrenstein V, Vandenbroucke JP, et al. Multisystem morbidity and mortality in Cushing's syndrome: a cohort study. J Clin Endocrinol Metab 2013;98(6):2277-84.

127. Graham BS, Tucker WS, Jr. Opportunistic infections in endogenous Cushing's syndrome. Ann Intern Med 1984;101(3):334-8.

128. Fareau GG, Vassilopoulou-Sellin R. Hypercortisolemia and infection. Infect Dis Clin North Am 2007;21(3):639-57, viii.

129. Bamberger CM, Bamberger AM, de Castro M, Chrousos GP. Glucocorticoid receptor beta, a potential endogenous inhibitor of glucocorticoid action in humans. J Clin Invest 1995;95(6):2435-41.

130. de Castro M, Elliot S, Kino T, Bamberger C, Karl M, Webster E, et al. The non-ligand binding beta-isoform of the human glucocorticoid receptor (hGR beta): tissue levels, mechanism of action, and potential physiologic role. Mol Med 1996;2(5):597-607.

131. Bamberger CM, Schulte HM, Chrousos GP. Molecular determinants of glucocorticoid receptor function and tissue sensitivity to glucocorticoids. Endocr Rev 1996;17(3):245-61.

132. Barnes PJ, Karin M. Nuclear factor-kappaB: a pivotal transcription factor in chronic inflammatory diseases. N Engl J Med 1997;336(15):1066-71.

133. Ray A, Prefontaine KE. Physical association and functional antagonism between the p65 subunit of transcription factor NF-kappa B and the glucocorticoid receptor. Proc Natl Acad Sci USA 1994;91(2):752-6.

134. Beato M, Sanchez-Pacheco A. Interaction of steroid hormone receptors with the transcription initiation complex. Endocr Rev 1996;17(6):587-609.

135. Munck A, Holbrook NJ. Glucocorticoid-receptor complexes in rat thymus cells. Rapid kinetic behavior and a cyclic model. J Biol Chem 1984;259(2):820-31.

136. Northrop JP, Crabtree GR, Mattila PS. Negative regulation of interleukin 2 transcription by the glucocorticoid receptor. J Exp Med 1992;175(5):1235-45.

137. Cruz-Topete D, Cidlowski JA. One hormone, two actions: anti- and pro-inflammatory effects of glucocorticoids. Neuroimmunomodulation 2015;22(1-2):20-32.

138. Danese RD, Aron DC. Cushing's syndrome and hypertension. Endocrinol Metab Clin North Am 1994;23(2):299-324.

139. Pimenta E, Wolley M, Stowasser M. Adverse cardiovascular outcomes of corticosteroid excess. Endocrinology 2012;153(11):5137-42.

140. Saruta T, Suzuki H, Handa M, Igarashi Y, Kondo K, Senba S. Multiple factors contribute to the pathogenesis of hypertension in Cushing's syndrome. J Clin Endocrinol Metab1986;62(2):275-9.

141. Marver D. Evidence of corticosteroid action along the nephron. Am J Physiol 1984;246(2 Pt 2):F111-23.

142. Stewart PM, Krozowski ZS. 11 beta-Hydroxysteroid dehydrogenase. Vitam Horm 1999;57:249-324.

143. Funder JW. Minireview: Aldosterone and mineralocorticoid receptors: past, present, and future. Endocrinology 2010;151(11):5098-102.

144. van der Pas R, Leebeek FW, Hofland LJ, de Herder WW, Feelders RA. Hypercoagulability in Cushing's syndrome: prevalence, pathogenesis and treatment. Clin Endocrinol 2013;78(4):481-8.

145. Van Zaane B, Nur E, Squizzato A, Dekkers OM, Twickler MT, Fliers E, et al. Hypercoagulable state in Cushing's syndrome: a systematic review. J Clin Endocrinol Metab 2009;94(8):2743-50.

146. Toth M, Grossman A. Glucocorticoid-induced osteoporosis: lessons from Cushing's syndrome. Clin Endocrinol 2013;79(1):1-11.

147. Adler RA, Rosen CJ. Glucocorticoids and osteoporosis. Endocrinol Metab Clin North Am 1994;23(3):641-54.

148. Peck WA. The effects of glucocorticoids on bone cell metabolism and function. Adv Exp Med Biol 1984;171:111-9.

149. Khosla S. Minireview: the OPG/RANKL/RANK system. Endocrinology2001;142(12):5050-5.

150. Canalis E, Delany AM. Mechanisms of glucocorticoid action in bone. Ann N Y Acad Sci 2002;966:73-81.

151. Defranco DJ, Lian JB, Glowacki J. Differential effects of glucocorticoid on recruitment and activity of osteoclasts induced by normal and osteocalcin-deficient bone implanted in rats. Endocrinology 1992;131(1):114-21.

152. Marusic A, Raisz LG. Cortisol modulates the actions of interleukin-1 alpha on bone formation, resorption, and prostaglandin production in cultured mouse parietal bones. Endocrinology 1991;129(5):2699-706.

153. Dorn LD, Burgess ES, Dubbert B, Simpson SE, Friedman T, Kling M, et al. Psychopathology in patients with endogenous Cushing's syndrome: 'atypical' or melancholic features. Clin Endocrinol (Oxf) 1995;43(4):433-42.

154. Dorn LD, Burgess ES, Friedman TC, Dubbert B, Gold PW, Chrousos GP. The longitudinal course of psychopathology in Cushing's syndrome after correction of hypercortisolism. J Clin Endocrinol Metab 1997;82(3):912-9.

155. Regestein QR, Rose LI, Williams GH. Psychopathology in Cushing's syndrome. Arch Intern Med 1972;130(1):114-7.

156. Andela CD, van der Werff SJ, Pannekoek JN, van den Berg SM, Meijer OC, van Buchem MA, et al. Smaller grey matter volumes in the anterior cingulate cortex and greater cerebellar volumes in patients with long-term remission of Cushing's disease: a case-control study. Eur J Endocrinol 2013;169(6):811-9.

157. Resmini E, Santos A, Gomez-Anson B, Vives Y, Pires P, Crespo I, et al. Verbal and visual memory performance and hippocampal volumes, measured by 3-Tesla magnetic resonance imaging, in patients with Cushing's syndrome. J Clin Endocrinol Metab 2012;97(2):663-71.

158. Resmini E, Santos A, Gomez-Anson B, Lopez-Mourelo O, Pires P, Vives-Gilabert Y, et al. Hippocampal dysfunction in cured Cushing's syndrome patients, detected by (1) H-MR-spectroscopy. Clin Endocrinol 2013;79(5):700-7.

159. Santos A, Resmini E, Crespo I, Pires P, Vives-Gilabert Y, Granell E, et al. Small cerebellar cortex volume in patients with active Cushing's syndrome. Eur J Endocrinol 2014;171(4):461-9.

160. Lado-Abeal J, Rodriguez-Arnao J, Newell-Price JD, Perry LA, Grossman AB, Besser GM, et al. Menstrual abnormalities in women with Cushing's disease are correlated with hypercortisolemia rather than raised circulating androgen levels. J Clin Endocrinol Metab 1998;83(9):3083-8.

161. Chrousos GP, Torpy DJ, Gold PW. Interactions between the hypothalamic-pituitary-adrenal axis and the female reproductive system: clinical implications. Ann Intern Med 1998;129(3):229-40.

162. Benker G, Raida M, Olbricht T, Wagner R, Reinhardt W, Reinwein D. TSH secretion in Cushing's syndrome: relation to glucocorticoid excess, diabetes, goitre, and the 'sick euthyroid syndrome'. Clin Endocrinol (Oxf) 1990;33(6):777-86.

163. Stewart PM, Walker BR, Holder G, O'Halloran D, Shackleton CH. 11 beta-hydroxysteroid dehydrogenase activity in Cushing's syndrome: explaining the mineralocorticoid excess state of the ectopic adrenocorticotropin syndrome. J Clin Endocrinol Metab 1995;80(12):3617-20.

164. Nieman LK, Biller BM, Findling JW, Newell-Price J, Savage MO, Stewart PM, et al. The diagnosis of Cushing's syndrome: an Endocrine Society Clinical Practice Guideline. J Clin Endocrinol Metab 2008;93(5):1526-40.

165. Sakiyama R, Ashcraft MW, Van Herle AJ. Cyclic Cushing's syndrome. Am J Med 1984;77(5):944-6.

166. Terzolo M, Pia A, Reimondo G. Subclinical Cushing's syndrome: definition and management. Clin Endocrinol 2012;76(1):12-8.

167. Vagnucci AH, Evans E. Cushing's disease with intermittent hypercortisolism. Am J Med 1986;80(1):83-8.

168. Alexandraki KI, Kaltsas GA, Isidori AM, Akker SA, Drake WM, Chew SL, et al. The prevalence and characteristic features of cyclicity and variability in Cushing's disease. Eur J Endocrinol 2009;160(6):1011-8.

169. Ambrosi B, Colombo P, Bochicchio D, Bassetti M, Masini B, Faglia G. The silent corticotropinoma: is clinical diagnosis possible? J Endocrinol Invest 1992;15(6):443-52.

170. Tan EU, Ho MS, Rajasoorya CR. Metamorphosis of a non-functioning pituitary adenoma to Cushing's disease. Pituitary 2000;3(2):117-22.

171. Vaughan NJ, Laroche CM, Goodman I, Davies MJ, Jenkins JS. Pituitary Cushing's disease arising from a previously non-functional corticotrophic chromophobe adenoma. Clin Endocrinol (Oxf) 1985;22(2):147-53.

172. Guignat L, Bertherat J. The diagnosis of Cushing's syndrome: an Endocrine Society Clinical Practice Guideline: commentary from a European perspective. Eur J Endocrinol 2010;163(1):9-13.

173. Newell-Price J, Trainer P, Perry L, Wass J, Grossman A, Besser M. A single sleeping midnight cortisol has 100% sensitivity for the diagnosis of Cushing's syndrome. Clin Endocrinol (Oxf) 1995;43(5):545-50.

174. Papanicolaou DA, Yanovski JA, Cutler GB, Jr., Chrousos GP, Nieman LK. A single midnight serum cortisol measurement distinguishes Cushing's syndrome from pseudo-Cushing states. J Clin Endocrinol Metab 1998;83(4):1163-7.

175. Crapo L. Cushing's syndrome: a review of diagnostic tests. Metabolism 1979;28(9):955-77.

176. Kaye TB, Crapo L. The Cushing syndrome: an update on diagnostic tests. Ann Intern Med 1990;112(6):434-44.

177. Liddle GW. Tests of pituitary-adrenal suppressibility in the diagnosis of Cushing's syndrome. J Clin Endocrinol Metab 1960;20:1539-60.

178. Newell-Price J, Trainer P, Besser M, Grossman A. The diagnosis and differential diagnosis of Cushing's syndrome and pseudo-Cushing's states. Endocr Rev 1998;19(5):647-72.

179. Castro M, Elias PC, Quidute AR, Halah FP, Moreira AC. Outpatient screening for Cushing's syndrome: the sensitivity of the combination of circadian rhythm and

overnight dexamethasone suppression salivary cortisol tests. J Clin Endocrinol Metab 1999;84(3):878-82.

180. Papanicolaou DA, Mullen N, Kyrou I, Nieman LK. Nighttime salivary cortisol: a useful test for the diagnosis of Cushing's syndrome. J Clin Endocrinol Metab 2002;87(10):4515-21.

181. Putignano P, Toja P, Dubini A, Pecori Giraldi F, Corsello SM, Cavagnini F. Midnight salivary cortisol versus urinary free and midnight serum cortisol as screening tests for Cushing's syndrome. J Clin Endocrinol Metab 2003;88(9):4153-7.

182. Raff H, Raff JL, Findling JW. Late-night salivary cortisol as a screening test for Cushing's syndrome. J Clin Endocrinol Metab 1998;83(8):2681-6.

183. Elias PC, Martinez EZ, Barone BF, Mermejo LM, Castro M, Moreira AC. Late-night salivary cortisol has a better performance than urinary free cortisol in the diagnosis of Cushing's syndrome. J Clin Endocrinol Metab 2014;99(6):2045-51.

184. Raff H. Cushing's syndrome: diagnosis and surveillance using salivary cortisol. Pituitary 2012;15(1):64-70.

185. Nieman LK. Diagnostic tests for Cushing's syndrome. Ann N Y Acad Sci 2002;970:112-8.

186. Deutschbein T, Broecker-Preuss M, Flitsch J, Jaeger A, Althoff R, Walz MK, et al. Salivary cortisol as a diagnostic tool for Cushing's syndrome and adrenal insufficiency: improved screening by an automatic immunoassay. Eur J Endocrinol 2012;166(4):613-8.

187. Yanovski JA, Cutler GB, Jr., Chrousos GP, Nieman LK. Corticotropin-releasing hormone stimulation following low-dose dexamethasone administration. A new test to distinguish Cushing's syndrome from pseudo-Cushing's states. JAMA 1993;269(17):2232-8.

188. Aron DC, Findling JW, Fitzgerald PA, Brooks RM, Fisher FE, Forsham PH, et al. Pituitary ACTH dependency of nodular adrenal hyperplasia in Cushing's syndrome. Report of two cases and review of the literature. Am J Med 1981;71(2):302-6.

189. Newell-Price J, Bertagna X, Grossman AB, Nieman LK. Cushing's syndrome. Lancet 2006;367(9522):1605-17.

190. Flack MR, Oldfield EH, Cutler GB, Jr., Zweig MH, Malley JD, Chrousos GP, et al. Urine free cortisol in the high-dose dexamethasone suppression test for the differential diagnosis of the Cushing syndrome. Ann Intern Med 1992;116(3):211-7.

191. Castro M, Elias LL, Elias PC, Moreira AC. A dose-response study of salivary cortisol after dexamethasone suppression test in Cushing's disease and its potential use in the differential diagnosis of Cushing's syndrome. Clin Endocrinol (Oxf) 2003;59(6):800-5.

192. de Keyzer Y, Lenne F, Auzan C, Jegou S, Rene P, Vaudry H, et al. The pituitary V3 vasopressin receptor and the corticotroph phenotype in ectopic ACTH syndrome. J Clin Invest 1996;97(5):1311-8.

193. Suda T, Tozawa F, Dobashi I, Horiba N, Ohmori N, Yamakado M, et al. Corticotropin-releasing hormone, proopiomelanocortin, and glucocorticoid receptor gene expression in adrenocorticotropin-producing tumors in vitro. J Clin Invest 1993;92(6):2790-5.

194. Newell-Price J. Diagnosis/differential diagnosis of Cushing's syndrome: a review of best practice. Best Pract Res Clin Endocrinol Metab 2009;23 Suppl 1:S5-14. doi: 10.1016/S1521-690X(09)70003-X.

195. Grossman AB, Howlett TA, Perry L, Coy DH, Savage MO, Lavender P, et al. CRF in the differential diagnosis of Cushing's syndrome: a comparison with the dexamethasone suppression test. Clin Endocrinol (Oxf) 1988;29(2):167-78.

196. Bruno OD, Rossi MA, Contreras LN, Gomez RM, Galparsoro G, Cazado E, et al. Nocturnal high-dose dexamethasone suppression test in the aetiological diagnosis of Cushing's syndrome. Acta Endocrinol (Copenh) 1985;109(2):158-62.

197. Tyrrell JB, Findling JW, Aron DC, Fitzgerald PA, Forsham PH. An overnight high-dose dexamethasone suppression test for rapid differential diagnosis of Cushing's syndrome. Ann Intern Med 1986;104(2):180-6.

198. Orth DN, DeBold CR, DeCherney GS, Jackson RV, Alexander AN, Rivier J, et al. Pituitary microadenomas causing Cushing's disease respond to corticotropin-releasing factor. J Clin Endocrinol Metab 1982;55(5):1017-9.

199. Nieman LK, Oldfield EH, Wesley R, Chrousos GP, Loriaux DL, Cutler GB, Jr. A simplified morning ovine corticotropin-releasing hormone stimulation test for the differential diagnosis of adrenocorticotropin-dependent Cushing's syndrome. J Clin Endocrinol Metab 1993;77(5):1308-12.

200. Invitti C, Pecori Giraldi F, de Martin M, Cavagnini F. Diagnosis and management of Cushing's syndrome: results of an Italian multicentre study. Study Group of the Italian Society of Endocrinology on the Pathophysiology of the Hypothalamic-Pituitary-Adrenal Axis. J Clin Endocrinol Metab 1999;84(2):440-8.

201. Newell-Price J, Morris DG, Drake WM, Korbonits M, Monson JP, Besser GM, et al. Optimal response criteria for the human CRH test in the differential diagnosis of ACTH-dependent Cushing's syndrome. J Clin Endocrinol Metab 2002;87(4):1640-5.

202. Reimondo G, Paccotti P, Minetto M, Termine A, Stura G, Bergui M, et al. The corticotrophin-releasing hormone test is the most reliable noninvasive method to differentiate pituitary from ectopic ACTH secretion in Cushing's syndrome. Clin Endocrinol (Oxf) 2003;58(6):718-24.

203. Dickstein G, DeBold CR, Gaitan D, DeCherney GS, Jackson RV, Sheldon WR, Jr., et al. Plasma corticotropin and cortisol responses to ovine corticotropin-releasing hormone (CRH), arginine vasopressin (AVP), CRH plus AVP, and CRH plus metyrapone in patients with Cushing's disease. J Clin Endocrinol Metab 1996;81(8):2934-41.

204. Tabarin A, San Galli F, Dezou S, Leprat F, Corcuff JB, Latapie JL, et al. The corticotropin-releasing factor test in the differential diagnosis of Cushing's syndrome: a comparison with the lysine-vasopressin test. Acta Endocrinol (Copenh) 1990;123(3):331-8.

205. Terzolo M, Reimondo G, Angeli A. Desmopressin test in mild Cushing syndrome. Arch Intern Med 2003;163(7):850-1.

206. Webb-Peploe MM, Spathis GS, Reed PI. Cushing's syndrome: use of lysine vasopressin to distinguish overproduction of corticotrophin by pituitary from other causes of adrenal cortical hyperfunction. Lancet 1967;1(7483):195-7.

207. Moreira AC, Castro M, Machado HR. Longitudinal evaluation of adrenocorticotrophin and beta-lipotrophin plasma levels following bilateral adrenalectomy in patients with Cushing's disease. Clin Endocrinol (Oxf) 1993;39(1):91-6.

208. Booth GL, Redelmeier DA, Grosman H, Kovacs K, Smyth HS, Ezzat S. Improved diagnostic accuracy of inferior petrosal sinus sampling over imaging for localizing pituitary pathology in patients with Cushing's disease. J Clin Endocrinol Metab1998;83(7):2291-5.

209. Colao A, Faggiano A, Pivonello R, Pecori Giraldi F, Cavagnini F, Lombardi G. Inferior petrosal sinus sampling in the differential diagnosis of Cushing's syndrome: results of an Italian multicenter study. Eur J Endocrinol 2001;144(5):499-507.

210. Lefournier V, Martinie M, Vasdev A, Bessou P, Passagia JG, Labat-Moleur F, et al. Accuracy of bilateral inferior petrosal or cavernous sinuses sampling in predicting the lateralization of Cushing's disease pituitary microadenoma: influence of catheter position and anatomy of venous drainage. J Clin Endocrinol Metab 2003;88(1):196-203.

211. Miller DL, Doppman JL. Petrosal sinus sampling: technique and rationale. Radiology 1991;178(1):37-47.

212. Oldfield EH, Doppman JL, Nieman LK, Chrousos GP, Miller DL, Katz DA, et al. Petrosal sinus sampling with and without corticotropin-releasing hormone for the differential diagnosis of Cushing's syndrome. N Engl J Med 1991;325(13):897-905.

213. Lienhardt A, Grossman AB, Dacie JE, Evanson J, Huebner A, Afshar F, et al. Relative contributions of inferior petrosal sinus sampling and pituitary imaging in the investigation of children and adolescents with ACTH-dependent Cushing's syndrome. J Clin Endocrinol Metab 2001;86(12):5711-4.

214. Swearingen B, Katznelson L, Miller K, Grinspoon S, Waltman A, Dorer DJ, et al. Diagnostic errors after inferior petrosal sinus sampling. J Clin Endocrinol Metab 2004;89(8):3752-63.

215. Doppman JL, Chang R, Oldfield EH, Chrousos G, Stratakis CA, Nieman LK. The hypoplastic inferior petrosal sinus: a potential source of false-negative results in petrosal sampling for Cushing's disease. J Clin Endocrinol Metab 1999;84(2):533-40.

216. Doppman JL, Oldfield E, Krudy AG, Chrousos GP, Schulte HM, Schaaf M, et al. Petrosal sinus sampling for Cushing syndrome: anatomical and technical considerations. Work in progress. Radiology 1984;150(1):99-103.

217. Doppman JL, Nieman LK, Chang R, Yanovski J, Cutler GB, Jr., Chrousos GP, et al. Selective venous sampling from the cavernous sinuses is not a more reliable technique than sampling from the inferior petrosal sinuses in Cushing's syndrome. J Clin Endocrinol Metab 1995;80(8):2485-9.

218. Mamelak AN, Dowd CF, Tyrrell JB, McDonald JF, Wilson CB. Venous angiography is needed to interpret inferior petrosal sinus and cavernous sinus sampling data for lateralizing adrenocorticotropin-secreting adenomas. J Clin Endocrinol Metab 1996;81(2):475-81.

219. Bonneville JF, Cattin F, Bonneville F, Schillo F, Jacquet G. [Pituitary gland imaging in Cushing's disease]. Neurochirurgie 2002;48(2-3 Pt 2):173-85.

220. Hall WA, Luciano MG, Doppman JL, Patronas NJ, Oldfield EH. Pituitary magnetic resonance imaging in normal human volunteers: occult adenomas in the general population. Ann Intern Med 1994;120(10):817-20.

221. Burch WM. Cushing's disease. A review. Arch Intern Med 1985;145(6):1106-11.

222. Friedman RB, Oldfield EH, Nieman LK, Chrousos GP, Doppman JL, Cutler GB, Jr., et al. Repeat transsphenoidal surgery for Cushing's disease. J Neurosurg 1989;71(4):520-7.

223. Mampalam TJ, Tyrrell JB, Wilson CB. Transsphenoidal microsurgery for Cushing disease. A report of 216 cases. Ann Intern Med 1988;109(6):487-93.

224. Nakane T, Kuwayama A, Watanabe M, Takahashi T, Kato T, Ichihara K, et al. Long term results of transsphenoidal adenomectomy in patients with Cushing's disease. Neurosurgery 1987;21(2):218-22.

225. Rees DA, Hanna FW, Davies JS, Mills RG, Vafidis J, Scanlon MF. Long-term follow-up results of transsphenoidal surgery for Cushing's disease in a single centre using strict criteria for remission. Clin Endocrinol (Oxf) 2002;56(4):541-51.

226. Reitmeyer M, Vance ML, Laws ER, Jr. The neurosurgical management of Cushing's disease. Mol Cell Endocrinol 2002;197(1-2):73-9.

227. Swearingen B, Biller BM, Barker FG, 2nd, Katznelson L, Grinspoon S, Klibanski A, et al. Long-term mortality after transsphenoidal surgery for Cushing disease. Ann Intern Med 1999;130(10):821-4.

228. Dallapiazza RF, Jane JA, Jr. Outcomes of endoscopic transsphenoidal pituitary surgery. Endocrinol Metab Clin North Am 2015;44(1):105-15.

229. Blevins LS, Jr., Christy JH, Khajavi M, Tindall GT. Outcomes of therapy for Cushing's disease due to adrenocorticotropin-secreting pituitary macroadenomas. J Clin Endocrinol Metab 1998;83(1):63-7.

230. Bochicchio D, Losa M, Buchfelder M. Factors influencing the immediate and late outcome of Cushing's disease treated by transsphenoidal surgery: a retrospective study by the European Cushing's Disease Survey Group. J Clin Endocrinol Metab 1995;80(11):3114-20.

231. Burch W. A survey of results with transsphenoidal surgery in Cushing's disease. N Engl J Med 1983;308(2):103-4.

232. Semple PL, Vance ML, Findling J, Laws ER, Jr. Transsphenoidal surgery for Cushing's disease: outcome

in patients with a normal magnetic resonance imaging scan. Neurosurgery 2000;46(3):553-8; discussion 558-9.

233. Oldfield EH, Chrousos GP, Schulte HM, Schaaf M, McKeever PE, Krudy AG, et al. Preoperative lateralization of ACTH-secreting pituitary microadenomas by bilateral and simultaneous inferior petrosal venous sinus sampling. N Engl J Med 1985;312(2):100-3.

234. Watson JC, Shawker TH, Nieman LK, DeVroom HL, Doppman JL, Oldfield EH. Localization of pituitary adenomas by using intraoperative ultrasound in patients with Cushing's disease and no demonstrable pituitary tumor on magnetic resonance imaging. J Neurosurg 1998;89(6):927-32.

235. Bigos ST, Somma M, Rasio E, Eastman RC, Lanthier A, Johnston HH, et al. Cushing's disease: management by transsphenoidal pituitary microsurgery. J Clin Endocrinol Metab 1980;50(2):348-54.

236. Rollin GA, Ferreira NP, Junges M, Gross JL, Czepielewski MA. Dynamics of serum cortisol levels after transsphenoidal surgery in a cohort of patients with Cushing's disease. J Clin Endocrinol Metab 2004;89(3):1131-9.

237. Sonino N, Zielezny M, Fava GA, Fallo F, Boscaro M. Risk factors and long-term outcome in pituitary-dependent Cushing's disease. J Clin Endocrinol Metab 1996;81(7):2647-52.

238. Trainer PJ, Lawrie HS, Verhelst J, Howlett TA, Lowe DG, Grossman AB, et al. Transsphenoidal resection in Cushing's disease: undetectable serum cortisol as the definition of successful treatment. Clin Endocrinol (Oxf) 1993;38(1):73-8.

239. McCance DR, Besser M, Atkinson AB. Assessment of cure after transsphenoidal surgery for Cushing's disease. Clin Endocrinol (Oxf) 1996;44(1):1-6.

240. Avgerinos PC, Chrousos GP, Nieman LK, Oldfield EH, Loriaux DL, Cutler GB, Jr. The corticotropin-releasing hormone test in the postoperative evaluation of patients with Cushing's syndrome. J Clin Endocrinol Metab 1987;65(5):906-13.

241. Miller JW, Crapo L. The medical treatment of Cushing's syndrome. Endocr Rev 1993;14(4):443-58.

242. Sonino N, Boscaro M, Fallo F. Pharmacologic management of Cushing syndrome: new targets for therapy. Treat Endocrinol 2005;4(2):87-94.

243. Boscaro M, Barzon L, Fallo F, Sonino N. Cushing's syndrome. Lancet 2001;357(9258):783-91.

244. Tritos NA, Biller BM. Medical management of Cushing's disease. J Neurooncol 2014;117(3):407-14.

245. Stefaneanu L, Kovacs K, Horvath E, Buchfelder M, Fahlbusch R, Lancranjan L. Dopamine D2 receptor gene expression in human adenohypophysial adenomas. Endocrine2001;14(3):329-36.

246. Batista DL, Zhang X, Gejman R, Ansell PJ, Zhou Y, Johnson SA, et al. The effects of SOM230 on cell proliferation and adrenocorticotropin secretion in human corticotroph pituitary adenomas. J Clin Endocrinol Metab 2006;91(11):4482-8.

247. Godbout A, Manavela M, Danilowicz K, Beauregard H, Bruno OD, Lacroix A. Cabergoline monotherapy

in the long-term treatment of Cushing's disease. Eur J Endocrinol 2010;163(5):709-16.

248. Pivonello R, De Martino MC, Cappabianca P, De Leo M, Faggiano A, Lombardi G, et al. The medical treatment of Cushing's disease: effectiveness of chronic treatment with the dopamine agonist cabergoline in patients unsuccessfully treated by surgery. J Clin Endocrinol Metab 2009;94(1):223-30.

249. Colao A, Petersenn S, Newell-Price J, Findling JW, Gu F, Maldonado M, et al. A 12-month phase 3 study of pasireotide in Cushing's disease. N Engl J Med 2012;366(10):914-24.

250. Henry RR, Ciaraldi TP, Armstrong D, Burke P, Ligueros-Saylan M, Mudaliar S. Hyperglycemia associated with pasireotide: results from a mechanistic study in healthy volunteers. J Clin Endocrinol Metab 2013;98(8):3446-53.

251. Carey RM, Orth DN, Hartmann WH. Malignant melanoma with ectopic production of adrenocorticotropic hormone. Palliative treatment with inhibitors of adrenal steroid biosynthesis. J Clin Endocrinol Metab 1973;36(3):482-7.

252. Luton JP, Mahoudeau JA, Bouchard P, Thieblot P, Hautecouverture M, Simon D, et al. Treatment of Cushing's disease by O,p'DDD. Survey of 62 cases. N Engl J Med 1979;300(9):459-64.

253. Abraham J, Bakke S, Rutt A, Meadows B, Merino M, Alexander R, et al. A phase II trial of combination chemotherapy and surgical resection for the treatment of metastatic adrenocortical carcinoma: continuous infusion doxorubicin, vincristine, and etoposide with daily mitotane as a P-glycoprotein antagonist. Cancer 2002;94(9):2333-43.

254. De Leon DD, Lange BJ, Walterhouse D, Moshang T. Long-term (15 years) outcome in an infant with metastatic adrenocortical carcinoma. J Clin Endocrinol Metab 2002;87(10):4452-6.

255. Boushey RP, Dackiw AP. Adrenal cortical carcinoma. Curr Treat Options Oncol 2001;2(4):355-64.

256. Pont A, Williams PL, Azhar S, Reitz RE, Bochra C, Smith ER, et al. Ketoconazole blocks testosterone synthesis. Arch Intern Med 1982;142(12):2137-40.

257. Sonino N, Boscaro M, Paoletta A, Mantero F, Ziliotto D. Ketoconazole treatment in Cushing's syndrome: experience in 34 patients. Clin Endocrinol (Oxf) 1991;35(4):347-52.

258. Feelders RA, Hofland LJ. Medical treatment of Cushing's disease. J Clin Endocrinol Metab 2013;98(2):425-38.

259. Castinetti F, Guignat L, Giraud P, Muller M, Kamenicky P, Drui D, et al. Ketoconazole in Cushing's disease: is it worth a try? J Clin Endocrinol Metab 2014;99(5):1623-30.

260. Jeffcoate WJ, Rees LH, Tomlin S, Jones AE, Edwards CR, Besser GM. Metyrapone in long-term management of Cushing's disease. Br Med J 1977;2(6081):215-7.

261. Tsigos C, Chrousos GP. Differential diagnosis and management of Cushing's syndrome. Annu Rev Med 1996;47:443-61.

262. Verhelst JA, Trainer PJ, Howlett TA, Perry L, Rees LH, Grossman AB, et al. Short and long-term responses to metyrapone in the medical management of 91 patients

with Cushing's syndrome. Clin Endocrinol (Oxf) 1991;35(2):169-78.

263. Baudry C, Coste J, Bou Khalil R, Silvera S, Guignat L, Guibourdenche J, et al. Efficiency and tolerance of mitotane in Cushing's disease in 76 patients from a single center. Eur J Endocrinol 2012;167(4):473-81.

264. Barbot M, Albiger N, Ceccato F, Zilio M, Frigo AC, Denaro L, et al. Combination therapy for Cushing's disease: effectiveness of two schedules of treatment: should we start with cabergoline or ketoconazole? Pituitary 2014;17(2):109-17.

265. Vilar L, Naves LA, Azevedo MF, Arruda MJ, Arahata CM, Moura ESL, et al. Effectiveness of cabergoline in monotherapy and combined with ketoconazole in the management of Cushing's disease. Pituitary 2010;13(2):123-9.

266. Orth DN, Liddle GW. Results of treatment in 108 patients with Cushing's syndrome. N Engl J Med 1971;285(5):243-7.

267. Estrada J, Boronat M, Mielgo M, Magallon R, Millan I, Diez S, et al. The long-term outcome of pituitary irradiation after unsuccessful transsphenoidal surgery in Cushing's disease. N Engl J Med 1997;336(3):172-7.

268. Leinung MC, Kane LA, Scheithauer BW, Carpenter PC, Laws ER, Jr., Zimmerman D. Long term follow-up of transsphenoidal surgery for the treatment of Cushing's disease in childhood. J Clin Endocrinol Metab 1995;80(8):2475-9.

269. McCutcheon IE. Stereotactic radiosurgery for patients with ACTH-producing pituitary adenomas after prior adrenalectomy. Int J Radiat Oncol Biol Phys 2002;54(3):640-1.

270. Kobayashi T, Kida Y, Mori Y. Gamma knife radiosurgery in the treatment of Cushing disease: long-term results. J Neurosurg 2002;97(5 Suppl):422-8.

271. Martinez R, Bravo G, Burzaco J, Rey G. Pituitary tumors and gamma knife surgery. Clinical experience with more than two years of follow-up. Stereotact Funct Neurosurg 1998;70 Suppl 1:110-8.

272. Hawn MT, Cook D, Deveney C, Sheppard BC. Quality of life after laparoscopic bilateral adrenalectomy for Cushing's disease. Surgery 2002;132(6):1064-8; discussion 1068-9.

273. Castilho LN, Castillo OA, Denes FT, Mitre AI, Arap S. Laparoscopic adrenal surgery in children. J Urol 2002;168(1):221-4.

274. Wells SA, Merke DP, Cutler GB, Jr., Norton JA, Lacroix A. Therapeutic controversy: The role of laparoscopic surgery in adrenal disease. J Clin Endocrinol Metab 1998;83(9):3041-9.

275. Bonjer HJ, Sorm V, Berends FJ, Kazemier G, Steyerberg EW, de Herder WW, et al. Endoscopic retroperitoneal adrenalectomy: lessons learned from 111 consecutive cases. Ann Surg 2000;232(6):796-803.

276. Hazzan D, Shiloni E, Golijanin D, Jurim O, Gross D, Reissman P. Laparoscopic vs open adrenalectomy for benign adrenal neoplasm. Surg Endosc 2001;15(11):1356-8.

277. Sarkar R, Thompson NW, McLeod MK. The role of adrenalectomy in Cushing's syndrome. Surgery 1990;108(6):1079-84.

278. Acosta E, Pantoja JP, Gamino R, Rull JA, Herrera MF. Laparoscopic versus open adrenalectomy in Cushing's syndrome and disease. Surgery 1999;126(6):1111-6.

279. Lezoche E, Guerrieri M, Feliciotti F, Paganini AM, Perretta S, Baldarelli M, et al. Anterior, lateral, and posterior retroperitoneal approaches in endoscopic adrenalectomy. Surg Endosc 2002;16(1):96-9.

280. Nelson DH, Meakin JW, Thorn GW. ACTH-producing pituitary tumors following adrenalectomy for Cushing's syndrome. Ann Intern Med 1960;52:560-9.

281. Hopwood NJ, Kenny FM. Incidence of Nelson's syndrome after adrenalectomy for Cushing's disease in children: results of a nationwide survey. Am J Dis Child 1977;131(12):1353-6.

282. McArthur RG, Hayles AB, Salassa RM. Childhood Cushing disease: results of bilateral adrenalectomy. J Pediatr 1979;95(2):214-9.

283. Howlett TA, Plowman PN, Wass JA, Rees LH, Jones AE, Besser GM. Megavoltage pituitary irradiation in the management of Cushing's disease and Nelson's syndrome: long-term follow-up. Clin Endocrinol (Oxf) 1989;31(3):309-23.

284. Mercado-Asis LB, Yanovski JA, Tracer HL, Chik CL, Cutler GB, Jr. Acute effects of bromocriptine, cyproheptadine, and valproic acid on plasma adrenocorticotropin secretion in Nelson's syndrome. J Clin Endocrinol Metab 1997;82(2):514-7.

285. Jenkins PJ, Trainer PJ, Plowman PN, Shand WS, Grossman AB, Wass JA, et al. The long-term outcome after adrenalectomy and prophylactic pituitary radiotherapy in adrenocorticotropin-dependent Cushing's syndrome. J Clin Endocrinol Metab 1995;80(1):165-71.

286. Pollock BE, Young WF, Jr. Stereotactic radiosurgery for patients with ACTH-producing pituitary adenomas after prior adrenalectomy. Int J Radiat Oncol Biol Phys 2002;54(3):839-41.

287. Assie G, Bahurel H, Coste J, Silvera S, Kujas M, Dugue MA, et al. Corticotroph tumor progression after adrenalectomy in Cushing's disease: A reappraisal of Nelson's syndrome. J Clin Endocrinol Metab 2007;92(1):172-9.

288. Kelly PA, Samandouras G, Grossman AB, Afshar F, Besser GM, Jenkins PJ. Neurosurgical treatment of Nelson's syndrome. J Clin Endocrinol Metab 2002;87(12):5465-9.

289. Etxabe J, Vazquez JA. Morbidity and mortality in Cushing's disease: an epidemiological approach. Clin Endocrinol (Oxf) 1994;40(4):479-84.

290. Plotz CM, Knowlton AI, Ragan C. The natural history of Cushing's syndrome. Am J Med 1952;13(5):597-614.

291. Colao A, Pivonello R, Spiezia S, Faggiano A, Ferone D, Filippella M, et al. Persistence of increased cardiovascular risk in patients with Cushing's disease after five years of successful cure. J Clin Endocrinol Metab 1999;84(8):2664-72.

292. Faggiano A, Pivonello R, Spiezia S, De Martino MC, Filippella M, Di Somma C, et al. Cardiovascular risk factors and common carotid artery caliber and stiffness in patients with Cushing's disease during active disease and 1 year after disease remission. J Clin Endocrinol Metab 2003;88(6):2527-33.

293. Clayton RN, Raskauskiene D, Reulen RC, Jones PW. Mortality and morbidity in Cushing's disease over 50 years in Stoke-on-Trent, UK: audit and meta-analysis of literature. J Clin Endocrinol Metab 2011;96(3):632-42.

294. Tyrrell JB, Brooks RM, Fitzgerald PA, Cofoid PB, Forsham PH, Wilson CB. Cushing's disease. Selective trans-sphenoidal resection of pituitary microadenomas. N Engl J Med 1978;298(14):753-8.

295. Faggiano A, Pivonello R, Filippella M, Di Somma C, Orio F, Jr., Lombard G, et al. Spine abnormalities and damage in patients cured from Cushing's disease. Pituitary 2001;4(3):153-61.

296. Hermus AR, Smals AG, Swinkels LM, Huysmans DA, Pieters GF, Sweep CF, et al. Bone mineral density and bone turnover before and after surgical cure of Cushing's syndrome. J Clin Endocrinol Metab 1995;80(10):2859-65.

297. Valassi E, Crespo I, Santos A, Webb SM. Clinical consequences of Cushing's syndrome. Pituitary 2012;15(3):319-29.

298. Andela CD, van Haalen FM, Ragnarsson O, Papakokkinou E, Johannsson G, Santos A, et al. Mechanisms in endocrinology: Cushing's syndrome causes irreversible effects on the human brain: a systematic review of structural and functional magnetic resonance imaging studies. Eur J Endocrinol 2015;173(1):R1-R14.

299. Forget H, Lacroix A, Cohen H. Persistent cognitive impairment following surgical treatment of Cushing's syndrome. Psychoneuroendocrinology 2002;27(3):367-83.

300. Ragnarsson O, Johannsson G. Cushing's syndrome: a structured short- and long-term management plan for patients in remission. Eur J Endocrinol 2013;169(5): 13-0534.

Tratamento Cirúrgico e Radioterapia na Acromegalia

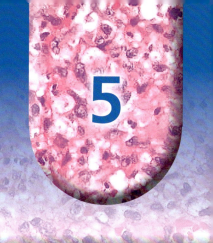

5

Raquel Soares Jallad
Felipe Henning Gaia Duarte
Marcello Delano Bronstein

INTRODUÇÃO

As modalidades de tratamento da acromegalia incluem ressecção cirúrgica do adenoma hipofisário, tratamento medicamentoso e radioterapia. Na decisão quanto à modalidade terapêutica primária alguns pontos devem ser levados em consideração: características do adenoma (tamanho e extensão), condições clínicas do paciente (cardiopatia, apneia do sono, diabete melito), desejo do paciente e as características locais do centro de tratamento. Este último refere-se à disponibilidade de uma equipe especializada em neurocirurgia hipofisária, de métodos radioterápicos avançados e de viabilidade econômica para introdução de tratamento medicamentoso.

CIRURGIA

A ressecção cirúrgica transesfenoidal do adenoma por um cirurgião experiente é um procedimento seguro, que continua a ser primeira opção de tratamento para a maioria dos pacientes com acromegalia (Tabela 5.1).[1] A craniotomia fica reservada para tumores com extensões para regiões subfrontal, temporal ou retrosselar (fossa posterior) que não podem ser alcançadas pelo acesso transesfenoidal expandido. A cirurgia endoscópica possibilita uma melhor visualização do adenoma e menos trauma nasal. Ela tem sido amplamente utilizada, substituindo a técnica microscópica tradicional. Em termos de eficácia cirúrgica, as comparações entre os acessos sublabial, endonasal transeptal e endonasal direto mostram resultados controversos. Há vários aparatos técnicos que podem ajudar o cirurgião durante o procedimento cirúrgico: neuronavegação, sonda de micro-Doppler e o uso de imagem intraoperatória (tomografia computadorizada (TC) ou ressonância magnética (MRI)).

A ressecção cirúrgica apresenta duas vantagens principais:

1. Possibilidade de remissão bioquímica rápida e permanente da doença.
2. Descompressão de estruturas anatômicas, como o quiasma, ocasionada pela presença do adenoma.

A eficácia cirúrgica depende das características do tumor (tamanho e extensão). Os macroadenomas intrasselares apresentaram maior chance de remissão hormonal do que os macroadenomas com extensão extrasselar, especialmente para seios cavernosos.[2]

As taxas de remissão após cirurgia transesfenoidal endoscópica estão entre 63 e 100% para microadenomas[2-7] e entre 40 e 72% para macroadenomas;[2-7] estes são comparáveis aos relatados com abordagens de microcirurgia. As complicações perioperatórias também são semelhantes, além de sinusite e alterações no gosto ou no cheiro, que são descritas mais frequentemente em pacientes tratados por via endoscópica.[5,8,9] Utilizando os novos critérios de normalização hormonal, IGF-I normal pareado para idade e GH supressível a menos do que 0,4 ng/mL, os estudos mais recentes demonstram resultados comparáveis.[10]

Tabela 5.1 Fatores decisivos na escolha da terapia inicial para a acromegalia

Característica	Favorável à cirurgia	Favorável aos medicamentos
Tamanho do adenoma	Microadenomas, macroadenomas intrasselares	Macroadenomas com extensão extrasselar, principalmente para seio cavernoso
Equipe neurocirúrgica especializada	Presença	Ausência
Comorbidades	Controladas ou ausentes	Cardiopatias descompensadas, apneia do sono grave não tratada etc.
Opção do paciente e família	Concorda com a cirurgia	Recusa cirurgia

O tratamento pré-operatório com análogos da somatostatina (AS) visando melhor eficácia cirúrgica não deve ser recomendado rotineiramente.[1] O impacto do uso pré-operatório dos AS no aumento da taxa de controle hormonal após a cirurgia foi avaliado recentemente por meio de meta-análise envolvendo 10 estudos: cinco estudos retrospectivos controlados, dois prospectivos não randomizados e três prospectivos randomizados controlados.[10] Os resultados foram condizentes com um melhor resultado cirúrgico limítrofe em macroadenomas (*odds ratio* [OR] 1,62; 95% intervalo de confiança [IC] de 0,93-2,82). Avaliando apenas os três estudos prospectivos randomizados controlados, o benefício do uso do AS parece ter sido significativo: OR 3,62 (IC 95% 1,88-6,96).[11] No entanto, um efeito residual do análogo da somatostatina (AS) no pré-operatório sobre o controle hormonal após a cirurgia não pode ser totalmente descartado em virtude do tempo precoce de avaliação da eficácia cirúrgica.

O tratamento cirúrgico pode ser indicado em pacientes submetidos ao tratamento primário com AS e com redução parcial dos níveis hormonais.[12,13] Nesse contexto, redução cirúrgica do volume do tumor (*debulking* tumoral) poderia otimizar a resposta hormonal à reintrodução do tratamento medicamentoso prévio.[12,13]

Assim, a cirurgia transesfenoidal tem sido indicada em pacientes portadores de microadenomas, macroadenomas intrasselares, macroadenomas invasivos visando remoção tumoral e pacientes com quadro clínico de compressão tumoral, visual ou neurológica.

RADIOTERAPIA

Atualmente, seguindo a orientação do mais recente algoritmo de tratamento da acromegalia,[1] a radioterapia é a opção de terceira linha. Ela deve ser indicada em pacientes com resíduo tumoral após cirurgia e cujo tratamento medicamentoso não está disponível ou não determinou controle da doença. Ela também pode ser indicada em pacientes cujo resíduo tumoral apresente um comportamento agressivo.

A radioterapia estereotáxica é uma radioterapia externa que usa radiação focal com o objetivo de atingir um tumor bem-definido, baseado em exames de imagem detalhados, planejamento conformacional (3D) e localização precisa da lesão.[14] Este planejamento da dose possibilita maior precisão e eficácia da dose, com redução da toxicidade em tecidos normais e em órgãos circunvizinhos às lesões. Portanto, é um tratamento que busca elevado grau de acurácia (ou seja, estereotáxica).[14]

Os dois tipos mais usados no tratamento do adenoma hipofisário são: radiocirurgia estereotáxica e radioterapia estereotáxica fracionada.[14] O volume da lesão-alvo e sua proximidade com estruturas sensíveis ditam a escolha da técnica de radioterapia. A radiocirurgia estereotáxica se refere ao emprego de uma única dose de radiação. Na fracionada, a irradiação do órgão-alvo é realizada com doses fracionadas. Geralmente, ela é administrada cinco vezes na semana, durante um período de semanas a meses, sendo a opção de escolha quando o tumor é de localização muito próxima aos tecidos normais importantes e sensíveis à radiação ou quando excede o tamanho máximo permitido para radiocirurgia com dose única.[14]

Avaliando cinco estudos que utilizaram radioterapia estereotáxica fracionada em 115 pacientes com acromegalia, tempo médio de seguimento de 54 meses (intervalo 28-80), Minniti e colaboradores observaram a taxa de controle do volume tumoral em torno de 97% e de controle hormonal de 42%.[14]

Em estudo que avaliou a eficácia da radiocirurgia *gamma knife* no tempo médio de seguimento de 61,5 meses, as taxas de remissão hormonal (IGF-1 normal e nadir < 1 ng/mL no teste de tolerância oral à glicose) aos 2, 4, 6 e 8 anos após radiocirurgia foram de 32%, 65%, 73% e 83%, respectivamente.[15,16]

Os riscos de efeitos adversos a longo prazo, principalmente hipopituitarismo, associados ao retardo na obtenção da remissão da doença, são fatores que reforçam essa modalidade de tratamento como opção de terceira linha no algoritmo de tratamento da acromegalia.[14,18] A diminuição nos níveis de GH é gradual e o tempo de remissão parece se correlacionar com o nível inicial de GH.[14,18] Meta-análise recente[18] avaliou a eficácia da RT em acromegalia. A RT fracionada (12 estudos, envolvendo 1128 pacientes, em 10 anos) determinou controle do crescimento tumoral em 80 a 90% dos casos e normalização de GH e IGF-1 em 50 a 60% dos pacientes em 10 anos. A taxa de hipopituitarismo durante o mesmo período foi de 60%.[18] Com a radiocirurgia estereotáxica (incluindo radiocirurgia *gamma knife*; 16 estudos, com 935 pacientes, em 5 anos), o controle do crescimento do tumor, a remissão bioquímica e o percentual de pacientes com hipopituitarismo foram observados entre 88 a 97%, 30 a 60% e 20 a 40% dos pacientes, respectivamente.[18] Os resultados obtidos foram comparáveis aos da RT fracionada. O percentual de remissão bioquímica com radiocirurgia *gamma knife* fica em torno de 17 a 53%.[18] Ainda permanece controversa a administração concomitante de AS durante o tratamento com a RT.

Novas técnicas de radioterapia e o emprego de outras formas de radiações ionizantes (raios gama, partículas ou corpusculares como os elétrons, prótons e nêutrons) podem reduzir o tempo de latência da resposta hormonal e a incidência de eventos adversos em tecido normal adjacente. A radioterapia com prótons tem uma transferência de energia linear baixa semelhante à dos fótons e elétrons com propriedades radiobiológicas semelhantes. O interesse no uso de feixes de prótons se deve às suas características físicas únicas: prótons passam através dos tecidos, havendo deposição de dose mínima ao longo do caminho até o órgão-alvo, onde a maior parte da energia do feixe é depositada como um pico (pico de Bragg) e posteriormente há rápida redução da dose. Watson e colaboradores avaliaram a eficácia da radioterapia com prótons em 50 pacientes com acromegalia e observaram que o tempo médio até a remissão hormonal foi de 62 meses.[18] No entanto, mais estudos a longo prazo são necessários para confirmar esse dado, bem como a sua eficácia e segurança.

REFERÊNCIAS BIBLIOGRÁFICAS

1. Katznelson L, Laws ER Jr, Melmed S, et al. Acromegaly: an endocrine society clinical practice guideline. J Clin Endocrinol Metab. 2014; 99(11): 3933–3951.

2. Sun H, Brzana J, Yedinak CG, et al. Factors associated with biochemical remission after microscopic transsphenoidal surgery for acromegaly. J Neurol Surg B Skull Base. 2014; 75(1): 47–52.

3. Wang YY, Higham C, Kearney T, et al. Acromegaly surgery in Manchester revisited--the impact of reducing surgeon numbers and the 2010 consensus guidelines for disease remission. Clin Endocrinol (Oxf). 2012; 76(3): 399–406.

4. Jane JA Jr, Starke RM, Elzoghby MA, et al. Endoscopic transsphenoidal surgery for acromegaly: remission using modern criteria, complications, and predictors of outcome. J Clin Endocrinol Metab. 2011; 96(9): 2732–2740.

5. Starke RM, Raper DM, Payne SC, et al. Endoscopic vs microsurgical transsphenoidal surgery for acromegaly: outcomes in a concurrent series of patients using modern criteria for remission. J Clin Endocrinol Metab. 2013; 98(8): 3190–3198.

6. Hazer DB, Işık S, Berker D, et al. Treatment of acromegaly by endoscopic transsphenoidal surgery: surgical experience in 214 cases and cure rates according to current consensus criteria. J Neurosurg. 2013; 119(6): 1467–1477. PubMed Abstract | Publisher Full Text.

7. Gondim JA, Almeida JP, de Albuquerque LA, et al. Pure endoscopic transsphenoidal surgery for treatment of acromegaly: results of 67 cases treated in a pituitary center. Neurosurg Focus. 2010; 29(4): E7.

8. Sarkar S, Rajaratnam S, Chacko G, et al. Endocrinological outcomes following endoscopic and microscopic transsphenoidal surgery in 113 patients with acromegaly. Clin Neurol Neurosurg. 2014; 126: 190–195.

9. Chone CT, Sampaio MH, Sakano E, Paschoal JR, Garnes HM, Queiroz L, Vargas AA, Fernandes YB, Honorato DC, Fabbro MD, Guizoni H, Tedeschi H. Endoscopic endonasal transsphenoidal resection of pituitary adenomas: preliminary evaluation of consecutive cases. Braz J Otorhinolaryngol. 2014 Apr;80(2):146-51.

10. Hofstetter CP, Mannaa RH, Mubita L, et al. Endoscopic endonasal transsphenoidal surgery for growth hormone-secreting pituitary adenomas. Neurosurg Focus. 2010;29(4):E6.

11. Pita-Gutierrez F, Pertega-Diaz S, Pita-Fernandez S, et al. Place of preoperative treatment of acromegaly with somatostatin analog on surgical outcome: a systematic review and meta-analysis. PLoS One. 2013; 8(4): e61523.

12. Colao A, Attanasio R, Pivonello R, et al. Partial surgical removal of growth hormone-secreting pituitary tumors enhances the response to somatostatin analogs in acromegaly. J Clin Endocrinol Metab. 2006;91(1):85–92.

13. Jallad RS, Musolino NR, Kodaira S, Cescato VA, Bronstein MD. Does partial surgical tumour removal influence the response to octreotide-LAR in acromegalic patients previously resistant to the somatostatin analogue? Clin Endocrinol (Oxf). 2007 Aug;67(2):310-5.

14. Minniti G, Scaringi C, Enrici RM. Radiation techniques for acromegaly. Radiat Oncol. 2011;6:16715.

15. Lee CC, Vance ML, Xu Z, et al.: Stereotactic radiosurgery for acromegaly. J Clin Endocrinol Metab. 2014; 99(4): 1273–1281.

16. Sheehan JP, Lee Vance M, Xu Z, et al. 142 Stereotactic radiosurgery for medically and surgically refractory acromegaly: long-term rates of remission and hypopituitarism. Neurosurgery. 2015; 62(Suppl 1): 1211–2.

17. Jallad RS, Musolino NR, Salgado LR, Bronstein MD. Treatment of acromegaly: is there still a place for radiotherapy? Pituitary. 2007;10(1):53-9.

18. Wattson DA, Tanguturi SK, Spiegel DY, et al. Outcomes of proton therapy for patients with functional pituitary adenomas. Int J Radiat Oncol Biol Phys. 2014; 90(3): 532–539.

Tratamento dos Prolactinomas

6

Andrea Glezer
Marcello Delano Bronstein

RESUMO

Os prolactinomas representam o distúrbio hipotalâmico-hipofisário mais comum. Os microprolactinomas são os mais frequentes e caracterizam-se clínica e laboratorialmente por causar hipogonadismo, irregularidade menstrual/amenorreia em mulheres, níveis baixos de testosterona sérica em homens, infertilidade e disfunção sexual em ambos os sexos. Nos macroprolactinomas também podem ocorrer sintomas decorrentes de efeito de massa, tais como cefaleia, alteração visual e hipopituitarismo. O tratamento de escolha é o medicamentoso, com o uso de agonista dopaminérgico, especialmente a cabergolina, por sua maior eficácia e tolerabilidade. A cirurgia, em geral por via transesfenoidal, está indicada em cerca de 20% dos casos nos quais o tratamento medicamentoso foi parcial ou totalmente ineficaz. A radioterapia é indicada somente para controle de crescimento tumoral em casos invasivos/agressivos. Nos macroprolactinomas invasivos, a combinação de diversas modalidades terapêuticas, incluindo *debulking* e quimioterápicos, como a temozolamida, podem ser necessárias. Com relação à gestação, a droga de escolha para induzir a ovulação ainda é a bromocriptina. Nos casos de microprolactinomas e de macroprolactinomas intrasselares, o agonista dopaminérgico pode ser suspenso após a confirmação da gestação, enquanto para os macroprolactinomas mais invasivos o manejo deve ser individualizado.

EPIDEMIOLOGIA

Os prolactinomas são responsáveis por cerca de 50% dos casos de adenomas hipofisários, identificados em estudos de autópsia ou de imagem por ressonância magnética (RM).[1] A prevalência estimada dos prolactinomas é de 500 casos por milhão,[2] afetando mais comumente mulheres entre a terceira e quarta décadas de vida. Até os 50 anos de idade, os prolactinomas atingem proporcionalmente dez mulheres para cada homem acometido; depois, a proporção entre os gêneros se equipara. Os prolactinomas também podem acometer crianças e adolescentes,[3] portadores de neoplasia endócrina múltipla tipo 1 (NEM 1)[4] e adenomas hipofisários isolados familiais relacionados ao AIP.[5] Os carcinomas de hipófise são extremamente raros, havendo até o momento 165 casos descritos na literatura de língua inglesa. Dentre os carcinomas, os prolactinomas são o tipo mais frequente e devem ser suspeitados nos casos agressivos, não responsivos ou que perderam a resposta aos agonistas dopaminérgicos.[6]

PATOGENIA

A secreção da prolactina (PRL) está sob tônus inibitório da dopamina advinda dos neurônios tubero-hipofisários, que atua sobre o receptor tipo 2, especialmente sua isoforma curta, levando à redução das concentrações de AMP cíclico intracelular de cálcio e em paralelo ao comprometimento da transcrição do gene da PRL, reduzindo, portanto, a secreção de PRL. Além disso, o sistema dopaminérgico também é responsável por ações antiproliferativas sobre os lactotrofos.[7] A secreção da PRL é estimulada por diversos inibidores de neurônios dopaminérgicos, tais como opiáceos, colecistoquinina (CCK), bombesina, neurotensina e neuropeptídeo Y; ou, ainda, por fatores que estimulam diretamente a secreção da PRL, incluindo polipeptídeo intestinal vasoativo (VIP), estímulo mamário (via inervações de intercostais), bem como o estresse.[8]

Os estrogênios estimulam diretamente a secreção da PRL e indiretamente por redução da ação da dopamina, aumentando a expressão da isoforma menos ativa do receptor de dopamina tipo 2- isoforma longa, que é revertida pela progesterona.[7]

O ritmo de secreção da PRL é circadiano, caracterizado por aumento durante o sono noturno e queda rápida após o despertar. A secreção de PRL durante o ciclo menstrual permanece estável ao longo de quase todo o período, com exceção de uma discreta elevação durante a fase lútea.[9]

A hiperprolactinemia leva ao hipogonadismo hipogonadotrófico principalmente devido à inibição da secreção de pulsos de GnRH, mas também por um efeito inibitório direto sobre a atividade esteroidogênica das gônadas. Recentemente,[10] demonstrou-se que a PRL age diretamente em neurônios hipotalâmicos inibindo a expressão do gene da kisspeptina *Kiss1*, sendo este o possível mecanismo responsável pela redução da secreção de GnR, com reversão da anovulação causada em roedores pela hiperprolactinemia por administração de kisspetina. A evidência de um efeito direto da PRL em esteroidogênese é dada por vários estudos que demonstraram a expressão do receptor de PRL (PRLR) em células da granulosa humanas luteinizadas.[11] Os sinais e sintomas relacionados à hiperprolactinemia podem ser identificados em estados hiperprolactinêmicos fisiológicos, como, por exemplo, gravidez, amamentação, bem como em estados de hiperprolactinemia farmacológica ou patológica, como nos prolactinomas.[12]

QUADRO CLÍNICO

Nos pacientes com hiperprolactinemia, o hipogonadismo hipogonadotrófico caracteriza-se por menstruações irregulares ou amenorreia em mulheres, disfunção sexual, infertilidade e perda de densidade mineral óssea em ambos os sexos. Galactorreia é frequentemente vista entre as mulheres, porém não é um sinal específico, uma vez que nem sempre se associa à hiperprolactinemia.[13]

A hiperprolactinemia é uma importante causa de infertilidade na prática clínica. Nas mulheres, caracteriza-se por fase lútea curta, ciclos anovulatórios, oligomenorreia e amenorreia. Nos homens, a espermatogênese anormal pode ser encontrada, caracterizando-se por redução na motilidade, na viabilidade e no número de espermatozoides, além de morfologia anormal dos mesmos.[13]

A redução da libido também pode fazer parte do quadro clínico da hiperprolactinemia, não somente pelo hipogonadismo, mas também por ação direta da PRL.[14,15] Pacientes com hiperprolactinemia geralmente apresentam redução da densidade mineral óssea,[16] podendo causar fraturas vertebrais, em ambos os sexos. As fraturas vertebrais são mais comuns nos pacientes com hiperprolactinemia, mesmo entre os eugonádicos, e associadas a um menor escore T na densitometria óssea, a maior duração da doença e à falta de tratamento específico da hiperprolactinemia.[17,18]

Recentemente, a PRL tem sido implicada na obesidade e na síndrome metabólica, porém seu real papel ainda é controverso. Alguns autores demonstraram melhora dos parâmetros relacionados à resistência à insulina (HOMA-IR, glicemia, LDL-colesterol e triglicerídeos), após 6 meses de tratamento com agonistas dopaminérgicos, associados a diminuição significativa no percentual de gordura em homens,[19,20] mesmo na ausência de alterações no índice de massa corpórea.[21]

A PRL também tem sido relacionada à tumorigênese em câncer de mama e de próstata em roedores.[22] Em seres humanos, alguns autores apontaram uma associação entre os níveis séricos de PRL no quartil superior da normalidade e câncer de mama em mulheres na pós-menopausa.[23] Porém, a associação não foi confirmada em outro estudo.[24] Em um estudo recente,[25] foi encontrado um risco aumentado de câncer relacionado à hiperprolactinemia, especialmente de origem no trato gastrointestinal superior e no sistema hematopoiético. No entanto, outros fatores de risco de câncer importantes como tabagismo e consumo de álcool não foram avaliados.

Comprometimento da qualidade de vida é relatado entre os pacientes com hiperprolactinemia. Em mulheres com microprolactinomas, ansiedade e depressão são frequentemente encontradas[26,27] e relacionadas aos níveis de PRL.[28]

Outros sinais e sintomas, decorrentes do efeito de massa do adenoma de hipófise, como dor de cabeça, deficiência visual e hidrocefalia, podem ocorrer, especialmente em tumores gigantes. Hipopituitarismo também pode ocorrer como resultado da compressão da haste hipofisária ou diretamente sobre a hipófise anterior.[29,30]

DIAGNÓSTICO

Em pacientes com sinais e sintomas relacionados à hiperprolactinemia, a avaliação da PRL sérica é obrigatória. Normalmente, nos prolactinomas o nível de PRL é proporcional à massa tumoral: 50 a 300 ng/mL em microprolactinomas e 200-5.000 ng/mL em macroprolactinomas (valores normais: 2-23 ng/mL). No entanto, a dissociação pode ser encontrada em prolactinomas císticos e em prolactinomas gigantes com "efeito gancho" (ver a seguir). Os testes de estímulo com TRH e metoclopramida, ou, ainda, o teste de supressão com L-dopa não são mais utilizados na prática clínica por não auxiliarem na distinção entre as diversas causas de hiperprolactinemia.[31] Em tumores da hipófise, exceto prolactinomas, e em outros tumores da região selar, a desconexão da haste hipofisária pode ocorrer e interromper o aporte e, consequentemente, a ação inibitória da dopamina sob os lactotrofos, resultando em hiperprolactinemia. No entanto, os níveis de PRL raramente excedem valores de 100 ng/mL.[32,33] O diagnóstico diferencial entre prolactinomas e "pseudoprolactinomas" é fundamental para orientar o tratamento correto, uma vez que na maioria dos casos o tratamento clínico é a primeira opção para os prolactinomas. Os prolactinomas gigantes podem apresentar-se com níveis extremamente elevados de PRL, acima de 4000 ng/mL, o que pode causar um artefato de laboratório na dosagem de PRL por ensaios imunométricos subestimando o valor real, conhecido como "efeito gancho". A diluição do soro evita essa armadilha diagnóstica.[34,35]

Outra causa de dissociação clínico-laboratorial é macroprolactinemia. Isoformas de PRL podem ser classificadas, de acordo com seu peso molecular, em monomérica, dimérica e macroprolactina (*big-big* PRL). Normalmente, a isoforma mais prevalente é monomérica, seguida pela dimérica, e a macroprolactina corresponde a menos de 5% do total da PRL. No entanto, em 10 a 25% dos indivíduos com hiperprolactinemia, a principal isoforma circulante é macroprolactina, situação denominada macroprolactinemia.[36] A macroprolactina, na maioria das vezes formada por um complexo de IgG ligada à PRL, apresenta baixa atividade biológica,[37] sendo a macroprolactinemia uma condição benigna. No entanto, a macroprolactinemia pode coexistir com níveis séricos de PRL monomérica elevados, levando à hiperprolactinemia sintomática.[38] Nesta situação, a investigação adicional tanto laboratorial quanto por imagem é obrigatória. A pesquisa de macroprolactinemia é rotineiramente realizada por meio da dosagem no soro total e no sobrenadante após seu tratamento com polietilenoglicol.

Nos pacientes com macroprolactinoma, é necessária a avaliação completa da função hipofisária, incluindo medições de IGF-1 para avaliar a possibilidade de tumor cossecretor de GH. Os níveis séricos de gonadotrofinas podem ser normais ou supressos, refletindo o hipogonadismo hipogonadotrófico. Em pacientes com prolactinomas, uma triagem para NEM1 também é recomendada.[32]

Diante de um paciente com hiperprolactinemia, após a exclusão de gravidez, aleitamento materno, causas farmacológicas, hipotireoidismo primário, insuficiências renal e hepática, está indicada a realização de RM selar,[31] podendo haver um microprolactinoma (< 1 cm) ou um macroprolactinoma (> 1 cm). Prolactinomas gigantes são definidos quando o maior diâmetro é superior a 4 cm. A RM é superior à tomografia computadorizada para diagnosticar microadenomas, ao passo que para os macroprolactinomas ambas são sensíveis, sendo ainda a RM superior quanto ao detalhamento da invasão tumoral. Se o macroprolactinoma causar compressão do quiasma óptico, a avaliação neuro-oftalmológica é indicada. Como hipogonadismo pode causar redução da densidade mineral óssea, densitometria óssea deve ser realizada e repetida, se necessário. Embora a valvopatia relacionada ao uso de agonistas dopaminérgicos em prolactinomas ainda seja uma questão em aberto, recomendamos a realização de um ecocardiograma transtorácico antes e periodicamente durante o tratamento clínico.

TRATAMENTO

Os objetivos do tratamento dos prolactinomas são: restauração de eugonadismo e da fertilidade, controle da galactorreia e redução da massa tumoral. As modalidades de tratamento são: medicamentoso, cirúrgico e radioterapia.

TRATAMENTO MEDICAMENTOSO

Os agonistas dopaminérgicos (AD) constituem o tratamento padrão-ouro de prolactinoma por frequentemente promoverem o controle hormonal e da massa tumoral. A cabergolina (CAB), um agonista específico do receptor D2, é a primeira escolha, devido à sua maior eficácia e melhor tolerabilidade. O uso de bromocriptina promove normalização dos níveis séricos de PRL em 80% dos microprolactinomas e em 70% dos macroprolactinomas, enquanto com a CAB esse objetivo é obtido em mais de 85% dos pacientes, e a redução da massa tumoral, em mais de 80% dos casos.[39]

A seguir, as Figuras 6.1 e 6.2 ilustram a redução tumoral e a normalização dos níveis séricos de PRL

em paciente portadora de macroprolactinoma tratada com cabergolina, com sucesso. Trata-se de uma paciente com antecedente de irregularidade menstrual, seguida de amenorreia aos 21 anos. O hipogonadismo foi revertido com a normalização dos níveis de PRL.

Os efeitos colaterais mais comuns são náuseas, vômitos e hipotensão postural. Congestão nasal, câimbras e distúrbios psiquiátricos são raros. A CAB, em doses bem mais elevadas do que as habitualmente usadas em hiperprolactinemia, foi relacionada a valvulopatia em pacientes com doen-

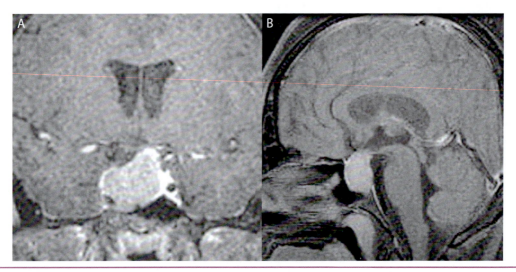

Figura 6.1 RM da região selar com contraste (A-corte coronal; B- corte sagital): lesão expansiva intra, parasselar à direita e suprasselar, hipocaptante, medindo 30×24×16 mm. PRL inicial 3741 (VR < 35 ng/mL) estradiol < 10 pg/mL LH 0,45 UI/L FSH 2,8 UI/L; restante da função hipofisária normal. Exame neuro-oftalmológico normal. Fonte: Acervo dos autores.

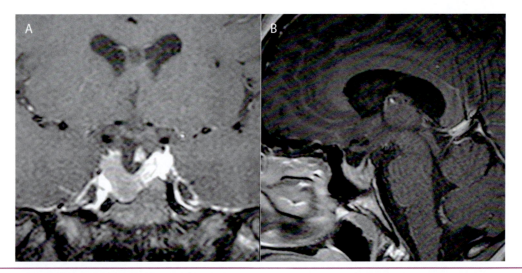

Figura 6.2 Após 15 meses do início do tratamento com cabergolina, com aumento gradual da dose, chegando a 1,5 mg semanais. Realizada RM da região selar com contraste (A-corte coronal; B- corte sagital) que evidenciou redução das dimensões da lesão, medindo 18×16×18 mm. PRL sérica de 3,9 (VR 23 ng/mL); A- T_1 corte coronal com contraste e B -T_1 corte sagital sem contraste. Fonte: Acervo dos autores.

ça de Parkinson. Isto porque a CAB também é um agonista do receptor de serotonina 5HT2B, que, ao ser estimulado, pode promover a proliferação de fibroblastos e, consequentemente, insuficiência valvular, especialmente em tricúspide e válvulas pulmonares. Em pacientes em uso de CAB para o tratamento de hiperprolactinemia, a associação com a valvopatia ainda é controversa. Em revisão recente,[40] não houve risco de insuficiência valvular associada ao uso de CAB, na maioria dos estudos. Maior risco de refluxo leve a moderado, geralmente na válvula tricúspide, porém, foi relatado em algumas publicações. No entanto, apenas um estudo relatou risco moderado dose-dependente de regurgitação tricúspide.[41] Em estudos recentes, a bromocriptina também foi implicada na fibrose valvar subclínica, e, portanto, talvez não seja uma alternativa segura para os pacientes em uso de CAB que tenham anomalias valvares preexistentes ou recém-diagnosticadas.[42,43] Por ser uma questão ainda não totalmente esclarecida, sugerimos a realização da ecocardiografia antes e periodicamente durante o uso de AD.

A remissão da hiperprolactinemia pode ocorrer com o uso de AD a longo prazo. Em meta-análise recente, Dekkers e cols. demonstraram que em média 21% dos pacientes com hiperprolactinemia, tratados com AD, mantiveram normoprolactinemia após suspensão da medicação.[44] Portanto, pode-se tentar a retirada do AD em pacientes que apresentem normorprolactinemia e redução tumoral, especialmente depois de 2 anos de tratamento.[31]

TRATAMENTO CIRÚRGICO

A cirurgia, geralmente por via transesfenoidal, é indicada para pacientes sem normalização dos níveis de PRL com altas doses de AD, macroprolactinomas com compressão quiasmática e deficiência visual, sem melhora rápida pelo tratamento clínico; apoplexia sintomática e fístula liquórica, que pode ocorrer em casos de invasão do seio esfenoidal e redução rápida do tumor com o uso de AD. Em revisão recente, mais de 90% dos casos de fístula com o tratamento estavam relacionados ao uso de AD, com tempo médio de 3,3 meses entre o início da administração da droga e o diagnóstico de rinorreia.[45] No entanto, o desenvolvimento da fístula pode ser tardio.[46]

A experiência do neurocirurgião, os níveis de PRL (< 200 ng/mL) e as dimensões do tumor e a invasividade são os determinantes mais importantes para o sucesso do um tratamento cirúrgico. A remissão em microprolactinomas foi de 74,7% e de 34% nos macroprolactinomas, com uma taxa de recorrência de 18% em micro e de23% em macroprolactinomas, conforme dados da literatura analisados por Gillam e cols.[47] O *debulking* é uma estratégia já utilizada com sucesso para outros adenomas hipofisários como somatotropinomas. Em dois estudos recentes, os autores mostraram que o *debulking* levou a maior taxa de controle PRL e a redução da dose de CAB.[48,49]

RADIOTERAPIA

Os prolactinomas estão entre os tumores hipofisários mais radiorresistentes. Portanto, a radioterapia é indicada para controlar o crescimento do tumor em casos resistentes aos AD e não controlados por cirurgia. A normalização dos níveis de PRL ocorre em 31,4% dos casos, não tendo havido diferença de eficácia entre as técnicas utilizadas.[47,50] Os efeitos colaterais incluem lesão do nervo óptico, hipopituitarismo, distúrbios neuropsíquicos, isquemia cerebral e tumores secundários.

Os prolactinomas agressivos são caracterizados pela presença de expansão/invasão de estruturas vizinhas, crescimento rápido do tumor e / ou a presença de um tumor com mais de 4 cm no seu maior diâmetro. A primeira estratégia para tratar pacientes parcialmente resistentes aos AD é o aumento gradual da dose de medicação. Ono e cols.[51] obtiveram a normalização dos níveis de PRL em 96,2% dos pacientes com doses de até 12 mg por semana de cabergolina, lembrando que a dose máxima especificada em bula é de 2 mg semanais.[31]

Outra estratégia é a utilização de temozolomida, um agente alquilante oral que atravessa a barreira hematoencefálica. Em uma recente revisão da literatura,[52] houve resposta em 15 de 20 casos de prolactinoma nos quais se usou temozolamida. A resposta foi correlacionada à ausência da MGMT em estudo por imuno-histoquímica. A metilguanina metiltransferase (MGMT) é uma enzima de reparo do DNA que neutraliza o efeito quimioterápico da temozolomida, porém a influência de sua presença como fator prognóstico para resposta ao tratamento ainda é assunto controverso.

Outras estratégias de tratamento, ainda em fase de ensaios clínicos, são o uso de: moléculas quiméricas (análogos de somatostatina e de receptores de dopamina D2), análogos de somatostatina multiligante como pasireotídeo, moduladores de receptores de estrogênio, antagonistas do receptor de PRL e drogas antiblásticas, tais como mTOR e inibidores da tirosina-quinase.

A fertilidade é restabelecida na maioria das mulheres com o uso de AD. Na ausência de resposta, em casos com microprolactinomas ou hiperprolactinemia intrasselar, citrato de clomifeno ou gonadotrofinas recombinantes podem ser utilizados para a indução da ovulação.[53] Durante a gravidez, a principal preocupação é o crescimento do tumor, devido aos altos níveis de estrogênios, levando a perturbação visual e dor de cabeça. Em microprolactinomas, a chance de crescimento tumoral com repercussão clínica é inferior a 5%, e, portanto, após a confirmação da gravidez, deve-se suspender o uso do AD e a paciente deve ser monitorada clinicamente a cada trimestre. A avaliação sistemática dos níevis de PRL não é indicada rotineiramente. Na presença de cefaleia ou de alteração visual, deve-se realizar RM da região selar sem contraste e preferencialmente após o primeiro trimestre de gravidez. Se houver um crescimento significativo do tumor, o AD deve ser reintroduzido. Entretanto, em pacientes com macroadenomas o risco de crescimento tumoral com repercussão clínica é de até 35%. Assim, em pacientes com macroprolactinoma expansivo, deve-se aguardar a redução do tumor dentro dos limites da sela túrcica por pelo menos 1 ano de tratamento com AD, antes de permitir a gravidez. Se não ocorrer a redução do tumor, o tratamento cirúrgico é indicado. A manutenção ou não de AD durante a gravidez deve ficar a critério do especialista. A avaliação neuro-oftalmológica deve ser realizada periodicamente. Nos casos em que a suspensão de AD resultar em crescimento do tumor, o procedimento inicial é a reintrodução da droga. Em caso de falha terapêutica, o tratamento cirúrgico está indicado, de preferência, no segundo trimestre.[54]

Nos homens, além de disfunção sexual, a hiperprolactinemia pode promover alterações na contagem de espermatozoides, especialmente em relação à motilidade. Colao e cols.[55] demonstraram que para melhora da qualidade do esperma há necessidade de um período mais longo de tratamento com CAB, além daquele necessário para a normalização dos níveis de testosterona. Em pacientes com prolactinoma que permanecem com hipogonadismo, a utilização de citrato de clomifeno provou ser útil no aumento dos níveis de testosterona, mesmo na ausência de normalização dos níveis de prolactina. Essa abordagem tem vantagens sobre a reposição de testosterona, uma vez que pode haver restauração da fertilidade.[56]

REFERÊNCIAS BIBLIOGRÁFICAS

1. Ezzat S, Asa SL, Couldwell WT, Barr CE, Dodge WE, Vance ML, McCutcheon IE. The prevalence of pituitary adenomas: a systematic review. Cancer. 101(3): 613-9; 2004.
2. Miyai K, Ichihara K, Kondo K, Mori S. Asymptomatic hyperprolactinaemia and prolactinoma in the general population -- mass screening by paired assays of serum prolactin. Clin Endocrinol (Oxf). 25(5):549-54; 1986.
3. Colao A, Loche S. Prolactinomas in children and adolescents. Endocr Dev. 17:146-59; 2010.
4. Marini F, Falchetti A, Del Monte F, Carbonell Sala S, Gozzini A, Luzi E, Brandi ML. Multiple endocrine neoplasia type 1. Orphanet J Rare Dis. 2;1:38; 2006.
5. Daly AF, Tichomirowa MA, Petrossians P, Heliövaara E, Jaffrain-Rea ML, Barlier A, Naves LA, et al. Clinical characteristics and therapeutic responses in patients with germ-line AIP mutations and pituitary adenomas: an international collaborative study. J Clin Endocrinol Metab.95:E373–83; 2010.
6. Heaney APJ. Clinical review: Pituitary carcinoma: difficult diagnosis and treatment. J Clin Endocrinol Metab. 96(12):3649-60; 2011.
7. Ben-Jonathan N, Hnasko R. Dopamine as a prolactin (PRL) inhibitor. Endocr Rev. 22(6):724-63; 2001.
8. Freeman ME, Kanyicska B, Lerant A, Nagy G. Prolactin: structure, function, and regulation of secretion. Physiol Rev. 80(4):1523-631; 2000.
9. Kawagoe S, Kaneko N, Hiroi M. Twenty-four Hour Secretory Patterns of Prolactin in Women. Basel: Karger, 1988.
10. Sonigo C, Bouilly J, Carré N, Tolle V, Caraty A, Tello J, Simony-Conesa FJ, Millar R, Young J, Binart N. Hyperprolactinemia-induced ovarian acyclicity is reversed by kisspeptin administration. J Clin Invest. 1;122(10):3791-5; 2012.
11. Vlahos NP, Bugg EM, Shamblott MJ, Phelps JY, Gearhart JD & Zacur HA. Prolactin receptor gene expression and immunolocalization of the prolactin receptor in human luteinized granulose cells. Molecular Human Reproduction. 7: 1033–1038; 2001.
12. Marshall JC, Dalkin AC, Haisenleder DJ, Griffin ML,. Kelch RP. GnRH pulses - the regulators of human reproduction. Trans Am Clin Climatol Assoc. 104: 31–46; 1993.
13. Kleinberg DL, Noel GL, Frantz AG. Galactorrhea: a study of 235 cases, including 48 with pituitary tumors. N Engl J Med. 296(11):589-600; 1977.
14. De Rosa M, Zarrilli S, Di Sarno A et al. Hyperprolactinemia in men. Clinical and biochemical features and response to treatment. Endocrine. 20(1–2): 75–82; 2003.
15. Buvat J, Maggi M, Gooren L. Guay AT, Kaufman J, Morgentaler A, Schulman C, et al. Endocrine aspects of male sexual dysfunctions. J Sex Med. 7(4 Pt 2): 1627-56; 2010.

16. Koppelman MC, Kurtz DW, Morrish KA, Bou E, Susser JK, Shapiro JR, Loriaux DL. Vertebral body bone mineral content in hyperprolactinemic women. J Clin Endocrinol Metab. 59(6):1050-3; 1984.

17. Mazziotti G, Porcelli T, Mormando M, De Menis E, Bianchi A, Mejia C, Mancini T, De Marinis L, Giustina A. Vertebral fractures in males with prolactinoma. Endocrine. 39(3):288-93; 2011.

18. Mazziotti G, Porcelli T, Mormando M, De Menis E, Bianchi A, Mejia C, Mancini T, De Marinis L, Giustina A. High prevalence of radiological vertebral fractures in women with prolactin-secreting pituitary adenomas. Endocrine. 39(3):288-93; 2011.

19. Berinder K, Nyström T, Höybye C, Hall K, Hulting AL. Insulin sensitivity and lipid profile in prolactinoma patients before and after normalization of prolactin by dopamine agonist therapy. Pituitary. 14(3):199-207; 2011.

20. Naliato EC, Violante AH, Gaccione M, Caldas D, Lamounier Filho A, Loureiro CR, Fontes R, Schrank Y, Costa FS, Colao A. Body fat in men with prolactinoma. J Endocrinol Invest. 31(11):985-90; 2008.

21. Dos Santos Silva CM, Barbosa FR, Lima GA, Warszawski L, Fontes R, Domingues RC, Gadelha MR. BMI and metabolic profile in patients with prolactinoma before and after treatment with dopamine agonists. Obesity (Silver Spring). 19(4):800-5.; 2011.

22. Fernandez I, Touraine P, Goffin V. J Prolactin and human tumourogenesis. Neuroendocrinol. 22(7):771-7; 2010.

23. Tworoger SS, Eliassen AH, Sluss P, Hankinson SE. A prospective study of plasma prolactin concentrations and risk of premenopausal and postmenopausal breast cancer. Journal of Clinical Oncology. 25: 1482–1488; 2007.

24. Dekkers OM, Romijn JA, de Boer A & Vandenbroucke JP. The risk for breast cancer is not evidently increased in women with hyperprolactinemia. Pituitary. 13(3):195-8; 2010.

25. Berinder K, Akre O, Granath F, Hulting AL. Cancer risk in hyperprolactinemia patients: a population-based cohort study. Eur J Endocrinol. 165(2):209-15; 2011.

26. Sobrinho LG. Emotional aspects of hyperprolactinemia. Psychother Psychosom. 67(3):133-9; 1998.

27. Kars M, van der Klaauw AA, Onstein CS et al. Quality of life is decreased in female patients treated for microprolactinoma. European Journal of Endocrinology. 157: 133–139; 2007.

28. Cesar de Oliveira Naliato E, Dutra Violante AH, Caldas D et al. Quality of life in women with microprolactinoma treated with dopamine agonists. Pituitary. 11: 247–254; 2008.

29. Mah PM, Webster J. Hyperprolactinemia: etiology, diagnosis, and management. Semin Reprod Med. 20(4):365-74; 2002.

30. Poon A, McNeill P, Harper A, O'Day J. Patterns of visual loss associated with pituitary macroadenomas. Aust N Z J Ophthalmol. 23(2):107-15; 1995.

31. Melmed S, Casanueva FF, Hoffman AR, Kleinberg DL, Montori VM, Schlechte JA, Wass JA; Endocrine Society. Diagnosis and treatment of hyperprolactinemia: an endocrine society clinical practice guideline. J Clin Endocrinol Metab. Feb;96(2):273-88; 2011.

32. Karavitaki N, Thanabalasingham G, Shore HC, Trifanescu R, Ansorge O, Meston N, Turner HE, Wass JA. Do the limits of serum prolactin in disconnection hyperprolactinaemia need re-definition? A study of 226 patients with histologically verified non-functioning pituitary macroadenoma. Clin Endocrinol (Oxf). 65(4):524-9; 2006.

33. Behan LA, O'Sullivan EP, Glynn N, Woods C, Crowley RK, Tun TK, Smith D, Thompson CJ, Agha A. Serum prolactin concentration at presentation of non-functioning pituitary macroadenomas. J Endocrinol Invest. 36(7):50814; 2013.

34. Frieze TW, Mong DP, Koops MK. "Hook effect" in prolactinomas: case report and review of literature. Endocr Pract. 8(4):296-303; 2002.

35. St-Jean E, Blain F, Comtois R. High prolactin levels may be missed by immunoradiometric assay in patients with macroprolactinomas. Clin Endocrinol (Oxf). 44(3): 305-9; 1996.

36. Shimatsu A, Hattori N. Macroprolactinemia: diagnostic, clinical, and pathogenic significance. Clin Dev Immunol. 167132; 2012.

37. Glezer A, Soares CR, Vieira JG, Giannella-Neto D, Ribela MT, Goffin V, Bronstein MD. Human macroprolactin displays low biological activity via its homologous receptor in a new sensitive bioassay. J Clin Endocrinol Metab. 91(3):1048-55; 2006.

38. Bronstein MD. Editorial: is macroprolactinemia just a diagnostic pitfall? Endocrine. 41(2):169-70; 2012.

39. Webster J et al. A comparison of cabergoline and bromocriptine in the treatment of hyperprolactinemic amenorrhea. Cabergoline Comparative Study Group. N Engl J Med. 331, 904–909; 1994.

40. Valassi E, Klibanski A, Biller BM. Potential cardiac valve effects of dopamine agonists in hyperprolactinemia. J Clin Endocrinol Metab. 95(3):1025-33; 2010.

41. Colao A, Galderisi M, Di Sarno A, Pardo M, Gaccione M, D'Andrea M, Guerra E, Pivonello R, Lerro G, Lombardi G. Increased prevalence of tricuspid regurgitation in patients with prolactinomas chronically treated with cabergoline. J Clin Endocrinol Metab. 93(10):3777-84; 2008.

42. Boguszewski CL, dos Santos CM, Sakamoto KS, Marini LC, de Souza AM, Azevedo M. A comparison of cabergoline and bromocriptine on the risk of valvular heart disease in patients with prolactinomas. Pituitary. 15(1):44-9; 2012.

43. Elenkova A, Shabani R, Kalinov K, Zacharieva S. Increased prevalence of subclinical cardiac valve fibrosis in patients with prolactinomas on long-term bromocriptine and cabergoline treatment. Eur J Endocrinol. 167(1):17-25; 2012.

44. Dekkers OM, Lagro J, Burman P, Jørgensen JO, Romijn JA, Pereira AM. Recurrence of hyperprolactinemia after withdrawal of dopamine agonists: systematic review and meta-analysis. J Clin Endocrinol Metab. 95(1):43-51; 2010.

45. Lam G, Mehta V, Zada G. Spontaneous and medically induced cerebrospinal fluid leakage in the setting of pituitary adenomas: review of the literature. Neurosurg Focus. 32(6):E2; 2012.

46. Bronstein MD, Musolino NR, Benabou S, Marino Jr. Cerebrospinal fluid rhinorrhea occurring in long-term bromocriptine treatment for macroprolactinomas. R Surg Neurol. 32(5):346-9, 1989.

47. Gillam MP, Molitch ME, Lombardi G, Colao A. Advances in the treatment of prolactinomas. Endocr Rev. 27(5):485-534; 2006.

48. Vroonen L, Jaffrain-Rea ML, Petrossians P, Tamagno G, Chanson P, Vilar L, Borson-Chazot F, et al. Prolactinomas resistant to standard doses of cabergoline: a multicenter study of 92 patients. Eur J Endocrinol. 167(5):651-62; 2012.

49. Primeau V, Raftopoulos C, Maiter D. Outcomes of transsphenoidal surgery in prolactinomas: improvement of hormonal control in dopamine agonist-resistant patients. Eur J Endocrinol. 66(5):779-86; 2012.

50. Sheplan Olsen LJ, Robles Irizarry L, Chao ST, Weil RJ, Hamrahian AH, Hatipoglu B, Suh JH. Radiotherapy for prolactin-secreting pituitary tumors. Pituitary. 15(2):135-45; 2012.

51. Ono M, Miki N, Kawamata T, Makino R, Amano K, Seki T, Kubo O, Hori T, Takano K. Prospective study of high-dose cabergoline treatment of prolactinomas in 150 patients. J Clin Endocrinol Metab. 93(12):4721-7; 2008.

52. Whitelaw BC, Dworakowska D, Thomas NW, Barazi S, Riordan-Eva P, King AP, Hampton T, Landau DB, Lipscomb D, Buchanan CR, Gilbert JA, Aylwin SJ. Temozolomide in the management of dopamine agonist-resistant prolactinomas. Clin Endocrinol (Oxf). 76(6):877-86; 2012.

53. Serafini P, Motta ELA, White JS. Restoration of ovarian cyclicity and ovulation induction in hypopituitary women. In Bronstein MD, editor. Pituitary Tumors in Pregnancy., Kluver Academic Publishers. 2001. p. 173-194.

54. Bronstein MD, Paraiba DB, Jallad RS. Management of pituitary tumors in pregnancy. Nat Rev Endocrinol. 7(5):301-10; 2011.

55. Colao A, Vitale G, Cappabianca P, Briganti F, Ciccarelli A, De Rosa M, Zarrilli S, Lombardi G. Outcome of cabergoline treatment in men with prolactinoma: effects of a 24-month treatment on prolactin levels, tumor mass, recovery of pituitary function, and semen analysis. J Clin Endocrinol Metab. 89(4):1704-11; 2004.

56. Ribeiro RS, Abucham J. Recovery of persistent hypogonadism by clomiphene in males with prolactinomas under dopamine agonist treatment. Eur J Endocrinol. 161(1):163-9; 2009.

Diabete Insípido

7

Madson Queiroz Almeida

ANATOMIA E FISIOLOGIA

A hipófise posterior ou neuro-hipófise consiste somente em axônios distais dos neurônios magnocelulares, localizados nos núcleos hipotalâmicos paraventricular e supraóptico. A irrigação da hipófise posterior é realizada pelas artérias hipofisárias inferiores. Aproximadamente 80 a 90% dos neurônios do núcleo supraóptico produzem arginina vasopressina (AVP), também chamada de hormônio antidiurético (ADH), e quase todos os axônios se projetam na hipófise posterior. Já o núcleo paraventricular possui cinco subnúcleos que produzem outros peptídeos além do AVP, como somatostatina, opioides, hormônio liberador de tireotrofina (TRH) e hormônio liberador de ACTH (CRH). O mais importante neurotransmissor na neuro-hipófise é o glutamato, cuja produção é ativada por estímulo noradrenérgico.[1]

O AVP é um nonapeptídeo constituído de um anel com 6 aminoácidos com uma ponte cisteína-cisteína e uma cauda de 3 aminoácidos. A despolarização da membrana plasmática dos axônios na neuro-hipófise promove um influxo de cálcio com exocitose dos grânulos secretórios contendo AVP no espaço perivascular e posteriormente no sistema capilar da neuro-hipófise. A regulação fisiológica da síntese de secreção do AVP depende da osmolalidade plasmática (OsmP) e da volemia/pressão arterial. A ação vascular do AVP é mediada pelos receptores V2, e a ação renal nos dutos coletores epiteliais é via receptor V1a. Os receptores V3 ou V1b medeiam as ações que não envolvem o equilíbrio osmótico, como o estímulo da secreção de ACTH na adeno-hipófise.[1]

Em condições fisiológicas, a homeostase de água é regulada por um sistema controlado por AVP que depende essencialmente do volume sanguíneo arterial e da osmolalidade plasmática, mantida dentro de uma estreita faixa entre 280 e 295 mOsm/kg, apesar das amplas variações no consumo e na eliminação de água. O balanço hídrico é normalmente obtido através dos mecanismos que regulam a ingestão e a excreção de água, bem como pelo mecanismo renal de concentração urinária.[2] A liberação de AVP regulada pelos receptores de volume e pelos barorreceptores é muito menos sensível que a liberação de AVP controlada pelos osmorreceptores. Isso ocorre porque a pressão arterial pode ser mantida por mecanismos adicionais como a ativação do sistema renina-angiotensina-aldosterona. A concentração do AVP plasmático varia de 0,5 a 2,0 pg/mL, e variações de 1% na OsmP causam rápida liberação ou inibição da secreção de AVP. Embora os níveis de AVP possam ultrapassar os valores fisiológicos, a osmolalidade urinária (OsmU) atinge um platô de 1200 mOsm/kg, já que a máxima OsmU nos dutos coletores corresponde à osmolalidade da medula interna. Se o AVP estiver ausente, cerca de 18-20 L de urina são excretados, mas mínimas variações nos níveis de AVP podem reduzir o volume urinário para menos de 4 L/dia.

O AVP age nos dutos coletores aumentando a permeabilidade à ureia e à água, permitindo assim o equilíbrio osmótico entre a urina e o interstício medular hipertônico. O AVP promove antidiurese ligando-se aos receptores V2 localizados nas células principais dos dutos coletores renais. Os receptores V2 ativam a adenilatociclase dependente de AMPc, promovendo a ativação da PKA e consequente inserção de aquaporinas, que são proteínas de canal de água que aumentam a permeabilidade da bicamada lipídica na membrana luminal à água.[3] A sede funciona como um importante mecanismo de resgaste, tornando-se uma ferramenta indispensável quando a secreção de AVP ou a capacidade de concentração renal não conseguem manter a homeostase de água. Nessa situação, a sensação de sede é fundamental para manter a osmolalidade plasmática dentro da faixa normal.[4]

A vasopressina é sintetizada como um pré-hormônio pelos neurônios magnocelulares dos núcleos hipotalâmicos supraóptico e paraventricular. A molécula precursora da vasopressina, a pré-pró-vasopressina, é codificada pelo gene *AVP-NPII*, localizado no cromossomo 20p13 (Figura 7.1). A pré-pró-vasopressina sofre uma clivagem proteolítica no retículo endoplasmático, perdendo o peptídeo sinalizador e dando origem à pró-vasopressina, a qual é transportada através do trato supraóptico e armazenada em grânulos secretórios na neuro-hipófise, com posterior liberação dos três peptídeos (vasopressina, neurofisina II e glicoproteína) na corrente sanguínea.[5]

Os principais reguladores da secreção de vasopressina são os osmorreceptores e os receptores de volume ou barorreceptores.[4] Os osmorreceptores são extremamente sensíveis às oscilações osmóticas, e variações mínimas da osmolalidade plasmática (1-2%) são capazes promover alterações na secreção de AVP.

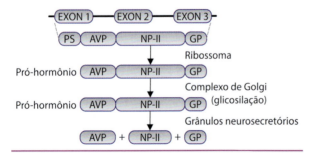

Figura 7.1 Representação esquemática do gene *AVP-NPII* e do processamento do pré-pró-hormônio até o AVP. AVP: arginina vasopressina; NPII: neurofisina 2.[11]

DIABETE INSÍPIDO

O diabete insípido (DI) é causado pela ausência do AVP ou por uma resposta inadequada à ação do AVP. Os quatro subtipos de DI – central, nefrogênico, polidipsia primária e DI gestacional – podem ser explicados, respectivamente, por deficiência na síntese e secreção de AVP, por resistência à ação do AVP, por aumento da ingesta de água e por aumento da metabolização do AVP. A maior parte dos pacientes tem o mecanismo de sede preservado, o que faz com que a apresentação clínica seja poliúria hipotônica (geralmente excede 50 mL/kg) e polidipsia compensatória sem desidratação. A densidade e osmolalidade urinárias encontram-se em níveis inferiores a 1.010 e 300 mOsm/kg, respectivamente.[3]

O espectro clínico das doenças caracterizadas por poliúria hipotônica inclui:

1. Diabete insípido central (neurogênico ou hipotalâmico): deficiência parcial ou total do AVP;
2. Polidipsia primária: bloqueio da secreção do AVP por ingestão excessiva de água;
3. Diabete insípido nefrogênico: resistência renal à ação antidiurética do AVP;
4. Diabete insípido gestacional: alteração transitória devido à metabolização excessiva do AVP pelas vasopressinases placentárias.[3]

DIABETE INSÍPIDO CENTRAL

O diabete insípido central, neurogênico ou hipotalâmico constitui a etiologia mais frequente de diabete insípido e resulta da destruição ou degeneração dos neurônios magnocelulares secretores de AVP localizados nos núcleos hipotalâmicos supraópticos e paraventriculares.[6] Poliúria, polidipsia e sede intensa são os principais sintomas de DI. A percepção de poliúria somente ocorre com diurese maior que 3 litros por dia. O volume urinário varia de cerca de 5 L nas formas parciais até 15 L nas formas mais graves. Sintomas neurológicos como confusão mental e coma decorrentes da hiperosmolalidade podem estar presentes se o paciente tiver comprometimento de percepção da sede ou alteração do nível de consciência.

Diabete insípido central adquirido

A etiologia do DI pode ser familiar ou secundária a malformações, autoimune, infiltrativa (neoplásica ou relacionada a histiocitose) ou decorrente de processos traumáticos (Tabela 7.1). Craniofaringiomas e germinomas constituem tumores da região supras-

Tabela 7.1 Causas de diabete insípido (DI)[2]

DI central
Familial
Autossômico dominante: mutações do gene AVP-NPII Autossômico recessivo: DIDMOAD ou síndrome de Wolfram Associado a malformações cerebrais: síndrome de Laurence-Moon-Biedl, displasia septo-óptica, microcefalia, hidrocefalia etc.
Adquirido
Idiopático Traumático e/ou pós-cirúrgico Tumores: craniofaringioma, astrocitoma, germinoma, meningioma, hamartoma, adenoma hipofisário com extensão suprasselar, tumor de haste, linfoma, metástases Granulomatoses: sarcoidose, histiocitose, tuberculose etc. Autoimune: neuro-hipofisite e/ou infundibulite linfocítica Infecções: encefalite viral, meningite viral, bacteriana ou fúngica, toxoplasmose e infecção por citomegalovírus congênitas Outras lesões da região hipotálamo-hipofisária: aneurismas, vasculite, malformações
Nefrogênico
Familial
Doença recessiva ligada ao cromossomo X Doença autossômica recessiva ou dominante
Adquirido
Doenças renais: insuficiência renal crônica, pielonefrite crônica, necrose tubular aguda, pós-uropatia obstrutiva, pós-transplante, doença policística Metabólico: hipocalemia, hipercalcemia Drogas: demeclociclina, lítio, cisplatina, gentamicina, metoxiflurano, rifampicina, contrastes radiológicos, gliburida, lobenzarit, foscarnet Doenças sistêmicas com comprometimento renal: anemia falciforme, cistinose, sarcoidose, mieloma múltiplo, síndrome de Sjögren

selar e representam 50% dos casos de DI central de origem tumoral. Lesões metastáticas para hipófise (principalmente carcinoma de mama e de pulmão) acometem preferencialmente a neuro-hipófise, provavelmente em virtude de um fluxo arterial mais direto para a neuro-hipófise. Na maior parte dos casos de doença granulomatosa existe evidência de manifestações extra-hipofisárias da doença. O DI central pode fazer parte do quadro de pan-hipopituitarismo congênito, principalmente nos casos associados a transecção de haste hipofisária. Se uma causa de DI central não é encontrada, o caso é denominado idiopático e uma causa autoimune deve ser considerada.

A etiologia de DI permanece desconhecida em 15 a 50% dos pacientes, sendo classificada como idiopática.[7] O diagnóstico clínico de diabete insípido idiopático só pode ser estabelecido após afastar-se a presença de qualquer lesão orgânica da região hipotálamo-hipofisária através de estudo de imagem por ressonância magnética (RM). Autoanticorpos circulantes contra vasopressina foram detectados em 23 a 75% de pacientes jovens com DI central, indicando que uma etiologia autoimune pode ser responsável pela maioria dos casos considerados idiopáticos.[8] A história familial de doenças autoimunes ou a presença de espessamento da haste hipofisária na RM sugerem fortemente a hipótese de DI autoimune. Contudo, as causas de DI central em uma grande parcela de indivíduos jovens permanecem desconhecidas.[9]

O DI central ocorre em 30% dos pacientes submetidos à cirurgia transesfenoidal, principalmente de caráter transitório em decorrência da manipulação da glândula. Adenomas hipofisários raramente causam DI central como quadro clínico inicial. Diferentes padrões de liberação de ADH podem ser observados no pós-operatório da cirurgia transesfenoidal:

- 31% dos pacientes apresentam poliúria no pós-operatório imediato;
- 17% evoluem com DI central no terceiro dia e 6% no sétimo dia;
- 3,5% apresentam poliúria transitória, seguida de hiponatremia transitória;
- em 1,1% observamos o padrão trifásico (*primeira fase* caracterizada pela redução da produção de AVP, levando a poliúria e polidipsia

acentuadas com duração de algumas horas até 5 a 6 dias; *segunda fase* com liberação do AVP estocado nos neurônios lesados, levando a antidiurese e hiponatremia; *terceira fase* com retorno do quadro de DI central, geralmente dentro de 10 a 14 dias do pós-operatório ou evento traumático, podendo ser de caráter transitório ou permanente); e

- em 5,2% apenas hiponatremia transitória dentro de 10 dias após a cirurgia.[10]

Em virtude da possibilidade de hiponatremia tardia, é muito importante colher sódio sérico para investigar hiponatremia na presença de confusão mental após a alta hospitalar, que ocorre geralmente no quinto dia de pós-operatório.

O DI central pode estar associado a trauma cranioencefálico grave em decorrência de ruptura da haste hipofisária. Em consequência disso, o DI central relacionado ao trauma está frequentemente associado ao desenvolvimento de pan-hipopituitarismo. Pacientes com trauma cranioencefálico grave devem ter os níveis de sódio plasmático e o balanço hídrico monitorizados, já que, na presença de alteração do nível de consciência, o paciente tanto pode evoluir com desidratação em virtude da incapacidade de ingerir água como pode apresentar edema cerebral por hiponatremia na fase de secreção inapropriada do ADH.

Diabete insípido central hereditário

Defeitos genéticos na síntese de AVP são tipicamente herdados de forma autossômica dominante e causados por mutação no gene *AVP-NPII*, mas herança autossômica recessiva também foi descrita.[11,12] O DI familial com herança autossômica dominante corresponde a aproximadamente 1% dos casos de DI central e o quadro clínico se instala usualmente entre 1 a 6 anos de idade, mas pode se manifestar também mais tardiamente. Os pacientes referem muitas vezes preferência por água gelada, e retorno da enurese noturna é frequente nas crianças. Em crianças com grande poliúria estão descritos casos de dilatação da bexiga com consequente dilatação dos ureteres podendo causar hidronefrose e insuficiência renal quando não tratados. A expressão clínica (polidipsia e poliúria) é variável em gravidade na mesma família. A DI central familial está frequentemente associada a perda do hipersinal da neuro-hipófise em T1 na RM, que progressivamente desaparece com o tempo.[11,12]

O gene *AVP-NPII* está localizado no cromossomo 20p13 e possui 3 éxons que codificam a pré-pró--AVP.[13] O éxon 1 codifica o peptídeo sinalizador, o AVP e a região aminoterminal da neurofisina II. O éxon 2 codifica a porção central da neurofisina II, e o éxon 3 codifica a região carboxiterminal da neurofisina II e a glicoproteína (Figura 7.1). As mutações acarretam um defeito no processamento da pré-pró--AVP. Em consequência, o precursor pré-pró-AVP mutante não é processado e dimerizado, sendo retido no retículo endoplasmático, onde se acumula e leva a lesão neuronal.[13]

A síndrome de Wolfram ou DIDMOAD tem herança autossômica recessiva e está associada a diabete melito, atrofia óptica, surdez neurológica e anormalidades do trato urinário. As crianças afetadas apresentam diabete melito e atrofia óptica nos primeiros anos de vida. Após a segunda década, manifestam o quadro de DI central e surdez neurossensorial, além de apresentarem uma progressiva dilatação do trato urinário e alterações neurológicas (nistagmo, ataxia, hiporreflexia, redução de paladar e olfato). Essa síndrome é causada por mutações no gene *Wolframina*, localizado no cromossomo 4p16.1.[14]

POLIDIPSIA PRIMÁRIA

A polidipsia primária é causada pela ingestão excessiva de água, não estando associada a defeitos na secreção ou ação do AVP. A polidipsia primária constitui o principal diagnóstico diferencial do DI. Os pacientes com polidipsia primária podem apresentar um defeito no mecanismo da sede ou aumento do limiar de sensibilidade (DI dipsogênico) e polidipsia psicogênica, frequente em doenças psiquiátricas. Como a polidipsia dipsogênica pode ser causada pelas mesmas lesões hipotalâmicas associadas ao DIC, é essencial realizar RM em todos os pacientes antes de assumir o diagnóstico de polidipsia psicogênica ou idiopática.[3] Estudos de pacientes com polidipsia primária em hospitais psiquiátricos mostraram uma incidência de aproximadamente 42% de pacientes com algum grau de polidipsia, e em mais de 50% desses pacientes não foi encontrada uma causa óbvia para a polidipsia.[15]

DIABETE INSÍPIDO NEFROGÊNICO

DI nefrogênico resulta de uma resistência renal à ação antidiurética do AVP, podendo ser causado por condições hereditárias ou adquiridas (Tabela 7.2).[16] No DI nefrogênico hereditário, 90% dos casos são causados por uma herança recessiva ligada ao cromossomo X por mutação no gene do receptor de AVP (*V2R*) localizado no lócus X_q28.[17,18] Até

Tabela 7.2 Teste da privação hídrica

8:00: Iniciar dieta seca que deve ter sido solicitada ao nutricionista no dia anterior		
Horário	**Dosar**	**Dosar**
8:00	OsmU	OsmP
8-10:00	OsmU	
10-12:00	OsmU	
12-14:00	OsmU	
14-16:00	OsmU	
16:00	Aplicar DDAVP 1 mcg IV ou 10 mcg nasal	OsmP e Na⁺
20:00	OsmU	

OsmU, osmolalidade urinária; OsmP, osmolalidade plasmática.
Fonte: Adaptado de Robertson GL, 1995.[2]

o momento, foram descritas mais de 200 diferentes mutações no gene *V2R*, com 10% dos defeitos sendo *de novo*. Somente 10% dos defeitos congênitos são causados por mutações autossômicas no gene AQP2.[3] Quando o probando é do sexo feminino, a maior probabilidade é de que o DI nefrogênico seja causado por um defeito na aquaporina 2 e tenha um padrão de herança autossômica recessiva. A história de consanguinidade também sugere um defeito na aquaporina 2 em virtude do padrão de herança.

Geralmente a sintomatologia aparece dentro de 3 semanas de vida. A poliúria é dificilmente reconhecida durante o período em que a criança usa fraldas, e geralmente o que chama a atenção é a falência no desenvolvimento neuropsicomotor. Ao diagnóstico, as crianças estão geralmente desnutridas, com pele seca, ausência de lágrimas e de transpiração. A avaliação radiológica do trato urinário revela intensa dilatação dos ureteres com hidronefrose e dilatação vesical. O diagnóstico é feito na presença de aumento da OsmP acompanhado de excreção contínua de urina hipotônica mesmo após a administração de vasopressina.[16]

A forma adquirida constitui a causa mais frequente de DI e pode ser ocasionada por doenças renais ou doenças sistêmicas, alterações metabólicas ou induzida por drogas (Tabela 7.1). A capacidade de concentração da urina depende da manutenção da hipertonicidade da medula renal. Nas doenças renais crônicas, pode ocorrer acometimento dos túbulos distais e coletores com incapacidade de manutenção da hipertonicidade medular e uma consequente diurese osmótica.[16] A hipocalemia e a hipercalcemia levam a uma redução transitória na expressão dos canais de aquaporina 2.[19] Várias drogas estão associadas com o desencadeamento de DI

nefrogênico: dimetiltetraciclina, os hipoglicemiantes orais glibenclamida e glibimida, alguns anestésicos voláteis como o metoxifluorano (por lesão renal) e o carbonato de lítio.[20]

O lítio, usado em doenças psiquiátricas, constitui a causa mais frequente de DI nefrogênico adquirido. O lítio promove uma redução nos transportadores de ureia, reduzindo a captação de ureia e a osmolalidade do interstício medular.[16] Além disso, o lítio também reduz a expressão de aquaporina 2, o que diminui a reabsorção de água nos dutos coletores.[15]

DIABETE INSÍPIDO GESTACIONAL

O DI gestacional é causado por um aumento do metabolismo de AVP decorrente da produção de uma peptidase aminoterminal que rapidamente degrada o AVP, mas não a desmopressina.[3] Existem dois tipos de DI transitório gestacional, ambos causados pela enzima ocitocinase. A atividade da ocitocinase, também chamada vasopressinase, pode estar extremamente elevada, caracterizando uma síndrome conhecida como resistência ao AVP gestacional. Essa condição pode estar associada a pré-eclâmpsia, esteatose hepática aguda e coagulopatias. A segunda forma é causada por um aumento da metabolização do AVP em um paciente com DI central ou nefrogênico leve.

A poliúria usualmente surge no terceiro trimestre e desaparece espontaneamente após o parto. Embora a remissão espontânea ocorra 2 a 3 semanas após o parto, uma avaliação diagnóstica para excluir outras causas deve ser realizada. O tratamento é realizado com DDAVP e não contraindica a amamentação.

DIAGNÓSTICO

A investigação de DI está indicada nas seguintes situações (Figura 7.2):

- Poliúria (volume urinário > 30 mL/kg de peso) com urina hipotônica (osmolalidade < 300 mOsm/kg ou densidade urinária < 1.010);
- Pacientes que pertencem a famílias com mais de um membro com DI;
- Pacientes que utilizam drogas que possam alterar a síntese ou também a ação da vasopressina (lítio, anfotericina, rifampicina e outros);
- Alterações eletrolíticas relacionadas à alteração dos mecanismos de concentração urinária (hipocalemia e hipercalcemia);
- Enurese noturna.

Para estabelecer o diagnóstico de DI é necessário determinar a capacidade renal de concentrar a urina em resposta a um estímulo fisiológico.[2] Na presença de hipernatremia e poliúria, não é necessário realizar a prova de concentração, pois já podemos afastar o diagnóstico de polidipsia primária. Nesse caso, a administração de AVP exógeno (por exemplo, DDAVP, um análogo sintético) permite avaliar a resposta renal ao DDAVP e diferenciar DI central de DI nefrogênico (Figura 7.2). No entanto, o sódio plasmático estará dentro da normalidade na maioria dos pacientes que apresentam o mecanismo compensatório da sede preservado. Nessa situação, um teste de desidratação ou prova de concentração está indicado tanto para o diagnóstico de DI como para estabelecer a etiologia. O objetivo da prova de privação hídrica é avaliar capacidade de concentração urinária em resposta a um aumento da osmolalidade plasmática induzido por desidratação, com subsequente avaliação da capacidade de concentração renal em resposta ao DDAVP. A ingestão hídrica é permitida na noite anterior, porém deve-se orientar o paciente a não ingerir água em excesso. O teste é iniciado às 8:00, pesando o paciente e determinando a OmsP e OsmU basais. O paciente é submetido a uma dieta seca sem líquidos por 8 horas. Deve-se pesar o paciente e determinar OsmU e volume urinário a cada 2h (Tabela 7.2). Ao final do teste, determina-se a OsmP. O teste deve ser interrompido nas seguintes situações:

1. perda de 3 a 5% de peso corporal;
2. OsmU em duas a três amostras consecutivas, coletadas a intervalos de 1 hora, diferindo < 10%;
3. sódio plasmático > 150 mEq/L.

Após a suspensão da prova, realiza-se o teste da desmopressina com DDAVP intramuscular ou intravenoso (1 µg) ou intranasal (10 µg). Após 4 horas, coleta-se uma amostra de urina para determinação da OsmU. Durante essa fase o paciente pode ingerir até 1,5 a 2 vezes o volume de urina eliminado durante a fase de desidratação se a sede for intolerável.

Em indivíduos normais, a OsmU é 2 a 4 vezes maior que a OsmP (OsmP normal: 285 a 295 mOsm/kg) e não se eleva acima de 10% após a administração de DDAVP (Figura 7.2). Pacientes com polidipsia primária respondem similarmente ao indivíduo normal. Pacientes com DI central grave apresentam ao final da prova baixa OsmU (< 300 mOsm/kg) e alta OsmP (> 295 mOsm/kg) e concentração urinária maior que 750 mOsm/kg após a administração de DDAVP (incremento > 50%). Pacientes com DI nefrogênico apresentam OsmU < 300 mOsm/kg após a desidratação e incremento menor que 10% na OsmU após DDAVP. A grande dificuldade diagnóstica está em interpretar os casos de defeitos parciais na secreção ou ação do DDAVP (incremento na OsmU após DDAVP entre 10-50%).[3]

O teste de infusão salina consiste na infusão de NaCl 3% (0,1 mL/kg/min) até que a OsmP alcance o nível de 295 mOsm/L aproximadamente após 1 a 2h. O AVP é dosado antes e ao final do teste. Em pacientes com DI central, os valores de AVP estão baixos ou inapropriadamente normais (< 5 pg/mL) no início e no final do teste. Nos casos de DI nefrogênico, o AVP permanece elevado (> 5 pg/mL) no início e no final do teste. Na polidipsia primária, os valores de AVP estão bloqueados e se elevam para valores acima de 5 pg/mL. No entanto, as determinações do AVP são pouco reprodutíveis, o que constitui o principal problema para a realização desse teste.[2] Alguns estudos recentes têm avaliado o papel da dosagem de copeptina, secretada de modo equimolar com o AVP, mas com uma maior estabilidade quando comparada ao AVP. No entanto, ainda não foi possível estabelecer um valor de corte que permita diferenciar DI de uma situação de secreção inapropriada do ADH (SIADH).[21]

A avaliação radiológica do sistema nervoso central com ressonância magnética (RM) da região hipotálamo-hipofisária deve ser realizada em todos os pacientes com diagnóstico de DI central.[22] O acúmulo de AVP nos grânulos secretórios da neuro-

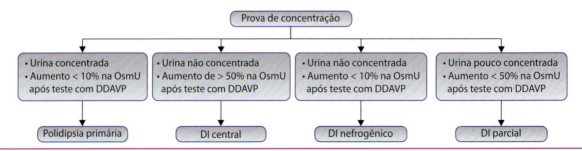

Figura 7.2 Investigação diagnóstica em um paciente com poliúria hipotônica. PP, polidpsia primária; DI, diabete insípido; RM, ressonância magnética; OsmP, osmolalidade plasmática; OsmU, osmolalidade urinária. Fonte: Adaptado de Robertson GL, 1995.[2]

-hipófise produz um brilho selar, sendo visualizado na RM como um hipersinal em T1 em aproximadamente 80% dos indivíduos normais, estando ausente na maioria dos pacientes com DI hipotalâmico (Figura 7.3). O hipersinal da neuro-hipófise pode estar presente no início do quadro de DI central, desaparecendo durante a progressão da doença. Aproximadamente 90% dos neurônios contendo AVP precisam ser destruídos para causar DI.

DI central está frequentemente associado a espessamento da haste hipofisária (Tabela 7.3). Nessa situação está indicado o rastreamento de doenças sistêmicas infiltrativas associadas a DI. Em crianças e adolescentes, está indicada a dosagem de β-hCG no liquor para investigar germinoma. Caso a investigação resulte negativa, a RM deve ser repetida em 6 meses para avaliar o surgimento de massas suprasselares. A presença de espessamento de haste associada a DI central idiopática pode ser um indicativo de um processo autoimune, infundibulo-hipofisite linfocítica (Figura 7.3).

Tabela 7.3 Doenças associadas a espessamento de haste hipofisária[8]

1. Germinoma
2. Craniofaringioma
3. Metástases (carcinoma de mama e de pulmão)
4. Doença granulomatosa: histiocitose, sarcoidose, granulomatose de Wegener
5. Tuberculose
6. Infundíbulo-hipofisite linfocítica

TRATAMENTO

O tratamento do DI central consiste na reposição com o análogo sintético da vasopressina, a desmopressina (DDAVP, 1-deamino-8-d-monoacetato de arginina vasopressina tri-hidratada).[2] Esse análogo apresenta uma atividade antidiurética mais prolongada e uma reduzida atividade pressórica. O início da ação da desmopressina ocorre em aproximada-

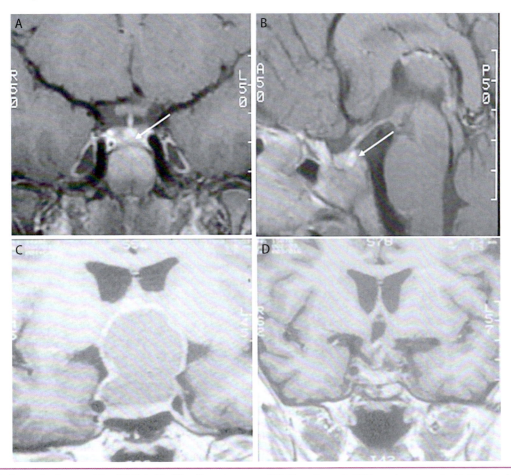

Figura 7.3 Ressonância magnética (RM) de hipófise (A, corte coronal T1; B, corte sagital T1) mostrando o sinal brilhante da neuro-hipófise (seta). RM de hipófise (C, corte coronal T1) de um paciente com craniofaringioma (lesão cística volumosa com expansão suprasselar). Após tratamento cirúrgico (D, corte sagital T1) do craniofaringioma, o paciente evoluiu com DI central e pan-hipopituitarismo. Fonte: Serviço de Endocrinologia e Metabologia do Hospital das Clínicas da Faculdade de Medicina da USP.

mente 1 hora. O DDAVP está disponível em nosso meio para administração intranasal, oral e intravenosa.[23] A apresentação intranasal existe em spray (10 µg/puff) e em solução nasal. A dose de DDAVP com o uso da solução intranasal é graduada através de um tubo plástico flexível, que é então usado para soprar a solução para o nariz. É recomendado iniciar com uma dose baixa de DDAVP (5 mcg uma ou duas vezes/dia) para evitar intoxicação hídrica e hiponatremia. Essa dose inicial representa um a dois puffs na apresentação em spray ou 0,05 a 0,1 mL da solução nasal. O DDAVP pode ser administrado na forma de comprimidos por via oral, porém a baixa absorção e a alta intolerância gástrica tornam essa via de administração pouco útil na clínica.

O DDAVP para uso parenteral é fornecido em solução contendo 4 µg/mL de acetato de desmopressina em ampolas de 1 mL. A via parenteral subcutânea está indicada principalmente no pós-operatório de cirurgia transesfenoidal. A dose é aproximadamente 0,5 µg (1/8 da ampola) se o paciente apresenta sede intensa ou poliúria. Embora pouco utilizado atualmente, a ação do DDAVP pode ser potencializada pela associação com clorpropamida, carbamazepina ou clofibrato. Os principais efeitos colaterais associados ao uso do DDAVP são cefaleia, náusea, rubor facial, dores abdominais.

O uso de hidroclorotiazida (dose de 25-50 mg/dia) ou de clorpropamida (250-500 mg/dia) pode ser indicado para os pacientes com DI central nos quais uma redução no volume urinário pode reduzir os sintomas de DI. A hidroclorotiazida reduz o volume filtrado que chega nos dutos colectores reduzindo o volume urinário. A clorpropamida age nos dutos colectores aumentando o efeito do AVP residual e reduzindo a diurese.

No DI nefrogênico adquirido, deve-se prioritariamente tratar a condição desencadeante da resistência ao ADH. A depleção suave de volume com diuréticos tiazídicos (hidroclorotiazida 25 mg 2x/dia) associada a restrição salina pode reduzir o volume urinário em 50 a 70%. A resposta aos diuréticos tiazídicos pode ser potencializada pela terapia combinada com diuréticos poupadores de potássio (amilorida 10 mg/dia). Em pacientes com nefrotoxicidade induzida pelo lítio, o bloqueio dos canais de sódio pelos diuréticos poupadores de potássio impede que o lítio que foi filtrado entre nas células tubulares e interfira com a produção de AMPc. Uma alternativa terapêutica é o uso de anti-inflamatórios não esteroides (indometacina 100-150 mg/dia).[16]

REFERÊNCIAS BIBLIOGRÁFICAS

1. Di Iorgi N, Morana G, Napoli F, Allegri AE, Rossi A, Maghnie M. Management of diabetes insipidus and adipsia in the child. Best Pract Res Clin Endocrinol Metab 2015;29(3):415-36.

2. Robertson GL. Diabetes insipidus. Endocrinology and Metabolism Clinics of North America 1995;24(3):549-72.

3. Fenske W, Allolio B. Clinical review: Current state and future perspectives in the diagnosis of diabetes insipidus: a clinical review. The Journal of Clinical Endocrinology and Metabolism 2012;97(10):3426-37.

4. Robertson GL. Antidiuretic hormone. Normal and disordered function. Endocrinology and Metabolism Clinics of North America 2001;30(3):671-94, vii.

5. Birnbaumer M, Seibold A, Gilbert S, Ishido M, Barberis C, Antaramian A, et al. Molecular cloning of the receptor for human antidiuretic hormone. Nature 1992;357(6376):333-5.

6. Maghnie M, Cosi G, Genovese E, Manca-Bitti ML, Cohen A, Zecca S, et al. Central diabetes insipidus in children and young adults. The New England Journal of Medicine 2000;343(14):998-1007.

7. Pivonello R, De Bellis A, Faggiano A, Di Salle F, Petretta M, Di Somma C, et al. Central diabetes insipidus and autoimmunity: relationship between the occurrence of antibodies to arginine vasopressin-secreting cells and clinical, immunological, and radiological features in a large cohort of patients with central diabetes insipidus of known and unknown etiology. The Journal of Clinical Endocrinology and Metabolism 2003;88(4):1629-36.

8. Maghnie M, Ghirardello S, De Bellis A, di Iorgi N, Ambrosini L, Secco A, et al. Idiopathic central diabetes insipidus in children and young adults is commonly associated with vasopressin-cell antibodies and markers of autoimmunity. Clinical Endocrinology 2006;65(4):470-8.

9. Maghnie M, Altobelli M, Di Iorgi N, Genovese E, Meloni G, Manca-Bitti ML, et al. Idiopathic central diabetes insipidus is associated with abnormal blood supply to the posterior pituitary gland caused by vascular impairment of the inferior hypophyseal artery system. The Journal of Clinical Endocrinology and Metabolism2004;89(4):1891-6.

10. Hensen J, Henig A, Fahlbusch R, Meyer M, Boehnert M, Buchfelder M. Prevalence, predictors and patterns of postoperative polyuria and hyponatraemia in the immediate course after transsphenoidal surgery for pituitary adenomas. Clinical Endocrinology 1999;50(4):431-9.

11. Ito M, Jameson JL, Ito M. Molecular basis of autosomal dominant neurohypophyseal diabetes insipidus. Cellular toxicity caused by the accumulation of mutant vasopressin precursors within the endoplasmic reticulum. The Journal of Clinical Investigation 1997;99(8):1897-905.

12. Willcutts MD, Felner E, White PC. Autosomal recessive familial neurohypophyseal diabetes insipidus with

continued secretion of mutant weakly active vasopressin. Human Molecular Genetics 1999;8(7):1303-7.

13. Melo ME, Marui S, Brito VN, Mancini MC, Mendonca BB, Knoepfelmacher M. Autosomal dominant familial neurohypophyseal diabetes insipidus caused by a novel mutation in arginine-vasopressin gene in a Brazilian family. Arquivos Brasileiros de Endocrinologia e Metabologia2008;52(8):1272-6.

14. Inoue H, Tanizawa Y, Wasson J, Behn P, Kalidas K, Bernal-Mizrachi E, et al. A gene encoding a transmembrane protein is mutated in patients with diabetes mellitus and optic atrophy (Wolfram syndrome). Nature Genetics 1998;20(2):143-8.

15. Siegel AJ, Baldessarini RJ, Klepser MB, McDonald JC. Primary and drug-induced disorders of water homeostasis in psychiatric patients: principles of diagnosis and management. Harv Rev Psychiatry 1998;6(4):190-200.

16. Sands JM, Bichet DG, American College of P, American Physiological S. Nephrogenic diabetes insipidus. Ann Intern Med 2006;144(3):186-94.

17. Holtzman EJ, Harris HW, Jr., Kolakowski LF, Jr., Guay-Woodford LM, Botelho B, Ausiello DA. Brief report: a molecular defect in the vasopressin V2-receptor gene causing nephrogenic diabetes insipidus. The New England Journal of Medicine 1993;328(21):1534-7.

18. Pan Y, Metzenberg A, Das S, Jing B, Gitschier J. Mutations in the V2 vasopressin receptor gene are associated with X-linked nephrogenic diabetes insipidus. Nature genetics. 1992;2(2):103-6.

19. Marples D, Frokiaer J, Dorup J, Knepper MA, Nielsen S. Hypokalemia-induced downregulation of aquaporin-2 water channel expression in rat kidney medulla and cortex. The Journal of Clinical Investigation 1996;97(8):1960-8.

20. Christensen S, Kusano E, Yusufi AN, Murayama N, Dousa TP. Pathogenesis of nephrogenic diabetes insipidus due to chronic administration of lithium in rats. The Journal of Clinical Investigation 1985;75(6):1869-79.

21. Morgenthaler NG, Struck J, Jochberger S, Dunser MW. Copeptin: clinical use of a new biomarker. Trends Endocrinol Metab 2008;19(2):43-9.

22. Melo ME, Marui S, Carvalho LR, Arnhold IJ, Leite CC, Mendonca BB, et al. Hormonal, pituitary magnetic resonance, LHX4 and HESX1 evaluation in patients with hypopituitarism and ectopic posterior pituitary lobe. Clinical Endocrinology 2007;66(1):95-102.

23. Cunnah D, Ross G, Besser GM. Management of cranial diabetes insipidus with oral desmopressin (DDAVP). Clinical Endocrinology 1986;24(3):253-7.

Desenvolvimento e Crescimento

Distúrbios do Desenvolvimento Sexual

8

Sorahia Domenice
Elaine Maria Frade Costa
Berenice Bilharinho de Mendonça

INTRODUÇÃO

O processo de desenvolvimento sexual nos mamíferos inicia-se com o estabelecimento do sexo cromossômico do zigoto no momento da fertilização. Este processo é constituído por uma sequência de eventos tecido e tempo-específicos do qual participam inúmeros genes, fatores transcricionais, hormônios e receptores hormonais, cuja interação determinará a transformação do tecido gonadal embrionário indiferenciado no tecido gonadal adulto, feminino ou masculino, além de todos os eventos subsequentes secundários à secreção hormonal gonadal (desenvolvimento da genitália interna e externa).

Didaticamente, o processo de desenvolvimento sexual humano é dividido em duas etapas: a determinação sexual e a diferenciação sexual.

A determinação sexual refere-se aos processos envolvidos no desenvolvimento do sexo gonadal, ou seja, aos eventos que participam da transformação da crista urogenital embrionária para o estado de gônada bipotencial e subsequente desenvolvimento de uma gônada feminina ou masculina. Genes localizados nos cromossomos sexuais e autossomos são responsáveis por determinar e regular a diferenciação da gônada primordial em ovário ou testículo.

A diferenciação sexual refere-se a todos os processos que se seguem à organogênese gonadal, como o desenvolvimento da genitália interna e externa, que resultam no fenótipo masculino ou feminino.

Muitos dos eventos que participam do desenvolvimento sexual não foram ainda completamente elucidados, porém sabe-se que o tecido gonadal é o responsável na vida fetal pela diferenciação das estruturas genitais.[1] Este processo prossegue durante a puberdade, quando ocorrem o desenvolvimento dos caracteres sexuais secundários, o início da fertilidade e o estirão de crescimento. Estas transformações ocorrem secundariamente à ação dos esteroides sexuais de origem gonadal.

No processo de desenvolvimento sexual, a expressão de inúmeros genes é controlada por um sistema em forma de cascata, que funciona como um complexo sistema de reforços e de redundância funcional, que constitui um mecanismo para minimizar a ocorrência de fenótipos ambíguos (Figura 8.1).[2,3]

EMBRIOLOGIA DO DESENVOLVIMENTO GONADAL

DESENVOLVIMENTO DA GÔNADA PRIMITIVA

O primórdio gonadal se origina a partir de uma condensação do tecido mesenquimal localizado medialmente aos mesonéfrons. O espessamento e a proliferação do epitélio celômico, que penetra no mesênquima, ocorrem em uma etapa subsequente, iniciando a formação dos cordões sexuais. Simultaneamente, as células germinativas primordiais migram do endoderma do saco vitelino por meio de movimentos ameboides, através do mesentério dorsal para a gônada indiferenciada. Por volta da 6ª semana de gestação, as células germinati-

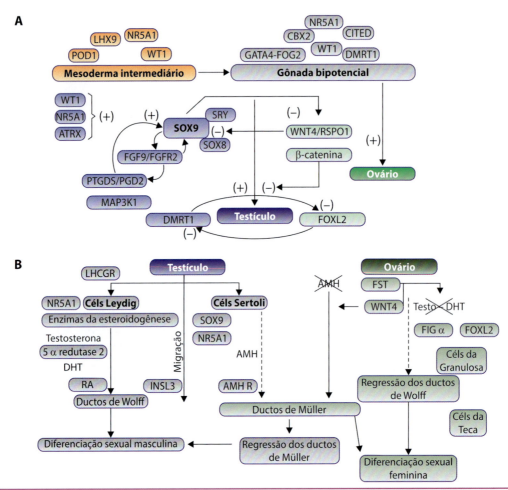

Figura 8.1 Modelo da cascata de genes envolvidos na determinação sexual e na diferenciação sexual. 1A. Determinação gonadal: na fase de formação do primórdio gonadal na crista urogenital, a partir do mesoderma intermediário atuam vários genes, entre eles: *Cbx2, Pod1, Wt1, Nr5a1, Lhx9, Gata4, Lim1.* A gônada embrionária é indiferenciada e bipotencial até um estágio crítico, quando a presença ou a ausência de genes específicos vão determinar o seu desenvolvimento como testículo ou ovário. Vários genes masculinizantes, que determinam o desenvolvimento testicular, são conhecidos. Participam deste processo os genes *Sry, Sox9, Dhh, Dmrt, DSS-Dax1, Nr5a1, Atrx, Map3k1,* entre outros. Por outro lado, o excesso de dosagem de alguns genes, como o lócus *DSS-Dax1* e do *Wnt4/Rspo1,* impede o processo de formação testicular normal. Nenhum gene determinante do desenvolvimento ovariano foi identificado até o momento, porém a ativação da via de sinalização Wnt4/betacatenina é fundamental para a determinação gonadal feminina normal. A Rspo1 é necessária para expressão do *Wnt4* no ovário, o qual estimula a produção da folistatina (FST) e ambos antagonizam os processos de formação da estrutura testicular e promovem a manutenção das células germinativas ovarianas. A falta dos andrógenos determina a involução dos ductos de Wolff. O *Foxl2* é crítico na diferenciação das células da granulosa e na manutenção do tecido ovariano, e o *FIGα* é importante na formação dos folículos primordiais. Na gônada pós-natal, o gene *Dmrt1* é importante na manutenção do tecido testicular, reprimindo a expressão do gene *Foxl2,* importante na manutenção do ovário. Uma falha na expressão desses genes, *Dmrt1* e *Foxl2,* na gônada no período pós-natal pode possibilitar o surgimento de células tipicamente femininas no testículo e células tipicamente masculinas no ovário, respectivamente. 1B. Diferenciação sexual: após o tecido gonadal estar determinado como testículo ou ovário, a atividade hormonal gonadal via seus receptores teciduais vai gerar a diferenciação da genitália interna e externa. No sexo masculino, o AMH secretado pelas células de Sertoli age via seu receptor AMHR, levando à regressão dos ductos de Müller. As células de Leydig, estimuladas pelo hCG/LH via LHCGR, secretam testosterona, que é convertida em DHT pela ação da enzima 5α-redutase 2. Estes andrógenos agem via o receptor tecidual (*AR*) estimulando os ductos de Wolff e determinando o desenvolvimento da genitália interna masculina. A ação androgênica (via DHT) também induz o desenvolvimento da genitália externa masculina. A proteína INSL3 participa do processo de migração testicular para a bolsa escrotal. No sexo feminino, a ausência da ação dos hormônios testiculares (AMH, testosterona e DHT) direciona o desenvolvimento da genitália interna para o feminino. Genes da família *Wnt* atuam na manutenção e no desenvolvimento dos derivados müllerianos, determinando o desenvolvimento da genitália interna feminina.[4,5]

vas primordiais invadem o mesenquima, no qual os cordões sexuais primários estão em formação. Neste estágio, a gônada compreende uma porção cortical externa e uma porção medular interna e diferenças morfológicas entre as gônadas masculina e feminina não são reconhecidas.[2,4] Além das células germinativas, outras linhagens celulares como as células de suporte, as células conjuntivas e as células esteroídicas participam da formação das gônadas.

DESENVOLVIMENTO DA GÔNADA MASCULINA

O início do desenvolvimento testicular é marcado pelo aparecimento das células precursoras das células de Sertoli, originadas a partir da diferenciação das células somáticas do epitélio celômico. Logo após o aparecimento das células precursoras na crista urogenital, as células pré-Sertoli proliferam e se agregam, alinhando-se em estruturas semelhantes a cordões, que posteriormente darão origem aos túbulos seminíferos. Na gônada fetal masculina, as células germinativas primordiais são envolvidas pelos cordões testiculares e permanecem no estágio G0/G1 do ciclo mitótico até após o nascimento.[5]

Após o aparecimento das células de Sertoli, as células esteroídicas de Leydig diferenciam-se a partir das células intersticiais primitivas originárias do mesonéfron. Esse processo é regulado por moléculas sinalizadoras oriundas das células de Sertoli por ação parácrina.[4,6]

DESENVOLVIMENTO DA GÔNADA FEMININA

O desenvolvimento ovariano normal, diferentemente do desenvolvimento testicular, depende da presença das células germinativas. A ausência das células germinativas no primórdio gonadal feminino determina a degeneração do tecido, resultando em um tecido fibroso não funcional.

O desenvolvimento dos cordões sexuais medulares primários, que irão caracterizar a estrutura ovariana, ocorre a partir da 10ª semana de gestação. Os cordões sexuais corticais secundários constituem as estruturas de suporte para as células germinativas migradas. A partir da 16ª semana um arranjo celular em ninhos origina a formação dos folículos primordiais que contêm os oócitos diploides, que vão permanecer quiescentes até a puberdade. As células foliculares se originam das mesmas linhagens precursoras das células de Sertoli, e as células da teca se originam das precursoras das células de Leydig.[2,4]

ASPECTOS MOLECULARES DO DESENVOLVIMENTO GONADAL

Os mecanismos genéticos envolvidos no desenvolvimento gonadal normal são complexos e com múltiplas interações (Figura 8.1). Na Tabela 8.1 apresentamos o conhecimento atual da cascata de genes envolvidos neste processo. Ano a ano novos genes são acrescentados a esta cascata, e o advento do sequenciamento em larga escala de pacientes com DDS seguramente expandirá o número de genes envolvidos nesses importantes processos de desenvolvimento do aparelho genital.

A partir do primórdio gonadal, um precursor gonadal bipotencial, o desenvolvimento testicular ou ovariano ocorrerá de acordo com a expressão de uma sequência de genes que determinará um caminho para a via masculina ou feminina, respectivamente. Essas vias agem de maneira antagônica.

Nas etapas mais precoces da formação gonadal, gônada primordial bipotencial, a participação de vários genes foi estabelecida em modelos animais; entre eles os genes *Emx2, Lhx9, Cbx2, Wt1, Nr5a1/Sf1, Gata4/Fog2* e *Pod-1* (Figura 8.1).[4] Anormalidades nos genes *Cbx2, Wt1, Nr5a1/Sf1, Gata4/Fog2* foram identificadas em pacientes com distúrbios do desenvolvimento sexual.[2]

GENES E ORGANOGÊNESE TESTICULAR

No processo normal do desenvolvimento testicular, o gene *SRY* é o responsável por desencadear o inicio da via gênica masculina da determinação gonadal.[7,8] Os genes *Wt1* e *Nr5a1* preparam o tecido gonadal indiferenciado para a expressão do *Sry.*[2]

A presença do *Sry* na gônada embrionária irá promover o aumento da expressão de outro importante indutor testicular, o gene *Sox9.*[4] Vários mecanismos promovem a manutenção da expressão do *Sox9* na via de determinação testicular. A prostaglandina D2 (Pgd2) estimula a expressão do *Sox9*, através da produção da enzima lipocalina prostaglandina D sintetase (L-Pgds ou PTDGS), que acelera a cascata de sinalização masculina. Por outro lado, o *Sox9* regula o gene *Fgf9* e seu receptor *Fgfr2*, estimulando o aumento de sua expressão, e o *Fgf9/Fgfr2* mantém a expressão do *Sox9*, constituindo uma alça de estímulo positivo nas gônadas masculinas. Nessa situação, o balanço entre os sinais *Fgf9/Fgfr2* e *Wnt4/betacatenina* desvia-se em favor do *Fgf9/Fgfr2*, estabelecendo o domínio da via masculina. Na ausência desta alça de retrocontrole positivo entre *Sox9*

Tabela 8.1 Etiopatogenia molecular das anomalias da determinação e diferenciação sexual

| Gene | | | Lócus | Proteína | Ação da proteína | Fenótipo em humanos portadores de mutações |
Símbolo	Nome					
AMH	Anti-Mullerian hormone		19p13.3	AMH	Regressão dos ductos de Müller	Síndrome da persistência dos ductos müllerianos
AMHR TIPO II	Anti-Mullerian hormone receptor type II		12q12-13	AMHR	Receptor do AMH	Síndrome da persistência dos ductos müllerianos
AR	Androgen receptor		Xq11-12	AR	Receptor androgênico	DDS 46,XY por insensibilidade aos andrógenos: forma parcial e completa
ARX	Aristaless-related homeobox		Xp22.13	ARX	Fator de transcrição	DG 46,XY, epilepsia, retardo do desenvolvimento neuropsicomotor
ATRX	X-linked α-thalassemia and mental retardation		Xq13	ATRX (ou XNP)	Proteína de remodelação da cromatina	DG 46,XY, malformações corporais, alfa-talassemia, retardo mental
CBX2	Chromobox homolog 2,		17q25	CBX2	Proteína repressora da atividade transcricional	DG 46,XY; 46,XY com genitália feminina e ovários normais
CYB5	Cytochrome b5		18q23	Citocromo b5	Cofator doador de elétrons	DG 46,XY, metemoglobinemia tipo IV
CYP11A1	Cytochrome P450, family 11, subfamily A, member 1		15q23-q24	P450 scc	Enzimática	DDS 46,XY – HAC lipoídica
CYP11B1	Cytochrome P450, family 11, subfamily B, member 1		8q24	11β-hidroxilase	Enzimática	DDS 46,XX – HAC virilizante
CYP17A1	Cytochrome P450, family 17, subfamily A, member 1		10q24-25	17α-hidroxilase; 20-22-liase	Enzimática	DDS 46,XY
CYP19A1	Cytochrome P450, Family 19, Subfamily A, member 1		15q21.1	P450 aromatase	Enzimática	DDS 46,XX
CYP21A2	Cytochrome P450, Family 21, Subfamily A, member 2		6q21.3	21hidroxilase	Enzimática	DDS 46,XX – HAC virilizante
DHH	Desert hedgehog		12q12-13.1	DHH	Molécula sinalizadora	DG 46,XY, polineuropatia minifascicular
DMRT1	Double sex, Mab3, Related transcription factor 1		9p24.3	DMRT1	Fator de transcrição	DG 46,XY (deleções da região 9p e mutações inativadoras do gene)
DSS locus (DAX1)	Dosage sensitive sex reversal, Adrenal hypoplasia, X chromosome 1		Xp21.3	DAX1 (ou NR0B1A)	Fator de transcrição	DG 46,XY, face dismórfica, palato fendido, retardo mental facultativo (duplicação do locus DDS)
FOG2/ ZFPM2	Friend of GATA 2/ Zinc finger protein multitype 2		8q23.1	FOG2	Proteína moduladora	DG 46,XY, hipogonadismo hipergonadotrófico com defeito cardíaco congênito
FOXL2	Forkhead transcriptional factor 2		3q23	FOXL2	Fator de transcrição	Falência ovariana prematura, síndrome da blefarofimose-ptose-epicanto-inverso
GATA4	GATA- binding protein 4		8p23.1-p22	GATA 4	Fator de transcrição	DG 46,XY com ou sem anormalidade cardíaca
GR	Glicocorticoid receptor		5q31	GR	Receptor de glicocorticóide	DDS 46,XX – insensibilidade aos glicocorticoides
HSD17B3	17-β hydroxysteroid dehydrogenase III		9q22	17β-hidroxiesteroide desidrogenase 3	Enzimática	DDS 46,XY

Continua

Gene		Lócus	Proteína	Ação da proteína	Fenótipo em humanos portadores de mutações
Símbolo	**Nome**				
HSD3B2	3-β-hydroxysteroid dehydrogenase II	1p13.1	3β-hidroxiesteroide desidrogenase tipo 2	Enzimática	DDS 46,XY - HAC DDS 46,XX - HAC
LHCGR	LHCG receptor	2p21	LHCGR	Receptor hCG/LH	DDS por hipoplasia células de Leydig
MAMLD1/CXORF6	Mastermind-like domain containing 1/ chromosome X open reading frame 6	Xq28	MAMLD1/CXORF6	Coativador transcricional	Hipospadia
MAP3K1	Mitogen-activated protein kinase 1	5q11.2	MAP3K1	Quinase	DG 46,XY
NR5A1/SF1	Nuclear receptor subfamily 5 group A member 1 /Steroidogenic Factor 1	9q33	NR5A1/SF1	Fator de transcrição	Amplo espectro de apresentação clínica: DG 46,XY com ou sem insuficiência adrenal, FOP, DDS 46,XX testicular e ovariotesticular, infertilidade
P450-OR	Cytochrome P450 oxidoreductase	7q11.2	P450 oxidoredutase	Fator doador de elétrons	DDS 46,XY - Deficiência múltipla das enzimas mitocondriais P450 DDS 46,XX - Deficiência múltipla das enzimas mitocondriais P450
RSPO1	R-spondin homolog 1	1p34.3	RSPO1	Molécula sinalizadora	DDS 46,XX testicular ou ovariotesticular, queratose palmoplantar, predisposição carcinoma de pele
SOX3	SRY-related, HMG-box gene 3	Xq27.1	SOX3	Fator de transcrição	DDS 46,XX testicular, retardo de crescimento e desenvolvimento
SOX9	SRY-related, HMG-box gene 9	17q24.3-25.1	SOX9	Fator de transcrição	DG 46,XY e displasia campomélica
SRD5A2	Steroid 5-alpha-reductase 2	2p23	5α reductase tipo 2	Enzimática	DDS 46,XY
SRY	Sex-determining Region-Y chromosome	Yp11.3	SRY	Fator de transcrição	DG 46,XY
StAR	Steroidogenic acute regulatory protein	8p11.2	Proteína reguladora da esteroidogênese aguda	Proteína transportadora	DDS 46,XY - HAC lipoídica
WNT4	Wingless-type MMTV integration site family, member 4	1p35	WNT4	Molécula sinalizadora	46,XX - síndrome de Mayer-Rokitansky-Kuster-Hauser, agenesia renal, hiperandrogenismo (inativação gênica) DG 46,XY (duplicação gênica)
WT1	Wilms' tumour 1	11p13	WT1	Fator de transcrição	DG 46,XY - síndrome de Frasier, síndrome de Denys-Drasher, síndrome de WAGR
WWOX	WW domain containing oxidoreductase	16q23.3-q24.1	WWOX	Enzimática (Oxidorredutase)	DG 46,XY

DDS: Distúrbios do desenvolvimento sexual; DG: Disgenesia gonadal; FOP: Falência ovariana primária; HAC: Hiperplasia adrenal congênita.

e *Fgf9/Fgfr2*, a via *Wnt4/betacatenina* predomina e bloqueia a expressão do *Fgf9/Fgfr2*, promovendo a via gênica feminina.[9,10]

Durante a diferenciação sexual masculina atuam diversos outros genes, como *Nr5a1/SF1*, *Amh* e seu receptor tipo II, genes que codificam as diferentes enzimas da esteroidogênese, *Srd5a2*, *Ar* e *Ins3*. Anormalidades em todos esses genes já foram descritas em pacientes portadores de distúrbios do desenvolvimento sexual.

Outro gene que participa da cascata masculina durante o período embrionário e pós-natal é o gene *Dmrt1*. No período embrionário, este gene parece desempenhar um papel regulador chave no controle do desenvolvimento e diferenciação das espermatogônias, estabelecendo a opção da divisão celular por mitose ao invés da divisão celular meiótica para as células germinativas masculinas dos mamíferos.[11,12]

No período pós-natal, a ausência do *Dmrt1* na gônada masculina permite um aumento na expressão do gene *Foxl2*, o que determina a diferenciação das células de Sertoli em células da granulosa, célula típica do folículo ovariano. Por outro lado, na presença de uma falha na expressão gênica da via feminina, com a perda do gene *Foxl2*, as células da granulosa são capazes de diferenciar-se em células de Sertoli.[11,12] Portanto, o *Dmrt1* parece ser um antagonista do *Foxl2*, e vice-versa, o que representa mais uma etapa crítica do complexo equilíbrio da expressão gênica das vias masculina e feminina do desenvolvimento gonadal.

GENES E ORGANOGÊNESE OVARIANA

Embora vários mecanismos moleculares envolvidos no desenvolvimento ovariano tenham sido esclarecidos, nenhum gene determinante da formação ovariana foi identificado até o momento (Figura 8.1).[2,13,14]

Diferentemente da gônada masculina, que se desenvolve normalmente na ausência das células germinativas, a presença das células germinativas nos ovários é fundamental para a organização e a manutenção da gônada feminina. O gene *Figα* é essencial para o recrutamento das células da granulosa e a formação do folículo primordial. O gene *Foxl2* participa do processo de diferenciação das células da granulosa durante a foliculogênese, e a ausência de uma atividade normal desta proteína resulta no desenvolvimento anormal de oócitos e falência ovariana.[15] A diferenciação feminina

necessita da ativação da via de sinalização *Wnt4/betacatenina*. A R-spondina 1 (*Rspo1*) é necessária para expressão do *Wnt4* na gônada XX e age como um regulador chave na expressão da betacatenina. O gene *Wnt4* e o da folistatina (*Fst*) têm importância na formação ovariana e na inibição do desenvolvimento masculino.[6,16] A ausência desses genes em animais nocaute determina o desenvolvimento de uma estrutura testículo-específica, denominada vaso celômico, que constitui um marco precoce do desenvolvimento testicular, além da presença de apoptose maciça das células germinativa.[6,16] Vários outros genes têm sido implicados na organogênese ovariana e na manutenção da função ovariana.[8] (ver Capítulo 12, Causas genéticas de falência ovariana primária).

EMBRIOLOGIA DO DESENVOLVIMENTO GENITAL

DESENVOLVIMENTO DA GENITÁLIA INTERNA

O trato genital interno primitivo origina-se de dois sistemas de ductos internos: os ductos paramesonéfricos ou ductos de Müller e os ductos mesonéfricos ou ductos de Wolff. Até a sétima semana de gestação, estes sistemas são idênticos no sexo feminino e no sexo masculino (Figura 8.2).

Os hormônios secretados pelos testículos fetais a partir da 7ª semana de gestação induzem à formação da genitália interna masculina fetal. A ação local do hormônio antimülleriano (HAM), secretado pelas células de Sertoli, determina a regressão dos ductos de Müller e a inibição da formação da genitália interna feminina. O AMH é secretado desde a fase fetal até o final da gestação. Após o nascimento e no adulto, a secreção persiste, porém em níveis bem mais baixos. O desenvolvimento do epidídimo, dos canais deferentes e das vesículas seminais é resultante da ação local da testosterona nos ductos de Wolff, que ocorre entre a 8ª e a 13a semana de gestação. A próstata se origina a partir de evaginações da uretra prostática por volta da 10ª semana de gestação por ação do hormônio di-hidrotestosterona (DHT).[17]

Na ausência dos hormônios testiculares, os ductos de Müller se diferenciam em útero, trompas uterinas e porção superior da vagina e os ductos de Wolff regridem, ocorrendo a formação do trato genital feminino (Figura 8.2). O seio urogenital originará a uretra feminina e a porção inferior da vagina.[17]

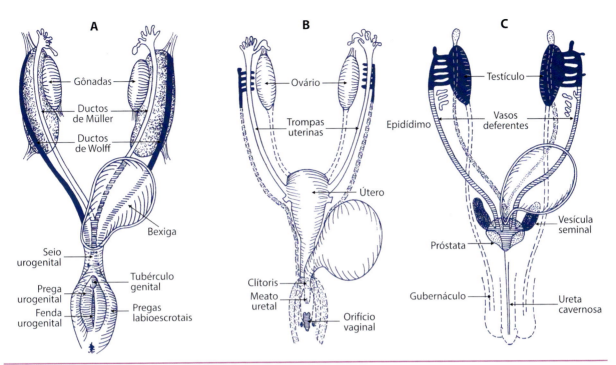

Figura 8.2 Esquema da diferenciação da genitália interna feminina e masculina. A. Genitália interna bipotencial, presença dos ductos de Müller e de ductos de Wolff; B. No sexo feminino, devido à ausência dos hormônios testiculares AMH e testosterona, os ductos de Müller se diferenciam em trompas e útero. A porção superior da vagina se forma a partir dos ductos de Müller e dos ductos de Wolff atróficos; C. No sexo masculino, pela ação da testosterona, os ductos de Wolff se diferenciam em epidídimo, ducto deferente e vesícula seminal, enquanto a presença do AMH determina a atrofia dos ductos de Müller. Fonte: Modificado de Grumbach et al.[17]

GENES E DIFERENCIAÇÃO DOS GENITAIS INTERNOS

Diversos genes estão envolvidos na diferenciação dos genitais internos masculinos (Tabela 8.1 e Figura 8.1).

O gene do AMH, que codifica a produção do hormônio antimülleriano (AMH) pelas células de Sertoli, é de grande importância na diferenciação sexual masculina, uma vez que determina a atrofia dos ductos de Müller.[18] Sua transcrição parece ser regulada na vida intrauterina por outros fatores envolvidos na diferenciação sexual, incluindo o *Nr5a1*, o *Sox9*, o *Gata4* e o *Wt1*.

A ação desse hormônio é mediada por seus receptores de membrana treonina/serina quinase tipo I e tipo II. Apenas o receptor tipo II é expresso nas células mesenquimais que circundam os ductos de Müller durante o período de regressão; porém, para ocorrer a sinalização pós-receptor é necessária a fosforilação do receptor tipo I.

Para que ocorra a diferenciação dos ductos de Wolff em epidídimo, ducto deferente e vesícula seminal, é necessária uma produção normal de testosterona pelo testículo fetal. Nesse processo, estão envolvidos vários genes, que participam da síntese da testosterona e da sua metabolização e ação nos tecidos periféricos.

Embora até o momento nenhum gene responsável pela diferenciação dos genitais internos femininos tenha sido identificado, há evidências de que os genes da família WNT têm um papel no desenvolvimento dos ductos müllerianos (Figura 8.1).[19]

DESENVOLVIMENTO DA GENITÁLIA EXTERNA

A genitália externa também se desenvolve a partir de estruturas precursoras comuns aos dois sexos. Na 4ª semana de gestação, esta estrutura comum é representada pelo tubérculo genital, duas pregas medianas, as pregas uretrais que flanqueiam o seio urogenitale duas pregas maiores, as pregas labioescrotais, dispostas mais lateralmente (Figura 8.3).

De forma semelhante ao trato genital interno, a ação hormonal masculiniza a genitália externa (Figura 8.3). A testosterona secretada pelos testículos fetais é convertida perifericamente pela ação da enzima 5α-redutase 2 em di-hidrotestosterona (DHT),

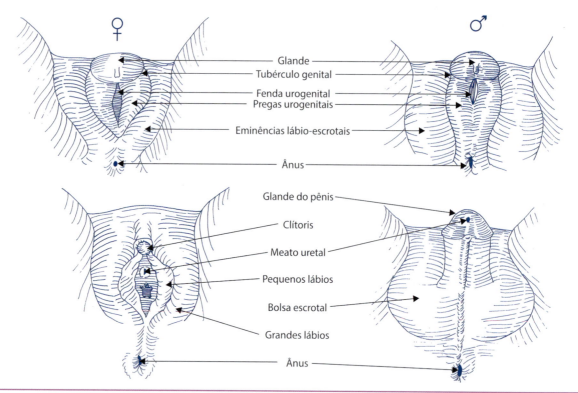

Figura 8.3 Esquema da diferenciação da genitália externa. A. No sexo masculino, sob a ação da DHT, o tubérculo genital se diferencia na glande do pênis, as pregas urogenitais ou pregas uretrais se fundem, formando o corpo peniano, e as eminências labioescrotais crescem, unindo-se na linha mediana, originando o escroto. A porção vesicouretral do seio urogenital na parte mais caudal do canal vesicouretral formará as uretras membranosa e prostáti ca, e nesta área surgem os brotos epiteliais que crescerão formando a próstata. B. No sexo feminino, na ausência da ação androgênica o tubérculo genital se diferencia em clítoris, as pregas urogenitais em pequenos lábios e as eminências labioescrotais em grandes lábios. O seio urogenital permanece aberto, e um septo vesicovaginal é formado entre as porções genital e uretral do seio, separando s aberturas vaginal e uretral. Fonte: Modificado de Grumbach et al.[17]

que age nos tecidos precursores da genitália externa. Sob a ação da DHT, o tubérculo genital origina a glande peniana, e as pregas uretrais fundem-se ventralmente, formando a uretra e o corpo peniano. As pregas labioescrotais se fundem medianamente, formando o escroto. O processo de formação da genitália externa masculina se completa por volta da 12a semana de gestação.[17]

No período entre a 12a e a 24a semana de gestação ocorre a migração dos testículos da sua posição original na região lombar até o anel inguinal interno acima da bolsa escrotal. A descida dos testículos através do canal inguinal até o escroto inicia-se na 28ª semana e se completa na maioria dos fetos a termo.

Na ausência de ação androgênica ocorre o desenvolvimento da genitália externa feminina (Figura 8.3). O tubérculo genital alonga-se levemente, formando o clítoris. O seio urogenital permanece aberto e um septo vesicovaginal é formado entre as porções genital e uretral do seio, separando a abertura da vagina e a da uretra. As pregas uretrais desenvolvem-se constituindo os lábios menores, enquanto as pregas labioescrotais aumentam sem se fundir, dando origem aos grandes lábios. Estes eventos ocorrem entre a 7ª e a 12ª semana de gestação.[17]

CLASSIFICAÇÃO DAS ANOMALIAS DO DESENVOLVIMENTO SEXUAL

A classificação das anomalias do desenvolvimento sexual é apresentada na Tabela 8.2 e utiliza a nomenclatura proposta no Consenso de 2006 sobre os estados intersexuais.[20]

Os distúrbios do desenvolvimento sexual (DDS) são condições congênitas em que o desenvolvimento do sexo cromossômico, gonadal ou anatômico é atípico.[20]

Tabela 8.2 Classificação dos Distúrbios da Determinação e Diferenciação Sexual

Distúrbios do desenvolvimento sexual associado a anormalidades cromossômicas
Disgenesia dos túbulos seminíferos (síndrome de Klinefelter)
Disgenesia gonadal 45,X e suas variantes (síndrome de Turner)
DDS associado a mosaicismos e quimerismos cromossômicos
Disgenesia gonadal mista (45,X/46,XY)
DDS ovariotesticular 46,XX/46,XY

Distúrbios do desenvolvimento sexual por alterações do desenvolvimento gonadal
Disgenesia gonadal 46,XX (formas completa e parcial)
DDS testicular
DDS ovariotesticular
Disgenesia gonadal 46,XY
Formas completa e parcial
Agenesia testicular
Síndrome de regressão testicular embrionária
Disgenesia gonadal 46,XY associada a quadros sindrômicos
Hipoplasia das células de Leydig (defeito no receptor LHCGR)

Distúrbios do desenvolvimento sexual 46,XY (DDS 46,XY)
Distúrbios do desenvolvimento sexual 46,XY associados a defeito na síntese de colesterol (síndrome de Smith-Lemli-Opitz)
Defeito na síntese de testosterona
Defeito afetando a esteroidogênese adrenal e o testicular
Deficiência da proteína reguladora da esteroidogênese (*STAR*)
Deficiência da P450 scc *(CYP11A)*
Deficiência da 3β-hidroxiesteroide desidrogenase tipo II (*HSD3B2*)
Deficiência da 17α-hidroxilase (*CYP17A1*)
Defeito afetando a síntese de testosterona no testículo
Deficiência da 17-20 liase (*CYP17A1*)
Deficiência da 17β-hidroxiesteroide desidrogenase III *(HSD17B3)*
Defeitos em proteínas doadoras de elétrons
Deficiência da P450 oxidorredutase (*POR*)
Defeito no citocromo b5 *(CYB5)*
Defeito na metabolização da testosterona e di-hidrotestosterona
Deficiência da 5α-redutase 2 (*SRD5A2*)
Defeito na ação da testosterona
Defeito no receptor androgênico - formas completa e parcial (*AR*)
Defeito na síntese ou ação do hormônio antimülleriano (AMH e AMHR)
DDS 46,XY associado ao baixo peso ao nascer
DDS 46,XY por ingestão materna de estrógenos e progestágenos
DDS 46,XY de origem indeterminada

Distúrbios do desenvolvimento sexual 46,XX (DDS 46,XX)
Induzido por andrógenos fetais
Hiperplasia adrenal congênita virilizante
Deficiência da 21 hidroxilase (*CYP21A2*)
Deficiência da 11β hidroxilase (*CYP11B1*)
Deficiência da 3β-hidroxiesteroide desidrogenase tipo II (*HSD3B2*)
Deficiência da P450 oxidorredutase (*POR*)
Deficiência da aromatase (*CYP19*)
Resistência aos glicocorticoides (GR)
Induzido por andrógenos de origem materna
DDS 46,XX de origem indeterminada

Formas não classificadas
No sexo masculino
Micropênis
Hipospadia
No sexo feminino
Ausência congênita da vagina – síndrome de Rokitansky-Küster-Hauser
Em ambos os sexos
Atipia genital associada a malformações intestinais e urinárias
Disforia de Gênero

DDS: Distúrbios do desenvolvimento sexual.

DISTÚRBIOS DO DESENVOLVIMENTO SEXUAL POR ALTERAÇOES CROMOSSÔMICAS

Disgenesia dos túbulos seminíferos – síndrome de Klinefelter

A síndrome de Klinefelter é a causa mais comum de insuficiência gonadal primária no sexo masculino, com uma frequência de 1:500-1000 meninos nascidos vivos. O genótipo típico é o 47,XXY, mas mosaicismos genéticos podem ocorrer.[21] A presença de um cromossomo X adicional resulta de uma não disjunção dos cromossomos sexuais durante a primeira ou segunda divisão meiótica ou de uma não disjunção mitótica no zigoto após a fertilização. O fator mais importante ligado à etiologia da síndrome de Klinefelter é a idade avançada da mãe.

As características clínicas, hormonais e o tratamento estão descritos no Capítulo 13, Hipogonadismo masculino.

Síndrome de Turner e suas variantes

A síndrome de Turner é a causa mais frequente de falência gonadal primária no sexo feminino, com uma incidência de 1:2.500 meninas nascidas vivas.[22]

Na síndrome de Turner, a constituição cromossômica é altamente variável, e está associada a anomalias numéricas dos cromossomos sexuais (X e/ou Y), nas quais há perda parcial ou total do segundo cromossomo sexual ou, ainda, mosaicismos com duas ou mais linhagens com constituições cromossômicas diferentes e anormalidades estruturais dos cromossomos sexuais. Aproximadamente 60% das meninas com síndrome de Turner apresentam cariótipo 45,X, enquanto as demais apresentam mosaicismos, deleções ou possuem cromossomo em anel. Estas variações cromossômicas podem determinar variações nas apresentações fenotípicas. A utilização de técnicas genéticas mais sofisticadas tem permitido a identificação de mosaicismos num número cada vez maior de pacientes anteriormente classificados como portadores de monossomia do X.

Características clínicas e hormonais

O cariótipo 45,X confere um fenótipo de baixa estatura, infantilismo sexual e anormalidades somáticas típicas. A baixa estatura assim como as deformidades de Madelung estão relacionadas à perda do material genético localizado na região pseudoautossomal do braço curto dos cromossomos X (Xp22) e Y (Yp11.3), onde está situado o gene *SHOX* (*short stature homeobox-containing gene*). Por estar locali-

zado na região pseudoautossomal dos cromossomos X e Y, esse gene escapa à inativação do X.[23,24]

Entre os estigmas somáticos da síndrome de Turner observamos: micrognatia, boca pequena, palato em ogiva, anormalidades dentárias, epicanto, ptose, orelhas proeminentes, pescoço curto e alado (*pterygium colli*) e implantação baixa dos cabelos e em forma de tridente. As anormalidades esqueléticas são diversas, tais como tórax em escudo com mamilos afastados e aréolas hipoplásicas, *cubitus valgum*, encurtamento do quarto metacarpo e metatarso, *genu valgum*, osteoporose, alteração da drenagem do ouvido médio, resultando em otites de repetição e prejuízo da audição. No sistema cardiovascular, é importante identificar a presença de coartação da aorta e/ou válvula aórtica bicúspide, pois pode estar relacionada a hipertensão e ruptura aórtica. Na pele, os nevos e queloides são frequentes, e pode ser observado linfedema de extremidades já nas recém-nascidas. Nos rins, podem ocorrer anomalias de rotação, rim em ferradura, duplicação ou hidronefrose. No sistema gastrintestinal podem ocorrer telangiectasias e hemangiomas que raramente levam a hemorragias importantes. Finalmente, doenças autoimunes, incluindo tireoidite, artrite reumatoide e, diabete melito, são mais frequentes nessas pacientes.

A falência ovariana primária está associada a níveis elevados das gonadotrofinas (LH e FSH) nos primeiros anos de vida (2 a 5 anos) e após a época esperada para início da puberdade (11 anos), enquanto no período neonatal e na infância tardia esses níveis são comparáveis aos de meninas normais.[25] Na idade adulta, os valores de gonadotrofinas são tão elevados quanto os de mulheres menopausadas, e os valores de FSH são mais elevados que os níveis de LH. Os ovários são disgenéticos, em fita e fibrosos, e o útero é hipoplásico. As características sexuais da puberdade podem aparecer em graus variados em 20% a 30% das meninas com síndrome de Turner, e a menarca espontânea pode ocorrer em 2% a 5% nos casos nos quais a disgenesia gonadal não é completa. Os mosaicismos, como 45,X/46,XX; 45,X/47,XXX ou 45,X/46,XX/47,XXX, estão associados a tais variações fenotípicas.

Diagnóstico

O diagnóstico da síndrome de Turner deve ser considerado em todas as meninas com baixa estatura e atraso puberal e se baseia na presença dos sinais clínicos descritos anteriormente, níveis elevados de gonadotrofinas e cariótipo alterado.

A morbidade e a mortalidade na síndrome de Turner são aumentadas, e o risco relativo de se diagnosticar doenças endócrinas nessas pacientes é de 4,9, sendo as mais frequentes hipotireoidismo, tireoidite, diabete tipo 1 e tipo 2 e osteoporose. O risco de câncer de cólon e reto também está aumentado.[26]

Tratamento

Consiste basicamente na indução do desenvolvimento puberal utilizando doses baixas de estrógenos (estrógenos conjugados 0,075-0,15 mg/dia) que serão gradual e lentamente aumentadas até a dose de reposição de uma mulher adulta (estrógenos conjugados 0,625-1,3 mg/dia ou estradiol 1-2 mg/dia). Nesta etapa, associa-se o uso de progestágenos (acetato de medroxiprogesterona 5 a 10 mg/dia, ou progesterona micronizada 200 a 300 mg/dia) de forma cíclica (1º ao 12º dia do mês).

Outro aspecto do tratamento hormonal das meninas com síndrome de Turner é o tratamento com hormônio do crescimento, que deve ser iniciado precocemente visando alcançar os melhores resultados na estatura final. Detalhes serão apresentados no Capítulo 9 – Crescimento Normal e Baixa Estatura.

Disgenesia gonadal associada a mosaicismos 45,X/46,XY (disgenesia gonadal mista)

Os pacientes classificados previamente como portadores de disgenesia gonadal mista foram incluídos no grupo de DDS por anormalidades cromossômicas na classificação proposta no consenso de 2006.[20] A maioria dos pacientes apresenta no estudo citogenético por cariotipagem mosaicismo 45,X/46,XY, porém outras alterações numéricas do cromossomo Y e anomalias estruturais do cromossomo Y, como cromossomo em anel ou isodicêntrico, também são identificadas. Nestes pacientes, é observado um amplo espectro fenotípico, o qual está relacionado à presença do mosaicismo e da variabilidade da linhagem celular predominante nos diferentes tecidos, em especial no tecido gonadal.

Características clínicas e hormonais

A presença de ambiguidade genital com diferentes graus de virilização ao nascimento representa uma das apresentações fenotípicas desses pacientes. Porém é observado um amplo espectro de apresentação da genitália externa, variando de uma genitália feminina a uma genitália masculina normal. Estigmas somáticos semelhantes aos observados na síndrome de Turner, especialmente a baixa estatura, e anormalidades cardíacas, renais e auditivas podem ocorrer e devem ser pesquisados nesses pacientes.[27,28]

No aspecto gonadal, a característica mais comum nesse grupo de pacientes é o desenvolvimento de gônadas assimétricas, muitas vezes com um testículo disgenético de um lado e uma gônada fibrótica, em fita, do outro lado. O desenvolvimento gonadal assimétrico geralmente está associado a uma assimetria no desenvolvimento dos ductos müllerianos e wolffianos. Nos pacientes com tecido testicular mais preservado e com uma melhor capacidade de produção hormonal pode ocorrer o desenvolvimento puberal espontâneo.

Os pacientes no período pós-puberal apresentam níveis elevados das gonadotrofinas com predomínio de FSH em relação ao LH e níveis baixos ou normais de testosterona, conforme o grau de preservação gonadal e a capacidade testicular de produção hormonal.

O uso da técnica de FISH (hibridação *in situ* por fluorescência) pode ser útil na identificação de mosaicismos baixos assim como para identificar a natureza e a origem de marcadores cromossômicos desconhecidos e na detecção da presença de rearranjos cromossômicos. Com o advento das técnicas de citogenética molecular como CGH array, a identificação de anomalias cromossômicas tornou-se mais precisa.

DSD ovariotesticular por anormalidade cromossômica – quimerismo ou mosaicismo 46, XX /46, XY

O DDS ovariotesticular 46,XX/46,XY é uma condição rara que está associada à presença de tecido ovariano e testicular numa mesma estrutura gonadal (ovotestículo) ou em lados opostos e isoladamente semelhante ao padrão observado nos pacientes DDS ovariotesticular com cariótipo 46,XX ou 46,XY.

DISTÚRBIOS DO DESENVOLVIMENTO SEXUAL 46,XX POR ANORMALIDADES DO DESENVOLVIMENTO GONADAL

Disgenesia gonadal 46,XX – formas completa e parcial

Características clínicas e hormonais (Tabela 8.3)

A forma completa da disgenesia gonadal 46,XX caracteriza-se por estatura normal, infantilismo sexual com hábito eunucoide, genitais internos e externos femininos, na presença de gônadas disgenéticas bilateralmente.

Tabela 8.3 Fenótipo dos Indivíduos com disgenesia gonadal forma completa

Cariótipo	46,XX	46,XY
Herança	Autossômica recessiva ou autossômica dominante	Ligada ao X, autossômica dominante limitada ao sexo masculino ou autossômica recessiva
Genitália externa	Feminina	Feminina
Derivados dos ductos de Müller	Presente	Presente
Derivados dos ductos de Wolff	Ausente	Ausente
Gônadas	Disgenéticas (em fita)	Disgenéticas (em fita), risco aumentado de tumores gonadais gonadais (gonadoblastoma)
Características clínicas	Estatura normal, ausência de estigmas somáticos, infantilismo sexual	Infantilismo sexual; o desenvolvimento de ginecomastia é sugestivo de tumor gonadal
Diagnóstico hormonal	Níveis elevados de FSH e LH	Níveis elevados de FSH e LH, níveis baixos de T basal e pós-estímulo com hCG
Identificação sexual	Feminina	Feminina
Defeito molecular	Mutações inativadoras nos genes *FSHR*, *FOXL2*, *BMP15*, *NANOS3*, *NR5A1*, *NOBOX*, *STAG3*, *MCM8*, *MCM9* e outros	Deleções e mutações inativadoras no gene *SRY* em 15% dos casos, mutações no gene *NR5A1* e outros
Tratamento	Reposição de estrógeno e progesterona na puberdade	Reposição de estrógenos e progesterona na puberdade
Evolução	Infertilidade, comportamento e sexo social feminino	Infertilidade, comportamento e sexo social feminino

Os níveis de LH e FSH, principalmente os de FSH, apresentam-se elevados, com níveis baixos de estradiol.[29]

As gônadas podem ser completamente disgenéticas ou apresentar-se hipoplásicas, com diferentes graus de comprometimento da sua função. Nessas pacientes com falência gonadal parcial o desenvolvimento incompleto dos caracteres sexuais secundários pode ocorrer e os ciclos menstruais podem ocorrer por período de tempo variável.

Diagnóstico diferencial

O quadro clínico de hipogonadismo hipergonadotrófico presente na forma completa da disgenesia gonadal 46,XX pode ocorrer secundariamente a outras condições patológicas que causam dano à função ovariana. Dentre essas condições estão as doenças autoimunes, as infecciosas, o uso de quimioterápicos ou radioterapia, estado pós-cirúrgico, doenças metabólicas e deficiências enzimáticas na síntese de estradiol (deficiência da enzima STAR, 20,22 desmolase e 17α-hidroxilase). Na presença de sinais de falência ovariana a síndrome de Turner deve ser sempre investigada.[30]

As pacientes com disgenesia gonadal 46,XY forma completa apresentam fenótipo semelhante ao das pacientes com disgenesia gonadal 46,XX, porém geralmente têm alta estatura. Detalhes no item disgenesia gonadal 46,XY.

Etiopatogenia

Na maioria dos casos, a disgenesia gonadal apresenta-se de forma esporádica; no entanto, podem ocorrer formas familiais da doença, nas quais vários membros da família são afetados, sugerindo uma base genética para a etiologia dessa condição. As anormalidades gênicas relacionadas à falência ovariana primária serão discutidas no Capitulo 12 - Causas Genéticas de Falência Ovariana Primária.

DDS testicular (DDS-T) – OMIM 278850

Homens com cariótipo 46,XX foram primeiramente descritos em 1964.[31] A frequência desta síndrome é estimada em 1:20.000 meninos recém-nascidos.

Características clínicas e hormonais

Os DDS-T são usualmente descritos como indivíduos que apresentam aspectos clínicos e hormonais semelhantes aos dos pacientes com síndrome de Klinefelter, diferindo destes basicamente por possuírem estatura normal ou baixa e cariótipo 46, XX.[32] Os DDS-T normalmente não possuem hábito eunucoide ou distúrbios mentais, que são características frequentemente descritas nos pacientes com síndrome de Klinefelter. A maioria dos pacientes (85-90%) apresenta um fenótipo masculino normal ao nascimento e são diagnosticados habitualmente após a puberdade pela presença de ginecomastia, hipogonadismo ou infertilidade.

Os DDS-T são classificados em duas categorias de acordo com seu fenótipo: DDS-T clássico, que apresenta genitália externa masculina normal, e DDS-T com genitália externa atípica, que apresenta criptorquidia, hipospadia ou atipia genital severa (Figura 8.4). Quanto à genitália interna, geralmente ocorrem o desenvolvimento normal dos ductos de Wolff e involução das estruturas müllerianas nos pacientes DDS-T clássicos, enquanto os pacientes com genitália externa atípica podem apresentar um misto de derivados müllerianos e wolffianos. Os pacientes DDS-T podem não apresentar o desenvolvimento puberal espontâneo normal; geralmente os pelos corpóreos e axilares são escassos e os pelos pubianos apresentam um padrão de distribuição feminino. Ginecomastia ocorre em aproximadamente um terço dos casos, e azospermia está sempre presente.[32] O aspecto gonadal revela testículos imaturos ou disgenéticos com aplasia germinativa e células de Sertoli normais ou hiperplásicas e hiperplasia das células de Leydig.

Na faixa etária pós-puberal os níveis séricos de testosterona apresentam-se geralmente diminuídos e as gonadotrofinas, elevadas.

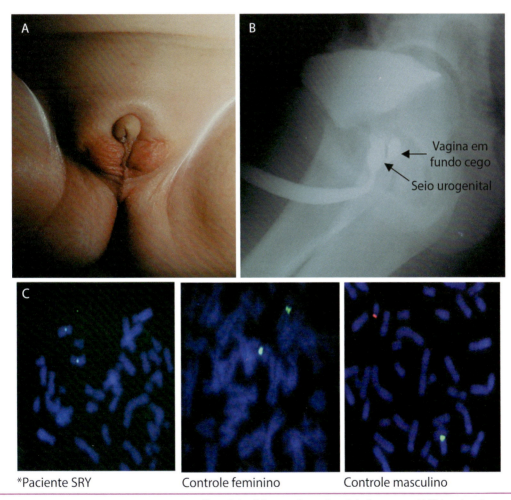

Figura 8.4 DDS-T. Paciente 46,XX apresentava genitália atípica (hipospadia perineal, bolsa escrotal bífida, gônadas retráteis palpáveis na bolsa escrotal). A avaliação ultrassonográfica não identificou imagem sugestiva de útero, mas a provável presença de vagina. B. Na uretrocistografia retrógrada foi identificada a presença de seio urogenital com vagina em fundo cego. A pesquisa da presença do gene *SRY* pela técnica de PCR em amostra de leucócitos periféricos mostrou-se negativa. C. O estudo pela técnica de FISH identificou dois sinais verdes correspondendo à presença das regiões centroméricas de dois cromossomos X, e não foi identificado nenhum sinal vermelho, que corresponderia ao gene *SRY*. Na técnica de FISH a sonda utilizada para marcação da região centromérica do cromossomo X é visualizada por um sinal verde e a sonda para a região do gene *SRY* por um sinal vermelho. Controle masculino - presença do sinal verde (crom X) e sinal vermelho (SRY); controle feminino - presença do sinal verde duplo (crom X). A técnica de FISH confirmou a ausência do gene *SRY* neste paciente. Fonte: Acervo dos autores.

Diagnóstico diferencial

O diagnóstico diferencial desses pacientes deve ser feito com os pacientes portadores de DDS ovariotesticular, no qual é frequente o cariótipo 46,XX. Somente o estudo anatomopatológico identificando apenas tecido testicular (biópsia da gônada em três pontos distintos) é definitivo para o diagnóstico.

Etiopatogenia

O fenótipo masculino em DDS-T pode ser consequência de pelo menos três mecanismos diferentes: a translocação de material genético do cromossomo Y para um cromossomo X ou um autossomo; a presença de mosaicismo críptico do cromossomo Y; e a presença de mutações ou de variações no número de cópias de genes que participam das vias de determinação gonadal masculina ou feminina. Estas alterações gênicas levam a um desequilíbrio da via de determinação gonadal no sentido do desenvolvimento testicular em um indivíduo 46,XX.[33-36]

A ocorrência de troca de material entre os cromossomos paternos X e Y durante a meiose com transferência de fragmentos do cromossomo Y para o X foi sugerida na década de 1960 como a causa desta doença. Posteriormente, esta hipótese foi confirmada pela demonstração da presença de sequências específicas do Y no cromossomo X em pacientes com DDS-T e DDS ovariotesticular 46,XX.[37] A diferenciação masculina em indivíduos 46,XX foi creditada à transferência de um fator determinante testicular (TDF) presente no cromossomo Y. A identificação do gene SRY no braço curto do cromossomo Y, no início da década de 1990, permitiu o esclarecimento de uma importante etapa no processo de determinação da gônada embrionária.[8] Ao gene SRY foi atribuído o papel de TDF.[7]

Na forma clássica de DDS-T, a presença de material de Y no genoma é identificada em cerca de 90% dos pacientes, especialmente o gene SRY, enquanto os DDS-T com atipia genital usualmente não apresentam material de Y detectável. Alguns pacientes DDS-T portadores de translocações de fragmentos do Y para o X apresentam genitália atípica apesar da presença do gene SRY; a inativação preferencial do X que carreia o fragmento de Y poderia ser o mecanismo causador da masculinização incompleta da genitália nestes pacientes.[38] A presença de mosaicismos crípticos de Y é raramente identificada em pacientes DDS-T.

Em aproximadamente 10% dos DDS-T, sequências do Y não são identificadas. A maioria destes pacientes apresenta graus variáveis de ambiguidade genital.

A identificação de variações no número de cópias do gene SOX9 e de suas regiões regulatóriase do gene SOX3 foi descrita em pacientes 46,XX DDS-T assim como mutações inativadoras nos genes RSPO1 e NR5A1/SF1 , confirmando a participação destes genes na etiologia da doença.[36,39-43]

Tratamento

O tratamento consiste na reposição androgênica para os pacientes que apresentam os níveis séricos de testosterona abaixo da faixa de normalidade.

DDS ovariotesticular (DDS- OT) – OMIM 235600

O diagnóstico de DDS-OT é estabelecido pela presença, num mesmo indivíduo, de tecido testicular com túbulos seminíferos e de tecido ovariano contendo folículos de de Graaf. Os dois tecidos podem estar presentes na mesma gônada (ovotestículo) ou em gônadas separadas. A situação mais frequentemente encontrada nos DDS-OT é a presença de ovotestículo (ovotestis).[44] A frequência da doença está estimada em 1:20.000 indivíduos.

Características clínicas e hormonais

O achado clínico mais frequente é de atipia genital, e na avaliação da genitália interna são identificadas estruturas müllerianas e wolffianas. Porém, um amplo espectro de apresentação fenotípica pode ocorrer. A presença de genitália externa masculina normal é raramente descrita[44] (Figura 8.5). A apresentação da genitália interna em geral reflete a natureza funcional predominante da gônada ipsilateral. Em associação com um ovotestículo, a genitália interna pode mostrar elementos de origem mülleriana e wolffiana do mesmo lado.

O aspecto histológico do tecido ovariano é normal em contraste com o aspecto disgenético do tecido testicular, que apresenta habitualmente fibrose intersticial e esclerose tubular independentemente da sua origem, de um ovotestículo ou de um testículo isolado.

O padrão cromossômico encontrado mais frequentemente, seja no sangue periférico ou em outros tecidos avaliados, é o de uma única linhagem celular 46,XX (70% dos casos). A presença de quimera e mosaicismos, assim como o padrão cromossômico 46,XY, também é descrita.[45,46]

Casos familiares de DDS-OT são descritos na literatura, bem como casos de DDS-T e DDS-OT numa mesma irmandade, sugerindo uma mesma origem genética para estas doenças.[47]

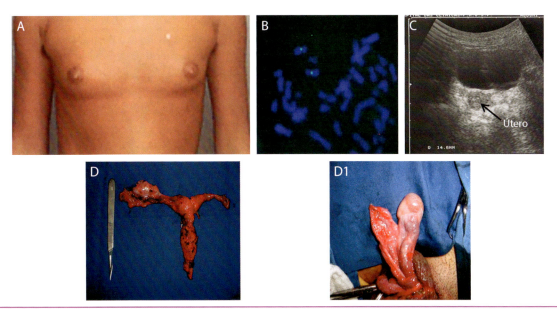

Figura 8.5 DDS-OT. A. Paciente apresentava fenótipo masculino, com presença de ginecomastia e genitália atípica. Cariótipo 46,XX. A ausência do gene *SRY* foi confirmada pela técnica de FISH. B. Na técnica de FISH a sonda utilizada para marcação da região centromérica do cromossomo X é visualizada por um sinal verde e a sonda para a região do gene *SRY* por um sinal vermelho. O estudo identifica dois sinais verdes correspondendo à presença das regiões centroméricas dos dois cromossomos X; não foi identificado nenhum sinal vermelho, que corresponderia ao gene *SRY*. C. O estudo ultrassonográfico identificou a presença de útero. D. O procedimento cirúrgico confirmou a presença de derivados müllerianos (útero e trompa de Falópio). D1. A presença de um ovotestículo foi identificada macroscopicamente e confirmada pelo estudo histológico do material. Fonte: Acervo dos autores.

O padrão de desenvolvimento puberal reflete a preservação da função gonadal. Desenvolvimento mamário durante a puberdade é frequentemente observado, e menstruações ocorrem em aproximadamente 50% dos pacientes.[44] A presença de ciclos ovulatórios é comum, e gestações têm sido relatadas raramente. Na faixa etária pós-puberal, os níveis séricos de testosterona apresentam-se geralmente diminuídos. A secreção estrogênica normalmente é preservada.

Diagnóstico diferencial

O diagnóstico diferencial desses pacientes deve ser feito com todas as situações de atipia genital. Na presença de cariótipo 46,XX, que constitui o cariótipo identificado com maior frequência nos pacientes DDS-OT, o diagnóstico diferencial deverá ser realizado com o DDS-T portador de genitália atípica. Na presença de criptorquidia, com gônadas não palpadas bilateralmente, as outras etiologias de DDS 46,XX com atipia genital devem ser excluídas. Na presença do cariótipo 46,XY o diagnóstico diferencial se faz com as causas de DDS 46,XY.

Apenas o estudo anatomopatológico é definitivo para o diagnóstico de DDS-OT, sendo baseado na identificação de folículos ovarianos e de túbulos seminíferos.

Etiopatogenia

A etiologia do DDS-OT pode ter sua origem na presença de mosaicismos cromossômicos e de quimerismos. Sequências do cromossomo Y translocadas, inclusive o gene *SRY*, são identificadas em DDS-OT 46,XX, porém num pequeno número de pacientes.[48,49]

A presença de mutações ou de variações no número de cópias de genes que participam das vias de determinação gonadal masculina ou feminina tem sido confirmada na etiologia genética dos DDS-OT. Deleções dos genes *DMRT1*, *NR5A1* e mutações no gene *RSPO1* e *NR5A1* foram identificadas em pacientes portadores de DDS-OT.[41-43,50-52]

Tratamento

O diagnóstico de DDS-OT em um recém-nascido com genitália ambígua deve ser sempre lembrado. Nestes casos, o encaminhamento adequado na elucidação diagnóstica, acompanhado pela orientação e apoio multidisciplinar da família, pode permitir a opção de feminização da criança, o que possibilita, na maioria dos casos, a preservação de fertilidade do indivíduo.

Nos pacientes avaliados mais tardiamente, os procedimentos cirúrgicos de adequação da genitália devem ser realizados após a avaliação da identidade sexual do indivíduo. A reposição hormonal complementar deve ser iniciada na idade puberal, se for necessária.[53]

Distúrbios do desenvolvimento sexual 46,XY por anormalidades do desenvolvimento gonadal

Disgenesia gonadal (DG) 46,XY

A denominação DG 46,XY inclui diferentes condições clínicas relacionadas à presença de anormalidades no processo de determinação gonadal masculina (Tabela 8.2).

Pela classificação proposta por Berkovitz e cols.,[54] a disgenesia gonadal 46,XY (OMIM 306100) compreende: a forma completa (DGC), também denominada forma pura, a forma parcial (DGP), a síndrome da regressão testicular embrionária (SRTE) e a agenesia gonadal XY ou síndrome dos testículos rudimentares (OMIM 273250).[55]

Características clínicas e hormonais

A disgenesia gonadal completa (DGC) é definida pela ausência de testículos com presença de ambas as gônadas em fita, estruturas müllerianas bilaterais e um fenótipo feminino normal. Os pacientes se apresentam com infantilismo sexual e hábito eunucoide, porém com ausência de estigmas corpóreos. A forma completa de disgenesia gonadal 46,XY foi descrita por Swyer, sendo reconhecidos três padrões de transmissão genética da doença: herança autossômica recessiva, herança autossômica dominante ligada ao sexo e ligada ao X [56] (Tabela 8.3).

A disgenesia gonadal parcial (DGP) é caracterizada por diferenciação testicular parcial com a presença de gônadas disgenéticas, um misto de derivados müllerianos e wolffianos e genitália externa atípica. Já a síndrome da regressão testicular embrionária (SRTE) compreende um grupo de pacientes que apresentam frequentemente genitália externa atípica e ausência de tecido gonadal uni ou bilateralmente, um espectro de apresentação da DGP. Nestes pacientes ocorrem anormalidades na formação dos ductos sexuais internos, com involução dos ductos de Müller e desenvolvimento variável dos derivados wolffianos. Nos pacientes portadores de SRTE o grau de virilização depende do tempo de exposição aos hormônios testiculares até a perda da gônada. O padrão anormal do desenvolvimento dos ductos sexuais, nestes casos, indica que o tecido gonadal já era anormal antes de sua regressão. Casos de disgenesia gonadal familiar são descritos na literatura.

Laboratorialmente, os pacientes com DGC em idade pós-puberal apresentam níveis elevados de LH e, principalmente, de FSH e níveis baixos de testosterona basal. Os pacientes com DGP em idade pós-puberal apresentam níveis elevados de LH e, principalmente, de FSH e níveis variáveis de testosterona basal.

Para uma investigação adequada da função das células de Leydig nos pacientes pré-púberes, é necessário o estímulo exógeno com gonadotrofina coriônica humana (hCG) ou LH, visto que neste período da vida a secreção de testosterona não se encontra naturalmente estimulada. Vários protocolos com esquemas padronizados de doses e intervalos de administração de hCG podem ser utilizados.

Diagnóstico diferencial

Alterações estruturais do cromossomo Y ou a presença de mosaicismos 45,X/46,XY devem ser excluídas.

Etiopatogenia

A disgenesia gonadal XY é causada por anormalidades nos mecanismos moleculares envolvidos na determinação testicular e a maioria dos casos permanece sem o diagnóstico etiológico genético identificado. Mutações nos genes NR5A1/SF1 e SRY constituem as alterações gênicas mais frequentemente identificadas em pacientes com disgenesia gonadal 46,XY não sindrômica.[57,58]

As novas estratégias de sequenciamento de DNA em larga escala, que permitem avaliar todo o genoma ou todo o material exômico, e assim aumentam a eficiência no diagnóstico de anormalidades em genes conhecidos e também possibilitam a identificação de novos genes candidatos, são promissoras na investigação da etiologia das disgenesias gonadais 46, XY.[59,60]

Agenesia testicular

A ausência total de tecido gonadal, confirmada pela laparoscopia em indivíduos 46,XY com genitália externa e interna feminina, sugere ausência do desenvolvimento testicular.[61]

A etiologia dessa patologia permanece desconhecida, no entanto a hipótese mais provável é um defeito em um dos genes que atua nos estágios precoces da determinação gonadal. Mendonça e cols. descreveram duas irmãs, uma 46,XY e outra 46,XX, filhas de pais consanguíneos, ambas com agenesia gonadal e genitália interna e externa feminina, sugerindo o envolvimento de um gene autossômico na etiopatogenia da anormalidade nessa família.[62]

Síndrome da regressão testicular embrionária

A regressão testicular embrionária faz parte de um espectro de anomalias gonadais que resultam da interrupção da função testicular entre a 8ª e a 14ª semana de gestação.[55] As gônadas não são evidenciadas uni ou bilateralmente e estão associadas a vários graus de diferenciação dos ductos genitais, seio urogenital e genitália externa. Há relatos de casos familiares com expressão fenotípica variável com diferentes graus de atipia genital que sugerem uma doença de origem genética.[63]

Esses pacientes possuem cariótipo 46,XY e apresentam níveis elevados de LH e FSH, com predomínio do FSH e testosterona basal em nível pré-puberal, sem incremento dos valores após o teste de estímulo com hCG. A laparoscopia está indicada para confirmar a ausência da gônada.

O tratamento dos pacientes com disgenesia gonadal 46,XY e sexo social feminino consiste em gonadectomia e correção da genitália externa atípica e reposição hormonal com estrógenos. Associação de estrógenos e progestágenos deverá ser feita naqueles pacientes com presença uterina. Nos pacientes que apresentam genitália externa atípica e sexo social masculino, a correção cirúrgica da genitália externa deve ser realizada, bem como a retirada de derivados müllerianos. A reposição androgênica deve ser realizada nos indivíduos com baixos níveis de testosterona para indução e posterior manutenção dos caracteres sexuais secundários. Maiores detalhes serão discutidos no item Tratamento.

Disgenesia gonadal 46,XY Associada a quadros sindrômicos

A associação de disgenesia gonadal 46, XY com outras características fenotípicas sindrômicas não é infrequente. Na presença de características fenotípicas adicionais, a pesquisa de genes candidatos para a causa da doença é muitas vezes facilitada e a etiologia gênica é mais frequentemente estabelecida do que nos casos com disgenesia gonadal isolada.

Vários genes relacionados às formas sindrômicas de disgenesia gonadal 46,XY são reconhecidos e podem estar localizados tanto no cromossomo X (ATRX, lócus DSS) como nos autossomos (SOX9, NR5A1/SF1, WT1, GATA4, FOG2, DHH, DMRT1, TSPYL1, WNT4/RSPO1).[64,65]

Algumas das síndromes mais relevantes serão descritas a seguir.

DG 46,XY por duplicação do lócus dosage sensitive sex reversal – OMIM 300018

A identificação de pacientes com DG 46,XY portadores de duplicações de porções do braço curto do cromossomo X (região Xp21.2-22.1) permitiu relacionar esse lócus, denominado DSS (Dosage Sensitive Sex Reversal), ao desenvolvimento gonadal.[66] Estes pacientes apresentam genitália externa e interna feminina, ou atípica, e gônadas disgenéticas ou ausentes, associadas, em alguns casos, a retardo mental, palato fendido e dismorfismo facial. Estudos com camundongos transgênicos portadores de múltiplas cópias do gene DAX1 sugerem uma ação antagônica ao SRY.[3]

DG 46,XY por alterações do gene fator esteroidogênico 1 (Gene SF1) ou gene do receptor nuclear da subfamília 5, grupo A, membro 1 (NR5A1) – OMIM 273250

O gene NR5A1/SF1 é um importante regulador da função endócrina do eixo hipotalâmico-hipofisário-gonadal e do córtex suprarrenal.

As primeiras mutações descritas no gene NR5A1/SF1 foram identificadas em pacientes 46,XY portadores de disgenesia gonadal e insuficiência suprarrenal.[67] Porém, o espectro fenotípico dos pacientes portadores de mutações do NR5A1/SF1 tem se mostrado extremamente amplo, variando de disgenesia gonadal completa 46,XY a hipospadia isolada, na grande maioria das vezes sem comprometimento da glândula suprarrenal.[68,69] Casos familiares ou isolados de falência ovariana primária e DDS-T e DDS-OT também foram relacionados a anormalidades no NR5A1/SF1.[69,70]

Mutações mais leves, localizadas na região hinge do NR5A1/SF1, também foram descritas em pacientes com infertilidade masculina.[71]

As mutações no NR5A1/SF1 são uma causa frequente de DDS 46,XY (6,5-15%) e estão associadas a um amplo espectro fenotípico, que varia desde uma genitália feminina normal até uma genitália masculina com micropênis.[69,72]

DG 46,XY por alterações do gene supressor do tumor de Wilms (Gene WT1) – OMIM 194070

Mutações no gene WT1 humano foram identificadas em pacientes portadores de três diferentes síndromes relacionadas, as síndromes de WARG, de Denys-Drash e de Fraiser.

A síndrome de WAGR caracteriza-se por malformações geniturinárias leves, predisposição para o desenvolvimento de tumores renais na infância (tumor de Wilms), além de aniridia e retardo mental. As anormalidades urológicas encontradas nestes pacientes caracterizam-se por agenesia renal, ou rins em ferradura, e atresia uretral. No sexo masculino, são observados graus variáveis de disgenesia gonadal, e os pacientes podem apresentar hipospadia, escroto bífido e criptorquidia. Alguns pacientes desenvolvem insuficiência renal. Deleções em heterozigose do *WT1* e de outros genes contíguos (*PAX6*) são a causa desta síndrome.[64,73]

Na síndrome de Denys-Drash, os pacientes apresentam severas e frequentes malformações urogenitais associadas a insuficiência renal (esclerose mesangial difusa), de início precoce e com rápida progressão para o estágio final de falência renal. Uma forte predisposição ao desenvolvimento de tumor de Wilms na primeira década de vida é observada nestes pacientes. Indivíduos 46,XY com a síndrome de Denys-Drash apresentam genitália atípica ou feminina e gônadas disgenéticas. Mutações *missense* em heterozigose nos domínios de ligação ao DNA do *WT1* são os defeitos moleculares responsáveis pela doença.[64,74]

Na síndrome de Frasier clásssica os pacientes 46,XY se apresentam com genitália externa feminina normal, gônadas em fita, e desenvolvem uma glomerulopatia progressiva, geralmente na segunda década de vida. Nestes pacientes, se observa um risco maior de desenvolvimento de gonadoblastoma. Mutações em heterozigose, a maioria localizada no íntron 9 do *WT1*, determinam uma inversão da relação normal das isoformas de WT1.[75]

Uma sobreposição de características clínicas e moleculares das síndromes de Denys-Drash e de Frasier tem sido observada em vários pacientes, indicando que representam um espectro de uma mesma doença causada por mutações no *WT1* (Figura 8.6).[64,74,76]

DG 46,XY associado a displasia campomélica (Gene SOX9) – OMIM 114290

A síndrome da displasia campomélica é caracterizada por severas e múltiplas malformações esqueléticas associadas frequentemente a disgenesia gonadal em indivíduos 46,XY. O fenótipo inclui macrocefalia, micrognatia, hipertelorismo, escápula hipoplásica, deformidades da caixa torácica e da pélvis e uma variedade de alterações cardíacas e renais. Mutações em heterozigose no gene *SOX9* são relacionadas ao desenvolvimento da doença.[77] Regiões regulatórias do *SOX9* parecem ter um papel crítico para o desenvolvimento testicular normal.[78]

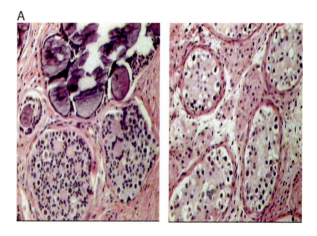

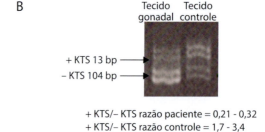

+ KTS/– KTS razão paciente = 0,21 - 0,32
+ KTS/– KTS razão controle = 1,7 - 3,4

Figura 8.6 Síndrome de Fraiser. Paciente aos 22 anos apresentava hipospadia, escroto bífido e criptorquidia bilateral que foram corrigidos cirurgicamente. Sexo de criação masculino. Cariótipo 46, XY. Aos 13 anos foi identificada a presença de proteinúria. Desenvolvimento espontâneo de puberdade, sem ginecomastia. Aos 18 anos apresentou nódulo em testículo esquerdo, sendo realizada orquiectomia esquerda. A. Gonadoblastoma – áreas de calcificação de permeio ao tecido tumoral, células germinativas neoplásicas num testículo hipoplásico com túbulos seminíferos mostrando uma membrana basal espessada; no estroma, células de Leydig hiperplásicas. (HE, X100). Posteriormente o paciente foi submetido a orquiectomia direita, que identificou a presença de gonadoblastoma bilateral. B. Estudo molecular- A mutação IVS9 + 4C > T no gene *WT1* foi identificada por sequenciamento automático. Realizou-se a quantificação das isoformas +/- KTS no tecido do paciente (testículo esquerdo) e tecido controle. Ambas as isoformas + KTS (113 pb) e – KTS (104 pb) foram amplificadas por RT-PCR e quantificadas, identificando uma reversão da razão normal das isoformas, confirmando o diagnóstico de síndrome de Fraiser. Fonte: Acervo dos autores.

DDS por insensibilidade ao LH/hCG – hipoplasia das células de Leydig – OMIM 152790

A hipoplasia das células de Leydig foi descrita primeiramente na década de 1970.[79] Nesta doença autossômica recessiva, as células de Leydig apresentam uma incapacidade de secretar testosterona e seus precursores devido a alterações no receptor de hCG e LH (LHCGR) (Tabela 8.4).

A síntese e a secreção de testosterona pelas células de Leydig fetais são reguladas inicialmente pela gonadotrofina coriônica (hCG) e, posteriormente, pelo LH hipofisário fetal. A falha no estímulo pelo hCG ou LH resulta na deficiência da produção de testosterona e de seu metabólito ativo DHT. Como já descrito anteriormente, a secreção androgênica testicular durante a vida intrauterina é crítica para o desenvolvimento normal da genitália interna e externa masculina. A deficiência da produção de testosterona determina a falência da virilização intrauterina e puberal do indivíduo afetado. Por outro lado, a função das células de Sertoli está preservada nestes pacientes, ocorrendo assim uma produção normal do hormônio antimülleriano, o que determina a involução dos ductos de Müller.[80-82]

Características clínicas e hormonais (Tabela 8.4)

Os pacientes portadores de insensibilidade completa ao LH/hCG apresentam fenótipo feminino, alguns com discreta virilização da genitália externa (fusão de pequenos lábios e discreta hipertrofia de clitóris), testículos inguinais ou intra-abdominais (Figura 8.7). O diagnóstico é geralmente feito na puberdade por ausência de desenvolvimento puberal e amenorreia primária. É rara a ocorrência de ginecomastia na puberdade. Os derivados müllerianos estão ausentes e os derivados wolffianos geralmente estão presentes.

Nos pacientes pós-púberes, observam-se níveis elevados de LH e valores de testosterona e de seus precursores baixos, que não se elevam após administração de hCG. Os níveis basais de FSH estão geralmente normais. Nos pacientes pré-púberes, a falta de incremento nos níveis de testosterona após estímulo com hCG pode ser indicativa do diagnóstico.

Nos pacientes portadores de insensibilidade parcial ao LH/hCG, a apresentação clínica é variada, com diferentes graus de virilização genital ao nascimento, com testículos tópicos ou criptorquídicos e micropênis. Na puberdade os pacientes apresentam sinais de virilização parcial.[83]

Etiopatogenia

Os hormônios hCG e LH agem estimulando o mesmo receptor transmembrânico de LH, um receptor acoplado à proteína G. A hipoplasia das células de Leydig resulta de um defeito no *LHCGR* nas células de Leydig.[84]

Tabela 8.4 Fenótipo dos indivíduos 46,XY portadores de hipoplasia das células de Leydig

	Forma completa	Forma parcial
Cariótipo	46,XY	46,XY
Herança	Autossômica recessiva	Autossômica recessiva
Genitália externa	Feminina, clitoromegalia discreta ou fusão labial ocasional	Ambígua ou masculina com micropênis
Derivados dos ductos de Müller	Ausente	Ausente
Derivados dos ductos de Wolff	Ausente ou rudimentar	Rudimentares ou normais
Testículo	Inguinal ou intra-abdominal, com o tamanho discretamente diminuído	Tópico, nas pregas labiais ou inguinais; tamanho normal ou apenas discretamente diminuído
Puberdade	Ausência de virilização ou feminilização espontânea	Virilização parcial sem ginecomastia, discrepância entre o hipodesenvolvimento peniano e o crescimento testicular normal
Diagnóstico hormonal	LH aumentado, FSH normal ou discretamente aumentado e níveis muito diminuídos de T, níveis normais dos esteróides precursores de T	LH aumentado, FSH normal ou discretamente aumentado e níveis diminuídos de T, níveis normais dos esteróides precursores de T
Defeito molecular	Mutações no gene do LHCGR (inativação completa); em algumas famílias não foram identificadas anormalidades no gene LHCGR	Mutações no gene LHCGR (inativação parcial)
Identificação sexual	Feminina	Masculina
Tratamento	Reposição estrogênica na idade puberal, orquiectomia bilateral e dilatação vaginal	Correção da hipospádia, reposição de testosterona na idade puberal
Evolução	Infertilidade, sexo social e comportamento feminino	Possível fertilidade com tratamento, sexo social e comportamento masculino

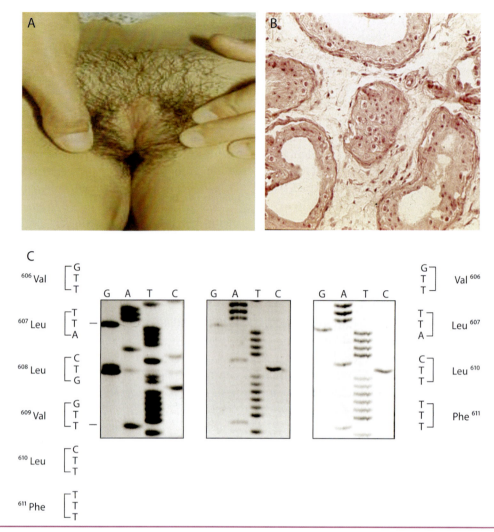

Figura 8.7 DDS 46,XY por hipoplasia de células de Leydig. A. Paciente apresentava fenótipo feminino, ausência de desenvolvimento mamário, genitália feminina normal, gônadas palpáveis no trajeto inguinal. B. O estudo anatomopatológico do tecido gonadal revelou a presença de túbulos seminíferos com espermatogênese incompleta e ausência de células de Leydig. C. O estudo molecular identificou uma deleção de seis nucleotídeos consecutivos (CTGGTT), que resulta na perda de dois aminoácidos consecutivos (Leu-608 e Val-609) na sétima hélice transmembrana do gene do *LHCGR*.
Fonte: Acervo dos autores.

Mutações no gene do *LHCGR* foram descritas na literatura em pacientes que apresentam um amplo espectro de apresentação da doença (desde micropênis até fenótipo feminino).[80,85] Em alguns pacientes com diagnóstico clínico e laboratorial de hipoplasia de células de Leydig, mutações no gene do *LHCGR* não foram identificadas, confirmando a heterogeneidade genética da doença.[86]

Diagnóstico diferencial

O diagnóstico diferencial deve ser feito com DG 46,XY e DDS 46,XY por defeitos de síntese de testosterona (Figura 8.8).

Os achados histológicos revelam túbulos seminíferos relativamente preservados e ausência ou di-minuição significativa das células de Leydig maduras. As células de Sertoli estão presentes, e as células germinativas apresentam-se nos estágios iniciais da espermatogênese.

Além dos achados histológicos, o estudo molecular com identificação de uma mutação inativadora no receptor do LH estabelece o diagnóstico de DDS por insensibilidade ao LH/hCG.

Tratamento

O tratamento dos pacientes com sexo social feminino consiste em orquiectomia e correção da genitália externa quando necessário, complementado por dilatação vaginal através do uso de moldes e reposição hormonal com estrógenos.

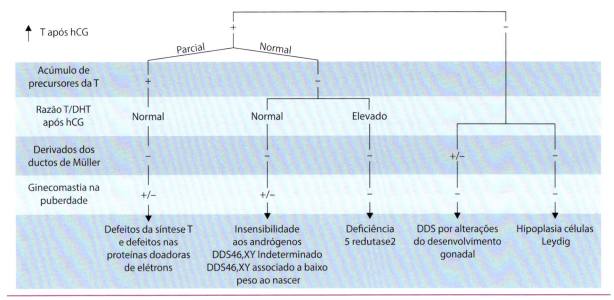

Figura 8.8 Roteiro do diagnóstico diferencial de DDS 46,XY.

Nos pacientes que apresentam genitália externa masculina hipodesenvolvida e sexo social masculino, o uso de testosterona está indicado durante a infância visando o tratamento do micropênis e, posteriormente, na idade puberal, a indução e posterior manutenção dos caracteres sexuais secundários. Mais detalhes serão discutidos no item Tratamento.

DDS 46,XY por defeito na síntese de colesterol - síndrome de Smith-Lemli-Opitz (OMIM#270400)

Esta síndrome constitui uma síndrome metabólica que determina o desenvolvimento de múltiplas malformações congênitas e é causada pela deficiência na enzima 7-di-hidrocolesterol redutase que converte o 7-di-hidrocolesterol em colesterol.

Características clínicas e hormonais

Os pacientes apresentam uma fácies típica caracterizada por microcefalia, blefaroptose, epicanto, narinas antevertidas, microrretrognatia, palato fendido, catarata, sindactilia entre o segundo e terceiro dedos dos pés, hipotonia e atraso no desenvolvimento neuropsicomotor e somático. A atipia genital é frequentemente observada nos pacientes com cariótipo 46,XY, variando de hipospadia à presença de genitália feminina com derivados müllerianos. Insuficiência suprarrenal pode ocorrer em alguns pacientes.[87,88]

Níveis plasmáticos e teciduais elevados de 7-di-hidrocolesterol (7DHC) são diagnósticos da síndrome. Embora as dosagens de colesterol plasmático possam variar de valores baixos a normais, esta dosagem pode auxiliar no diagnóstico de alguns casos.[89]

Etiopatogenia

Diversas mutações no gene *DHCR7* foram descritas, porém sem uma correlação genótipo-fenótipo.[90-92]

Tratamento

A terapia dietética, com a administração de altas doses de colesterol (50 a 100 mg/kg por dia de colesterol sintético), suplementado ou não por ácidos biliares, e uma dieta rica em colesterol têm sido preconizadas. Tratamento cirúrgico das diferentes anormalidades e terapias de suporte específicas devem ser realizados.[89]

DDS 46,XY por defeito na síntese de testosterona

Na esteroidogênese testicular (Figura 8.9) a síntese normal de testosterona pode ser bloqueada pela presença de defeitos das enzimas que participam de cinco etapas deste processo. Três destes defeitos enzimáticos estão associados a hiperplasia adrenal congênita. Na hiperplasia adrenal, a síntese de cortisol ou de cortisol e aldosterona está bloqueada por alterações na função das enzimas que participam da esteroidogênese adrenal. Nesses casos, as manifestações clínicas são decorrentes da falta de cortisol, algumas vezes associada à falta de aldosterona, além do acúmulo dos hormônios precursores.

As doenças descritas a seguir são decorrentes de defeitos enzimáticos da esteroidogênese gonadal. Todas são doenças autossômicas recessivas, e um aconselhamento genético familiar deve ser realizado sempre que um membro afetado for diagnosticado.

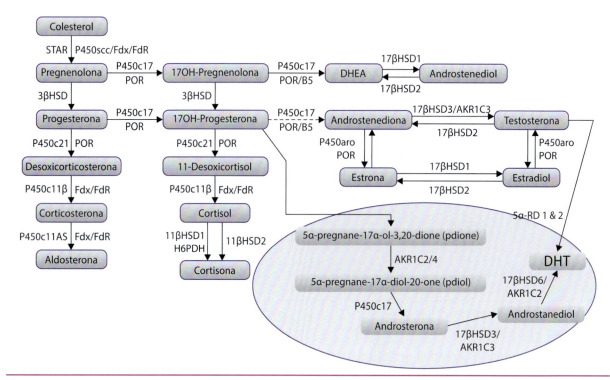

Figura 8.9 Principais vias da biossíntese dos esteroides suprarrenais e gonadais.

Defeitos de síntese de testosterona associados a defeitos de síntese de corticosteroides

Hiperplasia adrenal congênita lipoídica

- Defeitos no gene *STAR* (*steroidogenic acute regulatory protein*).
- Defeitos no gene *CYP11A*.
- Deficiência da 3β-hidroxiesteroide Desidrogenase Tipo II.
- Deficiência combinada da 17α-hidroxilase e da 17-20 Liase.

Esses temas serão abordados com detalhes no Capítulo 46, Hiperplasia Adrenal Congênita.

Defeitos isolados da síntese de testosterona

Dois defeitos da esteroidogênese testicular não associados à deficiência da produção hormonal suprarrenal foram descritos: deficiência da *CYP17A1* (atividade 17-20 liase) e deficiência da 17β-hidroxiesteroide desidrogenase 3.

O diagnóstico dos pacientes portadores de defeitos de síntese de testosterona na idade pós-puberal é feito pela dosagem basal dos esteroides gonadais. Nesta situação, o nível de testosterona basal é baixo, acompanhado por valores aumentados dos precursores hormonais ao nível do bloqueio enzimático. Esse padrão pode ser confirmado pelo teste de estímulo com hCG, que exacerba o acúmulo dos precursores diante de um discreto incremento dos valores de testosterona. Nos pacientes pré-púberes o teste de estímulo com hCG é fundamental para o diagnóstico.

Deficiência da 17-20 liase – OMIM – 309150

Apesar de as atividades 17-20 liase e 17α-hidroxilase serem catalisadas por uma enzima única da família do citocromo P450 (P450c17), casos de deficiência isolada da 17-20 liase foram descritos.[93-95]

Características clínicas e hormonais (Tabela 8.5)

Os pacientes apresentam genitália externa atípica caracterizada por micropênis, hipospadia perineal e criptorquidismo. Ginecomastia pode ocorrer na puberdade.

Níveis aumentados de progesterona, de 17-hidroxiprogesterona e de 17-hidroxipregnenolona acompanhados por níveis diminuídos de androstenediona, deidroepiandrosterona e testosterona são observados. O teste de estímulo com hCG resulta em elevação discreta dos níveis de androstenediona e de testosterona e em aumento dos níveis dos precursores 17-hidroxiprogesterona e 17-hidroxipregnenolona.

Tabela 8.5 Fenótipo dos indivíduos 46,XY com deficiência de 17,20 liase

Cariótipo	46,XY
Herança	Autossômica recessiva
Genitália externa	Atípica (hipospádia perineal, escroto bífido, seio urogenital)
Derivados dos ductos de Müller	Ausente
Derivados dos ductos de Wolff	Hipoplásticos → normais
Testículos	Na região inguinal, pequenos
Características clínicas	Ginecomastia variável; virilização incompleta na puberdade
Diagnóstico hormonal	Níveis elevados de 17OHP e da relação 17OHP/A após estimulo com hCG e diminuição de níveis de DHEA, A e T
Identidade de gênero	Masculina ou feminina
Defeito molecular	Mutações no local de ligação do cofator b5, parceiro redox da enzima CYP17
Tratamento	Correção da hipospádia e ginecomastia; reposição de testosterona no sexo social masculino. R eposição de estrógenos no sexo social feminino na idade puberal
Evolução	Comportamento masculino ou feminino

Diagnóstico diferencial

O diagnóstico diferencial inclui a forma parcial de insensibilidade aos andrógenosos (PAIS), deficiência da 17 β-hidroxiesteroide desidrogenase 3 e a deficiência da 5α-redutase 2.

Tratamento

Nos pacientes com sexo social masculino é necessária a realização da correção da genitália externa, além da reposição de andrógenos na puberdade. Nos casos registrados no sexo feminino estão indicadas a orquiectomia e a reposição de estrógenos na puberdade (ver item Tratamento).

DDS 46, XY, devido à deficiência de desidrogenase 3α-hidroxiesteroide (defeitos no AKR1C2 e no AKR1C4)

A via alternativa ou backdoor foi descrita inicialmente em marsupiais e se caracteriza por ter ambas as etapas oxidativa e redutiva da 3-α-HSD.

A reação redutora converte a 17OH di-hidroprogesterona (17OH-DHP) em 17OH-alopregnanolona (17OH-alo), e a reação oxidativa converte androstenediol em DHT.[93,96,97] Por conseguinte, a síntese de DHT ocorre sem as passagens intermediárias por DHEA, testosterona ou androstenediona.

Os genes humanos que participam da via backdoor não foram identificados, porém é sugerido que a atividade redutora da 3α-HSD possa ser catalisada pela aldo-ceto redutase AKR1C2[98] e a atividade oxidativa possivelmente por outras enzimas como a 17 HSD6 (RoDH)[99] e a AKR1C4.[100]

Mutações nas duas aldo-ceto redutases, a AKR1C2 (p.I79V/H90Q e p.I79V/N300T) e a AKR1C4 (mutação intrônica 106 bases a montante do éxon 2) foram identificadas em pacientes previamente classificados como DSD 46,XY devido a deficiência isolada de 17,20-liase.[95] Nestes pacientes, os dados hormonais eram inconsistentes com outras deficiências enzimáticas e mutações no CYP17A1 não foram identificadas. Assim, a via alternativa ou backdoor foi considerada para explicar a deficiência da síntese testicular de DHT durante a vida pré-natal e a etiologia desses pacientes.[101] As funções relativas dessas duas enzimas AKR1C no testículo fetal e adulto permanecem pouco conhecidas.

Deficiência da 17β-hidroxiesteroide desidrogenase Tipo III – OMIM - #264300

Esta doença resulta de um defeito enzimático na última etapa da esteroidogênese, na qual a androstenediona é convertida em testosterona, e a estrona, em estradiol.[102-104]

Características clínicas e hormonais (Tabela 8.6)

Os pacientes apresentam genitália externa feminina ou atípica ao nascimento, criptorquidia e presença de vagina em fundo cego. Na puberdade ocorre uma virilização significativa da genitália externa associada ou não ao desenvolvimento de ginecomastia.[105-107]

As outras isoenzimas 17β-HSD ativas em tecidos extragonadais promovem a conversão periférica de androstenediona em testosterona e consequente virilização na puberdade.[108]

O diagnóstico laboratorial é baseado na presença de níveis elevados de androstenediona e estrona, acompanhados por níveis baixos de testosterona e estradiol. As relações androstenediona/testosterona e estrona/estradiol aumentadas indicam a dificuldade na conversão dos 17-cetoesteroides em 17-hidroxiesteroides pela presença da deficiência enzimática.

Tabela 8.6 Fenótipo dos pacientes 46,XY com deficiência de 17β-HSD 3

Cariótipo	46,XY
Herança	Autossômica recessiva
Genitália externa	Atípica, frequentemente semelhante à feminina no nascimento
Derivados dos ductos de Müller	Ausente
Derivados dos ductos de Wolff	Desenvolvimento normal
Testículos	Bem desenvolvidos, criptorquidismo frequente
Diagnóstico hormonal	Nível baixo de T e nível elevado de A e da relação A/T basal e após estímulo com hCG
Defeito molecular	Mutação inativadora do gene 17β-HSD 3
Puberdade	Virilização na puberdade; ginecomastia variável
Identidade de gênero	A maioria dos pacientes mantém o sexo social feminino; alguns mudam para o sexo social masculino
Tratamento	Correção da atipia genital; reposição de estrogênio ou testosterona de acordo com o sexo social
Evolução	Comportamento masculino ou feminino; em homens a fertilidade é possível através de fertilização in vitro

Na puberdade, alguns pacientes apresentam níveis elevados de LH, acompanhados por níveis de testosterona próximos dos limites normais. Nos pacientes pré-púberes, o teste de estímulo com hCG deve ser realizado para confirmar o diagnóstico, visto que os valores hormonais basais não se apresentam alterados. Foram descritos raros casos de pacientes com a deficiência da 17β-HSD3 com a relação T/androstenediona normal, tendo o diagnóstico sido realizado pelo encontro de mutações no gene após sequenciamento em larga escala.[109]

Etiopatogenia

Diferentes mutações inativadoras em homozigose ou heterozigose composta foram descritas no gene *HSD17B3*, que codifica a isoenzima17β-hidroxiesteroide desidrogenase 3.[102,106,110]

Tratamento

Nos pacientes com sexo social masculino realiza-se a correção da genitália externa, assim como a reposição de testosterona nos casos necessários. Nos pacientes com sexo social feminino estão indicados a orquiectomia e o inicio de reposição de estrógenos na idade correspondente à do início da puberdade (Ver detalhes no item Tratamento).

Defeitos em proteínas doadoras de elétrons

Deficiência do citocromo P450 oxidorredutase – OMIM – +124015

O citocromo P450 oxidorredutase (P450-OR) é uma flavoproteína doadora de elétrons para todas as enzimas mitocondriais P450, incluindo P450c17, P450c21 e P450aro. A deficiência da P450-OR causa atipia genital em pacientes 46,XY e 46,XX.[111] Este tema será abordado com detalhes no Capítulo 46, Hiperplasia adrenal congênita.

DDS 46,XY com metemoglobinemia tipo IV

O citocromo b5 é um cofator doador de elétrons para a enzima P450c17.

Raros pacientes foram descritos com mutações no citocromo b5 com quadro clínico de DDS associado ou não à presença de metemoglobinemia.[112,113]

DDS 46,XY por defeito na metabolização de testosterona

Deficiência da 5α-redutase tipo 2 – OMIM – *264600

Esta forma rara de DDS 46,XY, descrita em 1974 por Imperato-McGinley, é causada por uma deficiência na enzima que determina a conversão de testosterona em seu metabólito ativo, a di-hidrotestosterona (DHT).[114] Duas enzimas 5 α-redutase catalisam esta reação. A doença, de caráter autossômico recessivo, é secundária a alterações no gene que codifica a enzima 5 α-redutase 2 (*SRD5A2*).

O hormônio DHT é o responsável pela masculinização da genitália externa fetal e pelo crescimento prostático (Tabela 8.7).

Características clínicas e hormonais

Os pacientes apresentam genitália externa atípica e micropênis. A genitália interna masculina é

Tabela 8.7 Fenótipo dos indivíduos 46,XY com deficiência da 5 α-redutase 2

Cariótipo	46,XY
Herança	Autossômica recessiva
Genitália externa	Atípica, falo pequeno, hipospádia perineal, escroto bífido, vagina em fundo cego
Derivados dos ductos de Müller	Ausente
Derivados dos ductos de Wolff	Normal
Testículos	Tamanho normal na região inguinal ou intra-abdominal
Características clínicas	Virilização na puberdade, ausência de ginecomastia
Diagnóstico hormonal	Aumento da relação T/DHT em condições basais e hCG-estimulada em pacientes pós-puberais e após a estimulação com hCG em indivíduos pré-púberais. Esteróides 5β/5α C21 e C19 diminuídos na urina em qualquer idade
Identidade de gênero	Feminina→masculina na maioria dos casos
Defeito molecular	Mutação no gene da *5RDSA2*
Tratamento	Altas doses de T ou DHT por 6 meses para aumentar o tamanho peniano
Evolução	Tamanho máximo peniano após tratamento = 7 cm; a fertilidade é possível através de fertilização *in vitro*

normal, porém a próstata é hipoplásica. Os testículos, geralmente localizados na região inguinal, apresentam uma diferenciação normal, com a espermatogênese normal ou reduzida. Virilização ocorre na puberdade, porém as características dependentes da ação de DHT, o desenvolvimento de pelos corpóreos e faciais, entradas temporais, acne e aumento da próstata estão comprometidos. A ausência de desenvolvimento de ginecomastia é característica do quadro clínico do DDS 46,XY por deficiência da 5α-redutase 2 (Figura 8.10).[105,115-117]

Nos indivíduos pré-púberes, os valores basais de DHT são semelhantes aos valores dos indivíduos normais, porém após um estímulo com hCG a elevação da DHT é menor e a relação testosterona/DHT maior nas crianças afetadas em relação aos normais da mesma faixa etária. Nos pacientes pós-púberes em condições basais, os níveis de testosterona são normais ou elevados, os valores de DHT diminuídos e a relação testosterona/DHT elevada.[118] Porém, a relação normal testosterona/DHT não exclui o diagnóstico de deficiência da 5α-redutase 2, especialmente em recém-nascidos, provavelmente pela ação da isoenzima 5α-redutase 1 em algumas crianças.[119] Além disso, pacientes com mutações no gene *SRD5A2* e relação testosterona/DHT com valores normais têm sido relatados.[116]

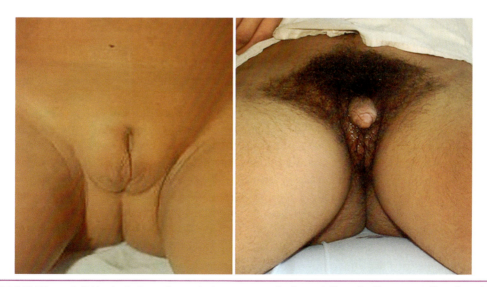

Figura 8.10 DDS 46,XY por deficiência da 5α-redutase 2. A. Apresentação da genitália pré-púbere, genitália atípica (pênis hipodesenvolvido, escroto bífido). B. Apresentação da genitália pós-púbere, virilização importante.
Fonte: Acervo pessoal dos autores.

O estudo da relação dos metabólitos urinários 5β/5α, que nestes pacientes se apresenta diminuída, é um método com boa acurácia para avaliar a atividade da enzima 5α-redutase. Esta metodologia permite o estudo de pacientes pré-púberes em condições basais e de pacientes gonadectomizados; porém, poucos laboratórios realizam essa técnica. A maior disponibilidade de análises por cromatografia seguida de espectrometria de massa (GC-MS) seguramente contribuirá para a acurácia desse diagnóstico.

Etiopatogenia

Os indivíduos afetados são portadores de mutações inativadoras no gene *SRD5A2* em homozigose ou heterozigose composta.[117,120]

Existem mais de 100 famílias portadoras de deficiência da 5α-redutase tipo 2, descritas em diferentes partes do mundo, sendo raros os casos com achados clínicos e hormonais da doença nos quais não se identificou mutação no gene *SRD5A2* (Human Gene Mutation Database at the Institute of Medical Genetics in Cardiff: srd5A2 gene: http://www.Hgmd.cf.ac.uk).[115,116]

Diagnóstico diferencial

O diagnóstico diferencial inclui a deficiência da 17β-HSD3 e a síndrome da insensibilidade androgênica parcial. No entanto, nestas duas entidades a presença de ginecomastia é muito comum, o que pode ser um dado importante no exame clínico para sugerir o diagnóstico. Em todas as crianças com DDS 46,XY é necessária a avaliação do gene *SRD5A2* antes de se atribuir o sexo social, uma vez que a relação T/DHT pode não ser diagnóstica, principalmente em recém-nascidos. Na deficiência da 5α-redutase tipo 2 a atribuição do sexo social masculino está indicada, uma vez que cerca de 60% dos pacientes que foram educados no sexo social feminino apresentam identidade de gênero masculina na puberdade e mudam o sexo social. Além disso, nos pacientes com sexo social masculino a fertilidade pode estar preservada e a qualidade de vida é melhor do que a das pacientes com o sexo social feminino.[60,115,121,122]

A maioria dos pacientes é criada no sexo social feminino devido à falta de virilização da genitália externa ao nascimento. Na puberdade, os pacientes que não foram submetidos a orquiectomia sofrem um processo de virilização importante e cerca de 60% deles se identificam com o sexo social masculino. Uma cuidadosa avaliação psicológica deve ser realizada antes do início de qualquer tratamento cirúrgico ou hormonal nestes pacientes.

Nos pacientes mantidos no sexo masculino, além da correção cirúrgica da genitália externa (correção de criptorquidia, hipospadia), devem ser usadas altas doses de testosterona injetável ou de DHT tópica para aumentar o tamanho do pênis. Com o tratamento hormonal ocorrem uma melhora do desempenho sexual dos pacientes e um aumento de pilificação corporal, porém sem a obtenção da normalização do tamanho peniano. Nos pacientes com identificação sexual feminina estão indicadas: a orquiectomia, a correção da genitália externa e a reposição hormonal com estrógenos na puberdade.[105,115]

Defeito na ação de testosterona e di-hidrotestosterona

O DDS 46,XY por insensibilidade aos andrógenos se caracteriza por pacientes que apresentam testículos com desenvolvimento normal e capacidade de secreção androgênica normal. No entanto, estes pacientes possuem ausência ou redução da virilização genital normal intraútero e durante e após a puberdade, devido a um defeito no receptor androgênico. Os estudos genéticos indicam que a forma de transmissão da doença segue um padrão de herança recessiva ligada ao X.

A síndrome de insensibilidade androgênica é classificada em forma completa (CAIS) quando existe ausência total de ação androgênica, e em forma parcial (PAIS) quando ocorrem graus variáveis de bloqueio da ação hormonal. A forma completa representa um exemplo clássico de resistência à ação hormonal. Mutações no gene do receptor androgênico são responsáveis pela maioria dos casos de insensibilidade androgênica nas formas completa e parcial. Pacientes portadores de uma forma leve de insensibilidade aos andrógenos que apresentam genitália masculina e micropênis ou apenas infertilidade também foram descritos (Tabela 8.8).[105,123-125]

Síndrome de Insensibilidade androgênica – forma completa (CAIS)

Características clínicas e hormonais

As características da doença compreendem um fenótipo feminino, desenvolvimento normal de mamas, pelos axilares e pubianos esparsos ou ausentes, genitália externa feminina com vagina em fundo cego, ductos internos ausentes ou hipodesen-

Tabela 8.8 Fenótipo dos indivíduos 46,XY portadores da síndrome de insensibilidade androgênica

Cariótipo	Forma completa 46,XY	Forma parcial 46,XY
Herança	Recessiva ligada ao X	Recessiva ligada ao X
Genitália externa	Feminina	Amplo espectro: feminino com discreta clitoromegalia ao masculino com micropenis e/ou hipospadias
Derivados dos ductos de Müller	Ausente	Ausente
Derivados dos ductos de Wolff	Ausente ou vestigial	Amplo espectro, de ausente ao masculino
Testículo	Inguinal ou intraabdominal, tamanho discretamente diminuído	Tópico, inguinal ou intraabdominal, tamanho normal ou discretamente diminuído
Puberdade	Ginecomastia	Ginecomastia
Diagnóstico hormonal	Níveis de LH e T normal ou aumentados, FSH normal ou discretamente aumentados	Níveis de LH e T normal ou aumentados, FSH normal ou discretamente aumentados
Identidade de gênero	Feminina	Feminina ou masculina
Defeito molecular	Mutações ou deleções no gene do AR	Mutações no gene do AR
Tratamento	Gonadectomia, reposição estrogênica na puberdade, dilatação vaginal (se necessário)	Sexo social feminino: cirurgia para feminilização da genitália, gonadectomia, reposição estrogênica na puberdade, dilatação vaginal (se necessário) Sexo social masculino: correção da hipospadia e da bolsa escrotal bífida; altas doses de T ou DHT para aumentar o tamanho peniano
Evolução	Infertilidade, sexo social e comportamento feminino	Infertilidade, apresentação e comportamento feminino ou masculino

volvidos e gônadas intra-abdominais ou inguinais. As gônadas apresentam túbulos seminíferos usualmente sem espermatogênese e aumento do número das células intersticiais. Na puberdade, os pacientes apresentam desenvolvimento mamário completo e amenorreia primária e não apresentam acne ou entradas temporais.

Após a puberdade, as gonadotrofinas, principalmente o LH, apresentam-se elevadas ou normais, e o nível de testosterona está normal ou elevado. Os precursores hormonais da testosterona encontram-se normais e os níveis de DHT podem estar discretamente reduzidos, secundariamente à deficiência de ação da enzima 5α-redutase 2 não estimulada pela falta de ação da testosterona. Em pacientes pré-púberes, o teste de estímulo com hCG é necessário, e um incremento normal dos valores de testosterona sem acúmulo dos seus precursores é observado nestes pacientes.[105,124]

Etiopatogenia

Mutações no gene do receptor androgênico (AR) são identificadas na maioria destes pacientes.[126] O site http://www.mcgill.ca/androgendb/ lista as diversas anormalidades identificadas no gene AR.

Os pacientes com síndrome de insensibilidade androgênica, forma completa (CAIS), são criados no sexo feminino e apresentam a identidade sexual feminina. Apesar do baixo risco de desenvolvimento de neoplasias de células germinativas nesse grupo de pacientes, a gonadectomia é recomendada.[127,129] O momento de realizar a gonadectomia é ainda questionável, podendo ser realizada após a puberdade, para promover o desenvolvimento mamário espontâneo. Nós preferimos realizar a gonadectomia na primeira infância para evitar o estresse do procedimento cirúrgico (gonadectomia) em uma mulher jovem. A reposição hormonal após a gonadectomia é feita utilizando-se apenas estrógeno, adequando as doses utilizadas ao objetivo da terapêutica, seja para a indução puberal na criança ou a manutenção dos caracteres sexuais secundários femininos na mulher adulta. Um número crescente de mulheres adultas com CAIS tem mantido suas gônadas indefinidamente, devido ao provável baixo risco de desenvolvimento de tumores gonadais, porém nessa condição é necessário o acompanhamento dessas gônadas por métodos de imagem.

Síndrome de insensibilidade androgênica – forma parcial (PAIS)

Características clínicas e hormonais

A apresentação clínica da forma parcial de insensibilidade androgênica é bastante heterogênea. Estes pacientes apresentam genitália atípica, que pode variar de um discreto aumento do clitóris até uma genitália muito masculinizada com a presença de micropênis e hipospadia. Os testículos estão presentes no canal inguinal ou nas pregas labioescrotais, menos frequentemente são intra-abdominais. O desenvolvimento de mamas ocorre na puberdade.[124] Após a puberdade, os níveis de LH e os níveis de testosterona apresentam-se normais ou elevados. Os precursores hormonais da testosterona encontram-se normais e os níveis de DHT podem ser discretamente reduzidos devido a uma deficiência secundária da ação da enzima 5 α-redutase 2.

Os pacientes portadores das formas parciais de insensibilidade androgênica são criados como meninos ou meninas, de acordo com o aspecto de sua genitália externa. Ambas as situações necessitam de correção cirúrgica para adequação dos genitais ao sexo de identificação.

A gonadectomia e a feminização da genitália são realizadas durante a infância nos casos de identidade sexual feminina, complementando-se o tratamento com reposição estrogênica. Nos casos registrados no sexo masculino, a correção da genitália externa deve ser realizada na infância. Na puberdade é realizada uma suplementação androgênica com doses elevadas de testosterona, porém a resposta ao tratamento, em geral, é limitada.

Recém-nascidos com microfalo, sem resposta adequada a um teste terapêutico com andrógenos (DHT ou testosterona), deveriam ser registrados e criados no sexo feminino, se houver plena aceitação da família. Esta difícil decisão visa melhorar a qualidade de vida do paciente adulto, visto que a resposta ao uso de altas doses de andrógenos é geralmente insuficiente para determinar uma efetiva masculinização nos pacientes portadores de resistência periférica aos andrógenos.

Síndrome da persistência dos ductos de Müller – OMIM – 261550

O desenvolvimento de uma genitália interna feminina em indivíduos geneticamente masculinos ocorre devido a uma incapacidade das células de Sertoli de sintetizarem ou secretarem o hormônio antimülleriano (HAM) no testículo fetal. A falta de ação do HAM nos tecidos-alvo por alterações no receptor do hormônio é também causa da doença.[141] Estas duas formas da doença apresentam o mesmo fenótipo e são referidas como tipo I e tipo II, respectivamente.

Características clínicas e hormonais

Os pacientes apresentam genitália externa masculina normal quase sempre associada a criptorquidia bilateral e hérnia inguinal. A função das células de Leydig é preservada, porém a azoospermia é comum, secundária a malformação dos ductos deferentes e epidídimos. Geralmente é no momento da correção cirúrgica de uma hérnia inguinal ou orquidopexia que se verifica a presença de útero, trompas e parte superior da vagina.

Normalmente, os níveis de HAM são mensuráveis durante a infância e decrescem na puberdade.[142] Pacientes com a síndrome de persistência dos ductos de Müller apresentam níveis baixos de HAM desde o nascimento, enquanto nos pacientes com alterações no gene do receptor do HAM os níveis hormonais são aumentados.[143]

Etiopatogenia

O fenótipo da síndrome de persistência dos ductos de Müller pode ser determinado por uma mutação no gene que codifica o hormônio antimülleriano ou por uma mutação no receptor do HAM.[144,145]

Tratamento

O tratamento inclui a correção cirúrgica da criptorquidia. Nos pacientes em que a orquipexia não é possível, deve ser realizada a orquiectomia, haja visto a maior incidência de tumores em testículos criptorquídicos. A retirada dos genitais internos femininos deve ser realizada, porém sem determinar a perda de fertilidade do paciente.

DDS 46,XY não genético por ingestão materna de estrógenos e progestágenos

O uso de progestágenos sintéticos e de seus análogos tem sido considerado no desenvolvimento de hipospadia de diferentes graus em vários pacientes com DDS 46,XY.[130] Por outro lado, o desenvolvimento de DDS 46,XY consequente ao uso de estrógenos durante a gestação não está confirmado.[131]

DDS 46,XY associado ao baixo peso ao nascer

A presença de retardo de crescimento intrauterino, sem evidência de endocrinopatia ou de malformações associadas, é um achado clínico frequente nas formas não genéticas de DDS 46,XY (Figura 8.11). Cerca de 30% dos pacientes portadores de DDS 46,XY de causa não conhecida apresentam baixo peso ao nascimento, indicando a repercussão de eventos adversos durante o período gestacional na formação da genitália.[132]

O estudo de gêmeos monozigóticos portadores de hipospadia e com baixo peso ao nascimento sugere esta associação.[133,134]

A diminuição da secreção de testosterona e/ou DHT durante o período pré-natal ou uma resistência do seio urogenital à ação androgênica são as hipóteses sugeridas.

Distúrbios do desenvolvimento sexual (DDS) 46,XX

O termo distúrbio do desenvolvimento sexual (DDS) 46,XX proposto pelo Consenso de 2006 refere-se ao indivíduo portador de cariótipo 46,XX, gônadas femininas e virilização da genitália externa.[20]

A exposição do feto feminino à ação androgênica determina a virilização da genitália externa, sem porém interferir na formação da genitália interna e no desenvolvimento gonadal. O período da gestação em que ocorre a exposição aos andrógenos vai determinar o grau de virilização dos genitais externos. Assim, se a exposição aos andrógenos acontecer nas primeiras semanas de gestação, a genitália externa pode se apresentar completamente masculinizada. Por outro lado, após a 12a semana de gestação a ação androgênica determinará apenas uma hipertrofia do clitóris. As causas de DDS 46,XX estão relacionadas na Tabela 8.2.

DDS 46,XX por excesso de andrógenos fetais

Hiperplasia adrenal congênita virilizante – OMIM – +201910

A hiperplasia adrenal congênita (HAC), uma doença autossômica recessiva, é decorrente de alterações da atividade das enzimas que participam da síntese do cortisol. As manifestações podem ser causadas pela deficiência do cortisol, associada, em alguns casos, à falta de aldosterona, e pelo acúmulo de precursores hormonais. Seis tipos de deficiências enzimáticas da esteroidogênese suprarrenal são conhecidos, três dos quais podem determinar virilização da genitália externa: deficiência da 21-hidroxilase, deficiência da 11 β-hidroxilase e deficiência da 3β-hidroxiesteroide desidrogenase (Figura 8.9).

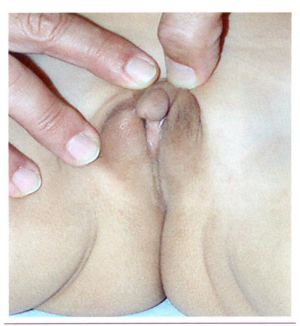

Figura 8.11 DDS 46,XY associado ao baixo peso ao nascer. Paciente nascido a termo, após uma gestação normal. Gêmeo monozigótico (confirmado por estudo de microssatélites). Cariótipo 46,XY. Irmão apresentava ao nascimento: genitália masculina normal, pesando 3.0 kg e com 48 cm de comprimento. Paciente apresentava genitália atípica com hipodesenvolvimento peniano, hipospadia e escroto bífido. Peso ao nascimento, 1,7 kg e 43 cm de comprimento. Fonte: Acervo dos autores.

A hiperplasia adrenal congênita virilizante é a causa mais comum de DDS 46,XX e de atipia genital. Este tema será abordado com detalhes no Capítulo 46, Hiperplasia adrenal congênita.

Deficiência da P450-oxidorredutase – OMIM - +124015

A deficiência da P450-oxidorredutase, já anteriormente descrita nas etiologias de DDS 46,XY, causa atipia genital em pacientes 46,XY e 46,XX.

Este tema será abordado com detalhes no Capítulo 46, Hiperplasia adrenal congênita.

Deficiência da aromatase placentária OMIM-+107910

A deficiência da aromatase placentária determina virilização materna durante a gestação, além da masculinização da genitália externa no feto feminino. O diagnóstico de deficiência da aromatase placentária deve ser suspeitado em recém-nascidos com DDS 46,XX em que tenha sido afastado o diagnóstico de hiperplasia adrenal congênita[135] (Tabela 8.9).

Tabela 8.9 Fenótipo de pacientes 46,XX com deficiência da aromatase placentária

Cariótipo	46,XX
Herança	Autossômica recessiva
Genitália externa	Atípica ou feminina com clitoromegalia
Derivados dos ductos de Müller	Presente
Derivados dos ductos de Wolff	Ausente
Ovários	Policísticos
Características clínicas	Virilização materna durante a gestação
Diagnóstico hormonal	Baixos níveis de estradiol e níveis basais elevados de LH e FSH; T e A
Defeito molecular	Mutação inativadora do gene *CYP19*
Puberdade	Ovários policísticos, virilização com ausência do desenvolvimento mamário, alta estatura e atraso na maturação óssea, osteopenia
Identidade de gênero	Feminina
Tratamento	Correção da atipia genital, reposição de estrógeno.
Evolução	Fertilidade provavelmente preservada

Características clínicas e hormonais

A deficiência da aromatase leva a uma menor conversão dos andrógenos fetais a estrogênios com consequente masculinização da genitália externa do feto feminino a partir do 2º trimestre da gestação. As alterações hormonais ao nascimento caracterizam-se por níveis aumentados de testosterona, androstenediona e gonadotrofinas. A história clínica de virilização materna durante a gestação com aumento nos níveis de testosterona, androstenediona, DHEAS e di-hidrotestosterona, acompanhados por baixos níveis de estriol plasmático e urinário materno, confirma o diagnóstico. Na infância não há sinais de virilização. Na puberdade não ocorre o desenvolvimento puberal e se observa a presença de ovários multicísticos, consequentes à presença de níveis elevados de LH e FSH e à incapacidade de conversão de testosterona e androstenediona em estrógenos. A deficiência estrogênica determina ainda um atraso na maturação esquelética destes pacientes. No sexo masculino, a diferenciação sexual não é afetada, bem como o início do desenvolvimento puberal. Porém, o fechamento das cartilagens epifisárias é prejudicado, e osteoporose, macrorquidia e infertilidade são manifestações no homem adulto portador de deficiência da aromatase.[136,137]

Etiopatogenia

A deficiência da aromatase placentária é causada por uma mutação do gene *CYP19*, que codifica a enzima aromatase.

Mutações no gene *CYP19* foram identificadas em homozigose e heterozigose composta em pacientes com deficiência da aromatase e estão localizadas em regiões críticas para a atividade da enzima, determinando uma menor estabilidade da enzima ou uma menor ligação desta ao seu substrato.[136,137]

Tratamento

O tratamento destes pacientes com estrógenos resulta em rápida maturação esquelética, ocorrendo o estirão de crescimento e o aumento de densidade mineral óssea. Os níveis elevados de LH e FSH são suprimidos com a reposição estrogênica, observando-se consequentemente a regressão dos cistos ovarianos, desenvolvimento mamário e menarca (ver o item Tratamento).

Síndrome da resistência generalizada aos glicocorticoides – OMIM 38040

A resistência generalizada aos glicocorticoides resulta da incapacidade dos glicocorticoides de exercerem seus efeitos nos tecidos-alvo. É uma doença rara, podendo ser familiar ou esporádica, e a resistência à ação hormonal pode ser generalizada ou tecido-específica.[138,139]

Características clínicas e hormonais

A apresentação clínica é variável, e alguns pacientes são assintomáticos ou apresentam queixas vagas, como fadiga crônica. Os pacientes portadores da síndrome da resistência generalizada aos glicocorticoides apresentam níveis elevados de cortisol basal não supressível com dexametasona, ACTH elevado e hipersecreção de mineralocorticoides e andrógenos adrenais; porém, estes pacientes não apresentam os sinais clínicos da síndrome de Cushing. Nos casos sintomáticos, observa-se a presença de hipertensão arterial acompanhada por alcalose metabólica e/ou sinais de virilização na mulher. A presença de atipia genital em meninas e o desenvolvimento de pubarca precoce foram descritos em apenas uma paciente que era carreadora de deleção do CYP21A2 em heterozigose.[140]

DDS 46,XX por excesso de andrógenos maternos: produção ou ingestão materna de substâncias virilizantes

A virilização da genitália externa feminina pode ocorrer após a ingestão materna de testosterona ou progestágenos sintéticos com ação androgênica, durante o 1º semestre da gestação. A ingestão de danazol, droga utilizada no tratamento da endometriose, também é relacionada à masculinização da genitália externa feminina fetal. A dose da medicação que determina a masculinização genital do feto feminino pode ser insuficiente para causar manifestações de virilização na mãe.

Em ocasiões mais raras, a virilização do feto decorre de doenças maternas com excesso de produção de andrógenos, como tumores virilizantes (arrenoblastomas, tumores de suprarrenal) ou hiperplasia adrenal congênita virilizante não tratada. Os luteomas, pseudotumores ovarianos que se desenvolvem durante a gestação e regridem após o parto, também estão associados à virilização fetal e são de difícil diagnóstico, uma vez que desaparecem após a gestação.

DDS 46,XX de origem indeterminada

Ocasionalmente ocorre o aparecimento de genitália atípica em crianças do sexo feminino sem alterações hormonais ou cromossômicas e para as quais não se estabelece a causa da anormalidade genital.

Embora a presença de um luteoma durante a gravidez não possa ser completamente afastada, a maioria dos casos é classificada como DDS 46,XX de causa não conhecida ou indeterminada.

FORMAS NÃO CLASSIFICADAS

No sexo masculino

Micropênis

O pênis de tamanho inferior a -2,5 DP da média para a idade do paciente é definido como micropênis e pode fazer parte do quadro clínico de diversas patologias relacionadas à deficiência na produção ou ação da testosterona, como: hipogonadismo hipo e hipergonadotrófico, hipopituitarismo e deficiência de GH, síndrome de insensibilidade aos andrógenos na forma parcial, defeitos de síntese da testosterona, hipoplasia das células de Leydig e síndrome de regressão testicular embrionária Por esse motivo, na presença de micropênis, a função testicular deve ser avaliada com o objetivo de afastar as causas mencionadas.

Hipospadia

A hipospadia é uma malformação congênita de ocorrência comum e é considerada uma forma leve de DDS 46,XY. Em 40% dos pacientes com hipospadia são identificados outros defeitos do aparelho urogenital. Geralmente é um fenômeno esporádico, porém a presença de um membro afetado na família constitui um importante fator de risco para hipospadia.[146] Embora a etiologia da hipospadia na maioria das vezes não seja reconhecida, observa-se uma forte associação de hipospadia com retardo de crescimento intrauterino, baixo peso ao nascimento, hipertensão arterial materna durante a gestação, sugerindo um papel da insuficiência placentária no desenvolvimento da hipospadia.[133,147] Causas de DDS 46,XY, como defeitos de síntese ou da ação da testosterona são raramente identificadas em pacientes com hipospadia isolada. Vários genes candidatos, MAMLD1/CXorf6, ATF3, BMP4, BMP7, HOXA4, HOXB6, FGF8 e variantes gênicas no FGF8 e FGFR2 têm sido relacionados como fatores de risco para hipospadia.[148-150]

A exposição materna a poluentes químicos e disruptores endócrinos pode ser fator adicional, especialmente em fetos com uma predisposição genética, nos quais os fatores ambientais modulariam os genes candidatos predispondo ao desenvolvimento anormal da genitália externa masculina.[151,152]

Embora a maioria dos pacientes apresente fertilidade e masculinização na puberdade, a função testicular deve ser avaliada para descartarmos outras causas de DDS 46,XY, que requerem tratamento hormonal e aconselhamento genético além do tratamento cirúrgico.

No sexo feminino

Agenesia de útero e vagina

A agenesia de vagina pode ocorrer de uma forma isolada, mas geralmente está associada a malformações ou agenesia uterina. A incidência de anormalidades renais associadas também é comum. Estas pacientes apresentam cariótipo 46,XX, com função ovariana normal, e sua queixa principal é de amenorreia primária.[153]

A participação do gene *WNT4* na formação ovariana e no desenvolvimento sexual feminino tem sido sugerida por diversas observações em experimentos com animais. Mutações em heterozigose no *WNT4* têm sido identificadas em pacientes com características da síndrome de Mayer-Rokitansky-Kuster-Hauser, reforçando a hipótese do papel deste gene no desenvolvimento e na manutenção do fenótipo feminino.[154]

O tratamento destas pacientes visa a ampliação do canal vaginal, que é realizada com o uso de moldes de acrílico na época do início da atividade sexual.[155]

Em ambos os sexos

DDS 46,XX associado a malformações

Anomalias dos genitais externos simulando virilização induzida por andrógenos foram descritas associadas a ânus imperfurado, malformações intestinais e urinárias e, principalmente, agenesia renal.

DDS 46,XY associado a malformações

A atipia genital está associada a várias síndromes que apresentam malformações múltiplas, especialmente das vias urinárias e intestinais.[64]

Disforia de gênero

Disforia de gênero é uma condição clínica na qual a identidade de gênero é contrária ao sexo biológico. Os indivíduos transgêneros têm convicção de pertencer ao sexo oposto e demonstram, consistentemente, desejo e necessidade de adequação do corpo ao sexo psíquico.

A disforia de gênero é mais frequente no sexo masculino, e estima-se que a relação transexual masculino para transexual feminino seja de 3:1 a 4:1, com uma prevalência variando de 1:11.900 a 1:45.000 homens, enquanto no sexo feminino a prevalência é de 1:30.400 a 1:200.000 mulheres, sugerindo uma diferença sexual na vulnerabilidade ao transexualismo.[156]

As primeiras manifestações do transtorno de identidade ocorrem muito precocemente, e a maioria dos indivíduos manifesta identificação com o sexo oposto já na primeira infância. Estes pacientes não apresentam nenhuma alteração anatômica da genitália externa ou interna, ou disfunção hormonal.

O diagnóstico de disforia de gênero baseia-se na avaliação do paciente por profissionais da área de saúde mental, preferencialmente com experiência em transtornos da identidade de gênero. Estes profissionais avaliam se o indivíduo preenche critérios diagnósticos especificados no DSM V e/ou na CID 10.[157]

A etiologia da disforia de gênero permanece desconhecida, embora alterações hormonais durante a vida intrauterina e fatores familiares antes e após o nascimento não possam ser descartados.

Tratamento

No processo transexualizador são empregados procedimentos terapêuticos que incluem psicoterapia, hormonoterapia e cirurgia de readequação sexual, com o objetivo de adequar o transexual ao gênero desejado.

O tratamento só deve ser iniciado após um cuidadoso estudo psiquiátrico e clínico do paciente. A terapêutica hormonal visa reduzir o nível hormonal endógeno e manter os níveis hormonais compatíveis com o gênero desejado, de modo a promover o surgimento de características sexuais secundárias do gênero desejado e amenizar as características sexuais secundárias do sexo biológico.[158,159] Para serem submetidos à cirurgia, os pacientes devem ter de 21 a 75 anos, devem ter realizado hormonoterapia por pelo menos 1 ano e psicoterapia por pelo menos 2 anos. Este acompanhamento permite selecionar os pacientes que realmente estão preparados e devem ser submetidos ao tratamento cirúrgico.

O tratamento hormonal e cirúrgico tem se mostrado satisfatório, desde que o diagnóstico seja preciso e um acompanhamento psicológico seja realizado também no período pós-operatório.

Tratamento hormonal da disforia de gênero 46,XY (mulheres transexuais)

A estrogenoterapia representa a base para o processo de feminização de pacientes TM. O tratamento estrogênico tem como objetivo promover desenvolvimento mamário, distribuição caracteristicamente feminina da gordura corporal e redução do padrão masculino de crescimento dos pelos faciais e corporais. Os níveis séricos de estradiol e testosterona devem ser mantidos no intervalo normal dos valores para mulheres na fase folicular do ciclo menstrual.[158-160]

Os estrógenos mais frequentemente utilizados para esses fins são valerato de estradiol, estrógenos equinos conjugados ou etinilestradiol, e as diretrizes recomendam doses até três vezes mais elevadas do que aquelas utilizadas para a terapia de reposição hormonal da mulher na menopausa.[161]

Entretanto, doses elevadas de estrógeno estão associadas ao aumento do risco de doenças cardiovasculares, episódios tromboembólicos, disfunção hepática e dislipidemia, especialmente com o uso de etinilestradiol.[162] Casos de hiperprolactinemia e formação de prolactinomas também foram descritos em TM durante estrogenoterapia.[163,164]

Em nossa experiência, esse esquema terapêutico com doses mais elevadas de estrógenoss é desnecessário para desenvolvimento das mamas e redução dos níveis de testosterona a níveis normais para o sexo feminino.[159]

A administração de medicação com ação antiandrogênica está indicada para redução do crescimento dos pelos ou queixas de persistência das ereções penianas, a despeito da otimização da terapia estrogênica. Nesses casos, o acetato de ciproterona é a droga de escolha, agindo através do bloqueio do receptor androgênico e da inibição da secreção gonadotrófica.[164,165] Efeitos adversos esperados com esta droga incluem ganho de peso e retenção hídrica moderada. Não há evidência que justifique a associação de outros progestágenos ao processo feminizante em TM.

Tratamento hormonal da disforia de gênero 46,XX (homens transexuais)

O objetivo do tratamento hormonal de TF é induzir virilização, produzir padrão masculino de crescimento dos pelos faciais e corporais, promover o aumento da massa muscular e cessar os ciclos menstruais.[158-160]

Para essa finalidade, utiliza-se a reposição hormonal com testosterona nas suas diversas apresentações: ésteres de testosterona intramuscular, undecanoato de testosterona intramuscular e testosterona em gel ou transdérmica. As formulações mais frequentemente prescritas no tratamento do TF são as injeções intramusculares de ésteres de testosterona. O intervalo de administração das doses varia conforme a resposta clínica, o nível hormonal atingido e os efeitos adversos observados. Os níveis séricos de testosterona total devem ser mantidos no intervalo normal de referência para o sexo masculino, evitando-se doses suprafisiológicas potencialmente associadas a efeitos adversos nesses pacientes. Os efeitos colaterais mais comumente observados nessa população são eritrocitose, hipertensão arterial, ganho de peso, alterações lipídicas, disfunções hepáticas, surgimento ou piora da acne e comportamento agressivo.[158-160]

Outros eventos colaterais potenciais incluem as neoplasias estrógeno-dependentes como as de mama, útero, ovário. Embora raras, essas neoplasias devem ser lembradas em pacientes não operados, visto que parte da testosterona administrada é convertida em estrógeno.[166]

O efeito do tratamento hormonal na saúde cardiovascular dos indivíduos transexuais ainda não é totalmente conhecido, principalmente no que se refere à terapia de longo prazo.[160]

Tumores gonadais em pacientes com DDS 46,XY

Os pacientes portadores de DDS que apresentam material de Y no seu cariótipo têm incidência aumentada de tumores gonadais, especialmente gonadoblastoma e disgerminoma.[167,168]

O tumor gonadal mais frequente nos pacientes com DDS 46,XY é o gonadoblastoma, variando de 9% a 30% dos casos. Este tumor é composto por ninhos de células germinativas intimamente mescladas a cordões de células sexuais, com uma membrana basal hialina, além da presença de calcificações difusas ou focais. Os gonadoblastomas podem estar associados a outros tumores, como disgerminomas (50%), e a outros elementos malignos de células germinativas (carcinomas embrionários, tumores endodérmicos, coriocarcinomas e teratomas malignos). Os gonadoblastomas não apresentam comportamento metastático, porém os outros tumores de células germinativas apresentam este potencial de malignidade. O prognóstico clínico está relacionado à presença ou não desses outros elementos. Os disgerminomas apresentam uma alta incidência de bilateralidade (15% dos casos). O desenvolvimento destes tumores geralmente ocorre após a idade puberal. Os gonadoblastomas podem sintetizar estrógeno ou testosterona, podendo levar ao desenvolvimento de ginecomastia ou determinar virilização desses pacientes.

O maior risco para o desenvolvimento de tumores de células germinativas em pacientes com gônadas disgenéticas está provavelmente relacionado à presença e à expressão anormal do gene *TSPY* (*testis-specific protein on Y gene*).[169] A posição das gônadas nas regiões inguinal e abdominal também constitui um fator contribuinte para o desenvolvimento tumoral, condição esta presente em pacientes com DDS 46,XY de diferentes etiologias.[168] O risco de desenvolvimento de neoplasias de células germinativas difere entre as diferentes etiologias de DDS 46,XY, e a literatura tem demonstrado que a ocorrência dessas neoplasias em pacientes com síndrome de insensibilidade androgênica é menos frequente na forma completa do que na forma parcial, e geralmente são identificados após a puberdade.[170,171]

O risco para o desenvolvimento tumoral é maior em tecidos gonadais imaturos e/ou pouco diferenciados, e a presença de marcadores imuno-histoquímicos específicos pode sugerir um risco tumoral potencial.[172] Técnicas de imuno-histoquímica utilizando marcadores genéticos como TSPY, OCT3/4, cKit têm sido propostas no estudo de amostras de biópsias do tecido gonadal preservado nos pacientes com sexo social masculino. A disponibilidade de técnicas que permitam a avaliação de risco potencial de desenvolvimento tumoral em testículos de pacientes com DDS 46,XY submetidos a orquidopexia ou naqueles com gônadas tópicas preservadas auxiliará na monitorização dessas gônadas, juntamente com os exames de imagem.

Em pacientes com disgenesia gonadal completa a gonadectomia bilateral por via laparoscópica está indicada pelo risco aumentado de desenvolvimento tumoral no tecido disgenético com presença do cromossomo Y. Nos pacientes com disgenesia gonadal parcial e sexo social masculino a impossibilidade de fixar o testículo no escroto constitui uma indicação de gonadectomia nestes pacientes, diante do risco aumentado de desenvolvimento tumoral. A manutenção do tecido testicular exige acompanhamento com palpação e exame ultrassonográfico testicular periódicos, uma vez que o risco tumoral está presente mesmo para gônadas tópicas.

Tratamento dos pacientes com DDS

Tratamento psicológico

O acompanhamento psicológico deve ser iniciado no momento do diagnóstico. Todo casal com um filho portador de genitália atípica deve ser avaliado e orientado por psicólogo treinado na área. A criança afetada deverá ser acompanhada do ponto de vista psicológico durante toda a sua vida, antes e após o tratamento cirúrgico, para melhor adaptação e compreensão do seu problema.

Nenhuma decisão de mudança do sexo social poderá ser tomada sem uma avaliação psicológica criteriosa da identidade sexual do paciente e de sua aceitação pela família. Portanto, os fatores determinantes da decisão do sexo social a ser atribuído ao paciente são: a identidade psicossexual do paciente e, no caso de crianças, o sexo com o qual a família as identifica.

Tratamento hormonal

Sexo social feminino

O tratamento hormonal visa o desenvolvimento dos caracteres sexuais femininos e menstruação.

Realizamos o tratamento simulando uma puberdade normal, introduzindo baixas doses de estrógenos conjugados (0,07 a 0,15 mg/dia) diariamente, entre os 10 e 11 anos de idade, dependendo da avaliação psicológica da paciente. Esta dose de estrogênio é mantida e, bimensalmente, o desenvolvimento dos caracteres sexuais é reavaliado; caso o desenvolvimento da mama não seja satisfatório, dobramos a dose de estrógeno.

Após o desenvolvimento completo das mamas, utilizamos a dose de estrógenos conjugados 0,625-1,25 mg/dia ou estradiol oral 1-2 mg/dia continuamente e associamos o progestágeno (acetato de medroxiprogesterona 5 a 10 mg/dia ou progesterona micronizada 200-300 mg/dia do primeiro ao 12o dia mês) para induzir a menstruação. A utilização de estrógenos naturais transdérmicos é considerada a melhor opção terapêutica de reposição estrogênica (dose 1-2 mg/dia, uso tópico). Nas pacientes que não têm útero, apenas a reposição estrogênica é necessária.

Quando o diagnóstico é feito mais tardiamente e a paciente não apresenta retardo de crescimento, iniciamos a terapêutica com 0,625 mg de estrógenos conjugados por 6 meses e em seguida associamos a progesterona no mesmo esquema já descrito anteriormente. Durante o tratamento de reposição hormonal todas as pacientes devem ser acompanhadas anualmente com exame ginecológico de rotina, ultrassonografia de mamas e densitometria óssea.

Sexo social masculino

Quando o diagnóstico é realizado em idade pré-puberal, iniciamos a reposição de testosterona entre os 10 e 11 anos, dependendo da avaliação psicológica da criança, simulando a puberdade normal. Iniciamos com a dose mensal de 25 a 50 mg de ésteres de testosterona, aplicados com uma seringa de insulina. Como as medicações comercialmente disponíveis são apresentadas em 1-2 mL de veículo oleoso contendo 200-250 mg de ésteres de testosterona, a aplicação de doses menores com uma seringa normal é difícil, e o uso da seringa de insulina permite maior precisão das doses administradas. O desenvolvimento dos caracteres sexuais secundários e a velocidade de crescimento são avaliados a cada 3 meses, e a evolução da idade óssea é avaliada anualmente. A dose dos ésteres de testosterona é aumentada, geralmente a dose é dobrada, a cada 6 meses, e o intervalo entre as aplicações é diminuído para 2 semanas após 1 ou 2 anos de tratamento. A dose de manutenção no paciente adulto é de 200 a 250 mg de ésteres de testosterona a cada 2 semanas. Após a aplicação da medicação observamos uma grande elevação da testosterona sérica (1.500 a 2.800 ng/dL) que permanece por 24 a 48 horas, seguida por um decaimento progressivo, atingindo níveis no limite inferior da normalidade (200 a 500 ng/dL) no 14º dia após a injeção. O uso de undecanoato de testosterona (1.000 mg IM trimestral) é uma opção terapêutica, porém com custo elevado. Não utilizamos andrógenos por via oral em vista do seu baixo poder de virilização, da necessidade de altas doses diárias e da presença do radical metila no carbono 17 em algumas preparações, o qual está associado ao desenvolvimento de hepatopatias.

Nos pacientes portadores de DDS tratados com uso crônico de ésteres de testosterona não observamos efeitos colaterais importantes. Alguns pacientes, após as primeiras doses, apresentam edema transitório de membros inferiores. A incidência de ginecomastia discreta, transitória, é de quase 100% em nossa experiência, exceto nos pacientes com deficiência de 5 α-redutase 2, porém todos os pacientes apresentaram regressão espontânea do quadro.

A terapia de reposição androgênica utilizando géis e adesivos de testosterona é eficiente, porém o elevado custo é a principal desvantagem.

Tratamento cirúrgico

Deve ser realizado de preferência antes dos 2 anos de idade, época em que a criança toma consciência dos seus genitais e do seu sexo social.

O tratamento cirúrgico indicado depende de vários fatores, incluindo basicamente o grau de desenvolvimento do falo, o desejo da família e o diagnóstico do caso. Todos os aspectos são fundamentais, porém o grau de desenvolvimento do falo é decisivo na escolha do sexo social masculino. O tratamento cirúrgico visa corrigir os genitais externos e retirar as estruturas internas antagônicas ao sexo social. Atualmente, a via laparoscópica tem sido usada com a vantagem de permitir uma melhor visualização dos genitais internos e das gônadas e não deixar cicatrizes.[173,174]

No caso do sexo social feminino realiza-se a clitoroplastia, mantendo-se a glande clitoriana, que é implantada no púbis, e a abertura do seio genital, expondo-se a cavidade vaginal.[175]

No sexo social masculino, a cirurgia é feita em pelo menos duas fases com intervalo de 6 meses entre cada uma. Na primeira fase são realizadas ortofaloplastia, com retirada da corda ventral e retificação do falo, neouretroplastia proximal e colpectomia, quando necessária. Na segunda fase são realizadas neouretroplastia distal, plástica da bolsa escrotal bífida e correção da criptorquidia, quando presente.

O resultado cirúrgico é muito bom, tanto do ponto de vista estético quanto do funcional. Vários dos nossos pacientes mantêm atividade sexual satisfatória, quer nos casos de virilização, quer nos casos de feminização dos genitais externos.[53,176]

A infertilidade é quase a regra nos casos de DDS tanto no sexo feminino como masculino, com exceção da hiperplasia adrenal congênita virilizante. Os pacientes com sexo social masculino com quadro de hipospadia, além das lesões de túbulos seminíferos secundárias à criptorquidia, frequentemente apresentam oligoespermia grave e ejaculação retrógrada. Atualmente, com o desenvolvimento das técnicas de fertilização *in vitro*, é possível a fertilização em pacientes com DDS 46,XY e oligoespermia grave.

Conclusão

Embora o tratamento dos estados intersexuais exija uma infraestrutura laboratorial que permita um diagnóstico rápido e seguro e uma equipe multidisciplinar adequadamente preparada, o diagnóstico precoce de uma criança portadora de DDS pode ser feito no berçário, bastando para isso, na maioria das vezes, apenas um exame criterioso dos genitais externos do recém-nascido. O tratamento cirúrgico só deve ser realizado por profissionais treinados na plástica dos genitais externos. O seguimento a longo prazo destes pacientes pela equipe multidisciplinar é fundamental para a obtenção de um bom resultado terapêutico e uma boa qualidade de vida.[121]

Perspectivas

O estabelecimento da etiologia dos DDS é importante para a identificação de doenças potencialmente fatais e que necessitam de abordagem terapêutica precoce, bem como para fornecer informações visando orientar os pais na decisão sobre a conduta mais adequada para o/a seu/sua filho/a. Os avanços nas metodologias moleculares têm ajudado a estabelecer a etiologia do DDS, bem como a identificar novas causas de DDS. Os testes moleculares têm sido adotados na prática clínica com a finalidade de diagnóstico e aconselhamento genético, porém sua realização deve ter uma indicação precisa.

Dos testes genéticos disponíveis, a abordagem gene-candidato por sequenciamento automático pelo método de Sanger é o mais popular e permite confirmar o diagnóstico na maioria dos casos dos DDS por anormalidades da diferenciação sexual (defeitos de síntese do cortisol e da testosterona, insensibilidade aos andrógenos, defeito da 5α-redutase 2). A utilização de técnicas mais robustas como CGH-array e sequenciamento em larga escala, ainda restrita a poucos centros, expande as possibilidades de um diagnóstico genético no grupo dos DDS de causa indeterminada e nos DDS por anormalidades da determinação gonadal. Porém, mesmo usando novas abordagens moleculares o diagnóstico pode não ser estabelecido, o que não impede a orientação dos pais e o tratamento adequado do paciente. A seleção cuidadosa do teste genético indicado para cada condição continua a ser importante para a boa prática clínica.[60,177]

REFERÊNCIAS BIBLIOGRÁFICAS

1. Jost A. A new look at the mechanisms controlling sex differentiation in mammals. Johns Hopkins Med J, 1972. 130(1): 38-53.

2. Eggers S and Sinclair A. Mammalian sex determination-insights from humans and mice. Chromosome Res, 2012. 20(1): 215-38.

3. Swain A and Lovell-Badge R. Mammalian sex determination: a molecular drama. Genes Dev, 1999. 13(7): 755-67.

4. MacLaughlin, D.T. and P.K. Donahoe, Sex determination and differentiation. N Engl J Med, 2004. 350(4): p. 367-78.

5. McLaren A. Primordial germ cells in the mouse. Dev Biol, 2003. 262(1): 1-15.

6. Yao HH, Whoriskey W, and Capel B. Desert Hedgehog/Patched 1 signaling specifies fetal Leydig cell fate in testis organogenesis. Genes Dev, 2002. 16(11): 1433-40.

7. Berta P, et al. Genetic evidence equating SRY and the testis-determining factor. Nature, 1990. 348(6300): 448-50.

8. Sinclair AH, et al. A gene from the human sex-determining region encodes a protein with homology to a conserved DNA-binding motif. Nature, 1990. 346(6281): 240-4.

9. Brennan, J and Cape B. One tissue, two fates: molecular genetic events that underlie testis versus ovary development. Nat Rev Genet, 2004. 5(7): 509-21.

10. Kim Y, et al. Fgf9 and Wnt4 act as antagonistic signals to regulate mammalian sex determination. PLoS Biol, 2006. 4(6): e187.

11. Matson CK, et al. DMRT1 prevents female reprogramming in the postnatal mammalian testis. Nature, 2011. 476(7358): 101-4.

12. Uhlenhaut NH, et al. Somatic sex reprogramming of adult ovaries to testes by FOXL2 ablation. Cell, 2009. 139(6): 1130-42.

13. Edson MA., Nagaraja AK, and Matzuk MM. The mammalian ovary from genesis to revelation. Endocr Rev, 2009. 30(6): 624-712.

14. Persani L., Rossetti R, and Cacciatore C. Genes involved in human premature ovarian failure. J Mol Endocrinol, 2010. 45(5): 257-79.

15. Schmidt D, et al. The murine winged-helix transcription factor Foxl2 is required for granulosa cell differentiation and ovary maintenance. Development, 2004. 131(4): 933-42.

16. Vainio S, et al. Female development in mammals is regulated by Wnt-4 signaling. Nature, 1999. 397 (6718): 405-9.

17. Grumbach M, Hughes IA, Conte FC. Disorders of sexual differentiation. In Williams Textbook of Endocrinology, R. L.,et al.), Editor. Saunders: Philadelphia.2003. p. 842-1002.

18. Rey R, et al. AMH/MIS: what we know already about the gene, the protein and its regulation. Mol Cell Endocrinol, 2003. 211(1-2): 21-31.

19. Parr BA. and McMahon AP. Sexually dimorphic development of the mammalian reproductive tract requires Wnt-7a. Nature, 1998. 395(6703): 707-10.

20. Hughes IA, et al. Consensus statement on management of intersex disorders. Arch Dis Child, 2006. 91 (7): 554-63.

21. Groth KA, et al. Clinical review: Klinefelter syndrome--a clinical update. J Clin Endocrinol Metab, 2013. 98(1):. 20-30.

22. Gravholt CH. Epidemiological, endocrine and metabolic features in Turner syndrome. Arq Bras Endocrinol Metabol, 2005. 49(1): 145-56.

23. Ellison JW, et al. PHOG, a candidate gene for involvement in the short stature of Turner syndrome. Hum Mol Genet, 1997. 6(8): 1341-7.

24. Belin V, et al. SHOX mutations in dyschondrosteosis (Leri-Weill syndrome). Nat Genet, 1998. 19(1): 67-9.

25. Hook EB and Warburton D. The distribution of chromosomal genotypes associated with Turner's syndrome: livebirth prevalence rates and evidence for diminished fetal mortality and severity in genotypes associated with structural X abnormalities or mosaicism. Hum Genet, 1983. 64(1): 24-7.

26. Gravholt CH, et al. Morbidity in Turner syndrome. J Clin Epidemiol, 1998. 51(2): 147-58.

27. Farrugia MK, et al. Clinical and gonadal features and early surgical management of 45,X/46,XY and 45,X/47,XYY chromosomal mosaicism presenting with genital anomalies. J Pediatr Urol, 2013. 9(2): 139-44.

28. Wallace TM and Levin HS. Mixed gonadal dysgenesis. A review of 15 patients reporting single cases of malignant intratubular germ cell neoplasia of the testis, endometrial adenocarcinoma, and a complex vascular anomaly. Arch Pathol Lab Med, 1990. 114(7): 679-88.

29. McDonough PG, et al. Phenotypic and cytogenetic findings in eighty-two patients with ovarian failure--changing trends. Fertil Steril, 1977. 28(6): 638-41.

30. Cox L and Liu JH. Primary ovarian insufficiency: an update. Int J Womens Health, 2014. 6: 235-43.

31. DelachapelleA., et al.XX sex chromosomes in a human male. First case. Acta Med Scand, 1964. 175: suppl 412:25-8.

32. de la ChapelleA.Analytic review: nature and origin of males with XX sex chromosomes. Am J Hum Genet1972. 24(1): 71-105.

33. de la Chapelle A, Koo GC, and Wachtel SS. Recessive sex-determining genes in human XX male syndrome. Cell, 1978. 15(3): 837-42.

34. CoxJJ, et al.,A SOX9 duplication and familial 46,XX developmental testicular disorder. N Engl J Med, 2011. 364(1): 91-3.

35. XiaoB, et al., A rare case of 46, XX SRY-negative male with approximately 74-kb duplication in a region upstream of SOX9. Eur J Med Genet, 2013. 56(12): 695-8.

36. MoalemS, et al. XX male sex reversal with genital abnormalities associated with a de novo SOX3 gene duplication. Am J Med Genet A, 2012. 158A(7): 1759-64.

37. Boucekkine C, et al. Clinical and anatomical spectrum in XX sex reversed patients. Relationship to the presence of Y specific DNA-sequences. Clin Endocrinol (Oxf), 1994. 40(6): 733-42.

38. KuszK, et al. Incomplete masculinisation of XX subjects carrying the SRY gene on an inactive X chromosome. J Med Genet, 1999. 36(6): 452-6.

39. Huang B, et al. Autosomal XX sex reversal caused by duplication of SOX9. Am J Med Genet, 1999. 87(4): p. 49-53.

40. RefaiO, et al. De novo 12;17 translocation upstream of SOX9 resulting in 46,XX testicular disorder of sex development. Am J Med Genet A, 2010. 152A(2): 422-6.

41. Bashamboo,A, et al. A recurrent p.Arg92Trp variant in steroidogenic factor-1 (NR5A1) can act as a molecular switch in human sex development. Hum Mol Genet, 2016.

42. BaetensD, et al. NR5A1 is a novel disease gene for 46,XX testicular and ovotesticular disorders of sex development. Genet Med, 2016.

43. IgarashiM, et al. Identical NR5A1 missense mutations in two unrelated 46,XX individuals with testicular tissues. Hum Mutat, 2017. 38(1): 39-42.

44. van NiekerkWA. True hermaphroditism: an analytic review with a report of 3 new cases. Am J Obstet Gynecol, 1976. 126(7): 890-907.

45. JonesHW, Jr., Ferguson-Smith MA, and Heller RH. Pathologic and cytogenetic findings in true hermaphroditism; report of 6 cases and review of 23 cases from the literature. Obstet Gynecol, 1965. 25: 435-47.

46. KrobG, Braun A, andKuhnle U. True hermaphroditism: geographical distribution, clinical findings, chromosomes and gonadal histology. Eur J Pediatr, 1994. 153(1): 2-10.

47. Maciel-Guerra AT, et al. XX maleness and XX true hermaphroditism in SRY-negative monozygotic twins: additional evidence for a common origin. J Clin Endocrinol Metab, 2008. 93(2): 339-43.

48. Damiani D, et al. True hermaphroditism: clinical aspects and molecular studies in 16 cases. Eur J Endocrinol, 1997. 136(2): 201-4.

49. Domenice S, et al. Mutations in the SRY, DAX1, SF1 and WNT4 genes in Brazilian sex-reversed patients. Braz J Med Biol Res, 2004. 37(1): 145-50.

50. LedigS, et al. Partial deletion of DMRT1 causes 46,XY ovotesticular disorder of sexual development. Eur J Endocrinol, 2012. 167(1): 119-24.

51. Schlaubitz S, et al. Ovotestes and XY sex reversal in a female with an interstitial 9q33.3-q34.1 deletion encompassing NR5A1 and LMX1B causing features of genitopatellar syndrome. Am J Med Genet A, 2007. 143A(10): 1071-81.

52. Tomaselli S, et al. Syndromic true hermaphroditism due to an R-spondin1 (RSPO1) homozygous mutation. Hum Mutat, 2008. 29(2): 220-6.

53. Sircili MH, et al. Long-term follow-up of a large cohort of patients with ovotesticular disorder of sex development. J Urol, 2014. 191(5 Suppl): 1532-6.

54. Berkovitz GD, et al. Clinical and pathologic spectrum of 46,XY gonadal dysgenesis: its relevance to the understanding of sex differentiation. Medicine (Baltimore), 1991. 70(6):. 375-83.

55. Marcantonio SM, et al. Embryonic testicular regression sequence: a part of the clinical spectrum of 46,XY gonadal dysgenesis. Am J Med Genet, 1994. 49(1): 1-5.

56. Swyer GI. Male pseudohermaphroditism: a hitherto undescribed form. Br Med J, 1955(4941): 709-12.

57. Ahmed SF, et al. Understanding the genetic aetiology in patients with XY DSD. Br Med Bull, 2013. 106: 67-89.

58. OstrerH. Disorders of sex development (DSDs): an update. J Clin Endocrinol Metab, 2014. 99(5): 1503-9.

59. Ledig S, et al. Array-CGH analysis in patients with syndromic and non-syndromic XY gonadal dysgenesis: evaluation of array CGH as diagnostic tool and search for new candidate loci. Hum Reprod, 2010. 25(10): 2637-46.

60. Achermann JC, et al. Disorders of sex development: effect of molecular diagnostics. Nat Rev Endocrinol, 2015.

61. De Marchi M, et al. Gonadal agenesis in a phenotypically normal female with positive H-Y antigen. Hum Genet, 1981. 56(3): 417-9.

62. Mendonca BB, et al. Gonadal agenesis in XX and XY sisters: evidence for the involvement of an autosomal gene. Am J Med Genet, 1994. 52(1): 39-43.

63. JossoNand Briard ML. Embryonic testicular regression syndrome: variable phenotypic expression in siblings. J Pediatr, 1980. 97(2): 200-4.

64. Hutson JM, et al. Malformation syndromes associated with disorders of sex development. Nat Rev Endocrinol, 2014. 10(8): 476-87.

65. Mendonca BB, Arnhold IJP, Domenice S, Costa EMF. 46,XY Disorders of sexual development. In B-PP De Groot LJ, Chrousos G, Dungan K, Grossman A, Hershman JM, Koch C, McLachlan R, New M, Rebar R, Singer F, Vinik A, Weickert MO, Editors. Endotext [Internet].2000-2013, MDText.com: South Dartmouth (MA).

66. Bardoni B, et al. A dosage sensitive locus at chromosome Xp21 is involved in male to female sex reversal. Nat Genet, 1994. 7(4): 497-501.

67. Achermann JC, et al. A mutation in the gene encoding steroidogenic factor-1 causes XY sex reversal and adrenal failure in humans. Nat Genet, 1999. 22(2): 125-6.

68. Correa RV, ?, Bingham NC, Billerbeck AE, Rainey WE, Parker KL, Mendonca BB. A microdeletion in the ligand binding domain of human steroidogenic factor 1 causes XY sex reversal without adrenal insufficiency. J Clin Endocrinol Metab. 2004. 89(4):1767-72.

69. El-Khairi R and Achermann JC. Steroidogenic factor-1 and human disease. Semin Reprod Med, 2012. 30(5): 374-81.

70. Lourenco D, et al. Mutations in NR5A1 associated with ovarian insufficiency. N Engl J Med, 2009. 360(12): 1200-10.

71. Bashamboo A, et al. Human male infertility associated with mutations in NR5A1 encoding steroidogenic factor 1. Am J Hum Genet, 2010. 87(4): 505-12.

72. Domenice S, et al.,Wide spectrum of NR5A1-related phenotypes in 46,XY and 46,XX individuals. Birth Defects Res C Embryo Today, 2016. 108(4): 309-320.

73. Fischbach BV, et al. WAGR syndrome: a clinical review of 54 cases. Pediatrics, 2005. 116(4): 984-8.

74. PelletierJ, et al. Germline mutations in the Wilms' tumor suppressor gene are associated with abnormal urogenital development in Denys-Drash syndrome. Cell, 1991. 67(2): 437-47.

75. Barbaux S, et al. Donor splice-site mutations in WT1 are responsible for Frasier syndrome. Nat Genet, 1997. 17(4): 467-70.

76. MeloKF, et al. An unusual phenotype of Frasier syndrome due to IVS9 +4C>T mutation in the WT1 gene: predominantly male ambiguous genitalia and absence of gonadal dysgenesis. J Clin Endocrinol Metab, 2002. 87(6): 2500-5.

77. Harley VR, Clarkson MJ and Argentaro A. The molecular action and regulation of the testis-determining factors, SRY (sex-determining region on the Y chromosome) and SOX9 [SRY-related high-mobility group (HMG) box 9]. Endocr Rev, 2003. 24(4): 466-87.

78. Benko S, et al. Disruption of a long distance regulatory region upstream of SOX9 in isolated disorders of sex development. J Med Genet, 2011. 48(12): 825-30.

79. Berthezene F, et al. Leydig-cell agenesis: a cause of male pseudohermaphroditism. N Engl J Med, 1976. 295(18): 969-72.

80. Latronico AC. et al. Brief report: testicular and ovarian resistance to luteinizing hormone caused by inactivating mutations of the luteinizing hormone-receptor gene. N Engl J Med, 1996. 334(8): 507-12.

81. Latronico ACand Arnhold IJ. Inactivating mutations of LH and FSH receptors--from genotype to phenotype. Pediatr Endocrinol Rev, 2006. 4(1): 28-31.

82. Latronico AC and Arnhold IJ. Inactivating mutations of the human luteinizing hormone receptor in both sexes. Semin Reprod Med, 2012. 30(5): 382-6.

83. Latronico AC. Naturally occurring mutations of the luteinizing hormone receptor gene affecting reproduction. Semin Reprod Med, 2000. 18(1): 17-20.

84. SegaloffDL. et al. Structure of the lutropin/choriogonadotropin receptor. Recent Prog Horm Res, 1990. 46: 261-301; discussion 301-3.

85. Kremer H, et al. Male pseudohermaphroditism due to a homozygous missense mutation of the luteinizing hormone receptor gene. Nat Genet, 1995. 9(2): 160-4.

86. Kossack N, et al., Mutations in a novel, cryptic exon of the luteinizing hormone/chorionic gonadotropin receptor gene cause male pseudohermaphroditism. PLoS Med, 2008. 5(4): e88.

87. Opitz JM. RSH/SLO ("Smith-Lemli-Opitz") syndrome: historical, genetic, and developmental considerations. Am J Med Genet, 1994. 50(4): 344-6.

88. Opitz JM, et al. Cholesterol and development: the RSH ("Smith-Lemli-Opitz") syndrome and related conditions. Pediatr Pathol Mol Med, 2002. 21(2): 153-81.

89. PorterFD. Smith-Lemli-Opitz syndrome: pathogenesis, diagnosis and management. Eur J Hum Genet, 2008. 16(5): 535-41.

90. Correa-Cerro LS and Porter FD. 3beta-hydroxysterol Delta7-reductase and the Smith-Lemli-Opitz syndrome. Mol Genet Metab, 2005. 84(2): 112-26.

91. Correa-Cerro LS, et al. DHCR7 nonsense mutations and characterisation of mRNA nonsense mediated decay in Smith-Lemli-Opitz syndrome. J Med Genet, 2005. 42(4): 350-7.

92. Fitzky BU, et al. Mutations in the Delta7-sterol reductase gene in patients with the Smith-Lemli-Opitz syndrome. Proc Natl Acad Sci USA, 1998. 95(14): 8181-6.

93. Auchus RJ and Miller WL. Defects in androgen biosynthesis causing 46,XY disorders of sexual development. Semin Reprod Med, 2012. 30(5): 417-26.

94. GellerDH, Auchus RJ, and. Miller WL. P450c17 mutations R347H and R358Q selectively disrupt 17,20-lyase activity by disrupting interactions with P450 oxidoreductase and cytochrome b5. Mol Endocrinol, 1999. 13(1): 167-75.

95. Zachmann,M, et al. Steroid 17,20-desmolase deficiency: a new cause of male pseudohermaphroditism. Clin Endocrinol (Oxf), 1972. 1(4): 369-85.

96. AuchusR.J. The backdoor pathway to dihydrotestosterone. Trends Endocrinol Metab, 2004. 15: 432-438.

97. Wilson JD, et al. 5alpha-androstane-3alpha,17beta-diol is formed in tammar wallaby pouch young testes by a pathway involving 5alpha-pregnane-3alpha,17alpha-diol-20-one as a key intermediate. Endocrinology, 2003. 144(2): 575-80.

98. Rizner TL, et al. Human type 3 3alpha-hydroxysteroid dehydrogenase (aldo-keto reductase 1C2) and androgen metabolism in prostate cells. Endocrinology, 2003. 144(7): 2922-32.

99. Biswas MGand Russell DW. Expression cloning and characterization of oxidative 17beta- and 3alpha-

hydroxysteroid dehydrogenases from rat and human prostate. J Biol Chem, 1997. 272(25): 15959-66.

100. Dufort I, et al. Molecular cloning of human type 3 3 alpha-hydroxysteroid dehydrogenase that differs from 20 alpha-hydroxysteroid dehydrogenase by seven amino acids. Biochem Biophys Res Commun, 1996. 228(2): 474-9.

101. Flück CE, et al. Why boys will be boys: two pathways of fetal testicular androgen biosynthesis are needed for male sexual differentiation. Am J Hum Genet, 2011. 89(2): 201-218.

102. George MM, et al. The clinical and molecular heterogeneity of 17betaHSD-3 enzyme deficiency. Horm Res Paediatr, 2010. 74(4): 229-40.

103. Saez JM, et al. Familial male pseudohermaphroditism with gynecomastia due to a testicular 17-ketosteroid reductase defect. I. Studies in vivo. J Clin Endocrinol Metab, 1971. 32(5): 604-10.

104. Saez JM, Frederich A, and Bertrand J. Endocrine and metabolic studies in children with male pseudohermaphroditism. J Clin Endocrinol Metab, 1971. 32(5): 611-8.

105. MendoncaBB, et al. 46,XY disorders of sex development. Clin Endocrinol (Oxf), 2008.

106. Mendonca BB, et al. Male pseudohermaphroditism due to 17 beta-hydroxysteroid dehydrogenase 3 deficiency. Diagnosis, psychological evaluation, and management. Medicine (Baltimore), 2000. 79(5): 299-309.

107. Mendonca BB, et al.,46,XY disorder of sex development (DSD) due to 17β-hydroxysteroid dehydrogenase type 3 deficiency. J Steroid Biochem Mol Biol, 2017. 165(Pt A): 79-85.

108. Werner R, et al. Testosterone synthesis in patients with 17beta-hydroxysteroid dehydrogenase 3 deficiency. Sex Dev, 2012. 6(4): 161-8.

109. KhattabA, et al. Pitfalls in hormonal diagnosis of 17-beta hydroxysteroid dehydrogenase III deficiency. J Pediatr Endocrinol Metab, 2015. 28(5-6): 623-8.

110. Boehmer AL, et al. 17Beta-hydroxysteroid dehydrogenase-3 deficiency: diagnosis, phenotypic variability, population genetics, and worldwide distribution of ancient and de novo mutations. J Clin Endocrinol Metab, 1999. 84(12): 4713-21.

111. MillerWL. Molecular biology of steroid hormone synthesis. Endocr Rev, 1988. 9(3): 295-318.

112. Giordano SJ, Kaftory A, and Steggles AW. A splicing mutation in the cytochrome b5 gene from a patient with congenital methemoglobinemia and pseudohermaphrodism. Hum Genet, 1994. 93(5): 568-70.

113. KokRC, et al. Isolated 17,20-lyase deficiency due to the cytochrome b5 mutation W27X. J Clin Endocrinol Metab, 2010. 95(3): 994-9.

114. Imperato-McGinley J, et al. Steroid 5alpha-reductase deficiency in man: an inherited form of male pseudohermaphroditism. Science, 1974. 186(4170): 1213-5.

115. Costa EM, et al. DSD due to 5alpha-reductase 2 deficiency - from diagnosis to long term outcome. Semin Reprod Med, 2013. 30(5): 427-31.

116. Maimoun L, et al. Phenotypical, biological, and molecular heterogeneity of 5alpha-reductase deficiency: an extensive international experience of 55 patients. J Clin Endocrinol Metab, 2011. 96(2): 296-307.

117. MendoncaBB, et al. Steroid 5α-reductase 2 deficiency. J Steroid Biochem Mol Biol, 2016. 163: 206-11.

118. Mendonca BB, et al. Male pseudohermaphroditism due to steroid 5alpha-reductase 2 deficiency. Diagnosis, psychological evaluation, and management. Medicine (Baltimore), 1996. 75(2): 64-76.

119. Thiele S, et al. Isoenzyme type 1 of 5alpha-reductase is abundantly transcribed in normal human genital skin fibroblasts and may play an important role in masculinization of 5alpha-reductase type 2 deficient males. Eur J Endocrinol, 2005. 152(6): 875-80.

120. Thigpen AE, et al. Molecular genetics of steroid 5 alpha-reductase 2 deficiency. J Clin Invest, 1992. 90(3): 799-809.

121. Cassia Amaral R, et al. Quality of life in a large cohort of adult Brazilian patients with 46,XX and 46,XY disorders of sex development from a single tertiary centre. Clin Endocrinol (Oxf), 2015. 82(2): 274-9.

122. Mendonca BB. Gender assignment in patients with disorder of sex development. Curr Opin Endocrinol Diabetes Obes, 2014. 21(6): 511-4.

123. Hughes IA, et al, Androgen insensitivity syndrome. Lancet. 380(9851):. 1419-28.

124. HughesIA, et al. Androgen insensitivity syndrome. Semin Reprod Med. 30(5): p. 432-42.

125. Mongan, N.P., et al., Androgen insensitivity syndrome. Best Pract Res Clin Endocrinol Metab, 2015. 29(4): 569-80.

126. Melo KF, et al. Clinical, hormonal, behavioral, and genetic characteristics of androgen insensitivity syndrome in a Brazilian cohort: five novel mutations in the androgen receptor gene. J Clin Endocrinol Metab, 2003. 88(7): 3241-50.

127. Liu AX, et al. Increased risk of gonadal malignancy and prophylactic gonadectomy: a study of 102 phenotypic female patients with Y chromosome or Y-derived sequences. Hum Reprod, 2014. 29(7): 1413-9.

128. Deans R, et al. Timing of gonadectomy in adult women with complete androgen insensitivity syndrome (CAIS): patient preferences and clinical evidence. Clin Endocrinol (Oxf), 2012. 76(6): 894-8.

129. Kaprova-PleskacovaJ, et al. Complete androgen insensitivity syndrome: factors influencing gonadal histology including germ cell pathology. Mod Pathol, 2014. 27(5): 721-30.

130. Aarskog D. Maternal progestins as a possible cause of hypospadias. N Engl J Med, 1979. 300(2): 75-8.

131. Driscoll SGand Taylor SH. Effects of prenatal maternal estrogen on the male urogenital system. Obstet Gynecol, 1980. 56(5): 537-42.

132. Main KM, et al. Low birth weight and male reproductive function. Horm Res, 2006. 65 Suppl 3: 116-22.

133. Fredell L, et al. Hypospadias is related to birth weight in discordant monozygotic twins. J Urol, 1998. 160 (6 Pt 1): 2197-9.

134. Mendonca BB, Billerbeck AE, and de Zegher F. Nongenetic male pseudohermaphroditism and reduced prenatal growth. N Engl J Med, 2001. 345(15): 1135.

135. SimpsonER, et al. Aromatase cytochrome P450, the enzyme responsible for estrogen biosynthesis. Endocr Rev, 1994. 15(3): 342-55.

136. Conte FA, et al. A syndrome of female pseudohermaphrodism, hypergonadotropic hypogonadism, and multicystic ovaries associated with missense mutations in the gene encoding aromatase (P450arom). J Clin Endocrinol Metab, 1994. 78(6): 1287-92.

137. Lin L, et al. Variable phenotypes associated with aromatase (CYP19) insufficiency in humans. J Clin Endocrinol Metab, 2007. 92(3): 982-90.

138. Vingerhoeds AC, Thijssen JH, and Schwarz F. Spontaneous hypercortisolism without Cushing's syndrome. J Clin Endocrinol Metab, 1976. 43(5): 1128-33.

139. Charmandari E, Kino T, and hrousos GP. Primary generalized familial and sporadic glucocorticoid resistance (Chrousos syndrome) and hypersensitivity. Endocr Dev, 2013. 24: 67-85.

140. Mendonca BB, et al. Female pseudohermaphroditism caused by a novel homozygous missense mutation of the GR gene. J Clin Endocrinol Metab, 2002. 87(4): 1805-9.

141. JossoN. Biology and genetics of anti-mullerian hormone. Adv Exp Med Biol, 2011. 707: 83-5.

142. JossoN. Paediatric applications of anti-mullerian hormone research. 1992 Andrea Prader Lecture. Horm Res, 1995. 43(6): 243-8.

143. Josso N, et al. Testicular anti-Mullerian hormone: history, genetics, regulation and clinical applications. Pediatr Endocrinol Rev, 2006. 3(4): 347-58.

144. Imbeaud S, et al. Insensitivity to anti-Mullerian hormone due to a mutation in the human anti-Mullerian hormone receptor. Nat Genet, 1995. 11(4): 382-8.

145. Nishi MY, et al. Analysis of anti-Mullerian hormone (AMH) and its receptor (AMHR2) genes in patients with persistent Mullerian duct syndrome. Arq Bras Endocrinol Metabol, 2012. 56(8): 473-8.

146. Thorup J, Nordenskjold A, and Hutson JM. Genetic and environmental origins of hypospadias. Curr Opin Endocrinol Diabetes Obes, 2014. 21(3): 227-32.

147. Costa EMF, et al. Male pseudohemaphroditism associated with low birthweight. Pediatric Research, 2001. 49(6): 57A.

148. Beleza-Meireles A, et al. FGFR2, FGF8, FGF10 and BMP7 as candidate genes for hypospadias. Eur J Hum Genet, 2007. 15(4): 405-10.

149. Beleza-Meireles A, et al. Activating transcription factor 3: a hormone responsive gene in the etiology of hypospadias. Eur J Endocrinol, 2008. 158(5): 729-39.

150. Fukami M, et al. CXorf6 is a causative gene for hypospadias. Nat Genet, 2006. 38(12): 1369-71.

151. George M, et al. Genetic and environmental factors in the aetiology of hypospadias. Pediatr Surg Int, 2015. 31(6): 519-27.

152. Kalfa N, et al. Hypospadias: interactions between environment and genetics. Mol Cell Endocrinol, 2011. 335(2): 89-95.

153. Sultan C, Biason-Lauber A, and Philibert P. Mayer-Rokitansky-Kuster-Hauser syndrome: recent clinical and genetic findings. Gynecol Endocrinol, 2009. 25(1): 8-11.

154. Biason-Lauber A, et al. A WNT4 mutation associated with Mullerian-duct regression and virilization in a 46,XX woman. N Engl J Med, 2004. 351(8): 792-8.

155. CostaEM, et al. Management of ambiguous genitalia in pseudohermaphrodites: new perspectives on vaginal dilation. Fertil Steril, 1997. 67(2): 229-32.

156. ByneW, et al. Report of the American Psychiatric Association Task Force on Treatment of Gender Identity Disorder. Arch Sex Behav, 2012. 41(4): 759-96.

157. Michel A, Mormont C, and Legros JJ. A psycho-endocrinological overview of transsexualism. Eur J Endocrinol, 2001. 145(4): 365-76.

158. Hembree,WC, et al. Endocrine treatment of transsexual persons: an Endocrine Society clinical practice guideline. J Clin Endocrinol Metab, 2009. 94(9): 3132-54.

159. Costa EMand Mendonca BB. Clinical management of transsexual subjects. Arq Bras Endocrinol Metabol, 2014. 58(2): 188-96.

160. GoorenLJ. Clinical practice. Care of transsexual persons. N Engl J Med, 2011. 364(13): 1251-7.

161. MooreE, Wisniewski A, and Dobs A. Endocrine treatment of transsexual people: a review of treatment regimens, outcomes, and adverse effects. J Clin Endocrinol Metab, 2003. 88(8): 3467-73.

162. van Kesteren PJ, et al. Mortality and morbidity in transsexual subjects treated with cross-sex hormones. Clin Endocrinol (Oxf), 1997. 47(3): 337-42.

163. Asscheman H, et al. Prolactin levels and pituitary enlargement in hormone-treated male-to-female transsexuals. Clin Endocrinol (Oxf), 1988. 28(6): 583-8.

164. Gooren LJ, et al. Estrogen-induced prolactinoma in a man. J Clin Endocrinol Metab, 1988. 66(2): 444-6.

165. Jequier AM, Bullimore NJ, and Bishop MJ. Cyproterone acetate and a small dose of oestrogen in the pre-operative management of male transsexuals. A report of three cases. Andrologia, 1989. 21(5): 456-61.

166. Mueller Aand Gooren L. Hormone-related tumors in transsexuals receiving treatment with cross-sex hormones. Eur J Endocrinol, 2008. 159(3): 197-202.

167. Slowikowska-Hilcer J, Romer TE, and Kula K. Neoplastic potential of germ cells in relation to disturbances of gonadal organogenesis and changes in karyotype. J Androl, 2003. 24(2): 270-8.

168. CoolsM, et al. Germ cell tumors in the intersex gonad: old paths, new directions, moving frontiers. Endocr Rev, 2006. 27(5): 468-84.

169. Lau Y, et al. Expression of a candidate gene for the gonadoblastoma locus in gonadoblastoma and testicular seminoma. Cytogenet Cell Genet, 2000. 91(1-4): 160-4.

170. Looijenga LH, et al. Tumor risk in disorders of sex development (DSD). Best Pract Res Clin Endocrinol Metab, 2007. 21(3): 480-95.

171. Wünsch L, et al. Patients with disorders of sex development (DSD) at risk of gonadal tumour development: management based on laparoscopic biopsy and molecular diagnosis. BJU Int, 2012. 110(11 Pt C): E958-65.

172. Cools M, et al. Gonadal development and tumor formation at the crossroads of male and female sex determination. Sex Dev, 2011. 5(4): 167-80.

173. Denes FT, et al. The laparoscopic management of intersex patients: the preferred approach. BJU Int, 2005. 95(6): 863-7.

174. Denes FT, Mendonca BB, and Arap S. Laparoscopic management of intersexual states. Urol Clin North Am, 2001. 28(1): 31-42.

175. Sircili MH, et al. Anatomical and functional outcomes of feminizing genitoplasty for ambiguous genitalia in patients with virilizing congenital adrenal hyperplasia. Clinics, 2006. 61(3): 209-14.

176. SirciliMH, et al. Long-term surgical outcome of masculinizing genitoplasty in large cohort of patients with disorders of sex development. J Urol, 2010. 184(3): 1122-7.

177. Achermann JC, et al. Disorders of sex development: effect of molecular diagnostics. Nat Rev Endocrinol, 2015. 11(8): 478-88.

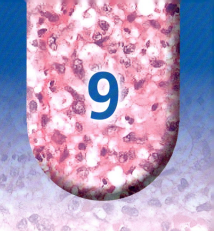

Crescimento Normal e Baixa Estatura

9

Alexander Augusto de Lima Jorge
Berenice Bilharinho de Mendonça
Ivo Jorge Prado Arnhold

INTRODUÇÃO

O crescimento é um processo essencial para a formação de um indivíduo adulto saudável e compreende a interação de múltiplos fatores genéticos e ambientais, transcorrendo dentro de um padrão previsível e semelhante entre diferentes indivíduos. Deste modo, o crescimento é um marcador sensível do estado de saúde da criança, e desvios em relação ao padrão de normalidade podem ser a primeira manifestação de uma grande variedade de doenças.

Desde a vida intrauterina até a fusão das cartilagens epifisárias, o crescimento ocorre em ritmos diferentes e característicos de cada fase (Figuras 9.1A e B). Durante o período pré-natal observa-se uma grande variação na velocidade de crescimento (VC) conforme a idade gestacional, mas em média o crescimento é de 1,2 a 1,5 cm por semana. Já no final da gestação, a VC inicia um processo de desaceleração que persiste até o início da puberdade. No 1º e 2º anos de vida pós-natal, a criança cresce em média 25 e 12 cm/ano, respectivamente, desacelerando gradualmente ao longo dos anos subsequentes para valores de 4 a 6 cm/ano nos períodos que antecedem o estirão puberal. Durante a puberdade observa-se uma aceleração do crescimento, atingindo uma VC ao redor de 9 a 12 cm/ano. O tempo para o início do estirão puberal é dependente da idade em que a criança entra na puberdade, sendo que nas meninas a aceleração do ritmo de crescimento acontece no início do desenvolvimento puberal, enquanto nos meninos o estirão ocorre no final do processo puberal.

FISIOLOGIA DO CRESCIMENTO NORMAL

O crescimento longitudinal depende principalmente do crescimento linear dos ossos longos, por um processo conhecido como formação do osso endocondral que ocorre na cartilagem de crescimento. A cartilagem de crescimento apresenta três regiões principais: zona de repouso, zona proliferativa e zona hipertrófica (Figura 9.2).[1] A zona de repouso localiza-se adjacente à epífise óssea e contém condrócitos que não estão se dividindo. A zona proliferativa contém condrócitos em multiplicação, dispostos em colunas paralelas ao eixo longitudinal do osso. Os condrócitos da zona proliferativa, ao se distanciarem da zona de repouso, param de se replicar e aumentam de tamanho, tornando-se condrócitos hipertróficos. O processo de proliferação e hipertrofia dos condrócitos e a secreção de matriz de cartilagem resultam em condrogênese. Simultaneamente, a borda metafisária da cartilagem de crescimento é invadida por vasos sanguíneos e células precursoras dos osteoblastos que remodelam a cartilagem recém-formada em osso. Diversos hormônios agem de maneira endócrina, parácrina e autócrina nesse processo, sendo o hormônio de crescimento (GH, *growth hormone*) e os fatores de crescimento similares à insulina (IGF-1 e IGF-2, *insulin-like growth factors*) os principais fatores diretamente relacionados com a regulação do processo de crescimento.

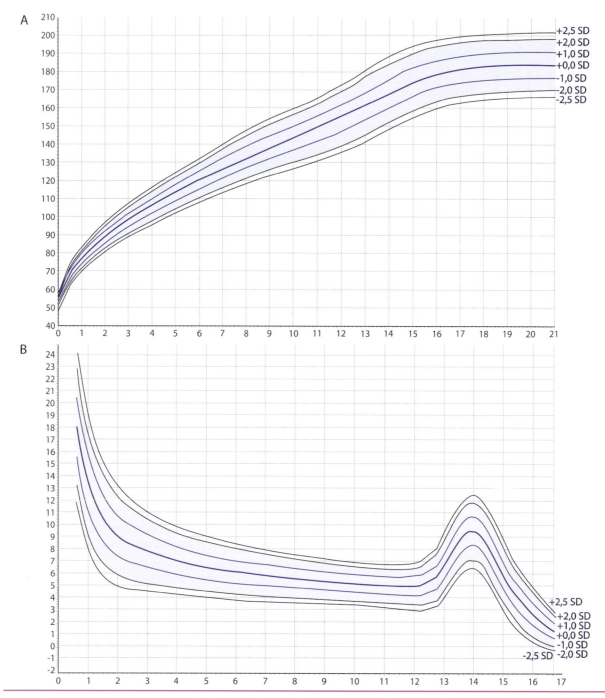

Figura 9.1 Curva de altura (A) e de velocidade de crescimento (B) para idade de crianças saudáveis do sexo masculino, exemplificando os padrões de normalidade de ritmo de crescimento. Fonte: Adaptado da imagem obtida do Growth analyser 3.5 (Ed. Dutch Growth Foundation, PO Box 23068, 3001 KB, Rotterdam, The Netherlands).

REGULAÇÃO DO CRESCIMENTO DURANTE O PERÍODO PRÉ-NATAL

A regulação do crescimento pré-natal difere do crescimento pós-natal. O crescimento e a diferenciação observados no concepto pré-implantação e no período embrionário inicial são relativamente independentes dos fatores ambientais (ou seja, da mãe e da placenta), dependendo principalmente de fatores genéticos inerentes ao próprio embrião. Em contraste, no último trimestre de gestação, quando a maior parte da organogênese já se completou e o feto experimenta um crescimento mais acelerado, o ambiente intrauterino passa a ser de fundamental importância para o crescimento e desenvolvimento normais. A habilidade da unidade uteroplacentária em fornecer quantidade adequada de substratos (principalmente

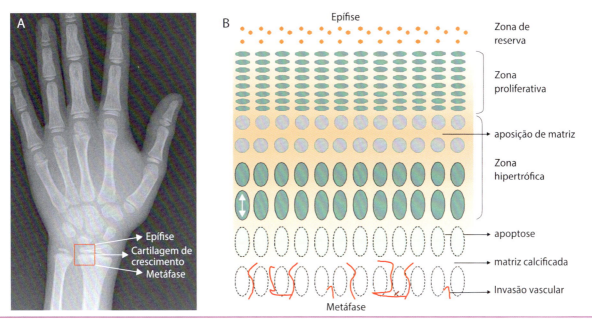

Figura 9.2 Radiografia de mão e punho (A) e organização da cartilagem de crescimento (B).
Fonte: Prof. Alexander Augusto de Lima Jorge.

glicose, aminoácidos, lactato/corpos cetônicos e oxigênio) é determinante para que o feto expresse o seu potencial genético de crescimento.

O fator endócrino determinante para o crescimento fetal é o sistema IGF,[2,3] enquanto o GH apresenta pequeno efeito sobre o crescimento na vida pré-natal. O IGF-2 é produzido de maneira constitutiva no início da gestação e em conjunto com o IGF-1 age no receptor tipo 1 de IGF (IGF1R), sendo importante para o crescimento na fase embrionária. Quando a gestação está mais avançada e a função placentária passa a ser determinante para o crescimento fetal, o IGF-1 assume o papel de principal regulador do crescimento. É bem conhecida a correlação entre o nível de IGF-1 no cordão umbilical e o tamanho do recém-nascido. Por sua vez, os níveis de IGF-1 fetais são diretamente influenciados pelo estado nutricional do feto. Assim, a regulação da secreção de IGF-1 e a regulação do crescimento são feitas pelo eixo glicose-insulina-IGF-1, de modo que a placenta transfere glicose para o feto, o que estimula a secreção de insulina fetal, determinando a secreção de IGF-1.[2]

REGULAÇÃO DO CRESCIMENTO DURANTE O PERÍODO PÓS-NATAL

Durante o crescimento pós-natal o sistema GH/IGF-1 é o principal determinante e regulador do crescimento linear. Este sistema interage com diversos outros fatores genéticos e ambientais para determinar a altura adulta de um indivíduo.

EIXO GH-IGF-1

HORMÔNIO DO CRESCIMENTO (GH) E SEU RECEPTOR (GHR)

O GH é produzido na adeno-hipófise pelos somatotrofos sob a regulação de dois principais peptídeos hipotalâmicos: o hormônio liberador de GH (GHRH, *growth-hormone-releasing hormone*) e a somatostatina (SST).[4] O GHRH estimula a produção de GH, enquanto a SST bloqueia a secreção do GH. Além do GHRH, a grelina, um peptídeo secretado principalmente por células gástricas, é capaz de estimular a síntese e a liberação do GH pela sua ação no receptor de secretagogo de GH (GHSR, *growth hormone secretagogue receptor*), localizado no hipotálamo e na hipófise.

O GH é secretado pela hipófise como diferentes monômeros e oligômeros, sendo a isoforma de 22 kDa, seguida pela isoforma de 20 kDa, as duas principais. Aproximadamente 50% do GH circulante encontra-se ligado a uma proteína ligadora de alta afinidade (GHBP, *growth hormone binding protein*). A GHBP representa o domínio extracelular do receptor de GH (GHR, *growth hormone receptor*), produzida pela proteólise do GHR.

O GH realiza as suas ações através da ligação ao GHR, um receptor de membrana pertencente à família dos receptores de citocinas classe I (Figura 9.3).[5] O GHR possui um único domínio transmembrânico e não apresenta atividade enzimática intrínseca, necessitando estar associado na sua porção intracitoplasmática a uma proteína com atividade de tirosina quinase conhecida como Janus quinase 2 (JAK2) para que ocorra a transdução do sinal intracelular. A ligação de uma molécula do GH a dois dos seus receptores promove uma alteração na conformação espacial da porção intracitoplasmática dos GHR, permitindo a fosforilação das JAK2. Uma vez fosforiladas, as JAK2 passam a fosforilar múltiplos resíduos de tirosina presentes nos GHR, gerando sítios de acoplamento para outras moléculas sinalizadoras. Os GHR e as JAK2 ativam assim vias de sinalização comuns a vários receptores, como a via das quinases proteicas ativadas por mitógenos (MAPK, *mitogen-activated protein kinase*) e a via do fosfatidil inositol 3-quinase (IP-3K, *inositol-1,4,-5-triphosphate 3-kinase*), importantes para os efeitos metabólicos e para alguns efeitos proliferativos do GH. Além dessas vias, os receptores de citocinas possuem uma via de sinalização própria que utiliza proteínas citoplasmáticas conhecidas como STATs (*signal transducer and activator of transcription*). Dentre as sete STATs conhecidas até o momento, a que exerce papel principal na transdução do sinal do GHR em humanos é a STAT5b. Esta, quando fosforilada, forma um dímero e se transloca pra o núcleo, onde sua ligação aos elementos responsivos ao GH no DNA leva à expressão de diversos genes como o da IGF1, de sua proteína ligadora (IGFBP-3, *insulin--like growth factor-binding protein*-3) e da subunidade acidolábil (ALS, *acid labile subunit*).

FATOR DE CRESCIMENTO SIMILAR À INSULINA TIPO 1 (IGF-1) E SEU RECEPTOR (IGF1-R)

A maioria das ações promotoras de crescimento do GH é mediada pela ação do IGF-1. O fígado é o principal órgão responsável pela síntese do IGF-1 encontrado na circulação sanguínea. A produção local de IGF-1 ocorre em diversos tecidos, mediando suas ações autócrina e parácrina. A parcela do crescimento dependente do IGF-1 produzido localmente e do IGF-1 circulante ainda é motivo de debate.

O IGF-1 presente na circulação e no fluido extracelular encontra-se ligado a uma família de proteínas transportadoras de alta afinidade, as IGFBPs.[4] Atualmente, estão bem caracterizadas do ponto de vista molecular e bioquímico seis IGFBPs. Estas proteínas regulam a disponibilidade das IGFs para seus sítios de ação no receptor IGF-1R, além de terem funções independentes, modulando as diferentes ações dos IGFs em níveis autócrino, parácrino e endócrino. No soro, 70-80% do IGF-1 encontra-se na forma de um complexo ternário com a IGFBP-3 e a ALS, aproximadamente 20% encontra-se ligado a outras IGFBPs e menos de 5% é encontrado na forma livre. O IGF-1 presente no complexo ternário

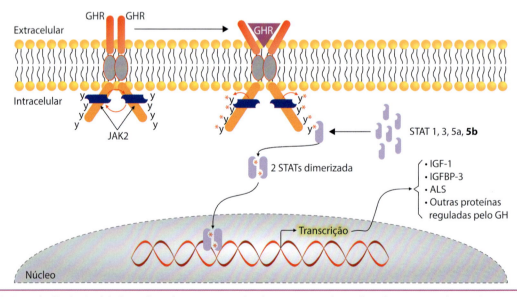

Figura 9.3 Transdução do sinal do hormônio de crescimento (GH) via receptor de GH (GHR). STAT: *signal transducer and activator of transcription;* JAK: *Janus kinase* 2; IGF-1: fator de crescimento similar à insulina1; IGFBP-3: proteína 3 de ligação ao fator de crescimento semelhante a insulina; ALS: subunidade acidolábil.
Fonte: Prof. Alexander Augusto de Lima Jorge.

(IGF-1/IGFBP-3/ALS) é incapaz de passar para o compartimento extravascular e assim exercer a sua ação nos tecidos-alvo. Por esse mecanismo o complexo ternário prolonga a meia-vida do IGF-1 circulante livre de 6 horas para 20 horas[6] e modula a sua atividade biológica.

Os IGFs exercem suas ações pela interação com dois tipos diferentes de receptores, denominados IGFR tipo 1 e 2 (IGF-1R e IGF-2R). A grande maioria das ações conhecidas do IGF-1 e 2 é mediada via receptor tipo 1 (IGF-1R) (revisado por Leal[3]). O receptor de IGF tipo 1 apresenta estrutura semelhante à do receptor da insulina (IR), sendo membro da família dos receptores de membrana com atividade tirosinaquinase. O receptor do tipo 2 (IGF-2R) não apresenta homologia com os IGF-1R ou IR e não possui atividade tirosinaquinase. Os mecanismos de sinalização desse receptor ainda não foram elucidados.

A ligação do IGF-1 ao seu receptor promove a ativação da sua atividade tirosinaquinase intrínseca, resultando na autofosforilação em sítios de tirosina. Por sua vez, as tirosinas fosforiladas (pY) servem como sítios acopladores de proteínas intracitoplasmáticas que contêm domínios de reconhecimento dessas pY, conhecidos como domínios SH2 (Figura 9.4). A principal proteína ativada pelo IGF-1R é o substrato 1 do receptor de insulina

(IRS-1, *insulin receptor substrate 1*), uma fosfoproteína hidrofílica que recruta e regula a atividade de outras proteínas intracelulares. A IRS-1 funciona como uma molécula adaptadora, ativando cascatas de sinalização associadas a receptores tirosinaquinases. Uma das principais vias de sinalização do IGF-1R é a via MAPK, responsável principalmente pelos efeitos proliferativos das IGFs. Outra via de sinalização do IGF-1R ocorre por ativação da fosfatidil inositol 3-quinase (PI-3K), responsável pelos principais efeitos metabólicos estimulados pelas IGFs e similares aos efeitos promovidos pela insulina ao se ligar ao seu receptor.

BAIXA ESTATURA

CRITÉRIOS PARA INVESTIGAÇÃO DE UM DISTÚRBIO DO CRESCIMENTO

Crianças que apresentem altura inferior ao percentil 2,5 ou escore de desvio-padrão da altura para idade e sexo (escore Z da altura) < -2 devem ser avaliadas quanto à possibilidade de terem doenças responsáveis pela baixa estatura. Similarmente, crianças acima de 3 anos que possuam altura dentro da faixa de normalidade mas que apresentem desaceleração

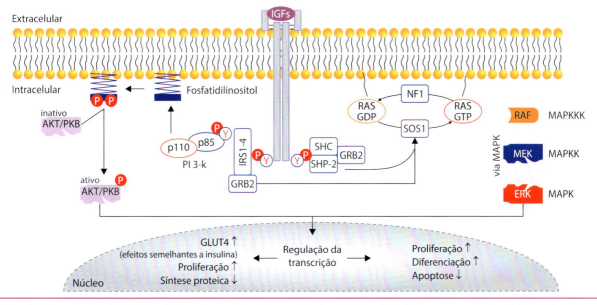

Figura 9.4 Transdução do sinal dos fatores de crescimento semelhante a insulina (IGFs) via seu receptor tipo 1 (IGF-1R). IRS: substrato do receptor insulínico; SHC: *signaling and transforming protein containing Src homology 2 and 3 domains*; GRB2: *growth factor receptor-bound protein* 2; SHP-2: *tyrosine-protein phosphatase non-receptor type 11*; SOS 1: *son of sevenless 1*; RAS: *rat sarcoma viral oncogene homolog*; GDP: guanosina difosfato; GTP: guanosina trifosfato; RAF: *murine sarcoma viral oncogene homolog*; MEK: *mitogen-activated kinase*; ERK: *mitogen-activated kinase*; AKT: *V-akt murine thymoma viral oncogene homolog*; PKB: *protein kinase* B; p85 e p110: subunidade 85 e 110 da fosfatidil inositol 3-quinase (PI3-K) e GLUT: proteína facilitadora de transporte de glicose.
Fonte: Prof. Alexander Augusto de Lima Jorge.

do crescimento e/ou altura incompatível com a sua altura familiar também devem ser avaliadas.[7] Desaceleração do crescimento pode ser definida como uma diferença de um escore Z de altura durante pelo menos 1 ano de observação. A altura familiar é avaliada através da altura-alvo (AA), cálculo matemático que expressa o potencial genético da criança, determinado pela média aritmética da altura dos pais somando 6,5 cm se menino e subtraindo 6,5 cm se menina. Considera-se um crescimento fora do canal familiar quando a diferença entre o escore Z de altura da criança e o escore Z da altura-alvo é maior que 2 desvios-padrão (Figura 9.5).

AVALIAÇÃO CLÍNICA DE PACIENTES COM DISTÚBIOS DO CRESCIMENTO

Os distúrbios do crescimento estão associados a diversas doenças (Tabelas 9.1 a 9.3) que envolvem diversos sistemas e comprometem o crescimento de maneira distinta. Apesar da complexidade, muitos dos diagnósticos podem ser identificados pela anamnese e o exame físico. Para tanto é necessário que o médico envolvido na investigação tenha conhecimento prévio e detalhado de cada uma das possibilidades diagnósticas.

A avaliação clínica inicia-se por uma anamnese minuciosa seguida por exame físico completo (Tabela 9.4 e Figura 9.5) voltado para a identificação de causas de alterações do crescimento, incluindo uma adequada avaliação antropométrica.

A caracterização detalhada da gestação e das condições de nascimento e parto auxilia na identificação de estados de retardo de crescimento intrauterino, traumatismos durante o parto e síndromes dismórficas que podem estar envolvidos na gênese da deficiência de crescimento. A descrição detalhada

Tabela 9.1 Diagnóstico diferencial da baixa estatura

Baixa estatura primária – anormalidades da cartilagem de crescimento
Cromossômicas (síndrome de Turner)
Gênicas (displasias esqueléticas)
Baixa estatura secundária
Desnutrição
Nanismo psicossocial
Doenças crônicas
• Renais (insuficiência renal, acidose tubular, síndrome nefrótica)
• Gastrointestinais (doença celíaca, insuficiência hepática, doenças inflamatórias)
• Hematológicas (anemias)
• Cardíacas
• Respiratórias
• Endócrinas (hipotireoidismo, defeitos no eixo GH-IGF1 (Tabela 9.3), hipercortisolismo, pseudo-hipoparatireoidismo e raquitismo).
Medicamentoso (glicocorticoides)
Baixa estatura por mecanismo não definido
Retardo do crescimento intrauterino
Baixa estatura idiopática
Baixa estatura familiar
Atraso constitucional do crescimento e desenvolvimento

Fonte: Prof. Alexander Augusto de Lima Jorge.

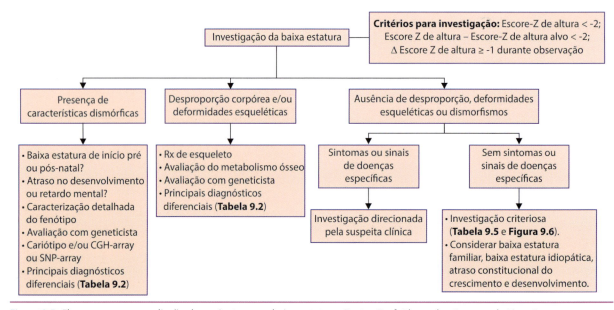

Figura 9.5 Fluxograma para avaliação de pacientes com baixa estatura. Fonte: Prof. Alexander Augusto de Lima Jorge.

de cada etapa do crescimento da criança associando-a com eventos adversos (medicação, internação, doenças etc.) que possam estar associados ao déficit estatural é de grande valia na identificação da causa do déficit de crescimento. De igual importância é um questionário de investigação sobre os diversos aparelhos e sobre os antecedentes pessoais, dando principal enfoque à presença de quadros neurológicos, alterações no desenvolvimento neuropsicomotor, uso de medicações que possam interferir no crescimento, doenças cardíacas, doenças malabsortivas, doenças renais e doenças respiratórias.

Tabela 9.2 Principais causas sindrômicas importantes de baixa estatura com e sem displasia esquelética e número de acesso à descrição clínica no banco de dados do OMIM (*Online Mendelian Inheritance in Man*)

Doenças	OMIM
Displasias esqueléticas	
Acondroplasia	100800
Hipocondroplasia	146000
Pseudoacondroplasia	177170
MOPD tipo 1 and 2	210710 / 210720
Displasia acromesomélica tipo Maroteaux	602875
Discondrosteose de Leri-Weill	127300
Displasia mesomélica de Langer	249700
Osteogênese imperfeita, tipo I	166200
Mucopolissacaridose tipo IV	253000
Sindrome de Klippel-Feil	118100 / 214300
Síndrome de Ellis–Van Creveld	208500
Síndrome tricorrinofalange	190350 / 150230 /190351
Raquitismo hipofosfatêmico	193100 / 300554 / 241520
Raquitismo dependente de vitamina D	264700 / 600081 / 307800
Sem displasia esquelética	
De início pré-natal	
Frequentemente associada a microcefalia	
Síndrome de Seckel	210600
Síndrome de Bloom	210900
Anemia de Fanconi	227650
Síndrome de Cockayne	216400
Síndrome de Dubowitz	223370
Síndrome de Kabuki	147920
Síndrome de DiGeorge	188400
Síndrome velocardiofacial	192430

Continua

Continuação

Doenças	OMIM
Sem displasia esquelética	
De início pré-natal	
Sem microcefalia	
Síndrome de Williams–Beuren	194050
Síndrome 3M	273750
Síndrome de Floating Harbor	136140
Síndrome de Mulibrey	253250
De início pós-natal	
Síndrome de Turner	-
Síndrome de Down	190685
Pseudo-hipoparatiroidismo	103580
Síndrome de Prader-Willi	176270
Síndrome de Aarskog-Scott	305400
Síndrome de Kearns-Sayre	530000
Síndrome de Bartter	601678
Síndrome de Noonan	163950
Síndrome de Noonan-símile	607721 / 613563
Síndrome de LEOPARD	151100
Síndrome de Costello	218040
Síndrome cardiofaciocutânea	115150

MOPD: *microcephalic osteodysplastic primordial dwarfism.*
Fonte: Prof. Alexander Augusto de Lima Jorge.

Tabela 9.3 Principais defeitos no eixo GH/IGF-1

Deficiência de GH
Orgânica • Tumores (craniofaringioma, adenomas hipofisários, gliomas e germinomas) • Hipofisite autoimune • Doença de depósito (hemocromatose) • Doença granulomatosa (histiocitose de células de Langerhans) • Traumatismo de sistema nervoso central • Pós-radioterapia Causa genética • Envolvendo apenas a secreção de GH (genes *GH1* e *GHRHR*) • Envolvendo a diferenciação das células hipofisárias (genes *POU1F1* e *PROP1*) • Envolvendo a formação da hipófise (genes *HESX1, GLI2, LHX3, LHX4* e *SOX3*)
GH biologicamente inativo
Mutações *missense* específicas no gene *GH1*

Continua

Continuação

Insensibilidade ao GH
Primária • Síndrome de Laron – mutações no *GHR* • Associada a imunodisfunção – Defeitos pós-receptor envolvendo a *STAT5B* Secundária ou adquirida (anticorpos anti-GH, desnutrição, hepatopatias, diabetes descompensado e uremia).
Deficiência da formação do complexo ternário (IGF-1/IGFBP-3/ALS)
Mutações no gene da subunidade acidolábil (*IGFALS*)
Deficiência isolada de IGF-1
Mutações no gene *IGF1*
IGF-1 biologicamente inativo
Mutações *missense* específicas no gene *IGF1*
Insensibilidade ao IGF-1
Mutações no gene *IGF1R*

ALS: subunidade acidolábil; GH: hormônio do crescimento; GHR: receptor d GH; IGF-1: fator de crescimento semelhante à insulina 1; IGFBP-3: proteína 3 de ligação a fator de crescimento semelhante à insulina.

Fonte: Prof. Alexander Augusto de Lima Jorge.

O exame físico deve ser completo, compreendendo medidas antropométricas e a avaliação de estigmas e sinais clínicos associados às principais síndromes dismórficas que cursam com baixa estatura (Tabela 9.2 e Figura 9.5). No lactente, as medidas físicas de rotina mais úteis são o perímetro cefálico, o comprimento e o peso, complementadas pela verificação do estado nutricional, do tamanho ou persistência das fontanelas e da dentição. Nas crianças maiores, as medidas de altura e peso devem ser complementadas pela avaliação das proporções corpóreas e do desenvolvimento puberal.

ALTURA E VELOCIDADE DE CRESCIMENTO

A altura deve ser aferida de forma acurada e reprodutível.[8] Em crianças com menos de 2 anos, as medidas são feitas na posição deitada sobre uma superfície rígida, estendendo as pernas e deixando a criança alinhada. Utilizando um antropômetro, realiza-se a medida da criança encostando a borda fixa na cabeça e a borda móvel nos pés, que devem estar perpendiculares à régua. Quando a criança já tem 2 anos de idade e capacidade para ser medida em pé, deve-se utilizar um estadiômetro, medindo a criança encosta-

Tabela 9.4 Características principais da anamnese voltada para investigação das alterações no crescimento

Dado da anamnese	Objetivo principal
História do paciente do pré-natal até o momento, enfatizando a idade de início do déficit de crescimento e eventos relacionados	Identificar fatores associados ao início do distúrbio de crescimento
Condição de gestação, nascimento e parto (idade gestacional, peso, comprimento e Apgar ao nascimento, complicações)	Diferenciar pacientes com distúrbio de crescimento de início pré-natal dos de início pós-natal
Informações prévias sobre crescimento, ganho de peso e desenvolvimento puberal	Identificar fatores associados ao início do distúrbio de crescimento
Desenvolvimento neuropsicomotor (DNPM) e desempenho escolar	Identificar pacientes com deficiência intelectual e/ou com atraso no DNPM
Hábitos alimentares (com foco nas fontes de proteínas e cálcio)	Identificar casos com desnutrição ou mánutrição
ISDA dirigida para o diagnóstico diferencial de baixa estatura	Identificar fatores causadores ou associados com a baixa estatura
Antecedentes pessoais, principalmente o uso de medicações, internações, história de traumatismo craniano e cirurgias prévias	Identificar fatores causadores ou associados com a baixa estatura
Antecedentes familiares (como altura e idade do desenvolvimento puberal dos familiares)	Identificar padrão de crescimento semelhantes na família
Avaliar consanguinidade. Em casos familiares de baixa estatura fazer heredograma	Identificar doenças com herança autossômica recessiva ou dominante

ISDA: interrogatório sobre os diversos aparelhos.
Fonte : Prof. Alexander Augusto de Lima Jorge.

da no estadiômetro, joelhos e pés juntos e cabeça no plano de Frankfort – linha imaginária ligando o canto externo do olho e o meato auditivo externo perpendicular ao eixo do tronco. Os pacientes devem ser medidos pelo menos três vezes consecutivas, sendo considerada a média dos valores obtidos.

A avaliação da altura da criança deve ser feita em relação a padrões normais para ancestralidade, idade e sexo. Os gráficos de crescimento (Figura 9.1) definem os valores normais de altura para cada idade. Os canais de crescimento podem ser apresentados como percentis ou como escore do desvio-padrão (escore Z) de altura, sendo este último o preferível. Infelizmente não existe uma curva de crescimento atualizada da população brasileira. Estudos que analisaram a evolução da altura de brasileiros ao longo

das últimas décadas mostram um incremento importante de altura média entre 1920 a 1980 (1 a 2 cm por década) e uma relativa estabilização nas útimas décadas do século XX.[9,10] Padrões semelhantes foram observados em outras populações, com ganhos mais discretos de altura ao longo das décadas após a obtenção de condições básicas de acesso a alimentos, saúde e saneamento. A Sociedade Brasileira de Pediatria recomenda a adoção da tabela da Organização Mundial da Saúde (OMS) ou do Centers for Disease Control and Prevention (CDC) dos EUA, ambos recentemente validadas para nossa população.[11] No entanto, recomendamos a tabela de Tanner de 1966[12] porque a altura adulta é mais compatível com a realidade brasileira e por possuir padrões de velocidade de crescimento (Anexos 9.1 e 9.2).

Anexo 9.1 Média e desvio-padrão da altura, peso e velocidade de crescimento de meninos

Idade Anos, meses	Altura Média cm	Desvio-padrão	Peso média kg	Desvio-padrão	Idade Anos, meses	VC Média (cm/a)	Desvio-padrão
0 a 3 m	60,7	2,16	5,93	0,73			
0a 6 m	38,2	2,34	7,9	0,93	0,16 a	40	
0 a 9 m	72,7	2,52	9,2	1,05	0,37 a	30	
1 a 0 m	76,3	2,69	10,2	1,14	0,62 a	18	2,43
1 a 3 m	79,4	2,85	11	1,22	0,87 a	14,5	2,26
1 a 6 m	82,1	3,01	11,6	1,3	1,12 a	12,3	2,02
1 a 9 m	84,6	3,15	12,2	1,35	1,37 a	11,1	1,94
2 a 0 m(s)	86,9	3,3	12,7	1,43	1,62 a	9,9	1,81
2 a 0 m(p)	85,9	3,3	12,7	1,43	1,87 a	9,2	1,69
2 a 2 m	87,3	3,39	13	1,48			
2 a 4 m	88,8	3,48	13,4	1,54	2 a 3 m	8,6	1,53
2 a 6 m	90,2	3,57	13,7	1,59	2 a 5 m	8,41	1,48
2 a 8 m	91,5	3,66	13,9	1,63	2 a 7 m	8,21	1,44
2 a 10 m	92,9	3,74	14	1,66	2 a 9 m	8,02	1,39
3 a 10 m	94,2	3,83	14,2	1,7	2 a 11 m	7,88	1,35
3 a 2 m	95,5	3,91	14,4	1,74	3a 1 m	7,74	1,31
3 a 4 m	96,7	3,99	14,5	1,79	3 a 3 m	7,6	1,28
3 a 6 m	98	4,07	14,7	1,83	3 a 5 m	7,45	1,25
3 a 8 m	99,2	4,15	15	1,87	3 a 7 m	7,31	1,22
3 a 10 m	100,4	4,22	15,3	1,92	3 a 9 m	7,16	1,19
4 a 0 m	101,6	4,3	15,6	1,96	3 a 11 m	7,05	1,17
4 a 2 m	102,7	4,37	15,9	2,02	4 a 1 m	6,95	1,14
4 a 4 m	103,9	4,45	16,3	2,09	4 a 3 m	6,84	1,12
4 a 6 m	105	4,52	16,6	2,15	4 a 5 m	6,76	1,1
4 a 8 m	106,1	4,59	16,9	2,21	4 a 7 m	6,68	1,08
4 a 10 m	107,2	4,67	17,2	2,28	4 a 9 m	6,6	1,06
5 a 0 m	108,3	4,74	17,5	2,34	4 a 11 m	6,52	1,04
5 a 2 m	109,4	4,81	17,8	2,42	5 a 1 m	6,44	1,03
5 a 4 m	110,4	4,84	18,2	2,49	5 a 3 m	6,36	1,01
5 a 6 m	111,5	4,94	18,5	2,57	5 a 5 m	6,3	0,99

Continua

Parte II – Desenvolvimento e Crescimento

Continuação

Idade Anos, meses	Altura Média cm	Desvio-padrão	Peso média kg	Desvio-padrão	Idade Anos, meses	VC Média (cm/a)	Desvio-padrão
5 a 8 m	112,5	5	18,8	2,65	5 a 7 m	6,24	0,98
5 a 10 m	113,6	5,07	19,2	2,73	5 a 9 m	6,18	0,96
6 a 10 m	114,6	5,14	19,5	2,81	5 a 11 m	6,12	0,95
6 a 2 m	115,6	5,2	19,8	2,91	6 a 11 m	6,06	0,94
6 a 4 m	116,6	5,25	20,2	3,01	6 a 3 m	6	0,93
6 a 6 m	117,6	5,31	20,5	3,11	6 a 5 m	5,95	0,92
6 a 8 m	118,5	5,36	20,8	3,21	6 a 7 m	5,89	0,9
6 a 10 m	119,5	5,41	21,2	3,32	6 a 9 m	5,84	0,89
7 a 0 m	120,5	5,46	21,5	3,43	6 a 11 m	5,81	0,88
7 a 2 m	121,5	5,51	21,9	3,53	7 a 1 m	5,77	0,86
7 a 4 m	122,4	5,55	22,2	3,64	7 a 3 m	5,74	0,85
7 a 6 m	123,4	5,6	22,6	3,75	7 a 5 m	5,69	0,84
7 a 8 m	124,3	5,64	22,9	3,85	7 a 7 m	5,64	0,83
7 a 10 m	125,2	5,68	23,4	3,96	7 a 9 m	5,6	0,82
8 a 0 m	126,2	5,73	23,7	4,06	7 a 11 m	5,57	0,81
8 a 2 m	127,1	5,77	24,1	4,17	8 a 1 m	5,53	0,8
8 a 4 m	128	5,81	24,5	4,28	8 a 3 m	5,5	0,79
8 a 6 m	128,9	5,85	25	4,39	8 a 5 m	5,47	0,78
8 a 8 m	129,8	5,89	25,4	4,5	8 a 7 m	5,43	0,77
8 a 10 m	130,7	5,93	25,8	4,62	8 a 9 m	5,4	0,76
9 a 0 m	131,6	5,98	26,2	4,73	8 a 11 m	5,37	0,86
9 a 2 m	132,5	6,02	26,2	4,84	9 a 1 m	5,33	0,75
9 a 4 m	133,4	6,06	27,3	4,95	9 a 3 m	5,3	0,74
9 a 6 m	134,3	6,1	27,5	5,08	9 a 5 m	5,27	0,73
9 a 8 m	135,1	6,15	28	5,18	9 a 7 m	5,23	0,72
9 a 10 m	135,9	6,19	28,4	5,28	9 a 9 m	5,34	0,71
10 a 0 m	136,8	6,24	28,9	5,39	9 a 11 m	5,17	0,71
10 a 2 m	137,7	6,31	29,4	5,57	10 a 1 m	5,14	0,7
10 a 4 m	138,6	6,37	29,9	5,75	10 a 3 m	5,12	0,69
10 a 6 m	139,6	6,44	30,3	5,93	10 a 5 m	5,09	0,69
10 a 8 m	140,2	6,52	30,8	6,2	10 a 7 m	5,06	0,68
10a 10 m	141,1	6,6	31,3	6,44	10 a 9 m	5,04	0,68
10 a 0 m	141,9	6,67	31,9	6,64	10 a 11 m	5,02	0,68
11 a 2 m	142,8	6,76	32,5	6,84	11 a 1 m	5,0	0,69
11 a 4 m	143,8	6,85	33,1	7,05	11 a 3 m	4,98	0,69
11 a 6 m	144,7	6,95	33,6	7,26	11 a 5 m	4,97	0,7
11 a 8 m	145,6	7,05	34,2	7,51	11 a 7 m	4,95	0,72
11 a 10 m	146,7	7,14	34,8	7,75	11 a 9 m	4,94	0,74
12 a 0 m	147,3	7,24	35,5	8	11 a 11 m	4,97	0,77
12 a 2 m	148,3	7,32	36,2	8,25	12 a 1 m	5	0,8
12 a 4 m	149,3	7,4	36,9	8,5	12 a 3 m	5,02	0,83
12 a 6 m	150,3	7,48	37,7	8,75	12 a 5 m	5,23	0,87
12 a 8 m	151,3	7,59	38,4	8,92	12 a 7 m	5,44	0,92
12 a 10 m	152,4	7,7	39,2	9,09	12 a 9 m	5,65	0,96
13 a 0 m	153,4	7,82	40	9,25	12 a 11 m	6,25	1,01

Continua

Continuação

Idade Anos, meses	Altura Média cm	Desvio-padrão	Peso média kg	Desvio-padrão	Idade Anos, meses	VC Média (cm/a)	Desvio-padrão
13 a 2 m	154,5	7,91	40,8	9,41	13 a 1 m	6,85	1,06
13 a 4 m	155,7	8,01	41,7	9,57	13 a 3 m	7,45	1,11
13 a 6 m	156,8	8,11	42,6	9,73	13 a 5 m	8,08	1,13
13 a 8 m	158,1	8,18	43,5	9,82	13 a 7 m	8,72	1,16
13 a 10 m	159,4	8,25	44,4	9,91	13 a 9 m	9,35	1,19
14 a 0 m	160,7	8,31	45,5	10	13 a 11 m	9,31	1,19
14 a 2 m	161,8	8,31	46,6	10	14 a 1 m	9,26	1,19
14 a 4 m	162,9	8,3	47,7	10,01	14 a 3 m	9,22	1,19
14 a 6 m	164	8,3	48,8	10,02	14 a 5 m	8,49	1,18
14 a 8 m	165,1	8,2	49,8	9,95	14 a 7 m	7,76	1,17
14 a 10 m	166,2	8,1	50,9	9,88	14 a 9 m	7,03	1,16
15 a 0 m	167,3	8	51,9	9,81	14 a 11 m	6,25	1,14
15 a 2 m	168,2	7,85	52,8	9,46	15 a 1 m	5,47	1,12
15 a 4 m	169,2	7,7	53,7	9,11	15 a 3 m	4,7	1,09
15 a 6 m	170,1	7,55	54,7	8,75	15 a 5 m	4,2	1,06
15 a 8 m	170,8	7,39	55,6	8,76	15 a 7 m	3,7	1,03
15 a 10 m	171,5	7,23	56,5	8,77	15 a 9 m	3,2	0,99
16 a 0 m	172,2	7,08	57,4	8,78	15 a 11 m	2,83	0,94
16 a 2 m	172,6	6,98	58,1	8,69	16 a 1 m	2,41	0,89
16 a 4 m	173	6,88	58,8	8,6	16 a 3 m	2,08	0,84
16 a 6 m	173,5	6,77	59,6	8,51	16 a 5 m	1,79	0,84
16 a 8 m	173,8	6,74	60,1	8,47	16 a 7 m	1,5	0,83
16 a 10 m	174	6,71	60,5	8,43	16 a 9 m	1,22	0,82
17 a 0 m	174,3	6,67	61	8,4			
12 a 2 m	174,4	6,67	61,3	8,38			
17 a 4 m	174,4	6,66	61,6	8,36			
17 a 6 m	174,5	6,66	61,9	8,33			
17 a 8 m	174,6	6,66	62,3	8,32			
17 a 10 m	174,6	6,65	62,7	3,31			
18 a 0 m	174,7	6,65	63	8,29			

Fonte: Tanner et al., 1966.[12]

Anexo 9.2 Média e desvio-padrão da altura, peso e velocidade de crescimento de meninas

Idade Anos, meses	Altura Médiacm	Desvio-padrão	Peso média kg	Desvio-padrão	Idade Anos, meses	VC Média (cm/a)	Desvio-padrão
0 a 3 m	59	2,16	5,56	0,64	0,16	36	
0 a 6 m	65,5	2,34	7,39	0,8	0,37	26	
0 a 9 m	70,2	2,52	8,72	0,9	0,62	19	2,43
1 a 0 m	74,2	2,69	9,7	1,01	0,87	15,9	2,26
1 a 3 m	77,6	2,85	10,4	1,17	1,12	13,5	2,02
1 a 6 m	80,5	3,01	11,1	1,12	1,37	11,8	1,94
1 a 9 m	83,2	3,15	11,7	1,32	1,62	10,6	1,81
2 a 0 m(s)	85,6	3,3	12,2	1,38	1,87	9,6	1,69
2 a 0 m(p)	84,6	3,3	12,2	1,38			
2 a 2 m	86	3,39	12,6	1,43	2 a 3 m	8,6	1,53

Continua

Parte II – Desenvolvimento e Crescimento

Continuação

Idade Anos, meses	Altura Médiacm	Desvio-padrão	Peso média kg	Desvio-padrão	Idade Anos, meses	VC Média (cm/a)	Desvio-padrão
2 a 4 m	87,5	3,48	12,9	1,48	2 a 5 m	8,5	1,49
2 a 6 m	88,9	3,57	13,3	1,54	2 a 7 m	8,31	1,45
2 a 8 m	90,3	3,65	13,6	1,57	2 a 9 m	8,12	1,39
2 a 10 m	91,6	3,74	14	1,6	2 a 11 m	7,97	1,35
3 a 0 m	93	3,83	14,3	1,64	3 a 1 m	7,82	1,31
3 a 2 m	94,3	3,91	14,6	1,68	3 a 3 m	7,68	1,28
3 a 4 m	95,5	3,99	14,9	1,73	3 a 5 m	7,52	1,25
3 a 6 m	96,8	4,07	15,2	1,78	3 a 7 m	7,37	1,22
3 a 8 m	98	4,14	15,6	1,82	3 a 9 m	7,22	1,19
3 a 10 m	99,2	4,22	15,9	1,86	3 a 11 m	7,09	1,17
4 a 0 m	100,4	4,3	16,3	1,91	4 a 1 m	6,96	1,15
4 a 2 m	101,5	4,37	16,6	1,98	4 a 3 m	6,84	1,12
4 a 4 m	102,7	4,46	16,9	2,05	4 a 5 m	6,76	1,1
4 a 6 m	103,8	4,52	17,2	2,12	4 a 7 m	6,68	1,08
4 a 8 m	104,9	4,59	17,6	2,18	4 a 9 m	6,6	1,06
4 a 10 m	106,6	4,66	17,9	2,24	4 a 11 m	6,52	1,05
5 a 0 m	107,2	4,74	18,3	2,31	5 a 1 m	6,44	1,04
5 a 2 m	108,2	4,8	18,6	2,38	5 a 3 m	6,36	1,01
5 a 4 m	109,3	4,87	19	2,46	5 a 5 m	6,3	0,99
5 a 6 m	110,3	4,94	19,3	2,55	5 a 7 m	6,24	0,97
5 a 8 m	111,3	5	19,7	2,63	5 a 9 m	6,18	0,96
5 a 10 m	112,4	5,07	20	2,72	5 a 11 m	6,12	0,95
6 a 10 m	113,4	5,14	20,4	2,81	6 a 11 m	6,06	0,94
6 a 2 m	114,4	5,19	20,8	2,89	6 a 3 m	6,0	0,93
6 a 4 m	115,4	5,25	21,1	2,97	6 a 5 m	5,94	0,91
6 a 6 m	116,4	5,31	21,5	3,05	6 a 7 m	5,89	0,9
6 a 8 m	117,4	5,36	21,9	3,16	6 a 9 m	5,84	0,89
6 a 10 m	118,3	5,41	22,2	3,28	6 a 11 m	5,8	0,87
7 a 0 m	119,3	5,46	22,6	3,4	7 a 1 m	5,77	0,86
7 a 2 m	120,3	5,5	23	3,5	7 a 3 m	5,74	0,85
7 a 4 m	121,2	5,55	23,4	3,61	7 a 5 m	5,69	0,84
7 a 6 m	122,2	5,6	23,8	3,72	7 a 7 m	5,64	0,83
7 a 8 m	123,1	5,65	24,2	3,86	7 a 9 m	5,6	0,82
7 a 10 m	124,1	5,7	24,7	4	7 a 11 m	5,56	0,81
8 a 0 m	125	5,75	25	4,14	8 a 1 m	5,53	0,8
8 a 2 m	125,9	5,79	25,5	4,31	8 a 3 m	5,5	0,79
8 a 4 m	126,9	5,83	26	4,48	8 a 5 m	5,49	0,78
8 a 6 m	127,8	5,87	26,4	4,65	8 a 7 m	5,49	0,78
8 a 8 m	128,7	5,91	26,8	4,83	8 a 9 m	5,49	0,78
8 a 10 m	129,7	5,95	27,3	5,02	8 a 11 m	5,48	0,78
9 a 0 m	130,6	6	27,7	5,21	9 a 1 m	5,47	0,78
9 a 2 m	131,6	6,04	28,2	5,42	9 a 3 m	5,46	0,78
9 a 4 m	132,5	6,09	28,8	5,63	9 a 5 m	5,45	0,79
9 a 6 m	133,5	6,14	29,3	5,85	9 a 7 m	5,44	0,79
9 a 8 m	134,5	6,19	29,9	6,11	9 a 9 m	5,44	0,8

Continua

Continuação

Idade Anos, meses	Altura Médiacm	Desvio-padrão	Peso média kg	Desvio-padrão	Idade Anos, meses	VC Média (cm/a)	Desvio-padrão
9 a 10 m	135,4	6,25	30,5	6,37	9 a 11 m	5,46	0,82
10 a 0 m	136,4	6,31	31,1	6,64	10 a 1 m	5,48	0,84
10 a 2 m	137,4	6,39	31,7	6,91	10 a 3 m	5,5	0,87
10 a 4 m	138,5	6,47	32,4	7,19	10 a 5 m	5,64	0,9
10 a 6 m	139,5	6,56	33	7,47	10 a 7 m	5,78	0,93
10 a 8 m	140,6	6,69	33,7	7,72	10 a 9 m	5,92	0,97
10a 10 m	141,2	6,83	34,5	7,98	10 a 11 m	6,35	0,99
10 a 0 m	142,7	6,97	35,2	8,24	11 a 1 m	6,78	1,02
11 a 2 m	143,8	7,13	36	8,45	11 a 3 m	7,21	1,05
11 a 4 m	145	7,3	36,9	8,66	11 a 5 m	7,56	1,06
11 a 6 m	146,1	7,47	37,7	8,88	11 a 7 m	7,91	1,08
11 a 8 m	147,2	7,51	38,6	9,06	11 a 9 m	8,27	1,1
11 a 10 m	148,2	7,56	39,6	9,25	11 a 11 m	8,23	1,1
12 a 0 m	149,3	7,61	40,5	9,44	12 a 1 m	8,2	1,1
12 a 2 m	150,4	7,47	41,4	9,55	12 a 3 m	8,17	1,1
12 a 4 m	151,4	7,34	42,2	9,66	12 a 5 m	7,63	1,09
12 a 6 m	152,5	7,21	43,1	9,78	12 a 7 m	7,1	1,08
12 a 8 m	153,5	7,11	44	9,82	12 a 9 m	6,57	1,07
12 a 10 m	154,5	7,01	44,9	9,87	12 a 11 m	5,88	1,05
13 a 0 m	155,5	6,9	45,8	9,92	13 a 1 m	5,19	1,03
13 a 2 m	156,3	6,8	46,7	9,86	13 a 3 m	4,48	1,01
13 a 4 m	157,1	6,71	47,7	9,79	13 a 5 m	3,94	0,98
13 a 6 m	157,9	6,61	48,6	9,73	13 a 7 m	3,4	0,94
13 a 8 m	158,5	6,53	49,4	9,61	13 a 9 m	2,86	0,91
13 a 10 m	159	6,46	50,2	9,49	13 a 11 m	2,53	0,86
14 a 0 m	159,6	6,38	51	9,38	14 a 1 m	2,19	0,82
14 a 2 m	160,1	6,32	51,6	9,24	14 a 3 m	1,86	0,77
14 a 4 m	160,1	6,26	52,3	9,1	14 a 5 m	1,6	0,7
14 a 6 m	161,1	6,2	52,9	8,96	14 a 7 m	1,34	0,64
14 a 8 m	161,3	6,16	53,4	8,81	14 a 9 m	1,08	0,57
14 a 10 m	161,5	6,13	53,9	8,66			
15 a 0 m	161,7	6,09	54,4	8,51			
15 a 2 m	161,8	6,07	54,7	8,38			
15 a 4 m	161,9	6,06	54,9	8,26			
15 a 6 m	162	6,04	55,2	8,13			
15 a 8 m	162,1	6,03	55,4	8,07			
15 a 10 m	162,1	6,01	55,6	8,01			

Fonte: Tanner et al., 1966.[12]

Medidas seriadas de altura, em intervalos mínimos de 4 a 6 meses, permitem a determinação da velocidade de crescimento (VC), que deve ser expressa em centímetros por ano (cm/ano). Da mesma maneira que avaliamos a altura, a VC de crescimento pode ser analisada por meio de gráficos apropriados e/ou pelo cálculo do escore Z da VC. Toda criança deve ter, ao longo de todo seu processo de crescimento, visitas regulares ao pediatra para acompanhamento do crescimento, permitindo assim a identificação precoce de qualquer tipo de anormalidade. A altura e a velocidade de crescimento devem ser avaliadas levando em consideração a altura familiar, que espelha, na maioria das vezes, o potencial genético de crescimento da criança.

PROPORÇÕES CORPÓREAS

Alterações de proporções entre o tronco, as extremidades e a cabeça são características de certos distúrbios de crescimento, principalmente das displasias esqueléticas.[13] A presença de desproporções corpóreas e/ou deformidades esqueléticas demanda investigação radiográfica detalhada (Figura 9.5) para a obtenção do diagnóstico correto da displasia esquelética (Tabela 9.2).[13] Medidas úteis incluem o perímetro cefálico, a altura em pé e sentada, a envergadura, medidas da distância púbis-chão e distância púbis-vértice. O púbis-chão é calculado medindo a distância da porção superior da sínfise púbica até o chão, e calcula-se o púbis-vértice subtraindo da altura o valor do púbis-chão obtido. A relação púbis-vértice:púbis-chão (PV/PC) ou segmento superior/segmento inferior é em média de 1,7 ao nascimento, 1,5 aos 2 anos, 1,2 aos 5 anos e próximo a 1 ao redor dos 10 – 11 anos de idade. Em nosso ambulatório temos utilizado, por sua maior precisão, a relação da altura sentada:altura total avaliada em relação a idade cronológica e sexo (Anexo 9.3).[14,15] Assim, crianças que tenham essa relação aumentada para idade e sexo apresentam baixa estatura desproporcional por comprometimento do crescimento dos membros, enquanto crianças com essa relação diminuída apresentam comprometimento do segmento axial.[15]

INVESTIGAÇÃO LABORATORIAL

A investigação laboratorial deve ser sempre dirigida pelos achados clínicos (Figura 9.5). Fornecem poucas informações os exames solicitados sem uma suspeita clínica estabelecida durante a anamnese e o exame físico.[7] Nos pacientes em que a avaliação clínica não aponta para um diagnóstico, pode-se solicitar exames de triagem para algumas doenças associadas a baixa estatura (Tabela 9.5), mas devemos ser críticos quanto aos resultados obtidos em condições nas quais a probabilidade pré-teste de uma doença é baixa.

AVALIAÇÃO DO EIXO GH/IGF-1

Crianças com baixa estatura que não apresentem justificativas claras para a deficiência de crescimento devem ser avaliadas quanto à possibilidade de defeitos nesse eixo (Figura 9.6). Dentre os defeitos que afetam o eixo GH/IGF-1 (Tabela 9.3), a deficiência de GH (DGH) é de longe o mais frequente e também o único que apresenta tratamento específico disponível. Mesmo assim a DGH é uma condição pouco frequente, responsável por menos de 5% dos casos de baixa estatura.

A investigação laboratorial da DGH baseia-se na análise direta da secreção do GH ou indiretamente através das dosagens das proteínas IGF-1 e IGFBP-3, cujas concentrações séricas são dependentes da ação do GH. Como o GH é secretado de maneira pulsátil, a dosagem de GH em amostra isolada geralmente é baixa e, portanto, não é útil para diagnóstico de deficiência de GH. A exceção a essa regra é no recém-nascido que, por apresentar um estado de insensibilidade transitória ao GH, mostra concentrações elevadas de GH, e valores < 7 µg/L sugerem a presença de DGH.[16] Assim, na maioria das crianças, a secreção de GH deve ser avaliada por testes provocativos.

Anexo 9.3 Limite inferior (esocore Z = -2) e superior (escore Z = +2) da relação de altura sentada/altura total

Idade (anos)	Meninos		Meninas	
	Escore Z -2	Escore Z +2	Escore Z -2	Escore Z +2
0,25	0,627	0,723	0,625	0,727
0,5	0,617	0,711	0,615	0,715
0,75	0,607	0,700	0,604	0,702
1	0,596	0,687	0,593	0,689
2	0,555	0,640	0,550	0,639
3	0,528	0,605	0,522	0,603
4	0,512	0,587	0,509	0,587
5	0,507	0,576	0,506	0,577
6	0,503	0,570	0,503	0,571
7	0,500	0,564	0,501	0,564
8	0,497	0,558	0,498	0,558
9	0,493	0,551	0,494	0,552
10	0,489	0,544	0,489	0,549
11	0,487	0,539	0,488	0,545
12	0,484	0,536	0,485	0,541
13	0,480	0,532	0,485	0,541
14	0,478	0,532	0,487	0,544
15	0,480	0,534	0,490	0,548
16	0,481	0,537	0,492	0,550
17	0,481	0,538	0,492	0,550
18	0,482	0,541	0,492	0,550
19	0,483	0,542	0,493	0,551
20	0,482	0,543	0,494	0,552
21	0,479	0,540	0,494	0,552

Fonte: Adaptado de Fredriks et al., 2005.[14,15]

Tabela 9.5 Principais exames utilizados na investigação da baixa estatura

Exame	Objetivo
Hemograma	Avaliar a presença de anemias
Velocidade de hemossedimentação	Afastar doenças inflamatórias crônicas
Albumina e ferritina	Avaliar o estado nutricional
Transaminases	Afastar hepatopatias crônicas
Ureia, creatinina, Na$^+$, K$^+$, gasometria venosa[1] e urinálise de rotina[2]	Afastar doenças renais
Cálcio, fósforo e fosfatase alcalina	Afastar doenças do metabolismo ósseo
Anticorpo antiendomísio ou antitransglutaminase[3]	Afastar doença celíaca
Protoparasitológico	Afastar verminose
TSH e T4L	Avaliar a função tireoidiana
GH, IGF-1 e IGFBP-3	Avaliar o eixo GH-IGF-1
Cariótipo[4]	Afastar a síndrome de Turner
R de mãos e punhos	Determinar a idade óssea
R de de sela túrcica[5]	Avaliar a presença de calcificações ou alargamento da sela que indiretamente podem apontar para processos expansivos locais
RX de esqueleto (crânio, coluna total, bacia, membros superior e inferior em duas incidências)[5]	Avaliar a presença de displasias esqueléticas

1 – Gasometria venosa recomendada para investigação de acidose tubular renal em crianças com < 4 anos com baixa estatura e dificuldade de ganho de peso.

2 - Urinálise de rotina deve incluir densidade, pH, determinação da presença de proteína e glicose, além da análise de sedimentos.

3 – Indicado principalmente em pacientes com quadro clínico sugestivo de doença celíaca ou pacientes com sinais de desnutrição secundária sem causa estabelecida. Deficiência de IgA pode estar associada a doença celíaca; neste caso as dosagens de anticorpo IgA antiendomísio ou antitransglutaminase podem gerar resultado falso negativo.

4 – Cariótipo recomendado em todas as meninas com baixa estatura. Recomenda analisar pelo menos 30 metáfases (células).

5 – Por se tratar de um exame simples e de baixo custo, pode ser utilizado para uma triagem inicial de pacientes que possam ter deficiência de GH adquirida por processos expansivos selares.

6 – RX de esqueleto deve ser solicitado na suspeita de displasia esquelética (baixa estatura desproporcional ou deformidades esqueléticas).

GH: hormônio do crescimento; IGF: fator de crescimento semelhante à insulina; IGFBP: proteína ligadora do IGF; TSH: hormônio estimulante da tireoide; T4L: tetraiodotironina livre.

Fonte : Prof. Alexander Augusto de Lima Jorge.

Devido ao desconforto, à alta frequência de falsos positivos e à complexidade em relação à análise dos testes de liberação de GH, a investigação deve se iniciar pelas dosagens basais de IGF-1 e IGFBP-3, principalmente nos pacientes sem evidência clínica típica de DGH (Figura 9.6). As concentrações séricas de IGF-1 e IGFBP-3 estão diretamente relacionadas à ação do GH e apresentam concentrações relativamente estáveis nas 24 horas. A avaliação do IGF-1 e do IGFBP-3 deve levar em conta a idade e o sexo do paciente. Valores normais dessas proteínas são uma evidência forte contra o diagnóstico de DGH, dispensando a realização dos testes de estímulo. Valores falsamente normais podem ocorrer em crianças com DGH de início recente decorrente de tumores cerebrais e irradiação craniana. Por outro lado, valores baixos de IGF-1 ocorrem em diversas outras condições, incluindo pacientes com desnutrição, doenças crônicas, hepatopatias e outros defeitos do eixo GH/IGF-1.

A realização de rotina de RX de sela túrcica nas crianças que iniciam ivestigação para DGH, além de apresentar baixo custo, pode antecipar o reconhecimento de pacientes com processos expansivos selares.

Como regra, recomendamos a realização de ressonância da região hipotálamo-hipofisária para avaliar integridade anatômica das estruturas essenciais para secreção do GH apenas após a confirmação da deficiência de GH pelos testes de liberação.[17] Porém, em situações de dúvida diagnóstica, a presença de grandes processos expansivos intrasselares (craniofaringioma) ou imagem de neuro-hipófise ectópica apresentam alto valor preditivo para a presença de DGH. Achados como microadenomas ou sela parcialmente vazia, além de relativamente comuns, não são evidências da presença de DGH. Similarmente, a presença de imagem normal não afasta a presença de DGH.

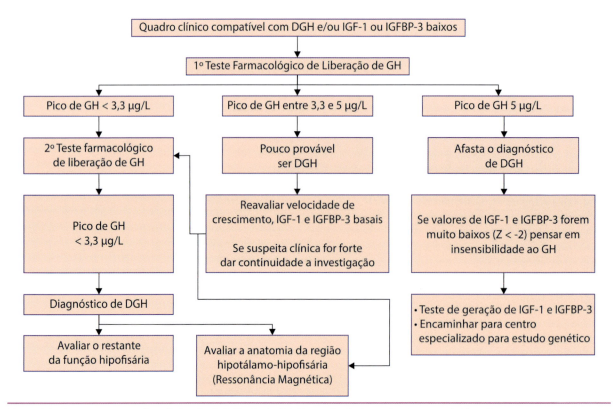

Figura 9.6 Fluxograma para diagnóstico de deficiência de GH. Fonte: Prof. Alexander Augusto de Lima Jorge.

TESTES DE ESTÍMULO DA SECREÇÃO DE GH

Há uma grande variedade de testes disponíveis para avaliar a secreção de GH (Tabela 9.6). A avaliação do ritmo de GH não acrescenta vantagens adicionais quando comparada aos testes farmacológicos de liberação de GH, além de ser dispendiosa e pouco prática, ficando restrita a grupos de pesquisa. Outros testes de liberação de GH fisiológicos, como o exercício físico, apresentam alta incidência de falsos positivos para DGH, não sendo mais empregados na prática clínica.[18] Os principais testes farmacológicos rotineiramente empregados (hipoglicemia, clonidina, arginina e glucagon) são comparáveis quanto à sensibilidade e à especificidade,[18] e a escolha do teste a ser empregado depende da experiência de cada centro e da disponibilidade dos mesmos.

Devemos ter em mente que 10 a 35% das crianças sem DGH podem falhar em obter uma resposta adequada durante um teste de liberação de GH. Por este motivo, dois testes de estímulos (sequenciais ou em dias separados) devem ser realizados para comprovar a deficiência de GH.[17] No entanto, mesmo quando submetidas a dois testes distintos, 3 a 10% das crianças normais podem falhar em demonstrar uma resposta normal em ambos os testes. Por esta razão, o diagnóstico de DGH é feito em pacientes com quadro clínico compatível que falharam em obter resposta normal em dois testes de estímulo. Uso crônico de corticosteroides, deprivação psicossocial, obesidade e idade peripuberal são condições que podem aumentar a taxa de falso diagnóstico de DGH quando baseado apenas nos testes de estímulo.[18]

INTERPRETANDO UM TESTE DE ESTÍMULO

Os valores de GH para definir uma suficiência na secreção de GH durante um teste de estímulo foram definidos de maneira arbitrária, não levando em conta o tipo de teste, a idade ou o estágio puberal do paciente ou o ensaio empregado para a determinação do GH. Inicialmente foram definidos valores de 7 µg/L em uma época na qual o GH era determinado utilizando anticorpos policlonais. O valor de corte foi alterado gradualmente para 10 µg/L com o aumento na disponibiliade do GH recombinante humano (rhGH - *recombinant human GH*) para tratamento.

Os primeiros ensaios empregados na determinação do GH utilizavam anticorpos policlonais, e os valores de normalidade utilizados até hoje como referência para o diagnóstico da deficiência de GH foram baseados nesses ensaios.[17] Por utilizarem anticorpos policlonais, esses ensaios apresentam re-

Tabela 9.6 Principais testes de estímulo utilizados para avaliar a secreção do GH

Testes	Descrição	Comentários
Fisiológicos		
Sono	Coletas após 60', 90' e 120' de sono profundo	Pouco prático
Exercício	Coletas 10' após o término de 20' de exercício físico	Baixa especificidade e pouco efetivo
Ritmo de GH	Coletas a cada 20' por 12 a 24 horas	Pouco prático e dispendioso
Farmacológicos		
Clonidina	Clonidina VO 0,1-0,15 mg/m² de superfície corpórea. Coletas 0', 60', 90' e 120'	Efeito colateral: sonolência e hipotensão. Bom teste inicial
Hipoglicemia (ITT)	Insulina regular 0,05-0,1 U/kg de peso EV em bolo. Coletas nos tempos 0', 15', 30', 45', 60' e 90'. Dosar glicose e cortisol concomitante.	Risco e desconforto inerentes a hipoglicemia. Normalmente utilizado como 2o teste, confirmatório. Contraindicado em crianças abaixo de 20 kg. Permite a avaliação do eixo hipotálamo-hipófise-adrenal.
Arginina	Arginina 0,5 g/kg de peso (máximo de 30 g) infusão EV em 30'. Coletas 0', 30', 45', 60' e 90'	Efeito colateral: náuseas, vômitos
Glucagon	Glucagon 30 µg/kg de peso (máximo de 1 mg) IM. Coletas 0', 30', 60', 90', 120', 150' e 180' Dosar glicose e cortisol concomitante.	Efeito colateral: náuseas, vômitos e dor abdominal. Permite a avaliação do eixo hipotálamo-hipófise-adrenal.

EV: endovenoso, IM: intramuscular, VO: via oral.

Fonte: Alexander Augusto de Lima Jorge.

sultados semelhantes entre diferentes métodos de dosagens e detectam diversas formas de GH, independentemente da sua atividade biológica. Atualmente são empregados ensaios que utilizam anticorpos monoclonais, direcionados principalmente para a detecção da forma 22 kDa do GH, havendo grande discrepância nos resultados obtidos entre diferentes ensaios.[19] Isso ocorre porque cada ensaio utiliza um par de anticorpos específicos que reconhecem dois epítopos próprios com diferentes afinidades, divergindo na sua capacidade de diferenciar as diversas formas de GH e a interferência que sofrem dos níveis de GHBP. Também houve uma mudança no padrão internacional utilizado como referência na calibração dos ensaios de detecção do GH, implicando alterações nos valores obtidos nos diferentes ensaios, porém não ocorreu na literatura uma revisão dos valores de referência utilizados para os testes de estímulo de GH. Em nosso grupo utilizamos o valor de corte de 3,2 µg/L, que foi baseado em estudo avaliando a resposta de GH no teste da clonidina de crianças saudáveis e em portadores de deficiência de GH comprovada.[20] Utilizando esse critério mais rigoroso, observamos que a maioria dos nossos pacientes com DGH confirma o diagnóstico quando retestados em idade adulta. Estudos que baseiam o diagnóstico de DGH em critérios menos restritos (valores de corte do pico de GH entre 7 e 10 µg/L) observam que 25 a 40% dos pacientes não confirmam o diagnóstico

de DGH em idade adulta, sugerindo que uma parcela das crianças diagnosticadas por esses critérios não apresentava DGH permanente ou foi erroneamente diagnosticada como tendo DGH.

Devemos porém ser cuidadosos quanto à adoção de critérios rígidos e inflexíveis, baseados somente no teste de liberação para o diagnóstico da DGH. Em crianças com pico de resposta de GH entre 3,2 e 5,0 ng/mL que apresentam quadro clínico compatível (baixa velocidade de crescimento, IGF-1 e/ou IGFBP-3 baixos) a investigação deve prosseguir com um segundo teste de liberação de GH, com ou sem a associação com avaliação por ressonância magnética da integridade das estruturas hipotálamo-hipofisárias.

INVESTIGAÇÃO DA INSENSIBILIDADE AO GH

Toda criança com níveis baixos de IGF-1 e IGFBP-3 sem causa aparente, e que apresente valores elevados ou normais de GH basal ou estimulado, deve ser suspeita de apresentar insensibilidade ao GH (IGH). Duas linhas de abordagem podem ser utilizadas para o diagnóstico da IGH: a avaliação bioquímica e a análise molecular do gene GHR. No presente momento, a análise molecular ainda é pouco disponível, por isso o diagnóstico fundamenta-se principalmente no teste de geração de IGF-1 e IGFBP-3.[21] O teste de geração baseia-se na observação do aumento do IGF-1 e do IGFBP-3 após o uso de GH exógeno. Dos diversos protocolos, o mais empregado consiste em injeções subcutâneas de rhGH na dose de 0,1 U/kg de peso (ou 33 µg/kg de peso), em 4 noites seguidas, e coletas de sangue periférico para dosagem de IGF-1 e IGFBP-3 antes da primeira e 12 horas após a última aplicação de GH. Um incremento do IGF-1 < 15 µg/L e IGFBP-3 < 0,4 mg/L é sugestivo de insensibilidade ao GH. Em casos com quadro clínico pouco sugestivo de IGH, recomenda-se a repetição do teste ou a realização de teste mais prolongado (10 dias) para reduzir falsos diagnósticos de IGH.[21]

TESTES GENÉTICOS NA INVESTIGAÇÃO DA BAIXA ESTATURA

Nas últimas décadas, a genética e a biologia molecular passaram a desempenhar um papel essencial na pesquisa em todos os campos da biologia. Recentemente, essas metodologias foram inseridas em pesquisas clínicas, e nos últimos anos estão sendo incorporadas à prática clínica. Essa nova abordagem da medicina permitiu trazer para dentro do consultório conceitos de genética e biologia celular até então restritos aos pesquisadores, gerando profundas mudanças na conduta médica. Como qualquer exame subsidiário, os exames de biologia molecular apresentam limitações e devem sempre ser solicitados tendo como base um diagnóstico clínico e hormonal sólido.

Os exames de genética e biologia molecular ainda são muito pouco disponíveis para a grande maioria dos endocrinologistas no Brasil. Devido ao enorme potencial que essas técnicas possuem, acreditamos que em breve elas estarão fazendo parte dos exames de rotina na investigação da baixa estatura. Para auxiliar clínicos nos potenciais testes genéticos para diferentes doenças que causam baixa estatura, é recomendado conhecer a ferramenta eletrônica denominada OMIM - *Online Mendelian Inheritance in Man* (www.omim.org/). Neste banco de dados podemos buscar detalhes sobre genes e doenças genéticas partindo do diagnóstico, dos sinais e sintomas clínicos e/ou laboratoriais ou do gene.

Na área de investigação da baixa estatura, o estudo de certos genes ganha crescente destaque e aplicação prática. É o caso da pesquisa de deleções e mutações no gene *SHOX* na investigação da baixa estatura idiopática/familiar ou do estudo dos genes da via RAS/MAPK, que permitem a confirmação do diagnóstico clínico da síndrome de Noonan e orientação genética mais precisa em casos atípicos. Porém, na grande maioria dos casos, o estudo genético

não modifica o acompanhamento ou o tratamento dos pacientes, sendo restrito a grupos de pesquisa. Na descrição das principais causas de baixa estatura iremos citar, com mais detalhes, os principais avanços na área de testes genéticos aplicados na área de crescimento.

PRINCIPAIS CAUSAS DE BAIXA ESTATURA

Inúmeras condições clínicas podem se manifestar primariamente com baixa velocidade de crescimento e baixa estatura. Para identificar a causa da baixa estatura é necessária uma avaliação ampla do paciente e, frequentemente, dos seus familiares. A seguir, faremos uma breve sinopse dos principais achados clínicos e laboratoriais associados às principais condições que envolvem a baixa estatura.

DEFICIÊNCIA DE GH

A incidência estimada da deficiência de GH (DGH) é de 1:3.000 a 1:10.000 crianças.[18] Não existe um único quadro clínico que define DGH. Tipicamente, os pacientes apresentam baixa estatura proporcional, baixa velocidade de crescimento (VC) e atraso de idade óssea. A magnitude desses achados pode variar dependendo da duração e da gravidade da DGH.[18] Os aspectos clínicos clássicos das formas graves de DGH são facilmente caracterizados: o recém-nascido apresenta tamanho normal, pode apresentar hipoglicemia (agravada quando à DGH se associa a deficiência de ACTH), icterícia prolongada com hiperbilirrubinemia direta devido à colestase e hepatite de células gigantes. Podem ainda apresentar micropênis, criptorquidia e hipoplasia da bolsa escrotal, principalmente quando da associação de deficiência de gonadotrofinas. A deficiência do crescimento não é expressiva logo após o nascimento, tornando-se evidente após o segundo ano de vida, quando a estatura pode atingir -3 ou -4 desvios-padrão (DP) em relação à média para idade e sexo. Outras características como obesidade truncal, aumento da espessura de pregas cutâneas, desenvolvimento muscular diminuído, aparência facial infantil com fronte proeminente e nariz em sela (Figura 9.7), atraso no fechamento das fontanelas, atraso na dentição, cabelos finos e esparsos, voz aguda e infantil e idade óssea atrasada para a cronológica podem ser observadas em crianças com DGH. Porém, formas clínicas menos evidentes podem ser observadas em crianças com DGH parcial e/ou de início mais tardio na infância. Portanto, o aspecto da DGH não é único, uma vez que pode se apresentar com graus variáveis de baixa estatura e de diminuição da VC, com discreto até grande atraso da idade óssea e características fenotípicas presentes ou não. A deficiência de GH pode ser isolada ou combinada à deficiência de outros hormônios hipofisários, e por essa razão é imperativa a pesquisa de sinais e sintomas clínicos associados como diabetes insípido, hipotireoidismo, hipocortisolismo e hipogonadismo.

Podemos classificar a DGH pelo início de sua apresentação (congênita ou adquirida), pela sua etiologia (genética, orgânica ou idiopática), pelos achados nos exames de imagem (anatomia preservada, presença de processo expansivo ou transecção da haste hipofisária e neuro-hipófise ectópica) e pela presença ou ausência de outros déficits hormonais hipofisários.

Nas últimas décadas, diversas causas genéticas de DGH foram identificadas, porém menos de um quarto dos casos de DGH apresenta causa genética estabelecida, sugerindo que exista um grande número de genes a serem identificados nos próximos anos. Os genes associados com DGH podem ser classificados em três grandes grupos, conforme o mecanismo que leva à deficiência de GH (Tabelas 9.3 e 9.7). O primeiro grupo é o dos genes que estão envolvidos diretamente na secreção de GH (*GH1* e *GHRHR*). Mutações nestes genes causam, como regra, deficiência de GH isolada (DGHI) congênita com imagem hipotálamo-hipofisária normal com herança autossômica recessiva (*GH1* e *GHRHR*) ou autossômica dominante (*GH1*).

O *GH1* codifica o hormônio de crescimento hipofisário. Pacientes portadores de mutações que levam à completa ausência da expressão do GH (OMIM: 262400), deleções e mutações *nonsense* podem apresentar uma resposta transitória ao tratamento com hormônio do crescimento, seguida do desenvolvimento de altos níveis de anticorpos anti-GH, que impedem o crescimento. Acredita-se que a falta completa de GH durante o período de instalação da tolerância imunológica no feto explique o reconhecimento do GH exógeno como uma proteína estranha, desencadeando a reação imunológica.[22]

A forma genética de DGHI autossômica dominante (OMIM: 173100) é causada principalmente por mutações específicas em sítios de *splice* do *GH1*, resultando na formação preferencial do GH 17,5 kDa, o qual exerce efeito dominante negativo sobre a secreção da isoforma de 22 kDa.[23] A isoforma de 17,5 kDa é inicialmente retida no retículo endoplasmático e, após romper o aparelho de Golgi, interfere na secreção do GH, reduzindo parcialmente a estabilidade da isoforma de 22 kDa, como também altera a secreção de outros hormônios hipofisários. Os pacientes com esse defeito molecular apresentam grande variabilidade clínica em relação à idade e à gravidade da apresentação da DGH, variando mesmo entre membros da mesma família. Adicionalmente, uma proporção dos pacientes afetados desenvolve deficiência de outros hormônios hipofisários (LH/FSH, ACTH e TSH) durante o acompanhamento a longo prazo.[23]

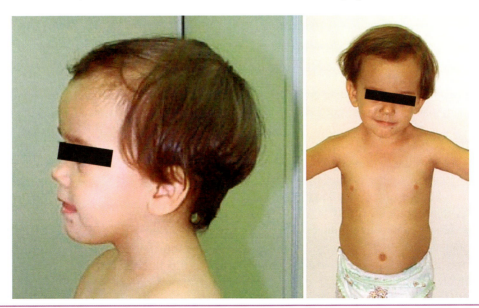

Figura 9.7 Fenótipo de paciente com deficiência congênita de GH. Na foto, observam-se a fronte proeminente, a hipoplasia de face, os cabelos finos e a distribuição da gordura de forma centrípeta. Fonte: Alexander Augusto de Lima Jorge.

Tabela 9.7 Genes candidatos à etiologia do hipopituitarismo e principais características clínicas

Gene	Forma de herança	Deficiência hormonal	Hipófise	Posição da neuro-hipófise	Observação
GH1	Recessiva	DGHI	NL ou ↓	Tópica	DGH grave, alguns casos podem desenvolver anticorpos que causam perda da efetividade do tratamento
	Dominante	DGHI, pode evoluir com outros déficits	NL ou ↓	Tópica	Grande variabilidade fenotípica
GHRHR	Recessiva	DGHI	NL ou ↓	Tópica	Populações específicas ou casos consanguíneos
POU1F1	Recessiva/dominante	GH+TSH+PRL	NL ou ↓	Tópica	
PROP1	Recessiva	GH+TSH+PRL+LH/FSH com ou sem ACTH	↑, NL ou ↓	Tópica	Déficits hormonais aparecem de forma assincrônica
GLI2	Dominante	DGHI ou DHHM	NL ou ↓	Ectópica	Associada a polidactilia e holoprosencefalia
HESX1	Recessiva/dominante	DGHI ou DHHM	NL ou ↓	Tópica/ectópica	Associada a displasia septo-óptica
LHX3	Recessiva	DHHM		Tópica	Rigidez da coluna cervical, com ombros elevados, limitando a rotação da cabeça a 75-80°
LHX4	Dominante	DHHM	NL ou ↓	Tópica/ectópica	Malformação de Chiari
SOX2	Dominante	DHHM	↓	Tópica	Anoftalmia, atresia de esôfago
SOX3	Ligada ao X	DHHM	↓	Ectópica	Retardo mental, hipoplasia de infundíbulo

NL: normal; ↑: aumentada; ↓: diminuída; DGHI: deficiência isolada de GH; DHHM: deficiência hipotálamo-hipofisária múltipla.

Fonte : Alexander Augusto de Lima Jorge.

O *GHRHR* codifica o receptor do hormônio liberador de GH. Mutações no gene *GHRHR* constituem uma causa frequente de DGHI familial com herança autossômica recessiva (OMIM: 612781) em grupos geográficos específicos, como por exemplo na comunidade de Itabaianinha (Sergipe/Brasil). Recentemente, foi identificada uma frequência de 10% de mutações em pacientes com DGHI sem história familiar. Isso torna o estudo desse gene importante também em casos esporádicos de DGHI.

Outros genes foram postulados como responsáveis por DGHI. Estudo do gene *GHRH* não identificou alterações, e mutações no gene *GHSR*, gene que codifica o receptor de grelina, foram descritas em famílias com DGH isolado parcial com herança autossômica dominante ou recessiva, mas o papel definitivo dessas mutações ainda encontra-se em investigação.[23]

Outro grupo de genes associados com DGH são aqueles envolvidos na diferenciação das células hipofisárias (*POU1F1/PIT1* e *PROP1*). Mutações nesses genes ocasionam déficit de múltiplos hormônios hipofisários.

O *POU1F1* (POU *domain class* 1, *transcription factor* 1), também conhecido como *PIT1* (*pituitary-specific transcription factor* 1), é um fator de transcrição importante para a regulação dos genes que codificam o GH, a PRL e a subunidade β do TSH. Caracteristicamente, os pacientes apresentam deficiência de GH, PRL e TSHe alguns deles manifestam hipotireoidismo grave desde o nascimento. A herança pode ser autossômica recessiva, causada por mutações em homozigose ou heterozigose composta, ou autossômica dominante, causada por mutações em heterozigose, em que a proteína mutante tem uma afinidade aumentada pelos sítios promotores de GH e PRL, causando um efeito dominante negativo sobre a proteína normal.[24]

O *PROP1* ("Prophet of *Pit-1*) codifica um fator de transcrição que é expresso especificamente nas células embrionárias da hipófise envolvido na ontogênese, diferenciação e função dos somatotrofos, lactotrofos, tireotrofos e gonadotrofos. Mutações no gene *PROP1* são a causa genética mais frequente de pan-hipopituitarismo.[25] A maioria dos pacientes com mutações no gene *PROP1* apresenta deficiências hormonais de GH, PRL, TSH, LH e FSH, e um terço também pode, durante a evolução, apresentar deficiência de ACTH. A maioria dos pacientes com mutação no gene *PROP1* apresenta parênquima hipofisário diminuído, porém alguns podem apresentar aumento hipofisário significante durante a infância, seguido por uma hipoplasia hipofisária acentuada.[26]

Um último grupo de genes causadores de DGH é o daqueles que estão envolvidos na formação inicial da hipófise (*HESX1, GLI2, LHX3, LHX4, SOX3* e outros). Por serem fatores de transcrição importantes para a embriogênese, frequentemente mutações nesses genes estão associadas à presença de alterações anatômicas do sistema hipotálamo-hipofisário e a outras malformações. Por exemplo, mutações no *HESX1* foram identificadas em pacientes com displasia septo-óptica (OMIM: 182230), enquanto mutações no *GLI2* foram inicialmente descritas em pacientes com holoprosencefalia (OMIM: 236100) com ou sem polidactilia. Subsequentemente, mutações nesses genes também foram descritas em pacientes com DGHI ou deficiência hipotálamo-hipofisária múltipla (DHHM), com ou sem neuro-hipófise ectópica e não associadas a outras malformações do sistema nervoso central.[27,28] De modo geral, a frequência de defeitos nesses fatores de transcrição é rara e os quadros clínico e radiológico são bastante heterogêneos, mesmo dentro de uma mesma família.[29]

INSENSIBILIDADE AO GH

A insensibilidade ao hormônio do crescimento (IGH) é definida como a incapacidade dos tecidos-alvo de responderem normalmente à ação do GH, devido a um distúrbio dos mecanismos fisiológicos de sua ação. A apresentação clínica da síndrome de insensibilidade ao GH (IGH) varia dentro de um espectro que vai da insensibilidade completa ao GH à baixa estatura idiopática. O fenótipo clássico da IGH completa, descrita como síndrome de Laron (OMIM #262500), consiste em baixa estatura grave associada a características faciais típicas observadas em pacientes com deficiência grave de GH (acentuado nariz em sela, fronte olímpica, esclera azulada, hipoplasia de face, cabelos esparsos e voz aguda e infantil), obesidade com distribuição centrípeta, micropênis nos meninos e história de hipoglicemia nos primeiros meses de vida.[21] Os pacientes apresentam concentrações elevadas ou inapropriadamente normais de GH, acompanhadas de valores muito baixos de IGF-1 e IGFBP-3 e da ausência de resposta ao tratamento com GH exógeno. Com a melhor caracterização laboratorial e o diagnóstico molecular da IGH, foi possível um aumento crescente na identificação de casos de IGH não associados a essas características, descritos como formas atípicas de IGH, em contraste com as formas típicas que apresentam o fenótipo descrito por Laron.

A principal causa genética de IGH são defeitos do receptor de GH, com mais de 70 mutações no gene *GHR* relacionadas com IGH descritas até o presente momento, mostrando a diversidade e heterogeneidade dos defeitos nesse gene.[30] Em 90% dos casos, as mutações são encontradas em homozigose ou heterozigose composta, ou seja, possuem uma forma de herança autossômica recessiva. No entanto, herança autossômica dominante de IGH causada por mutação no *GHR* também foi descrita. Mutações no gene *GHR* também foram descritas em crianças com baixa estatura idiopática (BEI) e valores baixos de GHBP, IGF-1 e/ou IGFBP-3.[31] Tais mutações, encontradas em heterozigose, seriam responsáveis por formas parciais de IGH. O papel das mutações em heterozigose no *GHR* como causa da baixa estatura observada em pacientes com BEI ainda é motivo de controvérsia.

Na última década foram também descritas raras famílias com mutações em homozigose no gene *STAT5b*, demonstrando que defeitos pós-receptores poderiam ser responsáveis por IGH. Os pacientes com mutações na STAT5b apresentam baixa estatura grave na presença ou não de fenótipo leve de síndrome de Laron, associada a valores elevados de prolactina e disfunção imunológica caracterizada por pneumonite intersticial linfocítica, varicela grave/hemorrágica e eczema grave.[5]

DEFICIÊNCIA OU INSENSIBILIDADE ISOLADA AO IGF-1

Nas últimas décadas foi caracterizado um grupo de pacientes com retardo de crescimento de início pré-natal com persistência na vida pós-natal, por defeitos no sistema IGF-1/IGF-1R.[3,32]

Deleção ou mutação inativadora em homozigose do gene *IGF1* é uma causa rara de retardo de crescimento pré e pós-natal associado a microcefalia, surdez neurossensorial, retromicrognatia e retardo mental.[32] Laboratorialmente, os pacientes apresentam valores extremamente baixos de IGF-1, GH normal ou elevado e IGFBP-3 normal. Em um paciente com quadro clínico semelhante, mas com valores elevados de IGF-1, foi identificada a presença de mutação no gene do *IGF-1* que origina uma proteína sem atividade biológica, exemplificando a heterogeneidade genética dos defeitos do *IGF1*.

Em contraste com a raridade e o quadro clínico relativamente homogêneo dos pacientes com defeitos no *IGF1*, defeitos do *IGF1R* têm se mostrado mais frequentes e com maior variabilidade clínica. Postula-se que 2% das crianças nascidas pequenas para a idade gestacional, e que não apresentaram recuperação espontânea, possam apresentar defeitos no receptor de IGFs.

Os pacientes com a mutação no *IGF1R* apresentavam peso e/ou comprimento de nascimento abaixo do normal ou no limite inferior da normalidade, observando-se segregação das mutações com o fenótipo de baixa estatura nas várias famílias estudadas.[3] Além disso, a estatura na infância e na idade adulta apresentou grande variabilidade entre os casos descritos, mesmo dentro da mesma família. A microcefalia pode ser considerada a segunda característica mais comum da resistência aos IGFs, presente em 70% dos casos avaliados, porém o comprometimento cognitivo é muito variável. A presença de quociente de inteligência (QI) abaixo da média e retardo da fala foram bem caracterizados em 30% dos casos de mutação heterozigota do *IGF1R*. A análise das famílias estudadas permite observar que quadros clínicos mais graves estão associados a genótipos de mutações *nonsense* e nos casos de mutações em heterozigose composta, enquanto pacientes heterozigotos simples para mutações *missense*, na maioria das vezes, apresentaram formas clínicas mais leves, de difícil identificação, refletindo um espectro da atividade remanescente da sinalização do IGF-1.[3] Laboratorialmente, esses pacientes também apresentam grande variabilidade nas concentrações de IGF-1, desde valores normais a discretamente elevados, enquanto os valores de IGFBP-3 encontram-se dentro dos limites da normalidade. A secreção de GH, avaliada por testes de estímulo, permite afastar deficiência de GH, porém poucos pacientes apresentam valores nitidamente elevados desse hormônio.[3] Devido à grande variabilidade fenotípica, o diagnóstico de certeza baseado apenas nos dados clínicos e laboratoriais não é possível, e a disponibilidade de estudos de genética molecular deverá auxiliar o reconhecimento desses pacientes na prática clínica em um futuro próximo.

SÍNDROME DE SILVER-RUSSELL

A síndrome de Silver-Russell (SSR; OMIM: 180860) é uma causa de retardo de crescimento in-

trauterino que tem como características principais a baixa estatura de início pré-natal e persistência pós-natal, perímetro cefálico preservado, fácies típica e assimetria corpórea. A face é em geral triangular, com fronte proeminente, comissuras labiais voltadas para baixo e micrognatia (Figura 9.8). Outras manifestações frequentemente observadas são apetite diminuído, dificuldade em ganhar peso, hipoglicemia no período neonatal, clinodactilia, braquidactilia e sindactilia principalmente do 5º dedo das mãos, manchas café com leite, hipospádia, criptorquidia e micropênis nos meninos e precocidade no início da puberdade.[33] A maioria dos casos é de apresentação isolada, mas há descrição de raras formas familiares.

Os primeiros defeitos moleculares relatados em pacientes com SSR foram a dissomia uniparental materna do cromossomo 7 (mUPD7), identificada em 5% a 11% dos pacientes afetados.[34] O défict de crescimento pré e pós-natal observado nesses pacientes pode estar relacionado ao aumento de genes maternalmente expressos que apresentam efeitos negativos sobre o crescimento corporal, associado ou não a uma diminuição de genes paternalmente expressos envolvidos na promoção do crescimento. Em 2005, um novo mecanismo molecular causando SSR foi descrito em 43 a 64% dos casos: a perda da metilação do alelo paterno na região chamada *imprinting center region 1* (ICR1), localizada no cromossomo 11 (11p15).[34] Esta região controla a expressão do *IGF2* e do gene não codificante *H19*. O IGF-2 tem um papel crítico durante o crescimento fetal e tem uma expressão predominantemente monoalélica pelo alelo paterno e silenciamento do alelo materno. Pacientes SSR apresentaram uma perda de metilação do ICR1, causando uma redução na expressão do *IGF2* em diversos tecidos durante a vida pré-natal.

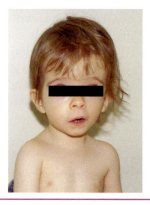

Figura 9.8 Paciente com síndrome de Silver-Russell com facetriangular, micrognatia, ângulo da boca voltado para baixo, perímetro cefálico preservado e dificuldade de ganho de peso. Fonte: Alexander Augusto de Lima Jorge.

SÍNDROME DE NOONAN

A síndrome de Noonan (SN, OMIM: 163950) é uma condição clínica frequente com incidência estimada de 1/1000 a 1/2500, caracterizada por anormalidades congênitas múltiplas como alterações faciais típicas, baixa estatura, defeito cardíaco congênito (mais frequentemente estenose de valva pulmonar, cardiomiopatia hipertrófica e defeitos septais), deformidade torácica (*pectus excavatum* e/ou *carinatum*) além de outras alterações menos frequentes (atraso no desenvolvimento motor e/ou da linguagem, dificuldade de aprendizado, discreto retardo mental, hepatoesplenomegalia, distúrbios de coagulação, atraso puberal e criptorquidia).[35,36] A face típica é caracterizada pelo aspecto triangular, presença de fronte ampla, hipertelorismo, proptose, ptose palpebral, fenda palpebral direcionada para baixo (Figura 9.9A), micrognatia, orelhas de implantação baixa, anguladas posteriormente com hélice espessada (Figura 9.9C) e pescoço curto e largo (Figura 9.9B). O diagnóstico da SN é baseado nas características clínicas e pode ser muito difícil estabelecê-lo, especialmente em idades mais avançadas, quando o fenótipo é menos

típico. A herança autossômica dominante pode ser identificada na maioria das famílias. Nos últimos anos foram identificadas mutações em diversos genes da via de sinalização RAS-MAPK (*PTPN11, KRAS, NRAS, SOS1, RAF1, BRAF, SHOC2, MEK1, CBL* e *RIT1*) que ocasionam um aumento da ativação dessa via e são responsáveis pela SN e por outras condições semelhantes como síndromes de Costello (OMIM: 218040), cardiofaciocutânea (OMIM: 115150) e LEOPARD (OMIM: 151100).

SÍNDROME DE TURNER

A síndrome de Turner (ST) é uma importante causa de baixa estatura em meninas, com incidência estimada em 1/2000 a 1/5000 meninas nascidas vivas. O diagnóstico da ST é estabelecido pela presença de monossomia completa ou parcial do cromossomo X em uma paciente do sexo feminino. O cariótipo mais frequentemente observado é o 45,X, seguido por mosaicismo 45,X/46,XX; presença de isocromossomos 46,XiXq e outras combinações.[37] As duas características mais constantes são a baixa estatura

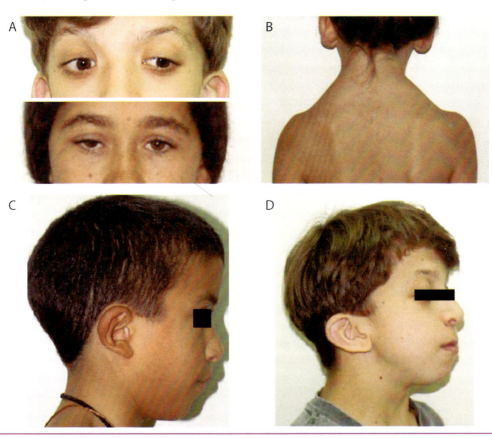

Figura 9.9 Características clínicas de pacientes com síndrome de Noonan: ptose palpebral e epicanto (A e A'), pescoço alado (B), pavilhão auricular com espessamento de hélix (C) e pavilhão auricular com rotação incompleta e implantação baixa (C').
Fonte: Adaptado de Jorge AAL, et al., Horm Res. 2009;71(4):185-93. doi: 10.1159/000201106.

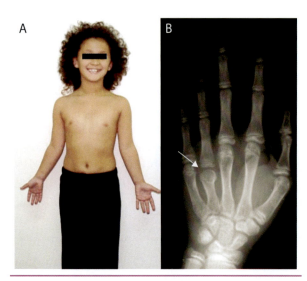

Figura 9.10 Paciente com síndrome de Turner aos 15 anos sem desenvolvimento dos caracteres sexuais secundários e apresentando cúbito valgo (A). RX de mão e punho da paciente mostrando 4º metacarpo curto (B).
Fonte: Prof. Alexander Augusto de Lima Jorge.

de início pós-natal e a disgenesia gonadal (hipogonadismo hipergonadotrófico). Achados clínicos que reforçam a hipótese clínica de ST são higroma cístico no ultrassom pré-natal, os achados de edema de mãos e pés frequentemente observados ao nascimento, excesso de pele na região da nuca, defeitos cardíacos de câmara esquerda (principalmente coarctação de aorta e defeitos em valva aórtica), baixa implantação do cabelo em tridente, baixa implantação do pavilhão auricular, epicanto, palato ogival, deformidades torácicas, cúbito valgo, 4º metacarpo curto (Figura 9.10B), hipoplasia de unhas, múltiplos nevos, história de otites médias de repetição e malformações do trato urinário (rins em ferradura ou duplicação pielocalicial).[37,38] A causa da baixa estatura na síndrome de Turner é em grande parte explicada pela perda de um dos alelos do gene *SHOX*, localizado na região pseudoautossômica do cromossomo sexual.

Toda menina com baixa estatura (Figura 9.10A) e/ou com atraso puberal deve realizar cariótipo com análise de um número suficiente de células para afastar a presença de monossomia do cromossomo X isolada ou em mosaico.[38] Devido à falência ovariana, essas pacientes necessitarão frequentemente de indução da puberdade e de terapia de reposição hormonal com estradiol e progestágenos ao longo da vida. Pacientes com ST apresentam maior risco de doenças autoimunes (tireoidite autoimune e doença celíaca), surdez, hipertensão, dissecção de aorta e esteatose hepática, necessitando de acompanhamento especializado para prevenção de complicações e preservação da qualidade de vida.[38]

DISCONDROSTEOSE DE LERI-WEILL

A discondrosteose de Leri-Weill (DLW, OMIM: 127300) é uma forma frequente (frequência estimada de 1:2.000 a 1:4.000) de displasia óssea com herança pseudoautossômica dominante que apresenta baixa estatura desproporcional caracterizada por encurtamento mesomélico dos membros (encurtamento do segmento médio das extremidades: perna e antebraço), limitação da movimentação nas articulações do cotovelo e do punho e uma deformidade típica do antebraço denominada deformidade de Madelung (luxação dorsal da porção distal da ulna) (Figura 9.11A e B).[39] A DLW apresenta um amplo espectro de formas clínicas, que podem variar dentro de uma mesma família, sendo discreto na infância e se acentuando com a idade, tendendo a ser mais grave nas mulheres do que nos homens.[15,39] Por esses motivos, um atento exame físico do paciente e de seus familiares, incluindo medidas das proporções corpóreas (altura sentada e envergadura), auxilia na identificação de casos suspeitos.[15,39] Aproximadamente 66 a 100% dos pacientes com discondrosteose apresentam mutações ou deleções do gene *SHOX*, permitindo confirmação da suspeita clínica.[39] O gene *SHOX* (*Short stature* Homeobox *containing gene*) encontra-se nos cromossomos sexuais (tanto no X como no Y) na região denomi-

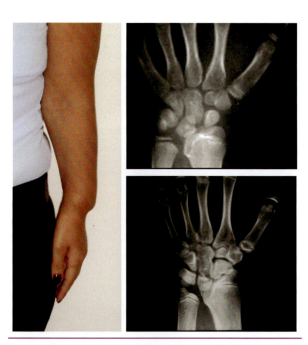

Figura 9.11 Paciente com síndrome de Leri-Weill com deformidade de Madelung no antebraço (A). RX de mão e punho de pacientes com defeitos no SHOX mostrando aspecto radiológico da deformidade de Madelung.
Fonte: Prof. Alexander Augusto de Lima Jorge.

nada pseudoautossômica. O *SHOX* é um membro da família de genes contendo homeobox, estrutura responsável pela ligação da proteína SHOX ao DNA e que confere propriedades de regular a transcrição de genes-alvo. Devido à grande variabilidade clínica dos pacientes com mutações no gene *SHOX*, uma parcela destes pacientes pode não apresentar deformidade esquelética ou nítida desproporção, sendo erroneamente classificados com baixa estatura idiopática (BEI). Cerca de 2,4% das crianças com BEI apresentam defeitos no gene *SHOX*, a grande maioria possui uma relação altura sentada:altura total anormal, sendo esta uma forma simples de seleção de pacientes para o estudo molecular.[15]

ACONDROPLASIA E HIPOCONDROPLASIA

A acondroplasia (OMIM: 100800) é uma displasia esquelética autossômica dominante caracterizada por baixa estatura importante, desproporcional, de início precoce e que se acentua com a idade, com encurtamento risomélico dos membros (encurtamento do segmento proximal das extremidades: coxa e braço), macrocefalia relativa com fronte proeminente e hipoplasia de face. Outras características adicionais são acentuação da lordose lombar, mão pequena em tridente (dedos sem diferença de tamanho), extensão incompleta do cotovelo e estreitamento do canal espinhal que pode comprimir a medula ou as raízes nervosas.[40] A hipocondroplasia (OMIM: 146000) é uma forma mais leve da acondroplasia com baixa estatura e outras manifestações clínicas menos pronunciadas e com grande variabilidade entre os pacientes. Ambas as apresentações são causadas por mutações em heterozigose no gene *FGFR3* (*fibroblast growth factor receptor*-3 gene). O *FGFR3* codifica um receptor da família dos receptores tirosinaquinase que apresenta como ligante o fator de crescimento de fibroblastos (FGF) com importante atividade mitogênica. As mutações associadas a acondroplasia e hipocondroplasia causam ativação constitucional do receptor (mesmo na ausência de ligante) e o grau desta ativação correlaciona-se com a gravidade da apresentação clínica. A placa de crescimento epifisária dos pacientes portadores dessas mutações apresenta maturação de condrócitos de forma aberrante, hipocelularidade e desorganização da sua estrutura,[40] o que resulta em senescência precoce dos condrócitos e fusão prematura da cartilagem de crescimento.

HIPOTIREOIDISMO

A manifestação clínica do hipotireoidismo depende da gravidade e do período da vida na qual a deficiência hormonal se inicia. O hipotireoidismo congênito ocorre em média em 1:3500 nascidos vivos,[41] e atualmente, com os programas de rastreamento de hipotireoidismo congênito, o diagnóstico é feito antes do aparecimento dos sintomas.[41,42] No período perinatal, sintomas como icterícia prolongada, letargia, obstipação, hérnia umbilical, dificuldade de alimentação, fontanelas largas, macroglossia e hipotonia são os sinais e sintomas mais comuns. Depois dos primeiros anos de vida, as crianças afetadas são diagnosticadas por apresentarem baixa velocidade de crescimento, baixa estatura ou pela presença de bócio. A desaceleração do crescimento é mais marcante do que o ganho de peso, motivo pelo qual os pacientes apresentam relativo sobrepeso, porém raramente tornam-se significativamente obesos. Observa-se atraso importante na maturação esquelética e odontológica. As manifestações clássicas do hipotireoidismo em adulto, como queixas de letargia, intolerância ao frio, obstipação, pele seca e edema periorbital, reforçam a suspeita clínica, mas muitas vezes estão ausentes. Piora no desempenho escolar em geral não é observada, em contraste com as graves e irreversíveis sequelas neurointelectuais que ocorrem no hipotireoidismo congênito não tratado. Em geral, a puberdade dessas crianças é retardada, porém casos de puberdade precoce têm sido relatados, geralmente associados a níveis extremamente elevados de TSH em hipotireoidismo primário de longa duração não tratado. Pacientes com hipotireoidismo 2° e 3° tendem a ser menos sintomáticos do que pacientes com hipotireoidismo 1°. O diagnóstico é feito pela dosagem de TSH e T4 livre.

HIPERCORTISOLISMO (SÍNDROME DE CUSHING)

O hipercortisolismo não iatrogênico na criança é raro e é caracterizado por desaceleração importante da velocidade de crescimento associada a ganho de peso.[43] Outros dados clínicos como obesidade centrípeta, giba, preenchimento de fossa supraclavicular, equimoses, pele atrófica, face característica, hirsutismo, estrias violáceas, depressão, hipertensão arterial e diabetes podem estar presentes, em semelhança ao observado em adultos. Quando associado a tumores adrenais com produção hormonal mista, glicocorticoides e andrógenos, observam-se avanço da idade óssea e virilização.[43] A criança com baixa estatura, velocidade de crescimento reduzida e obesidade, sem uso de glicocorticoides, deve ser investigada com cortisol urinário, depressão com baixas doses de dexametasona e/ou cortisol à meia-noite para afastar a possibilidade de hipercortisolismo como causa do déficit de crescimento.

RAQUITISMO

O raquitismo é uma doença da placa de crescimento que ocorre quando a matriz óssea recém-formada (osteoide) não sofre adequada mineralização por deficiência de cálcio e/ou de fósforo.[44] Nas placas de crescimento epifisárias, os condrócitos e o osteoide não mineralizado acumulam-se, comprometendo o crescimento. Já no osso cortical e trabecular, durante o processo de reabsorção relacionado com a remodelação óssea, ocorre a deposição de osteoide não mineralizado, com consequente redução na densidade e resistência dos ossos. A apresentação clínica e radiológica do raquitismo pode variar dependendo da idade, da etiologia e da gravidade no defeito de mineralização.[45] Na infância observa-se atraso no fechamento das fontanelas. Classicamente ocorre um alargamento das extremidades dos ossos longos e das junções costocondrais (rosário raquítico). Deformidades esqueléticas principalmente na tíbia e fêmur (*genu varum* ou *genu valgum*) são encontradas em crianças com raquitismo de longa duração. O desenvolvimento dentário é prejudicado, observando-se dentes hipoplásicos com cáries numerosas e precoces. As alterações radiológicas mais características são observadas nas epífises: linha metafisária distorcida e irregular, alargamento dos espaços entre a metáfise e os núcleos de ossificação e afilamento do osso cortical. Diversas doenças causam raquitismo (defeitos no metabolismo da vitamina D, deficiência de cálcio, raquitismo hipofosfatêmico etc.). A investigação deve ser feita inicialmente com dosagens de cálcio, fósforo e fosfatase alcalina sérica.

OSTEODISTROFIA DE ALBRIGHT (PSEUDO-HIPOPARATIREOIDISMO TIPO 1A)

A osteodistrofia de Albright (OMIM: 612463) é uma doença autossômica dominante, causada por mutações inativadoras em heterozigose do gene *GNAS1* que codifica a subunidade αs da proteína G. A doença é caracterizada por baixa estatura, obesidade, face arredondada, braquidactilia, ossificação subcutânea, hipoplasia dentária e retardo mental, associado à resistência a múltiplos hormônios que utilizam receptores acoplados à proteína G, principalmente o PTH (pseudo-hipoparatireoidismo - PHP). Na mesma família pode haver pacientes sem algumas características clínicas típicas, como a resistência ao PTH (pseudopseudo-hipoparatireoidismo - PPHP) e a variabilidade fenotípica depende se o gene *GNAS1* mutado encontra-se no alelo materno ou paterno, pois cada alelo é expresso de forma diferenciada dependendo do tecido, pelo fenômeno de *imprinting*. O gene *GNAS1* é de expressão exclusivamente materna em alguns tecidos como no rim, e, assim, quando o alelo mutado é herdado da mãe, o paciente apresentará resistência ao PTH (PHP), enquanto se o alelo mutado é herdado do pai o paciente não apresenta tal fenótipo (PPHP).[46] Foi demonstrado que o gene do *GNAS1* também sofre *imprinting* nas células produtoras de GH e que 69% dos casos de PHP estão associados a deficiência de GH.[46]

TRATAMENTO DA BAIXA ESTATURA

Sempre que possível, a correção da baixa estatura deve ser consequência do tratamento da doença de base. O hormônio de crescimento recombinante humano (rhGH), análogos do GnRH (aGnRH) e bloqueadores da aromatase têm sido empregados no tratamento de diversas causas de baixa estatura.

TRATAMENTO COM rhGH

O rhGH é o principal tratamento hormonal da baixa estatura e é o único hormônio com efeitos diretos sobre o crescimento somático disponível comercialmente no Brasil. Nos pacientes com DGH, a reposição de doses fisiológicas de GH permite a normalização do crescimento.[17] Nos pacientes com baixa estatura nos quais a causa não pode ser identificada ou para a qual não existe tratamento disponível, o uso do rhGH em doses farmacológicas tem sido utilizado para incrementar o crescimento. O uso do hGH é aceito como uma terapia segura e eficiente em promover crescimento variável dependendo do diagnóstico do paciente, da dose utilizada, do tempo de tratamento, da idade do início do tratamento e da altura familiar, entre outros fatores.

Segurança e efeitos adversos do uso do rhGH

Por ser um hormônio com propriedade de estimular a proliferação celular, muita atenção tem sido dada aos riscos de indução de neoplasias com o uso do hormônio do crescimento. Diversos trabalhos têm demonstrado que o uso do rhGH na infância não aumenta de forma significativa os riscos de aparecimento ou o risco de recorrência de neoplasias adequadamente tratadas.[47] No entanto, é recomendado durante o tratamento com rhGH manter os valores de IGF-1 dentro da faixa de normalidade, evitando a utilização de doses elevadas que poderiam aumentar os riscos de neoplasias durante terapias prolongadas.[47] Pacientes com neoplasia ativa não devem ser tratados com rhGH, e aqueles que tiveram uma primeira neoplasia adequadamente tratada devem ser rigorosamente monitorizados quanto à recorrência ou aparecimento de segunda neoplasia.

A redução da sensibilidade à insulina é um efeito fisiológico do GH que pode favorecer o aparecimento de alterações no metabolismo da glicose. A grande maioria das crianças em tratamento com rhGH mantém uma adequada homeostase da glicose, sendo a incidência de diabetes tipo 2 de 1:3.000 crianças tratadas por ano.[48] Atenção especial deve ser dada àquele subgrupo de pacientes que apresenta risco aumentado de ocorrência de diabetes (síndrome de Turner, síndrome de Prader-Willi e crianças nascidas pequenas para a idade gestacional).[47,48]

A hipertensão intracraniana benigna é identificada em 1:1000 pacientes em tratamento com rhGH e caracteriza-se pelo aparecimento de cefaleia após o início do uso do rhGH com alterações no fundo de olho. Tal condição é reversível com a suspensão do tratamento.[47] Ginecomastia em meninos e telarca em meninas,[49] aparecimento ou desenvolvimento de nevos,[50] edema transitório de membros inferiores, reações inflamatórias no local da aplicação e desencadeamento de insuficiência adrenal em pacientes com defeitos no eixo corticotrofo são outras ações adversas relacionadas ao uso do rhGH. O risco de encefalopatia espongiforme fatal (doença de Creutzfeldt-Jakob, relacionada ao GH extraído de hipófise cadavérica) não existe com o uso do GH recombinante humano.[51]

Uso do rhGH na deficiência de GH

Crianças com diagnóstico de deficiência de GH devem iniciar o tratamento com rhGH tão logo o diagnóstico tenha sido estabelecido.[17] O objetivo primário é a normalização da altura durante a infância e consequente obtenção de altura normal em idade adulta. O rhGH deve ser administrado por via subcutânea, à noite, diariamente, na dose de 33 µg/kg de peso/dia ou 0,1 U/kg/dia (3 U=1 mg). A dose deve ser ajustada a cada 3-4 meses conforme o ganho de peso da criança, a velocidade de crescimento e as concentrações de IGF-1. No início do uso do rhGH, as crianças com DGH experimentam uma rápida retomada do crescimento, atingindo ritmo de crescimento acima do esperado para idade e sexo, ao redor de 10 cm/ano. Com a continuidade do tratamento, a velocidade de crescimento tende a decrescer, adequando-se para o encontrado em crianças normais. Durante a puberdade pode-se utilizar uma dose 50% maior (50 µg/kg/dia ou 0,15 U/kg/dia) para mimetizar a maior secreção de GH durante essa fase do crescimento. A altura adulta obtida em resposta ao tratamento com rhGH em crianças com DGH é inversamente relacionada com o pico máximo de GH obtido no teste de estímulo e com a idade no início do tratamento; por outro lado, é diretamente relacionada com a altura no início do tratamento, a altura dos pais, a duração do tratamento, a resposta no 1º ano de terapia, a idade e a altura no início da puberdade.[52] Além dos fatores clínicos, acredita-se que variantes genéticas possam influenciar a variabilidade de resposta dos pacientes tratados com doses não individualizadas de rhGH. Após o término da fase de crescimento, os pacientes com DGH devem ser avaliados quanto à presença de uma deficiência de GH permanente por meio de um novo teste de liberação de GH. Pacientes com deficiência de múltiplos hormônios hipofisários ou alterações anatômicas ou genéticas que predizem DGH permanente não necessitam de nova avaliação. Após o término do crescimento, o tratamento com rhGH deve ser mantido em doses recomendadas para adultos devido aos efeitos benéficos sobre aspectos metabólicos e de composição corpórea.[17]

Uso do rhGH na síndrome de Turner (ST)

As meninas com ST apresentam alterações cromossômicas com perda parcial ou completa de um dos cromossomos sexuais incluindo a região que contém o gene *SHOX*, e esta haploinsuficiência é responsável por parte da baixa estatura observada nessas pacientes. Os benefícios do tratamento da baixa estatura com rhGH em pacientes com ST já estão bem estabelecidos.[38] Em geral, utiliza-se uma dose de 50 µg/kg/dia ou 0,15 U/kg/dia. A idade recomendada para início do tratamento não é claramente estabelecida. O ideal é iniciar o tratamento precocemente (entre 4 a 9 anos de idade), permitindo a correção do déficit estatural e a indução da puberdade dentro da faixa etária normal. Como a ST cursa com hipogonadismo, para um adequado desenvolvimento puberal é necessário o uso de estrógenos. O momento para a indução puberal deve levar em conta a altura e aspectos sociais e psíquicos da paciente. Atrasar o início da reposição estrogênica pode otimizar o ganho da altura pelo tratamento com rhGH, mas pode ter impactos negativos no desenvolvimento social e na aquisição de massa óssea. O tratamento deve ser mantido até a obtenção da altura satisfatória ou quando a velocidade de crescimento atinge valores < 2 cm ao ano. Como as pacientes com ST não apresentam deficiência de GH, não há necessidade de manter o tratamento na vida adulta (Tabela 9.8).

Uso do rhGH em crianças com defeitos no gene SHOX

Os pacientes com defeitos no gene *SHOX* apresentam baixa estatura de causa semelhante à observada nas meninas com ST e também se beneficiam com o tratamento com rhGH para melhora da altura adulta.[53] A dose recomendada é de 50 µg/kg/dia ou 0,15 U/kg/dia. A associação de análogos de GnRH ao tratamento com rhGH pode atenuar as deformidades de Madelung nessas crianças e prevenir a piora do escore Z de altura durante a puberdade.[54]

Uso do rhGH em crianças nascidas pequenas para a idade gestacional (PIG)

A maioria das crianças nascidas pequenas para a idade gestacional experimenta uma rápida recuperação do crescimento nos primeiros 2 anos de vida (*catch-up growth*). Porém, 10% dessas crianças

Tabela 9.8 Genótipo e fenótipo dos defeitos no eixo GH/IGF-1, excluindo a deficiência de GH

	Gene	Crescimento		Dosagens hormonais			Outras
		Pré-natal	Pós-natal	GH	IGF-1	IGFBP-3	Características
GH biologicamente inativo	GH1	Nl ou ↓	↓↓	↑↑	↓↓	↓↓	Autossômica recessiva ou dominante. Fenótipo leve da síndrome de Laron
Insensibilidade ao GH	GHR	Nl ou ↓	↓↓ a ↓↓↓	Nl ou ↑↑	↓ a ↓↓↓	↓ a ↓↓↓	Autossômica recessiva e raros casos autossômicos dominantes. Fenótipo da síndrome de Laron. GHBP baixo em 70% dos casos
	STAT5b	Nl ou ↓	↓↓↓	↑↑	↓↓	↓↓	Autossômica recessiva. Fenótipo da síndrome de Laron, PRL elevada e imunodisfunção
	IGFALS	Nl	↓	Nl ou ↑	↓↓	↓↓↓	Atraso puberal, alteração laboratorial desproporcional a baixa estatura
Deficiência isolada de IGF-1	IGF1	↓↓	↓↓↓	↑↑	↓↓↓↓	Nl ou ↑	Autossômica recessiva. Microcefalia, surdez sensorial, atraso no DNPM, retardo mental, resistência à insulina
IGF-1 biologicamente inativo	IGF1	↓↓↓	↓↓	↑↑	↑↑↑↑	Nl	Autossômica recessiva. Microcefalia, surdez sensorial, atraso no DNPM, retardo mental, resistência à insulina
Insensibilidade isolada ao IGF-1	IGF1R	↓ ou ↓↓↓	↓ ou ↓↓↓	Nl a ↑↑	Nl a ↑↑	Nl a ↑↑	Autossômica recessiva ou dominante. Quadro clínico muito variável nas formas dominantes. Microcefalia e atraso no DNPM podem estar presentes.

Nl: normal; ↑: aumentada; ↓: diminuída; PRL: prolactina.

Fonte: Prof. Alexander Augusto de Lima Jorge.

permanecem crescendo abaixo da faixa de normalidade e apresentam grande risco de serem adultos baixos. Diversos estudos têm demonstrado o benefício do uso do rhGH para recuperar o déficit estatural de crianças nascidas PIG quando o tratamento é instituído precocemente, em geral antes dos 5 anos de vida.[55] Comumente, o tratamento na dose de 35 a 70 µg/kg/dia (ou 0,1 a 0,2 U/kg/dia) é aceito para crianças nascidas PIG (escore Z do peso e/ou comprimento ao nascimento < -2) e que apresentem depois dos 2 ou 4 anos de idade escore Z de altura < -2. Porém, é muito importante o reconhecimento de síndromes genéticas que estão associadas a crianças nascidas PIG, maior risco de malignidade e falta de resposta ao tratamento, como na síndrome de Bloom (OMIM: 210900) ou na anemia de Fanconi (OMIM: 227650). Nestas condições, frequentemente relacionadas a consanguinidade, microcefalia, comprometimento variável do desenvolvimento e outras deformidades, o tratamento com rhGH é contraindicado.

USO DO rhGH NA BAIXA ESTATURA IDIOPÁTICA

A BEI (ou familiar ou constitucional) é um grupo heterogêneo de crianças aparentemente saudáveis que apresentam o déficit estatural por razão desconhecida. O uso de rhGH para tratamento da baixa estatura neste grupo é muito controverso. A análise da maioria dos estudos indica que o rhGH a curto prazo aumenta a velocidade de crescimento de crianças com BEI e melhora discretamente a sua altura adulta, ao redor de 4 cm com 5 anos de tratamento.[56] Porém, muitas considerações são feitas alertando contra o uso indiscriminado do rhGH na BEI. A grande variabilidade de resposta, a falta de instrumentos para predizer a resposta individual, o altíssimo custo e a carência de evidências quanto aos benefícios psicossociais do tratamento são alguns pontos que fazem o tratamento não ser recomendado para todas as crianças com BEI. Adicionalmente, estudos que acompanharam crianças com BEI sem tratamento mostram que a maioria atinge altura adulta dentro da normalidade, principalmente quando existe idade óssea atrasada em relação à idade cronológica.[57] Por essas razões, devemos restringir a terapia somente a casos com baixa estatura importante (escore Z da altura < -3) e baixa velocidade de crescimento, devendo estar sob a supervisão de grupos especializados.

TRATAMENTO COM ANÁLOGOS DO GnRH (aGnRH)

Na puberdade ocorrem aumento da velocidade de crescimento e fusão progressiva das epífises dos ossos longos, que levam à desaceleração, culminando em parada do crescimento. O uso de aGnRH para tratamento da puberdade precoce mostrou que estas medicações são capazes de retardar a maturação óssea, atrasar a fusão da cartilagem de crescimento e aumentar a altura final.[58] Informações obtidas da observação de crianças com hipogonadismo sugerem que prolongar o período de crescimento pré-puberdade pode aumentar a altura final. Seguindo este raciocínio, diversos estudos abordaram o uso do aGnRH, isoladamente ou em conjunto com rhGH, para o tratamento de diversas causas de baixa estatura como a DGH, BEI e PIG. O tratamento com aGnRH de forma isolada ou mesmo associado a rhGH por um período curto apresenta mínima efetividade em melhorar a altura adulta. O uso de aGnRH com efetivo bloqueio puberal por tempo igual ou superior a 3 anos associado à terapia com rhGH promove um ganho discreto e variável na altura final em crianças que iniciam a puberdade dentro da faixa normal.[58] No entanto, além dos efeitos ainda não avaliados sobre as relações psicossociais da criança, esse tratamento acarreta uma significativa diminuição na densidade mineral óssea com consequências a longo prazo não esclarecidas e, por esta razão, não deve ser considerado rotineiramente.[58]

BLOQUEADORES DA AROMATASE

É aceito que, tanto em meninos quanto em meninas, os estrógenos regulam a velocidade de senescência da cartilagem de crescimento, e a sua fusão é o que determina a parada do crescimento. Pacientes com deficiência de aromatase e pacientes com deficiência de receptor estrogênico não apresentam fusão da cartilagem de crescimento e apresentam alta estatura (> 190 cm) com crescimento persistente mesmo quando adultos (> 24 anos de idade). Alguns poucos estudos utilizaram medicamentos capazes de bloquear a atividade da enzima aromatase, responsável pela conversão de testosterona em estradiol, no tratamento de meninos com baixa estatura, com resultados preliminares promissores, mas ainda necessitando de estudos maiores que avaliem eficácia e segurança.[59]

rhIGF-1

O IGF-1 recombinante humano (rhIGF-1) é o tratamento de escolha para crianças com formas primárias e secundárias de insensibilidade ao GH, mas tal medicação não é comercializada no Brasil. O tratamento consiste em injeções subcutâneas de rhIGF-1, na dose de 80 a 120 µg/kg, duas vezes ao dia. O rhIGF-1 deve ser aplicado após o desjejum e o jantar para evitar a hipoglicemia. A resposta de crescimento nos primeiros 2 anos é boa, porém inferior à observada com o uso do rhGH em crianças com DGH.[60] Nos anos seguintes, a resposta de crescimento é menor e mais heterogênea entre os indivíduos. As baixas concentrações de IGFBP-3 e ALS, que não se alteram após a administração de IGF-1, contribuem para a menor meia-vida do IGF-1 circulante, mas também aumentam a disponibilidade de IGF-1 livre para os tecidos. Os efeitos colaterais são comuns, e os mais frequentemente descritos durante o uso do rhIGF-1 foram hipoglicemia, principalmente nos mais jovens, lipo-hipertrofia no local da injeção, cefaleia, hipertensão intracraniana e aumento do tecido linfoide de adenoides/amígdalas com efeito obstrutivo, além do aumento das sobrancelhas, nariz e lábios, que regrediu parcialmente após a suspensão da medicação.[60] Alguns estudos propõem o uso do rhIGF-1 em crianças com baixa estatura associada a valores baixos de IGF-1, mesmo sem quadro definido de insensibilidade ao GH, o que tem sido recebido com grandes críticas devido à menor efetividade e ao maior risco do tratamento com rhIGF-1 em comparação com o tratamento com rhGH.[61]

REFERÊNCIAS BIBLIOGRÁFICAS

1. Provot S, Schipani E. Molecular mechanisms of endochondral bone development. Biochem Biophys Res Commun. 2005 Mar 18;328(3):658-65.

2. Gluckman PD, Harding JE. Fetal growth retardation: underlying endocrine mechanisms and postnatal consequences. Acta Paediatr Suppl. 1997;422:69-72.

3. Leal AC, Canton AP, Montenegro LR, Coutinho DC, Arnhold IJ, Jorge AA. [Mutations in insulin-like growth factor receptor 1 gene (IGF1R) resulting in intrauterine and postnatal growth retardation]. Arq Bras Endocrinol Metabol. 2011 Nov;55(8):541-9.

4. Rodriguez S, Gaunt TR, Day IN. Molecular genetics of human growth hormone, insulin-like growth factors and their pathways in common disease. Hum Genet. 2007 Aug;122(1):1-21.

5. Scalco RC, Pugliese-Pires PN, Jorge AA. [STAT5B deficiency: a new growth hormone insensitivity syndrome associated to immunological dysfunction]. Arq Bras Endocrinol Metabol. 2013 Jul;57(5):333-8.

6. Grahnen A, Kastrup K, Heinrich U, Gourmelen M, Preece MA, Vaccarello MA, et al. Pharmacokinetics of recombinant human insulin-like growth factor I given subcutaneously to healthy volunteers and to patients with growth hormone receptor deficiency. Acta Paediatr Suppl. 1993 Sep;82 Suppl 391:9-13; discussion 4.

7. Oostdijk W, Grote FK, de Muinck Keizer-Schrama SM, Wit JM. Diagnostic approach in children with short stature. Horm Res. 2009;72(4):206-17.

8. Reiter EO, Rosenfeld RG. Normal and Aberrant Growth. In: Wilson JD, Foster DW, Kronenberg HM, Larsen PR, editors. Williams Textbook of Endocrinology. 9th ed. Philadelphia1998. p. 1427-507.

9. Monteiro CA, Benicio MH, Gouveia Nda C. Secular growth trends in Brazil over three decades. Ann Hum Biol. 1994;21(4):381-90.

10. Avila JA, Avila RA, Goncalves EM, Barbeta VJ, Morcillo AM, Guerra-Junior G. Secular trends of height, weight and BMI in young adult Brazilian military students in the 20th century. Ann Hum Biol. 2013 Jul 11.

11. Silva DA, Pelegrini A, Petroski EL, Gaya AC. Comparison between the growth of Brazilian children and adolescents and the reference growth charts: data from a Brazilian project. J Pediatr (Rio J). 2010 Mar-Apr;86(2):115-20.

12. Tanner JM, Whitehouse RH, Takaishi M. Standards from birth to maturity for height, weight, height velocity, and weight velocity: British children, 1965. I. Arch Dis Child. 1966;41(219):454-71.

13. Warman ML, Cormier-Daire V, Hall C, Krakow D, Lachman R, LeMerrer M, et al. Nosology and classification of genetic skeletal disorders: 2010 revision. Am J Med Genet A. 2010 May;155A(5):943-68.

14. Fredriks AM, van Buuren S, van Heel WJ, Dijkman-Neerincx RH, Verloove-Vanhorick SP, Wit JM. Nationwide age references for sitting height, leg length, and sitting height/height ratio, and their diagnostic value for disproportionate growth disorders. Arch Dis Child. 2005 Aug;90(8):807-12.

15. Malaquias AC, Scalco RC, Fontenele EG, Costalonga EF, Baldin AD, Braz AF, et al. The Sitting height/height ratio for age in healthy and short individuals and its potential role in selecting short children for SHOX analysis. Horm Res Paediatr. 2013 Nov 26; 80(6): 449-456.

16. Binder G, Weidenkeller M, Blumenstock G, Langkamp M, Weber K, Franz AR. Rational approach to the diagnosis of severe growth hormone deficiency in the newborn. J Clin Endocrinol Metab. 2010 May;95(5):2219-26.

17. GH Research Society. Consensus guidelines for the diagnosis and treatment of growth hormone (GH) deficiency in childhood and adolescence: summary statement of the GH Research Society. GH Research Society. J Clin Endocrinol Metab. 2000;85(11):3990-3.

18. Sizonenko PC, Clayton PE, Cohen P, Hintz R, Tanaka T, Laron Z. Diagnosis and management of growth hormone deficiency in childhood and adolescence. Part 1:

Diagnosis of growth hormone deficiency. Growth Horm IGF Res. 2001;11:137-65.

19. Hauffa BP, Lehmann N, Bettendorf M, Mehls O, Dorr HG, Partsch CJ, et al. Central reassessment of GH concentrations measured at local treatment centers in children with impaired growth: consequences for patient management. Eur J Endocrinol. 2004 Mar;150(3):291-7.

20. Silva EG, Slhessarenko N, Arnhold IJ, Batista MC, Estefan V, Osorio MG, et al. GH Values after clonidine stimulation measured by immunofluorometric assay in normal prepubertal children and GH-deficient patients. Horm Res. 2003;59(5):229-33.

21. Jorge AA. [Short stature investigation: clinical, laboratorial and genetic aspects concerning the growth hormone insensitivity (GHI)]. Arq Bras Endocrinol Metabol. 2008 Aug;52(6):1056-65.

22. Arnhold IJ, Osorio MG, Oliveira SB, Estefan V, Kamijo T, Krishnamani MR, et al. Clinical and molecular characterization of Brazilian patients with growth hormone gene deletions. Braz J Med Biol Res. 1998;31(4):491-7.

23. Alatzoglou KS, Dattani MT. Genetic causes and treatment of isolated growth hormone deficiency - an update. Nat Rev Endocrinol. 2010 Oct;6(10):562-76.

24. Arnhold IJ, Nery M, Brown MR, Voss TC, VanderHeyden TC, Adess ME, et al. Clinical and molecular characterization of a Brazilian patient with Pit-1 deficiency. J Pediatr Endocrinol Metab. 1998;11(5):623-30.

25. Osorio MG, Marui S, Jorge AA, Latronico AC, Lo LS, Leite CC, et al. Pituitary magnetic resonance imaging and function in patients with growth hormone deficiency with and without mutations in GHRH-R, GH-1, or PROP-1 genes. J Clin Endocrinol Metab. 2002;87(11):5076-84.

26. Mendonca BB, Osorio MG, Latronico AC, Estefan V, Lo LS, Arnhold IJ. Longitudinal hormonal and pituitary imaging changes in two females with combined pituitary hormone deficiency due to deletion of A301,G302 in the PROP1 gene. J Clin Endocrinol Metab. 1999;84(3):942-5.

27. Carvalho LR, Woods KS, Mendonca BB, Marcal N, Zamparini AL, Stifani S, et al. A homozygous mutation in HESX1 is associated with evolving hypopituitarism due to impaired repressor-corepressor interaction. J Clin Invest. 2003 Oct;112(8):1192-201.

28. Franca MM, Jorge AA, Carvalho LR, Costalonga EF, Otto AP, Correa FA, et al. Relatively high frequency of non-synonymous GLI2 variants in patients with congenital hypopituitarism without holoprosencephaly. Clin Endocrinol (Oxf). 2013 Apr;78(4):551-7.

29. Franca MM, Jorge AA, Carvalho LR, Costalonga EF, Vasques GA, Leite CC, et al. Novel heterozygous nonsense GLI2 mutations in patients with hypopituitarism and ectopic posterior pituitary lobe without holoprosencephaly. J Clin Endocrinol Metab. 2010 Nov;95(11):E384-91.

30. Diniz ET, Jorge AA, Arnhold IJ, Rosenbloom AL, Bandeira F. [Novel nonsense mutation (p.Y113X) in the human growth hormone receptor gene in a Brazilian patient with Laron syndrome]. Arq Bras Endocrinol Metabol. 2008 Nov;52(8):1264-71.

31. Goddard AD, Covello R, Luoh SM, Clackson T, Attie KM, Gesundheit N, et al. Mutations of the growth hormone receptor in children with idiopathic short stature. The Growth Hormone Insensitivity Study Group. N Engl J Med. 1995;333(17):1093-8.

32. Walenkamp MJ, Wit JM. Single gene mutations causing SGA. Best Pract Res Clin Endocrinol Metab. 2008 Jun;22(3):433-46.

33. Dias RP, Nightingale P, Hardy C, Kirby G, Tee L, Price S, et al. Comparison of the clinical scoring systems in Silver-Russell syndrome and development of modified diagnostic criteria to guide molecular genetic testing. J Med Genet. 2013 Sep;50(9):635-9.

34. Eggermann T, Eggermann K, Schonherr N. Growth retardation versus overgrowth: Silver-Russell syndrome is genetically opposite to Beckwith-Wiedemann syndrome. Trends Genet. 2008 Apr;24(4):195-204.

35. Malaquias AC, Brasil AS, Pereira AC, Arnhold IJ, Mendonca BB, Bertola DR, et al. Growth standards of patients with Noonan and Noonan-like syndromes with mutations in the RAS/MAPK pathway. Am J Med Genet A. 2012 Nov;158A(11):2700-6.

36. Malaquias AC, Ferreira LV, Souza SC, Arnhold IJ, Mendonca BB, Jorge AA. [Noonan syndrome: from phenotype to growth hormone therapy]. Arq Bras Endocrinol Metabol. 2008 Jul;52(5):800-8.

37. Gravholt CH. Clinical practice in Turner syndrome. Nat Clin Pract Endocrinol Metab. 2005 Nov;1(1):41-52.

38. Bondy CA. Care of girls and women with Turner syndrome: a guideline of the Turner Syndrome Study Group. J Clin Endocrinol Metab. 2007 Jan;92(1):10-25.

39. Jorge AA, Funari MF, Nishi MY, Mendonca BB. Short stature caused by isolated SHOX gene haploinsufficiency: update on the diagnosis and treatment. Pediatr Endocrinol Rev. 2010 Dec;8(2):79-85.

40. Horton WA, Hall JG, Hecht JT. Achondroplasia. Lancet. 2007 Jul 14;370(9582):162-72.

41. Medeiros-Neto G. Hipotireoidismo congênito no Brasil: Como era, como estamos, para onde vamos. 1 ed. São Paulo: Instituto da Tireoide; 2004.

42. Working Group on Neonatal Screening of the European Society for Paediatric Endocrinology. Revised guidelines for neonatal screening programmes for primary congenital hypothyroidism. Working Group on Neonatal Screening of the European Society for Paediatric Endocrinology. Horm Res. 1999;52(1):49-52.

43. Savage MO, Scommegna S, Carroll PV, Ho JT, Monson JP, Besser GM, et al. Growth in disorders of adrenal hyperfunction. Horm Res. 2002;58 Suppl 1:39-43.

44. Singh J, Moghal N, Pearce SH, Cheetham T. The investigation of hypocalcaemia and rickets. Arch Dis Child. 2003 May;88(5):403-7.

45. David L, Garabédian M, Balsan S. Disorders of calcium and phosphate metabolism. In: Bertrand J, Rappaport R, Sizonenko PC, editors. Pediatric Endocrinology. 2 ed. Baltimore 1993. p. 510-26.

46. Germain-Lee EL, Groman J, Crane JL, Jan de Beur SM, Levine MA. Growth hormone deficiency in pseudohypoparathyroidism type 1a: another manifestation of multihormone resistance. J Clin Endocrinol Metab. 2003 Sep;88(9):4059-69.

47. GH Research Society. Critical evaluation of the safety of recombinant human growth hormone administration: statement from the Growth Hormone Research Society. J Clin Endocrinol Metab. 2001;86(5):1868-70.

48. Child CJ, Zimmermann AG, Scott RS, Cutler GB, Jr., Battelino T, Blum WF. Prevalence and incidence of diabetes mellitus in GH-treated children and adolescents: analysis from the GeNeSIS observational research program. J Clin Endocrinol Metab. 2011 Jun;96(6):E1025-34.

49. Carvalho LR, Mimura LY, Arnhold IJ, Mendonca BB. Premature thelarche in girls after growth hormone therapy. J Pediatr. 2001 Mar;138(3):448-9.

50. Allen DB. Safety of human growth hormone therapy: current topics. J Pediatr. 1996;128(2):S8-S13.

51. Fradkin JE, Schonberger LB, Mills JL, Gunn WJ, Piper JM, Wysowski DK, et al. Creutzfeldt-Jakob disease in pituitary growth hormone recipients in the United States. JAMA. 1991;265(7):880-4.

52. Costalonga EF, Jorge AA, Mendonca BB, Arnhold IJ. [Mathematical models for predicting growth responses to growth hormone replacement therapy]. Arq Bras Endocrinol Metabol. 2008 Jul;52(5):839-49.

53. Blum WF, Ross JL, Zimmermann AG, Quigley CA, Child CJ, Kalifa G, et al. GH treatment to final height produces similar height gains in patients with SHOX deficiency and Turner syndrome: results of a multicenter trial. J Clin Endocrinol Metab. 2013 Aug;98(8):E1383-92.

54. Scalco RC, Melo SS, Pugliese-Pires PN, Funari MF, Nishi MY, Arnhold IJ, et al. Effectiveness of the combined recombinant human growth hormone and gonadotropin-releasing hormone analog therapy in pubertal patients with short stature due to SHOX deficiency. J Clin Endocrinol Metab. 2010 Jan;95(1):328-32.

55. Clayton PE, Cianfarani S, Czernichow P, Johannsson G, Rapaport R, Rogol A. Management of the child born small for gestational age through to adulthood: a consensus statement of the International Societies of Pediatric Endocrinology and the Growth Hormone Research Society. J Clin Endocrinol Metab. 2007 Mar;92(3):804-10.

56. Deodati A, Cianfarani S. Impact of growth hormone therapy on adult height of children with idiopathic short stature: systematic review. BMJ. 2011;342:c7157.

57. Ranke MB, Grauer ML, Kistner K, Blum WF, Wollmann HA. Spontaneous adult height in idiopathic short stature. Horm Res. 1995;44(4):152-7.

58. Carel JC, Eugster EA, Rogol A, Ghizzoni L, Palmert MR, Antoniazzi F, et al. Consensus statement on the use of gonadotropin-releasing hormone analogs in children. Pediatrics. 2009 Apr;123(4):e752-62.

59. Wit JM, Hero M, Nunez SB. Aromatase inhibitors in pediatrics. Nat Rev Endocrinol. 2012 Mar;8(3):135-47.

60. Chernausek SD, Backeljauw PF, Frane J, Kuntze J, Underwood LE. Long-term treatment with recombinant insulin-like growth factor (IGF)-I in children with severe IGF-I deficiency due to growth hormone insensitivity. J Clin Endocrinol Metab. 2007 Mar;92(3):902-10.

61. Rosenbloom AL, Rivkees SA. Off-label use of recombinant igf-I to promote growth: is it appropriate? J Clin Endocrinol Metab. 2010 Feb;95(2):505-8.

Ginecomastia

10

Regina Matsunaga Martin
Larissa Garcia Gomes
Berenice Bilharinho de Mendonça

INTRODUÇÃO

A ginecomastia é definida como a presença de tecido mamário benigno palpável em homens, podendo se apresentar uni ou bilateralmente. A ginecomastia fisiológica é muito comum, na maioria dos casos é assintomática, autolimitada e com idade de distribuição trimodal: período neonatal, peripuberal e nos idosos.[1] Estudo que avaliou a presença de ginecomastia em 214 pacientes homens hospitalizados com idade variando entre 27-92 anos detectou a prevalência de ginecomastia (nódulo >2 cm) em 65% dos pacientes; entretanto, nenhum paciente era sintomático.[2]

A ginecomastia patológica pode ser decorrente de doenças sistêmicas, tumorais e não tumorais, ou do uso de medicamentos e drogas que levam a um desbalanço entre os andrógenos biodisponíveis. O diagnóstico etiológico desses casos envolve uma avaliação laboratorial e radiológica detalhada, e o tratamento dependerá do fator causal.

DESENVOLVIMENTO MAMÁRIO

O desenvolvimento mamário masculino ocorre de modo análogo ao desenvolvimento feminino.

Durante a vida fetal, as células epiteliais, programadas para dar origem à aréola, proliferam-se em dutos que se conectam ao mamilo na superfície cutânea. As terminações cegas destes dutos desenvolvem-se para formar as estruturas alveolares no final da gestação. Com o declínio da prolactina, do estrógeno e da progesterona após o parto, o desenvolvimento mamário regride até a época da puberdade.

Durante a telarca, alguns dutos com terminações cegas desenvolvem-se em estruturas alveolares. Cerca de 12 dutos alveolares reúnem-se em um duto terminal, formando o lóbulo tipo 1. Com o aumento do número das terminações alveolares, lóbulos tipo 1 dão origem a lóbulos tipo 2 (reunião de cerca de 50 terminações alveolares) e estes originam lóbulos tipo 3 (cerca de 80 terminações alveolares). O processo final de diferenciação ainda persistirá por anos em seguida ao início da puberdade e só irá se completar após uma gravidez[3] (Figura 10.1).

O início e a progressão do desenvolvimento mamário envolvem participação do eixo hipotálamo-hipófise-gonadal, além de mediadores produzidos localmente. Neste processo, são de fundamental importância o estrógeno e a progesterona, que atuam de modo integrado para estimular o desenvolvimento normal da mama. O estrógeno, atuando através de seu receptor, promove o crescimento dutal, enquanto a progesterona, através de seu receptor, auxilia no desenvolvimento alveolar. Essas inferências foram feitas a partir de experimentos com camundongos nocaute para o receptor de estrógenos (ER) que apresentaram desenvolvimento dutal severamente prejudicado, enquanto camundongos nocaute para o receptor de progesterona apresentaram desenvolvimento dutal significativo, porém sem diferenciação alveolar.[4-7]

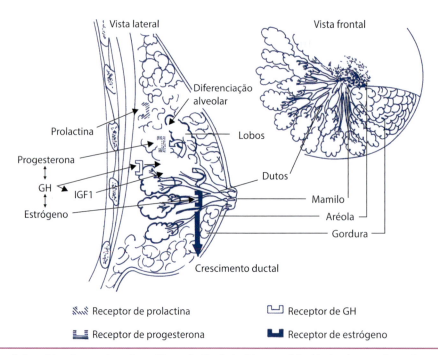

Vista lateral

Vista frontal

Diferenciação alveolar

Prolactina

Lobos

Progesterona

Dutos

GH

IGF1

Mamilo

Estrógeno

Aréola

Gordura

Crescimento ductal

〰 Receptor de prolactina   ⊔ Receptor de GH

▤ Receptor de progesterona   ∪ Receptor de estrógeno

Figura 10.1 Hormônios afetando crescimento e diferenciação de tecido mamário. Fonte: Acervo dos autores.

Estudos clínicos demonstram que é na fase lútea do ciclo menstrual, quando os níveis de progesterona estão mais elevados e os níveis de estrógenos são inferiores aos da fase folicular, que ocorre o máximo de proliferação celular. A avaliação de imuno-histoquímica para receptores de estrógenos e de progesterona demonstra positividade preferencial nos lóbulos tipo 1, onde há o maior índice de proliferação celular.[3]

Os efeitos dos estrógenos na mama podem ser resultado tanto do estradiol circulante como daquele produzido localmente. Os estrógenos são resultado da conversão de andrógenos pela aromatase; assim, a aromatase converte androstenediona em estrona (E_1), testosterona em estradiol (E_2) e 16α-OH-androstenediona em estriol (E_3). A abundância de substrato, bem como o aumento da atividade da aromatase, leva ao aumento da produção de estrógenos, possibilitando o desenvolvimento mamário tanto em mulheres como em homens. Assim, por exemplo, na insensibilidade androgênica completa, indivíduos XY desenvolvem ginecomastia à custa do aumento de estrógenos resultante da ação da aromatase sobre o excesso de andrógenos. Portanto, embora os andrógenos não apresentem um papel direto no desenvolvimento mamário, é a partir deles que a aromatase forma os estrógenos.

Camundongos transgênicos hiperexpressando aromatase apresentam desenvolvimento mamário em ambos os sexos. As fêmeas apresentam inclusive hiperplasia e displasias mamárias, enquanto os machos apresentam alterações similares às encontradas na ginecomastia, aumento da expressão de receptores para estrógenos, progesterona e redução de fatores inibitórios, tais como TGF e βFGF.[8] O tratamento com inibidor de aromatase nesses animais levou à regressão do desenvolvimento mamário, reforçando mais uma vez o papel dos estrógenos.[9]

Embora sejam vitais para o crescimento mamário, estrógenos e progestágenos dependem dos hormônios hipofisários. Estudos envolvendo a administração de estrógenos e GH a ratas ooforectomizadas e hipofisectomizadas resultaram em desenvolvimento dutal mamário. Por sua vez, ratas nocaute para o IGF1 tiveram seu desenvolvimento mamário significativamente inferior ao de ratas controle tratadas com estrógenos e GH; esse desenvolvimento foi restaurado com o tratamento combinado de estrógenos e IGF.1 Portanto, não só o GH mas também o IGF1 participam como mediadores do desenvolvimento mamário.[10] Walden e cols. demonstraram a presença de mRNA de IGF1 no estroma mamário, após estímulo com GH, sugerindo sua produção local para o desenvolvimento mamário.[11] Outros dados indicam que os estrógenos promovem a secreção de GH, e os níveis elevados de GH, estimulando a produção de IGF1, atuam sinergicamente para induzir o desenvolvimento dutal.

Por sua vez, a prolactina, na presença de estrógenos, estimula a proliferação das células epiteliais, e na presença da progesterona, participa também da diferenciação lobuloalveolar. Foi demonstrado que, embora seja um hormônio reconhecidamente produzido pela adeno-hipófise, a prolactina também pode ser produzida por células epiteliais do tecido mamário normal e por tecido tumoral.

Portanto, o desenvolvimento mamário ocorre preferencialmente no período da puberdade, sob a ação de uma complexa rede hormonal.

GINECOMASTIA FISIOLÓGICA

A ginecomastia fisiológica é a forma mais frequente de ginecomastia, podendo ocorrer durante três fases da vida: neonatal, puberdade e idosos.

A ginecomastia neonatal é causada pelos altos níveis de estrógenos e progesterona, produzidos pela mãe durante a gestação. Pode persistir durante semanas e até haver discreta secreção, conhecida como "leite de bruxa".[3]

A puberdade marca a segunda condição em que pode ocorrer ginecomastia fisiológica, e é frequente a presença de história familiar. Dependendo da casuística analisada, até cerca de 60% dos meninos podem desenvolver algum grau de ginecomastia durante a puberdade. Embora mais comumente seja bilateral, ela pode ser unilateral e se resolver em até 3 anos a partir do seu início. Acredita-se que a ginecomastia, nesta faixa etária, seja decorrente da relação andrógenos-estrógenos diminuída, que tende a se normalizar com a maturação testicular.[12] Adicionalmente, foi demonstrado que os fibroblastos de pele de meninos com ginecomastia apresentam maior atividade de aromatase quando comparados aos de meninos sem ginecomastia.[13]

A terceira fase da ginecomastia fisiológica ocorre geralmente após os 60 anos de idade. Embora não se conheça o mecanismo exato para o seu aparecimento, evidências sugerem que ela seja resultado do aumento da atividade periférica de aromatase secundário ao aumento de tecido adiposo, associado a um discreto hipogonadismo decorrente do envelhecimento. Outro fator que pode contribuir para este fenômeno é o aumento da SHBG que ocorre em homens mais idosos. Uma vez que a SHBG apresenta maior afinidade pela testosterona do que pelo estrógeno, a relação estradiol-testosterona biodisponível pode se elevar.[14]

Em todas essas condições, a ginecomastia costuma apresentar curso autolimitado e caráter involutivo assim que seu estímulo desaparece, de modo que é possível identificar duas fases histológicas: uma fase ativa, com proliferação do epitélio dutal, hiperplasia e edema do estroma e do tecido conjuntivo, e uma fase inativa, caracterizada por parada do crescimento epitelial, fibrose peridutal e hialinização.

GINECOMASTIA PATOLÓGICA

A ginecomastia patológica pode ser a primeira manifestação de um tumor ou de patologias sistêmicas e defeitos hormonais, além de poder ser resultante do uso de medicamentos e várias outras substâncias.

AUMENTO DE ESTRÓGENOS POR CAUSAS TUMORAIS

Os testículos secretam cerca de 6 a 10 mg de estradiol (a partir da conversão da testosterona pela aromatase) e 2,5 mg de estrona (a partir da conversão da androstenediona pela aromatase) por dia, representando respectivamente 15% e 5% dos estrógenos circulantes. As adrenais contribuem ainda menos para a produção de estrógenos, representando menos de 1% da produção total circulante. Portanto, grande parte da secreção estrogênica é derivada da produção em tecidos periféricos como a pele e o tecido adiposo. Graças à expressão de aromatase e à formação de andrógenos em testículos e adrenais, tumores nestes órgãos podem aumentar a produção estrogênica por aumento da produção local ou ao aumentar a produção de andrógenos que serão aromatizados local e perifericamente.

Os tumores de células intersticiais ou de células de Leydig representam cerca de 1 a 3% de todos os tumores testiculares. Ocorrem geralmente em homens entre 20 e 60 anos de idade. Entretanto, até 25% dos casos podem surgir em idade pré-puberal e se manifestam como puberdade precoce e avanço da idade óssea. Como a principal produção hormonal é de testosterona, o quadro clínico pode ou não incluir ginecomastia. A presença de massa testicular palpável é mais comum em adultos e geralmente apresenta comportamento benigno, embora possa metastatizar para pulmão, fígado e linfonodos retroperitoneais.[15]

Os tumores de células de Sertoli representam menos de 1% de todos os casos de tumores testiculares e ocorrem em qualquer faixa etária. Um terço dos casos acomete pacientes com menos de 13 anos. A maioria tem comportamento benigno, e cerca de um terço dos casos apresenta ginecomastia. Os tumores testiculares de células da granulosa, por sua vez, são extremamente raros, podendo ter a ginecomastia como uma de suas manifestações, e, assim como os tumores de células de Sertoli, caracterizam-se pela produção estrogênica local excessiva.[16]

Finalmente, tumores de células germinativas compreendem a forma mais comum de câncer em homens na faixa dos 15 aos 35 anos de idade. Eles podem ser classificados em seminomatosos ou não seminomatosos e apresentam níveis elevados de α-fetoproteína e β-hCG. O hCG, atuando através de seu receptor localizado nas células de Leydig, promove a secreção de andrógenos passíveis de aromatização, elevando assim os níveis estrogênicos. Embora estes tumores possam se originar nos testículos, também podem ser extragonadais, particularmente mediastinais ou originários de carcinomas pulmonares, renais e hepáticos.[17]

Alguns tumores produzem estrógenos em excesso porque apresentam hiperatividade de aromatase. É o caso dos tumores feminilizantes de células de Sertoli em meninos com síndrome de Peutz-Jeghers, uma doença de herança autossômica dominante caracterizada por máculas pigmentadas nos lábios e extremidades e pólipos gastrointestinais, entre outras manifestações.[18-20] Alguns desses casos têm como base genética mutações germinativas em um dos alelos do gene *STK11*, um gene supressor tumoral. Esse mesmo tipo de situação também pode ser encontrado no complexo de Carney, outra doença de herança autossômica dominante caracterizada basicamente pela presença de mixomas cardíacos, pigmentação cutânea e de mucosa, nódulos adrenais e hipercortisolismo. A base molecular desta entidade, por sua vez, envolve outro gene supressor tumoral (*PRKAR1A*), que codifica a subunidade alfa regulatória tipo 1 da proteína quinase A, embora apenas cerca de 50% dos casos estejam relacionados a este gene.

Os tumores adrenais também podem secretar altas quantidades de esteroides sexuais, causando elevação dos níveis de estrógenos local ou perifericamente. São geralmente tumores de secreção mista, e são raros os casos de tumores produtores exclusivamente de estrógenos.

Além de todas essas causas tumorais, a literatura registra dois casos de ginecomastia grave secundária a um carcinoma hepatocelular fibrolamelar com hiperatividade ectópica de aromatase e níveis normais de βhCG.[11]

AUMENTO DE ESTRÓGENOS POR CAUSAS NÃO TUMORAIS

Pode ocorrer no hermafroditismo verdadeiro, condição muito rara, que se caracteriza pela presença de ambos os tecidos gonadais e promove aumento da secreção estrogênica pelo tecido ovariano por ocasião da puberdade, resultando em ginecomastia. Nesta condição, outros achados fenotípicos, particularmente defeitos na formação da genitália externa, levantarão a suspeita desse diagnóstico antes mesmo do desenvolvimento da ginecomastia.

Outra entidade rara, que deve ser explorada sempre que houver níveis persistentemente elevados de estrógenos, na ausência de uma fonte produtora tumoral ou exógena, é a síndrome de excesso de aromatase (AES). Até o momento, dez famílias foram descritas na literatura apresentando esta doença.[22-31] Trata-se de uma síndrome genética que pode acometer ambos os sexos e cuja herança é autossômica dominante. Os pacientes do sexo masculino apresentaram como características marcantes: ginecomastia, muitas vezes grave, de início pré ou peripuberal, associada a avanço de idade óssea e redução da estatura final. Os achados fenotípicos mais importantes nas mulheres foram: telarca precoce, macromastia e baixa estatura.[25,27,29]

Em relação às dosagens hormonais, nem todos os indivíduos afetados apresentavam dados uniformes para comparação, mas de maneira geral tanto os níveis de estrona como de estradiol estavam elevados. Recentemente, tem sido sugerido que os andrógenos adrenais são a principal fonte para produção estrogênica no período pré-puberal. Durante a adrenarca, a aromatase converte androstenediona em estrona, sendo este o estrógeno predominante no período pré-puberal.[31] Durante a puberdade, com aumento da função gonadal, as concentrações elevadas de estradiol (em decorrência da aromatização da testosterona) tendem a predominar.

A base molecular desta síndrome vem sendo elucidada. O gene da aromatase (*CYP19*) é um gene altamente conservado na escala evolutiva e está localizado na banda q 21.2 do cromossomo 15 (Figura 10.2). A síndrome de excesso de aromatase está associada a hiperexpressão do gene *CYP19* causada por rearranjos genômicos na região 15q21.

Os rearranjos genômicos incluem duplicações simples envolvendo a região do éxon 1-10 do gene *CYP19A* e rearranjos complexos que levam à criação de quimeras constituídas da região codificadora do gene *CYP19A* associado a região promotora de genes vizinhos. Logo, a gravidade da síndrome vai depender do número de cópias do gene *CYP19A* e da capacidade funcional deste novo promotor, sugerindo uma boa correlação genótipo-fenótipo.[32]

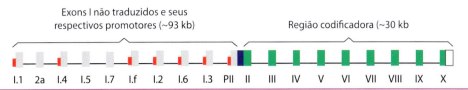

Figura 10.2 Representação esquemática do CYP19 humano. Fonte: Acervo dos autores.

REDUÇÃO DOS NÍVEIS DE TESTOSTERONA E RESISTÊNCIA AOS ANDRÓGENOS

O desenvolvimento mamário requer a ação dos estrógenos; os andrógenos, por sua vez, apresentam efeitos opostos aos dos estrógenos. Assim, o equilíbrio entre a produção de estrógenos e andrógenos previne o crescimento do tecido mamário no homem adulto. Qualquer aumento na produção de estrógenos ou redução da produção de andrógenos pode levar ao surgimento da ginecomastia. Níveis elevados de estrógenos aumentam a proliferação glandular por estimulação glandular direta e supressão dos níveis de LH, reduzindo a secreção de testosterona e aumentando a relação estrógenos--andrógenos.

Além do aumento da produção estrogênica, a redução dos níveis de testosterona por si só, como ocorre no hipogonadismo primário, aumenta a relação estrógenos-andrógenos, também promovendo a ginecomastia. É o que acontece na síndrome de Klinefelter, na anorquia congênita e em doenças testiculares adquiridas, como orquites virais e bacterianas, traumas, castração, doenças granulomatosas e radiação testicular. Defeitos enzimáticos que comprometem a produção de testosterona também podem cursar com ginecomastia. Na deficiência de 17HSD tipo 3, por exemplo, o comprometimento da conversão de androstenediona em testosterona e da estrona em estradiol resulta em acúmulo de androstenediona (que pode ser aromatizada em estrona) e estrona, podendo levar à ginecomastia.

Outro grupo de pacientes sujeitos à ginecomastia é aquele em que a produção androgênica não está comprometida, mas sim sua ação através de seu receptor, como ocorre na insensibilidade androgênica e na síndrome de Kennedy. Receptores defeituosos impedem a ação androgênica de disponibilizar andrógenos para a formação de estrógenos. Na insensibilidade completa aos andrógenos (CAIS), o desenvolvimento das mamas é completo e está presente em 100% dos casos. Na insensibilidade parcial aos andrógenos (PAIS), a ginecomastia está geralmente presente, mas pode estar ausente em alguns casos.

OUTRAS DOENÇAS ASSOCIADAS À GINECOMASTIA

Homens com insuficiência renal terminal podem apresentar níveis reduzidos de testosterona e gonadotrofinas elevadas, com o resultado de uma falência testicular primária, e, desta forma, podem desenvolver ginecomastia.[6]

Na doença hepática avançada, particularmente na cirrose, a etiologia da ginecomastia não está bem esclarecida. Para alguns, ela é fruto de uma produção elevada de estrógenos secundária à aromatização extraglandular da androstenediona, cuja metabolização está diminuída. Por outro lado, a administração de testosterona em indivíduos cirróticos eleva os níveis de estradiol, sem que haja aumento da prevalência de ginecomastia. Portanto, embora a associação de ginecomastia e doença hepática seja comum, dados atuais são conflitantes e os mecanismos pelos quais ele ocorre permanecem obscuros.[33,34]

A ginecomastia também pode estar presente em doenças que comprometem a medula espinhal. A maioria destes pacientes apresenta redução da produção de testosterona, podendo inclusive haver atrofia testicular e infertilidade. Acredita-se que as repetidas infecções urinárias, o aumento da temperatura escrotal e a presença de bexiga neurogênica sejam os fatores responsáveis pela falência testicular.[35]

A tireotoxicose é outra condição associada à ginecomastia. Os hormônios tireoidianos atuam aumentando os níveis de SHBG. Uma vez que os andrógenos apresentam maior afinidade ao SHBG, a relação estradiol-testosterona livre aumenta, predispondo ao aparecimento de ginecomastia.[36]

Já na obesidade, o excesso de tecido adiposo (fonte de aromatase) conduz a uma maior disponibilidade de estrógenos, predispondo ao desenvolvimento de ginecomastia.

A realimentação de indivíduos severamente desnutridos também é causa reconhecida de ginecomastia. Não se conhecem exatamente os mecanismos fisiopatológicos envolvidos, porém a ginecomastia é autolimitada e regride espontaneamente.

Pacientes portadores do vírus HIV podem desenvolver ginecomastia envolvendo principalmente deficiência androgênica multifatorial, quer seja causando hipogonadismo primário ou secundário; algumas drogas retrovirais empregadas no tratamento também podem levar ao surgimento da ginecomastia.

Finalmente, há relatos de que lesões na parede torácica, decorrentes de cirurgia torácica, por exemplo, e estresse psicológico possam ser desencadeantes de ginecomastia, mas os mecanismos através dos quais isto ocorre ainda não são bem esclarecidos.

DROGAS INDUTORAS DE GINECOMASTIA

Uma boa porcentagem das ginecomastias é causada por medicamentos ou substâncias químicas com efeito estrogênico. De modo geral, as substâncias potencialmente causadoras de ginecomastia atuam por meio dos seguintes mecanismos: possuem propriedades intrínsecas que mimetizam os estrógenos; aumentam a produção endógena de estrógenos ou de substâncias passíveis de aromatização em estrógenos ou promovem deslocamento da ligação entre esteroides e SHBG; e finalmente existem aquelas que agem através de mecanismos desconhecidos[37] (Tabela 10.1).

Sobre as substâncias mais envolvidas na gênese da ginecomastia, vale lembrar que o contato com cremes vaginais contendo estrógenos, às vezes presentes em cremes de assaduras, pode elevar os níveis circulantes de estrógenos e então promover o desenvolvimento de ginecomastia. A manipulação de substâncias contendo conservantes à base de estrógenos por agentes funerários já foi relatada como causa de ginecomastia.[38] A maconha, por ser um fitoestrógeno, e a digoxina, por se ligar aos receptores estrogênicos, também são causas de ginecomastia. O uso indiscriminado de anabolizantes por fisiculturistas e esportistas, ao causar excesso de andrógenos disponíveis para aromatização, também é causa frequente de ginecomastia.[6]

Drogas e substâncias que causam redução dos níveis de testosterona, quer seja por dano testicular direto, bloqueio da síntese de testosterona ou da ação de andrógenos, podem causar ginecomastia. A flutamida, por exemplo, tem efeito antiandrogênico, bloqueando a ação dos andrógenos nos tecidos periféricos. Por outro lado, o cetoconazol atua inibindo as enzimas esteroidogênicas necessárias para a síntese de testosterona; a espironolactona atua da mesma maneira, além de bloquear os receptores androgênicos e de promover o deslocamento da ligação estrógenos-SHBG. Já o álcool causa ginecomastia ao elevar a relação estrógenos-testosterona por meio de vários mecanismos: promove o aumento da SHBG

Tabela 10.1 Drogas que induzem ginecomastia

Drogas que induzem ginecomastia através de mecanismos conhecidos
A. Drogas que mimetizam estrógenos ou se ligam aos receptores de estrógenos e os próprios estrógenos: • Cremes vaginais à base de estrógenos;   • Cremes contendo conservantes à base de estrógenos;   • Digital, clomifeno, maconha, estrógenos sob as mais diversas apresentações;
B. Drogas que estimulam a síntese de estrógenos: • Gonadotrofinas e hCG;
C. Suplementos precursores de estrógenos aromatizáveis: • Andrógenos exógenos (esteroides anabolizantes); androstenediona e DHEA;
D. Drogas que causam dano testicular: • Alguns agentes quimioterápicos (nitrosureia, vincristina); álcool;
E. Bloqueadores da síntese de testosterona: • Cetoconazol, espironolactona, metronidazol, etomidato;
F. Bloqueadores da ação androgênica: • Flutamida, finasterida, ciproterona, cimetidina, ranitidina, espironolactona;
G. Drogas que promovem deslocamento da ligação estrógenos-SHBG: • Espironolactona, álcool;
Drogas que induzem ginecomastia através de mecanismos desconhecidos
A. Medicações cardíacas e anti-hipertensivos: • Bloqueadores de canal de cálcio (verapamil, nifedipino, diltiazem);   • Inibidores da ECA (captopril, enalapril);   • β-bloqueadores, amiodarona, metildopa, reserpina, nitratos;
B. Drogas psicoativas: neurolépticos, diazepam, fenitoína, antidepressivos tricíclicos, haloperidol, anfetaminas;
C. Antibióticos e retrovirais: isoniazida, etionamida, griseofulvina, indinavir;
D. Outras: teofilina, omeprazol, dietilpropiona, domperidona, penicilamina, heparina;

Fonte: Acervo pessoal dos autores.

reduzindo os níveis de testosterona livre, aumenta o clareamento hepático da testosterona e tem efeito tóxico direto sobre os testículos.

ANAMNESE E EXAME FÍSICO

Durante a anamnese, atenção particular deve ser dada ao uso de medicamentos, drogas, álcool e fitoestrógenos (presentes em ervas e chás), assim como à exposição a certas substâncias químicas.

Doenças sistêmicas como hipertireoidismo, insuficiência renal crônica e doença hepática devem ser reconhecidas. O clínico deve ainda questionar sobre fertilidade, disfunção erétil, libido, e excluir hipogonadismo, primário ou secundário, como potencial fator etiológico. Adicionalmente, é importante caracterizar a duração e o início da ginecomastia, assim como a presença ou não de história familiar.

Todos os pacientes requerem exame físico completo, e o primeiro passo é determinar se o aumento da mama é realmente ginecomastia. A pseudoginecomastia ou lipomastia é caracterizada pelo aumento da gordura subareolar, sem aumento da glândula mamária. Além disso, outro diagnóstico diferencial fundamental é com câncer de mama, que deve ser suspeitado na presença de massa endurecida, que pode estar localizada fora da região do complexo mamilar-areolar, ou levar a retração de mamilo, descarga mamilar ou adenomegalia axilar. Crescimento rápido e recente costuma preocupar mais do que uma ginecomastia de longa data.[1]

Ao exame físico o tecido na ginecomastia é macio e elástico, a área afetada é concêntrica ao mamilo e em 50% dos casos é bilateral. Quanto ao tamanho, a ginecomastia deve ser classificada de acordo com os critérios de Tanner de desenvolvimento mamário feminino.

O exame dos testículos é essencial. Testículos pequenos bilateralmente falam a favor de hipogonadismo primário, enquanto testículos assimétricos ou a presença de massas testiculares sugerem a presença de neoplasias. Alteração de campo visual pode sugerir doença hipofisária. Dependendo da suspeita de doenças sistêmicas, determinados sinais ao exame físico devem ser pesquisados.

EXAMES COMPLEMENTARES

Dosagens séricas basais de testosterona, estradiol, gonadotrofinas, prolactina e βHCG permitem situar a etiologia da ginecomastia (Tabela 10.2) e (Figura 10.3). Dependendo da história e do exame físico, outros exames deverão ser solicitados. Níveis elevados de βHCG ou de estradiol sugerem neoplasia, e a realização de uma ultrassonografia testicular para a identificação de massas testiculares torna-se necessária. Como tumores extratesticulares também podem secretar βHCG, assim como tumores adrenais podem ser fonte de secreção de estrógenos, a investigação por métodos de imagem deve prosseguir quando a imagem testicular é normal. Níveis reduzidos de testosterona, estrógenos desproporcio-

Tabela 10.2 Propedêutica complementar na investigação diagnóstica da ginecomastia

Dosagem sérica de βhCG, LH, FSH, T e E$_2$:
βhCG aumentado → realizar USG testicular
• Massa testicular: tumor de células germinativas testiculares;
• Normal: tumor de células germinativas extragonadal ou tumor ectópico produtor de hCG → realizar RX de tórax, TC de abdome;
Níveis elevados de LH e FSH com redução dos níveis de T: hipogonadismo primário;
Níveis elevados de LH, FSH e T: dosar T4 livre e TSH
• *T4 livre aumentado e TSH reduzido*: hipertireoidismo;
• *T4 livre e TSH normais*: insensibilidade androgênica;
Níveis reduzidos ou normais de LH e FSH com redução dos níveis de T
• *Níveis elevados de PRL*: prolactinoma;
• *Dosagens normais de PRL*: hipogonadismo secundário;
Níveis reduzidos ou normais de LH e FSH com elevação dos níveis de E$_2$ → realizar USG testicular
• Massa testicular: tumor de células de Leydig ou de Sertoli;
• Normal → realizar TC ou RMN de abdome
° 5.2.1. Massa: tumor adrenal;
° 5.2.2. Normal: fonte exógena de E$_2$ ou AES;

Dosagens normais de *βhCG, LH, FSH, T, E2 e PRL*: ginecomastia fisiológica (neonatal, puberal ou da senescência, a depender da faixa etária) ou idiopática.

Fonte: Acervo pessoal dos autores.

nalmente elevados com níveis elevados de gonadotrofinas indicam hipogonadismo primário; se a história sugere síndrome de Klinefelter, um cariótipo deve ser realizado para confirmação diagnóstica. Níveis reduzidos de testosterona e gonadotrofinas sugerem hipogonadismo secundário, direcionando a investigação para a pesquisa de doenças hipotálamo-hipofisárias. A presença de testosterona, gonadotrofinas e estradiol elevados sugere quadro de resistência androgênica. Funções hepática, renal e tireoidiana devem ser solicitadas na suspeita de envolvimento de falência destes órgãos.

Os níveis de prolactina são geralmente normais em homens com ginecomastia de etiologia variada, assim como homens que apresentam hiperprolactinemia induzida por psicotrópicos raramente evidenciam ginecomastia. Portanto, acredita-se que a prolactina não exerça um papel direto sobre o desenvolvimento da ginecomastia. Quando a ginecomastia se desenvolve em homens com prolactinoma ou hiperprolactinemia secundária ao uso de psicotrópicos, ela é provavelmente consequência da falência testicular secundária à inibição da secreção de LH pela própria ação da prolactina ou pelo efeito de massa tumoral lesando os gonadotrofos.[39]

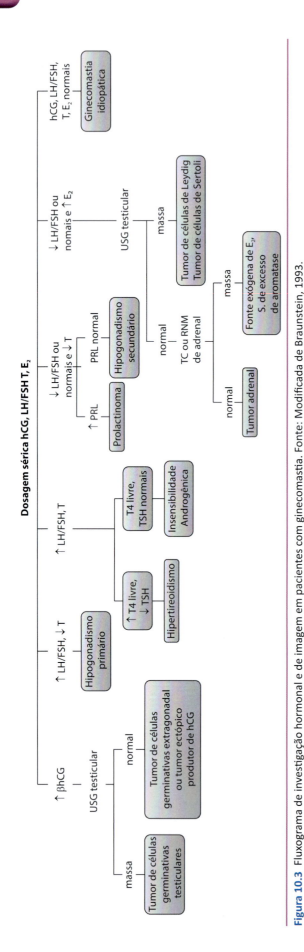

Figura 10.3 Fluxograma de investigação hormonal e de imagem em pacientes com ginecomastia. Fonte: Modificada de Braunstein, 1993.

Na avaliação entre lipomastia, ginecomastia ou câncer de mama, a ultrassonografia mamária e também a mamografia são bastante empregadas, sendo muitas vezes exames que se complementam. Além disso, se o exame das mamas sugere malignidade, uma biópsia deve ser realizada. Este procedimento é de particular importância em pacientes com síndrome de Klinefelter, por causa do risco aumentado para câncer de mama.

TRATAMENTO

Envolve o tratamento de doenças sistêmicas quando presentes e das condições que levaram ao desenvolvimento da ginecomastia. O ideal é iniciar o tratamento precocemente, na fase proliferativa, na qual pode ocorrer regressão da ginecomastia. Assim, medicamentos que causam ginecomastia devem ser suspensos ou substituídos sempre que possível. Nestes casos, a regressão começa a ser notada 1 mês após a suspensão do medicamento. Os tumores testiculares devem ser removidos cirurgicamente, e naqueles de linhagem germinativa o tratamento deve ser complementado com quimioterapia, geralmente com cisplatina, bleomicina, vimblastina ou etoposida. Na presença de biópsia de mama indicando malignidade, a mastectomia é imperativa.

Quando não são detectadas anormalidades, o quadro requer acompanhamento clínico. Um exame físico cuidadoso das mamas deve ser feito a cada 3 meses até que a ginecomastia regrida ou se estabilize; posteriormente, as consultas podem ser anuais. Vale lembrar que muitos casos de ginecomastia puberal fisiológica tendem a se resolver espontaneamente, sobretudo quando o desenvolvimento mamário não atinge o estádio 2 de Tanner.

TRATAMENTO CLÍNICO

Está indicado em ginecomastias graves ou quando não é possível atuar na sua etiologia. Três classes de medicamentos são utilizadas: andrógenos (testosterona, di-hidrotestosterona, danazol), antiestrógenos (clomifeno e tamoxifeno) e os inibidores de aromatase (testolactona, anastrozol e letrozol). O tratamento com testosterona está indicado em hipogonádicos, embora, por ser aromatizável, o próprio uso da medicação possa induzir ginecomastia. A di-hidrotestosterona, um andrógeno não aromatizável, tem sido usada em pacientes com ginecomastia puberal prolongada com bom resultado e mostrou ser efetiva no tratamento de um paciente com excesso de aromatase.[27]

Alguns pesquisadores relatam cerca de 64% de resposta ao uso de clomifeno 100 mg/dia, um estrógeno fraco com efeitos antiestrogênicos moderados, embora esta mesma substância possa ser causa do surgimento de ginecomastia. O tamoxifeno, outro antiestrogênico, tem demonstrado bons resultados em alguns casos (20 mg/dia por pelo menos 3 meses) e apresenta bom perfil de segurança, de acordo com recente metanálise.[40] A associação de tamoxifeno com danazol (um andrógeno fraco) também tem mostrado resposta satisfatória no tratamento da ginecomastia.[41] Mais recentemente, os inibidores de aromatase têm sido empregados com bons resultados, particularmente os de segunda geração como o anastrazol (1 mg/dia) e o letrozol (2,5 mg/dia).[42]

TRATAMENTO CIRÚRGICO

Quando o tratamento clínico é inefetivo, particularmente nos casos de ginecomastia de longa duração, quando a ginecomastia traz constrangimento para o paciente ou na suspeita de câncer de mama, indica-se o tratamento cirúrgico, que consiste na remoção do tecido glandular associada ou não a lipossucção.

PREVENÇÃO DE GINECOMASTIA EM HOMENS COM CÂNCER DE PRÓSTATA

No tratamento de câncer de próstata avançado, uma das modalidades consiste na privação androgênica, que pode levar ao desenvolvimento de ginecomastia. Na intenção de evitar o desenvolvimento de ginecomastia, baixas doses profiláticas de irradiação mamária têm sido empregadas com sucesso.[43]

REFERÊNCIAS BIBLIOGRÁFICAS

1. Braunstein GD. Clinical practice. Gynecomastia. The New England Journal of Medicine. 2007;357(12):1229-37. Epub 2007/09/21.
2. Niewoehner CB, Nuttal FQ. Gynecomastia in a hospitalized male population. The American Journal of Medicine. 1984;77(4):633-8. Epub 1984/10/01.
3. Santen R. Basic Medical Endocrinology. Fourth ed. Elsevier, 2001. pp. 2335-41.
4. Bocchinfuso WP, Korach KS. Mammary gland development and tumorigenesis in estrogen receptor knockout mice. J Mammary Gland Biol Neoplasia. 1997;2(4):323-34.
5. Lubahn DB, Moyer JS, Golding TS, Couse JF, Korach KS, Smithies O. Alteration of reproductive function but not prenatal sexual development after insertional disruption of the mouse estrogen receptor gene. Proc Natl Acad Sci USA. 1993;90(23):11162-6.
6. Glass AR. Gynecomastia. Endocrinol Metab Clin North Am. 1994;23(4):825-37.
7. Mol JA, van Garderen E, Rutteman GR, Rijnberk A. New insights in the molecular mechanism of progestin-induced proliferation of mammary epithelium: induction of the local biosynthesis of growth hormone (GH) in the mammary glands of dogs, cats and humans. J Steroid Biochem Mol Biol. 1996;57(1-2):67-71.
8. Gill K, Kirma N, Tekmal RR. Overexpression of aromatase in transgenic male mice results in the induction of gynecomastia and other biochemical changes in mammary glands. J Steroid Biochem Mol Biol. 2001;77(1):13-8.
9. Li X, Warri A, Makela S, Ahonen T, Streng T, Santti R, et al. Mammary gland development in transgenic male mice expressing human P450 aromatase. Endocrinology. 2002;143(10):4074-83.
10. Ruan W, Kleinberg DL. Insulin-like growth factor I is essential for terminal end bud formation and ductal morphogenesis during mammary development. Endocrinology. 1999;140(11):5075-81.
11. Walden PD, Ruan W, Feldman M, Kleinberg DL. Evidence that the mammary fat pad mediates the action of growth hormone in mammary gland development. Endocrinology. 1998;139(2):659-62.
12. Moore DC, Schlaepfer LV, Paunier L, Sizonenko PC. Hormonal changes during puberty: V. Transient pubertal gynecomastia: abnormal androgen-estrogen ratios. The Journal of Clinical Endocrinology and Metabolism. 1984;58(3):492-9.
13. Bulard J, Mowszowicz I, Schaison G. Increased aromatase activity in pubic skin fibroblasts from patients with isolated gynecomastia. The Journal of Clinical Endocrinology and Metabolism. 1987;64(3):618-23.
14. Braunstein GD. Aromatase and gynecomastia. Endocr Relat Cancer. 1999;6(2):315-24.
15. Gana BM, Windsor PM, Lang S, Macintyre J, Baxby K. Leydig cell tumour. Br J Urol. 1995;75(5):676-8.
16. Matoska J, Ondrus D, Talerman A. Malignant granulosa cell tumor of the testis associated with gynecomastia and long survival. Cancer. 1992;69(7):1769-72.
17. Moran CA, Suster S. Primary mediastinal choriocarcinomas: a clinicopathologic and immunohistochemical study of eight cases. Am J Surg Pathol. 1997;21(9):1007-12.
18. Young S, Gooneratne S, Straus FH, 2nd, Zeller WP, Bulun SE, Rosenthal IM. Feminizing Sertoli cell tumors in boys with Peutz-Jeghers syndrome. Am J Surg Pathol. 1995;19(1):50-8.
19. Hertl MC, Wiebel J, Schafer H, Willig HP, Lambrecht W. Feminizing Sertoli cell tumors associated with Peutz-Jeghers syndrome: an increasingly recognized cause of prepubertal gynecomastia. Plast Reconstr Surg. 1998;102(4):1151-7.
20. Coen P, Kulin H, Ballantine T, Zaino R, Frauenhoffer E, Boal D, et al. An aromatase-producing sex-cord tumor

resulting in prepubertal gynecomastia. The New England Journal of Medicine. 1991;324(5):317-22.

21. Agarwal VR, Takayama K, Van Wyk JJ, Sasano H, Simpson ER, Bulun SE. Molecular basis of severe gynecomastia associated with aromatase expression in a fibrolamellar hepatocellular carcinoma. The Journal of Clinical Endocrinology and Metabolism. 1998;83(5):1797-800.

22. Hemsell DL, Edman CD, Marks JF, Siiteri PK, MacDonald PC. Massive extraglandular aromatization of plasma androstenedione resulting in feminization of a prepubertal boy. J Clin Invest. 1977;60(2):455-64.

23. Berkovitz GD, Guerami A, Brown TR, MacDonald PC, Migeon CJ. Familial gynecomastia with increased extraglandular aromatization of plasma carbon19-steroids. J Clin Invest. 1985;75(6):1763-9.

24. Leiberman E, Zachmann M. Familial adrenal feminization probably due to increased steroid aromatization. Horm Res. 1992;37(3):96-102.

25. Stratakis CA, Vottero A, Brodie A, Kirschner LS, DeAtkine D, Lu Q, et al. The aromatase excess syndrome is associated with feminization of both sexes and autosomal dominant transmission of aberrant P450 aromatase gene transcription. The Journal of Clinical Endocrinology and Metabolism. 1998;83(4):1348-57.

26. Shozu M, Sebastian S, Takayama K, Hsu WT, Schultz RA, Neely K, et al. Estrogen excess associated with novel gain-of-function mutations affecting the aromatase gene. The New England Journal of Medicine. 2003;348(19):1855-65.

27. Martin RM, Lin CJ, Nishi MY, Billerbeck AE, Latronico AC, Russell DW, et al. Familial hyperestrogenism in both sexes: clinical, hormonal, and molecular studies of two siblings. The Journal of Clinical Endocrinology and Metabolism. 2003;88(7):3027-34.

28. Binder G, Iliev DI, Dufke A, Wabitsch M, Schweizer R, Ranke MB, et al. Dominant transmission of prepubertal gynecomastia due to serum estrone excess: hormonal, biochemical, and genetic analysis in a large kindred. The Journal of Clinical Endocrinology and Metabolism. 2005;90(1):484-92.

29. Tiulpakov A, Kalintchenko N, Semitcheva T, Polyakov A, Dedov I, Sverdlova P, et al. A potential rearrangement between CYP19 and TRPM7 genes on chromosome 15q21.2 as a cause of aromatase excess syndrome. The Journal of Clinical Endocrinology and Metabolism. 2005;90(7):4184-90.

30. Fukami M, Shozu M, Soneda S, Kato F, Inagaki A, Takagi H, et al. Aromatase excess syndrome: identification of cryptic duplications and deletions leading to gain of function of CYP19A1 and assessment of phenotypic determinants. The Journal of Clinical Endocrinology and Metabolism. 2011;96(6):E1035-43. Epub 2011/04/08.

31. Shihara D, Miyado M, Nakabayashi K, Shozu M, Ogata T, Nagasaki K, et al. Aromatase excess syndrome in a family with upstream deletion of CYP19A1. Clinical Endocrinology. 2013. Epub 2013/10/10.

32. Fukami M, Tsuchiya T, Vollbach H, Brown KA, Abe S, Ohtsu S, et al. Genomic basis of aromatase excess syndrome: recombination- and replication-mediated rearrangements leading to CYP19A1 overexpression. The Journal of Clinical Endocrinology and Metabolism. 2013;98(12):E2013-21. Epub 2013/09/26.

33. Olivo J, Gordon GG, Rafii F, Southren AL. Estrogen metabolism in hyperthyroidism and in cirrhosis of the liver. Steroids. 1975;26(1):47-56.

34. Bahnsen M, Gluud C, Johnsen SG, Bennett P, Svenstrup S, Micic S, et al. Pituitary-testicular function in patients with alcoholic cirrhosis of the liver. Eur J Clin Invest. 1981;11(6):473-9.

35. Heruti RJ, Dankner R, Berezin M, Zeilig G, Ohry A. Gynecomastia following spinal cord disorder. Arch Phys Med Rehabil. 1997;78(5):534-7.

36. Chan WB, Yeung VT, Chow CC, So WY, Cockram CS. Gynaecomastia as a presenting feature of thyrotoxicosis. Postgrad Med J. 1999;75(882):229-31.

37. Thompson DF, Carter JR. Drug-induced gynecomastia. Pharmacotherapy. 1993;13(1):37-45.

38. Finkelstein JS, McCully WF, MacLaughlin DT, Godine JE, Crowley WF, Jr. The mortician's mystery. Gynecomastia and reversible hypogonadotropic hypogonadism in an embalmer. The New England Journal of Medicine. 1988;318(15):961-5.

39. Larsen PR, Kronenberg HM, Melmed S, Polonsky KS. Williams Texbook of Endocrinology. Tenth ed. 2003. 745p.

40. Lapid O, van Wingerden JJ, Perlemuter L. Tamoxifen therapy for the management of pubertal gynecomastia: a systematic review. Journal of Pediatric Endocrinology & Metabolism: JPEM. 2013;26(9-10):803-7. Epub 2013/06/05.

41. Ting AC, Chow LW, Leung YF. Comparison of tamoxifen with danazol in the management of idiopathic gynecomastia. Am Surg. 2000;66(1):38-40.

42. Miller WR, Jackson J. The therapeutic potential of aromatase inhibitors. Expert Opin Investig Drugs. 2003;12(3):337-51.

43. Widmark A, Fossa SD, Lundmo P, Damber JE, Vaage S, Damber L, et al. Does prophylactic breast irradiation prevent antiandrogen-induced gynecomastia? Evaluation of 253 patients in the randomized Scandinavian trial SPCG-7/SFUO-3. Urology. 2003;61(1):145-51.

Hipopituitarismo em Crianças e Adultos

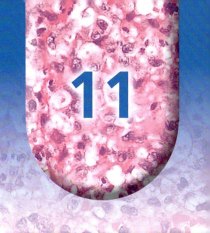

11

Luciani Renata Silveira de Carvalho

Cláudia Veiga Chang

Fernanda de Azevedo Corrêa

João Luiz Oliveira Madeira

Mariana Furieri Guzzo

Ivo Jorge Prado Arnhold

INTRODUÇÃO

O hipopituitarismo é definido como a deficiência de um ou mais hormônios hipofisários. Embora a prevalência do hipopituitarismo seja incerta, estima-se que seja em torno de 300-450/milhão de habitantes.[1] O quadro clínico do hipopituitarismo varia de acordo com o início de apresentação (congênito ou adquirido), a etiologia (genética, orgânica ou idiopática), as deficiências hormonais envolvidas (GH, TSH, ACTH, LH, FSH, PRL ou ADH e a velocidade de instalação das deficiências hormonais (aguda ou crônica). Neste capítulo focaremos o estudo da deficiência hipotálamo-hipofisária múltipla (DHHM). A deficiência de GH e o hipogonadismo hipogonadotrófico são abordados mais detalhadamente nos Capítulos 9, 13 e 15.

EMBRIOGÊNESE E ORGANOGÊNESE HIPOFISÁRIA

O entendimento do processo fisiológico da embriogênese e organogênese glandular se faz necessário para entender o hipopituitarismo, uma vez que a falha em alguma fase deste processo pode levar à deficiência hormonal múltipla.

A embriogênese e organogênese hipofisária são semelhantes em todos os vertebrados, inclusive entre os roedores e os humanos.[2] Os lobos anterior e intermediário derivam do ectoderma oral, enquanto o lobo posterior é proveniente do ectoderma neural.[3-5]

A embriogênese hipofisária no camundongo inicia-se em torno do dia embrionário 7,5 (E7.5) com espessamento do ectoderma oral e formação da placa neural.[6] (Figura 11.1) Por volta do E9 inicia-se

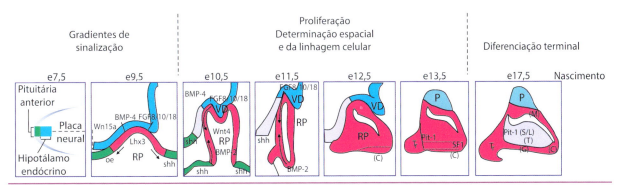

Figura 11.1 Embriogênese e organogênese hipofisária no camundongo. Ressaltam-se três períodos de desenvolvimento glandular: gradientes de sinalização em uma fase precoce, proliferação e "comprometimento" específico das linhagens e, por fim, diferenciação terminal. E: dia embrionário; RP: Bolsa de Rathke (rosa e verde); VD: Diencéfalo ventral (azul); P: Lobo posterior. Fonte: Adaptado de Zhu et al., 2007.

processo de invaginação do ectoderma oral, dando origem à bolsa de Rathke, o primórdio da adeno-hipófise, composta pelos lobos anterior e intermediário.[5,6] A via de sinalização Sonic hedgehog (Shh) tem importante papel na indução e proliferação tecido-específica. Apesar de estar ausente na bolsa de Rathke, o acionamento da via Shh leva à ativação dos fatores de transcrição da família Gli (Gli1, Gli2, Gli3). O Gli2 por sua vez se expressa no diencéfalo e na bolsa de Rathke, e a sua inativação leva à ausência da glândula hipofisária e a malformações da linha média do diencéfalo ventral em camundongos.[7] Em contrapartida, o ectoderma neural proveniente do diencéfalo ventral, ao evaginar-se (E10.5), forma o infundíbulo que dará origem ao lobo posterior e à haste hipofisária.[3] A justaposição entre a bolsa de Rathke e o diencéfalo ventral/infundíbulo é mantida nos estágios iniciais de organogênese hipofisária e é imprescindível para interação entre uma série de moléculas sinalizadoras como Wnt5, Bmp4, Fgf8/10/18, provenientes tanto do diencéfalo ventral/infundíbulo como da própria bolsa de Rathke tais como Lhx3, Bmp2, Wnt4.[8]

Por volta do E12.5 a bolsa de Rathke se separa do ectoderma oral e começa a se expandir para formar o lobo anterior da hipófise.[3] O lúmen da bolsa de Rathke persiste como uma fenda, separando os lobos intermediário e anterior.[4-6] O lobo intermediário é bem desenvolvido no camundongo, ao contrário do que ocorre na espécie humana. Nesta fase, as células proliferativas estão localizadas na área periluminal, com alto nível de proliferação, e, à medida

que há o processo de diferenciação celular, ocorre a migração para a porção ventral, formando assim o lobo anterior.[5,9,10]

Existem vários fatores de transcrição responsáveis pelas fases de comprometimento das células-tronco em células hipofisárias, como Sox2, Sox3, Hes1, Otx2, Gli1, Gli2, Pitx1, Pitx2, Lhx3 e Lhx4. O Lhx3 tem como papel principal ativar o Hesx1 em camundongos, e estudos *in vitro* também demonstraram ação na ativação do Pou1f1 (conhecido anteriormente como Pit1). O fator de transcrição Prop1 apresenta ação inibitória sobre Hesx1 e estimulatória sobre Pit1, o qual participa da diferenciação final do tireotrofo, somatotrofo e lactotrofo. Para a diferenciação terminal do corticotrofo, ocorre a participação dos fatores TBx19 e Neuro D1, enquanto para o gonadotrofo, SF1 e Gata2 são fundamentais. Adicionalmente, os hormônios glicoproteicos (FSH, LH e TSH) possuem uma subunidade beta específica e uma subunidade alfa comum a eles, representada esquematicamente na Figura 11.2.

ETIOLOGIA

O hipopituitarismo pode ser subdividido em genético, orgânico ou idiopático. Mutações nos fatores de transcrição hipofisários são possíveis causas de deficiência hormonal múltipla/isolada. Além disso, doenças hipofisárias tumorais, neoplásicas, infiltrativas, autoimunes, inflamatórias, vasculares, infecciosas, assim como lesões traumáticas ou provocadas por radioterapia, podem envolver a região

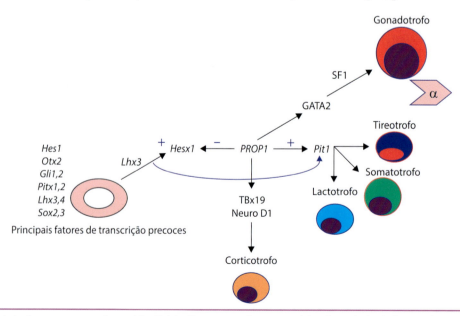

Figura 11.2 Embriogênese e organogênese hipofisária. Representação esquemática dos principais fatores de transcrição envolvidos na formação glandular levando a diferenciação celular terminal. Fonte: Autores.

hipotálamo-hipofisária, levando ao quadro de hipopituitarismo orgânico (Figura 11.3).

HIPOPITUITARISMO DE CAUSA GENÉTICA

Em pacientes com hipopituitarismo foram descritas mutações em fatores de transcrição envolvidos na embriogênese hipofisária. Fatores de transcrição são proteínas que se ligam a sequências específicas do DNA, controlando a transcrição gênica.[11] Mutações nos fatores de transcrição com ação nas etapas finais da embriogênese (PROP1, POU1F1) originam o hipopituitarismo isolado com haste hipofisária íntegra e neuro-hipófise tópica. As mutações nos fatores de transcrição que agem nas fases precoces da embriogênese determinam hipopituitarismo frequentemente associado a alterações extra-hipofisárias ou linha média facial e síndromes, alterações de haste hipofisária e neuro-hipófise ectópica. A displasia septo-óptica (DSO) é uma condição heterogênea e atualmente definida pela presença de duas ou mais características da clássica tríade de: 1) hipoplasia do nervo óptico, 2) hipopituitarismo e 3)

defeitos de linha média cerebral, incluindo agenesia do septo pelúcido e/ou corpo caloso.[12] A etiologia do hipopituitarismo congênito (HC) permanece desconhecida na maioria dos pacientes e pode combinar fatores genéticos e ambientais.

Neste tópico discorreremos sobre as principais características clínico-hormonais e de imagem dos pacientes com mutações nos genes codificadores dessas proteínas (Figura 11.4).

PROP1 (PROP PAIRED-LIKE HOMEOBOX 1)

Mutações no *PROP1* são a causa genética de deficiência hipotálamo-hipofisária múltipla (DHHM) mais comum em humanos.[12,13] Os pacientes afetados apresentam um padrão de herança autossômica recessiva e as mutações identificadas podem ser dos tipos *nonsense*, *missense*, *frameshift*, intrônicas e deleções.[12] A alteração mais frequente é a deleção de 2 pares de base no éxon 2, comumente referida na literatura como c.296delGA ou c.301_302delAG.[14]

Na apresentação clínica típica, observam-se as deficiências de GH, TSH, PRL e gonadotrofinas, no entanto o início e a gravidade dos sintomas são variáveis ao longo do tempo. A deficiência de GH é usualmente de início precoce, com prejuízo do cres-

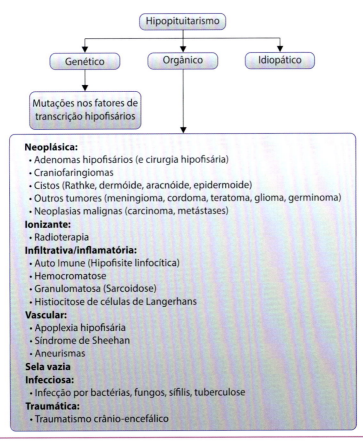

Figura 11.3 Causas de hipopituitarismo. Fonte: Autores.

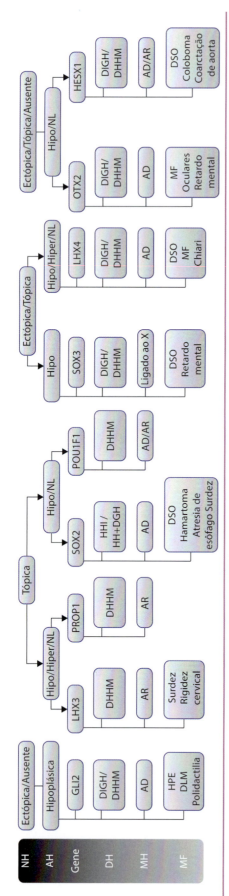

Figura 11.4 Características clínicas, de imagem e modo de herança dos pacientes com hipopituitarismo congênito de acordo com o gene mutado. NH-neuro-hipófise, AH-adeno-hipófise, DH-deficiências hormonais, MH-modo de herança, MF-malfomações, NL-normal, DIGH-deficiência isolada de GH, DHHM-deficiência hipotálamo-hipofisária múltipla, HHI-hipogonadismo hipotalâmico isolado, AD-autossômico dominante, AR-autossômico recessivo, HPE-holoprosencefalia, DLM-defeito de linha média, DSO-displasia septo-optica. Fonte: Acervo dos autores.

cimento na infância, tendo sido descrito na literatura um individuo adulto com estatura normal, sugerindo DGH de aparecimento tardio.[15] A deficiência de gonadotrofinas varia desde a presença de micropênis e criptorquidia ao nascimento até um início espontâneo de puberdade com posterior falência hormonal e necessidade de reposição exógena. A deficiência de ACTH ocorre com o aumento da faixa etária, o que reforça a necessidade de acompanhamento clínico-laboratorial contínuo destes pacientes.[16,17]

A morfologia hipofisária avaliada através de ressonância magnética (RM) da região hipotálamo-hipofisária revela uma haste hipofisária normal com neuro-hipófise tópica ou não visualizada. A adeno-hipófise pode apresentar-se hipoplásica, de tamanho normal ou aumentada. Em uma análise longitudinal observam-se vários pacientes com a glândula aumentada na infância, com involução gradual e posterior hipoplasia em idades mais avançadas.[17,18] Foi descrito ainda um processo dinâmico do tamanho da hipófise que cursa com aumento e diminuição da mesma que é denominado "wax and wane" e que por sua vez não se associa a deficiência de cortisol.[19]

POU1F1 (POU CLASS 1 HOMEOBOX 1)

A maioria das mutações encontradas neste gene apresenta um padrão de herança autossômica recessivo, porém existem mutações descritas que apresentam efeito dominante negativo.[20]

As manifestações clínicas são decorrentes das deficiências de GH, PRL e TSH. As deficiências de GH e PRL são comumente de início precoce, enquanto a deficiência de TSH pode ocorrer tardiamente.[20] Alguns pacientes podem apresentar-se com hipotireoidismo muito grave logo ao nascimento.

A RM dos pacientes com mutações no POU1F1 revela haste hipofisária normal, neuro-hipófise tópica e adeno-hipófise de tamanho normal ou reduzido.[21]

HESX1 (HESX HOMEOBOX 1)

Até o momento foram descritas 5 mutações em homozigose e 8 mutações em heterozigose neste gene.[12] Nas mutações herdadas de modo autossômico recessivo (mutações em homozigose) observou-se DHHM em todos os pacientes, algumas vezes de caráter evolutivo, com morfologia da região hipotálamo-hipofisária variável: aplasia ou hipoplasia da adeno-hipófise; neuro-hipófise normal ou ectópica; e anormalidades do corpo caloso e nervos ópticos caracterizando a DSO.[22,23] Em uma família com dois irmãos com mutações em homozigose foram constatadas anormalidades extra-hipofisárias tais como coloboma do olho direito, hérnia diafragmática e coarctação da aorta.[24]

Os pacientes com herança autossômica dominante (mutações em heterozigose) apresentam penetrância incompleta do fenótipo (presença de familiares não afetados carreadores da mutação) e podem apresentar deficiência isolada de GH ou DHHM; adeno-hipófise normal ou hipoplásica; neuro-hipófise tópica, ectópica ou não visualizada; e associação com DSO.[12,25]

GLI2 (GLI FAMILY ZINC FINGER 2)

A primeira descrição de mutações no *GLI2* associadas ao hipopituitarismo congênito ocorreu em 2003 em pacientes com holoprosencefalia, uma malformação resultante da clivagem incompleta do prosencéfalo entre o 18º e o 28º dia de vida embrionária. O modo de herança constatado foi autossômico dominante com penetrância incompleta, semelhante ao que ocorre nas mutações em heterozigose no *HESX1*.[26] Posteriormente, no Brasil em 2010, foram descritos 3 casos de mutações em pacientes com hipopituitarismo congênito sem holoprosencefalia. Após o estudo dos familiares verificou-se que o quadro clínico pode variar de deficiência isolada de GH a DHHM incluindo diabetes insipidus, com neuro-hipófise ectópica ou não visualizada e adeno-hipófise hipoplásica. Outras manifestações extra-hipofisárias encontradas foram: polidactilia, criptorquidia, micropênis e defeitos de linha média craniofacial.[27]

Em 2013, França et al. relataram a presença de uma alta frequência de variantes do tipo *missense* em pacientes com DHHM e neuro-hipófise ectópica.[28]

OTX2 (ORTHODENTICLE HOMEOBOX 2)

Mutações em heterozigose no *OTX2* são classicamente associadas a alterações oculares tais como anoftalmia, microftalmia e hipoplasia dos nervos e tratos ópticos.[29] Entretanto, alguns pacientes, além de alterações oculares, apresentam deficiência isolada de GH ou DHHM. A morfologia da região hipotálamo-hipofisária pode apresentar normalidade ou hipoplasia da adeno-hipófise, com neuro-hipófise tópica ou ectópica.[30] Na RM comumente observam-se as alterações oftalmológicas, tendo sido descrito 1 caso com hipoplasia do infundíbulo.[31] Há apenas uma mutação *missense* confirmada na literatura como deletéria associada a hipopituitarismo em 2 pacientes não relacionados, sem alterações oftalmológicas, tornando improvável esta etiologia em pacientes sem manifestações oculares.[30]

Outras mutações implicadas no hipopituitarismo congênito de ocorrência menos comuns foram descritas nos genes *LHX3, LHX4, SOX2,* e *SOX3*. As principais características clínicas e de imagem estão resumidas na Figura 11.4. Alterações genéticas mais raras também foram descritas nos genes: *BMP4, FGF8, FGFR1, GLI3, PAX6, PROKR2, SHH, TCF7L1, TGIF1, CHD7,* entre outros.[25]

As técnicas de sequenciamento de nova geração, capazes de avaliar o exoma ou até mesmo o genoma completo de pacientes com hipopituitarismo congênito, foram capazes de identificar alterações em genes anteriormente não candidatos à etiologia da doença. Como exemplo, podemos citar mutações e deleções encontradas no *IGSF1* através do sequenciamento do exoma completo de pacientes com hipotireoidismo central associado a graus variáveis de deficiência de GH e prolactina, atraso puberal e presença de macrorquidia.[32] Em outro caso, em uma família consanguínea com vários familiares afetados foi possível elucidar a etiologia genética de uma nova síndrome através do estudo do exoma completo associado ao mapeamento de homozigose dos indivíduos afetados. A nova síndrome caracteriza-se por DHHM, microcefalia pós-natal, convulsões, deficiência visual e anormalidades nos rins e trato urinário com defeito no gene *ARNT2*.[33] Além destes, outros genes foram recentemente correlacionados ao hipopituitarismo através da análise do exoma: *ZSWIM6, GPR161, HNRNPU, PNPLA6* e *CDON*.[25] Assim, o sequenciamento de nova geração consolida-se como uma importante ferramenta para determinar a etiologia genética dos pacientes com hipopituitarismo congênito.

ROTEIRO DE INVESTIGAÇÃO MOLECULAR DE PACIENTES PORTADORES DE HIPOPITUITARISMO CONGÊNITO

O diagnóstico molecular do hipopituitarismo congênito tem implicações no aconselhamento genético da família assim como no diagnóstico de parentes do caso índice afetados pela doença. Além disso, pode predizer o diagnóstico precoce de determinada deficiência hormonal de acordo com o gene afetado, possibilitando a reposição hormonal precoce (por exemplo o diagnóstico de deficiência de gonadotrofinas em pacientes portadores de mutação no gene *PROP1*). Desse modo, recomendamos que o diagnóstico molecular seja realizado sempre que possível em pacientes portadores de hipopituitarismo congênito.

Inúmeros algoritmos foram desenhados para guiar a análise molecular de pacientes com hipopituitarismo congênito baseada na estratégia de gene candidato,[34,35] mas em apenas uma minoria dos casos mutações patogênicas são identificadas,[35] o que, somando ao fato de que a correlação genótipo-fenótipo é usualmente fraca, dificulta o diagnóstico molecular desses pacientes.

Nesse contexto, as técnicas de sequenciamento de larga escala são promissoras, já que permitem o sequenciamento simultâneo de múltiplos genes numa mesma corrida.[36] Através do sequenciamento de larga escala é possível sequenciar todo o genoma, conhecido como sequenciamento genômico global; todo o exoma, através do sequenciamento exômico global; ou um conjunto de genes candidatos preestabelecidos, através de painel de sequenciamento de larga escala. Graças à capacidade de avaliar múltiplos genes em uma mesma corrida, as técnicas de sequenciamento de larga escala permitem a identificação de novos genes associados a doenças genéticas raras e de novos fenótipos associados a mutações em genes previamente conhecidos. Além disso, essas técnicas são especialmente vantajosas quando a correlação genótipo-fenótipo for fraca.[36]

Apesar das vantagens das técnicas de sequenciamento de larga escala, elas ainda apresentam alto custo e nem sempre estão disponíveis para todos os pacientes com hipopituitarismo congênito. Desse modo, é importante selecionar os grupos de pacientes com hipopituitarismo congênito em que o *screening* de um ou mais genes específicos pelo método de Sanger seja uma abordagem razoável.

A caracterização clínica detalhada dos pacientes é crucial para guiar o diagnóstico molecular. Assim, é preciso saber quais as deficiências hormonais apresentadas pelo paciente, qual a posição da neuro-hipófise (tópica ou ectópica) e se há ou não quadro sindrômico associado ao hipopituitarismo. Além disso, é importante saber qual a etnia do paciente, já que algumas populações apresentam maior prevalência de mutações em um determinado gene devido à presença de efeito fundador, como a mutação c.301_302delAG no gene *PROP1*, que é muito prevalente na península Ibérica e no Leste europeu.[37]

No Brasil, foram descritas mutações nos genes *GH1* (gene que codifica o hormônio de crescimento) e *GHRHR* (gene que codifica o receptor de GHRH) associadas à deficiência de GH isolada (DGHI) e a neuro-hipófise tópica,[38,39] de modo que nós sugerimos a análise desses genes nessa situação (Figura 11.5). Já com relação aos pacientes portadores de DHHM com neuro-hipófise tópica, o principal gene associado é o *PROP1*,[35] o que pode ser explicado em parte pela presença de efeito fundador das mutações c.301_302delAG e c.150delA nesse gene na nossa população.[37] Como além de mutações em ponto e pequenas inserções/deleções também há descrições de pacientes portadores de grandes deleções no *PROP1*,[40] quando a reação em cadeia de polimerase (PCR) desse gene não amplificar, sugerimos a realização de alguma técnica que confirme a deleção do gene, como por exemplo a técnica de MLPA (*multiplex-ligand probe amplification*) (Figura 11.5).

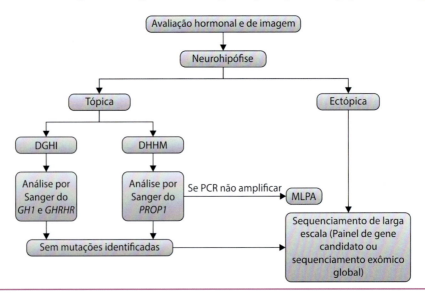

Figura 11.5 Fluxograma sugerido de investigação molecular dos pacientes com hipopituitarismo congênito.

Em casos de DGHI e neuro-hipófise tópica sem mutações nos genes *GH1* ou *GHRHR* ou de DHHM e neuro-hipófise tópica sem mutações no *PROP1*, sugerimos o sequenciamento de larga escala como próximo passo da investigação, já que a prevalência de mutações em outros genes é muito menor que nos ressaltados acima. Além disso, como a prevalência de mutações em pacientes com neuro-hipófise ectópica é baixa,[35] também sugerimos a avaliação desses pacientes através das técnicas de sequenciamento de larga escala (painel de genes-alvo ou sequenciamento exômico global) (Figura 11.5).

HIPOPITUITARISMO DE CAUSA ORGÂNICA

O hipopituitarismo é consequência de doenças que podem reduzir ou destruir a função secretória da hipófise ou uma interferência no controle hipotalâmico sobre a secreção dos hormônios hipofisários. A prevalência (provavelmente subestimada) nos EUA é aproximadamente de 45 casos por 100.000, com incidência de cerca de 4 casos por 100.000 por ano.[41]

A principal causa de insuficiência adrenal central é uso exógeno de glicocorticoide, o qual suprime a secreção de ACTH; entretanto, neste capítulo será abordado apenas o hipopituitarismo de causas endógenas.

A sequência usual da deficiência adquirida dos hormônios hipofisários usualmente obedece a um padrão, com uma perda mais precoce da secreção de GH, seguida da perda das gonadotrofinas, TSH e ACTH. Entretanto, existem muitas exceções a esta ordem, como, por exemplo, nos quadros de hipofisite, em que a secreção de ACTH frequentemente antecede as demais perdas de secreção hormonal.[41]

As principais etiologias do hipopituitarismo adquirido estão descritas na Figura 11.3 e serão mais bem detalhadas a seguir.

NEOPLÁSICAS

ADENOMAS HIPOFISÁRIOS E CIRURGIA HIPOFISÁRIA

Os adenomas hipofisários representam 10% de todas as neoplasias intracranianas e mais de 90% de todas as massas selares.[42] Em séries de massas selares que requerem cirurgia, 91% são adenomas hipofisários e os restantes 9% têm origem não hipofisária, como cisto de bolsa de Rathke e cranio-faringioma.[43] Considerando o comportamento benigno da maioria dos adenomas hipofisários, a preservação e a possível melhora da função hipofisária anterior assumem uma prioridade no tratamento, assim como a redução do risco de lesão de estruturas parasselares críticas. A principal indicação da cirurgia hipofisária, em geral via transesfenoidal, é a presença de perda visual e/ou de outros comprometimentos neurológicos (p. ex., oftalmoplegia) devido a compressão tumoral de estruturas nobres, como quiasma óptico.[43] Nos macroadenomas hipofisários, o hipopituitarismo pode estar presente em uma considerável proporção de pacientes: deficiência de GH (DGH) em cerca de 80%; deficiência de gonadotrofinas (LH e FSH) em cerca de 60%; e deficiência de TSH e ACTH em cerca de 30% dos casos. Em contraste com os efeitos benéficos da cirurgia no comprometimento visual, a função hipofisária frequentemente não é restaurada no pós-operatório, embora os resultados de estudos que avaliaram a função hipofisária pós-operatória sejam conflitantes.[44] Portanto, é recomendada uma reavaliação de toda a função hipofisária após 6 semanas da cirurgia hipofisária, e depois periodicamente, para monitorar o desenvolvimento ou a resolução de uma possível alteração hormonal hipofisária.[41]

CRANIOFARINGIOMAS

São os tumores suprasselares mais comuns originados do ducto craniofaríngeo, embora sejam raros na população em geral, com incidência de 0,13 por 100.000 pessoas/ano.[30] Apresentam uma distribuição de faixa etária bimodal (pico de incidência em crianças de 5 a 14 anos e adultos de 50 a 74 anos). O subtipo adamantinomatoso é diagnosticado em todas as faixas etárias, mas afeta predominantemente jovens nas duas primeiras décadas de vida. Apresentam um componente sólido e cístico, calcificações e área cística preenchida com líquido viscoso semelhante a óleo de máquina rico em colesterol. Já o subtipo papilar predomina nos adultos, e tende a ser sólido ou misto (sólido-cístico), as calcificações são raras, e o líquido é usualmente viscoso e amarelo. A apresentação clínica está relacionada à compressão de estruturas peri-hipofisárias, levando a quadros de cefaleia, distúrbios visuais e deficiências hormonais, sendo bastante frequentes o déficit de crescimento em crianças e o hipogonadismo em adultos. O manejo terapêutico de primeira linha é a cirurgia transesfenoidal e/ou transcraniana, combinada ou não a radioterapia externa.[30]

Cistos

O cisto de bolsa de Rathke deriva do remanescente da bolsa de Rathke situado entre a parte anterior e o processo infundibular em 13 a 22 % das hipófises. Tipicamente são pequenos e assintomáticos, usualmente intrasselares. Na tomografia (TC) são cistos hipodensos sem contrastação, e com conteúdo semelhante ao liquor na ressonância magnética (RNM). Podem ocasionar piora visual, hipopituitarismo e cefaleia, sendo indicada sua remoção cirúrgica na presença destes sintomas compressivos. Os cistos dermoides e epidermoides resultam da inclusão de elementos epiteliais durante o fechamento do tubo neural. Na TC são cistos hipodensos sem contrastação.[42]

Outros tumores

Os meningiomas são tumores benignos originados das células aracnoides e frequentemente aderidas à dura-máter. Representam cerca de 20% de todos os tumores intracranianos. Em geral, na região hipofisária formam massa sup{}rasselar, sendo rara a intrasselar. Acometem pessoas entre 40 e 50 anos, principalmente mulheres. Perda visual é o sintoma mais comum. Na TC são lesões hiperdensas e na RNM são tipicamente isointensas no T1 pré-contraste com reforço do brilho após contraste com gadolínio. A presença do sinal da cauda dural, a qual é um espessamento da dura-máter, na RNM em T1 é sugestiva de meningioma. Na presença de sinais e sintomas compressivos, a excisão cirúrgica, eventualmente acrescida de radioterapia, está indicada.[42] Os germinomas intracranianos são neoplasias malignas derivadas das células germinativas primitivas que falharam na migração da crista genital durante o desenvolvimento embriológico. Representam cerca de 3,4% de todos os tumores intracranianos, afetando predominantemente pré-puberes, e são frequentemente localizados na glândula pineal ou região suprasselar, embora lesões bifocais também tenham sido descritas. Comumente, apresentam a tríade clínica de hipopituitarismo, diabetes insipidus central e distúrbios visuais. Na RNM pode ser encontrado um espessamento de haste hipofisária, devendo ser feito diagnóstico diferencial com doenças granulomatosas, inflamatórias, infecciosas e neoplásicas. As dosagens sérica e liquórica de marcadores tumorais com alfafetoproteína e β-HCG podem ser positivas. Embora as avaliações clínica, laboratorial e a RNM selar sugiram o diagnóstico, a biópsia transesfenoidal está indicada para confirmação, visto que o tratamento do germinoma se baseia em quimioterapia e radioterapia, geralmente com sucesso clínico.[45]

NEOPLASIAS MALIGNAS

Na avaliação anatomopatológica dos tumores hipofisários, a invasão limitada da dura-máter frequentemente é evidenciada, mas a presença de carcinomas hipofisários, assim como de doença metastática na hipófise anterior, constitui menos de 0,2% dos tumores hipofisários. Interessantemente, uma considerável proporção dos carcinomas hipofisários é endocrinologicamente ativa se comparada aos adenomas hipofisários (42% produtores de ACTH, 33% de prolactina, 6% de GH, 5% LH e FSH e 1% TSH), com apenas 12% não funcionantes.[46] Usualmente os tumores metastáticos afetam pacientes na 6ª ou 7ª décadas de vida, com prevalência semelhante entre os sexos. São doenças clínicas infrequentes com prevalência cirúrgica menor que 1% das massas selares/parasselares. Os carcinomas de pulmão e mamas são as neoplasias primárias mais comuns, acometendo cerca de 2/3 dos casos, seguidos dos tumores gastrointestinais e da próstata. Em geral, existem outros sítios de metástases ao diagnóstico, e a metástase hipofisária não é a primeira manifestação. Na presença de metástases para a hipófise, os sintomas mais comuns são DI (45%), alterações visuais (27,9%), deficiência da hipófise anterior (23,6%), paresia de outros pares cranianos (21,6%), e cefaleia (15,8%). A síndrome da secreção inapropriada do ADH (SIADH) e diabetes insipidus (DI) também têm sido descritos. A hiperprolactinemia pela compressão da haste tem sido descrita em 6% dos casos. Não há nenhum achado de imagem específico. Um crescimento rápido de uma lesão selar com aparecimento súbito de DI, oftalmoplegia e cefaleia em pacientes com mais de 50 anos pode sugerir metástase.[46]

Ionizante

A radioterapia (RT), utilizada como terapia complementar nos tumores hipofisários/hipotalâmicos remanescentes ou na recidiva tumoral pós-operatória, pode levar ao hipopituitarismo. Mais de 50% dos pacientes desenvolvem pan-hipopituitarismo após a cirurgia seguida da RT. A velocidade de início da deficiência hormonal está relacionada à dose total ou fracionada de RT, sendo que após a exposição a incidência de hipopituitarismo aumenta ao longo do tempo. Littley et al. avaliaram a incidência de hipopituitarismo após 5 anos da exposição à RT, e todos os pacientes apresentavam DGH, 91% tinham deficiência de gonadotrofinas e aproximadamente 77% e 42% apresentavam deficiência de corticotrofinas e tireotrofinas, respectivamente. A sequência de deficiência hormonal pode ocorrer de forma imprevisível, e ela pode demorar até 20 anos para aparecer, salientando a importância do seguimento periódico a longo prazo desses pacientes.[44]

INFILTRATIVA/INFLAMATÓRIA

Autoimune

A hipofisite é uma doença caracterizada por uma infiltração inflamatória difusa ou focal e consequente destruição da glândula hipofisária em vários graus. Clinicamente, a hipofisite primária pode ser classificada em três subtipos histopatológicos distintos: linfocítica, granulomatosa e xantomatosa. A patogênese, a história natural e as características clínicas únicas dos três subtipos não estão bem caracterizadas.[42,47]

A hipofisite linfocítica ou autoimune é uma desordem inflamatória e é a mais comum das hipofisites primárias, acometendo principalmente o sexo feminino, sendo mais comum no final da gestação ou no período pós-parto, por razões desconhecidas. A apresentação clínica é variável e pode ser semelhante à encontrada nos pacientes portadores de adenomas clinicamente não funcionantes, como perda visual e cefaleia. O hipopituitarismo pode ser parcial ou completo, e pode estar presente inicialmente com a deficiência do setor corticotrófico, seguido do tireotrófico, gonadotrófico, somatotrófico e mamotrófico. Pode também envolver a hipófise posterior e infundíbulo com consequente diabetes insipidus (DI). A RNM da hipófise revela um aumento simétrico da glândula com contrastação homogênea após gadolínio. O espessamento de haste associado à perda do hipersinal típico em T1 da neuro-hipófise também pode ser encontrado. Altas doses de glicocorticoides é o tratamento preconizado, mas com risco de recorrência após redução da dose. A cirurgia transesfenoidal pode ser indicada em casos com efeito de massa ou quando há falha de resposta ao glicocorticoide.[42]

Numa série de casos, Gutenberg et al. descreveram que os sintomas clínicos, assim como a extensão suprasselar da massa hipofisária, não diferiram entre os três subtipos histopatológicos, mas, interessantemente, não foi evidenciado comprometimento visual nos casos de hipofisite xantomatosa, provavelmente devido ao pequeno tamanho da massa tumoral nestes casos. Em adição, os pacientes portadores de hipofisite xantomatosa eram ao diagnóstico cerca de 10 anos mais jovens que os portadores da hipofisite linfocítica e granulomatosa, assim como a duração dos sintomas foi muito mais longa, tendo os sintomas clínicos tido início aos 20 a 25 anos.[47]

Hemocromatose

É caracterizada pela deposição de ferro nas células hipofisárias, e a deficiência de gonadotrofinas é a anormalidade endócrina mais comum. Outras deficiências hormonais podem ocorrer, mas são mais raras.[48]

Granulomatosa

A sarcoidose é uma doença granulomatosa crônica de origem desconhecida e que afeta principalmente jovens e adultos de meia-idade, acometendo principalmente pulmão, pele e linfonodos. As endocrinopatias são raras, mas o hipotálamo e a hipófise são comumente afetados. O DI é reportado em aproximadamente 25 a 33% dos casos de neurossarcoidose. A deficiência da hipófise anterior, principalmente hipogonadismo, pode estar presente, sendo as desordens hipotalâmicas menos frequentes. O comprometimento do campo visual pode ocorrer devido ao efeito de massa. Os sintomas de neurossarcoidose frequentemente se apresentam após as manifestações mais comuns, como envolvimento pulmonar e linfonodal. Em caso de suspeita de neurossarcoidose, deve ser feita análise do liquor, incluindo dosagem de enzima conversora de angiotensina (ECA), citologia e marcadores tumorais. A RNM selar apresenta ausência do hipersinal da neuro-hipófise normal em T1. Os glicocorticoides são a modalidade terapêutica de escolha, mas imunossupressores também podem ser utilizados.[42,48]

Histiocitose de células de Langerhans

É uma doença rara que afeta o tecido reticuloendotelial e é caracterizada por uma proliferação aberrante de células dendríticas específicas, também chamadas de células de Langerhans, que infiltram e destroem muitos sítios envolvidos, como osso, pulmão, pele, eixo hipotálamo-hipofisário, e menos frequentemente fígado, baço e linfonodos. A incidência é de 3 a 4 casos por milhão/ano em crianças menores de 15 anos e a prevalência é cerca de 2 vezes mais frequente em homens em relação às mulheres. Apenas 30% dos casos reportados são encontrados em adultos. O DI é um sintoma comum e ocorre em 10 a 50% dos casos. A RNM da região hipotálamo-hipofisária revela espessamento da haste hipofisária (> 3,5 mm) e ausência do hipersinal da neuro-hipófise normal em T1, sendo estes os achados mais comuns. O diagnóstico é baseado nos sinais e sintomas clínicos, na imagem e na biópsia de outros órgãos acometidos. Há relatos de resolução espontânea da histiocitose de células de Langerhans, logo tratamento conservador parece ser razoável. A radioterapia (RT) pode ser útil em alguns casos de DI e para controle do crescimento da massa. Altas doses de corticosteroide e agentes de quimioterapia podem apresentar resposta parcial e diminuição da progressão da doença.[42]

VASCULAR

Apoplexia hipofisária

Refere-se ao quadro de infarto agudo e está frequentemente associada à hemorragia de um adenoma hipofisário. Os macroadenomas são os tumores que frequentemente apresentam apoplexia. A expansão aguda do tumor é acompanhada de cefaleia de forte intensidade, vômitos, alteração de consciência, comprometimento do campo visual, incluindo amaurose e hipopituitarismo. Na maioria das vezes, a TC ou a RNM de hipófise inicial revela uma hemorragia tumoral maciça (brilho em T1 na ausência do contraste). O manejo apropriado inclui o uso de esteroides em doses elevadas, administração de fluidos e controle da dor. Ainda é controverso o papel da cirurgia de urgência na recuperação do quadro neurológico com a descompressão hipofisária realizada em horas ou poucos dias após o início dos sintomas.[49]

Síndrome de Sheehan

Foi descrita por Sheehan em 1937 e é caracterizada principalmente por falha na lactação após o parto. A hipófise hiperplasiada na gestação sofre necrose devido ao colapso circulatório, podendo evoluir com deficiência de um ou mais hormônios, levando assim ao hipopituitarismo. Com os melhores cuidados obstétricos, as complicações decorrentes da gestação são mais raras em países desenvolvidos. O hipopituitarismo agudo pode ser detectado nos primeiros dias ou semanas após o parto pela ausência de lactação. No entanto, o hipopituitarismo menos severo, manifestado por fadiga, anorexia, perda de peso, amenorreia, perda dos pelos sexuais, pode ser manifestado vários anos após o parto.[50]

Aneurismas

O aneurisma intrasselar pode mimetizar um adenoma hipofisário, e imagens radiológicas são essenciais para distinguir as duas desordens antes da cirurgia. A hiperdensidade homogênea à TC com contraste (*blush* vascular) sugere a presença do aneurisma. Na RNM de hipófise convencional, o aneurisma aparece sem sinal devido ao alto fluxo dos vasos, apresenta margens bem-definidas e contiguidade com as veias. Existem diferentes manejos cirúrgicos para aneurismas intrasselares, como embolização endovascular.[42]

SELA VAZIA

Caracteriza-se pela herniação do espaço subaracnóideo até a sela túrcica, o qual está associado a algum grau de achatamento da glândula hipofisária. Muitas hipóteses têm sido propostas para a sela vazia primária, como a formação incompleta congênita do diafragma selar ou a presença de fatores suprasselares, como aumento estável ou intermitente da pressão intracraniana, ou mudanças volumétricas da hipófise (como na gravidez). Obesidade, multiparidade e hipertensão arterial são fatores associados conhecidos. Alterações visuais podem estar presentes, em decorrência da herniação do quiasma óptico ou de necrose espontânea de adenoma hipofisário prévio. Em aproximadamente dois terços destas pacientes, a função hipofisária é normal, sendo a hiperprolactinemia um achado comum. A necessidade do tratamento da hiperprolactinemia, assim como a terapia de reposição hormonal, deve ser analisada, como a reposição de GH. Por outro lado, a sela vazia secundária pode ser causada por um adenoma hipofisário que apresentou necrose espontânea (isquemia ou hemorragia) ou por causas infecciosas, autoimunes, traumáticas, radioterapia, medicações ou cirurgia.[51]

INFECÇÃO

Os abscessos hipofisários são raros, mas potencialmente graves, acometendo menos de 1% de todas as doenças hipofisárias. Os abscessos primários correspondem a 2/3 casos e ocorrem em uma hipófise previamente normal, enquanto os abscessos secundários acometem hipófises já comprometidas previamente por adenoma ou cisto de bolsa de Rathke. As manifestações clínicas são não específicas, sendo mais comum a cefaleia, seguida de comprometimento visual e hipopituitarismo. O DI aparece em cerca de metade dos casos. Febre e leucocitose podem estar presentes em 1/3 dos pacientes, e fatores predisponentes como sinusite, tromboflebite de seio cavernoso e cirurgia hipofisária estão usualmente ausentes. O tratamento consiste em drenagem cirúrgica (via transesfenoidal) e antibioticoterapia por 2 a 6 semanas. A tuberculose intracraniana correspondia a 30 a 50% das lesões intracranianas antes do advento da antibioticoterapia. Entretanto, atualmente, responde por 0,15% a

4% dos casos. Tuberculoma hipofisário é raro. Os sintomas mais comuns são cefaleia e perda visual. RNM mostra espessamento da haste hipofisária em alguns casos, e a biópsia mostra necrose caseosa. O tratamento com antibioticoterapia específica se torna mandatório.[42]

TRAUMATISMO CRANIOENCEFÁLICO (TCE)

O hipopituitarismo após TCE é um problema de saúde pública, pois acomete principalmente homens jovens, na razão 5:1 (homem:mulher), sendo 60% dos casos na faixa etária de 11 a 29 anos. As células gonadotróficas parecem ser as mais frágeis, visto que na série de 367 pacientes portadores de hipopituitarismo pós-TCE por diferentes tipos de trauma (cerca de ¾ dos casos por acidente automobilístico) Benvenga et al. evidenciaram, nos portadores de hipopituitarismo, a deficiência de gonadotrofinas em cerca de 100% dos casos, seguida da deficiência de ACTH, TSH e GH (52%, 44% e 23%, respectivamente), e a hiperprolactinemia foi vista em 47,7% dos casos. A deficiência hormonal foi diagnosticada principalmente no primeiro ano após o TCE, mas também foi encontrada raramente em até 20 anos após o trauma. A característica clínica mais frequente é a presença de amenorreia/infertilidade em mulheres e disfunção erétil nos homens.[52]

A deficiência da hipófise anterior e posterior pode ser transitória (na maioria dos casos), devido a uma mudança dinâmica tempo-dependente da função hipofisária, particularmente nos primeiros 6 meses após o trauma, mas em 15% a deficiência hormonal pode aparecer após 5 anos do trauma. Nos casos de TCE moderado a severo (escala de Glas-gow de 3 a 13 ou TC de crânio com lesão cerebral), recomenda-se a avaliação laboratorial periódica da função hipofisária, sendo a monitorização apenas clínica nos casos de TCE leve.[53]

Entretanto,[54] testes de estímulo para avaliação hipofisária em pacientes portadores de TCE, especialmente para eixo somatotrófico, podem falsamente elevar a incidência desta deficiência hormonal, e questionam, então, as recomendações para avaliação hormonal rotineira pós-TCE.

DIAGNÓSTICO CLÍNICO

As manifestações clínicas do hipopituitarismo são dependentes do tipo de hormônio deficiente, assim como da época de aparecimento da deficiência, se na infância ou na vida adulta.

As principais manifestações clínicas de cada deficiência hormonal específica estão resumidas no Quadro 11.1 e serão detalhadas a seguir.

DEFICIÊNCIA DE GH (DGH)

A deficiência de GH no adulto (DGHA) pode estar presente desde a infância ou pode ocorrer na fase adulta, como uma condição adquirida. Cerca de 6.000 casos de DGHA são reportados anualmente nos EUA, com uma estimativa de 50.000 casos diagnosticados na fase adulta. A prevalência após trauma craniano é de cerca de 12%. Ainda é controverso se a reposição de GH no DGHA reduz a mortalidade, pois faltam estudos de longo prazo para esta definição.[41]

A DGH na criança cursa com baixa estatura, retardo do crescimento e caracteres auxológicos

Quadro 11.1 Principais manifestações clínicas das deficiências hormonais por eixo hipotálamo-hipofisário

↓ FSH/LH	↓ PRL	↓ TSH	
Hipogonadismo hipogonadotrófico:	Perda de Lactação	**Hipoteroidismo central**	
Crianças: Puberdade atrasada Homens: Infertilidade, ↓ Líbio, Impotência, hipotrofia testicular, ↓ massa óssea, ↓ massa muscular, queda de pelos (barba, tórax), rugas Mulheres: Infertilidade, Oligo-amenorreía, Dispareunia, atrofia de mamas, osteoporose		Crianças: Retardo de crescimento Adultos: Ganho de peso, Edema, Astenia, Sonolência, Intolerância ao frio, Pele seca, unhas frágeis, queda de cabelos, obstipação	
		↓ ACTH	
↓ GH		**Insuficiência adrenal secundária**	
Crianças: Baixa estatura, retardo do crescimento, adiposidade central Adultos: ↓ Força muscular, ↓ massa óssea, aptidão física, obesidade visceral, bem-estar físico e psicológico, ↑ LDL-col		Aguda: Fadiga, fraqueza, tontura, náusea, vômitos, hipotensão postural Crônica: Canseira, palidez, anorexia, perda de peso, mialgia, hipoglicemia, perda de pelos	

Fonte: Autores.

compatíveis com DGH, como nariz em sela, fronte olímpica e adiposidade central. Para maiores detalhes, vide o Capítulo 9 - Crescimento Normal e Baixa Estatura.

O quadro clínico do DGHA inclui sinais e sintomas clínicos inespecíficos, como fadiga, anormalidades da composição corpórea (aumento da massa gorda, diminuição da massa muscular e diminuição da densidade mineral óssea- DMO), no metabolismo dos lipídios, intolerância à glicose e redução na qualidade de vida. Também tem sido associado a diminuição do desempenho cardíaco, disfunção endotelial, aumento dos fatores pró-coagulantes e redução da expectativa de vida.[55,56]

DEFICIÊNCIA DE GONADOTROFINAS

O hipogonadismo central ou hipogonadotrófico em homens se manifesta com baixos níveis de testosterona sérica e características clínicas encontradas na deficiência de andrógenos e/ou piora da espermatogênese. Nas mulheres pré-menopausadas, o hipogonadismo se manifesta com baixos níveis de estrógenos e redução da ovulação com oligomenorreia ou amenorreia.[41]

A prevalência do hipogonadismo central pode ser de até cerca de 95% dos pacientes com tumores selares, principalmente após cirurgia ou radioterapia. Além disso, a prevalência pode ser também elevada em pacientes submetidos a irradiação craniana por tumores não selares. A hiperprolactinemia relacionada à presença de tumor hipofisário ou medicamentosa também é uma causa comum de hipogonadismo central.[41]

As manifestações clínicas diferem de acordo com o período de início da deficiência das gonadotrofinas, se antes ou após o início da puberdade. A deficiência pode estar associada a micropênis, diminuição dos testículos e proporção eunucoide nos meninos, e nas meninas pode levar a amenorreia primária e ausência do desenvolvimento mamário.[1]

Se a deficiência for adquirida após a puberdade, nos homens pode ser evidenciada por perda dos pelos corporais e queda de cabelo, redução do tamanho testicular, redução de libido, disfunção sexual, diminuição da massa muscular e da massa óssea e alteração da eritropoiese. Alterações de humor, da autoestima, da concentração e da memória e distúrbios do sono também podem ocorrer.[57] Nas mulheres adultas, os sintomas incluem oligo ou amenorreia, infertilidade, secura vaginal, dispaurenia, osteoporose e aterosclerose prematura (a longo prazo).[58,59]

A privação de andrógenos em pacientes portadores de neoplasia maligna de próstata está associada a aumento da incidência de infarto agudo do miocárdio e mortalidade por causa cardiovascular devido a aumento da massa gorda, redução de massa magra, aumento de LDL e triglicerídeos e redução da sensibilidade à insulina. Além disso, a menopausa precoce (antes dos 45 anos) está associada a aumento do risco de doença cardiovascular e cerebrovascular.[41]

DEFICIÊNCIA DE ACTH

A insuficiência adrenal central representa uma secreção inadequada de cortisol devido a deficiência de ACTH, que pode ser secundária, quando a doença hipofisária reduz a secreção de ACTH, ou terciária, devido a secreção hipotalâmica inadequada de CRH.[41]

As manifestações clínicas da deficiência de ACTH são resultantes da deficiência de cortisol. Nas formas menos graves, hipotensão postural e taquicardia são as manifestações habituais. Em adultos, a deficiência crônica e leve de cortisol pode ocasionar quadros de fadiga, letargia, anorexia, perda de peso, redução da libido, artralgia e mialgia. Em crianças, a deficiência de ACTH pode ser associada a atraso puberal e déficit de crescimento. A hipoglicemia pode estar presente em decorrência da gliconeogênese deficiente. Outro achado laboratorial é a eosinofilia. Também pode ocorrer hiponatremia, embora menos intensa do que a observada na insuficiência adrenal primária, em decorrência da secreção inapropriada do hormônio antidiurético (SIADH) causada pela deficiência do cortisol. O quadro clínico da deficiência de ACTH é insidioso e menos intenso do que o da insuficiência adrenal primária. É muito importante ressaltar que a deficiência moderada de cortisol e ACTH pode ser oligossintomática ou até mesmo assintomática. Portanto, o eixo corticotrófico deve ser avaliado bioquimicamente em todos os pacientes com doença hipotalâmica ou hipofisária a fim de que seja feita sua reposição adequada, prevenindo uma crise de insuficiência adrenal aguda (crise addisoniana) em situações de estresse.[58]

DEFICIÊNCIA DE TSH

O hipotireoidismo central é causado pela insuficiência do estímulo do TSH sobre a tireoide normal devido a uma secreção ou ação inadequada do TRH e/ou do TSH. Usualmente, na evolução do hipopituitarismo, a deficiência de TSH é uma das mais tardias. A maioria dos pacientes apresenta outras deficiências hormonais, cujas manifestações clínicas precedem aquelas da deficiência de TSH. Os sintomas do hipo-tireoidismo central incluem: fadiga, fraqueza, dificuldade para perder peso, pele seca, pálida e infiltrada, cabelo ressecado e escasso, fala lenta, constipação intestinal, intolerância ao frio, mialgia, artralgia, parestesias, reflexos tendinosos lentos e bradicardia. Nas mulheres, podem ocorrer alterações do ciclo menstrual. Os sintomas são geralmente mais leves que no hipotireoidismo primário devido a certa autonomia da tireoide e à secreção residual de TSH.[1]

DEFICIÊNCIA DE PROLACTINA

A deficiência de prolactina pode ser encontrada em pacientes com doença hipotálamo-hipofisária ou após tratamento cirúrgico ou radioterapia. A deficiência de prolactina adquirida tem sido utilizada como um marcador de lesão hipofisária com um grau mais severo de hipofunção da hipófise. A deficiência de prolactina compromete a lactação, podendo levar a agalactia ou hipogalactia. Na síndrome de Sheehan tem papel relevante a deficiência da prolactina, visto que a ausência da lactação no pós-parto é a queixa principal. Raramente é vista nos casos de lesões hipotalâmicas, devido ao efeito inibitório dopaminérgico que o hipotálamo exerce sobre a secreção de prolactina.[1]

DIAGNÓSTICO LABORATORIAL

Para se estabelecer o diagnóstico e monitorar a terapêutica do hipopituitarismo, exige-se um conhecimento do método de dosagem hormonal utilizado e de suas limitações.[41]

Com o desenvolvimento de métodos mais sensíveis de dosagem hormonal, as dosagens basais associadas a um quadro clínico informativo podem dispensar a realização dos testes de estímulos, quando alguns comemorativos estão presentes, como deficiência de múltiplos hormônios, irradiação prévia e tumores extensos.

A avaliação laboratorial do hipopituitarismo inclui dosagens hormonais no basal e após o estímulo da secreção dos hormônios da hipófise anterior, através dos testes dinâmicos. Devem ser realizadas dosagens basais de IGF-1, IGFBP-3, LH, FSH, testosterona (sexo masculino) ou estradiol (sexo feminino), prolactina, cortisol às 8-9h e T4 livre. Os testes de estímulo como o teste de tolerância à insulina (ITT) consistem na administração de insulina regular (0,1 U/kg, IV), e com a hipoglicemia insulínica avalia-se a secreção de GH e cortisol. A dosagem de glicemia em todos os tempos é recomendável, para confirmar a hipoglicemia, que só é considerada efetiva quando o nadir é menor que 40 mg/dL. Uma alternativa é o teste de estímulo com ACTH sintético para avaliar o eixo corticotrófico, quando disponível.[41] As principais dosagens basais e após estímulo estão resumidas na Tabela 11.1.

DEFICIÊNCIA DE GH (DGH)

Os testes para avaliação da reserva de GH têm uma elevada taxa de falso positivo, portanto os pacientes devem ser submetidos a uma rigorosa avaliação bioquímica apenas se apresentarem uma alta probabilidade de DGH. Para tanto, é recomendado que todo adulto com doença hipotálamo-hipofisária estrutural, cirurgia ou irradiação desta região, uso de GH por DGH isolado diagnosticado na infância (e imagem hipofisária normal), história de TCE ou evidência de outra deficiência hormonal seja submetido a uma avaliação para DGH.[56]

O diagnóstico de DGH no adulto (DGHA) deve ser caracterizado bioquimicamente por meio de testes dinâmicos de estímulo que avaliem a secreção de GH. Isso se deve ao fato de que em indivíduos adultos a dosagem de GH e/ou de seus marcadores de ação como IGF-1, que é o melhor marcador bioquímico da secreção de GH, sendo mais específico e sensível que o IGFBP-3, pode não distinguir pessoas normais daquelas com DGH, tornando-se necessária, em cerca de 50% dos casos,

Tabela 11.1 Avaliação hipofisária através das dosagens basais e testes dinâmicos agrupados por eixo hormonal

Eixo hormonal	Dosagens basais	Testes provocativos
Corticotrófico	Cortisol sérico entre 8-9h	ITT, Teste cortrosina (baixa dose ou dose padrão)
Tireotrófico	T4 livre, TSH	Não recomendado
Gonadotrófico	LH, FSH e Testosterona (M)/LH, FSH e Estradiol (F)	Não recomendado
Prolactina	Prolactina	Não recomendado
Somatotrófico	IGF-1, IGFBP-3	Teste de estímulo com Clonidina, ITT, Glucagon GHRH+ arginina

Fonte: Autores.

a realização de teste de estímulo para diagnóstico de DGHA.[55,56] Além disso, cerca de 20% dos adultos com deficiência de GH têm níveis de IGF-1 normais, especialmente os homens.[41] Por outro lado, os níveis de IGF-1 poderão estar baixos em condições sistêmicas, como doenças crônicas, estado nutricional e uso de outros hormônios (tireoidianos, esteroides sexuais e insulina). Excluídas estas causas de redução dos níveis de IGF-1, a presença de valores de IGF- menores que –2 DP para idade e sexo sugere fortemente uma anormalidade no eixo somatotrófico, aumentando a probabilidade de DGH. Assim, em indivíduos com forte suspeita de DGHA (DGHA-Isolada severa ou deficiência hipofisária múltipla, com mais de três eixos hipofisários) é proposto que níveis baixos de IGF-1 sejam considerados uma evidência definitiva do DGH, dispensando a necessidade de teste de estímulo.[55,56] Na avaliação da DGHA, o teste de hipoglicemia induzida por insulina (ITT) é considerado o padrão-ouro, pois permite avaliar a integridade dos eixos somatotrófico e corticotrófico. No entanto, o ITT está contraindicado em pacientes idosos e/ou portadores de cardiopatias e quadros convulsivos. Na impossibilidade de sua realização ou quando uma segunda prova de estímulo for necessária, o teste de estímulo com GHRH-arginina pode ser usado (não disponível no Brasil e temporariamente indisponível nos EUA), desde que a resposta do GH seja analisada de acordo com os valores de corte corrigidos pelo IMC, conforme descrito na Tabela 11.2.[41,55,56]

Na falta deste teste, e se contraindicado o ITT, o teste do glucagon é considerado uma alternativa para o diagnóstico, porém a liberação de GH pode ser atrasada se comparado aos outros secretagogos, e monitorização do GH após 3h é recomendada. Com base em pequenas séries, valores de corte de GH entre 2,5 e 3 µg/L parecem ter uma sensibilidade e especificidade adequadas para DGH, entretanto a obesidade pode atenuar a resposta do GH,[56] levando a diagnóstico falso-positivo para DGH. O teste da clonidina não é recomendado na avaliação de adultos.[55]

Os testes cujos resultados não permitam diagnóstico conclusivo devem ser correlacionados com o quadro clínico e outros parâmetros laboratoriais (p.ex., perfil lipídico, densidade mineral óssea e distribuição corporal de massa magra e gordura) ou eventualmente devem ser repetidos. Níveis baixos de IGF-1 podem ajudar a distinguir entre DGH verdadeira de uma simples resposta achatada de GH em uma pessoa com IMC elevado.[55,56]

DEFICIÊNCIA DE GONADOTROFINAS

Hipogonadismo hipogonadotrófico masculino

É recomendado realizar o diagnóstico de deficiência androgênica apenas em homens com sinais e sintomas consistentes (p.ex., ausência ou atraso do desenvolvimento sexual, redução da libido e/ou ereções espontâneas, ginecomastia, perda de pelos axilares e pubianos e piora da espermatogênese) com níveis inequivocamente baixos de testosterona total dosada pela manhã (pelo menos 2 dosagens). Para muitos sintomas, o limiar da testosterona corresponde ao limite inferior da variação normal para homens jovens, isto é, aproximadamente 280 ng/dL. A testosterona livre ou biodisponível deve ser mensurada quando a testosterona total estiver próxima ao limite inferior. Doença aguda ou subaguda altera a dosagem sérica da testosterona, assim como doenças sistêmicas, desordens de alimentação, exercícios extenuantes, uso de medicamentos e drogas (corticosteroides, opioides, barbitúricos, cetoconazol e cocaína) e devem ser excluídos antes da dosagem hormonal.[41]

Diante de níveis séricos baixos de testosterona é importante excluir hiperprolactinemia, assim como condições que possam reduzir SHBG (globulina

Tabela 11.2 Valores de corte no pico da resposta de GH nos testes de estímulo para diagnóstico de DGHA

Teste de estímulo	Valores de corte do GH
ITT Administrar insulina, 0,05-0,15 U/kg IV. Glicemia deve ficar < 40 mg/dL, (2,2 mmol/L) Coletar sangue em 30, 0, 30, 60, 90, 120 min para GH e glicemia	< 3-5 µg/l
Teste do glucagon Administrar glucagon, 1 mg (1,5 mg se peso > 90 kg), IM. Coletar sangue em 0, 30, 60, 90, 120, 150, 180, 210, e 240 min para GH e glicemia	< 3 µg/l
Teste do GHRH-arginina Administrar GHRH, 1 µg/kg (máx. 100 µg), EV seguida da infusão de arginina 0,5 g/kg (máx. 10 × 35 g) em 30 min. Coletar sangue em 0, 30, 45, 60, 75, 90, 105, e 120 min para GH	IMC < 25 kg/m²: < 11,5 µg/l IMC = 25 a 30 kg/m²: < 8 µg/l IMC > 30 kg/m²: < 4,2 µg/l *cut off* de acordo com IMC

Fonte: Adaptado de Fleseriu, 2016.

ligadora de hormônios sexuais) como obesidade, hipotireoidismo, síndrome nefrótica, diabetes mellitus tipo 2, uso de corticosteroide e progestágeno e deficiência nutricional.[1,57]

É recomendada também a dosagem das gonadotrofinas (LH e FSH) para distinguir entre hipogonadismo primário (testicular) e secundário (hipofisário-hipotalâmico). Em homens com disfunção testicular primária de causa desconhecida, sugere-se a realização de cariótipo (para excluir síndrome de Klinefelter), especialmente naqueles com testículo menor que 6 mL. Já na presença de hipogonadismo secundário, é sugerida uma investigação para possível disfunção hipotálamo-hipofisária que inclui a mensuração da prolactina e da saturação do ferro, testes da função hipofisária e RNM de sela túrcica. Em homens que estejam avaliando infertilidade, é importante a análise de pelo menos dois espermogramas. Também é recomendada a avaliação da densidade mineral óssea em homens com deficiência androgênica severa ou história de fratura de baixo impacto.[57]

HIPOGONADISMO HIPOGONADOTRÓFICO FEMININO

A ausência de caracteres sexuais secundários e amenorreia primária, assim como alterações menstruais (oligo ou amenorreia secundária) associadas a níveis baixos de estradiol (<100 pmol/L) juntamente com concentrações de gonadotrofinas (FSH e LH) inapropriadamente normais ou baixas são características típicas do hipogonadismo hipogonadotrófico. Devem ser excluídas outras causas de piora da ovulação e irregularidade menstrual, como hiperprolactinemia, hiperandrogenismo e doença tireoidiana, particularmente se nenhum outro déficit hormonal hipofisário estiver presente. Em casos de amenorreia, gravidez deve ser excluída.[41]

Nas mulheres pós-menopausa, a ausência dos níveis elevados de gonadotrofinas é altamente sugestiva de hipogonadismo central, desde que a paciente não esteja em uso de reposição hormonal com estrógeno e/ou progesterona.[1]

Fleseriu et al., no consenso da Endocrine Society de tratamento hormonal em hipopituitarismo adulto, se manifestou recentemente contra a realização de teste dinâmico com GnRh para diagnóstico de hipogonadismo hipogonadotrófico.[41]

DEFICIÊNCIA DE ACTH

A secreção de ACTH e cortisol segue um ritmo diurno com maiores concentrações pela manhã e menores concentrações em torno de meia-noite, e são considerados os hormônios do estresse. Entretanto, valores de cortisol basal considerados dentro do valor de referência podem também indicar que a habilidade em responder adequadamente ao estresse esteja prejudicada. A deficiência adrenal secundária pode ser excluída se o cortisol colhido às 8h for maior que 15 µg/dL e na presença de um valor menor que 3 µg/dL é diagnosticada deficiência do eixo corticotrófico.[41]

Quando os valores de cortisol estiverem entre esses dois resultados será necessário proceder ao ITT. A hipoglicemia (glicemia menor que 40 mg/dL) induzida pelo ITT (0,05 a 0,15 U insulina por kg de peso, EV) é o padrão-ouro para avaliação do eixo hipotálamo-hipófise-adrenal, e o pico máximo de cortisol acima de 18 µg/dL exclui insuficiência adrenal.[41,58]

A deficiência de ACTH causa atrofia adrenal e hiporregulação dos receptores de ACTH. Logo, o teste com o ACTH sintético (Corticotropin- Synacthen®) - dose padrão (250 µg, EV, em *bolus*) pode ser usado para diagnóstico de insuficiência adrenal secundária, se for realizado pelo menos 4 semanas após o início da deficiência de ACTH.[60] O cortisol estimulado após 30 min menor que 18 µg/dL sugere fortemente a deficiência de ACTH. O teste do Synacthen® com baixa dose (1 µg, EV, em *bolus*) pode representar um estímulo mais fisiológico para estimulação máxima da adrenal. Alguns estudos têm evidenciado uma sensibilidade superior na dose de 1 µg, entretanto uma metanálise evidenciou que ambos são semelhantes para o diagnóstico de insuficiência adrenal secundária. Devido à baixa sensibilidade dos testes mencionados em casos limítrofes, o julgamento clínico e o seguimento são cruciais para o diagnóstico da deficiência de ACTH.[58]

Embora valores elevados de ACTH sérico sejam diagnósticos de insuficiência adrenal primária, o achado do nível de ACTH randômico normal-baixo pode não ajudar no diagnóstico de insuficiência adrenal central. Além disso, o uso de glicocorticoide exógeno suprime o eixo hipotálamo-hipófise-adrenal e também interfere na dosagem do cortisol, logo são recomendados sua dosagem pelo menos após 18 a 24h em seguida à última dose de hidrocortisona e, se possível, um intervalo ainda maior para os glicocorticoides de maior meia-vida. Adicionalmente, devem ser consideradas a duração do tratamento com glicocorticoide e também a influência do uso de estrógenos orais na dosagem do cortisol sérico devido ao aumento da CBG.[41]

O organograma a seguir (Figura 11.6), utilizado em nosso serviço do Departamento de Endocrinologia da FMUSP e adaptado de acordo com a diretriz da Endocrine Society,[41] sugere os procedimentos diagnósticos para confirmação ou exclusão da deficiência de ACTH.

DEFICIÊNCIA DE TSH

É recomendada a dosagem de TSH e T4 livre (T4L), sendo que baixos níveis de T4L com níveis de TSH inapropriadamente normais ou baixos e até mesmo levemente elevados (devido a produção de TSH biologicamente inativo) num contexto de doença hipofisária confirmam o diagnóstico de hipotireoidismo central. Pacientes com doença hipofisária e T4L normal-baixo são suspeitos de hipotireoidismo central leve, e, portanto, é sugerido iniciar levotiroxina, na presença de sinais e sintomas de hipotireoidismo. Uma outra opção é acompanhar periodicamente os valores do T4L e iniciar levotiroxina apenas se T4L se reduzir em 20% ou mais. Para monitorar o tratamento com levotiroxina, não deve ser utilizada a dosagem sérica do TSH, mas sim a dosagem de T4L. A dosagem de T3 ou T3 livre geralmente não é útil para diagnóstico de hipotireoidismo central, pois muitos pacientes têm T3 livre baixo; além disso, existe também uma superposição dos valores naqueles com e sem hipotireoidismo central associado a doença hipofisária.[41] Recentemente, a Endocrine Society se posicionou contra o uso de teste dinâmico usando estímulo com TRH para diagnóstico de hipotireoidismo central.[41]

DEFICIÊNCIA DE PROLACTINA

A deficiência de prolactina é rara e geralmente ocorre após a deficiência de outros hormônios hipofisários, com exceção da síndrome de Sheehan, na qual é o primeiro déficit a ser detectado. A prolactina basal está baixa, não sendo necessário testes de estímulo hormonal.[1,41]

TRATAMENTO

O tratamento do hipopituitarismo visa mimetizar a secreção fisiológica dos hormônios deficientes, amenizando os sintomas decorrentes de cada deficiência, com o objetivo de melhorar a qualidade de vida do paciente. O tratamento da causa básica do hipopituitarismo deve ser instituído, quando necessário.

DEFICIÊNCIA DE GH

Desde 1989, o GH tem sido produzido em larga escala pela técnica de engenharia genética recombinante (hrGH). Todos os pacientes com baixa estatura diagnosticados com DGH na infância são elegíveis para reposição com hrGH, assim como a DGHA grave (definição bioquímica). Na infância, o tratamento visa melhorar a estatura final, enquanto no adulto visa corrigir ou melhorar as anormalidades metabólicas, funcionais e neuropsicológicas decorrentes da deficiência somatotrófica. Entretanto, ainda não é consenso na prática clínica a sua prescrição para todo paciente com DGHA severa com base na premissa de que ele tenha ou que possa desenvolver a síndrome da DGHA. O custo elevado do tratamento, os seus potenciais efeitos colaterais, a ausência de benefício estabelecido sobre os índices de mortalidade e a possibilidade de alternativas terapêuticas direcionadas para as manifestações clínicas da DGHA, como por exemplo estatinas para dislipidemias e os bifosfonatos para osteoporose, são fatores que corroboram a conduta de que a administração de hrGH não deve ser feita de maneira aleatória, mas sim individualizada às necessidades e às condições clínicas de cada paciente. Portanto, geralmente, o tratamento é indicado apenas para o subgrupo de pacientes com DGHA grave, que apesar da reposição adequada das outras deficiências hipofisárias apresentam consequências clínicas resultantes da DGHA. Dentre estas, talvez as mais importantes e de maior peso na indicação da terapêutica em adultos sejam as alterações referentes à qualidade de vida, incluindo aspectos neuropsicológicos e até psiquiátricos, frequentemente melhoradas com a reposição de hrGH.[55]

Tal alteração da qualidade de vida não é tão evidente quando a deficiência ocorre na infância, portanto o único critério para manutenção do tratamento após atingir a estatura final são os benefícios sobre o pico da massa óssea que ocorre entre a 2ª e 3ª décadas de vida. Vale lembrar que a reposição na infância se faz com 0,1 U/kg de peso, sendo aumentado para 0,15 U/kg de peso durante a puberdade.[56] Na vida adulta, o início do tratamento se dá com dose fixa baixa, diária, por via subcutânea à noite, e busca mimetizar a secreção fisiológica de GH, sendo titulada em função da resposta clínico-laboratorial e com menos efeitos colaterais. A dose inicial em adultos jovens dos sexos masculino e feminino deve ser de 0,2 mg/dia e de 0,3 mg/dia (0,6 a 0,9 UI/dia), respectivamente, enquanto indivíduos de maior faixa etária podem iniciar com doses tão bai-

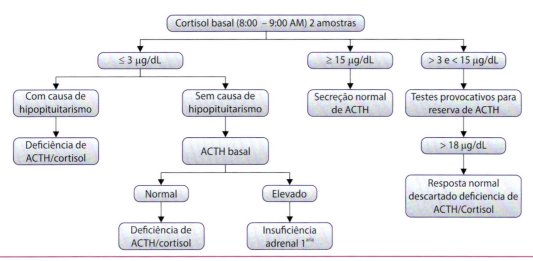

Figura 11.6 Algoritmo de investigação de insuficiência de cortisol.[41]

xas quanto 0,1 mg/dia (0,3 UI/dia). A dose deve ser gradualmente ajustada a intervalos de pelo menos 1 mês. A dose de manutenção não deve ser superior a 1 mg/dia (3 UI/dia). O melhor parâmetro de monitorização bioquímica é a dosagem do IGF-1. Inicialmente este deve ser dosado nas primeiras 4 a 12 semanas e, posteriormente, a cada 6 meses. A dose de hrGH deve ser ajustada, a fim de que os níveis de IGF-1 sejam mantidos na média da faixa de normalidade para idade e sexo. Os principais efeitos adversos estão relacionados à retenção de fluidos e incluem parestesias, edema periférico, enrijecimento articular, artralgia e mialgia, sendo que a suspensão da medicação deve ser avaliada na presença desses efeitos adversos.[55,56]

As mulheres, em comparação com os homens, especialmente em terapia estrogênica, são cerca de duas vezes menos responsivas a qualquer ajuste de dose de hrGH, e apresentam menor aumento do IGF-1 sérico. O tratamento com estrógeno oral leva à acentuação do decréscimo do IGF-1 e à elevação nos níveis séricos das IGFBPs. A via transdérmica de estrógenos parece evitar o efeito hepático dos estrógenos na inibição hepática do IGF-1 e na elevação dos níveis séricos das IGFBPs.[55]

Os benefícios do tratamento com hrGH em pacientes com DGHA ocorrem na composição corporal, ganho de massa óssea, nos fatores de risco cardiovascular e na qualidade de vida. É descrito um aumento da mortalidade nos pacientes portadores de hipopituitarismo, e o papel do DGH nesta mortalidade ainda está sendo discutido.[56] Além disso, uma revisão recente não mostrou associação entre reposição de GH e recorrência de tumor hipofisário (RR 0,87; 95% CI 0,56–1,33) ou aumento do risco de malignidades secundárias (RR 1,24; 95% CI 0,65–2,33).

Não existem evidências em relação ao desfecho de acidente vascular cerebral com o uso do hrGH.[41]

Uma metanálise recente confirma os achados de melhora na composição corpórea de pacientes com DGHA grave após reposição com hrGH. Em geral, são evidentes uma redução da massa gorda, principalmente visceral, aumento da massa magra e manutenção do IMC. A terapia com rhGH estimula tanto a reabsorção quanto a formação óssea. Estudos observaram aumento contínuo de massa óssea por, pelo menos, 1 ano e meio a 2 anos após o tratamento com hrGH, que é mantido após sua suspensão, sugerindo efeito residual do hormônio sob o osso. A reposição com hrGH, mesmo em doses baixas, ocasiona melhoria do bem-estar psicológico nesses pacientes, porém os mecanismos responsáveis por essa melhora permanecem desconhecidos, mas parecem ser multifatoriais. Os fatores contribuintes incluem melhora na composição corpórea e na capacidade de exercício, mudanças metabólicas e efeito central do GH/IGF-1, seja direto por meio de sua ação no cérebro, seja indireto por meio da estimulação da produção de substâncias que atravessam a barreira hematoencefálica, como peptídeo intestinal vasoativo, β-endorfinas e ácido homovanílico.[55,56]

A terapia com rhGH em DGHA melhora desfechos cardiovasculares, incluindo função endotelial, biomarcadores cardiovasculares inflamatórios, no metabolismo lipoproteico, no espessamento carotídeo íntima-média, e aspectos da função miocárdica, mas tende a aumentar a resistência à insulina.[56]

Após início do tratamento com rhGH em pacientes diabéticos pode ser necessário ajuste nas medicações antidiabéticas. Também é importante que as funções adrenal e tireoidiana sejam monitoradas durante o tratamento com rhGH, pois pode haver a redução dos níveis de T4L e do cortisol sérico devido a reversão do aumento da conversão da cortisona para cortisol durante o estado de deficiência de GH.[56]

A Endocrine Society, no consenso da hipopituitarismo adulto se pôs contra a administração de GH para idosos com níveis de IGF-1 baixos ajustados para a idade e ausência de doença hipofisária ou hipotalâmica. Além disso, também se mostra contrária ao uso de GH para aumento da performance atlética, pois esta é uma prática ilegal e tem uma justificativa científica e ética pobre, na ausência de uma eficácia substanciada.[41]

DEFICIÊNCIA DE ACTH

O tratamento da deficiência de ACTH, que induz primariamente a deficiência de cortisol, consiste na administração de glicocorticoides (acetato de cortisona, hidrocortisona e prednisona) na dose e período do dia adequado para mimetizar o padrão fisiológico de secreção do cortisol. Nas crianças, a reposição é feita preferencialmente com o acetato de cortisona ou hidrocortisona dividido em 2 ou 3 tomadas diárias. Nos adultos, a dose de acetato de cortisona é de 25 a 37,5 mg/dia, a de prednisona é de 5 a 7,5 mg/dia,[58] e a de hidrocortisona é de 15 a 20 mg/dia divididos em 2 a 3 tomadas diárias. Estudos evidenciam que dividir a dose de hidrocortisona em 3 tomadas não é superior a 2 tomadas; além disso, a exposição a doses suprafisiológicas de glicocorticoide apresenta pior escore de qualidade de vida. Os corticosteroides de meia-vida maior (p.ex., prednisona) devem ser utilizados somente em casos selecionados, como falta de disponibilidade de outro corticosteroide de menor meia-vida, falta de aderência ao tratamento e para conveniência do paciente.[41]

Os pacientes devem ser instruídos a dobrar a dose do corticosteroide nos períodos de doença ou outros tipos de estresse, como infecções, cirurgias e traumas. Todo paciente deve ser orientado sobre a gravidade de sua condição e o uso de identificadores (p.ex., pulseiras, correntes e carta), o que facilita o atendimento nos casos de urgência médica. No caso de ausência de melhora dos sintomas com o dobro da dose diária, os pacientes devem ser orientados a procurar o pronto-socorro para fazer reposição de hidrocortisona endovenosa com adequada reposição hidroeletrolítica visando restaurar a volemia. A reposição de mineralocorticoides é raramente necessária no hipopituitarismo, uma vez que a angiotensina II e o potássio são os principais reguladores da secreção de aldosterona. A dose inadequada da reposição de corticosteroides pode resultar na persistência dos sintomas da deficiência de cortisol; no entanto, doses excessivas devem ser evitadas, pois podem levar ao quadro de síndrome de Cushing[58] e de osteoporose.

Recentemente, a Endocrine Society, no consenso do hipopituitarismo adulto, se pôs contra o uso rotineiro de DHEA e/ou testosterona em mulheres portadoras de insuficiência adrenal devido a informação limitada acerca da sua eficácia e segurança.[41]

DEFICIÊNCIA DE TSH

A deficiência de TSH resulta na deficiência de tiroxina (T4), e é tratada com a reposição de levotiroxina. O objetivo do tratamento é atingir um valor sérico no limite superior do valor de referência de T4 total e T4L. Algumas peculiaridades devem ser enfatizadas no tratamento do hipotireoidismo secundário tais como: a reposição com levotiroxina não deve ser iniciada antes de a função adrenal ter sido avaliada, e se for constatada insuficiência adrenal, esta deve ser tratada primeiro adequadamente. Outro ponto importante é que a dosagem do TSH sérico, diferentemente do hipotireoidismo primário, não deve ser usada como parâmetro de reposição da levotiroxina. Nos adultos, a dose habitual de reposição de levotiroxina varia de 1-2 µg/kg/dia (média de 1,6 µg/kg/dia), com ajuste da dose baseada na idade, no contexto clínico e nos níveis de T4L.[41] É recomendado iniciar com doses menores (25 µg) e aumentar 25 µg a cada 1-2 semanas. Em crianças, a dose pode chegar a 10 µg/kg/dia nos recém-natos, sendo essa dose diminuída com o avançar da idade. Nos pacientes idosos, deve-se iniciar a reposição de levotiroxina com doses pequenas, aumentando gradualmente, evitando efeitos colaterais, principalmente isquemia ou arritmia cardíaca.[1]

A Endocrine Society, no consenso de hipopituitarismo adulto, se posiciona contra o uso de T3, de extratos tireoidianos ou de outras formulações de hormônios tireoidianos.[41]

DEFICIÊNCIA DE GONADOTROFINAS

O tratamento da deficiência das gonadotrofinas depende do sexo e da idade, e se existe o interesse de restauração da função gonadal e da fertilidade.

HIPOGONADISMO HIPOGONADOTRÓFICO MASCULINO

Para maiores detalhes, vide Capítulo 13 - Hipogonadismo Masculino.

INFÂNCIA

No sexo masculino, o micropênis devido ao hipopituitarismo congênito requer a administração de testosterona ou di-hidrotestosterona com o objetivo de aumentar a genitália. Os ésteres de testosterona de longa duração podem ser usados, como o enantato de testosterona 25 mg IM a cada 4 semanas por 3 meses. Se não ocorrer aumento satisfatório no comprimento do pênis (> 0,9 cm), um novo ciclo de administração de testosterona pode ser dado. Não é necessário repetir o ciclo durante a infância.[1]

INDUÇÃO DA PUBERDADE

No sexo masculino, recomenda-se a administração de ésteres de testosterona (enantato ou cipionato de testosterona) 25-50 mg IM a cada 4 semanas, com aumento lento e progressivo, sendo as dosagens aumentadas a cada 6-12 meses e a dose de reposição de adulto é alcançada em 3-5 anos. A terapia androgênica não aumenta o volume testicular. Se este último for desejável ou se há o desejo de fertilidade, o tratamento com gonadotrofinas ou GnRH é necessário.[1]

VIDA ADULTA

No homem adulto, a reposição de testosterona deve ser indicada diante do hipogonadismo central, na ausência de contraindicações, com o objetivo de prevenir anemia devido ao hipoandrogenismo, redução de massa gorda, melhora da massa óssea, libido, função sexual, energia, vigor, sensação de bem-estar, aumento de massa magra e da força muscular.[41]

A terapia de reposição de testosterona pode ser feita por administração de preparações injetáveis de ésteres de testosterona (enantato ou cipionato) a cada 2-3 semanas, na dose de 200-250 mg/dose. Ocorre uma ampla variação dos níveis séricos de testosterona, com níveis suprafisiológicos imediatamente após a aplicação, e níveis abaixo ou dentro da meta terapêutica nos dias subsequentes. Os efeitos colaterais incluem instabilidade de humor, oscilação da libido e da potência sexual, ginecomastia e acne. Diante destes casos, é recomendado reduzir a dose e aumentar a frequência da aplicação (100 mg/dose, IM, a cada 7 a 10 dias). Recentemente, passamos a dispor no mercado de uma preparação de ação prolongada (undecanoato de testosterona) que permite a administração trimestral, mantendo concentrações estáveis da testosterona durante o período. As formulações transdérmicas são atrativas, e uma alternativa viável. A aplicação de adesivos com 5 mg de testosterona não escrotal (não disponível no Brasil) 5 a 10 g de formulações em gel a 1% transdérmico têm sido utilizadas. Em 2013 foi lançada no Brasil a solução de testosterona a 2% para uso tópico diário em axilas. A dose diária varia de 1 a 4 aplicações (média de 2) diárias pela manhã apenas nas axilas, levando a níveis plasmáticos mais estáveis de testosterona, obtidos em poucos dias. Entretanto, o maior problema é a passagem de testosterona através do contato para as mulheres e crianças.[1,57]

O ajuste da terapia androgênica é baseado nas medidas séricas de testosterona na véspera da próxima aplicação da injeção. Hemoglobina e hematócrito devem ser monitorados a cada 3 meses após cada ajuste de dose, e então anualmente. Testes de função hepática e perfil lipídico devem ser obtidos anualmente. O paciente deve ser alertado quanto ao risco de obstrução urinária ou excesso de libido. O toque retal e o PSA devem ser obtidos em indivíduos de meia-idade e idosos. O nível de PSA sérico deve ser mensurado a cada 1 a 3 meses após o início do tratamento, e anualmente de acordo com as recomendações do urologista. Se o PSA estiver elevado e/ou houver a presença de nódulos ou irregularidades na próstata, o paciente deve ser encaminhado ao urologista. A densitometria óssea deve ser realizada nos pacientes recebendo testosterona antes do tratamento e depois regularmente a cada 2 anos. A idade óssea deve ser monitorada em indivíduos pré-púberes para evitar o fechamento prematuro das epífises ósseas. Andrógenos devem ser administrados com cuidado em pacientes com insuficiência cardíaca ou renal ou hipertensão severa.[1,57]

A terapia com testosterona em homens com hipogonadismo central reduz a massa gorda com aumento da massa magra, entretanto pode induzir uma redução dos níveis de HDL-colesterol e uma redução concomitante do colesterol total e no LDL. Dada a falta de estudos de longo prazo e controlados por placebo em homens com hipogonadismo central, o impacto da reposição de testosterona na incidência de doença cardiovascular e na mortalidade não está claro.[41]

Os protocolos de indução de fertilidade incluem terapia com GnRH pulsátil para estimular a espermatogênese nos homens com deficiência de GnRH e secreção normal de gonadotrofinas. A terapia com gonadotrofinas é efetiva nos pacientes com deficiência de gonadotrofinas ou resistência ao GnRH. A terapêutica com hCG (1.000-2.500 UI, IM, 2 vezes por semana por 8-12 semanas) é útil em pacientes com hipogonadismo de início na vida adulta com secreção residual de FSH.[1]

HIPOGONADISMO HIPOGONADOTRÓFICO FEMININO

Para maiores detalhes vide o capítulo 15 de puberdade normal, precoce e atrasada.

A idade média cronológica para induzir a puberdade em meninas é aos 11 anos. Diversos protocolos são disponibilizados: (a) estrógenos conjugados (dose inicial de 0,15 mg ao dia ou 0,3 mg em dias alternados), (b) etinilestradiol (dose inicial de 0,05-0,1 µg/kg diariamente e após 2,5-5 µg/kg diariamente) ou (c) 17-β estradiol (dose inicial de 5 µg/kg diariamente) pode ser administrado aumentando-se a dose a cada 6 a 12 meses durante o seguimento por 2-3 anos, atingindo a dose de reposição de adulto (0,6 a 1,25 mg de estrógenos conjugados; 10 a 20 µg de etinilestradiol ou 1 a 2 mg de 17-β estradiol diariamente). Após 6 meses de tratamento ou no caso de sangramento vaginal, a administração cíclica de progestágenos (geralmente acetato de medroxiprogesterona 5-10 mg ao dia ou noretisterona 0,7 a 1 mg ao dia) deve ser adicionada nos primeiros 12 a 14 dias do mês para instituir os ciclos menstruais mensais.[1,59]

Como alternativa, os estrógenos estão disponíveis em diferentes apresentações e diferentes potências, que incluem gel tópico, loções, cremes e tabletes intravaginais, anéis vaginais, e os adesivos liberadores de estrógeno por via transdérmica (25 µg de 17-β-estradiol diariamente), devendo a dose ser aumentada gradativamente até atingir a dose de reposição de adulto (50-100 µg/dia). A via transdérmica é preferível para mulheres tabagistas ou que apresentam cefaleia, hipertrigliceridemia, distúrbios hepatobiliares, doença fibrocística da mama ou tromboembolismo venoso.

Para as mulheres em fase de pré-menopausa com hipogonadismo central, deve ser prescrita terapia de reposição hormonal com estrógeno isolado nas mulheres submetidas a histerectomia e a combinação de estrógeno-progesterona naquelas com útero intacto para prevenir hiperplasia endometrial. Além disso, o tratamento com estrógenos nas mulheres até 45 anos ou mais velhas pode reduzir o risco de doença cardiovascular e mortalidade. A falência ovariana primária é associada a redução de massa óssea e aumento do risco de fraturas, e a reposição estrogênica protege contra fraturas. Portanto, a literatura dá suporte em relação aos efeitos benéficos do estrógeno na massa óssea. Adicionalmente, devem ser orientadas medidas gerais que otimizam a massa óssea, que incluem mudança do estilo de vida, exercícios de força, suplementação adequada de cálcio e vitamina D e cessação do tabagismo.[41]

O impacto a longo prazo da terapia de reposição estrogênica na morbidade cardiovascular e indução de câncer de mama em mulheres hipogonádicas é até o momento desconhecido.[1,59]

A indução da fertilidade requer a administração pulsátil de GnRH, sendo este o tratamento de escolha para induzir ovulação nos pacientes com hipogonadismo hipogonadotrófico hipotalâmico e o eixo gonadotrófico hipofisário normal. A terapia com gonadotrofinas (LH e FSH) é indicada nas pacientes com deficiência de gonadotrofinas ou resistência ao GnRH.[1]

DEFICIÊNCIA DE PROLACTINA

A única manifestação conhecida da deficiência de prolactina é a ausência de lactação após o parto (agalactia), e até o momento não há uma opção terapêutica disponível.[1]

TRATAMENTO INTEGRADO DO HIPOPITUITARISMO

Vale lembrar que o tratamento do hipopituitarismo não pode ser feito de maneira isolada, pois todos os setores a serem repostos sofrem alterações na falta do GH que devem ser levadas em consideração no momento da introdução e no seguimento posterior do tratamento com hrGH, o qual denominamos tratamento interligado do hipopituitarismo,[56] conforme descrito na Tabela 11.3.

MANEJO DO HIPOPITUITARISMO NA GESTAÇÃO

Como a fertilidade está frequentemente comprometida no hipopituitarismo, uma gravidez espontânea é rara. A mulher que deseja gestar requer uma equipe multidisciplinar para indução da fertilidade e manejo do hipopituitarismo. Entretanto, com uma reposição hormonal apropriada, as mulheres com hipopituitarismo podem esperar uma gravidez sem intercorrências e uma criança saudável.

Glicocorticoides

A hidrocortisona é o glicocorticoide preferível na gestação, pois é degradado pela enzima 11 –β-OH-esteroide-desidrogenase tipo 2 e não cruza a placenta. O melhor regime de administração de glicocorticoide na gestação não é bem definido (embora no 3º trimestre possa ser cerca de 20-40% maior); porém é recomendado um ajuste de dose baseado em critérios clínicos, com aumento da dose

Tabela 11.3 Tratamento do hipopituitarismo integrado

Eixo	Fisiopatologia DGH	Níveis hormonais sem reposição de GH	Níveis hormonais em reposição de GH
Corticotrófico	↓ atividade 11 beta HSD2 ↓ a interconversão de cortisol a cortisona	↑ Cortisol basal	↑ degradação de cortisol Atenção aos niveis de reposição do cortisol
Tireotrófico	↓ conversão periférica de T4 em T3 (forma ativa)	Manter T4 livre metade superior da referência (em torno de 1,0 mg/dL)	Aumentar dose de levotiroxina para manter T4 livre na média da referência
Gonadotrófico			Reposição estrogênica oral Requerem > dose de GH

Fonte: Adaptado de Molitch et al., 2011.

na presença de sinais e sintomas de insuficiência adrenal (fadiga, hipotensão postural) e redução da dose na presença de sinais de Cushing (ganho excessivo de peso, hipertensão arterial, hiperglicemia). Além disso, doses maiores podem ser necessárias, especialmente no 3º trimestre. É contraindicada dexametasona na gestação, pois ela não é inativada na placenta. O cortisol plasmático pode estar falsamente elevado na gestação devido ao aumento da CBG, principalmente no 2º e 3º trimestres.[41]

Tireoide

É recomendada uma monitorização cuidadosa do T4 livre e do T4 total (ajustado em 50% acima do valor de referência para não grávidas devido à elevação da TBG) a cada 4-6 semanas nas gestantes portadoras de hipotireoidismo central, pois podem necessitar de uma aumento da levotiroxina para manter esses parâmetros dentro do alvo.[41]

Hormônio de crescimento

É recomendado descontinuar a reposição com hrGH durante a gestação, pois ainda não há evidências claras de sua eficácia ou segurança. Além disso, a placenta produz GH, o que ameniza os sinais e sintomas da deficiência desse hormônio.[41]

PROGNÓSTICO

Uma metanálise recente sugere que há um aumento de mortalidade em pacientes com pan-hipopituitarismo (RR 1,55; 95% intervalo de confiança [CI], 1,14–2,11). Os fatores de risco associados a esse aumento da mortalidade são sexo feminino, idade jovem ao diagnóstico, diagnóstico de base de craniofaringioma ou tumor agressivo, presença de diabetes insipidus e tratamento anterior com cirurgia ou radioterapia. As causas mais comuns de

morte são malignidades, doença cardiovascular e doença cerebrovascular.[41]

REFERÊNCIAS BIBLIOGRÁFICAS

1. Ascoli P, Cavagnini F. Hypopituitarism. Pituitary 2006;9(4): 335-342.

2. Osumi-Yamashita N, Ninomiya Y, Doi H and Eto K. The contribution of both forebrain and midbrain crest cells to the mesenchyme in the frontonasal mass of mouse embryos. Dev Biol 1994;164(2): 409-419.

3. Burrows HL, Douglas KR, Seasholtz AF and Camper AS. Genealogy of the anterior pituitary gland: tracing a family tree. Trends Endocrinol Metab 1999;10(9): 343-352.

4. Dattani MT, Robinson IC. The molecular basis for developmental disorders of the pituitary gland in man. Clin Genet 2000;57(5): 337-346.

5. Kelberman D, Rizzoti K, Lovell-Badge R, Robinson IC and Dattani MT. Genetic regulation of pituitary gland development in human and mouse. Endocr Rev 2009;30(7): 790-829.

6. Zhu X, Gleiberman AS, Rosenfeld MG. (Molecular physiology of pituitary development: signaling and transcriptional networks. Physiol Ver 2007; 87(3): 933-963.

7. Park H L, Bai C, Platt KA, et al. Mouse Gli1 mutants are viable but have defects in SHH signaling in combination with a Gli2 mutation. Development 2000;127(8): 1593-1605.

8. Suga H, Kadoshima T, Minaguchi M, et al. Self-formation of functional adenohypophysis in three-dimensional culture. Nature 2011;480(7375): 57-62.

9. Ward RD, Raetzman LT, Suh H, Stone BM, Nasonkin IO and Camper SA. Role of PROP1 in pituitary gland growth. Mol Endocrinol 2005;19(3): 698-710.

10. Himes AD, Raetzman LT. Premature differentiation and aberrant movement of pituitary cells lacking both Hes1 and Prop1. Dev Biol 2009;325(1): 151-161.

11. Fu Q, Gremeaux L, Luque RM, Liekens D, Chen J, Buch T, Waisman A, Kineman R and Vankelecom H. The adult pituitary shows stem/progenitor cell activation in response

to injury and is capable of regeneration. Endocrinology 2012;153(7): 3224-3235.

12. Andoniadou C L., Matsushima D, Mousavy Gharavy SN, Signore M, Mackintosh AI, Schaeffer M, Gaston-Massuet C, Mollard P, Jacques TS, Le Tissier P, Dattani MT, Pevny LH and Martinez-Barbera JP. Sox2(+) stem/progenitor cells in the adult mouse pituitary support organ homeostasis and have tumor-inducing potential. Cell Stem Cell 2013; 13(4): 433-445.

13. Andoniadou C L, Gaston-Massuet C, Reddy R, Schneider RP, Blasco MA, Le Tissier P, Jacques TS, Pevny LH, Dattani MT and Martinez-Barbera JP. (Identification of novel pathways involved in the pathogenesis of human adamantinomatous craniopharyngioma. Acta Neuropathol 2012; 124(2): 259-271.

14. Cani CM, Matsushita H, Carvalho LR, Soares IC, Brito LP, Almeida MQ and Mendonça BB. PROP1 and CTNNB1 expression in adamantinomatous craniopharyngiomas with or without β-catenin mutations. Clinics (Sao Paulo) 2011;66(11): 1849-1854.

15. Arroyo A F, Pernasetti V V, Vasilyev P, Amato S S, Yen and Mellon PL. A unique case of combined pituitary hormone deficiency caused by a PROP1 gene mutation (R120C) associated with normal height and absent puberty. Clin Endocrinol (Oxf) 2002; 57(2): 283-291.

16. Vallette-Kasic S, Barlier A, Teinturier C, Diaz A, Manavela M, Berthezene F, Bouchard P, Chaussain JL, Brauner R, Pellegrini-Bouiller I, Jaquet P, Enjalbert A and Brue T. PROP1 gene screening in patients with multiple pituitary hormone deficiency reveals two sites of hypermutability and a high incidence of corticotroph deficiency. J Clin Endocrinol Metab 2001;86(9): 4529-4535.

17. Zöller M. CD44: can a cancer-initiating cell profit from an abundantly expressed molecule? Nat Rev Cancer 2011; 11(4): 254-267.

18. Gaston-Massuet C, Andoniadou CL, Signore M, SAJayakody, Charolidi N, Kyeyune R, Vernay B, Jacques TS, Taketo MM, Le Tissier P, Dattani MT and Martinez-Barbera JP. Increased Wingless (Wnt) signaling in pituitary progenitor/stem cells gives rise to pituitary tumors in mice and humans. Proc Natl Acad Sci USA 2011;108(28): 11482-11487.

19. Turton J P, Mehta A, Raza J, Woods KS, Tiulpakov A, Cassar J, Chong K, Thomas PQ, Eunice M, Ammini AC, Bouloux PM, Starzyk J, Hindmarsh PC and Dattani MT. Mutations within the transcription factor PROP1 are rare in a cohort of patients with sporadic combined pituitary hormone deficiency (CPHD). Clin Endocrinol (Oxf) 2005;63(1): 10-18.

20. Günthert U. CD44 in malignant disorders. Curr Top Microbiol Immunol 1996; 213 (Pt 1): 271-285.

21. Komminoth P, Seelentag WK, SaremaslaniP, Heitz PU and Roth J. CD44 isoform expression in the diffuse neuroendocrine system. II. Benign and malignant tumors. Histochem Cell Biol 1996; 106(6): 551-562.

22. DattaniM T, Martinez-Barbera JP, Thomas PQ, Brickman JM, RGupta, Martensson IL, Toresson H, Fox M, Wales JK, Hindmarsh PC, Krauss S, Beddington RS and Robinson

IC. Mutations in the homeobox gene HESX1/Hesx1 associated with septo-optic dysplasia in human and mouse. Nat Genet 1998;19(2): 125-133.

23. Jayakody S A, Andoniadou CL, Gaston-Massuet C, Signore M, Cariboni A, Bouloux PM, Le Tissier P, Pevny LH, Dattani MT and Martinez-Barbera JP. SOX2 regulates the hypothalamic-pituitary axis at multiple levels. J Clin Invest 2012;122(10): 3635-3646.

24. Guzzo M F, Carvalho LR and Bronstein MD. Ketoconazole treatment decreases the viability of immortalized pituitary cell lines associated with an increased expression of apoptosis-related genes and cell cycle inhibitors. J Neuroendocrinol 2015;27(7): 616-623.

25. FangQ, George AS, Brinkmeier ML, Mortensen AH, Gergics P, Cheung LY, Daly AZ, Ajmal A, Pérez Millán MI, Ozel AB, Kitzman JO, Mills RE, Li JZ and Camper AS. Genetics of combined pituitary hormone deficiency: roadmap into the genome era. Endocr Rev 2016;37(6): 636-675.

26. Haslam I S, Wright JA, O'Reilly DA, Sherlock DJ, Coleman T and Simmons NL. Intestinal ciprofloxacin efflux: the role of breast cancer resistance protein (ABCG2). Drug Metab Dispos 2011;39(12): 2321-2328.

27. Raetzman LT, Ross SA, Cook S, Dunwoodie SL, Camper AS and Thomas PQ. Developmental regulation of Notch signaling genes in the embryonic pituitary: Prop1 deficiency affects Notch2 expression. Dev Biol 2004;265(2): 329-340.

28. Gagliano T, Filieri C, Minoia M, Buratto M, Tagliati F, Ambrosio MR, Lapparelli M, Zoli M, Frank G, Degli Uberti E, and Zatelli MC. Cabergoline reduces cell viability in non functioning pituitary adenomas by inhibiting vascular endothelial growth factor secretion. Pituitary 2013;16(1): 91-100.

29. Mülle H L. Childhood craniopharyngioma -- current concepts in diagnosis, therapy and follow-up. Nat Rev Endocrinol 2010;6(11): 609-618.

30. Karavitaki N, Cudlip S, Adams CB and Wass JA. Craniopharyngiomas. Endocr ver 2006; 27(4): 371-397.

31. Sato K, Oka H, Utsuki S, Kondo K, Kurata A and Fujii K. Ciliated craniopharyngioma may arise from Rathke cleft cyst. Clin Neuropathol 2006;25(1): 25-28.

32. Salehi F, Agur A, Scheithauer BW, Kovacs K, Lloyd RV and Cusimano M. Ki-67 in pituitary neoplasms: a review--part I. Neurosurgery 2009;65(3): 429-437; discussion 437.

33. Fu Q and Vankelecom H. Regenerative capacity of the adult pituitary: multiple mechanisms of lactotrope restoration after transgenic ablation. Stem Cells Dev 2012;21(18): 3245-3257.

34. DavisSW, Castinetti F, Carvalho LR, Ellsworth BS, Potok MA, Lyons RH, Brinkmeier ML, Raetzman LT, Carninc Pi, Mortensen AH, Hayashizaki Y, Arnhold IJ, Mendonca BB, BrueT and Camper AS. Molecular mechanisms of pituitary organogenesis: In search of novel regulatory genes. Mol Cell Endocrinol 2010;323(1): 4-19.

35. De Rienzo F, Mellone S, Bellone S, Babu D, Fusco I, Prodam F, Petri A, Muniswamy R, De Luca F, Salerno M, Momigliano-Richardi P, Bona G, Giordano M and C.

Italian Study Group on Genetics of. Frequency of genetic defects in combined pituitary hormone deficiency: a systematic review and analysis of a multicentre Italian cohort. Clin Endocrinol (Oxf) 2015.

36. De Bruin C and Dauber A. Insights from exome sequencing for endocrine disorders. Nat Rev Endocrinol 2015;11(8): 455-464.

37. Dusatkova P, Pfaffle R, Brown MR, Akulevich N, Arnhold IJ, Kalina MA, Kot K, Krzisnik C, Lemos MC, Malikova J, Navardauskaite R, Obermannova B, Pribilincova Z, Salla Ai, Stipancic G, Verkauskiene R, Cinek O, Blum WF, Parks JS, Austerlitz F and Lebl J. Genesis of two most prevalent PROP1 gene variants causing combined pituitary hormone deficiency in 21 populations. Eur J Hum Genet 2016; 24(3): 415-420.

38. Lido A C, França MM, Correa FA, Otto AP, Carvalho LR, Quedas EP, Nishi MY, Mendonca BB, Arnhold IJ and JorgeAA. Autosomal recessive form of isolated growth hormone deficiency is more frequent than the autosomal dominant form in a Brazilian cohort. Growth Horm IGF Res 2014;24(5): 180-186.

39. Osorio M G, Marui S, Jorge AA, Latronico AC, Lo LS, Leite CC, Estefan V, Mendonca BB and Arnhold IJ. Pituitary magnetic resonance imaging and function in patients with growth hormone deficiency with and without mutations in GHRH-R, GH-1, or PROP-1 genes. J Clin Endocrinol Metab 2002;87(11): 5076-5084.

40. Abrao M G, Leite MV, Carvalho LR, Billerbeck AE, Nishi MY, Barbosa AS, Martin RM, Arnhold IJ and Mendonca BB. Combined pituitary hormone deficiency (CPHD) due to a complete PROP1 deletion. Clin Endocrinol (Oxf) 2006;65(3): 294-300.

41. Fleseriu M, Hashim IA, Karavitaki N, Melmed S, Murad MH, Salvatori R and Samuels MH. Hormonal replacement in hypopituitarism in adults: an endocrine society clinical practice guideline. J Clin Endocrinol Metab 2016;101(11): 3888-3921.

42. Glezer A, Paraiba DB and Bronstein MD. Rare sellar lesions. Endocrinol Metab Clin North Am 2008;37(1): 195-211, x.

43. Freda P U, Beckers AM, Katznelson L, Molitch ME, Montori VM, Post KD, Vance ML and Society E. (Pituitary incidentaloma: an endocrine society clinical practice guideline. J Clin Endocrinol Metab 2011; 96(4): 894-904.

44. Dekkers OM, Pereira AM and RomijnJA. Treatment and follow-up of clinically nonfunctioning pituitary macroadenomas. J Clin Endocrinol Metab 2008;93(10): 3717-3726.

45. Guzzo M F, Bueno CB, Amancio TT, Rosemberg S, Bueno C, Arioli EL, Glezer A and Bronstein MD. An intrasellar germinoma with normal tumor marker concentrations mimicking primary lymphocytic hypophysitis. Arq Bras Endocrinol Metabol 2013;57(7): 566-570.

46. Levy A. Molecular and trophic mechanisms of tumorigenesis." Endocrinol Metab Clin North Am 2008;37(1): 23-50, vii.

47. Gutenberg A, Hans V, Puchner MJ, Kreutzer J, Brück W, Caturegli P and Buchfelder M. Primary hypophysitis:

clinical-pathological correlations. Eur J Endocrinol 2006;155(1): 101-107.

48. Antonini and M. S. SR, Carvalho LRS, Melo ME, Abrão MG, Jorge AAL, Arnhold IJP. Hipopituitarismo

49. Chandler W Fand Barkan AL. Treatment of pituitary tumors: a surgical perspective. Endocrinol Metab Clin North Am 2008;37(1): 51-66, viii.

50. Goswami R, Kochupillai N, Crock PA, Jaleel A and Gupta N. Pituitary autoimmunity in patients with Sheehan's syndrome. J Clin Endocrinol Metab 2002; 87(9): 4137-4141.

51. De Marinis L, Bonadonna S, Bianchi A, Maira G and Giustina A. Primary empty sella. J Clin Endocrinol Metab 2005;90(9): 5471-5477.

52. Benvenga S, Campenní A, Ruggeri RM and Trimarchi F. Clinical review 113: Hypopituitarism secondary to head trauma. J Clin Endocrinol Metab 2000;85(4): 1353-1361.

53. Agha A and Thompson CJ. Anterior pituitary dysfunction following traumatic brain injury (TBI). Clin Endocrinol (Oxf)2006; 64(5): 481-488.

54. Klose M, Stochholm K, Janukonyté J, Lehman Christensen L, Frystyk J, Andersen M, Laurberg P, Christiansen JS and Feldt-Rasmussen U. Prevalence of posttraumatic growth hormone deficiency is highly dependent on the diagnostic set-up: results from The Danish National Study on Posttraumatic Hypopituitarism. J Clin Endocrinol Metab 2014;99(1): 101-110.

55. Jallad R S and Bronstein MD. [Growth hormone deficiency in adulthood: how to diagnose and when to treat?]. Arq Bras Endocrinol Metabol 2008;52(5): 861-871.

56. Molitch M E, Clemmons DR, Malozowski S, Merriam GR, Vance ML and E. Society. Evaluation and treatment of adult growth hormone deficiency: an Endocrine Society clinical practice guideline. J Clin Endocrinol Metab 2011;96(6): 1587-1609.

57. Bhasin S, Cunningham GR, Hayes FJ, MatsumotoAM, Snyder PJ, Swerdloff RS, Montori VM and E. d. S. Task Force. Testosterone therapy in men with androgen deficiency syndromes: an Endocrine Society clinical practice guideline. J Clin Endocrinol Metab 2010; 95(6): 2536-2559.

58. Schneider H J, Aimaretti G, Kreitschmann-Andermahr I, Stalla GK and Ghigo E. Hypopituitarism. Lancet 2007;369(9571): 1461-1470.

59. Goodman N F, Cobin RH, Ginzburg SB, Katz IA, Woode DE and A. A. of C. Endocrinologists. American Association of Clinical Endocrinologists Medical Guidelines for Clinical Practice for the diagnosis and treatment of menopause: executive summary of recommendations. Endocr Pract 2011;17(6): 949-954.

60. Courtney C H, McAllister AS, Bell PM, McCance DR, Leslie H, Sheridan B and Atkinson AB. Low- and standard-dose corticotropin and insulin hypoglycemia testing in the assessment of hypothalamic-pituitary-adrenal function after pituitary surgery. J Clin Endocrinol Metab 2004; 89(4): 1712-1717.

LEITURAS SUGERIDAS

1. Frank S, Rihs HP, Stöcker W, Müller J, Dumont B, Baur X, Schackert HK and Schackert G. Combined detection of CD44 isoforms by exon-specific RT-PCR and immunohistochemistry in primary human brain tumors and brain metastases. Biochem Biophys Res Commun 1996;222(3): 794-801.

2. Günthert U. CD44: a multitude of isoforms with diverse functions. Curr Top Microbiol Immunol 1993; 184: 47-63.

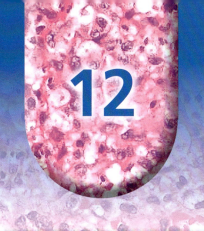

Causas Genéticas de Falência Ovariana Primária

12

Sorahia Domenice
Aline Zamboni Machado
Thatiana Evilen da Silva
Monica Malheiros França
Mariza Augusta Gerdulo dos Santos
Berenice Bilharinho de Mendonça

INTRODUÇÃO

A falência ovariana primária (FOP) é caracterizada pela ocorrência de amenorreia por um período mínimo de 4 a 6 meses em mulheres com menos de 40 anos de idade, associada a níveis elevados de gonadotrofinas séricas (equivalentes aos valores de mulheres menopausadas, FSH > 30 U/L) e presença de hipoestrogenismo.[1,2] Estima-se que cerca de 1% das mulheres com idade inferior a 40 anos e 0,1 % das mulheres com idade inferior a 30 anos apresentem FOP.[3]

O termo falência ovariana primária (FOP) tem sido utilizado para abranger condições de diagnóstico similares, incluindo o hipogonadismo hipergonadotrófico, a falência ovariana prematura e a disgenesia ovariana, por caracterizar de forma mais precisa esta doença heterogênea, que apresenta um curso clínico variável, porém culminando com a cessação prematura da função ovariana. Esta condição pode ser transitória ou progressiva. A doença pode se manifestar por ausência completa ou desenvolvimento parcial dos sinais puberais femininos e amenorreia primária ou secundária.

O espectro de precocidade e da gravidade da falência ovariana está em grande parte relacionado ao tamanho do *pool* de células germinativas primordiais (CGP) do ovário; assim, o início precoce da falência ovariana pode refletir a ausência de células germinativas desde o nascimento, o que determina a incapacidade de manutenção do arcabouço somático do ovário. Por outro lado, o início pós-puberal da falência ovariana refletiria um *pool* de oócitos reduzido, insuficiente para a manutenção da função gonadal até a faixa etária normal de início da menopausa.

As pacientes diagnosticadas com FOP apresentam hipoestrogenismo prematuro, o que determina nestas mulheres um risco aumentado para o desenvolvimento de osteoporose e doenças cardiovasculares. Além disso, a infertilidade ocorre como consequência da FOP.[1,2]

Apesar da crescente compreensão dos mecanismos envolvidos no processo de reprodução feminina, as causas ou mecanismos que resultam em FOP permanecem pouco conhecidos,[4] e na maior parte das pacientes a causa da falência ovariana ainda não é estabelecida.[5]

A etiologia da FOP pode ser congênita ou adquirida por diversas causas tais como doenças infecciosas, metabólicas, autoimunes, fatores ambientais, além das iatrogenicas (Tabela 12.1).[6]

Neste capítulo, enfocamos as causas genéticas da FOP.

Na maioria dos casos de FOP a disfunção ovariana apresenta-se de forma esporádica, porém não raramente casos familiais de FOP são identificados. Em grandes séries de pacientes com FOP a incidência da forma familial da doença varia de 4% a 31%.[7,8] Além disso, a observação de que em uma mesma família podem coexistir mulheres com amenorreia primária, amenorreia secundária e menopausa precoce indica que a FOP pode ser uma doença genética com expressão variável.[9] Diferentes formas de herança, dominantes e recessivas, com transmissão

Tabela 12.1 Causas de falência ovariana primária[6]

Infecciosas	Caxumba
Iatrogênicas	Quimioterapia, radioterapia e cirurgias
Doenças metabólicas	Deficiência da galactose 1-fosfato uridiltransferase (galactosemia), síndrome de glicoproteinas com deficiência de carboidrato
Autoimunes	Síndrome poliendócrina autoimune (hipotireoidismo, insuficiência suprarrenal, hipoparatireoidismo, diabetes mellitus tipo 1), síndrome do olho seco, miastenia grave, artrite reumatoide, lúpus eritematoso sistêmico, aplasia tímica congênita
Ambientais	Exposição a toxinas ambientais
Genéticas	Doenças associadas ao X frágil, hiperplasia suprarrenal congênita por deficiência da 17α-hidroxilase, hiperplasia suprarrenal congênita lipoídica, deficiência da aromatase, síndrome blefarofimose/ptose/epicanto inverso, anemia de Fanconi, ataxia-telangectasia, síndrome de Bloom, síndrome de Werner, síndrome de Turner, disgenesia gonadal causada por mutações em diferentes genes (*BMP15, GDF9, NR5A1/SF1, NANOS3, STAG3* etc.)

materna ou paterna, foram descritas em formas familiais de FOP.[10]

A prevalência de alterações genéticas é variável e foi encontrada em torno de 20 a 25% nas pacientes originalmente classificadas como portadoras de FOP de causa indeterminada ou com menor prevalência, com alterações genéticas identificadas em torno de 10% das pacientes estudadas.[8]

Vários mecanismos genéticos podem levar à FOP, incluindo as anormalidades do cromossomo X e as mutações ou variações no número de cópias de genes autossômicos.[11]

Variantes alélicas deletérias e potencialmente deletérias têm sido descritas em genes envolvidos no desenvolvimento e/ou função do ovário tais como *FSHR, LHCGR, BMP15, POF1B, NOBOX, INHA, GDF9, NR5A1, FIGLA, DIAPH2, FOXO3a, ER, SOHL2 NANOS3* e em genes envolvidos no processo meiótico e de replicação do DNA e genes de reparação de DNA como *DMC1, MSH4, MSH5, SPO11, STAG3, POF1B, MCM8, MCM9, SYCE1, PSMC3IP, FANCA, FANCC, FANCG*[8,12-17] (Tabela 12.2).

PAPEL DAS CÉLULAS GERMINATIVAS NO PROCESSO DE DESENVOLVIMENTO DO OVÁRIO

As etapas iniciais do desenvolvimento gonadal humano são idênticas nos embriões femininos e masculinos. Nas primeiras semanas de gestação (4ª-5ª semanas), as células germinativas primordiais (CPGs) ganham mobilidade e migram do saco vitelino através do mesentério dorsal até alcançar a fenda gonadal, onde vão participar do processo do desenvolvimento gonadal.

As células germinativas aparentemente desempenham papéis diferentes na organização testicular e ovariana. O desenvolvimento testicular fetal progride normalmente na ausência de células germinativas,[18] enquanto a ausência das células germinativas primordiais na gônada feminina impossibilita a formação dos folículos ovarianos, que são as unidades funcionais do ovário.[19] As células germinativas têm um papel essencial na organização e manutenção da estrutura ovariana.

A partir da 7ª semana de gestação, as células germinativas proliferativas presentes no ovário se diferenciam em oogônias, que são subsequentemente envolvidas por uma camada de células foliculares, derivadas das células de suporte originárias do epitélio celômico. Uma vez iniciada a meiose, as oogônias se diferenciam em oócitos e formam o folículo primordial. No final da 7ª semana de gestação, a atividade proliferativa cessa e a maioria das células já se encontra em estágio de prófase meiótica. Os oócitos progridem então até a fase de diplóteno e permanecem neste estágio até o período ovulatório na vida adulta.[20]

O maior conhecimento sobre os fatores envolvidos na determinação da gônada feminina permitiu retificar as teorias tradicionais nas quais a formação do ovário era considerada uma via de evolução passiva. A determinação da gônada feminina parece depender não só da ausência da expressão do gene *SRY*, o principal fator determinante do desenvolvimento testicular, mas também da expressão de genes feminilizantes (*FOXL2, WNT4-RSPO1* e *β*- catenina) capazes de reprimir ativamente os genes da via testicular.[21]

Tabela 12.2 Genes implicados na etiologia da falência ovariana primária (FOP) e suas respectivas localizações cromossômicas, função das proteínas e frequência do diagnóstico de anormalidade gênica em mulheres portadoras de FOP

Gene	Localização cromossômica	Função da proteína	Frequência de diagnóstico
LHCGR	2p21	Crescimento folicular e maturação de oócitos	Raro
FSHR	2p21	Desenvolvimento folicular	Raro (*Finlândia)
FOXL2	3q23	Desenvolvimento folicular	SBPE tipo I – 90% Não sindrômico – raro
FOXO3a	6q21	Regulação da ativação folicular	Raro
ER	6q25	Regulação da foliculogênese	Polimorfismos
DIAPH2	Xq22	Desenvolvimento folicular	Raro
GDF9	5q31.1	Regulação da foliculogênese e da função das células germinativas	Raro
BMP15	Xp11.2	Regulação da foliculogênese e da função das células germinativas	0-12%
NANOS3	19q13.13	Diferenciação e manutenção das células germinativas primordiais	Raro
FMR1	Xq27.3	Desenvolvimento dos oócitos	13% em IOP familial; 2 a 3% em IOP esporádica; 24% das pacientes com pré-mutação desenvolvem IOP
STAG3	7q22.1	Desenvolvimento dos oócitos (meiótico)	Raro
SYCE1	10q26.3	Desenvolvimento dos oócitos (meiótico)	Raro
NR5A1/SF1	9q33.3	Determinação gonadal, maturação folicular, esteroidogênese	≈4%

SBPE tipo I- síndrome da blefarofimose-ptose-epicanto inverso tipo I.

Fonte: Acervo dos autores.

DEFEITOS GENÉTICOS ASSOCIADOS COM A FOP

Os principais mecanismos relacionados à patogênese da FOP são a redução do número de folículos ovarianos e defeitos no processo de desenvolvimento folicular e/ou da maturação folicular/recrutamento de folículos primordiais.[5] Inúmeros genes participam destes processos, e mutações em vários deles foram identificadas em pacientes com FOP[8] (Figura 12.1). A análise de grandes famílias com várias mulheres afetadas portadoras de insuficiência ovariana e os modelos de animais geneticamente modificados com falência ovariana são estratégias diferentes e complementares nos estudos dos mecanismos envolvidos na etiologia genética da FOP.

ANORMALIDADES NO CROMOSSOMO X

Um amplo espectro de anormalidades no cromossomo X, que consistem na deleção completa de um cromossomo X (síndrome de Turner), deleções parciais ou translocações X/autossomo, ou ainda na presença de um número aumentado de cromossomos X (trissomia do X), constitui os defeitos citogenéticos mais frequentemente identificados em pacientes com FOP (aproximadamente 13% dos casos).

Dois segmentos principais no braço longo do cromossomo X (Xq) são apresentados como contendo lóci para a falência ovariana: FOP1 (falência ovariana prematura 1), que compreende a região Xq26 –Xq28, e FOP2 (falência ovariana prematura 2), localizado no intervalo Xq13.3 – Xq22. Deleções de segmentos do braço curto do cromossomo X (Xp22.1 –p11.2) também têm sido relacionadas à presença de amenorreia primária.[11,12]

A falência ovariana na síndrome de Turner ocorre devido a um processo espontâneo e acelerado de degeneração dos folículos ovarianos. Nesta condição, uma quantidade normal de folículos primordiais é observada no ovário durante o início do desenvolvimento fetal. Porém, um processo acelerado de apoptose celular ocorre nos estágios precoces da prófase meiótica após a 18ª semana de vida fetal, de modo que o estoque de folículos primordiais se encontra muito diminuído ou ausente no período pré-

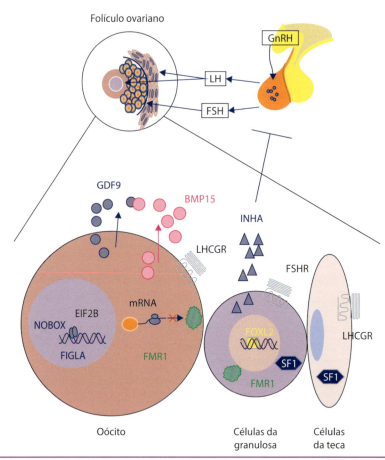

Figura 12.1 Representação dos principais genes envolvidos na patogênese da falência ovariana primária e respectivos sítios de expressão nos diferentes tipos celulares que constituem o folículo ovariano. Fonte: Adaptado de Persani Persani et als., 2010.[8]

-puberal na maioria das pacientes com síndrome de Turner. Um dos prováveis mecanismos para explicar a variabilidade das manifestações ovarianas na síndrome de Turner é a presença de baixas porcentagens de mosaicismos não detectáveis pelas técnicas convencionais de cariotipagem. Variações no número de cópias (CNVs) submicroscópicas têm surgido como uma importante categoria de anormalidades gênicas em pacientes com FOP e parecem contribuir também para variações da função ovariana em pacientes com síndrome de Turner.[23]

Rearranjos envolvendo o cromossomo X, especialmente a região crítica para o desenvolvimento e para a função ovariana, são identificados em pacientes portadoras de FOP. Os mecanismos sugeridos para a disfunção ovariana são a possível quebra de um lócus importante ou ainda a perda da atividade gênica pela mudança na posição de genes contíguos e de suas regiões regulatórias, secundariamente aos rearranjos dos fragmentos cromossômicos.

Pacientes com trissomia do cromossomo X, cujo cariótipo é 47,XXX ou suas variantes (46,XX/ 47,XXX, 47,XXX/48,XXXX, 45,X/47,XXX, 45,X/ 46,XX/47,XXX, podem apresentar anormalidades genitourinárias e malformações ovarianas.[24] Nestas pacientes, o inicio puberal e o desenvolvimento sexual são geralmente normais. Trissomia do cromossomo X é identificada em 3% das mulheres com diagnóstico de FOP.[25]

GENES ENVOLVIDOS NA PATOGÊNESE DA FOP LOCALIZADOS NO CROMOSSOMO X

Os principais genes localizados no cromossomo X implicados no desenvolvimento de FOP são o *FMR1* e o *BMP15*.

Fragile mental retardation 1 (FMR1) gene

A síndrome do X frágil (SXF) é uma das causas mais frequentes de retardo mental hereditário, afetando 1 entre 4.000 homens e 1 entre 6.000 mulheres.[26] Esta síndrome é determinada por alterações na transcrição e tradução do gene *FMR1*, localizado na porção subterminal do braço longo do cromossomo

X (lóocus Xq27.3), que é designada de sítio FRAXA (Fragile site, X chromosome, A site).[27]

Os indivíduos portadores da SXF apresentam uma anormalidade no processo de replicação do gene *FMR1* durante a divisão celular, secundária ao aumento do número de repetições instáveis de três nucleotídeos Citosina-Guanina-Guanina (CGG), localizadas na região 5' não traduzida (5'UTR), que impossibilita a síntese da proteína FMRP e determina o fenótipo da SXF (retardo mental, características faciais e de extremidades).[28,29]

Na população normal, o número de repetições CGG na região 5'UTR do *FMR1* é polimórfico e varia de 6-54 repetições, o que constitui um alelo normal estável.[30] Os indivíduos portadores da SXF apresentam mais de 200 repetições da sequência CGG e são denominados portadores da mutação completa. Esta expansão é acompanhada por hipermetilação anormal das ilhas citosina-fosfato-guanina (CpG) na região 5'UTR do *FMR1*, resultando em silenciamento da transcrição e ausência da proteína.[31] Indivíduos fenotipicamente normais que apresentam entre 55-200 repetições CGG na região 5'UTR do *FMR1* são chamados de portadores da pré-mutação[32] (Figura 12.2). Estes indivíduos, além de possuírem uma maior probabilidade de transmitir a expansão para seus descendentes, podem apresentar outras manifestações clínicas que não a SXF clássica, como a síndrome do tremor-ataxia associado ao X frágil e falência ovariana primária.[32] Embora o mecanismo exato pelo qual as pré-mutações do *FMR1* afetam o fenótipo não seja bem conhecido, existem evidências que sugerem que o aumento da quantidade de RNA, que ocorre apenas nos portadores da pré-mutação, seja o fator que predispõe ao risco para a síndrome do tremor-ataxia e FOP associados ao X frágil.[33] Diferentemente, nos indivíduos com mutação completa nenhum RNA é produzido devido à metilação dos alelos expandidos.

Em um modelo animal carreador do alelo pré-mutado humano do gene *FMR1* foi demonstrado que a presença do RNA do FMR1 pré-mutado pode causar a redução do número de folículos em crescimento nos ovários desses animais, uma condição suficiente para determinar infertilidade nos animais.[34]

Estudos têm demonstrado que na FOP familial a presença de pré-mutação do *FMR1* é identificada em torno de 13%, enquanto na FOP esporádica aparece em cerca de 2 a 3%.[35] Em aproximadamente 24% das mulheres carreadoras de pré-mutação do *FMR1* o diagnóstico de FOP é estabelecido.[36]

Bone morphogenetic protein 15 (BMP15) gene

O gene que codifica a proteína morfogenética óssea 15 (gene *BMP15*) está localizado no braço curto do cromossomo X (Xp11.2) e pertence à família de fatores de transformação e crescimento do tipo β (TGF-B).[37]

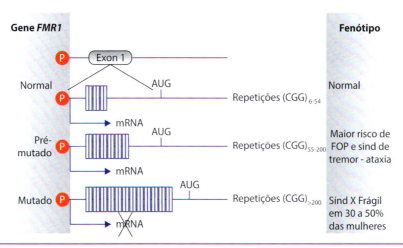

Figura 12.2 Representação esquemática da região 5' não traduzida (5'UTR) do éxon 1 do gene *FMR1* onde se localizam as repetições instáveis dos nucleotídeos Citosina-Guanina-Guanina (CGG) *versus* fenótipo clínico. As três formas do gene *FMR1*, normal, pré-mutado e mutado, diferem com base no comprimento de uma sequência de DNA que se repete (repetições CGG). Indivíduos normais têm 6-54 cópias da repetição CGG, com uma média de 30 repetições; portadores de pré-mutação têm entre 55 e 200 repetições CGG e não expressam sintomas associados à síndrome do X frágil (SXF); no entanto, eles estão em maior risco de outras doenças, tais como FOP e a síndrome do tremor ataxia associado à SXF. Portadores da mutação completa têm mais de 200 repetições CGG e esta grande expansão é acompanhada pela hipermetilação anormal das ilhas citosina-fosfato-guanina (CpG) na região 5'UTR do FMR1, que resulta no silenciamento da transcrição e na ausência da proteína FMRP. Esta metilação se estende até a região promotora do gene *FMR1* (indicada pela seta curva). Fonte: Adaptado de Cordtsvet als, 2011[7]

O *BMP15* é um fator de crescimento e de diferenciação celular proveniente dos oócitos que desempenha uma atividade crítica na regulação da foliculogênese e na função das células germinativas.

Estudos em animais demonstraram a expressão do *Bmp15* em oócitos, que se inicia na etapa de oócitos primários e permanece com altos níveis de expressão durante o curso da maturação folicular e da ovulação.[38]

A primeira mutação no gene *BMP15* (p. Y235C) foi identificada em heterozigose em duas irmãs com amenorreia primária.[37] O estudo funcional desta variante demonstrou que mutações do *BMP15* em heterozigose apresentam um efeito dominante negativo. Assim, apenas um alelo mutado é suficiente para impedir a função do peptídeo formado a partir do alelo normal. As alterações nos sítios de dimerização formam homo ou heterodímeros instáveis de rápida degradação, o que impede a sinalização do receptor e a proliferação das células da granulosa *in vitro*.[37]

Vários estudos têm relatado novas variantes alélicas no *BMP15* em mulheres com amenorreia primária ou secundária.[8,39] A análise dos dados apresentados na literatura com as variantes do *BMP15* em mulheres de diferentes etnias portadoras de FOP mostra uma prevalência de 0 a 12%.[39]

As variantes alélicas do *BMP15,* que determinam perda de função, constituem um dos eventos gênicos associados ao risco aumentado de perda precoce da função ovariana. Sugere-se que as mutações inativadoras do *BMP15* constituam um evento predisponente para a doença e que seria necessária a combinação com outros fatores genéticos ou ambientais para determinar o fenótipo de FOP.[39]

GENES ENVOLVIDOS NA PATOGÊNESE DA FOP LOCALIZADOS NOS AUTOSSOMOS

Mutações inativadoras em vários genes autossômicos foram identificadas em portadoras de FOP; entre os principais genes envolvidos na etiologia da doença estão: *LHCGR* (2p21), *FSHR* (2p21), *FOXL2* (3q23) e *SF1/NR5A1* (11q13).[8]

Genes dos receptores das gonadotrofinas (*LHCGR* e *FHSR*)

Durante a menacma, a ação dos hormônios gonadotróficos LH e FSH é fundamental para a ocorrência do ciclo menstrual normal e a fertilidade feminina.

O LH e FSH pertencem à família dos hormônios glicoproteicos e agem nas células-alvo do ová-rio através de receptores de membrana específicos, LHCGR e FSHR, respectivamente, da família dos receptores acoplados à proteína G.

O lócus 2p21 contém os genes do *LHCGR* e *FSHR*. Mutações que determinam a perda de função destes receptores causam resistência às gonadotrofinas e hipogonadismo hipergonadotrófico.

Gene do receptor do hormônio luteinizante/hCG placentário (*LHCGR* gene)

O LH tem um importante papel na manutenção da produção da progesterona pelo corpo lúteo, no desenvolvimento e crescimento folicular, na estimulação da esteroidogênese e na maturação dos oócitos. Promove a ovulação e luteinização do folículo ovariano, que estimula a produção de andrógenos, o substrato da produção estrogênica ovariana. A secreção ou ação anormal de LH induz a anovulação, falência do corpo lúteo e maturação prematura dos oócitos.

Mutações inativadoras do gene do LHCGR são causas raras de FOP.[17]

Pacientes portadoras de mutações no *LHCGR* com perda da função deste receptor geralmente apresentam telarca espontânea, oligoamenorreia ou amenorreia secundária e ciclos anovulatórios. O perfil hormonal é caracterizado por níveis aumentados de LH, níveis normais ou discretamente aumentados de FSH e estradiol normal para a fase folicular, porém os níveis de progesterona nunca atingem os níveis ovulatórios. Os métodos de diagnóstico por imagem identificam os ovários aumentados de volume com múltiplos cistos (Figura 12.3). No estudo histológico ovariano todos os estágios do desenvolvimento folicular até o estágio pré-ovulatório são identificados, porém o processo de ovulação não ocorre por falta de ação do LH.

O diagnóstico de falência ovariana em mulheres com resistência à ação do LH foi inicialmente descrito em famílias de pacientes portadores de DDS 46,XY com hipoplasia de células de Leydig.[40-42]

Gene do receptor de hormônio foliculestimulante (*FSHR* gene)

O FSH tem um importante papel na foliculogênese e no recrutamento do folículo dominante na ovulação. Mutações inativadoras do gene do *FSHR* são causas raras de FOP.[17]

Uma mutação específica no *FSHR* (p.A189V) parece ser particularmente frequente na população

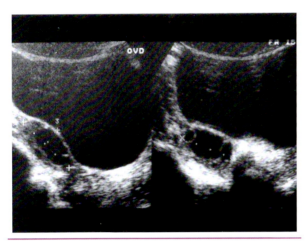

Figura 12.3 A realização de ultrassonografia pélvica em mulheres com resistência ao LH identifica útero com volume diminuído ou normal. Os ovários apresentavam geralmente volumes aumentados com a presença de múltiplas formações císticas. Cistos com até 55 mm de diâmetro foram identificados em algumas pacientes com mutações inativadoras no gene do *LHCGR*. Em comparação com mulheres normais, estas pacientes têm níveis de estradiol mais baixos, apesar de terem cistos foliculares maiores, o que indica uma redução da eficiência esteroidogênica desses folículos. Fonte: Acervo dos autores

finlandesa, mas não em outras populações, o que sugere a presença de efeito fundador desta mutação.[43]

A presença de resistência completa ao FSH está associada a ausência de desenvolvimento dos caracteres sexuais secundários, amenorreia primária e ovários hipoplásicos, enquanto nas pacientes portadoras de mutações menos graves no gene do *FSHR* e presença de resistência parcial ao FSH ocorre amenorreia secundária com ovários de tamanho normal e desenvolvimento folicular até o estágio antral, o que confirma o papel essencial do FSH no crescimento e desenvolvimento dos folículos.[44-46] O perfil hormonal encontrado nestas pacientes consiste em níveis elevados de FSH e LH e da relação FSH/LH além de hipoestrogenismo.

Growth diferentiation factor 9 (GDF9) gene

O fator 9 de crescimento e diferenciação está localizado no cromossomo 5 e pertence à família de fatores de transformação e crescimento do tipo β (TGF β).

O *GDF9* é um fator de crescimento e diferenciação celular secretado pelos oócitos e atua nas células somáticas do ovário. A expressão do *GDF9* acompanha a expressão do *BMP15* nos oócitos. A estrutura molecular de ambos os peptídeos é muito semelhante, o que propicia a formação de heterodímeros de *BMP15* e *GDF9* para o desempenho de atividades sinérgicas e de cooperação.[39] Mutações no *GDF9* foram associadas a FOP.[47-49]

Steroidogenic factor 1 (NR5A1/SF1) gene

O gene fator esteroidogênico 1 (*NR5A1/SF1*), localizado no cromossomo 9q33, é um receptor nuclear que regula o desenvolvimento e a função dos sistemas suprarrenal e reprodutivo.

O *NR5A1* é expresso no hipotálamo, na hipófise (gonadotrofos), no córtex suprarrenal e nos testículos e ovários e regula a transcrição de vários genes envolvidos na esteroidogênese e na diferenciação sexual.[50]

A deleção completa do *Nr5a1* em camundongos XY determina agenesia gonadal e da glândula suprarrenal, genitália externa feminina e presença de derivados müllerianos.[50] O fenótipo dos primeiros pacientes descritos com mutações inativadoras do gene *NR5A1* reproduzia o modelo animal: pacientes portadores de falência suprarrenal e presença de disgenesia gonadal nos indivíduos 46,XY. Posteriormente, várias mutações em heterozigose foram identificadas em pacientes com distúrbios do desenvolvimento sexual (DDS) 46,XY e ausência de anormalidades da suprarrenal.[51,52] Mutações no *NR5A1* foram identificadas em famílias com membros portadores de disgenesia gonadal 46,XY e em mulheres com FOP. Casos familiais e esporádicos de FOP com mutações no *NR5A1* foram descritos, porém constituem causas raras.[53,54]

Forkhead box L2 (FOXL2) gene

O gene do fator transcricional forkhead2 (*FOXL2*) está localizado no cromossomo 3 e pertence à família dos fatores de transcrição *winged-helix/ forkhead*. O gene *FOXL2* é expresso na hipófise, nas pálpebras e nos ovários, onde está envolvido em várias etapas do desenvolvimento e da função ovariana. O papel primordial do *FOXL2* no ovário é a manutenção da identidade da célula da granulosa secundariamente à repressão dos genes da via masculina do desenvolvimento gonadal.[55]

Em camundongos fêmeas que não expressam o gene *FOXL2* se observam a transdiferenciação das células da granulosa, a ativação precoce de folículos primordiais e subsequente apoptose de oócitose e falência ovariana.[55-57]

Mutações no *FOXL2* são associadas à síndrome da blefarofimose/ ptose/epicanto inverso (BPES), uma condição autossômica dominante caracterizada por malformações palpebrais associadas a FOP (BPES tipo I) ou não associadas a FOP (BPES tipo II).[58,59]

Em cerca de 90% dos pacientes portadores de BPES são identificadas mutações no *FOXL2*,[58,59] porém em pacientes com FOP não sindrômica raramente são encontradas mutações neste gene.[60]

Nanos homolog 3 (NANOS3) gene

O gene *nanos homolog3* (*Drosophila*) está localizado no braço curto do cromossomo 19 (19q13.13) e traduz uma proteína de ligação ao RNA. Este gene está expresso nas células germinativas primordiais e é considerado um gene antiapoptótico durante o estágio de migração das células germinativas primordiais para o interior do primórdio gonadal.

Em camundongos que não expressam o *NANOS3* não se identificam células germinativas durante o desenvolvimento gonadal.[61]

Raras mutações no gene *NANOS3* foram descritas em pacientes com FOP não sindrômica esporádica e familial.[62,63] Na família descrita por Santos e col. a mãe era portadora da mutação do *NANOS3* em heterozigose e apresentou dificuldade para engravidar, e as duas filhas, portadoras da mutação em homozigose, apresentavam amenorreia primária.[62] Esses achados sugerem uma relação do efeito de dosagem do *NANOS3* no desenvolvimento de FOP. Provavelmente, a presença de mutações com maiores perdas funcionais da proteína NANOS3 determina um aumento de expressão de genes apoptóticos e consequentemente ovários mais severamente depletados em células germinativas primordiais, o que resulta em fenótipos de falência ovariana mais grave e amenorreia primária.[62]

Stromal antigen 3 (STAG3) gene

No estudo de uma família consanguínea com vários membros afetados com FOP foi identificada uma deleção em homozigose no gene *STAG3* que gerava uma proteína truncada. O gene *STAG3*, localizado no cromossomo 7, codifica uma subunidade específica da proteína coesina, que garante a correta coesão da cromátide irmã durante a meiose. Camundongos transgênicos nocaute para o gene STAG são estéreis, e os oócitos fetais ficam parados na prófase I da meiose, levando ao esgotamento dos oócitos na primeira semana de vida do animal.[64]

Synaptonemal complex central element protein 1 (SYCE 1) gene

O estudo de duas irmãs, filhas de pais consanguíneos, portadoras de FOP por sequenciamento exômico, identificou uma mutação de códon de parada (c.613C>T) no gene *SYCE1*. Este gene está localizado no cromossomo 10q26.3 e codifica uma proteína que é um componente da estrutura do complexo sinaptonêmico, que durante a prófase I da meiose participa das etapas de alinhamento e pareamento dos cromossomos homólogos. A formação incorreta deste complexo resulta em morte celular, prejuízo da recombinação meiótica e formação de células germinativas aneuploides.[65]

Avaliação genética das pacientes portadoras de FOP

Na prática clínica, para o estudo genético de mulheres portadoras de FOP recomenda-se a realização de técnicas de análise cromossômica para a investigação de alterações cromossômicas numéricas (ganhos ou perdas de um ou mais cromossomos) ou estruturais (deleções, duplicações, translocações e inversões de grandes fragmentos cromossômicos). A técnica de cariotipagem por bandeamento G, com avaliação de no mínimo 20 células em metáfase, tem sido um dos pilares na pesquisa de desequilíbrios genômicos nas pacientes com FOP. A triagem da presença de pré-mutação do gene *FMR1* nas pacientes com FOP também é preconizada na rotina de avaliação da FOP, pela frequência de casos e pela importância particular do aconselhamento familiar nesta condição. Atualmente a ampla pesquisa de mutações em genes potencialmente candidatos para a etiologia da FOP é realizada apenas em centros de pesquisa.

Os desequilíbrios menores do que 3-5 Mb de tamanho (microdeleções e microduplicações) não podem ser identificados pelas técnicas de citogenética convencional. As técnicas de citogenética molecular, como os microarranjos de hibridização genômica comparativa utilizando oligonucleotídeos (*CGH arrays*) e polimorfismos de nucleotídeo único (*SNP arrays*) que avaliam todo o genoma, são sensíveis para detectar essas pequenas variações no número de cópias (CNV) de genes ou fragmentos cromossômicos, e o uso destas técnicas tem identificado vários novos desequilíbrios genômicos (microdeleções/microduplicações) de regiões autossômicas e do cromossomo X em pacientes com FOP.[66]

As ferramentas moleculares de alto rendimento permitem a análise simultânea de variação do número de cópias (CGH*array*, SNP *array*) ou o sequenciamento paralelo de muitos genes (sequenciamento utilizando um painel de genes customizado para FOP, sequenciamento exômico e sequenciamento de todo o genoma) com eficiência e no futuro poderão ser utilizadas para o diagnóstico clínico na rotina laboratorial, substituindo os métodos atuais.

A genética na abordagem terapêutica da FOP

Os conhecimentos dos mecanismos gênicos envolvidos na FOP estão em expansão acelerada, especialmente com a utilização das técnicas moleculares de alto desempenho, porém o desafio do diagnóstico e tratamento desta condição permanece.

Embora o hipoestrogenismo presente nas pacientes com FOP possa ser tratado de forma adequada pela terapia de reposição hormonal, em relação à fertilidade atualmente pouco se pode oferecer às pacientes, pois a fertilidade não pode ser recuperada quando o diagnóstico de FOP é estabelecido. Nestas pacientes, a infertilidade pode ser resolvida apenas pela técnica de fertilização *in vitro* utilizando óvulos doados. Por esta razão, é fundamental a pesquisa para a identificação de marcadores capazes de prever e identificar a perda de função ovariana precocemente e as mulheres com maior risco de desenvolver FOP.

A detecção de uma alteração genética em uma paciente portadora de FOP pode ser útil no aconselhamento familiar de outras mulheres jovens da famíla em potencial risco de FOP. O objetivo das pesquisas é aumentar a possibilidade de um aconselhamento eficaz para a infertilidade feminina, permitindo que as mulheres em risco de FOP possam planejar uma concepção em estágios iniciais de lesão ovariana ou permitir a captação e a preservação de óvulos para serem utilizados em um processo de fertilização no momento desejado, além de estabelecer intervenções para a prevenção das consequências do envelhecimento ovariano precoce.

REFERÊNCIAS BIBLIOGRÁFICAS

1. Nelson LM. Clinical practice. Primary ovarian insufficiency. N Engl J Med2009;360(6):606-614.
2. Welt CK. Primary ovarian insufficiency: A more accurate term for premature ovarian failure. Clin Endocrinol (Oxf) 2008; 68(4):499-509.
3. Timmreck LS, Reindollar RH. Contemporary issues in primary amenorrhea. Obstet Gynecol Clin North Am2003; 30(2):287-302.
4. Matzuk MM, Lamb DJ. The biology of infertility: Research advances and clinical challenges. Nat Med 2008; 14(11):1197-1213.
5. Vilodre LC, Moretto M, Kohek MB, Spritzer PM. [Premature ovarian failure: Present aspects]. Arq Bras Endocrinol Metabol 2007; 51(6):920-929.
6. Cox L, Liu JH. Primary ovarian insufficiency: An update. Int J Womens Health 2014; 6:235-243.
7. Cordts EB, Christofolini DM, Dos Santos AA, Bianco B, Barbosa CP. Genetic aspects of premature ovarian failure: A literature review. Arch Gynecol Obstet2011; 283(3):635-643.
8. Persani L, Rossetti R, Cacciatore C. Genes involved in human premature ovarian failure. J Mol Endocrinol2010; 45(5):257-279.
9. Tibiletti MG, Testa G, Vegetti W, Alagna F, Taborelli M, Dalpra L, Bolis PF, Crosignani PG. The idiopathic forms of premature menopause and early menopause show the same genetic pattern. Hum Reprod1999 14(11):2731-2734.
10. Vegetti W, Grazia Tibiletti M, Testa G, de Lauretis Y, Alagna F, Castoldi E, Taborelli M, Motta T, Bolis PF, Dalpra L, Crosignani PG. Inheritance in idiopathic premature ovarian failure: Analysis of 71 cases. Hum Reprod 1998; 13(7):1796-1800.
11. Toniolo D. X-linked premature ovarian failure: A complex disease. Curr Opin Genet Dev2006; 16(3):293-300.
12. Mandon-Pepin B, Derbois C, Matsuda F, Cotinot C, Wolgemuth DJ, Smith K, McElreavey K, Nicolas A, Fellous M. [Human infertility: Meiotic genes as potential candidates]. Gynecol Obstet Fertil2002; 30(10):817-821.
13. Kovanci E, Simpson JL, Amato P, Rohozinski J, Heard MJ, Bishop CE, Carson SA. Oocyte-specific g-protein-coupled receptor 3 (gpr3): No perturbations found in 82 women with premature ovarian failure (first report). Fertil Steril 2008; 90(4):1269-1271.
14. Qin Y, Jiao X, Dalgleish R, Vujovic S, Li J, Simpson JL, Al-Azzawi F, Chen ZJ. Novel variants in the sohlh2 gene are implicated in human premature ovarian failure. Fertil Steril 2014; 101(4):1104-1109 e1106.
15. Caburet S, Arboleda VA, Llano E, Overbeek PA, Barbero JL, Oka K, Harrison W, Vaiman D, Ben-Neriah Z, Garcia-Tunon I, Fellous M et al. Mutant cohesin in premature ovarian failure. N Engl J Med 2014; 370(10):943-949.
16. Vries LD, Behar DM, Smirin-Yosef P, Lagovsky I, Tzur S, Basel-Vanagaite L. Exome sequencing reveals syce1 mutation associated with autosomal recessive primary ovarian insufficiency. J Clin Endocrinol Metab 2014; jc20141268.
17. Rossetti R, Ferrari I, Bonomi M, Persani L. Genetics of primary ovarian insufficiency. Clin Genet2017; 91(2):183-198.
18. Merchant H. Rat gonadal and ovarioan organogenesis with and without germ cells. An ultrastructural study. Dev Biol 1975; 44(1):1-21.
19. McLaren A. Meiosis and differentiation of mouse germ cells. Symp Soc Exp Biol 1984; 38:7-23.
20. Kocer A, Reichmann J, Best D, Adams IR. Germ cell sex determination in mammals. Mol Hum Reprod 2009; 15(4):205-213.
21. Maatouk DM, DiNapoli L, Alvers A, Parker KL, Taketo MM, Capel B. Stabilization of beta-catenin in xy gonads causes male-to-female sex-reversal. Hum Mol Genet2008; 17(19):2949-2955.

22. Persani L, Rossetti R, Cacciatore C, Bonomi M. Primary ovarian insufficiency: X chromosome defects and autoimmunity. J Autoimmun 2009; 33(1):35-41.

23. Castronovo C, Rossetti R, Rusconi D, Recalcati MP, Cacciatore C, Beccaria E, Calcaterra V, Invernizzi P, Larizza D, Finelli P, Persani L. Gene dosage as a relevant mechanism contributing to the determination of ovarian function in Turner syndrome. Hum Reprod 2014; 29(2):368-379.

24. Lin HJ, Ndiforchu F, Patell S. Exstrophy of the cloaca in a 47,xxx child: Review of genitourinary malformations in triple-x patients. Am J Med Genet 1993; 45(6):761-763.

25. Goswami R, Goswami D, Kabra M, Gupta N, Dubey S, Dadhwal V. Prevalence of the triple x syndrome in phenotypically normal women with premature ovarian failure and its association with autoimmune thyroid disorders. Fertil Steril 2003; 80(4):1052-1054.

26. Turner G, Webb T, Wake S, Robinson H. Prevalence of fragile X syndrome. Am J Med Genet 1996; 64(1):196-197.

27. Verheij C, Bakker CE, de Graaff E, Keulemans J, Willemsen R, Verkerk AJ, Galjaard H, Reuser AJ, Hoogeveen AT, Oostra BA. Characterization and localization of the fmr-1 gene product associated with fragile X syndrome. Nature 1993; 363(6431):722-724.

28. Robertson KD, Wolffe AP. DNA methylation in health and disease. Nat Rev Genet 2000; 1(1):11-19.

29. Yu S, Pritchard M, Kremer E, Lynch M, Nancarrow J, Baker E, Holman K, Mulley JC, Warren ST, Schlessinger D, et al. Fragile X genotype characterized by an unstable region of DNA. Science 1991; 252(5009):1179-1181.

30. Fu YH, Kuhl DP, Pizzuti A, Pieretti M, Sutcliffe JS, Richards S, Verkerk AJ, Holden JJ, Fenwick RG, Jr., Warren ST, et al. Variation of the CGG repeat at the fragile X site results in genetic instability: Resolution of the Sherman paradox. Cell 1991; 67(6):1047-1058.

31. Oberle I, Rousseau F, Heitz D, Kretz C, Devys D, Hanauer A, Boue J, Bertheas MF, Mandel JL. Instability of a 550-base pair DNA segment and abnormal methylation in fragile X syndrome. Science (1991; 252(5009):1097-1102.

32. Wittenberger MD, Hagerman RJ, Sherman SL, McConkie-Rosell A, Welt CK, Rebar RW, Corrigan EC, Simpson JL, Nelson LM. The FMR1 premutation and reproduction. Fertil Steril 2007; 87(3):456-465.

33. Allen EG, Sullivan AK, Marcus M, Small C, Dominguez C, Epstein MP, Charen K, He W, Taylor KC, Sherman SL. Examination of reproductive aging milestones among women who carry the FMR1 premutation. Hum Reprod 2007; 22(8):2142-2152.

34. Lu C, Lin L, Tan H, Wu H, Sherman SL, Gao F, Jin P, Chen D. Fragile X permutation RNA is sufficient to cause primary ovarian insufficiency in mice. Hum Mol Genet 2012; 21(23):5039-5047.

35. Murray A, Schoemaker MJ, Bennett CE, Ennis S, Macpherson JN, Jones M, Morris DH, Orr N, Ashworth A, Jacobs PA, Swerdlow AJ. Population-based estimates of the prevalence of FMR1 expansion mutations in women with early menopause and primary ovarian insufficiency. Genet Med 16(1):19-24.

36. Allingham-Hawkins DJ, Babul-Hirji R, Chitayat D, Holden JJ, Yang KT, Lee C, Hudson R, Gorwill H, Nolin SL, Glicksman A, Jenkins EC et al. Fragile X premutation is a significant risk factor for premature ovarian failure: The International Collaborative Pof in Fragile X Study--Preliminary Data. Am J Med Genet 1999; 83(4):322-325.

37. Di Pasquale E, Beck-Peccoz P, Persani L. Hypergonadotropic ovarian failure associated with an inherited mutation of human bone morphogenetic protein-15 (BMP15) gene. Am J Hum Genet 2004; 75(1):106-111.

38. McNatty KP, Juengel JL, Reader KL, Lun S, Myllymaa S, Lawrence SB, Western A, Meerasahib MF, Mottershead DG, Groome NP, Ritvos O et al. Bone morphogenetic protein 15 and growth differentiation factor 9 co-operate to regulate granulosa cell function in ruminants. Reproduction 2005; 129(4):481-487.

39. Persani L, Rossetti R, Di Pasquale E, Cacciatore C, Fabre S. The fundamental role of bone morphogenetic protein 15 in ovarian function and its involvement in female fertility disorders. Hum Reprod Update 2014.

40. Latronico AC, Abell AN, Arnhold IJ, Liu X, Lins TS, Brito VN, Billerbeck AE, Segaloff DL, Mendonca BB. A unique constitutively activating mutation in third transmembrane helix of luteinizing hormone receptor causes sporadic male gonadotropin-independent precocious puberty. J Clin Endocrinol Metab 1998; 83(7):2435-2440.

41. Latronico AC, Anasti J, Arnhold IJ, Rapaport R, Mendonca BB, Bloise W, Castro M, Tsigos C, Chrousos GP. Brief report: Testicular and ovarian resistance to luteinizing hormone caused by inactivating mutations of the luteinizing hormone-receptor gene. N Engl J Med 1996; 334(8):507-512.

42. Latronico AC, Chai Y, Arnhold IJ, Liu X, Mendonca BB, Segaloff DL. A homozygous microdeletion in helix 7 of the luteinizing hormone receptor associated with familial testicular and ovarian resistance is due to both decreased cell surface expression and impaired effector activation by the cell surface receptor. Mol Endocrinol 1998; 12(3):442-450.

43. Aittomaki K, Lucena JL, Pakarinen P, Sistonen P, Tapanainen J, Gromoll J, Kaskikari R, Sankila EM, Lehvaslaiho H, Engel AR, Nieschlag E et al. Mutation in the follicle-stimulating hormone receptor gene causes hereditary hypergonadotropic ovarian failure. Cell 1995; 82(6):959-968.

44. Beau I, Touraine P, Meduri G, Gougeon A, Desroches A, Matuchansky C, Milgrom E, Kuttenn F, Misrahi M. A novel phenotype related to partial loss of function mutations of the follicle stimulating hormone receptor. J Clin Invest 1998; 102(7):1352-1359.

45. Nakamura Y, Maekawa R, Yamagata Y, Tamura I, Sugino N. A novel mutation in exon8 of the follicle-stimulating hormone receptor in a woman with primary amenorrhea. Gynecol Endocrinol 2008; 24(12):708-712.

46. Kohek MBdF, Latronico AC. O papel dos receptores das gonadotrofinas na reprodução feminina. Arq Bras Endocrinol Metabolism 2001; 45(4):369-374.

47. Laissue P, Christin-Maitre S, Touraine P, Kuttenn F, Ritvos O, Aittomaki K, Bourcigaux N, Jacquesson L, Bouchard P, Frydman R, Dewailly D et al. Mutations and sequence variants in GDF9 and BMP15 in patients with premature ovarian failure. Eur J Endocrinol 2006; 154(5):739-744.

48. Norling A, Hirschberg AL, Rodriguez-Wallberg KA, Iwarsson E, Wedell A, Barbaro M. Identification of a duplication within the gdf9 gene and novel candidate genes for primary ovarian insufficiency (poi) by a customized high-resolution array comparative genomic hybridization platform. Hum Reprod 29(8):1818-1827.

49. Dixit H, Rao LK, Padmalatha V, Kanakavalli M, Deenadayal M, Gupta N, Chakravarty B, Singh L.: Mutational screening of the coding region of growth differentiation factor 9 gene in Indian women with ovarian failure. Menopause2005; 12(6):749-754.

50. Parker KL, Schimmer BP. Steroidogenic factor 1: A key determinant of endocrine development and function. Endocr Rev1997; 18(3):361-377.

51. Correa RV, Domenice S, Bingham NC, Billerbeck AE, Rainey WE, Parker KL, Mendonca BB. A microdeletion in the ligand binding domain of human steroidogenic factor 1 causes XY sex reversal without adrenal insufficiency. J Clin Endocrinol Metab2004; 89(4):1767-1772.

52. Kohler B, Achermann JC. Update -- steroidogenic factor 1 (SF-1, NR5a1). Minerva Endocrinol2010; 35(2):73-86.

53. Philibert P, Paris F, Lakhal B, Audran F, Gaspari L, Saad A, Christin-Maitre S, Bouchard P, Sultan C. Nr5a1 (sf-1) gene variants in a group of 26 young women with XX primary ovarian insufficiency. Fertil Steril 1999; 99(2):484-489.

54. Lourenco D, Brauner R, Lin L, De Perdigo A, Weryha G, Muresan M, Boudjenah R, Guerra-Junior G, Maciel-Guerra AT, Achermann JC, McElreavey K et al. Mutations in NR5a1 associated with ovarian insufficiency. N Engl J Med 2009; 360(12):1200-1210.

55. Georges A, Auguste A, Bessiere L, Vanet A, Todeschini AL, Veitia RA. Foxl2: A central transcription factor of the ovary. J Mol Endocrinol 2014; 52(1):R17-33.

56. Uda M, Ottolenghi C, Crisponi L, Garcia JE, Deiana M, Kimber W, Forabosco A, Cao A, Schlessinger D, Pilia G. Foxl2 disruption causes mouse ovarian failure by pervasive blockage of follicle development. Hum Mol Genet2004; 13(11):1171-1181.

57. Uhlenhaut NH, Treier M. Foxl2 function in ovarian development. Mol Genet Metab 2006; 88(3):225-234.

58. Crisponi L, Deiana M, Loi A, Chiappe F, Uda M, Amati P, Bisceglia L, Zelante L, Nagaraja R, Porcu S, Ristaldi MS et al. The putative forkhead transcription factor FOXL2 is mutated in blepharophimosis/ptosis/epicanthus inversus syndrome. Nat Genet2001; 27(2):159-166.

59. Verdin H, De Baere E. FOXL2 impairment in human disease. Horm Res Paediatr 2012;77(1):2-11.

60. De Baere E, Dixon MJ, Small KW, Jabs EW, Leroy BP, Devriendt K, Gillerot Y, Mortier G, Meire F, Van Maldergem L, Courtens W et al. Spectrum of FOXL2 gene mutations in blepharophimosis-ptosis-epicanthus inversus (BPES) families demonstrates a genotype--phenotype correlation. Hum Mol Genet2001; 10(15):1591-1600.

61. Tsuda M, Sasaoka Y, Kiso M, Abe K, Haraguchi S, Kobayashi S, Saga Y. Conserved role of nanos proteins in germ cell development. Science 2003; 301(5637):1239-1241.

62. Santos MG, Machado AZ, Martins CN, Domenice S, Costa EM, Nishi MY, Ferraz-de-Souza B, Jorge SA, Pereira CA, Soardi FC, de Mello MP et al. Homozygous inactivating mutation in NANOS3 in two sisters with primary ovarian insufficiency. Biomed Res Int 2014; 787465.

63. Wu X, Wang B, Dong Z, Zhou S, Liu Z, Shi G, Cao Y, Xu Y. A NANOS3 mutation linked to protein degradation causes premature ovarian insufficiency. Cell Death Dis 2013; 4(e)825.

64. Caburet S, Arboleda VA, Llano E, Overbeek PA, Barbero JL, Oka K, Harrison W, Vaiman D, Ben-Neriah Z, Garcia-Tunon I, Fellous M et al. Mutant cohesion in premature ovarian failure. N Engl J Med 370(10):943-949.

65. de Vries L, Behar DM, Smirin-Yosef P, Lagovsky I, Tzur S, Basel-Vanagaite L. Exam sequencing reveals SYCE1 mutation associated with autosomal recessive primary ovarian insufficiency. J Clin Endocrinol Metab 99(10):E2129-2132.

66. McGuire MM, Bowden W, Engel NJ, Ahn HW, Kovanci E, Rajkovic A. Genomic analysis using high-resolution single-nucleotide polymorphism arrays reveals novel microdeletions associated with premature ovarian failure. Fertil Steril 2011; 95(5):1595-1600.

Hipogonadismo Masculino

13

Leticia Ferreira Gontijo Silveira
Elaine Maria Frade Costa
Ana Claudia Latronico

DESENVOLVIMENTO PUBERAL NORMAL

O hormônio liberador de gonadotrofina (GnRH) é o principal regulador do eixo hipotalâmico-hipofisário-gonadal. O GnRH é secretado de forma pulsátil na circulação porta-hipofisária pelos neurônios da região médio-basal do hipotálamo. Na hipófise o GnRH se liga a seu receptor (GnRHR), localizado na superfície dos gonadotrofos, estimulando a síntese e secreção das gonadotrofinas, hormônio luteinizante (LH) e hormônio foliculestimulante (FSH), que por sua vez estimulam o desenvolvimento e a função dos testículos.[1] Um defeito em qualquer uma dessas etapas resulta na deficiência da produção testicular de testosterona e da espermatogênese, caracterizando o hipogonadismo.[2]

O eixo gonadotrófico está ativo no final da vida intrauterina e no período neonatal. A deficiência de GnRH não afeta a diferenciação sexual que ocorre no primeiro trimestre da gestação. Nessa fase a função das células de Leydig testiculares é regulada pela gonadotrofina coriônica de origem placentária (hCG). Por outro lado, na segunda metade da gestação, a secreção de GnRH pelo hipotálamo fetal estimula a síntese e a secreção de LH e FSH, que nessa fase são os principais reguladores da função testicular.[3] O FSH estimula a proliferação das células de Sertoli e a secreção da inibina B e do hormônio antimülleriano (AMH), responsável pela regressão dos dutos müllerianos durante o desenvolvimento embrionário. O LH fetal estimula a produção de andrógenos e do fator semelhante à insulina 3 (INSL3) pelas células de Leydig, induzindo a descida testicular e crescimento do pênis e da bolsa escrotal.[4] Esses eventos fisiológicos explicam a ocorrência de micropênis e criptorquidismo e a ausência de ambiguidade genital nos casos de hipogonadismo hipogonadotrófico congênito por deficiência de gonadotrofinas.

Após os 6 meses de idade o eixo gonadotrófico entra em um estado de quiescência que persiste durante toda a infância. Durante esse período, a secreção hipofisária de FSH e LH diminui para valores muito baixos e as células de Leydig apresentam uma regressão histológica e funcional. No entanto, as células de Sertoli permanecem ativas, proliferando lentamente e secretando AMH e inibina B.[4,5]

O início do desenvolvimento puberal é marcado pela reativação do eixo gonadotrófico, com aumento na frequência e amplitude dos pulsos secretórios de GnRH pelos neurônios hipotalâmicos.[1,6] A consequente elevação das gonadotrofinas induz a maturação gonadal, a secreção de esteroides sexuais e a gametogênese. Os testículos são formados por dois compartimentos funcional e histologicamente distintos: os túbulos seminíferos, que contêm as células germinativas e as células de Sertoli, e o tecido intersticial, onde se encontram as células de Leydig e o tecido conjuntivo. A fisiologia testicular normal depende da ação integrada dos compartimentos intersticial e tubular.[4] O LH estimula a produção de testosterona pelas células de Leydig, enquanto o FSH atua principalmente nos túbulos seminíferos, estimulando a proliferação das células de Sertoli e a espermatogênese. O aumento da concentração de testosterona intratesticular induz a maturação das células de Sertoli e a redução da secreção de AMH.[4] A rápida proliferação das células germinativas resulta em um aumento acentuado do volume testicular. Concomitantemente observa-se um aumento nas concentrações de inibina B, estimulado pelo FSH e células germinativas. A inibina B, por sua vez, regula negativamente a secreção de FSH.[4,5]

Clinicamente, o início da puberdade ocorre entre os 8 e 13 anos nas meninas e entre os 9,5 e 14 anos nos meninos e é marcado, nas meninas, pelo início do desenvolvimento mamário (telarca) e, nos meninos, pelo crescimento testicular (volume ≥ 4 mL ou comprimento ≥ 2,5 cm), com aumento progressivo até um volume final de 15-25 mL ou comprimento de 4,0 × 2,5 a 5,0 × 3,0 cm.[4,6,7]

CONCEITO DE HIPOGONADISMO E ATRASO PUBERAL

O atraso puberal caracteriza-se pela ausência dos caracteres sexuais secundários em indivíduos com idade superior a 2,0 DP em relação à idade média do início da puberdade na população, ou seja, após 13 anos nas meninas e 14 anos nos meninos. Três condições distintas podem se manifestar clinicamente como atraso puberal: retardo constitucional do crescimento e desenvolvimento (RCCD), hipogonadismo hipogonadotrófico e hipogonadismo hipergonadotrófico[8,9] (Tabela 13.1).

No RCCD, os indivíduos apresentam um desenvolvimento puberal espontâneo tardio, porém completo, iniciando a puberdade após a idade normal.[8] O hipogonadismo masculino pode resultar de uma doença testicular (hipogonadismo hipergonadotrófico ou primário) ou de uma disfunção hipofisária

Tabela 13.1 Classificação do atraso puberal no sexo masculino

Etiologia	Frequência
Atraso constitucional do crescimento e desenvolvimento (ACCD)	65%
Hipogonadismo hipogonadotrófico isolado congênito	5-10%
Hipogonadismo hipogonadotrófico funcional	10-15%
Deficiência hormonal hipofisária múltipla	2-5%
Hipogonadismo hipergonadotrófico	5-10%

ou hipotalâmica (hipogonadismo hipogonadotrófico ou secundário).[2] Clinicamente, o hipogonadismo se diferencia do RCCD pela falta de desenvolvimento puberal após os 18 anos nos homens e 16 anos nas mulheres. O hipogonadismo também deve ser considerado naqueles indivíduos que iniciam a puberdade com idade normal, mas não completam o desenvolvimento sexual.[9]

RETARDO CONSTITUCIONAL DO CRESCIMENTO E DESENVOLVIMENTO

O RCCD é a causa mais comum de atraso puberal em ambos os sexos, apesar de ser mais comum em meninos, sendo responsável por cerca de 65% dos casos de atraso puberal no sexo masculino.[9] O RCCD é considerado uma variação do desenvolvimento normal, representando o extremo mais tardio do espectro da idade de início da puberdade. Esses adolescentes geralmente possuem boa saúde e bom padrão nutricional, mas crescem lentamente desde a infância.[9]

ETIOPATOGENIA

O retardo constitucional do crescimento e da puberdade é resultado do atraso na reativação do pulso gerador de GnRH, determinando uma deficiência funcional da secreção desse hormônio e consequentemente de LH e FSH para a idade cronológica, mas não para o estágio de desenvolvimento fisiológico desses indivíduos.[9] Os fatores que regulam a reativação do pulso gerador de GnRH na puberdade ainda não são completamente conhecidos.[1] Apesar de a etiologia do RCCD ser desconhecida, sabe-se que há uma forte base genética. Foi estimado que 50 a 80% da variação no início da puberdade se deve a fatores genéticos e a maioria dos pacientes com RCCD tem antecedentes familiares de atraso puberal. A herança é variável, mas em geral consistente com padrão autossômico dominante.[9] Genes associados ao HHI congênito foram pesquisados em paciente com RCCD, e, apesar de algumas alterações terem sido identificadas, não foi comprovada nenhuma associação significativa com o fenótipo.[10,12]

FENÓTIPO

Os indivíduos com RCCD geralmente são baixos para a idade cronológica, porém a velocidade de crescimento e a idade estatural são compatíveis com a idade óssea, que é tipicamente atrasada. A adrenarca e a gonadarca também ocorrem tardiamente, indicando um atraso geral de maturação. Nesses pacientes, o início da puberdade se correlaciona melhor com a idade óssea do que com a idade cronológica. Em geral, ao atingirem a idade óssea, de 12 a 14 anos para os meninos e 11 a 13 anos para as meninas, os primeiros caracteres sexuais secundários tornam-se evidentes. Ao contrário do que ocorre no HHI congênito, esses pacientes não apresentam alterações do olfato, micropênis (embora possa haver uma queixa clínica do paciente de hipodesenvolvimento peniano em relação aos jovens de mesma idade cronológica em decorrência do retardo da puberdade), nem incidência aumentada de criptorquidia ou outros estigmas associados.[9] Além disso, relato de atraso puberal em outros membros da família é comum nesses pacientes.

Frequentemente os pacientes não atingem a média de sua estatura-alvo, alcançando altura adulta inferior, com poucos pacientes excedendo a altura-alvo.[13,14] Em geral, esses indivíduos, quando adultos, apresentam 2,4 cm abaixo da estatura prevista. A velocidade de crescimento antes do início da puberdade é reduzida para a idade cronológica, por ausência do aumento fisiológico de 2 a 4 vezes da secreção de GH típica da puberdade (diminuição transitória e funcional da secreção de GH).[15] Sabe-se que há uma interação entre a IGF1 e as gonadotrofinas nos ovários e testículos, de modo que nos pacientes com RCCD há redução da secreção dos esteroides gonadais pela aparente deficiência de GH e da secreção de IGF1, que retornam ao normal com a evolução da puberdade.[15] Os níveis de testosterona e das gonadotrofinas (LH e FSH) estão baixos para a idade cronológica, mas à medida que ocorre o avanço da maturação óssea a secreção pulsátil das gonadotrofinas e os níveis dos esteroides gonadais se elevam, refletindo a maturação do eixo gonadotrófico.

HIPOGONADISMO HIPOGONADOTRÓFICO

O hipogonadismo hipogonadotrófico é caracterizado pela falência da função gonadal secundária à deficiência na secreção de gonadotrofinas.[16] Essa condição clínica é comumente descrita em associação com outras deficiências hormonais hipofisárias (pan-hipopituitarismo ou deficiência hipofisária hormonal múltipla) de forma congênita ou adquirida em decorrência de lesões estruturais da região hipotalâmico-hipofisária. A deficiência hipofisária hormonal múltipla será abordada no Capítulo 13. Por outro lado, a deficiência GnRH pode ocorrer de forma isolada, caracterizando o hipogonadismo hipogonadotrófico isolado (HHI). O HHI pode ser congênito ou de início na vida adulta, idiopático, de causa genética ou secundário a doenças sistêmicas, estruturais ou funcionais.[17] (Tabela 13.2)

Tabela 13.2 Causas de hipogonadismo hipogonadotrófico isolado

Congênitas	Adquiridas
Síndrome de Kallmann	Hiperprolactinemia
Hipogonadismo hipogonadotrófico isolado normósmico	Hemocromatose
Síndrome CHARGE	Medicamentos (opioides, glicocorticoides, narcóticos)
HHI + hipoplasia adrenal congênita	Hipercortisolismo/síndrome de Cushing
Síndrome de Prader-Willi	HIV/Aids
Ataxia espinocerebelar de Gordon Holmes	Doença sistêmica crônica (fibrose cística, diabete melito, hipotireoidismo primário, cirrose, doença inflamatória crônica, doença de Crohn, anemia falciforme, insuficiência renal crônica)
Deficiência de leptina (mutação leptina ou leptina R)	Doença sistêmica aguda, estresse agudo, grandes queimados
Síndromes de Lawrence-Moon/Bardet-Biedl	Funcional (estresse, desnutrição, anorexia nervosa, exercício extenuante, perda acentuada de peso, obesidade, síndrome metabólica)
Síndrome 4H	Idiopática (HHI de início na vida adulta)
Mutação da subunidade β do LH e FSH	

HIPOGONADISMO HIPOGONADOTRÓFICO ISOLADO CONGÊNITO: HHI NORMÓSMICO E SÍNDROME DE KALLMANN

O HHI congênito é caracterizado por uma falha na produção, secreção ou ação do GnRH,, com o restante da função hipofisária normal, sem lesões anatômicas da região hipotalâmica hipofisária, resultando em desenvolvimento puberal ausente ou incompleto.[16]

O HHI congênito é classicamente dividido em dois grupos com base na presença ou ausência de disfunção olfatória. Cerca de 50–60% dos indivíduos afetados apresentam anosmia ou hiposmia em associação com o HHI, definindo a síndrome de Kallmann. O HHI sem alterações olfatórias é classificado como HHI normósmico.[16,18]

Durante o desenvolvimento embrionário, os neurônios produtores de GnRH se originam fora do sistema nervoso central, na placa olfatória, e migram juntamente com os neurônios olfatórios através da placa cribriforme em direção ao bulbo olfatório em formação, para em seguida migrarem para o hipotálamo. A associação de HHI com anormalidades olfatórias na síndrome de Kallmann decorre de defeitos nesse processo migratório.[19] A maioria dos portadores de síndrome de Kallmann apresenta hipoplasia ou agenesia dos sulcos e bulbos olfatórios, uni ou bilateralmente. Essas anomalias anatômicas podem ser vistas na ressonância magnética de encéfalo com cortes específicos para a região olfatória. Outras malformações frequentemente associadas à síndrome de Kallmann incluem agenesia renal unilateral, defeitos craniofaciais (palato ogival, fenda labiopalatina, agenesia dental), surdez neurossensorial uni ou bilateral, sincinesia bimanual (movimentos em espelho), anomalias oculomotoras e defeitos ósseos das mãos (metacarpos curtos, sindactilia ou clinodactilia). Por outro lado, o HHI normósmico não está associado a alterações fenotípicas adicionais.[18]

Etiopatogenia do HHI congênito

O HHI é uma doença clínica e geneticamente heterogênea, podendo se apresentar de forma esporádica ou familiar, com herança autossômica recessiva, dominante ou ligada ao X, esta última apenas na síndrome de Kallmann. A prevalência do HHI é estimada em 1:4.000 a 1:10.000 homens e 1:50.000 mulheres. A razão para essa discrepância entre os gêneros é desconhecida, provavelmente sendo subestimada em mulheres. A preponderância masculina é explicada apenas parcialmente pela contri-

buição das formas ligadas ao X.[16,20] Outros fatores, como penetrância incompleta e a tendência de as mulheres serem avaliadas principalmente por ginecologistas devido à apresentação clínica de amenorreia primária, também devem ser considerados.

A maior parte dos casos de HHI congênito não tem uma etiologia conhecida, sendo considerada idiopática. A secreção hipotalâmica de GnRH é regulada por uma complexa rede de fatores excitatórios, inibitórios e permissivos composta por fatores de transcrição, neuropeptídeos, hormônios e interações transgliais. No entanto, muitos desses fatores e seu papel no controle do eixo gonadotrófico ainda não foram elucidados. Contudo, com o avanço das técnicas de biologia molecular na última década, um número cada vez maior de defeitos genéticos tem sido implicado na patogênese molecular do HHI congênito. Atualmente cerca de 30 a 40% dos casos de HHI apresentam uma causa genética definida (Tabela 13.3). Esses genes codificam neuropeptídeos e proteínas envolvidos no desenvolvimento e na migração dos neurônios secretores de GnRH, ou no controle de diferentes estágios da função do GnRH. Mutações nos genes *KAL1, FGFR1/FGF8, PROK2/PROKR2, CHD7, NELF, HS6ST1, WDR1* e *SEMA3A* estão associadas a defeitos na migração neuronal, originando a síndrome de Kallmann.[21-23] É interessante observar que defeitos nos genes *FGFR1, FGF8, PROK2, PROKR2, CHD7* e *WDR11* também foram descritos em pacientes com HHI normósmico, porém em menor frequência, demonstrando a heterogeneidade e complexidade da base genética do HHI.[21,23] Mutações nos genes *KISS1/KISS1R, TAC3/TACR3* e *GNRH1/GNRHR*, que codificam neuropeptídeos e seus receptores envolvidos no controle da secreção e ação do GnRH, foram descritos exclusivamente em pacientes com HHI normósmico.[21-24]

Recentemente alguns conceitos clássicos relacionados ao HHI vêm sendo questionados. Pedigrees com grande variabilidade fenotípica foram descritos, com casos de HHI com e sem alteração de olfato.[18,25] Variação na expressão clínica do mesmo defeito genético tem sido observada em famílias nas quais membros afetados podem se apresentar com síndrome de Kallmann, HHI normósmico, anosmia isolada, fenda labiopalatina isolada, atraso constitucional do desenvolvimento ou fenótipo normal. Essas observações sugerem a possibilidade de que a síndrome de Kallmann e o HHI normósmico façam parte de um espectro mais amplo de uma mesma condição e não mais sejam consideradas entidades totalmente distintas.[18,23,25] Essa variabilidade fenotípica foi observada principalmente em famílias

Tabela 13.3 Genes associados ao hipogonadismo hipogonadotrófico isolado congênito

Gene	Lócus	Proteína	Função	Herança	Fenótipo
KAL1	Xp22.31	Anosmina	migração neuronal	ligada ao X	SK
FGFR1	8p11.2	Receptor 1 de fator de crescimento de fibroblastos	migração neuronal	autossômica dominante	SK/HHIn
FGF8	10q24.32	Fator de crescimento de fibroblastos-8	migração neuronal	autossômica dominante	SK/HHIn
NELF	9q34.3	Fator embriônico nasal LHRH	migração neuronal	autossômica dominante?	SK
PROK2	3p13	Procineticina-2	migração neuronal	autossômica recessiva	SK/HHIn
PROKR2	20p12.3	Receptor da procineticina-2	migração neuronal	autossômica recessiva	SK/HHIn
CHD7	8p12.1	Proteína ligadora do cromodomínio-helicase-DNA 7	migração neuronal	autossômica recessiva	SK/HHIn
GNRH1	8p21.2	GnRH	síntese de GnRH e sinalização celular	autossômica recessiva	HHIn
GNRH-R	4q13.2	Receptor do GnRH	sinalização celular do GnRH	autossômica recessiva	HHIn
KISS1	1q32.1	Kisspeptina	Estímulo da secreção de GnRH	autossômica recessiva	HHIn
KISS1R	19p13.3	Receptor da kisspeptina	Estímulo da secreção de GnRH	autossômica recessiva	HHIn
TAC3	12q13.3	Neurocinina-B	Modulação da secreção de GnRH	autossômica recessiva	HHIn
TACR3	4q24	Receptor da neurocinina-B	Modulação da secreção de GnRH	autossômica recessiva	HHIn
SEMA3A	7q21.11	Semaforina 3A		autossômica recessiva	SK/HHIn
WDR11	10q26.12	Proteína WD	Desenvolvimento de neurônios olfatórios	autossômica recessiva	SK/HHIn

com mutações nos genes *FGF8/FGFR1* e *PROK2/PROKR2* e pode ser atribuída a penetrância incompleta, fatores ambientais ou efeitos epigenéticos.[18,25]

O HHI congênito é historicamente considerado uma doença monogênica, com uma herança mendeliana clássica. Contudo, esse modelo também tem sido revisto nos últimos anos. Recentemente foram descritos pacientes com HHI normósmico e síndrome de Kallmann portadores de mutações em mais de um gene, e foi proposto um modelo de herança digênica ou oligogênica. Sykiotis e cols. identificaram mutações digênicas em 2,5% de 397 pacientes com SK ou HHI normósmico. Herança oligogênica tem sido observada principalmente envolvendo o gene *FGFR1* em associação com algum outro gene como *PROK2, PROKR2 FGF8, NELF* e *GNRHR* (25, 26). Defeitos em diferentes genes parecem agir de forma sinérgica, modulando a gravidade do fenótipo e explicando pelo menos parcialmente a grande variabilidade fenotípica inter e intrafamilial e a aparente penetrância incompleta observadas em pacientes com HHI normósmico e síndrome de Kallmann.[23,25]

Genes envolvidos na migração dos neurônios secretores de GnRH

KAL1

O *KAL1* foi o primeiro gene implicado na etiologia da síndrome de Kallmann. Está localizado no cromossomo X (Xp22.3) e codifica a anosmina-1, uma proteína de matriz extracelular envolvida nos processos de adesão celular e direcionamento da migração dos neurônios olfatórios e secretores de GnRH.[27,28] Estudos *in vitro* demonstraram que a anosmina-1 é capaz de controlar inúmeras funções celulares, incluindo alongamento de axônios e fasciculação, morfogênese epitelial e atividade migratória de neurônios liberadores de GnRH.[29,30] Mutações no gene *KAL1* foram identificadas em cerca de 8-11% dos casos esporádicos e 14-50% dos casos familiais de síndrome de Kallmann ligada ao X, e não foram associadas a casos de deficiência de GnRH sem alterações olfatórias.[31] Mutações no *KAL1* em geral apresentam penetrância completa e estão associadas a um fenótipo mais grave, com menor volume testicular, maior frequência de criptorquidismo. Alterações fenotípicas não reprodutivas como sincinesia bimanual, agenesia renal unilateral e anormalidades visuais também são mais frequentes em portadores de defeitos no *KAL1*.[18,32]

FGF8 e FGFR1

O *FGFR1*, um membro da família de receptores de fatores de crescimento de fibroblastos, foi o primeiro gene associado à síndrome de Kallmann de herança autossômica dominante.[33] Uma interação direta da anosmina-1 com o FGFR1 foi demonstrada *in vitro*. A anosmina-1 parece agir como um cofator facilitador para a formação do complexo FGF/FGFR1/ sulfato de heparina, essencial para a dimerização do receptor e ativação da cascata de sinalização.[34]

Ao contrário do *KAL1,* mutações no *FGFR1* foram identificadas em pacientes com síndrome de Kallmann e com HHI normósmico e estão associadas a uma grande variabilidade fenotípica inter e intrafamiliar, com uma penetrância aparentemente incompleta. O espectro fenotípico dos pacientes afetados varia de hipogonadismo parcial a completo, com ou sem alterações olfatórias, inclusive com casos de reversibilidade do hipogonadismo, além de anosmia isolada.[26,35-37] Sindactilia e anomalias faciais, incluindo fenda labiopalatina e agenesia dental, são observadas com maior frequência em portadores de mutação no *FGFR1*, enquanto sincinesia bimanual foi relatada em raros casos.[32] Atualmente defeitos no *FGFR1* são responsáveis por cerca de 10-17% dos casos de síndrome de Kallmann e de HHI normósmico, constituindo a segunda causa genética mais comum dessas condições.

O receptor FGFR1 possui vários ligantes que atuam em diversos tecidos. O fator de crescimento de fibroblastos-8 (*FGF8*) foi considerado o principal ligante do FGFR1 na ontogênese dos neurônios de GnRH após a observação de defeitos no desenvolvimento da cavidade nasal e disgenesia de bulbos olfatórios em camundongos com expressão diminuída de FGF8.[26,38] Mutações inativadoras no gene *FGF8* foram encontradas tanto em pacientes com síndrome de Kallmann quanto em indivíduos com HHI normósmico, também com padrão autossômico dominante, porém são bem mais raras que defeitos no *FGFR1*.[39,40]

PROK2 e PROKR2

A proquineticina (PROK2) e o seu receptor acoplado à proteína G, PROKR2, desempenham um papel importante na neurogênese dos bulbos olfa-

tórios no cérebro de mamíferos. Camundongos nocaute *Prokr2-/-* apresentam fenótipo semelhante à síndrome de Kallmann, com hipogonadismo, hipoplasia de bulbos olfatórios e defeito na migração de neurônios de GnRH.[41] Em humanos, mutações nos genes *PROK2* e *PROKR2* foram identificadas tanto na síndrome de Kallmann quanto no HHI normósmico, e os pacientes afetados apresentam grande variabilidade no fenótipo reprodutivo. Achados adicionais como displasia fibrosa, obesidade, distúrbios do sono, sincinesia e epilepsia foram descritos nesses pacientes, porém nenhum desses é altamente prevalente nos defeitos no sistema *PROK2/PROKR2*. Embora estudos *in vitro* tenham demonstrado um padrão autossômico recessivo, mutações têm sido descritas tanto em homozigose quanto em heterozigose e, portanto, o padrão de herança de mutações nesses genes não está claro.[41]

CHD7

O gene *CHD7* (*chromodomain helicase DNA-binding protein* 7) codifica uma proteína ligadora ao cromodomínio helicase do DNA. Defeitos no *CHD7* causam a síndrome CHARGE, acrônimo para coloboma da íris, cardiopatia congênita (*heart defect*s), atresia de cóanas, retardo no crescimento e desenvolvimento, hipoplasia genital e/ou de vias urinárias e anomalias dos pavilhões auriculares/surdez (*ear abnormalities and deafness*). Essas características não são mais utilizadas na construção do diagnóstico de síndrome CHARGE, mas o nome permanece.[42] Mutações no CHD7 foram identificadas em cerca de 5% dos casos de HHI normósmico e síndrome de Kallmann, levantando a hipótese de que o HHI possa ser uma forma frustra da síndrome.[43] Atualmente considera-se que portadores de HHI com ou sem alterações olfatórias, associado a alguma característica sindrômica como surdez, orelhas dismórficas ou hipoplasia de canais semicirculares, são candidatos à pesquisa de mutações no *CHD7*.[44]

SEMA3A

Recentemente, mutações inativadoras do gene *SEMA3A* foram identificadas em heterozigose em cerca de 6% dos indivíduos portadores de síndrome de Kallmann. O *SEMA3A* codifica a semaforina, uma proteína secretada envolvida na migração dos nervos olfatórios durante a embriogênese. É interessante observar que ratos que não expressam a semaforina apresentam um fenótipo semelhante à síndrome de Kallmann. No entanto, várias dessas mutações foram encontradas também em indivíduos não afetados ou em pacientes que já apresentavam defeitos em outros genes conhecidos, sugerindo que essas alterações provavelmente contribuem para o fenótipo de síndrome de Kallmann, mas não são suficientes para causar a doença.[22,45]

Outros genes (NELF, HS6ST1, WDR11)

Raras alterações em heterozigose foram descritas nos genes *NELF* (*nasal embryonic LHRH factor*), *HS6ST1* (6-O-sulfotransferase de sulfato de heparina) e *WDR11* (*WD repeat-containing protein 11*) em pacientes com síndrome de Kallman e HHI normósmico. O HS6ST1 é uma enzima importante para a formação do complexo anosmina-1/FGF/FGFR1/ sulfato de heparina. O WDR11 interage com o EMX1, um fator de transcrição envolvido no desenvolvimento dos neurônios olfatórios. O NELF é diferencialmente expresso nos neurônios secretores de GnRH e olfatórios em migração na fase embrionária. Embora esses genes pareçam exercer um papel na migração neuronal, a importância desses achados na etiologia da deficiência de GnRH em humanos ainda precisa ser mais bem definida.[25,46,47]

Defeitos na síntese e secreção e ação do GnRH

Mutações inativadoras dos genes *GNRH, GNRHR, KISS1, KISS1R, TAC3* e *TACR3* afetam a síntese, a secreção ou a ação do GnRH. Como esses genes não estão envolvidos no processo de migração neuronal, o quadro clínico dos pacientes afetados é sempre de HHI sem alterações olfatórias ou outras malformações associadas. O padrão de herança é classicamente autossômico recessivo. Os genes mais comumente afetados são o *GNRHR* e o *TACR3* e devem ser os primeiros a ser pesquisados em pacientes com HHI normósmico. Vale ressaltar que mutações de perda de função em proteínas ligantes tendem a ser menos frequentes que mutações nos seus receptores.[48] Uma possibilidade para explicar essa diferença está relacionada ao tamanho do peptídeo ligante. O GnRH e a kisspeptina, por exemplo, contêm apenas 10 aminoácidos na sua estrutura proteica final, representando um alvo "pequeno" para mutações.

GnRH e GNRHR

O receptor de GnRH pertence à grande família de receptores acoplados à proteína G, formado por sete domínios transmembrana.[49,50] Mutações inativadoras no gene *GNRHR* foram as primeiras causas genéticas identificadas de HHI normósmico. A frequência de mutações nos casos esporádicos varia de 6 a 16% e nos casos familiais pode chegar a 40%. A apresentação clínica dos pacientes com mutações no *GNRHR* varia de HHI completo com criptorquidismo e ausência de desenvolvimento puberal a HHI parcial com desenvolvimento puberal incompleto.[54]

Ao contrário do seu receptor, mutações no gene que codifica o GnRH (*GNRH1*) são uma causa bastante rara de HHI. Apenas recentemente mutações em homozigose foram descritas no *GNRH1* em duas famílias. Os pacientes afetados eram portadores de HHI normósmico completo, com micropênis e criptorquidismo. Os parentes portadores das mutações em heterozigose apresentaram um desenvolvimento puberal normal, confirmando um modelo de herança autossômica recessiva.[48,51] É interessante ressaltar que em uma paciente afetada a pulsatilidade da secreção de LH foi restaurada pela administração de GnRH, sugerindo uma deficiência gonadotrófica de origem hipotalâmica na presença de uma resposta hipofisária normal. Mutações em heterozigose no *GNRH1* foram identificadas em alguns pacientes com HHI normósmico, ausentes nos indivíduos controles, porém o papel dessas variantes em heterozigose ainda não foi estabelecido.

KISS1 e KISS1R

A kisspeptina, codificada pelo gene *KISS1*, é o mais potente fator hipotalâmico estimulador da secreção de GnRH e um dos principais fatores responsáveis pelo início da puberdade. A kisspeptina é secretada de forma pulsátil pelos neurônios hipotalâmicos e se liga ao receptor KISS1R, acoplado à proteína G e expresso na superfície dos gonadotrofos, estimulando a secreção de GnRH.[52] É importante destacar que a kisspeptina atua apenas na secreção do GnRH, não influenciando sua síntese.[53] Mutações inativadoras foram identificadas no KISS1R em pacientes com HHI normósmico, com padrão de herança autossômica recessiva, sendo atualmente responsáveis por cerca de 5% dos casos. O fenótipo reprodutivo dos indivíduos afetados varia de HHI normósmico parcial a completo. Mutações no *KISS1* são bem mais raras e há apenas uma família descrita na literatura.[24]

TAC3 e TACR3

A neurocinina B (NKB) é um peptídeo pertencente à família das taquicininas codificado pelo gene *TAC3*, e se liga a um receptor de membrana acoplado à proteína G denominado NK3R, codificado pelo gene *TACR3*. Mutações inativadoras no *TACR3* e, menos comumente, no *TAC3* foram identificadas em cerca de 6% dos indivíduos com HHI normósmico. Em casos familiais essa incidência se eleva para 27%.[54] Foram descritos também vários casos de mutações em heterozigose que não seriam suficientes para causar a deficiência de GnRH, considerando o padrão autossômico recessivo inicialmente descrito. Recentemente foi demonstrado um possível efeito dominante negativo, podendo justificar o papel dessas mutações na patogênese do HHI.[55,56] Pacientes portadores de mutações no sistema TAC3/TACR3 costumam apresentar um fenótipo de HHI grave, porém foi verificado um maior índice de reversibilidade do quadro de HHIn na vida adulta, sugerindo que a NKB poderia ter uma importância maior durante o desenvolvimento neonatal, seguido de um efeito mais atenuado ao longo da vida do indivíduo.[55]

Os mecanismos pelos quais a NKB exerce seus efeitos no controle central do eixo gonadotrófico ainda não foram completamente estabelecidos. Os neurônios hipotalâmicos produtores de kisspeptina coexpressam a NKB e seu receptor e a dinorfina, um neuropeptídeo opioide com ação inibitória na secreção de GnRH. A teoria mais aceita é a de que esses neuropeptídeos agem de maneira autócrina, modulando a secreção pulsátil da kisspeptina e, consequentemente, do GnRH.[57]

Outras síndromes genéticas raras associadas ao HHI

O HHI congênito pode ocorrer também como parte de uma constelação de alterações em diversas síndromes raras (Tabela 13.4). Um exemplo bem conhecido é a hipoplasia adrenal congênita ligada ao X causada por defeitos no gene *DAX1 (NROB1)*.[17] As síndromes de Gordon-Holmes e de Boucher-Neuhauser são caracterizadas por ataxia cerebelar e hipogonadismo hipogonadotrófico. Mutações nos genes *POLR3A* e *POLR3B* causam a síndrome 4H, caracterizada por leucodistrofia, hipomielinização, hipodontia e hipogonadismo hipogonadotrófico.[58] Mutações no gene *SOX2* foram identificadas em pacientes com HHI e anoftalmia ou microftalmia, e nos genes *SOX10* e *IL17RD* em casos de HHI e surdez.[59,60] O HHI também é uma característica de algumas síndromes associadas à obesidade, como a deficiência da convertase pró-hormônio (*PC1*), síndrome de Prader-Willi, síndrome de Bardet-Biedl e deficiência de leptina devido a mutações inativadoras no gene da leptina ou seu receptor (*LEP* e *LEPR*).[17,61]

CAUSAS ADQUIRIDAS E FUNCIONAIS DE HHI

Causas adquiridas de hipogonadismo hipogonadotrófico são, em sua maioria, decorrentes de lesões estruturais ou anomalias funcionais envolvendo o eixo hipotalâmico-hipofisário. A maioria desses pacientes apresenta deficiência hormonal hipofisária múltipla (abordada no Capítulo 13). Essas condições incluem doenças infiltrativas ou lesões expansivas do trato hipotalâmico-hipofisário, como sarcoidose, hipofisite linfocítica, histiocitose, adenomas hipofisários, craniofaringiomas e outros tumores do sistema nervoso central.[17]

Deficiência isolada de gonadotrofinas de início na vida adulta pode ocorrer de forma idiopática ou secundária a doenças sistêmicas, medicamentos, anomalias funcionais (Tabela 13.2).[2,17,62]

Hiperprolactinemia

Uma das causas mais frequentes de hipogonadismo hipogonadotrófico adquirido é a hiperprolactinemia (abordada no Capítulo 8). Prolactina elevada pode resultar principalmente do uso de drogas que interferem com o sistema dopaminérgico, adenomas hipofisários secretores de prolactina (prolactinomas) ou qualquer lesão que afete a região hipotalâmica ou da haste hipofisária, interrompendo a inibição hipotalâmica da secreção de prolactina.

Medicamentos

Drogas que podem suprimir os esteroides sexuais de modo reversível incluem opiáceos, glicocorticoides e agentes psicotrópicos. Um efeito colateral comum de drogas antipsicóticas como as fenotiazinas e a risperidona é a hiperprolactinemia, que inibe a secreção endógena de GnRH.[62] Analgésicos opioides também suprimem a síntese de GnRH e podem reduzir as concentrações de tes-

Tabela 13.4 Genes associados a causas sindrômicas de HHI

Gene	Síndrome
DAX1 (NROB1)	HHI e hipoplasia adrenal congênita ligada ao X
POLR3A e *POLR3B*	Síndrome 4H
SOX2	HHI e anoftalmia ou microftalmia
SOX10	HHI e surdez
IL17RD	HHI e surdez
CHD7	Síndrome CHARGE
PC1	HHI e obesidade
LEPTIN e *LEPTIN-R*	HHI e obesidade
PNPLA6	Síndromes de Gordon-Holmes e de Boucher-Neuhauser

tosterona a níveis muito baixos.[2] Agentes agonistas dos receptores μ-opioides (p.ex., metadona e morfina) suprimem potentemente o eixo gonadotrófico. Esses efeitos podem ser vistos com menor frequência com drogas agonistas parciais dos receptores μ-opioides e antagonistas dos receptores κ-opioides (p. ex., buprenorfina).[2] Estudos não controlados demonstraram melhora na qualidade de vida de homens com hipogonadismo induzido por opioides após reposição androgênica. O uso prolongado de glicocorticoides em doses suprafisiológicas leva a deficiência androgênica pela inibição da síntese de GnRH. Prednisona em doses diárias de 15 mg pode suprimir as concentrações de testosterona sérica em 3 dias. A magnitude de supressão é diretamente relacionada à dose de glicocorticoide.[2] O uso de esteroides anabolizantes pode resultar em supressão central do eixo gonadotrófico, manifestando-se por concentrações reduzidas de gonadotrofinas, testosterona e redução da espermatogênese.[63] Apesar de ser uma condição reversível, a recuperação após a interrupção do uso de esteroides é variável, demorando de 4 a 12 meses.[63]

Estresse agudo

Qualquer doença ou estresse agudo grave como cirurgia, guerra, infarto do miocárdio, queimadura, doença renal pode resultar em hipogonadismo de caráter transitório. Concentrações séricas de testosterona são inversamente relacionadas à gravidade da doença, podendo atingir valores pré-puberais.[34] A doença aguda é inicialmente acompanhada de supressão direta da função das células de Leydig, porém com o prolongamento do estresse ocorre uma atenuação dos pulsos de LH. Os mecanismos propostos incluem aumento na secreção endógena de cortisol, dopamina ou opiáceos, levando à inibição da secreção de GnRH.[2]

Doenças sistêmicas crônicas

Doenças sistêmicas crônicas podem afetar a função dos neurônios hipotalâmicos secretores de GnRH, resultando em atraso na maturação sexual ou hipogonadismo hipogonadotrófico adquirido, dependendo da faixa etária. Essas doenças incluem fibrose cística, doença de Crohn, doenças inflamatórias crônicas, diabete melito malcontrolado, síndrome de Cushing, hipotireoidismo, obesidade, hemocromatose e SIDA. Hipotireoidismo deve ser investigado, principalmente em crianças com a velocidade de crescimento reduzida e a idade óssea atrasada. Hemocromatose pode afetar a região hipotalâmica hipofisária, levando a um quadro de deficiência progressiva de GnRH, e deve ser sempre descartada pela avaliação da ferritina sérica e saturação de transferrina.[62]

Leptina e controle metabólico da função reprodutiva

O desenvolvimento puberal e a função reprodutiva são influenciados pelo estado nutricional, metabólico e energético do organismo. O controle metabólico da puberdade depende da ação combinada de diferentes hormônios periféricos e neurotransmissores que sinalizam o status metabólico para os componentes do eixo reprodutivo. Um dos principais fatores periféricos envolvido na regulação da homeostase energética é a leptina, um hormônio secretado pelos adipócitos, que tem um papel importante no controle da secreção hipotalâmica de GnRH, agindo como um fator permissivo.[64]

A importância da leptina no desenvolvimento puberal foi demonstrada inicialmente em camundongos que não expressam a leptina (camundongos ob/ob). Esses animais apresentavam níveis baixos de gonadotrofinas e esteroides sexuais e a administração de leptina restabeleceu a função reprodutiva.[64] Em humanos, exemplos de deficiência ou resistência à leptina incluem indivíduos com mutações inativadoras no gene da leptina ou seu receptor (*LEP* e *LEPR*), anorexia nervosa e obesidade.[61,62] A insuficiência ou a resistência à leptina no hipotalâmico podem contribuir para a redução da secreção pulsátil de gonadotrofinas, levando a um quadro de hipogonadismo hipogonadotrófico funcional.[64]

A leptina parece ter uma função indireta na modulação da secreção de GnRH, pois os neurônios secretores de GnRH não expressam receptores de leptina. Trabalhos mais recentes sugerem que a leptina exerce seus efeitos sobre a secreção de GnRH via neurônios de kisspeptina e também por vias hipotalâmicas independentes da kisspeptina.[64] Adicionalmente, foi demonstrado que a leptina age em diferentes níveis do eixo gonadotrófico no sexo masculino, incluindo a hipófise e as gônadas.[64] Na hipófise a leptina possui um efeito estimulatório modesto na secreção de gonadotrofinas. Nas gônadas a leptina apresenta ações tanto estimulatórias como inibitórias. Em altas concentrações, a leptina pode paradoxalmente inibir a esteroidogênese testicular, podendo contribuir para a deficiência de testosterona associada à obesidade grave.[64]

Distúrbios alimentares

Anorexia nervosa, exercício extenuante e perda acentuada e rápida de peso por qualquer causa podem estar associados a uma supressão da pulsatilidade de GnRH, levando a um quadro reversível de hipogonadismo hipogonadotrófico funcional, que nas mulheres se manifesta como amenorreia hipotalâmica.[65-67] A restauração do peso restabelece o eixo gonadotrófico. Distúrbios alimentares como anorexia nervosa são mais comuns em mulheres, mas têm sido cada vez mais reconhecidos em homens. Grandes estudos populacionais sugerem que a prevalência da anorexia é de 0,3 a 3% nas mulheres e de 0,1% nos homens, sendo que de 5 a 15% dos pacientes são do sexo masculino. Enquanto as mulheres em geral têm como objetivo a magreza, os homens tipicamente buscam uma aparência mais musculosa. A inibição da secreção de GnRH nesses casos parece estar relacionada à redução dos níveis de leptina. Melhora significativa da função reprodutiva e neuroendócrina foi observada em mulheres com amenorreia hipotalâmica após a administração de leptina recombinante.[68,69]

Obesidade e síndrome metabólica

Na outra ponta do espectro de distúrbios alimentares, a obesidade grave também pode se associar a um quadro de hipogonadismo funcional. Múltiplas alterações metabólicas e hormonais contribuem para o hipogonadismo associado à obesidade, incluindo hiperleptinemia e resistência hipotalâmica à leptina, resultando em redução da pulsatilidade de GnRH; aumento da conversão periférica de andrógenos em estrógenos, devido a atividade da enzima aromatase do tecido adiposo; resistência à insulina, com redução dos níveis de SHBG.[64,70]

HIV/Aids

Apesar de frequente, a prevalência do hipogonadismo permanece mal definida nos pacientes infectados pelo vírus da imunodeficiência humana (HIV), variando entre 7% e 64% nos diferentes estudos. O quadro clínico dos pacientes afetados está comumente associado a características clínicas inespecíficas e, por isso, muitos pacientes permanecem sem diagnóstico, principalmente quando apresentam alguma doença crônica grave associada, que poderia justificar muitas dessas queixas. Desde o advento da terapia antirretroviral altamente ativa (TARV), o declínio na taxa de mortalidade associada ao HIV permitiu aos pacientes e à equipe médica considerar outros problemas de saúde importantes além da sobrevivência em curto prazo. Entre essas questões está a manutenção da função gonadal normal.

Nos pacientes HIV-positivos, a deficiência androgênica pode ser de origem tanto central quanto periférica. A maioria dos casos é de hipogonadismo hipogonadotrófico, no entanto, as causas e os mecanismos subjacentes exatos permanecem desconhecidos. A etiopatogenia pode estar relacionada à redução da secreção de GnRH como ocorre nos casos de desnutrição grave e doença aguda ou crônica. O hipogonadismo secundário pode também ser decorrente do comprometimento do tecido hipotalâmico e hipofisário por infecções oportunistas ou malignidade, tais como toxoplasmose, infecção por citomegalovírus, sarcoma de Kaposi e linfoma. A destruição hipofisária direta, por infecção oportunista secundária, tem se mostrado um evento raro.

Aproximadamente 25% dos pacientes com aids e neoplasias secundárias apresentam envolvimento testicular na avaliação *post-mortem*. Há evidências significativas relacionando o excesso de citocinas à diminuição da esteroidogênese testicular. Por exemplo, a IL-1 demonstrou inibir a ligação do hormônio luteinizante (LH) às células de Leydig. Histologicamente, os testículos de pacientes com aids podem apresentar azoospermia, fibrose do tecido intersticial, espessamento da membrana basal dos túbulos seminíferos e hialinização tubular. O acometimento dos testículos por *Mycobacterium avium*, *Toxoplasma* ou citomegalovírus foi descrito em 39% dos pacientes com doença disseminada.[71]

Hipogonadismo hipogonadotrófico idiopático de início na vida adulta

A forma idiopática de HH de início na vida adulta é uma condição rara, caracterizada por uma falência isolada da secreção de gonadotrofinas que ocorre após desenvolvimento puberal e maturação sexual normais em homens nos quais causas anatômicas, sistêmicas ou funcionais tenham sido descartadas.[72] Nenhum defeito genético associado ao HHI congênito foi identificado nesse grupo de pacientes.[73] O acompanhamento prolongado desses pacientes demonstrou que as características clínicas e hormonais não se modificaram ao longo de dez anos, todos eles permanecendo hipogonádicos, com níveis de testosterona abaixo de 130 ng/dL, sem casos de reversibilidade espontânea.[73] É importante diferenciar o hipogonadismo hipogonadotrófico de início na vida adulta, caracterizado por níveis francamente baixos de testosterona, associado a valores baixos ou inapropriadamente normais de gonadotrofinas, da deficiência progressiva de testosterona do envelhecimento, conhecida como hipogonadismo de início tardio. Essa última condição foi definida em uma pequena porcentagem de homens de meia-idade e idosos com queixas de sintomas sexuais na presença de níveis de testosterona moderadamente baixos (< 320 ng/dL) e valores variáveis de gonadotrofinas, com componentes centrais e principalmente gonadais.[74,75]

CARACTERÍSTICAS CLÍNICAS E HORMONAIS

A apresentação clínica do hipogonadismo hipogonadotrófico depende da idade de início, da idade do diagnóstico, da gravidade do quadro e da presença de outras condições associadas.

Tipicamente, o diagnóstico do HHI congênito é realizado na segunda ou terceira década da vida, quando os pacientes se apresentam com queixas de ausência ou atraso de desenvolvimento dos caracteres sexuais secundários, amenorreia primária ou infertilidade. Os pacientes apresentam micropênis e testículos pré-púberes ou com tamanho reduzido para a faixa etária. A criptorquidia é observada em até 50% dos pacientes. Pode ocorrer pubarca espontânea, mas geralmente ela é tardia e parcial. Ao contrário dos pacientes com ACCD, que são quase sempre baixos, no HHI congênito os pacientes geralmente possuem estatura normal ou elevada para a idade, com proporções eunucoides (razão de segmento corporal superior/inferior < 1, envergadura 6 centímetros > altura de pé) e idade óssea atrasada. A idade óssea avança até a idade de início da puberdade e não progride pela falta dos esteroides sexuais.[13,15] Ginecomastia não é uma característica típica da deficiência de GnRH e é mais comumente vista em pacientes tratados com gonadotrofinas.[13,14] Se o diagnóstico for tardio, os pacientes podem se apresentar com osteoporose e fraturas patológicas.

Pacientes com HHI congênito parcial podem apresentar desenvolvimento puberal parcial espontâneo, refletido pelo maior tamanho gonadal, e níveis baixos, mas não pré-púberes, de testosterona e gonadotrofinas.

Em alguns casos, o diagnóstico pode ser suspeitado antes da puberdade. A presença de micropênis e/ou criptorquidia uni ou bilateral, especialmente se associada a outras anomalias congênitas, como defeitos de linha média, e antecedentes familiares positivos ou pais consanguíneos sugerem deficiência congênita de GnRH.[76,77] A presença de alterações olfatórias (anosmia ou hiposmia) é altamente sugestiva de síndrome de Kallmann. Se o teste olfatório não for possível devido a menor idade do paciente, ressonância magnética mostrando ausência ou hipoplasia de sulcos e bulbos olfatórios pode ajudar na suspeita diagnóstica. Mais comumente, o diagnóstico não pode ser confirmado até a idade prevista de início da puberdade, exceto no período neonatal, quando o eixo gonadotrófico está ativo e os níveis de gonadotrofinas e esteroides sexuais estão normalmente elevados (minipuberdade).

O hipogonadismo de início tardio ou na vida adulta é caracterizado por sintomas de diminuição da libido e de ereções matinais, disfunção erétil, falta de energia, depressão, fadiga e infertilidade (oligo ou azoospermia).

Reversibilidade do HHI congênito

Classicamente, o HHI congênito sempre foi considerado uma condição irreversível; entretanto, reversão espontânea tem sido observada em 8 a 13% dos pacientes, principalmente em casos de hipogonadismo parcial, após interrupção da reposição androgênica. A reversão do hipogonadismo deve ser suspeitada quando forem observados aumento de volume testicular, aumento de gonadotrofinas ou fertilidade espontânea durante a reposição androgênica ou na ausência de tratamento específico para indução de fertilidade. Aumento testicular espontâneo é altamente sugestivo de reversão, e por isso o exame físico é mandatório durante o seguimento dos pacientes. Nesses casos, a reposição hormonal deve ser suspensa para avaliar a possibilidade de reversão do hipogonadismo. Os critérios considerados para reversão foram fertilidade espontânea e/ou manutenção de valores normais de testosterona sem reposição exógena. Contudo, deve-se ter em mente que a reversão nem sempre é definitiva. Recorrência do hipogonadismo após a reversão foi observada em 5 a 10% dos casos, deste modo o acompanhamento clínico e hormonal deve ser mantido mesmo após o diagnóstico de reversão. Os mecanismos que levam à reversão não são conhecidos. Foi sugerido que a exposição aos andrógenos pode estimular a produção hormonal endógena, funcionando como um *priming* (fator de sensibilização). Alterações em determinados genes parecem ser mais suscetíveis à reversão.[78] Diferentes defeitos gênicos: *FGFR1, GnRHR, TAC3/TACR3, PROK2/PROKR2, HS6ST1, CHD7* foram associados a reversão do HHI congênito.[32,55,78]

HIPOGONADISMO HIPERGONADOTRÓFICO

O hipogonadismo hipergonadotrófico é causado por uma falência gonadal primária. A deficiência na secreção de esteroides sexuais pelas gônadas leva a uma inibição da retroalimentação negativa, resultando na secreção aumentada de gonadotrofinas pela hipófise. A causa mais comum de falência testicular no homem é a síndrome de Klinefelter. Outras causas congênitas menos comuns incluem a anorquia e o criptorquidismo bilateral não tratado. Entre as causas adquiridas incluem-se orquite viral, trauma, torção testicular, doenças sistêmicas crônicas, radioterapia e quimioterapia. Muitos casos não apresentam etiologia definida, sendo classificados como idiopáticos (Tabela 13.5).

CAUSAS CONGÊNITAS DE HIPOGONADISMO HIPERGONADOTRÓFICO

Síndrome de Klinefelter

A síndrome de Klinefelter é alteração cromossômica mais comum no sexo masculino e a causa genética mais comum de insuficiência gonadal primária no sexo masculino, com uma frequência de 1:600 homens.[79] A base genética da síndrome de Klinefelter é um erro na disjunção dos cromossomos sexuais durante a meiose, resultando em um cromossomo X extra. O diagnóstico desse distúrbio cromossômico pode ser confirmado pelo cariótipo. O genótipo típico é 46, XXY, mas o mosaicismo (46, XY/47, XXY e outros) também é frequente. O fenótipo parece ser consequente à presença do cromossomo X extra não inativado, e as manifestações clínicas são variáveis de acordo com a gravidade da alteração cromossômica.[79]

Tabela 13.5 Causas de hipogonadismo hipergonadotrófico

Congênitas	Adquiridas
Síndrome de Klinefelter	Trauma ou torção testicular
Microdeleção do cromossomo Y	Orquite viral (caxumba)
Mutações nos receptores de LH e FSH	Radioterapia ou quimioterapia
Distrofia miotônica	Medicamentos (cetoconazol, glicocorticoides)
Criptorquidismo (mutação INSL3)	Falência testicular autoimune
Anorquia (testículos evanescentes)	Doenças crônicas (cirrose, HIV, hemocromatose, amiloidose, doenças granulomatosas, fibrose cística, insuficiência renal crônica, anemia falciforme)
Idiopático	

Características clínicas e hormonais

A apresentação clínica clássica da síndrome de Klinefelter inclui hipogonadismo hipergonadotrófico, infertilidade, testículos pequenos e atróficos, ginecomastia e alta estatura. A incidência de criptorquidismo é aumentada nos portadores da síndrome.[2] O diagnóstico é geralmente realizado na adolescência ou na idade adulta. Na maioria dos casos, há desenvolvimento puberal, mas os testículos são pequenos e fibróticos e a presença de azoospermia é característica. Os achados histológicos típicos dos testículos são hialinização dos túbulos seminíferos com perda de células germinativas e hiperplasia de células de Leydig. Espermatogênese focal pode ser encontrada, com a possibilidade de extração cirúrgica de espermatozoides viáveis.[80]

Tipicamente, as concentrações séricas de testosterona são baixas, com gonadotrofinas elevadas, principalmente o FSH. No entanto, muitos pacientes podem apresentar testosterona no limite inferior da normalidade e um fenótipo masculino normal, apresentando apenas infertilidade e azoospermia, e o cariótipo é essencial para o diagnóstico.[2,79] Alguns homens com mosaicismo apresentam testículos de tamanho normal e espermatogênese normal na adolescência, mas perdem as células germinativas progressivamente ao longo do tempo. Muitos homens podem permanecer durante toda a vida sem diagnóstico.[2]

Distúrbios associados

Homens portadores da síndrome de Klinefelter apresentam com frequência distúrbios psicossociais, alterações de comportamento e dificuldade de aprendizado.[2] O fenótipo neuropsicológico é altamente variável. O setor verbal é o mais afetado, incluindo atraso na fala e dificuldades na alfabetização.[2,79] Há também uma incidência aumentada de depressão, ansiedade, esquizofrenia, distúrbios psicóticos, autismo, déficit de atenção e hiperatividade.[79] O risco de câncer de mama e linfoma nãoHodgkin é aumentado, apesar de as taxas permanecerem baixas em termos absolutos. Não há risco aumentado de câncer de testículo.[2] Homens com síndrome de Klinefelter apresentam risco aumentado de diabetes tipo 2, aumento de gordura visceral e redução de massa magra, o que poderia ser atribuído ao hipogonadismo.[79]

Microdeleção do cromossomo Y

Microdeleções no braço longo do cromossomo Y, na região específica masculina, são a causa mais comum de infertilidade masculina, após a síndrome de Klinefelter. Essa região contém genes essenciais para a espermatogênese. Deleções maiores resultam em atrofia tubular completa. As concentrações séricas de testosterona e LH estão geralmente normais, mas o FSH está elevado devido à redução na produção de inibina B, com perda da retroalimentação negativa.[2]

Síndrome da regressão testicular

A síndrome da regressão testicular é caracterizada pela atrofia testicular após a 16ª semana de vida intrauterina, provavelmente decorrente de trauma, infecção, infarto, torção ou outros tipos de agressão testicular. Clinicamente, é caracterizada por genitália externa masculina, com ou sem micropênis, e bolsa escrotal vazia. Genitália ambígua não é comum. O principal diagnóstico diferencial da regressão testicular é o criptorquidismo bilateral, observado em cerca de 3% dos recém-nascidos a termo e 1% dos meninos após 1 ano de idade. A síndrome da regressão testicular corresponde a menos de 5% dos casos de criptorquidismo e se diferencia dessa condição pela ausência de elevação das concentrações de testosterona em resposta ao estímulo com hCG, concentrações indetectáveis de AMH e inibina B e FSH elevado (na fase da minipuberdade ou no adulto). O cariótipo é 46, XY. Resíduos de tecido testicular abdominal podem ser encontrados em até 10% dos casos, mas o potencial para degeneração maligna é controverso.[81,82]

Distrofia miotônica

É uma doença autossômica dominante caracterizada por fraqueza e atrofia progressiva de músculos esqueléticos, principalmente da face, pescoço e extremidades. A maioria dos homens afetados desenvolve atrofia testicular na vida adulta, com hialinização e fibrose testicular. Resistência à insulina, obesidade e diabete melito também são frequentes.[83]

CAUSAS ADQUIRIDAS DE HIPOGONADISMO HIPERGONADOTRÓFICO

Orquite relacionada à caxumba

Orquite pode ocorrer em 15-40% dos homens com parotidite infecciosa. Com o aumento da vacinação, a ocorrência de orquite relacionada à caxumba deixou de ocorrer em crianças, sendo mais frequente em adultos jovens. O hipogonadismo hipergonadotrófico é uma complicação rara da orquite, ocorrendo nos casos graves de orquite bilateral. A fertilidade é geralmente preservada, mas subfertilidade ocorre em cerca de 13% dos casos e pode acontecer em pacientes sem sinais de atrofia testicular.[84]

A orquite apresenta-se clinicamente com aumento doloroso dos testículos cerca de 10 dias após o início da parotidite, febre alta, vômitos e mal-estar.[2,84] Contudo, os sintomas podem aparecer até 6 semanas após a infecção. A orquite é geralmente unilateral, mas pode afetar os dois testículos em 15-30% dos casos.[84] Ao exame físico, os testículos encontram-se edemaciados, com sinais inflamatórios. Epididimite pode estar presente em 85% dos casos e geralmente precede a orquite.[84] Os sintomas em geral persistem por 72h e tendem a melhorar em 2 semanas. A orquite afeta principalmente os túbulos seminíferos, e 30% dos pacientes evoluem com atrofia testicular.

Trauma e torção testicular

Devido a sua localização externa, os testículos estão predispostos ao trauma. Contusão testicular pode levar a atrofia em cerca de 50% dos casos, resultando em falência testicular. Torção testicular resulta em interrupção da perfusão testicular. Correção cirúrgica dentro de 6-8h pode preservar a viabilidade testicular.[2]

Medicamentos, quimioterapia e radioterapia

O uso de glicocorticoides em altas doses pode levar à falência testicular reversível. O cetoconazol também inibe diretamente a esteroidogênese testicular de maneira reversível. Agentes quimioterapêuticos alquilantes, como ciclofosfamida e procarbazina, apresentam toxicidade gonadal. Testículos pós-púberes são mais suscetíveis e o dano testicular é relacionado à dose cumulativa. O epitélio germinativo dos túbulos seminíferos é mais vulnerável que as células de Leydig, sendo mais frequente a infertilidade do que a falência gonadal. Azoospermia pode ocorrer cerca de 8 a 12 semanas após o início do tratamento, mas se a viabilidade das células progenitoras for preservada a espermatogênese pode ser recuperada espontaneamente.[2] O epitélio germinativo também é sensível a dano induzido por radiação. A radioterapia do púbis ou das gônadas pode ocasionar lesão testicular em grau variado.

DIAGNÓSTICO CLÍNICO E LABORATORIAL

HISTÓRIA E EXAME CLÍNICO

Na investigação do atraso puberal, a história clínica e o exame físico são fundamentais. Os dados referentes ao nascimento, crescimento linear, ganho de peso e história familiar devem ser levantados. História ou sintomas de doença crônica, com ênfase em doenças específicas, como doença celíaca, doenças da tireoide, anorexia, uso de medicamentos, estado nutricional e psicossocial, podem sugerir hipogonadismo hipogonadotrófico funcional. Presença de sintomas neurológicos ou histórico de trauma craniano podem sugerir lesões do sistema nervoso central. Atraso no desenvolvimento cognitivo associado a obesidade ou características dismórficas podem sugerir uma síndrome genética subjacente. Criptorquidia bilateral ou micropênis ao nascer e hiposmia ou anosmia podem sugerir HHI congênito normósmico ou síndrome de Kallmann. História de quimio ou radioterapia pode indicar falência gonadal primária (hipogonadismo hipergonadotrófico).[9] No exame físico, é importante avaliar altura, peso, proporções corporais (que podem ser avaliadas pela envergadura, altura sentada ou relação púbis/chão, púbis/vértice), presença de estigmas físicos, estádios do desenvolvimento puberal segundo os critérios de Tanner e a presença de anormalidades visuais.

EXAMES LABORATORIAIS

A dosagem da testosterona total matinal é o primeiro exame a ser pedido. Nos casos em que a testosterona total estiver próximo do limite inferior do normal ou em que houver suspeita de alterações da SHBG (Tabela 13.6), a medida dos níveis de testosterona livre ou biodisponível é recomendada. A dosa-

Tabela 13.6 Condições que alteram as concentrações de SHBG

Redução	Aumento
Resistência à insulina	Idade
Obesidade	HIV
Hipotireoidismo	Hipertireoidismo
Andrógenos	Hiperestrogenismo
Progestágenos	Doença hepática
Glicocorticoides	Anticonvulsivantes
Síndrome nefrótica	

gem das gonadotrofinas (LH e FSH) diferencia entre estados hipo e hipergonadotrófico (Figura 13.1).

Baixas concentrações de testosterona associadas a gonadotrofinas elevadas determinam o diagnóstico de hipogonadismo hipergonadotrófico. Nesses casos, o cariótipo deve ser solicitado para afastar síndrome de Klinefelter.

No HHI congênito e ACCD, os pacientes apresentam valores baixos de esteroides sexuais associados a gonadotrofinas baixas ou inapropriadamente normais (basais e/ou após estímulo com GnRH exógeno).

No caso de hipogonadismo hipogonadotrófico, a função hipofisária anterior deve ser investigada para descartar outras deficiências hormonais.[62,85] A função hipofisária pode ser avaliada inicialmente pela dosagem dos níveis hormonais basais

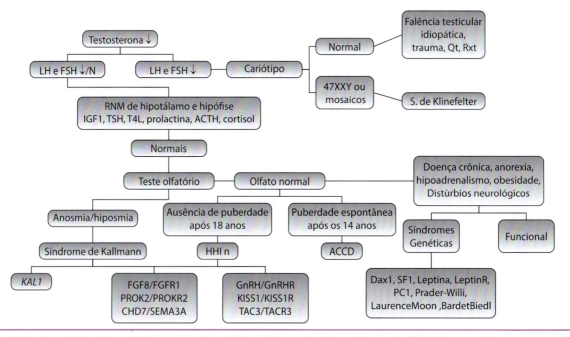

Figura 13.1 Diagnóstico diferencial do atraso puberal. Qt, quimioterapia; Rxt, radioterapia; HHIn, hipogonadismo hipogonadotrófico isolado normósmico; RCCD, atraso constitucional de crescimento e desenvolvimento.

(medidos por ensaios de ultrassensíveis). A função da tireoide deve ser avaliada por TSH e T4 livre, o IGF-1 pode ser utilizado para avaliar o eixo somatotrófico, enquanto a deficiência adrenal secundária pode ser avaliada pela dosagem de cortisol matinal e ACTH. Os testes de estímulo devem ser reservados para as situações em que as dosagens hormonais basais não são úteis ou se há uma forte evidência clínica de deficiência hormonal hipofisária múltipla. A presença de anosmia pode ser facilmente diagnosticada pela anamnese. O teste olfatório formal, como o *University of Pennsylvania Smell Identification Test*, é necessário para determinar de modo confiável se o olfato é normal ou parcialmente alterado (hiposmia).[62]

EXAMES DE IMAGEM

O raio-X de mãos e punhos para avaliação da idade óssea (IO) é um exame simples e útil. A IO geralmente está atrasada em todas as situações de atraso puberal e é compatível com o estádio puberal.

Após o diagnóstico clínico e laboratorial confirmado de HHI, a RM da região hipotálamo-hipofisária é importante para identificar possíveis causas anatômicas, como malformações e lesões expansivas ou infiltrativas dessa região. A RM é indicada em pacientes com testosterona sérica inferior a 150 ng/dL, e valores de gonadotrofinas normais ou baixos, deficiência hormonal hipofisária múltipla, hiperprolactinemia persistente ou sintomas de efeito de massa do tumor (dor de cabeça, deficiência visual, ou defeito no campo visual). Na presença de suspeita de causas funcionais de HH, como obesidade severa, distúrbios nutricionais, drogas, a RM não é indicada.[85] Além disso, a RM com cortes específicos para a avaliação do trato olfatório pode ser útil no diagnóstico de síndrome de Kallmann. A evidência de hipoplasia ou agenesia uni ou bilateral de sulcos e bulbos olfatórios é patognomônica da síndrome de Kallmann. No entanto, é importante notar que trato olfatório normal não exclui a possibilidade de síndrome de Kallmann e a RM pode estar normal em até 20% dos pacientes.[17,18]

Ultrassom renal é recomendado para pacientes com síndrome de Kallmann, devido à possibilidade de agenesia renal unilateral ou outras malformações renais.

A densidade mineral óssea da coluna lombar e fêmur é recomendada no diagnóstico inicial de hipogonadismo e depois a cada 2 anos durante a terapia de reposição androgênica em pacientes com osteoporose ou fratura após trauma leve.[62,85]

ESTUDO GENÉTICO

O estudo genético é o último passo na investigação do HHI congênito, e uma caracterização clínica bem-feita pode ajudar na seleção dos genes a serem estudados.

DIAGNÓSTICO DIFERENCIAL DO RCCD E HHI

O hipogonadismo hipogonadotrófico é o principal diagnóstico diferencial do RCCD. O diagnóstico diferencial entre essas duas condições pode ser difícil e geralmente requer acompanhamento clínico prolongado. Na ausência de estigmas típicos, o diagnóstico de HHI congênito é confirmado se a puberdade não se inicia até os 18 anos, enquanto no ACCD os pacientes entram espontaneamente em puberdade antes dessa idade. Nas duas situações, os valores de testosterona e gonadotrofinas se sobrepõem. No ACCD, a resposta do LH ao estímulo com GnRH se torna púbere aproximadamente 1 ano antes dos sinais físicos de puberdade. No entanto, a presença ou ausência de resposta das gonadotrofinas no teste de estímulo com GnRH não contribui para o diagnóstico diferencial entre HHI e ACCD, uma vez que pacientes com HHI parcial podem ter uma resposta normal ao estímulo agudo com GnRH. Atualmente, nenhum teste endocrinológico é capaz de distinguir completamente o ACCD do hipogonadismo hipogonadotrófico, e o seguimento clínico torna-se fundamental.[9]

Algumas tentativas de melhorar o diagnóstico diferencial precoce entre ACCD e HHI são encontradas na literatura. A relação pico/basal da subunidade-alfa livre antes e após estímulo com 100 mcg de GnRH exógeno foi significativamente maior nos pacientes com RCCD do que naqueles com HHI.[86] Diversos protocolos para o teste de estímulo com hCG, com diferentes tempos de dosagem da testosterona e diferentes esquemas de dose e aplicação, também têm sido propostos para diferenciar HHI e RCCD.[5]

A dosagem de inibina B basal pode revelar-se um teste simples, de primeira linha, no diagnóstico de puberdade atrasada em meninos. A inibina B é secretada pelas células de Sertoli por estímulo do FSH. Após o período neonatal, a inibina B circula em níveis baixos, mas mensuráveis, até a puberdade, quando aumenta significativamente, juntamente com o aumento das gonadotrofinas. Estudos recentes demonstraram que concentrações muito baixas de inibina B na fase pré-puberal podem indicar uma alta probabilidade de IHH, porém a reprodução desses resultados e o estabelecimento de valores de referência para essa faixa etária são necessários antes de esse teste poder ser rotineiramente adotado.[5,9]

TRATAMENTO DO HIPOGONADISMO MASCULINO

O tratamento do hipogonadismo tem como principal objetivo induzir e manter o desenvolvimento dos caracteres sexuais secundários, induzir e manter a libido e a potência sexual, prevenir ou corrigir a osteoporose, induzir a fertilidade e promover a adaptação social.

O tratamento em geral baseia-se na terapia de reposição hormonal com esteroides sexuais. Quando associado ao pan-hipopituitarismo, as outras deficiências hormonais devem ser tratadas concomitantemente.

A reposição androgênica no sexo masculino deve ser iniciada em torno dos 13 anos de idade cronológica e antes dos 14 anos de idade óssea (antes do início do período crítico de ganho de massa óssea). Na Unidade de Endocrinologia do Desenvolvimento utilizamos o cipionato de testosterona intramuscular. Em adolescentes e adultos jovens recomendamos que a indução puberal seja iniciada com a dose de 50 mg/mês por 6-12 meses, que geralmente é suficiente para o aparecimento de pelos faciais e corporais e engrossamento da voz; em seguida a dose é aumentada gradativamente a cada 6 meses, para 100-150 mg/mês, até atingir a dose final, que corresponde a 200 mg de cipionato de testosterona injetável aplicados por via intramuscular a cada 2-3 semanas (de acordo com os níveis de testosterona que o paciente apresenta no último dia do intervalo entre as injeções).

As preparações de testosterona injetáveis têm sido amplamente utilizadas há vários anos. São constituídas por diferentes ésteres de testosterona combinados ou não, a saber: propionato, fenilpropionato, enantato, cipionato, decanoato, isocaproato e undecanoato. No Brasil estão disponíveis todas as formulações, exceto as que contêm o enantato de testosterona. Todas as preparações injetáveis com ésteres de testosterona apresentam curta duração, exceto o undecanoato de testosterona depot.

As formulações de curta duração devem ser aplicadas a cada 14-21 dias, e a de longa duração deve ser aplicada a cada 6 semanas no início do tratamento e depois a cada 12 semanas. A terapia de reposição com testosterona de curta duração por um curto período de tempo tem se mostrado eficaz e segura, melhorando a função sexual dos pacientes sem aumentar o hematócrito ou o PSA.[87] Em relação ao undecanoato de testosterona depot 1.000 mg, para se atingir nível sérico adequado, recomenda-se aplicar a segunda injeção após 6 semanas e posteriormente 1 injeção a cada 12 semanas. Essa preparação mantém os níveis de testosterona dentro da média normal sem induzir picos de testosterona sérica logo após as injeções, o que lhe confere uma grande vantagem em relação às preparações de curta duração.

Os efeitos das três formulações injetáveis disponíveis no mercado brasileiro (duas com ésteres de curta duração e uma depot) foram comparados e constatou-se que as três formulações são eficientes em elevar os níveis de testosterona e melhorar clinicamente os pacientes hipogonádicos, tendo o undecanoato de testosterona depot, apesar de mais caro, sido mais efetivo clínica e laboratorialmente. Os níveis de testosterona obtidos com as formas injetáveis de curta duração são instáveis, ao passo que nas formas injetáveis de longa duração os níveis se mostram mais estáveis. As três opções se mostraram seguras, não elevando significativamente o hematócrito, a hemoglobina e o PSA.[88]

Para a reposição de testosterona em adultos, a via transdérmica é uma opção atual, segura, eficaz e mais fisiológica de administração androgênica com ótima tolerabilidade. Esta via inclui os adesivos escrotais e não escrotais, os géis e as soluções cutâneas com vantagens em relação a biodisponibilidade, facilidade de administração e conforto, embora o custo ainda elevado desses produtos limite seu uso mais amplo. Estão disponíveis em nosso meio apenas o gel e a solução de testosterona. As formulações de testosterona em gel disponíveis no mercado são apresentadas na concentração de 1%, em "bombas" em que cada "puff" libera 1,25 g do produto, pacotes individuais de 2,5 e 5 g ou tubos de dose única contendo 5 g do produto. A dose recomendada para o início do tratamento é de 5 g/dia, podendo ser aumentada até 10 g/dia. Deve ser aplicado 1 vez ao dia pela manhã sobre a pele seca dos ombros, braços ou abdômen. Os pacientes devem lavar bem as mãos após a aplicação e deixar o local da aplicação secar antes de colocar a roupa ou ter contato com outra pessoa. É recomendado aguardar 4 horas após a aplicação para tomar banho ou nadar.[89] A solução transdérmica de testosterona é outra nova opção de tratamento com características semelhantes às descritas para os géis, apresentada em frasco com aplicador a 2% de uso axilar. Cada "puff" libera 30 mg de testosterona, que deve ser aplicado em cada axila uma vez ao dia pela manhã após o banho. A dose diária de 60 mg é suficiente para manter níveis fisiológicos de testosterona sérica por 24h.[90] A análise comparativa entre as principais modalidades de terapia de reposição androgênica demonstrou que todas elas são seguras e eficazes, porém as formas transdérmicas e o undecanoato de testosterona depot são as mais fisiológicas. Recomenda-se, sempre que possível, o uso de undecanoato de testosterona depot ou os géis de testosterona para terapia de reposição androgênica em pacientes hipogonádicos. A Tabela 13.7 mostra as preparações farmacêuticas de testosterona disponíveis em nosso meio.

A ginecomastia é um efeito colateral frequente no início do tratamento e geralmente tem regressão espontânea. Quando as mamas atingem o estádio IV ou V de Tanner, invariavelmente a conduta é cirúrgica (mamoplastia), pois a regressão espontânea não ocorre.

próstata, hematócrito maior que 50% ou nos pacientes portadores de insuficiência cardíaca congestiva graus III e IV.

FERTILIDADE

Quando há o desejo de fertilidade (espermatogênese), utilizamos a combinação de hCG (gonadotrofina coriônica) e hMG (gonadotrofina de mulheres menopausadas). Iniciamos com hCG na dose de 5.000 UI a cada 5 a 7 dias até que os níveis de testosterona sejam ≥ 150 ng/dL, em seguida associamos hMG (FSH) na dose de 1.000 UI 3 vezes por semana por, no mínimo, 3 meses, e só então avaliamos a espermatogênese. O esquema é mantido até que se atinja um nível ótimo de espermatozoides no ejaculado.

Tabela 13.7 Preparações de testosterona disponíveis no Brasil

Éster de testosterona	Nome comercial	Via de administração	Dose
Undecanoato de testosterona	Androxon 40 mg®	Oral	120-160 mg/dia divididos em 3 doses
Cipionato de testosterona	Deposteron 20 mg®	Injetável	200 mg/2-3 semanas
Propionato, isocaproato, fenilpropionato e caproato de testosterona	Durateston 250 mg®	Injetável	250 mg/2-3 semanas
Undecanoato de testosterona	Nebido 1.000 mg/4 mL®	Injetável	1.000 mg/12 semanas
Testosterona 2%	Axeron 30 mg/1,5 mL®	Solução transdérmica	60 mg/dia

Pacientes em reposição androgênica devem ser questionados quanto a variações de libido, função sexual, disposição física, humor, presença de acne e ganho de peso. Além da monitoração dos níveis de testosterona, LH e FSH, a avaliação dos perfis lipídico e hepático, hemograma completo, deve ser feita periodicamente, a cada 6 meses. Em pacientes maiores de 40 anos, medidas de PSA e exames urológicos também devem ser realizados anualmente. Radiografia do punho e mão esquerda deve ser solicitada a cada 6 a 12 meses em adolescentes para seguimento da maturação óssea.

CONTRAINDICAÇÕES

Existem poucos estudos com altos níveis de evidência em relação às contraindicações da reposição com testosterona. Recomenda-se a não utilização de testosterona em pacientes com câncer de próstata ou de mama, PSA > 4 ng/mL ou 3 ng/mL nos pacientes de alto risco ou com nódulo palpável de

REFERÊNCIAS BIBLIOGRÁFICAS

1. Terasawa E, Fernandez DL. Neurobiological mechanisms of the onset of puberty in primates. Endocr Rev 2001;22(1):111-51. Epub 2001/02/13.

2. Basaria S. Male hypogonadism. Lancet 2013. Epub 2013/10/15.

3. Petersen C, Soder O. The sertoli cell -- a hormonal target and 'super' nurse for germ cells that determines testicular size. Horm Res 2006;66(4):153-61. Epub 2006/06/29.

4. Rey RA, Grinspon RP, Gottlieb S, Pasqualini T, Knoblovits P, Aszpis S, et al. Male hypogonadism: an extended classification based on a developmental, endocrine physiology-based approach. Andrology 2012;1(1):3-16. Epub 2012/12/22.

5. Harrington J, Palmert MR. Clinical review: Distinguishing constitutional delay of growth and puberty from isolated hypogonadotropic hypogonadism: critical appraisal of available diagnostic tests. J Clin Endocrinol Metab 2012;97(9):3056-67. Epub 2012/06/23.

6. Palmert MR, Boepple PA. Variation in the timing of puberty: clinical spectrum and genetic investigation. J Clin Endocrinol Metab2001;86(6):2364-8.

7.   Carel JC, Leger J. Clinical practice. Precocious puberty. N Engl J Med 2008;358(22):2366-77. Epub 2008/05/30.

8.   Sedlmeyer IL, Palmert MR. Delayed puberty: analysis of a large case series from an academic center. J Clin Endocrinol Metab 2002;87(4):1613-20. Epub 2002/04/05.

9.   Palmert MR, Dunkel L. Clinical practice. Delayed puberty. N Engl J Med 2012;366(5):443-53. Epub 2012/02/03.

10. Lin L, Conway GS, Hill NR, Dattani MT, Hindmarsh PC, Achermann JC. A homozygous R262Q mutation in the gonadotropin-releasing hormone receptor presenting as constitutional delay of growth and puberty with subsequent borderline oligospermia. J Clin Endocrinol Metab 2006;91(12):5117-21. Epub 2006/09/14.

11. Vaaralahti K, Wehkalampi K, Tommiska J, Laitinen EM, Dunkel L, Raivio T. The role of gene defects underlying isolated hypogonadotropic hypogonadism in patients with constitutional delay of growth and puberty. Fertil Steril 2011;95(8):2756-8. Epub 2011/02/05.

12. Zhu J, Choa RE, Guo MH, Plummer L, Buck C, Palmert MR, et al. A shared genetic basis for self-limited delayed puberty and idiopathic hypogonadotropic hypogonadism. J Clin Endocrinol Metab 2015:jc20151080. Epub 2015/01/31.

13. Crowne EC, Shalet SM, Wallace WH, Eminson DM, Price DA. Final height in boys with untreated constitutional delay in growth and puberty. Arch Dis Child 1990;65(10):1109-12. Epub 1990/10/01.

14. LaFranchi S, Hanna CE, Mandel SH. Constitutional delay of growth: expected versus final adult height. Pediatrics 1991;87(1):82-7. Epub 1991/01/01.

15. Martha PM, Jr., Reiter EO. Pubertal growth and growth hormone secretion. Endocrinology and Metabolism Clinics of North America 1991;20(1):165-82. Epub 1991/03/01.

16. Seminara SB, Hayes FJ, Crowley WF, Jr. Gonadotropin-releasing hormone deficiency in the human (idiopathic hypogonadotropic hypogonadism and Kallmann's syndrome): pathophysiological and genetic considerations. Endocr Rev 1998;19(5):521-39.

17. Silveira LF, MacColl GS, Bouloux PM. Hypogonadotropic hypogonadism. Semin Reprod Med 2002;20(4):327-38. Epub 2003/01/22.

18. Mitchell AL, Dwyer A, Pitteloud N, Quinton R. Genetic basis and variable phenotypic expression of Kallmann syndrome: towards a unifying theory. Trends Endocrinol Metab 2011;22(7):249-58. Epub 2011/04/23.

19. Schwanzel-Fukuda M, Bick D, Pfaff DW. Luteinizing hormone-releasing hormone (LHRH)-expressing cells do not migrate normally in an inherited hypogonadal (Kallmann) syndrome. Brain Res Mol Brain Res 1989;6(4):311-26.

20. Quinton R, Duke VM, Robertson A, Kirk JM, Matfin G, de Zoysa PA, et al. Idiopathic gonadotrophin deficiency: genetic questions addressed through phenotypic characterization. Clin Endocrinol (Oxf) 2001;55(2):163-74.

21. Silveira LF, Trarbach EB, Latronico AC. Genetics basis for GnRH-dependent pubertal disorders in humans. Mol Cell Endocrinol 2010;324(1-2):30-8. Epub 2010/03/02.

22. Young J, Metay C, Bouligand J, Tou B, Francou B, Maione L, et al. SEMA3A deletion in a family with Kallmann syndrome validates the role of semaphorin 3A in human puberty and olfactory system development. Hum Reprod 2012;27(5):1460-5. Epub 2012/03/15.

23. Semple RK, Topaloglu AK. The recent genetics of hypogonadotrophic hypogonadism - novel insights and new questions. Clin Endocrinol (Oxf) 2010;72(4):427-35. Epub 2009/09/02.

24. Topaloglu AK, Tello JA, Kotan LD, Ozbek MN, Yilmaz MB, Erdogan S, et al. Inactivating KISS1 mutation and hypogonadotropic hypogonadism. N Engl J Med 2012;366(7):629-35. Epub 2012/02/18.

25. Sykiotis GP, Plummer L, Hughes VA, Au M, Durrani S, Nayak-Young S, et al. Oligogenic basis of isolated gonadotropin-releasing hormone deficiency. Proc Natl Acad Sci U S A 2010;107(34):15140-4. Epub 2010/08/11.

26. Pitteloud N, Quinton R, Pearce S, Raivio T, Acierno J, Dwyer A, et al. Digenic mutations account for variable phenotypes in idiopathic hypogonadotropic hypogonadism. J Clin Invest 2007;117(2):457-63.

27. Franco B, Guioli S, Pragliola A, Incerti B, Bardoni B, Tonlorenzi R, et al. A gene deleted in Kallmann's syndrome shares homology with neural cell adhesion and axonal path-finding molecules. Nature 1991;353(6344):529-36. Epub 1991/10/10.

28. Legouis R, Hardelin JP, Levilliers J, Claverie JM, Compain S, Wunderle V, et al. The candidate gene for the X-linked Kallmann syndrome encodes a protein related to adhesion molecules. Cell 1991;67(2):423-35.

29. Robertson A, MacColl GS, Nash JA, Boehm MK, Perkins SJ, Bouloux PM. Molecular modelling and experimental studies of mutation and cell-adhesion sites in the fibronectin type III and whey acidic protein domains of human anosmin-1. Biochem J 2001;357(Pt 3):647-59. Epub 2001/07/21.

30. Soussi-Yanicostas N, de Castro F, Julliard AK, Perfettini I, Chedotal A, Petit C. Anosmin-1, defective in the X-linked form of Kallmann syndrome, promotes axonal branch formation from olfactory bulb output neurons. Cell 2002;109(2):217-28.

31. Tsai PS, Gill JC. Mechanisms of disease: Insights into X-linked and autosomal-dominant Kallmann syndrome. Nat Clin Pract Endocrinol Metab 2006;2(3):160-71.

32. Costa-Barbosa FA, Balasubramanian R, Keefe KW, Shaw ND, Al-Tassan N, Plummer L, et al. Prioritizing genetic testing in patients with Kallmann syndrome using clinical phenotypes. J Clin Endocrinol Metab 2013;98(5):E943-53. Epub 2013/03/28.

33. Dode C, Levilliers J, Dupont JM, De Paepe A, Le Du N, Soussi-Yanicostas N, et al. Loss-of-function mutations in FGFR1 cause autosomal dominant Kallmann syndrome. Nat Genet 2003;33(4):463-5.

34. Hu Y, Guimond SE, Travers P, Cadman S, Hohenester E, Turnbull JE, et al. Novel mechanisms of fibroblast growth factor receptor 1 regulation by extracellular matrix protein anosmin-1. J Biol Chem 2009;284(43):29905-20. Epub 2009/08/22.

35. Pitteloud N, Acierno JS, Jr., Meysing A, Eliseenkova AV, Ma J, Ibrahimi OA, et al. Mutations in fibroblast growth factor receptor 1 cause both Kallmann syndrome and normosmic idiopathic hypogonadotropic hypogonadism. Proc Natl Acad Sci U S A 2006;103(16):6281-6.

36. Pitteloud N, Meysing A, Quinton R, Acierno JS, Jr., Dwyer AA, Plummer L, et al. Mutations in fibroblast growth factor receptor 1 cause Kallmann syndrome with a wide spectrum of reproductive phenotypes. Mol Cell Endocrinol 2006;254-255:60-9.

37. Trarbach EB, Silveira LG, Latronico AC. Genetic insights into human isolated gonadotropin deficiency. Pituitary 2007;10(4):381-91. Epub 2007/07/13.

38. Meyers EN, Lewandoski M, Martin GR. An Fgf8 mutant allelic series generated by Cre- and Flp-mediated recombination. Nat Genet 1998;18(2):136-41. Epub 1998/02/14.

39. Falardeau J, Chung WC, Beenken A, Raivio T, Plummer L, Sidis Y, et al. Decreased FGF8 signaling causes deficiency of gonadotropin-releasing hormone in humans and mice. J Clin Invest 2008;118(8):2822-31. Epub 2008/07/04.

40. Trarbach EB, Abreu AP, Silveira LF, Garmes HM, Baptista MT, Teles MG, et al. Nonsense mutations in FGF8 gene causing different degrees of human gonadotropin-releasing deficiency. J Clin Endocrinol Metab 2010;95(7):3491-6. Epub 2010/05/14.

41. Abreu AP, Kaiser UB, Latronico AC. The role of prokineticins in the pathogenesis of hypogonadotropic hypogonadism. Neuroendocrinology 2010;91(4):283-90. Epub 2010/05/27.

42. Zentner GE, Layman WS, Martin DM, Scacheri PC. Molecular and phenotypic aspects of CHD7 mutation in CHARGE syndrome. Am J Med Genet A152A(3):674-86. Epub 2010/02/27.

43. Kim HG, Kurth I, Lan F, Meliciani I, Wenzel W, Eom SH, et al. Mutations in CHD7, encoding a chromatin-remodeling protein, cause idiopathic hypogonadotropic hypogonadism and Kallmann syndrome. Am J Hum Genet 2008;83(4):511-9. Epub 2008/10/07.

44. Jongmans MC, van Ravenswaaij-Arts CM, Pitteloud N, Ogata T, Sato N, Claahsen-van der Grinten HL, et al. CHD7 mutations in patients initially diagnosed with Kallmann syndrome -- the clinical overlap with CHARGE syndrome. Clin Genet 2009;75(1):65-71. Epub 2008/11/22.

45. Hanchate NK, Giacobini P, Lhuillier P, Parkash J, Espy C, Fouveaut C, et al. SEMA3A, a gene involved in axonal pathfinding, is mutated in patients with Kallmann syndrome. PLoS Genet 2012;8(8):e1002896. Epub 2012/08/29.

46. Kim HG, Ahn JW, Kurth I, Ullmann R, Kim HT, Kulharya A, et al. WDR11, a WD protein that interacts with transcription factor EMX1, is mutated in idiopathic hypogonadotropic hypogonadism and Kallmann syndrome. Am J Hum Genet 2011;87(4):465-79. Epub 2010/10/05.

47. Tornberg J, Sykiotis GP, Keefe K, Plummer L, Hoang X, Hall JE, et al. Heparan sulfate 6-O-sulfotransferase 1, a gene involved in extracellular sugar modifications, is mutated in patients with idiopathic hypogonadotrophic hypogonadism. Proc Natl Acad Sci U S A 2011;108(28):11524-9. Epub 2011/06/28.

48. Chan YM, de Guillebon A, Lang-Muritano M, Plummer L, Cerrato F, Tsiaras S, et al. GNRH1 mutations in patients with idiopathic hypogonadotropic hypogonadism. Proc Natl Acad Sci U S A 2009;106(28):11703-8. Epub 2009/07/02.

49. Beranova M, Oliveira LM, Bedecarrats GY, Schipani E, Vallejo M, Ammini AC, et al. Prevalence, phenotypic spectrum, and modes of inheritance of gonadotropin-releasing hormone receptor mutations in idiopathic hypogonadotropic hypogonadism. J Clin Endocrinol Metab 2001;86(4):1580-8.

50. Chevrier L, Guimiot F, de Roux N. GnRH receptor mutations in isolated gonadotropic deficiency. Mol Cell Endocrinol 2011;346(1-2):21-8. Epub 2011/06/08.

51. Bouligand J, Ghervan C, Tello JA, Brailly-Tabard S, Salenave S, Chanson P, et al. Isolated familial hypogonadotropic hypogonadism and a GNRH1 mutation. N Engl J Med 2009;360(26):2742-8. Epub 2009/06/19.

52. Silveira LG, Tusset C, Latronico AC. Impact of mutations in kisspeptin and neurokinin B signaling pathways on human reproduction. Brain Res 2010;1364:72-80. Epub 2010/09/08.

53. Colledge WH. Transgenic mouse models to study Gpr54/kisspeptin physiology. Peptides 2009;30(1):34-41. Epub 2008/06/24.

54. Topaloglu AK, Reimann F, Guclu M, Yalin AS, Kotan LD, Porter KM, et al. TAC3 and TACR3 mutations in familial hypogonadotropic hypogonadism reveal a key role for Neurokinin B in the central control of reproduction. Nat Genet 2009;41(3):354-8. Epub 2008/12/17.

55. Gianetti E, Tusset C, Noel SD, Au MG, Dwyer AA, Hughes VA, et al. TAC3/TACR3 mutations reveal preferential activation of gonadotropin-releasing hormone release by neurokinin B in neonatal life followed by reversal in adulthood. J Clin Endocrinol Metab 2010;95(6):2857-67. Epub 2010/03/25.

56. Noel SD, Abreu AP, Xu S, Muyide T, Gianetti E, Tusset C, et al. TACR3 mutations disrupt NK3R function through distinct mechanisms in GnRH-deficient patients. Faseb J 2014;28(4):1924-37. Epub 2014/01/01.

57. Navarro VM. New insights into the control of pulsatile GnRH release: the role of Kiss1/neurokinin B neurons. Frontiers in Endocrinology 2012;3:48. Epub 2012/06/01.

58. Saitsu H, Osaka H, Sasaki M, Takanashi J, Hamada K, Yamashita A, et al. Mutations in POLR3A and POLR3B encoding RNA Polymerase III subunits cause an autosomal-recessive hypomyelinating leukoencephalopathy. Am J Hum Genet 2011;89(5):644-51. Epub 2011/11/01.

59. Miraoui H, Dwyer AA, Sykiotis GP, Plummer L, Chung W, Feng B, et al. Mutations in FGF17, IL17RD, DUSP6, SPRY4, and FLRT3 are identified in individuals with congenital hypogonadotropic hypogonadism. Am J Hum Genet 2013;92(5):725-43. Epub 2013/05/07.

60. Pingault V, Bodereau V, Baral V, Marcos S, Watanabe Y, Chaoui A, et al. Loss-of-function mutations in SOX10 cause Kallmann syndrome with deafness. Am J Hum Genet 2013;92(5):707-24. Epub 2013/05/07.

61. Beate K, Joseph N, Nicolas de R, Wolfram K. Genetics of isolated hypogonadotropic hypogonadism: role of GnRH receptor and other genes. International Journal of Endocrinology 2012;2012:147893. Epub 2012/01/10.

62. Silveira LF, Latronico AC. Approach to the patient with hypogonadotropic hypogonadism. J Clin Endocrinol Metab 2013;98(5):1781-8. Epub 2013/05/08.

63. Turek PJ, Williams RH, Gilbaugh JH, 3rd, Lipshultz LI. The reversibility of anabolic steroid-induced azoospermia. J Urol 1995;153(5):1628-30. Epub 1995/05/01.

64. Sanchez-Garrido MA, Tena-Sempere M. Metabolic control of puberty: roles of leptin and kisspeptins. Hormones and Behavior 2013;64(2):187-94. Epub 2013/09/04.

65. Santoro N, Filicori M, Crowley WF, Jr. Hypogonadotropic disorders in men and women: diagnosis and therapy with pulsatile gonadotropin-releasing hormone. Endocr Rev 1986;7(1):11-23. Epub 1986/02/01.

66. Lucas AR, Beard CM, O'Fallon WM, Kurland LT. 50-year trends in the incidence of anorexia nervosa in Rochester, Minn.: a population-based study. Am J Psychiatry 1991;148(7):917-22. Epub 1991/07/01.

67. Robergeau K, Joseph J, Silber TJ. Hospitalization of children and adolescents for eating disorders in the State of New York. J Adolesc Health 2006;39(6):806-10. Epub 2006/11/23.

68. Welt CK, Chan JL, Bullen J, Murphy R, Smith P, DePaoli AM, et al. Recombinant human leptin in women with hypothalamic amenorrhea. N Engl J Med 2004;351(10):987-97. Epub 2004/09/03.

69. Chou SH, Chamberland JP, Liu X, Matarese G, Gao C, Stefanakis R, et al. Leptin is an effective treatment for hypothalamic amenorrhea. Proc Natl Acad Sci U S A 2011;108(16):6585-90. Epub 2011/04/06.

70. Hammoud AO, Meikle AW, Reis LO, Gibson M, Peterson CM, Carrell DT. Obesity and male infertility: a practical approach. Semin Reprod Med 2012;30(6):486-95. Epub 2012/10/18.

71. De Paepe ME, Guerrieri C, Waxman M. Opportunistic infections of the testis in the acquired immunodeficiency syndrome. The Mount Sinai Journal of Medicine, New York 1990;57(1):25-9. Epub 1990/01/01.

72. Nachtigall LB, Boepple PA, Pralong FP, Crowley WF, Jr. Adult-onset idiopathic hypogonadotropic hypogonadism -- a treatable form of male infertility. N Engl J Med 1997;336(6):410-5. Epub 1997/02/06.

73. Dwyer AA, Hayes FJ, Plummer L, Pitteloud N, Crowley WF, Jr. The long-term clinical follow-up and natural history of men with adult-onset idiopathic hypogonadotropic hypogonadism. J Clin Endocrinol Metab 2010;95(9):4235-43. Epub 2010/07/02.

74. Tajar A, Huhtaniemi IT, O'Neill TW, Finn JD, Pye SR, Lee DM, et al. Characteristics of androgen deficiency in late-onset hypogonadism: results from the European Male Aging Study (EMAS). J Clin Endocrinol Metab 2012;97(5):1508-16. Epub 2012/03/16.

75. Wu FC, Tajar A, Beynon JM, Pye SR, Silman AJ, Finn JD, et al. Identification of late-onset hypogonadism in middle-aged and elderly men. N Engl J Med 2010;363(2):123-35. Epub 2010/06/18.

76. Semple RK, Achermann JC, Ellery J, Farooqi IS, Karet FE, Stanhope RG, et al. Two novel missense mutations in g protein-coupled receptor 54 in a patient with hypogonadotropic hypogonadism. J Clin Endocrinol Metab 2005;90(3):1849-55.

77. Han TS, Bouloux PM. What is the optimal therapy for young males with hypogonadotropic hypogonadism? Clin Endocrinol (Oxf) 2010;72(6):731-7. Epub 2009/11/17.

78. Raivio T, Falardeau J, Dwyer A, Quinton R, Hayes FJ, Hughes VA, et al. Reversal of idiopathic hypogonadotropic hypogonadism. N Engl J Med 2007;357(9):863-73. Epub 2007/09/01.

79. Groth KA, Skakkebaek A, Host C, Gravholt CH, Bojesen A. Clinical review: Klinefelter syndrome -- a clinical update. J Clin Endocrinol Metab 2013;98(1):20-30. Epub 2012/11/03.

80. Schiff JD, Palermo GD, Veeck LL, Goldstein M, Rosenwaks Z, Schlegel PN. Success of testicular sperm extraction [corrected] and intracytoplasmic sperm injection in men with Klinefelter syndrome. J Clin Endocrinol Metab 2005;90(11):6263-7. Epub 2005/09/01.

81. Pirgon O, Dundar BN. Vanishing testes: a literature review. J Clin Res Pediatr Endocrinol 2012;4(3):116-20. Epub 2012/09/19.

82. Brauner R, Neve M, Allali S, Trivin C, Lottmann H, Bashamboo A, et al. Clinical, biological and genetic analysis of anorchia in 26 boys. PloS One 2011;6(8):e23292. Epub 2011/08/20.

83. Cruz Guzman Odel R, Chavez Garcia AL, Rodriguez-Cruz M. Muscular dystrophies at different ages: metabolic and endocrine alterations. International Journal of Endocrinology 2012;2012:485376. Epub 2012/06/16.

84. Davis NF, McGuire BB, Mahon JA, Smyth AE, O'Malley KJ, Fitzpatrick JM. The increasing incidence of mumps orchitis: a comprehensive review. BJU Int 2010;105(8):1060-5. Epub 2010/01/15.

85. Bhasin S, Cunningham GR, Hayes FJ, Matsumoto AM, Snyder PJ, Swerdloff RS, et al. Testosterone therapy in men with androgen deficiency syndromes: an Endocrine

Society Clinical Practice Guideline. J Clin Endocrinol Metab 2010;95(6):2536-59. Epub 2010/06/09.

86. Mainieri AS, Elnecave RH. Usefulness of the free alpha-subunit to diagnose hypogonadotropic hypogonadism. Clin Endocrinol (Oxf) 2003;59(3):307-13. Epub 2003/08/16.

87. Andrade ES, Jr., Clapauch R, Buksman S. Short term testosterone replacement therapy improves libido and body composition. Arq Bras Endocrinol Metabol2009;53(8):996-1004. Epub 2010/02/04.

88. Hohl A, Marques MO, Coral MH, Walz R. Evaluation of late-onset hypogonadism (andropause) treatment using three different formulations of injectable testosterone. Arq Bras Endocrinol Metabol 2009;53(8):989-95. Epub 2010/02/04.

89. Lakshman KM, Basaria S. Safety and efficacy of testosterone gel in the treatment of male hypogonadism. Clin Interv Aging 2009;4:397-412. Epub 2009/12/08.

90. Wang C, Ilani N, Arver S, McLachlan RI, Soulis T, Watkinson A. Efficacy and safety of the 2% formulation of testosterone topical solution applied to the axillae in androgen-deficient men. Clin Endocrinol (Oxf) 75(6):836-43. Epub 2011/06/22.

Fadiga e Doenças Endócrinas

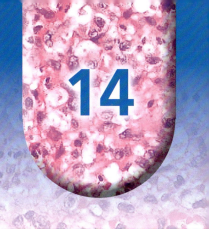

14

Larissa Garcia Gomes
Berenice Bilharinho de Mendonça
Tânia Aparecida Sartori Sanchez Bachega

INTRODUÇÃO

A fadiga é um sintoma subjetivo que consiste na sensação constante de cansaço, exaustão e falta de energia. Apresenta aspectos físicos caracterizados por diminuição de força muscular e da capacidade de exercício, e fatores psicológicos representados por distúrbios de concentração e falta de motivação. É uma condição frequente na prática clínica, representando até 20% das queixas em consultório, e apresenta grande impacto na qualidade de vida.[1]

Pode estar relacionada a uma série de doenças neurológicas, psiquiátricas e endocrinológicas. Pode também ser decorrente do efeito colateral de drogas, como betabloqueadores, hipolipemiantes, inibidores da bomba de próton, ansiolíticos, antipsicóticos e antidepressivos.[1]

A fadiga pode fazer parte da apresentação clínica inicial de várias doenças endócrinas como: hipotireoidismo, hipertireoidismo, hiperparatireoidismo, hipoparatireoidismo, insuficiência adrenocortical, síndrome de Cushing, resistência aos glicocorticoides, hipoandrogenismo e deficiência do hormônio do crescimento no adulto.[2] Nestas doenças, outros sinais e sintomas também podem estar presentes, o que geralmente ajuda no diagnóstico (Tabela 14.1).

A manifestação da fadiga é o sintoma predominante de uma condição clínica de etiologia pouco esclarecida, conhecida como síndrome da fadiga crônica, que parece estar relacionada a disfunção do eixo hipotálamo-hipófise-adrenal.[3]

Portanto, existe uma grande variedade de doenças a ser considerada no diagnóstico diferencial das causas de fadiga, e o conhecimento destas permite seu diagnóstico precoce e seu tratamento adequado.

HIPOTIREOIDISMO

A fadiga é o sintoma mais frequente no hipotireoidismo e pode levar ao comprometimento na execução das atividades cotidianas. A fadiga no hipotireoidismo decorre principalmente do prejuízo da *performance* muscular e da fraqueza muscular. A histologia da fibra muscular nesses pacientes é variável, apresentando desde atrofia até hipertrofia das fibras musculares (principalmente as do tipo II), associada a edema e degeneração sarcoplasmática. Estudos demonstraram disfunção no metabolismo oxidativo mitocondrial, queda do pH intracelular e transição das fibras musculares rápidas tipo II para as fibras lentas tipo I, comprometendo a bioenergética do músculo.[4,5] Adicionalmente, os hormônios tireoidianos são importantes fatores no controle da bomba de Na+-K+ATPase do músculo esquelético, logo, no hipotireoidismo ocorre diminuição na atividade desta bomba, ocasionando prejuízo do mecanismo de contração muscular.[6] A repercussão dessas alterações do ponto de vista laboratorial pode se manifestar através da elevação das enzimas musculares.

Estudos populacionais nos Estados Unidos e no Reino Unido estimam que a prevalência de hipotireoidismo franco possa variar entre 1% a 3%, e de

Parte II – Desenvolvimento e Crescimento

Tabela 14.1 Principais causas endócrinas de fadiga

Causas endócrinas de fadiga	Principais achados clínicos associados	Exames laboratoriais
Hipotireoidismo	Pele seca e fria, intolerância ao frio, constipação, ganho de peso, sonolência, bradicardia, déficit de memória	TSH ↑ e T4 livre ↓ ou normal (subclínico)
Hipertireoidismo	Pele quente e úmida, insônia, nervosismo, emagrecimento, diarreia, palpitação, distúrbios menstruais	TSH ↓ e T4 livre ↑ ou normal (subclínico)
Hiperparatireoidismo	Parestesias, câimbras, irritabilidade, depressão, fraqueza muscular proximal, osteopenia, osteoporose, nefrolitíase	Cálcio ↑ e PTH ↑ ou inapropriadamente normal
Deficiência de Vitamina D	Fraqueza muscular, osteomalácia, osteopenia, osteoporose	Cálcio normal, PTH ↑ e 25OHVitD ↓
Hipoparatireoidismo	Espasmos musculares, câimbras, parestesias, tetania, broncoespasmo, convulsões, alteração do status mental	Calcio ↓ e PTH ↓ ou inapropriadamente normal
Insuficiência Adrenocortical	Anorexia, perda de peso, náusea, vômitos, hipotensão	Cortisol ↓ e ACTH ↑ (primária) ou ACTH normal ou ↓ (secundária)
Síndrome de Cushing	Obesidade central, pletora facial, estrias violáceas, irregularidade menstrual, equimoses, diabetes, hipertensão arterial	Supressão com dexametasona 1 mg ausente Cortisol sérico ou salivar à meia-noite ↑ Cortisol urinário de 24h ↑
Hipoandrogenismo	Diminuição da libido, disfunção erétil, diminuição da pilificação facial e corporal, diminuição de força muscular, disfunção cognitiva	Testosterona ↓ e LH/FSH ↑ (primário) ou LH/FSH ↓ ou normal (secundário)
Deficiência de GH	Redução de massa magra, aumento da deposição de gordura abdominal, redução da massa óssea, diminuição da força muscular	IGF1 e IGFBP3 ↓ Resposta do GH ↓ após testes provocativos

Fonte: Adaptado de Kaltsas et al,2010[2]

hipotireoidismo subclínico (TSH aumentado e T4 livre normal) entre 8% e 17% da população.[7] O sexo feminino é dez vezes mais afetado que o masculino, e a incidência aumenta com a idade.

O hipotireoidismo pode ser primário (falência tireoidiana), secundário (deficiência hipofisária de TSH), terciário (deficiência hipotalâmica do hormônio liberador de tireotrofina – TRH), e ainda pode ser por resistência periférica aos hormônios tireoidianos (causada por mutação nos receptores dos hormônios tireoidianos). O hipotireoidismo primário é o mais frequente, e a sua etiologia principal é a tireoidite crônica autoimune, também conhecida como tireoidite de Hashimoto.

O hipotireoidismo tem como manifestações: fadiga, letargia, sonolência, intolerância ao frio, pele seca e fria, sudorese diminuída, diminuição do apetite, ganho de peso, constipação, irregularidade menstrual e déficit de memória. Nos casos mais graves, pode haver edema facial, fala lenta ou arrastada, diminuição dos reflexos, bradicardia e depressão.

As alterações laboratoriais clássicas no hipotireoidismo primário são TSH elevado e níveis bai-xos de T4 livre e de T3. Como a maioria dos casos de hipotireoidismo primário decorre de destruição autoimune da glândula tireoide, as dosagens dos autoanticorpos (antiperoxidase e antitireoglobulina) juntamente com o ultrassom ajudam na confirmação do diagnóstico etiológico. Frequentemente no hipotireoidismo há alteração do perfil lipídico com aumento dos níveis do colesterol LDL e, ocasionalmente, aumento de triglicérides.

No hipotireoidismo secundário ou terciário, o T4 livre é baixo e o TSH é baixo ou inapropriadamente normal. Nesses casos, é importante excluir outras deficiências de hormônios hipofisários.

O tratamento visa à terapia substitutiva com levotiroxina, na dose de 1 a 2 µg/kg/dia, em dose única diária e em jejum. A resposta ao tratamento deve ser avaliada após 6 semanas, tempo ideal para se observar a resposta laboratorial do TSH ao tratamento. Entretanto, vale notar que a resolução completa dos sintomas pode demorar mais tempo do que a resposta laboratorial.

Nos casos de hipotireoidismo subclínico (TSH entre 4 e 10 mU/L), os estudos são controversos em relação à melhora dos sintomas com o tratamento com levotiroxina. Até o momento, o recomendado é que a indicação terapêutica desses casos seja individualizada.[8]

O hipotireoidismo, devido à sua alta prevalência, é uma das causas mais frequentes de fadiga e sempre deve ser considerado na presença deste sintoma. Nos casos de tireoidite de Hashimoto, é necessária a pesquisa de outras doenças autoimunes, principalmente quando os sintomas persistem a despeito do tratamento adequado. Nesses casos, deve ser afastada a presença de outras doenças autoimunes associadas tais como: doença celíaca, insuficiência adrenocortical, anemia perniciosa e diabetes mellitus.

HIPERTIREOIDISMO

O hipertireoidismo tem quadro clínico de hiperatividade e acarreta um estado de exaustão e fadiga profunda. Os sintomas musculares variam desde miastenia leve a fraqueza e atrofia muscular.

O estudo do músculo esquelético de pacientes com hipertireoidismo através de ressonância magnética com fósforo e espectroscopia demonstrou que as fibras musculares apresentaram maior necessidade de ATP, reduzida capacidade de captar creatina e maior acúmulo de H+ no meio intracelular, gerando diminuição da força contrátil dessas fibras.[9] O quadro mais extremo de diminuição de força muscular súbita associado ao hipertireoidismo denomina-se paralisia periódica hipocalêmica. Esta complicação é mais comum em homens orientais, seguidos de latino-americanos. Os pacientes com hipertireoidismo apresentam aumento da atividade da bomba de Na+-K+. Logo, situações que aumentam agudamente a mudança de K+ para o compartimento intracelular, como refeições ricas em carboidratos e exercícios, podem desencadear o quadro de paralisia periódica.[10] O hipertireoidismo pode também estar associado a *miastenia gravis* em 1% dos casos; por outro lado, pacientes com *miastenia* podem apresentar hipertireoidismo em até 3% dos casos.[11]

As principais etiologias do hipertireoidismo são doença de Basedow Graves, tireoidite, adenoma tóxico, bócio multinodular tóxico e induzido por drogas como iodo e amiodarona. A causa mais comum de hipertireoidismo é a doença Basedow Graves, doença autoimune que se apresenta com bócio difuso tóxico, podendo coexistir com exoftalmopatia infiltrativa e dermopatia pré-tibial.

O quadro clínico do hipertireoidismo caracteriza-se por fadiga, nervosismo, insônia, emagrecimento, palpitação, intolerância ao calor, pele quente e úmida, diarreia e distúrbios menstruais. O hipertireoidismo do paciente idoso pode ter apresentação atípica e carecer dos sintomas clássicos. Esta condição é denominada hipertireoidismo apático, e seu diagnóstico deve sempre ser levado em conta na presença de sinais inespecíficos como: fadiga, perda de peso e taquicardia.

Na avaliação laboratorial do hipertireoidismo detectam-se TSH suprimido e elevação dos níveis de T3 e T4 livre.

As opções de tratamento para a doença de Graves são o uso de drogas antitireoidianas, radioiodoterapia e a cirurgia; entretanto, não existe um consenso sobre qual dessas modalidades seria o tratamento ideal. Na Europa, 80% dos especialistas iniciam o tratamento com as drogas antitireoidianas, ao passo que nos Estados Unidos até 70% optam por radioiodoterapia. Em nosso meio, a conduta mais comum é o uso de drogas antitireoidianas por 12 a 18 meses e, caso não ocorra remissão do hipertireoidismo, é realizada dose terapêutica de iodo radioativo.[12] O tratamento de nódulos tóxicos faz-se preferencialmente com dose terapêutica de iodo radioativo, esclerose percutânea com etanol ou remoção cirúrgica.

HIPERPARATIREOIDISMO

A manifestação clínica muscular do hiperparatireoidismo caracteriza-se por uma síndrome neuromuscular particular que se apresenta com fadiga, fraqueza muscular proximal e atrofia das fibras musculares tipo II.[13] Atualmente, com o aumento na frequência das dosagens laboratoriais do cálcio sérico, o diagnóstico tem ocorrido mais precocemente, predominando sintomas mais inespecíficos como fadiga, parestesias e câimbras.[14]

O hiperparatireoidismo apresenta prevalência relativamente alta, de 0,1% a 0,5% da população adulta. Acomete mais o sexo feminino, numa proporção de 3:1, principalmente na sexta década de vida. A doença é causada por adenoma benigno único de paratireoide em 80% a 85% dos casos, por hiperplasia das glândulas em aproximadamente 15% dos casos e por adenocarcinoma em 0,5% a 3% dos casos. O clínico deve estar atento ao diagnóstico de hiperplasia das paratireoides, pois nesse caso deve ser pesquisada a neoplasia endócrina múltipla tipos 1 e 2. Essas síndromes podem cursar com adenomas e adenocarcinomas de outras glândulas endócrinas, com importante morbidade e mortalidade.

Nos Estados Unidos e no Reino Unido, ao contrário de nosso meio, a maior parte (80% a 90%) dos diagnósticos de hiperparatireoidismo é feita em exames de rotina em pacientes assintomáticos. Esses pacientes têm hipercalcemia leve, mas podem apresentar sintomas vagos, como fadiga, irritabilidade, confusão, insônia e depressão.[14] No Brasil, estima-se que 50-60% dos pacientes apresentem quadro clínico clássico com envolvimento ósseo e/ou renal, devido ao retardo no diagnóstico. A doença esquelética acomete o osso cortical e causa dores ósseas, osteoporose, fraturas patológicas e fraqueza muscular proximal. Hipercalciúria está presente em 30% dos pacientes; a complicação renal mais frequente é a nefrolitíase, e mais raramente podem ocorrer nefrocalcinose e/ou perda da função renal.[15]

O diagnóstico de hiperparatireoidismo primário é realizado pela associação bioquímica de hipercalcemia e níveis do paratormônio elevados ou inapropriadamente normais para a hipercalcemia existente.

A principal causa de hiperparatireoidismo secundário reconhecida atualmente é a deficiência de vitamina D, que causa diminuição da absorção do cálcio e fósforo intestinal, com consequente aumento das concentrações de PTH. A deficiência de vitamina D no adulto cursa com fadiga, fraqueza muscular, osteomalácia (defeito de mineralização óssea) e osteoporose.

A deficiência da vitamina D é definida por concentrações de 25OHVITD < 20 ng/mL e insuficiência por concentrações entre 21-29 ng/mL. Estima-se que a prevalência de deficiência de vitamina D em idosos nos Estados Unidos, Canadá e Europa varie entre 20-100%.[16]

A maior fonte de vitamina D é a exposição solar. O uso de protetor solar com fator de proteção 30 reduz a síntese de vitamina D em mais de 95%. Em contrapartida, existem poucos alimentos ricos ou fortificados com vitamina D. Portanto, o tratamento consiste na reposição de vitamina D_2 ou D_3 em pacientes com deficiência.[17]

Concluímos que o hiperparatireoidismo tanto primário quanto secundário deve ser sempre aventado no diagnóstico diferencial de fadiga, porque os seus sintomas iniciais são pouco característicos e o diagnóstico laboratorial é relativamente simples.

HIPOPARATIREOIDISMO

Fadiga associada a sintomas neuromusculares como espasmos musculares, câimbras e parestesias são os sintomas iniciais da hipocalcemia característica do hipoparatireoidismo. Dependendo da gravidade e da rapidez do desenvolvimento da hipocalcemia, os sintomas podem se apresentar de modo mais dramático com tetania, broncoespasmo, convulsões, insuficiência cardíaca refratária e alteração do status mental. Outras complicações incluem catarata, *pseudotumor cerebri* e calcificações dos gânglios da base.[18]

Hipoparatireoidismo é uma doença rara caracterizada por concentrações baixas ou inapropriadamente normais de PTH na vigência de hipocalcemia. A causa mais comum de hipoparatireoidismo é a remoção inadvertida das glândulas paratireoides durante a tireoidectomia. Causas mais raras incluem autoimunidade, síndrome de DiGeorge, doença mitocondrial e mutações no receptor do sensor de cálcio.[19]

O tratamento, ao contrário das outras endocrinopatias, não consiste na reposição do hormônio deficiente, mas na reposição de cálcio e análogos de vitamina D. O alvo terapêutico é manter o cálcio no limite inferior da normalidade, pois o supertratamento pode levar a hipercalciúria e consequentemente nefrolitíase, nefrocalcinose e até mesmo perda da função renal.[19]

INSUFICIÊNCIA ADRENOCORTICAL

Os sintomas de fadiga e fraqueza generalizada estão presentes em aproximadamente 100% dos casos de insuficiência adrenocortical. Logo, a suspeita clínica desta doença sempre deve ser aventada mediante a queixa de fadiga, principalmente por se tratar de uma doença com sintomas inespecíficos e com potencial risco de vida.

O início da doença é geralmente insidioso, predominando quadro de fadiga, anorexia, perda de peso, distúrbios gastrintestinais e hipotensão. A insuficiência adrenocortical pode ser primária devido à lesão do córtex adrenal, e as principais causas são adrenalite autoimune, doenças granulomatosas destacando-se no nosso meio a tuberculose, metástases, doenças oportunistas relacionadas ao vírus HIV e adrenoleucodistrofia.[20] Na insuficiência adrenocortical primária de longa evolução é comum o achado de hiperpigmentação da pele, principalmente nas regiões de mucosas e nas áreas de pressão como cotovelos, joelhos ou cicatrizes.

A insuficiência adrenocortical secundária resulta da produção deficiente de ACTH pela hipófise ou de CRH pelo hipotálamo. Dentre as etiologias, destacam-se os tumores hipofisários ou hipotalâmicos, assim como os processos granulomatosos. Nos pacientes com lesão hipotalâmica ou hipofisária, outras deficiências hormonais do eixo hipotálamo-hipofisário devem ser pesquisadas. Na história do paciente com insuficiência adrenocortical secundária, o primeiro passo deve ser afastar sua causa mais frequente, que é a induzida pela terapia prolongada com glicocorticoide, que produz supressão da liberação do CRH e ACTH. Causas genéticas de deficiência isolada de ACTH são mais raras, como as mutações no gene TPIT, gene codificador de um fator de transcrição envolvido na diferenciação dos corticotrofos.[21]

O diagnóstico laboratorial da insuficiência adrenocortical é realizado inicialmente através da dosagem do cortisol basal. Valores de cortisol < 3 µg/dL são indicativos de insuficiência adrenocortical, ao passo que valores > 19 µg/dL praticamente excluem esse diagnóstico. Pacientes com valores intermediários devem ser submetidos ao teste de estímulo com ACTH sintético (1 mg endovenoso), seguido da dosagem de cortisol sérico após 30 minutos. Um pico de cortisol < 18 µg/dL confirma o diagnóstico.[22] A dosagem do ACTH indicará se a causa é primária ou secundária. Concentrações elevadas de ACTH (> 100 pg/mL) sugerem etiologia primária, e concentrações normais ou baixas (< 20 pg/mL), etiologia secundária.

Os achados radiológicos podem contribuir para o diagnóstico etiológico. A tomografia computadorizada de adrenais em doença autoimune mostra adrenais de tamanho normal ou diminuído; já seu tamanho está aumentado nas causas tumorais e granulomatosas. Calcificações adrenais são sugestivas de doenças granulomatosas crônicas.[23] A ressonância magnética da região hipotálamo-hipofisária pode evidenciar lesões expansivas em hipotálamo, eminência média e hipófise.

O tratamento da insuficiência adrenocortical baseia-se na reposição de glicocorticoide, mimetizando o ritmo circadiano da secreção do cortisol. Os glicocorticoides mais utilizados são o acetato de cortisona (na dose de 20 a 35 mg/dia) e de hidrocortisona (na dose de 15 a 25 mg/dia) divididos em duas a três tomadas diárias, com a dose maior pela manhã, ou a prednisona, 5 mg pela manhã e 2,5 mg à tarde. A reposição de mineralocorticoide está recomendada nos casos de insuficiência adrenal primária, porém 10% a 20% dos pacientes podem ser tratados apenas com glicocorticoides.[24]

SÍNDROME DE CUSHING

A síndrome de Cushing resulta da exposição crônica a quantidades excessivas de glicocorticoides. A causa mais comum é o uso exógeno de glicocorticoide, utilizado no tratamento de várias doenças crônicas. Das causas endógenas no adulto, a etiologia mais frequente é o adenoma hipofisário produtor de ACTH (doença de Cushing), seguido das lesões adrenais produtoras de glicocorticoides.[25]

A fadiga é uma manifestação frequente e está associada principalmente a fraqueza da musculatura proximal, resultante da ação catabólica do glicocorticoide. A miopatia proximal induzida por glicocorticoide manifesta-se clinicamente por dificuldade em levantar os braços e/ou subir escadas. A biópsia muscular demonstra atrofia das fibras musculares.[26] Outras manifestações comuns da síndrome de Cushing são: obesidade com distribuição predominantemente central, acúmulo de gordura na região supraclavicular, pletora facial, pele fina e atrófica e estrias violáceas. A irregularidade menstrual geralmente está presente desde o início do quadro, e também são observados perda de libido, hirsutismo, acne, depressão, psicose, hipertensão arterial, diabetes mellitus e, nos casos de longa evolução, osteoporose.

A síndrome de Cushing pode ser causada por um excesso da produção de ACTH em 80% a 85% dos casos, geralmente por um adenoma de hipófise (doença de Cushing), e mais raramente por um tumor ectópico produtor de ACTH ou CRH. A síndrome de Cushing em 15% a 20% dos casos é ACTH-independente, e resulta da secreção excessiva de cortisol por tumor adrenocortical unilateral (adenoma ou carcinoma) ou por hiperplasia adrenal bilateral.

Os exames laboratoriais utilizados no diagnóstico da síndrome de Cushing são: teste de depressão com dexametasona 1 mg *overnight*, teste do cortisol salivar ou cortisol sérico à meia-noite e cortisol urinário de 24 horas. O teste de depressão com dexametasona consiste na administração oral de 1 mg de dexametasona às 24 horas e coleta do cortisol sérico basal às 8 horas da manhã seguinte. O cortisol sérico pós-dexametasona < 1,8 mg/dL torna pouco provável o diagnóstico da síndrome.[27] A dosagem de cortisol sérico ou salivar à meia-noite visa avaliar a perda do ritmo circadiano de secreção de cortisol. Valores normais de cortisol à meia-noite < 1,8 µg/dL (cortisol sérico) e < 0,13 µg/dL (cortisol salivar) também tendem a excluir o diagnóstico de síndrome de Cushing. A dosagem do cortisol urinário de 24 horas avalia a produção de cortisol total durante 24h e deve ser realizada em pelo menos duas coletas diferentes, pois o hipercortisolismo pode ter um padrão cíclico. Elevações discretas do cortisol urinário também podem ser encontradas em condições como ansiedade crônica, depressão, obesidade importante, etilismo e na gestação.[28]

Após a confirmação do diagnóstico de síndrome de Cushing, é necessária a determinação da causa do hipercortisolismo, através da medida do ACTH. O ACTH encontra-se deprimido (< 20 pg/mL) nos tumores e nas hiperplasias adrenais produtoras de cortisol. Nestes casos, a realização de tomografia computadorizada de adrenais é importante para localização da lesão.

O ACTH encontra-se normal ou elevado nos casos de síndrome de Cushing ACTH-dependente. Testes dinâmicos, como do CRH ou DDAVP, podem ser realizados a fim de ajudar a discriminar tumor hipofisário de tumor ectópico produtores de ACTH.[29]

A ressonância magnética de hipófise deve ser realizada em todos os pacientes com síndrome de Cushing ACTH-dependente; ela pode revelar um adenoma em até 60% dos casos. Entretanto, é importante enfatizar que até 10% da população têm incidentaloma de hipófise, o que pode acarretar um diagnóstico falso-positivo para doença de Cushing.[30] O tratamento baseia-se essencialmente na retirada cirúrgica do tumor secretor, quer seja hipofisário, ectópico ou adrenal.

A síndrome de Cushing nem sempre apresenta quadro clínico exuberante, e o clínico deve suspeitar desse diagnóstico na presença de quadro compatível com síndrome metabólica: ganho de peso recente, intolerância à glicose e hipertensão arterial. A fraqueza muscular e a fadiga são sintomas frequentes mesmo no estágio inicial da doença.[31]

RESISTÊNCIA AOS GLICOCORTICOIDES

A resistência aos glicocorticoides é uma condição rara, familiar ou esporádica, caracterizada por insensibilidade dos receptores de glicocorticoides nos tecidos-alvo. A diminuição da ação do glicocorticoide desencadeia aumento dos níveis do ACTH, que estimula o córtex adrenal a aumentar a produção dos esteroides adrenais.

O espectro clínico dessa condição varia desde quadro assintomático a casos em que predomina o sintoma de fadiga crônica. Pode haver sinais decorrentes do excesso de mineralocorticoide (hipertensão arterial e hipocalemia) e/ou do excesso de andrógenos. Entre as manifestações hiperandrogêni-

cas são descritos casos de pseudopuberdade precoce e de pseudo-hermafroditismo feminino na infância,[32] e quadros de hirsutismo, acne, irregularidade menstrual e infertilidade em mulheres adultas.[33]

Esse diagnóstico deve ser suspeitado na presença de níveis elevados de cortisol urinário e/ou sérico sem os estigmas da síndrome de Cushing. O teste de depressão com doses baixas de dexametasona (1 mg) é negativo, indicando o estado de resistência aos glicocorticoides.

O tratamento é feito com altas doses de glicocorticoide com baixo efeito mineralocorticoide, como por exemplo a dexametasona, e a dose dependerá do quadro clínico e do perfil laboratorial.

HIPOANDROGENISMO

O declínio nos níveis de andrógenos está associado a diminuição de massa magra, diminuição da força muscular e queixa de fadiga. Sua administração em indivíduos hipogonádicos promove aumento da síntese proteica na fibra muscular, levando ao aumento de massa e *performance* muscular e a melhora nos índices de qualidade de vida.[34,35]

Os sintomas de hipogonadismo masculino dependem da faixa etária em que se iniciou a deficiência de testosterona. No período pré-puberal, o hipogonadismo masculino pode levar ao desenvolvimento inadequado dos caracteres sexuais, com pênis e testículos pequenos, proporções eunucoides, voz fina, pouco desenvolvimento da massa muscular, escassez de pelos faciais, pubianos e axilares. Se a deficiência se iniciar após a puberdade, os sintomas principais são fadiga, diminuição da libido, disfunção erétil, diminuição da pilificação facial e corporal, disfunção cognitiva e diminuição da força muscular.

Estudo populacional recente que avaliou manifestações clínicas em pacientes com hipogonadismo de início tardio (homens de 40-79 anos) identificou que estes pacientes apresentam maior prevalência de obesidade, aumento da circunferência abdominal, aumento da resistência insulínica e síndrome metabólica; e menor massa magra, menor concentração de hemoglobina e pior saúde global. Esses achados foram mais importantes naqueles pacientes com hipogonadismo mais grave (testosterona total < 235 ng/dL).[36]

No sexo feminino, a deficiência de estrógenos e andrógenos observada na pós-menopausa pode ser acompanhada de desânimo, depressão e fadiga, os quais podem melhorar com a reposição hormonal.[37]

As dosagens basais de LH, FSH e de testosterona devem ser realizadas na suspeita de hipogonadismo masculino. A coleta deve ser feita pela manhã, porque é nesse período do dia que a secreção testicular de testosterona é maior. Níveis baixos de testosterona em adultos (< 250 ng/dL) confirmam o diagnóstico. Os níveis elevados de LH e FSH são indicativos de que a deficiência é primária devido à lesão testicular. Níveis baixos ou inapropriadamente normais para valores baixos de testosterona indicam que a deficiência é secundária, ou seja, decorrente de lesões hipotálamo-hipofisárias.

O hipogonadismo primário pode ser devido a causas congênitas, destacando-se a síndrome de Klinefelter, ou por causas adquiridas, como doenças infecciosas (viral ou granulomatosa), de depósito (hemocromatose), autoimunes, lesões cirúrgicas, traumas ou efeito adverso de algumas drogas.

O hipogonadismo secundário decorre de anormalidades orgânicas (congênitas ou adquiridas) ou funcionais no hipotálamo ou na hipófise, que resultam em secreção deficiente das gonadotrofinas. Nesse caso, a investigação deve incluir a dosagem de prolactina e a realização de exame de imagem da região hipotálamo-hipofisária. Anormalidades anatômicas da hipófise e do hipotálamo são encontradas em 5% a 7% dos homens com hipogonadismo secundário.[38]

O tratamento é realizado através da administração de testosterona. As vias de administração disponíveis são a oral, a transdérmica e a intramuscular. Antes de se iniciar a terapêutica, é importante excluir condições que podem potencialmente ser agravadas com a reposição hormonal, como apneia do sono e doença tumoral prostática. Durante a reposição, é importante a monitorização de hemoglobina/hematócrito, da função hepática e do antígeno prostático específico.[39]

DEFICIÊNCIA DO HORMÔNIO DO CRESCIMENTO

A deficiência do hormônio do crescimento no adulto manifesta-se com fadiga muscular devido à diminuição da massa muscular, da força muscular e da capacidade de exercícios (Tabela 14.1). Estudos que documentaram aumento da retenção de nitrogênio e da síntese proteica com o uso do hormônio do crescimento certificaram a importância do efeito anabólico desse hormônio no crescimento e na função do músculo esquelético.[40,41]

Os sintomas da deficiência do hormônio de crescimento no adulto são inespecíficos, e os principais sinais e sintomas são: fadiga, labilidade emocional, distúrbios da atividade sexual, alteração da composição corporal com redução da massa magra e aumento da massa gorda, aumento da deposição de gordura no abdome, redução da água corporal, redução da densidade mineral óssea, diminuição da força e da capacidade de exercício, piora do perfil lipídico com aumento do LDL e redução do HDL, e aumento de outros fatores de risco cardiovascular, como PAI-1. Estas alterações podem mimetizar a mudança da composição corporal e as alterações bioquímicas que ocorrem com o envelhecimento, logo a suspeita é maior em pacientes com história pregressa de doença hipotálamo-hipofisária, irradiação craniana e deficiência do hormônio de crescimento de início na infância.

A deficiência de hormônio de crescimento do adulto pode ter início na infância ou na vida adulta, e existem algumas diferenças na apresentação clínica e laboratorial desses dois grupos. O grupo de início na infância apresenta estatura, peso, massa muscular, relação cintura-quadril e níveis de IGF-1 menores do que o grupo de início na vida adulta; já os níveis de HDL são maiores no grupo infantil.[42]

O diagnóstico é feito através de testes provocativos de secreção do hormônio de crescimento. Na criança, é necessária a utilização de dois testes sem resposta para confirmação do déficit hormonal, e os mais realizados em nosso meio são o teste da clonidina e o teste de tolerância à insulina. No adulto, o teste de tolerância à insulina é o teste padrão-ouro para a confirmação diagnóstica. A deficiência grave do hormônio de crescimento é definida com valor de pico do hormônio < 5,0 µg/L, quando se utilizam ensaios imunofluorométricos.[43]

A terapia de reposição com o hormônio de crescimento para indivíduos deficientes é sempre indicada na criança e no adulto. O uso continuado de hormônio de crescimento demonstrou melhora da qualidade de vida e dos marcadores de risco cardiovascular.[44] Entretanto, devido ao seu alto custo e à ausência de evidências de que a reposição com o hormônio de crescimento altera a taxa de mortalidade no adulto, a indicação da terapia é avaliada quanto à presença de sintomas que interfiram na qualidade de vida e à ausência de contraindicações.

SÍNDROME DA FADIGA CRÔNICA

A síndrome da fadiga crônica é caracterizada por um quadro de fadiga persistente e sem fator causal aparente, que traz importante comprometimento na execução das atividades cotidianas. O interesse dos especialistas nesta condição clínica iniciou-se na década de 1980, e até hoje existem muitas controvérsias sobre a existência ou não dessa patologia, suas bases fisiopatológicas e o tratamento mais adequado.

Em 1994, o Centro de Controle e Prevenção de Doenças dos Estados Unidos realizou um consenso para melhor definir a síndrome da fadiga crônica.[45]

- Critérios obrigatórios de inclusão da síndrome:
  - ¤ Fadiga com duração de no mínimo de 6 meses
  - ¤ Fadiga de início recente
  - ¤ Ausência de correlação com doença orgânica ou exercício continuado
  - ¤ Ausência de melhora com repouso
  - ¤ Diminuição da capacidade de realizar as atividades cotidianas
- Associada à ocorrência de quatro ou mais dos sintomas abaixo:
  - ¤ Distúrbio do sono
  - ¤ Dificuldade de concentração
  - ¤ Cefaleia
  - ¤ Dor de garganta
  - ¤ Linfadenopatia cervical e axilar
  - ¤ Dores musculares
  - ¤ Dores articulares
  - ¤ Exacerbação da fadiga com atividade física, com duração > 24h
- Critérios de exclusão:
  - ¤ Presença de qualquer condição orgânica em atividade
  - ¤ Depressão
  - ¤ Doenças psiquiátricas
  - ¤ Demência
  - ¤ Anorexia e bulimia nervosa
  - ¤ Alcoolismo e dependência química
  - ¤ Obesidade grave

Os principais diagnósticos diferenciais dessa síndrome incluem fibromialgia, depressão e transtorno de ansiedade generalizada. A história clínica detalhada vai favorecer o diagnóstico primário da síndrome da fadiga crônica; no entanto, para muitos pacientes, a associação com comorbidades psiquiátricas é muito comum.

A síndrome tem uma prevalência na população adulta dos Estados Unidos que varia entre 0,2 a 0,4%, acomete principalmente pacientes do sexo feminino (75% casos), e adultos na terceira e quarta décadas de vida.[46] No Reino Unido, a prevalência é mais alta, alcançando 1 a 2% da população que procura assis-

tência médica primária, e aproximadamente metade dos indivíduos está desempregada.[47]

Nos últimos anos, notou-se o aumentou no diagnóstico da síndrome da fadiga crônica em crianças e adolescentes.[48] Os adolescentes são particularmente suscetíveis devido à grande ansiedade gerada pelas pressões familiares, sociais e educacionais dessa faixa etária. As características clínicas e os critérios diagnósticos da síndrome são os mesmos aplicados nos adultos.

Acredita-se que a síndrome da fadiga crônica tenha etiologia multifatorial. Existiriam fatores predisponentes, precipitantes e perpetuantes da síndrome. Personalidade introspectiva ou neurótica e fatores genéticos (maior frequência entre gemelares) parecem aumentar a predisposição para a síndrome. Adicionalmente, situações de estresse físico (infecção tipo *influenza-like*) e psicológico funcionariam como gatilhos para precipitação da síndrome. Finalmente, fatores cognitivos, psicológicos, comportamentais e sociais perpetuariam a doença (Figura 14.1).

Além disso, existem evidências de que a disfunção do eixo hipotálamo-hipófise-adrenal estaria relacionada à fisiopatologia da síndrome.[49] Estudos sugerem um quadro de hipocortisolismo relativo devido à maior sensibilidade ao cortisol dos receptores de glicocorticoides no hipotálamo e na hipófise, e, consequentemente, aumento do *feedback* negativo sobre o eixo hipotálamo-hipófise-adrenal.[50] Gaab e cols. estudaram a sensibilidade desses receptores à

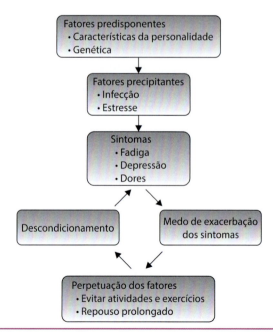

Figura 14.1 Modelo de desenvolvimento e perpetuação da síndrome da fadiga crônica. Fonte: Adaptado de Browne e Chalder, 2009.

dexametasona e utilizaram a medida de cortisol salivar antes e após a administração de doses baixas de dexametasona (0,5 mg). Os pacientes com a síndrome da fadiga crônica apresentaram valor menor de cortisol salivar pós-dexametasona, evidenciando maior depressão do eixo hipotálamo-hipófise.[50] Adicionalmente, a avaliação do cortisol urinário livre de 24 horas mostrou uma tendência de redução de até 30% nos pacientes com a síndrome.[49,51]

Os estudos avaliando o eixo hipotálamo-hipófise-adrenal através de testes estimulatórios com o CRH (hormônio liberador da corticotrofina), o DDAVP (desmopressina), o ACTH (corticotrofina) e o ITT (teste de tolerância à insulina) nos pacientes com a síndrome da fadiga crônica demonstraram uma tendência de hiporresposta do cortisol e/ou do ACTH aos estímulos nos pacientes em relação aos controles.[49,52] Porém, houve grande diferença entre os protocolos utilizados e o critério de seleção dos pacientes, gerando dificuldade na interpretação e na conclusão dos resultados.

Com relação ao tratamento, o maior estudo realizado até o momento foi o estudo multicêntrico conduzido no Reino Unido envolvendo mais de 600 pacientes, que demonstrou que a terapia cognitiva comportamental (TCC) e a terapia do exercício gradual (TEG) são os tratamentos mais eficazes para a síndrome. O objetivo do tratamento com TCC e TEG foi mudar fatores comportamentais que seriam responsáveis pela perpetuação dos sintomas, através de rotinas bem-estabelecidas de atividade/repouso e planejamento de aumento gradual da atividade física e mental.[53]

Nos casos em que a síndrome está associada a comorbidades psiquiátricas, cerca de 50% dos casos, o uso de antidepressivos pode auxiliar no tratamento dos pacientes.[53]

Considerando ainda que o nível baixo de cortisol circulante possa estar mediando total ou parcialmente os sintomas da síndrome da fadiga crônica, dois trabalhos randomizados e controlados usaram terapia com hidrocortisona e observaram melhora dos sintomas. No entanto, esses trabalhos envolveram pequeno número de pacientes e, portanto, não são definitivos. Mackenzie e cols. utilizaram hidrocortisona na dose de 13 mg/m^2, às 8 horas, e 3 mg/m^2, às 14 horas, durante 3 meses, e observaram melhora significativa no teste que avalia a escala de saúde global.[54] Um segundo estudo utilizou doses menores, 5 a 10 mg/dia, suficientes apenas para complementar a redução observada na secreção de cortisol. Os autores observaram redução significativa no escore de fadiga em 34% dos pacientes em uso de hidrocortisona contra 13% dos indivíduos controles.[55]

Em conclusão, o diagnóstico da síndrome da fadiga crônica é basicamente clínico, e sua etiologia é multifatorial. O tratamento com terapia cognitiva comportamental e terapia do exercício gradual melhora significativamente o prognóstico desses pacientes de modo seguro. O uso de antidepressivo e/ou glicocorticoide pode ser benéfico em alguns casos.

CONCLUSÃO

As doenças endocrinológicas são causas importantes a serem investigadas nos pacientes com queixa de fadiga. Muitos autores sugerem incluir dosagens de cálcio e de TSH na avaliação laboratorial inicial, devido à alta prevalência de hipotireoidismo e hiperparatireoidismo, principalmente na população idosa. A deficiência de vitamina D também tem se mostrado um achado laboratorial comum e está associada a fadiga e diminuição de força muscular principalmente no idoso. A insuficiência adrenocortical, apesar de rara, deve ser considerada devido à consequência letal de não se fazer esse diagnóstico precocemente. No caso das outras entidades endócrinas, os sintomas associados vão dirigir a abordagem diagnóstica.

O tratamento da maioria dessas condições leva ao controle ou à cura desses pacientes, o que reforça a necessidade do diagnóstico precoce e adequado.

REFERÊNCIAS BIBLIOGRÁFICAS

1. Sharpe M, Wilks D. Fatigue. BMJ 2002;325(7362):480-3. Epub 2002/08/31.

2. Kaltsas G, Vgontzas A, Chrousos G. Fatigue, endocrinopathies, and metabolic disorders. PM & R: The Journal of Injury, Function, and Rehabilitation 2010;2(5):393-8. Epub 2010/07/27.

3. Cleare AJ. The neuroendocrinology of chronic fatigue syndrome. Endocrine Reviews 2003;24(2):236-52. Epub 2003/04/18.

4. Kaminsky P, Robin-Lherbier B, Brunotte F, Escanye JM, Walker P, Klein M, et al. Energetic metabolism in hypothyroid skeletal muscle, as studied by phosphorus magnetic resonance spectroscopy. The Journal of Clinical Endocrinology and Metabolism 1992;74(1):124-9. Epub 1992/01/01.

5. Khaleeli AA, Griffith DG, Edwards RH. The clinical presentation of hypothyroid myopathy and its relationship to abnormalities in structure and function of skeletal muscle. Clinical Endocrinology 1983;19(3):365-76. Epub 1983/09/01.

6. Clausen T. Na+-K+ pump regulation and skeletal muscle contractility. Physiological Reviews 2003;83(4):1269-324. Epub 2003/09/25.

7. Vanderpump MP, Tunbridge WM. Epidemiology and prevention of clinical and subclinical hypothyroidism. Thyroid: Official Journal of the American Thyroid Association 2002;12(10):839-47. Epub 2002/12/19.

8. Garber JR, Cobin RH, Gharib H, Hennessey JV, Klein I, Mechanick JI, et al. Clinical practice guidelines for hypothyroidism in adults: cosponsored by the American Association of Clinical Endocrinologists and the American Thyroid Association. Thyroid: Official Journal of the American Thyroid Association 2012;22(12):1200-35. Epub 2012/09/08.

9. Erkintalo M, Bendahan D, Mattei JP, Fabreguettes C, Vague P, Cozzone PJ. Reduced metabolic efficiency of skeletal muscle energetics in hyperthyroid patients evidenced quantitatively by in vivo phosphorus-31 magnetic resonance spectroscopy. Metabolism: Clinical and Experimental 1998;47(7):769-76. Epub 1998/07/17.

10. Maciel RM, Lindsey SC, Dias da Silva MR. Novel etiopathophysiological aspects of thyrotoxic periodic paralysis. Nature Reviews Endocrinology 2011;7(11):657-67. Epub 2011/05/11.

11. Marino M, Ricciardi R, Pinchera A, Barbesino G, Manetti L, Chiovato L, et al. Mild clinical expression of myasthenia gravis associated with autoimmune thyroid diseases. The Journal of Clinical Endocrinology and Metabolism 1997;82(2):438-43. Epub 1997/02/01.

12. Leech NJ, Dayan CM. Controversies in the management of Graves' disease. Clinical Endocrinology 1998;49(3):273-80. Epub 1998/12/23.

13. Rolighed L, Amstrup AK, Jakobsen NF, Sikjaer T, Mosekilde L, Christiansen P, et al. Muscle function is impaired in patients with "asymptomatic" primary hyperparathyroidism. World Journal of Surgery 2013. Epub 2013/10/09.

14. Silverberg SJ, Lewiecki EM, Mosekilde L, Peacock M, Rubin MR. Presentation of asymptomatic primary hyperparathyroidism: proceedings of the Third International Workshop. The Journal of Clinical Endocrinology and Metabolism. 2009;94(2):351-65. Epub 2009/02/06.

15. Bandeira F, Griz L, Caldas G, Bandeira C, Freese E. From mild to severe primary hyperparathyroidism: The Brazilian experience. Arquivos Brasileiros de Endocrinologia e Metabologia 2006;50(4):657-63. Epub 2006/11/23.

16. Holick MF. Vitamin D deficiency. The New England Journal of Medicine 2007;357(3):266-81. Epub 2007/07/20.

17. Holick MF, Binkley NC, Bischoff-Ferrari HA, Gordon CM, Hanley DA, Heaney RP, et al. Evaluation, treatment, and prevention of vitamin D deficiency: an Endocrine Society clinical practice guideline. The Journal of Clinical Endocrinology and Metabolism. 2011;96(7):1911-30. Epub 2011/06/08.

18. Shoback D. Clinical practice. Hypoparathyroidism. The New England Journal of Medicine 2008;359(4):391-403. Epub 2008/07/25.

19. Mitchell DM, Regan S, Cooley MR, Lauter KB, Vrla MC, Becker CB, et al. Long-term follow-up of patients with hypoparathyroidism. The Journal of Clinical Endocrinology and Metabolism 2012;97(12):4507-14. Epub 2012/10/09.

20. Oelkers W. Adrenal insufficiency. The New England Journal of Medicine 1996;335(16):1206-12. Epub 1996/10/17.

21. Vallette-Kasic S, Brue T, Pulichino AM, Gueydan M, Barlier A, David M, et al. Congenital isolated adrenocorticotropin deficiency: an underestimated cause of neonatal death, explained by TPIT gene mutations. The Journal of Clinical Endocrinology and Metabolism. 2005;90(3):1323-31. Epub 2004/12/23.

22. Oelkers W. The role of high- and low-dose corticotropin tests in the diagnosis of secondary adrenal insufficiency. European Journal of Endocrinology/European Federation of Endocrine Societies 1998;139(6):567-70. Epub 1999/01/23.

23. Szolar DH, Schmidt-Kloiber C, Preidler KW. Computed tomography evaluation of adrenal masses. Current Opinion in Urology 1999;9(2):143-51. Epub 2000/03/22.

24. Arlt W. The approach to the adult with newly diagnosed adrenal insufficiency. The Journal of Clinical Endocrinology and Metabolism 2009;94(4):1059-67. Epub 2009/04/08.

25. Arnaldi G, Angeli A, Atkinson AB, Bertagna X, Cavagnini F, Chrousos GP, et al. Diagnosis and complications of Cushing's syndrome: a consensus statement. The Journal of Clinical Endocrinology and Metabolism 2003;88(12):5593-602. Epub 2003/12/13.

26. Khaleeli AA, Edwards RH, Gohil K, McPhail G, Rennie MJ, Round J, et al. Corticosteroid myopathy: a clinical and pathological study. Clinical Endocrinology 1983;18(2):155-66. Epub 1983/02/01.

27. Wood PJ, Barth JH, Freedman DB, Perry L, Sheridan B. Evidence for the low dose dexamethasone suppression test to screen for Cushing's syndrome -- recommendations for a protocol for biochemistry laboratories. Annals of Clinical Biochemistry 1997;34 (Pt 3):222-9. Epub 1997/05/01.

28. Newell-Price J, Trainer P, Besser M, Grossman A. The diagnosis and differential diagnosis of Cushing's syndrome and pseudo-Cushing's states. Endocrine Reviews 1998;19(5):647-72. Epub 1998/10/30.

29. Dickstein G, DeBold CR, Gaitan D, DeCherney GS, Jackson RV, Sheldon WR, Jr., et al. Plasma corticotropin and cortisol responses to ovine corticotropin-releasing hormone (CRH), arginine vasopressin (AVP), CRH plus AVP, and CRH plus metyrapone in patients with Cushing's disease. The Journal of Clinical Endocrinology and Metabolism 1996;81(8):2934-41. Epub 1996/08/01.

30. Hall WA, Luciano MG, Doppman JL, Patronas NJ, Oldfield EH. Pituitary magnetic resonance imaging in normal human volunteers: occult adenomas in

the general population. Annals of Internal Medicine 1994;120(10):817-20. Epub 1994/05/15.

31. Rossi R, Tauchmanova L, Luciano A, Di Martino M, Battista C, Del Viscovo L, et al. Subclinical Cushing's syndrome in patients with adrenal incidentaloma: clinical and biochemical features. The Journal of Clinical Endocrinology and Metabolism 2000;85(4):1440-8. Epub 2000/04/19.

32. Mendonca BB, Leite MV, de Castro M, Kino T, Elias LL, Bachega TA, et al. Female pseudohermaphroditism caused by a novel homozygous missense mutation of the GR gene. The Journal of Clinical Endocrinology and Metabolism 2002;87(4):1805-9. Epub 2002/04/05.

33. Charmandari E, Kino T, Souvatzoglou E, Vottero A, Bhattacharyya N, Chrousos GP. Natural glucocorticoid receptor mutants causing generalized glucocorticoid resistance: molecular genotype, genetic transmission, and clinical phenotype. The Journal of Clinical Endocrinology and Metabolism 2004;89(4):1939-49. Epub 2004/04/09.

34. Bhasin S, Woodhouse L, Storer TW. Proof of the effect of testosterone on skeletal muscle. The Journal of Endocrinology 2001;170(1):27-38. Epub 2001/06/30.

35. Brodsky IG, Balagopal P, Nair KS. Effects of testosterone replacement on muscle mass and muscle protein synthesis in hypogonadal men -- a clinical research center study. The Journal of Clinical Endocrinology and Metabolism 1996;81(10):3469-75. Epub 1996/10/01.

36. Tajar A, Huhtaniemi IT, O'Neill TW, Finn JD, Pye SR, Lee DM, et al. Characteristics of androgen deficiency in late-onset hypogonadism: results from the European Male Aging Study (EMAS). The Journal of Clinical Endocrinology and Metabolism 2012;97(5):1508-16. Epub 2012/03/16.

37. Davis S. Androgen replacement in women: a commentary. The Journal of Clinical Endocrinology and Metabolism 1999;84(6):1886-91. Epub 1999/06/18.

38. Quinton R, Beirne P, Bouloux PM, Stanhope RG, Conway GS. Routine neuroimaging in classical isolated gonadotrophin deficiency is of limited clinical value. Clinical Endocrinology 2001;54(1):127-9. Epub 2001/02/13.

39. Bhasin S, Cunningham GR, Hayes FJ, Matsumoto AM, Snyder PJ, Swerdloff RS, et al. Testosterone therapy in men with androgen deficiency syndromes: an Endocrine Society clinical practice guideline. The Journal of Clinical Endocrinology and Metabolism 2010;95(6):2536-59. Epub 2010/06/09.

40. Salomon F, Cuneo RC, Hesp R, Sonksen PH. The effects of treatment with recombinant human growth hormone on body composition and metabolism in adults with growth hormone deficiency. The New England Journal of Medicine 1989;321(26):1797-803. Epub 1989/12/28.

41. Sartorio A, Narici MV. Growth hormone (GH) treatment in GH-deficient adults: effects on muscle size, strength and neural activation. Clin Physiol 1994;14(5):527-37. Epub 1994/09/01.

42. Attanasio AF, Lamberts SW, Matranga AM, Birkett MA, Bates PC, Valk NK, et al. Adult growth hormone (GH)-deficient patients demonstrate heterogeneity between childhood onset and adult onset before and during human GH treatment. Adult Growth Hormone Deficiency Study Group. The Journal of Clinical Endocrinology and Metabolism 1997;82(1):82-8. Epub 1997/01/01.

43. Biller BM, Samuels MH, Zagar A, Cook DM, Arafah BM, Bonert V, et al. Sensitivity and specificity of six tests for the diagnosis of adult GH deficiency. The Journal of Clinical Endocrinology and Metabolism 2002;87(5):2067-79. Epub 2002/05/08.

44. Filipsson Nystrom H, Barbosa EJ, Nilsson AG, Norrman LL, Ragnarsson O, Johannsson G. Discontinuing long-term GH replacement therapy -- a randomized, placebo-controlled crossover trial in adult GH deficiency. The Journal of Clinical Endocrinology and Metabolism 2012;97(9):3185-95. Epub 2012/07/14.

45. Fukuda K, Straus SE, Hickie I, Sharpe MC, Dobbins JG, Komaroff A. The chronic fatigue syndrome: a comprehensive approach to its definition and study. International Chronic Fatigue Syndrome Study Group. Annals of Internal Medicine 1994;121(12):953-9. Epub 1994/12/15.

46. Prins JB, van der Meer JW, Bleijenberg G. Chronic fatigue syndrome. Lancet2006;367(9507):346-55. Epub 2006/01/31.

47. Lloyd AR, Pender H. The economic impact of chronic fatigue syndrome. The Medical Journal of Australia 1992;157(9):599-601. Epub 1992/11/02.

48. Chalder T, Goodman R, Wessely S, Hotopf M, Meltzer H. Epidemiology of chronic fatigue syndrome and self reported myalgic encephalomyelitis in 5-15 year olds: cross sectional study. BMJ 2003;327(7416):654-5. Epub 2003/09/23.

49. Demitrack MA, Dale JK, Straus SE, Laue L, Listwak SJ, Kruesi MJ, et al. Evidence for impaired activation of the hypothalamic-pituitary-adrenal axis in patients with chronic fatigue syndrome. The Journal of Clinical Endocrinology and Metabolism 1991;73(6):1224-34. Epub 1991/12/01.

50. Gaab J, Huster D, Peisen R, Engert V, Schad T, Schurmeyer TH, et al. Low-dose dexamethasone suppression test in chronic fatigue syndrome and health. Psychosomatic Medicine 2002;64(2):311-8. Epub 2002/03/27.

51. Cleare AJ, Blair D, Chambers S, Wessely S. Urinary free cortisol in chronic fatigue syndrome. The American Journal of Psychiatry 2001;158(4):641-3. Epub 2001/04/03.

52. Altemus M, Dale JK, Michelson D, Demitrack MA, Gold PW, Straus SE. Abnormalities in response to vasopressin infusion in chronic fatigue syndrome. Psychoneuroendocrinology 2001;26(2):175-88. Epub 2000/11/23.

53. White PD, Goldsmith KA, Johnson AL, Potts L, Walwyn R, DeCesare JC, et al. Comparison of adaptive

pacing therapy, cognitive behaviour therapy, graded exercise therapy, and specialist medical care for chronic fatigue syndrome (PACE): a randomised trial. Lancet 2011;377(9768):823-36. Epub 2011/02/22.

54. McKenzie R, O'Fallon A, Dale J, Demitrack M, Sharma G, Deloria M, et al. Low-dose hydrocortisone for treatment of chronic fatigue syndrome: a randomized controlled trial. JAMA: the Journal of the American Medical Association 1998;280(12):1061-6. Epub 1998/10/03.

55. Cleare AJ, Heap E, Malhi GS, Wessely S, O'Keane V, Miell J. Low-dose hydrocortisone in chronic fatigue syndrome: a randomised crossover trial. Lancet 1999;353(9151):455-8. Epub 1999/02/16.

Puberdade Normal e Precoce

15

Vinicius Nahime de Brito
Ana Cláudia Latronico
Letícia Ferreira Gontijo Silveira
Berenice Bilharinho de Mendonça

INTRODUÇÃO

A puberdade compreende o período de transição entre a infância e a vida adulta e é marcada pelo aparecimento dos caracteres sexuais secundários, aceleração do crescimento linear, maturação gonadal (ovários no sexo feminino e testículos no sexo masculino) e consequente aquisição da função reprodutiva, além de modificações psicológicas em ambos os sexos.[1,2]

O desenvolvimento puberal resulta de dois eventos fisiológicos independentes: a gonadarca, caracterizada pelo aumento da secreção dos esteroides gonadais (estradiol no sexo feminino e testosterona no sexo masculino) resultante da reativação do eixo hipotálamo-hipófise-gonadal (eixo gonadotrófico); e a adrenarca, definida como o aumento de andrógenos adrenais e de seus precursores. Os eventos hormonais que determinam a gonadarca são o incremento da amplitude e a frequência dos pulsos do hormônio hipotalâmico estimulador da secreção de gonadotrofinas (GnRH) na circulação porta-hipofisária. O GnRH atua na hipófise anterior ligando-se ao seu receptor específico no gonadotrofo (GnRHR), estimulando a síntese e a secreção das gonadotrofinas, o hormônio luteinizante (LH) e o hormônio folículo-estimulante (FSH), na circulação periférica.[1] A adrenarca é o processo de maturação da zona reticular da glândula suprarrenal caracterizado pela elevação desproporcional de 17-hidroxi-pregnenolona e deidroepiandrosterona (DHEA) em relação ao cortisol, em resposta ao estímulo fisioló-gico do ACTH. A fosforilação da enzima P450c17 resulta na atividade 17, 20 liase, além da elevada atividade da enzima citocromo P450 oxidoredutase (POR), da DHEA-sulfotransferase (SULT2A1), que resulta na conversão de DHEA em sulfato de DHEA (DHEA-S) e do citocromo b5 na zona reticular. Os principais andrógenos adrenais que marcam a adrenarca são o DHEA e DHEA-S.

No sexo feminino, o LH é o principal regulador da biossíntese de esteroides nos ovários estimulando a conversão do colesterol a pregnenolona e síntese de andrógenos nas células da teca e intersticiais, enquanto o FSH regula o processo final de conversão dos andrógenos em estrógenos, estimulando o processo de aromatização nas células da granulosa. Na vida adulta, as ações coordenadas do LH e FSH no ovário regulam o crescimento folicular, a ovulação e manutenção do corpo lúteo. No sexo masculino, o LH estimula a síntese e a secreção da testosterona pelas células de Leydig, enquanto o FSH atua principamente nas células de Sertoli, com ação primordial nas fases iniciais da espermatogênese.[1]

CONTROLE DA SECREÇÃO DE GnRH

O padrão de atividade do eixo gonadotrófico é variável durante as fases do desenvolvimento. No período neonatal, a secreção de GnRH e, consequentemente, de LH e FSH, são elevadas assim como de testosterona no sexo masculino e estradiol no sexo feminino, porém sem manifestação clínica de puberdade.[3] A secreção de FSH é maior no sexo feminino durante os 2 primeiros anos de vida, enquanto a secreção de LH predomina no neonato do sexo masculino nos primeiros 6 meses de vida. Esse período denominado "minipuberdade" é seguido por um período de quiescência hormonal, durante o qual o eixo gonadotrófico apresenta baixa atividade devido aos mecanismos inibitórios hipotalâmicos dependentes e independentes dos esteroides sexuais.[3] Na época da puberdade, a redução da atividade inibitória concomitante ao predomínio dos fatores estimulatórios da secreção de GnRH culmina na reativação da secreção pulsátil de GnRH.[1,3,4]

A secreção de GnRH é coordenada por uma rede neuronal complexa, constituída de neurônios secretores de fatores estimulatórios (kisspeptina, glutamato, glicina, norepinefrina, dopamina, serotonina) e/ou inibitórios (opioides endógenos, ácido gama-aminobutírico, neuropeptídeo Y, peptídeo intestinal vasoativo, hormônio liberador de corticotrofina [CRH], melatonina) e pela ativação recíproca de mecanismos de comunicação glia-neurônio.[3,4]

A kisspeptina é o principal peptídeo estimulatório da secreção de GnRH, porém os mecanismos que controlam a ação da kisspeptina ainda não são completamente esclarecidos. Os neurônios produtores de kisspeptina nos núcleos arqueado e anteroventral-periventricularado do hipotálamo também sintetizam neurocinina B e dinorfina que exercem efeitos tanto estimulatórios quanto inibitórios sobre a secreção de kisspeptina e são chamados neurônios KNDy (produtores de kisspeptina-neurocinina B-dinorfina).[5] Desse modo, os neurônios KNDy exerceriam um controle local refinado sobre a secreção de kisspeptina e poderiam ser alvo da retroalimentação negativa exercida pelo estradiol no período pré-puberal. No início da puberdade, postula-se que ocorra redução dos efeitos inibitó-

rios da neuroquinina B, dinorfina e do estradiol. O sistema reprodutivo é fortemente relacionado ao balanço energético e metabólico do organismo. A leptina, hormônio produzido pelo tecido adiposo e diretamente relacionado ao estoque de energia, exerce seu efeito estimulatório sobre a secreção de kisspeptina no núcleo arqueado, ligando-se ao seu receptor (LEPR) presente nos neurônios secretores de kisspeptina, embora não esteja elucidado se seria um efeito direto sobre os neurônios KNDy ou se a leptina atua por células intermediárias.[6]

Os astrócitos hipotalâmicos e outras células neurogliais estão implicados na regulação da puberdade e função reprodutiva.[7] Os astrócitos secretam fatores de transformação de fibroblastos (TGF-β) e fatores de crescimento epidermal (EGF) que se ligam a receptores nos neurônios de GnRH, estimulando o crescimento e função neuronal. A células neurogliais são justapostas aos neurônios secretores de GnRH de forma dinâmica, e um incremento nesse contato resulta em maior secreção de GnRH.[7]

Além dos fatores hormonais envolvidos no início do processo puberal, fatores metabólicos, nutricionais e genéticos também estão implicados, indicando que o mecanismo do início da puberdade humana é complexo e multifatorial. A representação esquemática dos mecanismos regulatórios da secreção de GnRH é apresentada na Figura 15.1 e 15.2.

ALTERAÇÕES FÍSICAS NA PUBERDADE

Os caracteres sexuais secundários incluem a telarca (aparecimento e desenvolvimento de tecido mamário) no sexo feminino e o aumento do volume testicular no sexo masculino e a adrenarca/pubarca (aparecimento e desenvolvimento dos pelos pubianos) em ambos os sexos. O sistema de estadia-

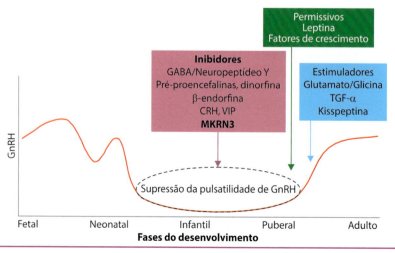

Figura 15.1 Mecanismos regulatórios da secreção de GnRH.[7]

mento puberal de Marshall e Tanner, desenvolvido para descrever a progressão normal da puberdade, consiste classicamente em cinco estádios e é amplamente utilizado há mais de 50 anos na prática clínica.[8,9] O estadiamento puberal de acordo com Marshall &Tanner em ambos os sexos está descrito na Figura 15.3. Nas meninas, o aparecimento de tecido mamário (telarca) é o primeiro sinal de puberdade (estádio 2 de Tanner); enquanto, nos meninos, o aumento do volume testicular > 4 mL ou 2,5 cm no maior diâmetro marca o início da gonadarca. O aumento da velocidade de crescimento linear é um dos primeiros sinais de puberdade, sendo mais precoce no sexo feminino. O estirão de crescimento decorre da elevação dos esteróides gonadais e do incremento de GH-IGF-1 nessa fase. Nas meninas, a menarca ocorre geralmente 2 anos após atingir o estádio 2 para mamas.

PUBERDADE PRECOCE

A puberdade é considerada precoce quando o aparecimento dos caracteres sexuais secundários ocorre antes dos 8 anos no sexo feminino e dos 9 anos no sexo masculino.[2] Esse conceito é baseado em estudos longitudinais europeus dos anos 1960.[2]

Os limites de idade cronológica que definem puberdade precoce foram objeto de extensa discussão.[10] Em 1999, o Comitê da Sociedade de Endocrinologia Pediátrica Lawson Wilkins sugeriu novos limites para definição de puberdade precoce para meninas, ou seja, idade inferior a 7 anos em meninas brancas e menor do que 6 anos, nas afro-americanas.[11] Tais recomendações basearam-se no estudo americano de Hermann-Guidens que incluiu 17 mil meninas com idade entre 3 e 12 anos examinadas em 65 consultórios pediátricos. Nesse estudo, 15,4% das meninas afro-americanas e 5% das brancas com idade de 7 anos e 37,8% das meninas afro-americanas e 10,5% das meninas caucasianas aos 8 anos já apresentavam desenvolvimento mamário.[12] Em relação aos pelos pubianos, 17,6% das meninas afro-americanas e 2,8% das brancas aos 7 anos e 34,3% das meninas afro-americanas e 7,7% das meninas caucasianas aos 8 anos já apresentavam pubarca.[12] No entanto, tal estudo apresentava limitações metodológicas importantes como amostra não randomizada e estadiamento puberal baseado em inspeção e não em palpação das mamas, dificultando a distinção entre lipomastia e telarca.[12] Porém, resultados similares haviam sido observados em um estudo anterior que envolveu 1.623 meninas com idade entre 8 e 16 anos.[11] Nesse estudo, 11,4% das meni-

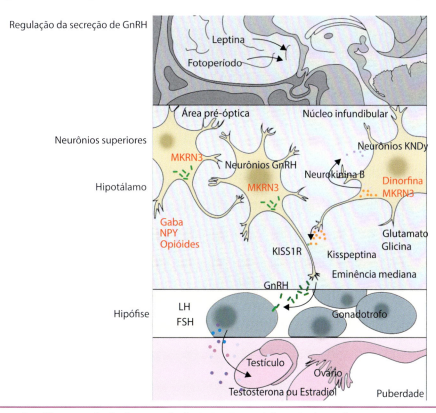

Figura 15.2 Eixo gonadotrófico e regulação da secreção de GnRH. Fonte: Adaptado de Hughes I.A., Releasing the Brake on Puberty, N Engl J Med, June27, 2013.

nas brancas e 27,8% das meninas afro-americanas tiveram desenvolvimento mamário aos 8 anos.[11] Recentemente, dados de um estudo com 1.239 meninas entre 7 e 8 anos provenientes de três centros americanos distintos (examinadas pela palpação das mamas) demonstraram que, aos 7 anos, 10,4% das meninas caucasianas e 23,4% das meninas afro-americanas apresentavam desenvolvimento mamário e, aos 8 anos, esse percentual foi de 18,3% para as brancas e 42,9% para as afro-americanas.[13] Desse modo, esses estudos em conjunto mostram uma alta incidência de desenvolvimento precoce de mamas e de pelos pubianos na população americana, principalmente da raça negra. Embora haja tendência da idade cronológica da telarca e da pubarca no sexo feminino ser mais precoce na atualidade, a idade da menarca não tem se modificado significativamente. De fato, o intervalo entre a idade da telarca e da menarca aumentou significativamente de 2,3 ± 1,1 anos relatado por Marshall e Tanner nos anos 1960

para uma média de 3,3 anos baseado em um estudo dinamarquês atual.[14] Com base nesses dados, o conceito de puberdade precoce não foi modificado. Além disso, uma revisão de 223 pacientes com precocidade sexual ocorrendo entre 7 e 8 anos de idade em meninas caucasianas e entre 6 e 8 anos de idade em afro-americanas encontrou uma forma não idiopática precocidade sexual em 12% dos casos, indicando que o achado de características sexuais entre 6 e 8 anos não é necessariamente benigno e merece investigação e seguimento clínico.[15] A idade cronológica de início da puberdade em indivíduos normais e os limites da precocidade sexual estão representados na Figura 15.4.

CLASSIFICAÇÃO

Denomina-se puberdade precoce central (PPC), também chamada puberdade precoce verdadeira ou dependente de gonadotrofinas, o desenvolvimento

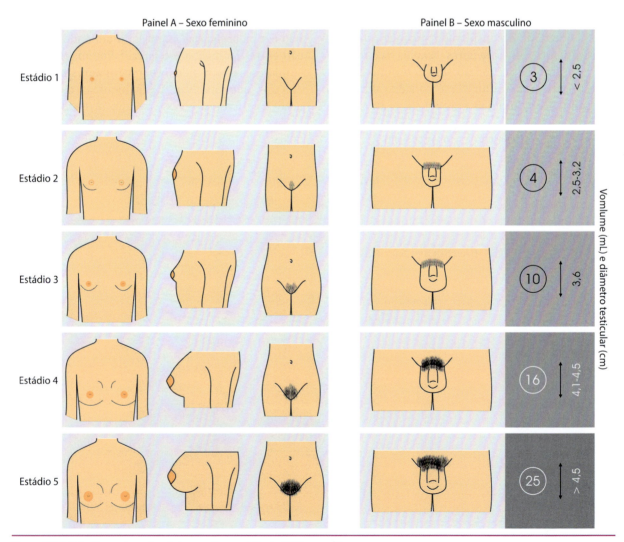

Figura 15.3 Estadiamento puberal de acordo com Marshall &Tanner.[8,9]

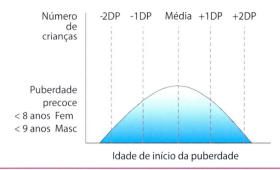

Figura 15.4 Idade cronológica de início da puberdade na população geral. Fonte: Adaptado de Palmert MR et al. J Clin Endocrinol Metab, 2001.

dos caracteres sexuais secundários decorrentes da ativação prematura do eixo hipotálamo-hipófise-gonadal.[2] Em contrapartida, a puberdade precoce periférica (PPP), também chamada pseudopuberdade precoce ou independente de gonadotrofinas, resulta da produção autônoma dos esteroides sexuais.[2] A puberdade precoce também é classificada como isossexual, quando os caracteres puberais são concordantes com sexo, ou heterossexual, quando há discordância entre os caracteres puberais e o sexo do paciente: virilização no sexo feminino e feminização no sexo masculino.[2] A PPC é sempre isossexual e a PPP pode ser isossexual ou heterossexual.

As variantes do desenvolvimento puberal normal, caracterizadas pelo aparecimento isolado e prematuro dos caracteres sexuais secundários (telarca precoce, pubarca precoce e menarca precoce), cursam sem ativação prematura do eixo gonadotrófico e são queixas frequentes de consulta ao endocrinologista pediátrico.[2] Apesar de geralmente tratar de situações benignas e não progressivas, é recomendado seguimento endocrinológico para diagnóstico diferencial com as formas completas e progressivas de puberdade precoce, bem como com outras patologias. A classificação da precocidade sexual está resumida na Tabela 15.1

Tabela 15.1 Classificação da precocidade sexual[2]

Variantes do desenvolvimento puberal normal
Telarca precoce isolada
Pubarca precoce isolada
Sangramento vaginal isolado pré-puberal
Puberdade precoce central (verdadeira ou dependente de gonadotrofinas)
Puberdade precoce periférica (pseudopuberdade precoce ou independente de gonadotrofinas)

Telarca precoce isolada

O termo "telarca precoce isolada" representa o aumento unilateral ou bilateral das mamas nas meninas antes dos 8 anos sem outros sinais de maturação sexual.[2] É uma condição clínica benigna, podendo regredir espontaneamente ou permanecer até o desenvolvimento puberal na idade normal. O diagnóstico diferencial com lipomastia nas meninas com sobrepeso ou obesidade pode ser difícil. A maior incidência de telarca precoce isolada ocorre antes dos 3 anos de vida, reduzindo após essa idade e novamente se elevando após os 6 anos de idade. A fisiopatologia da telarca precoce isolada não está completamente esclarecida e alguns mecanismos têm sido propostos: ativação transitória do eixo gonadotrófico com secreção excessiva e predominante de FSH; aumento da sensibilidade do tecido mamário às pequenas concentrações de estrógenos circulantes; secreção transitória de estrogênio por cistos ovarianos; ingesta de alimentos com substâncias que atuam como desreguladores endócrinos (bisfenol A, ftalatos); entre outros.[16] Algumas meninas com telarca exagerada poderiam ter mutações ativadoras do gene *GNAS*, que codifica a subunidade alfa da proteína estimuladora G (Gs-α), e que é a base genética da síndrome de McCune Albright.[17] Desse modo, a telarca precoce poderia ser a primeira manifestação dessa condição. Laboratorialmente, as pacientes com telarca precoce isolada apresentam valores das gonadotrofinas e dos esteroides sexuais dentro da faixa pré-puberal normal. A idade óssea, diferentemente das formas completas de precocidade sexual, não se encontra avançada. A ultrassonografia pélvica pode ser útil na distinção entre telarca precoce isolada e estágios iniciais da puberdade precoce.

Um estudo envolvendo 124 meninas com telarca precoce isolada (em 52 delas, identificada ao nascimento; em 53, entre 1 e 24 meses; e, em 19, entre 2 e 8 anos) identificou regressão do quadro em 50,8% dos casos, persistência da telarca em 36,3% e progressão em 3,2% das pacientes.[18] Evolução cíclica da telarca foi identificada em 9,7% os casos. A progressão para puberdade precoce ocorreu em 13% das meninas.[18] O seguimento ambulatorial de pacientes com telarca precoce isolada é necessário uma vez que 13 a 20,5% das meninas com essa condição podem evoluir para um quadro de precocidade sexual completa de acordo com as diferentes casuísticas estudadas.[19] Não há fatores clínicos ou laboratoriais que possam predizer a evolução da telarca precoce isolada para puberdade precoce, sendo, dessa forma, recomendado que as pacientes sejam monitoradas clinicamente e os pais sejam alertados sobre a possível progressão para puberdade precoce.

Pubarca precoce isolada

Consiste no aparecimento isolado dos pelos pubianos antes dos 8 anos nas meninas e dos 9 anos nos meninos, sem outros sinais de virilização ou maturação sexual.[20] O termo "adrenarca precoce" é utilizado para definir a elevação precoce dos andrógenos adrenais que comumente se associa à pubarca precoce isolada. Em metade dos casos, as concentrações de andrógenos – androstenediona, DHEA e, sobretudo, DHEA-S – estão elevadas para a idade cronológica, mas compatíveis com os valores do estádio Tanner II de desenvolvimento puberal.[21] A etiologia da adrenarca precoce não é conhecida e tem sido atribuída à maturação prematura da zona reticular do córtex da glândula suprarrenal, levando ao aumento dos andrógenos adrenais que, por sua vez, levam ao aparecimento prematuro da pubarca.[20] O aparecimento de odor e de pelos axilares, comedões e acne; o aumento da velocidade de crescimento; e o discreto avanço da idade óssea podem ser também observados, porém sem comprometimento da estatura final e da progressão da puberdade. As crianças com quadro clínico de adrenarca prematura devem ser investigadas para excluir outras condições patológicas como a forma não clássica virilizante da hiperplasia adrenal congênita, tumores gonadais ou adrenais virilizantes, administração exógena de andrógenos, puberdade precoce ou causas raras como a síndrome de Cushing na infância. A investigação laboratorial inicial inclui as dosagens de DHEA-S, 17-hidroxiprogesterona, 17-hidroxipregnenolona, 11-desoxicortisol, androstenediona e testosterona e a radiografia de mão e punho não dominante para avaliação da idade óssea. Evidências de exposição androgênica, tais como clitoromegalia nas meninas e desenvolvimento avançado de pelos pubianos nos meninos, impõem a realização de uma ultrassonografia de suprarrenais para excluir processos neoplásicos, e teste de estímulo com cortrosina (ACTH exógeno) para excluir hiperplasia adrenal congênita. Crianças nascidas pequenas para a idade gestacional ou prematuras são mais susceptíveis a desenvolver pubarca precoce isolada.[20] Uma maior incidência da síndrome de ovários policísticos e síndrome metabólica tem sido observada na vida adulta em crianças afetadas pela pubarca precoce isolada. Além disso, sobrepeso, obesidade e resistência insulínica na infância têm sido associados à adrenarca precoce.[20]

Sangramento vaginal isolado precoce

O sangramento vaginal isolado, acíclico, pode ocorrer na fase pré-puberal, sem outros sinais puberais e sem anormalidades dos genitais.[2] Tais episódios são mais frequentes no inverno. Nos casos não relacionados ao estímulo hormonal, não há avanço de idade óssea nem evidência de ativação do eixo gonadotrófico, estando os valores de gonadotrofinas e estradiol na faixa pré-puberal. A investigação clínica, incluindo história detalhada para afastar possíveis traumatismos ou manipulações, bem como exame da genitália externa são recomendados.[2] Hemangiomas e verrugas intravaginais, incisões vaginais, vaginites, doença inflamatória pélvica, corpo estranho intravaginal, prolapso e carúncula de uretra e líquen escleroso também podem ser causa de sangramento vaginal em meninas prépúberes. As causas hormonais incluem a ingestão de estrógenos exógenos, puberdade precoce, síndrome de McCune Albright e tumores ovarianos.[2] A ultrassonografia pélvica pode auxiliar no diagnóstico diferencial entre causas hormonais ou não hormonais.

Os principais diagnósticos diferenciais das formas isoladas de desenvolvimento puberal precoce estão resumidos na Tabela 15.2.

PUBERDADE PRECOCE CENTRAL (PPC)

EPIDEMIOLOGIA

A incidência estimada da PPC é de 1:5.000 - 1:10.000. A ocorrência de PPC é mais frequente no sexo feminino (3 F:1 M a 23 F:1 M), principalmente a forma idiopática, caracterizada por ausência de lesões orgânicas no sistema nervoso central (SNC). Na presença de causas neurológicas, tais como tumores, defeitos do desenvolvimento cerebral, inflamações, a PPC é denominada orgânica. No sexo masculino, a prevalência das anomalias neurológicas varia de 33 a 90% nos casos de PPC, enquanto no sexo feminino essa frequência é de 8 a 30%.[22] O mecanismo pelo qual uma lesão intracraniana provoca a ativação prematura do eixo gonadotrófico ainda é desconhecido, mas especula-se que um fator mecânico poderia alterar a regulação inibitória dos neurônios secretores de GnRH ou alguns tipos de lesão poderiam secretar substâncias que estimulam a secreção de GnRH.

Tabela 15.2 Diagnóstico diferencial das formas isoladas de desenvolvimento puberal[2,16-20]

Telarca precoce isolada	• Idiopática • Iatrogênica – ingestão de medicamentos contendo estrógenos • Puberdade precoce progressiva (aceleração de crescimento e avanço de idade óssea)

Pubarca precoce isolada	• Idiopática
	• Hipertricose
	• Uso tópico de corticosteroides ou pomadas antiassaduras
	• Exposição a andrógenos exógenos (uso de andrógeno tópico pelos pais)
	• Puberdade precoce (inicial)
	• Defeitos de síntese adrenal: deficiência de 21-hidroxilase, 11-hidroxilase e 3 β OHSD3, POR
	• Hiperandrogenismo adrenal ACTH-dependente:
	  ◦ Resistência aos glicocorticosteroides
	  ◦ Deficiência de11β-hidroxisteroide deidrogenase tipo 1 HSD11B1
	  ◦ Deficiência de hexose-6-phosphate deidrogenase (H6PDH)
	  ◦ Mutação no gene *SULT2A1* (3'- phosphoadenosine-5'-phosphosulfate sintetase 2, PAPSS2) resultando em defeito na sulfatação do DHEA
	• Síndrome de Cushing
	• Tumores adrenais e ovarianos

Sangramento vaginal isolado pré-puberal	• Causas não hormonais: hemangiomas e verrugas intravaginais, incisões vaginais, vaginites, doença inflamatória pélvica, corpo estranho intravaginal, prolapso de uretra e líquen escleroso, carúncula uretral • Causas hormonais: ingestão de estrógenos exógenos, puberdade precoce, síndrome de McCune-Albright e tumores ovarianos

ETIOLOGIA

As principais causas de PPC são apresentadas na Tabela 15.3.

GENÉTICA DA PPC

Os neuropeptídeos e fatores hipotalâmicos implicados na regulação da síntese e secreção de GnRH são considerados candidatos na investigação da base genética dos distúrbios da puberdade, principalmente em pacientes com a forma familiar de PPC.[23] A ocorrência da forma familiar de PPC, caracterizada pela presença de mais de um indivíduo afetado na mesma família reforça a influência de fatores genéticos modulando a idade de início da puberdade. Em uma casuística de 443 crianças israelenses, 35,2% das pacientes (147 meninas e 9 meninos) apresentavam PPC idiopática e 27,5% (42 meninas e 1 menino) dessa série foram identificadas como uma forma familiar de PPC.[24] O estudo da segregação familiar sugeriu uma forma de herança autossômica dominante com penetrância incompleta, sexo-dependente.[24] Em uma casuística brasileira de 71 pacientes com PPC idiopática, a prevalência de forma familiar foi de 19% dos casos. Raros defeitos gênicos na kisspeptina (*KISS1*) e seu receptor (*KIS-*

Tabela 15.3 Causas de puberdade precoce central

Sem anormalidades no SNC

• Idiopática
• Causas genéticas
  ◦ Mutações inativadoras no *MKRN3*
  ◦ Mutações ativadoras no *KISS1R* e *KiSS-1*
• Secundária
  ◦ à exposição crônica prévia a esteroides sexuais (tratamento tardio de formas virilizantes de hiperplasia adrenal congênita, testotoxicose ou síndrome de McCune-Albright; ressecção de tumores secretores de esteroides sexuais)
  ◦ à exposição a desreguladores endócrinos

Com anormalidades no SNC
• Hamartoma hipotalâmico • Tumores: astrocitoma, craniofaringioma, ependimoma, glioma hipotalâmico ou óptico, adenoma hipofisário secretor de LH, pinealoma, neurofibroma • Malformações congênitas: cisto aracnóideo, cisto suprasselar, hidrocefalia, espinha bífida, displasia septo-óptica, mielomeningocele, malformações vasculares, duplicação hipofisária • Doenças adquiridas: processos inflamatórios e infecciosos do SNC (encefalite e meningite, tuberculose, sarcoidose, abscessos, asfixia perinatal, trauma craniano, radioterapia e quimioterapia)

Fonte: Latronico AC, Brito VN, Carel JC. Lancet Diabetes Endocrinol. 2016; 4(3):265-74.

S1R ou *GPR54*) foram identificados nessa casuística, implicando a via da kisspeptina na patogênese da PPC.[25]

Em 2008, a primeira mutação ativadora do *KISS1R* (p.Arg386Pro) foi descrita em uma menina brasileira adotada, que apresentava telarca desde o nascimento e que, aos 7 anos, evoluiu com progressão do quadro de precocidade sexual.[25] Os estudos *in vitro* evidenciaram que essa mutação prolonga a ativação das vias de sinalização intracelular em resposta ao estímulo com kisspeptina.[25] Esse mecanismo pode contribuir no incremento da amplitude de secreção de GnRH, tratando-se de uma mutação ativadora não constitutiva.[25]

Em 2010, uma mutação foi identificada no *KISS1* em heterozigose (p.Pro74Ser) em um menino que desenvolveu puberdade com 1 ano de idade, com valores notavelmente elevados de testosterona e LH basal.[26] É interessante destacar que, apesar de a maioria dos meninos com PPC, prinicamente abaixo dos 4 anos, apresentarem alguma lesão no SNC, esse paciente apresentou puberdade precoce idiopática, sem alterações no SNC. A segregação familiar mostrou que a mãe e a avó materna do menino eram portadoras da mesma mutação, porém sem história de PPC, sugerindo penetrância incompleta, sexo-dependente.[26] A mutação p.Pro74Ser está localizada em uma região provavelmente associada à regulação da degradação proteica (sequência PEST). Os estudos *in vitro* da mutação p.Pro74Ser demonstraram uma capacidade semelhante de a kisspeptina mutante e selvagemem estimular o sinal de transdução intracelular em condições basais. Porém, após incubação em soro humano, no intuito de mimetizar as condiçções *in vivo*, a capacidade de estimular a sinalização intracelular foi significativamente maior para a kisspeptina mutante, sugerindo maior estabilidade dessa variante e maior resistência à degradação proteolítica, resultando em maior biodisponibilidade.[26]

Mais recentemente, Abreu e cols.[27] identificaram mutações inativadoras no gene *MKRN3 (makorin ring finger 3)* em 5 de 15 famílias com PPC, estudadas por sequenciamento exômico global. O gene *MKRN3* está localizado no braço longo do cromossomo 15, em uma região de *imprinting* relacionada à síndrome de Prader-Willi. O estudo de segregação dessas famílias demonstrou uma herança autossômica dominante de transmissão paterna (apenas o alelo paterno é expresso), uma vez que o alelo materno é silenciado pelo mecanismo de *imprinting*. O produto do gene *MKRN3* participa da degradação de proteínas por processo de ubiquitinação, mas o mecanismo exato pelo qual sua inativação leva ao início da puberdade ainda não é conhecido. O produto do *MKRN3* tem um potencial efeito inibitório da secreção de GnRH. Esse dado representa um importante avanço na compreensão da etiologia das formas de PPC até então consideradas idiopáticas, visto que defeitos no *MKRN3* foram responsáveis por 33% dos casos de PPC familial.[27] Dois irmãos de origem grega carreadores de mutação no *MKRN3* (p.Cys340Gly*)*, a menina com PPC e o seu irmão com puberdade acelerada foram recentemente descritos.[28] Mutações no *MKRN3* devem ser pesquisadas em todos os casos de PPC familial ou puberdade acelerada, principalmente se pacientes masculinos forem acometidos.[28,29] Um estudo multicêntrico posterior envolvendo 215 casos de PPC considerados esporádicos identificou novas mutações no *MKRN3* em oito pacientes e o estudo genético dos familiares confirmou a herança paterna do defeito genético.[29] Não foram identificadas diferenças fenotípicas relevantes entre pacientes com PPC com e sem mutação no *MKRN3*.[29]

HAMARTOMAS HIPOTALÂMICOS

O hamartoma hipotalâmico é uma malformação congênita, não neoplásica, constituída por uma massa ectópica de tecido hipotalâmico, localizada na base do cérebro, no assoalho do terceiro ventrículo, próximo ao *tuber cinerium* ou aos corpos mamilares.[30] Alguns hamartomas são constituídos por neurônios secretores de GnRH, funcionando como um foco ectópico da secreção de GnRH e/ou por neurônios secretores dos fatores de crescimento de TGF-α que estimulam a secreção de GnRH via fatores gliais.[31]

Clinicamente, os hamartomas hipotalâmicos podem ser assintomáticos e, quando sintomáticos, a manifestação endócrina é a PPC que ocorre em aproximadamente 80% dos casos e caracteriza-se por início prematuro dos caracteres sexuais secundários, geralmente antes dos 4 anos da idade cronológica.[2,30] Os hamartomas hipotalâmicos podem resultar em manifestações neurológicas, sendo a mais comum a epilepsia gelástica, caracterizada por crises de riso imotivado. Podem ocorrer também crises convulsivas focais até crises tônico-clônicas generalizadas de difícil controle. A localização, o tamanho e a forma do hamartoma podem estar correlacionados com a ocorrência de PPC e com a presença de manifestações neurológicas.[32] Hamartomas para-hipotalâmicos com forma pedunculada são mais frequentemente associados à PPC, enquanto os hamartomas intra-hipotalâmicos e maiores que 10 mm apresentam maior risco de desencadear manifestações neurológicas. As manifestações neurológicas são mais frequentes no sexo masculino.[32] Além das crises convulsivas, são descritos alterações comportamentais, alterações cognitivas de grau variável e retardo mental.

O diagnóstico de hamartoma hipotalâmico baseia-se nos achados obtidos na ressonância magnética do SNC.[2,30] Esse exame permite caracterizar os hamartomas como sésseis (intra-hipotalâmicos) ou pedunculados (para-hipotalâmicos). Os hamartomas apresentam-se como uma massa de intensidade semelhante ao hipotálamo normal, sem realce pós-contraste (Figura 15.5). A avaliação hormonal revela resposta puberal das gonadotrofinas ao teste de estímulo com GnRH em ambos os sexos, concentrações elevadas de testosterona no sexo masculino e, eventualmente, estradiol elevado no sexo feminino.[30] A idade óssea geralmente é avançada em relação à idade cronológica.

A avaliação neurológica e neuropsicológica de 15 pacientes brasileiros (8 meninos) com PPC devido a hamartoma hipotalâmico revelou que a mediana de idade de início da puberdade precoce foi 0,7 anos (0,4 a 7 anos). Manifestações neurológicas estavam presentes em 5/15 (33%) dos pacientes e declínio cognitivo, bem como alterações comportamentais, foi identificado em três pacientes que apresentavam crises convulsivas. Todos os pacientes com PPC sem epilepsia apresentaram avaliação neuropsicológica normal.[33]

PPC SECUNDÁRIA

A exposição crônica aos esteroides sexuais resulta em aceleração do crescimento linear, da idade óssea e da maturação hipotalâmica. O tratamento eficiente da doença primária com redução dos esteroides sexuais pode ser seguido da ativação dos pulsos de GnRH, caracterizando a PPC secundária. Essa condição ocorre geralmente quando a idade óssea é de 10 a 13 anos. Os principais exemplos dessa condição são a puberdade precoce central que se segue ao tratamento tardio da hiperplasia adrenal congênita virilizante e da puberdade precoce familial limitada ao sexo masculino (testotoxicose); e a síndrome de McCune-Albright.

DESREGULADORES ENDÓCRINOS

Diversos desreguladores endócrinos (DE) tais como fitoestrógenos, pesticidas (DDT), produtos químicos industriais (Bisfenol A) e ftalatos foram identificados como possíveis agentes afetando o desenvolvimento puberal em humanos. Os efeitos dos desrreguladores no sistema endócrino dependem da dose e da duração da exposição, do estágio do desenvolvimento no qual o indivíduo foi exposto e da susceptibilidade individual.[34]

Os desreguladores endócrinos apresentam propriedades semelhantes aos hormônios e afetam o sistema endócrino por atuar como agonistas ou antagonistas específicos.[34] Desse modo, os desrreguladores influenciam a puberdade por seus efeitos estrogênicos, antiestrogênicos, androgênicos ou antiandrogênicos ou por seus efeitos diretos no GnRH hipotalâmico. Desreguladores com atividade estrogênica (dicloro-difenil-tricloroetano-DDT e seus metabólitos, dioxina, bisfenolA, endosulfan, fitoestrógenos, metoxicloro, metopreno, bifenilpoliclorinado-BCP) e antiandrogênica (dioxina, DDT, vinclozolin, ftalatos) podem resultar em puberdade precoce.[34]

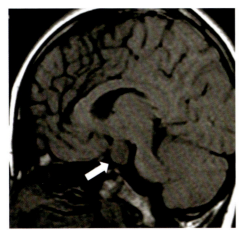
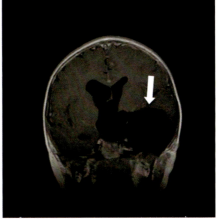

Figura 15.5 Causas orgânicas de PPC.[30]

Diagnóstico diferencial

O diagnóstico diferencial entre PPC e PPP tem implicação direta na opção terapêutica, devendo constituir o primeiro passo frente ao quadro clínico de puberdade precoce progressiva.[2] Do ponto de vista clínico, a PPC mimetiza a puberdade fisiológica em uma idade precoce, logo o aparecimento dos caracteres sexuais geralmente tem a seguinte ordem: telarca; pubarca; e menarca. O intervalo de evolução de um estádio puberal é, em média, de 6 meses. Diferentemente, as formas periféricas de puberdade precoce podem ser caracterizadas por rápida evolução e aparecimento desordenado dos sinais puberais.

Em ambas as formas de puberdade precoce, isossexual ou heterossexual, as concentrações elevadas dos esteróides sexuais determinam aceleração da velocidade de crescimento e da maturação esquelética, culminando com a fusão prematura das epífises ósseas e comprometimento da estatura final nos casos não submetidos a tratamento adequado. O diagnóstico diferencial com a telarca precoce isolada também é necessário.

Avaliação clínica

A história clínica cuidadosa contribui para dados relevantes no diagnóstico etiológico da puberdade precoce. A idade de aparecimento e o ritmo de evolução dos caracteres sexuais secundários (mamas e pelos pubianos nas meninas e aumento de testículos e pelos pubianos nos meninos), a ocorrência de sangramento vaginal esporádico ou cíclico, o uso de medicamentos que contenham esteroides, relatos de traumas, infecções do SNC, sintomas neuro-oftalmológicos, antecedentes pessoais (condições de parto, período neonatal, doenças crônicas), presença de aceleração do crescimento linear e história familiar de precocidade sexual são informações úteis.[2,22] Dados clínicos prévios à consulta, como peso e altura do semestre ou ano anterior, podem auxiliar na análise da velocidade de crescimento.

O exame físico inclui os dados de peso e altura que devem ser aferidos e avaliados, assim como a idade estatural, utilizando-se curvas de crescimento adequadas e o cálculo do desvio padrão (DP) da altura e do peso para a idade cronológica, pelo uso de tabelas apropriadas. A descrição dos caracteres sexuais secundários, incluindo a medida dos testículos nos meninos e o desenvolvimento mamário nas meninas, deve ser realizada de acordo com os critérios de Marshall &Tanner (estágios de 1 a 5).[8,9]

O volume ou diâmetro testiculares maiores que 4 mL ou 2,5 cm, respectivamente, indicam estimulação testicular e caracterizam início do processo puberal nos meninos. Na PPC, é esperado que ambos os testículos estejam aumentados e simétricos. Embora um volume testicular reduzido seja o esperado na PPP, existem algumas situações em que ambos os testículos apresentam tamanho aumentado (testotoxicose, tumores produtores de hCG, restos adrenais testiculares e mutação no gene *DAX-1*).[2] Assimetria testicular pode ocorrer em pacientes com tumores das células de Leydig.

Os pelos pubianos devem ser avaliados em ambos os sexos e classificados de acordo com os critérios de Tanner (estágios de 1 a 5).[8,9] Outros sinais físicos como a presença de acne, oleosidade excessiva da pele e do cabelo, pelos axilares, odor corporal, desenvolvimento muscular, presença de massas abdominais e pélvicas devem ser avaliados. A presença de lesões cutâneas pode contribuir no diagnóstico de condições específicas, como a síndrome de McCune Albright ou neurofibromatose.

Avaliação hormonal

O diagnóstico diferencial entre as formas de precocidade sexual baseia-se nas dosagens das gonadotrofinas séricas em condição basal e após estímulo com GnRH exógeno. Com o desenvolvimento de métodos laboratoriais que utilizam anticorpos monoclonais como o imunofluorométrico (IFMA), quimioluminescência (ICMA) e eletroquimioluminescência (ECLIA), de maior sensibilidade e especificidade, é possível determinar a ativação do eixo hipotálamo-hipófise-gonadal pelos valores basais de LH, evitando, dessa forma, a realização do teste de estímulo com GnRH.[2,35] No entanto, diversos estudos demonstraram que a utilidade o LH basal para diagnóstico de ativação prematura do eixo gonadotrófico é limitada. De acordo com o valor de corte proposto e com o método laboratorial utilizado para dosagem, a sensibilidade varia de 60 a 100%.[35,37] Desse modo, nos pacientes com quadro clínico de precocidade sexual e LH basal pré-puberal, o teste de estímulo com GnRH de ação curta ou de ação prolongada está indicado para confirmar a ativação do eixo gonadotrófico. O teste clássico do GnRH de ação curta é realizado pela administração de 100 µg de GnRH, via endovenosa (VE), com coletas de LH e FSH nos tempos 0, 15, 30, 45 e 60 minutos.[35] Protocolos simplificados podem ser utilizados, com as dosagens de gonadotrofinas realizadas em um ou dois tempos (30 a 60 minutos) após a administração do GnRH. O teste de estímulo utilizando os análogos de GnRH de ação prolongada (forma *depot*) é uma alternativa quando os análogos de ação curta não estão disponíveis. A coleta de LH em qualquer tempo entre 30 e 120 minutos após a administração subcutânea ou intramuscular do análogo de GnRH*depot* permite confirmar a ativação do eixo gonadotrófico.

VALORES DE CORTE DO LH BASAL NO DIAGNÓSTICO DE PPC

A determinação dos valores de corte do LH basal para o diagnóstico de PPC deve ser baseada em valores normativos para a faixa pré-puberal e puberal bem estabelecidos para cada metodologia e cada laboratório. Os estudos propondo diferentes valores de corte para o LH basal, variando entre 0,1 e 1,5 U/L, encontra diferentes sensibilidades e especificidades para diagnóstico da PPC. No estudo brasileiro utilizando o método IFMA, a concentração basal de LH > 0,6 U/L para ambos os sexos foi suficiente para estabelecer o diagnóstico de PPC com sensibilidade de 62,7% em meninas e 71,4% em meninos e especifidade de 100%, dispensando, nesses casos, o teste de estímulo com GnRH.[35]

Outro estudo brasileiro envolvendo crianças normais, utilizando o método ICMA, demonstrou que o valor basal de LH > 0,2 U/L discriminou concentrações pré-púberes de púberes com 100% de sensibilidade no sexo masculino; porém, no sexo feminino, houve sobreposição dos valores basais de LH entre crianças pré-púberes e púberes.[38] Outros pontos de corte de LH basal para diagnóstico de PPC demonstraram sensibilidade e especificidade variáveis. Utilizando o valor de corte de LH basal de 0,1 U/L (ICMA), Pasternak e cols. diagnosticaram PPC com sensibilidade de 64,3% (27 de 42 meninas).[37] Com o valor de corte de LH basal de 1,1 U/L (ICMA), Lee e cols. demonstratam sensibilidade de 69% e especificade de 50,5% para diagnosticar PPC. Utilizando o valor de corte de LH basal de 0,83 U/L (ICMA), Houk C e cols. demonstraram sensibilidade de 93% e especificidade de 100% para diagnosticar PPC. Em outro estudo, o valor de corte de LH basal de 1,05 U/L (IFMA) revelou sensibilidade e especificidade de 100% para diagnóstico de PPC.[36] Atualmente, utilizando o método ECLIA, valores de LH > 0,3 U/L são considerados sugestivos de ativação do eixo gonadotrófico. Em conclusão, a dosagem de LH basal tem utilidade para documentar a ativação do eixo

gonadotrófico, evitando a realização do teste de estímulo em alguns pacientes. No entanto, diante do quadro clínico de precocidade sexual, valores prépuberais de LH basal não excluem a ativação do eixo gonadotrófico, sendo necessária a realização do teste de estímulo com GnRH.

Valores de LH basal na faixa prépuberal indicam a necessidade do teste de estímulo com GnRH exógeno, sendo que um pico de LH >9,6 U/L nos meninos e > 6,9 U/L nas meninas representa resposta puberal e consequente diagnóstico de PPC.[35] Os picos de LH após GnRH exógeno > 3,1 U/L nas meninas e > 4,2 U/L (ICMA) sugerem ativação do eixo gonadotrófico.[38] No entanto, esses valores de corte não foram testados em pacientes com puberdade precoce para estabelecer a sensibilidade e especificidade para diagnóstico de PPC. Outros trabalhos da literatura, utilizando o método ICMA sugerem que o pico de LH > 5 U/L são indicativos de maturação do eixo gonadotrófico.[39]

Alternativamente, uma dosagem de LH após 30 a 120 minutos da primeira aplicação do análogo de GnRH de ação prolongada pode substituir o teste de estímulo clássico com GnRH de forma mais cômoda, rápida e econômica.[40] Valores de LH obtidos 2 horas depois da administração parenteral (SC ou IM) de acetato de leuprorrelina depot 3,75 mg > 10 U/L (IFMA) ou > 8 U/L (ECLIA) são indicativos de ativação do eixo gonadotrófico, sugerindo PPC.[40] O resumo dos valores de corte de pico de LH após estímulo com GnRH que indicam ativação do eixo gonadotrófico está apresentado na Tabela 15.4.

Os valores de FSH, tanto em condição basal como depois do estímulo com GnRH, não são úteis para o diagnóstico diferencial das formas de precocidade sexual, exceto quando estão suprimidos, indicando puberdade precoce independente de gonadotrofinas.[35] A testosterona é um excelente marcador de precocidade sexual no sexo masculino, uma vez que valores pré-puberais desse hormônio excluem o diagnóstico de puberdade precoce isossexual.[2] No sexo feminino, concentrações baixas do estradiol não afastam o diagnóstico de puberdade precoce. De fato, um número significativo de meninas com precocidade sexual (em torno de 40%) apresenta estradiol na faixa pré puberal.[35] Concentrações elevadas de estradiol na presença de valores suprimidos ou baixos de gonadotrofinas são fortemente sugestivas de PPP. A dosagem das concentrações da gonadotrofina coriônica humana (hCG) deve ser realizada com o objetivo de diagnosticar tumores gonadais e extragonadais produtores de hCG.[2] Outras dosagens importantes incluem TSH, T4 livre e dos precursores dos andrógenos adrenais. Os fluxogramas para a investigação laboratorial e o diagnóstico diferencial da puberdade precoce em ambos os sexos estão apresentadosnas Figuras 15.6 e 15.7.

IMAGENS

A radiografia de punho e mão não dominante, em ambos os sexos, permite a avaliação da idade óssea por meio de diferentes métodos disponíveis

Tabela 15.4 Valores de corte de LH basal e após estímulo com aGnRH que indicam ativação do eixo gonadotrófico

Autor	Protocolo	Tempo do pico de LH (min)	Método de dosagem	Valor de corte (UI/L)
Neely cols. 1995[39]	LH basal	-	ICMA	> 0,3
Neely cols. 1995[39]	Pico de LH após GnRH (100 µg)	30	ICMA	> 5
Brito e cols. 1999[35]	LH basal	-	IFMA	> 0,6
Brito e cols. 1999[35]	Pico de LH após GnRH (100 µg)	30-45	IFMA	> 6,9 (meninas) > 9,6 (meninos)
Brito e cols. 2004[40]	LH após leuprorrelina *depot* 3,75 mg	120	IFMA	> 10 (meninas)
Resende e cols. 2007*[38]	LH basal	-	ICMA	>0,2 (meninos)
Resende e cols. 2007*[38]	Pico de LH após GnRH (100 µg)	30-45	ICMA	>3,3 (meninas) >4,1 (meninos)
Resende e cols. 2007*[38]	Pico de LH após GnRH (100 µg)	30-45	IFMA	> 4,2 (meninas) >3,3 (meninos)

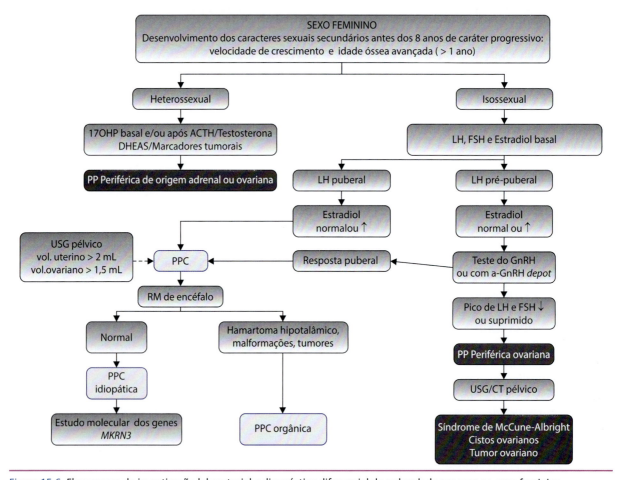

Figura 15.6 Fluxograma de investigação laboratorial e diagnóstico diferencial da puberdade precoce no sexo feminino.
Fonte: Adaptado de Latronico AC, Brito VN, Carel JC. Lancet Diabetes Endocrinol 2016; 4(3):265-74.

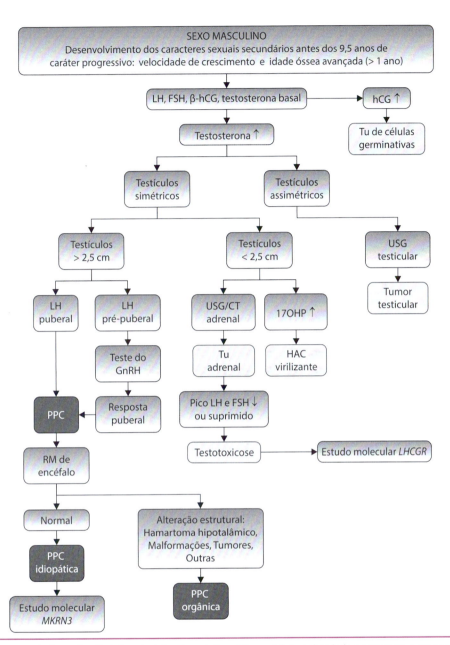

Figura 15.7 Fluxograma de investigação laboratorial e diagnóstico diferencial da puberdade precoce no sexo masculino.
Fonte: Adaptado de Latronico AC, Brito VN, Carel JC. Lancet Diabetes Endocrinol 2016; 4(3):265-74.[45]

(Greulich & Pyle e Tanner-Withehouse).[2,22] O método de Greulich & Pyle é simples e rápido, porém limitado por oferecer grande intervalo entre os padrões de idade. Esse fato impossibilita a análise longitudinal comparativa entre a IC e o ritmo de progressão da IO. Nessa situação, o método de Tanner-Whitehouse (TW-2) que avalia 20 núcleos da mão e punho pode ser útil, embora exija um examinador experiente. A avaliação por método computadorizado da idade óssea tem sido utilizada nos últimos anos.[41] Nos casos de precocidade sexual, independentemente da etiologia, a idade óssea está avançada em relação à idade cronológica, exceto na condição de hipotireoidismo primário associado à puberdade precoce.[2]

No sexo feminino, a ultrassonografia pélvica permite a verificação das dimensões do útero e ovários e a detecção de cistos e processos neoplásicos ovarianos. O volume ovariano é o melhor indicador de diagnóstico de PPC, embora valores de corte que variam de 1 a 4 cm³ sejam encontrados nos estudos que objetivaram diferenciar o grupo-controle e telarca precoce isolada das pacientes com PPC progressiva. Microcistos ovarianos podem estar presentes em até 40% das meninas pré-púberes. Em nossa experiência, o volume ovariano acima de 1,5 cm³ sugere estímulo hormonal e constitui um critério adicional com boa sensibilidade no diagnóstico diferencial entre PPC e telarca precoce isolada.[42] Quanto ao volume uterino, no período pré-puberal, pode variar de 3 a 5 cm³, embora o diâmetro uterino > 3,2 cm seja apontado como o melhor parâmetro para diferenciar PPC e telarca precoce isolada.[42]

A avaliação anatômica do SNC, após a confirmação laboratorial de PPC, é indicada em todos os pacientes, sendo realizada preferencialmente pelo exame de ressonância magnética (RM) que apresenta alta sensibilidade para detecção de lesões expansivas do SNC, bem como de hamartomas hipotalâmicos de pequenas dimensões.[22] A RM deve ser solicitada em todos os pacientes do sexo masculino e em meninas com menos de 6 anos de idade, em função da elevada possibilidade de lesões do SNC (hamartomas e tumores).[43] Não há consenso sobre a indicação de RM do SNC em meninas entre 6 e 8 anos de idade devido à alta incidência de formas idiopáticas nessa população,[43] embora diversos estudos demonstrem lesões orgânicas do SNC na faixa etária entre 6 e 8 anos.[44] Um estudo em 229 meninas com PPC com avaliação do SNC por RM revelou que 54 (23,5%) apresentavam anormalidades. Trinta e quatro apresentavam achados patológicos associados à PPC, sendo que 13 pacientes tinham idade acima de 6 anos ao diagnóstico de PPC. As anormalidades mais frequentes foram cisto aracnoide, hamartoma hipotalâmico, astrocitomas, malformação de Chiari, entre outras. Achados incidentais foram encontrados em 20 (9,6%) pacientes dessa série e incluíram: cisto de pineal; microadenoma hipofisário; cisto hipofisário; hiperplasia hipofisária; assimetria hipofisária; ausência de septo pelúcido; variações no espaço perivascular; lesões inespecíficas de substância branca; lesão talâmica hiperintensa e alterações ósseas (clivus) não relacionadas à PPC.[44]

Como mencionado anteriormente, as mutações inativadoras do *MKRN3* são a causa genética mais frequente de PPC familiar. Esse transtorno genético tem sido associado a exames de RM normais do hipotálamo-hipófise em todos os pacientes afetados de ambos os sexos. Esses achados genéticos podem afetar a decisão clínica sobre o uso racional da RM. De fato, a triagem de rotina com RM do cérebro não parece ser útil em pacientes com história familiar evidente, como dois irmãos afetados, ou um pai e um ou mais dos seus filhos que apresentarem PPC. Nesses casos, o estudo genético do *MKRN3* pode preceder a RM cerebral, que pode ser adiada ou mesmo dispensada em pacientes que carreiam mutações do *MKRN3*. Os custos financeiros da análise genética do *MKRN3* que apresenta apenas um exon são muito inferiores aos de uma RM cerebral em crianças que geralmente necessitam de anestesia para o exame. A história familiar detalhada e confiável é o elemento essencial para auxiliar a decisão médica de solicitar inicialmente a RM ou o estudo genético do *MKRN3*.[45]

TRATAMENTO DA PPC

Com a síntese dos análogos agonistas de GnRH de ação prolongada (a-GnRH) na década de 1980, tais agentes tornaram-se o tratamento de escolha da PPC.[46] A partir de modificações em aminoácidos específicos do decapeptídeo GnRH, foi constituído um peptídeo sintético que se liga de forma mais estável e duradoura ao receptor específico de GnRH, quando comparado ao GnRH endógeno, e mais resistente à degradação pelas proteases, com consequente aumento da meia-vida.[46] Esses compostos atuam na hipófise anterior ligando-se aos receptores de GnRH de forma competitiva com o GnRH endógeno e promovendo dessensibilização e redução no número de receptores de GnRH (*down-regulation*).[2,46] Os a-GnRH determinam um estímulo inicial da síntese e secreção de gonadotrofinas, porém sua administração crônica resulta na supressão da produção delas e consequente supressão da produção dos esteróides sexuais pelas gônadas.[40,46]

OBJETIVOS DO TRATAMENTO

O tratamento da puberdade precoce tem como principais objetivos interromper a maturação sexual até a idade normal para o desenvolvimento puberal, promover a regressão ou estabilização dos caracteres sexuais secundários, desacelerar a maturação esquelética, preservar o potencial de estatura normal (dentro do intervalo da estatura alvo), evitar desproporções corporais, detectar e tratar as lesões expansivas intracranianas, prevenir os problemas emocionais da criança, aliviar a ansiedade dos pais, reduzir o risco de abuso sexual e o início precoce da atividade sexual, prevenir a ocorrência de gestação em idade precoce, preservar a fertilidade e diminuir o risco de câncer de mama que está relacionado à ocorrência de menarca precoce.[2,45]

INDICAÇÕES DE BLOQUEIO PUBERAL

A forma progressiva de puberdade precoce exige bloqueio puberal.[22] A distinção entre formas não progressivas e progressivas de PPC é sumarizada na Tabela 15.5.

As indicações de bloqueio puberal são baseadas em parâmetros antropométricos e psicológicos:[46]

a. Desenvolvimento puberal acelerado (progressão de um estádio puberal para o seguinte em um período de tempo mais curto que o normal).

b. Potencial de altura final anormal
   • predição de altura final abaixo do percentil 2,5;
   • predição de altura final abaixo da estatura-alvo;
   • DP da altura para a idade óssea abaixo de -2;
   • perda de potencial de altura durante o seguimento.

c. Razões psicossociais
   • distúrbios comportamentais;
   • imaturidade emocional;
   • retardo mental.

De acordo com o recente consenso sobre o uso de a-GnRH em crianças, o desenvolvimento puberal progressivo e a aceleração da velocidade de crescimento devem ser documentados por 3 a 6 meses antes do início do tratamento.[43] Esse período de observação não é necessário se a criança apresentar estadiamento puberal Tanner 3 para mamas e avanço de idade óssea.[43] As meninas com início de PPC progressiva antes dos 6 anos de idade são mais beneficiadas com o tratamento em termos de estatura final.[43] No entanto, alguns estudos revelam ganho estatural mesmo naquelas pacientes que iniciam o tratamento entre 6 e 8 anos, que constitui o maior grupo de pacientes que procuram o endocrinologista devido ao quadro de puberdade precoce.[47,48] O tratamento da PPC deve ser instituído em todos os meninos com início de PPC antes dos 9 anos que apresentem potencial de estatura comprometido.

A indicação de uso de a-GnRH considerando exclusivamente os aspectos psicossociais da puberda de precoce ou apenas para retardar a ocorrência da menarca deve ser cuidadosamente avaliada.[43]

Desde a década de 1980, os a-GnRH têm sido utilizados para o bloqueio puberal e uma vasta literatura está atualmente disponível, confirmando a segurança e eficácia desse regime terapêutico para a PPC.[46] Nos últimos anos, posologias mais cômodas, como a-GnRH de uso trimestral e implantes subdérmicos estão disponíveis e os estudos revelam a mesma eficácia e segurança dos a-GnRH de uso mensal.[49-53] As características das diferentes posologias e formas de administração dos a-GnRH estão resumidas na Tabela 15.6.

Entre os a-GnRH *depot* disponíveis, o acetato de leuprorrelina, a triptorelina e a goserelina são os mais utilizados e diversos estudos comprovam a eficácia e segurança destes compostos. Os a-GnRH são geralmente bem tolerados por crianças e adolescentes. A dose utilizada para tratamento da PPC é 75-100 μg/Kg, o que na prática representa 1 ampola de 3,75 mg a cada 28 dias, via intramuscular (IM) ou subcutânea nas crianças acima de 20 kg e meia ampola naquelas abaixo desse peso.[2,46] A via subcutânea (SC) é a preferida visto que a aplicação intramuscular é associada a maior desconforto (dor). Alguns grupos americanos sugerem doses mais elevadas (200-300 μg/kg) iniciando o bloqueio puberal com a dose de 7,5 mg a cada 28 dias, no entanto nenhum estudo demonstra vantagem adicional quando se utilizam doses mais elevadas de a-GnRH.[54]

Na última década, diversos estudos clínicos têm demonstrado a eficácia e a segurança dos a-GnRH *depot* de aplicação trimestral no tratamento da

Tabela 15.5 Diagnóstico diferencial entre formas progressivas e não progressivas de puberdade precoce[22]

Dados clínicos e laboratoriais	Puberdade precoce progressiva	Puberdade precoce não progressiva
Estádio puberal	Progressão rápida (3-6 meses)	Estabilização ou regressão
Velocidade de crescimento	Acelerada (> 6 cm/ano)	Normal para a idade
Idade óssea	Avanço > 1 ano	Normal ou avanço < 1 ano
Predição da estatura adulta	Abaixo da estatura alvo	Dentro do intervalo da estatura alvo
LH basal e/ou pico após estímulo com GnRH	Faixa puberal	Pré-puberal
Estradiol (sexo F)	Normal ou aumentado	Indetectável
Testosterona (sexo M)	Aumentada	Pré-puberal
Volume ovariano	> 1,5 cm^3	< 1,5 cm^3

Fonte: Adaptado de Carel e cols., 2008.[22]

Tabela 15.6 Propriedades dos análogos de GnRH de ação prolongada (*depot*)

	Depot **mensal**	*Depot* **trimestral**	**Implantes subdérmicos**
Posologia	A cada 28 dias	A cada 90 dias	Anual
Pico de concentração sérica	10 – 45 min	4 – 8 horas	1 mês
Início de ação	4 semanas	1 mês	1 mês
Vantagens	Eficácia e segurança comprovadas em diversos estudos clínicos	Menor número de injeções e melhor aderência	Não há necessidade de injeções
Desvantagens	Dor local/ aderência subótima	Dor local	Requer procedimento cirúrgico para inserção e remoção
Tipos e apresentações	Acetato de leuprorrelina 3,75 mg Acetato de leuprorrelina 7,5 mg Triptorelina 3,75 mg Goserelina 3,6 mg	Acetato de leuprorrelina 11,25 mg Acetato de leuprorrelina 22,5 mg Triptorelina 11,25 mg Goserelina 10,8 mg	Histrelina 50 mg

Fonte: Adaptado de Carel e cols., 2008.[22]

PPC.[22,49-52,54] A posologia trimestral é amplamente utilizada em outras patologias como neoplasia de próstata, endometriose e câncer de mama, situações estas que se beneficiam da supressão da produção de esteroides sexuais. O regime terapêutico com análogos de aplicação trimestral permite reduzir de 12 para 4 aplicações anuais, favorecendo a adesão ao tratamento da PPC. Carel JC e cols.[49] avaliaram 44 pacientes (40 meninas) com PPC que estavam em tratamento com a-GnRH de uso mensal, durante 6 meses. Uma resposta clínica adequada foi caracterizada pela interrupção da progressão do processo puberal bem como pelo bom controle hormonal.[49] Reação adversa local de leve e moderada intensidade foi encontrada em 12% (9/86) das aplicações e reação severa em um caso.[49] A ocorrência de reação local, caracterizada por formação de nodulação causada por alergia ao veículo (ácido glicólico) do análogo, tem uma frequência de 5 a 9% com uso de análogos de uso mensal, de acordo com as maiores séries da literatura.[55]

Badaru A e cols.[54] demonstraram que a supressão das gonadotrofinas induzida com análogo de GnRH *depot* 3,75 mg mensalmente ou 11,25 mg trimestralmente foi menor quando comparada com doses de 7,5 mg mensalmente. No entanto, todas as posologias foram igualmente eficazes na supressão dos esteroides sexuais. Desse modo, a eficácia do tratamento com análogo de aplicação trimestral é comparável à obtida com a-GnRH de uso mensal, porém estudos randomizados de longo prazo são necessários.

Martinez-Aguayo A. e cols.[56] demonstraram que o tratamento com triptorelina 11,25 mg a cada 3 meses durante 2 anos em 20 crianças com PPC foi eficaz no bloqueio puberal. O critério utilizado para considerar controle hormonal adequado foi o pico de LH após estímulo com GnRH < 3 U/L.[56]

Um estudo multicêntrico europeu avaliou 64 crianças (54 meninas e 10 meninos) com PPC tratadas com triptorelina 11,25 mg administrado via IM a cada 3 meses durante 1 ano.[50] Esse estudo revelou que 69% das meninas apresentaram regressão e 31% estabilização do desenvolvimento mamário e redução da velocidade de crescimento.[50] A diferença entre a idade óssea e a idade cronológica permaneceu estável. Os valores de estradiol basal foram suprimidos em 96% das meninas em 3 meses, em 98% aos 6 meses e em 100% ao final dos 12 meses. Nos meninos, os valores de testosterona estavam suprimidos em 70% aos 3 e 6 meses de avaliação e em apenas 50% ao final dos 12 meses. Reação alérgica local de intensidade leve a moderada foi observada em 8% dos pacientes.[50] Outros efeitos colaterais incluíram cefaleia, rinite, dor abdominal, gastrenterite, rash cutâneo e 3% dos pacientes referiram dor no local da aplicação. Sangramento vaginal após a primeira dose ocorreu em cinco meninas.[50] Se a aderência ao tratamento com a triptorelina 11,25 mg é ideal, supõe-se que resultará em boa eficácia em 97% dos casos.[50]

EFEITOS COLATERAIS

Os efeitos colaterais incluem reação alérgica local (5 a 10% dos casos), cefaleia, sangramento vaginal após a primeira dose do a-GnRH, náuseas, sintomas vasomotores em razão de hipoestrogenismo e hiperprolactinemia. Tais efeitos podem ser de intensidade leve a severa. A reação alérgica local constitui um efeito colateral de particular importância, uma vez que sendo caracterizada pela formação de um abscesso estéril, resultando em hiperemia, dor local e formação de nodulação, leva a prejuízo na absorção do a-GnRH resultando em falha na supressão hormonal.[55] A conduta frente a uma reação alérgica local inclui desde o uso de anti-histamínicos, dessensibilização ao a-GnRH utilizando doses baixas e crescentes, até substituição do a-GnRH por uma terapia alternativa, como acetato de ciproterona ou medroxiprogesterona.

MONITORIZAÇÃO DO TRATAMENTO DA PPC

A monitorização do tratamento da PPC com os a-GnRH é baseada na avaliação clínica trimestral constituída de exame físico e a verificação do estadiamentopuberal, avaliação antropométrica (peso e altura), cálculo da velocidade de crescimento e exame do local de aplicação do a-GnRH.[2] Ao exame físico, a estabilização ou regressão dos caracteres sexuais secundários, a diminuição da velocidade de crescimento e a melhora da previsão de estatura final são parâmetros de bom controle. A idade óssea deve ser solicitada anualmente nos casos com bom controle clínico e hormonal ou, semestralmente, nos casos que sugerem controle inadequado.

Do ponto de vista laboratorial, o objetivo do tratamento é a redução dos valores de gonadotrofinas e esteroides sexuais para valores dentro da faixa pré-puberal. Em ambos os sexos, a dosagem de esteroides sexuais (testosterona nos meninos e estradiol nas meninas), realizada imediatamente antes da aplicação da nova dose de a-GnRH, deve estar suprimida (testosterona < 14 pg/dL e estradiol < 13 pg/mL, método IFMA).[40] Os valores basais de LH devem ser avaliados trimestralmente, um valor de LH < 0,6 U/L para o método IFMA indica bloqueio puberal adequado. Os valores estimulados de LH após 100 μg de GnRH exógeno com pico < 2,3 U/L ou, alternativamente, obtidos 2 horas após a aplicação do a-GnRH-

depot 3,75 mg < 6,6 U/L, avaliados semestralmente, são os parâmetros utilizados para monitorar um bom controle hormonal.[40] Os valores de LH obtidos após teste clássico de estímulo com GnRH de ação curta são significativamente correlacionados com aqueles obtidos após o estímulo com os a-GnRH*depot*.[40] Outros trabalhos sugerem a dosagem de LH < 4,5 U/L obtido 40 ou 60 minutos após a aplicação do análogo de GnRH *depot* é considerada adequada durante o tratamento da PPC.[53] O valor de corte do pico de LH que indica um bom controle hormonal durante o tratamento da PPC depende da metodologia laboratorial utilizada, do protocolo utilizado e difere entre os estudos e estão resumidos na Tabela 15.7.[40,54,57-59] Os pacientes que apresentam controle clínico e laboratorial inadequados mesmo com o aumento da dose do análogo de GnRHdepot devem ser cuidadosamente reavaliados quanto ao diagnóstico etiológico da puberdade precoce.[2]

A ultrassonografia pélvica realizada durante o tratamento da PPC com a-GnRH nas meninas pode ser utilizada para monitorar o volume uterino e ovariano que deve sofrer redução durante o tratamento com a-GnRH.[2]

A monitorização clínica e laboratorial do tratamento da PPC com a-GnRH de aplicação mensal ou trimestral é semelhante e os critérios laboratoriais, principalmente da dosagem de LH depois de estímulo com análogo de GnRH de ação curta ou depot, são os mesmos.

A suspensão do tratamento deve ser baseada em vários critérios, incluindo a idade cronológica do paciente, a adequação psicossocial e o desejo do paciente. A idade óssea em torno de 12,5 anos na menina e 13,5 no menino indicam o melhor momento de suspensão com o objetivo de alcançar uma estatura final normal, dentro do potencial genético.[60] Alguns estudos sugerem que a suspensão do tratamento aos 11 anos de idade cronológica e idade ós-

Tabela 15.7 Valores de LH indicativos de bom controle hormonal durante o tratamento da PPC com aGnRH*

Autor	Protocolo	Tempo do pico de LH (min)	Método	Valor de corte
Bhatiae cols. 1995[56]	LH após leuprorrelina *depot* 7,5 mg	40-60	ICMA	< 3 UI/L
Lawson e cols. 1999[58]	Pico de LH após GnRH (100 μg)	40	ICMA	< 2,0 UI/l
Brito e cols. 2004[40]	Pico de LH após GnRH (100 μg)	30-45	IFMA	< 2,3 UI/L (meninas)
Brito e cols. 2004[40]	LH 2 horas após leuprorrelina *depot* 3,75 mg	120	IFMA	< 6,6 UI/L (meninas)
Badaru e cols. 2006[53]	LH após leuprorrelina *depot* 7,5 mg	30-45	ICMA	< 4,5 UI/L
Demirbilek e cols. 2012[57]	LH após GnRH (100 μg)	90	ICMA	< 2,5 UI/L

*associados a valores suprimidos de esteroides sexuais (testosterona ou estradiol). ICMA: ensaio imunoquimioluminométrico. IFMA: ensaio imunofluorométrico.

sea de 12 anos tem sido associada ao melhor resultado na estatura final.[60] Nas meninas com puberdade precoce progressiva que suspenderam o tratamento neste momento, foi demonstrado um maior ganho na estatura final em relação à altura predita antes do tratamento ou quando comparadas a controles não tratados.[60] No sexo masculino, poucos relatos são disponíveis e se mostram menos positivos, porém confirmam o efeito benéfico do tratamento quando se comparam os pacientes tratados com os controles não tratados.[60] Os métodos de previsão de estatura final, como o Bayley-Pinneau, mais utilizado na prática clínica, superestimam em até 13 cm a estatura final. A aplicação das tabelas de Bayley-Pinneau para idade óssea normal, em vez daquelas para idade óssea acelerada, resulta em uma previsão mais acurada da estatura final.[61]

SEGUIMENTO A LONGO PRAZO DE PACIENTES COM PPC TRATADOS COM A-GnRH

Diversos parâmetros são de interesse no seguimento de pacientes com PPC: estatura final, composição corporal; densidade mineral óssea; função reprodutiva; e aspectos psicológicos.[43]

Preservar o potencial de estatura final é um dos objetivos do tratamento da PPC. Desse modo, diversos estudos objetivaram identificar fatores que influenciam de forma positiva e negativa a estatura final.[60] Inúmeros fatores determinaram a aquisição de estatura final normal nos pacientes com PPC tratados com a-GnRH. Em um estudo com 45 meninas brasileiras com PPC tratadas com a-GnRH de uso mensal, os fatores determinantes de estatura final normal (definida como estatura dentro do intervalo normal do potencial genético) foram: o menor intervalo de tempo entre o início dos sinais puberais e o início do tratamento; o maior DP da altura no início e no final do tratamento, assim como maior estatura alvo.[48] A instituição precoce do tratamento é crucial para a obtenção de estatura adulta normal. Carel J.C. e cols.[60] analisaram os resultados de vários estudos descritivos e demonstraram que a média de estatura obtida em aproximadamente 400 meninas tratadas até a idade de 11 anos com a-GnRH mensal foi de 160 cm. Uma metanálise que analisou os resultados da estatura final de 637 meninas com PPC tratadas com a-GnRH mensal evidenciou que 75% das meninas alcançaram o potencial genético.[46] De modo semelhante, os resultados melhores foram obtidos naquelas que iniciaram o tratamento mais precocemente. O ganho estatural médio das meninas tratadas antes dos 6 anos é de 9 a 10 cm sobre a estatura predita antes do tratamento, enquanto as meninas tratadas entre 6 e 8 anos ganham em média 4 a 5 cm.[46] Nos meninos, os dados sobre estatura final são escassos devido ao pequeno número de pacientes. A média de estatura adulta de 26 meninos com PPC tratados com a-GnRH mensal até a idade de 12 anos foi de 172,9 cm.[62]

O tratamento com a-GnRH não apresenta aparente efeito deletério sobre o índice de massa corporal (IMC). Aproximadamente 42% das pacientes apresentam sobrepeso antes do início do tratamento e quando atingem a estatura adulta.[48] A análise da composição corporal de 20 pacientes com PPC tratados com triptorelina demonstrou aumento da massa gorda total no seguimento longitudinal avaliada por DEXA (*dual-energy x-rayabsorptiometry*) mesmo sem efeitos significativos sobre o IMC.[63]

Os estudos longitudinais avaliando a densidade mineral óssea (DMO) dos pacientes com PPC tratados com a-GnRHapresentam resultados divergentes. É demonstrado que no momento do diagnóstico da PPC, a DMO está normal ou aumentada para a idade cronológica. Em vários estudos, a DMO quando ajustada para a idade cronológica e óssea foi normal tanto antes, quanto durante e após o tratamento da PPC com a-GnRH. Ao contrário, alguns estudos reportam que a DMO pode estar reduzida se ajustada para a idade óssea que geralmente é avançada nos pacientes com PPC.[64] Em outro estudo, demonstrou-se que a complementação de cálcio durante tratamento com a-GnRH resulta na preservação da massa óssea.[65] Em conclusão, o pico de massa óssea não é prejudicado nos pacientes que foram submetidas ao tratamento com a-GnRH.[43]

Com relação à função reprodutiva, os estudos revelam que a menstruação ocorre em média 16 meses após a suspensão do tratamento da PPC (variação de 2 a 61 meses).[22] Ciclos ovarianos regulares ocorreram em 60 a 96% das pacientes e infertilidade não tem sido descrita. A reversibilidade completa do eixo gonadotrófico após a interrupção do tratamento com a-GnRH foi demonstrada em alguns estudos.[66] No sexo feminino, uma prevalência elevada de 30 a 32% de síndrome de ovários policísticos (SOP) foi encontrada em um estudo italiano de 46 pacientes avaliadas no mínimo 3 anos após a menarca.[67] O padrão dos ciclos menstruais foi normal na maioria dessas pacientes e o fenótipo foi caracterizado por hiperandrogenismo bioquímico e/ou clínico associado à morfologia de ovários multipolicísticos.[67] Esses dados sugerem que a monitorização clínica e laboratorial dessas pacientes são necessárias para estabelecer possíveis implicações na fertilidade ou nas complicações metabólicas. No sexo masculino, poucos relatos indicam função gonadal normal.

Os poucos estudos que avaliaram o impacto psicossocial de pacientes que apresentaram PPC sugerem que o comportamento antissocial é limitado ao período da adolescência, não havendo diferenças no ajuste psicossocial entre essas pacientes e indivíduos normais na vida adulta, embora menor nível educacional na vida adulta tenha sido observado naquelas que apresentaram menarca precocemente.[43] Por outro lado, uma proporção maior de adolescentes que desenvolvem puberdade mais cedo apresentam comportamentos de exploração (relação sexual e uso de drogas lícitas e ilícitas) do que adolescentes com puberdade em idade normal. No entanto, não se justifica indicar bloqueio puberal exclusivamente por razões psicossociais.[22,68]

PUBERDADE PRECOCE PERIFÉRICA (PPP)

Também denominada pseudopuberdade precoce ou independente de gonadotrofinas, a PPP é decorrente da secreção autônoma de esteroides sexuais de origem sobretudo gonadal, adrenal ou exógena, independentemente da ativação do eixo gonadotrófico. A PPP é muito mais rara do que a PPC e pode ser resultar de transtornos genéticos ou patologias adquiridas.[69,70] Não há dados epidemiológicos de incidência e prevalência da PPP. Nos últimos anos, os avanços em biologia molecular têm contribuído notavelmente na compreensão de algumas condições genéticas, e as técnicas de imagem e determinações hormonais têm permitido estabelecer o diagnóstico precoce principalmente das causas tumorais de PPP.

As principais causas de PPP de acordo com o sexo e forma isossexual ou heterossexual são listadas na Tabela 15.8.

CAUSAS ADQUIRIDAS DE PPP

Uso exógeno de esteroides sexuais

Há múltiplas fontes de exposição exógena aos esteroides sexuais (estrógenos e andrógenos). Entre elas: ingestão acidental de contraceptivos orais ou esteroides anabolizantes; preparações tópicas ou contato de pele entre filhos e pais que usam produtos tópicos como testosterona gel; absorção sistêmica de hormônios exógenos de produtos para cabelo contendo estrógenos ou extratos de placenta e outros produtos cosméticos.

Tabela 15.8 Causas de puberdade precoce periférica[2]

No sexo feminino
Isossexual
• Iatrogênica
• Cistos ovarianos autônomos
• Tumor ovariano ou de suprarrenal feminizante
• Síndrome de McCune-Albright (mutações ativadoras no gene *GNAS*)
• Síndrome do excesso de aromatase (anormalidades no gene *CYP19*)
• Hipotiroidismo primário (síndrome de Van WickandGrumbach)
Heterossexual
• Iatrogênica
• Hiperplasia adrenal congênita (mutações inativadoras nos genes *CYP21A2*, *CYP11* e *HSDB2*)
• Tumor ovariano ou de suprarrenalvirilizante
• Síndrome de resistência aosglicocorticosteroides (mutações inativadoras no gene do receptor do glicocorticosteroide)
No sexo masculino
Isossexual
• Iatrogênica
• Tumores testiculares de células de Leidig
• Tumores de suprarrenal
• Tumores secretores de hCG (hepatomas, corioepiteliomagonadal, teratomasextragonadais)
° Hiperplasia adrenal congênita (mutações inativadoras nos genes *CYP21A2*, *CYP11* e *HSDB2*)
° Testotoxicose (mutações ativadoras no gene do receptor do LH- *LHCGR*)
° Síndrome de McCune-Albright (mutações ativadoras no gene *GNAS*)
° Hipoplasia adrenal congênita (mutações no gene *NROB1*, antigo *DAX-1*)
° Síndrome de resistência ao cortisol (mutações inativadoras no gene do receptor do glicocorticosteroide)
Heterossexual
• Iatrogênica
• Tumor feminizante testicular ou adrenal
• Síndrome do excesso de aromatase (anormalidades no *CIP19*)

TUMORES TESTICULARES

Os tumores de células de Leydig são os tumores testiculares produtores de testosterona mais prevalentes e representam 1 a 3% de todos os tumores testiculares. São geralmente benignos, porém 10% deles podem apresentar comportamento maligno. Podem aparecer em qualquer idade, sendo mais frequentes na terceira década da vida. As manifestações clínicas mais precoces desses tumores é o edema testicular e a assimetria à palpação, acompanhado ou não de massas palpáveis. Entre as manifestações endócrinas mais frequentes, encontram-se a puberdade precoce isossexual, descrita na maioria dos casos e a ginecomastia, presente em 30% dos pacientes. A mutação ativadora do gene do receptor de LH (*LHCGR*), p.Asp578His, tem sido descrita em alguns pacientes portadores de tumores de células de Leydig. Os valores elevados de testosterona acompanhados de valores pré-puberais ou suprimidos de gonadotrofinas confirmam o diagnóstico de PPP. A ultrassonografia testicular é útil para detectar nodulação. A abordagem cirúrgica para a retirada do tumor é o tratamento de escolha.

Cistos foliculares autônomos

Secretam estrógenos de forma transitória causando desenvolvimento mamário ou até mesmo hemorragia vaginal. Cistos foliculares maiores podem determinar rotação sobre o pedículo e infarto, levando a um quadro de abdome agudo, necessitando de intervenção cirúrgica.[70]

Tumores ovarianos

São raros, porém de importância reconhecida na idade pediátrica. Os tumores de células da granulosa do ovário cursam com progressão rápida do desenvolvimento mamário, possível dor abdominal, podendo ser palpável ao exame físico do abdome. Os tumores ovarianos produtores de andrógenos resultam em virilização progressiva e PPP heterossexual. O valor de estradiol pode ser muito elevado seguido por concentrações suprimidas de gonadotrofinas. A ultrassonografia pélvica e/ou tomografia computadorizada podem confirmar o diagnóstico.[70]

Germinomas

Tumores que secretam gonadotrofina coriônica (hCG) podem, ocasionalmente, causar PPP.[70] Teratomas, corioepiteliomas ou tumores mistos de células germinativas localizados no hipotálamo, mediastino, pulmões, gônadas ou retroperitônio foram associados à precocidade sexual. Neoplasias embrionárias secretoras de hCG, sobretudo as do mediastino, são particularmente comuns em meninos com a síndrome de Klinefelter pura ou em mosaico. Hepatomas e hepatoblastomas também podem secretar hCG. No sexo feminino, esses tumores não causam PPP, visto que a presença isolada de LH sem aumento concomitante de FSH não é suficiente para desencadear puberdade precoce. A dosagem sérica ou liquórica de hCG elevada, exames de ultrassonografia, tomografia computadorizada ou RM confirmam o diagnóstico.

Hipotireoidismo primário

De longa duração, grave e não-tratado, representa a única forma de puberdade precoce em que se observam crescimento deficiente e retardo da idade óssea, caracterizando a síndrome *de* van Wyk-Grumbach. Van Wyk & Grumbach descreveram três meninas com hipotireoidismo não tratado que desenvolveram puberdade precoce, originando o nome da síndrome que caracteriza essa associação. O TSH elevado tem um efeito FSH-símile e LH-símile. Anasti e cols. demonstraram que o TSH humano, quando muito elevado, pode ativar o receptor do FSH (FSHR).[71] Esse fato sugere um possível mecanismo para explicar a puberdade precoce no hipotireoidismo de longa duração, acompanhado de níveis de TSH extremamente elevados. Nas meninas, cistos ovarianos (solitários ou múltiplos) podem ser observados à ultrassonografia pélvica. Em meninos, os testículos estão aumentados devido ao incremento do tamanho dos túbulos seminíferos, mas sinais de virilização ou maturação das células de Leydig estão ausentes. O quadro é reversível com a reposição de levotiroxina.[2]

Causas monogênicas de PPP

Do ponto de vista etiológico, ao contrário da PPC, diversas causas genéticas têm sido identificadas[2,70] (Tabela 15.9).

Síndrome de McCune-Albright (SMA)

Descrita em 1936, é uma condição clínica esporádica e heterogênea caracterizada principalmente por uma tríade clássica: manchas café-com-leite com bordas irregulares (85%); displasia óssea fibrosa poliostótica (97%); e puberdade precoce periférica de origem ovariana (52%). Atualmente, considera-se a SMA uma síndrome heterogênea com um amplo espectro de manifestações endócrinas e não endócrinas. A SMA é mais frequente no sexo feminino e tem uma prevalência estimada em 1/100.000 a 1/1.000.000 casos por ano.

A base molecular da SMA consiste em mutação somática ativadora pós-zigótica no gene *GNAS*, que codifica a subunidade alfa estimulatória da pro-

Tabela 15.9 Tratamento da PPP de acordo com a etiologia[2]

Etiologia	Tratamento
Tumores testiculares, ovarianos ou adrenais; tumores extragonadais produtores de hCG	• Cirurgia; radioterapia e quimioterapia (se necessário)
Testotoxicose	• Cetoconazol • Antiandrogênios (acetato de ciproterona, espironolactona, bicalutamida) • Antiandrogênio + inibidor da aromatase (espironolactona + testolactona; bicalutamida + letrozol etc.)
Síndrome de McCune-Albright	• Tamoxifeno • Cetoconazol • Antiandrogênicos (acetato de ciproterona) • Inibidores de aromatase (letrozol, anastrozol, testolactona) • Progestogênios (acetato de medroxiprogesterona) • Antiandrogênico + inibidor da aromatase
Hipotiroidismo primário	• L-tiroxina
Hiperplasia adrenal congênita	• Glicocorticosteroide • Glicocorticosteroide+anti-androgênio+inibidor de aromatase

Nota: Análogos de GnRH devem ser associados em casos de PPC secundária.

teína Gs-α, a qual estimula a adenilciclase e a produção elevada de AMP cíclico intracelular.[72] Essa mutação ativadora *missense* no exon 8 do *GNAS* é quase sempre caracterizada pela substituição de um resíduo de arginina na posição 201 por histidina ou, mais raramente, por uma cisteína.[72]

Os receptores que transmitem o sinal celular via proteína G, os chamados receptores acoplados à proteína G (*G protein coupled receptor*, GPCR), apresentam uma região extracelular e uma transmembrana com sete domínios hidrofóbicos. As proteínas G são compostos heterotriméricos formados por três subnidades: alfa (α); beta (β); e gama (γ). As proteínas G são classificadas de acordo com a estrutura e sequência da subunidade α, sendo que as três principais isoformas são a Gs, Gq e Gi. A subunidade α da proteína Gs (Gs-α) tem atividade GTPase intrínseca e normalmente na sua forma inativa está acoplada às subunidades β e γ. Após a formação do complexoligante/GPCR, a subunidade α da proteína Gs catalisa a troca de GDP por GTP, assumindo a forma ativa dessa isoforma. A porção α da proteína desloca-se, então, do dímero βγ e ativa a adenilciclase, promovendo a geração de AMPc. O GTP é, então, hidrolisado pela atividade GTPase intrínseca da Gs-α, que volta a se ligar às subunidades β e γ levando à conformação inativa inicial do receptor. A mutação na subunidade Gs-α leva à perda da atividade GTPase intrínseca, promovendo a ativação constitutiva do receptor, independente do ligante, levando à hiperfunção autônoma dos tecidos afetados.[72,73] As mutações que ocorrem nas etapas precoces da embriogênese apresentam uma distribuição ampla nos diferentes tecidos, resultando nos fenótipos mais severos, enquanto mutações mais tardias resultam em fenótipos mais brandos. A expressividade clínica é muito variável, visto que a mutação ocorre na forma de mosaico e, em muitas ocasiões, não se identifica a tríade clássica e nem mesmo se identifica a mutação no *GNAS* no sangue periférico, podendo estar presente somente nos tecidos acometidos.

No sexo feminino, a puberdade de origem ovariana é a manifestação mais frequente associada à SMA e resulta do desenvolvimento esporádico de cistos ovarianos funcionantes que causam elevações transitórias do estradiol, independentemente da secreção de gonadotrofinas.[73] As concentrações dos estrogênios séricos tendem a flutuar, levando a manifestações episódicas de puberdade precoce. Esses sinais clínicos de puberdade precoce frequentemente surgem entre 2 e 6 anos de vida e incluem aparecimento súbito de sangramento menstrual que decorre da queda dos valores estrogênicos, em função da resolução espontânea do cisto ovariano, aumento transitório da mama, estrogenização da mucosa vaginal, crescimento e maturação esquelética acelerados. A sequência de progressão puberal também é incomum, de modo que menstruação sem significativo desenvolvimento mamário é, muitas vezes, a manifestação inicial.

A manifestação clínica não endócrina mais comum da SMA é a displasia óssea. Diante da suspeita de SMA, a radiografia de esqueleto e a cintilografia óssea podem revelar displasia fibrosa poliostótica, visto que, em geral, tal condição pode ser assintomática nessa faixa etária.

A displasia fibrosa óssea da SMA é uma doença congênita não hereditária que afeta ambos os sexos. É caracterizada pela expansão de lesões fibrosas, que contêm células mesenquimais formadoras de osso (osteócitos e osteoblastos). É causada pela mutação ativadora somática do gene da subunidade alfa da proteína G. As células mesenquimais ósseas produzem uma matriz de fibras colágenas distribuídas aleatoriamente e ilhas de tecido ósseo. Os osteoclastos são responsáveis pela propagação das lesões.[74] Na radiografia, as lesões apresentam aspecto lítico ou cístico (vidro fosco).[74] O córtex ósseo adjacente é afinado e, algumas vezes, o osso inteiro está alargado. As áreas mais acometidas são o fêmur proximal e a base do crânio. A cintilografia óssea revela captação aumentada do traçador nas áreas acometidas. Marcadores de formação e reabsorção óssea estão aumentados, principalmente se as lesões são múltiplas.[74] A incidência de fraturas é maior entre os 6 e 10 anos, mas podem ocorrer em qualquer fase da vida.[74] O uso de bisfosfonados (pamidronato e ácido zoledrônico) tem sido empregado na prevenção e no tratamento da doença óssea da SMA ,com eficácia na redução da dor óssea, mas sem benefícios no controle das lesões císticas.[74] A transformação sarcomatosa maligna das lesões da fibrodisplasia óssea deve ser considerada, principalmente depois de exposição à radioterapia.

As manchas café com leite também são uma manifestação bastante frequente e característica da síndrome. A manchas ocorrem sobretudo na região torácica e abdominal, com tamanhos variáveis e, tipicamente, apresentam bordas irregulares e respeitam a linha média.

Os meninos com SMA podem apresentar macro-orquidismo, sem outros sinais de puberdade precoce, devido à mutação somática no *GNAS* somente nas células de Sertoli, hipertrofiando-as. Ao contrário das meninas, a PPP é rara nos meninos com SMA(< 15%), visto que as células de Leydig são menos acometidas pela mutação no *GNAS*.[75]

Outras síndromes de hiperfunção endócrina na SMA incluem hipertiroidismo, síndrome de Cushing ACTH-independente, acromegalia, hiperprolactinemia, hiperparatiroidismo e raquitismo hipofosfatêmico hiperfosfatúrico.[73]

Ressalte-se que, em virtude da heterogeneidade das manifestações clínicas, uma criança com SMA pode apresentar manifestação inicial atípica, como fratura isolada, síndrome de Cushing ou hipertireoidismo subclínico.

PUBERDADE PRECOCE FAMILIAL LIMITADA AO SEXO MASCULINO (TESTOTOXICOSE)

A puberdade precoce familial limitada ao sexo masculino é uma condição genética rara causada por mutações ativadoras constitutivas do gene do receptor de LH (*LHCGR*) com herança autossômica dominante ou mutação *de novo*.[76] História familiar de precocidade sexual geralmente é positiva. Até o momento, mais de 15 diferentes mutações foram identificadas. O receptor de LH pertence à família dos receptores acoplados à proteína G e é codificado pelo gene LHCGR, composto por 11 éxons. Os 10 primeiros codificam a região extracelular aminoterminal e o éxon 11 codifica todas as sete alças da transmembrana e regiões intracelulares carboxiterminais do receptor. As mutações ativadoras do gene *LHCGR* ocorrem preferencialmente no exon 11 (região *hot spot*). A mutação mais frequente em meninos americanos é a p.Asp578Gly, localizada na VI TM do *LHCGR*, e na população brasileira é a p.Ala568Val, situada na terceira alça intracelular do *LHCGR*. Estudos *in vitro* mostram que as células transfectadas com *LHCGR* mutante apresentam um aumento de produção basal de AMPc na ausência do agonista, sugerindo uma atividade autônoma da célula de Leydig e resultando em uma ativação constitutiva do receptor. Estudos genéticos em meninos brasileiros com testotoxicose identificaram cinco diferentes mutações ativadoras no LHR, sendo três delas exclusivas da população brasileira: p.Ala568Val; p.Leu457Arg; e p.Leu368Pro.[75] Um dos pacientes estudado apresentou a mutação p.Ala568Val inesperadamente em estado de homozigose. Esse achado inédito foi determinado pela dissomia uniparental materna confirmada pela análise de microssatélites do cromossomo 2.

As mulheres carreadoras da mutação no *LHCGR* são completamente assintomáticas, fato este atribuído à necessidade tanto de LH como de FSH para que a esteroidogênese ovariana ocorra e apresentam função reprodutiva normal.[76] Ao contrário, os meninos com mutações ativadoras no *LHCGR* apresentam virilização progressiva em torno de 2 a 4 anos, com aumento peniano, pilificação pubiana, odor axilar e acne, aumento da velocidade de crescimento e avanço da idade óssea levando à baixa estatura na idade adulta em virtude do fechamento prematuro das epífises ósseas, se não tratados.[76] Os testículos encontram-se aumentados de volume, com testosterona bastante elevada, porém com resposta suprimida do LH e FSH ao estímulo com GnRH. O aumento do volume testicular é, contudo, habitualmente discreto uma vez que a mutação no receptor de LH ativa as células de Leydig, e não os túbulos seminíferos (principais responsáveis pelo aumento do volume testicular).[76] Ocasionalmente, os pacientes afetados podem desenvolver ativação secundária do eixo hipotálamo–hipófise–gônadas após o início da terapia anti-androgênica (PPC secundária).

MUTAÇÕES NO GENE DA AROMATASE (CYP19)

A enzima aromatase cataliza a conversão de andrógenos em estrógenos em diversos tecidos, incluindo ovários, testículos, placenta, tecido adiposo e cérebro.[69]

A aromatase é codificada pelo gene *CYP19*, localizado no cromossomo 15p21.1.[77] A síndrome do excesso de aromatase é uma condição autossômoca dominante causada por um rearranje cromossômico, levando a um aumento de função do promotor do gene *CYP19* e aumento da aromatização dos esteroides.[78,79] A síndrome de excesso de aromatase pode causar puberdade precoce heterossexual e/ou ginecomastia pré-puberal no sexo masculino e puberdade precoce isossexual no sexo feminino e/ou macromastia. Em ambos os sexos, os sintomas manifestam-se geralmente no período da adrenarca, com avanço marcante da idade óssea e aceleração do crescimento. No sexo masculino, a presença de micropênis e sinais hipogonádicos são características marcantes da condição clínica. A fisiopatologia consiste na exacerbada conversão não gonadal dos andrógenos adrenais a estrógenos, levando a um quadro de hiperestrogenismo. Os níveis de estrógenos, principalmente E_1 são extremamente elevados, e os níveis de gonadotrofinas podem ser suprimidos ou normais.[80] Devido à previsão de a estatura final ser comprometida em ambos os sexos, o tratamento inclui inibidor da aromatase e, se necessário, agonistas de GnRH de ação prolongada, se houver a ativação do eixo gonadotrófico, melhorando, desse modo, o prognóstico de estatura final e bloqueando o processo puberal. A deficiência de aromatase provoca quadro de virilização pré e pós-natal associada à pubarca precoce, acne e ao avanço da idade óssea.

PPP de origem adrenal

As causas de PPP de origem adrenal incluem as formas virilizantes de hiperplasia adrenal congênita (mutações inativadoras nos genes *CYP21A2*, *CYP11B1*, *HSD3B2*), resistência ao glicocorticosteroide (mutações inativadoras no gene do receptor de glicocorticosteroides) e hipoplasia adrenal congênita por defeitos do *NROB1* (antigo *DAX1*),[2,69,81] temas discutidos nos capítulos de doenças das suprarrenais.

TRATAMENTO DA PPP

O tratamento da PPP em ambos os sexos objetiva detectar e tratar lesões expansivas intracranianas, adrenais ou gonadais, interromper a maturação sexual até a idade normal para o início da puberdade, regredir ou estabilizar os caracteres sexuais presentes, suprimir a aceleração da maturação esquelética, prevenir os problemas emocionais da criança, aliviar a ansiedade dos pais, reduzir o risco de abuso sexual e o início precoce da atividade sexual, prevenir gestações, preservar a fertilidade e diminuir o risco de câncer de mama associado à menarca precoce.[2]

Tratamento cirúrgico

Indicado nos casos de neoplasias previamente diagnosticadas, a exemplo de tumores de suprarrenais, ovarianos ou testiculares, bem como tumores produtores de hCG cuja remoção cirúrgica resulta em regressão do processo puberal. Radioterapia e quimioterapia podem ser de utilizadas dependendo do tipo de tumor e da indicação clínica.

Tratamento clínico

São utilizados medicamentos que atuam bloqueando a ação dos esteroides sexuais nos seus receptores específicos ou na sua via de síntese, com base racional na fisiopatologia do distúrbio. As opções terapêuticas incluem:

- Agentes progestacionais: o uso do acetato de medroxiprogesterona demonstra efeito benéfico tanto na testotoxicose como na síndrome de McCune-Albright em ambos os sexos. O mecanismo de ação da medroxiprogesterona foi inicialmente relacionado a uma ação de supressão na liberação das gonadotrofinas, apresentando também um efeito direto na esteroidogênese testicular por bloqueio de diversos passos enzimáticos (17 hidroxilase, 17-20 liase, 3 βHSDe 17 αOHD), como demonstrado em estudos animais.

A dose habitualmente utilizada é de 10 a 50 mg por via oral (VO) diária ou 50 a 100 mg intramuscular a cada 2 semanas, seguindo-se o ajuste das doses individualmente de acordo com a resposta clinicolaboratorial.

Entre os efeitos colaterais mais frequentes estão edema, cefaleia, ganho de peso, aparecimento de estrias violáceas, sinais de insuficiência adrenal. Os sinais de hipoadrenalismo merecem atenção especial, principalmente nas situações de estresse.

- **Agentes antiandrogênicos:** nesta categoria, estão a espironolactona e o acetato de ciproterona. O acetato de ciproterona tem atividade antiandrogênica competindo com a testosterona pelo seu receptor nos tecidos periféricos e uma ação progestogênica com ação no nível hipofisário, suprimindo parcialmente a secreção de gonadotrofinas. Constitui uma boa opção terapêutica para a PPP limitada ao sexo masculino (testotoxicose). Pode ser utilizado em combinação com outras categorias de medicamentos, como os inibidores da aromatase, ou com cetoconazol (ver adiante). A dose utilizada varia de 50 a 100 mg/m2, VO, fracionada em duas ou três tomadas ao dia. Os efeitos colaterais incluem ginecomastia no sexo masculino, efeitos gastrintestinais e hipoadrenalismo laboratorial.

- **Cetoconazol:** derivado imidazólico de uso oral, inibe a esteroidogênese adrenal e testicular pela inibição da enzima P450c17 que converte 17-hidroxiprogesterona em androstenediona. Os efeitos colaterais incluem intolerância gástrica e hepatotoxicidade. A dose diária é de 200 mg VO. Relatos recentes do uso de cetoconazol no tratamento da puberdade precoce na síndrome de McCune Albright sugerem o apresentam como uma possível opção terapêutica. É uma opção atrativa para o tratamento da testotoxicose, sendo referido por alguns autores até como tratamento de escolha para tal situação, com eficiente ação no controle do desenvolvimento puberal e na preservação do potencial genético de altura.[82]

- **Tamoxifeno:** modulador seletivo do receptor de estrógeno, representa uma atrativa opção terapêutica da puberdade precoce da síndrome de McCune Albright, mostrando uma diminuição da frequência de episódios de sangramento vaginal, diminuição da velocidade de crescimento e desaceleração da maturação esquelética. A maior casuística da literatura mostra que nove de 25 pacientes que tinham falhado no tratamento da puberdade precoce com inibidores da aromatase demonstraram sucesso com o tratamento com tamoxifeno.[83] A dose utilizada varia de 10 a 20 mg/dia, VO. Um rigoroso controle hematológico, hepático, renal e eletrolítico deve ser realizado trimestralmente.

- **Inibidores da aromatase:** bloqueiam a conversão periférica de andrógenos a estrógenos. No passado, a testolactona era usada e resultados satisfatórios eram obtidos no controle do processo puberal, embora escapes secundários ao tratamento, associados ou não ao início da PPC pela ativação secundária do eixo gonadotrófico, fossem frequentes. Mais recentemente, os inibidores da aromatase mais potentes e altamente seletivos, como o anastrazol e o letrozol, têm-se mostrado promissores no tratamento da PPP em ambos os sexos, com menos efeitos colaterais e maior comodidade posológica que a testolactona. Estudos multicêntricos com tais fármacos estão sendo conduzidos na atualidade. Nenhum dado está ainda disponível sobre os efeitos do tratamento com inibidores da aromatase e com tamoxifeno na estatura final das pacientes com síndrome de McCune Albright.[83] A associação de um antiandrogênico (ciproterona ou espironolactona) a um inibidor da aromatase parece atrativo, porém de alto custo, e a aderência ao tratamento pode ser comprometida.[2] Os resultados descritos na literatura em pacientes tratados com inibidores da aromatase (testolactona) por mais de 6 anos indicam melhora da previsão de estatura final.

  Finalmente, é comum a associação de dois agentes terapêuticos no tratamento da PPP em ambos os sexos, devendo a prescrição ser individualizada e baseada nos diferentes mecanismos de ação das opções terapêuticas disponíveis.

- **Análogos de GnRH:** indicados em todos os casos de PPP com ativação secundária do eixo gonadotrófico, com comprovada resposta puberal das gonadotrofinas, principalmente do LH, ao estímulo com GnRH exógeno. O protocolo de administração segue o mesmo da PPC.

O resumo das opções terapêuticas da PPP está apresentado na Tabela 15.9.

MONITORIZAÇÃO DO TRATAMENTO DA PPP

Algumas peculiaridades na monitorização do tratamento da PPP devem ser consideradas. Em todas as etiologias, o seguimento clínico avaliando dados antropométricos e sinais puberais, bem como idade óssea semestral ou anualmente e a previsão de estatura final, deve ser realizado. Diferentemente da PPC, o controle laboratorial não é baseado na supressão dos valores de esteroides sexuais e das gonadotrofinas basais ou após estímulo com GnRH.[2] De acordo com a etiologia, os exames de imagem devem ser repetidos periodicamente. Os critérios para suspensão do tratamento clínico obedecem as mesmas diretrizes da PPC, porém, como essas condições são muito raras, a conduta deve ser individualizada e é recomendável o seguimento a longo prazo para documentar a estatura adulta e função reprodutiva.

REFERÊNCIAS BIBLIOGRÁFICAS

1. Bordini B, Rosenfield RL. Normal pubertal development: Part I: The endocrine basis of puberty. Pediatr Rev 2011;32:223-9.

2. Brito VN, Latronico AC, Arnhold IJ, Mendonca BB. Update on the etiology, diagnosis and therapeutic management of sexual precocity. Arq Bras Endocrinol Metabol 2008;52:18-31.

3. Grumbach MM. The neuroendocrinology of human puberty revisited. Horm Res 2002;57 Suppl 2:2-14.

4. Ojeda SR, Lomniczi A, Mastronardi C, et al. Minireview: the neuroendocrine regulation of puberty: is the time ripe for a systems biology approach? Endocrinology 2006;147:1166-74.

5. Wakabayashi Y, Nakada T, Murata K, et al. Neurokinin B and dynorphin A in kisspeptin neurons of the arcuate nucleus participate in generation of periodic oscillation of neural activity driving pulsatile gonadotropin-releasing hormone secretion in the goat. J Neurosci;30:3124-32.

6. Donato J Jr., Cravo RM, Frazao R, et al. Leptin's effect on puberty in mice is relayed by the ventral premammillary nucleus and does not require signaling in Kiss1 neurons. J Clin Invest;121:355-68.

7. Ojeda SR, Lomniczi A, Sandau U. Contribution of glial-neuronal interactions to the neuroendocrine control of female puberty. Eur J Neurosci;32:2003-10.

8. Marshall WA, Tanner JM. Variations in pattern of pubertal changes in girls. Arch Dis Child 1969;44:291-303.

9. Marshall WA, Tanner JM. Variations in the pattern of pubertal changes in boys. Arch Dis Child 1970;45:13-23.

10. Parent AS, Teilmann G, Juul A, Skakkebaek NE, Toppari J, Bourguignon JP. The timing of normal puberty and the age limits of sexual precocity: variations around the world, secular trends, and changes after migration. Endocr Rev 2003;24:668-93.

11. Kaplowitz PB, Oberfield SE. Reexamination of the age limit for defining when puberty is precocious in girls in the United States: implications for evaluation and treatment. Drug and Therapeutics and Executive Committees of the Lawson Wilkins Pediatric Endocrine Society. Pediatrics 1999;104:936-41.

12. Herman-Giddens ME, Slora EJ, Wasserman RC, et al. Secondary sexual characteristics and menses in young girls seen in office practice: a study from the Pediatric Research in Office Settings network. Pediatrics 1997;99:505-12.

13. Biro FM, Galvez MP, Greenspan LC, et al. Pubertal assessment method and baseline characteristics in a mixed longitudinal study of girls. Pediatrics;126:e583-90.

14. Kaplowitz P. Update on precocious puberty: girls are showing signs of puberty earlier, but most do not require treatment. Adv Pediatr 2011;58:243-58.

15. Midyett LK, Moore WV, Jacobson JD. Are pubertal changes in girls before age 8 benign? Pediatrics 2003;111:47-51.

16. de Vries L, Guz-Mark A, Lazar L, Reches A, Phillip M. Premature thelarche: age at presentation affects clinical course but not clinical characteristics or risk to progress to precocious puberty. J Pediatr 2010;156:466-71.

17. Roman R, Johnson MC, Codner E, Boric MA, aVila A, Cassorla F. Activating GNAS1 gene mutations in patients with premature thelarche. J Pediatr 2004;145:218-22.

18. de Vries L, Guz-Mark A, Lazar L, Reches A, Phillip M. Premature thelarche: age at presentation affects clinical course but not clinical characteristics or risk to progress to precocious puberty. J Pediatr;156:466-71.

19. Pasquino AM, Pucarelli I, Passeri F, Segni M, Mancini MA, Municchi G. Progression of premature thelarche to central precocious puberty. J Pediatr 1995;126:11-4.

20. Ibanez L, Diaz R, Lopez-Bermejo A, Marcos MV. Clinical spectrum of premature pubarche: links to metabolic syndrome and ovarian hyperandrogenism. Rev Endocr Metab Disord 2009;10:63-76.

21. Williams RM, Ward CE, Hughes IA. Premature adrenarche. Arch Dis Child 2011; Aug 2011 Epub ahead.

22. Carel JC, Leger J. Clinical practice. Precocious puberty. N Engl J Med 2008;358:2366-77.

23. Teles MG, Silveira LF, Tusset C, Latronico AC. New genetic factors implicated in human GnRH-dependent precocious puberty: the role of kisspeptin system. Mol Cell Endocrinol;346:84-90.

24. de Vries L, Kauschansky A, Shohat M, Phillip M. Familial central precocious puberty suggests autosomal dominant inheritance. J Clin Endocrinol Metab 2004;89:1794-800.

25. Teles MG, Bianco SD, Brito VN, et al. A GPR54-activating mutation in a patient with central precocious puberty. N Engl J Med 2008;358:709-15.

26. Silveira LG, Noel SD, Silveira-Neto AP, et al. Mutations of the KISS1 gene in disorders of puberty. J Clin Endocrinol Metab;95:2276-80.

27. Abreu AP, Dauber A, Macedo DB, et al. Central precocious puberty caused by mutations in the imprinted gene MKRN3. N Engl J Med;368:2467-75.

28. Settas N, Dacou-Voutetakis C, Karantza M, Kanaka-Gantenbein C, Chrousos GP, Voutetakis A. Central precocious puberty in a girl and early puberty in her brother caused by a novel mutation in the MKRN3 gene. J Clin Endocrinol Metab;99:E647-51.

29. Macedo DB, Abreu AP, Reis AC, et al. Central precocious puberty that appears to be sporadic caused by paternally inherited mutations in the imprinted gene makorin ring finger 3. J Clin Endocrinol Metab;99:E1097-103.

30. de Brito VN, Latronico AC, Arnhold IJ, et al. Treatment of gonadotropin dependent precocious puberty due to

hypothalamic hamartoma with gonadotropin releasing hormone agonist depot. Arch Dis Child 1999;80:231-4.

31. Jung H, Carmel P, Schwartz MS, et al. Some hypothalamic hamartomas contain transforming growth factor alpha, a puberty-inducing growth factor, but not luteinizing hormone-releasing hormone neurons. J Clin Endocrinol Metab 1999;84:4695-701.

32. Jung H, Neumaier Probst E, Hauffa BP, Partsch CJ, Dammann O. Association of morphological characteristics with precocious puberty and/or gelastic seizures in hypothalamic hamartoma. J Clin Endocrinol Metab 2003;88:4590-5.

33. Cukier P, Castro LH, Banaskiwitz N, et al. The benign spectrum of hypothalamic hamartomas: infrequent epilepsy and normal cognition in patients presenting with central precocious puberty. Seizure;22:28-32.

34. Mouritsen A, Aksglaede L, Sorensen K, et al. Hypothesis: exposure to endocrine-disrupting chemicals may interfere with timing of puberty. Int J Androl;33:346-59.

35. Brito VN, Batista MC, Borges MF, et al. Diagnostic value of fluorometric assays in the evaluation of precocious puberty. J Clin Endocrinol Metab 1999;84:3539-44.

36. Houk CP, Kunselman AR, Lee PA. Adequacy of a single unstimulated luteinizing hormone level to diagnose central precocious puberty in girls. Pediatrics 2009;123:e1059-63.

37. Pasternak Y, Friger M, Loewenthal N, Haim A, Hershkovitz E. The utility of basal serum LH in prediction of central precocious puberty in girls. Eur J Endocrinol;166:295-9.

38. Resende EA, Lara BH, Reis JD, Ferreira BP, Pereira GA, Borges MF. Assessment of basal and gonadotropin-releasing hormone-stimulated gonadotropins by immunochemiluminometric and immunofluorometric assays in normal children. J Clin Endocrinol Metab 2007;92:1424-9.

39. Neely EK, Hintz RL, Wilson DM, et al. Normal ranges for immunochemiluminometric gonadotropin assays. J Pediatr 1995;127:40-6.

40. Brito VN, Latronico AC, Arnhold IJ, Mendonca BB. A single luteinizing hormone determination 2 hours after depot leuprolide is useful for therapy monitoring of gonadotropin-dependent precocious puberty in girls. J Clin Endocrinol Metab 2004;89:4338-42.

41. Thodberg HH. Clinical review: an automated method for determination of bone age. J Clin Endocrinol Metab 2009;94:2239-44.

42. Badouraki M, Christoforidis A, Economou I, Dimitriadis AS, Katzos G. Evaluation of pelvic ultrasonography in the diagnosis and differentiation of various forms of sexual precocity in girls. Ultrasound Obstet Gynecol 2008;32:819-27.

43. Carel JC, Eugster EA, Rogol A, et al. Consensus statement on the use of gonadotropin-releasing hormone analogs in children. Pediatrics 2009;123:e752-62.

44. Mogensen SS, Aksglaede L, Mouritsen A, et al. Pathological and incidental findings on brain MRI in a single-center study of 229 consecutive girls with early or precocious puberty. PLoS One;7:e29829.

45. Latronico AC, Brito VN, Carel JC. Causes, diagnosis, and treatment of central precocious puberty. Lancet Diabetes Endocrinol. 2016; 4(3):265-74

46. Heger S, Sippell WG, Partsch CJ. Gonadotropin-releasing hormone analogue treatment for precocious puberty. Twenty years of experience. Endocr Dev 2005;8:94-125.

47. Lazar L, Padoa A, Phillip M. Growth pattern and final height after cessation of gonadotropin-suppressive therapy in girls with central sexual precocity. J Clin Endocrinol Metab 2007;92:3483-9.

48. Brito VN, Latronico AC, Cukier P, et al. Factors determining normal adult height in girls with gonadotropin-dependent precocious puberty treated with depot gonadotropin-releasing hormone analogs. J Clin Endocrinol Metab 2008;93:2662-9.

49. Carel JC, Lahlou N, Jaramillo O, et al. Treatment of central precocious puberty by subcutaneous injections of leuprorelin 3-month depot (11.25 mg). J Clin Endocrinol Metab 2002;87:4111-6.

50. Carel JC, Blumberg J, Seymour C, Adamsbaum C, Lahlou N. Three-month sustained-release triptorelin (11.25 mg) in the treatment of central precocious puberty. Eur J Endocrinol 2006;154:119-24.

51. Fuld K, Chi C, Neely EK. A randomized trial of 1- and 3-month depot leuprolide doses in the treatment of central precocious puberty. J Pediatr;159:982-7 e1.

52. Mericq V, Lammoglia JJ, Unanue N, et al. Comparison of three doses of leuprolide acetate in the treatment of central precocious puberty: preliminary results. Clin Endocrinol (Oxf) 2009;71:686-90.

53. Eugster EA, Clarke W, Kletter GB, et al. Efficacy and safety of histrelin subdermal implant in children with central precocious puberty: a multicenter trial. J Clin Endocrinol Metab 2007;92:1697-704.

54. Badaru A, Wilson DM, Bachrach LK, et al. Sequential comparisons of one-month and three-month depot leuprolide regimens in central precocious puberty. J Clin Endocrinol Metab 2006;91:1862-7.

55. Manasco PK, Pescovitz OH, Blizzard RM. Local reactions to depot leuprolide therapy for central precocious puberty. J Pediatr 1993;123:334-5.

56. Martinez-Aguayo A, Hernandez MI, Beas F, et al. Treatment of central precocious puberty with triptorelin 11.25 mg depot formulation. J Pediatr Endocrinol Metab 2006;19:963-70.

57. Bhatia S, Neely EK, Wilson DM. Serum luteinizing hormone rises within minutes after depot leuprolide injection: implications for monitoring therapy. Pediatrics 2002;109:E30.

58. Demirbilek H, Alikasifoglu A, Gonc NE, Ozon A, Kandemir N. Assessment of gonadotrophin suppression in girls treated with GnRH analogue for central precocious puberty; validity of single luteinizing hormone measurement after leuprolide acetate injection. Clin Endocrinol (Oxf) 2012;76:126-30.

59. Lawson ML, Cohen N. A single sample subcutaneous luteinizing hormone (LH)-releasing hormone (LHRH) stimulation test for monitoring LH suppression in

children with central precocious puberty receiving LHRH agonists. J Clin Endocrinol Metab 1999;84:4536-40.

60. Carel JC, Lahlou N, Roger M, Chaussain JL. Precocious puberty and statural growth. Hum Reprod Update 2004;10:135-47.

61. Kauli R, Galatzer A, Kornreich L, Lazar L, Pertzelan A, Laron Z. Final height of girls with central precocious puberty, untreated versus treated with cyproterone acetate or GnRH analogue. A comparative study with re-evaluation of predictions by the Bayley-Pinneau method. Horm Res 1997;47:54-61.

62. Mul D, Bertelloni S, Carel JC, Saggese G, Chaussain JL, Oostdijk W. Effect of gonadotropin-releasing hormone agonist treatment in boys with central precocious puberty: final height results. Horm Res 2002;58:1-7.

63. Chiocca E, Dati E, Baroncelli GI, et al. Body mass index and body composition in adolescents treated with gonadotropin-releasing hormone analogue triptorelin depot for central precocious puberty: data at near final height. Neuroendocrinology 2009;89:441-7.

64. Pasquino AM, Pucarelli I, Accardo F, Demiraj V, Segni M, Di Nardo R. Long-term observation of 87 girls with idiopathic central precocious puberty treated with gonadotropin-releasing hormone analogs: impact on adult height, body mass index, bone mineral content, and reproductive function. J Clin Endocrinol Metab 2008;93:190-5.

65. Antoniazzi F, Zamboni G, et al. Bone mass at final height in precocious puberty after gonadotropin-releasing hormone agonist with and without calcium supplementation. J Clin Endocrinol Metab 2003;88:1096-101.

66. Heger S, Muller M, Ranke M, et al. Long-term GnRH agonist treatment for female central precocious puberty does not impair reproductive function. Mol Cell Endocrinol 2006;254-255:217-20.

67. Franceschi R, Gaudino R, Marcolongo A, et al. Prevalence of polycystic ovary syndrome in young women who had idiopathic central precocious puberty. Fertil Steril;93:1185-91.

68. Tremblay L, Frigon JY. Precocious puberty in adolescent girls: a biomarker of later psychosocial adjustment problems. Child Psychiatry Hum Dev 2005;36:73-94.

69. Kalantaridou SN, Chrousos GP. Clinical review 148: Monogenic disorders of puberty. J Clin Endocrinol Metab 2002;87:2481-94.

70. Soriano Guillen L, Argente J. [Peripheral precocious puberty: clinical, diagnostic and therapeutical principles.]. An Pediatr (Barc).

71. Anasti JN, Flack MR, Froehlich J, Nelson LM, Nisula BC. A potential novel mechanism for precocious puberty in juvenile hypothyroidism. J Clin Endocrinol Metab 1995;80:276-9.

72. Weinstein LS, Shenker A, Gejman PV, Merino MJ, Friedman E, Spiegel AM. Activating mutations of the stimulatory G protein in the McCune-Albright syndrome. N Engl J Med 1991;325:1688-95.

73. Volkl TM, Dorr HG. McCune-Albright syndrome: clinical picture and natural history in children and adolescents. J Pediatr Endocrinol Metab 2006;19 Suppl 2:551-9.

74. Plotkin H, Rauch F, Zeitlin L, Munns C, Travers R, Glorieux FH. Effect of pamidronate treatment in children with polyostotic fibrous dysplasia of bone. J Clin Endocrinol Metab 2003;88:4569-75.

75. Soriano Guillen L, Argente J. [Peripheral precocious puberty: clinical, diagnostic and therapeutical principles]. An Pediatr (Barc);76:229 e1-10.

76. Latronico AC, Shinozaki H, Guerra G Jr., et al. Gonadotropin-independent precocious puberty due to luteinizing hormone receptor mutations in Brazilian boys: a novel constitutively activating mutation in the first transmembrane helix. J Clin Endocrinol Metab 2000;85:4799-805.

77. Morishima A, Grumbach MM, Simpson ER, Fisher C, Qin K. Aromatase deficiency in male and female siblings caused by a novel mutation and the physiological role of estrogens. J Clin Endocrinol Metab 1995;80:3689-98.

78. Tiulpakov A, Kalintchenko N, Semitcheva T, et al. A potential rearrangement between CYP19 and TRPM7 genes on chromosome 15q21.2 as a cause of aromatase excess syndrome. J Clin Endocrinol Metab 2005;90:4184-90.

79. Stratakis CA, Vottero A, Brodie A, et al. The aromatase excess syndrome is associated with feminization of both sexes and autosomal dominant transmission of aberrant P450 aromatase gene transcription. J Clin Endocrinol Metab 1998;83:1348-57.

80. Martin RM, Lin CJ, Nishi MY, et al. Familial hyperestrogenism in both sexes: clinical, hormonal, and molecular studies of two siblings. J Clin Endocrinol Metab 2003;88:3027-34.

81. Domenice S, Latronico AC, Brito VN, Arnhold IJ, Kok F, Mendonca BB. Adrenocorticotropin-dependent precocious puberty of testicular origin in a boy with X-linked adrenal hypoplasia congenita due to a novel mutation in the DAX1 gene. J Clin Endocrinol Metab 2001;86:4068-71.

82. Almeida MQ, Brito VN, Lins TS, et al. Long-term treatment of familial male-limited precocious puberty (testotoxicosis) with cyproterone acetate or ketoconazole. Clin Endocrinol (Oxf) 2008;69:93-8.

83. Eugster EA. Peripheral precocious puberty: causes and current management. Horm Res 2009;71 Suppl 1:64-7.

Menopausa

16

Dolores Pardini

INTRODUÇÃO

Define-se como menopausa a ausência de menstruação por 12 meses em mulheres acima de 45 anos na ausência de outras causas biológicas, em consequência da falência ovariana fisiológica. A idade média da menopausa é ao redor dos 50 anos na maioria das mulheres. Em 5% delas, ocorre após os 55 anos (menopausa tardia) e em outros 5% ocorre entre 40 e 45 anos (menopausa recente). A ocorrência da falência ovariana antes dos 40 anos é considerada precoce ou prematura. Fatores genéticos, étnicos, tabagismo e história reprodutiva podem contri-

buir para a idade da menopausa.[1] A perimenopausa compreende o período de transição caracterizado por irregularidade menstrual e/ou sintomas menopausais tais como fogachos, distúrbios do sono irritabilidade, entre outros. Tem duração variável entre 1 e 3 anos antes da menopausa. A partir de 1 ano após a última menstruação, define-se como pós-menopausa. O período que engloba a perimenopausa, a menopausa e a pós-menopausa chama-se climatério, caracterizado pela falência progressiva da função ovariana. Em 2001, um *workshop* definiu os diferentes estágios para facilitar a nomeclatura (Figura 16.1).[2]

Estágios	-5	-4	-3	-2	-1	U.M. 0	+1	+2
Terminologia	Idade reprodutiva			Transição menopausa		Pós-menopausa		
Terminologia	Inicial	Pico	Tardia	Inicial	Pico	Inicial		Tardia
				Perimenopausa				
Duração do estágio	Variável			Variável		1 ano	4 anos	Até a morte
Ciclos menstruais	Regular ou variável	Regular		Duração dos ciclos variável > 7 dias diferente do normal	> 2 ciclos alternados e intervalo de amenorreia > 60 dias	(a)	Amenorreia	
Endócrino	FSH normal		FSH ↑	FSH ↑		FSH ↑		

Figura 16.1 Estágios do envelhecimento normal da mulher. Fonte: Adaptado de Soules et al., 2001.[2]

FISIOLOGIA

Ao nascer, a mulher tem cerca de 1 a 2 milhões de folículos ovarianos, no período da menopausa restam apenas algumas centenas ou poucos milhares. Durante os 40 anos de vida reprodutiva da mulher, apenas 480 folículos ovulam, sendo que a taxa de perda é linear até a idade de 35 a 38 anos, seguida por uma perda progressiva e vertiginosa até a menopausa. Na perimenopausa, o número de folículos diminui substancialmente e os remanescentes respondem mal ao estímulo das gonadotrofinas para o hormônio folículo estimulante (FSH) e hormônio luteinizante (LH), resultando em ciclos menstruais irregulares por conta da ovulação errática. Isso não significa que todos os ciclos sejam anovulatórios, portanto a gravidez pode ocorrer e a anticoncepção se faz necessária nos casos que a gravidez não é desejada. Como o desenvolvimento folicular declina, os níveis de estrogênio e progesterona também diminuem, acarretando um aumento dos níveis circulantes de FSH. Posteriormente, com o esgotamento dos folículos, não haverá estradiol (E2) suficiente para comandar o *feedback* positivo responsável pela ovulação, resultando em uma elevação do LH, embora em menores proporções que o FSH. A elevação dos níveis de LH e FSH estimulam o estroma ovariano, resultando em predomínio dos níveis de estrona (E1) sobre os níveis de estradiol (E2). Com o declínio da produção folicular, os estrógenos circulantes na mulher menopausada são derivados do estroma ovariano e da conversão periférica da androstenediona produzida pelas glândulas adrenais.[3] Essas alterações podem preceder a menopausa por um período de até 10 anos. Podemos detectar um aumento no nível de FSH na fase folicular inicial, ainda na vigência de ciclos menstruais regulares ou uma diminuição do nível circulante de inibina B. A elevação do FSH acarreta depleção folicular acelerada. Na perimenopausa tardia, os níveis de estradiol e inibina A também diminuem, os níveis de inibina B permanecem baixos e o FSH marcadamente alto. Apenas a inibina B é fator preditivo independente significativo do FSH.[4]

MANIFESTAÇÕES CLÍNICAS

A sintomatologia na menopausa pode ser dividida em manifestações precoces e tardias decorrentes do hipoestrogenismo. Incluem-se nas precoces os sintomas vasomotores, irritabilidade, insônia, alterações de memória, labilidade emocional e irregularidade menstrual. Nessa fase, porém mais tardiamente, podem surgir as queixas vaginais como dor no coito decorrente de falta de lubrificação vaginal, bexiga hiperativa, incontinência urinária e infecções urinárias de repetição. Em uma fase mais tardia, as consequências envolvem perda de massa óssea, eventos cardiovasculares e demência. Na verdade, as complicações tardias são basicamente decorrentes da longevidade e de outros fatores ligados à herança genética e ao estilo de vida de cada mulher, mas, sem dúvida, a deprivação hormonal do climatério é um importante fator coadjuvante, e a sua reposição pode prevenir e/ou retardar o seu aparecimento, além de aliviar a sintomatologia.[5]

DIAGNÓSTICO

O diagnóstico clínico consiste em amenorreia por 12 meses, afastados os diagnósticos diferenciais de amenorreia secundária mais frequentes como hipertireoidismo, hiperprolactinemia, gravidez e medicamentosa. O diagnóstico laboratorial é feito com níveis séricos de FSH superiores a 35 mUI/mL.

TRATAMENTO

A terapia de reposição hormonal na menopausa (THM) tem sido objeto de muita discussão e especulação desde a década de 1960, período no qual prescrevia-se estrogenoterapia para todas as mulheres menopausadas, dando origem a complicações, principalmente endometriais.[6] Em 1980, após o efeito protetor das progestinas (compostos que interagem com os receptores da progesterona nos tecidos-alvo com efeito similar ao da progesterona) no endométrio ser estabelecido, a THM obteve outra ascensão. Na década de 1990, a THM atingia seu apogeu quando os estudos em animais e os observacionais sugeriam que a estrogenoterapia pós-menopausa podia prevenir a doença coronariana e a demência, além de evitar a perda de massa óssea. Antes de 2002 não se questionavam os benefícios da THM quanto à melhora dos sintomas menopausais associada a uma redução do risco cardiovascular, osteoporose e câncer de colo. Os riscos de câncer de mama e tromboembolismo eram compensados pelas vantagens, principalmente com base em estudos observacionais. Por volta do começo do século 21, aproximadamente 15 milhões de mulheres americanas faziam uso de reposição hormonal na menopausa, diminuindo substancialmente depois de 2002.[6] Dados oriundos do NHANES (2009-2010) sugerem o uso de THM em 4,7% de mulheres acima de 40 anos e de 6,7% nas mulheres entre 50 e 59 anos de idade, em comparação com 38,3% de usuárias entre 1999 e 2000.[7] A publicação do estudo Heart and Estrogen Progestin Replacement Study (HERS),[8] em 1998, seguida pelos resultados do Women's Health Initiative (WHI),[9] em 2002 e 2004,[10] marcaram outra fase da THM na qual estabeleceram-se alguns critérios para tratamento da menopausa tais como:

- idade da paciente;
- tempo de menopausa;
- sintomas;
- doses;
- vias de administração;
- comorbidades etc.

Surgia o conceito de *individualização*. Essas publicações geraram 10 anos de controvérsia na análise detalhada de seus resultados. A Endocrine Society Scientific Statements, revendo toda a literatura publicada sobre THM, valendo-se apenas dos ensaios clínicos com metodologia controlada e classificando todas as conclusões usando o método GRADE (Gradind of Recomendations, Assessment, Development and Evaluation),[11] publicou um posicionamento rigorosamente documentado e com todas as conclusões a respeito dos riscos e benefícios da THM classificadas de acordo com o grau de evidência.[12] As conclusões estão divididas entre aquelas que permaneceram inalteradas com o passar do tempo, com base em estudos experimentais de melhor consistência (grau de evidência A); aquelas que permaneceram inalteradas, porém com um nível menor de certeza, baseadas em estudos experimentais ou observacionais de menor consistência (grau de evidência B); e aquelas baseadas em relatos de caso e estudos não controlados (grau de evidência C, D). As recomendações relatadas a seguir expressam um resumo da literatura em relação aos princípios da terapia hormonal, em uma visão simples e global, que servem como plataforma comum para questões relacionadas aos vários aspectos do tratamento hormonal.[13]

RISCOS E BENEFÍCIOS DA THM

- Conclusões com grau de evidência A.

Sintomas vasomotores

Os fogachos são os sintomas menopausais mais frequentes, afetando de 60 a 80% das mulheres. Para as portadoras de fogachos e/ou sudorese noturna, uma revisão sistemática do Instituto Cochrane calculou redução de 75% na frequência e 87% na severidade dos sintomas vasomotores nas usuárias de hormonioterapia.[14] A maioria dos dados publicados sobre o uso de THM e fogachos é baseada em doses *standart* de estrógeno (estrógeno conjugado 0,625 mg; 17-β estradiol oral 1 mg, 17-β estradiol transdérmico 50 µg/d), entretanto, baixas doses de estrógeno também são efetivas para alívio dos sintomas vasomotores. Alternativas não hormonais para os fogachos incluem antidepressivos e gabapentina, embora esses agentes não sejam tão efetivos como o estrógeno, são significantemente superiores ao placebo.[15]

Sintomas urogenitais

As Sociedades Americana e Europeia de Menopausa, em publicação recente, após um painel de debate realizado em Boston, em outubro de 2013, classificaram os termos "atrofia vulvovaginal" (AVV) e "vaginite atrófica" (VA) como inadequados. Adotaram como nova terminologia "síndrome geniturinária da menopausa" (SGM) ou GSM (genitoyrinary syndrome of menopause) que define uma coleção de sintomas e sinais associados com o decréscimo de estrógeno e outros esteroides acarretando alterações nos pequenos e grandes lábios, clitóris, vestíbulo, introito vaginal, uretra e bexiga.[16] A SGM inclui bexiga hiperativa (BHA), incontinência urinária (IU), infecção recorrente do trato urinário (IRTU) e atrofia vaginal. Sintomas geniturinários decorrentes do hipoestrogenismo menopausal afetam acima de 50% das mulheres idosas e de meia-idade. A reposição com baixas de estrógeno local normaliza a atrofia vaginal e reduz a incidência de infecção urinária recorrente. Receptores de andrógeno também estão presentes e distribuídos no vestíbulo e outros compartimentos urogenitais, responsivos não só ao estrógeno, mas também aos andrógenos. Quando o estrógeno em baixas doses é administrado somente na vagina, não se faz necessária a associação de progesterona para proteção endometrial nas mulheres com útero. Ainda não existem dados suficientes que confirmem a segurança da estrogenoterapia local nas mulheres com antecedentes de câncer de mama. A terapia não hormonal com hidratantes deve ser considerada nesses casos.[17]

Osteoporose pós-menopausa

O estrógeno isolado ou associado à progesterona é eficaz na prevenção da perda óssea associada à menopausa e na redução da incidência de fratura vertebral e não vertebral, incluindo pacientes de baixo risco. Embora a magnitude do declínio na renovação óssea esteja relacionada aos níveis de estrogênio, a reposição em baixas doses também tem influência positiva na massa óssea da maioria das mulheres. Com bases nas evidências, a THM é a terapia de 1ª linha para mulheres pós-menopausadas que apresentam alto risco de fratura e estejam abaixo dos 60 anos de idade, na presença ou não de sintomas menopausais, com a mesma efetividade dos bisfosfonatos.[6] O efeito protetor da THM sobre a densidade mineral óssea diminui depois da suspensão do hormônio. Iniciar a THM com dose padrão não é recomendado para fins exclusivos de prevenção de fratura após os 60 anos de idade. O raloxifeno, modulador seletivo do receptor de estrógeno, aumenta a massa óssea e reduz a incidência de fratura vertebral, mas não reduz a fratura de quadril.[18]

Câncer de colo

A reposição estroprogestativa reduz o risco de câncer de colo. O modo de ação ainda permanece desconhecido, embora várias observações sugiram que o tecido colônico é hormonalmente influenciado. O estrógeno decresce a concentração de ácidos biliares, os quais, acredita-se, promoverem alterações malignas no colo. A hipótese é que os progestágenos atuem com efeito antiproliferativo no ciclo proteico das células colônicas. Na prática clínica, a THM não deve ser considerada para prevenção do câncer colorretal, mas não deve ser excluída naquelas mulheres sintomáticas com alto risco para a patologia.[20]

Tromboembolismo venoso

A THM aumenta o risco de fenômenos tromboembólicos em duas vezes aproximadamente, risco este incrementado pela obesidade, trombofilia, idade superior a 60 anos, cirurgia e imobilização.[20] A via de administração do estrógeno, a dosagem e o tipo de progestágeno associado ao estrógeno podem afetar o risco do evento tromboembólico. A terapia combinada com estrógeno e progesterona aumenta o risco de tromboembolismo quando comparada à monoterapia estrogênica. Estudos observacionais sugerem que a progesterona micronizada ou didrogesterona tem menor risco do que outros progestágenos. Risco este maior durante o 1º ano de reposição. A reposição estrogênica por via transdérmica tem se mostrado mais segura quanto aos fenômenos tromboembólicos que via oral.[20,21]

Endométrio

A administração de estrógeno sem oposição induz o estímulo do endométrio aumentando risco de câncer e hiperplasia endometrial. A associação estroprogestativa confere proteção endometrial. As mulheres com útero devem receber a associação com prostágeno por no mínimo 12 dias por mês nos esquemas sequencias; por outro lado, os esquemas combinados contínuos conferem uma proteção endometrial maior quando comparado aos esquemas cíclicos.[20]

Acidente vascular encefálico

O risco AVE aumenta exponencialmente com o avanço da idade. A THM pode ser responsável por um caso adicional em 10.000 mulheres que iniciaram o tratamento antes dos 50 anos de idade; dois, para mulheres entre 55 e 60 ano;s e sete, para mulheres com idade superior a 65 anos. A THM não reduz a incidência de AVE em mulheres idosas com doença vascular pré-existente. O risco de AVE, além da idade, também pode ser dependente da dose, da via de administração do estrógeno e da associação com progestágenos. A via não oral em alguns estudos está associada a um menor risco de AVE.[22]

Cognição

Diversos estudos observacionais e metanálises têm sugerido que, se o estrógeno for prescrito na mulher jovem em perimenopausa, diminui o risco de doença de Alzheimer ou retarda seu aparecimento. Acredita-se que o *timing* do início da reposição é crítico nesses casos, à semelhança dos eventos cardiovasculares. THM iniciada após os 60 anos de idade não melhora a memória.[22] O estrógeno parece ter diferentes efeitos no cérebro dependentes da idade da paciente, idade no início da reposição, tipo de menopausa (natural ou induzida) e o tipo de reposição utilizada.[6] A THM não está indicada para a prevenção primária ou secundária de demência.

Mama

A incidência de câncer de mama varia de acordo com os diferentes países. Assim sendo, os dados atualmente disponíveis não podem ser obrigatoriamente generalizados. O grau de associação entre o câncer de mama e a THM continua controverso. Entretanto, o único dado considerado com grau de evidência A é que a administração de estrógeno isolado ou associado à progesterona aumenta a porcentagem de densidade mamária (PMD) e o raloxifeno diminui o risco de câncer de mama.[12]

O International Breast Cancer Intervention Study (IBIS) mostrou uma redução de 13,7% na PMD com o uso de tamoxifeno comparado a 7,3% no grupo-placebo durante 4 anos e meio de seguimento.[12] Nas mulheres que apresentaram uma redução de 10% ou mais da PMD, o risco de câncer de mama foi reduzido em 52% comparado ao grupo-placebo (p < 0,01). A PDM é um forte fator de risco para a neoplasia de mama, sendo influenciada por algumas formas de THM. A associação de estrógeno e progesterona aumenta a PMD em 3 a 5%, significantemente maior que o placebo e estrógeno isoladamente. No estudo controlado WHI, não foi observado nenhum aumento do risco de câncer de mama em mulheres que fizeram uso da THM por até 7 anos. Levando-se em conta que a maioria das participantes do estudo WHI tinha sobrepeso ou obesidade.[9] Dados do WHI sugerem que a administração exclusiva de estrógeno por longo período, por 7 e 15 anos respectivamente, não aumentou o risco de câncer de mama em mulheres americanas.[10] As evidências atuais são bem consistentes de que a adição de progestógeno ao estrógeno na THM aumenta o risco de câncer de mama. Não existem estudos comparando os diferentes progestógenos, entretanto amplos estudos epidemiológicos indicam que a progesterona natural e a didrogesterona podem estar associadas com um menor risco de câncer de mama quando comparadas com outros progestágenos. Esquemas contínuos de reposição também conferem um risco aumentado de câncer de mama quando comparados aos esquemas sequenciais.[24] Observou-se que o uso de estrógeno isolado por menos de 5 anos pode reduzir o risco de câncer de mama em pacientes que iniciaram a reposição muitos anos depois da menopausa, fenômeno denominado *gap time*. Dados oriundos do estudo SEER (Surveillance, Epidemiology and End Results) mostraram que mulheres com idade entre 50 e 54 anos tinham 13/1.000 de chances de desenvolver câncer de mama após 5 anos de menopausa. Enquanto aquelas que iniciaram a estrogenoterapia antes de 5 anos apresentaram risco de 2,59/1.000.[12] Uma possível explicação para o fato seria o estrógeno induzindo apoptose. As células mamárias cancerígenas em deprivação estrogênica por longo tempo em meio de cultura (mimetizando o *gap time*) adaptar-se-iam e tornar-se-iam sensíveis aos efeitos pró-aptóticos do estradiol. Em mulheres, esse efeito pró-aptótico paradoxal poderia encolher o tamanho de tumores ocultos preexistentes e reduzir a taxa de detecção clínica tardia dos cânceres.

- Conclusões com grau de evidência B.

Diabete e intolerância a hidratos de carbono

O uso de estrógeno isolado ou combinado à progesterona, conforme observado nos estudos WHI e HERS, está associado com uma diminuição no risco de diabete melito tipo 2 (DM2) e um menor acúmulo de tecido gorduroso abdominal e/ou periférico. O risco de desenvolver DM2 aumenta com a maturidade da mulher, evidentemente associado a outros fatores como obesidade central e sedentarismo, entre outros. O declínio da produção de estrógeno pelos ovários na menopausa também pode ter um papel importante, entretanto essa possibilidade ainda não está completamente estabelecida e a literatura permanece controversa. Os efeitos da THM no metabolismo dos hidratos de carbono podem ser diretos, isto é, no pâncreas ou musculatura esquelética melhorando a sensibilidade à insulina, ou indiretos reduzindo o acúmulo de gordura visceral. Efeitos esses que dependem da via de administração, dose e tipo do estrogênio utilizado na reposição pós-menopausa.[12,20]

Doença cardiovascular

A doença cardiovascular é a principal causa de morbidade e mortalidade em mulheres na pós-menopausa. A menopausa pode ser considerada fator de risco para a doença arterial coronária em mulheres devido a efeitos potenciais da senescência ovariana sobre a função cardíaca, pressão arterial e alguns parâmetros metabólicos como tolerância à glicose e o perfil lipídico. Modelos animais, a ciência básica e estudos observacionais sustentam a hipótese de que a THM pode prevenir a aterosclerose e reduzir os eventos cardiovasculares (ECV) por meio de efeitos sistêmicos ou genômicos e não genômicos diretamente no coração e nos vasos. As diversas análises posteriores aos resultados observados no estudo WHI concluíram que o desfecho negativo se deveu ao fato de a idade das pacientes ser muito avançada (média de 63 anos) no início da terapia, altas doses de estrógeno para a faixa etária, via de administração e tempo decorrido desde a última menstruação. Combinando os dados oriundos de vários estudos observacionais e randomizados, o consenso do NAMS concluiu que as mulheres que iniciam a THM após 10 anos de menopausa apresentam risco aumentado de ECV e aquelas que iniciam antes desse período tendem a ter baixo risco de ECV, fato conhecido como janela de oportunidade.[20] O consenso da sociedade internacional de menopausa corroborou essa conclusão e acrescentou que a THM não está contraindicada em mulheres hipertensas e, em alguns casos, a THM pode reduzir a pressão arterial. Por outro lado, a THM está contraindicada nas mulheres com história de infarto do miocárdio, AVE e embolia pulmonar.[25] O estudo Danish Osteoporosis Prevention Study (DOPS),[26] randomizado, envolvendo 1.006 mulheres seguidas por 10 anos, muito contribuiu para reforçar o conceito de janela de oportunidade e os benefícios da THM nos eventos cardiovasculares. Após 10 anos de seguimento, as mulheres jovens tratadas na perimenopausa apresentaram resultados semelhantes aos estudos observacionais, ou seja, uma redução significante de eventos cardiovasculares e mortalidade sem aparente aumento de câncer, tromboembolismo venoso ou AVE, em comparação ao grupo-controle. Acredita-se que a administração oral do estrógeno aumentaria os fatores pró-inflamatórios tais como a matriz metaloprotease 9 que, agindo na placa ateromatosa, acarretaria instabilidade e ruptura desta, gerando eventos tromboembólicos.[22] Na mulher jovem, esse efeito, embora ocorra, não encontra substrato aterosclerótico para agir. A continuação da THM além dos 60 anos de idade, uma vez iniciada na perimenopausa, deve ser decidida como parte da análise geral da relação risco/benefício.

Qualidade de vida

A transição menopausal e os anos subsequentes podem estar associados a um declínio considerável na qualidade de vida decorrente da diminuição dos níveis de estrógeno circulantes. A THM melhora a qualidade de vida à medida que diminuem os sintomas vasomotores, a insônia e a labilidade de humor nas mulheres sintomáticas. Quando a reposição é iniciada logo após a menopausa cirúrgica, pode haver benefícios na memória verbal.[6]

Ganho de peso

O estado pós-menopausal associa-se a uma alta prevalência de obesidade, 44% das mulheres menopausadas apresentam sobrepeso e 23% delas são obesas. Entre os fatores que contribuem para esse fato estão a idade que está associada a uma diminuição do metabolismo basal, sedentarismo e aumento da ingesta alimentar. A transição menopausal, por si, já está associada ao ganho de peso, predominantemente na região troncular, acarretando aumento da circunferência abdominal e suas consequências.[27] O receio de ganhar peso com a reposição hormonal constitui uma das maiores causas de má aderência e abandono da THM, entretanto a maioria dos estudos mostra o contrário, as usuárias ganham menos peso e gordura corporal que as não usuárias. O Instituto Cochrane, em revisão sistemática em 2002 e atualizada em 2010 envolvendo 90 estudos, concluiu que não existem evidências de que a THM com estrógeno isolado ou combinado com progestágeno modifique o peso corporal, indicando que esses regimes não causam ganho extra de peso em adição ao ganho observado na menopausa.[28,29]

TH E MORTALIDADE

Embora seja consenso o aumento da ocorrência dos fenômenos tromboembólicos e da incidência do câncer de mama nas usuárias da reposição estrogênica conforme as considerações descritas, também é consensual que a estrogenoterapia iniciada em perimenopausa, no grupo-alvo de mulheres entre 50 e 59 anos, está associada a uma redução de 40% na mortalidade. Previamente aos estudos HERS e WHI, estudos epidemiológicos já haviam publicado redução na mortalidade em mulheres sob estrogenoterapia comparada com menopausadas sem reposição. Entretanto, a melhor evidência do efeito da THM na mortalidade provém de uma metanálise que reuniu 19 estudos randomizados, controlados, duplo-cego envolvendo 16.000 mulheres com idade média de 55 anos. Observou-se uma redução da mortalidade em termos absolutos de 84% nas pacientes tratadas, isto é, uma em cada 119 mulheres tratadas com terapia hormonal em 5 anos não morreu, em comparação com as não tratadas.[30]

VIA DE ADMINISTRAÇÃO

O estradiol e o progestógeno, quando administrados por via não oral, impedem o metabolismo de primeira passagem pelo fígado, ocasionando, assim, menor potencial para estímulo das proteínas hepáticas, fatores de coagulação e perfil metabólico neutro, o que pode ser mais favorável em termos de risco cardiovascular e fenômenos tromboembólicos. O risco de tromboembolismo venoso se mostrou menor quando usado o estradiol por via transdérmica comparado com o estradiol por via oral (VO). Entretanto, não foi confirmado se isso resultou do impacto diferencial do estradiol sobre os fatores de coagulação sintetizados no fígado. Por outro lado, a administração VO tem maior impacto na redução dos níveis do colesterol LDL, o que é uma vantagem na mulher com hipercolesterolemia e triglicerídeos normais, levando-se em conta que os últimos podem elevar-se com a medicação. A primeira passagem uterina da administração vaginal de progestagênios acarreta concentrações locais adequadas e boa proteção endometrial com níveis sistêmicos menores do progestágeno. O uso não oral do estradiol combinado ao progestágeno intrauterino pode melhorar a aderência e minimizar os riscos da THM. Entretanto, ainda são necessários estudos de boa qualidade para confirmar essa hipótese. Uso vaginal de estradiol é preferencial no tratamento isolado das queixas urogenitais.[13] (Tabela 16.1)

CLASSIFICAÇÃO DOS ESTRÓGENOS

SINTÉTICOS

Os principais são o etinilestradiol, mestranol, quinestrol e dietilestilbestrol. Devido ao fato de não serem oxidados pela desidrogenase que oxida o 17-β estradiol, seu efeito no fígado é acentuado, levando-o à produção de proteínas como SHBG, substrato de renina e outras, às vezes indesejáveis, independentemente da via de administração. Por esse motivo, embora exerça efeito no osso, seu uso é restrito aos anticoncepcionais orais.

NATURAIS

Os mais frequentemente utilizados na TRH são os estrogênios conjugados e o estradiol transdérmico ou percutâneo, seguidos pelo valerianato de estradiol e o estradiol micronizado. Quando administrados VO, todos resultam em níveis mais elevados de estrona do que estradiol, sendo que essa transformação se processa na mucosa gastrintestinal e no fígado. O estriol, apesar de provocar poucos efeitos colaterais, não previne a perda de massa óssea. Tanto os estrogênios sintéticos como os naturais têm se mostrado úteis na preservação da massa óssea e na

Tabela 16.1 Vias de administração de estrógeno

	Via oral	Via não oral
Vantagens	Mais difundida Custo menor Menos alérgica HDL; LDL	Relação $E_2/E_1 > 1$ Triglicerídeos Evita os efeitos decorrentes da passagem hepática
Desvantagens	Angiotensinogênio SHBG, TBG, CBG Triglicerídeos Relação $E_2/E_1 < 1$ Antitrombina III	Custo maior Alergia cutânea local 2-24% Impacto discreto no HDL e LDL

Fonte: Pardini, 2014.[13]

melhora da sintomatologia; entretanto, na terapia de reposição hormonal do climatério e menopausa, os naturais estão mais indicados (Tabela 16.2).

DOSE DE ESTRADIOL

A melhor dose é a menor dose efetiva para cada mulher. Baixas doses de estradiol isoladamente ou estradiol associado ao progestágeno são mais bem toleradas e podem apresentar uma relação custo/benefício melhor que a dose padrão. Entretanto, doses baixas e principalmente as ultrabaixas ainda não têm o suporte de estudos controlados e prospectivos de boa qualidade.[12] (Tabela 16.3)

PROGESTÓGENOS

A associação do progestógeno ao estrógeno é obrigatória em pacientes com útero intacto ou em pacientes com histerectomia parcial em que existe resíduo de endométrio. A indicação primária da

Tabela 16.2 Classificação e apresentação dos estrógenos usados em THM

Estrógeno	Apresentação
I – Oral	
Ia – Derivados da estrona	
Estrógenos equinos conjugados	0,3; 0,625; 1,25; 2,5 mg
Ib – Derivados do estradiol	
Valerianato de estradiol	1-2 mg
Estradiol micronizado	1-2 mg
Estriol	1-2 mg
Ic – Sintéticos	
Etinil estradiol	0,02; 0,05; 0,5 mg
II – Injetável	
Benzoato de estradiol	0,5 mg/mL
Fosfato de poliestradiol	40 mg/mL
Estrógenos equinos conjugados	25 mg/mL
Valerianato de estradiol	10; 20; 40 mg/mL
III – Vaginal	
Estrógenos equinos conjugados	0,625 mg/dose
Estriol	1 mg/dose
IV - Implantes	
Estradiol	25; 50; 100 mg/pellet
V – Transdérmico e percutâneo	
Estradiol TTS	25; 50; 100 mcg/adesivo
Estradiol gel	1 mg/dose

Fonte: Pardini, 2014.[13]

Tabela 16.3 Doses de estrógeno usadas em terapia hormonal da menopausa nos Estados Unidos e outros países

Estados Unidos	Outros países	Estradiol (mg) via oral	Estrógeno conjugado (mg) via oral	Estradiol (mg) via transdérmica
Alta	Padrão	2	1,25	0,10
Padrão	Baixa	1	0,625	0,05
Baixa	Ultrabaixa	0,5	0,3-0,45	0,025
Ultrabaixa	Microdose	0,25	-	0,014

Fonte: Adaptado de Birkhäuser et al., 2008.[37]

adição do progestágeno à estrogenoterapia refere-se à proteção endometrial contra a hiperplasia e o adenocarcinoma associados à reposição isolada de estrógeno. Não está recomendada quando baixas doses de estrógeno são administradas por via vaginal no tratamento da atrofia vaginal isoladamente.[17] Os dados atuais são de que a associação do progestágeno aumenta o risco de câncer de mama.[24] Entretanto, existe a preocupação de que a adição do progestágeno não prejudique ou atenue os efeitos benéficos do estrógeno, principalmente no sistema cardiovascular e na massa óssea, bem como sobre o bem-estar da paciente usuária da THM. Ainda que seja obrigatória a promoção de atividade secretória em endométrio previamente estrogenizado para que uma determinada substância possa ser caracterizada como progestagênio, as ações específicas sobre outros órgãos e tecidos diferem substancialmente entre os diferentes tipos de progestógenos empregados na THM. Eles podem ser derivados da molécula de progesterona, testosterona ou espironolactona e, em razão de suas diferentes origens, apresentam maior ou menor afinidade com os receptores de progesterona, testosterona, estradiol e aldosterona (Tabela 16.4). Várias moléculas novas de progestógenos foram sintetizados nas últimas duas décadas, sendo consideradas de 4ª geração. Incluem-se, nessa geração, a drospirenona, trimegestona, nesterona e acetato de nomegestrol. A nesterona não está disponível para THM no mercado brasileiro. A segurança e os benefícios da escolha do progestágeno à semelhança da escolha do estrogênio baseiam-se na individualização. A drosperinona, por ser um esteroide essencialmente com atividade antimineralocorticosteroide, está mais indicada para pacientes com predisposição à retenção hídrica. Por acarretar efeito antiandrogênico, também pode ser uma boa escolha nas mulheres hirsutas ou hiperandrogênicas. Não existe consenso a respeito da melhor via de administração do progestágeno, bem como do tipo ou da dose ideal a ser utilizada para minimizar os efeitos colaterais sem comprometer a proteção endometrial.[31] (Tabela 16.5).

ESQUEMAS TERAPÊUTICOS

São inúmeras as formas de administrar a THM, visando ao alívio dos sintomas e, acima de tudo, à proteção endometrial quando associamos a proges-

Tabela 16.5 Características específicas das novas moléculas de progestógenos

Progestógeno	Principal efeito
Dienogest	Antiandrogênico
Drosperinona	Antimineralocorticosteroiide
Nestorona	Altamente progestacional e antigonadotrófica
Ac. nomegestrol	Altamente antigonadotrófica
Trimegestona	Altamente progestacional

* Nenhum tem ação androgênica ou estrogênica. Fonte: Adaptado de Sitruk-Ware, 2000.[31]

Tabela 16.4 Afinidade dos diferentes progestágenos aos diferentes receptores esteroides

	Prog	Andro	Antiandr	Gluco	Antimineral	Estro
Progesterona	+	-	+	-	+	-
NETA	++	+	-	-	-	+/-
LNG	+++	++	-	-	+/-	-
MPA	+++	+	-	+	-	-
TMG	++++	-	+	-	++	-

Prog: atividade progestacional; Andro: atividade androgênica; Antiandr: atividade antiandrogênica; Gluco: atividade glicocorticosteroide; Antimineral: atividade antimineralocorticosteroide; Estro: atividade estrogênica; NETA: acetato de noretindrona; LNG: levonorgestrel; MPA: acetato de medroxiprogesterona; TMG: trimegestrona. Fonte: Adaptado de Sitruk-Ware, 2000.[31]

terona ao estrógeno. Os consensos atuais recomendam minimizar a exposição ao progestágeno. Os esquemas combinados podem ser cíclicos ou contínuos. No primeiro, o estrógeno é dado de forma contínua e o progestágeno é dado 10 a 12 dias por mês e, no segundo, ambos são administrados conjuntamente de forma ininterrupta. No esquema cíclico, mais usado na pós-menopausa recente, a mulher apresenta sangramento ao final de cada ciclo de progesterona e, no contínuo, a grande maioria entra em amenorreia. Quando isso não ocorre, devemos investigar as condições do endométrio. O esquema cíclico trimestral utiliza o progestógeno a cada 90 dias, no entanto, a ocorrência de hiperplasia, atípias e câncer endometrial nesse esquema terapêutico chega a 5,6% ao ano, r cinco vezes maior em comparação às não usuárias de THM.[32] Quando se usam baixas doses de estrógeno ou após maior tempo de menopausa, o sangramento pode não ocorrer. Nesse esquema, a incidência de alterações endometriais é igual à das que nunca foram usuárias de THM, cerca de 1% ao ano. De qualquer forma, a escolha do esquema é sempre individualizada, priorizando-se a vontade da paciente e o tempo de menopausa.

REPOSIÇÃO ANDROGÊNICA

O último posicionamento da Sociedade de Endocrinologia Americana sustenta que o diagnóstico de insuficiência androgênica na mulher não está bem definido.[20] O Consenso de Princeton, em 2002, sugeria um quadro clínico que incluía falta de motivação, fadiga, mal-estar, humor depressivo, disfunção sexual, diminuição de pelos pubianos e de massa muscular, síndrome climatérica e perda óssea não responsivas a estrogênio.[33] Laboratorialmente, a testosterona total estaria < 150 pg/mL, a testosterona livre por diálise de equilíbrio < 1% (2 pg/mL) ou S-DHEA < 100 ng/mL, devendo as dosagens de testosterona ser colhidas pela manhã e no meio do ciclo em mulheres na pré-menopausa. O próprio Consenso, porém, admitia que os *kits* para dosagens de androgênios são inapropriados para valores baixos. Em mulheres, esses níveis estão frequentemente abaixo da sensibilidade do ensaio, portanto tratava-se de um quadro clínico inespecífico de comprovação laboratorial difícil. Tanto os androgênios ovarianos quanto os adrenais sofrem redução em mulheres a partir dos 25 anos,[34] principalmente no início dos anos reprodutivos. A queda é contínua com a idade e mais precoce e acentuada nos androgênios adrenais. Entre mulheres de 45 a 54 anos com menopausa natural, o ovário continua a secretar androgênios. Como a queda de estrogênios é da ordem de 16 vezes e a de androgênios de apenas 2 a 4 vezes, ocorre um hiperandrogenismo relativo na menopausa, mesmo com níveis absolutos baixos de androgênios. Já em mulheres com ooforectomia bilateral, os níveis de testosterona total e livre calculada caem significativamente.[34] Outros grupos de mulheres de risco para insuficiência androgênica é o daquelas com falência ovariana prematura; o grupo das em tratamento com antiandrogênios, contraceptivos orais ou terapia hormonal VO (que reduzem o LH e aumentam a SHBG, diminuindo os androgênios livres); o das com insuficiência adrenal primária ou secundária ao uso de corticosteroides ou a hipopituitarismo. As indicações clássicas e previamente estabelecidas para prescrevermos testosterona na mulher pertencem à esfera sexual, como diminuição da libido e prazer sexual. Efeitos como ganho de massa óssea e aumento da massa muscular também são bem-estabelecidos com o uso de testosterona.[18] Mais recentemente, diversos estudos correlacionaram a testosterona com proliferação celular na mama e o câncer de mama. Já existem números considerados de evidências de que tanto a testosterona como seu derivado deidrotestosterona exercem efeito inibitório no crescimento da célula mamária promovido pelo estradiol. Embora a progesterona não tenha influência no efeito proliferativo do estradiol na célula mamária, a testosterona pode reduzir em 40% esse efeito e abolir a expressão dos receptores α-estrogênicos (ER-α). Vários estudos já concluíram que o andrógeno induz uma *down regulation* na proliferação epitelial mamária e expressão do receptor estrogênico, sugerindo que a associação estrógeno/andrógeno na terapia hormonal da menopausa possa reduzir o risco de câncer de mama.[35] Não foi demonstrada relação direta entre níveis de androgênios endógenos e libido. A resposta ocorreu apenas com doses suprafisiológicas de testosterona, cuja segurança a longo prazo é incerta. Na mulher, o excesso de androgênios pode ter repercussões estéticas como acne, hirsutismo e até virilização. Podem ocorrer agressividade, retenção hídrica e aumento da pressão arterial. Laboratorialmente, há tendência à policitemia, diminuição de HDL e aumento do fibrinogênio. Os androgênios aumentam a gordura visceral os ácidos graxos livres e prejudicam a ação da insulina. Pode ocorrer dano hepático com as formulações VO. São várias as apresentações para o uso de testosterona na mulher. De modo geral, a testosterona injetável não é recomendada porque a natureza farmacológica dessa via acarreta variações importantes nos níveis circulantes, bem como o depósito do esteroide. Por outro lado, a via intramuscular (IM) tem se mostrado eficiente em mulheres ooforectomizadas. A metiltestosterona em baixas doses (1,25-2,5 mg) tem se mostrado eficiente no alívio dos sintomas menopausais, massa óssea, função sexual e variáveis de qualidade de vida, porém está contraindicada por sua hepatotoxicidade. Undecanoato de testosterona VO está disponível na Europa e no Canadá e é de absorção preferencialmente linfática. Os implantes de testosterona são inseridos a cada 4 a 6 meses de intervalo, a monitorização dos níveis circulantes é fundamental para a segurança da paciente e jamais devem exceder os níveis fisiológicos (70-90 ng/dL). Os adesivos de testosterona para mulher ainda não são comercializados no Brasil, mas os estudos que usaram de 150 a 300 µg mostraram-se bastante satisfatórios. O gel hidroalcoólico de testosterona usado para mulheres (1 g/dia) na dose de um quinto do valor utilizado em homens pode ser eficiente para a composição corporal, força muscular e função sexual. O DHEA, embora usado em vários estudos na dose de 50 mg/dia, tem sua única eficácia convertendo-se em testosterona. Até o presente, não está recomendado para THM em mulheres com função adrenal preservada.[36]

TERAPIAS ALTERNATIVAS

TIBOLONA

Tibolona é um esteroide sintético aprovado em 90 países para tratar os sintomas menopausais, incluindo Europa e a Austrália mas não nos Estados Unidos e, em 45 países está aprovado para prevenção de osteoporose. Esse composto é metabolizado em compostos com atividade estrogênica (3α e 3β) que, por sua vez, são convertidos no isômero Δ4, o qual tem afinidade com os receptores de progesterona e androgênio. A tibolona também diminui os níveis circulantes de SHBG aumentando a testosterona livre e contribuindo para a androgenicidade do fármaco. A tibolona alivia os sintomas vasomotores, melhora a atrofia urogenital, previne a perda de massa óssea e aumenta a densidade óssea. Em razão de seu perfil androgênico, pode melhorar a libido e elevar os níveis de LDL circulantes. Prescreve-se a tibolona de forma contínua, acarretando atrofia endometrial com consequente amenorreia.[12,22]

RALOXIFENO

Este modulador seletivo do receptor estrogênico exerce efeitos estrogênicos no osso e lipídeos e antiestrogênicos na mama, no útero, no epitélio vaginal e em centros cerebrais promotores dos fogachos. Como resultado, na dose de 60 mg/dia melhora a densidade mineral óssea e reduz a incidência de fratura vertebral, mas não reduz a não vertebral. À semelhança do estrógeno, aumenta o risco de AVE e de tromboembolismo. Como resultado de suas ações antiestrogênicas, o raloxifeno reduz a incidência de câncer de mama e endométrio, entretanto piora os sintomas vasomotores.

HORMÔNIOS BIOIDÊNTICOS

Não existem razões médicas ou científicas para recomendar "hormônios bioidênticos" não registrados. As preparações hormonais "customizadas" não foram testadas em estudos e sua pureza e riscos são desconhecidos.[20]

CONTRAINDICAÇÕES ABSOLUTAS À ESTROGENOTERAPIA

Em função das diferentes doses e vias de administração, atualmente as contraindicações são muito poucas, entretanto ainda são consideradas como contraindicações câncer de mama, câncer de endométrio, tromboembolismo agudo, hepatopatia aguda e/ou grave, cardiopatia grave e sangramento uterino sem causa diagnosticada.

QUANDO COMEÇAR E QUANDO PARAR A THM

A análise adicional dos estudos prospectivos randomizados controlados indica que a THM deve ser administrada precocemente, na perimenopausa, em um grupo alvo entre 50 e 59 anos de idade.[20] Nessa população a THM pode conferir proteção cardiovascular, ao passo que o início em idade avançada, após 10 anos sem estrógeno endógeno, pode ser prejudicial. A duração da THM é um dos maiores desafios do tema analisado e os dados atuais são inconsistentes para definir quando interromper a hormonioterapia. Para a reposição com estrógeno isolado, existe maior flexibilidade quanto ao tempo de uso. A decisão de manter a reposição deve ser individualizada com base nos sintomas e monitorizada e mantida enquanto os benefícios forem superiores aos riscos sempre sob supervisão médica. Aguardamos que, em um futuro próximo, novas moléculas com efeitos máximos e riscos mínimos sejam descobertas e incluídas na THM. A genotipagem individual identificará a paciente que apresenta risco real para câncer de mama, tromboembolismo ou evento cardiovascular. Enquanto isso, não nos deixemos levar pela mídia leiga, estudos sem o rigor científico necessário para levarmos em conta suas conclusões e utilizemos as informações atuais, cientificamente relevantes. A THM continua sendo a terapêutica de escolha para os sintomas menopausais e sua segurança depende da boa indicação, monitorização e individualização. Mulheres acima dos 60 anos de idade não devem iniciar a THM. Os consensos atuais são unânimes quando relatam que os benefícios da THM são máximos quando iniciada na perimenopausa. A mulher de 50 a 59 anos ou com menos de 10 anos de menopausa é o grupo-alvo e representa a faixa de mulheres na qual os benefícios, na grande maioria das vezes, superam os riscos.

REFERÊNCIAS BIBLIOGRÁFICAS

1. Bruin JP, Bovenhuis H, van Noord PA, Pearson PL, van Arendonk JÁ, te Velde ER, et al. The role of genetic factors in age at natural menopause. Human Reprod 2001; 16:2014.

2. Soules MR, Sherman S, Parrott E, Reba R, Santoro N, Utian W, et al. Fertil Steril. 2001;76:874.

3. Davison SL, Bell R, Donath S, et al. Twenty four hour mean plasma testosterone concentration declines with age in normal premenopausal women. J Clin Endocrinol Metab. 2005; 90(7):3847-53.

4. Pereira AS, Radominski, SC, Pinto Neto AM, Marinho RM, Costa-Paiva LHS, Urbanetz AA, et al. A perimenopausa – conceito e tratamento. In: Fernandes CE-Editor. Menopausa diagnóstico e tratamento. São Paulo: Seguimento, 2005. p.37-40.

5. Machado LV. Estratégias de saúde para a mulher climatérica. In: Endocrinologia ginecológica. 2 ed. São Paulo: Editora Científica Ltda, 2006. p.185-245.

6. Rozenberg S, Vandromme J, Antoine C. Postmenopausal hormone therapy: risks and benefits. Nat Rev Endocrinol. 2013;9,216-27.

7. Sprague BL, Trentham-Dietz A, Cronin KA. A sustained decline in postmenopausal hormone use: results from the National Health and Nutrition Examination Survey, 1999-2010. Obstet Gynecol. 2012;120:595-603.

8. Hulley S, Grady D, Bush T, Furberg C, Herrington D, Riggs B, et al. Randomized trial of estrogen plus progestin for secondary prevention of coronary heart disease in postmenopausal women. Heart and Estrogen/progestin Replacement Study (HERS) Research Group. JAMA. 1998;280:605-13.

9. Rossouw JE, Anderson GL, Prentice RL, LaCroix AZ, Kooperberg C, Stefanick ML, et al. Writing Group for the Women's Health Initiative Investigators. Risks and benefits of estrogen plus progestin in healthy postmenopausal women: principal results From the Women's Health Initiative randomized controlled trial. JAMA. 2002;288:321-33.

10. Anderson GL, Limacher M, Assaf AR, Bassford T, Beresford SA, Black H, et al. Women's Health Initiative Steering Committee. Effects of conjugated equine estrogen in postmenopausal women with hysterectomy: the Women's Health Initiative randomized controlled trial. JAMA. 2004;291:1701-12.

11. Levels of evidence and grades of recommendations - Oxford Centre for Evidence-Based Medicine. Disponível em:http://cebm.jr2.ox.ac.uk/docs/old_levels.html.

12. Santen RJ, Allred DC, Ardoin SP, Archer DF, Boyd N, Braunstein GD, et al. Postmenopausal hormone therapy: an Endocrine Society scientific statement. J Clin Endocrinol Metab. 2010,95(7 Suppl 1):S1-S66.

13. Pardini DP. Terapia de reposição hormonal na menopausa. Arq Bras Endocrinol Metab. 2014;58(2):172-81.

14. Maclennan AH, Broadbent JL, Lester S, Moore V. Oral oestrogen and combined oestrogen/progestogen therapy versus placebo for hot flushes. Cochrane Database Syst Rev. 2004;18(4):CD002978.

15. Hall E, Frey BN, Soares CN. Non-hormonal treatment strategies for vasomotor symptoms. Drugs. 2011;71(3):287-304.

16. Portman DJ, Gass ML. Genitourinary syndrome of menopause: new for vulvovaginal atrophy from the International Society for the Study of Women's Sexual Health and The North American Menopause Society. Menopause 2014; 21(10):1063.

17. Management of symptomatic vulvovaginal atrophy: 2013 position statement of The North American Menopause Society. Menopause. 2013:20(9):888-902.

18. Management of osteoporosis in postmenopausal women: 2010 position statement of The North American Menopause Society. Menopause. 2010;17(1):25-54.

19. Villiers TJ, Hall JE, Pinkerton JV, Pérez SC, M. Rees, Yang C, et al. Global Consensus Statement on Menopausal Hormone Therapy. Climateric 2013;16:203-204.

20. North American Menopause Society. The 2012 hormone therapy position paper of the North American Menopause Society. Menopause. 2012;19:257-71.

21. Ghazal S, Pal L Perspective on hormone therapy 10 years after the WHI. Maturitas 2013;76:208-2012.

22. Lobo RA. Where are we 10 years after the Women's Health Initiative? J Clin Endocrinol Metab. 2013;98:1771-80.

23. Pardini DP. Terapia de reposição hormonal na menopausa. Endocrinologia Clínica. Lucio Vilar. 5 ed. Rio de Janeiro: Guanabara Koogan, 2013. p. 49.

24. Lambrinoudaki I. Progestogens in postmenopausal hormone therapy and the risk of breast cancer. Maturitas, 2014;77:311-317.

25. Writing Group on behalf of Workshop Consensus Group Aging, menopause, cardiovascular disease and HRT. International Menopause Society Consensus Statement. Climateric. 2009;12:368-77.

26. Schierbeck LL, Rejnmark L, Tofteng CL, Stilgren L, Eiken P, Mosekilde L, et al. Effect of hormone

replacement therapy on cardiovascular events in recently postmenopausal women: randomized trial. BMJ. 2012;345.

27. Pardini DP. Particularidades na terapia de reposição hormonal em obesas menopausadas. Evidências em Obesidade. 2013;65:8-10.

28. Kongnyuy E, Norman RJ, Flight IHK, Rees MC. 2010. Oestrogen and progestogen hormone replacement therapy for peri-menopausal and post-menopausal women: weight and body fat distribution. Intervention Review: Issue 11.

29. Davis SR, Castelo-Branco C, Chedraui P, Lumsden MA, Nappi RE, Shah D, et al. Writing Group of the International Menopause Society for World Menopause Day 2012. Understanding weight gain at menopause. Climateric. 2012;15:419-29.

30. Salpeter SR, Cheng J, Thabane L, Buckley NS, Salpeter EE. Bayesian meta-analysis of hormone therapy and mortality in younger postmenopausal women. Am J Med. 2009;122:1016-22.

31. Sitruk-Ware R. Therapeutic use of progestins: pratical recommendations. In: Sitruk-Ware R, et al, eds. New York: M. Dekker, 2000: Progestins and antiprogestins in clinical practice.p 341-353.

32. Bjarnason K, Cerin A, Lindgren R, Weber T. The Scandinavian Long Cycle Study group. Adverse endometrial effects during long cycle hormone replacement therapy. Maturitas, 1999;32(3):161-70.

33. Braunstein GD. Androgen insufficiency in women: summary of critical issues. Androgen insufficiency in women: summary of critical issues. Fertil Steril. 2002;77 Suppl 4:S94-9.

34. Davison SL, Bell R, Donath S, Montalto JG, Davis SR. Androgen levels in adult females: changes with age, menopause, and oophorectomy. J Clin Endocrinol Metab. 2005;90(7):3847-53.

35. Miller KK, Biller BM, Beauregard C, Lipman JG, Jones J, Schoenfeld D, et al. Effects of testosterone replacement in androgen-deficient women with hypopituitarism: a randomized, double-blind, placebo-controlled study. J Clin Endocrinol Metab. 2006;91:1683-90.

36. Davis SR, Panjari M, Stanczyk FZ. Clinical review: DHEA replacement for postmenopausal women. J Clin Endocrinol Metab. 2011;96(6):1642-53.

37. Birkhäuser MH, Panay N, Archer DF, Barlow D, Burger H, Gambacciani M, et al. Updated practical recommendations for hormone replacement therapy in the peri- and postmenopause. Climacteric. 2008;11:108-23.

17

Endocrinologia e Envelhecimento

Nelson Carvalhaes

INTRODUÇÃO

O envelhecimento das populações é o fato demográfico mais significativo das últimas décadas, tendo em vista suas implicações médicas, sociais, políticas e culturais. Pode ser definido como o conjunto de processos fisiológicos e psicológicos que modifica gradualmente o organismo a partir da maturidade. Seus fatores são de natureza intrínseca (genética) e ambiental, determinando alterações estruturais e funcionais de instalação lenta e, na maior parte das vezes, irreversível. O conceito de senescência exprime a perda de função ligada à passagem do tempo, o que contribui decisivamente para o comprometimento da qualidade de vida e da autonomia dos idosos. O estado de saúde de um indivíduo idoso é o resultado do processo de senescência somado aos efeitos das doenças passadas (sequelas) e presentes (crônicas ou agudas).

Cada vez mais médicos e outros profissionais de saúde serão chamados a participar dos cuidados de pessoas idosas, seja em seus consultórios, em hospitais ou em instituições geriátricas. A formação médica convencional não nos prepara para essa acolhida, uma vez que os idosos, sobretudo aqueles portadores de múltiplas doenças e grande dependência, são casos difíceis, muitas vezes considerados sem solução e, portanto, menos atraentes. O conhecimento dos fatores inerentes ao envelhecimento e, sobretudo, aos mecanismos envolvidos no declínio funcional do idoso, pode transformar esses casos difíceis e insolúveis em situações intelectualmente desafiadoras, afetivamente ricas e medicamente efetivas.

No Brasil, observa-se um aumento progressivo da esperança de vida ao nascer. Entre 1980 e 2014, esse valor passou de 59,6 para 71,6 anos entre os homens e de 65,7 para 78,8 anos para as mulheres.

Dados de 2014 mostram que a esperança de vida de um brasileiro que chega aos 60 anos é de 20,1 anos para os homens e de 23,6 anos para as mulheres. Para os que chegam aos 75 anos, a esperança é de 10,6 anos para os homens e 12,8 anos para as mulheres.

O aumento da proporção de idosos na população aumenta a prevalência de doenças crônicas e degenerativas geradoras de incapacidade, dependência e alto custo. Essa constatação nos levaria a crer que, paradoxalmente, os avanços médicos e sanitários resultaram em um aumento da proporção de idosos vivendo em estado de dependência e saúde precária. Dados oriundos de estudos prospectivos apontam para um cenário diferente e constituem a base da "hipótese da compressão da morbidade":[1] Com as medidas preventivas adotadas nos vários níveis (primário, secundário e terciário), não só a esperança de vida aumenta, mas também o início da dependência se dá em um momento posterior. O resultado é um aumento do número de anos vividos e uma diminuição do número de anos vividos em situação de dependência. Tal perspectiva é bastante estimulante, uma vez que torna válidas todas as medidas visando à promoção da saúde dos indivíduos idosos.

ASPECTOS MOLECULARES DO ENVELHECIMENTO

Do ponto de vista biológico, o envelhecimento pode ser considerado a consequência da disfunção progressiva da homeostase; ou seja, o resultado da menor eficiência dos mecanismos normalmente envolvidos na resposta a fatores de agressão internos e externos. Tal situação põe em risco a manutenção da fidelidade da transferência da informação dos genes para seus produtos e da eficiência da comunicação inter e intracelular. A menor capacidade de neutralizar ou de se adaptar aos fatores de desestabilização leva a uma deficiência funcional em todos os níveis do organismo, culminando com as doenças e a morte.

A importância dos fatores genéticos é comprovada por meio dos estudos da esperança de vida em gêmeos, do genótipo dos centenários e das síndromes genéticas geradoras de envelhecimento prematuro (síndrome de Werner, doença de Hutchinson-Gilford, síndrome de Cokayne). O envelhecimento está associado a uma maior frequência de mutações e deleções nos genes, além de uma menor eficiência dos mecanismos reparadores do DNA. Essas alterações são especialmente prevalentes no DNA mitocondrial e induzidas por fatores exógenos, tais como a exposição a radiações e a fatores endógenos, como a divisão celular.

O envelhecimento das células com pequeno potencial de divisão (neurônios, células musculares) se caracteriza pelo acúmulo de lipofuscina, resultado da degradação das organelas intracelulares. As células renováveis e com grande potencial de divisão seguem o padrão descrito por Hayflick e Moorehead em 1961. Esses pesquisadores demonstraram que fibroblastos humanos em cultura têm um potencial replicativo limitado a aproximadamente 50 divisões. Ademais, o número de divisões é inversamente proporcional à idade do doador. Um dos fatores implicados nesse fato é o encurtamento progressivo dos telômeros – sequências de nucleotídeos na extremidade dos cromossomos que contribuem para a estabilidade do DNA –, a cada ciclo celular, atingindo um nível crítico que compromete novas divisões celulares. Portanto, o declínio progressivo da capacidade de divisão celular observado no envelhecimento constitui a base para o entendimento da senescência celular.

A ação dos radicais livres representa um fator de importância maior no envelhecimento ao nível molecular. O estresse oxidativo é o resultado do desequilíbrio entre a produção de radicais livres (ânions superóxidos, radicais hidroxila, peróxido de hidrogênio, entre outros) e a ação de sistemas antioxidantes que são dependentes de enzimas (superóxido dismutase, glutation peroxidade) e vitaminas (especialmente as vitaminas E e C). A ação dos radicais livres (também chamados de "espécies reativas de oxigênio") é lesiva às células, sobretudo por seu efeito na membrana celular e no DNA. O envelhecimento está associado à menor eficiência dos mecanismos responsáveis pela eliminação dos radicais livres e à menor capacidade de reparo de DNA e da detecção e eliminação de proteínas e organelas defeituosas.

O avanço da idade leva a um aumento da glicosilação das proteínas de meia-vida longa (formando as *advanced glycation end products* [AGE]). As proteínas da matriz extracelular são especialmente atingidas por essa alteração, o que as torna mais resistentes à proteólise. Além disso, as AGE induzem a formação de pontes moleculares entre as fibras de colágeno, tornando-as mais rígidas e menos solúveis. Ademais, a ligação das AGE a receptores específicos dos macrófagos, células endoteliais e mesangiais induzem a produção de citocinas pró-inflamatórias.[2]

FISIOLOGIA DO ENVELHECIMENTO

O envelhecimento do sistema nervoso se caracteriza pela diminuição do número de neurônios corticais, rarefação da substância branca e diminuição da concentração de alguns neurotransmissores, entre os quais a acetilcolina. Não há grande alteração das funções sensitivas e motoras centrais; no entanto, ocorre com o envelhecimento um aumento do tempo de reação a estímulos. Existe muita controvérsia quanto ao efeito da idade nas funções cognitivas. As habilidades e conhecimentos adquiridos no passado e regularmente exercitados (a chamada "inteligência cristalizada") tendem a se manter intactos. Por outro lado, o envelhecimento normal se acompanha de uma redução da capacidade de adquirir novos conhecimentos e resolver problemas com base na análise das circunstâncias do momento, sobretudo quando se exige rapidez (a "inteligência fluida").[3] Os nervos periféricos também sofrem o efeito do envelhecimento por causa da diminuição do número de fibras nervosas, resultando em um aumento do tempo de condução e em uma diminuição da propriocepção, favorecendo a instabilidade postural e a ocorrência de quedas. O sistema nervoso autônomo também sofre a ação do envelhecimento por intermédio da redução da resposta simpática, produto da menor sensibilidade dos receptores de catecolaminas. Uma consequência desse fenômeno é a menor intensidade da taquicardia reflexa em idosos submetidos a estresses, tais como a desidratação.

Quanto ao aparelho locomotor, ocorre diminuição da densidade das fibras musculares (principalmente as do tipo II), resultando em sarcopenia e diminuição da força muscular. A redução da densidade mineral óssea, observada, sobretudo, nas mulheres idosas, predispõe o idoso a fraturas. O envelhecimento da cartilagem articular se caracteriza pela diminuição da sua concentração de água, diminuição do número de condrócitos e pela modificação da composição de glicosaminoglicans. Tais alterações estruturais resultam em adelgaçamento da cartilagem articular e alteração de suas propriedades mecânicas, predispondo o indivíduo idoso à osteoartrite.

Os órgãos dos sentidos também sofrem as consequências da passagem dos anos. O envelhecimento se acompanha de deficiência da acomodação do cristalino, causando a dificuldade visual para objetos posicionados a curta distância (presbiopia). Além disso, ocorre a opacificação do cristalino, culminando com a catarata. A perda de audição se nota inicialmente nos sons agudos (presbiacusia) e é caracteristicamente bilateral e simétrica. A sensibilidade aos odores e aos sabores se altera com o envelhecimento, sendo que a intensidade de estímulo necessário para a sua percepção é maior. Esse fato somado a uma dificuldade da distinção dos cheiros e gostos contribui sobremaneira para o desinteresse pelos alimentos observado frequentemente entre os idosos, contribuindo para a anorexia e o emagrecimento.

O envelhecimento do aparelho cardiovascular se acompanha do aumento do peso do coração e da espessura do ventrículo esquerdo (VE). Esses fatores determinam menor complacência do VE, resultando em aumento da pressão diastólica final e em um pior enchimento ventricular. A parede das artérias se modifica estruturalmente com aumento da espessura da camada íntima, a diminuição da concentração da elastina e o aumento da rigidez do colágeno. A função endotelial também se altera com o envelhecimento, com redução da produção de óxido nítrico contribuindo para um menor relaxamento dos vasos. Somadas à alteração da vasomotricidade das artérias, tais modificações estruturais resultam na diminuição da complacência arterial com consequente tendência ao aumento da pressão arterial sistólica e o desenvolvimento de aterosclerose.

Quanto ao aparelho respiratório, ocorre no idoso a diminuição da complacência torácica e pulmonar, uma redução do volume e da potência dos músculos respiratórios levando à diminuição da capacidade vital e do volume expiratório forçado em 1 segundo (VEF1), além do aumento do volume residual. A capacidade de troca (difusão do oxigênio) também diminui com o avanço da idade.

As alterações do aparelho digestivo secundárias ao envelhecimento incluem maior sensação de saciedade devido a maiores níveis de colecistoquinina e leptina, menor força de mastigação e menor secreção ácida pelas células parietais do estômago. Não parece haver diminuição da motilidade do esôfago, tampouco da velocidade do trânsito intestinal. O pâncreas tem sua função exócrina diminuída e apresenta comumente uma dilatação do ducto principal A diminuição do peso do fígado e do fluxo sanguíneo a esse órgão tem grande repercussão na farmacocinética das medicações com metabolização hepática.

A função renal se altera com o envelhecimento. Ocorre uma diminuição do número de néfrons funcionais, com redução da filtração glomerular e do fluxo plasmático renal. A redução da massa muscular leva à menor produção de creatinina, o que faz com que, entre os idosos, sua dosagem sérica não seja a expressão fiel da função renal. Portanto, idosos com creatinina sérica normal (até 1,3 mg/dL) podem já ser portadores de disfunção renal significativa, o que torna importante a medida do *clearence* de creatinina. Considerando a dificuldade em se coletar a urina de 24 horas, sobretudo em idosos portadores de incontinência urinária, um recurso interessante é a estimativa do *clearence* pela fórmula de Cockcroft e Gault. A função tubular também está alterada nos idosos, observando-se uma capacidade diminuída de concentração e diluição da urina, tornando-os mais propensos a complicações clínicas diante de situações de desidratação ou hiper-hidratação.

O envelhecimento cutâneo intrínseco é caracterizado por alterações do tecido elástico, espessamento fibroso da derme, retificação da junção derme-epiderme e diminuição do número de melanócitos. Devem-se a isso a maior quantidade de rugas, a palidez e a maior susceptibilidade da pele do idoso a lacerações. Tais modificações são mais pronunciadas nas zonas descobertas e expostas aos raios ultravioletas (envelhecimento extrínseco).

A resposta imune-humoral está preservada entre os idosos e a resposta celular está diminuída. Algumas interleucinas têm suas concentrações alteradas com o envelhecimento, observando-se diminuição da IL2 e IL4 e aumento da IL6. O efeito da imunização é preservado, mesmo se a taxa de anticorpos é menor.

$$\frac{(140\text{-idade}) \times \text{peso (kg)} \ (\times\ 0,85 \text{ para mulheres})}{\text{creatinina plasmática (mg/dL)} \times 72}$$

SÍNDROME DA FRAGILIDADE

Não obstante a alta prevalência de incapacidade entre os idosos, o declínio funcional crítico não é intrínseco ao envelhecimento. Prova disso é que uma parcela dos indivíduos idosos mantém um bom padrão de independência a despeito da idade, o que os torna semelhantes aos adultos jovens. É o que a literatura chama de envelhecimento bem-sucedido (*successful aging*). Fatores biológicos e psicossociais estão relacionados ao envelhecimento bem-sucedido, tais como elevado nível socioeconômico, alta escolaridade, ausência de tabagismo e a prática de exercício físico. Do ponto de vista médico, o idoso bem-sucedido é portador de poucas condições crônicas (hipertensão arterial, diabete melito etc.), as quais não determinam perda funcional significativa. Na ocorrência de um evento agudo (infecção, distúrbio metabólico, acidente), sua recuperação se dá sem grande dificuldade, uma vez que existe um bom estado nutricional, imunológico e uma boa reserva funcional dos diversos aparelhos. Socialmente, são pessoas integradas à vida familiar e, muitas vezes, mantêm uma atividade profissional e comunitária. Psicologicamente, apresentam-se com uma postura positiva perante a vida, extraindo prazer das atividades do dia a dia, além de serem bem vistas e valorizadas pela sociedade.

Por outro lado, sobretudo entre os indivíduos acima dos 85 anos (mas também entre os mais jovens), observa-se o idoso frágil (*frail elderly*), cuja caracterização é objeto de muita controvérsia.[4] Do ponto de vista médico, são indivíduos portadores de múltiplas condições crônicas geradoras de dependência (doença de Alzheimer, osteoartrose, incontinência urinária, doença de Parkinson, glaucoma, insuficiência cardíaca, depressão etc). Quando sobrevém um evento agudo, suas deficiências nutricionais, imunológicas e o declínio acentuado de suas funções vitais determinam a hospitalização e o mau prognóstico. Muitas vezes, são indivíduos que vivem à margem de qualquer contato social ou familiar, residindo em instituições asilares. Seu alto grau de dependência, o estado de "polipatologia" e a predisposição a eventos agudos (infecções, quedas, distúrbios metabólicos) determinam um custo social elevado. Os idosos frágeis têm especificidades que os tornam o objeto central da geriatria, exigindo do médico conhecimentos específicos que transcendem os da clínica do adulto jovem. Muitas vezes, a complexidade da situação demanda o trabalho integrado de profissionais com competências diversas (fisioterapeuta, terapeuta ocupacional, enfermeiro).

O reconhecimento do idoso frágil é intuitivo. No entanto, sua caracterização a partir de critérios é fundamental para que se identifiquem fatores de risco, métodos de rastreamento e critérios prognósticos. A definição de fragilidade mais amplamente aceita, mas não consensual, é a de um estado de vulnerabilidade, resultado de uma reserva homeostática diminuída, levando a um déficit progressivo e crítico das funções celulares e fisiológicas. Uma definição mais operacional e prática caracteriza a síndrome da fragilidade a partir de seus sinais (perda de peso, redução da massa muscular, diminuição da densidade óssea, desnutrição, alterações da marcha e do equilíbrio), sintomas (fadiga, anorexia e inatividade) e desfechos desfavoráveis (incapacidade, dependência, hospitalizações, institucionalização e morte).

A síndrome da fragilidade deve ser entendida como um estado crítico de disfunção. Tal fato se dá quando, sobre o declínio funcional fisiológico, somam-se fatores de estresse (doenças agudas, fatores psicológicos). Esse somatório resulta em um declínio funcional mais grave, do qual o indivíduo idoso dificilmente se recupera totalmente, restabelecendo-se em um patamar funcional inferior ao vigente antes da instalação do quadro agudo.

A interação das alterações fisiológicas do envelhecimento com as patologias mais prevalentes nessa faixa etária está na gênese do "ciclo da fragilidade" que constitui a fisiopatologia do idoso frágil. A diminuição do paladar e da percepção aos odores (resultados do envelhecimento) somados a problemas odontológicos, doenças agudas, déficit cognitivo, depressão e isolamento resultam em desnutrição proteicocalórica, carência em micronutrientes e perda de peso. Tal situação, aliada a doenças crônicas, ao consumo de medicamentos e estados catabólicos (processos inflamatórios crônicos e agudos), agrava a sarcopenia (resultado do envelhecimento muscular), com consequente diminuição da sensibilidade à ação da insulina e osteopenia. A sarcopenia, em conjunto com doenças cardiorrespiratórias, resulta em perda de força e diminuição do consumo máximo de oxigênio, levando à sensação de fraqueza. Tal situação resulta em distúrbios da marcha e do equilíbrio, levando à inatividade, com consequente imobilidade, incapacidade e dependência. Tais fatores, agravados por depressão, demência, doenças agudas e o consumo de múltiplas drogas, contribuem para a desnutrição.

O diagnóstico da síndrome da fragilidade exige, além da avaliação clínica clássica, um olhar para aspectos funcionais, tais como a avaliação da cognição, do humor, do nível de autonomia e do equilíbrio. Para tanto, uma série de instrumentos de avaliação foi desenvolvida para o uso na clínica diária.[5]

HORMÔNIOS, ENVELHECIMENTO E FRAGILIDADE

A ação dos hormônios está inserida na totalidade dos mecanismos envolvidos no envelhecimento. Os hormônios influenciam de maneira decisiva o processo do envelhecimento por meio da sua função regulatória ao nível molecular e celular, sendo que alguns eixos neuroendócrinos estão intimamente ligados à fisiopatologia da fragilidade. Reciprocamente, a passagem dos anos determina alterações na função endócrina secundárias a modificações intrínsecas das glândulas, disfunção dos sistemas reguladores e alteração da responsividade dos tecidos aos hormônios. Ademais, as endocrinopatias comumente se manifestam de maneira atípica entre os idosos, exigindo do clínico grande astúcia diagnóstica.

O restabelecimento da juventude dos eixos neuroendócrinos como fator de retardamento do processo de envelhecimento vem atraindo nas últimas décadas a atenção de cientistas, médicos e pacientes. Apesar do avanço dos conhecimentos nessa área, tal procedimento ainda não é, na maior parte das situações, comprovadamente seguro e eficaz.[6]

METABOLISMO DA GLICOSE

O envelhecimento se acompanha de uma redução da tolerância à glicose e de uma maior prevalência do diabete do tipo 2, preferencialmente entre as mulheres. Os fatores implicados nesse quadro são a diminuição e o retardamento da secreção de insulina induzida pela glicose, além da resistência à ação da insulina na célula muscular e no tecido adiposo. A mudança da composição corporal observada com o envelhecimento tem um papel primordial da gênese dessa desregulação: entre os 30 e os 75 anos, ocorre um aumento de 100% na massa gordurosa com aumento da gordura central, uma queda entre 20 e 50% na massa muscular e de 20% na massa óssea.

METABOLISMO DO SÓDIO E DA ÁGUA

O metabolismo do sódio se altera com o envelhecimento. As atividades da renina plasmática (ARP) e da aldosterona estão diminuídas em repouso, bem como diante dos estímulos induzidos pelo ortostatismo e a desidratação. Portanto, o regime hipossódico estrito pode gerar distúrbios hemodinâmicos importantes. Em caso de desidratação, a reabsorção de água no túbulo coletor é diminuída, resultando em uma menor capacidade de concentração da urina. O indivíduo com mais de 65 anos concentra sua urina a um máximo de 800 mOsm/L, sendo que, no adulto jovem, esse valor chega a 1.200 mOsm/L. Tal fato se dá apesar da secreção adequada de hormônio antidiurético (ADH), bem como da afinidade normal do ADH por seu receptor. Por outro lado, o AMPc intracelular resultante da estimulação desses receptores está diminuído no indivíduo idoso, assim como a expressão das aquaporinas no túbulo coletor. Contribui para a ocorrência da desidratação a menor sensibilidade dos receptores responsáveis pela sensação de sede.

FISIOLOGIA DA TIREOIDE

O envelhecimento normal se acompanha de um aumento do TSH e de uma variação maior dos valores desse hormônio para indivíduos com T4 livre normal. A produção de T4 diminui em aproximadamente 25%, mas o nível sérico se mantém estável devido ao menor *clearence* desse hormônio. A prevalência das distireoidias aumenta com o envelhecimento e suas manifestações clínicas são frequentemente atípicas. O hipotireoidismo se manifesta de maneira menos específica, prevalecendo os sintomas gerais de fadiga, depressão, alteração cognitiva e pele seca, os quais são comumente atribuídos a outras doenças, depressão, efeito colateral de drogas ilícitas ou ao envelhecimento *per se*. As manifestações adrenérgicas do hipertireoidismo (sudorese, tremor, aceleração do trânsito intestinal) são menos pronunciadas nos pacientes idosos. Por outro lado, confusão mental, perda de peso e inapetência, constituindo o chamado "hipertireoidismo apático", são frequentemente observadas em geriatria.

MELATONINA

Observa-se no idoso uma diminuição da produção e uma alteração da ritmicidade da secreção da melatonina pela glândula pineal, com atenuação do pico noturno observado normalmente entre 21 e 23 horas. Esse hormônio tem função moduladora dos ritmos circadianos, sendo que sua secreção é estimulada pelo escuro e inibida pela luz. É provável que as alterações nos níveis de melatonina estejam envolvidas nos distúrbios do sono frequentemente observados entre os idosos. Ademais, há evidências da melhora do sono com a administração de melatonina aos pacientes idosos.[16]

HORMÔNIO DO CRESCIMENTO (GH) E IGF-1

O GH é um polipetídeo sintetizado e estocado nos somatotrofos, células da hipófise anterior. Sua secreção se dá em pulsos, sendo que um indivíduo normal tem entre 6 e 11 pulsos/dia, a maioria deles ocorrendo durante o sono de ondas lentas. Essa pulsatilidade é o resultado da ação de dois hormônios hipotalâmicos, o hormônio liberador do hormônio do crescimento (GHRH) e a somatostatina (SS), os quais exercem respectivamente uma ação estimuladora e inibidora dos somatotrofos. Além do GHRH, outros estímulos acarretam a liberação do GH, tais como a grelina produzida no estômago, o sono, o exercício, esteroides sexuais e a hipoglicemia induzida por insulina. O GH exerce suas ações, sobretudo, por meio da ligação a um receptor transmembrana presente no fígado e em vários outros tecidos. Muitas das ações metabólicas do GH se dão por meio da ação do *Insulin-like Growth Factor 1* (IGF-1) produzido no fígado e em outros tecidos periféricos a partir do estímulo do GH. Portanto, o GH atua independentemente, mas também sinergicamente com o IGF-1, o que faz com que as concentrações séricas de GH e IGF-1 tenham entre si uma correlação linear. O IGF-1 se liga ao seu receptor (IGF-1R) e a proteínas ligadoras (IGFBP), exercendo um controle sobre a secreção do GH por meio de *feedback* negativo ao nível da hipófise e do hipotálamo.

Nos ossos GH e IGF-1 atuam sinergicamente. Na infância, o GH tem um importante papel no crescimento longitudinal dos ossos, promovendo a diferenciação dos condrócitos. No adulto, sua ação na fisiologia do osso se dá por meio do aumento da oferta de cálcio e fósforo e da proliferação de osteoblastos. Quanto aos músculos, o GH aumenta a captação de aminoácidos e a síntese proteica. No tecido gorduroso, o GH tem ação lipolítica por meio da hidrólise dos triglicerídeos, ação que parece independente do IGF-1. Finalmente, o GH é um contrarregulador da ação da insulina. Existe uma interação entre GH e andrógenos, uma vez que os esteroides sexuais aumentam a secreção de GH e diminuem os níveis de GHBP. No entanto, a diminuição do GH não está diretamente relacionada ao declínio dos esteroides sexuais, nem pode ser revertida pela administração destes.

A secreção de GH é pequena nos primeiros anos de vida, aumentando progressivamente e atingindo seus valores maiores na puberdade. Segue-se um declínio progressivo no GH que se inicia na terceira década em homens e mulheres, em uma curva paralela à do declínio do IGF-1. A queda da secreção do GH – sua concentração aos 70 anos é 30% do observado aos 20 anos – é denominada somatopausa e é causadora de redução da síntese proteica, da massa magra e da massa óssea, além de um declínio da resposta imune. Os mecanismos envolvidos na diminuição dos níveis de GH ligada ao envelhecimento são múltiplos, sendo que os fatores hipotalâmicos – aumento do tônus da SS e diminuição do tônus do GHRH – parecem ser os mais importantes. Ademais, existem evidências de uma redução da resposta tecidual ao GH em idosos causada por uma dificuldade de transdução do sinal do receptor de GH.

A mudança da composição corporal que resulta do envelhecimento também é observada em jovens com deficiência de GH secundária à doença hipofisária ou hipotalâmica, as quais são ao menos parcialmente revertidas pela reposição do GH. A partir daí, conclui-se que haja uma relação causal entre baixos níveis de GH e as alterações qualitativas da composição corporal observadas no idoso, em que pese o fato de não existirem dados oriundos de estudos longitudinais comprovando tal correlação. Por outro lado, estudos mostram uma correlação positiva entre IGF-1 e massa óssea.

Entre os métodos não farmacológicos que se prestam teoricamente à elevação dos níveis de GH e IGF-1, destaca-se o exercício físico. O idoso que se exercita eleva menos seus níveis de GH e IGF-1 quando comparado ao jovem que se exercita, sendo que existe dúvida quanto à participação do GH nos benefícios produzido pelo exercício físico em idosos. Quanto aos métodos farmacológicos, destacam-se a administração de GH, IGF-1, GHRH e dos secretagogos do GH.

O advento do GH recombinante facilitou a reposição em crianças com deficiência de GH e possibilitou a oferta de reposição a adultos portadores de doença hipofisária instalada na infância ou na fase adulta. A reposição em crianças com déficit em GH (congênita ou adquirida) visa, sobretudo, ao crescimento linear, enquanto a reposição em adultos tem como objetivos a normalização da composição corporal, a melhora da função cardíaca e da performance muscular, a normalização do perfil de lipídeoss e a melhora da qualidade de vida. Em adultos, os efeitos colaterais (edema, artralgia e mialgia) são dose-dependentes. A partir de seu uso em adultos advieram outras potenciais aplicações para o GH, tais como o tratamento da caquexia secundária à Aids e a outros estados catabólicos, como os secundários à insuficiências respiratória, cardíaca, renal, hepática e às grandes queimaduras (ainda sem comprovação de efetividade).

É nesse contexto de aplicações potenciais do GH que se insere sua administração em indivíduos idosos, tendo em vista que esse grupo tem características que o aproximam dos adultos portadores de deficiência de GH.

A administração de GH humano recombinante em idosos eleva as concentrações de GH e IGF-1, aumenta a proporção de massa magra e diminui a proporção de tecido gorduroso. Quanto à sua ação no metabolismo ósseo, os dados são contraditórios. Não há evidências de hipertrofia das fibras musculares, tampouco de que as alterações da composição corporal promovidas pelo GH tenham repercussão funcional.[7] São questionáveis as ações da reposição de GH no que tange à função imunológica e à cognição. Esses resultados frustrantes podem ser parcialmente explicados pela falta de pulsatilidade da administração exógena de GH. Por outro lado, os idosos são especialmente susceptíveis aos efeitos indesejáveis ligados à administração de GH, como síndrome do túnel do carpo, ginecomastia, retenção hídrica, letargia, dores articulares, edema e cefaleia. Os efeitos colaterais são dependentes da dose utilizada, bem como da duração do tratamento.

Os estudos envolvendo o uso de IGF-1 recombinante humano são em menor número. Sua administração causa supressão do GH, está ligada à ocorrência de muitos efeitos colaterais, além de ter um alto custo.

Testosterona

A maior fonte de produção de testosterona (T) são as células de Leydig dos testículos, as quais sofrem a ação do hormônio luteinizante (LH) hipofisário, que tem sua secreção estimulada pelo hormônio liberador das gonadotrofinas (GnRH) de origem hipotalâmica. A testosterona tem diferentes funções nas diversas fases da vida. Na embriogênese, seu papel é de diferenciação da genitália interna e externa (ação androgênica). Sua secreção na fase neonatal tem função primordialmente anabolizante, enquanto na puberdade e na vida adulta é atribuída à testosterona o desenvolvimento e a manutenção dos caracteres sexuais secundários, algumas características comportamentais e a espermatogênese. A testosterona está presente na corrente sanguínea na forma livre (1 a 2%) ou ligada às proteínas SHBG (globulina ligadora de hormônio sexual) e albumina. Os termos utilizados são T livre, T biodisponível (T livre + T ligada à albumina) e T total (T livre + T ligada à albumina + T ligada à SHBG). Estudos transversais e longitudinais demonstram que a partir da quarta década ocorre uma diminuição dos níveis de testosterona total e livre em um ritmo de aproximadamente 1% ao ano. Como resultado, aos 60 anos, 40% dos homens têm testosterona total e livre abaixo dos valores normais para jovens. Além disso, ocorre, com o avanço da idade, um aumento dos níveis de SHBG (contribuindo para o aumento da testosterona livre), a perda do ritmo circadiano habitual (maior secreção de testosterona pela manhã) e o aumento da aromatização da testosterona a estradiol.

Fatores testiculares e, sobretudo, neuroendócrinos são os causadores da diminuição da testosterona. Observa-se em homens idosos a redução do peso dos testículos e alterações qualitativas e quantitativas das células de Leydig, sendo que aos 20 anos elas são 700 milhões, número que se reduz a 200 milhões aos 80 anos. A redução dos níveis séricos da testosterona é o resultado da somatória do fator testicular (hipogonadismo primário) e hipofisário (hipogonadismo secundário). O termo andropausa ganhou popularidade por evocar uma semelhança entre o que ocorre entre os homens e a menopausa observada nas mulheres. No entanto, existem algumas diferenças entre esses dois fenômenos. A menopausa se dá em 100% das mulheres, enquanto a queda da testosterona em níveis anormais acomete uma parcela dos homens. Ademais, a diminuição dos esteroides sexuais femininos se dá com franco aumento das gonadotrofinas, o que não ocorre entre os homens. Por essas razões, parece-nos mais adequado o uso do termo hipogonadismo em detrimento de andropausa. É importante salientar que, além das causas neuroendócrinas e testiculares supracitadas, outros fatores podem levar à diminuição dos níveis de testosterona em idosos, tais como doenças crônicas, desnutrição, doenças endócrinas (hipotireoidismo, hiperprolactinemia, tumor de hipófise), uso de álcool e espironolactona, além de doenças primárias dos testículos (orquite, trauma testicular, tuberculose, radiação, linfoma).

Os efeitos do hipogonadismo são a diminuição da massa muscular e da força muscular, o aumento da gordura corporal e da relação cintura-quadril, redução da massa óssea, diminuição do apetite, da libido e dos pelos, declínio da vitalidade, humor deprimido, dificuldade de concentração, suores e ondas de calor e possivelmente disfunção cognitiva.[8]

O tratamento dessa condição vem sendo investigado nos últimos anos por meio de protocolos de reposição de testosterona. Atribui-se o pioneirismo a Charles Edouard Brown-Sequard, fisiologista francês que iniciou seus estudos em animais em 1875. Aos 72 anos, observando a queda de seu vigor físico e intelectual, administrou a si mesmo injeções subcutâneas de extrato de testículo de animais. O efeito foi uma melhora do estado geral, além do aumento da força muscular. Desde então, os conhecimentos nessa área vêm se acumulando sem que ainda se tenha uma definição absoluta dos riscos e benefícios envolvidos nessa terapia. O principal motivo dessa indefinição é o curto espaço de tempo no qual a reposição de testosterona foi testada, uma vez que os ensaios clínicos não ultrapassam o período de 3 a 4 anos. Os efeitos observados nos protocolos de reposição de testosterona são o aumento da massa muscular e da força muscular, diminuição da massa gordurosa, aumento da massa óssea, aumento da libido e da sensação de bem-estar. Os riscos potenciais dessa terapia são a toxicidade hepática, retenção hídrica, ginecomastia, apneia do sono, policitemia e a exacerbação de doenças da próstata.

A reposição de testosterona em idosos não é um procedimento consensual. É necessário considerar a reposição hormonal em idosos que apresentem quadro clínico e laboratorial de hipogonadismo, salientando-se a importância de se fazer a dosagem de testosterona em duas ocasiões.[9] É importante que sejam tomados cuidados, como a pesquisa de outros fatores que acarretam baixos níveis de testosterona e a prevenção de efeitos secundários indesejáveis com a realização do rastreamento do câncer de próstata, a dosagem de enzimas hepáticas e do hematócrito, além da avaliação clínica do estado hemodinâmico. Em nosso meio, a administração de testosterona se dá habitualmente por via IM sob a forma de cipionato de testosterona ou de ésteres conjugados da testosterona. A via transdérmica também pode ser considerada apesar de seu custo mais elevado.

Menopausa

No passado, a menopausa representava um marco do início da senescência das mulheres. Com o aumento da esperança de vida, a cessação das regras que se instala de maneira fisiológica deve ser vista unicamente como o início de uma nova fase na fisiologia feminina. Tal disfunção se instala de maneira lenta e gradual, em um período denominado perimenopausa, com duração de aproximadamente 1 a 8 anos.

A falência ovariana se manifesta por meio da interrupção do desenvolvimento dos folículos, da redução da secreção ovariana de estrógeno e andrógeno e da falta de resposta dos ovários ao estímulo das gonadotrofinas. Afora isso, ocorrem mudanças na amplitude e na frequência da secreção do hormônio liberador das gonadotrofinas (GnRH) pelo hipotálamo, associadas a uma menor responsividade hipotalâmica ao *feedback* negativo exercido pelos esteroides ovarianos. Em resposta a isso, as gonadotrofinas FSH e LH se elevam, permanecendo assim por muitos anos, com subsequente declínio a partir dos 60 anos. Após a menopausa, estradiol e estrona são produzidos quase exclusivamente a partir da aromatização no tecido adiposo da androstenediona produzida pelas adrenais.

Essa nova fisiologia se acompanha de sintomas que se iniciam na perimenopausa, entre os quais destacam-se as ondas de calor, os sintomas urogenitais, a disfunção sexual, além de alterações na cognição, humor e sono.[9] Na pós-menopausa, aos sintomas supracitados se soma à elevação do risco cardiovascular e da ocorrência de osteoporose.

Nos últimos anos as evidências são contrárias à utilização da reposição de estrógeno como tratamento preventivo com impacto benéfico no risco cardiovascular de mulheres na pós-menopausa. Ademais, os estudos mostram que esse procedimento se acompanha de um aumento significativo da incidência de câncer de mama, endométrio e ovário; acidente vascular encefálico (AVE), trombose venosa profunda e embolia pulmonar. Por outro lado, os dados sustentam a ação benéfica da reposição de estrógeno na densidade óssea e no risco de fraturas. Alguns estudos associam a reposição de estrógeno à redução da incidência do câncer de colo e reto e à melhora da função cognitiva e do humor. O consenso atual é de indicar a reposição de estrógeno para mulheres sintomáticas, saudáveis, nas quais a menopausa se instalou há menos de 10 anos ou naquelas com menos de 60 anos, e que não tenham contraindicação a essa terapia (história de câncer de mama, doença coronariana ou AVE, trombose venosa, ou doença hepática ativa).

O eixo hipotálamo-hipófise-adrenal (HPA): cortisol e estresse

A síntese e a secreção de cortisol pelo córtex adrenal são os passos finais de uma cascata neuroendócrina que se inicia no sistema nervoso central (SNC).

Eventos perturbadores somáticos ou psicológicos, além do relógio circadiano, iniciam essa cascata com a liberação pelo hipotálamo de múltiplos secretagogos da corticotrofina hipofisária (ACTH). Entre eles, destaca-se o hormônio ou fator liberador de corticotrofina (CRH), sintetizado nos núcleos paraventriculares. O ACTH estimula a produção de cortisol pelas células das camadas internas (fasciculada e reticular) do córtex adrenal. Setenta e cinco por cento do cortisol circulante é ligado à globulina ligadora de corticosteroide (CBG), 15% à albumina e menos de 10% está na forma livre biologicamente ativa, a qual interage com receptores intracelulares. Dois receptores são normalmente expressos: o receptor glicocorticosteroide (tipo II) que provavelmente media a maioria das ações clássicas do cortisol no metabolismo intermediário e nos vários tecidos e sistemas, e o receptor mineralocorticosteroide (tipo I), ao qual o cortisol se liga com maior afinidade e está, junto com o receptor do tipo II, intimamente envolvido no controle central da atividade do eixo HPA. As ações do cortisol são controladas em sua intensidade e duração pela ação de alças de *feedback* por meio das quais o cortisol se liga a receptores localizados na hipófise, no hipotálamo e no hipocampo. Vários procedimentos se prestam ao estudo da atividade do eixo HPA, entre eles o teste de supressão pela dexametasona (DST), o teste de estímulo pelo ACTH e as dosagens do cortisol sérico basal e do cortisol livre em urina de 24 horas.[10]

O eixo HPA está intimamente ligado à resposta fisiológica ao estresse. Os fatores geradores de estresse são percebidos como tais por sensores ("homeostatos") que induzem sistemas efetores a desenvolverem respostas adaptativas com o objetivo de restabelecer a homeostase. Em geral, um fator perturbador induz a resposta de vários sistemas efetores. Por exemplo, a hipoglicemia é percebida pelos glicorreceptores, resultando em aumento dos níveis séricos de glucagon, supressão da secreção de insulina, estímulo do sistema nervoso simpático e ativação do eixo HPA.

Os conceitos de alostase e carga alostática (*allostasis e allostatic load*) são importantes para o entendimento da relação existente entre a resposta adaptativa normal e os distúrbios causados por alterações dessa resposta.[11] Define-se alostase como a resposta fisiológica do sistema nervoso autônomo, eixo HPA, aparelho cardiovascular, sistema imunológico e do metabolismo, em geral, visando à homeostase do indivíduo exposto a desafios internos ou oriundos do meio ambiente. Tais desafios podem fazer parte da vida cotidiana (levantar-se de manhã, alimentar-se, exercitar-se) ou representar um evento nocivo (exposição a extremos de temperatura, fome, hostilidade, ruídos intensos). No entanto, essa adaptação tem um custo denominado carga alostática, que é o sofrimento de órgãos e sistemas secundário à hiperatividade ou inatividade crônicos dos sistemas fisiológicos envolvidos no processo de adaptação. Os sistemas envolvidos na alostase são eficazes quando podem ser rapidamente mobilizados e em seguida inativados, uma vez restabelecido o equilíbrio. Distúrbios ocorrem quando os sistemas não são "ligados", em se tratando de um sistema que confere proteção ao organismo, ou quando não são "desligados" adequadamente e no tempo certo. A dificuldade em se encerrar a resposta adaptativa está provavelmente envolvida na fisiopatologia da toxicidade induzida pela hiperatividade do eixo HPA.

Existem evidências de que o envelhecimento esteja associado a uma maior atividade do eixo HPA. Estudos em animais revelam um aumento do tempo necessário para a normalização dos níveis de corticosterona após um estímulo gerador de estresse. Em humanos, estudos transversais mostram um aumento dos níveis séricos basais de cortisol com o envelhecimento e uma dificuldade de supressão do cortisol pela dexametasona, embora essas conclusões sejam controversas. Além disso, a secreção de cortisol em resposta à administração de CRH e de ACTH é maior entre indivíduos mais velhos.

A maior atividade do eixo HPA está associada a condições mórbidas bastante prevalentes entre os idosos, tais como declínio da função cognitiva, depressão, osteopenia, fraturas, úlceras de pressão e distúrbios da marcha.[12,13]

No modelo animal, o aumento dos níveis de corticosterona está associado à perda neuronal, sobretudo, dos neurônios do hipocampo; em humanos, níveis elevados de cortisol estão associados a um menor volume do hipocampo. A diminuição da atividade moduladora do hipocampo sobre o eixo HPA determina sua maior atividade, com consequente aumento dos níveis de cortisol e maior neurotoxicidade sobre o hipocampo. Essa cadeia de eventos constitui a chamada "cascata dos glicocorticosteroides", hipótese que pretende estabelecer uma relação de causalidade entre a atividade do eixo HPA e alguns aspectos do envelhecimento.[14]

DHEA

À semelhança do cortisol, a deidroepiandrosterona (DHEA) é um hormônio esteroide produzido nas camadas internas do córtex adrenal a partir do estímulo pelo ACTH hipofisário. A DHEA é convertida a sulfato de deidroepiandrosterona (DHEAS) pela enzima sulfoquinase na própria adrenal e no fígado. O DHEAS representa o hormônio esteroide mais abundantemente secretado em humanos, embora sua fisiologia não seja totalmente compreendida. Existem evidências de que o DHEA seja um precursor de estrógenos e de andrógenos. Observa-se um declínio dos níveis de DHEA com o envelhecimento, mas os efeitos desse declínio não são totalmente conhecidos. Os potenciais benefícios da reposição de DHEA ainda não foram comprovados por estudos controlados.[15]

REFERÊNCIAS BIBLIOGRÁFICAS

1. Ismail MSK, et al. Compression of Morbidity Is Observed Across Cohorts with Exceptional Longevity. J Am Geriatr Soc, 2016. 64:1583-1591.

2. Rowe JW, Kahn RL. Successful Aging 2.0: Conceptual Expansions for the 21st Century. Gerontol B Psychol Sci Soc Sci, 2015. 70:593-596.

3. Narada CN, et al. Normal Cognitive Aging. Clin Geriatr Med, 2013. 29(4):737-752.

4. Ferrucci L, et al. Designing Randomized, Controlled Trials Aimed at Preventing or Delaying Functional Decline and Disability in Frail, Older Persons: A Consensus Report. J Am Geriatr Soc 2004; 52:625-634.

5. Buta BJ et al. Frailty assessment instruments: Systematic characterization of the uses and contexts of highly-cited instruments. Ageing Res Rev. 2016 26:53-61.

6. Morley JE, Malmstrom TK. Frailty, sarcopenia, and hormones. Endocrinol Metab Clin North Am. 2013;42:391–405.

7. Attanasio AF, et al. Human growth hormone replacement in adult hypopituitary patients: long-term effects on body composition and lipid status–3-year results from the HypoCCS database. J Clin Endocrinol Metab. 2002;87:1600–1606.

8. Eichholzer M, et al. Serum sex steroid hormones and frailty in older American men of the Third National Health and Nutrition Examination Survey (NHANES III) Aging Male. 2012;15:208–215.

9. Matsumoto AM. Testosterone administration in older men. Endocrinol Metab Clin North Am. 2013;42: 271–286.

10. Carvalhaes-Neto N, Ramos LR, Vieira JG, Kater CE. Urinary free cortisol is similar in older and younger women. Exp Aging Res. 2002, 28: 163–168.

11. Karatsoreos IN, McEwen BS. Psychobiological allostasis: resistance, resilience and vulnerability. Trends Cogn Sci. 2011;15:576–584.

12. Lupien SJ, Fiocco A, Wan N, et al. Stress hormones and human memory function across the lifespan. Psychoneuroendocrinology. 2005;30:225–242.

13. Carvalhaes-Neto N, et al. Cortisol, DHEAS and aging: resistance to cortisol suppression in frail institutionalized elderly. J. Endocrinol. Invest. 2003;26:17–22.

14. Sapolsky R.M. Glucocorticoids, stress, and their adverse neurological effects: relevance to aging. Exp. Gerontol. 1999;34:721–732.

15. Percheron G, Hogrel JY, Denot-Ledunois S, et al. Effect of 1-year oral administration of dehydroepiandrosterone to 60- to 80-year-old individuals on muscle function and cross-sectional area: a double-blind placebo-controlled trial. Arch Intern Med. 2003;163:720–727.

16. Garfinkel D, et al. Improvement of sleep quality in elderly people by controlled-release melatonin. Lancet. 1995; 346:541-544.*

* Relacionado à melatonina, indicação de leitura.

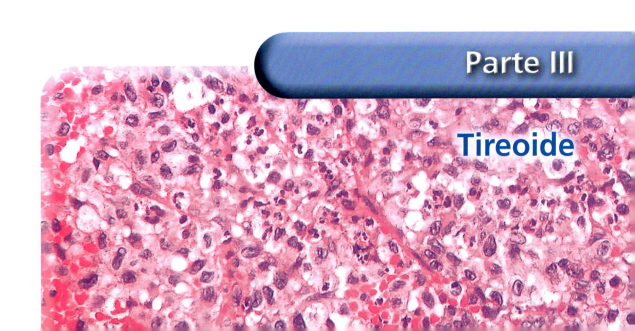

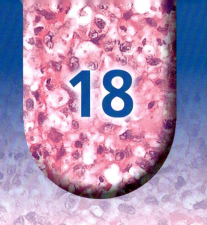

Tireoide: Fisiologia e Avaliação Diagnóstica

Rui Monteiro de Barros Maciel
Marina Malta Letro Kizys

DESENVOLVIMENTO, ANATOMIA E FISIOLOGIA DA TIREOIDE

O sistema tireoidiano tem vários níveis de controle: o cérebro, o hipotálamo, a hipófise, a ingestão de iodo, a própria tireoide, as proteínas carregadoras dos hormônios da tireoide e a conversão periférica do hormônio tireoidiano produzido pela tireoide, a tiroxina (T4), no hormônio tireoidiano ativo, a triiodotironina (T3), por desiodação nos diversos tecidos do organismo.[1-3] A função da tireoide é regulada principalmente pela secreção hipofisária do hormônio tirotrófico ou tirotrofina (TSH, do inglês *thyroid stimulating hormone*). Este, por sua vez, é produzido na dependência do equilíbrio entre um fator estimulatório, o hormônio hipotalâmico liberador do TSH (TRH, do inglês *thyrotropin releasing hormone*) e outro inibitório, a ação dos hormônios tireoidianos no hipotálamo e na hipófise. O resultado final, em uma condição de normalidade, promove a secreção estável do TSH e dos hormônios tireoidianos.[1-3]

As doenças da tireoide são comuns e decorrentes de alterações da função ou da estrutura morfológica da glândula. Neste capítulo, faremos uma revisão de aspectos do desenvolvimento, da anatomia, da fisiologia e da bioquímica da tireoide, assim como os testes empregados para a avaliação dos pacientes suspeitos de doenças tireoidianas.

DESENVOLVIMENTO E ANATOMIA DA TIREOIDE

A capacidade de metabolizar e incorporar iodo em diversos compostos orgânicos ocorre amplamente nos reinos vegetal e animal; nos vertebrados, a glândula responsável por essa função é a tireoide, ao sintetizar e secretar moléculas de iodotironinas poli-iodadas ativas biologicamente (os hormônios da tireoide, HT), que modulam a expressão gênica em praticamente todos os tecidos, por meio de sua ligação com fatores de transcrição (os receptores dos HT). A razão pela qual se selecionou o iodo como o elemento inorgânico-chave na composição dos HT é intrigante, uma vez que é escasso no solo, apesar de abundante no oceano, onde se apresenta em concentração equivalente à presente no soro humano, 50 a 60 μg/L, fato remanescente da origem da vida no mar, há 3,5 bilhões de anos. Depois que os vertebrados se adaptaram ao meio ambiente terrestre, há 360 milhões de anos, o suplemento anteriormente contínuo de iodo tornou-se irregular e dependente da proximidade do oceano e da natureza geológica do solo; o iodo estava presente no solo nos tempos primordiais, mas durante os vários períodos da evolução terrestre, uma quantidade muito grande desse elemento foi lavada da superfície terrestre por meio da chuva e neve e carreada para o mar pelos ventos e pelos rios. Dessa forma, a escassez de iodo tornou-se um obstáculo para os vertebrados e para a constância de seu meio interior no habitat terrestre. Esse desafio ambiental serviu como força evolucionária que direcionou o processo de seleção natural para a adaptação a uma ingestão irregular de iodo, que funcionou tão bem que os vertebrados dispõem de múltiplos mecanismos fisiológicos compensatórios das consequências da ingestão irregular de iodo na síntese dos HT.[1-3]

A glândula tireoide é composta, na sua forma madura, por dois tipos de células produtoras de hormônios, as células foliculares, que elaboram os hormônios da tireoide T3 (triiodotironina) e T4 (tiroxina) e as células parafoliculares, também denominadas células C, que produzem a calcitonina. Essas células têm origem embrionária distinta, as foliculares provenientes do endoderma embrionário, no assoalho do intestino primitivo (primórdio mediano tireoidiano), enquanto as parafoliculares dos corpos ultimobranquiais.[4] Estudo recente propõe que as células precursoras das parafoliculares têm origem no endoderma da faringe e não de células da crista neural.[5]

A tireoide é a primeira glândula a aparecer durante o desenvolvimento no embrião humano e percebe-se seu início como um espessamento endodérmico no assoalho faríngeo primitivo, denominado primórdio tireoidiano mediano; este formará as células foliculares, entre o 1º e o 2º arcos branquiais, na região da bifurcação da aorta, por ocasião do estágio embrionário 10 da classificação do Carnegie Institute (CS10, ao redor do 22º dia da vida embrionária, 22d).[4] A estrutura formada por essas células desenvolve-se em um divertículo que se expande caudalmente, prolifera-se rapidamente e expande-se lateralmente tornando-se bilobado, mas continuando conectado ao assoalho da faringe primitiva pelo ducto tiroglosso (CS14, 32d) (Figura 18.1). É a partir desse divertículo que se derivarão as células foliculares.[6] Por volta do CS15 (33d) o ducto tiroglosso diminui de espessura, fragmenta-se e dege-

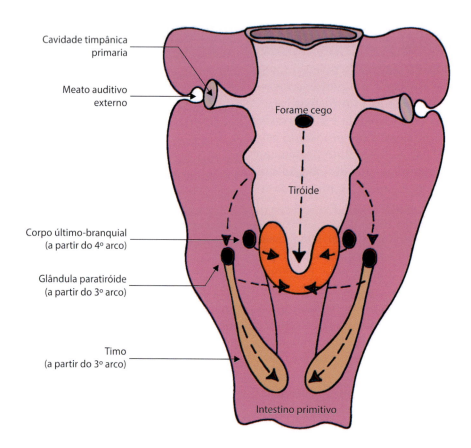

Figura 18.1 Vista frontal dos órgãos derivados da faringe primitiva. A tireoide forma-se a partir da migração do primórdio tireoidiano, que é derivado do assoalho do intestino primitivo. À medida que migra para baixo, associa-se às células derivadas do corpo ultimobranquial, provenientes do 4º arco branquial, que contém as células C, para formar a glândula tireoide madura. O forame cego é uma abertura formada pela invaginação do primórdio tireoidiano que se fecha posteriormente durante o desenvolvimento. As glândulas paratireoides e o timo derivam-se do 3º arco branquial. A cavidade timpânica e o meato auditivo externo formam-se a partir do 1º arco branquial (reproduzida a partir da referência 1 modificada).

nera-se, enquanto o primórdio mediano já apresenta dois lobos e um istmo e perde a continuidade com a faringe primitiva (CS16, 37d). Por outro lado, os primórdios laterais, corpos ultimobranquiais, que formarão as células C, têm também início em CS12, no 22º dia de vida embrionária, quando a parte inferior do 4º arco faríngeo forma o corpo ultimobranquial. Ao redor de CS18 (44d), o primórdio mediano funde-se com os componentes laterais derivados dos corpos ultimobranquiais e, por ocasião de CS19 (48d), a tireoide atinge sua posição final em frente da traqueia e inferiormente à cartilagem cricoide, quando se iniciam, então, a formação de folículos e sua diferenciação, assinalada pela expressão de genes essenciais à síntese dos HT, como o receptor da tirotrofina (TSHR), o simportador de sódio e Iodeto (SLC5A5, também chamado de NIS), a tiroperoxidase (TPO) e a tiroglobulina (TG) (Figura 18.1). Por ocasião da 10ª a 12ª semana, os folículos contendo coloide tornam-se visíveis e a glândula é capaz de incorporar iodo.[4,6]

Defeitos em qualquer etapa do desenvolvimento tireoidiano (diferenciação, proliferação, migração, crescimento, organização e sobrevivência) podem causar anomalia congênita e hormonogênese defeituosa, que levarão ao hipotireoidismo, condição patológica caracterizada por déficit de ação dos HT sobre os tecidos periféricos e dependente de várias causas, como o aporte insuficiente de iodo na dieta, a diminuição da capacidade tireoidiana em captar iodo do sangue, as disfunções na biossíntese dos HT, as doenças hipotalâmicas ou hipofisárias causadoras de produção insuficiente do TSH, a destruição da glândula (como na tireoidite autoimune) ou sua remoção cirúrgica.[1-3] Existe uma diversidade nas manifestações clínicas, que se alteram, sobretudo, de acordo com a faixa etária. No hipotireoidismo congênito não tratado, existe um acometimento profundo do crescimento somático e da diferenciação funcional do sistema nervoso central (SNC), pois os HT são essenciais para o desenvolvimento, crescimento e homeostase metabólica. Na infância, o hipotireoidismo caracteriza-se por desaceleração do crescimento esquelético e retardos neuropsicomotor e da puberdade. No adulto, prevalecem as manifestações metabólicas.[1-3]

O hipotireoidismo congênito primário (HC) é a segunda endocrinopatia mais frequente na idade de crescimento, com incidência entre 1:3.000-4.000 nascidos vivos, com a maioria dos casos correspondendo a alterações na embriogênese tireoidiana (Tabela 18.1).[1-4,7-9] Na maior parte dos casos, sua apresentação é esporádica, com uma razão de 2 mulheres para 1 homem. Em cerca de 10 a 15% dos casos, o HC é consequência de defeitos em alguma das etapas da síntese dos HT, referidos como disormonogênese. Na maior parte dos casos, os neonatos possuem aumento da glândula tireoide (bócio) devido ao aumento dos níveis séricos de TSH.[7-9] O padrão de herança apresentado nos pacientes com disormonogênese é recessivo.

Em 80 a 85% dos casos, entretanto, o HC é causado pela disgenesia tireoidiana (DT), ou seja, alterações durante a organogênese da glândula tireoide. As DT englobam a ausência da glândula (agenesia, 35 a 40%), a ectopia (30 a 45%) e a hipoplasia (5%). Há ainda outras variações anatômicas, geralmente assintomáticas, sendo elas a presença de apenas um lobo (hemiagenesia), cistos do ducto tiroglosso e a persistência do lobo piramidal.[7-9] Geralmente, a DT é uma doença esporádica, mas em casos raros pode ter caráter familiar (2% dos casos) e, em cerca de 5% dos casos, foi demonstrada a presença de uma causa genética.[9] A chance de ocorrência em parentes de 1º grau é cerca de 15 vezes maior, sugerindo uma contribuição oligogênica.[9,10] Reforçando a presença de um componente genético, há associação da DT com outras malformações congênitas, como as cardíacas.[10] Thorwarth e cols.[11] demonstraram que cerca de 8,75% de 80 casos com DT por hipoplasia e agenesia tireoidiana apresentam diferente frequência de número de cópias do DNA (CNV) em relação a uma população normal, porém não encontraram regiões comuns de alterações. Sua patogênese é desconhecida em grande parte; sabe-se que a embriogênese tireoidiana é controlada por pelo menos três fatores de transcrição, *NKX2-1*, *FOXE1* e *PAX8* e, portanto, mutações nesses genes podem causar DT (Tabela 18.2).[4,7-9] Há ainda outros genes envolvidos nas fases iniciais e tardias do desenvolvimento tireoidiano, como *HHEX*, *NKX2-5* e *TSHR*, em que mutações foram identificadas em pacientes com DT. Nos 5% de casos remanescentes, o HC é causado pela transferência transplacentária de anticorpos maternos para a criança.[4,7-9] O hipotireoidismo central decorre da malformação ou disfunção hipofisária ou hipotalâmica e tem sido associado a mutações nos fatores transcricionais hipofisários (*POUIF1*, *PROP1*, *LHX3*, *HESX1*) e mutações no TSH-β.[5,8-10] Essas alterações levam à redução da produção e/ou ação do TRH ou TSH.[12]

Na ausência dos HT nos primeiros meses de vida, os efeitos no desenvolvimento do SNC serão irreversíveis, com deficiência mental grave e distúrbios neurológicos, tais como ataxia, incoordenação, estrabismo, movimentos coreiformes e perda

Tabela 18.1 Defeitos genéticos do desenvolvimento tireoidiano e da síntese hormonal

	Gene	Herança	Cromomossomo
Disgenesia tireoidiana	FOXE1	AR	9q22
• Agenesia	PAX8	AD	2q12 a q14
• Hemiagenesia			
• Ectopia			
• Hipoplasia			
Disormonogênese			
Eixo hipotálamo-hipofisário			
• Deficiência	PROP1	AR	5q
° hipofisária	POU1F1	AR, AD	3q11
° combinada	LHX3	AR	9q34.3
HESX1	AR, AD	3q21.2 a p21.1	
• TRH	Sem mutação	AR	3p
• Receptor do TRH	TRHr	AR	8q23
• Subunidade TSHβ	TSHβ	AR	1p13
Célula folicular tireoidiana			
• Receptor do TSH	TSHr		14q31
• GSα	GNAS1		20q13.2
• Simportador de sódio e iodeto	NIS	AR	19q12 a 13.2
• Tireoperoxidase	TPO	AR	2q25
• Geração de H_2O_2	THOX1, THOX2	AR?	15q15.3
• Tiroglobulina	Tg	AR, AD?	8q24
• Síndrome de Pendred	PDS	AR	7q31
• Haploinsuficiência do TITF1	TITF1	Haploinsuficiência	14q13

AR: autossômico recessivo; AD: autossômico dominante; as abreviaturas dos genes estão descritas no texto.

Fonte: baseado em Braverman LE & Utiger RD, 2005; De Groot LD & Henneman G, 2006; Larsen PR, Davies TF, Schlumberger MJ & Hay ID, 2003; De Felice M & Di Lauro R, 2004; Roberts CG & Ladenson PW, 2004.

Tabela 18.2 Fatores de transcrição envolvidos no desenvolvimento e função tiroidianos.

	TITF1	FOXE1	PAX8
Nomeclatura oficial	NKx2A	FKHL5	PAX8
Outros termos	TTF1, T/ebp	TITF2	
Genes-alvo da transcrição	Tg, TPO, TSHr	Tg, TPO	Tg, TPO
Fenótipo dos animais knockout	Morte perinatal Má formação SNC Defeito da hipófise Agenesia tireoidiana Má formação pulmonar	Morte perinatal Palato fendido Ectopia tireoidiana	Morte neonatal Hipoplasia tireoidiana Ausência de folículos Heterozigoto normal
Fenótipo humano	Hipotireoidismo congênito Estresse respiratório neonatal Deleção do locus do TITF1 e haploinsuficiência	Homozigoto: agenesia tireoidiana, palato fendido, atresia coanal, epiglote bífida, spiky hair	Heterozigoto: hipotireoidismo clínico ou compensado, hipoplasia tópica ou ectópica da tireoide, cisto rudimentar

Fonte: Baseado em De Felice M & Di Lauro R, 2004; Roberts CG & Ladenson PW, 2004.

auditiva neurossensorial.[1-4,7-9] A terapia adequada com L-Tiroxina, que deve ser iniciada nos primeiros dias de vida, previne os danos neurológicos.[1-3] O diagnóstico precoce geralmente só é possível por meio de testes laboratoriais, uma vez que menos de 5% das crianças portadoras da doença exibem manifestações clínicas ao nascer. O diagnóstico é realizado por meio do rastreamento neonatal do hipotireoidismo congênito, com a dosagem de TSH e/ou T4 em todos os recém-nascidos nos primeiros dias de vida, seguido do tratamento efetivo das crianças afetadas. Os programas de rastreamento do hipotireoidismo congênito mudaram drasticamente a evolução dessa doença, pois permitiram que crianças, antes portadoras de um prognóstico sombrio com lesões cerebrais irreversíveis, nanismo e falta de desenvolvimento pudessem, por meio do diagnóstico precoce e tratamento adequado, obter a normalidade no desenvolvimento somático, neuropsíquico e motor.[1-3] Fatores de transcrição específicos da célula folicular tireoidiana têm sido identificados em diferentes modelos animais (Tabela 18.1); entre estes, destacam-se os genes PAX8, HHEX, NKX2-1 (também conhecido como TTF1 ou T/EBP) e FOXE1 (também chamado de TTF2), sendo todos expressos na glândula tireoidiana com papel fundamental no seu desenvolvimento normal desde o início do desenvolvimento (E8.5) até a vida adulta em camundongos.[4,6] A expressão concomitante dos fatores de transcrição PAX8, HHEX, NKX2-1 e FOXE1 ocorre exclusivamente nas células foliculares tireoidianas desde o início da sua diferenciação e essa expressão precoce, conjuntamente com a demonstração da ligação desses fatores às regiões promotoras de genes marcadores da diferenciação das células foliculares (TG e TPO), evidencia sua importância na organogênese tireoidiana. Esse papel de PAX8, NKX2-1 e FOXE1 confirmou-se com o uso de modelos em camundongos, em que se provocou a ausência de expressão de fatores de transcrição por inativação homozigótica (animais knockout) e verificou-se a formação embriológica do primórdio da glândula, porém sem a constituição da glândula definitiva.[4,6] No modelo animal com deleção de Pax8 (Pax8-/-), o primórdio tireoidiano primário desaparece, causando ausência completa das células foliculares; no modelo com deleção de Nkx2-1 (Nkx2-1-/-), o primórdio tireoidiano sofre apoptose e, consequentemente, não se formam células foliculares e células C; finalmente, no modelo com deleção do Foxe1 (Foxe1-/-), o primórdio glandular não migra e ainda é detectável em metade dos embriões até E15.5, mas desaparece por volta do nascimento.[4,6] Mutações humanas desses genes vêm fornecendo bases moleculares para alguns casos de HC.[5,9] A Tabela 18.2 resume as consequências da inativação hetero ou homozigótica dos fatores de transcrição da tireoide em humanos e em animais. Nos animais com deleção do gene Hhex, não é possível a detecção da expressão de Nkx2-1 e Foxe1 na endoderme, sugerindo que esse gene está envolvido na especificação tireoidiana.[13] Outros estudos têm demonstrado que Hhex ainda é importante para a formação do broto tireoidiano, sobrevivências das células precursoras tireoidianas e proliferação celular após a determinação.[13-15]

Outros fatores de transcrição e de crescimento estão envolvidos na organogênese tireoidiana, como HOXA3 e FGF10.[16] Porém, o fator inicial indutor da especificação das células do assoalho para células tireoidianas primordiais é ainda desconhecido. Sabe-se que a mesoderme adjacente também contribui para a formação do primórdio tireoidiano, havendo um crosstalk entre as células da endoderme e da mesoderme na determinação.[17,18] Estudos recentes têm demonstrado que a falta de Hand2, fator expresso na mesoderme cardíaca, leva à ausência de células precursoras de tireoide na endoderme.[4,19] Aparentemente esse fator age em conjunto com Fgf8 na especificação das células da endoderme paratireoidianas.[18,20] Fatores como TBX1, expresso na mesoderme adjacente e arcos faríngeos, e SHH apresentam papel importante durante o processo de bilobação.[21,22] O fator de transcrição Islet1 (ISL1) expresso no intestino anterior e mesoderme adjacente ao tecido cardíaco, quando ausente, leva à apoptose na endoderme da faringe e graves malformações no coração.[23,24] É nessa região da endoderme que se dá origem às células que formarão o primórdio tireoidiano, logo Isl1 deve participar também da determinação dessas células, além de ter papel importante na proliferação, migração e sobrevivência. Trabalhos recentes têm demonstrado que a morfogênese cardíaca mediada por Isl1 é mediada por Shh expresso na endoderme do intestino anterior,[25] e sabendo que mutantes para Shh apresentam malformações da tireoide, reforça-se a hipótese de interdependência da morfogênese tireoidiana e cardíaca.[22,24,26]

O gene do receptor do TSH (TSHR) é, também, um candidato para explicar hipoplasias da tireoide, mas por ser expresso depois da migração glandular, não causa ectopias.[4] Mutações inativadoras do TSHR em homozigose e heterozigose já foram descritas em pacientes com resistência ao TSH, de herança autossômica recessiva e com tireoides normais ou hipoplásicas na maioria dos casos. Assim como os fatores de transcrição já citados, alterações do TSHR parecem não causar habitualmente hipoplasia tireoidiana, mesmo quando encontradas em famílias com várias crianças acometidas.[4] O gene *NKx2-5* (*NKx2.5* ou *CSX*) é um outro fator de transcrição essencial para a morfogênese cardíaca e miogênese e mutações foram descritas em associação com malformação cardíaca congênita; recentemente implicou-se esse gene em diversos processos do desenvolvimento e na patogênese da DT.[27] Recentemente mutações foram apontadas no gene *NETRIN-1* em pacientes com DT e doença cardíaca congênita, apontando a presença de fatores genéticos em comuns para a ocorrência de ambas as patologias.[28] Por meio de estudos em *zebrafish*, os autores demonstraram que, apesar de não ser expresso no tecido tireoidiano, mas sim no mesênquima dos arcos faríngeos, os animais deficientes para netrin-1a (ntn1a) apresentavam malformação da artéria do arco aórtico e alteração na morfogênese tireoidiana. Provavelmente, o fenótipo tireoidiano resultaria da perda do correto direcionamento da formação da glândula exercido pelo tecido vascular adjacente que, nesses animais, se apresenta alterado.[28]

A tireoide pesa aproximadamente 15 a 20 g no adulto, mas tem potencial de crescimento muito grande, tanto que bócios com mais de 1 kg já foram relatados na literatura.[1,2] Constitui-se de dois lobos de aproximadamente 2 × 2,5 × 4 cm (altura ×largura × diâmetro) ligados pelo istmo (Figura 18.2). É irrigada pelas artérias superior da tireoide, provenientes das carótidas externas e pelas artérias inferiores da tireoide, originárias das subclávias. Histologicamente é composta de microunidades esféricas compactadas, os folículos, ricamente vascularizados e que contém no seu interior uma estrutura proteica, o coloide, o maior componente da massa tireoidiana (Figura 18.3). Ao corte, apresentam-se como estruturas esféricas com uma única camada de células que se fecham e constituem um lúmen; o diâmetro dos folículos varia muito, mas na média tem 200 µm. As células foliculares também variam de tamanho na dependência de fatores estimulatórios, tornando-se colunares no estímulo e cuboidais no repouso. Além das células foliculares, a tireoide contém também as células C ou parafoliculares, que produzem calcitonina.[1,2]

FISIOLOGIA DA TIREOIDE

Síntese dos hormônios da tireoide

A função da tireoide é produzir os HT necessários à demanda diária do organismo, cerca de 85 µg/

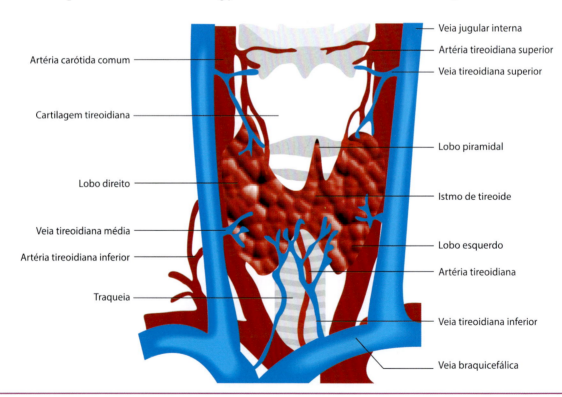

Figura 18.2 Esquema da localização anatômica da tireoide na região cervical anterior à traqueia e das artérias e veias que a irrigam.

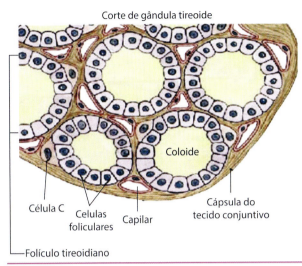

Figura 18.3 Esquema histológico da glândula tireoide com os folículos, tirócitos e células C.

dia de T4. Para tal, realiza uma série de etapas, que exigem a participação de diversas proteínas específicas da tireoide, como *TSHR*, *NIS*, *TG*, pendrina, *TPO*, *DUOX1*, *DUOX2*, *DUOXA1* e *DUOXA2*. A expressão dessas proteínas é uma evidência da diferenciação da tireoide e é controlada por fatores de transcrição específicos da tireoide, *NKX2-1*, *FOXE1* e *PAX8* e pelo TSH.

O iodo é o elemento essencial para a síntese dos HT; é proveniente da dieta, absorvido no trato gastrintestinal na forma de iodeto (I^-) e transportado ativamente a partir da corrente sanguínea para as células da tireoide (tirócitos), por meio do NIS, proteína localizada em sua membrana basolateral, codificada pelo gene *SLC5A5* (Figura 18.4). Como em condições fisiológicas, a concentração de iodeto na tireoide é 20 a 40 vezes maior que a do soro, o transporte ativo ocorre contra um gradiente eletroquímico de iodeto entre o tirócito e o sangue periférico de cerca de -40 mV. Para tal, há a necessidade de que

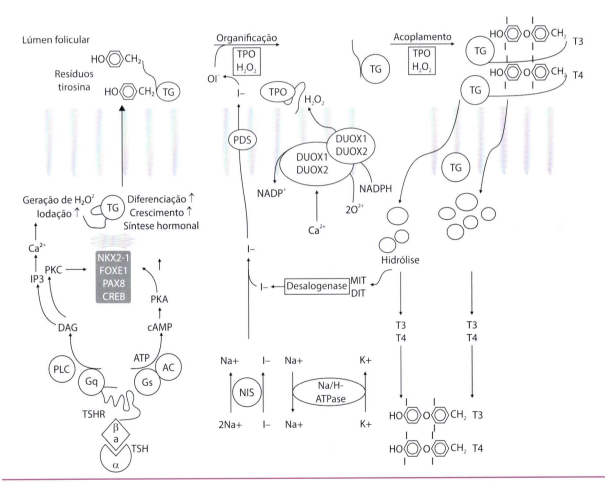

Figura 18.4 Esquema da síntese e secreção dos hormônios tireoidianos e das vias de sinalização nos tirócitos.
AC: adenilciclase; cAMP: AMP cíclico; DAG: diacilglicerol; DIT: monoiodotirosina; DUOXA1 e 2: fatores de maturação das oxidases da tireoide; DUOX1 e DUOX2: oxidases da tireoide; NIS: importador sódio-potássio; PDS: pendrina; PKA: proteinaquinase A; PKC: proteinaquinase C; PLC: fosfolipase C; TG: tiroglobulina; TPO: peroxidase tireoidiana; TSH: tirotrofina; TSHR: receptor do TSH.

esse transporte ativo do I⁻ (contra o gradiente) realizado pelo NIS seja acoplado com o transporte de sódio que, por sua vez, atua a favor do gradiente, pois há uma enorme diferença entre as concentrações de sódio fora e dentro da célula, gerada a partir da Na⁺/K⁺ adenosina-trifosfato (ATP) ase, que coloca sódio para fora e potássio para dentro da célula (Figura 18.4). Estudos cinéticos demonstram que, a princípio, duas moléculas de sódio ligam-se ao NIS, seguidas de uma molécula de iodeto, para depois haver o transporte simultâneo de ambos os íons.

O NIS é uma proteína com 13 domínios transmembrana que pertence a uma família de transportadores de solutos que requerem o sódio como gradiente eletroquímico. O maior estimulador da ação do NIS é o TSH, seja aumentando a transcrição de seu gene, seja estimulando seu mRNA e sua expressão proteica. Além do TSH, a expressão de NIS é regulada pelo próprio iodeto que, em excesso, a inibe, além de TGFβ.[1-3] (Figura 18.4) Essa capacidade da tireoide em captar iodo por meio do NIS é que fornece o racional para o emprego da captação do iodo radioativo pela tireoide, utilizado tanto no diagnóstico, na cintigrafia da tireoide e pesquisa de corpo inteiro, como no tratamento da tireotoxicose e do câncer de tireoide.[1-3] Mutações no *SLC5A5* estão entre as causas do HC; seu padrão de herança é recessivo e a severidade do hipotireoidismo e a presença de bócio são variáveis (moderada a severa).[29]

Depois de captado, o iodeto migra pelo tirócito em direção à membrana apical estimulado pelo TSH; seu efluxo para o lúmen folicular é realizado, pelo menos em parte, por outra proteína, a pendrina (PDS), codificada pelo gene *SLC26A4*, que recebeu esse nome porque, quando afetada, é a causa da síndrome de Pendred, doença autossômica recessiva que apresenta hipotireoidismo e surdez congênitas. Além de sua presença na porção apical do tirócito, a PDS está presente no sistema endolinfático do ouvido interno, no ducto coletor do rim e no endométrio. Fisiologicamente, além de sua função de transporte de iodeto, age como como um trocador de cloretos com bicarbonato e outros íons em túbulos renais e no transporte de ânions e manutenção do potencial endococlear do ouvido interno. Hoje sabe-se que mutações na pendrina, proteína com 12 domínios transmembrana, causam a síndrome de Pendred (Figura 18.4).[1-3] Recentemente, por meio do sequenciamento de nova geração realizado em pacientes com agenesia e hipoplasia tireoidiana, foi identificada a presença de mutações no gene *SLC26A4*, mutações estas previamente descritas em pacientes com síndrome de Pendred.[30] Tal fato sugere uma possível relação do *SLC26A4* nas DT, uma possível evidência de uma origem multigênica do HC, discutida no início do presente capítulo.[31]

A tiroglobulina (Tq) é uma proteína gigante de 660 kDa secretada pelo tirócito no lúmen folicular, correspondente a 70 a 80% do conteúdo proteico da glândula, sintetizada no retículo endoplasmático, exportada para o lúmen folicular e que funciona como um suporte para a síntese dos HT, assim como um reservatório dos HT e de iodo; dessa forma, quando o organismo necessita de T4 e T3, a Tg do lúmen folicular, sob estímulo do TSH, é captada pelos tirócitos, digerida nos lisossomos, com consequente liberação do T4 e T3 na corrente sanguínea. A Tg é uma proteína dimérica de quase 3.000 aminoácidos com 66 resíduos tirosina, dimerizada e glicada no retículo endoplasmático do tirócito, fatores associados à sua funcionalidade; quando madura, migra para a região apical do tirócito em pequenas vesículas que a secretam no lúmen folicular (Figura 18.4).[32] Mutações do gene da Tg são responsáveis por casos de bócio e hipotireoidismo moderado a severo.

Para a síntese dos HT, é necessário que o iodeto acople-se a radicais tirosil da molécula de Tg. Para tal, o iodeto deve ser oxidado, o que, por sua vez, requer a presença de H_2O_2, reação catalisada pela peroxidase tireoidiana (TPO), glicoproteína com 933 aminoácidos e 103 kDa que contém um grupo prostético heme, localizada na membrana apical do tirócito com seu domínio catalítico voltado para o coloide. Sua expressão é controlada pelo TSH. Além de catalisar a oxidação do iodeto, a TPO é essencial para a incorporação do iodeto nos resíduos tirosil da molécula de Tg, reação denominada organificação, com a formação da monoiodo-tirosina (MIT). O MIT, ainda ligado à TPO, pode sofrer nova oxidação e reagir com outro radical de iodeto, produzindo a di-iodotirosina (DIT). Além disso, a TPO atua no acoplamento das iodotirosinas (MIT e DIT) para a formação do T4 e do T3 (Figura 18.4).[32] Mutações no gene da TPO são as causas mais frequentes de defeitos de síntese dos HT, por prejudicar ou impossibilitar o processo de organificação. O padrão de herança é autossômico recessivo. Sem tratamento, os pacientes apresentam graus variáveis de deficiência mental, grande aumento do tecido tireoidiano e hipotireoidismo.[33]

H_2O_2 é um fator essencial e limitante na oxidação do iodeto, para sua organificação e para a reação de acoplamento de MIT e DIT; para que a reação se processe, além de H_2O_2 é necessária a oxidação de NADPH por NADPH-oxidases que, na tireoide, receberam o nome de DUOX1 e DUOX2, antes conhecidas como THOX1 e THOX2, respectivamente, as oxidases da tireoide (do inglês *thyroid-oxidases*). A expressão conjunta de DUOX1 e DUOX2, em condições fisiológicas, só ocorre nesse tecido. Apresentam-se como proteínas transmembrana, com sítios para ligação NADPH, FAD e cálcio, o que indica que a ativação do sistema H_2O_2 é dependente desse íon, estimulada tanto pela via do AMP cíclico, como por fosfatidil-inositol e inibida por concentrações elevadas de iodeto (Figura 18.4).[33] Para a atividade dessas oxidases, faz-se necessária a presença de seus fatores de maturação, DUOXA1 e DUOXA2, que participam da transição do retículo endoplasmático para o Golgi, processamento, maturação e translocação da membrana do tirócito das proteínas já maduras e funcionais.[34] O H_2O_2 produzido pela DUOX regula a atividade da TPO.[35] Os pacientes com mutações nos genes *DUOX* têm fenótipos variáveis.[35] Presença de alterações em ambos os alelos dos genes *DUOX* estão relacionadas com fenótipos mais severos e HC permanente, dependendo do tipo de mutação, enquanto inativações monoalélicas se relacionam com HC transitório. Recentemente, foi identificada uma nova oxidase no tecido tireoidiano, a NOX4. Além de H_2O_2, a NOX4 é capaz de gerar O^{2-} no compartimento intracelular dos tirócitos, não havendo necessidade de participação de fatores de maturação, estando sua atividade enzimática constitutivamente presente.[36] Seu papel na síntese dos HT ainda não foi elucidado.

Há também a participação da desalogenase da iodotirosina tipo 1 (DEHAL1, IYD), que controla a reutilização do iodeto durante a síntese dos HT por meio da desiodação de MIT e DIT. Mutações na IYD estão relacionadas à presença de HC, com bócio e hipotireoidismo, e apresentação ao nascimento ou início/final da infância.[37]

TSH

Glicoproteína de 28 a 30 kDa, sintetizada e secretada pelos tirotrofos da hipófise anterior e pertencente à família dos hormônios glicoproteicos que incluem o hormônio folículo-estimulante (FSH, do inglês *follicle-stimulating hormone*), o hormônio luteotrófico (LH, do inglês *luteinizing hormone*) e a gonadotrofina coriônica humana (hCG, do inglês *human chorionic gonadotropin*); os hormônios glicoproteicos, por sua vez, pertencem à superfamília dos fatores de crescimento que apresentam um laço de cistina (CKGF, do inglês *cystine-knot growth-factors*). Os hormônios glicoproteicos são heterodímeros compostos por duas subunidades, a subunidade α, comum a todos; e a subunidade β que confere a especificidade biológica a cada hormônio em particular e que se apresenta, na molécula madura, acoplada por uma firme ligação não covalente. A subunidade α tem 92 aminoácidos e seu gene está localizado no cromossomo 6; a subunidade β do TSH apresenta 118 aminoácidos e seu gene está localizado no cromossomo 1.[38] Mutações no gene *TSHβ* são raras causas do HC, podendo ser em homozigose ou heterozigose composta, com fenótipo variável; os pacientes apresentam hipotireoidismo moderado ou severo, níveis séricos baixos de TSH que não são estimulados por TRH.[39]

Além da especificidade que confere ao TSH, a cadeia β é também responsável pela sua ligação ao seu receptor (*TSHR*) na célula tireoidiana e o fator limitante para a formação do hormônio maduro; é inativa, porém, enquanto não estabelece sua ligação com a subunidade α.[1-3] A estrutura cristalográfica do TSH evidencia que cada subunidade contém um laço de cistina central e três alças, duas na forma de grampo de cabelo (L1 e L3) de um lado do laço de cistina e outra na forma de uma alça longa (L2) do outro lado (Figura 18.5). A alça longa da subunidade α (αL2) contém duas hélices α; o laço de cistina central é feito por três pontes dissulfeto centrais. Esse tipo de estrutura já foi descrito em diversos fatores de crescimento, como o de crescimento derivado de plaquetas (PDGF), o de crescimento do endotélio vascular (VEGF), o de crescimento transformador β (TGF-β) e o fator de crescimento neural (NGF).[1-3]

Além da junção entre as subunidades α e β, a formação da molécula final de TSH envolve uma série de atividades pós-transcricionais importantes para a produção da molécula ativa, a excisão de peptídeos-sinal de ambas as subunidades e sua glicação. Esta, que é dependente do TRH, inicia-se pela adição de manose e, à medida que a glicoproteína vai sendo transferida do retículo endoplasmático rugoso para o aparelho de Golgi, inicia o acréscimo de outros açúcares, como fucose, galactose e ácido siálico. O papel dessas cadeias de carboidratos, que representam 15 a 25% do peso do TSH e são ligadas à porção N do aminoácido asparagina (Asn), é inibir a degradação intracelular das subunidades α e β e permitir que se dobrem de maneira a obterem sua estrutura tridimensional. A subunidade α tem duas cadeias de açúcares ligadas a Asn-52 e Asn-78 e a subunidade β tem uma cadeia ligada a Asn-23. Essas cadeias são estruturas complexas que apresentam grande diferença entre espécies e entre os diversos tipos de hormônios glicoproteicos. A Figura 18.6 mostra essas estruturas de antena dupla do TSH bovino, do TSH humano e do TSH recombinante humano.

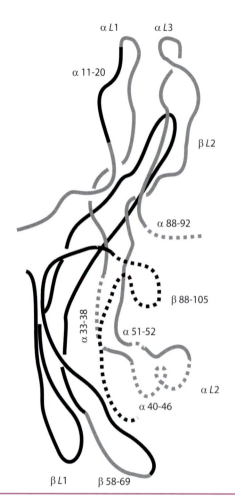

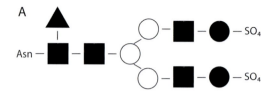

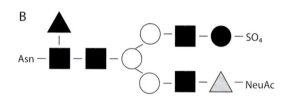

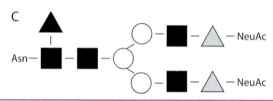

Figura 18.5 Desenho esquemático da molécula do TSH humano mostrando os domínios importantes para a bioatividade do hormônio. As cadeias de carboidratos não aparecem no desenho para facilitar a compreensão. O arcabouço da subunidade α aparece como uma linha cinza e o da subunidade β como uma linha preta. Os domínios funcionais críticos estão realçados no desenho, por meio dos números de seus aminoácidos. As alças periféricas em forma de grampo de cabelo são αL1, αL3 na subunidade α e βL1, βL3 na subunidade β. As alças longas, que se estendem desde o lado oposto até o laço de cistina são a αL2, que apresenta uma estrutura helicoidal e a βL2.

Figura 18.6 Desenho esquemático dos oligossacarídeos ligados à porção N-terminal de Asn em moléculas de TSH. O painel A apresenta uma estrutura sulfatada biantenária característica do TSH bovino; o painel B apresenta uma estrutura sulfatada e com ácido siálico típica do TSH humano; o painel C apresenta uma estrutura com ácido siálico e não sulfatada que se observa no TSH humano recombinante. Os resíduos de carboidratos estão representados pelos seguintes símbolos: Δ = galactose; ▲ = fucose; NeuAc = ácido siálico; ■ = N-acetilglucosamina; ○ = manose; ● = N-acetil galactosamina.

A glicação é importante para que a bioatividade do TSH. Assim, pacientes com hipotireoidismo central por disfunção hipotálamo-hipofisária ou síndrome de Sheehan apresentam valores normais ou até mesmo levemente elevados de TSH, mas com fraca atividade biológica.[40] Além disso, encontra-se aumento da bioatividade do TSH, quase sempre relacionado a alterações de sua glicação, em pacientes com resistência aos hormônios tireoidianos, em fetos normais durante o último trimestre, no hipotireoidismo primário, nos tumores hipofisários produtores de TSH e nas doenças não tireoidianas. Todos esses fatos mostram a importância da glica-

ção como passo fundamental na determinação da qualidade do TSH produzido, além de também aumentar a taxa de depuração ou *clearance* do TSH na circulação (Tabela 18.3).[1-3,40]

Os reguladores mais importantes para a produção de TSH são os efeitos inibitórios dos HT e a ação estimulatória de TRH, apesar de uma série de outros fatores também ter sido apontada como participante desse controle (Figura 18.7). Em resumo, o T3 liga-se ao receptor de T3 no tirotrofo hipofisário, enquanto o T4 age por meio da conversão intra-hipofisária e intra-hipotalâmica de T4 em T3, regulando negativamente a síntese e a secreção de TSH; por outro lado, o TRH é o maior regulador positivo da expressão do gene do TSH agindo por meio da via fosfatidil-inositol-proteína-quinase C.[1-3]

Tabela 18.3 Aspectos da produção do TSH no eutireoidismo, hipotireoidismo e hipertireoidismo

	Eutireoidismo	Hipotireoidismo	Hipertireoidismo
Taxa de produção TSH total	50 a 200 mU/dia	> 4.000 mU/dia	Baixa
TCM* TSH total	25 mL/min/m2	> 25 mL/min/m^2	< 25 mL/min/m^2
Taxa de produção sub-α	100 mg/dia	Duas vezes	0,5 ×
Taxa de produção sub-β	Baixa	25 a 30 mg/dia	Baixa
TCM* subunidades livres α/β	68/48	-	-

* TCM: taxa de clearance metabólico.
Fonte: baseado em Braverman LE & Utiger RD, 2005; De Groot LD & Henneman G, 2006; Larsen PR, Davies TF, Schlumberger MJ & Hay ID, 2003; Szkudlinski MW, Fremont V, Ronin C & Weintraub BD, 2002; Maciel RMB, Chiamolera MI & Andreoni DM, 2005.

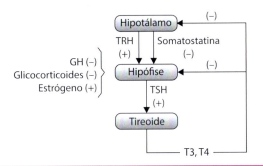

Figura 18.7 Elementos básicos na regulação neuroendócrina da tireoide. O TRH produzido no hipotálamo é o estímulo tônico necessário para a síntese e secreção do TSH pela hipófise. A síntese e secreção do TRH e TSH são inibidas negativamente pelos hormônios tireoidianos T3 e T4. A somastostatina, hormônio de crescimento (GH), glicocorticosteroides e estrógeno também modulam a secreção de TSH.

Tanto o T3 como o T4 regulam a síntese e a liberação de TSH na hipófise, além de afetarem, também, a síntese de TRH e de outros neuropeptídeos. O T3 age diretamente nos tirotrofos por meio dos receptores tireoidianos nucleares (TR, do inglês T3 receptors), enquanto o T4 age por meio de sua conversão intra-hipofisária e intra-hipotalâmica em T3 (catalisada pela enzima desiodase tipo 2) e, também, por meio de uma ação direta sobre a expressão do gene TSHβ.[1-3,41]

Em animais experimentais, após infusão de HT ocorre a diminuição do RNA mensageiro das duas subunidades, sendo que a β suprime mais rapidamente que a α. O *TSHβ* contém regiões com elementos responsivos ao T3 (TRE, do inglês *thyroid responsive elements*) e que são encontrados em outros genes regulados pelo T3. A regulação negativa do TSH por esse hormônio ainda não está completamente elucidada, mas essas regiões TRE são as melhores candidatas para os locais de acoplamento dos TR, causando a supressão da transcrição desse gene. Esse efeito do T3 é observado com todas as isoformas de

TR, apesar de o *TRβ2*, que tem a expressão restrita ao SNC, ser o que apresenta o maior efeito. Já no hipotireoidismo ocorre um aumento do TSH, que pode ser devido a um defeito generalizado da síntese proteica consequente à falta de HT ou à presença de um elemento estimulatório ainda não conhecido.

O TRH, por sua vez, é o maior regulador positivo da expressão do gene do TSHβ, agindo por meio da via da fosfaditil-inositol-proteína quinase C. O TRH é crítico tanto na síntese, quanto na secreção do TSH, mesmo na ausência dos hormônios tireoidianos. O TRH é um tripeptídeo (piroglutamil-histidil-l-prolinamida), derivado de um pró-hormônio com 27 kDa. Os neurônios produtores de TRH estão localizados na área tirotrófica do hipotálamo e estendem-se dos núcleos paraventriculares e supraóticos até a borda anterior da eminência mediana. O TRH pode também ser produzido no cérebro, pâncreas, células C da tireoide, miocárdio, órgãos reprodutivos, medula espinhal e hipófise anterior. No hipotálamo, os grânulos com TRH são transportados pelo fluxo axonal até a eminência mediana onde penetram em capilares fenestrados indo até o sistema venoso porta-hipofisário, de onde são enviados até o lobo anterior da hipófise (Figura 18.8).

A síntese do TRH hipotalâmico é regulada pelos HTe; estes, por sua vez, atuam juntos no tirotrofocito, com o TRH aumentando o *set-point* para a inibição do TSH pelos HT. Essa síntese está sob um controle transcricional complexo, muitas vezes semelhante àquele do gene do *TSHβ*. O gene do TRH humano está localizado no cromossomo 3 (3q13.3 → q21). Nas regiões 5' do gene, situam-se os elementos de resposta para os glicocorticosteroides e para o AMP cíclico, além dos TRE. Assim como observado para os genes do *TSHβ* e α, parece haver uma reação paradoxal de estimulação quando o receptor do HT se liga sozinho ao elemento TRE.[1]

Embora o TRH não seja necessário para o desenvolvimento do tirotrofocito da hipófise fetal apresenta no período pós-natal, uma função importante na

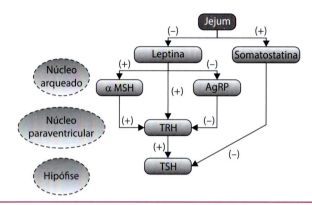

Figura 18.8 Esquema mostrando o papel do jejum e das vias da somatostatina e da leptina na regulação da secreção do TSH e do TRH. O jejum age por meio das duas vias. A leptina tem um efeito direto de estimulação sobre o TRH e um efeito mediado pelo αMSH e pelo AgRP. A somatostatina tem um efeito inibitório direto sobre o TSH.

manutenção normal dessa célula. Sua ação no tirotrofocito é bastante rápida, por meio da ligação ao seu receptor na membrana plasmática (proteína G), que ativa a despolarização e leva ao influxo de cálcio para dentro do citosol e a ativação da cascata do fosfatidil-inositol. A hidrólise do fosfatidil-inositol gera inositol trifosfato e diacilglicerol, que ativa a proteína quinase C intracelular, induzindo, assim, a trancrição do gene do *TSHβ*. O TRH ativa a síntese e a glicação da subunidade β. Ativa também a secreção de prolactina, embora esse efeito permaneça com seu significado fisiológico ainda controverso. A inativação do TRH ocorre por meio de uma enzima peptidase de superfície celular chamada ectoenzima degradadora de TRH (TRH-DE), altamente específica.[1-3]

Além dos HT, outras causas, como fatores de transcrição e moléculas sinalizadoras, estão envolvidas na regulação da síntese e secreção de TSH e TRH e para o correto desenvolvimento e organogênese da hipófise (Figura 18.9) (Tabela 18.4). Entre os fatores de transcrição, destacam-se o *PIT1*, também denominado *POU1F1*, o *PROP1*, o *HESX1*, o *LHX3* e o *LHX4*.

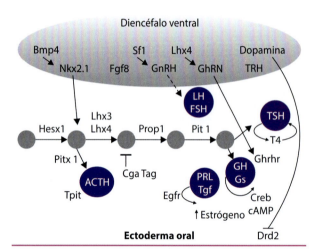

Figura 18.9 Esquema da cascata de genes envolvidos no desenvolvimento da hipófise humana.

A região promotora do gene do *TSHβ* tem três áreas com grande homologia (75 a 80%) para o fator de transcrição pituitário específico (*PIT1*, *POU1F1*), expresso precocemente na embriogênese e responsável pelo desenvolvimento dos somatotrofos, lac-

Tabela 18.4 Comparação entre os fenótipos causados por distúrbios nos fatores de transcrição envolvidos no desenvolvimento e na função da hipófise

	POU1F1/PIT1	PROP1	LHX3	HESX1	LHX4
Genes-alvo da transcrição	GH, PRL, TSH	GH, PRL, TSH, LH, FSH, ACTH	GH, PRL, TSH, LH, FSH, ACTH	GH, PRL, TSH, LH, FSH, ACTH	GH, TSH, ACTH
Imagem					
Hipófanter	Normal/hipo	Hipo/hiper	Hipo	Hipo	Hipo
Hipófpost	Normal	Normal	Normal	Ectópica	Ectópica
Outras manifestações			↓ Rotação do pescoço, 75 a 85° (nl: 160 a 180°)	Olho, cérebro, displ. septo-quiasma	Defeitos: sela turca e crânio

Fonte: Baseado em Maciel RMB, Chiamolera MI & Andreoni DM, 2005; Mullis PE, 2005; Dattani MT, 2005.

totrofos e tirotrofos. Está incluído entre os fatores de transcrição da família *POU*, conhecidos como *homeobox*, pesa 33 kDa e é constituído por domínios de ativação e outro de ligação ao DNA. O último é formado por uma região *POU* específica e outra *homeobox* semelhante. Estudos experimentais mostram seu papel como cofator de estimulação na transcrição do gene do *TSHβ*, fato verificado em humanos quando se encontrou hipotireoidismo central em mutações no *POU1F1*; essas mutações geram proteínas defeituosas que perdem a capacidade de ligação nas regiões regulatórias no GH, TSH e PRL, o que compromete o processo de transativação. Outras proteínas mutadas, embora percam a capacidade de transativação, não perdem a capacidade de se ligar ao DNA. Essa característica deve-se ao local onde ocorreu a mutação dentro dos domínios funcionais do *POU1F1*. Mutações que geram proteínas com incapacidade de ligação ao DNA são herdadas em caráter autossômico recessivo. Aquelas, cujas proteínas mutadas se ligam ao DNA, mas não ativam a transcrição, são herdadas em caráter autossômico dominante. O estudo dessas mutações em heterozigose tem mostrado que um único alelo mutante tem inibido os demais, conferindo efeito dominante negativo sobre a regulação da expressão gênica.[42] Em resumo, mutações no *POU1F1* podem levar à deficiência combinada de hormônios hipofisários, como GH, prolactina e TSH; os pacientes frequentemente apresentam baixa estatura, dificuldade de aprendizado e hipoplasia da adeno-hipófise.[42]

A proteína produzida pela expressão do gene *PROP1* (profeta de PIT1) é um fator transcricional essencial na ontogênese do gonadotrofo, somatotrofo, lactotrofo e tirotrofo hipofisários. Mutações nesse gene acarretam deficiências adeno-hipofisárias múltiplas, incluindo, por conseguinte, a deficiência de TSH. A forma de herança é predominantemente recessiva, embora também possam ocorrer mutações inativadoras do gene do *PROP1* na forma de heterozigose composta. O paciente apresenta-se em pan-hipopituitarismo de caráter geralmente progressivo com TSH baixo e que não responde ao teste do TRH. Em contraste com as mutações no *POU1F1*, as do *PROP1* comprometem seriamente a síntese de FSH e LH, impedindo que os pacientes entrem espontaneamente em puberdade. (Figura 18.9; Tabela 18.4).

O gene *HESX1* (*Rpx, Rathke's pouch homeobox*) é um dos primeiros marcadores do primórdio pituitário, sugerindo que tem um papel fundamental na determinação inicial e diferenciação da hipófise (Figura 18.9). Sua extinção é importante para a ex-pressão do *PROP1*. É um repressor da transcrição e tem sido implicado na gênese da doença que causa displasia septo-óptica (DSO; síndrome de Morsier), caracterizada pela tríade de hipoplasia do nervo óptico, defeitos da linha média do encéfalo e anomalias neurorradiológicas, como agenesia do corpo caloso, ausência de septo pelúcido e hipoplasia hipofisária com hipopituitarismo.[63,34] Mutações em homozigose e heterozigose no gene *HESX1* foram identificadas em pacientes com DSO e deficiência de hormônios hipofisários.

LHX3 (*P-Lim*) e *LHX4* são genes que pertencem a uma família de genes *homeobox* expressos precocemente na bolsa de Rathke, mas que permanecem atuando na hipófise adulta, o que sugere que devam continuar controlando alguma função hipofisária. Agem sinergisticamente com *POU1F1* para controlar genes envolvidos na diferenciação da hipófise. Mutações desses genes causam retardo no crescimento, deficiência combinada de hormônios hipofisários, perda auditiva sensorineural e uma síndrome caracterizada por pescoço rígido com rotação limitada da cabeça (Tabela 18.4). Pacientes com mutações no gene *LHX4* podem apresentar, além da deficiência combinada de hormônios, uma hipoplasia da adeno-hipófise, com ou sem ectopai da neuro-hipófise.[43]

Outros fatores não mencionados também podem ser correlacionados com a transcrição dos genes dos HT, muitos por meio de uma ação sinérgica com o POU1F1 e PROP1.[1-3] Além disso, o aumento intracelular do AMPc estimula a expressão dos genes, tanto da subunidade α, como da β, provavelmente por meio da fosforilação do *POU1F1*. Os hormônios esteroides, incluindo corticosteroides, estrogênios e testosterona, também modulam a expressão do gene do *TSHβ*. A dexametasona em doses farmacológicas diminui a concentração de TSH em indivíduos normais e portadores de adenoma hipofisário, mas não altera o nível do mRNA das subunidades, sugerindo um efeito na transcrição ou na pós-transcrição do TSH. Estrogênio e testosterona parecem ter efeitos diretos na síntese e secreção de TSH em humanos. O estrogênio reduz o mRNA das subunidades α e β em ratos com hipotireoidismo, assim como a testosterona, que provavelmente deve parte da resposta à sua transformação periférica em estrogênio.[1-3]

A somatostatina, o maior inibidor fisiológico do GH, é também um inibidor da secreção do TSH em humanos e ratos. O hormônio liga-se a receptores específicos na hipófise anterior que inibem a via da adenilciclase, causando diminuição da síntese e da secreção de TSH. Além disso, tem efeito supressivo indireto na secreção do TSH pelo decréscimo dos receptores de TRH.[1-3] Neurotransmissores são moduladores diretos e indiretos da secreção e síntese do TSH. Uma rede complexa de neurônios neurotransmissores chega até os neurônios hipofisiotróficos e vários neurotransmissores, como a dopamina, por exemplo, são secretados diretamente no sistema porta-hipofisário, exercendo efeito direto na hipófise. Essa complexa rede neuronal envolve os sistemas dopaminérgicos, serotoninérgico, histaminérgicos, catecolaminérgicos, opioide e GABAérgico e responde pelo ritmo circadiano normal do TSH, pela resposta ao estresse e pela exposição ao frio, enquanto a secreção basal do TSH é predominantemente regulada pelos fatores intrínsecos hipotalâmicos.[2] A dopamina age por meio de receptores DA_2 inibindo a adenilciclase e diminuindo a secreção do TSH. Esse é um efeito percebido em situações agudas já que nas crônicas, aparentemente, ocorre algum mecanismo compensatório.[1-3] A ativação α-adrenérgica estimula a liberação do TSH diretamente da hipófise de ratos, mas em humanos os dados são limitados. As citoquinas também são um grupo de fatores reguladores da secreção do TSH e do TRH. A IL-1β, a IL-6 e o TNF-α inibem a secreção do TSH basal, mas não a resposta do TSH ao TRH. Tanto a IL-1β quanto a IL-6 estimulam a atividade da 5´desiodase intra-hipofisária, aumentando, portanto, a conversão de T4 em T3, sendo possivelmente um dos mecanismos de inibição dessas substâncias.[2]

O membro 1 da superfamília das imunoglobulinas, o IGSF1, é uma glicoproteína de membrana, com alta expressão de seu RNA mensageiro na bolsa de Rathke, hipófise e testículo.[44] Ainda não se sabe a função fisiológica do IGSF1. Sabe-se que apresenta um papel importante no eixo hipófise-tireoide e desenvolvimento da puberdade uma vez que sua ausência está relacionada à presença de hipotireoidismo, deficiência de prolactina, macro-orquidismo e atraso da puberdade. Pacientes com mutações nesse gene apresentam fenótipo variável, como em relação ao grau de hipotireoidismo, sugerindo um possível envolvimento de fatores ambientais que levariam à expressividade fenotípica variável em pacientes com o mesmo genótipo.[44-47]

DIAGNÓSTICO E SEGUIMENTO DAS DOENÇAS QUE CAUSAM ALTERAÇÃO FUNCIONAL DA TIREOIDE

O desenvolvimento de métodos de dosagem sérica mais sensíveis do hormônio estimulador da ti-

reoide (TSH) e de técnicas mais simples e precisas para a determinação da tiroxina livre (T4L) tornou o diagnóstico e o seguimento dos pacientes com hiper e hipotireoidismo uma área relativamente simples. Tendo em vista esses avanços metodológicos, as recomendações de comitês das associações científicas relacionadas à tireoide estabeleceram diretrizes para o emprego desses testes.[48]

Essas diretrizes indicam que é vantajoso utilizar apenas as dosagens de TSH e T4L no diagnóstico e seguimento dos pacientes com hipo ou hipertireoidismo, em vez de empregar a determinação de outros testes, como T4 e T3 totais, captação e mapeamento da tireoide. Além disso, a não ser que exista suspeita clínica dessas disfunções, a recomendação é que se faça o rastreamento de doenças tireoidianas apenas nos indivíduos de maior risco, que incluem recém-nascidos, pacientes com história familiar de doença tireoidiana, idosos, mulheres após o parto (4 a 8 semanas), mulheres após os 45 anos e pacientes portadores de doenças autoimunes.

As razões para o uso da estratégia TSH/T4L, em vez do emprego de T4, T3 totais e outras determinações, deve-se a quatro aspectos: primeiramente, demonstrou-se que o T4L tem uma variação interindividual muito estreita e guarda relação logarítmica-linear com o TSH, o que faz com que pequenas modificações no T4L causem profundas alterações no TSH (Figura 18.10); em segundo lugar, as variáveis pré-analíticas são insignificantes na estratégia TSH/T4L, diferentemente do que ocorre quando se utiliza a combinação de T4 e T3 totais; em terceiro lugar, a introdução de ensaios imunométricos permitiu a melhoria da qualidade técnica dos ensaios sensíveis de TSH e T4L e diminuir seus custos; finalmente, a prática clínica provou que existe a necessidade de técnicas precisas na avaliação da terapêutica de reposição com hormônio tireoidiano, quer para evitar o aumento de sobrecarga ao coração e predisposição à osteoporose quando empregada em exagero, quer para impedir os sintomas sutis de hipotireoidismo e dislipemias quando utilizada em quantidade insuficiente.[48]

VARIÁVEIS PRÉ-ANALÍTICAS

A Tabela 18.5 resume as variáveis pré-analíticas que podem estar presentes por ocasião da avaliação de pacientes com doenças tireoidianas.[48]

Variáveis fisiológicas

Cada indivíduo adulto apresenta, na maior parte do tempo, um intervalo muito estreito de varia-

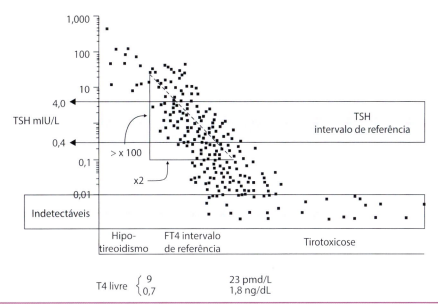

Figura 18.10 Esquema da relação logarítmica-linear entre as variações de concentração do TSH e do T4 livre em indivíduos com função tireoidiana estável e eixo hipotálamo-hipófise-tireoide intacto.

ção dos valores de T4; por outro lado, a resposta do TSH é exagerada quando ocorre algum tipo de modificação induzido por doença ou fármacos, havendo resposta logarítmica em relação à variação linear de T4 (Figura 18.10). Essa observação é importante, pois alterações mínimas de T4, para mais ou para menos, causam modificações significativas nos valores de TSH, que não devem ser desprezadas pelos clínicos, tanto no diagnóstico inicial de doença tireoidiana subclínica, como no seguimento de pacientes em uso de terapêutica substitutiva com T4; nesta última situação, é importante ressaltar que o objetivo do tratamento é restaurar os valores de TSH para o normal e evitar que o paciente possa entrar em quadros de hipertireoidismo, por excesso de medicação ou de hipotireoidismo, por deficiência da mesma.

O TSH apresenta ritmo circadiano, significativo, mas de pequena amplitude, demonstrando pico no meio da noite e nadir ao redor do meio-dia; as diferenças atingem valores que variam de 0,95 a 2 mU/L e não chegam a interferir na interpretação de resultados, a não ser nos casos de hipotireoidismo central, que podem perder a magnitude do pico da noite.[48] As influências sazonais, anuais, ambientais, de postura e de imobilização são mínimas e não devem ser consideradas na avaliação da função tireoidiana. Fatores geográficos e do ambiente, decorrentes da diminuição da quantidade de iodo disponível, podem causar modificações nos valores das dosagens de TSH.

Há, entretanto, variações importantes nos valores de TSH, T4L, T4 e T3 com relação à idade, su-

marizadas na Tabela 18.6. De maneira geral, a função tireoidiana amadurece progressivamente desde a idade fetal à primeira infância, quando atinge seus níveis máximos; a seguir, as necessidades de T4 diminuem progressivamente e não há alterações nos valores desses hormônios nos adultos de 20 a 50 anos. A partir dos 50 a 60 anos, iniciam-se algumas modificações na fisiologia tireoidiana, mas que causam alterações mínimas nos testes de função tireoidiana.

Na mulher grávida, acontecem diversas alterações fisiológicas que influenciam os valores de T4L e TSH, entre as quais se destacam: aumento da depuração de iodo, pois com a transferência de iodo ao feto, eleva-se a taxa de filtração glomerular; aumento da TBG, a proteína carregadora de T4, em virtude da elevação do nível de estrógeno durante a gravidez, com aumento paralelo nas concentrações de T4 e T3 totais; elevação discreta do T4L no primeiro trimestre da gestação, consequente ao pico de gonadotrofina coriônica (hCG), que, em excesso, tem ação semelhante ao TSH; diminuição discreta do TSH no primeiro trimestre, tendo em vista a produção elevada de hCG pela placenta.[49] Apesar dessas pequenas alterações nos valores de TSH e T4L no período inicial da gestação, a avaliação funcional da tireoide em uma grávida só deve ser feita com TSH e T4L uma vez que as modificações induzidas no T4 e T3 totais são de muito maior magnitude e dificultam qualquer avaliação.

As doenças sistêmicas graves estão associadas a diversas alterações no metabolismo dos hormônios tireoidianos que incluem diminuição do T3 total e livre, aumento do T3 reverso, diminuição do T4 e algumas vezes do TSH; estas disfunções são consideradas secundárias e adaptativas e os pacientes permanecem eutireoidianos.[50]

Tabela 18.5 Classificação das variáveis pré-analíticas no estudo da função tiroidiana

Fisiológicas
• Flutuação do T4
• Relação TSH/T4 log/linear
• Idade e gravidez
• Ritmo circadiano
• Influências sazonais
• Exercício, postura e imobilização

Fisiopatológicas
Independentes de TSH
• Comuns
○ Tirotoxicose
○ Hipotireoidismo
• Raras
• Tumores trofoblásticos
• *Struma ovarii*
• Resistência generalizada
• Resistência seletiva
Dependentes de TSH
• Adenoma hipofisário
• Resistência aos HT
○ Generalizada
○ Parcial
• Alterações psiquiátricas
• Fumo
• Má absorção
• Aderência

Causas iatrogênicas
Tratamentos anteriores
• Cirurgia
• Iodo-radioativo
• Antitireoidianos
• Drogas
• Plasmaferese

Dependentes da amostra
Estabilidade
Lipemia
Estase
Hemólise
Icterícia
Ensaio
Anticorpos
Proteína carreadora

Erro humano

Fonte: *Baseado em* Demers LM, Spencer CA. NACB: Laboratory Support in the diagnosis and Monitoring of Thyroid Diseases. www.thyroid.org.

Variáveis fisiopatológicas

É importante relembrar que as doenças mais comuns, responsáveis por mais de 99% das alterações funcionais da tireoide, a tireotoxicose e o hipotireoidismo primário, guardam uma relação inversa e esperada entre os valores de T4L e TSH, ou seja, T4L elevado e TSH suprimido na tireotoxicose e T4L diminuído e TSH elevado no hipotireoidismo primário e que as variáveis pré-analíticas não afetam essa relação. Outras doenças raras, entretanto, têm que ser lembradas quando se observam valores de TSH e T4L diferentes daqueles apresentados pelas doenças mais comuns apontadas; assim, a doença trofoblástica e especialmente o coriocarcinoma produzem hCG alterada e em grande quantidade que se liga ao receptor de TSH e causa tireotoxicose; o *struma ovarii*, constituído pela presença de tecido folicular tireoidiano no ovário, também pode se apresentar com tireotoxicose, suprimindo TSH, elevando T4L e não apresentando bócio (Tabelas 18.7 e 18.8).

Entre as doenças tireoidianas raras, dependentes de TSH, incluem-se o adenoma hipofisário produtor de TSH que está sendo diagnosticado mais frequentemente em virtude do uso da dosagem rotineira de TSH nos casos suspeitos de hipertireoidismo depois do advento do TSH sensível e as síndromes de resistência aos hormônios tireoidianos.[50] Doenças psiquiátricas também causam elevações transitórias de TSH e alterações no T4, mas se desconhece a patogenia desses distúrbios.[48,50]

O uso de fármacos traz muito menos confusão de interpretação nessa nova estratégia de TSH/T4L do que naquela que usava T4 e T3 totais, pois as modificações causadas por medicações de uso frequente, como os estrógenos, que causam elevação da TBG, são irrelevantes quando se medem o TSH e o T4L. Doses elevadas de glicocorticosteroides e de dopamina, entretanto, continuam exercendo influência na interpretação, pois diminuem a secreção de TSH. O emprego do lítio no tratamento das doenças bipolares e depressão também aumenta o TSH em 10 a 20% dos pacientes. Medicamentos anticonvulsivantes, como fenitoína e carbamazepina, além de afetarem a ligação do T4 às proteínas carregadoras, diminuem a secreção de TSH e T4L em 25 a 30%. O uso de povidina como antisséptico, pela presença de iodo em sua molécula, pode causar hipo ou hipertireoidismo e altera o TSH e o T4L naqueles indivíduos predispostos. A plasmaférese diminui as proteínas carregadoras e pode diminuir as concentrações de T4 e T3 totais.[50,51]

Tabela 18.6 Modificações dos indicadores da função tireoidiana com a idade

	T4 mg/dL	T4L ng/dL	TSH mU/L	TBG mg/L	Utilização de T4 mg/kg/dia
Feto					
12 a 20 s	0,4 a 4	0 a 4	1 a 8	2 a 23	1
21 a 30 s	2,7 a 7,8	0,4 a 0,9	1,9 a 8,8	8 a 33	2
31 a 40 s	5,4 a 14	0,9 a 1,7	3 a 12	15 a 50	5
RN1 a 4 d	11 a 21,6	2,2 a 5,3	1 a 39	22 a 42	10
1 a 4 s	8,2 a 17,2	0,9 a 2,3	1,7 a 9,1	a	7
1 a 12 m	5,9 a 16,3	0,8 a 1,8	0,8 a 8,2	16 a 36	6
Criança					
1 a 5 a	7,3 a 15	0,8 a 2,1	0,7 a 5,7	12 a 28	5
6 a 10 a	6,4 a 13,3	1 a 2,1	0,7 a 5,7	12 a 28	4
11 a 15 a	5,5 a 11,7	0,8 a 2	0,7 a 5,7	14 a 30	3
16 a 20 a	4,2 a 11,8	0,8 a 2	0,7 a 5,7	14 a 30	2
Adulto					
21 a 50 a	4,3 a 12,5	0,9 a 2,5	0,4 a 4,2	17 a 36	1,5
51 a 80 a	4,3 a 12,4	0,9 a 2,5	0,4 a 4,2	17 a 36	1,5

s: semana; d: dias; m: meses; a: anos; RN: recém-nascido.
Fonte: Baseado em Maciel RMB, Chiamolera MI & Andreoni DM, *2005.*

Tabela 18.7 Condições associadas à diminuição do TSH e respectivos valores do TSH e da função tireoidiana

	TSH esperado (mU/L)	Função tireoidiana
Tirotoxicose	< 0,1	↑
Excesso de hormômio tireoidiano exógeno	< 0,5	↑, Normal
Tireoidite	< 0,5	↑, Normal
Doença crônica	0,1-5	Normal
Gravidez	0,2-0,5	Normal
Hiperemese gravídica	0,2-0,5	Normal
Mola hidatiforme	< 0,4	↑
Senilidade (raro)	0,2 a 0,5	Normal
Glicocorticoide	0,1 a 0,5	Normal
Deficiência de Pit-1	0	↓

Fonte: baseado em Demers LM, Spencer CA. NACB: Laboratory Support in the diagnosis and Monitoring of Thyroid Diseases.www.thyroid.org; Glinoer D, 1997.

Tabela 18.8 Condições associadas à elevação do TSH e respectivos valores do TSH e da função tireoidiana

	TSH esperado (mU/L)	Função tireoidiana
Hipotireoidismo	> 5	↓
Fase de recuperação de doença severa	5 a 30	Normal
Deficiência de iodo	> 5	↓, Normal
Resistência ao hormônio tireoidiano	1 a 15	↑, Normal
Tumor produtor de TSH	> 4	↑
Anticorpos endógenos	10 a 1.000	Normal
Doença de Addison	> 5	Normal

Fonte: baseado em Demers LM, Spencer CA. NACB: Laboratory Support in the Diagnosis and Monitoring of Thyroid Diseases.www.thyroid.org; Glinoer D, 1997.

Variáveis dependentes da amostra

A estratégia baseada na determinação do TSH e do T4L, associada à melhoria da precisão das novas técnicas imunométricas, sofre muito menos influências de variáveis pré-analíticas do que as determinações prévias de T4 total, T3 total e TSH por radioimunoensaio, que não permitiam a averiguação de modificações mais discretas, hoje passíveis de mensuração com o emprego de testes imunométricos de TSH.[48,50]

A presença de hemólise, lipemia e icterícia nas amostras influencia pouco a medida de TSH; por outro lado, a estase prolongada resultante de coleta demorada pode causar elevações discretas na dosagem de TSH. Vários trabalhos evidenciam que a melhor maneira de obter a estabilidade das amostras é centrifugá-las imediatamente, deixá-las à temperatura entre 4 e 8° C se o processamento for no mesmo dia ou, então, estocá-las congeladas a -20° C se a análise for realizada posteriormente. Tem se evidenciado também que os tubos de coleta de sangue que empregam géis para facilitar a separação do soro ou plasma não interferem nas dosagens. A presença de ácidos graxos livres em grande quantidade ou a existência de algum tipo de albumina ou proteína anômala podem ocasionar problemas na interpretação das dosagens de T4L. Tem-se descrito também a presença de anticorpos anti-T3 e anti-T4 em cerca de 1,8% da população normal que interfere nas dosagens de T3 e T4 totais.[52] Anticorpos anti-TSH, descritos originalmente na doença de Graves, podem falsear o ensaio de TSH; de maneira semelhante, os anticorpos heterófilos (tipicamente anticamundongo), encontrados no soro de alguns pacientes quando se mede o TSH por técnica imunométrica (que emprega anticorpos monoclonais produzidos em camundongo), também falseiam o resultado de TSH; todavia, hoje em dia, a maior parte dos fabricantes acrescenta aos reagentes quantidade suficiente de soro normal de camundongo para inibição dessa interferência.

Erro humano

Algumas variáveis causadas por erro humano também podem ocasionar erros pré-analíticos na avaliação laboratorial, tais como erros na coleta de material, na sequência de entrada das amostras nos aparelhos, na interpretação dos códigos de barras, na aliquotagem etc. Entretanto, o aperfeiçoamento das técnicas de automação e a tecnologia de código de barras têm reduzido drasticamente esses erros nos laboratórios que adotam boas práticas laboratoriais.

QUESTÕES MAIS FREQUENTES NO DIA A DIA DA PRÁTICA CLÍNICA DA AVALIAÇÃO DA FUNÇÃO TIREOIDIANA

Tendo em vista que os sintomas causados por alterações da função tireoidiana são comuns em pacientes ambulatoriais e que o rastreamento dos distúrbios da função tireoidiana são realizados naquelas populações com maior risco de doença subclínica, é frequente o aparecimento de casos em que exista certa incompatibilidade entre a clínica e o laboratório; habitualmente, porém, a avaliação cuidadosa do exame físico, associada ao levantamento detalhado das medicações tomadas pelo paciente, acompanhada de uma discussão do caso com o laboratorista, resolve a maioria dos problemas. A Tabela 18.9 resume a maior parte das anomalias encontradas com os valores de TSH e T4L. A seguir, discutiremos os problemas mais comuns na interpretação dos testes de função tireoidiana em pacientes assintomáticos.

TSH elevado e T4L normal

Por exemplo, paciente assintomático recebendo terapêutica substitutiva com hormônio tireoidiano apresenta valores séricos normais de T4 total, mas TSH elevado, 10 mU/L.

A presença de hipotireoidismo assintomático ou subclínico deve ser sempre considerada em pacientes que não apresentam sintomas e sinais clínicos evidentes, mas que mostram TSH elevado (em nível menor do que 10 mU/L); os valores de T4L e T4 total são habitualmente normais nessas circunstâncias. A palavra subclínico é uma expressão controversa, com significado idêntico a assintomático, que tem sido utilizada com frequência cada vez maior no caso de pacientes com doença tireoidiana desde a introdução dos testes sensíveis para a medida de TSH na prática clínica.[50,53]

As causas do hipotireoidismo assintomático e subclínico são as mesmas. Por ocasião do diagnóstico inicial, a maioria dos pacientes tem doença autoimune tireoidiana, especialmente tireoidite de Hashimoto, com a presença quer de tireoidite linfocítica infiltrativa, quer de anticorpos antirreceptor de TSH ou, então, de ambos ao mesmo tempo. Nesses pacientes, a exposição a iodo, seja por meio de substância como iodeto de potássio ou amiodarona, seja por estudos radiológicos contrastados, pode causar um aumento transitório de TSH, na dependência da dose e do tempo de exposição. Outros agentes podem agir de maneira semelhante, como o

Tabela 18.9 Causas de discordância entre TSH e T4L em pacientes sem doença sistêmica grave, com indicação do teste mais enganoso entre os dois

Teste enganoso	Resultado		Causa provável	Ação sugerida
	TSH	T4L		
FT4	↑	N	1. Hipotireoidismo leve não tratado 2. Hipotireoidismo com reposição inadequada de T4 3. Falta de aderência ao T4	1. ATPO; refazer TSH em 6 minutos 2. Aumente dose de T4 3. Melhore a aderência
	↓	N ou ↓	1. Hipertireoidismo subclínico 2. Tratamento com T3 em excesso (fórmula?)	1. Nódulo autônomo? 2. Dose T3 ou Tg na amostra
	N	↑	1. Comum no tratamento com T4 2. Proteína carregadora anômala 3. Interferências por anticorpos (HAMA, anti-T4, fator reumatoide)	1. Não se surpreenda com T4L ↑ durante tratamento com T4 2. Análise T4L por outro método (diálise?) 3. Exclua interferências
	N	↓	1. Drogas que competem com proteínas carregadoras 2. Gravidez	1. Análise T4L por outro método (diálise?) 2. Veja referência para trimestre
TSH	↑	N	1. Paciente ainda não atingiu o eutireoidismo durante tratamento com T4 (espere seis a oito semanas) 2. HAMA & outras interferências	1. Dose TSH antes de ↑ a dose de T4 2. Dose TSH por outro método
	↓	N	1. Paciente em tratamento para tirotoxicose leva meses para normalizar 2. Corticoide, dopamina	1. Use T4L, T3L
	↑ ou N	↑	1. TSH-oma 2. Deficiência de TBG	1. Dose TSH por outro método, teste do TRH, subunidade α, imagem da hipófise 2. Dose TBG
	N	↓	1. Hipotireoidismo central	1. TSH bioinativo 2. Verifique sinais de hipo 3. Teste do TRH não responsivo

lítio e as medicações antitireoidianas, metimazol e propiltiouracil.

O grupo de pacientes mais numeroso, entretanto, que tem elevação do TSH com T4L e T4 total normais, é o daqueles doentes diagnosticados previamente como portadores de hipotireoidismo e que estão recebendo terapêutica substitutiva com T4 em quantidade insuficiente para normalizar o nível de TSH. Essa situação pode ocorrer em várias circunstâncias, entre as quais quando o paciente ainda não atingiu a dose necessária de substituição porque ele não é aderente à medicação; quando está usando preparação de T4 com biodisponibilidade inadequada ou quando apresenta uma condição clínica que aumenta a demanda por hormônio tireoidiano, como a reposição de T4 na gravidez. É importante ressaltar que quando se inicia uma terapêutica de reposição com T4 em um caso de hipotireoidismo, só se atinge o valor adequado de TSH depois de 6 a 8 semanas; se o TSH for medido muito precocemente após o início de uma dose ou o paciente não é aderente à medicação, o que acontece é um valor elevado de TSH com níveis normais de T4.

O que deve ser feito com um paciente assintomático com TSH acima do normal? Primeiramente, a revisão das medicações que ele está recebendo servirá para lembrar o doente sobre a importância da aderência à terapêutica substitutiva e a importância do uso de preparações com biodisponibilidade e dose corretas. Excluídas essas possibilidades, justifica-se, então, um ajuste de dose. Se o paciente não pertencer ao grupo que está tomando T4, é importante verificar história de exposição ao iodo ou o uso de lítio, que são causas reversíveis de aumento de TSH. Após a eliminação de todas essas hipóteses, deve-se suspeitar de hipotireoidismo subclínico.

O reconhecimento do hipotireoidismo subclínico é útil para predizer o aparecimento do hipotireoidismo franco. Prospectivamente, valores de TSH acima de 6 mU/L, em combinação com valores elevados de anticorpos anti-tireoidianos, predizem hipotireoidismo clínico futuro (até 10% por ano, na dependência da população estudada). Não se sabe, ainda, a importância do efeito biológico desse aumento isolado de TSH; de maneira semelhante, também não se sabe dos benefícios da terapêutica com T4 para deixar este TSH dentro dos valores normais. Nossa visão é que o ideal seria a normalização, desde que a dosagem do T4 de reposição seja controlada rigorosamente.

Preocupações sobre o risco de hiperlipemia e doença coronária em pacientes com hipotireoidismo pré-sintomático não têm sido suportadas por estudos que têm analisado as diferenças entre colesterol em pacientes com hipotireoidismo subclínico em comparação com controles. Outra dúvida é referente a graus discretos de disfunção ventricular que possam acontecer no hipotireoidismo subclínico. Muitos estudos controlados não acharam alterações consistentes na função cardíaca que pudessem ter sido atribuídos ao tratamento com T4. Vários estudos têm demonstrado uma melhoria dos sintomas após o início da terapêutica do hipotireoidismo subclínico, apesar de a interpretação ser difícil tendo em vista reposição exagerada em um estudo. De novo, o achado de que os sintomas diminuem em alguns pacientes que recebem substituição hormonal argumenta contra a existência de hipotireoidismo assintomático ou subclínico. O julgamento clínico sobre os sintomas do paciente é importante para se tomar uma decisão acerca do tratamento em um caso isolado de elevação de TSH. Observações cautelosas e seguimento são apropriados, enquanto uma tentativa terapêutica para normalizar o TSH pode ajudar a excluir a possibilidade que sintomas sutis estejam relacionados com deficiência hormonal oculta.

A fase de recuperação de uma doença não tireoidiana, adenoma hipofisário secretor de TSH e estados de resistência ao hormônio tireoidiano podem causar níveis elevados de TSH e não apresentar hipotireoidismo subclínico ou assintomático. A recuperação de uma doença não tireoidiana é habitualmente óbvia, enquanto as outras duas condições podem se manifestar com sintomas e sinais de hiperatividade tireoidiana ou, então, ser reconhecidas apenas depois que se estabeleça hipotireoidismo franco após tratamento do hipertireoidismo em seguida à ablação inapropriada da tireoide por cirurgia ou iodo radioativo. Nessa fase, normalizar o nível de TSH com o uso de hormônio tireoidiano é difícil. Adicionalmente, anticorpos heterófilos (isto é, anticorpos produzidos contra as espécies usadas na produção dos anticorpos do ensaio) interferem com a detecção de TSH e causam uma elevação falsa; a maioria dos ensaios já foi modificada para evitar esse problema.

TSH suprimido e T4L normal

Por exemplo, paciente assintomático com TSH baixo, 0,1 mU/L e T4L normal. O que se deve fazer?

Valores de TSH entre 0,1 e 0,3 mU/L (medidos em um ensaio sensível capaz de detectar níveis inferiores a 0,3 mU/L) são duvidosos e necessitam frequentemente de confirmação, enquanto valores menores que 0,1 mU/L predizem um nível excessivo de hormônios tireoidianos circulantes suficientes para suprimir o eixo hipotálamo-hipófise-tireoide.

A causa mais comum de valores diminuídos de TSH em um paciente ambulatorial é o excesso de T4. Assim, o médico deve inicialmente rever as medicações que estão sendo tomadas e ajustar a dose de T4 até que o valor de TSH seja normal. Essa prática tem sido adotada, a não ser que o paciente precise de dose supressiva, como no câncer de tireoide; outra causa de TSH suprimido em um paciente que não apresenta hipertireoidismo é o uso de dopamina ou levodopa.

Se o paciente não está tomando hormônio da tireoide ou outra medicação que possa influenciar a medida de TSH, o médico deve considerar a presença de produção inapropriada de hormônio da tireoide; no paciente assintomático, um valor de TSH baixo implica hipertireoidismo subclínico. Quando anomalias sugestivas de hipertireoidismo subclínico aparecem, entretanto, a reavaliação do paciente revela sintomas e sinais (apesar de que muitas vezes sutis) que confirmam os achados laboratoriais indicativos de hipertireoidismo.

A produção de hormônio tireoidiano suficiente para suprimir o TSH sugere autonomia da função da glândula tireoide, apesar da ausência de sintomas. As condições clínicas associadas com TSH baixo e ausência de sintomas incluem adenomas tóxicos funcionantes e bócios (autoimunes e multinodulares). O hipertireoidismo transitório pode resultar de tireoidite (subaguda, silenciosa ou pós-parto) ou exposição a iodo (em um paciente com bócio multinodular). Apesar de esses diagnósticos serem raramente subclínicos ou assintomáticos, o paciente pode estar assintomático no momento que o TSH estiver baixo. Uma situação menos comum é o TSH suprimido por atividade tirotrófica causada por valores elevados de gonadotrofina coriônica durante o início da gravidez.

O exame físico do pescoço ajuda a delinear a causa possível da autonomia. O adenoma funcionante pode acometer pacientes de qualquer idade, mas especialmente os mais idosos; quando associado com TSH suprimido, atinge um determinado tamanho (habitualmente 2,5 cm de diâmetro ou mais), o que permite sua palpação durante o exame físico. Doenças autoimunes como causa de bócio e TSH suprimido podem ocorrer em pacientes de qualquer idade, mas é mais comum em jovens. Os bócios multinodulares de longa duração que evoluem para a autonomia são, entretanto, mais comuns nos idosos. Apesar de a doença autoimune da tireoide poder se manifestar como bócio multinodular, a presença de aumento difuso da tireoide a torna mais provável. O mapeamento da tireoide é habitualmente desnecessário, a menos que haja suspeita clínica de um adenoma solitário tóxico. Deve-se ter cuidado na interpretação de cintilografias tireoidianas que indicam bócio multinodular, pois a distribuição do radiotraçador na glândula tireoide de um paciente com tireoidite de Hashimoto pode ser idêntica à vista em um um bócio multinodular e somente o exame físico e outras evidências clínicas poderiam distinguir as duas entidades. Além disso, é importante estar atento para o relato de história prévia de problemas tireoidianos, aumento da tireoide, dor no pescoço, oftalmopatia ou dermatopatia, presença de anticorpos antitireoidianos ou outros dados laboratoriais prévios que indiquem doença tireoidiana, pois esses achados podem dar pistas para auxiliar no diagnóstico definitivo de nódulo autônomo ou bócio multinodular ou doença autoimune da tireoide.

Um fato importante é que alguns pacientes tem o TSH baixo e não apresentam hipertireoidismo, seja clínico ou subclínico; os pacientes com disfunção hipotalâmica ou hipofisária, atribuível a anomalias estruturais (tumor, trauma, granuloatosa, inflamatória/infecciosa, autoimune) ou deficiência funcional (doença não tireoidiana) podem ter valores baixos de TSH e hipotireoidismo.

Tendo em vista que concentrações excessivas dos hormônios tireoidianos podem ter um profundo efeito na remodelação óssea, podem contribuir para uma frequência aumentada de arritmias cardíacas e podem agravar uma isquemia coronária incipiente, é importante sempre verificar o risco de doença cardíaca e óssea se o hipertireoidismo clínico for detectado; em geral, o clínico deve determinar a causa do hipertireoidismo subclínico, decidir se é transitório ou permanente e intervir de maneira apropriada; até

15% dos pacientes com evidência de autonomia da função tireoidiana podem progredir para o hipertireoidismo sintomático dentro de 1 a 7 anos. Sabendo-se dos riscos que esses níveis discretos, mas em excesso, de hormônio tireoidiano podem ensejar, a nossa recomendação é a intervenção terapêutica com iodo radioativo ou cirurgia nos casos de autonomia, mesmo incipientes.

T4 elevado e TSH normal

Por exemplo, paciente assintomático com T4 total de 14µg/dL e TSH normal. O que deve ser feito?

O termo "hipertiroxinemia eutireoidiana" descreve condições nas quais a concentração de T4 total está aumentada na ausência de sintomas de hipertireoidismo. A causa mais comum são as anomalias de ligação da TBG adquiridas ou congênitas; menos frequentemente anomalias da ligação de outras proteínas, como a transtiretina. Uma causa rara de elevação assintomática de T4 são as síndromes de resistência generalizada aos hormônios tireoidianos.

O passo inicial para o diagnóstico, nesses casos, é revisar as medicações da paciente para excluir T4 ou outras medicações que possam influenciar a ligação do T4 às proteínas (especialmente estrógenos). Como dito inicialmente, a dosagem de TSH sensível simplificou consideravelmente a averiguação inicial da hipertiroxinemia, pois quando o TSH é normal, exceto pela rara síndrome de resistência generalizada, a medida de T4 livre e a de TBG indicam normalidade da função tireoidiana.

Aumentos transitórios de T4 podem ser encontrados, como já visto, em doenças psiquiátricas, após exposição a iodo, com o uso sub-reptício de T4 e na hiperemese gravídica.

T4 baixo e TSH normal

Por exemplo, paciente assintomático com T4 total de 3 µg/dL e TSH normal. O que deve ser feito?

Da mesma maneira que a hipertiroxinemia, as anomalias da ligação associadas com T4 subnormal podem ser congênitas ou adquiridas. A medida de T4 livre evita esses problemas diagnósticos. Medicamentos que aceleram a depuração de T4 (fenitoína) ou inibem a produção de T4 (T3) também podem causar valores baixos de T4.

A hipotiroxinemia também tem sido relatada em várias doenças não tireoidianas. Diante de um paciente assintomático com hipotiroxinemia, o médico deverá primeiramente excluir substâncias como fenitoína, salicilatos, andrógenos e T3; além disso, a medida de TSH deve ser a primeira arma laboratorial para excluir o hipotireoidismo; a demonstração final de hipotiroxinemia também poderá se realizar por meio da dosagem de TBG, que deverá vir baixa. Finalmente, algumas vezes, a determinação de T3 poderá ser útil para demonstrar a ingestão sub-reptícia de T3. Uma vez que essas anomalias tenham sido excluídas e se o TSH e a TBG forem normais, deve-se pesquisar hipotireoidismo secundário ou doença não tireoidiana.

DIAGNÓSTICO E SEGUIMENTO DE DOENÇAS AUTOIMUNES E NEOPLÁSICAS DA TIREOIDE

Dispomos de vários testes para o diagnóstico e o seguimento das doenças autoimunes e neoplásicas da tireoide. Além dos testes de laboratório propriamente ditos, a investigação desses pacientes pode empregar diversos procedimentos muito úteis e eficazes, como, a ultrassonografia, a citologia aspirativa com agulha fina e a cintilografia.

Tipos de testes empregados nas doenças autoimunes e neoplásicas da tireoide

A determinação dos anticorpos antitireoide, a saber, antitiroglobulina (A-Tg), antiperoxidase (A-TPO) e antirreceptor de TSH (TRAb), além das dosagens de tiroglobulina (Tg) e calcitonina (CT), é hoje amplamente disponível para a prática médica.

Anticorpos antitireoide

Os anticorpos antitireoide são gerados pelo sistema imunológico dos pacientes afetados contra as proteínas específicas da tireoide que funcionariam como antígenos para estes indivíduos. Esses anticorpos estão associados às doenças autoimunes da tireoide, tireoidite de Hashimoto e doença de Graves e suas variações. Alguns deles chegam a ter um papel etiológico na gênese das doenças, enquanto outros são apenas marcadores das mesmas. As características principais desses antígenos estão sumarizadas na Tabela 18.10.

A prevalência desses anticorpos é muito variada na população geral, sendo decorrentes da idade, do sexo e da ingesta de iodo entre os indivíduos, além de depender de diferenças metodológicas dos diversos ensaios empregados pelos pesquisadores no correr dos anos. A Tabela 18.11 dá uma ideia da amplitude dessas variações.

É importante que os clínicos saibam que existe uma grande heterogeneidade nos diversos ensaios empregados para a detecção dos anticorpos antitireoide. Primeiramente, os pacientes podem produzir anticorpos para epítopos diferentes de suas próprias moléculas de Tg ou TPO e, em consequência, os anticorpos antitireoide produzidos podem escapar à detecção dos testes que procuram englobar a maioria dos epítopos antigênicos conhecidos, mas não todos; em segundo lugar, na produção de antígenos utilizados como reagentes para o desenvolvimento dos testes, pode haver contaminação com outros autoantígenos da tireoide; além disso, diversos

Tabela 18.10 Autoantígenos da tireoide

Antígeno	PM (kD)/No. AA	Distribuição tecidual	Função
Tiroglobulina (Tg)	330/2748	Tireoide	Estoque dos HT
Tiroperoxidase (TPO)	103/933	Tireoide	Síntese dos HT
Receptor do TSH (TSH-R)	85/764	Tireoide, fibroblasto, linfócito, adipócito	Sinalização do TSH
Na⁺/I-simporter (NIS)	70/643	Tireoide, glândulas salivar e lacrimal, estômago, cólon, pâncreas	Captação de iodo

PM: peso molecular dos monômeros em kD; No. AA: número de aminoácidos.

Tabela 18.11 Prevalência dos anticorpos antitireoide

Anticorpo	População	Hashimoto	Graves
Anti a Tg	3%	35% a 60%	12% a 30%
Anti a TPO	10% a 15%	80% a 99%	45% a 80%
TRAb	1% a 2%	6% a 60%	70% a 100%
Anti a NIS	0%	25%	20%

aspectos analíticos podem contribuir para essa heterogeneidade, pois os testes disponíveis comercialmente utilizam métodos diferentes em seu desenho (enzimaimunoensaio, IRMA, IFMA), nos padrões, nas técnicas de leitura (enzimas, luminescência, fluorescência etc.) e, principalmente, nos valores de referência. É necessário que os laboratórios não aceitem os valores de referência mencionados no *kit* comercial, mas desenvolvam seus próprios valores estudando uma população normal ampla.[48]

A determinação isolada dos A-Tg é hoje um ponto discutido na literatura, pois 95% dos pacientes positivos para A-Tg também o são para A-TPO; a recíproca, entretanto, não é verdadeira, ou seja, com as técnicas atuais que aumentaram a sensibilidade dos A-TPO, cerca de 50 a 60% dos soros positivos para A-TPO não o são para A-Tg. Dessa forma, para o diagnóstico de doença tireoidiana autoimune, a determinação isolada de A-Tg tem sido progressivamente abandonada. Sua maior utilização atualmente é para a determinação da tiroglobulina sérica, pois a presença de A-Tg pode interferir na dosagem de Tg. O consenso das sociedades internacionais tem proposto o uso exclusivo da medida do A-TPO para o diagnóstico das doenças autoimunes.

O TRAb utilizado na rotina laboratorial é um ensaio de competição entre o soro dos pacientes, que pode conter anticorpos estimuladores da tireoide, com o TSH, em uma reação que também traz em sua composição o receptor de TSH; dessa forma, esse ensaio mede anticorpos anti-TSH que podem ser tanto os estimuladores, que causam a doença de Graves por se ligarem ao receptor de TSH e dispararem a ação hormonal subsequente, como os bloqueadores que ocasionam hipotireoidismo por inibir a ligação do TSH com seu receptor. Outra forma de mensurar a atividade desse anticorpo em estimular a tireoide é a medida de AMP cíclico gerado pela presença do anticorpo, por meio de um bioensaio não comercialmente disponível. O TRAb que utilizamos apresenta excelente comportamento analítico, com sensibilidade de 99% e especificidade de 99% para a doença de Graves.

Tiroglobulina

Apesar de sua grande utilidade no seguimento do câncer de tireoide, a dosagem sérica de Tg não é simples no entanto. Uma série de limitações tornaram-se evidentes, desde a descrição dos primeiros métodos, apesar de seu uso ter comprovado a utilidade prática potencialmente esperada. Algumas dessas limitações técnicas foram, pelo menos teoricamente, contornadas com a adoção,

em rotina, dos métodos imunométricos sensíveis de 2ª geração (valor mínimo detectável de 0,1-0,2 ng/mL) (54). Entretanto, a presença de anticorpos endógenos anti-Tg no soro do paciente pode determinar resultados falsamente baixos nos ensaios imunométricos.

Calcitonina

É produzida pelas células C ou parafoliculares da tireoide e sua utilidade está principalmente associada ao diagnóstico dos pacientes e familiares suspeitos de carcinoma medular da tireoide nas formas esporádica e familiar; além disso, deve ser empregado como marcador tumoral no seguimento dos pacientes com carcinoma medular da tireoide. Tendo em vista sua utilidade como marcador tumoral é importante que se utilize testes que apresentem elevada sensibilidade; é importante, também, insistir que após a colheita, a amostra deve ser imediatamente centrifugada, separada e congelada, pois a calcitonina é muito lábil. A Tabela 18.12 resume as indicações das determinações dos anticorpos antitireoide, tiroglobulina e calcitonina.

Diagnóstico laboratorial das doenças autoimunes e neoplásicas da tireoide

Tireoidite de Hashimoto e Hipotireoidismo subclínico

Consideramos estas duas entidades conjuntamente porque um grande número de casos de hipotireoidismo subclínico resulta da tireoidite de Hashimoto minimamente sintomática. Em nossa opinião, deve-se solicitar a determinação de A-TPO em:

a. pacientes com hipotireoidismo clínico e laboratorial evidentes (quadro clínico, TSH elevado e T4 livre diminuído) para se estabeler o diagnóstico etiológico, que é devido principalmente à tireoidite de Hashimoto ou à doença de Graves tratada com radioiodo;

b. pacientes com hipotireoidismo subclínico (também denominado minimamente sintomático), que se caracteriza pela ausência de sintomas clínicos de hipotireoidismo, mas pela presença de valores do hormônio tirotrófico (TSH) acima do normal com resultados normais dos hormônios tireoidianos (T4 livre, T4 total, T3 livre, T3 total). O encontro de A-TPO positivo, nesses casos, identificará aqueles pacientes que têm chance maior de evoluir para hipotireoidismo clinicamente manifesto;

Tabela 18.12 Sumário das indicações clínicas da determinação dos anticorpos antitireoide (A-Tg, A-TPO, TRAb), da tiroglobulina (Tg) e da calcitonina (CT)

Analito	Indicação principal	Indicação possível
A-Tg	Seguimento de ca. de tireoide	Diagnóstico dif.: SAT e Hashimoto
A-TPO	Diagnóstico: Hashimoto Diagnóstico: Graves Risco de hipo em HSC Risco de TPP	
TRAb	Diagnóstico: Graves em BMN Diagnóstico diferencial: TPP Risco de Graves neonatal	Risco de remissão: Graves
Tg	Seguimento de ca. de tireoide Diagnóstico dif.: TF/SAT	
CT	Diagnóstico e seguimento do ca. medular	Diagnóstico dif. de nódulos

A-Tg: anticorpo antitiroglobulina; A-TPO: anticorpo antiperoxidase; SAT: tireoidite subaguda; HSC: hipotireoidismo subclínico; TPP: tireoidite pós-parto; TF: tireotoxicose factícia

Fonte: Baseado em Hauache OM, Vieira JGH & Maciel RMB, 2003.

c. pacientes com bócio simples ou mesmo em casos de nódulo tireoidiano para se estabelecer o diagnóstico etiológico de tireoidite de Hashimoto. Além de a tireoidite de Hashimoto ser uma das causas principais de bócio, não é incomum seu aparecimento em áreas circunscritas da tireoide clinicamente diagnosticadas como nódulos isolados. É claro que, nessas circunstâncias, é também necessária a realização da citologia aspirativa da tireoide;

d. pacientes com doença autoimune concomitante, como diabete melito tipo 1, doença de Addison, anemia megaloblástica e outras; em doenças genéticas associadas à tireoidite de Hashimoto, como síndromes de Down e de Turner e em pacientes que estejam recebendo amiodarona ou citoquinas. Nestes últimos, uma forma latente de tireoidite de Hashimoto pode evoluir para hipotireoidismo com a introdução dessas medicações. Alguns autores consideram que parentes em 1º grau de indivíduos com tireoidite de Hashimoto também devem ser testados para a presença de A-TPO, tendo em vista a elevada agregação familiar dessa doença.

Tireoidite pós-parto e depressão pós-parto

Tendo em vista que 5 a 10% das mulheres podem apresentar tireoidite pós-parto, alguns autores recomendam a determinação de A-TPO em todos os casos de gestação e utilizam como argumento o dado de que 50% daquelas grávidas com A-TPO positivo desenvolvem tireoidite pós-parto, contra apenas 2% naquelas com A-TPO negativo. Além disso, é sabido que 25% das mulheres com tireoidite pós-parto apresentam hipotireoidismo definitivo cerca de 10 anos depois da gestação. Finalmente, existe uma elevação de 2-3 vezes na incidência de depressão pós-natal naquelas pacientes com tireoidite pós-parto quando comparadas aos controles.

Apesar dessas evidências, acreditamos que a indicar a determinação de rotina de A-TPO na gestação deva ser reservado às pacientes com antecedentes de doença autoimune, especialmente tireoidite de Hashimoto ou diabete melito tipo 1.

Abortamento e infertilidade

É clássica a observação da associação entre abortamento com disfunção da tireoide e diversos trabalhos recentes indicam que o abortamento precoce repetido pode estar associado a doenças autoimunes, especialmente a tireoidite de Hashimoto; são, entretanto, estudos pequenos e com diferenças estatísticas mínimas quando comparadas aos controles. Da mesma forma, é descrito aumento de infertilidade feminina inexplicada com a presença de A-TPO.

Depressão

Apesar de um estudo ter evidenciado uma associação entre A-TPO e depressão em um grupo de mulheres na perimenopausa, a literatura não considera que se deva utilizar a determinação de A-TPO no diagnóstico ou seguimento de estados depressivos.

Doença de Graves

O respectivo diagnóstico é fácil na maioria dos casos, pois o paciente apresenta sintomas exuberantes de tireotoxicose, oftalmopatia de Graves,

TSH suprimido e T4 livre elevado. Dessa forma, a dosagem dos anticorpos antitireoide, especialmente o TRAb não tem utilidade para o diagnóstico da maioria dos casos de doença de Graves; pode ser útil, entretanto em pacientes com formas especiais de tireotoxicose, como:

a. na avaliação de pacientes suspeitos de oftalmopatia de Graves em eutireoidismo;

b. na avaliação da oftalmopatia unilateral;

c. na suspeita de doença de Graves em um paciente com bócio multinodular preexistente;

d. no diagnóstico do hipertireoidismo subclínico, quando se está diante de paciente com poucos sintomas de tireotoxicose, TSH suprimido e T4 livre normal;

e. no diagnóstico diferencial da tireoidite subaguda silenciosa;

f. na avaliação de grávidas com tireotoxicose por doença de Graves, pois pode haver passagem transplacentária de TRAb e ocasionar tireotoxicose neonatal;

g. mesmo grávidas que tiveram doença de Graves no passado e agora estão em eutireoidismo precisam ser investigadas quanto à presença de TRAb, pois nessa circunstância, também pode haver a passagem transplacentária do TRAb.

Desde o início de sua introdução como teste diagnóstico, esperava-se que o TRAb pudesse ser de utilidade como um índice de valor preditivo da remissão dos pacientes tratados com medicações antitireoidianas. Infelizmente, porém, tal fato não se confirmou, pois, dados de nosso laboratório, semelhantes aos da literatura, indicam que 20% dos pacientes remitem mesmo com TRAb positivo e 10 a 20% daqueles com TRAb negativo recidivam; essa dissociação pode estar relacionada à incapacidade do receptor-ensaio em distinguir os anticorpos estimuladores dos bloqueadores.

Dessa forma, apesar de se constituir em um excelente marcador da doença de Graves, a experiência tem demonstrado que a medida de TRAb é útil somente em um pequeno número de casos. Além disso, comooreferido anteriormente, A-TPO está presente em até 80% dos pacientes com doença de Graves, por ocasião do aparecimento da moléstia. Dessa forma, em alguns casos difíceis de diagnóstico, naqueles pacientes sem bócio ou com bócio multinodular e sinais discretos de tireotoxicose, pode haver a indicação do uso de A-TPO para revelar a etiologia autoimune da tireotoxicose, especialmente se não houver recursos para a determinação do TRAb.

Anticorpos anti-Tg no seguimento do câncer diferenciado da tireoide

A Tg é o melhor método para o seguimento dos pacientes com câncer diferenciado de tireoide (papilífero e folicular); porém, não deve ser utilizada em pacientes com A-Tg, pois a presença desse anticorpo endógeno interfere nos ensaios. Cerca de 15 a 25% dos pacientes com câncer diferenciado da tireoide apresentam A-Tg positivos e não podem, portanto, utilizar a Tg no seguimento. Nesses casos, a determinação do RNA mensageiro de Tg pode ser útil, assim como a determinação seriada dos valores de A-Tg. A persistência desses valores indica persistência ou recorrência da moléstia, pois se o paciente foi submetido à tireoidectomia total, não deveria ter antígenos tireoidianos circulantes, que estariam estimulando o organismo a produzir autoanticorpos contra eles.

Aplicações clínicas da dosagem de tiroglobulina

O seguimento dos pacientes é a parte mais crítica para a obtenção de uma boa evolução clínica de todos os pacientes com carcinoma diferenciado de tireoide. O objetivo principal desse seguimento é assegurar a cura do paciente e, para tal, é necessário que se esteja atento para a detecção precoce da persistência ou recorrência da doença e se obtenha a aderência adequada na terapêutica substitutiva com T4. A mensuração dos níveis de tiroglobulina (Tg) com os pacientes com ou sem uso de T4 revelou-se, porém, em uma grande série de trabalhos, um ótimo meio diagnóstico para separar os indivíduos com metástases. Assim, todos os pacientes livres de metástases apresentam valores de Tg quase completamente suprimidos, enquanto os portadores de metástases evidenciam altos níveis de Tg e têm supressão parcial. Além dessa vantagem, o procedimento é mais conveniente para os doentes com boa evolução (a maioria), uma vez que não precisam suspender a tiroxina. A dosagem de Tg também tem se revelado mais sensível que a pesquisa de corpo inteiro (PCI) na experiência da maioria dos autores. Mesmo depois da introdução do TSH recombinante, a medida de Tg tem se evidenciado como o mais sensível marcador da recorrência ou persistência de câncer, sendo parâmetro mais sensível que a PCI após o TSH recombinante.

Outras indicações do uso da medida de Tg na prática médica incluem o diagnóstico diferencial da ingestão exógena de hormônios da tireoide (tirrotoxicose factícia) com a tireoidite subaguda silenciosa, pois ambas podem apresentar TSH suprimido, hormônios tireoidianos elevados e cintilografia da tireoide sem captação; a tireotoxicose factícia, entretanto, apresenta Tg indetectável, mas a tireoidite tem os valores de Tg muito elevados causados pelo derrame de hormônios tireoidianos na circulação pela inflamação da tireoide. Pode ser útil também em casos de rastreamento neonatal de hipotireoidismo congênito para diferenciar entre atireose e defeitos de síntese dos hormônios da tireoide, casos em que quase sempre está muito elevada.

Aplicações clínicas da dosagem de Calcitonina

O carcinoma medular da tireoide é originário das células parafoliculares e tem prognóstico dependente da precocidade do tratamento. Pode ocorrer esporadicamente ou fazer parte das síndromes de endocrinopatia neoplásica múltipla Alguns autores têm proposto a dosagem de calcitonina basal seguida do teste de estímulo se esse valor for elevado em todos os casos de nódulos de tireoide, mas essa proposta ainda não é consensual.

DISFUNÇÕES DO EIXO HIPOTÁLAMO-HIPÓFISE-TIREOIDE

Avaliação laboratorial do eixo hipotálamo-hipófise–tireoide

Uma maneira de avaliar a integridade completa do eixo é o teste do TRH. Em indivíduos normais, após a injeção endovenosa de 200 μg de TRH, obtemos uma elevação do TSH dentro de 20 a 30 minutos e dos hormônios tireoidianos em 120 a 180 minutos. A magnitude do pico de TSH varia conforme a dose do TRH, sexo, idade, além de uma certa variação interindividual. O pico, além de ser proporcional à dose de TRH, é maior nas mulheres e diminui com a idade. Uma falta de elevação do TSH após TRH pode representar tanto a deficiência dos tirotrofos, como a supressão do eixo. Pacientes com doença hipotalâmica ou hipotireoidismo apresentarão uma elevação menor e mais tardia do TSH.

Deve ser usado por ocasião de suspeita de hipotireoidismo central e no diagnóstico diferencial da secreção inapropriada de TSH. No caso de hipotireoidismo central, a resposta do TSH ao TRH estará ausente (hipofisário) ou diminuída (hipotalâmico). No diagnóstico diferencial da secreção inapropriada de TSH, que pode ocorrer nos adenomas secretores de TSH e na resistência aos hormônios tireoidianos; em mais de 90% dos casos de adenoma não se observa elevação do TSH após TRH, diferentemente de causas não tumorais, como na resistência aos hormônios tireoidianos, em que o TSH eleva-se após o TRH.

Adenomas hipofisários secretores de TSH

A tireotoxicose é causada comumente pela doença de Graves (70 a 80% dos casos) ou por outras enfermidades relativamente comuns, como o nódulo autônomo tóxico, a tireoidite subaguda, a fase inicial da tireoidite de Hashimoto e a tireotoxicose factícia, situações que apresentam valores suprimidos de TSH e, muito raramente, por uma produção excessiva de TSH. Desse modo, os adenomas hipofisários secretores de TSH, também conhecidos como tirotropinomas ou TSHomas, são muito raros, representando cerca de 0,5 a 2% dos adenomas hipofisários. Apenas depois do advento das dosagens sensíveis de TSH, no início dos anos 1990, é que esses tumores puderam ser diagnosticados mais facilmente; é interessante lembrar que o uso rotineiro do TSH na abordagem diagnóstica da tireotoxicose só se iniciou por essa época. Antes do advento da medida do TSH sensível, os casos de TSHoma eram inicialmente diagnosticados e tratados como doença de Graves sem a presença de oftalmopatia e a detecção do tumor acabava ocorrendo em uma fase mais tardia, quando já havia sintomas locais de expansão, o que causava grande morbimortalidade. Com o uso rotineiro dos ensaios ultrassensíveis para a dosagem de TSH, o diagnóstico dos tirotropinomas passou a ser mais precoce.

Na sua grande maioria, os pacientes apresentam-se com quadro de tireotoxicose, bócio e sinais e sintomas indistinguíveis de outras formas de hipertireoidismo. Os anticorpos antiperoxidase, antitiroglobulina e TRAB normalmente são negativos e, quando positivos, seguem a prevalência normal da população. Os níveis de hormônio tireoidiano estão elevados e o TSH encontra-se usualmente abaixo de 10 mU/L, porém inapropriadamente elevado para o valor dos hormônios tireoidianos. Aproximadamente 40% dos pacientes já apresentam, ao diagnóstico, algum sinal ou sintoma do próprio tumor, como comprometimento do campo visual ou cefaleia. Na literatura, o tempo médio entre o início dos sintomas e o diagnóstico é de 6 anos. A cossecreção de GH é frequente, porém uma pequena parcela dos pacientes apresenta quadro clínico de acromegalia. Um terço dos pacientes apresenta hiperprolactinemia com algum sintoma clínico, como galactorreia, amenorreia, diminuição da libido, porém, na maioria desses casos, a hiperprolactinemia é devida à compressão da haste hipofisária pelo tumor. A cossecreção de FSH e LH é rara, sendo FSH mais frequente que do LH.

O achado de níveis de TSH elevados ou inadequadamente normais, na presença de taxas de hormônios tireoidianos aumentadas, é a condição essencial para o diagnóstico do tumor secretor do TSH. No passado, como já mencionamos, esse diagnóstico era feito tardiamente, com o achado de grandes massas tumorais, uma vez que os exames antigos falhavam por sua falta de sensibilidade em detectar níveis muito baixos de TSH, pois enquanto hoje os ensaios imunométricos têm sensibilidade para dosar quantidades ínfimas de TSH, como 0,01-0,02 mU/L, os radioimunoensaios de 1ª geração tinham limites de detecção em torno de 1-2 mU/L.

A grande maioria dos casos descritos na literatura apresenta valores elevados de TSH (deve-se levar em conta que em muitas dessas séries os pacientes haviam sido primeiramente submetidos à tireoidectomia), podendo também em um número considerável de casos ocorrer dentro dos limites da normalidade (23%). T3 e T4 também estão aumentados na maioria dos casos (95%). Na cintilografia da tireoide com radioiodo, observa-se hipercaptação. O nível sérico do TSH não apresenta correlação com a gravidade da tireotoxicose, nem tampouco com o tamanho do tumor ou com o prognóstico da doença. A falta de correlação com a gravidade do *status* tireoidiano sugere a existência de moléculas de TSH com atividades biológicas variáveis, provavelmente por modificações na glicosilação de sua molécula. Os níveis do TSHβ são normais ou indetectáveis, enquanto a subunidade α é elevada na maioria dos pacientes, decorrente de sua produção excessiva e incoordenada pelo tumor. A grande elevação nessa subunidade parece ser um fator de pior prognóstico. A razão subunidade α/TSH (subunidade α em μg/L dividido pelo TSH em mUI/L × 10) com TSH normal deve ser menor que 5,7 em normogonadotróficos e menor que 29,1 em hipergonadotróficos; com TSH elevado a razão deve ser menor que 0,7 e 1 respectivamente, para pacientes sem o tumor. A razão subunidade α/TSH é de grande importância para o diagnóstico, principalmente naqueles tumores pequenos em que as técnicas radiológicas não são de grande ajuda. A subunidade α deve ser analisada com cautela em mulheres menopausadas e homens com hipogonadismo primário, pois apresentam elevação das gonadotrofinas que tenham essa subunidade em comum. Alguns casos podem também apresentar elevação dos níveis séricos de GH, Prolactina, FSH e LH.

Ao se analisar qual o melhor teste para o diagnóstico do tirotropinoma, deve-se levar em conta o *status* tireoidiano do paciente, sabendo que muitos desses pacientes são submetidos inadvertidamente a tireoidectomias antes de ser aventada a hipótese de tumor hipofisário. Nesses pacientes os níveis de TSH e subunidade α tendem a ser maiores e a razão subunidade α/TSH, menor. O teste estimulatório com TRH foi, no passado, considerado achado universal nesses pacientes; existem, contudo, vários casos comprovados de tumor que respondem ao estímulo com TRH com elevação do TSH; entretanto, ainda a maioria dos casos apresenta falta de resposta do TSH ao estímulo com TRH, o que mostra que um teste sem resposta pode levar ao diagnóstico do tumor, enquanto o contrário não o exclui. É o teste mais específico para o diagnóstico do tirotropinoma (96 a 100% nos pacientes previamente tratados para a tireoide) e tem os melhores valores preditivos positivos e negativos. A maioria dos pacientes com tirotropinoma não tem supressão do TSH com a administração de T3 e T4 exógenos, enquanto muitos apresentam aumento do TSH quando as medicações antitireoidianas diminuem a concentração dos hormônios tireoidianos endógenos, o que sugere que os hormônios endógenos têm algum grau de inibição sobre o tumor. O teste pode ser realizado tanto com T3 como com T4 e parece ser particularmente útil em pacientes tireoidectomizados para distinguir entre tumores e hipertrofia hipofisária secundária ao ajuste precário da dose do hormônio tireoidiano e também como critério de cura. Outro teste atualmente usado é o do octreotide, em que, depois da administração desse análogo da somatostatina, ocorre diminuição do TSH e da subunidade α na maioria dos casos de tirotropinoma. Tem como vantagens preparar o paciente para cirurgia, baixando os níveis de TSH e de hormônio tireoidiano e também testando a eficácia da medicação no tumor. Deve, no entanto, ser reservado a pacientes em que os testes clássicos são duvidosos, nos pacientes tireoidectomizados e em pacientes menopausadas. A combinação do teste do TRH, da dosagem de subunidade α e a razão subunidade α/TSH é a melhor combinação diagnóstica tanto para pacientes recém diagnosticados como para os previamente tratados da tireoide. Nos pacientes com a função tireoidiana preservada, a melhor combinação de sensibilidade e especificidade diagnóstica foi vista com o teste do TRH (71 e 96%) e a subunidade α (75 e 90%), enquanto para pacientes previamente tratados da tireoide, a melhor combinação foi subunidade α (90 e 82%) e a razão subunidade α/TSH (90 e 73%) (Tabela 18.13).

Os principais diagnósticos diferenciais do tirotropinoma são a resistência ao hormônio tireoidiano (RHT) (Tabela 18.14) e as condições que geram a hipertiroxinemia eutireoidiana (autoanticorpos anti-T4, anticorpos contra TSH, aumento na TBG e outras globulinas, situações em que há inibição na conversão de T4 a T3, síndrome do eutireoidiano doente etc.).

Resistência aos hormônios tireoidianos

Foram descritas diferentes formas de resistência aos hormônios tireoidianos: resistência generalizada (RGHT); resistência hipofisária (RHHT); e resistência periférica (RPHT). A RGHT foi descrita pela primeira vez em 1967 por Refetoff e seus colaboradores. Desde então, mais de 500 casos foram registrados na literatura; é doença autossômica dominante causada por mutação no gene do receptor tireoidiano β e, em 75% das vezes, é familiar. Apresenta grande heterogeneidade clínica e muita similaridade diagnóstica com o tirotropinoma, principalmente naqueles casos em que a resistência é seletiva à hipófise. Laboratorialmente, o TSH deve estar normal ou elevado e os hormônios tireoidianos, elevados. Em geral, a imagem hipofisária é normal, assim como os níveis de subunidade α e a razão subunidade α/TSH é inferior a 1. Nos testes dinâmicos, apresenta resposta exagerada ao TRH e os níveis de TSH são suprimidos com a administração de T3 e agonistas dopaminérgicos (Tabela 18.14).

Hipotireoidismo secundário e terciário

Como mencionado previamente, a glicação correta é importante para que a bioatividade do TSH seja normal. Verifica-se esse fato, na prática, ao se observar que, nos pacientes com hipotireoidismo central por disfunção hipotálamo-hipofisária ou síndrome de Sheehan, encontramos valores normais ou até mesmo levemente elevados de TSH, mas com fraca atividade biológica. Além disso, encontra-se aumento da bioatividade do TSH, quase sempre relacionado a alterações ocorridas em sua glicação, em pacientes com resistência aos hormônios tireoidianos, em fetos normais durante o último trimestre, no hipotireoidismo primário, nos tumores hipofisários produtores de TSH e nas doenças não tireoidianas. Todos esses fatos mostram a importância da glicação como passo fundamental na determinação da qualidade do TSH produzido, além de também aumentar a taxa de depuração ou *clearance* do TSH na circulação (Tabela 18.3).

Um fato relevante é que alguns pacientes tem o TSH baixo e não apresentam hipertireoidismo, seja clínico ou subclínico; os pacientes com disfunção hipotalâmica ou hipofisária, atribuível a anomalias estruturais (tumor, trauma, granuloatosa, inflamatória/infecciosa, autoimune) ou deficiência funcional (doença não tireoidiana) podem ter valores baixos de TSH e hipotireoidismo.

Tabela 18.14 Diagnóstico diferencial entre RHT e tirotropinoma

	RHT	Tirotropinoma
História familiar	Positiva	Negativa
Subunidade α	Normal	Aumentada
Subunidade α/TSH	Normal	Aumentada
Teste do TRH	Positivo	Negativo
Teste de supressão T3	Positivo	Negativo
Teste do octreotide	-47% TSH	-86% TSH
Imagem	Ausente	Presente

Fonte: baseado em Braverman LE & Utiger RD, 2005; De Groot LD & Henneman G, 2006; Larsen PR, Davies TF, Schlumberger MJ & Hay ID, 2003.

Tabela 18.13 Testes dinâmicos para diagnóstico de tirotropinomas

Teste	Procedimento	Interpretação
TRH para TSH	200 mg de TRH endovenoso e dosagem de TSH nos tempos 0, 15, 30, 45 e 60 minutos Prolactina e subunidade α	Resposta normal: incremento de no mínimo 5 mUI/L ou um aumento de cerca de dez vezes o valor basal, nos tempos 15 a 30 minutos; nos TSH-omas pode não haver esta resposta
Supressão com T3	300 mg de T3 à noite, dosar TSH e subunidade α antes e 48 horas após	Supressão do TSH < 10%
Supressão com T4	3 mg de Levotiroxina VO dose única, coleta de TSH após sete dias	Supressão dos níveis de TSH para valores inferiores a 0,3 mUI/L; nos TSH-omas pode não haver supressão
Octreotide	100 mg SC três vezes ao dia por cinco dias, dosar TSH e subunidade α antes e após	Decréscimo de 86% TSH e 85% da subunidade α nos pacientes com tirotropinoma

REFERÊNCIAS BIBLIOGRÁFICAS

1. Braverman LE, Cooper DS. Werner and Ingbar's the thyroid, a fundamental and clinical text. 10th ed. Wolters Kluver-Lippincott Williams & Wilkis; 2012. 912 p.

2. Groot LJ. Thyroid disease manager. 2015. disponível em: www.thyroidmanager.org.

3. Melmed S, Polonsky KS, Larsen PR, Kronenberg HM (eds). Textbook of Endocrinology. 13th ed. Elsevier; 2015. 1936 p.

4. De Felice M, Di Lauro R. Thyroid development and its disorders: genetics and molecular mechanisms. Endocr Rev. 2004;25:722-746.

5. Johansson E, Andersson L, Ornros J, Carlsson T, Ingeson-Carlsson C, Liang S, et al. Revising the embryonic origin of thyroid C cells in mice and humans. Development. 2015;142:3519-3528.

6. Fagman H, Nilsson M. Morphogenesis of the thyroid gland. Mol Cell Endocrinol. 2010;323:35-54.

7. Grasberger H, Refetoff S. Genetic causes of congenital hypothyroidism due to dyshormonogenesis. Curr Opin Pediatr. 2011;23:421-428.

8. Castanet M, Marinovic D, Polak M, Leger J. Epidemiology of thyroid dysgenesis: the familial component. Horm Res Ped. 2010;73:231-237.

9. Nettore IC, Cacace V, De Fusco C, Colao A, Macchia PE. The molecular causes of thyroid dysgenesis: a systematic review. J Endocrinol Invest. 2013;36:654-664.

10. Stoppa-Vaucher S, Van Vliet G, Deladoey J. Variation by ethnicity in the prevalence of congenital hypothyroidism due to thyroid dysgenesis. Thyroid. 2011;21:13-18.

11. Thorwarth A, Mueller I, Biebermann H, Ropers HH, Grueters A, Krude H, et al. Screening chromosomal aberrations by array comparative genomic hybridization in 80 patients with congenital hypothyroidism and thyroid dysgenesis. J Clin Endocrinol Metab. 2010;95:3446-3452.

12. Gruters A, Krude H, Biebermann H. Molecular genetic defects in congenital hypothyroidism. Eur J Endocrinol. 2004;151 Suppl 3:U39-44.

13. Martinez-Barbera JP, Clements M, Thomas P, Rodriguez T, Meloy D, Kioussis D, et al. The homeobox gene Hex is required in definitive endodermal tissues for normal forebrain, liver and thyroid formation. Development. 2000;127:2433-2445.

14. Elsalini OA, von Gartzen J, Cramer M, Rohr KB. Zebrafish hhex, nk2.1a, and pax2.1 regulate thyroid growth and differentiation downstream of Nodal-dependent transcription factors. Develop Biol. 2003;263:67-80.

15. Parlato R, Rosica A, Rodriguez-Mallon A, Affuso A, Postiglione MP, Arra C, et al. An integrated regulatory network controlling survival and migration in thyroid organogenesis. Develop Biol. 2004;276:464-475.

16. Manley NR, Capecchi MR. The role of Hoxa-3 in mouse thymus and thyroid development. Development. 1995;121:1989-2003.

17. Fagman H, Grande M, Edsbagge J, Semb H, Nilsson M. Expression of classical cadherins in thyroid development: maintenance of an epithelial phenotype throughout organogenesis. Endocrinology. 2003;144:3618-3624.

18. Fagman H, Andersson L, Nilsson M. The developing mouse thyroid: embryonic vessel contacts and parenchymal growth pattern during specification, budding, migration, and lobulation. Develop Dynam. 2006;235:444-455.

19. De Felice M, Di Lauro R. Minireview: intrinsic and extrinsic factors in thyroid gland development: an update. Endocrinology. 2011;152:2948-2956.

20. Wendl T, Adzic D, Schoenebeck JJ, Scholpp S, Brand M, Yelon D, et al. Early developmental specification of the thyroid gland depends on han-expressing surrounding tissue and on FGF signals. Development. 2007;134:2871-2889.

21. Fagman H, Liao J, Westerlund J, Andersson L, Morrow BE, Nilsson M. The 22q11 deletion syndrome candidate gene Tbx1 determines thyroid size and positioning. Hum Mol Genet. 2007;16:276-285.

22. Fagman H, Grande M, Gritli-Linde A, Nilsson M. Genetic deletion of sonic hedgehog causes hemiagenesis and ectopic development of the thyroid in mouse. Am J Path. 2004;164:1865-1872.

23. Cai CL, Liang X, Shi Y, Chu PH, Pfaff SL, Chen J, et al. Isl1 identifies a cardiac progenitor population that proliferates prior to differentiation and contributes a majority of cells to the heart. Developm Cell. 2003;5:877-889.

24. Westerlund J, Andersson L, Carlsson T, Zoppoli P, Fagman H, Nilsson M. Expression of Islet1 in thyroid development related to budding, migration, and fusion of primordia. Develop Dynam. 2008;237:3820-3829.

25. Lin L, Bu L, Cai CL, Zhang X, Evans S. Isl1 is upstream of sonic hedgehog in a pathway required for cardiac morphogenesis. Develop Biol. 2006;295:756-763.

26. Alt B, Elsalini OA, Schrumpf P, Haufs N, Lawson ND, Schwabe GC, et al. Arteries define the position of the thyroid gland during its developmental relocalisation. Development. 2006;133:3797-3804.

27. Dentice M, Cordeddu V, Rosica A, Ferrara AM, Santarpia L, Salvatore D, et al. Missense mutation in the transcription factor NKX2-5: a novel molecular event in the pathogenesis of thyroid dysgenesis. J Clin Endocrinol Metab. 2006;91:1428-1433.

28. Opitz R, Hitz MP, Vandernoot I, Trubiroha A, Abu-Khudir R, Samuels M, et al. Functional zebrafish studies based on human genotyping point to netrin-1 as a link between aberrant cardiovascular development and thyroid dysgenesis. Endocrinology. 2015;156:377-388.

29. Dohan O, De la Vieja A, Paroder V, Riedel C, Artani M, Reed M, et al. The sodium/iodide Symporter (NIS): characterization, regulation, and medical significance. Endocr Rev. 2003;24:48-77.

30. Kuhnen P, Turan S, Frohler S, Guran T, Abali S, Biebermann H, et al. Identification of PENDRIN (SLC26A4) mutations in patients with congenital hypothyroidism and "apparent" thyroid dysgenesis. J Clin Endocrinol Metab. 2014;99:E169-176.

31. Amendola E, De Luca P, Macchia PE, Terracciano D, Rosica A, Chiappetta G, et al. A mouse model demonstrates a multigenic origin of congenital hypothyroidism. Endocrinology. 2005;146:5038-5047.

32. Xavier, Maciel, Vieira Martins. Arch Endocr Metab. 2016;

33. Ris-Stalpers C, Bikker H. Genetics and phenomics of hypothyroidism and goiter due to TPO mutations. Mol Cell Endocrinol. 2010;322:38-43.

34. Grasberger H, Refetoff S. Identification of the maturation factor for dual oxidase. Evolution of an eukaryotic operon equivalent. J Biol Chem. 2006;281:18269-18272.

35. Grasberger H. Defects of thyroidal hydrogen peroxide generation in congenital hypothyroidism. Mol Cell Endocrinol. 2010;322:99-106.

36. Weyemi U, Caillou B, Talbot M, Ameziane-El-Hassani R, Lacroix L, Lagent-Chevallier O, et al. Intracellular expression of reactive oxygen species-generating NADPH oxidase NOX4 in normal and cancer thyroid tissues. Endocrine-related cancer. 2010;17:27-37.

37. Moreno JC, Klootwijk W, van Toor H, Pinto G, D'Alessandro M, Leger A, et al. Mutations in the iodotyrosine deiodinase gene and hypothyroidism. N Engl J Med. 2008;358:1811-1818.

38. Maciel RMB, Chiamolera MI, Andreoni DM. Avaliação da função tiroidiana. In: Antunes-Rodrigues J, Moreira AC, Elias LLK, Castro M (eds). Neuroendocrinologia básica e aplicada. Rio de Janeiro: Guanabara-Koogan, 2005. p. 262-78.

39. Miyai K. Congenital thyrotropin deficiency--from discovery to molecular biology, postgenome and preventive medicine. Endocr J. 2007;54:191-203.

40. Oliveira JH, Persani L, Beck-Peccoz P, Abucham J. Investigating the paradox of hypothyroidism and increased serum thyrotropin (TSH) levels in Sheehan's syndrome: characterization of TSH carbohydrate content and bioactivity. The Journal of clinical endocrinology and metabolism. 2001;86(4):1694-9.

41. Bianco AC, Salvatore D, Gereben B, Berry MJ, Larsen PR. Biochemistry, cellular and molecular biology, and physiological roles of the iodothyronine selenodeiodinases. Endoc Rev. 2002;23:38-89.

42. de Moraes DC, Vaisman M, Conceicao FL, Ortiga-Carvalho TM. Pituitary development: a complex, temporal regulated process dependent on specific transcriptional factors. J Endocrinol. 2012;215:239-245.

43. McCabe MJ, Dattani MT. Genetic aspects of hypothalamic and pituitary gland development. Handbook of clinical neurology. 2014;124:3-15.

44. Robakis T, Bak B, Lin SH, Bernard DJ, Scheiffele P. An internal signal sequence directs intramembrane proteolysis of a cellular immunoglobulin domain protein. J Biol Chem. 2008;283:36369-36376.

45. Joustra SD, Schoenmakers N, Persani L, Campi I, Bonomi M, Radetti G, et al. The IGSF1 deficiency syndrome: characteristics of male and female patients. J Clin Endocrinol Metab. 2013;98:4942-4952.

46. Sun Y, Bak B, Schoenmakers N, van Trotsenburg AS, Oostdijk W, Voshol P, et al. Loss-of-function mutations in IGSF1 cause an X-linked syndrome of central hypothyroidism and testicular enlargement. Nat Gen. 2012;44:1375-1381.

47. Tajima T, Nakamura A, Morikawa S, Ishizu K. Neonatal screening and a new cause of congenital central hypothyroidism. Ann Ped Endocrinol Metab. 2014;19:117-121.

48. Demers LM, Spencer CA. NACB: Laboratory support in the diagnosis and monitoring of thyroid diseases: Thyroid. Disponível em: www.thyroid.org.

49. Glinoer D. The regulation of thyroid function in pregnancy: pathways of endocrine adaptation from physiology to pathology. Endocr Rev. 1997;18:404-433.

50. Gurnell M, Halsall DJ, Chatterjee VN. What should be done when thyroid function tests do not make sense? Clin Endocrinol 2011; 74: 673-678.

51. Stockigt JR, C-F Lim. Medications that distort in vitro tests of thyroid function, with particular reference to estimates of serum free thyroxine. Best Pract Res Clin Endocrinol Metab 2009; 753-767.

52. Despres N, Grant AM. Antibody interference in thyroid assays: a potential for clinical misinformation. Clinical chemistry. 1998;44:440-454.

53. Maciel RMB, Biscolla RPM, Bezerra MGT, Chiamolera MI. Manual de provas funcionais. 4a. ed. Fleury medicina e Saúde, 2014, 115 p.

54. Spencer C, LoPresti J, Fatemi S. How sensitive (second-generation) thyroglobulin measurement is changing paradigms for monitoring patients with differentiated thyroid cancer, in the absence or presence of thyroglobulin autoantibodies. Curr Opin Endocrinol Diabetes Obes 2014; 21: 394-404.

19

Ultrassonografia de Tireoide

Antônio Carlos Martins Maia Júnior
Alberto Lobo Machado
Maria Cristina Chammas

INTRODUÇÃO

Nas últimas quatro décadas, o exame ecográfico da tireoide revolucionou a prática da endocrinologia. A evolução tecnológica associada à localização superficial da glândula tireoide permite a aquisição de imagens com alta definição, com resolução temporal e espacial incomparável na demonstração da anatomia normal e de diversas condições patológicas. Entretanto, a ultrassonografia (USG) é apenas uma das ferramentas diagnósticas disponíveis ao médico assistente sendo, portanto, imprescindível compreender suas capacidades e limitações para usá-la com eficiência.

Entre os métodos de imagem disponíveis para a avaliação morfológica da glândula tireoide, a USG é o de maior resolução anatômica. Embora não possibilite a avaliação funcional do parênquima glandular, como os estudos cintilográficos, ela tem maior resolução espacial, menor custo, maior simplicidade e disponibilidade e, além disso, não necessita da administração de radioisótopos. Exames como a tomografia computadorizada (TC) e a ressonância magnética (RM) têm custo elevado, menor acessibilidade e menor resolução espacial, com consequente menor sensibilidade para detecção de pequenas lesões. Tais exames têm suas indicações restritas a casos especiais, como estudos complementares ao exame ultrassonográfico, quando este não for suficiente, em especial na avaliação de estruturas cervicais profundas.

Deve-se levar em consideração que os aspectos ultrassonográficos não são estáticos e os parâmetros de hipo, hiper ou isoecogenicidade são relativos. Parte-se do pressuposto de que, em condições normais, os planos musculares cervicais são hipoecóicos, enquanto os planos fasciais e a própria glândula tireoide são hiperecogênicos em relação àqueles. Um exemplo da inversão dessa relação é o fato de uma glândula normal poder se apresentar hipoecogênica em relação ao plano muscular de um paciente com atrofia muscular, com substituição adiposa da musculatura, sendo que a doença é muscular e não tireoidiana. O mesmo conceito aplica-se às lesões glandulares focais, cuja ecotextura é descrita com base na avaliação relativa ao parênquima tireoidiano. Um nódulo pode ser erroneamente descrito como hiperecoide em relação ao parênquima adjacente pela coexistência de alteração parenquimatosa difusa, como a tireoidite crônica. Esses aspectos ressaltam a importância da realização do estudo por profissionais experientes que avaliariam com maior precisão os achados pertinentes.

INSTRUMENTAÇÃO E TÉCNICA

Transdutores de alta frequência (7,5-15 MHz) permitem a aquisição de imagens de alta definição, com resolução submilimétrica (0,7-1 mm). Nenhum outro método de imagem permite semelhante grau de resolução espacial. Os transdutores lineares são os preferidos, pois permitem a combinação de altas frequências e técnicas com doppler colorido.[1,2]

O exame é tipicamente realizado em posição supina, com hiperextensão cervical. Um pequeno travesseiro pode ser utilizado para propiciar maior conforto e permitir maior exposição cervical. A glândula é, então, examinada nos planos longitudinais e transversais. Os polos inferiores são mais bem avaliados com manobras de deglutição. O exame deve ser estendido às regiões cervicais, do manúbrio externo à mandíbula, incluindo os espaços vasculares e linfonodos das cadeias jugulares internas, submandibulares e supraclaviculares.

Uma das grandes vantagens da USG é a obtenção de imagens sem a necessidade da utilização de radiação ionizante ou de meios de contraste iodado, o que permite que o método seja repetido sem preocupação quanto a efeitos deletérios induzidos pelo exame complementar. Seu processo é seguro, não causa danos ao tecido humano e o custo é irrelevante perto dos demais métodos de imagem. É um exame rápido, indolor e não necessita preparo algum nem a interrupção do uso de medicamentos habituais.[3]

A interação com o médico ultrassonografista experiente é essencial, conforme já referido, para a obtenção de respostas pertinentes às questões clínicas propostas. Saliente-se que, mesmo extensa, a documentação fotográfica do exame não fornece a riqueza de detalhes que a avaliação dinâmica propicia ao examinador.

ASPECTOS ANATÔMICOS

A glândula tireoide localiza-se na região anterior do pescoço, no compartimento infra-hioide, em um espaço delimitado por músculos, fáscias, traqueia e esôfago, incluindo vasos sanguíneos, nervos e as glândulas paratireoides.

A utilização de transdutores de alta frequência permite a caracterização e a individualização dos músculos e aponeuroses do pescoço. Imediatamente abaixo do plano subcutâneo, podemos caracterizar uma fina linha hipoecogênica que corresponde ao platisma e, logo à frente deste, encontra-se a aponeurose cervical superficial, que é hiperecogênica. Profundamente, identificamos a musculatura pré-tireóidea (esternotireóideo, esterno-hióideo e omo-hióideo). Lateralmente, encontra-se o músculo esternocleidomastóideo (Figura 19.1).

Dos nervos que cruzam esse compartimento, o de maior importância é o nervo laringeorrecorrente. Pode ser, por vezes, caracterizado como uma linha hipoecogênica fina junto ao bordo posteromedial dos lobos tireoidianos. Tal relação anatômica explica o envolvimento frequente do nervo no curso das doenças tireoidianas, principalmente aquelas relacionadas a aumento volumétrico glandular.

A glândula tireoide é formada por dois lobos conectados medialmente por um fino istmo, que tem curso transverso, anterior à traqueia. Aproximadamente 40% dos indivíduos apresentam um terceiro lobo, denominado piramidal, que cresce a partir do istmo, em posição anterolateral à cartilagem da tireoide.[4] As dimensões normais dos lobos variam de acordo com o perfil biofísico individual e atingem cerca 4 a 6 cm de diâmetro longitudinal, 1 a 1,5 cm de largura e 1 cm de diâmetro anteroposterior. A espessura média do istmo é de cerca de 0,4 a 0,6 cm.

Admite-se que a USG é o método mais acurado para cálculo do volume tireoidiano.[5] Este tem importância particular em situações clínicas como o diagnóstico de bócio, cálculo da dose de radioiodo (I^{131}) a ser administrada em tireotoxicose ou a avaliação de resposta ao tratamento supressor com T4. Como parâmetro linear isolado, o diâmetro antero-

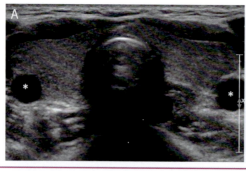
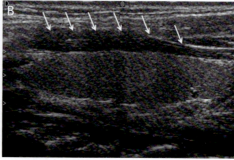

Figura 19.1 Aspecto ultrassonográfico normal da glândula tireoide. (A) Corte longitudinal do lobo direito da tireoide. Observe-se a forma elíptica e a ecotextura homogênea. A musculatura adjacente (seta) tem ecogenicidade menor. (B) Corte transversal sobre o istmo glandular. Observe-se a relação dos lobos com as artérias carótidas comuns (*).

posterior é reconhecidamente o mais importante: quando maior que 2 cm, há suspeita de aumento volumétrico; quando maior que 2,5 cm, há definitivamente aumento. Considera-se o volume normal do parênquima glandular dos adultos com cerca de 8 a 14 mL, que pode ser calculado a partir da interação matemática das três medidas supracitadas.[6]

Quanto à ecotextura, em condições normais, o parênquima tireoidiano apresenta-se ecogênico em relação à musculatura adjacente. A ecotextura é usualmente homogênea, sendo, por vezes, caracterizadas estruturas vasculares em seu interior. Uma fina linha hiperecogênica circunda o parênquima, claramente identificada ao exame. O padrão homogêneo da ecotextura do parênquima tireoidiano é frequentemente interrompido, sobretudo em pacientes idosos, por diminutas áreas císticas anecoides, com diâmetros inferiores a 1 cm, correspondendo a acúmulo de coloide, sem significado patológico. Menos frequentemente, podemos encontrar calcificações ou áreas de fibrose, que são expressões

do envelhecimento tecidual, sem significado patológico (Figura 19.2).

A técnica doppler colorido permite a análise das modificações das ondas sonoras induzidas pela movimentação tecidual, em especial do sangue no interior dos vasos sanguíneos e parênquima glandular, e deve ser incluída no exame ultrassonográfico de rotina. O padrão vascular deve ser visto como dado coadjuvante, tanto na alteração textural difusa como na doença nodular.[7] Sua aplicação na avaliação dos nódulos da tireoide será detalhada ao longo deste capítulo.

A avaliação das artérias tireóideas evidencia picos sistólicos com velocidades de 20 a 40 cm/s e velocidades diastólicas de 10 a 15 cm/s. Entretanto, nas alterações glandulares associadas à hiperfunção, as artérias tireóideas aumentam seu diâmetro (maior do que 2 mm) e seus valores de pico sistólico (maior do que 90 cm/s). Ao estudo doppler colorido, a glândula apresenta-se difusamente hipovascular com destaque apenas para ramificações vasculares intraglandulares (Figura 19.3).[5]

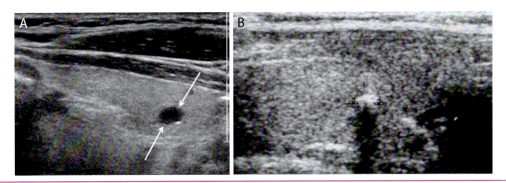

Figura 19.2 (A) Cisto coloide característico no lobo direito (seta), com pequeno foco ecogênico periférico. (B) Foco de calcificação/fibrose no terço médio do lobo direito. Achados frequentes de exame e sem qualquer significado patológico.

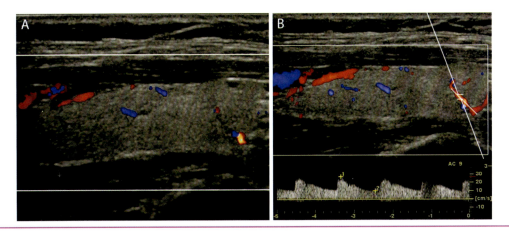

Figura 19.3 Avaliação com doppler colorido da glândula tireoide. (A) Ao estudo doppler colorido, a glândula apresenta-se difusamente hipovascular com destaque apenas para ramificações vasculares intraglandulares. (B) Avaliação da artéria tireóidea inferior, com pico sistólico de 27 cm/s.

AVALIAÇÃO ULTRASSONOGRÁFICA DAS DOENÇAS NODULARES DA TIREOIDE

A hiperplasia nodular é a causa mais frequente de nódulo tireoidiano, apresentando-se comumente como lesões multifocais e, quando associadas a aumento do volume glandular, configuram o termo bócio multinodular. Esses nódulos correspondem a áreas de hiperplasia dos ácinos da tireoide que não apresentam cápsula histológica. Durante a evolução, podem crescer e apresentar degeneração por liquefação, preenchidas por material hemorrágico ou coloide. No estágio mais tardio, podem apresentar calcificações grosseiras de permeio ou anelar periférica.

O aspecto ultrassonográfico desses nódulos é variável, porém mais tipicamente apresentam-se isoecogênicos ao parênquima, com diminutos focos anecogênicos de permeio e fino halo hipoecogênico fino e regular que pode representar deslocamento vascular periférico e/ou edema do tecido normaladjacente.[8,9] Ao mapeamento com doppler colorido, mais comumente, notam-se fluxo anelar e pobre vascularização intranodular (Figura 19.4).

Os adenomas foliculares são lesões capsuladas do parênquima glandular, muito menos comuns do que as lesões hiperplásicas, representando 5 a 10% das lesões nodulares do parênquima tireoidiano (4). Há predominância no sexo feminino (7:1).

Geralmente, os adenomas são solitários, porém podem se desenvolver a partir de bócios multinodulares. Um dos grandes problemas no manejo das lesões nodulares tireoidianas é que a variedade folicular, a mais frequente, tem aspecto citológico indistinguível dos carcinomas foliculares, dos quais

diferem pela invasão capsular, detectável apenas no exame histológico.[10]

Não há elementos característicos que permitam o diagnóstico inequívoco de adenomas ao estudo ultrassonográfico. Suas características ecográficas são extremamente variáveis, sendo que a lesão nodular hipoecogênica é a forma prevalente de apresentação. A maioria deles apresenta halo periférico, correspondendo à cápsula histológica ou, mais frequentemente, ao deslocamento das estruturas vasculares que circundam a cápsula.

Apresentam, de 80 a 90% das vezes, vascularização anelar e interna exuberantes ao estudo doppler colorido (Figura 19.5).[11] O estudo coppler de tais lesões pode contribuir, não somente para o diagnóstico, mas na conduta clínica concernente. Tais lesões recebem classificação citológica como Bethesda III (atipia de significado indeterminado ou lesão folicular de significado indeterminado), na qual a chance de malignidade é de cerca de 5 a 15%, ou Bethesda IV (neoplasia folicular ou suspeito para neoplasia folicular, devendo especificar se for variante oncocítica), com risco de malignidade gira em torno de 15 a 30 %.

Iared e cols.[12] realizaram revisão sistemática de quatro estudos de acurácia, englobando 457 nódulos, 67 carcinomas, com prevalência de câncer de 14,7%, cujo objetivo foi pesquisar a predição de malignidade tendo como critério "presença de fluxo intranodular predominante" (classificação proposta por Chammas e cols.)[13] versus "qualquer fluxo intranodular" (classificação proposta por Lagalla e cols.)[14] nas neoplasias foliculares. O critério "presença de fluxo intranodular predominante" para a predição de malignidade teve sensibilidade de 85% (IC 95% 74% a 93%), especificidade de 86% (IC 95% 82% a 89%), valor preditivo positivo de 51%, valor preditivo negativo de 97%. Por outro lado, o crité-

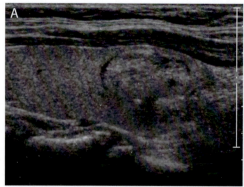
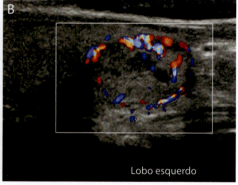

Figura 19.4 Nódulo hiperplásico da tireoide. (A) Observe-se o padrão isoecogênico ao parênquima, com diminutos focos anecogênicos de permeio e fino halo hipoecogênico regular. (B) Ao mapeamento com doppler colorido, notam-se fluxo anelar e pobre vascularização intranodular.[11]

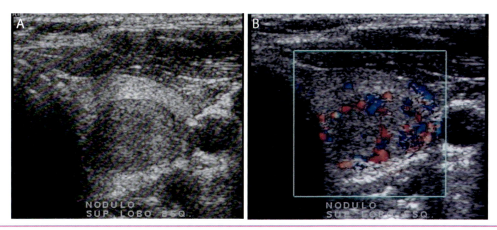

Figura 19.5 Adenoma tireoidiano. (A) Lesão nodular hipoecogênica, bem delimitada, com vascularização interna ao estudo com doppler colorido (B). Não há critérios que permitam diferenciá-los de carcinomas da tireoide.

rio "presença de qualquer fluxo intranodular" para a predição de malignidade teve sensibilidade de 96% (IC 95% 88% a 100%), especificidade de 14% (IC 95% 11% a 18%), valor preditivo positivo de 15% e valor preditivo negativo de 96%. A partir desses resultados, podemos calcular o possível impacto clínico da análise com doppler colorido em função das diferentes formas de classificação na literatura, fornecendo ao médico assistente mais um subsídio na decisão de operar um nódulo já submetido à punção aspirativa por agulha fina (PAAF) e com citologia indeterminada ou acompanhá-lo.

Por vezes, os adenomas podem apresentar quebra no mecanismo de regulação hormonal tornando-se autônomos (adenoma tóxico ou doença de Plummer). Não há, entretanto, sinais ultrassonográficos que permitam a distinção entre ambos. A mais importante contribuição do exame ultrassonográfico nos casos de adenoma tóxico é quanto à informação a respeito da textura do parênquima glandular extranodular que não pode ser estudado por radioisótopos, a menos que testes de estimulação do TSH sejam realizados.[11,15]

AVALIAÇÃO ULTRASSONOGRÁFICA DOS TUMORES MALIGNOS DA TIREOIDE

Nos primórdios da USG, o método permitia tão somente a diferenciação das lesões de conteúdo cístico e sólido. Atualmente a utilização de transdutores de alta frequência permite melhor avaliação de características ecográficas como ecotextura, limites, halo, de sinais de degeneração cística ou presença de calcificações, além do padrão de vascularização ao estudo com doppler colorido, que

permitem ao ultrassonografista experiente melhor avaliar sinais ecográficos sugestivos de benignidade ou malignidade.

As características ultrassonográficas que sugerem benignidade das lesões são a ecotextura anecoide ou hiperecoide, margens regulares e a presença de fino halo, alterações císticas de grande monta e vascularização pobre ao estudo com doppler colorido.[4,10] Em contrapartida, os sinais ultrassonográficos de malignidade são a hipoecogenicidade, a presença de microcalcificações, margens irregulares e halo periférico espesso ou irregular, além da presença de fluxo intranodular intenso ao estudo com doppler colorido (principalmente para lesões foliculares) e padrão de alta resistividade ao estudo fluxométrico intranodular (Figura 19.6).[4,10] A infiltração ou invasão dos tecidos adjacentes é um sinal ecográfico de inequívoca malignidade, porém presente em uma minoria de casos.

Um problema relacionado à grande sensibilidade do método, associada à sua acessibilidade e utilização como ferramenta de *check-up*, é a detecção frequente de nódulos não palpáveis ao exame clínico. A conduta clínica frente a esses chamados "incidentalomas" é matéria de debate na literatura. Embora não haja consenso sobre o tema, exceto em casos muito especiais como exposição à radiação ionizante ou história familiar de neoplasia da tireoide, os nódulos entre 0,5 e 1 cm com características ultrassonográficas suspeitas e os nódulos acima de 1 cm de diâmetro merecem continuação da investigação propedêutica.[16,17] Deve-se destacar ainda que a multinodularidade não é garantia de benignidade. Cada nódulo deve ser minuciosamente examinado e descrito de acordo com as suas características.

O mapeamento com Doppler colorido permite identificar fluxo sanguíneo de baixa velocidade en-

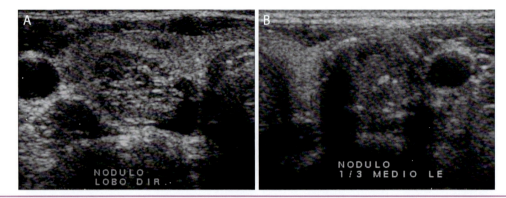

Figura 19.6 Nódulos tiroidianos. (A) Nódulo coloide. Destaque para as margens regulares e a presença de halo fino e componente de degeneração cística. (B) Carcinoma papilífero. Note-se que a lesão tem ecotextura hipoecoide, com margens imprecisas, com destaque para a presença de microcalcificações.

contrado nos tecidos superficiais como a tireoide. A informação do mapeamento colorido é superposta à imagem em escala de cinzas (modo-B), possibilitando caracterizar a vascularização nos nódulos tiroidianos. O principal interesse em classificar a vascularização dos nódulos tireoidianos está baseado na evidência de que a proliferação celular está relacionada ao aumento da vascularização.

A vascularização do nódulo tireoidiano pode ser estudada de duas formas:

- Análise qualitativa pelo mapeamento com Doppler colorido;
- Análise quantitativa, por meio do Doppler pulsado (análise espectral), que avalia o padrão do fluxo sanguíneo, se arterial ou venoso e sua velocidade; e o estudo semiquantitativo por meio do cálculo dos índices de impedância vascular (índices de resistividade [IR] e de pulsatilidade [IP]). O cálculo das velocidades de fluxo, por depender da correção adequada do ângulo de insonação, pode ser difícil e, dessa forma, a análise semiquantitativa pelos índices (IR e IP) é mais fidedigna e reprodutível.

Contudo, para que tenhamos o máximo desempenho do mapeamento com Doppler colorido, além do emprego adequado da técnica de exame, equipamento sensível e o conhecimento das limitações do método, é essencial classificar adequadamente a vascularização do nódulo, definindo se há predomínio de fluxo central ou não (e não apenas se há fluxo sanguíneo no interior do nódulo).[18]

O epitélio folicular da glândula tireoide pode dar origem a diversas formas histológicas de neoplasia. Variam desde as formas bem diferenciadas (carcinomas papilífero e folicular), formas menos diferenciadas (carcinoma insular), até as neoplasias indiferenciadas, altamente agressivas, denominadas carcinomas anaplásicos.

Os carcinomas foliculares respondem atualmente por cerca de 5% das neoplasias da tireoide, mas sua incidência é mais elevada em áreas de bócio endêmico.[19,20] Desde o reconhecimento da variante folicular do carcinoma papilífero, houve marcada redução na frequência do carcinoma folicular. Do ponto de vista epidemiológico, acomete mais frequentemente o sexo feminino, com pico de incidência a partir da sexta década. O prognóstico se agrava nos pacientes idosos, do sexo masculino, e naqueles com marcada extensão extratireoidiana.[21]

É a neoplasia da tireoide que apresenta maiores desafios quanto ao diagnóstico. Está frequentemente associado a bócios nodulares, e não há sinais ultrassonográficos convencionais que permitam a distinção inequívoca entre ambos.

A análise com uso do Doppler colorido pode auxiliar, uma vez que cerca de 90% dos casos de carcinomas apresentam vascularização interna exuberante. Embora tais aspectos ultrassonográficos não justifiquem a suspeita definitiva de malignidade, ajudam a identificar lesões suspeitas e atuam como guia para escolha de lesões nodulares para biópsia aspirativa por agulha fina.[22]

Lebkowska e cols.[23] e Foschini e cols.[24] demonstraram que os nódulos malignos da tireoide apresentam maior atividade proliferativa e maior vascularização na região central do nódulo com aumento da proliferação de células foliculares, detectados pela imuno-histoquímica, o que se correlaciona com os achados de aumento de vascularização na região central dos nódulos evidenciada ao mapeamento com doppler colorido.

Os padrões apresentados pelo Doppler colorido são reprodutíveis por diferentes equipamentos, operadores e instituições. Contudo, esse método depende de vários fatores técnicos, como sensibilidade do doppler (inerente ao equipamento), filtros de parede, amplificação do sinal, frequência de repetição de pulso, ângulo de insonação, profundidade da região amostrada e atenuação por tecidos intermediários. Além disso, a movimentação (respiração, deglutição e pulsatilidade das artérias vizinhas) pode levar à formação de artefatos.[25]

A análise espectral com doppler pulsado apresenta resultados similares na literatura quando se empregam os índices semiquantitativos, como o IR e o IP. Os nódulos malignos apresentam IP com média de 1,53 (DP = 0,63) e IR com média de 0,74 (DP = 0,12).[5] Outros estudos corroboram esses achados (Figura 19.7).[26,27]

No estudo desenvolvido por Chammas e cols.[13] os autores classificaram os nódulos valorizando a região onde há predomínio da vascularização, sendo elencados cinco padrões de vascularização, modificando a proposta inicial de Lagalla e cols.[14], visto que os equipamentos atuais permitem a identificação de vasos sanguíneos com fluxo de velocidade baixa, não demonstrados naquela época, tendo resultado em:

- Padrão I: ausência de vascularização;
- Padrão II: apenas vascularização periférica;
- Padrão III: vascularização periférica ≥ central;
- Padrão IV: vascularização central > periférica;
- Padrão V: apenas vascularização central.

Utilizando-se essa classificação, foi observado que à medida que a vascularização aumenta na região central do nódulo, aumenta a taxa de malignidade. Nesse trabalho, constataram que entre os nódulos sem vascularização ou com vascularização periférica exclusiva, não havia citologia maligna. Nos nódulos apresentando vascularização periférica ≥ central, o resultado citológico foi suspeito em 6 (7,41%) e maligno em 2 (2,47%). Naqueles apresentando vascularização central > periférica o resultado citológico foi suspeito em 1 (7,14%) e maligno em 6 (42,86%). Nos nódulos com vascularização apenas na região central, o resultado citológico foi maligno (carcinoma papilífero) em todos (100%) (Figuras 19.8 a 19.10).

Os carcinomas papilíferos respondem por mais de 80% das neoplasias tireoidianas. Afetam mais frequentemente mulheres, com pico de incidência entre 30 e 50 anos. Fatores como exposição à radiação ionizante e dieta rica em iodo têm sido associados a tal entidade.[16]

Os carcinomas papilíferos têm três típicas características, com implicações diretas ao estudo ecográfico:

1. Frequentemente são multifocais, por disseminação linfática no interior da glândula ou crescimento de diferentes clones tumorais;
2. Disseminam-se quase exclusivamente no pescoço, sobretudo na cadeia jugular interna e laringeorrecorrente;
3. Apresentam baixo grau de agressividade e crescimento extremamente lento.

Saliente-se que a presença de linfonodos metastáticos não altera a sobrevida global. Metástases a distância são raras, de regra para o pulmão.[16]

As características ultrassonográficas do carcinoma papilífero são sugestivas, embora não patognomônicas. Em cerca de 90% dos casos, apresentam estrutura hipoecogênica, de margens irregulares ou mal definidas, por vezes com focos ecogênicos centrais que representam calcificações ou corpos psamomatosos com diâmetro de cerca de 0,1 cm. A presença de microcalcificações é um sinal altamente sugestivo de malignidade (Figura 19.11).[28]

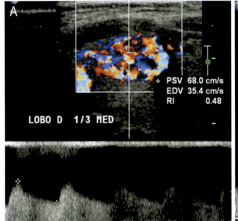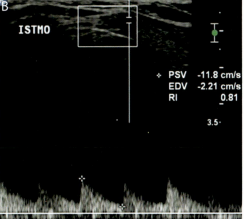

Figura 19.7 Estudo com Doppler pulsado de nódulos da tireoide. Em (A) fluxo arterial com baixo IR (ocorre mais frequentemente em nódulos benignos) e em (B) com alto IR (ocorre mais frequentemente em nódulos malignos).[26,27]

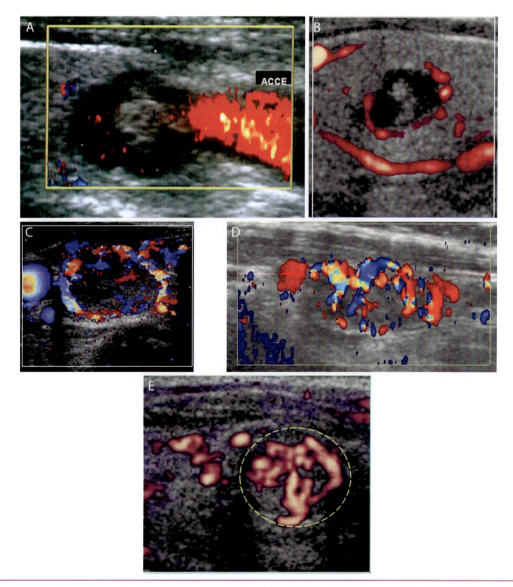

Figura 19.8 Padrões de vascularização dos nódulos da tireoide. (A) Padrão I: ausência de vascularização. (B) Padrão II: apenas vascularização periférica. (C) Padrão III: vascularização periférica ≥ central. (D) Padrão IV: vascularização central > periférica. (E) Padrão V: apenas vascularização central.[13]

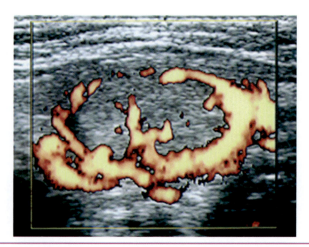

Figura 19.9 Nódulo isoecogênico apresentando vascularização de Padrão III (vascularização periférica ≥ central). Citologia: Bethesda III. Histologia: adenoma folicular.

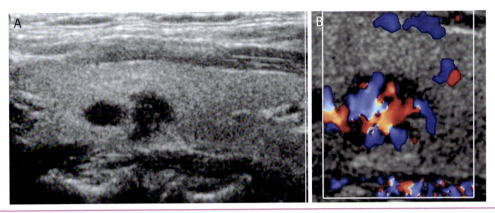

Figura 19.10 Nódulo hipoecogênico apresentando pontos hiperecogênicos consistentes com microcalcificações (A) e vascularização de Padrão V (vascularização central) ao estudo com doppler colorido (B). Citologia: carcinoma papilífero.

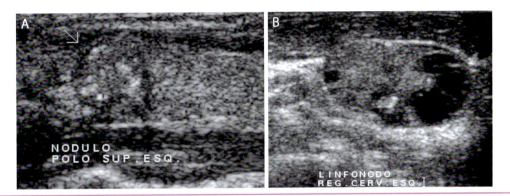

Figura 19.11 Carcinoma papilífero metastático. (A) Nódulo tireoidiano hipoecogênico, de margens irregulares e mal definidas, com focos ecogênicos centrais que representam calcificações ou corpos psamomatosos, com diâmetro de cerca de 0,1 cm. (B) Linfonodomegalia secundária. Não é raro encontrarmos a presença das mesmas microcalcificações do tumor primário nos linfonodos envolvidos.[28]

Ao contrário das lesões foliculares, o carcinoma papilífero tende a ser mais hipovascular ao mapeamento com doppler colorido, por vezes com fluxo exclusivamente intranodular e de resistividade aumentada ao estudo fluxométrico em virtude da alta celularidade intralesional.[22]

As metástases para os linfonodos cervicais, como dissemos, têm dois distintos sítios prevalentes: o terço inferior da cadeia jugular interna (sítios III e IV); e a cadeia laringeorrecorrente (sítio VI). Não é raro encontrarmos a presença das mesmas microcalcificações do tumor primário nos linfonodos envolvidos.[28]

A USG tem importância capital no seguimento pós-operatório dos pacientes tireoidectomizados, especialmente naqueles casos negativos ao exame cintilográfico e com elevação da dosagem de tireoglobulina sérica. As recorrências frequentemente ocorrem no mesmo sítio do tumor primário cujas características ultrassonográficas são habitualmente as mesmas supracitadas (Figura 19.12).[29,30]

Protocolos atuais de seguimento dos pacientes tireoidectomizados por detecção de carcinomas papilíferos incluem a realização de USG cervical de controle e, caso necessário, PAAF guiada dos possíveis focos de recidiva local ou de linfonodos cervicais suspeitos, com estudo citológico e dosagem de tireoglobulina do aspirado, mesmo sem evidência de variações significativas da tireoglobulina sérica. A descrição minuciosa das recidivas tumorais se faz necessária, uma vez que as reabordagens cirúrgicas são sempre complexas, mesmo para os profissionais mais experientes, em virtude das alterações fibrocicatriciais frequentemente encontradas, devendo-se referir a exata topografia da lesão e sua distância da pele, da traqueia e dos vasoscervicais.[31]

Os carcinomas indiferenciados da tireoide representam 5% das neoplasias desse órgão, acometendo principalmente mulheres de faixa etária avançada. Habitualmente, apresentam grandes dimensões e alta absorção acústica, o que dificulta o exame ultrassonográfico. Outras técnicas de imagem como

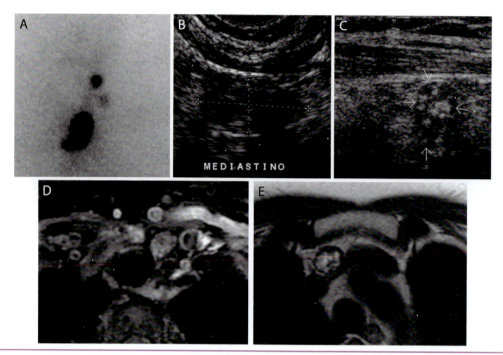

Figura 19.12 Metástase de carcinoma papilífero da tireoide. Avaliação do leito cirúrgico. (A) PCI (8 horas) caracterizando hipercaptação no leito cirúrgico à esquerda e no mediastino. (B-C) Avaliação ecográfica. Note-se que as lesões nodulares têm características ecográficas sobreponíveis àquelas descritas para o carcinoma papilífero. (D-E) Sequências de RM demonstrando as lesões mediastinal (D) e cervical (E).

TC e, principalmente, RM, podem auxiliar nesse intuito. Sinais inequívocos de invasão de estruturas anatômicas do pescoço são caracterizados na maioria dos casos, o que sugere esse diagnóstico.[4]

Neoplasias menos frequentes são os carcinomas medulares e linfomas da tireoide. A primeira tem origem a partir das células parafoliculares, ou células C, produtoras de calcitonina.[32] Essa substância atua como marcador bioquímico da neoplasia. Em 20% dos casos a doença tem incidência familiar, componente da síndrome da neoplasia endócrina múltipla tipo II.

Os carcinomas medulares apresentam maior agressividade biológica e, portanto, pior prognós-

tico. As características ultrassonográficas das neoplasias medulares da tireoide são similares àquelas observadas nos carcinomas papilíferos. Geralmente são lesões sólidas, hipoecogênicas, sem margens definidas, em sua grande maior parte associadas à microcalcificações que correspondem a depósitos de amiloide, detectáveis em até 90% dos casos (Figura 19.13).[4]

Os linfomas, em sua quase totalidade são do tipo não Hodgkin e afetam principalmente mulheres de meia-idade. Tal neoplasia apresenta crescimento rápido, determinando sintomas clínicos importantes do tipo obstrutivo, como dispneia e disfagia. Na grande maioria dos casos, tem origem a partir de ti-

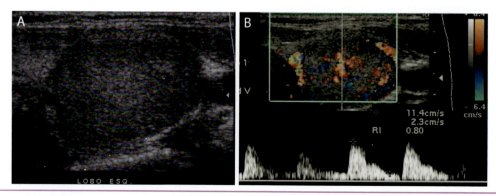

Figura 19.13 Carcinoma medular. (A) Nódulo sólido, hipoecogênico, sem margens definidas, hipervascularizado ao estudo com doppler colorido (B), com elevado índice de resistividade.

reoidites crônicas preeexistentes e seu prognóstico é extremamente variável.[33]

A análise ultrassonográfica permite a caracterização de múltiplas massas hipoecogênicas, geralmente de grandes dimensões, com margem multilobuladas e grandes áreas necróticas centrais. A análise com doppler colorido caracteriza tecido de baixa vascularização, assim como descrito para os carcinomas indiferenciados.[4]

O exame citológico com punção aspirativa percutânea é a chave para o diagnóstico, embora a diferenciação com tireoidites possa ocasionalmente ser muito difícil. O exame tomográfico é indicado para o correto estadiamento do linfoma tiroidiano.[34]

SISTEMA TI-RADS DE CLASSIFICAÇÃO

A diferenciação entre os nódulos malignos e benignos constitui um grande desafio na prática clínica e critérios ecográficos têm sido amplamente utilizados nesse sentido. Infelizmente, entretanto, nenhum achado ultrassonográfico isolado parece ter acurácia suficiente para diferenciar lesões tireoidianas benignas das malignas.[35] No entanto, a análise combinada de múltiplas características ecográficas aumenta os valores de sensibilidade e de especificidade.[36] Nesse contexto, vários estudos têm avaliado a combinação de múltiplos achados ultrassonográficos para a predição de malignidade tireoidiana.[37-40] Kim e cols.[40] foram alguns dos primeiros a demonstrar a validade de um critério ultrassonográfico para nódulos tireoidianos malignos não palpáveis, apresentando alta sensibilidade, criando um algoritmo no qual os nódulos com pelo menos um critério de malignidade (microcalcificações, margens irregulares ou microlobuladas, marcada hipoecogenicidade e orientação não paralela à pele) deveriam ser submetidos à PAAF, independentemente do seu tamanho.

A utilização combinada desses achados, portanto, parece possibilitar melhor acurácia diagnóstica e, na última década, diferentes autores propuseram diferentes sistemas de estratificação de risco de malignidade para os nódulos tireoidianos.[41-43] Baseados no sistema *Breast Imaging Reporting and Data System* (BI-RADS), desenvolvido pelo Colégio Americano de Radiologia, os autores propuseram sistemas de categorização dos nódulos tireoidianos de acordo com suas características ultrassonográficas e cunharam a terminologia TI-RADS (*Thyroid Imaging Reporting and Data System*). O sistema mais utilizado foi proposto por Horvath e cols.,[41] em que os autores descreveram dez padrões ultrassonográficos para os nódulos tireoidianos e os agruparam em cinco categorias, à semelhança do BI-RADS, de acordo com o risco de malignidade, permitindo, assim, uma linguagem universal para que a USG deixasse de ser um método puramente descritivo e que o relatório trouxesse informações que permitissem ao médico assistente a determinação da conduta a seguir. A Tabela 19.1 correlaciona os padrões ecográficos com a categoria proposta.

Uma das principais vantagens do método TI-RADS é apresentar alta sensibilidade e alto valor preditivo negativo (VPN) a fim de serem usados como métodos de triagem para evitar PAAF desne-

Tabela 19.1 Correlação dos padrões ecográficos com as categorias propostas pelo sistema TI-RADS, o que permite que a USG deixe de ser um método puramente descritivo e que o relatório traga informações que permitam ao médico assistente a determinação da conduta a seguir.[41]

Sistema TI-RADS desenvolvido por Horvath e cols.[41]		
Padrões ultrassonográficos	**Categoria TI-RADS**	**Risco de malignidade (%)**
Coloide tipo 1	2	0
Coloide tipo 2	3	< 5%
Coloide tipo 3		
Pseudonódulo de Hashimoto	4A	5-10%
Padrão Neoplásico Simples		
Padrão de Quervain	4B	10-80%
Padrão Neoplásico Suspeito		
Padrão Maligno A	5	> 80%
Padrão Maligno B		
Padrão Maligno C	6	Nódulos comprovadamente malignos por biópsia

cessárias. Entretanto, a implantação do TIRADS na prática diária com esse objetivo não foi completamente alcançada até o momento. A complexidade de alguns sistemas propostos e a variabilidade da reprodutibilidade interobservador constituem os principais obstáculos à aplicação dessa abordagem. O sistema proposto por Hovarth e cols., apesar do alto valor discriminativo, apresenta certo grau de complexidade relacionado à dificuldade de selecionar uma categoria específica entre os dez padrões descritos. Um trabalho recente demonstrou um nível moderado de concordância entre os observadores na avaliação ultrassonográfica dos nódulos tireoidianos pelo TIRADS, notando-se uma menor concordância nas categorias mais altas.[44]

AVALIAÇÃO ULTRASSONOGRÁFICA DAS DOENÇAS DIFUSAS DA TIREOIDE

Muitas doenças da tireoide são caracterizadas por envolvimento difuso do parênquima glandular, contrariamente às lesões nodulares supracitadas. O diagnóstico dessas situações é feito com base em dados clínicos e laboratoriais. O exame ultrassonográfico pode, entretanto, ser de grande valia em casos de comprometimento assimétrico dos lobos ou quando queremos descartar processos expansivos.

A hiperplasia da tireoide é uma condição patológica comum, ocorrendo em cerca de 5% da população. Há inúmeras causas, incluindo deficiência do iodo (endêmico), distúrbios da hormoniogênese e utilização deficitária do iodo como resultado de uso de medicamentos. Quando a hiperplasia glandular causa aumento volumétrico do parênquima, é correta a utilização do termo bócio. Quanto a dados epidemiológicos, é mais prevalente no sexo feminino (3:1) com pico incidência entre 35 e 50 anos.[45]

A apresentação histológica pode variar, mas o ponto inicial é sempre a hiperplasia celular difusa do ácino glandular. Pode envolver todo o parênquima (hiperplasia difusa) determinando aumento do volume glandular (bócio difuso). Há a tendência do desenvolvimento de micronódulos secundários ao agrupamento de folículos tiroidianos e vesículas contendo substância coloide envolvidas em infiltrado eosinofílico hipervascular. A evolução determina a coalescência de tais estruturas, com degeneração e acúmulo de líquido seroso, substância coloide e produtos de degradação sanguínea. De acordo com o tipo de líquido das áreas de degeneração, as hiperplasias nodulares são denominadas císticas, coloidocísticas e hemorrágicas. O último estágio da hiperplasia ou bócio nas variantes degenerativas é a calcificação que pode ser grosseira, puntiforme ou esférica, circundando nódulos hiperplásicos.

Na análise ultrassonográfica, o bócio difuso apresenta-se não somente com aumento do volume glandular, mas também com arredondamento de seus bordos. A ecotextura, a princípio homogênea, torna-se finamente heterogênea com o curso da doença, podendo ser encontradas estruturas nodulares de dimensões variáveis, de milímetros a alguns centímetros de diâmetro (Figura 19.14).[4,45]

A ecotextura do parênquima torna-se difusamente menor, hipoecogênica, à custa da infiltração linfocitária extensa e/ou predominância do conteúdo celular do parênquima em detrimento da substância coloide.

Nos pacientes com hiperfunção glandular (doença de Graves), a avaliação volumétrica é de extrema importância, uma vez que pode mensurar a resposta efetiva ao tratamento medicamentoso. Em virtude do aumento da função da glândula, observamos ao doppler colorido importante aumento da vascularização, descrito por Ralls e cols.[46] como "inferno tireoidiano" (padrão IV de Lagalla), em que se identificam numerosas microfístulas arteriovenosas com

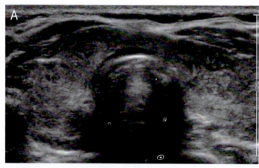
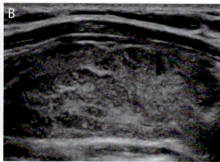

Figura 19.14 Bócio difuso. Imagens transversal (A) e longitudinal (B) com aumento do volume glandular e com arredondamento de seus bordos. A ecotextura é difusamente heterogênea, sem nódulos dominantes.

velocidades altas de pico sistólico, em torno de 50 a 120 cm/s.[14,46,47] Essa hipervascularização da glândula está relacionada com o aumento de hormônios circulantes (Figura 19.15).[14,46,47] Quando o paciente responde ao tratamento medicamentoso, a vascularização parenquimatosa geralmente permanece aumentada, mas as velocidades das artérias tireoidianas diminuem para níveis normais. E, na recidiva, as velocidades voltam a aumentar. Dessa maneira, o mapeamento com doppler se mostra uma ferramenta não invasiva capaz de auxiliar no manejo da terapêutica nesses pacientes.

O frequente desenvolvimento de lesões nodulares tem padrão ultrassonográfico extremamente variável. Como descrito, o nódulo hiperplásico típico é iso ou levemente hiperecogênico em relação ao restante do parênquima glandular, por vezes circundado por fino halo hipoecogênico de espessura uniforme, composto de estruturas foliculares deslocadas e vasos periféricos. Quanto à avaliação com doppler colorido, os nódulos hiperplásicos apresentam-se hipovascularizados, sem sinais de fluxo exuberante em seu interior. Podem, entretanto, apresentar fluxo interno, principalmente quando se tornam hiperfuncionantes (nódulo tóxico).[48] Calcificações anelares periféricas não são raras e sua sombra acústica pode mascarar o conteúdo do nódulo.

Como descrito, a multinodularidade não é sinônimo de condição benigna, sendo que a avaliação conjunta com dados clínicos, radionucleares e estruturais, incluindo características vasculares, possibilita a melhor avaliação do parênquima. Cabe ao exame ultrassonográfico identificar uma ou mais lesões suspeitas em uma glândula multinodular para dirigir punções aspirativas percutâneas para análise citológica.

TIREOIDITES

As doenças inflamatórias da tireoide podem ser subdivididas em agudas/subagudas e crônicas. As tireoidites agudas/subagudas podem ser dividas em quatro subtipos: supurativa aguda; subaguda; indolor; e pós-parto. A primeira delas, causada por agentes bacterianos, foi praticamente abolida na era da antibioticoterapia.

A tireoidite granulomatosa subaguda, também denominada tireoidite de De Quervain é uma doença viral autolimitada, geralmente precedida por uma infeção das vias aéreas altas com pródromo semelhante ao quadro gripal. No estágio inicial, há hipertireoidismo atribuível à ruptura folicular maciça, com sinais inflamatórios. Subsequentemente, ocorre hipotiroidismo, seguido de lenta e progressiva normalização.

Os achados ultrassonográficos são extremamente sugestivos. Nos estágios iniciais, observa-se o comprometimento segmentar do parênquima, principalmente nas regiões subcapsulares, que se apresentam com áreas hipoecogênicas mal definidas de margens irregulares, que determinam absorção do feixe acústico. Não há hipervascularização ao estudo com doppler colorido, podendo, em alguns casos, ser caracterizada redução do fluxo glandular (Figura 19.16).[3,9,49]

Com a progressão da doença, há recuperação da textura das áreas afetadas, que se inicia a partir do centro, podendo assumir forma pseudonodular. O principal papel da ultrassonografia na tireoidite subaguda é acompanhar a evolução da doença e possibilitar ao clínico dados que permitam avaliar a eficácia terapêutica, assim como detectar possíveis recorrências.

As formas crônicas de tireoidite incluem a linfocítica autoimune denominada tireoidite de Hashimoto, tireoidite fibrosante de Riedel, tireoidite tuberculosa e formas relacionadas à radioterapia e tratamento com iodo.[3,9,49]

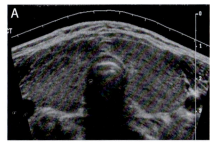
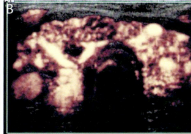
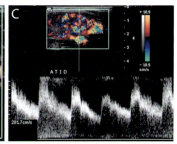

Figura 19.15 Doença de Graves. Corte transversal (imagem estendida) da glândula ao modo-B(A), demonstra ecogenicidade reduzida e ecotextura difusamente heterogênea e dimensões aumentadas. Ao mapeamento com doppler colorido, nota-se vascularização difusamente aumentada (B), com velocidades de pico sistólico aumentadas na artéria tireóidea inferior direita (C).

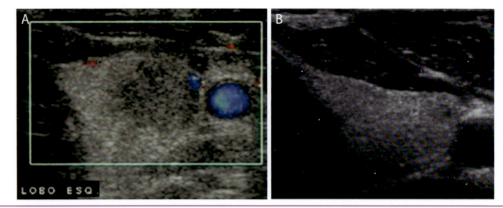

Figura 19.16 Tireoidite granulomatosa subaguda. Na fase aguda (A), observe-se o comprometimento segmentar do parênquima na região subcapsular anterior, que se apresenta com área hipoecogênica mal definida, de margens irregulares, assumindo forma pseudonodular. O estudo controle (B) demonstra a involução da lesão apenas com o tratamento sintomático.

A tireoidite autoimune crônica ocorre predominantemente em mulheres (9:1) e em pacientes com outras doenças autoimunes. A manifestação inicial pode ser de tireotoxicose, relacionada à liberação hormonal excessiva estimulada por anticorpos, seguida a hipotiroidismo progressivo, determinado por infiltração linfocitária e atrofia das células parenquimatosas, seguida de fibrose.

Nos casos de comprometimento difuso, ao menos no início, a doença pode se manifestar com aumento volumétrico da glândula. Podem ser identificados micronódulos distribuídos pelo parênquima, com o mesmo aspecto das tireoidites subagudas de natureza autoimune. Progressivamente, a glândula adquire a aparência de tireoidite crônica hipertrófica, observando-se aumento de suas dimensões, hipoecogenicidade difusa com formação de áreas hipoecoicas e mal definidas, separadas por traves de fibrose, conferindo um aspecto pseudolobulado à glândula.[50-53] Ao mapeamento com doppler, observa-se hipervascularização do parênquima, similar ao inferno tireoidiano da doença de Graves, porém com

valores normais de velocidades[54,55] (em qualquer fase da doença, as velocidades das artérias tireóideas permanecem dentro da faixa de normalidade), atribuído à ação hipertrófica do TSH.[56] Em cerca de 65% dos casos, há aparecimento de linfonodomegalia cervical reacional, com aspecto muitas vezes globoso, de natureza questionável (Figura 19.17).[4]

A sobreposição com linfoma não Hodgkin pode ocorrer, havendo formação de nódulos maiores dentro da glândula. A PAAF frequentemente é necessária para confirmação diagnóstica.[11] Nas fases finais da tireoidite crônica, a tireoide está de tamanho reduzido, os contornos são mal definidos, a textura é difusamente heterogênea devido à extensa fibrose. Nesse momento, a glândula geralmente encontra-se avascularizada ao mapeamento com doppler colorido (Figura 19.18).[11,56,57]

Vale ressaltar na descrição das doenças difusas da glândula, a existência de uma variante rara do carcinoma papilífero da tireoide, com aspecto infiltrativo e sem formação de nódulos. Ao estudo ultrassonográfico, essa variante esclerosante difusa

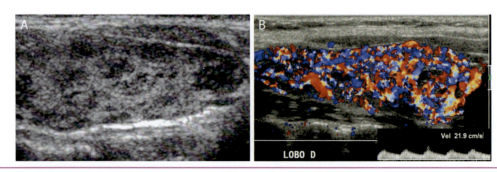

Figura 19.17 Tireoidite de Hashimoto. A ecotextura glandular é difusamente heterogênea, com áreas nodulariformes hipoecogênicas de margens irregulares esparsas, decorrentes da infiltração linfocitária. Em (B), observe-se o aumento difuso da vascularização parenquimatosa, com velocidade de pico sistólico normal da artéria tireóidea inferior.

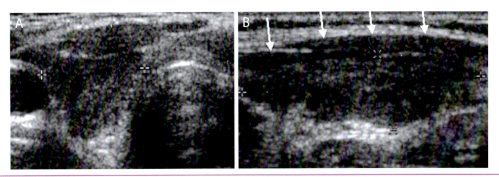

Figura 19.18 Estágio final de tireoidite crônica. A glândula tem pequenas dimensões, margens mal definidas, e a textura hipoecogênica, semelhante à da musculatura adjacente (setas em B).

apresenta aumento do volume glandular com bordos rombos, ecotextura difusamente hipoecogênica e microcalcificações difusas (Figura 19.19).

ELASTOGRAFIA

Constitui uma ferramenta adicional complementar à USG convencional e ao doppler colorido para auxiliar na caracterização da natureza dos nódulos tireoidianos. A correlação das três técnicas tende a aumentar a especificidade do método na descrição

das lesões quanto à probabilidade de benignidade ou malignidade.

Assim como quando palpamos uma lesão, definimo-la como suspeita por ser endurecida e/ou aderida aos planos adjacentes ou, ao contrário, benigna quando elástica e móvel, o método consiste no emprego da USG na quantificação não invasiva da rigidez tissular.

Existem dois modelos de elastografia empregados atualmente, um chamado elastografia de compressão e o outro, de cisalhamento (*shearwave*). No modelo de compressão, como o nome sugere, a

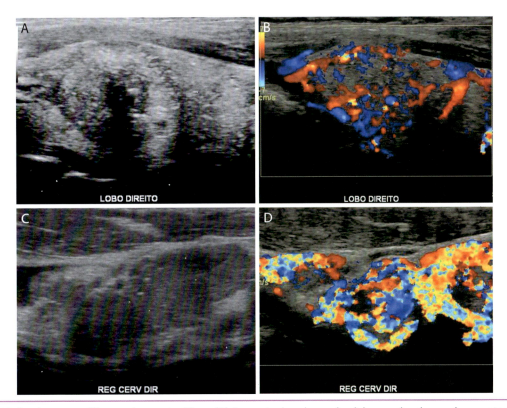

Figura 19.19 Carcinoma papilífero esclerosante difuso. (A) Aumento do volume glandular com bordos rombos, ecotextura difusamente hipoecogênica e microcalcificações difusas. Note-se o aumento difuso da vascularização ao mapeamento com doppler colorido (B). Linfonodomegalias cervicais, com exuberante vascularização ao estudo com doppler colorido (C e D).

análise depende da compressão exercida pelo examinador com o transdutor na superfície corporal do paciente e da transmissão da energia mecânica (pulsos sonoros) através dos tecidos, a fim de se caracterizar o comportamento da lesão de interesse, o que torna o modelo pouco reprodutível e vulnerável à interferência de variações extremadas dos tecidos adjacentes (áreas muito rígidas *versus* componentes líquidos), além de não permitir uma análise quantitativa, e sim relativa dos tecidos. Já o modelo de cisalhamento (*shearwave*) depende de pulsos sonoros transmitidos em velocidades acima das empregadas na USG convencional e direcionados ao foco de estudo, o que minimiza as diferenças oriundas da compressão exercida pelo observador e o comportamento da sua propagação nos diferentes tecidos interpostos, com a leitura objetiva da velocidade do deslocamento das ondas a partir do ponto focal (em geral do nódulo), o que torna esse método mais reprodutível e mensurável.

O modelo de cisalhamento, pelo exposto, constitui a ferramenta mais promissora e que certamente contribuirá de maneira mais expressiva na elaboração do diagnóstico diferencial nos nódulos avaliados por ultrassom.

Estudos atuais utilizaram valores de corte para as velocidades de cisalhamento de maneira a se diferenciar as lesões "mais duras" como malignas, com maior velocidade de deslocamento, e as "mais moles" como benignas, com menor velocidade de deslocamento. Guet e cols.[58] relataram a velocidade da onda de cisalhamento média de 3,94 ± 1.39 m/s em nódulos malignos em comparação com 2,00 ± 0.48 m/s em nódulos benignos (*P* < 0,001). Zhang e cols[59] mostraram velocidade de 4,82, onda de cisalhamento ± 2,53 m/s (média ± desvio padrão), em nódulos malignos em comparação com 2,34 ± 1.17 m/s em nódulos benignos, com valores intermediários que se sobrepõem aos achados citológicos benignos e malignos (Figura 19.20).

A expectativa é de que o método contribua para o diagnóstico ultrassonográfico das lesões de maneira a auxiliar no manejo daqueles que merecem ou não prosseguimento com estudo citológico por PAAF. Por ser um método recente, certamente ainda agregará evoluções e, com sua maturidade, a correlação com os aspectos ultrassonográficos e dopplerfluxométricos constituirá ferramenta que poderá ajudar na melhor indicação de nódulos tireoidianos candidatos a punções ou mesmo abordagens cirúrgicas.

BIÓPSIA ASPIRATIVA COM AGULHA FINA

Procedimento de realização simples, que utiliza agulhas curtas, com 22-23G. Pode ser assistida por USG, principalmente quando a lesão não é palpável em razão de suas dimensões ou profundidade. A utilização da USG como método de imagem para direcionar a coleta de material para análise citológica diminui sensivelmente a possibilidade de resultados falso-negativo.

Nos casos guiados pela USG, o paciente é posicionado na sala de exame, em decúbito dorsal e com hiperextensão cervical. Procede-se a uma análise inicial em que se define a estratégia ideal, relacionada tanto ao nódulo que será abordado (p. ex.: casos de lesões multinodulares) como ao tipo de agulha utilizada (comprimento ou mesmo calibre mais adequados) e, ainda, o melhor trajeto (prefere-se sempre o mais curto). Nos casos de lesões hipervas-

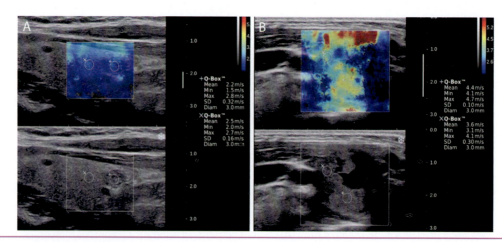

Figura 19.20 Avaliação nodular com elastografia. Nódulo coloide (A), com velocidade de cisalhamento de 2,2 m/s, significativamente menor que a observada em um caso de carcinoma papilífero (B) que atingiu velocidade de cisalhamento de 4,4 m/s.

culares ao doppler colorido, determina-se um ponto mais viável à obtenção de material adequado e a possibilidade de compressão do nódulo para reduzir a coleta de material hemorrágico.

A utilização de manete acoplado à seringa de aspiração não interfere na aquisição do material, porém aumenta muito a precisão no momento da abordagem do nódulo. O ideal é que a introdução da ponta da agulha no nódulo seja com trajeto retilíneo e sem oscilações laterais significativas para minimizar eventos hemorrágicos. Uma vez posicionada a ponta da agulha no interior do nódulo, procede-se à aspiração, acompanhada de movimentos curtos e repetitivos perpendiculares ao nódulo por cerca de 30 segundos ou até a identificação de material líquido na ponta da seringa. O número ideal de punções por nódulo em um mesmo dia é de no máximo três, devendo-se repetir o procedimento caso não haja material suficiente em um intervalo de pelo menos 7 dias.

A interação do radiologista com o patologista na coleta das PAAF é fonte de crescimento recíproco da experiência por vários fatores, entre os quais ressaltamos:

- permite melhor programação quanto à definição do nódulo mais suspeito nos casos de lesões multinodulares;
- extensão do estudo para focos de metástases, no mesmo procedimento, a partir de diagnósticos que acabam de ser definidos;
- reduz o número de punções por nódulo estudado;
- promove incremento na qualidade do material obtido, tanto por melhor feitura das lâminas, quanto por adequação do acondicionamento das mesmas;
- permite determinar a necessidade de dosagens hormonais ou de tiroglobulina dependendo da localização das lesões e do aspecto celular inicialmente observado;
- adequação da área ideal para aquisição do material em nódulos hipervasculares ou sólido/císticos;
- obtenção de material adicional para outro tipo de coloração, após uma primeira análise pelo método mais frequentemente utilizado, melhorando a acurácia diagnóstica.

O fato de o patologista definir o diagnóstico logo após a punção permite uma correlação imediata com os achados de imagem e um aprimoramento contínuo da nossa visão crítica, com formulações de diagnósticos mais amplos e harmoniosamente discutidos, embasados em confiança recíproca adquiridos ao longo da experiência.

Relatórios integrados entre patologia e imagem devem ser emitidos nos casos de lesões neoplásicas correlacionando achados citológicos, de dosagens laboratoriais séricas e/ou do aspirado das punções, além de descrições minuciosas da localização dos nódulos e de acometimentos secundários para posterior abordagem cirúrgica. Além dessa indicação, também se faz necessária a correlação para os casos de lesões francamente benignas à avaliação ultrassonográfica, porém, com pobre representação celular mesmo após várias punções, permitindo uma opinião diagnóstica concisa que auxiliará na condução clínica.

Nas lesões nodulares intraglandulares, o material aspirado é encaminhado para análise citológica. O líquido aspirado de lesão cística é centrifugado e os debris celulares examinados na procura de possíveis carcinomas papilíferos císticos.

Nos casos de suspeita de lesões metastáticas para linfonodos cervicais ou mesmo de recidivas no leito de tireoidectomias, além da avaliação citológica associa-se ainda a dosagem da tiroglobulina do material aspirado que pode ser efetiva no diagnóstico.

A acurácia diagnóstica da biópsia aspirativa por agulha fina é extremamente alta, com taxas de sensibilidade com cerca de 85% e especificidade de 99%. Os problemas diagnósticos estão na diferenciação das tireoidites de linfomas de baixo grau e, particularmente, adenomas de carcinomas foliculares pela impossibilidade de caracterização de invasão capsular e/ou vascular que são a chave do diagnóstico diferencial.

Os transdutores de alta frequência atualmente utilizados permitem a detecção de nódulos de dimensões inferiores a 0,2 cm. Os pacientes que apresentam história de irradiação cervical, terapêutica ou não, apresentam risco de câncer da tireoide aumentado em cerca de 30%. Como os nódulos tireoidianos podem ser detectados pela USG antes de se tornarem palpáveis, esse método deve ser empregado para o rastreamento de lesões em tais indivíduos, sendo indispensável como guia na abordagem por punção aspirativa (Figura 19.21).[16]

Uma das vantagens da biópsia dirigida por USG é a possibilidade do emprego da técnica doppler para identificar pequenas estruturas vasculares que devem ser evitadas durante a punção. Essa precaução reduz a quantidade de sangue do aspirado e facilita a interpretação da citologia. A Punção aspirativa guiada por USG é geralmente reservada para:

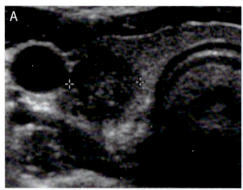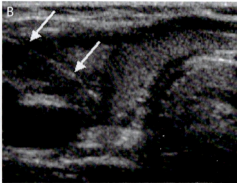

Figura 19.21 Técnica de PAAF, guiada por USG. Observe-se a proximidade da lesão nodular à artéria carótida comum direita (A). A agulha é facilmente caracterizada (B - setas) e, em tempo real, pode-se ter certeza tanto de seu trajeto como da localização de sua extremidade.

- Nódulos de pequenas dimensões, não palpáveis, ou menores que 1,0 cm.
- Nódulos de localização profunda.
- Nódulo dominante em um bócio multinodular.
- Nódulos complexos degenerados.
- Incidentalomas detectáveis pela USG em pacientes de risco.

A faixa de complicações no procedimento é extremamente baixa. Nenhuma complicação séria como dano nervoso, trauma tecidual ou injúria vascular foi reportada. Pequenos hematomas podem, eventualmente, ocorrer.

REFERÊNCIAS BIBLIOGRÁFICAS

1. Baskin HJ. New Applications of Thyroid and Parathyroid Ultrasound. Minerva Endocrinol.2004, p. 195-206.
2. Levine RA. Something old and something new: a brief history of thyroid ultrasound technology. Endocr Pract. 2004, p. 227-33.
3. Hegedüs L. Thyroid ultrasound. Endocrinology and Metabolism Clinics of NA. 2001, p. 339-60- viii-ix.
4. Solbiati L, Osti V, Cova L, Tonolini M. Ultrasound of thyroid, parathyroid glands and neck lymph nodes. Eur Radiol. 2001, p. 2411-24.
5. Mirk P, Rufini V, Summaria V, Salvatori M. Diagnostic imaging of the thyroid: methodology and normal patterns. Rays. 1999, p. 215-28.
6. Hegedüs L. Thyroid size determined by ultrasound. Influence of physiological factors and non-thyroidal disease. Dan Med Bull. 1990, p. 249-63.
7. Lagalla R, Caruso G, Finazzo M. Monitoring treatment response with color and power doppler. European Journal of Radiology. 1998, p. S149-56.
8. Dorsch TR. Evaluation of thyroid nodules. Semin Surg Oncol. 1991, p. 64-66.
9. Gooding GA. Sonography of the thyroid and parathyroid. Radiologic Clinics of NA. 1993, p. 967-89.
10. Solbiati L, Cioffi V, Ballarati E. Ultrasonography of the neck. Radiologic Clinics of NA. 1992, p. 941-54.
11. Solbiati L, Rizzatto G, Charboneau JW (eds). Thyroid. Ultrasound of Superficial Structures - high frequencies, doppler and interventional procedures. New York: Churchil Livingstone, 1995.
12. Iared W, Shigueoka DC, Cristófoli JC, Andriolo R, Atallah AN, Ajzen SA, Valente O. Use of color doppler ultrasonography for the prediction of malignancy in follicular thyroid neoplasms: systematic review and neta-analysis. J Ultrasound Med. 2010, p. 419-25.
13. Chammas MC, Gerhard R, Souza de Oliveira IR, Widman A, de Barros N, Durazzo M, et al. Thyroid nodules: evaluation with power doppler and duplex doppler ultrasound. Otolaryngol Head Neck Surg. 2005, p. 874-82.
14. Lagalla R, Caruso G, ovara V, Cardinale AE. Flowmetric analysis of thyroid diseases: hypothesis on integration with qualitative color-doppler study. Radiol Med. 1993, p. 606-10.
15. Solbiati LL, Ierace TT, Cova LL, Dellanoce MM, Marelli PP. Percutaneous ethanol injection of autonomously functioning thyroid nodule. Rays. 1999, p. 348-57.
16. Cooper DS, Doherty GM, Haugen BR, Kloos RT, Lee SL, Mandel SJ, Mazzaferri EL, McIver B, Sherman SI, Tuttle RM. Management guidelines for patients with thyroid nodules and differentiated thyroid cancer. Thyroid. 2006, p. 109-42.
17. Gandolfi PP, Frisina A, Raffa M, Renda F, Rocchetti O, Ruggeri C, Tombolini A. The incidence of thyroid carcinoma in multinodular goiter: retrospective analysis. Acta Biomed. 2004, p. 114-17.
18. Chammas MC, Moon HJ, Kim EK. Why do we have so many controversies in thyroid nodule doppler us?. Radiology. 2011, p. 304.
19. Mackenzie EJ, Mortimer RH. 6: thyroid nodules and thyroid cancer. Med J Aust. 2004, p. 242-47.
20. Vassilopoulou-Sellin RR. Management of papillary thyroid cancer. Oncology (Williston Park). 1995, p. 145-57.
21. Fukunari N. Thyroid ultrasonography B-mode and color-doppler. Biomed. Pharmacother. 2002, p. 55s-59s.

22. Jun P, Chow LC, Jeffrey RB. The sonographic features of papillary thyroid carcinomas: pictorial essay. Ultrasound Q. 2005, p. 39-45.

23. Lebkowska UM, Dzieciol J, Lemancewicz D, Bogusłowicz W, Lewszuk A. The influence of the vascularisation of the follicular thyroid nodules on the proliferative activity of the follicular cells. Folia Morphol (Warsz). 2004, p. 79-81.

24. Foschini MP, Ragazzi M, Parmeggiani AL, Righi A, Flamminio F, Meringolo D, et al. Comparison between echo-color doppler sonography features and angioarchitecture of thyroid nodules. Int. J. Surg. Pathol. 2007, p. 135-42.

25. Holden A. The role of colour and duplex doppler ultrasound in the assessment of thyroid nodules. Australas Radiol. 1995, p. 343-49.

26. Cerbone G, Spiezia S, Colao A, Di Sarno A, Assanti AP, Lucci R, et al. Power doppler improves the diagnostic accuracy of color doppler ultrasonography in cold thyroid nodules: follow-up results. Horm. Res. 1999, p. 19-24.

27. De Nicola H, Szejnfeld J, Logullo AF, Wolosker AMB, Souza LRMF, Chiferi V. Flow pattern and vascular resistive index as predictors of malignancy risk in thyroid follicular neoplasms. J Ultrasound Med. 2005, p. 897-904.

28. Schlumberger M, Berg G, Cohen O, Duntas L, Jamar F, Jarzab B, et al. Follow-up of low-risk patients with differentiated thyroid carcinoma: a european perspective. Eur. J. Endocrinol. 2004, p. 105-12.

29. Kebebew E, Clark OH. Medullary thyroid cancer. Curr Treat Options Oncol. 2000, p. 359-67.

30. Pagano L, Klain M, Pulcrano M, Angellotti G, Pasano F, Salvatore M, et al. Follow-up of differentiated thyroid carcinoma. Minerva Endocrinol. 2004, p. 161-74.

31. Senchenkov A, Staren ED. Ultrasound in head and neck surgery: thyroid, parathyroid, and cervical lymph nodes. Surg. Clin. North Am. 2004, p. 973-1000- v.

32. Weber AL, Randolph G, Aksoy FG. The thyroid and parathyroid glands. CT and MR imaging and correlation with pathology and clinical findings. Radiologic Clinics of NA. 2000, p. 1105-29.

33. Lorini R, Gastaldi R, Traggiai C, Perucchin PP. Hashimoto & Apos; S Thyroiditis. Pediatr Endocrinol Rev. 2003, p. 205-11- discussion 11.

34. Castro MR, Gharib H. Continuing controversies in the management of thyroid nodules. Ann. Intern. Med. 2005, p. 926-31.

35. Ahn SS, Kim EK, Kang DR, Lim SK, Kwak JY, Kim MJ. Biopsy of thyroid nodules: comparison of three sets of guidelines. American Journal of Roentgenology 194, 31–37, 2010.

36. Sipos JA. Advances in ultrasound for the diagnosis and management of thyroid cancer. Thyroid 19, 1363–1372, 2009.

37. Papini E, Guglielmi R, Bianchini A, Crescenzi A, Taccoqna S, Nardi F, et al. Risk of malignancy in nonpalpable thyroid nodules: predictive value of ultrasound and color-doppler features. Journal of Clinical Endocrinology & Metabolism 87, 1941–1946 (2002).

38. Frates M C, Benson CB, Doubilet PM, et al. Management of thyroid nodules detected at US: Society of Radiologists in Ultrasound consensus conference statement. in 237, 794–800, 2005.

39. Ji-Young Park, Lee HJ, Jank HW, Kim HK, Yi JH, Lee W, et al. A proposal for a thyroid imaging reporting and data system for ultrasound features of thyroid carcinoma. 1–8, 2009.

40. Kim, EK, Park CS, Chung WY, Oh KK, Kim DI, Lee JT, et al. New sonographic criteria for recommending fine-needle aspiration biopsy of nonpalpable solid nodules of the thyroid. AJR Am J Roentgenol 178, 687–691, 2002.

41. Horvath E, Majilis S, Rossi R, Franco C, Castro A, Niedmann JP, et al. An ultrasonogram reporting system for thyroid nodules stratifying cancer risk for clinical management. Journal of Clinical Endocrinology & Metabolism 94, 1748–1751, 2009.

42. Park J S, Chung MS, Park HS, Shin DS, Har DH, Cho ZH, et al. A proposal of new reference system for the standard axial, sagittal, coronal planes of brain based on the serially-sectioned images. J. Korean Med. Sci. 25, 135–141, 2010.

43. Wei X, Li Y, Zhang S, Gao M. Thyroid imaging reporting and data system (TI-RADS) in the diagnostic value of thyroid nodules: a systematic review. Tumor Biol. 35, 6769–6776, 2014.

44. Cheng SP, et al. Characterization of thyroid nodules using the proposed thyroid imaging reporting and data system (TI-RADS). Head Neck 35, 541–547. 2012.

45. Solbiati L, Rizzato G (eds). Ultrasound of Superficial Structures. New York: Churchill Livingstone, 1995.

46. Ralls PW, Mayekawa DS, Lee KP, Colletti PM, Radin DR, Boswell WD, et al. Color-flow doppler sonography in graves disease: "thyroid inferno". AJR Am J Roentgenol. 1988, p. 781-84.

47. Sponza M, Fabris B, Bertolotto M, Ricci C, Armini L. Role of doppler color ultrasonography and of flowmetric analysis in the diagnosis and follow-up of grave' disease. Radiol Med. 1997, p. 405-09.

48. Shimamoto K, Endo T, Ishigaki T, Sakuma S, Makino N. Thyroid nodules: evaluation with color doppler ultrasonography. J Ultrasound Med. 1993,pp. 673-78.

49. Frates MC, Benson CB, Charboneau JW, Cibas ES, Clark OH, Coleman BG, et al. Management of thyroid nodules detected at us: society of radiologists in ultrasound consensus conference statement. Ultrasound Q. 2006, p. 231-8- discussion 39-40.

50. Chammas MC, Saito OC, Cerri GG. Tireoide. ultrassonografia de pequenas partes. ed. by O.C. Saito and G.G. Cerri. Rio de Janeiro: Revinter, 2004, pp. 75-114.

51. Hugues FC, Baudet M, Laccourreye H. the Thyroid nodule. A Retrospective Study of 200 Cases. Ann Otolaryngol Chir Cervicofac. 1989, p. 77-81.

52. Marcocci C, Vitti P, Cetani F, Catalano F, Concetti R, Pinchera A Thyroid ultrasonography helps to identify patients with diffuse lymphocytic thyroiditis who are

prone to develop hypothyroidism. Journal of Clinical Endocrinology & Metabolism. 1991, p. 209-13.

53. Takashima S, Fukuda H, Nomura N, Kishimoto H, Kim T, Kobayashi T. Thyroid nodules: re-evaluation with ultrasound. J Clin Ultrasound. 1995, p. 179-84.

54. Lagalla R, Caruso G, Novara V, Cardinale AE. Flowmetric analysis of thyroid diseases: hypothesis on integration with qualitative color-doppler study. Radiol Med. 1993, p. 606-10.

55. Vitti P, Rago T, Mazzeo S, Brogioni S, Lampis M, De Liperi A, et al. Thyroid blood flow evaluation by color-flow doppler sonography distinguishes graves' disease from hashimoto's thyroiditis. J. Endocrinol. Invest. 1995, p. 857-61.

56. Loevner LA. Imaging of the thyroid gland. YSULT. 1996, p. 539-62.

57. Hopkins CR, Reading CC. Thyroid and parathyroid imaging. YSULT. 1995, p. 279-95.

58. Gu J, Du L, Bai M, Chen H, Jia X, hao J, et al. Preliminary study on the diagnostic value of acoustic radiation force impulse technology for differentiating between benign and malignant thyroid nodules. J Ultrasound Med. 2012, p. 763-71.

59. Zhang YF, Xu HX, He Y, Liu C, Guo L-H, Liu L-N, et al. Virtual touch tissue quantification of acoustic radiation force impulse: a new ultrasound elastic imaging in the diagnosis of thyroid nodules. PLoS ONE. 2012, p. e49094.

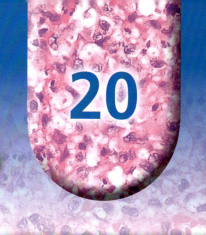

20

Medicina Nuclear no Diagnóstico das Doenças da Glândula Tireoide

Marcelo Tatit Sapienza
Marco Antônio Condé de Oliveira

INTRODUÇÃO

O presente capítulo apresenta as bases gerais da utilização das diferentes técnicas de medicina nuclear no diagnóstico de doenças da tireoide. Desse modo, tem por intenção permitir que o endocrinologista e o clínico que atuam na investigação e terapia de doenças tiroidianas empreguem de forma adequada o método na condução de seus pacientes.

Assim, como qualquer área do conhecimento, a medicina é dinâmica, o que torna algumas antigas indicações da medicina nuclear não mais aplicáveis frente aos novos métodos diagnósticos disponíveis. Por outro lado, o método mantém indicações precisas para o diagnóstico e acompanhamento em diversos contextos clínicos que serão abordados neste capítulo.

BASES DOS ESTUDOS EM MEDICINA NUCLEAR

A investigação de doenças tireoidianas pela medicina nuclear baseia-se nas características funcionais da glândula, particularmente na sua capacidade de transportar o iodeto e empregá-lo na síntese dos hormônios T3 e T4. Além da avaliação morfofuncional da glândula, o estadiamento de tumores malignos é outra área de importante aplicação da medicina nuclear, com diferentes radiofármacos empregados nessas situações.

RADIOFÁRMACOS PARA AVALIAÇÃO DA FUNÇÃO E MORFOLOGIA TIROIDIANA

O iodo é componente da síntese dos hormônios tireoidianos e entra nas células foliculares da tireoide pelo sistema de cotransporte com o sódio (NIS – *Na-Isymporter*).[1] O sistema de transporte não diferencia o iodo natural de seus isótopos radioativos, bem como de outros ânions monovalentes, tais como o tecnécio-99m sob a forma química de pertecnetato de sódio.

As características físicas dos principais isótopos utilizados para avaliação da tireoide são listadas na (Tabela 20.1). A meia-vida refere-se ao tempo em que a atividade de uma amostra radioativa cai para a metade e junto, com o tipo de radiação (γ ou partículas β) e a atividade administrada, é o principal determinante da dose de radiação recebida pelo paciente.

O iodo-131 (^{131}I) é o isótopo que leva a uma maior dose de radiação absorvida em virtude da emissão de partículas β e uma meia-vida longa, o que justifica seu uso em maiores atividades com fins terapêuticos, porém o restringe para fins diagnósticos. O iodo-123 (I^{123}) não emite partículas β e tem meia-vida mais curta, o que reduz a dose de radiação e permite o uso de maior atividade nos estudos diagnósticos. Apesar de excelente radioisótopo para a realização dos exames de captação e cintilografia, o iodo-123 apresenta custo mais elevado e menor disponibilidade diária que o tecnécio-99m.

Tabela 20.1 Características dos isótopos usados na cintilografia da tireoide

Isótopo	Meia-vida física	Radiação gama (energia)	Emissão β	Atividade administrada MBq (mCi)	Dose efetiva mSv (rem) (2)
Iodo-131 (iodeto de sódio)	8 dias	364 keV	Sim	0,1-0,4 (0,005-0,01)	11 (41,0)
Iodo-123 (iodeto de sódio)	13 horas	159 keV	-	7,4-14,8 (0,2-0,4)	0,11 (0,41)
Tecnécio-99m (pertecnetato de sódio)	6 horas	140 keV	-	185-370 (5-10)	0,013 (0,048)

O [99mTc]-pertecnetato ([99mTc]), apesar de não ser organificado, é o isótopo mais empregado na maioria dos serviços em razão de sua maior disponibilidade e menor custo, além de emitir radiação gama com energia ideal para a obtenção de imagens em gamacâmaras. O [99mTc] não emite radiação β e tem meia vida de apenas 6 horas, sendo possível administrar atividades radioativas mais elevadas do que aquelas utilizadas com [131I] e [123I], o que contribui para a qualidade da imagem obtida.

RADIOFÁRMACOS PARA ESTADIAMENTO DE NEOPLASIAS TIREOIDIANAS

O [131I] é o isótopo radioativo mais empregado na cintilografia para avaliar o comprometimento local ou à distância pelo carcinoma diferenciado da tireoide (CDT), que, em geral, expressa o sistema de cotransporte NIS. A meia-vida longa permite obtenção de imagens de corpo inteiro até vários dias após sua administração, com melhora da relação entre a captação em tecido tireoidiano e a radiação de fundo. Além da finalidade diagnóstica, a cintilografia com radioiodo é importante por permitir o planejamento de terapia com altas atividades do iodo-131. O uso do [123I] também é descrito como opção para a avaliação diagnóstica local e a distância do CDT, porém a sua meia-vida mais curta impossibilita a aquisição de imagens com intervalos acima de 24 a 48 horas, o que pode reduzir a qualidade das imagens, levando a questionamento sobre a indicação.[3]

Tumores pouco diferenciados ou indiferenciados podem não expressar o NIS e, portanto, não captar o radioiodo. Nesse caso, o uso de outros radiofármacos foi descrito, tais como o tálio-201 ([201Tl]) e a metoxi-isobutil-isonitrila marcada com tecnécio-99m ([99mTc]-MIBI), que são os mesmos radiotraçadores usualmente empregados para a cintilografia de perfusão miocárdica. No caso do carcinoma medular, além do [201Tl] e do [99mTc]-MIBI, outros traçadores propostos são o ácido dimercaptossuccínico-pentavalen-te marcado com tecnécio-99m ([99mTc]-DMSA(V)), a metaiodobenzilguanidina marcada com [131I] ou [123I] (MIBG) e análogos de somatostatina marcados com índio-111 ([111In]-Octreotide ou octreoscan®).[4]

A fluordeoxiglicose marcada com flúor-18 ([18FDG]) é um análogo radioativo da glicose, internalizado por transportadores de membrana (GLUT) e fosforilada pela hexoquinase no citoplasma. Ao contrário da glicose, a FDG não segue na via metabolicaglicolítica e, como a maior parte dos tecidos apresenta uma baixa taxa de desfosforilação, o composto fica aprisionado no meio intracelular. Dessa forma, sua distribuição tecidual pode ser estudada após intervalo, em geral, de 60 minutos. O flúor-18 é um emissor de pósitrons produzido em cíclotron, com meia-vida de 110 minutos, e as imagens são realizadas em equipamento de tomografia por emissão de pósitrons (PET). O estudo PET com FDG tem aplicação crescente na investigação de recorrência em pacientes com tumor indiferenciado da tireoide ou carcinoma medular,[5,6] havendo também a possibilidade futura de uso de outros emissores pósitron, tais como os análogos da somatostatina marcados com gálio-68 para estudo do carcinoma medular de tireoide.

Preparo

O preparo tem por intenção reduzir a competição com fontes exógenas de iodo e assegurar um estado usual de funcionamento da glândula para o paciente. Com essa finalidade, é habitualmente orientada a suspensão por 1 mês de reposição de T4 e por 1 semana de medicações antitireoidianas (tapazol e propiltiuracil), intervalo de 1 a 3 meses após uso de contraste endovenoso em tomografia ou outros exames, suspensão de medicamentos ou cosméticos contendo iodo, dieta pobre em iodo por 7 a 15 dias.

Para a pesquisa de corpo inteiro com iodo-131, o preparo inclui também o estímulo dos tecidos pela elevação do TSH endógeno ou com TSH recombinante (Thyrogen®). A elevação do TSH endógeno é obtida com a suspensão da tiroxina por 4 semanas, seguida da medida do TSH sérico, se estiver acima de 30 mUI/L administra-se o ^{131}I por via oral (VO). Se não for alcançado o valor desejado de TSH, prolonga-se a suspensão da hormonioterapia e colhe-se novo TSH após alguns dias. Pode ocorrer uma não elevação do TSH em pacientes com grande quantidade de tecido produtor de hormônio tireoidiano ou com alterações hipofisárias. O estímulo com TSH recombinante é feito por via intramuscular (IM) em 2 dias consecutivos, com a administração do iodo-131 VO 24 horas após a segunda injeção. Habitualmente, são colhidos exames para controle do nível de TSH e dosagem da tiroglobulina[7] (Figura 20.1).

MEDIDAS DE CAPTAÇÃO

A porcentagem de captação do iodo radioativo pela tireoide pode ser medida em diferentes tempos após a sua administração VO (p. ex.: 2 e 24 horas), comparando-se a radiação cervical com uma fonte de referência conhecida. Normalmente, o teste de captação da tireoide é realizado em equipamentos específicos para detecção de radiação, denominados captadores, mas também pode ser realizado nas gamacâmaras. A captação nada mais é que a estimativa percentual de quanto do iodo oferecido VO é captado pela tireoide.

O [131]I é o isótopo mais empregado para medidas de captação, com a administração VO de pequena atividade (10 μCi) seguida de maior atividade de ^{99m}Tc para a cintilografia. As medidas de captação também podem ser feitas nos mesmos intervalos após a administração oral de ^{123}I, seguida da realização das imagens cintilográficas.

Para que se mantenha a proporcionalidade entre o grau de captação e a função de transporte e síntese hormonal, é importante que não exista uma competição do radioiodo com grandes quantidades de iodo não radioativo, ou seja, deve ser seguido preparo para evitar a oferta excessiva de iodo, presente em medicamentos como a amiodarona e contrastes radiológicos[1] e, em menor grau, em alguns alimentos. Caso exista uma expansão do pool de iodo, haverá uma queda dos valores de captação do radioiodo pela tireoide.

Apesar da menor importância das medidas de captação na caracterização do estado funcional da tireoide frente às medidas laboratoriais, esse parâmetro continua útil na diferenciação de causas de hipertireoidismo no cálculo de atividade de iodo radioativo a ser administrada nas terapias para hipertireoidismo, nos testes de supressão (avaliação de autonomia de função glandular após uso de T3/T4) ou testes com perclorato para a avaliação de defeitos de organificação do iodo (*washout* do radioiodo após administração do perclorato).[8,9]

Os valores de normalidade para a captação do ^{131}I ou ^{123}I variam entre diferentes populações, de acordo principalmente com a ingestão alimentar do iodo, além de possíveis variações técnicas entre serviços. Valores de referência para a captação tireoidiana em nosso meio variam em torno de 3 a 12% em 2 horas e 8 a 32% em 24 horas.

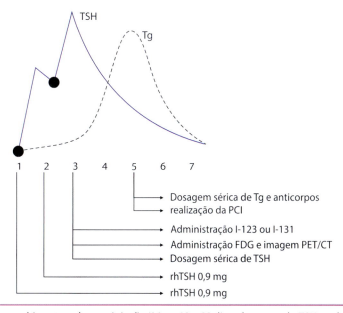

Figura 20.1 Protocolo TSH recombinante exógeno: injeção IM no 1º e 2º dias, dosagem do TSH e administração do radiofármaco no 3º dia, quando ocorre o pico sérico de TSH, e dosagem da tiroglobulina no 5ª dia.

CINTILOGRAFIA DA TIREOIDE

A cintilografia da tireoide é realizada após a administração do radioiodo por via oral ou do ^{99m}Tc--pertecnetato por via intravenosa (IV) com aquisição de imagens da região cervical (Figura 20.2). O tecnécio-99m é o radiofármaco mais empregado, com a aquisição de imagens 20 minutos após a administração endovenosa de 5 a 10 mCi, mas pode apresentar algumas diferenças de distribuição com o iodo.[10] Uma situação específica em que se considera preferencial a realização da cintilografia com ^{123}I ou ^{131}I é a pesquisa de tecido tireoidiano ectópico/bócio mergulhante,[11] em que a menor relação entre captação glandular e estruturas de fundo pode dificultar a interpretação dos estudos feitos com ^{99m}Tc. Apesar de sua maior disponibilidade e menor custo que o iodo-123, o iodo-131 fornece imagens de baixa qualidade devido à alta energia da radiação gama emitida (364 keV) e baixa atividade administrada.

As imagens são feitas na gamacâmara e podem caracterizar alterações de morfologia e função localizadas (p. ex.: nódulos hiper ou hipofuncionantes) ou difusas (p. ex.: aumento difuso de volume e captação do radiofármaco na doença de Graves ou redução difusa da captação nas tireoidites). Antes de realizar o exame, o paciente deve evitar uso de contrastes radiológicos e a ingestão de alimentos ou outras fontes ricas em iodo, que competirão com o radiofármaco no sistema de transporte.

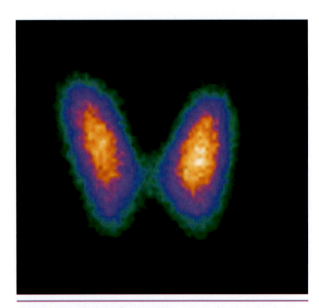

Figura 20.2 Cintilografia tireoidiana normal: captação dentro dos limites da normalidade, distribuição homogênea e simétrica.

CINTILOGRAFIA OU PESQUISA DE CORPO INTEIRO COM IODO-131

As células do câncer da tireoide captam menos iodo que a tireoide normal, motivo pelo qual um tumor, habitualmente, apresentar-se-á como lesão hipocaptante ("fria") na cintilografia da tireoide. Porém, mesmo que reduzida em relação ao tecido normal, algum grau de atividade do sistema de transporte (NIS) está presente nas células de grande parte dos tumores diferenciados da tireoide. Dessa forma, a captação de iodo radioativo por esses tumores pode ser detectada após a remoção da tireoide normal. Por se tratar da investigação de um tumor, além das medidas de captação e imagens da região cervical, a cintilografia, nesses pacientes, inclui imagens do corpo inteiro, em geral feitas 24 a 48 horas após a ingestão do iodo radioativo.

Além das imagens planas, investiga-se atualmente o acréscimo de informação diagnóstica em equipamentos tomográficos (SPECT/CT), que permitiriam a localização mais precisa das alterações funcionais.[12]

Do mesmo modo que na cintilografia da tireoide, antes do estudo, o paciente deve evitar ingerir alimentos ou outros produtos ricos em iodo que interferem por bloqueio competitivo na captação do iodo-131 ou iodo-123, além de ser necessário um estímulo adequado dos tecidos tireoidianos pelo TSH. O estímulo pelo TSH é obtido por meio da ativação do eixo hipotálamo-hipofisário do paciente – mantido em hipotireoidismo ao não receber hormônio da tireoide por cerca de 4 semanas antes do exame – ou com a administração de TSH recombinante exógeno.

PET COM ^{18}FDG

Alem da atividade metabólica do diferentes tecidos, alguns fatores determinam modificações na distribuição normal da FDG. Entre esses fatores, salientem-se o estado glicêmico e insulinemia do paciente que modificam a expressão de transportadores de glicose em diferentes tecidos. Por esse motivo, recomenda-se dieta pobre em carboidratos por 24 horas e jejum na manhã do exame, com a confirmação da glicemia no dia do exame. O estímulo com TSH recombinante ou endógeno prévio à administração da FDG, apesar de não consensual, é descrito como fator de ganho de sensibilidade do método.

Após a injeção intravenosa do ^{18}FDG, o paciente é orientado a permanecer em repouso por cerca de 1 hora, até o momento da realização do estudo. Habitualmente, o estudo é realizado em equipamentos híbridos (PET/CT), com a obtenção de imagens de tomografia computadorizada (TC) que adiciona informações estruturais aos dados metabólicos.[6]

APLICAÇÕES CLÍNICAS

AVALIAÇÃO DO NÓDULO TIREOIDIANO

A detecção cintilográfica de nódulo hipocaptante ("frio") (Figura 20.3) já foi empregada para identificação de nódulos com maior risco de câncer; porém, atualmente considera-se que o risco de malignidade nessa situação é baixo (10 a 15%). Outra limitação da cintilografia na estratificação de risco de nódulos tireoidianos é a sensibilidade limitada para lesões abaixo de 1 cm.[13] Dados clínicos e ultrassonográficos podem ajudar a estratificar o risco de câncer da tireoide em um nódulo, mas a elucidação de etiologia dos nódulos tireoidianos, na maioria dos casos, é realizada por meio da biópsia por punção aspirativa. Nos casos de punção aspirativa com padrão folicular indeterminado, a cintilografia pode ser útil para indicar acompanhamento nos pacientes com nódulo hiperfuncionante.

A cintilografia continua a ser indicada na investigação de nódulo palpado ou detectado pela ultrassonografia em pacientes com quadro laboratorial de hipertireoidismo clínico ou subclínico (TSH suprimido). Nesse caso, a caracterização cintilográfica de um nódulo "quente" praticamente descarta a chance de malignidade.[13] Em pacientes com nódulo autônomo, o padrão cintilográfico é bem típico: nódulo hipercaptante, pois o seu funcionamento independe do TSH, com o restante do parênquima hipocaptante por falta de estímulo (Figura 20.4). Nas cintilografias com nódulo autônomo, os valores de captação podem estar normais ou discretamente aumentados. Nesses casos, o nódulo hipercaptante pode ser submetido a radioiodoterapia para tratamento do hipertireoidismo com a vantagem da proteção do parênquima restante que se apresenta hipocaptante. Além da investigação em relação ao potencial de malignidade, o próprio achado do nódulo "quente" apresenta valor diagnóstico e prognóstico nos casos de hipertireoidismo.[14] Outra situação em que o maior risco de malignidade nos nódulos "frios" pode ter importância clínica é no caso de pacientes com bócio multinodular, em que a biópsia por punção aspirativa pode ser orientada para o nódulo "frio" dominante.[15]

Segundo os guidelines da ATA (American Thyroid Association), a cintilografia pode ser utilizada em pacientes com nódulo em duas situações: na identificação de nódulo autônomo em pacientes com TSH suprimido; ou para investigação complementar em paciente com punção indeterminada.[16]

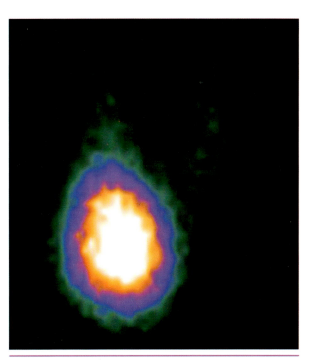

Figura 20.4 Nódulo autônomo. TSH suprimido e TRAB normal. Ultrassonografia cervical: nódulo misto medindo 3,5 × 2,8 × 1,7 cm no polo inferior do lobo tireoidiano direito. Captação intensa no nódulo tireoidiano e hipocaptação no restante do parênquima normal.

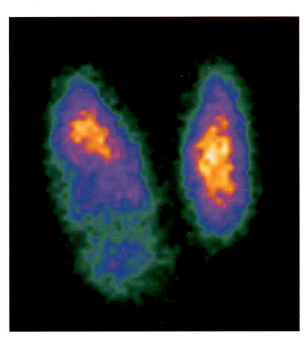

Figura 20.3 Nódulo hipocaptante. TSH normal e ultrassonografia cervical evidenciando nódulo no lobo direito.

DIAGNÓSTICO DIFERENCIAL DO HIPERTIREOIDISMO

Outro emprego da captação e cintilografia da tireoide é o diagnóstico diferencial de pacientes com quadro clínico e/ou laboratorial de hipertireoidismo.[13] Na doença de Graves, o estímulo pelo autoanticorpo dirigido contra o receptor de TSH atua difusamente na glândula, caracterizada cintilograficamente por um aumento difuso de captação e volume (Figura 20.5). No entanto, as dimensões da glândula nem sempre estão aumentadas e a distribuição do radiofármaco pode ser heterogênea nessa doença, sobretudo se ela perdurar por longo tempo, o que contribuirá para o aparecimento de áreas de fibrose e hemorragia na glândula.

O hipertireoidismo decorrente de um adenoma funcionante será caracterizado como uma área de hipercaptação focal (nódulo "quente"), pois é causado por uma lesão focal que sintetiza e libera hormônios de forma autônoma, independentemente do estímulo pelo TSH. A avaliação de nódulos hiperfuncionantes e do comportamento autônomo pode ser aprimorado com o teste de supressão da tireoide, em que se objetiva avaliar o funcionamento do tecido em condições de supressão do TSH pela administração de tri-iodotironina (T3) ou tiroxina (T4).[17] O tecido autônomo, presente não só nos nódulos tóxicos como também na doença de Graves, não apresentará diminuição expressiva na sua captação.

Nos casos de tireoidite subaguda, a intensa inflamação e destruição tecidual leva à acentuada redução da captação do radiofármaco, pois não está ocorrendo transporte ou síntese hormonal (Figura 20.6). Esses pacientes se recuperam em algumas semanas passando do quadro inicial de hipertireoidismo para eutireoidismo e eventualmente apresentam uma fase rebote com aumento dos valores de TSH. Nessa fase de remissão, a cintilografia pode ficar normal ou apresentar discreta hipercaptação difusa (Figura 20.7). Esse último padrão deve ser prontamente reconhecido para que não haja interpretação equivocada: geralmente, são pacientes com queda transitória prévia e recente do TSH associada a quadro clínico típico de tireoidite e elevação de anticorpos e que se apresentam com TSH levemente aumentado e hipercaptação discreta difusa na cintilografia. Em alguns casos, a hipercaptação pode ser assimétrica ou heterogênea sugerindo que algumas áreas do tecido tireoidiano estejam se recuperando em momentos diferentes.

A tireotoxicose determinada pela ingesta de hormônio tireoidiano exógeno (hipertireoidismo factício) também se caracteriza pela captação muito reduzida. Os valores usuais de captação encontrados nos quadros de hipertireoidismo são apresentados na Tabela 20.2.

O hipertireoidismo induzido pela amiodarona – AIT – é mais frequente em regiões com carência de iodo e em pacientes com bócio multinodular. A

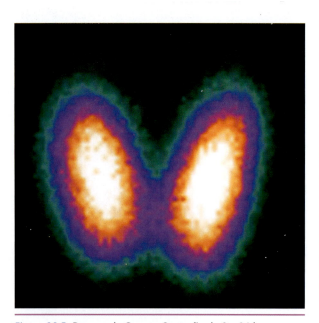

Figura 20.5 Doença de Graves. Captação de 2 e 24 horas acima dos valores de normalidade.

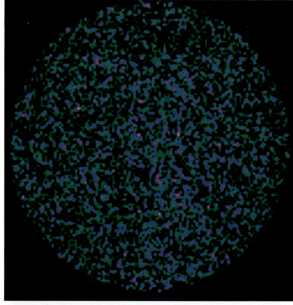

Figura 20.6 Hipocaptação difusa compatível com tireoidite subaguda: paciente com hipertireoidismo e dor cervical, TRAB negativo, alteração textural difusa na ultrassonografia.

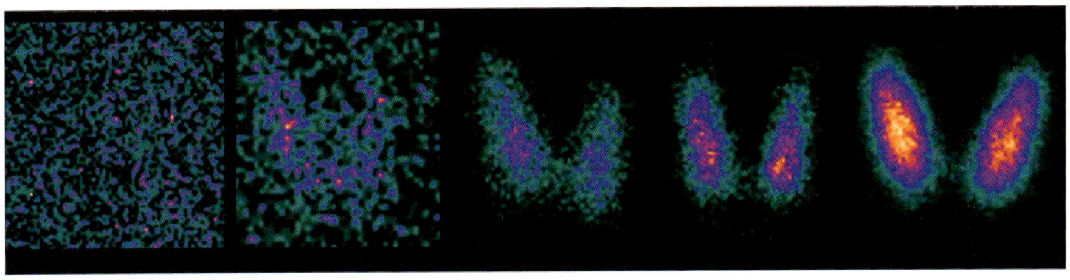

Figura 20.7 Evolução cintilográfica da tireoidite (pacientes diferentes). Nos estágios iniciais, com o TSH suprimido, predomina a hipocaptação difusa secundária ao processo inflamatório. Com o tempo, os níveis de TSH e a captação do radioiodo se restauram, podendo haver uma fase rebote com TSH e captação ligeiramente aumentados.

Tabela 20.2 Valores usuais de captação de 24 horas nos quadros de hipertireoidismo

Doença	Captação
Tireoidite subaguda/ hipertireoidismo factício	< 2%
Tireoidite subaguda em remissão	Normal ou discretamente aumentada
Doença de Graves	50-80%
Bócio nodular tóxico	20-40%

cintilografia pode discriminar quadros de AIT tipo 1, com aumento de síntese hormonal que leva à captação normal ou aumentada, dos quadros de AIT tipo 2, com quadro de tireoidite levando à acentuada redução da captação.[18] Porém, além de levar ao AIT-1, o alto conteúdo de iodo da amiodarona pode levar ao bloqueio competitivo de captação do radioiodo e prejudicar o diferencial com AIT-2, necessitando da suspensão do antiarrítmico por 3 meses antes do exame. A cintilografia com MIBI tem a vantagem de ser realizada sem a necessidade de suspender a amiodarona, com boa acurácia no diferencial de AIT-1 e AIT-2.[19]

Além de útil no diagnóstico diferencial do hipertireoidismo, a medida de captação e cintilografia da tireoide pode servir para orientação da terapia de hipertireoidismo com iodo-131. O cálculo da atividade de iodo-131 a ser empregada para tratamento leva em consideração a massa glandular, o grau de captação e a retenção do iodo radioativo pela tireoide, com necessidade de maior atividade em glândulas volumosas ou com baixa captação/retenção do radioiodo. Maiores atividades são também usualmente empregadas para bócio multinodular.

DIAGNÓSTICO DIFERENCIAL DO HIPOTIREOIDISMO

As medidas de captação e cintilografia são pouco úteis na avaliação de pacientes com quadros clínicos ou laboratoriais de hipotireoidismo, exceto nos casos de hipotireoidismo neonatal. Casos de hipotireoidismo detectados no período neonatal, em geral, recebem a reposição dos hormônios antes de uma investigação etiológica, para evitar prejuízo ao desenvolvimento da criança. A cintilografia tem grande utilidade na detecção de problemas de formação glandular (ectopia, agenesia ⊻ presente em até 80 a 85% dos casos), além de poder detectar padrões sugestivos de defeito de síntese hormonal (disormonogênese)[20] (Figura 20.8).

A investigação cintilográfica pode ser realizada de imediato após a introdução dos hormônios, valendo-se da fase em que o TSH ainda se mantém elevado. Se essa fase for perdida, a investigação deve ser adiada para um momento em que a interrupção hormonal por cerca de 4 semanas não traga impacto ao desenvolvimento da criança. A cintilografia com ^{99m}Tc ou ^{123}I são preferidas em virtude da menor dose de radiação e permitem a detecção de tecido ectópico de forma direta. A tireoide ectópica tam-

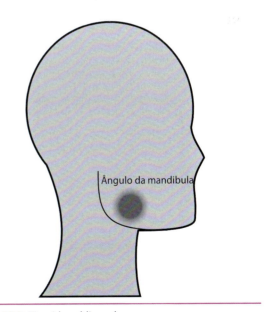

Ângulo da mandíbula

Figura 20.8 Tireoide sublingual.

bém pode ser identificada em crianças mais velhas com manifestação tardia do hipotireoidismo ou efeito de massa na linha mediana cervical.

A captação de radioiodo é proporcional à massa glandular nos pacientes com ectopia/agenesia, sendo que, em casos de disormonogênese por falta da peroxidase, há tipicamente uma elevada captação do iodo em tempos precoces (2 horas) por causa do estímulo do TSH sobre o NIS, porém com queda da captação nas medidas tardias (6 a 24 horas), porque o iodo não organificado é progressivamente removido da glândula. O clareamento do iodo não organificado é mais bem caracterizado com a administração de perclorato, que compete no transporte pelo NIS (teste do perclorato)[13] e remove o radioiodo não organificado da glândula. Em pessoas normais não há variação nas medidas de captação após a administração do perclorato, uma vez que a maioria do iodo intratireoidiano está organificado. Infelizmente, o uso dessa técnica tem sido limitado pela não disponibilidade do perclorato em nosso meio.

ESTADIAMENTO DO CDT

Além de captação em remanescentes tireoidianos, a pesquisa de corpo inteiro com iodo-131 ou iodo-123 (PCI) pode demonstrar a disseminação regional ou à distância. A detecção de remanescente tireoidiano ou de metástases é um dos critérios adotados para a definição de tratamento com altas doses de iodo-131. No seguimento de pacientes com CDT, o método é empregado para avaliar a recorrência em casos com aumento de tiroglobulina ou definir a possibilidade de terapia em lesões já conhecidas.

O uso rotineiro da PCI antes do tratamento (Figura 20.9) tem sido questionado por se considerar que a indicação para terapia com altas doses de iodo-131 é indicada para a grande maioria dos pacientes de risco estabelecido por critérios clínicos e histológicos, independentemente dos achados da cintilografia. A pesquisa de corpo inteiro pré-tratamento pode mostrar informações com impacto na definição terapêutica ao detectar áreas previamente desconhecidas de envolvimento[21,22] (Figura 20.10). A ATA (American Thyroid Association) recomenda a captação e cintilografia pré-terapia em casos sem conhecimento claro da quantidade de tecido remanescente (pelo descritivo cirúrgico ou ultrassonografia) ou quando os resultados podem alterar a decisão de tratar ou a atividade administrada.[23] Em geral, considera-se que o estudo pós-dose tera-

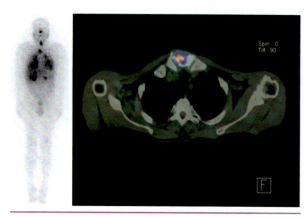

Figura 20.10 Paciente com carcinoma pouco diferenciado de tireoide metastático para pulmão e ossos (manúbrio - ver SPECT/CT). TG = 3.253,9 ng/mL PCI pós-dose com 300 mCi de Iodo-131.

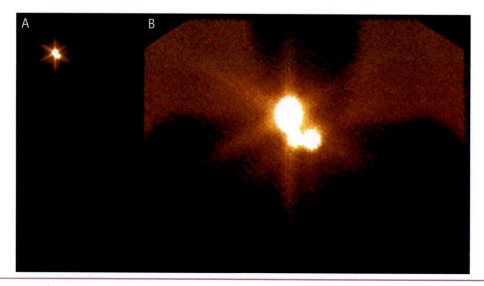

Figura 20.9 Pesquisa de corpo inteiro (A) e imagem localizada da região cervical (B) evidenciando considerável quantidade de resto tireoidianos pós tireoidectomia total.

pêutica tem maior sensibilidade que a pesquisa de corpo inteiro pré-tratamento em virtude da maior atividade administrada e do aumento da captação tumoral em relação às demais estruturas nas imagens tardias. Estadiamento mais avançado em relação aos dados da PCI pré-terapia é encontrado em 10 a 15% dos casos na PCI pós-terapia.[24,25] Outros argumentos contrários à realização do estudo pré--terapia são a possibilidade de *stunning* (redução de captação na terapia decorrente da dose de radiação do estudo diagnóstico, improvável com uso de atividade inferior a 3 mCi de iodo-131 ou com iodo-123) e o fato de a resposta ao tratamento ser observada apesar da grande variação de atividade administrada com bases empíricas, ou seja, independentemente da PCI pré-terapia.[25] Por sua alta sensibilidade, a PCI pós-terapia, ou PCI pós-dose, deve ser realizada sempre.

Estudos tomográficos com iodo-131 ou iodo-123 (SPECT ou SPECT/CT) são descritos para melhor localização das áreas de captação de iodo radioativo em estudos pós-dose terapêutica, o que pode ajudar a caracterizar remanescentes glandulares ou acometimento linfonodal, com acréscimo de informações em relação ao estudo convencional.[26] Informações anatômicas também podem aumentar a especificidade do método ao definir áreas com contaminação ou captação fisiológica (p. ex.: glândulas salivares, esôfago, timo).

PAPEL DO PET/CT COM FDG NO ESTADIAMENTO DO CARCINOMA DA TIREOIDE

Ao contrário dos CDT, que costumam manter a capacidade de concentração do iodo, tumores pouco diferenciados podem perder a capacidade de internalizar o iodo. Esse fenômeno, conhecido como *flip-flop* na literatura, consiste na indiferenciação do tumor com perda de expressão do receptor NIS (redução da captação de iodo) e aumento da agressividade (aumento do metabolismo da glicose)[27] (Figura 20.11). O estudo com iodo radioativo será pouco eficiente nesses casos, podendo ser uma boa opção o estadiamento com PET com FDG. A utilização de PET-CT com [18]FDG no carcinoma de tireoide tem papel mais estabelecido na pesquisa de metástases ocultas em pacientes com tiroglobulina elevada (> 10 a 20 ug/L) e cintilografia com iodo-131 negativa.[28] (Figura 20.12). A identificação de lesão com PET, além de poder definir conduta cirúrgica, possivelmente indique tumor menos diferenciado, mais agressivo e com pior resposta à radioiodoterapia. O estudo do metabolismo glicolítico com PET/CT

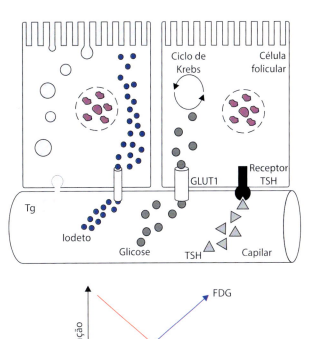

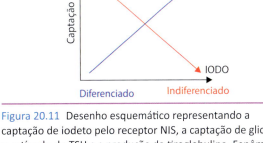

Figura 20.11 Desenho esquemático representando a captação de iodeto pelo receptor NIS, a captação de glicose, o estímulo de TSH e a produção da tiroglobulina. Fenômeno *flip-flop*: quanto maior a indiferenciação tumoral, menor a expressão de receptor NIS e maior agressividade celular levando, respectivamente, a menor captação de iodo e maior consumo glicolítico.

acrescenta informações prognósticas importantes. Correlacionam-se com pior prognóstico: maior intensidade da captação de glicose (traduzido por valores altos de SUV – *standard uptakevalue*), metástases à distância e número de lesões detectadas.[29]

A ATA (recomendava, nas suas diretrizes de 2006, a realização de dose empírica de radioiodoterapia com 100 a 150 mCi em pacientes com tiroglobulina elevada e PCI normal. Caso a PCI pós-dose não evidenciasse lesões e os valores de tiroglobulina não se reduzissem, a pesquisa da captação de glicose com PET/CT estaria indicada. As diretrizes de 2009 sugerem primeiro a realização de PET/CT, e só depois a aplicação de radioiodoterapia empírica.[16] Essa nova abordagem, sugerida também em outras diretrizes internacionais, evita gastos com internação desnecessária e exposição a altas doses de radioiodo para tratamento de lesões não iodocaptantes.[30]

Apesar de não haver indicação formal de estudos PET com FDG para a caracterização de nódulos tireoidianos, nódulos com hipermetabolismo são re-

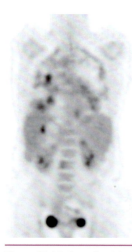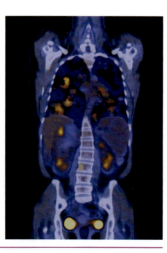

Figura 20.12 Sexo feminimo, tireoidectomia total há 7 anos, tiroglobulina maior que 15.000 ng/mL, pesquisa de corpo inteiro com 400 mCi de Iodo-131 negativa.

latados em 1 a 4% dos estudos realizados com outras finalidades. Revisão sistemática confirma carcinoma em cerca de um terço dos pacientes com achado incidental de hipercaptação focal na tireoide, apesar de nódulos benignos ou tireoidite focal também poderem captar FDG.[31] O fato de quase a totalidade dos carcinomas de tireoide apresentar elevada concentração de FDG (frente a cerca de 30% dos nódulos benignos) resulta em um alto valor de predição negativo do método para carcinoma.

CARCINOMA MEDULAR

A cintilografia com radioiodo não é empregada na avaliação do carcinoma medular da tireoide, pois, ao contrário do CDT, esse tumor tem origem neuroendócrina, nas células C produtoras de calcitonina.

A cintilografia com diferentes radiofármacos é descrita para a investigação de recorrência em pacientes com elevação de calcitonina sérica e sem localização do foco pelos métodos de imagem convencional, porém destaca-se que não é indicada para o estadiamento inicial.

Os diversos métodos cintilográficos apresentam, em geral, sensibilidade limitada (30 a 40% para MIBG, 50 a 60% para PET com [18]FGD e 60 a 80% para o ^{99m}Tc-DMSA pentavalente). PET com FDG apresenta maior sensibilidade quando indicado para pacientes com níveis de calcitonina acima de 1.000 pg/mL. Apesar da menor sensibilidade, a cintilografia com MIBG pode ser indicada quando se planeja avaliar a captação de ^{131}I-MIBG em estudo diagnóstico para possível indicação de terapia com altas doses desse mesmo radiofármaco.[32] Os melhores resultados cintilográficos são descritos com

análogo radioativo da somatostatina marcado com índio-111,[33] com sensibilidade de 60 a 70%. O uso de análogos da somatostatina marcados com radiofármacos emissores de pósitron (PET com gálio-68-DOTATATO, DOTATOC ou DOTANOC) tem resultados promissores na investigação da recorrência do carcinoma medular.[5,34]

REFERÊNCIAS BIBLIOGRÁFICAS

1. Wilson GA, O'Mara REO. Uptake tests, Thyroid and whole body imaging with isotopes. Thyroid disease endocrinology, surgery, nuclear medicine and radiotherapy. Philadelphia: Lippincott-Raven; 1997.

2. Becker DV, Charkes ND, Hurley JR, McDougall IR, et al. Society of Nuclear Medicine Procedure Guideline for Thyroid Uptake Measurement version 2.0, 1999. Disponível em: http://www.nucmedinfo.com/pdf/guidelines/Thyroid%20Uptake%20Measurement.pdf.

3. Sarkar SD, Kalapparambath TP, Palestro CJ. Comparison of (123)I and (131)I for whole-body imaging in thyroid cancer. J Nucl Med 2002; 43: 632-634.

4. Heston TF, Wahl RL. Molecular imaging in thyroid cancer. Cancer Imaging. 2010 Jan 20;10:1-7.

5. Treglia G, Villani MF, Giordano A, Rufini V. Detection rate of recurrent medullary thyroid carcinoma using fluorine-18 fluorodeoxyglucose positron emission tomography: a meta-analysis. Endocrine. 2012 Dec;42(3):535-45.

6. Abraham T, Schöder H. Thyroid cancer--indications and opportunities for positron emission tomography/computed tomography imaging. Semin Nucl Med. 2011 Mar;41(2):121-38.

7. Sherman SI. The role of recombinant human thyrotropin for diagnostic monitoring of patients with differentiated thyroid cancer. Endocr Pract. 2013 Jan-Feb;19(1):157-61.

8. Marroni BJ, Cembrani L, Butzke LMN, Canani LHS. Padronização do índice de captação tiroidiana do 123I em voluntários eutiroidianos residentes em Porto Alegre. Arq Bras Endocrinol Metab 2001; 45; 252-257.

9. Ladenson PW, Singer PA, Ain KB, Bagchi N, Bigos ST, Levy EG, et al. American Thyroid Association guidelines for detection of thyroid dysfunction. Arch Intern Med 2000; 160:1573-1575.

10. Kusic Z, Becker DV, Saenger EL, Paras P, Gartside P, Wessler T, et al. Comparison of technetium-99m and iodine-123 imaging of thyroid nodules: correlation with pathologic findings. J Nucl Med 1990; 31: 393-399.

11. Smith JR, Oates E. Radionuclide imaging of the thyroid gland: patterns, pearls, and pitfalls. Clin Nucl Med 2004; 29: 181-193.

12. Wong KK, Zarzhevsky N, Cahill JM, Frey KA, Avram AM. Hybrid SPECT-CT and PET-CT imaging of differentiated thyroid carcinoma. Br J Radiol. 2009;82(982):860-76.

13. Sarkar SD. Benign thyroid disease: what is the role of nuclear medicine? Semin Nucl Med 2006; 36:185-93.

14. Clerc J. Quantitated thyroid scan (123I) of the thyroid nodule: a new molecular imaging J Radiol. 2009;90(3 Pt 2):371-91.

15. Scott M. Wilhelm, Utility of I-123 thyroid uptake scan in incidental thyroid nodules: An old test with a new role surgery. 2008;144:511-7.

16. Cooper DS, Doherty GM, Haugen BR, Kloos RT, Lee SL, Mandel SJ, et al Thyroid. 2009 Nov;19(11):1167-214. Revised American Thyroid Association management guidelines for patients with thyroid nodules and differentiated thyroid cancer. American Thyroid Association (ATA).

17. Ramos CD, Zantut-Wittmann DE, Tambascia MA, Assumpcao L, Etchebehere EC, Camargo EE. Thyroid suppression test with L-thyroxine and [99mTc] pertechnetate. Clin Endocrinol (Oxf) 2000; 52: 471-477.

18. Pacheco Capote C, Mena Bares LM, Benítez Velazco A, Louhibi Rubio L, et al. Usefulness of thyroid scintigraphy in the therapeutic management of amiodarone-induced hyperthyroidism. Rev Esp Med Nucl. 2007;26(5):270-6.

19. Piga M, Cocco MC, Serra A, Boi F, Loy M, Mariotti S. The usefulness of 99mTc-sestaMIBI thyroid scan in the differential diagnosis and management of amiodarone-induced thyrotoxicosis. Eur J Endocrinol. 2008;159(4):423-9.

20. Jones JH, Attaie M, Maroo S, Neumann D, Perry R, Donaldson MD. Heterogeneous tissue in the thyroid fossa on ultrasound in infants with proven thyroid ectopia on isotope scan-a diagnostic trap. Pediatr Radiol. 2010 Jan 12.

21. McDougall IR. The case for obtaining a diagnostic whole-body scan prior to iodine 131 treatment of differentiated thyroid cancer. Thyroid. 2009;19(8):811-3.

22. Van Nostrand D, Aiken M, Atkins F, Moreau S, et al. The utility of radioiodine scans prior to 131I ablation in patients with well differentiated thyroid cancer. Thyroid 19:849–855, 2009.

23. Cooper DS, Doherty GM, Haugen BR, Kloos RT, et al. Management guidelines for patients with thyroid nodules and differentiated thyroid cancer. Thyroid 16:109–142, 2006.

24. Donahue KP, Shah NP, Lee SL, Oates ME. Initial staging of differentiated thyroid carcinoma: continued utility of posttherapy 131I whole-body scintigraphy. Radiology. 2008;246(3):887-94.

25. Schlumberger MJ, Pacini F. The low utility of pretherapy scans in thyroid cancer patients. Thyroid. 2009;19(8):815-6.

26. Tharp K, Israel O, Hausmann J, Bettman L, Martin WH, Daitzchman M, et al. Impact of I-131 SPECT/CT images obtained with an integrated system in the follow-up of patients with thyroid carcinoma. Eur J Nucl Med Mol Imaging. 2004;31:1435–42.

27. Feine U, Lietzenmayer R, Hanke JP, Held J, Wöhrle H, Müller-Schauenburg W. Fluorine-18-FDG and iodine-131-iodide uptake in thyroid cancer. J Nucl Med. 1996 Sep;37(9):1468-72.

28. Lind P, Kohlfurst S. Respective roles of thyroglobulin, radioiodine imaging, and positron emission tomography in the assessment of thyroid cancer. Semin Nucl Med 2006;36:194–205.

29. Robbins RJ, Wan Q, Ravinder K, Grewal RK, et al. Real-time prognosis for metastatic thyroid carcinoma based on 2-[18F]fluoro-2-deoxy-d-glucose-positron emission tomography scanning. The Journal of Clinical Endocrinology & Metabolism February 1, 2006 vol. 91 no. 2 498-505.

30. NCCN Clinical Practice Guidelines in Oncology (NCCN guidelines). Thyroid Carcinoma. 2013.

31. Shie P, Cardarelli R, Sprawls K, Fulda KG, Taur A. Systematic review: prevalence of malignant incidental thyroid nodules identified on fluorine-18 fluorodeoxyglucose positron emission tomography. Nucl Med Commun. 2009;30(9):742-8.

32. Castellani MR, Seregni E, Maccauro M, Chiesa C, Aliberti G, Orunesu E, Bombardieri E. MIBG for diagnosis and therapy of medullary thyroid carcinoma: is there still a role? Q J Nucl Med Mol Imaging. 2008 Dec;52(4):430-40.

33. Arslan N, Ilgan S, Yuksel D, Serdengecti M, Bulakbasi N, Ugur O, et al. Comparison of In-111 octreotide and Tc-99m (V) DMSA scintigraphy in the detection of medullary thyroid tumor foci in patients with elevated levels of tumor markers after surgery. Clin Nucl Med 2001; 26: 683-688.

34. Wong KK, Laird AM, Moubayed A, et al. How has the management of medullary thyroid carcinoma changed with the advent of 18F-FDG and non-18F-FDG PET radiopharmaceuticals. Nucl Med Commun. 2012 Jul;33(7):679-88.

21

Citologia Aspirativa da Tireoide

Rosalinda Yossie Asato de Camargo

INTRODUÇÃO

Uma consequência do crescente uso da ultrassonografia (USG) da tireoide foi o aumento do diagnóstico das lesões nodulares da tireoide. A prevalência de nódulos tireoidianos é de aproximadamente 2 a 6% quando diagnosticados pela palpação; 19 a 35%, com a ultrassonografia; e 8 a 65%, em dados de autópsia.[1] No entanto, a maioria dos nódulos é identificada em exame ultrassonográfico, é de natureza benigna e a incidência de malignidade é baixa, em torno de 5%.[2]

A punção aspirativa por agulha fina (PAAF) provou ser uma excelente ferramenta diagnóstica na avaliação inicial de um nódulo tireoidiano. O método tem alta sensibilidade e especificidade no diagnóstico dos tumores malignos da tireoide, especialmente para o carcinoma papilífero. O procedimento, quando realizado por médicos experientes, é bem tolerado e apresenta uma taxa muito baixa de complicações. Como outros métodos diagnósticos, sua eficácia depende muito da habilidade do operador em coletar uma amostra adequada para o exame citológico e da experiência do citopatologista ao analisar o material citológico.

A PAAF guiada por USG apresenta menor taxa de material insuficiente ou inconclusivo, permite selecionar os nódulos com características suspeitas ou indeterminadas em uma tireoide multinodular e possibilita a punção de nódulos não palpáveis que, atualmente, representa a maioria dos nódulos diagnosticados em exame ultrassonográfico.

QUAIS NÓDULOS DEVEM SER SUBMETIDOS À AVALIAÇÃO CITOLÓGICA?

Os consensos recomendam a realização de USG em todos os pacientes portadores de nódulo solitários ou múltiplos.[3-5]

A indicação da PAAF se baseia nas características ultrassonográficas que podem ser sugestivas de benignidade ou malignidade. As características ultrassonográficas que são consideradas suspeitas para malignidade incluem a presença de microcalcificações, hipoecogenicidade do nódulo, contornos irregulares, altura (diâmetro anteroposterior) maior que a largura e invasão de tecidos adjacentes. Os nódulos mistos espongiformes e os cistos puros são considerados benignos.[6]

Os nódulos menores que 1 cm de diâmetro, sem características ultrassonográficas suspeitas não têm indicação de punção.

De acordo com as características ultrassonográficas, a PAAF está indicada em:

1. Nódulos ≥ 1 cm com características ultrassonográficas suspeitas;
2. Nódulos ≥ 1 cm com características ultrassonográficas indeterminadas: sólido, hipoecoico, área sólida em parede de cisto;
3. Nódulos sem características ultrassonográficas suspeitas > 2 cm de diâmetro: nódulos mistos espongiformes.

Quais nódulos < 1 cm devem ser avaliados?

A maioria dos consensos não indica PAAF para nódulos menores que 1 cm baseado no fato de que, mesmo em se tratando de microcarcinomas, estes são considerados de muito baixo risco e podem ser puncionados se atingirem tamanho > 1 cm. No entanto, indicamos punção dos nódulos > 5 mm de diâmetro que apresentam pelo menos duas características suspeitas (acentuadamente hipoecoicos, contornos irregulares, altura maior que largura e microcalcificações) e que se localizam no istmo ou próximo ao nervo laringeorrecorrente, isto é, junto à cápsula posterior da tireoide. Por se encontrarem encostados à capsula da tireoide, mesmo que não atinjam 1 cm de diâmetro, podem ultrapassar a cápsula e atingir estruturas adjacentes tais como músculo, traqueia ou nervo.

PUNÇÃO ASPIRATIVA POR AGULHA FINA (PAAF)

PROCEDIMENTO

A PAAF pode ser realizada dirigida pela palpação ou pela USG. O uso da ultrassonografia tem a vantagem de selecionar a área do nódulo a ser puncionado, evitando áreas com componente líquido, auxilia na localização precisa dos nódulos não palpáveis e da área nodular sólida localizada na parede de cisto. Além disso, permite selecionar os nódulos com características ultrassonográficas indeterminadas ou suspeitas em uma tireoide multinodular.

A quantidade de material celular obtido nas punções de nódulos tireoidianos dependerá da experiência do operador, da textura (cistos, nódulos complexos ou sólidos) do nódulo e, principalmente, do uso do equipamento de USG para guiar a punção. Quando a punção aspirativa é realizada pela palpação, o índice de material insuficiente é de 7% e, quando guiada pela USG, o índice é de 3%. A presença de líquido no interior do nódulo também aumenta a taxa de material inadequado ou insuficiente. As punções aspirativas realizadas em nódulos com conteúdo líquido podem apresentar uma taxa de 15% de material inadequado, enquanto nos nódulos sólidos, a taxa é de 1%.[7] Os cistos puros da tireoide são constituídos apenas por líquido e, se forem hemorrágicos, podem conter macrófagos em atividade fagocítica. Esses cistos não contêm células foliculares, por isso não têm indicação de punção para análise citológica. Nesses casos, a punção somente está indicada para esvaziamento do líquido. Os nódulos sólidos com certo grau de fibrose e os nódulos calcificados também podem apresentar dificuldade na obtenção de material celular, por meio da punção aspirativa.

A anestesia local não é necessária e não é utilizada de rotina uma vez que a PAAF é bem tolerada pela grande maioria dos pacientes. No entanto, para maior conforto daqueles muito tensos e ansiosos, pode ser aplicado anestésico tópico, como o creme de lidocaína/prilocaína 25 mg/g.

Após o posicionamento correto da agulha no interior do nódulo, podem ser realizados movimentos vibratórios de pequena intensidade de inserção e retirada da agulha, até obtenção de material suficiente, com o cuidado de não se retirar ou ultrapassar a agulha para fora do nódulo. Em nódulos pequenos e não palpáveis, pode ser utilizada a técnica da rotação da agulha, sem os movimentos vibratórios descritos, procedimento geralmente mais bem tolerado pelo paciente.

COMPLICAÇÕES

As complicações da punção aspirativa são raras e podem decorrer da punção inadvertida da traqueia, das artérias carótidas, ou de um nódulo muito vascularizado. Os hematomas são raros e autolimitados, geralmente acompanhados de dor local, que podem ser aliviados com o uso de anti-inflamatórios. O uso de antitrombóticos e/ou anticoagulantes não contraindica a punção aspirativa por agulha fina, mas sua indicação deve ser mais limitada. Sugere-se, nessa eventualidade, utilizarem-se sempre agulhas de pequeno calibre e, depois da punção, pressionar o local por alguns minutos. Não é obrigatória a interrupção da medicação.[8]

CLASSIFICAÇÃO CITOLÓGICA

Até 2007 eram utilizadas várias classificações citológicas com diferentes terminologias, o que dificultava a compreensão e interpretação dos resultados citológicos por parte dos clínicos e cirurgiões. Em outubro de 2007, em Bethesda, Maryland, Estados Unidos, foi realizada uma conferência, organizada pelo National Cancer Institute, para tentar uniformizar a terminologia e criar uma classificação citológica sucinta, inequívoca e de utilidade clínica.[9] Hoje, essa classificação citológica de Bethesda é reconhecida e utilizada pelos principais serviços de patologia em todo o mundo. Em recente metanálise, para validar a Classificação de Bethesda para citopatologia da tireoide, foram analisadas 6.362 biópsias com correlação histológica. Nesse estudo, foram encontradas uma sensibilidade de 97%, especificidade de 50,7% e acurácia diagnóstica de 68,8%. O valor preditivo positivo foi de 55,9% e o valor preditivo negativo de 96,3%. O índice de falso-negativos foi de 3% e os falso-positivos 0,5%.[10]

As seis categorias que compõem a classificação citológica de Bethesda são:

I. Não diagnóstica ou insatisfatória (Figura 21.1): celularidade limitada, ausência de células foliculares ou células foliculares presentes, mas sem possibilidade de análise em razão da presença de coágulos ou de outros artefatos;

II. Benigno (Figura 21.2): nódulo adenomatoso, nódulo coloide, tireoidite linfocítica crônica e tireoidite subaguda;

III. Atipia ou lesão folicular de significado indeterminado (Figura 21.3): representa uma categoria diagnóstica heterogênea (verdadeira zona cinzenta) e não deve ultrapassar 7% de todos os diagnósticos citológicos;

IV. Suspeito para neoplasia folicular (Figura 21.4): inclui adenomas, carcinomas foliculares, neoplasias de células oncocíticas (células de Hürthle) e variante folicular do carcinoma papilífero;

V. Suspeito para malignidade (Figura 21.5): inclui carcinoma papilífero, carcinoma medular e outros tumores malignos como linfoma e carcinoma metastático;

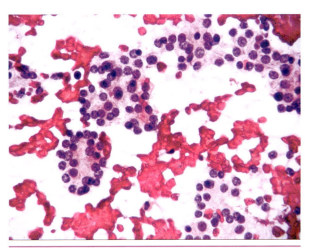

Figura 21.3 Lesão folicular de significado indeterminado (Bethesda III): esfregaço contendo células em arranjo microfolicular e escassa quantidade de coloide. Fonte: Arquivo de lâminas do autor.

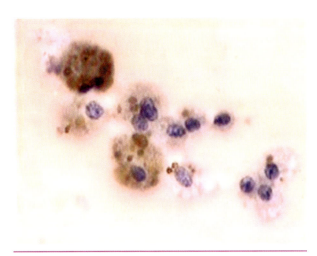

Figura 21.1 Material insuficiente (Bethesda I). Esfregaço apresentando somente macrófagos. Ausência de células foliculares e coloide. Fonte: Arquivos de lâminas do autor.

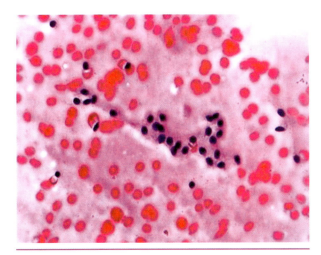

Figura 21.2 Nódulo benigno (Bethesda II): células agrupadas apresentando núcleos com cromatina densa e uniformemente distribuída e presença de grande quantidade de coloide. Fonte: Arquivo de lâminas do autor.

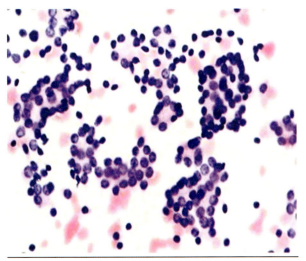

Figura 21.4 Suspeito para neoplasia folicular (Bethesda IV): o aspirado consiste de grande quantidade de células isoladas ou em arranjo microfolicular e ausência de coloide. Fonte: Arquivo de lâminas do autor.

VI. Maligno (Figura 21.6): carcinoma papilífero e suas variantes, carcinoma medular, pouco diferenciado e anaplásico.

CITOLOGIA NÃO DIAGNÓSTICA OU INSATISFATÓRIA (BETHESDA I)

Mesmo utilizando a técnica adequada, 2 a 20% das biópsias resultarão em material insuficiente para análise. A quantidade mínima de células necessárias para realizar o exame citológico é de pelo menos seis agrupamentos de, no mínimo, 10 células cada um. Em nossa experiência, nos casos de esfregaços com características típicas de benigni-

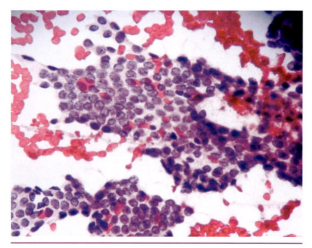

Figura 21.5 Suspeito para carcinoma papilífero (Bethesda V): esfregaço contendo grande quantidade de células apresentando discreto aumento do volume nuclear, núcleos com cromatina fina e homogênea e algumas fendas. Coloide escasso. Fonte: Arquivo de lâminas do autor.

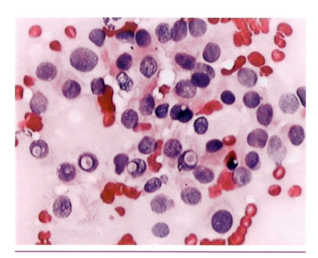

Figura 21.6 Carcinoma papilífero (Bethesda VI): células com aumento do volume nuclear e presença de várias pseudoinclusões citoplasmáticas intranucleares (setas). Fonte: Arquivo de lâminas do autor.

dade ou nos casos típicos de carcinoma papilífero, esse número é satisfatório. Por outro lado, quando as características celulares são indeterminadas e o número de agrupamentos for limítrofe, é preferível obter maior quantidade de material, realizando nova punção. Isso é ainda mais relevante quando as características ultrassonográficas são indeterminadas ou suspeitas. A quantidade de células necessárias para análise depende também de outros fatores. Esfregaços com grande quantidade de coloide associado a células foliculares benignas podem ser suficientes, mesmo que não contenham seis agrupamentos celulares. Os cistos puros da tireoide, sem qualquer área sólida em sua parede, visível à USG, geralmente resultam em um aspirado líquido sem elementos celulares para análise ou constituído apenas por macrófagos e elementos do sangue. Nessa situação, o esfregaço pode ser considerado benigno. Entretanto, se à USG, apresentar áreas sólidas em sua parede, o material deverá ser considerado insuficiente e a punção deve ser repetida com a agulha dirigida apenas para a área sólida, evitando aspirar o líquido junto. O risco de malignidade para citologias repetidamente na categoria "material insuficiente ou inadequado" é em torno de 4%.[9] Além disso, a presença de fibrose e calcificações grosseiras também pode resultar em material pouco celular. Os nódulos hipervascularizados podem resultar em amostras com grande quantidade de sangue e coágulos que podem prejudicar a análise citológica.

Muitas vezes, uma única punção pode não ser suficiente para obter uma amostra adequada para o exame citológico. O número de punções necessárias para obtenção de material adequado dependerá também da experiência de cada médico.

CITOLOGIA BENIGNA (BETHESDA II)

Compreende 60 a 70% de todas as PAAFs. Essa categoria inclui as hiperplasias foliculares, nódulos coloides, nódulos adenomatosos, tireoidite linfocítica crônica e tireoidite subaguda. A taxa de falsos-negativos é muito baixa, menor que 3%. Esses pacientes geralmente são acompanhados clinicamente e com USG a cada 12 a 24 meses.

ATIPIA OU LESÃO FOLICULAR DE SIGNIFICADO INDETERMINADO (BETHESDA III)

Essa categoria constitui a verdadeira zona cinzenta do método. São citologias que não se enquadram facilmente como benignas, suspeitas para neoplasia folicular ou suspeitas para malignidade. Os exemplos mais comuns são a presença de microfolículos esparsos que não preenchem o critério para serem enquadrados como suspeitos para neoplasia folicular (Bethesda IV), predomínio de células de Hürthle associado a bócio multinodular ou tireoidite de Hashimoto, presença de células atípicas suspeitas para carcinoma papilífero (presença de fendas e núcleos com aspecto de vidro fosco) em um esfregaço com predomínio de células de aspecto benigno e abundante coloide, presença de células atípicas de revestimento de cisto e presença de células foliculares com núcleos mais volumosos e com nucléolos proeminentes. A maioria desses casos é reclassificada como benigna ou suspeita para neoplasia folicular em uma segunda PAAF. Essa categoria deve compreender não mais que 7% de todas as citologias e deve ser evitado um excesso de uso desse diagnóstico. A taxa de malignidade varia de 5 a 15%, no entanto, em pacientes operados, temos encontrado um risco de malignidade mais alto, chegando a até 48%.[10] Essa alta prevalência de câncer nessa categoria se deve à seleção de casos para cirurgia que inclui aqueles que apresentam características clínicas ou ultrassonográficas suspeitas e exclui a grande maioria dos casos não encaminhados para tratamento cirúrgico por apresentarem características clínicas e ultrassonográficas benignas.

SUSPEITO PARA NEOPLASIA FOLICULAR (BETHESDA IV)

Essa categoria aumenta a possibilidade de carcinoma folicular e o valor preditivo para malignidade varia de 15 a 32%.[10] Caracteriza-se por apresentar grande quantidade de células em arranjo predominantemente microfolicular e escasso coloide. Não é possível diferenciar o adenoma do carcinoma folicular ao exame citológico e a cirurgia recomendada é a lobectomia. Dos casos comprovadamente malignos, uma parte significativa corresponde à variante folicular do carcinoma papilífero.

SUSPEITO PARA NEOPLASIA DE CÉLULAS DE HÜRTHLE (BETHESDA IV)

A Organização Mundial da Saúde considera o adenoma de células de Hürthle e o carcinoma de células de Hürthle como variantes oncocíticas do adenoma folicular e do carcinoma folicular.[11] Caracteriza-se por apresentar esfregaços constituídos exclusivamente por células de Hürthle. O risco de malignidade varia de 15 a 45%.[12]

SUSPEITO PARA MALIGNIDADE (BETHESDA V)

A grande maioria das citologias nessa categoria correspondem a citologias suspeitas para carcinoma papilífero e o risco de malignidade varia de 60 a 75%.[9] Lobectomia ou tireoidectomia total são recomendadas. Outros tumores malignos como o carcinoma medular e o linfoma também podem fazer parte dessa categoria e esses tumores podem ser comprovados por meio de exame imunocitoquímico.

MALIGNO (BETHESDA VI)

Aproximadamente 3 a 7% das citologias são consideradas malignas[9] e a maioria corresponde a carcinoma papilífero. O valor preditivo positivo é de 99% e a tireoidectomia total é recomendada.

O risco de malignidade e sugestão de conduta para cada categoria estão na Tabela 21.1.

Tabela 21.1 Classificação citológica de Bethesda, correspondente risco de malignidade e sugestão de conduta[9,12]

Categoria	Risco de Malignidade (%)	Conduta
I Insatisfatório	1-4	Repetir PAAF c/US
II Benigno	0 a 3	Observar
III Lesão folicular ou atipia de significado indeterminado	5-15	Repetir PAAF
IV Suspeito para neoplasia folicular	15-30	Lobectomia
IV Suspeito para neoplasia de células de Hürthle	20-45	Lobectomia
V Suspeito para malignidade	60-75	Lobectomia ou tireoidectomia total
VI Maligno	97-99	Tireoidectomita total

INFORMAÇÕES CLÍNICAS IMPORTANTES FRENTE A UM EXAME CITOLÓGICO DE LESÃO FOLICULAR OU PRESENÇA DE CÉLULAS DE HÜRTHLE

De acordo com a maioria dos consensos, a avaliação inicial de um nódulo inclui a dosagem de TSH sérico e, se este estiver diminuído, deve ser realizada uma cintilografia para determinar se um nódulo é hiperfuncionante. Nódulos hiperfuncionantes são considerados benignos e não precisam ser submetidos à PAAF. O *status* funcional do nódulo afeta a morfologia das células puncionadas observadas em esfregaços citológicos. Os nódulos autônomos geralmente apresentam esfregaços mais celulares, com um certo grau de anisocariose (variação do volume nuclear) e atipia nuclear. Além disso, nódulos autônomos tratados com radioiodo frequentemente apresentam atipias nucleares decorrentes da ação do radioiodo. É importante salientar que, em nossa experiência, os nódulos autônomos, ao exame ultrassonográfico, frequentemente apresentam-se mistos, espongiformes (características ultrassonográficas benignas) e com vascularização central, antes do radioiodo. No entanto, após radioiodoterapia, esses nódulos ficam com contornos irregulares em razão da retração do nódulo, da reabsorção das áreas líquidas e da diminuição do volume do nódulo. Além disso, com o passar do tempo, podem apresentar calcificações e tornam-se acentuadamente hipoecoicos (características ultrassonográficas suspeitas). Se, no seguimento desses nódulos, o clínico e o ultrassonografista não tiverem esse conhecimento, poderão indicar PAAF que, por sua vez, levará a um diagnóstico citológico indeterminado e, consequentemente, à cirurgia desnecessária para um nódulo benigno. Portanto, é importante que o clínico saiba que nódulos que sofreram ação do radioiodo podem apresentar diagnóstico citológico indeterminado (Bethesda III e IV). Nesses casos, não há necessidade de repunção ou indicação cirúrgica.

Apesar da classificação citológica de Bethesda ser bastante clara, sucinta e prática, existe um grau de discordância interobservador na interpretação dos achados citológicos. Essa variação é mais evidente em esfregaços contendo células de Hürthle, também chamadas de células oncocíticas ou oxifílicas.[13] Embora a presença de células de Hürthle nos relatórios dos exames citológicos seja motivo de preocupação para uma grande parte dos endocrinologistas e cirurgiões de cabeça e pescoço, nem todo aspirado contendo essas células deve ser considerado suspeito para neoplasia de células de Hürthle. Existem muitas lesões benignas da tireoide associadas à presença de células de Hürthle, a mais frequente é a tireoidite crônica autoimune.

Em citologias constituídas exclusivamente por células de Hürthle, mas cujos nódulos apresentam características ultrassonográficas benignas (nódulos espongiformes) ou sugestivas de tireoidite de Hashimoto, o diagnóstico mais provável é hiperplasia de células de Hürthle associada à tireoidite crônica autoimune ou a nódulo adenomatoso de células de Hürthle. No entanto, diante de um nódulo suspeito à ultrassonografia, 30 a 40% dos nódulos classificados como suspeitos para "neoplasia folicular tipo células de Hürthle" representam carcinomas de células de Hürthle.[12] Em nossa experiência, a chance de uma citologia suspeita para neoplasia de células de Hürthle (Bethesda IV) corresponder a um carcinoma de células de Hürthle é maior do que uma citologia suspeita para neoplasia folicular (também Bethesda IV) corresponder a um carcinoma folicular.

As células de Hürthle apresentam características citológicas semelhantes às células plasmocitoides do carcinoma medular (núcleo excêntrico e aspecto plasmocitoide). Portanto, recomendamos dosagem de calcitonina sérica em todas as citologias suspeitas para neoplasia de células de Hürthle, para diagnóstico diferencial com carcinoma medular de tireoide.

QUANDO REPUNCIONAR UM NÓDULO?

Nódulos com citologia não diagnóstica:

A maioria dos nódulos com citologia não diagnóstica é de natureza benigna, no entanto o risco de malignidade nessa categoria pode variar de 9 a 32%, em uma metanálise.[10] As características ultrassonográficas auxiliam a identificar os nódulos com citologia repetidamente não diagnóstica que apresentam maior risco de malignidade. Nódulos com duas citologias não diagnósticas e que apresentavam características ultrassonográficas suspeitas, tiveram diagnóstico histopatológico maligno em 25 a 53% dos pacientes submetidos à ressecção cirúrgica, mas em somente 4 a 6% daqueles que não apresentavam essas características.[14,15]

ATIPIA OU LESÃO FOLICULAR DE SIGNIFICADO INDETERMINADO

O risco de malignidade para nódulos com esse diagnóstico e submetidos à ressecção cirúrgica é de 6 a 48% com média de 16%.[10] Em muitos casos, uma nova PAAF leva a um diagnóstico mais definitivo embora 30% sejam repetidamente classificados nessa categoria. Recentes estudos têm mostrado alto valor preditivo positivo para malignidade quando o nódulo apresenta características ultrassonográficas suspeitas, variando de 60 a 100%.[16,17] Em um estudo realizado em Belo Horizonte, o risco de malignidade foi de 70% nos nódulos suspeitos à ultrassonografia e de 6,2 % nos nódulos não suspeitos.[17] Os resultados desses estudos demostram a importância da análise combinada das características ultrassonográficas com o diagnóstico citológico.

NÓDULOS COM CITOLOGIA INICIAL BENIGNA

Devido à taxa de falso-negativos, que pode variar de 1 a 10% em diferentes serviços, alguns autores recomendam repunção de nódulos com citologia inicialmente benigna.[18-20] Outros recomendam repunção de nódulos com características ultrassonográficas suspeitas,[21,22] mesmo sem apresentar crescimento. Por isso, há dúvidas em relação ao seguimento desses pacientes e quando solicitar uma nova punção.

Embora se recomende repuncionar nódulos com citologia inicial benigna se houver crescimento de mais de 50% do volume inicial, a prática tem mostrado que esses nódulos permanecem com citologia benigna após repetida PAAF. Por outro lado, os carcinomas bem diferenciados que, em sua maioria, correspondem a carcinoma papilífero, geralmente apresentam crescimento lento ou permanecem estáveis por muito tempo. Portanto, o crescimento do nódulo não acrescenta maior risco de malignidade. Recentemente, vários relatos têm proposto a combinação da ultrassonografia com os resultados citológicos na decisão de conduta em relação a nódulos tireoidianos, sugerindo repetir a PAAF em nódulos com citologia benigna, mas que apresentam características ultrassográficas suspeitas.[23,24] O estudo de Choi e cols. mostrou uma taxa de malignidade de 1,7% em nódulos com diagnóstico citológico inicial benigno. No entanto, apresenta uma taxa de 28% em nódulos de características ultrassonográficas suspeitas e apenas 1,5% quando de características ultrassonográficas benignas.[24]

Com base em nossa experiência e de outros autores, a repunção de um nódulo para nova análise citológica está indicada nas seguintes situações:

Esfregaço com material insuficiente ou inadequado para análise citológica.

Lesões foliculares ou atipias de significado indeterminado (classificação citológica de Bethesda categoria III).

Quando houver discordância nos achados citológicos e ultrassonográficos. Se a ultrassonografia mostrar um nódulo suspeito para malignidade (nódulo acentuadamente hipoecoico, de contornos irregulares e com microcalcificações) e a citologia for benigna, é recomendável uma nova punção aspirativa por agulha fina guiada pela ultrassonografia e novo exame citológico.

Nos pacientes com citologia benigna, que apresentam linfonodos ipsilaterais atípicos ao exame ultrassonográfico, são recomendáveis nova punção aspirativa e novo exame citológico do nódulo e do linfonodo suspeito com dosagem de tireoglobulina no lavado da agulha de punção do linfonodo.

Não se recomenda punção de controle para nódulos com citologia benigna e características ultrassonográficas benignas.

REFERÊNCIAS BIBLIOGRÁFICAS

1. Dean DS, Gharib H. Epidemiology of thyroid nodules. Best Pract Res Clin Endocrinol Metab. 2008 Dec;22(6):901-11. doi: 10.1016/j.beem.2008.09.019.

2. Castro MR, Espiritu RP, Bahn RS, Henry MR, Gharib H, Caraballo PJ, Morris JC. Predictors of malignancy in patients with cytologically suspicious thyroid nodules. Thyroid. 2011 Nov;21(11):1191-8. doi: 10.1089/thy.2011.0146. Epub 2011 Oct 18.

3. Haugen BR, Alexander EK, Bible KC, Doherty GM, Mandel S, Nikiforov YE, et al. 2015 American Thyroid Association Management Guidelines for Adult Patients with Thyroid Nodules and Differentiated Thyroid Cancer. Thyroid 2016; 26(1):1-133.

4. Camargo RYA, Corigliano S, Friguglietti C, Gama A, Harach R, Munizaga F, Niepomniszcze H, Pitoia F, Pretell E, Tomimori EK, Vaisman M, Ward LS, Wohlk N. Latin American Thyroid Society recommendations for patients with thyroid nodules and differentiated thyroid cancer. Arq Bras Endocrinol Metab. 2009, Dec; 53(9): 1167-75.

5. Rosario PW, Ward L, Carvalho GA, Graf H, Maciel RMB, Maciel LMZ, et al. Thyroid nodules and differentiated thyroid cancer: update on the Brazilian consensus. Arq Bras Endocrinol Metab [online]. 2013, vol.57, n.4, p. 240-264.

6. Camargo R, Tomimori E. Avaliação ultrassonográfica dos nódulos tireoidianos modo B. In: Tomimori E, Camargo

R. Ultrassonografia da tireoide. Rio de Janeiro: AC Farmacêutica, 2013.

7. Redman R, Zalaznick H, Mazzaferri EL, Massoll NA. The impact of assessing specimen adequacy and number of needle passes for fine-needle aspiration biopsy of thyroid nodules. Thyroid. 2006 Jan; 16(1):55-60.

8. Abu-Yousef MM, Larson JH, Kuehn DM, Wu AS, Laroia AT. Safety of ultrasound-guided fine needle aspiration biopsy of neck lesions in patients taking antithrombotic/anticoagulant medications. Ultrasound Q. 2011 Sep;27(3):157-9.

9. Cibas ES, Ali SZ. NCI Thyroid FNA State of the Science Conference. The Bethesda System for Reporting Thyroid Cytopathology. Am J Clin Pathol. 2009 Nov;132(5):658-65.

10. Bongiovanni M, Spitale A, Faquin WC, Mazzucchelli L, Baloch ZW. The Bethesda System for Reporting Thyroid Cytopathology: a meta-analysis. Acta Cytol. 2012;56(4):333-9.

11. DeLellis RA, Lloyd RV, Heitz PU, Eng C (eds). Pathology and Genetics of Tumours of Endocrine Organs. Lyon, France: IARC Press; 2004. World Health Organization Classification of Tumours.

12. Giorgadze T, Rossi ED, Fadda G, Gupta PK, Livolsi VA, Baloch Z. Does the fine-needle aspiration diagnosis of "Hürthle-cell neoplasm/follicular neoplasm with oncocytic features" denote increased risk of malignancy? Diagn Cytopathol. 2004 Nov;31(5):307-12.

13. Cannon J. The significance of Hürthle cells in thyroid disease. Oncologist. 2011;16(10):1380-7.

14. Moon HJ, Kwak JY, Choi YS, Kim EK 2012 How to manage thyroid nodules with two consecutive non-diagnostic results on ultrasonography-guided fine-needle aspiration. World J Surg 36:586-592.

15. Rosario PW, Penna GC, Calsolari MR. Predictive factors of malignancy in thyroid nodules with repeatedly nondiagnostic cytology (Bethesda category I): value of ultrasonography. Horm Metab Res. 2014 Apr; 46(4):294-8. doi: 10.1055/s-0034-1367044. Epub 2014 Feb 6.

16. Yoo WS, Choi HS, Cho SW, Moon JH, Kim KW, Park HJ, et al. 2014 The role of ultrasound findings in the management of thyroid nodules with atypia or follicular lesions of undetermined significance. Clin Endocrinol (Oxf) 80:735-742.

17. Rosario PW. Thyroid Nodules with Atypia or Follicular Lesions of Undetermined Significance (Bethesda Category III): Importance of Ultrasonography and Cytological Subcategory. Thyroid 24:1115-1120.

18. Oertel YC, Miyahara-Felipe L, Mendoza MG, Yu K. Value of repeated fine needle aspirations of the thyroid: an analysis of over tem thousand FNAs. Thyroid 2007, 17(11):1061-6.

19. GabalecF, Cáp J, Ryska A, Vasátko T, Ceeová V. Bening fine-needle aspiration cytology of thyroid nodule: to repeat or not to repeat? European J Endocrinol 2009, 161:933-937.

20. Chernyavsky VS, Shabker BA, Davidov T, Crystal JS, Eng O, Ibrahim K, et al. Is one benign fine needle aspiration enough? Ann Surg Oncol 2012, 19(5): 1472-6.

21. Maia, FFR, Matos, OS, Pavin, EJ, Vassallo J, Zantut-Wittmann, D. Value of repeat ultrasound-guidede fine-needle aspiration in thyroid nodule with a first benign cytologic result: impact of ultrasound to predict malignancy. Endocrine 2011; 40:290-296.

22. Rosario PW, Purisch S. Ultrasonographic characteristics as a criterion for repeat cytology in benign thyroid nodules. Arq Bras Endocrinol Metab 2010, 54(1):52-55.

23. Kwak JY, Koo H, Youk JH, Kim MJ, Moon HJ, Kim E. Value of US correlation of a thyroid nodule with initially benign cytologic results. Radiology 2010; v.254(1):292-300.

24. Choi YJ, Jung I, Min SJ, Kim HJ, Kim J, Kim/S, et al. Thyroid nodule with benign cytology: is clinical follow-up enough? PLOS ONE 2013, 8(5):1-4.

Patologia da Tireoide

22

Sebastião Nunes Martins Filho
Evandro Sobroza de Mello
Venâncio Avancini Ferreira Alves

INTRODUÇÃO

A glândula tireoide adulta pesa entre 15 e 25 g e é usualmente composta por dois lobos laterais, conectados por um istmo. Cada lobo tem, em média, de 2 a 2,5 cm de comprimento, 5 a 6 cm de altura e 2 cm de profundidade. Externamente, é revestida por uma cápsula fina, que emite septos fibrosos dissociando o parênquima, adelgaçando-se progressivamente e formando a rede reticulínica de sustentação do órgão.[1]

Microscopicamente, a tireoide é formada por milhares de folículos redondos ou ovais, revestidos quase exclusivamente por camada única de células epiteliais achatadas ou colunares baixas, as células foliculares (Figura 22.1). O citoplasma dessas células costuma ser fracamente eosinofílico, exceto quando, em situações fisiológicas ou patológicas, sofre alterações metaplásicas/oncocíticas e se apresenta intensamente eosinofílico e granular (células de Hürthle). O núcleo celular apresenta pequenas variações em seu tamanho e localização dentro da célula, sendo tipicamente central, de formato oval, com nucléolo único e excêntrico, e cromatina densa ou finamente granular. Ultraestruturalmente, a célula folicular apresenta polarização funcional, tendo seu ápice voltado para o lúmen dos folículos tireoidianos, onde está depositado seu produto de secreção coloide, que corresponde a verdadeiro lago de tireoglobulina.[1,2]

Outra importante linhagem celular da tireoide é representada pelas células neuroendócrinas, designadas, nesse órgão, células C ou parafoliculares. Apesar de representarem menos de 0,1% do peso de todo o órgão, são responsáveis pela produção, armazenamento e secreção de virtualmente toda calcitonina produzida no ser humano. As células C são raramente identificadas em preparados histológicos de hematoxilina e eosina (exceto quando formam pequenos agrupados) e apresentam formato poligonal, citoplasma pálido e núcleo ovalado, com nucléolo centralizado.[1,2]

A imuno-histoquímica, a primeira entre as técnicas da patologia molecular, é fundamentada na identificação precisa da distribuição de antígenos no contexto morfológico, tecidual e, mesmo, nos diversos componentes de cada célula.[3] O reconhecimento

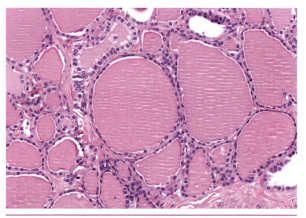

Figura 22.1 Histologia normal da glândula tireoide: organização em folículos ovais preenchidos por coloide e revestidos por uma camada de células foliculares achatadas ou colunares baixas (Hematoxilina e Eosina – H&E, 200×). Fonte: Acervo dos autores.

dos principais antígenos utilizados na prática de um patologista e sua expressão habitual em condições fisiológicas e patológicas tornou-se nas últimas décadas essencial tanto para o patologista como para o clínico.[3,4] Os principais marcadores imuno-histoquímicos e suas expressões esperadas na glândula tireoide normal estão descritos a seguir:

- **Queratinas (K):** correspondem a filamentos intermediários de células epiteliais. São tipicamente classificadas de acordo com o seu peso molecular. As células foliculares apresentam expressão citoplasmática de queratinas de baixo peso, principalmente K8 e K18;[3,4]

- **Vimentina:** corresponde ao filamento intermediário típico das células conjuntivas. Curiosamente, apresenta reação citoplasmática positiva nas células C e positividade ocasional nas foliculares.[1,3]

- **Tireoglobulina:** principal produto da célula folicular tireoidiana e marcador bastante específico dessa célula. Apresenta expressão citoplasmática e também exibe resultado positivo no material coloide;[1,5]

- **TTF-1:** fator de transcrição tireoidiano, positivo no núcleo das células foliculares e, ocasionalmente, nas células C. Vale ressaltar que TTF-1 também atua no desenvolvimento embrionário do pulmão, sendo também usado como marcador para aquele órgão;[1,3,5]

- **PAX-8:** gene de controle de fatores de transcrição envolvido no desenvolvimento embrionário de múltiplas células, inclusive as tireoidianas. Positivo no núcleo de células foliculares e C da tireoide;[1,4]

- **Sinaptofisina:** proteína de vesículas sinápticas. Usualmente utilizada como marcador imuno-histoquímico das várias linhagens de células neuroendócrinas e seus tumores. Na tireoide, é positiva no citoplasma das células C;[1,5]

- **Calcitonina:** antígeno específico das células C tireoidianas (Figura 22.2), apresentando imunoexpressão citoplasmática.[3,5]

A relativa homogeneidade nos tamanhos e organização arquitetural dos folículos, no formato, estratificação e posição das células dentro deles, nas suas características nucleares e expressão imuno-histoquímica, e até mesmo na qualidade do material coloide, é imperativa de condições fisiológicas da glândula. E é justamente a perda desse equilíbrio/homogeneidade que deve ser buscada pelo morfologista para a correta identificação das doenças do órgão.

Neste capítulo, abordaremos as principais características morfológicas das doenças inflamatórias e das condições que cursam com nódulos na tireoide. O objetivo é desmistificar as descrições microscópicas presentes em relatórios anatomopatológicos e discutir as principais expressões imuno-histoquímicas das neoplasias desse órgão, visando encurtar a distância entre a patologia e a prática clínica diária.

ASPECTOS MORFOLÓGICOS DAS DOENÇAS INFLAMATÓRIAS DA TIREOIDE

Dentro do conjunto das doenças inflamatórias da tireoide, destacam-se, na prática de um patologista, as seguintes entidades: tireoidite aguda, tireoidite granulomatosa (de Quervain), tireoidite linfocitária, tireoidite de Hashimoto e tireoidite de Riedel.

TIREOIDITE AGUDA

As reações inflamatórias agudas na tireoide (agrupadas sob o diagnóstico de tireoidites agudas) são usualmente de natureza infecciosa e afetam indivíduos imunodeficientes. Os patógenos são tipicamente bactérias dos gêneros estafilococos, estreptococos e Pseudomonas, além de fungos do gênero Candida. Morfologicamente, observam-se infiltrado neutrofílico e necrose tecidual liquefativa (necrose suja). A identificação histológica do agente etiológico nem sempre é possível, sendo preferível a coleta de material estudo citopatológico por Gram e/ou para cultura de microrganismos.[6-10]

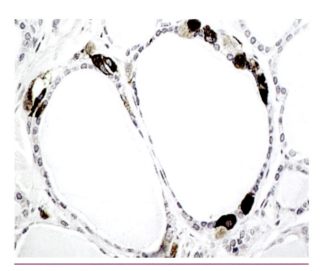

Figura 22.2 Células C, parafoliculares, demonstradas por meio de reação imuno-histoquímica para calcitonina (Calcitonina, 400×).[3,5]

Tireoidite granulomatosa (de Quervain)

A tireoidite granulomatosa, ou de De Quervain ou, ainda, subaguda, típica de mulheres de meia-idade, não tem etiologia bem definida. Cursa com aumento global, porém assimétrico, da glândula tireoide. Histologicamente, a principal característica é a presença de granulomas tipo corpo estranho centrados nos folículos tireoidianos, constituídos por macrófagos multinucleados com citoplasma rendilhado (material coloide digerido). Adjacente a essas células, observa-se infiltrado inflamatório em diferentes estágios evolutivos – ora com predomínio de polimorfonucleares (neutrófilos), ora com predomínio de mononucleares (linfócitos e plasmócitos).[9,11] A presença de granulomas, no entanto, torna fundamental a exclusão de diagnósticos diferenciais como tuberculose, sarcoidose e tireoidite de palpação.

A tuberculose usualmente também se apresenta com granulomas, habitualmente de padrão epitelioide, podendo, na evolução, cursar com necrose caseosa. O acometimento da tireoide costuma ocorrer em casos de doença avançada, quando a suspeita clínica é aventada por outros sinais e sintomas sistêmicos. A sarcoidose apresenta granulomas epitelioides não necróticos semelhantes aos da tireoidite subaguda, porém centrados no interstício da glândula (adjacente aos folículos).[9,10] Por fim, a tireoidite de palpação é uma doença clinicamente autolimitada e não apresenta características macroscópicas típicas. Sugere-se que esteja relacionada a uma resposta inflamatória local secundária ao exame físico ou traumas na região cervical. Apesar de cursar com infiltrado inflamatório composto por macrófagos, linfócitos e, em alguns casos, células gigantes multinucleadas, apresenta quadro histológico mais homogêneo e não tão exuberante como o da tireoidite subaguda.[11,12]

Tireoidite linfocitária e tireoidite de Hashimoto

A descrição de infiltrado inflamatório linfocitário é frequente em relatórios anatomopatológicos e deve ser avaliada pelo clínico com bastante cautela. O simples relato de linfócitos em preparados citológicos ou histológicos pode representar desde o estágio final/resolutivo de um processo inflamatório agudo/subagudo até o prelúdio de uma doença autoimune.

Com efeito, a atenção deve ser voltada aos casos exibindo exuberantes agregados de linfócitos e for-mação de centros germinativos linfoides.[8,9] Quando confrontado com esses achados morfológicos, o patologista está resguardado do diagnóstico de uma tireoidite autoimune. Nos casos em que os folículos tireoidianos se encontram preservados, define-se a tireoidite linfocitária. Nos casos em que se constatam atrofia e fibrose folicular tiroidiana, e metaplasia folicular oncocítica (metaplasia de células de Hürthle), define-se a tireoidite de Hashimoto (Figura 22.3).[8-10]

Essas duas entidades não raramente exibem atipias nucleares (discreto pleomorfismo e clareamento nuclear) sugestivas de carcinoma papilífero. Para descartar a coexistência dessa neoplasia, é imprescindível a avaliação de suas outras características morfológicas, descritas adiante.[9,10]

Tireoidite de Riedel

Também conhecida como tireoidite fibrosante, é doença rara e afeta indivíduos de idade avançada. Nota-se um aumento assimétrico da glândula, com substituição do seu parênquima por tecido firme, fibroso. O crescimento da tireoide e sua aderência a estruturas adjacentes – podendo cursar inclusive com dispneia secundária à compressão da traqueia – levantam as hipóteses clínica e macroscópica de neoplasia maligna. O diagnóstico definitivo, no entanto, é dado pelo exame microscópico, em que se observa ampla hialinização do parênquima tiroidiano, além de infiltrado inflamatório linfoplasmocitário.[6,8,11,12]

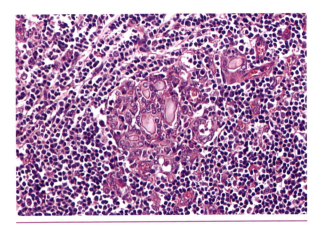

Figura 22.3 Folículos tireoidianos em meio a denso infiltrado inflamatório mononuclear. Algumas células apresentam clareamento nuclear que poderia sugerir transição para carcinoma papilífero da tireoide. Em casos como esse, é fundamental constatar outras características morfológicas desse câncer, como as pseudoinclusões e as fendas nucleares, as quais não foram encontradas nessa paciente (Hematoxilina e Eosina – H&E, 200×).[8-10]

PATOLOGIA NO DIAGNÓSTICO DIFERENCIAL DE NÓDULOS DA TIREOIDE

A prevalência de nódulos da tireoide, na população adulta, é de aproximadamente 10%. Frente a essas lesões, o investigador tem como principal objetivo afastar o diagnóstico de uma neoplasia maligna. A história familiar de câncer da tireoide, o antecedente pessoal de irradiação da cabeça ou pescoço e o achado clinicorradiológico de nódulo endurecido, de rápido crescimento e/ou aderido a estruturas adjacentes são alguns dos indicadores de risco para malignidade.[13]

A propedêutica frente aos nódulos suspeitos envolve a realização de uma punção aspirativa por agulha fina (PAAF). Segue-se, nos casos confirmados ou com alto grau de suspeição citológica, um procedimento cirúrgico para remoção da lesão.[13,14]

Desde já é importante ressaltar que, mesmo com a progressiva incorporação dos avanços dos métodos de imagem, da citopatologia de amostras pela PAAF e os valiosos estudos de alterações moleculares, o padrão-ouro para o diagnóstico dos nódulos da tireoide continua sendo a avaliação macro e microscópica de suas características histopatológicas.[10,13,14] Para o sucesso diagnóstico, ressaltamos a imperiosa necessidade de que o clínico requisitante apresente sempre suas principais hipóteses, favorecendo o diálogo entre os diversos especialistas, base para o melhor resultado para os pacientes. As lesões nodulares tireoidianas tipicamente se enquadram, de acordo com sua morfologia, em quatro grandes grupos: lesões foliculares com epitélio semelhante ao da glândula normal (hiperplasias, adenoma folicular e carcinoma folicular); lesões do epitélio folicular com características nucleares típicas (carcinoma papilífero e suas variantes); lesões do epitélio folicular diferenciadas (carcinomas anaplásico e pouco diferenciado da tireoide); e lesões de células neuroendócrinas (hiperplasia de células C e carcinoma medular da tireoide).[9,10,13,14] Discutiremos ainda neste tópico, aspectos morfológicos do linfoma primário da tireoide e do acometimento secundário do órgão por neoplasias metastáticas.

As principais neoplasias malignas da tireoide, suas frequências e sobrevidas estimadas estão organizadas na Tabela 22.1.

LESÕES FOLICULARES BENIGNAS DA TIREOIDE

As lesões foliculares tireoidianas envolvem um espectro de doenças que vão desde condições hiperplásicas até neoplasias benignas e malignas. No grupo das lesões foliculares benignas que cursam com formação de nódulos tiroidianos, destaque deve ser dado para a hiperplasia nodular e para o adenoma folicular.

A hiperplasia nodular (bócio multinodular ou bócio adenomatoso) é a doença mais frequente da tireoide. Suas duas apresentações clínicas – bócio endêmico, associado à deficiência de iodo e bócio esporádico, de patogenia desconhecida – têm características morfológicas semelhantes.

O exame macroscópico da tireoide acometida por hiperplasia nodular evidencia aumento irregular da glândula, secundário a múltiplas lesões de tamanhos variados. Aos cortes, os nódulos são revestidos por cápsula fina, por vezes descontínua, e podem apresentar transformações degenerativas – alterações císticas, hemorragia e calcificações. Adicionalmente às transformações degenerativas, o exame microscópico evidencia dilatação dos folículos tireoidianos e hiperplasia do epitélio folicular (Figura 22.4). As características celulares e, especialmente, as nucleares encontram-se preservadas.[9,10]

A avaliação dos achados macro e microscópicos costuma ser suficiente e o diagnóstico definitivo não

Tabela 22.1 Frequência e sobrevida aproximadas dos principais tumores primários da tireoide

Tumor	Frequência (%)	Sobrevida - 10 anos (%)
Carcinoma papilífero	75–85	93–98
Carcinoma folicular	10–20	85–95
Carcinoma medular	3–5	56–87
Carcinoma indiferenciado	1–2	< 10
Carcinoma pouco diferenciado	2–7	50
Linfoma primário da tireoide	1–5	66*
Metástase para tireoide	1,4–3	25*

* Valores de sobrevida em 5 anos para linfoma primário da tireoide e envolvimento secundário da tireoide (metástase para o órgão).
Fontes: adaptado.[15-24]

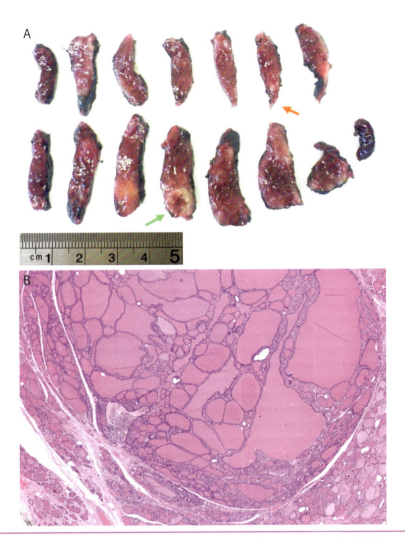

Figura 22.4 (4A) Exame macroscópico de tireoide: o patologista deve identificar as margens do órgão (usualmente com tinta nanquim) e realizar cortes mais finos possíveis. O presente caso corresponde a exame macroscópico de uma hiperplasia nodular da tireoide, com destaque para dois nódulos (setas). (4B) Representação histológica exibindo nódulo hiperplásico não encapsulado, com folículos tireoidianos de diferentes tamanhos (H&E, 20×). Fonte: Acervo dos autores.

representa uma dificuldade para o citopatologista ou patologista. Exceção se faz nos casos em que se identifica um nódulo dominante com características citopatológicas ou arquiteturais sugestivas de um processo neoplásico.[9]

A situação que melhor representa essa dificuldade diagnóstica se dá justamente em casos suspeitos para adenoma folicular. Esse tumor tipicamente se apresenta como lesão única, com cápsula contínua e íntegra. No entanto, pode ser multifocal ou surgir em um contexto de hiperplasia nodular, representando um desafio mesmo para profissionais experientes. Nesses contextos, outros critérios morfológicos, listados na Tabela 22.2, devem ser avaliados.[9,10] Apesar da aparente dicotomia entre as duas lesões, as características citadas muitas vezes estão sobrepostas e a diferenciação entre elas não é possível. O morfologista se resguarda de um diagnóstico definitivo, mas deve informar ao clínico o comportamento biológico da lesão, evidenciando se tratar de proliferação folicular sem indícios de malignidade.[9]

A principal importância dos diagnósticos de hiperplasia nodular e, especialmente, de adenoma folicular reside, portanto, na informação "ausência de critérios morfológicos de malignidade". Obviamente, as decisões de seguimento clínico ou de intervenção cirúrgica dependem da avaliação combinada com outros critérios clínicos e radiológicos, que não são o objetivo de discussão deste capítulo.

A preocupação do médico patologista, nos casos confirmados ou muito suspeitos de adenoma folicular, é justamente afastar a possibilidade do carcinoma folicular. Citopatologicamente, as duas lesões são indistintas: apresentam células cuboidais ou colunares baixas, com núcleos regulares (pleomorfismo mínimo ou ausente), usualmente hipercromáticos,

Tabela 22.2 Principais características diferenciais entre hiperplasia nodular e adenoma folicular

Característica	Hiperplasia nodular	Adenoma folicular
Apresentação	Múltiplas lesões	Lesão única
Cápsula	Íntegra ou descontínua	Íntegra
Tamanho dos folículos tireoidianos (comparados aos da glândula normal)	Grande	Pequeno
Compressão do parênquima adjacente	Ausente	Presente
Característica do parênquima adjacente	Similar à lesão	Diferente da lesão

Fonte : adaptado.[9-10]

sem nucléolo evidente. O citoplasma pode ser fraca ou fortemente eosinofílico e o número de mitoses costuma ser baixo. Em outras palavras, não existem critérios citopatológicos de atipia celular para subdividir essas neoplasias foliculares em benignas (adenoma folicular) ou malignas (carcinoma folicular). Dessa forma, a PAAF tem limitada importância na determinação do comportamento biológico dessas lesões.[9,25-28]

Do ponto de vista histopatológico, adenomas e carcinomas foliculares também apresentam semelhanças: são tumores tipicamente encapsulados, exercem alterações compressivas no parênquima tireoidiano adjacente e são compostos por folículos pequenos (quando comparados aos de uma glândula normal).[9,26] Nos casos em que o tumor se apresenta com invasão de estruturas adjacentes à tireoide ou disseminação linfática ou hematogênica, o diagnóstico é óbvio.[18,27] O desafio está nos casos restritos ao órgão e envolve a avaliação de dois importantes critérios histológicos:

- Invasão da cápsula tumoral: qualificado quando ocorre a transposição de células tumorais de uma linha imaginária traçada no contorno externo da cápsula do tumor. Apesar de conceitualmente simples, a reprodutibilidade deste critério é baixa e dependente do treinamento e experiência do morfologista;[28,29]
- Invasão de vasos sanguíneos: qualificado quando ocorre invasão de vasos presentes além da ou na cápsula tumoral. A dificuldade na avaliação deste critério reside na necessidade de presenciar a "endotelização" tumoral (células endoteliais do vaso sanguíneo "revestindo" o tumor) para descartar a possibilidade de arrastamento de células tumorais para o interior do vaso durante a manipulação do órgão no procedimento cirúrgico ou processamento histológico.

A ausência desses dois critérios qualifica o diagnóstico de adenoma folicular. No entanto, o excesso de subjetividade nas suas interpretações pode gerar dificuldades na sua reprodutibilidade, especialmente entre profissionais menos experientes.[25,28,29]

CARCINOMA FOLICULAR DA TIREOIDE

O carcinoma folicular é definido como neoplasia epitelial maligna bem diferenciada, que surge nas células foliculares tireoidianas e desenvolve padrão arquitetural e citopatológico específico. Ao contrário do carcinoma papilífero (ver adiante), não apresenta características nucleares típicas e tem predileção pela via de disseminação hematogênica (metástases principalmente para pulmão e ossos), em detrimento à linfática (Figura 22.5).[25,26,28,29]

O principal diagnóstico diferencial dessa entidade, conforme descrito anteriormente, se dá com o adenoma folicular, por meio da presença de invasão vascular e/ou da cápsula tumoral. Deve constar, no relatório anatomopatológico, não apenas a presença ou ausência de tais critérios, como sua quantificação. Dessa forma, os carcinomas foliculares devem ser subdivididos em quatro categorias:[18,27-29]

- Carcinomas foliculares minimamente invasivos, com invasão exclusiva da cápsula tumoral: correspondem aos tumores sem invasão vascular. Metástases são extremamente infrequentes e a mortalidade associada ao tumor é virtualmente nula;
- Carcinomas foliculares minimante invasivos, com limitada invasão vascular: correspondem aos tumores com invasão de menos de quatro vasos sanguíneos, independentemente da integridade da cápsula. Apresentam risco de metástase de aproximadamente 5% e mortalidade associada à doença inferior a esse índice;
- Carcinomas foliculares minimante invasivos, com extensa invasão vascular: correspondem aos tumores com invasão de quatro ou mais vasos sanguíneos. Apresentam risco de evento adverso (metástase ou óbito) de aproximadamente 18%;

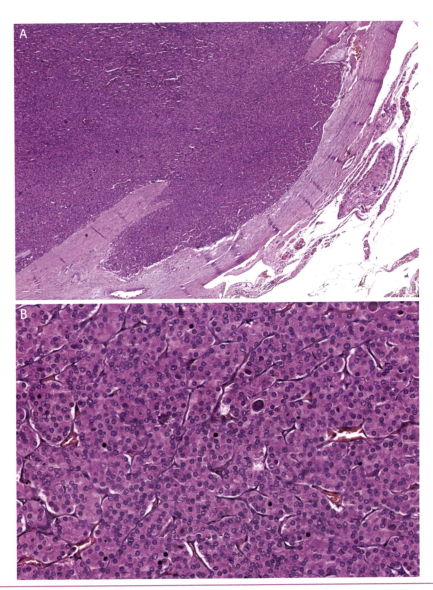

Figura 22.5 (A) Carcinoma folicular da tireoide: invasão da cápsula tumoral, visualizada em pequeno aumento (H&E, 40x). (B) Esta neoplasia maligna tipicamente se organiza em pequenos folículos, não apresentando as alterações nucleares dos carcinomas papilíferos. Não há outros critérios morfológicos que permitam a distinção com o adenoma folicular (H&E, 200×).[25,26,28,29]

- Carcinomas foliculares extensamente invasivos: correspondem aos tumores com extensa invasão vascular e do parênquima adjacente, usualmente comprometendo estruturas extratireoidianas. Apresentam risco de metástase à distância superior a 25%. Além disso, apresentam mortalidade de até 50% em 10 anos.

O carcinoma oncocítico (carcinoma de células de Hürthle) é uma neoplasia maligna caracterizada por células epiteliais habitualmente poligonais, de porte médio ou grande, com citoplasma amplo, granular e eosinofílico. Apresenta organização arquitetural em pequenos folículos. Outrora considerado uma entidade distinta, corresponde, de acordo com a última classificação proposta pela Organização Mundial da Saúde (OMS), em 2004, a uma variante do carcinoma folicular. Apesar de não haver consenso quanto à categorização dessa entidade, é importante reconhecer que esse tumor se comporta de maneira mais agressiva que os carcinomas foliculares usuais, além de apresentar maior resistência ao tratamento com iodo radioativo e maior tendência à disseminação linfática.[29,30]

Outras variantes de carcinoma folicular reconhecidas pela OMS são: células claras; mucinoso; e com células em anel de sinete. Apesar de apresentarem características morfológicas singulares, o significado biológico e as implicações clínicas (resposta a tratamento e prognóstico) desses tumores ainda são incertos.[30]

CARCINOMA PAPILÍFERO DA TIREOIDE

Semelhante ao carcinoma folicular, também é definido como neoplasia epitelial maligna bem diferenciada que surge nas células foliculares tireoidianas. Em contraste ao carcinoma folicular, no entanto, o carcinoma papilífero da tireoide apresenta características nucleares típicas e diagnósticas, a citar:[9,10]

- Clareamento da cromatina, tornando as células pálidas;
- Hipercelularidade, com acúmulo e sobreposição de núcleos;
- Variação de tamanho e cromatismo de núcleos (pleomorfismo), destacando-se o hipercromatismo e o reforço da nucleolema;
- Fendas/sulcos nucleares (*nuclear grooves*), dando às células um aspecto de grão de café;
- Pseudoinclusões nucleares.

Não raro, essas neoplasias apresentam-se multifocais, com aspectos já identificáveis aos exames de imagem pré-operatórios: tratam-se das lesões evidentes, com áreas esbranquiçadas, firmes, irregulares, por vezes com vegetações intracísticas.[9,10,25,30] Em outras situações, apenas o estudo anatomopatológico macroscópico surpreende tais lesões. Por isso, os principais protocolos internacionais de procedimento recomendam que, seja no laboratório, ou preferencialmente já no exame intraoperatório, o médico patologista seccione não apenas o nódulo pré-selecionado pelo exame de imagem, mas todo o espécime. Recomendam ainda cortes tão finos quanto possível, preferencialmente da ordem de 0,3 cm, permitindo a identificação dos microcarcinomas papilíferos, inferiores a 1 cm de diâmetro, cujo significado clínico tem sido motivo de crescente interesse.[29,31,32] Há ainda, formas extremamente incipientes, habitualmente menores que 0,1 cm, identificadas apenas ao microscópio e seu real significado clínico ainda parece incerto, incluindo-se sua analogia com carcinomas in situ ou com carcinomas mínimos de outros órgãos.

Outra importante característica do carcinoma papilífero é a alta frequência de metástases linfonodais. Em até 38% dos casos, a apresentação inicial do tumor é acompanhada do comprometimento de pelo menos um linfonodo regional.[25]

Além das características inerentes ao núcleo, é importante avaliar a disposição dos núcleos nas células e o tamanho e a disposição arquitetural das células dentro do tumor. Múltiplas variantes do carcinoma papilífero da tireoide já foram descritas, classificadas eminentemente por esses critérios morfológicos (Figura 22.6). No entanto, a importância da subclassificação desse tumor também tem alicerces nos seus comportamentos biológicos e evolução clínica. (Tabela 22.3)[3,16,25,29-31,33-35]

CARCINOMA INDIFERENCIADO (ANAPLÁSICO) DA TIREOIDE

Corresponde a menos de 5% das neoplasias malignas desse órgão e se apresenta mais habitualmente em paciente com mais de 70 anos, como massa de crescimento extremamente acelerado, com enrijecimento ("congelamento") da região cervical e precoce disseminação linfática e hematogênica. A coexistência, em alguns tumores, de focos de carcinoma bem diferenciado (principalmente de carcinoma papilífero) favorece a hipótese de diferenciação tumoral.[9,25,36]

O exame macroscópico evidencia substituição do parênquima tireoidiano e de estruturas adjacentes por massa branco-acinzentada. Histologicamente, o carcinoma indiferenciado se apresenta como bloco sólido de células pleomórficas e/ou sarcomatoides (lembrando sarcoma).[25,36] Para o diagnóstico definitivo, é fundamental a demonstração de diferenciação epitelial, tipicamente comprovada pela expressão imuno-histoquímica de queratinas pelo menos em pequenos grupos de células tumorais. Além disso, esses tumores exibem, em até 75% dos casos, imunoexpressão de PAX-8. Não se observa, no entanto, positividade para outros marcadores de diferenciação das células foliculares (como tireoglobulina e TTF-1) e para marcadores de células parafoliculares (como sinaptofisina e calcitonina).[3,4,25,36]

CARCINOMA POUCO DIFERENCIADO DA TIREOIDE

Apresenta comportamento biológico e características morfológicas intermediárias entre os carcinomas bem diferenciados (papilífero e folicular) e o carcinoma indiferenciado (Figura 22.7). Os critérios histológicos fundamentais para o diagnóstico desse tumor incluem:[21,29,30]

- Arranjo celular sólido, trabecular ou insular;
- Manutenção, mesmo que mínima, da morfologia folicular;
- Ausência de características nucleares típicas de carcinoma papilífero;
- Necrose tumoral;

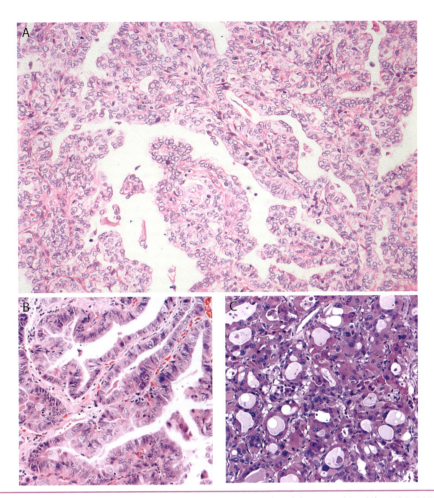

Figura 22.6 Carcinoma papilífero da tireoide: variante clássica (A), células altas (B) e oncocítica (C) – H&E, 200×. Fonte: Acervo dos autores.

- Elevado índice mitótico (mais de três mitoses em dez campos de grande aumento).

A demonstração da diferenciação folicular pode ainda ser realizada por meio da expressão imuno-histoquímica de TTF-1 e PAX-8, positivos nas células tumorais.[3,4,25]

CARCINOMA MEDULAR DA TIREOIDE

Definido como neoplasia epitelial maligna que surge nas células C (parafoliculares) tireoidianas. Pode se apresentar nas formas esporádica (70% dos casos) ou hereditária (30% dos casos), de herança autossômica dominante.[19,25]

Macroscopicamente, os carcinomas medulares se apresentam como lesões bem delimitadas, localizadas no terço médio dos lobos laterais, posição preferencial das células parafoliculares na glândula. À microscopia, são observadas ilhas de células poligonais ou ligeiramente fusiformes, separadas por um fino septo fibrovascular. Os núcleos celulares são ovais e apresentam cromatina finamente granular, característica das neoplasias neuroendócrinas. Como por vezes ocorre em neoplasias neuroendócrinas de outras vísceras, a maioria dos casos apresenta depósitos intratumorais de substância amiloide.[9,30]

A despeito das características morfológicas típicas, é interessante demonstrar a diferenciação celular neuroendócrina parafolicular por meio da expressão imuno-histoquímica de calcitonina e de marcadores neuroendócrinos, como cromogranina e sinaptofisina (Figura 22.8).[3,4]

O patologista deve ainda ter conhecimento da patogenia das formas familiares do carcinoma medular da tireoide, associadas às síndromes endócrinas múltiplas MEN2A e MEN2B. Nesses casos, o acúmulo sequencial de mutações – axioma evolutivo de todos os cânceres – explica a condição pré-neoplásica da hiperplasia de células C, histologicamente representada por diminutos ninhos sólidos de células poligonais e/ou fusiformes.[3,9,25]

Tabela 22.3 Variantes do carcinoma papilífero da tireoide e seus prognósticos

Prognóstico favorável (superior ao da variante clássica)		
Variante	**Morfologia**	**Características clínicas**
Encapsulada	Apresenta cápsula fibrosa envolvendo tumor com arquitetura semelhante à da variante clássica	• Menor taxa de comprometimento linfonodal; • Excelente prognóstico.
Cribriformemorular	Arquitetura cribriforme (em "crivo de chuveiro") com eventuais mórulas de células escamosas. Coloide usualmente ausente.	• Mutação APC e betacatenina frequentes; • Correlação com polipose adenomatosa familiar.
Prognóstico intermediário (semelhante ao da variante clássica)		
Clássica ou Convencional	Papilas com eixo fibrovascular denso, revestidas por células tumorais dispostas em uma ou mais camadas.	• Variante mais comum; • Frequente dos 20 aos 40 anos;
Variante folicular do carcinoma papilífero	Características nucleares de carcinoma papilífero e arquitetura de carcinoma folicular. Subdivide-se em: • Encapsulado: envolvido por cápsula fibrosa;(*) • Infiltrativo: fibrose intratumoral, contornos irregulares.	• Encapsulado: prognóstico excelente se não houver invasão da cápsula; associado à mutação RAS; • Infiltrativo: clinicamente semelhante à variante clássica; associado à mutação BRAF.
Variante oncocítica do carcinoma papilífero	Células com citoplasma eosinofílico, granular e abundante. Diagnóstico diferencial com a variante oncocítica do carcinoma folicular (que não apresenta as características nucleares de um carcinoma papilífero).	• Comportamento biológico (idade e prognóstico) semelhante ao da variante clássica.
Células altas	Papilas com células alongadas, apresentando comprimento três vezes maior que a largura e núcleo usualmente disposto na porção basal.	• Pacientes mais idosos (sexta década de vida); • Alta prevalência de mutação BRAF; • Refratário ao tratamento com iodo radioativo.
Prognóstico desfavorável (inferior ao da variante clássica)		
Sólida	Presença de mais de 50% de arquitetura sólida. Diagnóstico diferencial com carcinomas pouco diferenciados.	• Evolução desfavorável; • Maior risco de metástase à distância.
Esclerosante difusa	Ilhas de células neoplásicas em meio a extensas áreas de fibrose e infiltrado inflamatório mononuclear, acometendo os dois lobos tireoidianos.	• Indivíduos jovens; • Associação com autoan-ticorpos; • Metástases linfonodais e recorrência local são eventos frequentes.
Células colunares	Células ainda mais altas que a variante anterior, citoplasma baso ou anfofílico (arroxeado), núcleos estratificados (diferentes posições) e hipercromáticos. Leve semelhança com os carcinomas endometrioide e colorretal.	• Extremamente agressivo; • Metástases à distância frequentes; • Mutação BRAF em 1/3 dos casos.

*Em detalhado estudo anatomopatológico recentemente publicado, Nikiforov e cols. propõem a renomeação da forma não invasiva dessas lesões encapsuladas como "neoplasia tireoidiana folicular não invasiva com núcleos papilífero - símile (NIFTP)"[35]. Tal nome, acompanhado por guia visual de critérios nucleares simplificados visando ao aumento da concordância interobservadores, retira essa frequente variante do conjunto dos carcinomas e reconhece o potencial de evolução muito favorável desse subgrupo de neoplasias, abrindo a perspectiva para tratamento menos agressivo para esses casos.

Fonte : adaptado.[3,16,25,29,30,31,33-35]

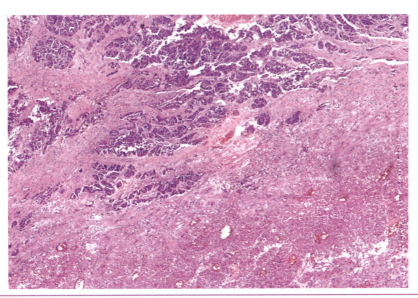

Figura 22.7 Carcinoma pouco diferenciado da tireoide: essa neoplasia tipicamente apresenta arquitetura sólida. Necrose é uma importante característica diagnóstica e pode ser observada na porção inferior direita da figura (H&E, 50×).[21,29,30]

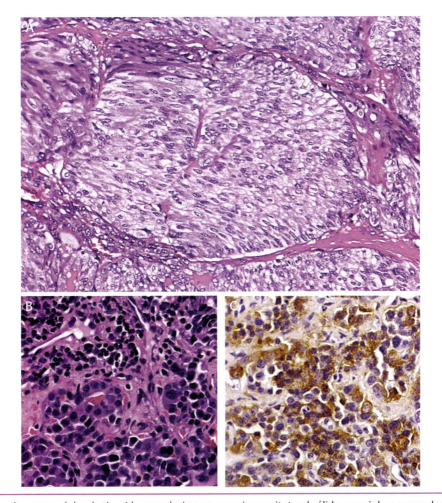

Figura 22.8 (A) Carcinoma medular da tireoide: neoplasia com arranjo arquitetural sólido, em ninhos separados por fino septo fibrovascular. Nesta imagem, a neoplasia apresenta células ligeiramente alongadas (fusiformes) e núcleo com cromatina granular (H&E, 200×). (B) Metástase de carcinoma medular da tireoide para linfonodo: nesse caso, as células neoplásicas (inferior da imagem) são poligonais (H&E, 400×). (C) Imunoexpressão citoplasmática de calcitonina em metástase de carcinoma medular da tireoide para linfonodo (Calcitonina, 400×).[3,4]

LINFOMAS PRIMÁRIOS DA TIREOIDE

Os linfomas primários da tireoide correspondem a menos de 5% das neoplasias malignas do órgão e correspondem a aproximadamente 5% de todos os linfomas extranodais. Acometem usualmente indivíduos mais velhos (sétima década de vida). A maioria dos casos ocorre em um contexto de doença inflamatória crônica ou mesmo tireoidite autoimune.[22,23]

Os principais linfomas primários da tireoide são o linfoma difuso de grandes células B e o linfoma B de zona marginal extranodal. O primeiro apresenta características dos linfomas agressivos: células linfoides de diferentes tamanhos, núcleos grandes, cromatina frouxa e alto índice mitótico. O segundo apresenta características dos linfomas indolentes: alta semelhança morfológica com linfócitos maduros, ou seja, núcleos redondos, cromatina densa, citoplasma escasso e baixo índice mitótico.[22,23,25]

O estudo imuno-histoquímico é fundamental e visa confirmar a linhagem linfoide B, determinar o índice proliferativo do tumor e, em casos com morfologia extremamente pleomórfica, excluir a possibilidade de carcinoma indiferenciado (imunoexpressão de queratinas negativa).[22]

METÁSTASES PARA TIREOIDE

Sendo a tireoide um órgão com rica rede de vasos sanguíneos e linfáticos, pode ser acometida por lesões metastáticas de outros sítios primários.[9] Os principais relatos de caso no tema incluem as seguintes neoplasias:

- carcinoma de células renais (mais comum);
- carcinoma epidermoide (mais frequentemente de origem em vias aereodigestivas de cabeça/pescoço);
- adenocarcinomas colorretal e pulmonar; e
- sarcomas.[24,37]

Como só raramente tais metástases correspondem à primeira apresentação clínica dessas neoplasias, a valorização do informe clínico de prévia neoplasia em outro sítio deve ser valorizada, mesmo que tenham decorrido muitos anos do diagnóstico e tratamento das lesões originais. Métodos minimamente invasivos (como PAAF) são importantes e definitivos para o diagnóstico, particularmente na suspeita de um tumor primário da tireoide. A imuno-histoquímica também apresenta um valor inestimável nessas situações, especialmente por meio da imunoexpressão de marcadores específicos de histogênese tumoral ou dos sítios primários.[9,24,25,37]

REFERÊNCIAS BIBLIOGRÁFICAS

1. Carcangiu ML. Thyroid. In: Mills,.E: Histology for pathologists, 4 ed. p. 1185-1208., Philadelphia: Lippincott Williams & Wilkins, 2012.

2. Junqueira LC, Carneiro J. Glândulas endócrinas. In: Histologia básica. 12 ed. p. 385-410. Rio de Janeiro: Guanabara Koogan, 2013.

3. Alves VAF, Mello ES. Aspectos imuno-histoquímicos em patologia da tireoide, In: Volpi EM, Friguglietti CU, Kulcsar MA. Câncer da tireoide - abordagem multidisciplinar. p. 117-123. Rio de Janeiro: GEN Grupo Editorial Nacional, 2010.

4. Lin F, Lui H. Application of immunohistochemistry in thyroid pathology. Archives o fPathology & Laboratory Medicine. Vol 139: 67-82, 2015.

5. Lui H, Lin F, DeLellis R. Thyroid and Parathyroid Gland. In: Lin F, Prichard J. Handbook of practical immunohistochemistry. p. 137-158. New York: Springer, 2011.

6. Brent GA, Davies TF. Hypothyroidism and thyroiditis. In: Melmed S, Polonsky KS, Larsen PR, Kronenberg HM. Williams textbook of endocrinology. p. 406-439. 12 ed. Philadelphia: Elsevier, 2011.

7. Paes JE, Burman KD, Cohen J, Franklyn J, McHenry CR, Kloos R, et al. Acute bacterial suppurative thyroiditis: a clinical review and expert opinion. Thyroid. Vol 20(3): 247-255, 2010.

8. Pearce EN, Farwell AP, Braverman LE. Thyroiditis: current concepts. New England Journal of Medicine. Vol 348: 2656-55, 2003.

9. Rosai J, Tallini G. Thyroid Gland. In: Rosai J, Rosai and Ackerman's Surgical Pathology. p. 487-564. 10 ed. Philadelphia: Elsevier, 2011.

10. Maitra A. The endocrine system. In: Kumar V, Abbas AK, Aster JC. Robbins and Cotran Pathologic Basis of Disease. p. 1073-1140. 9 ed. Philadelphia: Elsevier, 2015.

11. Engkakul P, Mahachoklertwattana P, Poomthavorn P. Eponym: de Quervain thyroiditis. European Journal of Pediatrics. Vol 1470: 427-431, 2011.

12. Fellegara G, Rosai J. Multifocal fibrosing thyroiditis: report of 55 cases of a poorly recognized entity. American Journal of Surgical Pathology. Vol 39 (3): 416-424, 2015.

13. Maia AL, Ward LS, Carvalho GA, Graf H, Maciel RMB, Vaisman M, et al. Nódulos de tireoide e câncer diferenciado de tireoide: consenso brasileiro. Arquivos Brasileiros de Endocrinologia & Metabologia. Vol 51 (5): 867-893, 2007.

14. Utiger R. The multiplicity of thyroid nodules and carcinomas. New England Journal of Medicine. Vol 352 (23): 2376-78, 2005.

15. Gilliland FD1, Hunt WC, Morris DM, Key CR. Prognostic factors for thyroid carcinoma. A population-based study of 15,698 cases from the Surveillance, Epidemiology and End Results (SEER) program 1973-1991. Cancer. Vol 79(3):564-73, 1997.

16. Nikiforov Y, Nikiforova M. Molecular genetics and diagnosis of thyroid cancer. Nature Reviews Endocrinology. Vol 7: 569-580, 2011.

17. Omur O, Baran Y. An update on molecular biology of thyroid cancers. Critical Reviews in Oncology Hematology. Vol 90: 233-252, 2014.

18. Podda M, Saba A, Porru F, Reccia I, Pisanu A. Follicular thyroid carcinoma: differences in clinical relevance between minimally invasive and widely invasive tumors. World Journal of Surgical Oncology, 13:193, 2015.

19. Hu MI, Ying AK, Jimenez C. Update on Medullary Thyroid Cancer. Endocrinology & Metabolism Clinics of North America. Vol 43: 423-442, 2014.

20. Kane SV, Sharma TP. Cytologic diagnostics approach to poorly differentiated thyroid carcinoma: a Single-Institution study. Cancer Cytopathology. Vol 123: 82-91, 2015.

21. Volante M, Rapa I, Papotti M. Poorly Differentiated Thyroid Carcinoma: Diagnostic Features and Controversial Issues. Endocrine Pathology. Vol 19: 150-155, 2008.

22. Stein SA, Wartofsky L. Primary thyroid lymphoma: a clinical review. Journal of Clinical Endocrinology and Metabolism. Vol 98: 3131-3138, 2013.

23. Graff-Baker A, Sosa JA, Roman SA. Primary thyroid lymphoma: a review of recent developments in diagnosis and histology-driven treatment. Current Opinion in Oncology. Vol 22: 17-22, 2010.

24. Hegerova L, Griebeler ML, Reynolds JP, Henry MR, Gharib H. Metastasis to the thyroid gland: report of a large series from the Mayo Clinic. American Journal of Clinical Oncology. Vol. 38 (4): 338-342, 2015.

25. Chan JKC. Tumors of the thyroid and parathyroid glands. Part A: the thyroid gland. In: Fletcher CDM: diagnostic histopathology of tumors. p. 1177-1271. 4 ed. Philadelphia: Elsvier, 2013.

26. Erickson LA. Follicular thyroid neoplasms. In: Atlas of endocrine pathology. p. 55-62. New York: Springer, 2014.

27. LiVolsi VA, Baloch ZW. Follicular-Patterned tumors of the thyroid: the battle of benign vs. malignant vs/So-called uncertain. Endocrine Pathology. Vol 22: 184 -189, 2011.

28. Sobrinho-Simões M, Eloy C,Magalhães J, Lobo C, Amaro T. Follicular thyroid carcinoma. Modern Pathology. Vol 24: 10-18, 2011.

29. Seethala RR, Asa SL, Carty SE, Hodak SP, McHugh JB, Nikiforov YE, et al. Protocols for the examination of specimens from patients with carcinomas of the thyroid gland. College of American Pathologists, 2014. Disponível em: http://www.cap.org/ShowProperty?nodePath =/UCMCon/Contribution Folders/WebContent/pdf/cp-thyroid-2014-protocol.pdf. Acesso em: 27 ago 2015.

30. DeLellis RA, Lloyd RV, Heitz PU, Eng C (eds). Pathology and genetics of tumors of endocrine organs. Lyon, França: IARC Press, 2004.

31. Al-Brahim N, Asa SL. Papillary thyroid carcinoma: an overview. Archives of Pathology & Laboratory Medicine. Vol 130: 1057-1062, 2006.

32. Wludarski SCL, Matos PS, Bachhi CE. Neoplasia da tireoide. In: Bacchi CE, Melo CRA, Franco MF, Neto RA. Manual de padronização de laudos histopatológicos da Sociedade Brasileira de Patologia. 4 ed. Barueri: Manole, 2014.

33. Lloyd RV, Buehler D, Khanafshar E. Papillary thyroid carcinoma variants. Head and Neck Pathology. Vol 5: 51-56, 2011.

34. Pradhan D, Sharma A, Mohanty SK. Cribriform-morular variant of papillary thyroid carcinoma. Pathology – Research and Practice, Vol 211:712-6,2015.

35. Nikiforov YE, Seethala RR, Tallini G, et al. Nomenclature revision for encapsulated follicular variant of papillary thyroid carcinoma: a paradigm shift to reduce overtreatment of indolent tumors. JAMA Oncol. 2016;2(8):1023-1029. doi:10.1001/jamaoncol.2016.0386.

36. Ragazzi M, Ciarrocchi A, Sancisi V, Gandolfi G, Bisagni A, Piana S. Update on anaplastic thyroid carcinoma: morphological, molecular, and genetic features of the most aggressive thyroid cancer. International Journal of Endocrinology. Vol 2014, 2014.

37. HooKim K, Gaitor J, Lin O, Reid MD. Secondary tumors involving the thyroid gland: a multi-institutional analysis of 28 cases diagnosed on fine-needle aspiration. Diagnostic Cytopathology, 2015;43(11):904-911. doi:10.1002/dc.23331.

Hipertireoidismo

23

Suemi Marui
Reinaldo P. Furlanetto
João Roberto Maciel Martins

INTRODUÇÃO

Hipertireoidismo representa o quadro clínico no qual ocorre hiperfunção da glândula tireoide com aumento na produção, secreção e concentração sérica dos hormônios tireoidianos (HT). Deve ser diferenciado do termo tireotoxicose que designa toda manifestação clínica decorrente da elevação sérica dos HT independentemente de sua causa. Embora ambas as terminologias sejam amplamente usadas como sinônimas, a diferenciação entre elas é clinicamente relevante uma vez que pode haver tireotoxicose sem hiperfunção glandular. Exemplo disso ocorre nos casos de uso excessivo indevido de HT (tireoxicose factícia), no qual podem surgir sintomas de tireoxicose, mas a tireoide é hipofuncionante devido à supressão do TSH. Tireotoxicose também ocorre nos processos em que há lesão glandular extensa, como nas tireoidites destrutivas (tireoidite subaguda, tireoidite silenciosa, tireoidite pós-parto e, eventualmente, na fase inicial da tireoidite de Hashimoto), em que há extravasamento de HT pré-formado para a circulação. A diferenciação se a tireotoxicose ocorre por aumento de função ou não é também importante para se definir a melhor forma de tratamento.

Hipertireoidismo é uma doença bastante comum. Estudos populacionais mostram prevalência que varia de 0,2 a 3% e incidência variando de 0,14 a 0,77/1.000 indivíduos por ano na dependência da idade, sexo e região geográfica avaliada. Sua incidência também aumenta com a idade e é maior entre caucasianos e em regiões com deficiência de iodo.

CAUSAS DE HIPERTIREOIDISMO

As causas de hipertireoidismo são bastante variadas e, do ponto de vista prático, poderiam ser divididas em causas comuns e raras e, dentro de cada grupo, aquelas que se manifestam por hiperfunção glandular e as sem hiperfunção (Tabela 23.1). As principais causas de tireotoxicose são, indiscutivelmente, a doença de Graves (DG) e bócio uni ou multinodular tóxicos, que representam juntas mais de 80% dos casos. Não se pode esquecer também das tireotoxicoses transitórias, decorrentes da liberação excessiva de HT para a corrente sanguínea secundária a quaisquer processos destrutivos da tireoide, que representam cerca de 10% dos casos. Entre essas, a tireotoxicose pode ocorrer por causas tão comuns como a fase inicial destrutiva da tireoidite de Hashimoto, tireoidite subaguda (granulomatosa ou De Quervain) e tireoidite pós-parto e até formas bastante incomuns como as decorrentes de tireodite aguda infecciosa (bacteriana, viral, parasitária), após irradiação externa do pescoço para tratamento de neoplasias malignas da cabeça e pescoço (tireoidite actínica), por degeneração de adenoma atóxico e as induzidas por medicamentos comumente usados na prática médica como a amiodarona, lítio, interferon α e interleucina-2.

Tabela 23.1 Principais causas de tireotoxicose e hipertireoidismo

Causas comuns	Etiopatogenia
Com hiperfunção glandular	
• Doença de Graves • Bócios uni e multinodular tóxicos	• Anticorpos antirreceptores de TSH (TRAb) • Mutações ativadoras do TSH-R ou da proteína Gs α
Sem hiperfunção glandular	
• Fase inicial da tireoidite de Hashimoto • Tireoidite subaguda • Tireoidite silenciosa e pós-parto • Uso exógeno de HT	• Destruição dos folículos e liberação de HT decorrente do processo inflamatório autoimune • Provável etiologia viral • Destruição dos folículos e liberação de HT decorrente do processo inflamatório autoimune • Aumento da ingestão de HT (iatrogênica ou factícia)
Causas raras	Etiopatogenia
Com hiperfunção glandular	
• TSHoma • Síndrome de resistência aos HT • Doença de Graves neonatal • Hipertireoidismo congênito • Hiperemese gravídica • Coriocarcinoma • *Struma ovarii* • Carcinoma folicular metastático • Induzido por medicamentos contendo iodo	• Adenoma hipofisário secretor de TSH • Mutação do TR-β (com predomínio no tecido hipofisário) • Passagem transplacentária de TRAb • Mutação ativadora do TSH-R • Hipersecreção de gonadotrofina coriônica • Hipersecreção de gonadotrofina coriônica • Secreção ectópica por tecido tireoidiano em teratoma ovariano • Tecido neoplásico hiperfuncionante • Hipersecreção por tecido autônomo (fenômeno de Jod-Basedow)
Sem hiperfunção glandular	
• Tireoidite aguda • Tireoidite actínica • Degeneração de adenoma atóxico • Tireotoxicose do "hambúrguer" • Induzido por medicamentos (amiodarona, interferon-alfa, lítio, interleucina-2)	• Processo infeccioso (bacteriano ou fúngico) • Destruição de folículos após irradiação (radioiodo; radioterapia) • Destruição dos folículos e liberação de HT decorrente de infarto e necrose intranodular • Ingestão de carne contendo tecido tireoidiano • Destruição dos folículos por ação tóxica direta do medicamento

TSH, hormônio estimulante da tireoide. TSH-R, receptor de TSH. HT, hormônio tireoidiano. TSHoma, adenoma hipofisário secretor de TSH. TR, receptor intranuclear dos hormônios tireoidianos.

Fonte: adaptado de Franklyn and Boelaert, Lancet 2012;379:1155.

A DOENÇA DE GRAVES (DG)

A principal causa de tireotoxicose é a DG, em que o paciente produz autoanticorpos (TRAb) que se ligam e estimulam os receptores do TSH presentes na superfície das células tireoidianas, levando ao aumento da produção de T3 e T4. A DG tem prevalência de 0,5 a 2% e acomete predominantemente mulheres jovens, entre 20 e 40 anos, na proporção de 6-10:1 homem. Em regiões com suficiência de iodo, a DG é responsável por cerca de 80% dos casos de hipertireoidismo; mas, mesmo em regiões geográficas com carência daquele metal, é responsável por quase 50% dos casos.

Em razão de sua natureza autoimune, é relativamente comum a ocorrência de outra doença autoimune associada e cerca da metade dos pacientes relata alguma história familiar de autoimunidade. Estudos em gêmeos idênticos mostram que 80% da suscetibilidade à DG é determinada geneticamente e modificações em alguns genes, tais como o CTLA4, PTPN22 e TSHR, mostram forte associação com o surgimento da doença. Ainda, fatores ambientais como estresse físico, psicológico e infecções funcionariam como gatilho do desbalanço da imunidade na patogênese da doença.

QUADRO CLÍNICO DA DG

A tríade característica da doença de BG compreende bócio, tireotoxicose e exoftalmo (Figura 23.1). Em virtude do estímulo contínuo do TRAb, ocorrem hiperplasia glandular e bócio. A hiperatividade resultante desse estímulo gera excesso de HT que é secretado para a corrente sanguínea e chega aos tecidos periféricos. Os efeitos dos HT são, então, provocados pela sua captação celular via transportadores de membrana como o MCT8 e OATPC1. No interior da célula, o T3 interage com seus receptores específicos nucleares (THR-α e β) o que regulará a transcrição de diferentes genes. O excesso de T3 também provoca efeitos não genômicos que aumentam a atividade adrenérgica. A resultante dessas ações dos HT produz efeitos multissistêmicos caracterizados por hipermetabolismo, calorigênese excessiva, perda de peso (apesar de hiperfagia), intolerância ao calor, sudorese excessiva, nervosismo, labilidade emocional, irritabilidade, insônia, tremores de extremidades, taquicardia e outras taquiarritmias (principalmente fibrilação atrial), aumento do diferencial pressórico, dispneia aos esforços, fraqueza e diminuição da massa e da força muscular podendo chegar a quadros de paralisia, aumento do trânsito intestinal, alterações menstruais e alterações oculares (Tabela 23.2).

Além disso, os pacientes com DG podem apresentar exoftalmia e mixedema pré-tibial; este último resulta de infiltração linfocitária e acúmulo de glicosaminoglicanos e líquido no tecido conjuntivo da região pré-tibial (fibroblastos dessa região têm determinantes antigênicos semelhantes aos da tireoide e aos da região retro-ocular), provocando um edema duro com aspecto semelhante à casca de laranja que às vezes pode acometer até a região dorsal dos pés. Alguns pacientes, principalmente asiáticos, podem apresentar quadros de paralisia muscular associada à hipocalemia (paralisia tireotóxica) decorrente de aumento do deslocamento intracelular do potássio através da membrana plasmática, provocada em um terço dos casos por uma mutação genômica no canal de potássio Kir2.6 recentemente descrita.

DIAGNÓSTICO LABORATORIAL DO BG

O teste de maior sensibilidade para confirmação de tireotoxicose é a dosagem de TSH sérico, que estará suprimido em função da retroalimentação negativa dos HT na adeno-hipófise. T4 livre está aumentado em mais de 95% dos casos de hipertireoidismo por DG e, quando normal ou apenas levemente elevado, a dosagem de T3 total pode ser útil na investigação.

A cintilografia com iodo radiativo mostrará uma glândula difusamente aumentada de tamanho (Figura 23.2), hipercaptante, com distribuição uniforme do traçador, mas, na grande maioria das vezes, esse exame não é essencial para confirmação diagnóstica, podendo ser de utilidade na diferenciação com tireoidite destrutiva, pois, nessa eventualidade, a captação de iodo estará suprimida, e também no diagnóstico diferencial com bócio multinodular tóxico que mostrará áreas hiper (nódulos autônomos) e hipocaptantes.

Como se trata de uma doença autoimune, pode-se detectar a presença de autoanticorpos antitireoide: TRAb (presentes em > 95% dos casos), anticorpos antitireoperoxidase e antitireoglobulina (positivos em 50 a 75% dos casos). A dosagem de TRAb pode ser útil quando houver dúvidas quanto ao diagnóstico etiológico do hipertireoidismo, como em pacientes sem exoftalmo e com tireoide de aspecto bocelado à palpação; na diferenciação com tireotoxicose por tireoidite destrutiva; durante a gestação para prever risco de tireotoxicose no

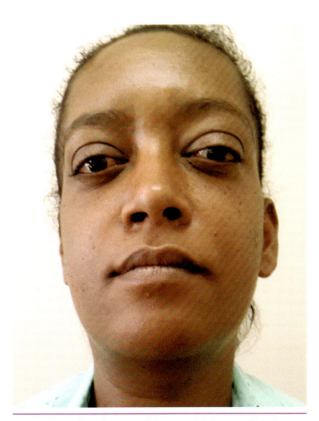

Figura 23.1 Fácies hipertireóidea com bócio e exoftalmia. Fonte: Arquivo do autor (JRMM).

Tabela 23.2 Sinais e sintomas da tireotoxicose na doença de Graves

Órgão/sistema	Sintomas	Sinais
Tireoide	Aumento do pescoço	Bócio
Olhos	Olhos saltados, dor e sensação de areia, visão dupla	Retração palpebral, hiperemia e edema periorbital e conjuntival, diplopia
Pele	Transpiração excessiva, intolerância ao calor	Pele quente e úmida
Cabelo	Queda de cabelo, pelos finos	
Músculo	Fraqueza, tremores, paralisia	Tremor fino, perda de massa muscular, paralisia flácida hipocalêmica
Sistema cardiovascular	Palpitação, falta de ar	Taquicardia, arritmia, hipertensão sistólica com aumento do diferencial pressórico, ICC de alto débito
SNC	Irritabilidade, ansiedade, hiperatividade, insônia	Hiperatividade
SNP		Hiperreflexia
Sistema gastrintestinal	Aumento do apetite, perda de peso, hiperdefecação	Perda de peso
Sistema reprodutivo		Oligo/amenorreia, infertilidade, diminuição da libido

ICC: insuficiência cardíaca congestiva; SNC: sistema nervoso central; SNP: sistema nervoso periférico.

Fonte: adaptado de De Leo, Lee and Braverman, Lancet 2016;388:906-18.

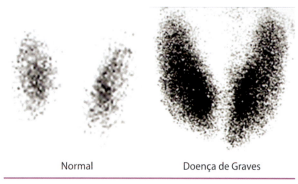

Normal   Doença de Graves

Figura 23.2 Cintilografia de tireoide normal e de paciente com hipertireoidismo por doença de Graves. Fonte: Arquivo do autor (JRMM).

feto e recém-nascido em razão da passagem transplacentária do TRAb ou, ainda, para avaliar a possibilidade de recidiva ou de remissão da doença de BG após um período de tratamento clínico. Com os ensaios mais modernos, a presença de concentrações de TRAb maiores que 1 U/L indica doença autoimune em atividade. O TRAb tende a diminuir durante o tratamento clínico com antitireoidianos. Por outro lado, os níveis de TRAb no paciente com DG tendem a aumentar logo após tireoidectomia ou terapêutica ablativa com iodo radioativo (^{131}I), provavelmente consequente à maior exposição antigênica, apresentando um pico entre 2 a 5 meses e diminuindo gradativamente a seguir, tendendo a desaparecer ao longo do tempo. Apesar de, na maioria das vezes, o TRAb ter um efeito estimulatório

sobre a tireoide, alguns pacientes têm um tipo de anticorpo que se liga ao receptor tireoidiano, mas sem estimular a adenilciclase e AMP-cíclico, tendo efeito apenas de bloquear a ligação do TSH aos seus receptores podendo, assim, causar hipotireoidismo.

TRATAMENTO DA DG

A terapêutica do hipertireoidismo por doença de Basedow-Graves tem uma condição ímpar dentro de toda a Medicina, pois é uma situação em que existe a opção de três tipos de tratamento totalmente diferentes: clínico; radioiodoterapia; e cirúrgico. Todos eles proporcionando, na maioria das vezes, resultado satisfatório. A escolha do tipo de tratamento mais adequado a um determinado paciente depende de vários fatores, tanto operacionais (disponibilidade dos métodos terapêuticos, cirurgião e serviço de medicina nuclear gabaritados, possibilidade de exames, sistema de saúde etc.) como dependentes da própria experiência do médico assistente e de condições especiais do paciente, tais como idade (em pacientes mais jovens, a opção inicial é pelo tratamento clínico; naqueles acima de 50 anos e/ou com comorbidades, a tendência é o controle clínico rápido seguido de tratamento ablativo com ^{131}I), tamanho do bócio (os bócios menores têm maior chance de remissão com tratamento clínico) e à aderência ao tratamento clínico inicial.

Tratamento Clínico

Feito com drogas antitireoidianas (AT), metimazol (MMI) e propiltiouracil (PTU), conhecidas como tionamidas (contêm um grupo sulfidril e uma tioureia dentro de uma estrutura heterofílica), e cujo efeito é a inibição da organificação do iodo na tireoglobulina com consequente diminuição da síntese dos HT. No Brasil, assim como na Europa e no Japão, o tratamento medicamentoso é o mais utilizado como terapêutica inicial do hipertireoidismo, especialmente em pacientes jovens, sem outras intercorrências clínicas e naqueles com bócio não muito volumoso (< 20 a 30 mL) quando a possibilidade de remissão da doença autoimune é maior. O MMI tem meia-vida mais longa, podendo ser administrado uma única vez ao dia, o que facilita a aderência do paciente ao tratamento; já o PTU tem meia-vida mais curta e deve ser fracionado em pelo menos duas tomadas diárias. O PTU circula na corrente sanguínea fortemente ligado a proteínas séricas, o que dificulta sua passagem pela placenta e também para a glândula mamária, tornando-o a droga preferida no tratamento da DG em gestantes, especialmente no 1º trimestre da gestação, bem como no período de amamentação. Outra característica do PTU é sua capacidade de diminuir a conversão periférica de T4 em T3 nos tecidos-alvos o que tornaria esse medicamento potencialmente mais vantajoso no tratamento da tempestade tireotóxica.

A dose inicial dos AT dependerá de vários fatores, especialmente da intensidade da tireotoxicose e do tamanho do bócio. Em geral, 20-40 mg de MMI e 200-600 mg de PTU são suficientes para controle clínico da grande maioria dos pacientes. A resposta ao tratamento deve ser monitorada clinicamente e com dosagens de T4 livre cada 4 a 6 semanas, uma vez que o TSH pode permanecer suprimido por várias semanas ou meses, mesmo com níveis de HT normais. Como o T4 tem meia-vida relativamente longa (6 a 8 dias), a diminuição sérica desse hormônio ocorre de forma lenta e gradual e só se normaliza após cerca de 4 a 6 meias-vidas (6 a 8 semanas). Depois da compensação clínica e laboratorial, as doses dos AT são diminuídas progressivamente até se chegar à menor dose suficiente para manter o TSH normal, a qual pode ser mantida por 1 a 2 anos naqueles casos em que se julgar que há maiores chances de remissão. Nessa fase de manutenção, dosagens de TSH e T4L podem ser realizadas de forma mais espaçada a cada 3 a 4 meses. Tratamento por vários anos com o MMI também tem sido propostos como eficazes e seguros. Como opção ao tratamento com doses decrescentes, pode-se fazer um tratamento combinado, ou seja, uma vez compensado o paciente, logo que alcançada a dose de manutenção do AT, associa-se ao tratamento o próprio hormônio tireoidiano (L-tiroxina), em dose substitutiva (em geral 1,6-1,8 mcg/kg/dia). Essa associação é mantida por 12 a 24 meses, mas ainda é discutível se a terapêutica combinada está ou não associada a um maior índice de remissão. Por outro lado, esse tratamento propicia maior estabilidade ao controle do paciente – de um lado, evitando escape do hipertireoidismo (desde que este esteja controlado pelo AT) e, de outro, evitando o hipotireoidismo, pois o paciente também faz uso de L-tiroxina. De qualquer forma, a aderência à medicação é fundamental para o êxito do tratamento.

A frequência de efeitos colaterais dos AT (1 a 5%) não é maior que a encontrada em outros tipos de medicamentos. As reações mais brandas parecem estar relacionadas ao uso de doses maiores e nas fases iniciais do tratamento e incluem intolerância gástrica, alergia cutânea e artralgias, as quais se resolvem espontaneamente em poucos dias ou, quando as alergias são mais intensas, podem ser facilmente controladas com anti-histamínicos; corticosteroides raramente são necessários para esses casos. Pode haver ainda leucopenia (< 1.500 granulócitos/mL) em 12 a 25% dos pacientes, geralmente transitória e que, quando isolada, não requer interrupção da terapêutica. Já a agranulocitose (< 500 granulócitos/mL) é efeito colateral grave que pode acontecer em 0,1 a 0,5% dos casos e parece ser consequência de um fenômeno autoimune, e não propriamente a uma reação tóxica da medicação; a sua ocorrência parece ser mais frequente com o uso irregular da medicação, com paradas e reintroduções. Ainda, agranulocitose associada ao MMI parece ocorrer no início do tratamento e com doses mais elevadas, enquanto a provocada pelo PTU pode ocorrer em qualquer momento do tratamento e com qualquer dose. A simples retirada da medicação é suficiente, na grande maioria das vezes, para a reversão do quadro. Pacientes que tenham febre alta e comprometimento do estado geral devem ser internados para monitoramento e antibioticoterapia. Há controvérsia sobre o emprego do fator estimulador de colônias nesses casos, porém seu uso pode reduzir o tempo de recuperação e internação. Hepatotoxicidade pode ocorrer com qualquer uma das drogas AT em uma frequência que varia de 0,1 a 0,2%, sendo que o envolvimento hepático induzido pelo PTU é predominantemente hepatocelular e o do MMI, mais colestático. Embora a dosagem das enzimas hepáticas no monitoramento do tratamento não seja recomendada por grande número de especialistas, se for realizada seus resultados devem ser interpretados com cautela uma vez que a própria tireotoxicose bem como o uso da droga AT podem provocar elevações dessas enzimas (2 a 6 vezes) e não significar, necessariamente, evolução para hepatite fulminante. Recentemente, o PTU foi associado a maior risco de hepatite fulminante especialmente em gestantes e crianças (1:10.000 usuários e 1:4000 crianças nos Estados Unidos), fazendo com que a Food and Drugs Administration (FDA) deixasse de o recomendar como de 1ª linha no tratamento da tirEotoxicose. Por outro lado, tendo em vista o maior potencial teratogênico do MMI (aplasia na cútis e atresia de coana e esofágica), a utilização do PTU no 1º trimestre da gestação e na amamentação ainda tem sido a mais recomendada pelas sociedades de endocrinologia e tireoide. Outros efeitos colaterais graves dos AT incluem as poliartrites, a vasculite sistêmica ANCA-positiva, anemia aplástica e pancreatite.

Como na tireotoxicose há potencialização da ação das catecolaminas, o uso de betabloqueadores (p. ex.: propranolol 40-240 mg/dia) está indicado nos pacientes com quadro mais intenso, diminuindo o tônus adrenérgico exacerbado e melhorando a sintomatologia (taquicardia, sudorese, tremores), até que os níveis hormonais caiam para valores normais e o paciente entre em eutireoidismo. Em pacientes com asma ativa, insuficiência cardíaca descompensada (exceto a de alto débito característica do hipertireoidismo), fenômeno de Raynaud e obstrução arterial, o controle da frequência cardíaca pode ser feito com bloqueadores de canais de cálcio como o verapamil (80-240 mg/dia, dividido em duas a três tomadas) e o diltiazem (60-120 mg/dia, fracionado em duas tomadas diárias).

O tratamento clínico com AT tem as vantagens de ser efetivo no controle da tireotoxicose (não existe caso descrito de resistência à ação dos AT), além de ter baixo risco. Sua principal desvantagem é o fato de necessitar de um tempo prolongado de tratamento, o que pode dificultar a aderência do paciente, fator fundamental para o sucesso da terapêutica. Remissão da DG pode ocorrer em 40 a 50% dos casos após 18 a 24 meses de tratamento, particularmente em pacientes aderentes, com tireotoxicose não muito intensa, com bócios pequenos, não fumantes e que apresentem TRAb negativo quando a medicação é interrompida. Entretanto, mesmo nesses casos, em virtude da etiologia autoimune da doença, não é possível predizer se haverá recidiva ou não e alguns estudos mostram que remissão permanente só ocorrerá em cerca de 20% dos casos após vários anos de tratamento.

TRATAMENTO COM IODO RADIATIVO

O ^{131}I foi usado pela primeira vez no tratamento do hipertireoidismo em 1941 e sua difusão como meio terapêutico, a partir de 1946, foi um evento histórico, pois introduziu a utilização de radioisótopos em Medicina dando início à Medicina Nuclear.

Após administração oral, o radiodo é absorvido no trato gastrintestinal, captado e organificado pela célula folicular tireoidiana. O seu efeito terapêutico se deve à radiação beta, cuja penetração no tecido tireoidiano é de poucos milímetros (0,5 a 2 mm), provocando necrose celular e destruição tecidual. Portanto, a meta da terapêutica com radiodo é provocar uma tireoidite actínica com destruição do tecido. É um método prático e seguro para o tratamento do hipertireoidismo; seu efeito depende da dose administrada, da porcentagem de captação pela tireoide, da massa glandular, do tempo de permanência do ^{131}I na glândula (ou seja, da sua meia vida biológica), da distribuição pelos folículos tireoidianos e da sensibilidade do tecido. O efeito sobre a tireoide inclui necrose das células foliculares, diminuição da sobrevida e da replicação dos tirócitos não destruídos, oclusão vascular com endarterite obliterante, um processo inflamatório crônico e fibrose intersticial evoluindo com atrofia e perda funcional gradativa. Portanto, além da ação destrutiva imediata, o ^{131}I tem um efeito a médio e longo prazo sobre a tireoide.

Mesmo após mais de meio século da sua utilização, não existe um consenso quanto à dose de ^{131}I a deve ser administrada. Alguns especialistas preferem doses calculadas de acordo com o tamanho e a captação glandular, ou ainda em termos de rads liberados para os tecidos, visando diminuir a chance de evolução para hipotireoidismo. No entanto, a tendência atual é não mais considerar o hipotireoidismo como uma complicação do tratamento do ^{131}I, mas sim como um objetivo, impedindo a chance de recidiva do hipertireoidismo. Está cada vez mais difundida a utilização de doses maiores, ditas ablativas, de 10, 15, ou 20 mCi dependendo do tamanho da tireoide. A cura está diretamente relacionada com doses maiores e a persistência de tireotoxicose (com a necessidade de uma segunda dose) é inversamente proporcional à quantidade de ^{131}I administrada. Com doses altas, aproximadamente 50% dos pacientes evoluem para hipotireoidismo após 6 meses, 70 a 90% após 1 ano e praticamente todos em 10 anos. Doses ablativas são ainda mais indicadas em pacientes que apresentaram reações colaterais importantes aos AT, em idosos e em pacientes com outras doenças concomitantes nos quais a recorrência do hipertireoidismo traria maiores riscos.

O tratamento com ^{131}I tem as vantagens de propiciar melhora clínica relativamente rápido, geralmente dentro de 4 a 8 semanas, ser realizado ambulatorialmente, além de eficaz e ter boa relação custo/benefício. Os fatores mais importantes para se decidir por essa opção terapêutica são: idade (em pacientes acima de 50 anos a tendência é para um tratamento ablativo com ^{131}I); pacientes com dificuldade de compensação clínica e de controle com AT por má aderência ou reações colaterais; pacientes que não entraram em remissão após um período adequado de tratamento clínico; recorrências após tireoidectomia anterior e quando o hipertireoidismo está associado a outras doenças (cardiopatias, diabete, hipertensão).

O tratamento com radiodo está contraindicado na gravidez e amamentação, em pacientes que mostram relutância à exposição radioativa, por medo ou falta de informação adequada, pacientes com *pool* de iodeto elevado devido ao uso de medicamentos (amiodarona, xaropes, contrastes iodados).

Não existe comprovação de que, nas doses preconizadas para tratamento do hipertireoidismo, o ^{131}I induza maior risco de malignidade ou leucemia. A experiência acumulada em mais de 60 anos de sua utilização não mostrou qualquer evidência de aumento de anormalidades congênitas em crianças nascidas de mulheres que se submeteram a tratamento com ^{131}I desde que a gestação aconteça após 1 ano da dose terapêutica. Homens podem ter discreta, mas reversível diminuição da testosterona após o [131]I. Em jovens e crianças, o [131]I não chega a ser uma contraindicação e quando houver falha do tratamento clínico, a terapêutica com radiodo pode ser indicada.

Se o paciente não tiver nenhuma intercorrência importante, pode receber ^{131}I mesmo sem compensação prévia, o que é particularmente importante nos pacientes com reações adversas graves aos AT, fazendo uso apenas de betabloqueadores para diminuir a taquicardia e outros sintomas da tireotoxicose. Em pacientes com outras intercorrências, especialmente nos idosos e cardiopatas, é mais prudente a compensação prévia com AT. Para não interferir no efeito terapêutico do radioiodo, os AT deverão ser suspensos antes da dose de [131]I: 3 a 5 dias antes para o MMI e 10 a 15 dias para o PTU. Se

o paciente estiver em eutireoidismo no momento do tratamento, não há necessidade de AT após a radioterapia; alguns pacientes, especialmente aqueles que ainda estão descompensados no momento da dose de ^{131}I, podem apresentar exacerbação da tireotoxicose nas primeiras 2 a 4 semanas depois do tratamento, o que, na maioria das vezes, é controlado com betabloqueadores. Se tireotoxicose persistir após esse período, a reintrodução de AT deve ser considerada, devendo-se controlar adequadamente os pacientes para evitar hipotireoidismo.

O sucesso do tratamento com ^{131}I depende de uma captação adequada de ^{131}I pela glândula; assim, a exposição prévia a substâncias ou contrastes iodados, aumentando o *pool* de iodeto, pode inviabilizar o tratamento com radiodo, às vezes por meses. Alguns pacientes com quadro importante de tireotoxicose, com níveis altos de TRAb e de HT, podem apresentar um *turnover* rápido, ou seja, devido ao hiperestímulo glandular, o iodo radiativo captado é rapidamente organificado e secretado sob a forma de hormônio tireoidiano. Consequentemente, o tempo de permanência do radiodo na glândula e, portanto, a sua efetividade serão menores. O tempo que habitualmente se espera para avaliar a efetividade do tratamento é de aproximadamente 6 a 12 meses. Dentro desse prazo, o paciente já deve ter evoluído para hipotireoidismo ou, pelo menos, manter eutireoidismo sem uso de AT, caso contrário estará indicada uma nova dose terapêutica de [131]I.

Existe uma grande controvérsia na literatura a respeito da evolução da oftalmopatia em pacientes com DG submetidos ao radiodo. Para alguns autores, esses pacientes teriam maior risco de desenvolver ou exacerbar a oftalmopatia em comparação a pacientes tratados com cirurgia ou AT; para outros o [131]I não afetaria essa evolução. Um fator que parece ser muito importante na piora da oftalmopatia depois de ^{131}I, ou de qualquer outro método terapêutico, é o aparecimento de hipotireoidismo. Nesses casos, níveis altos de TSH poderiam estimular fibroblastos da órbita provocando uma piora da oftalmopatia, uma vez que foi evidenciada a existência de receptores de TSH nesses tecidos. Por esse motivo, paciente com DG submetido a tratamento com radiodo deve ser cuidadosamente seguido após a dose terapêutica, iniciando-se precocemente a reposição com L-tiroxina sempre que mostrar evolução para hipotireoidismo. Pacientes com DG, desde que mantidos em eutireoidismo após tratamento com ^{131}I, não parecem ter maior chance de desenvolver ou piorar a oftalmopatia em relação a pacientes tratados de outra maneira.

TRATAMENTO CIRÚRGICO

Tireoidectomia total é tratamento eficaz para o hipertireoidismo e propicia cura rápida pela retirada do bócio. É considerada procedimento de escolha em crianças e adolescentes que não responderam ao tratamento com AT bem como em situações nas quais o [131]I não pode ser empregado como nas gestantes e nos indivíduos que recusam o uso da radiação. A tireoidectomia também é boa opção para os bócios muitos volumosos, quando houver nódulos suspeitos de malignidade associados ao hipertireoidismo e nos casos de oftalmopatia de Graves ativa grave e refratária à corticosteroideterapia e/ou radioterapia. Para diminuir as chances de complicação perioperatórias, é sempre desejável que o paciente esteja minimamente compensado da tireotoxicose, preferencialmente em eutireoidismo clínico e laboratorial.

Mesmo em centros de referência e quando realizada por cirurgiões experientes, a tireoidectomia não é livre de complicações. As principais incluem o hipoparatireoidismo, que pode ser transitório (10 a 30% dos casos) ou permanente (< 1%); paralisia das pregas vocais (< 5%); sangramento local e lesão vascular (< 1%); e complicações mais raras como infecções locais e lesão de traqueia e esôfago. Independentemente dessas possíveis intercorrências, a tireoidectomia é altamente eficaz para tratamento do hipertireoidismo, e o controle da tireotoxicose é obtido de forma mais rápida se comparado ao [131]I.

OFTALMOPATIA DE GRAVES

Algumas das características da doença de DG são a presença de exoftalmo e as alterações oculares mais comumente denominados oftalmopatia de Graves (OG) ou oftalmopatia autoimune. Essa manifestação ocular está clinicamente evidente em cerca de 50% dos pacientes ao diagnóstico do hipertireoidismo e, se forem usados métodos mais sensíveis como ultrassonografia (USG), tomografia (TC) ou ressonância magnética (RM) da órbita, algum envolvimento da musculatura e/ou gordura retro-ocular é detectada em > 90% dos casos (Figuras 23.3 e 23.4). Sua etiopatologia está relacionada à presença de características antigênicas semelhantes entre o receptor tireoidiano de TSH e componentes de fibroblastos do tecido conjuntivo orbitário; inclusive já se comprovou a existência de receptores de TSH nesses fibroblastos. Ocorre infiltração linfocitária nos tecidos orbitários, ativação de interleucinas e moléculas de adesão que perpetuam a reação inflamatória. Esse processo inflamatório afeta o tecido conjuntivo que envolve a gordura e a musculatura ocular extrínseca; o tecido muscular propriamente não parece ser primariamente envolvido. Ocorrem proliferação de fibroblastos e também de células adiposas, aumento da produção de glicosaminoglicanos (GAG) pelos fibroblastos e, como essas macromoléculas são altamente hidrofílicas, isso ocasiona acúmulo de líquido no tecido conjuntivo que envolve as fibras musculares, provocando espessamento muscular, aumento do conteúdo e da pressão intraorbitários. Como isso acontece dentro de um continente limitado (a órbita óssea), o globo ocular é projetado para fora, levando à exoftalmia (Figura 23.3).

O quadro clínico é resultante do aumento do volume do tecido conjuntivo e da gordura orbitários; o aumento da pressão intraorbitária provoca protrusão do globo ocular e a doença se torna clinicamente evidente. A intensidade do quadro clínico é muito variável dependendo do grau de envolvimento dos tecidos, podendo haver fenômenos inflamatórios, edema de partes moles, congestão por dificuldade de drenagem venosa, comprometimento da mobilidade da musculatura ocular, alterações palpebrais e visuais. Os pacientes frequentemente se queixam de sensação de areia nos olhos, visão borrada, fotofobia, lacrimejamento, diplopia e de uma pressão no fundo da órbita. Os sinais clínicos podem incluir proptose de um ou ambos os globos oculares, alterações da motilidade extrínseca ocular, edema palpebral e periorbital, hiperemia conjuntival principalmente sobre as inserções dos músculos retos, atraso palpebral no olhar para baixo, retração palpebral, ceratite de exposição, aumento da pressão intraocular (principalmente no olhar para cima) e alterações no fundo de olho. Posteriormente, pode aparecer

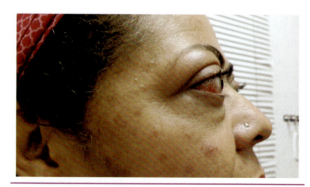

Figura 23.3 Oftalmopatia de Graves com proptose ocular
Fonte: Arquivo do autor (JRMM).

fibrose muscular com oftalmoplegia e diplopia. Os casos mais graves podem evoluir com panoftalmia e amaurose por lesões de córnea pela maior exposição ou pela compressão do nervo óptico consequente ao espessamento muscular no ápice da órbita.

O curso natural da OG compreende duas estágios: uma primeira fase de doença ativa, inflamatória, com agravamentos e remissões, com duração variável que pode ser de meses a anos (Figura 23.4). Após essa evolução, alguma regressão ocorre, mas é incompleta e seguida por uma fase inativa, com fibrose, na qual os achados oculares são estáveis, mas associados a sequelas disfuncionais e estéticas (Figura 23.4). A determinação da fase em que está a doença é fundamental na indicação do tratamento. Clinicamente, a fase ativa pode ser mensurada a partir de um escore clínico de atividade inflamatória (CAS, do inglês clinical active score), o qual avalia sete parâmetros indicativos de inflamação (Tabela 23.3) para os quais são dados valores numéricos e, quando o paciente apresenta três ou mais desses parâmetros, há 80% de chance de estar na fase inflamatória, enquanto paciente com CAS 0-2 muito provavelmente apresentam OG inativa ou fibrótica. A fase ativa também pode ser avaliada de forma mais objetiva por exames de imagem: a USG avalia a refletividade interna da musculatura interna que quando diminuída é indicativa de inflamação; e a RM que avalia a intensidade de sinal da musculatura e gordura e, quando aumentada em relação à intensidade de sinal da substância branca cerebral, indica maior conteúdo de água naqueles tecidos, sugerindo mais inflamação (Figura 23.5). O uso de tais ferramentas, no entanto, é limitado devido à subjetividade da USG que é operador-dependente e disponibilidade da RM em larga escala. Outros métodos diagnósticos também têm sido propostos nas últimas décadas, como cintilografia da órbita com octreotídio ou gálio, e dosagens séricas de citocinas e glicosaminoglicados, mas nenhum deles tem sido usado na prática por limitações de custo ou

Tabela 23.3 Escore clínico de atividade inflamatória (CAS) da oftalmopatia de Graves.

Sinal/sintoma	Escore
Dor retro-ocular espontânea	1
Dor à movimentação ocular	1
Hiperemia de pálpebras	1
Hiperemia de conjuntivas	1
Edema de pálpebras	1
Edema de conjuntiva (quemose)	1
Edema de carúnculas	1

dificuldades técnicas. O grupo europeu de estudos sobre a OG (EUGOGO, European Group on Graves' Ophthalmopaty) propõe que, além do CAS, a oftalmopatia seja classificada conforme sua gravidade em leve, moderada e grave para se estabelecer a melhor forma terapêutica para cada caso (Tabela 23.4).

TRATAMENTO DA OG

O primeiro estágio da terapêutica da OG é o tratamento do hipertireoidismo. Em 60 a 70% dos pacientes, os sinais e sintomas congestivos geralmente melhoram com o tratamento do hipertireoidismo, principalmente quando o envolvimento ocular não é muito intenso. O tratamento ocular específico depende da severidade e da fase em que se encontra a OG, variando desde colírios em casos leves, a altas doses de corticosteroides, imunossupressão e radioterapia externa na fase inflamatória e cirurgia estética ou descompressiva nos casos crônicos.

Tratamento da OG na fase inflamatória

Corticosteroides via oral (VO): 0,5 a 1 mg/kg/dia de prednisona inicialmente, diminuindo-se gradativamente a dosagem durante 3 a 6 meses. Além das reações colaterais próprias, o tratamento com corticosteroide tem risco de recorrência após retirada

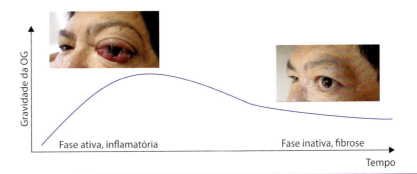

Figura 23.4 História natural da oftalmopatia de Graves (OG). Fonte: Arquivo do autor (JRMM).

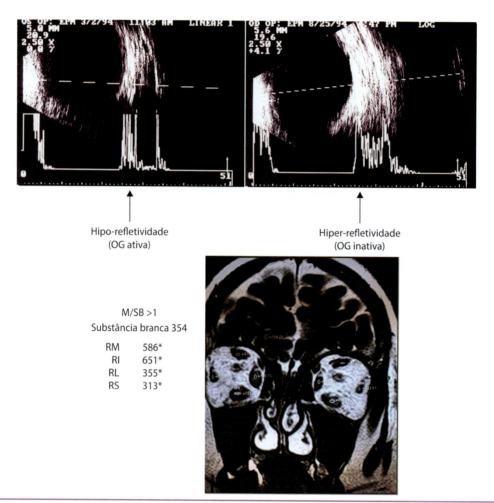

Hipo-refletividade
(OG ativa)

Hiper-refletividade
(OG inativa)

M/SB >1
Substância branca 354

RM	586*
RI	651*
RL	355*
RS	313*

Figura 23.5 Ultrassonografia (modo A) e ressonância magnética (intensidade de sinal em T2) da musculatura extrínseca na oftalmopatia de Graves (OG). Razão da intensidade de sinal do músculo (M) em relação à substância branca (SB) cerebral menor que 1 indica inflamação. RM, músculo reto medial; RI, músculo reto inferior; RL, músculo reto lateral; RS, músculo reto superior; USG, ultrassonografia. Fonte: gentilmente cedidas pelos Profs. Drs. Paulo G. Manso e Ângela Wolosker).

ou diminuição da dose. A efetividade fica ao redor de 60%.

Pulsoterapia com corticosteroides: existem vários esquemas propostos, mas o mais empregado sugere administrar 500 mg de metilprednisolona em soro fisiológico em 1 hora, 1 a 3 dias na 1ª semana e repetido uma a duas vezes por semana até 9 semanas, sendo que a dose total não deve exceder 6-8 gramas.

Tabela 23.4 Classificação da oftalmopatia de Graves conforme a gravidade

Gravidade da OG	Retração palpebral	Envolvimento de tecidos moles	Proptose	Diplopia	Alteração de córnea	Nervo óptico
Leve	< 2 mm	Leve	< 3 mm	Transitória ou ausente	Ausente	Normal
Moderada	> 2 mm	Moderado	> 3 mm	Inconstante	Leve	Normal
Grave	> 2 mm	Grave	> 3 mm	Constante	Leve	Normal
Perda da visão	-	-	-	-	Grave	Compressão
Proptose/referência						
Negro		M/H = 23/24 mm				
Branco		M/H = 29/21 mm				
Amarela		M/H = 16/17 mm				

OG: oftalmopatia de Graves; M: mulheres; H: homens. Fonte: adaptado de Bartalena et al., Thyroid 2008;18:333.
Fonte: adaptado de Bartalena et al., Thyroid 2008;18:333.

Essa abordagem traz menos reações colaterais que o tratamento VO, mas tem risco de hepatotoxicidade, especialmente com doses acumuladas maiores que 8 g de metilprednisolona. Em pacientes com alteração visual, os primeiros sinais de melhora ocorrem já nos primeiros dias. A efetividade também fica por volta dos 60 a 70%. A corticosteroideterapia geralmente melhora a inflamação dos tecidos moles, pode melhorar a acuidade visual (quando houver compressão não muito grave do nervo óptico), mas a resposta do envolvimento muscular e da proptose é limitada.

Colchicina: restrita a casos de OG leve; por seu efeito anti-inflamatório, pode ser usada na dose de 0,5 a 1,5 mg/dia por 3 a 6 meses com resultados semelhantes ao do corticosteroide VO.

Radioterapia externa é feita por meio de acelerador linear; são administrados 2.000 cGy em 10 seções diárias de 200 cy durante 2 semanas propiciando um feixe de radiação de alta energia pela parede lateral direcionado aos tecidos orbitários, com máscara de proteção para outras estruturas como córnea e retina. Recentemente, foram mostrados bons resultados com doses menores de 100 cy uma vez por semana durante 10 semanas. É bem tolerada, cerca de 60 a 70% dos pacientes têm boa resposta com melhora subjetiva e objetiva já durante as primeiras semanas de tratamento, mas com efeito melhor após 6 meses.

Outras opções terapêuticas, porém com indicações muito limitadas, incluem a ciclosporina A (5 - 7,5 mg/kg/dia em duas doses durante 3 a 6 meses) em associação com corticosteroides, ciclofosfamida, pentoxifilina, octreotídeo (análogo sintético da somatostatina) e plasmaférese.

Independentemente da abordagem terapêutica, é muito importante que o paciente tabagista com OG pare de fumar. O fumo é o maior fator de risco para desenvolver OG em paciente com BG. A OG é quatro vezes mais prevalente em fumantes que em não fumantes e, quanto maior o número de cigarros/dia, maior o risco de doença ocular; parar de fumar diminui o risco. Além disso, o fumo diminui os efeitos do tratamento da OG com radioterapia e corticosteroides.

A ablação da tireoide com cirurgia, radiodo ou ambos, também está indicada nos casos mais graves com o intuito de, retirando-se o tecido tireoidiano (e, portanto, o antígeno principal da agressão imunológica), propiciar menor atividade do sistema imune contra antígenos orbitários com características semelhantes aos da tireoide. Antes do ^{131}I, caso o paciente apresente OG ativa, corticosteroideterapia deve ser iniciada 1 semana antes e mantida por pelo menos 3 meses após o tratamento.

Tratamento na fase crônica

Na fase crônica, com fibrose, quando a doença ocular não está mais em uma fase de atividade inflamatória, o tratamento anti-inflamatório com esteroides, imunossupressores e radioterapia, não terá qualquer efeito. Nessas circunstâncias, poderá ser indicada a cirurgia estética, corretiva ou descompressiva.

A cirurgia descompressiva está indicada nos casos de neuropatia óptica compressiva com perda da visão ou proptose importante com lesão de córnea, independentemente da fase de atividade em que a doença se encontra, porém sua maior indicação é na fase crônica, com doença estável, em que o quadro tireoidiano está resolvido. Outras indicações de cirurgia corretiva são quando houver diplopia ou retração palpebral importantes, ou ainda por motivos estéticos (blefaroplastia).

Recentemente, foi demonstrado que a pentoxifilina (400 mg, três vezes ao dia, durante 6 a 12 meses), por suas ações anticitocinas e antifibrose, inibindo a síntese de glicosaminoglicanos pelos fibroblastos orbitários, pode ser utilizada em pacientes com OG leve/moderada na fase crônica, conseguindo-se uma melhora das alterações oculares medidas pela exoftalmometria e pela RM de órbitas.

ADENOMA TÓXICO E BÓCIO MULTINODULAR TÓXICO

CONCEITO

O adenoma tóxico (AT) e o bócio multinodular tóxico (BMNT), descritos pela primeira vez por Henri Plummer em 1913, são condições de funcionamento autônomo das células tireoidianas, ou seja, independentemente do estímulo de TSH e na ausência de anticorpos estimuladores do receptor de TSH. A secreção autônoma de hormônios tireoidianos acarreta em supressão do TSH, inibição do tecido tireoidiano não autônomo, até a tireotoxicose. A causa molecular dessa autonomia se deve principalmente por mutações somáticas e constitutivas no gene do receptor de TSH e, mais raramente, a ativação constante da proteína G, adenilciclase e AMP-cíclico.

O AT é caracterizado por um nódulo único, de crescimento lento, que produz excesso de hormônios tireoidianos, até levar à tireotoxicose, reconhecido como nódulo "quente" na cintilografia da tireoide (Figura 23.6A). O AT é quase sempre uma neoplasia benigna. O BMNT é caracterizado por nódulos autônomos em meio a outros nódulos não autônomos, sendo comum em bócios de longo tempo de evolução e que eram inicialmente atóxicos (Figura 23.6B).

QUADRO CLÍNICO

A autonomia dos nódulos tireoidianos é mais frequentemente encontrada em áreas com insuficiência de iodo. Geralmente, o BMNT ocorre em pacientes após a 5ª ou 6ª década de vida e em eutireoidismo com bócio multinodular de crescimento lento, que desenvolvem tireotoxicose após exposição a excesso de iodo (p. ex.: exame contrastado, amiodarona). O quadro clínico da tireotoxicose é muito mais insidioso e com menor intensidade que na DG. Pode ocorrer queixa de obstrução respiratória pelo grande volume tireoidiano. A glândula está bastante aumentada, com nodulações em toda a superfície, podendo até ser mergulhante.

O AT acomete adultos jovens que apresentam nódulo tireoidiano de crescimento lento, muitas vezes visível e palpável. O quadro clínico da tireotoxicose também se inicia com menor intensidade que na DG. Muitas vezes, a apresentação é subclínica e apenas após atingir um volume nodular importante causa tireotoxicose plenamente. Em nenhum dos casos o paciente apresenta oftalmopatia e dermatopatia de Graves, já que as etiologias não são autoimunes.

DIAGNÓSTICO

No BMNT e no AT, a hiperfunção do tecido autônomo provoca elevação de T4 com supressão de TSH, mas geralmente as elevações dos HT não são tão intensas como na doença de Graves, pois é dependente da massa celular autônoma. No paciente com TSH suprimido e T4L normal, é conveniente a determinação do T3 total para avaliar a possibilidade de tireotoxicose por T3, sobretudo no AT. Com frequência, o BMNT e AT se apresentam inicialmente como hipertireoidismo subclínico. A cintilografia, com iodo ou tecnécio, mostrará captação apenas pela região autônoma, podendo o restante do parênquima da glândula não estar captante, pois o TSH (do qual o tecido normal é dependente para o seu funcionamento) estará suprimido (Figura 23.6). O percentual de captação de iodo radioativo em 24 horas pode estar normal ou aumentado. Nos casos em que o TSH mantém-se suprimido na vigência de níveis normais de T3 e T4, o diagnóstico de autonomia funcional pode ser feito por meio do teste de supressão tireoidiana: avaliação da captação antes e após administração de HT exógeno (LT4 100 a 150 mcg/dia, VO, por 2 a 4 semanas). Mas em virtude do risco de efeitos colaterais (taquicardia, fibrilação atrial), esse teste tem sido pouco utilizado.

As dosagens de autoanticorpos não são necessárias, exceto nos casos de difícil diferenciação com a doença de Graves.

A avaliação por USG evidencia um ou mais nódulos, de consistência sólida, isoecogênico que contém quantidade variável de conteúdo cístico, podendo ser espongiforme. Em BMNT de longa duração, os nódulos podem sofrer necrose, acúmulo de coloide e hemorragia, podendo apresentar calcificações (geralmente grosseiras) (Figura 23.7). A punção aspirativa por agulha fina (PAAF) deve ser indicada apenas nos nódulos com características sugestivas de malignidade e que não sejam autônomos à cintilografia.

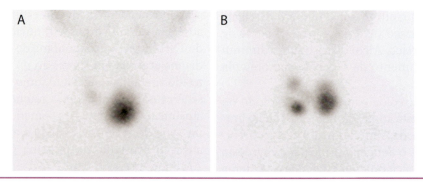

Figura 23.6 Cintilografia com ⁹⁹Tc (tecnécio) de adenoma tóxico em lobo esquerdo, mostrando supressão quase completa do tecido tireoidiano contralateral (A) e bócio multinodular tóxico, mostrando áreas nodulares hiper e hipocaptantes em ambos os lobos (B). Fonte: Arquivo do autor (SM).

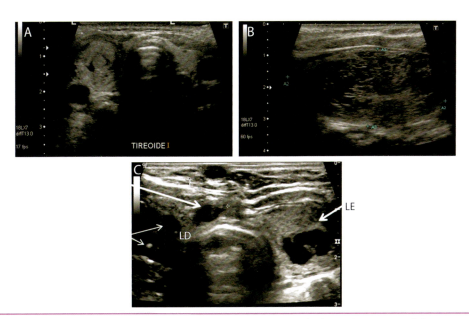

Figura 23.7 Achados ultrassonográficos de nódulos tóxicos à cintilografia. A: Nódulo predominante sólido, isoecogênico localizado em lobo direito (LD) da tireoide e lobo esquerdo (LE) normal. B: nódulo misto (espongiforme) em corte transversal. C: Nódulo misto, com grande área cística em lobo esquerdo e nódulo sólido, hipoecoico em istmo (I) e cistos em lobo direito em paciente com bócio multinodular tóxico. Fonte: Arquivo do autor (SM)

A TC raramente é necessária, exceto para planejamento pré-cirúrgico em paciente com bócio mergulhante. A administração de contraste iodado é contraindicada, por desencadear a piora da tireotoxicose.

TRATAMENTO

Como o BMNT e o AT não são doenças passíveis de remissão, o tratamento medicamentoso com antitireoidianos deverá ser feito apenas em uma fase inicial, como preparo para o tratamento definitivo com ^{131}I ou cirurgia. Geralmente doses baixas de metimazol (10 a 15 mg/dia) são suficientes para controle da produção de hormônios tireoidianos. Se o paciente apresentar taquicardia e tremores de extremidades, betabloqueadores também podem ser associados (propranolol ou atenolol).

A tireoidectomia tem como objetivo curar a tireotoxicose por remover o tecido tireoidiano autônomo. A tireoidectomia total está indicada no BMNT, principalmente nos bócios maiores (> 80 g), mergulhantes ou com sintomas compressivos. Também está indicada na presença de nódulo suspeito para malignidade. A lobectomia também está indicada no AT.

O tratamento com ^{131}I pode ser indicado para tratamento da tireotoxicose no BMNT, com sucesso de aproximadamente 80 %. Por outro lado, a redução do volume tireoidiano é de apenas 30 a 50%. Para sucesso do tratamento com radioiodo, a captação tireoidiana deve ser alta, pois a dose máxima permitida ambulatorial (até o momento) é de 30 mCi de ^{131}I. Como a eficácia do tratamento leva em conta a captação e volume nodular, muitas vezes doses extremamente altas são necessárias, levando, por consequência, à necessidade de internação em ambiente especial. Nesses casos, o tratamento com ^{131}I deve ser indicado apenas para os pacientes com contraindicação cirúrgica. Diversos trabalhos mostraram maior redução do volume tireoidiano quando administrado TSH recombinante em doses tão baixas quanto 0,1 mg. Mas, o uso dessa medicação ainda é controverso no tratamento do BMN. Apesar de ser um método simples, econômico e efetivo de tratamento, o paciente com bócio muito volumoso, com compressão de traqueia pode apresentar sintomas e sinais de obstrução aguda (dispneia e cornagem) e piora da tireotoxicose alguns dias após a dose de ^{131}I. Nesse caso, betabloqueadores e corticosteroides devem ser administrados. Frequentemente, novas doses necessitam ser dadas para controle da tireotoxicose.

Para o nódulo único, o tratamento com ^{131}I é extremamente eficaz, com controle da tireotoxicose e redução do volume nodular em até 50%. O paciente pode evoluir para hipotireoidismo por destruição radioativa do tecido tireoidiano normal ou desenvolvimento de autoimunidade, prévia ou induzida pela radiação. A alcoolização com injeção percutânea de etanol absoluto (99,8%) dirigida por USG deve ser restrita a casos muito especiais, pois acarreta em um processo inflamatório intenso local, causando bastante desconforto, recidiva e dificultando o campo cirúrgico. Recentemente, ablação térmica, a laser ou radiofrequência, tem sido proposta como alternativa à tireodectomia, com maior sucesso na redução de volume de nódulos pequenos, mas com recidiva a longo prazo da tireotoxicose. Portanto, essas técnicas, minimamente invasivas, devem ser realizadas em centros especializados e restritas a pacientes com contraindicação cirúrgica e/ou ao [131]I.

SEGUIMENTO

Após tratamento com ^{131}I, o seguimento é mandatório pelo risco de desenvolvimento de hipotireoidismo a longo prazo. O nódulo tóxico tratado com ^{131}I apresenta-se menor, mais firme e pode apresentar células suspeitas de malignidade secundárias ao efeito da radiação, resultando em uma classificação Bethesda III (atipia celular de significado indeterminado). Portanto, não há necessidade de seguimento com PAAF.

CAUSAS RARAS DE TIREOTOXICOSE

ADENOMA HIPOFISÁRIO SECRETOR DE TSH (TSHOMA)

O tumor hipofisário funcionante secretor de TSH é raro e acomete geralmente adulto jovem. A maioria dos pacientes apresenta bócio difuso e tireotoxicose mais leve que na DG. A avaliação laboratorial característica é de elevação dos hormônios tireoidianos com TSH inapropriadamente normal ou discretamente elevado.

A determinação da subunidade α pode auxiliar no diagnóstico, exceto em mulheres na menopausa, que também apresentam altas concentrações, devido à elevação concomitante das gonadotrofinas. A cossecreção de outros hormônios hipofisários é rara (prolactina e GH foram descritas). O teste de TRH pode ser empregado, mostrando ausência de resposta do TSH pela autonomia do TSHoma. Pode ocorrer deficiência dos demais hormônios hipofisários, por inibição do eixo hipotálamo-hipófise, pelo efeito de massa do tumor.

A RM da região hipotálamo-hipofisária é mandatória no diagnóstico, que mostra frequentemente um macroadenoma (> 1 cm), podendo causar compressão de quiasma óptico e comprometimento de seio cavernoso, causando déficits visuais ou de pares cranianos (Figura 23.8).

O controle da tireotoxicose pode ser feito no pré-operatório com análogos da somatostina (octreotride), com redução na secreção de TSH e redução tumoral. O uso de bromocriptina não apresentou a mesma eficácia. Antitireoidianos, radioiodoterapia e tireoidectomia não são indicados, pela autonomia do adenoma, podendo haver estímulo dos tirotrófos e consequentemente aumento da hipófise, piorando o quadro de compressão (óptica, hipotalâmica ou de seio cavernoso).

O tratamento de escolha é a ressecção cirúrgica do tumor hipofisário. Geralmente são macroadenomas firmes, e portanto, a ressecção pode não ser total, sendo necessária a complementação com radioterapia (esterotáxica ou convencional). O octreotide pode também ser usado como terapia adjuvante após a ressecção cirúrgica do tumor hipofisário.

SÍNDROME DE RESISTÊNCIA AOS HORMÔNIOS TIREOIDIANOS

A síndrome de resistência ou insensibilidade aos hormônios tireoidianos (RTH) é o principal diag-

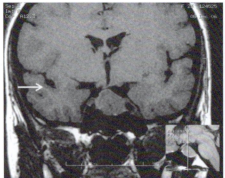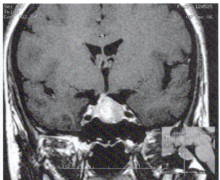

Figura 23.8 Ressonância nuclear magnética de região hipotálamo-hipofisária (sem e após contraste) de um paciente com macroadenoma hipofisário secretor de TSH. Note a proximidade com o quiasma óptico (seta). Fonte: gentilmente cedidas pelo Prof. Dr. Marcelo D. Bronstein.

nóstico diferencial com o TSHoma, pois ambos apresentam bócio com elevação dos hormônios tireoidianos e TSH inapropriadamente normal ou pouco elevado (ver capítulo 30 - Resistência aos Hormônios da Tireoide). Atualmente, essa síndrome engloba não só os pacientes com mutação no receptor β do hormônio tireoidiano (THRβ), mas também outras identificadas como mutação nos genes do receptor α bem como nos transportadores de hormônios tireoidianos, MCT8 e SBP2 (SECISBP2). Nesses últimos, os pacientes geralmente apresentam manifestação clínica de hipotireoidismo na infância e a investigação de outros membros da família deve ser feita.

TIREOTOXICOSE FACTÍCIA

A tireotoxicose factícia é caracterizada pela ingestão, intencional ou não, de hormônios tireoidianos ou derivados. No Brasil, liotironina e tiratricol (Triac®) estão proibidos pela Anvisa, devido ao uso abusivo para emagrecimento, não só em formulações orais, mas também injetável. O diagnóstico é feito pela ausência de bócio, tireoglobulina sérica baixa, captação com ^{131}I diminuída e concentrações elevadas de T3. O uso abusivo de complexos de vitaminas, especialmente os chamados termogênicos, assim como medicações nutracêuticas, que prometem a melhora da função tireoidiana, podem causar tireotoxicose.

TIREOTOXICOSE POR METÁSTASE DE CARCINOMA DIFERENCIADO DA TIREOIDE

Geralmente acomete pacientes com carcinoma folicular de tireoide extremamente extenso ou com grandes e maciças metástases, sendo, portanto, muito raro. Caracteriza-se por T3 tireotoxicose, por produção tumoral de hormônio tireoidiano e, consequentemente, supressão do TSH. Recentemente, foram descritos casos de atividade aumentada da deiodinase (D1 e D2) pela metástase folicular. Após a suspensão da levotiroxina, houve queda na concentração de T3, demonstrando que não havia fonte produtora, mas sim a maior ação da deiodinase na conversão de T4 em T3.

HIPERTIROXINEMIA EUTIREOIDIANA

Na exclusão de TSHoma e resistência aos hormônios tireoidianos, podemos ter algumas situações em que há elevação dos hormônios tireoidianos, com ou sem a supressão do TSH e clinicamente o indivíduo está em eutireoidismo.

Hipertiroxinemia disalbuminêmica familial

Doença genética com herança autossômica dominante, causada por uma albumina mutante, com maior afinidade de ligação ao T4, resultando em altas concentrações de T4 total, mas com TSH normal e clinicamente o paciente está em eutireoidismo. Como a dosagem rotineira de T4L é indireta, a concentração também está aumentada, mas na metodologia direta (ultrafiltração ou diálise), a concentração é normal. Variantes raras que causam elevação somente de T3 total já foram descritas, assim como mutações na transtiretina (pré-albumina).

HiperTBGnemia

Excesso de TBG pode ser hereditário, ligado ao X ou adquirido, como o que ocorre durante a gestação, hepatite aguda e crônica e durante uso de estrogênios. Observa-se elevação de T4 total. A dosagem de T4 livre pode estar dentro do normal ou mesmo baixa, quando realizada por métodos indiretos. O TSH está sempre normal e o T3 não apresenta tanta variação, pois tem menor afinidade pela TBG.

Efeito do consumo de altas doses de biotina

Recentemente, têm sido descritos casos de alterações laboratoriais compatíveis com hipertireoidismo (TSH suprimido e T4L elevado) em pacientes usando altas doses de biotina para tratamento cosmético. Essa interferência analítica ocorre devido ao fato de que a maior parte dos imunoensaios hormonais utiliza anticorpos antiestreptavidina como revelador. Em geral, nessas circunstâncias os ensaios de dosagem direta (p. ex.: TSH) resultam em valores falsamente baixo, enquanto ensaios indiretos (como os do T4 e T3 livres) em valores falsamente elevados. A eliminação dessa interferência é feita pela simples retirada da biotina por 48 a 72 horas antes de nova coleta para confirmação diagnóstica.

Outras causas

Medicamentos que inibem a conversão de T4 em T3, como amiodarona e altas doses de propranolol, na psicose aguda e abuso de anfetaminas, observa-se também hipertiroxinemia com TSH normal e eutireoidismo.

A administração de heparina e furosemida podem deslocar, in vitro, os ácidos graxos livres, elevando a concentração apenas de T4L. O diagnóstico é feito com a coleta normal antes da administração dessas medicações.

HIPERTIREOIDISMO NO PACIENTE IDOSO

A prevalência de hipertireoidismo na população geral acima de 60 anos é de 0,5 a 3%. O hipertireoidismo subclínico é mais frequente (5 a 6%), principalmente em áreas carentes de iodo em razão do aumento da prevalência de nódulos os quais, com o tempo, podem adquirir autonomia funcional. Nas regiões suficientes de iodo, a causa mais comum de hipertireoidismo é a DG. Nos casos de nódulos autônomos, o hipertireoidismo pode ser precipitado pelo excesso de iodo em xaropes, contrastes radiológicos e em medicamentos como amiodarona, de uso mais frequente nessa faixa etária.

Nem sempre o idoso apresenta um quadro clínico típico de tireotoxicose, os sintomas e sinais não são tão evidentes como no jovem, podendo inclusive apresentar um quadro de tirotoxicose apática. Os sintomas mais comuns são os relacionados às complicações cardíacas – fibrilação atrial (FA) e insuficiência cardíaca congestiva (ICC). Cerca de 13 a 30% dos pacientes idosos com FA têm hipertireoidismo e 10 a 22% dos pacientes que têm hipertireoidismo desenvolvem FA, especialmente os mais idosos. Pode haver perda de peso, alterações intestinais, depressão, agitação psicomotora. A tireotoxicose está associada à perda de massa óssea, recuperável no jovem, mas de reposição duvidosa no idoso, principalmente em mulheres menopausadas.

No idoso, o ^{131}I é o tratamento de escolha desde que a meta é a cura definitiva, sem risco cirúrgico, evitando-se tratamento por tempo prolongado com AT e o risco de recidiva da tireotoxicose. Além disso, a causa mais comum de tireotoxicose, nesse grupo etário, é o BNT, doença que não tem remissão. O hipotireoidismo não deve ser encarado como uma complicação, mas sim como o objetivo do tratamento; a persistência da tireotoxicose envolve maiores riscos que o hipotireoidismo, cujo tratamento é bem mais simples. No idoso, o hipertireoidismo subclínico deve sempre ser tratado, evitando-se progressão para toxicidade e o risco de complicações cardíacas e ósseas.

HIPERTIREOIDISMO SUBCLÍNICO

Denomina-se hipertireoidismo subclínico o encontro de concentração diminuída (abaixo do menor valor de referência do método) ou suprimida de TSH sérico na presença de concentrações normais de HT. A forma mais comum de hipertireoidismo subclínico é o uso exógeno de levotiroxina (presente em 20 a 40% dos pacientes em uso de HT), seja para tratamento do hipotireoidismo ou no seguimento de pacientes com carcinoma diferenciado da tireoide que requeiram dose supressiva. Já a forma endógena tem prevalência variável na dependência da idade, sexo e disponibilidade de iodo. Em regiões com suficiência de iodo a prevalência chega a 1%, é mais frequente em idosos e em mulheres. Já em regiões com carência de iodo a prevalência pode chegar a 10%, especialmente em indivíduos mais velhos e portadores de nódulos autônomos. Os pacientes não têm quadro clínico de tireotoxicose, podendo apresentar bócio difuso ou nodular e, raramente, exoftalmo. Em até 50% dos casos ocorre compensação espontânea e 5% ao ano evoluem para tireotoxicose, ou seja, tornam-se sintomáticos; isso acontece geralmente nos portadores de bócios nodulares maiores. A captação de ^{131}Iodo pela tireoide pode estar aumentada se houver hiperfunção glandular ou suprimida quando a causa for uma tireoidite destrutiva. A presença de anticorpos antitireoidianos pode indicar doença autoimune: fase inicial da tireoidite de Hashimoto ou da doença de Basedow-Graves.

A conduta inicial em um paciente com TSH suprimido e T4L normal deve ser, em primeiro lugar, confirmar o diagnóstico repetindo e complementando os testes laboratoriais. Em seguida, estabelecer a possível causa dessa alteração, se transitória ou definitiva, verificar uso de medicamentos (L-tiroxina, iodo, xaropes, amiodarona), confirmar se existe ou não quadro clínico de disfunção, verificar a presença de outras doenças concomitantes e outros fatores de risco, avaliar os riscos de evolução para toxicidade e o prognóstico.

Antes de iniciar um tratamento que não é desprovido de reações colaterais, ou um tratamento ablativo que levará a um hipotireoidismo definitivo, deve-se sempre avaliar a possibilidade das alterações serem transitórias e, então, manter uma conduta expectante como nos casos das tireoidites destrutivas (subaguda, silenciosa e pós-parto), uso de medicações (iodo, xaropes, contrastes iodados, amiodarona), ou doença grave (paciente com T4 elevado devido à menor transformação em T3).

A incidência de fibrilação atrial em pacientes com mais de 60 anos com TSH < 0,05 mU/L é três vezes maior em relação a indivíduos com TSH normal; se TSH entre 0,1 e 0,4 mU/L, o risco não está definido e a escolha por tratar ou não deve ser individualizada. Além disso, o hipertireoidismo subclínico provoca aumento da frequência cardíaca, do débito cardíaco e da massa do ventrículo esquerdo, com aumento da função sistólica e diminuição da função diastólica. Em mulheres menopausadas, há um maior turnover ósseo com perda da massa óssea. Existe, portanto, indicação de tratar pacientes com supressão completa (TSH < 0,1 mU/L) e pacientes de risco (portadores de FA, ICC ou outras doenças graves) com TSH entre 0,1-0,4 mUI/L. Nessas circunstâncias, a terapêutica indicada é ablativa com ^{131}I ou cirurgia. Por outro lado, como a progressão para hipertireoidismo clínico, ou seja, tireotoxicose, não acontece em todos os casos (ao redor de 5% ao ano), como a terapia pode ter efeitos colaterais (reações aos AT, risco cirúrgico, hipotireoidismo pós-radioterapia) e como os riscos da doença subclínica não são grandes, pode-se apenas monitorar pacientes com supressão apenas parcial do TSH, entre 0,1 a 4 mU/L e sem outras comorbidades.

HIPERTIREOIDISMO EM PACIENTE COM OUTRA DOENÇA GRAVE

No paciente com doença sistêmica grave e sem doença tireoidiana, há menor conversão de T4 a T3 por menor atividade da enzima 5´deiodase; consequentemente, a concentração de T3 é normal ou baixa e a de T4 poderá estar dentro de limites normais ou levemente aumentada. No paciente que, além de outra doença sistêmica grave, apresenta também hipertireoidismo, o quadro laboratorial será T4 alto; T3 normal ou alto e TSH suprimido. Em pacientes de UTI, com outra doença muito severa além da tireotoxicose, o T4 poderá estar alto, normal ou baixo (conforme a intensidade e a progressão da doença), o T3 normal ou baixo e o TSH suprimido.

TIREOIDE E AMIODARONA

A amiodarona tem 37 mg de iodo estável em cada 100 mg, acumula-se no tecido adiposo, funcionando como um grande reservatório de iodo que é liberado em excesso durante meses, mesmo após a suspensão do medicamento, e pode provocar várias alterações sobre a tireoide:

a. interferir na conversão de T4 a T3 e provocar alterações laboratoriais encontradas mesmo sem disfunção tireoidiana: TSH baixo, T4 livre alto, T3 baixo, captação de iodo baixa;

b. provocar hipotireoidismo;

c. provocar tireotoxicose por dois mecanismos:

1. tireotoxicose tipo I (com hipertireoidismo), tanto de causa autoimune (Basedow-Graves) ou, mais comumente, devido à hiperfunção de nódulo autônomo;

2. tireotoxicose tipo II (sem hiperfunção), devido a uma tireoidite destrutiva.

Para o tratamento do hipertireoidismo induzido pela amiodarona, deve-se, se possível, interromper o uso do medicamento. Se for tireotoxicose tipo I, tratar com AT; não é possível tratar com ^{131}I porque a captação pela tireoide estará prejudicada pela grande quantidade de iodo da amiodarona. O tratamento com radiodo poderá ser feito somente após a normalização da iodúria, que pode ser monitorada a cada 3 a 4 meses, e isso pode levar 6 a 12 meses após da interrupção do medicamento. A cirurgia pode ser indicada desde que o paciente esteja compensado com AT, avaliado-se bem o risco cirúrgico. No caso de tireotoxicose tipo II, destrutiva, os AT não estão indicados, o tratamento é feito com betabloqueadores e corticosteroides. O lítio, por diminuir a secreção de HT, pode ser usado como terapêutica adjuvante em ambos os casos (300 mg três vezes ao dia).

REFERÊNCIAS BIBLIOGRÁFICAS

1. Albino CC, Graf H, Paz-Filho G, Diehl LA, Olandoski M, Sabbag A, et al. Radioiodine plus recombinant human thyrotropin do not cause acute airway compression and are effective in reducing multinodular goiter. Braz J Med Biol Res. 2010 Mar;43(3):303-9.

2. Alexander EK, Pearce EN, Brent GA, Brown RS, Chen H, Dosiou C, et al. 2016 Guidelines of the American Thyroid Association for the Diagnosis and Management of Thyroid Disease during Pregnancy and the Postpartum. Thyroid. 2017 Jan 6. doi: 10.1089/thy.2016.0457. [Epub ahead of print]

3. Barbesino G. Misdiagnosis of Graves' disease with apparent severe hyperthyroidism in a patient taking biotin megadoses. Thyroid 2016;26:860–3.

4. Bahn RS, Burch HS, Cooper DS, Garber JR, Greenlee CM, Klein IL, et al. The role of propylthiouracil in the management of Graves' disease in adults: report of a meeting jointly sponsored by the American Thyroid Association and the Food and Drug Administration. Thyroid 2009; 19: 673–74.

5. Bahn RS. 2010 Graves' ophthalmopathy. New Engl J Med 362:726–738.

6. Bahn RS, Burch HB, Cooper DS, Garber JR, Greenlee MC, Klein I, et al. Hyperthyroidism and other causes of thyrotoxicosis: managemen guidelines of the American Thyroid Association and American Association of Clinical Endocrinologists. Endocrine Practice, v. 17, n. 3, p. 456-520, May-Jun 2011. ISSN 1530-891X. Disponível em: < <Go to ISI>://WOS:000292803000017 >.

7. Bartalena L, Baldeschi L, Dickinson AJ, Eckstein A, Kendall-Taylor P, Marcocci C, et al. 2008 Consensus statement of the European group on Graves' orbitopathy (EUGOGO) on management of Graves' orbitopathy. Thyroid 18:333–346.

8. Bartalena L, Baldeschi L, Boboridis K, Eckstein A, Kahaly GJ, Marcocci C, et al. The 2016 European Thyroid Association/European Group on Graves' Orbitopathy Guidelines for the Management of Graves' Orbitopathy. Eur Thyroid J. 2016 Mar;5(1):9-26. doi: 10.1159/000443828.

9. Basaria S, Cooper DS. Amiodarone and the thyroid. Am J Med. 2005 Jul;118(7):706-14.

10. Bianco AC, Salvatore D, Gereben B, Berry MJ, Larsen PR. Biochemistry, cellular and molecular biology, and physiological roles of the iodothyronine selenodeiodinases. Endocr Rev. 2002; 23(1):38–89.

11. Boelaert K, Torlinska B, Holder RL, Franklyn JA. Older subjects with hyperthyroidism present with a paucity of symptoms and signs: a large cross-sectional study. J Clin Endocrinol Metab 2010; 95: 2715–26.

12. Brent GA. Mechanisms of thyroid hormone action. J Clin Invest 2012; 122:3035-3043.

13. Canaris GJ, Manowitz NR, Mayor G, Ridgway EC. The Coloradothyroid disease prevalence study. Arch Intern Med 2000; 160: 526–34.

14. Chiamolera MI, Wondisford FE. Minireview: Thyrotropin-releasing hormone and the thyroid hormone feedback mechanism. Endocrinology. 2009;150(3):1091–1096.

15. Cooper DS, Biondi B. Subclinical thyroid disease. Lancet 2012;379:1142-54.

16. Cooper DS. Antithyroid drus. N Engl J Med 2005;352:905-917.

17. Cooper DS. Hyperthyroidism. Lancet, v. 362, n. 9382, p. 459-68, Aug 9 2003. ISSN 0140-6736.

18. De Leo S, Lee SY, Braverman LE. Hyperthyroidism. Lancet. 2016;388(10047):906-18. doi: 10.1016/S0140-6736(16)00278-6.

19. Elston MS, Sehgal S, Du Toit S, Yarndley T, Conaglen JV. Facticious Graves' disease due to biotin immunoassay interference – a case and review of the literature. J Clin Endocrinol Metab 2016;101:3251–5.

20. Finamor FE, Martins JRM, Nakanami D, Paiva ER, Manso PG, Furlanetto RP. Alternative treatment in Graves' ophthalmopathy (inactive phase). Assessment by a disease specific quality of life questionnaire and by exophthalmometry in prospective randomized trial. European Journal of Ophthalmology (Online), v. 14, p. 277-283, 2004.

21. Flynn RW, Macdonald TM, Morris AD, Jung RT, Leese GP. The thyroid epidemiology, audit, and research study: thyroid dysfunction in the general population. J Clin Endocrinol Metab 2004; 89: 3879–84.

22. Franklyn JA, Boelaert K. Thyrotoxicosis. Lancet 2012; 379:1155-66.

23. Greenberg SM, Ferrara AM, Nicholas ES, Dumitrescu AM, Cody V, Weiss RE, et al. A novel mutation in the Albumin gene (R218S) causing familial dysalbuminemic hyperthyroxinemia in a family of Bangladeshi extraction.

24. Janovsky CCPS, Fukuda TG, Silva GS, Martins JRM. An unusual association between acute ischaemic stroke and cerebral venous thrombosis with thyrotoxic state. BMJ Case Reports, v. 2013, p. bcr2013201130-bcr2013201130, 2013.

25. Laurberg P, Andersen SL. Endocrinology in pregnancy: Pregnancy and the incidence, diagnosing and therapy of Graves' disease. Eur J Endocrinol. 2016 Nov;175(5):R219-30. doi: 10.1530/EJE-16-0410.

26. Laurberg P, Bulow PI, Knudsen N, Ovesen L, Andersen S. Environmental iodine intake aff ects the type of nonmalignant thyroid disease. Thyroid 2001; 11: 457–69.

27. Maciel RMB, Lindsey SC, Dias-da-Silva MR. Novel etiopathophysiological aspects of thyrotoxic periodic paralysis. Nature Reviews. Endocrinology (Print) 2011;7:657-67.

28. Maia AL, Scheffel RS, Meyer EL, Mazeto GM, Carvalho GA, Graf H, Vaisman M, et al. The Brazilian consensus for the diagnosis and treatment of hyperthyroidism: recommendations by the Thyroid Department of the Brazilian Society of Endocrinology and Metabolism. Arq Bras Endocrinol Metabol, v. 57, n. 3, p. 205-232, Apr 2013. ISSN 1677-9487. Disponível em: < http://www.ncbi.nlm.nih.gov/pubmed/23681266 >.

29. Manji N, Carr-Smith JD, Boelaert K, Allahabadia A, Armitage M, Chatterjee VK, et al. Infl uences of age, gender, smoking, and family history on autoimmune thyroid disease phenotype. J Clin Endocrinol Metab 2006; 91: 4873–80.

30. Manso PG, Furlanetto RP, Wolosker AM, Paiva ER, de Abreu MT, Maciel RM. Prospective and controlled study of ophthalmopathy after radioiodine therapy for Graves' hyperthyroidism. Thyroid. 1998 Jan;8(1):49-52.

31. Martins JRM, Furlanetto RP, Oliveira LM, Mendes A, Passerotti CC, Chiamolera MI, et al. Comparison of practical methods for urinary glycosaminoglycans and serum hyaluronan with clinical activity scores in patients with Graves' ophthalmopathy. Clinical Endocrinology (Oxford), EUA, v. 60, p. 726-733, 2004.

32. Medeiros-Neto G, Marui S, Knobel M. An outline concerning the potential use of recombinant human thyrotropin for improving radioiodine therapy of multinodular goiter. Endocrine 2008, Volume 33, Issue 2, pp 109-117.

33. Miyauchi A, Takamura Y, Ito Y, Miya A, Kobayashi K, Matsuzuka F, et al. 3,5,3'-Triiodothyronine thyrotoxicosis due to increased conversion of administered levothyroxine in patients with massive metastatic follicular thyroid carcinoma. J Clin Endocrinol Metab, v. 93, n. 6, p. 2239-42, Jun 2008. ISSN 0021-972X. Disponível em: < http://www.ncbi.nlm.nih.gov/pubmed/18397985 >.

34. Mittra ES, Niederkhor RD, Rodriguez C, El-Maghraby TE, McDougall IR. Uncommon causes of thyrotoxicosis. J Nucl Med 2008;49:265-78.

35. Molitch ME. Diagnosis and treatment of pituitary adenomas: a review. JAMA. 2017 Feb 7;317(5):516-524. doi: 10.1001/jama.2016.19699.

36. Mourits MP, Koornneef L, Wiersinga WM, Prummel MF, Berghout A, van der Gaag R. 1989 Clinical criteria for the assessment of disease activity in Graves' ophthalmopathy: a novel approach. Br J Ophthalmol 73:639–644.

37. Mourits MP, Prummel MF, Wiersinga WM, Koornneef L. 1997 Clinical activity score as a guide in the management of patients with Graves' ophthalmopathy. Clin Endocrinol(Oxf) 47:9–14.

38. Rebelo-Pinto D, Lopes F, De Souza S, Da Fonseca L, Vaisman M, Gutfilen B, et al. A Pilot study evaluating 99mTc-anti-TNF-alpha scintigraphy in Graves' ophtalmopathy patients with different clinical activity score. Hormone and Metabolic Research, v. 45, p. 765-768, 2013.

39. Refetoff S, Bassett JH, Beck-Peccoz P, Bernal J, Brent G, Chatterjee K, et al. Classification and proposed nomenclature for inherited defects of thyroid hormone action, cell transport, and metabolism. Thyroid, v. 24, n. 3, p. 407-9, Mar 2014. ISSN 1557-9077. Disponível em: < http://www.ncbi.nlm.nih.gov/pubmed/24588711 >.

40. Ross DS, Burch HB, Cooper DS, Greenlee MC, Laurberg P, Maia AL, et al. 2016 American Thyroid Association Guidelines for Diagnosis and Management of Hyperthyroidism and Other Causes of Thyrotoxicosis. Thyroid. 2016;26(10):1343-1421.

41. Ryan DP., Dias da Silva MR., Soong TW, Fontaine B, Donaldson MR, Kung AWC., et al. Mutations in potassium channel Kir2.6 cause susceptibility to thyrotoxic hypokalemic periodic paralysis. Cell (Cambridge), v. 140, p. 88-98, 2010.

42. Danilovic DL, Bloise W, Knobel M, Marui S. Factitious thyrotoxicosis induced by mesotherapy: a case report. Thyroid, v. 18, n. 6, p. 655-657, Jun 2008. Thyroid. 2014 Jun;24(6):945-50. doi: 10.1089/thy.2013.0540. Epub 2014 Mar 21.

43. Sgarbi JA, Villaca F, Garbeline B, Villar H E, Romaldini JH. The effects of early antithyroid therapy for endogenous subclinical hyperthyroidism on clinical and heart abnormalities. J Clin Endocrinol Metab 2003; 88: 1672–77.

44. Sgarbi JA, Matsumura LK, Kasamatsu TS, Ferreira SR, Maciel RM. Subclinical thyroid dysfunctions are independent risk factors for mortality in a 7.5-year follow-up: the Japanese-Brazilian thyroid study. Eur J Endocrinol 2010; 162: 569–77.

45. Smith TJ, Hegedüs L. Graves' Disease. N Engl J Med. 2016 Oct 20;375(16):1552-1565.

46. Stan MN, Salvi M. Management of endocrine disease: Rituximab therapy for Graves' orbitopathy - lessons from randomized control trials. Eur J Endocrinol. 2017 Feb;176(2):R101-R109.

47. Visser WE, Friesema EC, Visser TJ. Minireview: thyroid hormone transporters: the knowns and the unknowns. Mol Endocrinol. 2011;25(1):1–14.

Oftalmopatia de Graves

24

Walter Bloise

INTRODUÇÃO

A oftalmopatia de Graves (OG) também denominada oftalmopatia relacionada à tireoide TAO (Thyroid Associated Ophthalmopathy), ou doença ocular da tireoide, TED (Thyroid Eye Disease) ou orbitopatia de Graves, ainda tem pontos obscuros quanto à patogênese e condutas terapêuticas variadas.[1] As várias denominações da doença demostram que ela está associada à doença tireóidea.

EPIDEMIOLOGIA

A incidência da OG está intimamente ligada à da doença de Graves, em que as manifestações oculares clinicamente detectáveis estão ao redor de 30 a 50%. As formas severas são menos frequentes, em torno de 3%. A manifestação clínica da doença ocular ocorre, em geral, concomitantemente ao hipertireoidismo, mas pode precedê-la ou aparecer depois, em espaços de tempo variáveis.

A OG pode estar associada ao hipotireoidismo autoimune aproximadamente em 10% dos casos e em cerca de 3% ela cursa sem alteração da função da tireoide. A maior incidência situa-se nas faixas etárias de 40 a 50 anos e na de 60 a 70 anos. A forma severa é rara nos pacientes pediátricos.

PATOGÊNESE

Atualmente está bem demonstrado o caráter imunológico do processo orbitário. Devido ao grande e frequente acometimento da musculatura extraocular, inicialmente procurou-se nela o antígeno responsável. Desde 1972, Mahieux e Winand demonstraram inibição da migração de leucócitos de pacientes com doença de Graves por extratos de tecido orbitário.[2] Ainda alguns autores propõem que o músculo extraocular seja alvo importante da reação autoimune, baseados na presença de anticorpos contra proteínas musculares encontrados em pacientes portadores da forma miopática ocular.[3] Esse grupo mostrou a presença de anticorpos dirigidos contra uma proteína de músculo esquelético e ocular denominada calsequestrin e que seria marcador específico da forma miopática da oftalmopatia de Graves.[4] Esses achados têm sido considerados secundários à destruição e liberação de proteínas sequestradas. Atualmente está bem estabelecido o papel do anticorpo antirreceptor do TSH (TRAB) e o receptor do TSH presente na membrana do fibroblasto orbitário como elementos importantes dos processos humorais e celulares da reação imunológica.[5,6] O seu envolvimento permite entender a íntima relação entre a oftalmia e a doença tireóidea. Os fibroblastos orbitários que apresentam na sua superfície a glicoproteína CD90 rotulada como Thy-1 (antígeno timocito-1) respondem ao processo imunológico orbitário aumentando a secreção de ácido hialurônico e os Thy-1 negativos evoluindo para adipócitos.[7] Essa característica do fibroblasto aliada a ouros fatores como a expressão aumentada do gene do fator lipogênico PPAR-γ, na fase ativa da OG, explica o acúmulo da gordura orbitária, uma característica dessa doença.[8] A interação de outro antígeno presente na membrana do fibroblasto orbitário, o IGF-1R (receptor do IGF-1) com o seu anticorpo estimulador, seria um outro componente desse complexo processo imunológico.[9] Contribuiria também nesse mecanismo a hibridização do IGF-1R com o receptor do TSH.[6] O verdadeiro papel do sistema IGF-1/1GF-1R ainda permanece duvidoso. A análise histológica do tecido orbitário mostra, geralmente, fibras musculares intactas e infiltração por macrófagos, linfócitos T ativados e, em menor grau, por linfócitos B. A fenotipagem dos linfócitos T ativados mostra aumento nos linfócitos CD4 e CD8. As citocinas secretadas pelas células Th1, predominantes nas fases iniciais da doença, são: IL-2; IFN-γ; e TNF-α. As células Th-2 aparecem nos estágios mais tardios e secretam IL-4, IL-5 e IL-10.[10] As citocinas estimulam a proliferação dos fibroblastos e a produção de glicosaminoglicanos. O acúmulo desses compostos hidrofílicos acarretando edema e aumento de volume do tecido fibrogorduroso da órbita e a restrição fibrótica do conectivo da musculatura extraocular são os responsáveis pela maior parte das manifestações clínicas da doença. O aumento do volume dos tecidos orbitários dificulta a circulação venosa e linfática nesse compartimento, acarretando edema palpebral, característico das formas mais intensas da OG.

Fatores mecânicos representados pelo "trauma" proporcionado pelo tecido retro-ocular aumentado, confinado em uma cavidade óssea não extensível, poderiam explicar esta, por assim dizer, aberrante e mal explicada localização de um processo imunológico tão intimamente ligado à doença tireóidea. Admite-se que todo o tecido conjuntivo esteja afetado e que fatores traumáticos locais seriam responsáveis pela exacerbação do processo imunológico sistêmico subjacente.[11] Essa seria a explicação da oftalmia e da dermopatia chamada de mixedema pré-tibial. Nesta última, o trauma é representado pela estase venosa e linfática existente nos membros inferiores de alguns pacientes.

Outro fator importante relacionado à OG é a nítida associação do hábito de fumar e a incidência das manifestações oculares e o seu efeito desfavorável nos vários tratamentos instituídos.[12]

A predisposição genética para a doença autoimune da tireoide não é diferente entre os pacientes com doença de Graves com e sem oftalmia.[13]

QUADRO CLÍNICO

Praticamente todos os pacientes com doença de Graves apresentam acometimento ocular, que é clinicamente evidente, em cerca de 30 a 50% dos casos. O comprometimento dos olhos quando externamente não é aparente, pode ser demonstrado por métodos de imagem, tais como ultrassonografia, tomografia computadorizada ou ressonância magnética. Com esses recursos, pode-se demonstrar mesmo na ausência de sinais oculares, algum espessamento da musculatura extraocular ou aumento da gordura orbitária.

Na história natural da doença nos casos de acometimentos mais intensos das estruturas orbitárias, verifica-se que há uma fase inicial de piora progressiva seguida por um período de estabilidade e, depois, um ligeiro declínio das manifestações oculares e, posteriormente, inatividade do processo. Essa evolução pode, em geral, durar de 3 a 36 meses.[14] Ambas as órbitas são acometidas e, em 20% dos pacientes no início, as manifestações podem ser clinicamente unilaterais. A apresentação da OG é muito variável. A forma mais leve, ou seja, apenas discreta proptose e retração palpebral, em geral é concomitante ao hipertireoidismo da doença de Graves. Entretanto, como já referido, as manifestações oculares podem preceder ou aparecerem após o hipertireoidismo instalado.

Os sintomas da doença ocular podem manifestar-se como sensação de corpo estranho no olho, lacrimejamento excessivo, vermelhidão ou dor no globo ocular. Outras vezes, a queixa é de visão dupla inconstante.

Numerosas estruturas e funções oculares são acometidas direta ou indiretamente. A presença e a intensidade dos compartimentos oculares comprometidos varia em cada paciente, predominando, em geral, a proptose.

Como vários compartimentos oculares são afetados e com intensidades diferentes, sugere-se que, ao exame, se obedeça uma sequência que facilite a avaliação e a classificação. No texto, exemplifica-se um roteiro com essas características. A Tabela 24.1 mostra os sintomas e as estruturas oculares mais frequentemente afetados.

Tabela 24.1 Sintomas e sinais da oftalmopatia de graves*

"Olho saltado"
Lacrimejamento
Fotofobia
Dor ocular espontânea ou à movimentação do olho
Diplopia
Diminuição da visão
Edema palpebral. Edema conjuntival (quemose). Edema da carúncula
Hiperemia conjuntival. Hiperemia palpebral
Retração palpebral
Proptose uni ou bilateral

*A presença e a frequência desses parâmetros é variável.

O comprometimento da parte externa do olho também rotulada, para efeito de classificação, como tecidos moles (*soft tissues*) inclui as pálpebras, conjuntiva bulbar e a carúncula. Nas pálpebras, pode-se observar retração e ou edema palpebral superior e inferior. Normalmente a pálpebra superior recobre uma pequena parte da córnea e a inferior apenas atinge a sua borda inferior. Nos processos congestivos muito intensos, na fase aguda, as pálpebras podem se apresentar hiperemiadas. Na conjuntiva bulbar, a hiperemia e aumento da vascularização são sinais muito frequentes e, em alguns casos, ela está edemaciada. O edema conjuntival (quemose) pode ser tão intenso que impede a oclusão do olho, acarretando sério risco de lesão da córnea. A carúncula pode estar edemaciada e hiperemiada.

A proptose, deslocamento anterior do olho, é um sinal muito frequente e característico da OG que, em geral, acarreta o aumento da fenda palpebral o que, muitas vezes, é agravado pela concomitante retração das pálpebras. A esclera fica exposta, conferindo o típico aspecto de indivíduo assustado. Muitas vezes o paciente é incapaz de fechar os olhos, mesmo acordado, o que é rotulado como lagoftalmo. A medida da proptose pelo exoftalmômetro de Hertel em nossa população normal é em média: 18,4 e 17,2 mm respectivamente no homem e mulher adultos.[15] Medidas de 13 a 22 mm abrangem 99% da população normal. Os tumores de órbita podem acarretar deslocamento anterior do globo ocular em sentido não axial.

Musculatura extraocular: o acometimento muscular manifesta-se pela incapacidade de movimentação normal do globo ocular. Os músculos mais frequentemente afetados são o reto medial e o inferior, comprometendo a abdução e elevação do olho. Essas alterações dos músculos são bem demonstra-

das na tomografia computadorizada (TC) da órbita. Nos casos graves, o olho pode tornar-se praticamente imóvel.

Córnea: as desespitelizações da córnea são muito dolorosas e constatáveis pela lâmpada de fenda e, em geral, consequentes à exposição do olho durante o sono (lagoftalmo). Nos casos graves podem evoluir para úlceras e infecção generalizada do globo ocular.

Visão: a acuidade visual e o campo visual podem ser comprometidos quando o nervo óptico é afetado e um dos primeiros sinais é anomalia na percepção das cores. Em geral, isso é causado pela compressão dos músculos espessados sobre o nervo óptico na região do forame óptico.

Pressão intraocular: a elevação da pressão pode ser observada nos casos graves, decorrente da hipertensão venosa orbitária. Ela se modifica com a mudança da posição do olho.

A OG, por afetar numerosas estruturas e funções oculares, propiciou numerosas tentativas de quantificá-la e classificá-la. Uma das mais completas é a da American Thyroid Association em que o título NO SPECS utiliza as iniciais das palavras para mostrar quais as estruturas do olho estão afetadas.[16] N (*No*) quando o olho não apresenta sintomas ou sinais. O (*Only*) somente sinais limitados à retração palpebral superior e proptose < 22 mm. S (*Soft tissues*), tecidos moles afetados, porém com sintomas e sinais. P (*Proptosis*) proptose > 22 mm. E (*Extraocular muscle*) musculatura extraocular. C (*Cornea*). S (*Sight*) visão, quando o nervo óptico está afetado. Cada uma dessas estruturas ou funções recebe um número de 2 a 6, sendo 2 para tecidos moles e 6 para visão. De acordo com a intensidade, gradua-se com as letras A, B e C e O, a letra o para significar ausência de acometimento desse item. Os pacientes sem qualquer manifestação ocular recebem o número 0 e os que têm apenas retração palpebral e sem sintomas o número 1. Em razão de sua complexidade, essa classificação é pouco utilizada.

Nunery dividiu a OG em dois subtipos: a forma lipogênica, tipo I, com aumento do tecido gorduroso orbitário e sem espessamento muscular detectável pela tomografia computadorizada e a miogênica; e tipo II, com evidente acometimento muscular[17] (Figura 24.1). Moura e cols., comparando as duas formas, confirmaram a ocorrência de sub luxação do globo ocular na forma lipogênica devido à falta de contenção propiciada pelos músculos espessados.[18] Nesse trabalho, não foram observadas diferenças na apresentação clínica das duas formas, exceto, obviamente, a maior incidência de paresia ocular na

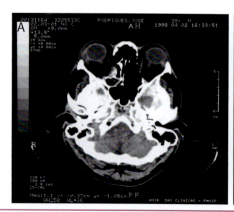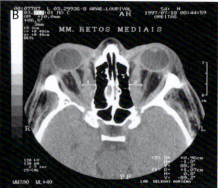

Figura 24.1 Tomografia computadorizada de órbitas mostrando espessamento fusiforme do músculo reto medial esquerdo (A), típico da oftalmopatia de Graves. O espessamento manifesta-se no ventre do músculo (B). Fonte: Moura e cols.

forma miogênica e maior quantidade de gordura orbitária na forma lipogênica. Verificou-se também que a forma lipogênica afeta um grupo etário mais jovem (Tabelas 24.2 e 24.3).

QUADRO LABORATORIAL

Não há um quadro laboratorial específico para a doença ocular. Ele se restringe à avaliação do comprometimento da tireoide mediante dosagem dos hormônios tireoidianos circulantes: tiroxina livre (T4L); tiroxina total (T4); tri-iodotironina (T3); e a dosagem do hormônio estimulante da tireoide (TSH). É indispensável também a pesquisa dos autoanticorpos: antitireoglobulina, ant-itireoperoxi-

dase e antirreceptor do TSH (TRAB) A avaliação laboratorial, frequentemente mostra hiperfunção: níveis séricos elevados dos hormônios tireoidianos e níveis de TSH suprimidos. Menos frequentemente, o quadro é de hipofunção, com TSH elevado e hormônios tireoidianos diminuídos ou mesmo normais, este último denominado OG eutireóidea. A pesquisa de anticorpos antiantígenos da tireoide constitui um valioso marcador do acometimento da tireoide e ela é, geralmente, positiva. Caso a função tireoidiana seja normal e os anticorpos negativos, recomenda-se realizar a ultrassonografia da tireoide que pode mostrar textura heterogênea do parênquima, sugestiva de doença autoimune.

Tabela 24.2 Oftalmopatia de Graves: dados comparativos da forma lipogênica, tipo I (n = 9) e miogênica, tipo II (n = 10)

Tipo	Idade (anos)	Sexo		Restrição muscular (a)	Edema palpebral (a)	Quemose(a)	Hiperemia (a) (conjutival)	Proptose (mm)		Órbita (b)	
I		M	F					D	E	Músculos (%)	Gordura %
	32,0 ± 9,0	7	2	0,4 ± 0,3	1,1 ± 1,1	0,7 ± 1,2	1,7 ± 1,9	26,1 ± 3,8	26,4 ± 3,0	27,4 ± 11,1	68,4 ±10,3
II	46,0 ± 1,3	6	4	1,6 ± 1,0	1,6 ± 1,0	0,4 ± 1,1	1,6 ± 1,1	27,1 ± 3,3	26,1 ± 2,8	36,8 ± 9,1	56,8 ± 8,6
	(p < 0,01)			(p < 0,01)	NS	NS	NS	NS	NS	NS	
											(p < 0,02)

(a) – média da soma dos escores de cada paciente; (b) – porcentagem relativa de músculos e gordura orbitária determinada na tomografia coronal da órbita por programa de computador.

Tabela 24.3 Oftalmopatia de Graves: dados comparativos das complicações da forma lipogênica, tipo I e miogênica, tipo II

Tipo	Úlcera córnea	Neuropatia óptica	Subluxação do olho
I (n=9)	1	0	2
II (n=10)	1	1	0

QUADRO RADIOLÓGICO

A contribuição das imagens para o diagnóstico da OG é muito importante e a TC é um dos melhores exames para visualização da órbita. Ela deve ser realizada sempre que possível sem uso de contraste iodado, pois poderia interferir na função da tireoide, mascarando, às vezes, o quadro laboratorial do hipertireoidismo. Por meio dela, avaliam-se os músculos espessados nos cortes axiais e coronais. O espessamento manifesta-se caracteristicamente no ventre do músculo, respeitando as extremidades (Figura 24.1B). A confluência dos músculos espessados no ápice do cone orbitário pressupõe acometimento do nervo óptico pela compressão muscular exercida nesse local. Birchall e cols. mostraram pela TC, que a penetração da gordura orbitária para o interior do crânio através do forame óptico, está presente em muitos pacientes com neuropatia óptica, podendo servir como indicador de comprometimento do nervo óptico.[19]

A ressonância nuclear magnética (RM) é menos utilizada que a TC, mas permite as mesmas avaliações e, em alguns casos, avalia também o conteúdo líquido dos músculos inflamados auxiliando no diagnóstico da atividade do processo.

A ultrassonografia, modalidade A, é menos difundida para se avaliar o comprometimento muscular por não ser eficiente para estudar o ápice da órbita e as medidas poderem variar de acordo com o método e técnicas utilizadas.

DIAGNÓSTICO DIFERENCIAL

O diagnóstico da OG em um paciente com hipertireoidismo e com proptose bilateral é relativa-mente fácil, entretanto, torna-se mais difícil quando o paciente está em eutireoidismo e com proptose unilateral. Nesses casos, impõe-se o diagnóstico diferencial com outras doenças que ocupam o espaço orbitário tais como, neoplasias primárias ou metastáticas. Entre essas afecções, situam-se os linfomas, hemangiomas, tumores da glândula lacrimal, cistos dermoide, gliomas e meningiomas do nervo óptico, também devem ser lembradas outras entidades clínicas como as fístulas carotídocavernosas, os pseudotumores, a sarcoidose e a granulomatose de Wegener. Em todos esses casos, impõe-se um exame radiológico e, frequentemente, recorre-se à biópsia para elucidação diagnóstica (Figura 24.2).

Quando os sinais inflamatórios externos são os únicos presentes, deve-se afastar a possibilidade de uma reação alérgica. Diplopia sem outros sinais e sintomas pode ser encontrada na OG, assim como na miastenia grave. Em pacientes que apresentem apenas retração palpebral, deve ser afastado o uso de medicamentos simpatomiméticos ou serem devidas à retração palpebral reacional contralateral do sinal de Claude Bernard Horner.

CARACTERIZAÇÃO DA ATIVIDADE DA DOENÇA

Um dos grandes problemas ainda não totalmente resolvidos é o da caracterização da atividade do processo imunológico orbitário. Essa caracterização é crucial para se tomar uma conduta terapêutica anti-inflamatória que só deve ser instituída na fase ativa da doença quando a terapêutica será realmente eficaz. No estado atual dos nossos conhecimentos, podemos dizer que, dos vários métodos disponíveis,

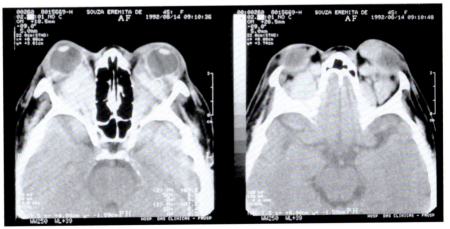

Linfoma orbitário

Figura 24.2 Diagnóstico da OG em um paciente com hipertireoidismo e com proptose bilateral por meio de exame radiológico. Frequentemente, recorre-se à biópsia para elucidação diagnóstica. Fonte: Moura e cols.

ainda aqueles baseados na observação clínica são os mais práticos e úteis. Eles se baseiam na observação cuidadosa do paciente a pequenos intervalos de tempo, verificando-se as eventuais mudanças do quadro ocular. Para facilitar, é possível quantificar as várias estruturas e funções afetadas por meio de escores. Atualmente um dos índices mais utilizados é o de Mouritz e cols., que levaram em conta apenas os dados clínicos.[20] Esses autores atribuíram um ponto para as seguintes características da doença ocular:

- Dor: ou sensação dolorosa espontânea sobre ou atrás do globo ocular;
- Dor à movimentação do globo ocular;
- Hiperemia das pálpebras;
- Hiperemia da conjuntiva bulbar;
- Edema da conjuntiva bulbar (quemose);
- Edema da carúncula;
- Edema das pálpebras, não confundir com bolsas gordurosas palpebrais;
- Proptose: aumento de dois ou mais mm no período de observação;
- Acuidade visual: diminuição de uma ou mais linhas na escala de Snellen no período de observação;
- Musculatura extraocular: diminuição de 5 ou mais graus dos movimentos oculares em qualquer direção, no período de observação.

Uma pontuação acima de 3 é muita sugestiva de atividade da doença e pressupõe uma boa resposta ao tratamento anti-inflamatório. A sigla desse índice é CAS (Clinical Activity Score). Na prática diária, utilizam-se os sete primeiros índices que não exigem um período de observação e não retardam o início do tratamento. A quantificação dos glicosaminogli-

canos (GAG) na urina foi introduzida por Hansen e cols. para caracterizar a atividade da OG, uma vez que a excreção está aumentada quando comparada aos normais ou pacientes com OG inativa.[21] Pelo fato de algumas doenças imunológicas também se acompanharem de aumento da excreção dos GAG e pela superposição de valores com os controles normais, esse método é pouco utilizado.

Os métodos de imagem também podem auxiliar no diagnóstico de atividade da OG. A TC raramente fornece subsídios para essa finalidade. Excepcionalmente e quando realizada com contraste, pode ser visto nos cortes coronais um halo contrastado em volta dos músculos, que corresponde ao edema inflamatório.

A RM tem sido utilizada para avaliar o comprometimento muscular e a atividade da doença. A presença de hipersinal em T2 nos músculos resultante do acúmulo de água na bainha muscular consequente à inflamação é um forte indício de atividade do processo inflamatório. (Figura 24.3)

Prummel e cols. verificaram que a refletividade muscular avaliada pela ultrassonografia modo A estava diminuída nos músculos de pacientes portadores da forma ativa da OG quando comparada aos controles ou pacientes com a forma inativa.[22] Uma refletividade igual ou menor que 40% estava relacionada com uma boa resposta ao tratamento imunossupressor. Esse método também é pouco utilizado. Octreoscan: utilizando-se um derivado sintético da somatostatina marcado com Indio 111, verificou-se captação no tecido orbitário de pacientes com OG. Sugere-se que essa captação seja causada pela expressão dos receptores da somatostatina nos linfócitos T ativados, infiltrados

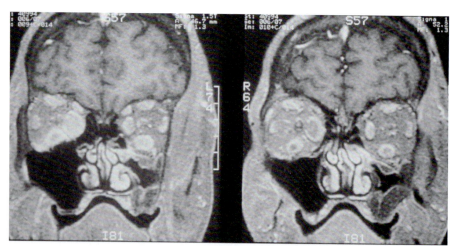

RNN de órbitas em T2. Hipersinal em tornos dos músculos extra oculares

Figura 24.3 Ressonância Magnética de órbitas em T2 demonstrando hipersinal em torno dos músculos extraoculares causado por acúmulo de água na bainha muscular, o que é sinal de processo inflamatório. Fonte: Moura e cols.

nos tecidos retrobulbares. Um octreoscan positivo indica atividade da doença e, portanto, a possibilidade de tratamento imunossupressor. Esse exame é limitado pelo seu alto custo, por ser não específico e por envolver o risco de radiação.[23]

A cintilografia da órbita com Gallium-67 pode ser uma avaliação objetiva da atividade da OG. Konuko e cols. demonstraram uma correlação significante entre o índice CAS e a captação orbitária de Ga 67.[24] Ela, pelos mesmos motivos do octreoscan, é pouco utilizada.

TRATAMENTO

As opiniões são divergentes quanto ao tratamento e estão muito relacionadas à experiência do médico, quer o responsável pelo paciente seja um endocrinologista, quer seja um cirurgião oftalmologista. Outro fator importante para levar o médico a implementar um tratamento é certificar-se de que a doença esteja em atividade, o que nem sempre é fácil. Comparando-se as informações obtidas pela RM, ultrassonografia ocular, assim como a dosagem de glicosaminoglicanos urinários, conclui-se, como já exposto, que o exame clínico evolutivo do paciente permite com maior fidelidade, identificar o estágio ativo ou inativo do processo. Com o objetivo de simplificar e orientar o tratamento e torná-lo mais prático, podemos classificar a OG em três categorias de acordo com a intensidade do processo: leve, moderada e severa.

OFTALMOPATIA DE GRAVES LEVE

Geralmente a proptose é moderada e, com frequência, associada à retração palpebral. Esta, com maior frequência, é superior e não há sinais inflamatórios: hiperemia conjuntival ou edema palpebral ou indícios de progressividade do processo (Figura 24.4).

Essa forma leve, em geral, requer pequenos cuidados e a recomendação de abstinência de fumar, que aliás deve ser estendida a todos os portadores da OG.

Quando há lagoftalmo, os cuidados devem ser dirigidos no sentido de evitar a exposição da esclera e córnea durante o sono, mediante oclusão ocular e ou uso de pomadas ou gel lubrificantes. A oclusão pode ser realizada com máscaras sem orifícios nos olhos, ou abaixando e prendendo a pálpebra superior na região malar com micropore adesivo. A oclusão é muito importante, pois previne a possível desepitelização e opacificação da córnea. O uso contínuo de colírios lubrificantes à base de metilcelulose a 5% ou 10% e de óculos escuros é importante, pois geralmente há ressecamento dos olhos e fotofobia. A retração palpebral costuma melhorar com a regressão do hipertireoidismo e quando não ocorre, pode-se usar colírio de guanetidina a 5% ou 10%, cujo efeito geralmente não é duradouro e, às vezes, é mal tolerado. Pode ser também tratada com injeção de toxina botulínica (Botox) na pálpebra. Essas aplicações devem ser repetidas por serem também de efeito temporário. Quando os métodos indicados não corrigirem a retração palpebral, geralmente superior, indica-se a correção cirúrgica, que consiste frequentemente na tarssotomia.

OFTALMOPATIA DE GRAVES MODERADA

Ela é caracterizada por ser um processo ativo, lentamente progressivo, em que predomina o componente inflamatório (Figura 24.5). O edema de pálpebra superior ou inferior é moderado assim como a hiperemia conjuntival e a quemose. A mobilidade ocular não está muito comprometida e a neuropatia óptica revelada por discreta diminuição da visão para cores poderá estar presente. O CAS de 1 a 7, geralmente situado entre 3 a 5. Assim como foi enfatizado anteriormente, além dos cuidados relativos à oclusão ocular, pode-se obter uma boa

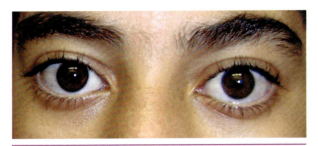

Figura 24.4 Paciente com oftalmopatia de Graves leve.

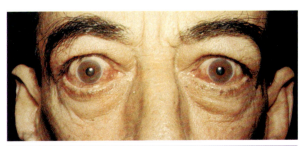

Figura 24.5 Paciente com oftalmopatia de Graves moderada.

melhora do edema palpebral, elevando-se o decúbito do paciente durante o sono com suportes colocados na cabeceira da cama. O tratamento desse grau de oftalmopatia admite duas condutas: radioterapia orbitária isolada ou radioterapia associada; e precedida pela administração de corticosteroide. A radioterapia isolada é indicada quando o processo avaliado clinicamente mostra uma evolução que admite uma espera de 1 a 2 meses para que os efeitos do tratamento apareçam nitidamente. Ela é realizada por aparelhos de alta voltagem e excelente colimação, administrando-se 1.500 a 2.000 cGy (Rads) por órbita. O total da radiação é fracionado em 10 sessões nas quais se utiliza incidência frontal e lateral. Os resultados, nos casos bem indicados e em mãos de radioterapeutas experientes, são gratificantes e praticamente desprovidos de efeitos colaterais. Em trabalho anterior analisando o resultado da radioterapia em 25 pacientes portadores de OG de moderada intensidade, demonstrou-se que ela foi muito eficiente para a redução dos fenômenos inflamatórios[25] (Tabela 24.4).

A radioterapia orbitária tem sido utilizada há muito tempo, embora a sua utilidade tenha sido contestada.[26] Essa opinião não é generalizada e trabalhos recentes ainda a recomendam, particularmente associada ao corticosteroide.[27,28]

O corticosteroide deve ser associado à radioterapia quando se detecta uma evolução mais rápida e um processo um pouco mais intenso do que o descrito anteriormente (Figura 24.6).

Nesses casos, inicia-se o tratamento com corticosteroide, equivalente a 60 mg de prednisona por dia enquanto se fazem os preparativos para a radioterapia que levam alguns dias (estudos de colimação, feitura da máscara etc.). A corticosteroideterapia, obviamente, apresenta os conhecidos efeitos colaterais que devem ser levados em consideração, assim como os cuidados na sua lenta retirada, em decorrência da melhora do processo. Essa associação utilizada em casos em que a radioterapia e a corticosteroideterapia não estejam formalmente

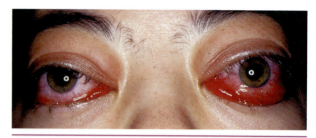

Figura 24.6 Paciente com oftalmopatia de Graves em evolução mais rápida e intensa, indicando corticosteroideterapia e radioterapia.

contraindicadas: retinopatia e o diabete grave, por exemplo, são, na opinião do autor, um excelente tratamento para a OG moderada a severa. Recentemente o autor introduziu e tem utilizado um antagonista do PPAR-γ e inibidor da ciclooxigenase-2, o diclofenaco de sódio, para o tratamento das formas leves a moderadas da OG com muito bons resultados.[29] A medicação é administrada por via oral (VO) na dose de 50 mg, a cada 12 horas, durante o tempo suficiente para que haja desaparecimento dos sinais e sintomas ou até que a avaliação da atividade da OG se situe na faixa inativa. Esse tempo é variável e pode durar vários meses com supervisão da função renal e hematológica. É importante enfatizar, além do baixo custo, a praticamente ausência de efeitos colaterais.

FORMA SEVERA DA OFTALMOPATIA DE GRAVES

Neste estágio, basicamente há o perigo de perda da visão, o que justifica a adoção de medidas enérgicas que encerram também sérios efeitos iatrogênicos e cujo custo é justificado em vista do benefício obtido (Figura 24.7). Nesses casos, a cooperação entre o endocrinologista e o oftalmologista é altamente recomendável. Em linhas gerais, a oftalmopatia severa, que já foi denominada maligna, caracteriza-se por ser um processo ativo e rapidamente progressivo com comprometimento importante da visão. A alteração visual pode ocorrer por neuropatia óptica

Tabela 24.4 Forma moderada da oftalmopatia de Graves: resultado da radioterapia orbitária[25]

Radioterapia		Sinais flogísticos (escores) [a]	Proptose (mm)	Restrição ocular (escores) [a]	Pressão intraocular (mmHg) [b]
Pré	n = 25	1,45 ± 1,11	23,72 ± 3,45	1,62 ± 1,08	18,45 ± 5,72
Pós	n = 25	0,12 ± 0,44	23,22 ± 3,44	1,02 ± 1,13	17,16 ± 4,53
	p	< 0,0001	NS	< 0,001	< 0,01

[a] média dos escores; [b] média.

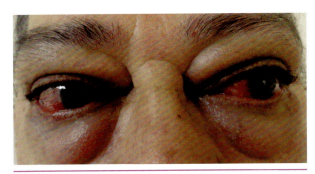

Figura 24.7 Paciente acometido pela forma severa da oftalmopatia de Graves.

ou lesão da córnea consequente ao lagoftalmo, este decorrente da intensa proptose ou da quemose que impede o fechamento dos olhos. Nesse grau, há intenso componente inflamatório (edema palpebral, hiperemia conjuntival e quemose), comprometimento importante de vários músculos extraoculares podendo chegar a olho estático e, frequentemente, aumento da pressão intraocular. Em geral, o CAS de 1 a 7 situa-se entre 6 e 7.

No tratamento dessa forma grave de OG, independentemente da conduta clínica ou cirúrgica, deve-se sempre levar em conta a proteção da córnea. A terapia da forma grave da OG pode ser feita de várias formas e, em muitos casos, associam-se vários agentes terapêuticos:

1. Corticosteroides;
2. Imunossupressores;
3. Descompressão orbitária;
4. Plasmaférese;
5. Terapêutica-alvo (*target therapy*): tratamento dirigido a um elemento específico da inflamação orbitária (Tabela 24.5).

Corticosteroides

A administração deve ser precoce e, se executada VO, em doses equivalentes a 90 a 120 mg por dia de prednisona. Uma vez obtida melhora significativa, geralmente após 30 dias, diminuem-se 15 mg a cada 10 ou 15 dias. A retirada lenta é importante, pois é frequente o recrudescimento do processo quando ela é muito rápida. A pulsocorticosteroideterapia tem sido também empregada com bons resultados e com menores efeitos colaterais. Existem vários esquemas, e o mais utilizado é o padronizado pelo grupo de Pinchera e cols.[30] Administram-se dois pulsos a cada 2 semanas, em um total de quatro ciclos, ou seja, oito pulsos. Cada pulso consiste em infundirem-se 15 mg de metilprednisolona por kg de peso, EV, em 250 mL de soro fisiológico durante 60 a 90 minutos. O outro pulso dessa semana é administrado após 24 horas. Após os quatro ciclos, a dose da metilprednisolona é reduzida para 7,5 mg/kg de peso obedecendo o mesmo esquema cronológico da primeira fase. Os resultados, em geral, são rápidos e a terapia, quando bem empregada e indicada, promove real benefício.

Alguns trabalhos referem menor incidência de efeitos colaterais com a pulsocorticosteroideterapia. Entretanto, foram relatados casos de hepatite aguda grave e infarto agudo do miocárdio atribuídos a essa forma de tratamento. É recomendável não ultrapassar 8 g do corticosteroide no total administrado por essa via.

Imunossupressores

Em alguns casos, em razão dos efeitos colaterais do corticosteroide ou da falta de melhora significa-

Tabela 24.5 Tratamento da forma grave da oftalmopatia de Graves

1. Corticosteroideterapia	Oral - 9 0 a 120 mg/dia, prednisona ou equivalente. Pulsos - 15 mg/Metil prednisolona em 250 mL SF. Infusão EV em 60 a 90 minutos. Vários esquemas.	
2. Imunossupressores	Ciclofosfamida, ciclosporina, metotrexato.	
	Associados:	Corticosteroide Radioterapia
	Isoladamente	
3. Descompressão orbitária óssea associada	Corticosteroide Imunossupressores Radioterapia orbitária	
4. Plasmaférese		
5. Terapêutica-alvo (*targeted therapy*)	Supressão de linfócitos T, B e citocinas	

EV: (via) endovenosa; SF: soro fisiológico

tiva do processo ou, então, de recidiva no decurso da retirada do corticosteroide, é necessário se associar um medicamento imunossupressor. Um dos mais potentes é a ciclofosfamida. Ela pode ser administrada na dose de 50 mg, a cada 12 horas, VO e, da mesma forma, será retirada lentamente uma vez obtido o efeito terapêutico desejado. Em geral, ela é suspensa após a retirada do corticosteroide. Se possível, a ciclofosfamida não deve ser usada em pacientes em idade fértil por ser lesiva às gônadas. Outros efeitos colaterais podem se manifestar na hematopoiese ou como cistite hemorrágica que pode ser evitada mantendo-se uma diurese elevada.

Na casuística publicada anteriormente, utilizando essa associação, verificamos que a visão, a pressão intraocular, as lesões da córnea e os fenômenos inflamatórios foram os itens que melhoraram de modo significativo estatisticamente.[31] A proptose manteve-se inalterada.

Os imunossupressores ciclofosfamida, ciclosporina e metotrexate raramente são utilizados de modo isolado e, em geral, quando há contraindicação ao corticosteroide, por exemplo, no diabete grave, na psicopatia e nas hemorragias digestivas. O seu uso isolado não é muito difundido em virtude dos efeitos colaterais, porém, nos casos citados, pode ser uma boa opção contanto que haja cautelosa supervisão dos seus efeitos tóxicos. A ciclofosfamida pode ser usada também sob a forma de pulsos. Os imunossupressores podem, em casos especiais, ser utilizados em associação com a radioterapia orbitária.[32]

Descompressão orbitária

Opção válida para o tratamento das formas graves da OG.[33] O objetivo do procedimento é aumentar a capacidade da órbita e, com isso, acomodar o excesso de seu conteúdo, diminuindo a proptose e a congestão venosa. Levando-se em conta a teoria do trauma que atribui a ele a causa da localização do processo imunológico na órbita, a descompressão agirá também beneficamente nesse aspecto. A melhora é relativamente rápida, mas, em geral, são necessárias outras intervenções para correção de estrabismos decorrentes da manipulação da órbita. Existem várias técnicas, com retirada de parte de duas ou mais paredes da órbita. Em nosso meio, a descompressão, geralmente, tem sido indicada quando as outras medidas se mostraram ineficazes e em presença de neuropatia óptica ou lesão de córnea com lagoftalmo resultante de proptose importante. Mediante procedimentos cirúrgicos

menos invasivos e levando-se em conta o benefício extra proporcionado pelo alívio do fator trauma, a descompressão orbitária está sendo utilizada mais vezes e mais precocemente. Monteiro e cols., utilizando uma técnica de descompressão restrita, com retirada parcial do assoalho e parede medial da órbita, verificaram poucos efeitos colaterais e uma redução média da proptose de 3,91 mm.[34] Na fase inativa, a cirurgia de descompressão orbitária é muito utilizada para correção da proptose, uma das sequelas da OG que mais incomodam os pacientes, principalmente do sexo feminino e que mais interferem de maneira negativa na qualidade de vida. Uma forma mais branda de descompressão é a técnica de Olivari que retira gordura da porção anterior do olho por via palpebral superior e inferior.[35] As indicações de redução da proptose por procedimento restringem-se a finalidades estéticas. Trabalho recente avaliando os resultados dessa técnica em 73 pacientes mostrou melhora estética em 85% dos indivíduos, com retirada em média de 7,6 mL de gordura por órbita.[36] Outros procedimentos cirúrgicos são utilizados para correção de retração palpebral ou de estrabismo como sequela da fase ativa da doença.

Plasmaférese

Tem sido pouco usada e os seus resultados são modestos e transitórios e o procedimento não é isento de riscos.

Terapêutica-alvo (target therapy)

Nova modalidade de tratamento clínico que tem sido esporadicamente utilizada para a OG severa. Ela decorreu do melhor conhecimento da patogênese da OG e o seu objetivo é inibir um componente específico da inflamação orbitária. Os tratamentos clínicos que têm sido utilizados, anteriormente descritos, de maneira geral, são modelos anti-inflamatórios ou imunossupressores não específicos cujas limitações e efeitos adversos são bem conhecidos. Essa nova forma de tratamento tem como objetivo suprimir linfócitos B e T e citocinas inflamatórias. Tais medicações têm sido usadas e aprovadas para tratamento de outras doenças autoimunes e empregadas experimentalmente na OG. Pela experiência acumulada na última década, destacou-se o rituximabe (Rituxan/Mabtera°) anticorpo monoclonal antiantígeno CD 20 do linfócito B. Ele é administrado pela via EV, em duas doses de 1.000 mg. Apresentou apreciável melhora nos sintomas oculares de pacientes portadores de

OG resistentes ao corticosteroide.[37] Revisão posterior após o seu uso esporádico mostrou efeitos sistêmicos adversos em cinco de dez pacientes com doença de Graves com ou sem OG tais como febre, sintomas articulares e gastrintestinais.[38] A imunoglobulina anticitocina TNF-α Etanercept* (Embrel) foi utilizada em dez pacientes, administrada por injeções subcutâneas, 25 mg duas vezes por semana, por 12 semanas com resultados modestos e muitas recidivas.[39] O Infliximabe* (Remicade) anticorpo monoclonal anti-TNF-α apresentou excelente melhora em um paciente com perda de visão devida à OG severa.[40] Aparentemente, devido aos graves efeitos colaterais desse agente – processos desmielinizantes (neuropatia óptica com perda da visão), – ele não tem sido usado no tratamento da OG.[41] O uso de um inibidor da ciclooxigenase-2 (COX-2) (Celebra) foi relatado por ter apresentado significativa melhora em um paciente portador de severa OG, resistente aos tratamentos convencionais.[42] O diclofenaco de sódio, antagonista do PPAR-γ e inibidor da COX-2, como já foi relatado anteriormente, tem sido utilizado pelo autor com bons resultados na OG leve a moderada, com efeitos benéficos significativos, particularmente na dor ocular, diplopia e nos sinais inflamatórios avaliados pelo CAS.[29] O medicamento foi administrado por VO, 50 mg, a cada 12 horas por tempo variável, no máximo, 12 meses. Seu uso em um paciente com neuropatia óptica, administrado na primeira semana por via intramuscular (IM), seguida por VO, resultou na melhora muito rápida da acuidade visual e do campo visual.[43] Ensaios posteriores com esse esquema em quatro outros pacientes com a forma grave da OG mostrou excelentes e rápidos resultados.[44] Com resultados aparentemente modestos e pouco utilizada, a pentoxifilina, embora não muito específica, por inibir a expressão de citocina TNF-α e a produção de glicosaminoglicanos pelos fibroblastos orbitários de portadores de OG, poderia ser enquadrada nessa categoria.[45]

Esses novos tratamentos-"alvo" necessitam ainda passar pelo crivo da experimentação mais abrangente para se apurar corretamente o seu custo-benefício e deveriam ser utilizados na prática nos casos de pacientes refratários aos tratamentos "clássicos": corticosteroide; radioterapia; e descompressão orbitária.

Essa diversidade de condutas e tratamentos mostra que o tratamento da forma severa da OG é complexo e requer frequentemente mais de um agente terapêutico e, muitas vezes, colaboração multidisciplinar.

Tratamentos "alternativos"

Apresentam pouca eficácia e ainda estão sujeitos a maior experiência para serem universalmente adotados. Os análogos da somatostatina (octotreotide e lanreotide) têm sido usados como agente terapêutico em pacientes com OG de média intensidade. A melhora com resultados modestos resulta da inibição de IGF-1 e, provavelmente, de citoquinas presentes no tecido orbitário.[46] A colchicina foi utilizada no tratamento de formas leves ou moderadas de OG.[47] A dose varia de 1 a 1,5 mg por dia. O efeito colateral mais frequente é a diarreia que geralmente melhora com a redução da dose.

TRATAMENTO DO HIPERTIREOIDISMO COM RADIOIODO EM PACIENTES COM OG

Este tópico merece comentário especial por ser uma situação muito frequente e ainda motivo de controvérsias. Não há muita discussão quanto à piora da OG preexistente ou o seu aparecimento após a administração do iodo radioativo, para tratamento do hipertireoidismo da doença de Graves.[48] Nas formas leves a moderadas da OG complicando a doença de Graves, o tratamento com iodo radioativo deve ser precedido pela administração profilática de corticosteroide, 40 a 60 mg de prednisona, durante 30 dias e retirada em doses decrescentes.[49] Doses menores de prednisona (0,3mg/kg de peso) podem ser utilizadas para a profilaxia ou para impedir a exacerbação de casos leves de OG.[50] Nas formas severas da OG, o iodo radioativo deve ser administrado, se possível, quando a doença ocular estiver controlada ou optar pelo tratamento clínico com medicamentos antitireoidianos.

REFERÊNCIAS BIBLIOGRÁFICAS

1. Bloise W. Oftalmopatia de Graves in: Clínica Médica, volume 5, vários editores Medicina USP. Barueri: Manole,2009.

2. Mahieux P, Winand RJ. Demonstration of delayed hypersensitivity to retrobulbar and thyroid tissues in human exophthalmos. J Clin Endocrinol Metab 1972; 090-95.

3. Kaspar M, Archibald C, Rebellis AM, Wuchi A, Yamada M, Chang CH, et al. Eye muscle antibodies and subtype of thyroid associated ophthalmopathy. Thyroid 2002; 42;187-91.

4. Gopinath B, Musselman R, Beard N, El-Kaissi S, Tani J, Adams CL, Wall JR. Antibodies targeting the calcium binding skeletal muscle protein calsequestrin are specific markers of ophthalmopathy and sensitive indicators of ocular myopathy in patients with Graves' disease. Cli Exp Immunol 2006;56-62.

5. Bahn RS. Mechanism of disease. Graves' ophthalmopathy. N Engl J Med 2010; 720-738.

6. Wiersinga WM. Autoimmunity in Graves' ophthalmopathy: the result of an unfortunate marriage between TSH receptors and IGF-1 receptors J Clin Endocrinol Metab 2011; 2386-2394.

7. Lyer S, Bahn R. Immunopathogenesis of Graves' ophthalmopathy: the role of the TSH receptor. Best Pract & Res. Clin Endocrinol & Metab 2012; 281-289.

8. Mimura LY, Villares SMF, Monteiro ML, Guazelli IC, Bloise W. Peroxisome proliferator activated receptor-gamma gene expression in orbital adipose/connective tissue is increased during the active stage of Graves' ophthalmopathy. Thyroid 2003; 845-50.

9. Naik VM, Naik MN, Goldberg RA, Smith TJ, Douglas RS. Immunopathogenesis of thyroid eye disease: emerging paradigms. Surv Ophthalmol 2010; 215-238.

10. Aniszewski JP, Valyasevi RW, Bahn RS. Relationship between disease duration and predominant orbital T cell subset in Graves' ophthalmopathy. J Clin Endocrinol Metab 2000; 776-780.

11. Bahn RS. Pathophysiology of Graves' ophthalmopathy: the cycle of disease. J Clin Endocrinol Metab 2003; 1939-.46.

12. Prummell MF, Wiersinga WM. Smoking and risk of Graves' disease. JAMA 1992; 479-82.

13. Villanueva R, Inserillo AM, Tomer Y, Barnesino G, Miltzer M, Concepcion ES, et al. Limited genetic susceptibility of severe Graves' ophthalmopathy: no role for CTLA-4 but evidence for an environmental etiology. Thyroid 2000; 791-98.

14. Jacobson DH, Gorman C. Endocrine ophthalmopahy: current ideas concerning etiology, pathogenesis and treatment. Endocr Rev 1984; 200-20.

15. Rodrigues Alves CA. Contribuição ao estudo da exoftalmometria: resultado de 704 medições com o exoftalmômetro de Hertel. Arq Bras Oftal. 1983; 5-9.

16. Werner SC. Modification of the classification of the eye changes of Graves' disease: recommendation of the Ad Hoc Commitee of the American Thyroid Association. J Clin Endocrinol Metab 1977; 203-4.

17. Nunery WR. Ophthalmic Graves' disease: a dual theory of pathogenesis. Opthalmol Clin North Am 1991; 73-87.

18. Moura JP, Monteiro MLR, Mimura LY, Cristóvão F, Pereira AM, Nicolau W, Bloise características da variante lipogênica da oftalmopatia de Graves. Arq Bras Endocrinol Metab 2002; 182.

19. Birchall D, Goodall KL, Nobre JL, Jackson A. Graves' ophthalmopathy: intracranial prolapse on CT images as an indicator of optic nerve compression. Radiology 1996;123-27.

20. Mouritz MPH, Koornef L, Wiersinga WM, Prummel MF, Berghouth A, Van der Gang RD. Clinical criteria for the assessment of disease activity in Graves' ophthalmopathy. A novel approach. Brit J Ophthal 1989; 639-44.

21. Hansen C, Otto E, Kuhlemmann K, Forster G, Kahaly G. Glycosaminoglycans in autoimmunity. Clin Exp Rheumatol 1996; 59-67.

22. Prummel MF, Sufforp-Schulteri MAS, Wiersinga WM, Werneek AM, Mouritz MPH, Koornef L. A new ultrasonographic method to detect disease activity and predict response to immune suppressive treatment in Graves' ophthalmopathy. Ophthalmology 1993; 556-61.

23. Krassas GE. Octreoscan in thyroid associated ophthalmopathy. Thyroid 2002; 229-31.

24. Konuko O, Atasaver T, Unal M, Ayvaz G, Yetkin O, Cakir N, et al. Orbital Gallium-67 scintigraphy in Graves'ophthalmopathy. Thyroid 2002; 603-8.

25. Rodrigues Alves CA, Feriancic V, Nadalin W, Bloise W. Oftalmopatia de Graves e radioterapia orbitária. Rev Bras Oftalm 1995; 429-35.

26. Gorman CA, Garrity JA, Fatourechi V, Bahn RS, Petersen IA, Stafford SL, et al. A prospective, randomized, double-blind, placebo-controlled study of orbital radiotherapy for Graves' ophthalmopathy. Ophthalmology 2001;1523-34.

27. Bartalena L, Marcocci C, Chiovato L, Lepri A, Andreani D, Cavallacci G, et al. Orbital cobalt irradiation combined with systemic corticosteroids for Graves' ophthalmopathy: comparison with systemic corticosteroids alone. J Clin Endocrinol Metab 1983; 1139 -1144.

28. Ng CM, Yuen HK, Choi KL, Chan MK, Yuen KT, Ng YW, et al. Hong Kong Med J 2005; 320-1.

29. Bloise W, Mimura LY, Moura J, Nicolau W. Treatment of mild to moderate Graves' ophthalmopathy with sodium diclofenac: a pilot study. Arq Bras Endocrinol Metab 2011; 55:692-695.

30. Marcocci C, Bartalena L, Tanda ML, Manetti L, Dell Unto E, Rochi R, et al. Comparison of effectiveness and tolerability of intravenous or oral glucocorticoids associated with orbital radiotherapy in the management of severe Graves' ophthalmopathy. Results of a prospective, single blind, randomized study. J Clin Endocrinol Metab 2001; 3562-67.

31. Bloise W, Leite MV, Rodrigues Alves CA. Treatment of severe ophthalmopathy of Graves' disease with prednisone or prednisone associated with cyclophosphamide. In: Meirelles RMR, Machado A, Póvoa LC, editores. Clinical Endocrinology. Amsterdam: Elsevier Science Publishers B, V. 1988.

32. Claridge KG, Ghabrial R, Davis G, Tomlinson M, Goodman S, Harrad RA, et al. Combined radiotherapy and medical immunosupression in the management of thyroid eye disease. Eye 1997; 717-22.

33. Gorman CA, De Santo LW, Mac Arty CS, Riley FC. Optic neuropathy of Graves' disease. Treatment by transantral or transfrontal descompression. New Eng J Med. 1974; 70-76.

34. Monteiro MLR, Ostroseki MR, Borba Silva A, Bloise W. Descompressão orbitária ântero-etmoidal na orbitopatia distiroideana. Arq Bras Oftalmol 2001; 189-94.

35. Olivari N. Transpalpebrale dekompression operation bei endokriner orbitopathie (Exophtalmus). Wien Med Wochenschr 1988; 452-5.

36. Ferreira MC, Tuma Jr P, Costa MP, Bloise W, Rodrigues Alves CA. Surgical treatment of endocrine exophthalmos by removal of orbital fat: clinical experience. Rev Hosp Clin Fac Med S. Paulo 2002; 217-22.

37. Salvi M, Vannuchi G, Campi I, Rossi S. Bonara P, Sbrozzi F, et al. Efficacy of rituximab treatment for thyroid-associated. Ophthalmopathy as a result of intraorbital B-cell depletion in one patient unresponsive to steroid immunosuppresion. Eur. J Endocrinol 2006; 511-7

38. El Fassi D, Nielsen CH, Junker P, Hasselbalch HC. Hegedus L Systemic adverse events following rituximab therapy in patients with Graves' disease. J Endocrinol Invest 2011; 163-7.

39. Paridaens D, Van den Bosch WA, Van der Loos TL, Krenning EP, Van Hagen PM. The effect of etanercept on Graves' ophthalmopathy: a pilot study. Eye 2005; 1286-9.

40. Durrani OH, Reuser TO. Murray PI. Infliximab: a novel treatment for sight-threatening thyroid associated ophthalmopathy. Orbit 2005;117-9.

41. Simsek L, Erdem H, Pay S, Sobaci G, Dinc A. Optic neuritis occurring with anti-tumor necrosis factor alpha therapy. Ann Rheum Dis 2007;1255-58.

42. Kuriyan AE, Phipps RP, O'Loughlin CW, Feldon SE. Improvement of thyroid eye disease following treatment with the cyclooxygenase-2 selective inhibitor celecoxib. Thyroid 2000:911-14.

43. Moura J, Mimura LY, Bloise W. Treatment of severe Graves' ophthalmopathy with a PPAR-γ antagonist and cyclooxygenase-2 inhibitor. Endocr Rev 2012 vol33 (03-Meeting abstracts); 431.

44. Moura J, Bloise W, Mimura LY. Treatment of severe Graves' ophthalmopathy with a PPAR-γ antagonist and cyclooxygenase-2 inhibitor: preliminary results. The Endocrine Society´s 96th Annual Meeting 2014 O-0542.

45. Balazs C, Kiss E, Vamos A, Molnar J. Farid NR. Beneficial effect of pentoxifyline on thyroid associated ophthalmopathy (TAO): a pilot study. J Cli Endocrinol Metab 1997;1999-2002.

46. Krassas GE. Somatostatin analogues in the treatment of thyroid eye disease. Thyroid 1988; 443-5.

47. Stamato FJ, Maciel RM, Manso PG, Wolosker AM, Paiva ER, Lopes AC, et al. Colchicine in the treatment of inflammatory phase of Graves' ophthalmopathy: a prospective and randomized trial with prednisone. Arq Bras Oftalmol 2006; 811-16.

48. Tallstedt L, Lundell G, Torring O, Wallin G, Lijungren JG, Blomgren H, et al. Occurrence of ophthalmopathy after treatment for Graves' hyperthyroidism. New Eng J Med 1992; 1733-38.

49. Bartalena L, Pinchera A, Martino E, Rossi G, Lepri A, Bartolomei MP, et al Relation between therapy for hyperthyroidism and the course of Graves' ophthalmopathy. New Eng J Med 1998; 73-82.

50. Lai A, Sassi L, Compri E, Narino F, Sivelli P, Piantanida E, Tanda ML Bartalena L. Lower dose prednisone prevents radioiodine-associated exacerbation of initially mild or absent Graves' orbitopathy: a retrospective cohort study. J Clin Endocrinol Metab 2010:1333-37.

25

Tireoidites

José Augusto Sgarbi
Magnus Régios Dias da Silva
Débora Seguro Danilovic
João Hamilton Romaldini

INTRODUÇÃO

As tireoidites fazem parte de um grupo com diferentes subtipos de moléstias com elevada prevalência na prática endocrinológica, caracterizadas por processo inflamatório, autoimune, infecciosa ou fibrótico.[1] Apesar de agrupadas sob a designação de tireoidites, cada umas dessas moléstias diferem em relação à etiologia, patologia, características e evolução clínica. A classificação das tireoidites é baseada no início dos sintomas e sinais clínicos, duração do processo inflamatório ou do infiltrado linfocelular e manutenção do quadro de disfunção tireoidiana (Tabela 25.1).

TIREOIDITE AGUDA

A tireoidite aguda ou supurativa é uma moléstia infecciosa rara, usualmente determinada por bac-

térias, mas infecções do tipo oportunistas fúngicas, por micobactérias ou parasitas também podem ocorrer em pacientes idosos, debilitados ou imunocomprometidos.[1,2] Alcançam a glândula tireoide por via linfática a partir de faringites ou mastoidites, por via hematogênica procedente de locais distantes ou ainda através de fístulas.[3] Bactérias patogênicas do trato respiratório superior, tais como *staphylococcus aureus* ou outros e *Streptococcus pyogenico* ou *pneumoniae*, são os agentes mais comuns. *Enterobacteriaceae*, *Haemophilus influenzae* e organismos anaeróbios são menos frequentes.[3] Existem relatos de tireoidite aguda excepcionalmente causada por *Mycobacterium tuberculosis* e *Pneumocystis carinii*, geralmente em pacientes com Aids.[4,5]

Tireoidite aguda ocorre mais frequentemente em mulheres na faixa etária entre 20 e 40 anos, embora existam relatos de ocorrência em crianças e idosos. Na maioria dos pacientes, preexistem doenças da tireoide como câncer, bócio multinodular ou anomalias congênitas.[3]

Classicamente, a doença instala-se de forma aguda e o paciente apresenta dor, edema e eritema na região cervical anterior, febre, disfagia, disfonia e comprometimento do estado geral. Não raramente, há história prévia de infecção do trato aéreo superior.

Os exames laboratoriais demonstram leucocitose e aumento da velocidade de hemossedimentação. Em geral, a função tireoidiana mostra-se normal, mas os valores no soro de tiroxina (T4) e tri-iodotirononia (T3) podem elevar-se nos casos de extensa destruição folicular. Nesses casos, os

Tabela 25.1 Classificação das tireoidites

1. Tireoidite aguda (tireoidite supurativa ou bacteriana)
2. Tireoidite subaguda (tireoidite granulomatosa ou De Quervain)
3. Tireoidite silenciosa (tireoidite indolor ou post-partum)
4. Tireoidite crônica linfocítica (tireoidite de Hashimoto ou tireoidite autoimune)
5. Tireoidite de Riedel (Struma de Riedel, fibrosa invasiva ou esclerosa crônica).

valores de tiroglobulina (Tg) sérica também se encontram elevados. A cintilografia de tireoide apresenta padrão de captação e mapeamento variável, sendo mais comum uma área não captante ("fria") correspondendo ao tecido infectado. O teste diagnóstico de escolha compreende a punção aspirativa com agulha fina (PAAF) para avaliação microbiológica da secreção, em geral a coloração Gram e cultura do material.[3]

O tratamento da tireoidite aguda consiste na administração de antibióticos adequados ao agente infeccioso, drenagem cirúrgica quando presente qualquer abscesso e hidratação. Em geral, há recuperação completa do quadro clínico e raramente com evolução para o hipotireoidismo, somente naqueles casos em que foi necessária a tireoidectomia por condição subjacente. Infecções recorrentes sugerem a presença de canal anatômico para manter a infecção, como ducto tiroglosso ou presença de fístula interna.[6]

TIREOIDITE SUBAGUDA

A tireoidite granulomatosa subaguda foi primeiramente descrita por De Quervain em 1904 e constitui-se na mais frequente causa de dor da glândula tireoide.[7] É uma doença inflamatória autolimitada, de provável etiologia viral, com duração variável de algumas semanas a meses.[8,9] Entre estes, foram identificados alguns agentes virais como adenovírus, coxsackievírus, influenza, da mononucleose, echovírus e enterovírus.[7] Por conseguinte, os sintomas se desenvolvem frequentemente após uma infecção respiratória também de etiologia viral. Existe um aumento do número de casos na primavera e outono, coincidindo com o pico de incidência das enteroviroses, mas pode ocorrer durante o ano inteiro. A presença de anticorpos antitiroglobulina (TgAb) ou antiperoxidase tireoidiana (TPOAb) circulante sugere a existência de um processo autoimune que se desenvolveu durante a evolução da doença. Esses anticorpos podem resultar da sensibilização de linfócitos T contra a Tg e TPO, liberados durante o processo inflamatório.[7] Por outro lado, fatores genéticos, como a presença de HLA-Bw35, conferem ao paciente maior susceptibilidade a certos vírus e subsequente tireoidite subaguda.[10]

A doença é mais frequente em mulheres (4:1) e na faixa etária de 40 a 50 anos. Caracteriza-se por uma fase prodrômica de mialgia, febre e indisposição física e psicológica como a observada na tireotoxicose. Evolui com dor intensa no pescoço, inicialmente unilateral, que pode estender-se para o arco de mandíbula e/ou lobos de orelhas. Pode ocorrer uma tireotoxicose transitória, com perda de peso, sudorese, palpitação e tremores em razão da destruição folicular e liberação de hormônios tireoidianos previamente formados na corrente sanguínea. Ao exame físico, desperta a atenção a intensa dor à palpação da tireoide, classicamente aumentada e com consistência mais firme. O diagnóstico diferencial deve ser feito com outras lesões dolorosas da região cervical como mostra a Tabela 25.2.

O achado laboratorial característico da tireoidite subaguda é a acentuada elevação da hemossedimentação eritrocitária (VHS), geralmente acima de 40 mm na primeira hora.[7-9] Valores normais ou pouco elevados do VHS afastam o diagnóstico. A proteína C reativa também se apresenta similarmente elevada.

Na fase inicial, pode haver tireotoxicose decorrente do processo inflamatório e destruição das células foliculares com liberação da Tg e hormônios tireoidianos do seu interior. As concentrações de T4, T3 e Tg no soro estão elevadas e o TSH suprimido[9]. Nessa fase, a captação de radioiodo pela tireoide é baixa (< 5%), decorrente da inabilidade da célula folicular da tirioide em captar iodeto. Posteriormente, pode ocorrer o hipotireoidismo com elevação dos valores de TSH, mas esse transtorno é transitório (Figura 25.1), evoluindo para normalização da função tireoidiana (Tabela 25.3) em aproximadamente 95%[8] dos pacientes.

Tabela 25.2 Diagnóstico diferencial de dor cervical

Tireoidite subaguda
Hemorragia aguda em cistos ou nódulos tireoidianos
Tireoidite supurativa
Tireoidite de Hashimoto dolorosa
Ducto cístico tiroglosso infectado
Cisto branquial infectado ou higroma
Câncer de tireoide (aumento de volume agudo)
Celulites
Tireoidites de radiação
Doenças musculoesqueléticas
Doenças inflamatórias da faringe
Globus histericus
Síndrome de Eagle (calcificação/inflamação do processo estilo hióideo)
Sarcoidose

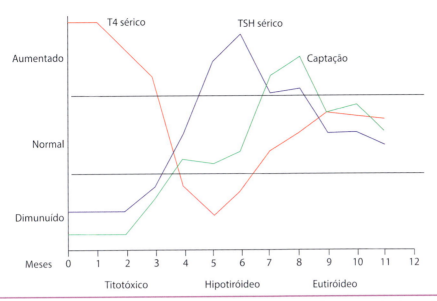

Figura 25.1 Clássica evolução trifásica das tireoidites subaguda e silenciosa. Primeira fase, caracterizada por sintomas e exames laboratoriais típicos de tireotoxicose com duração de 1 a 2 meses. Segunda fase, de quadro clínico e laboratorial de hipotireoidismo, com duração de 4 a 5 meses; e última fase, de recuperação e eutireoidismo.

Tabela 25.3 Características laboratoriais durante as fases da tireoidite subaguda

Fases da doença	Valores de T3 e T4 no soro	Concentração de TSH no soro	Valores de captação de 131-iodeto
Tireotóxica	Elevados	Baixa	Suprimida
Hipotiróidea	Baixos	Baixa, normal ou elevada	Normal ou elevada
Recuperação	Normal	Elevada ou normal	Elevada ou normal

O diagnóstico é confirmado pelo exame físico, presença de hemossedimentação elevada, valores séricos elevados da Tg e supressão do TSH. A captação de radioiodo encontra-se suprimida. A ultrassonografia (USG) pode ser preterida, mas quando o paciente suportar o exame, este demonstra múltiplas áreas hipoecogênicas distribuídas no parênquima com fluxo vascular normal ou baixo.

O tratamento da tireoidite subaguda é sobretudo sintomático. Anti-inflamatórios não hormonais, como salicilatos e indometacina,[9] são adequados para a maioria dos pacientes com dor leve a moderada. Na fase aguda muito dolorosa, o uso de piroxicam ou diclofenaco pode ser útil. Em condições de exceção, em pacientes ainda com dor muito intensa ou na falha do anti-inflamatório, glicocorticosteroides podem ser empregados, comumente a prednisolona 40 mg ao dia (em dose única), com redução progressiva da dose em 4 a 6 semanas.[3] Entretanto, o tratamento com prednisolona tem sido associado a uma taxa maior de recidiva após sua suspensão.[8]

Os sintomas de tireotoxicose são, em geral, não intensos e, felizmente, autolimitados, não necessitando de tratamento. Nos casos mais intensos, recomenda-se o uso de betabloqueadores, sendo o propranolol e o atenolol os mais utilizados. O tratamento com metimazol ou propiltiouracil é ineficiente e não indicado. Entretanto, nos casos com tireotoxicose mais intensa e prolongada, baixas doses de metimazol (10 a 15 mg) podem eventualmente aliviar os sintomas de tireotoxicose por meio do seu efeito anti-inflamatório, principalmente inibindo a secreção de interleucina-6 e prostaglandinas pelas células foliculares da tireoide.[11]

A fase inicial de inflamação com tireotoxicose e dor intensa tem duração média de 3 a 8 semanas, conforme o estoque de hormônios tireoidianos, mas a concentração de TSH no soro pode permanecer suprimida ou abaixo dos valores normais por mais de 6 meses. Tratamento com levotiroxina é desnecessário, exceto em casos muito intensos com maior deterioração da glândula tireoide, e até a recuperação total dos folículos tireoidianos. Hipotireoidismo primário definitivo ocorre em cerca de 5% dos pacientes, na maior parte pela coexistência de tireoidite crônica autoimune.[7,8]

TIREOIDITES AUTOIMUNES

As doenças autoimunes da tireoide (DAIT) afetam 2 a 5% da população geral e são consideradas arquétipo das doenças autoimunes órgão-específicas. O espectro clínico é variável, desde o hipotireoidismo na tireoidite de Hashimoto (TH) ao hipertireoidismo na doença de Graves (DG), representando dois mecanismos patogênicos distintos. Na TH, tireoidite pós-parto e tireoidite silenciosa, o mecanismo de autoimunidade predominante é celular mediada por linfócitos T, enquanto na doença de Graves (DG) predomina a resposta imune humoral caracterizada pela presença de autoanticorpos antirreceptor do TSH (TRAb).[12]

As tireoidites autoimunes são definidas como um grupo de doenças de natureza inflamatória autolimitada, caracterizadas pela presença de infiltrado linfocítico por células B e principalmente T citotóxicas na glândula tireoide, determinado pela presença de autoanticorpos tireoidianos a antígenos tireoidianos específicos, como a tireoperoxidase tireoidiana (TPO) e a tireoglobulina (Tg).[12]

A apresentação clínica das tireoidites autoimunes varia de acordo com a intensidade, tempo de instalação e da evolução do processo inflamatório. A causa mais comum é a TH ou tireoidite crônica linfocítica, associada ao hipotireoidismo. As tireoidites linfocíticas subagudas ocorrem mais frequentemente no período pós-parto (tireoidite pós-parto), mas também pode ocorrer esporadicamente, quando é denominada tireoidite silenciosa ou tireoidite autoimune indolor. Outras formas, menos comuns, são a tireoidite induzida pelo uso de α-interferon e a tireoidite que acompanha as síndromes autoimunes poliglandulares.[12]

PATOGÊNESE DAS TIREOIDITES AUTOIMUNES

O principal papel do sistema imune é discriminar entre os autoantígenos self e antígenos de natureza estranha ao organismo, non-self. Sob circunstâncias fisiológicas, os autoantígenos são tolerados e a resposta imune é preparada para combater e destruir os antígenos non-self.[2,13,14] Células T efetoras autorreativas (Teffs) podem escapar da seleção tímica (tolerância central) e migrarem para a periferia, onde são inibidas pelas células T (CD4+) naturalmente regulatórias (Tregs). As células Treg expressam moléculas essenciais para a supressão da resposta imune mediada por células T, como as moléculas antígeno-4 associado ao linfócito T cititóxico (CTLA-4) e CD25. Polimorfismos desses genes associam-se com doenças autoimunes em humanos e a depleção das células Treg tem sido relacionada com o desenvolvimento de tireoidite autoimune e apoptose celular.[14,15]

Sob estímulo antigênico, as células linfocitárias CD4+ T helper (Th) nativas diferenciam-se em duas populações, Th1 e Th2, de acordo com a produção distinta de citocinas. Os linfócitos do tipo Th1 secretam interferon (IFN)-γ, fator de necrose tumoral α (TNF-α), promovem a citotoxicidade mediada por células e destruição celular. As células Th2 secretam principalmente IL-4, IL-5, IL-6, IL-10 e IL-18, ativam os linfócitos B (plasmócitos) e induzem a secreção de imunoglobulinas específicas.[16]

Nas tireoidites autoimunes, a resposta é determinada principalmente pelo antígeno, a natureza das células apresentadoras de antígenos (APC) e inúmeros fatores desencadeadores genéticos, endógenos e ambientais.[6] Na TH, a resposta autoimune é predominantemente mediada por citocinas tipo Th1, mas a resposta tipo Th2 também participa da patogênese. Células Th17, um novo subtipo de células Th que secretam IL-17 e IL-23, também têm atividade pró-inflamatória e poderiam estar envolvidas na patogênese das DAIT. Níveis elevados de IL-17 e IFN-γ sugerem uma resposta mista de Th17 e Th1 no processo de citotoxicidade mediada por células e na destruição celular da TH 1.[6]

Células apresentadoras de antígenos (APC), como os macrófagos e as células dendríticas processam e apresentam antígeno aos receptores específicos em linfócitos T. As APC têm em sua superfície moléculas denominadas classe I e classe II do complexo principal de histocompatibilidade (MHC) que são codificadas por um grupo de genes responsáveis pela rejeição ou aprovação do antígeno. A ativação do sistema imune envolve a ativação do receptor de células pela ligação com peptídeos apresentados na molécula HLA na superfície da APC e requer a colaboração de proteínas coestimuladoras, sendo a família de proteínas B7 a mais potente. As proteínas B7 interagem também com as moléculas CD28 e CTLA-4. A ligação de moléculas B7 com a molécula na superfície da célula T desencadeia um sinal positivo, ativando essas células. O ligante B7-1 induz a secreção de células Th1, enquanto B7-2 induz a produção de células Th2. As moléculas de CTLA-4, quando expressas nos linfócitos T, competem com moléculas CD28 na ligação aos ligantes B7, bloqueando-os e suprimindo a ativação das células T, resultando em perda da imunidade ou anergia.[16,17]

O processo inflamatório autoimune ocorre pela perda da tolerância imunológica resultante da interação entre fatores de predisposição genética, biológica e ambientais e da reatividade a autoantígenos tireoidianos específicos, resultando em infiltrado na glândula por linfócitos B e T reativos.[16-18] Entre os potenciais fatores de predisposição genética, especula-se o papel de polimorfismos em genes imunomoduladores de suscetibilidade às doenças autoimunes da tireoide. Um dos mais importantes é o gene do lócus HLA – DR, em que a substituição de aminoácidos neutros Ala ou Gln com arginina na posição beta 74 no bolso de ligação de peptídeos HLA-DR parece ter um papel-chave na etiologia da doença de da DG e TH. Muitos outros genes também têm sido envolvidos, como molécula CTLA-4, a molécula CD40 associada ao linfócito B, a proteína tirosina fosfatase-22 (PTPN22) e os genes FOXP3, CD-25 e o do receptor da vitamina D, entre outros, mas não existem evidências da participação individual de um gene individual no desenvolvimento de DAIT.[16-18]

Entre os fatores de suscetibilidade biológica, incluem-se o sexo feminino, a idade, a gravidez e o microquimerismo fetal. Os fatores ambientais de suscetibilidade ou potenciais desencadeadores envolvidos na patogênese das DAIT são a excessiva ingestão de iodo, agentes infecciosos, drogas ilícitas, tabagismo, disruptores químicos e conteúdo de selênio na dieta [12,16,18]. Interações desses fatores fazem parte do início, progressão, desenvolvimento clínico e evolução da doença. Fatores ambientais, como excesso de iodo ou infecção viral, podem desencadear um estado de agressão causando destruição celular e liberação de autoantígenos da tireoide.

A participação viral como fator desencadeador de DAIT tem sido especulada pela presença de componentes virais, tais como o vírus da hepatite C, do parvovírus humano B19, vírus coxsackie e vírus do herpes na tireoide de pacientes com TH. Eles poderiam ativar células T autorreativas intratireoidianas com a participação de moléculas de sinalização associados com respostas antivirais incluindo receptores Toll-like, mas as evidências atuais para uma participação direta de infecções virais no desenvolvimento de DAIT são insuficientes.19 O iodo também poderia ser um candidato para desencadeador de autoimunidade tireoidiana, ao umentar a imunogenicidade da molécula de tiroglobulina, liberar radicais livres de oxigênio e induzir a expressão de moléculas de adesão intracelular.20

As células APC expandem o processo imune levando o autoantígeno aos linfócitos na glândula tireoide. A regulação excepcional (incomum) da resposta imune fica determinada por fatores genéticos e endógenos que, em vez de reforçar a tolerância imunológica por meio do reconhecimento dos autoantígenos, proporcionam uma excessiva e inapropriada resposta. Em consequência, linfócitos sensibilizados por diferentes antígenos tireoidianos acumulam-se em grande quantidade, infiltrando o parênquima da glândula tireoide, em que a destruição ou manutenção da integridade dos folículos é determinada pela expressão fenotípica da doença, totalmente dependente do balanço entre a resposta das diferentes interleucinas Th1 e Th2.[16] No primeiro caso, a imunidade celular cria um ambiente adequado para o desenvolvimento da apoptose celular, com o auxílio da expressão de receptores Fas (Apo-1 ou CD95) e ligante Fas na superfície dos linfócitos T. Um segundo mecanismo seria pela via TRAIL (Apo2L), um membro da família de receptores TNF, o qual ativa a apoptose pela ligação aos receptres TRAIL –R1 (DR4) e TRAIL-R2 (DR5). As vias Fas e TRAIL estão inibidas em circunstâncias normais, mas quando estimuladas por citocinas tipo Th1, predominante na TH, ativam enzimas proteolíticas que destroem as células foliculares.[16-18] (Figura 25.2)

TIREOIDITE LINFOCÍTICA CRÔNICA (TIREOIDITE DE HASHIMOTO)

A tireoidite linfocítica crônica ou tireoidite de Hashimoto (TH) foi originalmente descrita em 1912 pelo patologista japonês Hakaru Hashimoto como uma nova doença denominada struma lynphomatosa, caracterizada pela infiltração de células linfoides e formação de folículos linfoides com centro germinativo.[20] Mais de cem anos depois, a TH é definida hoje como uma doença autoimune

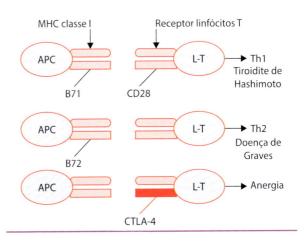

Figura 25.2 Mecanismos envolvidos na patogênese das doenças autoimunes da tireoide.

tieroidiana órgão-específica caracterizada pela infiltração linfoide com predomínio de células T, autoanticorpos antitireoidianos específicos e por ser a causa mais comum de hipotireoidismo em regiões suficientes em iodo.[12,20]

EPIDEMIOLOGIA

A prevalência de TH associada ao hipotireoidismo é em torno de 2%, mas a autoimunidade tireoidiana estimada pela presença de autoanticorpos positivos é muito maior, variando de 5 a 17% da população geral, de acordo com a posição geográfica, ingestão de iodo na dieta, idade da população estudada, ensaios utilizados e definição de autoimunidade. Mulheres são mais afetadas que homens, a prevalência e incidência aumentam com a idade e populações suficientes em iodo têm maior incidência de hipotireoidismo comparadas às insuficientes. O aumento do consumo de iodo na dieta tem sido apontado como principal responsável pelo aumento progressivo da incidência de TH nas últimas décadas.[21]

No Brasil, um estudo populacional encontrou prevalência de aTPO e aTg positivos em 11,6 e 13,6% de mulheres > 30 anos em uma comunidade de nipo-brasileiros.[22] Nessa mesma população, as prevalências de hipotireoidismo franco e subclínico foram de 1 e 8,9%, respectivamente, com predomínio (80%) no sexo feminino.[23]

PATOGÊNESE

A TH, assim como as demais doenças autoimunes tireoidianas, parece resultar da interação entre fatores de susceptibilidade genética, efeitos epigenéticos e desencadeadores ambientais.[16,18] Evidências para um papel de destaque da susceptibilidade genética nos mecanismos de desenvolvimento da TH advêm de estudos com elevada taxa de concordância de autoimunidade tireoidiana em gêmeos homozigóticos comparados aos dizigóticos.[24] O lócus HLA-DR no cromossoma 6p21 parece ter um papel importante na patogênese da TH. Haplotipos HLADR3, DR5, DQA1*0301/DR4, DQB1*0201/DR3, DQw7 e DRw53 têm sido associados com maior susceptibilidade à TH em diferentes populações, enquanto haplotipos DQA1*0102 e DQB1*0602 teriam efeito protetor.[25] Polimorfismos em genes imunomoduladores (CTLA-4, CD40, PTPN22, CD25 e FOXP3) têm sido implicados como fatores genéticos de susceptibilidade à TH, mas os mecanismos de suscetibilidade não são bem conhecidos.[16-18]

APRESENTAÇÃO CLÍNICA E DIAGNÓSTICO

Classicamente, a TH tem duas formas de apresentação clínica: com bócio, forma mais comum observada em 90% dos pacientes; e sem bócio, denominada tireoidite atrófica, presente em 10% dos pacientes representando um estágio final da TH. O paciente típico apresenta bócio indolor de consistência firme, geralmente pequeno, difuso ou com pequenos nódulos (agrupamento de linfócitos intraglandulares). Gânglios linfáticos cervicais podem ser encontrados e o bócio, quando muito volumoso (raro), pode causar disfagia e rouquidão. O curso clínico pode ser variável, incluindo o eutireoidismo com bócio, hipotireoidismo subclínico com bócio e o hipotireoidismo franco com e sem bócio.[26] Em fases mais precoces, pode apresentar-se como tireoidite silenciosa ou tireoidite pós-parto, descritas a seguir neste capítulo.

Anticorpos antitireoperoxidase tireoidiana (aTPO) circulantes estão presentes em até 99% dos pacientes, enquanto anticorpos anti-Tg (aTg) são detectados em uma proporção menor, em até 60% dos pacientes.[20] A USG de tireoide, com aspectos típicos da TH (ecotextura heterogênea e hipoecogenicidade difusa), pode ser útil em pacientes com autoanticorpos negativos. A USG de tireoide deve ainda ser solicitada para todos pacientes com bócio ou nódulos palpáveis e aqueles com nódulos sólidos hipoecogênicos ≥ 1 cm e/ou com aspectos ultrassonográficos suspeitos de malignidade devem ser submetidos à punção aspirativa de tireoidie com PAAF.[27] Associação entre TH e maior risco para carcinoma papilífero de tireoide tem sido reportada, mas resultados de PAAF em estudos populacionais não confirmam a hipótese.[28]

A determinação de TSH no soro indica o estado da função tireoidiana e em pacientes com níveis séricos do TSH elevados, a dosagem do T4 livre é necessária para definir o hipotireoidismo como franco (TSH elevado e T4 livre baixo) ou subclínico (TSH elevado e T4 livre normal).[29] Não existe indicação para cintilografia de tireoide e de captação de radioiodo, a não ser em fases de inflamação subaguda que cursam com tireotoxicose transitória (também conhecida como hashitoxicose) por destruição folicular e liberação de hormônios tireoidianos para circulação sanguínea, no diagnóstico diferencial com o hipertireoidismo de Graves.

Uma forma rara de apresentação clínica da TH e pouco reconhecida é a encefalopatia de Hashimoto, uma síndrome neuropsiquiátrica que pode ter início agudo, caracterizado por episódios de isquemia cerebral, apreensão e psicose ou insidioso, com depressão, declínio cognitivo, mioclonia, tremores e alteração do nível de consciência. A patogênese da encefalopatia de Hashimoto é desconhecida, uma vez que não há nenhuma evidência da reação de autoanticorpos tireoidianos com tecido cerebral.[30]

Recentemente, um novo tipo singular de TH foi descrito, caracterizado pela presença de fibrose proeminente, numerosas células plasmáticas IgG4 positivas e concentração sérica da IgG4 elevada. A TH IgG4 caracteriza-se ainda por rápida progressão, hipotireoidismo subclínico, níveis mais elevados de anticorpos circulantes e hipoecogenicidade difusa mais acentuada à USG.[31]

Cerca de 5% dos pacientes com oftalmopatia de Graves apresentam TH com quadro clínico de hipotireoidismo.[26] Pacientes com TH são propensos a desenvolver outras doenças autoimunes, como sugere a presença de autoanticorpos contra o córtex da supra renal (1 a 2%), células pancreáticas (1 a 3%), células parietais gástricas (10 a 30%), fator intrínseco, DNA (60 a 70%), mitocôndria ou fosfolipídeos.[32] Excepcionalmente, hipertireoidismo similar ao da doença de Graves pode ocorrer em pacientes hipotireóideos causado por TH. Nesses pacientes, ocorre uma provável mudança de característica do anticorpo antirreceptor de TSH, de bloqueador para estimulador.[33]

O tratamento com gama interferon ou IL-2 pode estar associado ao desenvolvimento de aTg e aTPO, tireotoxicose transitória, hipotireoidismo ou ambos os quadros clínicos. Essas complicações do tratamento com interleucinas são mais frequentes em pacientes que antes da terapia já apresentavam anticorpos antitireoidianos circulantes.

TRATAMENTO

Pacientes com hipotireoidismo persistente e níveis séricos do TSH ≥ 10 mU/L devem ser tratados com levotiroxina em doses suficientes para manter a concentração de TSH em níveis normais. Para pacientes com níveis de TSH ≥ 4,5 < 10 mU/L, o tratamento pode ser considerado em situações especiais, como em pacientes com risco de progressão elevado ao hipotireoidismo franco, na presença de doença cardiovascular preexistente ou de risco cardiovascular e em pacientes com sintomas de hipotireoidismo, a depender de julgamento individual.[29,34] Deve-se esperar uma diminuição dos valores de aTPO e aTg séricos, mas, na maioria dos pacientes, os valores desses autoanticorpos permanecem na circulação durante décadas. Em pacientes em eutireoidismo com autoanticorpos antitireoidianos circulantes positivos, o

tratamento com levotiroxina não está indicado; mas, em gestantes, o uso de levotiroxina associou-se com redução significativa no risco relativo de abortamento, mesmo naquelas com função tiroidiana normal.[35]

Mais recentemente, a reposição de selênio para tratamento adjuvante nos casos de tireoidites autoimunes tem sido discutida na literatura, embora seu benefício sobre a progressão fisiopatológica ainda não esteja totalmente esclarecido. Acredita-se que os efeitos são atribuídos ao melhor controle de vigilância do sistema imune por meio da redução de espécies reativas de oxigênio e seus metabólitos. Em pacientes com TH e naquelas gestantes com TPOAb, a suplementação com selênio diminuíram os títulos de autoanticorpos e melhoraram os padrões ultrassonográficos inflamatórios particularmente sobre a hipoecogenicidade da glândula tireoide. Embora ainda seja questionável o impacto do selênio na TH, nas mulheres grávidas que tomaram selênio foi observada diminuição da incidência de tireoidite pós-parto e mesmo de hipotireoidismo definitivo.[36] No entanto, uma revisão sistemática recente sugere não haver dados suficientes para a indicação do tratamento.[37] Tratamento com glicorticosteroide não está indicado no tratamento da TH, exceto nos casos com dor intensa, bócios volumosos e sintomas compressivos. Cirurgia pode ser necessária para pacientes com bócios volumosos e sintomas compressivos sem resposta aos glicocorticosteroides.[37]

TIREOIDITES AUTOIMUNES SUBAGUDAS

São transitórias e caracterizam-se, além da etiologia autoimune, pelo curso clínico trifásico (Figura 25.1), como anteriormente descrito para a tireoidite subaguda granulomatosa ou tireoidite de De Quervain: tireotoxicose seguida por hipotireoidismo e posterior restauração da função tireoidiana normal na maioria dos casos.[26,38]

A expressão clínica das tireoidites linfocíticas autoimunes varia de acordo com o período de instalação, podendo ocorrer no período pós-parto (tireoidite pós-parto) ou esporadicamente (tireoidite silenciosa). São indistinguíveis, exceto pela relação temporal com o parto na tireoidite pós-parto (TPP).

TIREOIDITE PÓS-PARTO (TPP)

A TPP é definida como uma tirroidite transitória autoimune que ocorre em mulheres previamente eutiróideas dentro dos primeiros 12 meses após o parto. Raramente pode ocorrer depois de abortamento.[38-40]

EPIDEMIOLOGIA

A incidência de PPT é muito variável, desde 1 até 18% das gestações, possivelmente em função de diferentes etnias entre as populações estudas, posições geográficas, conteúdo de iodo na dieta, mas também em função de diferentes metodologias utilizadas entre os estudos.[38-40]

PATOGÊNESE

Vários argumentos sugerem que a TPP é uma doença autoimune, sendo o mais importante deles a forte associação da TPP com a presença de aTPO + no 1º trimestre da gestação. Em gestantes com aTPO + no início da gestação, as chances para o desenvolvimento de TPP variam de 30 a 52%; enquanto em mulheres Atpo, as chances são muito baixas. Além disso, quanto mais elevados os títulos de aTPO, maiores as chances de TPP; estudos de citologia aspirativa são compatíveis com tireoidite linfocítica; aproximadamente metade das mulheres com TPP tem história familiar de disfunções tireoidianas autoimunes; a incidência de TPP é maior em mulheres com outras doenças autoimunes; mulheres com diabete tipo 1 têm incidência três a quatro vezes maior de TPP comparadas às não diabéticas e associação com haplotipos HLA específicos (HLA-DR3, HLA-DR4 e HLA-DR5).[38-40]

APRESENTAÇÃO CLÍNICA E DIAGNÓSTICO

O curso clínico é classicamente trifásico (Figura 25.1). O estágio ou a fase de tireotoxicose ocorre de 2 a 6 meses após o parto, dura em torno de 8 sema-

nas, é autolimitado e usualmente assintomático. A fase subsequente de hipotireoidismo é mais longa, com duração média de 2 a 4 meses e ocorre 3 a 12 meses após o parto. Sintomas leves de hipotireoidismo foram reportados em torno de 30% das mulheres, enquanto o hipotireoidismo mais acentuado em apenas 10%. A maioria das pacientes apresenta bócio pequeno indolor. Alguns estudos encontraram frequência elevada de depressão pós-parto em mulheres com TPP, mas outros não observaram associação. A fase de hipotireoidismo é seguida pelo retorno ao eutireoidismo na maioria das mulheres com TPP, mas 25 a 30% delas permanecem com hipotireoidismo permanente. Fatores de risco associados com evolução ao hipotireoidismo permanente incluem recém-nascido do sexo feminino, níveis elevados de TSH na fase de hipotireoidismo e idade materna elevada (JNP).[38-41]

O diagnóstico de TPP é provável em mulheres com disfunção tireoidiana no período até 12 meses após o parto. Na fase de tireotoxicose, o diagnóstico diferencial com a DG pode ser difícil, mas alguns dados podem ajudar no diagnóstico diferencial (Tabela 25.4). A oftalmopatia de Graves não é observada na TPP e os sintomas de tireotoxicose geralmente são mais leves. A captação de radioiodo pela glândula tireoide está bastante diminuída ou ausente na TPP em virtude da destruição folicular, enquanto está elevada na DG, mas não deve ser realizado se a mulher estiver amamentando. Níveis séricos do T3 e a relação T3:T4 são maiores na DG do que na TPP. Valores elevados TRAb indicam a presença da DG.[23-25]

Rastreamento de TPP não é recomendado para todas mulheres, mas em casos específicos tais como:

a. em mulheres com aTPO + conhecido (TSH 6 a 12 semanas de gestação e 6 meses após o parto);

Tabela 25.4 Diferenças entre tireoidite silenciosa e doença de Graves

	Tireoidite silenciosa	Doença de Graves
Início	Abrupto	Gradual
Gravidade da tireotoxicose	Fraca-moderada	Moderada-marcante
Duração dos sintomas	Menos de 3 meses	Mais de 4 meses
Oftalmopatia e dermopatia	Ausentes	Quase sempre presentes
Razão T3 (ng/mL)/T4 (µg/dL)	Menor de 20/1	Maior de 20/1
Captação de 131-Iodeto	Muito baixa	Elevada
TRAb	Negativo	Positivo
Tireotoxicose clínica	Transitória	Persistente

T3: tri-iodotironina; T4: tiroxina; TRAb: anticorpo antirreceptor de TSH.

b. em mulheres com diabete tipo 1 ou outras doenças autoimunes, hepatite viral e/ou com DG em remissão (TSH 3 a 6 meses após o parto);

c. na depressão pós-parto. Recomenda-se ainda a dosagem de TSH anualmente para mulheres com antecedente de TPP, em razão do risco elevado de progressão ao hipotireoidismo permanente em 5 a 10 anos.[26]

TRATAMENTO

O tratamento da TPP depende do estágio de evolução clínica no momento do diagnóstico. Na fase tirotóxica, o uso de betabloqueadores pode ser útil para o alívio dos sintomas adrenérgicos em pacientes com sintomas mais intensos. Drogas antitireoidianas não são indicadas porque a tireotoxicose ocorre em função da destruição do tecido folicular e não de hiperfunção glandular. Na fase de hipotireoidismo, mulheres assintomáticas com níveis séricos de TSH menores que 10 mU/L não necessitam de tratamento, mas este deveria ser instituído para aquelas com níveis de TSH persistentemente acima desse valor ou para mulheres que estão planejando nova gestação.[35,41]

TIREOIDITE SILENCIOSA

Também chamada de tireoidite linfocítica subaguda, é considerada de natureza autoimune, com os mesmos mecanismos etiopatogênicos e características clínicas da TPP, porém ocorre esporadicamente sem associação temporal com o período pós-parto. Pode representar uma fase subaguda da TH, é responsável por cerca de 1 a 5 % dos casos novos de tireotoxicose e apresenta-se com o mesmo curso trifásico descrito anteriormente para as tireoidites subagudas.[42] (Figura 25.1).

EPIDEMIOLOGIA

A prevalência e incidência da tireoidite silenciosa não é bem conhecida. Especula-se que possa representar de 30 a 50% de todos os casos de tireoidites e por até 25% dos casos de tireotoxicose. A incidência é maior em regiões com elevada ingestão de iodo na dieta e em mulheres entre 30 e 50 anos.[38,42,43]

PATOGÊNESE

A tireoidite silenciosa é considerada de natureza autoimune, com os mesmos mecanismos patogêni-cos descritos para a TPP. A frequência de autoanticorpos antitireoidianos é elevada (em torno de 50%), porém menos que a observada na TPP (80 a 90%).[38-40]

APRESENTAÇÃO CLÍNICA E DIAGNÓSTICO

O curso clínico clássico da tireoidite silenciosa, observado em 30% dos casos, é idêntico ao descrito para a TPP. Compreende três fases sequenciais: a tirotoxicose; o hipotireoidismo; e a fase de recuperação.[38-40,42]

A fase de tireotoxicose é de rara identificação clínica. Diferentemente da tireoidite subaguda, não há dor na região anterior do pescoço e, no decorrer da doença, o quadro clínico pode se apresentar como hipotireoidismo. O diagnóstico é sempre laboratorial. Valores séricos suprimidos do TSH e elevados dos hormônios tireoidianos são encontrados na fase de tireotoxicose, mas o diagnóstico pode ser estabelecido já na fase de hipotireoidismo. Concentrações elevadas no soro de aTPO indicam o caráter autoimune da doença. A ausência de dor durante a deglutição ou palpação faz o diagnóstico diferencial da tireoidite subaguda granulomatosa. O diagnóstico diferencial com a DG está resumido na Tabela 25.4 e requer o mesmo raciocínio descrito anteriormente na TPP.

TRATAMENTO

Na maioria dos casos, a tireotoxicose é leve ou imperceptível, mas, nos casos mais acentuados, bloqueadores betaadrenérgicas são úteis para o alívio dos sintomas. Drogas antitireoidianas e glicocorticsteroides são inefetivos e contraindicados no tratamento da tireoidite silenciosa, embora alguns autores tenham sugerido que glicocorticosteroides poderiam abreviar a duração da tireotoxicose, mas sem alterar a progressão da doença.[40] Reposição com levotiroxina somente é recomendada na fase de hipotireoidismo definitivo, detectado em 25 a 30% dos pacientes ou na presença de sintomas acentuados do hipotireoidismo para alívio dos sintomas.[38-40,42] Pacientes com maior risco para progressão ao hipotireoidismo permanente são aquelas com títulos elevados de TPOAb, que apresentaram hipotireoidismo mais acentuado e com hipoecogenicidade da glândula ao exame de USG.[42] Em metade das pacientes com tireoidite silenciosa, podem persistir o bócio e/ou a presença de anticorpos antitireoidianos. Uma conduta mais cuidadosa deve ser observada nesses pacientes, com a revisão anual do estado funcional tiroidiano por meio da determinação do TSH.

TIREOIDITE DE RIEDEL

A tireoidite de Riedel é uma doença inflamatória crônica, caracterizada por fibrose densa, a qual invade todo o parênquima da glândula tireoide e seu tecido circundante. O diagnóstico é realizado por biópsia do tecido tireoidiano. A função tireoidiana geralmente é normal, mas em virtude da extensão da destruição do parênquima glandular, pode-se evoluir para hipotireoidismo franco e, muitas vezes, com a presença de hipoparatireoidismo associado.[44]

Vários relatos sugerem que o uso de glicocorticsteroides (prednisona) no tratamento clínico da tireoidite de Riedel pode diminuir o tamanho do bócio. Além disso, a descompressão cirúrgica deve ser realizada quando há envolvimento bilateral da glândula associado a sintomas compressivos cervicais.

A Tabela 25.5 resume a etiologia, dados clínicos, laboratoriais e tratamento das diversas formas de tireoidites.

TIREOIDITES POR MEDICAMENTOS

AMIODARONA

Amiodarona é um antiarrítmico frequentemente utilizado no tratamento de cardiopatias. Corresponde a um derivado de benzofurano iodado e com semelhança estrutural aos hormônios T3 e T4.[45,46] Ela provoca alterações hormonais independentemente de disfunção tireoidiana. Inibe a ação das deiodinases tipo I e II e a entrada do hormônio em tecido periférico, além de bloquear a ligação de T3 a seus receptores nucleares e receptores β-adrenérgicos. Isso favorece aumento dos níveis de T4, no limite superior da normalidade ou mesmo pouco acima, com diminuição de T3, para limites inferiores da normalidade e elevação de rT3. Em consequência, seu efeito agudo, em até 3 meses de uso, é de elevação dos níveis de TSH com posterior compensação.[46]

As disfunções tireoidianas resultam de efeito citotóxico direto e pela sobrecarga de iodo ou da precipitação ou exacerbação de fenômenos autoimunes em indivíduos predispostos. Ocorrem em 2 a 24% dos pacientes, podendo se desenvolver meses após a suspensão do medicamento devido a depósito em tecidos periféricos. Hipotireoidismo induzido por amiodarona ocorre mais frequentemente em áreas geográficas com suficiência de iodo e tireotoxicose em áreas com ingestão diminuída.[46]

Tabela 25.5 Resumo da etiologia, características clínicas, dados laboratoriais e tratamento das tireoidites

Tireoidite	Etiologia	Patologia	Início	Febre	Bócio	VHS	TPOAb	Tratamento
Subaguda	Viral	Células gigantes e linfócitos	Geralmente, Sim após IVAS	Muito elevada	Negativo ou pouco elevado		Anti-inflamatórios, corticosteroides (nos casos mais intensos)	
Aguda ou Supurativa		Bacteriana	Infiltrado Polimorfonuclear (purulento)	Súbito	Sim	Aumento local, dor localizada, edema e eritema	Elevada	Negativo
Silenciosa		Autoimune	Infiltrado linfocítico	Geralmente súbito	Não	Difuso, firme e indolor	Normal	Positivo
Pós-parto	Autoimune	Infiltrado linfocítico	Após o parto	Não	Difuso, firme e indolor	Normal	Positivo	β-bloqueadores ou levotiroxina
Tireoidite de Hashimoto	Autoimune	Infiltrado linfocítico	Insidioso	Não	Difuso, firme e indolor	Normal	Positivo	L-tiroxina linfocítico

VHS: hemossedimentação; TPOAb: anticorpo antiperoxidax e tireoidiana; IVAS: infecção do trato respiratório superior.

Hipotireoidismo induzido por amiodarona (AIH)

O hipotireoidismo pode ocorrer em glândulas normais ou com doença autoimune preexistente, sendo fatores de risco o sexo feminino e a presença de anticorpo anti-TPO. Ocorre principalmente por incapacidade da tireoide de escapar do efeito Wolff-Chaikoff na sobrecarga de iodo, mas defeitos na organificação do iodo e síntese hormonal e, possivelmente, liberação de autoantígenos em indivíduos com tireoidite de Hashimoto prévia parecem estar relacionados com sua patogênese.[45]

Ocorre tipicamente entre 6 a 12 meses do início do tratamento. Seus sintomas são vagos, como fadiga, lentificação e pele seca.[46] Seu tratamento é feito com a reposição de levotiroxina, em doses habitualmente superiores ao hipotireoidismo não relacionado à amiodarona. Em glândulas normais, no caso de suspensão da amiodarona, deve-se reavaliar a necessidade de levotiroxina após 6 a 12 meses da interrupção do medicamento.[45]

Tireotoxicose induzida por amiodarona (AIT)

Pode ocorrer em glândulas previamente alteradas ou em tireoides normais, mais frequentemente em indivíduos do sexo masculino.[46]

A AIT tipo I ocorre em glândulas previamente alteradas por doença de Graves ou bócio multinodular e resulta do aumento de produção e secreção hormonal pela sobrecarga de iodo. Não resulta de resposta humoral autoimune e, portanto, TRAb somente estará presente em casos com doença de Graves. Além disso, como não costuma apresentar destruição glandular, níveis de interleucina 6 (IL-6) estão normais ou pouco aumentados. Apesar de não ser esperada captação de iodo radiomarcado devido à sobrecarga de iodo, alguns casos podem ter captação normal ou pouco aumentada. A diferenciação da outra forma de AIT, pode ser feita por USG com doppler colorido, observando-se vascularização glandular normal ou aumentada, padrões I a III de Bogazzi e cols.[47] A AIT tipo II pode ocorrer em tireoides normais por destruição folicular e liberação de hormônio pré-formado. Essa forma de tireotoxicose pode ser seguida de hipotireoidismo. Em função do processo de citotoxicidade, pode se encontrar níveis de IL-6 aumentados. A captação de iodo radiomarcado está reduzida e a vascularização na USG de tireoide bastante diminuída, padrão 0 de Bogazzi. Formas mistas de tireotoxicose podem ocorrer.[45,46]

A apresentação clínica da tireotoxicose é similar nas duas formas e pode ser frusta, principalmente em função do bloqueio β-adrenérgico e diminuição da conversão periférica de T4 para T3 pela amiodarona. Pode se apresentar apenas como uma perda de peso ou descompensação de taquiarritmia.

O tratamento dependerá de sua patogênese. A AIT tipo I deve ser tratada com medicações antitireoidianas, metimazol ou propiltiouracil, frequentemente com doses mais elevadas, 40-60 mg e 600-800 mg, respectivamente. Em casos refratários, após 2 a 3 meses, pode-se associar perclorato de potássio, 200-1.000 mg ao dia, para diminuir a quantidade de iodo intraglandular.[45] Essa medicação é pouco disponível comercialmente e, quando usada, deve-se atentar para possíveis toxicidades hematológicas e renais. Seu uso é temporário e deve ser suspenso assim que o eutiroidismo for alcançado.[46] Se possível, a interrupção do uso de amiodarona pode acelerar a resolução, atentando-se para o risco de recorrência com a reintrodução da droga. Nestes casos, tratamento profilático definitivo da doença de base tiroidiana pode ser feito no momento de interrupção da amiodarona. A AIT tipo II deve ser tratada com corticosteroide. Diversos esquemas terapêuticos são propostos,[46] como doses de 40 a 60 mg de prednisona por 1 a 2 meses realizando-se retirada gradual.[45] A interrupção da amiodarona não altera o curso da AIT tipo II. Finalmente, formas mistas devem ser tratadas com a associação de antitireoidiano e corticosteroide. Nesses casos, uma resposta rápida, em 2 a 3 semanas, pode sugerir a AIT tipo II sendo possível a interrupção do antitireoidiano.[45] Em casos graves refratários, em que não é possível suspender a amiodarona, pode-se considerar outros tratamentos como carbonato de lítio, plasmaférese e mesmo tireoidectomia.[45,46]

Diante das alterações tireoidianas associadas ao uso da amiodarona, sugere-se a avaliação dos níveis séricos de T4 livre, T3, TSH e anticorpo anti-TPO antes de sua introdução e controle periódico, a cada 3 a 6 meses, durante o uso e nos primeiros meses após a interrupção da amiodarona.

INTERFERON-α

Vem sendo utilizado com maior frequência no tratamento de alguns tipos de cânceres e, principalmente, hepatites crônicas viras, como a hepatite C. Ele pode causar alterações hormonais independentes de disfunção tireoidiana, em particular nas hepatites virais, já que níveis de T3 e T4 totais podem estar elevados previamente, por aumento da TBG, e o uso de interferon causa redução progressiva desses hormônios sem alterar T4 livre ou TSH.[48,49]

As tireoidites induzidas por IFNα podem ser classificadas em autoimunes ou não autoimunes. Diversos mecanismos estão relacionados: ação direta do vírus C na célula folicular; mecanismos imunes, principalmente de resposta citotóxica; e interferência direta na produção hormonal.[50]

As formas autoimunes podem ser representadas por tireoidite de Hashimoto, desde aparecimento de anticorpos antitireoidianos até disfunção hormonal, com hipotireoidismo subclínico ou estabelecido.[49] A doença de Graves é menos frequente. As formas não autoimunes podem se manifestar como tireoidite destrutiva ou hipotireoidismo clínico ou subclínico com anticorpos antitireoidianos ausentes.[49]

A doença tireoidiana clínica ocorre em 2 a 20% dos indivíduos tratados com IFN-α, mais frequente no sexo feminino e com anticorpos antitireoidianos presentes previamente.[50] A manifestação clínica do hipotireoidismo pode ser confundida com os efeitos colaterais do próprio IFNα. Diante de seu diagnóstico, deve ser introduzida a levotiroxina. A função tireoidiana deve ser reavaliada após a suspensão do interferon, principalmente nos casos com anticorpos antitireoidianos ausentes. A tireotoxicose ocorre principalmente por tireoidite destrutiva, tipicamente trifásica como tireoidites subagudas. A diferenciação com a doença de Graves deve ser feita pela avaliação do TRAb e captação de iodo radiomarcado, já que a USG com doppler colorido pode não contribuir, principalmente pela frequente hipervascularização glandular presente no indivíduo com hepatite C crônica, mesmo eutireoidiano.[49] O tratamento da tirrotoxicose na forma destrutiva é apenas sintomático, sem uso de medicamento antitireoidiano e na doença de Graves pode ser usado o antitireoidiano com cautela, pois o interferon também pode causar alterações hematológicas como agranulocitose. Nesses casos, outras formas de tratamento podem ser propostas, como a radioiodoterapia. Apesar da interrupção da medicação auxiliar na resolução da doença de Graves, a disfunção pode recorrer em um novo tratamento.[50]

Do mesmo modo que ocorre com o uso da amiodarona, a avaliação de T4 livre, TSH e anti-TPO deve ser feita antes do tratamento e sua reavaliação deve ser periódica, a cada 3 meses do uso.[48]

REFERÊNCIAS BIBLIOGRÁFICAS

1. Singer PA. Thyroiditis-differentiation of acute suppurative, subacute and chronic. Med Clin North Am 1991; 75: 61-7.

2. McLaughlin SA, Smith SL, Meek SE. Acute suppurative thyroiditis caused by Pasteurella multocida and associated with thyrotoxicosis. Thyroid 2006; 16: 307-10.

3. Pearce EN, Farwell AP, Braverman LE. Thyroiditis. N Engl J Med 2003; 349: 2646-55.

4. Danahey DG, Kelly DR, Forrest LA. HIV-related *Pneumocystis carinii* thyroiditis: a unique case and literature review. Otolaryngol Head Neck surg; 114:158-61,1996.

5. Golshan MM, Mchenry CR, de Vente J, Kalajyian RC, Hsu RM, Tomashefski JF. Acute suppurative thyroiditis and necrosis of the thyroid gland: a rare endocrine manifestation of acquired immunodeficiency syndrome. Surgery; 121:593-6, 1997.

6. Cases JA, Wenig BM, Silver CE, Surks MI. Recurrent acute suppurative thyroiditis in an adult due to a fourth branchial pouch fistula. J Clin Endocrinol Metab. 85:953-6, 2000.

7. Volpe R. The management of subacute (DeQuervain's) thyroiditis. Thyroid. 3:253-5, 1993.

8. Fatourechi V, Aniszewski JP, Fatourechi GZE, Atkinson EJ, Jacobsen SJ. Clinical features and outcome of subacute thyroiditis in an incidence cohort: Olmsted County, Minnesota, study. J Clin Endocrinol Metab 2003; 88:2.100-5.

9. Teixeira VL, Romaldini JH, Rodrigues HF, Tanaka-Matsuura LM, Farah CS. Thyroid function during the spontaneous course of subacute thyroiditis. J Nucl Med. 26:457-60, 1985.

10. Vaidaya B, Kendall-Taylor P, Pearce S. Genetics of endocrine disease. J Clin Endocrinol Metab 2002; 87: 5.385-7.

11. Weetman AP, Tandon N, Morgan BP. Antithyroid drugs and release of inflammatory mediators by complement-attacked thyroid cells. Lancet 1992; 340: 633-6.

12. Sgarbi JA, Maciel RM. Pathogenesis of autoimmune thyroid diseases. Arq Bras Endocrinol Metabol.3(1): 5-14, 2009.

13. Mizukami Y, Michigishi T, Nonomura A, Hashimoto T, Nakamura S, Tonami N, Takazualmu F. Postpartum thyroiditis. A clinical, histologic, and immunopathologic study of 15 cases. Am J clin Pathol. 100: 200-5, 1993.

14. Glick AB, Wodzinski A, Fu P, Levine AD, Wald DN. Impairment of regulatory T-cell function in autoimmune thyroid disease. Thyroid. 23(7):871-8, 2013.

15. Morris GP, Brown NK, Kong YC. Naturally-existing CD4(+)CD25(+)Foxp3(+)regulatory T cells are required for tolerance to experimental autoimmune thyroiditis induced by either exogenous or endogenous autoantigen. J Autoimmun.33(1):68-76, 2009.

16. Zaletel K, Gaberšček S. Hashimoto's Thyroiditis: From Genes to the Disease. Curr Genomics. 12(8):576-88, 2011.

17. Stelios F, Agathocles T- On the pathogenesis of autoimmune thyroid disease: a unifying hypothesis. Clin Endocrinol. 60:397-409, 2004.

18. Hasham A, Tomer Y. Genetic and epigenetic mechanisms in thyroid autoimmunity. Immunol Res. 54(1-3):204-13,2012.

19. Mori K, Yoshida K. Viral infection in induction of Hashimoto's thyroiditis: a key player or just a bystander? Curr Opin Endocrinol Diabetes Obes. 17(5): 418-24, 2010.

20. Hiromatsu Y, Satoh H, Amino N. Hashimoto's thyroiditis: history and future outlook. Hormones (Athens)12(1):12-8, 2013.

21. McLeod DSA, Cooper DS. The incidence and prevalence of thyroid autoimmunity. Endocrine 42Ç 252-65, 2012.

22. Sgarbi JA, Kasamatsu TS, Matsumura LK, Maciel RM. Parity is not related to autoimmune thyroid disease in a population-based study of Japanese-Brazilians. Thyroid. 20(10):1151-6, 2010.

23. Sgarbi JA, Matsumura LK, Kasamatsu TS, Ferreira SR, Maciel RM. Subclinical thyroid dysfunctions are independent risk factors for mortality in a 7.5-year follow-up: the Japanese-Brazilian thyroid study. Eur J Endocrinol. 162(3):569-77, 2010. 19966035.

24. Brix TH, Kyvik KO, Hegedüs L. A population-based study of chronic autoimmune hypothyroidism in Danish twins. J Clin Endocrinol Metab. 85(2):536-9, 2000.

25. Badenhoop K, Walfish PG, Rau H, Fischer S, Nicolay A, Bogner U, Scheusener H, Usadel KH. Susceptibility and resistance alleles of human leukocyte antigen (HLA) DQA1 and HLA DQB1 are shared in endocrine autoimmune disease. J Clin endocrinol Metab; 80:2112-7,1995.

26. Dayan CM, Daniels GH. Chronic autoimmune thyroiditis. N Engl J Med 1996; 335:99-107.

27. Rosário PW, Ward LS, Carvalho GA, Graf H, Maciel RM, Maciel LM, Maia AL,Vaisman M. Thyroid nodules and differentiated thyroid cancer: update on the Brazilian consensus. Arq Bras Endocrinol Metabol. 57(4):240-64,2013.

28. Jankovic B, Le KT, Hershman JM. Clinical Review: Hashimoto's thyroiditis and papillary thyroid carcinoma: is there a correlation? J Clin Endocrinol Metab.98(2):474-82, 2013.

29. Sgarbi JA, Teixeira PF, Maciel LM, Mazeto GM, Vaisman M, Montenegro Junior RM,Ward LS. The Brazilian consensus for the clinical approach and treatment of subclinical hypothyroidism in adults: recommendations of the thyroid Department of the Brazilian Society of Endocrinology and Metabolism. Arq Bras EndocrinolMetabol.57(3):166-83, 2013.

30. de Holanda NC, de Lima DD, Cavalcanti TB, Lucena CS, Bandeira F. Hashimoto's encephalopathy: systematic review of the literature and an additional case. J Neuropsychiatry Clin Neurosci.;23(4):384-90, 2011.

31. Kakudo K, Li Y, Hirokawa M, Ozaki T. Diagnosis of Hashimoto's thyroiditis and IgG4-related sclerosing disease. Pathol Int. 61(4):175-83, 2011.

32. Innocencio RM, Ward LS, Romaldini JH. High prevalence of thyroid autoantibodies in systemic sclerosis and rheumatoid arthritis but not in antiphospholipid syndrome. Clin Rheumatol 2003; 22:276-7.

33. Kaien Z, Baron E, Kahana L, Sadeh O, Sheinfeld M. Changes in stimulating and blocking TSH receptor antibodies in a patient undergoing three cycles of transition from hypo to hyperthyroidism and back to hypothyroidism. Clin Endocrinol 1992; 36:211-6.

34. Brenta G, Vaisman M, Sgarbi JA, Bergoglio LM, de Andrada NC, Bravo PP, Orlandi AM, Graf H; Task Force on Hypothyroidism of the Latin American Thyroid Society (LATS). Clinical practice guidelines for the management of hypothyroidism. Arq Bras Endocrinol Metabol. 57(4):265-91, 2013.

35. De Groot L, Abalovich M, Alexander EK, Amino N, Barbour L, Cobin RH, Eastman CJ, Lazarus JH, Luton D, Mandel SJ, Mestman J, Rovet J, Sullivan S. Management of thyroid dysfunction during pregnancy and postpartum: an Endocrine Society clinical practice guideline. J Clin Endocrinol Metab.97(8):2543-65, 2012.35.

36. Drutel A, Archambeaud F, Caron P. Selenium and the thyroid gland: more good news for clinicians. Clin Endocrinol (Oxf). 2013 Feb;78(2):155-64. doi: 10.1111/cen.12066.

37. van Zuuren EJ, Albusta AY, Fedorowicz Z, Carter B, Pijl H. Selenium supplementation for Hashimoto's thyroiditis. Cochrane Database Syst Rev. Jun 6;6:CD010223, 2013.

38. Samuels MH. Subacute, silent, and postpartum thyroidis. Md Clin N Am 96Ç 223-33, 2012.

39. Lazarus JH, Parkes AB, Premawardhana LD. Postpartum thyroiditis. Autoimmunity 2002; 35:169-73.

40. Roti E, degli Uberti E. Post-partum thyroiditis – aclinical update. Eur J Endocrinol; 146:275-9, 2002.

41. Stagnaro-Green A. Approach to the patient with postpartum thyroiditis. J Clin Endocrinol Metab. 97(2):334-42, 2012.

42. Woolf PD. Transient pailess thyroiditis with hyperthyroidism: a variant of lymphocytic thyroiditis? Endocr Rev 1980; 1:411-20.

43. Vitug AC, Goldman JM. Silent (painless) thyroiditis. Evidence of a geographic variation in frequency. Arch Intern med 145: 473-5, 1985.

44. Yasmeen T, Khan S, Patel SG, Reeves WA, Gonsch FA, Bustros A, Kaplan EL. Riedel's thyroiditis: Report of a case complicated by spontaneous hypoparathyroidism, recurrent laryngeal nerve injury, and Horner's syndrome. J Clin Endocrinol Metab 2002; 87:3543-7.

45. Basaria S, Cooper DS. Amiodarone and the thyroid. Am J Med. 2005, 118:706-714.

46. Martino E, Bartalena L, Bogazzi F, Braverman LE. The effects of amiodarone on the thyroid. Endocr Rev. 2001; 22:240-254.

47. Bogazzi F, Bartalena L, Brogioni S, Mazzeo S, Vitti P, Burelli A, Bartolozzi C, Martino E. Color flow doppler sonography rapidly differentiates type I and type II amiodarone-induced thyrotoxicosis. Thyroid. 1997; 7:541-545.

48. Danilovic DL, Mendes-Correa MC, Chammas MC, Zambrini H, Marui S. Thyroid hormonal disturbances related to treatment of hepatitis C with interferon-alpha and ribavirin. Clinics (Sao Paulo). 2011; 66:1757-1763.

49. Danilovic DL, Mendes-Correa MC, Chammas MC, Zambrini H, Barros RK, Marui S. Thyroid disturbance related to chronic hepatitis C infection: role of CXCL10. Endocr J.2013; 60:583-590.

50. Tomer Y, Blackard JT, Akeno N. Interferon alpha treatment and thyroid dysfunction. Endocrinol Metab Clin North Am. 2007; 36:1051-1066; x-xi.

Suemi Marui
Meyer Knobel

INTRODUÇÃO

Hipotireoidismo é definido como uma síndrome clínica resultante da produção insuficiente de hormônios tireoidianos ou ação imprópria nos tecidos-alvo. O espectro clínico é bastante variável, dependente da idade de acometimento, tempo de duração da deficiência e grau da carência hormonal. A tireoidite crônica autoimune (ou de Hashimoto) é a causa mais comum do distúrbio em áreas iodossuficientes. Internacionalmente, decorre sobretudo da carência iódica.

O hipotireoidismo pode surgir de forma primária, ao acometer a tireoide, centralmente, com comprometimento do eixo hipotalâmico-hipofisário, quando ocorre um defeito na transdução de sinais glandulares pelo TRH ou pelo TSH e as formas hereditárias de insensibilidade ao hormônio. O hipotireoidismo primário é caracterizado pela falha na síntese e liberação hormonal que, consequentemente, estimula a secreção hipofisária de TSH. No hipotireoidismo central, as secreções de TSH e TRH pela hipófise e hipotálamo, respectivamente, estão afetadas, causando diminuição da produção de hormonal glandular. A insensibilidade ao hormônio tireoidiano abrange atualmente não só os defeitos da ação hormonal, mas também as deficiências no metabolismo hormonal e as anomalias no transporte celular membranoso.

Didaticamente, podemos também dividir essa afecção em congênito (quando existe desde o nascimento), adquirido (quando as manifestações da deficiência surgem posteriormente) e transitório, como assinalado no Capítulo 30. Na forma primária, é reconhecido o hipotireoidismo subclínico ou mínimo e o hipotireoidismo evidente, manifesto ou clínico. O primeiro, caracterizado por elevação de TSH, mas com concentrações normais dos hormônios tireoidianos, é abordado no Capítulo 25. Neste capítulo trataremos particularmente da condição manifesta no adulto (Tabela 26.1).

TIREOIDITE CRÔNICA AUTOIMUNE

Também conhecida como tireoidite de Hashimoto (TH), é a causa mais comum de hipotireoidismo primário adquirido em áreas suficientes em iodo.[1] Ocorre destruição tecidual mediada por fatores celulares e humorais. As células T citotóxicas destroem as células foliculares e ocorre formação de anticorpos em mais de 90% dos indivíduos. O achado histológico caracteriza-se pela infiltração linfocitária difusa glandular, presença de tirócitos afetados expressando proteínas MHC classe II (necessárias para apresentação do antígeno aos linfócitos T CD4 *helper*) e evidência de células T CD4 ativadas específicas para os antígenos tireoidianos.[2] Os autoanticorpos contra a tiroperoxidase (antiTPO) e contra tiroglobulina (antiTG) são detectados em altas concentrações, mas sem atividade funcional como encontrado na doença de Graves. Anticorpos contra o simportador de sódio/iodeto também podem ser detectados. Anticorpos contra o receptor de TSH (TRAb) podem ser demonstrados em indivíduos

Tabela 26.1 Etiologia do hipotireoidismo no adulto

Hipotireoidismo primário
• Tireoidite crônica autoimune (tireoidite de Hashimoto)
• Deficiência ou excesso de iodo
Iatrogênica
• Tireoidectomia total ou parcial
• Radioablação por iodo radioativo ou radiação externa
• Doenças infiltrativas: tireoidite de Riedel, hemocromatose, esclerodermia, amiloidose, sarcoidose
• Medicações: tionamidas, amiodarona, lítio, interferon

Hipotireoidismo central
Distúrbios do hipotálamo
• Tumores: linfoma, germinoma, glioma, craniofaringioma, metástase
• Irradiação de sistema nervoso central
• Lesões infiltrativas: sarcoidose, histiocitose, hemocromatose, linfoma)
• Infarto ou trauma
• Infecção: meningite
• Medicações
Distúrbios hipofisário
• Tumores: adenoma, cisto
• Cirurgia e radiação hipofisária
• Lesão hemorrágica (apoplexia, síndrome de Sheehan)
• Lesões infiltrativas (hemocromatose, sarcoidose, histiocitose, linfoma)
• Hipofisite linfocítica
• Bexaroteno
• Outras medicações

Hipotireoidismo por consumo
• Hemangioma
• Metástase de carcinoma diferenciado da tireoide
• GIST (gastrointestinal stromal tumor)

Hipotireoidismo transitório
• Tireoidite subaguda (linfocítica, dolorosa)
• Tireoidite pós-parto

com TH. A diminuição da síntese hormonal, com consequente hipotireoidismo, ocorre em resultado da destruição dos tirócitos por apoptose e infiltração linfocítica (células T e B) da glândula. As células foliculares afetadas apresentam defeito na captação de iodeto, o que pode ser comprovado por teste do perclorato positivo.

O hipotireoidismo clínico varia de 0,1 a 2% da população, sendo mais comum em mulheres.[3] Os anticorpos antitireoidianos podem ser encontrados em até 5% da população normal, aumentando em 8 vezes a chance de desenvolvimento de hipotireoidismo evidente ao longo dos anos.[4] Os anticorpos antiTPO são detectados em 95% dos indivíduos afetados, enquanto os anticorpos antiTG, em apenas 60%.

A TH pode apresentar-se com bócio, de consistência firme e contorno irregular – por hiperplasia folicular – e também com uma glândula atrófica, substituída por fibrose e infiltrado linfocítico.

Condições associadas incluem vitiligo, anemia perniciosa, diabete melito tipo 1 (DM1), doença de Addison e insuficiência ovariana prematura. Um aumento na incidência de TH é também encontrada em portadores das síndromes de Turner e de Down.

SUSCEPTIBILIDADE GENÉTICA

A TH apresenta segregação familiar e parece existir clara predisposição genética, com aparente herança autossômica dominante de autoanticorpos nos indivíduos afetados. Existe uma associação, porém fraca entre a TH e *HLA-DR* (símbolo oficial: CD74; *CD74 molecule, major histocompatibility complex, class II invariant chain*). Outros genes de susceptibilidade não HLA, como o *CTLA4* (*cytotoxic T-lymphocyte-associated protein 4*), *PTPN22* [*protein tyrosine phosphatase, non-receptor type 22 (lymphoid)*], *TSHR* (*thyroid stimulating hormone receptor*) e *TG* (tireoglobulina) têm sido também indicados como fatores de risco, demonstrando que a doença exibe alta probabilidade de ser poligênica.[5]

A frequência de anticorpos anti-TPO e anti-TG em outras doenças autoimunes não tireoidianas é elevada, especialmente na insuficiência adrenal e em diabete insulino-dependente autoimune (DM1A). Assim denomina-se doença poliglandular autoimune tipo II (DPAII ou APS2 ou síndrome de Schmidt) (OMIM 269200) a coexistência de insuficiência adrenal primária autoimune (doença de Addison), com TH ou DM1A ou ambas. Alguns autores chamam de síndrome poliglandular autoimune tipo 3 subtipo A (APS3A ou DPAIIIA), a combinação de TH e DM1A na ausência de insuficiência adrenal primária. Por outro lado, na presença de TH isolada, somente 1% dos indivíduos apresentam autoanticorpos adrenais e a evolução para envolvimento poliglandular é rara.

FATORES AMBIENTAIS

Há evidências ligando a alta ingestão de iodo com o aparecimento de TH. Em regiões de bócio endêmico, observou-se aumento dos títulos de anticorpos antitireoidianos após a suplementação de iodo na dieta.[6] Eleva-se o TSH sérico – indicando progressiva falência da tireoide – e irrompe o hipotireoidismo clínico.[7] Parece que esse elemento amplia a antigenicidade da tiroglobulina, desencadeando o processo autoimune preexistente assintomático, em indivíduos geneticamente predispostos.

O tabagismo, de forma dose-dependente, parece reduzir o risco de desenvolvimento de autoanticorpos anti-TPO e anti-TG e o aparecimento de hipotireoidismo. No entanto, as evidências indicam que desaparece em 3 anos após a suspensão do hábito de fumar. Conjectura-se que a nicotina está envolvida no aparecimento da TH em decorrência de seus efeitos anti-inflamatórios.[8]

DEFICIÊNCIA E EXCESSO DE IODO

Tanto a deficiência como o excesso de iodo podem causar hipotireoidismo. A carência de iodo é a causa mais comum de hipotireoidismo em todo o mundo, principalmente em áreas montanhosas.[9] O Brasil é atualmente considerado mais que suficiente em iodo, porque o sal por ora está, provavelmente, sendo iodado de forma inadequada.[10] Porém, algumas regiões podem encerrar risco, pela dificuldade de acesso a alimentos industrializados e ao sal iodado.

Moléstias relacionadas à carência crônica de iodo

Quando as necessidades mínimas de iodo não são atingidas no dia a dia em determinado segmento populacional, podem surgir várias anormalidades funcionais, particularmente atraso no desenvolvimento pondoestatural. Entre as mais comuns estão a alteração funcional da tireoide (com queda de T4 sérico e elevação do TSH), o aumento da glândula tireoide, inicialmente difuso, que tende a progredir para nodular se a carência iódica permanecer crônica. Esse fenômeno é denominado bócio endêmico. Embora seja facilmente visível à distância, o bócio é um aspecto de menor consequência médica para o indivíduo. Mais importante é o retardo mental (30%), que atinge tanto o feto como o recém-nascido, prolongando-se pela fase escolar, adolescência e idade adulta, provocando baixo rendimento escolar, dificuldade de adaptação social, incapacidade relativa de trabalho na vida adulta e mesmo sérios problemas cognitivos. Notam-se, ainda, a queda da fertilidade da população feminina jovem e o aumento da mortalidade perinatal e o da mortalidade infantil. Em muitas áreas endêmicas, surge o hipotireoidismo na adolescência com queda do desenvolvimento pondoestatural, levando ao nanismo (Tabela 26.2). Todas essas complicações e morbidades associadas foram agrupadas sob a denominação de moléstias associadas à carência de iodo.[11]

A deficiência de iodo é a principal causa de bócio endêmico, mas circunstâncias dietéticas naturais e artificiais, que isoladamente não encerram efeito clínico importante, podem interferir no metabolismo tireoidiano exacerbando o efeito da carência, influenciando a incidência local de bócio (Tabela 26.3).

Várias substâncias químicas capazes de gerar bócio na presença da deficiência iódica são encontradas naturalmente em produtos utilizados por seres humanos. Entre os mais estudados, situam-se os tiocianatos, detectados na cassava (mandioca utilíssima), raiz varietal da mandioca brasileira. A cassava, após fermentação, é o principal alimento de segmentos populacionais da África. O tiocinato compete com a captação de iodo e agrava, substancialmente, o processo adaptativo da glândula tireoide, induzindo hipotireoidismo grave, tanto na primeira infância como na idade adulta.[11] Sementes oleaginosas como pinhão podem conter flavonoides que, potencialmente, poderão bloquear a incorporação de iodo. O babaçu, variedade de oleaginosa, consumido em larga escala no nordeste do Brasil, igualmente apresenta ação antitireoide (com efeito similar ao metimazol, Tapazol). Estudos experimentais em ratos confirmam que as partes comestíveis do babaçu têm nítido efeito inibitório na incorporação do iodeto, agravando, portanto, as consequências deletérias da carência de iodo.

Tabela 26.2 Consequências para a saúde da carência de iodo

Fetos	Aborto frequente Prematuridade Anomalias congênitas Mortalidade perinatal Alterações neurológicas Retardo mental Cretinismo endêmico
Recém-nascidos	Bócio congênito
Crianças	Hipotireoidismo neonatal
Adolescentes	Retardo pondoestatural Bócio difuso
Adultos	Bócio, hipotireoidismo, nódulos tireoidianos Rebaixamento mental, surdez

Tabela 26.3 Bocígenos e respectivos mecanismos de ação

Bocígenos	Mecanismo
Alimentos	
Mandioca, feijão-de-lima, linhaça, sorgo, batata doce	Contêm glicosídeos cianogênicos; metabolizados a tiocianatos que competem com o iodo na captação tireoidiana
Vegetais crucíferos: repolho, couve-flor, couve, brócolis, rabanete, colza	Contêm glicosinolatos; metabólitos competem com o iodo na captação tireoidiana
Soja, painço	Contêm flavonoides que reduzem a atividade da peroxidase
Nutrientes	
Deficiência de selênio	Peróxidos acumulados podem prejudicar a tireoide; a deficiência de desiodase altera a síntese hormonal
Deficiência de ferro	Reduz a atividade da tireoperoxidase heme dependente tireoidiana e pode atenuar a eficácia da profilaxia iódica
Deficiência de vitamina A	Aumenta a estimulação tirotrófica da tireoide com geração de bócio por meio da supressão do gene da subunidade β do TSH hipofisário

TSH: hormônio estimulador da tireoide.

HIPOTIREOIDISMO INDUZIDO PELO EXCESSO DE IODO

A tireoide de um indivíduo adulto normal secreta cerca de 80 mcg de tiroxina por dia, correspondente a 52 mcg de iodo, quantidade que a glândula deve captar diariamente para permanecer em equilíbrio. Isso é o que geralmente ocorre com uma ingestão dietética entre 100 e 150 mcg por dia. No entanto, o consumo de até 600 mcg por dia na União Europeia e 1.100 mcg por dia nos Estados Unidos são considerados toleráveis. Portanto, valores mais elevados são, por definição, excessivos, mas arbitrários, pois enquanto a maioria dos indivíduos tolera maior ingesta, outros apresentam efeitos adversos decorrentes de consumo menor. O consumo dietético médio de iodo varia amplamente entre indivíduos e entre populações e pode ultrapassar 5.000 mcg/dia, por exemplo, em situação de utilização alimentar regular de algas. Algumas respostas tireóideas ao excesso de iodo ocorrem apenas em portadores de glândulas com patologias preexistentes, enquanto outras são observadas naqueles com tireoides aparentemente normais. Alguns efeitos ocorrem sob ingestão muito elevadas de iodo, ao passo que outros são observados em doses acima das necessidades fisiológicas, mas abaixo das quantidades excessivas. Finalmente, cabe mencionar que níveis idênticos de excesso de iodo podem causar hipertireoidismo em algumas pessoas e hipotireoidismo em outras.

A adaptação da glândula tireoide normal ao excesso de iodo é boa, embora imperfeita, pois os valores de T4 e TSH indicam uma ligeira diminuição na secreção hormonal. A principal adaptação envolve o NIS, juntamente com os demais mecanismos assinalados na Tabela 26.4.[12]

A maioria das pessoas tolera o excesso crônico diário de iodeto de 30 mg até 2 g, mas exibe que-

Tabela 26.4 Mecanismos contributivos para manutenção da função da tireoide na deficiência e excesso de iodo

	Função no excesso de iodo	Função na deficiência de iodo
Cotransportador de sódio-iodeto (NIS)	+++	+++
Efeito Wolff-Chaikoff	+++ [somente em excesso agudo; por curto período de tempo (até 72 h)]	0
Bloqueio da liberação do estoque hormonal glandular	++	0
Redistribuição do iodo orgânico no coloide	+	++
Secreção de iodo não hormonal	++	0

0: nenhum; + + +: importante.

da persistente de T4 e T3, de 25 e 15%, respectivamente, e aumento de cerca de 2 mcU/mL no TSH; todos os valores, no entanto, continuam dentro da normalidade. Não ocorrem manifestações clínicas de disfunção tireóidea ou bócio, apesar do aumento volumétrico discreto da tireoide à ultrassonografia (USG).

Às vezes, aqueles mecanismos reguladores falham fazendo com que o excesso de iodo conduza ao hipotireoidismo clínico. As seguintes situações são predisponentes à disfunção:

- Doença de Graves após tratamento com radioiodo ou tireoidectomia parcial, mas não após terapêutica medicamentosa antitireóidea;
- Após tiroidectomia parcial como terapia para nódulos benignos;
- Na presença de tireoidite autoimune, seja a doença de Hashimoto clássica ou a variante pós-parto.

Mesmo doses relativamente pequenas de iodo (250 mcg/dia) causam hipotireoidismo em 20% dos indivíduos. O denominador comum dos estados que favorecem essa situação é, provavelmente, o TSH pouco elevado ou persistência de anticorpos estimuladores da tireoide (que mantêm o NIS ativado e a concentração de iodeto intratireoidiano elevada, impedindo o escape do efeito Wolff-Chaikoff). Essa adaptação ao efeito ocorre aproximadamente 2 a 3 dias após a exposição inicial ao iodo, tendo sido demonstrado em camundongos ser resultante de diminuição transcricional no RNAm do NIS e respectiva expressão protéica, que resulta no transporte reduzido de iodeto para dentro da tireoide.

O excesso de iodo pode ser proveniente de contraste radiográfico, amiodarona, além de suplementos vitamínicos e dietéticos, xaropes para a tosse, comprimidos de algas e substâncias tópicas, como povidine.

HIPOTIREOIDISMO PÓS-CIRÚRGICO E PÓS-IRRADIAÇÃO

Todos os indivíduos submetidos a tireoidectomia total como terapia definitiva para o hipertireoidismo decorrente da doença de Graves e pelo bócio multinodular atóxico desenvolvem hipotireoidismo após 2 a 4 semanas, por causa da meia-vida de 7 dias do T4. Em indivíduos submetidos à tireoidectomia parcial (lobectomia e/ou istmectomia), a ocorrência de hipotireoidismo dependerá da quantidade de tecido tireóideo remanescente e aumenta se houver combi-

nação com TH,[13] sendo necessária a monitorização, principalmente no primeiro ano após a cirurgia.

A radioiodoterapia para tratamento definitivo da doença de Graves, geralmente, provoca hipotireoidismo em 3 a 6 meses.[14] O objetivo da radioiodoterapia é evitar a recidiva, levando o indivíduo a necessitar, raramente, de nova dose após 1 ano do tratamento. Nos outros casos, como nódulo tóxico ou bócio multinodular tóxico, o indivíduo pode apresentar hipotireoidismo transitório, até a normalização funcional do tecido tireoidiano que estava suprimido. Pode surgir hipotireoidismo terminante por destruição de tecido tireoidiano normal por contiguidade, devendo ser monitorizado nos primeiros anos.[15]

A frequência do hipotireoidismo induzido por irradiação externa depende, em grande parte, da dose recebida pela tireoide, especialmente quando a radiação é dirigida para a região de cabeça e pescoço, podendo levar à instalação da deficiência após muitos anos.[16] No entanto, é oportuno mencionar que as evidências relacionando a exposição ambiental a baixas doses de radiação externa à ocorrência de TH e hipotireoidismo é inconclusiva.[17,18]

DOENÇAS INFILTRATIVAS: TIREOIDITE DE RIEDEL, HEMOCROMATOSE, ESCLERODERMIA, AMILOIDOSE, SARCOIDOSE E INFECÇÕES

As doenças infiltrativas, como a tireoidite de Riedel, hemocromatose, linfoma primário, amiloidose e sarcoidose, são muito raras e podem causar hipotireoidismo por substituição da glândula por infiltrado fibroso, depósito intraglandular de ferro ou de substância amiloide.

Infeccções tireoidianas por patógenos como o *Pneumocystis jiroveci* podem provocar produção inadequada de hormônios se houver dano significativo glandular. No entanto, essas infecções são raras devido ao encapsulamento. Conteúdo elevado de iodo e drenagem linfática.[19]

MEDICAÇÕES

A amiodarona é um fármaco importante para o tratamento de arritmias ventriculares e supraventriculares. Trata-se de um benzofurano lipofílico que se acumula no tecido adiposo, miocárdio, fígado, córnea, pulmões e na tireoide e tem meia-vida longa (entre 30 e 100 dias). A amiodarona causa hipotireoidismo pelo alto conteúdo de iodo (uma dose de 200 mg fornece 6.000 mcg de iodo) e é capaz de inibir a desiodase tipo 2, diminuindo a conversão de T4 em T3. Além disso, a amiodarona e seus metabólitos exercem efeito citotóxico direto sobre os tirócitos, provocando lise celular. Em locais com abundância de iodo, a tireotoxicidade da amiodarona manifesta-se comumente com hipotireoidismo; na carência de iodo, o hipertireoidismo é mais comum.

O hipotireoidismo induzido por amiodarona ocorre com frequência maior em mulheres e em indivíduos com anormalidades tireóideas preexistentes, como TH e hipotireoidismo subclínico. Em geral, a deficiência torna-se evidente em 6 a 12 meses após a introdução da droga.[20]

Lítio

O carbonato de lítio é amplamente usado no tratamento da fase de mania e da doença bipolar. A principal ação do lítio na tireoide é a inibição da liberação dos hormônios tireoidianos por alterar a polimerização da tubulina, assim como inibir a ação do TSH.[21] O hipotireoidismo pode se instalar em poucas semanas ou anos após o início do tratamento. Sua prevalência em usuários de lítio é bastante variável (média de 7%, variando de 0 a 52%), dependendo do sexo (predomina em mulheres) e da preexistência de anticorpos antitireoidianos previamente.[21] A apresentação funcional mais frequente é a forma subclínica. Devido à capacidade de induzir hipotireoidismo, o lítio pode ser usado como alternativa terapêutica em indivíduos com tireotoxicose. Parece também ser capaz de precipitar a manifestação de doença autoimune de base, evidenciada pelo aumento dos títulos de anticorpos anti-TPO durante o tratamento.[22] Portanto, recomenda-se a avaliação da função tireoidiana, assim como dos anticorpos anti-TPO antes da introdução do lítio e depois anualmente. Nos indivíduos de risco (mulheres, presença de anticorpos anti-TPO), essa avaliação deve ser mais frequente.

Interferon

O interferon-α (IFNα) é um produto proteico de linfócitos B e macrófagos, com propriedades antiviral, antiproliferativa e imunomoduladora e provoca a exacerbação dos efeitos das células T citotóxicas e da resposta das células natural killer. O IFNα é usado para tratamento de vários tumores, alguns tipos de leucemias, carcinoma de mama e infecção crônica pelo vírus da hepatite C.

A disfunção tireoidiana ocorre com frequência variável durante e após a terapia com IFNα. A incidência mais comum é a tireoidite autoimune, podendo ser observada em 7 até 40% dos casos.[23,24] O gênero feminino e a presença de anticorpos anti-TPO anterior ao tratamento parecem ser riscos importantes para o desenvolvimento da anormalidade funcional. Os anticorpos podem desaparecer após a suspensão do tratamento. O hipotireoidismo pode ser confundido clinicamente com os efeitos colaterais do uso do IFNα, como fadiga e depressão. Se ocorrer aparecimento apenas de anticorpos, o indivíduo deve ter sua função tireoidiana monitorizada durante e até 6 meses após a suspensão do tratamento. O IFNα também pode causar tireoidite destrutiva, geralmente nos primeiros 2 a 3 meses de tratamento e apresenta-se de maneira semelhante à tireoidite subaguda bifásica clássica, ou seja, uma fase inicial de tireotoxicose, por destruição folicular, seguida de hipotireoidismo, evoluindo para recuperação ou não da função tireoidiana. Dependendo da intensidade do processo inflamatório, poderá haver elevação transitória dos anticorpos antiTPO. O hipotireoidismo definitivo ocorrerá nos casos em que a destruição tireoidiana for mais intensa.[25]

HIPOTIREOIDISMO CENTRAL

Pode ser classificado em secundário, por acometimento hipofisário, diminuindo a secreção de TSH e em terciário, por comprometimento hipotalâmico, reduzindo a secreção de TRH e, consequentemente, deprimindo a produção de hormônios tireoidianos pela tireoide. Além disso, pode haver menor glicosilação da molécula de TSH, reduzindo a ação biológica, mas preservando a reatividade imunológica. Isso explica por que os valores de TSH séricos encontrados podem ser normais ou discretamente elevados.[26] (Tabela 26.1).

Em adultos, o hipotireoidismo hipotalâmico é causado por danos tumorais benignos ou malignos, lesões infiltrativas hipotalâmicas (sarcoidose, histiocitose) e trauma (Tabela 26.1). A radioterapia de tumores cerebrais pode provocar hipotireoidismo anos após o tratamento.[27]

A variante secundária decorre geralmente de hipopituitarismo, causado por adenomas hipofisários, quando há lesão dos tirotrófos, geralmente por macroadenomas. Após o tratamento cirúrgico de tumor hipofisário, o hipotireoidismo pode ser revertido. A radioterapia (estereotáxica ou radiocirurgia) para o tratamento de adenoma hipofisário pode causar hipotireoidismo anos após o procedimento. Causas como a apoplexia e a necrose isquêmica por hemorragia pós-parto (síndrome de Sheehan), doenças infiltrativas (hemocromatose) e a hipofisite linfocitária são raras.

O hipotireoidismo central sempre vem acompanhado de outras deficiências hipofisárias, ou seja, de GH, gonadotrofinas e de ACTH e mesmo prolactina. Também podem ocorrer queixas neurológicas provocadas pelos efeitos compressivos locais, como hemianopsia e cefaleia.

O bexaroteno (Targretin®), ligante sintético seletivo do receptor retinoide X (RXR), usado para tratamento do linfoma cutâneo de células T, causa hipotireoidismo central grave porque impede a produção de TSH, além de aumentar a depuração metabólica do hormônio tiróideo.[28]

HIPOTIREOIDISMO CONSUMPTIVO

Resulta da produção excessiva da desiodase tipo 3 (DIO3) pelo endotélio vascular, que resulta na conversão de T4 em T3 reverso e de T3 em T2, que não apresentam atividade biológica. Tem sido primariamente descrito como síndrome paraneoplásica em crianças e em adultos, em tumores expressando DIO3. Essa condição rara é geralmente associada com hemangiomas, cuja ressecção cirúrgica é curativa. Contudo, foi descrita como relacionada à metástase pulmonar de carcinoma tireoidiano e tumor de estroma gastrintestinal (GIST) de grandes proporções. Isso torna o prognóstico reservado.[29]

HIPOTIREOIDISMO TRANSITÓRIO

Os indivíduos que apresentam tireoidite subaguda granulomatosa (dolorosa) e tireoidite linfocítica indolor, assim como a tireoidite pós-parto, após a fase de tireotoxicose, evoluem para o hipotireoidismo que pode durar algumas semanas ou meses.[30] Geralmente, a insuficiência tireoidiana é temporária e regride espontaneamente com recuperação da função glandular. Pode tornar-se permanente quando há destruição importante da tireoide ou com o aparecimento ou exacerbação dos títulos de anti-TPO após a lesão inflamatória.

COMA MIXEDEMATOSO

Forma mais grave de hipotireoidismo, com elevada taxa de mortalidade, variável entre 30 e 60%.[30] Em geral, o distúrbio acomete indivíduos idosos com história de hipotireoidismo primário prévio não tratado corretamente e na presença de algum fator desencadeante, levando à piora dos mecanismos adaptativos. Raramente ocorre por hipotireoidismo central. Os fatores desencadeantes podem ser sangramentos (principalmente trato gastrintestinal), queimaduras, hipoglicemia, hipotermia, uso de diuréticos, infecções (principalmente pulmonar), insuficiência respiratória e cardíaca, procedimento cirúrgico e comprometimento do SNC (sedativos, anestesia, acidente vascular, hiponatremia).

A suspeita de coma mixedematoso deve ser considerada na presença de:

1. alteração do nível de consciência: desorientação, letargia, confusão mental, psicose, convulsões e até coma;
2. hipotermia ou ausência de febre na presença de quadro infeccioso;
3. ocorrência de fator precipitante.

Quadro clínico do hipotireoidismo no adulto

A apresentação clínica dos indivíduos com hipotireoidismo varia conforme a idade de acometimento, duração e intensidade da deficiência dos hormônios tireoidianos. Os sinais e sintomas de hipotireoidismo são menos evidentes e melhores tolerados quando há redução gradual da função glandular (conforme ocorre na maioria dos casos de hipotireoidismo primário). Quando a deficiência aparece de forma aguda, como após tireoidectomia total, o indivíduo torna-se sintomático em 2 a 4 semanas, por causa da meia-vida de 7 dias da tiroxina.

As manifestações clínicas típicas podem ser modificadas pela presença de outras doenças coexistentes e medicações. Além disso, quando é causado por doença hipotálamo-hipofisária, as expressões de outras deficiências hormonais podem mascarar as do hipotireoidismo.

A maioria delas reflete a redução generalizada dos processos metabólicos, o acúmulo de glicosaminoglicanos e ácido hialurônico no interstício de vários tecidos e encontra-se resumida a seguir[31] (Tabela 26.5).

Metabolismo e termogênese

Como o hormônio tireoidiano é responsável pelos processos metabólicos de maneira geral, sua diminuição na circulação provoca efeitos negativos no metabolismo basal, como fadiga, intolerância ao frio, sonolência, ganho de peso e diminuição do apetite.

Tabela 26.5 Principais sintomas e sinais do hipotireoidismo evidente no adulto

Sintomas	Sinais
Fadiga e fraqueza	Movimentos e fala lentos
Intolerância ao frio	Reflexos tendinosos profundos retardados
Dispneia ao exercício	Bradicardia
Obstipação	Rigidez muscular
Apetite reduzido	
	Ganho de peso
Artralgia	Fácies mixedematosa, edema periorbitário
Rouquidão	Pele áspera e seca, hipercarotenemia
Edema	Macroglossia
Hipoacusia	Hipertensão diastólica
Mialgia e parestesias	Efusão pericárdica e pleural, ascite
Depressão	
Sonolência excessiva	Demência
Menorragia, amenorreia	Apneia do sono
	Galactorreia

Sistema cardiovascular

O hipotireoidismo leva à diminuição da contratilidade e relaxamento miocárdico e a redução da frequência cardíaca. Consequentemente, ocorre diminuição do débito cardíaco, da capacidade aeróbica e dispneia. O indivíduo portador de insuficiência cardíaca ou angina pode piorar do quadro cardiológico.

O derrame pericárdico pode ocorrer na deficiência grave e raramente compromete a função ventricular. Observa-se hipertensão diastólica, devido a um aumento da resistência vascular periférica, piorando em indivíduos com hipertensão arterial prévia.

Sistema pulmonar

Observa-se dispneia por fraqueza da musculatura torácica e hipoventilação. A apneia do sono geralmente é causada pela macroglossia e pode ser revertida com o tratamento.

Sistema gastrintestinal

As manifestações ocorrem pela motilidade disfuncional. A motilidade reduzida pode causar dispepsia, refluxo gastresofágico e obstipação intesti-nal. Esta última é uma queixa frequente, mas raramente ocasiona íleo paralítico.

Sistema reprodutor

As mulheres podem apresentar oligomenorreia, amenorreia ou hipermenorreia. As anormalidades podem persistir mesmo com o tratamento. Existe maior probabilidade para aborto, descolamento prematuro da placenta e parto prematuro.

A hiperprolactinemia pode ocorrer por estimulação hipotalâmica do TRH em decorrência da elevação de TSH. Raramente ocorrem valores elevados de prolactina capazes de provocar amenorreia ou galactorreia.

Em indivíduos com diminuição da libido, disfunção erétil e infertilidade, o hipotireoidismo deve ser descartado.

Sistema neurológico

Apatia, depressão, alteração cognitiva, até demência podem ser observadas. Tem sido descrita na literatura uma síndrome rara, potencialmente fatal, com patogênese desconhecida, denominada encefalopatia de Hashimoto. Muitas vezes é caracterizada por um início subagudo de confusão mental, com alteração do nível de consciência, convulsões e mioclonias em um indivíduo com anticorpos anti-TPO positivos. Acredita-se ser causada por uma vasculite autoimune, responsiva à terapia imunossupressora com glicocorticosteroide. O quadro neurológico não é provocado pela disfunção tireóidea ou pelos títulos altos de autoanticorpos antitiróideos.[32]

Sistema osteoarticular

Artralgia, rigidez e mais raramente edema articular podem ser atribuídos ao hipotireoidismo, após descartar doença reumática autoimune associada. A miopatia pode ser o aspecto dominante em alguns indivíduos.

Pele e anexos

A pele é fria e pálida por causa da diminuição do fluxo sanguíneo. Uma coloração amarelada pode estar presente se o indivíduo exibir hipercarotenemia, enquanto a hiperpigmentação pode ser vista quando a deficiência estiver associada a insuficiência adrenal primária. A queda de cabelos é comum, assim como unhas quebradiças.

Na insuficiência grave, ocorre edema não depressível (mixedema), que pode ser generalizado. É resultado de infiltração de glicosaminoglicanos, que são hidroílicos, retendo mais água.

Alterações metabólicas

A hiponatremia pode resultar de redução na depuração de água livre. A elevação de creatinoquinase (CPK) é observada frequentemente, podendo levar à miopatia grave se houver uso de estatinas na presença de hipotireoidismo.[33] O metabolismo lipídico também está diminuído, resultando em elevação dos ácidos graxos e lipoproteína de baixa densidade (LDL-colesterol). Entretanto, apenas os indivíduos com TSH sérico > 10 mU/L apresentam redução significativa na concentração de colesterol após o tratamento.[34] Observa-se elevação da concentração circulante de homocisteína, que juntamente com a dislipidemia, pode contribuir para a aceleração da aterosclerose e manifestações prematuras de doença arterial coronariana. Pode ocorrer anemia normocítica e normocrômica. A anemia perniciosa pode estar associada ao TH, apresentando-se com macrocitose por deficiência de vitamina B12.

Atualmente os aspectos clínicos clássicos do hipotireoidismo evidente não são encontrados frequentemente como no passado. A disponibilidade de recursos laboratoriais adequados tem permitido sua detecção precoce. Os indivíduos podem estar assintomáticos ou apresentar sintomas discretos por ocasião do diagnóstico. Com intuito de melhorá-lo,

têm sido utilizados métodos estatísticos baseados na frequência dos sinais e sintomas para compor índices que indiquem maior probabilidade da presença do distúrbio. Entretanto, como os sintomas e sinais podem manifestar-se em indivíduos eutireoidianos, os sistemas de pontuação clínica correlacionam-se de maneira insatisfatória com o hipotireoidismo e devem ser usados com reserva para o diagnóstico. Em consonância, a especificidade é limitada, implicando valores preditivos positivo e negativo baixos[35] (Tabela 26.6).

DIAGNÓSTICO LABORATORIAL

Como os sintomas e sinais do hipotireoidismo podem ser inespecíficos, o diagnóstico é baseado nos exames laboratoriais. O hipotireoidismo primário manifesta-se pelo TSH sérico elevado com o T4 livre (T4L) baixo. O T4 total (T4) refletiria, teoricamente, a verdadeira situação funcional tireoidiana se não fosse artificialmente afetado por fatores extratireoidianos. O T3 total (T3) não é marcador sensível, pois encontra-se dentro dos limites normais em cerca de 20% dos indivíduos com o distúrbio evidente e em decorrência do incremento da conversão periférica de T4 a T3. Doenças não

Tabela 26.6 Acurácia diagnóstica de sintomas e sinais do hipotireoidismo primário[35]

	Sensibilidade (%)	Especificidade (%)	Valor Preditivo Positivo (%)	Valor Preditivo Negativo (%)	Pontuação
Sintomas					
Queda da audição	22	98	90	53	1
Redução da sudorese	54	86	80	65	1
Obstipação	48	85	76	62	1
Parestesias	52	83	75	63	1
Rouquidão	34	88	73	57	1
Ganho de peso	54	78	71	63	1
Pele seca	76	64	68	73	1
Sinais					
Movimentos lentos	36	99	97	61	1
Edema periorbitário	60	90	94	71	1
Reflexo aquileu retardado	77	94	92	80	1
Pele descamante	60	81	76	67	1
Pele fria	50	80	71	62	1
Soma de todos os sinais e sintomas presentes					12

Adicionar 1 ponto em mulheres com menos de 55 anos. Hipotireoidismo = 6 pontos; não conclusivo = 3-5 pontos; eutireoidismo = 2 pontos; valor preditivo positivo para hipotireoidismo para 6 pontos ou mais = 96,9%; valor preditivo negativo para a exclusão de hipotireoidismo para 2 pontos ou menos = 94,2%.

relacionadas à tireoide e ao uso de drogas são as causas mais comuns de redução do T3, principalmente em indivíduos hospitalizados.

Os teores séricos de ambos encontram-se ligados de forma ampla às globulinas transportadoras, que incluem a TBG, albumina e transtiretina – conhecida no passado como pré-albumina. Condições como gravidez, doenças hepáticas e medicações podem afetar os valores das proteínas ligadoras, confundindo a interpretação dos resultados totais. De modo frequente, a medida do T4 livre (T4L) é utilizada em conjunto com o TSH, para a avaliação do estado funcional tireoidiano. A determinação do T3 livre (T3L) ainda encerra custo elevado e, por isso, a do T4L é a preferida.

O TSH é determinado de maneira quase irrestrita, utilizando-se usualmente ensaios quimioluminométricos de 3ª geração como teste inicial. Todavia, existe controvérsia sobre o limite apropriado do normal para a faixa de referência. O laboratório do HC-FMUSP atualmente utiliza o intervalo de mcU/mL.

Se a concentração estiver elevada, a análise deve ser repetida juntamente com o T4L, para comprovar o diagnóstico de hipotireoidismo primário (Figura 26.1). Se o valor permanecer alto e o T4L baixo, o diagnóstico de hipotireoidismo primário é confirmado e o tratamento instituído. O hipotireoidismo subclínico está presente quando existe elevação do TSH, mas o T4L encontra-se na faixa normal.

O hipotireoidismo central é indicado pela redução do T4L e TSH normal ou inapropriadamente baixo com T4L baixo. Esse achado bioquímico é também encontrado em portadores de doenças não tireoidianas e usuários de medicamentos como glicocorticosteroides e anticonvulsivantes. Se suspeitado, é recomendada a investigação da função hipo-tálamo-hipofisária, por meio da dosagem de outros hormônios hipofisários.

O teste de estímulo com TRH (200 mcg IV) para o diagnóstico de hipotireoidismo raramente é utilizado. Seu emprego na diferenciação de causas de hipotireoidismo central (hipofisária *versus* hipotalâmica) pode ser útil, demonstrando resposta prolongada do TSH na forma hipotalâmica.[36]

Os anticorpos anti-TPO e anti-TG são tipicamente positivos na TH, independentemente da metodologia utilizada. A determinação dos anticorpos antitireoidianos em hipotireoidianos, é útil para indicar não só a etiologia do distúrbio, mas também serve para avaliar o risco de progressão para o hipotireoidismo evidente nos portadores com bócio e HSC. Demonstrou-se que aqueles indivíduos anticorpo-positivos exibem risco elevado de desenvolver hipotireoidismo e a medida do anti-TPO idênticos àqueles com maior risco para outras condições autoimunes. Valores discretamente elevados podem ser encontrados na população geral.[37]

DIAGNÓSTICO POR IMAGEM

A prova de captação de radioiodo utilizando ^{123}I ou [131]I e o cintilograma da tireoide com [99m]pertecnetato de tecnécio (^{99m}Tc) não têm aplicação no diagnóstico do hipotireoidismo.

A ultrassonografia bidimensional da tireoide juntamente com o doppler colorido pode ser usada na avaliação de portadores de hipotireoidismo. Na TH, geralmente observa-se padrão heterogêneo (devido ao grau de fibrose e infiltração linfocitária) e redução difusa de ecogenicidade do parênquima; a gradação da hipoecogeneidade parece se correlacionar com o estágio da doença.[38] Outras alterações

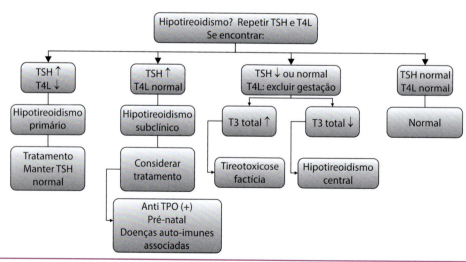

Figura 26.1 Fluxo sugerido para diagnóstico de hipotireoidismo.

características incluem áreas nodulariformes hipoecogênicas com margens irregulares e sem fluxo significativo no estudo com doppler colorido. Os achados ultrassonográficos têm elevada relação com a positividade do anticorpo anti-TPO e a presença de disfunção tireoidiana autoimune.[39] (ver Capítulo 18). Auxilia adicionalmente na detecção de nódulos e na visualização do volume glandular.

A tomografia computadorizada (TC) tem aplicação no hipotireoidismo associado ao bócio subesternal, embora o bócio multinodular não esteja usualmente associado ao hipotireoidismo originário da destruição de tecido tireoidiano funcionante.

Em alguns indivíduos com doença nodular, a biópsia aspirativa com agulha fina (PAAF) pode auxiliar se for autoimune mediada e se aqueles se encontrarem em risco de desenvolvimento de hipotireoismo.

DIAGNÓSTICO DIFERENCIAL

O diagnóstico diferencial do TSH elevado inclui insensibilidade ao hormônio tireoidiano por defeitos da ação hormonal e adenomas hipofisários secretores de TSH. Entretanto, em ambos os casos, a dosagem de T4L estará aumentada. O TSH elevado também pode ocorrer na insuficiência adrenal primária, que regride após o tratamento com glicocorticosteroide.

Raramente podemos encontrar TSH elevado pela presença de anticorpos heterofílicos, pois os ensaios atuais de 3ª geração têm blindagem contra esses anticorpos. Quando há a suspeita, com a diluição da amostra, não há uma recuperação linear. A dosagem de fator reumatoide pode ser positiva na presença de anticorpos heterofílicos. A redosagem da amostra em ensaio que utilize outra metodologia também pode auxiliar, pois os anticorpos são diferentes, eliminando a interferência. Recentemente, foi identificada uma molécula de TSH ligada a imunoglobulinas, com meia-vida mais prolongada devido ao menor clareamento de sua circulação, denominada macro-TSH, à semelhança da macroprolactina.[40] Em todas essas circunstâncias, o indivíduo é eutireoidiano, pois há apenas interferências nas dosagens *in vitro*.

O T4L baixo ocorre nos casos em que há elevações da globulina transportadora (TBG), como na gestação, hepatites, porfiria aguda intermitente, uso de clofibrato, heroína, metadona, estrógenos, raloxifeno e na hiper-TBGnemia congênita familiar. O diagnóstico de hipotireoidismo pode ser excluído com a dosagem de T4 normal ou pouco elevado, ou mesmo com a medida de T4L por diálise ou ultrafiltração, que estará normal. O diagnóstico diferencial com hipotireoidismo central implica excluir a tirotoxicose factícia com a determinação de T3 que se encontrará elevada e com a da tiroglobulina sérica que estará indetectável.

TRATAMENTO

Na maioria dos indivíduos, o hipotireoidismo é uma condição permanente e requer tratamento ao longo de toda a vida. A terapia deve ser iniciada logo após a confirmação diagnóstica da deficiência e, geralmente, é aceito que os indivíduos com TSH superior a 10 mcU/mL devem ser tratados. Excluída a situação de gravidez, não existem evidências mostrando benefício na terapia daqueles com valores de TSH entre 5 e 10 mcU/mL.[41]

O objetivo do tratamento é obter o eutireoidismo o mais rapidamente possível, fornecendo hormônio tireoidiano suficiente para manter a concentração sérica de TSH dentro dos limites de referência (0,5-4 mcU/mL).[42] Os dados correntes sugerem que a meta para o valor de TSH na metade inferior da faixa de referência (0,5 – 2 mcU/mL) não tem qualquer impacto clínico, não influencia a melhora dos sintomas e nem ocasiona melhor qualidade de vida.[43]

A medicação de eleição é a levotiroxina sódica (LT4). Apesar do T3 ser o hormônio efetor nas células-alvo, a administração de LT4 é considerada mais fisiológica, pois será submetida à ação das desiodases nos tecidos periféricos para formar T3. Além disso, sua meia-vida é longa (1 semana), facilitando seu uso.

Evidências recentes sugerem que a dose de reposição de LT4 depende do gênero e massa corporal, mas não da idade, como se considerava anteriormente.[44] Além disso, indivíduos com hipotireoidismo central ou os que se submeteram à tireoidectomia total ou ablação tireoidiana com radioiodo podem necessitar de maiores doses que aqueles com tecido tireoidiano residual.[45]

Em adultos jovens com hipotireoidismo primário, a dose requerida de LT4 é 1,6 mcg/kg de peso ideal/dia,[46] que pode ser administrada plenamente ao diagnóstico. Indivíduos com hipotireoidismo por TH podem necessitar de doses menores. Cardiopatas ou idosos devem iniciar a terapêutica com doses baixas (calculadas em 1 mcg/kg/dia), como 25 a 50 mcg/dia, com aumento gradual a cada mês pelo risco de piora cardiovascular. O indivíduo submetido à tireoidectomia total deve receber dose plena assim que autorizada a dieta no pós-operatório. Caso o hipotireoidismo seja de longa duração e o TSH > 50 mU/L, a dose inicial também deve ser baixa, com aumento gradual. Nos casos de hipotireoidismo central e na presença de insuficiência adrenal primária, a reposição com glicocorticosteroide deve ser feita antes da reposição tireoidiana, pelo risco de desencadear uma insuficiência adrenal aguda. A decisão sobre o tratamento do HSC com LT4 fica a critério do profissional considerando o grau da elevação do TSH e cada caso individualmente (Capítulo 25).

Para os indivíduos que encontram dificuldade em aderir ao regime terapêutico diário ou aqueles sob regime alimentar alternativo, como alimentação parenteral contínua, pode ser difícil atingir o eutireoidismo devido ao horário das doses. Esse objetivo pode ser alcançado com a tomada única semanal de dose ligeiramente superior a sete vezes a dose cotidiana normal, sem que ocorram fenômenos de excesso de dose.[48]

A dose correta é determinada de acordo com a avaliação laboratorial da função tireoidiana em 4 a 6 semanas após a introdução. A mudança de dose pode ser feita com incrementos de 25 mcg e nova reavaliação laboratorial deve ser feita após 4 a 6 semanas. Uma vez determinada a dose correta, a dose de manutenção geralmente permanece inalterada e a função tiróidea pode ser estimada a cada 6 a 12 meses.

Existem várias apresentações (25, 50, 75, 88, 100, 112, 125, 150, 188 e 200 mcg/comprimido) e diferentes marcas de LT4 no mercado brasileiro (Euthyrox®, Levoid®, PuranT4®, Synthroid®). A estimativa do TSH sérico, juntamente com T4L são os melhores indicadores de uma reposição adequada.

A absorção de LT4 é de aproximadamente 80% pelo intestino, após administração oral, necessitando de um pH gástrico ácido para sua absorção. Assim, diversas situações podem alterar a absorção gastrintestinal de LT4 (Tabela 20.4). Recomenda-se ingerir o LT4 de estômago vazio, com água, e aguardar 1 hora para alimentar-se, ou de maneira similar, 4 horas após a última refeição. O jejum garante a permanência do TSH dentro de faixa alvo estreita. Evidências indicam que a ingestão do LT4 ao deitar-se em vez de pela manhã conduz a valor mais elevado de hormônio tireoidiano, mas sem repercussão na qualidade de vida.[49] A melhor absorção noturna pode ser facilitada pela maior secreção basal do ácido estomacal e motilidade intestinal lenta em combinação com a abstinência alimentar.[50]

Deve-se evitar o uso concomitante de produtos à base de soja, sulfato ferroso e cálcio, pois interferem na assimilação. O uso de inibidores da bomba de prótons (omeprazol) e hidróxido de alumínio, assim como a presença de gastrite atrófica e infecção gástrica por *H. pylori* levam à maior necessidade de LT4. Já a fenitoína, rifampicina, carbamazepina e fenobarbital aumentam a metabolização hepática de LT4 (Tabela 26.7).

Síndromes de má absorção, como doença celíaca, cirurgia bariátrica (transposição jejunoileal) e cirrose biliar também podem aumentar a necessidade de LT4, por menor absorção ou trânsito intestinal aumentado. Na gestante, há a necessidade de incremento de 30% na dose habitual.

Um polimorfismo na desiodase tipo 2 (DIO2) está associado à sua menor atividade, levando os indivíduos afetados a consumir doses 10% maiores de LT4 para obter concentrações de TSH normais em comparação a não carreadores do polimorfismo.[51]

Raramente os indivíduos com hipotireoidismo são resistentes à administração de LT4 via oral (VO), sendo necessário descartar principalmente a falta de aderência ao tratamento crônico e, depois, todos os possíveis interferentes, pois mínimas variações nas concentrações de T4 levam a oscilações de TSH e, consequentemente, a mudanças da dose sem necessidade.

Nos Estados Unidos e na Europa, está disponível o LT4 em cápsulas, contendo o hormônio na forma de gel (Tirosint®), que se mostrou eficaz no controle

Tabela 26.7 Medicamentos que alteram o tratamento com levotiroxina sódica nos indivíduos com hipotireoidismo

Aumentam o metabolismo
Rifampicina
Carbamazepina
Fenitoína
Fenobarbital
Diminuem a absorção
Sequestradores de ácidos biliares (colestiramina) Sais de cálcio (carbonato, citrato)
Ciprofloxacin
Resina trocadora de cátions (Kayexelato) Antagonista de receptor H2
Bifosfonato oral
Inibidores de bomba de prótons
Sulfato ferroso, polivitaminicos
Hidróxido de alumínio
Sucralfato
Raloxifeno
Ingestão com refeição, café, soja e fibras em grande quantidade

do hipotireoidismo em portadores de gastrite atrófica e em uso de antiácidos.[52]

Apesar de atingirem o eutireoidismo bioquímico, alguns indivíduos continuam a se queixar de fadiga significativa, problema com o peso, ou função neurocognitiva diminuída entendidas como originadas do hipotireoidismo mal-tratado. Isso instigou alguns especialistas e investigadores a advogar a suplementação com liotironina sódica ou LT3. Seu uso não está indicado, pela sua meia-vida curta (24 horas), necessitando de várias doses diárias, maior flutuação do T3 e TSH séricos, além de provocar palpitação e taquicardia logo após a ingestão.[42]

A combinação de LT3 e LT4 para o tratamento de hipotireoidismo, especialmente os indivíduos tireoidectomizados, é amplamente discutida, mas não recomendada.[42] Essa abordagem baseia-se na hipótese de que nem todos os tecidos são igualmente capazes de converter T4 em T3. Entretanto, a Anvisa não permite a sua utilização. O metabólito dos hormônios tireoidianos, Triac® ou Tiratricol® é usado em formulações para emagrecer, sendo causa frequente de tireotoxicose factícia. Sua utilização também está proibida pela Anvisa.

TRATAMENTO DO COMA MIXEDEMATOSO

O tratamento do coma mixedematoso deve ser realizado em unidade de cuidados intensivos com reposição hormonal imediata, terapia do fator precipitante e medidas gerais.[23] Tradicionalmente, em virtude de sua rápida ação, o LT3 (100 mg) é administrado em bólus por via endovenosa seguido, por 20 mg três vezes por dia. Pode ser substituído, em 2 a 3 dias, se houver melhora clínica, fornecido por VO, sonda nasogástrica ou sonda nasoenteral, na dose de 500 mcg seguida por 100 mcg/dia como manutenção. Infelizmente no Brasil não se encontram disponíveis nenhuma das duas formas para aplicação intravenosa disponível LT4 para administração intravenosa. As medidas de suporte, como ventilação assistida, reposição de volume e correção da hiponatremia devem ser feitas com cautela. Hidrocortisona intravenosa (100 mg, três vezes por dia) é ministrada em conjunto com o LT3 ou LT4 nos indivíduos sob risco de hipoadrenalismo secundário.

SEGUIMENTO

As manifestações clínicas decorrentes do hipotireoidismo manifesto melhoram significativamente com o tratamento. Um dos sintomas precoces da melhora é o aumento da diurese e diminuição do edema. Os demais aspectos podem levar algumas semanas para resolução.

Uma vez atingido o eutireoidismo, o indivíduo deve ser monitorado uma vez por ano, exceto gestantes, com dosagens de T4L e TSH. Não é recomendável fazer uso da medicação no dia da coleta, pois pode haver discrepância entre as concentrações de T4L e TSH, por medir-se o pico da medicação.

A dose será alterada apenas na gestação ou no pós-parto. Durante a gravidez ocorre demanda de incremento da suplementação de LT4 em aproximadamente 30% para a mãe se manter bioquimicamente eutiróidea. É sugerido compensar essa maior necessidade aumentando o regime corrente de LT4 em 2 doses extras semanais, logo que a gravidez for confirmada.[53] Esse procedimento é também recomendado pela ATA.

Caso o indivíduo faça uso de alguma das medicações citadas na Tabela 26.4 ou desenvolva uma síndrome de má absorção, a dose pode ser aumentada. A evolução da própria TH com atrofia glandular também pode levar a um incremento terapêutico.

Não há necessidade de seguimento com medida do anti-TPO no hipotireoidismo por TH. Contudo, os indivíduos devem ser examinados anualmente pelo risco aumentado de aparecimento de linfoma.[42]

Para melhor controle, é aconselhável sempre utilizar a mesma marca de LT4, pois apesar de existir equivalência farmacológica, não há equivalência terapêutica. Isso ocorre devido às diferentes composições farmacológicas, particularmente dos veículos empregados, nos medicamentos disponíveis no mercado brasileiro.[54]

REFERÊNCIAS BIBLIOGRÁFICAS

1. Dayan CM, Daniels GH. Chronic autoimmune thyroiditis. N Engl J Med. 1996;335(2):99-107.

2. Weetman AP. The genetics of autoimmune thyroid disease. Horm Metab Res. 2009;41(6):421-5.

3. Vanderpump MP, Tunbridge WM. Epidemiology and prevention of clinical and subclinical hypothyroidism. Thyroid. 2002;12(10):839-47.

4. Vanderpump MP, Tunbridge WM, French JM, Appleton D, Bates D, Clark F, et al. The incidence of thyroid disorders in the community: a twenty-year follow-up of the Whickham Survey. Clin Endocrinol (Oxf). 1995;43(1):55-68.

5. Ban Y, Greenberg DA, Concepcion E, Skrabanek L, Villanueva R, Tomer Y. Amino acid substitutions in the thyroglobulin gene are associated with susceptibility to human and murine autoimmune thyroid disease. Proc Natl Acad Sci USA. 2003;100(25):15119-24.

6. Li YS, Teng D, Shan ZY, Teng XC, Guan HX, Yu XH, et al. Antithyroperoxidase and antithyroglobulin antibodies in a five-year follow-up survey of populations with different iodine intakes. J Clin Endocrinol Metab. 2008;93(5):1751-7.

7. Pearce EN, Gerber AR, Gootnick DB, Khan LK, Li R, Pino S, et al. Effects of chronic iodine excess in a cohort of long-term American workers in West Africa. J Clin Endocrinol Metab 2002;87:5499-502.

8. Wiersinga WM. Smoking and thyroid. Clin Endocrinol (Oxf). 2013;79(2):145-51.

9. Markou K, Georgopoulos N, Kyriazopoulou V, Vagenakis AG. Iodine-Induced hypothyroidism. Thyroid. 2001;11(5):501-10.

10. Duarte GC, Tomimori EK, Camargo RYA, Rubio IGS, Wajngarten M, Rodrigues AG, et al. The prevalence of thyroid dysfunction in elderly cardiology patients with mild excessive iodine intake in the urban área of São Paulo. Clinics. 2009;64(2):135-42.

11. Medeiros-Neto G, Knobel M. Iodine deficiency disorders. In: DeGroot LJ, Jameson JL, eds. Endocrinology Adult and Pediatric. 6 ed, volume 2, chapter 88. Philadelphia: Saunders Elsevier, 2010.

12. Bürgi H. Iodine excess. Best Pract Res Clin Endocrinol Metab. 2010;24:107-15.

13. Verloop H, Louwerens M, Schoones JW, Kievit J, Smit JW, Dekkers OM. Risk of hypothyroidism following hemithyroidectomy: systematic review and meta-analysis of prognostic studies. J Clin Endocrinol Metab. 2012;97(7):2243-55.

14. Boelaert K, Syed AA, Manji N, Sheppard MC, Holder RL, Gough SC, et al. Prediction of cure and risk of hypothyroidism in patients receiving (131) I for hyperthyroidism. Clin Endocrinol (Oxf). 2009;70(1):129-38.

15. Kahraman D, Keller C, Schneider C, Eschner W, Sudbrock F, Schmidt M, et al. Development of hypothyroidism during long-term follow-up of patients with toxic nodular goitre after radioiodine therapy. Clin Endocrinol. 2012;76(2):297-303.

16. Tell R, Sjödin H, Lundell G, Lewin F, Lewensohn R. Hypothyroidism after external radiotherapy for head and neck cancer. Int J Radiat Oncol Biol Phys. 1997;39(2):303-8.

17. Eheman CR, Garbe P, Tuttle RM. Autoimmune thyroid disease associated with environmental thyroidal irradiation. Thyroid 2003;13(5):453–64.

18. Imaizumi M, Usa T, Tominaga T, et al. Radiation dose-response relationships for thyroid nodules and autoimmune thyroid diseases in Hiroshima and Nagasaki atomic bomb survivors 55-58 years after radiation exposure. JAMA 2006;295:1011–22.

19. Pearce EN, Farwell AP, Braverman LE. Thyroiditis. N Engl J Med 2003;348: 2646–55.

20. Martino E, Bartalena L, Bogazzi F, Braverman LE. The effects of amiodarone on the thyroid. Endocr Rev. 2001;22(2):240-54.

21. Lazarus JH. Lithium and thyroid. Best Pract Res Clin Endocrinol Metab. 2009;23(6):723-33.

22. Bocchetta A, Cocco F, Velluzzi F, Del Zompo M, Mariotti S, Loviselli A. Fifteen-year follow-up of thyroid function in lithium patients. J Endocrinol Invest. 2007;30(5):363-6.

23. Danilovic DLS. Avaliação tiroidiana de indivíduos infectados pelo vírus da hepatire C (HCV): correlação com polimorfismo do gene CTLA-4. São Paulo: Faculdade de Medicina da Universidade de São Paulo; 2010.

24. Fernandez-Soto L, Gonzalez A, Escobar-Jimenez F, Vazquez R, Ocete E, Olea N, et al. Increased risk of autoimmune thyroid disease in hepatitis C vs hepatitis B before, during, and after discontinuing interferon therapy. Arch Intern Med. 1998;158(13):1445-8.

25. Seguro Danilovic DL, Mendes-Correa MC, Chammas MC, Zambrini H, Barros RK, Marui S. Thyroid disturbance related to chronic hepatitis C infection: role of CXCL10. Endocrine Journal. 2013;60(5):583-90.

26. Oliveira JH, Persani L, Beck-Peccoz P, Abucham J. Investigating the paradox of hypothyroidism and increased serum thyrotropin (TSH) levels in Sheehan's syndrome: characterization of TSH carbohydrate content and bioactivity. J Clin Endocrinol Metab. 2001;86(4):1694-9.

27. Constine LS, Woolf PD, Cann D, Mick G, McCormick K, Raubertas RF, et al. Hypothalamic-pituitary dysfunction after radiation for brain tumors. N Engl J Med. 1993;328(2):87-94.

28. Sherman SI, Gopal J, Haugen BR, Chiu AC, Whaley K, Nowlakha P, et al. Central hypothyroidism associated with retinoid X receptor-selective ligands. N Engl J Med. 1999;340(14):1075-9.

29. Maynard MA, Marino-Enriquez A, Fletcher JA, Dorfman DM, Raut CP, Yassa L, et al. Thyroid Hormone Inactivation in Gastrointestinal Stromal Tumors. New England Journal of Medicine. 2014;370(14):1327-34.

30. Wartofsky L. Myxedema coma. Endocrinol Metab Clin North Am. 2006;35:687-98.

31. Burch HB, Burman KD, Cooper DS, Hennessey JV. A 2013 survey of clinical practice patterns in the management of primary hypothyroidism. J Clin Endocrinol Metab. 2014:jc20141046.

32. Rodriguez AJ, Jicha GA, Steeves TDL, Benarroch EE, Westmoreland BF. EEG changes in a patient with steroid-responsive encephalopathy associated with antibodies to thyroperoxidase (SREAT, Hashimoto's encephalopathy). Journal of Clinical Neurophysiology. 2006;23(4):371-3.

33. Thompson PD, Clarkson P, Karas RH. Statin-associated myopathy. JAMA. 2003;289(13):1681-90.

34. Sgarbi JA, Teixeira PF, Maciel LM, Mazeto GM, Vaisman M, Montenegro Junior RM, et al. The Brazilian consensus for the clinical approach and treatment of subclinical hypothyroidism in adults: recommendations of the Thyroid Department of the Brazilian Society of Endocrinology and Metabolism. Arq Bras Endocrinol Metabol. 2013;57(3):166-83.

35. Zulewski H, Muller B, Exer P, Miserez AR, Staub JJ. Estimation of tissue hypothyroidism by a new clinical score: evaluation of patients with various grades of

hypothyroidism and controls. J Clin Endocrinol Metab. 1997;82(3):771-6.

36. Uy HL, Reasner CA, Samuels MH. Pattern of recovery of the hypothalamic-pituitary-thyroid axis following radioactive iodine therapy in patients with graves-disease. American Journal of Medicine. 1995;99(2):173-9.

37. Hollowell JG, Staehling NW, Flanders WD, Hannon WH, Gunter EW, Spencer CA, et al. Serum TSH, T(4), and thyroid antibodies in the United States population (1988 to 1994): National Health and Nutrition Examination Survey (NHANES III). J Clin Endocrinol Metab. 2002;87(2):489-99.

38. Loy M, Cianchetti ME, Cardia F, et al. Correlation of computerized gray-scale sonographic findings with thyroid function and thyroid autoimmune activity in patients with Hashimoto's thyroiditis. J Clin Ultrasound 2004;32(3):136–40.

39. Raber W, Gessl A, Nowotny P, et al. Thyroid ultrasound versus antithyroid peroxidase antibody determination: a cohort study of four hundred fifty-one subjects. Thyroid 2002;12(8):725–31.

40. Loh TP, Kao SL, Halsall DJ, Toh SA, Chan E, Ho SC, et al. Macro-thyrotropin: a case report and review of literature. J Clin Endocrinol Metab. 2012;97(6):1823-8.

41. Surks MI, Ortiz E, Daniels GH, et al. Subclinical thyroid disease: scientific review and guidelines for diagnosis and management. JAMA 2004;291(2):228–38.

42. Garber JR, Cobin RH, Gharib H, Hennessey JV, Klein I, Mechanick JI, et al. Clinical practice guidelines for hypothyroidism in adults: cosponsored by the American Association of Clinical Endocrinologists and the American Thyroid Association. Thyroid. 2012;22(12):1200-35.

43. Walsh JP, Ward LC, Burke V, et al. Small changes in thyroxine dosage do not produce measurable changes in hypothyroid symptoms, well-being, or quality of life: results of a double-blind, randomized clinical trial. J Clin Endocrinol Metab 2006;91(7):2624–30.

44. Devdhar M, Drooger R, Pehlivanova M, et al. Levothyroxine replacement doses are affected by gender and weight, but not age. Thyroid 2011;21(8):821–7.

45. Gordon MB, Gordon MS. Variations in adequate levothyroxine replacement therapy in patients with different causes of hypothyroidism. Endocr Pract 1999;5(5):233–8.).

46. Santini F, Pinchera A, Marsili A, et al. Lean body mass is a major determinant of levothyroxine dosage in the treatment of thyroid diseases. J Clin Endocrinol Metab 2005;90(1):124–7.

47. Surks MI, Ortiz E, Daniels GH, et al. Subclinical thyroid disease: scientific review and guidelines for diagnosis and management. JAMA 2004;291(2):228–38.

48. Grebe SK, Cooke RR, Ford HC, et al. Treatment of hypothyroidism with once weekly thyroxine. J Clin Endocrinol Metab 1997;82(3):870–5.

49. Bolk N, Visser TJ, Nijman J, et al. Effects of evening vs morning levothyroxine intake: a randomized double-blind crossover trial. Arch Intern Med 2010;170(22):1996–2003.

50. Vanderpump M. Pharmacotherapy: hypothyroidism-should levothyroxine be taken at bedtime? Nat Rev Endocrinol 2011;7(4):195–6.

51. Torlontano M, Durante C, Torrente I, Crocetti U, Augello G, Ronga G, et al. Type 2 deiodinase polymorphism (threonine 92 alanine) predicts L-thyroxine dose to achieve target thyrotropin levels in thyroidectomized patients. J Clin Endocrinol Metab. 2008;93(3):910-3.

52. Vita R, Benvenga S. Tablet Levothyroxine (L-T4) Malabsorption Induced by Proton Pump Inhibitor; A Problem that was Solved by Switching to L-T4 in Soft Gel Capsule. Endocr Pract. 2014;20(3):e38-41.

53. Alexander EK, Marqusee E, Lawrence J, et al. Timing and magnitude of increases in levothyroxine requirements during pregnancy in women with hypothyroidism. N Engl J Med 2004;351(3):241–9.

54. Ward LS. Levothyroxine and the problem of interchangeability of drugs with narrow therapeutic index. Arq Bras Endocrinol Metabol. 2011;55(7):429-34.

Doenças Tireoidianas Subclínicas

27

José Augusto Sgarbi

INTRODUÇÃO

As disfunções tireoidianas subclínicas caracterizam-se pela presença de concentrações séricas anormais do TSH em face de concentrações normais dos hormônios tireoidianos.[1,2] Afetam até 20% da população adulta, sendo o hipotireoidismo subclínico (hipoSC) mais comum que o hipertireoidismo subclínico (hiperSC).[1] Apesar da elevada prevalência na comunidade e do aumento do diagnóstico na prática diária, o significado clínico e a necessidade de rastreamento populacional e de tratamento dessas condições permanecem controversos em razão da ausência de estudos randomizados, controlados e duplo-cegos sobre potenciais benefícios do tratamento.[1,2] Na última década, um número crescente de estudos populacionais prospectivos e de metanálises sobre os efeitos das doenças tireoidianas subclínicas no sistema cardiovascular e na expectativa de vida possibilitou a publicação de novos consensos com avanços nas indicações de tratamento.[3-6]

HIPERTIREOIDISMO SUBCLÍNICO

DEFINIÇÃO E EPIDEMIOLOGIA

O hiperSC é caracterizado por níveis séricos baixos ou suprimidos do hormônio tireoestimulante (TSH) e concentrações normais dos hormônios tireoidianos em pacientes usualmente assintomáticos ou oligossintomáticos.[1,2]

A prevalência do hiperSC é variável de acordo com a população estudada, conteúdo de iodo na dieta, sexo e idade. A disfunção é mais frequente em mulheres do que em homens, em negros do que em brancos, em idosos e em populações insuficientes em iodo. Além disso, pode variar de acordo com os ensaios de TSH e critérios utilizados na definição. Considerando-se níveis de TSH < 0,45 mU/L, a prevalência em regiões suficientes em iodo varia de 1 a 3,2%, mas, em geral, é < 1% quando o valor de corte de TSH é < 0,1 mU/L (7). Em regiões insuficientes de iodo, a prevalência de hiperSC é maior, alcançando até 15% em idosos da população de Pescopagano.[8] Em regiões consideradas de transição no conteúdo de iodo na dieta, a prevalência do hiperSC também é elevada, como na região da Pomerânia, onde a prevalência foi de 7,4%.[9]

No Brasil, os estudos epidemiológicos são escassos a prevalência do hiperSC não é bem conhecida. Na população nipo-brasileira de Bauru,[10] a prevalência foi de 6,2% (60,9% no sexo feminino); em mulheres > 30 anos da cidade do Rio de Janeiro, 3,7%;[11] em uma população idosa da cidade de São Paulo, 2,4%[12]; e entre funcionárias da Universidade de São Paulo, a taxa foi de 5,1%.[13] A prevalência relativamente elevada de hiperSC no Brasil tem sido atribuída ao possível aumento da ingestão de iodo na dieta nos últimos 10 anos,[14] mas outra possibilidade seria o uso abusivo de fórmulas para emagrecimento contendo T3.[15]

ETIOLOGIA

As causas do hiperSC (Tabela 27.1) são, em geral, as mesmas observadas no hipertireoidismo franco, sendo as causas exógenas, determinadas pelo uso de doses excessivas de hormônio tireoidiano, mais comuns que as endógenas.[2] As causas mais comuns do hiperSC exógeno são a terapia de reposição inadequada do hormônio tireoidiano em pacientes com hipotireoidismo e a terapia de supressão de TSH nas doenças benignas e malignas da tireoide. Um estudo multicêntrico brasileiro mostrou que 14% dos pacientes em uso de levotiroxina para tratamento de hipotireoidismo estavam em hiperSC[16] e o uso de formulações contendo hormônios tireoidianos foi uma causa importante de hiperSC em mulheres no Brasil.[14]

As causas do hiperSC endógeno (Tabela 27.1) não diferem das condições associadas ao hipertireoidismo franco, como a doença de Graves e a doença nodular autônoma da tireoide por bócio multinodular ou adenoma tóxico. No entanto, diferente do hipertireoidismo franco, no hiperSC a causa mais comum é a doença nodular autônoma da tireoide e não a doença de Graves.[1,2]

O hiperSC endógeno pode ainda ser classificado como persistente ou não persistente, quando as alterações nas concentrações do TSH são transitórias (< 6 meses), como na fase tóxica das tireoidites subagudas (ver Capítulo 25, Tiroidites), no hipertireoidismo gestacional transitório, após terapia com iodo radioativo e pelo uso de amiodarona.[2] Apenas as formas persistentes devem ser consideradas para tratamento específico do hipertireoidismo.

HISTÓRIA NATURAL DO HIPERTIREOIDISMO SUBCLÍNICO

Em geral, a taxa de progressão do hiperSC ao hipertireoidismo franco é baixa, mas a taxa de persistência em hiperSC é elevada na maioria dos estudos.[17-21] Em um estudo retrospectivo[17] com 323 pacientes idosos (média = 71 anos) 11,8% progrediram ao hipertireoidismo franco, enquanto 31,6% reverteram ao eutireoidismo e 56,7% permaneceram em hiperSC após seguimento médio de 32 meses. Pacientes com TSH < 0,10 mU/L apresentaram maior risco de progressão ao hipertireoidismo franco comparados àqueles com TSH entre 0,10 - 0,39 mU/L (20,3% *versus* 6,8%, respectivamente). Em outra análise retrospectiva[18] em idosos (62,2 ± 14,2 anos) com hiperSC, a taxa média de progressão anual ao hipertireoidismo franco foi de 9,7% e nível de TSH < 0,1 mU/L foi o principal preditor de progressão.

Um estudo escocês[19] de coorte populacional com 2.024 pacientes mostrou uma persistência elevada em hiperSC (81,8 %) após 2 anos de diagnóstico. Poucos pacientes (0,5 a 0,7%) progrediram ao hipertireoidismo franco, enquanto 17,2 e 35,6% retornaram ao eutireoidismo em 2 e 7 anos de seguimento, respectivamente. Nesse estudo, o principal fator associado à progressão ao hipertireoidismo franco também foi o valor sérico inicial do TSH < 0,1 mU/L, enquanto valores do TSH basal entre 0,1 e 0,4 mU/L associaram-se com a regressão ao eutireoidismo.

No Brasil, em um estudo prospectivo,[20] em mulheres ≥ 60 anos com hiperSC endógeno, apenas três progrediram ao hipertireoidismo franco, quatro persistiram em hiperSC, 24 apresentaram normalização de TSH e nenhuma progrediu ao hipotireoidismo, em seguimento médio de 41 meses. Também nesse estudo, o único fator preditor independe de progressão ao hipertireoidismo franco foi o valor inicial do TSH suprimido (< 0,2 mU/L).[20]

Alguns autores sugerem ainda que o curso natural do hiperSC tenha associação com a etiologia do hipertireoidismo, sendo frequentemente reversível ou ocasionalmente progressivo na doença de Graves, enquanto na doença nodular autônoma o hiperSC seria mais provavelmente persistente ao longo dos anos.[21]

Em conclusão, apesar da escassez de estudos prospectivos observacionais sobre a história natu-

Tabela 27.1 Etiologia do hipertireoidismo subclínico

Causas endógenas persistentes
Doença de Graves
Adenoma tóxico
Bócio multinodular tóxico
Causas endógenas transitórias
Hipertireoidismo gestacional
Tireoidites agudas ou subagudas
Tireoidite pós-parto
Tireoidite silenciosa
Induzido por iodo
Terapia com ^{131}I
Causas exógenas
Terapia com doses supressivas de LT_4
Tratamento do hipotireoidismo com doses excessivas de LT_4
Hipertireoidismo factício (uso de hormônios tireoidianos em formulações para emagrecimento)

Fonte: Biondi B, et al. 2008.[2]

ral do hiperSC, nível sérico do TSH < 0,1 mU/L, na avaliação basal, mostrou-se o principal fator preditor da progressão ao hipertireoidismo franco.[17-20] Em idosos com hiperSC endógeno e níveis séricos do TSH entre 0,1 – 0,4 mU/L, a progressão ao hipertireoidismo franco é baixa, mas a persistência em hiperSC é elevada,[20] expondo esses pacientes aos riscos associados ao hiperSC durante anos.

DIAGNÓSTICO

O diagnóstico do hiperSC é determinado pela presença de concentrações séricas baixas ou suprimidas do TSH (< 0,45 mU/L) e normais dos hormônios tireoidianos (T_4 livre, T_3 total ou T_3 livre). A dosagem do T_3 é importante para afastar possibilidade de tireotoxicose por T_3. Condições clínicas que podem causar alterações na concentração do TSH devem ser excluídas como doenças psiquiátricas agudas, uso de substâncias que interferem com a secreção hipofisária do TSH (p. ex.: glicocorticosteroides, dopamina e dobutamina), hipotireoidismo central, doenças sistêmicas (síndrome do doente eutireoidiano). Em idosos, a concentração do TSH pode ser fisiologicamente baixa em função da redução da filtração dos hormônios tireoidianos ou por alteração no *set point* hipofisário para secreção do TSH.[2] Em pacientes hospitalizados, a interpretação dos testes de avaliação da função tireoidiana pode ser difícil e, sempre que possível, a solicitação deve ser evitada.

A história clínica e o exame físico cuidadosos são suficientes na identificação do hiperSC exógeno e das causas transitórias do hiperSC endógeno (Tabela 27.1).

O tratamento deve ser considerado apenas para pacientes com hiperSC persistente. Assim, a repetição dos testes de função tireoidiana é recomendada em período de 3-6 meses. O diagnóstico diferencial das formas persistentes de hiperSC (doença de Graves, adenoma tóxico e bócio multinodular tóxico) não difere da prática clínica em relação ao hipertireoidismo franco. A cintilografia e a ultrassonografia de tireoide, associadas à determinação de autoanticorpos antitireoidianos (aTPO e aTg), são suficientes para o diagnóstico etiológico na maioria dos casos. Alguns pacientes, principalmente idosos com bócios não palpáveis, podem oferecer maior grau de dificuldade. A captação do radiotraçador é frequentemente normal ou baixa, mas a sua distribuição pelo parênquima tireoidiano pode auxiliar no diagnóstico. A presença de sinais inflamatórios oculares, proptose e/ou do anticorpo antireceptor do TSH (TRAb) confirmam o diagnóstico da doença de Graves.

SIGNIFICADO CLÍNICO

Nas últimas duas décadas, um número crescente de estudos tem associado o hiperSC persistente com piora da qualidade de vida, alterações cognitivas, maior risco de osteoporose e de fraturas e aumento do risco cardiovascular e de mortalidade.[1,2]

Os efeitos dos hormônios tireoidianos na fisiologia da contração cardíaca são conhecidos, assim como as manifestações cardíacas do hipertireoidismo franco.[22] Alterações semelhantes têm sido reportadas em pacientes com hiperSC, incluindo aumento da frequência cardíaca de repouso, hipertrofia do ventrículo esquerdo, maior prevalência de arritmias cardíacas, disfunções sistólicas e diastólicas.[2]

A evidência mais contundente sobre os efeitos do hiperSC no coração é proveniente de estudos populacionais em idosos que demonstraram associação de risco entre hiperSC e fibrilação atrial (FA). Indivíduos ≥ 65 anos com níveis de TSH < 0,44 mU/L apresentaram risco de FA cerca de duas vezes maior comparados àqueles em eutireoidismo em 13 anos de seguimento. Mais recentemente, uma metanálise de cinco estudos prospectivos populacionais, com 8.711 participantes, confirmou associação do hiperSC endógeno com maior risco de FA em indivíduos com TSH ≤ 0,1 mU/L comparado aqueles em eutireoidismo, independentemente da faixa etária.[25]

A associação do hiperSC com elevado risco cardiovascular e de mortalidade por causa cardiovascular tem sido explorada em vários estudos epidemiológicos longitudinais, mas os resultados são conflitantes. No Brasil, o nosso grupo mostrou que o hiperSC foi fator de risco independente para mortalidade total e de causa cardiovascular em 1.110 indivíduos ≥ 30 anos da população nipo-brasileira de Bauru após 7,5 anos de seguimento,[10] mas em outros estudos nenhuma associação foi encontrada.[24] Entre as possíveis razões para a discrepância, incluem-se as diferentes etnias e idades, diferentes definições de hiperSC e doença cardiovascular, diferentes ensaios para determinação do TSH e diferentes correções para fatores de ajuste.

Uma metanálise recente analisou os dados individuais de participantes de 11 estudos populacionais (n = 52.674), homogeneizando idade, critérios de inclusão, definição de hiperSC, valores de corte para o TSH e fatores de ajustes. A análise mostrou que hiperSC associou-se significativamente com elevado risco de eventos de doença arterial coronariana e de mortalidade por qualquer causa e de causa cardiovascular, mesmo após ajustes para fatores de correção. Os dados deste estudo são considerados contundentes e definitivos sobre o impacto do hiperSC persistente no risco cardiovascular, particularmente com níveis de TSH < 0,1 mU/L.

Os efeitos do hiperSC na densidade mineral óssea e no risco de fraturas também têm sido investigados. Em duas metanálises, a terapia supressiva com levotiroxina associou-se com significativa perda óssea em mulheres pós-menopausadas, mas não em mulheres na pré-menopausa.[26,27] A obtenção do eutireoidismo após tratamento com metimazol ou iodo radioativo[28] em pacientes com hiperSC preveniu o excesso de perda óssea. Um estudo brasileiro realizado em 48 mulheres < 65 anos com hiperSC sugeriu efeitos do hiperSC na remodelação óssea e na densidade mineral óssea mesmo antes da menopausa.[29] O hiperSC também foi associado a maior risco de fraturas ósseas.[30]

Alterações da função cognitiva, humor, ansiedade, depressão e demência também foram associados ao hiperSC.[2]

Em conclusão, o hiperSC tem sido associado com efeitos na qualidade de vida, na função cognitiva e humor, na densidade mineral óssea e no risco de fraturas em idosos e mulheres pós-menopausadas, além de elevar o risco cardiovascular e de mortalidade.

TRATAMENTO

O tratamento do hiperSC permanece controverso e não consensual em razão da ausência de estudos randomizados, controlados por placebo e duplo-cegos sobre seus potenciais benefícios nos desfechos cardiovasculares. Por outro lado, a maioria dos pacientes com hiperSC permanecem nessa condição por período prolongado e o não tratamento poderia expô-los aos efeitos prolongados da excessiva oferta de hormônios tireoidianos aos múltiplos tecidos. A literatura contemporânea deve auxiliar a decisão ao contribuir na identificação de grupos de pacientes de maior risco, entre eles idosos e aqueles com maior risco cardiovascular. Cada situação clínica deve ser analisada caso a caso e a decisão baseada na experiência e julgamento clínico individual. Há que ser considerada ainda, a vasta experiência clínica com o uso de medicamentos antitireoidianos e iodo radioativo, cujo manuseio é relativamente simples, seguro e de baixo custo.

O tratamento do hiperSC exógeno deve ser analisado e, em geral, não oferece dificuldade. Parece lógico que pacientes portadores de hipotireoidismo sob uso de doses excessivas de levotiroxina devam ter a dose reajustada para obtenção do eutireoidismo. Pacientes em seguimento por carcinoma diferenciado de tireoide devem ter a dose de levotiroxina titulada de acordo com o estadiamento e avaliação de risco. Para aqueles estadiados como de risco elevado e sob terapia supressiva com levotiroxina, para manter níveis de TSH < 0,1 mU/L por período prolongado, o uso de betabloqueador deve ser considerado, particularmente para pacientes acima de 60 anos ou para aqueles com doença cardiovascular preexistente ou com risco cardiovascular elevado. Em mulheres na pós-menopausa, sobretudo para aquelas sem reposição estrogênica, recomenda-se monitorar a densidade mineral óssea e avaliar necessidade de reposição de cálcio, vitamina D e tratamento específico com inibidores da reabsorção óssea.

Em pacientes com hiperSC endógeno, o caráter persistente da alteração deve ser definido antes da decisão sobre o tratamento. A função tireoidiana deve ser repetida em 3 a 6 meses e em caso de normalização, nenhum tratamento será necessário. Segundo as novas diretrizes norte-americanas,[31] o tratamento específico do hipertireoidismo deve ser considerado para todos pacientes ≥ 65 anos, independentemente do nível sérico do TSH, principalmente em razão do risco elevado de FA. Para pacientes < 65 anos, a indicação do tratamento depende do nível sérico do TSH e da condição clínica do paciente. O tratamento deve ser considerado para pacientes com doença cardiovascular preexistente ou com risco cardiovascular elevado, em mulheres na pós-menopausa e sem reposição estrogênica e para pacientes com sintomas de tireotoxicose, sobretudo para aqueles com TSH persistentemente < 0,1 mU/L.[31]

Não existem evidências suficientes a favor ou contra o tratamento do hiperSC endógeno para pacientes jovens ou adultos jovens ou mulheres na pré-menopausa sem comorbidades preexistentes. Nesses casos, uma conduta conservadora e seguimento semestral ou anual é aconselhável.

Na Figura 27.1, apresentamos uma proposta de algoritmo para o tratamento do hiperSC com as principais recomendações de tratamento que deve ser utilizado apenas como um guia.

Quando a decisão for pelo tratamento do hiperSC, a escolha da modalidade terapêutica deverá ser baseada de acordo com a etilogia e seguindo os mesmos princípios do tratamento do hipertireoidismo franco.

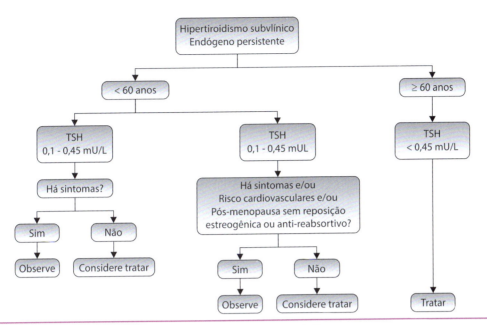

Figura 27.1 Proposta de algoritmo para o tratamento do hipertireoidismo subclínico.

HIPOTIREOIDISMO SUBCLÍNICO

DEFINIÇÃO E EPIDEMIOLOGIA

O hipotireoidismo subclínico (hipoSC) é definido como um estado bioquímico caracterizado pela elevação dos níveis séricos do TSH e concentrações séricas normais do T4 livre (6). Os valores de referência atuais para o TSH entre 0,4 e 4,5 mU/L (para adultos normais) são baseados em estudos populacionais norte-americanos.[32] No entanto, para idosos > 65 anos há uma elevação fisiológica dos níveis séricos do TSH, sendo importante avaliar os valores de acordo com os intervalos de normalidade propostos para cada faixa etária.[33]

O hipoSC é uma desordem comum na comunidade com prevalência e incidência maiores que o hiperSC. Em adultos a prevalência é estimada entre 4 e 10% da população geral, variável de acordo com o sexo, idade, etnia e conteúdo de iodo na dieta.[2] A prevalência é maior em mulheres, particularmente na pós-menopausa, podendo alcançar até 20% após 60 anos.[34] Em populações consideradas suficientes em iodo ou exposta a elevado conteúdo de iodo na dieta, a incidência de hipoSC é maior comparada às populações insuficientes em iodo.[2] A frequência parece ainda ser mais elevada na raça branca, em indivíduos com história familiar de doença tireoidiana e em pacientes com antecedente pessoal ou familiar de doenças autoimunes.[32,34]

Em um estudo populacional norte-americano (NHANES III) o hipoSC foi encontrado em 4,3% da população referência, sendo mais comum nas mulheres, na raça branca e em idosos.[32] No Brasil, a prevalência do hipoSC foi semelhante em dois estudos populacionais. A taxa foi estimada em 12,3% entre mulheres > 30 adultas residentes na cidade do Rio de Janeiro[11] e de 9% na população ≥ 30 anos da comunidade nipo-brasileira de Bauru (11,1 no sexo feminino e 8,7% no masculino).

HISTÓRIA NATURAL DO HIPOSC

A etiologia do hipotireoidismo, o valor basal do TSH sérico, sexo e idade são os principais fatores determinantes da progressão do hipoSC ao hipotireoidismo franco. Na coorte populacional de Whickham,[35] a taxa de progressão anual ao hipotireoidismo franco foi de 4,3% nos indivíduos com níveis de TSH > 6 mU/L e anticorpos antitireoidianos positivos; 2,6% naqueles com níveis de TSH elevados e anticorpos tireoidianos negativos e de apenas 2,1% para aqueles com níveis normais do TSH sérico e anticorpos antitireoidianos positivos. Posteriormente, outros estudos também observaram que a progressão ao hipotireoidismo franco se associava com o valor do TSH na avaliação inicial e com a presença de autoimunide tireoidiana. Em dois estudos prospectivos,[36,37] a incidência de hipotireoidismo franco variou de 1,7 a 3,3% para pacientes com hipoSC e níveis de TSH entre 6 e 12 mU/L, de 11,4% a 19,7% para pacientes com níveis de TSH de 10 a 14,9 mU/L e de 73% para aqueles com TSH sérico de 15–19,9 mU/L. Um estudo brasileiro[38] mostrou que a presença de aspectos ultrassonográficos sugestivos de autoimunidade tireoidiana, caracterizados por hipoecogenicidade e ecotextura heterogênea, associou-se com maior risco de progressão do hipoSC ao hipotireoidismo franco em pacientes com níveis séricos elevados do TSH (5 - 10 mIU/L). A análise conjunta de todos esses dados sugere que nível sérico de TSH basal > 10 mU/L e autoimunidade tireoidiana são fatores preditores de progressão ao hipotireoidismo franco em adultos.

Em idosos, a persistência em hipoSC por períodos prolongados é comum e valor de TSH ≥ 10 mU/L foi preditor independente de risco para progressão ao hipotireoidismo franco.[36,39]

DIAGNÓSTICO

O diagnóstico do hipoSC é bioquímico e consiste na detecção de concentrações séricas elevadas do TSH e níveis normais do T4 livre,[31] excluindo-se causas transitórias ou não tireoidianas de elevação do TSH (Tabela 27.2).

A dosagem do TSH sérico deve ser solicitada para todos pacientes com suspeita clínica de hipotireoidismo ou como rastreamento em pacientes considerados de risco, incluindo-se mulheres > 35 anos (a cada 5 anos), pacientes com história prévia ou familiar de doença tireoidiana, com antecedente de cirurgia de tireoide, terapia prévia com iodo radioativo ou radiação externa no pescoço; antecedente pessoal ou familiar de doença autoimune, com síndrome de Down ou Turner e pacientes sob uso de lítio ou amiodarona, entre outros.[31]

Níveis séricos do TSH podem ser transitoriamente elevados e somente pacientes com hipoSC persistente devem ser considerados para tratamento, uma vez que a taxa de normalização espontânea é

Tabela 27.2 Causas transitórias de elevação do TSH sérico

Elevação transitória de TSH
Ajustes recentes na dosagem de levotiroxina
Hipotireoidismo subtratado com levotiroxina
Fase de recuperação das tireoidites subagudas
Após administração de radioiodo para doença de Graves
Causas não tireoidianas de elevação de TSH
Aumento fisiológico do TSH em idosos
Uso de TSH recombinante
Insuficiência adrenal primária não tratada
Reação cruzada do TSH com anticorpos heterófilos
Mutações no receptor de TSH

Fonte: Adaptado de Bahn Chair, et al., 2001.[31]

elevada, atingindo até 60% dos pacientes, principalmente naqueles com TSH sérico inicial < 10 mU/L. Assim, em pacientes com suspeita inicial de hipoSC, recomenda-se a repetição da dosagem TSH em período de 3 a 6 meses para excluir causas transitórias de elevação do TSH ou mesmo erro laboratorial.[31]

O hipoSC tem sido classificado de acordo com sua intensidade como hipoSC leve-moderado quando os níveis séricos do TSH forem de 4,5-10 mU/L, e mais intenso quando os valores de TSH forem superiores a 10 mU/L em razão do maior risco de progressão ao hipotireoidismo franco e de efeitos deletérios associados ao hipoSC mais intenso.[2]

SIGNIFICADO CLÍNICO

O hipoSC é usualmente assintomático, mas pode cursar com sintomas típicos do hipotireoidismo franco em uma proporção pequena de pacientes, como demonstrado no Estudo Colorado,[34] no qual os principais sintomas relacionados foram pele seca, prejuízo de memória, cansaço, fraqueza muscular e constipação. Apesar disso, não há associação contundente do hipoSC com piora da qualidade de vida, alteração cognitiva, depressão e ansiedade.[2] No Brasil, estudos transversais não observaram nenhuma associação do hipoSC com alterações neurocognitivas e o tratamento com levotiroxina não resultou em melhora da depressão e ansiedade.[40,41] Em idosos, o hipoSC não foi associado com efeitos significativos sobre a qualidade de vida, humor e cognição.[42]

Poucos ensaios clínicos randomizados e controlados por placebo avaliaram os efeitos do tratamento do hipoSC sobre a qualidade de vida, humor e função cognitiva e os resultados foram conflitantes.[2,43] Em adultos jovens, alguns estudos com número pequeno de pacientes mostraram efeito benéfico sobre a memória, mas em idosos (> 65 anos) nenhum efeito benéfico ficou demonstrado. Dessa forma, em pacientes < 65 anos com sintomas atribuíveis ao hipoSC, admite-se um teste terapêutico com levotiroxina e interrupção do tratamento após 3 meses se não for observado melhora.[5,6]

Os efeitos fisiológicos dos hormônios tireoidianos sobre o metabolismo lipídico (*upregulation* dos receptores LDL, estimulação da *cholesteryl ester transfer protein*, ativação da lipase lipoproteica e da lipase hepática, inibição da oxidação do LDL etc.) e as alterações decorrentes da oferta reduzida do hormônio tireoidiano no hipotireoidismo franco são bem conhecidas, mas a associação da dislipidemia com hipoSC permanece controversa.[44] O estudo Colorado[34] demonstrou associação significativa do hipoSC com níveis séricos elevados do colesterol total e uma correlação linear positiva entre níveis do TSH e do colesterol total, mas outros estudos populacionais não encontraram nenhuma associação.[10,45]

Alguns estudos pequenos, randomizados e controlados por placebo mostraram efeito do tratamento de reposição com levotiroxina na melhora do perfil lipídico de pacientes com hipoSC, mas outros não observaram nenhum benefício. Metanálises também mostraram resultados divergentes, mas foram concordantes que potenciais benefícios do tratamento ocorreriam apenas em pacientes com níveis de TSH>10,0 mU/L.[46] Assim, a presença de dislipidemia isoladamente não é um critério para tratamento do hipoSC.[5,6]

Alterações no endotélio vascular com prejuízo da vasodilatação dependente do endotélio e disfunção microvascular coronariana foram reportadas em pacientes com hipoSC e o tratamento com levotiroxina associou-se com aumento da dilatação fluxomediada da artéria braquial e reversão das alterações microvasculares coronarianas.[2,43]

Sabe-se dos efeitos fisiológicos dos hormônios tireoidianos na contratilidade miocárdica, no trabalho cardíaco e na resistência vascular sistêmica, como também das repercussões cardiovasculares do hipotireoidismo franco, como alterações na frequência e ritmo cardíaco, pressão arterial, funções sistólica e diastólica e insuficiência cardíaca, entre outros.[22] Suspeita-se que os mesmos efeitos e mecanismos patológicos também ocorram no hipoSC.[2,43]

Realmente, o hipoSC tem sido associado com efeitos no sistema cardiovascular, incluindo disfunção diastólica e sistólica do ventrículo esquerdo, redução da tolerância ao exercício, hipertensão arterial, disfunção endotelial, aterosclerose, doença arterial coronariana e insuficiência cardíaca, particularmente em indivíduos com concentrações séricas do TSH > 10 mU/L.[2,43]

Um estudo populacional com 1.330 nipo-brasileiros residentes em Bauru, na região noroeste do Estado de São Paulo, mostrou associação do hipoSC com maior risco de morte por qualquer causa em 7,5 anos de seguimento, mas não por causa cardiovascular, possivelmente em razão do pequeno número de eventos cardiovasculares na amostra.[10] A associação do hipoSC com o risco cardiovascular tem sido explorado em inúmeros estudos populacionais com resultados heterogêneos.[2,43]

Resultados mais consistentes em favor da associação do hipoSC com o risco cardiovascular e mortalidade são provenientes de uma metanálise complexa baseada em dados individuais de 11 estudos prospectivos com 55.287 participantes usando critérios homogêneos de seleção e definição de hipoSC e doença cardiovascular. Nesse estudo, o hipoSC associou-se significativamente com maior risco de doença cardiovascular e de mortalidade por doença arterial coronariana, principalmente para níveis do TSH ≥ 10 mU/L, mas a mortalidade por doença arterial coronariana foi significativa a partir de níveis de TSH > 7 mU/L.

Os efeitos do hipoSC sobre o risco cardiovascular e mortalidade parecem sofrer influência da idade, uma vez que tanto em estudos populacionais como em metanálises, o hipoSC leve-moderado (TSH > 4,5 ≤ 10 mU/L) em indivíduos > 65 anos associou-se a benefícios, como a redução do risco cardiovascular e de mortalidade.[48]

O hipoSC, de forma similar ao que ocorre no hipotireoidismo franco, também tem sido associado com desfechos desfavoráveis obstétricos e fetais, incluindo-se a perda fetal, prematuridade, descolamento prematuro de placenta, hipertensão, pré-eclampsia e baixo peso ao nascimento, entre outros. Além disso, crianças nascidas de mães com hipoSC têm maior risco de retardo no desenvolvimento neurológico, mal formações musculoesqueléticas, retardo da linguagem e diminuição do quociente intelectual.[49]

Ensaios clínicos mostraram efeitos benéficos do tratamento de reposição com levotiroxina nas complicações obstétricas e neonatais, mas os efeitos do tratamento no desenvolvimento neurocognitivo fetal são menos claros e o assunto permanece indefinido.[49]

TRATAMENTO

A inexistência de estudos randomizados e controlados por placebo com poder estatístico suficiente sobre potenciais efeitos benéficos do tratamento com levotiroxina no hipoSC dificulta a decisão clínica de quando tratar um paciente. Assim, apesar de grandes avanços nos últimos anos, o tratamento permanece controverso e não sustentado por evidência.

Apesar dessa limitação, sociedades médicas, incluindo a Sociedade Brasileira de Endocrinologia e Metabolismo (SBEM), publicaram novos consensos e *guidelines* com recomendações para o tratamento do hipoSC.[6,49,50]

O consenso brasileiro[6] para o tratamento do hipoSC recomenda o tratamento apenas para pacientes com hipoSC persistente (persistência do hipoSC por pelo menos 3 a 6 meses) e níveis séricos do TSH ≥ 10 mU/L (Tabela 27.3). Para pacientes com

Tabela 27.3 Quando tratar o hipotireoidismo subclínico persistente

Parâmetro	TSH > 4,5 ≤ 10 mU/L	TSH > 10 mU/L
Idade ≤ 65 anos		
• Sem comorbidades	Não	Sim
• Risco de progressão ao hipotireoidismo franco	Considerar tratamento se TSH ≥ 7 mU/L	Sim
• Sintomas de hipotireoidismo	Considerar teste terapêutico	Sim
Idade > 65 anos	Não	Sim

Fonte: Adaptado de Sgarbi JA, et al., 2013.[6]

hipoSC leve-moderado (TSH > 4,5 ≤ 10 mU/L), o tratamento poderia ser considerado (com base em julgamento individual) em determinadas situações clínicas específicas, tais como:

a. em pacientes com maior risco de progressão ao hipotireoidismo franco (sexo feminino, aTPO positivo, alterações ultrassonográficas e elevação progressiva dos níveis séricos do TSH);

b. em pacientes < 65 anos com doença cardio-vascular preexistente ou com risco cardiovascular elevado, particularmente para aqueles com TSH > 7 mU/L;

c. como teste terapêutico com levotiroxina durante curto período de tempo em pacientes sintomáticos e suspensão posterior se as manifestações clínicas permanecerem inalteradas após normalização do TSH. Em idosos > 65 anos, o tratamento é recomendado apenas para pacientes com níveis séricos do TSH > 10 mU/L (Tabela 27.3).

Durante a gestação, apesar da falta de evidência consistente contra ou a favor o tratamento do hipoSC, a terapia com levotiroxina tem sido recomendada por consensos recentes, porque os riscos de complicações maternas e fetais superam os riscos do tratamento. As doses devem ser menores comparadas às utilizadas no hipotireoidismo franco e as metas preconizadas são manter os níveis de TSH inferiores a 2,5 mU/L no 1º trimestre e 3 um/L nos trimestres seguintes.[49]

REFERÊNCIAS BIBLIOGRÁFICAS

1. Romaldini JH, Sgarbi JA, Farah CS. Subclinical thyroid disease: subclinical hypothyroidism and hyperthyroidism. Arq Bras Endocrinol Metab 2004; 48:147-58.

2. Biondi B, Cooper DS. The clinical significance of subclinical thyroid dysfunction. Endocrine Review 2008; 29: 76-131.

3. Garber JR, Cobin RH, Gharib H, Hennessey JV, Klein I, American Association Of Clinical Endocrinologists And American Thyroid Association Taskforce On Hypothyroidism In Adults, et al. Clinical practice guidelines for hypothyroidism in adults: cosponsored by the American Association of Clinical Endocrinologists and the American Thyroid Association. Thyroid. 2012 Dec;22(12):1200-35. doi: 10.1089/thy.2012.

4. Bahn Chair RS, Burch HB, Cooper DS, Garber JR, Greenlee MC, American Thyroid Association; American Association of Clinical Endocrinologists, et al. Hyperthyroidism and other causes of thyrotoxicosis: management guidelines of the American Thyroid Association and American Association of Clinical Endocrinologists. Thyroid. 2011 Jun;21(6):593-646.

5. Brenta G, Vaisman M, Sgarbi JA, Bergoglio LM, de Andrada NC, Task Force on Hypothyroidism of the Latin American Thyroid Society (LATS), et al. Clinical practice guidelines for the management of hypothyroidism. Arq Bras Endocrinol Metab. 2013;57 (4):265-91.

6. Sgarbi JA, Teixeira PF, Maciel LM, Mazeto GM, Vaisman M, Montenegro Junior RM, et al. The Brazilian consensus for the clinical approach and treatment of subclinical hypothyroidism in adults: recommendations of the thyroid Department of the Brazilian Society of Endocrinology and Metabolism. Arq Bras Endocrinol Metab. 2013 Apr;57(3):166-83.

7. Surks MI, Ortiz E, Daniels GH, Sawin CT, Col NF, Cobin RH, et al. Subclinical thyroid disease: scientific review and guidelines for diagnosis and management. JAMA. 2004; 291(2):228-238.

8. Aghini-Lombardi F, Antonangeli L, Martino E, Vitti P, Maccherini D, Leoli F, et al. The spectrum of thyroid disorders in an iodine-deficient community: the Pescopagano survey. Journal of Clinical Endocrinology & Metabolism. 1999; 84(2): 561-566.

9. Ittermann T, Haring R, Sauer S, Wallaschofski H, Dörr M, Nauck M, et al. Decreased serum TSH levels are not associated with mortality in the adult northeast German population. Eur J Endocrinol. 2010 Mar;162(3):579-85.

10. Sgarbi JA, Matsumura LK, Kasamatsu TS, Ferreira SR, Maciel RM. Subclinical thyroid dysfunctions are independent risk factors for mortality in a 7.5-year follow-up: the Japanese-Brazilian thyroid study. Eur J Endocrinol 2010; 162: 569-77.

11. Sichieri R, Baima J, Henriques J, Vasconcellos M, Marante T, Kumagai S, Vaisman M. Prevalence of thyroid disease and positive antitiroperoxidase among 1,500 women 35 year old and older: a population-based survey in the city of Rio de Janeiro, Brazil. Thyroid 2005; 15 (Supp 1): S-42 abs 118.

12. Benseñor IM, Lotufo PA, Menezes PR, Scazufca M. Subclinical hyperthyroidism and dementia: the Sao Paulo Ageing & Health Study (SPAH). BMC Public Health. 2010; 10(1):298.

13. Diaz-Olmos R, Nogueira AC, Penalva DQ, Lotufo PA, Benseñor IM. Frequency of subclinical thyroid dysfunction and risk factors for cardiovascular disease among women at a workplace. Sao Paulo Med J. 2010; 128: 18-23.

14. Camargo RY, Tomimori EK, Neves SC, G S Rubio I, Galrão AL, Knobel M, Medeiros-Neto G. Thyroid and the environment: exposure to excessive nutritional iodine increases the prevalence of thyroid disorders in Sao Paulo, Brazil. Eur J Endocrinol. 2008 Sep;159(3):293-9.

15. Sichieri R, Andrade R, Baima J, Henriques J, Vaisman M. TSH levels associated with slimming pill use in a population-based study of Brazilian women. Arquivos Brasileiros de Endocrinologia & Metabologia. 2007; 51(9):1448-1451.

16. Vaisman F, Coeli CM, Ward LS, Graf H, Carvalho G, Montenegro R Jr, Vaisman M. How good is the levothyroxine replacement in primary hypothyroidism patients in Brazil? Data of a multicentre study. J Endocrinol Invest. 2013.

17. Das G, Ojewuyi TA, Baglioni P, Geen J, Premawardhana LD, Okosieme OE. Serum thyrotrophin at baseline predicts the natural course of subclinical hyperthyroidism. Clin Endocrinol (Oxf). 2012; 77(1):146-151.

18. Díez JJ, Iglesias P. An analysis of the natural course of subclinical hyperthyroidism. Am J Med Sci. 2009; 337(4):225-232.

19. Vadiveloo T, Donnan PT, Cochrane L, Leese GP. The Thyroid Epidemiology, Audit, and Research Study (TEARS): the natural history of endogenous subclinical hyperthyroidism. J Clin Endocrinol Metab. 2011; 96(1):E1-8.

20. Rosario PW. Natural history of subclinical hyperthyroidism in elderly patients with TSH between 0.1 and 0.4 mIU/L: a prospective study. Clin Endocrinol (Oxf). 2010; 72(5):685-688.

21. Woeber KA. Observations concerning the natural history of subclinical hyperthyroidism. Thyroid. 2005;15:687-91.

22. Kahaly GJ, Dillmann WH. Thyroid hormone action in the heart. Endocr Rev. 26(5):704-28, 2005.

23. Sgarbi JA, Villaça FG, Garbeline B, Villar HE, Romaldini JH. The effects of early antithyroid therapy for endogenous subclinical hyperthyroidism in clinical and heart abnormalities. J Clin Endocrinol Metab. 2003 Apr;88(4):1672.

24. Cappola AR, Fried LP, Arnold AM, Danese MD, Kuller LH, Burke GL, et al. Thyroid status, cardiovascular risk, and mortality in older adults. JAMA. 2006; 295(9):1033-1041.

25. Collet TH, Gussekloo J, Bauer DC, den Elzen WP, Cappola AR, Balmer P, et al. Thyroid Studies Collaboration. Subclinical hyperthyroidism and the risk of coronary heart disease and mortality. Arch Intern Med. 2012; 172(10):799-809.

26. Faber J, Jansen IW, Petersen I, Nygaard B, Hegedüs L, Siesbaek-Nielsen K. Normalization of serum thyrotrophin by means of radioiodine treatment in subclinical hyperthyroidism: effect on bone loss in postmenopausal women. Clin Endocrinol (Oxf). 1998; 48:285-290.

27. Uzzan B, Campos J, CucheratM, Nony P, Boissel JP, Perret GY. Effects on bone mass of long term treatment with thyroid hormones: a meta-analysis. J Clin Endocrinol Metab 1996; 81(12):4278-4278.

28. Mudde AH, Houben AJHM, Kruseman ACN. Bone metabolism during anti-thyroid drug treatment of endogenous subclinical hyperthyroidism. Clin Endocrinol (Oxf). 1994; 41:421-424.

29. Rosario PW. Bone and heart abnormalities of subclinical hyperthyroidism in women below the age of 65 years. Arq Bras Endocrinol Metabol. 2008; 52(9):1448-451.

30. Vadiveloo T, Donnan PT, Cochrane L, Leese GP. The thyroid epidemiology, audit, and research study (TEARS): morbidity in patients with endogenous subclinical hyperthyroidism. J Clin Endocrinol Metab. 2011; 96(5):1344-51.

31. Bahn Chair RS, Burch HB, Cooper DS, Garber JR, Greenlee MC, Klein I, Laurberg P, McDougall IR, Montori VM, Rivkees SA, Ross DS, Sosa JA, Stan MN; American Thyroid Association; American Association of Clinical Endocrinologists. Hyperthyroidism and other causes of thyrotoxicosis: management guidelines of the American Thyroid Association and American Association of Clinical Endocrinologists. Thyroid. 2011; 21:593-646.

32. Hollowell JG, Staehling NW, Flanders WD, Hannon WH, Gunter EW, Spencer CA, et al. Serum TSH, T(4), and thyroid antibodies in the United States population (1988 to 1994): National Health and Nutrition Examination Survey (NHANES III). J Clin Endocrinol Metab. 2002; 87:489-99.

33. Boucai L, Hollowell JG, Surks MI. An approach for development of age-, gender-, and ethnicity-specific thyrotropin reference limits. Thyroid. 2011; 21: 5-11.

34. Canaris GJ, Manowitz NR, Mayor G, Ridgway EC, et al. The Colorado thyroid disease prevalence study. Arch Int Med 2000;160:526-34.

35. Vanderpump MP, Tunbridge WM, French JM, Appleton D, Bates D, Clark F, et al. The incidence of thyroid disorders in the community: a twenty-year follow-up of the Whickman Survey. Clin Endocrinol (Oxf). 1995; 43: 55-68.

36. Diez JJ, Iglesias P. Spontaneous subclinical hypothyroidism in patients older than 55 years: an analysis of natural course and risk factors for the

development of overt thyroid failure. J Clin Endocrinol Metab. 2004; 89:4890-7.

37. Huber G, Staub JJ, Meier C, Mitrache C, Guglielmetti M, Huber P, et al. Prospective study of the spontaneous course of subclinical hypothyroidism: prognostic value of thyrotropin, thyroid reserve, and thyroid antibodies. J Clin Endocrinol Metab. 2002; 87: 3221–6.

38. Rosario PW, Bessa B, Valadao MM, Purisch S. Natural history of mild subclinical hypothyroidism: prognostic value of ultrasound. Thyroid. 2009; 19: 9–12.

39. Somwaru LL, Rariy CM, Arnold AM, Cappola AR. The natural history of subclinical hypothyroidism in the elderly: the cardiovascular health study. J Clin Endocrinol Metab 2012; 97:1962-9.

40. Almeida C, Vaisman M, Costa AJ, Reis FA, Reuters V, Teixeira P, et al. Are neuropsychological changes relevant in subclinical hypothyroidism? Arq Bras Endocrinol Metabol. 2007; 51: 606-11.

41. Teixeira P de F, Reuters VS, Almeida CP, Ferreira MM, Wagman MB, Reis FA, et al. Evaluation of clinical and psychiatric symptoms in sub clinical hypothyroidism. Rev Assoc Med Bras. 2006; 52:222-8.

42. Ceresini G, Lauretani F, Maggio M, Ceda GP, Morganti S, Usberti E, et al. Thyroid function abnormalities and cognitive impairment in elderly people: results of the Invecchiare in Chianti study. J Am Geriatr Soc. 2009; 57:89-93.

43. Cooper DS, Biondi B. Subclinical thyroid disease. Lancet. 2012 24; 379 (9821):1142-54.

44. Pearce A. Update in Lipid Alterations in Subclinical Hypothyroidism. J Clin Endocrinol Metab. 2012; 97:326–33.

45. Hueston WJ, Pearson WS. Subclinical hypothyroidism and the risk of hypercholesterolemia. Ann Fam Med. 2004; 2: 351–5.

46. Villar HC, Saconato H, Valente O, Atallah AN. Thyroid hormone replacement for subclinical hypothyroidism. Cochrane Database Syst Rev. 2007; 3:CD003419.

47. Rodondi N, den Elzen WP, Bauer DC, Cappola AR, Razvi S, Walsh JP, Thyroid Studies Collaboration, et al. Subclinical hypothyroidism and the risk of coronary heart disease and mortality. JAMA 2010; 304: 1365-1374.

48. Razvi S, Shakoor A, Vanderpump M, Weaver JU, Pearce SH. The influence of age on the relationship between subclinical hypothyroidism and ischemic heart disease: a metaanalysis. J Clin Endocrinol Metab. 2008; 93: 2998-3007.

49. De Groot L, Abalovich M, Alexander EK, Amino N, Barbour L, Cobin RH, et al. Management of thyroid dysfunction during pregnancy and postpartum: an endocrine society clinical practice guideline. J Clin Endocrinol Metab 2012; 97: 2543-65.

50. Pearce SH, Brabant G, Duntas LH, Monzani F, Peeters RP, Razvi S, et al. 2013 ETA guidelines: management of subclinical hypothyroidism. Eur Thyroid J 2013; 2: 215-228.

Nódulos e Câncer de Tireoide

28

Rui Monteiro de Barros Maciel
Rosa Paula Melo Biscolla

NÓDULOS DE TIREOIDE

Os nódulos de tireoide são extremamente comuns. A prevalência de nódulos palpáveis da tireoide em dois estudos populacionais – Framingham, nos Estados Unidos, e Whickham, na Inglaterra – é, respectivamente, de 4,2% e 3,2% dos habitantes, sendo maior nas mulheres que nos homens (6,4% x 1,5% no estudo de Framingham).[1,2] A prevalência verdadeira dos nódulos de tireoide, entretanto, é conhecida desde 1955, em estudo realizado a partir de dados de autópsia na Mayo Clinic, que encontrou nódulos de tireoide em 50,5% de 821 autópsias realizadas consecutivamente em pacientes que apresentavam a tireoide clinicamente normal; na verdade, a prevalência é ainda maior, pois se excluíram do estudo 7,4% das autópsias, visto que esses pacientes já apresentavam doença da tireoide *pre-mortem*.[3]

A emergência da ultrassonografia (USG) como técnica simples, barata, amplamente disponível e eficaz para a imagem da tireoide, podendo diagnosticar nódulos milimétricos, modificou completamente a prática da medicina na questão referente ao diagnóstico diferencial dos nódulos de tireoide.[4-6] Trata-se de um exemplo de como a tecnologia pode modificar o conceito de uma doença, incrementar os gastos com saúde e não resolver completamente o problema; assim, à medida que a técnica melhora e o exame se difunde, é possível que estejamos, brevemente, diante da perspectiva de que cerca de 50% da população adulta apresente um nódulo detectado em USG cervical e necessite de alguma intervenção médica para que se afaste o diagnóstico de câncer naquele nódulo. Qual, então, deveria ser a conduta médica ao se encontrar, à USG cervical, um nódulo impalpável na tireoide em teste realizado por razões não relacionadas ao órgão?[5,6] Essas situações são cada vez mais frequentes na prática médica, como na avaliação das carótidas, nos exames para a localização das paratireoides, nos testes de acompanhamento para outras formas de câncer, como tomografia computadorizada (TC), ressonância magnética (RM) do tórax ou TC com emissão de pósitrons (PET-CT) e, muitas vezes, em *checkups* na meia-idade, especialmente em mulheres. Os encaminhamentos dos pacientes ao endocrinologista multiplicaram-se pelo achado de nódulos de tireoide encontrados acidentalmente na USG do pescoço e consideramos que, hoje em dia, a maior causa de consultas ao endocrinologista é para resolver o problema de paciente referida por outro médico, habitualmente o ginecologista, que diagnosticou um nódulo de tireoide incidental depois da realização de USG da tireoide.[4-6]

A maioria dos nódulos tireoidianos é causada por doenças benignas, como nódulos coloides, cistos e tireoidites (em 80% dos casos), além de neoplasias foliculares benignas (10% dos casos), ao passo que em apenas 5 a 7% dos pacientes é feito o diagnóstico de câncer de tireoide.[7-11] A incidência de câncer de tireoide, entretanto, tem aumentado. Assim, nos Estados Unidos, Coreia do Sul e Brasil, por exemplo, o câncer de tireoide é aquele que apresenta o maior crescimento anual de incidência em mulheres (mais de 100% de aumento na incidência de 1975 a 2010).[12-14] Esse aumento, entretanto, não está associado à elevação da mortalidade, nem à maior ocorrência real de câncer de tireoide, mas é causado por incremento do diagnóstico de doença subclínica que se tornou aparente pelo uso indiscriminado do rastreamento ultrassonográfico da tireoide que diagnostica pequenos carcinomas papilíferos.

Dessa forma, a grande importância clínica nessa situação é diferenciar os nódulos benignos dos malignos, já que somente 5 a 7% dos nódulos diagnosticados (1 em cada 20) apresentam-se como lesões malignas.[9,10]

HISTÓRIA CLÍNICA

Várias lesões benignas cervicais podem se apresentar sob a forma de "nódulo tireoidiano" (Tabela 28.1).[9,10] Alguns fatores relativos à história e ao exame físico são importantes no diagnóstico diferencial do nódulo de tireoide:

a. História prévia de radioterapia na região anterior da cabeça e pescoço durante a infância ou adolescência aumenta a ocorrência de carcinoma de tireoide. O achado de nódulo palpável em um paciente com história de irradiação aumenta em quatro vezes a probabilidade de câncer (70 a 97% são papilíferos).[10]

Tabela 28.1 Lesões benignas que podem se apresentar como "nódulo"

Adenoma da paratireoide
Adenoma da tireoide
Aneurismas
Bócio multinodular
Broncocele
Cisto do ducto tiroglosso
Cisto da paratireoide
Cisto da tireoide
Efeito de terapêutica com iodo radioativo
Fibrose local
Hemiagenesia da tireoide
Higroma cístico
Laringocele
Linfonodos
Tireoidite de Hashimoto
Tireoidite subaguda

Fonte: Tabela prepada pelos autores.

b. Presença de carcinoma papilífero em membros da mesma família pode sugerir carcinoma papilífero familiar (3 a 5% dos carcinomas papilíferos podem apresentar componente familiar). Por outro lado, a presença de doenças benignas na família diminui a suspeita de um carcinoma de tireoide. Além disso, história familiar de carcinoma medular e/ou feocromocitoma deve direcionar a hipótese diagnóstica para carcinoma medular, com dosagem de calcitonina sérica e realização da citologia por punção aspirativa com agulha fina do nódulo (PAAF).[9,10] Outras síndromes hereditárias, como Cowden, Pendred, Wermer, complexo de Carney e polipose adenomatosa familiar podem também indicar câncer em nódulos de tireoide.[8-10]

c. A idade do paciente ao diagnóstico é importante, uma vez que o índice de lesões malignas sobre benignas é maior nos indivíduos jovens (< 20 anos) e após os 60 anos de idade. Atenção especial deve ser dada à presença de nódulo em crianças abaixo dos 14 anos, que apresentam chance de 50% de malignidade, que diminui no adulto para 5 a 10%. Também quanto ao sexo, existe um número maior de mulheres do que homens com câncer de tireoide, uma vez que há incidência mais elevada de nódulos no sexo feminino; porém, homens portadores de nódulos apresentam porcentagem mais elevada de lesões malignas que as mulheres.[9,10]

d. Crescimento rápido do nódulo em semanas ou meses, dispneia, disfagia, tosse crônica ou alteração da voz são sinais que atentam para a possibilidade de sintomas compressivos e invasivos do carcinoma de tireoide.[9,10]

e. Nódulos descobertos acidentalmente ao FDG-PET em pacientes com câncer.[9,10]

EXAME FÍSICO

Ao exame físico, os sinais semiológicos que sugerem malignidade são: fixação do nódulo às estruturas subjacentes (traqueia e músculos); falta de mobilidade à deglutição; e presença de linfonodomegalia (extensão da doença para os linfonodos cervicais). A consistência endurecida ou até pétrea do nódulo pode ser um sinal de malignidade, porém, algumas vezes essa consistência pode ser resultado da calcificação de cistos benignos. As principais diferenças em relação à apresentação e diagnóstico dos nódulos tireoidianos benignos e malignos são apresentadas nas Tabelas 28.2 e 28.3.

Tabela 28.2 Características dos nódulos tireoidianos benignos

História familiar de bócio benigno
Nódulo de longa duração sem crescimento recente
Bócio multinodular
Nódulo em bócio difuso
Nível elevado de anticorpos antitireoidianos
Nódulo puramente cístico à ultrassonografia
Nódulo "quente" à cintilografia
Citologia benigna à PAAF

Fonte: Tabela preparada pelos autores.

Tabela 28.3 Características dos nódulos tireoidianos malignos

História
Câncer da tireoide prévio
História familiar de câncer de tireoide
Nódulo em criança menor de 14 anos
Exposição à radioterapia no pescoço e face
Rouquidão
Nódulo de crescimento rápido
Nódulo doloroso
Nódulo recente no sexo masculino
História de metástases à distância
Exame físico
Nódulo de consistência pétrea
Nódulo fixo às estruturas vizinhas
Adenopatia cervical
Paralisia de corda vocal
Achados de laboratório
PAAF positiva para câncer (99% de chance)
PAAF suspeita para câncer (33% de chance de carcinoma folicular)
Nódulo "frio" solitário (10 a 20% de chance)
Nódulo que avança sobre estruturas extratireoidianas à ultrassonografia
Calcitonina e CEA elevados em pacientes com risco de câncer medular

Fonte: Tabela preparada pelos autores.

ULTRASSONOGRAFIA DA TIREOIDE

Deve ser realizada em todos os pacientes com nódulo de tireoide; hoje é um exame realizado frequentemente na prática clínica, sendo solicitada por profissionais de várias especialidades, além do endocrinologista. Propicia informações sobre a localização, quantidade, dimensão, ecogenicidade e vascularização dos nódulos.[9-11] Algumas características ultrassonográficas têm alto valor preditivo de malignidade, porém existe sobreposição dos achados em lesões benignas e malignas, o que não descarta a realização de PAAF na investigação do nódulo tireoidiano. As características ecográficas que mais frequentemente têm sido utilizadas na correlação com malignidade são:

a. Dimensão do nódulo: nódulos menores que 1 cm em pacientes com baixo risco de neoplasia (sem história familiar de neoplasia tireoidiana, sem história de irradiação de cabeça e pescoço) e características ultrassonográficas benignas (descritas a seguir) devem ser acompanhados clinicamente,[9-11] o que se justifica pela própria história natural do carcinoma de tireoide com alta sobrevida e crescimento lento;

b. Contorno ou margem dos nódulos: nódulos benignos apresentam contorno com boa diferenciação entre o nódulo e o tecido adjacente, enquanto os malignos apresentam todo o contorno ou parte dele sem boa diferenciação com o parênquima tireoidiano adjacente;[8-11]

c. Ecoestrutura: o nódulo tireoidiano pode ser sólido, cístico ou misto (com componente sólido e cístico); a incidência de malignidade em lesões mistas ou císticas é baixa e componente cístico é um achado frequente nas lesões benignas; lesões sólidas são mais frequentes e apresentam maior probabilidade de malignidade quando comparadas com lesões císticas; atenção deve ser dada aos casos de nódulos mistos, cuja PAAF deve ser direcionada à parte sólida do nódulo;[8-11]

d. Ecogenicidade do nódulo: classifica-se como hiperecogênico, isoecogênico ou hipoecogênico, além do padrão anecoico encontrado em lesões císticas; hipoecogenicidade pode ser uma característica suspeita relacionada com carcinoma de tireoide, porém é mais provável que um nódulo hipoecogênico seja benigno do que maligno devido à maior prevalência de nódulos benignos na população; a hiperecogenicidade tem sido relacionada à benignidade;[10]

e. Presença de calcificações: a presença de microcalcificações tende a se relacionar com a demonstração histopatológica de corpos psamomatosos do carcinoma papilífero, enquanto calcificações grosseiras não têm sido relacionadas com malignidade;[9-11]

f. Estudo *Doppler*: no *Doppler*, o padrão de fluxo intranodular está mais associado a carcinomas malignos, ao passo que o fluxo periférico está associado a lesões benignas. O estudo da elasticidade do nódulo (elastografia) demonstra maior rigidez em lesões malignas.[11]

É importante citar que as características ecográficas dos nódulos podem sugerir benignidade ou malignidade, mas, para o diagnóstico definitivo, é necessária a realização da PAAF.[9-11] Portanto, o maior inconveniente da USG da tireoide é ainda a falta de especificidade; por outro lado, é muito útil para uma série de parâmetros da avaliação semiológica, tais como confirmação de nódulo de palpação duvidosa, determinação acurada do volume da tireoide, detecção precoce de lesões ocultas em pacientes submetidos à irradiação prévia, verificação das características da glândula (doença focal, multifocal ou difusa), do nódulo (sólido, cístico, calcificado), do contorno dos nódulos, acompanhamento da evolução do tamanho de um nódulo em tratamento, guia para PAAF em nódulos de difícil palpação, observação de linfonodos e do leito tireoidiano pós-tireoidectomia e avaliação de tecido tireoidiano ectópico.[4]

OUTRAS TÉCNICAS DE IMAGEM

A cintilografia com iodo radioativo ou tecnécio, que durante muitos anos foi o principal instrumento para o diagnóstico diferencial dos nódulos, acrescenta pouco ao diagnóstico e é suplantada pela PAAF. O emprego da cintilografia no diagnóstico diferencial dos nódulos da tireoide resultou da observação de que a maioria dos cânceres da tireoide, quando comparados ao tecido normal, não tem a mesma capacidade de captar e organificar quantidades suficientes de iodo radioativo ou tecnécio; assim, sua aparência é a de um nódulo não funcionante ou "frio" à cintilografia. Todavia, a afirmação de que qualquer nódulo "frio" poderia ser um câncer da tireoide não é verdadeira, pois a frequência de câncer nos nódulos "frios", na população em geral, é de apenas 10 a 20%. Na verdade, uma grande parte dos nódulos "frios" é causada por lesões benignas (cistos, nódulos coloides, adenomas benignos degenerados, cistos da paratireoide e tireoidite de Hashimoto). Assim, nenhum paciente portador de nódulo tireoidiano deve ser selecionado para cirurgia com base apenas no critério da presença de um nódulo "frio". Os nódulos que captam mais iodo que o tecido tireoidiano adjacente, denominados nódulos tóxicos ou "quentes", são habitualmente hiperfuncionantes, levam ao hipertireoidismo (doença de Plummer) e são raramente malignos. Aqueles que captam iodo em concentrações semelhantes às do tecido circundante normal ("mornos") também são habitualmente benignos. Dessa maneira, na prática clínica, a solicitação da cintilografia na investigação de nódulo de tireoide fica restrita aos casos em que há suspeita de nódulo hiperfuncionante.[9,10,20,22]

Outras técnicas de imagem têm sido testadas no diagnóstico diferencial dos nódulos (TC, RM, PET-CT, cintilografia com tálio-201 ou gálio-67), mas, até agora, nenhuma tem sido usada rotineiramente.

EXAMES LABORATORIAIS

As dosagens dos hormônios TSH e T4 livre são importantes para a avaliação da função tireoidiana, mas não acrescentam muito ao diagnóstico do nódulo da tireoide. Na maioria das vezes, apesar da presença do nódulo, o paciente encontra-se em eutireoidismo clínico e laboratorial, com as dosagens de TSH e T4 livre normais. Se houver suspeita de nódulo autônomo ou áreas de autonomia em um bócio diagnosticado previamente, as dosagens de TSH e T4 livre podem estar alteradas (TSH suprimido ou no limite inferior da normalidade com dosagem de T4 livre normal ou aumentada). A presença de nódulo em uma glândula de consistência aumentada, em paciente com anticorpos antitireoidianos positivos e quadro clínico de hipotireoidismo, leva à hipótese diagnóstica de tireoidite de Hashimoto, que pode se apresentar na forma de nódulo palpável. É importante lembrar que a dosagem de tiroglobulina sérica é o teste principal no acompanhamento dos pacientes com carcinoma diferenciado da tireoide, mas não tem indicação no diagnóstico inicial desses tumores, sendo pouco específica, pois várias condições benignas ocasionam seu aumento.[9,10]

A dosagem da calcitonina basal em todos os pacientes com nódulo de tireoide ainda é um assunto controverso. Por um lado, o achado de valores elevados, seja na dosagem basal, seja após estímulo com cálcio, permite o diagnóstico e o tratamento precoces do carcinoma medular de tireoide com maior chance de cura e menor taxa de mortalidade.[15,16] Contudo, a dosagem de calcitonina pode apresentar resultados falso-positivos e ocasionar investigação adicional.[17] Após o diagnóstico de carcinoma medular, é necessário investigar a forma familiar da doença nos parentes de 1º grau por meio do rastreamento genético com pesquisa de mutação do gene *RET*.[18] Nos familiares de pacientes com neoplasia endócrina múltipla (MEN, do inglês *multiple endocrine neoplasia*) 2A e 2B, o rastreamento genético também deve ser realizado assim que possível, já que a ausência de mutação exclui o risco de apresentar a doença, enquanto a presença da mutação permite o diagnóstico e o tratamento precoces.[19]

PUNÇÃO ASPIRATIVA COM AGULHA FINA (PAAF)

O dado mais importante para o diagnóstico do nódulo tireoidiano, de acordo com as recomendações dos consensos europeu, americano e brasileiro, é a citologia aspirativa do nódulo de tireoide obtida por punção do mesmo com agulha fina guiada pela USG (PAAF), um método seguro, eficiente e relativamente atraumático.[9,10,15] A PAAF, além de permitir o diagnóstico de carcinoma papilífero, medular e anaplásico, possibilita também o diagnóstico de doenças não neoplásicas, como tireoidite de Hashimoto, bócio coloide e linfoma.

Quanto aos seus resultados, a PAAF pode ser classificada em diagnóstica ou não diagnóstica (amostra insatisfatória). São consideradas amostras não diagnósticas aquelas que apresentam número pequeno de células para avaliação e são frequentes em nódulos muito vascularizados, em nódulos com grande componente cístico, ou quando realizadas por operador com pouca experiência.[9,10] Após uma PAAF não diagnóstica, a sua repetição poderá resultar em amostras adequadas; porém, se não houver sucesso no novo procedimento, a retirada cirúrgica deverá ser considerada.[9,10]

Os dados de literatura dos grupos experientes em PAAF demonstram que em 72% dos casos (62a 85%) a PAAF é benigna; em 5%, (1 a 8%) é maligna; em 17% (20 a 26%) é indeterminada e em 6% (1 a 11%) é não diagnóstica.[20] Tendo em vista o elevado número de pacientes com resultados indeterminados e não diagnósticos da PAAF, um grupo de especialistas reuniu-se em Bethesda, MD, em 2007, com o objetivo de padronizar a nomenclatura dos laudos citológicos e sugerir a conduta terapêutica (*The Bethesda System for Reporting Thyroid Cytopathology*, TBSRTC).[21-24] Por essa classificação, as punções anteriormente denominadas não diagnósticas foram renomeadas como insatisfatórias e de classe I. As demais classes de punções satisfatórias foram divididas em benigna (classe II), atipia ou lesão folicular de significado indeterminado (classe III), neoplasia folicular ou suspeito para neoplasia folicular (classe IV), suspeito para malignidade (classe V) e maligno (classe VI). A classe II, aproximadamente 70% dos casos, inclui nódulos coloides (maioria dos casos), cistos benignos, tireoidite linfocitária, tireoidite aguda e subaguda (granulomatosa). As classes V e VI incluem, principalmente, o carcinoma papilífero, que apresenta alterações celulares específicas desse tipo de neoplasia, porém outros tumores também podem fazer parte dessa classificação, como carcinoma medular, carcinoma anaplásico e linfoma de tireoide. A antiga classificação de punção suspeita foi dividida em duas classes (classes III e IV) e representa 15 a 30% dos resultados das PAAF. A categoria III é considerada uma "zona cinzenta" para diagnóstico, quando não se consegue classificar a amostra em benigna, suspeita ou maligna para câncer. Entre essas circunstâncias, incluem-se: aspirado com grande número de microfolículos e pouco coloide que não preenche os critérios de neoplasia folicular/suspeito para neoplasia folicular; quando há a predominância de células de Hurthle em um aspirado com pouco coloide; em um aspirado em que só há células de Hurthle. A classe III representa 3 a 6% dos casos.[23-24] A categoria IV identifica os nódulos que podem ser carcinomas foliculares, porém a maioria dos casos é de adenomas foliculares ou bócios multinodulares; a citologia mostra elevada celularidade com coloide ausente ou escasso, mas com a citoarquitetura alterada, evidenciando células foliculares em arranjos microfoliculares ou trabeculares.[23,24]

Na Tabela 28.4, estão descritos a classificação de Bethesda, o risco de malignidade e a conduta sugerida para cada classe e, na Figura 28.1, o que mudou depois do emprego da classificação de Bethesda.[21-24]

Diversos marcadores imuno-histoquímicos têm sido avaliados, particularmente em nódulos tireoidianos com citologia indeterminada. Marcadores como HBME, galectina, CK19 por imuno-histoquímica contribuem para identificar lesões malignas, mas têm baixa especificidade.[9]

Para o diagnóstico do carcinoma medular, em nosso meio, a PAAF é o método mais utilizado, embora o exame citológico nem sempre seja suficientemente claro para o diagnóstico (positiva em 50% dos casos),[25] sendo necessaria confirmação por meio da dosagem de calcitonina no lavado da agulha ou de sua imunocitoquimica.[53]

DIAGNÓSTICO MOLECULAR

Considerando-se que a PAAF não consegue diagnosticar malignidade ou benignidade com precisão (classes I, III e IV) e que existe variabilidade inter e intraobservador, diversos grupos de pesquisa têm tentado colocar em prática testes moleculares para a definição do diagnóstico e conduta terapêutica nesses pacientes.[26-28] Os testes moleculares disponíveis na prática clínica dividem-se em dois grandes grupos, na dependência dos resultados da citologia. Assim, se a citologia for classe III ou IV, em que a maioria dos pacientes é negativa para câncer, deve-se utilizar um teste com elevado valor prediti-

Tabela 28.4 Classificação de Bethesda, risco de malignidade e conduta clínica[21-24]

Classe diagnóstica	Descrição	Risco malignidade (%)	Conduta Clínica
Classe I	Insatisfatório	1-4	Repetir punção
Classe II	Benigno	0-3	Seguimento clínico
Classe III	Atipia de significado indeterminado (AUS, do inglês *atypia of undetermined significance*) ou lesão folicular de significado indeterminado (FLUS, do inglês *follicular lesion of undetermined significance*)	5-15	Repetir punção ou análise molecular com marcadores de expressão gênica
Classe IV	Neoplasia folicular (FN, do inglês *follicular neoplasia*) ou suspeito para neoplasia folicular (SFN, do inglês *suspicious for follicular neoplasia*)	15-30	Lobectomia ou análise molecular com marcadores de expressão gênica
Classe V	Suspeito para malignidade	60-75	Tireoidectomia total ou lobectomia ou pesquisa de mutações e rearranjos
Classe VI	Maligno	97-99	Tireoidectomia total

Classificação de Bethesda

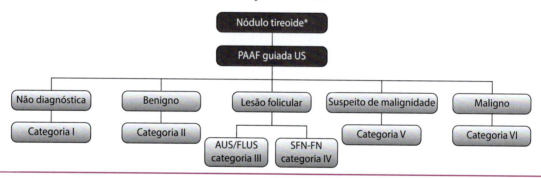

Figura 28.1 O que mudou com a classificação de Bethesda? * Avaliar tamanho e características ultrassonográficas do nódulo. Fonte: Figura preparada dos autores.

vo negativo, pois o objetivo é afastar o diagnóstico de neoplasia. Dos testes disponíveis desse grupo, o mais utilizado é o classificador do perfil de expressão gênica (Figura 28.2) que foi testado e validado em centenas de pacientes com nódulos classes III e IV que foram operados e se dispunha do diagnóstico histopatológico; o teste analisa 167 transcritos de RNA mensageiros de genes envolvidos na patogênese dos nódulos de tireoide e por meio de um algoritmo indica se o nódulo é benigno, com valor preditivo negativo de 95% ou suspeito, com valor preditivo positivo de 40%.[28-30]

Quando a citologia for suspeita para malignidade (classe V), deve-se utilizar um teste com valor preditivo positivo elevado, pois o objetivo é confirmar a neoplasia. Assim, nessas circunstâncias, o ideal seria realizar o estudo de um painel das mutações características do câncer de tireoide (Figura 28.2).[31,32]

CÂNCER DE TIREOIDE

Tumor maligno mais comum do sistema endócrino e apresenta quadro clínico variável, desde aqueles que se caracterizam por crescimento muito lento e são compatíveis com expectativa de vida normal, até aqueles com evolução muito ruim e que causam o óbito em semanas ou meses.[4,9,10,33-35] Tem como origem três tipos diferentes de células: as foliculares; as parafoliculares; e as de origem não tireoidiana. As células foliculares, que produzem os hormônios da tireoide T4 (tiroxina) e T3 (triiodotironina) e constituem a maior parte das células da tireoide, são responsáveis por cerca de 90% ou mais dos carcinomas tireoidianos. Os tumores desse tipo mostram diferenciação histológica bastante evidente entre os carcinomas bem-diferenciados, os anaplásicos e o pobremente diferenciado. Os diferenciados (DTC, do inglês *differentiated thyroid carcinoma*) formam

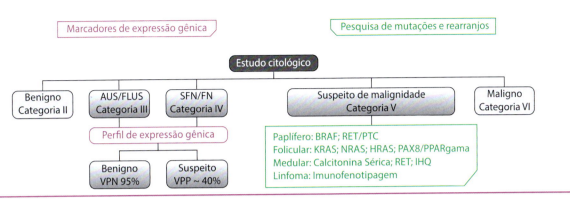

Figura 28.2 Marcadores moleculares na investigação dos nódulos de tireoide.[31-32]

a maioria dos tumores derivados das células foliculares e são subdivididos em dois grupos, o carcinoma papilífero da tireoide (PTC, do inglês *papillary thyroid carcinoma*) correspondente a 80% dos pacientes afetados e o carcinoma folicular da tireoide (FTC, do inglês *follicular thyroid carcinoma* corresponde a 10% dos casos. Os anaplásicos (ATC) constituem menos de 2% e os pobremente diferenciados são menos de 1% dos carcinomas tireoidianos. Por outro lado, os carcinomas medulares derivam das células parafoliculares, ou células C, produtoras de calcitonina, representam cerca de 5 a 10% dos carcinomas tireoidianos e podem ser esporádicos ou associados à neoplasia endócrina múltipla (NEM) tipo 2A e tipo 2B; serão estudados no Capítulo 79. As células de origem não tireoidiana causam diversos tumores malignos da tireoide, mas que não ultrapassam 5% do total. Entre eles, destacam-se os linfomas da tireoide, os sarcomas, as lesões metastáticas, os teratomas e os hemangioendoteliomas.[4,9,10,33-35]

Em São Paulo, como no resto do mundo, a incidência de câncer de tireoide vem aumentando nos últimos anos (de 3,9 casos por 100 mil habitantes em 2002 para 14 casos por 100 mil habitantes em 2007), sobretudo por causa do PTC, possivelmente por aumento da detecção dos pequenos cânceres em virtude do uso aumentado da USG cervical pelos médicos. Hoje, em nosso meio, o câncer de tireoide é o quinto em prevalência na mulher, após os cânceres de mama, pele, corpo uterino e colo.[12-14]

Vários fatores de risco têm sido implicados na patogênese do câncer de tireoide, entre eles a exposição à radiação, condições predisponentes herdadas e outros fatores, como dieta, bócio preexistente e o efeito do estrógeno.[26,35] Hoje considera-se que o câncer de tireoide resulta de um processo de múltiplas etapas sequenciais, como outras formas de câncer, por exemplo, do colo (Figura 28.3).

A patogênese molecular do PTC é bastante esclarecida, uma vez que suas causas genéticas têm sido descritas. Entre estas, destacam-se as mutações ativadoras e translocações no gene *BRAF* e no gene *RAS* e as translocações e inversões que causam a recombinação do gene *RET* com genes heterólogos, dando origem ao gene quimérico *RET/PTC*.[4,9,26,27,35]

CARCINOMA PAPILÍFERO DE TIREOIDE

Incide em indivíduos mais jovens (entre a terceira e quarta décadas) podendo acometer inclusive crianças e corresponde a 80% de todos os carcinomas tireoidianos. Seu crescimento é lento e apresenta baixo grau de malignidade, de modo que períodos longos são necessários para o seu aparecimento. De modo geral, o prognóstico é bom e pelo menos 80% dos pacientes estão vivos cerca de 10 anos após o diagnóstico. As grandes séries da literatura indicam que o carcinoma papilífero é um processo essencialmente benigno nos adultos jovens, raramente causando o óbito nos pacientes abaixo de 40 anos. Sua disseminação dá-se por meio dos linfáticos intraglandulares, evoluindo do foco inicial para outras áreas da tireoide e para os linfonodos pericapsulares e cervicais. Dessa forma, lesões multicêntricas na tireoide são comuns e 25% dos pacientes têm metástases cervicais na apresentação da doença, 20% têm invasão extratireoidiana e 5% têm metástases à distância, especialmente para o pulmão. Por motivos não completamente esclarecidos, a presença de metástases em linfonodos cervicais não está relacionada a prognóstico pior nos jovens. As metástases pulmonares podem ter distribuição miliar ou apresentar-se na forma de imagens numulares. Os 5 a 10% dos pacientes com carcinoma papilífero que apresentam prognóstico pior são os que apresentam um ou mais dos seguintes fatores: idade mais avançada ao diagnóstico; presença de lesões aderentes às estruturas vizinhas; presença de metástases invasivas cervicais ou à distância; e variantes celulares do carcinoma papilífero mais agressivas, como as variantes de células altas e esclerosante difusa.[4,9,26,27,33-35]

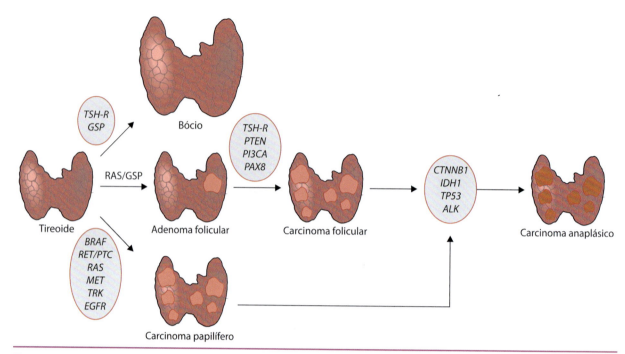

Figura 28.3 Modelo da carcinogênese em etapas múltiplas para a formação dos diversos tipos de câncer de tireoide. A formação dos tumores benignos ocorre como resultado da alteração de diversos fatores de crescimento. O carcinoma papilífero (PTC) é derivado de diversas alterações genéticas, especialmente BRAF e rearranjos *RET/PTC*. O carcinoma folicular (FTC) é derivado de mutações do RAS e outros fatores. O carcinoma anaplásico é formado a partir de tumores diferenciados por mutações de genes supressores de tumor e pelo TERT. Fonte: Matsuo SE, et al. 2004.[52]

ALTERAÇÕES MOLECULARES NO PTC

A causa mais comum do PTC é uma única mutação no gene *BRAF* (Figura 28.3 e Tabela 28.5), presente em 45 a 50% dos casos na dependência da idade e do subtipo histológico. Há três isoformas da quinase serina-treonina-RAF nas células de mamíferos, A-RAF, B-RAF e C-RAF(RAF1); C-RAF é expressa de modo ubíquo, enquanto B-RAF é altamente expressa em neurônios e testículos e em níveis menores nas células hematopoiéticas e na tireoide. Seu interesse em oncologia deriva-se da observação da presença de mutações ativadoras do gene *BRAF* em diversos tipos de câncer, dos quais o mais prevalente é o melanoma, que apresenta mutação em aproximadamente 70% dos casos.[36]

Vários estudos nos últimos anos demonstraram que uma mutação no gene *BRAF* está presente na maioria dos casos de PTC (29 a 83%) e ausente nas neoplasias benignas da tireoide.[26,35] Trata-se de uma mutação somática do tipo transversão de timina para adenina (T1799A) no exon 15 de *BRAF*, que causa a substituição, na proteína, do amino ácido valina por glutamato (V600E). Essa mutação produz a ativação constitutiva da BRAF-quinase, pois insere um resíduo carregado negativamente adjacente a um sítio de fosforilação (Ser599), o que causa a ruptura de interações hidrofóbicas entre

resíduos exatamente no local de ligação de ATP, que mantinha a conformação inativa.[35] Além disso, demonstrou-se que a super-expressão do *BRAF* mutado em células tireoidianas de camundongos transgênicos causa PTC.[26]

Dessa forma, há forte evidência clínica de que essa mutação está presente apenas em PTC e em alguns ATC (talvez derivados de PTC), mas não em FTC, neoplasias benignas da tireoide e MTC. Além disso, é também a mutação mais prevalente entre todas as alterações genéticas no câncer de tireoide (Tabela 28.5); adicionalmente, é mais prevalente nas formas mais agressivas, intermediária na forma clássica e menor na forma variante folicular do PTC.[26,35] Interessantemente, as formas clássica e de células altas são as que apresentam maior incidência de metástases para os linfonodos cervicais, o que reforça o papel da mutação do *BRAF* como uma força motriz na evolução do PTC. A mutação *BRAF* deve ocorrer precocemente no desenvolvimento de PTC, pois tem se evidenciado sua presença em microcarcinomas papilíferos.[26,35,37] Na verdade, é possível que o PTC possa ser iniciado pela mutação BRAF e, a seguir, outras alterações oncogênicas possam direcionar a tumorigênese do PTC.[26]

Outro aspecto da mutação *BRAF* é o fato de ela ser mutuamente exclusiva relativamente às demais

Tabela 28.5

Mutação	Tipo de tumor e prevalência (%)	Via de sinalização	Impacto
BRAFV600E	PTC (50%), FVPTC (15%), TCPTC (90%), ATC (25%)	MAPK	Ativa e promove invasão, tumorigênese, metástases
HRAS, KRAS, NRAS	FTA (20%), FTC (40%), FVPTC (40%), PDTC (40%), ATC (25%)	MAPK e PI3K-AKT	Ativa e promove invasão, tumorigênese, metástases
PTEN, deleção	FTC (30%)	PI3K-AKT	Inativa o gene, ativa via PI3K, tumorigênese, invasão
PIK3CA	FTC (15%), ATC (25%)	PI3K-AKT	Ativa e promove invasão, tumorigênese
CTNNB1	PDTC (25%), ATC (60%)	WNT-betacatenina	Ativa, promove progressão do tumor
TP53	PDTC (20%), ATC (70%)	p-53	Inativa, promove progressão do tumor
IDH1	FTC (20%), FVPTC (20%), PTC (10%), ATC (20%)	IDH1	Inativa
EGFR	PTC (5%)	MAPK e PI3K-AKT	Ativa

Fonte: Preparado pelos autores.

alterações genéticas presentes nas vias de ativação da MAP-quinase no câncer de tireoide, ou seja, apenas muito raramente há descrição de mutações BRAF em casos em que foram identificados rearranjos RET/PTC ou RAS;[35] de certa forma, esse fato não seria surpreendente, pois essas alterações genéticas estão na mesma via da MAP-quinase e bastaria apenas uma delas para causar a tumorigênese (Figura 28.3).

A idade de início de apresentação da doença nos pacientes que apresentam a mutação BRAF também diverge daqueles que apresentam rearranjo RET/PTC; de modo geral, a idade é um fator importante na determinação da dominância dessas alterações, pois o rearranjo RET/PTC tende a ocorrer em crianças, como as vítimas do acidente nuclear de Chernobyl, enquanto a mutação BRAF acomete adultos. Nos casos de PTC descritos em crianças vítimas do acidente nuclear, imaginava-se que a radiação per se seria a força maior na gênese do rearranjo RET/PTC; porém, estudos com adultos de Chernobyl com PTC evidenciam baixa prevalência de RET/PTC e elevada prevalência da mutação BRAF, independentemente de história de radiação.[37] Dessa forma, acredita-se que as células foliculares das crianças apresentem uma propriedade intrínseca de serem mais susceptíveis para rearranjos cromossômicos e que a radiação favoreça essa ocorrência.[35,37]

Outra vantagem da descoberta da existência da mutação BRAF no PTC tem sido sua utilização potencial no diagnóstico e no prognóstico do câncer de tireoide, como vimos no diagnóstico do nódulo. A pesquisa da mutação pode melhorar a qualidade da citologia aspirativa do nódulo de tireoide, pois, além de confirmar os casos com diagnóstico citológico sugestivo de PTC, pode discriminar com certeza casos duvidosos.[26,27,38] Além disso, a presença de BRAF está relacionada a pior prognóstico, como a associação com invasão extratireoidiana, estadio avançado e metástases.[39] Entretanto, os casos negativos para a mutação não excluem malignidade e devem ser vistos com cautela, principalmente nos casos de PTC multifocais em que somente um dos nódulos foi investigado na citologia.

Mais recentemente, tem se evidenciado em PTC com pior prognóstico e maior recorrência à associação da mutação V600E em BRAF com a mutação C228T em TERT, o promotor do gene para a transcriptase reversa da telomerase; as taxas de recorrência são 68,6% quando os pacientes apresentam ambas as mutações e 8,7% quando não apresentam nenhuma delas.[40] Essa associação também aparece em formas mais agressivas, como os tipos pobremente diferenciado e ATC.[40] Por outro lado, outros autores consideram que apenas as mutações em TERT indicam pior prognóstico.[41]

Existe também um potencial terapêutico nos casos de mutação BRAF. Como se sabe, especialmente nos pacientes mais idosos (provavelmente BRAF positivos), frequentemente o PTC evolui com invasão local para músculo e traqueia e apresenta metástases recorrentes para linfonodos. Para esses casos, o tratamento habitual com tireoidectomia total e ablação com radioiodo não cura os pacientes e haveria a indicação do uso de inibidores das RAF-quinases.[9,42,43]

TRANSLOCAÇÕES DO GENE *RET* E OUTRAS CAUSAS DE PTC

A segunda causa mais comum da patogênese do PTC são as translocações do gene *RET*, das quais os rearranjos *RET*/PTC podem estar presentes em até 30% dos casos, na dependência de idade, subtipo histológico e radiação. O gene *RET* não é expresso normalmente nas células foliculares da tireoide, apenas nas células C; porém, a expressão aberrante de várias formas de *RET* pode ocorrer exclusivamente no carcinoma papilífero da tireoide. A ativação de *RET* deve-se a rearranjos cromossômicos entre o gene *RET* com genes heterólogos, o que causa a fusão desses novos parceiros com a formação de genes quiméricos denominados *RET*/PTC.[26,35]

Já se descreveu mais de uma dezena de tipos de *RET*/PTC, *RET*/PTC 1-9, *PCM1-RET*, *ELKS-RET* e *RPF-RET*, sempre decorrentes da quebra e fusão do domínio TK intra-celular de *RET* com fragmentos 5' de diversos genes. Assim, o primeiro desses rearranjos a ser descrito, o *RET*/PTC1, é uma quimera resultante da fusão da região tirosina-quinase (TK) do oncogene *RET* com a região terminal 5' de outro gene, chamado *H4/D10S170*, ambos localizadas no cromossomo 10. Tal união resulta de um rearranjo intracromossômico do tipo inversão paracêntrica, localizado no braço longo do cromossomo 10, inv (10q11.2-10q21): assim, uma sequência de 354 pares de bases do gene H4 substitui a região truncada do oncogene *RET*.[35] Por sua vez, o *RET*/PTC2 é formado pela translocação recíproca entre os cromossomos 10 e 17, o que causa uma justaposição do domínio TK do *RET* com uma porção da subunidade regulatória RIα da PKA dependente de cAMP. O *RET*/PTC3, por outro lado, é o resultado do rearranjo intracromossômico formado pela fusão dos genes *RFG/ELE1/ARA70*. As recombinações mais frequentemente encontradas até agora pela literatura são variantes de *RET*/PTC1 e *RET*/PTC3, embora outras combinações tenham sido descritas, especialmente em casos de carcinoma papilífero de crianças expostas à radiação em Chernobyl.[35] A característica comum aos genes que se fundem ao *RET* é a capacidade de se expressarem de forma onipresente, o que permite o aparecimento da forma alterada do gene *RET* nas células foliculares, local onde esse gene normalmente não se expressa. Todas as formas de rearranjos identificadas apresentam uma característica em comum, ou seja, a perda do domínio extracelular e parte do domínio transmembrana de *RET* devido à quebra que ocorre sempre dentro do *exon 11* que codifica para o domínio transmembrana. Consequentemente, a proteína aberrante sofre sublocalização da membrana para o citoplasma. Da mesma forma, todos os rearranjos *RET*/PTC são genes quiméricos constitutivamente ativados que apresentam sinalização controlada pelo fragmento N-terminal presente nos diversos genes parceiros nas correspondentes fusões.[26,35]

A frequência da ativação do oncogene *RET*/PTC em pacientes com carcinoma papilífero da tireoide varia entre as diferentes áreas geográficas. De fato, enquanto 33% dos pacientes italianos apresentam ativação do oncogene *RET*/PTC, a frequência foi muito menor entre os japoneses, oscilando de 3 a 9%. Além disso têm se relatado até 60% de ativação de *RET*/PTC em amostras de câncer papilífero de tireoide provenientes de crianças expostas à radiação em Chernobyl ou à radiação externa para o tratamento de doenças benignas da cabeça e pescoço.[26,35] Além da exposição à radiação, outro fator que pode estar relacionado à presença de rearranjos tipo *RET*/PTC é a idade de aparecimento do tumor, pois a porcentagem de casos positivos para rearranjos de *RET*/PTC é muito maior nos indivíduos jovens. Como mencionado anteriormente, estes resultados sugerem que diferenças genéticas, de idade e/ou fatores ambientais podem alterar a frequência de rearranjo desse gene.

A possível explicação molecular para a ocorrência desse tipo de genes quiméricos está relacionada ao fato de que os *loci* cromossômicos participantes do rearranjo *RET*/PTC (p. ex.:, *RET* e *H4*) estão justapostos durante a interfase em tecido humano tireoidiano normal, oferecendo, dessa forma, um alvo para a radiação induzir quebras no DNA que causariam uma recombinação não homóloga das partes. Assim, a arquitetura cromossômica durante a interfase pode ser um pré-requisito importante para a recombinação do *RET* nas células tireoidianas; a despeito da distância linear, a contiguidade física dos genes envolvidos durante a interfase aumenta a chance de recombinação ilegítima após exposição a agentes genotóxicos.[44,45]

Outras alterações genéticas são encontradas nos PTC (Tabela 28.5), mas em frequência muito menor, como os rearranjos *NTRK1*, a partir de outro receptor de TK ativado em PTC. De modo semelhante ao *RET*, a ativação do *NTKR1* é causada por rearranjos cromossômicos que produzem a fusão da parte final do gene 3' do *NRTK1* com a região 5' de três diferentes genes, *TPM3*, *TPR* e *TFG*.[35] A ocorrência de mutações ativadoras de *RAS*, encontradas comumente em FTC, é controversa no PTC, pois os resultados da literatura são conflitantes,[35] apesar de mais comuns na variante folicular do PTC.[26] Também mutações nos genes *IDH1* estão presentes nas formas clássicas e variante folicular e mutações no gene *EGFR* (Tabela 28.5).[26]

CARCINOMA FOLICULAR

Ocorre em um grupo etário mais avançado do que o papilífero, tendo seu pico de incidência na quinta década de vida, sendo também três vezes mais frequente em mulheres. Corresponde a cerca de 10% de todos os carcinomas tireoidianos, apresentando maior prevalência em áreas deficientes de ingesta de iodo. Da mesma maneira que o papilífero, o carcinoma folicular é geralmente diagnosticado pela presença de nódulo único na tireoide. Outras vezes, porém, apresenta-se com crescimento recente de um nódulo em um bócio de longa data ou pela presença de metástases à distância (15 a 20% dos casos), principalmente para pulmão e ossos. Metástases cerebrais são menos comuns. Diferentemente do carcinoma papilífero, o folicular raramente mostra metástases para linfonodos cervicais. Apesar de não existirem estudos tão sistemáticos dos fatores prognósticos no carcinoma folicular, a maioria dos autores considera que a idade é o fator mais importante, apresentando melhor evolução os pacientes com idade ao diagnóstico abaixo dos 45 anos. Outro fator importante é a invasividade do tumor, pois aqueles com alto grau de invasão dos vasos e da cápsula da tireoide têm prognóstico pior. Finalmente, a presença de metástases ao diagnóstico está também associada a uma evolução pior.[9,37]

A patogênese do carcinoma folicular não é tão bem esclarecida como a descrita no papilífero. Algumas alterações genéticas, entretanto, têm sido evidenciadas, como a translocação que cria o gene decorrente da fusão entre *PAX8* (hoje denominado *TTF1*) e *PPARγ* e mutações no gene *RAS*, além da expressão ou perda de uma série de genes demonstrados por técnicas de expressão diferencial de genes (Figura 28.3).[26,35,37,45]

Assim, descreveu-se a translocação cromossômica do DNA do domínio de ligação de um fator de transcrição da tireoide, o *PAX8* (*TTF1*), aos domínios A a F do gene *PPARγ* (do inglês *peroxisome proliferator-activated gamma*) nos tecidos de pacientes com carcinoma folicular.[26,35,37] PPAR são receptores hormonais nucleares pertencentes a um subgrupo da superfamília de receptores nucleares (junto com receptores para os hormônios da tireoide (TR), ácido retinoico e vitamina D), que requerem para a sua ação e consequente ativação do gene-alvo a dimerização com *RXR*. *PPARγ* tem um papel fundamental na expressão de diversos genes envolvidos na diferenciação dos adipócitos, estocagem de lipídeos e sensibilidade à insulina, além de exercer papel no ciclo celular, inflamação, aterosclerose e carcinogênese.

Esse gene quimérico, *PAX8-PPARγ*, t(2;3) (q13;p25), estava presente em 60% dos casos de carcinoma folicular na descrição original, mas em nenhum dos casos de adenoma folicular, hiperplasia multinodular e carcinoma papilífero, sugerindo que sua presença poderia diferenciar o carcinoma folicular do adenoma folicular. Posteriormente, outros grupos reportaram a ocorrência de *PAX8-PPARγ* não apenas em carcinoma folicular (33 a 56%), mas também em adenomas foliculares (8 a 55%).[26,35,45] Dessa forma, o papel do rearranjo *PAX8-PPARγ* na gênese molecular do carcinoma folicular não é consensual na literatura.

Por outro lado, há anos sabe-se que o carcinoma folicular apresenta mutações ativadoras dos genes *RAS*; estes incluem as isoformas *H-RAS, K-RAS, N-RAS* que sintetizam um grupo de proteínas de 21kDa com importante papel na tumorigênese e na progressão tumoral em grande variedade de tecidos. A proteína RAS ativada desencadeia a via de sinalização intracelular *ERK-MAPK*. Mutações de *RAS* são notadas em ampla gama de tumores humanos (30%), inclusive na tireoide.[26,27,35] Além da mutação que ativa a proteína RAS constitutivamente, a amplificação do gene ocasiona instabilidade genômica, propiciando o aparecimento de outras mutações que causam a progressão da transformação neoplásica. Em estudos *in vitro* e *in vivo*, em que se introduzem mutações de *RAS* em células foliculares tireoidianas, observa-se atividade oncogênica, com indução da proliferação e desdiferenciação das células. Mutações do *RAS* são mais comumente encontradas em carcinomas anaplásicos (58%), seguidas por carcinoma folicular (32%), adenoma folicular (35%), carcinoma papilífero (18%) e, em menor número, em adenomas hiperfuncionantes (7%).[26,45] As mutações no *RAS* são consideradas eventos precoces da tumorigênese tireoidiana, pois são observadas em lesões benignas de tireoide. Carcinomas apresentam frequência maior de mutação *RAS*; entretanto, sua presença não é um indicador útil para prognóstico de comportamento agressivo em tumores de tireoide.[43] (Figura 28.3).

CARCINOMA INDIFERENCIADO OU ANAPLÁSICO (ATC)

Representa menos do que 2% das neoplasias malignas da tireoide. É mais prevalente em áreas de deficiência de iodo, predominando em mulheres (M:H

= 3:1) e em idosos (pico entre 65 e 70 anos).[4,37] É muito rara a ocorrência em pessoas com menos de 50 anos. Trata-se de uma das formas mais agressivas e resistentes de câncer, com crescimento rápido, invasão local precoce e prognóstico extremamente desfavorável. Praticamente todos os portadores de carcinoma anaplásico morrem da doença. A sobrevida situa-se em torno de 2 a 12 meses, com 90% dos pacientes vindo a falecer dentro de 6 meses.[9]

Vários genes estão mutados no carcinoma anaplásico, com destaque para *RAS* (25%), deleção de *PTEN* (30%), *PIK3CA* (20%), *CTNNB1* (60%), *TP53* (70%), *IDH1* (20%) e *TERT* (Figura 28.3). Também ocorrem amplificação gênica e ganho em número de cópias de vários genes.[26] Acontece nos genes codificadores das vias codificadas por receptores de tirosina-quinases, assim como dos genes da via *PI3K-AKT*. De modo geral, ganhos do número de cópias dos genes são muito mais comuns em ATC, sugerindo que essas alterações são importantes para a progressão e agressividade do ATC.

Mais recentemente, como já mencionado, tem sido descrita a associação de mutação de TERT nos pacientes com ATC.[40,41]

OUTROS TUMORES

O linfoma primário é um tumor relativamente raro e responde por cerca de 1% de todos os cânceres tireoidianos. Habitualmente, ocorre em mulheres idosas com tireoidite de Hashimoto.[4,9] Aparece como um nódulo de tireoide, diagnosticado pela palpação ou pela realização de USG cervical. O diagnóstico de linfoma de tireoide é realizado por meio da punção aspirativa de tireoide (citologia e imunofenotipagem por citometria de fluxo) e seu tratamento segue as normas do tratamento dos linfomas, na dependência de seu tipo.[4,9,37]

Metástases para a tireoide ocorrem raramente. As neoplasias mais comuns que podem levar às metástases tireoidianas são melanoma, câncer de mama, hipernefroma, câncer de pulmão e câncer de cabeça e pescoço.[4,9]

TRATAMENTO DO CARCINOMA DE TIREOIDE

Os objetivos gerais da terapêutica inicial do carcinoma de tireoide são melhorar a sobrevivência dos pacientes, reduzir o risco de doença persistente e permitir o estadiamento da doença e a respectiva estratificação de risco.[9] O tratamento inicial do câncer diferenciado da tireoide inclui tireoidectomia, seguida da ablação do tecido remanescente quando necessários, ou tratamento das metástases diferenciadas com 131I e terapêutica substitutiva com levotiroxina (L-T4).[9,10,37] A seguir, deve-se estratificar os pacientes de acordo com o risco de recorrência, para definição da estratégia de seguimento. Nos pacientes com doença metastática ou de alto risco, incluem-se, também como opções terapêuticas radioterapia externa, embolização, termo ou crioablação e terapia com medicamentos-alvo inibidores de tirosina-quinase.[9,10,26,27,42,43,46]

TRATAMENTO CIRÚRGICO

Antes da cirurgia recomenda-se que os pacientes sejam submetidos à USG cervical pré-operatória (para observação dos compartimentos central e laterais). A seguir, o objetivo da cirurgia é remover todo o tecido tumoral da região cervical. A tireoidectomia total (TT) é a cirurgia de escolha com remoção total da glândula e identificação cuidadosa das paratireoides e dos nervos recorrentes. Essa conduta é a proposta pelos consensos europeu, americano e brasileiro.[9,10,15] As principais justificativas para a realização da tireoidectomia total são: 20 a 80% dos tumores papilíferos são multicêntricos; um terço é de bilaterais e 10% dos doentes apresentam recorrência do tumor no lobo contralateral.[9,10,15] Alguns, entretanto, aceitam a tireoidectomia subtotal (TST) nos microcarcinomas papilíferos (tumores < 1 cm), unifocais e com tipo histológico não agressivo ou quando o risco das complicações da TT ultrapassa os benefícios potenciais da retirada total da glândula.[9,10,15] Em nossa experiência e em centros com cirurgiões bem treinados, a incidência de hipoparatireoidismo é menor do que 2% e os riscos de complicações decorrentes da TT não contraindicam uma cirurgia mais ampla da tireoide. Além disso, a TT deve ser associada sempre com a inspeção direta dos linfonodos regionais e excisão daqueles linfonodos com crescimento metastático suspeito ou evidente; se houver comprometimento extenso dos linfonodos, indica-se a dissecção profilática do pescoço.[9,10,15]

Como o carcinoma folicular da tireoide é mais agressivo do que o papilífero, deve ser tratado de forma mais agressiva. O procedimento cirúrgico de escolha é a TT. Nos casos em que o diagnóstico é definido apenas no exame anatomopatológico definitivo, alguns dias depois da cirurgia, indica-se a complementação da TT, caso esta não tenha sido realizada.[9,10,15]

As metástases linfonodais são frequentes em pacientes com câncer papilífero; como na maioria dos pacientes a palpação cervical não mostra linfonodos palpáveis, a USG cervical pré-operatória e a cuidadosa avaliação intraoperatória pelo cirurgião são necessárias. Se na USG ou durante a cirurgia, o acometimento metastático for suspeitado, o paciente deverá ser submetido à tireoidectomia total e dissecção linfonodal terapêutica mesmo com tumor ≤ 1 cm, pois a ressecção tumoral completa melhora o prognóstico.[10]

ESTADIAMENTO DOS PACIENTES APÓS A CIRURGIA

Os objetivos do estadiamento pós-operatório são estimar o risco de mortalidade, determinar o risco de recorrência, avaliar a qualidade da cirurgia realizada e definir o tratamento inicial de forma individualizada. Além disso é essencial para uniformizar a linguagem e facilitar a comunicação da equipe multidisciplinar envolvida no tratamento e acompanhamento desses pacientes.[9]

Como em outros tipos de câncer, utiliza-se o sistema de estadiamento criado pela American Joint Committee on Cancer/International Union against Cancer (AJCC/UICC) baseado no tamanho do tumor, invasão extratireoidiana, metástases linfonodais e à distância (TNM) e idade. Porém, por não considerar outros fatores que sabidamente influenciam a evolução e prognóstico dos pacientes com câncer de tireoide, o estadiamento TNM tem capacidade limitada para predizer persistência e recorrência desses tumores, sendo mais útil para determinar a taxa de mortalidade relacionada à doença. De toda forma, tamanho do tumor, presença e extensão de invasão extra-tireoidiana, metástases linfonodais e à distância, são parâmetros relevantes na decisão da terapia inicial. Além disso, algumas variantes histológicas, como de células altas, colunares, folicular extensamente invasivo e carcinoma pouco diferenciado evoluem de forma mais agressiva.[9,10] Também indicam pior prognóstico o encontro de atipia nuclear acentuada, necrose tumoral e invasão vascular, sugestivos de menor grau de diferenciação do tumor. O impacto do acometimento linfonodal no prognóstico é bastante controverso: a opinião predominante é que metástases linfonodais aumentam o risco de recorrência e mortalidade em pacientes acima de 45 anos, quando se apresentam em grande quantidade, macroscópicos ou com extensão extracapsular.[9,10]

Dessa forma, os vários consensos recomendam categorias de risco de doença persistente ou recorrente. A Associação Americana de Tireoide modificou recentemente seu estadiamento de risco (Tabela 28.6).

Tabela 28.6 Estratificação de risco da American Thyroid Association[9]

Risco baixo
• Sem metástases locais ou à distância
• Tumor macroscópico completamente ressecado
• Tumor não invade tecidos ou estruturas locorregionais
• Histologia não agressiva
• Sem focos de captação de radioiodo fora do leito tireoidiano, se radioiodo tiver sido aplicado
• Sem invasão vascular
• N0 ou < 5 micrometástases N1 (< 0,2 cm no maior diâmetro)

Risco intermediário
• Invasão microscópica do tumor nos tecidos moles peritireoidianos
• Focos metastáticos de radioiodo após tratamento com radioiodo
• Histologia agressiva (células altas, colunar)
• Invasão vascular
• N1

Risco alto
• Invasão macroscópica do tumor nos tecidos moles peritireoidianos (invasão macro e grosseira)
• Ressecção incompleta do tumor
• Metástases à distância
• Tg pós-operatória indicativa de metástases à distância

Fonte: American Thyroid Association.

TRATAMENTO PÓS-CIRÚRGICO COM RADIOIODO DO CARCINOMA PAPILÍFERO E FOLICULAR

O tratamento pós-cirúrgico com radioiodo ^{131}I permite a ablação dos remanescentes tireoidianos, destrói focos microscópicos de câncer e trata as metástases quando utilizado em altas doses.[9] Esse procedimento aumenta a sensibilidade da pesquisa de corpo inteiro com radioiodo (PCI) e eleva a especificidade da dosagem da tiroglobulina sérica (sTg) na detecção de doença persistente ou recorrente (ferramentas essenciais no seguimento do paciente com carcinoma papilífero e folicular da tireoide). Alguns estudos mostram que a ablação dos resíduos tireoidianos após a tireoidectomia diminui a taxa de recorrência e morte em indivíduos que apresentam tumores maiores do que 1 cm.[9] Atualmente não se recomenda a ablação do tecido tireoidiano depois da TT naqueles pacientes de baixo risco.[9,10]

Para a ablação ou terapia com ^{131}I, administra-se 0,9 mg de TSH recombinante, por via intramuscular (IM), por 2 dias consecutivos, seguida da dose ablativa ou terapêutica de [131]I 24 horas após a segunda ampola. Em pacientes de baixo risco para doença persistente ou recorrente, desde que a TT tenha sido adequadamente realizada, a dose de 30 mCi de [131]I é eficaz para ablação de remanescentes, com baixa taxa de recidiva em médio e longo prazo, ficando a dose de 100 mCi reservada aos casos sabidamente com grandes remanescentes.[9,10] Em pacientes sem doença aparente, mas de risco intermediário ou alto, recomenda-se atividade de 100 mCi de [131]I.[9,10] Nos casos com persistência tumoral locorregional, não candidatos à reintervenção cirúrgica, recomenda-se a dose de 100 ou 150 mCi de [131]I.[9,10] Atividades de 200 mCi ou mais, quando não se dispõe da dosimetria, exigem cautela e são indicados em pacientes idosos ou com metástases pulmonares difusas, situações em que comumente se ultrapassa a atividade máxima tolerada.[9,10]

A determinação da sTg após a TT e logo antes da ablação correlaciona-se com a persistência de metástases e o resultado da PCI pós-dose, além de predizer o sucesso da ablação e ser um fator prognóstico importante a longo prazo.[9,10] Além disso, em pacientes com sTg elevada após a terapia inicial, a comparação com a Tg obtida na ablação prediz a evolução do paciente.[9,10] A PCI pré-dose apresenta menor sensibilidade para metástases que a PCI pós-dose e sua realização pode implicar risco de atordoamento, atraso no tratamento e aumento de custo. Ao contrário, a PCI pós-dose, realizada aproveitando a mesma atividade e preparo da ablação/terapia, tem maior sensibilidade e é capaz de identificar metástases não suspeitadas previamente.[9,10] Assim, as dosagens de sTg e anticorpos antitiroglobulina (TgAc), que interferem na determinação da sTg, devem ser solicitadas imediatamente antes da administração do [131]I. A PCI deve ser obtida 5 a 7 dias após administração do ^{131}I em todos os pacientes.

A radioterapia externa deve ser considerada em pacientes com ressecção tumoral incompleta, não candidatos à reintervenção cirúrgica, quando o tecido tumoral remanescente exibe baixa captação de [131]I.[9,10]

SUPRESSÃO COM LEVOTIROXINA

Muito importante é a terapêutica supressiva com tiroxina (L-T$_4$), uma vez que o TSH estimula o crescimento dos carcinomas diferenciados de tireoide. Nos pacientes de muito baixo risco, sem indicação de ^{131}I, a reposição de L-T4 deve ser iniciada imediatamente no pós-operatório. Também nos casos em que se decide pelo preparo com TSH recombinante, não há justificativa para adiar a terapia com L-T4. Da mesma forma, nos pacientes de baixo risco em

que a decisão da ablação com ^{131}I depender da Tg pós-operatória (obtida após 12 semanas), a reposição hormonal deve ser iniciada precocemente. Finalmente, nos pacientes em que os dados clínicos, histológicos e radiológicos forem suficientes para decidir pela ablação/terapia com ^{131}I, havendo a perspectiva de esta ser realizada no prazo de aproximadamente 4 semanas, o paciente pode ser mantido sem L-T4 após a tireoidectomia. No entanto, se a previsão superar esse intervalo, a reposição de L-T4 deve ser iniciada após a cirurgia e posteriormente suspensa, para evitar o hipotireoidismo prolongado.[9,10]

O paciente deve iniciar com uma dose única diária de 100-125 mcg de L-T4 (aproximadamente 2,5 a 3 mcg/kg/dia) e medir o TSH cerca de 4 a 6 semanas depois; se esta dosagem suprimir o TSH, deve ser mantida; se não, recomenda-se o ajuste da dose. Consideramos a supressão adequada quando obtemos valores de TSH abaixo de 0,1 mU/L. Um bom tempo da consulta deve ser utilizado para convencer o paciente da necessidade de manter a aderência rígida à medicação, tanto para preservar o eutireoidismo, quanto para evitar a recorrência da moléstia, que pode ser causada pela manutenção de valores elevados de TSH, capazes de promover o crescimento de tecido tireoidiano.[9,10]

SEGUIMENTO DO CARCINOMA DIFERENCIADO DA TIREOIDE

O seguimento do paciente com carcinoma diferenciado da tireoide, após a tireoidectomia total e ablação dos resíduos tireoidianos com radioiodo, inclui as dosagens de tiroglobulina sérica (sTg) e USG cervical, com o objetivo de detectar e tratar precocemente recorrência local ou doença metastática.[9,10] (Figura 28.4). A Tg é uma proteína expressa exclusivamente na célula folicular tireoidiana e pode ser dosada no sangue periférico de indivíduos que apresentam tecido tireoidiano. No paciente com carcinoma diferenciado de tireoide submetido à TT e à ablação do tecido remanescente com ^{131}I, a dosagem da sTg (em vigência de níveis suprimidos de TSH) deve ser indetectável. Valores detectáveis de sTg indicam recorrência do tumor ou presença de metástases.

Assim, nos pacientes com PCI pós-dose sem captação ectópica, 6 meses após a ablação com ^{131}I, recomenda-se solicitar sTg (na vigência do L-T4), TgAc e USG cervical. A maioria dos pacientes apresenta sTg e TgAc indetectáveis e USG sem alterações. Hoje, ensaios ultrassensíveis de sTg (sensibilidade funcional ≤ 0.2 ng/ml) estão disponíveis e

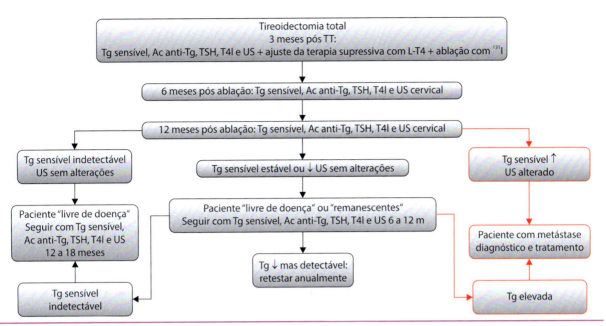

Figura 28.4 Algoritmo no seguimento do CDT. Ac: anticorpo; TSH: hormônio tiroestimulante; TSL: tiroxina livre; USG: ultrassonografia; LT4: levotiroxina. Fonte: Figura elaborada pelos autores.

reduzem a necessidade de estímulo de TSH para a medida da sTg.[47] (Figura 28.4).

Nos pacientes com sTg detectável e USG negativa, realiza-se TC de tórax e mediastino. Quando esta não revela anormalidades, baseado no nível da sTg e na estratificação de risco do paciente, pode-se observar o comportamento da sTg em medidas subsequentes ou ampliar a propedêutica. Neste último caso, uma PCI pós-dose (100 mCi ^{131}I) seguida do ^{18}FDG-PET é a sequência tradicionalmente recomendada, mas a realização do ^{18}FDG-PET como primeiro passo também pode ser interessante.[9,10]

A presença de recorrência local ou regional do tumor pode ser observada em até 35% dos pacientes com carcinoma diferenciado de tireoide, sendo que a mortalidade, após seguimento superior a 30 anos, é de 12%. As recorrências geralmente são detectadas nos primeiros 10 anos após o diagnóstico, porém existem casos de recorrência da doença 20 anos após o diagnóstico, o que justifica o seguimento anual do paciente durante toda a sua vida. O diagnóstico precoce possibilita o tratamento cirúrgico e/ou com radioiodo, aumentando a sobrevida dos pacientes.[4,9,10,33,37]

A persistência de doença, em leito tireoidiano ou em linfonodos, geralmente associa-se a tratamento inicial incompleto (lobectomia ou tireoidectomia subtotal), a tumores muito agressivos não removidos completamente (seja no leito tireoidiano ou por invasão em tecidos moles) ou pela falta de remoção de linfonodos metastáticos. Por outro lado, recorrência é definida como evidência de doença depois de 6 a 12 meses do diagnóstico em pacientes considerados livres de doença (tratados com remoção cirúrgica completa do tumor e ablação do tecido remanescente tireoidiano). Recorrência em leito tireoidiano representa 20% das recorrências cervicais, enquanto 60 a 75% são representados por metástases em linfonodos. Geralmente os linfonodos acometidos são do compartimento central (paratraqueais), jugulocarotídeos, supraclaviculares e digástricos.

Alguns fatores são considerados de risco para a apresentação de recorrência local ou regional da doença:

a. idade ao diagnóstico (> 45 anos);
b. tipo histológico como algumas variantes do carcinoma papilífero (células altas, células colunares, variante esclerosante difusa), tumores foliculares altamente invasivos e pouco diferenciados, carcinoma de Hurthle;
c. tumores grandes e que se estendem além da cápsula tireoidiana;
d. presença de metástases linfonodais no momento da cirurgia, principalmente se estas forem múltiplas e bilaterais.[4,9,10,33,37]

O diagnóstico de recorrência ou persistência do tumor, além da dosagem de sTg, é feito pela USG cervical.[9,10] (Figura 28.4) O encontro, à USG cervical, de linfonodo de forma arredondada, sem halo central, com microcalcificações ou componente cístico e ecogenicidade similar ao tecido tireoidiano, sugere que se trata de linfonodo suspeito de metástase. Já a recorrência de tumor em leito tireoidiano pode ser suspeitada pelo encontro de tecido hipoecogênico, heterogêneo, podendo ou não apresentar áreas de calcificações.

Os pacientes que alcançam remissão completa (sTg, TgAc e métodos de imagem negativos) após a cirurgia e ablação com radioiodo exibem risco baixo de recidiva no longo prazo.[9,10] Desse modo, podem ter seguimento anual com exame clínico, dosagens séricas da sTg e TgAc, além da USG cervical nos primeiros 5 anos (Figura 28.4).

Quando o tratamento cirúrgico e a terapia com ^{131}I, associados à supressão do TSH (≤ 0,1 mUI/L), não são suficientes para o controle da doença metastática, deve-se considerar a radioterapia externa, na dependência do local da lesão.[7] A quimioterapia convencional tem se mostrado de benefício limitado.[4,9,10,33,37] Nesses pacientes, novas abordagens terapêuticas, baseadas em terapias com alvos moleculares, estão surgindo como alternativas.[9]

Cerca de 5 a 20% dos pacientes com câncer diferenciado da tireoide apresentam recorrências locais ou regionais, o que corresponde a cerca de duas vezes a frequência de metástases à distância. O tratamento mais indicado para a doença locorregional é a excisão cirúrgica, especialmente na ausência de metástases à distância. Na presença de metástases no compartimento central, indica-se o esvaziamento terapêutico; e cuidadosa avaliação pré e intraoperatória é necessária para definir a extensão do procedimento nos compartimentos laterais. Se as metástases forem detectadas nos compartimentos laterais, indica-se esvaziamento terapêutico e também a dissecção dos linfonodos do compartimento central. Quando a ressecção cirúrgica não for completa ou possível e a lesão for ^{131}I-captante, o paciente deve ser submetido à terapia com [131]I.[9]

METÁSTASES À DISTÂNCIA: CONSIDERAÇÕES GERAIS

Pacientes com carcinoma diferenciado de tireoide com metástases à distância apresentam mortalidade e morbidades aumentadas.[4,9,10] Esse desfecho desfavorável depende do número, da localização e do tamanho das metástases, assim como da idade do paciente e da captação de ^{131}I pelo tumor. Sempre que as metástases forem ressecáveis, o tratamento de escolha é a cirurgia se a morbidade associada ao procedimento for aceitável. É fundamental a realização da cirurgia por cirurgião bem treinado em reintervenções na área de cabeça e pescoço.

No caso de metástases pulmonares, é importante definir se as lesões são micro ou macronodulares,

[131]I-captantes e se respondem a essa forma de tratamento. Em lesões micronodulares ^{131}I-captantes, o tratamento de escolha é a administração de atividades de 100 a 150 mCi de ^{131}I desde que as lesões continuem ^{131}I-captantes após os tratamentos.[9,10] A análise das PCIs pós-dose, radiografias ou tomografias e os níveis de sTg informam se a resposta ao tratamento está sendo adequada. A remissão costuma ocorrer com atividade acumulada ao redor de 600 mCi.[9,10] A persistência de doença após essa atividade, assim como a redução da capacidade de captação de [131]I e a progressão observada aos exames de imagem são fatores que determinam a continuação da radioiodoterapia.[9,10] Em geral, micrometástases pulmonares progridem lentamente e os pacientes podem ser seguidos com dosagem da sTg e tomografia e mantidos sob supressão do TSH. Na verdade, um grande número de pacientes com micrometástases pulmonares mantidos com TSH suprimido (≤ 0,1 mUI/L) apresenta boa evolução e pode ser acompanhada de forma conservadora. A pneumonite actínica e a fibrose pulmonar são complicações raras do tratamento com [131]I.[9,10] As macrometástases pulmonares ^{131}I-captantes devem ser tratadas de forma semelhante às micrometástases. No entanto, como essas lesões, em geral, não captam adequadamente o ^{131}I, deve-se considerar alternativas terapêuticas, tais como: exérese da(s) metástase(s), por cirurgia; radioterapia externa paliativa para lesões intratorácicas sintomáticas; drenagem pleural ou pericárdica em derrames; indicação de novos fármacos com alvo molecular, que podem apresentar resposta melhor nas metástases pulmonares.[9,10]

Cerca de 40% dos pacientes com carcinoma diferenciado da tireoide e metástases distantes apresentam acometimento ósseo, que está associado a um pior prognóstico.[9,10] A sobrevida dos pacientes com metástases ósseas é geralmente reduzida devido às dificuldades enfrentadas em função da localização e da extensão da doença que pode não captar [131]I. Além da menor sobrevida, o desenvolvimento de metástases ósseas pode causar morbidade significativa por fraturas patológicas, dor intensa, imobilidade e deterioração da qualidade de vida.[9,10] Além dos dados clínicos, os exames de imagem são essenciais para detectar, localizar e estabelecer a extensão das lesões ósseas, sendo a TC ou RM do esqueleto e o FDG-PET/TC os métodos disponíveis.[9,10] Quando as metástases ósseas são em número limitado, a ressecção cirúrgica melhora significativamente o prognóstico e a sobrevida, podendo até mesmo ser curativa. A atividade de ^{131}I recomendada varia entre 150 ou 200 mCi por ciclo. Em lesões localizadas em regiões críticas, próximas a estruturas nervosas, o edema induzido pelo ^{131}I pode produzir compressão nervosa com dor e incapacidade funcional importante. Nesses casos, a radioterapia externa associado ao uso de corticosteroides deve ser considerada. A radioterapia externa também está indicada em pacientes com metástases que não captam [131]I e não são ressecáveis. Outros procedimentos, como a embolização intra-arterial, as infusões periódicas de pamidronato ou zoledronato ou injeções de cimento podem ser úteis.[9,10] Trabalho recente indica que o uso de selumetinib, inibidor da *MEK1* e *MEK2*, é capaz de aumentar a captação de ^{131}I em pacientes com metástases ósseas.[46]

A presença de metástases cerebrais é rara nos pacientes com carcinoma diferenciado de tireoide, sendo mais frequentes em idosos com doença avançada; pode, entretanto, ser a primeira manifestação ou a primeira metástase no curso da moléstia. Os exames de imagem como TC e RM são excelentes para mostrar a localização e a extensão da lesão. O tratamento inicial deve ser cirúrgico, visando a ressecção completa da metástase, o que se acompanha de maior sobrevida. As lesões usualmente não captam [131]I e o tratamento deve incluir a radioterapia externa ou a terapia alvo-dirigida.[9,10]

Recentemente, desenvolveram-se algumas formas de tratamento alvo-dirigidas para inibir as tirosina-quinases envolvidas na gênese molecular do DTC; esses medicamentos têm sido indicados para pacientes com DTC metastático.[48] Assim, três estudos randomizados, duplo-cegos e controlados com placebo, evidenciaram benefícios na sobrevida livre de progressão (atraso no tempo na progressão da doença ou morte) e regressão do tumor em pacientes com DTC metastático com vandetanib,[49] sorafenib[50] e lenvatinib[51] Considerando-se esses trabalhos, a diretriz da ATA recomenda que a terapia com inibidores das tirosina-quinases devem ser consideradas em pacientes com DTC refratários ao tratamento com iodo radioativo, metastático, rapidamente progressivo, sintomático e/ou iminente ameaçando não a doença.[9]

Sorafenib ou o vandetanib mostraram sobrevida livre de progressão prolongada por 5 meses, com < 15% taxas de resposta objetiva, mas com nenhuma melhoria na sobrevivência global. A terapia com lenvatinib associou-se a sobrevida livre de 14,7 meses, em comparação com placebo, com uma taxa de resposta de 65% em relação à diminuição do tumor, com o relato de algumas respostas completas.[9]

As indicações e contraindicações desse tratamento, que sempre deverá ser realizado em centro especializado em decorrência das complicações induzidas por esses medicamentos, são sumarizadas na Tabela 28.7 .

TRATAMENTO DO CARCINOMA INDIFERENCIADO

Na maioria dos pacientes, o carcinoma indiferenciado já se apresenta incurável por ocasião de seu diagnóstico. Às vezes, pode-se tentar a tireoidectomia total com a retirada do tumor em bloco e dissecção do pescoço para remoção total da massa. Em caso de impossibilidade de ressecção da massa, a cirurgia fica restrita à traqueostomia a fim de se aliviar a compressão traqueal. Quase sempre os procedimentos cirúrgicos não afetam a evolução da doença a longo prazo.[4,33,37]

Tabela 28.7 Fatores a considerar para indicar terapia alvo-dirigida com inibidores de tirosina-quinase[9]

Fatores favoráveis à terapia	Fatores contrários à terapia
1. Progressão de doença que ameaça a vida ou que produza morbidade importante dentro dos próximos seis meses (p. ex.: lesões pulmonares ou da árvore brônquica ameaçando obstrução de vias aéreas). 2. Doença anatomicamente em progressão nos últimos 6 meses ou menos, refratária a radioiodo e em que seria difícil o emprego de terapias locais (p. ex.: cirurgia, ablação, RT) 3. Doença sintomática (p. ex.: dispneia aos mínimos esforços, adenopatia irressecável e dolorosa) 4. Doença difusa em progressão (p. ex.: metástases pulmonares múltiplas)	Comorbidades, entre as quais: • Doença intestinal inflamatória, cirurgia recente) • Doença hepática • Coagulopatia • Evento cardiovascular recente • Fístula traqueal • Caquexia ou desnutrição grave • Hipertensão não controlada • QTc prolongado ou arritmia • Metástases cerebrais • Ideação suicida

REFERÊNCIAS BIBLIOGRÁFICAS

1. Vander JB, Gaston EA, Dawber TR. The significance of nontoxic thyroid nodules: final report of a 15 year study of the incidence of thyroid malignancy. Ann Int Med 1968; 69: 537-40.

2. Tunbridge WGM, Evered DC, Hall R, Appleton D, Brewis M, Clark F, et al. The spectrum of thyroid disease in a community: the Whickham survey. Clin Endocrinol 1977; 7: 481-93.

3. Mortensen JD, Woolner LB, Bennett WA. Gross and microscopic findings in clinically normal thyroid glands. J Clin Endocrinol Metab 1955; 15: 1.270-80.

4. Maciel RMB. Tumores da tireoide, in Tratado de Oncologia, PM Hoff (ed), Editora Atheneu 2013, pp. 2147-2161.

5. Topliss D. Thyroid incidentaloma: the ignorant in pursuit of the impalpable. Clin Endocrinol 2004; 60: 18-20.

6. Ross DS. Nonpalpable thyroid nodules: managing an epidemic. J Clin Endocrinol Metab 2002; 87:1.938-40.

7. Morris LGT, Sikora AG, Tosteson TD, Davies L. The Increasing Incidence of Thyroid Cancer: The Influence of Access to Care. Thyroid 2013; 23: 885-891.

8. American Association of Clinical Endocrinologists Task Force on Thyroid Nodules. Endocr Pract 2006; 12:63-102.

9. Haugen BR, Alexander EK, Bible KC, Doherty GM, Mandel SJ, Nikiforov YE, et al. 2015 American Thyroid Association Management Guidelines for Adult Patients with Thyroid Nodules and Differentiated Thyroid Cancer. Thyroid 2015; DOI: 10.1089/thy.2015.0020.

10. Rosário PW, Ward LS, Carvalho GA, Graf H, Maciel RMB, Maciel LMZ, et al. Thyroid nodules and differentiated thyroid cancer: update on the Brazilian consensus. Arq Brasil Endocrinol Metab 2013; 57: 240-264.

11. Rio ALS, Biscolla RPM, Andreoni DM, Camacho CP, Nakabashi CCD, Mamone MCOC, et al. Avaliação de fatores clínicos, laboratoriais e ultrassonográficos preditores de malignidade em nódulos tireoidianos Arq Brasil Endocrinol Metab 2011; 55: 29-37.

12. Davies L, Welch HG. Increasing incidence of thyroid cancer in the United States, 1973-2002. JAMA 2006; 295:2.164-7.

13. Ahn HS, Kim HJ, Welch HG. Korea's Thyroid-Cancer "Epidemic" - Screening and Overdiagnosis. N Engl J Med 2014; 371:1765-1767.

14. Veiga LHS, Neta G, Aschebrook-Kilfoy B, Ron E, Devesa SS. Thyroid Cancer Incidence Patterns in Sao Paulo, Brazil, and the U.S. SEER Program, 1997–2008. Thyroid 2013; 23: 748-757.

15. Pacini F, Schlumberger M, Dralle H, Elisei R, Smit JWA, Wiersinga W. European consensus for the management of patients with differentiated thyroid carcinoma of the follicular epithelium. Eur J Endocrinol 2006; 154: 787-803.

16. Elisei R, Bottici V, Luchetti F, Di Coscio G, Romei C, Grasso L, et al. Impact of routine measurement of serum calcitonin on the diagnosis and outcome of medullary thyroid cancer: experience in 10,864 patients with nodular thyroid disorders. J Clin Endocrinol Metab 2004; 89:163-168.

17. Daniels GH. Screening for medullary thyroid carcinoma with serum calcitonin measurements in patients with thyroid nodules in the United States and Canada. Thyroid. 2011; 21: 1199-207.

18. Lindsey SC, Kunii IS, Germano-Neto F, Sittoni MY, Camacho CP, Valente FOF, et al. Extended RET gene analysis in patients with apparently sporadic medullary thyroid cancer: clinical benefits and cost. Hormones & Cancer 2012; 3: 181-186.

19. Wells Jr. SA, Asa SL, Dralle H, Elisei R, Evans DB, Gagel RF, et al. Revised American Thyroid Association Guidelines for the Management of Medullary Thyroid Carcinoma Thyroid 2015; 25: 567-610.

20. Wang CC, Friedman L, Kennedy GC, Wang H, Kebebew E, Steward DL, et al. A large multicenter correlation study of thyroid cytopathology and histopathology. Thyroid 2011; 21: 243-251.

21. Bongiovanni M, Spitale A, Faquin WC, Mazzucchelli L, Baloch ZW. The Bethesda System for Reporting Thyroid Cytopathology: a meta-analysis. Acta Cytol. 2012; 56: 333-339.

22. Baloch ZW, LiVolsi VA, Asa SL, Rosai J, Merino MJ, Randolph G, et al. Diagnostic terminology and morphologic criteria for cytological diagnosis of thyroid lesions: a synopsis of the National Cancer Institute Thyroid Fine-Needle Aspiration State of the Science Conference. Diag Cythopathol 2008; 36: 425-437.

23. Cibas ES, Ali SZ. The Bethesda system for reporting thyroid cytopathology. Thyroid 2009; 19: 1159-1165.

24. Ali SZ, Cibas ES. The Bethesda System for reporting thyroid cytopathology. Definitions, criteria and explanatory notes. New York, Springer, 2010.

25. Essig Jr GF, Porter K, Schneider D, Debora A, Lindsey SC, Busonero G, et al. Fine needle aspiration and medullary thyroid carcinoma: the risk of inadequate preoperative evaluation and initial surgery when relying upon fna cytology alone. Endocrine Practice 2013; 19: 920-927.

26. Xing M. Molecular pathogenesis and mechanisms of thyroid cancer. Nature Rev Cancer 2013; 13: 184-199.

27. Xing M, Haugen BR, Schlumberger M. Progress in molecular-based management of differentiated thyroid cancer. Lancet 2013; 381: 1058-1069.

28. Ferris RL, Baloch Z, Bernet V, Chen A, Fahey III TJ, Ganly I, et al. American Thyroid Association statement on surgical application of molecular profiling for thyroid nodules: current impact on perioperative decision making. Thyroid 2015; 25: 760-768.

29. Alexander EK, Kennedy GC, Baloch ZW, Cibas ES, Chudova D, Diggans J, et al. Preoperative diagnosis of benign thyroid nodule cytopathology with indeterminate cytology. N Engl J Med 2012; 367: 705-715.

30. Alexander EK, Schorr M, Klopper J, Kim C, Sipos J, Nabhan F, et al. Maulticenter clinical experience with the Afirma gene expression classifier. J Clin Endocrinol Metab. 2014; 99: 119-125.

31. Nikiforova MN, Wald AI, Roy S, Durso MB, Nikiforov YE. Targeted next-generation sequencing panel

for detection of mutations in thyroid cancer. J Clin Endocrinol Metab. 2013; 98: E1852-E1860.

32. Nikiforov YE, Carty SE, Chiosea SI, Coyne C, Duvvuri U, Ferris RL et al. Impact of the multigene ThyroSeq next-generation sequencing assay on cancer diagnosis in thyroid nodules with atypia of undetermined significance/folicular lesion of undetermined significance cytology. Thyroid. 2015; 25: 1217-1223.

33. Maciel RMB, Biscolla RPM, Vilar L, Rosário PW. Diagnóstico y tratamiento del cancer de tireoides, in Endocrinología Clínica, L Villar (ed), 4 ed., GEN 2012, pp. 267-280.

34. Schlumberger MJ, Filetti S, Hay ID. Nontoxic diffuse and nodular goiter and thyroid neoplasia. In Williams Textbook of Endocrinology. S. Melmed, KS Polonsky, PR Larsen, HM Kronenberg (eds), 12 ed., Saunders, p. 440-478.

35. Maciel RMB. Patogénesis molecular del cancer papilar de tireoides, in Carcinoma papilar de tireoides, Novelli e Kowalski (eds), Editora Universidade de Rosario. 2010, p. 29-39.

36. Bastian BC. The molecular pathology of melanoma: an integrated taxonomy of melanocytic neoplasia. Annu Rev Pathol. 2014; 9: 239-71.

37. Maciel RMB. Câncer de Tireoide, in Wajchenberg, Tratado de Endocrinologia Clínica, 2. ed. Rio de Janeiro: GEN, 2014. p. 143-154.

38. Eszlinger M, Paschke R. Molecular fine-needle aspiration biopsy diagnosis of thyroid nodules by tumor specific mutations and gene expression patterns. Mol Cell Endocrinol. 2010; 322: 29-37.

39. Xing M, Alzahrani AS, Carson KA, Viola D, Elisei R, Bendlova B, et al. Association Between BRAF V600E Mutation and Mortality in Patients With Papillary Thyroid Cancer. JAMA. 2013; 309: 1493–1501.

40. Xing M, Liu R, Liu X, Murugan AK, Zhu G, et al. BRAF v600E and TERT promoter mutations cooperatively identify the most aggressive papillary thyroid cancer with highest recurrence. J Clin Oncol. 2014; 32; 2718-2726.

41. Melo M, da Rocha AG, Vinagre J, Batista R, Peixoto J, Tavares C, et al. TERT promoter mutations are a major indicator of poor outcome in differentiated thyroid cancers. J Clin Endocrinol Metab. 2014; 99: E754-E765.

42. Haugen BR, Sherman SI. Evolving approaches to patients with advanced differentiated thyroid cancer. Endocr Rev. 2013; 34: 439-455.

43. Alonso-Gordoa T, Diez JJ, Durán M, Grande E. Advances in thyroid cancer treatment: latest evidence and clinical potential. Ther Adv Med Oncol. 2015; 7: 22-38.

44. Nikiforova MN, Stringer JR, Blough R, Medvedovic M, Fagin JA, Nikiforov YE. Proximity of chromosomal loci that participate in radiation-induced rearrangements in human cells. Science. 2000; 290: 138-141.

45. Nikiforova MN, Nikiforov YE. Molecular diagnostics and predictors in thyroid cancer. Thyroid. 2009; 19: 1351-1361.

46. Ho AL, Grewal RK, Leboeuf R, Sherman EJ, Pfister DG, Deandreis D, et al. Selumetinib-enhanced radioiodine uptake in advanced thyroid cancer. N Eng J Med 2013; 368: 623-632.

47. Nakabashi CCD, Kasamatsu TS, Crispim F, Yamazaki CA, Camacho CP, Andreoni DM, et al. Basal Serum Thyroglobulin Measured by a Second-Generation Assay Is Equivalent to Stimulated Thyroglobulin in Identifying Metastases in Patients with Differentiated Thyroid Cancer with Low or Intermediate Risk of Recurrence. Eur Thyroid J. 2014; 3: 43-50.

48. Anderson RT, Linnehan JE, Tongbram V, Keating K, Wirth LJ. 2013 Clinical, safety, and economic evidence in radioactive iodine-refractory differentiated thyroid cancer: a systematic literature review. Thyroid 23: 392-407.

49. Leboulleux S, Bastholt L, Krause T, de la Fouchardiere C, Tennvall J, Awada A, et al. Vandetanib in locally advanced or metastatic differentiated thyroid cancer: a randomised, double-blind, phase 2 trial. Lancet Oncol. 2012; 13:897-905.

50. Brose MS, Nutting CM, Jarzab B, Elisei R, Siena S, Bastholt L, et al. Sorafenib in radioactive iodine-refractory, locally advanced or metastatic differentiated thyroid cancer: a randomised, double-blind, phase 3 trial. Lancet. 2014; 384:319-328.

51. Schlumberger M, Tahara M, Wirth LJ, Robinson B, Brose MS, Elisei R, et al. Lenvatinib versus placebo in radioiodine-refractory thyroid cancer. N Engl J Med. 2015; 372:621-630.

52. Matsuo SE, Martins L, Leoni SG, Hajjar D, Ricarte-Filho JCM, Ebina KN; Kimura ET. Marcadores biológicos de tumores tiroidianos. Arq Bras Endocrinol Metab. Vol. 48, no.1, São Paulo, Fev 2004. <http://dx.doi.org/10.1590/S0004-27302004000100013>. Acesso: 17 Abr 2017.

53. Trimboli P, Cremonini N, Ceriani L, Saggiorato E, Guidobaldi L, Romanelli F, et al. Calcitonin measurement in aspiration needle washout fluids has higher sensitivity than cytology in detecting medullary thyroid cancer: a retrospective multicentre study. Clin Endocrinol (Oxf). 2014;80:135-40

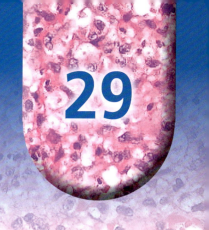

Meyer Knobel
Hans Graf

INTRODUÇÃO

O aumento difuso ou localizado, uni ou multinodular, da glândula tireoide, presente em qualquer estágio da vida, é designado como bócio.

O bócio multinodular é um aumento glandular clinicamente reconhecível caracterizado pelo crescimento excessivo e transformação estrutural/funcional de várias áreas do parênquima normal. Juntamente com o bócio difuso e na ausência de disfunção tireóidea, tireoidite autoimune e malignidade, o bócio multinodular constitui uma entidade clínica identificada como bócio simples.

Este descreve a transformação benigna da glândula tireoide consecutiva a alguma alteração de sua capacidade em secretar quantidades adequadas de hormônios, resultante tanto de defeito intrínseco da glândula como de fatores exógenos modificando a atividade normal. Dependendo dos elementos envolvidos e da eficiência dos mecanismos adaptativos, o hipotireoidismo é usualmente evitado, mas às custas de algum aumento glandular. Independente do aspecto clínico, o desenvolvimento do bócio é fundamentalmente o mesmo, isto é, o resultado de tentativa da glândula em se adaptar a circunstâncias em que a secreção tireóidea normal encontra-se comprometida.

Segundo suas características morfológicas, o bócio simples é descrito como difuso ou nodular. No contexto epidemiológico, são utilizados os termos "esporádico" ou "endêmico". Este último refere-se à situação em que mais de 10% da população é portadora do distúrbio glandular devido à carência crônica de iodo.

De maneira geral, a doença nodular tireóidea benigna pode ser dividida em solitária ou multinodular. Em contraste com a doença nodular solitária, que exibe um quadro clínico, patológico e molecular mais uniforme, o bócio multinodular simples (BMNS) faz parte de um grupo misto de entidades nodulares. Uma combinação de hiper, hipo ou lesões tireóideas normofuncionantes é usualmente encontrada na mesma glândula. O balanço das propriedades funcionais dos nódulos individuais presentes no bócio multinodular determina fundamentalmente o estado funcional tireóideo. Este poderá ser de eutireoidismo, hipertireoidismo subclínico ou hipertireoidismo evidente. A denominação BMNS aplica-se ao primeiro cenário.

Em síntese, o bócio difuso simples (BDS) e o BMN podem ser considerados como uma mesma doença em diferentes estágios evolutivos. O desenvolvimento do BMN ocorre em duas fases: ativação global da proliferação dos tireócitos (resultante de deficiência iódica ou outros estímulos bociogênicos) levando ao aumento inicial disseminado da glândula e um incremento progressivo da proliferação epitelial focal gerando os nódulos tireóideos.

Portanto, para fins didáticos, trataremos do tema conforme segue:

- Bócio difuso simples;
- Bócio multinodular.

BÓCIO DIFUSO SIMPLES

Em populações com mínima ingesta de iodo, pode ocorrer o aumento difuso da glândula tireoide mesmo com níveis circulantes normais de TSH. O bócio simples difuso (BDS) esporádico, portanto difere do endêmico devido ao grau de carência iódica, por surgir em indivíduos jovens, geralmente na transição da puberdade para a idade adulta, com crescimento discreto, mas progressivo, e com testes laboratoriais funcionais (TSH sérico e T4 livre) normais.

Consoante Studer e cols.,[1] no BDS, aparentemente, existe uma sensibilidade aumentada dos tireócitos ao TSH (ou, eventualmente, outros agentes estimuladores da célula tireóidea). Há grande variabilidade morfológica regional, com grandes folículos cercados por células achatadas, área coloidal muito ampla ao lado de pequenos folículos de celularidade aumentada, com lúmen coloidal ausente e aspecto de "ninhos de células" esparsos pela glândula. Já no BDS endêmico induzido por estímulo constante do TSH, resultante da diminuição da retrorregulação hormonal (em virtude da carência crônica de iodo), os folículos são estruturalmente uniformes, com células foliculares altas do tipo colunar, espaço coloidal normal e lúmen folicular adequadamente preenchido por coloide. Estudos funcionais, com administração pré-cirúrgica de radioiodo seguido de autorradiografia, mostram na glândula de origem endêmica intenso acúmulo do radiotraçador uniformemente em todos os folículos. No BDS esporádico, esse procedimento revela, em contraste, folículos com evidente captação do radioiodo ao lado de estruturas sem concentração do radionuclídeo no coloide.

Diante dessa diversidade morfológica e funcional, concluiu-se que o estímulo constante e elevado de tireotrofina, no BDS por carência crônica de iodo, conduz inicialmente a um aumento homogêneo da glândula tireoide, com folículos morfologicamente normais. No BDS esporádico, presumivelmente com maior sensibilidade ao estímulo por TSH, mesmo normal, em virtude da sensibilidade folicular aleatória, ocorre heterogeneidade estrutural.

Existem bons argumentos que suportam a crença que, tanto o bócio simples esporádico e endêmico são consequentes da interação dos vários aspectos acima mencionados. Além disso, é um fato bem reconhecido que a deficiência de iodo representa um fator dominante, provavelmente permissivo, sobretudo na forma endêmica. Outros fatores, especialmente substâncias bociogênicas naturais ou mesmo ambientais, e anormalidades genéticas heterogêneas da tireoide, podem contribuir para o desenvolvimento do BDS, mas sua influência parece ser significativa somente sob condições de ingesta baixa de iodo.[2]

Os fatores bociogênicos são classificados como exógenos, a saber: carência crônica de iodo; tabagismo; agentes químicos; bocígenos naturais; alguns fármacos como lítio; amiodarona. Os endógenos correspondem ao sexo feminino, antecedente de bócio familiar e marcadores genéticos.

BÓCIO MULTINODULAR

DEFINIÇÃO E EPIDEMIOLOGIA

O encontro de nódulo sólido solitário no parênquima glandular é fenômeno extremamente comum, sobretudo em indivíduos acima dos 40 anos. Com o maior uso da ultrassonografia (USG), notou-se que a presença de nódulos chega a 50% da população examinada, mesmo em condições normais de iodo nutricional.[3] O nódulo tireóideo sólido isolado pode ser caracterizado, ao exame anatomopatológico, em adenoma da tireoide, o qual distingue-se como um tumor benigno e monoclonal, isto é, originário de uma única célula. Essa lesão, geralmente, apresenta crescimento lento e progressivo e o exame citopatológico, após punção biópsia aspirativa, mostra células normais, em arranjos foliculares, com coloide presente. Não se pode distinguir pela citologia se o nódulo é um adenoma ou um carcinoma folicular bem diferenciado. Quando o exame histológico o qualificar como bócio coloide ou adenomatoso com proliferação celular, a presunção é que tem origem policlonal, isto é, composto de diversas linhagens celulares que se reuniram para formá-lo. Com o tempo, existe a possibilidade de outros "nódulos" (na realidade pseudonódulos) coloides hiperplásticos se formarem em outras áreas da tireoide, dando origem a um bócio multinodular (BMN).

Portanto, em síntese, o BMN pode ser definido como um aumento da glândula tireóidea consequente à proliferação multifocal, clonal ou policlonal, de tireócitos que produzem grupos de novos folículos ou estruturas semelhantes a folículos consideravelmente heterogêneos, do ponto de vista funcional e morfológico (Figura 29.1).

A prevalência da doença nodular da tireoide (bem como o bócio) está inversamente correlacionada à ingestão de iodo da população. Com base em investigações por USG em áreas com deficiência de iodo, foi relatada na população adulta uma frequência

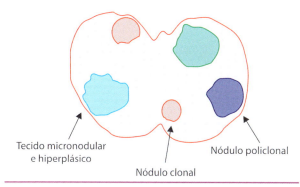

Figura 29.1 Os principais componentes do bócio multinodular: nódulos clonais, nódulos policlonais e tecidos hiperplásico e micronodular. Fonte: Adaptada com modificações de Krohn et al.,2004.[4]

Tecido micronodular e hiperplásico

Nódulo clonal

Nódulo policlonal

de doença nodular de cerca de 30 a 40 % (nas mulheres) e 20 a 30 % (nos homens). Além disso, mesmo pequenas diferenças no suprimento de iodo ambiente podem ser responsáveis pelas diferentes predominâncias de alterações da tireoide. Foi encontrada diferença na frequência de bócio (15% na deficiência mínima e 23% na deficiência moderada), assim como no tamanho do nódulo (aumentado em portadores de deficiência moderada de iodo). A prevalência de nódulos parece aumentar com a idade. Em uma área de deficiência limítrofe de iodo, o BMN estava presente em 23% da população estudada de 2656 os dinamarqueses com idades entre 41 e 71 anos e aumentou com a idade em mulheres (de 20 a 46%), assim como nos homens (de 7 a 23%).[4]

Em contraste, a relação entre a idade e o volume glandular é menos coerente, pois, em áreas carentes de iodo (exceto para a deficiência grave), foi verificado que pico de incidência do aumento da tireoide ocorreu em torno dos 40 anos, sem nenhuma tendência para aumento adicional. Curiosamente, observações similares foram constatadas em área iodo suficiente. No período de seguimento de 20 anos realizado na comunidade de Whickham, a frequência de bócio diminuiu com a idade (prevalência inicial de bócio, em 23% nas mulheres e em 5% nos homens, para 10 % nas primeiras e 2% nestes últimos).[4]

Os mesmos fatores endógenos e exógenos indicados na gênese do BDS exercem influência potencial na formação do BMN (Figura 29.1), culminando, após décadas de vida, em alteração com áreas de necrose, hemorragias, fibrose acentuada e calcificações.[5] Pesquisadores[6] indicaram que, após evolução da hiperplasia para a nodularidade, as áreas nodulares da mesma glândula exibem captação de iodo e geração de AMP cíclico muito diferentes entre si, confirmando a heterogeneidade funcional da glândula afetada.

ETIOLOGIA

A ocorrência familiar de BMN esporádico, em condições nutricionais normais de iodo, tem sido amplamente reconhecida como sendo geneticamente determinada. Análise baseada em princípios mendelianos confirmou a suspeita de que não havia modalidade simples de transmissão. Mais recentemente, como se expõe adiante, tornou-se bastante clara a hipótese de que tanto o BMN esporádico como o endêmico pertencem ao grupo de moléstias que se convencionou denominar de complexas.[3] Esse conjunto de doenças, o fenótipo clínico, produto de múltiplos fatores genéticos e ambientais, encerra ampla variação de gravidade, suscetibilidade genética, ação ambiental e grau de exposição aos fatores bocígenos naturais (Figura 29.2).

É totalmente admissível que a carência crônica de iodo, mesmo em grau moderado, seria o elemento ambiental inicial mais importante, contribuindo para a gênese do BMN, tal como se apresenta em escolares e adultos jovens (Figura 29.2). Tal fato foi confirmado em estudos populacionais conduzidos em habitantes da Dinamarca, onde o consumo de iodo per capita foi baixo, até recentemente.[5] Admite-se que a concentração urinária de iodo (CUI) abaixo de 100 mcg de iodo/litro denota fator ambiental indutor importante para prevalência mais elevada de bócio simples do que se julga aceitável (cerca de 5% da população). Destaca-se, ainda, que o volume do bócio correlaciona-se significativa e negativamente com a CUI, decorrente do iodo nutricional.

Não se pode deixar de mencionar que o fator constitucional representado pelo sexo feminino está envolvido na etiologia de bócio em nível populacional porque a relação entre mulheres e homens afetados, em regiões não endêmicas, excede valores de 5 para 1 (alguns estudos apontam proporção de 10 para 1). Óbvio que as sucessivas gravidezes representam perda renal do indispensável iodo,[3] o que pode persistir mesmo após o parto. As menstruações podem também contribuir para perdas modestas do elemento, que ganham em importância, quando o ambiente é deficiente. A lactação prolongada que leva parte do iodo materno ao neonato constitui mais uma pequena, embora efetiva, espoliação.

O tabagismo é, sem dúvida, considerado outro fator ambiental colaborador para a gênese do BMN, pois se confirmou que tiocianato, presente no fumo, compete ativamente, com o SLC5A5 (solute carrier family 5 (sodium iodide symporter), member 5) ou NIS (sodium iodide symporter) na captação ativa de iodo realizada na membrana basocelular do tireócito.[7-9]

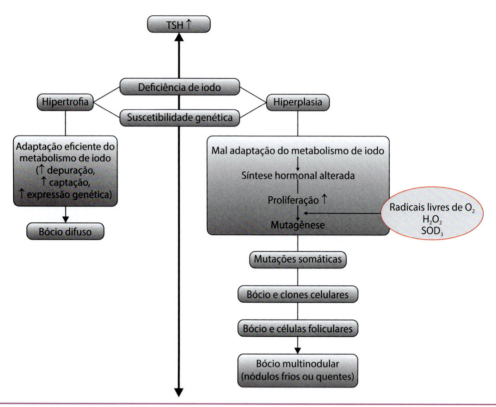

Figura 29.2 Fisiopatologia hipotética do bócio multinodular. O início do desenvolvimento do BMN é a hiperplasia induzida por estímulos bociogênicos (p. ex.: deficiência de iodo). Esta aumenta diretamente a mutagênese (produção de H_2O_2/radicais livres) ou indiretamente (proliferação e aumento da divisão celular). Subsequentemente, a hiperplasia dá origem a clones celulares. Alguns exibem mutações somáticas do TSHR, originando nódulos com funcionamento autônomo ("quentes"), ou que encerram mutações que levam à desdiferenciação e, portanto, a nódulos ou adenomas "frios". Fonte: Adaptada com modificações de Krohn et al., 2004.[4]

De grande importância são os bocígenos naturais, que interferem na captação de iodo (como o tiocianato da cassava), como têm ação bloqueadora da incorporação de iodeto, similar a agentes farmacológicos como propiltiouracil (PTU) ou metimazol (MMI). Na Tabela 29.1, encontram-se indicados os fatores naturais já descritos e suas respectivas ações na fisiopatologia e gênese de bócio. Muitas vezes, esses agentes exercem ação potencializadora em condições nutricionais de iodo relativamente baixas.[6] Tal fato foi bem observado no sul do Maranhão, Piauí e parte do Tocantins, onde há elevada prevalência de bócio. A população local consome em larga escala os subprodutos do coco babaçu, como óleo comestível e no uso das amêndoas já prensadas e da "farinha" presente na camada interna da semente.[10] Documentou-se que a casca das amêndoas e a "farinha" têm ação PTU-símile, bloqueando as ações da enzima peroxidase, mas com eficiência muito reduzida.

Curiosamente – e talvez paradoxalmente – o excesso de iodo nutricional também pode levar ao desenvolvimento de BDS.[11] Esse acontecimento foi verificado na região norte do arquipélago japonês (Sapporo, Hokkaido), quando a ingestão crônica de excesso de iodo por meio de alimentos muito ricos nesse halogênio perdura por muito tempo. A hipótese mais aceita é o virtual bloqueio da incorporação de iodo à molécula de tireoglobulina (TG), em resíduos tireosínicos, para a geração de T3 e T4. Com essa inibição (conhecida como efeito de Wolff-Chaikof), ocorre queda dos hormônios tireóideos (HT) na circulação, elevando-se o TSH, com ampla estimulação para o aumento do volume glandular. A remoção de algas marítimas da dieta, reduziu o bócio de maneira evidente.

Alguns medicamentos podem agir na glândula tireoide provocando alterações e, eventualmente, causar tireomegalia. Por exemplo, a terapêutica com lítio em determinadas patologias psiquiátricas, de forma constante e contínua, pode alterar a hidrólise intracelular da TG, com menor emergência hormonal para a circulação.[12] A amiodarona, com seu elevado conteúdo de iodo produz sérias alterações foliculares, com nítido efeito citotóxico, eventual hipertireoidismo, aumento do volume glandular e, como consequência, hipotireoidismo futuro.[12]

Tabela 29.1 Bocígenos naturais e respectivos mecanismos de ação

Alimentos	Mecanismo
Mandioca, feijão-de-lima, linhaça, sorgo, batata doce	Contêm glicosídeos cianogênicos; metabolizados a tiocianatos que competem com o iodo na captação tireóidea
Vegetais crucíferos: repolho, couve-flor, couve, brócolis, rabanete, colza	Contêm glicosinolatos; metabólitos competem com o iodo na captação tireóidea
Soja, painço	Contêm flavonoides que reduzem a atividade da tireoperoxidase
Nutrientes	**Mecanismo**
Deficiência de selênio	Peróxidos acumulados podem prejudicar a tireoide; a deficiência de desiodase altera a síntese hormonal
Deficiência de ferro	Reduz a atividade da tireoperoxidase heme-dependente tireóidea e pode atenuar a eficácia da profilaxia iódica
Deficiência de vitamina A	Aumenta a estimulação tireotrófica da tireoide com geração de bócio por meio da supressão do gene da subunidade β do TSH hipofisário

TSH: hormônio estimulador da tireoide.
Fonte: Modificado e adaptado de Medeiros-Neto, 1993.[5]

Além dos fármacos, produtos químicos ambientais podem alterar a função tireóidea e, casualmente, contribuir para a gênese do bócio. São conhecidos como desreguladores endócrinos agentes exógenos que interferem na produção, liberação, transporte, metabolismo, ligação, ação ou eliminação de hormônios naturais, em particular, os tireóideos, responsáveis pela manutenção da homeostase, regulação do desenvolvimento e comportamento. Considerando apenas os efeitos em humanos, podem ser definidos como substâncias estranhas ao organismo que provocam efeitos deletérios ao indivíduo ou aos seus descendentes em decorrência de intervenções com o sistema endócrino.[12] Os desreguladores tireóideos podem afetar a fisiologia da glândula em várias fases, interferindo no eixo hipotálamo-hipófise-tireoide, inibindo o transporte ativo de iodo inorgânico para o tireócito, mimetizando ou antagonizando a ação dos HT, induzindo a expressão ou inibindo as enzimas reguladoras associadas à síntese e ao metabolismo dos HT, alterando os níveis de receptores de HT ou da transdução de sinais resultantes da ação hormonal. Esses aspectos estão reunidos na Tabela 29.2.

Embora descritos de forma não comprovada em relatos isolados, fatores emocionais e estresse permanente têm participação muito discutível na gênese do bócio.

A influência genética, embora de natureza complexa e, ainda, com vários pontos não completamente elucidados, deve ser considerada como determinante na gênese do BDS e BMN, principalmente em situação de moderada deficiência nutricional de iodo.[4,13-16] Portanto, deve-se aceitar que, vários fatores ambientais indicados e determinantes genéticos individuais, em última análise, serão responsáveis pelo início dos processos que levam à formação do bócio. O surgimento do BDS na adolescência associado à nítida ocorrência familiar é altamente indicativa de suscetibilidade genética. Por outro lado, contrastando com o BDS familiar decorrente de variações genéticas casuais por mutações espontâneas, algumas famílias apresentam um padrão de herança autossômica dominante.[15] Interações gene-gene, mecanismos poligênicos (isto é, efeitos sinérgicos de variantes genéticas ou polimorfismos) indicam a complexidade da patogênese do BDS ou BMN. A predisposição genética é indicada por pormenorizado levantamento genético familiar ou por estudos realizados em gêmeos.[13,14]

Crianças nascidas de pais com BDS esporádico apresentam risco significativamente maior de desenvolver bócio, na fase adulta, comparativamente a descendentes de pais não afetados.[13] Sua elevada incidência em mulheres e a concordância elevada em gêmeos monozigóticos comparativamente a gêmeos dizigóticos, reforçam a influência da predisposição genética.[13] Na nossa experiência, outro aspecto consonante é a recidiva do bócio após tireoidectomia parcial que pode ocorrer meses ou anos após a cirurgia. Parece que a recidiva estaria ligada a defeitos genéticos autossômicos recessivos no sistema tireóideo, sugerindo possível disormonogênese.[16]

Tabela 29.2 Compostos químicos ambientais com potenciais efeitos deletérios no sistema tireóideo em humanos

Agentes	Classe	Mecanismo	Efeitos nos hormônios tireóideos
Perclorato, tiocinato, ftalato, clorato, bromato, dissulfetos do processamento do carvão, tabaco	Transporte de iodeto	Competição/bloqueio do SLC5A5 ou NIS	Síntese tireóidea diminuída de T3 e T4
Metimazol, propiltioureia, amitrol (herbicida), benzofenona 2 (usado como filtro solar em cosméticos), isoflavona de soja, mancozeb (fungicida)	Inibidores da síntese	Inibição da TPO	Síntese tireóidea diminuída de T3 e T4
BPC, pentaclorofenol (preservativo de madeira), PDBE (pirorretardante)	Desregulação do transporte	Ligação competitiva com a transtiretina	Possível efeito na produção cerebral fetal de T4
Acetoclor (herbicida), BPC	Aumento do catabolismo hepático	Estímulo de glucoroniltransferases ou sulfotransferases	Aumento da eliminação biliar de T3 e T4
Dioxina, pirorretardantes, carbonitrila, bisfenol A (componente de plásticos, revestimento interno de embalagens de lata para alimentos), BPCs	Transporte celular aumentado	Estímulo de transportadores OATP1C1 ou MCT8	Aumento da eliminação biliar de T3 e T4
BPCs, triclosan (bactericida),	Inibição da sulfatação	Inibição de sulfotransferases	Diminuição da sulfatação de HT levando
Pentaclorofenol, dioxina, difurano			A possível diminuição do da síntese periférica de T3
Corante vermelho FD&C #3, propiltiouracil, Bocas, octil-metoxicinamato (bloqueador UV)	Desiodases	Inibição ou estímulo das desiodases	Síntese periférica diminuída de T3
BPCs, bisfenol A, hexaclorobenzeno, pirorretardantes	Agonistas ou antagonistas do receptor de HT (RT)	Interferência direta ou indireta na ligação ao RT	Alteração da transcrição genética dependente do HT
DDT, BPCs	Receptor de TSH	Inibição do receptor de TSH	Produção diminuída de T3 e T4

BPC: bifenilas policloradas; Corante FD&C #3: sal 2',4',5',7'-tetraiodofluoresceina dissódico, ou eritrosina, corante vermelho utilizado em alimentos, medicamentos e cosméticos. SLC5A5 [solute carrier family 5 (sodium iodide symporter), member 5] ou NIS: simportador de sódio e iodeto; TPO: tireoperoxidase; RT: receptor nuclear de HT; OATP1C1 ou SLCO1C1: solute carrier organic anion transporter family, member 1C1; MCT8 ou SLC16A2: solute carrier family 16, member 2 (monocarboxylic acid transporter 8); HT: hormônio tireóideo; PDBE: difeniléter polibromado; DDT: 1,1,1-tricloro-2,2-bis(4-clorofenil)etano.

Fonte: Adaptada de Boas, Main e Feldt-Rasmussen, 2009.12

A maioria desses defeitos afetaria os vários genes responsáveis pela fisiologia da tireoide [genes da TG, TPO, NIS ou SLC5A5 [solute carrier ortic 5 (sodium/iodide cotransporter), member 5)], SLC26A4 [solute carrier ortic 26 (anion exchanger), member 4)] ou pendrina (PDS), receptor de TSH (TSHR), oxidase tireóidea 2 (DUOX2 ou dual oxidase 2) e desiodases] podem produzir quadros clínicos de menor expressão, clínica com presença de bócios pequenos/médios, quando o ambiente nutricional de iodo for favorável, isto é, em circunstâncias de excesso de iodo nutricional.[17] Tal fato é observado, segundo nossa experiência, mesmo em indivíduo com heterozigose composta ou com defeito homozigótico de determinados genes, tal como o mutante da TG, do SLC5A5 e do IYD (iodotyrosine deiodinase) ou DEHAL1. Em nossa ampla casuística de disormonogêneses, observamos que o ambiente nutricional normal ou excessivo de iodo reduz significativamente a gravidade induzida pelo defeito genético produzindo quadro clínico fenotípico com bócios pequenos e função tireóidea próxima da normalidade. Por outro lado, o erro genético em heterozigose (um só alelo mutante) pode levar à discreta alteração fenotípica que conduz a grau clínico mais grave desde que exista deficiência iódica.[17]

Foram realizados estudos de ligação genética (linkage) para analisar a co-hereditariedade de diferentes regiões genômicas, bem como avaliar os mecanismos genéticos envolvidos nesse processo.

A análise de ligação do genoma (genome-wide linkage) identificou o lócus candidato MNG1 (multinodular goiter 1) no cromossomo 14q31 em numerosa família canadense com 18 membros afetados.[3,15] Esse lócus foi confirmado em outra família alemã com bócio simples recidivante, após sucessivas cirurgias. Em ambas as famílias, comprovou-se padrão dominante de hereditariedade com elevada penetrância. A região 14q31, entre o MNG1 e o gene TSHR, foi identificada como tendo potencial para genes candidatos indutores BDS/BMN. Muito interessantes são os resultados de estudo em família italiana, em que se detectou ligação com o cromossomo X (padrão autossômico dominante) e um segundo lócus, denominado MNG2 (indicado como Xp22).

Para identificar outros genes causais, foi realizada estudo do tipo genome-wide linkage em 18 famílias com bócio, procedentes da Dinamarca, Alemanha e Eslovênia. Em 20% delas, identificaram-se loci em distintos cromossomos (2p, 3p, 7q e 8p). O lócus 3p sugere existir um padrão dominante de hereditariedade para o BDS/BMN.[15] Em conclusão, pode-se afirmar que os fatores ambientais já assinalados, em conjunto ou individualmente, quando associados a variações ou mutações genéticas podem levar ao distúrbio. O fato de se encontrar potenciais loci genéticos predisponentes ao bócio, sem concomitância do fator ambiental, não teria a capacidade fisiopatológica para induzir o fenótipo clássico familiar de BDS/BMN.

FISIOPATOLOGIA DO BDS/BMN

Hiperplasia da glândula tireoide

Os bócios nodulares resultam da hiperplasia das células foliculares em um ou vários locais da glândula. O processo básico da bociogênese é a geração de novas células foliculares, que formam novos folículos ou aumentam o tamanho dos folículos recém-formados. A força motriz do crescimento do BMN é o anormal potencial de crescimento intrínseco de pequeno número de tireócitos. Fatores genéticos, endógenos e ambientais podem atuar nesse processo básico e acelerar o crescimento.

O TSH é o estimulador mais importante do crescimento e função tireóidea sob condições fisiológicas in vivo (Figura 29.2).

As evidências acumuladas até o presente indicam forte influência do iodo como moderador do crescimento e função glandulares. Mas os mecanismos pelos quais o crescimento é induzido pela deficiência de iodo são ainda controversos. O conceito clássico é que qualquer diminuição no suprimento de iodo diminui a secreção hormonal por intermédio da autorregulação intratireóidea, aumentando o TSH bem antes da glândula tornar-se depletada de iodo. Contudo, pode-se admitir a atuação sinergística do efeito direto do iodo sobre o crescimento com os intraglandulares. Dependendo do grau da deficiência iódica, poderia prevalecer um deles: na deficiência marcante, o TSH provavelmente aumentaria, enquanto na moderada, os mecanismos autorreguladores prevaleceriam. Além disso, a relação entre o iodo dietético e sua disponibilidade tireóidea é influência por vários fatores, como o tiocianato e outros bocígenos (Tabela 29.1).

Maior depuração sérica de iodeto

É o mecanismo adaptativo mais importante pelo qual a glândula tireoide consegue manter concentração constante de iodo glandular frente à carência desse halogênio. A captação de iodeto eleva-se substancialmente sob ação do TSH e a captação absoluta de iodeto, representada pela massa de iodeto disponível na glândula por unidade de tempo, aumenta concomitantemente. Todavia, o processo de ajuste tende a decrescer com o tempo devido à progressiva deterioração morfológica da tireoide, passando de hiperplasia difusa para multinodular, quando o bócio perde eficiência adaptativa.

Estresse oxidativo como aspecto negativo da síntese hormonal

Além de constituir o substrato para a síntese hormonal, a H_2O_2 poderia ser fonte importante de radicais livres e espécies reativas de oxigênio (ROS). Por serem capazes de causar dano celular substancial e interferir na função normal, as células epiteliais tireóideas parecem dispor de mecanismo de defesa importante, por meio de enzimas antioxidantes como as glutationas peroxidases, para contrabalançar o dano potencial mediado pelos radicais livres. Se essa defesa antioxidativa não for efetiva, poderão correr danos detectáveis (p. ex.: peroxidação) em lipídeos, DNA e proteínas dos tireócitos.[3]

Como o iodo e H_2O_2 agem como cosubstratos na síntese hormonal tireóidea, as alterações na concentração iódica muito provavelmente afetam a concentração da água oxigenada. Sua geração, obrigatória para a incorporação de iodo, é, além disso, estimulada pelo TSH. Em consonância, níveis baixos de iodo e marcadores de funcionalidade tireóidea aumentada sugerem ativação da H_2O_2, que poderiam resultar em dano ao DNA e mutações somáticas.[18]

Consequentemente, iodo baixo e H_2O_2 elevada intensificarão a defesa antioxidativa, que seria detectável na regulação celular de enzimas envolvidas na defesa contra o estresse oxidativo.

De fato, foi revelada em roedores maior expressão de mRNA para a superóxido dismutase 3 (SOD3) – isoforma extracelular que atua preferencialmente no lúmen, em que a H_2O_2 é produzida.[17] Além disso, o estresse oxidativo e defesas antioxidantes encontram-se aumentados em glândulas hiperplásticas e involutivas.[3]

A transformação nodular gerando o BMN

A maior parte dos bócios torna-se nodulares com o tempo. Sabe-se que juntamente com a hiperplasia causada pela diminuição de iodo, ocorre um aumento na atividade funcional acompanhada pelo acréscimo importante no número das células tireóideas. Esses dois eventos parecem favorecer a ocorrência de eventos mutacionais. Isso porque a síntese hormonal acompanha-se pela produção de H_2O_2 e formação de radicais livres que podem danificar o DNA genômico. O grau elevado de replicação celular dificultará o reparo favorecendo o excesso mutacional na tireoide, afetando assim aleatoriamente genes cruciais para a fisiologia do tireócito. Mutações que conferem uma vantagem de crescimento, particularmente no gene codificador para o receptor de TSH ou da proteína Gsα, muito provavelmente iniciam o crescimento focal.[3]

À luz de estudos epidemiológicos, modelos animais e dados moleculares, podem-se elaborar uma teoria sobre a transformação nodular.[4] Inicialmente, a deficiência iódica, bocígenos naturais ou ambientais causam hiperplasia tireóidea difusa. A partir desse estágio, a proliferação celular aumentada, junto com o possível dano ao DNA devido à ação da H_2O_2, causam uma sobrecarga mutacional. Algumas dessas mutações espontâneas conferem ativação constitutiva – TSH independente – da cascata do AMP cíclico que estimulam o crescimento e a função. Finalmente, na tireoide em proliferação, ocorre a expressão do fator promotor de crescimento de alguns fatores ubíquos, como o EGF (epidermal growth factor), IGF1 [(insulin-like growth fator 1 (somatomedin C)], FGF1 [(fibroblast growth factor 1 (acidic)] e FGF2 [(fibroblast growth factor 2 (basic)]. Como resultado dessa coestimulação, as células se dividem em pequenos clones. Com a diminuição da expressão daqueles fatores, esses pequenos clones com mutações ativadoras continuarão proliferando se forem capazes de se autoestimular.

Poderão, então, formar pequenos focos celulares, que se desenvolverão como nódulos. Segundo estudo minucioso de Knobel e cols.,[6] após evolução da hiperplasia para nodularidade, as áreas nodulares da mesma glândula exibem captação de iodo e geração de AMP cíclico muito diferentes entre si, confirmando a heterogeneidade funcional no BMN.

HISTÓRIA NATURAL

No que diz respeito ao crescimento glandular e função, a história natural varia e é difícil de predizer. Em determinadas populações, o grau de aumento espontâneo tem sido estimado em aproximadamente 20% ao ano, mas parece ser bem menor.

Indivíduos com BMN não tóxico podem se tornar hipertireóideos ou, menos comumente, hipotireóideos. A hiperfunção, frequentemente, se desenvolve insidiosamente, em contraste com o que ocorre na doença de Graves. Em geral, começa com período prolongado de hipertireoidismo subclínico, caracterizado por TSH sérico baixo e concentrações séricas normais de T4 livre, T3 e T4 totais. Essa situação resulta do crescimento do bócio e está associada ao aumento da massa de células tireóideas produtoras de hormônios de forma autônoma. Pode também originar-se do aumento do consumo de iodo mediante uso de medicamentos ricos no halogênio, como desinfetantes, amiodarona ou de contrastes radiológicos que, no bócio com metabolismo autônomo aumentado de iodo, leva à produção de quantidades excessivas de hormônios tireóideos. Pouco se sabe sobre a incidência e o tempo de evolução para essa progressão do BMN simples para tóxico. Um estudo populacional realizado em área carente de iodo indicou que a autonomia nodular aumentou com a idade e atingiu 15% em idosos.[19] Segundo alguns estudos longitudinais,[2] parece que o hipertireoidismo se manifesta em 10% dos indivíduos com bócio nodular, em um período de 5 anos. Em poucos casos, a autonomia de alguns nódulos tireóideos pode regredir.

O desenvolvimento de hipotireoidismo em um indivíduo com BMN atóxico é raro. Essa observação pode ser explicada por provável tireoidite autoimune coexistente.

DIAGNÓSTICO

Aspectos clínicos

Os sinais e sintomas clínicos concernentes são apresentados na Tabela 29.3 e os aspectos diagnósticos, na Tabela 29.4. É de se admirar as descrições de bócio nos Alpes, nos Andes e nas viagens de cientistas pelo Brasil no século XIX, as quais registraram que muitas mulheres, com grandes bócios, enfeitavam-se com colares de ouro para realçar a deformidade. As visitas de pesquisadores a zonas endêmicas do Brasil mostraram, recentemente, que cerca de 10% dos habitantes de pequenas vilas interioranas apresentavam BMN visíveis à distância e que não se queixavam de nenhum desconforto clínico ou local importante.[20] A eventualidade de sintomas compressivos de estruturas cervicais (traqueia, grandes vasos, nervo recorrente) quase sempre indica que o BMN de longa duração migrou parcialmente para a região subesternal e mediastinal superior (Tabela 29.2). Isso ocorre com mais frequência em indivíduos de grupos etários acima de 40 a 50 anos, possivelmente pelo comprometimento da coluna cervical (diminuição de espaços vertebrais, listese de vértebras, possível osteoporose cervical), que projeta parte do BMN em direção à região subesternal. Quando esse fenômeno ocorre, pode haver compressão venosa das áreas de veias jugulares, veia subclávia ou mesmo de veia cava superior. O chamado sinal de Pemberton, obtido com a extensão dos braços sobre a cabeça, elevando o BMN no sentido da abertura torácica superior, provocando possível dificuldade respiratória, distensão das veias cervicais, congestão facial e estridor por aumento da pressão sobre a traqueia.[2]

Tabela 29.4 Diagnóstico do bócio multinodular

• Multinodularidade ao exame físico
• Desvio traqueal, assimetria
• Ausência de adenopatia cervical
• TSH normal ou diminuído, T4 livre normal ou aumentado, tireoglobulina elevada
• Calcitonina normal
• Autoanticorpos tireóideos negativos em ~90% dos casos
• Cintilografia demonstrando áreas "quentes" e "frias"
• Encontro de nodularidade à ultrassonografia; cistos e calcificações são comuns
• Massa heterogênea evidenciada pela tomografia computadorizada e ressonância magnética
• Avaliação da função respiratória pode demonstrar capacidade inspiratória comprometida
• Citologia benigna dos nódulos dominantes pela PAAF

Fonte: Autor

Em nossa experiência tal fenômeno é raro. Mesmo registros literários médicos de compressão traqueal como tosse, estridor, supostamente observados em 30% (ou mais) de indivíduos é pouco observado nos indivíduos idosos com grandes bócios multinodulares, seguidos em nosso ambulatório. Muitas vezes, a tomografia mostra segmento da traqueia com diâmetro reduzido em mais de 50% (pela compressão), sem que o indivíduo tenha queixas ou desconforto. O quadro pode ser diferente quando o BMN evolui para malignidade, frequentemente, para carcinoma anaplásico. Nessas raras ocasiões, os sintomas de compressão, falta de ar, tosse persistente – que pioram com a posição recumbente, devem alertar o médico assistente sobre aquela possibilidade. Poucas vezes, pode haver comprometimento esofagiano, paralisia de cordas vocais, paralisia do nervo frênico e a chamada síndrome de Horner resultante de dano na cadeia simpática cervical.[2]

Muito mais comum, e que deve ter toda a atenção do clínico, é a possibilidade de o BMN simples evoluir lentamente para o hipertireoidismo com o progressivo aumento de volume. Essa disfunção, quase sempre, é causada por excesso de iodo nutricional, ingestão acidental de fármacos contendo iodo, uso de povidona como agente bactericida, aplicação dérmica de iodo, cosméticos contendo corante vermelho – o qual é iodado e, no nosso meio, o uso de sal fortemente iodado, como ocorreu entre 1998 e 2003 (o sal continha 40-100 mg iodo/kg de sal). O hipertireoidismo induzido por iodo progride, gradualmente, passando de fase subclínica (TSH

Tabela 29.3 Sinais clínicos e sintomas que podem estar associados ao bócio multinodular

• Massa de crescimento nodular lento e progressivo na região anterior do pescoço
• Uni ou multinodularidade ao exame físico
• Desvio ou compressão traqueal, obstrução das vias aéreas superiores, dispneia
• Tosse ou disfagia ocasionais
• Dor aguda ou aumento cervical secundários à hemorragia
• Síndrome de obstrução da veia cava superior
• Sinal de Pemberton: obstrução da abertura torácica superior em decorrência da extensão dos braços sobre a cabeça
• Desenvolvimento gradual de hipertireoidismo
• Tireotoxicose induzida por iodeto
• Paralisia do nervo recorrente (rara)
• Paralisia do nervo frênico (rara)
• Síndrome de Horner (rara)

Fonte: Autor

suprimido e T4 livre normal) para fase clínica com todos os sinais clínicos e laboratoriais de excesso de função da tireoide.[2] Como os afetados são, em geral, idosos é muito frequente o hipertireoidismo se manifestar inicialmente por arritmia cardíaca, quase sempre, por fibrilação auricular. Em alguns indivíduos, a cintilografia pode apontar um nódulo dominante com hiperfunção (nódulo autônomo ou nódulo "quente"). Em outros, mais comumente observa-se distribuição heterogênea do radionuclídeo. A excreção urinária de iodo é método valioso para se confirmar o diagnóstico do hipertireoidismo no BMN por excesso de iodo. Confirmada a elevada CUI e identificada a causa, é importante remover a eventual fonte do cúmulo iódico e instituir dieta pobre em iodo, uso de fármacos inibidores da função tireóidea (MMI) e betabloqueadores.[2] Essas medidas iniciais podem preceder dose terapêutica de radioiodo com estímulo por TSH humano recombinante (rhTSH), que será discutido mais adiante.

Na avaliação clínica, é importante obter o máximo de informações sobre doenças de tireoide familiares antecedentes, como já assinalado. Esses dados serão importantes para se estabelecer possível vínculo genético com o fenótipo dos afetados.

Exclusão de malignidade no BMN

A ocorrência de câncer em nódulos no BMN é relativamente pequena e confirmada em estudos minuciosos histológicos em espécimes cirúrgicos.[20-22] A história familiar de BDS/BMN sugere patologia benigna, mas não exclui essa possibilidade. É importante ter informações sobre a eventual circunstância de câncer papilífero familiar, o que

indicaria necessidade de melhor e mais abrangente investigação laboratorial e citológica.

O risco de malignidade é maior nos indivíduos mais jovens e nos mais idosos. Indivíduos com história de radiação ionizante na infância, na região cervical, devem alertar para possível presença de câncer papilífero. O crescimento mais evidente de parte do BMN deve alertar para a possibilidade de neoplasia maligna. É obvio que o rápido aumento volumétrico de um cisto ou provocado por área hemorrágica pode ser facilmente diagnosticado pelo exame ultrassonográfico. Existe igualmente a possibilidade incomum de incidência de linfoma que exibe aspecto ecográfico característico. Finalmente a evolução para carcinoma anaplásico deve ser considerada em indivíduos idosos.[3]

Finalmente, devemos lembrar que os BMN que albergam nódulos malignos são, na maioria das vezes, indistinguíveis, sob o ponto de vista clínico, dos benignos e que o consenso das diversas recomendações de associações da Europa, dos Estados Unidos e da América Latina é realizar punção biópsia aspirativa (PAAF) de pelo menos dois nódulos, conforme o grau de suspeição indicado pelo exame ultrassonográfico.[2]

Investigação laboratorial

Em nosso meio, os exames laboratoriais iniciais mais solicitados são o TSH sérico e o T4 livre concordantes com as recomendações e preferências de especialistas dos Estados Unidos e da União Europeia (Tabela 29.5).

Com essas medidas, é possível aferir a função do BMN e avaliar a possibilidade de eventual hiper-

Tabela 29.5 Medidas bioquímicas rotineiras usadas pelos membros da ATA e ETA, na avaliação complementar diagnóstica de indivíduo portador de BMN simples sem suspeita de malignidade

Medidas	Bócio multinodular simples	
	ATA (n = 140)	ETA (n = 120)
TSH	100	100
T4 total	21	17
T3 total	23	23
Índice de T4 livre	54	74
Anticorpos anti-TPO	61	65
Anticorpos anti-TG	34	8
Calcitonina	4	32
Tireoglobulina	2	8

Números: percentagem de especialistas das duas organizações. ATA: American Thyroid Association; ETA: European Thyroid Association; anti-TPO: antitireoperoxidase; anti-TG: antitireoglobulina.

Fonte: Adaptada de Hegedus, Bonnema e Bennedbaek, 2003.[2]

tireoidismo subclínico. A pesquisa de anticorpos anti-TPO e anti-TG, quando positiva, indicaria a concomitância de doença tireóidea autoimune.[3] A dosagem de TG apresenta-se elevada e mostra significativa correlação com o tamanho do BMN, mas não acrescenta muito sob o ponto de vista diagnóstico (exceto quando valores muito elevados podem indicar possibilidade de metástases a distância). Não está no âmbito deste capítulo discutir a necessidade de medir a calcitonina no BMN para eventual exclusão de câncer medular da tireoide (CMT). Não existe consenso sobre esse assunto nos estudos internacionais e, a nosso ver, tal investigação laboratorial não tem respaldo em análises de grande número de indivíduos com BMN, dado seu custo elevado e a baixa prevalência do CMT (0,4-1,4%).[2]

Investigação por imagem

A inspeção e palpação da tireoide pelo clínico são, obviamente, o primeiro passo para progressão às metodologias de investigação por imagem. No entanto, esta avaliação é bastante imprecisa, mormente, quando o BMN se estende para a região subesternal e mediastinal. A descrição clínica minuciosa das características nodulares, mostrando a localização, textura, sinais de calcificação, áreas com possíveis hemorragias recentes e eventualmente dolorosas, sinais de compressão venosa, de possível compressão traqueal em posição deitada, é importante para correlacionar-se com dados obtidos nos exames por imagem. Na Tabela 29.6, indicam-se os procedimentos por imagem mais utilizados com suas vantagens e desvantagens.

Ultrassonografia

O uso rotineiro da USG da tireoide (em associação com o padrão de vascularização com o doppler colorido) teve grande impacto na clínica endocrinológica.[23,24] As razões para a grande difusão de seu uso são a disponibilidade de aparelhos de elevada resolução, o preço relativamente acessível, o pouco ou nenhum desconforto para o usuário e a ausência de radiação ionizante. Além disso, fornece dados preciosos sobre os nódulos (presença de halo, microcalcificações, ecogenicidade, localização, volume), além de possibilitar orientação precisa para a coleta de material por PAAF. Não é de se admirar que 80% dos endocrinologistas escolhem esse recurso inicial por imagem para avaliação do BMN. Mas é necessário frisar que o procedimento é observador dependente, isto é, profissionais com maior experiência e com grande casuística teriam melhor capacidade de diagnóstico ecográfico comparativamente a ultrassonografistas inexperientes. É comum a divergência em laudos emitidos por dois centros diagnósticos. Na avaliação de possibilidade de diagnóstico de eventual malignidade no nódulo, existe desacordo entre os especialistas. A nosso ver, o uso de critérios já consagrados como, ausência de halo, bordas indefinidas, microcalcificações, alterações da ecogenicidade, fluxo vascular central ao doppler pode apontar para necessidade de complementação por exame citológico.[24] Permite a análise correta dos volumes dos nódulos do BMN e, desde que realizada pelo mesmo investigador, é possível detectar variações volumétricas que poderão levar à intervenção médica ou cirúrgica. Em estudos comparativos de avaliação das dimensões de BMN de médio a grande volume, a USG pode ter acurácia sensivelmente menor do que a tomografia computadorizada (TC), particularmente, quando parte do tecido tireóideo multinodular se encontra em situação subesternal.

Cintilografia

A imagem da tireoide usando radionuclídeos (radio iodo, tecnécio) vem sendo utilizada há muitos anos. Todavia, como método de avaliação volumétrica e morfológica deixa muito a desejar em comparação com a USG.

A cintilografia é muito útil para indicar o estado funcional dos nódulos componentes do BMN, demonstrando nódulos com elevada captação do radionuclídeo ao lado de outros com escassa concentração radioativa. O uso de 99Tc (tecnécio) como traçador pode sugerir captação falsamente positiva (em 3 a 8% dos nódulos), o que não ocorre com o uso de radioiodo.[2] Obviamente, a presença de hipertireoidismo subclínico ou clínico deve levar à suspeita de nódulo autônomo hiperfuncionante no contexto da multinodularidade e, nessa situação, a cintilografia pode ter utilidade diagnóstica.

Tomografia computadorizada (TC), ressonância magnética (RM) e tomografia por emissão de pósitrons (PET)

Essas metodologias nos fornecem visualização tridimensional, em alta resolução, da glândula tireoide. Todavia, em virtude da elevada dose de radiação ionizante inerente à TC, pode-se dizer que, em casos rotineiros, não há vantagem em realizá-la no BMN, exceto quando existe extensão subesternal ou mediastinal superior cuja comprovação é inviável pela USG. Outra vantagem da TC é a precisa redução volumétrica de BMN mergulhante após tratamento com radioiodo precedido por rhTSH.[25] Um

Tabela 29.6 Procedimentos por imagem no BMN: vantagens e desvantagens

	Vantagens	Desvantagens
Ultrassonografia	• Resolução morfológica alta Ausência de radiação ionizante • Disponibilidade • Visualização do fluxo sanguíneo (doppler) • Guiar biópsia, inclusive de linfonodos • Precisão moderada de estimativa de volume • Desconforto discreto • Investigação ambulatorial	• Dependência do operador não informa sobre funcionalidade Inadequada no bócio subesternal • Predição pobre de malignidade
Cintilografia	• Informa sobre funcionalidade • Diferencia entre distúrbios com dano celular e hipertireoidismo • Medida da captação tireóidea de 131I • Informa sobre a aplicação potencial de radioiodoterapia Detecta tecido tireóideo ectópico	• Requer unidade de medicina nuclear • Irradiação ionizante • Resolução baixa • Diferenciação entre nódulos frios sólidos e císticos • Estimativa imprecisa de volume 99mTc pode indicar captação nodular falsa • Invalidada pela contaminação com iodo orgânico
Tomografia computadorizada	• Boa disponibilidade • Resolução morfológica elevada • Visualização de estruturas adjacentes • Ideal para o bócio subesternal • Estimativa planimétrica de volume • Estimativa de volume com boa acurácia	• Irradiação ionizante • Não informa sobre funcionalidade • Baixa predição de malignidade
Ressonância magnética	• Irradiação não ionizante • Resolução morfológica alta • Visualização de estruturas adjacentes • Ideal para o bócio subesternal • Estimativa planimétrica do volume glandular • Estimativa do volume tireóideo com precisão, provavelmente com alta acurácia	• Disponibilidade razoável • Procedimento demorado • Não recomendável para indivíduos com próteses metálicas • Não informa sobre funcionalidade • Predição baixa de malignidade • Claustrofobia
Tomografia por emissão de pósitrons	• Informa sobre funcionalidade • Investigações metabólicas • Boa predição de malignidade	• Disponibilidade restrita • Requer centros especializados • Irradiação ionizante • Ainda pouco avaliada

Fonte: Adaptada de Hegedus, Bonnema e Bennedbaek, 2003.[2]

aspecto relativo à TC é a recomendação de se evitar o uso de contraste iodado, que pode ter como consequência o fenômeno de Jod-Basedow. A sobrecarga de iodo acelera a síntese de HT em indivíduos com BMN tóxicos latentes, induzindo ao hipertireoidismo. Eventualmente pouco frequente, uma vez desencadeado, pode ter graves efeitos, sobretudo em idosos (arritmias cardíacas). No que diz respeito à RM, faltam estudos comparativos, precisos e com conclusões confiáveis sobre o seu uso em contraposição à TC. Na rotina hospitalar e clínica, a RM teria pouca indicação formal para avaliar volume e/ou peculiaridades dos nódulos no BMN. Tampouco, a PET com fluorodeoxiglicose (FDG) radioativa ou FDG-PET seria indicada no BMN, embora alguns relatos denotem sua utilidade em nódulo sólido solitário no contexto glandular, indicando a possibilidade de malignidade.[2]

PAAF seguida de análise citopatológica do aspirado

Esse procedimento nos fornece a informação direta e precisa sobre a citologia do nódulo solitário. Já no indivíduo com BMN, o exame deve focalizar o chamado nódulo dominante ou nódulos com consistência diferente dos demais. Alguns relatos indicam que pelo menos um ou dois outros nódulos sejam igualmente analisados para se obter um quadro citológico mais seguro e completo. A associação dos achados citológicos correlacionados com a descrição ecográfica do nódulo tem sido proposta para se conseguir o máximo de informações indicativas de casual malignidade.[23,24] Na rotina diagnóstica, os nódulos do BMN com diâmetro inferior a 8 mm, detectados incidentalmente, não são biopsiados. Todavia, foi detectada cerca de 6% de malignidade em nódulos não palpáveis de pequeno tamanho (8 a 15 mm) no BMN.[2]

TRATAMENTO DO BMN

O BMN, expressão clínica do aumento progressivo e nodular da tireoide, é o resultado da combinação de fatores genéticos e ambientais, dos quais o mais importante é a deficiência de iodo.[4] O tratamento do BMN é um desafio terapêutico para clínicos e endocrinologistas. Da mesma forma, como na avaliação do nódulo único da tireoide, todos os indivíduos com BMN devem ser submetidos à avaliação por USG cuidadosa da glândula e dosagem sérica do TSH. A USG deve orientar a seleção do nódulo ou nódulos a serem puncionados.[25] Após excluir malignidade, o tratamento deve ser levado em conta em indivíduos que apresentam compressão de estruturas locais, preocupações cosméticas e/ou hiperfunção tireoidea.[25] A decisão de como tratar um indivíduo com BMN pode ser difícil, especialmente porque não existe uma relação uniforme entre o tamanho do bócio e a presença de sintomas (Tabela 29.7).

Observação Clínica

A observação clínica, com monitorização da função hormonal e realização de USG em intervalos regulares, é uma opção em casos de bócios pouco volumosos que não causam sintomas compressivos associados à função tireóidea normal. Caso se opte pela observação clínica, a possibilidade de malignidade deve ser excluída por meio da PAAF guiada por USG. A simples observação pode ser apropriada em indivíduos eutireoideos, assintomáticos e sem preocupações cosméticas. Tal conduta terapêutica deve ser decidida depois do diagnóstico estabelecido de BMN mediante avaliação clínica, laboratorial e por imagem da tireoide. A PAAF deve ser repetida caso os nódulos aumentem significativamente de volume (> 20% em pelo menos dois dos três diâmetros) ou passem a apresentar características suspeitas para malignidade.[26] A Associação Americana de Tireoide (ATA) recomenda que a avaliação laboratorial e por imagem seja realizada a cada 6 a 18 meses; o prazo pode ser aumentado caso não se encontrem alterações significativas em um período de 3 a 5 anos.[27] Na história natural da maioria dos indivíduos com BMN, o crescimento tireóideo é extremamente lento, sem alterações significativas na média do volume do bócio naquele intervalo de tempo.[28] No seguimento, a PAAF de rotina não mostrou custo-efetividade em indivíduos cujas punções anteriores foram benignas.[29]

Se um indivíduo eutireoideo desenvolve hipertireoidismo clínico ou subclínico, são recomendados exames adicionais, incluindo medidas de T3 total e T3 livre e cintilografia de tireoide. Se oligosintomático e não apresenta queixas cosméticas ou compressivas, mas está hipertireóideos, deve se introduzir tratamento com drogas antitireóideas (DAT), seguidas do iodo radioativo. Na presença de quadro de hipertireoidismo acompanhado por sintomas compressivos, a terapia preferencial é a cirurgia. No entanto, o radioiodo é um tratamento alternativo razoável em indivíduos que não são bons candidatos à intervenção cirúrgica em função de comorbidades ou que recusam o procedimento.[27]

Embora outros recursos terapêuticos (suplementação com iodo ou em conjunto com a terapia supressiva com LT4) ainda sejam utilizados em alguns centros especializados, nacionais e internacionais, para a redução do volume glandular, o tratamento preconizado do BMN se resume, basicamente, nos seguintes:

- Cirurgia;
- Radioiodo, de forma isolada, ou precedido de TSH humano recombinante.

Suplementação com Iodo

Apesar de a deficiência de iodo ser o fator etiológico mais importante para o desenvolvimento do bócio, o efeito de sua suplementação sobre o volume tireóideo foi relativamente pouco estudado. Em um estudo, o suprimento com 400 mcg/dia de iodo foi tão eficaz quanto a terapia supressiva com 150 mcg/dia de levotiroxina (LT4) para a involução do bócio.[30] Porém, devido ao risco de indução de tireotoxicose em indivíduos predispostos (efeito Jod-Basedow) e à possibilidade de aumento da incidência de carcinoma papilífero e de tireoidite, o iodo deve ser desconsiderado como opção terapêutica.[26] Além disso, não foi mais eficaz que a terapia com LT4 para redução do bócio em experimentos comparativos.

Levotiroxina

Como o TSH é um potente estimulador do crescimento tireóideo e desempenha um papel na

Tabela 29.7 Opções terapêuticas para indivíduos portadores de bócio multinodular simples

Tratamento	Vantagens	Desvantagens	Comentários
Tiroxina	• Uso ambulatorial • Baixo custo • Pode prevenir a formação de outros nódulos	• Eficácia baixa • Efeito principalmente no volume perinodular • Tratamento eterno com supressão do TSH que induz efeitos colaterais provocados pelo hipertireoidismo secundário e efeitos imprevidentes no osso e coração	• Em declínio pelos efeitos adversos e falta de eficiência
Cirurgia	• Redução expressiva do bócio • Alívio rápido da compressão de estruturas cervicais vitais • Permite o exame patológico	• Não se aplica a todos os indivíduos • Hemorragia pós-cirúrgica (1%) • Dano do nervo laríngeo recorrente (1-2%) • Hipoparatireoidismo (0,5-5%) • Hipotireoidismo e recorrência do bócio dependendo da extensão da remoção • Traqueomalácia pós-cirúrgica (rara) • Riscos aumentados em casos com bócios grandes, extensão intratorácica ou reoperação	• Tratamento-padrão para grandes bócios ou quando se necessita de descompressão rápida de estruturas cervicais • A tireoidectomia total deve ser considerada preferencial para se evitar a recorrência do bócio
Radioiodo	• Redução do volume tireóideo pela metade em 1 ano • Melhora a capacidade respiratória a longo prazo • Uso ambulatorial frequente • Pode ser repetida com sucesso • Poucos efeitos colaterais	• Redução gradual do bócio • Efeito menor quanto maior for o bócio • Pequeno risco de aumento agudo do bócio • Risco de tireoidite: 3% • Risco de transição para doença de Graves: 5% • Risco de hipotireoidismo após 1 ano:15-20% • Pequeno risco de oftalmopatia induzida pela radiação • Repetição do tratamento em alguns casos • Risco não estabelecido de malignidade induzida pela radiação	• Substituiu a cirurgia como terapia padrão em alguns países europeus • Deve ser considerada ao invés da reoperação, nos indivíduos que recusam ou não tem condições cirúrgicas, ou no caso de bócios grandes (ressalvada a necessidade de grande dose de radioiodo) • Pode ser utilizada precedida de rhTSH, com menor dose de radioiodo

Fonte: Modificada e adaptada de Hegedus, Bonnema e Bennedbaek, 2003.[2]

gênese do BMN, a terapêutica com LT4 em doses supressivas do TSH endógeno foi considerada uma das opções terapêuticas. As vantagens de tal modalidade são o baixo custo, a possibilidade de realizá-lo ambulatorialmente e a capacidade de inibir a formação de novos nódulos. Por outro lado, a terapia supressiva é pouco eficaz, necessita de tratamento permanente e pode causar efeitos ósseos (desmineralização) e cardíacos (arritmias) indesejados. Em um estudo aleatorizado e controlado com placebo, houve redução do volume do BDS e BMN de pelo menos 25% em 58% dos indivíduos em 9 meses, com retorno ao volume inicial após a suspensão do tratamento. No mesmo período houve um aumento de 20% do volume tireóideo no grupo placebo.[31] Em outro estudo randomizado comparando o tratamento supressivo com o 131I, houve redução de volume de 35% em 1 ano e de 44% em 2 anos no grupo tratado com 131I, enquanto o grupo submetido ao tratamento supressivo com LT4 atingiu diminuição de 7% no primeiro ano e de 1% no segundo. Resposta ao tratamento foi encontrada em 97% dos indivíduos que receberam 131I e em 43% dos indivíduos submetidos a essa forma terapêutica.[32] Uma metanálise recente falhou em demonstrar benefício significante da terapia com LT4, a qual proporciona um risco relativo de redução do nódulo de apenas 1,9 (intervalo de confiança de 95%, 0,95 a 3,81).[33]

Além do resultado modesto desse recurso, visto na minoria dos indivíduos, tal modalidade pode levar ao aumento do turnover ósseo (caracterizado pela elevação dos valores de marcadores de reabsorção óssea), com maior risco de desmineralização óssea.[34] Além disso, o hipertireoidismo subclínico causa alterações cardiovasculares, principalmente fibrilação atrial.[32] Esse tratamento tem sido descartado em razão dos efeitos adversos, da baixa eficácia e da necessidade de ser permanente para evitar o eventual crescimento do BMN, pois, uma vez suspensa a LT4, existe a possibilidade de recidiva do crescimento nodular e/ou glandular.[32]

Cirurgia

É o tratamento de escolha para a maioria dos indivíduos com BMN. Cerca de 10 a 15% dos afetados requerem intervenção cirúrgica e a reoperação do BMN recorrente é responsável por 12% das cirurgias tireóideas. Entretanto, o reaparecimento do distúrbio é mais comum quando o procedimento realizado é a tireoidectomia subtotal (2,5 a 42%) em comparação a tireoidectomia total (≤ 0,3%).[35]

A tireoidectomia tem como vantagens a promoção de alívio rápido dos sintomas compressivos e também a possibilidade de fornecer um diagnóstico histopatológico preciso. As desvantagens são a necessidade de internação, o alto custo, o risco de recidiva (dependendo da extensão da cirurgia) e complicações inerentes ao procedimento e da experiência do cirurgião (paralisia de cordas vocais, hipoparatireoidismo e hipotireoidismo). Até 30% das cirurgias cursam com complicações,[36] com taxa ainda maior em casos de bócios retroesternais. A paralisia de cordas vocais por lesão do nervo laríngeo recorrente ocorre em 2% dos casos, podendo ser transitória. A hipocalcemia por lesão de paratireoides ocorre de forma temporária em 0,5% e definitiva em 0,6% dos casos.[37]

As taxas de recidiva pós-cirúrgica são diretamente proporcionais ao volume de tecido remanescente. Hegedus e cols. constataram por USG recidiva de 35% em período de seguimento com mediana de 10 anos e concluíram não haver justificativa para o uso rotineiro pós-operatório de LT4 de forma profilática.[38] A avaliação retrospectiva de 112 indivíduos vivos 30 anos após a cirurgia mostrou incidência de 40 a 45% de reaparecimento da doença em 30 anos de seguimento.[39] Em um acompanhamento pós-cirúrgico de 9 anos, a recidiva do BMN foi de 18%, avaliada por USG.[40] Para evitar completamente o risco de recorrência, recomenda-se a realização de tireoidectomia total, a qual apresenta os mesmos riscos de complicações que a cirurgia parcial.[35,41] Após este último, deve ser feito seguimento anual com exame físico, dosagem do TSH e USG. A tireoidectomia bilateral subtotal também é uma opção, mas devem ser considerados os altos riscos associados com a reoperação, como hipoparatireoidismo ou lesão permanente de cordas vocais.[42] Usualmente, os bócios intratorácicos podem ser abordados com incisão cervical, mas raramente por toracotomia, embora tenha sido registrado que 10 a 30% dos casos requerem esternotomia ou toracotomia.[43] Mais recentemente, têm sido descritos, em casos selecionados, os resultados da tireoidectomia minimamente invasiva assistida por vídeo, desenvolvida por Miccoli e cols.[44] Tal técnica causa menos dor, diminui o risco de comprometimento da voz e melhora os resultados cosméticos.[45] As frequências de complicações são mais elevadas em indivíduos portadores de BMN com extensão subesternal em comparação com aqueles cujos bócios são inteiramente cervicais.[46] Antes da cirurgia, os indivíduos hipertireóideos devem ser levados ao eutireoidismo com drogas antitireóideas, de preferência o metimazol (Tapazol®), sem suplementação com iodo. Pode ser necessário o uso de betabloqueadores.[47] Aqueles submetidos à tireoidectomia total devem iniciar reposição hormonal com LT4, 1,7 mcg/Kg/dia, ou 10 a 15% menos nos idosos e ser acompanhados de acordo com a rotina recomendada para os portadores de hipotireoidismo. Se a opção for a tireoidectomia subtotal, a LT4 deve ser iniciada apenas após o desenvolvimento de hipotireoidismo, e não como agente preventivo contra eventual recidiva do bócio uma vez que não existem evidências favoráveis nesse sentido.[48]

Terapia com iodo radioativo (131I)

Tem sido utilizada no manejo de doenças da tireoide nos últimos 70 anos. Está indicada no tratamento do BMN quando há contraindicação ou recusa à cirurgia. A utilização dessa modalidade no BMN tem aumentado nos últimos anos, obtendo-se uma considerável redução do volume tireóideo, da ordem de 30 a 40% ao final do primeiro ano, e de 50 a 60% após o terceiro ano. A maioria dos indivíduos relata melhora dos sintomas compressivos.[49] O radioisótopo de escolha é o 131I em razão de sua meia vida de 8 dias, permitindo sua captação e subsequente incorporação pela célula tireóidea. Emite radiação beta com comprimento de onda médio de 0,5 a 2 mm, adequada para a destruição dos tireócitos. O baixo acúmulo de partículas γ facilita a imagem e cálculo da captação de 131I pela glândula. Foi introduzido há cerca de três décadas para o tratamento do BMN com a análise de 25 indivíduos afetados e com volume glandular médio de 73 cm³. Receberam 100 mCi de 131I por grama de tecido tireóideo corrigidos para 100% de captação em 24 horas, determinando redução do volume de aproximadamente 41% após 1 ano de seguimento.[50] Quanto maior o volume da glândula e mais baixa a captação de iodo, maior a atividade de radioiodo a ser utilizada. Estudos subsequentes confirmaram de forma unânime esse conceito.[51-54] Em bócios muito grandes (> 100 cm³), a redução glandular é menor, em torno de 35%, apesar do uso de doses equivalentes de 131I.[49] Em alguns países europeus, o uso do 131I atualmente substituiu a cirurgia como tratamento de escolha do BMN.[55]

Tratamento com 131I com Estimulação Prévia com TSH Recombinante Humano (rhTSH)

Uma limitação para o tratamento com 131I é o frequente baixo nível de acúmulo tireóideo do isótopo no BMN, um problema que pode ser resolvido com um aumento de sua captação. Para essa finalidade, registros recentes utilizando o rhTSH como preparo preliminar para o 131I apresentaram boas perspectivas.[56,57] Vários estudos avaliaram o papel do rhTSH como adjuvante ao tratamento actínico, capaz de aumentar a captação de 131I, torná-la mais homogênea e permitir o uso de doses menores do isótopo radioativo (Figura 29.3).[58]

Vários trabalhos demonstraram o aumento da eficácia do 131I pós-rhTSH no tratamento do BMN.[57] (Tabela 29.8).

Em tais estudos, o tratamento foi feito com rhTSH, em uma ou duas doses variáveis entre 0,1 mg e 0,9 mg, administradas 24 horas antes do 131$_I$. A terapia foi bem tolerada e os efeitos colaterais relacionados foram os mesmos observados com isótopo utilizado isoladamente. No entanto, houve elevação

transitória dos valores dos hormônios tireóideos e uma maior taxa de hipotireoidismo permanente.[59] Parece não haver aumento no risco de edema agudo da tireoide e compressão de estruturas adjacentes, principalmente quando doses únicas de rhTSH iguais ou menores que 0,3 mg são utilizadas.[58,60-65,67-71] As imagens tomográficas seguintes demonstram a evolução de bócio volumoso depois do tratamento com rhTSH e 131I (Figura 29.4).

Para evitar uma estimulação inadvertida da tireoide, foi introduzida uma forma de "rhTSH com liberação modificada" (MRrhTSH). Esse composto tem um perfil sérico discretamente diferente do TSH com um pico mais retardado. Um estudo de fase II em indivíduos com BMN foi recentemente publicado. Após 6 meses, foi constatada redução volumétrica de 23% no grupo estimulado com placebo ou 0,01 mg de MRrhTSH, enquanto a redução foi de 33% em indivíduos pré-estimulados com 0,03 mg MRrhTSH.[72]

Uma alternativa interessante ao uso do rhTSH exógeno no tratamento do BMN é de se valer do TSH endógeno. Estudos recentes mostraram que, na indução de hipotireoidismo leve pelo metimazol em pacientes com BMN, os níveis aumentados de TSH aumentam a captação basal de iodo radioativo, permitindo a administração de doses mais efetivas de 131$_I$.[72-75] Albino e cols. trataram nove mulheres com BMN com metimazol por 2,8 +/- meses (10 a 20 mg) com ajustes mensais da dose baseado nos níveis hormonais, levando a um aumento da média do TSH para 11,7 +/- 5,4 um/L e aumentando a captação média de 24 horas de 131$_I$ de 21,3% para 78,3%. Um ano após a administração de uma atividade fixa de 1,11 GBq (30 mCi), o volume médio do BMN foi reduzido de 97 mL para 56 mL (redu-

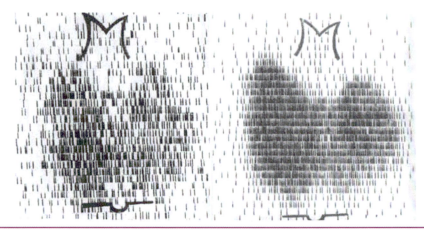

Figura 29.3 Cintilografias de 24 horas com 50 mCi de 131I de BMN atóxico antes e após 0,1 mg de rhTSH. O padrão típico heterogêneo e reduzido de captação se tornou homogêneo após ação do rhTSH. Fonte: Modificado e adaptado de Medeiros-Neto et al.,2010.[5]

Tabela 29.8 Estudos sobre a terapia com iodo radioativo precedida por TSH humano recombinante (rhTSH) em indivíduos com bócio multinodular simples

Autores (ref)	Nº de indivíduos	Dose de rhTSH (mg)	Intervalo entre rhTSH e radioiodo (123I ou 131I)	Dose terapêutica de 131I (mCi)	Pico dos hormônios tireóideos (%)	Redução do bócio (%)	Tempo de seguimento	Estimativa do volume do bócio	Comentários
Nieuwlaat et al., 2003[61]	12	0,01	24 h	~39 (média)	LT4: 47 LT3: 41	35	1 ano	RM	0,01 mg: 131I atividade reduzida por fator de 1.9
	10	0,03	24 h	~23 (média)	LT4: 52 LT3: 59	41			0,03 mg: 131I atividade reduzida por fator de 2.4; Hipotireoidismo: 36%
Duick & Baskin, 2003[66]	6	0,3	72 h	30	NI	NI	7 meses	Palpação	0,3 mg: aumento em 4 h RAIU 72 h após rhTSH: de 3.9 to 17
	10	0,9	24 h	30	NI	30-40			0,9 mg: remissão de sintomas compressivos em 69% Hipotireoidismo: 56%
Silva et al., 2004[59]	17	nenhum		~96 (média)	LT4: 34 T3: 33	40	1 ano	TC	131I: Hipotireoidismo: 23%
	17	0,45	24 h	~90 (média)	LT4: 594 T3: 73	58			131I + rhTSH: Hipotireoidismo: 64%; Hipertireoidismo: 100%
Albino et al., 2005[62]	18	2 x 0,1	24 h	30	LT4: 146 T3: 191	39	6 meses	TC	24 h RAIU aumento de 12-53%; Hipotireoidismo: 65%; Hipertireoidismo: 39%
Giusti et al., 2006[67]	8	nenhum		NM	NM	25	20 meses	US + TC	
	12	2x0,2	24 h	NM	LT4: 290* LT3: 340*	44	22 meses	US + TC	
Cohen et al., 2006[64]	17	0,03	24 h	~30	LT4: 46 T3: 33	34	6 meses	TC	24 h RAIU aumento de 26-43%; Hipotireoidismo: 18%; Hipertireoidismo: 18%
Nielsen et al., 2006[68]	29	nenhum		14 (mediana)	NM	46	1 ano	USG	131I: 24 h RAIU diminuição de 32-29; Hipotireoidismo: 11%; Hipertireoidismo: 21%
	28	0,3	24 h	~16 (mediana)	NM	62			131I + rhTSH: 24 h RAIU aumento de 34-47; Hipotireoidismo: 62%; Hipertireoidismo: 36%
Bonnema et al., 2007[63]	15	nenhum	24 h	~42 (mediana)	NM	34	1 ano	RM	131I: Hipotireoidismo: 7%
	14	0,3		~38 (mediana)	NM	53			131I + rhTSH: Hipotireoidismo: 21%
Paz-Filho et al., 2007[58]	17	0,1	24 h	30	LT4: 56 T3: 87	46	1 ano	TC	24 h RAIU aumento de 18 a 50%; Hipotireoidismo: 53%; Hipertireoidismo: 18%
Cubas et al., 2009[65]	28	A: 0,1 B: 0,005 C: nenhum	24 h	30	LT4: 31 LT4: 23 LT4: 19	37,2 39,3 15,3	2 anos	TC	43% com sinais de hipotireoidismo 25.9% com hipotireoidismo persistente
Romao et al., 2009[60]	Eu: 18 HSC: 18 HC: 6	0,1	24h	30	LT4: 67 LT4: 106 LT4: 170	79,5 70,6 68,7	3 anos	TC	Hipotireoidismo: 50% 11% 16% Efeitos colaterais mais comuns encontrados no HSC e HC

*calculado; NM: não mencionado; NI: não investigado; RM: ressonância magnética; TC: tomografia computadorizada; USG: ultrassonografia; RAIU: captação de iodo radioativo; EU: eutireoidismo; HSC: hipotireoidismo subclínico; HC: hipotireoidismo congênito. Fonte: Adaptado de Paz-Filho et al., 2007.[57]

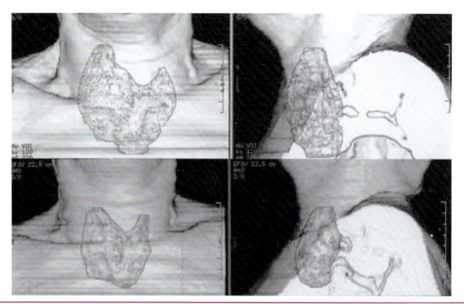

Figura 29.4 Tomografia computadorizada com reconstituição multiplanar ilustrando bócio mergulhante volumoso (acima) e 1 ano após tratamento com 0,1 mg de rhTSH e 30 mCi de 131I (abaixo). O tratamento levou à redução do volume tireóideo em 40%, com melhora dos sintomas compressivos relatados pelo indivíduo. Fonte: Modificado e adaptado de Medeiros-Neto et al., 2010.[5]

ção média de 46,2%). Oito pacientes (89%) tinham inicialmente hipertireoidismo subclínico que foi revertido em todos os pacientes após 1 ano. Cinco pacientes (56%) desenvolveram hipotireoidismo franco e não se observaram eventos adversos.[72] Portanto, o pré-tratamento com metimazole parece ser tão eficaz quanto o rhTSH no tratamento do BMN com hipertireoidismo subclínico. É importante que seja feito um estudo grande, mais longo, prospectivo, randomizado e bem controlado comparando o pré-tratamento com metimazole versus tratamento com rhTSH para confirmar esses achados.[75] É importante mencionar que a terapia adjunta do BMN com rhTSH ou TSH endógeno e 131$_I$ ainda não é aprovado pela FDA ou EMEA. Além disso, o custo-benefício do tratamento combinado do rhTSH com 131$_I$ ainda não foi demonstrado.

Em resumo, o BMN é uma doença de elevada prevalência, mesmo em regiões sem deficiência de iodo. Grande parte dos indivíduos á assintomática. Quando presentes, as manifestações clínicas mais frequentes decorrem dos efeitos compressivos locais. Os afetados devem ser submetidos a uma investigação estruturada, com o objetivo de excluir a possibilidade de malignidade. Sendo confirmada benignidade, as modalidades terapêuticas devem ser individualizadas e com eles discutidas. A tireoidectomia total é a primeira opção de tratamento, seguida pelo uso do 131$_I$. Novas opções terapêuticas têm sido investigadas e o tratamento actínico combinado com rhTSH tem sido considerado promissor.

REFERÊNCIAS BIBLIOGRÁFICAS

1. Studer H, Peter HJ, Gerber H. Natural heterogeneity of thyroid cells: the basis for understanding thyroid function and nodular goiter. Endocr Rev. 10:125-135,1989.

2. Hegedus L, Bonnema SJ, Bennedbaek FN. Management of simple nodular goiter: current status and future perspectives. Endocr Rev. 24: 102-132, 2003.

3. Hegedus L, Paschke R, Krohn K, Bonnema SJ. Multinodular Goiter. In: JL Jameson, LJ DeGroot (eds). Endocrinology, 6 ed. Philadelphia: Elsevier, , 2010.

4. Krohn K, Fuhrer D, Bayer Y, Eszlinger M, Brauer V, Neumann S, Paschke R. Molecular pathogenesis of euthyroid and toxic multinodular goiter. Endocr Rev. 26:504-24, 2005.

5. Medeiros-Neto G, Knobel M. Iodine Deficiency Disorders. In: JL Jameson, LJ DeGroot (eds). Endocrinology. 6 ed., chapter 88. Philadelphia: Elsevier, 2010.

6. Knobel M, Bisi H, Peres CA, Medeiros-Neto G. Correlated functional and morphological aspects in human multinodular simple goiter. Endocr Pathol. 4:205-214, 1993.

7. Brix TH, Hansen PS, Kyrik KO, Hegedus L. Cigarette smoking and clinically overt thyroid disease: a population-based twin case-control study. Arch Int Med. 160:661-666, 2000.

8. Knudsen N, Bulow I, Laurberg P, Ovesen L, Perrild H, Jorgensen T. Parity is associated with increased thyroid volume solely among smokers in an area with moderate to mild iodine deficiency. Eur J Endocrinol. 146:39-43, 2002.

9. Knudsen N, Laurberg P, Perrild H, Bülow I, Ovesen L, Jørgensen T. Risk factors for goiter and thyroid nodules. Thyroid. 12:879-88, 2002.

10. Gaitan E, Cooksey RC, Legan J, Lindsay RH, Ingbar SH, Medeiros-Neto G. Anti thyroid effects in vivo and in vitro of Babassu and Mandioca: staple foods in goiter areas of Brazil. Eur J Endocrinol. 31:138-144, 1994.

11. Suzuki, H. Higuchi S, Ohtaki S, Horiuchi Y. Endemic coast goiter. In Ho K Kaudo, Japan. Acta Endocrinol. 50:161-176, 1965.

12. Boas M, Main KM, Feldt-Rasmussen U. Environment chemicals and thyroid function: an update. Curr Opin Endocrinol Diabetes Obes. 16:385-391, 2009.

13. Brix TH, Kyvik KO, Hegedus L. Major role of genes in the etiology of simple goiter in females: a population – based twin study. J Clin Endocrinol Metab. 84:3071-3075, 1999.

14. Hansen PS, Brix TH, Bennedbaek FN, Bonnema SJ, Kyvik KO, Hegedus L. Genetic and environmental causes of individual differences in thyroid size: a study of healthy Danish twins. J Clin Endocrinol Metab. 89:2071-77, 2004.

15. Bayer Y, Neumann S, Meyer B, Ruschendorf F, Reske A, Brix T, et al. Genome-wide linkage analysis reveals evidence for four new susceptibility loci for familial euthyroid goiter. J Clin Endocrinol Metab. 89:4044-52, 2004.

16. Neumann S, Willgerodt H, Ackermann F, Reske A, Jung M, Reis A, et al. Linkage of familial euthyroid goiter to the multinodular goiter-1 locus and exclusion of the candidate genes thyroglobulin, thyroperoxidase, and Na+/I- symporter. J Clin Endocrinol Metab. 84:3750-56, 1999.

17. Maier J, van Steeg H, van Oostrom C, Paschke R, Weiss RE, Krohn K. Iodine deficiency activates antioxidant genes and causes DNA damage in the thyroid gland of rats and mice. Biochim Biophys Acta. 1773:990-9, 2007.

18. Cooke MS, Evans MD, Dizdaroglu M, Lunec J. Oxidative DNA damage: mechanisms, mutation, and disease. FASEB J. 17:1195-214, 2003.

19. Aghini-Lombardi F, Antonangeli L, Martino E, Vitti P, Maccherini D, Leoli F, et al. The spectrum of thyroid disorders in an iodine-deficient community: the Pescopagano survey. J Clin Endocrinol Metab. 84:561-6, 1999.

20. Bisi H, Fernandes VSO, Camargo RYA, Koch L, Abdo AH, Brito T. The prevalence of unsuspected thyroid pathology in 300 sequential autopsies with special reference to incidental carcinoma. Cancer. 64:1888-1893, 1989.

21. Belfiore A, La Rosa GL, La Porta GA, Giuffrida D, Milazzo G, Lupo L, et al. Cancer risk in patients with cold thyroid nodules: relevance of iodine intake, sex, age and multinodularity. Am J Med. 93:363-369,1992.

22. Pelizzo MR, Bernant P, Toniato A, Fassina A. Frequency of thyroid carcinoma is a recent series of 539 consecutive thyroidectomies for multinodular goiter. Tumori. 83:653-655, 1997.

23. Tomimori EK, Camargo RY, Bisi H, Medeiros-Neto G. Combined ultrasonographic and cytological studies in the diagnosis of thyroid nodules. Biochimie. 81:447-8, 1999.

24. Camargo RY, Tomimori EK, Knobel M, Medeiros-Neto G. Preoperative assessment of thyroid nodules: role of ultrasonography and fine needle aspiration biopsy followed by cytology. Clinics (São Paulo). 62:411-8, 2007.

25. Bahn RS, Castro MR. Approach to the patient with nontoxic multinodular goiter. J Clin Endocrinol Metab. 96:1202-12, 2011.

26. Graf H. Multinodular goiter: pathogenesis and management. In Werner & Ingbar's the thyroid a fundamental and clinical text, 10 ed. Philadelphia: Editors Lewis E. Braverman & David S. Cooper, Wolters Kluwer/Lippincott William & Wilkins, 635-648, 2012.

27. Cooper DS, Doherty GM, Haugen BR, Kloos RT, Lee SL, Mandel SJ, et al. Revised American Thyroid Association management guidelines for patients with thyroid nodules and differentiated thyroid cancer. Thyroid. 19:1167-1214, 2009.

28. Constante G, Crocetti U, Schifino E, Ludovico O, Capula C, Nicotera M, et al. Slow growth of benign thyroid nodules after menopause: No need for long-term thyroxine suppressive theraý in post-menopausal women. J. Endocrinol Invest. 2004;27:31-36, 2004.

29. Van Roosmalen J, van Hemel B, Suurmeijer A, Henk G, Ruitenbeek T, Links TP, et al. Diagnostic value and cost considerations of routine fine-needle aspirations in the follow-up of thyroid nodules with benign readings. Thyroid. 20:1359-1365, 2010.

30. Hintze G, Kobberling J. Treatment of iodine deficiency goiter with iodine, levothyroxine or a combination of both. Thyroidology. 4:37-40, 1992.

31. Berghout A, Wiersinga WM, Drexhage HA, Smits NJ, Touber JL. Comparison of placebo with L-thyroxine alone or with carbimazole for treatment of sporadic non-toxic goitre. Lancet. 336:193-197, 1990.

32. Wesche MF, Tiel VBMM, Lips P, Smits NJ, Wiersinga WM. A randomized trial comparing levothyroxine with radioactive iodine in the treatment of sporadic nontoxic goiter. J Clin Endocrinol Metab. 86:998-1005, 2001.

33. Castro MR, Caraballo PJ, Morris JC. Effectiveness of thyroid hormone suppressive therapy in benign solitary thyroid nodules: a meta-analysis. J Clin Endocrinol Metab. 87:4154-4159, 2002.

34. Uzzan B, Campos J, Cucherat M, Nony P, Boissel JP, Perret GY. Effects on bone mass of long term treatment with thyroid hormones: a meta-analysis. J Clin Endocrinol Metab. 81:4278- 4289, 1996.

35. Moalem J, Suh I, Duh QY. Treatment and prevention of recurrence of multinodular goiter: an evidence-based review of the literature. World J Surg. 32:1301-1312, 2008.

36. Abdel Rahim AA, Ahmed ME, Hassan MA. Respiratory complications after thyroidectomy and the need for tracheostomy in patients with a large goitre. Br J Surg. 86:88- 90, 1999.

37. al-Suliman NN, Ryttov NF, Qvist N, Blichert-Toft M, Graversen HP. Experience in a specialist thyroid surgery unit: a demographic study, surgical complications, and outcome. Eur J Surg. 163:13-20, 1997.

38. Hegedus L, Nygaard B, Hansen JM. Is routine thyroxine treatment to hinder postoperative recurrence of nontoxic goiter justified? J Clin Endocrinol Metab. 84:756-760, 1999.

39. Rojdmark J, Jarhult J. High long term recurrence rate after subtotal thyroidectomy for nodular goitre. Eur J Surg. 161:725- 727, 1995.

40. Berghout A, Wiersinga WM, Drexhage HA, van Trotsenburg P, Smits NJ, van der Gaag RD, et al. The long-term outcome of thyroidectomy for sporadic non-toxic goitre. Clin Endocrinol (Oxf). 31:193-199, 1989.

41. Kaushal M, Agarwal G, Mishra SK. Total thyroidectomy: the procedure of choice for multinodular goitre. Eur J Surg. 168:196; author reply 197, 2002.

42. Thomusch O, Machens A, Sekulla C, et al. Multivariate analysis of risk factors for postoperative complications in benign goiter surgery: prospective multicenter study in Germany. World J Surg. 2000;24:1335-1341, 2000.

43. Mercante G, Gabrielli E, Pedroni C, et al. CT cross-sectional imaging classification system for substernal goiter based on risk factors for an extracervical surgical approach. Head Neck. 33:792-799, 201.

44. Miccoli P, Berti P, Raffaelli M, Conte M, Materazzi G, Galleri D. Minimally invasive video-assisted thyroidectomy. Am J Surg. 181:567-570, 2001.

45. Dobrinja C, Trevisan G, Makovac P, Liguori G. Minimally invasive video-assisted thyroidectomy compared with conventional thyroidectomy in a general surgery department. Surg Endosc. 23:2263-7, 2009.

46. Pieracci FM, Fahey TJ. 3rd. Substernal thyroidectomy is associated with increased morbidity and mortality as compared with conventional cervical thyroidectomy. J Am Coll Surg. 205:1-7, 2007.

47. Bahn RS, Burch HB, Cooper DS, Garber JR, Greenlee MC, Klein I, et al. Hyperthyroidism and other causes of thyrotoxicosis: management guidelines of the American Thyroid Association and American Association of Clinical Endocrinologists. Thyroid. 21:593-646, 2011.

48. Hegedus L, Hansen JM, Veiergang D, Karstrup S. Does prophylactic thyroxine treatment after operation for non-toxic goitre influence thyroid size? Br Med J (Clin Res Ed). 294:801-803. 1987.

49. Bonnema SJ, Hegedüs L. Radioiodine therapy in benign thyroid diseases: effects, side effects, and factors affecting therapeutic outcome. Endocr Rev. 33:920-80, 2012.

50. Hegedus L, Hansen BM, Knudsen N, Hansen JM. Reduction of size of thyroid with radioactive iodine in multinodular non-toxic goitre. BMJ. 297:661-662, 1988.

51. Verelst J, Bonnyns M, Glinoer D. Radioiodine therapy in voluminous multinodular non-toxic goitre. Acta Endocrinol (Copenh). 122:417–421, 1990.

52. Nygaard B, Hegedüs L, Gervil M, Hjalgrim H, Søe-Jensen P, Hansen JM. Radioiodine treatment of multinodular non-toxic goitre. BMJ. 307:828–832, 1993. Huysmans DA, Hermus AR, Corstens FH, Barentsz JO, Kloppenborg PW. Large, compressive goiters treated with radioiodine. Ann Intern Med. 121:757–762 1994

53. Bonnema SJ, Bertelsen H, Mortensen J, Andersen PB, Knudsen DU, Bastholt L, Hegedüs L. The feasibility

of high dose iodine 131 treatment as an alternative to surgery in patients with a very large goiter: effect on thyroid function and size and pulmonary function. J Clin Endocrinol Metab. 84:3636– 3641,1999.

54. Bonnema SJ, Bennedbaek FN, Wiersinga WM, Hegedüs L. Management of the nontoxic multinodular goitre: a European questionnaire study. Clin Endocrinol (Oxf). 53:5–12, 2000.

55. Fast S, Nielsen VE, Bonnema SJ, Hegedüs L. Time to reconsider nonsurgical therapy of benign non-toxic multinodular goitre: focus on recombinant human TSH augmented radioiodine therapy. Eur J Endocrinol. 160:517–528, 2009.

56. Medeiros-Neto G, Marui S, Knobel M. An outline concerning the potential use of recombinant human thyrotropin for improving radioiodine therapy of multinodular goiter. Endocrine. 33:109- 117, 2008.

57. Paz-Filho GJ, Mesa-Junior CO, Olandoski M, Woellner LC, Goedert CA, Boguszewski CL, et al. Effect of 30 mCi radioiodine on multinodular goiter previously treated with recombinant human thyroid-stimulating hormone. Braz J Med Biol Res. 40:1661-1670, 2007.

58. Silva MN, Rubio IG, Romao R, Gebrin EM, Buchpiguel C, Tomimori E, et al. Administration of a single dose of recombinant human TSH enhances the efficacy of radioiodine treatment of large compressive multinodular goitres. Clin Endocrinol (Oxf). 60:300-308, 2004.

59. Romao R, Rubio IGS, Tomimori EK, Camargo RY, Knobel M, Medeiros-Neto G. High prevalence of side effects after rhTSH stimulated radioiodine treatment with 30 mCi in patients with multinodular goiter and subclínical/clínical hyperthyroidism. Thyroid. 19:945-951, 2009.

60. Nieuwlaat WA, Huysmans DA, van den Bosch HC, Sweep CG, Ross HA, Corstens FH, et al. Pretreatment with a single, low dose of recombinant human thyrotropin allows dose reduction of radioiodine therapy in patients with nodular goiter. J Clin Endocrinol Metab. 88:3121-3129, 2003.

61. Albino CC, Mesa CO Jr., Olandoski M, Ueda CE, Woellner LC, Goedert CA, et al. Recombinant human thyrotropin as adjuvant in the treatment of multinodular goiters with radioiodine. J Clin Endocrinol Metab. 90:2775-2780, 2005.

62. Bonnema SJ, Nielsen VE, Boel-Jorgensen H, Grupe P, Andersen PB, Bastholt L, et al. Improvement of goiter volume reduction after 0.3 mg recombinant human thyrotropin- stimulated radioiodine therapy in patients with a very large goiter: a double-blinded, randomized trial. J Clin Endocrinol Metab. 92:3424-3428, 2007.

63. Cohen O, Ilany J, Hoffman C, Olchovsky D, Dabhi S, Karasik A, et al. Low-dose recombinant human thyrotropin-aided radioiodine treatment of large, multinodular goiters in elderly patients. Eur J Endocrinol. 154:243-252, 2006.

64. Cubas ER, Paz-Filho GJ, Olandoski M, Goedert CA, Woellner LC, Carvalho GA, et al. Recombinant human TSH increases the efficacy of a fixed activity of

radioiodine for treatment of multinodular goitre. Int J Clin Pract, 2008.

65. Duick DS, Baskin HJ. Utility of recombinant human thyrotropin for augmentation of radioiodine uptake and treatment of nontoxic and toxic multinodular goiters. Endocr Pract. 9:204-209, 2003.

66. Giusti M, Cappi C, Santaniello B, Ceresola E, Augeri C, Lagasio C, et al. Safety and efficacy of administering 0.2 mg of recombinant human TSH for two consecutive days as an adjuvant to therapy with low radioiodine doses in elderly out-patients with large nontoxic multinodular goiter. Minerva Endocrinol 31:191-209, 2006.

67. Nielsen VE, Bonnema SJ, Boel-Jorgensen H, Grupe P, Hegedus L. Stimulation with 0.3-mg recombinant human thyrotropin prior to iodine 131 therapy to improve the size reduction of benign nontoxic nodular goiter: a prospective randomized double-blind trial. Arch Intern Med 166:1476- 1482, 2006.

68. Paz-Filho GJ, Mesa CO, Carvalho GA, Goedert CA, Graf, H. Recombinant human TSH associated with radioiodine does not have further effects on thyroid volume and function after 2 years. Clin Endocrinol (Oxf) 69:345-346, 2008.

69. Bonnema SJ, Nielsen VE, Boel-Jorgensen H, Grupe P, Andersen PB, Bastholt L, et al. Recombinant human thyrotropin-stimulated radioiodine therapy of large nodular goiters facilitates tracheal decompression and improves inspiration. J Clin Endocrinol Metab. 93:3981-3984, 2008.

70. Fast S, Nielsen VE, Bonnema SJ, Hegedus L. Dose-dependent acute effects of recombinant human TSH (rhTSH) on thyroid size and function. Comparison of 0.1, 0.3 and 0.9 mg of rhTSH. Clin Endocrinol (Oxf). 72:411- 416, 2010.

71. Graf H, Fast S, Magner J, Hegedus L. Modified- release recombinant human TSH (MRrhTSH) augments the effect of 131I therapy in benign multinodular goiter. Results from a multicenter international, randomized, placebo-controlled study. J Clin Endocrinol Metab. 96:1368–1376, 2011.

72. 72. Albino CC, Graf H, Sampaio AP, Vigario A, Paz-Filho GJ. Thiamazole as an adjuvant to radioiodine for volume reduction of multinodular goiter. Expert Opin Investig Drugs. 17:1781-1786, 2008.

73. 73. Flores-Rebollar A, Ruiz-Juvera A, Lopez-Carrasco G, Gonzalez-Trevino O. Effect of 1110 MBq Radioiodine in Reducing Thyroid Volume in Multinodular Goiter: A New Protocol. J Clin Med Res. 5:234-238, 2013.

74. 74. Kyrilli A, Tang BN, Huyge V, Blocklet D, Goldman S, Corvilain B, et al. Thiamazole pretreatment lowers the (131)i activity needed to cure hyperthyroidism in patients with nodular goiter. J Clin Endocrinol Metab. 100:2261-2267, 2015.

75. 75. Spaulding SW. Could pretreatment with methimazole be as effective as rhTSH in treating subclinical toxic multinodular goiter with 131I?. Clinical Thyroidology. 27:144-146, 2015.

30

Resistência aos Hormônios da Tireoide

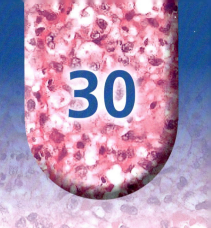

Maria Izabel Chiamolera
Gisah Amaral de Carvalho
Célia Regina Nogueira

INTRODUÇÃO

O conceito de resistência hormonal foi introduzido por Fuller Albright e cols. em 1942. Com a descrição do pseudo-hipoparatireoidismo, Albright propôs que as alterações em tal patologia ocorreriam por uma falha do órgão-alvo em responder à ação do paratormônio (PTH) e não à deficiência do hormônio.[1] Teoria esta usada também em 1953 por Morris ao descrever o fenótipo clínico do "testículo feminilizante" e relacioná-lo à resistência androgênica.[2] O estudo de tais síndromes estimularam muitos trabalhos que estudaram as vias de ação hormonais e ajudaram a construir o conhecimento que hoje temos dos hormônios e seus mecanismos de ação.

A primeira descrição da síndrome de resistência aos hormônios tireoidianos (RHT) foi feita em 1967 por Samuel Refetoff e cols. Os autores descreveram dois irmãos que apresentavam bócio, surdomudez e atraso da idade óssea, o quadro laboratorial revelava elevados níveis de hormônios tireoidianos, contrastando com os sinais clássicos de hipotireoidismo.[3] Posteriormente, foram relatados vários casos, que descreveram uma grande γ de sinais e sintomas, tanto de hipotireoidismo como de tireotoxicose.[4]

Contudo, classicamente, a RHT distingue-se das demais alterações tireoidianas por suas alterações bioquímicas, apresentando níveis elevados de hormônios tireoidianos (HT) (T3 e T4), concomitantemente com níveis inapropriadamente normais ou elevados de TSH, na ausência de fatores de interferência (doenças agudas, medicamentos ou altera-ções nas proteínas de ligação dos HT), demonstrando com tal quadro laboratorial uma insensibilidade dos tecidos à ação desses hormônios.[5,6]

Vários mecanismos foram propostos para explicar tal síndrome, incluindo defeitos no transporte, metabolismo e ação dos HTs.[7] Em teoria, qualquer passo da cadeia de eventos desde a formação do hormônio até sua ação genômica poderia estar relacionado com tal quadro clínico. Desde 1988, quando Usala e colaboradores descreveram por meio de técnicas de estudo genético a ligação entre a RHT e o gene que codifica a isoforma β do receptor dos HT (TRβ),[8] o termo RHT tornou-se sinônimo de defeito do TR-β.[5]

Recentemente, mutações no TR-α foram descritas,[9,10] além de defeitos em proteínas que promovem o transporte do HT e defeitos no metabolismo destes, a partir desse novo conceito de insensibilidade hormonal ampliado, foi proposta uma nova nomenclatura englobando todos os defeitos que interferem com a atividade biológica do HT secretado com características bioquímicas e níveis séricos normais.[10-13]

ASPECTOS EPIDEMIOLÓGICOS

A RHT é uma síndrome clínica rara, sua incidência precisa é desconhecida uma vez que usualmente tal síndrome não é detectada pelos exames de triagem neonatal, sendo que em parte dos programas de triagem neonatal somente o TSH é mensurado. Todavia, em um estudo no qual foram aferidos os níveis de T_4, a prevalência de RHT foi estimada em 1 para 40 mil recém-nascidos vivos.[13] Indivíduos de ambos os sexos são afetados de maneira semelhante, embora aparentemente as mulheres sejam três vezes mais afetadas nos casos de RHT que não apresentam mutações no TR. Mais de 3 mil indivíduos com a síndrome já foram descritos na literatura com mutação no TR-β, sem aparente predileção por etnias, o padrão de herança é autossômico dominante (com exceção da primeira família descrita que apresentava um padrão de herança recessivo), e uma parte dos casos são de novo, ou esporádicos (cerca de 28%), nos quais a família do indivíduo não apresenta nenhuma alteração.[5,12] Mais recentemente, foram descritas mutações no gene do TR-α com fenótipo diferente em virtude da diferente distribuição desse receptor nos diversos tecidos. Nos úlitmos anos, duas novas mutações afetando a ação do hormônio tireoidiano foram descritas, uma delas se deve a uma mutação no MCT8 (transportador do monocarboxilato 8) causando um quadro de deficiência psicomotora severa identificada em mais de 320 indivíduos do sexo masculino. Outra mutação no gene do *SECISBP2* foi identificada em 11 membros e 9 famílias, causando um defeito no metabolismo intracelular do hormônio tireoidiano, ou seja, defeito na síntese de selenoproteínas incluindo as deiodinases.[11]

MECANISMOS DE AÇÃO DOS HORMÔNIOS TIREOIDIANOS

Há pouco mais de uma década, acreditava-se que os hormônios tireoidianos entravam na célula por meio de um processo de difusão passiva concentração-dependente após desligar-se de suas proteínas transportadoras, contudo, nos últimos 15 anos várias classes de transportadores de iodotironinas transmembrânicos foram identificadas, mostrando que essas proteínas são essências para a bioavibilidade intracelular de hormônios tireoidianos. Entre os transportadores identificados, temos os da família dos transportadores do monocarboxilado, os polipeptídeos transportadores de ânions orgânicos (OATP) e o transportador de aminoácidos neutros de grande porte LATS.[14,15]

A família de MCT inclui 14 proteínas homólogas, mas somente MCT8 e MCT10 são conhecidos por transportar T4 e T3[16] e por serem importantes tanto para a absorção quanto para o efluxo de TH. Entre eles, o transportador do monocarboxilato 8 (MCT8, Slc16a2) é o transportador mais bem estu-

dado, mas outros transportadores também foram identificados.[17,18]

Sugere-se que o *Oatp14* (*Slc21a14*) seja importante para a passagem do T4 da circulação sanguínea para o cérebro, uma vez que é altamente expresso nas células endoteliais capilares. O transportador do monocarboxilato (*MCT8*, *Slc16a2*) foi identificado como um transportador do hormônio tireoidiano muito ativo e específico, altamente expresso no cérebro e em outros tecidos responsivos ao hormônio tireoidiano.[19] A análise genética de crianças (meninos, uma vez que a herança é ligada ao X) com mutações no MCT8 mostrou quantidades anormais de hormônios tireoidianos séricos (T4 livre e total baixos, T3 livre e total elevados e TSH normal ou elevado) em associação a quadro neurológico grave, semelhante àquele observado em condições de extrema deficiência de iodo.[20]

Uma vez dentro da célula a ação do HT, é essencialmente exercida pela interação com seus receptores nucleares (TR) (Figura 30.1), como já mencionado. Entretanto, ações não genômicas do HT já foram descritas, ainda que a significância biológica dessas ações não seja bem entendida em muitos casos.[21]

Desde meados dos anos 1980, foram clonadas duas diferentes isoformas do TR, α e β, codificadas por dois genes distintos, respectivamente no cromossomo 17 e 3. Cada um desses genes codifica várias outras isoformas (β-1, β-2, α-1 e α-2) das proteínas por meio de *splicing* alternativo. O TR pertence à superfamília dos receptores nucleares, a mesma dos receptores dos esteroide, da vitamina D, do ácido retinoico, das prostaglandinas e de outros receptores órfãos (para os quais não há ligantes conhecidos). Por pertencer a essa família, o TR guarda grande similaridade estrutural com seus membros, contando três principais domínios: o aminotermi-

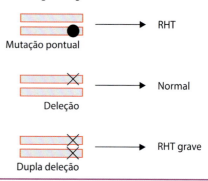

Figura 30.1 Mutações pontuais no gene do TR-β provocam fenótipo de RHT, enquanto a deleção de um dos alelos do gene não provoca alteração fenotípica nenhuma. A deleção dos dois alelos do gene já foi descrita em uma família com caso muito grave de RHT. Fonte: Davis PJ, Davis FB. Nongenomic actions of thyroid hormone. Thyroid. 1996;6(5):497-504.

nal; o de ligação ao DNA (DBD); e o de ligação ao ligante (LBD) (Figura 30.2).[22]

O domínio aminoterminal tem uma função de ativação transcricional independentemente do ligante, denominada função de ativação 1 (AF-1), contudo a importância dessa função para o TR ainda não é totalmente conhecida.[22]

O DBD tem como principal função a ligação ao DNA, situa-se na porção central do receptor e é organizado por dois segmentos estruturais conhecidos como dedos de zinco, cada um composto por quatro cisteínas coordenadas com íons zinco. Existem, nesse domínio, pontos de ligação aos DNA (as regiões P-box e A-box) e pontos de heterodimerização (T-box e D-box), principalmente com o receptor do retinoide X (RXR).[22]

O LBD localiza-se na região carboxiterminal, tem funções variadas como a homo e a heterodimerização do receptor, a localização nuclear, a dissociação das *heat shock proteins*, a interação com proteínas correpressoras e coativadoras e a repressão basal do TR sem o ligante. Mas, provavelmente, a função primordial é exercida quando ocorre a interação com o hormônio e, por consequência, ocorre a ativação da transcrição dos genes positivamente regulados pelo T3, pois o LBD apresenta uma superfície que faz contato com o hormônio e que é fundamental para a ativação transcricional, essa região é denominada função de ativação 2 (AF-2). Após a ligação do hormônio, essa região passa a interagir com os coativadores e recrutar a maquinaria de transcrição. Estruturalmente, o LBD se organiza

como uma bolsa hidrofóbica na qual o ligante se insere profundamente. Ela é formada por 12 α-hélices, formando uma superfície hidrofóbica, com a ligação do hormônio ocorre uma modificação na conformação da cavidade, a hélice 12, a mais carboxiterminal, se movimenta fechando a cavidade, liberando os correpressores e expondo sítios de interação com proteínas coativadoras.[22]

O TR, como já foi visto, age como um fator de transcrição dependente do T3 e atua ligando-se a sequências específicas no DNA denominadas elementos responsivos aos hormônios tireoidianos (TRE) localizados na região promotora dos genes alvos, tais sequências têm duas cópias imperfeitas de um hexanucleotídeo (AGGTCA) que podem estar arranjadas em diferentes orientações e com espaçamentos diversos (Figura 30.3). O TR liga-se ao TRE de diversas formas, podendo atuar como monômeros (somente um TR), homodímeros (TR-TR) ou heterodímeros com o receptor do retinoide X (RXR) (TR-RXR). A formação dos heterodímeros de TR-RXR aumenta a ligação do receptor ao DNA e estimula a transcrição gênica.[22,23]

Quando dissociado do T3, o TR está localizado principalmente no núcleo, em solução ou ligado aos TRE no DNA e, ao receptor, associam-se proteínas conhecidas como correpressoras que atuam reprimindo a transcrição gênica em genes positivamente regulados pelo T3 ou ativam a transcrição em genes negativamente regulados (como é o caso do gene do TSH). Quando ocorre a ligação do hormônio ao receptor, essa associação se desfaz; com a presença do

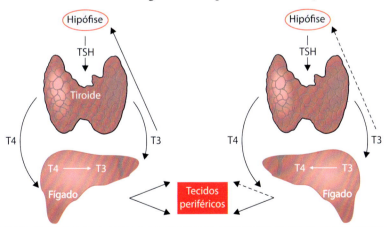

Figura 30.2 Representação esquemática do eixo hipotálamo-hipófise-tireoide. Em condições normais, o hipotálamo secreta TRH, que estimula a hipófise a produzir TSH que, por sua vez, estimula a tireoide a produzir principalmente T4. Este, por sua vez, é metabolizado nos tecidos periféricos em T3, o HT faz um *feedback* negativo no hipotálamo e na hipófise. A ação do HT na hipófise e nos tecidos periféricos ocorre quando o T3 se liga ao seu receptor. Na RHT, o feedback está inibido pela sensibilidade reduzida da hipófise ao HT, resultando em um TSH elevado com uma secreção elevada de T4. Alguns tecidos periféricos também apresentam sensibilidade reduzida ao HT na RHT, enquanto outros com sensibilidade preservada apresentam resposta normal a excesso de HT. A figura representa o fígado com sensibilidade diminuída na presença da resistência. Fonte: Ortiga-Carvalho TM, Chiamolera MI, Pazos-Moura CC, Wondisford FE. Hypothalamus-pituitary-thyroids axis. Compr Physiol. 2016;6(3):1387-428.

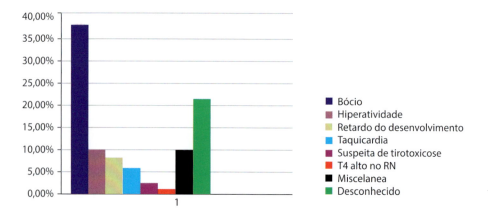

Figura 30.3 Razões que levaram à investigação inicial de RHT no caso índice de diversas famílias estudadas. Fonte: adaptada de Refetoff , S. do *site* www.thyroidmanager.org, 2004.

hormônio tireoidiano, a hélice 12 encontra-se aberta; com a ligação do T3, a hélice se dobra sobre o TR e expõe sítios de ligação aos coativadores e promove o desligamento dos correpressores, proteínas coativadoras são recrutadas para estimular a transcrição do gene alvo.[22]

Os correpressores são capazes de interagir com o TR na ausência de T3, tanto em solução como quando o TR está ligado aos seus TRE, os principais correpressores para o TR são o NcoR (do inglês *nuclear receptor correpressor*) e o SMRT (do inglês *silencing mediator of retinoic acid and thyroid hormone receptor*). Esses correpressores são capazes de interagir com outros repressores, formando um complexo de correpressores, em que cada componente parece ter a sua própria importância.[22]

Por outro lado, os coativadores não são específicos, podendo associar-se com vários outros membros da superfamília dos receptores nucleares. O TR interage com os coativadores da família p160 (proteínas com 160 kD), que tem como principais componentes as seguintes proteínas: coativadores de receptores esteroides 1 (*SRC-1* ou *NCoA1*), fator transcricional intermediário 2 (*TIF2, GRIP1, SRC-2* ou *NCoA2*) e o ativador dos receptores de hormônio tireoidiano e do ácido retinoico (*ACTR, pCIP, AIB1, RAC3, TRAM-1, SRC-3* ou *NCoA3*).[22]

ASPECTOS GENÉTICOS E MECANISMO MOLECULAR DA RHT

Na maioria dos casos, cerca de 85%, a RHT é causada por mutações no TR-β e particularmente na porção carboxiterminal, conhecida como domínio de ligação ao ligante (LBD). A maioria das mutações foi descrita em três regiões consideradas "quentes" para mutações, separadas por áreas "frias"

sem mutações (entre os códons 282 e 310, e dos códons 353 ao 429 com exceção do 383). Nenhuma mutação foi descrita até o momento antes do códon 234.[6] Até os dias atuais, 170 mutações no TR-βa em 457 famílias foram descritas, a maioria das mutações apresentou-se como trocas de aminoácidos ou produção de *stop codons*, mas deleções, inserções e duplicações provocando mudanças no *frame* de leitura com alteração no número de aminoácidos também foram descritas.[6,11]

Somente a primeira família descrita na literatura que, como já dito, apresentou herança autossômica recessiva, teve deleção completa do TR-β; os indivíduos da família apresentavam as características bioquímicas típicas de RHT, além de surdo-mudez e visão monocromática. Com isso, demonstra-se que o TR-β é necessário para a maturação coclear e o desenvolvimento do cone fotorreceptor que media a visão para a cor. Os indivíduos heterozigotos da família que expressam somente um alelo do gene do TR-β não apresentam anormalidades clínicas ou laboratoriais.[24] (Figura 30.1)

Várias das mutações repetiram-se em mais de uma família, aproximadamente 46 delas, 15 famílias foram descritas com a mutação *R243Q*, 29 famílias com a mutação *A317T*, a mutação *R338W* foi descrita em 33 famílias, as *R438H* e *P453T* ambas em 17 famílias e a mutação *P453S* em 12 famílias.[6]

Uma família foi descrita com duas mutações de novo no mesmo aminoácido, a mãe apresentou uma mutação no TR-β, *V458G* (de GTG para GGG), que ela transmitiu para o filho. A mutação sofreu uma alteração ao ser transmitida para a filha (*V458E*), possivelmente em uma aparente tentativa de reparo do DNA.[25]

Recentemente, os pacientes apresentavam características clínicas e laboratoriais diferentes dos indivíduos com mutações na isoforma-β do receptor; com isso, apresenta-se uma nova entidade clínica ligada à RHT, como será discutido a seguir.[9,10]

Existem várias descrições na literatura de pacientes com RHT e sem mutações ou qualquer forma de alteração nos TR, cerca de 15 a 20% dos indivíduos com diagnóstico de RHT.[26] Da mesma maneira, pacientes com resistência aos glicocorticoides e andrógenos foram descritos sem mutações nos respectivos receptores, o mesmo ocorrendo com pacientes com resistência parcial aos hormônios esteroides.[27-29]

As mutações no TR-β levam principalmente a uma diminuição ou a uma abolição da afinidade do T3 ao TR; em consequência, o correpressor não é totalmente liberado e a transcrição do gene-alvo não é ativada. Em alguns casos, a afinidade com o T3 não é tão afetada a ponto de explicar a alteração na liberação dos correpressores e no recrutamento dos coativadores. Nesses casos, provavelmente, existam outros defeitos estruturais nos sítios de ligação dessas proteínas que justifiquem tais alterações, como falha na interação com coativadores, na dimerização com o RXR ou afinidade reduzida pelo T3.[21,30]

Levando-se em conta que a herança da síndrome é preferencialmente autossômica dominante, qual o papel do alelo normal nessa síndrome? Aparentemente, os receptores mutados não agem reduzindo a quantidade de receptores ativos, mas interferindo na ação dos receptores normais, no chamado efeito dominante negativo, e provavelmente múltiplos mecanismos moleculares explicariam tal efeito. As proteínas mutantes podem inibir a ação da proteína nativa por competirem pela ligação ao DNA, fato demonstrado por Nagaya e cols.,[31] que o observaram em TR com mutações no domínio de ligação ao DNA (DBD) que impediam a ligação ao DNA e tinham a atividade dominante negativa atenuada. Outros estudos demonstraram que o dímero TR nativo/TR mutado é inativo e, em mutantes em que se impede a dimerização, o efeito também é atenuado.[22] Além disso, a interação com os correpressores é mais intensa nos TR que têm esse efeito e, mesmo com a ligação do hormônio, tal interação não se desfaz e a não liberação do correpressor impede a ativação da maquinaria de transcrição basal nos genes positivamente regulados pelo T3.[22,30]

Um ponto que não foi totalmente esclarecido em nenhum dos estudos até o momento é a grande diferença entre o grau de resistência nos diversos tecidos e entre indivíduos com a mesma mutação, tal fato deve acontecer em virtude da combinação de múltiplos fatores, tais como: a diferente distribuição das diversas isoformas entre os vários tecidos; a ação dos coativadores; o ambiente da região promotora dos genes regulados pelo T3; e até mesmo o efeito dominante negativo tecido-específico.

Portanto, não é surpreendente que a literatura até recentemente não tenha conseguido estabelecer uma correlação clinicomolecular nessa síndrome, ou seja, explicar os diversos sinais e sintomas apenas pelo tipo de mutação e pela região do TR na qual ela se encontra. Mostrando que outros elementos além do TR também são importantes para a correta ação do HT, outro fato que corrobora essa hipótese é a presença de famílias com todas as características da síndrome que não apresentam mutações no TR, mostrando que outro cofator que colabora na transcrição provavelmente está envolvido na gênese da RHT nessas famílias.[6,32]

Recentemente, um trabalho apresentou uma correlação feita entre a apresentação clínica de RHT e achados moleculares no modelo animal. Pacientes com a mutação *R429Q* apresentaram predominantemente sintomas de hiperatividade periférica do HT. No modelo animal, o mesmo foi encontrado, achados moleculares mostraram que tal mutação alterou seletivamente os genes reprimidos pelo HT, o que explica os achados clínicos tanto nos pacientes como nos camundongos, uma vez que os principais genes negativamente regulados são as subunidades do TSH e o TRH, e muito poucos genes periféricos são negativamente regulados.[33] No futuro, novos trabalhos poderão identificar outros aspectos específicos da ação dos HT que poderão correlacionar sintomas com alterações moleculares.

Possivelmente alterações em outros cofatores (receptor do retinoide X – RXR) e corregulatores (coativadores e correpressores) podem causar RHT. Em modelos animais, camundongos com deficiência em *SRC-1* (coativador) apresentaram quadro compatível com RHT,[34] assim como camundongos com deficiência no RXR-γ também apresentaram uma resistência parcial aos HT.[35]

A SÍNDROME DE RHT LIGADA A MUTAÇÕES NO TR-α

Mutações na isoforma-α dos receptores dos hormônios tireoidianos foram descritas em humanos somente em 2012 com dois casos publicados por grupos europeus.[9,10] Posteriormente, outras mutações no gene TR-α foram descritas.[36]

Contudo, estudos anteriores em modelos animais com diferentes mutações na isoforma-α já mostravam que o fenótipo apresentado pelos camundongos com mutações era muito distinto do encontrado em modelos animais de mutações na isoforma-β do mesmo receptor.[37,38]

Os animais com mutações na isoforma-α não apresentam grandes alterações no equilíbrio do eixo hipófise-tireoide, mostrando poucas alterações nas dosagens dos hormônios, ao contrário dos com mutações na isoforma-β. Contudo, os modelos animais de mutação na isoforma-α apresentam características fenotípicas bastante semelhantes às do hipotireoidismo congênito, com importantes alterações no desenvolvimento psicomotor, de comportamento e metabólico pós-natal, com baixa estatura, retardo na ossificação, redução da temperatura corporal e da frequência cardíaca.[38]

Dessa maneira, as características distintas encontradas nos modelos animais das duas isoformas do TR explicam a dificuldade em encontrar humanos com mutações no TR-α, a procura sempre foi em indivíduos com o quadro clássico de RHT e não com as características descritas nos modelos animais citados.

Em 2012, as primeiras mutações foram descritas e as características clínicas desses pacientes foram semelhantes às encontradas anteriormente nos modelos animais. Um dos casos foi o de uma probanda do sexo feminino de 6 anos de idade, com características de retardo de crescimento, baixa estatura, dismorfias faciais (macrocefalia e base nasal achatada), retardo na dentição, além de uma constipação intestinal importante.[10] O outro caso era também uma probanda do sexo feminino de 11 anos que apresentava características clínicas clássicas de hipotireoidismo, com retardo do desenvolvimento psicomotor, macroglossia, retardo na dentição, baixa estatura, atraso da idade óssea, pele seca e lentificação dos reflexos tendinosos. Da parte laboratorial, essa paciente apresentava T4 livre baixo com TSH normal e elevação discreta das dosagens de T3.[9] A primeira probanda apresentava uma mutação em heterozigose que gerava uma mutação nonsense *E403X* na isoforma-α do TR, seus pais não eram afetados mostrando que esta era uma mutação de novo.[10] Já a probanda 2 apresentava uma inserção em heterozigoze de um único nucleotídeo que levava a uma mudança no código de leitura e a uma parada prematura de leitura, gerando uma proteína truncada com cinco resíduos a menos antes do carboxiterminal, a mutação foi denominada *F397fs406X*. A mesma mutação e algumas das características clínicas foram também encontradas no pai da probanda 2, indicando que pelo menos em homens a mutações no TR-α não afetam a fertilidade.[10]

Ao nascimento, é possível identificar algumas características do hipotireoidismo como macroglossia, dificuldade na alimentação e choro rouco. Na infância, a principal característica é retardo no crescimento, afetando principalmente o segmento inferior. A maioria dos casos apresenta as seguintes características físicas: macrocefalia; fácies ampla; hipertelorismo; nariz achato; língua proeminente; e lábios grossos. Quanto ao tratamento, o uso de tiroxina reverte os sintomas de hipotireoidismo apresentados nos tecidos em que predomina o TRα, porém devem-se monitorar os tecidos em que predominam as ações do TR-β que podem manifestar sintomas de hipertireoidismo. Em crianças, o tratamento é benéfico, melhorando a altura final. Em adultos, são relatados melhora na dispraxia, a interação social e os parâmetros cardíacos como frequência e contratilidade.[39]

No futuro, outras estratégias terapêuticas poderão envolver o desenvolvimento de análogos específicos para o TR-α.[40]

MUTAÇÕES EM PROTEÍNAS QUE PROMOVEM O TRANSPORTE DO HT

Para que o HT possa exercer suas funções no núcleo celular, é necessário que seja transportado através da membrana celular. Muitos transportadores do HT têm sido identificados com características bioquímicas de monocarboxilato e denominados *MCT-8* e *MCT-10*. O gene do *MCT-8* está localizado no cromossoma humano X13.2 que codifica uma proteína de 613 aminoácidos com 12 domínios transmembrânicos. *MCT-8* é expresso em diferentes tecidos como o cérebro, coração, fígado, adrenal e glândula tireoide. Estudos *in vitro* demonstraram sua importância para o transporte do T3 nesses tecidos.[41] A síndrome de Allan-Hemdon-Dudley foi descrita em 1944.[42,45] Nessa época, seis famílias foram identificadas e estudos localizaram o lócus do gene no *Xq13.2*. Posteriormente, Schwartz e cols.[46] testaram o envolvimento do *MCT-8* nesses pacientes e mostraram a presença da mutação. Atualmente, já foram descritas 76 mutações no gene *SLC16A2*, distribuídas ao longo dos seis exons. Essas mutações incluem 11 deleções grosseiras, 10 pequenas deleções, 13 inserções pequenas, duas mutações em região de *splicing*, um rearranjo complexo e 39 mutações missense ou nonsense.[15,41,42,47,48] Como característica, todos os pacientes apresentam aumento sérico do T3 livre e diminuição do T4 livre na presença de TSH e T3 reverso normais.[49] O fenótipo é variável, mas, na infância, os pacientes apresentam importante hipotonia com dificuldade de controle da cabeça, fraqueza, massa muscular diminuída, atraso no desenvolvimento motor. A hipotonia muscular evolui para quadriplegia com a idade. A face tende a ser alongada com estreitamento bifrontal. Alguns pacientes apresentam miotomia facial, o desenvolvimento cognitivo está prejudicado e o quociente de inteligência é muito baixo.[46] Esses pacientes apresentam quadro neurológico mais grave do que pacientes com hipotireoidismo congênito. Contudo, existem diferenças no fenótipo entre os pacientes com a síndrome de Allan-Herndon-Dudley que dependem das propriedades moleculares da proteína MCT8 mutada, das possíveis mudanças nos genes modificadores ou do transporte hipotético de outros substratos. Algumas mutações pontuais: *S194F, L434W, L492P, L568P* e *Phe501del* resultaram em formas bastante leves do transtorno, com limitação de fala, disartria e marcha atáxica. Em geral, os fenótipos mais leves mostram a localização de membrana do MCT8 mutado com significativa capacidade residual de transporte de hormônio tireoidiano.[15,47,50,51] As mulheres apresentam heterozigose e, portanto, um fenótipo mais leve em relação às alterações tireoidianas e não apresentam fenótipo neurológico.

MUTAÇÕES NA PROTEÍNA LIGADORA DO SECIS 2 (SBP2)

O metabolismo do hormônio tireoidiano é controlado pelas iodotironinas desiodases, selenoproteínas que apresentam na sua estrutura o aminoácido raro, selenocisteína (Sec), que é essencial para a ação dessas enzimas. A incorporação da Sec nas selenoproteínas ocorre por um complexo sistema. Inicialmente, nessas proteínas deve haver uma seqêencia específica para a ligação da Sec, sequência SECIS localizada na porção 3' da proteína. As sequências SECIS são reconhecidas pela proteína ligadora de SECIS (SBP), além de outros fatores, com o resultado final sendo a incorporação da Sec nessa região da selenoproteína. Em 2005, uma síndrome foi identificada e relacionada com mutações na SBP2, desde então 14 mutações foram identificadas em oito famílias.[52-54]

O quadro de apresentação clínica dessa síndrome apresenta retardo do crescimento e do desenvolvimento psicomotor, hipoglicemia e fraqueza muscular. Alterações auditivas e infertilidade foram descritas em alguns casos da literatura. Alterações dos parâmetros tireoidianos também chamam a atenção; apesar de o quadro clínico lembrar o das mutações do TR-α, a apresentação laboratorial é diferente, com níveis elevados de T4 livre e T3 reverso, níveis de T3 normal ou levemente diminuídos e concentração de TSH levemente elevada. A concentração de selênio encontra-se discretamente reduzida.[49,51,55]

FISIOPATOLOGIA DA SÍNDROME DE RHT

A falha de função do receptor do HT leva a uma diminuição na retroalimentação negativa do HT sobre o TSH e o TRH, resultando na persistente secreção do TSH que, consequentemente, estimula a produção e secreção de HT, a ação periférica dependerá do grau de resistência nos vários tecidos. Os tecidos resistentes se comportam como tecidos de pacientes hipotireóideos, por outro lado, os tecidos que não apresentam resistência respondem adequadamente ao excesso de hormônio e se comportam como nos pacientes com hipertireoidismo. (Figura 30.2)

A produção dos hormônios do eixo hipotálamo-hipofisário não sofre alteração na RHT, na medida que a hipófise produz um TSH imunologicamente idêntico ao TSH sérico de indivíduos normais,e não contém um excesso da subunidade-α. Contudo, o TSH da RHT parece ter uma maior atividade biológica *in vitro*, o que poderia explicar o fato de que, com níveis normais de TSH, tais indivíduos apresentem bócio e níveis elevados de HT.[56]

Várias das características clínicas da síndrome podem ser sinais de deprivação de HT durante o desenvolvimento, e a gravidade dos sintomas tem relação com a expressão do alelo mutado (e possivelmente de outros cofatores) nos diversos tecidos, por exemplo, no tecido cardíaco que predominantemente expressa TR-α, que não apresenta mutações conhecidas até o momento, existe uma resposta adequada ao excesso de HT, o que explica a grande incidência de taquicardia nos pacientes com RHT.[6]

O estudo de tecido tireoidiano obtido por biópsia ou cirurgia demonstrou variados graus de hiperplasia do epitélio folicular, podendo ser descrita como tecido tireoidiano normal, bócio adenomatoso ou bócio cooóide.[51] Pouco pode ser dito sobre achados patológicos nos tecidos pelo pequeno número de dados de autópsias disponíveis dos indivíduos com RHT. Metacromasia em fibroblastos pode ser encontrada em pacientes com RHT, assim como naqueles com mixedema por hipotireoidismo; contudo, nos pacientes com RHT a metacromasia não desaparece nem mesmo com o tratamento.[51,57]

QUADRO CLÍNICO

A RHT costuma ser classificada em resistência generalizada aos hormônios tireoidianos (RGHT), na qual os indivíduos são eumetabólicos e, aparentemente, o defeito é compensado pelo excesso do hormônio tireoidiano; e a Resistência Hipofisária aos Hormônios Tiroidianos (RHHT), na qual os pacientes são hipermetabólicos (hiperativos e taquicárdicos). A resistência periférica aos hormônios tiroidianos é motivo de controvérsia, sendo que somente um paciente foi descrito na literatura.[58] O modelo animal com a mutação *R429Q*, citado anteriormente, favorece a existência da RHHT, mostrando que algumas mutações podem afetar preferencialmente os genes negativamente regulados, grupo do qual as subunidades do TSH representam as principais proteínas.[33]

Não existem sintomas que sejam patognomônicos da síndrome e o seu diagnóstico, geralmente, se estabelece após a detecção de níveis elevados de HT na presença de TSH não suprimido em pacientes que procuram ajuda médica por bócio, transtornos de hiperatividade e – atenção – atraso no desenvolvimento ou taquicardia sinusal. Atualmente, crianças têm sido diagnosticadas em rotinas de triagem neonatal de hipotireoidismo congênito que utilizam TSH e T4[13] e por meio da análise de DNA daquelas que têm um dos genitores sabidamente afetados. Muitos adultos assintomáticos são diagnosticados por alterações em exames tireoidianos pedidos como rotina em *check-ups*[59] (Figura 30.3).

Devido à variabilidade da resistência nos diversos tecidos em um mesmo indivíduo podem coexistir sintomas de hiper e hipotireoidismo; contudo, na maioria dos casos descritos até o momento, os pacientes não tratados mantinham seu estado metabólico normal apesar dos altos níveis de hormônios tiroidianos.[60] Em pacientes tratados erroneamente por hipertireoidismo, os sintomas de hipotireoidismo ficam mais evidentes, aumentando o bócio quando existente, e em crianças tal erro diagnóstico pode causar piora no retardo de crescimento e desenvolvimento.[59,61]

Quanto aos sinais clínicos, deve-se destacar a alta frequência de aparecimento do bócio, algumas vezes detectado somente ao exame ultrassonográfico. O bócio é, em geral, difuso; entretanto, alterações de ecotextura ou nódulos podem ser vistos com mais frequência naqueles bócios que já foram submetidos à cirurgia. Além disso, um caso foi descrito com uma progressão pouco usual, na qual a paciente iniciou o quadro com um bócio difuso e RHT predominante-

mente hipofisária, tal bócio evoluiu para um bócio multinodular com hormônios tireoidianos normais e TSH suprimido, possivelmente resultado da estimulação crônica pelo TSH.[62] Um caso mais grave de bócio foi relatado em um neonato que apresentou compressão traqueal e dificuldades respiratórias,[63] outro caso havia sido relatado na literatura de um paciente com compressão esofágica secundária a um bócio.[64]

Outro sintoma frequente é a taquicardia sinusal, mesmo ao repouso; muitas vezes, é o sintoma que faz o paciente procurar auxílio médico e é também o que leva ao diagnóstico equivocado de tireotoxicose. Estudando o envolvimento cardíaco, observou-se que os indivíduos com RHT e sinais cardíacos tinham média de idade, frequência cardíaca e níveis hormonais mais elevados e o relaxamento diastólico menor, sendo que os demais parâmetros cardíacos não mostraram grandes alterações.[65] Em animais transgênicos, além da hipertrofia miocárdica, pouco efeito na estrutura ou função cardíaca foi relatado.[66]

A análise do reflexo aquileu mostra um tempo de relaxamento normal ou levemente prolongado.[7]

Algum grau de transtorno de aprendizagem ou déficit de atenção pode ser encontrado em praticamente metade dos pacientes estudados; contudo, o retardo mental mais grave é mais raro como podemos ver na Tabela 30.1. O atraso no crescimento parece ter relação com a função mental comprometida, aparecendo raramente como evento isolado

Tabela 30.1 Características clínicas. Porcentagem de aparecimento das diversas características clínicas verificadas em vários estudos

Achados clínicos	Freqüência
Bócio	66-95%
Taquicardia	33-75%
Alterações emocionais	60%
Comportamento hipercinético	33-68%
Transtorno de hiperatividade e déficit de atenção	40-60%
Transtornos de aprendizagem	30%
Retardo mental (QI < 70)	4-16%
Surdez neurossensorial	10-22%
Baixa estatura	18-25%
Atraso de idade óssea > 2 DP	29-47%
IMC baixo (infância)	33%
Infecções recorrentes de ouvido e garganta	55%

Fonte: adaptada de Refetoff S., www.thyroidmanager.org, 2004.

(4%). Transtorno de hiperatividade e déficit de atenção têm alta prevalência entre os indivíduos com RHT, mas o inverso não se comprova, pois entre as crianças hiperativas estudadas, a ocorrência da RHT é rara.[6,7]

As crianças com RHT têm peso menor ao nascer que as sem a doença, a maturação óssea é retardada, como é esperado no hipotireoidismo, desde o período pré-natal até a vida adulta, sendo que os adultos também têm altura menor que os indivíduos controles.[67]

O osso é um tecido dependente do TR-α, portanto indivíduos com RHT têm aumento do metabolismo ósseo e, consequentemente, um aumento no risco de diminuição da densidade mineral óssea, alterando a homeostase do cálcio e fósforo com elevação do cálcio sérico.[68,71]

Hipertireoidismo congênito, um estado hipermetabólico na infância, foi relatado em uma família em associação com infertilidade secundária materna, sendo que o tratamento com propiltiouracil surtiu efeito inicialmente no neonato que evoluiu clinicamente eutireoideo.[72]

Em uma paciente com RHT estudada durante a gestação, viu-se que os níveis de HT elevaram-se em paralelo com o aumento do hCG, atingindo seu pico com 12 semanas quando os níveis de TSH ficaram suprimidos (transitoriamente); depois, os níveis de HT reduziram progressivamente com redução dos sintomas (náusea e vômitos).[73] Em um outro caso descrito de gestante com RHT, a paciente foi tratada durante a gestação com TRIAC, portanto não há uma real avaliação de seus níveis hormonais durante a gestação.[74] Em estudo de uma grande família com RHT, foi verificado aumento de três ou quatro vezes na incidência de abortos em mulheres afetadas em comparação com mulheres não afetadas, mas com companheiros afetados ou parentes não afetados de 1º grau. A fertilidade não pareceu afetada em casais com RHT (não importando qual dos parceiros era afetado). A diferença na frequência genotípica na prole das pacientes com RHT (20 afetados contra 11 não afetados) mostra que aparentemente existe uma frequência de abortos maior de fetos não afetados do que dos fetos afetados. No caso de pais afetados, a prole não aparece apresentar a mesma diferença na frequência genotípica. Provavelmente, os abortos podem ser causados pelo excesso de HT materno e, por essa razão, os fetos normais seriam mais afetados dos que os com RHT. Contrariamente às grávidas com hipertireoidismo não controlado, as pacientes com RHT não apresentam aumento na frequência de trabalho de parto prematuro, pré-eclâmpsia ou perda perinatal.[75,76]

Vários sintomas descritos em alguns pacientes não podem ser explicados pelas alterações hormonais, tais como escápula alada, anormalidades vertebrais, peito de pombo, fácies de passarinho, craniossinostose, quarto metacarpo curto, prurido de Besnier, ictiose congênita, atrofia macular. Em uma família com deleção do TRb, todos os três membros afetados tinham surdomudez, mostrando o envolvimento do TR na audição.[51]

O curso da doença assim como a sua apresentação podem ser variáveis, alguns dos indivíduos têm seu desenvolvimento normal, enquanto outros apresentam atraso mental e no desenvolvimento. Estudo de animais transgênicos demonstrou que a gravidade da doença diminui com o passar dos anos.[59] Não há evidências que sugerem alteração da expectativa de vida nos pacientes com RHT.[51]

Um desafio diagnóstico acontece quando o paciente apresenta RHT em combinação com outra alteração tireoidiana que, independentemente, interfere com concentrações de HT. Casos já foram relatados de ocorrência de hipotireoidismo autoimune,[77,79] digenesia tireoidiana[80] e doença de Graves[81] em pacientes com RHT. Nos dois primeiros casos, a limitada reserva tireoidiana não permite a total compensação e os indivíduos apresentam níveis muito elevados de TSH, apesar dos níveis normais de HT; nesses pacientes, o sequenciamento do TR-β é essencial.[51] No caso da paciente com doença de Graves, o diagnóstico de RHT foi prévio a essa enfermidade, o que permitiu a realização dos dois diagnósticos.[81] Recentemente, foi descrito um caso de paralisia periódica em um paciente com síndrome de resistência.[82] Em um estudo em 130 famílias, 330 indivíduos com mutações comprovadas no T-β e 92 familiares normais, os indivíduos com RHT tiveram aumento na chance de apresentar autoimunidade tireoidiana (AIT) em comparação com os familiares normais, a prevalência de positividade dos autoanticorpos com o avanço da idade não se alterou pelo genótipo do paciente. Esses achados mostram que existe uma associação entre RHT e AIT, não somente uma coincidência dos diversos casos descritos na literatura.[83]

DIAGNÓSTICO

A condição essencial para o diagnóstico da RHT por mutações no TR-β é a elevação dos hormônios T3 e T4 na presença de TSH não suprimido (inadequadamente normal ou elevado); deve-se, contudo, excluir condições que propiciem o aparecimento de elevação de hormônios tireoidianos sem a consequente supressão do TSH que são: alterações nas proteínas transportadoras dos hormônios tireoidianos (na RHT os níveis de TBG e das outras proteínas carregadoras é normal); medicamentos; e presença de anticorpos que possam interferir nos ensaios hormonais tanto de TSH como dos HTs.[22,30,51]

Os níveis séricos de T3 e T4 variam, inclusive no mesmo indivíduo com o passar do tempo, podendo se elevar desde discretamente até muitas vezes acima do limite superior de normalidade. Contudo, a elevação dos dois hormônios é semelhante, resultando em uma relação T3 para T4 normal, pois a conversão extratireoidiana de T4 para T3 é normal. O T3 reverso também é elevado nesses pacientes e os níveis da tiroglobulina sérica tendem, também, a ser elevados, refletindo a hiperatividade da tireoide induzida pelo TSH[6] (Tabela 30.2).

O TSH está inapropriadamente normal ou elevado, mas raramente com valores muito acima do limite da normalidade (Tabela 30.2) e, também, habitualmente preserva a sua resposta ao TRH, algumas vezes, inclusive, com resposta exagerada. Valores acima de 10 mU/L e resposta exagerada ao TRH podem aparecer em indivíduos que receberam qualquer terapia na tentativa de reduzir o hormônio tireoidiano. A atividade biológica do TSH está normal ou aumentada e a concentração da sua subunidade-α não é desproporcionalmente elevada, contrastando com a relação subunidade α/TSH que está elevada nos tumores produtores de TSH (TSHomas), um dos principais diagnósticos diferenciais dessa síndrome.[84] (Tabela 30.3)

Como citado anteriormente, casos de coexistência de tireoidite autoimune, doença de Graves e RHT já foram descritos na literatura em que se observou a presença de anticorpos.[77-79]

A captação de iodo pela glândula encontra-se aumentada, o iodo aparentemente é organificado normalmente, sendo que o teste do perclorato é nor-

Tabela 30.3 Tabela de Diagnóstico Diferencial entre RHT e TSHoma. Comparação entre os resultados obtidos na relação subunidade-α e TSH (Sub-α/TSH), a dosagem dos hormônios tireoidianos nos parentes de 1º grau dos pacientes afetados, o teste de TRH, teste de supressão com o T3 e a ressonância magnética (RM) de hipófise.

Diagnóstico diferencial RHT X TSHoma		
	RHT	TSHoma
Sub-α/TSH	Normal (100%)	Aumentado (88%)
HT na família	Podem ser elevados	Normal
Teste do TRH	Positivo (94-100%)	Negativo (61%)
Supressão com T3	Supressão (88-90%)	Não supressão (75%)
RM hipófise	Negativa	Positiva

Fonte: adaptado de: Refetoff S, Endocrine Reviews, 1993.

mal.[51] A ultrassonografia (USG) mostra, em geral, aumento difuso ou multinodular da glândula, a presença de bócio mesmo com níveis normais de TSH pode ser explicada pelo aumento da bioatividade do TSH na RHT.[51,84]

Na tentativa de mensurar o *status* metabólico desses pacientes, é possível utilizar a dosagem de uma série de elementos que tem relação com as respostas biológicas à ação dos HT, como a taxa metabólica basal, colesterol sérico, caroteno, triglicerídeos, creatinoquinase, fosfatase alcalina, enzima conversora da angiotensina (ECA), globulina ligadora de hormônio sexual (SHBG), ferritina e osteocalcina, todos os quais devem estar dentro dos parâmetros normais. Excreção urinária de magnésio, hidroxiprolina, creatina, creatinina, carnitina e AMP cíclico todos deveriam estar elevados na tirotoxicose, mas estão normais ou levemente diminuídos na RHT, mostrando um defeito da ação do HT.[51]

O uso de HT em doses elevadas é o melhor método para acessar a presença e magnitude da resistência hormonal e obter o diagnóstico clínico de RHT. O excesso de HT pode suprimir a secreção do TSH e, eventualmente, abolir a resposta do TSH ao TRH. A quantidade de HT necessária para tal efeito varia de indivíduo para indivíduo, variando também a efetividade do T3 e do T4. A diminuição da secreção do TSH é acompanhada, como seria esperado, pela diminuição da captação intratireoidiana de iodo, outros parâmetros analisados frente a doses suprafisiológicas de HT mostraram pouca ou nenhuma alteração, tais como gasto metabólico basal, frequência cardíaca, reflexo patelar, colesterol, enzimas, osteocalcina e SHBG, excreção urinária de

Tabela 30.2 Hormônios da RHT. A coluna Normal corresponde aos valores normais da população geral e a coluna RHT, à média dos valores nos pacientes com RHT estudados.

Achados laboratoriais	Normal	RHT
T4 (pmol/L)	12,8-24,4	41+/-2,1
T3 (pmol/L)	3,8-8,4	11,4+/-1,5
TSH (Um/l)	0,5-4,5	3,15+/-0,3

Fonte: Persani L, Asteria C, Tonacchera M, Vitti P, Krishna. V, Chatterjee K, et al. Evidence for the secretion of thyrotropin with enhanced bioactivity in syndromes of thyroid hormone resistance. J Clin Endocrinol Metab. 1994;78(5):1034-9.

hidroxiprolina, creatina e carnitina. É importante ressaltar que aparentemente longe de causar um efeito catabólico nos indivíduos as doses altas de HT (doses muitas vezes maiores que 1.000 mcg/dia de T4 e 400 mcg/dia de T3) levaram a um efeito anabólico, aumentando a velocidade de crescimento e acelerando a maturação óssea.[51,85]

O protocolo clássico de supressão com HT utiliza doses crescentes de L-T3 em uma sequência de três doses, uma primeira de reposição de 50 mcg/dia e duas suprafisiológicas de 100 e 200 mcg/dia. O hormônio é admnistrado em duas doses diárias e o incremento de dose é feito a cada 3 dias (seis doses por incremento). Em crianças e adultos fora do peso-padrão, a dose é ajustada para manter o mesmo nível sérico de T3. A preferência pelo T3 deve-se a seu efeito direto nos tecidos, sobrepondo potenciais defeitos no transporte ou no metabolismo do T4, além do seu início mais rápido e da curta duração de sua ação, o que abrevia tanto o período de avaliação como a duração de possíveis efeitos colaterais. Para a realização do teste, o paciente precisa ficar 11 dias hospitalizado para um estudo detalhado, que inclui medidas do pulso durante o sono, taxa de metabolismo basal e balanço calórico (com medida do consumo dos alimento e medida da excreção de nitrogênio urinário). O teste do TRH é feito no início e no momento da admnistração da última dose de T3 de cada incremento. Amostras de sangue são colhidas aos 180 minutos e usadas para mensurar resposta do TSH e prolactina, assim como a queda do nível sérico do T3 a cada mudança de dose. Tireoglobulina e T4 medem a magnitude da supressão da tireoide, enquanto colesterol sérico, creatino quinase, ferritina, SHBG e osteocalcina são usados para avaliar a resposta dos tecidos periféricos ao HT.[51]

Recentemente, o uso de USG com coppler colorido da tireoide mostrou-se útil para distinguir entre pacientes com TSHomas e RHT, o exame realizado durante o teste de supressão com HT mostrou que o pico na velocidade sistólica se normaliza em oito dos dez pacientes com RHT, mas não alteraram nos oito pacientes com TSHoma.[86]

Outras substâncias além do T3 e do T4 podem alterar o padrão de resposta hormonal nos indivíduos com RHT, o TRIAC (ácido tri-iodotiroacético) produz resposta atenuada nos pacientes; os glicocorticosteroides produzem reduzida resposta do TSH ao TRH e diminuição nos níveis séricos de T4; medicamentos agonistas (L-dopa e bromocriptina) e antagonistas (domperidona) dopaminérgicos não têm resposta alterada na RHT, indicando que o efei-

to inibitório da dopamina sobre o TSH está intacto. Medicamentos antitireoidianos controlam os níveis de HT, mas provocam importante aumento no TSH. Betabloqueadores causam uma significativa redução na frequência cardíaca.[51,86]

Metade dos pacientes diagnosticados na infância ou adolescência apresenta atraso da idade óssea, contudo a maioria consegue adquirir sua estatura alvo normal. A RM de sela não deve mostrar tumores, mas já foi relatado aumento da hipófise nos casos de terapia inadequada, revertido após o tratamento com doses suprafisiólogicas de levotiroxina,[87] assim como casos de incidentaloma hipofisário[88] que podem ocorrer em 10% dos indivíduos da população normal. Além disso, recentemente, foi relatado um caso de uma paciente que apresentava um adenoma produto de somatotropina concomitante ao quadro de RTH.[89]

Além do tumor hipofisário produtor de TSH (TSHoma) (Tabela 30.3), outros diagnósticos diferenciais da RHT incluem todas as possíveis causas de hipertiroxinemia, tais como: elevação nos níveis de globulina ligadora de tiroxina (TBG); doenças não tireoidianas; medicamentos; alterações das deiodases, anticorpos contra os hormônios (HT ou TSH).[51] Uma causa que pode ser mais comum do que prevista é a presença de mutações na albumina, causando a hipertiroxinemia disalbuminemica familiar que apresenta quadro laboratorial idêntico aos da RHT por mutações no TR-β em virtude de mutações na albumina que fazem com que esta tenha mais afinidade pela tiroxina; nesse caso, o aumento será maior de T4 do que T3, dependendo do ensaio de T4 livre usado, este também pode estar espuriamente elevado. Em casos assim, a dosagem de T4 livre por diálise é uma maneira adequada de realizar o diagnóstico diferencial.[90]

Quando suspeita-se do diagnóstico de RHT, uma forma mais fácil de proceder a investigação é realizar teste de função tireoidiana em parentes de 1º grau do indivíduo afetado (pais e irmãos;, encontrar o mesmo padrão clínico e laboratorial nos familiares é forte indicação de RHT uma vez que o TSHoma não apresenta história de herança genética.[51,59] Uma vez estabelecido o diagnóstico de RHT, o teste genético pode ser realizado no caso índice e, sendo identificada uma mutação, o rastreamento desta pode ser mais sensível que o rastreamento do fenótipo em razão da natureza variável do fenótipo na RHT. Esse rastreamento pode ser útil por eliminar a necessidade de tratamentos errôneos ou por permitir o tratamento adequado (inclusive de fetos) e um adequado aconselhamento genético da família, além de ser mais econômico por afastar a necessidade de realização de testes hormonais extensos ou exames por imagem caros.[59]

Levando em conta tudo que foi relatado até o momento, deve-se proceder da seguinte maneira para o adequado diagnóstico da RHT:

- Frente a níveis séricos elevados de T3 e T4 com TSH inapropriadamente não suprimido, deve-se confirmar os resultados e excluir defeitos de transporte dos HT ou interferência por anticorpos nos ensaios;
- Buscar pelas mesmas alterações laboratoriais nos familiares;
- Em casos esporádicos, excluir a presença do TSHoma por meio da medida da subunidade α sérica;
- Realizar teste de supressão com T3 em doses suprafisiológicas;
- Análise genética.[51,59]

A falha diagnóstica em diferenciar uma simples tireotoxicose de uma RHT tem levado ao tratamento errôneo de cerca de um terço dos pacientes, portanto deve-se prestar muita atenção a casos com elevação de HT sem a adequada supressão do TSH.[51,59]

Quanto às demais síndromes de insensibilidade aos hormônios tireoidianos, assim como os aspectos clínicos são muito distintos, o perfil laboratorial também o é. Como pode ser visto na Tabela 30.4.

TRATAMENTO

Até o momento, não existe tratamento específico para a correção do defeito primário das síndromes de RHT. Felizmente, no caso das RHT por mutações no TR-β a maioria dos pacientes permanece eumetabólica, apesar do excesso de HT na circulação, tal fato deve ocorrer por haver uma compensação adequada ao aumento do HT endógeno, portanto tais pacientes não necessitam de tratamento.[51,59]

A grande vantagem da realização do teste genético é orientar as famílias e identificar precocemente aqueles indivíduos da família portadores da RHT e, naquelas famílias com histórico de retardo mental e no desenvolvimento, instituir a terapêutica adequada prontamente.

Alguns indivíduos mostram tecidos periféricos mais resistentes, com sinais e sintomas de hipotireoidismo e devem ser tratados com doses suprafisiológicas de HT que deve ser titulada em cada paciente (doses de T4 podem atingir 500-1.000µg/kg), notadamente naqueles indivíduos que, por diagnóstico errôneo, desenvolveram hipotireoidismo pós-cirúrgico ou pós-radioiodo. O TSH pode ser um bom parâmetro para o tratamento, assim como o estado catabólico; em crianças, o controle deverá ser rigoroso em relação ao crescimento, maturação óssea e desenvolvimento mental, sendo que a velocidade de crescimento e a idade óssea podem ser bons parâmetros de seguimento. Taquicardia não é uma contraindicação para o tratamento, uma vez que esta pode ser controlada com betabloqueadores.[51,59]

Podemos resumir da seguinte maneira as indicações de tratamento com T4, especialmente em crianças:

- TSH acima do limite superior da normalidade;
- Sinais ou sintomas de hipotireoidismo;
- Atraso de idade óssea;
- Redução na velocidade de crescimento e ganho de peso;
- História de convulsão;
- História familiar prévia de atraso de desenvolvimento e retardo mental.[51,59]

Aqueles pacientes em que a resistência é predominantemente hipofisária e os sintomas que prevalecem são os de tireotoxicose também podem necessitar de terapia. Medicamentos para tratamento dos sintomas como os agentes bloqueadores β-adrenérgicos, preferencialmente atenolol, normalmente são suficientes. O tratamento com antitireoidianos ou a ablação tireoidiana levam ao aumento do TSH

Tabela 30.4 Diagnóstico diferencial entre as diversas síndromes de insensibilidade aos hormônios tireoidianos. Comparação entre os resultados obtidos na dosagem do TSH e dos hormônios tireoidianos nos pacientes afetados pelas diferentes mutações.

Laboratório	MCT8	SBP2	THRB	THRA
	Gene com mutação			
TSH	Normal	Normal ou discretamente alto	Normal ou alto	Normal
T4 livre	Baixo ou normal-baixo	Alto	Alto	Normal-baixo
T3	Alto	Baixo ou normal-baixo	Normal ou alto	Normal-alto

Fonte: adaptada de Visser WE, et al. Clinical Endocrinology. 2013; 79(5), 595-605.[52]

e podem resultar na hiperplasia dos tirotrofos. O desenvolvimento de tumores hipofisários, mesmo após longos períodos de hiperexcitação do tirotrofo, é extremamente raro.[51,59,88] Porém, em situações nas quais não se consegue controlar o estado catabólico com o uso de betabloqueadores, faz-se a redução temporária do TSH com somatostatina e, caso isso não seja eficaz, o uso cauteloso de medicamentos antitireoidianos deve ser considerado.[51,59]

O tratamento com L-T3 pode melhorar os sintomas de hiperatividade e déficit de atenção em crianças com RHT.[91] O ácido tri-iodotiroacético (TRIAC), um análogo do HT, pode apresentar sucesso na redução dos níveis séricos de TSH e de HT para reduzir o tamanho do bócio e melhorar alguns sintomas secundários ao excesso de HT nos tecidos periféricos. TRIAC suprime o TSH sem aumentar o efeito tiromimético nos tecidos periféricos, isso se deve à sua maior afinidade pelo TR-β e não pelo TR-α quando comparado com T3, e a degradação mais rápida, o que faz com que seja necessária uma dose mil vezes maior do que de T3. A dextro tiroxina (D-T4) tem efeito semelhante ao TRIAC, porém o seu mecanismo de ação ainda não é compreendido.[51,59,92,93] Em um estudo recente, uma paciente com RHT foi tratada por 9 anos primeiro com D-T4 (1.5 ano), seguida por 5,5 anos de tratamento com TRIAC; comparativamente, o último apresentou mais efetividade em suprimir TSH e diminuir HT, porém nenhum dos tratamentos conseguiu reduzir o tamanho da tireoide e os efeitos na sintomatologia foram modestos. Como já dito, a melhora dos sintomas foi vista com a idade.[94]

Um estudo demonstrou que doses suprafisiológicas de L-T3, em dose única e dias alternados foi um tratamento bem-sucedido na redução do tamanho do bócio, com grandes benefícios estéticos e sem causar efeitos colaterais significativos. As doses de L-3 devem ser ajustadas até que TSH e tiroglobulina estejam suprimidas e a redução do bócio seja observada.[51,59,81]

A ocorrência de doenças tireoidanas comuns como hipotireoidismo e hipertireoidismo em pacientes com RHT altera de maneira significativa a abordagem diagnóstica e terapêutica; a abordagem nesses casos, especialmente nos de doença de Graves, é a normalização do TSH sérico.[51,59]

A grande incidência de aborto e baixo peso ao nascimento de crianças normais nascidas de mães com RHT foi relatada.[75] Contudo, a literatura não é unânime em afirmar o quanto a intervenção durante a gestação é apropriada. Recentemente, descreveu-se um caso em que o TRIAC foi utilizado para reduzir o tamanho do bócio de um feto no qual se constatara uma mutação no TR-β. O tratamento foi bem-sucedido na redução do tamanho do bócio; contudo, pode-se contestar a necessidade de realização de tantas cordocenteses e a segurança por não haver conhecimento sobre o transporte transplacentário e sobre o metabolismo fetal do TRIAC.[74] Em uma gestante com RHT, os níveis elevados de HT podem ser necessários para um feto com RHT, mas podem ser deletérios para um feto sem a mutação, e uma mãe normal pode não fornecer quantidade de hormônio suficiente para um feto com RHT. De qualquer maneira, os poucos dados na literatura mostram que nenhum desses fetos, afetados ou não pela RHT, apresenta morbidades. Mais estudos devem ser feitos para melhor definir a conduta em tal situação, mas já se pode definir que as gestantes devem ser observadas cuidadosamente durante a gestação e deve-se evitar que os valores de TSH se alterem.[95,96]

O estudo da estrutura do receptor normal e dos receptores mutantes trará possivelmente tratamentos específicos para a síndrome, com compostos que interagirão de modo específico com os receptores mutados, eliminando o efeito dominante negativo, não interagindo com o TR-α e, portanto, não estimulando nem sendo deletérias para o coração. Sendo que alguns medicamentos já foram descritas com com boas ações *in vitro* específicas para o TR-β ou alguns de seus mutantes: GC-1, KB-141 e um novo ligante baseado na tiazolidinediona AH-9.[97,98]

Não existe um consenso a respeito de como deve-se conduzir o tratamento das RHT devido a mutações no TR-β. Assim, a melhor recomendação é que se individualize o tratamento, principalmente devido à grande variabilidade clínica dessa síndrome.[99]

Quanto ao tratamento das outras síndromes de insensibilidade aos hormônios tireoidianos, nos pacientes com mutação no TR-α, o tratamento com hormônio tireoidiano mostrou efeito variável nos diversos paciente. Enquanto o tratamento com GH não mostrou um efeito muito benéfico.[53]

Um estudo recente realizado em camundongos *knock-out* para *MCT8* (*MCT8-KO*) demonstrou que o ácido 3,5,3', 5'-tetraiodotiróico (TETRAC), um metabólito ácido do T4 que não é transportado pelo *MCT8* ou *OATP1C1*, foi capaz de substituir TH durante o desenvolvimento do cérebro.[100,101] O TETRAC pode ser convertido em ácido 3,3', 5-tri-iodotiróico (TRIAC) pela D2, o TRIAC pode subsequentemente interagir com TR, exercendo, assim, a atividade do T3. Finalmente, o tratamento dos animais *MCT8-KO* com TETRAC conduziram a melhorias nos receptores neuronais TH dependentes, e melhor diferenciação no estriado, córtex e cerebelo durante as 3 primeiras semanas pós-natais.[102] Resultados semelhantes foram observados com o uso de um análogo do T3, ácido diiodotiropropionico (DITPA), porém o teste em humanos, apesar de mostrar melhora dos paramentros metabólicos, não mostrou melhora neurológica.[103,104] Outros estudos clínicos estão sendo realizados em humanos, a dificuldade é que o tratamento para evitar danos neurológicos deveria ser realizado durante o período gestacional.

Quanto ao tratamento dos pacientes afetados por mutações na SBP2, existe descrição de casos de crianças tratadas com suplementação de T3, nos quais se observa melhora da taxa de crescimento, porém sem a normalização completa.[55,105] As tentativas de suplementação de selênio parecem não ter efeitos benéficos nesses pacientes.[53,106]

CONSIDERAÇÕES FINAIS

Uma armadilha comum ao se lidar com a síndrome de RHT é a falha em fazer o diagnóstico correto e, como consequência, aplicar o tratamento incorreto aos pacientes, com o agravamento no seu quadro de hipotireoidismo. Portanto, estar alerta para a possibilidade da existência da RHT na presença de exames laboratorias que, à primeira vista, parecem incongruentes é uma atitude que deve estar sempre presente na nossa prática clínica diária.

REFERÊNCIAS BIBLIOGRÁFICAS

1. Kleeman CR, Levine BS, Felsenfeld AJ. Fuller albright: the consummate clinical investigator. Clin J Am Soc Nephrol. 2009;4(10):1541-6.

2. Oakes MB, Eyvazzadeh AD, Quint E, Smith YR. Complete androgen insensitivity syndrome--a review. J Pediatr Adolesc Gynecol. 2008;21(6):305-10.

3. Refetoff S, DeWind LT, DeGroot LJ. Familial syndrome combining deaf-mutism, stuppled epiphyses, goiter and abnormally high PBI: possible target organ refractoriness to thyroid hormone. J Clin Endocrinol Metab. 1967;27(2):279-94.

4. Sriprapradang C, Srichomkwun P, Refetoff S, Mamanasiri S. A novel thyroid hormone receptor beta gene mutation (G251V) in a Thai patient with resistance to thyroid hormone coexisting with pituitary incidentaloma. Thyroid. 2016;26(12):1804-6.

5. Refetoff S, Dumitrescu AM. Syndromes of reduced sensitivity to thyroid hormone: genetic defects in hormone receptors, cell transporters and deiodination. Best Pract Res Clin Endocrinol Metab. 2007;21(2):277-305.

6. Weiss RE, Refetoff S. Syndromes of resistance to thyroid hormone. In: Wondisford FE, Radovick S, editors. Clinical Management of Thyroid Disease. Philadelphia: Saunders Elsevier, 2009. p. 299-315.

7. Refetoff S, DeGroot LJ, Benard B, DeWind LT. Studies of a sibship with apparent hereditary resistance to the intracellular action of thyroid hormone. Metabolism. 1972;21(8):723-56.

8. Usala SJ, Bale AE, Gesundheit N, Weinberger C, Lash RW, Wondisford FE, et al. Tight linkage between the syndrome of generalized thyroid hormone resistance and the human c-erbA beta gene. Mol Endocrinol. 1988;2(12):1217-20.

9. van Mullem A, van Heerebeek R, Chrysis D, Visser E, Medici M, Andrikoula M, et al. Clinical phenotype and mutant TRα1. N Engl J Med.366(15):1451-3.

10. Bochukova E, Schoenmakers N, Agostini M, Schoenmakers E, Rajanayagam O, Keogh JM, et al. A mutation in the thyroid hormone receptor α gene. N Engl J Med.366(3):243-9.

11. Dumitrescu AM, Refetoff S. Impaired sensitivity to thyroid hormone: defects of transport, metabolism and action. In: De Groot LJ, Chrousos G, Dungan K, Feingold KR, Grossman A, Hershman JM, et al., editors. Endotext. South Dartmouth (MA)2000.

12. Antonica F, Kasprzyk DF, Opitz R, Iacovino M, Liao XH, Dumitrescu AM, et al. Generation of functional thyroid from embryonic stem cells. Nature.491(7422):66-71.

13. Lafranchi SH, Snyder DB, Sesser DE, Skeels MR, Singh N, Brent GA, et al. Follow-up of newborns with elevated screening T4 concentrations. J Pediatr. 2003;143(3):296-301.

14. van der Deure WM, Peeters RP, Visser TJ. Molecular aspects of thyroid hormone transporters, including MCT8, MCT10, and OATPs, and the effects of genetic variation in these transporters. J Mol Endocrinol. 2010;44(1):1-11.

15. Bernal J, Guadano-Ferraz A, Morte B. Thyroid hormone transporters-functions and clinical implications. Nat Rev Endocrinol. 2015;11(12):690.

16. Heuer H, Visser TJ. Minireview: Pathophysiological importance of thyroid hormone transporters. Endocrinology. 2009;150(3):1078-83.

17. Martagon AJ, Philips KJ, Webb P. Opening the black box: revealing the molecular basis of thyroid hormone transport. Endocrinology. 2013;154(7):2266-9.

18. Schweizer U, Johannes J, Bayer D, Braun D. Structure and function of thyroid hormone plasma membrane transporters. Eur Thyroid J. 2014;3(3):143-53.

19. Friesema EC, Ganguly S, Abdalla A, Manning Fox JE, Halestrap AP, Visser TJ. Identification of monocarboxylate transporter 8 as a specific thyroid hormone transporter. J Biol Chem. 2003;278(41):40128-35.

20. Friesema EC, Grueters A, Biebermann H, Krude H, von Moers A, Reeser M, et al. Association between mutations in a thyroid hormone transporter and severe X-linked psychomotor retardation. Lancet. 2004;364(9443):1435-7.

21. Davis PJ, Davis FB. Nongenomic actions of thyroid hormone. Thyroid. 1996;6(5):497-504.

22. Ortiga-Carvalho TM, Chiamolera MI, Pazos-Moura CC, Wondisford FE. Hypothalamus-pituitary-thyroid axis. Compr Physiol. 2016;6(3):1387-428.

23. Ribeiro RC, Apriletti JW, Wagner RL, Feng W, Kushner PJ, Nilsson S, et al. X-ray crystallographic and functional studies of thyroid hormone receptor. J Steroid Biochem Mol Biol. 1998;65(1-6):133-41.

24. Takeda K, Sakurai A, DeGroot LJ, Refetoff S. Recessive inheritance of thyroid hormone resistance caused by complete deletion of the protein-coding region of the thyroid hormone receptor-beta gene. J Clin Endocrinol Metab. 1992;74(1):49-55.

25. Lado-Abeal J, Dumitrescu AM, Liao XH, Cohen RN, Pohlenz J, Weiss RE, et al. A de novo mutation in an already mutant nucleotide of the thyroid hormone receptor beta gene perpetuates resistance to thyroid hormone. J Clin Endocrinol Metab. 2005;90 (3):1760-7.

26. Bottcher Y, Paufler T, Stehr T, Bertschat FL, Paschke R, Koch CA. Thyroid hormone resistance without mutations in thyroid hormone receptor beta. Med Sci Monit. 2007;13(6):CS67-70.

27. Adachi M, Takayanagi R, Tomura A, Imasaki K, Kato S, Goto K, et al. Androgen-insensitivity syndrome as a possible coactivator disease. N Engl J Med. 2000;343(12):856-62.

28. Huizenga NA, de Lange P, Koper JW, de Herder WW, Abs R, Kasteren JH, et al. Five patients with biochemical and/or clinical generalized glucocorticoid resistance without alterations in the glucocorticoid receptor gene. J Clin Endocrinol Metab. 2000;85(5):2076-81.

29. New MI, Nimkarn S, Brandon DD, Cunningham-Rundles S, Wilson RC, Newfield RS, et al. Resistance to several steroids in two sisters. J Clin Endocrinol Metab. 1999;84(12):4454-64.

30. Ortiga-Carvalho TM, Sidhaye AR, Wondisford FE. Thyroid hormone receptors and resistance to thyroid hormone disorders. Nat Rev Endocrinol. 2014;10(10):582-91.

31. Nagaya T, Madison LD, Jameson JL. Thyroid hormone receptor mutants that cause resistance to thyroid hormone. Evidence for receptor competition for DNA sequences in target genes. J Biol Chem. 1992;267(18):13014-9.

32. Reutrakul S, Sadow PM, Pannain S, Pohlenz J, Carvalho GA, Macchia PE, et al. Search for abnormalities of nuclear corepressors, coactivators, and a coregulator in families with resistance to thyroid hormone without mutations in thyroid hormone receptor beta or alpha genes. J Clin Endocrinol Metab. 2000;85(10):3609-17.

33. Machado DS, Sabet A, Santiago LA, Sidhaye AR, Chiamolera MI, Ortiga-Carvalho TM, et al. A thyroid hormone receptor mutation that dissociates thyroid hormone regulation of gene expression in vivo. Proc Natl Acad Sci U S A. 2009;106(23):9441-6.

34. Weiss RE, Xu J, Ning G, Pohlenz J, O'Malley BW, Refetoff S. Mice deficient in the steroid receptor co-activator 1 (SRC-1) are resistant to thyroid hormone. EMBO J. 1999;18(7):1900-4.

35. Brown NS, Smart A, Sharma V, Brinkmeier ML, Greenlee L, Camper SA, et al. Thyroid hormone resistance and increased metabolic rate in the RXR-gamma-deficient mouse. J Clin Invest. 2000;106(1):73-9.

36. Tylki-Szymanska A, Acuna-Hidalgo R, Krajewska-Walasek M, Lecka-Ambroziak A, Steehouwer M, Gilissen C, et al. Thyroid hormone resistance syndrome due to mutations in the thyroid hormone receptor alpha gene (THRA). J Med Genet. 2015;52(5):312-6.

37. Flamant F, Quignodon L. Use of a new model of transgenic mice to clarify the respective functions of thyroid hormone receptors in vivo. Heart Fail Rev. 2010;15(2):117-20.

38. Vennstrom B, Mittag J, Wallis K. Severe psychomotor and metabolic damages caused by a mutant thyroid hormone receptor alpha 1 in mice: can patients with a similar mutation be found and treated? Acta Paediatr. 2008;97(12):1605-10.

39. Moran C, Chatterjee K. Resistance to thyroid hormone due to defective thyroid receptor alpha. Best Pract Res Clin Endocrinol Metab. 2015;29(4):647-57.

40. Schoenmakers N, Moran C, Peeters RP, Visser T, Gurnell M, Chatterjee K. Resistance to thyroid hormone mediated by defective thyroid hormone receptor alpha. Biochim Biophys Acta. 2013;1830(7):4004-8.

41. Visser WE, Jansen J, Friesema EC, Kester MH, Mancilla E, Lundgren J, et al. Novel pathogenic mechanism suggested by ex vivo analysis of MCT8 (SLC16A2) mutations. Hum Mutat. 2009;30(1):29-38.

42. Schwartz CE, May MM, Carpenter NJ, Rogers RC, Martin J, Bialer MG, et al. Allan-Herndon-Dudley syndrome and the monocarboxylate transporter 8 (MCT8) gene. Am J Hum Genet. 2005;77(1):41-53.

43. Brockmann K, Dumitrescu AM, Best TT, Hanefeld F, Refetoff S. X-linked paroxysmal dyskinesia and severe global retardation caused by defective MCT8 gene. J Neurol. 2005;252(6):663-6.

44. Friesema EC, Kuiper GG, Jansen J, Visser TJ, Kester MH. Thyroid hormone transport by the human monocarboxylate transporter 8 and its rate-limiting role in intracellular metabolism. Mol Endocrinol. 2006;20(11):2761-72.

45. Fu J, Refetoff S, Dumitrescu AM. Inherited defects of thyroid hormone-cell-membrane transport: review of recent findings. Curr Opin Endocrinol Diabetes Obes. 2013;20(5):434-40.

46. Schwartz CE, Stevenson RE. The MCT8 thyroid hormone transporter and Allan-Herndon-Dudley syndrome. Best Pract Res Clin Endocrinol Metab. 2007;21(2):307-21.

47. Jansen J, Friesema EC, Kester MH, Schwartz CE, Visser TJ. Genotype-phenotype relationship in patients with mutations in thyroid hormone transporter MCT8. Endocrinology. 2008;149(5):2184-90.

48. Visser WE, Vrijmoeth P, Visser FE, Arts WF, van Toor H, Visser TJ. Identification, functional analysis, prevalence and treatment of monocarboxylate transporter 8 (MCT8)

mutations in a cohort of adult patients with mental retardation. Clin Endocrinol (Oxf). 2013;78(2):310-5.

49. Visser WE, van Mullem AA, Visser TJ, Peeters RP. Different causes of reduced sensitivity to thyroid hormone: diagnosis and clinical management. Clin Endocrinol (Oxf).79(5):595-605.

50. Kinne A, Roth S, Biebermann H, Kohrle J, Gruters A, Schweizer U. Surface translocation and tri-iodothyronine uptake of mutant MCT8 proteins are cell type-dependent. J Mol Endocrinol. 2009;43(6):263-71.

51. Dumitrescu AM, Refetoff S. The syndromes of reduced sensitivity to thyroid hormone. Biochim Biophys Acta.1830(7):3987-4003.

52. Dumitrescu AM, Liao XH, Abdullah MS, Lado-Abeal J, Majed FA, Moeller LC, et al. Mutations in SECISBP2 result in abnormal thyroid hormone metabolism. Nat Genet. 2005;37(11):1247-52.

53. Visser WE, van Mullem AA, Visser TJ, Peeters RP. Different causes of reduced sensitivity to thyroid hormone: diagnosis and clinical management. Clin Endocrinol (Oxf). 2013;79(5):595-605.

54. Azevedo MF, Barra GB, Naves LA, Ribeiro Velasco LF, Godoy Garcia Castro P, de Castro LC, et al. Selenoprotein-related disease in a young girl caused by nonsense mutations in the SBP2 gene. J Clin Endocrinol Metab. 2010;95(8):4066-71.

55. Schoenmakers E, Agostini M, Mitchell C, Schoenmakers N, Papp L, Rajanayagam O, et al. Mutations in the selenocysteine insertion sequence-binding protein 2 gene lead to a multisystem selenoprotein deficiency disorder in humans. J Clin Invest. 2010;120(12):4220-35.

56. Persani L, Borgato S, Romoli R, Asteria C, Pizzocaro A, Beck-Peccoz P. Changes in the degree of sialylation of carbohydrate chains modify the biological properties of circulating thyrotropin isoforms in various physiological and pathological states. J Clin Endocrinol Metab. 1998;83(7):2486-92.

57. Refetoff S, Robin NI, Alper CA. Study of four new kindreds with inherited thyroxine-binding globulin abnormalities. Possible mutations of a single gene locus. J Clin Invest. 1972;51(4):848-67.

58. Kaplan MM, Swartz SL, Larsen PR. Partial peripheral resistance to thyroid hormone. Am J Med. 1981;70(5):1115-21.

59. Weiss R, Carvalho GA. Resistance to thyroid hormone. In: Martini L, editor. Encyclopedia of endocrine diseases. Amsterdan: Elsevier/Academic Press; 2004.

60. Han R, Ye L, Jiang X, Zhou X, Billon C, Guan W, et al. Characteristics of patients with late manifestation of resistance thyroid hormone syndrome: a single-center experience. Endocrine. 2015;50(3):689-97.

61. Glymph K, Gosmanov AR. Methimazole-induced goitrogenesis in an adult patient with the syndrome of resistance to thyroid hormone. J Investig Med High Impact Case Rep. 2014;2(4):2324709614555768.

62. Catargi B, Monsaingeon M, Bex-Bachellerie V, Ronci-Chaix N, Trouette H, Margotat A, et al. A novel thyroid hormone receptor-beta mutation, not anticipated to occur in resistance to thyroid hormone, causes variable phenotypes. Horm Res. 2002;57(3-4):137-42.

63. Wu SY, Cohen RN, Simsek E, Senses DA, Yar NE, Grasberger H, et al. A novel thyroid hormone receptor-beta mutation that fails to bind nuclear receptor corepressor in a patient as an apparent cause of severe, predominantly pituitary resistance to thyroid hormone. J Clin Endocrinol Metab. 2006;91(5):1887-95.

64. Sasaki J, Tada T, Saito K, Kurihara H. [A case report of Refetoff's syndrome]. Nippon Naibunpi Gakkai Zasshi. 1989;65(11):1286-93.

65. Kahaly GJ, Matthews CH, Mohr-Kahaly S, Richards CA, Chatterjee VK. Cardiac involvement in thyroid hormone resistance. J Clin Endocrinol Metab. 2002;87(1):204-12.

66. Ortiga-Carvalho TM, Hashimoto K, Pazos-Moura CC, Geenen D, Cohen R, Lang RM, et al. Thyroid hormone resistance in the heart: role of the thyroid hormone receptor beta isoform. Endocrinology. 2004;145(4):1625-33.

67. Kvistad PH, Lovas K, Boman H, Myking OL. Retarded bone growth in thyroid hormone resistance. A clinical study of a large family with a novel thyroid hormone receptor mutation. Eur J Endocrinol. 2004;150(4):425-30.

68. Persani L, Preziati D, Matthews CH, Sartorio A, Chatterjee VK, Beck-Peccoz P. Serum levels of carboxyterminal cross-linked telopeptide of type I collagen (ICTP) in the differential diagnosis of the syndromes of inappropriate secretion of TSH. Clin Endocrinol (Oxf). 1997;47(2):207-14.

69. Bassett JH, O'Shea PJ, Sriskantharajah S, Rabier B, Boyde A, Howell PG, et al. Thyroid hormone excess rather than thyrotropin deficiency induces osteoporosis in hyperthyroidism. Mol Endocrinol. 2007;21(5):1095-107.

70. O'Shea PJ, Bassett JH, Cheng SY, Williams GR. Characterization of skeletal phenotypes of TRα1 and TRβ mutant mice: implications for tissue thyroid status and T3 target gene expression. Nucl Recept Signal. 2006;4:e011.

71. Cardoso LF, de Paula FJ, Maciel LM. Resistance to thyroid hormone due to mutations in the THRB gene impairs bone mass and affects calcium and phosphorus homeostasis. Bone. 2014;67:222-7.

72. Blair JC, Mohan U, Larcher VF, Rajanayagam O, Burrin JM, Perry LA, et al. Neonatal thyrotoxicosis and maternal infertility in thyroid hormone resistance due to a mutation in the TRbeta gene (M313T). Clin Endocrinol (Oxf). 2002;57(3):405-9.

73. Anselmo J, Kay T, Dennis K, Szmulewitz R, Refetoff S, Weiss RE. Resistance to thyroid hormone does not abrogate the transient thyrotoxicosis associated with gestation: report of a case. J Clin Endocrinol Metab. 2001;86(9):4273-5.

74. Asteria C, Rajanayagam O, Collingwood TN, Persani L, Romoli R, Mannavola D, et al. Prenatal diagnosis of thyroid hormone resistance. J Clin Endocrinol Metab. 1999;84(2):405-10.

75. Anselmo J, Cao D, Karrison T, Weiss RE, Refetoff S. Fetal loss associated with excess thyroid hormone exposure. JAMA. 2004;292(6):691-5.

76. Anselmo J, Cesar R. Resistance to thyroid hormone: report of 2 kindreds with 35 patients. Endocr Pract. 1998;4(6):368-74.

77. Aksoy DY, Gurlek A, Ringkananont U, Weiss RE, Refetoff S. Resistance to thyroid hormone associated with autoimmune thyroid disease in a Turkish family. J Endocrinol Invest. 2005;28(4):379-83.

78. Fukata S, Brent GA, Sugawara M. Resistance to thyroid hormone in Hashimoto's thyroiditis. N Engl J Med. 2005;352(5):517-8.

79. Sato H, Sakai H. A family showing resistance to thyroid hormone associated with chronic thyroiditis and its clinical features: A case report. Endocr J. 2006;53(3):421-5.

80. Grasberger H, Ringkananont U, Croxson M, Refetoff S. Resistance to thyroid hormone in a patient with thyroid dysgenesis. Thyroid. 2005;15(7):730-3.

81. Sato H. Clinical features of primary hyperthyroidism caused by Graves' disease admixed with resistance to thyroid hormone (P453T). Endocr J. 2010.

82. Ma S, Hu M, Yang H, Lian X, Jiang Y. Periodic paralysis as a new phenotype of resistance to thyroid hormone syndrome in a Chinese male adult. J Clin Endocrinol Metab. 2016;101(2):349-52.

83. Barkoff MS, Kocherginsky M, Anselmo J, Weiss RE, Refetoff S. Autoimmunity in Patients with Resistance to Thyroid Hormone. J Clin Endocrinol Metab. 2010.

84. Persani L, Asteria C, Tonacchera M, Vitti P, Krishna V, Chatterjee K, et al. Evidence for the secretion of thyrotropin with enhanced bioactivity in syndromes of thyroid hormone resistance. J Clin Endocrinol Metab. 1994;78(5):1034-9.

85. Refetoff S, Salazar A, Smith TJ, Scherberg NH. The consequences of inappropriate treatment because of failure to recognize the syndrome of pituitary and peripheral tissue resistance to thyroid hormone. Metabolism. 1983;32(8):822-34.

86. Bogazzi F, Manetti L, Tomisti L, Rossi G, Cosci C, Sardella C, et al. Thyroid color flow doppler sonography: an adjunctive tool for differentiating patients with inappropriate thyrotropin (TSH) secretion due to TSH-secreting pituitary adenoma or resistance to thyroid hormone. Thyroid. 2006;16(10):989-95.

87. Gurnell M, Rajanayagam O, Barbar I, Jones MK, Chatterjee VK. Reversible pituitary enlargement in the syndrome of resistance to thyroid hormone. Thyroid. 1998;8(8):679-82.

88. Safer JD, Colan SD, Fraser LM, Wondisford FE. A pituitary tumor in a patient with thyroid hormone resistance: a diagnostic dilemma. Thyroid. 2001;11(3):281-91.

89. Berker D, Aydin Y, Tutuncu YA, Isik S, Delibasi T, Berker M, et al. Somatotropin adenoma and resistance to thyroid hormone. J Endocrinol Invest. 2009;32(3):284-6.

90. Cartwright D, O'Shea P, Rajanayagam O, Agostini M, Barker P, Moran C, et al. Familial dysalbuminemic hyperthyroxinemia: a persistent diagnostic challenge. Clin Chem. 2009;55(5):1044-6.

91. Weiss RE, Stein MA, Refetoff S. Behavioral effects of liothyronine (L-T3) in children with attention deficit hyperactivity disorder in the presence and absence of resistance to thyroid hormone. Thyroid. 1997;7(3):389-93.

92. Radetti G, Persani L, Molinaro G, Mannavola D, Cortelazzi D, Chatterjee VK, et al. Clinical and hormonal outcome after two years of triiodothyroacetic acid treatment in a child with thyroid hormone resistance. Thyroid. 1997;7(5):775-8.

93. Takeda T, Suzuki S, Liu RT, DeGroot LJ. Triiodothyroacetic acid has unique potential for therapy of resistance to thyroid hormone. J Clin Endocrinol Metab. 1995;80(7):2033-40.

94. Guran T, Turan S, Bircan R, Bereket A. 9 years follow-up of a patient with pituitary form of resistance to thyroid hormones (PRTH): comparison of two treatment periods of D-thyroxine and triiodothyroacetic acid (TRIAC). J Pediatr Endocrinol Metab. 2009;22(10):971-8.

95. Weiss RE, Refetoff S. Treatment of resistance to thyroid hormone-primum non nocere. J Clin Endocrinol Metab. 1999;84(2):401-4.

96. Kane S, Fox R, Close C. Thyroid hormone resistance and pregnancy. BJOG. 2003;110(6):633-4.

97. Grover GJ, Mellstrom K, Ye L, Malm J, Li YL, Bladh LG, et al. Selective thyroid hormone receptor-beta activation: a strategy for reduction of weight, cholesterol, and lipoprotein (a) with reduced cardiovascular liability. Proc Natl Acad Sci U S A. 2003;100(17):10067-72.

98. Hashimoto A, Shi Y, Drake K, Koh JT. Design and synthesis of complementing ligands for mutant thyroid hormone receptor TRbeta(R320H): a tailor-made approach toward the treatment of resistance to thyroid hormone. Bioorg Med Chem. 2005;13(11):3627-39.

99. Lai S, Zhang S, Wang L, Chen Z, Fu X, Jianhao P, et al. A rare mutation in patients with resistance to thyroid hormone and review of therapeutic strategies. Am J Med Sci. 2015;350(3):167-74.

100. Horn S, Kersseboom S, Mayerl S, Muller J, Groba C, Trajkovic-Arsic M, et al. Tetrac can replace thyroid hormone during brain development in mouse mutants deficient in the thyroid hormone transporter mct8. Endocrinology. 2013;154(2):968-79.

101. Cheng SY, Leonard JL, Davis PJ. Molecular aspects of thyroid hormone actions. Endocr Rev. 2010;31(2):139-70.

102. Mayerl S, Visser TJ, Darras VM, Horn S, Heuer H. Impact of Oatp1c1 deficiency on thyroid hormone metabolism and action in the mouse brain. Endocrinology. 2012;153(3):1528-37.

103. Di Cosmo C, Liao XH, Dumitrescu AM, Weiss RE, Refetoff S. A thyroid hormone analog with reduced

dependence on the monocarboxylate transporter 8 for tissue transport. Endocrinology. 2009;150(9):4450-8.

104. Verge CF, Konrad D, Cohen M, Di Cosmo C, Dumitrescu AM, Marcinkowski T, et al. Diiodothyropropionic acid (DITPA) in the treatment of MCT8 deficiency. J Clin Endocrinol Metab.97(12):4515-23.

105. Di Cosmo C, McLellan N, Liao XH, Khanna KK, Weiss RE, Papp L, et al. Clinical and molecular characterization of a novel selenocysteine insertion sequence-binding protein 2 (SBP2) gene mutation (R128X). J Clin Endocrinol Metab. 2009;94(10):4003-9.

106. Schomburg L, Dumitrescu AM, Liao XH, Bin-Abbas B, Hoeflich J, Kohrle J, et al. Selenium supplementation fails to correct the selenoprotein synthesis defect in subjects with SBP2 gene mutations. Thyroid. 2009;19(3):277-81.

Doenças da Tireoide na Infância e Adolescência

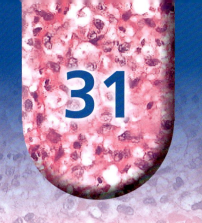

31

Suzana Nesi França
Magnus Régios Dias da Silva
João Roberto Maciel Martins
Rui Monteiro de Barros Maciel

SEMIOLOGIA TIREOIDIANA NA CRIANÇA E NO ADOLESCENTE

A principal apresentação da clínica de tireoidopatia na criança e no adolescente é o bócio. Este é definido como qualquer aumento do volume da glândula tireoide que poderá estar restrito a um lobo ou envolver toda a glândula.[1-3]

É notório que o tamanho da tireoide varia muito, especialmente com a ingestão de iodo, a idade, o peso e a estatura do indivíduo. Na adolescência, por exemplo, o bócio pode ser encontrado entre 1 e 5% nas populações norte-americana e japonesa e predominantemente no sexo feminino.[1-3]

Várias são as causas de bócio, no entanto, quando identificadas em pacientes procedentes de bolsões geográficos com deficiência de iodo, este é denominado bócio endêmico.

À inspeção e palpação, o bócio pode ser identificado como nodular, multinodular, lobar ou difuso. Essa variabilidade de apresentação é resultado das diferentes etiologias do bócio geralmente decorrentes dos mecanismos de estimulação, inflamação ou infiltração da glândula. A Tabela 31.1 mostra de forma resumida os principais mecanismos bociogênicos já documentados na literatura.[1-3]

Durante a avaliação semiológica devem ser verificados, na história dos antecedentes pessoais patológicos, inclusive gestacionais e neonatais, todos os antecedentes familiares de tireoidopatia ou outras doenças sistêmicas. Devem-se pesquisar, por tanto, doenças autoimunes, neoplasias, ingestão de iodo, exposição à radiação ionizante e uso de drogas bociogênicas.[3]

A inspeção deve ser iniciada com a criança em posição sentada, mais próxima à altura do examinador, com o pescoço estendido, pedindo para fazer deglutição e observando a movimentação da tireoide. A palpação pode ser feita pela frente, com os polegares, sempre explicando o procedimento antes, ou por detrás do paciente, utilizando-se levemente as pontas dos dedos de ambas as mãos. Devem ser registradas as características do bócio quanto ao ta-

Tabela 31.1 Principais mecanismos fisiopatogênicos do bócio[1-3]

Estimulação
• Pelo TSH: deficiência de iodo, tireoidite autoimune; disormonogênese; medicamentos ou alimentos bociogênicos; resistência ao hormônio tireoidiano; adenoma hipofisário produtor de TSH
• Por anticorpos estimuladores do receptor do TSH (TRAb)
• Por aumento de fatores de crescimento (IGF-1, FGF e citocinas)
Inflamação
• Tireoidite autoimune (Hashimoto)
• Tireoidite infecciosa (bacteriana e viral)
Infiltração
• Tireoidite autoimune (Hashimoto)
• Neoplásica (adenoma, câncer de tireoide, linfoma, amiloidose, histiocitose)

manho, forma, consistência, superfície e presença de dor à palpação. Em geral, são consideradas com bócio aquelas crianças cuja tireoide apresenta-se maior do que o tamanho da falange distal do polegar do paciente. Na doença de Graves, poderemos auscultar sopro sistólico ou contínuo da glândula.[1,2]

Nos casos de tumores, a consistência geralmente está aumentada e a mobilidade pode está diminuída e devem ser pesquisados ativamente nódulos cervicais, caracterizando-os quanto à forma, tamanho, posição, consistência, sensibilidade e aderência a planos profundos.[4] A Tabela 31.2 apresenta os sinais mais frequentes das disfunções tireoidianas na criança e no adolescente.

Tabela 31.2 Sinais mais frequentes de disfunção tireoidiana na criança e no adolescente[2,3]

Hipotireoidismo
• Diminuição da velocidade de crescimento
• Dificuldade escolar
• Aumento de peso
• Sonolência
• Constipação intestinal
• Pele seca e fria
• Atraso dos sinais puberais

Hipertireoidismo
• Alteração do comportamento: agitação
• Insônia ou sono não reparador
• Irritabilidade e nervosismo
• Dificuldade escolar com déficit de atenção
• Aumento da velocidade de crescimento (mantem estatura final)
• Oftalmopatia leve
• Perda de peso
• Taquicardia
• Hiperreflexia
• Pele quente com aumento da sudorese

VISÃO GERAL DA ONTOGÊNESE TIREOIDIANA FETAL E CARACTERÍSTICAS FISIOLÓGICAS DO RECÉM-NASCIDO A TERMO E PREMATURO

A produção fetal de hormônios tireoidianos acontece por volta da 12ª semana de vida, quando genes de diferenciação da glândula tornam-se expressos. A Figura 31.1 resume as principais etapas de expressão gênica da tireoidogênese.[5-9]

O feto, na primeira metade da gestação, depende do hormônio tireoidiano materno para o seu desen-

volvimento normal. Aproximadamente 30% do T_4 materno atravessa a placenta, alcança o feto e oferece proteção parcial contra o hipotireoidismo fetal. Essa característica fisiológica explica os poucos efeitos do hipotireoidismo sobre o feto em desenvolvimento, sendo, portanto, mais grave quando diante de hipotireoidismo materno.[5-9]

O RN prematuro (RNPT) está sujeito às modificações do ambiente extrauterino e à adaptação do eixo hipotálamo-hipófise-tireoide de modo semelhante ao que ocorre nos RN a termo, porém estas ocorrem em um eixo imaturo. A maturidade do eixo HHT está diretamente relacionada à idade gestacional.[10]

No RNPT, mecanismos imaturos de termogênese do tecido adiposo marrom levam a uma resposta

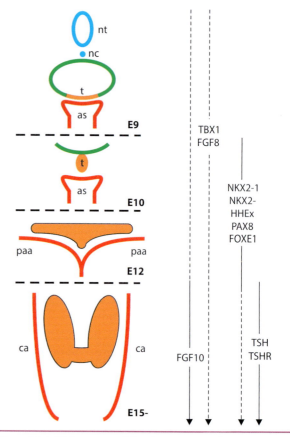

Figura 31.1 Visão esquemática da expressão gênica que regula a ontogênese tireoidiana. E9 e E15 referem-se ao período de dia embrionário observado no desenvolvimento tireoidiano em camundongo. Nc: notocórdio; t: tireoide; as: saco aórtico; paa: artérias dos arcos faríngeos; ca: artéria carótida. Setas sólidas denotam evidências científicas estabelecidas e as tracejadas indicam as indefinidas. FGF8 e FGF10 funcionam por gradiente difusional (morfogenes). *TBX1, NKX2-1, NKX2-5, HHEX, PAX8* e *FOXE1* são fatores de transcrição de indução e padronização epitelial. TSH (hormônio glicoproteico) e TSHR (receptor) são agentes de diferenciação da glândula tireoide. Fonte: Modificado de Fagman e Nilsson.[8]

limitada na produção de TSH havendo, portanto, um menor pico do TSH após o nascimento ou sua elevação tardia. Além disso, a capacidade tireoidiana de produção hormonal também é limitada (Figura 31.1).[8] A atividade da desiodase I encontra-se reduzida no RNPT, o que resulta em menor conversão periférica de T_4 a T_3. Por outro lado, a atividade da desiodase III em conjunto com a permanência de outros mecanismos mantém a produção de metabólitos inativos dos HT. Desse modo, quanto mais prematuro é o RN, maior será o significado clínico da perda do aporte de T_4 materno. Um resumo das limitações da função tireoidiana no RN prematuro pode ser observado na Tabela 31.3.[3,10]

Quando comparado ao RN termo, o RNPT apresenta concentrações séricas menores de TBG, T_4 total, T_4 livre, T_3 e TRH e concentrações maiores de análogos inativos de HT. A resposta tecidual aos HT também é variavelmente incompleta. Esse estado

de hipotiroxinemia relacionada à idade gestacional denominou-se hipotiroxinemia da prematuridade.[10]

Essas alterações são tão mais marcantes quanto menor a idade gestacional. Em RN com mais de 30 a 32 semanas de idade gestacional, já se nota resposta à administração de TRH exógeno, com aumento do nível sérico de TSH e aumento significativo, em 3 horas, da concentração sérica de T_4, sugerindo predomínio da imaturidade hipotalâmica.[3,10]

Finalmente, deve-se considerar que RNPT são mais susceptíveis a doenças sistêmicas graves, que sabidamente afetam a função tireoidiana, que podem ser consultadas na Figura 31.2.

A hipotiroxinemia é definida pela concentração sérica de T_4 inferior a dois desvios-padrão abaixo da média encontrada em RN de termo. Valores de referência para os níveis de T_4 livre de acordo com a idade gestacional estão na Tabela 31.4. Não foi encontrada correlação entre idade gestacional e valores de TSH em prematuros, por isso uma única referência de 0,8 a 12 mUI/L ficou definida para o grupo como um todo.[11]

A hipotiroxinemia transitória da prematuridade é a principal disfunção tireoidiana no RNPT prematuro. Sua etiologia inclui a imaturidade do eixo HHT, juntamente com as outras alterações citadas anteriormente. Caracteriza-se pela presença de hipotireoidismo hipotalâmico-hipofisário associado à redução das concentrações de T_4 em RNPT.[10] Ain-

Tabela 31.3 Alterações da fisiologia tireoidiana no recém-nascido prematuro (RNPT)[10]

- Imaturidade do eixo hipotálamo-hipófise-tireoide
- Reserva tireoidiana mínima
- Perda do aporte de T_4 materno
- Conversão diminuída do T_4 a T_3
- Baixos níveis séricos de TBG
- Limitação do pico de TSH
- Termogênese do tecido adiposo marrom limitada

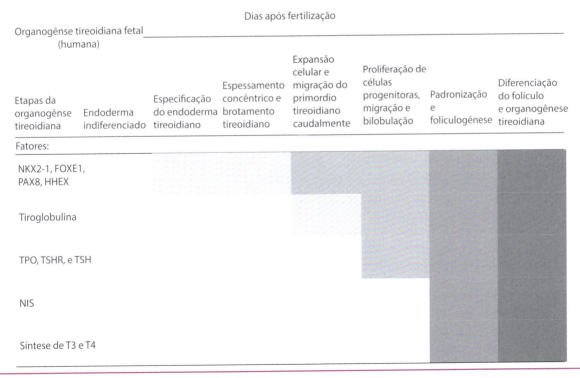

Figura 31.2 Principais etapas da organogênese tireoidiana.

Tabela 31.4 Faixa de referência para concentrações de T_4 livre e TSH em RNPT e a termo durante a primeira semana de vida[1,3,10]

Idade Gestacional (semanas)		T4 livre (ng/dL) (1)	TSH (mUI/L)
RNPT	25 – 27	0,6 – 2,2 (2)	
	28 – 30	0,6 – 3,4 (2)	0,8 – 12
	31 – 33	1,0 – 3,8 (2)	
	34 – 36	1,2 – 4,4 (2)	
RN termo	37 – 42	2,0 – 5,3 (1-60)	1,7 – 9,1

da, a presença de doença sistêmica grave pode ser causa de hipotiroxinemia em RNPT. A síndrome do eutireoidiano doente em RNPT caracteriza-se pela presença de baixas concentrações séricas de T_4 total, T_3, TBG e TSH e níveis variáveis de T_4 livre.[10]

Um RNPT com hipotiroxinemia pode também apresentar HC primário transitório ou permanente. O HC primário transitório ocorre mais frequentemente nas primeiras 2 a 3 semanas pós-natais, sobretudo em RNPT provenientes de áreas com baixa ingestão de iodo ou após a exposição iatrogênica ao iodo. Já o HC primário permanente tem como causas as disgenesias e disormonogêneses tireoidianas.[3]

O HC central é menos frequente e de difícil diagnóstico, uma vez que os programas de triagem neonatal são baseados na detecção de níveis elevados de TSH.[3]

Atualmente ainda é controverso se essa hipotiroxinemia transitória da prematuridade pode ser considerada "fisiológica", no sentido de ser capaz de promover um desenvolvimento normal. Alguns estudos atribuíram importante papel à hipotiroxinemia na gênese de anormalidades neurológicas encontradas em RNPT avaliados entre 2 e 9 anos de idade. No entanto, vários ensaios clínicos já foram realizados na tentativa de mostrar redução de morbimortalidade e danos neurológicos futuros, com a administração de HT nos prematuros. Amplas revisões desses estudos concluíram que não houve benefício no uso de HT quanto à redução da morbimortalidade neonatal ou melhora no desenvolvimento neurológico. Por outro lado, as contribuições das comorbidades perinatais quanto à mortalidade neonatal ou aos déficits no desenvolvimento neuropsicomotor subsequentes ainda não estão claras.[12]

Historicamente, a caracterização da hipotiroxinemia do RNPT como "fisiológica" decorre da incapacidade de se demonstrar claramente que a terapêutica de reposição de T_4 seja necessária ou benéfica, particularmente no que diz respeito à maturação cerebral.

HIPOTIREOIDISMO CONGÊNITO

EPIDEMIOLOGIA

O hipotireoidismo congênito (HC) é o distúrbio endócrino congênito mais frequente. Sua prevalência em áreas iodossuficientes é de 1:3.000 a 1:4.000 nascidos vivos. Em países com deficiência endêmica de iodo, a frequência de alterações da função tireoidiana no período neonatal é bem maior.[13,14]

É uma das poucas doenças inatas do metabolismo que podem ser tratadas com sucesso por medidas simples. Os sinais e sintomas clínicos são prevenidos ou desaparecem e um desenvolvimento mental adequado é assegurado com o uso regular e diário de levotiroxina.[13,14]

A maior parte das crianças portadoras da doença parece ser normal ao nascimento, o que dificulta o diagnóstico clínico precoce. Somente 5% delas têm sintomas ao nascimento e, antes da implantação dos programas de triagem neonatal, apenas 30 a 50% dos casos eram diagnosticados antes dos 3 meses de vida. Portanto, o exame clínico isolado é de valor limitado na detecção precoce do hipotireoidismo. As determinações hormonais permitem o diagnóstico com grande confiabilidade durante os primeiros dias de vida, antes que as lesões neurológicas se estabeleçam.[2,3,13-16]

O diagnóstico e tratamento precoces do HC são fundamentais para evitar as graves consequências da doença tardiamente tratada. O período crítico durante o qual os hormônios tireoidianos influenciam o desenvolvimento do cérebro compreende os últimos meses do desenvolvimento fetal e o primeiro ano de vida pós-natal. É nessa ocasião que ocorrem rápida mielinização, intensa proliferação dendrítica axonal e de células gliais e divisão contínua dos neuroblastos.[17] O hipotireoidismo, nesse momento, pode levar ao retardo mental. Estudos mostram que a qualidade do desenvolvimento mental em crianças com HC depende da duração da deficiência tireoidiana pós-natal e que o retardo mental, ao contrário do retardo de crescimento, não pode ser recuperado mais tarde, mesmo com tratamento.[13-16]

O primeiro programa de triagem neonatal para HC em massa foi implantado em 1974 por J.H. Dussault, no Canadá. Atualmente, a maior parte dos países tem programas de triagem bem estabelecidos ou em implantação. Cerca de 24 milhões de crianças são triadas por ano no mundo, com 6.000 a 8.000 novos casos de HC.

Até o ano de 2001, a triagem neonatal no Brasil era realizada por iniciativa de variadas instituições, com grandes diferenças entre os muitos estados. Em 2001, foi implementado o Programa Nacional de Triagem Neonatal (PNTN), mediante a Portaria GM/MS nº 822 em 6 de junho de 2001, com implementação gradativa da triagem neonatal para HC e outras doenças em vários estados.[18]

ETIOLOGIAS DO HIPOTIREOIDISMO CONGÊNITO

A etiologia mais frequente do HC é a disgenesia tireoidiana, que corresponde a 85% dos casos detectados por triagem neonatal (Tabela 31.5). A disgenesia tireoidiana é, na grande maioria dos casos, esporádica, sendo familiar em cerca de 2%; é mais comum no sexo feminino, ocorrendo em uma proporção de 2:1, e mais frequente em caucasianos do que na raça negra. A prevalência é aumentada em crianças com síndrome de Down.[19,20]

Os defeitos da síntese de hormônios tireoidianos, conhecidos como disormonogêneses, correspondem a 10 a 15% dos casos de HC. São doenças de herança autossômica recessiva que atingem várias etapas da síntese hormonal, sendo mais comuns os defeitos de organificação. Incluem, entre outros, a resistência ao TSH, os defeitos de captação do iodeto, de organificação, da síntese de tiroglobulina e das oxidases.[21-24]

O HC também pode ocorrer por alterações hipotalâmico-hipofisárias, em uma frequência que varia de 1:25.000 a 1:100.000 recém-nascidos (RN). Essa forma de hipotireoidismo só é detectada pelos programas de triagem que utilizam T_4, uma vez que não ocorrerá aumento do TSH pela alteração hipotálamo-hipofisária. Na maioria das vezes, está associada a outras deficiências hormonais hipofisárias e o diagnóstico deve ser pensado pela presença de sintomas decorrentes das deficiências associadas, como hipoglicemia, icterícia persistente, micropênis e defeitos de linha média.[19,20]

Alterações transitórias da função tireoidiana neonatal são responsáveis por 10% dos casos de hipotireoidismo detectados pela triagem neonatal. Podem ser causadas por: medicamentos indutores de bócio: iodo (xaropes iodados ingeridos pela mãe, contrastes e antissépticos iodados durante a gravidez, parto ou período neonatal), medicamentos antitireoidianos, lítio, amiodarona; deficiência de iodo; anticorpos maternos bloqueadores da tireoide; e mutações no gene *DUOX2*.[23]

A deficiência de TBG (proteína ligadora de tiroxina) acomete 1:4.000 a 1:10.000 nascidos vivos, principalmente do sexo masculino, em uma proporção de 9:1. É uma doença com herança recessiva ligada ao X. Os pacientes são clinicamente eutireoidianos e apresentam T_4 ligado à proteína diminuído, TSH e T_4 livre normais. É uma condição benigna que não necessita de tratamento.[3]

DISGENESIAS TIREOIDIANAS

O HC ocorre, em 85% dos casos, por alterações no desenvolvimento da tireoide, as disgenesias tireoidianas (DT). Entre as DT, o defeito mais comum é a falha na migração da tireoide para sua posição normal, resultando em tecido tireoidiano ectópico (Figura 31.3).

O segundo defeito mais comum é a agenesia da tireoide (atirose). É curioso observar que até 50% dos pacientes com tireoide não visualizada à cintilografia (ausência de captação) apresentam níveis plasmáticos detectáveis de tiroglobulina (Tg). Ainda não se sabe se o tecido produtor de Tg é ou não ectópico nesses pacientes. Alguns autores utilizam o termo "atirose aparente" para esses casos e "atirose verdadeira" para os casos em que a Tg plasmática é indetectável.[26]

O terceiro defeito mais comum é a ausência de um dos lobos e, ocasionalmente, também do istmo da tireoide, as chamadas hemiagenesias tireoidianas (Figura 31.4). A maioria dos pacientes com hemiagenesia permanece eutireoidiana. Um estudo em crianças escolares saudáveis evidenciou hemiagenesia tireoidiana na ecografia como variável anatômica em cerca de 1 a cada 500 indivíduos.[27] O mecanismo

Tabela 31.5 Causas de hipotireoidismo detectadas pelos testes de triagem neonatal

Alteração Tireoidiana	Exemplos
Disgenesias tireoidianas (70-85%)	Agenesia, hipoplasia, ectopia, hemiagenesia
Disormonogêneses (10-15%)	Defeitos na NIS, TPO, pendrina, *DUOX2*, tiroglobulina, desiodases das iodotironinas
Hipotireoidismo transitório (10%)	Anticorpos maternos, drogas antitireoidianas, exposição ao iodo, deficiência de iodo, causa genética
Hipotireoidismo central*	Deficiência isolada de TSH, defeitos hipotálamo-hipofisários

* somente detectado em programas de triagem que combinam TSH e T_4. NIS, simportador sodioiodeto; TPO, tiroperoxidase; *DUOX2*, dual oxidases.

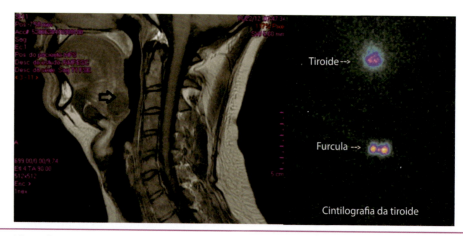

Figura 31.3 Tireoide ectópica. Jovem masculino, 15 anos, com sintomas de astenia e perda da memória. Exames laboratoriais mostravam TSH de 12 mUI/L e anticorpos antitireoide negativos. Tireoide não palpável e não visualizada à ultrassonografia. Ressonância magnética mostrava glândula em posição ectópica sublingual (seta, foto à esquerda), achado confirmado pela cintilografia (direita). Fonte: Acervo pessoal dos autores (JRMM).

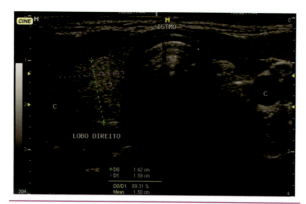

Figura 31.4 Imagem ecográfica de hemiagenesia tireoidiana. Exame físico de rotina identificou assimetria do volume tireoidiano em um adolescente de 14 anos assintomático. Apresentou avaliação tireoidiana normal (TSH 2,7 mUI/L, anti-TPO 3,7 UI/mL, T4L 1,1 ng/dL, anti-Tg < 1/100). Exame ultrassonográfico revelou tireoide tópica, apresentando apenas lobo direito. Lobo direito medindo 4,2 × 1,4 × 1,5 cm, com contornos regulares, textura homogênea, istmo sem alterações ecográficas e hemiagenesia do lobo esquerdo da tireoide.

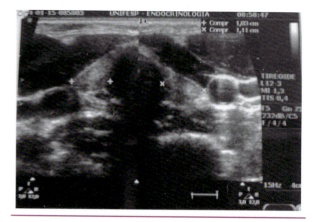

Figura 31.5 Imagem ecográfica de paciente com hipotireoidismo congênito por hipoplasia tireoidiana. Exame ultrassonográfico revelou tireoide tópica e reduzida em tamanho (volume total 3,2 cm³). Lobo direito medindo 3,3 × 1 × 0,9 e esquerdo 3,1 × 1,1 × 0,7 cm, istmo 0,2 cm e com contornos regulares.

que causa hipotireoidismo (Figura 31.5) em alguns pacientes com hemiagenesia da tireoide é ainda desconhecido.

Na grande maioria dos casos, a DT ocorre de forma esporádica, mas em aproximadamente 2% é familiar. A busca por uma etiologia genética para a DT baseia-se no fato de o sexo feminino ser duas a três vezes mais afetado do que o masculino, na alta taxa de malformações associadas e na descoberta da importância dos fatores de transcrição para o desenvolvimento da tireoide. Até o momento, quatro genes estão fortemente implicados: *TITF-1* (*TTF1* ou *NKX2-1*); *TITF-2* (*TTF2* ou *FOXE1*); *PAX-8*; e

TSHR. Os três primeiros, fatores de transcrição, e o último, o gene que codifica o receptor do TSH, são indispensáveis à migração e ao desenvolvimento da tireoide.[26,26]

O número de genes candidatos é grande e ainda largamente desconhecido. As alterações genéticas já identificadas nem sempre explicam a patogênese, os mecanismos moleculares e o fenótipo dos indivíduos afetados. Até o momento, as evidências indicam que, nas DT, mesmo havendo causa genética, ela pode não ser de penetrância completa. Além disso, mecanismos não mendelianos, como eventos pós-zigóticos no tecido tireoidiano e fenômenos epigenéticos podem estar envolvidos na sua patogênese.[27] A Tabela 31.6 resume os genes relacionados às DT.

Tabela 31.6 Alterações genéticas associadas às disgenesias tireoidianas

Gene	Herança	Tireoide	Anomalias associadas
TITF-1, TTF1 ou NKX2-1	AD De novo	Normal Hipoplasia Agenesia aparente	Hipotonia *Distress* respiratório Coreoatetose
TITF-2, TTF2 ou FOXE1	AR	Agenesia verdadeira	Fenda palatina Cabelos "espetados" Epiglote bífida
PAX8	AD	Normal Hipoplasia Agenesia aparente	Não há
TSHR	AR	Normal Hipoplasia Agenesia aparente	Não há
NKX2.5	AD	Ectopia Agenesia	Malformações cardíacas

AD: autossômica dominante; AR: autossômica recessiva.)

Fonte: Modificado de Ramos et al., 2009.[26]

Receptor do TSH

O gene *TSHR* (*thyroid-stimulating hormone receptor*) está localizado no cromossomo 14q31, tem dez éxons e codifica uma proteína de 765 aminoácidos. A via de sinalização, ativada por ligação do TSH ao seu receptor (TSHR), é de grande importância para o desenvolvimento de uma tireoide de tamanho normal e bem diferenciada.[27] Pacientes com mutações que impedem o funcionamento do TSHR podem apresentar tanto uma tireoide normal quanto hipoplásica ou ainda agenesia tireoidiana aparente.[26] Mutações em homozigose ou heterozigose composta no gene *TSHR* humano resultando em resistência ao TSH representam o achado genético mais comum em pacientes com DT.[12]

O espectro de manifestações clínicas é amplo, variando desde uma hipertirotropinemia eutireoidiana com tireoide normal a hipoplásica, níveis limítrofes ou pouco baixos de HT com TSH muito elevados até hipotireoidismo grave com tireoide hipoplásica ou atirose aparente. Parte dessa variabilidade clínica pode ser explicada por atividade funcional residual das moléculas mutantes de TSHR, influência moduladora de outros genes e diferenças genéticas.[6,7,25]

Em famílias com hipotireoidismo subclínico não autoimune herdado aparentemente de forma autos-sômica dominante, a possibilidade de uma mutação do *TSHR* em heterozigose deve ser considerada. Porém, o rastreamento de mutações no TSHR em tais famílias mostrou que se trata de evento genético raro.[6,7] Em estudos recentes de famílias com fenótipo de resistência ao TSH e padrão de herança autossômico dominante de alta penetrância, após adequada investigação dos *loci* candidatos, foi sugerida provável implicação de novos mecanismos moleculares ou epigenéticos.[6,7,25]

TITF-1

Fator de transcrição da família NKX2, codificado por um gene localizado no cromossomo 14q13. Durante a vida embrionária, o gene *TITF-1* (*TTF-1*, *NKX2-1* ou ainda *T/EBP, thyroid specific enhancer binding protein*) se expressa no primórdio tireoidiano, na traqueia, no pulmão, no cérebro e na neuro-hipófise.[7,12,25,26]

Em virtude de sua importância na morfogênese pulmonar (relacionada à produção do surfactante pulmonar) e cerebral observada no modelo animal *knockout*, supôs-se que sua mutação inativadora em homozigose seria praticamente incompatível com a sobrevivência no período neonatal. De fato, os pacientes até então identificados apresentam defeitos genéticos em heterozigose e quadro sindrômico, que inclui problemas respiratórios no período neonatal, distúrbios neurológicos (hipotonia, ataxia, disartria, microcefalia, atraso global do desenvolvimento e coreoatetose) e fenótipo tireoidiano variável entre eutireoidismo, HC com tireoide normal a hipoplásica e agenesia tireoidiana aparente.[7,12,25,26] A análise de famílias estabelece forte relação com coreia hereditária benigna (distúrbio de movimento autossômico dominante).[7,12,25,26]

A imensa variação fenotípica e a falta de correlação com a extensão do defeito genético indicam a presença de penetrância incompleta e influência de genes moduladores, assim como de fatores ambientais.

TITF-2

Fator de transcrição (*thyroid transcription factor 2*), também conhecido como FOXE1 (*forkhead box E1*) e TTF2, cujo gene está localizado em 9q22. Sua expressão ocorre muito precocemente na tireoide, na bolsa de Rathke, na língua e no esôfago e, mais tardiamente, no palato, nas coanas e nos folículos pilosos.[12,25,26]

Mutações no *TITF-2* resultam em um fenótipo sindrômico complexo com agenesia tireoidiana verdadeira, fenda palatina, atresia bilateral das coanas, epiglote bífida e alteração capilar (cabelos espetados).[7,12,25,26]

Mutações do gene *TITF-2* em homozigose já foram descritas em pacientes com HC. Indivíduos heterozigotos são normais e os portadores de mutações com atividade funcional parcial apresentam fenótipo incompleto, sem atresia de coanas e epiglote normal. Na maioria dos casos de DT associada à fenda palatina isolada não se evidenciou mutação no *TITF-2*.[25,26]

PAX8

O *paired box gene 8* é membro de uma família de fatores de transcrição caracterizada pela presença do domínio *paired domain* que se liga a sequências específicas do DNA. O PAX8, em células foliculares tireoidianas diferenciadas, liga-se à região promotora de Tg e tiroperoxidase (TPO) e interage com TITF-1, sugerindo existência de cooperação entre os fatores de transcrição no controle da diferenciação tireoidiana.[25,26]

O gene *PAX8*, localizado em 2q12-q14, é expresso no divertículo tireoidiano, no cérebro e nos rins. Mutações no *PAX8* são relativamente mais comuns em pacientes com DT. O fenótipo é bastante variável, mesmo dentro da mesma família, havendo casos com tireoide normal, hipoplasia e agenesia tireoidiana aparente, com hipotireoidismo leve a grave, indicando penetrância incompleta.

NKX2.5

Fator de transcrição essencial para a morfogênese cardíaca e que se expressa precoce e transitoriamente no primórdio tireoidiano.[7,12,25,26] O gene que codifica NKX2.5 localiza-se no cromossomo 5q34. Estudos *in vitro* indicam que NKX2.5 é um forte indutor de NIS (simportador sodioiodeto) e interage sinergisticamente com TITF-1, podendo influenciar ainda a expressão de genes específicos como o da pendrina e da Tg.[7,12,25,26]

Várias mutações inativadoras do *NKX2.5* foram encontradas em pacientes com DT associadas a malformações cardíacas, sendo mais comuns os defeitos de septo e os distúrbios de condução. As alterações tireoidianas encontradas incluem ectopia e agenesia.

DISORMONOGÊNESES TIREOIDIANAS

A função da tireoide é produzir hormônios tireoidianos em quantidade necessária para atender à demanda dos tecidos periféricos, garantindo a homeostase metabólica.

A síntese de quantidades normais de hormônios tireoidianos é primeiramente estimulada pela ligação do TSH ao seu receptor na membrana da célula folicular, levando à formação de adenosina monofosfato cíclico (AMPc). Sua ativação inicia as diversas etapas da biossíntese dos hormônios tireoidianos, incluindo:

- Transporte de iodeto através da membrana celular, mediado pelo simportador sodioiodeto (proteína NIS) e sua transferência para o coloide. Essa etapa é dependente de um gradiente eletroquímico gerado pela bomba Na+,K+--ATPase;
- Transporte do iodeto para o lúmen folicular, em parte realizado pela pendrina, um transportador iodeto-cloreto;
- Síntese de tiroglobulina (Tg) e sua secreção no lúmen folicular, onde servirá de matriz para a síntese de T_4 e T_3;
- Oxidação do iodeto, que exige a presença de peróxido de hidrogênio (H_2O_2), gerado pelo sistema NADPH oxidase (DUOX 1 e 2) e da tiroperoxidase (TPO); (Figura 31.6)
- A síntese de TPO que catalisa as reações de organificação do iodo e seu acoplamento, nos resíduos de tirosina da molécula de Tg, na margem apical da célula tireoidiana, formando as monoiodotironinas (MIT) e as di-iodotironinas (DIT); a TPO também atua no acoplamento de duas moléculas de DIT ou de uma de DIT com uma de MIT para formar T_4 e T_3 respectivamente;
- T_4 e T_3 são estocados no coloide, ainda como parte da molécula de Tg. A pinocitose do coloide estocado leva à formação de fagolisossomos, em que a Tg sofre ação de proteases específicas para liberar T_4, T_3, MIT e DIT. Então T_4 e T_3 são transportados através da membrana basolateral para fora da célula, na corrente sanguínea;
- As MIT e DIT são desiodadas pelas desiodases das iodotirosinas (*DEHAL1*), o que permite a reciclagem do iodeto para iodar uma nova molécula de Tg sintetizada.

Os avanços na genética molecular levaram à caracterização de vários genes que são essenciais para a produção hormonal. Mutações inativadoras de quaisquer das etapas envolvidas na síntese dos HT podem causar HC com ou sem bócio. O bócio pode não estar presente ao nascimento e pode se desenvolver ao longo dos anos. Além disso, muitas vezes, é difícil avaliar o bócio com exatidão em neonatos.

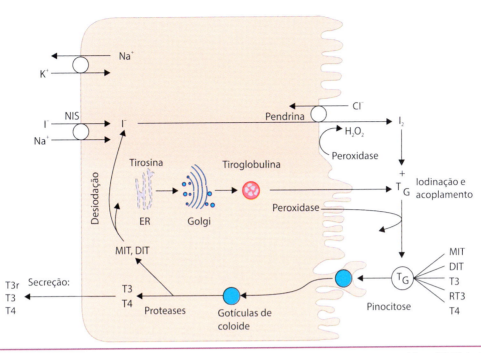

Figura 31.6 Esquema simplificado da biossíntese dos hormônios tireoidianos. DUOX1 e 2, tiroperoxidase (TPO), iodotirosina desalogenase (DEHAL1), transportador tipo *simporter* sodioiodeto (NIS).

Com raras exceções, todas as mutações nos genes envolvidos nas disormonogêneses são herdadas de forma autossômica recessiva.[21]

A Tabela 31.7 resume os genes relacionados às DT e suas correlações clínicas.

O transporte ativo do iodeto (I⁻), a primeira etapa na biossíntese dos HT, é mediada pela proteína NIS (simportador sodioiodeto), uma proteína localizada na membrana basolateral dos folículos tireoidianos. É uma glicoproteína de 643 aminoácidos, formada por 13 segmentos transmembrana. O gene *NIS* está situado no cromossomo 19p13 e tem 15 éxons.[21]

A captação do iodeto é estimulada pelo TSH pela via sinalizadora adenosina monofosfato cíclico-proteína kinase A (AMPc-PKA) e pela disponibilidade do I⁻. Além disso, combinações específicas dos fato-res de transcrição TITF-1, TITF-2 e *PAX8* regulam a transcrição de proteínas específicas da tireoide, como Tg e TPO e também do TSHR e estão envolvidos na regulação da expressão do gene *NIS*.[21] As glândulas salivares, a mucosa gástrica, as glândulas mamárias, o plexo coroide e o corpo ciliar dos olhos também expressam o *NIS*, porém sua regulação é processada diferentemente em cada tecido.

Os defeitos congênitos do transporte do I⁻ são uma condição rara. A morfologia da tireoide é variável entre os casos descritos, mesmo em pacientes com a mesma mutação. As manifestações clínicas incluem hipotireoidismo, que pode ser normalizado ou atenuado com suplementação muito alta de iodo, presença de bócio, baixa captação de I⁻ na cintilografia e uma baixa relação I⁻ salivar/I⁻ plasmático. A

Tabela 31.7 Alterações genéticas mais comuns associadas à disormonogênese tireoidiana

Gene	Bócio	Hipotireoidismo	Captação na Cintilografia	TDP
NIS	Depende do aporte de iodo	Ausente ou +	Muito baixa	Normal
TG	Ausente ou +	++	Normal ou elevada	Normal
TPO	++	++	Elevada	Alterado
PDS	Aparecimento tardio	Ausente ou +	Elevada	Normal ou alterado
DUOX2	Ausente ou +	Pode ser transitório	Normal	Alterado
DEHAL1	++	Pode aparecer na infância	Elevada	Normal

Teste da descarga do perclorato (TDP).

Fonte: Modificado de Park e Chatterjee, 2005.[25]

variação fenotípica provavelmente se dá em virtude do tipo da mutação, idade ao diagnóstico, tempo e tipo de tratamento administrado e aporte dietético de iodo.[25,26]

Tiroglobulina

A Tg é uma proteína específica da tireoide que serve como matriz para a síntese de T_4 e T_3. A Tg é codificada por um gene grande de 48 éxons, localizado no cromossomo 8q24.2-8q24.3, que sofre influência dos fatores de transcrição TITF-1, TITF-2 e *PAX8* sobre sua regulação. Após sua transcrição, a molécula de Tg é conduzida ao retículo endoplasmático (RE), onde é processada e dimerizada. A seguir, é glicosilada no complexo de Golgi e, então, migra para a membrana apical do folículo tireoidiano para ser secretada em seu lúmen.[21,22]

As disormonogêneses relacionadas a defeitos da Tg podem ser divididas em dois grupos: níveis séricos de Tg muito baixos ou indetectáveis (defeitos quantitativos) e pacientes com níveis séricos de Tg normais ou pouco reduzidos, mas com alterações na estrutura ou em alguma etapa de seu processamento, glicosilação ou transporte (defeitos qualitativos).[22] A exata conformação tridimensional da Tg é essencial para que ela possa exercer sua atividade biológica. Mutações que causem alterações estruturais na molécula ou defeitos no transporte da Tg do RE para o complexo de Golgi levam a uma doença de acúmulo do RE.[21]

Caracteristicamente, pacientes com defeitos de Tg apresentam-se com bócio neonatal ou logo após o nascimento, muitas vezes volumosos e hipotireoidismo moderado. No entanto, alguns pacientes sem bócio já foram descritos. A dosagem de Tg sérica pode ser indetectável, baixa ou normal. A cintilografia mostra captação normal ou elevada e o teste de descarga do perclorato é normal. Acredita-se que o grau de Tg mutante capaz de escapar ao controle de qualidade celular do RE associado ao aporte de iodo dietético esteja relacionado à intensidade do fenótipo.

TPO

O iodeto precisa primeiramente ser oxidado antes de poder ser utilizado para a síntese de HT. A TPO é uma enzima hemoproteica, glicosilada, composta por 933 aminoácidos, ligada à membrana, que tem um papel chave na fisiologia tireoidiana, pois catalisa as reações de oxidação, organificação e acoplamento.

O gene da TPO está localizado no cromossomo 2p25 e é composto por 17 éxons. Sua atividade é regulada pelo TSH e também sofre influência dos fatores de transcrição TITF-1, TITF-2 e *PAX8*.[21]

O teste da descarga do perclorato (TDP) é útil para identificar indivíduos possivelmente portadores de defeitos na TPO. Após a administração de uma dose de radioiodo, administra-se o perclorato e se quantifica a captação inicial do radioiodo pela tireoide e captações subsequentes após 1 hora da dose de perclorato. O perclorato age bloqueando a NIS e tem a capacidade de deslocar o I⁻ não organificado. Assim, em indivíduos normais, a eliminação de I⁻ não ultrapassa 5% do valor da captação inicial, enquanto indivíduos com defeito de organificação apresentam descarga de mais de 10%, podendo chegar a valores de até 100%. Os defeitos de organificação do iodo podem ser totais (TIOD) quando há eliminação de mais de 90% do I⁻, ou parciais (PIOD) quando a eliminação do I⁻ fica entre 10 e 90%.

Desde a primeira descrição de mutação no gene TPO, as mutações da TPO são consideradas a causa mais comum de disormonogêneses, correspondendo a aproximadamente 45% dos casos.[25]

Nos casos descritos, existe predominância do sexo masculino. Em pacientes não tratados, foi descrito hipotireoidismo grave associado a retardo mental, deficiência no crescimento e bócios volumosos, hipotireoidismo compensado ou ainda eutireoidismo; os dois últimos representando apenas um terço dos pacientes, sendo a maioria destes com DPOI. Os valores de TSH são muito elevados, com T_4 livre muito baixo (tanto mais baixo quanto menor a capacidade enzimática de organificar o I⁻) e tiroglobulina plasmática elevada. A cintilografia mostra captações elevadas de radioiodo e o TDP mostra eliminação rápida e significativa de I⁻, caracterizando o defeito de organificação.

Os TIOD estão associados a mutações inativadoras do gene da *TPO*, a maioria herdada em homozigose ou heterozigose composta. Por definição, um paciente com TIOD é incapaz de produzir HT. Pacientes com PIOD podem apresentar mutações parcialmente inativadoras de *TPO*, mutações no sistema gerador de peróxido de hidrogênio ou ainda no gene da pendrina (*PDS*).[24]

Pendrina

Proteína de membrana altamente hidrofóbica, formada por 780 aminoácidos e 12 alças transmembrana, que funciona como um transportador cloretoioodeto. Está localizada na membrana apical do folículo tireoidiano, onde possivelmente exerce um papel no transporte do iodo do folículo para o lúmen. O gene *PDS*, atualmente oficializado como *SLC26A4* (*solute carrier* 26A4), é composto de 21 éxons e está situado no cromossomo 7q21-31. Além da tireoide, expressa-se na cóclea.

A síndrome de Pendred é uma doença autossômica recessiva definida pela tríade de bócio, defeito parcial de organificação do iodeto (PIOD) e surdez neurossensorial. Acredita-se que seja responsável por cerca de 10% dos casos de surdez congênita sendo, portanto, a causa mais comum de surdez sindrômica.

Os pacientes afetados raramente são detectados pelo teste de triagem neonatal. Na maioria dos casos, o hipotireoidismo e o bócio aparecem mais tardiamente na infância ou ainda na vida adulta. A doença tireoidiana se apresenta como bócio difuso ou multinodular, de tamanho variável. Há, no entanto, grande variação entre os casos, mesmo em uma mesma família e em diferentes regiões geográficas. O aporte de iodo dietético parece ter importante papel no fenótipo tireoidiano. Os níveis de TSH estão no limite superior e hipotireoidismo em graus variáveis pode se desenvolver. O crescimento não é comprometido e a estatura final é normal.

O teste de descarga do perclorato (TDP) evidenciará PIOD, geralmente com descarga de mais de 15% do iodeto.[24]

DUOX2

O peróxido de hidrogênio (H_2O_2) é essencial para as etapas de oxidação do iodeto, sua organificação e acoplamento, pois a TPO requer H_2O_2 para catalisar tais reações. O sistema de geração de H_2O_2 localiza-se na membrana apical dos folículos tireoidianos e funciona mediante a oxidação da NADPH (nicotinamida-adeninadinucleotídeo- fosfato) pelas duas NADPH oxidases. Essas enzimas, inicialmente denominadas THOX1 e THOX2, são hoje oficialmente reconhecidas como *DUOX1* e *DUOX2* (dual oxidases).[23]

Os dois genes *DUOX2* localizam-se no cromossomo 15q15 e ambos são formados por 33 éxons. A geração de H_2O_2 é dependente de íons cálcio (Ca^{2+}), modulada e ativada pelo TSH (pela ativação da via da proteína kinase A) e também regulada pela disponibilidade de I^-, sendo que altas concentrações de I^- inibem a produção de H_2O_2. Isso permite uma *downregulation* na produção hormonal quando a ingesta de iodo está alta ou excessiva.[21,24]

Até recentemente, o HC transitório não apresentava causa genética, estava relacionado à passagem transplacentária de anticorpos maternos, deficiência de iodo, exposição fetal ou neonatal a cargas excessivas de iodo e uso de medicamentos antitireoidianos pela mãe. Em 2002, foram descritos quatro pacientes com mutações no gene *DUOX2*, um paciente com HC permanente (mutação em homozigose) e três com HC transitório (heterozigotos para a mesma mutação).[23] Em estudos subsequentes, outras mutações no *DUOX2* foram descritas, em indivíduos com HC transitório, mesmo em homozigose. Ainda mais recentemente, foi descoberto um novo gene, *DUOXA2*, cujo produto, *dual oxidase maturation factor 2* (DUOXA2), é necessário para que a DUOX2 possa exercer sua atividade enzimática. Mutações nesse gene podem causar HC permanente.[29]

DEHAL1

A desiodação das MIT e DIT pela iodotirosina desalogenase permite a reciclagem do iodeto para iodação de resíduos de tirosina de uma nova molécula de tiroglobulina. A enzima iodotirosina desalogenase (ou desalogenase) já havia sido identificada em 1952, porém a identificação de seu gene, *DEHAL1*, é recente.[23,28]

Pacientes com defeitos no sistema apresentam perda de MIT e DIT para a circulação e sua excreção na urina. Isso leva à perda significativa de iodeto e, em situações de aporte escasso de iodo, hipotireoidismo grave e bócio podem se manifestar.

O teste de triagem neonatal pode ser normal e o fenótipo somente se tornar evidente ao longo da infância, com intensidade relacionada ao aporte nutricional de iodo.

HIPOTIREOIDISMO CONGÊNITO CENTRAL

O HC central é aproximadamente 10 vezes menos frequente que o HC primário. Geralmente é causado por defeitos esporádicos no desenvolvimento hipotálamo-hipofisário e está associado a outras deficiências hormonais.

Como essa forma de HC só é detectada pelos programas de triagem que utilizam T_4, uma vez que não ocorrerá aumento do TSH, são as manifestações clínicas das deficiências associadas que levarão ao diagnóstico (como hipoglicemia, icterícia persistente e micropênis). Já foram descritos pacientes com mutação no *PIT-1* que se apresentam com HC central associado a retardo de crescimento importante e deficiência de prolactina e mutações no *PROP-1* que, por sua vez, associa as deficiências anteriores à deficiência de gonadotrofinas e ACTH. Mutações nos genes que codificam os fatores de transcrição hipofisários LHX3, LHX4 e HESX1 podem manifestar HC central associado a várias combinações de deficiências hormonais.[25]

O hipotireoidismo central isolado pode ocorrer por mutação no gene do receptor do hormônio liberador de tirotrofina (TRH-R). Os pacientes descritos com mutação no gene que codifica a subunidade β do TSH apresentavam hipotireoidismo grave com risco de retardo mental, TSH detectável ou até em níveis pouco elevados, mas baixo em relação ao grau de hipotiroxinemia.[25]

SENSIBILIDADE REDUZIDA AOS HORMÔNIOS TIREOIDIANOS

As síndromes de sensibilidade reduzida ao hormônio tireoidiano são raras e apresentam características clínicas especiais e muitas vezes de difícil correlação genótipo-fenótipo. Muito embora seja simples o diagnóstico de hipotireoidismo nos casos de TSH muito elevado, a detecção de TSH pouco elevado tem resultado em maior desafio nesses casos. Nesse sentido e por envolverem o metabolismo periférico e central do hormônio tireoidiano, recomendamos, também, as medidas de rT3 e T3. Nesse grupo podemos incluir as formas raras de síndromes de sensibilidade reduzida ao hormônio tireoidiano secundárias às mutações nos genes TR-β, MCT8 e SBP2.

TR-β

As formas de insensibilidade ao hormônio tireoidiano podem ser do tipo generalizada ou do tipo central (hipofisária) e são descritas em outro capítulo

MCT8

Devemos sempre investigar lactentes do sexo masculino que evoluem com dificuldade de sugar o leite, hipotonia de musculatura do tronco e quadriplegia espástica nas primeiras semanas de vida como prováveis portadores de hipotireoidismo causado por mutação no gene MCT8, que codifica para um transportador de hormônio tireoidiano do sangue para a célula. Em geral, a deterioração cognitiva é progressiva e irreversível. As mães não apresentam problemas psicomotores como os filhos hemizigóticos, porém podem apresentar algum grau leve de retardo mental. Os achados laboratoriais incluem TSH elevado ou normal com T4L e T3 reverso baixos e T3L alto.[7,16,19]

SBP2

Devemos também suspeitar de mutações no gene SBP2 nos casos de TSH elevado negativo para outras investigações. Já foi descrita uma mutação homozigótica no gene SBP2 que gerava um defeito de incorporação de uma selenocisteína em uma família de três de sete irmãos com metabolismo anormal do hormônio tireoidiano, inicialmente suspeitado como causa do retardo do crescimento. Esses casos apresentavam TSH alto com T3L baixo, T4L e T3 reverso elevado.[19]

TRIAGEM NEONATAL PARA HIPOTIREOIDISMO CONGÊNITO

O primeiro programa de triagem neonatal para HC em massa foi implantado em 1974 por J.H. Dussault, no Canadá, dosando T_4 e utilizando a infraestrutura do programa já existente para a pesquisa da fenilcetonúria. Em 1977, a Suíça passou a dosar TSH no seu programa por considerá-lo mais eficiente. Ainda na década de 1970, vários países do mundo passaram a desenvolver programas para diagnóstico da doença utilizando a dosagem de TSH ou de T_4 complementado com TSH. Atualmente, a maior parte dos países tem programas de triagem bem estabelecidos ou em implantação. Cerca de 24 milhões de crianças são triadas por ano no mundo, com 6.000 a 8.000 novos casos de HC.

A Associação de Pais e Amigos dos Excepcionais (APAE) de São Paulo foi a instituição pioneira no Brasil, iniciando a pesquisa de HC em 1978. Até o ano de 2001, a triagem neonatal no Brasil era realizada por iniciativa de diferentes instituições, com grandes diferenças entre os vários estados, apesar da existência de uma Lei Federal desde 1990 (Lei nº 8.069, de 13 de julho de 1990) e de uma portaria (Portaria GM/MS nº 22, de 15 de Janeiro de 1992) que tornavam obrigatória a realização do teste de triagem neonatal. Vários grupos destacaram-se para a efetiva implantação dos Programas de Rastreamento de Hipotireoidismo Congênito, destacando-se a APAE São Paulo (Benjamin Schmidt), a Escola Paulista de Medicina da Universidade Federal do Estado de São Paulo (UNIFESP; Rui Maciel, Luiza Matsumura e José Gilberto Vieira), o Instituto Estadual de Diabete e Endocrinologia (IEDE; Ricardo Meirelles e Judy Botler), a Fundação Ecumênica do

Paraná (E. Wittig e Suzana Nesi-França) e APAE/Núcleo de Ações e Pesquisa em Apoio Diagnóstico da Universidade Federal de Minas Gerais (NUPA-D-UFMG; Vera Dias, Ivani Silva, Antonio Chagas) (28-44). Porém, apenas cerca de 60% dos recém-nascidos do país eram submetidos ao teste. Esse panorama mudou recentemente com a implementação do Programa Nacional de Triagem Neonatal (PNTN), criado mediante a Portaria GM/MS nº 822 em 6 de junho de 2001 e a criação da Sociedade Brasileira de Triagem Neonatal.

A cobertura populacional varia nos diferentes estados, sendo em média de 80,2%. Em 2005, foram registrados no Brasil 3.026.548 nascidos-vivos e foram triados 2.428.213 RN; destes, foram detectadas 990 crianças com HC (prevalência de 1:2.457), com um total de 5.746 crianças em acompanhamento em SRTN até o final desse mesmo ano. Todos os estados realizam a determinação de TSH em papel-filtro, com níveis de corte variando de 5,2 a 20 mUI/L. Em três estados também é dosado T_4.

A recomendação das Sociedades Europeia e Americana de Endocrinologia Pediátrica, Americana de Pediatria e de Tireoide é de que os testes de triagem neonatal para HC sejam colhidos no momento da alta hospitalar, idealmente entre 2 e 5 dias de vida. Se ocorrer alta precoce (antes de 48 horas), o teste deve ser colhido na alta e repetido posteriormente, pois a coleta precoce ocasiona maior número de testes falso-positivos para HC, porém não deixa de diagnosticar a doença. A coleta deve sempre ser feita até 7 dias de vida para não atrasar o diagnóstico.[15,45,46]

A coleta do teste de triagem neonatal nos vários SRTN no Brasil é feita nas unidades básicas de saúde em todos os estados, exceto no Paraná, onde é feito nas maternidades, no momento da alta. Em 48% dos casos, a coleta foi realizada antes dos 7 dias de vida e, em 4,7%, após 30 dias de vida.

As maiores dificuldades na triagem neonatal são decorrentes da alta precoce, má coleta dos testes, erros no preenchimento dos cartões de coleta, mudanças de endereço que dificultam a localização de casos suspeitos e demora no envio das amostras aos laboratórios, além da desinformação.

Preconizam-se acompanhamento por equipe multidisciplinar dos pacientes detectados, busca ativa, avaliação psicométrica de rotina e investigação etiológica por cintilografia de tireoide e/ou ecografia. A criação do PNTN representou um grande avanço, porém esforços devem ser empreendidos para otimizar o início do tratamento e seguimento.

Todavia, os RNPT com hipotireoidismo congênito podem apresentar resultados falso-negativos nos testes de triagem neonatal em virtude da elevação menor e tardia do TSH. Não há consenso na literatura sobre o momento ideal de coleta dos testes de triagem nessas crianças. De modo geral, recomenda-se a coleta da amostra até 7 dias de vida e muitos serviços já preconizam um segundo teste de triagem após 2 a 6 semanas.[46]

MANIFESTAÇÕES CLÍNICAS TÍPICAS DO HIPOTIREOIDISMO CONGÊNITO

Ao nascimento, na maioria dos casos, não haverá sinal ou sintoma de hipotireoidismo. As manifestações clínicas instalam-se durante os primeiros meses de vida. Somente 10 a 15% dos recém-nascidos apresentam alguma manifestação clínica ao nascer que pode alertar para a possibilidade de HC, entre elas a presença de hérnia umbilical e fontanelas amplas (Tabela 31.8).

Nos casos de dismormonogênese, o bócio pode não estar presente ao nascimento e pode se desenvolver ao longo dos anos. Além disso, o bócio muitas vezes é difícil de ser detectado com certeza em neonatos.

Naquelas crianças em que, infelizmente, o diagnóstico precoce não é realizado, além das manifestações citadas acima, observa-se atraso do crescimento com baixa estatura importante, pele infiltrada e fria, entre outros. É importante que o pediatra saiba reconhecer os sinais e sintomas clínicos da doença já que, em todo o mundo, mesmo nos locais com programas de detecção da doença

Tabela 31.8 Manifestações clínicas do hipotireoidismo congênito

Sinais e sintomas mais comuns no hipotireoidismo congênito
• Icterícia prolongada
• Obstipação
• Hipoatividade
• Extremidades frias
• Hérnia umbilical
• Macroglossia/protrusão lingual
• Fontanelas amplas
• Dificuldade de sucção
• Choro rouco
• Hipotonia
• Atraso do desenvolvimento neuropsicomotor

bem estabelecidos, pouco menos de 10% dos casos ainda não são detectados em um primeiro exame de rastreamento.

MALFORMAÇÕES EXTRATIREOIDIANAS ASSOCIADAS AO HIPOTIREOIDISMO

Em pacientes com HC, há uma frequência maior de anomalias congênitas associadas, principalmente cardíacas. Malformações congênitas extra-tireoidianas são mais comuns em pacientes com HC (9% dos casos) quando comparados à população geral (2 a 3%) e constituem um argumento adicional em favor da hipótese de influência genética em sua etiologia.[1-3] Esta associação, no entanto, é mais óbvia nos casos de DT, sugerindo, de fato, a existência de gene ou genes simultaneamente implicados na morfogênese tireoidiana e de outros órgãos.[1-3] As anomalias cardíacas (2 a 3%) são as malformações associadas mais frequentes. O coração e a tireoide primitivos estão intimamente relacionados durante a embriogênese e parecem sofrer forte influência de fatores epigenéticos e genéticos locais.[15,18,19]

A frequência de fenda palatina associada é elevada e permite deduzir a existência de fatores comuns associados a defeitos de desenvolvimento dos arcos branquiais, que originam estruturas responsáveis pela formação dos lábios, palato e corpos ultimobranquiais (que são posteriormente fundidos às células foliculares e participam da morfogênese tireoidiana).[1-3,15] Existem relatos isolados de associação de DT com síndrome de Pierre-Robin que envolve micrognatia e alterações do palato. Alguns estudos apontam para uma prevalência elevada de malformações urinárias e urológicas, porém esse dado não foi sistematicamente reproduzido em outras populações e o *screening* ecográfico dessas alterações ainda é controverso.

Entretanto, em 3% dos casos, as anomalias congênitas são encontradas em formas sindrômicas complexas.[24,25] A síndrome CHARGE associa DT à coloboma, cardiopatia congênita, atresia de coanas, retardo de crescimento, surdez e malformação genitourinária.[24,25] A síndrome de DiGeorge/síndrome de deleção 22q11 (associação de hipoplasia tímica e de paratireoides com cardiopatia congênita) pode também se associar a DT e distúrbio de migração do broto tireoidiano durante a embriogênese.[24,25] Essa síndrome pode envolver fatores genéticos implicados na morfogênese vascular, em especial haploinsuficiência do gene *Tbx1*, mas que contribuem para o correto posicionamento e morfogênese da tireoide. Caracteriza-se classicamente por hipocalcemia

neonatal que pode surgir como tetania ou síncope, secundária à hipoplasia da paratireoide, associada à susceptibilidade a infecções resultantes de déficit de linfócitos T secundário à hipoplasia tímica.

A holoprosencefalia é uma síndrome ainda mais complexa, de ocorrência frequente (1/16.000 nascidos vivos), com apresentação variável e etiologia molecular igualmente diversificada, pois alguns genes, dentre eles o *SHH*, estão implicados.[1-3] Resulta em clivagem anormal do prosencéfalo nas primeiras semanas de gestação, afetando o cérebro e estruturas faciais. Ciclopia, lábio leporino, fenda palatina, hipotelorismo e anomalias dentárias fazem parte do espectro fenotípico. Podem apresentar, ainda, uma associação de vários outros problemas: atraso de desenvolvimento, epilepsia, diabete insípido, hipoplasia adrenal, hipogonadismo e hipoplasia tireoidiana.[3] A síndrome de Williams-Beuren inclui estenose supravalvar aórtica, estenose múltipla da artéria pulmonar, retardo mental, hipercalcemia e malformação dentária. Estudos em pacientes acometidos, mostram alta frequência (até 67%) de disfunção tireoidiana associada à hipoplasia glandular.[24,25]

ANORMALIDADES CITOGENÉTICAS ASSOCIADAS

A presença de anomalias cromossômicas detectadas em inúmeros indivíduos com HC sugere possível papel de fatores genéticos. A identificação de aberrações cromossômicas nesses pacientes pode orientar estudos de localização genética de genes candidatos. O HC é 10 vezes (1,2%) mais elevado em pacientes portadores de trissomia do 21 (síndrome de Down) comparados à população controle geral.[1-3] Essa observação sugere que genes presentes no cromossomo 21 estejam implicados no HC. No entanto, nesses casos, o HC não é causado por DT na maioria dos casos, indicando que esses possíveis genes implicados não são relevantes para a morfogênese glandular. Outras aberrações cromossômicas afetando os cromossomos 9 e/ou 18 são mais raramente observadas em indivíduos com HC. Porém, não se pode afirmar que esses fatores genéticos sejam determinantes para a etiologia do HC.

ABORDAGEM DA CRIANÇA DIAGNOSTICADA COM HC PELO TESTE DE TRIAGEM NEONATAL

RN com teste de triagem neonatal alterado para HC devem ser encaminhados o mais precocemente possível para atendimento, de preferência em um serviço de referência, onde sejam atendidos por um endocrinologista pediátrico.

Em uma primeira consulta, deve ser obtida uma história completa, incluindo histórico de doença tireoidiana materna e uso de medicamentos na gestação. O exame físico deve incluir avaliação de sinais e sintomas de hipotireoidismo e a verificação da presença de bócio. Deve ser coletada amostra para dosagem de TSH, T_4 e T_4 livre, cujos resultados devem ser comparados aos valores normais para a idade (Tabela 31.9). A dosagem de tiroglobulina pode ser feita. Sua detecção indica presença de tecido tireoidiano (afastando agenesia tireoidiana) e valores muito elevados sugerem alguns tipos de disormonogênese. Se houver história de doença tireoidiana autoimune materna, deve ser feita a dosagem de anticorpos anti-tireoidianos (TRAb) no RN e na mãe.

A primeira consulta é momento também de orientar a família sobre a doença, esclarecer sua causa e enfatizar que não há relação entre a doença e o estilo de vida dos pais durante a gestação. Deve-se explicar os benefícios do diagnóstico precoce na prevenção do retardo mental e a necessidade de adesão ao tratamento, incluindo a forma correta de administrar a levotiroxina e, ainda, sobre a importância do seguimento ambulatorial periódico para reajuste de dose da levotiroxina.[1,45,46]

Nesse primeiro momento, é opcional a realização de alguns exames complementares, como ecografia da tireoide e cintilografia, conforme proposto por alguns protocolos. Porém, na maioria dos serviços em nosso meio, não se dispõe prontamente de tais métodos diagnósticos e o início do tratamento não deve ser retardado na tentativa de realizar esses exames.

TRATAMENTO E SEGUIMENTO DO HIPOTIREOIDISMO CONGÊNITO

O tratamento deve ser iniciado o mais precocemente possível. Na eventualidade de não confirmação do diagnóstico, o tratamento poderá ser interrompido posteriormente sem prejuízos para a criança. Já o atraso no início do tratamento em um caso confirmado de HC poderá trazer graves consequências.

O tratamento deve ser feito com levotiroxina (L-T_4), na dose inicial de 10-15 mcg/kg/dia. O objetivo do tratamento é normalizar o T_4 dentro de 15 dias e o TSH em 1 mês.[15,45,16] O comprimido deve ser amassado e administrado juntamente com poucos mililitros de leite materno, leite de fórmula infantil ou água. A dose deve ser ajustada de acordo com a resposta clínica, níveis de TSH, T_4 e T_4 livre. Os níveis séricos de T_4 devem ser mantidos entre 10-16 mcg/dL e T_4 livre entre 1,4 a 2,3 ng/dL nos primeiros 2 anos de vida (no limite superior da normalidade), com valores de TSH entre 0,5 e 2 mUI/L.[15,45,46] A não aderência ao tratamento é a causa mais comum de TSH persistentemente elevado e deve ser questionada, assim como a redução da biodisponibilidade da L-T_4, em razão de sua administração concomitante com fibras, soja ou outras medicações como anticonvulsivantes, ferro ou cálcio.

Nos primeiros 2 anos de vida, é fundamental que a criança seja reavaliada em curtos intervalos de tempo, mensalmente até os primeiros 6 meses de idade, bimestralmente até 1 ano de idade e a cada 3 meses até os 2 anos de idade. A partir de então, a avaliação pode ser semestral. Em casos de pouca adesão ao tratamento, o paciente deve ser avaliado a intervalos mais curtos, de acordo com a necessidade.

Na consulta, devem ser avaliadas aderência ao tratamento, dose e forma de administração da LT4 e deve ser feito exame clínico completo, com atenção ao desenvolvimento neuropsicomotor e ao crescimento.

Em aproximadamente 10% dos casos, pode haver associação de HC com outras anomalias congênitas, sendo as malformações cardíacas as mais comuns (estenose pulmonar, defeito do septo atrial e ventricular).

A centralização do tratamento em uma única entidade é uma recomendação de todos os bons programas nos diversos países.

INVESTIGAÇÃO E CONFIRMAÇÃO DO HIPOTIREOIDISMO CONGÊNITO

O HC é considerado permanente se for evidenciada glândula tireoide ectópica ou ausência de tecido tireoidiano por meio de cintilografia e confirmação pela ecografia ou ainda se houver um valor de TSH maior que 10 mUI/L após o primeiro ano

Tabela 31.9 Parâmetros de função tireoidiana segundo a idade do recém-nascido[15,45,46]

Idade	TSH (mUI/L)	T4 total (mcg/dL)	T4 livre (ng/dL)
1 a 3 dias	< 10	11 – 21,5	2,6 – 4,9
1 a 6 semanas	1,7 – 9,1	6,5 – 16,3	0,9 – 2,2
1 a 12 meses	0,4 – 4,5	5,9 – 16,3	0,8 – 2,6

de vida.[15,45,46] Se essas evidências não tiverem sido obtidas, a reposição de LT$_4$ deve ser suspensa por 30 dias após os 2 anos de idade, quando a interrupção temporária do tratamento não trará maiores consequências para a criança, para dosagem de TSH, T$_4$ e T$_4$ livre e realização de cintilografia com radioiodo (^{123}I ou ^{131}I) ou tecnécio (^{99m}Tc). O radioiodo é preferido, pois fornece, além da imagem mostrando tamanho e posição da tireoide, o valor da captação em 24 horas.

Após a confirmação do HC permanente, o tratamento deve ser reiniciado. Se não houver confirmação de hipotireoidismo (valores de TSH, T$_4$ e T$_4$ livre normais e imagem mostrando glândula tópica com captação normal), pode-se tratar de um caso de hipotireoidismo transitório ou ainda, uma disormonogênese leve, que poderá evoluir para hipotireoidismo ao longo do tempo. É de fundamental importância que esta criança continue sendo avaliada.

O diagnóstico etiológico do HC pode ser realizado com exames complementares como a ecografia de tireoide, a cintilografia de tireoide e dosagem de tiroglobulina sérica.

A ecografia de tireoide é um exame de fácil realização e útil para determinar a presença de tireoide tópica ou ectópica e tem a vantagem de poder ser realizada em qualquer momento, sem necessidade de interromper o tratamento. Porém, é menos sensível que a cintilografia para detectar tecido tireoidiano ectópico, que é a principal causa de HC.

A cintilografia de tireoide também é útil para detectar a presença e localização do tecido tireoidiano. Além disso, é um exame funcional, que permite quantificar a captação de iodeto pela glândula. Pode ser realizada com iodo radioativo (^{123}I ou ^{131}I) ou ^{99m}Tc. Se disponível, o ^{123}I é preferido, pois quantifica a captação do iodo após 2 ou 24 horas após a administração do isótopo e fornece uma imagem mais nítida, que determina o tamanho e a posição da tireoide. A dose usualmente utilizada é de 25 mcCi, o que representa uma baixa exposição à radiação, equivalente a duas ou três radiografias de tórax. Se

for utilizado ^{131}I ou dose mais elevada, a radiação pode ser até 100 vezes maior; por isso o exame deve ser realizado por equipe com experiência, com um bom equipamento e usando a dose mínima necessária. Para sua realização, é necessária a suspensão da medicação, como citado anteriormente.

A dosagem de tiroglobulina (Tg) sérica é método sensível para detectar tecido tireoidiano funcionante. Assim, a presença de Tg afasta agenesia de tireoide. Nas disormonogêneses, podem ser encontrados valores indetectáveis, baixos, normais ou elevados.

A combinação de tais exames permitirá definição da causa do HC: disgenesia tireoidiana (DT) ou disormonogênese (Tabela 31.10).

As disgenesias tireoidianas decorrem, em parte, da inativação de genes codificadores para os fatores de transcrição que participam na embriogênese tireoidiana. Outros fatores genéticos podem estar envolvidos, além de possível influência poligênica. As disormonogêneses originam-se de mutações de genes envolvidos nos vários processos da síntese dos HT.

Independentemente da etiologia, o tratamento deve ser sempre mantido e a monitorização realizada periodicamente com base em achados clínicos e dosagens dos HT.

OUTRAS ALTERAÇÕES EMBRIONÁRIAS DA TIREOIDE: PERSISTÊNCIA DO DUCTO TIROGLOSSO

Uma das anomalias do desenvolvimento embrionário da tireoide mais frequentes é a persistência do ducto tiroglosso e a formação de cistos no canal tiroglosso. Outras crianças podem apresentar o istmo mais volumoso, rudimentar ou ausente. Os lobos podem ser de diferentes dimensões, sendo, muitas vezes, o direito maior que o esquerdo. Na criança, é comum a glândula apresentar a forma de "lua em crescente" com istmo pequeno. Entretanto, essas malformações mais frequentes estão relacionadas às disgenesias tireoidianas.

Tabela 31.10 Diagnóstico laboratorial que auxilia na confirmação da etiologia do hipotireoidismo congênito[15,45,46]

Diagnóstico etiológico	Ecografia	Cintilografia	Tiroglobulina
Agenesia de tireoide	Glândula ausente	Sem captação	Indetectável
Tireoide ectópica	Glândula não visualizada ou ectópica	Captação ectópica	Detectável, normal
Disormonogênese	Glândula tópica	Localização tópica Captação baixa, normal ou alta	Indetectável, detectável baixa, normal ou elevada

O cisto tiroglosso corresponde a 70% dos cistos cervicais e a massa cervical mediana mais prevalente. Em geral, apresenta-se como um nódulo indolor e de consistência elástica e limites precisos, podendo medir entre 2 e 4 cm de diâmetro e, mais raramente, cistos gigantes (idade adulta). Caracteristicamente, o nódulo cístico está fixo ao osso hioide e acompanha os movimentos de subida e descida com as manobras de deglutição, sendo este o sinal clínico mais expressivo para o diagnóstico clínico. Outra manobra semiológica importante consiste em tracionar a língua da criança para fora da boca e observar a subida do cisto concomitantemente.[4]

A PAAF está indicada quando a imagem ecográfica da tireoide sugere nódulo sólido, ou com vegetação no seu interior, pois pode tratar-se de neoplasia de ducto tiroglosso, porém a abordagem cirúrgica preventiva na criança ainda é controversa.

INVESTIGANDO A CRIANÇA COM BÓCIO

BÓCIO ENDÊMICO

Com frequência, é aceito, epidemiologicamente, que quando a prevalência de bócio está acima de 10% em uma determinada população geral, ou acima de 20% entre crianças e adolescentes, ele pode ser definido como bócio endêmico.

A ingestão diária de iodo recomendada pela Organização Mundial de Saúde é de 90 mcg/dia para crianças entre 0 e 7 anos, de 120 mcg/dia entre 7 e 12 anos, 150 mcg/dia para adultos e 200 e 250 mcg/dia para gestantes e lactantes. Porém, o Comitê Internacional de Controle das Desordens por Deficiência de Iodo (ICCIDD) enfatiza que a ingestão diária deve ser ajustada pelo peso da criança pré-escolar (6-30 mcg/Kg), escolares (4 mcg/Kg) e adolescentes (2 mcg/Kg).

A deficiência de iodo deve ser avaliada pela medição urinária de iodo, porém só indicado em estudos populacionais ou no preparo do paciente para iodoterapia. São considerados iodossuficiente aqueles com medida de iodúria > 100 mcg/dia.

Crianças com bócio endêmico e hipotireoidismo devem ser tratadas com LT4 e adequação do aporte de iodo na dieta. Entretanto, se o bócio é de longa data, o tratamento clínico pode não ser suficiente para reduzir o volume da glândula. Em havendo bócio muito volumoso e com compressão de estruturas cervicais, preconiza-se o tratamento cirúrgico.

TIREOIDITE DE HASHIMOTO

O diagnóstico clínico e evolução da tireoidite autoimune na criança e adolescente é muito variável. Curiosamente, a tireoidite pode apresentar resolução espontânea em até um terço dos casos, ou progredir para hipotireoidismo definitivo em outro terço. Apesar de ocorrer mais frequentemente na adolescência pode acometer indivíduos de qualquer idade. Da mesma maneira que em adultos, o sexo feminino é o mais acometido. Deve-se ficar atento aos sintomas clássicos do hipotireoidismo tais como letargia, intolerância ao frio, obstipação, ressecamento da pele e cabelo e sonolência, embora esses sinais e sintomas possam não estar presentes sempre. Dificuldade escolar, atraso da puberdade e da idade óssea podem ser as queixas iniciais. À palpação, a tireoide mostra-se aumentada de volume, consistência firme e superfície levemente irregular. Laboratorialmente, o TSH está elevado com níveis de HT baixos ou no limite inferior das faixas referências.[1-3,47,48]

Parte dos pacientes com tireoidite de Hashimoto com bócio pequeno e evoluindo em eutireoidismo laboratorial não precisa ser tratada. Entretanto, aqueles com hipotireoidismo clínico devem ser tratados com levotiroxina. Diferentemente do HC, em que a correção deve ser feita o mais rapidamen-

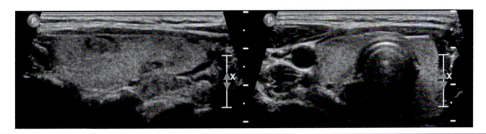

Figura 31.7   Imagem ecográfica representativa de tireoidite de Hashimoto. Criança com 9 anos de idade em avaliação de rotina e antecedente de doença celíaca. Apresentava anti-TPO e anti-Tg positivos, porém com medidas quadrimestrais de TSH normais. Fonte: acervo pessoal dos autores (JRMM).

te possível, na criança e adolescente o tratamento imediato não é essencial e o ajuste da dose pode ser realizado mais lentamente. O tratamento do hipotireoidismo subclínico na infância é controverso, especialmente se a criança for assintomática. Nesses casos, a reavaliação periódica da função tireoidiana deve ser realizada e o tratamento com LT4 iniciado se houver aumento progressivo do TSH. O tratamento pode ser iniciado com dose fixa de 100 mcg/m²/dia (ou 4-6 mcg/kg) para crianças entre 1 e 5 anos; 3-4 mcg/kg para crianças entre 6 e 10 anos e; 2-3 mcg/kg para aqueles maiores de 11 anos de idade. O monitoramento do tratamento é realizado com avaliação laboratorial cada 6 a 8 semanas e, após atingido o eutireoidismo, a cada 6 a 12 meses.[49]

Naqueles pacientes em que houver normalização da função tireoidiana com regressão do bócio, o tratamento pode ser interrompido e reavaliado durante o seguimento clínico e laboratorial anualmente e após a puberdade.[49]

HIPERTIREOIDISMO NA CRIANÇA: DOENÇA DE GRAVES E PLUMMER

O diagnóstico clínico e laboratorial do bócio difuso tóxico na infância não guarda dificuldades, entretanto, as opções de tratamento ainda são bastante debatidas, tendo em vista o risco idiossincrásico de efeitos colaterais com os anti-tireoidianos orais, metimazol e propiltiouracil (especialmente com esse último), a limitação da experiência com radioiodoterapia e riscos inerentes à cirurgia. De qualquer forma, temos a oferecer o uso prolongado de metimazol, iodo radioativo e tireoidectomia, sabendo que nenhuma das três alternativas de tratamento alcança todos os critérios de segurança e eficácia.[1-3]

A doença de Graves (DG) é responsável por mais de 90% dos casos de hipertireoidismo em crianças (Figura 31.8). Assim como no adulto, o hipertireoidismo é causado por anticorpos estimuladores do receptor do TSH (TRAb, *Thyrotropin Receptor Antibody*) havendo, também predominância no sexo feminino (6 a 8:1). Pode ocorrer em qualquer idade, mas é mais prevalente na adolescência. Antes da puberdade a doença costuma se manifestar de forma mais intensa. Não é incomum a concomitância com outras manifestações autoimunes tais como diabete melito tipo I, vitiligo, doença de Addison e artrite reumatoide. Há, ainda, aumento de risco de sua ocorrência em pacientes com síndrome de Down.

As manifestações clínicas incluem hiperatividade, tremores, dificuldade para dormir, perda de peso, aumento do apetite, taquicardia e intolerância ao calor. Dificuldade escolar, noctúria e aceleração do ritmo de crescimento também podem ser as manifestações iniciais. Ao exame físico, notam-se bócio difuso, pele úmida, cabelos finos e fino tremor das mãos. Laboratorialmente, o TSH estará suprimido e os HT elevados. TRAb está presente em mais de 90% dos casos.

O tratamento inicial preferido é com o metimazol pela facilidade posológico e pelo menor risco de hepatotoxicidade quando comparado ao PTU. A dose inicial é de 1 mg/kg/dia (para o PTU, 10 mg/kg/dia). Atenolol (25-50 mg/dia) pode também ser utilizado para controle das manifestações adrenérgicas. Inicialmente, o controle do tratamento deve ser feito a cada 4 a 6 semanas com dosagens de T4 livre uma vez que o TSH pode demorar meses para normalizar. Após normalização dos HT e desbloqueio do TSH, a dose deve ser reduzida até a menor dose suficiente para manter a função tireoidiana normal. O tempo de tratamento é controverso, mas

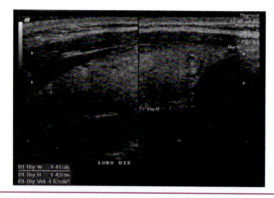

Figura 31.8 Hipertireoidismo por doença de Graves em criança. Paciente de 9 anos com queixa de perda de peso e irritabilidade. Ao exame físico, apresentava bócio difuso (lobo direito maior que o esquerdo), sem exoftalmia. Exames laboratoriais revelaram TSH < 0,05, T4 livre 1,4 e TRAb 6,9 UI/mL. Ultrassonografia (esquerda) com LD de 44×14×14 mm e LE de 36×11×12 mm, textura heterogênea e hipoecogênica. Cintilografia (foto à direita) mostrou tireoide tópica com distribuição heterogênea e captação difusa (levemente maior à direita) de 27,9%. Fonte: acervo pessoal dos autores (JRMM).

em geral, mais longo que em adultos. Em crianças, o TRAb demora mais tempo para negativar que em adultos (até 2 anos). As taxas de remissão variam de 20 a 45% após 2 a 8 anos de tratamento. Os efeitos colaterais dos medicamentos anti-tireoidianos são semelhantes aos encontrados nos adultos e ocorrem em 5 a 14% dos casos. Agranulocitose costuma ocorrer nos primeiros 3 meses de tratamento, mas pode sugir a qualquer tempo.[50,51]

O tratamento com ^{131}I ainda é motivo de controvérsia, especialmente nas crianças mais novas; porém, seu uso vem ganhando adeptos recentemente, até mesmo como forma de tratamento inicial. A dose recomendada é variável, mas estima-se que 50-200 mcCi/grama de tecido tireoidiano sejam suficientes.[50,51]

Cirurgia é a modalidade menos usada no tratamento, porém teria a vantagem de rápida resolução do hipertireoidismo. Seria também o procedimento de escolha quando há falha no tratamento medicamento e pacientes/pais se recusam a receber o ^{131}I, ou quando o bócio é muito volumoso. A abordagem preferida é a tireoidectomia total.

Mais raramente, o hipertireoidismo pode resultar de mutações nos genes do receptor do TSH ou da subunidade-α da proteína G (GNAS) e, consequentemente, ativação da via de sinalização do TSH via cAMP (Figura 31.9). O tratamento medicamento com medicamentos antitireoidianas, nesses casos, só está indicado para controle da tireotoxicose, devendo-se encaminhar a criança para tratamento definitivo com ^{131}I ou cirurgia.

Outras formas menos comuns de tireotoxicose ocorrem na fase inicial da tireoidite de Hashimoto ou tireoidite subaguda, doença de McCune Albright, mola hidatiforme, adenoma hipofisário produtor de TSH e síndrome de resistência aos HT.[50,51]

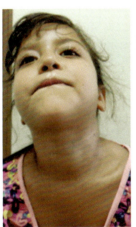
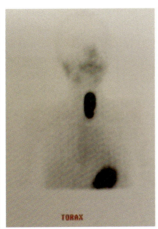

Figura 31.9 Hemiagenesia e doença de Plummer em criança. Paciente apresentava história de irritabilidade, insônia, baixo rendimento escolar, sudorese e palpitações. Ao exame físico: assimetria cervical com bócio à esquerda, pele quente, úmida e aceleração da velocidade de crescimento. TSH suprimido, T4L 3,1 ng/dL, TRAb, anti-TPO e anti-Tg negativos. A esquerda: imagem da inspeção cervical com pescoço levemente estendido. A direita: cintilografia da glândula tireoide com pertecnetato de tecnécio (99mTc) evidenciado captação exclusivamente no lobo esquerdo. Fonte: acervo pessoal dos autores (JRMM).

REFERÊNCIAS BIBLIOGRÁFICAS

1. Fisher DA. Hypothyroidism. Pediatr Rev. 1994; 15:227-232.

2. Brown RS. Disorders of the Thyroid Gland in Infancy, Childhood and Adolescence. In: De Groot LJ, Beck-Peccoz P, Chrousos G, Dungan K, Grossman A, Hershman JM, et al (eds). Endotext [Internet]. South Dartmouth (MA): MDText.com, Inc.

3. Fisher DA, Gruters A. Disorders of the thyroid in the newborn and infant. In: Sperling MA. Pediatric Endocrinology. 3 ed. Philadelphia: W.B. Saunders, p.198-226, 2008.

4. Jatana KR, Zimmerman D. Pediatric thyroid nodules and malignancy. Otolaryngol Clin North Am. 2015; 48: 47-58.

5. De Felice M, Di Lauro R. Thyroid development and its disorders: genetics and molecular mechanisms. Endocr Rev. 2004; 25: 722-46.

6. Krude H. Evolution, child development and the thyroid: a phylogenetic and ontogenetic introduction to normal thyroid function. Endocr Dev. 2014; 26:1-16

7. Fagman H, Nilsson M. Morphogenesis of the thyroid gland. Mol Cell Endocrinol. 2010; 323: 35-54.

8. Fagman H, Nilsson M. Morphogenetics of early thyroid development. J Mol Endocrinol. 2011; 46: R33-42.

9. Nilsson M, Fagman H. Mechanisms of thyroid development and dysgenesis: an analysis based on developmental stages and concurrent embryonic anatomy. Curr Top Dev Biol. 2013;106:123-70.

10. Fisher DA. Thyroid function and dysfunction in premature infants. Pediatr Endocrinol Rev. 2007; 4: 317-28.

11. Ramos HE, Nesi-França S, Maciel RMB. Novos aspectos da genética e dos mecanismos moleculares da morfogênese da tireoide para o entendimento da disgenesia tireoidiana. Arq Bras Endocrinol Metab 2008; 52: 1403-15.

12. Osborne DA, Hunt RW. Prophylatic postnatal thyroid hormones for prevention of morbidity and mortality in preterm infants. Review Cochrane Library, Issue 1, 2007. Disponível em: http://www.thecochranelibrary.com.

13. Grüters A, Krude H Detection and treatment of congenital hypothyroidism. Nat Rev Endocrinol. 2011; 8: 104-13.

14. LaFranchi SH. Approach to the diagnosis and treatment of neonatal hypothyroidism. J Clin Endocrinol Metab. 2011; 96: 2959-67.

15. Jacob H, Peters C. Screening, diagnosis and management of congenital hypothyroidism: European Society for Paediatric Endocrinology Consensus Guideline. Arch Dis Child Educ Pract Ed. 2015; 100: 260-3

16. Rovet JF. The role of thyroid hormones for brain development and cognitive function. Endocr Dev. 2014; 26: 26-43.

17. Brasil. Ministério da Saúde. Portaria GM/MS n. 822/GM, 6/6/2001. Disponível em: <http://dtr2001.saude.gov.br/sas/gab01/gab01. htm>.

18. Van Vliet G, Deladoëy J. Diagnosis, treatment and outcome of congenital hypothyroidism. Endocr Dev 2014; 26: 50-9.

19. Szinnai G. Clinical genetics of congenital hypothyroidism. Endocr Dev. 2014; 26: 60-78.

20. Kopp P, Solis SJ. Thyroid hormone synthesis. In: Wondisford FE & Radovick S. Clinical Management of Thyroid Disease. 1 ed. Philadelphia: W.B. Saunders, p.19-41, 2009.

21. Medeiros-Neto G, Stanbury JB. Defects in Tg Gene Expression and Tg secretion. In: Medeiros-Neto G; Stanbury J.B. Inherited Disorders of the Thyroid System. 1 ed. Boca Raton: CRC Press, Inc, p 107-138, 2000.

22. Moreno JC, Visser TJ. New phenotypes in the thyroid dishormonogeneseis: hypothyroidism due to DUOX2 mutations. Endocr Dev. 2007; 10: 99-117.

23. Kopp P, Pesce L, Solis SJ. Pendred syndrome and iodide transport in the thyroid. Trends Endocrinol Metab. 2008; 19: 260–8.

24. Van Vliet G. Genetics and epigenetics of congenital hypothyroidism. In: Wondisford FE & Radovick S. Clinical Management of Thyroid Disease. Philadelphia: W.B. Saunders, p.113-121, 2009.

25. Park SM, Chatterjee VKK. Genetics of congenital hypothyroidism. J Med Genet. 2005; 42: 379-89.

26. Ramos HE, Nesi-França S, Boldarine VT, Pereira RM, Chiamolera MI, Camacho CP, et al. Clinical and molecular analysis of thyroid hypoplasia: a population-based approach in southern Brazil. Thyroid. 2009; 19: 61-8.

27. Moreno JC, Klootwijk W, van Toor H. Mutations in the iodotyrosine gene and hypothyroidism. N Engl J Med. 2008; 358: 1856-9.

28. Menabó E. Determinação de tirotrofina (TSH) e tiroxina (T4) em sangue total seco colhido em papel de filtro: metodologia e aplicação em programas de detecção de hipotiroidismo congênito. Tese apresentada ao Programa de Pós-Graduação em Endocrinologia Clínica da Escola Paulista de Medicina, Universidade Federal de São Paulo, 1986.

29. Ward LS, Zanella MY, Menabó E, Ramos LR, Castelo-Filho A, Vieira JGH, et al. Estimativa da relação custo-benefício de um programa de detecção precoce de hipotiroidismo congênito. Rev Assoc Med Brasil 1988; 34: 106-111.

30. Maciel RMB, Vieira JGH, Russo EMK, Kunii I, Menabó E, Alves MLA, et al. Neonatal thyroid Screening in Brazil: the pilot experience of Escola Paulista de Medicina and Faculdade de Medicina de Ribeirão Preto, University of São Paulo. In: Clinical Endocrinology, editado por RMR Meirelles, A Machado e LC Póvoa, Excerpta Medica, Amsterdam, 1988, pp. 145-148.

31. Matsumura LK, Kunii I, Maciel RMB. Transient hypothyroidism on neonates. In: Clinical Endocrinology, editado por RMR Meirelles, A Machado e LC Póvoa, Excerpta Medica, Amsterdam, 1988, pp. 153-156.

32. Menabó E, Vieira JGH, Russo EMK, Maciel RMB, Miranda WL, Kunii IS. Determinação da tiroxina (T4) em sangue total seco colhido em papel de filtro: desenvolvimento da metodologia e aplicação em programas de detecção precoce de hipotiroidismo congênito. Arq Brasil Endocrinol Metab. 1989; 33: 76-80.

33. Menabó E, Vieira JGH, Russo EMK, Kunii IS, Miranda WL, Maciel RMB. Determinação da tirotrofina (TSH) em sangue total seco colhido em papel de filtro: desenvolvimento da metodologia e aplicação em programas de detecção precoce de hipotiroidismo congênito. Arq Brasil Endocrinol Metab 1990; 34: 17-22.

34. Meirelles RMR, Maciel RMB, Machado-Filho A, Castro AS. Subsídios para regulamentação das leis que estabelecem a obrigatoriedade do diagnóstico do hipotiroidismo congênito e fenilcetonúria. Arq Brasil Endocrinol Metab 1991; 35: 12-14.

35. Vieira JGH, Kunii IS, Nishida SK, Matsumura LK, Russo EMK, Maciel RMB. Desenvolvimento de um método imunofluorimétrico para a dosagem de tirotrofina humana (TSH) no soro e em sangue total colhido em papel de filtro. Arq Brasil Endocrinol Metab 1992; 36: 7-12.

36. Franco DB.Estudo piloto da implantação do programa de rastreamento do hipotireoidismo congênito na Fundação Hospitalar do Distrito Federal: metodologia, resultados, dificuldades e propostas. Tese apresentada ao Programa de Pós-Graduação em Endocrinologia, Escola Paulista de Medicina, Universidade Federal de São Paulo, 1992.

37. Franco DB, Maciel RMB, Matsumura LK, Kunii IS, Kuruzawa GK, Faria AM, Vieira JGH. Implantação do programa de rastreamento do hipotiroidismo congênito na Fundação Hospitalar do Distrito Federal: metodologia, resultados, dificuldades e propostas. Estudo comparativo com recém-natos de outros estados. Arq Brasil Endocrinol Metab 1997; 41: 6-13.

38. Carvalho TMC. Triagem neonatal no Brasil. Rev Med Minas Gerais. 2005; 15: 20-22.

39. Ward LS, Maciel RMB, Magalhães RF, Kunii IS, Kurazawa GK, Matsumura LK, et al. Comparação entre duas estratégias para a detecção precoce do hipotiroidismo congênito. Rev Assoc Med Brasil. 1998; 44: 81-86.

40. Nesi-França S. Screening neonatal para hipotireoidismo congênito (HC): como o Brasil está? Arq Bras Endocrinol Metab. 2007;51(8):S710.

41. Nesi–França S. Triagem neonatal para hipotireoidismo congênito no Estado do Paraná In: Medeiros-Neto G (ed.). Hipotireoidismo congênito no Brasil: como era, como estamos, para onde vamos. São Paulo: Laramara, 2004. p.47-9.

42. Nesi-França S, Pereira RM, Lara F, Pelaez JM, Morizaki TMY, Ditzel EC, et al. Triagem neonatal para hipotireoidismo congênito no estado do Paraná –

Avaliação de 601 Casos Detectados em 14 anos. Rev Med Minas Gerais. 2005; 15(2):83.

43. Nesi-França S. Avaliação antropométrica de pacientes com hipotireoidismo congênito diagnosticado por triagem neonatal. Curitiba, 2006. Tese apresentada ao Programa em Saúde da Criança e do Adolescente, Departamento de Pediatria, Setor de Ciências da Saúde, Universidade Federal do Paraná.

44. Silva LO, Dias VMA, Silva IN, Chagas, AJ. Congenital transient hypothyroidism: characteristics of children identified at newborn screening program of the state of Minas Gerais, Brazil. Arq Brasil Endocrinol Metab 2005; 49: 521-8.

45. American Academy of Pediatrics; American Thyroid Association; Lawson Wilkins Pediatric Endocrine Society. Update of newborn screening and therapy for congenital hypothyroidism. Pediatrics. 2006; 117: 2290-2303.

46. Maciel LM, Kimura ET, Nogueira CR, Mazeto GM, Magalhães PK, Nascimento ML, Nesi-França S, Vieira SE. Congenital hypothyroidism: recommendations of the Thyroid Department of the Brazilian Society of Endocrinology and Metabolism. Arq Bras Endocrinol Metabol. 2013; 57: 184-92.

47. Radetti G. Clinical aspects of Hashimoto's thyroiditis. Endocr Dev. 2014; 26: 158-70.

48. Wiersinga WM. Thyroid autoimmunity. Endocr Dev. 2014; 26: 139-57.

49. Brown RS. Autoimmune thyroiditis in childhood. J Clin Res Pediatr Endocrinol. 2013; 5 Suppl 1: 45-9.

50. Leger J. Graves' disease in children. Endocr Dev 2014; 26: 171-82.

51. Léger J, Carel JC. Hyperthyroidism in childhood: causes, when and how to treat. J Clin Res Pediatr Endocrinol. 2013; 5 Suppl 1: 50-6.

Tireoide e Gestação

32

Luiza Kimiko Matsumura
Léa Maria Zanini Maciel

INTRODUÇÃO

A gestação induz importantes alterações fisiológicas na função da glândula tireoide para suprir a maior demanda de hormônios tireoidianos que ocorre desde as primeiras semanas após a concepção.

É bem conhecido que tanto o excesso quanto a deficiência de hormônio tireoidiano materno pode causar efeitos adversos na mãe e no feto, em qualquer estádio da gestação. Sendo assim, a avaliação de uma gestante com doença tireoidiana requer observação e tratamento cuidadosos para assegurar uma evolução favorável tanto da mãe como do feto.

ALTERAÇÕES DA FISIOLOGIA TIREOIDIANA DURANTE A GESTAÇÃO

FISIOLOGIA TIREOIDIANA NA GRAVIDEZ NORMAL

Uma série de eventos ocorre na gestação resultando em alterações significativas nos parâmetros da função tireoidiana. Essas alterações incluem:

a. Aumento da globulina transportadora de hormônios tireoidianos (TBG);

b. Aumento do *clearance* renal de iodo com diminuição do iodo plasmático acrescido da transferência do iodo materno ao feto;

c. Aumento nas concentrações de gonadotrofina coriônica (β HCG);

d. A deiodação do anel interno do T4 e T3 pela placenta.

Globulina transportadora dos hormônios tireoidianos (TBG)

Durante a gravidez, níveis elevados da concentração de estrógenos causam um aumento acentuado nos níveis circulantes de TBG (*thyroid-binding globulin*) decorrente de causas multifatoriais. Os primeiros estudos sugeriram que esse aumento seria o resultado do estímulo que os estrógenos exercem sobre a produção da TBG pelos hepatócitos, mas, posteriormente, novos estudos acerca das mudanças nos padrões da glicolização da TBG indicavam uma diminuição da sua metabolização reduzindo seu *clearance* plasmático.[3] O conteúdo do ácido siálico na molécula da TBG aumenta durante a gravidez e em outros estados hiperestrogênicos. Esse aumento inibe a captação da proteína pelos receptores específicos asialoproteicos, provocando um aumento da sua meia-vida. Assim, os níveis de TBG aumentam muito na gravidez, mais que duplicam ao redor da 16ª a 20ª semana gestacional em razão da síntese da TBG pelo fígado. Mas, fundamentalmente, o seu aumento decorre da redução do seu *clearance* plasmático.[5] O incremento da TBG sérica causa aumento nas concentrações de T4 total principalmente e, em menor proporção, de T3 total. Entretanto, as concentrações de T4 livre permanecem dentro dos limites considerados normais para a idade gestacional. Como consequência desse evento, há necessidade de aumentar a secreção de T4 e T3 pela tireoide no sentido de saturar os sítios livres da TBG e manter adequadamente os níveis de T4 livre e T3 livre para as necessidades metabólicas maternas e fetais.[6,7] Após o parto, há uma reversão rápida desse processo, e os níveis de TBG retornam aos valores pré-gestacionais.[6-9]

Interferência da TBG nos valores de T4 livre

A partir da 20ª semana gestacional, ocorrem, tanto nas concentrações de T4 livre e T4 total, alterações fisiológicas relacionadas ao aumento das concentrações da TBG, à expansão do volume plasmático e à modificação do metabolismo periférico dos hormônios tireoidianos maternos devido à alta atividade da enzima desiodase tipo 3 placentária. Na gravidez, o aumento de TBG e a diminuição da albumina prejudicam a acurácia desses ensaios. Mesmo os métodos para a medida do T4 livre por meio da diálise de equilíbrio, cromatografia líquida ou gasosa e espectrometria de massa apresentam valores menores que 10% dos valores de referência, quando se comparam os resultados de mulheres grávidas e não grávidas.[10]

Os ensaios que utilizam a dosagem de T4 livre por diálise de equilíbrio são muito caros, e não muito disponíveis e tecnicamente difíceis de serem realizados, tornando esse método impraticável para a sua mensuração de rotina na gravidez.[11]

O índice de T4 livre, calculado pelo produto do T4 total sérico e retenção de T3, permanece constante durante a gravidez e pode ser uma alternativa para evitar o diagnóstico errôneo de "hipotiroxinemia" em cerca de 30% de gestantes com o ensaio de T4 livre.

A Figura 32.1 mostra os valores de T4 total e T4 livre (métodos diferentes) de mulheres normais, não grávidas e de gestantes nos 1º, 2º e 3º trimestres da gestação.[12] Os valores de T4 total se mantêm estáveis durante toda a gestação, não havendo diferença entre os três trimestres gestacionais, mas são mais elevados do que na mulher não grávida. Já os valores de T4 e T3 livres mostram a tendência para valores mais baixos com o evoluir da gravidez.

Assim, recomenda-se precaução na interpretação dos valores de T4 e T3 livres e é necessário o estabelecimento, por parte de cada laboratório, da faixa de normalidade para cada trimestre da gestação.

Iodo

Dados recentes indicam que o conteúdo de iodo na nutrição dos americanos em geral é boa, com a média de concentração de iodo urinário (IU) de 160 mcg/L.[13] Entretanto, estudos mostram que a ingestão de iodo tem diminuído em mulheres em idade de procriação, com um media pouco acima de 100 mcg/L e, mais importante, foi o achado de valores de concentração urinária de iodo (IU) abaixo de 50 mcg/L, em mulheres entre 15 e 45 anos.[7] Esses dados mostram que, mesmo nos Estados Unidos, existem regiões deficientes ou moderadamente deficientes de iodo em mulheres com possibilidade de engravidar.[13] Os trabalhos publicados confirmam os riscos associados com gravidez e deficiência de iodo em mulheres durante a gravidez.[1,2,4,6] Um aspecto importante é o valor limítrofe da insuficiência do iodo e as consequências para a gestante e o feto, como a hipotiroxinemia materna, a formação de bócio materno e fetal, os valores aumentados de TSH e as consequências no desenvolvimento neurológico do feto.[4,7,14]

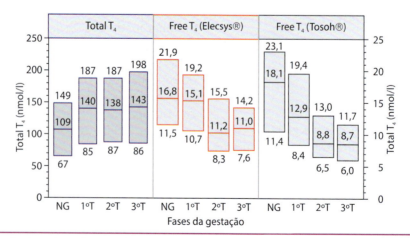

Figura 32.1 Comparação dos valores de T4 total e T4 livre dosados por diferentes métodos em mulheres normais e gestantes – Elecsys® (Boehringer Mannheim GmbH, Mannheim, Germany) e Tosoh® (Tosoh Corporation, Yamaguchi, Japan). Fonte: Adaptado de Chan e Mandel, 2007.[12]

O aumento da ingesta de iodo é um assunto de saúde pública, mas é necessário encontrar meios de aumentar a ingestão de iodo na gravidez o mais rápido possível como política pública de saúde.[14] A dose recomendada é de ~250 mcg de iodo/dia durante a gravidez e pode ser adquirido com pílulas de multivitaminas preparadas para gestantes contendo 150 mcg de iodo ao dia.[1]

No início da gravidez, há um aumento no fluxo sanguíneo renal e consequente aumento da taxa de filtração glomerular, provocando um aumento do *clearance* de iodo. Contribuem também para a diminuição do iodo plasmático materno o transporte placentário do iodo para o feto para garantir a produção hormonal pela tireoide fetal e também a deiodação do T4 para T3 reverso na placenta por causa da ação da desiodase tipo 3.[2,19] Nas regiões onde existe suficiência de iodo na dieta, a gravidez não provoca nenhuma alteração nas concentrações de iodo circulantes e, portanto, o volume da tireoide não se altera, não se observando a presença de bócio. Contudo, nas regiões deficientes de iodo, essa perda obrigatória de iodo leva a uma diminuição da concentração de iodo, podendo provocar bócio. O bócio consequente à diminuição de iodo ocorre quando a concentração desse íon no plasma permanece abaixo de 100 ug/L.[2]

A gravidez normal provoca um aumento da glândula tireoidiana, porém bócio definido como volume tireoidiano maior que 23 mL ocorre em apenas 9% das gestantes.

Gonadotrofina coriônica – (β-hCG)

Glicoproteína que, juntamente com o TSH, FSH e LH, tem composições químicas similares, compostas de uma subunidade-α comum e uma subunidade-β que é específica para a cada hormônio. As subunidades-β do hCG e do TSH têm, além disso, uma homologia estrutural parcial, o que confere ao β-hCG uma ação TSH-like. Nas semanas iniciais da gravidez, os níveis de β-hCG plasmáticos aumentam progressivamente, alcançando o ápice por volta da 10 a 12ª semanas de gestação para posterior queda[3,20-24] e reflete, coincidentemente, a queda dos níveis séricos do TSH.

Em decorrência desse aumento, 20% das mulheres normais podem apresentar uma supressão fisiológica do TSH, com valores de até 0,03 mUI/L.[11,12] Nessa fase gestacional, o maior valor esperado de TSH é de 2,5 mUI/L.[3] Assim, considerando a faixa de referência de TSH usualmente empregada para a população não gestante (0,4-4,5 mUI/L), erros de

interpretação poderão ocorrer ao se considerarem "normais" gestantes que apresentam valores de TSH nos limites superiores dessa faixa. Por outro lado, pode-se suspeitar, erroneamente, de hipertireoidismo em gestantes com valores de TSH abaixo da faixa "normal".

Os valores médios de TSH séricos aumentam durante o segundo e terceiro trimestre (0,03-3,10 mUIL e 0,13-3,40 mIU/L (95%CI), respectivamente (Figura 32.2).

Placenta

Apresenta altas concentrações da enzima desiodase tipo 3 que, agindo no anel interno do T4, degrada-o em T3 reverso. Essa enzima controla os valores de T4 e T3 na circulação fetal e, indiretamente, também providencia a fonte de iodo para a formação dos hormônios tireoidianos fetais.[2,4]

FUNÇÃO TIREOIDIANA FETAL

A partir da 10 a 12ª semanas da gravidez, aumenta a expressão do gene *simporter Na-Iodo* da tireoide fetal e, assim, a sua glândula tireoidiana é capaz de concentrar iodo, acumular coloide e produzir tiroglobulina (Tg). Ao redor da 20ª semana gestacional, o receptor de TSH é capaz de responder ao TSH assim como aos anticorpos estimuladores da tireoide.[1,7] A placenta não é permeável ao TSH, mas o é para o iodo. O transporte ativo de iodo através da placenta também ocorre, sendo sugerido pela

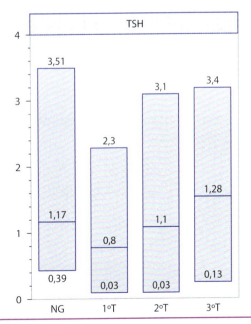

Figura 32.2 Valores de TSH nos diferentes trimestres de gestação comparados com valores normais de mulheres não grávidas. Fonte: Adaptado de Chan e Mandel, 2007.[12]

expressão do simporter nos trofoblastos. Na segunda metade da gravidez quando a tireoide fetal produz T$_4$, é crucial o conteúdo de iodo materno como substrato para a síntese dos hormônios tireoidianos de origem fetal.[2,4] O T$_4$ materno cruza a placenta durante toda a gestação, mas é de fundamental importância no primeiro trimestre quando a sua presença tem papel predominante no desenvolvimento neurológico do feto.[2,4]

Resumidamente, a Figura 32.3 mostra as alterações fisiológicas relatadas que ocorrem na gravidez normal.

DISFUNÇÃO TIREOIDIANA NA GRAVIDEZ

HIPOTIREOIDISMO NA GESTAÇÃO

Desordem comum que acomete de 3 a 10% de mulheres na fase do menacme. Contudo, em gestantes a sua prevalência é de 1-2,5%, sendo a presença de hipotireoidismo declarado de 0,2 a 0,5% e de 2 a 3% de hipotireoidismo subclínico.[1,25] A mulher portadora de hipotireoidismo tem alta prevalência de ciclos anovulatórios (> 70%) e, caso engravidem, têm taxa alta de perda fetal no primeiro trimestre.[26,27]

As principais causas de hipotireoidismo são as mesmas da população em geral e incluem:[2,4,6]

1. Tireoidite autoimune denominada tireoidite de Hashimoto (em áreas suficientes em iodo);
2. Hipotireoidismo consequente ao tratamento do hipertireoidismo, tanto cirúrgico como pós-radioiodoterapia;
3. Tireoidectomias consequentes a bócios nodulares ou carcinomas;
4. Uso de medicamentos como amiodarona, lítio, interferon, antitireoidianos;
5. Deficiência de iodo;
6. Radiação externa na região cervical;
7. Hipotireoidismo secundário e terciário (muito raro).

A tireoidite de Hashimoto, de origem autoimune, é a mais comum e caracteriza-se pela presença de autoanticorpos, principalmente o anticorpo antiperoxidase tireoidiana (A-TPO). Essa doença é mais prevalente nas mulheres e aumenta com a idade, sendo que, entre 20 e 50 anos, encontramos 10 a 12% de mulheres com A-TPO positivo. Trabalhos mostram que, nos Estados Unidos e na Europa, foi diagnosticado hipotireoidismo em 2,2% das grávidas, no segundo trimestre, sendo que a doença autoimune estava presente em 55% naquelas com hipotireoidismo declarado e 80% naquelas com hipotireoidismo subclínico. A história familiar de doença tireoidiana autoimune é muito frequente e costuma estar associada a outros distúrbios autoimunes.[25,26-28]

QUADRO CLÍNICO E DIAGNÓSTICO

Na maioria das vezes, as manifestações clínicas do hipotireoidismo não são distinguíveis dos sintomas de uma gravidez normal, dificultando o diagnóstico clínico. Os principais sintomas são os mesmos da mulher não grávida e incluem cansaço, sonolência, queda de cabelos, pele ressecada, constipação intestinal e ganho exagerado de peso, apesar de apetite diminuído. A queixa de intolerância ao frio é pouco usual em gestantes e pode auxiliar na suspeita clínica. O bócio pode ou não estar presente e a frequência cardíaca pode estar diminuída em relação àquela esperada para a gestante normal. História de irregularidade menstrual prévia à gravidez, especialmente metrorragia, comumente associada ao hipotireoidismo, também pode levantar a suspeita da doença tireoidiana.[27-29] No entanto, 20 a 30% das grávidas com testes de função tireoidiana claramente alterados e a grande maioria daquelas com hipotireoidismo subclínico não apresentam qualquer sintoma, sendo o diagnóstico feito por meio de exames de rotina ou devido a antecedentes familiares.

O padrão ecográfico hipoecoico da tireoide é o mais característico. O valor sérico de TSH aumentado sugere hipotireoidismo primário e o valor sérico de T4 livre diminuído fecha o diagnóstico. O diagnóstico de hipotireoidismo subclínico é feito na presença de concentrações sanguíneas de TSH discretamente aumentadas e de T4 livre em nível normal. O diagnóstico etiológico pode ser realizado pelas

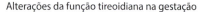

Alterações da função tireoidiana na gestação

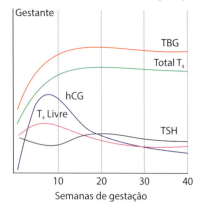

Figura 32.3 Resumo das alterações da função tireoidiana na gestação.[2,4]

dosagens dos autoanticorpos tireoidianos: A-TPO e antitiroglobulina (A-Tg).

No acompanhamento do pré-natal, podem ser reconhecidas quatro condições. A primeira é o hipotireoidismo clínico com valor aumentado de TSH e T4 livre diminuído, com ou sem anticorpos positivos.[30] O tratamento com L-T4 deve ser instituído com 2- 2,5 mcg/Kg/d, com monitoramento para ajustar a dosagem e manter o eutireoidismo materno.[29,31]

A segunda condição é o hipotireoidismo subclínico com TSH aumentado e T4 livre "normal" com ou sem anticorpos positivos. Mesmo com os valores de T4 livre normais, as evidências suportam a introdução do tratamento com L-T4.

A terceira condição se refere à doença autoimune tireoidiana, isto é, gestantes com níveis séricos de TSH e T4 livre normais, mas com valores de anticorpos antitireoidianos positivos.[32,33] Os dados são limitados e, nos casos em que a gestação foi monitorada, houve uma fração de gestantes que mantiveram o eutireoidismo, enquanto outras progressivamente desenvolveram hipotireoidismo subclínico ou mesmo clínico. A conduta varia e depende da experiência e do bom senso do endocrinologista. Nos casos nos quais abortos de repetição ocorrem, sem outra causa aparente, sugere-se a introdução de L-T4,[33] mas essa questão ainda continua aberta e necessita de estudos futuros.

A quarta condição ocorre quando a gestante apresenta, no início da gravidez, baixos níveis de T4 livre com valores séricos normais de TSH e anticorpos negativos. A hipotiroxinemia materna é uma condição real e patológica? Pouco se sabe acerca das causas dessa alteração bioquímica e as repercussões que poderiam ocorrer com a mãe e o feto. Pop e cols.[31,32] relataram que a hipotiroxinemia materna isolada, na 12ª semana de gestação, poderia estar associada a índices inferiores de desenvolvimento neuropsicológico em crianças na idade de 3 anos, comparados com crianças controle.

O estudo de Haddow e cols., em 1999,[34] mostrou claramente que o hipotireoidismo materno, quando presente na primeira metade da gestação e não adequadamente tratado, é associado com quociente de inteligência (QI) inferior nessas crianças em idade escolar. Levando em conta que o desenvolvimento e amadurecimento do sistema nervoso central (SNC) do feto são dependentes do hormônio tireoidiano (T4 materno), é aceitável que a hipotiroxinemia materna de qualquer etiologia com diminuição da transferência dos hormônios maternos para o feto através da placenta possa estar associada a efeitos deletérios irreversíveis. Os defeitos associados com QI baixo, medido com a idade de 5 a 6 anos, são relacionados com níveis elevados de TSH durante o período final da gestação, enquanto outros defeitos cognitivos, como a performance visual prejudicada e a resposta retardada a diversos estímulos, estão mais relacionados com alterações no início da gestação.[30,35] Além disso, as consequências neuropsicológicas da hipotiroxinemia materna na progênie, provavelmente sejam resultado de condição multifatorial. Assim, atualmente não existem evidências conclusivas da ação direta da hipotiroxinemia materna no desempenho neuropsicomotor do concepto, necessitando novas pesquisas para validar a hipótese.

Dois grandes estudos estão sendo conduzidos para confirmar esses resultados: o Controlled Antenatal Thyroid Study - CATS (Wales, Inglaterra) e o Maternal-Fetal Medicine Units Network of the National Institute of Child Health and Human Development (NIH, Bethesda, MD). O primeiro examinou gestantes até a 16ª semana de gestação, aquelas com TSH acima do percentil 97,5% e/ou FT_4 abaixo do percentil de 2,5% foram tratadas ou não com L-T_4. Os resultados não mostraram diferença no QI das crianças avaliadas aos 3 anos de idade entre os dois grupos.[36]

Após o parto, as necessidades hormonais retornam ao patamar pré-gravídico e a dose de L-T4 a ser administrada deve ser reajustada. É fundamental o acompanhamento das pacientes por pelo menos 6 meses em razão da possibilidade de apresentarem tireoidite pós-parto.

TRATAMENTO

O tratamento de escolha para o hipotireoidismo é a levotiroxina (L-T4).

A função tireoidiana materna normal é crucial durante a gestação, especialmente nas primeiras 12 a 14 semanas, quando o desenvolvimento cerebral fetal é inteiramente dependente da transferência placentária dos hormônios tireoidianos maternos.[30,35] Sendo assim, a terapia com L-T4 tem por objetivo a normalização do TSH o mais breve possível, atingindo valores inferiores a 2,5 mcU/mL no 1º trimestre ou 3 mcU/mL no 2º e 3º trimestres.[4]

Idealmente, o eutireoidismo é a meta terapêutica mesmo antes da concepção.[33] Para tanto, o primeiro passo na abordagem das mulheres portadoras de hipotireoidismo e que desejam engravidar é otimizar o seu tratamento, encorajando-as a usar a medicação regularmente e ajustando-se a dose de L-T4 para que as concentrações de TSH não sejam superiores a 2,5 mUI/L.[1,29,33]

Ainda existem controvérsias quanto ao melhor manejo da dose de L-T4 usada por essas gestantes sabidamente portadoras de hipotireoidismo antes da gestação para que se evite o hipotireoidismo materno e possíveis danos fetais. Durante toda a gravidez ocorrem mudanças fisiológicas do metabolismo tireoidiano, como aumento das concentrações de TBG, estímulo tireoidiano pela hCG, maior inativação dos hormônios tireoidianos pela enzima desiodase tipo 3 placentária e aumento da volemia que acarretam um aumento das necessidades de hormônio tireoidiano.[1,4,7] Esse maior requerimento de hormônios tireoidianos se instala precocemente, em geral entre a 4ª e a 6ª semanas de gestação, atinge um platô por volta da 16ª a 20ª.semanas e persiste durante toda a gestação. Por causa disso, usualmente, é necessário o aumento da dose de L-T4 30-50% entre a 4ª e a 6ª semanas de gestação,[3] e alguns autores sugerem que as mulheres portadoras de hipotireoidismo sejam orientadas a aumentar em 25 a 50% a sua dose de L-T4 imediatamente após a confirmação da gravidez, mesmo antes da primeira consulta de pré-natal.[1,2,7,8] A magnitude do incremento da dose de L-T4 depende da etiologia do hipotireoidismo, sendo inversamente proporcional à reserva tireoidiana, ou seja, pacientes que sofreram ablação tireoidiana com ^{131}I ou foram submetidas à tireoidectomia, necessitam de um incremento maior na dose de L-T4 do que aquelas portadoras de tireoidite de Hashimoto.[39,40]

Nas mulheres que tiverem o diagnóstico de hipotireoidismo estabelecido durante a gravidez, a dose recomendada de L-T4 para o início da terapia é de 150 mcg/dia ou 2 mcg/kg de peso atual/dia.[4,6-8,37-39] Em sua grande maioria, as mulheres grávidas são jovens e livres de doença cardiovascular, sendo seguro iniciar o tratamento com a dose plena.

Os testes de função tireoidiana deverão ser realizados a cada 30 a 40 dias e as doses de L-T4 deverão ser ajustadas para atingir concentrações de TSH inferiores a 2,5 ou 3 mcU/mL no 1º trimestre ou no 2º e 3º trimestres, respectivamente.[9,10]

Recomenda-se a ingestão da L-T4 em jejum, no início da manhã, diariamente. No entanto, algumas grávidas, sobretudo no 1º trimestre, poderão apresentar náuseas e vômitos e não tolerar a medicação nessa hora, devendo ser orientadas a ingerir a medicação posteriormente.

Muitas mulheres utilizam sulfato ferroso, cálcio, polivitamínicos ou leite de soja na gestação, os quais podem formar complexos insolúveis com a L-T4 no trato gastrintestinal, reduzindo a absorção do medicamento. Sendo assim, é importante que elas sejam orientadas a ingerirem essas outras medicações e a L-T4 com um intervalo mínimo de 2 horas.

Após o parto, independentemente de a mulher amamentar ou não o filho, a dosagem de L-T4 deverá ser reduzida para os níveis pré-gestacionais e o TSH reavaliado em 6 a 8 semanas.[39]

As mulheres com hipotireoidismo subclínico também devem receber tratamento com L-T4 a fim de manter as concentrações de TSH dentro dos valores recomendados para cada idade gestacional, pois efeitos adversos têm sido observados nessa condição tanto para a mãe como para o feto.[40] As mulheres com doença autoimune da tireoide que serão submetidas à reprodução assistida devem ter os parâmetros tireoidianos monitorados precocemente, uma vez que a instalação do hipotireoidismo, em geral, é mais precoce.[41,42] Apesar de o tratamento com L-T4 diminuir as complicações obstétricas, ainda não foi demonstrada modificação a longo prazo do desenvolvimento neurológico das crianças nascidas de mães com hipotireoidismo subclínico tratadas durante a gestação.

EVOLUÇÃO DA GRAVIDEZ EM GESTANTES COM HIPOTIREOIDISMO CLÍNICO E SUBCLÍNICO

O abortamento é uma condição clínica comum e, entre os fatores etiológicos, estão inclusas as doenças tireoidianas autoimunes. A relação entre abortamento e doença autoimune está explicitada em muitos trabalhos na literatura e Stagnaro-Green e cols.[43,44] relataram que a taxa de abortamentos em um grupo de grávidas, em eutireoidismo, dobrou naquelas com anticorpos antitireoidianos positivos. Em sequência, outro trabalho mostrou que em gestantes com doença autoimune da tireoide, a taxa de abortamento quase quadruplicou comparada à de gestantes normais, na maioria dos casos, precoces, no primeiro trimestre da gravidez.[45] É ainda discutível imputar uma desregulação imunológica como a causa primária dos abortamentos de repetição. Os anticorpos antitireoidianos seriam um marcador indireto da condição imune ou causa? Qual seria o tratamento proposto com o estado de eutireoidismo presente? Imunoglobulinas, T4 exógeno, corticosteroides? Ainda não temos uma explicação final.

Os estudos retrospectivos e prospectivos ao longo de anos mostram que 6 a 12% de mulheres no menacme têm autoanticorpos tireoidianos positivos, e mais ou menos 2,5% das gestantes têm hipotireoidismo subclínico e 0,2-0,5 % de hipotireoidismo clínico, com/sem sintomas, e não foram diagnosticadas antes da gravidez. Um trabalho prospectivo mostrou que, em 17 mil gestantes na sua primeira vista de pré-natal, antes de 20 semanas de gestação, 2,5% tinham o valor de TSH sérico acima da normalidade.[42,46] Entre elas, mais de 90% tinham valores normais de T4 livre (hipotireoidismo subclínico) e 10% mostravam níveis séricos de T4 livre baixo (hipotireoidismo clínico). A questão seguinte se refere à frequência e à importância das complicações obstétricas em gestantes portadoras de hipotireoidismo clínico e subclínico e o impacto da detecção precoce e do tratamento das anormalidades.[43,46] Abalovich e cols.[40] mostraram o efeito do tratamento na evolução da gravidez. Os trabalhos mostram que a prevalência de parto prematuro, abortos e necessidade de cuidados respiratórios neonatais foram significantemente aumentados nas gestações tanto com hipotireoidismo subclínico como clínico, com risco relativo duplicado, comparado com gestantes controles normais. O tratamento com L-T4 foi decisivo para a boa evolução da gestação, independentemente se se tratava de um hipotireoidismo declarado ou subclínico. Demais trabalhos mostraram também a frequência aumentada de hipertensão gestacional e prematuridade e a tendência de maiores riscos de complicações obstétricas com a falta ou atraso no tratamento para manter a função tireoidiana normal. A frequência e o tipo de complicações adversas diferem de estudo para estudo, mas existe um forte consenso e as evidências suportam a noção de que tanto o hipotireoidismo clínico como o subclínico são acompanhados de complicações maternas e fetais.[29,37,39,40]

RECOMENDAÇÕES

- Hipotireoidismo materno deve ser evitado.
- Nas gestantes hipotireoidianas, a dose do hormônio administrada deve ser aumentada em 30 a 50% assim que a gestação for confirmada (4 a 6 semanas de idade gestacional).
- Normalizar o mais rapidamente possível os valores de TSH e T4. Manter os valores de TSH < 2,5 mUI/L no 1º trimestre e < 3 mUI/L nos 2º e 3º trimestres.
- Gestantes com valores de anticorpos antitireoidianos positivos e TSH > 2,5 mUI/L têm risco de desenvolver hipotireoidismo e devem ser acompanhadas com dosagens de TSH mensal.
- Após o parto, a maioria das pacientes necessita retomar as doses de T4 equivalente ao período pré-gravidez.

TIREOTOXICOSE NA GESTAÇÃO

O desenvolvimento da tireotoxicose durante a gravidez afeta de 0,1% a 1% das gestações.[7,8,48,49] Tireotoxicose é o conjunto de sintomas que ocorre quando o organismo está sob a ação de excesso de hormônios tireoidianos. Hipertireoidismo se define especificamente como o aumento da produção hormonal pela glândula tireoidiana.

Causas de hipertireoidismo na gravidez

- Tireotoxicose gestacional;
- Doença de Graves;
- Bócio multinodular tóxico;
- Adenoma tóxico;
- Tireotoxicose gestacional familiar (mutação do receptor de TSH);
- Mola hidatiforme.

Causas de tireotoxicose na gravidez

- Tireoidite subaguda;
- Tireoidite crônica destrutiva;
- Factícia ou por excesso de ingestão de L-T4.

TIREOTOXICOSE GESTACIONAL

Hipertireoidismo leve e transitório que ocorre no início da gravidez e não é uma doença tireoidiana propriamente dita. A HCG, cujo pico ocorre no primeiro trimestre, tem a habilidade de estimular o receptor de TSH.[3,13,23-27,48,50] As gestantes que apresentam valores de HCG em concentração elevada ou com atividade aumentada tem níveis de T4 elevados e TSH em níveis baixos ou inclusive suprimidos. Essa condição tem sido documentada em 10 a 15% das grávidas e também pode ocorrer em casos de mola hidatiforme e coriocarcinomas,[51] nos quais foram descritos casos sugerindo que a tireotoxicose gestacional resulta de glicoformas de HCG ou decorre do papel patogênico da asialo-HCG.[52-54]

Na grande maioria dos casos, os sintomas de tireotoxicose gestacional são discretos, com náuseas e vômitos até a 20ª semana da gestação. A hiperemese gravídica é a forma mais grave da tireotoxicose gestacional e apresenta-se com hipertireoidismo transitório, náusea e vômitos incoercíveis, perda de peso de mais de 5 Kg e cetonúria. Casos de desidratação podem ocorrer, sendo necessárias as internações com nutrição parenteral. A hiperemese gravídica ocorre em 2 a 3% de todas as gestações. Contudo, é descrita em asiáticas em cerca de 11%.[52]

O diagnóstico diferencial com o hipertireoidismo da doença de Graves pode ser difícil pela presença de taquicardia, tremores de extremidades secundários à desidratação e valores séricos aumentados de T4 livre com TSH suprimido. De modo geral, os sintomas são mais discretos e desaparecem espontaneamente por volta da 20ª semana gestacional.[50,51] O tratamento com drogas antitireoidianas (DAT) não é indicado.[49,55]

Doença de Graves na gestação

O hipertireoidismo complica aproximadamente 0,1 a 1% das gestações, com 85% dos casos decorrentes da doença de Graves. Esta apresenta um pico de incidência na terceira e quarta décadas de vida e é causada pela presença de anticorpos estimuladores da tireoide e pode ser acompanhada de oftalmopatia autoimune e dermopatia pré-tibial.[8,49,55]

Diagnóstico do hipertireoidismo materno

Pode ser difícil estabelecer o diagnóstico clínico da grávida que apresenta hipertireoidismo leve ou moderado porque a grávida normal, frequentemente, exibe sinais e sintomas similares aos de gestantes com tireotoxicose. Assim, intolerância ao calor, insônia, respiração superficial, aumento da frequência cardíaca, pele quente e úmida e tolerância diminuída ao exercício são queixas frequentes encontradas em grávidas normais.

O bócio muitas vezes está presente em ambas as situações, sobretudo em regiões deficientes ou marginalmente diminuídas de iodo.

A história natural do hipertireoidismo de Graves é a exacerbação dos sintomas durante o 1º trimestre da gravidez devido aos efeitos aditivos da gonadotrofina coriônica em estimular o receptor de TSH. Durante a segunda metade da gravidez, esses sintomas podem diminuir por causa da imunossupressão que ocorre na gravidez, e consequentemente, as necessidades das DAT diminuem.[48]

Os sintomas podem piorar novamente durante o período pós-parto, consequente à exacerbação da doença de Graves ou à tireotoxicose destrutiva pós-parto.[49]

Nas pacientes mais sintomáticas, os níveis séricos de TSH estão suprimidos, abaixo dos limites considerados normais para o trimestre correspondente e valores séricos de T_4 livre ou de T_4 total aumentados para a referência para gestantes, confirmando o diagnóstico de hipertireoidismo. A diferenciação entre a doença de Graves e a tireotoxicose gestacional pode ser um problema para o clínico ou obstetra. As ausências de bócio e do anticorpo antirreceptor de TSH (TRAbs) são sugestivas de tireotoxicose gestacional, enquanto a presença de bócio, TRAb positivo e níveis dos hormônios tireoidianos aumentados fazem o diagnóstico de hipertireoidismo por doença de Graves (Tabela 32.1).

Diagnóstico diferencial

O diagnóstico diferencial das tireotoxicoses inclui adenoma tóxico, bócio multinodular tóxico, tireoidite subaguda, tireoidite crônica, uso excessivo de hormônio tireoidiano (tireoidite factícia ou uso terapêutico), tireotoxicose gestacional, hiperêmese gravídica, mola hidatiforme e coriocarcinoma. Muitas vezes, a história pregressa da gestante pode contribuir para o diagnóstico de diferencial. Assim, a presença de sintomas de hipertireoidismo antes da gestação, a menção do uso de DAT antes da concepção ou a remissão da doença de Graves após terapia e o tratamento prévio com cirurgia ou [131]Iodo, além do relato de recém-nascido com disfunção tireoidiana em gestação previa.

Exames laboratoriais

Níveis séricos aumentados de T4 livre e valores de TSH suprimidos acrescidos dos sinais e sintomas de tireotoxicose fazem o diagnóstico. A dosagem de valores séricos de T3 é justificada caso

Tabela 32.1 Diagnóstico diferencial entre o hipertireoidismo da doença de Graves e a tireotoxicose gestacional[49]

Sintomas/procedimentos	Tireotoxicose gestacional	Hipertireoidismo de Graves
Sintomas pré-gravidez	-	+
Sintomas durante a gestação	–/+	+/++
Náusea/vômitos	+++	–/+
Bócio/oftalmopatia	–	+
Anticorpos A-TPO/TRAb	–	+
USG da tireoide com Doppler	Normal	aumento da vascularidade

USG: ultrassonografia; A-TPO: anticorpo antiperoxidase; TRAb: anticorpo antirreceptor de TSH; (-): ausente; (+): presente.

ocorra discreta elevação ou normalidade dos valores de T4 livre na presença de sinais de tireotoxicose e TSH suprimido.

Anticorpo A-TPO e o TRAb podem estar presentes em pacientes com doença de Graves e podem ser úteis na sua diferenciação com a tireotoxicose gestacional. Os títulos do TRAb variam durante a gravidez e refletem a melhora do hipertireoidismo com a evolução da gravidez. No 1º trimestre o TRAb pode ser detectado, mas normalmente os valores decrescem com o evoluir da gravidez e podem ficar indetectáveis no 3º trimestre (30%).

Tratamento do hipertireoidismo na gestação

Drogas antitireoidianas (DAT)

As DAT são atualmente a terapia de escolha do tratamento do hipertireoidismo durante a gravidez.[56,58] As tionamidas (metimazol e PTU) são igualmente efetivas e promovem a normalização da função tireoidiana em período de tempo similar, de 7 a 8 semanas. Ambas as drogas passam a barreira placentária. A dose inicial recomendada de DAT depende dos sintomas e das concentrações de T4. Em geral, a dose inicial varia de 10-15 mg/dia de metimazol em dose única e 50-300 mg/dia de PTU em doses fracionadas (a cada 8 horas).

PTU apresenta uma incidência maior de hepatotoxicidade, enquanto o metimazol está associado com aplasia cútis (ausência congênita de escalpo) e atresia coanal e de esôfago, comumente ocorrendo com outros defeitos congênitos que são conhecidos coletivamente como embriopatia induzida pelo metimazol.[59,60] A aplasia cútis pode ocorrer espontaneamente em 0,03% dos recém-nascidos. Esses defeitos podem se apresentar isoladamente ou em conjunto que incluem diminuição da audição, dimorfismo facial e atraso no desenvolvimento.[60] Não existe nenhum trabalho prospectivo na população para estabelecer causalidade entre metimazol e a embriopatia. Não há relatos de aplasia cútis com PTU e um caso relatado de atresia coanal em um feto exposto ao medicamento. PTU é associado com hepatite fulminante, com uma incidência de 0,5% de pacientes tratados com PTU e uma incidência maior em mulheres que homens.[56] A mortalidade de 25% é relatada na falência hepática fulminante causada por PTU. Não existe preditores da hepatite fulminante induzida pelo PTU como dosagem da droga, idade da paciente, duração da doença e gravidade da tireotoxicose. Os testes de função hepática basal, isto é, antes do início do tratamento, também não são úteis para definir a gravidade e a instalação da hepatopatia.

A espera de novos dados acerca da prevalência de aplasia cútis e os possíveis defeitos induzidos pelo metimazol intraútero no 1º trimestre e a hepatopatia associada com o PTU, atualmente o esquema sugerido é o uso de PTU no primeiro trimestre seguido pela administração de metimazol nos 2º e 3º trimestres.[1]

Os demais efeitos adversos dos antitireoidianos são observados igualmente na população em geral.[51,56] O prurido e o *rash* cutâneo são mais encontrados por volta de 5% dos pacientes. A agranulocitose é a complicação grave encontrada com as duas drogas, com incidência de 1:300 pacientes e costuma estar associada com altas doses do medicamento. A droga deve ser descontinuada caso a paciente observe dor de garganta, febre, dores musculares e gengivite e procurar o serviço de emergência. Icterícia colestática e poliartrite migratória e síndrome *lupus-like* são raras complicações dessas drogas.

No acompanhamento, a gestante deve ser monitorada a cada 2 ou 3 semanas para a titulação do DAT a ser administrada e lembrar que doses excessivas de DAT podem afetar a função tireoidiana fetal, com desenvolvimento de hipotireoidismo e bócio.[58] Com a melhora do quadro clínico e laboratorial (T4 livre ou T4 total), a DAT deve ser diminuída sendo que o valor sérico de T4 livre deve manter-se pouco acima do limite superior da normalidade, com a menor dosagem da DAT.[56] O TSH sérico deve permanecer suprimido durante toda a gravidez, sendo que o valor de TSH desbloqueado significa que a DAT deve ser diminuído ou descontinuada no final da gravidez. A dose inicial de PTU não deve ser maior que 300-400 mg ao dia, em dose fracionada (a cada 8 horas). A partir do 2º trimestre, o metimazol pode ser administrado na dose de 20-30 mg ao dia, em tomada única.

Não existe correlação entre a dose diária de antitireoidiano materno com o *status* tireoidiano fetal. Níveis aumentados de TSH séricos no feto são encontrados, mesmo com doses baixas de PTU administradas à gestante (100 mg ou menos) ao redor de 23% e de 15% daquelas com doses de 10 mg ou menos de metimazol. Doses de DAT que mantêm o T4 livre materno na faixa de normalidade para não grávidas não excluem hipotireoidismo fetal porque o ideal do tratamento da tireotoxicose para a gestante pode ser excessivo para o feto. A dose de antitireoidiano a ser administrada para a gestante deve manter os valores séricos de T_4 ligeiramente acima da referência normal para não grávidas (10%).

Assim, é de fundamental importância que a gestante tome conhecimento de alguns aspectos da doença e do tratamento como:

- Riscos associados tanto com PTU como metimazol.
- Importância de acompanhamento rigoroso durante a gravidez com dosagens frequentes de testes hormonais a fim de ajustar a dosagem do antitireoidiano.
- Determinação do anticorpo TRAb entre 24 e 28 semanas de idade gestacional a fim de avaliar risco de hipertireoidismo fetal e/ou neonatal.
- Recomendações sobre o aleitamento, caso esteja medicada com antitireoidianos.
- Possibilidade de a doença piorar no primeiro trimestre e a recorrência no período pós-parto da doença de Graves ou uma tireoidite pós-parto.

Betabloqueador adrenérgicos

O propranolol (10 a 40 mg a cada 6 a 8 horas) e o atenolol (25 a 50 mg/dia), bloqueadores β-adrenérgicos não são os medicamentos de escolha para o tratamento do hipertireoidismo durante a gravidez. Eles têm a sua utilidade no preparo da tireoidectomia ou em curto período para melhorar os sintomas adrenérgicos, mas o seu uso prolongado está associado com retardo de crescimento, piora de resposta ao estresse, bradicardia no feto e hipoglicemia pós-natal no recém-nascido.[50,51]

Iodo frio

O uso crônico de iodetos durante a gravidez tem sido associado com hipotireoidismo e bócio intraútero, podendo provocar asfixia com obstrução traqueal. Tem a sua indicação como preparo para tireoidectomia durante a gravidez quando ocorrer, por exemplo, reação colateral com o uso de DAT.[51,56]

Iodo radioativo - [131]I

O tratamento da tireotoxicose com [131]I é contraindicado na gravidez e na lactação. A tireoide fetal concentra iodo a partir da 12ª semana de idade gestacional e, se utilizado, pode ocorrer ablação da tireoide fetal e, consequentemente, hipotireoidismo congênito.[1,7,50] No 1º trimestre, a contraindicação se justifica pela possibilidade de alterações genéticas. Quando o ^{131}I foi administrado inadvertidamente, no 1º trimestre, a gravidez resultou em abortamentos espontâneos e morte intrauterina. Preconiza-se a administração de propiltiuracil durante 7 a 10 dias após a exposição da substância radioativa.

Cirurgia

Não é considerada a opção terapêutica de 1ª linha no tratamento do hipertireoidismo na gravidez. Os riscos maternos e fetais existem, mas a indicação cirúrgica pode ser considerada caso seja necessário considerar o bem-estar materno. As indicações para a cirurgia incluem desde a falta de aderência à droga como necessidade de altas dosagens de propiltiouracil > 450 mg, metimazol > 30 mg), grandes bócios que estejam causando disfagia e obstrução aérea e reações colaterais graves ao medicamento (agranulocitose, alterações hepáticas, síndrome *lupus-like*).[89] De forma ideal, a cirurgia deve ser indicada no 2º trimestre porque associa-se um aumento das taxas de abortamento no 1º trimestre e um aumento de parto prematuro no 3º trimestre. O preparo para cirurgia inclui DAT (caso não seja contraindicada), uso de iodo frio, por curto período e betabloqueadores adrenérgicos.[1,7,50] Os cuidados devem ser direcionados para se evitar a tempestade tireoidiana.

Complicações maternas

As principais complicações relacionadas com o hipertireoidismo durante a gravidez dependem do controle da doença. Assim, a hipertensão induzida pela gravidez é a principal complicação com o hipertireoidismo materno e a incidência de pré-eclâmpsia ocorre com frequência cinco vezes maior. O parto prematuro, o baixo peso, o abortamento e a placenta prévia são outras complicações que ocorrem com mais frequência.[1,7,50]

Complicações fetais

Hipertireoidismo fetal

Os anticorpos maternos, classe IgG, passam pela placenta e alcançam o feto no início da gestação, mas a sua concentração é muito baixa até o final do 2º trimestre. No final do 3º trimestre, os valores das imunoglobulinas são equivalentes na circulação fetal e materna. Esse aumento da permeabilidade placentária, adicionada à capacidade da tireoide fetal de responder aos estímulos do TSH e TRAb, explica a razão de o hipertireoidismo fetal, quando ocorre, ser mais frequente na segunda metade da gravidez.[49,50]

A incidência gira ao redor de 0,5 a 5% das gestantes com doença de Graves, principalmente quando o valor do TRAb se encontra aumentado de cinco ou mais vezes o normal,[50,51] condição decorrente da transferência do TRAb estimulador (TSI) materno para o feto. Pode ser transitório, dependendo do tratamento adequado para a gestante. Nas grávidas portadoras de doença de Graves, em uso de terapia com antitireoidianos, a síntese hormonal fetal representa o resultado entre o estímulo das imunoglobulinas estimulatórias materna que passam a barreira placentária e a ação dos antitireoidianos bloqueando a síntese diretamente na tireoide fetal.[50,51,56] Assim, o encontro de bócio fetal evidenciado na ultrassonografia (USG) pode ser resultado tanto de hipo como de hipertireoidismo fetal. As complicações fetais e neonatais ocorrem na proporção direta do descontrole do hipertireoidismo materno.[56-58] Os sinais que sugerem o hipertireoidismo intraútero incluem retardo no crescimento intrauterino, insuficiência cardíaca congestiva, arritmias, craniossinostose, avanço da idade óssea e hidropsia. A taquicardia com frequência > 160 bpm pode indicar hipertireoidismo fetal. Ainda, o mau controle da doença pode provocar baixo peso ao nascer, prematuridade e abortamentos. A USG com doppler mostra fluxo sanguíneo aumentado em toda a glândula.

O tratamento consiste em adequar as dosagens dos antitireoidianos.[48,51,56,57]

Hipotireoidismo fetal

O hipotireoidismo fetal é mais difícil de ser diagnosticado. Acrescentando à presença de bócio, as dosagens de TSH e T4 livre no cordão umbilical podem ser realizadas para avaliar a extensão do hipotireoidismo fetal.[58] Quando os valores estão muito baixos, pode-se infundir T4 exógeno no líquido amniótico.

O acompanhamento da gestante com uma equipe multidisciplinar envolvendo obstetra, ultrassonografista, endocrinologista e neonatologista é fundamental para o sucesso da gravidez.

A USG do feto no 2º trimestre e a partir da 32ª semana é aconselhável para avaliar o bem-estar fetal.

Hipertireoidismo neonatal

Ocorre consequente à transferência de TSI materno para o feto através da placenta. É transitório, com resolução em 4 a 6 meses (proporcional à meia-vida da imunoglobulina).[49,58]

Os neonatos devem ser observados quanto aos sinais e sintomas de tireotoxicose nos dias posteriores ao nascimento (3 a 7 dias), principalmente quando as metabolizações das DAT maternas forem clareadas do organismo do recém-nascido. O quadro clínico apresenta-se com bócio, prematuridade, taquicardia > 160 bpm, craniossinostose, emagrecimento, vômitos, insuficiência cardíaca congestiva, arritmia, aceleração da idade óssea e hipoglicemia (Tabela 32.2).

Tabela 32.2 Complicações maternas e fetais do hipertireoidismo de Graves

Complicações maternas	Complicações fetais
Hipertensão induzida pela gravidez Pré-eclâmpsia Placenta prévia Abortamento Parto pré-termo Insuficiência cardíaca congestiva Tempestade tireoidiana	Prematuridade Pequeno para idade gestacional Restrição de crescimento intrauterino Bócio

Nas grávidas com doença de Graves ativa ou com níveis de TRAb positivo após terapia com [131] ou tireoidectomia, deve ser dosado após o parto na amostra de sangue do cordão umbilical, TSH sérico e T_4 total ou T_4 livre e TRAb.[49]

O tratamento consiste em administrar propiltiuracil - 10 mg/kg e propranolol 2 mg/kg ao dia. Em caso de muita gravidade, acrescentar iodo (8 mg = 1 gota, a cada 8 horas) e prednisona 1 mg/kg/dia.[49-51]

Quando as pacientes com doença de Graves estão na menacme e desejam ter filhos, é importante o aconselhamento acerca de sua doença, uma vez que se tratará de uma gravidez de alto risco.

O tratamento definitivo do hipertireoidismo antes da concepção pode ser indicado como a radioiodoterapia ou cirurgia nos casos de bócios muito grandes. Caso a opção seja a ablação com ^{131}I, lembrar que a paciente não poderá estar grávida ou mesmo engravidar em 6 meses pós-terapia; controlar o *status* tireoidiano, evitando o hipotireoidismo, mantendo o valor sérico de TSH em 0,3 a 2,5 mIU/L; determinar o valor do TRAb e acompanhar o seu desaparecimento da circulação.

Tempestade tireoidiana

A crise tireotóxica é uma eventualidade extremamente rara e uma complicação gravíssima do hipertireoidismo que ocorre em pacientes não controladas ou não tratadas. A incidência reportada de grávidas com tempestade tireoidiana é de 1 a 2% e os fatores precipitantes são infecções, trauma, cirurgia, cetoacidose diabética, toxemia gravídica, placenta previa, descolamento prematuro da placenta e indução de trabalho de parto. O diagnóstico da tempestade tireoidiana é essencialmente clínico. Ao diagnosticar tempestade tireoidiana, a paciente deve apresentar:

a. Tireotoxicose grave no exame clínico (taquicardia, tremores, e intolerância ao calor);

b. Estado de consciência alterada;

c. Hiperpirexia (temperatura acima de 40°C). Podem apresentar descompensação cardíaca como taquiarritmias (fibrilação e flutter atrial) e insuficiência cardíaca congestiva.

Laboratorialmente, as concentrações séricas de TSH estão suprimidas e os valores de T4 livre aumentados. A gestante deve ser acompanhada em unidade de terapia intensiva (UTI). Deve ser monitorada quanto à quantidade de líquidos e eletrólitos a serem infundidos. O tratamento precoce é essencial e incluem as DAT, o iodo frio, os corticosteroides, o bloqueador β-adrenérgico, as medidas para diminuir a temperatura corporal e o tratamento das causas precipitantes.

A terapêutica tireoidiana específica[1,48,50,51] consiste de:

1. PTU é mais recomendado que o metimazol por sua habilidade de bloquear a conversão de T4 em T3; após a melhora do quadro clínico pode ser administrado metimazol. As doses devem ser administradas por meio de tubo nasogástrico, caso a paciente estiver impossibilitada de deglutir.

2. Iodo (solução de Lugol ou iodeto de potássio supersaturado) deve ser administrado pelo menos 1 hora após a tomada do DAT, para evitar o fenômeno de Jod-Basedow e não ser utilizado para nova síntese de hormônios tireoidianos.

3. Betabloqueadores adrenérgicos para o controle dos sintomas adrenérgicos;

4. Glicocorticoides.

Recomendações

- Os antitireoidianos constituem a terapia de 1ª linha no tratamento do hipertireoidismo durante a gravidez (preferentemente propiltiuracil no primeiro e metimazol no 2º e 3º trimestres);

- A dose DAT deve ser a menor possível para manter os níveis de T4 livre discretamente acima do limite superior de referência para o trimestre, ou valores de T_4 total 1,5 vez o limite superior de referência para não grávidas normais.

- A cirurgia deve ser indicada caso o DAT não puder ser administrado e, se possível, no 2º trimestre. O preparo pré-operatório inclui bloqueadores adrenérgicos e solução de iodo.

- Realizar dosagem de TRAb em todas as pacientes gestantes com doença de Graves ativa e naquelas pacientes que estão em uso de L-T4 em razão do tratamento da tireotoxicose com ^{131}I entre a 24ª e a 28ª semanas gestacionais, no sentido de monitorar o feto para um possível risco de hipertireoidismo neonatal.

- Realizar USG fetal entre a 18ª e a 22ª semanas de gestação para diagnosticar bócio fetal (hipertireoidismo ou hipotireoidismo intraútero) em mulheres com TRAb elevado (duas a três vezes o limite normal) e em mulheres em uso de DAT e repeti-lo a cada 4 a 6 semanas, se clinicamente indicado.

CARCINOMA DIFERENCIADO NA GRAVIDEZ

Os nódulos da tireoide clinicamente diagnosticados são comuns, incidindo em 4 a 7% da população adulta e ocorrem com maior frequência nas mulheres. Utilizando estudos de imagem (USG), a prevalência dos nódulos incidentalmente descobertos em indivíduos saudáveis varia de 10 a 60%. O aumento dos cuidados médicos durante a gravidez proporciona oportunidade de diagnosticar a presença de pequenos nódulos em maior frequência. Em estudos com grávidas em eutireoidismo, com bócios difusos ou nodulares, as evidências mostram que, frequentemente, novos nódulos tendem a se formar e, quando já presentes, aumentam tanto em número como em tamanho na gestação.[61,62] Esses dados são principalmente obtidos de região com discreta ou moderada insuficiência de iodo. Em áreas consideradas insuficientes de iodo, a gravidez apresenta um efeito maior na formação dos nódulos tireoidianos.[4,13]

Os estudos mostram que a prevalência de nódulos, principalmente micronódulos ocorrem em 15% das grávidas, detectados pela USG no início da gravidez e 26% no puerpério. A presença de nódulos tireoidianos em nulíparas é de 9% comparada a 25% nas multíparas. Portanto, a gravidez pode ser considerada um dos fatores que predispõem as mulheres a apresentar mais nódulos tireoidianos que os homens.[1,7,60,63]

Os trabalhos de Kung e cols.[61,62] confirmam dados anteriores e mostram o aparecimento e aumento dos diâmetros dos nódulos durante a gestação.

Apesar de o câncer diferenciado da tireoide ser relativamente incomum, com uma incidência ajustada por idade de aproximadamente 0,9 a 5/100.000 casos/ano é a neoplasia mais comum do sistema endócrino e a sua frequência, com predominância no sexo feminino, faz com que ela ocorra em uma significativa proporção de mulheres em período de reprodução.[64,65] Essa ocorrência tem aumentado durante as últimas décadas, sendo que a sua incidência tem variado de 0,07 a 0,1% de todos os tumores malignos em grávidas.[64,66] Os dados da Califórnia Câncer Registry relatam que o câncer da tireoide é uma das neoplasias que mais ocorre na gravidez, com uma prevalência de 14 por 100 mil nascimentos vivos.[67] Mais ou menos 10% destes ocorrem durante a vida reprodutiva e foram diagnosticados durante ou no 1º ano após o parto.

Assim como em qualquer período da vida, as possibilidades de que um nódulo tireoidiano possa ser maligno está na dependência de fatores de risco, como radioterapia pregressa na região cervical, crescimento rápido de um nódulo indolente, a idade da paciente, antecedentes familiares de câncer da tireoide e outros marcadores moleculares ainda não inteiramente elucidados. O carcinoma papilífero da tireoide (CPT) representa em média 80% dos tumores malignos, o folicular se limita a 15 a 20%, e o restante corresponde a carcinomas medulares.[64,65] É muito rara, no período do menacme, a ocorrência de carcinoma indiferenciado da tireoide. Observa-se que não existem diferenças entre as características histológicas e comportamento quanto à agressividade dos tumores tireoidianos na grávida comparada à não grávida.[64] O CPT da tireoide é o tipo histológico mais comum durante a gravidez, como nos estudos prévios entre as mulheres em idade reprodutiva e a população em geral. A predominância de CPT durante a gravidez pode ser um importante fator, favorecendo a doença mais localizada durante a gravidez, uma vez que esses carcinomas quando provocam metástases o fazem lentamente via sistema linfático, enquanto os carcinomas foliculares tendem a metastizarem via invasão vascular com alta frequência de metástases à distância.

No trabalho de Yasmeen e cols. (2005)[67] comparou-se o estádio ao diagnóstico, tratamento e sobrevida em grávidas com câncer de tireoide comparadas a mulheres não grávidas com câncer de tireoide e também o impacto do tratamento no seguimento materno e fetal. Foram diagnosticados 595 casos de neoplasia tireoidiana: 129 antes do parto e 466 no puerpério. Os resultados mostraram que não houve diferença nas complicações obstétricas e fetais nas pacientes operadas durante a gravidez. Da mesma forma, as neoplasias descobertas na gravidez foram menores em tamanho e mais rapidamente diagnosticadas que nas não grávidas. Outros relatos comparando acompanhamento de grávidas com câncer de tireoide e grávidas sem neoplasia mostraram que, para o lado materno – hipertensão complicando a gravidez, hemorragia pós-parto, parto pré-termo, indicações de parto cesariano, hemorragia pós-parto – e do lado neonatal – baixo peso ao nascer, morte neonatal e morte fetal –, não houve nenhuma diferença que fizesse supor que a neoplasia ou o tratamento estipulado tenha provocado algum desfecho não desejado.

Apesar de o manuseio da grávida com câncer ser associado com considerável ansiedade, acerca de quando realizar o tratamento e o medo que a gravidez possa acelerar o crescimento do carcinoma, com base na larga quantidade de coorte de grávidas com câncer de tireoide já publicada, confirma-se que a tireoidectomia após o parto e a amamentação, postergada para no máximo 12 meses, não é associada com piora da evolução materna. Contudo, a tireoidectomia total durante a metade do 2º trimestre é um meio definitivo e seguro aceito para conduzir o carcinoma da tireoide diagnosticado no início da gravidez. A mortalidade fetal com a cirurgia na gestante tem diminuído consideravelmente na maioria dos casos e alguns relatos referem mortalidade fetal somente em cirurgias amplas, com grande comprometimento das cadeias linfáticas, necessitando esvaziamento linfonodal.[64-67]

Em conclusão, mulheres com diagnóstico de gravidez, associado com carcinoma diferenciado da tireoide tem um excelente prognóstico, de acordo com diversos estudos publicados. O seguimento mostra que as recorrências não foram diferentes, as metástases regionais e ou à distância foram comparáveis e as mortes decorrentes do câncer não foram detectadas. Acrescentando, toda rotina que é preconizada para o tratamento do carcinoma diferenciado da tireoide, na população em geral, não difere na mulher grávida. A tireoidectomia é uma conduta segura realizada no 2º trimestre para a neoplasia tireoidiana, quando diagnosticada no início da gravidez e não parece aumentar os riscos de um acontecimento adverso perinatal. A cirurgia, quando realizada após o parto, também não alterou o desenrolar das recorrências. Assim, é razoável na gravidez, puncionar nódulos que realmente apresentem características sugestivas de malignidade. As punções com agulha fina que resultem em diagnósticos suspeitos devem ter as condutas finalizadas para após o parto. Contudo, a complementação do tratamento com ^{131}I, quando necessária, deve ser postergada para após o período do puerpério e até da amamentação, dependendo da gravidade do caso.

TIREOIDITE PÓS-PARTO

Introdução

A tireoidite Pós-Parto (TPP) é uma síndrome de disfunção tireoidiana, transitória ou permanente, que ocorre durante o 1º ano pós-parto, caracteriza-da por uma exarcebação de uma doença autoimune preexistente.[68-70]

Amino e cols., em 1976,[71] descreveram o quadro completo da síndrome com a clássica fase de tireotoxicose precedendo a fase de hipotireoidismo para, em seguida, ocorrer à recuperação ou hipotireoidismo definitivo.

A Figura 32.4 mostra as possíveis situações que podem ocorrer na TPP: a fase tireotóxica e recuperação, as fases tireotóxica, de hipotireoidismo e recuperação, a fase de hipotireoidismo e recuperação e a seguida de hipotireoidismo definitivo precedida por tireotoxicose e/ou tireoidhipotireoidismo.[71-73]

Etiologia

A grávida tem seu sistema imunológico altera-do para que não ocorra a rejeição fetal. Fatores não específicos, incluindo modificações hormonais, expressão trofoblástica das moléculas-chave imuno-modulatórias, o desvio predominantemente para as citocinas T helper-tipo 2 e, principalmente, a geração de células T regulatórias (T_{REG}) representam parte da manutenção da tolerância transitória aos antígenos fetais paternos.[25,26]

As células T_{REG} podem estar presentes na circulação materna e são capazes de regular respostas imunológicas por meio do fenômeno de supressão acoplada. Essa supressão pode explicar por que os anticorpos tireoidianos diminuem durante a gravidez, levando à remissão de doenças autoimunes como a doença de Graves e a tireoidite de Hashimoto. A exacerbação pós-parto da autoimunidade pode refletir o desbalanço nas células T_{REG}, que é causada por uma queda rápida no número dessas células após o parto.[34] A TPP é uma exacerbação de uma doença tireoidiana autoimune preexistente, agravada por um rebote imunológico que segue consequente a uma imunossupressão gravídica pregressa.[25]

A TPP é intimamente relacionada com a presença de anticorpos antitireoidianos A-TPO e A-Tg.[72,74] Os anticorpos A-A-TPO mostraram ser mais prevalentes que anti-Tg e, assim, a dosagem de A-TPO na rotina da detecção das doenças autoimunes da tireoide é mais justificável. Ainda mais, somente os anticorpos A-TPO fixam complementos. Há uma forte associação com a presença de A-TPO e risco de desenvolver TPP. A gestante com anticorpos A-TPO positivos no início da gestação é forte candidata a desenvolver TPP em 30 a 52%. Pesquisadores mostraram que 89,1% das pacientes que apresentaram TPP eram A-TPO+ e que 40,3% das mulheres com A-TPO + desenvolveram TPP. Apenas 0,6% das mulheres com A-TPO- apresentaram TPP.[76]

EPIDEMIOLOGIA DA TPP

A incidência da TPP varia muito de 3 a 17% dependendo dos fatores genéticos e ambientais da população estudada, critério de diagnóstico, mas, de modo geral, os grandes estudos mostram incidências similares de 5 a 9% em mulheres não selecionadas no puerpério.[74] Nas pacientes portadoras de diabete melito tipo 1 é relatada uma incidência maior de TPP, da ordem de três vezes.

Quadro clínico

A TPP, classicamente, evolui com um curso bifásico: a fase tireotóxica inicial é seguida pela fase de hipotireoidismo. O início da tireotoxicose varia do 1º ao 6º mês pós-parto e permanece por mais ou menos 40a 60 dias. Esta fase é consequência da liberação dos hormônios tireoidianos dos tirócitos destruídos pelo fenômeno autoimune e, assim, é autolimitada. Os sintomas incluem intolerância ao calor, palpitações, fadiga, perda de peso, irritabilidade, nervosismo e também sintomas de distúrbios psicológicos. A sintomatologia costuma ser mais branda que aquela que ocorre na doença de Graves. A fase de hipotireoidismo costuma ser mais longa em virtude da necessidade de recuperação dos tirócitos

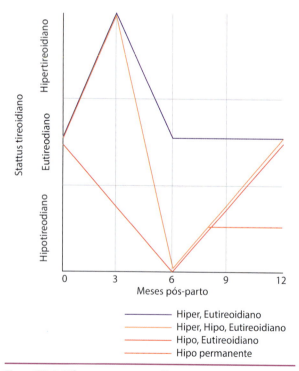

Figura 32.4 Diferentes aspectos clínicos da tireoidite pós-parto. Fonte: Adaptada de Amino et al., 2000.[75]

destruídos e dura 4 a 6 meses. A sintomatologia de dificuldade da perda de peso, dores musculares, faltas de interesse e atenção, sonolência e constipação representam as queixas mais frequentes. A depressão pós-parto parece ter associação aumentada com a TPP. Assim, torna-se necessário fazer a diferenciação dos sintomas depressivos para que um melhor tratamento seja instituído.

O bócio, frequente na tireoidite de Hashimoto, não parece ocorrer em consequência da TPP, e sim como sinal preexistente da doença autoimune. Assim, uma tireoide aumentada de volume em uma gestante portadora de diabete melito tipo 1 pode representar uma possibilidade maior de desenvolvimento de TPP.

A USG tireoidiana no período pós-parto (5 a 8 semanas) em mulheres com A-TPO+ mostrando um parênquima hipoecoico, pode representar em mais de 50% a ocorrência de TPP.

Diagnóstico

O diagnóstico deve ser suspeitado em mulheres que apresentem sintomas de tireotoxicose e/ou hipotireoidismo no 1º ano pós-parto. Os primeiros exames a serem dosados são o TSH e T4 livre plasmático. Na fase tireotóxica, o TSH estará abaixo dos limites de detecção do método (< 0,03 mU/L) e T4 livre aumentado. O principal diagnóstico diferencial nessa fase será com o hipertireoidismo da doença de Graves. É de fundamental importância o diagnóstico correto uma vez que o tratamento e mesmo a evolução das duas circunstâncias – tireotoxicose da tireoidite destrutiva e tireotoxicose da doença de Graves – são diferentes. O quadro clínico da tireotoxicose costuma ser mais exuberante na descompensação da doença de Graves e a presença de exoftalmopatia pode indicar o hipertireoidismo da doença de Graves. Contudo, uma doença de Graves com oftalmopatia em remissão durante a gravidez pode resultar em uma recidiva do hipertireoidismo de Graves ou uma TPP. A melhor maneira de documentar a TTP seria a cintilografia tireoidiana que não mostra captação na TTP em contraste com hipercaptação na recidiva do hipertireoidismo de Graves. A presença de TRAb representa a recidiva da doença de Graves. No seguimento de pacientes com doença de Graves que apresentaram tireotoxicose pós-parto, encontra-se em média 25% de TPP documentada com níveis muito baixos de captação do [131]I. No período de amamentação, o exame com [131]I é contraindicado. Utilizando [123]Iodo, a amamentação deve ser suspensa por 3 dias e com o uso de tecnécio é necessária à suspensão do aleitamento por 24 horas.

Os níveis séricos de Tg muito aumentados podem indicar TPP. Lembrar que na doença de Graves, como existe uma hiperestimulação tireoidiana pelo TRAb, podemos encontrar uma Tg aumentada. Assim, uma sobreposição dos valores de Tg pode ser encontrada principalmente nas fases mais tardias do período tireotóxico em contraste com o início da TTP, quando os valores da Tg estão dramaticamente aumentados.

A IL-6 parece não conseguir diferenciar os dois quadros de tireotoxicose porque ocorre aumento tanto na hiperfunção tireoidiana como na destruição por TPP.

A USG tireoidiana com hipogenicidade associa-se muito bem com TPP.

Em relação à fase seguinte, a do hipotireoidismo, pode ser transitória ou definitiva. O hipotireoidismo definitivo varia de acordo com diversos trabalhos e pode ser encontrado em 15 a 60% dependendo do período de acompanhamento. Contudo, os trabalhos são concordantes no aspecto da associação do hipotireoidismo definitivo com os maiores níveis de A-TPO encontrados.[74,76]

Tratamento

As pacientes com TPP podem ser medicadas na fase de toxicose com betabloqueadores, como o propranolol 40 a 120 mg ao dia, ou atenolol 25 a 50 mg ao dia até a normalização dos valores de T4 livre. O uso de DAT não deve ser indicado, uma vez que o aumento dos níveis de T4 livre não ocorre devido a uma hiperfunção da tireoide. Na fase do hipotireoidismo as pacientes devem receber reposição hormonal com L-T4, na dose de 1,5 a 1,7 microgramas/Kg ao dia, tomadas em jejum. Pode-se testar se houve recuperação glandular após 4 meses com a interrupção da droga. Caso os valores de TSH aumentem novamente deve-se instituir definitivamente o hormônio tireoidiano.

Há controvérsias acerca do *screening* para TPP e qual a melhor estratégia a ser utilizada.[77,78] Durante a gravidez, o *screening* com A-TPO identifica mulheres com possibilidade de apresentar TPP em até 10 vezes. Dosagem de TSH no pós-parto identificará quem desenvolveu TPP. A decisão de realizar o *screening* deve avaliar as questões:

- A TPP é tão prevalente para ser necessário o *screening*?
- Existe morbidade importante associada com TPP?

- As complicações da TPP podem ser prevenidas?
- Existe um *screening* que seja econômico e com metodologia aplicável com alta sensibilidade e especificidade?
- A TPP é uma doença comum com importantes consequências clínicas que podem ser tratadas com L-T4. A dosagem do A-TPO parece ser o melhor exame para *screening* da TPP. É disponível amplamente, econômico e reprodutível. Tem sensibilidade de 0,46 – 0,89, e uma especificidade de 0,91 – 0,98. O valor preditivo positivo varia de 0,40 a 0,78 (ref).
- Há insuficientes dados para recomendar *screening* universal para TPP. O *screening* é recomendado para mulheres com alto risco para TPP, especialmente mulheres com diabete melito tipo 1, episódio anterior de TPP, história de doença autoimune da tireoide, outras doenças autoimunes, abortamentos frequentes e depressão pós-parto;
- De modo geral, recomenda-se:
- Mulheres com A-TPO+ devem realizar TSH no 3º e 6º meses pós-parto.
- A prevalência de TPP em mulheres com DM tipo 1 é três vezes maior que na população em geral.
- Mulheres com TPP têm risco aumentado de desenvolver hipotireoidismo em 5 a 10 anos após o episódio de TPP. Nessas mulheres, a dosagem de TSH anual deve ser realizada.[75,76]

Screening universal para doenças tireoidianas na gravidez

Screening é uma estratégia para detectar doença, em indivíduos assintomáticos, cujo propósito é melhorar a saúde pelo diagnóstico precoce e tratamento.

Para a proposição de implementar um *screening* universal, é necessário preencher alguns critérios como:

1. A doença é um problema de saúde pública? Sim.
2. A epidemiologia e a história natural da doença adequadamente conhecida? Sim.
3. Existe estudo de custo benefício na prevenção primária? Não.
4. Existe um teste simples, seguro, preciso para o diagnóstico da doença? Não.
5. Existe um tratamento efetivo? Sim.
6. Existem estudos randomizados, controlados e de alta qualidade que mostrem que o *screening* promove melhora da saúde? Não.

Os hormônios tireoidianos têm um papel muito importante no desenvolvimento neurológico fetal. Reconhece-se a importância da função tireoidiana materna em toda a sua normalidade para que ocorra um desenvolvimento neurológico normal do feto. A insuficiência de iodo na dieta pode resultar em cretinismo com a habitual deficiência mental e déficit neurológico em habitantes de zona endêmica de iodo. Trabalhos recentes mostram que mesmo uma insuficiência leve a moderada dos hormônios tireoidianos pode resultar no retardo mental e intelectual com diminuição do QI significante.

Considerando-se que o hipotireoidismo é comum nas mulheres em idade de procriação e os anticorpos antitireoidianos podem estar presentes em 10% das mulheres grávidas, além dos efeitos maléficos para o feto e as complicações maternas relevantes que a doença causa, a insuficiência tireoidiana materna é um problema de saúde pública. O diagnóstico pode ser feito pela dosagem dos níveis de TSH sérico, que é um exame simples e preciso. O tratamento com L-T4 é efetivo. O *screening* apresentou custo benefício efetivo em alguns estudos[79] e poderia ser indicado em toda mulher.

Entretanto, alguns aspectos permanecem em discussão.[78-81] Em primeiro lugar, a discussão quanto a melhor época da coleta da amostra; em seguida, acrescentar outros exames como T4 livre, anticorpos A-TPO? Quem tratar? Como monitorar?

Enfim, diversos guidelines[85-89] surgiram, como os reportados a seguir e com as seguintes recomendações:

- American Association of Clinical Endocrinologist: *screening* universal
- American Thyroid Association, American Association of Clinical Endocrinologists and Endocrine Society – second panel: pesquisar em grupo de alto risco.
- British Thyroid Association, British Thyroid Foundation, UK Guidelines for the use of Thyroid Function Tests (2006): pesquisar em grupo de alto risco.
- American College of Obstetrics and Gynecology (2007): pesquisar em grupo de alto risco.
- The Endocrine Society (2012): opiniões divergentes entre os membros. Alguns indicam pesquisa em grupos de alto risco, enquanto outros recomendam o *screening* universal.

O Grupo de alto risco inclui:

- Mulheres com história de doença tireoidiana;
- Mulheres com bócio;

- Mulheres com sintomas sugestivos de hipoti-reoidismo ou hipertireoidismo;
- Mulheres com história familiar de doenças ti-reoidianas ou autoimunes;
- Mulheres com doenças autoimunes (diabete melito tipo 1, lúpus etc.);
- Mulheres com história de infertilidade, aborta-mentos e parto prematuro;
- Mulheres com história pregressa de irradiação na cabeça e pescoço;
- Mulheres obesas (IMC > 40);
- Mulheres com idade > 30 anos;
- Mulheres em uso de amiodarona ou lítio.

Entretanto, o diagnóstico focando apenas os casos nos grupos de risco deixou de diagnosticar cerca de um terço de gestantes com hipotireoidismo.[80]

Assim, a controvérsia ainda permanece e como o *screening* universal ainda não é praticável, médicos e gestantes devem ser informados para que identifiquem mulheres que apresentem um potencial risco de desenvolver disfunção tireoidiana.

Resultados de novos estudos populacionais, duplos-cegos e randomizados deverão no futuro ajudar a resolver esse dilema.

REFERÊNCIAS BIBLIOGRÁFICAS

1. De Groot L, Abalovich M, Alexander EK, Amino N, Barbour LA, Cobin RH, Eastman CJ, et al. Management of thyroid dysfunction during pregnancy and postpartum: an Endocrine Society Clinical Practice Guideline. J Clin Endocrinol Metab 97 (8): 2543,2012.

2. Glinoer D. The thyroid in pregnancy: a European perspective. Thyroid Today 18:1, 1995.

3. Glinoer D, De Nayer P, Robyn C, Lejeune B, Kinthaert J, Meuris S, et al. Serum levels of intact human chorionic gonadotropin (hCG) and its free alpha and beta subunits, in relation to maternal thyroid stimulation during normal pregnancy. J Endocrinol Invest 16:881, 1993.

4. Glinoer D. The regulation of thyroid function in pregnancy: pathways of endocrine adaptation from physiology to pathology. Endocr Rev 18:404, 1997.

5. Skjöldebrand L, Brundin J, Carlströn A, Petterson T. Thyroid associated components in serum during normal pregnancy. Acta Endocrinol 100:504, 1982.

6. LeBeau SO, Mandel SJ. Thyroid disorders during pregnancy. Endocrinol Metab Clin N Am 35:117, 2006.

7. Burrow GN, Fisher DA, Larsen PR. Mechanisms of disease: maternal and fetal thyroid function. N Engl J Med 331:1072, 1994.

8. Rinaldi MD, Stagnaro-Green AS. Thyroid disease and pregnancy: degrees of knowledge. Thyroid 747-753, 2007.

9. Haddow JE, Knight GJ, Palomaki GE, McClain MR, Pulkkinen AJ. The reference range and within-person variability of thyroid stimulating hormone during the first and second trimesters of pregnancy. J Med Screen 11:170, 2004.

10. Soldin OP, Tractenberg RA, Hollowell JG, Jonklaas J, Janicic J, Soldin SJ, et al. Trimester-specific changes in maternal thyroid hormone, thyrotropin and thyroglobulin concentrations during pregnancy trends and associations across trimesters in iodine sufficiency. Thyroid 14:1084, 2004.

11. Stricker RT, Echenard M, Eberhart R, Chevailler M-C, Perez V, Quinn FA, Stricker RN. Evaluation of maternal thyroid function during pregnancy: the importance of using gestational age-specific reference intervals. Eur J Endocrinol 157:509, 2007.

12. Chan GW, Mandel SJ. Therapy inside: therapy insight: management of Graves' disease during pregnancy. Nat Clin Pract Endocrinol Metab 3: 470-8, 2007.

13. Caldwell KL, Pan Y, Mortensen ME, Makhmudov A, Merrill L, Moye J. Iodine status in pregnant women in the National Children's Study and in U.S. Women (15-44 years), National Health and Nutrition Examination Survey 2005-2010. Thyroid. 23(8):927-37, 2013.

14. Delange F. Optimal iodine nutrition during pregnancy, lactation and the neonatal period. Int J Endocrinol Metab 2:1, 2004.

15. Glinoer D. The importance of iodine nutrition during pregnancy. Public Health Nutrition 10:1542, 2007.

16. Rotondi M, Amato G, Biondi B, Mazziotti G, Del Buono A, Rotonda Nicchio, et al. Parity as a thyroid size-determining factor in areas with moderate iodine deficiency. J Clin Endocrinol Metab 85:4534, 2000.

17. American College of Obstetricians & Gynecologists. ACOG practice bulletin (N°37): Clinical management guidelines for obstetricians-gynecologists. Obstet Gynecol 100:387, 2002.

18. Glinoer D, De Nayer P, Delange F, Lemone M, Toppet V, Spehl M, et al. A randomized trial for the treatment of mild iodine deficiency during pregnancy: maternal and neonatal effects. J Clin Endocrinol Metab 80:258,1995.

19. Caldwell KL, Jones R, Hollowell JG. Urinary iodine concentration: United States National Health and nutrition Examination Survey 2001-2002. Thyroid 15:692, 2005.

20. Goodwin TM, Montoro M, Mestman JH. The role of chorionic gonadotropin in transient hyperthyroidism of hyperemesis gravidarum. J Clin Endocrinol Metab 75:1333, 1992.

21. Yoshimura M, Hershman JM. Thyrotropic action of human chorionic gonadotropin. Thyroid 5:425, 1995.

22. Hershman JM. Physiological and pathological aspects of the effect of human chorionic gonadotropin on the thyroid. In: Best Practice & Research in Clinical Endocrinology and Metabolism: the thyroid and pregnancy (editor: Glinoer D) 18:249, 2004.

23. Kimura M, Amino N, Tamaki H, Ito E, Mitsuda N, Miyai K, et al. Gestational thyrotoxicosis and hyperemesis gravidarum: possible role of hCG with higher stimulating activity. Clin Endocrinol 38:345, 1993.

24. Kahric-Janicic N, Soldin SJ, Soldin OP, West T, Gu J, Jonklaas J. Tandem mass spectrometry improves the accuracy of free thyroxine measurements during pregnancy. Thyroid 17:303, 2007.

25. Weetmann AP. Immunity, thyroid function and pregnancy: molecular mechanisms. Nat Rev Endocrinol 6:311, 2010.

26. Aluvihare VR, Kallikourdis M, Betz AG. Regulatory T cells mediate maternal tolerance to the fetus. Nat Immunolol 5: 266, 2004.

27. Arck P, Hansen PJ, Mulac JB, Piccinni M, Szekeres-Bartho J. Progesterone during pregnancy: endocrine-immune cross talk in mammalian species and the role of stress. Am J Reprod Immunol 58: 268, 2007.

28. Poppe K, Velkeniers B, Glinoer D. The role of thyroid autoimmunity in fertility and pregnancy. Nature Clin Pract Endocrinol Metab 4:394, 2008.

29. Poppe K, Velkeniers B, Glinoer D. Thyroid disease and female reproduction. Clin Endocrinol 66:309, 2007.

30. Morreale de Escobar G, Obregon MJ, Escobar del Rey F. Is neuropsychological development related to maternal hypothyroidism or to maternal hypothyroxinemia? J Clin Endocrinol Metab 85:3975, 2000.

31. Pop VJ, Brouwers EP, Vader HL, Vulsma T, van Baar AL, de Vijlder JJ. Maternal hypothyroxinaemia during early pregnancy and subsequent child development: a 3-year follow-up study. Clin Endocrinol 59:282, 2003.

32. Pop VJ, Kuijpens JL, Van Baar AL, Wiersinga WM, Verkerk G, van Son MM, et al. Low maternal free thyroxine concentrations during early pregnancy are associated with impaired psychomotor development in early infancy. Clin Endocrinol 50:149, 1999.

33. Negro R, Formoso G, Mangieri T, Pezzarossa A, Dazzi D, Hassan H. Levothyroxine treatment in euthyroid pregnant women with autoimmune thyroid disease: effects on obstetrical complications. J Clin Endocrinol Metab 91:2587, 2006.

34. Haddow JE, Palomaki GE, Allan WC, Williams JR, Knight GJ, Gagnon J, et al. Maternal thyroid deficiency during pregnancy and subsequent neuropsychological development of the child. N Engl J Med 341:549, 1999.

35. Morreale de Escobar G, Obregon MJ, Escobar del Rey F. Maternal thyroid hormones early in pregnancy and fetal brain development. In: Best Practice & Research in Clinical Endocrinology and Metabolism: the thyroid and pregnancy (editor: Glinoer D) 18:225, 2004.

36. Lazarus JH, Bectwick JP, Channon S, Paradice R, Maina A. Antenatal thyroid screening and childhood cognitive function. N Eng J Med 366:493, 2012.

37. Wartofsky L, Van Noostrand D, Burman KD. Overt and subclinical hypothyroidism in women. Obstet Gynecol Surv 61, 535, 2006.

38. Klein RZ, Haddow JE, Faix JD, Brown RS, Hermos RJ, Pulkkinen A, Mitchell ML. Prevalence and thyroid deficiency in pregnant women. Clin Endocrinol (Oxford)35: 41, 1991.

39. Mandel SJ, Larsen PR, Seely EW. Increased need for thyroxine during pregnancy in women with primary hypothyroidism. N Eng J Med 323:91, 1990.

40. Abalovich M, Gutierrez S, Alcaraz G, Maccallini G, Garcia A, Levalle O. Overt and subclinical hypothyroidism complicating pregnancy. Thyroid 12:63, 2002.

41. Negro R, Mangieri T, Coppola L, Presicce G, Casavola EC, Gismondi R. Levothyroxine treatment in thyroid peroxidase antibody-positive women undergoing assisted reproduction technologies: a prospective study. Hum Reprod 20:1529, 2005.

42. Rotondi M, Mazziotti G, Sorvillo F, Piscopo M, Cioffi M, Amato G. Effects of increased thyroxine dosage pre-conception on thyroid function during early pregnancy. Eur J Endocrinol 151:695, 2004.

43. Stagnaro-Green A, Chen X, Bogden JD, Davies TF, Scholl TO. The thyroid and pregnancy: a novel risk factor for very preterm delivery. Thyroid 15:351, 2005.

44. Stagnaro-Green A, Glinoer D. Thyroid autoimmunity and the risk of miscarriage. In: Best Practice & Research in Clinical Endocrinology and Metabolism: the thyroid and pregnancy (editor: Glinoer D) 18:167, 2004.

45. Prummel MF, Wiersinga WM, Thyroid autoimmunity and miscarriage. Eur J Endocrinol 150:751,2004.

46. Glinoer D. Miscarriage in women with positive A-TPO antibodies: is thyroxine the answer (editorial). J Clin Endocrinol Metab 91:2500, 2006.

47. Alexander EK, Marqusee E, Lawrence J, Jarolim P, Fischer GA, Larsen PR. Timing and magnitude of increases in levothyroxine requirements during pregnancy in women with hypothyroidism. N Engl J Med 351:249, 2004.

48. Weetman AP. Graves' disease. New Eng J Med 343:1236, 2000.

49. Wright HV, Williams DJ. Thyrotoxicosis in pregnancy. Fetal and maternal review 24:108,2013.

50. Marx H, Amin P, Lazarus JH. Hyperthyroidism and pregnancy. Brit Med J 336:663-667, 2008.

51. Mestman JH. Hyperthyroidism in pregnancy. In: Best Practice & Research in Clinical Endocrinology and Metabolism: the thyroid and pregnancy (editor: Glinoer D) 18:267, 2004.

52. Panesar NS, Li C-Y, Rogers MS. Are thyroid hormones or hCG responsible for hyperemesis gravidarum? A matched paired study in pregnant Chinese women. Acta Obstet Gynecol Scand 80:519, 2001.

53. Talbot JA, Lambert A, Anobile CJ, McLoughlin JD, Price A, Weetman AP, et al. The nature of human chorionic gonadotrophin glycoforms in gestational thyrotoxicosis. Clin Endocrinol 55:33, 2001.

54. Tsuruta E, Tada H, Tamaki H, Kashiwai T, Asahi K, Takeoka K, et al Pathogenic role of asialo human chorionic gonadotropin in gestational thyrotoxicosis. J Clin Endocrinol Metab 80:350, 1995.

55. Verberg MF, Gillott DJ, Al-Fardan N, Grudzinskas JG. Hyperemesis gravidarum, a literature review. Hum Reprod Update 11:527, 2005.

56. Cooper DS. Antithyroid drugs. N Engl J Med 352:905, 2005.

57. Mandel SJ, Cooper DS. The use of antithyroid drugs in pregnancy and lactation. J Clin Endocrinol Metab 86:2354, 2001.

58. Momotani N, Noh J, Oyanagi H, Ishikawa N, Ito K. Antithyroid drug therapy for Graves' disease during pregnancy: optimal regimen for fetal thyroid status. N Eng J Med 315:24, 1986.

59. Momotani N, Noh JY, Ishikawa N, Ito K. Effects of propylthiouracil (PTU) and methimazole (MMI) on fetal thyroid status in mothers with Graves' hyperthyroidism. J Clin Endocrinol Metab 82:3633, 1997.

60. Momotani N, Ito K, Hamada N. Maternal hyperthyroidism and congenital malformations in the offspring. Clin Endocrinol (Oxf) 20:695-700, 1984.

61. Kung AWC, Lao TT, Chau MT, Tam SCF, Low LCK. Goitrogenesis during pregnancy and neonatal hypothyroxinemia in a borderline iodine sufficient area. Clin Endocrinol 53:725, 2000.

62. Kung AWC, Chau MT, Lao TT, Tam SCF, Low LCK. The effect of pregnancy on thyroid nodule formation. J Clin Endocrinol Metab 87:1010, 2002.

63. Struve C, Haupt S, Ohlen S. Influence of frequency of previous pregnancies on the prevalence of thyroid nodules in women without clinical evidence of thyroid disease. Thyroid 3:7, 1993.

64. Moosa M, Mazzaferri EL. Outcome of differentiated thyroid cancer diagnosed in pregnant women. J Clin Endocrinol Metab 82:2862, 1997.

65. Vini L, Hyer S, Pratt B, Harmer C. Management of differentiated thyroid cancer diagnosed during pregnancy. Eur J Endocrinol 140:404, 1999.

66. Morris PC. Thyroid cancer complicating pregnancy. Obstetr Gynecol Clin N Am 25:401, 1998.

67. Yasmeen S, Cress R, Romano PS, Xing G, Berger-Chen S, Danielsen B, et al. Thyroid cancer in pregnancy. Int J Gynaecol Obstet 91:15, 2005.

68. Mamede da Costa S, Sieiro Netto L, Coeli CM, Buescu A, Vaisman M. Value of combined clinical information and thyroid peroxidase antibodies in pregnancy for the prediction of postpartum thyroid dysfunction. Am J Reprod Immunol 2007, 58:344-349.

69. Premawardhana LD, Parkes AB, Ammari F, John R, Darke C, Adams H, et al. Postpartum thyroiditis and long-term thyroid status: prognostic influence of thyroid peroxidase antibodies and ultrasound echogenicity. J Clin Endocrinol Metab 85:71, 2000.

70. Premawardhana LD, Parkes AB, John R, Harris B, Lazarus JH. Thyroid peroxidase antibodies in early pregnancy: utility for prediction of postpartum thyroid dysfunction and implications for screening. Thyroid 14:610, 2004.

71. Rosen IB, Walfish PG, Nikore V. Pregnancy and surgical thyroid disease. Surgery 98:1135, 1985.

72. Amino N, Miyai K, Onishi T, Arai K. Transient hypothyroidism after delivery in autoimmune thyroiditis. J Clin Endocrinol Metab 42:296, 1976.

73. Amino N, Miyai K, Kuro R, Tanizawa O, Azukizawa M, Takai S, et al. Transient postpartum hypothyroidism: fourteen cases with autoimmune thyroiditis. Ann Intern Med 87:155, 1977.

74. Amino N, Mori H, Iwatani Y, Kawashima M, Tsuge I, Ibaraqi K, et al. High prevalence of transient post-partum thyrotoxicosis and hypothyroidism. N Engl J Med 306:849, 1982.

75. Amino N, Tada H, Hidaka Y, Izumi Y. Postpartum autoimmune thyroid syndrome. Endocr J 47:645, 2000.

76. Stagnaro-Green A. Clinical review 152: postpartum thyroiditis. J Clin Endocrinol Metab 87:4042–4027, 2002.

77. Stagnaro-Green A. Postpartum thyroiditis. In: Best Practice & Research in Clinical Endocrinology and Metabolism: the thyroid and pregnancy (editor: Glinoer D) 18:303, 2004.

78. Davies TF (editorial). Time for the American Thyroid Association to lead on thyroid screening in pregnancy. Thyroid 17:697-698, 2007.

79. Haddow JE, McClain MR, Palomaki GE, Kloza EM, Williams J. Screening for thyroid disorders during pregnancy: results of a survey in Maine. Am J Obstet Gynecol 194:471, 2006.

80. Dosiou C, Sanders GD, Araki SS, Crapo LM. Screening pregnant women for autoimmune thyroid disease: a cost-effectiveness analysis. Eur J Endocrinol 158:841, 2008.

81. Vaidya B, Anthony S, Bilous M, Shields B, Drury J, Hutchison S, et al. Detection of thyroid dysfunction in early pregnancy: universal screening or targeted high-risk case finding? J Clin Endocrinol Metab 92:203, 2007.

82. Lazarus JH, Premawardhana LD. Screening for thyroid disorders in pregnancy. J Clin Pathol 58:449, 2005.

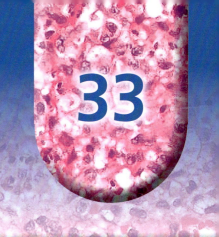

Emergências nas Doenças Tireoidianas

Lia Borges Fiorin
Jairo Tabacow Hidal
João Roberto Maciel Martins

INTRODUÇÃO

Crise tireotóxica (CT) ou tempestade tireoidiana é uma condição clínica rara de extrema gravidade, caracterizada pela exacerbação do quadro de tireotoxicose associado à descompensação de um ou mais órgãos ou sistema, e que coloca em risco a vida do paciente.

Estima-se que a crise tireotóxica ocorra em 0,2 a 1% de todos os casos de hipertireoidismo, podendo chegar a 5% dos pacientes internados por tireotoxicose. Embora sua ocorrência seja pouco frequente, a mortalidade decorrente dessa doença atinge 20 a 30% dos casos quando o diagnóstico e tratamento intensivos não são instituídos prontamente.

ETIOLOGIA

A causa mais comum de tireotoxicose nos pacientes com crise tireotóxica é a doença de Basedow-Graves, porém outras causas de hipertireoidismo como adenoma tóxico e bócio multinodular tóxico podem ocorrer com menor frequência. Mais raramente, qualquer forma de tireoidite, mola hidatiforme, *struma ovarii*, tireotoxicose factícia e tumor hipofisário produtor de TSH também têm sido descritos como potenciais causadores de CT.

Em geral, a CT acomete pacientes com tratamento inadequado para a tireotoxicose; porém, a tempestade tireoidiana pode ser a forma de apresentação inicial do hipertireoidismo e, nesses casos, geralmente acompanhada de algum fator precipitante (Tabela 33.1).

Tabela 33.1 Fatores precipitantes da crise tireotóxica

- Interrupção abrupta do uso de antitireoidianos
- Infecções
- Traumas
- Cirurgia de grande ou até pequeno porte
- Gravidez e trabalho de parto
- Atividade física intensa
- Estresse emocional agudo
- Infarto agudo do miocárdico, tromboembolismo pulmonar, cetoacidose diabética, hipoglicemia
- Após tratamento com iodo radioativo
- Radioterapia externa da região do pescoço
- Uso de substâncias como amiodarona, salicilatos, pseudoefedrina
- Exposição a contrastes iodados
- Uso excessivo de hormônios tireoidianos (tireotoxicose factícia)

Fonte: Adaptada de Papi et al., 2014.

FISIOPATOLOGIA

A fisiopatologia da CT é pouco conhecida. Embora no passado se acreditasse que o desenvolvimento da CT estava relacionado com o nível sérico dos hormônios tireoidianos, isso não tem sido observado sistematicamente. Ou seja, há pacientes com concentração sérica de hormônios tireoidianos extremamente elevada que não desenvolvem CT enquanto, em alguns casos, a tempestade tireotóxica já se manifesta mesmo com níveis hormonais moderadamente elevados. Isso sugere que, além dos fatores precipitantes descritos anteriormente, características individuais podem contribuir para o surgimento dessa complicação do hipertireoidismo. Algumas teorias têm sido propostas para explicar a evolução da tireotoxicose para CT como:

a. Rápido aumento das frações livres dos hormônios tireoidianos pela diminuição da ligação com a globulina ligadora de hormônios tireoidianos (TBG);

b. Maior expressão individual de receptores beta-adrenérgicos nas células-alvo ou modificações pós-receptor nas vias de sinalização;

c. Aumento da resposta celular aos hormônios tireoidianos no estado de hipóxia tecidual;

d. Liberação adrenérgica adicional decorrente da condição clínica desencadeadora da crise tireotóxica.

QUADRO CLÍNICO

As características clínicas dos pacientes com CT não estão diretamente relacionadas aos níveis de hormônios tireoidianos, já que estes podem ser tão elevados na CT quanto em pacientes com tireotoxicose não complicada com a crise.

Importante lembrar que os achados clínicos da crise tireotóxica podem até se sobrepor aos da doença de base que desencadeou a exacerbação da tireotoxicose para CT, o que pode atrasar o diagnóstico.

Os principais órgãos acometidos na CT são:
- coração;
- sistema nervoso central (SNC);
- trato gastrintestinal e fígado.

O sinal de comprometimento sistêmico mais frequente é a febre.

O efeito nesses órgãos/sistemas é consequência da elevação dos níveis de T3 livre que exercerá ação específica em cada tecido após sua ligação ao receptor nuclear daquele hormônio tireoidiano (Tabela 33.2).

Embora a suspeita de CT deva ser clínica, o comprometimento de múltiplos órgãos/sistemas pode ser graduado de acordo com escores para facilitar a uniformização do diagnóstico (Tabela 33.3). A primeira tentativa de se criar tal escore foi proposta por Burch e Wartofsky no início dos anos de 1990. Nela, a avaliação de parâmetros como intensidade da febre, do comprometimento do SNC, das disfunções do trato gastrintestinal, do sistema cardiovascular e da presença ou não de eventos precipitantes classifica o quadro de CT como improvável, iminente ou altamente sugestivo (Tabela 33.3).

Mais recentemente, Akamizu e cols. propuseram uma nova classificação baseada na presença de si-

Tabela 33.2 Manifestações clínicas da crise tireotóxica

	Sintomas	Sinais
Sistêmico	• Fadiga • Fraqueza	• Febre • Perda de peso • Perda de massa muscular
Neurológico	• Labilidade emocional • Ansiedade • Confusão mental • Coma	• Hiperreflexia • Tremor fino • Confusão mental
Gastrointestinal	• Hiperdefecação • Diarreia	
Sistema reprodutor	• Oligomenorreia • Diminuição da libido	• Ginecomastia
Tireoide	• Sensibilidade no pescoço	• Bócio • Sopro tireoidiano
Cardiorrespiratório	• Taquicardia • Dispneia • Precordialgia	• Fibrilação atrial • Taquicardia sinusal • Insuficiência cardíaca
Dermatológico	• Queda de cabelo	• Eritema palmar • Mixedema pretibial
Oftalmológico	• Diplopia • Fotofobia • Sensação de areia nos olhos • Protrusão ocular	• Oftalmoplegia • Exoftalmia • Conjuntivite • Proptose ocular

Fonte: Adaptado de Papi, et al., 2014.

nais/sintomas, mas sem o uso de escore numérico. Por ela, os pacientes são classificados em dois grupos de acordo com a gravidade das manifestações: TS1, crise tireotóxica definida; TS2, crise tireotóxica suspeita (Tabela 33.4).

Tabela 33.3 Escore clínico de Burch e Wartofsky para o diagnóstico de crise tireotóxica (CT)

Variáveis	Graduação	Pontuação
Temperatura corporal (°C)	37,2-37,7	5
	37,8-38,2	10
	38,3-38,8	15
	38,9-39,3	20
	39,4-39,9	25
	≥ 40	30
Efeitos no SNC	Ausentes	0
	Leves (agitação)	10
	Moderados (dellirium, psicose, letargia intensa)	20
	Graves (convulsão, coma)	30
Disfunção do TGI	Ausente	0
	Moderada (diarreia, náusea, vômitos, dor abdominal)	10
	Graves (icterícia)	20
Frequência cardíaca (batimentos por minuto)	99-109	5
	110-119	10
	120-129	15
	130-139	20
	≥ 140	25
Insuficiência cardíaca	Ausente	0
	Leve (edema de membros inferiores)	5
	Moderada (estertores pulmorares basais)	10
	Grave (edema de pulmão)	15
Fibrilação atrial	Ausente	0
	Presente	10
Evento precipitante	Ausente	0
	Presente	10

SNC: sistema nervoso central; TGI: trato gastrintestinal. Se a soma dos pontos for < 25, o diagnóstico de CT é improvável; se a soma for entre 25 e 44 o diagnóstico de CT é provável ou iminente; e quando > 45, o diagnóstico é altamente sugestivo de CT.
Fonte: Baseado em Burch e Wartofsky, 1993

Embora não pareça haver vantagens evidentes entre as duas classificações, na proposta de Akamizu e cols. não existe a necessidade de somatório de escores, a presença de manifestações do SNC tem peso determinante na classificação da CT e inclui a dosagem de bilirrubinas como critério de manifestação do trato gastrintestinal, o que pode ser útil no nosso meio em virtude da grande miscigenação populacional.

EXAMES COMPLEMENTARES

A realização de qualquer exame complementar não deve atrasar o início do tratamento da CT pela gravidade que o quadro representa.

Como a grande maioria dos casos de CT tem origem na tireoide, o TSH normalmente está suprimido e os hormônios tireoidianos, T3 e T4, elevados. A dosagem dos anticorpos antitireoidianos, antitireoglobulina, antitireoperoxidase e antirreceptor de TSH contribuem para a confirmação da etiologia autoimune nos casos de doença de Graves. Excepcionalmente, nos tumores hipofisários produtores de TSH, o TSH estará elevado.

Embora outros exames laboratoriais e de imagem não sejam cruciais para a confirmação diagnóstica de CT, eles podem ser úteis na caracterização dos órgãos envolvidos e na magnitude do acometimento de cada um deles. Assim, testes de função hepática, eletrólitos, glicemia e cortisol sérico ajudam na caracterização de eventos subjacentes. Hiperglicemia leve, secundária à neoglicogênese e menor secreção de insulina consequente à ação adrenérgica, é evento relativamente frequente. Hipercalcemia, com PTH baixo ou inapropriadamente normal para o valor do cálcio, também pode ocorrer pela maior reabsorção óssea. Elevação discreta das transaminases pode ocorrer em qualquer situação de tireotoxicose, mesmo na ausência de lesão hepática. Como mencionado anteriormente, dosagem de bilirrubinas > 3 mg/dL é considerada um dos critérios para definição de CT conforme o critério de Akamizu e cols. Como a CT é uma condição de estresse agudo, espera-se cortisol sérico normal ou elevado. Níveis abaixo de 13-15 mcg/dL são indicativos de insuficiência adrenal parcial. Hemograma/hemocultura, urina tipo I/urocultura e radiografia de tórax devem ser solicitados na investigação de possíveis infecções associadas.

Exames de imagem da tireoide como a USG de tireoide com doppler podem ser solicitados para definição etiológica da tireotoxicose. Exames cardiológicos como eletrocardiograma e ecodopplercardiograma são importantes para a caracterização de arritmias e da função miocárdica.

Tabela 33.4 Classificação da crise tireotóxica conforme Akamizu e cols.

Grau de CT	Combinação de características	Requisitos para o diagnóstico
TS1	1ª combinação	Tireotoxicose associado a pelo menos: • Uma manifestação do SNC (sonolência, delírio, psicose, letargia, convulsão e coma com Glasgow < 14) e • Febre (≥ 38°C) ou taquicardia (FC ≥ 130 batimentos por minuto), ou ICC (classe IV da NYHA ou > classe III de Killip), ou manifestação do TGI (náusea, vômito, diarreia ou bilirrubinas > 3 mg/dL).
TS1	Combinação alternativa	Tireotoxicose associada a pelo menos três das manifestações seguintes: febre, ou taquicardia, ou ICC, ou manifestações do TGI.
TS2	1ª combinação	Tireotoxicose associado a pelo menos duas das manifestações: febre, ou taquicardia, ou ICC ou manifestações do TGI.
TS2	Combinação alternativa	Paciente com critérios diagnósticos para TS1, mas que não tiveram seus hormônios tireoidianos avaliados, porém seus dados antes ou depois sugerem tireotoxicose no momento da crise tireotóxica.

CT: crise tireotóxica; TS1: crise tireotóxica definida; TS2: crise tireotóxica suspeita; SNC: sistema nervoso central; ICC: insuficiência cardíaca congestiva; TGI, trato gastrintestinal/hepático.
Fonte: Modificado de Akamizu et al., 2012.

TRATAMENTO

O tratamento da crise tireotóxica é baseado em três fundamentos:

a. bloqueio da síntese e diminuição dos efeitos periféricos dos hormônios tireoidianos já sintetizados e circulantes;

b. tratamento de suporte intensivo;

c. tratamento da causa precipitante, quando presente.

Tratamento específico do hipertireoidismo é feito com o uso das tionamidas, que bloqueiam a organificação por competição com o iodo pela tireoperoxidase. Em nosso meio, há dois medicamentos disponíveis: propiltiouracil (PTU); e metimazol ou tiamazol. Ambos são eficazes, mas o PTU teria a vantagem adicional de bloquear a conversão periférica do T4 e T3 (hormônio ativo) contribuindo para reduzir os efeitos periféricos do T3. As doses são dependentes da intensidade da tireotoxicose e do tamanho do bócio, mas, em geral, 400-800 mg de PTU (fracionados três a quatro vezes ao dia) ou 40-80 mg de metimazol (dose única ou fracionada), por via oral (VO) ou por sonda nasogástrica (SNG), são suficientes. Ambos os medicamentos também podem ser administrados na forma de enemas (diluídas em solução fisiológica), e o metimazol pode ser preparado para uso intravenoso (500 mg diluídos em 50 mL de NaCl 0,9%) quando a VO e A retal não forem possíveis.

A diminuição dos efeitos sistêmicos dos hormônios tireoidianos é feita com o uso de betabloqueadores. Propranolol 60-80 mg, VO, a cada 4 a 6 horas, geralmente é suficiente para controle da frequência cardíaca e dos sintomas adrenérgicos. Quando a VO não for disponível, o propranolol pode ser usado por via intravenosa (IV) (1-3 mg, a cada 4 a 6 horas). O betabloqueio também contribui para reduzir a conversão periférica de T4 em T3. Betabloqueadores mais cardiosseletivos também podem ser usados quando apropriado, por exemplo: atenolol 50-200 mg, a cada 12 horas, VO, ou 5 mg, via IV; metoprolol 100-200 mg, a cada 12 horas, VO, ou 5 mg, via IV. Quando o betabloqueio for contraindicado, pode-se administrar o verapamil (80-240 mg/dia, em duas a três tomadas diárias) ou o dialtiazem (60-120 mg/dia, divididos em duas tomadas diárias) com boa resposta.

Iodo "frio" em altas doses pode ser usado para diminuir a organificação (efeito Wolff-Chaikoff) e liberação do hormônio previamente fabricado e estocado na tireoide, e também para bloqueio da conversão periférica de T4 em T3. O iodo só pode ser administrado, pelo menos, 1 hora após a primeira tomada dos antitireoidianos. Várias formulações podem ser usadas, por exemplo, solução de Lugol ou solução saturada de iodeto de potássio 5-10% (ambas, 4 a 6 gotas, três a quatro vezes/dia). Excepcionalmente, contrastes radiológicos (contendo 300-400 mg/mL de iodo) também podem ser administrados por via IV.

Outro medicamento que tem efeito na redução da conversão periférica de T4 em T3 é o glicocorticosteroide. Além dessa ação, o glicocorticoide dever ser sempre administrado quando houver suspeita de insuficiência adrenal associada à CT ou, empiricamente caso não seja possível afastar o seu diagnóstico. Hidrocortisona 100 mg, a cada 8 horas ou dexametasona 2-4 mg, a cada 6 horas, são igualmente eficientes.

Lítio é outro fármaco que diminui a síntese e a liberação do hormônio tireoidiano. É uma terapia alternativa quando há impossibilidade de uso das tionamidas e iodo. A dose habitual é de 300 mg, VO, a cada 8 horas. Seus níveis devem ser sempre monitorados devido à nefrotoxicidade e neurotoxicidade. Eventualmente, plasmaférese pode ser uma alternativa para remover os hormônios tireoidianos circulantes quando a terapia convencional não for bem-sucedida.

O tratamento de suporte para essa emergência clínica é de extrema relevância para a melhora do quadro. Tal tratamento consiste em suporte ventilatório, reposição hidreletrolítica, aporte de glicose, tratamento da febre (não se deve usar os salicilatos que podem aumentar a fração livre dos hormônios tireoidianos por competição com a TBG) e reposição multivitamínica. Em pacientes com fibrilação atrial, anticoagulação com heparina deve ser indicada por causa do risco de fenômenos tromboembólicos.

O tratamento dos fatores precipitantes deve ser iniciado logo que identificados. Como as infecções constituem-se em importante fator precipitante de CT, à mínima suspeita clínica de infecção, deve-se iniciar antibioticoterapia de amplo espectro até que o foco infeccioso seja confirmado ou afastado.

COMA MIXEDEMATOSO

INTRODUÇÃO

Coma mixedematoso é emergência médica resultante de grave e prolongada deficiência de hormônios tireoidianos (HT). Trata-se de condição rara que acomete < 0,1% dos pacientes hipotireóideos internados, especialmente mulheres após a 6ª década de vida. Embora o reconhecimento precoce e a disponibilidade de melhores cuidados intensivos e de reposição hormonal tenham reduzido a mortalidade nas últimas décadas, o risco de morte continua elevado, podendo chegar a 20% dos casos.

ETIOPATOLOGIA

A grande maioria dos pacientes apresenta hipotireoidismo primário autoimune, pós-tireoidecmia total ou após radioiodo para tratamento da doença de Graves. Causas menos comuns, incluem hipotireoidismo primário induzido por amiodarona, lítio, interferon-alfa e inibidores de tirosina quinase

(quando usados em pacientes hipotireóideos em uso de levotiroxina), bem como hipotireoidismo central causado tumor e/ou radioterapia da região hipofisária ou hipotalâmica (Tabela 33.5).

Por causada da ação multissistêmica dos HT, pacientes com hipotireoidismo prolongado desenvolvem adaptações neurovasculares como vasoconstrição periférica e diminuição do volume intravascular que permitem que a temperatura do corpo seja preservada. Nessa circunstância, o coma será desencadeado por algum fator precipitante agudo tais como infecções sistêmicas, redução abrupta da temperatura corporal, insuficiência cardíaca congestiva, infarto do miocárdio, trabalho de parto, uso de anestésicos, antidepressivos e neurolépticos, redução do volume sanguíneo por sangramento e traumas e infusão de grandes quantidades de líquidos (Tabela 33.6).

Tabela 33.5 Causas de hipotireoidismo potencialmente causadoras de coma mixedematoso

Hipotireoidismo Primário
• Tireoidite crônica autoimune
• Pós-tireoidectomia
• Pós-iodo radioativo para tratamento de hipertireoidismo
• Deficiência grave de iodo
• Excesso de iodo em paciente com tireoidite autoimune prévia
• Medicamentos: tionamida, lítio, amiodarona, interferon-alfa, interleucina-2, perclorato, inibidores de tirosina quinase
• Processos destrutivos da tireoide: tireoidite fibrosante, tireoidite aguda, hemocromatose, sarcoidose, tuberculose, linfomas e tumores infiltrativos da cabeça e pescoço carcinoma indiferenciado, pós-radioterapia externa
• Tireoidite granulomatosa ou subaguda (de De Quervain)
• Tireoidite pós-parto
• Suspensão abrupta da reposição dos hormônios tireoidianos
• Agenesia congênita da tireoide ou defeito na síntese hormonal
• Uso de alimentos contendo tiocianato ou seus precursores
Hipotireoidismo Central
• Tumores primários ou metastáticos no hipotálamo
• Processos inflamatórios ou isquêmicos do hipotálamo
• Tumores primários ou metastáticos hipofisários
• Processos inflamatórios ou vasculares da hipófise
• Radioterapia da região hipotalâmica/hipofisária
Resistência Generalizada ao Hormônio Tireoidiano

Fonte: Baseado em Devdhar et al., 2007.

Tabela 33.6 Fatores precipitantes do coma mixedematoso

Fatores Precipitantes
• Infecções (geralmente respiratória)
• Suspensão do uso de hormônios tireoidianos
• Insuficiência cardíaca congestiva
• Infarto do miocárdio
• Acidente Vascular Cerebral
• Redução do volume intravascular (p. ex.: hemorragia gastrintestinal)
• Uso de medicamentos: amiodarona, interferon-alfa, interleucina2, inibidores de tirosina quinase, opiáceos, ansiolíticos, diuréticos, antidepressivos, anestésicos, fenotiazinas
• Exposição ao frio (hipotermia)
• Insuficiência respiratória
• Trauma
• Cirurgia

Fonte: Modificado de Wartofsky, 2006.

DIAGNÓSTICO

O diagnóstico é baseado na história prévia de hipotireoidismo associado à letargia progressiva. Apesar de as manifestações clínicas típicas do hipotireoidismo poderem estar presentes (Tabela 33.7), a suspeita de coma mixedematoso deve fazer parte do diagnóstico diferencial de todo paciente que se apresente com alteração do estado mental e hipotermia, especialmente na presença de algum fator precipitante. Na ausência de informações clínicas significativas, deve-se ficar atento a potenciais indícios de disfunções tireoidianas como cicatriz de tireoidectomia, bócio e exoftalmia. Geralmente, familiares contam história de hipoatividade passando por rebaixamento progressivo do nível

Tabela 33.7 Sinais e sintomas associados ao hipotireoidismo no coma mixedematoso

Sintomas	Sinais
• Lentificação	• Letargia
• Perda da consciência	• Coma
• Pele fria e seca	• Hipotermia
• Inchaço e ganho de peso	• Edema generalizado
• Obstipação	• Fecaloma
• Fraqueza	• Perda de massa muscular
	• Bradicardia
	• Abafamento de bulhas cardíacas
	• Reflexos tendíneos reduzidos
	• Macrogrossia

Fonte: Baseado em Wartofsky, 2006.

de consciência, embotamento, letargia e coma. Alguns pacientes podem apresentar comportamento psicótico e convulsões, em geral associados com distúrbios eletrolíticos e/ou metabólicos concomitantes (Tabela 33.8).

A maioria dos pacientes apresenta TSH elevado e T4 livre baixos. Na presença de TSH normal/baixo e T4 livre baixo, deve-se suspeitar de hipopituitarismo. Cortisol sérico deve ser dosado em razão da possibilidade de insuficiência adrenal (primária ou secundária) associada. Outras análises laboratoriais podem mostrar anemia, hiponatremia, hipoglicemia e elevação de transaminases, lactato desidrogenase, CPK, creatinina e colesterol. Eletrocardiograma normalmente mostra bradicardia, complexos de baixa voltagem, prolongamento do QT e, se houver isquemia miocárdica, inversão de onda T. Derrame pericárdico e cardiomegalia podem ser evidenciados por ecocardiograma.

Tabela 33.8 Manifestações clínicas do coma mixedematoso

Principais Achados Clínicos do Coma Mixedemotoso	
Neurológicas	Hipoatividade ou ausência dos reflexos tendíneos, rebaixamento do nível de consciência, confusão mental, letargia, convulsões, psicose, embotamento, coma.
Hiponatremia	Diminuição da excreção de água livre devido à secreção inapropriada do hormônio antidiurético ou pela própria piora da função renal.
Alterações cardiovasculares	Hipertensão diastólica, redução da pressão de pulso, bradicardia, diminuição da contratilidade do miocárdio, débito cardíaco diminuído, hipotensão, derrame pericárdico. ICC (raramente).
Hipoglicemia	Relacionada ao hipotireoidismo propriamente dito ou, mais frequentemente, por insuficiência adrenal secundária a processo autoimune ou por doença hipotalâmico-hipofisária.
Alterações gastrintestinais	Obstipação, dor abdominal, pseudo-obstrução, distensão abdominal.
Distúrbios miopáticos	Diminuição da massa muscular, elevação da CPK.
Hipoventilação e acidose respiratória	Hiporresponsividade central à hipóxia e hipercapnia, obstrução mecânica por macroglossia, obesidade e apneia/hipopneia.
Hipotermia	Diminuição da termogênese.

Fonte: Baseado em Wartofsky, 2006.

TRATAMENTO

Na eventualidade de o TSH e T4 livre não estarem rapidamente disponíveis, o tratamento deve ser iniciado mesmo assim e consiste na reposição do hormônio tireoidiano, medidas de suporte e manejo de doenças coexistentes, especialmente as infecções.

Em virtude de sua raridade, não há estudos prospectivos que avaliem a melhor forma de tratamento existindo, assim, diversos protocolos igualmente eficazes (Tabela 33.9). De forma geral, a reposição pode ser iniciada com L-tiroxina (LT4) 300-400 mcg IV em bólus seguida de 1,6-1,8 mcg/kg/dia, também via IV até o paciente recuperar a consciência e poder ingerir a medicação por VO. Alternativamente, dose menor de LT4 pode ser administrada juntamente com T3. Nos pacientes sabidamente portadores de doença aterosclerótica e cardiovascular grave, doses menores e fracionadas de LT4 são preferidas (Tabela 33.9). O monitoramento da resposta ao tratamento deve ser feito com dosagens seriadas (uma a duas vezes por semana) do T4 livre; porém, o aumento do volume urinário e o da temperatura corporal são sinais indiretos da eficácia da reposição hormonal.

Simultaneamente à reposição com HT, deve-se administrar hidrocortisona 100 mg, a cada 6 a 8 horas, pela possibilidade de insuficiência adrenal associada ao quadro. Antes da primeira infusão de corticosteroide, deve-se dosar cortisol sérico que, se for menor que 13 mcg/dL, é fortemente sugestivo de falência adrenal. Hipoglicemia é relativamente comum no coma mixedematoso e deve ser tratada com solução glicosada. Hiponatremia é corrigida inicialmente apenas com restrição hídrica ou com NaCl 0,9% se sódio for < 120 mE/L. Solução salina hipertônica deve ser evitada devido ao risco de desmielinização, mas se for necessária, deve-se estimular a diurese com diuréticos. Hipotermia é tratada de forma passiva com cobertores; não se deve aquecer ativamente o paciente pelo risco de vasodilatação e choque. Intubação endotraquel pode ser necessária para alguns casos que evoluam com insuficiência respiratória. A busca por infecção associada deve ser feita de forma ativa, inicialmente com urinálise/urocultura e hemocultura. Na dúvida, antibioticoterapia de amplo espectro deve ser iniciada até a confirmação da presença ou não de infecção.

Como já mencionado, o manuseio rápido e adequado do coma mixedematoso reduziu drasticamente a mortalidade associada a essa complicação do hipotireoidismo não tratado, porém a morte pode ocorrer em cerca de 20% dos casos e associada a complicações respiratórias/infecciosas e cardíacas como arritmias, infarto do miocárdio, edema agudo de pulmão e choque cardiogênico.

Tabela 33.9 Tratamento do mixedema

Medidas de Suporte
• Internação em Unidade de Terapia Intensiva (UTI)
• Reaquecimento corporal passivo (aquecimento ativo leva a vasodilatação e agravamento da hipotensão)
• Ventilação mecânica, quando necessário.
• Tratamento da hipotensão - reposição de hormônios tireoidianos, administração cuidadosa de fluidos, drogas vasoativas (quando necessárias)
• Corrigir distúrbios hidroeletrolíticos
• Corrigir hipoglicemia
• Antibioticoterapia empírica (até exclusão de infecção associada)
• Monitorização e tratamento de arritmias
Hormônios Tireoidianos
• Administração isolada de T3 - dose habitual 10-20 μmcg IV, em bólus, seguida de infusão de 10 μmcg a cada 4/4 horas durante 24 horas, e depois a mesma dose cada 6 horas.
• Administração isolada de T4 - primeira dose 300 a 400 μmcg IV, em bólus. Posteriormente dose diária 1,6 μmcg/kg IV e quando possível substituir para VO.
• Administração conjunta - T4 na dose de 200 a 300 μmcg seguido por 50-100 μmcg por dia + T3 na dose de 5 a 20 μmcg seguida por 2,5 a 10 μmcg a cada 8/8 horas até melhora clínica e estabilidade do paciente.
• Alterar reposição hormonal para VO quando o paciente estiver consciente (dose oral = dose IV/ /0.,75)
Glicocorticosteroides
• Uso empírico até que insuficiência adrenal associada possa ser excluída. Inicia-se com hidrocortisona 100 mg IV a cada 8/8 horas.

Fonte: Baseado em Wartofsky, 2006 e Wadu et al., 2007.

REFERÊNCIAS BIBLIOGRÁFICAS

1. Akamizu T, Satoh T, Isozaki O, Suzuki A, Walkino S, Iburi T, Tsuboi K, et al. Diagnostic criteria, clinical features, and incidence of thyroid storm based on nationwide surveys. Thyroid 2012;22:661-679.

2. Angell TE, Lechner MG, Nguyen CT, Salvato VL, Nicoloff JT, LoPresti JS. Clinical features and hospital outcomes in thyroid storm: a retrospective cohort study. J Clin Endocrinol Metab. 2015; 100(2):451– 459.

3. Bahn Chair RS, Burch HB, Cooper DS, Garber JR, Greenlee MC, Klein I, et al. Hyperthyroidism and other causes of thyrotoxicosis: management guidelines of the American Thyroid Association and American

Association of Clinical Endocrinologists. Thyroid 2011;21:593-646.

4. Smith TJ, Hegedus L. Graves' Disease. N Eng J Med 2016;375:1552-1565.

5. Burch HB, Wartofsky L. Life-threatening thyrotoxicosis. Thyroid storm. Endocrinol Metab Clin North Am. 1993; 22:263.

6. Devdhar M, Ousman YH, Burman KD. Hypothyroidism. Endocrinol Metab Clin North Am. 2007;36:595-615.

7. Franklyn JA, Boelaert K. Thyrotoxicosis. Lancet 2012;379:1155-1166.

8. Jordan RM. Myxedema coma. Pathophysiology, therapy, and factors affecting prognosis. Med Clin North Am 1995; 79: 185-194.

9. Kwaku MP, Burman KD. Myxedema coma. J Intensive Care Med 2007; 22: 224-231.

10. Papi G, Corsello SM, Pontecorvi A. Clinical concepts on thyroid emergencies. Frontiers in Endocrinology 2014;5:1-11.

11. Wartofsky L. Myxedema coma. Endocrinol Metab Clin N Am 2006; 35: 687-698.

34

Síndrome do T3 Baixo: Aspectos Fisiopatológicos e Clínicos

Josi Vidart
Simone Magagnin Wajner
Ana Luiza Maia

INTRODUÇÃO

Os hormônios da tireoide (HT) são essenciais para o metabolismo energético, o crescimento e a diferenciação celular. A tireoide produz tiroxina (T4) e triiodotironina (T3) sob o controle do eixo hipotálamo-hipófise-tireoide (HHT). A hipófise anterior secreta o hormônio estimulante da tireoide (TSH), em resposta ao hormônio hipotalâmico liberador de tireotrofina (TRH), produzido no núcleo paraventricular, enquanto a regulação da produção hormonal ocorre por mecanismo de retroalimentação negativa pelos níveis circulantes de T3.[1,2] Embora o T4 seja o principal produto da tireoide, o T3 é o hormônio biologicamente ativo. A maior parte da produção e inativação do T3 (80 a 90%) ocorre nos tecidos periféricos pela ação das iodotironinas desiodases tipos 1, 2 e 3 (D1, D2 e D3). Mais de 99% do T4 e T3 circulam ligados a proteínas, sendo as mais importantes a globulina ligadora da tiroxina (TBG), a transtirretina e a albumina. Os hormônios da tireoide são transportados para o interior da célula por transportadores específicos e se ligam aos receptores nucleares capazes de ativar ou inibir a transcrição gênica.[3] A ação não genômica por mecanismos diretos dos hormônios da tireoide é também descrita.[4]

A síndrome do T3 baixo, também conhecida como doença não tireoidiana ou síndrome do eutireóideo doente, refere-se a alterações nos níveis séricos dos HT presentes em quase todas as formas de doença aguda e crônica.[5] A fase aguda da doença grave é caracterizada por níveis baixos de T3 e T3 livre (T3L) e níveis elevados de T3 reverso (rT3). Os níveis séricos de T4 podem ser normais ou reduzidos. A redução dos níveis de T4 está associada com a gravidade da doença, enquanto níveis baixos de T3L são um marcador de mau prognóstico.[6,7] Embora os níveis de TSH permaneçam dentro dos limites normais, o pico noturno de TSH observado no estado fisiológico normal é ausente.[8] As alterações de fase aguda estão relacionadas ao metabolismo hormonal periférico, enquanto a persistência da doença leva a alterações na regulação do eixo hipotálamo-hipofisário, sugerindo um papel central adicional ao periférico nos transtornos dos HT na doença crônica.[9] As alterações hormonais observadas na síndrome do T3 baixo que ocorrem nas doenças aguda e crônica estão descritas na Figura 34.1.

FISIOPATOLOGIA DA SÍNDROME DO T3 BAIXO

A fisiopatologia da síndrome do T3 baixo é complexa e pouco entendida. A Figura 34.2 sumariza as alterações na economia dos HT descritas a seguir.

DIMINUIÇÃO DA CIRCULAÇÃO DE PROTEÍNAS CARREADORAS DOS HT

A concentração plasmática total dos HT é dependente das proteínas carreadoras, uma vez que, em condições normais, menos de 0,05% de T4 e

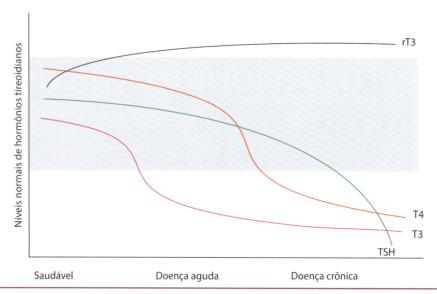

Figura 34.1 Alterações dos hormônios tireoidianos na síndrome do T3 baixo, nas fases aguda e crônica de doença. Fonte: Adaptado de Larsen PR, 2008.[5]

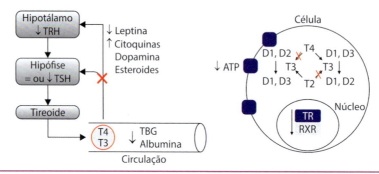

Figura 34.2 Alterações fisiopatológicas na síndrome do T3 baixo.

0,3% de T3 circulam sob a forma livre. As principais proteínas carreadoras são também proteínas de fase aguda, isto é, as suas concentrações caem acentuadamente em várias doenças, como consequência da síntese deficiente, do aumento da degradação e do movimento para o espaço intersticial.[10] Dessa forma, as alterações nas concentrações totais dos HT são, em parte, relacionadas a mudanças na ligação a proteínas de fase aguda do plasma.[11-13]

Simultaneamente à diminuição da disponibilidade de proteínas do plasma, ocorre prejuízo à sua capacidade de ligação. Demonstrou-se que leucócitos polimorfonucleados geram um produto de clivagem da TBG, levando a mudanças de conformação, redução da função e afinidade de ligação da proteína.[14] Em pacientes com doença crônica, uma forma de TBG dessializada é produzida no fígado, resultando em uma menor afinidade de ligação.[15] Apesar de um inibidor específico da proteína de ligação de T4 não ter sido identificado no soro de pacientes com síndrome do T3 baixo,[16] sabe-se que medicamentos de uso comum, como furosemida, carbamazepina e salicilatos, competem pelo sítio de ligação dos HT, mesmo em concentrações terapêuticas.

ALTERAÇÕES NOS TRANSPORTADORES DE MEMBRANA

O transporte dos HT pela membrana celular ocorre de forma ativa por transportadores dependentes de adenosina 5-trifosfato (ATP). Apenas três transportadores com elevada especificidade e afinidade foram identificados: o polipeptídeo transportador de ânions orgânicos *OATP1C1*; o transportador monocarboxilase *MCT8*; e *MCT10*.[17]

Apesar de alguns estudos demonstrarem redução do transporte de HT para os tecidos na síndrome do T3 baixo, a associação com a diminuição da expressão de transportadores é controversa.[18,19] A regulação dos transportadores parece estar alterada tanto na doença aguda como na crônica. Em um estudo realizado com modelo animal de doença crítica prolongada, observou-se aumento dos níveis de expressão gênica de *MCT8* e *MCT10* no fígado e no músculo esquelético em comparação com controles saudáveis.[20] A expressão do gene *MCT8* mostrou-se inversamente correlacionada com os níveis séricos de T4 e T3 nesse modelo. No entanto, esses resultados não foram replicados em pacientes críticos com doença prolongada, que apresentaram elevação exclusiva da expressão *MCT8* no fígado e no músculo esquelético, em comparação com pacientes submetidos a estresse cirúrgico agudo.[20] Estudo que avaliou pacientes com choque séptico e doença crítica prolongada observou uma diminuição na expressão do *MCT8* no tecido adiposo subcutâneo, mas não no músculo esquelético, quando comparados com indivíduos saudáveis. Os autores concluem que as alterações observadas provavelmente são patologia e tecido-específicas e ocorrem como consequência, e não causa das alterações na concentração sérica dos HTs.[21]

Outros mecanismos, como a depleção de ATP do fígado e a presença de substâncias plasmática que dificultam ou impedem a absorção, também podem ser responsáveis pela redução dos níveis dos HT observada na síndrome do T3 baixo. A análise cinética dos hormônios em humanos saudáveis durante restrição calórica mostrou uma inibição de 50% do transporte hepático de T4, valor semelhante à queda de 40% na produção de T3 sérica.[22] Observou-se que, nessa situação, a conversão de T4 para T3 no fígado não foi afetada, o que sugere um papel limitante do transporte T4 hepático na produção de T3 sérica.[22] Estudos em modelos animais e em seres humanos demonstraram que a inibição do transporte de T4 está associada com a depleção de ATP, uma vez que a infusão de frutose, que esgota o ATP, também provoca uma redução no transporte hepático de T4.[23] Adicionalmente, em um modelo de células incubadas com o soro de pacientes criticamente doentes, o acúmulo de ácidos graxos, bilirrubina, sulfato de indoxil e outros metabólitos foi capaz de reduzir o transporte de TH por competição com o sítio de ligação.[24]

ALTERAÇÕES NA EXPRESSÃO DOS RECEPTORES NUCLEARES

O T3 exerce os seus efeitos de transcrição ligando-se aos receptores dos HT e receptor de retinoide X (RXR). Três isoformas funcionais dos receptores foram identificados: TR-α1, TR-β, TR-β1 e 2. O TR-α é predominantemente envolvido nos efeitos metabólicos dos HT, enquanto o TR-β é o regulador fundamental no equilíbrio do eixo HHT e responsável pelo estado eutiróideo. Sabe-se que isoformas inativas do receptor podem atuar como antagonistas do efeito dos HT, porém o seu papel fisiológico não está completamente definido.[25,26]

A proporção da expressão de TR-α1/TR-α2 parece aumentar com a idade e com a gravidade da doença, indicando um possível mecanismo ainda desconhecido que pode aumentar a sensibilidade ao T3 em pacientes mais idosos e com doença crítica.[27] Estudos com pacientes com choque séptico e não séptico identificaram uma redução no TR-α, TR-β1 e RXR no músculo esquelético, o que sugere que esse padrão pode ser comum a todas as formas de síndrome do T3 baixo.[21,28]

INIBIÇÃO DO TRH E TSH

A ausência paradoxal de elevação do TSH em resposta à redução do T3 tem sido atribuída a alterações centrais do eixo. Uma das teorias propostas é que a redução do TRH e a estimulação inadequada do TSH sejam influenciadas por alterações locais na atividade das desiodases. Análises *ex vivo* de tecidos hipofisários e hipotalâmicos de modelos animais e também em humanos fornece algumas evidências de alterações da expressão da D1 e D2 nesses tecidos.[29,30] Vários fatores, tais como níveis elevados de citocinas pró-inflamatórias, podem alterar a desiodação no hipotálamo, provocando tirotoxicose local, a despeito da redução dos níveis plasmáticos de T3, evitando, assim, que o mecanismo de retroalimentação do TRH e TSH seja efetivo.[31]

A supressão do TRH também pode ser responsável pela redução na secreção dos HT. Curiosamente, na análise *post mortem* de tecidos de pacientes com doença prolongada, a transcrição de mRNA do TRH no núcleo paraventricular mostrou uma correlação positiva com a redução dos níveis séricos de T3.[32] A redução do TRH também pode ser observada em pacientes com um balanço energético negativo e diminuição dos níveis de leptina.[33] Em estudos com roedores, a leptina regula os níveis de TRH pelo aumento da expressão de genes pró-TRH em neurônios do núcleo paraventricular do hipotálamo, provavelmente através do sistema de melanocortina central.[34,35] A leptina estimula também a expressão do pró-hormônios convertases 1 e 2, que clivam pró-TRH para produzir TRH.[36] Seres humanos com redução aguda dos níveis de leptina também têm anormalidades em seu eixo HHT. Estudo conduzido em homens com deficiência de leptina induzida pela inanição demonstrou que a reposição de leptina impediu as alterações induzidas pelo jejum na pulsatilidade do TSH e provocou aumento dos níveis de T4L, mas não afetou a queda dos níveis de T3, sugerindo um papel neuroendócrino de regulação, mas não no metabolismo periférico dos HTs.[37] O balanço energético negativo também pode levar a mudanças na atividade TSH por glicosilação alterada.[38] Fatores exógenos, como corticosteroides e dopamina podem afetar a secreção de TRH e TSH.[39]

EXPRESSÃO E ATIVIDADE DAS DESIODASES

A desiodação é um passo crítico na regulação da disponibilidade periférica dos HT, permitindo mudanças rápidas no perfil hormonal tireoidiano intracelular de um modo tecido-específico. As iodotironinas desiodases – D1, D2 e D3 – constituem uma família de oxiredutases que remove uma molécula de iodo do anel externo (tirosil) e/ou o interno (fenólico) dos HT, levando à ativação e inativação destes, respectivamente. Assim, é possível controlar os níveis de T3 intracelulares independentemente dos níveis plasmáticos de T3.[40]

Na síndrome do T3 baixo, as alterações observadas nos parâmetros dos hormônios circulantes sugerem que a diminuição da conversão de T4 para T3 e o aumento da inativação de T4 em rT3 pelas desiodases poderiam estar envolvidos no mecanismo da doença. A análise de tecidos obtidos de pacientes criticamente enfermos logo após a morte documentam que as concentrações da D1 hepática estão reduzidas em comparação com controles saudáveis, enquanto sua atividade foi positivamente correlacionada com a relação T3/rT3 sérica.[41] O papel de D2, que converte T4 em T3, é ainda indefinido na síndrome do T3 baixo, uma vez que a análise da atividade da D2 em humanos tem mostrado resultados contraditórios. Enquanto alguns estudos não encontraram diferença na atividade da D2 no músculo esquelético de pacientes graves comparados a controles saudáveis, outros estudos não identificaram atividade da D2 no músculo ou fígado na fase crônica da doença crítica.[21,41,42] Outros autores, no entanto, identificaram um aumento da expressão e da atividade da D2 em biópsias de músculo esquelético de pacientes com doença crítica prolongada.[43] Essa grande variação nos resultados pode ser explicada por dificuldades na aferição da atividade da enzima.

Sob condições patofisiológicas associadas à doença grave, a atividade da D3, responsável pela inativação de T4, é induzida. Análise *post mortem* de tecidos adultos documentou a reativação da D3 no fígado e no músculo esquelético de pacientes criticamente enfermos. Demonstrou-se que a atividade de D3 hepática está associada com os níveis séricos de rT3 e negativamente correlacionada com a relação T3/rT3.[41,44]

Um dos possíveis mecanismos está relacionado ao estresse oxidativo induzido por citocinas, uma vez que as três desiodases requerem um cofator ainda não definido, provavelmente um tiol, que atua como um agente redutor, liberando iodo do resíduo da selenocisteína e regenerando a atividade enzimática.[45] Recentemente, os efeitos das citocinas em concentrações fisiopatológicas, como observadas na síndrome do T3 baixo, foram investigados em um sistema de cultura de células humanas que simula o ambiente fisiológico de substrato e cofator endógeno das desiodases.[46] Observou-se que a IL-6 inibe a produção de T3 pela D1 e D2, enquanto provoca um aumento do mRNA das três desiodases, sugerindo que a diminuição das reações enzimáticas estaria associada a alguma alteração do meio. A adição de N-acetilcisteína, um antioxidante que aumenta os níveis de glutationa (GSH) intracelular, impediu o efeito inibidor da IL6 sobre a conversão de T4 para T3 mediada pela D1 e D2, indicando que a IL-6 inibe a função de D1 e D2 pelo aumento das espécies reativa de oxigênio, o que reduz o GSH ou cofatores endógenos dependentes de GSH. Em contraste, a IL-6 estimula a inativação do T3 mediada pela D3 endógena, o que provavelmente está relacionado à localização da D3 na membrana plasmática, que permite que essa enzima tenha acesso ao GSH extracelular.

REPERCUSSÃO DA SÍNDROME DO T3 BAIXO NA EVOLUÇÃO E PROGNÓSTICO

EFEITOS CLÍNICOS DA SÍNDROME DO T3 BAIXO EM PACIENTES COM DOENÇA CARDIOVASCULAR

Cerca de 30 a 50% dos pacientes com IC apresentam níveis baixos de T3.[47,48] Além disso, os baixos níveis de T3 têm valor prognóstico. Em uma coorte prospectiva de 86 pacientes, pouco sintomáticos com disfunção ventricular idiopática, o valor do T3 foi capaz de prever a classe do New York Heart Association (NYHA), que é um marcador de gravidade da doença, em que o paciente se enquadraria.[49] Evidências experimentais indicam que alterações dos HT, como as observadas na IC, podem ter um impacto negativo sobre o remodelamento cardíaco e disfunção ventricular. Estudos em culturas de cardiomiócitos humanos demonstraram que a privação prolongada de T3 altera a arquitetura tecidual e a gestão de cálcio, podendo ser responsável por uma redução de até 50% da expressão da Ca2 +- ATPase2a do retículo sarcoplasmático, que regula a atividade do cálcio citosólico e, por conseguinte, a função sistólica e diastólica.[50,51]

Observações clínicas mostraram que a presença da síndrome do T3 baixo está associada a um pior prognóstico em pacientes com infarto agudo do miocárdio (IAM), insuficiência cardíaca (IC) e pós-operatório de cirurgia de revascularização do miocárdio. Um estudo que envolveu 100 pacientes com IAM mostrou que baixas concentrações plasmáticas de T3L foram relacionadas com a extensão da lesão miocárdica em parâmetros ecocardiográficos, como a área assinérgica e índice de movimentação das paredes ventriculares.[52] No mesmo estudo, baixos níveis séricos de T3L foram correlacionados com eventos clínicos, tais como a morte, reanimação após episódios de taquicardia/fibrilação ventricular e novo IAM.[52] Outros estudos têm mostrado que as mudanças nos níveis de HT em pacientes com doença cardíaca foram associados com o aumento de eventos cardíacos adversos em 1 ano e foram um preditor independente de mortalidade.[53,54] Em um modelo de estratificação de risco para predição prognóstica em pacientes com IC, os níveis séricos de T3 conseguiram adicionar informações a parâmetros cardíacos clínicos e funcionais convencionais, como idade, sexo, fração de ejeção e diâmetro diastólico final do ventrículo esquerdo.[53,54] Esses achados foram confirmados em um estudo de coorte que avaliou 3.121 pacientes consecutivos com doença cardíaca clinicamente estável, rotineiramente internados para avaliação. O perfil hormonal da tireoide foi aferido em todos os pacientes dentro de 2 a 5 dias de internação. As mortalidades cardíaca e geral foram avaliadas de acordo com o estado hormonal tireoidiano. A frequência de mortes por causas cardíacas e por todas as causas foi de 3,4 e 7,3% em eutireoideos e 6,5 e 13,1% em pacientes com síndrome do T3 baixo, respectivamente. O risco de morte foi particularmente aumentado em pacientes com síndrome do T3 baixo e doença isquêmica cardíaca, quando comparada com outras patologias cardíacas.[55]

Os hormônios tireoidianos têm papel fundamental na regulação da função cardíaca e hemodinâmica, com efeito sobre o metabolismo cardíaco, função contrátil e elétrica, resistência vascular sistêmica e resposta ao estresse.[56] Alterações na biodis-ponibilidade dos HT são frequentes em pacientes com doença cardiovascular. A doença cardíaca está associada a mudanças no metabolismo dos HT por alterações da expressão das desiodases e de receptores nucleares dos HT, o que pode resultar em um estado de hipotireoidismo tecidual.[57] Em modelos animais, o hipotireoidismo induziu um aumento acentuado na atividade da D2.[58,59] Da mesma forma, a atividade da D3, indetectável no coração saudável, está induzida em vários modelos de IC e IAM.[60,61] A expressão da D3 também foi associada com a progressão da doença em um modelo animal de hipertrofia ventricular direita induzida por sobrecarga de pressão.[62] Já em humanos, um padrão anormal de expressão de receptores foi relatado na biópsia do miocárdio de pacientes com insuficiência cardíaca crônica.[63] Nesse estudo, a expressão do THR-α1 estava reduzida, enquanto a expressão de THR-α2, uma variante que inibe a resposta do receptor de HT, estava aumentada. Esses resultados foram correlacionados com uma diminuição na expressão do gene da cadeia pesada da α-miosina, contribuindo para a diminuição da função contrátil do miocárdio ventricular.

PROGNÓSTICO DE PACIENTES COM SÍNDROME DA DOENÇA NÃO TIREOIDIANA EM OUTROS CENÁRIOS CLÍNICOS

Mudanças nos níveis circulantes de hormônios tireoidianos também estão associadas com a gravidade da doença e pior prognóstico em outras situações clínicas.[64] Os níveis séricos de recuperação do TSH em pacientes internados na UTI foram capazes de diferenciar sobreviventes e não sobreviventes, e um escore de disfunção endócrina compreendendo T4, TSH e cortisol mostrou-se como preditor independente de mortalidade, com uma acurácia de 84%.[65] A elevação do rT3 e a queda na proporção T3/rT3 conseguiram identificar não sobreviventes em uma coorte de pacientes criticamente enfermos.[66] Demonstrou-se que a elevação de TSH no 5º dia de internação é um marcador precoce de recuperação, seguido por um aumento nos níveis de T4 e T3 em sobreviventes, o que sugere que a recuperação central precede à periférica e que a aferição seriada de TSH pode ter valor prognóstico.[66]

Curiosamente, um estudo com 480 pacientes de uma UTI clínica que avaliou o valor prognóstico dos HT, demonstrou que apenas o nível sérico de T3L foi preditor independente de mortalidade.[7] Sua adição ao APACHE II melhorou significativamente a capacidade de prever os resultados preliminares. Em uma população similar, a diminuição dos níveis de T4 livre foi observada entre os pacientes não sobreviventes à sepse e síndrome da resposta inflamatória sistêmica, sendo também consistente com a ideia de que os HT podem ser classificados como marcadores de gravidade da doença ou de desfecho.[67]

O valor prognóstico da síndrome do T3 baixo em pacientes internados em UTI por insuficiência respiratória foi investigado em um estudo prospectivo. Observou-se que os níveis plasmáticos de T3L nas primeiras 24 horas após a admissão estavam correlacionados com o estado clínico e disfunção das trocas gasosas, avaliada pelo APACHE II e a relação PO_2/FiO_2, respectivamente.[68] A associação da síndrome do T3 baixo com ventilação mecânica prolongada em pacientes criticamente enfermos também foi examinada retrospectivamente.[69] Nesse estudo, os pacientes foram avaliados por um perío-

do de 72 meses, mas realizaram dosagem hormonal somente se suspeita clínica de disfunção tireoidiana. Dos 264 pacientes analisados, 78% tinham baixos níveis séricos de FT3, compatíveis com a síndrome do T3 baixo. Esse grupo mostrou uma duração do tempo de ventilação mecânica e de internação na UTI e mortalidade mais elevada em comparação com aqueles com níveis hormonais normais. Esse estudo teve limitações quanto ao fato de que apenas os pacientes com suspeita clínica de disfunção tireoidiana foram avaliados, o que corresponde a menos de 5% dos pacientes internados durante esse período. Infelizmente, nenhum dos estudos foi capaz de determinar se a síndrome do T3 baixo contribui para o desenvolvimento e manutenção da insuficiência respiratória.

A Tabela 34.1 resume os resultados de estudos observacionais sobre a relação entre os níveis alterados de hormônios tireoidianos e a evolução dos pacientes criticamente enfermos.

Tabela 34.1 Estudos demonstrando associação entre função tireoidiana e desfecho em pacientes de UTI

Desenho	População	Grupos comparados	Medidas hormonais	Desfecho	Resultados	ref
Coorte prospectiva	480 pacientes de UTI	Sobreviventes *versus* não sobreviventes	T3, T4, T3L, T4L, TSH e T3/rT3	Mortalidade	T3L prediz mortalidade e melhorou a habilidade preditiva do escore APACHE II	7
Coorte prospectiva	264 pacientes críticos em VM	T3L baixo vs. perfil hormonal normal	T3L, T4L, TSH	Tempo de VM	ST3B é fator de risco para VM prolongada	36
Coorte prospectiva	103 pacientes sépticos e não sépticos em UTI	Sobreviventes *versus* não sobreviventes	T3 e T4L	Mortalidade	T3 e T4L na admissão não predizem prognóstico. A redução do T4L no seguimento indica pior prognóstico.	70
Coorte prospectiva	206 pacientes com SARA	Sobreviventes *versus* não sobreviventes	T3L, T4L, TSH	Mortalidade	T3L baixo prediz mortalidade, com poder discriminatório adicional aos escores APACHE II e SOFA	71
Coorte prospectiva	32 pacientes com insuficiência respiratória	-	T3L, T4L, TSH	Função tireoidiana	T3L baixo associado a pior PO_2/FiO_2	72
Retrospectivo	247 pacientes de UTI clínica	Eutireoide, baixo FT3, baixo FT3 e FT4	T3L, T4L e TSH	Mortalidade, tempo de internação e VM	Redução dos níveis de T4L aumentou mortalidade	73
Retrospectivo	314 pacientes queimados	Sobreviventes *versus* não sobreviventes	FT3, FT4 e TSH	Mortalidade	Níveis baixos de T3L estão associados a pior prognóstico	74

APACHE II: Acute Physiology and Chronic Health Evaluation II score. SARA: síndrome da angústia respiratória aguda; VM: ventilação mecânica; PO_2/FiO_2: razão da pressão parcial de oxigênio no sangue arterial e da fração inspirada de oxigênio; SOFA: sequential organ failure assessment.

TRATAMENTO NA SÍNDROME DO T3 BAIXO

Considerando-se a observada piora clínica e prognóstica associada à síndrome do T3 baixo, várias intervenções terapêuticas com o objetivo de corrigir essas anomalias, acelerar a recuperação e melhorar a sobrevida têm sido investigadas (Tabela 34.2).

O tratamento de pacientes criticamente enfermos com T4 foi associado à normalização dos níveis de T4, redução das concentrações de TSH e recuperação tardia dos níveis séricos de T3. Não houve diferenças na mortalidade entre os grupos, com a possibilidade de atraso na recuperação da função da tireoide no grupo tratado.[75] Considerando a possi-

Tabela 34.2 Estudos com tratamento hormonal na ST3B

Desenho	População	Intervenção	Desfecho	Resultados	Efeitos adversos	Ref
Randomizado, controlado por placebo	23 pacientes em UTI clínica com níveis séricos de T4 < 5 mcg/dL	1,5 mcg/kg/d de T4 EV por 2 semanas	Mortalidade	Níveis séricos de T4 e T4L aumentaram no 3º dia e normalizaram no 5º dia	Inibição da secreção de TSH	75
Randomizado, controlado por placebo	142 pacientes de alto risco submetidos a CRM	Bólus de 0,8 mcg/kg de T3 EV + infusão contínua de 0,113 mcg/kh/h por 6 hs	*Performance* cardiovascular	Aumento do IC 6 hs após cirurgia	Não	76
Randomizado, controlado por placebo	20 pacientes com ICC crônica (NYHA II-IV)	T4 100 mcg/d por 1 semana	Efeitos a curto prazo	Melhora na *performance* cardíaca e tolerância a exercício	Não	77
Randomizado, controlado por placebo	20 pacientes com ICC crônica (NYHA II-IV)	T4 100 mcg/d por 3 meses	Efeitos a médio prazo	Melhora do DC em repouso e durante exercício e na capacidade funcional. Redução da RVS e DDVE	Não	78
Randomizado, controlado por placebo	20 pacientes estáveis com ICC isquêmica e não isquêmica	T3 20 µg/m² de área corporal EV por 3 d	*Status* clínico, função do VE e perfil neuroendócrino	Melhora do perfil neuroendócrino e *performance* ventricular	Não	79
Randomizado, controlado por placebo	86 pacientes com ICC (NYHA II-IV)	DITPA 2× ao dia, em incrementos de 90 mg a cada 2 semanas, até 360 mg	Segurança e eficiência	Melhora do IC (em 18%), RVS (em 11%) e parâmetros metabólicos	Piora dos sintomas clínicos	80
Randomizado, controlado por placebo	50 pacientes de alto risco submetidos à cirurgia valvar	T3 20 mcg a cada 12 h por 24 hs	Concentração hormonal e desfecho clínico	Redução no uso de vasopressores no 1º dia de pós-operatório	Não	81
Randomizado, controlado por placebo	59 pacientes críticos com IRA	T4 150 mµg a cada 12 hs por 2d	Mortalidade	Sem efeito no curso da IRA	Supressão dos níveis de TSH e maior mortalidade	82
Prospectivo	23 pacientes com ICC grave (FEVE média 0,22)	T3 0,15–2,7 mcg/kg bólus ± infusão contínua (6-12 h)	Segurança e efeito hemodinâmico	Aumento do DC e redução da RVS	Não	83
Prospectivo	10 pacientes com choque cardiogênico sem resposta ao tratamento convencional	T4 20 mcg/h EV por 36 hs	Perfil hemodinâmico	Melhora do IC, POAP e PAM em 24 e 36 hs	Não	84

CRM: cirurgia de revascularização miocárdica; DC: débito cardíaco; DDVE: dimensão diastólica do ventrículo esquerdo; IC: índice cardíaco; ICC: insuficiência cardíaca congestiva; IRA: injúria renal aguda; EV: endovenoso; PAM: pressão arterial média; POAP: pressão de oclusão da artéria pulmonar; RSV: resistência vascular sistêmica; FEVE: fração de ejeção do ventrículo esquerdo; VE: ventrículo esquerdo bilidade de que a administração de T3 e T4 desregula o eixo HHT e atrasa a recuperação da função hipotalâmica, estudou-se a resposta à administração de hormônios liberadores hipotalâmicos (TRH e GHRH) em pacientes criticamente enfermos em fase crônica da doença.[85] Nesse estudo, os pacientes não tratados apresentaram uma redução na secreção pulsátil da TSH, prolactina e GH e baixos níveis séricos de T3, T4 e IGF -1. A infusão isolada de TRH aumentou os níveis basais de TSH, T3 e T4. A infusão combinada de TRH e GHRH, além de otimizar a secreção pulsátil de TSH, impediu o aumento da rT3. Além da normalização da função hormonal, houve melhoria dos parâmetros metabólicos.[85] No entanto, não existem estudos que avaliem desfechos duros como mortalidade ou tempo de internação em pacientes críticos.

Em estudos experimentais, a administração de HT ou de seus análogos melhorou a contratilidade cardíaca e o remodelamento dos miócitos, estimulou o pré-condicionamento isquêmico, aumentou o fluxo coronário e estimulou a angiogênese. No entanto, as evidências em humanos são ainda derivadas de estudos pequenos, com resultados modestos e contraditórios.[86-89] O efeito da reposição de T4 foi avaliado em 20 pacientes com IC e NYHA classe II e III sem instabilidade clínica, que foram hospitalizados por pelo menos 2 semanas. A administração de levotiroxina por 1 semana melhorou a tolerância ao exercício, reduziu a resistência vascular periférica e aumentou o débito cardíaco.[77] A reposição de T3 também foi avaliada em um ensaio clínico randomizado com 20 pacientes com cardiomiopatia dilatada, sem instabilidade clínica. Nesse estudo, os pacientes que receberam T3 durante 3 dias apresentaram aumento do volume diastólico final e índice de volume de ejeção ventricular esquerda, sem efeitos adversos relacionados ao uso de medicamentos.[79] Em pacientes submetidos à terapia de reperfusão do miocárdio, a utilização de HT condicionou o miocárdio e aumentou a tolerância a danos de isquemia – reperfusão, com reduzida necessidade de inotrópicos e melhoria do índice cardíaco.[90] Contrariamente a esses resultados, um ensaio clínico randomizado multicêntrico de fase II, que incluiu 87 pacientes com IC e utilizou um análogo de HT (ácido 3,5 – di-iodothyropropionic), foi interrompido precocemente devido à intolerância à medicação. Embora tenha havido melhora em alguns parâmetros hemodinâmicos e metabólicos, houve piora na avaliação global do paciente e nos sintomas clínicos.[80]

CONSIDERAÇÕES FINAIS

Os mecanismos da síndrome do T3 baixo são complexos e compreendem todas as fases de produção e metabolismo hormonal. Estudos clínicos têm demonstrado que as alterações hormonais descritas na síndrome são comuns a diferentes tipos de doença e associadas a um pior prognóstico. As mudanças no metabolismo dos hormônios tireoidianos que ocorrem na fase aguda da doença crítica já foram consideradas adaptativas, pois poderiam reduzir o gasto energético e o consumo de proteínas. No entanto, o aumento da morbidade e mortalidade associadas à síndrome do T3 baixo e a persistência de alterações na fase crônica da doença, em que o catabolismo é deletério, têm colocado em dúvida o caráter adaptativo das alterações e estimulado estudos e o desenvolvimento de novos tratamentos. Se essas mudanças são apenas um marcador de gravidade de doença ou parte do ciclo fisiopatológico que mantém os danos sistêmicos, levando, assim, a um aumento da morbidade e mortalidade, ainda é uma questão de debate. Dados a evidência disponível os lapsos na compreensão dos mecanismos patofisiológicos da síndrome do T3 baixo, não existe evidência de tratamento para esse conjunto de distúrbios dos hormônios da tireoide.

REFERÊNCIAS BIBLIOGRÁFICAS

1. Kopp P. Thyroid hormone synthesis. In: The thyroid: fundamental and clinical text. 9. Lippincott Williams and Wilkins, Philadelphia: Braverman LE, Utiger RD (eds.), 2005. p.52.

2. Hollenberg AN. Regulation of thyrotropin secretion. In: The thyroid: fundamental and clinical text. 9 ed. Lippincott Williams and Wilkins, Philadelphia: Braverman LE, Utiger RD (eds.), 2005. p.197.

3. Benvenga S. Thyroid hormone transport proteins and the physiology of hormone binding. In: The thyroid: fundamental and clinical text. 9 ed. Lippincott Williams and Wilkins, Philadelphia: Braverman LE, Utiger RD (eds.), 2005. p.97.

4. Davis PJ, Davis, FB. Nongenomic actions of thyroid hormone. In: Braverman, LE. Diseases of the thyroid (Contemporary Endocrinology). 2 ed. Human Press, 2002. Cap, 2, p. 18-37.

5. Larsen PR, Davies TF, Schlumberger MJ, Hay IA. Thyroid physiology and diagnostic evaluation of patients with thyroid disorders. In: Williams Textbook of Endocrinology. Philadelphia: Saunders Elsevier, 2008;499–442.

6. Maldonado LS, Murata GH, Hershman JM, Braunstein GD. Do thyroid function tests independently predict survival in the critically ill? Thyroid. 1992; 2(2): 119-123.

7. Wang F, Pan W, Wang H, Wang S, Pan S. Relationship between thyroid function and ICU mortality: a prospective observation study. Critical Care. 2012, 16:R11.

8. Romijn JA, Wiersinga WM. Decreased nocturnal surge of thyrotropin in nonthyroidal illness. J Clin Endocrinol Metab. 1990;70(1):35 –42.

9. Mebis L, Van den Berghe G. Thyroid axis function and dysfunction in critical illness. Best Pract Res Clin Endocrinol Metab. 2011 Oct;25(5):745-57. <http://ncbi.nlm.nih.gov/pubmed/21925075>. Acesso em 18 Abr, 2017.

10. Gabay C, Kushner I. Acute-phase Proteins. Encyclopedia of Life Sciences, 2001. Nature Publishing Group.

11. Afandi B, Vera R, Schussler GC, Yap MG. Concordant decreases of thyroxine and thyroxine binding protein concentrations during sepsis. Metabolism. 2000; 149(6): 753-754.

12. Afandi B, Schussler GC, Arafeh A, Boutros A, Yap MG, Finkelstein A. Selective consumption of thyroxine binding globulin during cardiopulmonary bypass surgery. Metabolism. 2000; 49: 270–274.

13. Brinker M, Joosten KFM, Visser TJ, Hop WCJ, Rijke YB, Hazelzet JA, Boonstra VH, et al. Euthyroid sick syndrome in meningococcal sepsis: the impact of peripheral thyroid hormone metabolism and binding proteins. The Journal of Clinical Endocrinology & Metabolism. 2005; 90(10):5613–5620.

14. Jirasakuldech B, Schussler GC, Yap MG, Drew H, Josephson A, Michl J. A characteristic serpin cleavage product of thyroxine-binding globulin appears in sepsis sera. Journal of Clinical Endocrinology and Metabolism. 2000; 85 3996–3999.

15. Reilly CP, Wellby ML. Slow thyroxine binding globulin in the pathogenesis of increased dialysable fraction of thyroxine in nonthyroidal illnesses. Journal of Clinical Endocrinology and metabolism .1983; 57: 15–18.

16. Mendel CM, Laughton CW, McMahon FA, Cavalieri RR. Inability to detect an inhibitor of thyroxine-serum protein binding in sera from patients with nonthyroid illness. Metabols 1991;40(5): 491-502.

17. Visser WE, Friesema ECH, Visser TJ. Thyroid hormone transporters: the knowns and the unknowns. Molecular Endocrinology. 2011; 25: 1–14.

18. Hennemann G, Docter R, Friesema EC, de Jong M, Krenning EP, Visser TJ. Plasma membrane transport of thyroid hormones and its role in thyroid hormone metabolism and bioavailability. Endocrine Reviews. 2001 Aug; 22(4): 451–476.

19. Friesema EC, Jansen J, Jachtenberg JW, Visser WE, Kester MH, Visser TJ. Effective cellular uptake and efflux of thyroid hormone by human monocarboxylate transporter 10. Molecular Endocrinology. 2008 Jun; 22(6): 1357–1369.

20. Mebis L, Paletta D, Debaveye Y, Ellger B, Langouche L, D'Hoore A, et al. Expression of thyroid hormone transporters during critical Illness. European Journal of Endocrinology. 2009; 161: 243–250.

21. Rodriguez-Perez A, Palos-Paz F, Kaptein E, Visser TJ, Dominguez-Gerpe L, Alvarez-Escudero J, et al. Identification of molecular mechanisms related to nonthyroidal illness syndrome in skeletal muscle and adipose tissue from patients with septic shock. Clin Endocrinol (Oxf). 2008;68:821–827.

22. Hennemann G, Krenning EP, Polhuys M, Mol JA, Bernard BF, Visser TJ, et al. Carrier-mediated transport of thyroid hormone into rat hepatocytes is rate-limiting in total cellular uptake and metabolism. Endocrinology 1986; 119(4): 1870–1872.

23. de Jong M, Docter R, Bernard BF, van der Heijden JT, van Toor H, Krenning EP, et al. T4 uptake into the perfused rat liver and liver T4 uptake in humans are inhibited by fructose. Am J Physiol 1994; 266(5 Pt 1): E768–E775.

24. Lim CF, Docter R, Visser TJ, Krenning EP, Bernard B, van Toor H, et al. Inhibition of thyroxine transport into cultured rat hepatocytes by serum of nonuremic critically ill patients: effects of bilirubin and nonesterified fatty acids. J Clin Endocrinol Metab 1993; 76(5): 1165–1172.

25. Oetting A, Yen PM. New insights into thyroid hormone action. Best Pract Res Clin Endocrinol Metab. 2007; 21:193.

26. Gauthier K, Plateroti M, Harvey CB, Williams GR, Weiss RE, Refetoff S, et al. Genetic analysis reveals different functions for the products of the thyroid hormone receptor alpha locus. Mol Cell Biol. Jul 2001;21(14):4748-4760.

27. Thijssen-Timmer DC, Peeters RP, Wouters P, Weekers F, Visser TJ, Fliers E, et al. Thyroid hormone receptor isoform expression in livers of critically ill patients. Thyroid. 2007; 17(2): 105–112.

28. Lado-Abeal J, Romero A, Castro-Piedras I, Rodriguez-Perez A, Alvarez-Escudero J. Thyroid hormone receptors are down-regulated in skeletal muscle of patients with non-thyroidal illness syndrome secondary to non-septic shock. European Journal of Endocrinology (2010) 163 765–773.

29. Boelen A, Kwakkel J, Thijssen-Timmer DC, Alkemade A, Fliers E, Wiersinga WM. Simultaneous changes in central and peripheral components of the hypothalamus-pituitary thyroid axis in lipopolysaccharide-induced acute illness in mice. J Endocrinol 2004; 182(2): 315–323.

30. Lechan RM, Fekete C. Infundibular tanycytes as modulators of neuroendocrine function: hypothetical role in the regulation of the thyroid and gonadal axis. Acta Biomed. 2007;78:84–98.

31. Lechan RM, Fekete C. Feedback regulation of thyrotropin-releasing hormone (TRH): mechanisms for the non-thyroidal illness syndrome. Journal of Endocrinological Investigation 2004;27 105–119.

32. Fliers E, Guldenaar SE, Wiersinga WM, Swaab DF. Decreased hypothalamic thyrotropin releasing hormone gene expression in patients with nonthyroidal illness. J Clin Endocrinol Metab. 1997; 82(12): 4032–4036.

33. Flier JS, Harris M, Hollenberg AN. Leptin, nutrition, and the thyroid: the why, the wherefore, and the wiring. J Clin Invest. 2000;105(7):859–861.

34. Kim MS, Small CJ, Stanley SA, Morgan DG, Seal LJ, Kong WM, et al. The central melanocortin system affects the hypothalamo-pituitary thyroid axis and may mediate the effect of leptin. J Clin Invest. 2000;105:1005-11.

35. Légrádi G, Emerson CH, Ahima RS, Flier JS, Lechan RM. Leptin prevents fasting-induced suppression of prothyrotropin-releasing hormone messenger ribonucleic acid in neurons of the hypothalamic paraventricular nucleus. Endocrinology. 1997;138:2569-76.

36. Sanchez VC, Goldstein J, Stuart RC, Hovanesian V, Huo L, Munzberg H, et al. Regulation of hypothalamic prohormone convertases 1 and 2 and effects on processing of prothyrotropin-releasing hormone. J Clin Invest. 2004;114:357-69.

37. Chan JL, Heist K, DePaoli AM, Veldhuis JD, Mantzoros CS. The role of falling leptin levels in the neuroendocrine and metabolic adaptation to short-term starvation in healthy men. J Clin Invest 2003;111(9):1409–21.

38. Weintraub BD, Gesundheit N, Taylor T, Gyves PW. Effect of TRH on TSH glycosylation and biological action. Ann NY Acad Sci 1989. 553:205-213.

39. Van den Berghe G, de Zegher F, Vlasselaers D, Schetz M, Verwaest C, Ferdinande P, et al. Thyrotropin-releasing hormone in critical illness: from a dopamine dependent test to a strategy for increasing low serum triiodothyronine, prolactin, and growth hormone concentrations. Critical Care Medicine. 1996 Apr; 24(4): 590–595.

40. St. Germain D, Galton VA, Hernandez A. Defining the roles of the iodothyronine deiodinases: current concepts and challenges. Endocrinology 2009;150: 1097–1107.

41. Peeters RP, Wouters PJ, Kaptein E, van Toor H, Visser TJ, Van den Berghe G. Reduced activation and increased inactivation of thyroid hormone in tissues of critically ill patients. J Clin Endocrinol Metab 2003; 88(7): 3202–3211.

42. Peeters RP, van der Geyten S, Wouters PJ, Darras VM, van Toor H, Kaptein E, et al. Tissue thyroid hormone levels in critical illness. J Clin Endocrinol Metab. 2005; 90(12): 6498–6507.

43. Mebis L, Langouche L, Visser TJ, Van den Berghe G. The type II iodothyronine deiodinase is up-regulated in skeletal muscle during prolonged critical illness. J Clin Endocrinol Metab 2007; 92(8): 3330–3333.

44. Peeters RP, Wouters PJ, van Toor H, Kaptein E, Visser TJ, Van den Berghe G. Serum 3,3_,5_-triiodothyronine (rT3) and 3,5,3_-triiodothyronine/rT3 are prognostic markers in critically ill patients and are associated with postmortem tissue deiodinase activities. J Clin Endocrinol Metab. 2005; 90(8): 4559–4565.

45. St Germain DL. The effects and interactions of substrates, inhibitors, and the cellular thiol-disulfide balance on the regulation of type II iodothyronine 5'-deiodinase. Endocrinology. 1988;122(5):1860–1868.

46. Wajner SM, Goemann IM, Bueno AL, Larsen PR, Maia AL. IL-6 promotes nonthyroidal illness syndrome by blocking thyroxine activation while promoting thyroid hormone inactivation in human cells. J Clin Invest. 2011;121(5):1834–1845.

47. Hamilton MA, Stevenson LW, Luu M, Walden JA. Altered thyroid hormone metabolism in advanced heart failure. Journal of the American College of Cardiology. 1990;16: 91–95.

48. Ascheim DD, Hryniewicz K. Thyroid hormone metabolism in patients with congestive heart failure: the low triiodothyronine state. Thyroid. 2002;12:511-5.

49. Pingitore A, Iervasi G, Barison A, Prontera C, Pratali L, Emdin M, et al. Early activation of an altered thyroid hormone profile in asymptomatic or mildly symptomatic idiopathic left ventricular dysfunction. J Card Fail 2006; 12:520–526.

50. Forini F, Paolicchi A, Pizzorusso T, Ratto GM, Saviozzi M, Vanini V, et al. 3, 5, 30-triiodothyronine deprivation affects phenotype and intracellular [Ca2+]i of human cardiomyocytes in culture. Cardiovasc Res 2001; 51:322–330.

51. Muller A, Simonides WS. Regulation of myocardial SERCA2a expression in ventricular hypertrophy and heart failure. Future Cardiol. 2005; 1:543–553.

52. Ceremuzyński L, Górecki A, Czerwosz L, Chamiec T, Bartoszewicz Z, Herbaczyńska-Cedro K. Low serum triiodothyronine in acute myocardial infarction indicates major heart injury. Kardiol Pol. 2004; 60(5):468-80.

53. Iervasi G, Pingitore A, Landi P, Raciti M, Ripoli A, Scarlattini M, et al. Low-T3 syndrome: a strong prognostic predictor of death in patients with heart disease. Circulation 2003, 107:708-713.

54. Pingitore A, Landi P, Iervasi G. Triiodothyronine levels for risk stratification of patients with chronic heart failure. The American Journal of Medicine. 2005; 118, 132-136.

55. Iervasi G, Molinaro S, Landi P, Taddei MC, Galli E, Mariani F, et al. Association Between Increased Mortality and Mild Thyroid Dysfunction in Cardiac Patients. Arch Intern Med. 2007;167(14):1526-1532.

56. Klein I, Ojamaa K. Thyroid hormone and the cardiovascular system. N Engl J Med. 2001; 344:501–509.

57. Pantos C, Mourouzis I, Cokkinos DV. New insights into the role of thyroid hormone in cardiac remodeling: time to reconsider? Heart Fail Rev. 2011; 16:79–96.

58. Escobar-Morreale HF, Obregon MJ, Escobar del Rey F, Morreale de Escobar G. Tissue-specific patterns of changes in 3,5,3_- triiodo-L-thyronine concentrations in thyroidectomized rats infused with increasing doses of the hormone. Which are the regulatory mechanisms? Biochimie 1999; 81:453–462.

59. Wagner MS, Morimoto R, Dora JM, Benneman A, Pavan R, Maia AL. Hypothyroidism induces type 2 iodothyronine deiodinase expression in mouse heart and testis. J Mol Endocrinol. 2003; 31:541–550.

60. Olivares EL, Marassi MP, Fortunato RS, et al. Thyroid function disturbance and type 3 iodothyronine deiodinase induction after myocardial infarction in rats: a time course study. Endocrinology. 2007; 148:4786–4792.

61. Gereben B, Zavacki AM, Ribich A, Kim B, Huang SA, Simonides WS, et al. Cellular and Molecular Basis of Deiodinase-Regulated Thyroid Hormone Signaling. Endocrine Reviews 2008; 29(7):898–938.

62. Wassen FW, Schiel AE, Kuiper GG, Kaptein E, Bakker O, Visser TJ, et al. Induction of thyroid hormone-degrading deiodinase in cardiac hypertrophy and failure. Endocrinology. 2002; 143: 2812–2815.

63. Kinugawa K, Minobe WA, Wood WM, Ridgway EC, Baxter JD, Ribeiro RC, et al. Signaling pathways responsible for fetal gene induction in the failing human heart: evidence for altered thyroid hormone receptor gene expression. Circulation. 2001; 103:1089–1094.

64. Nyle´n ES, Seam N, Khosla R. Endocrine markers of severity and prognosis in critical illness. Crit Care Clin 22. 2006; 161– 179.

65. Rothwell PM, Lawler PG. Prediction of outcome in intensive care patients using endocrine parameters. Crit Care Med. 1995;23(1):78-83.

66. Peeters RP, Wouters PJ, van Toor H, Kaptein E, Visser TJ, Van den Berghe G. Serum 3,3_,5_-triiodothyronine (rT3) and 3,5,3_-triiodothyronine/rT3 are prognostic markers in critically illpatients and are associated with postmortem tissue deiodinase activities. J Clin EndocrinolMetab. 2005; 90(8): 4559–4565.

67. Meyer S, Schuetz P, Wieland M, Nusbaumer C, Mueller B, Crist-Crain M. Low triiodothyronine syndrome: a prognostic marker for outcome in sepsis? Endocr. 2011; 39:167–174.

68. Scoscia E, Baglioni S, Eslami A, Iervasi G, Monti S, Todisco T. Low triiodothyronine (T3) state: a predictor of outcome in respiratory failure? Results of a clinical pilot study. European Journal of Endocrinology 2004; 151 557–560.

69. Bello G, Pennisi MA, Montini L, Silva S, Maviglia R, Cavallaro F, et al. Nonthyroidal illness syndrome and prolonged mechanical ventilation in patients admitted to the ICU. Chest. 2009;135;1448-1454.

70. Leon-Sanz M, Lorente JA, Larrodera L, Ros P, Alvarez J, Esteban AE, Landin L. Pituitary–thyroid function in patients with septic shock and its relation with outcome. European Journal of Medical Research. 1997; 2: 477–482.

71. Türe M, Memiş D, Kurt I, Pamukçu Z. Predictive value of thyroid hormones on the first day in adult respiratory distress syndrome patients admitted to ICU: comparison with SOFA and APACHE II scores. Ann Saudi Med. 2005 Nov-Dec;25(6):466-72.

72. Scoscia E, Baglioni S, Eslami A, Iervasi G, Monti S, Todisco T. Low triiodothyronine (T3) state: a predictor of outcome in respiratory failure? Results of a clinical pilot study. Eur J Endocrinol. 2004;151:557–60.

73. Plikat K, Langgartner J, Buettner R, Bollheimer LC, Woenckhaus U, Schflmerich J, et al. Frequency and outcome of patients with nonthyroidal illness syndrome in a medical intensive care unit. Metabolism Clinical and Experimental. 2007;56: 239– 244.

74. Gangemi EN, Berchialla FGP, Martinese M, Arecco F, Orlandi F, Stella M. Low triiodothyronine serum levels as a predictor of poor prognosis in burn patients. Burn.s 2008; 34: 817 – 824.

75. Brent GA, Hershmann JM. Thyroxine therapy in patients with severe nonthyroidal illnesses and low serum thyroxine concentration. JCEM. 1986ç 63: 1-8.

76. Klemperer JD, Klein I, Gomez M, Helm RE, Ojamaa K, Thomas SJ, et al. Thyroid hormone treatment after coronary-arterybypass surgery. N Engl J Med. 1995;333:1522– 7.

77. Moruzzi P, Doria E, Agostoni PG, Capacchione V, Sganzerla P. Usefulness of L-thyroxine to improve cardiac and exercise performance in idiopathic dilated cardiomyopathy. Am J Cardiol. 1994; 73:374–378.

78. Moruzzi P, Doria E, Agostoni PG. Medium-term effectiveness of L-thyroxine treatment in idiopathic dilated cardiomyopathy. Am J Med. 1996;101:461– 467.

79. Pingitore A, Galli E, Barison A, Iervasi A, Scarlattini M, Nucci D, et al. Acute effects of triiodothyronine (T3) replacement therapy in patients with chronic heart failure and low-T3 syndrome: a randomized, placebo-controlled study. J Clin Endocrinol Metab 2008; 93:1351–1358.

80. Goldman S, McCarren M, Morkin E, Ladenson PW, Edson R, Warren S, et al. DITPA (3,5-diiodothyropropionic acid), a thyroid hormone analog to treatheart failure: phase II trial veterans affairs cooperative study. Circulation. 2009; 119:3093–3100.

81. Choi YS, Kwak YL, Kim JC, Chun DH, Hong SW, Shim JK. Peri-operative oral triiodothyronine replacement therapy to prevent postoperative low triiodothyronine state following valvular heart surgery. Anaesthesia. 2009; 64: (8) 871–877.

82. Acker CG, Singh AR, Flick RP, Bernardini J, Greenberg A, Johnson JP. A trial of thyroxine in acute renal failure. Kidney Int 2000;57:293– 8.

83. Hamilton MA, Stevenson LW, Fonarow GC, Steimle A, Goldhaber JI, Child JS, et al. Safety and hemodynamic effects of intravenous triiodothyronine in advanced congestive heart failure. Am J Cardiol. 1998;81:443– 447.

84. Malik FS, Mehra MR, Uber PA, Park MH, Scott RL, Van Meter CH. Intravenous thyroid hormone supplementation in heart failure with cardiogenic shock. J Card Fail. 1999;5:31–37.

85. Van den Berghe G, de Zegher F, Baxter RC, Veldhuis JD, Wouters P, Schetz M. Neuroendocrinology of prolonged critical illness: effects of exogenous thyrotropin-releasing hormone and its combination with growth hormone secretagogues. J Clin Endocrinol Metab 1998; 83(2): 309–319.

86. Henderson KK, Danzi S, Paul JT, Leya G, Klein I, Samarel AM. Physiological replacement of T3 improves left ventricular function in an animal model of myocardial infarction-induced congestive heart failure.Circ Heart Fail. 2009;2:243–252.

87. Liu Y, Wang D, Redetzke RA, Sherer BA, Gerdes AM. Thyroid hormone analog 3,5-diiodothyropropionic acid promotes healthy vasculature in the adult myocardium independent of thyroid effects on cardiac function. Am J Physiol Heart Circ Physiol. 2009 May; 296(5): H1551– H1557.

88. Pantos CI, Malliopoulou VA, Mourouzis IS, Karamanoli EP, Paizis IA, Steimberg N, et al. Long-term thyroxine administration protects the heart in a pattern similar to ischemic preconditioning. Thyroid 2002;12: 4.

89. Thomas TA, Kuzman JA, Anderson BE, Andersen SM, Schlenker EH, Holder MS, Gerdes AM. Thyroid hormones induce unique and potentially beneficial changes in cardiac myocyte shape in hypertensive rats near heart failure. Am J Physiol Heart Circ Physiol. 2005;288: H2118–H2122.

90. Sirlak M, Yazicioglu L, Inan MB, Erylmaz S, Tasoz R, Aral A, et al. Oral thyroid hormone pretreatment in left ventricular dysfunction. Eur J Cardiothorac Surg. 2004; 26:720–725.

35

Cirurgia da Glândula Tireoide

Flávio Carneiro Hojaij

INTRODUÇÃO

As bases técnicas das operações sobre a glândula tireoide foram estabelecidas no final do século XIX. A evolução do conhecimento das doenças tireóideas proporcionou também um incremento no tratamento cirúrgico sobre a tireoide. Porém, o avanço nos métodos de imagem e da citologia trouxeram aumento marcante no diagnóstico de neoplasia da tireoide. Nos dias atuais, em um hospital geral, a tireoidectomia não é apenas uma operação frequente, mas uma das mais realizadas.[1,2]

Pelos detalhes que envolvem o procedimento e pelas potenciais complicações (impactantes), o ato deve ser conhecido não só pelos profissionais que a realizam, mas também pelos profissionais que indicam o tratamento.[3-6] Este capítulo discorrerá sobre as indicações, a anatomia clinico cirúrgica, a técnica operatória e, por fim, um apêndice final relacionado com as novas tecnologias que podem ser usadas no ato operatório.

HISTÓRICO[1]

Em meados do século XIX, submeter uma paciente à tireoidectomia era considerado ato proibido pelos médicos da época. Segue a afirmação de Rober Liston, de 1846: "Novamente, têm sido propostas formas de extirpar tumores tireoidianos e alguns cirurgiões têm-se aventurado em tais empreitadas, mas o resultado tem sido insatisfatório. Não se pode extrair a glândula tireoide do corpo de um ser humano vivo sem arriscar a sua morte por hemorragia. É um procedimento inimaginável".

Mais contundente foi Samuel Gross em 1850: "Pode a glândula tireoide, quando aumentada, ser removida com uma razoável esperança de se salvar o paciente? A experiência, enfaticamente, responde que não! Se um cirurgião pode ser tão tolo para tentar isso... Cada passo será envolvido por dificuldade, cada golpe do seu bisturi será seguido de uma torrente de sangue e ele poderá se considerar afortunado se a sua vítima sobreviver o suficiente para lhe proporcionar a oportunidade de terminar seu ato açougueiro... Nenhum cirurgião honesto e sensível tentaria jamais tal empresa".

Entretanto, após as contribuições de Billroth e Kocher, a mortalidade dos pacientes submetidos à tireoidectomia caiu vertiginosamente. Kocher foi mercedor do prêmio Nobel por seus trabalhos em tireoidectomias e, em 1917, já acumulava a experiência de 5.000 operações com menos de 0,5 % de mortalidade.

O sucesso resultou da evolução do conhecimento da anatomia (em 1881, eram descritas as glândulas paratireoides por Sandstrom), da fisiologia, das técnicas operatórias e da patologia. Melhores resultados foram sendo alcançados com a evolução das técnicas anestésicas e com o aparecimento, em 1940, dos antibióticos.

ANATOMIA CLÍNICO-CIRÚRGICA

GLÂNDULA[7]

A glândula tireoide é um órgão intensamente vascularizado, situado na porção anterolateral do pescoço, profundamente aos músculos esternoti-reóideo e esterno-hióideo, entre C5 e T1, e revestida pela parte visceral da lâmina pré-traqueal da fáscia cervical e sobre o complexo laringotraqueal. Essa é a base anatômica para que a glândula se movimente à deglutição.

É formada de dois lobos, direito e esquerdo, apresenta forma cônica, medindo aproximadamente 5 cm de comprimento, sendo os ápices voltados para superior e lateral, e a base dirige-se para inferior e medial terminando ao nível do quinto ou sexto anéis traqueais e, ainda, um istmo que reúne, transversalmente, as bases dos respectivos lobos, medindo aproximadamente 1,25 cm e, em geral, recobrindo o segundo e terceiro anéis traqueais. Além disso, um lobo piramidal, originado do istmo, pode estar presente, estendendo-se, frequentemente, até o osso hioide. O lobo piramidal está presente em cerca de 50% dos indivíduos. Esses valores têm importância para a percepção de exames de imagem e o percentual de existência do lobo piramidal deve ser conhecido para sua melhor ablação nas ocasiões necessárias (tratamento das neoplasias malignas da tireoide).

VASCULARIZAÇÃO[7]

Quanto à vascularização, a glândula tireoide é irrigada pelas artérias tireóideas superior e inferior que se anastomosam no interior da glândula e formam importante circulação colateral entre as artérias carótida externa e subclávia. A artéria tireóidea superior é ramo da carótida externa. A artéria tireóidea inferior origina-se do tronco tireocervical, ramo da subclávia. O conhecimento dessa vascularização é de importância também para a vascularização das glândulas paratireoides: em 80% dos casos, elas são irrigadas (direta ou indiretamente) pela artéria tireóidea inferior (superiores e inferiores) e esse apontamento é feito pela importância desse conhecimento que deve ser aplicado aos procedimentos operatórios sobre a glândula tireoide (Figura 35.1).

Em relação à drenagem venosa, forma-se, anteriormente à glândula e traqueia, o plexo venoso tireóideo. A partir desse plexo, tem-se o início das veias tireóideas superior, média e inferior. A superior e a média (nem sempre presente e podendo ser um conjunto de veias) desembocam na veia jugular interna, drenando, respectivamente, o polo superior e a porção média dos lobos, enquanto a tireóidea inferior deságua na veia braquiocefálica, drenando os polos inferiores (Figura 35.1).

DRENAGEM LINFÁTICA[7]

No que se refere à drenagem linfática, os vasos seguem inicialmente para os linfonodos pré-larín-geos, pré-traqueais e paratraqueais altos. Depois, alcançam os linfonodos da cadeia cervical profunda superior (ao longo do tronco venoso tireolingual e jugulodigástrico) e inferior (júgulo-omo-hióideo), daí seguem para o tronco linfático do pescoço (tronco jugular), que se une aos troncos subclávios e broncomediastinal para formarem, à esquerda, o ducto torácico e, no lado contralateral, o ducto linfático direito. Esses ductos terminais desembocam nas respectivas confluências entre as veias jugular interna e subclávia. A importância desse conhecimento está na sua aplicação à predição das metástases do carcinoma da glândula tireoide. O compartimento central (nível VI) é o principal local inicial das metástases do carcinoma da tireoide e envolve os linfonodos pré-laríngeos (1 a 4) e os pré e paratraqueais (junto aos nervos laríngeos inferiores) de quantidade variada (Figura 35.2).

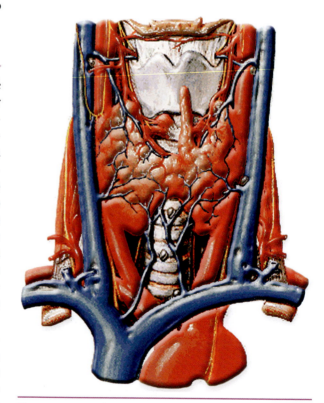

Figura 35.1 Vascularização da glândula tireoide. Vista anterior.

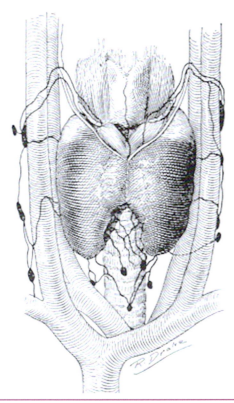

Figura 35.2 Drenagem linfática da glândula tireoide. Vista anterior.[7]

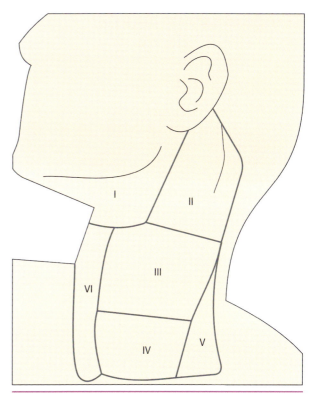

Figura 35.3 Desenho esquemático dos níveis cervicais.

Tendo como ensejo essa explicação, demonstraremos a divisão clínica dos níveis do pescoço. Não há nenhuma base anatômica nessa divisão. Entretanto, esse modo de se referir às localidades cervicais foi difundido pelo serviço de Cirurgia de Cabeça e Pescoço do Sloan Kattering Memorial Hospital de Nova York, na década de 1940.

- Nível I: região submentoniana e submandibular, limite inferior no músculo digástrico, limite superior na mandíbula;
- Nível II: tomando-se o músculo esternocleidomastóideo e dividindo-o em três segmentos iguais, o terço superior é o nível II;
- Nível III: terço médio do explicado acima;
- Nível IV: terço inferior;
- Nível V: região supraclavicular, sendo um triângulo com vértice superior e limite medial à borda lateral do músculo esternocleidomastóideo, limite lateral à borda do músculo trapézio e à base na clavícula;
- Nível VI: é o chamado compartimento central com seu limite inferior na fúrcula esternal, o superior no osso hióideo e os lateraisnas bordas mediais de ambos os músculos esternocleidomastóideos (Figuras 35.3 e 35.4).

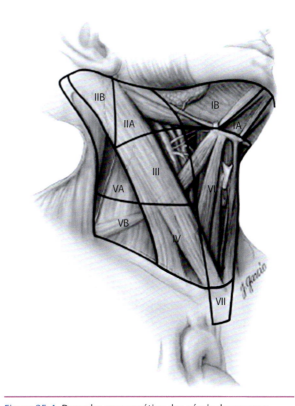

Figura 35.4 Desenho esquemático dos níveis do pescoço. Subníveis nos n II e V.[8]

RELAÇÕES SINTÓPICAS DE RELEVÂNCIA CLÍNICA

NERVOS LARÍNGEOS[7,9]

Os nervos laríngeos superiores e inferiores guardam relação direta com a glândula e sua maior importância está na abordagem cirúrgica da glândula. Ambos são ramos do nervo vago e inervam a musculatura laríngea intrínseca.

O nervo laríngeo superior possui dois ramos (interno e externo). O ramo externo inerva o músculo cricotireóideo que tensiona as pregas vocais. A falta de seu funcionamento acarreta a perda da emissão de sons agudos bem como um cansaço vocal.

O ramo externo do nervo laríngeo superior tem relação direta com o polo superior de ambos os lobos tireóideos, podendo estar em situação acima das bordas dos polos ou até mesmo abaixo deles. Essa última sintopia é a mais desafiadora para o cirurgião mantê-la íntegra. Os vasos do polo superior (artéria e veia tireóidea superior) tem relação direta com esse nervo.

O nervo laríngeo inferior inerva os músculos intrínsecos da laringe, e sua lesão leva a paresias e paralisia da hemilaringe ipsilateral. Também é chamado de nervo laríngeo recorrente, pois, aparentemente, sai do nervo vago e percorre um trajeto ascendente (e não direto) até entrar na laringe. Nesse trajeto, entre a traqueia e o esôfago, tem relação sintópica direta com toda a porção posterior da glândula tireoide, com a artéria tireóidea inferior e com as glândulas paratireoides. Por essas relações tão diretas, o nervo laríngeo inferior é um dos desafios para o cirurgião, durante a abordagem cirúrgica da glândula tireoide.

Devemos notar que o desenvolvimento vascular anômalo do tronco braquiocefálico podem não tracionar o nervo laríngeo inferior direito, tornando-o não recorrente. No esquerdo, esse fato quase não existe, pois para tal precisaríamos, além da anomalia descrita, de uma destrocardia completa.

GLÂNDULAS PARATIREOIDES[10]

As glândulas paratireoides se encontram em total intimidade com a glândula tireoide, haja visto a denominação que receberam. Encontram-se no número de quatro em 80 % dos casos (podendo ser mais em 10 %) e estão em posição satélite aos polos tireóideos. Recebem vascularização direta da artéria tireóidea inferior, eventualmente da superior e, por vezes, indiretamente do parênquima tireóideo (Figura 35.5). Isso, por vezes, é marcante, pois as paratireoides podem estar na cápsula da glândula tireoide em 14% dos indivíduos e, dentro da glândula, em 5% dos indivíduos. Portanto, é mais um desafio a quem pretende fazer abordagem cirúrgica da glândula tireoide.

Indicações cirúrgicas

As indicações clássicas para indicar as tireoidectomias são quatro:[4]

1. **Suspeita de neoplasia:** considera-se a citologia o exame mais preditivo para a suspeita de neoplasia maligna, mas nódulos com aspecto ecográficos suspeito, crescimento considerável[11] ou ainda hipocaptantes nos mapeamentos também podem ser enquadrados nesse item;

2. **Nódulos grandes:** existe uma incidência algo maior de neoplasia maligna nos nódulos maiores que 2,6 cm.[11] Entretanto, nódulos efetivamente grandes são os que causam compressões e desvios nas vias aéreas e digestivas (faringe, esôfago, laringe e traqueia). Também existe a possibilidade de compressão dos vasos cervicais (artérias carótidas, veia jugulares, troncos braquiocefálicos venosos e arteriais). Bócios que se insinuam para o mediastino ou que efetivamente descem para o tórax (mergulhantes) se enquadram nessa indicação e habitualmente comprimem as estruturas acima descritas;[12]

3. **Hipertireoidismo:** o hipertireoidismo nodular ou pelo bócio difuso tóxico podem ser tratados em definitivo pela iodoterapia ou pela ressecção cirúgica. Decidir pela modalidade terapêutica envolve vários passos e análises que fogem ao objeto deste capítulo;

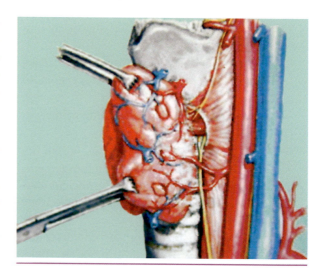

Figura 35.5 Glândulas paratireoides. Vascularização e inervação. Vista lateral. Fonte: Netter, FH. Atlas de Anatomia Humana, 5ª.ed.p.74.

4. **Estética:** nódulos que estão fora do quesito anterior, mas que trazem algum dano à estética do paciente e podem ser tratados por ressecção. Entretanto essa é uma indicação de exceção.

Tipos de operação

A glândula tireoide pode ser retirada total ou parcialmente. Além disso, nas doenças neoplásicas podem se associar ressecções de linfonodos cervicais (esvaziamentos cervicais). Veremos a seguir detalhes dessas abordagens.[4]

TIREOIDECTOMIAS PARCIAIS

- **Nodulectomias:** realizadas com muita frequência no passado. Indicadas em situações de absoluta exceção ou associados a lobectomias (conhecidas também com hemitireoidectomias). Têm como principal crítica a recidiva da doença nodular e o fato de que, na reabordagem, causar um incremento de dificuldade pela fibrose causada na glândula e nos tecidos adjacentes. Ainda, por serem procedimentos não regrados, podem causar danos às estruturas nobres adjacentes (nervos laríngeos e paratireóideos).[9,10]
- **Lobectomias totais:** abordagem totalmente regrada e feita de um lado só da glândula.

Ressecam-se um lobo e o istmo chegando-se no limite do lobo contralateral. Por isso, não é de boa norma chamá-las de hemitireoidectomias. Para essa operação, identificam-se e preservam-se os nervos laríngeos ipsilaterais, assim como as paratireoides. Poupa-se de dissecção as estruturas contralaterais, expondo-se o mínimo o lobo contralateral. Na presença de lobo piramidal, este também deve ser ressecado. Esse procedimento é indicado para doenças nodulares unilaterais e também é defendida por grupos que o consideram ato suficiente para casos selecionados de neopalasias malignas bem diferenciadas. Tem como vantagem proteger as estruturas não abordadas (a taxa de ocorrência de hipoparatireoidismo nessas operações é próximo de zero) e cerca de 50% dos pacientes permanecem eutireóideos.[13] (Figura 35.6)

- **Istmectomias:** só ressecam o istmo tireóideo. São indicadas quando existe nódulo benigno apenas nessa região. (Figura 35.7)
- **Tireoidectomias subtotais:** ressecam quase toda a glândula, deixando cerca de 1 a 2 cm³ de lobos bilateralmente. Foram muito usadas para o tratamento do hipertireoidismo (bócio difuso tóxico), porém quase não são mais. Não devem ser confundidas com a tireoidectomia quase total (*near-total*) que funciona como tireoidectomia total. Nesse procedimento, o

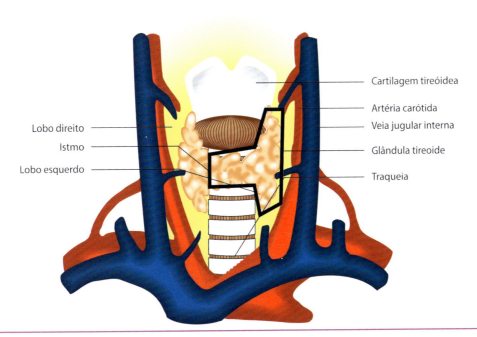

Lobo direito

Istmo

Lobo esquerdo

Cartilagem tireóidea

Artéria carótida

Veia jugular interna

Glândula tireoide

Traqueia

Figura 35.6 Lobectomia total, também denominada tireoidectomia parcial.

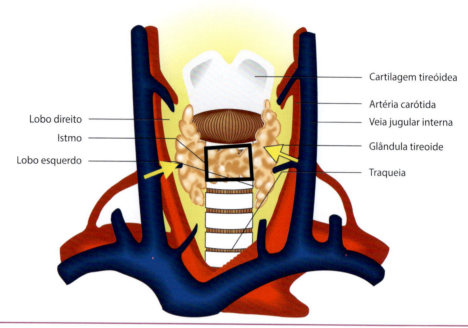

Cartilagem tireóidea

Artéria carótida

Veia jugular interna

Lobo direito

Istmo

Glândula tireoide

Lobo esquerdo

Traqueia

Figura 35.7 Istmectomia, denominada comumente tireoidectomia parcial.

tecido tireóideo restante é mínimo e, normalmente, sobra nas coalescências da tireoide com a junção laringotraqueal onde entra o nervo laríngeo inferior. Acaba-se deixando esse *reliquat* para proteger a integridade morfofuncional do nervo laríngeo inferior. (Figura 35.8)

TIREOIDECTOMIAS TOTAIS

Ressecam a glândula toda, ou deixam apenas *reliquats* de tecido para a proteção dos nervos laríngeos e paratireóideos. São os procedimentos de escolha para a doença nodular bilateral e para a maioria dos

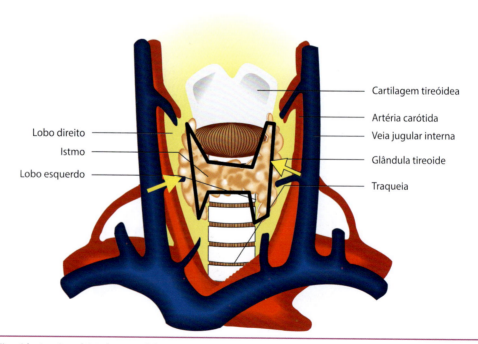

Cartilagem tireóidea

Artéria carótida

Veia jugular interna

Lobo direito

Istmo

Glândula tireoide

Lobo esquerdo

Traqueia

Figura 35.8 Tireoidectomia subtotal ou parcial.

tumores malignos da glândula tireoide.[5,6,14] O bócio difuso tóxico atualmente é tratado com esse procedimento. Muitos grupos defendem que ele deve ser esse o procedimento básico sobre a glândula tireoide. Entretanto, isso ainda é motivo de discussões.[5,14] (Figura 35.9)

- **Tireoidectomias associadas a esvaziamentos cervicais (Figura 35.10):** os esvaziamentos cervicais (ressecções regradas de grupo de linfonodos cervicais) estão indicados na presença de linfonodos acometidos por doença (metástase) ou no tratamento do carcinoma medular. O esvaziamento do compartimento central (nível VI já descrito) é aceito sempre que houver a presença de metástase linfonodal de carcinoma bem diferenciado ou no carcinoma medular. Esvaziamentos de princípio sem a presença de metástases (carcinoma bem diferenciado) são controversos e podem ser considerados em tumores maiores ou mais agressivos.[5,8] Esvaziamentos do compartimento central cursam com a possibilidade e taxas maiores de complicações.[3] Os esvaziamentos laterais (n. II, III IV e V) são realizados na presença de metástases linfonodais diagnosticadas.[14]

- **Bócios mergulhantes:** a técnica para o tratamento dessa afecção difere até o momento de se retirar o bócio de dentro do tórax. Cerca de 95% dos casos são tratados apenas pela cervicotomia por meio de manobras delicadas de dissecção e tração.[12]

COMPLICAÇÕES DAS TIREOIDECTOMAIS[3]

Como qualquer ato operatório, as tireoidectomias podem ter complicações decorrentes de infecções, de atos anestésicos ou de comorbidades. Porém, as complicações mais frequentes estão relacionadas à anatomia clínica já descrita.

- **Hipoparatireoidismo:** a abordagem da glândula sempre põe em risco as paratireoides (integridade macroscópica ou dano ao suprimento ou drenagem vascular). Sinais e sintomas são vistos já nas primeiras 24 horas. Desde que as glândulas tenham sido conservadas, a maioria dos casos (90% ou mais) evoluem bem com a volta da função em cerca de 60 a 90 dias depois do procedimento.

- **Paralisias laríngeas:** paralisias das pregas vocais bilaterais são raras e também transitórias desde que a integridade macroscópica dos nervos laríngeos inferiores tenha sido mantida. Paralisias unilaterais são mais frequentes, mas também a minoria (cerca de 5%) e, muitas vezes, temporárias. A disfonia decorrente, se permanente, é satisfatoriamente tratada com fonoterapia. Raramente, as tireoplastias (plastias sobre a cartilagem tireoide) são indicados nessas situações.

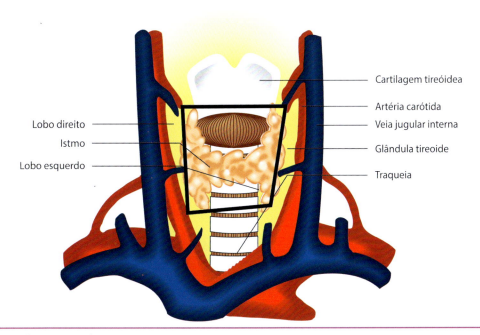

Lobo direito
Istmo
Lobo esquerdo

Cartilagem tireóidea
Artéria carótida
Veia jugular interna
Glândula tireoide
Traqueia

Figura 35.9 Tireoidectomia total.

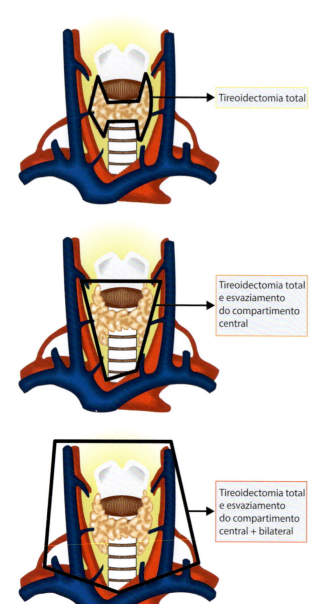

Figura 35.10 Áreas afetadas por tireoidectomia total, total com esvaziamento de compartimento central e também de compartimentos laterais (bilateral).

- **Hematomas:** complicação potencialmente fatal. O sangramento na loja tireóidea pode levar à dificuldade de retorno venoso, ocasionando edema da via aérea e, consequentemente, insuficiência respiratória. O uso de drenos não evita essa ocorrência, e a excelência da técnica hemostática e anestésica (evitar hipotensão) são os fatores determinantes para se evitar essa complicação.

NOVAS TECNOLOGIAS

Nos últimos anos, têm surgido aparatos e produtos que podem ser somados às ferramentas do cirurgião.

- **Monitorização de nervos laríngeos:** essa ferramenta é mais um auxílio ao cirurgião. Cânulas de intubação orotraqueal (i.o.t.) com sensores de movimentação das pregas vocais que são acoplados a um computador com programa que mostram, em gráfico, a movimentação da prega. (Figura 35.11)
- **Sondas de estimulação neural:** a manipulação exagerada do nervo provoca ondas de tração. O estímulo em uma estrutura, com sonda especial, confirma identificação do nervo (Figura 35.12). Tem seu uso objetivo e muito útil nas reoperações (em que a localização visual pode ser dificultada pela fibrose), em casos de neoplasia maligna, bócios grandes ou quando

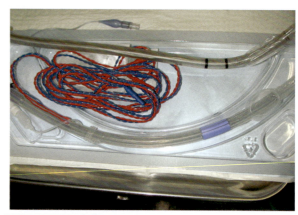

Figura 35.11 Cânula de i.o.t com sensor de movimentação da prega vocal (azul). Fonte: Acervo do autor.

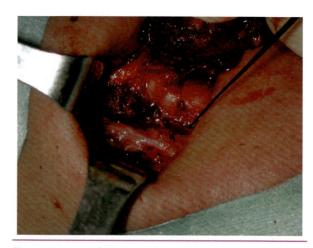

Figura 35.12 Sonda de estimulação neural. Fonte: Acervo do autor.

o cirurgião julgar necessário. Parece estar associado a uma redução do tempo operatório, mas não há evidências de que seu uso diminui a ocorrência de paralisias laríngeas.[15,16]

- **Bisturi harmônico e outras fontes de energia:** bastante úteis para as operações maiores (bócios volumosos e ou neoplasias com necessidade de esvaziamento cervical). A grande vantagem dessas fontes reside no fato de proporcionarem dissecção e, principalmente, corte/coagulação (hemostasia), simultaneamente evitando-se o uso de ligaduras (Figura 35.13). Consequentemente, obtém-se uma redução do tempo operatório, sem outros prejuízos.[17]

- **Hemostáticos:** são substâncias colocadas (tecidos absorvíveis, pó, líquidos) que podem ser aplicados em locais de sangramento cujas ligaduras convencionais ou cauterização poderiam ser danosas (muito perto de nervos ou das paratireoides).[3] (Figura 35.14)

- **PTH como preditor de hipocalcemia sintomática após tireoidectomias totais:** o PTH dosado 1 hora após o fim do ato operatório pode apontar a necessidade do uso cálcio na convalescença e, até mesmo, alta mais precoce.[18]

Figura 35.14 Amostra de tecido absorvível hemostático. Fonte: Acervo do autor.

- **Acessos chamados minimamente invasivos:** o uso dos aparatos para a cirurgia vídeo assistida teve disseminação nos últimos 10 anos. Entretanto, não se demonstraram benefícios evidentes, nem mesmo o cosmético.[16]

- **Cirurgia robótica:** existem grupos no mundo que, com o uso de robôs, estão subtraindo a incisão do pescoço para a axila ou para a raiz do cabelo. Tais procedimentos, além de curva de aprendizado longa, não apresentam, até o momento, vantagens sobre o procedimento convencional. Além disso, a propagada vantagem cosmética tem como contraponto um acesso com dissecção muito maior, podendo acrescentar complicações desnecessárias ao procedimento clássico.[16,19]

REFERÊNCIAS BIBLIOGRÁFICAS

1. Cernea C R, Brandão Lenine G. Kocher e a história da tireoidectomia. Revista Brasileira de Cirurgia da Cabeça e Pescoço (Impresso), v. 37, p. 240-243, 2008.
2. Dean DS, Gharib H. Epidemiology of thyroid nodules. Best Pract Res Clin Endocrinol Metab. 2008 Dec;22 (6):901-11. Review.
3. Cernea CR, Brandão LG, Hojaij FC, De Carlucci D, Montenegro FL, Plopper C, et al. How to minimize complications in thyroid surgery? Auris Nasus Larynx. 2010 Feb;37 (1):1-5. Epub. 2009 Aug 28. Review.
4. Cervantes O, Hojaij F C. Tratamento cirúrgico dos nódulos da tireoide. In: Prado FC; Ramos JA; Valle JR (org.). Atualização terapêutica. São Paulo: Artes Médicas, 2003, v. 1, p. 1276-1277.
5. Cooper DS, Doherty GM, Haugen BR, Kloos RT, Lee SL, Mandel SJ, et al. Revised American Thyroid Association Management Guidelines for Patients with Thyroid Nodules and Differentiated Thyroid Cancer. Thyroid. 2009;19 (11):1167-214.
6. Maia AL, Ward LS, Carvalho GA, Graf H, Maciel RM, Maciel LM, et al. Thyroid nodules and differentiated thyroid cancer: Brazilian consensus. Arq Bras Endocrinol Metabol. 2007 Jul;51 (5):867-93.

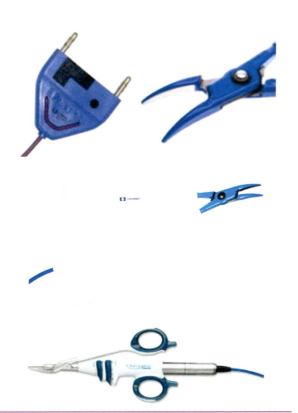

Figura 35.13 Pinças de Energias Especiais (bipolar avançado mais ao alto, bisturi harmônico mais abaixo) Fonte: Foto da internet/fornecedores covidien/ethicon.

7. Hollinshead WR. Anatomy for surgeons, third edition, vol 1. Pennsylvania: Harper & Row Publishers Inc, 1982.

8. Carty ES, Cooper DS, Doherty GM, Duh QY, Kloss RT, Mandel SJ, et al. Consensus statement on the terminology and classification of central neck dissection for thyroid cancer. Thyroid, v. 19, p.1153-57, 2009.

9. Cernea CR, Ferraz AR, Furlani J, Monteiro S, Marques L, Nishio S, et al. Identification of the external branch of the superior laryngeal nerve during thyroidectomy. Am J Surg 12 (53): 142-50,1992.

10. Hojaij FC, Vanderlei F, Plopper C, Rodrigues CJ, Jácomo A, Cernea C, et al. Parathyroid gland anatomical distribution and relation to anthropometric and demographic parameters: a cadaveric study. Anatomical Science International, v. 1, p. 1-9, 2011.

11. Arora N, Scognamiglio T, Zhu B, Fahey TJ. Do benign thyroid nodules have malignant potential? An evidence-based review. World J Surg. 2008 Jul;32 (7):1237-46. Review.

12. Neves MC, Rosano M, Hojaij FC, Abrahao M, Cervantes O, Andreoni DM. Avaliação crítica de 33 pacientes com bócio mergulhante tratados cirurgicamente por cervicotomia. Braz J Otorhinolayngol 75 (2) 172-6 2009.

13. Carlucci Jr D, Tavares MT, Obara MT, Martins LL, Hojaij FC, Cernea CR. Thyroid function after unilateral total lobectomy arch otolaryngol head neck surg. 134 (10):1076-1079, 2008.

14. Tincani AJ, Hojaij FC, Teixeira GV, Araújo PPC. Câncer diferenciado de tireoide: tratamento cirúrgico p107. Programa de Atualização Baseado em Diretrizes da AMB (PRODIRETRIZES). 176 p. 2010 Artmed/Panamericana.

15. Cernea CR, Brandão LG, Hojaij FC, De Carlucci D Jr, Brandão J, Cavalheiro B, Sondermann A. Negative and positive predictive values of nerve monitoring in thyroidectomy. Head Neck. 2012 Feb;34 (2):175-9. doi: 10.1002/hed.21695. Epub 2011 Mar 16.

16. Randolph GW. Modern thyroidectomy and the tailored surgical approach. J A Otolaryngol Head Neck Surg/139 (5),517 2013.

17. Kuboki A, Nakayama T, Konno W, Goto K, Nakajima I, Kanaya H, Hirabayashi H. Haruna S New technique using an energy-based device versus conventional technique in open thyroidectomy Auris Nasus Larynx 40 (2013) 558–562.

18. Vanderlei FB, Abrahão M, Cervantes O, Hojaij FCO, Ohe MN, Vieira G, Santos RO, Kunii IS. Paratormônio como preditor de sintomas de hipocalcemia em pós-operatório imediato de tireoidectomia total. In: 13º Encontro Brasileiro de Tireoide, 2008, Campinas. 13º Encontro Brasileiro de Tireoide, 2008.

19. Terris DJ. Surgical approaches to the thyroid gland: which is the best for you and your patient? JAMA Otolaryngol Head Neck Surg. 2013;139 (5):515-517.

Parte IV

Metabolismo Mineral e Doenças Osteometabólicas

Princípios da Fisiologia Óssea e da Homeostase Mineral – Avaliação Diagnóstica das Doenças Osteometabólicas

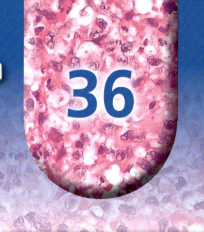

36

Marise Lazaretti Castro
Cynthia Maria Alves Brandão
José Gilberto Henriques Vieira

O tecido ósseo é um tecido conectivo diferenciado e especializado, com capacidade de se mineralizar e que abriga múltiplas funções, como:

- I. Mecânica: de suporte e fixação dos músculos, possibilitando a movimentação e locomoção do indivíduo;
- II. Proteção: servindo como envelope de órgãos nobres como cérebro, coração, pulmão, medula espinhal, além de conter a medula óssea, origem das células sanguíneas;
- III. Metabólica: funcionando como reservatório de íons, especialmente cálcio e fósforo, participando ativamente na manutenção da homeostase sérica.

Dessa forma, inúmeras alterações e fenômenos metabólicos podem ter consequências no tecido ósseo e na estrutura esquelética. Uma longa lista de doenças e situações clínicas pode interferir em uma ou mais dessas funções vitais, com consequências desastrosas sobre o organismo. A fragilidade seria uma delas, levando a deformidades e fraturas, provocando incapacitação, dependência e, até mesmo, a falência de outros sistemas. Para compreendermos melhor este tema, discorreremos a seguir sobre os princípios fundamentais que regulam a fisiologia óssea e mineral.

FISIOLOGIA ÓSSEA

A combinação ideal entre rigidez e elasticidade faz com o osso seja reconhecido como uma das estruturas físicas mais bem planejadas da natureza. Foram milhões de anos até que se chegasse a esta forma atual, que combina resistência com leveza. A matriz orgânica, composta especialmente por colágeno tipo I, confere elasticidade à medida que a mineralização dessa matriz pela deposição de cristais de hidroxiapatita impõem sua rigidez. O colágeno compõe 10% da massa óssea, sendo cerca de 65% dela compostos de hidroxiapatita e os restantes 25% de água. Portanto, em adição a suas funções mecânicas, o osso é um importante reservatório de íons, contendo 99% do cálcio e 89% do fósforo do organismo, além de pequenas quantidades de magnésio e bicarbonato.[1]

As principais células responsáveis pela manutenção dessa estrutura são originárias de duas linhagens diferentes.[2] O tecido hematopoiético da medula óssea dá origem aos osteoclastos, que são células multinucleadas semelhantes aos macrófagos, com alta capacidade fagocitária e cuja função é reabsorver (dissolver) o osso. Por outro lado, o tecido mesenquimal dá origem a três tipos celulares:

- Osteoblastos: células com grande capacidade de síntese proteica que formam tecido ósseo;
- Osteócitos: que são transformações dos osteoblastos sepultados na matriz mineralizada, cuja função sinalizadora é importante na manutenção do tecido ósseo;
- Células de revestimento: que recobrem as superfícies ósseas.

A interação entre estas células orquestrada por hormônios e fatores químicos locais produz a constante renovação do tecido ósseo. Esse processo é denominado remodelação óssea (Figura 36.1) e implica uma fase de ativação, na qual as células de revestimento se afastam da superfície óssea, expondo a matriz mineralizada; uma fase de reabsorção, quando os osteoclastos aproximam-se e fixam-se firmemente sobre essa matriz exposta, lançando suas enzimas e prótons para degradar a matriz mineralizada e despejando seus produtos na circulação; e a fase de formação óssea, quando os osteoblastos preenchem a lacuna formada pelos osteoclastos e iniciam a síntese de matriz proteica, que será posteriormente mineralizada. Esse ciclo completo ocorre em aproximadamente 200 dias. A fase de reabsorção óssea leva um terço desse tempo, enquanto a formação e a mineralização da matriz nova demoram os dois terços restantes. Esse processo ocorre ao longo de toda vida e tem por objetivo eliminar tecidos velhos ou danificados, substituindo-os por tecidos novos. Fica claro que um desequilíbrio entre reabsorção e formação poderá acarretar prejuízo para a qualidade óssea e, consequentemente, para sua resistência mecânica, fazendo com que o tecido ósseo perca uma de suas características fundamentais, que é suportar cargas.[2]

REGULAÇÃO DA HOMEOSTASE DO CÁLCIO E DO FÓSFORO

O cálcio é o íon mineral mais abundante no ser humano, o quinto elemento mais encontrado no organismo, e sua maior concentração localiza-se no compartimento extracelular. Suas concentrações intracelulares são inúmeras vezes menores que as do meio extracelular e do meio ambiente, o que nos faz imaginar que, durante a evolução das espécies, foram criados mecanismos para que esse gradiente fosse possível.[1]

Pequenas variações do cálcio no citoplasma desencadeiam uma série de reações enzimáticas que modificam o curso do metabolismo das células, funcionando como um segundo-mensageiro na transmissão de informações vindas das membranas. Parte desse cálcio sanguíneo circula ligada às proteínas e sais, e cerca de 50% de suas concentrações correspondem à fração ionizada ou livre. Somente essa parcela se relaciona com os efeitos biológicos mediados por ele e sofre controle metabólico. Portanto, elevações ou reduções das proteínas plasmáticas podem alterar as concentrações desse elemento sem, contudo, modificar sua fração ionizada. Por outro lado, alterações do pH podem modificar a proporção de cálcio livre e ligado, estando a fração livre reduzida na alcalose e elevada na acidose.[3] Suas concentrações plasmáticas correspondem à resultante de um intenso movimento desse íon por três setores do organismo: intestino; rins e; esqueleto. A absorção intestinal, excreção e reabsorção tubular, a solubilização e deposição no tecido ósseo são mecanismos dinâmicos e orquestrados especialmente por quatro hormônios chamados calciotrópicos: o paratormônio (PTH); o

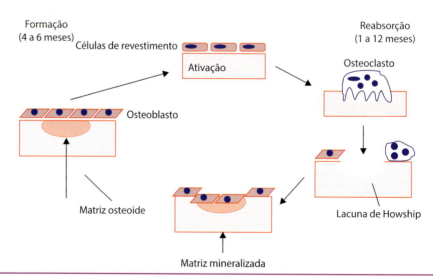

Figura 36.1 Ciclo de remodelação óssea. Em resposta a determinados estímulos mecânicos ou químicos, as células de revestimento se afastam da superfície, expondo a matriz mineralizada. Os osteoclastos ativados fixam-se firmemente a essa superfície e iniciam o processo de dissolução dessa matriz, lançando seus produtos de catabolismo na circulação. Em um determinado momento, suspendem a reabsorção e desocupam a lacuna formada, que é preenchida por osteoblastos que, por sua vez, iniciam a reconstrução do tecido retirado, preenchendo a cavidade com matriz osteoide que será posteriormente mineralizada.

PTH-related protein (PTHRP); a calcitonina (CT); e a vitamina D (VD). Quando um desses setores ou hormônios não está adequado, todo o sistema se altera para reequilibrar as concentrações plasmáticas de cálcio, a prioridade para o organismo. Apenas em situações de desequilíbrio extremo, observa-se a presença de hipo ou hipercalcemia.[4]

As concentrações do cálcio sofrem também interferência de outro elemento fundamental para o tecido ósseo: o fósforo. Este tem alta afinidade pelo cátion divalente, pois as forças eletroquímicas favorecem sua união, formando, sempre que suas concentrações permitirem, sais de fosfato de cálcio, a principal matéria-prima dos cristais de hidroxiapatita depositados na matriz óssea. Além disso, a presença do fósforo é fundamental em uma série de estruturas biológicas vitais, como nos fosfolipídeos das membranas celulares, nas moléculas associadas à geração e ao transporte de energia, e na estrutura do DNA e RNA. Aproximadamente 20% do fósforo circulante estão ligados a proteínas e o restante circula como íons livres de fosfato (HPO_4^{2-} e $H_2PO_4^-$).[5]

O rim exerce um controle muito rigoroso sobre a excreção de fosfatos e qualquer diminuição dos níveis de fósforo plasmático provoca reação imediata, aumentando sua reabsorção tubular, além de estimular diretamente a 1-hidroxilase renal. Dessa forma, as concentrações de 1,25 di-idroxivitamina D ($1,25(OH)_2D$) se elevam, aumentando a absorção intestinal de cálcio e de fósforo. O cálcio se eleva no sangue e suprime a produção de PTH. A redução desse hormônio induz um aumento na reabsorção tubular de fósforo, contribuindo também para a elevação de seus níveis plasmáticos.[5] Muito provavelmente, outros elementos participarão do grupo dos hormônios calciotrópicos, ainda não definitivamente isolados, mas com provas claras de suas existências. Os quadros de raquitismo hipofosfatêmico e a osteomalacia tumoral testemunham isso. Como a regulação da excreção de fósforo pelos rins é altamente controlada, é provável que mecanismos próprios tenham sido desenvolvidos para esse fim, e parecem ser um pouco mais complexos que as simples relações hormônio/receptor com que estamos acostumados. O raquitismo hipofosfatêmico ligado ao X é uma das formas mais prevalentes de raquitismo associada à perda renal de fósforo. Um dos genes candidatos já isolados, cujas mutações foram associadas a essa forma de raquitismo, é o PHEX (*phosphate regulating gene* localizado no cromossomo X), cuja estrutura apresenta homologia com as endopeptidases e evidências apontam para o FGF-23 (*Fibroblast growth factor-23*) como seu principal substrato.[6,7] O FGF23 controla a excreção de fósforo pelo rim, regulando o cotransportador de sódio-fósforo Npt-2, responsável por 85% da reabsorção tubular de fósforo no líquido filtrado. Entretanto, existem outras proteínas também candidatas a desempenhar o mesmo papel, associadas à excreção renal de fósforo, e todos os estudos realizados a respeito indicam que a ciência está prestes a desvendar mais um passo fundamental para a completa compreensão da fisiologia osteomineral humana.

HORMÔNIOS CALCIOTRÓPICOS

São assim denominados os principais hormônios relacionados à homeostase do cálcio e neste grupo estão incluídos o PTH, a vitamina D, a calcitonina e o PTHRP. Com exceção da calcitonina, cuja ausência ou excesso não representa nenhuma alteração reconhecida sobre o tecido ósseo, esses hormônios apresentam efeitos marcantes sobre o desenvolvimento e manutenção do sistema esquelético e induzem alterações bem definidas, quando presentes em excesso ou nas suas deficiências.

Paratormônio (PTH)

O PTH é um hormônio proteico de 84 aminoácidos em sua forma madura, produzido pelas células das paratireoides, pequenas glândulas que se localizam na região cervical posteriores à tireoide, envoltas por tecido gorduroso. Seu estudo é bastante recente na história da medicina. As próprias glândulas paratiroides começaram a fazer parte dos livros clássicos de anatomia humana apenas no início do século passado. Kleemann e cols., em 1986, fizeram excelente revisão histórica sobre o assunto e, curiosamente, segundo esse trabalho, o primeiro relato da existência dessas glândulas foi feito em 1862, por Richard Orwen, estudando rinocerontes.[8] Um ano após, Virchow teria identificado essa glândula no homem. Entretanto, sua função foi pela primeira vez relacionada ao metabolismo de cálcio, em 1908, por MacCallum e Voegtlin.[9]

Em mamíferos, é o mais potente regulador das concentrações plasmáticas de cálcio e pode ser considerado um hormônio relativamente novo no desenvolvimento das espécies. Durante a evolução, as paratireoides aparecem pela primeira vez como órgãos discretos em anfíbios.[10] Sua estrutura primária já foi determinada em várias espécies, com grande homologia entre elas. Entre os primatas, esse hormônio se apresenta muito conservado, e orangotangos e chimpanzés apresentam estrutura idêntica ao PTH humano em sua forma madura.[11]

É secretado em sua forma intacta (1-84) ou em fragmentos carboxiterminais de vários tamanhos, em resposta a diminuições das concentrações plasmáticas do cálcio ionizado. É um hormônio extremamente potente, cujo principal papel fisiológico é impedir a hipocalcemia. Para isso, atua nos túbulos contornados proximais, aumentando a reabsorção tubular de cálcio e a excreção de fósforo. Induz uma discreta acidose metabólica por aumentar a reabsorção tubular de cloro. Nos rins, estimula ainda a formação da 1,25(OH)$_2$D ou calcitriol, ativando a enzima 1-hidroxilase, também presente nos túbulos renais. Dessa forma, eleva indiretamente a absorção intestinal de cálcio, já que este último hormônio aumenta o transporte de cálcio pelas células da luz intestinal para a circulação. Somado a isso, o PTH aumenta o afluxo de cálcio do osso. Curiosamente, no tecido ósseo, seus receptores são encontrados apenas nas células de linhagem osteoblástica, as células responsáveis pela formação óssea. Entretanto, essas células, sob seu estímulo, produzem substâncias (RANKL e osteoprotegerina, ver adiante) que levam à diferenciação dos osteoclastos e aumentam sua atividade reabsortiva, despejando o cálcio retirado da matriz óssea mineralizada diretamente na circulação.[12]

O cálcio é, portanto, o principal regulador da secreção e síntese do PTH pelas células das paratireoides. Na presença de baixas concentrações, o PTH é liberado e, na presença de concentrações elevadas, essa secreção é suprimida. Isso pode ser demonstrado pela infusão endovenosa de ácido etilenodiaminotetracético (EDTA), um quelante de cálcio, seguida de redução significativa do cálcio e de elevações imediatas do PTH plasmático em indivíduos normais (Figura 36.2).[13]

As ações clássicas do PTH relatadas decorrem da ligação dos aminoácidos iniciais da molécula ao receptor de membrana específico presente nas células-alvo. A maioria dessas ações é obtida plenamente pelo fragmento aminoterminal 1-34. Sem os dois aminoácidos iniciais, o PTH perde sua atividade biológica, embora não perca sua capacidade de ligação com o receptor (PTH1r).[14] Discute-se ainda se os fragmentos carboxiterminais teriam também algum efeito fisiológico, pois não foram identificados, até o momento, receptores específicos para essa porção da molécula.

As grandes dificuldades encontradas para o desenvolvimento de ensaios específicos contra PTH estão no fato de que suas concentrações plasmáticas são bastante reduzidas – da ordem de picomoles – com predomínio de fragmentos carboxi-

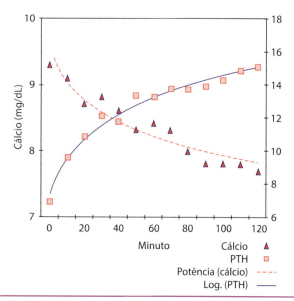

Figura 36.2 Resposta do PTH à hipocalcemia induzida por infusão de EDTA em voluntários normais. Nota-se que pequenas variações desse cátion são seguidas por respostas imediatas da secreção de PTH.

terminais e, embora tenha sido um dos primeiros radioimunoensaios produzidos pelos ganhadores do prêmio Nobel, Berson e Yalow, os métodos de dosagem do PTH no sangue demoraram anos para que se tornassem sensíveis e específicos suficientes e pudessem ser largamente utilizados na prática clínica.[17]

Vitamina D

Hormônio esteroide, mais precisamente um secoesteroide, pois seu segundo anel do núcleo ciclopentano-peridrofenantreno é aberto durante o processo de transformação. Suas fontes alimentares são escassas, estando presente em quantidades significantes apenas em peixes gordurosos (p. ex.: salmão) e em óleos de fígado de peixe, especialmente do bacalhau. Isso faz com que, em nosso meio, sua principal fonte seja a produção endógena na pele, a partir do 7-deidrocolesterol em uma reação catalizada pelos raios ultravioletas, resultando na formação de colecalciferol ou vitamina D$_3$ (Figura 36.3).

Tanto o colecalciferol ou vitamina D3 (origem animal) como o ergocalciferol ou vitamina D2 (origem vegetal) apresentam pouca atividade intrínseca, tendo ainda que sofrer duas hidroxilações (hepática e renal) para poder atuar como hormônio capaz de influenciar o metabolismo do cálcio.[1]

Sua forma ativa é o calcitriol ou 1,25 di-idroxivitamina D (1,25(OH)$_2$D) que, como todo hormônio esteroide, atua primordialmente por intermédio da ligação a um receptor intranuclear.[1] A vitamina D

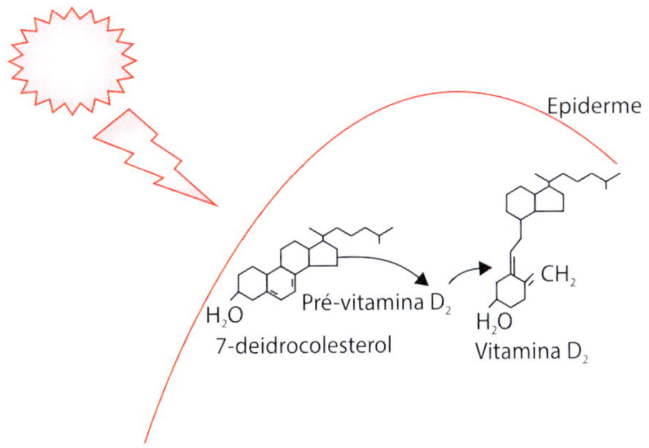

Figura 36.3 Síntese da vitamina D (colecalciferol) na pele a partir de seu precursor 7-deidrocolesterol, catalisada pelos raios solares.

ativa é fundamental para transporte ativo do cálcio e fósforo no intestino delgado e para que ocorra a mineralização do tecido osteoide. Sua ativação renal pela 1-hidroxilase é rigorosamente controlada e seus principais reguladores são o PTH e o fósforo plasmático. Concentrações elevadas de PTH, assim como reduzidas de fósforo, estimulam a atividade dessa enzima que, consequentemente, aumenta a produção de $1,25(OH)_2D$. Esse hormônio cai na circulação e estimula o transporte ativo de cálcio e fósforo no intestino, aumentando suas concentrações plasmáticas, suprimindo indiretamente, dessa forma, a secreção do PTH. Além disso, é capaz de suprimir especificamente o gene no PTH, inibindo sua síntese e fechando, assim, a alça de *feedback* metabólico.

A vitamina D atua por meio de seu receptor intracelular (VDR), uma proteína membro de uma superfamília de receptores nucleares, que funciona como fator de transcrição, ligando-se a elementos específicos reguladores dos genes-alvo. No caso do VDR, é necessária a formação de heterodímeros com o receptor de ácido retinoico, que se liga a duas sequências repetidas de seis bases que caracterizam o elemento responsivo de vitamina D (VDRE), já identificado em regiões reguladoras de genes-alvo como 1-hidroxilase, osteocalcina, osteopontina, calbindina D28K, TGF e 24-hidroxilase.

Além desse efeito sobre o tecido ósseo e sistema mineral, também tem sido bastante estudado o efeito da $1,25(OH)_2D$ sobre a diferenciação e proliferação celular.[16] Em células hematopoiéticas, já se descreveu a presença de receptores de calcitriol, assim como seu efeito antineoplásico em tumores dessa linhagem.[17] Em células mamárias, bem como em queratinócitos, esse efeito de diferenciação celular também está sendo estudado. O uso do calcitriol

oral mostrou bons resultados no tratamento da psoríase sistêmica, entretanto o risco de induzir hipercalcemia limita sua utilização. A aplicação clínica dessas pesquisas resultou no desenvolvimento do calcipotriol, um derivado do calcitriol para uso tópico, no tratamento da psoríase.[18] Os efeitos antineoplásicos da $1,25(OH)_2D$ são um tema bastante atual, com inúmeros trabalhos avaliando seu mecanismo de ação e uma possível aplicação clínica. Esses efeitos vêm sendo sugeridos também por estudos epidemiológicos que observaram uma associação entre uma maior incidência de determinados tipos de câncer, especialmente próstata, mamas e colo, com o grau de deficiência de vitamina D em determinadas populações.[19,20]

Outro aspecto bastante estudado é a influência da vitamina D sobre a função neuromuscular. A presença de receptores de vitamina D em tecido muscular indica ser este um tecido-alvo e sua deficiência está associada à diminuição da força muscular, descrita já de longa data nos casos de osteomalácia grave, especialmente nas cinturas pélvicas e escapular. A correção dessa deficiência por meio da reposição hormonal de vitamina D está associada a uma melhora da função neuromuscular, menor risco de quedas e redução significativa das fraturas de fêmur proximal.[21]

Calcitonina (CT)

Hormônio de 32 aminoácidos, produzido preferencialmente pelas células parafoliculares da tireoide em mamíferos, ou pela glândula ultimobranquial em não mamíferos, mas que pode ser detectada em vários outros tecidos neuroendócrinos.[1] Sua existência foi inicialmente descrita por Copp e cols., em 1961, que demonstraram seu efeito hipocalcemiante em cães.[22] É um hormônio antigo na filogenia e moléculas muito semelhantes já foram identificadas até em organismos unicelulares. Tornou-se muito conhecida pelo seu efeito farmacológico de suprimir a atividade dos osteoclastos e, por esse motivo, tem seu uso aprovado pela Food and Drug Administration (FDA) para tratamento da osteoporose, doença de Paget e hipercalcemia associada à malignidade. Seus efeitos fisiológicos permanecem ainda de certa forma obscuros, pois suas reduzidas concentrações circulantes dificultam o respectivo estudo em humanos.

As células parafoliculares ou células C são originárias da crista neural e também produzem o *calcitonin gene related peptide* (CGRP), ambos hormônios sintetizados a partir de um gene único. O gene da *CT/CGRP* tem seis éxons e o *splicing* do mRNA seleciona quatro deles, produzindo diferenciadamente CT ou CGRP. Essa produção é tecido-específica, sendo nas células C a produção preferencial para CT, enquanto nos outros tecidos neuronais, o CGRP é o mais abundante1. Este último hormônio não apresenta efeitos relevantes sobre o metabolismo ósseo, mas sobre os vasos, promovendo vasodilatação. Recentemente, está sendo associado à fisiopatologia da enxaqueca.[23]

A CT apresenta receptores específicos abundantes nos osteoclastos maduros e sua ligação a eles promove imediatamente uma retração dessas células, que interrompem sua atividade reabsortiva.[24]

Um dos mais potentes estímulos para sua secreção é o aumento das concentrações de cálcio plasmático. As células C da tireoide se mostram sensíveis a pequenas variações de concentração de Ca extracelular, mesmo dentro de limites fisiológicos, que são transmitidas para o interior das células através de pelo menos dois mecanismos conhecidos: canais de cálcio voltagem-dependente; e sensor/receptor de cálcio, o mesmo presente nas paratireoides e que foram recentemente descritos nas células parafoliculares.[25] Alguns peptídeos intestinais, como a gastrina, colecistoquinina e o glucagon, têm ação estimulatória, com significado fisiológico pouco compreendido. Em virtude desse efeito, tanto o cálcio como a pentagastrina, isolados ou em associação, vêm sendo utilizados como estímulos secretórios no diagnóstico e acompanhamento do carcinoma medular de tireoide.

As grandes dificuldades relativas ao estudo fisiológico da secreção de CT situam-se no fato de estas células constituírem menos de 10% das células de uma tireoide normal e de seus níveis de secreção serem muito baixos, tornando necessária a utilização de métodos muito sensíveis para sua dosagem. Inicialmente, os estudos restringiam-se em avaliar a ação da CT mediante bioensaios. Somente após a sua extração e purificação, tornou-se possível o desenvolvimento de radioimunoensaios e, posteriormente, ensaios imunométricos que possibilitaram determinar as concentrações plasmáticas da CT, ainda com dificuldade em indivíduos normais.

Além dos baixos níveis sanguíneos encontrados em indivíduos normais, a presença de formas heterogêneas da molécula, identificadas indiscriminadamente pelos ensaios mais antigos, produziu resultados contraditórios sobre sua fisiologia e fisiopatologia. Essas formas seriam componentes de alto peso molecular (precursores), dímeros ou outros fragmentos não ativos. A forma dita "madura"

é a forma monomérica contendo o resíduo prolina aminada na posição 32, na extremidade carboxiterminal que mostra, portanto, estar livre (Figura 36.4). Por esses motivos, todos os trabalhos que envolvem dosagens de CT devem ser analisados sempre se considerando o método utilizado em sua detecção.

Duas situações clínicas reforçam a necessidade de maiores estudos sobre este hormônio. A primeira delas é o carcinoma medular de tireoide, neoplasia relativamente rara entre os carcinomas tireoidianos, mas que, por suas características genéticas e pelo comportamento maligno, exige abordagens mais agressivas no que diz respeito à conduta terapêutica e ao rastreamento individual e familiar. A outra situação que levanta interesse pelo estudo da CT é em decorrência de sua capacidade de frear a atividade osteoclástica, sendo utilizada como recurso terapêutico nas osteoporoses e, em outras situações, de elevado *turnover* ósseo.

É curioso o fato de que, na sua ausência quase completa, como observada nas tireoidectomias totais ou, no seu excesso, como verificado na presença de um carcinoma medular de tireoide, não se observam qualquer alteração óssea ou na homeostase do cálcio. Essas características levantam a possibilidade de que a CT possa ter perdido sua importância

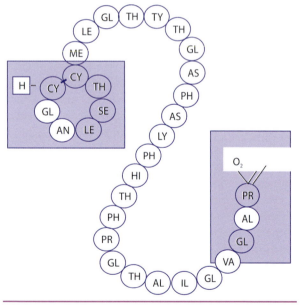

Figura 36.4 Estrutura primária da calcitonina humana. Os destaques representam as áreas mais conservadas entre as espécies. Os círculos preenchidos representam resíduos idênticos em todas as espécies em que foi estudada, além do anel formado por uma ponte dissulfídica na extremidade aminoterminal entre dois resíduos de cisteínas, e a prolina amida na extremidade carboxiterminal.

599

Capítulo 36 – Princípios da Fisiologia Óssea e da Homeostase Mineral – Avaliação Diagnóstica das Doenças Osteometabólicas

fisiológica maior ao longo do desenvolvimento das espécies, pelo menos no que diz respeito ao seu papel no metabolismo osteomineral. Por outro lado, a presença abundante de seus receptores no sistema nervoso central (SNC) pode indicar que esse hormônio tenha outra função ainda desconhecida e, até o momento, subestimada por nós, dentro da fisiologia humana.

Parathyroid related peptide (PTHRP)

Entre as causas mais comuns de hipercalcemia, encontram-se as hipercalcemias associadas à malignidade, uma das mais frequentes alterações paraneoplásicas, com elevada morbidade e mortalidade, podendo ser causada por diferentes mecanismos.[26] Na sua fisiopatologia, pode estar envolvida a produção de substâncias que aumentam a reabsorção óssea, como algumas citoquinas e prostaglandinas, pode ainda estar relacionada a elevações da vitamina D ativa produzida por alguns linfomas, ou ainda ser decorrente da produção pelas células tumorais de um peptídeo denominado *PTH related peptide* (PTHRP). Esse peptídeo foi identificado e descrito em 1987[27] e trouxe contribuições muito importantes para o estudo osteometabólico. Diversas características observadas nos casos de hipercalcemia associada à malignidade sugeriam a existência de um fator humoral, com efeitos muito semelhantes aos do PTH, quanto à capacidade de elevar o AMP cíclico urinário e de induzir uma fosfatúria com hipofosfatemia, além do fato de que a redução tumoral era seguida de melhora da hipercalcemia. Entretanto, as dosagens de PTH, nesses casos, estavam invariavelmente suprimidas. Estudos posteriores demonstraram ser o PTHRP um hormônio fundamental na vida fetal, sendo produzido pelas paratireoides fetais e placenta. No momento do nascimento, as paratireoides interrompem essa produção e passam, então, a sintetizar preferencialmente o PTH, que assume o controle da calcemia.[28] A partir desse momento, os níveis plasmáticos de PTHRP se reduzem bruscamente e só voltam a se elevar quando células tumorais indiferenciadas deixam de suprimir genes próprios da vida fetal.

Experimentos que induziram a ablação (*Knockout*) de seu gene demonstraram que esse peptídeo desempenha papel fundamental no desenvolvimento esquelético,[29] além de manter a calcemia fetal, atuando no transporte de cálcio pela placenta. Enquanto a mutação em heterozigose promoveu fenótipo característico, a ausência homozigótica do gene do PTHRP foi letal para camundongos. Estes apresentavam membros curtos e caixa torácica hipodesenvolvida, por alteração na diferenciação dos condrócitos. Em humanos, um fenótipo semelhante é observado na condrodiaplasia de Blomstrand. Esse hormônio vital para o feto apresenta grande homologia com a porção aminoterminal do PTH, sendo oito dos treze primeiros aminoácidos idênticos e esses dois hormônios compartilham o mesmo receptor, o *PTH receptor type 1* (PTH1R).[30] Uma ativação constitutiva desses receptores é a causa da condrodisplasia metafisária de Jansen, caracterizada por alterações no desenvolvimento das cartilagens e condrócitos associada à hipercalcemia.

Embora atuem por meio do mesmo receptor, esses peptídeos são codificados por genes diferentes, localizando-se o gene do PTHRP no cromossoma 12 e o do PTH, no cromossoma 11. Curiosamente, acredita-se que o cromossoma 11 seja produto de uma duplicação do cromossoma 12 ocorrida durante a evolução das espécies, já que existem outras homologias descritas entre esses dois cromossomas. Permanece sendo expresso em diversos tecidos, onde deve agir de maneira parácrina ou mesmo autócrina, pois níveis circulantes são indetectáveis. Tem três formas moleculares circulantes, devido a *splicings* alternativos do mRNA, podendo ter 139, 141 ou 173 aminoácidos. Vários indícios sugerem que exista atividade biológica em outras porções da molécula, portanto, pressupõe-se a existência de outros receptores não compartilhados pelo PTH, que, devido a esse fato, é considerado um poliormônio.[31]

AVALIAÇÃO CLÍNICA NO DIAGNÓSTICO DE DOENÇAS OSTEOMETABÓLICAS

Apesar da apresentação clínica das principais doenças osteometabólicas ser descrita nos capítulos subsequentes, nunca é demais lembrar que, mesmo nos tempos atuais de alta tecnologia aplicada, a triagem clínica inicial é fundamental. Uma anamnese bem-feita e um exame clínico cuidadoso continuam a ser as peças mais importantes no diagnóstico. A partir dos dados levantados pelo clínico, pode-se direcionar os exames necessários para a confirmação diagnóstica. É desnecessário lembrar a economia de recursos que uma boa anamnese e um bom exame clínico podem trazer, em especial em uma área em que os testes diagnósticos são muitas vezes complexos e dispendiosos.

Na história clínica, genericamente, todas as informações são importantes, mas, no caso das doenças osteometabólicas, alguns aspectos se salientam. Entre estes, o sexo, a raça, a idade, a puberdade, a condição de menopausa ou o hipogonadismo de outras etiologias. Além disso, a história familiar é fundamental, visto que muitas doenças têm uma evidente ligação genética. A história recente ou antiga deve ser valorizada quanto ao uso de uma série de medicamentos que podem interferir no metabolismo ósseo, como corticosteroides, anticonvulsivantes, lítio, diuréticos e hormônios tireoidianos. É também importante a referência a períodos de imobilização prolongada, tratamentos quimioterápicos de câncer, além de evidentemente doenças específicas como hipertireoidismo, hiperparatireoidismo e doença de Cushing. Histórias de doenças gastrintestinais crônicas, como síndrome de má-absorção, ou cirurgias bariátricas ou similares, podem ser associadas a casos de osteomalacia. Cabe lembrar que em homens com osteoporose a presença de hipogonadismo e seus sinais, muitas vezes sutis, deve ser investigada, bem como a história presente ou passada de alcoolismo.

Um dos fatores de risco de fratura mais importantes é a referência a uma fratura prévia, em especial de colo de fêmur ou de outro local, desde que não relacionada a trauma grave. Baixa exposição solar, baixo peso, menopausa precoce, baixa ingestão de cálcio e sedentarismo são fatores que podem contribuir para o desenvolvimento de alterações ósseas. Dor é uma queixa muito frequente, desde a dor lombar de uma paciente osteoporótica até dores localizadas de pacientes com Paget.

O exame físico pode contribuir com dados fundamentais. Além da altura e peso, dados como a presença de deformidades ósseas, tumorações, esclera azulada, cicatriz de cirurgia cervical podem ser de fundamental importância. Os sinais e sintomas de hipocalcemia, em especial referência a quadros de tetania, convulsões, formigamento de ponta de dedos ou peribucal, ou de hipercalcemia, como polidipsia, poliúria, alterações de sensório, depressão, quadros psiquiátricos mal definidos, devem ser investigados. Os clássicos sinais de Chvostek e Trousseau continuam fundamentais para a definição clínica da hipocalcemia.

Embora muitas vezes o quadro clínico não seja típico ou característico, uma boa anamnese e um exame físico cuidadoso, como já mencionado, continuam a ser a peça fundamental no diagnóstico correto e na consequente investigação e tratamento das doenças osteometabólicas.

PROPEDÊUTICA LABORATORIAL NO DIAGNÓSTICO E SEGUIMENTO DE DOENÇAS OSTEOMETABÓLICAS

Em função de as principais doenças osteometabólicas serem, muitas vezes, oligo ou assintomáticas em sua fase inicial, período em que a intervenção terapêutica seria mais conveniente, o emprego de métodos laboratoriais ou radiológicos é fundamental. Do ponto de vista laboratorial, os principais testes são descritos a seguir.

Dosagem de cálcio e fósforo séricos e urinários

Constituem-se no elemento básico de diagnóstico de qualquer doença osteometabólica. Apesar de dosagens de rotina em qualquer laboratório de patologia clínica, sua determinação merece uma série de considerações metodológicas.

Cálcio sérico

Quanto à dosagem de cálcio sérico, como já foi referido, ele circula sob duas formas principais, o cálcio ionizado (que exerce a ação biológica) e o cálcio ligado a proteínas e complexado. O primeiro corresponde, em circunstâncias normais, a 52% do total e o segundo, a 48%; é evidente que qualquer alteração do nível de proteínas séricas, em especial albumina, leva a uma alteração do conteúdo total de cálcio no soro, sem que isso implique uma alteração da fração ionizada. Vale aqui o mesmo raciocínio desenvolvido quando se discute avaliação de hormônios livres. Outro fator que altera as porcentagens entre ionizado e ligado é o pH, havendo, na acidose, uma tendência a uma menor ligação do cálcio às proteínas. Em vista disso, em uma série de circunstâncias clínicas, a dosagem de cálcio total não fornece informação fidedigna quanto à calcemia funcional. Além disso, devemos levar em conta aspectos práticos da dosagem de cálcio total no soro, que é usualmente executada empregando métodos colorimétricos, hoje automatizados e bastante confiáveis, sendo o método de referência baseado em absorção atômica. Diversas equações foram desenvolvidas para a correção dos valores do cálcio total no quanto a alterações do conteúdo proteico, sendo a mais usada a proposta por McLean.[32] Com a maturação da tecnologia de determinação de cálcio ionizado com o emprego de eletrodos íon-específicos,[33] ficou evidente na prática o maior poder diagnóstico dessa determinação, que deve ser a preferida, quando disponível. A dosagem de cálcio ionizado tem se mostrado extremamente útil, não só nos casos de hipercalcemia, mas também de hipocalcemia, que pode ser diagnosticada com rapidez e segurança, melhorando significativamente a qualidade do atendimento médico, em especial o de urgência. O único inconveniente em relação à determinação de cálcio ionizado se refere à coleta, pois o material deve ser tratado de maneira diferenciada. No caso das dosagens em sangue total, a coleta deve ser idealmente feita em seringas com heparina especial (titulada com cálcio para evitar quelação); no caso de dosagens séricas, o sangue deve ser colhido em tubo a vácuo, o soro separado rapidamente e, se for estocado, minimizado contato com ar, devendo a amostra de soro ser congelada. O ideal é a realização imediata da dosagem, o que constitui outra vantagem adicional dos métodos íon-específicos, pois o resultado é obtido rapidamente. Os aparelhos mais modernos de determinação de cálcio ionizado medem concomitantemente o pH da amostra e fornecem o valor do cálcio ionizado medido e o corrigido para pH 7,4.

Um aspecto adicional que merece cuidado é a definição de valores normais, em especial para os níveis de cálcio ionizado. Crianças apresentam valores mais altos que adultos, e as faixas de normalidade podem variar de acordo com a metodologia empregada.

Cálcio urinário

A excreção urinária de cálcio é de grande importância no diagnóstico e seguimento de inúmeras doenças osteometabólicas. Do ponto de vista prático, pode ser expressa como valor absoluto de 24 horas ou em relação ao filtrado glomerular em amostra isolada. As duas formas de expressão da calciúria têm aplicações distintas. Assim, a excreção de 24 horas reflete o equilíbrio entre a absorção do cálcio da dieta e a perda/ganho do esqueleto. Em uma dieta normal de cálcio, a excreção de 24 horas tem como limite máximo 250 mg para o sexo feminino e 300 mg para o sexo masculino.[34] Já a calciúria em amostra isolada, deve ser coletada pela manhã, após 12 horas de jejum, desprezando-se a primeira micção e coletando nova amostra após 2 horas. Lembrar que o horário é importante porque será utilizado para cálculo do ritmo de filtração glomerular. A princípio, essa dosagem não é influenciada pela dieta, sendo uma representação bastante fidedigna da perda óssea de cálcio. O valor de referência é bastante discutido, mas o valor de 0,16 mg/dL de filtrado glomerular é o mais aceito.

Fósforo sérico e urinário

O fósforo circula basicamente em duas formas: uma orgânica, composta principalmente de fosfolipídeos; e uma inorgânica, que é a usualmente medida e que em adultos apresenta uma concentração média de 4 mg/dL. Em razão de os níveis de fósforo apresentarem variação importante com refeição e manifestarem um ritmo circadiano significativo, amostras devem ser coletadas de manhã e em jejum. Outro dado importante é que os níveis séricos de fósforo inorgânicos devem ser interpretados tendo-se em conta a faixa da normalidade referente à idade do paciente. Em crianças, a concentração é significativamente mais alta, estabilizando-se na idade adulta e apresentando discreto declínio na terceira idade. Já a excreção urinária de fósforo apresenta variações bastante significativas, sendo dependente principalmente da dieta. O valor limite de 1 g por 24 horas é considerado como a referência superior da normalidade.

Dosagem do paratormônio (PTH)

A dosagem de PTH no soro tem uma longa história iniciada, do ponto de vista de desenvolvimento metodológico iniciada na década de 1960. Foi uma das dosagens em que o desenvolvimento da metodologia propiciou maior conhecimento sobre o hormônio que, por sua vez, levou a novos desenvolvimentos metodológicos, e assim sucessivamente. Os primeiros métodos descritos eram ensaios carboxiterminal específicos[35] que demonstravam como principal inconveniente o fato de que, por medirem uma fração hormonal cujo metabolismo depende diretamente da filtração glomerular, apresentavam elevações inespecíficas proporcionais às possíveis alterações de função glomerular. Além disso, a meia-vida longa desses fragmentos prejudicava seu uso em provas funcionais. A descrição de que a porção biologicamente ativa do PTH se concentrava nos 34 primeiros aminoácidos (porção aminoterminal) levou à dedução lógica que ensaios dirigidos para essa porção seriam os de melhor correlação clínica.[36,37] O problema com os ensaios aminoterminais é a dificuldade de obtenção de anticorpos de afinidade suficiente para permitir a medida dos níveis de PTH nas condições fisiológicas normais. Apesar das dificuldades técnicas, esse ensaio se mostrou superior aos ensaios carboxiterminal específicos. Convém aqui lembrar a utilidade de uma dosagem concomitante da creatinina e do cálcio séricos para a correta interpretação de uma dosagem de PTH, independentemente da metodologia empregada. As limitações dos radioimunoensaios aminoterminal específicos se prendem à sensibilidade, o que implica o emprego de alíquotas de soro significativas e um tempo de execução longo, além de não atingirem, mesmo assim, níveis ideais de sensibilidade. Isso dificultava o emprego de testes funcionais, bem como a definição do diagnóstico etiológico nos casos de hipocalcemia a esclarecer e de hipercalcemia humoral maligna.

Atualmente, com a disponibilidade dos ensaios imunométricos,[38] as metodologias foram bastante simplificadas e conseguiu-se uma uniformidade de resultados bastante aceitável, uma vez que, teoricamente, apenas a forma intacta do PTH, sequência 1-84, é medida.[39] Outra vantagem das novas metodologias é o alto grau de sensibilidade, o que veio a trazer um grande avanço no diagnóstico diferencial das hipercalcemias. Trabalhos recentes[40] mostraram que, além da forma 1-84, circulam formas de PTH em que ocorreu perda dos primeiros aminoácidos aminoterminais, gerando formas como o peptídeo 7-84. Interessante salientar que a atividade biológica do peptídeo é dependente da presença dos primeiros aminoácidos; logo, pequenas deleções resultam em peptídeos inativos. Aparentemente, a presença dessas formas biologicamente inativas (aparentemente) parece não ter importância diagnóstica, sendo o único cuidado atentar para os valores normais dos novos ensaios 1-84 específicos (que não cruzam com as formas 7-84), que são proporcionalmente mais baixos.

Um cuidado adicional que deve ser sempre lembrado, quando da dosagem de PTH sérico, refere-se às condições de coleta. O PTH é um peptídeo de meia-vida biológica bastante curta e extremamente frágil. Sua coleta requer condições especiais que incluem refrigeração logo após a coleta, centrifugação, separação do soro e congelamento rápidos. Caso essas condições não sejam seguidas, pode haver resultados falsamente baixos, com consequências importantes para o paciente.

Dosagem dos metabólitos da vitamina D

Do ponto de vista prático, a 25-hidroxivitamina D (25OHD) e a 1,25 di-idroxivitamina D (1,25(OH)$_2$D) são os únicos metabólitos da vitamina D que têm importância diagnóstica, em especial a 25OHD. Isso porque o nível sérico da 25OHD é o melhor marcador da deficiência de vitamina D e da intoxicação exógena, razões mais frequentes que levam à indicação de dosagem de metabólitos da vitamina.

Ensaios para a medida de 25OHD sérica

Os ensaios para a medida deste metabólito são basicamente de dois tipos: os ensaios competitivos, baseados no uso do esteroide marcado e uma proteína ligadora;[41] e os fundamentados em cromatografia líquida de alta performance e leitura UV ou MS.[42] Os do primeiro tipo, que podem se basear na proteína ligadora de vitamina D ou em anticorpos específicos, têm como vantagens a maior simplicidade, possibilidade de automação de processos e custos mais baixos. Já os do segundo tipo têm como vantagens a maior precisão e a possibilidade da medida das duas formas: o colecalciferol (D3), de origem endógena ou animal; e o ergocalciferol (D2), de origem vegetal. O método mais utilizado atualmente são ensaios competitivos baseados em anticorpos específicos e marcadores não radioativos. Qualquer que seja o método empregado, é fundamental uma definição precisa da faixa de normalidade.

Ensaios para a medida de 1,25 (OH)2 D

Sérica

De todos os hormônios esteroides, a dosagem da 1,25 (OH)2 D é a que apresenta maiores dificuldades. Estas têm base na instabilidade do esteroide e nas concentrações séricas, que são em média 1.000 vezes inferiores às da 25OHD. Os métodos mais empregados são competitivos e requerem processo preparativo complexo.[43]

MARCADORES BIOQUÍMICOS DO METABOLISMO ÓSSEO

Avanços recentes no isolamento e caracterização das células e dos componentes extracelulares da matriz óssea resultaram no desenvolvimento de métodos para a medida sérica ou urinária de novos marcadores bioquímicos do metabolismo ósseo. Podemos definir marcadores bioquímicos do metabolismo ósseo como substâncias que retratam a formação ou a reabsorção óssea. Como a formação é dependente da ação dos osteoblastos, os marcadores de formação na realidade medem produtos decorrentes da ação dessas células; da mesma maneira, os marcadores de reabsorção medem a ação dos osteoclastos, o principal tipo celular envolvido na reabsorção da matriz óssea. No caso dos marcadores de formação, todos são frutos de síntese osteoblástica, enquanto os de reabsorção são produto da atuação do osteoclasto sobre a matriz óssea.

Normalmente, como o processo de formação é muito ligado ao de reabsorção, um marcador que reflete reabsorção também reflete formação; isso quando o tecido ósseo está em equilíbrio, como durante o intervalo entre a 3ª e a 5ª décadas de vida. Durante a vida adulta, a atividade metabólica óssea e, consequentemente, os níveis dos marcadores tendem a valores mais baixos que os observados na infância e adolescência.[44] Durante a gravidez e lactação, o metabolismo ósseo também é mais acelerado, resultando em aumento dos níveis dos marcadores de formação e reabsorção.[45] Após a menopausa, os marcadores também tendem a se elevar, com os marcadores de reabsorção apresentando um incremento maior que os de formação.[46] Diferentemente, os níveis de marcadores permanecem estáveis no sexo masculino até a 8ª década de vida.[47]

Doenças que levam à osteopenia tendem a aumentar a relação entre os marcadores de reabsorção e os de formação, como parece ser o caso na osteoporose. Por outro lado, em condições patológicas, como a osteopetrose, espera-se um incremento maior dos marcadores de formação. Além disso, os marcadores de formação óssea atualmente em uso refletem a atividade osteoblástica em diferentes estágios de diferenciação desse tipo celular. Durante a formação do osso, a produção da matriz colágena precede a mineralização. A fase de produção de matriz colágena coincide com uma maior produção de fosfatase alcalina, enquanto a mineralização coincide com uma maior produção de osteocalcina.[48] Tal fenômeno pode ser observado na doença de Paget, em que o aumento dos níveis de fosfatase alcalina óssea é proporcionalmente bem maior que o de osteocalcina, sugerindo uma alteração na diferenciação dos osteoblastos.[49] Os estados de deficiência de vitamina D também são caracterizados por uma alteração na diferenciação dos osteoblastos, daí o desproporcional aumento dos níveis de fosfatase alcalina observado na osteomalácia.[50] Os principais marcadores bioquímicos do metabolismo ósseo atualmente em uso estão listados a seguir (Tabela 36.1), divididos entre os que refletem formação e os que refletem reabsorção.

Outros fatores podem também interferir nos níveis dos marcadores bioquímicos do metabolismo ósseo, independentemente de alterações na remodelação de longa duração. Assim, a remodelação óssea apresenta um ritmo circadiano, com maiores níveis durante a noite.[51] Em função disso, a primeira urina da manhã, ou uma amostra de soro colhida no início da manhã, reflete o pico de reabsorção óssea e apresentará valores seguramente mais altos que uma

Tabela 36.1 Marcadores bioquímicos do metabolismo ósseo

Formação
• Fosfatase alcalina óssea e/ou total (soro)
• Osteocalcina (soro)
• Propeptídeos do procolágeno tipo 1 (PINP e PICP) (soro)

Reabsorção
• Hidroxiprolina (urina)
• Interligadores do colágeno (cross-links) (urina e soro)
• Piridinolinas totais
• Piridinolina e/ou deoxipiridinolina livre
• N-telopeptídeo (NTX)
• C-telopeptídeo (CTX)
• Fosfatase ácida tartarato-resistente (soro)

amostra colhida em outro horário. Quanto aos marcadores séricos de formação, um aspecto importante a considerar na indicação e interpretação dos valores é a significativa diferença de meia-vida biológica entre fosfatase alcalina óssea (em torno de 1,6 dia) e osteocalcina (menos de 1 hora). Logo, fenômenos agudos são mais bem representados pelos níveis de osteocalcina, enquanto os níveis de fosfatase alcalina óssea são mais estáveis e reprodutíveis, variando a mais longo prazo. Adicionalmente, os níveis de marcadores bioquímicos, sobretudo os de formação, variam ao longo do ciclo menstrual, sendo mais elevados durante a fase lútea, comparativamente à folicular.[52] Alterações importantes de função renal também podem interferir significativamente no metabolismo e na excreção dos marcadores bioquímicos, sobretudo da osteocalcina. Em função de todos os aspectos discutidos, a interpretação correta de valores de marcadores bioquímicos do metabolismo ósseo requer conhecimento das condições de coleta da amostra, bem como da condição geral do paciente.

UTILIDADE DOS MARCADORES BIOQUÍMICOS DO METABOLISMO ÓSSEO NO DIAGNÓSTICO E SEGUIMENTO DA OSTEOPOROSE

Utopicamente, o marcador bioquímico ideal seria aquele que nos permitiria, além de discriminar qual o paciente que se beneficiaria de tratamento preventivo contra a osteoporose, avaliar precocemente o grau de resposta à terapêutica introduzida. Quanto ao primeiro item, trabalhos recentes correlacionam o início da menopausa com o aumento significativo dos marcadores bioquímicos e que este aumento estaria relacionado com a posterior perda de massa óssea.[53] Seria, portanto, possível discriminar as pacientes que evoluiriam com perda óssea aumentada daquelas que apresentariam perda óssea dentro dos limites normais para a idade e condição hormonal. Nesse sentido, todos os marcadores bioquímicos mostraram-se úteis, com possível vantagem para os fragmentos dos interligadores de colágeno. Vale salientar que os resultados desses estudos[54,55] mostram resultados válidos quando analisados em conjunto, ou seja, população com perda óssea contra população sem perda óssea. A transferência dessas informações para o caso individual é muitas vezes difícil.

Quanto ao segundo item, ou seja, se os marcadores bioquímicos poderiam servir como sinalizadores precoces do sucesso ou insucesso de uma determinada terapia, as evidências indicam que sim. A necessidade, nesse caso, seria de um marcador mais precoce de ação terapêutica, visto que os efeitos retratados por mudanças na densitometria óssea são discerníveis apenas a longo prazo (mais de 1 ano). É atualmente consenso que os marcadores bioquímicos preenchem tal necessidade, independentemente do tipo de terapêutica empregada.[56,57] Os marcadores de reabsorção, aparentemente, respondem de modo mais rápido (1 mês) que os de formação (3 meses) ao tratamento com antirreabsortivos, mas a informação final é equivalente. Estudos com agentes anabólicos mostram que os marcadores de formação, em especial o PINP, um marcador de síntese de colágeno, são os mais informativos em estudos a curto prazo.[58] Outro aspecto bastante estudado é a correlação entre essa resposta precoce dos marcadores e a evolução da densidade mineral óssea a longo prazo.[59] Tal informação permite ao médico assistente uma intervenção precoce na conduta terapêutica, de maneira a otimizar os resultados sem necessidade de esperar pelas alterações densitométricas que ocorrerem a longo prazo. É importante salientar que a variação nos níveis dos marcadores bioquímicos aceita como significativa depende das variações intraindividuais intrínsecas de cada marcador. Assim, os marcadores urinários de reabsorção ósseas do tipo NTX necessitam de variações acima de 30% para serem consideradas significativas, enquanto as variações dos marcadores séricos de formação ou de reabsorção podem ser menores, na faixa de 15 a 20%. Como último aspecto, convém salientar que afora condições específicas, como a doença de Paget, em que a fosfatase alcalina (mesmo a total) é o marcador de escolha, na maioria das outras condições a escolha do marcador a ser potencialmente utilizado depende da disponibilidade, da facilidade de coleta e armazenamento, e do custo. Por esse prisma, um marcador de reabsorção, especialmente sérico (p. ex.: CTX), parece ser a dosagem mínima necessária.

MÉTODOS DE AVALIAÇÃO DA MASSA ÓSSEA

DENSITOMETRIA ÓSSEA

O conceito que a osteoporose é uma doença esquelética sistêmica caracterizada tanto por alterações quantitativas quanto qualitativas do osso é aceito desde o início dos anos 1990. No entanto, os métodos de avaliação das inúmeras características do tecido ósseo que definem "qualidade óssea", como a microarquitetura, *turnover* ósseo, grau de mineralização, microporosidade da cortical, propriedades da matrix, acúmulo de microdanos etc., ainda permanecem distantes da prática clínica, como a ressonância magnética (RM) e a tomografia computadorizada (TC), dedicadas a essa finalidade. Entretanto, a densitometria óssea por DXA (*Dual energy x-ray absorptiometry*), o método quantitativo mais atual para a medida da densidade mineral óssea, tornou-se padrão-ouro para o diagnóstico de osteoporose por ser disponível, prático, pouco dispendioso e apresentar excelente reprodutividade. A menor massa óssea apresenta alto valor preditivo para o risco de fraturas osteoporóticas60. Como a medida fornecida pela densitometria por DXA, a BMD (*bone mineral density*), responde por cerca de 70% da resistência óssea, apresenta uma relação exponencial com o risco de fraturas e excelente acurácia e precisão, a Organização Mundial da Saúde (OMS) definiu o diagnóstico densitométrico de osteoporose, em 1994.[61,62]

METODOLOGIA E CRITÉRIOS DIAGNÓSTICOS

A técnica baseia-se na atenuação, pelo corpo do paciente, de um feixe de radiação gerado por uma fonte de raios X, com dois níveis de energia. Esse feixe atravessa o indivíduo no sentido posteroanterior e é captado por um detector. O programa calcula a densidade de cada amostra a partir da radiação que alcança o detector em cada pico de energia. O tecido mole (gordura, água, músculos, órgãos viscerais) atenua a energia de forma diferente do tecido ósseo, permitindo a construção de uma imagem da área de interesse (Figura 36.5).

O exame fornece o valor absoluto da densidade mineral óssea da área estudada, em g/cm². Embora densidade seja uma medida volumétrica e a BMD em posição anteroposterior, que é a mais comumente utilizada, seja o resultado do conteúdo mineral ósseo dividido pela "área" e não por "volume" de osso, podemos utilizar a BMD em g/cm², pois existe uma

605

Capítulo 36 – Princípios da Fisiologia Óssea e da Homeostase Mineral –
Avaliação Diagnóstica das Doenças Osteometabólicas

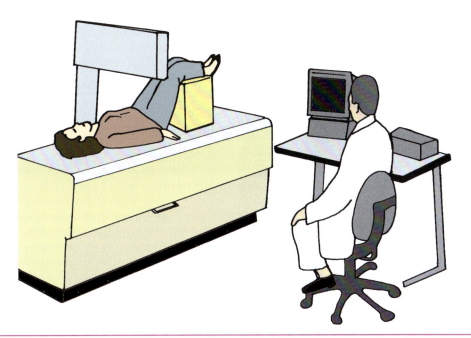

Figura 36.5 Densitômetro DPX-IQ Lunar.

excelente correlação entre a densidade por "área" e a densidade real, volumétrica, medida por TC.

O laudo também fornece o número de desvios-padrão do resultado obtido em relação à média de adultos jovens, população que representa o pico de massa óssea. Esse desvio-padrão, ou T-*score,* é utilizado para definir o diagnóstico de osteoporose, segundo os critérios da OMS: valores até (-1) desvio-padrão (d.p) da média são considerados normais, valores entre (-1,1) e (-2,4) d.p. definem osteopenia e valores iguais ou maiores que (-2,5) d.p. diagnosticam osteoporose. Mais de 90% dos indivíduos com fraturas a mínimos traumas ou atraumáticas têm valores de densidade mineral óssea além de (-2,5) desvios-padrão da média de adultos jovens e, por essa razão, esse valor de corte foi escolhido para o diagnóstico de osteoporose, mesmo na ausência de fraturas. Para cada desvio-padrão abaixo da média, eleva-se de uma e meia a três vezes o risco de fraturas osteoporóticas, dependendo do sítio ósseo analisado.

O Z-score ou número de desvios-padrão em relação à média esperada para a idade do paciente é outro parâmetro de interesse, particularmente nas osteoporoses secundárias a doenças crônicas ou ao uso crônico de medicamentos que afetam a massa óssea. Na densitometria óssea de crianças e adolescentes, fases em que o pico de massa óssea ainda não foi atingido, utiliza-se exclusivamente o Z-score, ou seja, comparamos resultados de acordo com a idade cronológica.

A dose de radiação que o operador recebe, mantendo-se a 1 m da mesa quando o aparelho estiver em funcionamento, está nos mesmos níveis da radiação ambiental. O paciente recebe uma dose entre 0,1 a 75 uSv no exame de coluna lombar ou fêmur, dependendo do modelo de densitômetro, e uma dose ainda menor no exame de corpo total. Para compreendermos a magnitude desses valores, basta compararmos com uma tomografia (200-1.000 uSv) ou com um exame radiográfico de tórax (60 a 200 mSv).

REGIÕES DE INTERESSE PARA A DENSITOMETRIA[63-65]

A densitometria por DXA pode avaliar a coluna lombar (PA e perfil), o fêmur proximal, o antebraço e o corpo inteiro com sua composição corporal. Algumas condições clínicas e/ou artefatos podem prejudicar ou inviabilizar o exame, tais como: realização de exames radiológicos contrastados (enema opaco, tomografia, EED, mielografia etc.); exames de Medicina Nuclear; próteses e grampos metálicos de sutura (*staples*) na área do exame; grandes deformidades vertebrais; doença osteodegenerativa tanto em coluna como em fêmur; obesidade; calcificações de tecidos moles adjacentes ou na projeção da área de interesse; calo ósseo secundário à fratura; ascite; e impossibilidade de posicionamento adequado.

Coluna lombar

O exame da coluna lombar (Figura 36.6) em posição posteroanterior, com análise do segmento L1 a L4, é utilizado para o diagnóstico de osteoporose e

Patient ID: 1503
46.6 years   30/10/51
163.0cm   74.0kg   White   Female
Facilyty ID:

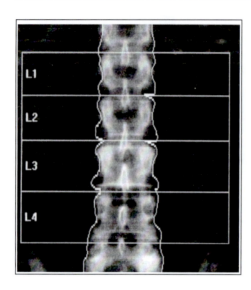

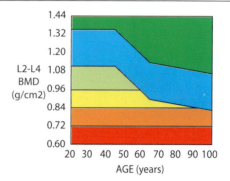

Region	BMD[1] (g/cm2)	Youg-Adult[2] (%)	(T)	Age-Matched[3] (%)	(Z)
L1	0.977	86	-1.3	85	-1.5
L2	1.019	85	-1.5	83	-1.7
L3	1.236	103	+0.3	101	+0.1
L4	1.004	84	-1.6	82	-1.8
L2-L4	1.086	91	-0.9	89	-1.2

Image not for diagnosis
134:5.0:-25.00:48x1 X2 -2.00:10.00   0.60x1.20   0.00   100%
1.14:0.00   17.2:26.2   0.920:0.922   62.0:60.9

Figura 36.6 Densitometria de coluna lombar.

apresenta a melhor sensibilidade para o monitoramento terapêutico. O exame da coluna lombar na projeção lateral permite que se excluam as estruturas posteriores dos corpos vertebrais, minimizando os efeitos somatórios da doença osteodegenerativa sobre a densidade mineral óssea. Porém, a dificuldade de se posicionar o paciente em posição lateral e as deformidades torácicas comuns nos idosos fazem com que a reprodutibilidade do exame seja inaceitável. Alguns densitômetros têm um sistema de movimento do tubo de raios X e do detector, de forma que o paciente possa permanecer em posição supina na aquisição do exame lateral, melhorando a precisão dos resultados.

Fêmur proximal

A análise do exame de fêmur proximal (Figura 36.7) envolve a medida de BMD em três regiões: colo de fêmur; trocânter maior; e fêmur proximal total. A região do triângulo de Wards (área de menor densidade da região proximal do fêmur, com predomínio de osso trabecular) não pode ser utilizada para o diagnóstico de osteoporose, pois superestima o percentual esperado de indivíduos osteoporóticos, conforme o último *Concenso da International Society for Clinical Densitometry* (ISCD), e deve ser excluída nas próximas versões de *software*.[63] A ava-

liação de todo o fêmur proximal, o fêmur total, por ser menos dependente de posicionamento e apresentar um coeficiente de variação menor, pode ser muito útil no seguimento do paciente. O diagnóstico deve ser dado pelo sítio ósseo que apresentar o menor T-score.

Estudos populacionais demonstram que a maioria dos indivíduos normais não apresenta diferenças significativas entre os fêmures direito e esquerdo, não havendo relação com o membro superior dominante. Por essa razão, o exame é realizado rotineiramente apenas à direita, por convenção. No entanto, como em cerca de 10% dos pacientes se observa uma diferença significativa, maior que 1 d.p. e que pode alterar o diagnóstico para esse sítio ósseo, a ISCD recomenda realizar o exame em ambos os fêmures. As condições clínicas que podem justificar essa diferença são osteoartrite acentuada em articulação coxofemural, doença de Paget em fêmur, sequelas de acidente vascular encefálico (AVE) ou poliomielite, fraturas proximais ou distais de membros inferiores, escoliose acentuada e atividades esportivas.

Antebraço

A avaliação da BMD do antebraço pode ser útil em três situações: no hiperparatiroidismo primário, pois a perda óssea tende a afetar predominan-

Patient ID: 1541
43.3 years   15/02/55
158.0cm   65.5kg   White   Female
Facilyty ID:

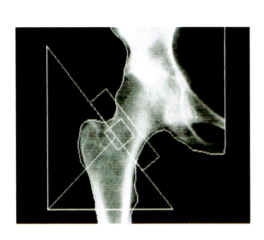

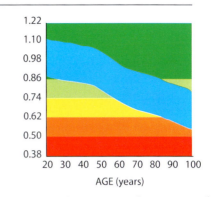

Region	BMD[1] (g/cm2)	Youg-Adult[2] (%)	(T)	Age-Matched[3] (%)	(Z)
Neck	0.958	98	-0.2	100	0.0
Wards	0.819	90	-0.7	95	-0.3
Troch	0.714	90	-0.7	90	-0.7
Shaft	1.026	-	-	-	-
Total	0.938	94	-0.5	95	-0.4

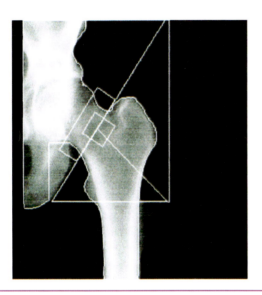

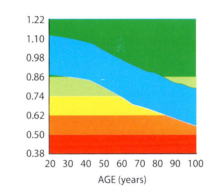

Region	BMD[1] (g/cm2)	Youg-Adult[2] (%)	(T)	Age-Matched[3] (%)	(Z)
Neck	0.959	98	-0.2	100	0.0
Wards	0.851	93	-0.5	99	-0.1
Troch	0.958	121	+1.5	121	+1.5
Shaft	1.259	-	-	-	-
Total	1.092	109	+0.8	111	+0.9

Figura 36.7 Densitometria de fêmur proximal, revelando alterações morfológicas secundárias à poliomielite.

temente o osso cortical, que pode ser avaliado de forma sensível na diáfise do rádio; quando o fêmur ou a coluna lombar não puderem ser avaliados para complementação diagnóstica; e nos pacientes com antecedentes familiares de fratura de Colles (rádio distal), pois o fator genético é muito importante nesse tipo de fratura.

Três regiões são delimitadas: o rádio ultradistal (com predomínio de osso trabecular); a região diafisária do rádio e ulna (com predomínio de osso cortical); e a região intermediária que inclui tanto osso cortical quanto trabecular.

De acordo com as diretrizes da ISCD, a região diafisária do rádio, denominada rádio 33% ou *mid*, é o único sítio ósseo periférico que pode ser utilizado para diagnóstico de osteoporose.

Corpo inteiro

O exame do corpo inteiro, ou a composição corporal por densitometria, é o método de escolha para se obter o conteúdo de gordura e massa magra (músculos, vísceras e água corporal) do organismo, além de fornecer a BMD total do esqueleto. É um método rápido, utiliza pouca radiação e discrimina pequenas variações dos componentes corporais. A análise da composição corporal é útil na avaliação nutricional do indivíduo, na fase de crescimento e aquisição de massa óssea, em programas de condicionamento físico, na evolução e tratamento de muitas doenças que afetam a massa óssea. A BMD total não deve ser usada para o diagnóstico de osteoporose em indivíduos adultos por sua pouca sensibilidade. No entanto, na avaliação de crianças e adolescentes, utilizamos a BMD total, além da coluna lombar, para definir quantitativamente a massa óssea.

MORFOMETRIA VERTEBRAL DIGITAL

Os novos aparelhos de densitometria óssea (DXA) têm o recurso de avaliação da morfometria vertebral (VFA) para detecção de fraturas e deformidades. A VFA (*vertebral fracture assessment*) é uma tecnologia que utiliza o mesmo aparelho da DXA central e permite obter uma imagem da coluna toracolombar para avaliar a presença de fraturas vertebrais. Para sua aplicação na prática clínica, a análise é feita por um método semiquantitativo, por meio de uma escala visual. Esse método se baseia na avaliação de redução de altura do corpo vertebral e identificação de características radiológicas de fratura. A fratura é classificada de acordo com a sua gravidade e cada vértebra recebe uma pontuação de 0 se não houver fratura e 1, 2 ou 3 se a fratura for leve, moderada ou grave, respectivamente. Consideram-se fraturas leves quando a redução da altura vertebral está entre 20 e 25%; as fraturas moderadas entre 25 e 40% e nas fraturas graves, acima de 40%.

A avaliação de fraturas vertebrais por morfometria por DXA é um método complementar rápido, preciso e com baixa exposição à radiação, e o momento da realização do exame de densitometria óssea pode se tornar uma excelente oportunidade para a identificação de fraturas vertebrais moderadas e graves, muitas vezes desconhecidas pelo paciente e pelo médico e que, quando presentes, pode indicar uma mudança nos planos terapêuticos.[66]

CONTROLE DE QUALIDADE E REPRODUTIBILIDADE DOS EXAMES[67]

Em aparelhos de densitometria óssea calibrados adequadamente e submetidos a rigorosos procedimentos de controle de qualidade, a variação do exame atribuída à máquina, ao operador e decorrente do posicionamento adequado do paciente está em torno de 1% para a coluna lombar, 1,5% para o colo

de fêmur e menor que 1% para o exame de corpo total. Nos indivíduos osteoporóticos, a precisão é menor e o coeficiente de variação (CV%) pode alcançar 2%, tanto para a coluna lombar como para o colo de fêmur, pois quanto menos osso, mais difícil é medi-lo. Considerando que o CV% abrange apenas 1SD ou 68% dos casos, devemos multiplicar o CV% por um fator estatístico de 2,77 para obter-se a variação mínima clinicamente significativa (VMS), com um intervalo de confiança de 95%. Ou seja, variações de BMD entre exames precisam ser maiores que a variação mínima significativa para que se conclua, com 95% de confiança, que houve alteração real de BMD.

Se os exames de densitometria óssea forem repetidos em máquinas de fabricantes diferentes, teremos que somar os erros de precisão de cada máquina, o que dificulta muito a interpretação dos resultados.

CRITÉRIOS PARA A SOLICITAÇÃO DA DENSITOMETRIA

A pesquisa, na anamnese, dos fatores de risco associados à osteoporose não identifica os pacientes com osteopenia com a mesma sensibilidade da densitometria óssea. Esse fato é particularmente relevante na população de mulheres na perimenopausa e nos pacientes que apresentam condições clínicas que induzam a uma osteoporose secundária.

De acordo com a *National Osteoporosis Foundation* (NOF), que reúne um grande número de pesquisadores de diversas especialidades envolvidas com osteoporose, estas são as indicações formais para o estudo da massa óssea:

- todos os indivíduos com mais de 65 anos;
- indivíduos com deficiência de hormônios sexuais;
- mulheres na perimenopausa que estejam cogitando usar terapia de reposição hormonal, para auxiliar esta decisão;
- pacientes com alterações radiológicas sugestivas de osteopenia ou que apresentem fraturas osteoporóticas;
- pacientes em uso de corticosteroideterapia crônica;
- pacientes com hiperparatireoidismo primário;
- pacientes em tratamento da osteoporose para controle da eficácia da terapêutica.

Além dessas indicações para a realização da densitometria, existem inúmeras outras condições clínicas que, por predisporem à perda óssea, são consideradas fatores de risco e justificam a avaliação. A seguir são descritos os fatores de risco.

Antecedente genético

Inúmeros trabalhos observacionais demonstram a agregação familiar de menor massa óssea e a concordância desse traço em gêmeos mono e dizigóticos. Cerca de 70 a 80% da variação da densidade mineral óssea podem ser atribuídos a fatores genéticos. Caucasianos e orientais apresentam maior incidência de fraturas do que populações negras, assim como mulheres de qualquer raça em relação aos homens. Desse modo, o antecedente familiar de fraturas osteoporóticas é uma indicação para o exame.

Riscos ambientais

- Deficiências e/ou distúrbios nutricionais, como baixa ingestão de cálcio, baixo peso, dietas de restrição calórica, alcoolismo, excessos de sódio e proteína animal;
- Cirurgia bariátrica; ressecções gastrintestinais;
- Consumo de cigarro;
- Sedentarismo;
- Longos períodos de imobilização.

Doenças crônicas

Hipertireoidismo, tratamento do câncer diferenciado de tireoide com doses supressivas de T4, hipercortisolismo, insuficiência renal crônica, hepatopatias, doença pulmonar obstrutiva crônica, doenças de má absorção intestinal, hipercalciúria idiopática, artrite reumatoide.

O risco de fraturas também está associado a maior risco de quedas, principalmente em pacientes com déficit visual, alterações de marcha, déficit de força muscular no quadríceps, déficit cognitivo e disfunções neurológicas que afetem o equilíbrio.

Uso crônico de medicamentos

A incidência de fraturas osteoporóticas em usuários de corticosteroides por mais de 6 meses é de cerca de 30 a 50%. Mesmo doses pequenas de glicocorticoides, incluindo os inalatórios, podem causar perda óssea na maioria dos indivíduos. Outros medicamentos associados à perda óssea são ciclosporina, bloqueadores da secreção de gonadotrofinas, heparina, anticonvulsivantes como hidantoína, carbamazepina e fenobarbitúricos e os quimioterápicos.

Medicamentos que provoquem hipotensão postural ou alterações do equilíbrio, como anti-hipertensivos, barbitúricos, benzodiazepínicos, diuréticos, podem aumentar o risco de quedas.

REFERÊNCIAS BIBLIOGRÁFICAS

1. Bianco AC, Lazaretti-Castro M. Fisiologia do metabolismo osteomineral. In: Mello Aires M (ed.). Fisiologia. 2. ed. Rio de Janeiro: Guanabara Koogan, 1999. p. 855-76.
2. Baron R. General principles of bone biology. In Primer on the metabolic bone diseases and disorders of mineral metabolism. Editor Murray J. Favus ISBN 0-9744782-0-2; 5. ed.; 2003, p. 1-8.
3. Selby P. Normal calcium homeostasis. Clin Rev Bone Min Metab 2002; 1:3-9.
4. Bushinski D, Monk RD. Calcium. Lancet 1998; 352: 306-11.
5. Jan de Beur SM, Levine MA. Molecular pathogenesis of hypophosphatemic rickets. J Clin Endocrinol Metab 2002; 87(6):2467-73.
6. Nunes AB, Lazaretti-Castro M. Raquitismo hipofosfatêmico: da clínica à genética molecular. Arq Brasil Endocrinol Metab 2000; 44:125-32.
7. Nelson AE, Bligh RC, Mirams M, Gill A, Au A, Clarkson A, Juppner H, et al. Fibroblast Growth Factor 23: a new clinical marker for oncogenic osteomalacia. J Clin Endocrinol Metab 2003; 88:4088-94.
8. Kleeman CR, Salehmoghaddam S, Hertz G. Primary hyperparathyroidism revisited. Adv Exp Med Biol. 1986; 208:17-45.
9. MacCallum WG, Voegtlin C. Nutrician classics, Bulletin of the Johns Hopkins Hospital 1908; 19:91-2. On the relation of the parathyroid to calcium metabolism and the nature of tetany. Nutr Rev. 1976, 34:212-3.
10. Wendelaar-Bonga SE, Pang PK. Control of calcium regulating hormones in thge vertebrates: parathyroid hormone, calcitoninm, prolactin, and stanniocalcin. Int Ver Cytol. 1991; 128:139-213.
11. Malaivijitnond S, Takenaka O, Anukulthanakorn K, Cherdshewasart W. The nucleotide sequences of the parathyroid gene in primates (suborder Anthropoidea). Gen Comp Endocrinol 2002; 125(1):67- 78.
12. Gracitelli MEC, Vidoris AAC, Luba R, Lazaretti-Castro M. Paratormônio e osteoporose: encontrando o fio da meada. Bases fisiológicas para a utilização do PTH no tratamento da osteoporose. Arq Brasil Endocrinol Metab 2002; 46:215-20.
13. Lazaretti-Castro M, Kasamatsu TS, Furlanetto RP, Vieira JGH, Mesquita CH. Dinâmica da secreção de paratormônio biologicamene ativo em indivíduos normais durante hipocalemia induzida por EDTA. Arq Brasil Endocrinol Metab 1988; 32:65-8.
14. Marx SJ. Hyperparathyroid and hypoparathyroid disorders. N Engl J Med 2000; 343:1863-75.
15. Berson AS, Yalow RS, Aurbach GD, Potts Jr JT. Immunoassay of bovine and human parathyroid hormone. Proc Natl Acad Sci USA 1963; 49:613-6.
16. Muszkat P, Camargo MB, Griz LH, Lazaretti-Castro M. Evidence-based non-skeletal actions of vitamin D. Arq Bras Endocrinol Metabol. 2010 Mar;54(2):110-7.

17. Shinbori T, Yamada M, Kakimto K, Araki A, Onoue K, Development of the contact-mediated acessory function for T-cell proliferation in a human promyelocytic leukemia cell line, HL-60, by 1,25-duhydroxyvitamin D3. Immunology. 1992; 75:619-25.

18. Nygren P, Larsson R, Jahansson H, Ljunghall S, Rastad J, Akerson G. 1,25(OH)2D3 inhibits hormone secretion and proliferation but not funcional dedifferenciation of cultures bovine parathyroid cells. Calf Tissues Res 1988; 43:213-8.

19. Polek TC, Weigel NL. Vitamin D and prostate cancer. J Androl 2002; 23(1):9-17. Wu K, Willett WC, Fuchs CS, Colditz GA, Giovannucci E L. Calcium intake and risk of colon cancer in women and men. J Natl Cancer Inst 2000; 94(6):437-46.

20. Maeda SS, Borba VZ, Camargo MB, Silva DM, Borges JL, Bandeira F, Lazaretti-Castro M, Brazilian Society of Endocrinology and Metabology (SBEM). Recommendations of the Brazilian Society of Endocrinology and Metabology (SBEM) for the diagnosis and treatment of hypovitaminosis D. Arq Bras Endocrinol Metabol. 2014 Jul;58(5):411-33.

21. Moreira-Pfrimer LD, Pedrosa MA, Teixeira L, Lazaretti-Castro M. Treatment of vitamin D deficiency increases lower limb muscle strength in institutionalized older people independently of regular physical activity: a randomized double-blind controlled trial. Ann Nutr Metab. 2009;54(4):291-300.

22. Copp DH, Davidson AGP. Direct humoral control of parathyroid function in the dor. Proc Soc Exp Biol Med. 1961; 107:342-4.

23. Lassen LH, Haderslev PA, Jacobsen VB, Iversen HK, Sperling B, Olesen J. CGRP may play a causative role in migraine. Cephalalgia. 2002; 22(1):54-61.

24. Wada S, Udagawa N, Nagata N, Martin TJ, Findlay DM Calcitonin receptor down-regulation relates to calcitonin resistance in mature mouse osteoclasts. Endocrinology 1996; 137(3):1042-8.

25. Mekonnen Y, Lazaretti-Castro M, Raue F, Ziegler R. Long term exposure to the calcium channel agonist BAY K 8644 inhibits concitonin secretion and content in a rat C cell carcinoma cell line. J Endocrinol Invest. 1990; 13(Suppl 2-5):255.

26. Mundy GR, Guise TA. Hypercalcemia of malignancy. Am J Med 1997; 103:134-45.

27. Moseley JM, Kubota M, Diefenbach-Jagger H, Wettenhall RE, Kemp BE, Suva LJ, et al. Parathyroid hormone-related protein purified from a human lung cancer cell line. Proc Natl Acad Sci USA 1987; 84(14):5048-52.

28. Kovacs CS, Manley NR, Moseley JM, Martin TJ, Kronenberg HM. Fetal parathyroids are not required to maintain placental calcium transport. J Clin Invest 2001; 107(8):1007-15.

29. Karaplis A, Luz A, Glowacki J, Bronson R, Tybulewicz V, Kronenberg HM, et al. Lethal skeletal dysplasia from target disruption of the parathyroid hormone-related peptide gene. Genes Dev 1994; 8: 277-86.

30. Mannstadt M, Juppner H, Gardella TJ. Receptors for PTH snf PTHrP: their biological importance and functional properties. Am J Phyol 1999; 277 (Renal Physiol 46):F665-75.

31. Strewler GJ. The physiology of parathyroid hormone-related protein. N Engl J Med. 2000; 342:177-85.

32. McLean FC, Hastings AB. The state of calcium in the fluids of the body I. The conditions affecting the ionization of calcium. J Biol Chem. 1935; 108:285-322.

33. Bowers GN, Brassard C, Sena SF. Measurement of ionized calcium in serum with ion-selective eletrodes: a mature technology that can meet daily service needs. Clin Chem 1986; 32:1437-47.

34. Bulusu L, Hodgkinson A, Nordin BEC, Peacock M. Urinary excretion of calcium and creatinine in relation to age and body weight in normal subjects and patients with renal calculi. Clin Sci 1970; 38:601-12.

35. Arnaud CD, Tsao HS, Littledike T. Radioimmunoassay of human parathyroid hormone in serum. J Clin Invest 1971; 50:21-34.

36. Vieira JGH, Oliveira MAD, Maciel RMB, Russo EMK. Development of an homologous radioimmunoassay for the synthetic amino terminal (1-34) fragment of human parathyroid hormone using egg yolk-obtained antibodies. J Immunoassay. 1986; 7:57-72.

37. Vieira JGH, Oliveira MAD, Hidal JT, Russo EMK, Chacra AR. Análise crítica de dois radioimunoensaios segmento-específicos para a medida de paratormônio no diagnóstico de hiperparatiroidismo primário. Rev Ass Med Brasil 1988; 34:79-83.

38. Nussbaum SR, Zahradnik RJ, Lavigne JR, Brennan GL, Nozawa-Ung K, Kim L, Keutmann HT, Wang GA, Potts Jr JT, Segre GV. Highly sensitive two-site immunoradiometric assay of parathyrin and its clinical utility in evaluating patients with hypercalcemia. Clin Chem. 1987; 33:1364-7.

39. Vieira JGH, Nishida SK, Kasamatsu TS, Amarante EC, Kunii IS. Development and clinical application of an immunofluorometric assay for intact parathyroid hormone. Brazilian J Med Biol Res. 1994; 27:2379-82.

40. Brossard J-H, Cloutier M, Roy L, Lepage R, Gascon-Barré M, D'Amour P. Accumulation of a non-(1-84) molecular form of parathyroid hormone (PTH) detected by intact PTH assay in renal failure: importance in the interpretation of PTH values. J Clin Endocrinol Metab. 1996; 81:3923-9.

41. Haddad JG, Chyu KJ. Competitive protein-binding radioassay for 25-hydroxycolecalciferol. J Clin Endocrinol Metab 1971; 33:992-5.

42. Eisman JA, Sheperd RM, DeLucca HF. Determination of 25-hydroxyvitamin D2 and 25-hydroxyvitamin D3 in human plasma using high-performance liquid chromatography. Anal Biochem 1977; 80:298-305.

43. Reinhardt TA, Horst RL, Orf JW, Hollis BW. A microassay for 1,25-dihydroxyvitamin D not requiring high performance liquid chromatography: application to clinical studies. J Clin Endocrinol Metab 1984; 958:91-8.

44. Rauch F, Schonau E, Woitge H, Remer T, Seibel M. Urinary excretion of hydroxy-piridinium cross-links of collagen reflects skeletal growth velocity in normal children. Exp Clin Endocrinol. 1994; 102:94-7.

45. Sowers M, Eyre D, Hollis BW, Randolph JF, Shapiro B, Jannausch ML. Biochemical markers of bone turnover in lactating and nonlactating postpartum women. J Clin Endocrinol Metab. 1995; 80:2210-6.

46. Kushida K, Takahashi M, Kawana K, Inoue T. Comparison of markers for bone formation and resorption in premenopausal and postmenopausal subjects and osteoporotic patients. J Clin Endocrinol Metab. 1995; 80:2447-50.

47. Wishart JM, Need AG, Horowitz M, Morris HA, Nordin BE. Effect of age on bone density and bone turnover in men. Clin Endocrinol (Oxf). 1995; 42:141-6.

48. Stein GS, Lian JB. Molecular mechanisms mediating proliferation/differentiation interrelationships during progressive development of the osteoblast phenotype. Endocrin Rev 1993; 14:424-42.

49. Alvarez L, Guanabens N, Pens P, et al. Discriminative value of biochemical markers of bone turnover in assessing the activity of Paget's disease. J Bone Miner Res 1995; 10:458-65.

50. Demiaux B, Arlot ME, Chapuy MC, Meunier PJ, Delmas PD. Serum osteocalcin is increased in patients with osteomalacia: correlations with biochemical and histomorphometric findings. J Clin Endocrinol Metab. 1992; 74:1146-51.

51. Sarainen S, Tahtela R, Laitinen K, et al. Nocturnal rise in markers of bone resorption is not abolished by bedtime calcium or calcitonin. Clacif Tissue Int. 1994; 55:349-52.

52. Nielsen HK, Brixen K, Bouillon R, Mosekilde L. Changes in biochemical markers of osteoblastic activity during the menstrual cycle. J Clin Endocrinol Metab. 1990; 70:1431-7.

53. Garnero P, Sornay-Rendu E, Chapuy M, Delmas PD. Increased bone turnover in late menopausal women is a major determinant of osteoporosis. J Bone Miner Res. 1996; 11:337-49.

54. Eastell R, Robbins SP, Colwell T, Assiri AM, Riggs BL, Russell RG. Evaluation of bone turnover in type I osteoporosis using biochemical markers specific for both bone formation and bone resorption. Osteoporos Int. 1993; 3:255-60.

55. Seibel MJ, Cosman F, Shen V, Gordon S, Dempster DW, Ratcliffe A. Urinary hydroxypyridinium crosslinks of collagen as markers of bone resoption and strogen efficacy in postmenopausal osteoporosis. J Bone Miner Res. 1993; 8:881-9.

56. Adami S, Passeri M, Ortolani S, Broggini M, Carratelli L, Caruso I. Effects of oral alendronate and intranasal calcitonin on bone mass and biochemical markers of bone turnover in postmenopausal osteoporosis. Bone. 1995; 17:383-90.

57. Bikle DD. Biochemical markers in the assessment of bone disease. Am J Med. 1997; 103:427-36.

58. Black DM, Greenspan SL, Ensrud KE, Palermo L, McGowan JA, Lang TF, et al. The effects of parathyroid hormone and alendronate alone or in combination in postmenopausal osteoporosis. N Engl J Med. 2003; 349:1207-15.

59. Greenspan SL, Resnick NM, Parker RA. Early changes in biochemical markers of bone turnover are associated with long-term changes in bone mineral density in elderly women on alendronate, hormone replacement therapy, or combination therapy: a three-year, double-blind, placebo-controlled, randomized clinical trial. J Clin Endocrinol Metab. 2005; 90:2762-7.

60. Miller PD, McClung M. Prediction of fracture risk: bone density. Am J Med Sci. 1996; 312:257-9.

61. Reference Data: WHO 1994. Assessment of fracture risk and its application to screening for postmenopausal osteoporosis. Technical Report Series. WHO, Geneva.

62. NIH Consensus Development Panel on Osteoporosis. South Med J. 2001; 94(6):569-73.

63. Baran DT, Faulkner KG, Genant HK, Miller PD, Pacifici R. Diagnosis and management of osteoporosis: guidelines for the utilization of bone densitometry. Calcif Tissue Int. 1997; 61:433-40.

64. International Society for Clinical Densitometry Position Development Conference. J Clin Densitom. 2002; 5 (suppl):S11-S7.

65. Kanis JA. Diagnosis of osteoporosis and assessment of fracture risk. Lancet 2002; 359:1929-36.

66. Muszkat P, Camargo MB, Peters BS, Kunii LS, Lazaretti-Castro M. Digital vertebral morphometry performed by DXA: a valuable opportunity for identifying fractures during bone mass assessment. Arch Endocrinol Metab. 2015 Apr;59(2):98-104.

67. Gluer CC. Accurate assessment of precision errors: how to measure the reproducibility of bone densitometry techniques. Osteoporosis Int 1995; 5:262-70.

Osteoporose

37

Marise Lazaretti Castro
Sergio Setsuo Maeda

O OSSO

O osso é um tecido altamente especializado, e sua existência diferencia os vertebrados do restante dos animais. Desenvolveu-se ao longo de milhões de anos para atingir a quase perfeição dentre os biomateriais. Sua estrutura única combina resistência a leveza, o que lhe possibilita suportar grandes cargas com muita eficiência, além de possuir a capacidade de se autorregenerar, como por ocasião de uma fratura.

Além da distribuição planejada do trabeculado ósseo, em resposta a um padrão habitual de forças aplicadas sobre uma determinada superfície, a presença de proporções ideais entre material mineralizado e não mineralizado propicia ao tecido ósseo características essenciais para que exerça sua função primordial. Esta qualidade é determinada pela combinação entre dureza e maleabilidade, possibilitando certo grau de deformação, o que aumenta sua capacidade de suportar cargas, sem se fraturar.

O tecido ósseo é composto por células ósseas e por uma matriz extracelular. Em grande intimidade com este tecido, entremeando as trabéculas ósseas, encontram-se células de diferentes origens que contribuem para a regulação do metabolismo ósseo. As células estromais são de linhagem mesenquimal e, além de servirem de suporte, dão origem aos osteoblastos, células com grande capacidade de síntese e que produzem a matriz óssea. Por outro lado, as células da medula óssea, portanto, da linhagem hematopoética, darão origem aos osteoclastos, células multinucleadas com vocação fagocitária, cuja função é reabsorver a matriz óssea (Figura 37.1).

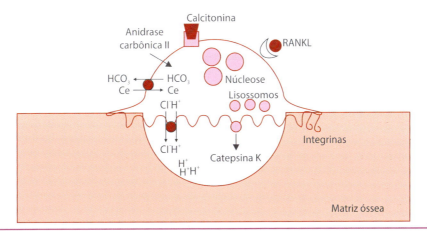

Figura 37.1 Osteoclasto maduro. RANKL-ligante do receptor ativador do fator nuclear NFκB.

A matriz orgânica é composta primariamente por colágeno tipo I, que no indivíduo adulto compõe cerca de 10% da massa óssea. O componente mineral perfaz 65% da massa óssea e é composto basicamente por hidroxiapatita, composta de cristais insolúveis de fósforo e cálcio, além de pequenas quantidades de magnésio, bicarbonato e sódio. A água é responsável pelos 25% restantes da massa óssea. Em meados do século passado, descobriu-se que o colágeno é um material piezoelétrico, o que pode justificar em parte a capacidade do osso de se modificar e se adequar às forças mecânicas a que é submetido. A piezoeletricidade é a capacidade de um tecido de transformar energia mecânica em estímulo elétrico. Isso ocorre porque, ao ser submetido a uma carga, o colágeno se deforma de modo a propiciar o aparecimento de uma polaridade. Dessa maneira, acredita-se que essa instabilidade elétrica seja uma das formas de estímulo para que células ósseas sejam recrutadas e seja iniciado o processo de remodelação óssea. Além disso, o movimento do fluido dentro dos canalículos que contêm os prolongamentos citoplasmáticos dos osteócitos tem sido imputado como uma das formas de transmissão dos estímulos mecânicos para o tecido ósseo. Esse movimento é capturado pelos osteócitos e desencadeia modificações na remodelação e modelação ósseas, promovendo a adaptação do esqueleto às forças externas.[1-3]

No esqueleto adulto podem ser identificados dois tipos de ossos: o cortical (compacto) e o trabecular (esponjoso), que possuem características estruturais e metabólicas bastante distintas. Enquanto o osso cortical serve de invólucro para a medula óssea e dá forma e resistência para os ossos longos, o osso trabecular fica predominante no interior dos ossos longos e no esqueleto axial. O osso trabecular ou esponjoso possui elevada atividade biológica, por ter extensa superfície recoberta pelas células ósseas e, portanto, mais sujeitas ao processo de remodelação (reabsorção e formação).[1-3]

Duas linhagens celulares distintas podem ser encontradas no tecido ósseo propriamente dito: os osteoblastos, de origem mesenquimal, e os osteoclastos, de linhagem hematopoética. Estas células são as principais responsáveis pelo processo de remodelação, existente ininterruptamente desde o nosso nascimento e responsável pela renovação do esqueleto.

Em um dado momento, em resposta a diferentes estímulos químicos ou elétricos, a remodelação óssea é iniciada. Para que isso ocorra, as células que recobrem a superfície óssea (células de revestimento) se deslocam, expondo a matriz mineralizada. Os osteoclastos ativados dirigem-se para esse local,

fixam-se fortemente à superfície óssea e lançam, através de bombas e canais presentes na borda em escova, diferentes enzimas (como a catepsina K e a fosfatase ácida resistente ao tartarato) e radicais ácidos (como os íons H^+ e Cl^-) (Figura 37.1), que acabam por destruir a matriz óssea, lançando os produtos de degradação para a corrente sanguínea. Encerram sua atividade fagocitária e regridem, expondo a cavidade produzida (lacuna de Howship), para que seja posteriormente preenchida por nova matriz proteica (osteoide) pelos osteoblastos (Figura 37.2). Esta matriz proteica será lentamente mineralizada pela deposição dos cristais de hidroxiapatita sobre as fibras de colágeno. Esse processo de reabsorção, promovido pelos osteoclastos, e o de formação, promovido pelos osteoblastos, caminham sempre juntos no indivíduo adulto, o que se chama de acoplamento. Entretanto, existe uma defasagem temporal entre o processo de reabsorção, que leva no osso trabecular cerca de 20 dias, e o de formação, que se finaliza em cerca de 4 a 6 meses. No osso cortical, acredita-se que esse ciclo seja, possivelmente, mais lento.[1-5]

Um terceiro tipo celular, o osteócito, é produto da diferenciação do osteoblasto, que, com o processo de formação, se torna sepultado dentro da matriz óssea e que possui prolongamentos citoplasmáticos, formando uma rede de canalículos que se comunicam entre si, transmitindo informações para diferentes superfícies celulares. Tem sido proposto que sua função seja de regulação da remodelação óssea, em resposta às interferências produzidas pelas forças mecânicas sobre o osso.[1-5]

A regulação da remodelação óssea é complexa, com ação de diferentes hormônios, como estrógenos, PTH, calcitriol, glicocorticoides, GH, além de diversas citocinas sobre as diferentes linhagens celulares que regulam o metabolismo ósseo. Os estrógenos atuam inibindo a diferenciação dos precursores dos osteoclastos, e o PTH estimula a reabsorção óssea. Os glicocorticoides possuem uma ação diferenciada sobre os osteoblastos, que, em doses suprafisiológicas, resulta na apoptose dessas células. O calcitriol em doses fisiológicas estimula a diferenciação celular e induz à mineralização da matriz proteica ou osteoide. A calcitonina atua em receptor específico na membrana dos osteoclastos maduros, inativando-os. O GH tem ações específicas sobre os osteoblastos, estimulando a formação óssea. Ao que parece, os fenômenos que controlam a reabsorção óssea atuam mais intensamente na regulação da massa óssea, e são controlados quase exclusivamente pelos osteoblastos e pelas células

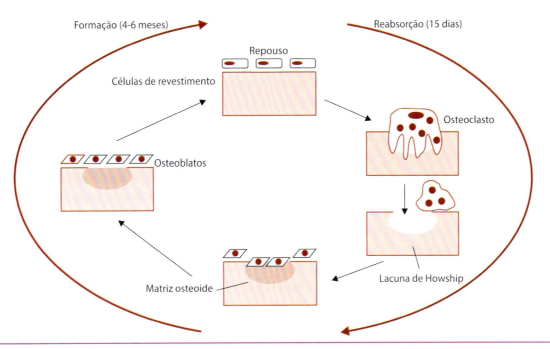

Figura 37.2 Remodelação óssea.

do estroma. O controle da diferenciação e atividade dos osteoclastos pelos osteoblastos foi apenas recentemente desvendado com a identificação da osteo-protegerina (OPG), uma proteína solúvel da família dos receptores de TNF, que tem como objetivo neutralizar o ligante do receptor ativador do fator nuclear κB (RANKL). O RANK pertence também à família de receptores do TNF, e está presente nas membranas das células hematopoéticas precursoras dos osteoclastos. Tanto o RANKL quanto a OPG são secretados pelos osteoblastos e pelas células do estroma. A OPG trabalha capturando as moléculas de RANKL, impedindo, portanto, que elas cheguem até seu receptor nas células para estimular sua diferenciação em osteoclastos. Os estrógenos atuam estimulando a produção da OPG, enquanto inibem a síntese de RANKL; dessa forma, inibem a reabsorção óssea. Na sua ausência, como ocorre no período climatérico na mulher, o desbalanço provocado pela redução da OPG e a liberação do RANKL permite sua ligação ao receptor, estimulando a reabsorção óssea (Figura 37.3). A descoberta desse mecanismo interessante de controle da reabsorção óssea abriu novos campos na pesquisa do tratamento para a osteoporose, e já se demonstrou uma potente ação antirreabsortiva tanto da OPG como de um anticorpo neutralizador do RANKL em humanos.[1-8]

A via Wnt/β-catenina também tem grande importância na diferenciação, proliferação e ativação dos osteoblastos. A ativação da via Wnt se faz pela ligação de proteínas Wnts ou outros agonistas a dois receptores na membrana (Frizzeled e LRP5/LRP6),

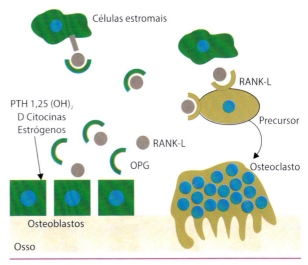

Figura 37.3 Regulação da diferenciação dos osteoclastos pelos osteoblastos. OPG: osteoprotegerina; RANK: receptor do ativador nuclear NFκB; RANKL: ligante do RANK.

levando à ativação de mecanismos celulares que liberam a β-catenina para migrar para o núcleo e, assim, estimular a transcrição gênica e a atividade osteoblástica. Proteínas como Dickkopfs (Dkk) e Esclerostina (Scl) ligam-se aos receptores LRP5/6 e induzem a internalização do receptor ou reduzem sua disponibilidade para ligantes Wnt. Assim, atuam com inibidores da formação óssea. Estas descobertas têm possibilitado o desenvolvimento de novas moléculas que antagonizem esse mecanismo e, portanto, liberem a formação óssea, como anticorpos monoclonais antiesclerostina, por exemplo.[1-8]

OSTEOPOROSE

Doenças osteometabólicas podem interferir em uma ou mais funções vitais do osso, com consequências desastrosas sobre o organismo. A fragilidade é uma delas, com fraturas e deformidades decorrentes, levando a incapacitação, dependência, até a falência de outros sistemas e morte. Em um tecido normal, a resistência óssea costuma ser eficiente e é capaz de suportar as solicitações mecânicas do dia a dia. As fraturas ocorrem apenas quando grandes forças traumáticas são aplicadas sobre determinados pontos do esqueleto. Entretanto, nos estados osteoporóticos, essa resistência óssea está desproporcionalmente diminuída, levando a fraturas, em decorrência de pequenos traumas ou esforços, como cair da própria altura, tossir, levantar pequenos pesos, como suspender uma veneziana ou carregar uma sacola de compras.

Os estudos epidemiológicos populacionais demonstram que um número crescente de fraturas ocorre com o envelhecimento em ambos os sexos, com maior predomínio entre as mulheres (Figura 37.4).

Esse fenômeno tem adquirido mais relevância com as crescentes perspectivas de envelhecimento da população. Em nosso país isso também pode ser observado. Para as mulheres, a expectativa de vida ao nascer passou de 69,8 anos em 1991 para 78,6 anos em 2013, e para os homens passou de 62,6 para 71,3 anos nesse mesmo período. Com o envelhecer da população, a magnitude das fraturas osteoporóticas passa a ter grande relevância médica e social. O aumento da fragilidade óssea com o passar dos anos

está associado fortemente à presença de um conteúdo mineral reduzido, e esta característica pode ser medida pelo exame de densitometria óssea.[9]

Osteoporose é definida como uma desordem esquelética, caracterizada por massa óssea reduzida, comprometendo a resistência e predispondo a um aumento do risco de fratura. Resistência óssea primariamente reflete integração entre densidade óssea e qualidade óssea. Aqui se associa à definição de osteoporose a presença não apenas de uma massa óssea reduzida, mas também de uma qualidade óssea alterada. Entretanto, ainda não possuímos métodos eficazes para medir essa característica óssea *in vivo*. Portanto, com fins práticos, permanecemos utilizando uma medida de densidade óssea (DXA) para nos auxiliar no diagnóstico de osteoporose, conhecendo, entretanto, a ressalva de que algumas características ósseas, como arquitetura, conectividade e direção das trabéculas ou *turnover*, não estejam sendo avaliadas por este exame.[10] Mais recentemente aceita-se que a presença de fratura por fragilidade em coluna e quadril também permite o diagnóstico clínico de osteoporose e em alguns países, em situações em que há alto risco de fraturas medido pela ferramenta FRAX (Fracture Risk Assesment Tool).[11]

A osteoporose acomete 25% das mulheres caucasianas com mais de 50 anos da cidade de São Paulo, mas essa prevalência aumenta progressivamente com a idade. Em indivíduos com mais de 70 anos, a prevalência de osteoporose em coluna lombar nas mulheres foi de 34%, ao passo que nos homens dessa mesma faixa etária foi de 16% (Figura 37.5). Nesse mesmo grupo, em colo de fêmur, a prevalência de osteoporose nas mulheres foi de 23%, e nos homens, de 13% (Figura 37.6).[12] A prevalência de

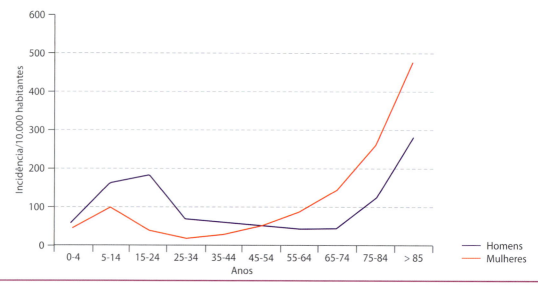

Figura 37.4 Incidência de fraturas separadas por idade e sexo no Reino Unido.

fraturas por fragilidade é alta (11% a 23,8%) e está associada à recorrência de quedas. A mortalidade no primeiro ano após a fratura varia de 21,5 a 30%, com alta taxa de dano físico e piora da qualidade de vida.[13] Poucos foram os estudos que avaliaram a incidência de fraturas em nosso meio. Em estudo recente utilizando dados de um protocolo clínico realizado em mulheres com baixa massa óssea com 60 anos ou mais, moradoras em seis cidades espalhadas pelo Brasil, a incidência de fraturas vertebrais foi de 7,7 por 1.000 mulheres por ano. Esta incidência aumentou com a idade, variando de 5,3 nas mulheres mais jovens (60 a 64 anos) até 18,5 nas mais idosas (75 a 80 anos).

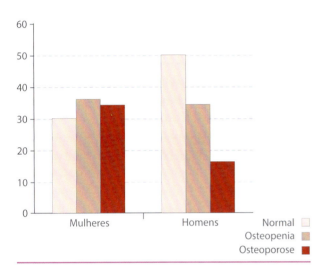

Figura 37.5 Prevalência de osteopenia e osteoporose em coluna lombar segundo densidade mineral óssea em população idosa de moradores da cidade de São Paulo, agrupados por sexo.

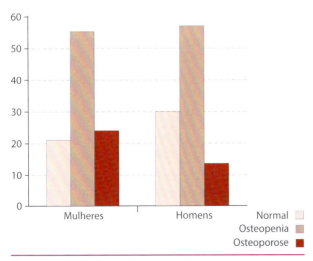

Figura 37.6 Prevalência de osteopenia e osteoporose em colo de fêmur segundo densidade mineral óssea em população idosa de moradores da cidade de São Paulo, agrupados por sexo.

DIAGNÓSTICO

A osteoporose é uma doença silenciosa, que só se manifesta quando a fragilidade atingiu tal ponto que começam a aparecer as fraturas. Por esse motivo, o rastreamento das pessoas de maior risco para fraturas assim como a instituição de um tratamento profilático nesses casos tornam-se medidas imperativas. As fraturas induzem a sintomas específicos relacionados ao local acometido. Em geral, a maioria das fraturas apresenta-se como dor aguda, de forte intensidade, com incapacitação da movimentação no local. Vários trabalhos têm demonstrado, entretanto, que a existência de microfraturas vertebrais progressivas, levando à redução de altura dos corpos vertebrais, pode ser identificada em radiografias de pacientes sem quadro agudo percebido.

A densitometria óssea (DXA – Dual X-Ray Absorptiometry) é o método de escolha para o diagnóstico de osteoporose e se baseia nas definições dadas pela Organização Mundial da Saúde (OMS) (Tabela 37.1). A exposição à radiação é muito baixa. Estudos epidemiológicos demonstram uma forte correlação entre risco de fraturas e densidade mineral óssea (DMO) medida pelo DXA. A acurácia e a precisão do método são excelentes e permitem o monitoramento das mudanças da DMO ao longo do tempo.[11,14]

O diagnóstico de osteoporose, segundo a densitometria, baseia-se na proposição de que o menor risco de fratura se encontra na faixa etária chamada de adulto jovem (entre 20 e 30 anos de idade), que também é a que possui maior densidade mineral óssea (DMO). Portanto, considerou-se a densidade mineral óssea dessa população como a ideal. A partir daí, observou-se que mulheres pós-menopausadas com densidades inferiores à encontrada nessa faixa de adultos jovens possuíam maior risco de fraturas. Definiu-se, então, como normal o indivíduo que possuísse uma DMO de até 1 desvio-padrão abaixo da média dessa população de adultos jovens. Osteopenia e osteoporose seriam formas crescentes de maior fragilidade óssea, definidas de acordo com a Tabela 37.1. A densidade mineral óssea é o melhor preditor de risco de fratura isolado. Estudos prospectivos sugerem que a redução de 1 desvio-padrão da massa óssea na coluna, no colo de fêmur ou no rádio distal dobra o risco de fratura (Tabela 37.2). Em homens com menos de 50 anos e mulheres pré-menopausadas recomenda-se a utilização de Z-score que faz o ajuste da DMO para indivíduos da mesma idade, pois o risco de fratura é bem menor.[11,14]

Tabela 37.1 Classificação da massa óssea obtida por DXA, segundo o número de desvios-padrão

Mulheres pré-menopausa e homens com menos de 50 anos	Diagnóstico
Z-score < -2,0 DP	Massa óssea abaixo do esperado para idade cronológica
Z-score > - 2,0 DP	Massa óssea dentro do esperado para idade cronológica
Mulheres pós-menopausa e em transição menopausal* e homens com mais de 50 anos	Diagnóstico
T-score > -1,0 DP	Normal
T-score entre -1,0 e -2,4 DP	Osteopenia
T-score < -2,5	Osteoporose

*Mulheres acima de 40 anos de acordo com a ABrASSO (Associação Brasileira de Avaliação Óssea e Osteometabolismo).

Tabela 37.2 Risco Relativo de Fratura a Cada Redução de um Desvio-padrão da DMO

Local	Fratura de fêmur proximal	Fratura vertebral
Rádio distal	1,8	1,7
Calcâneo	2,0	2,4
Coluna	1,6	2,3
Colo de fêmur	2,6	1,8

Metanálise de 11 estudos prospectivos em 90.000 indivíduos/ano e mais de 2.000 fraturas. Fonte: Marshall, Johnell e Wedel, 1996.

As diretrizes dirigidas ao diagnóstico, ao tratamento e ao seguimento da osteoporose baseiam-se em estudos nos quais as medidas de densidade mineral óssea foram obtidas por DXA e, portanto, não podem ser utilizadas para outros métodos de medida de massa óssea, como a ultrassonografia e aparelhos periféricos de medida da densidade óssea.[11,14]

Os modernos densitômetros por absorção de raios X de dupla energia trouxeram alta precisão, acurácia e sensibilidade às avaliações de densidade óssea e são amplamente utilizados em todo o mundo com esta finalidade. Baseiam-se no princípio de atenuação de dois feixes de raios X de baixa energia e das atenuações que cada um desses feixes sofre ao atravessar tecidos de diferentes densidades. Desse modo, é possível delimitar com maior precisão as áreas calcificadas identificadas como osso, e neste tecido mineralizado medir a densidade local. Esses novos aparelhos têm a possibilidade também de separar com precisão três compartimentos do organismo: massa gorda, massa magra e tecido mineralizado. Graças à sua alta precisão e acurácia, hoje é o método padrão para avaliação de composição corporal. Para estudos populacionais e para as proposições de tratamento envolvendo a maior parte dos pacientes portadores de fragilidades ósseas, essas novas definições trouxeram parâmetros mais objetivos. As questões mais preponderantes referem-se à especificidade do exame de densitometria, que leva em consideração apenas a quantidade de tecido mineralizado e não a qualidade óssea. Atualmente, as novas determinações internacionais sobre o tema estipulam que, em mulheres na pré-menopausa, em homens com menos de 50 anos, além de em crianças e adolescentes, o diagnóstico de osteoporose não pode basear-se exclusivamente em uma medida de densidade óssea.[11,14]

Essa classificação, embora contemple os interesses de análise epidemiológica mais abrangente, possui algumas críticas com implicações clínicas, principalmente em nosso meio, a saber: utiliza o termo osteoporose para medida de massa óssea, independentemente de sua etiologia e de seu substrato anatomopatológico; baseia-se em dados obtidos em populações de mulheres caucasianas, empiricamente transportados para outros grupos étnicos; e não define critérios para homens ou jovens e crianças. Apesar dessas críticas, o método possui alta sensibilidade e boa reprodutibilidade; o erro atinge 1% a 2% em coluna lombar e 1,5% a 3%, em fêmur proximal. Entretanto, em vista de ser a remodelação óssea bastante lenta, na maioria das vezes, os ganhos ou as perdas de massa óssea somente poderão ser avaliados após longos períodos de tempo (1 a 2 anos), para que superem o próprio coeficiente de variação do método (MVS – mínima variação significativa).[11,14]

Com o intuito de auxiliar na avaliação etiológica e avaliar precocemente a eficácia do tratamento, estão disponíveis os marcadores bioquímicos de remodelação óssea. Dentre os principais marcadores de formação óssea, temos a osteocalcina e a fosfatase alcalina ósseo-específica, ambas produzidas pelo osteoblasto e dosadas em sangue, e, mais modernamente, o P1NP (pró-peptídeo aminoterminal do pró-colágeno tipo I). Como marcadores de reabsorção, temos as moléculas interligadoras do colágeno tipo I: a piridinolina e a desoxipiridinolina urinárias totais ou livres, e estas moléculas interligadoras ainda são conectadas a fragmentos amino (NTX) ou carboxiterminais (CTX) do colágeno tipo I, que podem ser dosados na urina ou no sangue. Embora não façam o diagnóstico de osteoporose, são preditores do risco de fraturas quando estão aumentados. Permitem uma avaliação mais precoce do tratamento (após 3 meses do início da terapia), porém ainda possuem grande variação laboratorial e individual. A grande aplicabilidade clínica desses marcadores na osteoporose está no acompanhamento do tratamento com drogas antirreabsortivas. Quanto maior a redução dos níveis dos marcadores após 3 a 6 meses do início do tratamento, maior será o ganho de massa óssea após um período de tratamento. Na monitorização de tratamento com anabolizantes, como a teriparatida, esperam-se efeitos opostos, com o aumento desses marcadores (em especial do P1NP) reproduzindo a estimulação da remodelação óssea.[15]

As deformidades vertebrais com redução de cerca de 20% da altura anterior, média ou posterior da vértebra podem ser consideradas como fratura. Nesses casos, sabe-se que o risco de uma nova fratura será muito maior, cuja fragilidade óssea já está comprovada. Em função disso, a radiografia vertebral em perfil da coluna torácica e lombar deve ser considerada na avaliação global, tanto da qualidade óssea no momento do diagnóstico como no acompanhamento da eficácia do tratamento (Figura 37.7). Existe ainda a possibilidade de se avaliar a presença de fraturas vertebrais no próprio densitômetro por ocasião da realização do exame de densitometria óssea pela aquisição da VFA (Vertebral Fracture Assessment), imagem lateral da coluna torácica e lombar com uma quantidade de radiação muito menor em comparação com a radiografia convencional. O método permite a visualização de T4 a L4 com a possibilidade de realização da morfometria vertebral. Há limitação para a detecção de fraturas leve/grau I de Genant, principalmente acima de T7 devido à interferência da escápula e dos outros tecidos do tórax.[16]

Classificação de osteoporose

A osteoporose é classificada em primária e secundária (Tabela 37.3). Dentre as formas primárias da doença, a osteoporose involucional é a mais frequente, decorrente do envelhecimento. As osteoporoses involucionais podem ser divididas didaticamente em pós-menopáusica, quando ocorre em mulheres no climatério, e senil, que acomete homens e mulheres após os 70 anos de idade. Essas

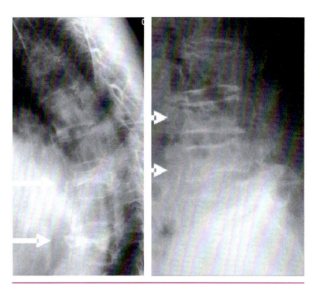

Figura 37.7 Fraturas vertebrais. Radiografias de coluna torácica e lombar em perfil para avaliação de alterações da morfologia vertebral. Neste exame, constatam-se achatamentos vertebrais nas vértebras T11 e T9, além da redução de altura vertebral em L3 e L4, o que caracteriza fraturas vertebrais. Fonte: Donaldson e cols., 1990.[17]

Tabela 37.3 Classificação da Osteoporose

Osteoporose involucional
• Pós-menopáusica • Senil
Osteoporose idiopática
• Osteoporose juvenil • Osteoporose do adulto jovem
Osteoporose no homem
Osteoporose secundária

formas de osteoporose, embora possam estar entremeadas em uma mesma paciente, possuem algumas características próprias que nos permitem classificá-las separadamente. A osteoporose pós-menopáusica, como o nome diz, está relacionada à queda dos hormônios estrógenos que ocorrem naturalmente no climatério, acomete exclusivamente mulheres e afeta preferencialmente compartimentos de osso trabecular, portanto vértebras e região distal do antebraço, locais em que as fraturas são mais comuns nessa fase da doença. Os recentes avanços na biologia óssea demonstram que a deficiência estrogênica está associada a um aumento na produção de diversas citocinas, como interleucinas 1 e 6, TNF-α e fator estimulador de colônia de macrófagos (M-CSF). Estas citocinas induzem à diferenciação e ao recrutamento e à ativação dos osteoclastos. As células de linhagem osteoblástica, em resposta às citocinas e à queda dos estrógenos, reduzem sua produção de osteoprotegerina (OPG) e aumentam sua síntese do ligante do receptor NFκB (RANK-L), existentes nas membranas das células precursoras dos osteoclastos. Este receptor induz a diferenciação e a ativação dos osteoclastos, aumentando a reabsorção óssea. A OPG é um potente inibidor da reabsorção óssea, por atuar como um receptor solúvel do RANK-L, bloqueando sua ligação ao RANK (Figura 37.3). Existem fatores já bem determinados considerados de risco para osteoporose, como raças branca e amarela, tabagismo, hipoestrogenismo, entre outros. Esses fatores de risco estão listados na Tabela 37.4.[7]

A osteoporose senil acomete homens e mulheres com mais de 70 anos, e a sua fisiopatologia envolve múltiplos fatores. Além da queda dos hormônios sexuais, que persiste nessa idade, a deficiência de vitamina D e o consequente hiperparatireoidismo secundário são fatores preponderantes que aumentam a reabsorção óssea e o risco de fraturas. Na osteoporose senil, a prevalência no homem torna-se maior, na proporção de duas a três mulheres para cada homem, que passa então a ter relevância epidemiológica. Nessa fase da vida, as fraturas estão comumente relacionadas a um maior risco de quedas, e medidas para preveni-las adquirem dimensões importantes no tratamento da osteoporose. Na osteoporose senil, a perda óssea ocorre em osso trabecular e cortical, e as fraturas mais frequentes são em vértebras, fêmur proximal e úmero.[11,18]

Duas formas raras e idiopáticas acometem crianças e jovens. Osteoporose juvenil idiopática (OJI) é uma entidade nosológica específica; apresenta-se

Tabela 37.4 Fatores relacionados a maior risco de osteoporose

- Sexo feminino
- Antecedente familiar materno de osteoporose e história familiar de fraturas
- História prévia de fratura na vida adulta
- Raça branca ou amarela
- Idade avançada
- Baixo peso (55 kg)
- Tabagismo
- Puberdade tardia
- Hipogonadismo
- Deficiência estrogênica (menopausa <45 anos, ovariectomia bilateral, amenorreia prolongada)
- Sedentarismo ou imobilização
- Dieta pobre em cálcio
- Alcoolismo
- Demência
- Estado de saúde frágil

com um quadro caracteristicamente grave, é rara e pode afetar crianças e adolescentes. Possui elevada morbidade e grande impacto sobre a qualidade de vida e o prognóstico desses pacientes. Por ser uma doença rara e ainda de causa desconhecida, é um diagnóstico de exclusão, aceito quando todas as outras causas de fragilidade óssea na infância e na adolescência são excluídas.[19]

A osteoporose idiopática do adulto jovem ocorre em jovens sem fatores de risco para osteoporose; em geral, são formas graves de fragilidade, que comumente se manifestam por fraturas. Sua fisiopatologia ainda é desconhecida, e, em razão da diversidade de apresentações clínicas, é possível que represente mais do que uma entidade nosológica. Ao contrário da osteoporose juvenil, não é autolimitada.

A osteoporose do homem apresenta algumas características próprias, que a colocam em uma classificação diferenciada. Refere-se a uma doença óssea que acomete exclusivamente homens e que usualmente é diagnosticada no momento de uma fratura por fragilidade, e que, em sua maioria, é secundária. Possui como principais causas o uso crônico de corticosteroides, o hipogonadismo e o alcoolismo, que justificam juntos, aproximadamente, 60% dos casos de osteoporose. Entretanto, cerca de 40% dos casos permanecem de causa idiopática. Em homens com mais de 70 anos de idade, a osteoporose senil transforma-se na principal causa de osteoporose, e, devido ao seu grande incremento, passa a ter relevância epidemiológica.[20]

Vale destacar que a densitometria óssea é somente uma avaliação da massa óssea e não define a causa dessa alteração. Logo, o clínico que avalia o paciente deve fazer uma investigação de causas secundárias usando dados da anamnese, exame físico e exames subsidiários. Na presença de uma causa secundária, esta deve ser tratada. As principais situações clínicas em que uma massa óssea reduzida e maior risco de fraturas podem estar presentes encontram-se na Tabela 37.5. Todas as causas citadas na Tabela 37.5 devem ser excluídas para se estabelecer o diagnóstico de osteoporose pós-menopáusica ou involucional. A grande maioria dessas situações pode ser investigada e descartada durante uma anamnese e exame físico cuidadosos; outras exigem uma investigação laboratorial mínima (Tabela 37.6). A anamnese deve avaliar aspectos da menacme (se os ciclos são regulares, se há amenorreia, idade da menarca e idade da menopausa), hábitos de vida quanto à ingestão de alimentos que contêm cálcio, atividade física, histórico familiar de osteoporose, fraturas e quedas. O inquérito deve incluir o uso de medicamentos que

Tabela 37.5 Distúrbios e situações clínicas associadas a massa óssea diminuída, a fraturas ou a ambas

Idade avançada	Drogas	Distúrbios renais
Raça branca ou asiática	Corticoides	Osteodistrofia renal
História familiar de osteoporose	Anticonculsivantes	Hipercalciúria
Reduzida compleição física	Imunossupressores	Acidose tubular renal
Baixo peso	Quimioterapia	Deficiências nutricionais
História menstrual	Tiroxina	Cálcio
Menarca tardia	Heparina	Vitamina D
Menopausa precoce	Erros inatos	Vitamina C
Amenorreia prolongada	Osteogenesis imperfecta	Proteína
Distúrbios endócrinos	Síndrome de Marfan	Distúrbios reumatológicos
Osteomalacia	Homocistinúria	Espondilite anquilosante
Hipogonadismo	Síndromes má-absortivas	Artrite reumatoide
Hipercortisolismo	Doença colestática	Lúpus eritematoso sistêmico
Deficiência de GH	Doença celíaca	Estilo de vida
Gravidez	Moléstia de Crohn	Atividade física reduzida
Distúrbios hematopoiéticos	Hemocromatose	Tabagismo
Mastocitose	Nutrição parenteral	Alcoolismo
Mieloma múltiplo	Pós-gastrectomia	Osteoporoses primárias
Linfoma/leucemia	Distúrbios neuropsiquiátricos	Pós-menopáusica
Doença de Gaucher	Anorexia nervosa	Senil
Aids	Depressão	Juvenil
	Paralisia cerebral	Idiopática do adulto jovem

Fonte: Peackock, 2002 e Luckey, 1999.

interfiram com o metabolismo ósseo. A avaliação clínica deve incluir a mensuração do peso e da altura (a perda de mais de 4 cm em mulheres e 6 cm em homens pode sugerir a presença de fraturas vertebrais), assim como aqueles com o IMC reduzido têm maior risco de osteoporose e fraturas. Devemos lembrar também que a associação de uma ou mais dessas condições pode acompanhar e agravar uma osteoporose involucional prévia.

As osteoporoses secundárias são bastante prevalentes, acometem homens e mulheres em diferentes faixas etárias e de diferentes grupos raciais. Cada uma dessas situações possui características especiais e deve ser conduzida levando-se em conta esses aspectos. O diagnóstico de hiperparatireoidismo primário (HPP) deve ser feito na presença de hipercalcemia associada a valores elevados de PTH. Portanto, uma dosagem de cálcio deve ser realizada quando se detectar redução de massa óssea, devido à elevada prevalência do HPP nessa população, mesmo que ainda oligo ou assintomático. Uma fratura osteoporótica pode ser a primeira manifestação de mieloma múltiplo, do qual se suspeitará pela pre-

sença de anemia ao hemograma, associada ao pico de gamaproteínas elevado na eletroforese. A osteomalacia será sugerida pela presença de elevada atividade de fosfatase alcalina, associada à redução nos níveis de cálcio ou fósforo plasmáticos. A função renal normal afastará definitivamente a presença de osteodistrofia característica da insuficiência renal

Tabela 37.6 Exames laboratoriais essenciais nas investigações etiológicas das osteoporoses involucionais sem e com fraturas prévias

Osteoporose sem fratura prévia	Osteoporose com fratura prévia
• Cálcio • Creatinina • Hemograma • Calciúria 24 horas	• Cálcio/Fósforo • Creatinina • Hemograma • Eletroforese proteínas • TSH • Fosfatase alcalina • 25-hidroxivitamina D • Testosterona (no homem) • Calciúria 24 horas

crônica. Portanto, uma anamnese cuidadosa e um perfil laboratorial simples auxiliarão muito na investigação, definindo com mais segurança a osteoporose involucional.[21]

Tratamento

O objetivo do tratamento da osteoporose é a prevenção de fraturas e envolve um tratamento não farmacológico (exercícios físicos, cessação do tabagismo e etilismo, prevenção de quedas, dieta rica em cálcio) e farmacológico. O tratamento ideal da osteoporose é ainda o preventivo, e baseia-se na otimização do pico de massa óssea na juventude, na redução das perdas ao longo da vida e na prevenção de quedas. Durante a infância e a adolescência, devem ser oferecidas condições ideais para que o organismo consiga atingir o potencial máximo de pico de massa óssea permitido por sua carga genética. Isso pode ser feito por meio de dieta balanceada, com aportes calóricos, proteicos e cálcicos que obedeçam às necessidades fisiológicas recomendadas. As recomendações dietéticas diárias são de 800 mg de cálcio elementar para crianças e adultos, 1.200 mg para adolescentes e lactantes e 1.000 mg para mulheres pós-menopausadas.[22] O estudo BRAZOS demonstrou que a ingestão média de cálcio do brasileiro acima de 40 anos gira em torno de 400 mg ao dia nas diferentes regiões do país.[23] A principal fonte de cálcio dietético é o leite e os seus derivados, sem os quais raramente se atingem os valores recomendados (Tabela 37.7). A complementação do conteúdo dietético com tabletes de cálcio deve ser feita sempre que não se atinja a quantidade desejada somente pela dieta. Dentre os variados sais de cálcio disponíveis no mercado, o carbonato de cálcio (com 500 mg de cálcio elementar) é o que possui maior percentagem de cálcio disponível, porém sua absorção depende de acidificação ideal no trato digestório. O citrato e o lactato de cálcio (não disponível comercialmente) são mais bem absorvidos em situações de acloridria e gastrectomia. Existem ainda controvérsias sobre o melhor horário para ingestão dos comprimidos de cálcio. Alguns autores sugerem que deva ser longe das refeições, para evitar a quelação do cálcio por alimentos contendo altos teores de fosfatos ou fitatos. A tendência atual, entretanto, é de prescrever seu uso durante as refeições, quando a acidificação gástrica estaria aumentada, facilitando a solubilização dos sais. Não é recomendado que os pacientes recebam mais de 500 mg por dose para melhorar a absorção. Em alguns pacientes, náuseas, dispepsia, constipação podem se seguir à suplementação de cálcio, reduzindo a adesão ao tratamento.[24]

Recentemente, surgiu uma controvérsia com base em relatos de aumento do risco cardiovascular associado com a suplementação de cálcio. Surgiram publicações com conclusões antagônicas, incluindo metanálises e estudos randomizados prospectivos. A polêmica fez com que um comitê de experts se manifestasse declarando que o peso das evidências é insuficiente para concluir que os suplementos de cálcio causam eventos cardiovasculares adversos.[24] Baseados em diversos artigos, podemos concluir que uma ingestão diária de cálcio que varie entre 600 mg e 1.500 mg não está relacionada a aumento

Tabela 37.7 Conteúdo de cálcio em diferentes alimentos

Alimento	Medida aproximada	Cálcio (mg)
Leite	1 copo (250 mL)	296
	1 litro	1.200
Iogurte	1 copo (200 g)	228
Queijos amarelos	100 g	± 860
Requeijão cremoso	100 g	104
Queijo branco	100 g	75
Coalhada	1 copo (200 g)	130
Ovo	1 unidade	50
Carne cozida	150 g	20
Espinafre cozido	1/2 xícara (100 g)	93
Couve/brócolis cozidos	1/2 xícara (100 g)	187
Ostras	6 unidades	81
Peixe frito	140 g	20

do risco de eventos vasculares. Além disso, devem-se privilegiar as fontes alimentares, reservando a suplementação medicamentosa apenas para quando as metas recomendadas não forem atingidas.

A exposição solar para que ocorra formação de vitamina D é medida preventiva importante que deve ser incentivada nos idosos. A deficiência de vitamina D, ao contrário do que se supunha, é bastante comum no Brasil, especialmente entre os idosos, mesmo em regiões ensolaradas. Os principais determinantes são idade, sexo, latitude, etnia e exposição à luz solar. O envelhecimento cutâneo prejudica sensivelmente a produção de vitamina D pela pele, portanto o idoso possui alto risco para deficiência e a reposição está recomendada. Quinze minutos diários em braços e face parecem ser suficientes para a síntese adequada nos jovens, mas não em idosos. Devemos lembrar ainda que os indivíduos restritos a ambientes fechados (pacientes institucionalizados e acamados, com problemas neurológicos e psiquiátricos) devem receber a quantidade diária recomendada de vitamina D (400 a 1.000 U), a título de prevenção da deficiência. Essa reposição está contraindicada na presença de hipercalcemia e deve ser cuidadosa quando na presença de hipercalciúria.[25]

A mensuração da 25(OH)D é recomendada para se avaliar o status de vitamina D; entretanto, a definição de normalidade varia bastante na literatura. Enquanto órgãos reguladores para consumo de nutrientes definem que 20 ng/mL seriam suficientes para a população geral, para indivíduos de maior risco para deficiência esses limites devem estar acima de 30 ng/mL. Isso porque nas concentrações entre 20 e 30 ng/mL alguns indivíduos já desenvolvem um hiperparatireoidismo secundário e também porque em biopsias osseas algum grau de osteomalacia pode ser observado.[25] Portanto, para indivíduos com osteoporose, a 25(OH)D deve ser mantida acima de 30 ng/mL porque acima desse nível se observam concentrações mais baixas de PTH, maior absorção intestinal de cálcio, maior densidade mineral óssea (DMO), redução das taxas de perda óssea, menor risco de quedas e de fratura. Em adultos com níveis muito baixos de 25(OH)D (< 20 ng/mL) recomenda-se uma dose de ataque de 7.000 UI por dia ou 50.000 unidades por semana de colecalciferol, durante 6 a 8 semanas, seguidas de uma dose de manutenção de 1.000 a 2.000 UI/dia.[25]

A atividade física deve ser incentivada e é feita espontaneamente pela criança quando se lhe oferecem condições de vida ao ar livre. O exercício físico é um dos fatores primordiais na manutenção da massa óssea. A solicitação mecânica do osso, quer pela tração exercida pela contração muscular, quer pelo efeito gravitacional, é indutora da formação óssea. Em sua ausência, por outro lado, a reabsorção óssea é extremamente elevada, como se observou em indivíduos agudamente imobilizados (politraumatizados, tetraplégicos), que chegam a desenvolver hipercalcemia, tamanho é o grau de atividade reabsortiva. O incentivo a práticas esportivas é, pois, medida preventiva extremamente benéfica. Estas, além de aumentarem a carga sobre o osso, estimulando a formação, preservam os reflexos, a amplitude dos movimentos e o equilíbrio, reduzindo o risco de quedas no futuro.[26]

O tratamento não medicamentoso deve promover a prevenção de quedas, e deve ser avaliado o ambiente domiciliar (local mais comum de quedas). Devem ser orientados cuidados com iluminação, calçados antiderrapantes, tapetes, piso úmido, objetos no caminho, barras de proteção, corrimões etc. Clinicamente, deve ser avaliado o grau de sarcopenia, alterações neurológicas, o uso e a adequação das doses de medicamentos que alterem o equilíbrio, a coordenação e o nível de consciência.

Quando se pretende efetivamente tratar a osteoporose, qualquer dos esquemas terapêuticos propostos deverá ser utilizado por longo período de tempo (anos). Incluem-se entre esses esquemas dois grupos principais de drogas: as que predominantemente inibem a reabsorção óssea e as que estimulam a formação óssea.[24]

Inibidores de reabsorção

Calcitonina

A calcitonina é hormônio produzido na espécie humana pelas células C da tireoide. As calcitoninas de salmão e enguia, mais potentes que a humana, são preferencialmente utilizadas no tratamento da osteoporose, e existem nas formas injetável e de aspersão nasal. Para a utilização parenteral, que pode ser tanto subcutânea como intramuscular, a dose preconizada é de 100 U/dia. Em função da reduzida absorção nasal (cerca de 30%), a dose preconizada para aspersão nasal é de 200 a 400 U/dia. O uso continuado favorece o aparecimento do fenômeno de taquifilaxia, por retrorregulação de seus receptores nas células-alvo, com redução dos efeitos. Por isso, deve ser utilizada em esquemas sempre intermitentes (em dias alternados ou por 5 dias da semana, durante 2 semanas, com pausa de 2 semanas). Possui efeito analgésico de ação central, que muitas vezes é interessante na terapêutica da osteoporose em indivíduos com dores provenientes de fraturas vertebrais. Embora os efeitos colaterais sejam leves e afetem apenas uma parcela dos pacientes, algumas vezes podem levar à interrupção do tratamento pelo desconforto que causam, como náuseas, vômitos, calor e rubor facial. O estudo PROOF (Prevent Recurrence Of Osteoporotic Fractures) mostrou que a dose de 200 UI em spray nasal de calcitonina de salmão reduziu significativamente o risco de novas fraturas vertebrais em 33% e 36% em mulheres com fraturas prevalentes. O tratamento por 2 anos mostrou discreto ganho de massa óssea apenas em coluna lombar, sem ganho em fêmur proximal. O efeito protetor sobre fraturas vertebrais está estabelecido, mas ainda é inconclusivo sobre as fraturas de fêmur proximal. Atualmente, a calcitonina é relegada como agente de segunda ou terceira linha no tratamento da osteoporose.[24,27]

Estrógenos

A perda óssea inicia-se 2-3 anos antes da última menstruação, e é acelerada com a menopausa devido à privação de estrógeno. Esse processo continua durante até 5-10 anos. A deficiência de estrógeno está associada a um aumento no tempo de vida dos osteoclastos e a uma concomitante diminuição da vida útil em osteoblastos. Também está associada a aumento de citocinas pró-reabsorção, incluindo TNF-α, IL-1 α e outros. Estas citocinas promovem a expansão do *pool* de células precursoras de osteoclastos, e aumentam a expressão do ativador do receptor do fator nuclear B (RANKL). Há evidências consideráveis de que mesmo os baixos níveis residuais de estrógeno presentes na pós-menopausa são importantes na redução da reabsorção óssea, e que as mulheres com câncer de mama tratadas com inibidor de aromatase estão em maior risco de perda óssea. Essa supressão da atividade dos osteoclastos pelo estrógeno foi utilizada de maneira eficaz por décadas, e foi a base da prevenção e do tratamento da osteoporose pós-menopáusica.[24] Hoje em dia, a indicação principal é o tratamento dos sintomas vasomotores e da atrofia vaginal. Wells e cols. publicaram uma metanálise que utilizou 57 ensaios randomizados controlados com placebo avaliando o efeito da terapia hormonal (TH) em mulheres na pós-menopausa. Eles demonstraram que o estrógeno foi significativamente mais eficaz do que o placebo na preservação e no aumento da densidade mineral óssea, e a interrupção do estrógeno resultou em perda óssea a uma taxa semelhante à observada na menopausa precoce. No mesmo estudo, Wells e cols. observaram que TH mostrou tendência de redução da incidência de fraturas. Seus benefícios são bem evidentes sobre o osso trabecular, isto é, nas vérte-

bras, mas sua utilização em longo prazo também está associada à redução do risco de fraturas de colo de fêmur.[28] A TH está associada a um risco aumentado de efeitos adversos no tratamento em longo prazo, tais como acidente vascular cerebral e doença tromboembólica venosa. O estudo WHI (Women´s Health Initiative) mostrou que mulheres recebendo estrógeno e progestágenos tiveram um aumento pequeno, mas significativo, no câncer de mama. No entanto, a utilização de terapia com estrógeno isolado em mulheres histerectomizadas reduziu em 23% a incidência de câncer de mama invasivo em comparação com o placebo. Resultados efetivos na proteção de fraturas osteoporóticas foram observados com o uso de estrógenos equinos conjugados por via oral, na dose de 0,625 mg/dia, associados ou não a progestágenos.[29] A tendência atual de utilização de doses menores para evitar os efeitos colaterais indesejáveis necessita ainda de confirmação sobre seu efeito na prevenção de fraturas.

Moduladores seletivos do receptor de estrógenos (SERMs)

Este grupo de medicamentos é reconhecido há algumas décadas por possuir a capacidade de se ligar ao receptor intracelular de estrógeno e induzir ações algumas vezes agonistas e outras vezes antagonistas aos estrógenos, dependendo dos tecidos-alvo. São drogas não esteroides como o tamoxifeno, utilizado na terapêutica do câncer de mama, e o raloxifeno, desenvolvido exclusivamente para prevenção e tratamento da osteoporose. O tamoxifeno, embora possua ação estrogênica no osso, melhorando a massa óssea de mulheres que o utilizaram, possui o inconveniente de ter efeito proliferativo em endométrio, aumentando o número de casos de carcinoma de endométrio. O raloxifeno, por outro lado, possui efeitos antagonistas em mama e endométrio, ao passo que seus efeitos sobre o tecido ósseo e o metabolismo de lipídios são de agonistas aos estrógenos. Tornou-se alternativa bastante interessante para mulheres que não possuam mais os sintomas climatéricos, pois, caso contrário, pode agravá-los. A dose preconizada é de 60 mg orais/dia. Os estudos em longo prazo, com essa dosagem, demonstraram pequeno ganho de massa óssea em coluna lombar, mas significativo efeito protetor contra fraturas nesse sítio. Os efeitos do raloxifeno sobre marcadores de remodelação óssea são geralmente mais modestos (redução de 30-40%) do que com a terapia com bifosfonatos (50-70%). A mesma resposta foi observada na densidade mineral óssea. O estudo MORE (Multiple Outcomes of Raloxifene Evaluation) demonstrou uma redução de 30% do risco de fratura vertebral, mas sem efeito em fraturas não vertebrais durante um seguimento de 3 anos.[30] No estudo CORE (Continuing Outcomes Relevant to Evista), uma extensão do estudo MORE mostrou que o tratamento com raloxifeno não teve efeito sobre o risco de fraturas não vertebrais após 8 anos. Demonstrou redução do risco de câncer da mama ER - positivo - invasivo e câncer do endométrio. O estudo RUTH (Raloxifene Use for The Heart) avaliou mulheres na pós-menopausa com alto risco de doença cardiovascular, durante 5 anos, e mostrou um aumento do risco de acidente vascular cerebral fatal e de tromboembolismo venoso. De um modo geral, é bem tolerado, com a ocorrência de ondas de calor transitórias e cãibras nas pernas, em menos de 10% dos pacientes. Por essa razão, é normalmente receitado para mulheres na pós-menopausa assintomáticas.[24] Outros SERMs como o bazedoxifeno e o lasofoxifeno foram aprovados para uso no tratamento da osteoporose pós-menopáusica na União Europeia, mas não no Brasil.

Bifosfonatos

Os bifosfonatos são os agentes antirreabsortivos mais utilizados para o tratamento da osteoporose e estão em uso clínico há três décadas. Eles são análogos sintéticos do pirofosfato com grande afinidade ao tecido ósseo, especialmente em locais de remodelação óssea ativa. Eles podem permanecer no tecido ósseo durante muito tempo (10 anos para o alendronato, graças ao depósito contínuo com a reciclagem da droga). O mecanismo de ação é a inibição da farnesil-difosfato sintase, uma enzima da via do mevalonato, e impede a prenilação de proteínas de ligação ao GTP, responsáveis pela regulação da função dos osteoclastos, do citoesqueleto e metabolismo. Basicamente, os bifosfonatos reduzem a remodelação óssea, levando a apoptose dos osteoclastos. O aumento da massa óssea observado em muitos ensaios está relacionado à mineralização secundária dos ósteons pré-formados e não à neoformação de osso.[24]

Variações na estrutura das cadeias laterais de aminoácidos dessas drogas afetam a sua atividade farmacológica, em termos de afinidade óssea e potência. Os mais potentes são os bifosfonatos aminados, tais como o alendronato, o risedronato, o ibandronato e o zoledronato. O alendronato pode ser administrado uma vez por semana (70 mg), o ibandronato, uma vez por mês (150 mg), e o risedronato, uma vez por semana ou por mês (35 e 150 mg, respectivamente). Os bifosfonatos orais são mal absorvidos (menos de 1%) e a dose tem de ser administrada apenas com água pura, depois de um jejum durante a noite e seguida por 30-60 minutos sem comer ou beber. Os pacientes precisam ficar de pé por 1 hora para evitar o refluxo gastroesofágico e danos à mucosa, o que gera contraindicação em pacientes com varizes de esôfago, úlcera ativa, esôfago de Barrett e acalasia.

O ibandronato pode ser dado endovenosamente cada 3 meses (3 mg), e o zoledronato, uma vez por ano (5 mg). O principal efeito colateral dessa administração é a síndrome *flu-like* (reação de fase aguda), por causa da liberação de citocinas (TNF- α, IFN- γ e IL- 6), que pode ser tratada por acetaminofeno e se torna menos comum e mais branda nas infusões subsequentes.[24]

Cinquenta por cento da dose absorvida se liga ao osso e 50% é excretada pelos rins. A toxicidade renal pode ocorrer com a administração endovenosa rápida. O uso não é recomendado para pacientes com *clearance* de creatinina inferior a 30-35 mL/min. Eles devem ser usados com precaução em mulheres pré-menopáusicas com potencial de engravidar, pois o efeito no feto humano é desconhecido.

O alendronato foi o primeiro bifosfonato aprovado pela FDA para a prevenção e o tratamento da osteoporose. A administração uma vez por semana (70 mg) melhorou a adesão e a tolerabilidade com a mesma eficácia do que a terapia diária (10 mg). No estudo Fracture Intervention Trial (FIT), houve uma redução de 47% em novas fraturas vertebrais morfométricas e de 51% em fraturas de quadril em indivíduos com pelo menos uma fratura vertebral prévia. Naqueles sem fraturas, o alendronato reduziu o risco de fraturas vertebrais em 44% durante 4 anos. No estudo Fosamax International Trial (FOSIT), o alendronato reduziu o risco de fraturas não vertebrais em 47%. No estudo Fracture Intervention Trial Long-term Extension (FLEX), a mudança para placebo durante 5 anos resultou em quedas na DMO no quadril total e da coluna, mas a densidade média permaneceu igual ou superior à do pré-tratamento 10 anos antes. Após 5 anos, o risco cumulativo de fraturas não vertebrais não foi significativo. Entre os que continuaram, houve um risco significativamente menor de fraturas vertebrais clinicamente reconhecidas, mas não houve redução expressiva em fraturas vertebrais morfométricas.[24]

O risedronato foi avaliado nos estudos Vertebral Efficacy With Risedronate Therapy (VERT) EUA e multinacional, mostrando uma redução de novas fraturas vertebrais (41% e 49%, respectivamente) e não vertebrais (39% e 33 %, respectivamente) durante 3 anos em mulheres com pelo menos uma fratura vertebral prévia. No Hip Intervention Program Study Group, o risedronato mostrou uma redução de 40% das fraturas de quadril em mulheres com osteoporose. O risedronato é dado em uma dose uma vez por semana (35 mg) ou mensal (150 mg).

Dose oral diária (2,5 mg) e doses intermitentes (20 mg em dias alternados por 12 doses a cada 3 meses) de ibandronato foram avaliadas no estudo BONE (oral iBandronate Osteoporosis vertebral fracture Trial in North America and Europe). O uso por 3 anos de ibandronato oral diário e intermitente reduziu significativamente o risco de novas fraturas vertebrais morfométricas em 62% e 50%, respectivamente, em relação ao placebo. A população total era de baixo risco para fraturas osteoporóticas. Consequentemente, a incidência de fraturas não vertebrais foi semelhante entre os grupos de ibandronato e placebo. No entanto, os resultados de uma análise *post-hoc* mostraram que o regime diário reduz o risco de fraturas não vertebrais (69%) em um subgrupo de alto risco (colo do fêmur BMD *T-score* < -3,0). O estudo MOBILE (Monthly Oral IBandronate In LadiEs) avaliou a dose mensal (50/50, 100 e 150 mg) em comparação com o regime diário durante 2 anos. Todos os regimes mensais produziram aumentos semelhantes na DMO do quadril, que eram maiores do que aqueles com o regime diário. O estudo DIVA (Dosing IntraVenous Administration) comparou dois regimes de injeções intravenosas intermitentes de ibandronato (2 mg a cada 2 meses e 3 mg a cada 3 meses) com um regime de 2,5 mg de ibandronato oral diário, que são pelo menos tão eficazes quanto 2,5 mg por via oral diários. O desfecho primário foi a alteração da linha de base na DMO da coluna lombar em 1 ano.[24]

O estudo HORIZON (Health Outcomes and Reduced Incidence with Zoledronic Acid Once Yearly) avaliou a eficácia de 5 mg de zoledronato durante 3 anos. Houve uma redução de 70% do risco de fraturas vertebrais morfométricas e de 41% do de fratura de quadril. Fraturas não vertebrais, fraturas clínicas e fraturas vertebrais clínicas foram reduzidas em 25%, 33% e 77%, respectivamente. Uma redução de 35% em novas fraturas clínicas em pacientes com fraturas prévias foi documentada em outro estudo, juntamente com a redução da mortalidade (28%). Recentemente, estudo FPT (HORIZON - Pivotal Fracture Trial) de extensão mostrou os benefícios do tratamento de zoledronato durante 6 anos. Nos anos de 3 a 6, a DMO do colo do fêmur permaneceu constante no grupo zoledronato e caiu um pouco em grupo interrupção, mas manteve-se acima dos níveis pré-tratamento. Outros sítios da DMO mostraram diferenças similares. Novas fraturas vertebrais morfométricas foram menos frequentes no grupo zoledronato, enquanto outras fraturas não foram diferentes.[24]

Os eventos adversos mais comuns relatados com o uso de bifosfonatos orais estão relacionados a intolerância esofagogástrica, relatada em até 10% dos participantes dos estudos. Um risco aumentado de fibrilação atrial foi relatado no estudo HORIZON, mas outros estudos observacionais têm falhado em detectar um aumento do risco com os bifosfonatos.

Casos de osteonecrose da mandíbula (ONM) foram relatados, principalmente em pacientes com câncer que receberam doses elevadas e cumulativas de bifosfonatos intravenosos. É definida como a exposição de osso necrótico na cavidade oral, sem cura de 6-8 semanas na ausência de radioterapia e de metástases das maxilas. Em pacientes com osteoporose tratados com bifosfonatos, a ONM é rara, representando 0,8-5% dos casos notificados, e nenhum caso foi identificado em ensaios clínicos com alendronato, ibandronato ou risedronato. No estudo HORIZON-FPT, foram notificados dois casos de ONM entre 7.765 pacientes, um no grupo placebo e um no grupo zoledronato. A incidência dessa condição é estimada em 0,9/100.000 pacientes-ano de tratamento entre os pacientes que recebem tratamento com bifosfonatos orais, e associação causal não está comprovada. De acordo com as Recomendações Gerais da American Dental Association 2011, os clínicos geralmente não devem modificar o tratamento odontológico de rotina apenas por causa do uso de agentes antirreabsortivos.[31] Um programa de saúde oral que consiste em práticas de higiene e atendimento odontológico regular pode ser a melhor abordagem para diminuir o risco de ONM. Não existe nenhuma técnica de diagnóstico validada para determinar quais pacientes estão em maior risco de desenvolver ONM. A interrupção do tratamento com bifosfonatos não pode diminuir o risco, mas pode ter um efeito negativo sobre os resultados de tratamento de baixa massa óssea.

Casos de fraturas subtrocantéricas atípicas por baixo trauma e fratura da diáfise do fêmur foram relatados em pacientes recebendo bifosfonatos por longo prazo. Antes da fratura, os pacientes relataram sintomas prodrômicos de dor (normalmente virilha ou coxa). Os achados radiográficos são o espessamento do córtex na face lateral do fêmur proximal, que é o local de tensão mais elevado. Uma fratura atípica completa exibe, além de uma linha de fratura transversa reta, uma espícula cortical mediana. A associação entre esse tipo de fraturas e o uso de bifosfonatos possivelmente está relacionada com a supressão de longo prazo de remodelação óssea. No entanto, essa hipótese aponta, na avaliação retrospectiva da série de casos, um pequeno número de pacientes envolvidos. Não há nenhum estudo controlado randomizado que aponte a evidência de um aumento no risco de fraturas atípicas. Há também uma possível associação de renovação óssea reduzida, induzida pelos bifosfonatos e outros fatores de risco, como idade mais jovem no início ou terapia concomitante com corticosteroides, inibidores da bomba de prótons ou outros agentes antirreabsortivos.[32]

A duração ideal de tratamento com bifosfonatos é incerta neste momento. Há grande evidência de que os agentes antirreabsortivos são eficazes na redução do risco de fratura e eles são bem tolerados por 3 a 5 anos. Vale a pena ressaltar que estas drogas se acumulam no esqueleto, o que leva a um reservatório que continua a ser liberado por meses ou anos após o tratamento ser interrompido. Parar o alendronato, após 10 anos de tratamento com uma dose de 10 mg por dia (que deve ser o mesmo que 70 mg por semana), a quantidade de alendronato liberado do osso ao longo dos próximos meses ou anos seria o equivalente a tomar um quarto da dose normal (2,5 mg por dia ou 70 mg uma vez por mês). Existe uma preocupação de que o tratamento em longo prazo tem o potencial para a excessiva supressão da remodelação óssea e iniba a reparação de danos microscópicos, causando mineralização óssea excessiva, e cause um aumento de microfissuras. Os dados do estudo FLEX demonstraram que um subgrupo de pacientes pode ter "férias" seguras do alendronato após 5 anos de terapia sem experimentar um rápido declínio na DMO. Uma Task Force da American Society for Bone and Mineral Research publicou em 2015 as recomendações para a terapia em longo prazo. O risco de fratura femoral atípica, mas não de osteonecrose da mandíbula, aumenta claramente com a duração da terapia com bifosfonatos, mas tais eventos raros são contrabalançados por redução do risco de fratura vertebral em pacientes de alto risco. Para as mulheres que não correm risco elevado de fratura após 3-5 anos de tratamento, pode ser considerado um "drug holiday" de 2-3 anos. A abordagem sugerida para uso em longo prazo baseia-se em evidência limitada, apenas para a redução da fratura vertebral, em mulheres pós-menopáusicas principalmente caucasianas, e não substitui a necessidade de avaliação clínica. Pode ser aplicável para homens e pacientes com osteoporose induzida por glicocor-

ticoides, com algumas adaptações. As decisões sobre a suspensão devem ser individualizadas e com base na avaliação do risco de fratura em curso.[33]

Denosumabe

Denosumabe é um anticorpo monoclonal humano que inibe o RANKL e a osteoclastogênese. É administrado por injeção subcutânea de 60 mg a cada 6 meses. O estudo FREEDOM (Fracture Reduction Evaluation of Denosumab in Osteoporosis Every 6 Months) avaliou a eficácia de denosumabe durante 3 anos; o grupo tratado teve ganhos significativos na densidade da coluna lombar (9,4%) e fêmur total (4,8%). Denosumabe reduziu o risco de novas fraturas vertebrais radiográficas em 68%, fratura de quadril em 40% e fratura não vertebral em 20%. Um maior número de casos com celulite foi relatado em pacientes que tomam denosumabe em comparação com placebo (0,3% vs <0,1%), embora o risco absoluto seja muito baixo. No estudo de extensão com duração de 6 anos, a DMO ainda apresentou ganhos cumulativos de 15,2% (coluna lombar) e 7,5% (fêmur total); além disso, a incidência de fratura permaneceu baixa e casos raros de ONM foram relatados. Os pacientes nos quais o denosumabe foi descontinuado registraram as maiores reduções na DMO durante os primeiros 12 meses, com a taxa subsequente de perda da DMO semelhante à do placebo, demonstrando que denosumabe, ao contrário dos bifosfonatos, não confere um efeito residual após o término da terapia.[34] Sua metabolização ocorre no sistema reticuloendotelial, portanto não depende da função renal, o que faz dele uma alternativa interessante para pacientes com clearance de creatinina reduzido.

Estimuladores de formação óssea

Anabolizantes hormonais

São derivados sintéticos da testosterona, com reduzidos efeitos androgênicos. Possuem predominantemente efeito estimulador da formação óssea, embora o ganho efetivo na densidade óssea seja pequeno, além de não existirem estudos avaliando a redução do risco de fratura. A melhora clínica referida deve-se provavelmente ao aumento da massa muscular e à melhora do estado geral dos pacientes. Seu uso é indicado para pacientes idosos frágeis, com musculatura reduzida, principalmente na osteoporose senil. A dose preconizada do decanoato de nandrolona é de 50 mg intramuscular, a cada 21 dias, com efeitos colaterais (mudança do timbre da voz, hirsutismo) reduzidos nessa dosagem. Está contraindicado em mulheres jovens e em indivíduos portadores de dislipidemias ou de carcinoma prostático.

Teriparatida (PTH 1-34)

A administração intermitente de baixas doses de PTH tem efeito anabólico no osso e aumenta a atividade dos osteoblastos e a formação óssea. Dois peptídeos de PTH foram aprovados para o tratamento da osteoporose: teriparatida (PTH 1-34) e PTH 1-84. Apenas a teriparatida está disponível no Brasil. É constituída pelos primeiros 34 aminoácidos da molécula do PTH, hormônio das paratireoides. Desde a década de 1980, vem sendo estudada em humanos, quando se observou que o uso intermitente do PTH era capaz de estimular a formação óssea. Deve ser utilizada por via parenteral, em injeções matinais diárias na dose de 20 mcg. É um potente anabolizante do tecido ósseo, estimulando os osteoblastos a produzir osso novo; atualmente, é o tratamento mais eficiente para aumentar a massa óssea e reduzir o risco de fraturas. Houve uma redução de 65% e 54% no risco de fratura em fraturas vertebrais e não vertebrais, respectivamente. Por causa do pequeno número de fraturas de quadril observado no estudo principal, não ficou demonstrada redução significativa do risco desse tipo de fratura.[35] O uso concomitante de bifosfonatos pode diminuir o aumento da massa óssea observado com a teriparatida isoladamente, mas a administração de um antirreabsortivo potente (bifosfonatos ou denosumabe) deve se seguir imediatamente após o término do tratamento de 2 anos, a fim de manter o ganho de massa óssea obtido. A duração máxima do tratamento de 2 anos é recomendada por causa da limitada evidência de eficácia para além desse período, e estudos pré-clínicos mostraram o desenvolvimento de osteossarcoma em ratos. Pelo seu alto custo, seu uso vem sendo limitado aos casos de osteoporose já com fraturas ou com elevado risco de fraturas que tiveram falha no tratamento convencional. Está contraindicado em casos de aumento do *turnover* ósseo, como nas doenças metastáticas, durante a fase de crescimento ósseo (infância e adolescência), em pacientes com histórico de irradiação esquelética ou elevações inexplicadas da fosfatase alcalina, além de outras doenças ósseas não osteoporose como a osteomalacia e a doença de Paget. Como principais efeitos colaterais estão a hipercalciúria e, mais raramente, a hipercalcemia. Também foram relatados: aumento de ácido úrico, náusea ocasional, tonturas, cãibras nas pernas e dor de cabeça. Esses parâmetros laboratoriais devem, portanto, ser monitorados du-

rante o tratamento, e o paciente deverá estar pleno de vitamina D para evitar o hiperparatireoidismo secundário a esta deficiência.[24]

Drogas de ação mista

Vitamina D e calcitriol

A vitamina D, sob a forma de colecalciferol, na dose de 800 UI associada a 1.000 mg de cálcio elementar diários, possui efeito benéfico na redução do número de fraturas de colo de fêmur na osteoporose involucional. Nos casos de deficiência comprovada, doses mais elevadas devem ser utilizadas. Nesses casos, o esquema de uma dose de ataque de 50.000 UI por semana durante 6 a 8 semanas, seguidos de 1.000 a 3.000 UI/dia, a partir de então tem sido recomendado. Casos de intoxicação são raros, especialmente quando a presença de hipercalcemia prévia foi descartada.[25]

A 1,25-di-hidroxivitamina D é a forma ativa desse hormônio, também denominado calcitriol. Raros trabalhos científicos demonstraram benefícios com seu uso na prevenção de fraturas; entretanto, o risco de efeitos colaterais indesejáveis, como litíase renal e hipercalcemia, não é desprezível no longo prazo. A dose preconizada foi de 0,5 μg/dia, associada a 600 mg de cálcio. Em alguns indivíduos suscetíveis pode induzir hipercalciúria e hipercalcemia; esses parâmetros, portanto, devem ser monitorados.[25]

Ranelato de estrôncio

O ranelato de estrôncio contém dois átomos de estrôncio, que é um cátion bivalente e tem um número atômico maior do que o cálcio. Ele tem uma ação mista no osso, acelerando o processo de remodelação. Há diminuição de marcadores de reabsorção e um aumento dos marcadores de formação óssea. O mecanismo de ação exato ainda é incerto. O estudo SOTI (Spinal Osteoporotic Therapeutic Intervention) mostrou uma redução de risco de 49% no primeiro ano de tratamento com 2 g e de 41% durante o período de estudo de 3 anos. O estudo TROPOS (TReatment Of Peripherial OSteoporosis) mostrou uma redução de 19% de fraturas não vertebrais e entre as mulheres com alto risco de fratura de quadril, e a redução de fratura de quadril foi de 36%. Os efeitos colaterais mais comuns são náuseas, diarreia, elevação leve e transitória da creatinoquinase. É contraindicado em pacientes com risco de tromboembolismo, fato observado quando os ensaios SOTI e TROPOS foram agrupados. Foram relatados casos raros de hipersensibilidade com eosinofilia e sintomas sistêmicos. O tratamento a longo prazo com o ranelato de estrôncio é associado a aumentos sustentados na DMO ao longo de 10 anos, com um bom perfil de segurança, e manteve a eficácia antifratura por mais de 10 anos.[36] O estrôncio tem um número atômico maior do que o cálcio, o que atenua mais raios X do que o cálcio, podendo resultar uma superestimação da DMO que requer um ajuste para o conteúdo de estrôncio ósseo. Recentemente, a Agência Europeia de Medicamentos (EMA) publicou dados sobre o uso do ranelato de estrôncio relatando um risco aumentado de doença cardiovascular em doentes que receberam esse tratamento. As recomendações são de que de o ranelato de estrôncio só deve ser usado para tratar a osteoporose em homens e mulheres com alto risco de fratura, para os quais o tratamento com outros medicamentos aprovados para o tratamento da osteoporose não é possível em função de contraindicações ou intolerância. O ranelato de estrôncio não deve ser utilizado em doentes com história atual ou passada de doença isquêmica do coração, doença arterial periférica e/ou doença cerebrovascular, aqueles com hipertensão não controlada, evento tromboembólico ou imobilização temporária ou permanente.[24]

Observe na Tabela 37.8 as indicações das medicações antiosteoporose disponíveis.

Novas drogas e novos mecanismos de ação

Inibidores da catepsina K (Odanacatibe)

A catepsina K é uma enzima lisossomal, expressa em osteoclastos, e o odanacatibe é um inibidor específico desta. O estudo de fase II mostrou que as mulheres que receberam combinações de odanacatibe (10-50 mg) durante 5 anos tiveram ganhos na DMO da coluna e quadril e mostraram reduções maiores na reabsorção óssea do que os marcadores de formação óssea. A interrupção do ODN resultou na reversão dos efeitos do tratamento. O tratamento com ODN de até 5 anos foi geralmente bem tolerado. Atualmente a droga está sendo avaliada em 16.713 mulheres no estudo LOFT (Long-Term Odanacatib Fracture Trial).[37]

Anticorpos antiesclerostina

A esclerostina é um regulador negativo da via Wnt do osteoblasto, e a sua inibição por meio de um anticorpo monoclonal pode ser um novo objetivo terapêutico promissor no tratamento da osteoporose. Existem duas moléculas desenvolvidas: blozosumabe e romosozumabe, mas neste momento apenas esta última continua em avaliação clínica. No estudo de fase 2, durante 12 meses, 419 mulheres pós-menopausa (55 a 85 anos de idade) receberam dose subcutânea mensal (70 mg, 140 mg ou 210 mg) ou a cada 3 meses (140 mg ou 210 mg), placebo por via subcutânea, ou alendronato (70 mg por semana) ou teriparatida (20 mg diariamente). Todas as doses testadas do romosozumabe levaram a aumentos significativos na DMO na coluna vertebral lombar (aumento de 11,3% com a dose mensal de 210 mg), em comparação com uma diminuição de 0,1% com o placebo e os aumentos com alendronato (4,1%) e teriparatida (7,1%), assim como aumentos expressivos da DMO do fêmur.[38]

Outros análogos do PTH

Abaloparatide é um novo análogo sintético de proteína relacionada ao PTH (PTHrP), que está atualmente está sendo testado como um potencial agente anabólico no tratamento da osteoporose pós-menopáusica. Mulheres com osteoporose pós-menopausa (n = 222) receberam 24 semanas de tratamento com injeções subcutâneas diárias de placebo, abaloparatide, 20, 40 ou 80 ug, ou teriparatida, 20

Tabela 37.8 Indicações das medicações antiosteoporose

Medicamento	Vertebrais	Não vertebrais	Glicocorticoide	Homens
Calcitonina	✓	Não	Não	Não
Alendronato	✓	✓	✓	✓
Risedronato	✓	✓	✓	✓
Ibandronato	✓	Não	Não	Não
Ácido zoledrônico	✓	✓	✓	✓
Raloxifeno	✓	Não	Não	Não
Teriparatida	✓	Não	Não	Não
Ranelato de estrôncio	✓	✓	Não	Não
Denosumabe	✓	✓	Não	✓

µg. Com 24 semanas, a DMO da coluna lombar aumentou 2,9; 5,2; e 6,7% com abaloparatide, 20 -, 40 - e 80 ug, respectivamente, e 5,5% no grupo de teriparatida, sendo que nos grupos abaloparatide 40 - e 80 ug e o grupo teriparatida foram significativamente maiores do que o placebo (1,6%). A DMO do colo do fêmur aumentou 2,7; 2,2; e 3,1% em abaloparatide, 20-, 40- e 80 ug, respectivamente, e 1,1% no grupo de teriparatida, tendo no abaloparatide 80 ug sido significativamente maior do que o placebo (0,8%). A DMO do fêmur total aumentou 1,4; 2,0; e 2,6% no abaloparatide, 20-, 40- e 80 ug, respectivamente; nos grupos abaloparatide, 40 e 80 ug foram maiores do que o placebo (0,4%) e teriparatida (0,5%).[39]

Osteoporose induzida por corticosteroides

A osteoporose induzida por corticosteroides merece destaque pela elevada prevalência e pelos efeitos devastadores, e está entre as complicações mais previsíveis da corticoterapia crônica. A prevalência de osteoporose em pacientes em uso crônico de corticosteroides fica entre 30% e 50%, com elevada proporção de fraturas vertebrais, e se inicia já nos primeiros 3 meses de tratamento, com doses diárias iguais ou superiores a 5 mg de prednisona ou equivalente. Perda acelerada de massa óssea ocorre nos primeiros 6 meses de tratamento e persiste pelo tempo de uso do esteroide a velocidade mais lenta. Por esse motivo, a realização de uma densitometria óssea deve preceder, se possível, a instalação da corticoterapia, quando esta for persistir por mais de 3 meses. Uma reavaliação após 6 meses pode demonstrar a presença de perda acentuada e indicar tratamento medicamentoso. A perda é dose e tempo-dependente e atinge igualmente negros e brancos, homens e mulheres de qualquer idade. Sua fisiopatologia envolve predominantemente a redução da formação óssea, associada a um aumento na reabsorção, prejudicando rapidamente a qualidade óssea. Por esse motivo, alguns trabalhos demonstram que, na osteoporose por corticosteroides, a densitometria óssea não é um bom parâmetro de avaliação do risco de fraturas, uma vez que, mesmo na presença de DMO normal, as fraturas podem ocorrer. Além da ação direta do corticosteroide sobre os osteoblastos, outros fatores agravantes estão presentes, como redução dos esteroides sexuais, miopatia com fraqueza muscular, diminuição da movimentação pelos fatores relatados e/ou pela própria doença de base associada ao aumento do risco de quedas. Diminuição da absorção intestinal e aumento da excreção renal de cálcio frequentemente acompanham o uso de doses elevadas desses esteroides.

Com relação ao tratamento, recomenda-se o uso da menor dose e pelo menor tempo possível, dando preferência às formas com menores meias-vidas. O deflazacort é considerado o corticosteroide com menores efeitos colaterais sobre o osso. O uso de corticosteroides tópicos ou inalatórios também tem demonstrado diminuir os efeitos sistêmicos indesejáveis, embora não sejam totalmente isentos de efeitos colaterais, a depender da dose utilizada. A atividade física deve ser estimulada, com o objetivo de preservar a massa muscular. Como os corticoides induzem a uma redução acentuada na absorção intestinal de cálcio, deve-se adequar a ingestão de cálcio para quantidades recomendadas, se necessário pela adição de sais de cálcio, até se atingir as doses de 1 a 1,5 g de cálcio elementar ao dia. A calciúria também deve ser controlada e reduzida, se necessário, com o auxílio de diuréticos tiazídicos, caso supere 4 mg/kg peso/24 horas. Por esse mesmo motivo, recomenda-se a restrição de sódio da dieta, uma vez que a excreção renal de cálcio é fenômeno dependente da quantidade de sódio na urina. A correção dos níveis de esteroides sexuais pela reposição hormonal, tanto no homem como na mulher, também é medida fundamental na prevenção e no tratamento da osteoporose por corticosteroides. Ainda como medida profilática, recomenda-se o uso da vitamina D, em doses que variam de 800 a 3.000 U/dia, com o objetivo de aumentar a absorção intestinal de cálcio. Além dessas medidas mencionadas, as medicações com eficácia comprovada na prevenção ou no tratamento da osteoporose por corticoides são os bifosfonatos, a teriparatida e a calcitonina, nas mesmas posologias descritas anteriormente.[40]

Monitoramento

O monitoramento do tratamento pode ser feito através da densitometria óssea e dos marcadores de remodelação óssea. Uma resposta desejável é o ganho ou a estabilidade da DMO, já que a densitometria avalia apenas a densidade e não outros parâmetros como microarquitetura e mineralização e que melhoram com os tratamentos citados. Os marcadores de remodelação devem ser interpretados de acordo com o mecanismo de ação da droga escolhida e, de modo geral, diminuem com os antirreabsortivos e aumentam com os pró-formadores. Ajudam também a avaliar a adesão, absorção e ação desses medicamentos. A perda de massa óssea durante o seguimento deve chamar a atenção do clínico para avaliar a aderência, a absorção ou a necessidade de reavaliar causas secundárias.[24]

CONSIDERAÇÕES FINAIS

A ideia universal de que o osso seria uma matéria inerte, sobre o qual não se teria qualquer controle, foi abandonada apenas a partir de meados do século passado. A osteoporose pós-menopáusica e senil, com suas alarmantes previsões decorrentes do aumento da expectativa de vida das populações, contribuiu para que o estudo das doenças osteometabólicas se desenvolvesse rapidamente nas últimas décadas. Os sistemas de saúde preveem grandes catástrofes nos gastos públicos com as fraturas e suas consequências em um futuro próximo. Além disso, a indústria farmacêutica investe fortemente nesse mercado, o que contribui enormemente para a aquisição de conhecimentos nessa área.

A falta de tradição de estudos epidemiológicos na medicina brasileira já é bastante conhecida. O alto grau de miscigenação étnica, os hábitos e costumes próprios e o clima tropical caracterizam nossa população como única, sendo pouco provável que os conceitos obtidos em populações extremamente homogêneas como as europeias, ou compartimentalizadas como a americana, possam ser transferidos diretamente para os aqui nascidos.

Nas osteoporoses involucionais, vê-se um grande imbricamento entre os fatores ambiental e genético. o estudo desses aspectos regionais é fundamental para que possamos conduzir melhor nossos pacientes, propondo estratégias bem direcionadas para a prevenção e o tratamento das doenças osteometabólicas.

E não somente as osteoporoses primárias estão aumentando sua incidência mundial. Também as osteoporoses secundárias estão crescendo, tanto em número como no reconhecimento de sua importância. Com o aumento da expectativa de vida proporcionado pelos novos recursos terapêuticos, suas complicações, quer iatrogênicas, quer produzidas pelas doenças de base, começam a surgir. Deve-se buscar a prevenção dessas complicações crônicas, sob risco de os resultados brilhantes de um tratamento ou até a cura de determinada condição conduzirem a uma complicação como a osteoporose, que reduzirá sobremaneira a qualidade de vida do indivíduo.

REFERÊNCIAS BIBLIOGRÁFICAS

1. Titorencu I, Pruna V, Jinga VV, Simionescu M. Osteoblast ontogeny and implications for bone pathology: an overview. Cell Tissue Res 2014 Jan;355(1):23-33.

2. Vilaça T, Lazaretti-Castro M. As células ósseas e suas inter-relações na fisiologia óssea. In: Guia prático em Osteometabolismo, 1ª edição. São Paulo: Segmento Farma, 2014.

3. Bianco AC, Lazaretti-Castro M. Fisiologia do metabolismo osteomineral. In: Fisiologia. Editora Mello Aires M. 2a ed. Rio de Janeiro: Guanabara Koogan 1999. pp. 855-76.

4. Nakahama K. Cellular communications in bone homeostasis and repair. Cell Mol Life Sci 2010;67(23):4001-9.

5. Termine JD, Robey PG. Bone matrix protein and the mineralization process. In: Favus M, editor. Primer on the metabolic bone diseases and disorders of mineral metabolism. 3rd. ed. Philadelphia: Lippincott Raven, 1996. pp. 24-28.

6. Monroe DG, McGee-Lawrence ME, Oursler MJ, Westendorf JJ. Update on Wnt signaling in bone cell biology and bone disease. Gene 2012 Jan 15;492(1):1-18.

7. Khosla S. Minireview: The OPG/RANKL/RANK System Endocrinology 2001; 142(12):5050-5.

8. Manolagas SC, Jilka RL. Bone marrow, cytokines and bone remodeling- Emerging insights into the pathophysiology of osteoporosis. N Engl J Med 1995; 332:305-11.

9. Instituto Brasileiro de Geografia e Estatística. Tábua Completa de Mortalidade. http://www.ibge.gov.br/home/estatistica/populacao/tabuadevida/2013/defaulttab_xls.shtm. Acesso: 19 Abr, 2017.

10. Consensus Development Conference V, 1993. Diagnosis, prophylaxis, and treatment of osteoporosis. Am J Med 1994; 90:646-50.

11. The Internacional Society for Clinical Densiometry. Fracture Risk Assesment Tool (FRAX). <http://www.iscd.org> Acesso: 19 Abr, 2017.

12. Camargo MB, Cendoroglo MS, Ramos LR, de Oliveira Latorre Mdo R, Saraiva GL, Lage A, Carvalhaes Neto N, Araújo LM, Vieira JG, Lazaretti-Castro M. Bone mineral density and osteoporosis among a predominantly Caucasian elderly population in the city of São Paulo, Brazil. Osteoporos Int 2005 Nov;16(11):1451-60.

13. Pinheiro M de M, Eis SR. Epidemiology of osteoporotic fractures in Brazil: what we have and what we need. Arq Bras Endocrinol Metabol 2010 Mar;54(2):164-70.

14. Brandão CM, Camargos BM, Zerbini CA, Plapler PG, Mendonça LM, Albergaria BH, Pinheiro MM, Prado Md, Eis SR. 2008 official positions of the Brazilian Society for Clinical Densitometry-SBDens. Arq Bras Endocrinol Metabol 2009 Feb;53(1):107-12.

15. Dreyer P, Vieira JG. Bone turnover assessment: a good surrogate marker? Arq Bras Endocrinol Metabol 2010 Mar;54(2):99-105.

16. Muszkat P, Camargo MB, Peters BS, Kunii LS, Lazaretti-Castro M. Digital vertebral morphometry performed by DXA: a valuable opportunity for identifying fractures during bone mass assessment. Arch Endocrinol Metab 2015 Apr;59(2):98-104.

17. Donaldson LJ, Cook A, Thomson RG. Incidence of fractures in a geographically defined population. J Epidemiol Community Health 1990; 44(3):241-5.

18. International Osteoporosis Foundation. What is Osteoporosis? <http://www.iofbonehealth.org/what-is-osteoporosis> Acesso: 19 Abr, 2017.

19. Lorenc RS. Idiopathic juvenile osteoporosis. Calcif Tissue Int 2002 May;70(5):395-7.

20. Kaufman JM, Reginster JY, Boonen S, Brandi ML, Cooper C, Dere W, Devogelaer JP, Diez-Perez A, Kanis JA, McCloskey E, Mitlak B, Orwoll E, Ringe JD, Weryha G, Rizzoli R. Treatment of osteoporosis in men. Bone 2013 Mar; 53(1):134-44.

21. Peackock M, Turner CH, Econs MJ, Foroud T. Genetic of osteoporosis. Endocrine Rev 2002, 23:303-326; e Luckey MM. Evaluation of postmenopausal osteoporosis. In: Favus MJ, editor. Primer on the metabolic bone diseases and disorders of mineral metabolism. Philadelphia: Lippincott Williams & Wilkins, 1999. pp. 273-277.

22. NIH Consensus Development Panel on Osteoporosis Prevention, Diagnosis, and Therapy, March 7-29, 2000: highlights of the conference. South Med J 2001; 94(6):569-73.

23. Pinheiro MM, Schuch NJ, Genaro PS, Ciconelli RM, Ferraz MB, Martini LA. Nutrient intakes related to osteoporotic fractures in men and women -- the Brazilian Osteoporosis Study (BRAZOS). Nutr J 2009 Jan 29; 8:6.

24. Maeda SS, Lazaretti-Castro M. An overview on the treatment of postmenopausal osteoporosis. Arq Bras Endocrinol Metabol 2014 Mar; 58(2):162-71.

25. Maeda SS, Borba VZ, Camargo MB, Silva DM, Borges JL, Bandeira F, Lazaretti-Castro M; Brazilian Society of Endocrinology and Metabolism (SBEM). Recommendations of the Brazilian Society of Endocrinology and Metabolism (SBEM) for the diagnosis and treatment of hypovitaminosis D. Arq Bras Endocrinol Metabol 2014 Jul; 58(5):411-33.

26. Moreira LD, Oliveira ML, Lirani-Galvão AP, Marin-Mio RV, Santos RN, Lazaretti-Castro M. Physical exercise and osteoporosis: effects of different types of exercises on bone and physical function of postmenopausal women. Arq Bras Endocrinol Metabol 2014 Jul; 58(5):514-22.

27. Chesnut CH 3rd, Silverman S, Andriano K, Genant H, Gimona A, Harris S, Kiel D, LeBoff M, Maricic M, Miller P, Moniz C, Peacock M, Richardson P, Watts N, Baylink D. A randomized trial of nasal spray salmon calcitonin in postmenopausal women with established osteoporosis: the prevent recurrence of osteoporotic fractures study. PROOF Study Group. Am J Med 2000 Sep; 109(4):267-76.

28. Wells G, Tugwell P, Shea B, Guyatt G, Peterson J, Zytaruk N, et al. Meta-analyses of therapies for postmenopausal osteoporosis. V. Meta-analysis of the efficacy of hormone replacement therapy in treating and preventing osteoporosis in postmenopausal women. Endocr Rev 2002;23:529-39.

29. Anderson GL, Limacher M, Assaf AR, Bassford T, Beresford SA, Black H, et al.; Women's Health Initiative Steering Committee. Effects of conjugated equine estrogen in postmenopausal women with hysterectomy: the Women's Health Initiative randomized controlled trial. JAMA 2004; 291(14):1701-12.

30. Ettinger B, Black DM, Mitlak BH, Knickerbocker RK, Nickelsen T, Genant HK, et al. Reduction of vertebral fracture risk in postmenopausal women with osteoporosis treated with raloxifene: results from a 3-year randomized clinical trial. Multiple Outcomes of Raloxifene Evaluation (MORE) Investigators. JAMA 1999; 282(7):637-45.

31. Hellstein JW, Adler RA, Edwards B, Jacobsen PL, Kalmar JR, Koka S, et al.; American Dental Association Council on Scientific Affairs Expert Panel on Antiresorptive Agents. Managing the care of patients receiving antiresorptive therapy for prevention and treatment of osteoporosis: executive summary of recommendations from the American Dental Association Council on Scientific Affairs. J Am Dent Assoc 2011; 142(11):1243-51.

32. Shane E, Burr D, Abrahamsen B, Adler RA, Brown TD, Cheung AM, Cosman F, Curtis JR, Dell R, Dempster DW, Ebeling PR, Einhorn TA, Genant HK, Geusens P, Klaushofer K, Lane JM, McKiernan F, McKinney R, Ng A, Nieves J, O'Keefe R, Papapoulos S, Howe TS, van der Meulen MC, Weinstein RS, Whyte MP. Atypical subtrochanteric and diaphyseal femoral fractures: second report of a Task Force of the American Society for Bone and Mineral Research. J Bone Miner Res 2014 Jan; 29(1):1-23.

33. Adler RA, Fuleihan GE, Bauer DC, Camacho PM, Clarke BL, Clines GA, Compston JE, Drake MT, Edwards BJ, Favus MJ, Greenspan SL, McKinney R Jr, Pignolo RJ, Sellmeyer DE. Managing osteoporosis in patients on long-term bisphosphonate treatment: report of a Task Force of the American Society for Bone and Mineral Research. J Bone Miner Res 2015 Sep 9. doi: 10.1002/jbmr.2708. [Epub ahead of print.]

34. Bone HG, Chapurlat R, Brandi ML, Brown JP, Czerwinski E, Krieg MA, et al. The effect of three or six years of denosumab exposure in women with postmenopausal osteoporosis: results from the FREEDOM extension. J Clin Endocrinol Metab 2013;98(11):4483-92.

35. Neer RM, Arnaud CD, Zanchetta JR, Prince R, Gaich GA, Reginster JY, et al. Effect of parathyroid hormone (1-34) on fractures and bone mineral density in postmenopausal women with osteoporosis. N Engl J Med 2001; 344(19):1434-41.

36. Reginster JY, Kaufman JM, Goemaere S, Devogelaer JP, Benhamou CL, Felsenberg D, et al. Maintenance of antifracture efficacy over 10 years with strontium ranelate in postmenopausal osteoporosis. Osteoporos Int 2012; 23(3):1115-22.

37. Bone HG, Dempster DW, Eisman JA, Greenspan SL, McClung MR, Nakamura T, Papapoulos S, Shih WJ, Rybak-Feiglin A, Santora AC, Verbruggen N, Leung AT, Lombardi A. Odanacatib for the treatment of postmenopausal osteoporosis: development history and design and participant characteristics of LOFT, the Long-Term Odanacatib Fracture Trial. Osteoporos Int 2015 Feb; 26(2):699-712.

38. McClung MR, Grauer A, Boonen S, Bolognese MA, Brown JP, Diez-Perez A, Langdahl BL, Reginster JY, Zanchetta JR, Wasserman SM, Katz L, Maddox J, Yang YC, Libanati C, Bone HG. Romosozumab in postmenopausal women with low bone mineral density. N Engl J Med 2014 Jan 30; 370(5):412-20.

39. Leder BZ, O'Dea LS, Zanchetta JR, Kumar P, Banks K, McKay K, Lyttle CR, Hattersley G. Effects of abaloparatide, a human parathyroid hormone-related peptide analog, on bone mineral density in postmenopausal women with osteoporosis. J Clin Endocrinol Metab 2015 Feb; 100(2):697-706.

40. Pereira RM, Carvalho JF, Paula AP, Zerbini C, Domiciano DS, Gonçalves H, Danowski JS, Marques Neto JF, Mendonça LM, Bezerra MC, Terreri MT, Imamura M, Weingrill P, Plapler PG, Radominski S, Tourinho T, Szejnfeld VL, Andrada NC; Committee for Osteoporosis and Bone Metabolic Disorders of the Brazilian Society of Rheumatology; Brazilian Medical Association; Brazilian Association of Physical Medicine and Rehabilitation. Guidelines for the prevention and treatment of glucocorticoid-induced osteoporosis. Rev Bras Reumatol 2012 Aug; 52(4):580-93.

38

Raquitismo e Osteomalacia

Soraya Lopes Sader
Francisco José Albuquerque de Paula

FUNÇÕES DO TECIDO ÓSSEO E METABOLISMO MINERAL

O tecido ósseo é um tecido altamente especializado que consegue abrigar, como nenhum outro, características/funções contrapostas. As mais óbvias funções ósseas, de sustentação corporal, proteção de órgãos mais sensíveis e capacidade de suportar impacto, combinam com a ideia de um tecido de grande massa, rígido e de pequena atividade metabólica. No entanto, o esqueleto é um componente relativamente leve do corpo, que confere ao ser humano a possibilidade de ter, além de mobilidade, agilidade. Além disso, o tecido ósseo apresenta exuberante atividade metabólica relacionada ao seu processo de contínua renovação (remodelação óssea) e também constitui o principal sítio de armazenamento de cálcio. Os níveis de cálcio circulante são rigidamente controlados, e o tecido ósseo é um dos principais envolvidos nas situações de adaptação metabólica de ajustes de manutenção da calcemia.[1] A importância do tecido ósseo como participante da homeostase do cálcio é discutida em outro capítulo deste livro, e o seu entendimento é fundamental para a compreensão das doenças osteometabólicas.

No indivíduo normal, diversos fatores são perfeitamente ajustados para que o tecido ósseo possa desempenhar adequadamente as suas diversas funções. A rigidez óssea é conferida principalmente pelo seu componente mineral. Aqui, mais uma vez, é possível ressaltar a combinação equilibrada de cada um dos componentes deste tecido, tendo em vista que ocorre redução de resistência óssea, tanto quando ocorre diminuição do conteúdo mineral (raquitismo e osteomalacia), como quando há aumento de mineralização (osteopetrose).[2] No presente capítulo, trataremos dos diversos aspectos clínicos envolvidos com o raquitismo e a osteomalacia.

O raquitismo é definido como um distúrbio ósseo no qual ocorre prejuízo de mineralização durante a fase de desenvolvimento. Portanto, a alteração de deposição mineral na matriz proteica atinge também a cartilagem de crescimento, provocando, além de fragilidade óssea, deformidade e prejuízo do desenvolvimento estatural. Quando essa alteração osteometabólica se desenvolve no adulto, recebe o nome de osteomalacia; nesta, as alterações esqueléticas são menos visíveis, podendo manifestar-se apenas como fragilidade óssea.

O desenvolvimento da mineralização óssea requer a presença de três fatores principais:

1. oferta adequada de cálcio e fósforo;
2. condição ácido-base estável (a acidose metabólica influencia negativamente o processo de mineralização);
3. controle de fatores inibitórios endógenos de mineralização (p. ex., pirofosfato).

Um quarto fator que pode interferir no processo de mineralização é a incorporação de substâncias como flúor, alumínio e etidronato à superfície mineral. Esses quatro fatores são utilizados para classificarmos as diversas causas de raquitismo/osteomalacia (Tabela 38.1). Felizmente, as três últimas condições são atualmente raras, e, por isso, as desordens

Tabela 38.1 Etiologia do raquitismo e da osteomalacia

I. Diminuição de oferta de cálcio e fósforo
1.Deficiência mista de cálcio e fósforo
a) Deficiência de Vitamina D
• Nutricional • Baixa exposição solar • Má absorção intestinal
b) Deficiência de 25 (OH)D
• Doença hepática crônica • Medicamentos – anticonvulsivantes
c) Deficiência de 1,25 (OH)2D
• Insuficiência renal crônica • Raquitismo dependente de Vitamina D – tipo I • (deficiência de 1α – hidroxilase)
d) Deficiência primária de cálcio
e) Deficiência da ação da vitamina D
• (distúrbio no receptor de vitamina D = raquitismo dependente de vitamina D tipo II)
2. Deficiência de fósforo
a) Genético
• Raquitismo hipofosfatêmico familiar ligado ao X • Raquitismo hipofosfatêmico autossômico dominante • Raquitismo hereditário com hipercalciúria • Hipofosfatemia induzida por medicamentos • Hipofosfatemia secundária a nutrição parenteral, antiácidos, cádmio, ifosfamida, óxido férrico sacaratado
II. Associado à acidose metabólica
• Síndrome de Fanconi • Acidose sistêmica
III. Interferência no processo de mineralização
• Medicamentos (flúor, alumínio e etidronato)
IV. Alteração de fatores inibitórios da mineralização
• Hipofosfatasia

que conduzem à redução de oferta de cálcio e fósforo, principais componentes da hidroxiapatita, são as mais frequentes causas de raquitismo/osteomalacia. Usualmente, ocorre deficiência combinada de cálcio e fósforo, mas a deficiência isolada de fósforo é suficiente para provocar distúrbio de formação mineral em qualquer fase da vida. Adicionalmente, em alguns países como Nigéria, Turquia e África do Sul têm sido descritas crianças com raquitismo cujo principal mecanismo envolvido é a deficiência de cálcio. Nesses casos, o sucesso terapêutico foi semelhante com o uso de cálcio isolado ou associado à vitamina D. Enquanto isso, poucas crianças responderam ao tratamento isolado com vitamina D[3].

O produto final de síntese da vitamina D, $1,25(OH)_2D$ (calcitriol) é um importante fator de estímulo na absorção intestinal de cálcio e fósforo. Portanto, interferências em qualquer um dos diversos passos da síntese endógena de calcitriol, na absorção intestinal de vitamina D exógena e na interação do calcitriol com o seu receptor podem potencialmente provocar distúrbio de mineralização.

O processo de síntese do calcitriol envolve múltiplos órgãos e tecidos (pele, fígado e rins), fatores ambientais, como exposição solar, e fatores nutricionais. Em regiões onde existe incidência de luz solar generosa, como no Brasil, o estado de suficiência de vitamina D pode ser mantido por meio da ação do raio ultravioleta B na pele, que conduzirá à sua síntese, a partir de 7-desidrocolesterol. Em população de países expostos a inverno rigoroso, a manutenção do estado de suficiência de vitamina D, em geral, é feita por meio de enriquecimento de alimentos, particularmente porque a grande maioria dos alimentos naturais não contém vitamina D. As principais formas de raquitismo e seus diversos aspectos clínicos envolvidos serão discutidos a seguir; também será abordado o avanço no conhecimento sobre os desvios moleculares nas três principais formas de raquitismo genético.

RAQUITISMO/OSTEOMALACIA NUTRICIONAL

RELEVÂNCIA

O raquitismo anteriormente era considerado um problema importante de saúde pública na região norte da Europa e dos Estados Unidos. Entretanto, o advento da complementação de vitamina D por meio de enriquecimento de alimentos, que possibilitou compensar situações de insuficiência endógena de síntese de colecalciferol, permitiu que o raquitismo nutricional fosse praticamente extinto entre os nativos dos países desenvolvidos. Atualmente, nesses países, a ocorrência de raquitismo tem se limitado praticamente a migrantes, em particular asiáticos, e a recém-nascidos prematuros. Enquanto isso, nas últimas décadas, tem sido observado um deslocamento de faixa etária de acometimento de insuficiência de vitamina D. O envelhecimento se associa à redução da capacidade de síntese e à ação do metabólito biologicamente mais ativo da vitamina D. Este fenômeno fisiológico é agravado pela limitação física, que leva à redução de exposição solar, e pela ocorrência frequente de anorexia e depressão. É interessante observar que, nesse caso, o quadro tem caráter mais amplo e tem sido descrito em idosos institucionalizados que vivem não só em países com inverno rigoroso, mas também em regiões com clima tropical.[3] A solução desse problema certamente é mais complexa e multifatorial, envolvendo desde a questão de responsabilidade familiar de cuidado com o idoso até a atenção e a assistência médica específica e a correta suplementação alimentar.

FONTES E SÍNTESE DE VITAMINA D

Duas fontes são responsáveis pelo provimento de vitamina D: a síntese endógena e a oferta exógena, por meio da alimentação. Usualmente, a exposição solar de 20% do corpo por 20 minutos por dia é suficiente para prover a necessidade diária desse secoesteroide.[3,4] Esta atividade aparentemente banal para os habitantes de países tropicais torna-se um problema em países de elevada latitude (norte da Europa, da América e da Ásia). Já o Brasil tem situação privilegiada quanto à oferta de luz solar, pelo menos na maior parte de seu território, em qualquer estação do ano. A pele escura e o uso de protetor solar diminuem a ação da radiação ultravioleta B na síntese de vitamina D, a partir de 7-desidrocolesterol.[4,5] A alimentação natural dificilmente fornece quantidade suficiente de vitamina D (D_2, de fonte vegetal e D_3 de fonte animal), tendo em vista que os alimentos usuais são pobres quanto a esse nutriente e os que contêm maior concentração, como peixes gordurosos e óleo de fígado de bacalhau, não são utilizados com frequência. Devem ser consideradas, ainda, as situações de risco de deficiência de vitamina D presente em indivíduos hospitalizados, lactentes e idosos, particularmente os que vivem em instituições. Nestes, a suplementação geralmente é benéfica. A vitamina D, uma vez formada na pele, é transportada na corrente sanguínea acoplada a uma proteína transportadora e passa por duas etapas de hidroxilação. A primeira, hepática, forma o 25(OH)D, e a segunda, renal, forma o metabólito biologicamente mais ativo $1,25(OH)_2D_3$. A etapa renal de síntese é rigidamente controlada e estimulada pelo PTH e por níveis baixos de cálcio e fósforo.[1] Por sua vez, a determinação dos níveis séricos de 25-hidroxivitamina D tem grande importância clínica porque reflete o estado de oferta de vitamina D. A longa cadeia de eventos envolvida com a síntese de 1,25-di--hidroxivitamina D até a interação final com seu receptor multiplica possibilidades de interferências nesse processo. Evidentemente, disfunções intestinais, hepáticas, renais e o uso de medicamentos (por exemplo, barbitúricos, hidantoína e colestiramina) podem influenciar negativamente esse processo.

PATOGÊNESE

O PTH e o metabólito final da síntese de vitamina D ($1,25$-di-hidroxivitamina D_3) são os principais responsáveis pelo controle fisiológico dos níveis de cálcio e fósforo. O PTH age diretamente no tecido ósseo, estimulando o fluxo de cálcio e fósforo para o líquido extracelular. Nos túbulos renais distais, o PTH estimula a reabsorção tubular de cálcio. Entretanto, aumenta a excreção urinária de fósforo, diminuindo o limiar de sensibilidade no túbulo proximal (TmP/TFG). A ação do $1,25(OH)_2D_3$ é dirigida principalmente ao intestino delgado, creditando-se a ele o aumento da absorção de cálcio e fósforo. Essas substâncias se inter-relacionam por meio de *feedback* negativo: o PTH estimula a síntese renal de 1,25-di--hidroxivitamina D_3 e este, por sua vez, inibe a secreção e a síntese de PTH, por diminuir o limiar de sensibilidade do sensor de cálcio das células da paratireoide e inibir o gene de transcrição de PTH.[1]

A deficiência de vitamina D reduz a absorção intestinal de cálcio e fósforo e induz, como adaptação metabólica, o hiperparatireoidismo secundário, o qual tende a corrigir a taxa circulante de cálcio. Por sua vez, a elevação do PTH tem ação fosfatúrica, agravando a hipofosfatemia (Figura 38.1). O hiperparatireoidismo também estimula a remodelação óssea, expressa pelo aumento de fosfatase alcalina, resultante do aumento da atividade osteoblástica. Entretanto, ainda não existe consenso quanto aos níveis ideais de 25OHD no ser humano. Em grande parte, isso se deve à necessidade de se determinar indiretamente esses valores, e os estudos têm mostrado resultados discrepantes quanto à associação de 25-OHD com PTH e com a absorção intestinal de cálcio. No entanto, um estudo que merece destaque foi publicado recentemente, no qual se avaliou o efeito de diferentes doses de vitamina D (400, 800, 1600 e 2400 UI/dia, durante 1 ano) sobre a absorção de cálcio em cerca de 200 indivíduos. Nesse estudo, a concentração sérica basal de 25-OHD foi de 13 ng/mL, em média, e atingiu 40 ng/mL no final de 1 ano, com a maior dose. Os autores não observaram alteração significativa de absorção de cálcio em relação ao basal com as diferentes doses de colecalciferol. Além disso, ao analisarem a absorção de cálcio em indivíduos com diferentes taxas circulantes de 25-OHD, a saber, 0-5, 6-10, 11-15 e 16-20 ng/ml, os mesmos não verificaram redução no limiar de absorção de cálcio entre os grupos. Assim, os autores concluíram que o transporte ativo de cálcio é saturável em taxas muito baixas de 25-OHD, ou seja, < 5 ng/mL.[6] Em suporte a esses resultados, existem os dados obtidos por

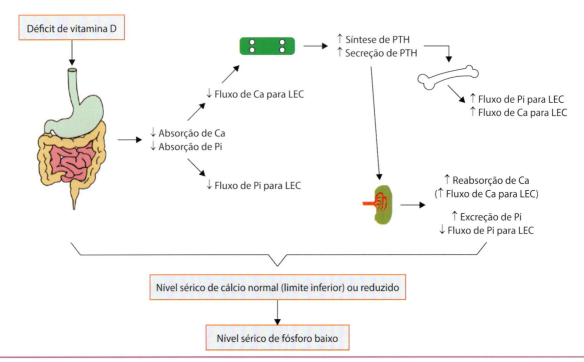

Figura 38.1 Adaptações metabólicas que se seguem à deficiência de vitamina D e sua repercussão sobre os níveis séricos de cálcio e fósforo.

Abraham e cols., os quais avaliaram a absorção de cálcio, diante do tratamento com 1000 UI de vitamina D, em crianças, em um estudo duplo-cego controlado e randomizado os autores verificaram aumento na taxa sérica de 25-OHD, porém não observaram elevação na absorção intestinal de cálcio.[7]

Em síntese, são características do raquitismo nutricional e das demais formas de raquitismo relacionado à vitamina D as seguintes alterações (Tabela 38-2):

- redução da quantidade ou da ação da vitamina D;
- cálcio sérico total reduzido ou normal;
- hipofosfatemia;
- elevação da fosfatase alcalina;
- elevação do PTH.

Em síntese, condições que envolvem redução absoluta da taxa sérica ou da ação da vitamina D, cálcio normal ou reduzido, hipofosfatemia, hiperfosfatasia e elevação de PTH caracterizam o quadro bioquímico de raquitismo nutricional e de todas as outras causas de raquitismo relacionados à vitamina D. A exceção a essa regra é a insuficiência renal, na qual o nível de fósforo sérico é elevado.

GENÉTICA E BIOLOGIA MOLECULAR

Acredita-se que o raquitismo nutricional esteja mais ligado a fatores ambientais do que à predisposição genética. Em um estudo em que se avaliou polimorfismo do receptor da vitamina D em crianças com raquitismo nutricional, foi descrita frequência elevada do genótipo VDR *FF* em nigerianos. Para-

Tabela 38.2 Parâmetros bioquímicos presentes nas principais formas de raquitismo

	Cálcio	Fósforo	FA	PTHi	25(OH)D	1,25(OH)2D
Déficit de vitamina D ou nutricional	N, ↓	↓	↑	↑	↓	↓, N, ↑
↓ 1α-hidroxilase	↓	↓	↑	↑	N	
Distúrbio do receptor da vitamina D	↓	↓	↑	↑	N	↑, ↑, ↑
Hipofosfatêmico						
Ligado ao X	N	↓	↑	N	N	N
OIT	N	↓	↑	N	N	N, ↓
SNE	N	↓	↑	N	N	N

FA: fosfatase alcalina; ↑: aumentado; ↓: diminuído; N: normal; OIT: osteomalacia induzida por tumor; SNE: síndrome do nevo epidérmico.
Fonte: Carpentere e cols., 2011.[55]

doxalmente, acredita-se que o genótipo *FF* confere características de melhor desempenho funcional do receptor de vitamina D.[8]

Estudos de avaliação da atividade de calcidiol--24-hidroxilase em cultura de fibroblasto de pele mostraram que asiáticos apresentam maior atividade dessa enzima do que indivíduos brancos. Esse padrão induz à maior tendência em sintetizar o metabólito menos ativo 24,25-di-hidroxivitamina D[9]. Doxiadis e cols. verificaram existir predisposição genética de raquitismo em um grupo de crianças com aminoacidúria. No entanto, nesse estudo não ficou claramente excluída a influência de fatores ambientais na indução do raquitismo.[10]

QUADRO CLÍNICO

As manifestações clínicas do raquitismo nutricional desenvolvem-se mais rapidamente e são mais graves do que as da osteomalacia. Quando o distúrbio metabólico se desenvolve precocemente após o nascimento, as deformidades ósseas são percebidas quando as crianças começam a andar. As alterações mais comuns da dentição são o atraso da erupção dentária e a hipoplasia do esmalte, tanto na dentição primária quanto na secundária.[11-13] As manifestações esqueléticas do raquitismo e da osteomalacia estão descritas na Tabela 38.3.

No lactente, os sinais de hipocalcemia podem ser intensos e incluem tetania, convulsão, estridor laríngeo, arritmia cardíaca e episódios de apneia.

Adicionalmente, como as ações da vitamina D vão muito além daquelas envolvidas no controle osteometabólico e também abrangem a pele, o tecido muscular, o sistema imune e as glândulas endócrinas (por exemplo, o pâncreas), diversas outras manifestações podem estar presentes na deficiência dessa vitamina.[11-13] Alterações musculares podem comprometer o desenvolvimento neuromotor, prejudicando a capacidade de andar e a habilidade motora grosseira nas crianças. Nos casos mais graves, pode ocorrer predisposição a infecção respiratória, devido ao acometimento da musculatura torácica.[11-13] Em adultos, é comum manifestar-se como um quadro de miopatia proximal, ocorrendo dificuldade para levantar-se e subir degraus.

O papel de modulação imune do calcitriol tem sido demonstrado experimentalmente em diversos estudos. No entanto, a repercussão clínica de sua deficiência, nesse aspecto, ainda não está claramente determinada.[14]

A deficiência de vitamina D tem sido associada às alterações no metabolismo de glicose. Scraag e cols. avaliaram uma amostra de 6.228 indivíduos, representativa da população americana, e verificaram que existe correlação negativa entre níveis de 25-hidroxivitamina D e ocorrência de diabete melito.[15] O mecanismo de surgimento da hiperglicemia pode estar relacionado a alteração na secreção e/ou resistência à insulina.

RAQUITISMO GENÉTICO

RAQUITISMO HIPOFOSFATÊMICO FAMILIAR LIGADO AO X

Esta forma de raquitismo foi inicialmente denominada raquitismo resistente à vitamina D, baseado na ineficiência terapêutica da vitamina D, mesmo quando utilizada em doses farmacológicas. Na realidade, sabe-se hoje que o distúrbio faz parte de um conjunto de doenças que têm em comum uma redu-

Tabela 38.3 Evidências esqueléticas de raquitismo/osteomalacia

Crânio
• Craniotabe (ocorre no recém-nascido e no lactente, e corresponde ao amolecimento da região posterior do crânio)
• Atraso no fechamento de fontanela
• Aumento do diâmetro anteroposterior das fontanelas
Membros
• Aumento das regiões de junção metafisária (punhos, joelhos e terço distal da tíbia)
• Deformidade de ossos longos: genuvaro, genuvalgo
• Dor óssea (manifestação mais associada à osteomalacia induzida por tumor (OIT) e em pacientes com síndrome do nevo epidérmico (SNE)
Sinais radiológicos
• Alargamento de epífises e metáfises (aspecto que lembra taça de champanhe)
• Zona de mineralização irregular, com indefinição de limites e atraso de maturação
• Osteopenia difusa, trabeculado ósseo grosseiro
• Deformidade óssea, pernas valgas ou varas
• Linhas de pseudofratura, usualmente presentes em fêmur, escápula e pélvis
Outros
• Hipoplasia de esmalte dentário
• Atraso de dentição
• Osteíte fibrosa cística em casos associados ao hiperparatireoidismo secundário

OIT: osteomalacia induzida por tumor; SNE: síndrome do nevo epidérmico.

ção na taxa de reabsorção tubular renal de fosfato. Essa ocorrência não se deve à alteração de resposta da ligação de 1,25-di-hidroxivitamina D com o seu receptor; portanto, não configura quadro de resistência hormonal propriamente dito. Esse distúrbio corresponde à forma genética mais frequente de distúrbio de mineralização.

PATOGÊNESE

A presença de fósforo na natureza é tão ampla que dificilmente se observa a ocorrência de hipofosfatemia em indivíduos eutróficos em uso de dieta normocalórica. No entanto, hipofosfatemia pode desenvolver-se em diabéticos mal controlados cronicamente, alcoólatras e indivíduos desnutridos, particularmente após realimentação. A importância de fatores humorais sobre o controle dos níveis séricos de fósforo é evidenciada pela ocorrência de aumento de perda urinária de fosfato concomitante a hipofosfatemia em diversos distúrbios endócrinos. Isso ocorre no hiperparatireoidismo primário e secundário e, ainda, em pacientes com hipercalcemia decorrente de doenças malignas associadas à produção de PTHrP (proteína relacionada ao PTH). Nestas, evidencia-se a importância do PTH/PTHrP sobre a regulação da reabsorção tubular proximal de fósforo. O raquitismo hipofosfatêmico ligado ao X (RHLX) e o raquitismo hipofosfatêmico autossômico dominante (RHAD) são dois tipos de raquitismo hereditário que, ao lado da osteomalacia induzida por tumor (OIT), fazem parte de um conjunto de distúrbios em que estão envolvidos novos fatores humorais e endopeptidases relacionadas com o metabolismo do fósforo.[16]

Diferentemente do que ocorre nas doenças nas quais existe deficiência de vitamina D, no RHLX não existe tendência à hipocalcemia e, consequentemente, não ocorre elevação nos níveis de PTH. Os níveis de 1,25-di-hidroxivitamina D nesse distúrbio são inapropriadamente normais, pois a hipofosfatemia, por ser um dos principais estímulos de síntese de 1,25-di--hidroxivitamina D, deveria incrementar sua produção. Portanto, a ausência de resposta indica incapacidade do organismo de atender a esse estímulo.[16]

GENÉTICA E BIOLOGIA MOLECULAR

O RHLX é transmitido como traço dominante ligado ao cromossomo X. O gene mutante está localizado na porção distal do braço curto do cromossomo Xp 22.1- Xp22.2, entre os marcadores DXS41 e DXS43. Posteriormente identificado, o gene *PHEX* codifica uma endopeptidase de membrana.[17] Mais de 285 mutações neste gene já foram descritas, não só em famílias de pacientes portadores de RHLX, mas também em casos isolados desse distúrbio. Uma lista atualizada das mutações descritas pode ser acessada em www.PHEXdb.mcgill.ca.

Uma espécie de camundongo (*Hyp*) apresenta mutação homóloga à humana e representa um importante modelo experimental de estudo dessa doença.[18] Estudos clássicos, por meio de parabiose e transplante renal entre camundongos *Hyp* e normal, trouxeram evidências da existência de fator humoral indutor de fosfatúria nessa mutação.[19] Estudos mais recentes demonstraram deleção no gene *PHEX* nesses roedores.[16]

A mutação inativadora do gene *PHEX* leva a um aumento da expressão óssea do fator fosfatúrico FGF23. Este fator entra na circulação e age primariamente nos receptores de FGF23 dos túbulos renais, em associação com o correceptor klotho, reduzindo a absorção renal de fosfato no túbulo proximal, bem como a produção da 1,25OHD.[20] Na última década, houve avanço significativo no reconhecimento de alguns fatores que podem ser o elo comum entre diversos distúrbios associados à hipofosfatemia e, concomitantemente, à redução da taxa de reabsorção de fósforo (TRP). Os níveis circulantes de FGF23, membro da família FGF (fator de crescimento de fibroblasto), são elevados tanto em pacientes com RHLX quanto em portadores de hipofosfatemia associada à osteomalacia induzida por tumor (OIT). Além disso, estudos anteriores demonstraram que indivíduos com raquitismo genético hipofosfatêmico com transmissão autossômica dominante (RHAD) apresentam mutação no sítio de clivagem da FGF23 convertase pró-proteína subtilisina-símile gene codificador de FGF23.[21] O peptídeo sintetizado a partir desse gene não é metabolizado de modo eficiente, com prejuízo da clivagem do FGF23, e, por isso, mantém-se em níveis séricos elevados. Assim, o mecanismo pelo qual o FGF23 está envolvido na origem da hipofosfatemia varia conforme a doença:

- o RHLX decorre de mutação inativadora no gene PHEX, levando a um aumento de produção do FGF23 pelas células esqueléticas, e não à menor clivagem do FGF23, como se acreditava;[22]
- a OIT correspone a uma síndrome paraneoplásica: um tumor de origem mesenquimal produz FGF23;
- no RHAD, a mutação do FGF23 impede sua inativação, resultando em ação aumentada e/ou prolongada deste fator fosfatúrico;[23]

- mutações ativadoras levando a excesso de KLOTHO, cofator responsável pela sinalização do FGF23.

A hipofosfatemia pode, também, ser resultante de mutações nos cotransportadores sódio-fósforo (NaPiIIa) da membrana das células renais responsáveis pela reabsorção de fósforo.[24]

QUADRO CLÍNICO

Embora o distúrbio metabólico esteja presente desde o nascimento, o diagnóstico usualmente é feito após as deformidades ósseas mais visíveis aparecerem, o que acontece após a criança iniciar seus primeiros passos. Contribui para o atraso do diagnóstico a surpreendente ausência de fraqueza muscular nesses pacientes. Um aspecto que também difere nesses pacientes em relação aos que têm raquitismo nutricional precoce é que no RHLX não existe alteração de esmalte dentário.[16] Em compensação, apresentam alteração de dentina que predispõe ao surgimento de abscessos e à perda precoce de dentes. Em crianças de família de portadores dessa doença, a presença do distúrbio deve ser pesquisada sistematicamente, já que o diagnóstico e tratamento precoces possibilitam melhor resposta terapêutica.[25]

Um outro aspecto que deve ser considerado nesses pacientes é que existe maior ocorrência de resistência à insulina em pacientes com hipofosfatemia.[26] Entretanto, ainda não existem dados na literatura quanto à prevalência de diabete melito nessa situação.

VARIANTES DE RAQUITISMO HIPOFOSFATÊMICO HEREDITÁRIO

RAQUITISMO HIPOFOSFATÊMICO AUTOSSÔMICO DOMINANTE (RHAD)

Nesta forma rara de raquitismo, os achados clínicos e laboratoriais são semelhantes aos encontrados no RHLX. O FGF23 também parece ter papel central na sua etiopatogênese. Mutações do tipo *missense* em um ou dois aminoácidos arginina nas posições 176 e 179 foram descritas em membros afetados de quatro famílias não relacionadas.[27] As mutações descritas impedem o metabolismo do peptídeo, aumentando sua meia-vida na circulação. O início das manifestações clínicas ocorre, em geral, nos primeiros 2 anos de vida; no entanto, se observa acentuada diferença de penetrância nessa doença. Pode haver, em indivíduos da mesma família, início mais tardio das manifestações, que leva a menor deformidade das extremidades devido ao fechamento das placas de crescimento antes do surgimento da hipofosfatemia. Existe a possibilidade de que essa diferença de apresentação clínica possa estar relacionada à deficiência de ferro sérico. Além disso, níveis baixos de ferro sérico em pacientes com RHAD estão associados a concentrações mais elevadas de FGF23.[28] O tratamento consiste na administração de fosfato e calcitriol, como no RHLX.

RAQUITISMO HIPOFOSFATÊMICO HEREDITÁRIO COM HIPERCALCIÚRIA

Neste outro tipo de raquitismo hereditário associado à perda tubular de fósforo, a transmissão é autossômica recessiva e é caracterizada por mutações com perda de função no NaPiIIc, um dos cotransportadores sódio-fósforo renais. O quadro clínico difere do RHLX, e é mais próximo da osteomalacia oncogênica (OIT). Estão presentes hipofosfatemia, perda renal de fósforo, porém os níveis de 1,25-di-hidroxivitamina D são elevados, como resposta à hipofosfatemia, o que não ocorre no RHLX e no RHAD.[29] Tal elevação do calcitriol promove aumento da absorção gastrintestinal de cálcio, hipercalciúria e aumento do risco de nefrolitíase. O tratamento tem como base a suplementação de fósforo.

RAQUITISMO DEPENDENTE DE VITAMINA D TIPOS I E II

A denominação raquitismo dependente de vitamina D deveria incluir todas as formas de raquitismo em que existe alguma falha relacionada à vitamina D. No entanto, os termos raquitismo dependente de vitamina D tipos 1 e 2 são largamente utilizados para designar apenas duas formas raras de raquitismo hereditário. O raquitismo tipo 1 corresponde à forma em que existe deficiência enzimática de 1α-hidroxilase, e o tipo 2 denomina os casos em que ocorre alteração no receptor de $1,25(OH)_2D_3$. Este comentário é uma praxe na literatura médica, e os termos continuam sendo utilizados inapropriadamente. Neste capítulo, trataremos essas duas formas de raquitismo hereditário como raquitismo por deficiência de 1α-hidroxilase e raquitismo por distúrbio no receptor de 1,25-di-hidroxivitamina D.

RAQUITISMO POR DEFICIÊNCIA DE 1α-HIDROXILASE

Os primeiros casos deste distúrbio osteometabólico foram relatados por Prader na década de 1960.

Após quase meio século, a experiência acumulada tem mostrado que essa é uma desordem de expressão clínica bastante homogênea, e o seu diagnóstico em geral é feito antes dos primeiros 2 anos de vida.

Genética e biologia molecular

O raquitismo por deficiência de 1α-hidroxilase é transmitido por herança autossômica recessiva. O gene codificador desta enzima está localizado no cromossomo 12 (12q 131.1-13.3). Diversas evidências clínicas indicam a presença de disfunção de 1α-hidroxilase nesta situação:

- os níveis séricos de 1,25-di-hidroxivitamina D são baixos;
- há necessidade de doses farmacológicas de vitamina D para se obter resposta terapêutica, ao passo que, com doses fisiológicas de 1,25-di--hidroxivitamina D, se alcança ótimo resultado.[30] Além disso, diversas evidências moleculares reforçam que a disfunção enzimática da 1 α-hidroxilase é responsável por esse distúrbio:
  - ¤ em placenta de mulheres com esse distúrbio, foi detectada redução de atividade da 1α-hidroxilase;[31]
  - ¤ estudos de sequenciamento direto do gene de 1 α-hidroxilase em pacientes e em seus familiares de primeiro grau mostraram mutação em homozigose nos portadores da doença; já nos parentes, a mutação era em heterozigose;[32]
  - ¤ quando se induz experimentalmente a expressão de 1 α-hidroxilase mutada em diversas células, não se consegue obter atividade enzimática.[30]

Quadro clínico

Os sinais e sintomas do raquitismo/osteomalacia por deficiência de 1 α-hidroxilase são semelhantes aos de pacientes com raquitismo nutricional. No entanto, manifestações de hipocalcemia grave, incluindo sinais e sintomas neurológicos como tetania e convulsão, são mais comuns.

RAQUITISMO POR DISTÚRBIO NO RECEPTOR DE VITAMINA D

Nesta forma de raquitismo hereditário, ocorre resistência à ação de 1,25-di-hidroxivitamina D; consequentemente, os níveis séricos desse metabólito da vitamina D são extremamente elevados. Esse é mais um tipo familiar de raquitismo, e sua transmissão é autossômica recessiva. Ao contrário do raquitismo por deficiência de 1 α-hidroxilase, esses pacientes exibem amplo espectro de apresentação clínica. Existe descrição de casos graves em que o diagnóstico é feito precocemente, mas também há relatos de pacientes com quadro clínico mais leve, cujo diagnóstico foi feito tardiamente.[30]

Genética e biologia molecular

Todas as manifestações presentes nesta doença se devem a uma mutação que ocorre no gene codificador do receptor de vitamina D (RVD). O RVD é um receptor da superfamília dos receptores nucleares, e, entre estes, o RVD apresenta maior semelhança com os receptores de ácido retinoico, tri-iodotironina e retinoide X. Diversas mutações têm sido descritas e afetam diferentes etapas envolvidas na interação efetor-receptor, e, certamente, essa variedade de alterações tem relação direta com a heterogeneidade de apresentação clínica.[30]

Defeitos na ligação entre hormônio e receptor têm sido observados, tanto por redução na capacidade de ligação quanto por redução na afinidade do hormônio por seu receptor. Nesses casos, observa-se melhor resposta terapêutica quando o distúrbio se deve à redução na afinidade do hormônio ao receptor.[30] As mutações que atingem o domínio de ligação do receptor com a 1,25-di-hidroxivitamina D resultam em receptor truncado sem expressão ou com expressão não funcionante do domínio de ligação. A mutação em *missense*, que causa substituição de triptofano por arginina na posição 286, abole a ligação da 1,25-di-hidroxivitamina D ao seu receptor. A presença do triptofano nessa posição é essencial para a efetiva ligação do calcitriol com o seu receptor.[33]

Mutações que determinam alterações no domínio de ligação do RVD com o DNA, em geral, provocam intenso prejuízo na resposta biológica ao calcitriol. Foram descritas diferentes mutações em que a troca de um único nucleotídeo provoca substituição de um aminoácido da região dos dois dedos de zinco do receptor de vitamina D. A preservação dessa região é essencial para que ocorra ligação entre o DNA e o complexo receptor-1,25-di-hidroxivitamina D.[34]

Quadro clínico

As manifestações clínicas são comuns àquelas de outras doenças que apresentam redução de vitamina D. Adicionalmente, no raquitismo por distúrbio no receptor de vitamina D, um marcador clínico que pode estar presente é a ocorrência de alopecia. A configuração clássica do quadro clínico de raquitismo desses pacientes é o aparecimento precoce de sinais e sintomas de defeito de mineralização e alopecia universal, com história de consanguinidade entre os pais e irmãos com quadro similar. No entanto, em diversos pacientes, o diagnóstico tem sido feito tardiamente em indivíduos sem história familiar e com distribuição normal de pelos e cabelos. Em geral, a intensidade da alopecia tem relação com a gravidade da resistência à 1,25-di-hidroxivitamina D. Os exames laboratoriais costumam mostrar hipocalcemia, hipofosfatemia, concentrações elevadas de fosfatase alcalina e de 1,25(OH)$_2$D.

MISCELÂNEA

Neste tópico, serão incluídas formas raras de raquitismo ou que vêm tendo maior relevância nas últimas duas décadas.

OSTEOMALACIA INDUZIDA POR TUMOR (OIT)

A relação causal entre tumor e distúrbio de mineralização óssea foi sugerida por Prader, em 1959. Ainda hoje considerada rara, esta síndrome paraneoplásica vem sendo descrita com maior frequência na última década. As manifestações sistêmicas da doença atingem todo o esqueleto e são secundárias às alterações bioquímicas, em particular hipofosfatemia e aumento de fosfatúria associadas à presença de tumor. Outros fatores, chamados genericamente de fosfatoninas, têm elevada expressão nos tumores mesenquimais, mas seu papel nesta doença ainda não foi esclarecido. Os tumores são de origem mesenquimal, frequentemente hemangiopericitoma, e apresentam crescimento lento. Atualmente, são classificados de acordo com parâmetros citológicos:

- tumor mesenquimal fosfatúrico, tecido do tipo conectivo misto (TMFTCM);
- tumor semelhante ao osteoblastoma;
- tumor fibroso símile ossificante;
- tumor fibroso símile não ossificante.

O subtipo TMFTCM é o tumor responsável por cerca de 70% a 80% dos casos. Usualmente, são tumores benignos; entretanto, já foi descrita variante maligna dessa neoplasia, que ocorre tanto em tecido de partes moles como em tecido ósseo.[29]

Os tumores indutores de osteomalacia frequentemente expressam de forma significativa o peptídeo FGF23 e seu RNAm. Além disso, diversos relatos de casos têm indicado aumento de níveis circulantes de FGF23 na OIT.[35] Em casos de pacientes com OIT que foram curados após cirurgia, vários apresentavam marcante elevação sérica de FGF23, e evoluíram com significativa queda de seus níveis no pós-operatório.[36] Há relatos de o paciente apresentar níveis normais de FGF23 no pré-operatório, apesar de ter sido detectada expressão de RNAm deste peptídeo no tumor. Os autores também verificaram cura da osteomalacia após ressecção tumoral. Os resultados desse estudo sugerem fortemente a participação de FGF na OIT, embora não descartem a possibilidade da presença de outros fatores humorais na etiopatogênese desse distúrbio.

Assim como no RHLX, os níveis de 1,25-di-hidroxivitamina D são normais na OIT, porém inadequados para os baixos níveis de fósforo. Esta resposta insuficiente ocorre porque o FGF23 inibe a atividade da 1-α-hidroxilase, que converte a vitamina D em sua forma ativa, e aumenta a atividade da enzima 24-hidroxilase, que converte a vitamina D em sua forma inativa.[37]

Quadro clínico

Provavelmente, a característica clínica mais marcante dessa síndrome paraneoplásica seja sua heterogeneidade. Portanto, é difícil estabelecer regras razoavelmente confiáveis para orientar seu diagnóstico. A doença é mais frequente após os 50 anos de idade, mas pode surgir em qualquer idade, e, aparentemente, não existe diferença de distribuição entre sexos. Em um estudo que avaliou 94 pacientes suspeitos de ter OIT, 27 eram do sexo feminino e 27 do masculino.[36] Na anamnese, usualmente existe relato de fraqueza muscular de instalação progressiva, e, simultaneamente, surgem dores ósseas e musculares. Em nosso meio, não é incomum o paciente apresentar-se prostrado devido à demora em procurar auxílio médico. Na evolução, os pacientes podem apresentar fraturas que atingem tanto o esqueleto apendicular quanto o axial, particularmente da coluna vertebral (Figura 38.2).

Talvez a característica da OIT mais frequente na literatura seja a dificuldade em se estabelecer seu diagnóstico etiológico, uma vez que ele tenha sido aventado. Contribui para isso o fato de os tumores serem pequenos e poderem localizar-se em qualquer região do corpo, embora alguns autores tenham sugerido localização preferencial pelas regiões da cabeça e do pescoço e dos membros inferiores. Em média, é descrito um hiato de 5 anos entre a suspeita clínica e a efetiva localização do tumor, a qual permitirá o tratamento definitivo do problema.

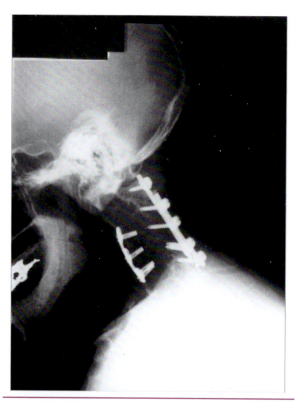

Figura 38.2 Radiografia de coluna cervical de um paciente com OIT (osteomalacia induzida por tumor), mostrando artrodese anterior e posterior com placas e parafusos metálicos. Osteopenia acentuada com evanescência de corpos vertebrais e provável fusão de vértebras. Fonte: Arquivo do Centro de Imagens do HC-FMRP-USP.

SÍNDROME DO NEVO EPIDÉRMICO (SNE)

Esta síndrome rara e de apresentação multiforme tem recebido diversas denominações na literatura. Provavelmente, não é uma entidade clínica única, mas um conjunto de distúrbios que podem ser agrupados nesse quadro, como síndrome de Proteus, síndrome CHILD (síndrome de hemidisplasia congênita com eritroderma ictiosiforme e defeito em membros), síndrome de Shimmelpenning, síndrome do nevo comedônico, síndrome do nevo de Becker, facomatose pigmentoceratótica. Segundo Haple, um elo comum entre esses diversos distúrbios é a ocorrência de mosaicismo genômico, sendo provável que as variações na apresentação clínica se devam, em grande parte, a efeitos funcionais de defeitos genéticos específicos.[38]

Os mais diversos aparelhos são atingidos, e podem ocorrer diferentes associações de defeitos em órgãos nessa anomalia congênita. Porém, a SNE atinge especialmente a pele, o esqueleto, os olhos e o sistema nervoso central. As lesões cutâneas mais comuns são os nevos sebáceos e o nevo verrucoso. As disfunções neurológicas mais frequentes são convulsões, retardo mental e má formação cerebrovascular. Alterações oculares acontecem em pelo menos um terço dos pacientes, e são descritos lesão em pálpebra e conjuntiva ocular, coloboma em íris e retina, macroftalmia, microftalmia, catarata e cegueira central.[39] Outras manifestações associadas atingem o sistema endócrino, com o aparecimento de puberdade precoce e de disfunções tireoidianas, cardiovasculares e genitourinárias.

Distúrbio osteometabólico semelhante ao que se desenvolve na OIT pode ocorrer nesses pacientes.[40] Quando presente, é de grande importância clínica, devido à exuberância das manifestações gerais (indisposição, alterações musculares, como dor e fraqueza, e ósseas, como dor, deformidades e fraturas). Além disso, há de se considerar que, enquanto a OIT atinge principalmente indivíduos com mais de 50 anos, esse distúrbio metabólico está presente desde o nascimento e o quadro clínico é de raquitismo. Assim como no raquitismo hipofosfatêmico familiar ligado ao X e na OIT, a alteração metabólica mais marcante é a redução da taxa de reabsorção tubular de fosfato e hipofosfatemia, provavelmente em função das concentrações elevadas de FGF23.[40] Em comum, também os níveis de 1,25-di-hidroxivitamina D são inadequadamente normais nesses pacientes.

Alguns estudos sugeriram que as lesões dermatológicas seriam fonte de produção de fator humoral indutor de hipofosfatemia, associado ao aumento de fosfatúria. Em alguns pacientes, a retirada cirúrgica das lesões melhorou o quadro osteometabólico,[41] mas este resultado não foi confirmado em outros relatos de casos.[39] É possível que esse conflito decorra da variação quanto à extensão das lesões dermatológicas entre os pacientes. Em alguns indivíduos, a distribuição é tão vasta que impossibilita a retirada completa das lesões (Figura 38.3).

DISPLASIA FIBROSA

A displasia fibrosa é uma desordem esquelética causada por mutação ativadora do gene *GNAS1*, codificador da proteína Gsα, e consequente aumento da produção de AMPc em diferentes tecidos. Ocorre substituição da medula óssea e do osso medular sadios por medula óssea fibrótica e osso pouco mineralizado. Parece haver associação de displasia fibrosa e níveis de FGF23, tanto na displasia fibrosa isolada quanto naquela associada à síndrome de McCune-Albright. Inclusive, existem estudos mostrando que a taxa cir-

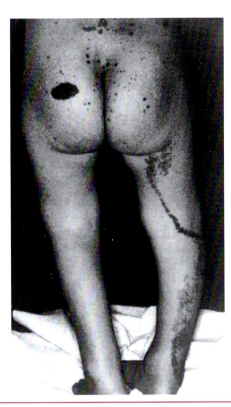

Figura 38.3 Foto de paciente com síndrome do nevo epidérmico (SNE), mostrando aspecto de deformidade óssea em membros inferiores (genuvaro) e extenso acometimento de pele. Fonte: Arquivo do Centro de Imagens do HC-FMRP-USP.

culante de FGF-23 se associa a maior fostatúria nessas doenças.[42]

RAQUITISMO/OSTEOMALACIA INDUZIDOS POR DROGAS

Existe uma ampla lista de drogas que podem ter como efeito colateral alterações de mineralização. Algumas delas são absolutamente necessárias e seu uso precisa ser continuado, mesmo em situações em que exista maior risco de desenvolvimento dessa alteração. É o caso de anticonvulsivantes em indivíduos idosos e/ou imobilizados. Nessas condições, é fundamental estar atento para essa possibilidade, uma vez que a manifestação clínica pode ser o surgimento de fratura em um paciente com pouca condição de expressar seus sintomas.

Os medicamentos podem associar-se a distúrbio osteometabólico por diversos mecanismos, interferindo na síntese ou na absorção de vitamina D e de seus metabólitos, na absorção intestinal ou na excreção renal de fósforo, além daqueles que agem diretamente sobre o processo de mineralização óssea.

Drogas que interferem na síntese ou na absorção de vitamina D

- **Bloqueador solar:** o uso destes produtos tem sido incentivado por dermatologistas para prevenção de câncer de pele. No entanto, o seu efeito de reduzir a ação de raios solares sobre a pele prejudica a síntese endógena de vitamina D. Atualmente, existem casos de raquitismo provocados por esses agentes.[43]
- **Anticonvulsivantes:** os barbitúricos, as hidantoínas e a carbamazepina são reconhecidos indutores hepáticos e aceleram o catabolismo da vitamina D, agindo em enzimas do citocromo P450.[44] O impacto desses medicamentos sobre o metabolismo mineral é maior em pacientes de risco, como idosos institucionalizados e indivíduos com problemas neurológicos adicionais com limitada exposição solar.
- **Colestiramina:** esta droga interfere com a absorção intestinal de vitamina D.[45]

Drogas indutoras de hipofosfatemia

- **Antiácidos:** o hidróxido de alumínio, que frequentemente faz parte da composição de antiácidos, funciona como quelante de fósforo no tubo digestório. O uso prolongado desse medicamento pode induzir à hipofosfatemia.[26]
- **Óxido de ferro sacaratado:** o uso parenteral e mantido desta substância pode provocar lesão tubular renal reversível, ocasionando perda urinária de fosfato e redução da síntese de 1,25-di-hidroxivitamina D.[46]
- **Isofosfamida:** droga utilizada como quimioterápico, tem como um de seus efeitos colaterais a lesão tubular renal, induzindo à perda renal de fosfato e à hipofosfatemia.[47]

Drogas indutoras de alterações da mineralização

- **Etidronato:** os bifosfonatos são análogos do pirofosfato, um inibidor natural da mineralização óssea. O etidronato, o primeiro bifosfonato disponível para o tratamento da osteoporose e da doença de Paget, induz ao distúrbio de mineralização quando utilizado em altas doses e de forma contínua. Os representantes de outras gerações desse grupo de drogas têm-se mostrado mais seguros quanto a esse efeito colateral.[48]

- **Flúor:** embora o flúor tenha a propriedade de estimular a atividade osteoblástica e, dessa maneira, provocar aumento de massa óssea, pode também provocar distúrbio de mineralização. A distinção do limite entre a dose terapêutica e a dose tóxica é difícil de ser estabelecida. Além disso, alguns estudos indicam que o ganho de massa óssea obtido com o flúor não se traduz em redução da taxa de risco de fratura.[49]

HIPOFOSFATASIA

Resulta de mutações que levam à redução da atividade da fosfatase alcalina não tecido-específica, e consequente acúmulo de pirofosfato inorgânico, um potente inibidor da mineralização. As manifestações clínicas incluem aspectos de raquitismo e hipomineralização dentária.

CIRURGIAS BARIÁTRICAS

As cirurgias bariátricas são procedimentos cada vez mais comuns em nosso meio por serem a alternativa mais eficiente para o tratamento médico da obesidade grave. No entanto, o impacto da perda de peso sobre o tecido ósseo e das alteraçoes de absorção sobre o metabolismo mineral têm efeito negativo sobre o esqueleto. Têm surgido na literatura relatos de casos apontando o aparecimento de quadro grave de osteomalacia, remontando a descrições do passado em pacientes submetidos a gastrectomia para tratamento de úlcera peptica. Nestes casos, se observa deficiência grave de vitamina D associada a prejuízo importante da oferta e do aproveitamento de cálcio exógeno.[50,51] A acentuada perda de peso que ocorre nos primeiros meses após a cirurgia é um fator agravante em relação à perda de massa óssea.[52]

Diagnóstico

Dois aspectos distintos devem ser considerados em relação ao diagnóstico da síndrome dos distúrbios de mineralização. Primeiro, no raquitismo, a avaliação clínica bem-fundamentada em todos os seus componentes, com história da doença (início e evolução dos sinais e sintomas), interrogatório dos diversos órgãos e aparelhos (manifestações gerais, renais, gastrintestinais, endócrinas e neurológicas), antecedentes pessoais (hábitos, alimentação e história familiar) e exame físico minucioso (pele, padrão de deformidade, marcha, postura, tônus e trofismo muscular e dentição), fornece a essência do diagnóstico. Em segundo, na osteomalacia,

além de todos esses aspectos citados, é preciso que o médico tenha conhecimento de que esta, frequentemente, é uma doença oligossintomática, e ele deve saber a respeito dos fatores de risco envolvidos com o seu desencadeamento. Esses aspectos serão abordados a seguir.

Antes da década de 1980, quando as determinações dos hormônios controladores do metabolismo mineral não eram facilmente disponíveis, era comum lançar-se mão de aforismos que enfatizavam aspectos clínicos relevantes para o diagnóstico. Em relação ao raquitismo, era praxe fazer-se a analogia de que o esqueleto, nesta situação, correspondia a um galho verde, por ser mais fácil vergar, deformar, do que quebrar. Essa figura fazia contraposição ao osso no hiperparatireoidismo primário, que era comparado ao galho seco e, portanto, tinha maior propensão à fratura. Evidentemente, essas colocações ressaltam didaticamente a tendência de deformidade óssea nesses pacientes; porém, deve-se ter claro que, no raquitismo, também existe um aumento da fragilidade óssea, a qual frequentemente é agravada pela associação de hiperparatireoidismo secundário. Em idosos, a manifestação mais preocupante da osteomalacia é a fragilidade óssea, e é um diagnóstico a ser considerado em idosos osteoporóticos. Além disso, em algumas situações, como na OIT e na síndrome do nevo epidérmico, a ocorrência de fraturas é um componente importante da doença.

No diagnóstico etiológico, alguns aspectos clínicos são peculiares do raquitismo hipofosfatêmico familiar ligado ao X. Estranhamente, esses pacientes não têm fraqueza muscular, apesar da hipofosfatemia grave, e também não apresentam defeito de esmalte dentário.

Entre os pacientes com osteomalacia, raramente as manifestações clínicas são exuberantes. Exceções a essa regra são os pacientes com osteomalacia induzida por tumor e os que apresentam doença relacionada a insuficiência renal. A osteomalacia frequentemente é uma doença silenciosa e deve ser pesquisada naqueles indivíduos que apresentam fatores de risco para o seu desenvolvimento. O envelhecimento é uma condição fisiológica associada à redução da síntese de vitamina D e à redução de sua ação intestinal, mas ainda não está demonstrado claramente o custo-benefício de se avaliar sistematicamente a deficiência de vitamina D na população idosa. No entanto, indivíduos idosos institucionalizados ou que apresentem risco adicional para desenvolvimento de osteomalacia (uso de medicamentos, etilismo, transtornos gastrintestinais e desnutrição) pertencem a um grupo de pacientes que deve receber especial atenção quanto à possibilidade desse diagnóstico. Embora exista grande debate quanto à definição do nível sérico ideal de 25-OHD, não há dúvida de que a manifestação clínica de raquitismo e osteomalacia por hipovitaminose D no ser humano ocorre apenas quando os níveis desse metabólito estão significativamente baixos, usualmente menores que 12 ng/mL.

Adicionalmente, o diagnóstico de osteomalacia deve sempre ser considerado em pacientes com osteoporose que apresentem fatores predisponentes para o desenvolvimento de defeito de mineralização óssea. O exame considerado padrão-ouro para o diagnóstico de osteoporose, a medida de densidade mineral óssea (DMO) por meio de absorciometria de radiografia de dupla energia (DXA), não tem especificidade para o diagnóstico de osteomalacia. A baixa massa óssea medida por DXA pode ser secundária ao desequilíbrio entre as atividades de formação e reabsorção óssea (osteoporose), mas também pode se dever à redução do processo de mineralização óssea (raquitismo/osteomalacia). A distinção entre os dois distúrbios é fundamental, tendo em vista que algumas drogas utilizadas no tratamento da osteoporose podem potencialmente acentuar o defeito de mineralização.

Compativelmente com a heterogeneidade clínica, não existe regra no diagnóstico de raquitismo/osteomalacia. O padrão bioquímico clássico de raquitismo/osteomalacia é de níveis séricos de cálcio normais (limite inferior) ou discretamente baixos, fósforo baixo e fosfatase alcalina e PTH elevados. No entanto, esse padrão se aplica, em geral, aos casos em que existe tendência à hipocalcemia, como nos defeitos relacionados à vitamina D. Porém, na insuficiência renal, os níveis séricos de fósforo são elevados. Nos casos de raquitismos hipofosfatêmicos, os níveis de cálcio e PTH são normais e, na hipofosfatasia, os níveis circulantes de fosfatase alcalina não são altos. Portanto, as dosagens bioquímicas podem ser uma ferramenta importante no diagnóstico funcional e etiológico dessa síndrome (Tabela 38.3). No raquitismo hipofosfatêmico devido à perda urinária de fósforo associada a níveis séricos de $1,25(OH)_2D$ inapropriadamente normais ou baixos, a taxa de reabsorção de fosfato (TRP) deve ser estimada, assim como o limiar tubular máximo de fosfato, utilizando o nomograma de Bijvoet.[53] A urina de 24 horas com perda maior que 100 mg de fosfato/dia é indicativa de desperdício urinário de fosfato, nessa situação. A taxa de excreção de fosfato pode ser calculada a partir de amostras de urina e de sangue colhidas ao acaso

para determinação de fosfato e creatinina séricos e urinários. Para tanto, utiliza-se a fórmula: $FEPO4 = [UPO4 \times PCr \times 100]/[PPO4 \times UCr]$, em que U e P são os valores urinários e séricos de fosfato (PO4) e creatinina (Cr). Na presença de hipofosfatemia, a medida de FEPO4 maior que 5% é indicativa de perda excessiva de fosfato, refletindo incapacidade renal de reabsorção desse elemento.[54]

A determinação de PTH é um grande divisor na diferenciação entre as formas de raquitismo que têm tendência à hipocalcemia e as dos hipofosfatêmicos puros. O hiperparatireoidismo secundário é uma adaptação metabólica em resposta à tendência de hipocalcemia que ocorre, especialmente, nos pacientes com alguma forma de deficiência de vitamina D. Quando os níveis de PTH são elevados, as medidas de 25-hidroxivitamina D e 1,25-di-hidroxivitamina D auxiliam no diagnóstico diferencial das diversas formas de raquitismo nas quais haja defeito na síntese ou na ação de vitamina D (Tabela 38.3).

Os exames radiográficos do esqueleto vão refletir a intensidade das alterações de mineralização, bem como a redução da rigidez do tecido ósseo, a qual será marcada pelas deformidades e pelas alterações de mineralização na cartilagem de crescimento (Tabela 38.2).

Em pacientes com OIT, permanece como desafio a detecção precoce do tumor. Esses tumores têm como características serem pequenos e poderem localizar-se em qualquer região do corpo. Entre os métodos gráficos disponíveis, nenhum tem apresentado sensibilidade adequada, e a falha na localização não invalida o diagnóstico. O exame cintilográfico, utilizando um análogo do octreotide como fármaco, e o índio como marcador, apresentou, em alguns estudos, sensibilidade na localização desses tumores. No entanto, devem-se considerar dois aspectos:

- não é infrequente a ausência de expressão de receptores de somatostatina nesses tumores, o que impede o mapeamento da lesão;
- o mapeamento não indica, necessariamente, que o tumor localizado seja o responsável pela OIT.[35] Nesses pacientes, o tempo médio entre a suspeita clínica do diagnóstico e a localização do tumor é de cerca de 5 anos.

Tratamento

O esforço em alcançar um diagnóstico etiológico correto tem importância prática, pois é fundamental na definição do tratamento mais adequado e com menor custo para o paciente. A boa prática médica prevê que, em qualquer situação, o tratamento preventivo sempre deve ser priorizado, particularmente quando a solução depende apenas de correta orientação alimentar e do incentivo de hábitos simples. No caso do raquitismo/osteomalacia nutricional, a prevenção pode ser feita com a exposição solar e com a ingestão de alimentos naturalmente ricos ou suplementados com cálcio e vitamina D.

O tempo de exposição solar necessário para manter a adequada síntese de vitamina D pode ser de cerca de 20 minutos em regiões próximas à linha equatorial; em áreas com maior latitude, há necessidade de maior tempo de exposição. Outros fatores podem reduzir a eficiência da ação da radiação ultravioleta, entre os quais a poluição da atmosfera, a pele escura e o uso de protetor solar. Além disso, a exposição solar protegida por janela de vidro bloqueia a passagem da radiação ultravioleta, tornando-a sem eficácia.

A base do tratamento do raquitismo nutricional é o fornecimento de vitamina D (D_2 ou D_3). Em lactentes e crianças, a dose de 5.000 UI/dia (375 µg) durante 1 a 2 meses é suficiente para normalizar os níveis de 25(OH)-vitamina D, cálcio, fósforo e PTH, o que, em geral, ocorre durante o primeiro mês. No entanto, em alguns pacientes, pode ser necessário repetir o ciclo de tratamento após intervalo de 2 semanas. Enquanto a normalização dos níveis de cálcio, fósforo e PTH pode ocorrer durante o primeiro mês de tratamento, os níveis de fosfatase alcalina e os sinais radiológicos de raquitismo podem levar vários meses para se normalizar. Outros esquemas terapêuticos podem ser utilizados em crianças maiores e adultos. Nestes, pode-se utilizar a dose 50.000 UI (1,25 mg) de vitamina D por semana, durante cerca de 8 semanas. Em pacientes nos quais se prevê baixa adesão terapêutica, pode-se optar por tratar com dose única oral ou IM de 600.000 UI (15 mg) de vitamina D. Esta dose pode ser repetida a cada 6 meses, se necessário. A orientação de dieta contendo quantidade ideal de cálcio faz parte do tratamento do raquitismo nutricional.

Nos pacientes com raquitismo nutricional, em geral, não é necessário utilizar metabólitos da vitamina D. Esta alternativa, além de elevar o custo do tratamento, não traz nenhum benefício adicional ao paciente. A exceção a essa regra são os pacientes que apresentam má absorção intestinal, nos quais está indicado o uso de 1,25-di-hidroxivitamina D (0,25 a 1 µg/dia) ou de 1-hidroxivitamina D (0,5 a 1 µg) em doses fisiológicas.

No raquitismo por deficiência de 1α-hidroxilase, o efeito terapêutico pode ser alcançado com a administração de 1-hidroxivitamina D e 1,25-di-hidroxivitamina D em doses fisiológicas. No entanto, nos primeiros meses de tratamento, as doses podem ser de 2 a 3 µg/dia. A monitorização deve ser periódica, a fim de se evitar subtratamento ou hipertratamento.

Nos pacientes com distúrbio no receptor de vitamina D, utiliza-se dose farmacológica de 1,25-di-hidroxivitamina D (6 µg/dia) associada à suplementação de cálcio elementar 3 g/dia. Existem pacientes em que mesmo doses de 6 µg/kg ou 30 a 60 µg/dia são ineficazes no tratamento. Alguns destes pacientes podem se beneficiar da administração de altas doses de cálcio, apresentando melhora clínica e bioquímica do quadro.

No raquitismo e na osteomalacia hipofosfatêmicos, a base do tratamento é a suplementação alimentar com fósforo 30 a 60 mg/kg, ou 1 a 3 g, fracionados em quatro a cinco doses ao dia. O tratamento também requer o uso de vitamina D, que otimiza a absorção de fósforo, além de impedir a elevação dos níveis de PTH, que ocorre devido à tendência de queda nos níveis circulantes de cálcio, após elevação da fosfatemia. A dose de vitamina D_2 ou D_3 a ser prescrita varia de 20.000 a 75.000 UI/dia. No entanto, há perspectiva de melhor resposta terapêutica com o uso de 1,25-di-hidroxivitamina D na dose de 20 a 60 ng/kg/dia, fracionada em duas tomadas. A determinação dos níveis séricos de PTH pode auxiliar no ajuste da dose de vitamina D. No seguimento desses pacientes, deve-se ficar atento ao desenvolvimento de nefrocalcinose. Assim, além das determinações de fósforo e fosfatase alcalina, a medida de calciúria de 24 horas deve ser incluída na rotina de reavaliações desses pacientes, e a dose de vitamina D deve ser prontamente reduzida em caso de hipercalciúria.

Dados recentes indicam que o tratamento precoce do raquitismo hipofosfatêmico familiar ligado ao X (RHLX) permite obter melhor resultado terapêutico, particularmente quanto ao surgimento de deformidades (Figura 38.4). Portanto, atenção especial deve ser dada a filhos de pacientes com essa forma de raquitismo, para que o tratamento seja iniciado antes do aparecimento de sinais do distúrbio. Um outro aspecto do tratamento desses pacientes é o potencial benefício do uso de hormônio de crescimento (GH). O GH aumenta a taxa de reabsorção tubular de fosfato e tem melhorado a velocidade de crescimento em algumas crianças que o usaram por períodos de até 3 anos. No entanto, ainda não existem dados quanto ao efeito do GH na estatura final desses pacientes.

Nos pacientes com OIT e raquitismo associado a nevo epidérmico, o tratamento clínico deve ser semelhante ao utilizado no RHLX; na OIT, a cura pode ser alcançada com a remoção do tumor. Portanto, nesses casos, a busca de localização da neoplasia deve ser constante.

Na forma rara de raquitismo hipofosfatêmico associado à hipercalciúria, o uso de diurético tiazídico traz benefício ao paciente por reduzir o risco de formação de cálculos renais.

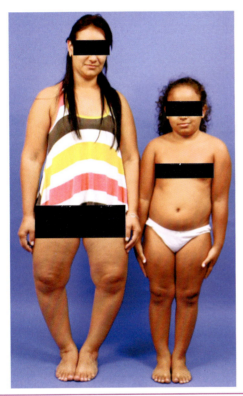

Figura 38.4   A figura mostra duas pacientes (mãe e filha) com raquitismo hipofosfatêmico ligado ao X. A filha recebeu precocemente tratamento com suplementação de fosfato de sódio e fosfato de potássio e calcitriol. A figura retrata a ausência de deformidade em membros inferiores da criança, indicando que o tratamento clínico propicia a correção natural da deformidade óssea que paulatinamente vai sendo atenuada com o crescimento. Esse tratamento, no entanto, não tem a mesma eficácia para correção do desenvolvimento estatural. Fonte: Documentação Científica do Departamento de Clínica Médica da FMRP-USP.

REFERÊNCIAS BIBLIOGRÁFICAS

1.   Bringhurst RF, Demay MB, Kronenberg HM. Hormones and disorders of mineral metabolism. In: Larsen PR, Kronenberg HM, Melmed S, Polonsky KS. Williams Textbook of Endocrinology, 10th ed. Philadelphia: Saunders, 2003. pp. 1303-72.

2.   Lewiecki EM. Management of osteoporosis. BMC Clin Mol Allergy 2004; 2:9-19.

3.   Wharton B, Bishop N. Rickets. Lancet 2003; 362:1389-400.

4.   Specker BL, Valanis B, Hertzberger V, Edwards N, Tsang RC. Sunshine exposure and serum 25-hidroxyvitamin D concentration in exclusively breast fed infants. J Pediatr 1985; 107:928-31.

5.   Cornish DA, Malaluke V, Mhlonga T. An investigation into a possible relationship between vitamin D, parathyroid hormone, calcium and magnesium in a normally pigmented and an albino rural black population in the Northern Province of South Africa. Biofactors 2000; 11:35-8.

6.   Gallagher JC, Jindal P, Smith LM. Vitamin D does not increase calcium absorption in young women: a randomized clinical trial. J Bone Miner Res 2014; 29:1081-7.

7.   Abrams SA, Hawthorne KM, Chen Z. Supplementation with 1000 IU vitamin D/d leads to parathyroid hormone suppression, but not increased fractional calcium absorption, in 4–8-y-old children: a double-blind randomized controlled trial. Am J Clin Nutr 2013; 97(1):217-223.

8.   Fisher PR, Thacher TD, Pettifor JM, Jorde LB, Eccleshall TR, Feldmann D. Vitamin D receptor polymorphism and nutritional rickets in Nigerian children. J Bone Miner Res 2000; 15:2206-10.

9.   Awurney EM, Mitra DA, Hollis BW, Kumar R, Beel NH. Vitamin D metabolism in Asian Indians in the southern United States. J Clin Endocrinol Metab 1998; 83:169-73.

10. Doxiadis S, Angelo C, Karatzas P, Vrettos C, Lapatsonis P. Aspects of nutritional rickets. Arch Dis Child 1976; 51:83-90.

11. Pettifor JM. Nutricional and drug-induced rickets and osteomalacia. In: Favus MJ (ed.). Primer on the metabolic bone diseases and disorders of mineral metabolism. 5th ed. Philadelphia. PA: Lippincott- Raven, 2003. pp. 399-406.

12. Corrêa PHS. Raquitismo e osteomalácia. In: Tratado de endocrinologia e cirurgia endócrina. 1a ed. Rio de Janeiro: Guanabara Koogan, 2001. pp. 660-6.

13. Mechica JB. Raquitismo e osteomalácia. Arq Bras Endocrinol Metab 1999; 43:457-66.

14. Hart PH, Gorman S, Finlay-Jones JJ. Modulation of the immune system by UV radiation: more than just the effects of vitamin D? Nature Rev Immunol 2011;11: 584-596.

15. Scragg R, Sowers M, Bell C. Third National Health and Nutrition Examination Survey. Serum 25-hydroxyvitamin D, diabetes and ethnicity in the Third National Health and Nutrition Examination. Diabetes Care 2004; 27:2813-8.

16. Glorieux FH. Hypophosphatemic vitamin D- resistant rickets. In: Favus MJ (ed.). Primer on the metabolic bone diseases and disorders of mineral metabolism. 5th ed. Philadelphia: Lippincott-Raven, PA, 2003. pp. 414-7.

17. Holm IA, Huant X, Kunkel LM. Mutational analysis of the PEX gene in patients with X-linked

hypophosphatemic rickets. Am J Human Genet 1997; 60: 790-7.

18. Xiao ZS, Crenshaw M, Guor R, Nesbitt T, Drezner MK, Quarles LD. Intrinsec mineralization defect in Hyp mouse osteoblasts. Am J Physiol 1992; 275:E700-8.

19. Nesbitt T, Coffman TM, Griffitths R, Drezner MK. Crosstransplantation of kidney in normal and Hyp mice. Evidence that Hyp mouse phenotype is unrelated to an intrinsic renal defect. J Clin Invest 1992; 9:1453-9.

20. Urakawa I, Yamazaki Y, Shimada T, Iijima K, Hasegawa H, Okawa K, Fujita T, Fukumoto S, Yamashita T. Klotho converts canonical FGF receptor into a specific receptor for FGF23. Nature 2006; 444:770–4.

21. White KE, Carn G, Lorenz-Depiereux B, Benet-Pages A, Strom TM, Econs Mj. Autosomal-dominant hypophosphatemic rickets (ADHR) mutations stabilize FGF-23. Kidney Int 2001; 60: 2079-86.

22. Liu S, Guo R, Simpson LG, Xiao ZS, Burnham CE, Quarles LD. Regulation of fibroblastic growth fator 23 expression but not degradation by PHEX. J Biol Chem 2003; 278:37419-37426.

23. Imel EA, Hui SL, Econs MJ.. FGF23 concentrations vary with disease status in autosomal dominant hypophosphatemic rickets. J Bone Miner Res 2007; 22:520-6.

24. Gattineni J, Bates C, Twombley K, Dwaeakanath V, Robinson ML, Goetz R, Mohammadi M, Baum M. FGF23 decreases renal NaPi-2a and NaPi-2c expression and induces hypophosphatemia in vivo predominantly via FGF receptor 1. Am J Physiol Renal Physiol 2009; 297:F282-91.

25. Mäkitie O, Doria A, Kooh SW, Cole WG, Daneman A, Sochett E. Early treatment improves growth and biochemical and radiografic outcome in X-linked hypophosphatemic rickets. J Clin Endocrinol Metab 2003; 88(8):3591-7.

26. Paula FJA, Plens A, Foss MC. Effects of hypophosphatemia on glucose tolerance and insulin secretion. Hormone and Metabolic Research 1998; 30: 281-4.

27. The ADHR Consortium. Autossomal dominant hypophosphataemic rickets is associated with mutations in FGF 23. Nat Genet 2000; 26:345-8.

28. Imel EA, Peacock M, Gray AK, Padgett LR, Hui SL, Econs MJ. Iron Modifies plasma FGF23 differently in autossomal dominant hypophosphatemic rickets and healthy humans. J Clin Endocrinol Metab 2011; 96:3541-9.

29. Beur SMJ. Tumor-induced osteomalacia. In: Favus MJ (ed.). Primer on the metabolic bone diseases and disorders of mineral metabolism. 5th ed. Philadelphia: Lippincott-Raven, 2003. pp. 418-22.

30. Liberman UA, Marx SJ. Vitamin D-dependent rickets. In: Favus MJ, ed. Primer on the metabolic bone diseases and disorders of mineral metabolism. 5th ed. Philadelphia: Lippincott- Raven, 2003. pp. 407-13.

31. Glorieux FH, Arabian A, Delvin EE. Pseudo-vitamin D deficiency: absence of 25-hydroxyvitamin D

1α-hydroxylase activity in human placenta deciduacells. J Clin Endocrinol Metab 1995; 80:2255-8.

32. Wang JT, Lin CJ, Burnidge SM, Fu GK, Labuda M, Portale AA, Miller WI. Genetics of vitamin D 1α-hydroxylase deficiency in 17 families. Am J Hum Genet 1998; 63: 1694-702.

33. Rochel N, Wurtz M, Mitschler A, Klaholz B, Mora D. The crystal structure of the nuclear receptor for vitamin D bound to its natural ligand. Mol Cell 2000; 5:173-9.

34. Li YC, Piroo AE, Amling M, Delling G, Baron R, Bronson R, Demay M. Target ablation of the vitamin D receptor: An animal model of vitamin D dependent rickets type II with alopecia. Proc Natl Acad Sci 1997; 94:9831-5.

35. Takeuchi Y, Suzuki H, Ogura S, Imai R, Yamazaki Y, Yamashita T et al. Venous sampling for fibroblast growth factor-23 confirms preoperative diagnosis of tumor-induced osteomalacia. J Clin Endocrinol Metab 2004; 89:3979-82.

36. Jiang Y, Xia W, Xing X, Silva BC, Li M, Wang O, Zhang H, Li F, Jing H, Zhong D, Jin J, Gao P, Zhou L, Qi F, Yu W, Bilezikian JP, Meng X. Tumor-induced osteomalacia: An important cause of adult-onset hypophosphatemic osteomalacia in China: Report of 39 cases and review of the literature. J Bone Miner Res 2012; 27:1967-75.

37. Strom TM, Juppner H. PHEX, FGF23, DMP1 and beyond. Curr Opin Nephrol Hypertens 2008; 17:357-62.

38. Happle R. Mosaicism in human skin. Understanding the patterns. Arch Dermatol 1993; 129:1460-70.

39. Kihida ES, Silva MAM, Pereira FC, Sanches JA, Sotto MN. Epidermal nevus syndrome associated with adnexal tumors, Spitz nevus, and hypophosphatemic vitamin D-resistant rickets. Pediat Dermatol 2005; 22(1):48-54.

40. Carey DE, Drezner MK, Hamdan JA, Mange M, Ahmad MS, Mubarak S, Nyhan WL. Hypophosphatemic rickets/osteomalacia in linear sebaceous nevus syndrome: A variant of tumor-induced osteomalacia. J Pediatr 1986; 109(6):994-1000.

41. Ivker RI, Resnick SD, Skidmore RA. Hypophosphatemic vitamin D-resistant rickets, precocious puberty, and the epidermal nevus syndrome. Arch Dermatol 1997; 133:1557-61.

42. Yamamoto T. Clinical approach to clarifying the mechanism of abnormal bone metabolism in McCune-Albright syndrome. J Bone Miner Metab 2006;24:7-10.

43. Zlotkin S. Vitamin D concentrations in Asian children living in England. Limited vitamin D intake and use of sunscreen may lead to rickets. BMJ 1999; 318:1417.

44. Hahn TJ, Hendin BA, Scharp CR, Haddad JG. Effect of chronic anticonvulsivant therapy on serum 25-hydroxycalciferol levels in adults. N Engl J Med 1972; 287:900-4.

45. Compston JE, Horton LW. Oral 25-hydroxyvitamin D3 in the treatment of osteomalacia associated with resection and cholestyramine therapy. Gastroenterology 1978; 74:900-2.

46. Soto K, Shiraki M. Sacharated ferric oxide-induced osteomalacia in Japan: Iron-induced osteopathy due to nephropathy. Endocr J 1998; 45:431-9.

47. Kintzel PE. Anticancer drug-induced kidney disorder. Drug Saf 2001; 24:19-38.

48. Silverman SL, Hurvitz EA, Nelson VS, Chiodo A. Rachitic syndrome after dissodium etidronate therapy in an adolescent. Arch Phys Med Rehabil 1994; 75:118-20.

49. Haguenauer D, Wech V, Shea B, Tugwell P, Adachi JD, Wells G. Fluoride for the treatment of postmenopausal osteoporotic fractures: A meta-analysis. Osteoporosis Int 2000; 11:727-38.

50. Bhan A, Rao AD, Rao DS. Osteomalacia as a result of vitamin D deficiency. Endocrinol Metab Clin North Am 2010; 39:321-31.

51. Bal BS, Finelli FC, Shope TR, Koch TR. Nutritional deficiencies after bariatric surgery. Nat Rev Endocrinol2012; 8:544-56.

52. Pereira FA, de Castro JA, dos Santos JE, Foss MC, Paula FJ. Impact of marked weight loss induced by bariatric surgery on bone mineral density and remodeling. Braz J Med Biol Res 2007; 40:509-17.

53. Walton RJ, Bijvoet OL. Nomogram for derivation of renal threshold phosphate concentration. Lancet 1975 Aug 16; 2(7929):309-10.

54. Ruppe MD, Jan de Beur SM. Disorders of phosphate homeostasis. In Rosen CJ (ed.). Primer on the metabolic bone diseases and disorders of mineral metabolism. 8th ed. Wiley -BlackWell. IO: 2013; 601-612.

55. Carpenter TO, Imel EA, Holm IA, de Beur SM J, Insogna KL. A clinician's guide to X-linked hypophosphatemia. J Bone Miner Res 2011; 26:1381–8.

Hiperparatireoidismo Primário

39

José Gilberto Henriques Vieira

Hiperparatireoidismo primário é uma condição clínica que se caracteriza por uma produção excessiva de paratormônio (PTH), causada por distúrbio funcional de uma ou mais glândulas paratireoidianas em um indivíduo com função renal normal. Constitui a causa mais comum de hipercalcemia em pacientes ambulatoriais, e deve ser considerado diagnóstico diferencial em todos os casos de hipercalcemia. A etiologia mais comum (cerca de 80% dos casos) é o desenvolvimento de um adenoma benigno em uma das glândulas paratireoidianas. O adenoma seria consequência de uma mutação que proporcionaria uma multiplicação acelerada de uma linhagem celular, com redefinição do limiar de resposta ao cálcio. Adenomas múltiplos são raros (menos de 5%), bem como carcinomas (menos de 1%). A segunda causa mais frequente (cerca de 15% dos casos) é caracterizada por hiperplasia de todas as glândulas. O sexo feminino é mais comumente afetado (3:1), sendo condição observada em todas as faixas etárias, mas com predominância na quinta e sexta décadas de vida. Os casos são, em sua maioria, esporádicos, mas causas familiares devem ser descartadas, em especial nos casos de hiperplasia, sendo que na poliendocrinopatia múltipla tipo 1 (MEN 1) o hiperparatireoidismo é a manifestação mais frequente. Pode também ser encontrado no MEN 2A e em outras condições genéticas mais raras. A distinção histológica entre hiperplasia e adenomatose múltipla é muitas vezes difícil, sendo cada vez mais aceito o conceito de que a etiologia da condição, em todas as suas formas, se baseia em diferenciação de uma linhagem monoclonal de células paratireoidianas. Convém salientar que um quadro clínico exuberante, com evolução rápida, e em especial em paciente jovem, deve levantar a suspeita de carcinoma de paratireoide. Apesar de doença bastante rara, a suspeita pré-operatória é importante, permitindo uma conduta cirúrgica mais ampla e agressiva, aumentando em muito as chances de cura.

APRESENTAÇÃO CLÍNICA

A apresentação clínica clássica do hiperparatireoidismo primário inclui as manifestações consequentes ao estado de hipercalcemia (fraqueza muscular, adinamia, alterações comportamentais, desidratação), as alterações consequentes ao aumento da excreção renal de cálcio (nefrolitíase, nefrocalcinose) e as alterações ósseas (osteíte, fibrose cística). Nas últimas décadas tem sido notada uma modificação significativa e progressiva na apresentação clínica do hiperparatireoidismo primário. Tal observação é mais evidente em países desenvolvidos, sendo atualmente a maioria dos casos classificada como "assintomática", ou oligossintomática.[1] Em nosso meio, tal tendência também se manifesta,[2] e seguramente pode ser implicada a um uso mais amplo da dosagem de cálcio sérico em exames de rotina, bem como a um conhecimento cada vez mais disseminado sobre as características da doença, elevando o índice de suspeição. O conceito de hiperparatireoidismo primário assintomático é bastante discutido, uma vez que os sintomas e sinais podem ser inespecíficos, discretos e, portanto, de difícil avaliação e valorização. É importante o conceito de que o hiperparatireoidismo primário não é uma entidade estanque, com características clínicas obrigatórias para sua definição, mas uma condição clínica que apresenta um espectro amplo e contínuo, que inclui desde pacientes assintomáticos até quadros clínicos dramáticos. O grau de gravidade e evolução do quadro clínico seria dependente do tipo de mutação que ocorreu na origem do adenoma, levando as mutações mais graves aos casos de carcinoma de paratireoide.

Afora os pacientes assintomáticos, cujo diagnóstico é feito com base em dosagens de rotina de cálcio sérico, a manifestação clínica mais comum é a nefrolitíase. Em função do fato de que é boa prática que pacientes com nefrolitíase, em especial os que apresentam hipercalciúria, sejam investigados para afastar a possibilidade de se tratar de caso de hiperparatireoidismo primário, muitos casos são assim diagnosticados. Quanto às manifestações ósseas, salvo as clássicas caracterizadas por cistos ósseos, fraturas patológicas e alterações predominantemente corticais, em geral mais evidentes em falanges distais, mandíbula e calota craniana, chama a atenção a incidência de osteoporose. Com o uso cada vez mais rotineiro da avaliação da densidade mineral óssea em mulheres menopausadas, objetivando a detecção precoce de osteoporose, tem ocorrido uma seleção de pacientes, nos quais uma avaliação metabólica se justifica. Dessa maneira, muitos casos "assintomáticos" têm sido detectados, pois muitas vezes os pacientes são realmente assintomáticos e a osteoporose detectada poderia ser implicada a outras condições concomitantes (sexo, idade e outras condições indutoras de perda óssea). Como o comprometimento é predominantemente cortical, a densitometria em pacientes portadores ou suspeitos de hiperparatireoidismo primário deve incluir não só os sítios tradicionais (coluna lombar e colo do fêmur), mas também o terço médio do rádio, local de predomínio de osso cortical.

DIAGNÓSTICO LABORATORIAL E POR IMAGEM

O diagnóstico laboratorial baseia-se primariamente nas dosagens de cálcio e paratormônio séricos, complementadas com a determinação da excreção urinária de cálcio. A dosagem de cálcio sérico pode ser na forma total ou ionizada, sendo esta última, em princípio, mais discriminativa. No entanto, apresenta maiores dificuldades quanto a aspectos metodológicos, de coleta e armazenamento de amostras, bem como de definição de valores normais.[3]

Já a dosagem de paratormônio sérico atualmente é realizada empregando-se ensaios imunométricos que reconhecem a molécula "intacta", ou seja, os anticorpos identificam a molécula de paratormônio por suas sequências amino e carboxiterminais.[4] Estes ensaios têm sido aplicados em rotina há mais de vinte anos, e uma grande experiência com a correlação clínico-laboratorial foi acumulada com sucesso. Recentemente, foi descrito que os ensaios para paratormônio "intacto" na realidade reconheciam outras formas moleculares, além da forma biologicamente ativa 1-84, em especial formas em que os primeiros aminoácidos da sequência aminoterminal estão ausentes.[5,6] Tal observação tem importância potencial, desde que a porção biologicamente ativa do paratormônio inclui, obrigatoriamente, os primeiros aminoácidos. Ensaios com especificidade estrita para a forma 1-84 foram descritos, mas sua superioridade na prática diagnóstica, em especial no hiperparatireoidismo primário, não foi comprovada na prática.[7] Outro aspecto importante que deve ser sempre considerado quando da análise de um resultado elevado de paratormônio sérico, em especial quando os valores de cálcio são normais, é a possibilidade da existência de deficiência de vitamina D. Tal condição é bastante comum, particularmente em pacientes de mais idade, e pode ser confirmada pela determinação sérica de 25-hidroxivitamina D, ou por prova terapêutica.[8] Apresentamos a seguir (Figura 39.1) um esquema simplificado de interpretação de valores de cálcio e paratormônio. Deve-se destacar

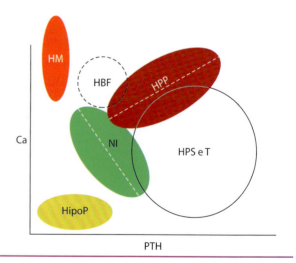

Figura 39.1 Resumo esquemático das possibilidades diagnósticas determinadas pela correlação entre os níveis de calcemia e de paratormônio (PTH). NI: normal; HPS e T: hiperparatireoidismo secundário e terciário; HPP: hiperparatireoidismo primário; HipoP: hipoparatireoidismo; HM: hipercalcemia da malignidade; HBF: hipercalcemia benigna familiar.

o fato de que a relação entre calcemia e níveis de paratormônio é inversa em indivíduos normais, mas tende a ser direta em pacientes com hiperparatireoidismo primário, ou seja, quanto mais alto o nível de paratormônio, mais elevado o nível de cálcio.

Merece também um destaque a condição da hipercalcemia benigna familiar, condição mais rara e devida a uma mutação inativadora no receptor de cálcio. Esses indivíduos podem ser considerados metabolicamente normais, apenas o seu set-point para calcemia ser mais elevado, em função da mutação. Essa possibilidade deve ser aventada quando da detecção de hipercalcemia com níveis de paratormônio normais em indivíduo assintomático. O estudo da calciúria (que nesses casos é baixa) e a presença de outros casos na família reforçam a possibilidade diagnóstica que tem interesse prático, pois estes indivíduos não devem ser operados.

A calciúria, determinada em urina de 24 horas, é dado importante e deve ser incluída na avaliação inicial. Outras dosagens laboratoriais, como fosfatemia, dosagem de fosfatase alcalina sérica total ou ósseo-específica, marcadores de reabsorção óssea e outros, não têm valor na definição diagnóstica, são interessantes em casos isolados, em especial na avaliação da gravidade do caso.

Já os métodos de imagem, que objetivam a localização da possível glândula anômala, não têm validade na definição diagnóstica. Podem ser extremamente úteis como complemento e facilitador do procedimento cirúrgico, em particular em casos de reoperação e em pacientes com maior risco. Os métodos mais empregados são o ultrassom (US), a ressonância magnética (RM) e o mapeamento com MIBI (2-metoxi-isobutil-isonitrila), marcado com tecnécio 99 m. O US é o mais simples, de custo mais baixo, mas que apresenta menor especificidade, sendo muito dependente do operador e do equipamento disponível; já a RM e o MIBI apresentam performances equivalentes.[9] Uma vantagem do estudo com MIBI é sua característica funcional, que fica clara quando avaliamos a correlação entre a positividade do estudo e o grau de alteração metabólica.[10] Esse aspecto apenas reforça sua não indicação como método de confirmação diagnóstica, uma vez que os casos duvidosos, com alterações metabólicas limítrofes, serão, em sua maioria, negativos. Adicionalmente, é bom lembrar a existência de resultados falso-positivos, induzidos pela presença de nódulos tireoidianos ou de hiperparatireoidismo secundário.[11]

CONDUTA TERAPÊUTICA

A conduta terapêutica num caso de hiperparatireoidismo primário é, até evidência em contrário, cirúrgica, visando à remoção do adenoma. A técnica clássica inclui cervicotomia, com retirada da glândula(s) comprometida(s) e observação das demais. A discussão sobre os critérios de indicação cirúrgica vem de longa data, e foram abordados de uma maneira mais sistemática em três conferências realizadas no National Institute of Health (NIH) em Bethesda, MD, EUA, a primeira em 1990, a segunda em 2002 e a terceira em 2009.[12-14] Evidentemente, quando existem os sintomas clássicos da doença, ou seja, sintomas relacionados à hipercalcemia, à calculose renal e à doença óssea, a indicação cirúrgica é bem-definida. As dúvidas quanto à indicação cirúrgica se manifestam nos casos considerados assintomáticos, e foi em relação a estes casos que as conferências realizadas no NIH procuraram definir conduta. Na Conferência de 2002, pequenas modificações foram feitas nos critérios definidos em 1990; já na de 2009, que se preocupou basicamente com HPP assintomático, foram introduzidas pequenas alterações nos critérios, que se encontram resumidas a seguir (Tabela 39.1). A técnica da abordagem cirúrgica é bem padronizada, nunca sendo demais salientar a importância da escolha de um cirurgião com experiência na doença, para que o objetivo de índice de cura superior a 90% seja atingido. Com a disponibilidade de métodos diagnósticos cada vez mais precisos e com a evolução das técnicas cirúrgicas, tem ocorrido uma tendência a transformar os casos bem caracterizados de adenoma único em cirurgias ambulatoriais. Nesses casos, bem como em casos que apresentem dificuldades especiais, a indicação de dosagem intraoperatória de paratormônio por ensaio rápido, para comprovação da retirada do tecido patológico, tem encontrado aplicações mais amplas.[15] Lembrar, como já referido, que casos graves, com evolução rápida, particularmente quan-

Tabela 39.1 Critérios para indicação cirúrgica em pacientes com diagnóstico de hiperparatireoidismo assintomático[13]

Parâmetro	Critério
Cálcio sérico total	Valores 1,0 mg/dL acima do valor normal
Depuração de creatinina	< 60 mL/min
Densitometria óssea	Valores de T-score inferiores a -2,5
Idade	Inferior a 50 anos

do o adenoma é palpável, devem ser submetidos à cirurgia convencional e ampla, com retirada de todo o tecido suspeito em função da possibilidade de tratar-se de carcinoma.[16]

Naqueles pacientes que não preencherem os critérios para indicação cirúrgica, ou que por outras razões não possam ser submetidos à cirurgia, existem algumas alternativas terapêuticas. Estudos cuidadosos comprovam que uma conduta não cirúrgica em casos selecionados é perfeitamente válida.[17] Medidas gerais, como hidratação, evitar o uso de diuréticos tiazídicos e imobilização prolongada, devem ser adotadas. A limitação da ingestão de cálcio não traz ganhos significativos, a não ser nos pacientes com hipercalciúria importante e que não podem ser submetidos à cirurgia. Quanto ao uso de estrógenos ou SERMs, os efeitos farmacológicos são discretos, e a indicação deve levar em consideração os riscos inerentes. Já os bifosfonatos podem ser considerados uma boa alternativa, levando a um ganho de massa óssea, sem induzir alterações bioquímicas significativas, sendo a droga de escolha o alendronato, nas doses habituais (10 mg/dia).[18] Calcimiméticos (cinacalcet) foram estudados como alternativa de tratamento, sendo os resultados iniciais bastante positivos.[19]

Outro aspecto prático relativo à conduta terapêutica se refere ao quadro de hipocalcemia que pode ser observado no pós-operatório imediato (primeiros dias). Tal quadro tem como base a deposição de cálcio no tecido osteoide existente em quantidade acima do normal, podendo ser avaliado, ou sua probabilidade inferida, pelas alterações radiológicas e níveis de fosfatase alcalina total e fração óssea pré-operatórios. Evidentemente, o quadro é diretamente proporcional ao grau de comprometimento ósseo existente, e deve ser tratado com reposição de cálcio e vitamina D. Adicionalmente, estudos de longo prazo têm demonstrado a segurança e a pertinência da reposição de vitamina D em pacientes assintomáticos, com melhora clínica e laboratorial.[20]

A evolução esperada a longo prazo é a cura definitiva, em especial nos casos de adenoma único. A ocorrência de recidiva tardia deve levantar a possibilidade de doenças genéticas e familiares. Os raros casos de insucesso cirúrgico imediato se devem primordialmente ao não encontro da(s) glândula(s) anômala(s). Isso ocorre devido à possibilidade de ectopia do tecido paratireoidiano, sendo que em caso de reoperação o estudo por método de imagem é fundamental para o encontro de glândulas ectópicas (mediastino, região cervical posterior).

CONSIDERAÇÕES FINAIS

Nas últimas décadas houve uma evolução significativa no diagnóstico e tratamento do hiperparatireoidismo primário. Transformou-se de condição rara a diagnóstico frequente, graças a uma melhora no conhecimento sobre a condição e ao uso de métodos diagnósticos cada vez mais sensíveis e específicos. A grande discussão na área concentra-se na fronteira entre os casos sintomáticos e os assintomáticos, em especial no que concerne à indicação de cirurgia curativa. Os riscos concernentes à presença de hiperparatireoidismo, mesmo que discreto, vêm sendo demonstrados, o que reforçaria a indicação cirúrgica universal;[21] por outro lado, a segurança com o tratamento clínico também tem sido reforçada. Com a evolução das técnicas cirúrgicas, bem como com o desenvolvimento de novas drogas, o assunto deverá permanecer em evolução nos próximos anos, continuando a constituir-se num desafio ao julgamento clínico.

REFERÊNCIAS BIBLIOGRÁFICAS

1. Bilezikian JP, Brandi ML, Rubin M, Silverberg SJ. Primary hyperparathyroidism: new concepts in clinical, densitometric and biochemical features. J Intern Med 2005; 257:6-17.

2. Ohe MN, Santos RO, Barros ER, Lage A, Kunii IS, Abrahão M, Cervantes O, Hauache OM, Lazaretti-Castro M, Vieira JG. Changes in clinical and laboratory findings at the time of diagnosis of primary hyperparathyroidism in a University Hospital in São Paulo from 1985 to 2002. Braz J Med Biol Res 2005, 38:1383-1387.

3. Andriolo A, Moreira SR, Silva LA, Carvalho AB, Vieira JGH, Ghiringhello MT, Juliano Y. Cálcio ionizado no soro: estimativa do intervalo de referência e condições de coleta. J Bras Patol Méd Lab 2004; 40:85-9.

4. Vieira JGH, Nishida SK, Kasamatsu TS, Amarante EC, Kunii IS. Development and clinical application of an immunofluorometric assay for intact parathyroid hormone. Brazilian J Med Biol Res 1994; 27:379-82.

5. Lepage R, Roy L, Brossard JH, Rousseau L, Dorais C, Lazure C, D'Amour P. A non (1-84)-circulating parathyroid hormone (PTH) fragment interferes significantly with intact PTH commercial assay measurements in uremic samples. Clin Chem 1998; 44:805-9.

6. Kunii IS, Vieira JGH. Circulating forms of parathyroid hormone detected with an immunofluorometric assay in patients with primary hyperparathyroidism and in hyperparathyroidism secondary to chronic renal failure. Braz J Med Biol Res 2001; 34:547-5 0.

7. Souberbielle J-C, Cormier C, Kinermans C, Gao P, Cantor T, Forette F, Baulieu EE. Vitamin D status and redefining serum parathyroid hormone reference range in the elderly. J Clin Endocrinol Metab 2001; 86: 3086-90.

8. Gotway MB, Reddy GP, Webb WR, Morita ET, Clark OH, Higgings O. Comparison between MR imaging and mTc MIBI scintigraphy in the evaluation of recurrent of persistent hyperparathyroidism. Radiology 2001; 218:783-90.

9. Duarte PS, Fujikawa GY, Aldighieri FC, Brandão CMA, Hauache OM, Martins LRF, Alonso G, Vieira JGH. Relação dos níveis séricos de cálcio e paratormônio com a positividade da cintilografia das paratiróides. Arq Bras Endocrinol Metab 2002; 46:645-60.

10. Bonansea TC, Ohe MN, Brandão CMA, Ferrer CM, Santos LM, Lazaretti-Castro M, Vieira JG. Experience with a third-generation parathyroid hormone assay (BIO-PTH) in the diagnosis of primary hyperparathyroidism in a Brazilian population. Arch Endocrinol Metab 2016; 60:420-425.

11. Oliveira MAC, Maeda SS, Dreyer P, Lobo A, Andrade VP, Hoff AO, Biscolla RP, Smanio P, Brandão CMA, Vieira JG. Importância da complementação com SPECT e 99mTC na cintilografia das paratiróides e da correlação clínica, laboratorial, ultrassonográfica e citológica na localização pré-operatória do adenoma de paratiróide – ensaio pictórico. Arq Bras Endocrinol Metab 2010, 54:352-361.

12. National Institutes of Health. Consensus development conference statement on primary hyperparathyroidism. J Bone Miner Res 1991; 6:s9-s13.

13. Bilezikian JP, Potts JT Jr, El-Hajj Fuleiman G, Kleerekoper M, Neer RM, Peacock M, Rastad J, Silverberg SJ, Udelsman R, Wells SA. Summary statement from a workshop on asymptomatic primary hyperthyroidism: a perspective for the 21st century. J Clin Endocrinol Metab 2002; 87:5353-61.

14. Bilezikian, JP, Khan AA, Potts Jr JT. Third International Workshop on the management of asymptomatic primary hyperparathyroidism. Guidelines for the management of asymptomatic primary hyperparathyroidism: Summary statement for the Third International Workshop. J Clin Endocrinol Metab 2009; 94:335-339.

15. Ohe MN, Santos RO, Kunii IS, Carvalho AB, Abrahão M, Cervantes O, Lazaretti-Castro M, Vieira JGH. Usefulness of a rapid immunometric assay for intraoperative parathyroid hormone measurements. Braz J Med Biol Res 2003; 36:715-21.

16. Morimitsu LK, Uyeno MNO, Goulart ML, Hauache OM, Vieira JGH, Alberti VN, Abrahão M, Cervantes O, Lazaretti-Castro M. Carcinoma de paratiróide: características clínicas e anatomopatológicas de cinco casos. Arq Bras Endocrinol Metab 2001; 45:148-56.

17. Rao DS, Phillips ER, Divine GW, Talpos GB. Randomized controlled clinical trial of surgery versus no surgery in patients with mild asymptomatic primary hyperparathyroidism. J Clin Endocrinol Metab 2004; 89:5415-22.

18. Khan AA, Bilezikian JP, Kung AWC, Ahmed MM, Dubois SJ, Ho AYY, Schussheim D, Rubin MR, Shaikh AM, Silverberg SJ, Standish TI, Syed Z, Syed ZA. Alendronate in primary hyperparathyroidism: a double-blind, randomized, placebo-controlled trial. J Clin Endocrinol Metab 2004;89: 3319-25.

19. Peacock M, Bilezikian JP, Bolognese MA, Borofsky M, Scumpia S, Sterling LR, Cheng S, Shoback D. Cinacalcet HCl reduces hypercalcemia in primary hyperparathyroidism across a wide spectrum of disease severity. J Clin Endocrinol Metab 2011, 96:E9-18.

20. Rolighed L, Rejnmark L, Sikjaer T, Heickendorff L, Vestergaard P, Mosekilde L, Christiansen P. Vitamin D treatment in primary hyperparathyroidism: a randomized placebo controlled trial. J Clin Endocrinol Metab 2014, 99:1072-1080.

21. Almqvist EG, Becker C, Bondeson AG, Bondeson L, Svensson J. Early parathyroidectomy increases bone mineral density in patients with mild primary hyperparathyroidism: a prospective and randomized study. Surgery 2004; 136:1281-8.

Regina Matsunaga Martin
Pedro Henrique Silveira Corrêa
Bruno Ferraz de Souza

INTRODUÇÃO

Hipocalcemia é encontrada comumente na prática clínica. O cálcio no plasma encontra-se em três formas: íons livres (48%), ligado a proteínas plasmáticas (40%) e, em menor grau, complexos difusíveis (12%). A concentração das proteínas séricas representa um importante determinante da concentração de íons de cálcio que exerce a ação biológica. Aproximadamente 70% do cálcio ligado a proteínas é transportado pela albumina sérica. Em adultos, o cálcio sérico total varia de 8,6 a 10,2 mg/dL e o cálcio iônico, de 4,6 a 5,3 mg/dL.

O hipoparatireoidismo corresponde à incapacidade do paratormônio (PTH) em manter a concentração do íon cálcio extracelular, podendo decorrer de deficiência de PTH ou de resistência periférica a sua ação (Tabela 40.1).

FISIOPATOLOGIA

A concentração do cálcio iônico é controlada por um complexo mecanismo homeostático envolvendo o fluxo de cálcio entre o fluido extracelular e o osso, rim e intestino. Esses fluxos são regulados principalmente por PTH e 1,25-di-hidroxivitamina D (1,25(OH)$_2$D ou calcitriol). O PTH é sintetizado pelas células principais da paratireoide, e a sua função principal é manter a concentração sérica do íon cálcio dentro de uma faixa bastante estreita, evitando a hipocalcemia.

O cálcio iônico controla a secreção de PTH ao interagir com o receptor sensor de cálcio (CASR) nas células da paratireoide, um receptor de membrana acoplado à proteína G, para o qual os íons cálcio atuam como ligante.[1] A estimulação do receptor por concentração sérica elevada de cálcio resulta na diminuição da taxa de secreção do PTH.

O PTH é um hormônio peptídico que atua em receptores localizados na membrana celular, denominados receptores PTH1R ou receptores de PTH/PTHrP (proteína relacionada ao PTH). Trata-se de um receptor transmembrana acoplado à proteína G, que pode ser ativado tanto por PTH quanto por PTHrP. Após a ligação do agonista, o receptor passa por alterações conformacionais que resultam na ativação da proteína G. A estimulação da proteína G

Tabela 40.1 Etiologia do hipoparatireoidismo

1. Deficiência de PTH
Alteração da produção de PTH
• Defeitos no desenvolvimento das paratireoides (causas genéticas, doenças mitocondriais)
• Destruição das paratireoides
○ Pós-operatório de cirurgia cervical ou radioterapia
○ Doença autoimune isolada ou poliglandular
○ Infiltração: doenças de depósito, granulomatosas ou neoplásicas
Alteração da regulação da secreção do PTH
• Ativação do CASR (mutações ativadoras, anticorpos ativadores)
• Distúrbios do magnésio: hipo ou hipermagnesemia
• Hiperparatireoidismo materno
2. Resistência periférica ao PTH = Pseudo--hipoparatireoidismo

leva à ativação de proteínas intracelulares, principalmente adenilciclase e fosfolipase C, e, consequentemente, ao aumento da concentração intracelular de AMPc, que deflagra as alterações intracelulares que caracterizam a ação do PTH.[2]

O hipoparatireoidismo é caracterizado por hipocalcemia, hiperfosfatemia e diminuição da remodelação óssea. A reabsorção tubular de cálcio é diminuída, mas, devido à hipocalcemia, a carga filtrável é baixa, sendo a excreção urinária de cálcio diminuída. Na falta de ação do PTH, o *clearance* de fosfato é diminuído, resultando em hiperfosfatemia. A produção renal de $1,25(OH)_2D$ é diminuída pela combinação de falta de ação do PTH e hiperfosfatemia. O baixo nível circulante de $1,25(OH)_2D$ resulta em diminuição de absorção de cálcio intestinal, perpetuando a hipocalcemia.

ETIOLOGIA

As causas de hipoparatireoidismo podem ser divididas em distúrbios por secreção deficiente de PTH ou por resistência periférica à ação do PTH, o pseudo-hipoparatireoidismo (PHP).

As causas de hipoparatireoidismo por secreção deficiente de PTH podem ser classificadas em:[3,4]

a. defeito do desenvolvimento das glândulas paratireoides;
b. destruição das glândulas paratireoides;
c. alteração da regulação da secreção de PTH.

Defeito do desenvolvimento das paratireoides

O hipoparatireoidismo por defeito do desenvolvimento das paratireoides, caracterizado por agenesia ou hipoplasia das paratireoides, pode se apresentar de forma isolada ou sindrômica.

O hipoparatireoidismo isolado é bastante raro e pode se manifestar com herança autossômica dominante (mutações no PTH), herança autossômica recessiva (mutações no PTH ou GCMB) ou ligada ao X (mutações no SOX3). Mutações no gene do PTH podem levar a malformação das paratireoides por acumulo intracelular de formas anômalas do PTH, deflagrando apoptose. Já os fatores de transcrição GCMB e SOX3 são essenciais para a organogênese da paratireoide, e seus defeitos determinam interrupção do desenvolvimento glandular.[5]

Dentre as formas sindrômicas de hipoparatireoidismo congênito destacam-se as síndromes de DiGeorge e HDR, e as formas associadas a doenças mitocondriais. A síndrome de DiGeorge é uma alteração do desenvolvimento do terceiro e quarto arcos branquiais, com comprometimento do timo, paratireoides e sistema cardiovascular. Nesses pacientes, encontra-se geralmente uma microdeleção no cromossomo 22, sendo também conhecida como síndrome do 22q11.[6] Clinicamente, a síndrome de DiGeorge pode apresentar, além do hipoparatireoidismo, alterações cardíacas como defeitos septais, dextroposição do arco aórtico ou coartação da aorta, agenesia ou hipoplasia do timo, hipoplasia mandibular, fenda palatina e deformidade nasal. Mutações no fator de transcrição TBX1 causam a síndrome de DiGeorge tipo 1.[7]

O hipoparatireoidismo associado à surdez neurossensorial e à displasia renal ocorre na síndrome HDR (*Hypoparathyroidism, nerve Deafness and Renal dysplasia*). O estudo das famílias com esta síndrome revela uma microdeleção do gene que codifica o fator de transcrição GATA3, importante para o desenvolvimento da paratireoide, sistema auditivo e rim.[8]

Alterações do DNA mitocondrial podem determinar síndromes com manifestações neurológicas associadas a hipoparatireoidismo, como nas síndromes de Kearns-Sayre e MELAS (*Mitochondrial Encephalomyopathy, Lactic Acidosis, and Stroke-like episodes*).

Destruição das paratireoides

A destruição das glândulas paratireoides pode ser por ablação cirúrgica, doença autoimune, infiltração das paratireoides ou por radioterapia da região cervical.

A causa mais frequente de hipoparatireoidismo no adulto é decorrente de cirurgia na região cervical. O hipoparatireoidismo que se segue a uma cirurgia cervical pode ser transitório ou permanente. O hipoparatireoidismo temporário pode ser encontrado em até 15% das cirurgias cervicais, por comprometimento temporário da irrigação sanguínea das paratireoides pela presença de edema local. Pode durar de 3 semanas a 6 meses e no pós-operatório de cirurgias de paratireoide deve ser diferenciado da hipocalcemia devido a fome óssea.

A permanência de hipocalcemia por mais de 1 ano sugere hipoparatireoidismo definitivo, causado pela remoção inadvertida das paratireoides ou por isquemia das paratireoides. A possibilidade de dosagens seriadas de PTH e cálcio permite diagnóstico precoce do hipoparatireoidismo pós-cirurgia. As cirurgias que ocasionam o hipoparatireoidismo definitivo costumam ser tireoidectomia total ou aquelas para tratamento do carcinoma da laringe e do esôfago. A ocorrência de hipoparatireoidismo definitivo por tireoidectomia total acontece em 1% a 2% dos pacientes, quando o procedimento é realizado por um cirurgião acostumado a operar a tireoide. O hipoparatireoidismo decorrente de abordagem cirúrgica para tratamento de hiperparatireoidismo é raro e, em geral, ocorre em casos de reintervenção ou em cirurgia de paciente com hiperplasia de paratireoides. Já foi descrito hipoparatireoidismo em um pequeno número de pacientes que receberam radiação extensa na região cervical ou iodo radioativo para tratamento de hipertireoidismo.

O hipoparatireoidismo por infiltração glandular pode ocorrer por deposição de metais como ferro (hemocromatose e talassemia) e cobre (doença de Wilson), nas doenças granulomatosas ou nas neoplasias. O hipoparatireoidismo se manifesta quando as quatro glândulas da paratireoide forem afetadas e o quadro clínico da doença primária for evidente. Estas são causas incomuns de hipoparatireoidismo.

A paratireoide pode ser lesada por mecanismo autoimune de maneira isolada ou associada a outras deficiências endócrinas. Anticorpos contra a paratireoide podem ser encontrados em 33% dos pacientes com doença isolada e em 41% dos pacientes com hipoparatireoidismo associado a outras deficiências endócrinas. A síndrome poliglandular autoimune tipo I se caracteriza pela tríade clássica de candidíase mucocutânea, hipoparatireoidismo e insuficiência da suprarrenal, mas pode envolver outros órgãos.[9] Na maioria dos casos, a candidíase é a primeira manifestação clínica e ocorre antes dos 5 anos de idade, seguida pelo hipoparatireoidismo. A insuficiência adrenal se manifesta posteriormente. O hipoparatireoidismo autoimune pode se apresentar entre 6 meses e 20 anos de idade.

Alteração da regulação da secreção de PTH

Alterações da regulação da secreção do PTH podem decorrer de disfunção do receptor sensor de cálcio (mutações ativadoras ou presença de anticorpos ativadores), de distúrbios da magnesemia e de hiperparatireoidismo materno.

Mutações ativadoras no CASR fazem com que concentrações mais baixas de cálcio iônico sejam capazes de reduzir a secreção do PTH na paratireoide e a reabsorção renal de cálcio, desse modo levando a hipocalcemia hipercalciúrica.[10] Esta doença é transmitida com herança autossômica dominante e comumente se manifesta nos primeiros anos de vida. Vem se descrevendo ativação do CASR por anticorpos, levando a um quadro clínico de hipocalcemia que pode ser transitório ou permanente.[11,12]

Hipomagnesemia pode reduzir a secreção de PTH, determinando hipoparatireoidismo, mas também pode determinar resistência da periferia à ação do PTH. Hipermagnesemia aguda grave também pode alterar a secreção de PTH, levando a hipoparatireoidismo. No hiperparatireoidismo materno, as paratireoides fetais podem ser inibidas pela passagem transplacentária de cálcio (PTH materno não atravessa a barreira placentária); nesses casos, o hipoparatireoidismo do recém-nascido é transitório.

Resistência periférica ao PTH (pseudo-hipoparatireoidismo)

O pseudo-hipoparatireoidismo (PHP) é caracterizado por resistência tecidual às ações biológicas do PTH, resultando em hipocalcemia e hiperfosfatemia. A resistência ao PTH foi inicialmente avaliada pela análise da excreção urinária de AMP cíclico (AMPc) e fosfato após a infusão de PTH bovino. Indivíduos normais, quando submetidos a esse teste, apresentam incremento na excreção urinária de fosfato e AMPc. De acordo com a resposta a esse teste, o PHP pode ser classificado em tipo 1, quando as excreções tanto de AMPc quanto de fósforo estão prejudicadas, e em tipo 2, quando a excreção de AMPc é normal, mas a resposta fosfatúrica está alterada. Por sua vez, o PHP 1 pode ser subdividido nos tipos 1a, 1b e 1c.

Caracteristicamente, pacientes com PHP 1a apresentam um conjunto de estigmas fenotípicos denominado *osteodistrofia hereditária de Albright (OHA)*, que incluem baixa estatura, fácies arredondada, obesidade, braquidactilia (principalmente do quarto e quinto metacarpos), ossificações subcutâneas e retardo mental. Além da resistência ao PTH, pode haver outras resistências hormonais (TSH, LH, FSH e GHRH). PHP 1a resulta de mutações heterozigóticas inativadoras no gene *GNAS*, na região codificadora da subunidade α da proteína G estimulatória (Gsα), um importante intermediário intracelular da sinalização por PTH e muitos outros hormônios.[13]

Em famílias com casos de PHP 1a, indivíduos com OHA mas sem resistências hormonais são classificados como pseudo-hipoparatireoidismo (PPHP). Pacientes com PPHP apresentam a mesma mutação encontrada em seus familiares com PHP 1a, porém com origem parental diferente. Quando a mutação inativadora da Gsα é herdada da mãe (herança materna) há resistência hormonal e OHA (PHP 1a); quando a mutação é herdada do pai há apenas OHA (PPHP).

A classificação PHP 1b foi inicialmente criada para agrupar pacientes que se distinguiam do PHP 1a pela ausência de OHA, conservação da atividade da Gsα e ausência de mutações na região codificadora do *GNAS*. Posteriormente, se caracterizaram ausência de resistência óssea ao PTH e alterações no padrão de metilação da região regulatória do *GNAS* gerando redução da expressão da Gsα como a base molecular do PHP 1b.[14] Entretanto, o quadro clínico de pacientes com PHP 1b pode ser bastante variável, dificultando a diferenciação clínica entre PHP 1a e 1b.

Já a classificação PHP 1c foi criada para contemplar casos que se comportavam fenotipicamente como PHP 1a, mas que não tinham redução de atividade da Gsα. Demonstrou-se posteriormente que esses casos resultavam de mutações na Gsα que prejudicavam a transmissão do sinal, mas com preservação da atividade da Gsα *in vitro*. Discute-se atualmente, portanto, que casos de PHP 1c devam ser classificados como PHP 1a.

Pacientes com PHP tipo 2 apresentam fenótipo clínico incaracterístico, resposta urinária normal do AMPc e resposta fosfatúrica diminuída à administração de PTH. Estes achados sugerem que a atividade da Gsα seja normal, mas que o AMPc gerado seja incapaz de ativar alvos que resultem na internalização dos transportadores de sódio e fosfato. Até o momento, não foi identificado base genética ou padrão de herança familiar para o PHP 2, e, como indivíduos com deficiência de vitamina D podem apresentar quadro clínico e bioquímico semelhante, alguns autores acreditam que a maioria dos casos de PHP 2 represente casos de deficiência de vitamina D não suspeitada.[15]

Quadro clínico

O quadro clínico do paciente com hipoparatireoidismo depende da hipocalcemia e dos sintomas e sinais dependentes das suas várias etiologias.

As manifestações clínicas da hipocalcemia são relacionadas a um aumento da excitabilidade neuromuscular. A intensidade dos sintomas varia entre os indivíduos, dependendo do grau de hipocalcemia e da velocidade da sua queda. A hipocalcemia aguda causa sintomas mais intensos que a hipocalcemia que se instala de forma lenta. A hipocalcemia crônica pode se manifestar por meio de poucos sintomas, podendo o paciente ser assintomático.

Os sintomas mais precoces da hipocalcemia aguda são as sensações de formigamento na ponta dos dedos das mãos e dos pés e na região perioral.

Com hipocalcemia mais acentuada, além das parestesias, o paciente refere cãibra. Esses sintomas podem se manifestar apenas diante de situações associadas a hiperventilação, como esforços físicos, quando a alcalose respiratória reduz a concentração do cálcio iônico. Entretanto, a manifestação clínica característica da hipocalcemia aguda é a tetania. Em geral, a tetania é precedida de formigamento e adormecimento perioral e das extremidades e de contrações tônicas dolorosas de músculos isolados ou de grupos musculares. A tetania pode ser acompanhada de sudorese, cólicas abdominais, vômitos e broncoespasmo devido, provavelmente, à disfunção do sistema nervoso autônomo. Em crianças, o laringoespasmo pode ser a única manifestação de tetania. Convulsões generalizadas podem ser desencadeadas por hipocalcemia em indivíduos predispostos. Edema de papila já foi descrito na hipocalcemia, e, quando associado ao quadro convulsivo, pode trazer confusão com hipertensão intracraniana. Na gravidez, na lactação e no período menstrual pode-se ter um agravamento da sintomatologia da hipocalcemia.

Os sintomas de tetania podem ainda ser latentes, sendo apenas desencadeados por manobras realizadas ao exame clínico, como os sinais de Chvostek e de Trousseau. O sinal de Chvostek é pesquisado pela percussão do nervo facial em seu trajeto anteriormente ao pavilhão auricular. Na presença de hipocalcemia, observa-se uma contração dos músculos perilabiais do mesmo lado. Cabe lembrar que este sinal pode ser positivo em até 10% das pessoas normais. O sinal de Trousseau é pesquisado inflando-se o manguito do aparelho de pressão arterial 20 mmHg acima da pressão sistólica por 3 minutos. O teste é considerado positivo quando ocorre contração dos músculos do antebraço com flexão do punho e articulação metacarpofalangiana e adução do polegar, formando a chamada "mão de parteiro".

Nos pacientes com hipoparatireoidismo crônico, a pele pode ser seca e escamosa, as unhas quebradiças e os cabelos secos e ásperos. A catarata está presente em 50% dos pacientes não tratados, podendo aparecer precocemente ou após vários anos; inicia-se como uma pequena opacidade subcapsular posterior, e a sua patogênese ainda é obscura. Alterações psíquicas como labilidade emocional, ansiedade e depressão podem estar presentes. As manifestações cardíacas podem se limitar apenas a alterações eletrocardiográficas, como aumento do intervalo QT. Na hipocalcemia acentuada, a insuficiência cardíaca pode se tornar refratária às medidas terapêuticas usuais.

A hiperfosfatemia persistente associada à hipocalcemia pode induzir à calcificação de gânglios da base. Essa calcificação pode ser assintomática ou se manifestar como doença de Parkinson. Além de calcificações cerebrais, aventa-se que calcificações vasculares também possam decorrer da hiperfosfatemia prolongada, trazendo risco cardiovascular ao paciente com hipoparatireoidismo.

A hipocalcemia durante o desenvolvimento dos dentes poderá ocasionar retardo na erupção, esmalte e raiz defeituosos e hipoplasia dos dentes. Em recém-nascidos e lactentes, hipertonia e crises convulsivas podem ser desencadeadas por episódios de hipocalcemia e também podem ser responsáveis por manifestações inespecíficas como cianose, tremores, vômitos, irritabilidade, sucção deficiente e taquicardia.

A história natural de PHP é variável. Embora o PHP seja congênito, a hipocalcemia não está presente ao nascimento e as alterações bioquímicas ocorrem durante a infância. O declínio da calcemia tem início após os 3 anos de idade e precede o aumento do PTH. O quadro clínico da hipocalcemia é variável e o diagnóstico é realizado após as crises convulsivas que não respondem ao tratamento, ou pela presença de calcificação dos núcleos da base ao exame radiológico. Alguns pacientes são diagnósticos pela presença das características clínicas da OHA em associação a história familiar relevante.

Diagnóstico

A história e o exame clínico são fundamentais para a condução do diagnóstico de uma suspeita de hipocalcemia. Os sinais e sintomas clínicos descritos são sugestivos, sendo a comprovação laboratorial feita pela dosagem de cálcio sérico, iônico ou total. A determinação do cálcio sérico iônico é ideal, tendo em vista que esta é a forma de cálcio circulante que atua no CASR da paratireoide, porém é mais sujeita a erros pré-analíticos e artefatos técnicos. Os valores de cálcio total são influenciados pela concentração de albumina no soro, mas podem ser corrigidos pelo conteúdo proteico de acordo com a seguinte fórmula:

$$\text{Ca corrigido} = \text{Ca total mg/dL} + 0,8 \times (4 - \text{albumina g/dL})$$

Na anamnese do paciente com hipoparatireoidismo deve-se questionar ativamente antecedente de: cirurgia cervical, radioterapia cervical ou radioiodoterapia, doença de Wilson, talassemia, hemocromatose e doenças granulomatosas. Devem ser também avaliados sintomas relacionados a doenças autoimunes. O hipoparatireoidismo que tem início no recém-nascido apresenta como causa, em geral, a mutação ativadora de CASR ou defeito do desenvolvimento das glândulas paratireoides. O exame físico deve incluir a pesquisa dos sinais de Chvostek e de Trousseau e de estigmas da OHA.

A investigação laboratorial do paciente com hipocalcemia inclui a avaliação dos níveis séricos de cálcio total ou iônico, fósforo, magnésio e PTH e avaliação da função renal (Figura 40.1).

A causa mais frequente de hipocalcemia é a insuficiência renal crônica (IRC), que deve ser pesquisada em todos os pacientes hipocalcêmicos. A dosagem sérica de magnésio diminuída associada à hipocalcemia sugere hipoparatireoidismo por alteração da regulação da secreção de PTH.

O teste de estímulo de PTH com administração de bicarbonato endovenoso pode ser realizado para se avaliar a reserva paratireoidiana de PTH.[16] A infusão aguda de pequena quantidade de bicarbonato

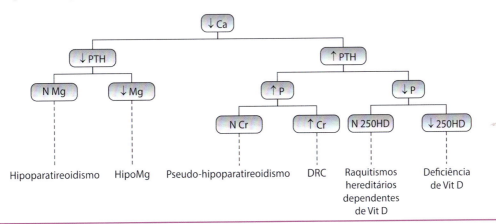

Figura 40.1 Avaliação laboratorial do paciente com hipocalcemia. Todas as determinações são séricas. Ca: cálcio; PTH, paratormônio; N: normal; Mg: magnésio; P: fósforo; Cr: creatinina; 25OHD: 25-di-hidroxivitamina D; HipoMg: hipomagnesemia; DRC: doença renal crônica; Vit D: vitamina D.

de sódio causa uma discreta e transitória elevação do pH sérico com consequente queda dos níveis de cálcio iônico, que estimula a liberação de PTH. Padronizou-se infundir 35 mL de solução de bicarbonato de sódio 8,4% por m² de superfície corporal, durante 2 minutos, em acesso venoso periférico. São realizadas dosagens de cálcio total, cálcio iônico e PTH nos tempos 0, 3, 5, 10 e 30 minutos após a infusão. Recomenda-se que o teste tenha supervisão médica, não seja realizado em indivíduos com hipocalcemia sintomática e que seja suspenso o uso de cálcio e/ou vitamina D no dia do teste. O teste é seguro, havendo alguns relatos de parestesias transitórias; em casos de sintomas de hipocalcemia mais importantes, os mesmos podem ser abortados com a administração de gluconato de cálcio IV. Indivíduos com reserva paratireoidiana normal cursam com incremento dos níveis de PTH superior a duas vezes o valor basal; a elevação costuma ser precoce (em até 10 min) com rápido retorno aos níveis iniciais de PTH; as dosagens de cálcio tendem a cair e demoram mais para se recuperar. Pacientes com reserva de PTH reduzida/hipoparatireoidismo apresentam incremento reduzido (inferior ao dobro do valor basal de PTH) ou abolido de PTH.[16]

Hipocalcemia associada a hipofosfatemia e PTH sérico elevado é encontrada na deficiência de vitamina D. Nesses casos, a dosagem da 25OHD esclarece o diagnóstico. A dosagem do calcitriol só deve ser solicitada adiante da hipótese de defeitos da 1α-hidroxilação da vitamina D ou de resistência à vitamina D, doenças bastante raras.

O diagnóstico de hipoparatireoidismo é feito nos pacientes que apresentam hipocalcemia, hiperfosfatemia e função renal dentro da normalidade. A determinação da calciúria de 24 horas não é essencial para o diagnóstico do hipoparatireoidismo, mas é útil no seguimento terapêutico e pode ajudar na caracterização diferencial da hipocalcemia hipercalciúrica por ativação do CASR; a excreção urinária de cálcio é considerada normal entre 1,5 a 4,0 mg/kg de peso nas 24 horas.

No hipoparatireoidismo por secreção deficiente de PTH por defeito do desenvolvimento ou destruição das paratireoides, a dosagem sérica PTH está diminuída ou no limite inferior da normalidade. A calciúria de 24h geralmente está reduzida.

No paciente com hipoparatireoidismo por alteração da secreção de PTH por mutação ativadora no CASR, o quadro laboratorial é semelhante ao do hipoparatireoidismo por defeito do desenvolvimento ou destruição das paratireoides, ou seja, hipocalcemia, hiperfosfatemia, creatinina dentro da norma-

lidade e PTH no limite inferior da normalidade. O paciente com hipoparatireoidismo por mutação ativadora no CASR pode apresentar calciúria de 24 horas dentro da normalidade, mas, diante da hipocalcemia, trata-se de valor inapropriadamente normal, refletindo hipercalciúria relativa. Os exames laboratoriais associados à história familiar podem sugerir o diagnóstico, que só é confirmado por análise mutacional do CASR.

No PHP são encontrados hipocalcemia, hiperfosfatemia, creatinina normal e PTH aumentado. O cálcio na urina de 24 horas é geralmente diminuído, bem como a relação cálcio/creatinina na amostra isolada. O teste clássico de Ellsworth-Howard, avaliando a excreção urinária de AMPc e fosfato após infusão de PTH bovino, não é realizado na rotina clínica. Dosagens séricas de TSH, FSH, LH e GH devem ser realizadas para a avaliação de outras resistências hormonais periféricas.

A avaliação por imagem do paciente com hipoparatireoidismo deve incluir a tomografia computadorizada do crânio para avaliar a calcificação dos núcleos da base. A radiografia das mãos e dos pés em pacientes com suspeita de PHP é indicada para avaliar o encurtamento do metacarpo e metatarso. A densidade mineral óssea é geralmente normal nas mulheres na pós-menopausa com hipoparatireoidismo.

Tratamento

O objetivo do tratamento do hipoparatireoidismo é controlar as manifestações clínicas da doença com a normalização da calcemia e evitar o aparecimento de suas complicações crônicas. Medidas gerais incluem correção da hipomagnesemia e do hipotireoidismo, quando presentes, uma vez que estas condições dificultam o tratamento do hipoparatireoidismo. O fator limitante para restauração da calcemia pela reposição de sais de cálcio e vitamina D é o aparecimento de hipercalciúria, com predisposição à formação de calculose renal e/ou nefrocalcinose. Além de normalizar a calcemia, no tratamento do hipoparatireoidismo em adultos visa-se manter o fosfato sérico abaixo do limite superior da normalidade a fim de se evitar complicações cardiovasculares.

As indicações para o tratamento da hipocalcemia aguda incluem hipocalcemia sintomática ou concentração de cálcio total sérico inferior a 7,5 mg/dL. O tratamento consiste na injeção endovenosa de sais de cálcio na quantidade que se fizer necessária para o desaparecimento dos sintomas. As soluções disponíveis são gluconato de cálcio a 10% (90 mg de cálcio por ampola de 10 mL) e cloreto de cálcio a 10% (272 mg de cálcio por ampola de 10 mL). A medicação de escolha é o gluconato de cálcio a 10%, diluído em soro glicosado a 5% ou NaCl a 0,9 %. A velocidade de aplicação deve ser lenta, maior que 10 minutos, e o cuidado deve ser redobrado em pacientes digitalizados, pois a hipercalcemia predispõe a intoxicação digitálica e arritmias. Se houver recorrência da crise, pode-se repetir a medicação ou iniciar a infusão endovenosa contínua. Uma solução com 10 ampolas de gluconato de cálcio a 10% é adicionada a 900 mL de solução de glicose a 5% para ser infundida a 50 mL/hora (45 mg de cálcio por hora). Com a monitorização do cálcio sérico, diminuímos a velocidade de infusão para 25 mL/hora, quando o cálcio sérico estiver no limite inferior da normalidade. Soluções com mais de 200 mg por 100 mL devem ser evitadas, porque o cálcio é irritante para a veia.

A hipomagnesemia deve ser corrigida com o sulfato ou o cloreto de magnésio. Cada grama de sulfato de magnésio fornece 98 mg de magnésio ou 8,1 mEq. A injeção intramuscular pode ser dolorosa, dando-se preferência à via endovenosa. A dose diária pode chegar a 48 mEq de magnésio nas 24 horas. A dose para criança é de 0, 16 a 0,32 mEq/kg.

O tratamento da hipocalcemia crônica utiliza os sais de cálcio e a vitamina D. A substituição com teriparatida pode ser vista como opção terapêutica ideal, porém o custo e a via de administração limitam sua utilização, por enquanto, a centros de pesquisa.[17]

A suplementação oral de cálcio com 1 a 3 g de cálcio elementar deve ser instituída em todos os casos. Os sais de cálcio são administrados em doses fracionadas e nos casos mais leves são suficientes para a correção da hipocalcemia.

O carbonato de cálcio (1.250 mg de carbonato de cálcio = 500 mg de cálcio elementar) é o mais utilizado por ser o mais facilmente encontrado e o mais barato. Deve ser administrado às refeições, pois sua solubilização depende da acidez gástrica. A absorção do lactato e do citrato de cálcio não é dependente da acidez gástrica, podendo ser usada independentemente da alimentação. O consumo de laticínios deve ser incentivado a fim de reduzir as necessidades de suplementação de cálcio, desde que não haja hiperfosfatemia.

A reposição de vitamina D ideal é com o uso do calcitriol (cápsulas de 0,25 µg). Nos casos de hipoparatireoidismo total e definitivo, a dose varia de 0,5 a 2,0 µg/dia.[18] Essa medicação é eficiente e apresenta baixo risco de intoxicação devido a sua meia-vida curta. Alternativamente, utiliza-se o α-calcidiol (cápsulas de 0,25 e 1,0 µg), que, após a sua absorção, é metabolizado no fígado e circula como calcitriol. A sua dose é de 1 a 4 µg/dia. Su-

plementação com colecalciferol deve ser instituída quando exposição solar não for possível, a fim de se garantir estoque de 25OHD. No tratamento com altas doses de vitamina D, o paciente deve ser informado dos sintomas de intoxicação por vitamina D (poliúria, polidipsia, constipação intestinal, anorexia, náuseas e vômitos).

Nos pacientes com hipoparatireoidismo por alteração no CASR, o tratamento tem por objetivo manter o cálcio sérico no limite inferior da normalidade e principalmente controlar a excreção urinária de cálcio.[19]

O PHP necessita geralmente de dose menor de vitamina D que o paciente com hipoparatireoidismo com secreção deficiente de PTH. O tratamento do PHP poderá ser monitorizado com dosagem do PTH sérico.

Com o intuito de se prevenir as complicações do tratamento, o controle laboratorial nos primeiros meses é mensal, devendo, no entanto, ser reavaliado em torno de 3 a 6 meses após a compensação da dose. O controle laboratorial é realizado com as dosagens séricas de cálcio, fosfato, creatinina, e o cálcio na urina de 24 horas e na amostra isolada.

A falta de ação renal do PTH que ocorre nos pacientes com hipoparatireoidismo impede seu efeito de reabsorção de cálcio no túbulo distal. Por isso, um dos efeitos indesejados do tratamento da hipocalcemia é a hipercalciúria. Assim, alguns pacientes com concentrações normais de calcemia podem apresentar hipercalciúria. Nessa condição, pode-se associar o diurético tiazídico. O efeito do diurético tiazídico na reabsorção urinária de cálcio é aumentado com controle da ingestão de cloreto de sódio.

O tratamento do hipoparatireoidismo visa manter o fosfato sérico abaixo do limite superior da normalidade. A medida inicial consiste na redução do consumo de alimentos ricos em fosfato, como laticínios, carnes, ovos e refrigerantes à base de cola. No caso dos laticínios, como também são fontes de cálcio, sua restrição implica o aumento das necessidades de suplementos à base de cálcio. Caso haja persistência da hiperfosfatemia, são utilizados medicamentos que produzam quelação do fosfato no intestino, diminuindo sua absorção.

REFERÊNCIAS BIBLIOGRÁFICAS

1. Chang W, Shoback D. Extracellular Ca2+-sensing receptors-an overview. Cell Calcium 2004; 35:183-6.

2. Potts JT. Parathyroid hormone and parathyroid hormone –related peptide in the regulation of calcium homeostasis and bone development. In: DeGroot LJ, Jameson JL (ed.)

Endocrinology. 4th ed. Philadelphia: WB Saunders, 2001. pp. 969-98.

3. Thakker RV. Genetic developments in hypoparathyroidism. Lancet 2001; 357:974-6.

4. Goltzman D, Cole DEG. Hypoparathyroidism. In: Favus MJ, ed. Primer on the Metabolic Bone Disease and Disorders of Mineral Metabolism. 5th ed. Washington: ASBMR 2003. pp. 274-8.

5. Grigorieva IV, Thakker RV. Transcription factors in parathyroid development: lessons from hypoparathyroid disorders. Ann N Y Acad Sci 2011; 1237:24-38.

6. Maalouf NM, Sakhaee K, Odvinaa CV Case of chromosome 22q11 deletion syndrome diagnosed in a 32-year-old man with hypoparathyroidism J Clin Endocrinol Metab 2004; 89:4817-20.

7. Yagi H, Furutani Y, Hamada H, Sasaki T, Asakawa S, Minoshima S, Ichida F, Joo K, Kimura M, Imamura S, Kamatani N, Momma K, Takao A, Nakazawa M, Shimizu N, Matsuoka R. Role of TBX1 in human del22q11.2 syndrome. Lancet 2003; 362:1366-1373.

8. Van Esch H, Groenen P, Nesbit MA, Schuffenhauer S, Lichtner P, Vanderlinden G, Harding B, Beetz R, Bilous R W, Holdaway I, Shaw N J, Fryns J-P, Van de Ven W, Thakker R V, Devriendt K. GATA3 haplo-insufficiency causes human HDR syndrome. Nature 2000; 406:419-422.

9. Weiler FG, Dias-da-Silva MR, Lazaretti-Castro M. Autoimmune polyendocrine syndrome type 1: case report and review of literature. Arq Bras Endocrinol Metabol 2012; 56:54-66.

10. Pearce SHS, Williamson C, Kifor O, Bai M, Coulthard MG, Davies M, Lewis-Barned N, McCredie D, Powell H, Kendall-Taylor P, Brown E M, Thakker RV. A familial syndrome of hypocalcemia with hypercalciuria due to mutations in the calcium-sensing receptor. N Engl J Med 1996; 335:1115-22.

11. Goswami R, Brown EM, Kochupillai N, Gupta N, Rani R, Kifor O, Chattopadhyay N. Prevalence of calcium sensing receptor autoantibodies in patients with sporadic idiopathic hypoparathyroidism. European Journal of Endocrinology 2004; 150:9-18.

12. Kifor O, Celduff AM, Leboff MS, Moore FD, Butters R, Gao P, Cantor TL, Brown EM. Activating antibodies to the calcium-sensing receptor in two patients with autoimmune hypoparathyroidism. J Clin Endocrinol Metab 2004; 89:548-56.

13. Patten J L, Johns DR, Valle D, Eil C, Gruppuso P A, Steele G, Smallwood P M, Levine M A. Mutation in the gene encoding the stimulatory G protein of adenylate cyclase in Albright's hereditary osteodystrophy. New Engl J Med 1990; 322:1412-1419.

14. Bastepe M, Fröhlich LF, Hendy GN, Indridason OS, Josse RG, Koshiyama H, KörkköJ, Nakamoto JN, Rosenbloom AL, Slyper AH, SugimotoT, Tsatsoulis A, Crawford JD, Jüppner H. Autosomal dominant pseudohypoparathyroidism type Ib is associated with a heterozygous microdeletion that likely disrupts a putative imprinting control element of GNAS. J Clin Invest 2003; 112:1255-63.

15. Mantovani G. Clinical review: Pseudohypoparathyroidism: diagnosis and treatment. J Clin Endocrinol Metab 2011; 96:3020-30.

16. Iwasaki Y, Mutsuga N, Yamamori E, Kakita A, Oiso Y, Imai T, Funahashi H, Tanaka Y, Kondo K, Nakashima N. Sodium bicarbonate infusion test: a new method for evaluating parathyroid function. Endocr J 2003; 50:545-51.

17. Winer KK, Yanovsky JA, Sarani B, Cutler Jr GB. A randomized, cross-over trial of once-daily versus twice-daily parathyroid hormone 1-34 in treatment of hypoparathyroidism. J Clin Endocrinol Metab 1998; 83:3480-6.

18. Mortensen L, Hyldstrup, Charles P. Effect of vitamin D treatment in hypoparathyroidism patients: a study on calcium, phosphorus and magnesium homeostasis. Eur J Endocrinol 1997; 136:52-60.

19. Sato K, Hasegawa Y, Nakae J, Nanao K, Takahashi I, TajimaT, Shinohara N, Fujieda K. Hydrochlorothiazide effectively reduces urinary calcium excretion in two Japanese patients with gain-of-function mutations of the calcium-sensing receptor gene. J Clin Endocrinol Metab 2002; 87:3068-73.

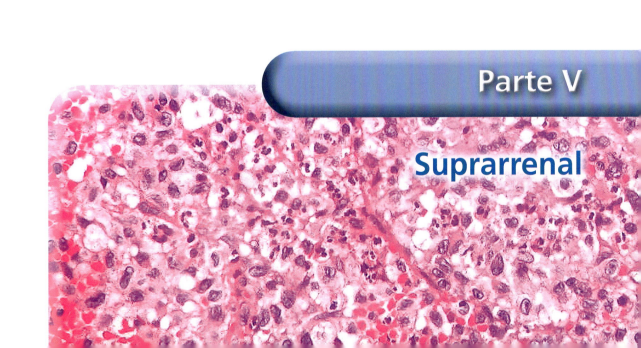

Insuficiência Adrenal Primária

41

Sonir Roberto Rauber Antonini
Débora Cristiane Gomes
Lucila Leiko Kagoara Elias
Margaret de Castro

INTRODUÇÃO

A insuficiência adrenal (IA) é uma condição clínica decorrente da produção ou ação deficiente dos glicocorticoides, associada ou não à deficiência de mineralocorticoides e/ou andrógenos adrenais.1 Quando a insuficiência suprarrenal é causada por doenças que acometem diretamente o córtex adrenal e culminam com a destruição ou diminuição da função das células adrenocorticais, ela é classificada como insuficiência adrenal primária (IAP), também denominada doença de Addison. Quando a IA é causada pela deficiência do hormônio adrenocorticotrófico (ACTH) ou do hormônio liberador da corticorrelina (CRH), ela é classificada como secundária ou terciária, respectivamente.

A IAP é relativamente rara, e dados mais recentes demonstraram prevalência entre 9,2 a 14,4 casos de IA por grupo de 100.000 habitantes.[2-4] Apesar de pouco frequente, foi observado nas últimas décadas aumento na prevalência em cerca de três vezes em relação à década de 1960.[4] Ainda não se sabe se este fato é em consequência de um aumento real da ocorrência de IAP ou se reflete a maior acurácia diagnóstica.

A IAP pode ser causada por diversas doenças que alterem o desenvolvimento do córtex adrenal ou que levem a sua destruição. Pode ser consequência de defeitos na síntese de cortisol ou por resistência à ação do ACTH (Tabela 41.1).[5] A prevalência das diferentes causas de IAP varia de acordo com a faixa etária. Nas crianças, as causas genéticas são mais comuns, e a principal etiologia é a hiperplasia adrenal congênita, doença autossômica recessiva na qual ocorre a deficiência de uma das cinco enzimas envolvidas na síntese de cortisol.[6] Na vida adulta, a adrenalite autoimune é, atualmente, a causa mais comum da IAP.[2,7] No entanto, em países em desenvolvimento, a tuberculose e a paracoccidioidomicose ainda são causas frequentes.[7] No presente capítulo abordaremos as diferentes causas de IAP, excetuando-se a hiperplasia adrenal congênita, que está contemplada em outro capítulo deste livro.

ADRENALITE AUTOIMUNE

A destruição do tecido adrenocortical imunomediada (adrenalite autoimune) é hoje a principal causa de IAP nos países desenvolvidos. No Brasil, é a causa de 25 a 53% dos casos de IAP.[7] Mais de 80% dos pacientes brasileiros diagnosticados com IAP classificados inicialmente como idiopática eram reagentes para a dosagem de anticorpo anticórtex adrenal.[8] Na fisiopatologia da adrenalite autoimune, o córtex adrenal é alvo de autoanticorpos anticórtex adrenal (ACA), sobretudo direcionados às enzimas específicas do citocromo P450 (P450scc, P450c17, P450c21). A imunidade celular participa da patogênese, e a geração dos anticorpos pode ser secundária à destruição celular.[9] O principal autoantígeno é a enzima 21-hidroxilase.[10] A presença de anticorpo anti-ACA e anti-21-hidroxilase apresenta acurácia de 85% e 92%, respectivamente, para o diagnóstico de doença de Addison autoimu-

Tabela 41.1 Causa de insuficiência adrenal primária

Doenças autoimunes
• Isolada
• Síndrome poliglandular autoimune tipo 1
• Síndrome poliglandular autoimune tipo 2
Doenças infecciosas
• Tuberculose
• Paracoccidioidomicose
• Blastomicose
• Histoplasmose
• Criptococose
• Síndrome da imunodeficiência adquirida (SIDA/Aids)
Doenças genéticas
• Hiperplasia adrenal congênita
• Adrenoleucodistrofia/adrenoneuromielopatia
• Resistência ao ACTH
• Deficiência familiar de glicocorticoide
• Síndrome do tríplice A
• Hipoplasia adrenal
• Mutações no gene *DAX1*
• Mutações no gene *SF1*
• Síndrome IMAGe
• Síndrome de Smith-Lemli-Opitz
Infiltrações neoplásicas
Hemorragias
Sarcoidose/Amiloidose
Adrenalectomia bilateral
Uso de fármacos:
• Etomidato
• Rifampicina
• Anticonvulsivantes
• Aminoglutetimida
• Metirapona
• Cetoconazol/fluconazol
• Mitotano.

ne.[11] O desenvolvimento da doença de Addison autoimune isolada requer a combinação de fatores endógenos e ambientais.[9] A suscetibilidade genética está associada aos haplótipos DR3-DQ2 e DR-4-DQ8, principalmente quando estão em heterozigose composta DR3-DQ2/DR4-DQ8.[12] Adicionalmente, outros fatores de suscetibilidade genética envolvem polimorfismos do antígeno citotóxico 4 de linfócito T (CTLA-4),[13] polimorfismos no gene *MICA 5,1*,[14] além de outros loci.[9]

A adrenalite autoimune pode ocorrer de forma isolada (40% dos casos) ou pode fazer parte de uma doença sistêmica, as síndromes poliglandulares autoimunes (tipo 1 ou tipo 2) em 60% dos casos,[15] descritas a seguir.

SÍNDROME POLIGLANDULAR AUTOIMUNE TIPO 1

A síndrome poliglandular autoimune tipo 1 (APS1), também chamada de síndrome com poliendocrinopatia autoimune-candidíase-distrofia ectodérmica (APECED), é uma doença autossômica recessiva. Apesar de rara, sua ocorrência é relativamente comum em algumas populações como na Finlândia (1:25.000), entre judeus iranianos (1:9.000) e na região da Sardenha, na Itália (1:14.400).[16,17]

O diagnóstico de APS1 é confirmado pela presença de pelo menos duas das seguintes manifestações maiores: candidíase mucocutânea crônica, hipoparatireoidismo e IAP. Outras manifestações clínicas podem estar presentes, como hipogonadismo hipergonadotrófico, hepatite crônica ativa, gastrite atrófica, síndrome de má absorção intestinal, diabete melito tipo 1, doença autoimune da tireoide, síndrome de Sjögren, ceratite, alopecia, vitiligo e distrofia ectodérmica.[16] A candidíase mucocutânea está presente em 73 a 100% dos pacientes e é a primeira manifestação clínica apresentada pela maioria dos pacientes, seguida pelo hipoparatireoidismo (73 a 90% dos pacientes) e pela IAP (60 a 100% dos pacientes).[16] O início da doença ocorre durante a infância, e até os 20 anos de idade observa-se o aparecimento das outras manifestações clínicas maiores. O acometimento de outros órgãos pode ocorrer até a 5ª década de vida.[16] Na APS-1 a positividade dos ACA varia de acordo com a duração da doença de Addison, sendo detectados em 100% dos pacientes ao diagnóstico e em 78% após 8 anos de diagnóstico.[16] Além dos anticorpos específicos contra os tecidos acometidos pela destruição autoimune, também foram detectados títulos elevados de anticorpos neutralizadores IgG anti-interferon tipo 1, principalmente anti-interferon-ω.[18,19]

O estudo de *linkage* de 14 famílias com APS-1 da Finlândia ajudou a localizar o gene *APS-1*, localizado no cromossomo 21 (21q22.3), como associado a essa síndrome.[20] Este achado foi confirmado em outras populações,[21] e subsequentemente um único gene mutado foi identificado nessa região, o gene *AIRE* (*autoimmune regulator*).[22,23] O RNAm do gene *AIRE* é expresso no timo, linfonodo, baço e células mononucleares do sangue periférico. Por outro lado, a proteína AIRE não se encontra expressa nos tecidos acometidos pela destruição autoimune, e acredita-se que esta proteína esteja envolvida nos mecanismos de tolerância imunológica das células T.[9] Até o momento, mais de 60 diferentes mutações do gene *AIRE* foram descritas nos pacientes com APS-1.

As mutações mais encontradas são a p.R257X e a c. 967-979del13,[24,25] e a maioria dos pacientes apresenta mutação em homozigose, podendo ainda ocorrer em heterozigose composta. Não há concordância entre o genótipo e o fenótipo em todos os pacientes. Esse fato sugere que outros fatores, incluindo os fatores ambientais possam contribuir na sua patogênese. Em cerca de 6% dos pacientes não são encontradas mutações no gene *AIRE*, indicando que outros genes podem estar envolvidos.[24]

SÍNDROME POLIGLANDULAR AUTOIMUNE TIPO 2

A síndrome poliglandular autoimune tipo 2 (APS 2) é definida pela associação de IAP autoimune (100%) com doença da tireoide autoimune (69-82%) e/ou diabete melito tipo 1 (30-52%).[26] Outras manifestações menos comuns que podem estar associadas são hipogonadismo hipergonadotrófico, vitiligo, alopecia, gastrite crônica atrófica, anemia perniciosa, hepatite crônica e hipofisite. A APS 2 ocorre principalmente no sexo feminino, com pico de início entre 35 e 40 anos, sendo rara em crianças.[13,26] Os anticorpos ACA ou anti-21-hidroxilase estão presentes em 100% dos pacientes no início do quadro de insuficiência adrenal. Os anticorpos ICA (anti-ilhota), anti-GAD (decarboxilase do ácido glutâmico) ou IA2 (segundo autoantígeno de ilhota) são frequentemente positivos nos pacientes com diabete melito tipo 1.[26] Assim como na adrenalite autoimune isolada, a APS-2 apresenta base genética complexa que envolve a interação de diversas variantes genéticas (doença poligênica) e fatores ambientais.[9]

ADRENOLEUCODISTROFIA E ADRENONEUROMIELOPATIA

A adrenoleucodistrofia (ALD) foi inicialmente descrita na década de 1960 como doença de Addison com herança ligada ao X associada à esclerose cerebral. De acordo com a idade de aparecimento e com o fenótipo clínico, a ALD pode ser classificada em diferentes formas.[27] A ALD da criança (forma cerebral da criança) corresponde a 30 a 40% dos casos e o quadro neurológico manifesta-se antes dos 10 anos de idade. A evolução é rápida, e a progressão para o estado vegetativo e morte ocorre em tempo variável (meses ou poucos anos). A ALD do adolescente manifesta-se entre 10 e 21 anos de idade com quadro neurológico de evolução mais lenta. Outra forma de ALD é a adrenomieloneuropatia, que se caracteriza pelo início na vida adulta e acomete principalmente a medula espinhal e nervos periféricos. Alguns pacientes (10 a 20%) podem apresentar IA isolada.[27] As mulheres heterozigotas para ALD podem apresentar mielopatia e/ou neuropatia periférica, sendo que a presença dos sintomas aumenta com a idade e são encontrados em 18% nas mulheres com menos de 40 anos e mais de 80% das mulheres na 7ª década de vida.[28]

O estudo de famílias com ALD sugeriu, inicialmente, padrão de herança recessiva ligada ao X. Por análise de *linkage* foi confirmada a localização do gene da ADL na região Xq28.[29] O gene da ALD codifica uma proteína de membrana (ALDP) que guarda homologia com a superfamília de proteínas transportadoras transmembrana (*ATP binding cassette - ABC transmembrane transporter*) e foi denominado gene *ABCD1* (*ATP-binding cassette (ABC) transporter subfamily D member 1*).[29] Todos os pacientes com ALD apresentam mutação no gene *ABCD1*, e, até o momento, mais de 650 mutações foram descritas (dados disponíveis no endereço eletrônico http://www.x-ald.nl).[30]

A alteração metabólica da ALD decorre da redução da atividade da acil-CoA sintetase de cadeia muito longa peroxissomal (*acyl-CoA synthetase peroxymal very long chain - VLCS*) e caracteriza-se pela presença de concentrações elevadas de ácidos graxos de cadeia muito longa (AGCML), que correspondem a compostos com mais de 22 carbonos (C22), no plasma e nos tecidos. O depósito e a toxicidade dos AGCML ocorrem principalmente na substância cerebral branca, na adrenal e nos testículos.[31,32]

O quadro cerebral da ALD desenvolve-se em consequência da desmielinização inflamatória progressiva e resulta em perda cognitiva e neurológica. As manifestações clínicas são labilidade emocional, hiperatividade, piora do rendimento escolar, convulsões, distúrbios visuais, da fala e da audição. A adrenoneuromiopatia caracteriza-se por axopatia não inflamatória distal envolvendo, principalmente, os tratos espinhais longos. Isso resulta em paraplegia espástica progressiva, diminuição de força nos membros inferiores, diminuição da sensibilidade vibratória e distúrbios esfincterianos.[30] Ao quadro neurológico associam-se os sinais e sintomas de IAP e hipogonadismo hipergonadotrófico. O estudo patológico da adrenal, dos testículos e do sistema nervoso evidencia acúmulo de lipídios. A ALD deve ser suspeitada em todos os pacientes do sexo masculino com doença de Addison, mesmo na ausência de quadro neurológico evidente.[33]

O diagnóstico da ALD é confirmado pelo achado de concentrações elevadas plasmáticas de AGCML, principalmente os ácidos tetracosanoico (C24:0) e hexacosanoico (C26:0) e por alterações radiológicas típicas, caracterizadas por lesões simétricas em grandes áreas e simétricas de desmielinização parieto-occipital. O estudo molecular do gene *ABCD1* permite a definição diagnóstica nos pacientes com dosagem de AGCML no plasma limítrofe ou normal, porém isso ocorre em apenas 0,1% dos pacientes mas, em 20% das mulheres heterozigotas obrigatórias.[30,34]

As manifestações neurológicas devem ser tratadas em todos os pacientes. A avaliação da reserva adrenal com dosagem plasmática de cortisol e do ACTH em amostra basal, seguida do teste de estímulo com ACTH, deve ser realizada periodicamente para detecção e tratamento precoce da IAP em pacientes com ALD. O hipogonadismo deve ser tratado com reposição com andrógenos. A restrição da ingestão de AGCML promove redução dos níveis plasmáticos dos AGCML, porém parece não modificar a evolução clínica da ALD. O transplante de medula óssea alógeno tem sido utilizado em pacientes com ALD, e, quando realizado em fases precoces da doença, tem efeito benéfico na estabilização do quadro neurológico.[35]

SÍNDROMES DE RESISTÊNCIA AO ACTH

As síndromes de resistência ao ACTH são raras e caracterizam-se pela insensibilidade do córtex adrenal ao estímulo do ACTH, na presença de desenvolvimento normal da glândula. Nesses casos pode-se comprovar a evidência do desenvolvimento apropriado da glândula pela presença de secreção adequada de aldosterona, que não é deficiente nesses pacientes. A deficiência familiar de glicocorticoide (DFG) e a síndrome do tríplice A fazem parte das síndromes de resistência ao ACTH.

DEFICIÊNCIA FAMILIAR DE GLICOCORTICOIDE

A DGF é uma doença autossômica recessiva rara, na qual a zona fasciculada do córtex adrenal não responde adequadamente à estimulação exercida pelo ACTH em função de resistência ao ACTH.[36] As manifestações clínicas da DGF são decorrentes da deficiência de glicocorticoide.[37] Como o sistema renina-angiotensina-aldosterona está preservado, não há deficiência de mineralocorticoide. Essa

característica é muito importante na diferenciação entre DFG e outras causas IAP. Os pacientes tornam-se sintomáticos durante a infância, geralmente no 1º ano de vida. A presença de alta estatura tem sido relatada em alguns pacientes com DGF, contudo a fisiopatologia do excesso de crescimento nesta doença não está estabelecida.[37,38] Concomitantemente, observa-se avanço da idade óssea e pode ocorrer dissociação da maturação entre os ossos do carpo, rádio e ulna. Interessante notar que com a reposição de glicocorticoide os pacientes apresentam redução do crescimento excessivo. Entretanto, nesse caso não se pode afastar a possibilidade do efeito direto do glicocorticoide na desaceleração da velocidade de crescimento. Outra alteração observada na DGF é a ausência do desenvolvimento da adrenarca e concentrações plasmáticas reduzidas de sulfato de desidroepiandrosterona (SDHEA) e androstenediona, indicando papel do ACTH na atividade da zona reticular do córtex adrenal.[39]

O diagnóstico da DGF é realizado pela presença de concentrações reduzidas de cortisol plasmático, concentrações elevadas de ACTH plasmático e ausência de resposta do cortisol ao teste de estímulo com $ACTH_{1-24}$ na presença de eixo renina-angiotensina-aldosterona normal e após exclusão de outras causas de IAP.

A clonagem do gene do receptor de ACTH humano, denominado receptor da melanocortina 2 (*MC2R*), no início da década de 1990,[40] possibilitou o estudo molecular deste gene em pacientes com DGF, e demonstrou-se, pela primeira vez, a presença de mutação *missense* homozigótica do *MC2R* em segregação com esta doença, denominada DGF tipo 1.[36] Posteriormente outras mutações *missense*, *nonsense* e *frameshift* foram descritas nos diferentes domínios do receptor.[41] Os estudos funcionais das mutações encontradas nos pacientes com DGF evidenciaram menor capacidade ligação e menor resposta do AMP cíclico em resposta ao estímulo com ACTH em células eucarióticas expressando as diferentes variantes do receptor do ACTH.[41,42]

Mutações no gene que codifica a proteína acessória do receptor da melanocortina 2 (*MRAP*) são a causa de DGF tipo 2.[43] A proteína MRAP interage com o receptor do ACTH e desempenha papel no seu tráfego a partir do retículo endoplasmático para a superfície celular. Mais recentemente, foram descritos novos mecanismos na gênese da DGF, caracterizando a DFG tipo. Nesse grupo estão incluídos pacientes com mutações no gene nicotinamida nucleotídeo transidrogenase (*NNT*), no gene redutase tiorredoxina 2 (*TXNRD2),* no gene codificador da selenoproteína mitocondrial e no gene da DNA helicase mantenedora do microcromossomo 4 (*MCM4*). Esta última associa-se ao fenótipo de baixa estatura, deficiência da imunidade celular *natural killer* e fragilidade cromossômica.[44]

SÍNDROME DO TRÍPLICE A

A síndrome do tríplice A, também chamada de síndrome de Allgrove, é uma doença autossômica recessiva, caracterizada pela tríade: alácrima, acalasia da cárdia e IA devido à resistência ao ACTH.[45] A deficiência parcial de mineralocorticoide foi relatada em alguns pacientes.[46] Outras manifestações podem estar associadas, como neuropatia autonômica e periférica, anormalidades das pupilas oculares, hipotensão ortostática, ataxia, retardo mental, hiperceratose palmoplantar, periodontite, dismorfismo facial e baixa estatura. O fenótipo da síndrome do triplo A pode ser, portanto, heterogêneo.[45]. Estudos de análise de *linkage* revelaram que a gene da síndrome de tríplice A localizava-se na região 12q13.[47,48] Posteriormente, a clonagem do gene da síndrome do tríplice A (*AAAS*) conduziu à demonstração de que mutações deste gene constituem a base molecular da doença. Este gene codifica a proteína ALADIN (*alacrima-achalasia-adrenal insufficiency-neurological disorder*), que é expressa em tecidos neuroendócrinos, estruturas cerebrais e gastrintestinais.[49] A função exata da ALADIN ainda não é conhecida, porém foi demonstrado que esta proteína está localizada no complexo de poros do núcleo, sendo importante para o transporte nucleocitoplasmático.[50] Deve-se ressaltar que mutações no gene *AAAS* não estão presentes em todos os pacientes com a síndrome de tríplice A, indicando a presença de heterogeneidade genética.[45]

O tratamento dos pacientes com síndrome de resistência ao ACTH deve ser realizado com reposição de glicocorticoide nos pacientes com DGF. Quando necessário, deve-se associar mineralocorticoide em alguns pacientes com síndrome de tríplice A As demais manifestações presentes na síndrome do tríplice A podem ser tratadas sintomaticamente (lágrima artificial) ou com cirurgia (dilatação esofágica, cardiomiotomia).

HIPOPLASIA ADRENAL CONGÊNITA

A hipoplasia adrenal congênita (HAC) é uma doença hereditária rara na qual existe ausência ou desenvolvimento incompleto das zonas corticais adrenais definitivas, resultando em IA.

MUTAÇÃO NO GENE DAX1

Na hipoplasia adrenal ligada ao X, observa-se a ausência da formação do córtex adrenal definitivo e as células adrenocorticais são grandes e vacuolizadas, à semelhança da zona fetal, motivação do nome hipoplasia adrenal citomegálica.[51] As manifestações clínicas da deficiência de glicocorticoides e mineralocorticoides, na maioria das vezes, ocorrem na infância, principalmente nos primeiros meses de vida. Entretanto, podem ocorrer mais tardiamente.[52-54] O hipogonadismo hipogonadotrófico é uma característica desta doença. No sexo masculino, a insuficiência gonadal, geralmente, torna-se aparente durante a adolescência com puberdade atrasada ou incompleta. A criptorquidia pode estar presente ao nascimento, e a espermatogênese é comprometida.[55]

A hipoplasia adrenal congênita ligada ao X pode fazer parte da síndrome da deleção de genes contíguos Xp21, associando-se a perda auditiva para alta frequência, anormalidades neurológicas como distrofia muscular de Duchenne (DMD) e deficiência de glicerol quinase (DGQ).[56] Estudando-se vários pacientes com deleção da região Xp21, região que engloba os loci da hipoplasia adrenal, DMD e DGQ, foi mapeado, próximo ao lócus da DMD, o lócus da hipoplasia adrenal congênita,[57] sendo a seguir clonado o gene *DAX1* (*dosage-sensitive sex reversal, AHC critical region on the X chromosome, gene 1/ R0B1, nuclear receptor subfamily 0, group B, member 1*).[53] O gene *DAX1/NR0B1* codifica um receptor da superfamília dos receptores nucleares órfãos, com a particularidade de o DAX1 não apresentar os típicos domínios de ligação ao DNA em dedos de zinco.[58] A proteína DAX1 é expressa nos tecidos esteroidogênicos (testículos, ovários e adrenal), no núcleo ventromedial hipotalâmico e na hipófise, e age como um repressor transcricional inibindo a expressão de genes, dentre os quais do fator esteroidogênico 1 (*SF1*). Indivíduos XY com duplicações do gene *DAX1* apresentam sexo reverso e desenvolvem-se como do sexo feminino.[59] O DAX-1 desempenha, deste modo, papel essencial na diferenciação adrenal e gonadal.[60] Mutações no gene *DAX1* foram descritas em pacientes com hipoplasia adrenal congênita.[54,61] A maioria das mutações foi descrita na região carboxiterminal da proteína e tem como consequência a síntese de proteína truncada.[62] Embora a maioria dos pacientes com hipoplasia adrenal ligada ao X seja do sexo masculino, foi descrita paciente do sexo feminino com puberdade atrasada e hipogonadismo hipogonadotrófico associado à mutação do *DAX1* em homozigose[63] e paciente feminina com IA de início tardio associado à mutação *DAX1* em heterozigose.[64] Não foi observada correlação entre o genótipo e o fenótipo da doença. Adicionalmente, em alguns pacientes com hipoplasia adrenal ligada ao X, não foram encontradas mutações no gene *DAX1*, sugerindo heterogeneidade genética da doença.[65]

MUTAÇÃO NO GENE SF1 (NR5A1)

O fator esteroidogênico 1 (SF1) desempenha papel fundamental no desenvolvimento e na função dos tecidos esteroidogênico. Camundongos sem o gene *Sf1* apresentam ausência completa das adrenais e das gônadas, genitália externa feminina independente do sexo genético e agenesia do núcleo ventromedial hipotalâmico, confirmando o papel do SF1 no desenvolvimento dessas estruturas.[66-68] O SF1 é um receptor nuclear órfão que regula a transcrição de vários genes envolvidos na reprodução, esteroidogênese e diferenciação sexual masculina. Dentre esses estão os genes *DAX1*, do hormônio antimülleriano, *CYP11A*, *StAR*, e genes codificadores de enzimas envolvidas na esteroidogênese e da aromatase.[69] A primeira mutação no gene do *SF1/NR5A1* descrita em humanos foi em um paciente 46XY, com fenótipo de IAP, com disgenesia gonadal e persistência das estruturas müllerianas. Esse paciente apresentava a mutação SF1 p.G35E em heterozigose, que afeta o domínio de ligação ao DNA do SF1.[70] Posteriormente, foram descritas duas outras mutações no *SF1* em pacientes com IAP, uma mutação em heterozigose em paciente do sexo genético feminino, IAP e manutenção da função gonadal, em avaliação realizada na infância,[71] uma mutação em homozigose em paciente do sexo genético masculino e fenótipo grave.[72] O estudo da família deste último paciente demonstrou que os indivíduos portadores da mutação em heterozigose não apresentavam nenhuma alteração clínica, revelando a importância da dose do gene e função residual do SF1 como determinante do fenótipo clínico. Pacientes com mutação do *SF1*, sexo reverso XY e sem IAP também foram descritos.[73] Esses dados sugerem que diferentes mutações ou variantes no *SF1/NR5A1* podem associar-se a distintos fenótipos.[54] O conjunto de evidências mais atuais demonstra que mutações no *SF1* não são causas frequentes de IAP isolada.[54]

SÍNDROME IMAGE

A associação de hipoplasia adrenal congênita, retardo do crescimento intrauterino, displasia metafisária em ambos os sexos e anormalidades genitais no sexo masculino caracteriza a síndrome IMAGe.[74] A análise de segregação de formas familiares demonstrou que a herança é de origem materna.[75] Recentemente foi identificado o defeito molecular nesses pacientes: mutações no gene *CDKN1C* (*cyclin dependente kinase inhibitor 1C*; p57Kip2), localizado na região controlada por *imprinting* 2 no cromossomo 11p15.5, sendo expresso o alelo materno. Esse gene codifica uma proteína reguladora negativa da proliferação celular. Essas mutações resultam em aumento da estabilidade da proteína e ganho de função.[76,77]

SÍNDROME DE SMITH-LEMLI-OPITZ

A síndrome de Smith-Lemli-Opitz (SLO) é uma síndrome com herança autossômica recessiva, caracterizada por múltiplas malformações congênitas como dismorfismos faciais (epicanto, ptose palpebral, nariz e mandíbula pequenos, orelhas de implantação baixa), microcefalia, alterações dos membros, baixa estatura, hipospadia ou desordem da diferenciação sexual 46, XY, atraso no desenvolvimento e deficiência mental moderada a grave.[78] A alteração bioquímica observada na SLO é caracterizada pelo aumento das concentrações de 7-desidrocolesterol e concentrações reduzidas de colesterol no sangue e nos tecidos, decorrente da redução da conversão de 7-deidrocolesterol para o colesterol pela deficiência da 7-desidrocolesterol redutase. O colesterol é o precursor dos esteroides adrenais e gonadais, portanto, alterações de funções adrenal e gonadal podem ser observadas na SLO. A genitália externa no paciente masculino pode ser normal ou apresentar desordem da diferenciação sexual. No sexo feminino, a genitália externa pode ser normal ou apresentar hipoplasia de pequenos e grandes lábios. Em alguns pacientes masculinos, observa-se a presença de derivados müllerianos, sugerindo defeito na morfogênese genital independentemente da alteração da biossíntese de esteroides. A IAP pode ocorrer em alguns pacientes.[78] Esta síndrome é causada por mutações no gene da 7-desidrocolesterol redutase (*DHCR7*), mapeado no cromossomo 11 na região 11q12-13 e expresso na adrenal, fígado, testículos e cérebro.[79] Mais de 100 mutações do gene *DHCR7* foram descritas em pacientes com SLO, sendo a maioria *missense* e associada às formas mais leves da síndrome. Geralmente deleções e mutações *nonsense* associam-se aos fenótipos mais graves.[80] O diagnóstico bioquímico da síndrome de SLO é realizado pela determinação de concentrações elevadas de 7-desidrocolesterol e reduzidas de colesterol. Entretanto, em 10% dos pacientes a concentração de colesterol pode ser normal.[81] O tratamento de pacientes com esta síndrome consiste na oferta de dieta rica em colesterol e em medidas de suporte.[82,83] A associação da sinvastatina à dieta promoveu aumento das concentrações séricas de colesterol e redução de 7-desidrocolesterol,[83,84] mas não há consenso se a melhora bioquímica é acompanhada de melhora clínica.[85]

SÍNDROME DE KERNS-SAYRE

A síndrome de Kerns-Sayre é uma doença multissistêmica decorrente de deleções do DNA mitocondrial, caracterizada pela presença de oftalmoplegia progressiva, degeneração pigmentosa de retina e início dos sintomas antes dos 20 anos de idade; cursa com defeito de condução cardíaca, ataxia cerebelar, aumento da proteína do líquido cefalorraquidiano, surdez, epilepsia e ataxia.[86] Alterações endócrinas podem estar associadas a essa síndrome, como deficiência de hormônio de crescimento, doença tireoidiana, diabete melito e, mais raramente, de IAP.[87,88]

PROCESSOS INFECCIOSOS

Infecções sistêmicas como paracoccidioidomicose, tuberculose, histoplasmose, criptococose e coccidioidomicose podem levar à falência adrenocortical. No Brasil, a paracoccidioidomicose e a tuberculose permanecem como causas relativamente frequentes de IAP.

A paracoccidioidomicose, micose sistêmica mais comum na América Latina, é causada pelo fungo dimórfico *Paracoccidioides brasiliensis* e afeta predominantemente homens com mais de 30 anos e habitantes de áreas rurais. O acometimento adrenal, em achados de necrópsia, ocorre em 50% a 80% dos casos.[89] A hipofunção do córtex adrenal é frequente na paracoccidioidomicose disseminada, ocorrendo em 14% a 44% dos casos, e IAP sintomática ocorre em 5% a 14% dos casos.[7,90] A IA em pacientes com paracoccidioidomicose pode ser verificada pela presença de elevados valores basais de ACTH e baixas concentrações de cortisol após a estimulação com ACTH $_{1-24}$ (11% dos casos), aumento da atividade de renina plasmática (31%), redução da aldosterona plasmática (23%) e redução das concentrações plasmáticas de SDHEA (50%).[90] Alguns pacientes com paracoccidioidomicose, sem sintomas clínicos evidentes de IA, podem apresentar alteração da função da zona glomerulosa com preservação da zona fasciculada.[90]

A tuberculose é uma infecção bacteriana comum em nosso meio, e na forma disseminada o envolvimento adrenal foi observado em 6% dos pacientes.[91] Em nosso meio, a tuberculose é a causa de 11% das IAP.[7] Nas fases iniciais do acometimento adrenal pela tuberculose ativa, as adrenais encontram-se aumentadas (assim como nas micoses sistêmicas) e apresentam-se como massa caseosa. Posteriormente, as glândulas atrofiam, podendo apresentar calcificações.

A síndrome de imunodeficiência humana adquirida (SIDA/aids) pode levar a IAP como consequência de infecções das adrenais por agentes oportunistas (citomegalovírus, *Mycobacterium avium–intracellulare, Cryptococcus neoformans,* bactérias e protozoários) ou por infiltração neoplásica (sarcoma de Kaposi ou linfoma). A hipofunção adrenal pode ser observada em 7 a 20% dos pacientes com aids.[92]

INFILTRAÇÕES NEOPLÁSICAS

As adrenais podem, teoricamente, ser sítios de disseminação metastática de todos os tumores primários. Os tumores pulmonares, de mama e de ovário e melanoma são os que mais frequentemente disseminam para as adrenais. No entanto, a IAP é pouco frequente, exceto nos casos com acometimento adrenal bilateral. Nesta situação, a função adrenal deve ser avaliada.[93]

INDUZIDA POR FÁRMACOS

Alguns fármacos como a carbamazepina, a fenitoína, os barbitúricos, a rifampicina e a troglitazona aumentam a metabolização e excreção do cortisol. Outros podem diminuir sua síntese, como o cetoconazol, o fluconazol, a aminoglutatimida, o etomidato e a metirapona. Estes medicamentos podem precipitar a IA nos pacientes com reserva adrenal limitada. Adicionalmente, o uso de anticoagulantes pode induzir hemorragia na adrenal e ao desenvolvimento de IAP.[1]

MANIFESTAÇÕES CLÍNICAS

As manifestações clínicas da IA crônica podem ser inespecíficas, ocasionando, com frequência, o retardo no diagnóstico definitivo. A doença pode evoluir de modo insidioso e o diagnóstico ser suspeitado durante uma crise de IA aguda, precipitada por alguma intercorrência, como infecção, trauma ou cirurgia. Os sinais e sintomas ocorrem na dependência do hormônio deficiente: glicocorticoide, mineralocorticoide e andrógenos (Figura 41.1).

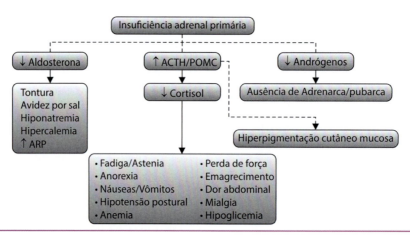

Figura 41.1 Fisiopatologia das manifestações clínicas e alterações laboratoriais na IA primária. POMC: derivados da propiomelanocortina; ARP: atividade da renina plasmática.

Os principais sintomas da IA são fadiga, fraqueza, anorexia, perda de peso, tontura, náusea, vômitos, alternância do hábito intestinal, com períodos de diarreia e constipação intestinal, e dor abdominal. Entre as manifestações mais específicas da IAP destaca-se a presença de hiperpigmentação cutaneomucosa, mesmo em áreas não expostas ao sol. Esse sinal ocorre pelo estímulo de concentrações plasmáticas elevadas de ACTH sobre o receptor MC1R na pele e mucosas. Tipicamente, essa pigmentação pode ser observada nas áreas expostas ao sol mas também nos pontos de pressão, dobras cutâneas, palmas das mãos, genitália, cicatrizes recentes e mucosa oral. Muitas vezes a pigmentação cutânea pode preceder o aparecimento de outras manifestações clínicas de IA, pois numa fase inicial da doença a reserva adrenal pode estar num estágio compensado, isto é, as concentrações plasmáticas de cortisol podem ser mantidas à custa da elevação do ACTH.[7]

A deficiência de mineralocorticoide está presente na maior parte dos pacientes com IAP, exceto naqueles com síndrome de resistência ao ACTH. A falta de mineralocorticoide leva a desidratação, hipovolemia, hipotensão postural, hiponatremia, hipercalemia e acidose metabólica. Pacientes afetados podem apresentar apetite aumentado por alimentos salgados (avidez por sal).

A diminuição da atividade da zona reticular leva à deficiência de andrógenos adrenais. A principal fonte dos andrógenos no sexo feminino são as adrenais, e as pacientes afetadas podem apresentar perda ou ausência de desenvolvimento dos pelos axilares e pubianos e redução da libido.[7]

A IAP no período neonatal e na infância manifesta-se com maior frequência por hipoglicemia, déficit de ganho ponderoestatural, vômitos, distúrbios alimentares, cianose, apneia, convulsões. Nas fases iniciais da vida a hiperpigmentação cutânea pode ser menos evidente.

Diagnóstico

A investigação da insuficiência adrenal tem como objetivo confirmar a presença da hipofunção adrenal e, uma vez confirmada a IA estabelecer a etiologia (Figura 41.2). Exames de rotina podem sugerir IA pela detecção de hiponatremia e hipercalemia, presentes em cerca de 90 e 65% dos pacientes, respectivamente. Outras anormalidades laboratoriais que podem ser encontradas são anemia normocítica, linfocitose, eosinofilia, hipercalcemia e hipoglicemia. Esta última ocorre com mais frequência nas crianças.[94]

A dosagem de cortisol basal pela manhã, entre 8 e 9h, é útil para a avaliação da função adrenal. Na ausência de uso exógeno de glicocorticoides, concentrações plasmáticas de cortisol abaixo de 3,6 mcg/dL são indicativas de IA. Por outro lado, concentrações acima de 18 mcg/dL são indicativas de função adrenal normal.[95-97] Concentrações entre esses limites necessitam de avaliação da reserva funcional da adrenal com testes dinâmicos.

Concentrações de ACTH plasmático basal elevadas, acima de 100 pg/mL, quando associadas a cortisol plasmático reduzido, confirmam o diagnóstico da IAP. A elevação da atividade da renina plasmática (ARP) e a redução da aldosterona plasmática indicam deficiência concomitante de mineralocorticoides e confirmam a doença primária da adrenal.[98]

O teste de estímulo agudo com ACTH tem sido utilizado para avaliação da reserva funcional adrenal. O ACTH$_{1-24}$ é administrado na dose de 250 mcg, por via endovenosa, e a concentração de cortisol plasmático deve ser mensurada an-

Suspeita clínica de insuficiência adrenal

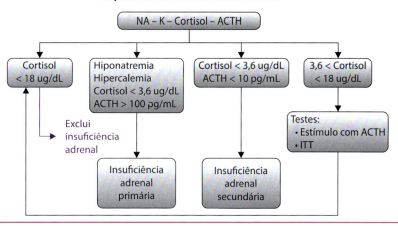

Figura 41.2 Fluxograma da avaliação diagnóstica da IA.

tes (basal) e após 60 minutos da administração. Elevação do cortisol plasmático acima de 18 mcg/dL indica função adrenal normal, e a ausência de elevação ou aumentos menores que 18 mcg/dL confirmam a IA. Cabe ressaltar que a dose de 250 mcg de ACTH$_{1-24}$ é suprafisiológica, e, diante disso, a utilização de doses baixas de ACTH$_{1-24}$ ($\leq$ 1µg) foi proposta, principalmente para a avaliação diagnóstica em fases precoces da IA de etiologia central (4 a 6 semanas) e na IA primária parcial. No entanto, a utilização de 1 mg de ACTH não é consenso, e alguns estudos não evidenciaram sua superioridade em relação à dose alta na avaliação da IA primária.[99,100] Desse modo, o teste com ACTH 250 mcg é o indicado para avaliação de pacientes com suspeita de IAP.

O teste da hipoglicemia insulínica (ITT) para dosagem de cortisol plasmático tem a capacidade de avaliar a reserva adrenal funcional. O ponto de corte de resposta do cortisol é o mesmo do teste do ACTH (18 mcg/dL) e pode realizado depois de afastadas as suas contraindicações (idade inferior a 3 anos, doenças cardíacas ou neurológicas graves, idosos).

As dosagens do cortisol plasmático avaliam as concentrações do cortisol total, ou seja, as frações livre e ligada à proteína carreadora do cortisol (CBG) e a albumina. Como consequência, a concentração de cortisol plasmático pode sofrer alterações em decorrência de condições que alterem as concentrações dessas proteínas. Entre elas estão a insuficiência hepática, a síndrome nefrótica, o uso de estrogênios orais ou a gravidez.[101] A dosagem do cortisol salivar apresenta a vantagem de avaliar somente a forma biologicamente ativa do cortisol, a fração livre do cortisol, podendo ser uma alternativa nas condições clínicas que levam a alterações das proteínas transportadoras do cortisol.[102]

Nos pacientes sem o diagnóstico prévio de IA, com quadro clínico de crise adrenal aguda, recomendam-se a coleta de sangue para determinação de sódio e potássio e o armazenamento de plasma congelado para posterior dosagem de ACTH e cortisol. A reposição de glicocorticoide deve ser iniciada imediatamente após a coleta do sangue e antes mesmo da confirmação diagnóstica.

A avaliação etiológica inicial da IA primária deve ser direcionada de acordo com o contexto clínico. Deve-se levar em consideração a idade do paciente, a presença de outras doenças (autoimunes ou infecciosas) ou o uso de fármacos. Nos adultos, a determinação de ACA apresenta boa sensibilidade e especificidade. Particularmente, a dosagem de anticorpo anti-21-hidroxilase deve ser realizada, se disponível.[7,8,11] Nas crianças com quadro clínico sugestivo de IA primária devem-se realizar as dosagens dos precursores da via do cortisol como 17-hidroxiprogesterona, 11-desoxicortisol e 17-hidropregnenolona para avaliação diagnóstica das diferentes formas de hiperplasia adrenal congênita e, se necessário, progredir a investigação com a pesquisa de mutações dos genes *DAX-1* e *SF1*. Em pacientes do sexo masculino com IAP deve-se realizar a determinação de ácidos graxos de cadeia muito longa (C26, C26/C22 e C24/C22) para investigação de adrenoleucodistrofia ou adrenomieloneuropatia.[3]

A avaliação adrenal por imagem (tomografia computadorizada ou RNM) não é necessária quando o diagnóstico etiológico é de doença autoimune ou adrenoleucodistrofia. A tomografia computadorizada de abdome deve ser realizada na suspeita de infiltração infecciosa ou por metástase e de hemorragia. O acometimento das adrenais por doença granulomatosa é evidenciado pelo aumento das mesmas, pela presença de calcificação e necrose caseosa no exame de tomografia computadorizada. Esses achados são característicos de infecção ativa. Com a evolução da doença, pode-se observar atrofia com ou sem calcificação.

TRATAMENTO

Nos pacientes com IA clínica, a terapia de reposição com glicocorticoide e mineralocorticoide é essencial para a manutenção da vida. A reposição de glicocorticoide deverá tentar mimetizar ao máximo a produção fisiológica do cortisol quanto a sua quantidade e ao ritmo circadiano de liberação, ou seja, maior dose no período matutino. Infelizmente, ainda não se dispõe de medicamentos que correspondam a esse ideal, embora já existam estudos em fases clínicas avançadas e há expectativa para que seu uso se torne rotineiro, melhorando a qualidade de vida de pacientes com IA.

A utilização de glicocorticoides de curta ação, hidrocortisona ou cortisona, permite reposição mais próxima ao fisiológico, porém necessita de duas ou três administrações diárias. A cortisona tem a particularidade de ter que ser ativada após metabolização hepática e pode ter sua biodisponibilidade alterada por fatores relacionados à absorção e à passagem hepática do fármaco. A dose de hidrocortisona indicada é geralmente de 15 a 25 mg/dia nos adultos ou de 10 a 12 mg/m^2 de superfície corporal/dia nas crianças, sendo a maior fração do glicocorticoide administrada pela manhã. No protocolo de três doses diárias, sugere-se que metade da dose diária total seja administrada pela manhã, seguida por um quarto da dose no início da tarde e um quarto no final da tarde ou início da noite. No esquema de duas doses diárias, dois terços são administrados pela manhã e um terço no início da noite.[103] No Brasil, existe uma boa experiência com o uso de acetato de cortisona (25 mg/dia nos adultos e ~15 mg/m^2/dia). Em algumas situações, como na falta de adesão do paciente às múltiplas doses ou quando o fármaco não está disponível, torna-se necessária a utilização dos glicocorticoides sintéticos de ação mais prolongada. Nesses casos, a prednisona (2,5-7,5 mg/dia nos adultos ou 3 a 5 mg/m^2/dia nas crianças) ou a dexametasona (0,5 a 0,75 mg/dia nos adultos) em dose única pela manhã são opções. Cabe ressaltar que estes esteroides apresentam pouco ou nenhum efeito mineralocorticoide, além de provocarem com maior frequência quadros de excesso de glicocorticoide, sendo mais adequados para intervenções farmacológicas nas doenças inflamatórias e devendo ser evitados em pacientes com IA, principalmente crianças.

O ajuste da dose do glicocorticoide deve ser individualizado e visa a manter os pacientes sem sintomas de IA e sem sinais clínicos de hipercortisolismo. O tratamento insuficiente é evidenciado pela presença ou a manutenção dos sintomas de IA. Por outro lado, o tratamento excessivo resulta nas manifestações clínicas de hipercortisolismo, como ganho de peso, estrias, fraqueza, insônia, edema, hipertensão arterial e, na criança, desaceleração da velocidade de crescimento. Até o momento, não existe nenhum exame laboratorial confiável capaz de monitorar a adequação da dose do glicocorticoide administrada.[104]

Os esquemas de reposição de glicocorticoide preconizados falham na tentativa de mimetizar o ciclo circadiano do cortisol, e novas opções terapêuticas têm sido propostas, como a utilização de hidrocortisona oral de liberação prolongada ou em dois picos e a hidrocortisona em infusão subcutânea contínua. No entanto, ainda são necessários estudos clínicos mais amplos sobre esses tratamentos.[102] Cuidado deve ser tomado com a utilização de alguns medicamentos que alteram a biodisponibilidade do glicocorticoide, como rifampicina, antifúngicos, etomidato, barbitúricos, fenitoínas, carbamazepina e inibidores da tirosina quinase, que diminuem os níveis séricos do cortisol, enquanto ritonavir, fluoxetina, diltiazem e cimetidina podem aumentar esses níveis.[105]

A única preparação mineralocorticoide disponível é a 9-fluoro-hidrocortisona (nome comercial Florinefe® – Bristol-Myers Squibb), sendo geralmente utilizada na dose de 0,05 a 0,2 mg por dia, em dose única. A adequação desta dose é realizada com a monitorização da pressão arterial, das concentrações séricas de sódio e potássio e da ARP. Estes devem ser mantidos dentro do limite da normalidade, e a ARP deve estar próxima ao limite superior. Algumas situações especiais podem requerer monitorizações mais frequentes e ajustes da dose do mineralocorticoide. O aumento da dose pode ser necessário durante a gravidez por causa do efeito antimineralocorticoide da progesterona e em pacientes que utilizam fenitoína, fenobarbital e rifampicina, pelo aumento da metabolização. A diminuição da dose nos pacientes pode ser necessária em pacientes hipertensos.[106]

Neonatos e lactentes com IA primária devem receber, além do glicocorticoide e do mineralocorticoide, complementação adicional de 1 a 2 g de NaCl (sal de cozinha) por dia. Em qualquer idade, devem ter oferta livre de sal na dieta.

A reposição de andrógenos nas mulheres ainda não é consenso e pode ser indicada de modo individualizado nas pacientes jovens com IA, com sinais e sintomas de deficiência androgênica e diminuição da sensação de bem-estar. A reposição de desidroepiandrosterona (DHEA), administrada na dose 25 a 50 mg/dia por via oral, em dose única, mantém concentrações de DHEA e de seu sulfato (SDHEA) semelhantes às de mulheres normais. A resposta a este tratamento é variável, com discreto efeito positivo no humor, na sexualidade e na sensação de bem-estar, além da manutenção adequada da pilificação axilar e pubiana. A resposta clínica ao tratamento, em geral, é observada após 6 meses de reposição, e o tratamento deve ser monitorizado com dosagem de sulfato de DHEA e andrógenos. A segurança do uso prolongado de DHEA ainda não foi estabelecida.[107]

A crise adrenal aguda ocorre na frequência de 6,6 crises/pacientes com IAP/ano, e 47% dos pacientes já experimentaram pelo menos um quadro agudo. A crise adrenal é uma condição grave com risco de vida e deve ser reconhecida e tratada prontamente.[108] O tratamento requer admissão hospitalar, reposição hidroeletrolítica com infusão de solução salina para reversão do choque e administração de hidrocortisona endovenosa na dose de 100 mg (50-100 mg/m^2; 1 a 3 x), com doses subsequentes de 100 a 200 mg/dia (50-100 mg/m^2) fracionadas em quatro vezes ao dia. Se o diagnóstico de insuficiência adrenal aguda for confirmado, haverá uma dramática melhora em 12 horas após o início do tratamento, e a dose de hidrocortisona poderá ser reduzida progressivamente até a dose de manutenção em 2 a 3 dias. Caso o diagnóstico não se confirme, o regime terapêutico deve ser descontinuado. Os pacientes devem ter eletrólitos e glicemia avaliados, com correção da hipoglicemia. Embora a hipercalemia possa ser acentuada, raramente é necessária medida hipocalemiante adicional. O uso de antibioticoterapia na fase inicial do tratamento da insuficiência adrenal aguda é controvertido. Os pacientes sem diagnóstico prévio de IA devem ser submetidos à coleta de amostra de sangue (amostra crítica) para a dosagem do cortisol e ACTH imediatamente antes da administração da hidrocortisona. Neonatos ou lactentes devem ter uma amostra de soro ou plasma armazenada para futura complementação da avaliação diagnóstica. No entanto, o tratamento não deve ser postergado em função da coleta ou realização desses exames. Os fatores precipitantes (infecção, omissão do fármaco, doença concomitante etc.) devem ser avaliados durante a internação, assim como deve ser realizada uma reorientação educacional dos pacientes e de seus familiares quanto à prevenção da crise adrenal.

Para a prevenção da crise adrenal, pacientes com IA em tratamento necessitam do ajuste da dose de manutenção de glicocorticoide para atender às demandas aumentadas do cortisol durante as situações de estresse conforme recomendado. No estresse físico menos intenso, infecção com febre, cirurgia com anestesia local, exercício físico extenuante e prolongado é necessário o aumento da dose do glicocorticoide oral em 2 a 3 vezes, enquanto persistir o fator agravante. Nos estresses moderados ou grandes, traumas, cirurgia com anestesia geral ou parto, a hidrocortisona deve ser administrada por via endovenosa ou intramuscular (100 a 250 mg/dia ou 50 a 100 mg/m^2).[105] Na presença de vômitos e/ou diarreia, a hidrocortisona deve ser administrada por via parenteral.

É muito importante que os pacientes com IA tragam sempre consigo identificadores de que são portadores de IA. Existem pulseiras ou correntes personalizadas para esse fim. Além disso, o médico deve sempre fornecer ao paciente um documento, na forma de cartão, por exemplo, que contenha as informações mínimas sobre a condição de IA do paciente, seu manejo em situações agudas e quem deve ser contatado em casos de emergência. Essa medida simples pode salvar vidas.

REFERÊNCIAS BIBLIOGRÁFICAS

1. Charmandari E, Nicolaides NC, Chrousos GP. Adrenal insufficiency. Lancet. 2014 Jun 21;383(9935):2152-67.

2. Erichsen MM, Lovas K, Skinningsrud B, Wolff AB, Undlien DE, Svartberg J, et al. Clinical, immunological, and genetic features of autoimmune primary adrenal insufficiency: observations from a Norwegian registry. J Clin Endocrinol Metab 2009 Dec;94(12):4882-90.

3. Laureti S, Vecchi L, Santeusanio F, Falorni A. Is the prevalence of Addison's disease underestimated? J Clin Endocrinol Metab 1999 May;84(5):1762.

4. Willis AC, Vince FP. The prevalence of Addison's disease in Coventry, UK. Postgrad Med J 1997 May;73(859):286-8.

5. Ten S, New M, Maclaren N. Clinical review 130: Addison's disease 2001. J Clin Endocrinol Metab 2001 Jul;86(7):2909-22.

6. Perry R, Kecha O, Paquette J, Huot C, Van Vliet G, Deal C. Primary adrenal insufficiency in children: twenty years experience at the Sainte-Justine Hospital, Montreal. J Clin Endocrinol Metab 2005 Jun;90(6):3243-50.

7. Silva R do C, Castro M, Kater CE, Cunha AA, Moraes AM, Alvarenga DB, et al. [Primary adrenal insufficiency in adults: 150 years after Addison]. Arq Bras Endocrinol Metabol 2004 Oct;48(5):724-38.

8. de Carmo Silva R, Kater CE, Dib SA, Laureti S, Forini F, Cosentino A, et al. Autoantibodies against recombinant human steroidogenic enzymes 21-hydroxylase, side-chain cleavage and 17-a-hydroxylase in Addison's disease and autoimmune polyendocrine syndrome type III. Eur J Endocrinol 2000 Feb;142(2):187-94.

9. Mitchell AL, Pearce SH. Autoimmune Addison disease: pathophysiology and genetic complexity. Nat Rev Endocrinol 2012 May;8(5):306-16.

10. Boe AS, Bredholt G, Knappskog PM, Hjelmervik TO, Mellgren G, Winqvist O, et al. Autoantibodies against 21-hydroxylase and side-chain cleavage enzyme in autoimmune Addison's disease are mainly immunoglobulin G1. Eur J Endocrinol 2004 Jan;150(1):49-56.

11. Falorni A, Laureti S, De Bellis A, Zanchetta R, Tiberti C, Arnaldi G, et al. Italian Addison network study: update of diagnostic criteria for the etiological classification of primary adrenal insufficiency. J Clin Endocrinol Metab 2004 Apr;89(4):1598-604.

12. Myhre AG, Undlien DE, Lovas K, Uhlving S, Nedrebo BG, Fougner KJ, et al. Autoimmune adrenocortical failure in Norway autoantibodies and human leukocyte antigen class II associations related to clinical features. J Clin Endocrinol Metab 2002 Feb;87(2):618-23.

13. Vaidya B, Pearce S, Kendall-Taylor P. Recent advances in the molecular genetics of congenital and acquired primary adrenocortical failure. Clin Endocrinol (Oxf) 2000 Oct;53(4):403-18.

14. Park YS, Sanjeevi CB, Robles D, Yu L, Rewers M, Gottlieb PA, et al. Additional association of intra-MHC genes, MICA and D6S273, with Addison's disease. Tissue Antigens 2002 Aug;60(2):155-63.

15. Arlt W, Allolio B. Adrenal insufficiency. Lancet2003 May 31;361(9372):1881-93.

16. Betterle C, Greggio NA, Volpato M. Clinical review 93: Autoimmune polyglandular syndrome type 1. J Clin Endocrinol Metab 1998 Apr;83(4):1049-55.

17. Lankisch TO, Jaeckel E, Strassburg CP. The autoimmune polyendocrinopathy-candidiasis-ectodermal dystrophy or autoimmune polyglandular syndrome type 1. Semin Liver Dis 2009 Aug;29(3):307-14.

18. Meager A, Visvalingam K, Peterson P, Moll K, Murumagi A, Krohn K, et al. Anti-interferon autoantibodies in autoimmune polyendocrinopathy syndrome type 1. PLoS Med 2006 Jul;3(7):e289.

19. Oftedal BE, Wolff AS, Bratland E, Kampe O, Perheentupa J, Myhre AG, et al. Radioimmunoassay for autoantibodies against interferon omega; its use in the diagnosis of autoimmune polyendocrine syndrome type I. Clin Immunol 2008 Oct;129(1):163-9.

20. Aaltonen J, Bjorses P, Sandkuijl L, Perheentupa J, Peltonen L. An autosomal locus causing autoimmune disease: autoimmune polyglandular disease type I assigned to chromosome 21. Nat Genet 1994 Sep; 8(1):83-7.

21. Rosatelli MC, Meloni A, Devoto M, Cao A, Scott HS, Peterson P, et al. A common mutation in Sardinian autoimmune polyendocrinopathy-candidiasis-

22. Consortium. Finnish-German APECED Consortium. An autoimmune disease, APECED, caused by mutations in a novel gene featuring two PHD-type zinc-finger domains. Nat Genet 1997 Dec;17(4):399-403.

23. Nagamine K, Peterson P, Scott HS, Kudoh J, Minoshima S, Heino M, et al. Positional cloning of the APECED gene. Nat Genet 1997 Dec;17(4):393-8.

24. Akirav EM, Ruddle NH, Herold KC. The role of AIRE in human autoimmune disease. Nat Rev Endocrinol 2010 Jan;7(1):25-33.

25. Vogel A, Strassburg CP, Obermayer-Straub P, Brabant G, Manns MP. The genetic background of autoimmune polyendocrinopathy-candidiasis-ectodermal dystrophy and its autoimmune disease components. J Mol Med (Berl) 2002 Apr;80(4):201-11.

26. Betterle C, Dal Pra C, Mantero F, Zanchetta R. Autoimmune adrenal insufficiency and autoimmune polyendocrine syndromes: autoantibodies, autoantigens, and their applicability in diagnosis and disease prediction. Endocr Rev 2002 Jun;23(3):327-64.

27. Moser HW. Adrenoleukodystrophy: phenotype, genetics, pathogenesis and therapy. Brain 1997 Aug;120 (Pt 8):1485-508.

28. Engelen M, Barbier M, Dijkstra IM, Schur R, de Bie RM, Verhamme C, et al. X-linked adrenoleukodystrophy in women: a cross-sectional cohort study. Brain Mar;137 (Pt 3):693-706.

29. Mosser J, Douar AM, Sarde CO, Kioschis P, Feil R, Moser H, et al. Putative X-linked adrenoleukodystrophy gene shares unexpected homology with ABC transporters. Nature 1993 Feb 25;361(6414):726-30.

30. Kemp S, Berger J, Aubourg P. X-linked adrenoleukodystrophy: clinical, metabolic, genetic and pathophysiological aspects. Biochim Biophys Acta 2012 Sep;1822(9):1465-74.

31. Contreras M, Mosser J, Mandel JL, Aubourg P, Singh I. The protein coded by the X-adrenoleukodystrophy gene is a peroxisomal integral membrane protein. FEBS Lett 1994 May 16;344(2-3):211-5.

32. Lazo O, Contreras M, Hashmi M, Stanley W, Irazu C, Singh I. Peroxisomal lignoceroyl-CoA ligase deficiency in childhood adrenoleukodystrophy and adrenomyeloneuropathy. Proc Natl Acad Sci USA 1988 Oct;85(20):7647-51.

33. Ronghe MD, Barton J, Jardine PE, Crowne EC, Webster MH, Armitage M, et al. The importance of testing for adrenoleucodystrophy in males with idiopathic Addison's disease. Arch Dis Child 2002 Mar;86 (3):185-9.

34. Lachtermacher MB, Seuanez HN, Moser AB, Moser HW, Smith KD. Determination of 30 X-linked adrenoleukodystrophy mutations, including 15 not previously described. Hum Mutat 2000;15(4):348-53.

35. Miller WP, Rothman SM, Nascene D, Kivisto T, DeFor TE, Ziegler RS, et al. Outcomes after allogeneic hematopoietic cell transplantation for childhood cerebral

adrenoleukodystrophy: the largest single-institution cohort report. Blood 2011 Aug 18;118(7):1971-8.

36. Clark AJ, Chan LF, Chung TT, Metherell LA. The genetics of familial glucocorticoid deficiency. Best Pract Res Clin Endocrinol Metab 2009 Apr;23(2):159-65.

37. Clark AJ, Weber A. Adrenocorticotropin insensitivity syndromes. Endocr Rev 1998 Dec;19(6):828-43.

38. Elias LL, Huebner A, Metherell LA, Canas A, Warne GL, Bitti ML, et al. Tall stature in familial glucocorticoid deficiency. Clin Endocrinol (Oxf) 2000 Oct;53 (4):423-30.

39. Weber A, Clark AJ, Perry LA, Honour JW, Savage MO. Diminished adrenal androgen secretion in familial glucocorticoid deficiency implicates a significant role for ACTH in the induction of adrenarche. Clin Endocrinol (Oxf) 1997 Apr;46(4):431-7.

40. Mountjoy KG, Robbins LS, Mortrud MT, Cone RD. The cloning of a family of genes that encode the melanocortin receptors. Science 1992 Aug 28;257(5074):1248-51.

41. Elias LL, Huebner A, Pullinger GD, Mirtella A, Clark AJ. Functional characterization of naturally occurring mutations of the human adrenocorticotropin receptor: poor correlation of phenotype and genotype. J Clin Endocrinol Metab 1999 Aug;84(8):2766-70.

42. Penhoat A, Naville D, El Mourabit H, Buronfosse A, Berberoglu M, Ocal G, et al. Functional relationships between three novel homozygous mutations in the ACTH receptor gene and familial glucocorticoid deficiency. J Mol Med (Berl) 2002 Jul;80(7):406-11.

43. Metherell LA, Chapple JP, Cooray S, David A, Becker C, Ruschendorf F, et al. Mutations in MRAP, encoding a new interacting partner of the ACTH receptor, cause familial glucocorticoid deficiency type 2. Nat Genet 2005 Feb;37(2):166-70.

44. Prasad R, Chan LF, Hughes CR, Kaski JP, Kowalczyk JC, Savage MO, et al. Thioredoxin Reductase 2 (TXNRD2) mutation associated with familial glucocorticoid deficiency (FGD). J Clin Endocrinol Metab 2014 Aug;99(8): E1556-63.

45. Brooks BP, Kleta R, Stuart C, Tuchman M, Jeong A, Stergiopoulos SG, et al. Genotypic heterogeneity and clinical phenotype in triple A syndrome: a review of the NIH experience 2000-2005. Clin Genet 2005 Sep;68(3):215-21.

46. Huebner A, Elias LL, Clark AJ. ACTH resistance syndromes. J Pediatr Endocrinol Metab 1999 Apr;12 Suppl 1:277-93.

47. Stratakis CA, Lin JP, Pras E, Rennert OM, Bourdony CJ, Chan WY. Segregation of Allgrove (triple-A) syndrome in Puerto Rican kindreds with chromosome 12 (12q13) polymorphic markers. Proc Assoc Am Physicians 1997 Sep;109(5):478-82.

48. Weber A, Wienker TF, Jung M, Easton D, Dean HJ, Heinrichs C, et al. Linkage of the gene for the triple A syndrome to chromosome 12q13 near the type II keratin gene cluster. Hum Mol Genet 1996 Dec;5(12):2061-6.

49. Tullio-Pelet A, Salomon R, Hadj-Rabia S, Mugnier C, de Laet MH, Chaouachi B, et al. Mutant WD-repeat protein in triple-A syndrome. Nat Genet 2000 Nov;26(3):332-5.

50. Cronshaw JM, Matunis MJ. The nuclear pore complex protein ALADIN is mislocalized in triple A syndrome. Proc Natl Acad Sci USA 2003 May 13;100(10):5823-7.

51. Fujieda K, Tajima T. Molecular basis of adrenal insufficiency. Pediatr Res 2005 May;57(5 Pt 2):62R-9R.

52. Reutens AT, Achermann JC, Ito M, Gu WX, Habiby RL, Donohoue PA, et al. Clinical and functional effects of mutations in the DAX-1 gene in patients with adrenal hypoplasia congenita. J Clin Endocrinol Metab 1999 Feb;84(2):504-11.

53. Tabarin A, Achermann JC, Recan D, Bex V, Bertagna X, Christin-Maitre S, et al. A novel mutation in DAX1 causes delayed-onset adrenal insufficiency and incomplete hypogonadotropic hypogonadism. J Clin Invest 2000 Feb;105(3):321-8.

54. Lin L, Gu WX, Ozisik G, To WS, Owen CJ, Jameson JL, et al. Analysis of DAX1 (NR0B1) and steroidogenic factor-1 (NR5A1) in children and adults with primary adrenal failure: ten years' experience. J Clin Endocrinol Metab 2006 Aug;91(8):3048-54.

55. Seminara SB, Achermann JC, Genel M, Jameson JL, Crowley WF, Jr. X-linked adrenal hypoplasia congenita: a mutation in DAX1 expands the phenotypic spectrum in males and females. J Clin Endocrinol Metab 1999 Dec;84(12):4501-9.

56. Sjarif DR, Ploos van Amstel JK, Duran M, Beemer FA, Poll-The BT. Isolated and contiguous glycerol kinase gene disorders: a review. J Inherit Metab Dis 2000 Sep;23(6):529-47.

57. Walker AP, Chelly J, Love DR, Brush YI, Recan D, Chaussain JL, et al. A YAC contig in Xp21 containing the adrenal hypoplasia congenita and glycerol kinase deficiency genes. Hum Mol Genet 1992 Nov; 1(8):579-85.

58. Zazopoulos E, Lalli E, Stocco DM, Sassone-Corsi P. DNA binding and transcriptional repression by DAX-1 blocks steroidogenesis. Nature 1997 Nov 20;390(6657):311-5.

59. Bardoni B, Zanaria E, Guioli S, Floridia G, Worley KC, Tonini G, et al. A dosage sensitive locus at chromosome Xp21 is involved in male to female sex reversal. Nat Genet 1994 Aug;7(4):497-501.

60. Lalli E, Sassone-Corsi P. DAX-1, an unusual orphan receptor at the crossroads of steroidogenic function and sexual differentiation. Mol Endocrinol 2003 Aug;17(8):1445-53.

61. Muscatelli F, Strom TM, Walker AP, Zanaria E, Recan D, Meindl A, et al. Mutations in the DAX-1 gene give rise to both X-linked adrenal hypoplasia congenita and hypogonadotropic hypogonadism. Nature 1994 Dec 15;372(6507):672-6.

62. Achermann JC, Meeks JJ, Jameson JL. Phenotypic spectrum of mutations in DAX-1 and SF-1. Mol Cell Endocrinol 2001 Dec 20;185(1-2):17-25.

63. Merke DP, Tajima T, Baron J, Cutler GB, Jr. Hypogonadotropic hypogonadism in a female caused by an X-linked recessive mutation in the DAX1 gene. N Engl J Med 1999 Apr 22;340(16):1248-52.

64. Bernard P, Ludbrook L, Queipo G, Dinulos MB, Kletter GB, Zhang YH, et al. A familial missense mutation in

the hinge region of DAX1 associated with late-onset AHC in a prepubertal female. Mol Genet Metab 2006 Jul;88(3):272-9.

65. Peter M, Viemann M, Partsch CJ, Sippell WG. Congenital adrenal hypoplasia: clinical spectrum, experience with hormonal diagnosis, and report on new point mutations of the DAX-1 gene. J Clin Endocrinol Metab 1998 Aug;83(8):2666-74.

66. Luo X, Ikeda Y, Parker KL. A cell-specific nuclear receptor is essential for adrenal and gonadal development and sexual differentiation. Cell 1994 May 20;77(4):481-90.

67. Bakke M, Zhao L, Hanley NA, Parker KL. SF-1: a critical mediator of steroidogenesis. Mol Cell Endocrinol 2001 Jan 22;171(1-2):5-7.

68. Sadovsky Y, Crawford PA, Woodson KG, Polish JA, Clements MA, Tourtellotte LM, et al. Mice deficient in the orphan receptor steroidogenic factor 1 lack adrenal glands and gonads but express P450 side-chain-cleavage enzyme in the placenta and have normal embryonic serum levels of corticosteroids. Proc Natl Acad Sci USA 1995 Nov 21;92(24):10939-43.

69. Parker KL, Schimmer BP. Steroidogenic factor 1: a key determinant of endocrine development and function. Endocr Rev 1997 Jun;18(3):361-77.

70. Achermann JC, Ito M, Hindmarsh PC, Jameson JL. A mutation in the gene encoding steroidogenic factor-1 causes XY sex reversal and adrenal failure in humans. Nat Genet 1999 Jun;22(2):125-6.

71. Biason-Lauber A, Schoenle EJ. Apparently normal ovarian differentiation in a prepubertal girl with transcriptionally inactive steroidogenic factor 1 (NR5A1/SF-1) and adrenocortical insufficiency. Am J Hum Genet 2000 Dec;67(6):1563-8.

72. Achermann JC, Ozisik G, Ito M, Orun UA, Harmanci K, Gurakan B, et al. Gonadal determination and adrenal development are regulated by the orphan nuclear receptor steroidogenic factor-1, in a dose-dependent manner. J Clin Endocrinol Metab 2002 Apr;87(4):1829-33.

73. Correa RV, Domenice S, Bingham NC, Billerbeck AE, Rainey WE, Parker KL, et al. A microdeletion in the ligand binding domain of human steroidogenic factor 1 causes XY sex reversal without adrenal insufficiency. J Clin Endocrinol Metab 2004 Apr;89(4):1767-72.

74. Vilain E, Le Merrer M, Lecointre C, Desangles F, Kay MA, Maroteaux P, et al. IMAGe, a new clinical association of intrauterine growth retardation, metaphyseal dysplasia, adrenal hypoplasia congenita, and genital anomalies. J Clin Endocrinol Metab 1999 Dec;84(12):4335-40.

75. Bergada I, Del Rey G, Lapunzina P, Bergada C, Fellous M, Copelli S. Familial occurrence of the IMAGe association: additional clinical variants and a proposed mode of inheritance. J Clin Endocrinol Metab 2005 Jun;90(6):3186-90.

76. Arboleda VA, Lee H, Parnaik R, Fleming A, Banerjee A, Ferraz-de-Souza B, et al. Mutations in the PCNA-binding domain of CDKN1C cause IMAGe syndrome. Nat Genet 2013 Jul;44(7):788-92.

77. Hamajima N, Johmura Y, Suzuki S, Nakanishi M, Saitoh S. Increased protein stability of CDKN1C causes a gain-of-function phenotype in patients with IMAGe syndrome. PLoS One 2013;8(9):e75137.

78. Kelley RI, Hennekam RC. The Smith-Lemli-Opitz syndrome. J Med Genet 2000 May;37(5):321-35.

79. Moebius FF, Fitzky BU, Lee JN, Paik YK, Glossmann H. Molecular cloning and expression of the human delta7-sterol reductase. Proc Natl Acad Sci USA 1998 Feb 17;95(4):1899-902.

80. Correa-Cerro LS, Porter FD. 3-b-hydroxysterol delta7-reductase and the Smith-Lemli-Opitz syndrome. Mol Genet Metab 2005 Feb;84(2):112-26.

81. Cunniff C, Kratz LE, Moser A, Natowicz MR, Kelley RI. Clinical and biochemical spectrum of patients with RSH/Smith-Lemli-Opitz syndrome and abnormal cholesterol metabolism. Am J Med Genet 1997 Jan 31;68(3):263-9.

82. Linck LM, Lin DS, Flavell D, Connor WE, Steiner RD. Cholesterol supplementation with egg yolk increases plasma cholesterol and decreases plasma 7-dehydrocholesterol in Smith-Lemli-Opitz syndrome. Am J Med Genet 2000 Aug 28;93(5):360-5.

83. Chan YM, Merkens LS, Connor WE, Roullet JB, Penfield JA, Jordan JM, et al. Effects of dietary cholesterol and simvastatin on cholesterol synthesis in Smith-Lemli-Opitz syndrome. Pediatr Res 2009 Jun;65(6):681-5.

84. Jira PE, Wevers RA, de Jong J, Rubio-Gozalbo E, Janssen-Zijlstra FS, van Heyst AF, et al. Simvastatin. A new therapeutic approach for Smith-Lemli-Opitz syndrome. J Lipid Res 2000 Aug;41(8):1339-46.

85. Haas D, Garbade SF, Vohwinkel C, Muschol N, Trefz FK, Penzien JM, et al. Effects of cholesterol and simvastatin treatment in patients with Smith-Lemli-Opitz syndrome (SLOS). J Inherit Metab Dis 2007 Jun;30(3):375-87.

86. Khambatta S, Nguyen DL, Beckman TJ, Wittich CM. Kearns-Sayre syndrome: a case series of 35 adults and children. Int J Gen Med 2014;7:325-32.

87. Artuch R, Pavia C, Playan A, Vilaseca MA, Colomer J, Valls C, et al. Multiple endocrine involvement in two pediatric patients with Kearns-Sayre syndrome. Horm Res 1998;50(2):99-104.

88. Boles RG, Roe T, Senadheera D, Mahnovski V, Wong LJ. Mitochondrial DNA deletion with Kearns Sayre syndrome in a child with Addison disease. Eur J Pediatr 1998 Aug;157(8):643-7.

89. Franco M, Montenegro MR, Mendes RP, Marques SA, Dillon NL, Mota NG. Paracoccidioidomycosis: a recently proposed classification of its clinical forms. Rev Soc Bras Med Trop 1987 Apr-Jun;20(2):129-32.

90. Moreira AC, Martinez R, Castro M, Elias LL. Adrenocortical dysfunction in paracoccidioidomycosis: comparison between plasma beta-lipotrophin/adrenocorticotrophin levels and adrenocortical tests. Clin Endocrinol (Oxf) 1992 Jun;36(6):545-51.

91. Lam KY, Lo CY. A critical examination of adrenal tuberculosis and a 28-year autopsy experience of active tuberculosis. Clin Endocrinol (Oxf) 2001 May;54(5):633-9.

92. Eledrisi MS, Verghese AC. Adrenal insufficiency in HIV infection: a review and recommendations. Am J Med Sci2001 Feb;321(2):137-44.

93. Wagnerova H, Lazurova I, Felsoci M. Adrenal metastases. Bratisl Lek Listy 2013;114(4):237-40.

94. Chrousos GP, Kino T, Charmandari E. Evaluation of the hypothalamic-pituitary-adrenal axis function in childhood and adolescence. Neuroimmunomodulation 2009;16(5):272-83.

95. Hagg E, Asplund K, Lithner F. Value of basal plasma cortisol assays in the assessment of pituitary-adrenal insufficiency. Clin Endocrinol (Oxf) 1987 Feb;26(2):221-6.

96. Erturk E, Jaffe CA, Barkan AL. Evaluation of the integrity of the hypothalamic-pituitary-adrenal axis by insulin hypoglycemia test. J Clin Endocrinol Metab1998 Jul;83(7):2350-4.

97. Le Roux CW, Meeran K, Alaghband-Zadeh J. Is a 0900-h serum cortisol useful prior to a short synacthen test in outpatient assessment? Ann Clin Biochem 2002 Mar;39(Pt 2):148-50.

98. Oelkers W, Diederich S, Bahr V. Diagnosis and therapy surveillance in Addison's disease: rapid adrenocorticotropin (ACTH) test and measurement of plasma ACTH, renin activity, and aldosterone. J Clin Endocrinol Metab 1992 Jul;75(1):259-64.

99. Dorin RI, Qualls CR, Crapo LM. Diagnosis of adrenal insufficiency. Ann Intern Med 2003 Aug 5; 139(3):194-204.

100. Magnotti M, Shimshi M. Diagnosing adrenal insufficiency: which test is best--the 1-microg or the 250-microg cosyntropin stimulation test? Endocr Pract 2008 Mar;14(2):233-8.

101. Grinspoon SK, Biller BM. Clinical review 62: Laboratory assessment of adrenal insufficiency. J Clin Endocrinol Metab 1994 Oct;79(4):923-31.

102. Bancos I, Hahner S, Tomlinson J, Arlt W. Diagnosis and management of adrenal insufficiency. Lancet Diabetes Endocrinol 2015 Mar;3(3):216-26.

103. Li-Ng M, Kennedy L. Adrenal insufficiency. J Surg Oncol 2012 Oct 1;106(5):595-9.

104. Hahner S, Allolio B. Therapeutic management of adrenal insufficiency. Best Pract Res Clin Endocrinol Metab 2009 Apr;23(2):167-79.

105. Quinkler M, Hahner S. What is the best long-term management strategy for patients with primary adrenal insufficiency? Clin Endocrinol (Oxf) 2012 Jan;76(1):21-5.

106. Quinkler M, Oelkers W, Remde H, Allolio B. Mineralocorticoid substitution and monitoring in primary adrenal insufficiency. Best Pract Res Clin Endocrinol Metab 2015 Jan;29(1):17-24.

107. Lang K, Burger-Stritt S, Hahner S. Is DHEA replacement beneficial in chronic adrenal failure? Best Pract Res Clin Endocrinol Metab 2015 Jan;29(1):25-32.

108. Hahner S, Loeffler M, Bleicken B, Drechsler C, Milovanovic D, Fassnacht M, et al. Epidemiology of adrenal crisis in chronic adrenal insufficiency: the need for new prevention strategies. Eur J Endocrinol Mar;162(3):597-602.

Tumores Corticais da Suprarrenal

42

Madson Queiroz Almeida
Sonir Roberto Rauber Antonini
Maria Candida Barisson Villares Fragoso

INTRODUÇÃO

A prevalência média dos tumores corticais da suprarrenal varia de 1 a 8,7% (média de 2,3%) em estudos de autópsia.[1] A frequência dos nódulos adrenocorticais correlaciona-se com a idade, sendo de aproximadamente 7,0% acima dos 70 anos.[2] Achados incidentais em tomografia computadorizada (TC) de alta resolução demonstram uma prevalência de tumores corticais da suprarrenal semelhante aos dos estudos de autópsia.[3] Incidentalomas de suprarrenal são massas de suprarrenal clinicamente não aparentes descobertas inadvertidamente durante investigação diagnóstica por condições clínicas não relacionadas.[4] A maior parte desses tumores consiste em adenomas corticais da suprarrenal não funcionantes, mas carcinomas adrenocorticais, feocromocitomas e lesões metastáticas podem também ser diagnosticados (Tabela 42.1).[4-6]

Tabela 42.1 Incidentalomas de suprarrenal[4]

Diagnóstico	Frequência (%)
Adenoma cortical	52
Carcinoma cortical	12
Feocromocitoma	11
Mielolipoma	8
Cistos adrenais	5
Ganglioneuroma	4
Metástases	2
Outros	6

A neoplasia maligna do córtex da suprarrenal corresponde a 0,05-2,0% de todos os cânceres, com uma incidência de 2 casos/milhão de pessoas/ano em adultos.[7] A incidência dos tumores corticais da suprarrenal pediátricos foi estimada em 0,3-0,38 casos/milhão de pessoas/ano em crianças abaixo de 15 anos. O carcinoma cortical da suprarrenal apresenta uma distribuição bimodal, o primeiro pico ocorrendo antes dos 5 anos e o segundo, na 4ª e 5ª décadas de vida.[8] Em diversas séries, ocorre uma predominância do sexo feminino, correspondendo a 65-90% dos casos.[9-13] Nas regiões Sul e Sudeste do Brasil a incidência de tumores adrenocorticais em crianças é cerca de 10 a 15 vezes mais elevada do que no resto do mundo. Por sua importância e peculiaridades, os tumores adrenocorticais pediátricos serão discutidos no final deste capítulo.

MANIFESTAÇÕES CLÍNICAS

Pacientes com tumores corticais da suprarrenal funcionantes apresentam manifestações endócrinas decorrentes da secreção excessiva de cortisol, aldosterona, andrógenos e seus precursores, ou mais raramente estrógenos. As síndromes clínicas mais frequentemente associadas aos tumores corticais da suprarrenal são hiperaldosteronismo e síndrome de Cushing.

O hipercortisolismo subclínico pode ser definido como uma condição caracterizada pela presença de alterações do eixo hipotálamo-hipófise-adrenal associadas à hipersecreção leve de cortisol na ausência de sinais e sintomas de síndrome de

Cushing. O hipercortisolismo subclínico pode ser encontrado em até 30% dos pacientes com incidentaloma de suprarrenal. Diversos estudos observacionais sugerem que o hipercortisolismo subclínico está associado a síndrome metabólica (obesidade visceral, diabetes, hipertensão arterial sistêmica, dislipidemia) e osteoporose.[4,6,14,15]

Pacientes com carcinoma cortical da suprarrenal apresentam evidência clínica e/ou laboratorial de excesso de produção de hormônios esteroides em 60% dos casos durante avaliação hormonal pré-operatória.[16] A síndrome de Cushing clinicamente manifesta está presente em 30-40% dos pacientes com carcinoma cortical. Virilização acomete aproximadamente 20-30% dos adultos com carcinoma.[16,17] A virilização é secundária à secreção excessiva de andrógenos adrenais, como desidroepiandrosterona, seu composto derivado contendo sulfato (sulfato de desidroepiandrosterona) e androstenediona, que são convertidos em testosterona e 5α-di-hidrotestosterona. As manifestações clínicas em mulheres incluem oligomenorreia, hirsutismo, acne excessiva, hipertrofia muscular, voz grave, calvície temporal e clitoromegalia. Síndrome de Cushing associada à virilização é diagnosticada em aproximadamente 10-30% desses pacientes.[17] A feminização, decorrente de secreção tumoral excessiva de estrógenos, é uma síndrome clínica rara, mas é típica das neoplasias corticais malignas. Raramente, pacientes com carcinoma cortical podem apresentar hipoglicemia em decorrência da produção tumoral do fator de crescimento semelhante à insulina II (IGF2).[18]

Entre 30-50% dos pacientes adultos com carcinoma cortical da suprarrenal não apresentam síndromes endócrinas ao diagnóstico. Esse grupo de pacientes apresenta usualmente dor abdominal com achado incidental de uma massa adrenal nos estudos de imagem. Os carcinomas corticais da suprarrenal se apresentam frequentemente como massas palpáveis ao diagnóstico. A invasão local comumente envolve o rim e a veia cava inferior, enquanto a doença metastática pode ser encontrada em linfonodos retroperitoneais, pulmão, fígado e ossos.

TUMORIGÊNESE

Aspectos moleculares envolvidos na tumorigênese adrenocortical têm sido amplamente investigados, contudo poucos marcadores moleculares mostraram-se úteis para o diagnóstico de malignidade, principalmente no grupo pediátrico.[19-24] Estudos com hibridização genômica comparativa demonstraram um alto grau de instabilidade cromossômica presente nos tumores adrenocorticais, sobretudo nos carcinomas.[25-30]

A síndrome de Li-Fraumeni, que se caracteriza clinicamente pelo desenvolvimento de múltiplos tumores (carcinoma de mama, tumores cerebrais, sarcomas de partes moles, sarcoma ósseo e leucemia), também apresenta uma incidência aumentada do carcinoma cortical da suprarrenal. Mutações germinativas no gene *p53*, localizado no cromossomo 17p, foram encontradas em famílias acometidas por essa síndrome.[31] A mutação germinativa Arg337His do gene *p53* está associada a 78% dos tumores corticais de suprarrenal esporádicos de crianças provenientes da região Sul do Brasil.[32,33] Esta mutação, localizada no éxon 10 do gene *p53*, resulta na substituição do aminoácido arginina por histidina na posição 337 (Arg337His) do domínio de tetramerização da proteína. A frequência da mutação germinativa Arg337His em adolescentes e adultos com tumores corticais da suprarrenal é menor (~14% dos casos), mas confere um prognóstico pior a esses pacientes.

Alterações específicas do lócus 11p15, região na qual foi mapeado o gene *IGF2*, foram descritas em tumores embrionários associados à síndrome de Beckwith-Wiedemann.[34] Esta região contém um *cluster* de genes que sofrem *imprinting* parental, entre eles o *IGF2*, que é transcrito a partir do alelo paterno.[35] Outros genes nesse lócus, *H19* e *p57Kip2*, também sofrem *imprinting* parental, mas, ao contrário do *IGF2*, são expressos pelo alelo materno.[36,37] A transcrição do gene *H19* gera um micro-RNA, que atua como silenciador pós-transcricional do IGF2, enquanto o gene *p57kip2* regula mecanismos do ciclo celular, ambos sendo considerados genes supressores tumorais.[38,39] A dissomia uniparental do lócus 11p15 com anormalidade do *imprinting* genômico foi relacionada à síndrome de Beckwith-Wiedemann.[40]

INVESTIGAÇÃO DIAGNÓSTICA

Investigação laboratorial

Os critérios para o diagnóstico do hipercortisolismo subclínico são controversos. O teste de supressão com 1 mg de dexametasona constitui o primeiro passo na investigação do hipercortisolismo em pacientes com incidentaloma de suprarrenal. Contudo, a especificidade e sensibilidade do teste dependem da concentração sérica de cortisol utilizada como limite diagnóstico. A utilização do cortisol > 1,8 µg/dL após dexametasona (1 mg) para definição da ausência de supressão está associada a uma especificidade de 91%

para o diagnóstico de hipercortisolismo subclínico. Doses de supressão maiores de dexametasona (3 mg ou mesmo 8 mg) e concentração de cortisol mais elevada (3,0 µg/dL) para definição da ausência de supressão têm sido propostos com o objetivo de reduzir o número de falsos positivos, sem alterar a sensibilidade do teste de supressão com dexametasona,[4] embora o teste-padrão com 1 mg seja o mais utilizado na prática clínica e a referência em nosso Serviço. O diagnóstico do hipercortisolismo subclínico deve ainda ser confirmado por meio da realização de exames adicionais, como determinação do cortisol sérico ou salivar à meia-noite, cortisol urinário e ACTH plasmático (Tabela 42.2).

A avaliação hormonal completa é mandatória durante a investigação diagnóstica pré-operatória dos pacientes com tumores corticais da suprarrenal. O padrão de secreção hormonal dos tumores pode indicar uma possível lesão maligna (secreção mista

Tabela 42.2 Diagnóstico de hipercortisolismo subclínico em pacientes com incidentaloma de suprarrenal*[4]

Perda do ritmo circadiano do cortisol (coleta à meia-noite: cortisol sérico > 7,5 µg/dL e cortisol salivar > 0,13 µg/dL)
Redução dos valores de sulfato de desidroepiandrosterona (DHEAS)
Supressão do ACTH (< 5 pmoL/L)
Ausência de supressão do cortisol após 1 mg de dexametasona às 23h: cortisol sérico > 1,8 µg/dL (coletado às 8h da manhã seguinte)
Ausência de supressão do cortisol após 3mg de dexametasona às 23h: cortisol sérico > 3.0 µg/dL (coletado às 8h da manhã seguinte)
Ausência de supressão do cortisol após altas doses de dexametasona
Aumento do cortisol urinário de 24h: cortisol urinário total > 300 µg/24h ou sua fração livre > 90 µg/24h.

*Os exames laboratoriais para investigação de hipercortisolismo devem ser realizados em duas ou três diferentes ocasiões em razão da possibilidade de secreção cíclica de cortisol.

de cortisol e andrógenos, estradiol em homens ou altas concentrações séricas de precursores esteroidais como DHEAS ou 11-desoxicortisol). O diagnóstico de hipercortisolismo, frequentemente subclínico, tem importante implicação no manejo pós-operatório, já que a secreção tumoral autônoma de cortisol está associada a um maior risco de insuficiência de suprarrenal após a ressecção tumoral. Tais pacientes devem receber hidrocortisona intravenosa (50 mg IV antes da indução anestésica e 50 mg IV 8/8h nas primeiras 24 a 72 horas), passando para reposição via oral com acetato de cortisona ou prednisona assim que a dieta estiver liberada, com posterior reavaliação laboratorial do eixo hipotálamo-hipófise-adrenal no seguimento. Um aspecto importante é a exclusão do diagnóstico de feocromocitoma antes do tratamento cirúrgico, já que nessa condição clínica deve haver um preparo pré-operatório específico.

Estudos de imagem

O tamanho do tumor da suprarrenal estimado por TC ou ressonância magnética (RM) constitui um dos melhores indicadores de malignidade (Figura 42.1). A razão adenoma/carcinoma é 5:1 em tumores ≥ 3 cm e de 3:1 em tumores ≥ 4 cm.[1] A punção biópsia por agulha fina não é indicada na avaliação diagnóstica de um tumor adrenal considerado potencialmente maligno, já que este procedimento é pouco informativo. Deste modo, a avaliação hormonal criteriosa e as características radiológicas da lesão são fundamentais para a indicação cirúrgica.

Adenomas corticais de suprarrenal são geralmente lesões menores que 4 cm, homogêneas e com margens bem-definidas (Figura 42.1A). Calcificações, necrose e hemorragia são indicadores de malignidade, embora estes achados radiológicos não sejam muito específicos. Os carcinomas são lesões usualmente maiores que 6 cm, densas, irregulares, heterogêneas, e que apresentam ganho de sinal após a injeção de meio de contraste. A maioria das lesões menores que 4 cm é benigna, contudo

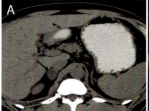 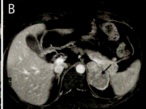 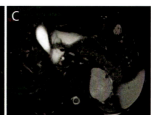

Figura 42.1 (A) Adenoma cortical da suprarrenal à direita medindo 2 cm (seta) no maior eixo diagnosticado como um incidentaloma e demonstrando densidade < 10 UH na TC sem contraste. (B) Carcinoma cortical da suprarrenal (seta) medindo 6 cm (seta) no maior eixo produtor de cortisol e andrógenos com realce heterogêneo na RM em T1 e demonstrando hipersinal em T_2. (C) TC: tomografia computadorizada; RM: ressonância magnética. Fonte: Serviço de Endocrinologia e Metabologia do Hospital das Clínicas da FMUSP.

malignidade não pode ser excluída somente pelo tamanho (Tabela 42.3).

Os adenomas corticais de suprarrenal contêm uma grande quantidade intracelular de lipídios, o que permite uma avaliação quantitativa pela medida da densidade na TC, convencionalmente expressos em unidades Hounsfield (UH). Densidades inferiores a 10 UH apresentam alta sensibilidade e especificidade, variando de 90 a 100% para o diagnóstico de tumores benignos. No entanto, um baixo conteúdo lipídico com valores mais elevados de atenuação pode ser encontrado em 10 a 40% dos adenomas.[6] Em outras palavras, lesões com densidades menores que 10 UH virtualmente descartam a possibilidade de carcinoma, enquanto o achado de lesões com maior densidade, por si só, torna inconclusivo o diagnóstico da natureza da lesão, visto que adenomas com baixo teor de gordura também apresentam

tal característica radiológica. Outra característica importante dos adenomas corticais da suprarrenal, mesmo aqueles com pouco conteúdo lipídico, é uma rápida passagem do meio de contraste após a injeção intravenosa na TC com contraste. Assim, a realização de uma TC adicional após 10 a 15 min da injeção de contraste é útil para a melhor caracterização desses tumores. Uma redução de 40 a 50% ou uma densidade < 35 UH do tumor após 10-15 min tem uma sensibilidade de 96% e uma especificidade de 100% para o diagnóstico de benignidade[41,42] (Tabela 42.4 e Figura 42.2).

Lesões malignas primárias e metastáticas da glândula suprarrenal são usualmente hiperintensas em T2 quando comparadas com o sinal do fígado (Figura 42.1B e C). Da mesma maneira que a TC, o conteúdo lipídico das lesões também pode ser usado na diferenciação entre adenomas e carcinomas. A presença de conteúdo lipídico promove uma perda de sinal na mudança de fase da RM (em fase e fora de fase), também denominada RM com variação química ("*chemical shift*"). Uma razão entre o sinal da lesão tumoral na RM em fase e o sinal na RM fora de fase (ambos normalizados pelo sinal do baço) menor que 0,7 (redução de 30%) indica benignidade com uma alta sensibilidade e especificidade[6] (Tabela 42.4).

A tomografia com emissão de pósitron usando ^{18}F-2-flúor-d-desoxiglicose (PET-FDG) apresenta um alto valor preditivo negativo para o diagnóstico de malignidade em lesões com baixa captação.[43] Um estudo com 77 pacientes portadores de massas de suprarrenal mostrou que uma razão de SUV_{max} adrenal/fígado < 1,45 era altamente preditora de lesão benigna (sensibilidade 100%, especificidade 88%).[44] Cabe ressaltar que a hiperplasia adrenal macrono-

Tabela 42.3 Características das massas corticais de suprarrenal[5-7]

Adenoma
Lesões frequentemente menores que 4 cm, homogêneas e bem-definidas
TC: densidade < 10 UH* na TC sem contraste; redução de 40 a 50% ou densidade < 35 UH após 10-15 min da injeção de contraste; calcificações e hemorragia raros RM: isossinal em T2 e perda de sinal > 30% na RM fora de fase
Carcinoma
Lesões geralmente maiores que 6 cm, heterogêneas e irregulares
TC: densidade > 10 UH na TC sem contraste; redução inferior a 40-50% ou densidade > 35 UH após 10-15 min da injeção de contraste; calcificações e hemorragia RM: hipersinal em T2 e perda de sinal < 30% na RM fora de fase
Metástase
Lesões heterogêneas, frequentemente bilaterais e com intensa captação de contraste
TC e RM: semelhantes ao carcinoma adrenocortical
Feocromocitoma
Lesões heterogêneas, densas e com intensa captação de contraste RM: hipersinal e brilho intenso em T2; ausência de perda de sinal fora de fase
Mielolipoma
Lesões com importante conteúdo lipídico e com densidade muito baixa na TC RM: sinal semelhante ao tecido gorduroso subcutâneo e retroperitoneal.

*UH = unidades Hounsfield.

Tabela 42.4 Estadiamento do carcinoma cortical da suprarrenal[50]

		ENSAT 2009	
I	T_1, N_0, M_0	T ≤ 5 cm, confinado à adrenal
II	T_2, N_0, M_0	T > 5 cm, confinado à adrenal
III	T_{1-2}, N_1, M_0 T_3, N_0-N_1, M_0 T_4, N_0-N_1, M_0	Presença de linfonodos + (N_1) T com infiltração de tecidos adjacentes (T_3) T com invasão de órgãos adjacentes ou veia cava ou veia renal (T_4)
IV	T_1-T_4, N_0-N_1, M_1	Presença de metástases

ENSAT, Grupo Europeu para Estudo dos Tumores Adrenais; T1: tumor ≤ 5 cm; T2: tumor > 5 cm; T3: tumor infiltrando tecidos adjacentes; T4: tumor invadindo órgãos adjacentes ou trombo tumoral em veia cava ou renal; N0: sem linfonodos positivos; N1: linfonodo(s) positivo(s); M0: sem metástase à distância; M1: presença de metástase à distância.

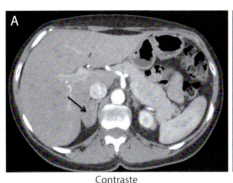 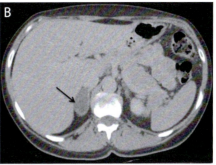

Contraste | 15 minutos pós-contraste

Figura 42.2 (A) Incidentaloma de suprarrenal (seta) medindo 3,8 cm com densidade de 47 UH na fase com contraste arterial precoce. (B) Após 15 min da injeção de contraste, a densidade do nódulo de suprarrenal caiu para 8 UI, mostrando um clareamento de 83%, sugestivo de lesões de suprarrenal benignas com alto conteúdo de gordura intracelular. Fonte: Serviço de Endocrinologia e Metabologia do Hospital das Clínicas da FMUSP.

dular independente de ACTH pode apresentar valores elevados de captação de FDG, semelhantes aos apresentados por carcinomas ou metástases.[45]

Avaliação histopatológica

A diferenciação entre adenomas e carcinomas adrenocorticais é difícil e deve ser realizada por um patologista experiente. Em 1984, Weiss[46,47] introduziu escores de malignidade baseados em critérios histopatológicos: atipia nuclear; mitoses atípicas; índice mitótico (> 5/50 campos de grande aumento); células claras < 25%; arquitetura difusa > 33%; necrose; invasão de cápsula; invasão de sinusoide e invasão vascular. Tumores com menos de três escores de Weiss são caracterizados como adenomas, e as lesões com três ou mais critérios são definidas como carcinomas. Contudo, alguns desses critérios histopatológicos não são completamente reprodutíveis entre os patologistas. Outro aspecto relevante é a não aplicabilidade dos critérios de Weiss para os tumores adrenocorticais pediátricos, uma vez que as crianças, na grande maioria dos casos, apresentam evolução clínica favorável mesmo quando classificados como carcinomas.[10,48,49] Dentre os escores de Weiss, o índice mitótico (> 5/50 por CGA campos de grande aumento), necrose e invasão vascular (venosa e sinusoidal) constituem os critérios mais sugestivos de malignidade.[16] A imunoexpressão elevada (≥ 10%) do marcador de proliferação celular Ki67 é também um fator independente de prognóstico desfavorável em tumores corticais da suprarrenal em adultos.[16] Recentemente, demonstramos que um índice de Ki67 ≥ 10% é também um fator prognóstico desfavorável no grupo pediátrico.

Estadiamento e prognóstico

O fator prognóstico mais relevante nos pacientes com carcinoma cortical da suprarrenal é o estadiamento (Tabela 42.5). Um aspecto interessante é que os pacientes com tumor infiltrando somente tecidos adjacentes (T_3) possuem um desfecho clínico similar ao de pacientes com invasão de órgãos adjacentes (T_4). Assim, o fator determinante para a sobrevida extremamente reduzida em pacientes com estádio IV é a presença de metástase. Em virtude do que foi exposto, o Grupo Europeu para Estudo dos Tumores da Suprarrenal (ENSAT) propôs um novo estadiamento para o carcinoma cortical da suprarrenal (Tabela 42.6). De acordo com o novo estadiamento, a sobrevida dos pacientes em 5 anos é de 82% no estádio I, 61% no estádio II, 50% no estádio III e 13% no estádio IV.[50] Pacientes em estádio IV têm em geral uma sobrevida inferior a 15 meses.

Diferentemente dos adultos, os tumores adrenocorticais pediátricos com prognóstico desfavorável baseado somente em critérios histopatológicos apresentam evolução clínica favorável sem recorrência em 69% dos casos.[10,48,49] Portanto, os critérios definitivos de malignidade no grupo pediátrico são a presença de invasão tecidual e de órgãos adjacentes ou metástases.

Tratamento

Incidentalomas e tumores corticais da suprarrenal não suspeitos de malignidade

Tumores ≥ 4 cm e/ou com características radiológicas sugestivas de malignidade têm indicação cirúrgica. Outro critério para o tratamento cirúrgico é a presença de manifestações clínicas relacionadas ao excesso de produção hormonal (síndrome de Cushing, virilização, hiperaldosteronismo e feocromocitoma).[4] Adrenalectomia laparoscópica é o procedimento de escolha para as lesões da suprarrenal sem achados radiológicos indicativos de malignidade. Embora exista controvérsia, a

Tabela 42.5 Manifestações clínicas em pacientes pediátricos com tumores corticais da suprarrenal[75,77]

Alteração	Manifestações Clínicas	Frequência	Particularidades na Criança
Hiperandrogenismo	Pubarca precoce Acne Crescimento excessivo Virilização (hipertrofia muscular, clitorimegalia, voz grave, hirsutismo)	Maioria dos pacientes: > 90% (isoladamente ou síndrome mista)	
Hipercortisolismo	Redução ou parada do crescimento Síndrome de Cushing (ganho excessivo de peso, fácies arredonda, HAS etc.)	Cerca de 10 a 15% dos pacientes: "puro", síndrome mista com hiperandrogenismo (*às vezes subclínica)	Obesidade pode ser "generalizada" Estrias violáceas são infrequentes
Hiperestrogenismo	Telarca precoce Ginecomastia	Rara	-
Hiperaldosteronismo	HAS	Rara	-
Efeito de massa	Dor abdominal Aumento do volume abdominal Vômitos	Pouco comum	-

Tabela 42.6 Escala de estadiamento tumoral proposta pelo *International Pediatric Adrenocortical Tumor Registry*[85]

Estágio Tumoral	Critérios
I	Ressecção completa do tumor com margens livres, tumor pequeno (< 200 cm³ e < 100 g) Ausência de metástases e concentrações hormonais normais após a cirurgia
II	Ressecção completa do tumor com margens livres, tumores grandes (≥ 200 cm³ e ≥ 100 g) e concentrações hormonais normais após a cirurgia
III	Tumor residual (macro ou microscópico) ou inoperável, ruptura da cápsula (*spillage*), pacientes nos estádios I ou II com concentrações hormonais alteradas após a cirurgia ou acometimento de linfonodos retroperitoneais
IV	Metástases à distância

adrenalectomia aberta constitui o tratamento de escolha para as massas adrenais > 10-12 cm, com outros achados radiológicos sugestivos de malignidade ou invasão de órgãos adjacentes e aumento de linfonodos regionais.[16] Os pacientes com síndrome de Cushing e hipercortisolismo subclínico apresentam um alto risco de insuficiência de suprarrenal após a remoção do tumor, em decorrência da supressão da secreção de ACTH e consequente bloqueio da síntese de cortisol pela glândula suprarrenal contralateral. Desta maneira, a reposição de glicocorticoide está indicada no intra e no pós-operatório destes pacientes. A duração da reposição com glicorticoides é variável e deve ser monitorizada ambulatorialmente.

O tratamento dos incidentalomas da suprarrenal com hipercortisolismo subclínico e sem evidência radiológica de malignidade permanece controverso, já que os critérios diagnósticos e a importância biológica desta condição não estão totalmente definidos. Recentemente, um estudo retrospectivo longitudinal incluindo 55 pacientes com hipercortisolismo subclínico e incidentaloma da suprarrenal demonstrou melhora dos parâmetros metabólicos (pressão arterial, glicemia e perfil lipídico) após tratamento cirúrgico em relação ao grupo sob tratamento conservador.[14] A indicação de tratamento cirúrgico do hipercortisolismo subclínico deve ser avaliada individualmente com os pacientes, levando-se em consideração a possível melhora dos parâmetros metabólicos e a necessidade de um seguimento rigoroso a longo prazo. A TC ou a RM da glândula suprarrenal deve ser repetida após 3-6 meses do diagnóstico nos pacientes em tratamento conservador, a fim de se detectar massas rapidamente progressivas. A partir de então, os estudos de imagens podem ser solicitados a intervalos maiores (anualmente). A reavaliação hormonal está também indicada anualmente durante o seguimento desses pacientes.

O seguimento de incidentalomas da suprarrenal não funcionantes e sem indicação cirúrgica deve ser feito anualmente com imagem (TC ou RM) para avaliar crescimento da lesão e com investigação hormonal para diagnosticar hiperfuncionalidade. Se após 4 anos de seguimento não houver progressão da lesão e nem evidência laboratorial de excesso de produção hormonal, o paciente pode receber alta do seguimento.

Tumores corticais da suprarrenal localizados suspeitos de malignidade

O tratamento cirúrgico é mandatório em pacientes com suspeita de carcinoma cortical da suprarrenal e deve ser realizado por cirurgiões experientes a fim de evitar ressecções incompletas e ruptura da cápsula tumoral com consequentes implantes peritoneais. A ressecção cirúrgica completa é também possível na maioria dos pacientes em estádio III (Figura 42.3).[51] A abordagem laparoscópica foi associada a uma maior recorrência do carcinoma cortical da suprarrenal em estudos retrospectivos e permanece ainda controversa nos tumores suspeitos de malignidade com tamanho inferior a 10 cm.[52-54] A ressecção tumoral em bloco está indicada na presença de invasão de tecidos e órgãos adjacentes. O diagnóstico de trombo de veia cava inferior é compatível com a remoção tumoral completa, mas a utilização de circulação extracorpórea pode ser necessária. A linfadenectomia profilática não possui importância prognóstica definida.

O risco de recorrência em pacientes com ressecção cirúrgica considerada completa varia de 60-80%.[55] Deste modo, o tratamento adjuvante está indicado na maioria dos pacientes com doença localizada. Recentemente, o uso adjuvante do mitotano foi associado a uma significativa redução da recorrência tumoral e a maior sobrevida geral e livre de doença.[56] A terapia adjuvante com mitotano deve sempre ser considerada em pacientes com alto risco de recorrência: tumor > 8-10 cm, estádio III, elevado índice mitótico, evidência microscópica de invasão vascular ou capsular e Ki67 ≥ 10%.[16] Adicionalmente, radioterapia adjuvante do sítio tumoral deve ser considerada em pacientes com carcinoma de alto risco de recorrência, embora a sua indicação não esteja tão definida quanto o uso do mitotano adjuvante (Figura 42.3).[57]

Após o tratamento cirúrgico associado ou não à terapia adjuvante, os pacientes com carcinoma cortical da suprarrenal devem ser monitorizados a cada 3 meses com TC de tórax e abdômen por um mínimo de 2 anos (Figura 42.3). Após esse período inicial de seguimento, o rastreamento de recorrência com estudos de imagem pode ser realizado a intervalos de 6 meses. A avaliação hormonal também é realizada durante o acompanhamento pós-operatório, embora os marcadores hormonais apresentem sensibilidade inferior à dos estudos de imagem para o diagnóstico de recorrência.

Mitotano

Mitotano (o,p'-DDD [Lisodren®]) é um agente adrenolítico disponível para o tratamento do carcinoma cortical da suprarrenal.[58] O uso do mitotano está indicado como terapia adjuvante nos pacientes com carcinoma de alto risco de recorrência e nos pacientes com doença recorrente e metastática. O mitotano possui uma ação citotóxica nas células adrenocorticais, promovendo uma degeneração focal da zona fasciculada e reticular. O tratamento com mitotano deve ser iniciado na dose de 1,5 g/dia, com

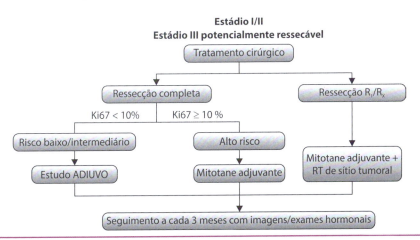

Figura 42.3 Algoritmo para tratamento e seguimento dos pacientes com carcinoma cortical da suprarrenal potencialmente ressecável. ADIUVO (estudo clínico em andamento para avaliar o uso do mitotano em pacientes com carcinoma de baixo risco de recorrência); R$_1$: ressecção incompleta microscopicamente; R$_x$: ressecção com margens não caracterizadas.[51]

aumento progressivo até 5-6 g/dia. A progressão da dose depende principalmente da tolerância aos seus efeitos colaterais gastrintestinais.[16] A dose ideal deve ser definida por meio da monitorização da sua concentração plasmática (14-20 mg/L). Concentrações plasmáticas de mitotano maiores que 20 mg/L estão associadas a uma significativa toxicidade, incluindo efeitos neurológicos (letargia, sonolência, ataxia, polineuropatia, entre outros). A monitorização da concentração plasmática deve ser realizada a cada 4 semanas durante o início do tratamento. A maioria dos pacientes necessita de no mínimo 2 a 3 meses de tratamento para atingir os níveis terapêuticos.

Em decorrência da sua atividade adrenolítica, assim como pela inibição de várias enzimas envolvidas na esteroidogênese adrenal, o mitotano induz insuficiência suprarrenal. Como o mitotano também aumenta a metabolização periférica de cortisol e eleva a concentração da proteína ligadora de cortisol (CBG), os pacientes em uso necessitam de doses mais elevadas de reposição com glicocorticoides (acetato de cortisona 37,5 a 50 mg/dia; podem ser necessárias doses mais elevadas e a utilização de glicocorticoides de meia-vida mais longa como dexametasona ou betametasona). A indicação de reposição com mineralocorticoide (fludrocortisona 50 µg/dia) deve ser avaliada a partir da dosagem de sódio e potássio séricos e da atividade plasmática de renina.

Carcinoma cortical da suprarrenal recorrente

A ressecção cirúrgica de recorrências locais é uma opção terapêutica aceitável e deve sempre ser considerada, estando associada a aumento da sobrevida em estudos retrospectivos.[59-61] Radioterapia do sítio tumoral está indicada em pacientes com recorrência tumoral e sem doença metastática. Caso a recorrência tumoral seja diagnosticada na vigência de terapia com mitotano, pode-se indicar o tratamento adjuvante com quimioterapia sistêmica, descrito a seguir. O diagnóstico da recorrência tumoral antes de 12 meses após a ressecção cirúrgica está associado a um pior prognóstico (Figura 42.4).

Carcinoma cortical da suprarrenal metastático

A ressecção cirúrgica deve ser considerada nos casos em que seja possível a remoção completa do tumor primário e das lesões metastáticas. A terapia com mitotano deve ser então iniciada nos pacientes que não estejam em uso adjuvante desta medicação. Apesar de controlar o excesso de produção hormonal na maioria dos carcinomas metastáticos, regressões tumorais objetivas foram detectadas em apenas 25% dos pacientes em uso de mitotano.[58]

Recentemente, foi publicado o primeiro estudo fase III duplo-cego randomizado envolvendo pacientes com carcinoma adrenal avançado (*FIRM-ACT, First International Randomized Trial in Locally Advanced and Metastatic Adrenocortical Carcinoma Treatment*), que comparou dois esquemas citotóxicos como terapia primária ou terapia secundária, em caso de falência terapêutica ao primeiro esquema (no caso de não resposta, o paciente passava a receber o outro esquema quimioterápico).[62] Como terapia de primeira linha, o esquema EDP

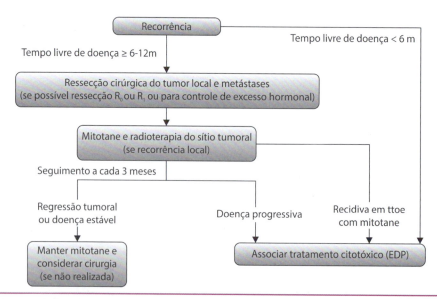

Figura 42.4 Algoritmo para tratamento e seguimento dos pacientes com recorrência do carcinoma cortical da suprarrenal. R_o: ressecção completa microscopicamente; R_x: ressecção com margens não caracterizadas; EDP: etoposida, doxorrubicina e cisplatina.[51]

[etoposida (E), doxorrubicina (D) e cisplatina (P)] + mitotano proposto por Berruti se mostrou ligeiramente superior a Sz (estreptozotocina) + mitotano, com uma maior sobrevida livre de doença (5,0 *vs* 2,1 meses). Os pacientes que foram realocados para terapia secundária, no caso de falência do tratamento inicial, apresentaram resultado semelhante, também com discreta superioridade do esquema EDP+M. Não houve diferença significativa em relação à sobrevida global da doença.

Os protocolos de quimioterapia atualmente disponíveis para o tratamento do carcinoma adrenocortical metastático possuem eficácia limitada, e são necessárias novas alternativas terapêuticas. Recentemente, diversos estudos clínicos avaliaram a eficácia de inibidores de alvos moleculares específicos (inibidor de VEGFs, EGFR, IGF1R, c-KIT, mTOR) em pacientes com carcinoma avançado, contudo não foram evidenciadas respostas objetivas ou doença estável na maior parte dos pacientes incluídos nos estudos.[51] O conhecimento recente da importante atividade indutora do citocromo CYP3A4 pelo mitotano trouxe à tona preocupação quanto à possível redução da eficácia de esquemas quimioterápicos ou terapias-alvo moleculares quando em associação com o mitotano.[63,64]

HIPERALDOSTERONISMO PRIMÁRIO

O hiperaldosteronismo primário (HI) é a principal causa de hipertensão endócrina, embora frequentemente subdiagnosticada. Em centros terciários, HP é causa de hipertensão arterial sistêmica (HAS) resistente em 11% dos casos. Diversos estudos experimentais e clínicos apontaram a aldosterona como um importante fator de risco cardiovascular. O excesso de aldosterona pode aumentar o risco cardiovascular por mecanismos extrarrenais. Síndrome metabólica está presente em 41% dos pacientes com HP. A apresentação clínica clássica do HP é HAS e hipocalemia. Contudo, vale ressaltar que a maior parte dos pacientes com HP (aproximadamente 60%) possui níveis de K+ séricos normais.[65,66] Estudos retrospectivos demonstram que a prevalência de HP também é maior em pacientes diabéticos com HAS resistente e em pacientes com apneia obstrutiva do sono, contudo o rastreamento de HP nessas situações clínicas ainda não está estabelecido.[67]

De acordo com o consenso da Sociedade Americana de Endocrinologia, o HP deve ser investigado laboratorialmente nas seguintes condições:[65,66]

- HAS e hipocalemia espontânea ou induzida por terapia com diurético;
- HAS e incidentaloma de suprarrenal;
- PA > 150 × 100 mmHg em três ocasiões diferentes;
- HAS controlada (< 140 × 90 mmHg) com quatro drogas anti-hipertensivas;
- HAS associada a apneia obstrutiva do sono;
- HAS e história familial de HAS ou doença cerebrovascular < 40a;
- HAS em parentes de 1° grau de pacientes com HP.

RASTREAMENTO BIOQUÍMICO

O rastreamento do HP é realizado pela dosagem da aldosterona (Aldo) e atividade de renina plasmática (APR) para determinar a relação Aldo/APR (Figura 42.5). Quando a renina for dosada diretamente a conversão para APR deve ser feita dividindo-se o valor da renina por 12. Devemos dosar aldosterona e renina plasmáticas após o paciente ter deambulado por no mínimo 2 horas e após estar sentado por 5 a 15 minutos. Esta recomendação tem como objetivo aumentar a sensibilidade de uma renina suprimida. No entanto, a não deambulação do paciente por 2h antes da coleta não contraindica a coleta. Não é necessário decúbito para a coleta de sangue. Antes da coleta, corrigir a hipocalemia e não restringir o sal da dieta. Resultados de aldosterona ≥ 12,5 ng/dL e Aldo/APR ≥ 30 ng/dL/ng/mL/h possuem sensibilidade e especificidade superiores a 90% para o diagnóstico de HP.[65,66]

A espironolactona deve ser suspensa por no mínimo 4-6 semanas (ou até APR suprimida) para realizar o rastreamento de HP. Na investigação inicial, não é necessário suspender outras drogas anti-hipertensivas. Pacientes com valores limítrofes de aldosterona (12,5-20 ng/dL) com APR suprimida se beneficiam da substituição das drogas anti-hipertensivas por hidralazina e verapamil, que são classicamente as drogas que menos interferem com a secreção de renina e aldosterona.

TESTES CONFIRMATÓRIOS DO RASTREAMENTO

A realização do teste confirmatório está indicada somente em pacientes com aldosterona < 30 ng/dL, e aqueles com APR suprimida com relação Aldo/APR < 100 necessitam de testes confirmatórios (Figura 42.5). É necessário corrigir a hipocalemia antes da realização do teste confirmatório, já que o estímulo para liberação de aldosterona pode agravar a hipo-

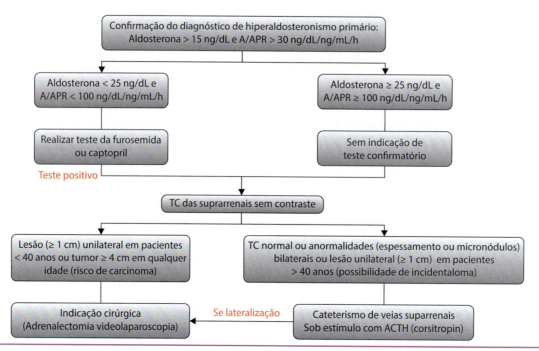

Figura 42.5 Algoritmo para investigação diagnóstica e tratamento de pacientes com hiperaldosteronismo primário. Fonte: Adaptado de Funder JW, et al.[66]

calemia. Os principais testes confirmatórios utilizados são o teste da furosemida, o teste do captopril e o teste da infusão salina. Os testes da furosemida e da infusão salina apresentam melhor acurácia diagnóstica. Contudo, o teste da infusão salina possui o inconveniente de promover uma sobrecarga hídrica aguda em pacientes que já apresentam HAS resistente.[68]

O teste da furosemida deve ser iniciado após o paciente permanecer deitado por no mínimo 30 min, administrar furosemida 40 mg EV e colher renina após 2h de deambulação. O teste é considerado positivo se a APR for < 2 ng/mL/h.

No teste da sobrecarga salina, após a infusão de 2 L de SF 0,9% em 4 horas, dosamos aldosterona. Um valor de aldosterona < 5,0 ng/dL exclui o diagnóstico de hiperaldosteronismo primário; aldosterona entre 5 e 10 ng/dL é inconclusiva, e aldosterona > 10 ng/dL confirma o diagnóstico.

O teste do captopril consiste em administrar 50 mg de captopril oral após o paciente ter permanecido sentado ou em pé por pelo menos 1 hora, e dosar renina, aldosterona e cortisol nos tempos 0, 60 e 120 min. O teste é considerado positivo se não houver queda > 30% da aldosterona sérica ou se a aldosterona sérica for > 12 ng/dL.

DIAGNÓSTICO ETIOLÓGICO

Após a confirmação do diagnóstico de HP, todos os pacientes devem realizar uma TC de suprarrenais com a finalidade de investigar a presença de nódulos de suprarrenais (uni ou bilaterais) e para excluir a presença de tumores da suprarrenal maiores que 4 cm, situação na qual aumenta a probabilidade de tratar-se de um carcinoma produtor de aldosterona.[66]

As principais causas de HP estão enumeradas a seguir:

- Aldosteronoma (30-40%): adenomas < 2 cm com baixa atenuação na TC de suprarrenais;
- Hiperaldosteronismo idiopático bilateral (50-60%): caracterizado por hiperplasia bilateral das suprarrenais. A produção de aldosterona responde ao estímulo do SRA, e, portanto, manobras que estimulam a renina podem estimular a produção de aldosterona. Entretanto, alguns pacientes podem não responder a essas manobras;
- Carcinoma suprarrenal produtor de aldosterona: causa rara de HP. Deve ser considerado na presença de tumores da suprarrenal > 4 cm e com cossecreção de cortisol ou andrógenos;
- Hiperaldosteronismo familiar tipo 1: também conhecido como hiperaldosteronismo suprassível com glicocorticoides. É causado por uma translocação anômala envolvendo os genes da 11β-hidroxilase e aldosterona sintetase, dando origem a um gene quimérico (região promotora da 11β-hidroxilase e região codificadora da aldosterona sintetase). Esta é uma causa familial com herança autossômica dominante em indivíduos jovens;

- Hiperaldosteronismo familial tipo 2: definido como casos familiais de aldosteronoma ou hiperaldosteronismo idiopático familial;
- Hiperaldosteronismo familial tipo 3: hiperplasia suprarrenal bilateral associada a mutação germinativa do canal de potássio *KCNJ5*.[69] Esta é uma causa familial com herança autossômica dominante em indivíduos jovens.

Recentemente, mutações somáticas do *KCNJ5* foram identificadas em 40-60% dos aldosteronomas, tornando-se a causa genética mais frequente desses tumores.[69,70] Defeitos somáticos em genes que codificam outros canais de potássio (*ATP1A1* e *ATP2B3*) também foram identificados em aldosteronomas, mas em uma frequência menor (8% dos casos).[71]

CATETERISMO DAS VEIAS SUPRARRENAIS

O cateterismo das veias suprarrenais tem como finalidade estabelecer se a secreção autônoma de aldosterona é bilateral ou unilateral (neste caso definindo o lado da lesão) (Figura 42.5).[72] Os aldosteronomas são tumores pequenos e podem não ser detectados na TC. Além disso, pacientes com aldosteronoma podem ter incidentalomas da suprarrenal, principalmente em indivíduos com idade superior a 40 anos. Por outro lado, pacientes com hiperaldosteronismo idiopático bilateral podem ter nódulos unilaterais na TC e, portanto, o diagnóstico de aldosteronoma pode ser feito erroneamente.

O cateterismo das veias suprarrenais está indicado diante de TC de suprarrenais normal ou se houver anormalidades bilaterais (espessamento ou micronódulos) ou se lesão unilateral em pacientes com idade superior a 40 anos em virtude da maior prevalência de incidentaloma da suprarrenal nesta faixa etária.

O cateterismo das veias suprarrenais deve ser feito sob estímulo com cortrosina (ACTH sintético), a fim de sensibilizar a acurácia do exame em identificar lateralização.[73] A maior dificuldade do cateterismo das veias suprarrenais consiste em cateterizar a veia suprarrenal direita, que desemboca perpendicularmente na veia cava inferior. Após estímulo com ACTH, a relação do cortisol da veia suprarrenal/veia cava inferior é usualmente > 5. Deve-se então colher aldosterona e cortisol das veias suprarrenais direita e esquerda e da veia cava inferior e determinar o quociente aldosterona/cortisol (aldosterona normalizada). A lateralização é definida se o gradiente for maior ou igual a 4 entre as determinações das duas veias suprarrenais, sendo que no lado não dominante a aldosterona é menor ou igual à da veia cava inferior. Se o gradiente for menor que 3 e a relação de aldosterona normalizada das veias suprarrenais com a veia cava inferior for maior ou igual a 1, está confirmada a bilateralidade da produção de aldosterona. Um gradiente entre 3 e 4 é geralmente inconclusivo, mas pode ser conclusivo se a relação da aldosterona normalizada contralateral/veia cava inferior for inferior a 1.[73]

Teste de supressão com dexametasona

O teste de supressão com dexametasona está indicado para investigar hiperaldosteronismo supressível por glicocorticoide (familial tipo 1) em pacientes com HP e história de início de HAS antes dos 40 anos. O teste consiste na administração de dexametasona 0,5 mg a cada 6h por 48h e dosagem de aldosterona às 8h do 3º dia. Valores de aldosterona < 4 ng/dL sugerem o diagnóstico de hiperaldosteronismo supressível por glicocorticoide.[74]

Tratamento

O tratamento do HP tem como finalidade prevenir a morbimortalidade associada a HAS, hipocalemia e eventos cardiovasculares. É necessário determinar a causa do HP para definir o tratamento apropriado, se cirúrgico ou medicamentoso.[65,66] O tratamento do aldosteronoma é cirúrgico com adrenalectomia laparoscópica. Antes do tratamento cirúrgico, é necessário fazer uso da espironolactona por no mínimo 4 semanas ou preferencialmente até o desbloqueio da APR, a fim de evitar hipoaldosteronismo transitório no pós-operatório. A cura da HAS ocorre em aproximadamente 60% dos casos e depende do tempo e da gravidade da HAS.

Como o hiperaldosteronismo idiopático bilateral é causado por hiperplasia bilateral das suprarrenais, o tratamento é medicamentoso.[65,66] No nosso meio, utilizamos a espironolactona em doses que variam de 50 a 400 mg/dia. O objetivo principal do tratamento é o desbloqueio da APR. A espironolactona, por ser um antagonista não seletivo da aldosterona, também possui ação antiandrogênica, o que acarreta efeitos adversos (ginecomastia e redução da libido) em homens. O eplerenone, antagonista seletivo da aldosterona, não está comercialmente disponível no Brasil.

TUMORES CORTICAIS DA SUPRARRENAL PEDIÁTRICOS

Os tumores corticais da suprarrenal (TACs) são neoplasias raras na faixa etária pediátrica, respondendo por 0,2% de todos os tumores na infância.[21,75] De um modo geral, a incidência anual dos TACs é de 0,3 casos por milhão de crianças, com idade inferior a 15 anos.[76] No entanto, nas regiões Sul e Sudeste do Brasil, a incidência deste tumor é 10 a 15 vezes maior quando comparada à das outras populações.[77] Independentemente da distribuição geográfica, na população pediátrica, os TACs acometem predominantemente crianças do sexo feminino, nos primeiros 5 anos de vida.[77,78]

MANIFESTAÇÕES CLÍNICAS

As apresentações clínicas mais comuns dos TACs na infância são decorrentes da produção excessiva de esteroides adrenais, presente em mais de 90% dos pacientes. A ocorrência de excesso de cortisol isolado é menos frequente, porém não é rara a ocorrência de hipercortisolismo subclínico. Mais raramente podehaver sintomas e/ou sinais relacionados ao efeito de massa ou comprometimento sistêmico. Na maioria dos pacientes o tumor não é palpável.[76,77] Na Tabela 42.5 estão descritos as principais alterações clínicas e os seus mecanismos fisiopatológicos.

DIAGNÓSTICO

Avaliação laboratorial

O diagnóstico dos TACs fundamenta-se na presença de manifestações clínicas compatíveis com o tumor associadas às concentrações elevadas de esteroides adrenais. Uma investigação cuidadosa é fundamental para demonstrar a produção autônoma de esteroides adrenais, realizar os diagnósticos diferenciais e programar a terapêutica a ser instituída.[79] Recomenda-se a investigação hormonal do excesso de andrógenos com dosagem de andrógenos plasmáticos basais, sulfato de desidroepiandrosterona, androstenediona, testosterona, assim como do precursor, 17-hidroxiprogesterona.[79] Em alguns pacientes com TAC pode ocorrer aumento significativo da 17-OHP. Na FMRP-USP utilizamos o teste de supressão com dexametasona (TSD; 0,5 mg ou 1 mg/m²/dia, 6/6h, 3 a 5 dias) para confirmação diagnóstica e avaliação da secreção de cortisol pelo tumor (Figura 42.6). Entretanto, na presença de sinais clínicos de hipercortisolismo sem sinais de hiperandrogenismo, além da demonstração de ACTH plasmático indetectável podem-se realizar testes mais curtos para se confirmar o hipercortisolismo, incluindo TSD *overnight* com 1 mg ou 20 mcg/m² além da dosagem do cortisol salivar às 23 horas.[80-83]

Imagem

Os exames de imagens abdominais confirmam a presença do tumor, determinam a localização, o tamanho e a extensão local, permitem o estadiamento e norteiam o planejamento terapêutico. A ultrassonografia pode ser útil, porém não é o exame de escolha em função de possíveis limitações na sensibilidade e da variabilidade dependente do examinador. A ressonância nuclear magnética (RNM) e a tomografia computadorizada (TC) são consi-

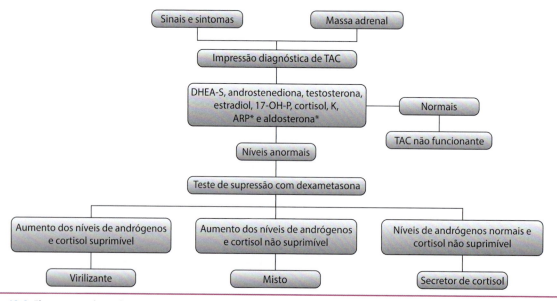

Figura 42.6 Fluxograma da avaliação hormonal preconizada para os pacientes pediátricos com suspeita de tumor cortical da suprarrenal. *Exames realizados em casos selecionados; #: Teste de Supressão com Dexametasona 0,5 mg ou 1 mg/m²/dia (6/6h, 3 a 5 dias).[75]

deradas exames equivalentes, porém a RNM apresenta a vantagem de evitar a exposição à radiação e permite definir com maior precisão a invasão às estruturas vizinhas. A tomografia com emissão de pósitrons com 18F-fluorodesoxiglicose (F18-FDG) pode ser de valor na detecção de metástases.[84] Uma vez confirmada a lesão adrenal, a complementação do estadiamento tumoral requer TC de tórax e cintilografia óssea.

ESTADIAMENTO TUMORAL

Os critérios de estadiamento tumoral para pacientes pediátricos com TA diferem em alguns aspectos daqueles mais utilizados para pacientes adultos. A escala clínica de Sandrini[76] é específica para pacientes pediátricos. Versão modificada desta escala (Tabela 42.6) foi proposta pelo IPACTR (*International Pediatric Adrenocortical Tumor Registry*).[85] O padrão histopatológico de Weiss, proposto para classificar os TAC benignos e malignos, não deve ser utilizado em pacientes pediátricos por não ter a mesma associação com desfecho clínico observada em pacientes.[86]

Tratamento e seguimento

Até o momento, não existe nenhuma abordagem personalizada e nenhum alvo terapêutico molecular foi estabelecido.[87] A ressecção cirúrgica completa por meio de cirurgia aberta (laparotomia) é o tratamento de escolha e a única abordagem capaz de induzir a cura dos pacientes, principalmente nas crianças diagnosticadas em estágios iniciais da doença (I e II). Cirurgia laparoscópica deve ser evitada pelo risco de ruptura da cápsula e disseminação tumoral.[88,89] O *Children's Oncology Group,* em associação com instituições brasileiras, sugere a realização de ressecção de linfonodos retroperitoneais nos pacientes com estadiamento tumoral II a IV.[85] Uma segunda cirurgia deve ser considerada em casos de recorrência local ou metástases isoladas.[85,90]

O planejamento cirúrgico deve ser cuidadoso, uma vez que os pacientes nos quais os tumores são secretores de cortisol apresentam supressão do eixo hipotálamo-hipófise-adrenal e a reposição de glicocorticoide durante e após a cirurgia é necessária. Os pacientes aparentemente curados cirurgicamente requerem acompanhamento rigoroso e contínuo de longo prazo. No HC-FMRP-USP recomendamos o acompanhamento clínico e com dosagens hormonais mensalmente no 1º semestre após a cirurgia, a cada 2 meses no 2º semestre, a cada 3 a 4 meses no 2º ano, semestralmente até 5 anos após a cirurgia e anualmente a seguir. Exames de imagem (tomografia ou ressonância nuclear magnética), entre 3 e 6 meses pós-cirurgia em todos os pacientes e sempre que houver indícios clínicos ou laboratoriais de recidiva da doença.

Mesmo após ressecção cirúrgica completa e na presença de margens de segurança livres, os pacientes podem evoluir com recorrência tumoral e metástases.[90] Portanto, a utilização de terapias adjuvantes deve ser sempre considerada nos pacientes com tumores em estádios III a IV.

O mitotano (o,p'-DDD) é uma droga com atividade tóxica direta nas células adrenocorticais e é o fármaco mais utilizado como tratamento adjuvante para pacientes em estádios III a IV.[79] Baixa resposta terapêutica tem sido observada em pacientes pediátricos (25-30%). Os efeitos colaterais costumam ser muito importantes, incluindo náuseas, vômitos, diarreia e dor abdominal, e neurológicos, sonolência, letargia, ataxia, depressão e vertigem. A dose de mitotano indicada está em torno de 4 mg/m^2/dia,[91] e é necessária a monitorização de sua concentração sérica, pois a dose efetiva e segura está na faixa de 14 e 20 mg/L. Pelo efeito adrenolítico e por modificar a metabolização via citocromo P450, os pacientes em tratamento com mitotano podem ter insuficiência adrenal primária. Por esta razão é necessária a reposição de doses mais elevadas de glicocorticoide e, geralmente, de mineralocorticoide. Atenção especial deve ser dada para o risco de comprometimento do desenvolvimento neuropsicomotor.

O regime quimioterápico combinando mitotano com etoposida, doxorrubicina e cisplatina (EDP-M) é o indicado em pacientes em estádios III e IV. Em séries de pacientes com estádios avançados (III e IV) houve melhora parcial em 45% e melhora completa em 18% dos pacientes.[91] O tratamento adjuvante com radioterapia não está fundamentado com estudos randomizados e parece não modificar o prognóstico. Os tratamentos com agentes que tenham como alvo os mecanismos moleculares envolvidos na tumorigênese podem ser promissores.[92]

Bases moleculares da tumorigênese adrenocortical: particularidades em pacientes pediátricos

Os mecanismos envolvidos na tumorigênese adrenocortical não estão completamente esclarecidos. As características dos TACs que ocorrem nos pacientes muito jovens, como a predominância da secreção de andrógenos, principalmente do hormônio desidroepiandrosterona e seu sulfato, e a menor agressividade destes tumores, sugerem que os TACs pediátricos possam ter origem em células da zona fetal do córtex adrenal.[77] Dentre os fatores envolvidos na tumorigênese adrenocortical destacam-se anormalidades em fatores que participam do processo de desenvolvimento normal do córtex adrenal, como as mutações somáticas ou germinativas do gene *TP53* e a ativação do sistema IGF com expressão aumentada do IGF2. Outras anormalidades moleculares recentemente descritas são a ativação da via de sinalização gênica Wnt/betacatenina e/ou mutações no gene *CTNNB1* (betacatenina) e aumento do número de cópias do gene *SF1* e da expressão de fator esteroidogênico1 (*SF1*). No Brasil, cerca de 75% a 90% dos pacientes pediátricos com TAC oriundos do Sul e do Sudeste são carreadores da mutação germinativa p.R337H em heterozigose no gene *TP53*. No tecido tumoral, essa mutação é encontrada em aparente homozigose, tendo na maioria dos casos ocorrido perda de heterozigose do alelo nativo. Embora presente na maioria dos casos, essa mutação não modifica o prognóstico desses pacientes. Acredita-se que ela possa ser o evento inicial, ou mesmo secundário, da formação do tumor, porém outras anormalidades genéticas participam desse processo. Algumas dessas anormalidades já são conhecidas e estão resumidas na Tabela 42.7, porém outras alterações genéticas ou epigenéticas provavelmente serão caracterizadas num futuro próximo.

Considerando-se que a tumorigênese é um processo complexo e se desenvolve com o acúmulo de alterações cromossômicas e anormalidades na inter-relação entre as vias de sinalização gênica, possivelmente outras vias de sinalização celular envolvidas no processo de desenvolvimento e na manutenção do córtex adrenal participem da tumorigênese do córtex adrenal. Está em estudo o envolvimento de outros fatores, dentre os quais as vias sonic Hedgehog[93] e mTOR e AMPc/PKA na tumorigênese dos TACs pediátricos. O conhecimento dos mecanismos moleculares da tumorigênese poderá contribuir não só na descoberta de marcadores prognósticos para os TACs pediátricos, uma lacuna ainda existente, mas também na descoberta de novos alvos terapêuticos.

Tabela 42.7 Anormalidade moleculares em tumores corticais da suprarrenal pediátricos[23,90]

Gene ou via celular	Alteração	Frequência	Ocorrência esporádica ou em associação com síndrome genética	Associação com prognóstico	Referências bibliográficas
TP53	Mutação Germinativa ou Somática	75 a 90% em pacientes brasileiros	Possível Síndrome de Li-Fraumeni símile	Não	32, 33, 94-96
IGF2	Expressão ↑	Maioria dos tumores	Esporádicos ou associados com a síndrome de Beckwith-Wiedemann	Não	22, 97, 98
IGF1R	Expressão ↑	Em parte dos tumores	TACs esporádicos	Mau prognóstico	22
Wnt/Beta-catenina	Mutações no CTNNB1 e/ou ativação da via	Mutações (6 a 15%) Aparente ativação da via (maioria)	TACs esporádicos	Dados insuficientes	99-102
NR5A1 (SF1)	↑ do número de cópias e/ou ↑ da expressão proteica	Frequente	TACs esporádicos	Não	103, 104

REFERÊNCIAS BIBLIOGRÁFICAS

1. Barzon L, Sonino N, Fallo F, Palu G, Boscaro M. Prevalence and natural history of adrenal incidentalomas. Eur J Endocrinol 2003;149(4):273-85.

2. Thompson GB, Young WF, Jr. Adrenal incidentaloma. Curr Opin Oncol. 2003;15(1):84-90.

3. Caplan RH, Strutt PJ, Wickus GG. Subclinical hormone secretion by incidentally discovered adrenal masses. Arch Surg 1994;129(3):291-6.

4. Terzolo M, Bovio S, Pia A, Reimondo G, Angeli A. Management of adrenal incidentaloma. Best Pract Res Clin Endocrinol Metab 2009;23(2):233-43.

5. Young WF, Jr. Management approaches to adrenal incidentalomas. A view from Rochester, Minnesota. Endocrinol Metab Clin North Am 2000;29(1):159-85, x.

6. Mansmann G, Lau J, Balk E, Rothberg M, Miyachi Y, Bornstein SR. The clinically inapparent adrenal mass: update in diagnosis and management. Endocr Rev 2004;25(2):309-40.

7. Kloos RT, Gross MD, Francis IR, Korobkin M, Shapiro B. Incidentally discovered adrenal masses. Endocr Rev 1995;16(4):460-84.

8. Russell RP, Masi AT, Richter ED. Adrenal cortical adenomas and hypertension. A clinical pathologic analysis of 690 cases with matched controls and a review of the literature. Medicine (Baltimore) 1972;51(3):211-25.

9. Chudler RM, Kay R. Adrenocortical carcinoma in children. Urol Clin North Am 1989;16(3):469-79.

10. Mendonca BB, Lucon AM, Menezes CA, Saldanha LB, Latronico AC, Zerbini C, et al. Clinical, hormonal and pathological findings in a comparative study of adrenocortical neoplasms in childhood and adulthood. J Urol 1995;154(6):2004-9.

11. Luton JP, Cerdas S, Billaud L, Thomas G, Guilhaume B, Bertagna X, et al. Clinical features of adrenocortical carcinoma, prognostic factors, and the effect of mitotane therapy. N Engl J Med 1990;322(17):1195-201.

12. Barzilay JI, Pazianos AG. Adrenocortical carcinoma. Urol Clin North Am 1989;16(3):457-68.

13. Pommier RF, Brennan MF. An eleven-year experience with adrenocortical carcinoma. Surgery 1992;112(6):963-70; discussion 70-1.

14. Chiodini I, Morelli V, Salcuni AS, Eller-Vainicher C, Torlontano M, Coletti F, et al. Beneficial metabolic effects of prompt surgical treatment in patients with an adrenal incidentaloma causing biochemical hypercortisolism. J Clin Endocrinol Metab. 2010 Jun;95(6):2736-45.

15. Terzolo M, Pia A, Reimondo G. Subclinical Cushing's syndrome: definition and management. Clinical Endocrinology 2012;76(1):12-8.

16. Allolio B, Fassnacht M. Clinical review: Adrenocortical carcinoma: clinical update. J Clin Endocrinol Metab 2006;91(6):2027-37.

17. Latronico AC, Chrousos GP. Extensive personal experience: adrenocortical tumors. J Clin Endocrinol Metab 1997;82(5):1317-24.

18. Eguchi T, Tokuyama A, Tanaka Y, Takahashi Y, Kawahara G, Aiba M, et al. Hypoglycemia associated with the production of insulin-like growth factor II in adrenocortical carcinoma. Intern Med 2001;40(8):759-63.

19. Gicquel C, Bertagna X, Gaston V, Coste J, Louvel A, Baudin E, et al. Molecular markers and long-term recurrences in a large cohort of patients with sporadic adrenocortical tumors. Cancer Res 2001;61(18):6762-7.

20. de Fraipont F, El Atifi M, Cherradi N, Le Moigne G, Defaye G, Houlgatte R, et al. Gene expression profiling of human adrenocortical tumors using complementary deoxyribonucleic Acid microarrays identifies several candidate genes as markers of malignancy. J Clin Endocrinol Metab 2005;90(3):1819-29.

21. Almeida MQ, Latronico AC. The molecular pathogenesis of childhood adrenocortical tumors. Horm Metab Res 2007;39(6):461-6.

22. Almeida MQ, Fragoso MC, Lotfi CF, Santos MG, Nishi MY, Costa MH, et al. Expression of insulin-like growth factor-II and its receptor in pediatric and adult adrenocortical tumors. The Journal of Clinical Endocrinology and Metabolism 2008;93(9):3524-31.

23. Faria AM, Almeida MQ. Differences in the molecular mechanisms of adrenocortical tumorigenesis between children and adults. Mol Cell Endocrinol351(1):52-7.

24. Faria AM, Almeida MQ. Differences in the molecular mechanisms of adrenocortical tumorigenesis between children and adults. Molecular and Cellular Endocrinology 2012;351(1):52-7.

25. Kjellman M, Kallioniemi OP, Karhu R, Hoog A, Farnebo LO, Auer G, et al. Genetic aberrations in adrenocortical tumors detected using comparative genomic hybridization correlate with tumor size and malignancy. Cancer Res 1996;56(18):4219-23.

26. Figueiredo BC, Stratakis CA, Sandrini R, DeLacerda L, Pianovsky MA, Giatzakis C, et al. Comparative genomic hybridization analysis of adrenocortical tumors of childhood. J Clin Endocrinol Metab 1999;84(3):1116-21.

27. James LA, Kelsey AM, Birch JM, Varley JM. Highly consistent genetic alterations in childhood adrenocortical tumours detected by comparative genomic hybridization. Br J Cancer 1999;81(2):300-4.

28. Zhao J, Speel EJ, Muletta-Feurer S, Rutimann K, Saremaslani P, Roth J, et al. Analysis of genomic alterations in sporadic adrenocortical lesions. Gain of chromosome 17 is an early event in adrenocortical tumorigenesis. Am J Pathol 1999;155(4):1039-45.

29. Dohna M, Reincke M, Mincheva A, Allolio B, Solinas-Toldo S, Lichter P. Adrenocortical carcinoma is characterized by a high frequency of chromosomal gains and high-level amplifications. Genes Chromosomes Cancer 2000;28(2):145-52.

30. Sidhu S, Marsh DJ, Theodosopoulos G, Philips J, Bambach CP, Campbell P, et al. Comparative genomic hybridization analysis of adrenocortical tumors. J Clin Endocrinol Metab 2002;87(7):3467-74.

31. Reincke M, Karl M, Travis WH, Mastorakos G, Allolio B, Linehan HM, et al. p53 mutations in human adrenocortical neoplasms: immunohistochemical and molecular studies. J Clin Endocrinol Metab 1994;78(3):790-4.

32. Latronico AC, Pinto EM, Domenice S, Fragoso MC, Martin RM, Zerbini MC, et al. An inherited mutation outside the highly conserved DNA-binding domain of the p53 tumor suppressor protein in children and adults with sporadic adrenocortical tumors. J Clin Endocrinol Metab 2001;86(10):4970-3.

33. Ribeiro RC, Sandrini F, Figueiredo B, Zambetti GP, Michalkiewicz E, Lafferty AR, et al. An inherited p53

mutation that contributes in a tissue-specific manner to pediatric adrenal cortical carcinoma. Proc Natl Acad Sci USA 2001;98(16):9330-5.

34. Ping AJ, Reeve AE, Law DJ, Young MR, Boehnke M, Feinberg AP. Genetic linkage of Beckwith-Wiedemann syndrome to 11p15. Am J Hum Genet 1989;44(5):720-3.

35. DeChiara TM, Robertson EJ, Efstratiadis A. Parental imprinting of the mouse insulin-like growth factor II gene. Cell 1991;64(4):849-59.

36. Ferguson-Smith AC, Sasaki H, Cattanach BM, Surani MA. Parental-origin-specific epigenetic modification of the mouse H19 gene. Nature 1993;362(6422):751-5.

37. Hatada I, Mukai T. Genomic imprinting of p57KIP2, a cyclin-dependent kinase inhibitor, in mouse. Nat Genet 1995;11(2):204-6.

38. Hao Y, Crenshaw T, Moulton T, Newcomb E, Tycko B. Tumour-suppressor activity of H19 RNA. Nature 1993;365(6448):764-7.

39. Matsuoka S, Edwards MC, Bai C, Parker S, Zhang P, Baldini A, et al. p57KIP2, a structurally distinct member of the p21CIP1 Cdk inhibitor family, is a candidate tumor suppressor gene. Genes Dev 1995;9(6):650-62.

40. Grundy P, Telzerow P, Paterson MC, Haber D, Berman B, Li F, et al. Chromosome 11 uniparental isodisomy predisposing to embryonal neoplasms. Lancet 1991;338(8774):1079-80.

41. Pena CS, Boland GW, Hahn PF, Lee MJ, Mueller PR. Characterization of indeterminate (lipid-poor) adrenal masses: use of washout characteristics at contrast-enhanced CT. Radiology 2000;217(3):798-802.

42. Caoili EM, Korobkin M, Francis IR, Cohan RH, Platt JF, Dunnick NR, et al. Adrenal masses: characterization with combined unenhanced and delayed enhanced CT. Radiology 2002;222(3):629-33.

43. Nunes ML, Rault A, Teynie J, Valli N, Guyot M, Gaye D, et al. 18F-FDG PET for the Identification of adrenocortical carcinomas among indeterminate adrenal tumors at computed tomography scanning. World J Surg 2010.

44. Groussin L, Bonardel G, Silvera S, Tissier F, Coste J, Abiven G, et al. 18F-Fluorodeoxyglucose positron emission tomography for the diagnosis of adrenocortical tumors: a prospective study in 77 operated patients. J Clin Endocrinol Metab 2009;94(5):1713-22.

45. Alencar GA, Fragoso MC, Yamaga LY, Lerario AM, Mendonca BB. (18)F-FDG-PET/CT imaging of ACTH-independent macronodular adrenocortical hyperplasia (AIMAH) demonstrating increased (18)F-FDG uptake. J Clin Endocrinol Metab. 2011 Nov;96(11):3300-1.

46. Weiss LM. Comparative histologic study of 43 metastasizing and nonmetastasizing adrenocortical tumors. Am J Surg Pathol 1984;8(3):163-9.

47. Weiss LM, Medeiros LJ, Vickery AL, Jr. Pathologic features of prognostic significance in adrenocortical carcinoma. Am J Surg Pathol 1989;13(3):202-6.

48. Wajchenberg BL, Albergaria Pereira MA, Medonca BB, Latronico AC, Campos Carneiro P, Alves VA, et al. Adrenocortical carcinoma: clinical and laboratory observations. Cancer 2000;88(4):711-36.

49. Wieneke JA, Thompson LD, Heffess CS. Adrenal cortical neoplasms in the pediatric population: a clinicopathologic and immunophenotypic analysis of 83 patients. The American Journal of Surgical Pathology 2003;27(7):867-81.

50. Fassnacht M, Johanssen S, Quinkler M, Bucsky P, Willenberg HS, Beuschlein F, et al. Limited prognostic value of the 2004 International Union Against Cancer staging classification for adrenocortical carcinoma: proposal for a Revised TNM Classification. Cancer 2009;115(2):243-50.

51. Fassnacht M, Kroiss M, Allolio B. Update in adrenocortical carcinoma. The Journal of Clinical Endocrinology and Metabolism. 2013;98(12):4551-64.

52. Gonzalez RJ, Shapiro S, Sarlis N, Vassilopoulou-Sellin R, Perrier ND, Evans DB, et al. Laparoscopic resection of adrenal cortical carcinoma: a cautionary note. Surgery 2005;138(6):1078-85; discussion 85-6.

53. Kebebew E, Siperstein AE, Clark OH, Duh QY. Results of laparoscopic adrenalectomy for suspected and unsuspected malignant adrenal neoplasms. Arch Surg 2002;137(8):948-51; discussion 52-3.

54. Schlamp A, Hallfeldt K, Mueller-Lisse U, Pfluger T, Reincke M. Recurrent adrenocortical carcinoma after laparoscopic resection. Nat Clin Pract Endocrinol Metab 2007;3(2):191-5; quiz 1 p following 5.

55. Stojadinovic A, Ghossein RA, Hoos A, Nissan A, Marshall D, Dudas M, et al. Adrenocortical carcinoma: clinical, morphologic, and molecular characterization. J Clin Oncol 2002;20(4):941-50.

56. Terzolo M, Angeli A, Fassnacht M, Daffara F, Tauchmanova L, Conton PA, et al. Adjuvant mitotane treatment for adrenocortical carcinoma. N Engl J Med 2007;356(23):2372-80.

57. Fassnacht M, Hahner S, Polat B, Koschker AC, Kenn W, Flentje M, et al. Efficacy of adjuvant radiotherapy of the tumor bed on local recurrence of adrenocortical carcinoma. J Clin Endocrinol Metab 2006;91(11):4501-4.

58. Hahner S, Fassnacht M. Mitotane for adrenocortical carcinoma treatment. Curr Opin Investig Drugs 2005;6(4):386-94.

59. Schteingart DE, Doherty GM, Gauger PG, Giordano TJ, Hammer GD, Korobkin M, et al. Management of patients with adrenal cancer: recommendations of an international consensus conference. Endocr Relat Cancer 2005;12(3):667-80.

60. Bellantone R, Ferrante A, Boscherini M, Lombardi CP, Crucitti P, Crucitti F, et al. Role of reoperation in recurrence of adrenal cortical carcinoma: results from 188 cases collected in the Italian National Registry for Adrenal Cortical Carcinoma. Surgery 1997;122(6):1212-8.

61. Jensen JC, Pass HI, Sindelar WF, Norton JA. Recurrent or metastatic disease in select patients with adrenocortical carcinoma. Aggressive resection vs chemotherapy. Arch Surg 1991;126(4):457-61.

62. Fassnacht M, Terzolo M, Allolio B, Baudin E, Haak H, Berruti A, et al. Combination chemotherapy in advanced adrenocortical carcinoma. N Engl J Med366(23):2189-97.

63. van Erp NP, Guchelaar HJ, Ploeger BA, Romijn JA, Hartigh J, Gelderblom H. Mitotane has a strong and a durable inducing effect on CYP3A4 activity. Eur J Endocrinol164(4):621-6.

64. Kroiss M, Quinkler M, Lutz WK, Allolio B, Fassnacht M. Drug interactions with mitotane by induction of CYP3A4 metabolism in the clinical management of adrenocortical carcinoma. Clin Endocrinol (Oxf) 75(5):585-91.

65. Funder JW, Carey RM, Fardella C, Gomez-Sanchez CE, Mantero F, Stowasser M, et al. Case detection, diagnosis, and treatment of patients with primary aldosteronism: an endocrine society clinical practice guideline. The Journal of Clinical Endocrinology and Metabolism 2008;93(9):3266-81.

66. Funder JW, Carey RM, Mantero F, Murad MH, Reincke M, Shibata H, et al. The management of primary aldosteronism: case detection, diagnosis, and treatment: an endocrine society clinical practice guideline. The Journal of Clinical Endocrinology and Metabolism 2016;101(5):1889-916.

67. Fallo F, Pilon C, Urbanet R. Primary aldosteronism and metabolic syndrome. Horm Metab Res 2012;44(3):208-14.

68. Nanba K, Tamanaha T, Nakao K, Kawashima ST, Usui T, Tagami T, et al. Confirmatory testing in primary aldosteronism. The Journal of Clinical Endocrinology and Metabolism 2012;97(5):1688-94.

69. Choi M, Scholl UI, Yue P, Bjorklund P, Zhao B, Nelson-Williams C, et al. K+ channel mutations in adrenal aldosterone-producing adenomas and hereditary hypertension. Science 2011;331(6018):768-72.

70. Boulkroun S, Beuschlein F, Rossi GP, Golib-Dzib JF, Fischer E, Amar L, et al. Prevalence, clinical, and molecular correlates of KCNJ5 mutations in primary aldosteronism. Hypertension 2012;59(3):592-8.

71. Beuschlein F, Boulkroun S, Osswald A, Wieland T, Nielsen HN, Lichtenauer UD, et al. Somatic mutations in ATP1A1 and ATP2B3 lead to aldosterone-producing adenomas and secondary hypertension. Nat Genet 2013;45(4):440-4, 4e1-2.

72. Rossi GP, Barisa M, Allolio B, Auchus RJ, Amar L, Cohen D, et al. The Adrenal Vein Sampling International Study (AVIS) for identifying the major subtypes of primary aldosteronism. The Journal of Clinical Endocrinology and Metabolism 2012;97(5):1606-14.

73. Monticone S, Satoh F, Giacchetti G, Viola A, Morimoto R, Kudo M, et al. Effect of adrenocorticotropic hormone stimulation during adrenal vein sampling in primary aldosteronism. Hypertension 2012;59(4):840-6.

74. Yokota K, Ogura T, Kishida M, Suzuki J, Otsuka F, Mimura Y, et al. Japanese family with glucocorticoid-remediable aldosteronism diagnosed by long-polymerase chain reaction. Hypertension research: official journal of the Japanese Society of Hypertension 2001;24(5):589-94.

75. Antonini SL, LF. Cavalcanti, MM. Pediatric adrenocortical tumors: diagnosis, management and advancements in the understanding of the genetic bases and therapeutic implications. Expert Review of Endocrinology & Metabolism 2014.

76. Stiller CA. International variations in the incidence of childhood carcinomas. Cancer Epidemiol Biomarkers Prev 1994;3(4):305-10.

77. Michalkiewicz E, Sandrini R, Figueiredo B, Miranda EC, Caran E, Oliveira-Filho AG, et al. Clinical and outcome characteristics of children with adrenocortical tumors: a report from the International Pediatric Adrenocortical Tumor Registry. J Clin Oncol 2004;22(5):838-45.

78. McAteer JP, Huaco JA, Gow KW. Predictors of survival in pediatric adrenocortical carcinoma: a Surveillance, Epidemiology, and End Results (SEER) program study. J Pediatr Surg 2013;48(5):1025-31.

79. Fassnacht M, Libe R, Kroiss M, Allolio B. Adrenocortical carcinoma: a clinician's update. Nat Rev Endocrinol 2011;7(6):323-35.

80. Castro M, Elias PC, Martinelli CE, Jr., Antonini SR, Santiago L, Moreira AC. Salivary cortisol as a tool for physiological studies and diagnostic strategies. Braz J Med Biol Res 2000;33(10):1171-5.

81. Castro M, Elias PC, Quidute AR, Halah FP, Moreira AC. Out-patient screening for Cushing's syndrome: the sensitivity of the combination of circadian rhythm and overnight dexamethasone suppression salivary cortisol tests. J Clin Endocrinol Metab 1999;84(3):878-82.

82. Martinelli CE, Jr., Sader SL, Oliveira EB, Daneluzzi JC, Moreira AC. Salivary cortisol for screening of Cushing's syndrome in children. Clin Endocrinol (Oxf) 1999;51(1):67-71.

83. Nieman LK, Biller BM, Findling JW, Newell-Price J, Savage MO, Stewart PM, et al. The diagnosis of Cushing's syndrome: an endocrine society clinical practice guideline. J Clin Endocrinol Metab 2008;93(5):1526-40.

84. Boland GW, Dwamena BA, Jagtiani Sangwaiya M, Goehler AG, Blake MA, Hahn PF, et al. Characterization of adrenal masses by using FDG PET: a systematic review and meta-analysis of diagnostic test performance. Radiology 2011;259(1):117-26.

85. Ribeiro RC, Pinto EM, Zambetti GP, Rodriguez-Galindo C. The International Pediatric Adrenocortical Tumor Registry initiative: contributions to clinical, biological, and treatment advances in pediatric adrenocortical tumors. Mol Cell Endocrinol 2012;351(1):37-43.

86. Lau SK, Weiss LM. The Weiss system for evaluating adrenocortical neoplasms: 25 years later. Hum Pathol 2009;40(6):757-68.

87. Stratakis CA. Adrenal cancer in 2013: Time to individualize treatment for adrenocortical cancer? Nat Rev Endocrinol 2014;10(2):76-8.

88. Lopes RI, Denes FT, Bissoli J, Mendonca BB, Srougi M. Laparoscopic adrenalectomy in children. J Pediatr Urol 2011;8(4):379-85.

89. Tucci S, Jr., Martins AC, Suaid HJ, Cologna AJ, Reis RB. The impact of tumor stage on prognosis in children with adrenocortical carcinoma. J Urol 2005;174(6):2338-42, discussion 42.

90. Antonini SR, Colli LM, Ferro L, Mermejo L, Castro M. [Childhood adrenocortical tumors: from a clinical to a molecular approach]. Arq Bras Endocrinol Metabol 2011;55(8):599-606.

91. Zancanella P, Pianovski MA, Oliveira BH, Ferman S, Piovezan GC, Lichtvan LL, et al. Mitotane associated with cisplatin, etoposide, and doxorubicin in advanced childhood adrenocortical carcinoma: mitotane monitoring and tumor regression. J Pediatr Hematol Oncol2006;28(8):513-24.

92. Terzolo M, Daffara F, Ardito A, Zaggia B, Basile V, Ferrari L, et al. Management of adrenal cancer: a 2013 update. J Endocrinol Invest 2014.

93. Gomes DC, Leal LF, Mermejo LM, Scrideli CA, Martinelli CE, Jr., Fragoso MC, et al. Sonic hedgehog signaling is active in human adrenal cortex development and deregulated in adrenocortical tumors. J Clin Endocrinol Metab 2014;99 (7):E1209-16.

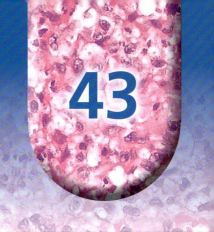

Hiperaldosteronismo Primário

43

Viviane Chaves de Carvalho
Marcos Sergio Neres da Silva
Denise Genaro Farinelli
Claudio Elias Kater

INTRODUÇÃO

O hiperaldosteronismo primário (HAP) é a principal causa de hipertensão arterial secundária, caracterizada pela secreção autônoma (independente da angiotensina e dos níveis extracelulares de potássio) e não supressível de aldosterona. O excesso de aldosterona promoveretenção de sódio e fluidos, expansão do volume do líquido extracelular com supressão da atividade plasmática de renina e possível presença de hipocalemia e alcalose metabólica. Além disso, quando em níveis elevados, a aldosterona tem efeito no estresse oxidativo associado arisco cardiovascular e morbimortalidade elevados.[1]

A prevalência de HAP é estimada em cerca de 8 a 10 % dos hipertensos em geral e em até 20% dos pacientes com hipertensão resistente ao tratamento medicamentoso.[1] As duas principais etiologias do HAP são os adenomas produtores de aldosterona (APA) e a hiperplasia adrenal bilateral (HAB), classicamente chamada de hiperaldosteronismo idiopático; juntas, correspondem a 95% dos casos, sendo a HAB maisprevalente (~60%).[2]

ALDOSTERONA E O RECEPTOR MINERALOCORTICOSTEROIDE

A aldosterona é um hormônio esteroide, sintetizado na zona glomerulosa do córtex adrenal. Ela age no receptor mineralocorticosteroide (RM) que pertence à superfamília de receptores nucleares, assim como outros hormônios esteroides, hormônios tiroidianos, vitamina D e retinoides. Esses receptores estão presentes nos néfrons distais, colo, glândulas salivares e sudoríparas, hipocampo, miócitos cardíacos, células endoteliais, músculo liso vascular e macrófagos.[3]

A ação principal da aldosterona é a de promover em tecidos epiteliais a reabsorção de sódio e a secreção de potássio e hidrogênio. O transporte de sódio pela membrana apical de tecidos epiteliais (túbulo renal distal, colon distal, glândulas sudoríparas e salivares) é mediado pelo canal de sódio sensível à amilorida (ENaC) e representa o passo limitante no transporte iônico regulado pela aldosterona. O transporte ativo pela membrana basolateral é catalisado pela bomba de sódio e potássio ATP-dependente (Na/K ATPase), também controlado indiretamente pela aldosterona.

Sabe-se, também, que a aldosterona exerce ações não genômicas (não mediadas pelo RM), embora nenhum receptor de membrana para aldosterona tenha sido isolado até o momento, fazendo crer que parte dessas ações sejam também mediadas pelo RM. O mecanismo dessa ação, porém, pode variar nos diversos tecidos: os efeitos cardíacos são mediados pela formação de citocinas pró-inflamatórias e pró-fibróticas (TGF-β,TNF-α, ICAM-1, V-CAM-1, PAI-1, osteopontina, fator de crescimento plácentário, metalotioninas e fator de crescimento do tecido conectivo) que, via RM, ativam o fator núclear K-β que, por sua vez, ativa as MAPK, provocando inflamação e proliferação celular, culminando com hipertrofia e fibrose miocárdica. Tais efeitos são independentes da pressão arterial ou das alterações do equilíbrio hidroeletrolítico.

Por mecânismos ainda pouco conhecidos (genômicos ou não genômicos), a aldosterona age no tonusvascular e na função endotelial por meio da redução da recaptação de catecolaminas, diminuição da resposta vasodilatadora da acetilcolina e sensibilização dos receptores β-adrenérgicos e de angiotensina II, além de aumentar a produção local de vasoconstritores, como prostaciclina e endotelina e redução da biodisponibilidade do óxido nítrico (diminuição da atividade da sintetase do óxido nítrico (eNOS)).

A aldosterona tem ação também no metabolismo ósseo, aumentando a excreção renal e fecal de cálcio e magnésio precoce e sustentada, iniciando-se na fase pré-clínica do hiperaldosteronismo, com aumento na secreção de PTH. Essa excreção ocorre no segmento distal do néfron, graças à expansão do volume extravascular; em razão disso, a reabsorção no túbulo contorcido proximal está diminuída, o que aumenta as concentrações de sódio, cálcio e magnésio nos túbulos distais. A aldosterona promove a absorção de sódio, sem alterar a excreção de cálcio e magnésio, elevando a calciúria e a magnesúria. A excreção renal de cálcio é sódio-dependente, sendo maior quanto maior o sódio da dieta. Os pacientes apresentam maior tendência à nefrolitíase e baixa densidade óssea, principalmente em tíbia e fêmur. Além do efeito calciúrico, a aldosterona aumenta os níveis de PTH por sua ação no estresse oxidativo, aumentando interleucina-6 que estimula a atividade do RANK-ligante, resultando em osteoclastogênese e ativação do osteoclasto.[4]

As bases moleculares envolvidas na associação entre os diferentes componentes do SRAA e o PTH ainda não estão elucidadas, mas os resultados de alguns estudos sugerem que exista uma relação bidirecional entre aldosterona e PTH.[15,16] As células da paratireoide expressam o RM e o receptor de PTH tipo 1 está presente nas suprarrenais.[17] Tem sido demonstrado que o PTH aumenta a produção de aldosterona diretamente a partir de células do córtex adrenal e indiretamente pela modulação da angiotensina II. Além disso, um estudo sugere que os genes da via de sinalização de aldosterona estão envolvidos na regulação do metabolismo ósseo. Esses mecanismos também poderiam desempenhar um papel importante em pacientes com hiperaldosteronismo secundário por insuficiência cardíaca crônica.[17,18]

Além dos hormônios mineralocorticosteroides clássicos – aldosterona e deoxicorticosterona (DOC) –, o cortisol também pode se ligar com alta afinidade ao RM, caracterizando a falta de seletividade desse receptor. Entretanto, apesar de sua concentração plasmática ser mil vezes maior do que a da aldosterona, o cortisol não se liga habitualmente ao RM devido à ação protetora exercida pela enzima 11β-hidroxiesteroide-desidrogenase tipo 2 (11β-HSD2). Essa enzima tem atividade de desidrogenase, convertendo o cortisol em cortisona, que não se liga ao receptor, protegendo-o da hiperativação pelo cortisol.

Excepcionalmente, em situações em que ocorra deficiência ou inibição dessa enzima, o RM pode ser ativado pelo cortisol, produzindo um quadro de excesso mineralocorticosteroide, com hipertensão grave, hipocalemia, alcalose e supressão de renina, mas níveis baixos de aldosterona. Essas condições são a "síndrome do excesso aparente de mineralocorticosteroide" (AME) e o consumo excessivo de alcaçuz (licorice), cujo o princípio ativo, o ácido glicirretínico, é um inibidor da 11β-HSD2.

EM QUEM PESQUISAR HIPERALDOSTERONISMO PRIMÁRIO?

As diretrizes de 2008 da Endocrine Society (em fase de atualização), apoiadas pela Sociedade Europeia de Endocrinologia, sugerem realizar teste de rastreamento em pacientes com alta possibilidade de HAP, em especial hipertensos jovens (até 40 anos de idade), hipertensão de difícil controle ou resistente à medicação anti-hipertensiva habitual (uso de pelo menos três classes de agentes hipotensores em doses efetivas, incluindo um diurético), hipertensos controlados (PA < 140 × 90 mmHg) com quatro ou mais anti-hipertensivos, hipertensos com hipocalemia espontânea ou induzida por diuréticos, portadores de incidentaloma adrenal e sempre que houver história de hipertensão ou acidente vascular encefálico (AVE) em familiares de 1º grau com idade abaixo de 40 anos.[5-7]

No entanto, essas diretrizes também sugerem que o risco de perda ou atraso no diagnóstico deve ser considerado nos demais hipertensos, pois a duração da hipertensão é um preditor de refratariedade após adrenalectomia para APA, sugerindo que o diagnóstico tardio do HAP pode resultar em redução dos efeitos do tratamento específico.[8] Dada sua elevada prevalência, vários autores, entre os quais nos alinhamos, recomendam que o HAP seja investigado de rotina em todo e qualquer paciente hipertenso, em especial naqueles com renina baixa.[6,8]

COMO DIAGNOSTICAR O HIPERALDOSTERONISMO PRIMÁRIO?

MANIFESTAÇÕES CLÍNICAS

O paciente típico com HAP apresenta hipertensão, hipocalemia, alcalose metabólica e supressão de renina, sem edema periférico. Hipertensão é regra nesses pacientes, podendo ser grave e refratária à terapêutica habitual. Já a hipocalemia está presente em 30 a 40% e pode estar associada a manifestações inespecíficas, como fadiga, indisposição, câimbras, fraqueza muscular e parestesias. Caso a depleção de potássio seja mais acentuada, geralmente em pacientes com tempo prolongado de doença, podem ocorrer polidipsia, poliúria, nictúria (por diabete insípido nefrogênico e mesmo diabete melito), paralisia intermitente, sinais de Chevostek e/ou Trousseau positivos e arritmias cardíacas. Mesmo na vigência de diuréticos provocadores de caliurese (hidroclorotiazida, clortalidona), a presença de hipocalemia deve sempre sugerir a investigação de HAP. Alcalose metabólica, em geral leve, ocorre secundariamente à cossecreção de hidrogênio pelo túbulo renal, consequente à reabsorção ativa de sódio.

Expansão do volume do líquido extracelular e hipervolemia ocorrem pela reabsorção contínua de sódio e água pelos túbulos renais. Entretanto, após atingir determinado nível de retenção ocorre um "escape" da ação reabsortiva de sódio pela aldosterona, em parte secundário à liberação do peptídeo atrial natriurético. Por isso edema periférico é incomum no HAP, a não ser na vigência de alterações das funções renal e/ou cardíaca, ou à presença eventual de hipoalbuminemia.

Pacientes com hipocalemia crônica podem apresentar resistência insulínica, intolerância glícídica e mesmo diabete manifesto. As anormalidades no metabolismo da glicose no HAP parecem ser multifatoriais: os efeitos podem ser mediados pela hipocalemia sobre a sensibilidade à insulina e sua secreção e por ação da aldosterona sobre as células betapancreáticas (disfunção betacelular), bem como na sinalização do receptor de insulina em tecido adiposo e hepatócitos (resistência à insulina). No entanto, os mecanismos exatos dos distúrbios metabólicos permanecem obscuros e estudos publicados relatam resultados discrepantes.[9-14]

DIAGNÓSTICO LABORATORIAL

O diagnóstico de HAP deve ser considerado em três etapas: rastreamento (*screening*), confirmação e diferenciação etiológica.

RASTREAMENTO (*SCREENING*)

O rastreamento deve ser realizado em todos os pacientes considerados de risco para HAP (já mencionados), havendo fortes evidências de que esse grupo de pacientes é o mais beneficiado em relação à morbidade cardiovascular, com possibilidade de cura cirúrgica e redução ou completa suspensão dos anti-hipertensivos na maioria dos casos.

O procedimento empregado para o rastreamento consiste na avaliação da relação da aldosterona plasmática (AP, em ng/dL) sobre a atividade plasmática de renina (APR, em ng/mL/hora). Essa relação AP:APR (RAR) é mais sensível quando a coleta do sangue periférico é realizada no meio da manhã e após um período de repouso sentado de 5 a 10 minutos; o paciente deve estar recebendo dieta sem restrição de sal e estar repleto em potássio, já que a hipocalemia inibe a secreção de aldosterona. APR suprimida em presença de níveis normais altos ou elevados de aldosterona caracteriza o diagnóstico de HAP, mas pode estar presente em 25 a 30% dos hipertensos essenciais (aqueles com "renina baixa"), os quais têm níveis de aldosterona normais.

Os valores de corte para a RAR são variáveis na literatura: uma RAR de 27 em presença de níveis de AP $\geq$ 12 ng/dL indicam um provável HAP e o diferenciam de hipertensão essencial com renina baixa (Figura 43.1). Se a relação for > 30 e a AP $\geq$ 15, a sensibilidade e a especificidade chegam a 90 e 91%, respectivamente. Pelo alto índice de resultados falso-positivos da RAR, alguns autores preferem empregar um valor de corte mais elevado, aumentando a especificidade diagnóstica. Assim, se a relação é $\geq$ 50, ela é patognomônica de HAP e quanto maior for, maior é a probabilidade de se tratar de um adenoma.[20,21] Existe uma impropriedade no uso da RAR quando os níveis de APR estiverem muito baixos (p. ex.: < 0,1 ng/mL/hora), pois os valores calculados da RAR podem estar muito elevados mesmo com concentração de AP normal ou até baixa, o que, evidentemente, não é compatível com HAP. Dessa forma, recomenda-se para todo paciente com níveis baixos

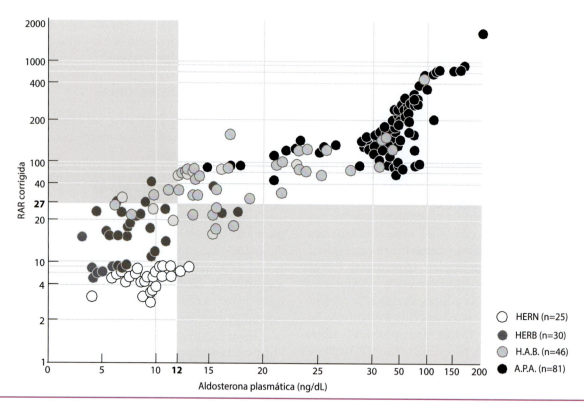

Figura 43.1 Correlação entre os valores da relação aldosterona: APR (RAR) com a correspondente concentração plasmática de aldosterona em pacientes com hipertensão essencial (HERN e HERB) e com hiperaldosteronismo primário (HAB e APA). As linhas tracejadas definem os pontos de corte para a RAR e aldosterona plasmática nos casos de suspeita de hiperaldosteronismo primário. Fonte: adaptado de Kater e Biglieri, 2004, com autorização.

ou suprimidos de APR o ajuste de seus valores para 0,4 ng/mL/hora.

A RAR pode sofrer a influência de algumas condições e medicamentos (Tabela 43.1).[5] Pacientes idosos, pessoas negras e/ou com algum grau de comprometimento da função renal e aqueles em uso de bloqueadores β-adrenérgicos e anti-inflamatórios não esteroides, inclusive os inibidores da cicloxigenase (promovem retenção salina), podem apresentar APR mais baixa em presença de níveis normais de aldosterona, resultando em uma RAR falsamente elevada. Da mesma maneira, hipertensos em uso de diuréticos e/ou inibidores da enzima de conversão ou antagonistas do receptor de angiotensina podem apresentar valores falsamente baixos da relação. Antidepressivos (sertralina e escitalopran) e contraceptivos orais também têm sido relacionados a valores falseados.[6,7,22,23]

Os medicamentos que menos interferem na avaliação do sistema renina-angiotensina-aldosterona (SRAA) são os antagonistas dos canais de cálcio não di-idropiridínicos (verapamil), vasodilatadores diretos (hidralazina) e os bloqueadores α-adrenérgicos (prazosina e doxazosina). Devem, portanto, ser utilizadas preferencialmente durante o período de investigação, tanto isoladamente como combinadas. Antagonistas do RM (espironolactona e eplerenona) devem obrigatoriamente ser suspensos por 4 a 6 semanas antes do *screening* pois poder ativar o sistema SRAA. Outras medicações anti-hipertensivas que influenciam a RAR (principalmente diuréticos, betabloqueadores e inibidores da enzima conversora angiotensina (IECA)) devem ser suspensas por 2 semanas, apenas nos casos em que a RAR não foi conclusiva em uma primeira avaliação. Em virtude do risco de crise hipertensiva, algumas vezes é necessária internação hospitalar para melhor controle pressórico durante esse processo.[5]

TESTES CONFIRMATÓRIOS

É recomendado que o paciente com a RAR elevada seja submetido a um teste de confirmação para definir a autonomia da secreção de aldosterona em razão dos elevados índices de falso-positivos. Como a literatura não recomenda nenhum teste confirmatório específico para supressão de aldosterona, a escolha deve levar em consideração custo, aderência do paciente, rotina laboratorial habitual e experiência do investigador. Contudo, pacientes hipertensos jovens (< 45 anos), com RAR > 50 e nos quais tenha

Tabela 43.1 Principais classes de medicamentos anti-hipertensivos e sua influência sobre as concentrações de aldosterona plasmática e atividade plasmática da renina e os valores calculados da relação aldosterona: renina (RAR)

Classe de medicamento	Aldosterona	Renina (APR)	RAR
Bloqueadores β-adrenérgicos	↓	↓	↑
Agonistas α2-adrenérgicos de ação central (clonidina, metildopa)	↓	↓	↑
Anti-inflamatórios não esteroides	↓	↓	↑
Diuréticos poupadores de K⁺	→ ou ↑	↑	↓
Diuréticos perdedores de K⁺	↑	↑	↓
Inibidores da ECA	↓	↑	↓
Bloqueadores do receptor de angiotensina-2	↓	↑	↓
Bloqueadores do canal de Ca⁺ diidropiridínicos	→ ou ↓	↑	↓
Inibidores da renina*	↓	↓	↑

*Os inibidores da renina diminuem a APR, porém aumentam a renina direta podendo levar a resultado falso-negativo quando esta última é utilizada.

Fonte: acervo dos autores.

sido identificada uma lesão isolada na TC, podem ser dispensados dessa avaliação.

INFUSÃO DE SOLUÇÃO SALINA

A expansão aguda do volume do líquido intravascular com solução salina isotônica tem a capacidade de suprimir o SRAA em indivíduos normais. Para a realização do teste, o paciente deve permanecer em repouso deitado (ou semirrecumbente) por 1 hora antes e durante todo o procedimento, no qual serão infundidos 2 litros de soro fisiológico a 0,9%. O teste deve ser realizado entre 8 e 9 horas da manhã e as amostras de renina, aldosterona, cortisol e potássio devem ser colhidas antes e ao final das 4 horas da infusão; a pressão arterial e a frequência cardíaca devem ser monitorizadas durante todo o teste.

Após a infusão de volume, níveis de AP menores ou iguais a 5 ng/dL tornam o diagnóstico de HAP improvável, enquanto níveis maiores que 10 ng/dL confirmam a autonomia de sua produção; valores entre 6 e 10 ng/dL são considerados indeterminados, recomendando-se repetir o teste ou prosseguir na avaliação; apesar disso, a maioria dos estudos recentes mostram boa sensibilidade e especificida-

de com valores de AP ≥ 7 ng/dL (principalmente nos casos com RAR > 40 ng/dL/hora). Valores de cortisol sérico maiores antes do que aqueles após a infusão permitem excluir uma possível interferência do adrenocorticotrópico (ACTH) na secreção de aldosterona.

Esse teste é contraindicado para pacientes com hipertensão severa descontrolada, insuficiência renal, insuficiência cardíaca, arritmias cardíacas ou hipocalemia severa. Os níveis de potássio devem ser reestabelecidos previamente, evitando arritmias durante o procedimento.

ADMINISTRAÇÃO DE ACETATO DE FLUDROCORTISONA

Este teste é considerado bastante sensível e é o mais utilizado nos Estados Unidos, apesar de dispendioso e de necessitar internação hospitalar. O paciente recebe um comprimido de 0,1 mg de acetato de fludrocortisona (Florinefe®, Bristol-Myers Squibb), por via oral (VO), a cada 6 horas por 4 dias, juntamente com suplementação de cloreto de potássio de liberação lenta (Slow-K, Novartis, drágeas de 600 mg) até manter as concentrações de potássio próximo a 4 mEq/L (o potássio deve ser dosado 3 a 4 vezes ao dia); deve receber também cloreto de sódio 30 mEq às refeições para manter uma taxa de excreção de sódio urinário de pelo menos 3 mEq/kg de peso. Aldosterona, APR e cortisol são dosados no 4º dia, ao redor das 10 horas, com o paciente em posição sentada.

Níveis de AP maior do que 6 ng/dL no 4º dia confirmam HAP, desde que a ARP esteja < 1 ng/mL/hora e a concentração do cortisol sérico às 10 horas menor do que a obtida às 7 horas (excluindo, assim, um possível efeito estimulador do ACTH).

Embora esse teste exija vários dias de internação hospitalar para monitorização dos níveis de potássio e sinais vitais, alguns centros o têm realizado ambulatorialmente, com consultas diárias para coleta de potássio uma vez ao dia.[6]

TESTE DO CAPTOPRIL

A manutenção da participação do SRA na secreção de aldosterona, que diferencia hipertensos essenciais daqueles com HAP, pode ser avaliada pela interrupção desse eixo com o uso de um inibidor da enzima de conversão de angiotensina I em II.[7]

Nesse teste, utilizado menos frequentemente, 25 ou 50 mg de captopril são administrados por VO para o paciente sentado por pelo menos 1 hora;

APR, aldosterona e cortisol são dosados antes e após 1 ou 2 horas, permanecendo o paciente sentado durante todo o período do teste.

Em condições normais, a concentração plasmática de aldosterona é reduzida pelo captopril (> 30%), enquanto a manutenção de seus níveis elevados em presença de renina suprimida é característica dos pacientes com HAP, nos quais a RAR persiste em valores altos. Há relatos de significativo número de resultados falso-negativos ou equivocados.

TESTE DE SOBRECARGA ORAL DE SÓDIO

Por refletir a sua taxa de secreção, a excreção de aldosterona em urina de 24 horas poderia ser um exame mais acurado para a confirmação diagnóstica. Contudo, ela tem sido menos utilizada, dada a grande quantidade de metabólitos da aldosterona excretada que dificultam a interpretação e a comparação dests teste.

A supressão da produção e da excreção urinária de aldosterona pode ser obtida pela simples ingestãooral de sódio; o paciente deve aumentar o sal da dieta para 6 g/dia por 4 dias consecutivos (a concentração urinária de sódio deverá exceder 250 mEq/24 horas) e receber adequada suplementação de cloreto de potássio de liberação lenta, pelo risco de agravar a hipocalemia durante o teste. Na manhã do 4º dia, inicia-se a coleta de urina de 24 horas. HAP é improvável se a aldosterona urinária for menor do que 10 mcg/24 horas, na ausência de doença renal (na qual o HAP pode ocorrer com aldosterona urinária baixa). Excreção urinária elevada de aldosterona (> 12 mcg/24 horas) torna o HAP muito provável. Esse teste é contraindicado para pacientes com hipertensão descontrolada, insuficiência renal ou cardíaca, arritmias ou hipocalemia severa.

ETIOLOGIA DO HIPERALDOSTERONISMO PRIMÁRIO

A síndrome do HAP engloba vários subtipos dentro de dois grupos principais e mais frequentes: os tumores, em que o adenoma produtor de aldosterona (APA) é o exemplo principal; e as hiperplasias, em que se destaca a hiperplasia adrenal bilateral (HAB) ou hiperaldosteronismo idiopático.[20,24]

ADENOMA PRODUTOR DE ALDOSTERONA (APA)

Os APA ou aldosteronomas são, em geral, tumores esporádicos, unilaterais e isolados. Respondem por cerca de um terço dos casos, segundo a literatura. Na nossa experiência, são responsáveis por mais de 50% dos casos. Os APA são tumores benignos pequenos, raramente ultrapassando 3 cm de diâmetro e são relativamente mais comuns em mulheres jovens e raros em crianças.[25]

GENÉTICA DO ADENOMA PRODUTOR DE ALDOSTERONA

Estudos recentes de exôma têm demonstrado que algumas mutações estão associadas ao desenvolvimento dos APA esporádicos e com o hiperaldosteronismo familiar tipo III[26] (ver adiante). As primeiras alterações descritas foram mutações somáticas em heterozigose, com ganho de função no gene *KCNJ5 (potassium inwardly rectifying channel, subfamília1, member5)*, que codifica o canal de potássio Kir3.4, resultando em alterações no filtro de seletividade do canal.[26-28] A prevalência dessas mutações em APA esporádicos é de 36 a 40% em indivíduos caucasianos e de até 68% em japoneses.[26,29]

A mutação no *KCNJ5* leva à perda da seletividade iônica do filtro de retificação interno do canal de potássio, que se torna permeável a outros cátions, principalmente ao sódio. Dessa forma, na célula mutante, os canais de potássio encontram-se abertos com influxo constante de sódio que mantém a despolarização celular contínua e ativa canais de cálcio voltagem-dependente, estimulando vias de sinalização celular relacionadas ao cálcio como cálcio-calmodulina, MAPK e WNT/betacatenina e que levam à secreção constitutiva de aldosterona e possivelmente à proliferação celular.[30-32]

Até o momento foram descritas cinco mutações somáticas no *KCNJ5* (G151R, L168R, R52H, E246K e G247) havendo boa correlação entre genótipo e fenótipo. Mutações no *KCNJ5* são mais comuns em mulheres, pacientes mais jovens, com tendência a manifestações clínicas mais graves e com tumores maiores e não responsivos ao teste de postura, por serem compostos principalmente por células da zona fasciculada, nas quais a expressão de receptores para angiotensina-II é ausente.[33]

Mutações somáticas foram recentemente descritas em três outros genes e também implicadas na gênese dos APA esporádicos. O gene *ATP1A1* codifica a subunidade α1 da Na$^+$, K$^+$-ATPase e ogene *ATP2B3* codifica a ATPase3, transportadora de cálcio da membrana plasmática; ambas são ATPases do tipo P e sofrem perda de função com a mutação. A inibição da atividade da bomba Na$^+$, K$^+$-ATPase despolariza a célula glomerulosa, permitindo a abertura dos canais de cálcio no domínio II. Mutações somáticas no *ATP1A1* estão presentes em 5,2% e no *ATP2B3*, em 1,6% dos pacientes com APA.[34] O terceiro gene descrito é o *CACNA1D*, que codifica o canal de cálcio voltagem dependente tipo L (CaV1.3). Foram descritas duas mutações somáticas nesse gene com ganho de função – a Gly403Arg e Ile770Met, sem diferenças fenotípicas entre elas. Essa alteração ativa o canal com voltagens mais negativas e suprime sua inativação ou aumenta as correntes de cálcio intracelular, estimulando a síntese constante de aldosterona. Mutações somáticas no *CACNA1D* têm uma prevalência de aproximadamente 8% dos APA e são mutuamente exclusivas com *KCNJ5* ou *ATP1A1*.[35] As mutações nesses três últimos genes resultam em fenótipo semelhante: são mais comuns em homens e manifestam-se com adenomas menores, contendo predominantemente células de zona glomerulosa ou glomerulosa-símile.[33]

Os APA têm uma variante responsiva à angiotensina (APA-RA), responsável por cerca de 10% dos casos; seu padrão histológico é o de células glomerulosa-símile, com expressão variável de receptores para A-II. Essa variante apresenta comportamento funcional diferente do APA clássico, pois ocorre elevação dos níveis de aldosterona em resposta às manobras que estimulam o SRA, como dieta hipossódica, administração de diuréticos, infusão de angiotensina ou estímulo postural. Essa característica, entretanto, é típica do hiperaldosteronismo associado à HAB. Portanto, nos casos de APA-RA, é importante a identificação por imagem da lesão, pois seu tratamento, da mesma maneira que para o APA clássico, é cirúrgico, enquanto na HAB é essencialmente medicamentoso.

HIPERPLASIA ADRENAL BILATERAL (HAB) OU HIPERALDOSTERONISMO IDIOPÁTICO

O hiperaldosteronismo associado à HAB, considerado o subtipo mais prevalente de HAP, é uma condição cuja definição é relativamente imprecisa. Provavelmente, representa o extremo de um espectro da doença hipertensiva com renina baixa, em cujo extremo oposto, mais normal, encontram-se os casos típicos de hipertensão essencial com renina baixa (HERB). Mais frequentemente, esses casos estão associados com hiperplasia bilateral dos córtices adrenais,

e a eventual presença de nódulos; ocasionalmente, as adrenais apresentam-se de tamanho normal.

A única diferença aparente entre ambas as condições é a relativa autonomia da secreção de aldosterona no HAB, confirmada pela ausência de resposta aos testes de supressão, em contraste com sua pronta supressibilidade na HERB.[15,16] Essa diferença, entretanto, é apenas conceitual já que os testes para avaliar supressão da aldosterona são vários e diferentemente padronizados, pouco se sabendo sobre sua reprodutibilidade.

Não existe um substrato anatomopatológico para a HAB, mas ao exame histológico as adrenais costumam apresentar-se hiperplasiadas e, não infrequentemente, com doença micronodular da camada glomerulosa; ocasionalmente, um ou mais nódulos maiores se destacam. Embora exista a possibilidade de maior sensibilidade tecidual (tanto do endotélio vascular como da zona glomerulosa adrenal) à ação da angiotensina II circulante ou de sua secreção parácrina, ou ainda de outros fatores de crescimento adrenocorticais, a fisiopatologia da HAB ainda permanece elusiva.

HIPERPLASIA ADRENAL PRIMÁRIA UNI OU BILATERAL

A hiperplasia adrenal primária é uma forma menos comum de HAP, causada por hiperplasia "autônoma" (ou primária ou independente do SRA), da zona glomerulosa de uma ou ambas as adrenais.[6,20] Compreende, possivelmente, menos de 5% dos casos de HAP e caracteriza-se bioquimicamente pela ausência de resposta aos testes de manipulação do SRA (em especial ao teste de estímulo postural), um padrão de resposta semelhante ao do APA clássico. O diagnóstico preciso dessa condição é difícil, porém importante, pois tanto os níveis pressóricos, como os de potássio respondem bem à redução cirúrgica da massa de tecido adrenal (adrenalectomia parcial ou subtotal). A confirmação habitualmente necessita do cateterismo e amostragem seletiva de aldosterona de veias adrenais (CSVA).

HIPERALDOSTERONISMO FAMILIAR

HIPERALDOSTERONISMO FAMILIAR TIPO I OU HIPERALDOSTERONISMO REMEDIÁVEL POR GLICOCORTICOIDE

O hiperaldosteronismo remediável por glicocorticosteroide (HARG) ou supressível pela dexametasona (HASD) é uma doença hipertensiva monogênica de herança autossômica dominante. É uma condição rara, respondendo por menos de 1% dos casos de HAP e se caracteriza por hipertensão de início precoce, grave e refratária à terapia anti-hipertensiva convencional.[36]

Ocorre devido a um pareamento desigual no braço longo do cromossomo 8, entre o gene *CYP11B2* (que codifica a aldosterona sintetase), normalmente expresso na zona glomerulosa, e o gene *CYP11B1* (que codifica a 11β-hidroxilase), normalmente expresso na zona fasciculada, resultando na formação de um gene híbrido ou quimérico – *CYP11B1/CYP11B2* –, composto pela região promotora da *CYP11B1* e a região codificadora do gene *CYP11B2*. Essa combinação leva à produção excessiva de aldosterona na zona fasciculada, sob o controle do ACTH, independentemente do SRA. Assim, a produção de aldosterona nesses pacientes não é responsiva ao teste da postura ou à infusão de angiotensina II e segue o rítmo circadiano do ACTH. Da mesma forma, os níveis de aldosterona e dos esteroides híbridos podem ser suprimidos pela administração de glicocorticosteroides, que reduzem a secreção de ACTH e corrigem o quadro clínico.

A expressão dessa enzima na zona fasciculada permite, além da produção de aldosterona, a de esteroides híbridos, o 18-hidroxicortisol e o 18-oxocortisol, que podem estar até 10 vezes acima do valor normal, quando sua produção em condições normais é desprezível. Os pacientes raramente costumam apresentar hipocalemia.[37]

Apesar de ser uma forma incomum de HAP, esse diagnóstico deve sempre ser aventado na presença de hipertensão de início precoce e história familiar importante de hipertensão e AVE hemorrágico em idade jovem (< 35 anos), embora diferentes níveis de gravidade e até normotensão já foram descritos.[38,39] O diagnóstico é confirmado pela detecção do gene quimérico por meio de uma PCR de cadeia longa.

HIPERALDOSTERONISMO FAMILIAR TIPO II

O hiperaldosteronismo familiar tipo II (HF-II) refere-se a uma forma não remediável por glicocorticosteroide causado pela presença deAPA e/ou HAB em uma mesma família. Parece ser a forma mais comum de HF, ocorrendo em 6% dos pacientes com HAP.[8] Clínica e laboratorialmente, o HF-II é indistinguível das formas esporádicas de HAP. Suas bases moleculares ainda não estão bem estabelecidas, mas existem evidências de que o defeito esteja localizado no cromossomo 7p22.[40] Na maioria das famílias, uma transmissão vertical sugere uma herança autossômica dominante. O diagnóstico é baseado na demonstração de HAP em pelo menos dois membros de uma mesma família, após a exclusão de HF-I e HF-III.

HIPERALDOSTERONISMO FAMILIAR TIPO III

Outro tipo de HF não remediável por glicocorticosteroide tem sido associado a mutações germinativas no mesmo gene *KCNJ5* que codifica o canal de potássio Kir3.4. Da mesma forma que as mutações somáticas nos APA, há perda da seletividade do canal com aumento da sua condutância ao sódio e manutenção da despolarização celular, abrindo canais de cálcio voltagem-dependente que, por suas vias de sinalização, levam à síntese constante de aldosterona e proliferação celular.[31]

Até o momento, foram descritas quatro mutações germinativas associadas ao HF-III (del I157, T158A, G151E e G151R); poucas famílias foram diagnosticadas com essa condição, porém o fenótipo foi bastante variável entre elas.[33] A primeira família relatada com a mutação T158A (um pai e duas filhas), apresentava hipertensão grave de início na infância (abaixo dos 6 anos), aldosteronismo e hipocalemia acentuados, lesão de orgãos-alvo, resistênciaà terapia anti-hipertensiva intensiva, incluindo espironolactona e amilorida, necessitando de adrenalectomia bilateral precoce, antes dos 15 anos. Apresentavam enorme produção de esteroides híbridos (18-hidroxicortisol e 18-oxocortisol), de até mil vezes o valor normal. Ambas as adrenais eram marcadamente aumentadas, com três a seis vezes o seu tamanho normal, e com hiperplasia difusa dazona fasciculada e atrofia da zona glomerulosa, mas sem evidência de modularidade.[41-44]

Posteriormente, um estudo em famílias europeias descreveu hiperaldosteronismo associado a uma mutação germinativa no *KCNJ5* (G151E), porém com hipertensão e hipocalemia leves, facilmente controlados com antagonista mineralocorticosteroide e amilorida, não necessitando de adrenalectomia. Nesses pacientes, os níveis de 18-hidroxicortisol e 18-oxocortisol eram semelhantes aos APA e as adrenais mostravam-se morfologicamente normais.[44]

Essas diferenças fenotípicas levaram ao desenvolvimento de estudos eletrofisiológicos para avaliar as peculiaridades de cada mutação, demonstrando que há variações na condutância ao sódio, principalmente quanto a sua velocidade de entrada na célula. Foi constatado que quanto maior a condutância ao sódio, por mecanismos de defesa apoptóticos, maior a letalidade celular, limitando o crescimento e a progressão da doença, resultando em um fenótipo mais brando e facilmente controlado. Assim, mutações germinativas funcionalmente mais leves, como a T158A e a G151R, resultam em características clínicas mais graves, enquanto a altíssima condutância da mutação G151E a torna mais inócua. Dessa forma, estudos genéticos específicos poderão auxiliar na escolha terapêutica dessas famílias.[43-45]

CAUSAS RARAS DE HIPERALDOSTERONISMO PRIMÁRIO

Em menos de 2% dos casos, o HAP pode estar associado a um carcinoma adrenal. Essas neoplasias frequentemente secretam outros hormônios além da aldosterona, produzindo quadros clínicos mistos e variáveis. Os níveis de aldosterona plasmática e urinária são geralmente muito elevados, produzindo um quadro clínico de hipertensão e hipocalemia graves. No entanto, casos de carcinomas produtores de aldosterona sem hipertensão também têm sido descritos. O tratamento é cirúrgico, mas a evolução da neoplasia é imprevisível.

Ainda mais incomum, o HAP pode ser consequente à secreção ectópica de aldosterona por fontes não adrenais, como arrenoblastomas de ovário, mielolipomas e outros carcinomas não adrenais.[46,47]

COMO ESTABELECER O DIAGNÓSTICO DIFERENCIAL?

Uma vez confirmada a secreção autônoma de aldosterona, é necessário estabelecer o diagnóstico etiológico. Características clínicas e laboratoriais podem auxiliar no diagnóstico diferencial das várias formas de HAP, em especial na separação dos dois grandes grupos APA e HAB. Em geral, baseada em dados clínicos e bioquímicos preliminares, a suspeita diagnóstica de um APA é reforçada quando o paciente é uma mulher jovem (com idade < 40 anos), com hipocalemia presente, concentração plasmática de aldosterona > 25 ng/dLe RAR > 40.[48] Contudo, vários procedimentos podem ser necessários para a distinção etiológica, visto que o tratamento é diferente.

Recomenda-se que todo o paciente com HAP realize tomografia computadorizada (TC) adrenal como avaliação inicial dos subtipos e para a exclusãode grandes massas que podem representar carcinoma adrenocortical. No entanto, os procedimentos de imagem têm algumas limitações:

1. APA pequenos podem ser interpretados incorretamente como nodulações da HAB;
2. microadenomas aparentes poderiam representar áreas de hiperplasia;
3. macroadenomas unilaterais não funcionantes não são incomuns, especialmente em pacientes mais idosos (> 40 anos) e são indistinguíveis dos APA naTC.

Pela possibilidade de falha diagnóstica relacionadas às limitações da TC e da distinção pelas características clínicas, as diretrizes da Endocrine Society recomendam o cateterismo bilateral com coleta seletiva de aldosterona de veias adrenais (CSVA) para todo paciente candidato ao tratamento cirúrgico, por ser, atualmente, o melhor exame para distinguir doença unilateral de bilateral.[5-7]

No entanto, o CSVA não cumpre critérios que seriam de se esperar de uma técnica padrão-ouro, incluindo a facilidade de uso (necessidade de equipe treinada e experiente), segurança (ocorrem complicações significativas em 1 a 2%, mesmo em mãos experientes), reprodutibilidade e padronização (não há consenso sobre os protocolos de amostragem, de diagnóstico, de níveis de corte e o papel da estimulação com ACTH), além de sensibilidade e especificidade compatíveis (80 e 75%, respectivamente, e não 100%, como se esperaria de um procedimento padrão-ouro) e custo elevado. Isso dificulta sua aplicabilidade no algoritmo diagnóstico do HAP, sendo, então, reservado para situações especiais.

Isoladamente, consideramos o teste postural como o procedimento não invasivo mais sensível e específico na diferenciação entre APA e HAB.[45,46] Alguns autores referem que cerca de 30% dos pacientes não são corretamente classificados com esse teste, dada a ocorrência de 30 a 50% de APA que respondem à estimulação e de 30% das BAH que não exibem aumento significativo nos níveis de aldosterona após estímulo pela angiotensina-II.[47,48]

Por sua facilidade de execução, em nosso serviço, tornou-se o passo inicial na diferenciação dos subtipos de HAP, deixando o CSVA para casos mais complexos e aqueles com discrepância entre os achados de imagem e os testes bioquímicos. Temos encontrado boa correlação desse teste com o diagnóstico definitivo dos pacientes. Junto com os critérios clínicos e de imagem, determina-se o tratamento a ser instituído no subtipo de HAP em questão. Outros exames, discutidos a seguir, também podem contribuir para o diagnóstico diferencial no HAP diante das dificuldades de execução e da pouca disponibilidade CSVA, mas que são menos utilizados na prática clínica.

TESTE DA POSTURA

O estímulo postural é um procedimento simples e efetivo, mas alguns cuidados são necessários para se evitar resultados falsos ou duvidosos. O teste consiste nas dosagens de AP, APR e cortisol pela manhã, entre 7h30min e 8h30min, após uma noite de sono e com o paciente ainda em decúbito e em jejum e, novamente, após 2 horas na posição ereta, calmamente deambulando (o paciente poderá eventualmente sentar-se, mas sem tirar os pés do chão). Alternativamente, a amostra basal pode ser colhida pela manhã, em jejum, após repouso deitado por pelo menos 40 minutos.

Em razão das características histológicas e funcionais distintas do APA e do HAB com relação à presença de receptores de angiotensina II no tecido patológico, os níveis circulantes de aldosterona habitualmente se elevam de duas a três vezes ao final do teste nos pacientes com HAB (da mesma forma que em indivíduos normais), mas se mantêm, ou até diminuem, naqueles com APA (Figura 43.2). Respostas "paradoxais" podem ocorrer até 20% das vezes, tipificando as variantes mencionadas: casos de APA-RA respondem ao teste com elevação da aldosterona, enquanto aqueles com hiperplasia adrenal primária não apresentam resposta.[49]

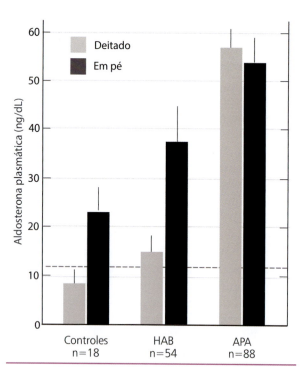

Figura 43.2 Testes de estímulo postural para a aldosterona no HAP. A concentração plasmática se eleva ao assumir a posição ereta na HAB, à semelhança do que ocorre em controles (mas em maior proporção), porém não se altera ou até diminui no APA.[49]

A dosagem concomitante de cortisol é crítica para se avaliar uma eventual interferência do ACTH endógeno na secreção de aldosterona. Nas situações em que o cortisol se eleva ao final do teste, supostamente por estímulo do ACTH, a interpretação do resultado fica prejudicada, já que a aldosterona é responsiva ao ACTH tanto no APA como no HAB. Por essa razão, alguns preferem fazer esse teste após supressão *overnight* com dexametasona. Alternativamente, empregamos um fator de correção: sempre que houver elevação do cortisol no final do teste (com relação ao valor basal), subtraímos do incremento percentual da aldosterona o incremento percentual do cortisol. Se o incremento da aldosterona não ultrapassar 30% (ausência de elevação), o teste é considerado positivo para o diagnóstico de APA.[49]

TESTE TERAPÊUTICO COM ESPIRONOLACTONA

Baseado no mesmo princípio da presença ou não de receptores e consequente sensibilidade ou insensibilidade à angiotensina II, o teste terapêutico com espironolactona, além de tratar as manifestações de hiperaldosteronismo do paciente pelo uso de um antagonista específico do RM, permite acrescentar um dado adicional na diferenciação entre APA e HAB.

O tratamento com 50 a 200 mg/dia de espironolactona (Aldactone®, Pfizer) por um período de 4 a 8 semanas, possibilita a eliminação da sobrecarga corporal de sódio e fluidos e correção dos níveis pressóricos e da hipocalemia. Com a redução do volume do líquido extracelular, a APR gradualmente retorna aos níveis normais, estimulando ainda mais a secreção de aldosterona pelos córtices adrenais hiperplasiados da HAB. Já nos pacientes com APA, a mesma normalização dos níveis de sódio, potássio, pressão arterial e APR não se acompanham de elevações adicionais da AP ou urinária, que se mantêm em concentrações semelhantes àquelas antes do tratamento, permitindo sua discriminação complementar com o HAB.[21]

DOSAGEM DE PRECURSORES DA ALDOSTERONA

Pelo fato de ser verdadeiramente uma neoplasia com produção autônoma de aldosterona, a esteroidogênese ativada do APA faz-se acompanhar da produção de esteroides precursores da aldosterona, como a 18-hidroxicorticosterona (18OHB), a DOC e a corticosterona, permitindo que seus níveis, significativamente mais elevados do que na HAB, sejam utilizados como marcadores diferenciais[21]. Em particular, os níveis muito elevados de 18OHB (para valores > 100 ng/dL) são praticamente patognomônicos de APA, ao passo que na HAB eles se mantêm na faixa normal (10 a 40 ng/dL, em dieta normossódica) ou pouco elevados (nunca ultrapassando 70 ng/dL).

DOSAGEM DOS ESTEROIDES HÍBRIDOS: 18-HIDROXICORTISOL E 18-OXOCORTISOL

As características histológicas mistas do APA (habitualmente com predomínio de células da zona fasciculada) e a combinação de enzimas esteroidogênicas torna o *millieu* hormonal propício para a formação de produtos híbridos que não se encontram presentes na glândula normal ou hiperplasiada. Esses esteroides, considerados marcadores da ação da aldosterona-sintetase sobre o cortisol no tecido tumoral e característicos do HARG, encontram-se em níveis elevados no APA, mas não na HAB. Sua dosagem pode ser feita no sangue ou na urina por espectrometria de massa após cromatografia líquida ou gasosa.[38]

DIAGNÓSTICO POR IMAGEM DO HIPERALDOSTERONISMO PRIMÁRIO

A identificação e a lateralização de um tumor isolado no paciente suspeito de portar um APA praticamente encerram a investigação e permitem uma abordagem cirúrgica correta. Da mesma maneira, a ausência de imagem tumoral no paciente suspeito de HAB também fecha a avaliação e indica o tratamento clínico. O principal procedimento de imagem a ser empregado na identificação dos APA é a tomografia computadorizada (TC).

Tomografia computadorizada

A TC de adrenais é o exame de escolha para a investigação do HAP, devendo ser realizada em todo paciente com o objetivo de determinar a etiologia do HAP e o de afastar um eventual carcinoma adrenal.[8,47,51] (Figura 43.3) Como os tumores a serem investigados são geralmente pequenos (1,5 a 2 cm de diâmetro, em média), os cortes realizados sobre as adrenais devem ser finos, de preferência com 3 mm ou menos. Com o aprimoramento técnico das TC, tornou-se possível detectar adenomas com menos 1 cm de diâmetro. No entanto, tumores < 0,5 cm facilmente escapam à TC, sendo a taxa de concordância entre a TC e o CSVA em torno de 67% na presença de um nódulo unilateral.[51,55]

Os aldosteronomas são tumores que raramente ultrapassam 3 cm de diâmetro e, não infrequentemente, podem ter menos de 1 cm. Nos casos com tumores > 5 cm e na dependência do fenótipo da imagem, pode-se suspeitar de carcinoma adrenal. Entretanto, algumas características próprias dos adenomas, como sua baixa densidade e *wash-out* elevado após contraste (> 60%), permitem estabelecer o diagnóstico preliminar com segurança.[50]

Na HAB, as adrenais apresentam-se de tamanho normal ou aumentado bilateralmente. Eventualmente, encontram-se nódulos uni ou bilaterais e, algumas vezes, com o predomínio de apenas um deles, podendo ser causa de confusão diagnóstica com um APA.

Ressonância magnética

É um procedimento mais dispendioso e com resolução espacial semelhante ou até menor do que a TC. No geral, a ressonância magnética (RM) de adrenais não oferece vantagens adicionais, com sensibilidade que varia de 60 a 100% em diversos estudos.[52] A RM também é capaz de auxiliar na diferenciação entre lesões benignas e malignas pela técnica de *chemical shift*, que subtrai a gordura em

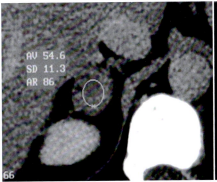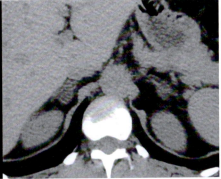

Figura 43.3 Tomografia computadorizada com cortes específicos para adrenal mostrando: (à esquerda) um adenoma de 4 cm produtor de aldosterona em adrenal esquerda (mulher, 37 anos) e (à direita) hiperaldosteronismo por hiperplasia adrenal nodular bilateral (homem, 54 anos).

T2, na sequência fora de fase, havendo queda do sinal nos adenomas ricos em gordura. Protocolos de espectroscopia por RM também têm sido úteis na diferenciação entre as massas adrenais; esta técnica avalia a funcionalidade do nódulo por meio de informações metabólicas obtidas pela quantificação de colina, creatina, lipídeos e lactato cujas amplitudes de pico e interrelações permite categorizar com relativa exatidão os adenomas, carcinomas, mestástases e feocromocitomas.[56]

LATERALIZAÇÃO DA PRODUÇÃO DE ALDOSTERONA

Cateterismo bilateral seletivo das veias adrenais

No HAP, o CSVA com coleta de sangue para dosagem de aldosterona é reconhecido como o método padrão-ouro para o diagnóstico diferencial entre doença unilateral e bilateral, o que é extremamente importante para a adequada decisão terapêutica. O procedimento é recomendado para todo o paciente a ser submetido ao tratamento cirúrgico, exceto para casos indubitáveis de APA (paciente jovem < 40 anos, com hipocalemia espontânea, marcado excesso de aldosterona e lesão unilateral isolada na imagem). Apesar disso, o CSVA não é um procedimento padronizado universalmente, havendo diferentes protocolos para sua realização e interpretação.[8]

O CSVA pode ser um procedimento difícil, especialmente em relação à cateterização da veia adrenal direita que é menor e mais angulada em relação à veia cava inferior (VCI); a taxa de sucesso dessa técnica é de aproximadamente 75%, podendo chegar a 95%, dependendo da experiência do angiografista. Tipicamente, o sucesso de canulação das veias adrenais é confirmado pelo índice de seletividade, que é amedida da relação do cortisol nas veias adrenais sobre o das veias periféricas. Esse índice pode ser realizado sob estímulo contínuo com ACTH sintético (cosintropina, 50 mcg/hora, iniciada 30 minutos antes do procedimento) para minimizar os efeitos do estresse sobre o cortisol. Valores maiores do que 4:1 com estímulo, ou 2:1 sem estímulo, confirmam uma adequada cateterização.[51-53]

O índice de lateralização que compara as relações aldosterona – cortisol nas duas veias adrenais – resulta em termos como dominante (lado em que esse valor é maior) e não dominante (ou contralateral); o cálculo é realizado pela relação aldosterona/cortisol dominante, dividida pela relação aldosterona/cortisol não dominante. Níveis ≥ 2 sem estímulo com ACTH sintético, ou ≥4 com estímulo, confirmam a lateralização.[51,52]

Tumores cossecretores de cortisol e aldosterona são raros, mas estudos recentes têm mostrado uma prevalência de aproximadamente 10% em pacientes com APA, principalmente de origem asiática, os quais geralmente se apresentam com hipercortisolismo subclínico. Essa situação, antes insuspeita, altera a interpretação do CSVA, pois seria de se esperar que na veia adrenal ipsilateral ao APA a relação aldosterona:cortisol fosse maior; isso, contudo, pode não ocorrer devido ao aumento da produção de cortisolco-secretado pelo APA, com consequente inibição do ACTH e redução da produção de cortisol na adrenal contraleral, em que a relação aldosterona:cortisol pode torna-se até maior, resultando em perda da lateralização ou sugestão de falha na canulação. Uma solução potencial para esse problema seria a da dosagem de um metabólito alternativo, como as metanefrinas plasmáticas, nassituações suspeitas de adenomas com cossecreção.[33,50]

Alguns autores têm mostrado que as metanefrinas plasmáticas podem ser uma nova alternativa, e não apenas nos casos de cossecreção hormonal, pois são até mais sensíveis do que o cortisol para se avaliar o índice de seletividade no CSVA. As metanefrinas apresentam meia-vida plasmática curta, de 3 a 6 minutos, e mais de 90% de sua produção ocorre nas adrenais. Dessa forma, a sua concentração nas veias adrenais é 90 vezes maior do que nas veias periféricas, havendo maior variação entre as suas concentrações e facilitando a localização do cateter, com uma sensibilidade maior do que o cortisol no teste sem estímulo. O índice é realizado da mesma forma que para o cortisol e valores maiores que 2,5 confirmam a cateterização.[54]

Para padronização e adequada interpretação do CSVA, deve-se sempre:

1. Corrigir a hipocalemia previamente (manter níveis > 3,5 mEq/L);

2. Realizar os testes sem estímulo pela cortrosina pela manhã (8h00), para evitar falsos negativos atribuídos às flutuações diurnas do ACTH e com o paciente em posição supina por 60 minutos antes do procedimento;

3. Ajustar anti-hipertensivos, evitando diuréticos, betabloqueadores e IECA, pois podem confundir a interpretação do teste;

4. Suspender antagonistas mineralocorticosteroides e amilorida por um período mínimo de 6 semanas, pois elevam a renina e podem estimular a adrenal contralateral;

5. Cateterizar ambas as veias adrenais simultaneamente, pois a secreção de aldosterona é pulsátil.[50]

Por ser um procedimento invasivo, esse teste pode apresentar complicações, como ruptura de veia adrenal, que se manifesta por dor intensa 24 a 48 horas após o procedimento, risco para trombose, hemorragia, infarto e insuficiência adrenal permanente.

TESTES GENÉTICOS

Formas familiares de HAP devem ser sempre suspeitadas, principalmente quando houver mais de um parente de 1º grau hipertenso, com diagnóstico de HAP ou com doença cardiovascular precoce. Esses pacientes, quando disponível, devem ser submetidos à pesquisa genética para o gene quimérico *CYP11B1/CYP11B2* (HF-I) e para mutações no gene do canal de potássio, *KCNJ5*(HF-III), o que auxiliaria nas decisões terapêuticas.[8]

COMO TRATAR O HIPERALDOSTERONISMO PRIMÁRIO?

O objetivo precípuo do tratamento do hiperaldosteronismo primário (HAP) é o da prevenção da mobimortalidade e dos efeitos deletérios da aldosterona sobre o sistema cardiovascular.

A cirurgia é o tratamento habitualmente indicado aos pacientes com APA (e sua variante APA-RA), sejam esporádicos ou familiais e naqueles com hiperplasia adrenal primária (HAPr) ou outras variantes do HAP unilateral. Os casos de HAB e de hiperaldosteronismo supressível com dexametasona (HASD ou HFI) devem ser tratados clinicamente.

Tratamento cirúrgico do APA

Atualmente, a adrenalectomia videolaparoscópica é a opção cirúrgica de escolha. Ela é considerada segura, com baixas mortalidade (< 1%) e complicações pós-operatórias, menor incisão, menor sangramento, queixas álgicas mínimas e curto período de internação hospitalar (média de 3 dias).[57]

Recentemente, foi reportada uma cirúrgia minimamente invasiva, utilizando a via transperitoneal com uma única incisão vertical transumbelical. Essa técnica apresenta algumas vantagens em relação à adrenalectomia laparoscópica retroperitoneal:

1. boa apresentação espacial, com ligadura precoce da veia adrenal;
2. acesso rápido e fácil, sem separação muscular;
3. melhores efeitos estéticos (cicatriz intraumbilical). Mais estudos são necessários para avaliar sua eficácia e segurança.[58]

Cuidados pré-operatórios

O uso de espironolactona (Aldactone®, Pfizer), o clássico antagonista do receptor de mineralocorticosteroide, é importante para o controle prévio da hipertensão e da hipocalemia, em doses variáveis de 50 a 200 mg/dia, até a normalização do potássio e da pressão arterial, com redução posterior da dose para 25-100 mg/dia até o dia da cirurgia. Em alguns países, está disponível um outro produto, a eplerenona (Inspra®, Pfizer), que apresenta menos efeito antiandrogênico (mastodínia, ginecomastia, diminuição da libido no homem), embora alguns estudos sugiram que a espironolactona seja mais efetiva no controle da PA.[59]

Cuidados pós-operatórios

Os níveis de AP e APR devem ser colhidos logo após o procedimento cirúrgico para avaliação da resposta bioquímica. Nos casos típicos de APA ou HAP unilateral, a queda dos níveis de aldosterona é um importante fator prognóstico. O paciente deve receber hidratação intravenosa, sem reposição de potássio, a menos que este apresente uma queda expressiva (< 3 mEq/L).[59]

O paciente deve ser mantido sem anti-hipertensivos, com controle rigoroso da pressão arterial e reintrodução escalonada conforme a necessidade. Os pacientes que foram operados sem o devido preparo prévio com espironolactona/eplerenona, devem receber nas primeiras semanas de pós-operatório uma dieta rica em sódio para manter seus níveis pressóricos e evitar hipercalemia, que pode ocorrer em 5% dos casos pelo hipoaldosteronismo (devido à supressão crônica/atrofia da zona glomerulosa contralateral). Alguns preditores dessa condição são a redução da taxa de filtração glomerular e o aumento da creatinina no pré-operatório.[60]

Eficácia

Após adrenalectomia unilateral, a eventual normalização do excesso de aldosterona promove, ou mantém, a correção da hipocalemia em virtualmente 100% dos casos de APA,[8] embora anormalização da hipertensão (PA < 140×90 mmHg, sem uso de anti-hipertensivo) ocorra apenas em cerca de 40 a 60% dos portadores de APA. A maioria (> 75%) dos pacientes tem melhora do controle pressórico e diminuição do número de medicamentos anti-hipertensivos; aproximadamente 15 a 20% deles, entretanto, manter-se-ão hipertensos (provavelmente previamente "essenciais"), mas com RAR normal,[58] necessitando de tratamento anti-hipertensivo de rotina.

Têm sido sugeridos alguns preditores de cura para a hipertensão no período pós-operatório, como sexo feminino, idade jovem, ausência de história familiar de hipertensão, curto tempo de duração da hipertensão, PA diastólica baixa no pré-operatório, uso de poucas classes de anti-hipertensivos, baixo índice de massa corpórea e alta taxa de filtração glomerular estimada.

Complicações

Naqueles pacientes que não foram tratados com antagonistas do receptor mineralocorticosteroide previamente à cirurgia, poderá correr um estado de hipoaldosteronismo após a retirada do APA, em decorrência da supressão crônica do SRAA, podendo em casos mais graves necessitar da reposição com fludrocortisona. Daí a importância do controle pré-operatório da hipertensão e da hipocalemia com o uso de espironolactona. Em raros casos, a reposição de fludrocortisona precisará ser mantida por longos períodos, senão por definitivo. Nos casos tratados previamente com espironolactona, a medicação habitualmente é interrompida no dia da cirurgia.

Apesar de esporádicas, complicações pós-operatórias podem ocorrer com a cirurgia videolaparoscópica e incluem conversão para cirurgia aberta, hematoma por lesão vascular intraoperatória, tromboembolismo, pneumotórax e hemotórax.[58]

ABLAÇÃO PERCUTÂNEA POR RADIOFREQUÊNCIA (ARF) NO APA

A ARF é uma nova modalidade terapêutica para o tratamento de massas adrenais benignas e malignas. É um procedimento de baixo custo, associado à baixa morbimortalidade, com rápida recuperação do paciente, tornando essa terapia uma alternativa atrativa ao tratamento cirúrgico.[61]

O procedimento é realizado utizando agulhas rígidas de 10-15 cm ou agulhas flexíveis de 25 cm, dependendo da distância da pele à lesão-alvo. A cateterização e localização da lesão é guiada pela CT e a agulha é posicionada dentro do nódulo onde se-

rão estabelecidos circuitos elétricos com dois ciclos de 5 minutos, com intervalo de 1 minuto entre eles. É realizada uma TC imediatamente após o procedimento para avaliar eventuais complicações, como pneumotórax e hematoma retroperitoneal, e outra 3 meses após para controle, a qual deve apresentar sinais de necrose da lesão.[61]

Em nossa experiência, oito de nove pacientes com APAs ubmetidos ao tratamento com RFA, foram curados do HAP, todos com melhora significativa do controle pressórico e suspensão ou diminuição do número de medicações anti-hipertensivas. Ainda não há uma indicação clínica bem estabelecida para o tratamento com ARF na literatura, mas esse procedimento pode ser uma alternativa à adrenalectomia laparoscópica, principalmente na presença de contraindicações como pacientes idosos, com comorbidades cardiovasculares e/ou doenças pulmonares.[62]

TRATAMENTO FARMACOLÓGICO DO HAP

O tratamento clínico do HAP está indicado para todo paciente com doença bilateral e naqueles com doença unilateral, como preparo cirúrgico ou na eventualidade de recusa ou presença de contraindicação ao tratamento cirúrgico.

A classe de medicamentosmais utilizada no tratamento farmacológico do HAP é a dos antagonistas do receptor mineralocorticosteroide. A medicação de escolha é a espironolactona que, em doses de 50 a 300 mg/dia (tomados uma ou duas vezes ao dia), reduz substancialmente a PA e normaliza os níveis de potássio desses pacientes. Mais da metade dos pacientes consegue manter um bom controle pressórico (< 140/90 mmHg) com espironolactona em monoterapia, mesmo aqueles resistentes à terapia anti-hipertensiva. Os principais efeitos adversos estão relacionados com a ação antiandrogênica da espironolactona: ginecomastia; diminuição da libido; disfunção erétil; e irregularidades menstruais.[63] A ginecomastia é dose-dependente e ocorre em 7% dos pacientes com doses de 50 mg/dia e em 52% daqueles que usam doses ≥ 150 mg/dia.

Nos casos de intolerância à espironolactolactona, uma alternativa seria outro antagonista do receptor mineralocorticosteroide ainda não disponível no Brasil, a eplerenona (Inspra*, Pfizer); em doses de 100 a 300 mg/dia, esse produto apresenta menor atividade antiandrogênica (raramente resultando em ginecomastia), porém com menor efeito hipotensor.

Uma classe de medicamentos promissorapara o tratamento do HAP, ainda em fase II de estudos, são os inibidores da aldosterone sintetase. O LCI699, por exemplo, na dose de 0,5 a 1 mg/dia, reduziu significativamente a PA com raros efeitos colaterais (mais comumente cefaleia e vertigem, e um único caso grave de oclusão de veia retiniana).

Apesar dos bons resultados obtidos com os antagonistas mineralocorticosteroides, o bloqueio do receptor pode levar a um aumento reativo na secreção de aldosterona que, por meio de suas ações não genômicas, tem efeitos deletérios na contratilidade cardíaca e na vasculatura coronariana e cerebral. Já com o uso dos inibidores da aldosterona sintetase, encontram-se AP reduzida ou suprimida e APR e K$^+$ mais elevados, podendo haver uma elevação inicial nos níveis de DOC que normalizam após 2 a 3 semanas.[64,65]

Outros anti-hipertensivos podem ser necessários para um controle mais adequado da pressão arterial. A amilorida, um antagonista dos canais epiteliais de sódio, tem excelente efeito no HAP, tanto na hipertensão como na hipocalemia. Os bloqueadores do canal de cálcio, os IECA e os bloqueadores do receptor de angiotensina podem também ser utilizados, mas sem efeitos sobre o exesso de aldosterona.

Tratamento farmacológico do HF-I (HASD/HARG)

Dexametasona na dose de 0,5 a 1 mg/dia, iniciando com a dose de 0,25 mg tomada ao deitar, visa suprimir, pelo menos parcialmente, a secreção hipofisária de ACTH no HF-I. O tratamento com glicocorticosteroides pode não normalizar a PA e o aumento de sua dose não é conveniente; nessa situação, a adição de amilorida ou espironolactona ao

Tratamento do carcinoma adrenal produtor de aldosterona

Cirurgia é semprer o tratamento de escolha. Podem ser utilizados também quimioterápicos, como o mitotano e a cisplatina em casos persistentes após a cirurgia. A espironolactona pode ser utilizada como paliativo no controle das manifestações de hipertensão e hipocalemia.

RESUMO E "PÉROLAS"

O HAP é uma causa curável de hipertensão secundária que deve ser sempre investigada em pacientes jovens, em casos de hipertensão de difícil controle e em incidentalomas adrenais. A presença de hipocalemia é um alerta importante, embora não essencial ao diagnóstico. HAP é uma doença intimamente associada com comorbidades importantes, como diabete, arritmias cardíacas, hipertrofia do ventrículo esquerdo, fibrose cardíaca, alterações vasculares e endoteliais, entre outras. O diagnóstico é realizado em etapas:

1. rastreamento, pelo encontro de valores elevados da RAR;
2. confirmação, pela ausência de supressão da aldosterona com testes habituais;
3. diagnóstico etiológico, mediante procedimentos de imagem (TC de adrenais), do uso do teste da postura e do cateterismo seletivo de veias adrenais (Figura 43.4).

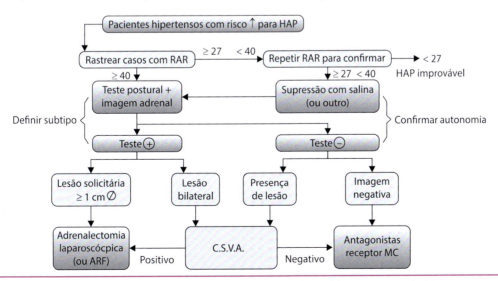

Figura 43.4 Algoritmo diagnóstico para investigação de casos suspeitos de hiperaldosteronismo primário.
Fonte: adaptado de Vilar e Kater.

O tratamento de escolha para o APA é a adrenalectomia laparoscópica, após controle apropriado da pressão e dos níveis de potássio, enquanto os casos de HAB devem ser controlados clinicamente pelo uso de antagonistas do receptor de mineralocorticosteroides, isoladamente ou em associação com outros agentes anti-hipertensivos.

"PÉROLAS" DIAGNÓSTICAS E TERAPÊUTICAS NO HAP

- Cerca de 10% dos pacientes com hipertensão arterial tem HAP;
- HAP é a causa mais comum de hipertensão secundária;
- Quando a AP é >12 ng/dL, a RAR > 40 é característica de um APA;
- Cerca de metade dos pacientes com HAP não apresenta hipocalemia;
- Ausência de supressão da aldosterona após infusão de salina comprova a autonomia de sua secreção;
- Ausência de elevação da aldosterona ao teste postural é uma característica do APA;
- A TC com cortes finos é o procedimento de imagem de escolha para a identificação de um APA;
- A resposta terapêutica à administração de espironolactona é preditiva de cura do HAP por APA;
- O comportamento bioquímico da HAB é semelhante ao de pacientes com hipertensão essencial com renina baixa.

REFERÊNCIAS BIBLIOGRÁFICAS

1. Carey R. Role of K+channels in the pathophysiology of primary aldosteronism. Hypertension. 2012;59:534-36.

2. Somloova Z, Indra T, Rosa J, Petrak O, Strauch B, Zelinka T, et al. Have main types of primary aldosteronism different phenotype? PhysiolRes. 2012;61:431-36.

3. Guagliardo NA, Yao J, Hu C, Barrett PQ. Minireview. Aldosterone biosynthesis: electrically gated for our protection. Endocrinology. 2012;153(8):3579-86.

4. Pilz S, Kienreich K, Drechsler C, Ritz E, Fahrleitner-Pammer A, Gaksch M, et al. Hyperparathyroidism in patients with primary aldosteronism: cross-sectional and interventional data from the GECOH study. J Clinical Endocrinol Metab. 2012;97(1):E75-E79.

5. Funder JW, Carey RM, Fardella C, Gomez-Sanchez CE, Mantero F, Stowasser M.. Case detection, diagnosis, and treatment of patients with primary aldosteronism: an endocrine society clinical practice guideline. J Clin Endocrinol Metab. 2008;93:3266-81.

6. Arlt W. A detour guide to the Endocrine Society Clinical Practice Guideline on case detection, diagnosis and treatment of patients with primary aldosteronism. Eur J Endocrinol. 2010;162:435–38.

7. Nishikawa T, Omura M, Satoh F, Shibata H, Takahashi K, Tamura N, et al. Guidelines for the diagnosis and treatment of primary aldosteronism - The Japan Endocrine Society 2009. Endocr J.2011;58(9):711-21.

8. Celen O, O'Brien MJ, Melby JC, Beazley RM. Factors influencing outcome of surgery for primary aldosteronism. Arch Surg. 1996;131:646-50.

9. Fischer E, Adolf C, Pallauf A, Then C, Bidlingmaier M, Beuschlein F, et al. Aldosterone excess impairs first phase insulin secretion in primary aldosteronism J Clin Endocrinol Metab. 2013;98(6):2513-20.

10. Fallo F, Pilon C, Urbanet R. Primary aldosteronism and metabolic syndrome. Horm Metab Res. 2012;44:208-14.

11. Corry DB, Tuck ML. The effect of aldosterone on glucose metabolism. Curr Hypertens Rep. 2003;5:106-9.

12. Pierluissi J, Navas FO, Ashcroft SJ. Effect of adrenal steroids on insulin release from cultured rat islets of Langerhans. Diabetologia. 1986;29:119-21.

13. Henquin JC. Regulation of insulin secretion: a matter of phase control and amplitude modulation. Diabetologia. 2009;52:739-51.

14. Catena C, Lapenna R, Baroselli S, Nadalini E, Colussi G, Novello M, et al. Insulin sensitivity in patients with primary aldosteronism: a follow-up study. J Clin Endocrinol Metab. 2006;91(9):3457-63.

15. Fischer E, Hannemann A, Rettig R, Lieb W, Nauck M, Pallauf A, et al.A high aldosterone-to-renin ratio is associated with high serum parathyroid hormone concentrations in the general population.J Clin Endocrinol Metab. 2014;99(3):965-71.

16. Maniero C, Fassina A, Guzzardo V, Lenzini L, Amadori G, Pelizzo MR, et al. Primary hyperparathyroidism with concurrent primary aldosteronism. Hypertension. 2011;58:341-46.

17. Pilz S, Tomaschitz A, Marz W, Cavalier E, Ritz E. Aldosterone and parathyroid hormone: a complex and clinically relevant relationship. Calcif Tissue Int. 2010;87:373-74.

18. Gupta M, Cheung CL, Hsu HY, Demissie S, Cupples SA, Kiel DP, et al. Identification of homogeneous genetic architecture of multiple genetically correlated traits by block clustering of genomewide associations. J Bone Miner Res. 2011;26:1261-71.

19. Khouzam RN, Dishmon DA, Farah V, Flax SD, Carbone LD, Weber KT. Secondary hyperparathyroidism in patients with untreated and treated congestive heart failure. Am J Med Sci. 2006;331:30-34.

20. Kater CE, Biglieri EG. The syndromes of low-renin hypertension: "separating the wheat from the chaff". Arq Bras Endocrinol Metab. 2004;48(5):674-81.

21. Kater CE. Rastreamento, comprovação e diferenciação laboratorial do hiperaldosteronismo primário. Arq Bras Endocrinol Metab. 2002;46(1):106-15.

22. Ahmed AH, Calvird M, Gordon RD, Taylor PJ, Ward G, Pimenta E, et al. Effects of two selective serotonin reuptake inhibitor antidepressants, sertraline and escitalopram on aldosterone/renin ratio in normotensive depressed male patients. J Clin Endocrinol Metab 2011;96:1039-45.

23. Ahmed AH, Gordon RD, Taylor PJ, Ward G, Pimenta E, Stowassr M. Effect of contraceptives on aldosterone/renin assay ratio may vary according to the components of contraceptive, renin assay method, and possibly route of administration. J Clin Endocrinol Metab. 2011;96:1797-804.

24. Mulatero P, Dluhy RG, Giacchetti G, Boscaro M, Veglio F, Stewart PM. Diagnosis of primary aldosteronism: from screening to subtype differentiation. Trends Endocrinol Metab. 2005;16(3):114-19.

25. Zennaro MC. Primary aldosteronism takes (KCNJ) five! Endocrinology. 2012;153(4):1575-77.

26. Choi M, Scholl UI, Yue P, Bjorklund P, Zhao B, Nelson-Willians C, et al. K+ channel mutations in adrenal aldosterone-producing adenomas and hereditary hypertension. Science. 2011;331(6018):768-72.

27. Boulkroun S, Beuschlein F, Rossi GP, Golib-Dzib JF, Fischer E, Amar L, et al. Prevalence, clinical, and molecular correlates of KCNJ5 mutations in primary aldosteronism. Hypertension. 2012;59(3):592-8.

28. Fernandes-Rosa FL, Amar L, Tissier F, Bertherat J, Meatchi T, Zennaro MC, et al. Functional histopathological markers of aldosterone producing adenoma and somatic KCNJ5 mutations. Mol Cell Endocrinol. 2015;15;408:220-6.

29. Taguchi R, Yamada M, Nakajima Y, Satoh T, Hashimoto K, Shibusawa N, et al. Expression and mutations of mRNA in Japanese pacients with aldosterone-producing adenomas. J Clin Endocrinol Metab. 2012;97(4):1311-19.

30. Zennaro MC. Mutations in KCNJ5 gene cause hyperaldosteronism. Circulat Res. 2011;108:1417-18.

31. Scholl UI, Lifton RP. New insights into aldosterone-producing adenomas and hereditary aldosteronism: mutations in the K channel KCNJ5. Curr Opin Nephrol Hypertens. 2013;22(2):141-47.

32. Azizan EA, Lam BY, Newhouse SJ, Zhou J, Kuc ER, Clarke J, et al. Microarray, qPCR, and KCNJ5 sequencing of aldosterone-producing adenomas reveal differences in genotype and phenotype between zona glomerulosa- and zona fasciculata-like tumors. J Clin Endocrinol Metab. 2012;97(5):E819-29.

33. Stowasser M. Update in primary aldosteronism. J Clin Endocrinol Metab. 2015;100(1):1-10.

34. Azizan EA, Poulsen H, Tuluc P, Zhou J, Clausen VM, Lieb A, et al. Somatic mutations in ATP1A1 and CACNA1D underlie a common subtype of adrenal hypertension. Nat Genet.2013;45(9):1055-60.

35. Scholl UI, Goh G, Stolting G, Oliveira CR, Choi M, Overton JD, et al. Somatic and germline CACNA1D calcium channel mutations in aldosterone-producing adenomas and primary aldosteronism. Nat Genet.2013;45(9):1050-4.

36. Geller SD, Zhang J, Wisgerhof VM, Shackleton C, Kashgarian M, Lifton RP. A novel form of human mendelian hypertension featuring nonglucocorticoid-remediable aldosteronism. J Clin Endocrinol Metab. 2008;93(8):3117-23.

37. Xekouki P, Hatch MM, Lin L, Rodrigo DA, Azevedo M, Luz-Sierra M, et al. KCNJ5 mutations in the National Institutes of Health cohort of patients with primary hyperaldosteronism: an infrequent genetic cause of Conn's syndrome. Endocr Relat Cancer. 2012;19(3):255-60.

38. Mulatero P, Veglio F, Pilon C, Rabbia F, Zocchi C, Limone P, et al. Diagnosis of glucocorticoid-remediable aldosteronism in primaryaldosteronism: aldosterone response to dexamethasone and long polymerase chain reaction for chimeric gene. J Clin Endocrinol Metab. 1998;83(7):2573-5.

39. McMahon GT, Dluhy RG. Glucocorticoid-remediable aldosteronism. Arq Bras Endocrinol Metab. 2004;48(5):682-86.

40. Sukor N, Mulatero P, Gordon RD, So A, Duffy D, Bertello C, et al. Further evidence for linkage of familial hyperaldosteronism type II at chromosome 7p22 in Italian as well as Australian and South American families. J Hypertens. 2008;26(8):1577-82.

41. Charmandari E, Sertedaki A, Kino T, Merakou C, Hoffman DA, Hatch MM, et al. A novel point mutation in the KCNJ5 gene causing primary hyperaldosteronism and early-onset autosomal dominant hypertension. J Clin Endocrinol Metab. 2012;97(8):E1532-9.

42. Mulatero P. A new form of hereditary primary aldosteronism: familial hyperaldosteronism type III. J Clin Endocrinol Metab. 2008;93(8):2972-74.

43. Scholl UI, Nelson-Williams C, Yue P, Grekin R, Wyatt RJ, Dillon MJ, et al. Hypertension with or without adrenal hyperplasia due to different inherited mutations in the potassium channel KCNJ5. Proc Natl Acad Sci USA. 2012;109(7):2533-8.

44. Oki K, Plonczynski MW, Luis Lam M, Gomez-Sanchez EP, Gomez-Sanchez CE. Potassium channel mutant KCNJ5 T158A expression in HAC-15 cells increases aldosterone synthesis. Endocrinology. 2012;153(4): 1774-82.

45. Mulatero P, Tauber P, Zennaro MC, Monticone S, Lang K, Beuschlein F, et al. KCNJ5 mutations in European families with nonglucocorticoid remediable familial hyperaldosteronism. Hypertension. 2012;59(2):235-40.

46. Song MS, Seo SW, Bae SB, Kim YJ, Kim SJ. Aldosterone-producing adrenocortical carcinoma without hypertension.Korean J Intern Med. 2012;27(2):221-3.

47. Inuzuka M, Tamura N, Sone M, Taura D, Sonoyama T, Honda K, et al. A case of myelolipoma withbilateral adrenal hyperaldosteronism cured after unilateral adrenalectomy. Intern Med. 2012;51(5):479-85.

48. Somloova Z, Indra T, Rosa J, Petrak O, Strauch B, Zelinka T, et al. Have main types of primary aldosteronism different phenotype? PhysiolRes. 2012;61:431-36.

49. Fontes RG, Kater CE, Biglieri EG, Irony I. Reassessment of the predictive value of the postural stimulation test in primary aldosteronism. Am J Hypertens. 1991;4:786-91.

50. Spath M, Korovkin S, Antke C, Anlauf M, Willenberg SH. Aldosterone-and cortisol-co-secreting adrenal

tumors: the lostsubtype of primary aldosteronism. Eur J Endocrinol. 2011;164:447-55.

51. Wolley MJ, Gordon DR, Ahmed HA, Stowasser M. Does contralateral suppression at adrenal venoussampling predict outcome following unilateral adrenalectomy for primary aldosteronism? A retrospective study. J Clin Endocrinol Metab. 2015;100(4):1477-84.

52. Mathur A, KempCD, Dutta U, Baid S, Ayala A, Chang RE, et al. Consequences of adrenal venous sampling in primary hyperaldosteronism and predictor of unilateral adrenal disease. J Am Coll Surg. 2010;211(3):384-90.

53. Umakoshi H, Tanase-Nakao K, Wada N, Ichijo T, Sone M, Inagaki N, et al. Importance of contralateral aldosterone suppression during adrenal vein sampling in the subtype evaluation of primary aldosteronism. Clin Endocrinol (Oxf). 2015; Mar 2. doi: 10.1111/cen.12761.

54. Dekkers T, Deinum J, Schultzekool LJ, Blondin D, Vonend O, Hermus ARRM, et al. Plasma metanephrine for assessing the selectivity of adrenal venous sampling. Hypertension. 2013;62:1152-57.

55. Mulatero P, Bertello C, Rossato D, Mengozzi G, Milan A, Garrone C, et al. Roles of clinical criteria, computed tomography scan, and adrenal vein sampling in differential diagnosis of primary aldosteronism subtypes. J Clin Endocrinol Metab. 2008;93(4):1366-71.

56. Melo FJH, Goldman SM, Szejnfeld J, Faria FJ, Huayllas PKM, Andreoni C, Kater CE. Aplicação de um protocolo de espectroscopia por ressonância magnética das adrenais: experiência com mais de 100 casos. Radiol Bras. 2014;47(6):333-41.

57. Iacobone M, Citton M, Viel G, Rossi PG, Nitti D. Approach to the sugical management of primary aldosteronism. Gland Surgery 2015;4(1):69-81.

58. Choi HS, Hwang KH, Kang MC, Lee JW. Transumbilical single port laparoscopic adrenalectomy: atechnical report on right and left adrenalectomy using the glove port. Yonsei Med. 2012;53(2): March 2012.

59. Rossi GP, Seccia TM, Pessina AC. Adiagnostic algorithm: the holy grail of primary aldosteronism. Nat Rev Endocrinol. 2011;7:697-9.

60. Yorke E, Stafford S, Holmes D, Sheth S, Melck A.Aldosterone deficiency after unilateral adrenalectomy for Conn's syndrome: a case report and literature review. Int J Surg Case Rep. 2015;7:141-44.

61. Nunes TF, Szejnfeld D, Xavier CA, Goldman SM. Percutaneous ablation of functioning adenoma in a patient with a single adrenal gland. BMJ Case Reports. 2013:pii: bcr2013009692. doi:10.1136/bcr-2013-009692.

62. Nunes TF, Szejnfeld D, Xavier AC, Kater CE, Freire F, Ribeiro CA, Goldman SM. Percutaneous ablation of functioning adrenal adenoma: a report on 11 cases and a review of the literature. Abdom Imaging. 2013;38(5):1130-35.

63. Burrello J, Monticone S, Buffolo F, Tetti M, Giraudo G, Schiavone D, et al. Issues in the diagnosis and treatment of primary aldosteronism. High Blood Press Cardiovasc Prev. 2015; Apr 9. PMID:25854140.

64. Paulis L, Rajkovicova R, Simko F. New developments in the pharmacological treatment of hypertension: dead-end or a glimmer at the horizon? Curr Hypertens Rep. 2015;17(6):42.

65. Schumacher CD, Steele RE, Brunnerc HR. Aldosterone synthase inhibition for the treatment of hypertension and the derived mechanistic requirements for a new therapeutic strategy. J Hypertens. 2013;31(10):2085-93.

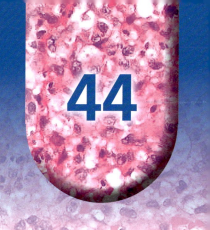

44

Feocromocitomas e Paragangliomas

Maria Adelaide Albergaria Pereira
Daniel Soares Freire
Antonio Marmo Lucon

DEFINIÇÃO E PREVALÊNCIA

Feocromocitomas (FEO) e paragangliomas (PGL) são tumores neuroendócrinos raros que se originam em células derivadas da crista neural distribuídas ao longo da medula espinal e na glândula adrenal. São tumores, em geral, produtores de catecolaminas e responsáveis por quadro clínico de hipertensão arterial e outros sintomas decorrentes do excesso desses hormônios. Em 2004, a Organização Mundial de Saúde (OMS) denominou de FEO os tumores de localização adrenal e de PGL os extra-adrenais. Os PGL, assim definidos, podem ter origem simpática, semelhante aos tumores da medula adrenal, ou parassimpática. Os PGL de origem simpática estão localizados nas cadeias paravertebrais toracoabdominal e pélvica, na bexiga e no órgão de Zuckerkandl (pequeno conglomerado de tecido cromafim localizado na região periaórtica, na altura da emergência das artérias ilíacas), enquanto aqueles de origem parassimpática localizam-se no território cervical e base do crânio, na vizinhança de artérias e nervos (carótida, jugular, nervos vagais e timpânicos). Os FEO e PGL são também chamados de tumores de células cromafins, nome que se refere à cor marrom escuro que o tecido tumoral apresenta após coloração com sais de cromo e decorrente da oxidação das catecolaminas. Os FEO e PGL simpáticos são, em geral, tumores funcionantes enquanto os PGL parassimpáticos são tumores não funcionantes.[1-5]

Estimava-se que cerca de 0,1% dos pacientes hipertensos fossem portadores de FEO/PGL. Entretanto, avaliações de populações de hipertensos, de material de autópsia e de pacientes portadores de incidentalomas adrenais têm demonstrado uma prevalência um pouco maior dessa doença.[6-10] Estudos de autópsia demonstram que muitos tumores, não diagnosticados durante a vida porque eram assintomáticos ou não foram devidamente investigados, podem ser responsáveis pelo óbito do paciente.[8] Embora os FEO/PGL representem uma causa rara de hipertensão, o diagnóstico desses tumores é de fundamental importância porque:

a. oferece oportunidade de cura cirúrgica da hipertensão arterial;

b. cerca de 10 a 20% deles são malignos e seu diagnóstico precoce é importante, no sentido de se evitar evolução metastática;

c. pode levar à identificação de síndromes genéticas e, consequentemente, à descoberta de outros tumores associados a elas;

d. eles podem provocar crises adrenérgicas associadas a grande morbidade e mortalidade cardiovasculares, de tal forma que a não identificação do tumor pode ser fatal para o paciente.

O risco do não diagnóstico foi demonstrado, com clareza, em um estudo que analisou 54 pacientes portadores de FEO nos quais o diagnóstico foi feito na autópsia e demonstrou que a existência do tumor contribuiu para o óbito em 55% dos casos e ele não era suspeito em 75% deles.[8]

O Serviço de Endocrinologia e Metabologia do Hospital das Clínicas da Faculdade de Medicina da Universidade de São Paulo (HCFMUSP) fez estudo retrospectivo de 170 casos desses tumores atendidos nesse hospital nos últimos 32 anos. Apresentaremos, neste capítulo, os dados clínicos, laboratoriais, radiológicos e evolutivos desses pacientes e, sempre que necessário, incluiremos os da literatura.

QUADRO CLÍNICO

O tumor acomete todas as faixas etárias, embora seja uma doença mais frequente na vida adulta, preferencialmente, entre a 3ª e a 4ª décadas de vida. Na nossa casuística, a idade dos pacientes variou de 8 a 79 anos, sem predomínio evidente de um gênero, sendo 55,1% dos pacientes do sexo feminino e 44,9% do sexo masculino (Figura 44.1). É interessante observar que estudos que avaliaram FEO detectados na investigação de incidentalomas adrenais mostraram que esses tumores ocorrem em uma faixa etária mais avançada. A quase totalidade (86%) dos nossos pacientes era da raça branca, com apenas 11% da raça negra e 3% da raça amarela.

A história clínica teve duração variável de 6 dias a 24 anos com média de 4±4,5 anos. Portanto, duração prolongada da história clínica não deve afastar a possibilidade do diagnóstico desse tumor.

A maioria dos sintomas e sinais apresentada pelos pacientes é consequência direta dos efeitos cardiovasculares, metabólicos e viscerais das catecolaminas, embora nem sempre seja possível correlacionar o quadro clínico com as concentrações plasmáticas desses hormônios. Essa falta de correlação foi muito bem demonstrada em trabalho de Bravo e cols.,[11] no qual se observou que havia pacientes com o mesmo nível de pressão arterial e concentrações diferentes de catecolaminas, bem como pacientes com concentrações semelhantes de catecolaminas e níveis de pressão arterial diversos, desde a normalidade até hipertensão grave. Vários fatores podem explicar a inexistência dessa relação, que esperaríamos ser direta. Em primeiro lugar, pode haver diferenças individuais na sensibilidade dos vasos as catecolaminas. Em segundo, a liberação constante de catecolaminas leva à diminuição da sensibilidade dos receptores adrenérgicos, fenômeno este descrito como regulação para baixo (*down-regulation)* e isso poderia explicar a ocorrência de concentrações elevadas de catecolaminas com diferentes níveis de pressão arterial, a depender da sensibilidade dos receptores que seria tanto menor quanto mais tônica e constante for a secreção de catecolaminas. Em terceiro lugar, a vasoconstrição mantida pode levar a uma resposta adaptativa de diminuição da volemia, o que tenderia a baixar a pressão arterial, mesmo frente à elevação das catecolaminas. A hipovolemia, nem sempre documentada nos portadores de FEO/PGL, poderia explicar tanto a falta de correlação entre as concentrações de catecolaminas e a pressão arterial, bem como a ocorrência de hipotensão postural, relativamente comum nesses pacientes. Em quarto lugar, o tumor pode produzir outras substâncias vasoconstritoras (neuropeptídeo Y) ou vasodilatadoras e as suas ações se somariam às das catecolaminas, modificando a resposta dos vasos e, portanto, o efeito final sobre a pressão arterial. Finalmente, sabemos que o sistema nervoso simpático contribui para a hipertensão arterial dos pacientes com FEO/PGL, fenômeno claramente demonstrado pela resposta

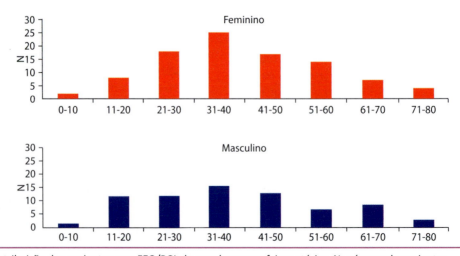

Figura 44.1 Distribuição dos pacientes com FEO/PGL de acordo com as faixas etárias. N: número de pacientes.
Fonte: Serviço de Endocrinologia e Metabologia HCFMUSP.

de queda da pressão arterial após a administração de agonista α₂ de ação central (clonidina), que atua inibindo o tônus simpático. Essa participação ativa do sistema simpático se deve, provavelmente, ao fato de que as catecolaminas liberadas pelo tumor, além de serem metabolizadas localmente, também são estocadas no neurônio pós-ganglionar simpático. Portanto, qualquer fator que ative o sistema simpático poderá provocar crises hipertensivas importantes sem aumentar proporcionalmente as catecolaminas circulantes porque a quantidade de noradrenalina liberada na placa efetora, como neurotransmissor, pode não alterar significativamente as concentrações circulantes do hormônio, mas provoca vasoconstrição importante devido sua grande eficácia biológica. Esse fenômeno de ativação do sistema nervoso simpático (SNS) pode explicar parte da dissociação entre as catecolaminas circulantes e pressão arterial e também justifica por que fatores que atuam no sistema nervoso central (SNC) (hipoglicemia, estresse, anestesia etc.) podem provocar crises de hipertensão arterial em pacientes com FEO/PGL.[11-13]

Dos nossos 170 pacientes, 126 (74%) apresentaram síndrome hiperadrenérgica, 40 (24%) se apresentaram sem síndrome hiperadrenérgica e em quatro pacientes (2%), o resgate da história clínica não foi posssível.

A síndrome hiperadrenérgica foi definida como hipertensão arterial associada ou não a outros sintomas e sinais dependentes da produção tumoral de catecolaminas. Dos 126 pacientes, 73% se apresentavam com hipertensão arterial mantida, à qual se somavam crises adrenérgicas, 18% tinham apenas hipertensão arterial mantida sem crises e 9% manifestavam paroxismos adrenérgicos, mas com valores de pressão arterial normais nos períodos intercrises.

Um dado clínico característico do FEO é a labilidade da hipertensão arterial, mesmo nos pacientes portadores de hipertensão mantida.

Os principais sintomas reportados durante as crises foram palpitação (78%), sudorese (77%) e cefaleia (72%) (Figura 44.2). Todos os pacientes com crises adrenérgicas apresentavam um ou mais desses sintomas. Portanto, a ocorrência de paroxismos de hipertensão arterial associados a sudorese, cefaleia e/ou palpitação é bastante sugestiva da presença do tumor e tem elevado valor preditivo para este diagnóstico. Emagrecimento significativo esteve presente em 42% dos pacientes da casuística. Outros sintomas e/ou sinais, em ordem decrescente de frequência, foram:

- Náuseas;
- Palidez;
- Tremores;
- Tontura;
- Dor abdominal;
- Vômitos;
- Dispneia;
- Dor torácica (tipo angina);
- Embaçamento visual;
- Convulsão;
- *Flushing*;
- Poliúria pós-crise;
- Urticária;
- Acidente vascular encefálico hemorrágico (AVEh);
- Calafrios;
- Dor óssea e pseudo-obstrução intestinal.

Sintomas como nervosismo e ansiedade foram, frequentemente, relatados durante os paroxismos. O paciente que se apresentou com AVEh exempli-

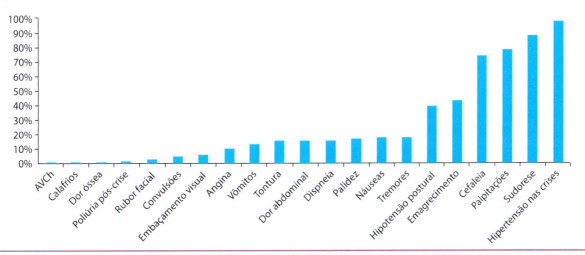

Figura 44.2 Sintomas e sinais dos FEOs/PGLs. Fonte: HCFMUSP.

fica a alta morbidade dos paroxismos adrenérgicos. É interessante notar que rubor facial foi observado em um caso e reação de tipo urticariforme em outro. As reações do tipo *flushing* (vermelhidão com afogueamento) são consideradas raras na presença de FEO sendo que, na maioria das vezes, o que ocorre é palidez e, ocasionalmente, cianose, decorrentes da vasoconstrição periférica. Entretanto, em algumas circunstâncias, pode haver aumento de fluxo sanguíneo para a pele, decorrente de liberação de substâncias vasodilatadoras (p. ex.: histamina) pelo tumor ou de vasodilatação reativa que se segue à vasoconstrição prévia. Além dessa sintomatologia, obstipação intestinal e perda de peso foram dados frequentemente relatados na história clínica e um dos pacientes apresentou, como manifestação principal, quadro de pseudo-obstrução intestinal. Um sintoma incomum é febre acompanhada de neutrofilia e ativação de marcadores inflamatórios;[14] uma paciente se apresentou com febre baixa, leucocitose importante e elevação da proteína C reativa (PCR), que remitiram após a retirada do tumor. Mesmo na ausência de febre, rara nos pacientes desta casuística, não é incomum os pacientes apresentarem leucocitose e provas de fase aguda positivas.

Os paroxismos adrenérgicos ocorreram com frequência variável, de esporádicos a várias vezes por dia; a duração de cada episódio também variou de minutos a horas sendo, em geral, menor que 15 minutos. Essas crises podem ser desencadeadas por inúmeros fatores como palpação abdominal, aumento da pressão abdominal (parto, evacuação), micção nos FEO vesicais, uso de medicamentos (metoclopramida, quimioterápicos, glucagon) e problemas emocionais. Não foi possível a identificação do fator desencadeante da crise na maioria dos nossos pacientes, à exceção daqueles com tumores vesicais (nos quais os paroxismos eram provocados pela micção) e em um paciente com FEO associado a linfoma não Hodgkin (no qual crises adrenérgicas graves ocorreram durante a quimioterapia).

Embora sinais e sintomas decorrentes do excesso de catecolaminas dominem o quadro clínico, isso nem sempre acontece. Uma proporção cada vez maior desses tumores é descoberta incidentalmente, durante procedimentos de imagem realizados por outras suspeitas clínicas e durante a investigação radiológica do tumor em pacientes assintomáticos portadores de mutação germinativa nos genes associados a FEO/PGL. Por outro lado, os tumores podem produzir outros peptídeos e aminas, incluindo peptídeo intestinal vasoativo (VIP), somatostatina, calcitonina, vasopressina, ACTH, histamina, serotonina, eritropoitina, peptídeo relacionado ao paratormônio (PTHrp) etc. Embora algumas dessas substâncias possam modular, ou mesmo neutralizar, o efeito das catecolaminas, a sua produção, em geral, não tem tradução clínica, revelando-se apenas em estudos imuno-histoquímicos do tumor. Entretanto, a sua produção pode dominar o quadro clínico ou introduzir um sinal ou sintoma pouco usual. Exemplos disso são tumores produtores de outras aminas vasoativas que provocam quadros alérgicos e tendência à hipotensão postural, de ACTH levando à síndrome de Cushing, de fatores eritropoiéticos com consequente policitemia e de PTHrp com hipercalcemia.[15-19] Cinco pacientes atendidos no HCFMUSP apresentaram quadro clínico de síndrome de Cushing; três eram portadores de tumores produtores de catecolaminas e ACTH e dois tinham tumores produtores exclusivamente de ACTH. Ocasionalmente, os FEO/PGL podem se apresentar com sintomas e sinais decorrentes do crescimento do tumor ou da presença de metástases.

Dos nossos pacientes sem síndrome hiperadrenérgica (n = 40), o diagnóstico de FEO foi feito nas seguintes situações: na investigação de incidentaloma adrenal (35%); no rastreamento de síndromes genéticas (35%); durante rastreamento de metástases (10%); na pesquisa de neoplasias em pacientes com dor abdominal ou síndrome consumptiva (7,5%); na investigação de síndrome de Cushing dependente de ACTH (5%); na avaliação de nódulo cervical (5%); na investigação de paciente com diarreia portador de tumor adrenal produtor de VIP (2,5%).

No exame físico, além da hipertensão arterial presente em 96% dos pacientes e dos sinais presentes nas crises adrenérgicas, observou-se hipotensão arterial postural em 39% dos pacientes, nos quais esse dado foi pesquisado. As explicações para a ocorrência desse fenômeno são:

a. Diminuição da volemia decorrente da vasoconstrição mantida e da sudorese persistente;

b. Diminuição da sensibilidade e do número dos receptores adrenérgicos devido à produção elevada de catecolaminas (*down regulation*);

c. Produção de substâncias vasodilatadoras. A maioria absoluta dos pacientes atendidos no HCFMUSP era hipertensa, mesmo daqueles com hipotensão postural importante.

Apenas três pacientes apresentavam paroxismos adrenérgicos com pressão arterial diastólica normal ou diminuída; essa condição tem sido descrita nos raros tumores que produzem apenas, ou predominantemente, adrenalina. Cinco pacientes apresentavam cardiomegalia e sinais de insuficiência cardíaca congestiva. Entretanto, anormalidades eletrocardiográficas, como alterações da repolarização e sobrecarga ventricular esquerda ocorreram com frequência nos nossos pacientes. O comprometimento cardíaco no FEO se deve ao aumento da pós-carga (miocardiopatia hipertensiva), à injúria miocárdica devido ao efeito lesivo direto das catecolaminas na musculatura cardíaca e à isquemia decorrente da vasoconstrição. Os dados da literatura mostram que 30% dos pacientes com FEO apresentam miocardite que se manifesta por arritmias, insuficiência cardíaca ou alterações eletrocardiográficas inespecíficas e, na maioria das vezes, assintomáticas. É importante considerar que insuficiência cardíaca grave e mesmo choque cardiogênico podem ser uma forma de apresentação do FEO/PGL e esse diagnóstico é de fundamental importância para o tratamento apropriado dessa condição.[20-21] Os tumores malignos podem se apresentar como massa palpável no abdome e isso foi observado em três pacientes da nossa casuística. O exame do fundo de olho revelou anormalidades relacionadas à hipertensão (aumento do reflexo dorsal, estreitamento arteriolar) em 51% dos pacientes; apenas um paciente, cujo quadro clínico era de AVEh, apresentava edema de papila bilateral. A febre, embora referida com relativa frequência na literatura, foi observada em apenas um dos nossos pacientes; esse sinal merece destaque porque pode ser acompanhado de neutrofilia, também decorrente da produção excessiva de catecolaminas, principalmente adrenalina e, nesses casos, a hipótese de infecção é quase sempre aventada desviando-se a atenção do diagnóstico de FEO.[14,15]

É importante lembrar a associação existente, embora ainda não totalmente explicada, entre FEO/PGL e calculose biliar; esse diagnóstico deve ser feito, de preferência, antes da retirada do tumor, já que a correção dos dois problemas pode ser realizada no mesmo tempo cirúrgico. Dos 170 pacientes da casuística, 8 (5%) apresentavam calculose biliar.

Quatro pacientes apresentaram FEO e adenoma do córtex adrenal contralateral. Em um dos pacientes, o tumor cortical era produtor de andrógenos e, nos outros três, o tumor não era funcionante. Associações desse tipo, embora já tenham sido relatadas na literatura, são raramente descritas.[22]

DIAGNÓSTICO

O diagnóstico de FEO/PGL pode ser dividido em três etapas:
1. Diagnóstico Clínico;
2. Diagnóstico Bioquímico;
3. Diagnóstico Topográfico.

DIAGNÓSTICO CLÍNICO

A suspeita clínica de FEO/PGL, embora seja facilmente levantada nos pacientes com quadro clínico característico, pode não ser cogitada nos casos atípicos ou assintomáticos e o tumor pode não ser detectado com consequências, por vezes, letais para o paciente. A fim de evitar essa ocorrência, o médico deve proceder às investigações necessárias que excluam ou confirmem a existência desses tumores, mesmo quando a probabilidade de sua existência seja remota.

No diagnóstico diferencial de FEO, devemos considerar várias condições clínicas: hipertensão arterial essencial; ansiedade; síndrome do pânico; hiperplasia adrenomedular primária; hipertireoidismo; taquicardia paroxística; menopausa; enxaqueca, lesão intracraniana; epilepsia diencefálica; eclâmpsia ou pré-eclâmpsia; hipertensão por inibidores da monoamino-oxidase (MAO); hipoglicemia; neuroblastoma; ganglioneuroblastoma; infecções agudas; falência barorreflexa; ingestão de drogas ilícitas (anfetamina, cocaína, ácido lisérgico, efedrina, fenilpropanolamina); suspensão de clonidina; insônia familiar fatal; e outras. A maioria dessas doenças e condições pode ser facilmente identificada ou excluída pela história clínica e exames laboratoriais corriqueiros.

Entretanto, paroxismos de hipertensão com sinais e sintomas adrenérgicos representam problema clínico frequente que requer o diagnóstico diferencial com FEO/PGL. Essa condição clínica de hiperatividade adrenérgica, com avaliação laboratorial sugestiva de FEO/PGL, mas sem evidência topográfica de tumor, é denominada pseudofeocromocitoma (pseudoFEO).[23-25] Ela pode ser primária ou secundária a várias doenças ou condições, como hipoglicemia, epilepsia, deficiência de barorreflexo, ou ao uso de drogas ilícitas. O pseudoFEO primário representa uma ativação do SNS, em geral, associada a fator desencadeante emocional (ataques de pânico e ansiedade), que o paciente pode ou não referir. Com frequência, o paciente tem elevações nas concentrações de catecolaminas plasmáticas no período da crise, mas, em geral, tem catecolaminas e metabólitos urinários normais. Uma entidade clinicopatológica, descrita raramente na literatura, é a hiperplasia adrenomedular primária isolada que se apresenta com quadro clínico e laboratorial de FEO em pacientes sem síndrome hereditária (na qual a hiperplasia precede o desenvolvimento do tumor, mas não se traduz do ponto de vista clínico).[26] Outra condição, com quadro clínico e laboratorial muito semelhante ao FEO é a falência barorreflexa. Em condições normais, a ativação central do sistema SNS leva à hipertensão arterial com consequente estimulação de barorreceptores, localizados nos grandes vasos da região cervical, e geração de arco reflexo que atenua o estímulo simpático central, com consequente correção da pressão arterial. Na disfunção dos barorreceptores provocada por cirurgia e/ou radioterapia em região cervical ou, mais raramente, idiopática, esses fenômenos não ocorrem e o organismo fica exposto à ativação simpática que não pode ser adequadamente contida.[27,28] A estimulação constante do SNS pode levar, além dos sintomas adrenérgicos, à hiperplasia secundária da medula adrenal que nada mais é do que o corpo celular de um neurônio pós-ganglionar simpático. O diagnóstico dessa entidade só pode ser feito quando excluímos, com certeza, a possibilidade de FEO/PGL. Tivemos a oportunidade de acompanhar dois pacientes com falência barorreflexa, idiopática em um deles e secundária à cirurgia e radioterapia cervical no outro. O sistema simpático também está hiperativo em todos os pacientes portadores de FEO/PGL produtores de catecolaminas e, consequentemente, também pode haver hiperplasia medular em casos de PGL. Portanto, pacientes com deficiência de barorreflexo ou com PGL funcionantes podem apresentar hiperplasia medular, secundária à estimulação constante do SNS. Na nossa casuística, dois pacientes apresentaram hiperplasia medular bilateral representando essas duas entidades; os dois pacientes, tinham dignóstico bioquímico de FEO, sem identificação radiológica do tumor, e foram submetidos à adrenalectomia bilateral com a suposição diagnóstica inicial de hiperplasia medular primária. A falta de correção do quadro clínico após o procedimento levou à identificação de PGL intracardíaco em um paciente e ao diagnóstico, por exclusão, de falência barorreflexa no outro. É interessante considerar essas duas possibilidades diagnósticas nos pacientes no qual não foi possível a identificação topográfica do tumor e antes de considerar o diagnóstico de hiperplasia medular primária, uma doença que, embora possa ocorrer, é extremamente rara.[29,30]

Devem ser selecionados para o rastreamento bioquímico de FEO/PGL quaisquer pacientes que tenham manifestações, mesmo que sutis, da presença do tumor. Os pacientes que requerem, obrigatoriamente, a investigação bioquímica são aqueles com:[31]

1. Paroxismos de palpitações, cefaleia e sudorese, com ou sem hipertensão arterial;
2. História familiar de FEO, com manifestações das síndromes genéticas ou com familiares portadores dessas síndromes (neoplasia endócrina múltipla do tipo 2, síndrome de von Hippel-Lindau, neurofibromatose tipo 1, PGL familiares);
3. Incidentaloma adrenal;
4. Crises de hipertensão ou arritmias motivadas por entubação, cirurgia, anestesia ou parto;
5. Crises de hipertensão arterial ou paroxismos adrenérgicos desencadeados por coito, micção, exercícios, mudança de posição;
6. Crises de hipertensão arterial ou paroxismos adrenérgicos desencadeados pelo uso de medicamentos (betabloqueadores, antidepressivos tricíclicos, fenotiazídicos, histamina, glucagon, tiramina, TRH, ACTH, quimioterápicos, corticosteroides);[9]
7. Hipertensão arterial grave (definida como mau controle com ao menos três medicamentos anti-hipertensivos);
8. Hipertensão com hipotensão postural;
9. Hipertensão lábil ou paroxística associada à taquicardia;
10. Hipertensão associada a diabete melito atípico (paciente magro, sem história familiar de diabete tipo 2);
11. Portadores de miocardiopatia inexplicada ou de anormalidades eletrocardiográficas sem doença cardíaca;
12. Hipertensão associada à obstipação intestinal grave;
13. Febre e leucocitose sem infecção aparente.

DIAGNÓSTICO BIOQUÍMICO

O objetivo da avaliação laboratorial em pacientes com FEO/PGL é demonstrar a produção excessiva de catecolaminas, principalmente noradrenalina (NA) e adrenalina (A) e de dopamina (DA). Na grande maioria das vezes, isso é possível por meio da determinação das catecolaminas e dos seus metabólitos no plasma ou na urina.

Para que se entenda melhor essa avaliação, convém fazer uma breve revisão sobre o metabolismo das catecolaminas. Esses compostos são sintetizados no interior das células adrenérgicas, a partir do aminoácido tirosina, por meio de processos sequenciais de hidroxilação e descarboxilação, sendo a enzima limitante dessa cadeia biossintética a tirosina-hidroxilase (TH). A DA é precursora dos principais hormônios, NA e A. Nos neurônios pós-ganglionares simpáticos, a NA é o produto final da biossíntese das catecolaminas. Já na medula da adrenal, a existência da enzima feniletanola-mina-N-metiltransferase (PNMT) catalisa a conversão de NA em A. Essa enzima, de localização citoplasmática, está presente na medula adrenal e, em quantidades mínimas, em outros tecidos como miocárdio e cérebro. Por esse motivo, os tumores que produzem apenas adrenalina localizam-se, em geral, na adrenal, sendo excepcional a sua localização extra-adrenal. Em condições basais, a A representa 80 a 85% das catecolaminas produzidas pela medula adrenal, o restante correspondendo à NA; somente em situações de estresse importante, a adrenal produz quantidades maiores de NA. Em contrapartida, nos FEO/PGL, a produção de NA é, na maioria dos casos, superior à produção de A. As catecolaminas são metabolizadas até produtos biologicamente inativos por processos de oxidação e metilação, sendo o primeiro catalisado pela enzima monoaminoxidase (MAO) e o segundo pela catecol-O-metiltransferase (COMT) (Figura 44.3).

A MAO é uma enzima mitocondrial amplamente distribuída em vários tecidos, e particularmente abundante no cérebro, fígado, rins e terminações nervosas adrenérgicas. A COMT, embora também tenha distribuição ubíqua com concentrações elevadas em fígado e rins, não é encontrada nas terminações nervosas adrenérgicas. Existem duas possibilidades para o metabolismo das catecolaminas. Inicialmente, NA e A podem ser

O-metiladas, pela ação da COMT, e convertidas em normetanefrina (NMn) e metanefrina (Mn), respectivamente. A ação dessa enzima sobre a DA a converte no composto metoxitiramina (MTY). A seguir, elas serão oxidadas pelo MAO, dando origem, após alguns passos intermediários, ao ácido vanilmandélico (VMA). Alternativamente, as catecolaminas podem ser primariamente oxidadas pela MAO e dar origem a um composto intermediário (3-4-di-idroximandélico), o qual será convertido pela COMT em 3-metoxi,4hidroxi-fenilglicol, que originará, finalmente, o VMA. Esse composto é, portanto, o produto final do catabolismo das catecolaminas, independentemente da via utilizada.[32]

As células cromafins expressam a enzima COMT, o que possibilita a metabolização da catecolamina em Mn, NMn e MTY. Desse modo, o tumor pode iniciar a metabolização das catecolaminas em seus produtos intermediários inativos, antes da liberação destas. Por esse motivo, a determinação desses compostos no plasma tem sensibilidade maior no diagnóstico bioquímico de FEO/PGL e permite que ele seja feito mesmo em pacientes assintomático.[4,5,33-37] Desde 1995, vários grupos têm estudado a sensibilidade e especificidade das determinações plasmáticas de Mn e NMn, chamadas genericamente de metanefrinas, e concluíram que, embora elas tenham sensibilidade muito elevada, próxima de 100%, a sua especificidade não é comparável.[38] Segundo investigadores da Mayo Clinic, a elevada sensibilidade e especificidade inferior das metanefrinas plasmáticas livre comparadas às catecolaminas urinárias e metanefrinas urinárias fracionadas tornam o teste plasmático mais útil para os pacientes com alto risco de FEO/PGL (portadores de síndromes genéticas, história familiar de FEO ou incidentaloma adrenal com características radiológicas de FEO), já que, nessas condições, um teste de alta sensibilidade está plenamente justificável; entretanto, no cenário clí-

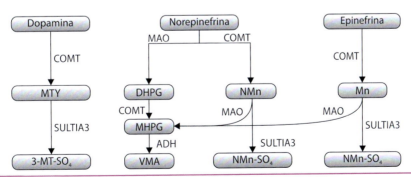

Figura 44.3 Vias de metabolização das catecolaminas. COMT: catecol-O-metiltransferase; MAO: monoamino-oxidase; DHPG: 3,4-dri-hidrofenilglicol; MHPG: 3-metoxi, 4-hidroxi-fenilglicol; NMn: normetanefrina; Mn: metanefrina, MTY: metoxitiramina; VMA: ácido vanil-mandélico, ADH, aldeído-desidrogenase, SULTIA3, sulfotransferase; NMn-SO₄: normetanefrina sulfatada; Mn-SO₄: metanefrina sulfatada.[32]

nico mais comumente observado, de pacientes com baixa probabilidade de FEO (hipertensão de difícil controle, paroxismos não típicos, incidentaloma adrenal sem características radiológicas de FEO), as determinações urinárias de catecolaminas e metanefrinas fracionadas têm um desempenho diagnóstico superior às metanefrinas plasmáticas livres, por conduzirem a um número menor de resultados falso-positivos.[38]

Alguns fatos devem ser considerados quando é realizada a avaliação laboratorial:

- Os tumores são heterogêneos e têm padrões qualitativos variáveis de secreção. Embora a maioria dos tumores secretem, preferencialmente, NA, alguns podem secretar apenas A. Alguns tumores não secretam o hormônio ativo, mas apenas as metanefrinas, enquanto outros não metabolizam as catecolaminas e secretam os hormônios ativos, e não seus metabólitos. Portanto, é interessante que se faça a determinação de pelo menos um metabólito (preferencialmente a NMn) e de uma catecolamina (preferencialmente a NA);

- Os tumores apresentam variações temporais na sua secreção. Assim, a determinação das catecolaminas em um período de normotensão e ausência de sintomas pode não detectar a sua hiperprodução; é o caso daqueles tumores raros, com produção verdadeiramente episódica de catecolaminas. Entretanto, a maioria dos tumores produz quantidades excessivas de catecolaminas, mesmo nos intervalos assintomáticos, e a utilização de amostras de urina coletadas durante intervalos de tempo menores e mesmo a determinação de catecolaminas e, principalmente, de metanefrinas plasmáticas em períodos assintomáticos ou de normotensão, não reduzem, de maneira significativa, a sensibilidade dos testes; nos poucos casos de secreção hormonal episódica, a determinação das catecolaminas em amostras de urina ou sangue coletadas após a crise adrenérgica, pode ser de grande valor diagnóstico;

- Medicações podem interferir com as concentrações plasmáticas e urinárias das catecolaminas. Os principais medicamentos que aumentam as concentrações das catecolaminas e seus metabólitos são os antidepressivos tricíclicos, anfetaminas, buspirona (aumenta metanefrinas urinárias) e benzodiazepínicos. Inibidores da MAO elevam as catecolaminas e metanefrinas e diminuem o VMA, enquanto a fenoxibenzamina e os betabloqueadores aumentam as catecolaminas e metanefrinas. Esses medicamentos devem ser interrompidos pelo menos 2 semanas antes da avaliação. Medicamentos alternativos para tratamento da hipertensão são bloqueadores de canais de cálcio e bloqueadores de receptores adrenérgicos. Agentes como l-DOPA, diuréticos, descongestionantes nasais e alfametildopa também devem ser interrompidos. O acetaminofen interfere na dosagem das metanefrinas aumentando os seus valores; esse medicamento deve ser interrompido por um período mínimo de 5 dias antes da coleta da amostra. Alguns compostos radiopacos, usados em meio de contraste, como a metilglucamina, podem diminuir as concentrações de metanefrinas urinárias;

- As catecolaminas plasmáticas devem ser coletadas em repouso, pelo menos 20 minutos após a venopunção. As determinações urinárias de NA, A, metanefrinas e VMA são feitas, em geral, em amostras de urina coletada durante 24 horas. Para aferir a qualidade da coleta, é necessário que o valor da creatinina urinária seja determinado concomitantemente;

- Uma variedade grande de condições estressantes (insuficiência cardíaca, infarto do miocárdio, hipoglicemia, hipotensão, hipertensão intracraniana, hipóxia, acidose, pseudoFEO etc.) podem elevar, as catecolaminas plasmáticas o que torna, bastante problemático o diagnóstico do tumor nessas condições. Idealmente, a condição clínica grave deve ser compensada antes da realização do exame;

- O tumor embora seja, na maioria das vezes, produtor de catecolaminas, ele pode produzir outros hormônios, aminas e peptídeos.

- Finalmente, devemos considerar que as catecolaminas (principalmente noradrenalina e normetanefrina) se elevam em indivíduos com idade mais avançada.

Em função de todos esses fatos, nenhum teste bioquímico tem acurácia de 100% no diagnóstico de FEO.[33-39,40] A sensibilidade diagnóstica dos vários testes disponíveis varia a depender da metodologia empregada nas dosagens e se estas se referem às catecolaminas ou aos seus metabólitos.

As determinações mais frequentemente realizadas para o diagnóstico de FEO/PGL são: catecolaminas plasmáticas (NA + A); catecolaminas urinárias (NA+A); metanefrinas plasmáticas livres (NMn+Mn); metanefrinas urinárias totais ou fracionadas (NMn+Mn); e VMA urinário. A determinação das MN e NM plasmática é o método mais sensível no diagnóstico, mas não é amplamente disponível. Recomenda-se, para melhor acurácia no diagnóstico bioquímico do FEO, a combinação de dois dos métodos disponíveis e que cada um deles seja repetido pelo menos duas vezes. A determinação da DA ou do seu metabólito (MTY), pode ser importante para o diagnóstico de tumores raros que secretam predominantemente esse hormônio; esses tumores, em geral, não são associados aos sintomas cardiovasculares clássicos e são, mais frequentemente, extra-adrenais e malignos.[39-41]

As recomendações atuais para o diagnóstico bioquímico de FEO/PGL é que, inicialmente, sejam feitas as determinações de metanefrinas totais ou, de preferência, fracionadas no sangue ou urina de 24 horas, de acordo com a disponibilidade. Na quase totalidade dos casos, as dosagens basais das catecolaminas e dos seus metabólitos são suficientes para o diagnóstico

Valores acima de três a quatro vezes o limite superior da normalidade estão associados com 100% de probabilidade da existência do tumor. Valores normais desses compostos excluem o diagnóstico na vigência de hipertensão ou "paroxismos", mas não o fazem na ausência de sinais de sintomas adrenérgicos. Valores intermediários, entre o limite superior e três a quatro vezes o mesmo, estão na "zona cinzenta" e podem representar resultados falso-positivo. A confirmação do diagnóstico pode ser feita com a determinação de outros compostos ou realizando-se outros testes como veremos a seguir.

Em raras situações, é necessário recorrer aos testes de supressão ou provocativos.[5-42,43,44] Uma vez que a NA é produzida normalmente pelos nervos simpáticos e pela medula adrenal, concentrações marginalmente elevadas desse hormônio não são específicas de FEO/PGL e podem indicar, apenas, atividade aumentada do SNS. A experiência de vários autores com as determinações plasmáticas das catecolaminas e/ou seus metabólicos revela que existe cruzamento importante entre os valores de pacientes portadores de FEO/PGL e indivíduos normais; essa questão relacionada à baixa especificidade pode ser contornada elevando-se o limite superior a partir do qual o teste é considerado alterado; entretanto, essa medida prejudica a sensibilidade do método consideravelmente. Nessa situação, está indicado o teste de supressão com a clonidina que tem o objetivo de detectar produção autônoma, tumoral, de catecolaminas e excluir os falso-positivos. Deve ser realizado em pacientes hipertensos, com catecolaminas ou metanefrinas plasmáticas pouco elevadas e com diagnóstico clínico duvidoso; nesse teste, determinamos a NA ou NMn plasmáticas antes, 1 e 2 horas após a administração oral de 0,3 mg de clonidina. O medicamento, um agonista α_2-adrenérgico central, atua bloqueando o tônus simpático e, consequentemente, diminuindo a liberação de catecolaminas pelo SNS. No indivíduo sem tumor, observa-se diminuição da NA plasmática (para valores abaixo de 500 pg/mL, ou queda de 50% a partir do basal) e da NMn plasmática (para valores abaixo de 112 pg/mL, ou queda de 40% a partir do basal). No paciente com FEO/PGL, a produção de catecolaminas é autônoma e não sofre a ação do SNC; nesses indivíduos, a administração de clonidina não provoca diminuição significativa nas concentrações plasmáticas de NA ou NMn, embora possa diminuir a pressão arterial.[45,46] Estudo que comparou as dosagens plasmáticas de noradrenalina e normetanefrina no teste da clonidina concluiu que ambas são específicas para o diagnóstico (E = 94% *versus* 96%, respectivamente), mas a normetanefrina é mais sensível (S =71% *versus* 96%, respectivamente). Assim, a dosagem de NMn deve ser usada sempre que disponível.[35]

Outro teste ocasionalmente indicado é o de estímulo com glucagon; esse hormônio estimula a produção tumoral de catecolaminas, mas não atua, de forma significativa, na liberação normal de catecolaminas e, portanto, provoca aumento importante desses compostos apenas nos indivíduos portadores de FEO. Nesse teste, são determinadas as concentrações plasmáticas das catecolaminas antes e após (1, 2 e 3 minutos) da administração intravenosa de 1 mg de glucagon. Nos pacientes com FEO/PGL, observa-se elevação acentuada das catecolaminas plasmáticas para valores acima de 2000 pg/mL.[43] Recomenda-se que esse teste só seja realizado em pacientes com pressão arterial normal e concentrações não diagnósticas de catecolaminas, mas com quadro clínico muito sugestivo de FEO. Deve-se monitorar a pressão arterial durante o teste provocativo e, caso haja aumento excessivo sintomático da pressão, ele pode ser tratado pela administração intravenosa de nitroprussiato de sódio; de outra forma, pode-se prevenir o aumento da pressão durante o teste por meio da adminstração prévia de bloqueadores de canais de cálcio. Estudo que avaliou o desempenho do teste do glucagon, em pacientes com dosagens normais de catecolaminas e metanefrinas nos quais o clínico julgou que o diagnóstico de FEO/PGL ainda era possível, sugere que o teste não tenha importância no diagnóstico desses pacientes.[44]

Alguns compostos como a cromogranina A (CgA) são estocados e cossecretados com as catecolaminas e também podem ser úteis na avaliação laboratorial do FEO/PGL. A determinação de CgA no soro tem boa sensibilidade (65 a 86%) para o diagnóstico desses tumores, mas é pouco específica, sendo muito influenciada pela função renal e pelo uso concomitante de medicamentos, principalmente os inibidores de bomba de prótons e bloqueadores H_2; o uso dessas substâncias deve ser sempre considerado para a interpretação correta do exame.[45,46] Condições clínicas como insuficiência renal, gastrite atrófica e artrite reumatoide também podem elevar a CgA. Nos pacientes com concentrações elevadas de catecolaminas e metanefrinas, porém não diagnósticas de FEO/PGL ("zona cinzenta"), a presença de CgA elevada pode auxiliar a identificar o portador de tumor.

Nos 170 pacientes atendidos no HCFMUSP, os exames utilizados para diagnóstico bioquímico de FEO/PGL foram (Figura 44.4):

- Determinações urinárias (urina de 24 horas): metanefrinas totais, VMA, NA, A e DA;
- Determinações plasmáticas: NA (n = 76); A (n = 76); DA (n = 76).

Para calcular os índices de desempenho dos exames utilizados (sensibilidade, especificidade, valor preditivo positivo, valor preditivo negativo, razão de verossimilhança e acurácia), os resultados dos exames dos portadores de FEO/PGL foram confrontados com 223 amostras de pacientes encaminhados com suspeita da doença, mas nos quais ela tivesse sido excluída (Tabela 44.1).

A análise da Tabela 44.1 permite verificar que o teste mais sensível foi a dosagem de catecolaminas plasmáticas, seguido pelas metanefrinas urinárias totais de 24 horas. Contudo, o primeiro exame apresentou elevada taxa de resultados falso-positivos (baixa especificidade), o que comprometeu significativamente seu desempenho. As determinações de catecolaminas urinárias de 24 horas e de VMA urinário de 24 horas apresentaram sensibilidade relativamente baixa e excelente especificidade. O exame que atingiu simultaneamente as mais altas sensibilidade e especificidade foi a determinação de metanefrinas urinárias totais. Os resultados dos índices de desempenho encontrados no HCFMUSP são semelhantes aos descritos na literatura para os mesmos testes e inferiores às dosagens de metanefrinas plasmáticas livres e metanefrinas urinárias fracionadas.[36-38]

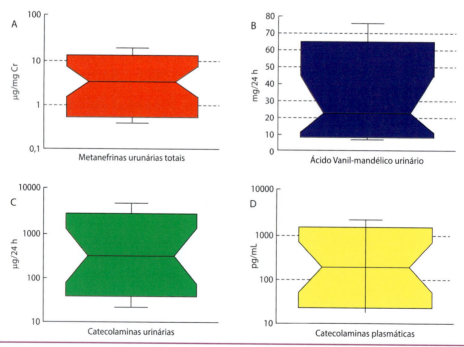

Figura 44.4 *Box-whisker plots* dos exames utilizados para o diagnóstico de 170 pacientes com FEO/PGL atendidos no HCFMUSP. A barra transversal representa a mediana, as caixas representam os percentis p25 e p75 e as barras de erro os percentis p5 e p95. (A) Metanefrinas urinárias totais (média ± DP: 5,7 ± 6,8 mcg/mg Cr 24 h; mediana: 3,3mcμg/mg Cr 24 h; (V.N.: 0,05-1,2 mcg/mg Cr 24 h); (B) VMA urinário 24 horas (média ± DP: 28,8 ± 22,6 mg/24 h; mediana: 21,3 mg/24 h; (V.N.: 2-12 mg/24 h); (C) catecolaminas urinárias (A + NA) (média ± DP: 938,3 ± 1622,4 mcg/24 h; mediana: 284 mcg/24 h; (V.N.: 20-100 mcg/24 h); (D) catecolaminas plasmáticas (A + NA) (média ± DP: 4990,7 ± 8022,4 pg/mL; mediana: 1692,5 pg/mL; V.N.: 40-343 pg/mL).
Fonte: HCFMUSP

Tabela 44.1 Índices de desempenho dos exames realizados no HCFMUSP para diagnóstico de FEO/PGL

	S	E	VPP	VPN	RV+	A
Metanefrinas urinárias totais 24 h	77,4%	98,2%	95,3%	90,3%	44,1	91,6%
Catecolaminas urinárias 24 h	72,7%	96,3%	90,3%	88,2%	19,8	88,8%
Catecolaminas plasmáticas	80,0%	69,2%	59,4%	86,0%	2,6	73,1%
VMA urinário 24 h	72,2%	100%	100%	67,1%	-	82,3%

S: sensibilidade; E: especificidade; VPP: valor preditivo positivo; VPN: valor preditivo negativo; RV+: razão de verossimilhança para resultado positivo; A: acurácia. Para os cálculos dos índices de desempenho, foram utilizados os seguintes pontos de corte: metanefrinas urinárias totais 24 horas > 1,2 mcg/mg Cr; catecolaminas urinárias 24 horas > 100 mcg/24 horas; catecolaminas plasmáticas > 343 pg/mL; VMA > 12 mg/24 horas.
Fonte: HCFMUSP

Para aumentar a sensibilidade (com o intuito de não deixar de diagnosticar uma doença potencialmente letal), recomenda-se a realização de dois exames (catecolaminas + metanefrinas). Como mostra a Tabela 44.2, a avaliação concomitante das catecolaminas urinárias de 24 horas com as metanefrinas urinárias teve desempenho superior à avaliação das catecolaminas plasmáticas + metanefrinas urinárias, pois esta última apresentou menor E. Assim, para o diagnóstico bioquímico de FEO/PGL, recomendamos como exames iniciais as determinações, em urina de 24 horas, de metanefrinas e catecolaminas, principalmente quando não dispomos das determinações de NMn e Mn plasmáticas.

Mesmo utilizando dois testes (metanefrinas urinárias totais + catecolaminas urinárias de 24 horas), existe a possibilidade de resultados falso-negativos, que foram mais prevalentes nos indivíduos sem sintomas de excesso de catecolaminas (durante a investigação de incidentalomas adrenais ou o rastreamento bioquímico de membros de famílias com síndromes genéticas associadas a FEO/PGL). Assim, se estes testes forem negativos, mas a suspeita clínica for significativa, recomenda-se a realização de exames mais sensíveis (como as metanefrinas urinárias fracionadas ou as metanefrinas plasmáticas livres). Não recomendamos rotineiramente o teste do glucagon.

DIAGNÓSTICO TOPOGRÁFICO

Após o diagnóstico bioquímico do FEO/PGL, procede-se ao diagnóstico topográfico. A decisão quanto à abordagem cirúrgica do FEO/PGL depende da localização do tumor e só pode ser tomada após se obter a respectiva evidência radiológica, já que este pode ser adrenal ou extra-adrenal, único ou múltiplo, localizado ou metastático. Como os FEO/PGL são, em geral, tumores grandes, sua identificação, com métodos radiológicos convencionais não é difícil, à exceção dos tumores com localizações incomuns.

Como a maioria dos tumores cromafins são FEO e a maioria dos PGL estão no abdome, o primeiro exame para o diagnóstico topográfico é a tomografia computadorizada (TC) ou ressonância magnética (RM) do abdome. Trata-se de exames altamente sensíveis na detecção dos tumores adrenais ou abdominais, mas a RM é superior na localização dos extra-adrenais, particularmente os torácicos (intracardíacos).[1] Na TC sem contraste, os FEO/PGL se comportam como lesões pobres em conteúdo lipídico (atenuação > 10 unidades Hounsfield) e que captam contraste. Na RM, são lesões hipervascularizadas que captam contraste e que exibem, tipicamente, hipersinal nas sequências ponderadas em T2, embora esta característica

Tabela 44.2 Índices de desempenho das combinações de exames realizados no HCFMUSP para diagnóstico de FEO/PGL

	S	E	VPP	VPN	RV+	A
Metanefrinas urinárias totais + Catecolaminas urinárias 24 h	86,3%	94,4%	90,0%	92,2%	15,4	91,4%
Metanefrinas urinárias totais + Catecolaminas plasmáticas	87,3%	71%	68,1%	88,8%	3	77,8%

S: sensibilidade; E: especificidade; VPP: valor preditivo positivo; VPN: valor preditivo negativo; RV+: razão de verossimilhança para resultado positivo; A: acurácia. Para os cálculos dos índices de desempenho, foram utilizados os seguintes pontos de corte: metanefrinas urinárias totais 24 horas > 1,2 mcg/mg Cr; catecolaminas urinárias 24 horas > 100 mcg/24 horas; catecolaminas plasmáticas > 343 pg/mL.
Fonte: HCFMUSP

também esteja presente em carcinomas corticais adrenais e metástases para as adrenais. A principal limitação dos dois exames é a sua especificidade, embora esta seja superior para a RM, o achado de um tumor adrenal em paciente com diagnóstico bioquímico positivo não representa, necessariamente, um FEO, uma vez que pode se tratar de um incidentaloma não funcionante associado a um tumor extra-adrenal que não foi identificado. Uma vantagem da RM sobre a TC é que ela é mais sensível na identificação dos tumores extra-adrenais (especialmente os torácicos), não envolve o uso de radiação ionizante e pode ser realizada durante a gestação e em crianças.

Além desses procedimentos, exames funcionais podem auxiliar na localização dos FEO/PGL. Quatro grupos de radiotraçadores podem ser utilizados para localizar os tumores cromafins (Figura 44.5).

a. Catecolaminas ou análogos de catecolaminas marcadas ($^{123/131}$I-*meta*-iodobenzilguanidina [$^{123/131}$I-*m*IBG], ^{11}C-epinefrina, ^{11}C-hidroxiefedrina, ^{11}C-fenilefrina, ^{18}F-dopamina, ^{11}C-isoproterenol e ^{11}C-isoprenalina);

b. Precursor de catecolaminas (^{18}F/^{11}C-di-idroxifenilalanina [^{18}F/^{11}C-DOPA]);

c. Análogos de somatostina (^{123}I-Tyr3-octreotida, ^{111}In-DOTATOC, ^{90}Y-DOTATOC, ^{86}Y-DOTATOC, ^{114m}In-octreotida,^{68}Ga-DOTATOC, ^{90}Y-DOTA-lanreotida, ^{111}In-DOTA-lanreotida e ^{99m}Tc-HYNIC-Tyr3-octreotida). Os FEO/PGL podem expressar receptores de somatostatina (SSTRs), especialmente os subtipos 2, 3 e 5, o que permite o uso de análogos da somatostatina marcados radioativamente, principalmente o ^{111}In-DTPA-octreotida (OctreoScan*) e o ^{68}Ga-DOTATOC;

d. ^{18}F-fluordeoxiglicose (^{18}F-FDG).

De todos os compostos disponíveis, a $^{123/131}$I-*m*IBG é o mais utilizado nos estudos funcionais. Por ser um análogo da NA, ela é captada pelos tecidos que expressam transportadores de catecolaminas e concentrada nas vesículas adrenérgicas, sendo utilizados rotineiramente para diagnóstico topográfico dos FEO/PGL e de outros tumores (neuroblastomas, tumores carcinoides e carcinoma medular da tireoide).[47-49] A vantagem do mapeamento com *m*IBG sobre os exames radiológicos convencionais (TC e RM) é o fato de que o primeiro fornece um dado funcional além do anatômico e, portanto, é um método mais específico; ocasionalmente o mé-

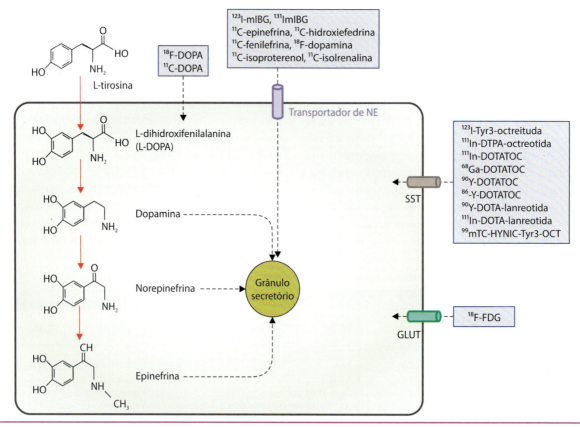

Figura 44.5 Traçadores utilizados nos exames funcionais de FEO/PGL. Fonte: Autor.

todo se mostra mais sensível na detecção de tumores pequenos (< 2cm) e multifocais, nem sempre revelados pela TC.[49] Desse modo, o mapeamento de corpo inteiro com ^{131}I/[123]I-*m*IBG pode facilitar o diagnóstico de FEO extra-adrenais e de lesões metastáticas.[49] Para finalidades diagnósticas, a [123]I-*m*IBG se mostrou superior à [131]I-*M*ibg, resultando em melhor qualidade da imagem e menor irradiação do paciente; logo, sempre que disponível, é recomendável o uso da[123]I-*m*IBG (50). Uma metanálise avaliou os índices de desempenho da [123]I-*m*IBG para o diagnóstico de FEO: a sensibilidade variou de 75 a 100% e a especificidade variou de 55 a 100%.[51] O desempenho da pesquisa de corpo inteiro com[123]I--*m*IBG varia de acordo com a localização e tamanho dos tumores, sendo significativamente maior para os FEO do que para os PGL (85 *versus* 58%). Para os FEO, observou-se diferença da sensibilidade de acordo com o tamanho tumoral (79,4% para tumores < 5 cm e 92,3% para tumores ≥ 5 cm),[49] Um estudo recente que avaliou 21 pacientes com FEO/PGL com imagem negativa no [123]I-*m*IBG observou alta prevalência de doença metastática nessa população (62%), bem como de mutação no gene da subunidade B da succinato desidrogenase (*SDHB*), que foi identificada em 52%.[52] Assim, a presença de imagem negativa com [123]I-*m*IBG em pacientes com FEO ≥5 cm ou PGL pode representar maior risco de doença metastática ou de mutação *SDHB*.

Usualmente, reserva-se o uso dos outros traçadores para os FEO/PGL que não captam *m*IBG pelo custo do exame e menor disponibilidade desses radiofármacos. Esses exames têm especial utilidade para identificação de doença metastática e localização de tumores extra-adrenais. Nesse cenário, os exames mais utilizados são a cintilografia/SPECT com análogos de somatostatina marcados radioativamente e a PET/CT com ^{18}F-FDG. A sensibilidade dos exames que utilizam os análogos da somatostaina na detecção de tumores cromafins é variável, sendo baixa para FEOs benignos (25%) e elevada para a detecção de doença metastática (88%).[53] Em portadores de PGL, a sensibilidade observada foi elevada, variando de 90 a 100%.[54-56] O uso da PET/CT com ^{18}F-FDG se baseia no elevado metabolismo glicolítico apresentado pelos FEO/PGL. Embora o exame não seja específico, apresenta alta sensibilidade para a detecção de FEO, PGL e metástases.[57,58] É interessante observar que o valor de captação padronizado (SUV) é maior em tumores de pacientes portadores das mutações nos genes *VHL* e *SDHx*, o que provavelmente se relaciona ao aumento da captação de glicose e do metabolismo glicolítico que

acompanha o estado de pseudo-hipóxia que caracteriza essas síndromes.[58,59]

Dos outros traçadores estudados, convém destacar ^{18}F-DOPA, disponível apenas em alguns centros especializados. A di-idroxifenilalanina (DOPA) é o precursor de todas as catecolaminas endógenas e é captada por meio do transportador sódio-independente de grandes aminoácidos neutros tipo 1 (LAT1), sendo rapidamente convertida a DA. O desempenho diagnóstico da PET/CT com ^{18}F-DOPA se mostrou adequado (S = 84,6%; E = 100%; A = 92%) em um estudo com 25 pacientes com FEO/PGL.[60] Fottner e cols.[61] realizaram cintilografias com [123]I-*m*IBG e PET/CT com ^{18}F-DOPA em 25 pacientes com FEO/PGL e demonstraram maior sensibilidade e especificidade para a ^{18}F-DOPA (98 e 100%, respectivamente) em comparação com a [123]I-*m*IBG (53 e 91%, respectivamente). Uma recente revisão sobre o assunto coloca a ^{18}F-DOPA como o traçador de escolha para realização de PET/CT nos pacientes com PGLs familiares associados a mutações *SDHC*, *SDHD* e *SDHAF2*. Para os portadores de mutações *SDHB*, os mesmos autores recomendam a PET/CT com ^{18}F-FDG como o exame de 1ª escolha.[59]

Na identificação topográfica do tumor, devemos lembrar que ele se localiza na adrenal (FEO) na maioria dos pacientes, mas pode se apresentar em localizações extra-adrenais (PGL) desde a base do crânio até a pelve. Estudo relatando a experiência da Mayo Clinic com 236 pacientes portadores de 297 PGL revelou que 69% destes localizavam-se na cabeça e pescoço, 21,5% no abdome (a maioria em regiões periaórticas, pericavais e perirenais e no órgão de Zuckerkandl) e 9,5% no tórax (mediastino, nas câmaras cardíacas ou no parênquima pulmonar). Por outro lado, quando são considerados apenas os tumores funcionantes, a sua maioria está localizada no abdome, seguido pelo tórax (mediastino ou coração) e, mais raramente, na cabeça e pescoço (4%). Nesse estudo, a RM foi o método mais sensível no diagnóstico (S = 100%). A cintilografia com [123/131]I-*m*IBG, embora tenha apresentado baixa sensibilidade (S = 61%), é um método altamente específico e pode ser a única imagem positiva em alguns casos de PGL (62). Esse estudo, entretanto, não avaliou outros traçadores que se mostraram superiores a [123/131]I-*m*IBG na localização de PGL, como a ^{18}F-FDG ou ^{18}F-DOPA.

Os tumores esporádicos são, na maioria das vezes, únicos e localizados em uma das glândulas adrenais; muito raramente, eles são múltiplos ou bilaterais e, em 10 a 15% dos casos, são extra-adrenais. Em contrapartida, nas síndromes genéticas, os tumores são com maior frequência, bilaterais, extra-adrenais e múltiplos. Os tumores múltiplos não são, necessariamente, sincrônicos; assim, como o segundo tumor pode surgir anos após o primeiro, os pacientes com essas síndromes devem ser acompanhados durante toda a vida.

A detecção de tumores múltiplos pode ser problemática, já que, após identificação de um tumor, o médico pode considerar que o diagnóstico foi completo e não identificar um segundo tumor. Alguns autores recomendam que, mesmo após a RM ter identificado um tumor, o mapeamento com $^{131/123}$I-*m*IBG deva ser feito, tanto por ser mais específico, como para a eventual identificação de outros tumores. Como foi sugerido por Miskulin e cols.,[63] recomendamos a realização do $^{131/123}$I-*m*IBG antes da cirurgia nas seguintes condições:

a. pacientes com tumores adrenais que não apresentam características típicas na RM;

b. pacientes jovens, nos quais é mais frequente a ocorrência de tumores múltiplos;

c. pacientes com PGL, nos quais é mais frequente a multifocalidade do tumor;

d. pacientes com síndromes genéticas, como *VHL* e *SDHD* e *SDHB*, nos quais é mais frequente a existência de tumores múltiplos extra-adrenais.

O exame funcional não é necessário nos pacientes com dados clínicos e bioquímicos inquestionáveis de FEO, sem história familiar e com imagem característica de tumor adrenal unilateral na RM. Como a maioria dos pacientes se enquadra nessa categoria, a realização do mapeamento com $^{131/123}$I-*m*IBG fica reservada apenas a um subgrupo dos pacientes.

Na casuística do HCFMUSP, os exames utilizados para diagnóstico topográfico de FEO/PGL foram a ultrassonografia (USG), a RM, a TC e a cintilografia com ^{131}I-*m*IBG. A USG era utilizada principalmente no início da década de 1970, quando a TC não era amplamente disponível e não dispúnhamos da RM. A USG foi realizada em 65 pacientes e revelou o tumor em 85% dos casos, com nove resultados falso-negativos (cinco com tumores adrenais e quatro com PGL); em um dos pacientes com tumor intracardíaco, o ecocardiograma transesofágico foi positivo. A TC, realizada em 98 pacientes, foi negativa em dois pacientes, portadores de tumores intracardíacos; ela foi positiva em 100% dos tumores abdominais (FEO/PGL). A taxa de resultados falso-negativos foi de 2%, representados pelos tumores intracardíacos. Frequentemente, foram observados tumores de densidade tomográfica heterogênea devido à presença de necrose intratumoral (Figura 44.5A). A RM, realizada em 98 pacientes, foi positiva em 100% dos casos. Nas sequências ponderadas em T2, observou-se hipersinal do tumor em 84% dos casos e iso-/hipossinal em 9%; em 7%, a interpretação quanto à avaliação do sinal em T2 foi duvidosa (Figuras 44.5B e 44.5C). Portanto, a RM se mostrou superior à TC na identificação topográfica dos tumores, especialmente daqueles de localização intracardíaca. A cintilografia de corpo inteiro com ^{131}I-*m*IBG foi realizada em 70 pacientes e obteve sucesso em localizar o tumor em 57 (S = 84%). Os 11 resultados falso-negativos ocorreram em sete pacientes com tumores adrenais e quatro com tumores extra-adrenais, sendo que a RM conseguiu identificar o tumor em todos esses casos (Figura 44.5D). Como observado por outros autores, a sensibilidade da ^{131}I-*m*IBG foi mais alta para os FEOs em comparação com os PGL (89 *versus* 43%).

A sensibilidade dos exames utilizados no diagnóstico topográfico de FEO/PGL no HCFMUSP está descrita na Tabela 44.3.

Em relação à localização tumoral (HCFMUSP), 83% dos tumores eram FEO e 17% eram PGL; dois pacientes apresentaram, simultaneamente, tumores adrenais e extra-adrenais. FEO múltiplos ocorreram em 21 pacientes: 19 com tumores adrenais bilaterais e dois com FEO + PGL. Os pacientes com tumores bilaterais eram portadores de NEM 2A, síndrome de von Hippel-Lindau e neurofibromatose tipo 1, sendo raros aqueles sem doença genética identificável. Em concordância com os dados da literatura, a maioria dos tumores extra-adrenais estavam localizados no abdome nas regiões perirrenais (n = 13), no órgão de Zuckerkandl (n = 3), em região paraórtica (3) e no pâncreas (n = 2). Também foram diagnosticados PGL na bexiga (n = 3), tórax (intracardíaco, n = 2; mediastino posterior, n = 1), e pescoço (n = 2).

O tamanho dos tumores, considerando o valor do seu maior diâmetro foi de 6,2 ± 4 cm (mediana, 5,5 cm; *range*, 0,9-27 cm) e o peso foi de 235 ± 627 g (mediana, 76,5 g; *range*, 5-4.000 g).

Tabela 44.3 Sensibilidade dos exames para localização de FEO/PGL utilizados no HCFMUSP

	USG	mIBG	TC	RM
Sensibilidade	86%	82%	98%	100%

USG: ultrassonografia; *m*IBG: metaiodobenzilguanidina; TC: tomografia computadorizada; RM: ressonância magnética.
Fonte:HCFMUSP

SÍNDROMES GENÉTICAS ASSOCIADAS AOS FEO/PGL

Na maioria das vezes, os FEO/PGL são tumores isolados e esporádicos. Entretanto, eles podem se apresentar como uma doença genética, com herança do tipo autossômico dominante de alta penetrância, ocorrendo isoladamente ou associado a outras doenças.

Atualmente são conhecidos cerca de 16 genes de susceptibilidade para FEO/PGL, sendo que cerca de 30% dos portadores desses tumores apresentam mutações germinativas em algum desses genes.[5,64-67] As mutações se aglutinam em dois grandes grupos: no primeiro, estão mutações inativadoras de genes supressores de tumor que levam ao desenvolvimento de tumores em decorrência de um estado celular de pseudo-hipóxia, o que conduz a estímulo de vias potencialmente envolvidas na tumorigênese (mutações nos genes *VHL* e *SDHx*). No segundo grupo, estão mutações ativadoras de proto-oncogenes, receptores transmembrana da família tirosinaquinase, que também levam a crescimento celular (*RET*, *NF1*, *TMEM127* e *MAX*)[66] (Tabela 44.4).

As síndromes das neoplasias endócrinas múltiplas são, tradicionalmente, divididas em neoplasia endócrina múltipla tipo 1 (NEM 1) e tipo 2 (NEM 2), esta última subdividida em neoplasia endócrina múltipla subtipo 2A (NEM 2A), subtipo 2B (NEM 2B) e carcinoma medular de tireoide (CMT) isolado. Os FEO, em geral, não fazem parte da NEM1, mas são componentes da NEM 2A e NEM 2B. A NEM 2 é uma síndrome de herança autossômica dominante e ocorre em decorrência de mutações germinativas do protooncogene *RET*, situado no cromossoma 10q11.[68,69] Na NEM2A, os pacientes são portadores de CMT, adenomas de paratireoides e FEO, enquanto na NEM 2B eles apresentam CMT, ganglioneuromatose intestinal e de mucosa, FEO e hábito marfanoide.[68] Nos dois subtipos da NEM 2, o FEO está presente em 50% e o CMT em, aproximadamente, 100% dos casos sendo que este último, em geral, precede ou é concomitante ao FEO. As mutações responsáveis por 80 a 85% dos FEO da NEM 2A estão situadas no códon 634, seguidas pelas mutações no códon 620 e, raramente, nos códons 609, 611,618 e 631. Na NEM 2B, as mutaçãoes no códon 918 são as mais associadas ao FEO.[69] Os tumores na NEM 2 são adrenais, frequentemente bilaterais e, em geral, são benignos e produtores de NA e A.

O tumor cromafim pode se associar, mais raramente (1 a 5% dos casos), a neurofibromatose do tipo 1 (*NF1*) cujo diagnóstico é clínico e, em geral, não oferece problemas. Ao contrário do que ocorre nas outras síndromes hereditárias, como será discutido adiante, o tumor na neurofibromatose ocorre em pacientes com idade superior e é, em geral, adrenal e bilateral, mas pode ser extra-adrenal.[66]

O gene *VHL* é um gene supressor de tumor localizado na região 3p25-26. Já foram descritos vários tipos de mutações no gene *VHL*, sendo mais comuns as mutações *missense*, *nonsense*, microdeleções e inserções e mais, raramente, ocorrem grandes deleções.[66,67] Mutações no gene *VHL* causam aumento do fator HIF-1α (*hypoxia-inducible factor*-1α) que, normalmente, se eleva em condições de hipóxia celular. As mutações inativadoras do *VHL* causam um estado de pseudo-hipóxia celular, com estímulo para a expressão de fatores angiogênicos e proliferativos. A síndrome de von Hippel-Lindau tem herança autossômica dominante e se manifesta por uma variedade de tumores benignos e malignos,[70,71] como os hemangioblastomas do cérebro e medula espinhal, angiomas de retina, carcinomas e cistos renais, cistos e tumores neuroendócrinos de pâncreas e cistoadenomas de epidídimo e ligamento largo. Os FEO/PGL ocorrem em 10 a 20% dos portadores da síndrome de von Hippel-Lindau. Clinicamente, a síndrome é classificada como tipo 1 (VHL1), a mais comum e na qual não ocorre FEO, e tipo 2 (VHL2), na qual esse tumor pode ocorrer. O VHL 2 ainda é subdividido em três tipos: VHL 2A (pacientes com baixo risco para o desenvolvimento de carcinoma de rim); VHL 2B (pacientes com alto risco para o desenvolvimento de carcinoma de rim); e VHL 2C (pacientes que se apresentam apenas com FEO/PGL). A idade média de apresentação do FEO/PGL nos portadores da síndrome de von Hippel-Lindau é em torno de 30 anos. Os FEO são, frequentemente, bilaterais e podem ocorrer PGL únicos ou múltiplos. Os tumores, geralmente, produzem apenas NA e são, frequentemente, benignos.

Mutações nos genes que codificam as várias subunidadeds da succinato desidrogenase (*SDHx*), complexo de enzimas mitocondriais envolvidas na respiração mitocondrial e no ciclo de Krebs, já foram identificadas em pacientes com PGL familiares. Mutações SHDx causam acúmulo de succinato e de espécies reativas de oxigênio (ROS), o que resulta em estabilização do HIF-1, ativando as vias sinalizadas por hipóxia a semelhança do que ocorre nas mutações *VHL*. Essa condição também é herdada de forma autossômica dominante e, até o momento, foram descritas várias síndromes associadas a PGL familiares: PGL-1, por mutações no gene *SDHD* (su-

Parte V – Suprarrenal

Tabela 44.4 Mutações genéticas descritas em pacientes portadores de FEO/PGL[5]

	Síndrome	Idade média (anos)	Fenótipo bioquímico	Localização do tumor	Malignidade (%)	Outros tumores e condições
VHL	VHL	30	NA	FEO (bilateral 50%) PGL raro	<5	• Hemangioblastomas • Carcinomas renais • PNET
RET	NEM 2	30-40	NA+A A	FEO (bilateral 50-80%)	rara	• CMT (~100%) • Hiperparatireoidismo 1[ário] (15-30% NEM 2A) • Hábito marfanoide e ganglioneuromas de mucosa (NEM 2B)
NF1	NF1	42	NA+A A	FEO (bilateral 15%) PGL raro	12	• Manchas café com leite • Sardas • Neurofibromas • Hamartomas • Gliomas de nervo óptico • Displasia esfenoidal/pseudoartrite
SDHB	PGL4	30	NA DA NA+DA Não funcionante	PGL simpático/FEO raro	30-70	• Carcinomas renais • GIST • Adenomas hipófise • Cacinoma mama (?) • Carcinoma papilífero da tireoide (?)
SDHD	PGL1	35	NA DA Não funcionante	PGL cabeça e pescoço, múltiplos/ PGL abdominal ou FEO raro	< 5	• Carcinomas renais • Tumores estromais GI • Adenomas hipófise
SDHC	PGL3	40-50	NA DA Não funcionante	PGL cabeça e pescoço, multiplos/ PGL abdominal ou FEO raro	rara	• Carcinomas renais • Tumores estromais GI • Adenomas hipófise
SDHA	-	40	?	FEO/PGL	0-14	• Síndrome Leigh • Carcinomas renais • Tumores estromais GI • Adenomas hipófise
SDHAF2	PGL2	30-40	?	PGL cabeça e pescoço, múltiplos	?	
MAX		32	NA + A	FEO (67% bilateral)	20-25	
TMEM127		43	NA + A	FEO (33% bilateral)	<5	• Cacinoma mama (?) • Carcinoma papilífero da tireoide (?)
HIF2A	Pacak-Zhuang	?	NA	PGLs múltiplos/FEO (bilateral?)	NR	• Somatostatinomas múltiplos • Policitemia
IDH	-	?	?	PGL carotídeos	NR	• Glioblastoma multiforme
FH	-	?	NA	FEO	Sim	• Leiomiomatose • Carcinomas renais
K1F1Bβ	-	?	?	?	NR	
PHD2	-	?	?	PGL múltiplos	NR	• Policitemia
H-RAS	-	?	NA A NA + A	FEO/PGL	NR	

CMT: carcinoma medular de tireoide; GIST: *gastrointestinal stromal tumor*; PNET: *pancreatic neurendocrine tumor*; NA: noradrenalina; DA: dopamina; A: adrenalina; NR: não reportado.[5]

bunidade D da SDH), localizado na região 11q23; PGL-2, por mutações no gene da *SDHAF2* (que codifica uma proteína necessária para a flavinação da subunidade A da SDH), localizado na região 11q13; PGL-3, por mutaçõs no gene *SDHC* (subunidade C da SDH), localizado na região 1q21; PGL-4, por mutações no gene *SDHB* (subunidade B da SDH), localizado na região 1p21; PGL-5, por mutações no gene SDHA (subunidade A da SDH), localizado na região 5p15. Mutações *SDHC* e *SDHD* são as mais prováveis em pacientes com PGL não funcionantes de cabeça e pescoço. Ocasionalmente, pacientes com mutação *SDHD* têm tumores abdominais ou torácicos. Mutações *SDHB* estão mais associadas a PGL funcionantes abdominais, pélvicos ou torácicos e a tumores malignos; sabemos hoje que 50% dos pacientes com PGL malignos são portadores de mutação no gene *SDHB*.[64-66-72] Mutações no *SDHAF2* são causas raras de PGL de cabeça e pescoço.

Mais recentemente, foi descrito um novo gene de susceptibilidade a tumores de células cromafins, o *TMEM127*.[73,74] Localizado na região 2q11, esse gene codifica uma proteína transmembrânica que está associada atividade de receptores com atividade tirosinaquinase, sendo considerado um gene supressor de tumor. A maioria dos pacientes descritos com a mutação é portadora de FEO uni ou bilaterais, embora já tenham sido descritos pacientes com PGL; a malignidade parece ser rara.[74-76] Outro gene de susceptilidade ao FEO é o gene *MAX* (*MYC-associated factor X*), localizado na região 14q23.3;[77] esse gene codifica uma proteína (proteína MAX) que é importante na regulação da proliferação, diferenciação e apoptose celular.[83] Mutações no gene *MAX* estão asociadas a FEO e PGL, com incidência de malignidade que pode chegar a 25%.[74] Mutações em outros genes (*KIF1B*, *PHD2 etc*) já foram descritas em paciente com FEO e ampliam o número de genes de susceptibilidade[79,80] (Tabela 44.4).

Estabelecer que um paciente com FEO/PGL tem uma dessas síndromes (von Hippel-Lindau, NEM2A, NEM 2B, neurofibromatose tipo 1, síndrome de FEOs/PGLs familiares etc.) é importante, tanto para o paciente como para a sua família. A identificação da NEM 2 é fundamental já que o CMT é um tumor maligno com potencial metastático, sendo responsável pelo óbito dos portadores da síndrome em uma porcentagem significativa dos pacientes, principalmente nos portadores de NEM 2B; a identificação do hiperparatireodismo também é de interesse porque, embora essa condição raramente seja causa de óbito, ela contribui para a morbidade por doença óssea e litíase renal.

A identificação da síndrome de von Hippel-Lindau é importante porque o angioma de retina é causa de cegueira, os tumores do SNC podem levar a transtornos motores importantes e a hipertensão intracraniana, os carcinomas de rim, bem como tumores neuroendócrinos do pâncreas, podem ter comportamento agressivo; portanto, o diagnóstico precoce de qualquer uma dessas doenças pode mitigar a morbidade associada à síndrome. Pacientes com mutações nos genes *SDHx* podem ser portadores de PGL malignos que requerem o diagnóstico e tratamento precoces e de PGL de cabeça e pescoço, cujo tratamento cirúrgico é tanto mais difícil quando mais tardio o diagnóstico.

Qual a frequência dessas mutações nos pacientes portadores de FEO/PGL? Estudo publicado em 2002 revelou que 24% (66/271) dos pacientes com FEO/PGL aparentemente esporádicos são portadores de mutações nos genes *VHL, RET, SDHD* e *SDHB*.[64] Estudo mais recente mostrou que 32% dos pacientes portadores de FEO/PGL são portadores de mutações germinativas, sendo a mais frequente no gene *VHL*, seguida pelos genes *RET, SDHD* e *SDHB*. As mutações *NF1, SDHC, SDHAF2, TMEM127* e *MAX* são mais raras.[66]

É imprescindível que, nos pacientes com algum dos componentes dessas síndromes, seja excluída a presença de FEO/PGL, porque, como já foi exposto, esse é um tumor com alta morbimortalidade. Portanto, o seu diagnóstico em indivíduos assintomáticos é de fundamental importância no sentido de se evitar situações agudas graves e, principalmente, imprevisíveis.

Por esses motivos, idealmente, todos os pacientes com FEO/PGL devem ser rastreados para NEM2, von Hippel-Lindau, neurofibromatose e FEO/PGL familiares etc., e todos os pacientes com algum dos componentes dessas síndromes devem ser rastreados para FEO/PGL.

Com relação à cronologia do aparecimento dos diversos tumores nas síndromes, verificou-se que na NEM2, a maioria dos pacientes tem o diagnóstico das duas afecções mais prevalentes (CMT e FEO) feito ao mesmo tempo, ou o diagnóstico do CMT precede o FEO; menos frequentemente, o diagnóstico de FEO é feito antes do CMT e determina a exploração dessa síndrome genética. Quando o diagnóstico não é simultâneo, o tempo de aparecimento do segundo tumor varia bastante, entre 2 anos até um intervalo superior a 10 anos. Isso demonstra que, uma vez diagnosticado um dos tumores da síndrome, o outro deve ser investigado por tempo prolongado. Esse rastreamento deve ser feito anualmente ou a cada 2 anos, por um tempo mínimo de 20 anos.[81,82] Não existem dados suficientes na literatura sobre a cronologia do aparecimento do FEO/PGL na síndrome de von Hippel-Lindau. Entretanto, uma afirmação corrente na literatura é a de que famílias com FEO frequentemente desenvolvem o tumor antes das outras manifestações. Trabalho que demonstrou mutação no gene *VHL* em 16/82 pacientes com FEO supostamente esporádico verificou que o FEO foi a única manifestação da síndrome de von Hippel-Lindau em 53% dos pacientes; os 47% remanescentes apresentavam angiomas de retina assintomáticos, descobertos pelo exame ocular, e 17% tinham hemangioma do SNC.[83] Portanto, nas duas síndromes, mas principalmente na de von Hippel--Lindau, o FEO pode se apresentar isoladamente.

A apresentação clínica do FEO hereditário é a mesma do esporádico. Chamamos a atenção para a idade média de apresentação do FEO/PGL que é menor nos pacientes com síndrome de von Hippel-Lindau (18 anos) e com PGL familiares (PGL4 (*SDHB*), 25 anos; PGL1 (*SDHD*), 28 anos), intermediária nos pacientes com NEM2 (36 anos), e maior nos pacientes com FEO esporádicos (44 anos).[64-66-70]

No nosso serviço, foram identificados 41 pacientes com síndromes genéticas (24%). Destes, 22 eram pertencentes a famílias com NEM2A. A maioria dos pacientes com NEM2A (68,4%) apresentava FEO bilateral. Um deles apresentava FEO com produção ectópica de ACTH e síndrome de Cushing e os outros tinham tumores produtores de catecolaminas. Dez pacientes pertenciam a famílias portadoras de síndrome de von Hippel-Lindau ou tinham FEO isolado; cinco eram portadores de tumores adrenais bilaterais; três, de tumores adrenais unilaterais; e nenhum tinha tumor extra-adrenal. Cinco pacientes, pertencentes a uma mesma família, tinham FEO adrenais unilaterais sem outras características da síndrome de von Hippel-Lindau. Dois pacientes eram portadores de neurofibromatose tipo 1. Uma paciente com PGL abdominal era portadora de mutação no gene da *SDHB*. É interessante notar que a bilateralidade do tumor é a regra nos FEO familiares e, nesses casos, uma fase de hiperplasia da medula adrenal parece preceder o desenvolvimento da neoplasia, assim como ocorre com o CMT.[26,27]

A frequência alta das síndromes genéticas torna a sua pesquisa essencial nos pacientes portadores de FEO/PGL. O rastreamento para a detecção de doença genética pode ser clínico ou molecular. O primeiro é bastante trabalhoso, custoso e requer a realização de vários exames na tentativa de se identificar CMT, hiperparatireoidismo primário,

angiomas de retina e do SNC, tumores dos rins e pâncreas e outros PGL. Para a identificação dessas doenças, são realizadas determinações plasmáticas de calcitonina, cálcio e fósforo, além de realização de exame de fundo de olho e de estudos de imagem do crânio, abdome e pescoço. O rastreamento molecular é mais simples, porém não é disponível em todos os serviços.

Alguns dados clínicos podem sugerir uma ou outra síndrome e, desse modo, podem guiar a pesquisa genética. Na NEM2, a idade do diagnóstico do FEO é entre 30 e 40 anos. Os tumores são, em geral, mistos produtores de NA e A, são adrenais e, frequentemente, bilaterais, praticamente inexistindo a doença extra-adrenal. Já os pacientes com síndrome de von Hippel-Lindau têm o(s) tumor(es) identificado(s) em idade mais precoce, podem ser portadores de FEO uni ou bilateral, de PGL único ou múltiplo. Nesses pacientes, os tumores são produtores apenas de NA. Os tumores decorrentes de mutações nos genes *SDHD* e *SDHB* ocorrem também em jovens e são, na maioria das vezes, PGL produtores de NA e dopamina; mutações no gene *SDHB* conferem um potencial maligno ao tumor. Recentemente, um estudo que avaliou a produção de catecolaminas e de seus metabólitos e a expressão tumoral do mRNA das enzimas envolvidas na síntese de catecolaminas (TH e PNMT) nos pacientes com NEM2 e síndrome de von Hippel-Lindau demonstrou que os FEO, na NEM2, têm alta expressão da TH e da PNMT, enquanto os tumores dos pacientes com mutação no gene *VHL* expressam, em menor proporção, a TH e não expressam a PNMT. Isso confere um fenótipo bioquímico misto para o tumor da NEM 2 (NA + A) e um fenótipo bioquímico noradrenérgico para o tumor da síndrome de von Hippel-Lindau. A determinação plasmática desses compostos mostrou concentrações maiores de NA nos pacientes com von Hippel-Lindau e menores nos pacientes com NEM 2, indicando que, netses últimos pacientes, a liberação de catecolaminas pelo tumor é, provavelmente, diferente. Em relação às metanefrinas plasmáticas, observou-se nos pacientes com síndrome de von Hippel-Lindau o aumento da normetanefrina; e, nos pacientes com NEM2, o aumento da normetanefrina e da metanefrina.[4,5-64-84] A importância prática desses conhecimentos é que eles podem dirigir a pesquisa genética. Finalmente, é interessante atentar para o fato de que a doença maligna é rara em todas as síndromes genéticas, exceto naquelas associadas com mutações no genes *SDHB*.[66] Portanto, é possível guiar a pesquisa genética com base nos dados clínicos e bioquímicos (Figura 44.6): frente a um

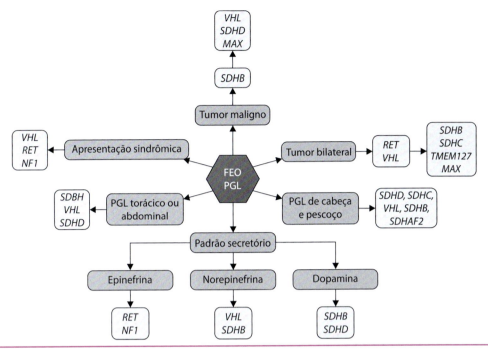

Figura 44.6 Algoritmo para orientar a ordem preferencial de pesquisa genética nos portadores de FEO ou PGL.[5]

paciente jovem com tumor extra-adrenal maligno ou produtor de DA ou MTY, o primeiro gene a ser investigado é o *SDHB*; no caso de um paciente jovem com doença extra-adrenal aparentemente não maligna, devem-se investigar inicialmente os genes *VHL* e *SDHD*; em se tratando de um paciente jovem com tumor adrenal (uni ou bilateral) produtor exclusivamente de NA, o primeiro gene a ser estudado é o *VHL*.

Finalmente, se o paciente apresentar doença adrenal bilateral e produção de NA e A, deve ser estudado inicialmente o gene *RET*. Uma vez identificada a mutação, o rastreamento molecular deve ser feito nos familiares de 1º grau. Aqueles com identificação positiva, devem ser submetidos ao rastreamento clínico dos vários componentes da síndrome genética.

FEO/PGL: BENIGNIDADE & MALIGNIDADE

O FEO/PGL é, em geral, um tumor benigno. O diagnóstico de doença maligna deve ser feito, apenas, na presença de metástases, isto é, na presença do tumor em locais onde normalmente não existe tecido cromafin, como gânglios linfáticos, fígado pulmões e ossos.[1,2-85-89] Dados da literatura indicam que 10 a 20% dos tumores são malignos, e essa variação depende, pelo menos parcialmente, do fato de que não existe consenso claro na definição de malignidade. Na casuística do HCF-MUSP, 21 pacientes (12%) apresentavam tumores malignos (14 FEO e 7 PGL), com metástases nas seguintes localizações: linfonodos regionais (55%); ossos (55%); fígado (25%); pulmões (20%); recorrência local do tumor (25%). Um percentual de 25% dos pacientes tinha trombose de veia cava inferior (TVCI).

Os tumores malignos não diferem dos benignos na apresentação clínica, exceto quando os sintomas estão relacionados ao acometimento metastático, como dor abdominal, dor óssea e déficit neurológico. Metástases podem ocorrer ao diagnóstico ou durante o seguimento (até 20 anos). Embora não haja nenhum excelente preditor de malignidade, alguns dados clínicos, laboratoriais e histológicos podem sugerir um comportamento futuro mais agressivo do tumor e podem orientar a pesquisa de recorrência com maior frequência. Em relação às variáveis bioquímicas, os tumores malignos costumam secretar mais NA e por serem mais indiferenciados, também produzem maiores quantidades do seu hormônio precursor, a DA; a presença de concentrações elevadas de DA e de MTY em pacientes com FEO/PGL é sugestiva de malignidade.[39-89] A cromogranina A (CgA) pode ser um marcador importante de malignidade, já que tumores maiores e metastáticos podem estar associados a concentrações muito elevadas dessa proteína.[89] Os PGL têm um potencial maior de malignização do que os FEO, atingindo cerca de 38%.[3]

Os tumores de portadores de síndromes genéticas raramente são malignos, exceto aqueles associados a mutações nos genes *SDHB* e *MAX*.[66,72]

O tamanho dos tumores benignos foi significativamente menor que o dos tumores malignos: 5,7 ± 3,7 cm (mediana, 5 cm) *versus* 9,9 ± 4,1 cm (mediana, 8,75 cm), com valor de $p < 0,0001$ (Figura 44.7). Apesar da diferença encontrada, observou-se cruzamento significativo do tamanho dos tumores benignos e malignos. Observamos que 70% dos tumores malignos e 22,5% dos benignos tinham diâmetro tumoral ≥ 8 cm, mas que tumores com diâmetro ≤ 4 cm tiveram sempre um comportamento benigno. Na faixa com diâmetro entre 4,5 e 8, 90,4% dos tumores eram benignos. O maior tumor da casuística media 27 cm e pesava 4 kg, e se apresentou como um tumor extra-adrenal de localização pancreática. Doze meses após a cirurgia, o paciente não apresenta evidência de recorrência ou disseminação tumoral. Os menores tumores foram aqueles diagnosticados no rastreamento das síndromes familiares. Portanto, podemos afirmar que o rastreamento de doença recorrente ou metastática deve ser realizada sempre nos tumores com diâmetro superior a 5 cm. Na experiência do HCFMUSP, tumores com diâmetro inferior a 4 cm raramente são malignos (Figura 44.7).

Os dados histológicos não conseguem predizer com certeza o comportamento biológico de um tumor que se apresenta inicialmente localizado. Um dos métodos mais utilizados para essa finalidade é o escore histológico proposto por Thompson e cols., em 2002, denominado *PASS* (*Pheochromocytoma of the Adrenal gland Scales Score*), que consiste na avaliação de 12 critérios histológicos. Segundo esse estudo, tumores com PASS > 6 têm maior probabilidade de apresentar comportamento maligno, enquanto tumores com PASS < 4 têm comportamento benigno. Aqueles com PASS entre 4 e 6 têm risco intermediário.[90,91] A disponibilidade de marcadores moleculares específicos pode auxiliar no diagnóstico diferencial entre benignidade e malignidade; esses marcadores são vários e podem ser identificados por estudos imuno-histoquímicos ou pela biologia molecular. Um desses marcadores é o antígeno nuclear Ki-67, cuja presença nas células tumorais em quantidade maior que 3% se associa com maior chance de comportamento maligno.[91] Outros marcadores promissores na identificação de tumores com potencial de malignidade são: fatores de transcrição (*Snail*), a ciclo-oxigenase-2 (COX-2), peptídeo derivado da secretogranina II, N-caderina, fator de crescimento do endotélio vascular (VEGF) e telomerase.[92-95]

A identificação de recorrência do tumor pode ser realizada pelos mesmos métodos discutidos no diagnóstico topográfico de FEO/PGL, como TC, RM e cintilografias de corpo inteiro com [123/131]I-*m*IBG e a cintilografia óssea com o traçador MDP-[99m]Tc. Este último exame se mostra especialmente útil na detecção de metástases ósseas porque, no processo de disseminação, o tumor pode se desdiferenciar a ponto de deixar de captar *m*IBG. Como discutido anteriormente, outros traçadores úteis diagnóstico de metástases de FEO/PGL são os análogos de somatostatina, ^{18}F-FDG e ^{18}F-DOPA.[53-55-96]

No HCFMUSP, assim como em outros serviços, foi possível identificar dois grupos distintos de pacientes com doença maligna: o primeiro (14%)

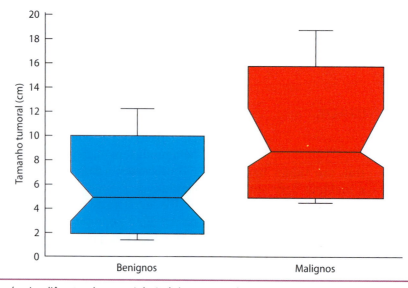

Figura 44.7 Tamanho (maior diâmetro da peça cirúrgica) dos tumores benignos e malignos. A barra transversal representa a mediana, as caixas representam os percentis p25 e p75 e as barras de erro os percentis p5 e p95. Fonte: HCFMUSP

apresentou progressão rápida e agresssiva da doença, enquanto o outro (84%) exibiu uma evolução arrastada e indolente. Ocasionalmente, o diagnóstico de doença maligna só foi feito anos após a cirurgia do tumor primário. Mesmo no primeiro grupo de pacientes, alguns sobreviveram por mais de 2 anos. Pelo comportamento menos agressivo desses tumores, é recomendado acompanhamento a longo prazo após cirurgia dos pacientes com FEO/PGL com exames radiológicos (TC, RM) mapeamento ósseo e cintilografia com $^{123/131}$I-mIBG a fim de descartar doença metastática ou recorrente;[97,98] a realização desses exames após a cirurgia do tumor primário pode aumentar a sensibilidade para detecção de doença metastática. A população com maior risco de doença maligna, na qual o rastreamento das metástases deve ser feito mais frequentemente, são os portadores de tumores adrenais grandes ($\geq$ 5 cm), tumores extra-adrenais, tumores produtores de DA ou MTY e com mutações no gene *SDHB*.

O tratamento da doença disseminada é problemático. A cirurgia tem papel importante no tratamento de metástases locorregionais ou à distância embora não seja, em geral, curativa. A retirada cirúrgica de parte da doença tumoral pode melhorar sintomas locais ou dependentes do excesso de catecolaminas e pode auxiliar na resposta da doença residual ao ^{131}I-mIBG terapêutico.[99,100] Na presença de metástases hepáticas, a embolização arterial, quimioembolização e a ablação com radiofrequência podem auxiliar no tratamento.[101,102]

Vários centros têm reportado o uso, com relativo sucesso, do ^{131}I-mIBG em doses mais elevadas que aquelas utilizadas na exploração topográfica do tumor, no tratamento do FEO/PGL metastático.[100-103] Os pacientes selecionados para esse tratamento são aqueles que apresentam captação do traçador nos exames diagnósticos. Dose únicas ou fracionadas de 200-1400 mCi têm sido utilizadas.[87-103,104] Esse tratamento, embora possa causar toxicidade medular grave, é geralmente bem tolerado, sendo os principais efeitos colaterais leucopenia e trombocitopenia transitórias. A documentação de que o tumor tem receptores de somatostatina pela administração de análogos marcados permite o uso do ^{90}Y-DOTA-TOC e do ^{177}Lu-DOTA-Tyr3-octreotato no tratamento.[88-105-107]

O uso de quimioterápicos tem papel restrito no tratamento da doença sistêmica, não responsável às medidas anteriormente citadas. O esquema quimioterápico mais utilizado é a combinação de ciclofosfamida, vincristina e dacarbazina (CVD) e tem conduzido a resultados duvidosos.[108,109]

TRATAMENTO

TRATAMENTO CLÍNICO

O tratamento pré-operatório dos pacientes com FEO/PGL é realizado com os objetivos de controlar a hipertensão arterial, evitar a ocorrência crises adrenérgicas e de corrigir eventual hipovolemia (nem sempre documentada nos pacientes) e a dessensibilização adrenérgica. O tratamento pré-cirúrgico previne as crises enquanto está sendo administrado; contudo, como deve ser suspenso antes da cirurgia para se evitar hipotensão prolongada após a retirada do tumor, não é seu objetivo prevenir crises hipertensivas durante o período pré-operatório imediato e o intraoperatório. As crises durante esse período, em geral, acontecem devido ao manuseio do paciente, à administração de anestésicos no pré-operatório e ao manuseio intraoperatório do tumor.[13] Após a retirada do tumor e consequente queda abrupta nas concentrações de catecolaminas circulantes, o paciente pode apresentar hipotensão arterial grave e mesmo choque resultante de diminuição da sensibilidade dos receptores adrenérgicos (*down-regulation*), com consequente plegia dos vasos, ou de hipovolemia originada pela vasoconstrição prévia mantida.[13-110] Esse quadro deverá ser tratado com administração de volume e, se necessário, com drogas vasoativas. O preparo do paciente com drogas vasodilatadoras durante período mínimo de 15 dias antes da cirurgia deve ser suficiente para corrigir, de forma fisiológica, a volemia e diminuir a insensibilidade dos receptores adrenérgicos. A administração rotineira e indiscriminada de volume pode levar à sobrecarga hídrica com consequências potencialmente letais para o paciente. Entretanto, volume deve ser dado para os pacientes que permanecem com hipotensão postural e mantêm hematócrito elevado, apesar do tratamento clínico. Todos os pacientes devem receber dieta rica em sal no período pré-operatório, com o objetivo de auxiliar na correção de eventual hipovolemia.

O medicamento tradicionalmente recomendado na literatura para o tratamento clínico do FEO/PGL é a fenoxibenzamina, bloqueador α-adrenérgico inespecífico (α_1/α_2), não competitivo e de ação prolongada.[13] Mais recentemente, tem sido recomendado o uso do cloridrato deprazosina ou do mesilato de doxazosina, bloqueadores específicos α_1, competitivos e com tempo de ação mais breve; por essas características, a prazosina produz, em comparação com a fenoxibenzamina, menos taquicardia reflexa, permite ajuste mais rápido da dose e é associada a menor risco de hipotensão no pós-operatório imediato;[13-110] além disso, ela é um medicamento mais disponível comercialmente e com preço mais acessível. Para reduzir o problema de hipotensão arterial após a retirada do tumor devido ao efeito residual do medicamento, a fenoxibenzamina deve ser suspensa 48 horas; a prazosina, 8; e a doxazosina 16 horas antes do ato cirúrgico.[13]

Outras medicações podem ser utilizadas, associadas ou substituindo os bloqueadores α-adrenérgicos, no tratamento pré-operatório dos pacientes com FEO/PGL. Os bloqueadores de canais de cálcio e os inibidores da enzima de conversão da angiotensina têm mostrado eficácia semelhante no controle dos pacientes e podem ser utilizados.[13,110] Os bloqueadores de canais de cálcio têm a vantagem de não produzirem hipotensão grave ou hipotensão postural e, portanto, podem ser usados com segurança nos pacientes com paroxismos adrenérgicos e pressão arterial normal nos períodos intercrise.

Como já foi demonstrado por vários estudos, o tratamento clínico de pacientes normotensos não é necessário no período pré-operatório.[13]

No HCFMUSP, os pacientes foram tratados com fenoxibenzamina 20-60 mg/dia ou, mais frequentemente, com prazosina 3-12 mg/dia, dependendo da disponibilidade das medicações. Todos os pacientes responderam à fenoxibenzamina e apenas 1 paciente não respondeu à prazosina (até a dose de 8 mg) e, nesse caso, a introdução de fenoxibenzamina controlou a pressão arterial. A doxazosina foi utilizado em poucos pacientes e se mostrou tão eficaz quanto a prazosina. A administração de betabloqueadores é contraindicada como terapêutica inicial da hipertensão, em pacientes portadores de FEO. O bloqueio do receptor β amplifica a resposta α-adrenérgica, podendo agravar o quadro de hipertensão e de outros sintomas dependentes do estímulo α-adrenérgico. As indicações para o uso de betabloqueadores são a persistência ou o aparecimento de taquicardia ou arritmias cardíacas. Nesses casos, os betabloqueadores devem ser introduzidos somente após o uso de α-bloqueadores.[13-110] Em poucos pacientes da casuística foi necessária a administrarão de betabloqueador para correção de taquicardia; a medicação mais utilizada foi o propranolol nas doses de 40-80 mg/dia, embora se deva usar, preferencialmente, bloqueadores β1 específicos.

Outra medicação que pode ser utilizada no tratamento clínico do FEO/PGL é a α-metiltirosina, um inibidor da síntese das catecolaminas que atua bloqueando a enzima tirosina-hidroxilase.[111] Em virtude de seus efeitos colaterais e sua pouca disponibilidade, esse medicamento é reservado para pacientes que não podem ser operados.

TRATAMENTO CIRÚRGICO

O tratamento cirúrgico, com retirada total de todos os focos de tecido tumoral, constitui o único tratamento definitivo do FEO/PGL.[13-109,110] Até 1980, a mortalidade cirúrgica era de aproximadamente 15%, mas essa ocorrência vem se tornando rara nas casuísticas mais recentes.[13-109,110] Essa importante redução do risco cirúrgico está ligada ao uso adequado de medicações hipotensoras, tanto no pré como no intraoperatório, aos cuidados no manuseio anestésico, à menor invasividade das cirurgias e ao controle hemodinâmico rigoroso do paciente no perioperatório.[13]

O tratamento pré-operatório da hipertensão arterial, por um período mínimo de 15 dias, com medicamentos betabloqueadores e/ou bloqueadores de canais de cálcio, juntamente com dieta sem restrição de sal para favorecer a reposição volêmica, tem o objetivo de evitar a hipotensão ou choque no pós-operatório. A cirurgia deve ser realizada por equipe altamente treinada e familiarizada com as técnicas cirúrgica e anestésica, e com o tratamento das frequentes intercorrências intra e pós-operatórias. Durante o procedimento cirúrgico, seja ele aberto ou laparoscópico, a pressão arterial média invasiva, a pressão venosa central, o ritmo e a frequência cardíaca devem ser continuamente monitorizados. As reações hipertensivas que ocorrem, quase inevitavelmente, durante o manuseio cirúrgico do tumor, devem ser tratadas com a infusão intravenosa de drogas de ação imediata, como o α-bloqueador adrenérgico fentolamina ou o vasodilatador de ação direta, nitroprussiato de sódio.[13-110-112] Taquicardias e taquiarritmias devem ser tratadas com a administração intravenosa de betabloqueadores de curta ação. A administração de volume, principalmente após a retirada do tumor, deve ser efetuada quando a pressão arterial média e a pressão venosa central indicarem a presença de hipovolemia.[15-110-112] A maioria dos pacientes com hipotensão no pós-operatório responde bem à administração de volume sendo, ocasionalmente, necessárias drogas vasoativas. Outra ocorrência possível nas primeiras 24 a 48 horas do pós-operatório é hipoglicemia, decorrente de liberação maior de insulina que, antes da cirurgia, estava bloqueada pelo efeito das catecolaminas sobre o pâncreas endócrino. Para se detectar essa eventualidade, é recomendado controle de glicemia capilar nas primeiras 48 horas do pós-operatório.

A adrenalectomia total bilateral em pacientes portadores de FEO bilateral, principalmente nos portadores de síndromes genéticas (por mutações nos genes *RET, VHL* ou *NF1*), corrige a hipertensão e os outros sintomas decorrentes do excesso de catecolaminas, mas deixa como sequela definitiva a insuficiência adrenal primária (IAP). Por esse motivo, existe discussão sobre qual seria o tratamento ideal (adrenalectomia bilateral ou unilateral) em pacientes portadores de síndromes genéticas que se apresentam com tumor unilateral. É importante considerar que a hiperplasia medular difusa precede o desenvolvimento do tumor e que apenas quando este surge é que o paciente expressa sinais e sintomas decorrentes do excesso de catecolaminas. Os defensores da adrenalectomia bilateral argumentam que, uma vez que a doença medular é difusa e bilateral, o desenvolvimento posterior de tumor contralateral é bastante provável; isso, aliado ao fato de que o FEO é um tumor com alta morbimortalidade, justificaria o tratamento preventivo, ou seja, a adrenalectomia bilateral apesar do envolvimento de apenas uma glândula. Em contrapartida, os autores que defendem uma conduta mais conservadora propõem a adrenalectomia unilateral para os portadores de síndromes genéticas com tumores unilaterais, considerando que o risco futuro do desenvolvimento de um tumor contralateral deve ser pesado contra as morbidadesda IAP. Estudo realizado no NIH avaliou o resultado da adrenalectomia bilateral e unilateral em 58 pacientes portadores de NEM2, nos quais foram feitas, inicialmente, 32 adrenalectomias bilaterais e 26 unilaterais. Foram avaliadas a morbimortalidade dos dois tipos de intervenções e a frequência do desenvolvimento do tumor contralateral nos pacientes que foram submetidos à cirurgia unilateral. Verificou-se que a mortalidade foi zero e a morbidade foi semelhante nos dois tipos de cirurgia. Entre os pacientes com adrenalectomia unilateral, 52% desenvolveram tumor contralateral em um período de seguimento médio de 11 anos e 48% não desenvolveram tumor em um período de seguimento médio, de 5 anos. Por outro lado, 23% dos pacientes com adrenalectomia bilateral apresentaram, pelo menos, um episódio de insuficiência adrenal aguda necessitando de hospitalização e administração intravenosa de hidrocortisona e solução salina; um desses pacientes faleceu em decorrência de insuficiência adrenal não diagnosticada, desencadeada por influenza.[113] Resumindo, os dados da literatura permitem concluir que quando existe o envolvimento de apenas uma glândula, deve-se proceder à adrenalectomia unilateral e se adotar conduta expectante, com a realização periódica de testes bioquímicos e radiológicos, para se detectar precocemente o desenvolvimento de tumor contralateral. O racional para se adotar essa conduta se baseia em três pontos:

a. muitos pacientes não desenvolvem o segundo tumor durante tempo de seguimento prolongado;
b. não existe complicação cardiovascular se não existe doença macroscópica;
c. existe morbimortalidade associada a IAP. Em pacientes com tumores adrenais bilaterais, é possível a realização de adrenalectomia parcial, uni ou bilateral, deixando-se um remanescente do córtex adrenal normal para se prevenir insuficiência adrenal;[114] quando isso não for tecnicamente possível, procede-se à adrenalectomia bilateral.

Nos casos de adrenalectomia parcial é recomendado manter vigilância sobre eventual recorrência do tumor.

Até alguns anos atrás, a cirurgia para retirada do tumor adrenal era feita apenas por via aberta (transabdominal ou, preferencialmente, por lombotomia ou toracofrenolaparotomia). A técnica laparoscópica para a cirurgia do FEO/PGL introduziu um método seguro e menos invasivo para o tratamento desse tumor.[115]

Dos 170 pacientes com FEO/PGL atendidos no HCFMUSP, apenas três não foram operados: o primeiro faleceu em decorrência de episódio de AVEh e o diagnóstico de FEO foi realizado na autópsia; outros dois se apresentaram com FEO metastático agressivo, nos quais o tratamento cirúrgico não era possível. A taxa de mortalidade perioperatória foi de 2%.

EVOLUÇÃO E PROGNÓSTICO

Imediatamente após a remoção cirúrgica do tumor, as crises adrenérgicas deixam de ocorrer. Entretanto, a hipertensão arterial pode persistir por alguns dias no pós-operatório, o que decorre do estoque de catecolaminas nas terminações adrenérgicas simpáticas. Esse fato deve ser considerado na interpretação da hipertensão e de valores persistentemente elevados de metanefrinas no pós-operatório imediato. Assim, o controle laboratorial deve ser realizado, pelo menos, 2 semanas após a retirada do tumor. Decorrido esse prazo, a manutenção da hipertensão, acompanhada de valores elevados de catecolaminas e/ou de seus metabólitos, sugere persistência de focos de tumor, que devem ser explorados com mapeamento de corpo inteiro com

$^{123/131}$I-*m*IBG ou com outros exames de imagem. Em alguns casos, a hipertensão persiste sem evidência bioquímica ou topográfica de doença residual; essa eventualidade pode ocorrer, à semelhança do que ocorre em qualquer caso de hipertensão secundária, após a eliminação da causa.

Pela natureza indolente de muitos FEO/PGL malignos, recomenda-se que os pacientes sejam acompanhados após a cirurgia do tumor primário, do ponto de vista clínico, laboratorial e radiológico anualmente nos primeiros 5 anos e a cada 2 ou 3 anos, posteriormente. Nos pacientes com síndromes genéticas, o acompanhamento deve ser feito por toda a vida em virtude de maior incidência de multiplicidade tumoral e, portanto, maior possibilidade de recorrência que incide em 20 a 33% dos pacientes.

Dos 149 pacientes com FEO benigno, apenas um não foi operado porque faleceu de AVEh. Dos que foram operados, seis perderam o seguimento pós-operatório, três faleceram no perioperatório e 74 pacientes foram acompanhados por um período que variou de 15 dias a 29 anos (65% foram seguidos por um período superior a 2 anos). A maioria dos pacientes ficou com pressão arterial normal após a cirurgia e os poucos pacientes que mantiveram hipertensão arterial tinham bioquímica normal e maior facilidade no controle medicamentoso da pressão arterial.

Dos 21 pacientes com FEO maligno, apenas dois não foram operados porque tinham doença metastática avançada por ocasião do diagnóstico e foram a óbito antes de 1 ano. Dos operados, um paciente perdeu o seguimento e os outros foram seguidos por períodos variáveis de 8 meses a 20 anos. Alguns pacientes apresentaram metástase sistêmicas no diagnóstico; outros, metástases ganglionares e/ou TVCI no diagnóstico; e outros evoluíram com doença metastática no seguimento. Cinco desses pacientes, que tiveram metástase ganglionares e/ou TCVI retiradas por ocasião da cirurgia, estão bem, sem sinais de recidiva da doença em um período de seguimento de 1 a 10 anos. Cerca de nove pacientes com metástases ósseas, hepáticas ou pulmonares permanecem vivos por tempo prolongado (até 20 anos), apesar da doença residual.

A evolução clínica desses pacientes atesta que a doença metastática não é sinônimo de evolução catastrófica inexorável em todos os casos, embora os pacientes com doença maligna, como relata a literatura e como testemunha a experiência do HCFMUSP, tenham prognóstico mais reservado.[98] Foi possível verificar, após análise da evolução dos pacientes que foram submetidos à exérese do tumor primário e de gânglios peritumorais acometidos, que a presença de metástases ganglionares regionais não é um dado que compromete, necessariamente, o prognóstico. Em função desses achados, recomendamos a exploração cuidadosa de metástases ganglionares regionais por ocasião da retirada do tumor primário, com o objetivo de se retirar todos os possíveis focos de tumor.

CONCLUSÕES

Podemos concluir, a partir da revisão dos casos acompanhados no HCFMUSP e dos dados da literatura, que o diagnóstico de FEO/PGL é de fundamental importância no sentido de se prevenir a ocorrência de eventos com alta morbimortalidade. Embora novos testes bioquímicos, como as determinações de metanefrinas plasmáticas livres, tenham sensibilidade muito alta no diagnóstico, testes mais disponíveis, como as determinações de metanefrinas urinárias totais e catecolaminas urinárias ainda demonstram grande valor diagnóstico. De qualquer forma, resultados falso-positivos e falso-negativos podem ser identificados com teste de depressão (clonidina), com a exclusão do uso de medicamentos interferentes ou coleta inadequada e com a realização de testes mais sensíveis (metanefrinas plasmáticas livres). A RM é o método de imagem mais sensível na identificação topográfica do tumor (FEO e PGL). Nos pacientes com FEO/PGL é imprescindível que sejam afastadas as síndromes hereditárias, pela pesquisa clínica e pelo estudo das mutações (*RET*, *VHL*, *SDHx*, *TMEM127* e *MAX*). O tratamento do tumor, exceto quando houver contraindicações, é sempre cirúrgico e deve ser precedido pelo tratamento clínico da síndrome adrenérgica. Os pacientes com doença esporádica devem ser acompanhados por período de tempo prolongado para detecção de um outro tumor ou doença maligna e aqueles com doença hereditária devem ser acompanhados por toda a vida em virtude de maior possibilidade da ocorrência dos tumores múltiplos.

REFERÊNCIAS BIBLIOGRÁFICAS

1. Manger WM. An overview of pheochromocytoma: history, current concepts, vagaries, and diagnostic challenges. Ann N Y Acad Sci. 2006;1073:1-20.

2. Tischler AS. Pheochromocytoma and extra-adrenal PGL: updates. Arch Pathol Lab Med. 2008;132(8):1272-84.

3. Darr R, Lenders JW, Hofbauer LC, Naumann B, Bornstein SR, Eisenhofer G. Pheochromocytoma – update on disease management. Ther Adv Endocrinol Metab. 2012;3(1):11-26.

4. Lenders JWM, Duh QJ, Eisenhofer G, Gimenez-Roqueplo AP, Grebe SKG, Murad MH, et al. Pheochromocytoma and paraganglioma: an Endocrine Society Clinical Practice Guideline. J Clin Endocrinol Metab 2014; 99:1915-42.

5. Martucci VL, Pacak K. Pheochromocytoma and paraganglioma: diagnosis, genetics, management, and treatment. Curr Probl Cancer. 2014; 38(1): 7–41.

6. Beard CM, Sheps SG, Kurland LT, Carney JA, Lie JT. Occurrence of pheochromocytoma in Rochester, Minnesota, 1950 through 1979. Mayo Clin Proc. 1983;58(12):802-4.

7. Sutton MG, Sheps SG, Lie JT. Prevalence of clinically unsuspected pheochromocytoma. Review of a 50-year autopsy series. Mayo Clin Proc. 1981;56(6):354-60.

8. McNeil AR, Blok BH, Koelmeyer TD, Burke MP, Hilton JM. Phaeochromocytomas discovered during coronial autopsies in Sydney, Melbourne and Auckland. Aust N Z J Med. 2000;30(6):648-52.

9. Kannan S, Remer EM, Hamrahian AH. Evaluation of patients with adrenal incidentalomas. Curr Opin Endocrinol Diabetes Obes. 2013;20(3):161-9.

10. Arnaldi G, Boscaro M. Adrenal incidentaloma. Best practice & research Clinical endocrinology & metabolism. 2012;26(4):405-19.

11. Bravo EL, Tarazi RC, Gifford RW, Stewart BH. Circulating and urinary catecholamines in pheochromocytoma. Diagnostic and pathophysiologic implications. The New England Journal of Medicine. 1979;301(13):682-6.

12. Bravo EL, Tagle R. Pheochromocytoma: state-of-the-art and future prospects. Endocrine reviews. 2003;24(4):539-53.

13. Lentschener C, Gaujoux S, Tesniere A, Dousset B. Point of controversy: perioperative care of patients undergoing pheochromocytoma removal-time for a reappraisal? European journal of endocrinology/European Federation of Endocrine Societies. 2011;165(3):365-73.

14. Fred HL, Allred DP, Garber HE, Retiene K, Lipscomb H. Pheochromocytoma masquerading as overwhelming infection. American heart journal. 1967;73(2):149-54.

15. French C, Campagna FA. Pheochromocytoma with shock, marked leukocytosis, and unusual electrocardiograms. Case report and review of the literature. Annals of Internal Medicine. 1961;55:127-34.

16. Leather HM, Shaw DB, Cates JE, Walker RM. Six cases of phaeochromocytoma with unusual clinical manifestations. British Medical Journal. 1962;1(5289):1373-8.

17. Spark RF, Connolly PB, Gluckin DS, White R, Sacks B, Landsberg L. ACTH secretion from a functioning pheochromocytoma. The New England Journal of Medicine. 1979;301(8):416-8.

18. Waldmann TA, Bradley JE. Polycythemia secondary to a pheochromocytoma with production of an erythropoiesis stimulating factor by the tumor. Proceedings of the Society for Experimental Biology and Medicine Society for Experimental Biology and Medicine. 1961;108:425-7.

19. Case records of the Massachusetts General Hospital. Weekly clinicopathological exercises. Case 6-1986. A 34-year-old man with hypertension and episodes of flushing, nausea, and vomiting. The New England Journal of Medicine. 1986;314(7):431-9.

20. Kline IK. Myocardial alterations associated with pheochromocytomas. The American journal of pathology. 1961;38:539-51.

21. Yu R, Nissen NN, Bannykh SI. Cardiac complications as initial manifestation of pheochromocytoma: frequency, outcome, and predictors. Endocrine practice: official journal of the American College of Endocrinology and the American Association of Clinical Endocrinologists. 2012;18(4):483-92.

22. Morimoto S, Sasaki S, Moriguchi J, Miki S, Kawa T, Nakamura K, et al. Unique association of pheochromocytoma with contralateral nonfunctioning adrenal cortical adenoma. American Journal of Hypertension. 1998;11(1 Pt 1):117-21.

23. Sharabi Y, Goldstein DS, Bentho O, Saleem A, Pechnik S, Geraci MF, et al. Sympathoadrenal function in patients with paroxysmal hypertension: pseudopheochromocytoma. Journal of hypertension. 2007;25(11):2286-95.

24. Pickering TG, Clemow L. Paroxysmal hypertension: the role of stress and psychological factors. Journal of Clinical Hypertension. 2008;10(7):575-81.

25. Eisenhofer G, Sharabi Y, Pacak K. Unexplained symptomatic paroxysmal hypertension in pseudopheochromocytoma: a stress response disorder? Ann N Y Acad Sci. 2008;1148:469-78.

26. Carney JA, Sizemore GW, Tyce GM. Bilateral adrenal medullary hyperplasia in multiple endocrine neoplasia, type 2: the precursor of bilateral pheochromocytoma. Mayo Clin Proc. 1975;50(1):3-10.

27. Robertson D, Hollister AS, Biaggioni I, Netterville JL, Mosqueda-Garcia R, Robertson RM. The diagnosis and treatment of baroreflex failure. The New England journal of medicine. 1993;329(20):1449-55.

28. Sharabi Y, Dendi R, Holmes C, Goldstein DS. Baroreflex failure as a late sequela of neck irradiation. Hypertension. 2003;42(1):110-6.

29. Yung BC, Loke TK, Tse TW, Tsang MW, Chan JC. Sporadic bilateral adrenal medullary hyperplasia: apparent false positive MIBG scan and expected MRI findings. European journal of radiology. 2000;36(1):28-31.

30. Bailey J, Van Herle AJ, Giuliano A, Schroder S. Unilateral adrenal medullary hyperplasia: another form of curable hypertension? International Journal of Clinical Practice. 1999;53(2):149-51.

31. Manger WM. The protean manifestations of pheochromocytoma. Hormone and metabolic research = Hormon- und Stoffwechselforschung = Hormones et metabolisme. 2009;41(9):658-63.

32. Sharman DF. The catabolism of catecholamines: recent studies. Br Med Bull 1973; 29:110-115.

33. Eisenhofer G, Lattke P, Herberg M, Siegert G, Qin N, Darr R, et al. Reference intervals for plasma

free metanephrines with an age adjustment for normetanephrine for optimized laboratory testing of phaeochromocytoma. Annals of Clinical Biochemistry. 2013;50(Pt 1):62-9.

34. Sharman DF. The catabolism of catecholamines. Recent studies. British Medical Bulletin. 1973;29(2):110-5.

35. Eisenhofer G, Goldstein DS, Walther MM, Friberg P, Lenders JW, Keiser HR, et al. Biochemical diagnosis of pheochromocytoma: how to distinguish true- from false-positive test results. The Journal of Clinical Endocrinology and Metabolism. 2003;88(6):2656-66.

36. Kudva YC, Sawka AM, Young WF, Jr. Clinical review 164: the laboratory diagnosis of adrenal pheochromocytoma: the Mayo Clinic experience. The Journal of Clinical Endocrinology and Metabolism. 2003;88(10):4533-9.

37. Eisenhofer G, Siegert G, Kotzerke J, Bornstein SR, Pacak K. Current progress and future challenges in the biochemical diagnosis and treatment of pheochromocytomas and PGLs. Hormone and metabolic research = Hormon- und Stoffwechselforschung = Hormones et metabolisme. 2008;40(5):329-37.

38. Sawka AM, Jaeschke R, Singh RJ, Young WF, Jr. A comparison of biochemical tests for pheochromocytoma: measurement of fractionated plasma metanephrines compared with the combination of 24-hour urinary metanephrines and catecholamines. The Journal ofCclinical Endocrinology and Metabolism. 2003;88(2):553-8.

39. Eisenhofer G, Lenders JW, Siegert G, Bornstein SR, Friberg P, Milosevic D, et al. Plasma methoxytyramine: a novel biomarker of metastatic pheochromocytoma and PGL in relation to established risk factors of tumour size, location and SDHB mutation status. European Journal of Cancer. 2012;48(11):1739-49.

40. Neary NM, King KS, Pacak K. Drugs and pheochromocytoma – don't be fooled by every elevated metanephrine. The New England Journal of Medicine. 2011;364(23):2268-70.

41. Peitzsch M, Prejbisz A, Kroiss M, Beuschlein F, Arlt W, Januszewicz A, et al. Analysis of plasma 3-methoxytyramine, normetanephrine and metanephrine by ultraperformance liquid chromatography-tandem mass spectrometry: utility for diagnosis of dopamine-producing metastatic phaeochromocytoma. Annals of Clinical Biochemistry. 2013;50(Pt 2):147-55.

42. McHenry CM, Hunter SJ, McCormick MT, Russell CF, Smye MG, Atkinson AB. Evaluation of the clonidine suppression test in the diagnosis of phaeochromocytoma. Journal of Human Hypertension. 2011;25(7):451-6.

43. Grossman E, Goldstein DS, Hoffman A, Keiser HR. Glucagon and clonidine testing in the diagnosis of pheochromocytoma. Hypertension. 1991;17(6 Pt 1):733-41.

44. Lenders JW, Pacak K, Huynh TT, Sharabi Y, Mannelli M, Bratslavsky G, et al. Low sensitivity of glucagon provocative testing for diagnosis of pheochromocytoma. The Journal of Clinical Endocrinology and Metabolism. 2010;95(1):238-45.

45. Plouin PF. Use of plasma chromogranin A and urine fractionated metanephrines to diagnose pheochromocytoma? Nature clinical practice Endocrinology & metabolism. 2008;4(6):314-5.

46. Algeciras-Schimnich A, Preissner CM, Young WF, Jr., Singh RJ, Grebe SK. Plasma chromogranin A or urine fractionated metanephrines follow-up testing improves the diagnostic accuracy of plasma fractionated metanephrines for pheochromocytoma. The Journal of Clinical Endocrinology and Metabolism. 2008;93(1):91-5.

47. Shapiro B, Copp JE, Sisson JC, Eyre PL, Wallis J, Beierwaltes WH. Iodine-131 metaiodobenzylguanidine for the locating of suspected pheochromocytoma: experience in 400 cases. Journal of Nuclear Medicine: official publication, Society of Nuclear Medicine. 1985;26(6):576-85.

48. Shulkin BL, Shapiro B, Francis IR, Dorr R, Shen SW, Sisson JC. Primary extra-adrenal pheochromocytoma: positive I-123 MIBG imaging with negative I-131 MIBG imaging. Clinical Nuclear Medicine. 1986;11(12):851-4.

49. Bhatia KS, Ismail MM, Sahdev A, Rockall AG, Hogarth K, Canizales A, et al. 123I-metaiodobenzylguanidine (MIBG) scintigraphy for the detection of adrenal and extra-adrenal phaeochromocytomas: CT and MRI correlation. Clin Endocrinol (Oxf). 2008;69(2):181-8.

50. Lynn MD, Shapiro B, Sisson JC, Beierwaltes WH, Meyers LJ, Ackerman R, et al. Pheochromocytoma and the normal adrenal medulla: improved visualization with I-123 MIBG scintigraphy. Radiology. 1985;155(3):789-92.

51. Jacobson AF, Deng H, Lombard J, Lessig HJ, Black RR. 123I-meta-iodobenzylguanidine scintigraphy for the detection of neuroblastoma and pheochromocytoma: results of a meta-analysis. The Journal of Clinical Endocrinology and Metabolism. 2010;95(6):2596-606.

52. Fonte JS, Robles JF, Chen CC, Reynolds J, Whatley M, Ling A, et al. False-negative (1)(2)(3)I-MIBG SPECT is most commonly found in SDHB-related pheochromocytoma or PGL with high frequency to develop metastatic disease. Endocrine-Related Cancer. 2012;19(1):83-93.

53. van der Harst E, de Herder WW, Bruining HA, Bonjer HJ, de Krijger RR, Lamberts SW, et al. [(123) I]metaiodobenzylguanidine and [(111)In]octreotide uptake in begnign and malignant pheochromocytomas. The Journal of Clinical Endocrinology and Metabolism. 2001;86(2):685-93.

54. Schmidt M, Fischer E, Dietlein M, Michel O, Weber K, Moka D, et al. Clinical value of somatostatin receptor imaging in patients with suspected head and neck PGLs. Eur J Nucl Med Mol Imaging. 2002;29(12):1571-80.

55. Telischi FF, Bustillo A, Whiteman ML, Serafini AN, Reisberg MJ, Gomez-Marin O, et al. Octreotide scintigraphy for the detection of PGLs. Otolaryngology--head and neck surgery: official journal of American Academy of Otolaryngology-Head and Neck Surgery. 2000;122(3):358-62.

56. Duet M, Sauvaget E, Petelle B, Rizzo N, Guichard JP, Wassef M, et al. Clinical impact of somatostatin receptor scintigraphy in the management of PGLs of the head and

neck. Journal of Nuclear Medicine: official publication, Society of Nuclear Medicine. 2003;44(11):1767-74.

57. Shulkin BL, Thompson NW, Shapiro B, Francis IR, Sisson JC. Pheochromocytomas: imaging with 2-[fluorine-18] fluoro-2-deoxy-D-glucose PET. Radiology. 1999;212(1):35-41.

58. Taieb D, Sebag F, Barlier A, Tessonnier L, Palazzo FF, Morange I, et al. 18F-FDG avidity of pheochromocytomas and PGLs: a new molecular imaging signature? Journal of Nuclear Medicine: official publication, Society of Nuclear Medicine. 2009;50(5):711-7.

59. Taieb D, Neumann H, Rubello D, Al-Nahhas A, Guillet B, Hindie E. Modern nuclear imaging for PGLs: beyond SPECT. Journal of Nuclear Medicine: official publication, Society of Nuclear Medicine. 2012;53(2):264-74.

60. Imani F, Agopian VG, Auerbach MS, Walter MA, Benz MR, Dumont RA, et al. 18F-FDOPA PET and PET/CT accurately localize pheochromocytomas. J Nucl Med. 2009;50(4):513-9.

61. Fottner C, Helisch A, Anlauf M, Rossmann H, Musholt TJ, Kreft A, et al. 6-18F-fluoro-L-dihydroxyphenylalanine positron emission tomography is superior to 123I-metaiodobenzyl-guanidine scintigraphy in the detection of extraadrenal and hereditary pheochromocytomas and PGLs: correlation with vesicular monoamine transporter expression. The Journal of Clinical Endocrinology and Metabolism. 2010;95(6):2800-10.

62. Erickson D, Kudva YC, Ebersold MJ, Thompson GB, Grant CS, van Heerden JA, et al. Benign PGLs: clinical presentation and treatment outcomes in 236 patients. The Journal of Clinical Endocrinology and Metabolism. 2001;86(11):5210-6.

63. Miskulin J, Shulkin BL, Doherty GM, Sisson JC, Burney RE, Gauger PG. Is preoperative iodine 123 meta-iodobenzylguanidine scintigraphy routinely necessary before initial adrenalectomy for pheochromocytoma? Surgery. 2003;134(6):918-22; discussion 22-3.

64. Neumann HP, Bausch B, McWhinney SR, Bender BU, Gimm O, Franke G, et al. Germ-line mutations in nonsyndromic pheochromocytoma. The New England Journal of Medicine. 2002;346(19):1459-66.

65. Mazzaglia PJ. Hereditary pheochromocytoma and PGL. Journal of Surgical Oncology. 2012;106(5):580-5.

66. Galan SR, Kann PH. Genetics and molecular pathogenesis of pheochromocytoma and PGL. Clin Endocrinol (Oxf). 2013;78(2):165-75.

67. Jafri M, Maher ER. The genetics of phaeochromocytoma: using clinical features to guide genetic testing. European journal of endocrinology/European Federation of Endocrine Societies. 2012;166(2):151-8.

68. Brandi ML, Gagel RF, Angeli A, Bilezikian JP, Beck-Peccoz P, Bordi C, et al. Guidelines for diagnosis and therapy of MEN type 1 and type 2. The Journal of Clinical Endocrinology and Metabolism. 2001;86(12):5658-71.

69. Romei C, Mariotti S, Fugazzola L, Taccaliti A, Pacini F, Opocher G, et al. Multiple endocrine neoplasia type 2 syndromes (MEN 2): results from the ItaMEN network analysis on the prevalence of different genotypes and phenotypes. European Journal of Endocrinology/European Federation of Endocrine Societies. 2010;163(2):301-8.

70. Eisenhofer G, Walther MM, Huynh TT, Li ST, Bornstein SR, Vortmeyer A, et al. Pheochromocytomas in von Hippel-Lindau syndrome and multiple endocrine neoplasia type 2 display distinct biochemical and clinical phenotypes. The Journal of Clinical Endocrinology and Metabolism. 2001;86(5): 1999-2008.

71. Hes FJ, Hoppener JW, Lips CJ. Clinical review 155: Pheochromocytoma in Von Hippel-Lindau disease. The Journal of Clinical Endocrinology and Metabolism. 2003;88(3):969-74.

72. Neumann HP, Pawlu C, Peczkowska M, Bausch B, McWhinney SR, Muresan M, et al. Distinct clinical features of PGL syndromes associated with SDHB and SDHD gene mutations. JAMA: the journal of the American Medical Association. 2004;292(8):943-51.

73. Qin Y, Yao L, King EE, Buddavarapu K, Lenci RE, Chocron ES, et al. Germline mutations in TMEM127 confer susceptibility to pheochromocytoma. Nature Genetics. 2010;42(3):229-33.

74. Dahia PL. Novel hereditary forms of pheochromocytomas and PGLs. Frontiers of Hormone research. 2013;41:79-91.

75. Neumann HP, Sullivan M, Winter A, Malinoc A, Hoffmann MM, Boedeker CC, et al. Germline mutations of the TMEM127 gene in patients with PGL of head and neck and extraadrenal abdominal sites. The Journal of Clinical Endocrinology and Metabolism. 2011;96(8):E1279-82.

76. Abermil N, Guillaud-Bataille M, Burnichon N, Venisse Manivet P, Guignat L, et al. TMEM127 screening in a large cohort of patients with pheochromocytoma and/or PGL. The Journal of Clinical Endocrinology and Metabolism. 2012;97(5):E805-9.

77. Comino-Mendez I, Gracia-Aznarez FJ, Schiavi F, Landa I, Leandro-Garcia LJ, Leton R, et al. Exome sequencing identifies MAX mutations as a cause of hereditary pheochromocytoma. Nature Genetics. 2011;43(7):663-7.

78. Grandori C, Cowley SM, James LP, Eisenman RN. The Myc/Max/Mad network and the transcriptional control of cell behavior. Annual Review of Cell and Developmental Biology. 2000;16:653-99.

79. Yeh IT, Lenci RE, Qin Y, Buddavarapu K, Ligon AH, Leteurtre E, et al. A germline mutation of the KIF1B b gene on 1p36 in a family with neural and nonneural tumors. Human Genetics. 2008;124(3):279-85.

80. Astuti D, Ricketts CJ, Chowdhury R, McDonough MA, Gentle D, Kirby G, et al. Mutation analysis of HIF prolyl hydroxylases (PHD/EGLN) in individuals with features of phaeochromocytoma and renal cell carcinoma susceptibility. Endocrine-Related Cancer. 2011;18(1):73-83.

81. Modigliani E, Vasen HM, Raue K, Dralle H, Frilling A, Gheri RG, et al. Pheochromocytoma in multiple endocrine neoplasia type 2: European study. The

Euromen Study Group. Journal of Internal Medicine. 1995;238(4):363-7.

82. Casanova S, Rosenberg-Bourgin M, Farkas D, Calmettes C, Feingold N, Heshmati HM, et al. Phaeochromocytoma in multiple endocrine neoplasia type 2 A: survey of 100 cases. Clin Endocrinol (Oxf). 1993;38(5):531-7.

83. Neumann HP, Berger DP, Sigmund G, Blum U, Schmidt D, Parmer RJ, et al. Pheochromocytomas, multiple endocrine neoplasia type 2, and von Hippel-Lindau disease. The New England Journal of Medicine. 1993;329(21):1531-8.

84. Waguespack SG, Rich T, Grubbs E, Ying AK, Perrier ND, Ayala-Ramirez M, et al. A current review of the etiology, diagnosis, and treatment of pediatric pheochromocytoma and PGL. The Journal of Clinical Endocrinology and Metabolism. 2010;95(5):2023-37.

85. Eisenhofer G, Bornstein SR, Brouwers FM, Cheung NK, Dahia PL, de Krijger RR, et al. Malignant pheochromocytoma: current status and initiatives for future progress. Endocrine-Related Cancer. 2004;11(3):423-36.

86. Chrisoulidou A, Kaltsas G, Ilias I, Grossman AB. The diagnosis and management of malignant phaeochromocytoma and PGL. EndocrineRrelated Cancer. 2007;14(3):569-85.

87. Parenti G, Zampetti B, Rapizzi E, Ercolino T, Giache V, Mannelli M. Updated and new perspectives on diagnosis, prognosis, and therapy of malignant pheochromocytoma/PGL. Journal of Oncology. 2012;2012:872713.

88. Jimenez C, Rohren E, Habra MA, Rich T, Jimenez P, Ayala-Ramirez M, et al. Current and future treatments for malignant pheochromocytoma and sympathetic PGL. Current Oncology Reports. 2013;15(4):356-71.

89. van der Harst E, de Herder WW, de Krijger RR, Bruining HA, Bonjer HJ, Lamberts SW, et al. The value of plasma markers for the clinical behaviour of phaeochromocytomas. European Journal of Endocrinology/European Federation of Endocrine Societies. 2002;147(1):85-94.

90. Thompson LD. Pheochromocytoma of the Adrenal gland Scaled Score (PASS) to separate benign from malignant neoplasms: a clinicopathologic and immunophenotypic study of 100 cases. The American Journal of Surgical Pathology. 2002;26(5):551-66.

91. Liu TH, Chen YJ, Wu SF, Gao J, Jiang WJ, Lu ZH, et al. [Distinction between benign and malignant pheochromocytomas]. Zhonghua bing li xue za zhi Chinese Journal of Pathology. 2004;33(3):198-202.

92. Kimura N, Watanabe T, Noshiro T, Shizawa S, Miura Y. Histological grading of adrenal and extra-adrenal pheochromocytomas and relationship to prognosis: a clinicopathological analysis of 116 adrenal pheochromocytomas and 30 extra-adrenal sympathetic PGLs including 38 malignant tumors. Endocrine Pathology. 2005;16(1):23-32.

93. Hayry V, Salmenkivi K, Arola J, Heikkila P, Haglund C, Sariola H. High frequency of SNAIL-expressing cells confirms and predicts metastatic potential of

phaeochromocytoma. Endocrine-Related Cancer. 2009;16(4):1211-8.

94. Saffar H, Sanii S, Heshmat R, Haghpanah V, Larijani B, Rajabiani A, et al. Expression of galectin-3, nm-23, and cyclooxygenase-2 could potentially discriminate between benign and malignant pheochromocytoma. American Journal of Clinical Pathology. 2011;135(3):454-60.

95. Elder EE, Xu D, Hoog A, Enberg U, Hou M, Pisa P, et al. KI-67 AND hTERT expression can aid in the distinction between malignant and benign pheochromocytoma and PGL. Modern Pathology: an official journal of the United States and Canadian Academy of Pathology, Inc. 2003;16(3):246-55.

96. Kowalski J, Henze M, Schuhmacher J, Macke HR, Hofmann M, Haberkorn U. Evaluation of positron emission tomography imaging using [68Ga]-DOTA-D Phe(1)-Tyr(3)-Octreotide in comparison to [111In]-DTPAOC SPECT. First results in patients with neuroendocrine tumors. Molecular imaging and biology: MIB: the official publication of the Academy of Molecular Imaging. 2003;5(1):42-8.

97. Ayala-Ramirez M, Feng L, Johnson MM, Ejaz S, Habra MA, Rich T, et al. Clinical risk factors for malignancy and overall survival in patients with pheochromocytomas and sympathetic PGLs: primary tumor size and primary tumor location as prognostic indicators. The Journal of Clinical Endocrinology and Metabolism. 2011;96(3):717-25.

98. Hescot S, Leboulleux S, Amar L, Vezzosi D, Borget I, Bournaud-Salinas C, et al. One-year progression-free survival of therapy-naive patients with malignant pheochromocytoma and PGL. The Journal of Clinical Endocrinology and Metabolism. 2013;98(10):4006-12.

99. Buzzoni R, Pusceddu S, Damato A, Meroni E, Aktolun C, Milione M, et al. Malignant pheochromocytoma and PGL: future considerations for therapy. The quarterly journal of nuclear medicine and molecular imaging: official publication of the Italian Association of Nuclear Medicine. 2013;57(2):153-60.

100. Castellani MR, Aktolun C, Buzzoni R, Seregni E, Chiesa C, Maccauro M, et al. Iodine-131 metaiodobenzylguanidine (I-131 MIBG) diagnosis and therapy of pheochromocytoma and PGL: current problems, critical issues and presentation of a sample case. The quarterly journal of nuclear medicine and molecular imaging: official publication of the Italian Association of Nuclear Medicine. 2013;57(2):146-52.

101. Maithel SK, Fong Y. Hepatic ablation for neuroendocrine tumor metastases. Journal of Surgical Oncology. 2009;100(8):635-8.

102. Pacak K, Fojo T, Goldstein DS, Eisenhofer G, Walther MM, Linehan WM, et al. Radiofrequency ablation: a novel approach for treatment of metastatic pheochromocytoma. Journal of the National Cancer Institute. 2001;93(8):648-9.

103. Shapiro B, Sisson JC, Wieland DM, Mangner TJ, Zempel SM, Mudgett E, et al. Radiopharmaceutical therapy of malignant pheochromocytoma with [131I] metaiodobenzylguanidine: results from ten years of

experience. Journal of Nuclear Biology and Medicine. 1991;35(4):269-76.

104. Loh KC, Fitzgerald PA, Matthay KK, Yeo PP, Price DC. The treatment of malignant pheochromocytoma with iodine-131 metaiodobenzylguanidine (131I-MIBG): a comprehensive review of 116 reported patients. Journal of Endocrinological Investigation. 1997;20(11):648-58.

105. Kaltsas GA, Papadogias D, Makras P, Grossman AB. Treatment of advanced neuroendocrine tumours with radiolabelled somatostatin analogues. Endocrine-Related Cancer. 2005;12(4):683-99.

106. Forrer F, Riedweg I, Maecke HR, Mueller-Brand J. Radiolabeled DOTATOC in patients with advanced PGL and pheochromocytoma. The quarterly journal of nuclear medicine and molecular imaging: official publication of the Italian Association of Nuclear Medicine. 2008;52(4):334-40.

107. Seregni E, Maccauro M, Coliva A, Castellani MR, Bajetta E, Aliberti G, et al. Treatment with tandem [(90)Y]DOTA-TATE and [(177)Lu] DOTA-TATE of neuroendocrine tumors refractory to conventional therapy: preliminary results. The quarterly journal of nuclear medicine and molecular imaging: official publication of the Italian Association of Nuclear Medicine. 2010;54(1):84-91.

108. Averbuch SD, Steakley CS, Young RC, Gelmann EP, Goldstein DS, Stull R, et al. Malignant pheochromocytoma: effective treatment with a combination of cyclophosphamide, vincristine, and dacarbazine. Annals of Internal Medicine. 1988;109(4):267-73.

109. Plouin PF, Fitzgerald P, Rich T, Ayala-Ramirez M, Perrier ND, Baudin E, et al. Metastatic pheochromocytoma and PGL: focus on therapeutics. Hormone and metabolic research = Hormon- und Stoffwechselforschung = Hormones et metabolisme. 2012;44(5):390-9.

110. Fishbein L, Orlowski R, Cohen D. Pheochromocytoma/ PGL: Review of perioperative management of blood pressure and update on genetic mutations associated with pheochromocytoma. Journal of Clinical Hypertension. 2013;15(6):428-34.

111. Sjoerdsma A, Engelman K, Spector S, Udenfriend S. Inhibition of catecholamine synthesis in man with alpha-methyl-tyrosine, an inhibitor of tyrosine hydroxylase. Lancet. 1965;2(7422):1092-4.

112. Hariskov S, Schumann R. Intraoperative management of patients with incidental catecholamine producing tumors: A literature review and analysis. Journal of Anaesthesiology, Clinical Pharmacology. 2013;29(1):41-6.

113. Lairmore TC, Ball DW, Baylin SB, Wells SA, Jr. Management of pheochromocytomas in patients with multiple endocrine neoplasia type 2 syndromes. Annals of Surgery. 1993;217(6):595-601; discussion -3.

114. Walther MM, Herring J, Choyke PL, Linehan WM. Laparoscopic partial adrenalectomy in patients with hereditary forms of pheochromocytoma. The Journal of Urology. 2000;164(1):14-7.

115. Thompson GB, Grant CS, van Heerden JA, Schlinkert RT, Young WF, Jr., Farley DR, et al. Laparoscopic versus open posterior adrenalectomy: a case-control study of 100 patients. Surgery. 1997;122(6):1132-6.

Incidentalomas de Adrenal

45

Daniela Espíndola Antunes
Flavia Amanda Costa Barbosa
Claudio Elias Kater

INTRODUÇÃO

A descoberta incidental de lesão adrenal foi descrita no início dos anos 1980 e tornou-se uma condição frequente na medicina moderna de alta tecnologia em virtude de ampla disseminação na prática clínica de procedimentos de imagem sofisticados, solicitados por indicações não endocrinológicas.

O incidentaloma adrenal (IA) é definido como uma lesão anatômica maior do que 1 cm de diâmetro, descoberta casualmente por exames de imagem, na ausência de sintomas ou achados clínicos sugestivos de doença adrenal.[1]

As massas adrenais estão entre os tumores humanos mais prevalentes, apesar da raridade do câncer adrenal primário. Em estudos de autópsia, os IA estão presentes em cerca de 3% da população de meia-idade, mas nos idosos sua prevalência eleva-se expressivamente para 10%,[2-4] com pico entre a 5ª e a 7ª décadas. Os IA têm sido detectados em milhões de pessoas no mundo, sendo considerado um problema de saúde pública.

O adenoma adrenocortical clinicamente silencioso é o diagnóstico mais frequente entre os IA. Entre as anormalidades hormonais, a mais comum é a produção de cortisol em níveis discretamente suprafisiológicos, conhecida como hipercortisolismo subclínico (incorretamente denominada por alguns como síndrome de Cushing subclínica) frequentemente associado a anormalidades metabólicas. Também podem ser causas subjacentes, tumores manifestamente secretores de cortisol, de aldostero-

na e de catecolaminas, produzindo respectivamente síndrome de Cushing, hiperaldosteronismo primário e feocromocitoma.

O principal desafio no manejo das massas adrenais clinicamente inaparentes é o de distinguir as lesões malignas (carcinomas e metástases) e aquelas secretoras de hormônios, da vasta maioria de massas benignas não produtoras, as quais habitualmente não necessitam de tratamento clínico ou cirúrgico. Em parte dos casos, entretanto, a simples avaliação bioquímica não é esclarecedora, o que tem propiciado o desenvolvimento de novas técnicas de imagem e marcadores moleculares visando auxiliar na distinção entre lesões malignas e benignas, funcionantes e não funcionantes.

O manejo clínico dos IA tem sido objeto de controvérsias, dada sua alta incidência e múltiplas facetas de apresentação, mesmo após propostas de consenso organizadas pelo *National Institutes of Health* (NIH) em 2003,[5] pela Associação Americana de Endocrinologistas Clínicos (AACE)/Associação Americana de Cirurgiões Endocrinológicos (AAES) em 2009[6] e pela Associação Italiana de Endocrinologistas Clínicos, em 2011.[4]

PREVALÊNCIA E ETIOLOGIA

A prevalência de IA varia de acordo com o critério de inclusão, o método de imagem utilizado e a faixa etária. Em uma série grande de pacientes examinados por ultrassonografia (USG) de rotina, foi encontrada uma prevalência de 0,1 a 0,5%.[7] Com a tomografia computadorizada (TC) e a ressonância magnética (RM), procedimentos tecnicamente superiores, esses números se elevam. Em estudo com 61.054 TC de abdome realizado entre 1985 e 1990, tumor adrenal incidental maior do que 1 cm foi detectado em 0,4%.[8] Estudo subsequente, utilizando *scanner* de alta resolução, reportou prevalência de 4,4%.[9] Comparativamente, em séries de autópsia a prevalência de massas previamente não diagnosticadas variou entre 1,4 e 8,7%. Adicionalmente, em estudo *post-mortem* de mulheres acima de 70 anos, nódulos acima de 5 mm foram identificados em quase um terço das investigadas.[2]

O acesso cada vez maior a técnicas de imagem avançadas possibilita a previsão de aumento da prevalência, especialmente na população idosa. A frequência de IA aumenta com a idade, sendo relativamente incomum antes dos 30 anos e atingindo um pico entre a 5ª e a 7ª décadas, de cerca de 10%.[5,10]

Embora pareça não haver diferença de gênero, massas adrenais descobertas incidentalmente são mais frequentes entre pacientes obesos, diabéticos e hipertensos.[2]

A prevalência de metástases, carcinoma e lesões funcionantes depende da definição de IA e da inclusão ou não de séries cirúrgicas, histopatológicas e oncológicas. Por definição de consenso, incidentalomas "verdadeiros" (ou *sensu strictu*) são massas maiores do que 1 cm, detectadas durante exame de imagem solicitado por queixas não adrenais. Séries cirúrgicas tendem a incluir tumores maiores e com algum grau de hipersecreção hormonal. Estudos que excluem pacientes com doença maligna previamente conhecida têm, obviamente, taxa de metástases muito menor do que os que não a excluem.[11] Revisão recente de 828 estudos publicados selecionou apenas nove artigos que preenchiam o critério estrito para diagnóstico de IA "verdadeiro". Os autores concluíram que a prevalência tanto de lesões malignas como funcionantes deve estar superestimada na literatura. A frequência encontrada para os adenocarcinomas foi de 2% e menos de 1% para as metástases,[12] bem menores que as médias geralmente reportadas, de cerca de 8% e 5%, respectivamente.[4]

A Tabela 45.1 mostra a prevalência e o diagnóstico etiológico de acordo com oito estudos incluídos no *AME Statement Position on Adrenal Incidentaloma*.[4] Os dados apresentados devem ser interpretados com cautela, devido à falta de uniformidade nos critérios de inclusão e exclusão. A Figura 45.1 ilustra a prevalência das lesões adrenais observadas na Unidade de Adrenal da Disciplina de Endocrinologia da EPM/Unifesp.

Tabela 45.1 Prevalência de IA de acordo com a etiologia (dados da Associação Italiana de Endocrinologistas Clínicos (*AME Position Statement on Adrenal Incidentaloma*)).[5]

Tipo de Tumor	Prevalência
• Adenoma não hipersecretor	74
Tumores hipersecretores	**(14,8)**
• Adenoma secretor de cortisol	9,2
• Feocromocitoma	4,2
• Aldosteronoma	1,4
• Carcinomas	4
Outras massas	**(6,4)**
• Mielolipoma	3
• Cisto	1,9
• Ganglioneuroma	1,5
Metástases	
• Pacientes não selecionados	0,7

Fonte: Grumbach, Biller, et al., 2003.[5]

AVALIAÇÃO DO ESTADO FUNCIONAL

A presença de uma lesão adrenal descoberta incidentalmente em paciente assintomático não significa ausência de hiperatividade hormonal. Portanto, pacientes com IA requerem, além dos exames de imagem, história e exame físico detalhados e avaliação hormonal pertinente.

O hipercortisolismo subclínico e o feocromocitoma são suficientemente comuns entre os IA para que seja recomendado rastreamento em todos os casos, com exceção daqueles, cujas imagens tenham características típicas de cistos ou mielolipomas.[5] Adicionalmente, pacientes hipertensos e/ou hipocalêmicos devem ser avaliados para hiperaldosteronismo primário.

MASSAS ADRENOCORTICAIS BENIGNAS

Lesões inequivocamente benignas correspondem à vasta maioria dos IA; nelas, não existem evidências de degeneração com eventual malignização. Os adenomas compreendem 87 a 97,5% dessas lesões, dependendo do critério de seleção utilizado. Com frequência, os adenomas são clinicamente assintomáticos, embora 10 a 15% sejam funcionantes.[4,10,12]

O tamanho dos adenomas em pacientes com suspeita de doença adrenal varia de 1,4 a 4,9 cm de diâmetro, com média de 3,3 cm.[13] Já em pacientes sem suspeita de doença adrenal, acompanhados em

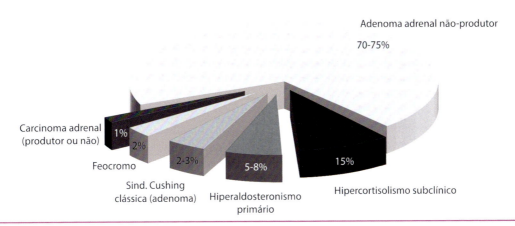

Figura 45.1 Prevalência das lesões adrenais na estatística da Unidade de Adrenal e Hipertensão da EPM/Unifesp.

nosso serviço na Universidade Federal de São Paulo (Unifesp), esses números variaram de 1,2 a 4,6 cm.[14]

Massas benignas secretoras de andrógenos e/ou estrógenos são incomuns. Contudo, a prevalência de hipercortisolismo subclínico é relativamente frequente. Por conseguinte, insuficiência adrenal após excisão cirúrgica de um adenoma "silencioso" tem sido descrita em 18 a 20% dos casos em virtude de atrofia da glândula contralateral.[10]

ADENOMAS SECRETORES DE ESTEROIDES

HIPERCORTISOLISMO MANIFESTO E SECREÇÃO SUBCLÍNICA DE CORTISOL

A síndrome de *Cushing* (SC) com manifestações clínicas pode estar associada a IA, como em caso de investigação de complicação com dor abdominal por sepse. Em algumas situações, o quadro clínico pode não ser tão evidente ou, então, pode ser negligenciado quando o profissional não é familiar com os sinais e sintomas da síndrome. Entretanto, a maioria dos pacientes com IA apresenta hiperprodução subclínica de cortisol, dita "hipercortisolismo subclínico" (HSC), uma desordem hormonal caracterizada e detectada quase exclusivamente no contexto da avaliação de um IA.[15] Classicamente, o HSC é definido como a secreção autônoma de cortisol em pacientes que não apresentam sinais e sintomas típicos de SC manifesta.[16] No entanto, é frequente o encontro de quadro clínico aparentemente inespecífico, associando obesidade, hipertensão arterial e distúrbios metabólicos, como dislipidemia e intolerância à glicose ou diabete.[2,11,15] Essas manifestações, semelhantes àquelas encontradas na síndrome metabólica, podem sugerir a presença de hipercor-

tisolismo, na qual osteopenia e osteoporose costumam também ser manifestações associadas. Estudo recente demonstrou que pacientes com HSC apresentam acúmulo de gordura visceral semelhante àqueles com SC clássica.[17] Apesar dessa constatação, e como raramente o HSC nesses indivíduos evolui para SC clássica (veja adiante), o termo "síndrome de Cushing subclínica" parece-nos inadequado. Por isso, usaremos ao longo de todo o capítulo o termo hipercortisolismo subclínico (HSC).

Adicionalmente, alguns autores definem HSC como a secreção autônoma de cortisol na ausência de sinais clínicos de excesso do mesmo, associada a pelo menos duas anormalidades do eixo hipotálamo-hipófise-adrenal.[3,4,6] Desse modo, a prevalência de pacientes com HSC varia entre 5 e 30%,[5,18] dependendo de:

a. critério diagnóstico empregado;
b. teste(s) usados;
c. ponto(s) de corte utilizados para interpretar esses testes.

Estudo realizado pelo nosso grupo sugeriu que a prevalência de HSC está aumentada em pacientes obesos com diabete melito do tipo 2,[19] uma população com maior risco para a síndrome de Cushing.[20] Também tem sido mostrado aumento da prevalência de anormalidades hormonais discretas em pacientes com IA bilaterais.[20]

Na avaliação hormonal específica desses pacientes, pode-se comprovar algum distúrbio na dinâmica do cortisol, como ausência de ritmo circadiano, aumento do cortisol livre urinário, ausência de supressão do cortisol sérico ou salivar com dexametasona e resposta diminuída do ACTH ao estímulo com CRH.[3,10] Contudo, a avaliação bioquímica do HSC é difícil na prática clínica. Os testes padronizados para rastreamento da síndrome de Cushing manifesta não se aplicam bem para o HSC. Assim, a probabilidade pré-teste é comparável a de testes falso-positivos.[4]

O teste de supressão com dexametasona (TSD) 1mg "*overnight*" tem sido sistematicamente utilizado como teste inicial de rastreamento, sendo recomendado pela maioria da diretrizes e autores.[4,6,16,21] O ponto de corte para se definir uma resposta positiva não é consensual, embora a maioria dos pacientes suprima o cortisol sérico para níveis inferiores a 5 mcg/dL às 8h00h, após TSD 1mg. Quando considerados pontos de corte mais baixos, como 1,8 mcg/dL, apesar do aumento da sensibilidade diagnóstica para o HSC (conveniente em qualquer bom teste de rastreamento), o número de resultados falso-positivos eleva-se substancialmente. De acordo com as recomendações das grandes revisões e diretrizes,[3,4,6] o ponto de corte sugerido para diagnóstico do HSC é de 5 mcg/dL, uma vez que reduz a possibilidade de resultados falso-positivos, evitando consequências negativas do ponto de vista econômico e psicológico, além de cirurgias desnecessárias.

Ainda, com o intuito de evitar resultados falso-positivos decorrentes do metabolismo acelerado da dexametasona ou no contexto de condições que sabidamente causam hiperativação do eixo hipotálamo-hipófise-adrenal, como alcoolismo, depressão e diabete melito, pode-se empregar o teste clássico de supressão com dexametasona em doses baixas, 2 mg/dia (0,5 mg VO a cada 6 horas) por 48 horas.[15]

Em análise retrospectiva dos dados do Laboratório de Esteroides da Unidade de Adrenal da EPM/UNIFESP, o valor de corte do TSD 1mg *overnight* definido para o diagnóstico de HSC em portadores de IA, é de 2,5 mcg/dL; quando associado a níveis séricos dosados de dexametasona maiores do que 140 ng/dL, apresenta sensibilidade de 100% e especificidade de 94,4%.[22] Em concordância com nossos dados, Terzolo e cols.[23] consideram que valores de corte para o TSD 1 mg entre 2,5-3 mcg/dL, também devem ser considerados para o diagnóstico de HSC em pacientes com IA.

Diante da ausência de supressão ao TSD 1 mg e da presença de sinais sugestivos de HSC, devem ser solicitados testes adicionais, como as dosagens de cortisol livre na urina de 24 horas (CLU) e do ACTH e/ou SDHEA plasmáticos. Níveis de CLU acima do valor de referência do método podem ser considerados positivos;[3,15] contudo, esse parâmetro costuma se alterar mais tardiamente no HSC,[24] sendo menos sensível do que o TSD 1 mg.[21] Níveis reduzidos ou suprimidos de ACTH e/ou SDHEA também suportam o diagnóstico de HSC, quando utilizados ensaios apropriados com limite de detecção baixo.

Recentemente, foi evidenciado que valores normais do cortisol salivar às 23 horas não excluem HSC em pacientes com IA, não sendo recomendados para o rastreamento até que dados adicionais estejam disponíveis.[4,24] (Figura 42.2)

Estudo retrospectivo que avaliou a acurácia do diagnóstico de HSC, utilizando os diversos parâmetros que avaliam o eixo hipotálamo-hipófise-adrenal em pacientes acompanhados clinicamente ou que foram abordados cirurgicamente, mostrou que a combinação TSD 1mg + CLU + ACTH, tem boa acurácia na predição da melhora do quadro metabólico em pacientes cirúrgicos e da piora naqueles tratados conservadoramente.[18,25] Portanto, o HSC não é, definitivamente, uma entidade bem caracterizada clinicamente, e o seu curso natural ainda não é conhecido de forma completa. Finalmente, a evolução para a síndrome de Cushing clássica é observada em número negligenciável de casos (< 1%),[4,12] nos quais possivelmente o diagnóstico inicial não fora suspeitado antes.

HIPERALDOSTERONISMO PRIMÁRIO

A prevalência de aldosteronomas entre os IA varia de 0,6 a 6%.[3,4] O hiperaldosteronismo primário (HAP) deve ser investigado em todo paciente que apresente hipertensão e/ou hipocalemia, uma vez que a secreção excessiva de aldosterona está associada com aumento de risco de doença cardiovascular e síndrome metabólica.[16]

A relação aldosterona plasmática/atividade plasmática de renina (RAR) é, atualmente, o teste mais apropriado e conveniente para o rastreamento de aldosteronomas entre hipertensos e, por isso, deve ser empregada na avaliação de suspeita de HAP no IA. O valor de corte de 27 (ng/dL:ng/mL/hora) para a RAR e de 12 ng/dL para a concentração de aldosterona plasmática mostra sensibilidade de 89,8% e especificidade de 98,2% para o diagnóstico de HAP.[26] A hipocalemia, considerada historicamente como característica de HAP, é vista apenas em estágios mais tardios e/ou graves da doença e, sobretudo nos casos de APA. Como atualmente é encontrada em cerca de apenas 25 a 40% dos pacientes ao diagnóstico[26,27] a dosagem de potássio sérico, embora bastante específica de HAP, não é um bom exame para rastreamento. Entretanto, recentemente foi demonstrado que hiperaldosteronismo sustentado por IA pode levar à hipocalemia sem hipertensão, suportando a indicação da dosagem da RAR em todos os pacientes com IA hipertensos e/ou hipocalêmicos.[28]

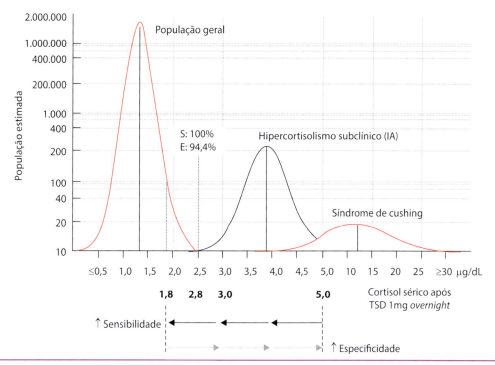

Figura 45.2 Desempenho do teste de supressão com dexametasona associado à dosagem de dexametasona em pacientes com incidentaloma adrenal no diagnóstico de hipercortisolismo subclínico (em comparação com indivíduos da população geral e pacientes com síndrome de Cushing).

Vários medicamentos podem interferir na avaliação da atividade plasmática de renina (APR) e da aldosterona, sendo a classe dos antagonistas do receptor da aldosterona (espironolactona) o principal deles. Assim, recomenda-se que esse medicamento seja suspenso por 4 a 6 semanas antes da avaliação;[4] nesta situação, o controle pressórico deve ser feito preferencialmente com inibidores do canal de cálcio não di-idropiridínicos (verapamil), vasodilatadores (hidralazina) e/ou alfabloqueadores (prazosina, doxazosina), isolados ou em combinação, o que nem sempre é factível em pacientes com hipertensão grave e/ou resistente.

Testes dinâmicos, como a infusão intravenosa de solução salina ou a administração oral de fludrocortisona com sobrecarga oral de sódio, podem ser recomendados para a confirmação da autonomia da secreção de aldosterona no HAP. A ausência de supressão confirma o diagnóstico.

EXCESSO DE HORMÔNIOS SEXUAIS

Mais comumente, as massas secretoras de andrógenos e/ou estrógenos são carcinomas volumosos. Se forem clinicamente inaparentes na época do diagnóstico, virilização ou feminização se manifestarão rapidamente. Adenomas raramente secretam hormônios sexuais isoladamente. Dessa maneira, dosagens roti-neiras de testosterona e estradiol não são necessárias no contexto da investigação de um IA.

FEOCROMOCITOMA

É um tumor de células cromafins da medula adrenal produtor de catecolaminas, que pode levar a significativa morbimortalidade, principalmente quando não diagnosticado. É de ocorrência relativamente frequente entre os IA, contabilizando cerca de 3 a 10% dessas massas.[3,4-12]

Entretanto, o feocromocitoma é uma causa incomum de hipertensão secundária e suas manifestações variam muito: hipertensão está presente em apenas 48% dos pacientes e paroxismos clássicos (cefaleia, sudorese e palpitação) em apenas um terço, enquanto 13% têm níveis pressóricos normais e 8% são completamente assintomáticos.[29]

A maioria dos feocromocitomas é benigna (90%) e a forma mais frequente de apresentação é a esporádica; mas, 30% dos casos fazem parte de síndromes familiares, incluindo a neoplasia endócrina múltipla tipo 2 (NEM2), a doença de von Hippel-Lindau (VHL) e a neurofibromatose tipo 1 (NF-1).[29,30]

Feocromocitoma deve ser investigado em todo paciente com massa adrenal clinicamente inaparente, ainda que o fenótipo da imagem não seja típico de tecido adrenomedular.[4,5-31] Com o advento de exames de imagem mais acurados, 49 a 58% são descobertos incidentalmente.[32]

O rastreamento bioquímico para a detecção de feocromocitoma deve incluir dosagens de metanefrinas e/ou catecolaminas em urina de 24 horas, sendo as primeiras mais sensíveis. A medida de catecolaminas plasmáticas não deve ser realizada isoladamente, uma vez que apresenta índices elevados de resultados falso-positivos.[11] Já a dosagem de metanefrinas plasmáticas é bastante sensível (99%) para o diagnóstico de casos esporádicos, mas tem especificidade menor que as metanefrinas urinárias (82 *versus* 89%).[29] Apesar de alguns autores recomendarem a medida de metanefrinas plasmáticas fracionadas como teste primário no IA,[4-6] é prudente realizá-la apenas quando a suspeita de feocromocitoma subclínico é alta, e com base no fenótipo da imagem e resultados de estudos em urina de 24 horas normais.[16] A dosagem de metanefrinas plasmáticas não é amplamente disponível e o número de testes falso-positivos aumenta com idade, apresentando queda da especificidade para 77% em indivíduos acima dos 60 anos.[33]

Feocromocitomas silenciosos descobertos incidentalmente apresentam fenótipo clínico, bioquímico, histológico e molecular peculiares, como demonstrado em estudo recente.[34] A ausência de hipertensão nesses pacientes pode chegar a 55% dos casos. Adicionalmente, os níveis urinários de catecolaminas e metanefrinas são mais baixos que nos feocromocitomas hipertensivos, o que reduz o poder diagnóstico desses testes. Além disso, observou-se maior celularidade e menor expressão de genes envolvidos na diferenciação das células cromafins, o que poderia explicar sua apresentação silenciosa.[34]

A dosagem plasmática de cromogranina A (uma proteína cossecretada com as catecolaminas pelos grânulos de células neuroendócrinas) e do neuropeptídeo Y, comuns aos tumores neuroendócrinos, também podem ser empregadas no diagnóstico de feocromocitoma. Os níveis de cromogranina A se correlacionam com o volume da massa[11] e estão elevados em 80% dos casos.

CARCINOMA ADRENOCORTICAL

O carcinoma adrenocortical é raro, com uma incidência de 0,6 a 2 casos por milhão de habitantes,[35] embora, curiosamente, apresente uma prevalência até 10 vezes maior na população brasileira, em particular na região sudeste do país. Além disso, tem sido mostrada alguma predominância no sexo feminino.

No contexto dos IA, têm sido relatadas prevalências entre 2 e 11%,[3,4-12-16] de acordo com critérios de inclusão e exclusão utilizados no estudo. Quanto maior o diâmetro da massa, maior a possibilidade de malignidade (Tabela 45.2). Em tumores maiores do que 4 cm de diâmetro, cerca de 6 são carcinomas e 65% são adenomas. Estudos prévios mostraram que um diâmetro acima de 4 cm tem sensibilidade de 93% na detecção do carcinoma adrenocortical, com apenas 42% de especificidade, enquanto lesões acima de 6 cm têm sensibilidade e especificidade maiores, respectivamente de 74 e 73%.[4-11]

Os carcinomas adrenocorticais podem ou não ser funcionantes, com relação à apresentação clínica. Embora quadros clínicos específicos estejam associados a lesões com produção hormonal comprovadamente aumentada, a síntese hormonal não se encontra necessariamente normal nas lesões ditas não funcionantes. Usando a classificação clínica,

Tabela 45.2 Distribuição de etiologias do IA (em %) de acordo com o tamanho da lesão. Dados compilados de oito estudos com diagnóstico histológico.

	Tamanho da lesão			
	< 2 - 4 cm	4,1 - 6 cm	> 6 cm	Geral
Adenomas	66	29	18	41
Carcinomas	2	6,5	23,5	10,5
Feocromocitomas	2	13	11	8
Metástases	21	18	17	20
Cistos	4,5	3	—-	2,5
Mielolipomas	—-	15,5	13	9,5
Ganglioneuromas	—-	9	7,5	6
Outros	4,5	6	10	2,5
Total	100	100	100	100

Fonte: adaptada de Ferreira et al., 1997.

os tumores funcionantes compreendem 26 a 94% dos carcinomas adrenocorticais. Virilização isolada é mais comum em crianças, enquanto nos adultos predominam síndromes mistas, com produção de cortisol e andrógenos e, esporadicamente, aldosterona. Embora tumores secretores de estrógenos sejam raros, com frequência são malignos, podendo causar feminização em crianças e adultos.

O prognóstico desses tumores é reservado, com média de sobrevida de 18 meses. Apenas 32% dos pacientes são diagnosticados nos estádios mais precoces (I e II), ainda confinados às adrenais.[35] Mais uma vez, o fator tamanho mostra-se importante, pois quanto menor o carcinoma adrenocortical à época do diagnóstico, melhor o estágio tumoral e melhor o prognóstico.

METÁSTASES

As glândulas adrenais são sítio frequente de metástases de vários tipos de cânceres; contudo, não é usual a detecção de IA quando a neoplasia primária extra-adrenal ainda não foi descoberta. Em especial, o diagnóstico de metástases deve ser suspeitado em presença de massas bilaterais. Em uma revisão de mil autópsias de pacientes com carcinoma de vários sítios, as adrenais estavam acometidas em 27% dos casos;[36] entretanto, a detecção de IA, sem a identificação prévia do câncer primário, ocorreu em apenas 5,8% dos casos com acometimento bilateral e 0,2% para lesões unilaterais em outra série de 1.600 autópsias.[37]

Os principais cânceres que produzem metástases para as adrenais são o linfoma e os carcinomas pulmonar e mamário. Melanomas, leucemias, carcinomas renais, ovarianos, de esôfago e pâncreas também podem metastatizar para adrenais.

LESÕES BILATERAIS

Quando massas bilaterais são encontradas incidentalmente (em cerca de 10 a 15% dos IA[5,6]), os seguintes diagnósticos se impõem: doença metastática; linfoma; processos infecciosos e granulomatosos; hiperplasia adrenal congênita (HAC); hiperplasia adrenal macronodular primária; síndrome de Cushing ACTH-dependente; hiperaldosteronismo primário (forma hiperplásica); amiloidose; e outras doenças infiltrativas. Adenomas adrenais bilaterais, funcionantes ou não, têm sido descritos apenas raramente.

Ao contrário dos pacientes com IA unilateral, todo paciente com massas bilaterais deve ser investigado para hiperfunção e também para possível hipofunção, adrenocortical.

OUTRAS LESÕES

O mielolipoma adrenal é um tumor benigno do córtex, composto de gordura e tecido hematopoiético. Em geral, é funcionalmente inativo, de crescimento lento (usualmente não excedem 5 cm) e detectado de forma acidental. Assim como os cistos adrenais, o mielolipoma não requer tratamento específico, a não ser que seja volumoso e cause dor e compressão de estruturas adjacentes.

Outras condições que podem ser detectadas ocasionalmente como IA são: ganglioneuromas; hiperplasia adrenal; hematomas; e, raramente, carcinoma epitelial e angiomielolipoma.

SÍNDROMES GENÉTICAS

Uma variedade de síndromes genéticas raras predispõe ao surgimento de tumores adrenocorticais, como Beckwith-Wiedemann, Li-Fraumeni, neoplasia endócrina múltipla, tipos 1 (NEM-1) e 2 (NEM-2A e 2B), complexo de Carney e síndrome de McCune-Albright. Outras doenças, como von Hippel-Lindau e neurofibromatose tipo 1, predispõem a tumores adrenomedulares.[38]

VALOR DO SDHEA

Ainda existem controvérsias sobre o valor da medida sistematizada do sulfato de deidroepiandrosterona (SDHEA) no IA. Esse hormônio, derivado da DHEA, é produzido sob estímulo de ACTH; desse modo, níveis baixos são vistos com maior frequência em adenomas secretores de cortisol e podem suportar o diagnóstico de HSC,[6] mas os dados a respeito do seu valor como marcador de produção indireta de cortisol são conflitantes.[4] Os níveis de SDHEA declinam fisiologicamente com a idade, o que pode dificultar o reconhecimento de níveis baixos na população idosa.

Valores elevados podem ser encontrados nos carcinomas, em função do tamanho do tumor: quanto maior a massa, maior sua produção. Contudo, tanto a sensibilidade como a especificidade do SDHEA são baixas para distinguir lesões benignas de malignas: 51 e 65%, respectivamente.[14] Além disso, carcinomas podem apresentar valores normais ou mesmo baixos de SDHEA, assim como os adenomas.

"DEFEITOS" DA ESTEROIDOGÊNESE ADRENAL

Em pacientes com IA, é comum ser observada resposta exagerada da 17-hidroxiprogesterona (17OHP) ao estímulo com ACTH, mas seu significado clínico não é claro. Em um estudo italiano,[3] essa hiperresposta foi encontrada em metade dos tumores corticais e em 68% dos pacientes com HSC. Sugeriu-se que a deficiência "não reconhecida" da 21-hidroxilase (21-OH) poderia resultar na secreção de ACTH e ser um fator predisponente de formação de adenomas.[10] Contudo, a adrenalectomia normalizou essas alterações na maioria dos pacientes com IA,[3] não tendo sido encontrada nenhuma mutação germinativa do gene *CYP21A1*. Esse fato sugere que o defeito enzimático pode estar restrito à célula neoplásica como resultado da desdiferenciação celular. Finalmente, o achado de secreção autônoma concomitante de cortisol confirma que, na maioria dos casos, a redução da atividade da 21-OH representa apenas mais um defeito intratumoral da esteroidogênese, como já observado com a 11β-hidroxilase (11β-OH).[39]

Por outro lado, a presença de nódulos adrenais foi detectada em 80% de pacientes com hiperplasia adrenal congênita, homozigotos para a deficiência da 21-OH e em 45% dos heterozigotos.[40] Entretanto, esses dados parecem não ter sido confirmados nem contestados por outros.

Já a inibição da 11β-OH, caracterizada hormonalmente por elevações do composto S e da deoxicorticosterona e, clinicamente, pela presença de hipertensão e hipocalemia, parece ser uma peculiaridade consistente dos carcinomas adrenais virilizantes ou feminizantes. O mecanismo sugerido é o do excesso de andrógenos, sobretudo androstenediona, agindo como pseudossubstrato para essa enzima mitocondrial e inibindo sua atividade enzimática.[39]

PERSPECTIVAS NO DIAGNÓSTICO BIOQUÍMICO E MOLECULAR

Alguns marcadores moleculares têm sido estudados para diferenciar tumores malignos de benignos. Mecanismos de desenvolvimento de IA produtores de cortisol, variantes gênicas associadas ao desenvolvimento de lesões bilaterais e anormalidades metabólicas têm sido elucidados.

As duas alterações mais frequentemente encontradas no adenocarcinoma adrenal são aumento da expressão do fator de crescimento semelhante à insulina-2 (IGF-2) e ativação constitutiva da β–catenina, componente da via de sinalização Wnt,[41] essencial para o desenvolvimento embriológico das adrenais. Contudo, a ativação constitutiva deste último fator tem sido identificada com frequência também em tumores adrenocorticais benignos, inclusive aldosteronomas e adenomas secretores de cortisol.

O mutante p53, o antígeno associado à proliferação, Ki67, e a perda de heterozigosidade nos *loci* 17p13 e 11p15 têm sido usados para distinguir tumores adrenais malignos de benignos. No Sul e Sudeste brasileiros, onde a prevalência de carcinoma adrenal é cerca de 10 a 15 vezes a observada em outros países, a mutação germinativa do p53, R337H, está presente na maioria dos casos diagnosticados.[42,43]

O desenvolvimento de lesões bilaterais fortemente suporta um possível fator patogênico sistêmico, embora sua presença tenha sido demonstrada em poucas situações, como na hiperplasia adrenal congênita. Merecem destaque também os novos mecanismos que envolvem a condição anteriormente descrita como hiperplasia bilateral macronodular independente de ACTH. Em razão de novas descobertas no âmbito molecular, sugere-se a denominação hiperplasia adrenal macronodular primária. A fisiopatogênese dessa entidade depende da ativação parácrina dos tecidos adrenais pelo próprio ACTH tecidual (sendo, portanto, "dependente" de ACTH).[44-46] As bases genéticas dessa doença começaram a ser desvendadas com a descrição de mutações no gene *ARMC5*, presente em casos familiares e esporádicos já descritos.[47]

Adicionalmente, Majnik e cols. mostraram associação entre a variante N363S do receptor de glicocorticosteroide (GR) (presente em 100% dos casos estudados) com incidentalomas bilaterais e alterações na homeostase da glicose.[48]

Por fim, estudos de exoma de pacientes com síndrome de Cushing (SC) clássica de origem adrenal e em IA com HSC demonstraram que mutações somáticas no gene *PRKACA* (que codifica a subunidade catalítica do AMP-cíclico da quinase proteica A) estão presentes em 35% dos pacientes com SC clássica.[49,50] No entanto, essa alteração não foi evidenciada em nenhum paciente com HSC. Acredita-se, que os mecanismos moleculares envolvidos no IA com HSC sejam diferentes, levando a uma hipersecreção mais discreta de cortisol na maioria dos casos.[51]

ESTUDOS DE IMAGEM

TOMOGRAFIA COMPUTADORIZADA (TC)

A TC tem sido a modalidade primária preferida para a avaliação anatômica das glândulas adrenais.[4,6,16,52] É um procedimento rápido e amplamente disponível, além de oferecer alta resolução espacial. Quando se utiliza técnica de varredura apropriada, as glândulas adrenais podem ser visualizadas em virtualmente 100% dos casos. Para a maioria dos pacientes, a técnica de estudo mais apropriada consiste de cortes de 2,5 a 3 mm de espessura, com intervalos de 1,5 a 3 mm, na região adrenal, seguindo contraste oral. Quando apropriado, imagens pós-contraste são obtidas na fase "venosa portal" e fase "tardia", respectivamente 60 a 90 segundos e 15 minutos após a injeção do contraste.[52]

Os adenomas adrenais são, em geral, pequenos, homogêneos, bem definidos e com margens claras; presença de calcificação, necrose ou hemorragia são incomuns. Em TC seriadas, a maioria permanece com tamanho estável.[53] Já os carcinomas exibem, com frequência, margens irregulares e densidade heterogênea (Figura 45.3); calcificações e áreas de necrose são eventos atípicos, mas ocorrem especialmente em lesões mais volumosas. O tamanho tem sido muito valorizado e, embora ainda não se tenha definido um ponto de corte com sensibilidade e especificidade significativas, costumamos empregar o limite de 4 cm para definir

lesão "benigna"; lesões maiores do que 6 cm têm maior probabilidade de malignidade, mas carcinomas adrenais de até 2,5 cm de diâmetro têm sido documentados (Tabela 45.2).

Os adenomas frequentemente têm elevado conteúdo lipídico intracitoplasmático, o que permite a avaliação quantitativa de sua densidade, medida pelo valor de atenuação do sinal da lesão, convencionalmente expresso como unidades Hounsfield (UH). Em geral, os adenomas têm valores de atenuação menores do que 18 UH; assim, quando a lesão tem um coeficiente de atenuação menor que 10 UH, não parece haver necessidade de avaliação adicional, dada a alta probabilidade (100% de especificidade) de ser um adenoma rico em lipídeos.[31-54] No entanto, 25% dos adenomas são pobres em lipídeos, apresentando coeficientes de atenuação mais elevados.

Como nem todos os adenomas podem ser integralmente caracterizados usando-se apenas TC não contrastada, emprega-se para esse fim a técnica do clareamento (*washout*) rápido com contraste endovenoso, utilizando a fórmula:

Clareamento = (fase portal – fase tardia)/(fase portal – fase pré-contraste).

Dessa maneira, pode-se estabelecer o diagnóstico diferencial entre adenomas pobres em lipídeos e massas indeterminadas (metástases ou carcinomas) (Figura 45.4). Valores de *washout* maiores que 60% são indicativos de adenomas, enquanto valores menores do que isso sugerem massas indeterminadas.[55]

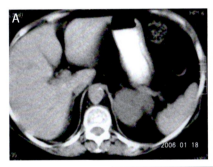
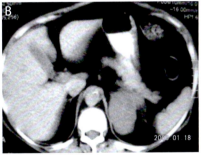
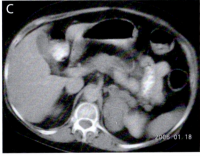

Figura 45.3 TC de carcinoma de adrenal esquerda. Massa sólida com 5 cm de diâmetro e contornos irregulares. (A) Densidade pré-contraste de 32 UH, (B) fase portal de 85 UH e (C) tardia de 65 UH, com índice de clareamento de 37%.

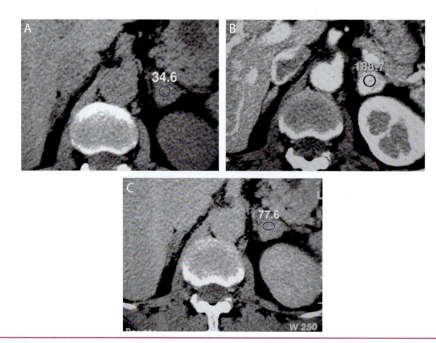

Figura 45.4 TC com técnica do *washout* (clareamento do contraste), observando-se nódulo em adrenal esquerda, medindo 2 cm de diâmetro, com (A) densidade pré-contraste de 34 UH, (B) em fase portal de 188 UH e (C) em fase tardia de 77 UH, com índice de clareamento de 72%, configurando adenoma pobre em lipídio.

Dessa maneira, a sensibilidade e especificidade da TC para detecção de adenomas giram em torno de 75% e 95%, respectivamente.[12]

As metástases em adrenal não apresentam características morfológicas específicas; seu tamanho pode variar desde lesões microscópicas a massas volumosas, podendo também ser uni ou bilaterais. Lesões maiores podem ter áreas císticas, como resultado de hemorragia ou necrose central, mas calcificações são raras. Os valores de atenuação são geralmente maiores que nos adenomas, mas pode ocorrer sobreposição.[56] Estudos recentes têm mostrado significante atraso na eliminação do contraste (*washout* baixo), em comparação com os adenomas.[55]

Os feocromocitomas são, usualmente, maiores do que 3 cm e podem ser identificados de forma acurada na TC. Feocromocitomas volumosos podem ter componente cístico devido à necrose central ou hemorragia (Figura 45.5). Calcificação é incomum e, quando presente, tem padrão de "casca de ovo". Aproximadamente 30% têm aparência não específica, podendo se sobrepor ao carcinoma adrenal.

A maioria dos mielolipomas apresenta-se à TC como massa circunscrita. Quase todos têm densidade baixa – que define gordura (< 20 UH, geralmente na faixa de -100 a -200 UH), mas esses valores têm ampla variação. Calcificação é vista em 30% dos casos e a presença de hemorragia pode dificultar o diagnóstico.

Os cistos de adrenal são classificados do ponto de vista histológico em quatro tipos: endoteliais; epiteliais; parasitários; e pseudocistos. Os endoteliais e os pseudocistos são os mais comuns, respondendo por 85% dos casos. A TC é útil para evidenciar a presença de líquido (hipodensidade) e cápsula geralmente espessa.

RESSONÂNCIA MAGNÉTICA (RM)

A RM representa um meio adicional na avaliação das lesões adrenais. Sua resolução espacial, inferior à da TC, é adequada para lesões muito pequenas, entre 0,5 e 1 cm. Os estudos por RM incluem imagens ponderadas em T1, para os detalhes anatômicos, e em T2. Embora não seja amplamente disponível, a RM é superior à TC na relação contraste/lesão e à menor exposição à radiação ionizante, tendo em vista o aumento do risco de cânceres que vem sendo recentemente debatido.[12]

As técnicas com supressão de gordura, como o *chemical shift* – com base em diferentes taxas de frequência da ressonância dos prótons na gordura e na água –, contribuem para a caracterização de massas pequenas. Já a redução de sinal das imagens na sequência fora-de-fase, em relação às imagens em-fase (*in/out phase*), contribui para a caracterização de adenomas com alto conteúdo lipídico (Figura 45.6). A sensibilidade para detecção de adenomas por essa técnica é semelhante à medida de densidade na

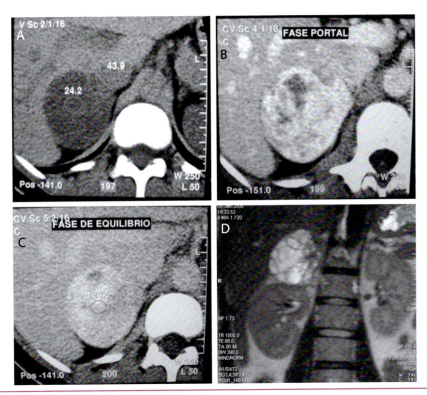

Figura 45.5 TC de abdome, observando-se massa em adrenal direita, medindo 5 cm, sólida com componente cístico, com (A) densidade pré-contraste de 24 UH, (B) em fase portal de 125 UH e (C) em fase tardia de 111 UH, com índice de clareamento de 14%. (D) RM realizada após a TC revelou lesão com alta intensidade de sinal nas sequências ponderadas em T2, compatível com feocromocitoma.

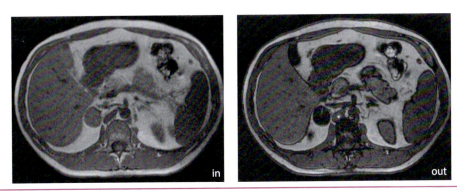

Figura 45.6 RM da adrenal, sequência FLASH, com imagens em *chemical shift* em fase (*in*) e fora de fase (*out*), notando-se nódulo em adrenal direita, medindo 2,4 cm, que apresenta queda de sinal na sequência fora de fase, compatível com adenoma.

TC não contrastada.[52] Embora não seja totalmente específica, é a melhor técnica de RM para diferenciar adenoma de outras massas; raramente lesões malignas mostram uma queda de sinal semelhante na fase oposta.[57]

Os carcinomas são vistos à RM como lesões heterogêneas, com áreas iso ou hipointensas com relação ao fígado em T1 e iso ou hiperintensas com a relação à gordura, em T2.

As metástases, assim como os adenomas, em geral têm intensidade de sinal semelhante ou menor que a do fígado em T1; em T2, geralmente são heterogêneas e hiperintensas (de forma semelhante ou de maior intensidade do que o tecido adiposo), diferente dos adenomas que são iso ou discretamente hiperintensos em T2. A alta sensibilidade da RM para o comprometimento venoso e hepático também a torna útil para o estadiamento de neoplasias.

Tipicamente, os feocromocitomas têm baixo sinal em T1, mas se tornam brilhantes em T2, produzindo o chamado "sinal da lâmpada acesa". Área de necrose central é frequentemente observada. Como os feocromocitomas habitualmente não contêm gordura, não há mudança de sinal das sequências em-fase para fora-de-fase.

Os mielolipomas são indistinguíveis da gordura subcutânea e retroperitoneal, quanto à intensidade de sinal.

As principais características de imagem das várias lesões associadas aos IA estão mostradas na Tabela 45.3.

ULTRASSONOGRAFIA (USG)

A USG é um procedimento que depende fundamentalmente da habilidade do operador. Não é usada rotineiramente para avaliação das glândulas adrenais em razão de sua localização profunda e da pouca especificidade dos padrões de imagem. Em uma série de 61 pacientes, a UGS identificou todos

Tabela 45.3 Fenótipo da imagem e taxa de crescimento dos principais tipos histológicos de IA.[16]

Adenomas Corticais
• Usualmente < 4 cm; margens claras, bem definidas e textura homogênea • CT® densidade pré-contraste < 10 UH; *washout* > 60% • RM® hipo ou isointensos em T1; iso ou levemente hiperintensos em T2 • *Chemical-shift*: queda de sinal das sequências em fase para as fora de fase
Carcinomas
• Usualmente > 6 cm; margens irregulares, textura heterogênea; áreas de calcificação, hemorragia e necrose podem ser visualizadas • CT® densidade pré-contraste > 10 UH; *washout* < 60% • RM® hipointensos em T1; hiperintensos em T2 • *Chemical shift*: ausência de queda de sinal das sequências em fase para as fora de fase
Metástases
• Tamanho variável (lesões pequenas a grandes); margens irregulares; textura heterogênea, áreas de calcificação são raras, hemorragia e áreas de invasão podem ser visualizadas • CT® densidade pré-contraste > 10 UH; *washout* < 60% • RM® hipointensos em T1; hiperintensos em T2 • *Chemical-shift*: ausência de queda de sinal das sequências em fase para as fora de fase
Feocromocitomas
• Usualmente > 3 cm; margens claras e textura heterogênea; áreas de hemorragia e necrose cística são comuns • CT® densidade pré-contraste > 10 UH • RM® hipointensos em T1; marcadamente hiperintensos em T2, produzindo o "sinal da lâmpada" • *Chemical shift*: **ausência de queda de sinal das sequências em fase para as fora de fase**

os tumores maiores de 3 cm, mas apenas 65% das massas menores de 3 cm, as quais foram detectadas em 100% dos casos usando TC e RM.[58]

CINTILOGRAFIA

Dois derivados isotopicamente marcados do colesterol podem ser usados para a imagem funcional e morfológica da adrenal: o [131]I-6β-iodometil-norcolesterol (NP-59) e o ^{75}Se-selenometil-19-norcolesterol. A cintilografia é analisada de acordo com o padrão de imagem, captação relativa do traçador e sua concordância com a TC. O padrão concordante, típico de adenoma cortical e hiperplasia nodular, é definido como visualização adrenal unilateral ou aumento da captação do radiotraçador do mesmo lado da massa detectada na TC. Já o padrão discordante – indicador de metástase, carcinoma adrenocortical, adenoma não funcionante ou lesões adrenais destrutivas, ocorre quando a captação é ausente, diminuída ou distorcida. No entanto, a definição de padrões para lesões benignas e malignas ainda é imprecisa. (Tabela 45.4) A sensibilidade para diferenciar massas malignas de benignas varia de 71 a 100% e a especificidade, de 50 a 100%.[10]

Uma das desvantagens do uso de radiotraçadores para cintilografia é a alta taxa de radiação impingida às glândulas adrenais. Além disso, o padrão concordante e discordante pode não ser demonstrado em lesões menores de 2 cm, dada a limitada resolução do método.[4] A capacidade para diferenciar adenomas funcionantes de não funcionantes ainda é motivo de discussão: alguns adenomas são capazes de produzir quantidades suficientes de cortisol para suprimir a produção de ACTH e captação na glândula contralateral, representando um sinal precoce de autonomia. No entanto, a falta de especificidade desses achados limita sua aplicabilidade clínica.[4]

Para a investigação e detecção do feocromocitoma, têm sido usados o ^{123}I-metaiodo-benzilguanidina (MIBG), o ^{131}I-MIBG e o [11]In-octreotídeo. A sensibilidade do MIBG para detecção do feocromocitoma é suficientemente alta: 90 a 100%.[4]

PERSPECTIVAS EM IMAGENOLOGIA

RESSONÂNCIA MAGNÉTICA COM ESPECTROSCOPIA

É uma técnica de imagem não invasiva que mede a natureza bioquímica de tecidos vivos. A experiência do nosso grupo com esse procedi-

Tabela 45.4 Poder diagnóstico de diferentes valores de corte para o tamanho da massa na diferenciação entre carcinoma adrenocortical primário e massas benignas.

Tamanho da Massa	Sensibilidade (%)	Especificidade (%)	Valor Preditivo Positivo (%)	Valor Preditivo Negativo (%)
4 cm	93	42	16	98
5 cm	81	63	21	96
6 cm	74	73	25	96

Fonte: Adaptada de Adams et al., 1983.

mento tem mostrado resultados estimulantes na diferenciação entre adenomas, feocromocitomas e lesões malignas.[59] Por essa técnica, são realizadas medidas na lesão de produtos e metabólitos com espectro de frequência conhecido, como colina, lipídeos, creatina e o pico 4-4,3 ppm (produtos derivados de catecolaminas). Os resultados, obtidos graficamente, mostram picos elevados de lipídeos essencialmente nos adenomas e de colina (marcador de proliferação celular), nos carcinomas e metástases. A relação lipídeo/creatina elevada é típica dos adenomas, enquanto a elevação da relação colina/creatina é característica das lesões malignas. Nos feocromocitomas, tanto lipídeos como colina, mostram-se baixos, mas os produtos derivados de catecolaminas (pico 4-4,3 ppm) estão nitidamente aumentados. A relação colina/creatina permitiu diferenciar metástases e carcinomas de feocromocitomas e adenomas e a relação pico 4-4,3 ppm/creatina foi a melhor para diferenciar feocromocitomas e carcinomas de metástases e adenomas.[59] (Figura 45.7).

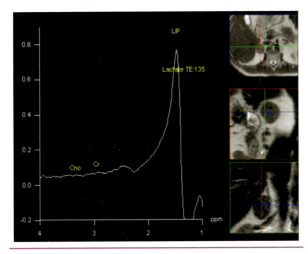

Figura 45.7 RM acoplada à espectroscopia de nódulo da adrenal esquerda, observando-se curva com alta intensidade de lipídeo e baixos níveis de colina, creatina e do pico 4-4,3 ppm, com relações colina/creatina < 0,10 e 4-4,3/creatina < 1,70, compatível com adenoma.

TOMOGRAFIA COM EMISSÃO DE PÓSITRONS (PET)

Apesar da pouca disponibilidade, a PET-TC pode ter utilidade diagnóstica em alguns casos selecionados de IA, como em pacientes com história prévia de malignidade ou naqueles em que a TC foi inconclusiva ou suspeita de lesão maligna, tendo em vista sua alta especificidade para detecção de malignidade.[16]

Tanto a PET-TC com ^{18}F-fluoro-deoxiglicose (^{18}F-FDG) quanto com ^{11}C-metomidato (MTO) podem ser úteis no diagnóstico de doença maligna em pacientes com história positiva. O princípio da PET-TC com ^{18}F-FDG baseia-se no aumento de captação de glicose por lesões malignas, de elevado metabolismo. A análise quantitativa da captação é dada em SUV (*standardized uptake value*) ou avaliação visual qualitativa com relação à captação do fígado. A PET-TC não é confiável em imagens menores do que 1 cm, e lesões malignas com hemorragia ou necrose podem causar resultados falso-negativos. A sensibilidade para detecção de lesões malignas com ^{18}F-FDG varia de 93 a 100% e a especificidade de 80 a 100%, parâmetros que podem ser melhorados quando imagens de TC com densidade pré-contraste e *washout* são incorporados à análise.[4]

CARACTERIZAÇÃO PATOLÓGICA: BIÓPSIA PERCUTÂNEA COM AGULHA FINA

A necessidade de biópsia percutânea com agulha fina (BPAF) tem sido reduzida pela acurácia de técnicas mais modernas de imagem.[52-54-57] A BPAF guiada por USG ou TC pode ser útil em casos selecionados, como em pacientes com história prévia de doença maligna extra-adrenal, resultados de imagem inconclusivos ou suspeita de tumores raros.

Excluindo os exames inconclusivos (que variaram de 6 a 50%), oito estudos mostraram que a sensibilidade e a especificidade para diagnóstico de lesão maligna entre todas as massas variaram de 81 a 100% e de 83 a 100%, respectivamente.[11] Entretanto, em razão das altas taxas de resultados falso-negativos, o diagnóstico de citologia benigna não permite excluir malignidade e a BPAF também não estabelece diagnóstico diferencial entre adenoma e carcinoma. Além disso, existe o risco de disseminação tumoral no trajeto da agulha em casos de carcinoma ou metástases. Outras complicações incluem pneumotórax, sangramento, infecção e pancreatite.

É conveniente que se exclua o diagnóstico de feocromocitoma antes de se indicar biópsia percutânea, dado o risco elevado de crise hipertensiva e suas consequências ao se puncionar um feocromocitoma.

Portadores de cisto adrenal podem se beneficiar da BPAF, visando o esvaziamento e a descompressão de estruturas vizinhas, além de permitir o exame citopatológico do material que eventualmente poderá ser útil. Esse procedimento também pode ser valioso na comprovação diagnóstica de doenças fúngicas.

TRATAMENTO

Duas principais questões devem ser consideradas ao se formular um plano terapêutico:

1. A lesão é clínica ou bioquimicamente ativa?
2. Qual a probabilidade de que a lesão seja maligna?

INDICAÇÃO DE TRATAMENTO CIRÚRGICO

Quando as evidências clínicas e laboratoriais confirmam o excesso de produção de glicocorticosteroides, mineralocorticosteroides, catecolaminas ou hormônios sexuais, o tratamento de escolha é a cirurgia, independentemente do tamanho da lesão.

A síndrome de HSC é um problema diagnóstico e terapêutico à parte. As alterações metabólicas (dislipidemia, diabete, obesidade), o risco cardiovascular associado e os marcadores de *turnover* ósseo não apresentam melhora sistemática em todos os pacientes submetidos à adrenalectomia.[4] Embora a maioria dos estudos aponte algum grau de melhora na hipertensão e/ou hiperglicemia no seguimento pós-operatório,[4] estudo recente apontou melhora desses parâmetros não apenas nos pacientes com HSC, mas também naqueles não diagnosticados com HSC, quando comparados ao grupo tratado conservadoramente,[60] o que levanta dúvidas sobre causa e efeito do procedimento.

Estudos prospectivos controlados de longo prazo são necessários para definir critérios de intervenção cirúrgica no HSC. Até que os benefícios da adrenalectomia sejam elucidados, uma estratégia razoável seria considerar tratamento cirúrgico nos pacientes mais jovens, abaixo de 40 anos, e naqueles com doenças potencialmente atribuídas à secreção autônoma de cortisol (hipertensão, diabete, obesidade visceral, osteoporose) de início recente, resistentes à terapia ótima ou rapidamente progressivas.[4-18]

Em pacientes com IA comprovadamente não funcionante, a distinção entre lesão maligna e benigna deve ser definida por três variáveis principais:

a. tamanho da lesão;
b. características da imagem; e
c. taxa de crescimento.

O tamanho da lesão tem sido considerado como o principal determinante de malignidade. O consenso para manuseio de IA, publicado pelo NIH em 2003,[5] propôs que lesões maiores do que 6 cm devam ser sempre ressecadas, enquanto as menores de 4 cm e com características de imagem favoráveis podem ser consideradas de baixo risco. Para as lesões entre 4 e 6 cm, tanto o seguimento apropriado como a adrenalectomia podem ser considerados. No entanto, o ponto de corte de 4 cm tem sido proposto em outras diretrizes[4-6] e adotado no nosso[14-52] e em outros serviços,[3] já que a sensibilidade é alta para detecção de massas malignas, alcançando até 96%.[4-6]

O tamanho da lesão, contudo, não deve ser utilizado como parâmetro único. Existem evidências acumuladas de que os valores de atenuação medidos na TC não contrastada, associados, quando necessário, à técnica de *washout* e/ou à RM com *chemical shift*, mostram-se cada vez mais importantes na decisão cirúrgica. Lesões com valor de atenuação à TC > 20 UH e *washout* < 60% são indeterminadas, podendo ser carcinoma ou metástases, e lesões que não apresentam queda de sinal com a técnica do *chemical shift* também devem ser consideradas potencialmente malignas. Nessas situações, e mesmo com o risco de eventuais exceções, a ressecção cirúrgica é recomendada.

A indicação de adrenalectomia para pacientes com metástases de neoplasia (conhecidas ou não) não traz benefícios aparentes, podendo-se considerar a quimioterapia ou a radioterapia, dependendo da histologia do tumor. Entretanto, sobrevivência de longo prazo tem sido descrita com a ressecção precoce de metástases do carcinoma pulmonar de pequenas células.

Finalmente, as lesões que apresentam crescimento tangível durante o período de acompanhamento também devem ser ressecadas. A taxa de crescimento ainda não está estabelecida; no entanto, recentemente foi sugerido crescimento maior ou igual a 1 cm no maior diâmetro durante o seguimento, apesar do conhecimento de que até 15% das massas benignas podem também aumentar de tamanho.[4]

PREPARO CLÍNICO PARA PROCEDIMENTO CIRÚRGICO

O tratamento ou preparo clínico prévio à cirurgia é necessário. No caso do feocromocitoma, o preparo pré-cirúrgico com α-bloqueadores específicos (do tipo α1) é obrigatório para se evitar crises hipertensivas e a possibilidade de complicações perioperatórias, como infarto agudo do miocárdio, acidente vascular encefálico e mesmo morte. Também os adenomas produtores de cortisol (síndrome de Cushing clínica ou HSC) ou aldosterona (HAP) necessitam de tratamento pré-operatório, respectivamente com inibidores da síntese do cortisol (cetoconazol ou outro) e antagonistas dos receptores mineralocorticosteroide (espironolactona ou eplerenona). Esses tratamentos objetivam tanto a melhora das condições gerais e metabólicas do paciente como, no caso dos dois últimos, a recuperação da glândula contralateral (possivelmente atrofiada) e prevenção de insuficiência adrenal glico ou mineralocorticosteroide, respectivamente. O tratamento medicamentoso, muitas vezes prolongado ou definitivo, também pode ser indicado em situações nas quais as condições cirúrgicas sejam ruins, o risco cirúrgico muito grande ou quando o paciente declina da intervenção.

Os pacientes com síndrome de Cushing clássica ou com HSC necessitam receber terapia perioperatória com glicocorticosteroide, devido aos riscos de insuficiência adrenal, crise hemodinâmica e morte. Revisão sistemática de literatura recente [61] demonstrou que o tempo de recuperação do hipocortisolismo nos pacientes com HSC submetidos à adrenalectomia é, em média, de 6,5 meses. Esse período depende do grau de hipercortisolismo e do critério diagnóstico utilizado. O estudo elegantemente demonstrou que os indivíduos que apresentavam TSD 1 mg somados a mais dois testes alterados tinham 99,7% de prevalência de insuficiência adrenal. Adicionalmente, a avaliação do cortisol sérico à meia-noite foi o que apresentou melhor sensibilidade e especificidade em relação a outros testes na predi-

ção de insuficiência adrenal nessa população.[61] Portanto, a necessidade de tratamento mais prolongado e a retirada gradual do glicocorticosteroide exógeno devem ser avaliadas individualmente.

ABORDAGEM CIRÚRGICA

A adrenalectomia deve ser indicada preferencialmente por via laparoscópica, embora a via aberta (posterior ou anterior) possa também ser utilizada, em especial para lesões volumosas. A mortalidade associada à adrenalectomia é menor do que 2%.

As técnicas minimamente invasivas têm aplicação especial nos IA. A cirurgia laparoscópica já domina o reino da cirurgia adrenal e tem evitado grandes incisões abdominais e proporcionado excelentes benefícios em termos de estética, dor pós-operatória, tempo de internação e convalescença e, ainda assim, mantendo a eficiência e o sucesso cirúrgico.

No nosso serviço, a adrenalectomia laparoscópica é usada desde há mais de 15 anos, para tratamento da síndrome de Cushing, aldosteronoma e feocromocitoma. Ela é completada entre 1 e 3 horas e rotineiramente o paciente recebe alta no 2º ou 3º dias de pós-operatório. Os resultados finais são extremamente favoráveis.

Em séries publicadas, as complicações são vistas em menos de 15% dos casos, a maioria sendo lesões vasculares, sangramento intra e pós-operatório (especialmente no feocromocitoma). Conversão para cirurgia aberta é necessária em 4% e transfusão sanguínea em 5% dos casos.

Para carcinomas invasivos e tumores grandes (maiores do que 10 a 12 cm, na dependência da experiência do cirurgião), a questão ainda permanece aberta, mas a maioria dos autores contraindica a laparoscopia.

SEGUIMENTO E RISCOS NO LONGO PRAZO

Recomendações para seguimento dos IA objetivam avaliar o aumento de volume da massa, mudanças no fenótipo da imagem e eventual detecção de excesso de produção hormonal. No entanto, estudos mais recentes já avaliam os riscos da exposição ao HSC a médio e longo prazo.

Estudos de longo prazo sugerem que a maioria das massas adrenais permanece estável, enquanto 3 a 20% aumentam e 3 a 4% diminuem de tamanho.[53] Assim, em pacientes que não foram submetidos à cirurgia, é razoável que a TC seja repetida após 6 e 12 meses do estudo inicial. Essa observação, baseada em estudos longitudinais com mais de 10 anos de seguimento, mostrou que o risco de malignização é extremamente pequeno,[5] tendo sido demonstrado ficar entre 0,1 e 0,2% em revisão recente.[12] Pacientes com tumores menores do que 2 cm e densidade pré-contraste < 10 UH não precisam de imagens adicionais na maioria dos casos, mas para tumores maiores, a decisão de prosseguir com seguimento radiológico deve ser avaliada individualmente, de acordo com o fenótipo da lesão, idade do paciente, história e resultados de investigação hormonal.[4]

O desenvolvimento de autonomia na produção de cortisol é mais comum durante o seguimento (até 11%), mas é improvável que aconteça com lesões menores do que 3 cm.[57] Morelli e cols., em série retrospectiva, mostraram evolução para HSC em 8,2% dos investigados.[62] O estudo evidenciou, também, que o risco é maior nas lesões acima de 2,4 cm. Progressão para SC clássica ocorre raramente (< 1% dos casos)[12] e normalização de hipersecreção subclínica pode ocorrer durante o seguimento. Em relação à progressão da doença óssea, há evidências de maior incidência de fraturas vertebrais e piora da qualidade óssea.[63] Além do acúmulo de gordura visceral já referido, os parâmetros metabólicos encontram-se mais alterados nos pacientes com HSC quando comparados aos IA não funcionantes.

Estudos retrospectivos recentes têm sugerido que existe uma correlação positiva ainda não bem definida entre a secreção discreta de cortisol nos pacientes com HSC e eventos cardiovasculares.[62-65] O valor de *cutoff* de 1,8 mcg/dL para cortisol sérico pós-TSD 1 mg conseguiu identificar os pacientes de maior risco para alterações ateroscleróticas, eventos cardiovasculares e redução da taxa de sobrevida.[65-67]

O painel elaborado pelo NIH ainda em 2002 [5] recomenda o teste de supressão com 1 mg de dexametasona e a dosagem de metanefrinas e catecolaminas urinárias anualmente por um período de 4 anos. O risco para surgimento de hipersecreção hormonal parece atingir um platô após 3 a 4 anos, mas ainda são necessários estudos com número maior de pacientes e seguimento de longo prazo para que se estabeleçam critérios mais precisos de seguimento clínico e radiológico. O surgimento de hipersecreção de catecolaminas ou aldosterona é muito raro no acompanhamento de uma lesão "não funcionante"; por isso, não tem sido indicada a realização de investigação desses quadros no seguimento desses pacientes.[4]

No nosso grupo, realizamos o TSD 1 mg anualmente por 4-5 anos. A Figura 45.8 mostra um fluxograma utilizado em nosso serviço, que tem se mostrado adequado para a investigação e seguimento de pacientes com IA.

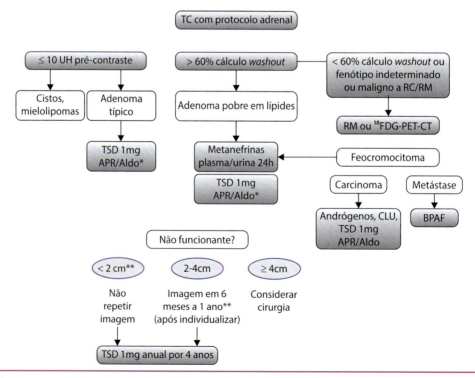

Figura 45.8 Fluxograma para a investigação diagnóstica e seguimento do incidentaloma adrenal.[4]

"PÉROLAS" NO DIAGNÓSTICO E TRATAMENTO DO IA

- Apenas 10 a 15% dos IA são clinicamente hiperfuncionantes ou apresentam algum grau de autonomia;
- Hipercortisolismo subclínico é comum nos IA (10 a 30% dos casos);
- Feocromocitomas podem ser fatais e devem ser pesquisados em todo IA;
- Hiperaldosteronismo primário é menos comum (2 a 3%), mas deve ser pesquisado no paciente hipertenso e/ou hipocalêmico;
- Menos de 4% dos IA são carcinomas;
- Cerca de 98% dos carcinomas são maiores do que 4 cm;
- Apenas 18% dos adenomas são maiores do que 6 cm;
- Fenótipo da imagem (TC e/ou RM) é essencial na caracterização da lesão e na diferenciação entre massas benignas e malignas;
- Jamais recomendar cirurgia ou realizar biópsia em um IA sem avaliação hormonal e tratamento prévios, dado o risco de insuficiência adrenal e hipoaldosteronismo (nos adenomas) ou AVE, IM e morte (nos feocromocitomas).

AGRADECIMENTO

Agradecemos ao Dr. Juliano Faria do Departamento de Diagnóstico por Imagem da Universidade Federal de São Paulo (Unifesp), membro do Grupo Multidisciplinar de Estudos em Doenças da Adrenal e radiologista do serviço de Tomografia Computadorizada do Hospital Universitário São José (HUSJ), da Faculdade de Ciências Médicas de Minas Gerais, pelas imagens e comentários apresentados nas Figuras 45.3 a 45.7.

REFERÊNCIAS BIBLIOGRÁFICAS

1. Thompson GB, Young Jr WF. Adrenal incidentaloma. Curr Opin Oncol. 2003;15(1):84-90.
2. Kloss RT, Gross MD, Francis IR, Korobkin M, Shapiro B. Incidentally discovered adrenal masses. Endocr Rev. 1995;16(4):460-84.
3. Mantero F, Terzolo M, Arnaldi G, Osella G, Mansini AM, Ali A, et al. On behalf of the Study Group on Adrenal Tumors of the Italian Society of Endocrinology. Survey on Adrenal Incidentaloma in Italy. J Clin Endocrinol Metab. 2000;85(2):637-44.
4. Terzolo M, Stigliano A, Chiodine I, Loli P, Furlani L, Arnaldi G, et al. AME position statement on adrenal incidentaloma. Eur J Endocrinol. 2011;164(6):851-70.
5. Grumbach MM, Biller BM, Braunstein GD, Campbell KK, Carney JA, Godley PA, et al. Management of clinically unapparent adrenal mass ("incidentaloma") - NIH Conference. Ann Intern Med. 2003;138(5):424-29.
6. Zeiger MA, Thompson GB, Duh QY, Hanrahian AH, Angelus P, Elaraj D et al. The American Association of Clinical Endocrinologists and American Assocition of Endocrine Surgeons medical guidelines for the management of adrenal incidentalomas. Endocrine Practice. 2009;15(suppl.1):1-20.
7. Masumori N, Adachi H, Hokfelt B. Detection of adrenal and retroperitoneal masses in a general health examination system. Urology. 1968;52(4):572-76.
8. Herrera MF, Grant CS, van Heerden JA, Sheedy PF, Ilstrup DM. Incidentally discovered adrenal tumors: an institutional perspective. Surgery. 1991;110(6):1014-21.
9. Bovio S, Cataldi A, Reimondo G, Sperone P, Novello S, Berruti A, et al. Prevalence of adrenal incidentaloma in a contemporary computerized tomography series. J Endocrinol Invest. 2006;29(4):298-302.
10. Mantero F, Albiger N. A comprehensive approach to adrenal incidentalomas. Arq Bras Endocrinol Metab. 2004;48(5):583-91.
11. Mansmann G, Lau J, Balk E, Rothberg M, Miyachi Y, Bornstein SR. The clinical unapparent adrenal mass: update in diagnosis and management. Endocr Rev. 2004;25(2):309-40.
12. Cawood TJ, Hunt PJ, O'Shea D, Cole D, Soule S. Recommended evaluation of adrenal incidentalomas is costly, has high false-positives rates and confers a risk of fatal cancer that is similar to the risk of adrenal lesion becoming malignant; time for rethink? Eur J Endocrinol. 2011;161(4):513-27.
13. Adams JE, Johnson RJ, Richards D, Isherwood I. Computed tomography in adrenal disease. Clin Radiol. 1983;34(1):39-49.
14. Ferreira JG, Kater CE, Faiçal S, Silva RC, Ajzen S, Borri ML. Clinical, biochemical, and pathological findings in a series of adrenal incidentalomas. Arq Bras Endocrinol Metab 1997;41:125-30.
15. Tsagarakis S, Vassiliad D, Thalassinos N. Endogenous subclinical hypercortisolism: diagnostic uncertainties and clinical implication. J Endocrinol Invest. 2006;29(5):471-82.
16. Young WF Jr. The incidentally discovered adrenal mass. N Engl J Med. 2007;356(6):601-10.
17. Debono M, Prema A, Hughes TJB, Bull M, Boss RJ, Newell-Price J. Visceral fat accumulation and postdexamethasone serum cortisol levels in patients with adrenal incidentaloma. J Clin Endocrinol Metab. 2013;98(6):2383-91.
18. Chiodini I. Clinical review: diagnosis and treatment of subclinical hypercortisolism. J Clin Endocrinol Metab. 2011;96(5):1223-36.
19. Caetano MSS, Silva RC, Kater CE. Increased diagnostic probability of subclinical Cushing's syndrome in a

population sample of overweight adult patients with type 2 diabetes mellitus. Arq Bras Endocrinol Metab. 2007;51(7):1118-27.

20. Leibowitz G, Tsur A, Chayen SD, Salameh M, Raz I, Cerasi E, et al. Pre-clinical Cushing's syndrome: an unexpected frequent cause of poor glycaemic control in obese diabetic patients. Clin Endocrinol. 1996;44(6):717-22.

21. Nieman LK, Biller MBK, Findling JW, Newell-Price J, Savage MO, Stewart PM, Montori VM. The diagnosis of Cushing's syndrome: an Endocrine Society Clinical Guideline. J Clin Endocrinol Metab. 2008;93(5):1526-40.

22. Costa-Barbosa FA, Hayashi LF, Oliveira KC, Kater CE. Performance of the dexamethasone (Dex) suppression test and serum Dex measurement in identifying subclinical hypercortisolism in adrenal incidentalomas. Arch Endocrinol Metab. 2015;59(Sup1):S28.

23. Terzolo M, Pia A, Reimondo G. Subclinical Cushing's syndrome: definition and management. Clin Endocrinol (Oxf). 2012;76(1):12-8.

24. Doi M, Sekizava N, Tani Y, Tsuchiya K, Kouyama R, Tateno T, et al. Late-night salivary cortsiol as a screening test for the diagnosis of Cushing's syndrome in Japan. Endocr J. 2008;55(1):121-26.

25. Eller-Vainicher C, Morelli V, Salcuni AS, Torlontano M, Coletti F, Iorio L, et al. Post-surgical hypocortisolism after removal of an adrenal incidentaloma: is it predictable by an accurate endocrinological work-up before surgery? Eur J Endocrinol. 2010;162(1):91-9.

26. Kater CE, Biglieri EG. The syndromes of low-renin hypertension: "separating the wheat from the chaff". Arq Bras Endocrinol Metab. 2004;48(5):674-81.

27. Funder JW, Carey RM, Fardella C, Gomez-Sanchez CE, Mantero F, Stowasser M, et al. Case detection, diagnosis, and treatment of patients with primary aldosteronism: an Endocrine Society clinical guideline. J Clin Endocrinol Metab. 2008;93(9):3266-81.

28. Médeau V, Moreau F, Trinquart L, Chemessy L, Wémeau JL, Vantyghem MC, et al. Clinical and biochemical characteristics of normotensive patients with primary aldosterosnism: a comparison with hypertensive cases. Clin Endocrinol. 2008;69(1):20-8.

29. Bravo EL. Pheochromocytoma: current perspectives in the pathogenesis, diagnosis, and management. Arq Bras Endocrinol Metabol. 2004;48(5):746-50.

30. Lenders JW, Duh QY, Eisenhofer G, Gimenez-Roqueplo AP, Grebe SK, Murad MH, et al. Pheochromocytoma and paraganglioma: an Endocrine Society Clinical Practice Guideline. J Clin Endocrinol Metab. 2014;99(6):1915-42.

31. Patel J, Davenport MS, Cohan RH, Caoili EM. Can established CT attenuation and washout criteria for adrenal adenoma accurately exclude pheochromocytoma? AJR Am J Roentgenol. 2013;201(1):122-7.

32. Motta-Ramirez GA, Remer EM, Herts BR, Gill IS, Hamrahian AH. Comparison of CT findings in symptomatic and incidentally discovered pheochromocytomas. AJR Am J Roentgenol. 2005;185(3):684-8.

33. Sawka AM, Jaeschke R, Singh RJ, Young Jr WF. A comparison of biochemical tests for pheocromocytoma: mesurement of fractionated plasma metanephrines compared with combination of 24-hour urinary metabephrines and catecolamines. J Clin Endocrinol Metab. 2003;88(2):553-58.

34. Haissaguerre M, Courel M, Caron P, Denost S, Dubessy C, Gosse P, et al. Normotensive incidentally discovered pheochromocitomas display specific biochemical, cellular and molecular characteristics. J Clin Endocrinol Metab. 2013;98(11):4346-54.

35. Latronico AC, Crousos GP. Extensive personal experience: adrenocortical tumors. J Clin Endocrinol Metab. 1997;82(5):1317-24.

36. Abrams HL, Siro R, Goldstein N. Metastases in carcinoma: analysis of 1,000 autopsied cases. Cancer 1950;3(1):74-85.

37. Lee JE, Evans DB, Hickey RC, Sherman SI, Gagel RG, Abbruzzese MC, et al. Unknown primary cancer presenting as an adrenal mass: frequency and implications for diagnostic evaluation of adrenal incidentalomas. Surgery. 1998;124(6):1115-226.

38. Mazzuco TL, Durand J, Chapman A, Crespigio J, Bourdeau I. Genetic aspects of adrenocortical tumours and hyperplasias. Clin Endocrinol (Oxf). 2012;77(1):1-10.

39. Kater CE, Czepielewski MA, Biglieri EG, Irony I. Hypertension with deoxycorticosterone excess in androgen producing adrenocortical carcinoma. J Hypertens. 1986;49(suppl 6):S604-S606.

40. Jaresch S, Kornely E, Kley HK, Schlaghecke R. Adrenal incidentaloma and patients with homozygous or heterozigous congenital adrenal hyperplasia. J Clin Endocrinol Metab. 1992;74(3):685-89.

41. Fassnacht M, Kroiss M, Allolio B. Update in adrenocortical carcinoma. J Clin Endocrinol Metab. 2013;98(12):4551-64.

42. Ribeiro RC, Sandrini F, Figueiredo B, Zambetti GP, Michalkiewicz E, Lafferty AR, et al. An inherited p53 mutation that contributes in a tissue-specific manner to pediatric adrenal cortical carcinoma. Proc Nat Acad Sci USA. 2001;98(16):9330-35.

43. Latronico AC, Pinto EM, Domenice S, Fragoso MC, Martin RM, Zerbini MC, et al. An inherited mutation outside the highly conserved DNA-binding domain of the p53 tumor suppressor protein in children and adults with sporadic adrenocortical tumors. J Clin Endocrinol Metab. 2001;86(10):4970-73.

44. De Venanzi A, Alencar GC, Bourdeau I, Fragoso MC, Lacroix A. Primary bilateral macronodular adrenal hyperplasia. Curr Opin Endocrinol Diabetes Obes. 2014;21(3):177-84.

45. Louiset E, Duparc C, Young J, Renouf S, Tetsi Nomigni M, Boutelet I, et al. Intraadrenal corticotropin in bilateral macronodular adrenal hyperplasia. N Engl J Med. 2013;369(22):2115-25.

46. Lefebvre H, Prévost G, Louiset E. Autocrine/paracrine regulatory mechanisms in adrenocortical neoplasms responsible for primary adrenal hypercorticism. Eur J Endocrinol. 2013;169(5):R115-R138.

47. Alencar GA, Lerario AM, Nishi MY, Mariani BM, Almeida MQ, Tremblay J, et al. ARMC5 mutations are a frequent cause of primary macronodular adrenal hyperplasia. J Clin Endocrinol Metab. 2014;99(8):E1501-E1509.

48. Majnik J, Patocs A, Balogh K, Toth M, Gergics P, Szappanos A, et al. Overrepresentation of the N363S variant of the glucocorticoid receptor gene in patients with bilateral adrenal incidentalomas. J Clin Endocrinol Metab. 2006;91(7):2796-99.

49. Di Dalmazi G, Kisker C, Calebiro D, Mannelli M, Canu L, Arnaldi G, et al. Novel somatic mutations in the catalytic subunit of the orotein kinase A as a cause of adrenal Cushing's syndrome: an European multicentric study. J Clin Endocrinol Metab. 2014;99(10):E2093-E2100.

50. Beuschlein F, Fassnacht M, Assié G, Calebiro D, Stratakis CA, Osswald A, et al. Constitutive activation of PKA catalytic subunit in adrenal Cushing's syndrome. N Engl J Med. 2014;370(11):1019-28.

51. Debono M, Newell-Price J. Subclinical hypercortisolism in adrenal incidentaloma. Curr Opin Endocrinol Diabetes Obes. 2015;22(3):185-92.

52. Goldman SM, Coelho RD, Filho EOF, Abdala N, Szejnfeld J, Faria J, et al. Imaging procedures in adrenal pathology. Arq Bras Endocrinol Metab. 2004;48(5):674-81.

53. Bastounis EA, Karayiannakis AJ, Anapliotou ML, Nakopoulou L, Makri GG, Papalambrus EL. Incidentalomas of the adrenal gland: diagnostic and therapeutic implications. Am J Surg. 1997;63(4):356-60.

54. Hamrahian AH, Ioachimescu AG, Remer EM, Motta-Ramirez G, Bogabathina H, Levin HS, et al. Clinical utility of noncontrast tomography attenuation value (Hounsfield Units) to differentiate adrenal adenomas/hyperplasias from nonadenomas: Cleveland Clinic experience. J Clin Endocrinol Metab. 2005;90(2):871-77.

55. Caoili EM, Korobkin M, Francis IR, Cohan RH, Platt JF, Dunnick NR, et al. Adrenal masses: characterization with combined unenhanced and delayed enhanced CT. Radiology. 2002;222(3):629-33.

56. Szolar DH, Kammerhuber F. Quantitative TC evaluation of adrenal glands masses; a step forward in the differentiation between adenomas and nonadenomas? Radiology. 1997;202(2):517-21.

57. Reinig JW, Stutley JE, Leonhardt CM, Spicer KM, Margolis M, Caldwell CB. Differentiation of adrenal masses with MR imaging: comparison of techniques. Radiology. 1994;192(1):41-46.

58. Susuki K, Fujita K, Ushiyama T, Mugiya S, Kageyama S, Ishikava A. Efficacy of an ultrasonic surgical system for laparoscopic adrenalectomy. J Urol. 1995;154(2 Pt1):484-86.

59. Faria J, Goldman SM, Szejnfeld J, Melo H, Kater CE, Kenney P, et al. Adrenal masses: characterization with in vivo proton MR spectroscopy-initial experience. Radiology. 2007;245(3):788-97.

60. Chiodini I, Morelli V, Salcuni AS, Eller-Vainicher C, Torlontano M, Coletti F, et al. Beneficial metabolic effects of prompt surgical treatment in patients with an adrenal incidentaloma causing biochemical hypercortisolism. J Clin Endocrinol Metab. 2010;95(6):2736-45.

61. Di Dalmazi G, Berr CM, Fassnacht M, Beuschlein F, Reincke M. Adrenal function after adrenalectomy for subclinical hypercortisolism and Cushing's syndrome: a systematic review of the literature. J Clin Endocrinol Metab. 2014;99(8):2637-45.

62. Morelli V, Reimondo G, Giordano R, Della Casa S, Policola C, Palmieri S, et al. Long-term follow-up in adrenal incidentalomas: an Italian multicenter study. J Clin Endocrinol Metab. 2014;99(3):827-34.

63. Morelli V, Eller-Vainicher C, Salcuni AS, Coletti F, Iorio L, Muscogiuri G, et al. Risk of new vertebral fractures in patients with adrenal incidentaloma with and without subclinical hypercortisolism: a multicenter longitudinal study. J Bone Miner Res. 2011;26(8):1816-21.

64. Di Dalmazi G, Vicennati V, Rinaldi E, Morselli-Labate AM, Giampalma E, Mosconi C, et al. Progressively increased patterns of subclinical cortisol hypersecretion in adrenal incidentalomas differently predict major metabolic and cardiovascular outcomes: a large cross-sectional study. Eur J Endocrinol. 2012;166(4):669-77.

65. Debono M, Bradburn M, Bull M, Harrison B, Ross RJ, Newell-Price J. Cortisol as a marker for increased mortality in patients with incidental adrenocortical adenomas. J Clin Endocrinol Metab, 2014;99(12):4462-70.

66. Androulakis II, Kaltsas GA, Kollias GE, Markou AC, Gouli AK, Thomas DA, et al. Patients with apparently nonfunctioning adrenal incidentalomas may be at increased cardiovascular risk due to excessive cortisol secretion. J Clin Endocrinol Metab. 2014;99(8):2754-62.

67. Di Dalmazi G, Pasquali R. Adrenal adenomas, subclinical hypercortisolism, and cardiovascular outcomes. Curr Opin Endocrinol Diabetes Obes. 2015;22(3):163-8.

46

Hiperplasia Adrenal Congênita

Larissa Garcia Gomes
Lívia Mara Mermejo
Tânia Aparecida Bachega
Margaret de Castro

HIPERPLASIA ADRENAL CONGÊNITA

A hiperplasia adrenal congênita (HAC) compreende um conjunto de doenças caracterizadas pela diminuição na produção de cortisol por deficiência de uma das cinco enzimas envolvidas na sua síntese ou das proteínas correguladoras dessas enzimas, StAR e P450 oxidorredutase (Figura 46.1). A diminuição da produção de cortisol reduz a retroalimentação negativa sobre o hormônio adrenocorticotrófico (ACTH), levando à sua hipersecreção compensatória que, por sua vez, estimula a hiperplasia do tecido adrenal cortical, produção aumentada de precursores esteroides proximais ao sítio do defeito enzimático e hiperestimulação das vias de síntese independentes da enzima afetada (Tabela 46.1).

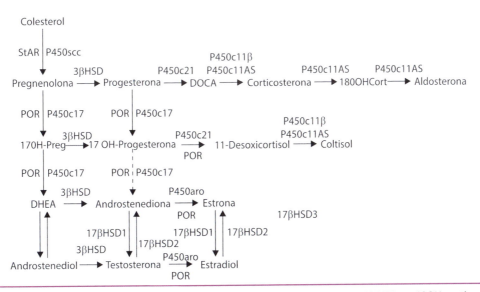

Figura 46.1 Esquema representativo da esteroidogênese. DOCA: 11-desoxicorticosterona, 18OHCort: 18OH-corticosterona, 17OH-preg: 17OH-pregnenolona, DHEA: de-hidroepiandrosterona, 3β-HSD: 3β-hidroxiesteroide desidrogenase, P450c21: 21-hidroxilase, P450c17: 17-hidroxilase, 17,20 liase, P450aro: aromatase, P450c11β: 11-hidroxilase, P450c11AS: aldosterona sintase, POR P450 oxidorredutase, 17 β-HSD: 17 β-hidroxiesteroide desidrogenase. Fonte: Autora

Tabela 46.1 Hiperplasia adrenal congênita: principais características de cada defeito enzimático

Características	Deficiência 21-hidroxilase	Deficiência 11β-hidroxilase	Deficiência 17α-hidroxilase	Deficiência 3β-hidroxiesteroide desidrogenase	Hiperplasia lipoídica	Deficiência P450 oxidorredutase
Gene afetado	CYP21	CYP11B1	CYP17	HSD3-β2	StAR	POR
Localização cromossômica	6p21.3	8q21.2	10q24.5	1p13.1	8p11.2	7q11.2
Genitália ambígua	+ (feminino)	+ (feminino)	+ (masculino) puberdade ausente no sexo feminino	+ (masculino); moderada no sexo feminino	+ (masculino); puberdade ausente no feminino	+ ambos os sexos
Insuficiência adrenal	+	rara	não	+	++	parcial
Incidência	1:15.000	1:100.000	rara	rara	rara	rara
Hormônios						
Glicocorticosteroides	↓	↓	↓	Corticosterona normal	↓	Resposta parcial ao ACTH
Mineralocorticosteroides	↓	↑	↓	↓	↓	N/↑
Andrógenos	↑	↑	↓	↓ (masculino) ↑ (feminino)	↓	↓
Metabólito elevado	17-OHP	DOC, S	B, DOC	DHEA, 17Δ⁵pregnenolona	nenhum	Progesterona
Pressão arterial e balanço salino	↓	↑	↑	↓/N	↓	N/↑
Potássio	↑	↓	↓	↓/N	↑	N

17-OHP: 17α-hidroxiprogesterona; B: corticosterona; DHEA: de-hidroepiandrosterona, DOC: desoxicorticosterona, S: 11-desoxicortisol; 18-OHB: 18-hidroxicorticosterona. N: normal.

DEFICIÊNCIA DA 21-HIDROXILASE

HAC por deficiência da 21-hidroxilase (D21OH) é o mais frequente dos defeitos enzimáticos adrenais, ocorrendo em 90 a 95% dos casos de HAC. A enzima 21-hidroxilase participa da síntese dos glicocorticosteroides e dos mineralocorticosteroides, convertendo progesterona em desoxicorticosterona e 17OH-progesterona (17-OHP) em 11-desoxicortisol que, por sua vez, é convertido em cortisol sob ação da 11-hidroxilase. A redução da atividade da 21-hidroxilase com decorrente diminuição da síntese de cortisol resulta em estimulação crônica do córtex adrenal pelo ACTH com hiperplasia adrenal e superprodução dos precursores do cortisol. Esses precursores são desviados para a produção excessiva de esteroides androgênicos: de-hidroepiandrosterona (DHEA) e androstenediona, esta última convertida nos tecidos periféricos à testosterona, causando os sinais de virilização.[1]

DIAGNÓSTICO CLÍNICO E LABORATORIAL

A D21OH é classificada em duas formas clínicas (Tabela 46.2), a forma clássica que inclui os subgrupos virilizante simples e perdedor de sal e a forma não clássica que pode se apresentar de forma sintomática ou mesmo assintomática. A incidência da forma clássica varia entre 1:10.000 – 1:15.000 indivíduos, inclusive na população brasileira.[2,3] A forma clássica subtipo virilizante simples caracteriza-se por graus variados de virilização da genitália externa no sexo feminino (clitoromegalia, fusão lábio escrotal, presença de seio urogenital) no período pré-natal; e ambos os sexos apresentarão, se não diagnosticados e tratados adequadamente, virilização pós-natal com aumento do clitóris ou pênis, pubarca precoce e avanço da idade óssea, com prejuízo na estatura final. O diagnóstico pode não ser realizado no período neonatal, especialmente no sexo masculino, já que os meninos são fenotipicamente normais ao nascimento. Setenta e cinco por cento dos casos de forma clássica apresentam o subtipo perdedor de sa, que, além da hiperprodução androgênica, apresentam também deficiência mais grave na produção de aldosterona, levando à desidratação com hiponatremia e hiperpotassemia nos primeiros 15 a 30 dias de vida e se, não tratada, pode levar a choque e óbito.[1-4]

A forma não clássica é mais frequente com uma incidência ao redor de 1:1.000 indivíduos e caracteriza-se por não apresentar virilização pré-natal.[5] Os sintomas de hiperandrogenismo iniciam-se em épocas variáveis: na infância com a manifestação principal de pubarca precoce e na adolescência e idade adulta com hirsutismo, irregularidade menstrual, acne, infertilidade e mais raramente alopecia androgenética e incidentaloma adrenal;[6] portanto, o quadro clínico na mulher adulta é muito semelhante ao encontrado na síndrome dos ovários policísticos. A forma não clássica assintomática apresenta o mesmo perfil hormonal da forma sintomática, porém sem manifestações clínicas, sendo geralmente

Tabela 46.2 Principais características das diferentes formas de deficiência da 21-hidroxilase

Fenótipo	Forma Clássica Perdedora de Sal	Forma Clássica Virilizante Simples	Forma não Clássica
Idade de aparecimento	RN – 6 meses	RN – 2 anos	Criança - adulto
Genitália	Masculina: normal Feminina: ambígua	Masculina: normal Feminina: ambígua	Masculina: normal Feminina: virilizada
Incidência (EUA)	1:20.000	1:60.000	1:1.000
Hormônios			
Aldosterona Renina Cortisol 17OHP	Reduzida Aumentada Reduzido > 50 ng/mL	Normal Normal ou aumentada Reduzido > 50 ng/mL	Normal Normal Normal > 5 ng/mL (basal) > 17 ng/mL após ACTH
Andrógenos	Aumentados	Aumentados	Variável, aumentados
Atividade da 21-hidroxilase % do valor do alelo normal	0%	1-3 %	18-50%
Mutações frequentemente associadas aos fenótipos	Deleções, conversões, I2 splice, Δ8nt, R356W, Q318X, nt656g, I236N, V237E	I172N, nt656g	V281L, P30L

diagnosticada na investigação dos familiares de um paciente afetado.[1-4] Vale ressaltar que essas formas clínicas não representam diferentes doenças, mas um contínuo espectro na gravidade da D21OH.

A anormalidade bioquímica mais característica da D21OH é a presença de níveis elevados de 17-OHP, o principal substrato da enzima 21-hidroxilase. Na forma clássica, os níveis basais de 17-OHP encontram-se aumentados, aproximadamente 100 vezes em relação aos valores normais, geralmente estão acima de 50 ng/mL ou 5.000 ng/dL.[7,8]

As elevadas concentrações de 17-OHP já estão presentes desde o período neonatal nos pacientes afetados com a forma clássica, o que permite a dosagem desse hormônio em papel de filtro na triagem neonatal. A triagem para HAC está sendo implementada no Brasil desde 2013 com o objetivo evitar a crise de perda de sal, principalmente no sexo masculino, os erros da identificação do sexo nas meninas com intensa virilização e a progressão do quadro de virilização em ambos os sexos quando sem diagnóstico. As crianças prematuras e baixo peso apresentam concentrações mais elevadas de 17-OHP ao nascimento, logo, a fim de aumentar a acurácia da triagem, foram padronizados novos valores de corte da 17-OHP para diferentes faixas de peso (Tabela 46.3).[2] Atualmente está disponível um fluxograma de conduta na triagem neonatal (Figura 46.2).

Outros hormônios que também estão elevados ao diagnóstico na forma clássica são progesterona, androstenediona e testosterona. A alteração na via mineralocorticosteroide, por sua vez, pode ser documentada por aumento da renina ou atividade de renina plasmática (ARP).

Na forma não clássica, porém, os valores basais de 17-OHP podem não ser suficientemente elevados para definir o diagnóstico de D21OH, que poderá ser estabelecido por meio da realização do teste de estímulo com ACTH sintético [1-24]. Esse teste consiste na dosagem dos níveis de 17-OHP, nos tempos 0 (basal) e 60 minutos após a administração endovenosa de 0,25 mg de ACTH sintético.[9,10] O critério diagnóstico anteriormente utilizado, definido antes dos estudos moleculares do gene *CYP21A2*, era o valor basal da 17-OHP basal > 5 ng/mL ou 500 ng/dL ou pós-estímulo com ACTH > 10 ng/mL ou 1.000 ng/dL. Após os estudos moleculares, observa-se uma zona de sobreposição entre heterozigotos e a forma não clássica da D21OH com valores de 17-OHP entre 10 e 17 ng/dL. Nesses casos, a clínica somada ao estudo molecular poderá auxiliar no diagnóstico e na indicação de tratamento do indivíduo.[11]

DIAGNÓSTICO MOLECULAR

O gene codificador da 21-hidroxilase denominado *CYP21A2* está localizado no braço curto do cromossomo 6, especificamente dentro do lócus do complexo principal de histocompatibilidade humana classe III.[12,13] Existem dois genes homólogos nessa região, um pseudogene *CYP21A1* e um gene ativo *CYP21A2*. Ambos contêm 10 éxons, suas sequências são 98 idênticas nos éxons e 96% idênticas nos íntrons.[14] O *CYP21A1* é um pseudogene porque não codifica uma proteína devido à presença de várias mutações deletérias. Em contrapartida, o gene ativo *CYP21A2* codifica uma proteína com 494 aminoácidos.

Os genes *CYP21A2* e *CYP21A1* se estendem sobre uma região de aproximadamente 30 Kb, que albergam genes duplicados como os genes C4A e C4B que codificam o quarto componente do complemento sérico, os genes RP1 e seu pseudogene *RP2* que codificam uma proteína quinase nuclear e TNXB e seu pseudogene *TNXA* que codificam proteína de matriz extracelular.[15] Essa região de genes duplicados e alto grau de identidade dos seus nucleotídeos favorece o emparelhamento desigual dos cromossomos homólogos durante a meiose, o que pode levar ao aparecimento de duplicações, deleções e conversões gênicas.[16]

Deleções do gene *CYP21A2* ocorrem em cerca de 25% dos alelos nas formas perdedoras de sal em diversas populações caucasianas e do oeste europeu. Baixa frequência de deleções têm sido restritas a populações específicas, tais como nas populações mexicana e japonesa (< 2%), na população argentina (7%) e também no Brasil (4 a 7%), dados obtidos em dois estudos populacionais.[17,18]

Tabela 46.3 Valores de referência da concentração de 17OHP na triagem neonatal da deficiência da 21-hidroxilase

Percentil/*Cut-off*	97,5 th	99,0 th	99,5 th	99,8 th
< 1.500 g	69,8	103,4	134,5	152,1
2 ×	139,6	206,8	269	304,2
1.501-2.000 g	40	53,2	58,7	74,7
2 ×	80,0	106,4	117,4	149,7
2.001-2.500 g	28,3	37,2	42,96	60,8
2 ×	56,6	74,4	85,9	121,7
> 2.500 g	12,1	15,8	19,6	25,4
2 ×	24,2	31,7	39,2	50,8

Fonte: Hayashi et al. Arq Bras Endocrinol Metab 2011.[2]

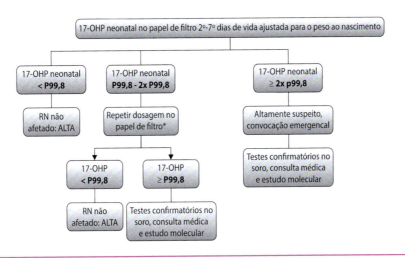

Figura 46.2 Fluxograma de triagem neonatal.
Fonte: Manual de Triagem Neonatal da Hiperplasia Adrenal Congênita do Ministério da Saúde.

No mecanismo de conversão gênica ocorre a transferência de sequências deletérias do pseudogene para o gene ativo. A frequência das grandes conversões ou macroconversões varia de 10 a 15% entre as diversas populações, estando presentes principalmente na forma clássica. Na população brasileira, sua frequência foi estimada em torno de 17% considerando apenas a forma clássica e de 7% quando incluídas as três formas clínicas.[18]

Mais de 40 mutações de ponto já foram descritas como responsáveis pela D21OH.[1] Destas, nove são as mais frequentes nas diversas populações estudadas (Tabela 46.4) e estão presentes normalmente no pseudogene, sugerindo que também foram transferidas para o gene ativo por meio de eventos de microconversões. A frequência das mutações de ponto em três estudos populacionais brasileiros foi semelhante à encontrada em outras populações.[18-20]

Os estudos de mutagênese *in vitro* permitiram quantificar a redução da atividade enzimática conferida por cada mutação[21] e sua correlação com as diferentes formas clínicas da doença. Speiser e cols.[22] dividiram as mutações em três grupos de acordo com a gravidade do comprometimento da atividade enzimática e correlacionaram com as diferentes formas clínicas. O grupo A (grave comprometimento) incluiu as mutações Δ8, Q318X, R356W, I2 splice, com atividade enzimática ausente ou mínima. O grupo B (moderado comprometimento) incluiu a mutação I172N que confere entre 3 e 7% de atividade enzimática. O grupo C (leve comprometimento) incluiu as mutações P30L e V281L, as quais conferem atividade enzimática maior entre 20 e 60%. Indivíduos afetados apresentam geralmente mutações diferentes em cada um dos alelos (heterozigotos compostos) e poucos

Tabela 46.4 Mutações de ponto mais frequentes no gene *CYP21*, localização e atividade enzimática

Mutação	Localização	Atividade (%)	Presença no pseudogene	Forma clínica
Pro30Leu	éxon 1	30-60	Sim	NC
I2 splice	íntron 2	mínima	Sim	PS/VS
del 8pb	éxon 3	0	Sim	PS
Ile172Asn	éxon 4	3-7	Sim	VS
Cluster	éxon 6	0	Sim	PS
Val281Leu	éxon 7	20-50	Sim	NC
Inserção de T	éxon 7	0	Sim	PS
Gli318stop	éxon 8	0	Sim	PS
Arg356Trp	éxon 8	2	Sim	PS/VS
Pro453Ser	éxon 10	20-50	Sim	NC

PS: forma perdedora de sal; VS: forma virilizante simples; NC: forma não clássica.

são homozigotos para uma mutação. A forma clínica no heterozigoto composto é conferida pelo alelo com maior atividade enzimática. Assim, indivíduos com o genótipo grave/grave apresentam a forma perdedora de sal, com os genótipos grave/moderado e moderado/moderado apresentam a forma virilizante simples e os com os genótipos grave/leve, moderado/leve e leve/leve apresentam, principalmente, a forma não clássica.[22]

Em geral, a correlação do genótipo com o fenótipo é muito boa.[22,23] Essas correlações também ocorrem de forma significante com os valores hormonais basais da 17OHP e da testosterona.[11-20] Entretanto, alguns estudos de correlação do genótipo com o fenótipo verificaram que nem sempre ocorre a associação esperada. Os fatores que podem ser responsáveis por essa disparidade são a presença de outras mutações mais raras em um mesmo alelo, anormalidades em regiões promotoras e regulatórias do gene CYP21A2 ou a presença de atividade de 21-hidroxilação extra-adrenal mediada por outras enzimas além da P450c21.[24,25]

Na prática clínica, o estudo molecular do gene CYP21A2 está indicado em situações bem específicas como:

1. na diferenciação entre heterozigose de forma não clássica quando os valores de 17-OHP após estímulo com ACTH não são tão elevados (17-OHP entre 10-17 ng/mL);
2. na confirmação do teste de triagem neonatal quando os valores da 17-OHP são duvidosos;
3. no aconselhamento genético de casais que já tiveram filhos afetados;
4. no aconselhamento genético das pacientes afetadas com desejo de gestação e seus parceiros a fim de avaliar o risco desse casal ter filho afetado pela forma clássica;
5. no diagnóstico pré-natal das gestações de risco para a forma clássica.

DIAGNÓSTICO PRÉ-NATAL

O diagnóstico pré-natal vem sendo utilizado há 30 anos em gestações de risco, isto é, nos casais que já possuem uma criança afetada com forma clássica da D21OH ou nos casais que já sabem desse risco por meio de estudo molecular prévio.[26] O grande objetivo de instituir a terapêutica pré-natal é evitar a virilização da genitália externa em fetos femininos afetados.[27]

Como a diferenciação da genitália externa inicia-se antes da 7 semana de gestação, recomenda-se

iniciar o tratamento com dexametasona (DEXA) na dose de 20 mcg/kg/dia, dividida em três vezes, antes desse período. A precocidade no início do tratamento com DEXA tem papel crucial no resultado do aspecto morfológico da genitália externa.[28]

No protocolo original de diagnóstico e tratamento pré-natal, a DEXA era iniciada para todas as gestações de risco assim que a gravidez era confirmada. A determinação do sexo fetal e da presença de mutações era realizada por meio de aminiocentese entre 14 e 16 semanas de gestação ou biópsia de vilo corial entre 10 e 12 semanas de gestação. Sendo o feto masculino, o uso da dexametasona era suspenso imediatamente. No caso de feto feminino, era realizado estudo do gene CYP21A2 e, se apresentasse mutações em ambos alelos, o tratamento devia ser continuado até o nascimento; caso contrário, o tratamento era interrompido.[28-30]

Esse manejo de tratamento pré-natal expunha fetos masculinos e femininos não afetados ao tratamento com dexametasona (exposição de sete fetos normais para cada um afetado), o que gerou e continua gerando bastante controvérsias relativas aos riscos e benefícios desse tratamento. Os efeitos adversos associados ao uso da DEXA nas mães são aqueles relacionados aos glicocorticosteroides como ganho de peso, edema, estrias, hipertensão e diabete, e a frequência e intensidade de todos eles são muito variáveis, em torno 4 a 9%.[31] No entanto, a segurança nos fetos é o que gera maior controvérsia. A incidência de abortos espontâneos, malformações, alterações nos parâmetros antropométricos (altura, peso e perímetro cefálico ao nascimento), crescimento e desenvolvimento foram iguais aos da população geral.[31] Entretanto, em 2007 um estudo sueco, envolvendo 26 crianças tratadas intraútero com DEXA por um curto período de tempo, demonstrou alterações cognitivas leves nas crianças não afetadas.[32] Esses dados não foram confirmados pelo estudo americano com uma casuística maior, mas eles demonstraram potencial comprometimento cognitivo em fetos afetados tratados durante toda a gestação.[33] Baseando-se nesses dados, as Sociedades Europeia e Americana recomendam que o tratamento pré-natal só seja realizado em protocolos de pesquisa.

Recentemente, novas metodologias tem permitido selecionar os pacientes beneficiados com o tratamento como a determinação do sexo utilizando DNA fetal em soro materno (sexagem fetal). A sexagem já pode ser realizada tão precocemente quanto 5 semanas pós-concepção (7 semanas de idade gestacional) e de forma não invasiva. O grupo francês publicou recentemente dados de 258 fetos de risco que aguardaram a sexagem fetal para início do tratamento. O teste de sexagem evitou o uso da DEXA em 68% dos fetos masculinos e esse percentual melhorou ao longo do tempo. O estudo concluiu que a virilização foi prevenida em 12 meninas que iniciaram o tratamento antes de 8 semanas de idade gestacional e minimizada naquelas que iniciaram o tratamento entre 8 e 9 semanas.[34]

Outro estudo publicado recentemente por New e cols., utilizando sequenciamento de nova geração da região franqueadora do gene *CYP21A2* nas amostras de DNA dos trios (pais, probando afetado e DNA fetal de soro materno), determinaram o genótipo do feto, se afetado ou não afetado, com idade gestacional tão precoce quanto 5 semanas e 6 dias. Esse trabalho abre uma grande perspectiva de que seja possível evitar o diagnóstico invasivo para confirmação dos pacientes afetados e que o tratamento pré-natal seja realizado apenas no feto feminino afetado.[35]

TRATAMENTO

O tratamento da D21OH consiste na administração de glicocorticosteroide da forma mais fisiológica possível, visando a redução da hipersecreção de ACTH e a diminuição dos níveis androgênicos e suas consequências e, ao mesmo tempo, evitando sinais de hipercortisolismo.

Em crianças, o medicamento de escolha é a hidrocortisona nas doses de 10-15 mg/m²/d,[36,37] fracionada 2 a 3 vezes ao dia.[38] No Brasil também é disponível o acetato de cortisona, que apresenta biodisponibilidade de apenas 80%, quando comparada à hidrocortisona, pois necessita da ação da enzima 11 β-hidroxiesteroide desidrogenase (11 β-HSD) hepática para se converter a cortisol, o composto ativo. Polimorfismo na atividade da 11 β-HSD pode levar à maior variabilidade das doses nos indivíduos tratados com acetato de cortisona.[39,40]

Na última década, é consenso que o uso de glicocorticosteroide de meia-vida curta deve ser usado em toda fase de crescimento, pois compromete menos o crescimento linear, preservando o potencial de crescimento e o desenvolvimento puberal normal.[41]

No período pós-puberal, as recomendações do *Endocrine Society* sugerem o uso de glicocorticosteroide de meia-vida longa como dexametasona em dose única de 0,25-0,5 mg/dia ou prednisona na dose de 5-7,5 mg/dia em duas tomadas com a finalidade de aumentar aderência ao tratamento.[41] A manutenção do bom controle hormonal é impor-

tante para prevenir o desenvolvimento de irregularidade menstrual, hirsutismo, síndrome de ovários micropolicísticos e outras manifestações de hiperandrogenismo na mulher e permitir a fertilidade normal em ambos os sexos.[42-44] Recentemente, vários estudos têm demonstrado os efeitos deletérios da hiperestimulação crônica do tecido adrenal pelo ACTH, como hipertrofia de restos adrenais em testículos[45-47] e o desenvolvimento de nódulos adrenais.[48,49] O desenvolvimento de restos adrenais testiculares é muito prevalente no sexo masculino afetado pela forma clássica, alcançado cerca de 30% nas maiores casuísticas,[50] e representa a causa mais importante de infertilidade nesses pacientes. O tratamento principal é a intensificação do uso de glicocorticosteroide (dexametasona 0,75-2 mg/dia) a fim de suprimir o ACTH e seu efeito estimulatório sobre esses restos.

O acompanhamento da reposição glicocorticosteroide é realizado pela avaliação clínica de sinais de hipotratamento ou de hipertratamento, que se manifestam por hiperandrogenismo ou por síndrome de Cushing, respectivamente. Dessa maneira, na criança, torna-se essencial o acompanhamento do ritmo de crescimento e desenvolvimento puberal.[51] Adicionalmente, a monitorização laboratorial do tratamento é realizada pela determinação periódica de androstenediona e testosterona que deve estar normal para idade e sexo.[41] Nos homens após a puberdade, apenas a androstenediona serve como parâmetro de bom controle hormonal já que a testosterona também é produzida pelos testículos. Vale ressaltar que não é objetivo do tratamento a normalização dos valores de 17OHP, pois a busca dessa meta geralmente resulta em uso de doses excessivas de glicocorticosteroides.[52]

Nos pacientes com a forma perdedora de sal, deve-se associar ao tratamento glicocorticosteroide, a administração de mineralocorticosteroide, com o objetivo de normalizar o balanço hidrossalino e manter a normonatremia e a normovolemia.[53,54] O tratamento mineralocorticosteroide é realizado com a fludrocortisona, na dose de 0,05 a 0,2 mg/d, para as diferentes faixas etárias. No 1º ano de vida, deve-se realizar também suplementação com 1-2 g de sal,[55] pois, nessa fase, a reabsorção de sódio e água no túbulo proximal é menos eficiente, o que resulta no aumento da dependência da função mineralocorticosteroide para a manutenção do balanço de sódio.[56] Embora essa fase de maior suscetibilidade à perda de sal seja superada com a idade,[54] trabalhos mostram que pacientes com a forma perdedora de sal mantêm produção deficiente de mineralocorticosteroide e a maioria deve receber reposição com fludrocortisona durante toda a vida.[57] O acompanhamento da reposição mineralocorticosteroide é realizado pela avaliação clínica, aliada à dosagem de sódio e potássio e a determinação da renina plasmática ou ARP que deve ser mantida no limite superior da normalidade. O tratamento excessivo pode resultar em retenção de sal e água que se manifesta por edema, ganho de peso e hipertensão arterial com hipocalemia.[58]

Em situações de estresse leve ou infecção, a dose do glicocorticosteroide deve ser aumentada por alguns dias. Em situações de grandes procedimentos ou risco de vida, além de hidratação adequada com soro glicofisiológico, altas doses de hidrocortisona (100 mg/m²/dia) via endovenosa devem ser administradas a cada 6 horas. Essa orientação deve ser reforçada em todas as consultas aos pacientes de todas as idades, pois estudo recente demonstrou que os pacientes com HAC apresentam aumento da mortalidade e a principal causa de morte é insuficiência adrenal aguda.[59]

Embora glicocorticosteroides e mineralocorticosteroides sejam utilizados para tratamento da D21OH há 50 anos,[60] o tratamento ainda é considerado subótimo.[38,61,62] Não são infrequentes os problemas de baixa estatura, alterações puberais, irregularidade menstrual, hiperandrogenismo, infertilidade e disfunção sexual,[63] mesmo naqueles pacientes adequadamente tratados. Assim, outras terapêuticas já têm sido associadas a fim de melhorar o potencial de altura final como o uso de antiandrogênios e inibidores periféricos da aromatase,[61,64] e a adição de agonistas do hormônio liberador de gonadotrofinas e hormônio de crescimento.[65]

Adicionalmente vem sendo estudadas novas formulações de glicocorticosteroides que mimetizem melhor o ciclo circadiano do cortisol,[66] além de drogas que diminuam o hiperandrogenismo nas mulheres mediante bloqueio da enzima P450c17 envolvida na produção de andrógenos.[67]

A correção da genitália ambígua nas pacientes do sexo feminino é realizada atualmente em único tempo, por cirurgião experiente, de preferência antes do 2º ano de vida. Na idade adulta, quando a paciente demonstrar interesse em iniciar atividade sexual, a paciente deve realizar dilatação vaginal com molde de acrílico. O tratamento da HAC deve ser conduzido por equipe multidisciplinar e o apoio psicológico inicialmente para os familiares e, depois, para os pacientes é fundamental no sucesso terapêutico.

DEFICIÊNCIA DE 11 β-HIDROXILASE

Na maioria dos países, a deficiência da 11 β-hidroxilase (11-β-OH) corresponde a no máximo 5% dos casos de HAC, com frequência em torno de 1:100.000 nascimentos.[68] No entanto, em populações com alto grau de endogamia uma frequência maior é registrada: 1:30-40.000 em Israel, 1:5-7.000 em judeus provenientes do Marrocos[69] e pode chegar a mais de 25% dos casos na Arábia Saudita.[70]

DIAGNÓSTICO CLÍNICO E LABORATORIAL

Na deficiência de 11-β-OH, 11-desoxicortisol e desoxicorticosterona (DOC) não são convertidos de modo eficiente a cortisol e corticosterona, respectivamente. A diminuição da produção do cortisol resulta em elevação da secreção de ACTH que estimula a zona fasciculada gerando o acúmulo de esteroides proximais ao bloqueio que são desviados para produção de andrógenos (Figura 46.1). O grau de virilização pode ser variável (Prader II a V) e o aspecto clínico da genitália de uma criança afetada por deficiência de 11-β-OH pode ser completamente sobreponível aos encontrados na HAC por D21OH. Os pacientes com sexo genético 46XX apresentam genitália ambígua desde o nascimento, em graus que variam desde clitoromegalia com fusão de rafe a micropênis com criptorquidia bilateral, enquanto os indivíduos 46XY desenvolvem sinais de hiperandrogenismo após o nascimento.

A hipertensão arterial com alcalose hipocalêmica resultante do excesso de produção de DOC é uma das características clínicas que distingue a deficiência de 11-β-OH da D21OH. Entretanto, a hipertensão arterial pode ou não estar presente e é observada em 60% dos casos.[71] A hipertensão, muitas vezes, só se manifesta nas fases mais tardias da infância ou na adolescência e é atribuída ao excesso de DOC. A gravidade da hipertensão não se correlaciona com o grau de virilização; algumas mulheres com virilização intensa são normotensas, enquanto pacientes com virilização leve apresentam hipertensão grave com complicações incluindo cardiomiopatia, acidente vascular encefálico (AVE), retinopatia.[68,72,73] Embora a hipertensão seja a principal característica da deficiência da 11-β-OH, alguns pacientes, durante a infância, desenvolvem sinais de deficiência de mineralocorticosteroides, incluindo hipercalemia, hiponatremia e hipovolemia. Em alguns casos, essa crise de perda de sal pode ocorrer após a introdução da terapia com glicocorticosteroide, pois a função da zona glomerulosa pode estar cronicamente suprimida pela hipersecreção de DOC antes do tratamento, e um rápido decréscimo nos níveis de DOC pode não ser imediatamente compensado pelo aumento adequado na secreção de aldosterona. Entretanto, em alguns casos, a deficiência de mineralocorticosteroide tem-se apresentado antes do tratamento. O mecanismo pelo qual isso ocorre não está bem entendido, dado que a aldosterona é sintetizada pela enzima CYP11B2, que não está afetada na deficiência da 11-β-OH.[71]

Logo, o diagnóstico pode ser complicado e não ser realizado no período neonatal em virtude da ausência de hipertensão, presença de discreta elevação dos níveis de 17OHP e, como os níveis de 11-desoxicortisol e DOC não são frequentemente mensurados, o diagnóstico errôneo de D21OH é, quase sempre, realizado. Os valores de cortisol basal, em geral, são baixos ou encontram-se dentro da faixa de valores normais, ao passo que os valores de ACTH apresentam-se muito acima da normalidade, assim como os dos compostos androgênicos plasmáticos como a androstenediona e testosterona. Além disso, chama a atenção que a atividade da renina plasmática é marcadamente suprimida em consequência da ação agonista de mineralocorticosteroides da DOC (Tabela 46.1). Devemos ressaltar que o valor basal extremamente elevado de 11-desoxicortisol é fundamental para a definição do diagnóstico de deficiência de 11-β-OH, tornando desnecessário os valores após teste com ACTH. É importante salientar que os valores para 17-OHP basais estão aumentados, porém não nos níveis que caracterizam a forma clássica de deficiência de 21-OH. Nesse caso, a dosagem de 11-desoxicortisol é imprescindível e deve ser solicitada.

A deficiência da 11-β-OH denominada não clássica ou parcial é uma forma rara, e os principais sinais e sintomas como pubarca precoce e síndrome dos ovários policísticos são não específicos, o que dificulta seu diagnóstico. Entretanto, o retardo no diagnóstico pode resultar em uma redução significante na estatura final, complicações metabólicas relacionadas ao hiperandrogenismo, hipertensão arterial e complicações cardiovasculares.[74,75] Pacientes com a forma não clássica de deficiência de 11-β-OH nascem com a genitália normal (algumas meninas afetadas apresentam clitoromegalia leve) e apresentam sinais e sintomas de excesso de andrógenos quando crianças. Mulheres adultas podem apresentar hirsutismo e oligomenorreia. Entretanto, a deficiência da 11-β-OH é provavelmente responsável por menos de 1% dos casos de hirsutismo não selecionado e/ou oligomenorreia hiperandrogênica,

usando como critério diagnóstico os níveis séricos elevados de 11-desoxicortisol depois de estimulação com ACTH.[76] O diagnóstico da forma não clássica da deficiência da 11-β-OH deve ser suspeitado em pacientes com hirsutismo e/ou oligomenorreia hiperandrogênica usando o critério de elevação do 11-desoxicortisol em pelo menos três vezes acima do percentil 95 da população controle, após estímulo com ACTH exógeno.[74,77-79]

DIAGNÓSTICO MOLECULAR

A 11-β-OH é uma das enzimas da família do citocromo P450 chamada CYP11. Em humanos, há duas isoenzimas, a CYP11B1 catalisa a conversão de 11-desoxicortisol em cortisol na camada fasciculada e a CYP11B2 age na conversão de desoxicorticosterona (DOC) em corticosterona, 18-hidroxicorticosterona em aldosterona na camada glomerulosa.[80] Os genes CYP11B1 e CYP11B2 estão localizados no cromossomo 8 e apresentam nove éxons e oito íntrons, dispostos em 7 Kb de extensão e separados entre si por 40 Kb.[81,82] Apresentam alta homologia tanto na sequência nucleotídica dos éxons (95%) como na dos íntrons (93%).[71]

Até o momento, foram descritas cerca de 90 mutações no gene CYP11B1 que codifica a enzima 11 β-hidroxilase (11-β-OH), listadas no Human Gene Mutation Database (HGMD, www.hgmd.cf.ac.uk). Mutações no gene CYP11B1, que codifica a enzima 11 β-hidroxilase (11-β-OH), são encontradas nas análises de DNA de pacientes com deficiência de 11-β-OH.[83-90] Por outro lado, mutações no gene CYP11B2, que codifica a enzima CYP11B2, são as causas da deficiência de corticosterona metiloxidase ou deficiência da aldosterona sintase.[91] A síndrome conhecida como hiperaldosteronismo supressível por glicocorticosteroides é resultado de uma recombinação intergênica, justapondo-se o promotor do CYP11B1 com sequências codificadoras do CYP11B2 formando um gene híbrido.[92,93]

As mutações no gene CYP11B1 são encontradas ao longo de todo gene, mas existem clusters situados principalmente nas regiões do éxon 2 e entre os éxons 6 e 8, sugerindo uma área hot-spot.[90] Essas regiões codificam domínios importantes para a ação enzimática, como o de ligação ao substrato à adrenodoxina e o de ligação ao grupo heme. Algumas dessas mutações são recorrentes, principalmente em certos grupos étnicos com alto grau de endogamia, como em judeus iranianos e marroquinos que carreiam a mutação R448H, o que sugere um forte efeito fundador na origem e irradiação dos alelos mutantes.[91] No Brasil, a mutação *Q356X* foi encontrada em seis pacientes brasileiros negros não relacionados, indicando um possível efeito fundador nesse grupo étnico na população brasileira;[94,95] essa mutação havia sido anteriormente descrita em pacientes americanos de origem africana.[83,96]

As mutações da deficiência da 11-β-OH forma clássica são caracterizadas por alterações em resíduos importantes para a atividade enzimática ou com interrupções da transcrição normal do gene gerando proteínas truncadas que levam à atividade enzimática residual muito baixa ou nula.[72,90,94] Mutações encontradas em pacientes com a forma clássica da doença são mutações nonsense ou *frameshift* que abolem completamente a atividade enzimática.[74,96,97] As mutações missense W116C, δ-F438, P94L, A159L, R366C e A368D mostraram diminuição da atividade enzimática < 5% em cultura celular e estão associadas com a forma clássica da doença.[84,98-100]

Como a forma não clássica da deficiência de 11-β-OH é rara, apenas 13 mutações foram descritas.[72,74,75,100,101] A atividade enzimática residual associada a essas mutações variou de 9 a 40% da enzima nativa, semelhante ao encontrado na forma não clássica da deficiência da 21 hidroxilase.[1] Entretanto, em alguns casos há variabilidade fenotípica em pacientes carreadores da mesma mutação com relação ao início dos sintomas, idade ao diagnóstico, grau de virilização e gravidade da hipertensão.[68,102] Ainda, recentemente foi relatado, pela primeira vez, um caso de disossomia uniparental em um paciente nascido de mãe não carreadora de mutação no gene *CYP11B1*,[103] sugerindo que esse mecanismo pode estar presente também na deficiência de 11-β-OH.

TRATAMENTO

O tratamento, como discutido para a D21OH, consiste na reposição com glicocorticosteroide; com a diminuição da secreção de DOC e com a normalização da atividade da renina plasmática. A redução do ACTH também diminui a secreção dos precursores da aldosterona com efeito agonista de mineralocorticosteroides e melhora, dessa forma, a hipertensão arterial. A correção da genitália ambígua em pacientes do sexo feminino deve ser realizada como descrito para a D21OH e psicoterapia deve fazer parte do atendimento multiprofissional dispensado a esses pacientes.

Hidrocortisona oral (10-15 mg/m²/dia) ou acetato de cortisona (18-20 mg/m²/dia), divididas em duas ou três tomadas são utilizadas na criança em crescimento. Em pacientes adultos com maturação das epífises ósseas, glicocorticosteroides de meia-vida maior, como a prednisona ou a dexametasona, podem ser utilizados. A terapêutica deve ser monitorizada periodicamente pela avaliação do crescimento linear, avaliação da idade óssea, e o aparecimento de adrenarca prematura. A adequação do tratamento pode ser aferida pelo bom controle da hipertensão, desbloqueio da atividade de renina plasmática e normalização das concentrações de androstenediona e testosterona para idade e sexo. O tratamento excessivo precisa ser evitado, pois pode causar características de síndrome de Cushing com retardo de crescimento. Como na D21OH, em situações de estresse ou infecção, a dose deve ser aumentada por alguns dias. Em situações de grandes procedimentos ou risco de vida, altas doses de hidrocortisona (100 mg/m²/dia), via endovenosa (EV) devem ser administradas a cada 6 horas com hidratação adequada.

Quanto ao tratamento anti-hipertensivo, terapêutica adjuvante com medicações anti-hipertensivas pode ser necessária para completa normalização da pressão arterial caso a hipertensão arterial seja de longo tempo. Doses pequenas de espironolactona ou amiloride podem corrigir a hipocalemia e tratar hipertensão leve. Entretanto, às vezes há necessidade de associar bloqueadores de canais de cálcio. Inibidores de enzima conversora geralmente não melhoram a retenção de sódio e a hipertensão desse pacientes. Bloqueadores β-adrenérgicos também não são indicados nessa situação clínica, pois sua ação é dependente da redução da secreção de renina, que estará supressa nesta condição.[71]

A incidência de tumores testiculares provenientes de restos adrenais (*testicular adrenal rest tumors* (TART)) em pacientes com deficiência da 11-β-OH é rara, com pouco mais de 10 casos descritos na literatura.[100,104-106] Isso se deve principalmente à raridade da doença. Todos os pacientes descritos apresentavam baixa adesão ao tratamento da hiperplasia adrenal.

DEFICIÊNCIA DA P450C17: 17α-HIDROXILASE/17,20-LIASE

A enzima P450c17 é uma enzima com duas atividades catalíticas distintas: 17α-hidroxilase e 17,20-liase. A atividade 17α-hidroxilase é constante ao longo da vida, que se reflete na produção de cortisol estável, enquanto a atividade 17,20-liase é baixa na infância e aumenta durante a adrenarca, que pode ser avaliada pelo aumento das concentrações de DHEA e DHEAS nesse período. A distinção entre as atividades 17α-hidroxilase e 17,20-liase é funcional e não genética ou estrutural. Os principais mecanismos que regulam a atividade 17,20-liase são o transporte de elétrons pela proteína P450-oxidor-redutase, o efeito alostérico dessa interação mediada pelo citocromo b5 e a fosforilação dos resíduos serina da proteína.[107]

A primeira descrição da deficiência da 17α-hidroxilasefoi em 1966[108] e, desde então, a doença é reportada na literatura mediante casos isolados. O bloqueio enzimático da 17α-hidroxilase impede a produção de cortisol pela zona fasciculada adrenal e o consequente aumento do ACTH estimula a hipersecreção dos precursores imediatos ao bloqueio enzimático como progesterona, desoxicorticosterona (DOC) e corticosterona (B), e também dos esteroides 18OH-B, 18OH-DOC e 19-nor-DOC derivados da ação da 11 β-hidroxilase tipo 1, presente na zona fasciculada.[109] Na deficiência da ação 17,20-liase é evidenciada a diminuição na produção dos esteroides sexuais tanto pela adrenal como pelas gônadas, visto que a expressão dessa enzima ocorre em ambas as glândulas (Figura 46.1).

DIAGNÓSTICO CLÍNICO E LABORATORIAL

A deficiência da P450c17 apresenta um quadro clínico espectral variando desde deficiência total da 17α-hidroxilase e 17,20-liase, a defeito parcial da 17α-hidroxilase e 17,20-liase, até deficiência isolada de 17,20-liase.[110-114] Em geral, os pacientes com deficiência da 17α-hidroxilase e 17,20-liase apresentam um perfil hormonal caracterizado por deficiência androgênica e estrogênica associado ao excesso de mineralocorticosteroide. A deficiência dos esteroides sexuais determina nas pacientes XX amenorreia primária com ausência do desenvolvimento dos caracteres sexuais secundários, enquanto nos pacientes XY ocorre desenvolvimento da genitália externa incompleta ou ausente, que se manifestará clinicamente como genitália externa ambígua ou feminina, mas na ausência de útero e trompas de Falópio.

A ação mineralocorticosteroide exercida pela DOC é responsável pelos achados clínicos de hipertensão e hipocalemia, na presença de supressão do sistema renina-angiotensina-aldosterona.[115-117] Os pacientes podem apresentar sintomas geralmente leves de insuficiência adrenal, pois a diminuição da síntese de cortisol é compensada com o aumento da produção de corticosterona, que tem efeito glicocorticosteroide.[118] As concentrações de progesterona tendem a estar elevadas e auxiliam no diagnóstico de HAC por deficiência de 17α-hidroxilase/17,20-liase.

Na deficiência parcial, os pacientes são semelhantes àqueles com deficiência total, porém produzem certa quantidades de esteroides sexuais, logo o fenótipo tende a ser mais leve: os indivíduos XY apresentam geralmente ambiguidade genital e os XX podem desenvolver parcialmente caracteres sexuais secundários. Hipertensão em geral é presente, mas pode estar ausente. Já na deficiência isolada de 17,20-liase, observa-se produção de esteroides sexuais diminuída com produção de cortisol normal, geralmente não cursando com hipertensão arterial.[111]

GENÉTICA MOLECULAR

O gene CYP17A1, constituído por 13 kb, oito éxons e sete íntrons, foi mapeado no cromossomo 10q24-q25.[119] O gene CYP17A1 humano é o responsável pela codificação da única enzima P450c17, que exerce dupla atividade de 17α-hidroxilação e 17,20-liase nos tecidos adrenais e gônadas. Cerca de 100 mutações no gene do citocromo P450c17 já foram descritas.[120-122] A maioria dessas mutações é de substituições simples de bases que promovem a troca de um aminoácido ou introduzem um códon de parada de transcrição do RNAm, embora deleções e conversões do gene CYP17A1[123,124] e mutações afetando o sítio doador para o splice[125,126] também sejam descritas.

A maioria dos pacientes brasileiros com as mutações R362C e W406R apresenta ancestralidade hispânica ou portuguesa.[120,127] Estudos funcionais utilizando células COS-7 e HEK-293 demonstraram perda completa da atividade residual da 17-hidroxilase e da 17,20 liase nessas mutações.[120] Mutações recorrentes também têm sido descritas em outras populações, como a duplicação de 4-bp (CATC) na posição Ile479 em canadenses e holandeses;[128] a deleção de fenilalanina nos códons 53 e 54 em japoneses;[115] e a mutação p.Y329fs e a deleção D487_F489 em asiáticos.[129]

TRATAMENTO

Os princípios para a terapia na deficiência da 17α-hidroxilase/17,20-liase seguem os mesmos princípios descritos nas outras formas de HAC e visam a reposição de glicocorticosteroide a fim de reduzir o hiperestímulo do ACTH sobre a zona fasciculada, levando à diminuição da produção DOC e, desse modo, controle da hipertensão arterial.

Os pacientes XY com genitália ambígua necessitam de cirurgia para remoção dos testículos intra-abdominais, já que esses indivíduos são geralmente criados no sexo feminino. Adicionalmente, é necessária a reposição de esteroides sexuais para a indução da puberdade. Nos pacientes com sexo social feminino, inicia-se estrogênio conjugado em baixas doses (0,15-0,3 mg/dia), que deve ser introduzido entre 10 e 11 anos de idade, quando a puberdade fisiológica feminina geralmente se inicia. A dose de estrogênio conjugado deverá ser aumentada gradualmente a cada 6 meses a 1 ano após o início do tratamento. Após 1 ano de tratamento com altas doses de estrógenos conjugados (1,25 mg/dia), recomenda-se associar progestágeno ciclicamente à terapia estrogênica para prevenir hiperplasia endometrial e iniciar ciclos menstruais nos indivíduos XX.

DEFICIÊNCIA DA 3 βHSD

A HAC decorrente da deficiência da enzima 3 β-hidroxiesteroide desidrogenase (3 β-HSD) é uma doença autossômica recessiva rara, descrita em 1962 por Bongiovanni.[130] O gene *3 β-HSD* encontra-se no cromossomo 1p13.1 e tem quatro éxons, três íntrons e uma região 5´ flanqueadora. Os genes *3 β-HSD* do tipo 1 (*HSD3B1*) e do tipo 2 (*HSD3B2*) são os responsáveis pela codificação das isoenzimas 3 β-HSD do tipo 1 e do tipo 2 que têm 93,5% de homologia.[131] A enzima 3 β-HSD1 é expressa nos tecidos periféricos, principalmente na pele, glândulas mamárias e na placenta e a 3 β-HSD2 é expressa na adrenal, nos testículos e ovário.[132] A enzima 3 β-HSD catalisa a conversão dos Δ^5 esteroides, tais como pregnenolona (Preg), 17-hidroxipregnenolona (17-Preg), de-hidroepiandrosterona (DHEA) e androstenediol (Δ^5-diol) em seus respectivos Δ^4esteroides, a progesterona (P), 17-hidroxiprogesterona (17-OHP), androstenediona (Δ^4-A) e testosterona (T). Essa atividade enzimática é, portanto, de fundamental importância para a síntese de todas as classes de esteroides ativos, como progesterona, mineralocorticosteroides, glicocorticosteroides, andrógenos e estrógenos (Figura 46.1).

DIAGNÓSTICO CLÍNICO E LABORATORIAL

A deficiência da 3 β-HSD impede a síntese de esteroides tanto na adrenal como nas gônadas, e como a produção de androgênios é diminuída, fetos do sexo masculino têm desenvolvimento incompleto da genitália externa, resultando em ambiguidade genital que pode ser reconhecida ao nascimento.

Recém-nascidos do sexo feminino, em geral, têm desenvolvimento normal da genitália externa ou apresentam sinais de virilização leve, como clitoromegalia, em virtude do acúmulo de DHEA circulante e sua conversão periférica para andrógenos mais potentes.[133-135]

A deficiência da 3 β-HSD pode se apresentar de uma forma clássica, reconhecida ao nascimento, que pode ou não apresentar perda de sal e uma forma não clássica, de desenvolvimento mais tardio, a qual se caracteriza pelo aparecimento de pubarca precoce em crianças e hirsutismo, acne e irregularidade menstrual em mulheres adultas.[136-138]

O diagnóstico bioquímico da forma clássica da deficiência da 3 β-HSD tem sido realizado com base nas concentrações elevadas dos esteroides Δ^5 como 17OH-pregnenolona e DHEA e seus metabólitos na urina e no sangue,[130] no basal ou após teste de estímulo com ACTH. No entanto, as concentrações dos esteroides Δ^4 também podem estar aumentadas,[134,137] provavelmente em virtude da conversão dos esteroides Δ^5 em esteroides Δ^4 pela enzima 3 β-HSD1 nos tecidos periféricos. Recentemente, os critérios bioquímicos para diagnóstico de 3 β-HSD foram redefinidos com base em pacientes previamente genotipados e portanto, com mutação confirmada no gene *HSD3B2*. Esses critérios determinaram que a dosagem da 17OH-pregnenolona e a relação 17OH-pregnenolona/cortisol, após estímulo com ACTH, variam com a faixa etária ou estadio puberal dos pacientes e são os únicos parâmetros em que não há sobreposição entre pacientes com ou sem mutação.[139,140] Os parâmetros DHEA e as relações 17OH-pregnenolona/17OHP e DHEA/androstenediona apresentaram sobreposição entre as pacientes com e sem mutações.

DIAGNÓSTICO MOLECULAR

Mutações no gene *HSD3B2* têm sido descritas em pacientes com a forma clássica e com a forma não clássica da doença.[136] Há aproximadamente 40 mutações descritas no gene *HSD3B2*, incluindo mutações missense, nonsense, pequenas inserções ou deleções e que estão listadas no Human Gene Mutation Database (HGMD, www.hgmd.cf.ac.uk). Até hoje, não foi identificada nenhuma mutação no gene *HSD3B1*.[141]

Na forma clássica da 3 β-HSD com perda de sal, as mutações encontradas abolem completamente a atividade da enzima 3 β-HSD, enquanto na forma clássica sem perda de sal, os pacientes estudados são homozigotos ou heterozigotos compostos para mutações missense, que mantêm até 10% da atividade enzimática quando esta é avaliada em estudos com células transfectadas em cultura.[134,137] Uma atividade enzimática mínima é suficiente para sintetizar aldosterona e evitar a perda de sal e, na maioria dos pacientes, há correlação genótipo-fenótipo, porém existem exceções.[134]

O efeito das mutações no gene *HSD3B2* sobre as proteínas codificadas e, consequentemente, sobre o fenótipo da doença depende da região do gene em que essa mutação ocorre. Mutações no resíduo P222, considerado *hot spot*, e a modelagem molecular por homologia das enzimas 3 β-HSD normal e mutante demonstrou que prolina no códon 222 é um resíduo importante no enovelamento enzimático.[142] Mutações em áreas do gene conservadas em todas as espécies de mamíferos e vertebrados são mais deletérias, levando a proteínas truncadas ou provocando instabilidade na proteína.[134,140-147] Entretanto, o grau de ambiguidade genital ainda não pode ser previsto somente pela atividade *in vitro* das mutações.[145]

TRATAMENTO

O racional da terapia com glicocorticosteroide e mineralocorticosteroide para o tratamento da deficiência de 3 β-HSD são os mesmos utilizados nas outras formas de HAC previamente descritos neste capítulo. Os parâmetros que devem ser monitorizados são as dosagens de ACTH, 17Preg, DHEA e sua forma sulfatada (SDHEA). Pelas dificuldades técnicas para essas dosagens, o seguimento dos pacientes pode ser realizado apenas pela evolução clínica (avaliação da velocidade de crescimento, evolução dos pelos pubianos, acne e hirsutismo), avaliação da idade óssea e dosagens de testosterona e androstenediona que devem estar normal para idade e sexo.

Os pacientes XY com ambiguidade genital criados como do sexo feminino ou pacientes do sexo feminino (46, XX) afetadas pela doença, nas quais a puberdade espontânea está ausente, necessitam de terapia de reposição de estrógeno. Uma baixa dose de estrógeno conjugada (0,3 mg/dia) deve ser introduzida entre 10 e 11 anos, quando a puberdade fisiológica feminina geralmente se inicia. A introdução de doses mais baixas de estrogênio conjugado (0,15 mg/dia) tem sido preconizada, no intuito de possibilitar um melhor desenvolvimento das mamas. A dose de estrogênio conjugado deverá ser aumentada gradualmente a cada 6 meses a 1 ano após o início do tratamento. Após 1 ano de tratamento com altas doses de estrógenos conjugados (1,25 mg/dia), recomenda-se associar progestágenos ciclicamente à terapia estrogênica para prevenir hiperplasia endometrial e iniciar ciclos menstruais. A função hepática e os níveis de lipídeos deverão ser periodicamente avaliados e recomenda-se também uma avaliação ginecológica nas pacientes com terapia de reposição de hormônios sexuais a longo prazo.

Pacientes com genitália ambígua devem ser submetidos à cirurgia para a correção da genitália antes do 2º ano de vida. Pacientes XY que foram criados como sendo do sexo feminino devem ser submetidos à gonadectomia durante a infância. Devem também receber apoio psicológico e orientação psicossexual durante a adolescência.

Pacientes XY devem ser seguidos com ultrassonografia (USG) testicular para investigação de tumores testiculares provenientes de restos adrenais. Há relato na literatura de paciente com deficiência de 3 β-HSD que apresentou TART bilateral e uma massa na região perirrenal de 4 cm cujo anátomo patológico também confirmou restos adrenais.[148]

HIPERPLASIA ADRENAL CONGÊNITA LIPOIDE

A proteína StAR (*Steroidogenic acute regulatory protein*) é responsável por mediar o aumento rápido da concentração de pregnenolona estimulada pelo ACTH por meio da facilitação do transporte da molécula de colesterol da membrana externa para a membrana interna da mitocôndria nos tecidos esteroidogênicos adrenal e gonadal.[149-151] Dessa forma, a deficiência da proteína Star resulta em deficiência completa ou parcial de glicocorticosteroides, mineralocorticosteroides e esteroides sexuais adrenais e gonadais.[152]

O gene *StAR* está mapeado no cromossomo 8p11.2, enquanto um pseudogene foi mapeado no cromossomo 13.[153] Evidências do envolvimento da proteína StAR na produção de hormônios esteroides foram constatadas pela observação de mutações no gene *StAR* causando Hiperplasia Congênita Adrenal Lipoide.[152,154-156]

O fenótipo da hiperplasia adrenal congênita lipoide é o resultado de dois eventos: 1) nas células com mutação no gene *STAR*, o colesterol é transportado para a mitocôndria por mecanismos independentes da STAR, resultando em diminuição da esteroidogênese; 2) subsequente dano celular ocorrido como consequência à diminuição dos esteroides, há acúmulo de ésteres de colesterol no córtex adrenal.[152] Após o segundo evento, desencadeia-se a crise de perda de sal, hiponatremia, hipovolemia, hipercalemia, acidose e morte na infância caso não tratada.[118] Pacientes XY apresentam genitália externa hipovirilizada consequente à ausência dos esteroides gonadais, e ambos os sexos não desenvolverão puberdade espontânea. Os ensaios hormonais confirmam o grave defeito de todos os esteroides da adrenal com elevação das concentrações de ACTH, resultante da perda da retrorregulação negativa a nível do hipotálamo-hipófise. As adrenais são frequentemente bastante aumentadas e repletas de depósitos de lipídeos.[118]

A forma clássica da hiperplasia adrenal lipoide foi inicialmente descrita por Lin e cols.[157] em pacientes que apresentavam insuficiência adrenal primária de início precoce e genitália externa feminina independentemente do sexo genético.[152] O fenótipo pode ser bastante variável, sendo que uma forma não clássica da doença foi reportada por Baker e cols.,[158] caracterizada por insuficiência adrenal primária de início mais tardio com genitália parcialmente masculinizada ou mesmo com aspecto normal.[159,160]

A hiperplasia adrenal lipoide é causada, na maioria das vezes, por mutações no gene STAR, porém mutações no gene CYP11A1 também têm sido descritas nessa doença.[158,161-163] O gene STAR está mapeado no cromossomo 8p11.2, enquanto um pseudogene foi mapeado no cromosomo 13.[153] Até o momento, aproximadamente 60 mutações no gene STAR foram descritas, sendo a maioria do tipo missense, nonsense ou frameshift.[164,165] Estudos in vitro, construção de minigenes, análises computacionais de algumas dessas mutações têm demonstrado o impacto funcional na atividade enzimática e contribuído para uma melhor compreensão da estrutura e função da proteína StAR.[159,164,166,167] Na maioria desses trabalhos, mutações no gene STAR que preservem 10 a 20% da atividade enzimática estão relacionadas à forma não clássica da hiperplasia lipoide.[158,159,165] No entanto, alguns trabalhos mostram que nem sempre há correlação entre a atividade in vitro e o fenótipo, sendo que as razões dessa dissociação ainda permanecem desconhecidas.[152,155]

Os princípios para a terapia com glicocorticosteroides e mineralocorticosteroides para o tratamento da deficiência de StAR e P450scc, assim como o tratamento futuro com esteroides sexuais são os mesmos utilizados nas outras formas de HAC, previamente descritas neste capítulo.

DEFICIÊNCIA DA P450 OXIDORREDUTASE

A proteína P450 oxidorredutase é uma flavoproteína de membrana que doa elétrons para todas as enzimas P450 microssomais e esse processo é essencial para atividade destas. As P450 microssomais envolvidas na esteroidogênese são: P450c21 (21-hidroxilase); P450c17 (17-hidroxilase); e P450aro (aromatase). Portanto, mutações do gene POR que codifica a P450 óxido-redutase podem levar a um quadro clínico de defeito de síntese de esteroides combinado.[168,169] O fenótipo varia desde virilização incompleta em indivíduos XY (predomínio do defeito da 17,20 liase), virilização não progressiva em indivíduos XX (predomínio do defeito aromatase) e mesmo genitália feminina normal com amenorreia associada a hipertensão arterial e cistos ovarianos (predomínio do defeito 17α-hidroxilase). Os defeitos de síntese podem vir associados a malformações ósseas como craniossinostoses, sinostoses radioumeral e radioulnar que caracterizam a síndrome de Antley-Bixler.

Atualmente, mais de 50 mutações já foram descritas, e os ensaios in vitro demonstraram que pacientes com ambiguidade genital e malformações ósseas apresentam mutações que comprometem mais as atividades enzimáticas comparadas às mutações dos pacientes com genitália normal conferindo uma boa correlação genótipo/fenótipo.[168]

Laboratorialmente, os pacientes com deficiência da P450 oxidorredutase apresentam progesterona muito elevada compatível com o defeito combinado de P450c17 e P450c21. O cortisol é geralmente normal com resposta parcial aos ACTH e 17OHP moderadamente elevados compatível com o defeito da P450c21 e os andrógenos (androstenediona e testosterona) são baixos, compatíveis com o defeito da P450c17.[118]

O tratamento segue os princípios das outras formas de HAC, os pacientes devem ser avaliados da necessidade de repor glicocorticosteroide principalmente em situações de estresse. A puberdade deve ser induzida na maioria dos pacientes, e é essencial a monitorização da presença de cistos ovarianos nas pacientes femininas visto ser achado muito frequente nessa população e esses cistos apresentam risco de torção e/ou ruptura.[170]

REFERÊNCIAS BIBLIOGRÁFICAS

1. White PC, Speiser PW. Congenital adrenal hyperplasia due to 21-hydroxylase deficiency. Endocrine reviews. 2000;21(3):245-91.

2. Hayashi G, Faure C, Brondi MF, Vallejos C, Soares D, Oliveira E, et al. Weight-adjusted neonatal 17OH-progesterone cutoff levels improve the efficiency of newborn screening for congenital adrenal hyperplasia. Arquivos brasileiros de endocrinologia e metabologia. 2011;55(8):632-7.

3. Silveira EL, dos Santos EP, Bachega TA, van der Linden Nader I, Gross JL, Elnecave RH. The actual incidence of congenital adrenal hyperplasia in Brazil may not be as high as inferred--an estimate based on a public neonatal screening program in the state of Goias. J Pediatr Endocrinol Metab. 2008;21(5):455-60.

4. Miller WL, Levine LS. Molecular and clinical advances in congenital adrenal hyperplasia. The Journal of pediatrics. 1987;111(1):1-17.

5. Speiser PW, Dupont B, Rubinstein P, Piazza A, Kastelan A, New MI. High frequency of nonclassical steroid 21-hydroxylase deficiency. American journal of human genetics. 1985;37(4):650-67.

6. Moura-Massari VO, Bugano DD, Marcondes JA, Gomes LG, Mendonca BB, Bachega TA. CYP21A2 genotypes do not predict the severity of hyperandrogenic manifestations in the nonclassical form of congenital adrenal hyperplasia. Hormone and metabolic research = Hormon- und Stoffwechselforschung = Hormones et metabolisme. 2013;45(4):301-7.

7. Petersen KE, Christensen T. 17-Hydroxyprogesterone in normal children and congenital adrenal hyperplasia. Measurement in serum by radioimmunoassay after thin-layer chromatography. Acta paediatrica Scandinavica. 1979;68(2):205-11.

8. Youssefnejadian E, David R. Early diagnosis of congenital adrenal hyperplasia by measurement of 17-hydroxyprogesterone. Clinical endocrinology. 1975;4(4):451-54.

9. Elias LL, Voltarelli JC, Moreira AC. Adrenal response to adrenocorticotropin hormone and HLA typing of subjects with different degrees of 21-hydroxylase deficiency. Brazilian journal of medical and biological research = Revista brasileira de pesquisas medicas e biologicas/Sociedade Brasileira de Biofisica [et al]. 1993;26(2):177-89.

10. New MI, Lorenzen F, Lerner AJ, Kohn B, Oberfield SE, Pollack MS, et al. Genotyping steroid 21-hydroxylase deficiency: hormonal reference data. The Journal of clinical endocrinology and metabolism. 1983; 57(2):320-6.

11. Bachega TA, Billerbeck AE, Marcondes JA, Madureira G, Arnhold IJ, Mendonca BB. Influence of different genotypes on 17-hydroxyprogesterone levels in patients with nonclassical congenital adrenal hyperplasia due to 21-hydroxylase deficiency. Clinical endocrinology. 2000;52(5):601-7.

12. Carroll MC, Campbell RD, Porter RR. Mapping of steroid 21-hydroxylase genes adjacent to complement component C4 genes in HLA, the major histocompatibility complex in man. Proceedings of the National Academy of Sciences of the United States of America. 1985;82(2):521-5.

13. Levine LS, Zachmann M, New MI, Prader A, Pollack MS, O'Neill GJ, et al. Genetic mapping of the 21-hydroxylase-deficiency gene within the HLA linkage group. The New England journal of medicine. 1978;299(17):911-5.

14. White PC, New MI, Dupont B. Structure of human steroid 21-hydroxylase genes. Proceedings of the National Academy of Sciences of the United States of America. 1986;83(14):5111-5.

15. Morel Y, Bristow J, Gitelman SE, Miller WL. Transcript encoded on the opposite strand of the human steroid 21-hydroxylase/complement component C4 gene locus. Proceedings of the National Academy of Sciences of the United States of America. 1989;86(17):6582-6.

16. Miller WL. Gene conversions, deletions, and polymorphisms in congenital adrenal hyperplasia. American journal of human genetics. 1988;42(1):4-7.

17. de-Araujo M, Sanches MR, Suzuki LA, Guerra G, Farah SB, de-Mello MP. Molecular analysis of CYP21 and C4 genes in Brazilian families with the classical form of steroid 21-hydroxylase deficiency. Braz J Med Biol Res. 1996;29(1):1-13.

18. Bachega TA, Billerbeck AE, Madureira G, Arnhold IJ, Medeiros MA, Marcondes JA, et al. Low frequency of CYP2B deletions in Brazilian patients with congenital adrenal hyperplasia due to 21-hydroxylas deficiency. Human heredity. 1999;49(1):9-14.

19. Bachega TA, Billerbeck AE, Madureira G, Marcondes JA, Longui CA, Leite MV, et al. Molecular genotyping in Brazilian patients with the classical and nonclassical forms of 21-hydroxylase deficiency. The Journal of clinical endocrinology and metabolism. 1998;83(12):4416-9.

20. Torres N, Mello MP, Germano CM, Elias LL, Moreira AC, Castro M. Phenotype and genotype correlation of the microconversion from the CYP21A1P to the CYP21A2 gene in congenital adrenal hyperplasia. Brazilian journal of medical and biological research = Revista brasileira de pesquisas medicas e biologicas/Sociedade Brasileira de Biofisica [et al]. 2003;36(10):1311-8.

21. Higashi Y, Hiromasa T, Tanae A, Miki T, Nakura J, Kondo T, et al. Effects of individual mutations in the P-450(C21) pseudogene on the P-450(C21) activity and their distribution in the patient genomes of congenital steroid 21-hydroxylase deficiency. Journal of biochemistry. 1991;109(4):638-44.

22. Speiser PW, Dupont J, Zhu D, Serrat J, Buegeleisen M, Tusie-Luna MT, et al. Disease expression and molecular genotype in congenital adrenal hyperplasia due to 21-hydroxylase deficiency. The Journal of clinical investigation. 1992;90(2):584-95.

23. Wedell A, Thilen A, Ritzen EM, Stengler B, Luthman H. Mutational spectrum of the steroid 21-hydroxylase gene in Sweden: implications for genetic diagnosis and association with disease manifestation. The Journal of clinical endocrinology and metabolism. 1994;78(5):1145-52.

24. Araujo RS, Billerbeck AE, Madureira G, Mendonca BB, Bachega TA. Substitutions in the CYP21A2 promoter explain the simple-virilizing form of 21-hydroxylase

deficiency in patients harbouring a P30L mutation. Clinical endocrinology. 2005;62(2):132-6.

25. Gomes LG, Huang N, Agrawal V, Mendonca BB, Bachega TA, Miller WL. Extraadrenal 21-hydroxylation by CYP2C19 and CYP3A4: effect on 21-hydroxylase deficiency. The Journal of clinical endocrinology and metabolism. 2009;94(1):89-95.

26. David M, Forest MG. Prenatal treatment of congenital adrenal hyperplasia resulting from 21-hydroxylase deficiency. The Journal of pediatrics. 1984;105(5):799-803.

27. Hughes IA, Dyas J, Riad-Fahmy D, Laurence KM. Prenatal diagnosis of congenital adrenal hyperplasia: reliability of amniotic fluid steroid analysis. Journal of medical genetics. 1987;24(6):344-7.

28. Consensus statement on 21-hydroxylase deficiency from the Lawson Wilkins Pediatric Endocrine Society and the European Society for Paediatric Endocrinology. The Journal of Clinical Endocrinology and Metabolism. 2002;
87(9):4048-53.

29. Forest MG, Betuel H, David M. Prenatal treatment in congenital adrenal hyperplasia due to 21-hydroxylase deficiency: up-date 88 of the French multicentric study. Endocr Res. 1989;15(1-2):277-301.

30. Mercado AB, Wilson RC, Cheng KC, Wei JQ, New MI. Prenatal treatment and diagnosis of congenital adrenal hyperplasia owing to steroid 21-hydroxylase deficiency. The Journal of Clinical Endocrinology and Metabolism. 1995;80(7):
2014-20.

31. Lajic S, Wedell A, Bui TH, Ritzen EM, Holst M. Long-term somatic follow-up of prenatally treated children with congenital adrenal hyperplasia. The Journal of Clinical Endocrinology and Metabolism. 1998;83(11):3872-80.

32. Hirvikoski T, Nordenstrom A, Lindholm T, Lindblad F, Ritzen EM, Wedell A, et al. Cognitive functions in children at risk for congenital adrenal hyperplasia treated prenatally with dexamethasone. The Journal of Clinical Endocrinology and Metabolism. 2007;92(2):542-8.

33. Meyer-Bahlburg HF, Dolezal C, Haggerty R, Silverman M, New MI. Cognitive outcome of offspring from dexamethasone-treated pregnancies at risk for congenital adrenal hyperplasia due to 21-hydroxylase deficiency. Eur J Endocrinol. 2012;167(1):103-10.

34. Tardy-Guidollet V, Menassa R, Costa JM, David M, Bouvattier-Morel C, Baumann C, et al. New management strategy of pregnancies at risk of congenital adrenal hyperplasia using fetal sex determination in maternal serum: French cohort of 258 cases (2002-2011). The Journal of Clinical Endocrinology and Metabolism. 2014;99(4):1180-8.

35. New MI, Tong YK, Yuen T, Jiang P, Pina C, Chan KC, et al. Noninvasive prenatal diagnosis of congenital adrenal hyperplasia using cell-free fetal DNA in maternal plasma. The Journal of Clinical Endocrinology and Metabolism. 2014;99(6):
E1022-30.

36. Kerrigan JR, Veldhuis JD, Leyo SA, Iranmanesh A, Rogol AD. Estimation of daily cortisol production and clearance rates in normal pubertal males by deconvolution analysis. The Journal of Clinical Endocrinology and Metabolism. 1993;76(6):
1505-10.

37. Linder BL, Esteban NV, Yergey AL, Winterer JC, Loriaux DL, Cassorla F. Cortisol production rate in childhood and adolescence. The Journal of Pediatrics. 1990;117(6):892-6.

38. Charmandari E, Johnston A, Brook CG, Hindmarsh PC. Bioavailability of oral hydrocortisone in patients with congenital adrenal hyperplasia due to 21-hydroxylase deficiency. The Journal of Endocrinology. 2001;169(1):65-70.

39. Nordenstrom A, Marcus C, Axelson M, Wedell A, Ritzen EM. Failure of cortisone acetate treatment in congenital adrenal hyperplasia because of defective 11beta-hydroxysteroid dehydrogenase reductase activity. The Journal of Clinical Endocrinology and Metabolism. 1999;84(4):1210-3.

40. Whorwood CB, Warne GL. A possible defect in the inter-conversion between cortisone and cortisol in prepubertal patients with congenital adrenal hyperplasia receiving cortisone acetate therapy. The Journal of Steroid Biochemistry and Molecular Biology. 1991;39(4A):461-70.

41. Speiser PW, Azziz R, Baskin LS, Ghizzoni L, Hensle TW, Merke DP, et al. Congenital adrenal hyperplasia due to steroid 21-hydroxylase deficiency: an Endocrine Society clinical practice guideline. The Journal of Clinical Endocrinology and Metabolism. 2010;95(9):4133-60.

42. Mulaikal RM, Migeon CJ, Rock JA. Fertility rates in female patients with congenital adrenal hyperplasia due to 21-hydroxylase deficiency. The New England Journal of Medicine. 1987;316(4):178-82.

43. Casteras A, De Silva P, Rumsby G, Conway GS. Reassessing fecundity in women with classical congenital adrenal hyperplasia (CAH): normal pregnancy rate but reduced fertility rate. Clinical Endocrinology. 2009;70(6):833-7.

44. Bidet M, Bellanne-Chantelot C, Galand-Portier MB, Golmard JL, Tardy V, Morel Y, et al. Fertility in women with nonclassical congenital adrenal hyperplasia due to 21-hydroxylase deficiency. The Journal of Clinical Endocrinology and Metabolism. 2010;95(3):1182-90.

45. Benvenga S, Smedile G, Lo Giudice F, Trimarchi F. Testicular adrenal rests: evidence for luteinizing hormone receptors and for distinct types of testicular nodules differing for their autonomization. Eur J Endocrinol. 1999;141(3):231-7.

46. Cutfield RG, Bateman JM, Odell WD. Infertility caused by bilateral testicular masses secondary to congenital adrenal hyperplasia (21-hydroxylase deficiency). Fertil Steril. 1983;40(6):809-14.

47. Smeets EE, Span PN, van Herwaarden AE, Wevers RA, Hermus AR, Sweep FC, et al. Molecular characterization of testicular adrenal rest tumors in congenital adrenal hyperplasia: lesions with both adrenocortical and Leydig

cell features. The Journal of Clinical Endocrinology and Metabolism. 2015;100(3):E524-30.

48. Giacaglia LR, Mendonca BB, Madureira G, Melo KF, Suslik CA, Arnhold IJ, et al. Adrenal nodules in patients with congenital adrenal hyperplasia due to 21-hydroxylase deficiency: regression after adequate hormonal control. J Pediatr Endocrinol Metab. 2001;14(4):415-9.

49. Almeida MQ, Kaupert LC, Brito LP, Lerario AM, Mariani BM, Ribeiro M, et al. Increased expression of ACTH (MC2R) and androgen (AR) receptors in giant bilateral myelolipomas from patients with congenital adrenal hyperplasia. BMC Endocrine Disorders. 2014;14:42.

50. Bouvattier C, Esterle L, Renoult-Pierre P, de la Perriere AB, Illouz F, Kerlan V, et al. Clinical outcome, hormonal status, gonadotrope axis and testicular function in 219 adult men born with classic 21-hydroxylase deficiency. A French National Survey. The Journal of clinical endocrinology and metabolism. 2015:jc20144124.

51. Levine LS. Congenital adrenal hyperplasia. Pediatr Rev. 2000;21(5):159-70; quiz 71.

52. White PC, Bachega TA. Congenital adrenal hyperplasia due to 21 hydroxylase deficiency: from birth to adulthood. Seminars in Reproductive Medicine. 2012;30(5):400-9.

53. Hughes IA. Monitoring treatment in congenital adrenal hyperplasia. Archives of Disease in Childhood. 1990;65(3):333.

54. Rösler A, Levine LS, Schneider B, Novogroder M, New MI. The interrelationship of sodium balance, plasma renin activity and ACTH in congenital adrenal hyperplasia. The Journal of Clinical Endocrinology and Metabolism. 1977;45(3):500-12.

55. Mullis PE, Hindmarsh PC, Brook CG. Sodium chloride supplement at diagnosis and during infancy in children with salt-losing 21-hydroxylase deficiency. Eur J Pediatr. 1990;150(1):22-5.

56. Gomes LG, Madureira G, Mendonca BB, Bachega TA. Mineralocorticoid replacement during infancy for salt wasting congenital adrenal hyperplasia due to 21-hydroxylase deficiency. Clinics (Sao Paulo). 2013;68(2):147-52.

57. Jansen M, Wit JM, van den Brande JL. Reinstitution of mineralocorticoid therapy in congenital adrenal hyperplasia. Effects on control and growth. Acta Paediatrica Scandinavica. 1981;70(2):229-33.

58. Biglieri EG, Kater CE. Mineralocorticoids in congenital adrenal hyperplasia. The Journal of Steroid biochemistry and Molecular Biology. 1991;40(4-6):493-9.

59. Falhammar H, Frisen L, Norrby C, Hirschberg AL, Almqvist C, Nordenskjold A, et al. Increased mortality in patients with congenital adrenal hyperplasia due to 21-hydroxylase deficiency. The Journal of Clinical Endocrinology and Metabolism. 2014;99(12):E2715-21.

60. Wilkins L, Lewis Ra, Klein R, Gardner LI, Crigler JF, Rosemberg E, et al. Treatment of congenital adrenal hyperplasia with cortisone. The Journal of Clinical Endocrinology and metabolism. 1951;11(1):1-25.

61. Merke DP, Keil MF, Jones JV, Fields J, Hill S, Cutler GB. Flutamide, testolactone, and reduced hydrocortisone dose maintain normal growth velocity and bone maturation despite elevated androgen levels in children with congenital adrenal hyperplasia. The Journal of clinical endocrinology and metabolism. 2000;85(3):1114-20.

62. Speiser PW. Toward better treatment of congenital adrenal hyperplasia. Clinical Endocrinology. 1999;51(3):273-4.

63. Jääskeläinen J, Hippeläinen M, Kiekara O, Voutilainen R. Child rate, pregnancy outcome and ovarian function in females with classical 21-hydroxylase deficiency. Acta Obstet Gynecol Scand. 2000;79(8):687-92.

64. Laue L, Merke DP, Jones JV, Barnes KM, Hill S, Cutler GB. A preliminary study of flutamide, testolactone, and reduced hydrocortisone dose in the treatment of congenital adrenal hyperplasia. The Journal of Clinical Endocrinology and Metabolism. 1996;81(10):3535-9.

65. Quintos JB, Vogiatzi MG, Harbison MD, New MI. Growth hormone therapy alone or in combination with gonadotropin-releasing hormone analog therapy to improve the height deficit in children with congenital adrenal hyperplasia. The Journal of Clinical Endocrinology and Metabolism. 2001;86(4):1511-7.

66. Mallappa A, Sinaii N, Kumar P, Whitaker MJ, Daley LA, Digweed D, et al. A phase 2 study of Chronocort, a modified-release formulation of hydrocortisone, in the treatment of adults with classic congenital adrenal hyperplasia. The Journal of Clinical Endocrinology and Metabolism. 2015;100(3):1137-45.

67. Auchus RJ, Buschur EO, Chang AY, Hammer GD, Ramm C, Madrigal D, et al. Abiraterone acetate to lower androgens in women with classic 21-hydroxylase deficiency. The Journal of Clinical Endocrinology and Metabolism. 2014;99(8): 2763-70.

68. Nimkarn S, New MI. Steroid 11beta- hydroxylase deficiency congenital adrenal hyperplasia. Trends in endocrinology and metabolism: TEM. 2008;19(3):96-9.

69. Rösler A, Leiberman E, Cohen T. High frequency of congenital adrenal hyperplasia (classic 11 beta-hydroxylase deficiency) among Jews from Morocco. Am J Med Genet. 1992;42(6):827-34.

70. al-Jurayyan NA. Congenital adrenal hyperplasia due to 11 beta-hydroxylase deficiency in Saudi Arabia: clinical and biochemical characteristics. Acta Paediatr. 1995;84(6):651-4.

71. White PC, Curnow KM, Pascoe L. Disorders of steroid 11 beta-hydroxylase isozymes. Endocrine Reviews. 1994;15(4):421-38.

72. Chabre O, Portrat-Doyen S, Vivier J, Morel Y, Defaye G. Two novel mutations in splice donor sites of CYP11B1 in congenital adrenal hyperplasia due to 11beta-hydroxylase deficiency. Endocr Res. 2000;26(4):797-801.

73. Rösler A, Leiberman E, Sack J, Landau H, Benderly A, Moses SW, et al. Clinical variability of congenital adrenal hyperplasia due to 11 beta-hydroxylase deficiency. Horm Res. 1982;16(3):133-41.

74. Joehrer K, Geley S, Strasser-Wozak EM, Azziz R, Wollmann HA, Schmitt K, et al. CYP11B1 mutations causing non-classic adrenal hyperplasia due to 11 beta-hydroxylase deficiency. Hum Mol Genet. 1997;6(11):1829-34.

75. Reisch N, Hogler W, Parajes S, Rose IT, Dhir V, Gotzinger J, et al. A diagnosis not to be missed: nonclassic steroid 11beta-hydroxylase deficiency presenting with premature adrenarche and hirsutism. The Journal of Clinical Endocrinology and Metabolism. 2013;98(10):E1620-5.

76. Escobar-Morreale HF, Sanchon R, San Millan JL. A prospective study of the prevalence of nonclassical congenital adrenal hyperplasia among women presenting with hyperandrogenic symptoms and signs. The Journal of Clinical Endocrinology and Metabolism. 2008;93(2):527-33.

77. Azziz R, Boots LR, Parker CR, Bradley E, Zacur HA. 11 beta-hydroxylase deficiency in hyperandrogenism. Fertil Steril. 1991;55(4):733-41.

78. Carmina E, Malizia G, Pagano M, Janni A. Prevalence of late-onset 11 beta-hydroxylase deficiency in hirsute patients. J Endocrinol Invest. 1988;11(8):595-8.

79. Clark PA. Nonclassic 11 beta-hydroxylase deficiency: report of two patients and review. J Pediatr Endocrinol Metab. 2000;13(1):105-9.

80. Nonaka Y, Matsukawa N, Ying Z, Ogihara T, Okamoto M. Molecular nature of aldosterone synthase, a member of cytochrome P-450(11 beta) family. Endocr Res. 1991;17(1-2):151-63.

81. Chua SC, Szabo P, Vitek A, Grzeschik KH, John M, White PC. Cloning of cDNA encoding steroid 11 beta-hydroxylase (P450c11). Proceedings of the National Academy of Sciences of the United States of America. 1987;84(20):7193-7.

82. Mornet E, Dupont J, Vitek A, White PC. Characterization of two genes encoding human steroid 11 beta-hydroxylase (P-450(11) beta). J Biol Chem. 1989;264(35):20961-7.

83. Curnow KM, Slutsker L, Vitek J, Cole T, Speiser PW, New MI, et al. Mutations in the CYP11B1 gene causing congenital adrenal hyperplasia and hypertension cluster in exons 6, 7, and 8. Proceedings of the National Academy of Sciences of the United States of America. 1993;90(10): 4552-6.

84. Geley S, Kapelari K, Jöhrer K, Peter M, Glatzl J, Vierhapper H, et al. CYP11B1 mutations causing congenital adrenal hyperplasia due to 11 beta-hydroxylase deficiency. J Clin Endocrinol Metab. 1996;81(8):2896-901.

85. Helmberg A, Ausserer B, Kofler R. Frame shift by insertion of 2 basepairs in codon 394 of CYP11B1 causes congenital adrenal hyperplasia due to steroid 11 beta-hydroxylase deficiency. The Journal of Clinical Endocrinology and Metabolism. 1992;75(5):1278-81.

86. Naiki Y, Kawamoto T, Mitsuuchi Y, Miyahara K, Toda K, Orii T, et al. A nonsense mutation (TGG [Trp116]-->TAG [Stop]) in CYP11B1 causes steroid 11 beta-hydroxylase deficiency. The Journal of clinical endocrinology and metabolism. 1993;77(6):1677-82.

87. Nakagawa Y, Yamada M, Ogawa H, Igarashi Y. Missense mutation in CYP11B1 (CGA[Arg-384]-->GGA[Gly]) causes steroid 11 beta-hydroxylase deficiency. Eur J Endocrinol. 1995;132(3):286-9.

88. Skinner CA, Rumsby G. Steroid 11 beta-hydroxylase deficiency caused by a five base pair duplication in the CYP11B1 gene. Hum Mol Genet. 1994;3(2):377-8.

89. White PC, Dupont J, New MI, Leiberman E, Hochberg Z, Rösler A. A mutation in CYP11B1 (Arg-448----His) associated with steroid 11 beta-hydroxylase deficiency in Jews of Moroccan origin. The Journal of Clinical Investigation. 1991;87(5):1664-7.

90. Soardi FC, Penachioni JY, Justo GZ, Bachega TA, Inacio M, Mendonca BB, et al. Novel mutations in CYP11B1 gene leading to 11 beta-hydroxylase deficiency in Brazilian patients. The Journal of Clinical Endocrinology and Metabolism. 2009;94(9):3481-5.

91. Rösler A, White PC. Mutations in human 11 beta-hydroxylase genes: 11 beta-hydroxylase deficiency in Jews of Morocco and corticosterone methyl-oxidase II deficiency in Jews of Iran. The Journal of Steroid Biochemistry and Molecular Biology. 1993;45(1-3):99-106.

92. Lifton RP, Dluhy RG, Powers M, Rich GM, Gutkin M, Fallo F, et al. Hereditary hypertension caused by chimaeric gene duplications and ectopic expression of aldosterone synthase. Nat Genet. 1992;2(1):66-74.

93. Pascoe L, Curnow KM, Slutsker L, Connell JM, Speiser PW, New MI, et al. Glucocorticoid-suppressible hyperaldosteronism results from hybrid genes created by unequal crossovers between CYP11B1 and CYP11B2. Proceedings of the National Academy of Sciences of the United States of America. 1992;89(17):8327-31.

94. MP DM, JY P, M C, TASS B, BB M. A Novel Mutation (G267S) on the CYP11B1 Gene in a Patient with 11beta-Hydroxylase Deficiency Causing Complete Virilization. Pediatric Research2001.

95. JY P, CE DC, M C, AC M, CE K, BB M, et al. Efeito Fundador da Mutação Q356X no Gene CYP11B1 em Pacientes com Deficiência de 11-Beta Hidroxilase. Genetics and Molecular Biology1999.

96. Merke DP, Tajima T, Chhabra A, Barnes K, Mancilla E, Baron J, et al. Novel CYP11B1 mutations in congenital adrenal hyperplasia due to steroid 11 beta-hydroxylase deficiency. J Clin Endocrinol Metab. 1998;83(1):270-3.

97. Cerame BI, Newfield RS, Pascoe L, Curnow KM, Nimkarn S, Roe TF, et al. Prenatal diagnosis and treatment of 11beta-hydroxylase deficiency congenital adrenal hyperplasia resulting in normal female genitalia. J Clin Endocrinol Metab. 1999;84(9):3129-34.

98. Krone N, Grischuk Y, Müller M, Volk RE, Grötzinger J, Holterhus PM, et al. Analyzing the functional and structural consequences of two point mutations (P94L and A368D) in the CYP11B1 gene causing congenital adrenal hyperplasia resulting from 11-hydroxylase deficiency. J Clin Endocrinol Metab. 2006;91(7):2682-8.

99. Parajes S, Loidi L, Reisch N, Dhir V, Rose IT, Hampel R, et al. Functional consequences of seven novel mutations in the CYP11B1 gene: four mutations associated with nonclassic and three mutations causing classic 11{beta}-hydroxylase deficiency. J Clin Endocrinol Metab. 2010;95(2):779-88.

100. Polat S, Kulle A, Karaca Z, Akkurt I, Kurtoglu S, Kelestimur F, et al. Characterisation of three novel CYP11B1 mutations in classic and non-classic 11β-hydroxylase deficiency. Eur J Endocrinol. 2014;170(5):697-706.

101. Menabò S, Polat S, Baldazzi L, Kulle AE, Holterhus PM, Grötzinger J, et al. Congenital adrenal hyperplasia due to 11-beta-hydroxylase deficiency: functional consequences of four CYP11B1 mutations. Eur J Hum Genet. 2014;22(5):610-6.

102. Speiser PW, White PC. Congenital adrenal hyperplasia. N Engl J Med. 2003;349(8):776-88.

103. Matsubara K, Kataoka N, Ogita S, Sano S, Ogata T, Fukami M, et al. Uniparental disomy of chromosome 8 leading to homozygosity of a CYP11B1 mutation in a patient with congenital adrenal hyperplasia: implication for a rare etiology of an autosomal recessive disorder. Endocr J. 2014;61(6):629-33.

104. Karnak I, Senocak ME, Göğüş S, Büyükpamukçu N, Hiçsönmez A. Testicular enlargement in patients with 11-hydroxylase deficiency. J Pediatr Surg. 1997;32(5):756-8.

105. Rich MA, Keating MA. Leydig cell tumors and tumors associated with congenital adrenal hyperplasia. Urol Clin North Am. 2000;27(3): 519-28, x.

106. Kaynar M, Sonmez M, Unlu Y, Karatag T, Tekinarslan E, A. S. Testicular Adrenal Rest Tumor in 11-Beta-Hydroxylase Deficiency Driven Congenital Adrenal Hyperplasia. Korean Journal of Urology2013.

107. Miller WL. Minireview: regulation of steroidogenesis by electron transfer. Endocrinology. 2005;146(6):2544-50.

108. Biglieri EG, Herron MA, Brust N. 17-hydroxylation deficiency in man. The Journal of Clinical Investigation. 1966;45(12):1946-54.

109. Biglieri EG. 17 alpha-Hydroxylase deficiency: 1963-1966. The Journal of Clinical Endocrinology and Metabolism. 1997;82(1):48-50.

110. Auchus RJ. The genetics, pathophysiology, and management of human deficiencies of P450c17. Endocrinology and Metabolism Clinics of North America. 2001;30(1):101-19, vii.

111. Geller DH, Auchus RJ, Mendonça BB, Miller WL. The genetic and functional basis of isolated 17,20-lyase deficiency. Nat Genet. 1997;17(2):201-5.

112. Geller DH, Auchus RJ, Miller WL. P450c17 mutations R347H and R358Q selectively disrupt 17,20-lyase activity by disrupting interactions with P450 oxidoreductase and cytochrome b5. Mol Endocrinol. 1999;13(1):167-75.

113. Yanase T. 17 alpha-Hydroxylase/17,20-lyase defects. The Journal of steroid biochemistry and molecular biology. 1995;53(1-6):153-7.

114. Zachmann M, Werder EA, Prader A. Two types of male pseudohermaphroditism due to 17, 20-desmolase deficiency. The Journal of Clinical Endocrinology and metabolism. 1982;55(3):487-90.

115. Yanase T, Simpson ER, Waterman MR. 17 alpha-hydroxylase/17,20-lyase deficiency: from clinical investigation to molecular definition. Endocrine Reviews. 1991;12(1):91-108.

116. Moreira AC, Leal AM, Castro M. Characterization of adrenocorticotropin secretion in a patient with 17 alpha-hydroxylase deficiency. The Journal of Clinical Endocrinology and Metabolism. 1990;71(1):86-91.

117. D'Armiento M, Reda G, Kater C, Shackleton CH, Biglieri EG. 17 alpha-hydroxylase deficiency: mineralocorticoid hormone profiles in an affected family. The Journal of Clinical Endocrinology and Metabolism. 1983;56(4):697-701.

118. Miller WL, Auchus RJ. The molecular biology, biochemistry, and physiology of human steroidogenesis and its disorders. Endocrine Reviews. 2011;32(1):81-151.

119. Matteson KJ, Picado-Leonard J, Chung BC, Mohandas TK, Miller WL. Assignment of the gene for adrenal P450c17 (steroid 17 alpha-hydroxylase/17,20 lyase) to human chromosome 10. The Journal of Clinical Endocrinology and Metabolism. 1986;63(3):789-91.

120. Costa-Santos M, Kater CE, Auchus RJ, Group BCAHMS. Two prevalent CYP17 mutations and genotype-phenotype correlations in 24 Brazilian patients with 17-hydroxylase deficiency. J Clin Endocrinol Metab. 2004;89(1):49-60.

121. Rosa S, Duff C, Meyer M, Lang-Muritano M, Balercia G, Boscaro M, et al. P450c17 deficiency: clinical and molecular characterization of six patients. The Journal of Clinical Endocrinology and Metabolism. 2007;92(3):1000-7.

122. Marsh CA, Auchus RJ. Fertility in patients with genetic deficiencies of cytochrome P450c17 (CYP17A1): combined 17-hydroxylase/17,20-lyase deficiency and isolated 17,20-lyase deficiency. Fertil Steril. 2014;101(2):317-22.

123. Biason A, Mantero F, Scaroni C, Simpson ER, Waterman MR. Deletion within the CYP17 gene together with insertion of foreign DNA is the cause of combined complete 17 alpha-hydroxylase/17,20-lyase deficiency in an Italian patient. Mol Endocrinol. 1991;5(12):2037-45.

124. Biason-Lauber A, Kempken B, Werder E, Forest MG, Einaudi S, Ranke MB, et al. 17alpha-hydroxylase/17,20-lyase deficiency as a model to study enzymatic activity regulation:
role of phosphorylation. The Journal of Clinical Endocrinology and Metabolism. 2000; 85(3):1226-31.

125. Suzuki Y, Nagashima T, Nomura Y, Onigata K, Nagashima K, Morikawa A. A new compound heterozygous mutation (W17X, 436 + 5G --> T) in the cytochrome P450c17 gene causes 17 alpha-hydroxylase/17,20-lyase deficiency. The Journal of Clinical Endocrinology and Metabolism. 1998;83(1):199-202.

126. Yamaguchi H, Nakazato M, Miyazato M, Kangawa K, Matsukura S. A 5'-splice site mutation in the cytochrome P450 steroid 17alpha-hydroxylase gene in 17alpha-hydroxylase deficiency. The Journal of Clinical Endocrinology and Metabolism. 1997;82(6):1934-8.

127. Belgini DR, Mello MP, Baptista MT, Oliveira DM, Denardi FC, Garmes HM, et al. Six new cases confirm the clinical molecular profile of complete combined 17α-hydroxylase/17,20-lyase deficiency in Brazil. Arq Bras Endocrinol Metabol. 2010;54(8):711-6.

128. Imai T, Yanase T, Waterman MR, Simpson ER, Pratt JJ. Canadian Mennonites and individuals residing in the Friesland region of The Netherlands share the same molecular basis of 17 alpha-hydroxylase deficiency. Hum Genet. 1992;89(1):95-6.

129. Kim YM, Kang M, Choi JH, Lee BH, Kim GH, Ohn JH, et al. A review of the literature on common CYP17A1 mutations in adults with 17-hydroxylase/17,20-lyase deficiency, a case series of such mutations among Koreans and functional characteristics of a novel mutation. Metabolism. 2014;63(1):42-9.

130. BONGIOVANNI AM. The adrenogenital syndrome with deficiency of 3 beta-hydroxysteroid dehydrogenase. The Journal of Clinical Investigation. 1962;41:2086-92.

131. Luu The V, Lachance Y, Labrie C, Leblanc G, Thomas JL, Strickler RC, et al. Full length cDNA structure and deduced amino acid sequence of human 3 beta-hydroxy-5-ene steroid dehydrogenase. Mol Endocrinol. 1989;3(8):1310-2.

132. Simard J, Durocher F, Mébarki F, Turgeon C, Sanchez R, Labrie Y, et al. Molecular biology and genetics of the 3 beta-hydroxysteroid dehydrogenase/delta5-delta4 isomerase gene family. The Journal of Endocrinology. 1996;150 Suppl:S189-207.

133. Simard J, Rhéaume E, Sanchez R, Laflamme N, de Launoit Y, Luu-The V, et al. Molecular basis of congenital adrenal hyperplasia due to 3 beta-hydroxysteroid dehydrogenase deficiency. Mol Endocrinol. 1993;7(5):716-28.

134. Moisan AM, Ricketts ML, Tardy V, Desrochers M, Mébarki F, Chaussain JL, et al. New insight into the molecular basis of 3beta-hydroxysteroid dehydrogenase deficiency: identification of eight mutations in the HSD3B2 gene eleven patients from seven new families and comparison of the functional properties of twenty-five mutant enzymes. The Journal of Clinical Endocrinology and Metabolism. 1999;84(12):4410-25.

135. Rhéaume E, Simard J, Morel Y, Mebarki F, Zachmann M, Forest MG, et al. Congenital adrenal hyperplasia due to point mutations in the type II 3 beta-hydroxysteroid dehydrogenase gene. Nat Genet. 1992;1(4):239-45.

136. Marui S, Castro M, Latronico AC, Elias LL, Arnhold IJ, Moreira AC, et al. Mutations in the type II 3beta-hydroxysteroid dehydrogenase (HSD3B2) gene can cause premature pubarche in girls. Clinical Endocrinology. 2000;52(1):67-75.

137. Mendonça BB, Russell AJ, Vasconcelos-Leite M, Arnhold IJ, Bloise W, Wajchenberg BL, et al. Mutation in 3 beta-hydroxysteroid dehydrogenase type II associated with pseudohermaphroditism in males and premature pubarche or cryptic expression in females. J Mol Endocrinol. 1994;12(1):119-22.

138. Rosenfield RL, Rich BH, Wolfsdorf JI, Cassorla F, Parks JS, Bongiovanni AM, et al. Pubertal presentation of congenital delta 5-3 beta-hydroxysteroid dehydrogenase deficiency. The Journal of Clinical Endocrinology and Metabolism. 1980;51(2):345-53.

139. Mermejo LM, Elias LL, Marui S, Moreira AC, Mendonca BB, de Castro M. Refining hormonal diagnosis of type II 3beta-hydroxysteroid dehydrogenase deficiency in patients with premature pubarche and hirsutism based on HSD3B2 genotyping. The Journal of Clinical Endocrinology and Metabolism. 2005; 90(3):1287-93.

140. Lutfallah C, Wang W, Mason JI, Chang YT, Haider A, Rich B, et al. Newly proposed hormonal criteria via genotypic proof for type II 3beta-hydroxysteroid dehydrogenase deficiency. The Journal of Clinical Endocrinology and Metabolism. 2002;87(6):2611-22.

141. Simard J, Ricketts ML, Gingras S, Soucy P, Feltus FA, Melner MH. Molecular biology of the 3beta-hydroxysteroid dehydrogenase/delta5-delta4 isomerase gene family. Endocrine Reviews. 2005;26(4):525-82.

142. Lusa LG, Lemos-Marini SH, Soardi FC, Ferraz LF, Guerra-Júnior G, Mello MP. Structural aspects of the p.P222Q homozygous mutation of HSD3B2 gene in a patient with congenital adrenal hyperplasia. Arq Bras Endocrinol Metabol. 2010;54(8):768-74.

143. Sanchez R, Rhéaume E, Laflamme N, Rosenfield RL, Labrie F, Simard J. Detection and functional characterization of the novel missense mutation Y254D in type II 3 beta-hydroxysteroid dehydrogenase (3 beta HSD) gene of a female patient with nonsalt-losing 3 beta HSD deficiency. The Journal of Clinical Endocrinology and Metabolism. 1994;78(3):561-7.

144. Jeandron DD, Sahakitrungruang T. A novel homozygous Q334X mutation in the HSD3B2 gene causing classic 3β-hydroxysteroid dehydrogenase deficiency: an

unexpected diagnosis after a positive newborn screen for 21-hydroxylase deficiency. Horm Res Paediatr. 2012;77(5):334-8.

145. Welzel M, Wüstemann N, Simic-Schleicher G, Dörr HG, Schulze E, Shaikh G, et al. Carboxyl-terminal mutations in 3beta-hydroxysteroid dehydrogenase type II cause severe salt-wasting congenital adrenal hyperplasia. J Clin Endocrinol Metab. 2008;93(4):1418-25.

146. Rabbani B, Mahdieh N, Haghi Ashtiani MT, Setoodeh A, Rabbani A. In silico structural, functional and pathogenicity evaluation of a novel mutation: an overview of HSD3B2 gene mutations. Gene. 2012;503(2):215-21.

147. Baquedano MS, Ciaccio M, Marino R, Garrido NP, Ramirez P, Maceiras M, et al. A novel missense mutation in the HSD3B2 gene, underlying nonsalt-wasting congenital adrenal hyperplasia. New insight into the structure-function relationships of 3. J Clin Endocrinol Metab; 2014.

148. Claahsen-van der Grinten HL, Duthoi K, Otten BJ, d'Ancona FC, Hulsbergen-vd Kaa CA, Hermus AR. An adrenal rest tumour in the perirenal region in a patient with congenital adrenal hyperplasia due to congenital 3beta-hydroxysteroid dehydrogenase deficiency. Eur J Endocrinol. 2008;159(4):489-91.

149. Sugawara T, Holt JA, Driscoll D, Strauss JF, Lin D, Miller WL, et al. Human steroidogenic acute regulatory protein: functional activity in COS-1 cells, tissue-specific expression, and mapping of the structural gene to 8p11.2 and a pseudogene to chromosome 13. Proceedings of the National Academy of Sciences of the United States of America. 1995;92(11):4778-82.

150. Sugawara T, Lin D, Holt JA, Martin KO, Javitt NB, Miller WL, et al. Structure of the human steroidogenic acute regulatory protein (StAR) gene: StAR stimulates mitochondrial cholesterol 27-hydroxylase activity. Biochemistry. 1995;34(39):12506-12.

151. Stocco DM, Clark BJ. Regulation of the acute production of steroids in steroidogenic cells. Endocrine Reviews. 1996;17(3):221-44.

152. Bose HS, Sugawara T, Strauss JF, Miller WL, Consortium ICLAH. The pathophysiology and genetics of congenital lipoid adrenal hyperplasia. N Engl J Med. 1996;335(25):1870-8.

153. Sugawara T, Kiriakidou M, McAllister JM, Kallen CB, Strauss JF. Multiple steroidogenic factor 1 binding elements in the human steroidogenic acute regulatory protein gene 5'-flanking region are required for maximal promoter activity and cyclic AMP responsiveness. Biochemistry. 1997;36(23):7249-55.

154. Fujieda K, Tajima T, Nakae J, Sageshima S, Tachibana K, Suwa S, et al. Spontaneous puberty in 46,XX subjects with congenital lipoid adrenal hyperplasia. Ovarian steroidogenesis is spared to some extent despite inactivating mutations in the steroidogenic acute regulatory protein (StAR) gene. The Journal of Clinical Investigation. 1997;99(6):1265-71.

155. Nakae J, Tajima T, Sugawara T, Arakane F, Hanaki K, Hotsubo T, et al. Analysis of the steroidogenic acute regulatory protein (StAR) gene in Japanese patients with congenital lipoid adrenal hyperplasia. Hum Mol Genet. 1997;6(4):571-6.

156. Tee MK, Lin D, Sugawara T, Holt JA, Guiguen Y, Buckingham B, et al. T-->A transversion 11 bp from a splice acceptor site in the human gene for steroidogenic acute regulatory protein causes congenital lipoid adrenal hyperplasia. Hum Mol Genet. 1995;4(12):2299-305.

157. Lin D, Sugawara T, Strauss JF, Clark BJ, Stocco DM, Saenger P, et al. Role of steroidogenic acute regulatory protein in adrenal and gonadal steroidogenesis. Science. 1995;267(5205):1828-31.

158. Baker BY, Lin L, Kim CJ, Raza J, Smith CP, Miller WL, et al. Nonclassic congenital lipoid adrenal hyperplasia: a new disorder of the steroidogenic acute regulatory protein with very late presentation and normal male genitalia. J Clin Endocrinol Metab. 2006;91(12):4781-5.

159. Sahakitrungruang T, Soccio RE, Lang-Muritano M, Walker JM, Achermann JC, Miller WL. Clinical, genetic, and functional characterization of four patients carrying partial loss-of-function mutations in the steroidogenic acute regulatory protein (StAR). J Clin Endocrinol Metab. 2010; 95(7):3352-9.

160. Metherell LA, Naville D, Halaby G, Begeot M, Huebner A, Nürnberg G, et al. Nonclassic lipoid congenital adrenal hyperplasia masquerading as familial glucocorticoid deficiency. J Clin Endocrinol Metab. 2009;94(10):3865-71.

161. Sahakitrungruang T, Tee MK, Blackett PR, Miller WL. Partial defect in the cholesterol side-chain cleavage enzyme P450scc (CYP11A1) resembling nonclassic congenital lipoid adrenal hyperplasia. J Clin Endocrinol Metab. 2011;96(3):792-8.

162. Kim CJ, Lin L, Huang N, Quigley CA, AvRuskin TW, Achermann JC, et al. Severe combined adrenal and gonadal deficiency caused by novel mutations in the cholesterol side chain cleavage enzyme, P450scc. J Clin Endocrinol Metab. 2008;93(3):696-702.

163. Tajima T, Fujieda K, Kouda N, Nakae J, Miller WL. Heterozygous mutation in the cholesterol side chain cleavage enzyme (p450scc) gene in a patient with 46,XY sex reversal and adrenal insufficiency. J Clin Endocrinol Metab. 2001;86(8):3820-5.

164. Camats N, Pandey AV, Fernández-Cancio M, Fernández JM, Ortega AM, Udhane S, et al. STAR splicing mutations cause the severe phenotype of lipoid congenital adrenal hyperplasia: insights from a novel splice mutation and review of reported cases. Clin Endocrinol (Oxf). 2014;80(2):191-9.

165. Flück CE, Pandey AV, Dick B, Camats N, Fernández-Cancio M, Clemente M, et al. Characterization of novel

StAR (steroidogenic acute regulatory protein) mutations causing non-classic lipoid adrenal hyperplasia. PLoS One. 2011;6(5):e20178.

166. Bens S, Mohn A, Yüksel B, Kulle AE, Michalek M, Chiarelli F, et al. Congenital lipoid adrenal hyperplasia: functional characterization of three novel mutations in the STAR gene. J Clin Endocrinol Metab. 2010;95(3):1301-8.

167. Baquedano MS, Guercio G, Marino R, Berensztein E, Costanzo M, Bailez M, et al. Unique dominant negative mutation in the N-terminal mitochondrial targeting sequence of StAR, causing a variant form of congenital lipoid adrenal hyperplasia. J Clin Endocrinol Metab. 2013;98(1):E153-61.

168. Fluck CE, Tajima T, Pandey AV, Arlt W, Okuhara K, Verge CF, et al. Mutant P450 oxidoreductase causes disordered steroidogenesis with and without Antley-Bixler syndrome. Nat Genet. 2004;36(3):228-30.

169. Arlt W, Walker EA, Draper N, Ivison HE, Ride JP, Hammer F, et al. Congenital adrenal hyperplasia caused by mutant P450 oxidoreductase and human androgen synthesis: analytical study. Lancet. 2004;363(9427):2128-35.

170. Idkowiak J, O'Riordan S, Reisch N, Malunowicz EM, Collins F, Kerstens MN, et al. Pubertal presentation in seven patients with congenital adrenal hyperplasia due to P450 oxidoreductase deficiency. The Journal of Clinical Endocrinology and Metabolism. 2011;96(3):E453-62.

Hiperplasia Adrenal Macronodular Primária

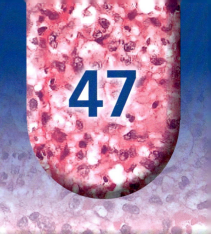

47

Guilherme Asmar Alencar
Antonio Marcondes Lerario
Madson Queiroz Almeida
Maria Candida Barisson Villares Fragoso

INTRODUÇÃO

Descrita pela primeira vez por Harvey Cushing, em 1932, a síndrome de Cushing endógena consiste em um estado clínico resultante da exposição prolongada e inapropriada do organismo a quantidades excessivas de glicocorticosteroides, produzidos e secretados pelo córtex adrenal.[1] A hiperplasia adrenal macronodular é uma causa rara de síndrome de Cushing e estima-se que represente menos de 2% dos casos (Tabela 47.1).[2] Descrita inicialmente por Kirschner e cols., em 1964, a hiperplasia adrenal macronodular caracteriza-se pela presença de macronódulos funcionantes nas adrenais e por uma produção aumentada e sustentada de cortisol, independentemente do estímulo do hormônio adrenocorticotrófico (ACTH) hipofisário.[3]

Tabela 47.1 Principais causas da síndrome de Cushing endógena

Causa	Proporção
Doença de Cushing	70%
Síndrome do ACTH ectópico	10%
Adenoma adrenal	10%
Carcinoma adrenal	5%
Doença adrenal nodular pigmentada primária	< 2%
Hiperplasia adrenal macronodular	**< 2%**
Síndrome de McCune-Albright	< 2%
Síndrome do CRH ectópico	< 1%

Fonte: Adaptado de Newell-Price, et al., 2006.[2]

A hiperplasia adrenal macronodular pode apresentar-se de forma esporádica ou ser herdada (forma familial). A primeira forma de apresentação parece ser a mais frequente, no entanto se desconhece a real prevalência da forma familial, já que, habitualmente, não é realizada uma avaliação sistemática dos parentes dos indivíduos portadores da doença. Até o momento, foram descritas na literatura 15 famílias com hiperplasia adrenal macronodular,[4-16] demonstrando-se, em algumas dessas genealogias, um padrão de herança autossômico dominante.[13-16]

PATOGÊNESE

Apesar de ser uma entidade clínica conhecida há quase 50 anos, o processo fisiopatológico que culminaria com a hiperplasia adrenal macronodular ainda não foi elucidado de forma clara. Trata-se, provavelmente, de uma doença heterogênea, associada a diferentes alterações genéticas germinativas e/ou somáticas. Os avanços até então alcançados na compreensão da fisiopatologia da hiperplasia adrenal macronodular serão debatidos a seguir.

REGULAÇÃO ANORMAL DO CÓRTEX ADRENAL POR RECEPTORES HORMONAIS ABERRANTES

Em situações normais, o ACTH hipofisário é o principal regulador da síntese de cortisol e de andrógenos pelo córtex adrenal. Argumenta-se na literatura que na hiperplasia adrenal macronodular a síntese do cortisol ocorreria independente do estímulo do ACTH, regulada por receptores hormonais aberrantes (ilícitos), presentes nas glândulas adrenais.[17] Diferentes hormônios ligar-se-iam aos seus respectivos receptores aberrantes de membrana, acoplados à proteína G, determinando a síntese e secreção inapropriadas do cortisol (Figura 47.1).

Segundo alguns autores, a presença dos receptores aberrantes seria um evento inicial e essencial na patogênese da hiperplasia adrenal macronodular.[18] Por outro lado, aventa-se também a hipótese de que a expressão desses receptores seria apenas um epifenômeno, resultante da proliferação e desdiferenciação celular.[19] Dessa forma, o real papel desempenhado pelos receptores hormonais aberrantes na fisiopatologia da hiperplasia adrenal macronodular ainda precisa ser mais bem esclarecido.

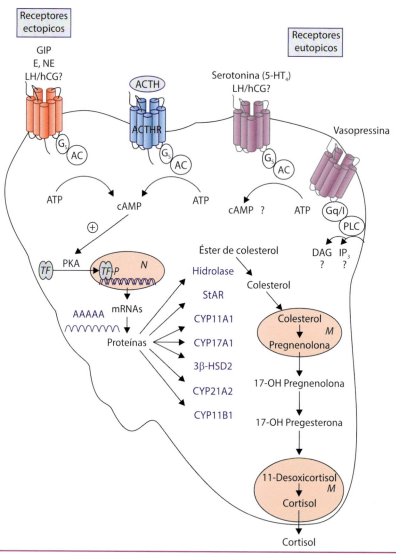

Figura 47.1 Regulação anormal do córtex adrenal mediada por receptores hormonais aberrantes (ilícitos). Diferentes hormônios, tais como peptídeo inibitório gástrico (GIP), epinefrina (E), norepinefrina (NE), hormônio luteinizante (LH), gonadotrofina coriônica humana (hCG), serotonina e vasopressina, ligar-se-iam aos seus respectivos receptores aberrantes de membrana (eutópicos ou ectópicos), acoplados à proteína G (Gs, Gq ou Gi), determinando a ativação da via de sinalização mediada pela adenilato ciclase (AC), adenosina 3',5'-monofosfato cíclico (AMPc) e proteína cinase A (PKA). A ativação dessa via levaria à fosforilação de uma série de fatores de transcrição (TF), culminando com a expressão das enzima esteroidogênicas, com a síntese de cortisol e hiperplasia das adrenais. Receptor do ACTH (ACTHR); receptor V1 da vasopressina (V1R); fosfolipase C (PLC); dialcilglicerol (DAG); inositol trifosfato (IP3); proteína reguladora aguda da esteroidogênese (StAR); colesterol desmolase (CYP11A1); 17α-hidroxilase/17,20-liase (CYP17A1); 3 β-hidroxiesteroide desidrogenase do tipo 2 (3 β-HSD2); 21-hidroxilase (CYP21A2); 11 β-hidroxilase (CYP11B1); núcleo (N); mitocôndria (M). Fonte: Adaptado de Lacroix *et al.* 2004.[18]

MUTAÇÃO ATIVADORA DO GENE DO RECEPTOR DO ACTH (*MC2R*)

A hipótese de que uma mutação ativadora do receptor do ACTH poderia levar à ativação constitutiva de sua via de sinalização e, consequentemente, à autonomia da glândula adrenal já fora investigada. Em somente um paciente com hiperplasia adrenal macronodular foi encontrada uma mutação germinativa ativadora desse receptor, demonstrando ser esta uma causa extremamente incomum da doença.[20]

MUTAÇÃO ATIVADORA DO GENE DA SUBUNIDADE-α DA PROTEÍNA Gs (*GNAS*)

Mutações pós-zigóticas ativadoras da subunidade-α da proteína Gs determinam a ativação constitutiva da via de sinalização da adenilato ciclase/AMPc/proteína cinase A, levando à síndrome de McCune-Albright. Essas mutações, embora infrequentes, já foram descritas na hiperplasia adrenal macronodular, na ausência das demais manifestações típicas da síndrome de McCune-Albright, podendo representar uma variante dessa síndrome ou mesmo mutações somáticas tardias.[21,22] A real importância dessas mutações na fisiopatologia da hiperplasia adrenal macronodular ainda precisa ser mais bem definida.

VARIANTES ALÉLICAS DO GENE FOSFODIESTERASE 11A (*PDE11A*)

Mutações no gene *PDE11A* já foram implicadas na etiologia genética da doença adrenal nodular pigmentada primária. Recentemente, variantes alélicas nesse mesmo gene foram descritas na hiperplasia adrenal macronodular. No entanto, por estarem presentes também em populações controle, essas variantes podem, a princípio, ser consideradas polimorfismos.[23] Assim, até o presente momento, não é possível estabelecer, de forma convincente, uma relação causal entre a mutação do gene *PDE11A* e a hiperplasia adrenal macronodular.

PRODUÇÃO INTRA-ADRENAL DE ACTH

Recentemente, foi demonstrado que na hiperplasia adrenal macronodular, as células do córtex adrenal podem sintetizar e secretar ACTH. Dessa maneira, o ACTH produzido pela própria adrenal hiperplasiada poderia regular, de forma autócrina e/ou parácrina, a secreção do cortisol pela glândula.[24] Acredita-se que a produção intra-adrenal do ACTH

não seria a alteração primária responsável pela hiperplasia adrenal macronodular, mas um processo secundário na fisiopatologia da doença. De qualquer forma, caso esse achado venha a ser confirmado em outros trabalhos, a hiperplasia adrenal macronodular poderá, em breve, ser redefinida como uma causa de síndrome de Cushing ACTH-dependente.

MUTAÇÃO INATIVADORA DO GENE *ARMADILLO REPEAT CONTAINING PROTEIN 5* (*ARMC5*)

Recentemente, dois estudos independentes demonstraram que mutações no gene *ARMC5* são uma causa frequente de hiperplasia adrenal macronodular. Mutações germinativas em heterozigose no gene *ARMC5* foram encontradas em 38 a 48% dos pacientes com a doença.[25,26] No Ambulatório de Suprarrenal do Hospital das Clínicas da Faculdade de Medicina da Universidade de São Paulo (HCFMUSP), cerca de 24% dos pacientes (5/21) suspeitos de apresentarem a forma esporádica da hiperplasia adrenal macronodular demonstraram mutações germinativas no gene *ARMC5*.[26] Assim, a forma herdada da doença parece ser bem mais frequente do que inicialmente se pensava. A demonstração de uma segunda mutação somática no gene *ARMC5*, no tecido adrenal hiperplasiado, sugere, ainda, que esse gene atue como um supressor tumoral.[25,26] Na maior família já diagnosticada com a doença, também foram encontradas mutações germinativas e somáticas no gene *ARMC5*. Nessa genealogia, a doença demonstrou um padrão de herança autossômico dominante, uma penetrância incompleta e uma expressividade variável.[26] A proteína ARMC5 pertence à família das proteínas Armadillo, no entanto, ainda se desconhece o papel desempenhado pela mesma na fisiopatologia da hiperplasia adrenal macronodular.[25,26]

ASSOCIAÇÃO DA HIPERPLASIA ADRENAL MACRONODULAR A SÍNDROMES GENÉTICAS

A hiperplasia adrenal macronodular já foi documentada nas seguintes síndromes genéticas: neoplasia endócrina múltipla do tipo 1, polipose adenomatosa familial e leiomiomatose hereditária e carcinoma de células renais.[27] No entanto, quando a hiperplasia adrenal macronodular ocorre fora do contexto dessas síndromes genéticas, não são encontradas mutações nos genes relacionados a elas: *multiple endocrine neoplasia type I* (*MEN1*), *adenomatous polyposis coli* (*APC*) e *fumarate hydratase* (*FH*), respectivamente (Tabela 47.2).

PATOLOGIA

A hiperplasia adrenal macronodular é uma doença benigna, não havendo na literatura nenhum relato de transformação maligna das lesões.[19,27] À macroscopia, geralmente observa-se o aumento do tamanho das adrenais, associado à presença de

Tabela 47.2 Principais achados clínicos na hiperplasia adrenal macronodular, em uma série de indivíduos com a forma herdada da doença

	Frequência (%) (n = 16 pacientes doentes)
Idade média ao diagnóstico	54,8 ± 13,4 anos (32-84 anos)
Sexo	F (50%): M (50%)
Aumento da circunferência abdominal	50%
Obesidade	31%
Sobrepeso ou obesidade	75%
Ganho ponderal progressivo nos últimos 6 meses	63%
Face em lua cheia	19%
Pletora	25%
Giba	44%
Preenchimento de fossas supraclaviculares	50%
Estrias purpúricas	0%
Fragilidade vascular	25%
Dificuldade de cicatrização	0%
Edema	6%
Fraqueza muscular proximal	13%
Histórico de depressão	38%
Labilidade emocional	31%
Cefaleia	13%
Hirsutismo	0%
Acne	0%
Alteração menstrual (mulheres)	13%
Infecções cutâneas	0%
Micoses	25%
Hipertensão	63%
Diabete ou pré-diabete	44%
Hipercolesterolemia	75%
Hipertrigliceridemia	25%
Dislipidemia	81%

Fonte: Alencar G A JCEM, 2014.

múltiplos nódulos de coloração amarelada, sobressaindo na superfície glandular (Figura 47.2A). Nas adrenais normais, o peso combinado das duas glândulas varia geralmente de 8 a 12 g; na hiperplasia adrenal macronodular, o peso somado das adrenais é habitualmente maior que 60 g, podendo cada glândula pesar mais de 200 g. Na doença de Cushing, as adrenais também podem se tornar hiperplasiadas, em função do estímulo crônico do ACTH; no entanto, nessa condição, o aumento das adrenais costuma ser mais modesto, com um peso combinado das glândulas normalmente menor que 30 g.[28] O exame microscópico das adrenais na hiperplasia adrenal macronodular revela a presença de múltiplos nódulos de aspecto homogêneo, constituídos predominantemente por dois grupos celulares distintos: um formado por células de citoplasma claro (ricas em lipídios), dispostas em cordões; e outro constituído por células de citoplasma compacto (pobres em lipídios), dispostas em estruturas semelhantes a ninhos ou ilhas (Figura 47.2B).[29]

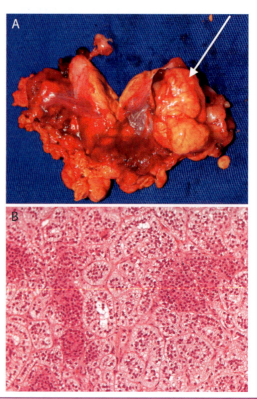

Figura 47.2 Macroscopia (A) e microscopia (B) da hiperplasia adrenal macronodular. À macroscopia (A), observa-se o aumento da adrenal e a presença nódulos de coloração amarelada, sobressaindo do contorno glandular (seta); à microscopia (B) é possível observar células de citoplasma claro (ricas em lipídios), dispostas em cordões e células de citoplasma compacto (pobres em lipídios), dispostas em estruturas semelhantes a ninhos ou ilhas. Fonte: acervo do autor.

Estudos utilizando hibridização *in situ* e imuno-histoquímica demonstraram uma expressão distinta das enzimas esteroidogênicas na hiperplasia adrenal macronodular, um achado não relatado em outras patologias adrenocorticais. A enzima 3β-hidroxiesteroide desidrogenase do tipo 2 (3 β-HSD2) é expressa exclusivamente nas células grandes de citoplasma claro e a enzima 17α-hidroxilase/17,20-liase (CYP17A1) é expressa sobretudo nas células pequenas de citoplasma compacto. As demais enzimas esteroidogênicas estão presentes nos dois tipos celulares, embora, não infrequentemente, também demonstrem uma expressão reduzida.[29] Assim, o hipercortisolismo relacionado à hiperplasia adrenal macronodular parece decorrer, mais provavelmente, do aumento do número de células adrenocorticais e não de uma esteroidogênese mais eficiente.

MANIFESTAÇÕES CLÍNICAS

A hiperplasia adrenal macronodular parece ocorrer com igual prevalência nos dois sexos e, na maioria das vezes, torna-se clinicamente manifesta por volta da 5ª a 6ª décadas de vida, em contraposição à maioria das causas de síndrome de Cushing que predominam no sexo feminino e têm apresentação clínica geralmente mais precoce.[28,30]

Até recentemente, acreditava-se que a síndrome de Cushing clássica (manifesta) fosse a principal forma de apresentação clínica da hiperplasia adrenal macronodular.[31] Atualmente, propõe-se que síndrome de Cushing subclínica seja a forma mais frequente de manifestação da doença, porém, subdiagnosticada.[27] Em um estudo recente, conduzido em uma família com hiperplasia adrenal macronodular, demonstrou-se que os sinais e sintomas decorrentes do hipercortisolismo são discretos na maioria dos pacientes com a doença, estando, inclusive, ausentes em alguns casos. Nessa mesma casuística, no entanto, comorbidades relacionadas à síndrome metabólica (hipertensão, diabete, dislipidemia e obesidade central) foram frequentemente observadas (Tabela 47.3).[32] O diagnóstico incidental da hiperplasia adrenal macronodular tem se tornado também cada vez mais frequente, diante da maior disponibilidade de exames radiológicos, sobretudo nas últimas décadas.[27,31,32]

A evolução clínica da hiperplasia adrenal macronodular parece ocorrer de forma lenta e insidiosa. Ohashi e cols.[33] relataram o caso de um paciente que levou 7 anos para progredir da síndrome de Cushing subclínica à forma manifesta da doença. Nos pacientes acompanhados por Swain e cols.,[34] o tempo médio entre o aparecimento das primeiras manifestações clínicas e o diagnóstico da hiperplasia adrenal macronodular foi de cerca de 8 anos. É importante salientar que a história natural da doença ainda não é bem compreendida, não se sabe, por exemplo, se necessariamente todos os pacientes evoluiriam para a síndrome de Cushing clássica (manifesta) ao longo dos anos.

Recentemente, foi demonstrada uma prevalência aumentada de meningiomas intracranianos nos pacientes com hiperplasia adrenal macronodular.[32]

Tabela 47.3 Principais genes implicados na etiologia da hiperplasia adrenal macronodular

Gene	OMIM*	Mutação	Mecanismo provável
MC2R	*Melanocortin-2 receptor* (OMIM 607397)	Germinativa ativadora	Ativação constitutiva do receptor de ACTH e, consequentemente, da via de sinalização: adenilato ciclase – AMPc – proteína cinase A
GNAS	*GNAS complex locus* (OMIM 139320)	Somática ativadora (pós-zigótica)	Perda da atividade GTPase intrínseca da subunidade-α e consequente ativação constitutiva da via de sinalização: adenilato ciclase – AMPc – proteína cinase A
MEN1	*Multiple endocrine neoplasia type I* (OMIM 613733)	Germinativa inativadora	Estímulo à proliferação e ao crescimento celular (outros mecanismos?)
APC	*Adenomatous polyposis coli* (OMIM 611731)	Germinativa e somática inativadoras	Ativação da via de sinalização Wnt canônica (outros mecanismos?)
FH	*Fumarate hydratase* (OMIM 136850)	Germinativa e somática inativadoras	Ativação da via de sinalização dos fatores de transcrição induzidos por hipóxia (outros mecanismos?)
ARMC5	*Armadillo repeat-containing protein 5* (OMIM 615549)	Germinativa e somática inativadoras	Ainda não é compreendido

*OMIM: http://www.ncbi.nlm.nih.gov/omim.

A presença desses tumores não parece estar associada à intensidade ou à duração do hipercortisolismo, já que, em alguns casos, os meningiomas ocorrem em uma idade precoce, antes mesmo do desenvolvimento da hiperplasia adrenal macronodular. A presença de múltiplas lesões intracranianas compatíveis com esses tumores, em alguns pacientes, favorece a hipótese de uma predisposição genética à ocorrência dos meningiomas na hiperplasia adrenal macronodular, uma questão que ainda precisa ser melhor investigada (Figura 47.3). Em um estudo conduzido no Ambulatório de Suprarrenal do HCFMUSP, foi demonstrada uma prevalência de 33% (5/15) de meningiomas intracranianos nos pacientes com hiperplasia adrenal macronodular; a idade média ao diagnóstico desses tumores foi de 48,2 ±17 anos (26-73 anos).[35] Dessa forma, com o intuito de se realizar o diagnóstico precoce desses tumores intracranianos, recomenda-se que seja realizado um exame de ressonância magnética (RM) para a investigação da presença de meningiomas, em todos os paciente com hiperplasia adrenal macronodular.[32,35]

DIAGNÓSTICO

Conforme comentado anteriormente, nas fases iniciais da hiperplasia adrenal macronodular, os sinais e sintomas decorrentes do hipercortisolismo podem ser discretos ou estar até mesmo ausentes; dessa forma, o diagnóstico precoce da doença está fundamentado, sobretudo, na propedêutica laboratorial e nos exames de imagem.

DIAGNÓSTICO LABORATORIAL

A hiperplasia adrenal macronodular determina um quadro de síndrome de Cushing independente do ACTH hipofisário. Nos pacientes com síndrome de Cushing manifesta, os principais achados laboratoriais são: a perda do ritmo circadiano normal do cortisol, com a elevação do cortisol sérico e salivar à meia-noite; a ausência da supressão normal do cortisol sérico, durante o teste de supressão noturna com 1 mg de dexametasona via oral (VO) à meia-noite; o aumento dos valores do cortisol urinário; e a supressão do ACTH plasmático. No entanto, naqueles pacientes com a doença em sua fase inicial,

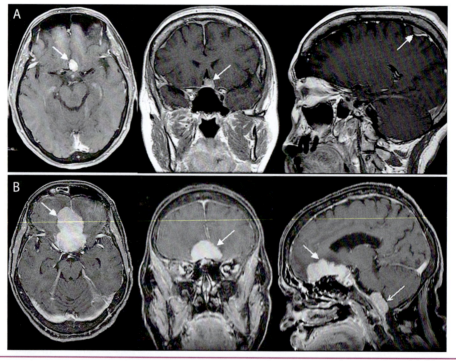

Figura 47.3 Ressonância magnética de duas pacientes (A e B) com hiperplasia adrenal macronodular, demonstrando múltiplas lesões intracranianas típicas de meningiomas, com a impregnação intensa e homogênea pelo meio de contraste (gadolínio). Paciente A: presença de lesão mediana no plano esfenoidal com pequeno componente suprasselar; lesão na alta convexidade; além de pequena lesão no forame magno à esquerda (não demonstrada na Figura). Paciente B: presença de lesão implantada na linha média da fossa craniana anterior, que se estende superiormente na linha inter-hemisférica; espessamento e impregnação meníngeos difusos, estendendo-se para a fossa média e, posteriormente, em direção ao tentório; além de espessamento meníngeo da região infratentorial. Fonte: acervo do autor.

quando as manifestações do hipercortisolismo ainda não são muito evidentes, não é infrequente que os valores do cortisol urinário encontrem-se normais, e que o ACTH plasmático apresente-se parcialmente supresso ou dentro dos valores de referência.[27,32] Recentemente, foi demonstrado que o teste de supressão noturna com 1 mg de dexametasona, VO, à meia-noite é o exame laboratorial de escolha para o diagnóstico precoce da hiperplasia adrenal macronodular. Utilizando-se como critério de normalidade o valor do cortisol sérico ≤ 50 nmol/L (≤ 1,8 mcg/dL), esse teste apresentou uma sensibilidade de 90% e uma especificidade de 87,3% para o diagnóstico da doença em sua fase inicial.[32] A dosagem do cortisol salivar à meia-noite e do cortisol urinário demonstram uma sensibilidade baixa para o diagnóstico precoce da hiperplasia adrenal macronodular (sensibilidade de apenas 26,7 e 14,3%, respectivamente) e, assim, não devem ser empregados isoladamente na investigação inicial da doença.[32] Em outras casuísticas, a dosagem do cortisol salivar à meia-noite também demonstrou uma sensibilidade baixa para o diagnóstico da síndrome de Cushing subclínica (sensibilidade de 22,7 a 31,3%), independentemente de sua etiologia.[36,37]

Até recentemente, recomendava-se que após o diagnóstico da hiperplasia adrenal macronodular, o paciente deveria ser submetido a um protocolo de testes *in vivo* para a pesquisa de receptores hormonais aberrantes, a fim de se definir a estratégia do tratamento da doença.[27] No entanto, evidências recentes falam contra a necessidade da realização rotineira desses testes. Primeiramente, são muito raros os relatos de controle do hipercortisolismo, com a utilização dos antagonistas dos receptores aberrantes.[38,39] Além disso, tem-se questionado, recentemente, o real papel desses receptores na fisiopatologia da doença.[32,40] Assim, por se tratar de testes trabalhosos, de custo muito elevado e de benefício questionável, argumenta-se que a sua execução fique restrita aos ambientes de pesquisa.

Embora o crescimento da adrenal na hiperplasia adrenal macronodular ocorra independente do ACTH hipofisário, o receptor desse hormônio permanece expresso na glândula hiperplasiada. Dessa forma, após o estímulo *in vivo* com o ACTH sintético (tetracosactida), observa-se na doença um incremento significativo da síntese do cortisol. Esse achado permite diferenciar a hiperplasia adrenal macronodular de outras condições, também associadas ao aumento bilateral das adrenais, tais como metástases e doenças infiltrativas.[27,30] É importante mencionar que, em alguns casos isolados da doença, concomitantemente à síntese do cortisol, já fora demonstrada a secreção de outros hormônios pela adrenal hiperplasiada, entre eles, mineralocorticosteroides, andrógenos e estrona; tais associações, no entanto, são incomuns.[27]

Conforme mencionado anteriormente, mutações germinativas no gene *ARMC5* são as alterações genéticas mais frequentes na hiperplasia adrenal macronodular, sendo encontradas em 38 a 48% dos pacientes.[25,26] Assim, todo indivíduo suspeito de apresentar a doença deve ser submetido a uma avaliação genética, para a investigação da presença dessas mutações. Após a coleta das amostras de sangue e subsequente extração do DNA leucocitário, todo o gene *ARMC5* deve ser sequenciado. Já foram demonstradas, na hiperplasia adrenal macronodular, mutações germinativas ao longo de todo o gene *ARMC5* (Figura 47.4).[25,26] Diante do diagnóstico de uma mutação, é importante que todos os parentes de 1º grau do caso-índice também sejam submetidos a uma avaliação genética, o que permitirá o diagnóstico precoce de um grande número de casos insuspeitos da doença.[26]

DIAGNÓSTICO RADIOLÓGICO

A tomografia computadorizada (TC) e a ressonância magnética (RM) habitualmente evidenciam na hiperplasia adrenal macronodular o aumento de

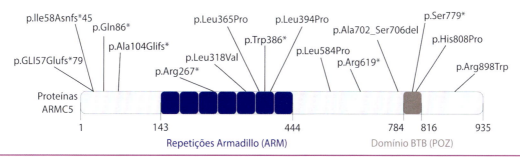

Figura 47.4 Representação esquemática da proteína ARMC5, demonstrando as mutações germinativas já descritas na hiperplasia adrenal macronodular.[25,26] Fonte: Alencar GA JCEM, 2014.

ambas as glândulas adrenais, associado à presença de nódulos bilaterais de cerca de 1 a 5 cm de diâmetro.[27,28,30] O aumento difuso das adrenais sem a distinção nítida dos nódulos, bem como a presença de assimetria entre as duas glândulas também já foram descritos. Recentemente, foi demonstrado que nas fases iniciais da doença, cerca de um terço dos pacientes apresentam alterações radiológicas em somente uma das glândulas adrenais.[32] Além disso, em alguns pacientes, os exames de imagem evidenciam a presença de um único nódulo adrenal, achado que pode dificultar o diagnóstico correto da doença (Figura 47.5).[26,32] Os macronódulos podem ainda distorcer o parênquima adrenal normal, não permitindo, em alguns casos, a sua visualização.[30]

Na TC pós-contraste, geralmente é descrito na hiperplasia adrenal macronodular um reforço da imagem radiológica, no entanto, esse achado pode estar ausente em alguns casos.[28,41] Na RM, nas sequências ponderadas em T1, as adrenais hiperplasiadas apresentam-se hipointensas em relação ao fígado e isointensas em relação ao músculo. Já nas sequências ponderadas em T2, as adrenais na hiperplasia adrenal macronodular, geralmente, mostram-se hiperintensas em relação ao fígado, contrastando com a imagem da hiperplasia adrenal dependente do ACTH hipofisário, que se mostra isointensa.[12,41] Geralmente, é descrita na hiperplasia adrenal macronodular a perda de sinal nas imagens obtidas em uma sequência fora de fase (técnica de *chemical-shift*), o que é compatível com um maior teor intracelular de lipídeos. Mais recentemente, no entanto, foi demonstrado que em alguns casos da doença pode não ocorrer a perda de sinal com essa técnica.[12,41] Na cintilografia com iodo-131-6 β-iodometil-19-norcolesterol geralmente observa-se na hiperplasia adrenal macronodular uma captação adrenal bilateral do radiotraçador.[41]

O exame de tomografia por emissão de pósitrons com fluordesoxiglicose marcada, acoplada à TC (^{18}F-FDG-PET/CT) tem sido utilizado na diferenciação das lesões adrenais malignas e benignas por permitir avaliar concomitantemente a anatomia da adrenal e sua atividade metabólica.[32] Normalmente, as lesões adrenais malignas têm alto metabolismo glicolítico e, consequentemente, uma maior captação da fluordesoxiglicose marcada (^{18}F-FDG). Dessa forma, o valor padrão de captação máxima (SUVmax), parâmetro utilizado para quantificar a captação da ^{18}F-FDG, costuma estar mais elevado nos carcinomas e nas metástases adrenais que nos adenomas da glândula.[32] Recentemente, foi demonstrado que a hiperplasia adrenal macronodular, apesar de ser uma doença benigna, também apresenta uma captação aumentada de ^{18}F-FDG (Figura 47.6).[42]

Assim, na hiperplasia adrenal macronodular, o exame de ^{18}F-FDG-PET/CT evidencia, frequentemente, um padrão de captação semelhante ao demonstrado pelos carcinomas e metástases adrenais: valor padrão de captação máxima (SUVmax) > 3,1; atividade aumentada da ^{18}F-FDG na adrenal, em relação ao fígado (avaliação subjetiva); e uma relação SUVmax da lesão adrenal/SUVmax hepática ≥ 1,8 (32, 42). O mecanismo que justificaria a maior atividade metabólica dos nódulos adrenais na hiperplasia adrenal macronodular, uma doença benigna, ainda não é compreendido.

TRATAMENTO

TRATAMENTO CIRÚRGICO

O principal tratamento preconizado para a hiperplasia adrenal macronodular, associada à síndrome de Cushing manifesta, é a adrenalectomia bilateral, seguida da reposição de glicocorticosteroides

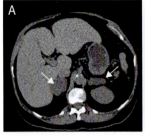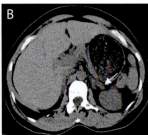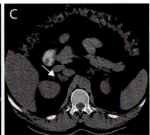

Figura 47.5 Tomografia computadorizada das adrenais de três pacientes (A, B e C) com hiperplasia adrenal macronodular. No indivíduo A, é possível observar o aumento das adrenais, associado à presença de nódulos bilaterais sobressaindo do contorno glandular (setas). No indivíduo B predomina o espessamento difuso da adrenal esquerda (seta), e a adrenal contralateral apresenta morfologia normal. No indivíduo C, o único achado radiológico observado é um nódulo de 2 cm na adrenal direita (seta). Todos os três indivíduos apresentavam exames laboratoriais e moleculares (mutação do gene *ARMC5*) compatíveis com o diagnóstico da hiperplasia adrenal macronodular. Fonte: acervo do autor.

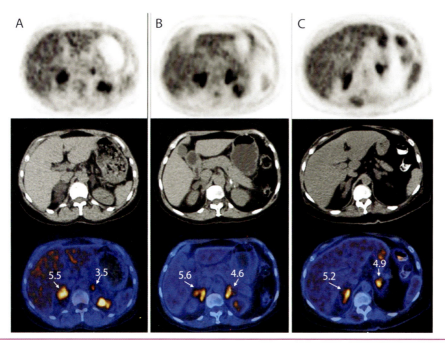

Figura 47.6 Imagens de ^{18}F-FDG-PET/CT de três pacientes com hiperplasia adrenal macronodular, demonstrando um aumento da captação da ^{18}F-FDG pelas adrenais hiperplasiadas. O valor padrão de captação máxima (SUVmax) das adrenais está aumentado (SUVmax > 3,1), refletindo a maior atividade glicolítica das lesões (setas).[42] Fonte: acervo do autor.

e mineralocorticosteroides ao longo da vida.[27] A reposição fisiológica desses hormônios é conduzida de forma semelhante à realizada na insuficiência adrenal primária (doença de Addison). Em alguns casos, é possível suspender a reposição dos mineralocorticosteroides, em decorrência, provavelmente, da permanência de restos de tecido adrenal não ressecado. A adrenalectomia unilateral da maior glândula hiperplasiada tem sido proposta como uma forma de tratamento seguro e alternativo, sobretudo, quando as manifestações clínicas da síndrome de Cushing são modestas e naqueles pacientes mais susceptíveis a abandonar, posteriormente, a reposição de glicocorticoides (p. ex.: pacientes com transtornos psiquiátricos, déficits cognitivos ou questões sociais impeditivas). No entanto, a possibilidade da persistência do hipercortisolismo, com consequente morbidade, sobretudo a longo prazo, suscita dúvidas sobre o real benefício de tal conduta.[43] A ressecção preferencial da adrenal que apresenta, à cintilografia, uma maior captação de iodo-131-6 β-iodometil--19-norcolesterol, ou mesmo, a adrenalectomia total de um lado, associada à ressecção parcial da adrenal contralateral são outras técnicas cirúrgicas propostas, mas que ainda precisam ser melhor avaliadas.[44] Atualmente, investiga-se também se a ressecção preferencial do tecido adrenal metabolicamente mais ativo (com uma captação aumentada de ^{18}F-FDG) possibilitaria, ao mesmo tempo, o controle do hipercortisolismo e a preservação da função adrenal; os

resultados preliminares desta última abordagem são promissores (Figura 47.7).[45]

Nos pacientes com hiperplasia adrenal macronodular e Cushing subclínico, não há consenso em relação à necessidade de terapêutica específica. Nesses casos, a presença de manifestações potencialmente relacionadas ao excesso de cortisol, tais como diabete melito, dislipidemia, hipertensão, obesidade central, entre outras, deve ser levada em consideração para a indicação do tratamento específico.[27]

TRATAMENTO CLÍNICO

A identificação de receptores hormonais aberrantes na hiperplasia adrenal macronodular motivou, inicialmente, a utilização de antagonistas específicos desses receptores, visando controlar a síntese e a secreção do cortisol. No entanto, são muito raros os relatos de sucesso desse modo de tratamento no controle do hipercortisolismo a médio e longo prazo.[38,39] Mais recentemente, o tratamento com cetoconazol,[46] metirapona,[47,48] mitotano[49] ou trilostano,[50] visando o controle do hipercortisolismo, tem demostrado resultados promissores, apesar da escassez de relatos na literatura. A utilização desses medicamentos, que inibem a esteroidogênese, está indicada, sobretudo, naqueles pacientes com contraindicações à adrenalectomia, ou diante da necessidade de se melhorar as condições clínicas do paciente, previamente ao tratamento cirúrgico. Como

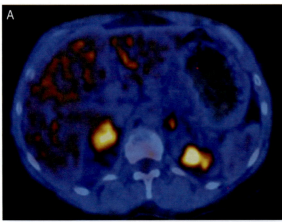

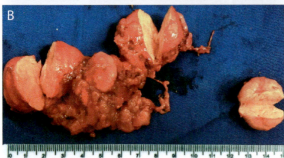

Figura 47.7 Resseção cirúrgica preferencial do tecido adrenal metabolicamente mais ativo. Com base na imagem do exame ^{18}F-FDG-PET/CT (A), realizou-se a adrenalectomia total direita e a nodulectomia da adrenal esquerda (B), com a ressecção prioritária das regiões que captavam mais intensamente a ^{18}F-FDG. As setas indicam o valor padrão de captação máxima (SUVmax) das lesões adrenais.[45] Fonte: acervo do autor.

a esteroidogênese na hiperplasia adrenal macronodular não é um processo eficaz, é esperado que se consiga o controle do hipercortisolismo com doses mais baixas desses medicamentos, algo que ainda precisa ser melhor avaliado.

REFERÊNCIAS BIBLIOGRÁFICAS

1. Nieman LK, Biller BM, Findling JW, Newell-Price J, Savage MO, Stewart PM, Montori VM. The diagnosis of Cushing's syndrome: an Endocrine Society Clinical Practice Guideline. J Clin Endocrinol Metab. 2008;93(5):1526-40.

2. Newell-Price J, Bertagna X, Grossman AB, Nieman LK. Cushing's syndrome. Lancet. 2006;367(9522):1605-17.

3. Kirschner MA, Powell RD, Jr. Lipsett MB. Cushing's syndrome: nodular cortical hyperplasia of adrenal glands with clinical and pathological features suggesting adrenocortical tumor. J Clin Endocrinol Metab. 1964;24:947-55.

4. Findlay JC, Sheeler LR, Engeland WC, Aron DC. Familial adrenocorticotropin-independent Cushing's syndrome with bilateral macronodular adrenal hyperplasia. J Clin Endocrinol Metab. 1993;76(1):189-91.

5. Oheda T, Noguchi Y, Morio H, Terano T, Hirai A, Tamura T. Study on steroidogenic activity of ACTH-independent macronodular adrenocortical hyperplasia which occurred in brothers in a cancer family. Folia Endocrinologica. 1995;71:416-19.

6. Minami S, Sugihara H, Sato J, Tatsukuchi A, Sugisaki Y, Sasano H, Wakabayashi I. ACTH independent Cushing's syndrome occurring in siblings. Clin Endocrinol (Oxf). 1996;44(4):483-8.

7. Someya T, Koyano H, Osawa Y. ACTH-independent macronodular adrenocortical hyperplasia (AIMAH) in two brothers and a sister. Folia Endocrinologica. 1996;72:762-66.

8. Imohl M, Koditz R, Stachon A, Muller KM, Nicolas V, Pfeilschifter J, Krieg M. [Catecholamine-dependent hereditary Cushing's syndrome - follow-up after unilateral adrenalectomy]. Med Klin (Munich). 2002;97(12):747-53.

9. Miyamura N, Taguchi T, Murata Y, Taketa K, Iwashita S, Matsumoto K, et al. Inherited adrenocorticotropin-independent macronodular adrenal hyperplasia with abnormal cortisol secretion by vasopressin and catecholamines: detection of the aberrant hormone receptors on adrenal gland. Endocrine. 2002;19(3):319-26.

10. Nies C, Bartsch DK, Ehlenz K, Wild A, Langer P, Fleischhacker S, Rothmund M. Familial ACTH-independent Cushing's syndrome with bilateral macronodular adrenal hyperplasia clinically affecting only female family members. Exp Clin Endocrinol Diabetes. 2002;110(6):277-83.

11. Lee S, Hwang R, Lee J, Rhee Y, Kim DJ, Chung UI, Lim SK. Ectopic expression of vasopressin V1b and V2 receptors in the adrenal glands of familial ACTH-independent macronodular adrenal hyperplasia. Clin Endocrinol (Oxf). 2005;63(6):625-30.

12. Watson TD, Patel SJ, Nardi PM. Case 121: familial adrenocorticotropin-independent macronodular adrenal hyperplasia causing Cushing syndrome. Radiology. 2007;244(3):923-6.

13. Vezzosi D, Cartier D, Regnier C, Otal P, Bennet A, Parmentier F, Plantavid M, Lacroix A, Lefebvre H, Caron P. Familial adrenocorticotropin-independent macronodular adrenal hyperplasia with aberrant serotonin and vasopressin adrenal receptors. Eur J Endocrinol. 2007;156(1):21-31.

14. Gagliardi L, Hotu C, Casey G, Braund WJ, Ling KH, Dodd T, Manavis J, Devitt PG, Cutfield R, Rudzki Z, Scott HS, Torpy DJ. Familial vasopressin-sensitive ACTH-independent macronodular adrenal hyperplasia (VPs-AIMAH): clinical studies of three kindreds. Clin Endocrinol (Oxf). 2009;70(6):883-91.

15. Bourdeau I, Boisselle A, Rioux D, Neculau M, Hamet P, A. L. Systematic clinical screening of members of a family with hereditary cortisol-secreting B-adrenergic responsive ACTH-Independent Macronodular Adrenal Hyperplasia (AIMAH) reveals unsuspected subclinical Cushing's syndrome (CS) and aberrant B-adrenergic regulation of cortisol secretion. In: Program of the 89th Annual Meeting of the Endocrine Society 2007; Toronto, Canadá. Abstract OR54-2 2007. p. 148.

16. Alencar GA, Lerario AM, Bourdeau I, Rocha MS, Gomes GC, Mendonca BB, Lacroix A, Fragoso MCBV. Clinical and subclinical ACTH-independent macronodular adrenal hyperplasia (AIMAH) affecting members of a large Brazilian kindred. In: Program of the 92nd Annual Meeting of the Endocrine Society 2010; San Diego, EUA. Endocrine Reviews, Supplement 1, 31[3]:2010. p. S2364.

17. Lacroix A, Ndiaye N, Tremblay J, Hamet P. Ectopic and abnormal hormone receptors in adrenal Cushing's syndrome. Endocr Rev. 2001;22(1):75-110.

18. Lacroix A, Baldacchino V, Bourdeau I, Hamet P, Tremblay J. Cushing's syndrome variants secondary to aberrant hormone receptors. Trends Endocrinol Metab. 2004;15(8):375-82.

19. Bourdeau I, Stratakis CA. Cyclic AMP-dependent signaling aberrations in macronodular adrenal disease. Ann N Y Acad Sci. 2002;968:240-55.

20. Swords FM, Baig A, Malchoff DM, Malchoff CD, Thorner MO, King PJ, Hunyady L, Clark AJ. Impaired desensitization of a mutant adrenocorticotropin receptor associated with apparent constitutive activity. Mol Endocrinol. 2002;16(12):2746-53.

21. Fragoso MC, Domenice S, Latronico AC, Martin RM, Pereira MA, Zerbini MC, Lucon AM, Mendonca BB. Cushing's syndrome secondary to adrenocorticotropin-independent macronodular adrenocortical hyperplasia due to activating mutations of GNAS1 gene. J Clin Endocrinol Metab. 2003;88(5):2147-51.

22. Hsiao HP, Kirschner LS, Bourdeau I, Keil MF, Boikos SA, Verma S, Robinson-White AJ, Nesterova M, Lacroix A, Stratakis CA. Clinical and genetic heterogeneity, overlap with other tumor syndromes, and atypical glucocorticoid hormone secretion in adrenocorticotropin-independent macronodular adrenal hyperplasia compared with other adrenocortical tumors. J Clin Endocrinol Metab. 2009;94(8):2930-7.

23. Vezzosi D, Libe R, Baudry C, Rizk-Rabin M, Horvath A, Levy I, Rene-Corail F, Ragazzon B, Stratakis CA, Vandecasteele G, Bertherat J. Phosphodiesterase 11A (PDE11A) gene defects in patients with acth-independent macronodular adrenal hyperplasia (AIMAH): functional variants may contribute to genetic susceptibility of bilateral adrenal tumors. J Clin Endocrinol Metab. 2012;97(11):E2063-9.

24. Louiset E, Duparc C, Young J, Renouf S, Tetsi Nomigni M, Boutelet I, et al. Intraadrenal corticotropin in bilateral macronodular adrenal hyperplasia. N Engl J Med. 2013;369(22):2115-25.

25. Assie G, Libe R, Espiard S, Rizk-Rabin M, Guimier A, Luscap W,et al. ARMC5 Mutations in Macronodular Adrenal Hyperplasia with Cushing's Syndrome. N Engl J Med. 2013;369(22):2105-14.

26. Alencar GA, Lerario AM, Nishi MY, Mariani BMP, Almeida MQ, Tremblay J, et al. ARMC5 Mutations are a Frequent Cause of ACTH-Independent Macronodular Adrenal Hyperplasia. J Clin Endocrinol Metab. In press 2013.

27. Lacroix A. ACTH-independent macronodular adrenal hyperplasia. Best Pract Res Clin Endocrinol Metab. 2009;23(2):245-59.

28. Costa MH, Lacroix A. Cushing's syndrome secondary to ACTH-independent macronodular adrenal hyperplasia. Arq Bras Endocrinol Metabol. 2007;51(8):1226-37.

29. Sasano H, Suzuki T, Nagura H. ACTH-independent macronodular adrenocortical hyperplasia: immunohistochemical and in situ hybridization studies of steroidogenic enzymes. Mod Pathol. 1994;7(2):215-9.

30. Antonini SR, Fragoso MC, Lacroix A. Hiperplasia adrenal macronodular independente de ACTH (AIMAH) - aspectos clínicos e moleculares. Arq Bras Endocrinol Metabol. 2004;48(5):620-36.

31. Christopoulos S, Bourdeau I, Lacroix A. Clinical and subclinical ACTH-independent macronodular adrenal hyperplasia and aberrant hormone receptors. Horm Res. 2005;64(3):119-31.

32. Alencar GA. Aspectos clínicos e moleculares da hiperplasia adrenal macronodular independente de ACTH em sua forma familiar [tese]. São Paulo: Faculdade de Medicina. 2013 [acesso 2013-12-09]. Disponível em: http://www.teses.usp.br/teses/disponiveis/5/5135/tde-03122013-091817/.

33. Ohashi A, Yamada Y, Sakaguchi K, Inoue T, Kubo M, Fushimi H. A natural history of adrenocorticotropin-independent bilateral adrenal macronodular hyperplasia (AIMAH) from preclinical to clinically overt Cushing's syndrome. Endocr J. 2001;48(6):677-83.

34. Swain JM, Grant CS, Schlinkert RT, Thompson GB, vanHeerden JA, Lloyd RV, Young WF. Corticotropin-independent macronodular adrenal hyperplasia: a clinicopathologic correlation. Arch Surg. 1998;133(5):541-5; discussion 5-6.

35. Alencar GA, Mendonca BB, Nishi MY, Latronico AC, Almeida MQ, Lerario AM, Fragoso MCBV. Increased Prevalence of Intracranial Meningiomas in Patients with ACTH-independent Macronodular Adrenal Hyperplasia. In: Program of the 95nd Annual Meeting of the Endocrine Society 2013; San Francisco, EUA. Endocrine Reviews, Meeting Abstracts, SUN-542013. p. SUN-54.

36. Masserini B, Morelli V, Bergamaschi S, Ermetici F, Eller-Vainicher C, Barbieri AM, et al. The limited role of midnight salivary cortisol levels in the diagnosis of subclinical hypercortisolism in patients with adrenal incidentaloma. Eur J Endocrinol. 2009;160(1):87-92.

37. Palmieri S, Morelli V, Polledri E, Fustinoni S, Mercadante R, Olgiati L, et al. The role of salivary cortisol measured by liquid chromatography-tandem mass spectrometry in the diagnosis of subclinical hypercortisolism. Eur J Endocrinol. 2013;168(3):289-96.

38. Lacroix A, Hamet P, Boutin JM. Leuprolide acetate therapy in luteinizing hormone--dependent Cushing's syndrome. N Engl J Med. 1999;341(21):1577-81.

39. Oki K, Yamane K, Nakanishi S, Nakashima R, Jitsuiki K, Kohno N. Improvement of hypercortisolism by beta-blocker therapy in subclinical Cushing's syndrome associated with ACTH-independent macronodular adrenocortical hyperplasia. Endocrine. 2009;36(3):372-6.

40. Swords FM, Aylwin S, Perry L, Arola J, Grossman AB, Monson JP, Clark AJ. The aberrant expression of the gastric inhibitory polypeptide (GIP) receptor in adrenal hyperplasia: does chronic adrenocorticotropin exposure stimulate up-regulation of GIP receptors in Cushing's disease? J Clin Endocrinol Metab. 2005;90(5):3009-16.

41. Verma A, Mohan S, Gupta A. ACTH-independent macronodular adrenal hyperplasia: imaging findings of a rare condition: A case report. Abdom Imaging. 2008;33(2):225-9.

42. Alencar GA, Fragoso MC, Yamaga LY, Lerario AM, Mendonca BB. (18)F-FDG-PET/CT imaging of ACTH-independent macronodular adrenocortical hyperplasia (AIMAH) demonstrating increased (18)F-FDG uptake. J Clin Endocrinol Metab. 2011;96(11):3300-1.

43. Lamas C, Alfaro JJ, Lucas T, Lecumberri B, Barcelo B, Estrada J. Is unilateral adrenalectomy an alternative treatment for ACTH-independent macronodular adrenal hyperplasia? Long-term follow-up of four cases. Eur J Endocrinol. 2002;146(2):237-40.

44. Kageyama Y, Ishizaka K, Iwashina M, Sasano H, Kihara K. A case of ACTH-independent bilateral macronodular adrenal hyperplasia successfully treated by subtotal resection of the adrenal glands: four-year follow-up. Endocr J. 2002;49(2):227-9.

45. Alencar GA, Fragoso MCBV. A 49-year-old woman presenting with bilateral adrenal masses. In: Wartofsky L (ed). Diagnostic dilemmas: images in endocrinology. 2 ed. Chevy Chase: The Endocrine Society; 2013. p. 124-7.

46. Miguel V, Redal MA, Viale ML, Kahan M, Glerean M, Beskow A, Fainstein Day P. Aberrant expression of glucagon receptors in adrenal glands of a patient with Cushing's syndrome and ACTH-independent macronodular adrenal hyperplasia. Medicina (B Aires). 2010;70(3):254-6.

47. Omori N, Nomura K, Omori K, Takano K, Obara T. Rational, effective metyrapone treatment of ACTH-independent bilateral macronodular adrenocortical hyperplasia (AIMAH). Endocr J. 2001;48(6):665-9.

48. Kobayashi T, Miwa T, Kan K, Takeda M, Sakai H, Kanazawa A, Tanaka A, Namiki K, Nagao T, Odawara M. Usefulness and limitations of unilateral adrenalectomy for ACTH-independent macronodular adrenal hyperplasia in a patient with poor glycemic control. Intern Med. 2012;51(13):1709-13.

49. Nagai M, Narita I, Omori K, Komura S, Arakawa M. Adrenocorticotropic hormone-independent bilateral adrenocortical macronodular hyperplasia treated with mitotane. Intern Med. 1999;38(12):969-73.

50. Obata Y, Yamada Y, Baden MY, Hosokawa Y, Saisho K, Tamba S, et al. Long-term efficacy of trilostane for Cushing's syndrome due to adrenocorticotropin-independent bilateral macronodular adrenocortical hyperplasia. Intern Med. 2011;50(21):2621-5.

Parte VI

Hirsutismo e Virilização

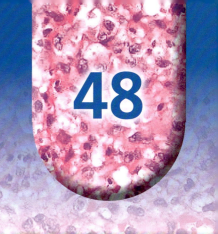

Hirsutismo e Síndrome dos Ovários Policísticos

48

José Antonio Miguel Marcondes
Sylvia Asaka Yamashita Hayashida
Larissa Garcia Gomes

INTRODUÇÃO

O hirsutismo, definido pela presença de pelo tipo terminal no corpo feminino em áreas andrógeno-dependentes, é um sinal comum, estando presente em aproximadamente 10% das mulheres.[1] É uma das manifestações das síndromes hiperandrogênicas, em geral resultante de distúrbios funcionais e, infrequentemente, de doenças tumorais, e decorrente de um aumento da expressão biológica dos andrógenos.

O hirsutismo deve ser distinguido da hipertricose que se caracteriza pelo aumento de pelo tipo viloso em áreas não andrógeno-dependentes e que decorre principalmente de diferenças raciais ou do uso de medicações (Tabela 48.1).

Tabela 48.1 Medicações que podem causar hirsutismo ou hipertricose

Hirsutismo	Hipertricose
Danazol	Ciclosporina
Esteróides anabólicos	Corticosteroides
Metoclopramida	Diazóxido
Metildopa	Minoxidil
Fenotiazídicos	Penicilamina
Progestágenos	Fentoína
Reserpina	Estreptomicina
Testosterona	

O diagnóstico clínico do hirsutismo é subjetivo, baseado na distribuição e na quantificação visual do pelo por área corporal. Um dos métodos visuais mais utilizados é a escala de Ferriman & Gallwe modificada[2] que quantifica a presença de pelos, em uma escala de 0 (ausência de pelos terminais) a 4 (presença abundante de pelo terminal) em nove diferentes áreas corporais (Figura 48.1). Um grau igual ou superior a 8 é considerado indicativo da presença de hirsutismo.

A utilização da escala de Ferriman & Gallwey apresenta limitações na avaliação principalmente nas mulheres que apresentam pelo claro ou foram submetidas a tratamentos de depilação. Adicionalmente, o hirsutismo pode ocorrer em uma ou duas áreas com muita intensidade, principalmente na face causando muito transtorno, mas sem atingir *score* alto.

FISIOPATOLOGIA DO HIRSUTISMO

O pelo pode ser considerado a secreção holócrina do bulbo da unidade pilossebácea. Com exceção das regiões palmares e plantares e dos lábios, os folículos pilosos estão presentes em toda a superfície corpórea, e o hirsutismo se manifesta quando o pelo tipo viloso se transforma em pelo tipo terminal.

UNIDADE PILOSSEBÁCEA

Virtualmente todas as unidades pilossebáceas são compostas por um componente piloso e um

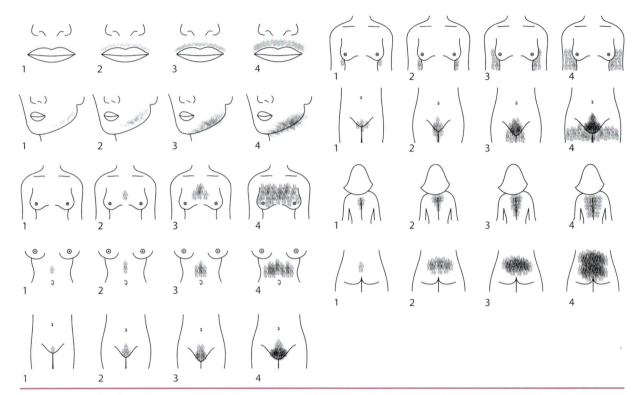

Figura 48.1 Graduação do hirsutismo de acordo com a escala de Ferriman & Gallwey modificada. A presença de pelos em nove áreas do corpo consideradas androgenossensíveis é graduada de 0 (ausência de pelo terminal) a 4 (presença abundante de pelo terminal). Fonte: Reproduzido, com modificação, de Ferriman D., 1961.[2]

componente sebáceo.[3] Cada unidade pilossebácea tem a capacidade de se diferenciar tanto em folículo piloso terminal quanto em glândula sebácea, mas os fatores que determinam essa diferenciação distinta ainda são desconhecidos. Os andrógenos desempenham papel fundamental no desenvolvimento das unidades pilossebáceas. O aumento da concentração androgênica na puberdade promove a diferenciação do pelo viloso a pelo terminal (mais escuro e grosso) e o crescimento das glândulas sebáceas (Figura 48.2).

Há uma situação peculiar com relação às unidades pilossebáceas do couro cabeludo: em indivíduos predispostos, os andrógenos são um pré-requisito para a manifestação da alopecia tipo androgênica que envolve a substituição do pelo tipo terminal em viloso, segundo um padrão sequencial, iniciando-se na região frontal e se estendendo para a região posterior do couro cabeludo. Posteriormente, os folículos pilosos se transformam em folículos sebáceos.

ANDRÓGENOS

Os andrógenos são substâncias capazes de induzir o desenvolvimento e manutenção das características sexuais masculinas (incluindo trato genital, características sexuais secundárias e fertilidade) e o

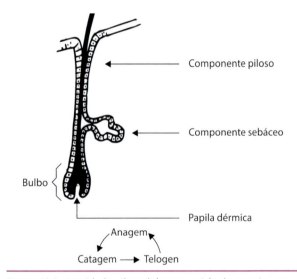

Figura 48.2 A unidade pilossebácea e o ciclo de crescimento do pelo.[3]

estado anabólico dos tecidos somáticos por sua capacidade de se ligar e ativar o receptor androgênico.[4] A testosterona é o principal andrógeno circulante, seguida por seus precursores androstenediona, de-hidropiandrosterona (DHEA) e seu composto sulfatado (DHEAS). Os esteroides androgênicos são sintetizados a partir do colesterol por meio de uma série de reações enzimáticas, denominando-se esse processo de esteroidogênese. Adrenal e gônadas são os órgãos que dispõem de todas as enzimas necessárias para a síntese dos esteroides de novo, enquanto outros tecidos ou órgãos, como subcutâneo, músculos, fígado e cérebro, dispõem de algumas das enzimas, sendo capazes de converter precursores androgênicos em andrógenos. Assim, na unidade pilossebácea, androstenediona e DHEA podem ser convertidos em testosterona.

Uma vez sintetizados, os andrógenos são lançados na circulação e metabolizados em produtos inativos ou esteroides com maior atividade androgênica. Na unidade pilossebácea, pode ocorrer conversão de DHEA em androstenediona, de androstenediona em testosterona (esta reação é interconversível), e de testosterona em di-hidrotestosterona (DHT). A conversão periférica da testosterona em DHT é fundamental, uma vez que a DHT é aproximadamente três vezes mais potente que a testosterona (Figura 48.3). A enzima responsável pela conversão é a 5α-redutase, presente em vários tecidos, principalmente na unidade pilossebácea.[5] A DHT é metabolizada no próprio tecido em que se origina em 3α-androstenediol glucuronídeo (3α-diolG), motivo pelo qual a concentração sérica da DHT não reflete seu nível tecidual. Por outro lado, o 3α-diolG é secretado na circulação, e sua concentração sérica reflete a conversão da testosterona em DHT.[6] Porém, uma vez que essa conversão não ocorre somente nos órgãos-alvo dos andrógenos, a sua dosagem não é necessariamente um parâmetro adequado de atividade androgênica.

Na espécie humana, assim como nas demais espécies de vertebrados, os hormônios esteroides circulam no sangue sob duas formas: livres; e ligados a proteínas denominadas proteínas transportadoras, representadas pela proteína transportadora dos esteroides sexuais (SHBG), a albumina e a transcortina (Figura 48.4). A principal proteína transportadora dos andrógenos é a SHBG. Esta é uma globulina sintetizada no fígado, com um sítio de ligação de alta-afinidade por molécula.[7] Tem sua concentração controlada em parte pela relação andrógeno/estrógeno. Enquanto os andrógenos diminuem a sua síntese, reduzindo a sua concentração, os estrógenos a estimulam, aumentando-a. Participam também de sua regulação os hormônios tireoidianos que a aumentam, e a insulina, a prolactina e o hormônio de crescimento que a reduzem.

Os andrógenos expressam sua atividade biológica por meio da interação com estruturas protéicas denominadas receptores, localizados no citosol celular.[8,9] Após a ligação do andrógeno com o receptor, ocorrem sua ativação e translocação para o núcleo, onde o complexo andrógeno-receptor se ligará a sequências específicas do DNA dos genes regulados pelos andrógenos, estimulando a transcrição gênica. Os andrógenos também têm um efeito pós-transcricional na expressão gênica, como aumentar a estabilidade do RNAm. Dessas alterações relacionadas à expressão gênica resultam os efeitos característicos dos andrógenos no organismo.

Com relação ao controle da síntese dos esteroides, a regulação da síntese pelo ovário é mais bem conhecida do que pela adrenal. Embora esteja de-

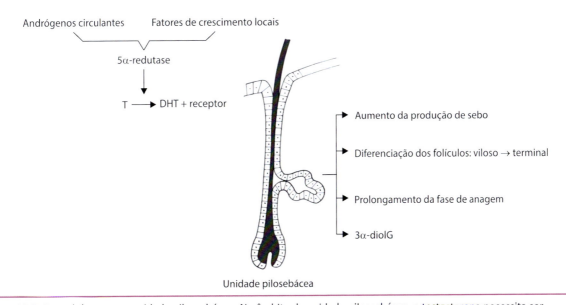

Figura 48.3 Os andrógenos e a unidade pilossebácea. No âmbito da unidade pilossebácea, a testosterona necessita ser convertida DHT, por ação da 5α-redutase, para exercer seu efeito biológico. O 3α-diolG é um dos metabólitos da DHT.[5,6]

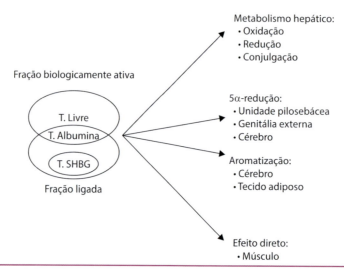

Fração biologicamente ativa

T. Livre
T. Albumina
T. SHBG

Fração ligada

Metabolismo hepático:
• Oxidação
• Redução
• Conjulgação

5α-redução:
• Unidade pilosebácea
• Genitália externa
• Cérebro

Aromatização:
• Cérebro
• Tecido adiposo

Efeito direto:
• Músculo

Figura 48.4 As frações da testosterona e sua ação. A fração biologicamente ativa da testosterona compreende a soma das frações livre + ligadas à albumina, sendo que o efeito nos órgãos-alvo pode ser direto ou necessitar de aromatização ou 5 α-redução.[7]

monstrado que o hormônio adrenocorticotrófico (ACTH) estimule a síntese e a secreção dos andrógenos adrenais, existem várias situações, como a pubarca e a resposta crônica ao estresse, em que acontece uma dissociação entre a secreção do cortisol e os andrógenos adrenais.

No ovário, tanto o folículo como o estroma são capazes de sintetizar andrógenos. A síntese pelo estroma é desprezível em condições normais, adquirindo alguma importância na menopausa e em situações patológicas, ao passo que a síntese pelo folículo ovariano é compartimentalizada e variável de acordo com a fase do ciclo menstrual na mulher adulta.

O folículo ovariano é composto pelas células da teca e da granulosa. As células da teca são desprovidas das enzimas 21-hidroxilase e da aromatase, razão pela qual não sintetizam mineralocorticosteroides, glicocorticosteroides e estrógenos, sintetizando apenas andrógenos; as células da granulosa, por terem a enzima aromatase, são capazes de sintetizar estrógenos, principalmente o estradiol. O hormônio luteinizante (LH), de origem hipofisária, atua predominantemente sobre as células da teca, levando à síntese dos andrógenos[10](Figura 48.5). Estes se difundem para as células da granulosa, em que, por ação da enzima aromatase estimulada pelo hormônio folículo-estimulante (FSH), andrógenos são convertidos em estradiol. Há uma inter-relação dos hormônios hipofisários LH e FSH e com os esteroides ovarianos. A progesterona e seus derivados inibem a secreção das gonadotrofinas, enquanto o estradiol pode tanto estimular quanto inibir a sua secreção.

A DHEAS é o único andrógeno sintetizado basicamente pela adrenal, sendo esta glândula responsável por 95% de sua secreção, enquanto os outros 5% são originados da conversão periférica, notadamente no fígado. A origem da DHEA se distribui da seguinte forma: 50% da adrenal; 30% do ovário; e 20% da conversão periférica. A testosterona tem sua origem metade periférica e metade no ovário e na adrenal. A androstenediona é dos andrógenos a que mais sofre influência do ciclo menstrual e, na fase folicular, 50% têm origem ovariana e 50% origem adrenal; enquanto, no período periovulatório, o ovário passa a ser responsável por 70% e a adrenal por 30%. A DHT, contudo, tem origem quase totalmente periférica.

EFEITO DOS ANDRÓGENOS SOBRE A UNIDADE PILOSSEBÁCEA

Os andrógenos parecem ser os principais fatores externos à unidade pilossebácea responsáveis pelo crescimento dos pelos. O grau de sensibilidade androgênica e a morfologia de cada unidade pilossebácea (folículo piloso ou sebáceo) são determinados pela sua localização. Em resposta a diferentes estímulos hormonais, as unidades pilossebáceas diferenciam-se em folículos pilosos ou folículos sebáceos e, no folículo piloso, o pelo pode se transformar de viloso em terminal e vice-versa. Três tipos de pelos podem ser distinguidos de acordo com sua resposta ao estímulo hormonal:

a. não sexuais: pelos do tipo viloso ou terminal que crescem independentemente de hormônios sexuais, sendo geralmente dependentes do estímulo do hormônio de crescimento;

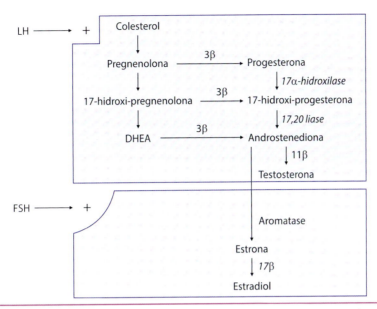

Figura 48.5 A esteroidogênese ovariana, de acordo com a teoria das duas células. O LH estimula a síntese dos andrógenos pelas células da teca, enquanto o FSH estimula a aromatase nas células da granulosa, onde os andrógenos são convertidos em estrógenos (3β: 3β-hidroxiesteróide desidrogenase 4/5 isomerase; 11β: 11β-hidroxilase, 17α: 17α-redutase).
Fonte : Rosenfield RL, 1986.[3]

b. ambissexuais: convertem-se de um tipo a outro independentemente do sexo. Parecem reagir a baixas concentrações de andrógenos;

c. isossexuais: requerem uma concentração elevada de andrógenos para sua diferenciação.

O hormônio com maior atividade androgênica no folículo piloso é a DHT. No homem, a DHT origina-se principalmente da testosterona; na mulher, principalmente da androstenediona e da DHEA.[11,12] A enzima responsável pela conversão de testosterona em DHT é a 5α-redutase.[13] Vários fatores parecem regular a atividade da 5alfarredutase e, consequentemente, a produção de DHT e o efeito dos andrógenos no folículo piloso. Enquanto os andrógenos estimulam e aumentam a atividade da 5alfarredutase periférica, estrógenos e progestógenos em altas doses inibem a sua atividade na pele da região pubiana e genital.

A atividade 5alfarredutase é o produto da função de duas isoenzimas, tipos 1 e 2 (Tabela 48.2). Cada isoenzima é codificada por genes separados, localizados nos cromossomos 5 e 2, respectivamente, e apresentam características bioquímicas e distribuição tecidual diferentes,[14] sendo a isoenzima tipo 2,

Tabela 48.2 Características das isoenzimas da 5alfarredutase

	Tipo 1	Tipo 2
Peso molecular	29.000	29.000
Número de aminoácidos	292	254
pH ótimo	Básico (8,0)	Ácido (6)
Km* (mM)	24	0,3
Localização cromossômica	5	2
Localização	Pele: Folículos pilosos Lobos distais das glândulas sebáceas Fígado Adrenal Rim	Pele: Folículos pilosos Ductos das glândulas sebáceas Próstata Epidídimo Vesículas seminais Testículos Fígado

* Constante enzimática de Michaelis-Menton
Fonte: reproduzido, com permissão de Azziz, Carmina e Sawaya, 2000.

baseando-se na sua constante de Michaelis-Menten, mais ativa na síntese de DHT. Ambas as isoenzimas são amplamente distribuídas pelo corpo. A isoenzima tipo 1 predomina na adrenal e rim, e a tipo 2 predomina na próstata, epidídimo, vesículas seminais, testículos e folículos pilosos do mento e pele genital. Ambas estão igualmente presentes nos folículos pilosos e no fígado; no entanto, a isoenzima tipo 1 predomina nas porções distais das glândulas sebáceas e a tipo 2 predomina nos ductos. Esse tipo de distribuição nas glândulas sebáceas é clinicamente importante, uma vez que a porção proximal dos ductos é o local em que ocorrem os processos que resultam na acne vulgar. Com relação ao couro cabeludo, há controvérsias sobre qual tipo de isoenzima predomina.[15]

SÍNDROMES HIPERANDROGÊNICAS

As síndromes hiperandrogênicas englobam doenças que se manifestam pelo aumento da atividade biológica dos andrógenos. Na mulher, as manifestações incluem hirsutismo, acne, alopecia tipo androgênica, disfunção menstrual, infertilidade, abortamento precoce e sinais de virilização (atrofia do parênquima mamário, alteração da tonalidade da voz, redistribuição de massa muscular e clitoromegalia) (Tabela 48.3). Não há correlação entre a concentração dos andrógenos circulantes e as manifestações clínicas. Assim, uma paciente com hirsutismo intenso pode apresentar uma concentração normal de andrógenos. Entretanto, foi demonstrada uma relação entre a taxa de produção de testosterona e as

manifestações clínicas [16] (Figura 48.6), permitindo a subdivisão das síndromes hiperandrogênicas em dois grupos: síndromes virilizantes e não virilizantes (Tabela 48.4).

As síndromes virilizantes caracterizam-se, do ponto de vista fisiopatológico, por uma taxa de produção elevada de testosterona e, clinicamente, pela presença dos sinais de virilização. Compreendem alterações de etiologia neoplásica (os tumores adrenais e ovarianos virilizantes) e funcional (a forma clássica de hiperplasia adrenal congênita e a hipertecose de ovário ou hiperplasia do estroma cortical). Laboratorialmente, 80% das pacientes apresentam uma concentração sérica de testosterona

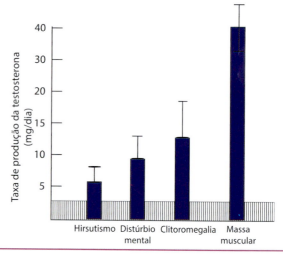

Figura 48.6 Relação entre a taxa de produção de testosterona em 24 horas e manifestações clínicas das síndromes hiperandrogênicas. Fonte: Kirschner e Bardin, 1972.

Tabela 48.3 Sinais e Sintomas das Síndromes Hiperandrogênicas

Hirsutismo
Acne
Pubarca precoce
Macrogenitossomia
Disfunção menstrual
Infertilidade
Abortamento precoce
Virilismo: • Alopecia androgênica • Clitoromegalia • Hipotrofia/atrofia do parênquima mamário • Hipertrofia muscular com distribuição masculina • Alteração da tonalidade da voz

Fonte: Prof. José A.M. Marcondes, baseado em Kirschner MA, 1972.[16]

Tabela 48.4 Síndromes Hiperandrogênicas Não Iatrogênicas na Mulher

Síndromes Virilizantes
Tumores adrenais Adenomas Carcinomas
Tumores ovarianos
Hipertecose de ovário Na mulher adulta jovem Na menopausa Síndrome HAIR-AN
Forma clássica da hiperplasia clássica adrenal congênita
Síndromes não virilizantes
Hirsutismo idiopático
Forma não clássica hiperplasia adrenal congênita
Síndrome dos ovários policísticos

Fonte: Prof. José A.M. Marcondes, baseado em Kirschner MA, 1972.[16]

total elevada, maior que 200 ng/dL, quando dosada por radioimunoensaio.[17]

As síndromes hiperandrogênicas não virilizantes se caracterizam por apresentar uma taxa de produção de testosterona pouco elevada, pela ausência de sinais de virilização e por uma concentração de testosterona normal ou pouco elevada, raramente maior que 200 nd/dL,[18] englobando alterações de etiologia apenas funcional (a forma não clássica de hiperplasia adrenal congênita, o hirsutismo idiopático e a síndrome dos ovários policísticos).

A diferenciação entre síndromes hiperandrogênicas virilizantes e não virilizantes é importante tanto pelo prognóstico quanto pelo tratamento. Para as síndromes virilizantes, principalmente as neoplásicas, o tratamento é eminentemente cirúrgico e excepcionalmente são administrados de análogos do hormônio liberador de gonadotrofinas (GnRHa) em pacientes com tumor ovariano;[19] as síndromes não virilizantes, por outro lado, em geral recebem um tratamento não específico por meio da administração de contraceptivos hormonais orais e antiandrógenos.[20-22]

TUMORES VIRILIZANTES

Os tumores virilizantes da adrenal e do ovário são uma causa rara de hirsutismo. Devem ser lembrados quando o início do hiperandrogenismo é súbito, de evolução rápida e na presença de síndrome virilizante.

Os tumores adrenais virilizantes puros são raros e 90% são representados pelos adenomas, enquanto os carcinomas, em geral, produzem síndromes mistas, usualmente virilização associada às manifestações de hipercortisolismo. São unilaterais, em geral não palpáveis, exceto em crianças, nas quais aproximadamente 50% dos carcinomas são detectados à palpação do abdome. A concentração de DHEAS pode ou não estar elevada e níveis acima de 7.000 mg/mL sugerem a presença de tumor adrenal virilizante.[23] Podem incidir em qualquer faixa etária e, embora possam variar de tamanho, quando manifestos, todos já se encontram dentro do limite de detecção da tomografia computadorizada (TC).[24]

Os tumores virilizantes do ovário são raros e representados principalmente pelos tumores derivados dos cordões das células sexuais. Apresentam uma variação significativa de tamanho, sendo muitas vezes de difícil visualização pelos métodos de imagem.

Disgerminomas, que são neoplasias de células germinativas malignas, são tumores em geral não funcionantes, que infrequentemente podem produzir andrógenos e se manifestar por meio de síndrome virilizante.[25] São constituídos por células germinativas e vários tipos de células produtoras de esteroides, sendo encontrados em gônadas disgenéticas de indivíduos de genótipo feminino que apresentam uma linhagem de células com o cromossomo Y. Esses tumores, frequentemente, apresentam calcificações que podem ser identificadas por estudo radiológico ou ultrassonográfico.

HIPERTECOSE DE OVÁRIO

O termo "hipertecose de ovário", ou hiperplasia do estroma cortical, refere-se a um achado histopatológico caracterizado por ilhas de células da teca luteinizadas localizadas no estroma ovariano, entre coleções de pequenos folículos atréticos. É um sinal e não uma categoria específica de doença. Em geral, manifesta-se por uma síndrome virilizante, com uma concentração de testosterona elevada e ovários aumentados, bilateralmente. Pode ser encontrada tanto em adolescentes ou mulheres adultas jovens ou na pós-menopausa,[26-30] representando diferentes mecanismos etiopatogênicos.

Em mulheres na pós-menopausa, o mecanismo etiopatogênico da hipertecose é o estímulo contínuo decorrente do nível elevado de LH sobre o estroma ovariano. O quadro clínico pode ser frustro, com hirsutismo de grau leve, ou mais intenso, com franca virilização, o mesmo sendo válido para a concentração de testosterona. Os ovários são visualizados e, em geral, aumentados bilateralmente, embora aumento unilateral possa ser encontrado, simulando neoplasia ovariana.[30]

Pacientes portadoras de hipertecose de ovário na idade adulta jovem apresentam um quadro de virilização de variável intensidade, associado à franca hiperandrogenemia e diminuição significativa da sensibilidade à insulina. Denominado inicialmente de "diabete da mulher barbada" por Achard e Thiers, em 1921,[31]pela frequência com que se encontram distúrbios do metabolismo dos hidratos de carbono, recebe hoje a denominação de síndrome HAIR-AN, sendo caracterizada pela presença de acantose *nigricans*.

Acantose *nigricans* é uma lesão cutânea de aspecto aveludado, verrucoso e hiperpigmentado, localizada principalmente em região cervical posterior e lateral, axilas, abaixo das mamas e outras dobras cutâneas, sendo um epifenômeno de doenças benignas e malignas. Quando secundária a um processo maligno, a principal causa geralmente é um adenocarcinoma. Quando de causa benigna, em geral está associado a uma diminuição grave da sensibilidade à insulina, sendo um marcador clínico importante de resistência à insulina.

Em 1981, Kahn e cols. subdividiram a síndrome HAIR-AN em dois tipos, A e B, ambos caracterizados por diminuição da ligação da insulina ao seu receptor.[32] A síndrome tipo A, em geral, se manifesta na adolescência, tendo como mecanismo etiopatogênico básico uma alteração do número ou função do receptor de insulina, enquanto a tipo B é encontrada em uma faixa etária mais avançada e associada a doenças autoimunes. Nesta, o mecanismo etiopatogênico é a presença de anticorpos antirreceptor de insulina, interferindo na afinidade da insulina com seu receptor. Um terceiro tipo, identificado por tipo C, depois foi descrito associado à obesidade, possivelmente decorrente de alterações pós-receptor de insulina.

A aparência ultrassonográfica do ovário em pacientes com suspeita de hipertecose pode auxiliar no diagnóstico diferencial com a síndrome dos ovários policísticos. Nesta última, o aspecto ultrassonográfico predominante é a presença de cistos dispostos perifericamente, ao passo que, na hipertecose, são identificados poucos cistos, predominando uma hiperecogenicidade do estroma. Apesar dessas diferenças, a sensibilidade e a especificidade do ultrassom no diagnóstico da hipertecose do ovário não são boas e a ressonância magnética (RM) tem se mostrado método de imagem promissor para avaliação dessa condição ovariana.

Uma ocorrência familiar de hipertecose tem sido relatada como um modo de herança consistente com um padrão autossômico dominante.[26]

HIPERPLASIA ADRENAL CONGÊNITA

Compreende um grupo de doenças hereditárias com herança autossômica recessiva decorrente de mutações em genes codificadores de enzimas envolvidas na síntese do cortisol.[33] A diminuição da produção de cortisol reduz a retroalimentação negativa sobre o ACTH levando a sua hipersecreção compensatória que, por sua vez, estimula a hiperplasia do tecido adrenal cortical, produção aumentada de precursores esteroides proximais ao sítio do defeito enzimático e hiperestimulação das vias de síntese independentes da enzima afetada.

A doença é classificada em uma forma clássica e em outra não clássica, dependendo da apresentação clínica e intensidade da deficiência enzimática.

Os primeiros casos descritos de hiperplasia adrenal congênita basearam-se no relato de recém-nascido com genitália ambígua, razão pela qual recebem a denominação de forma clássica. Pode-se manifestar desde a época do nascimento ou no período neonata, por quadro de genitália ambígua ou quadro de desidratação ou, mais tardiamente, na infância ou adolescência, por quadro de pubarca precoce.

Na forma clássica, o quadro laboratorial estará na dependência do precursor acumulado. Para a deficiência da 21-hidroxilase, responsável por mais de 90% dos casos de hiperplasia adrenal congênita, a concentração da 17α-hidroxiprogesterona (17-OHP) é bastante aumentada. Para a deficiência da 11α-hidroxilase, a hipertensão é um marcador clínico importante e o 11-deoxicortisol, o marcador do defeito de síntese. Na deficiência da 3β-hidroxiesteróide desidrogenase, o marcador hormonal é a 17OH-pregnenolona.

A forma não clássica ou de início tardio se refere à variante da hiperplasia adrenal congênita que não apresenta virilização pré-natal, e o início do quadro pode ocorrer na infância, adolescência ou idade adulta. Na infância, o quadro clínico pode se caracterizar por pubarca precoce, presença ou não de clitoromegalia discreta e avanço da maturação óssea. Na adolescência ou na vida adulta, o quadro caracteriza-se por disfunção menstrual, hirsutismo, acne e infertilidade.

Na deficiência da 21-hidroxilase, a forma não clássica foi descrita, inclusive, com uma forma assintomática ou críptica, caracterizada por apresentar o mesmo perfil hormonal da forma sintomática, porém sem as manifestações clínicas, sendo geralmente diagnosticada na investigação dos familiares de um paciente. Sua incidência é variável de acordo com a população estudada, ocorrendo em 0,1% da população geral, 1 a 2% de hispânicos e iugoslavos, e 3 a 4% de judeus asquenazes,[34-36] constituindo-se na doença autossômica recessiva mais frequente na população. A forma não clássica da deficiência da 11α-hidroxilase e da 3β-hidroxiesteroide-desidrogenase são raras, com poucos relatos na literatura, e não existem critérios clínicos e laboratoriais bem estabelecidos para seus diagnósticos.[37-40]

Com relação à apresentação da forma não clássica por deficiência da 21-hidroxilase, aproximadamente 50% das pacientes apresentam quadro clínico e laboratorial semelhante ao da síndrome dos ovários policísticos e 50%, ao do hirsutismo idiopático. Em crianças portadoras de pubarca precoce, a incidência da forma não clássica por deficiência da 21-hidroxilase é de 4 a 7%.[41] Deve-se salientar que essa forma de hiperplasia adrenal pode apresentar um comportamento evolutivo com relação aos parâmetros clínicos e laboratoriais,[42] com uma piora ao longo do tempo.

A característica bioquímica marcante da hiperplasia adrenal congênita por deficiência da 21-hidroxilase é um aumento da concentração da 17-OHP, principal substrato dessa enzima. Na forma clássica, a concentração basal usualmente excede a 50 ng/mL; na forma não clássica, a elevação da concentração da 17-OHP, basal ou após estímulo, é menos intensa, podendo resultar em um perfil hormonal basal indistinguível do encontrado em outras formas de síndromes hiperandrogênicas não virilizantes. Aproximadamente 10% das pacientes apresentam uma concentração de 17-OHP em condições basais normal.

A concentração de 17-OHP após estímulo com ACTH-(1-24) permite uma discriminação maior entre portadores e não portadores da forma não clássica de hiperplasia adrenal congênita por deficiência da 21-hidroxilase. Uma concentração de 17-OHP após estímulo com 1-24 (ACTH) maior que 10 ng/mL como limite de corte, originado de um normograma publicado por New e cols.,[44] tem sido adotada por vários autores.[41-49]

Para minimizar resultados falso-positivos ou negativo, as amostras devem ser coletadas na fase folicular do ciclo menstrual, espontâneo ou induzido, no período da manhã. Azziz e cols. observaram um valor preditivo negativo para uma concentração de 17-OHP < 2 ng/mL próxima a 100%,[47] enquanto alguns autores consideram que o valor basal da 17-OHP pode-se superpor com o de mulheres-controle.[45,46] No entanto, no estudo realizado por Azziz e cols., as pacientes diagnosticadas como portadoras da forma não clássica por deficiência da 21-hidroxilase foram identificadas pelo critério hormonal (concentração de 17-OHP após estímulo > 10 ng/mL) e não pelo molecular (sequenciamento do gene CYP21A2). Isso representa um viés importante, uma vez que esse limite de corte utilizado é questionado, o que possivelmente superestima a prevalência desse modo de hiperplasia adrenal. Com relação ao valor preditivo positivo da 17-OHP, para uma concentração > 4 ng/mL, é de 33,3%.[43] Com base nesses dados, consideramos que todas as pacientes portadoras de síndrome hiperandrogênica devem ser submetidas a teste de estímulo com ACTH1-,[24] utilizando-se um protocolo simplificado, com coleta de progesterona na amostra basal e de cortisol e 17-OHP em amostra após 60 minutos da administração do medicamento. A dose utilizada é de 250 mcg por via endovenosa.

Com o advento do emprego de técnicas de sequenciamento gênico na avaliação de pacientes suspeitas de serem portadoras de forma não clássica de hiperplasia adrenal congênita por deficiência da 21-hidroxilase, observou-se que a adoção de um valor de 10 ng/mL como limite de corte de 17-OHP, após estímulo com ACTH-(1-24), superestima esse diagnóstico. A experiência do Serviço de Endocrinologia do Hospital das Clínicas de São Paulo com relação ao valor de limite de corte foi relatada por Bachega e cols.[48] Observou-se que em nenhuma paciente com a forma não clássica de hiperplasia adrenal congênita por deficiência da 21-hidroxilase, cujo pico de 17-OHP após estímulo tenha sido menor que 17 ng/mL, houve a confirmação do diagnóstico pelo sequenciamento do gene CYP21A2, o que levou a se propor que pacientes que apresentassem uma concentração de 17-OHP após estímulo entre 10 e 17 ng/mL fossem submetidas a estudo molecular para definição do diagnóstico (Tabela 48.5).

HIRSUTISMO IDIOPÁTICO

O conceito de hirsutismo idiopático tem se modificado ao longo do tempo.[50] Inicialmente foi caracterizado como hirsutismo de causa desconhecida, após a exclusão de outras causas de síndromes hiperandrogênicas. O conceito atual é mais estrito e caracteriza o hirsutismo idiopático pela presença de hirsutismo associado a ciclos menstruais regulares e ovulatórios, na presença de normoandrogenemia, com exclusão de outras causas de hirsutismo (Tabela 48.5). Embora tenha sido proposto como um marcador da ação periférica dos andrógenos, a dosagem do 3α-diolG não discrimina pacientes portadoras de hirsutismo idiopático de pacientes com a síndrome dos ovários policísticos.

A diversidade de critérios diagnósticos dificulta estabelecer a incidência do hirsutismo idiopático. Nos Estados Unidos, a incidência no Alabama é de aproximadamente 17% das pacientes com hirsutismo,[51] enquanto no sul da Itália a incidência foi de 6%.[52] Em São Paulo, essa incidência é de 15%.[53] Considerando esses dados e quando se utilizam critérios diagnósticos estritos, o hirsutismo idiopático é uma causa pouco frequente de hirsutismo (5 a 15%).

SÍNDROME DOS OVÁRIOS POLICÍSTICOS

Foi descrita inicialmente por Stein e Leventhal, em 1935,[54] que observaram uma associação entre amenorreia, hirsutismo e obesidade com ovários de aspecto policístico. Estes eram aumentados de volume bilateralmente, com cápsulas espessadas e esbranquiçadas e com múltiplos cistos de localização preferencialmente subcapsular e estroma denso e hipertrófico.

Tabela 48.5 Critérios diagnósticos das síndromes hiperandrogênicas não virilizantes

Síndrome dos ovários policísticos	
Critério do NIH, 1990[1]	Presença dos 2 critérios + exclusão de outras causas: • Hiperandrogenismo ou hiperandrogenemia • Disfunção menstrual
Critério de Rotterdan[2]	Presença de 2 dos 3 critérios + exclusão de outras causas: • Hiperandrogenismo ou hiperandrogenemia • Disfunção menstrual • Ovários policísticos
Androgen Excess Societty[3]	Presença dos 2 critérios + exclusão de outras causas: • Hiperandrogenismo ou hiperandrogenemia • Disfunção menstrual ou ovários policísticos
Forma não clássica de hiperplasia adrenal congênita por deficiência da 21-hidroxilase	
-17-OHP após estímulo com ACTH > 17 ng/mL	
Hirsutismo idiopático	
Presença dos 3 critérios: • Ciclos menstruais regulares e ovulatórios • Normoandrogenemia • Ovários normais ao ultrassom	

[1]National Institute of Health Concensus Conference.55; [2]Consenso de Rotterdan.56; [3]Azziz et al.50; [4]Bachega et al.48

Fonte: NIH, 1990[55] Rotterdam, 2003[56] AES, 2006[57] Diagnóstico da Hiperplasia Adrenal Congênita Forma Tardia, Bachega et al.[48] Hirsutismo Idiopático, Azzis et al.[50]

Subsequentemente, a heterogeneidade dos achados histológicos e das características clínicas levou à adoção do termo síndrome dos ovários policísticos. Com a introdução de novas técnicas de investigação, o que antes era um diagnóstico baseado apenas em aspectos clínicos e anatômicos, passou a incorporar critérios bioquímicos e ultrassonográficos. Se por um lado, esses avanços amplificaram o campo de pesquisa, possibilitando novas descobertas que se constituem em uma diversidade de achados para esta síndrome; por outro lado, eles dificultaram a obtenção de um consenso sobre um critério diagnóstico para a síndrome.

Conceito

A primeira iniciativa de definir critérios diagnósticos para a síndrome datou de 1990 na Conferência da *National Institutes of Health Consensus*[55] que determinou como critério diagnóstico a presença de hiperandrogenismo e/ou de hiperandrogenemia associada à anovulação crônica e quando descartadas causas secundárias. Entretanto, esse critério não incluiu a presença de ovários policísticos à ultrassonografia (USG), achado morfológico que denominava a síndrome. Logo, em 2003 esses critérios foram revistos em um simpósio realizado em Rotterdam, patrocinado pela *European Society of Human Reproduction and Embryology/American*

*Society of Reproductive Medicine*56 que ampliou as possibilidades fenotípicas. Nesse consenso, a síndrome poderia ser caracterizada pela combinação de duas das três características clínicas clássicas:

• oligo e/ou anovulação;
• evidências clínicas ou laboratoriais de hiperandrogenismo;
• presença de ovários policísticos à USG.

Contudo, permaneceu a necessidade de exclusão de outras etiologias (iatrogenia, forma não clássica de hiperplasia adrenal congênita, tumores virilizantes, síndrome de Cushing e disfunção tireoidiana) (Tabela 48.5).

Em 2006, um novo guideline foi publicado pelo *Androgen Excess Society*[57] considerando que a síndrome dos ovários policísticos é primariamente uma desordem de excesso androgênico que pode manifestar-se como hiperandrogenismo e/ou hiperandrogenemia e foi propostauma modificação do critério original do *National Institute of Health Consensus Conference* pela necessidade da presença dos três critérios seguintes:

• hiperandrogenismo: hirsutismo e/ou hiperandrogenemia;
• disfunção ovariana: oligoanovulação e/ou ovários policísticos;
• exclusão de outras condições de excesso androgênico.

A fim de sistematizar o diagnóstico, mais recentemente, o *Guideline* do *Endocrine Society*[58] sugere o uso do Consenso de Rotterdam para o diagnóstico da síndrome dos ovários policísticos, por justamente abranger o maior espectro fenotípico e, desse modo, a maior população de pacientes com a síndrome. Mas vale ressaltar que essa coleção de fenótipos e subfenótipos, muito provavelmente, representa um conjunto de doenças de etiologias diferentes, cuja causa ainda é desconhecida, e esse cuidado com a seleção da população-alvo nos estudos que investigam essas pacientes deve ser sempre contemplado.

Outras anormalidades descritas na síndrome são: alteração da relação LH/FSH;[59] obesidade; resistência à insulina;[60] e uma disfunção do citocromo P450c17 caracterizada por uma resposta aumenta da 17-OHP ao estímulo agudo com análogos do GnRH;[61] porém não são consideradas necessárias para o diagnóstico.

Etiopatogenia

Uma das características fisiopatológicas básicas da síndrome dos ovários policísticos é a atresia folicular; os folículos ovarianos raramente se desenvolvem acima de um diâmetro de 6 mm, impedindo o amadurecimento de um oócito que se torne dominante. Várias evidências indicam que um excesso de andrógenos intraovariano poderia ser responsável pela atresia folicular e pela anovulação,[62] podendo a atresia ser tanto a causa como a consequência do excesso de andrógenos. O folículo atrésico torna-se um folículo androgênico, os quais apresentam baixa atividade aromatase, dificultando, assim, a conversão dos andrógenos em estrógenos.[63,64] A atresia folicular também se caracteriza por apoptose das células da granulosa e reposição destas por células da teca e fibroblastos, resultando em um aumento do estroma ovariano, responsivo ao LH, com consequente hipersecreção de andrógenos. Estabelece-se, assim, um círculo vicioso, tendo como resultado final a disfunção ovulatória e hiperandrogenemia de origem ovariana.

Deficiências enzimáticas

Um aumento da concentração intraovariana de andrógenos pode resultar de deficiências enzimáticas que comprometem a síntese de estradiol. De fato, existem relatos esparsos de deficiência da 3β-hidroxiesteroide desidrogenase e da 17-cetoesteroiderredutase comprometendo a esteroidogênese ovariana.[65] Por outro lado, estudos que utilizaram cultura de células da granulosa de pacientes com síndrome dos ovários policísticos demonstraram em alguns casos,[66] porém não em outros,[67] uma deficiência da atividade aromatase. Todavia, a administração de FSH em mulheres portadoras da síndrome normaliza a atividade aromatase, sugerindo que essa deficiência seja secundária a uma inibição da secreção ou ação do FSH.[68]

A hipótese da estrona

A teoria da estrona sugere que a síndrome dos ovários policísticos resulta de um círculo vicioso complexo em que a secreção de androstenediona, em parte pela adrenal, e sua conversão periférica à estrona iniciariam a síndrome. A elevação da estrona sensibilizaria o gonadótrofo a secretar LH em excesso, o qual iniciaria ou manteria uma secreção excessiva da androstenediona de origem ovariana. A observação de que a administração de um antiestrógeno, como acetato de clomifeno, a pacientes portadoras da síndrome frequentemente induz o desenvolvimento folicular e ovulação, por permitir a liberação do FSH,[69] tem sido relatada como prova a favor dessa hipótese. Entretanto, a estrona é um estrógeno fraco e a sua administração não induz aumento da secreção de LH.[70]

Disfunção neuroendócrina

Um achado persistente nos estudos de pacientes portadoras da síndrome dos ovários policísticos é uma secreção anormal de gonadotrofinas, relatada inicialmente por Rebar e cols. que demonstraram uma secreção inapropriada, caracterizada por uma resposta exagerada de LH ao estímulo agudo com GnRH.[71] Posteriormente, vários autores evidenciaram um aumento da amplitude de pulsos de LH (Figura 48.7), com resultados divergentes em relação à

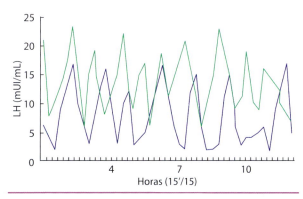

Figura 48.7 Ritmo de secreção de LH em mulheres normais (linha azul escura) e portadoras da síndrome dos ovários policísticos (linha verde). Fonte: Rebar et al., 1976.[71]

frequência de pulsos. Com relação aos parâmetros rítmicos da secreção de FSH não se demonstrou diferença quando o ritmo de mulheres normais foi comparado ao de pacientes portadoras da síndrome dos ovários policísticos,[57] possivelmente decorrente da vida média prolongada da molécula desse hormônio, o que impediria a caracterização de um pulso de secreção.

A principal controvérsia relativa à secreção alterada de gonadotrofinas na patogênese da síndrome dos ovários policísticos relaciona-se à questão se esta é primária ou se reflete apenas uma modulação hipotalâmica-hipofisária pelos hormônios gonadais. Estudos têm demonstrado anormalidades na secreção de gonadotrofinas em pacientes adolescentes portadoras da síndrome,[72] com resultados que permitem sugerir que uma alteração da secreção pulsátil de LH tenha um papel primário na sua etiopatogenia.

Em contrapartida, tem-se demonstrado que um aumento na concentração de testosterona pode contribuir para uma secreção inapropriada de gonadotrofinas em pacientes portadoras da síndrome dos ovários policísticos. Em mulheres normais, a administração aguda de doses farmacológicas de testosterona leva a um aumento da amplitude de pulsos de LH.[74] Outro exemplo foram as pacientes com amenorreia resultante de tumor ovariano virilizante, nas quais se observou normalização do ciclo menstrual e da dinâmica da secreção das gonadotrofinas, após a exérese do tumor.[75]

Alteração da secreção de andrógenos

Barnes e Rosenfield propuseram um modelo alternativo à teoria da estrona para a etiopatogenia da síndrome dos ovários policísticos no qual a anormalidade central seria uma elevação da concentração intraovariana de andrógenos que promoveria a atresia folicular e o aumento da secreção de andrógenos na circulação[76] (Figura 48.8). Essa

última possibilidade foi proposta por esses autores como resultado de seus estudos sobre o efeito da administração aguda de nafarelin, um análogo do GnRH, sobre o eixo hipotálamo-ovariano em mulheres normais e pacientes portadoras da síndrome dos ovários policísticos.[77] Nas mulheres normais, observaram um aumento significativo da concentração de gonadotrofinas e estradiol, sem se acompanhar da alteração da concentração dos demais esteroides precursores do estradiol. Já nas pacientes portadoras da síndrome dos ovários policísticos, constataram também um aumento significativo não só de gonadotrofinas e estradiol, mas também da estrona e dos precursores do estradiol, especialmente os da via delta 4. A 17-OHP aumentou significativamente em todas as pacientes, e a androstenediona em 3/4 delas. Esses resultados foram confirmados por alguns autores,[78,79] mas não por outros.[80,81]

Esse padrão de resposta foi observado também em pacientes com hiperandrogenismo e anovulação crônica que não preenchiam critérios estritos para a síndrome dos ovários policísticos.[82] A partir desses dados, tem sido considerado que esse padrão de secreção fosse considerado um marcador de hiperandrogenismo ovariano funcional, podendo ser encontrado na maior parte das pacientes portadoras de hiperandrogenismo e anovulação crônica e síndrome dos ovários policísticos.

Resistência à insulina

O primeiro relato de uma possível associação entre resistência à insulina e hiperandrogenismo foi realizado por Achard & Thiers,[31] em 1921, tendo recebido a denominação de diabete da mulher barbada (*diabetes des femmes a barb*). Porém, foi somente na década de 1980 que se demonstrou que pacientes obesas portadoras da síndrome dos ovários policísticos apresentavam uma redução da sensibilidade à

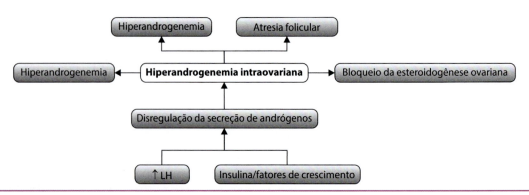

Figura 48.8 Etiopatogenia da síndrome dos ovários policísticos. Fonte: Maroulis, 1981.

insulina,[83] fato este confirmado também em pacientes não obesas.[84]

A partir dos resultados derivados do emprego do *clamp* euglicêmico em pacientes portadoras da síndrome dos ovários policísticos, foi possível demonstrar que a resistência à insulina está presente em pacientes portadoras da síndrome, independentemente do índice da massa corporal quando comparado a mulheres normais, e que a presença da obesidade é um fator aditivo na diminuição da sensibilidade à insulina.[85] De fato, a diminuição da sensibilidade à insulina se faz progressivamente de mulheres normais, pacientes com a síndrome com peso normal, mulheres obesas e pacientes obesas com a síndrome (Figura 48.9), indicando que a resistência à insulina é um achado comum na síndrome dos ovários policísticos e que, em pacientes obesas com a síndrome, decorre da interação de dois fatores, a obesidade e a síndrome propriamente dita. Entretanto, a resistência à insulina não está presente em todas as pacientes,[86-88] provavelmente em virtude de fatores étnicos, com uma incidência aproximada de 50%. De fato, pacientes escandinavas não obesas portadoras da síndrome raramente apresentam resistência à insulina.[89]

A presença de resistência à insulina parece definir um subgrupo de pacientes diferente das pacientes sem resistência.[90] De fato, as pacientes do subgrupo com resistência, além das diferenças com relação aos parâmetros da sensibilidade à insulina, apresentam índice de massa corporal, relação cintura quadril e massa de tecido adiposo maior, hirsutismo de grau mais grave, concentração de testosterona aumentada e de androstenediona pouco aumentada, relação LH/FSH normal, índice de testosterona livre muito elevado e concentração de SHBG no limite inferior da normalidade ou baixo quando comparadas às do subgrupo de pacientes com sensibilidade normal.

Patogênese da resistência à insulina na síndrome dos ovários policísticos

A ação da insulina se inicia pela sua interação com o seu receptor, constituído por uma estrutura tetramérica, composto por duas subunidades-α extracelulares e duas subunidades-β com uma porção transmembrana e uma porção intracelular. A ligação da insulina à subunidade-α, extracelular, induz mudança conformacional desta subunidade-β, favorecendo a autofosforilação dos resíduos tirosina, aumentando a atividade tirosina-quinase, enquanto a fosforilação de resíduos serina a inibe. A fosforilação em tirosina desencadeia uma série de eventos intracelulares, mediados pela fosforilação dos substratos do receptor de insulina 1 e 2 (IRS-1 e IRS-2), e que resultam na ação biológica da insulina.

A fosforilação em serina da subunidade-β do receptor de insulina por um fator extrínseco parece ser o mecanismo responsável pela resistência à insulina em aproximadamente 50% das pacientes portadoras da síndrome dos ovários policísticos,[91] sendo esse efeito limitado ao metabolismo da glicose, sem comprometer as demais ações da insulina, inclusive as envolvidas na esteroidogênese. Interessante é que um mecanismo semelhante é descrito na diminuição da sensibilidade à insulina observado na obesidade, na qual se implicou o fator de necrose tumoral-α como o mediador responsável.[92]

O sequenciamento do gene do receptor de insulina não demostrou anormalidades,[93] significando que a patogênese da resistência à insulina na síndrome dos ovários policísticos não é decorrente de comprometimento da estrutura do receptor. Já o estudo das ações da insulina e do IGF-1 em fibroblastos da pele de pacientes com a síndrome e mulheres normais demonstrou que há um defeito seletivo da ação da insulina e do IGF-1 que afeta a via metabólica, mas não a via mitogênica, indicando que tanto a

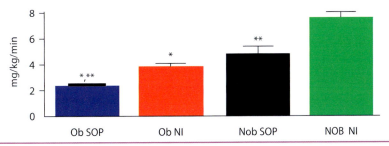

Figura 48.9 Consumo de glicose durante clamp euglicêmico/hiperinsulinêmico em mulheres obesas com (Ob SOP) e sem (Ob NI) a síndrome dos ovários policísticos e mulheres não obesas com (Nob SOP) e sem (Nob NI) a síndrome dos ovários policísticos. * P<.001 Obesas *versus* não obesas; **P <.001 síndrome dos ovários policísticos *versus* mulheres normais. Fonte: Morales et al., 1996.[86]

insulina quanto o IGF-1 estimulam a síntese de glicogênio pelas mesmas vias pós-receptor. Da mesma maneira, esse comprometimento se faz por meio de uma via diferente que a mediada pela ativação do fosfatidilinositol 3-quinase pelo ISR-1, uma vez que a fosforilação desse substrato é idêntica entre mulheres normais e portadoras da síndrome dos ovários policísticos.

Associação entre hiperinsulinemia e hiperandrogenemia

No início da década de 1980, demonstrou-se uma associação positiva entre hiperinsulinemia e hiperandrogenemia em pacientes portadoras da síndrome dos ovários policísticos.[94] Embora a relação entre hiperandrogenemia e sensibilidade à insulina seja controversa, várias evidências demonstraram que a hiperinsulinemia pode ser um fator primário na etiopatogenia do hiperandrogenismo. De fato, a administração de diazóxido reduz a concentração de insulina e também de andrógenos,[95] o mesmo ocorrendo com a administração de metformina nas pacientes portadoras da síndrome dos ovários policísticos.[96] No entanto, a redução da concentração de andrógenos em pacientes portadoras de hipertecose de ovário, por meio da ooforectomia, não se acompanha de melhora da sensibilidade à insulina.[28] Por outro lado, pacientes portadoras da forma não clássica de hiperplasia adrenal congênita por deficiência da 21-hidroxilase, doença tipicamente hiperandrogênica, apresentam uma leve redução da sensibilidade à insulina.[97] Por fim, a administração de análogos do GnRH ou de antiandrógenos pode ou não se acompanhar de reversão parcial da resistência à insulina em pacientes portadoras da síndrome dos ovários policísticos não deixando claro se o controle da hiperandrogenemia melhoraria a sensibilidade a insulina.[98-103]

A hiperinsulinemia pode aumentar a concentração de andrógenos pelos seguintes mecanismos:

1. aumentando a produção ovariana indiretamente, por meio de uma ação hipofisária, aumentando a amplitude dos pulsos de LH;[104]

2. atuando sinergisticamente com o LH sobre a esteroidogênese ovariana, por meio da fosforilação em serina do citocromo P450c17;[105,106]

3. ação independente de aumento de produção, mas aumentando a fração livre dos andrógenos, por meio da inibição da síntese hepática de SHBG e de IGFBP3.[107]

Aspectos do diagnóstico

Uma variedade de combinação de sinais e sintomas é a regra em pacientes portadoras da síndrome, principalmente aqueles relacionados à esfera reprodutiva. De fato, o padrão menstrual pode variar de amenorreia primária a ciclos regulares, porém anovulatórios, ou se manifestar por meio de um sangramento uterino disfuncional. Por outro lado, pacientes portadoras da síndrome podem ovular intermitentemente, podendo ser encontrado corpo lúteo em até 20% das pacientes[108] e a gravidez ocorrer espontaneamente.

O grau de hirsutismo encontrado é variável, podendo estar ausente em aproximadamente 30% das pacientes, estando na dependência de fatores raciais, étnicos e genéticos. Acne pode estar presente em vários graus. O desenvolvimento mamário é normal. Galactorreia pode ser encontrada, embora não seja frequente.

Sinais e sintomas de virilismo podem estar presentes em até 20% das pacientes, em geral associados à acantose *nigricans*. Nessas situações, deve-se considerar a presença da síndrome HAIR-AN.

O androgênio que melhor reflete a hiperandrogenemia é a testosterona, estando na dependência da fração dosada (testosterona total, livre ou não ligada à SHBG) a porcentagem de pacientes que apresentam concentração elevada. É interessante salientar que o esteroide mais frequentemente elevado pode ser a 17-OHP,[109,110] compatível com uma produção ovariana significativa desse esteroide na síndrome dos ovários policísticos.[111]

Elevação da concentração de DHEA ou DHEAS pode ser encontrada em até 20% das pacientes. Enquanto o significado da elevação da concentração de DHEA é incerto, uma elevação da concentração de DHEAS pode representar um componente adrenal na síndrome.[112,113]

Refletindo a secreção inapropriada de gonadotrofinas, um aumento da concentração de LH ou da relação LH/FSH, quando dosados por radioimunoensaio, pode ser encontrado em até 70% das pacientes.[114] Com a adoção do método imunoflorimétrico, observa-se que um percentual bem menor de pacientes apresenta essa alteração.

Embora a hiperprolactinemia possa estar presente em 5 a 30% das pacientes,[115-116] a hiperprolacrinemia verdadeira é rara, sendo atribuída à presença de macroprolactina[117,118] ou ao efeito do estresse.[118]

A concentração de SHBG em pacientes portadoras da síndrome tende a ser baixa. Durante muito tempo, considerou-se a hiperandrogenemia a responsável por esse achado, uma vez que os andrógenos inibem a síntese da SHBG. Mais recentemente, demonstrou-se que uma redução da concentração dessa proteína transportadora apresenta uma relação com uma diminuição da sensibilidade à insulina.[119]

Por um longo período, discutiu-se se a presença de ovários policísticos à USG, caracterizada por ovários aumentados de volume com cistos dispostos perifericamente e hiperecogenicidade do estroma,[120] deveria ser considerada um critério diagnóstico para a síndrome dos ovários policísticos. De acordo com o Consenso de Rotterdam, é um dos critérios diagnósticos para a síndrome, e não um critério obrigatório.[56] De fato, a comparação de pacientes portadoras da síndrome dos ovários policísticos com ou sem morfologia ovariana policística não demonstrou diferenças entre elas com relação à glicemia e insulina de jejum e pós-sobrecarga de glicose, bem como perfil de gonadotrofinas e andrógenos.[121] Por outro lado, ovários com morfologia policística podem ser encontrados em mulheres normais, com uma prevalência entre 20 e 46%[58,157] de acordo com o critério utilizado. Essas mulheres podem apresentar alterações hormonais leves, como aumento da concentração de LH e testosterona,[122] bem como uma resposta de 17-OHP ao estímulo agudo com GnRHa semelhante à encontrada na síndrome dos ovários policísticos.[123] Sobre a sensibilidade à insulina e as alterações lipídicas, há alterações intermediárias entre mulheres normais e pacientes com a síndrome.[124] Entretanto, não apresentam maior incidência de infertilidade quando comparadas a mulheres normais.[125]

Condições associadas ou decorrentes da síndrome dos ovários policísticos

Algumas condições podem ser encontradas com maior frequência em pacientes portadoras da síndrome dos ovários policísticos, como carcinoma do endométrio e mama, obesidade e distúrbios metabólicos.

Carcinoma de endométrio

Pacientes portadoras de síndrome dos ovários policísticos apresentam um risco maior de hiperplasia do endométrio, com uma incidência de 25[126] a 35%,[127] com um risco relativo de 3,1, tanto para pacientes na pré como na pós-menopausa.[128] Mecanismos variados têm sido propostos para o aumento

desse risco. O ponto inicial provavelmente é representado pelo estado hiperestrogênico e ausência da ação antagonista da progesterona, resultando na hiperplasia do endométrio. A hiperinsulinemia crônica estimula o sistema enzimático da aromatase tanto nas glândulas endometriais quanto no estroma[129] e a hiperplasia do endométrio em pacientes portadoras da síndrome dos ovários policísticos possivelmente representa uma via final comum de dois processos fisiopatológicos distintos.

Carcinoma de mama

Os dados relativos à incidência de câncer de mama em pacientes portadoras da síndrome dos ovários policísticos são controversos. Embora tenha sido relatada maior incidência,[130] tendo sido a principal causa de morte em um estudo retrospectivo envolvendo 786 pacientes,[131] também tem sido relatado um efeito protetor da síndrome, com uma prevalência apenas de 1,3%.[132]

Obesidade

A incidência de obesidade em pacientes portadoras da síndrome dos ovários policísticos é variável, de acordo com o grupo étnico estudado. As manifestações clínicas diversas apresentadas por diferentes grupos étnicos também podem ser decorrentes de prevalência diferente da obesidade em cada população.

Possivelmente, o elo entre a síndrome dos ovários policísticos e a obesidade seja a resistência à insulina. Pacientes portadoras da síndrome dos ovários policísticos são frequentemente resistentes à ação da insulina e hiperinsulinêmicas. Tanto a resistência à insulina como a hiperinsulinemia são potencializadas pela obesidade.

Pacientes portadoras da síndrome dos ovários policísticos, em geral, apresentam obesidade do tipo androide, a qual pode ser detectada clinicamente pela medida da circunferência abdominal ou pela relação entre a circunferência da cintura e do quadril. Uma circunferência abdominal maior que 102 cm para homens e 88 cm para mulheres, bem como uma relação cintura/quadril maior que 0,95 para homens ou 0,85 para mulheres, confere um risco significativo de anormalidades metabólicas em indivíduos com um índice de massa corporal entre 25 e 34,9 kg/m2. Estudos têm demonstrado que uma deposição de gordura na região visceral do abdome associa-se a um aumento do risco para diabete tipo 2, dislipidemia, hipertensão arterial, aterosclerose e resistência à insulina.[133,134] Em pacientes obesas portadoras da síndrome dos ovários policísticos, demonstrou-se também uma diminuição da depuração de insulina em pacientes com obesidade andróide.[135]

Apesar de não se ter conhecimento exato de como a obesidade causa resistência à insulina, pelo menos dois fatores parecem estar envolvidos: ácidos graxos livres; e fator de necrose tumoral α (TNF-α).

Os ácidos graxos livres são liberados pela lipólise dos triglicerídeos armazenados nos adipócitos. O aumento do fluxo dos ácidos graxos livres para o fígado, independentemente de sua origem, diminui a extração hepática de insulina, ativa a neoglicogênese e resulta em hiperinsulinemia,[136,137] enquanto uma concentração aumentada de ácidos graxos circulantes diminui a sensibilidade periférica à insulina decorrente de uma redução da captação de glicose pelo músculo esquelético. Níveis elevados de ácidos graxos foram encontrados em pacientes portadoras da síndrome dos ovários policísticos,[138] e os adipócitos viscerais dessas pacientes exibem aumento da lipólise induzida por catecolaminas in vitro.

O TNF-α é produzido pelo tecido adiposo e induz a resistência à insulina por estimular a fosforilação em serina do substrato do receptor de insulina 1. Consequentemente, a atividade tirosina quinase da subunidade-β do receptor de insulina é inibida.[139,140] Uma concentração elevada de TNF-α tem sido relatada em pacientes hiperandrogênicas, inclusive entre as portadoras da síndrome dos ovários policísticos.[141]

Em indivíduos portadores de obesidade, a concentração sérica de leptina e do RNA mensageiro da leptina encontra-se elevada, caracterizando um estado de resistência à leptina. A maior parte dos estudos que avaliaram a concentração sérica de leptina na síndrome dos ovários policísticos não encontrou diferenças entre pacientes portadoras da síndrome e mulheres normais com massa semelhante de adiposidade,[141,144] não se observando também correlação entre a concentração de leptina e a de andrógenos. Resultados conflitantes foram encontrados quanto à correlação entre a concentração de leptina e a insulinemia, variando de ausência de correlação[145] à correlação positiva,[142,144] e para a correlação entre leptina e concentração de LH.[144,145]

A comparação de parâmetros clínicos e laboratoriais de pacientes obesas e não obesas portadoras da síndrome dos ovários policísticos evidencia o impacto da obesidade sobre a síndrome, com uma maior prevalência de distúrbio menstrual,[146] infertilidade,[147] hirsutismo[148] e acantose nigricans.[149]

Embora não existam dados para definir um papel primário ou secundário dos andrógenos na distribuição do tecido adiposo, esses esteroides podem participar da regulação metabólica do adipócito. De fato, no nível do tecido adiposo visceral, a testosterona estimula a lipólise e o efluxo de ácidos graxos livres, bem como modifica a distribuição das fibras musculares, aumentando a do tipo II, menos sensível à ação da insulina.[150]

Distúrbios metabólicos

A resistência à insulina e a disfunção da célula β precedem o desenvolvimento de intolerância a hidratos de carbono e diabete tipo 2.[151] Uma disfunção secretora da célula β foi descrita em pacientes portadoras da síndrome dos ovários policísticos,[152,153] caracterizada por um aumento da secreção de insulina em condições basais e uma diminuição após a alimentação, resultando em uma deficiência relativa de insulina para o grau de resistência. Esse perfil é semelhante ao observado em pacientes portadores de diabete tipo 2. A perda de peso resulta em uma melhora significativa da resistência à insulina, embora persista o defeito secretor da célula β, sugerindo uma anormalidade primária.[154]

O primeiro relato sobre a epidemiologia dos distúrbios do metabolismo dos hidratos de carbono em pacientes com a síndrome dos ovários policísticos foi feito por Dunaif e cols., em 1987.[155] Embora tenham constatado presença de resistência à insulina tanto em pacientes obesas quanto em não obesas portadoras da síndrome, independentemente da presença de acantose nigricans, distúrbios do metabolismo dos hidratos de carbono foram observados somente no grupo de pacientes obesas, com uma incidência de 20%, sugerindo um impacto negativo da obesidade sobre o metabolismo dos hidratos de carbono em portadoras da síndrome dos ovários policísticos. Posteriormente, a avaliação de duas populações de procedência diferente (urbana e rural, e etnicamente diversa) demonstrou que pacientes não obesas também apresentavam uma incidência maior de diabete tipo 2.[156] Nesse estudo, a adoção dos critérios diagnósticos da Organização Mundial de Saúde (OMS) permitiu a identificação de um maior número de pacientes com distúrbios do metabolismo dos hidratos de carbono do que o da American Diabetes Association. Não se observou diferença da incidência com relação à procedência e ao grupo étnico estudado. Os fatores preditivos de distúrbios do metabolismo dos hidratos de carbono foram a síndrome dos ovários policísticos, glicemia de jejum, relação cintura/quadril, índice de massa corporal e idade. Esses dados sugerem que a síndrome dos ovários policísticos é mais importante do que a etnia ou raça como fator de risco.

Resultados semelhantes foram obtidos em pacientes portadoras da síndrome dos ovários policísticos na cidade de São Paulo.[157] De acordo com o critério da American Diabetes Association, alterações do metabolismo dos hidratos de carbono foram identificados em 16,5% das pacientes e, quando se utilizou o critério da OMS, essa prevalência aumentou para 31,8%, observando-se um impacto significativo do índice de massa corporal, independentemente do critério utilizado (Figura 48.10). Em razão desse fato, indicamos a realização da curva glicêmica em todas as pacientes portadoras da síndrome dos ovários policísticos.

Em virtude da presença de hiperandrogenemia e da resistência à insulina, é de se esperar que pacientes portadoras da síndrome dos ovários policísticos constituam uma população de risco para a dislipidemia. Alguns estudos demonstraram a presença de uma dislipidemia caracterizada por uma concentração aumentada de triglicerídeos e diminuída de HDL-colesterol, em comparação a indivíduos normais, porém dentro dos limites da normalidade.[158-160] Por outro lado, demonstraram-se um perfil lipídico caracterizado não somente pelas anormalidades lipoprotéicas descritas, mas também por uma concentração e proporção maior de partículas aterogênicas, constituídas pelas LDL pequenas e densas.[161,162] Esse perfil é semelhante ao encontrado em pacientes portadoras da síndrome metabólica, situação caracterizada pela presença de resistência à insulina, e guarda uma relação com a massa de tecido adiposo e com a sensibilidade à insulina, tendendo a estar ausente em pacientes não obesas portadoras da síndrome.

Um aumento discreto de LDL e HDL-colesterol, mais pronunciado em pacientes obesas, tem sido um achado inconstante,[163] ao passo que uma resposta aumentada de triglicerídeos pós-prandial foi demonstrada em pacientes portadoras da síndrome, com uma correlação significativa com a resistência à insulina e relação cintura-quadril, independentemente do índice de massa corporal.[164]

Em uma população brasileira da cidade de São Paulo, dislipidemia foi observada em aproximadamente 55% da pacientes, sendo o perfil mais encontrado o de diminuição da concentração de HDL-colesterol e aumento da concentração de triglicerídeos, presente em 22,3% das pacientes, guardando uma relação direta com o índice de massa corporal.[165] A média das concentrações de colesterol total, LDL-C e triglicerídeos não apresentou variações significativas quando as pacientes foram estratificadas para o índice de massa corporal. Houve uma diminuição significativa da sensibilidade à insulina de acordo com o aumento do índice de massa corporal, sendo a resistência à insulina um fator preditivo para dislipidemia.

A etiopatogenia dessas alterações não está clara. A melhora da resistência à insulina e da hiperandrogenemia em pacientes tratadas com trioglitazona, uma droga sensibilizadora da ação da insulina, nem sempre se acompanha de melhora significativa do perfil lipídico[166]. Em contraste, tratamento de pacientes portadoras da síndrome com flutamida, um antiandrógeno puro, melhora o perfil lipídico.[167]

Pacientes com a síndrome dos ovários policísticos apresentam uma prevalência maior de resistência à insulina e de distúrbios metabólicos já que a síndrome metabólica é um agregado de fatores de risco cardiovascular. A prevalência de síndrome metabólica em pacientes com a síndrome dos ovários policísticos é maior que na população em geral. Nos Estados Unidos, sua prevalência é de 37% em adolescentes [168] e entre 34,4 e 47,9% em pacientes adultas.[169,170] Na Europa, observa-se uma prevalência menor, variando de praticamente nula na Checoslováquia[171] a 16% na Turquia[172]. Provavelmente a diferença de prevalência nas populações estudadas e diferentes critérios diagnósticos

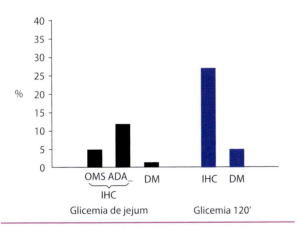

Figura 48.10 Prevalência de distúrbios do metabolismo dos hidratos de carbono em 85 pacientes portadoras da síndrome dos ovários policísticos, de acordo com os critérios da American Diabetes Association (glicemia de jejum) e Organização Mundial de Saúde (glicemia aos 120 minutos do teste de tolerância oral à glicose), de acordo com o índice de massa corporal. Fonte: Rocha et al.[157]

e susceptibilidade genética possam explicar esses resultados divergentes.

Na cidade de São Paulo, a prevalência de síndrome metabólica em pacientes com a síndrome dos ovários policísticos foi de 38,4%, com um impacto siginificativo da obesidade, estando ausente em pacientes com índice de massa corporal normal.[173]

Hipertensão arterial

Em pacientes na menopausa submetidas previamente à cirurgia de ressecção em cunha do ovário para tratamento da síndrome dos ovários policísticos, demonstrou-se uma prevalência de hipertensão arterial três vezes maior que em mulheres saudáveis, pareadas para idade e peso.[174]

Em mulheres adultas na faixa reprodutiva, a prevalência de hipertensão arterial em pacientes com a síndrome varia de 9[175] a 22%,[176] em diferentes populações. Já a incidência de níveis pressóricos mais elevados, embora ainda com as médias normais nessa faixa etária, é controversa, tendo sido relatados níveis de pressão sistólica e diastólica e sistólica isolada diurna mais elevados[177], ou sem diferença significativa, quando comparadas com grupo controle[178].

Na cidade de São Paulo, a prevalência de hipertensão arterial sistêmica em pacientes portadoras da síndrome dos ovários policísticos foi de 20,3%.[179] Com relação ao IMC, 78,6% das pacientes hipertensas eram obesas e 21,4% apresentaram sobrepeso. Nenhuma paciente com índice de massa corporal normal apresentou hipertensão arterial sistêmica. Quando o grupo de pacientes normotensas foi comparado com o grupo de pacientes hipertensas, observou-se diferença significativa apenas para a média dos índices de massa corporal, o que sugere que o principal determinante da hipertensão arterial em pacientes portadoras da síndrome dos ovários policísticos seja o peso corporal.

Doença cardiovascular

A síndrome dos ovários policísticos apresenta uma agregação de fatores de risco cardiovascular, como resistência à insulina, obesidade, perfil lipídico desfavorável e alteração da fibrinólise. De fato, estudos retrospectivos indicam uma associação entre a síndrome dos ovários policísticos e comprometimento do leito vascular. Lesões arteriais têm maior chance de serem encontradas em pacientes submetidas a cateterismo cardíaco portadoras de hirsutismo e acne,[180] enquanto alterações hemodinâmicas compatíveis com comprometimento da função vascular,[181,182] bem como comprometimento

da função endotelial com correlação positiva com a testosterona,[183] provavelmente indicativa de um comprometimento cardiovascular sistêmico, são encontradas em pacientes portadoras da síndrome dos ovários policísticos. Da mesma maneira, a comparação de pacientes submetidas a cateterismo cardíaco com e sem ovários policísticos à USG identificou maior número de segmentos com estenose superior a 50%,[184] embora não tenha demonstrado diferença com relação à prevalênca de lesão coronariana entre as pacientes com e sem morfologia policística. Resultado semelhante a este último foi encontrado em estudo que avaliou a espessura da camada íntima da carótida.[185] De acordo com esses dados, um estudo retrospectivo envolvendo um número pequeno de pacientes portadoras da síndrome dos ovários policísticos submetidas previamente à ressecção em cunha do ovário constatou uma incidência de infarto agudo do miocárdio (IAM) 7,4 vezes maior do que a encontrada no grupo controle.[174]

Entretanto, apesar da maior prevalência de fatores de risco cardiovascular e de evidências de comprometimento do leito vascular em pacientes portadoras da síndrome dos ovários policísticos, estudos prospectivos envolvendo número considerável de pacientes não demonstraram uma maior incidência de mortalidade decorrente de doença cardiovascular, apesar de uma prevalência significativamente maior de doença cerebrovascular não fatal e da morbidade de diabete. Possivelmente a presença de fatores protetores, como estrógenos, e de uma maior concentração do fator de crescimento endotelial vascular encontrada em pacientes portadoras da síndrome,[186,187] possa ser responsável por essa discordância.

Apneia do sono

Foi demonstrada uma associação entre apneia do sono e sonolência diurna, independentemente do peso corporal, e síndrome dos ovários policísticos,[188] com uma incidência 30 vezes maior de apneia do sono (17% nas pacientes com a síndrome contra 0,6% em uma população de mulheres adultas jovens), bem como de sonolência diurna, acometendo 80% das pacientes contra 25% das mulheres normais.

A apneia do sono é mais prevalente em homens do que em mulheres,[189] podendo a administração de testosterona em mulheres desencadeá-la.[190] Por outro lado, o estrógeno pode ter um efeito protetor. De fato, a administração de contraceptivo hormonal oral acompanha-se de uma redução significativa de sonolência diurna em mulheres normais. O estrógeno suprime a secreção de interleucina 6, a qual se encontra elevada em pacientes com apneia do sono,[191] potencializa a transcrição do gene do CRH e estimula o sistema noradrenérgico por inibir a depuração de noradrenalina.[192] Esses dados inicialmente sugeriam que a apneia do sono em pacientes portadoras da síndrome dos ovários policísticos pudesse ser conseqüente à hiperandrogenemia observada nessas pacientes. Entretanto, quando se compararam pacientes portadoras da síndrome dos ovários policísticos com mulheres adultas jovens, não se observou diferença significativa entre os dois grupos para a testosterona, mas sim para a concentração de insulina, maior, e para a relação glicemia/insulina, menor, nas pacientes com a síndrome.[189] Esses dados fortalecem a hipótese de que a resistência à insulina e não os hormônios esteroides tenha um papel importante na fisiopatologia da apneia do sono, e que esta possa ser uma das consequências da síndrome dos ovários policísticos, ao menos naquelas que apresentam resistência à insulina. Consistente com essa possibilidade está a demonstração de que a apneia do sono em homens associa-se com obesidade visceral e resistência à insulina, independentemente do índice de massa corporal e da idade.[193]

ABORDAGEM DA PACIENTE PORTADORA DE HIRSUTISMO

Diante de uma paciente portadora de hirsutismo, o que pode ser estendido às síndromes hiperandrogênicas em geral, quatro etapas devem ser cumpridas na avaliação:

1. Diagnóstico diferencial entre hirsutismo e hipertricose.
2. Avaliação da presença de outros distúrbios hormonais ou iatrogenia que possam justificar o hirsutismo.
3. Diagnóstico diferencial entre síndromes virilizantes e não virilizantes.
4. Diagnóstico etiológico do hirsutismo.

As três primeiras etapas devem sempre ser investigadas prioritariamente, o que pode ser feito baseando-se na história clínica e com poucos exames. A quarta etapa exige uma investigação minuciosa, nem sempre possível em virtude da disponibilidade de exames e custos (Figura 48.11). Em geral, os dados obtidos na história clínica e no exame físico podem, muitas vezes, orientar o diagnóstico e, mais importante, excluir determinadas doenças, principalmente em relação às síndromes virilizantes, como causa do hirsutismo. Por outro lado, é questionável, do ponto de vista prático, o emprego de testes dinâmicos na avaliação da paciente com hirsutismo.

O ponto inicial na avaliação de uma paciente portadora de síndrome hiperandrogênica é um questionamento exaustivo sobre uso de medicamentos com atividade androgênica, tópico, oral ou injetável. Em geral, essas pacientes apresentam concentração elevada de testosterona, semelhante à encontrada em pacientes portadoras de síndromes virilizantes, sendo o quadro clínico normalmente indistinguível.

As síndromes virilizantes têm como etiologia os tumores adrenais e ovarianos e a hipertecose de ovário, sendo caracterizadas clinicamente pela presença de virilismo e laboratorialmente por uma concentra-

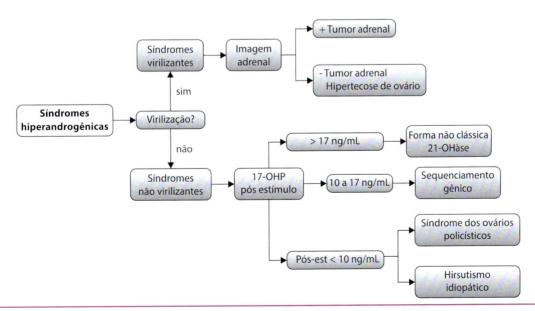

Figura 48.11 Abordagem da paciente com síndrome hiperandrogênica.

ção de testosterona muito elevada. A presença de sinais ou sintomas de virilização sugerem fortemente a existência de um tumor produtor de andrógenos, adrenal ou ovariano, ou da hipertecose de ovário. De fato, o diagnóstico de uma síndrome virilizante é eminentemente clínico. Clitoromegalia, alteração da tonalidade da voz, hipertrofia muscular com distribuição masculina, alopecia tipo androgênica e atrofia do parênquima mamário raramente estão presentes em alterações funcionais, enquanto hirsutismo, acne e distúrbio menstrual, representado por ciclos oligomenorréicos ou pela presença de amenorreia, podem estar presentes tanto nas doenças virilizantes como nas não virilizantes. Nas síndromes virilizantes, a amenorreia, em geral primária ou de instalação súbita, é a regra, enquanto nas síndromes não virilizantes predominam os ciclos oligoamenorréicos ou eumenorreicos. Na etiologia tumoral a história é de início recente, embora alguns tumores adrenais ou ovarianos possam estar presentes anos antes do diagnóstico. Já a síndrome HAIR-NA usualmente se manifesta na época da puberdade, como amenorreia primária, tendo como marcador clínico a acantose *nigricans*. Embora esse sinal possa estar presente em pacientes portadoras da síndrome dos ovários policísticos, principalmente em obesas ou mulatas, a resistência à insulina é grave, sendo a concentração de testosterona basal aumentada, e não infrequentemente está presente o diabete. À USG pélvica, os ovários apresentam-se aumentados bilateralmente, com um predomínio da hiperecogenicidade do estroma sobre os folículos de disposição periférica.

Em relação à testerona, um limite de corte de 200 ng/dL é usualmente citado na literatura para caracterizar as síndromes virilizantes.[17] Esse dado deve ser aceito com cuidado, pois não existe nenhum trabalho com um número suficiente de pacientes que possa validá-lo. Aproximadamente 20% de pacientes portadores de síndrome virilizante podem apresentar um valor inferior a esse limite. Deve-se levar em consideração que a secreção de esteroides é cíclica, podendo haver, no caso de tumores, uma variação considerável de seus valores. Quando se utiliza o método de radioimunoensaio, cujo valor superior da normalidade seja 60 ng/dL, uma concentração de testosterona maior que 150 ng/dL é altamente sugestiva de um processo tumoral de adrenal, ou ovário, ou de hipertecose de ovário, ao passo que uma concentração acima de 200 ng/dL é quase sempre diagnóstica. Já para o método imunofluorométrico, esse limite de corte deve ser próximo a 300 ng/dL, não sendo infrequente encontrar pacientes com síndromes não virilizantes, como a síndrome dos ovários policísticos ou a forma não clássica de hiperplasia adrenal congênita, com valores de testosterona entre 200 e 300 ng/dL.

Descartadas as síndromes virilizantes, restam as alterações hiperandrogênicas funcionais. As formas não clássicas de hiperplasia adrenal congênita podem apresentar um quadro clínico e laboratorial indistinguível do hirsutismo idiopático e da síndrome dos ovários policísticos, razão pela qual todas as pacientes hirsutas nas quais tenham sido descartadas as síndromes virilizantes, a presença de outros distúrbios hormonais e iatrogenia devem ser rastreadas para a presença da forma não clássica de hiperplasia adrenal congênita. Sendo esta descartada, restam como diagnóstico o hirsutismo idiopático e a síndrome dos ovários policísticos, cujo diagnóstico diferencial pode ser feito facilmente com base nos dados clínicos, laboratoriais e ultrassonográficos (Tabela 48.5).

EMPREGO DOS TESTES DINÂMICOS NA AVALIAÇÃO DA PACIENTE COM HIRSUTISMO

A avaliação dinâmica da paciente com hirsutismo compreende desde o cateterismo seletivo das veias adrenais e ovarianas à administração de fármacos para estimular ou inibir uma determinada glândula em particular. O benefício desses testes é questionável. A supressão da função glandular pode ser obtida por meio da administração de dexametasona para a adrenal e de contraceptivo oral e GnRHa para os ovários, havendo críticas para ambos os métodos.

A supressão da adrenal pode ser obtida por meio da administração de dexametasona na dose de 0,5 mg, quatro vezes ao dia, por um período variável de 4 a 5 dias. A administração de dexametasona por um período inferior não suprime adequadamente os andrógenos adrenais.[230] Como critérios de supressão da função adrenal, utiliza-se uma concentração de cortisol pós-dexametasona < 1 mcg/dL, nível este observado em mulheres submetidas à adrenalectomia bilateral e em mulheres em uso crônico de corticosteroides.

O principal argumento contrário ao uso do teste de supressão com dexametasona com o objetivo de se diferenciar uma origem ovariana de uma origem adrenal provém de estudos de cateterismo seletivo e de cálculos indiretos, cuja conclusão foi a de que a dexametasona suprimia não só a função adrenal, como também a ovariana,[194,195] não sendo, portanto, um método válido para se diferenciar a origem da hiperandrogenemia.

A supressão do eixo hipófise-ovário pode ser realizada por meio da administração de contraceptivos hormonais orais, isoladamente ou associados à supressão com dexametasona, devendo o contraceptivo ser administrado por um período mínimo de quatro semanas,[169] ou por meio da administração GnRHa[197] usualmente a cada 4 semanas. Como parâmetros de avaliação, as concentrações de LH e estradiol devem estar suprimidas. A dose necessária para uma supressão adequada da secreção dos andrógenos ovarianos possivelmente deve variar de acordo com o análogo utilizado, da via de administração e da sensibilidade individual, não existindo estudos comparativos dos diversos análogos disponíveis. Esse fato, aliado ao custo dos GnRHa de ação prolongada, é um fator limitante para o uso rotineiro do teste de supressão com GnRHa na avaliação de pacientes com hirsutismo.

Finalmente, deve-se considerar que a principal utilidade dos testes dinâmicos é a de diferenciar as alterações funcionais das neoplásicas. Enquanto as alterações funcionais são dependentes de hormônios hipofisários e o princípio básico dos testes de supressão é justamente o de suprimir a função adrenal ou gonadal por meio da supressão dos respectivos hormônios tróficos, os tumores são autônomos, não estando sob controle dos hormônios hipofisários. Assim, a ausência de supressão glandular, principalmente quando se associam os testes de supressão da adrenal e ovário, pode ser indicativo da presença de tumores. Porém, existem relatos de tumores ovarianos que foram suprimidos quando da administração de GnRHa[198] e de tumores da adrenal que foram suprimidos quando da administração de contraceptivos hormonais orais.[199]

EMPREGO DO CATETERISMO SELETIVO NA AVALIAÇÃO DA PACIENTE COM HIRSUTISMO

O cateterismo seletivo é o meio mais preciso para se determinar a origem da hiperandrogenemia. Entretanto, é um procedimento invasivo que pode se acompanhar de complicações graves, como hemorragia ou infarto adrenal. Além disso, pelo fato de a secreção dos esteroides adrenais e ovarianos ser episódica, pode uma única coleta não refletir, necessariamente, a função glandular. Dificuldades de ordem técnica não são infrequentes, variando desde a dificuldade de se cateterizar uma veia até a dificuldade de se interpretar os resultados do cateterismo ovariano, uma vez que as gônadas femininas drenam por meio de um plexo venoso em vez de uma única veia. Em função dessas dificuldades, o cateterismo seletivo é reservado para pacientes nas quais se suspeita de uma síndrome virilizante em que os achados clínicos, as dosagens hormonais basais e a investigação morfológica resultaram inconclusivos. Em geral, são pacientes portadoras de tumor ovariano sem imagem. Sendo uma paciente adulta jovem, pode ser importante para determinar o ovário comprometido, com o objetivo de se indicar a ooforectomia unilateral para preservar a função reprodutiva. Em uma paciente na menopausa, considerando as dificuldades técnicas e a relação risco/benefício, não se justifica o seu emprego, estando indicada a ooforectomia bilateral.

TRATAMENTO DO HIRSUTISMO

Pacientes com tumores virilizantes e portadoras de hipertecose de ovário na menopausa devem receber tratamento cirúrgico. Nessas duas últimas condições, quando houver contraindicação à cirurgia e para pacientes portadoras da síndrome HAIR-NA, está indicado o tratamento por meio da administração de GnRHa. Sendo a hipertecose uma doença gonadotrofina-dependente, a administração desse medicamento induz a redução da hiperandrogenemia, o mesmo acontecendo para alguns tumores ovarianos virilizantes. No caso de doenças não virilizantes, existem várias opções terapêuticas que deverão ser consideradas de acordo com a etiologia, o quadro clínico e o desejo da paciente, principalmente com relação à gravidez.

TRATAMENTO MECÂNICO DO HIRSUTISMO

De uma maneira geral, os métodos mecânicos devem ser considerados complementares ao tratamento do hirsutismo. A limitação com relação a essa forma de tratamento é que se torna impraticável para áreas extensas de pelos terminais, estando reservadas para tratamento de áreas limitadas. São incluídos métodos de remoção de pelos superficiais (depilação) e aqueles que extraem os pelos pelo bulbo piloso (epilação).

Barbear-se é um método popular de depilação e não afeta a taxa ou duração da fase *anagen* ou diâmetro do pelo. A sensação de que o pelo cresce mais grosso é porque o pelo é cortado na base e, assim, crescerá. Os agentes químicos depilatórios contêm sulfuretos com odor desagradável e podem causar dermatite irritativa. Os métodos de epilação por pinça são econômicos, porém podem causar desconforto à mulher. Em pessoas de pele morena podem ocasionar hiperpigmentação e cicatrizes.

Embora não seja um método de remoção de pelos, a descoloração com peróxido de hidrogênio e óleo bleaching é uma forma de mascarar a presença de pelos indesejáveis, particularmente na face. Os efeitos colaterais podem ser irritação, prurido e eventualmente, descoloração da pele.

Os métodos permanentes de redução de pelos não existem. Consegue-se reduzir de 30 a 50% o número de folículos pilosos, por um período maior que o do ciclo do pelo. Os métodos utilizáveis são a eletrólise e a fotoepilação a laser.

Eletrólise

Método muito antigo. Uma fina agulha é inserida no folículo piloso e aplica-se a corrente elétrica. Há dois tipos de eletrólise, a galvânica e a termólise que causam destruição do folículo piloso por meio químico ou térmico. É um método doloroso e muito demorado, por tratar cada pelo individualmente. Está indicado para tratamento de pequenas áreas e pode ser usado em qualquer pele ou cor do pelo. Os efeitos colaterais incluem eritema e alterações pigmentares pós-inflamação. Pode deixar cicatrizes. O uso de lidocaína tópica seria aconselhável para amenizar a dor.

Fotoepilação

Os métodos de fotoepilação incluem laser e fontes de luz não laser (luz pulsada). O laser mais comumente usado é a alexandrita, o Neodimium:-YAG-laser (ytrium-aluminium-garnet) (Nd:YAG) e *ruby lasers*. A remoção de pelos por fotoepilação é baseado no princípio da fototermólise seletiva. O pelo é danificado pelo comprimento de onda da luz absorvida pelo pigmento melanina e duração de pulsos que danificam o pêlo, sem danificar o tecido subjacente. Funciona melhor em pacientes com pele clara e pelos mais escuros. É contraindicada em pacientes de pele negra, pois corre o risco de queimaduras na pele. Os pelos terminais serão destruídos, porém os vilosos restantes podem persistir transformando-se em terminal se a fonte de excesso androgênico não for suprimida[200]. Sua principal limitação consiste na necessidade de alguns ciclos de aplicação, o que eleva consideravelmente seu custo.

TRATAMENTO TÓPICO DO HIRSUTISMO

A experiência tanto com o hidrocloreto de eflornitina (creme a 13,9%), uma formulação para aplicação tópica que apresenta propriedade de inibir o crescimento do pelo,[201-203] como com o finasteride sob a forma de creme a 0,25% é limitada.[204,205] Em tese, no caso de resultado positivo, devem ser aplicados por um longo período.

TERAPIA HORMONAL E ANTI-HORMONAL

Várias opções encontram-se disponíveis, tendo como princípio comum a redução da exposição dos tecidos periféricos à ação biológica dos andrógenos, por meio de uma redução de sua secreção (contraceptivos hormonais orais, corticosteroides e GnRHa), inibição de conversão periférica à DHT (finasteride) ou bloqueio de sua ação no órgão-alvo (antiandrógenos). Para os antiandrógenos e para o finasteride, não se mostrou, de maneira convincente, superioridade de um medicamento em relação a outro.[206-208]

Contraceptivo hormonal oral

O uso dos antiandrógenos e da finasteride em paciente com vida sexual ativa necessariamente deve ser acompanhado da adoção de um método contraceptivo eficiente e seguro. Considerando-se a presença simultânea de distúrbio menstrual em pacientes portadoras da síndrome dos ovários policísticos, a utilização dos contraceptivos hormonais orais é, em geral, o método de escolha para o tratamento em longo prazo dos distúrbios menstruais e do hirsutismo, nas pacientes sem intenção de gestação devido aos vários benefícios decorrentes de seu uso: supressão da secreção hipofisária de LH levando à diminuição da produção ovariana dos andrógenos LH-dependentes; redução da produção de andrógenos adrenais; aumento da produção hepática do SHBG, reduzindo os níveis de andrógenos livres e redução do risco de câncer endometrial. Na escolha do contraceptivo, é importante considerar o tipo de progestógeno contido na combinação estro-progestativa, objetivando a capacidade de inibir ovulação e causar transformação secretora endometrial, sem, no entanto, apresentar atividade androgênica.

Os progestógenos derivados da 17-hidroxiprogesterona, ou pregnanos, como o acetato de ciproterona, em doses habituais, comportam-se como a progesterona natural. A combinação contendo acetato de ciproterona e etinilestradiol tem sido a mais utilizada. Pode-se usar também compostos com outros progestógenos da 3ª geração que têm pouca ação androgênica, como o desogestrel e o gestodeno. Os que contêm levonorgestrel, um derivado da 19-nortestosterona com atividade androgênica intrínseca, devem ser evitados[209] (Tabela 48.6).

Tabela 48.6 Classificação dos Progestógenos

Progesterona
Retroprogesterona
didrogesterona
Derivados da progesterona
Derivados da 17OHP (pregnanos)
Caproato de 17αOHP
Acetato de clormadinona
Acetato de medroxiprogesterona
Acetato de ciproterona
Derivados da 19-norP (nor-pregnanos)
Acetato de nomegestrol
Demegestona
Promegestona
Trimegestona
Nesterona
Derivados da testosterona
Derivados da 19-nortestosterona etinilados (estranos)
Linestrenol
Acetato de noretisterona
Diacetato etinodiol
Norgestrinone
Dienogest
Derivados da 19-nortestosterona (gonanos)
Levonorgestrel
Norgestrel
Desogestrel
Etonogestrel
Gestodenon
Norgestimato
Norelgestromina
Derivados da espironolactona
Drosperinona
Tibolona

Fonte: Schindler, 2014.[209]

A drospirenona, 17α-derivado da espironolactona possui eficácia progestacional semelhante ao da progesterona, com atividade antimineralocorticosteroide e antiandrogênica sem, no entanto, mostrar atividade estrogênica, androgênica ou glicocorticosteroide, motivo pelo qual tem, ao menos teoricamente, menor possibilidade de causar ganho de peso e aumento da pressão arterial em pessoas suscetíveis. Seu uso em pacientes portadoras da síndrome dos ovários policísticos, em formulação contendo 30 mcg de etinilestradiol e 3 mg de drospirenona não se acompanhou de ganho de peso, alteração da pressão arterial ou alterações do metabolismo dos carboidratos ou lipídico significativas.[210]

O uso do contraceptivo hormonal oral determina, pelo bloqueio das gonadotropinas, diminuição do volume do ovário à custa da redução do componente estromal e do número e tamanho dos folículos. Quando de sua interrupção, há o retorno do quadro morfológico ovariano prévio.[211]

O grau de atividade folicular ovariana na vigência do uso do contraceptivo depende do tipo e da dose do estrógeno. As formulações modernas contêm uma dose de etinilestradiol de 20 mcg, que representa a concentração mínima necessária para a supressão de FSH e bloqueio do crescimento folicular para a ovulação. Eventualmente, podem ser encontrados folículos maiores que 10 mm que, no entanto, secretam pouco estradiol devido às baixas concentrações de LH, insuficientes para a produção adequada de andrógenos,[212] enquanto o endométrio, sob a ação do contraceptivo combinado estro-progestativa, mostra-se atrófico devido à inibição da proliferação pelos progestógenos, conferindo proteção endometrial e reduzindo o risco para câncer nas pacientes com distúrbio menstrual.

O metabolismo dos CHO é acelerado por qualquer medicamento que aumente a atividade das enzimas microssomais hepática, entre os quais fenobarbital, fenitoína, griseofulvina, rifampicina, carbamazepina, oxcarbamazepina, barbitúricos, primidona e topiramato.[213,214] Anticonvulsivantes que parecem não reduzir o efeito contraceptivo incluem gamapentina, lamotrigine e tiagabine.[251] Um aumento do catabolismo do etinilestradiol pode ser observado em determinadas pacientes em uso de alguns antibióticos (tetraciclina, derivados da penicilina e cefalosporinas).[215,216] Quando do uso concomitante desses medicamentos, outros métodos de contracepção devem ser adotados, especialmente se as pacientes estiverem em uso simultâneo de antiandrógenos ou inibidor da 5alfarredutase.

Uma condição específica é o tratamento do hirsutismo na síndrome dos ovários policísticos com a presença da intolerância a hidratos de carbono ou diabete. O impacto dos contraceptivos sobre o metabolismo dos hidratos de carbono ainda não está muito claro por falta de amplos estudos a longo prazo[217]. De fato, uma metanálise da biblioteca Cochrane concluiu que os CHO não tiveram efeito significativo sobre o metabolismo dos hidratos de carbono, embora essa conclusão tenha sido baseada em evidências de baixa qualidade[218].

Os efeitos positivos do tratamento da síndrome dos ovários policísticos sobre a produção androgênica ovariana, a produção hepática de SHBG e os sintomas androgênicos são negativamente influenciados pelo aumento do índice de massa corpórea,[219] podendo haver falta de menstruação quando são utilizados contraceptivos com dose de etinilestradiol inferior a 30g.

Com relação ao risco cardiovascular (CV) do uso dos CHO em mulheres com SOP, não existem dados de segurança em longo prazo, embora as evidências sugiram que os benefícios superem o risco, devendo a escolha do CHO ser realizada de acordo com a presença de fatores de risco cardiovascular:[220]

1. Sem risco CV, o contraceptivo pode ser usado de forma segura incluindo produtos com drospirenona ou acetato de ciproterona.

2. Em obesas com perfil lipídico normal sem intolerância a hidratos de carbono, os contraceptivos com progestágenos da 2ª geração, como o levonorgestrel são preferidos.

3. Em SOP com risco CV, com perfil lipídico alterado ou intolerante ou com síndrome metabólica, preferível usar produtos contendo progestágenos da 3ª geração (inclui drosperidona), mas o risco CV deve ser avaliado periodicamente.

4. SOP com diabete tipo 2 ou com doença CV ou obesidade mórbida, os contraceptivos orais devem ser evitados. Via não oral pode ser utilizado com cuidado.

Devido à sua composição, os contraceptivos hormonais orais apresentam diversas contraindicações (Tabela 48.7) e efeitos colaterais. Estes resultam da ação estrogênica ou progestogênica, geralmente quando em excesso. Os determinados pelos estrógenos são cefaleia, náuseas, vômitos, tonturas, câimbras, irritabilidade, nervosismo, ganho de peso, edema pré-menstrual, mastalgia e melasma. Os efeitos colaterais resultantes dos progestógenos são fadiga, depressão, alteração da libido, hipomenorreia ou amenorreia, acne, aumento do apetite, ganho de peso, seborreia, sangramento intermenstrual e queda de cabelos.

A cefaleia pode ser precipitada ou agravada pelos esteroides anticoncepcionais. É aconselhável suspender a medicação quando surgir a queixa. Em caso de enxaqueca com aura há contraindicação do uso de CHO com etinilestradiol, podendo-se usar contraceptivos com progestágenos isolados. Em relação ao ganho de peso, este pode ocorrer com os preparados de alta dosagem de progestágeno que têm propriedade anabolizante, principalmente com o uso prolongado. A retenção de sódio e água determinada pelos estrógenos pode ser responsável por algum ganho de peso, porém não se pode descartar o maior consumo de alimentos pelas usuárias. A depressão pode ser atribuída à perturbação no metabolismo do triptofano por carência de piridoxina (vitamina B6), sendo possível

amenizá-la pela reposição da mesma na dose de até 300 mg/dia.

Quanto ao sangramento intermenstrual, pode ser do meio do ciclo decorrente da deficiência estrogênica ou próximo à menstruação na deficiência do progestágeno. No primeiro caso, pode-se aguardar três ciclos para a adaptação do organismo ao contraceptivo. Se persistir, pode-se optar por associações contendo maior concentração de estrógeno. No caso de deficiência do progestágeno, indica-se contraceptivo com maior teor progestogênico. Pode-se usar contraceptivos bifásicos.

O risco de doença tromboembólica aumenta de três a cinco vezes pelo uso do contraceptivo hormonal oral, sendo maior nos primeiros 6 meses, refletindo o papel da predisposição individual e não a duração do uso do mesmo. É sabido que, quando se inicia o uso do contraceptivo, há alterações significativas nos elementos responsáveis pela hemostasia, que são parcialmente revertidos no período de pausa da pílula. Essas flutuações podem resultar em desequilíbrio entre coagulação e fibrinólise. As alterações hemostáticas encontradas são representadas pelo aumento significativo nos níveis de fibrinogênio, fator VII, complexo trombina-antitrombina, atividade da proteína C e queda significativa nos níveis do inibidor do ativador do plasminogênio

Tabela 48.7 Contraindicação dos contraceptivos hormonais orais

Neoplasia hormônio-dependente
Tromboflebite ou doença tromboembólica
Antecedente pessoal ou familiar de tromboflebite, tromboembolismo ou
Doença trombótica
Gravidez
Câncer de mama declarado ou suspeito
Sangramento uterino anormal sem diagnóstico
Doença coronariana, cerebrovascular ou ocular
Hipertensão arterial fixa
Diabete insulino-dependente grave
Hepatopatias agudas ou crônicas
Lúpus eritematoso sistêmico
Anemia falciforme
Doenças cardiovasculares: prótese valvar, hipertensão pulmonar, estenose
Mitral com fibrilação atrial, cardiomiopatia, síndrome de Marfan etc.
Fumantes acima de 35 anos, para pílulas de maior dose (30 mcg ou mais)

(PAI-1).[221] Contraceptivos hormonais que contenham progestágenos mais androgênicos, como o levonorgestrel, podem atenuar as alterações da hemostasia etinilestradiol-dependente, podendo estar associado ao menor risco de tromboembolismo venoso. Dessa forma, a resistência a proteína C ativada induzida pelo EE pode ser antagonizada pelo levonorgestrel mas não pelo desogestrel e gestodeno. Além disso, progestágenos com efeito glicocorticosteroide (desogestrel e gestodeno) da 3ª geração podem aumentar a coagulabilidade na parede dos vasos. Os progestágenos com atividade antiandrogênica podem potencializar o efeito benéfico do EE no tratamento das manifestações hiperandrogênicas.[222]

Em suma, os contraceptivos hormonais orais têm um papel importante no tratamento do hirsutismo, com uma melhora do perfil hormonal significativa, embora seu efeito sobre o hiperandrogenismo seja leve e como mecanismo de contracepção, principalmente em pacientes com uso de antiandrógenos ou finasteride. Por induzir a descamação do endométrio, eles têm um papel na prevenção da hiperplasia e do câncer do endométrio. Deve-se dar preferência a progestógenos contendo baixa atividade androgênica e com concentração de etinilestradiol entre 20 e 30 mcgs, mas em pacientes obesas pode ser necessária a administração de contraceptivos com maior concentração de etinilestradiol (30 e 35 mcg).

ANTIANDRÓGENOS

Antiandrógenos são substâncias que impedem os andrógenos de expressarem sua atividade nos órgãos-alvo, independentemente de fatores hipofisários e/ou gonadais, por meio da inibição competitiva com a testosterona e a di-hidrotestosterona pelo receptor androgênico intracelular, impossibilitando a formação e translocação do complexo androgenorreceptor para o núcleo. De acordo com sua estrutura química, podem ser classificados em dois grupos: antiandrógenos esteroides (acetato de ciproterona e espironolactona);e não esteroides (flutamida, nilutamida e cimetidina). A flutamida, a nilutamida, a ciproterona (álcool livre do acetato de ciproterona) e a cimetidina são também classificadas como antiandrógenos puros, isto é, são substâncias que não têm nenhum outro efeito hormonal a não ser o de impedir a interação de andrógeno com seu receptor, ao contrário dos demais antiandrógenos, que também têm efeito de inibir a liberação das gonadotrofinas hipofisárias ou de inibir a síntese e/ou secreção dos andrógenos. Devido a seu potencial efeito teratogênico em fetos masculinos, devem sempre ser utilizados associados a contraceptivo hormonal oral ou a outros métodos de prevenção de gravidez (Tabela 48.8).

Acetato de ciproterona

O acetato de ciproterona é um esteroide sintético derivado da 17α-hidroxiprogesterona, com uma atividade progestacional intensa, apresentando as mesmas qualidades de ação progestacional da progesterona,[223] entre as quais a supressão da secreção das gonadotrofinas hipofisárias e, consequentemente, a síntese dos esteroides pelas gônadas. Uma atividade glicocorticosteroide tem sido imputada ao acetato de ciproterona.

O acetato de ciproterona vem sendo utilizado no tratamento do hirsutismo desde 1975. Existem atualmente sob três formas farmacêuticas: comprimidos contendo 2 mg de acetato de progesterona associado a 35 mcg de etinilestradiol; comprimidos de 50 mg de acetato de ciproterona; e ampolas para administração por via intramuscular contendo 300

Tabela 48.8 Normas Gerais para o Uso dos Antiandrógenos e de Inibidor da 5α-redutase na Paciente Hirsuta

Os medicamentos devem ser utilizados somente após a investigação da causa básica do hirsutismo, principalmente com exclusão de tumores adrenais ou ovarianos produtores de andrógenos.
Constitui contraindicação absoluta a presença ou possibilidade de gravidez, como o objetivo de se evitar malformações intersexuais em fetos masculinos. Em caso de dúvida, deve-se proceder à propedêutica adequada para se detectar gestação. No caso de pacientes com vida sexual ativa, deve-se fornecer orientação quanto ao uso de medidas contraceptivas. Após a suspensão do medicamento, deve-se aguardar 6 meses antes de se planejar gravidez.
O efeito do medicamento é em geral tardio, devendo-se orientar a paciente de que a melhora do hirsutismo deverá se manifestar entre 6 e 9 meses do início do tratamento.
O tempo de duração do tratamento deverá ser o mais longo possível, em geral 2 anos. Quanto maior o tempo de tratamento, maior a possibilidade de remissão do quadro após a suspensão do medicamento.
A dose de medicamento utilizada deverá ser diminuída ao longo do tempo, mantendo-se o paciente em uso da menor dose possível.

mg do princípio ativo em solução oleosa, não disponíveis no Brasil.

A principal indicação da associação etinilestradiol/acetato de ciproterona é a acne de leve a moderada intensidade, obtendo-se bons resultados em 60% dos pacientes.[223] Nesses casos, é usado sob a forma cíclica, um comprimido por 21 dias contínuos, com intervalos de 7 dias. Entretanto, alguns pacientes podem apresentar piora do quadro de acne, uma vez que o acetato de ciproterona, nessa dose, tem uma atividade androgênica intrínseca.[224] Com relação ao hirsutismo, a concentração desse antiandrógeno disponível nessa forma farmacêutica é insuficiente, exceto em alguns casos muito leves. As pacientes portadoras de hirsutismo em grau moderado a acentuado devem ser tratadas com as formas farmacêuticas contendo uma concentração maior. Vários esquemas terapêuticos são utilizados, sendo o mais comum a chamada terapia sequencial reversa,[225] com base no fato de o acetato de ciproterona, assim como outros progestógenos, ser depositado no tecido adiposo.[226] Na dose necessária para o tratamento do hirsutismo (100 mg/d), níveis séricos são detectados no sangue por mais de 14 dias após a ingestão dessa dose, por um período de 10 dias. Com a finalidade de se evitar irregularidade menstrual ou metrorragia, a medicação é administrada no início do ciclo menstrual, associada a contraceptivo hormonal oral, do 5º ao 14º dia do ciclo menstrual.

Com relação ao uso parenteral em mulheres hirsutas, a administração mensal do acetato de ciproterona é bastante efetiva, independentemente dos níveis basais prévios de andrógenos, seja associada a anovulatório,[227] seja isoladamente.[228]

Enquanto 70 a 90% das pacientes hirsutas respondem ao tratamento,[229] 10 a 30% não apresentam melhora do quadro quando tratadas pelo regime de alta dose com ciclo reverso. Por outro lado, o tratamento do hirsutismo com acetato de ciproterona injetável leva à sua regressão significativa em 73% das pacientes que previamente não responderam ao tratamento com altas doses de acetato de ciproterona em ciclo reverso e em 100% das pacientes que pela primeira vez estejam sendo tratadas com antiandrógeno.[230] Os efeitos colaterais observados com o uso isolado do acetato de ciproterona incluem, em ordem decrescente, fadiga, mastalgia, aumento de apetite com concomitante aumento de peso, náusea, cefaleia, depressão e distúrbios do sono, os quais podem ser atribuídos à atividade progestacional do medicamento.

Espironolactona

A espironolactona é um competidor efetivo pelo receptor androgênico,[231] o que permite classificá-la como um antiandrógeno, tendo sido demonstrado que o agente ativo é um de seus metabólitos, o canrenone.[232] Além dessa ação, a espironolactona aumenta a conversão periférica da testosterona em estradiol e inibe a síntese de testosterona por uma inibição de 17-hidroxilase e 17-20-liase,[233] diminuindo a concentração sérica desse andrógeno.

A dose de espironolactona recomendada para o tratamento do hirsutismo varia entre 50 e 200 mg ao dia,[234,235] havendo evidências de que a utilização da dose de 200 mg/d resulta em melhor efeito terapêutico,[236] administrado continuamente, com pausa de 7 dias a cada 21 dias de uso. A melhora do hirsutismo ocorre em 50 a 70% das pacientes tratadas. Apresenta como principais efeitos colaterais epigastralgia, fadiga, mastalgia e metrorragia, quando utilizada isoladamente. Uma maneira de tornar a espironolactona mais tolerável é a sua administração cíclica, com pausa de 7 dias a cada 21 dias de uso. Dessa forma, pode ocorrer regularização do ciclo menstrual, devendo-se alertar a paciente que a mesma não tem ação contraceptiva.

Flutamida

A flutamida é um antiandrógeno puro não esteroide, sem atividade hormonal intrínseca. Sua administração a homens portadores de carcinoma de próstata[237] resulta em significativas alterações hormonais, observando-se um aumento do nível de gonadotrofinas, testosterona e estradiol, e um aumento acentuado na conversão de testosterona em androsterona e um correspondente decréscimo na conversão à etiocolanolona, resultando numa elevação da relação androsterona/etiocolanolona. Uma vez que a soma das conversões androsterona + etiocolanolona permaneceu inalterada, presume-se que a flutamida alterou as vias alternativas de metabolismo da testosterona, favorecendo a 5alfarredução à androsterona em detrimento da 5alfarredução à etiocolanolona.

Em mulheres hirsutas, a flutamida foi utilizada isoladamente[21] ou em associação com anticoncepcionais orais,[238] observando-se uma redução considerável do hirsutismo. Nas mulheres tratadas somente com a flutamida, não se observou alteração em nenhum dos parâmetros hormonais estudados (gonadotrofinas, testosterona total e livre, estradiol e capacidade de ligação da SHGB), demonstrando que o medicamento não interfere com o metabolismo da testosterona e que os andrógenos não participam da regulação da secreção de gonadotrofinas na mulher. Inicialmente, utilizada na dose de 750 mg por dia,[21] depois demonstrou ser também eficaz em doses reduzidas (62,5 mg/dia).[239] Entretanto, a flutamida tem sido associada a quadros de hepatite iatrogênica, podendo levar à insuficiência hepática aguda por hepatite fulminante. Aparentemente esse efeito é dose-dependente e não tempo-dependente, sendo observadas alterações em transaminases em pelo menos 10% das pacientes em uso de doses de 250 mg ou mais. Por esse motivo, considerando-se uma relação risco/benefício desfavorável, seu uso deve ser desaconselhável.

Inibidor da 5alfarredutase

A finasteride é um inibidor competitivo da 5alfarredutase.[240] Na dose usualmente utilizada no tratamento do hirsutismo, não inibe a ação de nenhum outro hormônio esteroide.[241] Pelo fato de ser um inibidor predominante da 5alfarredutase tipo 2,[240] seu efeito sobre a produção de sebo pelas glândulas sebáceas é pequeno.

Inicialmente utilizado na dose de 5 mg/dia, depois se demonstrou que doses menores (2,5 mg/dia)[242,243] ou administração intermitente (2,5 mg a cada três dias)[244] produziam resultados semelhantes, com uma redução do grau de hirsutismo da ordem de 50% após 1 ano de uso e com menor incidência de efeitos colaterais, sendo o mais frequente mastodinia e, em menor frequência depressão, diminuição da libido e distúrbios gastrintestinais. Exceto para uma redução de DHT, não se observou alteração com relação à concentração de outros hormônios.[245]

Glicocorticosteroides

Foram os primeiros medicamentos utilizados no tratamento do hirsutismo. Por sua baixa eficácia e frequência de efeitos colaterais, hoje estão reservados para o tratamento da forma não clássica de hiperplasia adrenal congênita. A dexametasona tem sido o medicamento de escolha, não havendo uma dose padronizada, nem tampouco parâmetros de controle da dose utilizada. Usualmente, inicia-se o tratamento com a administração de 0,25 a 0,5 mg ao deitar, ou em dias alternados. Os glicocorticosteroides, quando usados isoladamente, apresentam uma baixa eficácia com relação à regressão do hirsutismo, sendo inferior ao uso de antiandrógeno isoladamente. Resultados melhores são obtidos quando associados a contraceptivo hormonal oral e antiandrógeno, com redução progressiva da dose e retirada desses dois últimos medicamentos ao longo do tempo.

Efeitos colaterais incluem insônia, polifagia, ganho de peso e síndrome de Cushing iatrogênica e, raramente, catarata, osteoporose, distúrbios do metabolismo dos carboidratos e pancreatite. Dez a 20% das pacientes podem apresentar uma piora do hirsutismo droga-dependente.

Em pacientes portadoras da forma não clássica de hiperplasia adrenal congênita, não existem estudos em longo prazo sobre a eficácia e segurança do uso de dexametasona. Por outro lado, a dexametasona não foi superior ao acetato de cortisona no tratamento de pacientes portadoras deste modo de hiperplasia adrenal.[246]

Análogos do GnRH

A administração de GnRHa resulta em supressão do eixo gonadotrófico e, consequentemente, da secreção de andrógenos pelo ovário. Seu principal efeito colateral é uma diminuição significativa de massa óssea, devido ao quadro de hipoestrogenismo resultante da supressão da função ovariana.[247] A associação com contraceptivos hormonais orais elimina esse efeito adverso sem prejuízo para o tratamento do hiperandrogenismo,[248] mas é inferior à associação contraceptivo hormonal oral e antiandrógeno na redução do grau de hirsutismo.[249]

A administração de análogos do GnRH é uma opção terapêutica em pacientes portadoras de hipertecose de ovário na menopausa, na síndrome HAIR-AN[250] ou tumores ovarianos virilizantes nos quais esteja contraindicado o tratamento cirúrgico, uma vez que alguns tumores ovarianos virilizantes são gonadotrofina-dependentes.[198]

TRATAMENTO DE CONDIÇÕES ASSOCIADAS OU DECORRENTES DA SÍNDROME DOS OVÁRIOS POLICÍSTICOS

Algumas condições podem estar associadas à síndrome dos ovários policísticos, como obesidade e resistência à insulina, ou ser dela consequência (carcinoma de endométrio e mama e infertilidade), podendo receber uma abordagem terapêutica diferenciada.

Prevenção da hiperplasia e do câncer de endométrio

A prevenção da hiperplasia e do carcinoma do endométrio pode ser feita por meio da administração de contraceptivo hormonal oral ou de progesterona.[251] Essas duas formas de terapia, por meio da administração de progesterona, antagonizam o efeito do estrógeno sobre o endométrio, com uma diminuição significativa do risco.

Para mulheres que não desejam ou não toleram contraceptivo hormonal oral, uma opção é a administração intermitente de progesterona, sendo recomendada a medroxiprogesterona na dose de 10 mg via oral por 7 a 10 dias a cada 30 ou 35 dias. Nesse caso, as pacientes devem ser orientadas de que essa opção não reduz o hiperandrogenismo nem tampouco é um meio seguro de anticoncepção. A administração de citrato de clomifeno, na dose de 50 a 100 mg por 5 dias, também tem sido utilizada.

No caso de uso de metformina, não é conhecido seu papel na proteção endometrial.

Obesidade

A obesidade tem um efeito sinérgico e aditivo sobre a síndrome dos ovários policísticos. Qualquer programa de tratamento de pacientes obesas portadoras da síndrome, necessariamente, deve se iniciar pela alteração de hábitos que inclua a perda de peso como um de seus objetivos. De fato, uma perda de peso da ordem de 5 a 10% do peso corporal é suficiente para melhorar significativamente a sensibilidade à insulina e reduzir o grau de hiperandrogenemia,[252-254] sendo esse efeito mais pronunciado em pacientes obesas portadoras da síndrome que em obesas sem hiperandrogenismo.[255,256]

Quanto ao uso de fármacos como adjuvantes no tratamento da paciente obesa portadora da síndrome dos ovários policísticos, o uso isolado de sibutramina foi superior àquele quando associado a contraceptivo hormonal oral (etinilestradiol + acetato de ciproterona) no que se refere a fatores de risco cardiovascular (relação cintura/quadril, pressão arterial diastólica e concentração de triglicerídeos),[257] mas não foi superior à metformina, principalmente no tocante aos parâmetros relativos à função ovariana.[258] Já o orlistat produziu uma redução de peso superior à da metformina, utilizada em dose submáxima (4,69 *versus* 1,02% do peso corporal inicial em um período de 8 semanas), em pacientes submetidas à dieta hipocalórica, embora nenhum dos medicamentos tenha melhorado a sensibilidade à insulina.[259]

Resistência à insulina

Desde o primeiro relato do uso do cloridrato de metformina na síndrome dos ovários policísticos por Velazquez e cols.,[97] os agentes sensibilizadores da ação da insulina têm sido considerados uma terapia adjuvante no tratamento dessa síndrome, devendo sempre ser precedida de medidas que visem alterações comportamentais, como educação nutricional e atividade física. Embora não seja um critério diagnóstico, a resistência à insulina parece exacerbar a hiperandrogenemia em muitas pacientes, de acordo com a redução obtida na hiperandrogenemia em pacientes tratadas com drogas sensibilizadoras da ação da insulina. Dos agentes sensibilizadores da ação da insulina, o mais estudado tem sido a metformina. A experiência com as tiazolidinedionas é limitada e, em virtude do ganho de peso e retenção de líquidos observados com o seu uso, a metformina é o sensibilizador da ação da insulina de escolha.

De qualquer maneira, o uso dos agentes sensibilizadores da ação à insulina no tratamento da síndrome dos ovários policísticos deve ser feito com cautela. Embora promissor, persistem várias dúvidas sobre sua indicação e benefícios em longo prazo. Se a premissa para o uso desses agentes é a presença de resistência à insulina, é preciso lembrar que há poucos estudos epidemiológicos com um número suficiente de pacientes para se determinar a prevalência da resistência à insulina na síndrome dos ovários policísticos, permitindo esses estudos estimar essa prevalência em torno de 50%. Por outro lado, a eficácia do medicamento depende do parâmetro estudado, sempre considerando que o número de pacientes nos diversos trabalhos é, em geral, pequeno; os estudos são, na maioria, não controlados e a curto ou médio prazo.

Com relação aos efeitos em longo prazo sobre a resistência à insulina, estudos são necessários para demonstrar uma redução na prevalência de diabete e doença coronariana, embora aqueles realizados em indivíduos com distúrbio do metabolismo dos carboidratos tenham demonstrado benefício. No *The Diabetes Prevention Program,* indivíduos com intolerância a hidratos de carbono tratados com metformina reduziram a incidência de diabete em 31% *versus* uma redução de 58% em indivíduos nas mesmas condições submetidos a dieta, redução de peso e exercícios.[260] Já no *The United Kingdom Prospective Diabetes Study,* diabéticos tipo 2 obesos tratados com metformina apresentaram uma redução de infarto do miocárdio e de acidente vascular encefálico.[261]

A principal ação da metformina se faz pela inibição da produção hepática de glicose[262,263] da ordem de 9 a 30%. Em hepatócitos isolados, ocorre um aumento da inibição da neoglicogênese pela insulina e uma diminuição da neoglicogênese induzida pelo glucagon.[264,265] Por outro lado, a metformina estimula a captação periférica de glicose insulino-dependente, tanto em indivíduos normais[266] quanto em diabéticos tipo 2.[267]

O mais frequente efeito colateral está relacionado ao trato gastrintestinal, presente em aproximadamente 30% dos pacientes, sendo representados por náuseas, diarreia, cólica abdominal, anorexia e um gosto metálico na boca. Esses efeitos, em geral, são leves, podendo ser transitórios e tardios. Podem ser evitados em parte, iniciando-se o tratamento com doses baixas e incrementos progressivos, e com a ingestão da medicação durante a refeição. São menos frequentes quando se utiliza uma formulação de liberação prolongada.[268] Uma redução assintomática da concentração de ácido fólico e vitamina B12 tem sido descrita.[269]

O principal efeito tóxico da metformina é a acidose láctica, com uma incidência de cinco casos/100.000 tratados[270] e com uma mortalidade da ordem de 50%, que guarda uma relação com o grau de função renal.

A administração de metformina a pacientes portadoras da síndrome dos ovários policísticos, em geral, se acompanha de melhora da sensibilidade à insulina, do perfil hormonal e da função menstrual ,[271] independentemente de alteração do peso corporal ou da relação cintura/quadril. A dose utilizada varia de 1 g a 2,85 g. A redução da hiperandrogenemia é variável, sendo maior para a testosterona total e livre (20 a 60%), intermediária para androstenediona (25 a 50%) e menor para a DHEAS (28 a 40%).[271]

Provavelmente em razão do tempo limitado de uso, poucos estudos avaliaram o efeito do tratamento com metformina sobre o grau de acne e hirsutismo, com resultados controversos.[271]

O efeito da metformina sobre os fatores de risco cardiovascular, exceto os associados ao metabolismo dos hidratos de carbono, foi objeto de poucos estudos. Enquanto o efeito sobre a pressão arterial sistêmica é controverso,[272,273] um efeito benéfico sobre o metabolismo lipídico, com uma redução da fração de LDL-colesterol, foi demonstrado somente em adolescentes espanholas.[274]

Um efeito benéfico da metformina sobre o padrão menstrual e sobre a ovulação foi inicialmente relatado por Velazquez e cols., com 21 de 22 pacientes apresentando regularização do ciclo menstrual, sendo 86% dos mesmos ovulatórios,[97] enquanto em adolescentes portadoras da síndrome a eficácia da metformina com relação a esse parâmetro foi de 100%.[274]

Embora um efeito benéfico da metformina sob a regularização do ciclo tenha sido demonstrado em vários estudos, estes são, em geral, não controlados e com um número pequeno de pacientes, ao passo que dois estudos não observaram melhora significativa do padrão menstrual.[275,276] Estudo envolvendo o uso de placebo em uma população de pacientes com sobrepeso demonstrou uma regularização do ciclo menstrual em até 50% das pacientes, com 79% dos ciclos sendo ovulatórios.[272] Quando as pacientes foram divididas em responsivas ou não responsivas, de acordo com a regularização do ciclo menstrual, fatores preditivos de regularização do ciclo foram hiperinsurinemia basal, distúrbio menstrual menos intenso e menor concentração de androstenediona, sugerindo que as pacientes que respondem ao medicamento são aquelas que apresentam diminuição da sensibilidade à insulina e quadro clínico e laboratorial menos pronunciado. As pacientes responsivas ao tratamento apresentaram uma redução da concentração de LH, o que pode ser indicativo de uma ação da metformia sobre a hipófise.

A adição de metformina à dieta hipocalórica em pacientes obesas portadoras da síndrome (índice de massa corporal de 39,8±7,9 kg/m2) acompanhou-se de maior redução de peso e do depósito visceral abdominal de gordura do que o observado quando da associação de dieta e placebo, com maior redução da insulina sérica e maior aumento da concentração de SHBG, bem como de uma maior regularização dos ciclos menstruais.[277]

Com base nos estudos publicados, não é possível estabelecer indicações precisas para o uso da metformina no tratamento da síndrome dos ovários policísticos. Em um consenso emitido pela Sociedade Americana de Medicina Reprodutiva, de 2004, os agentes sensibilizadores da ação da insulina são considerados agentes promissores para serem utilizados no tratamento da síndrome dos ovários policísticos, sem que sejam estabelecidas indicações.[278] A presença de diminuição de sensibilidade à insulina pode não ser fundamental para o seu uso, uma vez que pacientes sem resistência à insulina apresentam uma melhora da sensibilidade à insulina quando tratadas com metformina.[279,280] Respostas melhores quanto à regularização do ciclo menstrual foram obtidas em pacientes não obesas e/ou com obesidade grau leve, com quadro clínico e laboratorial menos intenso, mas na presença de diminuição da sensibilidade à insulina, e quando tratadas precocemente, já na adolescência. Em estudo mais recente, em trial duplo-cego placebo controlado em 19 mulheres com SOP (10 receberam Metformina e 9, placebo)[281], mostrou--se que a ação da metformina sobre a produção da testosterona e queda nos níveis de LH aconteceu após 2 dias de uso, independentemente da melhora na sensibilidade insulínica que requer meses para a melhora da hiperinsulinemia. Os resultados sugerem que a metformina atua diretamente na esteroidogênese ovariana, independente da ação da insulina

Infertilidade

Caso o objetivo da paciente portadora da síndrome dos ovários policísticos seja a gravidez, alguns cuidados devem ser observados antes da indução da ovulação. Ciclos anovulatórios de longa data podem levar à hiperplasia endometrial, o que pode ser revertido com a descamação provocada pela administração de progestógeno. Da mesma maneira, a hiperandrogenemia prolongada antagoniza a ação estrogênica adequada sobre o útero, havendo necessidade de sua correção para melhor utilização das medicações usadas para a indução da ovulação e redução da taxa de abortamento, uma das características da paciente com a síndrome dos ovários policísticos que engravida. Uma vez adequadamente preparada, a paciente deve seguir um roteiro já estabelecido para pacientes inférteis, devendo as doses das medicações e os procedimentos ser adaptados à presença da síndrome dos ovários policísticos

A redução de peso é um método natural para aumentar a taxa de fertilidade, uma vez que frequentemente se acompanha de melhora evidente na função ovulatória e redução da hiperandrogenemia, provavelmente relacionada à melhora da sensibilidade à insulina, o mesmo se observando com a prática de atividade física.[252-254]

Um avanço significativo na área da Endocrinologia Reprodutiva foi a observação de que as drogas sensibilizadoras da ação da insulina poderiam induzir ovulação em mulheres inférteis portadoras de anovulação hiperandrogênica.[282] Em um estudo em que foram avaliadas 61 pacientes obesas com a síndrome dos ovários policísticos, tratadas inicialmente com metformina ou placebo por 5 semanas, sendo posteriormente adicionado citrato de clomifeno, as pacientes tratadas com metformina apresentaram uma taxa oito vezes maior de ovulação quando comparadas com as pacientes que fizeram uso de placebo. O tratamento prévio com metformina também elevou a taxa de ovulação e gestação em resposta ao citrato de clomifeno.[283] Posteriormente, a associação da metformina com gonadotrofinas comparada com o uso isolado de FSH recombinante mostrou menor número de folículos dominantes e pico mais baixo de estradiol, propiciando menor risco de hiperestímulo.[282]

Por outro lado, estudos mais recentes mostram que a metformina não melhora a taxa de nascidos vivos ou reduz a taxa de abortamentos e não é considerada uma opção para a indução da ovulação quando de uso isolado[284]. A revisão de de Cochrane sobre o tratamento com metformina versus placebo em SOP sob FIV ou ICSI, pré e pós, não encontrou nenhuma evidência de que a metformina antes ou após a indução do ciclo tivesse melhorado a taxa de nascidos vivos em mulheres com SOP. Entretanto, o uso de agentes sensibilizadores da insulina aumentou a taxa de gestações e diminuiu o risco de hiperestímulom[285]

O citrato de clomifeno é um estrógeno sintético não esteroide, conhecido e utilizado a partir de 1961. É um derivado trifeniletileno que funciona como agonista ou antagonista dos estrógenos. Atua competitivamente com o estrógeno endógeno nas ligações estrogênicas no sistema hipotálamo-hipofisário, levando a alterações na amplitude e frequência do pulso do GnRH com consequente aumento na liberação de FSH e particularmente de LH, estimulando o crescimento folicular de forma adequada.[286] O tratamento é iniciado nos dias 3 a 5 de um ciclo espontâneo ou induzido, na dose inicial de 50 mg por 5 dias. O folículo em desenvolvimento pode ser monitorizado pela USG e, na presença de folículo maduro, pode-se permitir ovulação espontânea ou administrar-se gonadotrofina coriônica. Não havendo resposta, a dose pode ser aumentada até 150 mg por dia. É considerada resistente ao citrato de clomifeno a ausência de ovulação por seis ciclos consecutivos, apesar do aumento da dose do medicamento.[287]

Aproximadamente 20 a 40% das pacientes são resistentes ao tratamento com citrato de clomifeno. Nesses casos, pode-se usar os inibidores da aromatase ou a indução da ovulação com gonadotrofinas. As gonadotrofinas usadas atualmente para a estimulação ovariana são obtidas da urina de mulheres menopausadas ou por meio de técnicas de engenharia genética. O uso de FSH recombinante comparado com FSH urinário não difere na taxa de ovulação e gestação, gestações múltiplas ou síndrome de hiperestímulo. Em relação ao uso dos inibidores da aromatase para indução da ovulação, em recente revisão de Cochrane, em 26 trials, conclui-se que letrozol era superior a CC para mulheres subférteis com SOP que não fizeram tratamentos prévios ou eram resistentes ao CC. Não houve diferença entre letrozol e perfurocauterização (*drilling*) ovariano. Essas conclusões devem ser melhor analisadas, pois a qualidade de evidência é muito baixa[288].

Os ovários de pacientes portadoras da síndrome dos ovários policísticos são mais susceptíveis a hiperestímulo, pois desenvolvem mais facilmente múltiplos folículos quando do uso de gonadotrofinas exógenas se comparadas a pacientes com amenorreia hipotalâmica.[289] Portanto, a dose e o regime da administração de gonadotrofinas devem ser adaptados a cada paciente. A indução de ovulação com gonadotrofinas na dose convencional resulta em altas taxas de gestações múltiplas (36%) e síndrome de hiperestimulação (14%).[290] No esquema convencional, inicia-se com 75 UI de FSH por dia por 7 a 10 dias, acompanhando-se o crescimento folicular pela USG e o uso de gonadotrofina coriônica na época adequada. Não havendo resposta, a dose de FSH pode ser aumentada para 150 UI/dia. Com a administração prévia de GnRHa, há maior tendência à ocorrência de fertilização, porém sem diferença significativa em relação à síndrome do hiperestímulo.[286]

O tratamento cirúrgico para a indução da ovulação data de 1935, quando Stein e Leventhal, ao removerem mais da metade de cada ovário, obtiveram melhora da perturbação menstrual em todas as sete pacientes operadas e gravidez em três casos.[54] O entusiasmo pela ressecção em cunha dos ovários só foi perdendo adeptos devido à formação de aderências intraperitoniais responsáveis pela baixa taxa de gestações apesar de ciclos ovulatórios, até que, em 1984, foi introduzido o método laparoscópico de eletrocauterização dos ovários, reduzindo, dessa forma, a incidência de aderências pós-cirúrgicas.[291] Essa técnica consiste na estabilização da função ovariana pela pérfuro-cauterização dos ovários utilizando-se eletrodo monopolar ou, mais recentemente, o *laser*, visando a destruição do parênquima ovariano pelo dano térmico periférico. O número de perfurações depende do volume ovariano. O mecanismo pelo qual esae método resulta na melhora do padrão ovulatório menstrual é desconhecido, porém parece envolver destruição das células da teca e do estroma, principais compartimentos ovarianos nos quais ocorre produção androgênica, permitindo, assim, a redução na produção de testosterona e possibilitando a correção do retrocontrole inadequado característico da síndrome dos ovários policísticos.[292] Estudos com doppler mostraram diminuição do fluxo sanguíneo intraovariano após a cauterização.[293]

A destruição cirúrgica das células tecais diminui os níveis de LH circulante, normaliza a relação LH/FSH e reduz os níveis androgênicos. Ocorre normalização das menstruações em 66% das pacientes, ovulação em 50% e gravidez em 50%.[294] Pacientes mais jovens e com índice de massa corpórea menor responderam melhor ao tratamento, enquanto pacientes com resistência insulínica apresentaram menor resposta, indicando doença mais grave. Estudo posterior apontou três fatores preditivos significativos na eficácia da eletrocauterização: índice de massa corpórea; hiperandrogenismo; e duração da infertilidade. Pacientes com índice de massa corporal maior que 35 kg/m², concentração sérica de testosterona acima de 4,5 nmol/L ou duração da esterilidade acima de 3 anos mostraram resistência ao tratamento cirúrgico.[295] Concentração de LH, presença ou ausência da acne, idade, padrão menstrual, relação LH/FSH e volume ovariano não parecem influenciar o prognóstico de cauterização laparoscópica.

Comparando-se o sucesso na indução de ovulação da administração de gonadotrofina e do tratamento cirúrgico, não há uma diferença significativa.[293] Considerando o alto custo do uso das gonadotrofinas, pode ser justificado o emprego direto da perfurocauterização dos ovários em pacientes que não respondam ao tratamento com metformina e/ou citrato de clomifeno.

Abortamento e diabete gestacional

O uso de metformina na gestação parece melhorar o prognóstico de duas intercorrências em pacientes portadoras da síndrome dos ovários policísticos, representadas pelo abortamento precoce e por uma incidência elevada de distúrbios do metabolismo dos hidratos de carbono. A metformina é uma droga classificada como categoria B, para a qual não existe demonstração de efeito teratogênico em animais. Em seres humanos, seu uso durante a gestação em pacientes portadoras de diabete tipo 1 não levou a uma maior incidência de malformações congênitas.[296]

Abortamento precoce é uma das principais intercorrências em pacientes portadoras da síndrome. Estima-se que de 30 a 50% das gestações em pacientes portadoras da síndrome resultem em aborto espontâneo,[297] o que representa um risco de três vezes em relação a mulheres normais.[298] Em dois estudos, envolvendo mais de 100 pacientes e utilizando dose de metformina de 1,5 a 2,55 g/dia, observou-se uma redução significativa do número de abortos, 10 contra 73% de gestações anteriores,[298] e 8,8 contra 41,9% de um grupo de pacientes-controle.[297]

Em nenhum dos estudos foram demonstradas anormalidades fetais como consequência do uso de metformina. Uma prevalência elevada de diabete gestacional tem sido revelada em paciente portadoras da síndrome dos ovários policísticos, 52%.[298] Em um estudo em que o uso de metformina foi associado à orientação nutricional, observou-se uma redução de 10 vezes no risco de desenvolvimento de diabete gestacional, de 31 para 3% quando comparado a um grupo de pacientes não tratadas.[299]

Embora não seja recomendado o seu uso durante a amamentação, há evidências de que a metformina não atinge concentração significativa no leite materno.[300,301]

REFERÊNCIAS BIBLIOGRÁFICAS

1. Knochenhauer ES, Key TJ, Kahsar-Miller M, Waggoner W, Boots LR, Azziz R. Prevalence of the polycystic ovary syndrome in unselected black and white women of the southeastern United States: a prospective study. J Clin Endocrinol Metab 83:3078-82, 1998.

2. Ferriman D. Clinical assessment of body hair growth in women. J Clin Endocrinol Metab 21:1440-7, 1961.

3. Rosenfield RL. Pilosebaceous physiology in relation to hirsutism and acne. Clin Endocrinol Metab 15:341-62, 1986.

4. Mooradian AD, Morley JE, Korenman SG. Biological actions of androgens. Endocr Rev 8:1-28, 1987.

5. Toscano V. Dihydrotestosterone metabolism. Clin Endocrinol Metab 15: 279-92, 1986.

6. Rittmaster RS. Androgen conjugates: physiology and clinical significance. Endocr Rev 14:121-31, 1993.

7. Pardridge WM. Transport of protein-bound hormones into tissues in vivo. Endocr Rev 2:103-23, 1981.

8. Mangelsdorf DJ, Thummel C, Beato M, Herrlich P, Schütz G, Kastner P, et al. The nuclear receptor superfamily: the second decade. Cell 83:835-9, 1995.

9. Zhou Z-X, Lane MV, Kwemppainen JA, French FS, Wilson EM. Specificity of ligand-dependent androgen receptor stabilizatin: receptor domain interactions influence ligant dissociation and receptor stability. Mol Endocrinol 9:208-18, 1995.

10. Erickson GE, Magoffin DA, Dyer CA, Hofeditz C. The ovarian androgen producing cells: a review of structure/function relationships. Endocr Rev 6:371-98, 1985.

11. Mahoudeau JA, Bardin CW, Lipsett MB. The metabolic clearance rate and origin of plasma dihydrotestosterone in man and its conversion to the 5-androstenediols. J Clin Invest 50:1338–44, 1971.

12. Ito T, Horton R. The source of plasma dihydrotestosterone in man. J Clin Invest 50: 1621–7, 1971.

13. Hamada K, Thornton MJ, Laing I, Messenger AG, Randall VA. The metabolism of testosterone by dermal papilla cells cultured from human pubic and axillary hair follicles concurs with hair growth in 5-reductase deficiency. J Invest Dermatol 106:1017–22, 1996.

14. Higpen AE, Silver RI, Guilleyard JM, Casey ML, McConnell JD, Russell DW. Tissue distribution and ontogeny of steroid 5-reductase isoenzyme expression. J Clin Invest 92:903–10, 1993.

15. Sawaya ME, Price VH. Different levels of 5-reductase type I and II, aromatase, and androgen receptor in hair follicles of women and men with androgenetic alopecia. J Invest Dermatol 109:296–300, 1997.

16. Kirschner MA, Bardin CW. Androgen production and metabolism in normal and virilized women. Metabolism 21:667-88, 1972.

17. Maroulis GB. Evaluation of hirsutism and hyperandrogenemia. Fertil Steril 36:273-305, 1981.

18. Luthold WW, Borges MF, Marcondes JAM, Hakohyama M, Wajchenberg BL, Kirsgnher MA. Serum testosterone fractions in women: normal and abnormal clinical states. Metabolism 42: 638-43, 1993.

19. Marcondes JA, Nery M, Mendonca BB, Hayashida SA, Halbe HW, Carvalho FM, et al. A virilizing Leydig cell tumor of the ovary associated with stromal hyperplasia under gonadotropin control. J Endocrinol Invest 685-9, 1997.

20. Marcondes JA, Wajchenberg BL, Abujamra AC, Luthold WW, Samojlik E, Kirschner MA. Monthly cyproterone acetate in the treatment of hirsute women: clinical and laboratory effects. Fertil Steril 53:40-4, 1990.

21. Marcondes JA, Minnani SL, Luthold WW, Wajchenberg BL, Samojlik E, Kirschner MA. Treatment of hirsutism in women with flutamide. Fertil Steril 57:543-7, 1992.

22. Marcondes JA, Minanni SL, Luthold WW, Lerario AC, Nery M, Mendonca BB, et al. The effects of spironolactone on testosterone fractions and sex-hormone binding globulin binding capacity in hirsute women. J Endocrinol Invest 18:431-5, 1995.

23. ACOG technical bulletin. Evaluation and treatment of hirsute women. Int J Gynaecol Obstet 49:341-6, 1995.

24. Clinicopathologic conference. Hirsutism with virilization. Am J Med 89:794-804, 1990.

25. Asadouian LA, Taylor HB. Dysgerminomas. An analysis of 105 cases. Obstet Gynecol 33: 370-8, 1969.

26. Givens JR, Wiser WL, Coleman SA et al. Familial ovarian hyperthecosis: a study of two families. Am J Obstet Gynecol 110:959-901, 1971.

27. Goldman JM, Kapadia JL. Virilization in a postmenopausal woman due to ovarian stromal hyperthecosis. Postgrad Med J 67:304-9, 1991.

28. Nagamani M, Hannigan EV, Dinh TV, Stuart CA. Hyperinsulinemia and stromal luteinization of the ovaries in postmenopausal women with endometrial cancer. J Clin Endocrinol Metab 67:144-8, 1988.

29. Barth JH, Jenkins M, Belchetz PE. Ovarian hyperthecosis, diabetes, and hirsutism in post-menopausal women. Clin Endocrinol 46:123-8, 1997.

30. Farber M, Madanes A, O'Briain DS, Millan VG, Turksoy RN, Rule AH. Asymmetric hyperthecosis ovarii. Obstet Gynecol 57:521-5, 1981.

31. Archard C, Thiers J. Le virilisme pilaire et son association a l'insuffisance glycolytique (diabete des femmes a barb). Bull Acad Nat Med 86:51-64, 1921.

32. Khan CR, Flier JS, Bas RS, Archer JA, Gorden P, Martin MM, et al. The syndromes of insulin resistance and acanthosis nigricans. N Engl J Med 294:739-45, 1976.

33. Marcondes JAM, Bachega TASS, Marui S. Hiperplasia supra-renal congênita. In: Coronho V, Petroianu A, Santana EM, Pimenta LG (eds). Tratado de endocrinologia e cirurgia endócrina. Rio de Janeiro: Guanabara Koogan: 773-82, 2001.

34. Dumic M, Brkljacic L, Speiser PW, Wood E, Crawford C, Plavsic V, et al. An update on the frequency of nonclassic deficiency of adrenal 21-hydroxylase in the Yugoslav population. Acta Endocrinol (Copenh) 122:703-10, 1990.

35. Sherman SL, Aston CE, Morton NE, Speiser PW, New MI. A segregation and linkage study of classical and nonclassical 21-hydroxylase deficiency. Am J Hum Genet 42:830-8, 1988.

36. Speiser PW, Dupont B, Rubinstein P, Piazza A, Kastelan A, New MI. High frequency of nonclassical steroid 21-hydroxylase deficiency. Am J Hum Genet 37: 650-67, 1985.

37. Peter M. Congenital adrenal hyperplasia: 11beta-hydroxylase deficiency. Semin Reprod Med 20: 249-54, 2002.

38. Joehrer K, Geley S, Strasser-Wozak EM, Azziz R, Wollmann HA, Schmitt K, et al. CYP11B1 mutations causing non-classic adrenal hyperplasia due to 11 beta-hydroxylase deficiency. Hum Mol Genet 6:1829-34, 1997.

39. Chang YT, Zhang L, Alkaddour HS, Mason JI, Lin K, Yang X, et al. Absence of molecular defect in the type II 3 beta-hydroxysteroid dehydrogenase (3beta-HSD) gene in premature pubarche children and hirsute female patients with moderately decreased adrenal 3 beta-HSD activity. Pediatr Res 37:820-4, 1995.

40. Marui S, Russell AJ, Paula FJ, Dick-de-Paula I, Marcondes JA, Mendonca BB. Genotyping of the type II 3beta-hydroxysteroid dehydrogenase gene (HSD3B2) in women with hirsutism and elevated ACTH-stimulated delta-5 steroids. Fertil Steril 74:553-7, 2000.

41. Leite MV, Mendonca BB, Arnhold IJ, Estefan V, Nunes C, Nicolau W, et al. Identification of nonclassical 21-hydroxylase deficiency in girls with precocious pubarche. J Endocrinol Invest 14:11-5, 1991.

42. Moran C, Azziz R, Carmina E, Dewailly D, Fruzzetti F, Ibanez L, et al. 21-hydroxylase-deficient nonclassic adrenal hyperplasia is a progressive disorder: a multicenter study. Am J Obstet Gynecol 183: 1468-74, 2000.

43. Azziz R, Zacur HA. 21-Hydroxylase deficiency in female hyperandrogenism: screening and diagnosis. J Clin Endocrinol Metab 69:577-84, 1989.

44. New MI, Lorenzen F, Lerner AJ, Kohn B, Oberfield SF, Pollack MS, et al. Genotyping steroid 21-hydroxylase deficiency: hormonal reference data. J Clin Endocrinol Metab 57:320-6, 1983.

45. Eldar-Geva T, Hurwitz A, Vecsei P, Palti Z, Milwidsky A, Rosler A. Secondary biosynthetic defects in women with late-onset congenital adrenal hyperplasia. N Engl J Med 1990; 323, 855–863.

46. Fiet J, Gueux B, Gourmelen M, Kuttenn F, Vexiau P, Couillin P, et al. Comparison of basal and adrenocorticotropin-stimulated plasma 21-deoxycortisol and 17-hydroxyprogesterone values as biological markers of late-onset adrenal hyperplasia. J Clin Endocrinol Metab 66:659-67,1988.

47. Azziz R, Hincapie LA, Knochenhauer ES, Dewailly D, Fox L, Boots LR. Screening for 21-hydroxylase-deficient nonclassic adrenal hyperplasia among hyperandrogenic women: a prospective study. Fertil Steril 72:915-25, 1999.

48. Bachega TA, Billerbeck AE, Madureira G, Marcondes JA, Longui CA, Leite MV, et al. Molecular genotyping in Brazilian patients with the classical and nonclassical forms of 21-hydroxylase deficiency. J Clin Endocrinol Metab 83:4416-9, 1998.

49. Blanché H, Vexiau P, Clauin S, Le Gall I, Fiet J, Mornet E, et al. Exhaustive screening of the 21-hydroxylase gene in a population of hyperandrogenic women. Hum Genet 101:56-60, 1997.

50. Azziz R, Carmina E, Sawaya ME. Idiopathic hirsutism. Endocr Rev 21:347-62, 2000.

51. Azziz R, Waggoner WT, Ochoa T, Knochenhauer ES, Boots LR. Idiopathic hirsutism: an uncommon cause of hirsutism in Alabama. Fertil Steril 70:274–8, 1998.

52. Carmina E. Prevalence of idiopathic hirsutism. Eur J Endocrinol 139:421–3, 1998.

53. Hayashida SAY, Halbe HW, Marcondes JAM, Lopes CMC, Normando APC, Celestino CA et al. [Abstract]. Diagnóstico etiológico de 140 pacientes hirsutas. Anais do VI Congresso Paulista de Ginecologia da SOGESP 59, 2000.

54. Stein IF, Leventhal ML. Amenorrhea associated with bilateral polycystic ovaries. Am J Obstet Gynecol 29:181-91,1935.

55. Zawadeski JK & Dunaif A. Diagnostic criteria for PCOS: towards a more rational approach. In: A. Dunaif, J.R. Givens, F.P. Haseltine & G.R. Merriam, eds. PCOS. Boston, Blackwell Scientific 377-84, 1992.

56. The Rotterdam ESHRE/ASRM-Sponsored PCOS Consensus Workshop Group Revised 2003 consensus on diagnostic criteria and long-term health risks related to polycystic ovary syndrome. Fertil Steril 81:19-25, 2004.

57. Azziz R, Carmina E, Dewailly D, Diamanti-Kandarakis E, Escobar-Morreale HF, Futterweit W,Janssen OE, Legro RS, Norman RJ, Taylor AE, Witchel SF. Positions statement: criteria for defining polycystic ovary syndrome as a predominantly hyperandrogenic syndrome: an Androgen Excess Society guideline. J Clin Endocrinol Metab 91; 4237-45, 2006.

58. Legro RS, Arslanian SA, Ehrmann DA, Hoeger KM, Murad HM, Pasquali R, et al. Diagnosis and treatment of polycystic ovary syndrome: an endocrine

society clinical practice guideline. J Clin Endocrinol Metab 98:4565-4592, 2013.

59. Minnani SL, Marcondes JA, Wajchenberg BL, Cavaleiro AM, Fortes MA, Rego MA, et al. Analysis of gonadotropin pulsatility in hirsute women with normal menstrual cycles and in women with polycystic ovary syndrome. Fertil Steril 71:675-83, 1999.

60. Dunaif A. Insulin resistance and the polycystic ovary syndrome: mechanism and implications for pathogenesis. Endocr Rev 18:774-800, 1977.

61. Ehrmann DA, Randall BB, Rosenfield RL. Polycystic ovary syndrome as a form of functional ovarian hyperandrogenism due to dysregulation of androgen secretion. Endocr Rev 16:322-53, 1995.

62. Hoffman F, Meger C. On the action of intraovarian injection of androgen on follicle and corpus luteum maturation in women. Geburtsh Frauenheilk 25: 1132-7, 1965.

63. McNatty KP, Baird DT. Relationship between follicle-stimulating hormone, androstenedione and oestradiol in human follicular fluid. J Endocrinol 76:527-31, 1978.

64. Polhemus DW. Ovarian maturation and cystic formation in children. Pediatrics 11:588-93, 1953.

65. Rosenfield RL, Rich BH, Wolfsdorf JI, Cassorla F, Parks JS, Bongiovanni AM, et al. Pubertal presentation of congenital delta 4/5 beta-hydroxysteroid dehydrogenase. J Clin Endocrinol Metab 51:345-53, 1980.

66. Franks S, Mason HD. Polycystic ovary syndrome: interaction of follicle stimulating hormone and polypeptide growth factors in oestradiol production by human granulosa cells. J Steroid Biochem Mol Biol 40:405-9, 1991.

67. McNatty KP, Makris A, Reinhold VN, DeGrazia C, Osathanondh R, Ryan KJ. Metabolism of androstenedione by human ovarian tissues in vitro with particular reference to 5a-redutase and aromatase activity. Steroids 34:429-34, 1979.

68. Erickson GF, Hsueh AJ, Quigley ME, Rebar RW, Yen SSC. Functional studies of aromatase activity in human granulose cells form normal and polycystic ovaries. J Clin Endocrinol Metab 49:514-9, 1979.

69. Yen SS, Vela P, Ryan KJ. Effect of clomiphene citrate in polycystic ovary syndrome: Relationship between serum gonadotropin and corpus luteum function. J Clin Endocrinol Metab 31:7-13, 1970.

70. Richardson DW, Gordon K, Billiar RB, Little AB. Chronic hyperestrogenemia: lack of positive feedback action on gonadotropin-releasing hormone-induced luteinizing hormone release and dual site of negative feedback action. Endocrinology 130:1090-6, 1992.

71. Rebar R, Judd HL, Yen SS, Rakoff J, Vandenberg G, Naftolin F. Characterization of the inappropriate gonadotropin secretion in polycystic ovary syndrome. J Clin Invest 57:1320-9, 1976.

72. Zumoff B, Freeman R, Coupey S, Saenger P, Markowitz M, Kream J. A chronobiologic abnormality in luteinizing hormone secretion in teenage girls with the polycystic-ovary syndrome. N Engl J Med 309:1206-12, 1983.

73. Lobo RA, Granger L, Goebelsmann U, Mishell DR Jr. Elevations in unbound serum estradiol as a possible mechanism for inappropriate gonadotropin secretion in women with PCO. J Clin Endocrinol Metab 52: 156-8, 1981.

74. Serafini P, Silva PD, Paulson RJ, Elkind-Hirsch K, Hernandez M, Lobo RA. Acute modulation of the hypothalamic-pituitary axis by intravenous testosterone in normal women. Am J Obstet Gynecol 155: 1288-92, 1986.

75. Dunaif A, Scully RN, Wiser WL. The effect of continuous androgen secretion on the hypothalamic pituitary axis in women – evidence from a luteinized thecoma of the ovary. J Clin Endocrinol Metab 59:389–92, 1984.

76. Barnes R, Rosenfield RL. The polycystic ovary syndrome: pathogenesis and treatment. Ann Intern Med 110:386-99, 1989.

77. Barnes RB, Rosenfield RL, Burstein S, Ehrmann DA. Pituitary-ovarian responses to nafarelin testing in the polycystic ovary syndrome. N Engl J Med 320: 559-65, 1989.

78. Sahin Y, Kelestimur F. 17-hydroxyprogesterone response to buserelin testing in the polycystic ovary syndrome. Clin Endocrinol (Oxf) 39:151-5, 1993.

79. Jakubowicz DJ, Nestler JE. 17alpha-Hydroxyprogesterone responses to leuprolide and serum androgens in obese women with and without polycystic ovary syndrome after dietary weight loss. J Clin Endocrinol Metabol 82:556-60, 1997.

80. Goodpasture JC, Ghai K, Cara JF, Rosenfield RL. Potential of gonadotropin-releasing hormone agonists in the diagnosis of pubertal disorders in girls. Clin Obstet Gynecol 36:773-85, 1993.

81. Normando APC, Wajchenberg BL, Hayashida S, Halbe HW, Marcondes JAM. Avaliação da utilidade do estímulo agudo das gonadotrofinas e dos esteróides ovarianos com análogo do hormônio liberador de gonadotrofinas no diagnóstico diferencial do hiperandrogenismo ovariano funcional. Arq Bras Endocrinol Metab 47:55-61, 2003.

82. Ehrmann DA, Rosenfield RL, Barnes RB, Brigell DF, Sheihk Z. Detection of functional ovarian hyperandrogenism in women with androgen excess. N Engl J Med 327:157-62, 1992.

83. Pasquali R, Venturoli S, Paradis R, Capelli M, Parenti M, Melchionda N. Insulin and C-peptide levels in obese patients with polycystic ovaries. Horm Metab Res 14:284-7, 1982.

84. Chang RJ, Nakamura RM, Judd HL, Kaplan AS. Insulin resistance in nonobese patients with polycystic ovarian disease. J Clin Endocrinol Metab 57:356-9, 1983.

85. Dunaif A, Segal KR, Futterweit W,.Dobrjansky A. Profound peripheral insulin resistance, independent of obesity, in polycystic ovary syndrome. Diabetes 38:1165-74, 1989.

86. Morales AJ, Laughlin GA, Butzow T, Maheshwari H, Baumann G, Yen SS. Insulin, somatotropic, and luteinizing hormone axes in lean and obese women with polycystic ovary syndrome: common and distinct features. J Clin Endocrinol Metab 81:2854-64, 1996.

87. Herbert CM 3rd, Hill GA, Diamond MP. The use of the intravenous glucose tolerance test to evaluate nonobese hyperandrogenemic women. Fertil Steril 53:647-53, 1990.

88. Dale PO, Tanbo T, Vaaler S, Abyholm T. Body weight, hyperinsulinemia, and gonadotropin levels in the polycystic ovarian syndrome: evidence of two distinct populations. Fertil Steril 58:487-91, 1992.

89. Ovesen P, Moller J, Ingerslev HJ, Jorgensen JO, Mengel A, Schmitz O, et al. Normal basal and insulin-stimulated fuel metabolism in lean women with the polycystic ovary syndrome. J Clin Endocrinol Metab 77:1636-40, 1993.

90. Meirow D, Yossepowtich O, Rösler A, Brzezinski A, Schenker JGS, Laufer N, et al. Insulin resistant and non-resistant polycystic ovary syndrome represent two clinical and endocrinological subgroups. Human Reprod 10:1951-6, 1995.

91. Dunaif A, Xia J, Book CB, Schenker E, Tang Z. Excessive insulin receptor serine phosphorylation in cultured fibroblasts and in skeletal muscle. A potential mechanism for insulin resistance in the polycystic ovary syndrome. J Clin Invest 96:801-10, 1995.

92. Rosen ED, Spiegelman BM. Tumor necrosis factor-a as a mediator of insulin resistance of obesity. Current Op Endocrinol Diab 6:170-6, 1999.

93. Sorbara LR, Tang Z, Cama A, Xia J, Schenker E, Kohanski RA, et al. Absence of insulin receptor gene mutations in three insulin-resistant women with the polycystic ovary syndrome. Metabolism 43:1568-74, 1994.

94. Burghen GA, Givens JR, Kitabchi AE. Correlation of hyperandrogenism with hyperinsulinism in polycystic ovarian disease. J Clin Endocrinol Metab 50:113-6, 1980.

95. Nestler JE, Barlascini CO, Matt DW, Steingold KA, Plymate SR, Clore JN, et al. Suppression of serum insulin by diazoxide reduces serum testosterone levels in obese women with polycystic ovary syndrome. J Clin Endocrinol Metab 68:1027-32, 1989.

96. Velazquez EM, Mendoza S, Hamer T, Sosa F, Glueck CJ. Metformin therapy in polycystic ovary syndrome reduces hyperinsulinemia, insulin resistance, hyperandrogenemia, and systolic blood pressure, while facilitating normal menses and pregnancy. Metabolism 43:647-54, 1994.

97. Speiser PW, Serrat J, New MI, Gertner JM. Insulin sensitivity in adrenal hyperplasia due to nonclassical steroid 21-hydroxylase deficiency. J Clin Endocrinol Metab 75:1421-4, 1992.

98. Diamanti-Kandarakis E, Mitrakou A, Hennes MM, Platanissiotis D, Kaklas N, Spina J, et al. Insulin sensitivity and antiandrogenic therapy in women with polycystic ovary syndrome. Metabol Clin Experimen 44:525-31, 1995.

99. Geffner ME, Kaplan SA, Bersch N, Golde DW, Landaw EM, Chang RJ. Persistence of insulin resistance in polycystic ovarian disease after inhibition of ovarian steroid secretion. Fertil Steril 45:327-33, 1986.

100. Moghetti P, Tosi F, Castello R, Magnani CM, Negri C, Brun E, et al. The insulin resistance in women with hyperandrogenism is partially reversed by antiandrogen treatment: evidence that androgens impair insulin action in women. J Clin Endocrinol Metab 81:952-60, 1996.

101. Diamanti-Kandarakis E, Mitrakou A, Hennes MM, Platanissiotis D, Kaklas N, Spina J, et al. Insulin sensitivity and antiandrogenic therapy in women with polycystic ovary syndrome. Metabol Clin Experimen 44:525-31, 1995.

102. Elkind-Hirsch KE, Valdes CT, Malinak LR. Insulin resistance improves in hyperandrogenic women treated with Lupron. Fertil Steril 60:634-41, 1993.

103. Dunaif A, Green G, Futterweit W. Suppression of hyperandrogenism does not improve peripheral or hepatic insulin resistance in the polycystic ovary syndrome. J Clin Endocrinol Metab 70: 699–704, 1990.

104. Unger JW, Livingston JN, Moss AM. Insulin receptors in the central nervous system: localization, signalling mechanisms and functional aspects. Progr Neurobiol 36:343-62, 1991.

105. Zhang LH, Rodriguez H, Ohno S, Miller WL. Serine phosphorylation of human P450c17 increases 17,20-lyase activity: implications for adrenarche and the polycystic ovary syndrome. Proceed Nat Acad Scienc USA 92:10619-23, 1995.

106. Moghetti P, Castello R, Negri C, Tosi F, Spiazzi GG, Brun E, et al. Insulin infusion amplifies 17-hydroxycorticosteroid intermediates response to adrenocorticotropin in hyperandrogenic women: apparent relative impairment of 17,20-lyase activity. J Clin Endocrinol Metab 81:881-6, 1996.

107. Bergh C, Carlsson B, Olsson JH, Selleskog U, Hillensjo T. Regulation of androgen production in cultured human thecal cells by insulin-like growth factor I and insulin. Fertil Steril 59:323-31, 1993.

108. Goldzieher JW, Green JA. The polycystic ovary. I. Clinical and histologic features. J Clin Endocrinol Metab 22:325-31, 1962.

109. Pinheiro AS, Clapauch R. Importância da dosagem da 17OH-progesterona na síndrome dos ovários policísticos. Arq Bras Endocrinol Metab 5:361-8, 2001.

110. Hayashida SAY, Halbe HW, Marcondes JAM, Lopes CMC, Normando APC, Celestino CA, et al. (Abstract). Diagnóstico etiológico de 140 pacientes hirsutas. Anais do VI Congresso Paulista de Ginecologia da SOGESP 59, 2000.

111. Chetkowski RJ, Chang RJ, DeFazio J, Meldrum DR, Judd HL. Origin of serum progestins in polycystic ovarian disease. Obstet Gynecol 64:27-31, 1984.

112. Azziz R, Black V, Hines GA, Fox LM, Boots LR. Adrenal androgen excess in the polycystic ovary syndrome: sensitivity and responsivity of the hypothalamic-pituitary adrenal axis. J Clin Endocrinol Metab 83:2317-23, 1998.

113. Azziz R. Adrenal androgens in the polycystic ovary syndrome. Curret Op Endocrinol Diabetes 9: 469-74, 2002.

114. Berger MJ, Taymor ML, Patton WC. Gonadotropin levels and secretory patterns in patients with typical and atypical polycystic ovarian disease. Fertil Steril 26:619–26, 1975.

115. Bracero N, Zacur HA. Polycystic ovary syndrome and hyperprolactinemia. Obst Gynecol Clin N Am 28: 77-84, 2001.

116. Milewicz A. Prolactin levels in the polycystic ovary syndrome. J Reprod Med 29:193-6, 1984.

117. Escobar-Morreale HF. Macroprolactinemia in women presenting with hyperandrogenic symptoms: implications for the management of polycystic ovary syndrome. Fertil Steril 82: 1697-9, 2004.

118. Hayashida SA, Marcondes JA, Soares JM Jr, Rocha MP, Barcellos CR, Kobayashi NK, et al. Evaluation of macroprolactinemia in 259 women under investigation for polycystic ovary syndrome. Clin Endocrinol. 2014;80:616-8.

119. Nestler JE, Powers LP, Matt DW, Steingold KA, Plymate SR, Rittmaster RS, et al. A direct effect of hyperinsulinemia on serum sex hormone-binding globulin levels in obese women with the polycystic ovary syndrome. J Clin Endocrinol Metab 72:83–9, 1991.

120. Adams J, Polson DW, Franks S. Prevalence of polycystic ovaries in women with anovulation and idiopathic hirsutism. Br Med J 293:355-9, 1986.

121. Legro RS, Chui P, Kunselman AR, Bentley CM, Dodson WC, Duaif A. Polycystic ovary are common in women with hyperandrogenic chronic anovulation but do not predict metabolic or reproductive phenotype. J Clin Endocrinol Metab 90:2571-9, 2005.

122. 122. Carmina E, Wong L, Chang L. Endocrine abnormalities in ovulatory women with polycystic ovaries on ultrasound. Hum Reprod 12:905–9, 1997

123. Chang PL, Lindheim SR, Lowre C, Ferin M, Gonzalez F, Berglund L, et al. Normal ovulatory women with polycystic ovaries have hyperandrogenic pituitary-ovarian responses to gonadotropin-releasing hormone-agonist testing. J Clin Endocrinol Metab 85: 3995-1000, 2000.

124. Norman RJ, Hague WM, Masters SC, Wang XJ. Subjects with polycystic ovaries without hyperandrogenia exhibit similar disturbances in insulin and lipid profiles as those with polycystic ovary syndrome. Hum Reprod 10:2258-61, 1995.

125. Hassan MAM, Stephen R. Killick SR. Ultrasound diagnosis of polycystic ovaries in women who have no symptoms of polycystic ovary syndrome is not associated with subfecundity or subfertility. Fertil Steril 80: 966-75, 2003.

126. Chamlian DL, Taylor HB. Endometrial hyperplasia in young women. Obstet Gynecol 36:659–66, 1970.

127. Cheung AP. Ultrasound and menstrual history in predicting endometrial hyperplasia in polycystic ovary syndrome. Obstet Gynecol 98:325–31, 2001.

128. Coulam CB, Annegers JF, Kranz JS. Chronic anovulation syndrome and associated neoplasia. Obstet Gynecol 61:403–7, 1983.

129. Nagamani M, Hannigan EV, Dinh TV, Stuart CA. Hyperinsulinemia and stromal luteinization in the ovaries in posmenopausal women with endometrial cancer. J Clin Endocrinol Metab 67:144-8, 1988.

130. Secreto G, Toniolo P, Berrino F. Serum and urinary androgens and risk of breast cancer in postmenopausal women. Cancer Res 51:2572–6, 1991.

131. Pierpoint T, McKeigue PM, Isaacs AJ, Wild SH, Jacobs HS. Mortality of women with polycystic ovary syndrome at long-term follow-up. J Clin Epidemiol 51:581–6, 1998.

132. Gammon MD, Thompson WD. Polycystic ovaries and the risk of breast cancer. Am J Epidemiol 134: 818–24, 1991.

133. Pasquali R, Casimirri F, Cantobelli S, Labate Morselli AM, Venturoli S, Paradisi R, et al. Insulin and androgen relationships with abdominal body fat distribution in women with and without hyperandrogenism. Horm Res 39:179-87, 1993.

134. Pasquali R, Casimirri F, Venturoli S, Labate Morselli AM, Reho S, Pazolli A, et al. Body fat distribuition as weight-independent effects on clinical, hormonal and metabolic features of women with polycystic ovary syndrome. Metabolism 43:706-13, 1994.

135. Buffington CK, Kitabchi AE. Evidence for a defect in insulin metabolism in hyperandrogenic women with polycystic ovary syndrome. Metabolism 43: 1367-72, 1984.

136. Svedberg J, Bjorntorp P, Smith U, Lonnroth P. Free-fatty acid inhibition of insulin binding, degradation, and action in isolated rat hepatocytes. Diabetes 39: 570-4, 1990.

137. Boden G. Role of fatty acids in the pathogenesis of insulin resistance and NIIDM. Diabetes 46:3-10, 1997.

138. Ek I, Arner P, Ryden M, Holm C, Thorne A, Hoffstedt J, et al. A unique defect in the regulation of visceral fat cell lipolysis in the polycystic ovary syndrome as an early link to insulin resistance. Diabetes 51: 484-92, 2002.

139. Hotamisligil GS, Peraldi P, Budavari A. IRS-1-mediated inhibition of insulin receptor tyrosine kinase activity in TNF-alpha- and obesity-induced insulin resistance. Science 271:665-8, 1996.

140. Hrebicek A, Rypka M, Chmela Z, Vesely J, Kantorova M, Golda V. Tumor necrosis factor alpha in various tissues of insulin-resistant obese Koletsky rats: relations to insulin receptor characteristics. Physiol Res 48:83-6, 1999.

141. Escobar-Morreale HF, Calvo RM, Sancho J, San Millan JL. TNF-alpha and hyperandrogenism: a clinical, biochemical, and molecular genetic study. J Clin Endocrinol Metab 86:3761-3, 2001.

142. Laughlin GA, Morales AJ, Yen SSC. Serum leptin levels in women with polycystic ovary syndrome: The role of insulin resistance/hyperinsulinemia. J Clin Endocrinol Metab 82:1692-6, 1997.

143. Mantzoros CS, Dunaif A, Flier JS. Leptin concentrations in the polycystic ovary syndrome. J Clin Endocrinol Metab 82:1687-97, 1997

144. Carmina E, Ferin M, Gonzalez F, Lobo RA. Evidence that insulin and androgens may participate in the regulation of serum leptin levels in women. Fertil Steril 72: 926-31, 1999.

145. Spritzer PM, Poy M, Wiltgen D, Mylius LS, Capp E. Leptin concentrations in hirsute women with polycystic ovary syndrome or idiopathic hirsutism: Influence on

LH and relationship with hormonal, metabolic, and anthropometrics measurements. Hum Reprod 16: 1340-6, 2001.

146. Gambineri A, Pelusi C, Vicennati V, Pagotto U, Pasquali R. Obesity and the polycystic ovary syndrome. Int J Obes Relat Metab Disord 26:883-96, 2002.

147. Balen AH, Conway GS, Kaltsas G, Techatrasak K, Manning PJ, West C, Jacobs HS. Polycystic ovary syndrome: the spectrum of the disorder in 1741 patients. Hum Reprod 10:2107-11, 1995.

148. Kiddy DS, Sharp PS, White DM, Scanlon MF, Mason HD, Bray CS et al. Differences in clinical and endocrine features between obese and non-obese subjects with polycystic ovary syndrome: an analysis of 263 consecutive cases. Clin Endocrinol 32:213-20, 1990.

149. Stuart CA, Peters EJ, Prince MJ, Richards G, Cavallo A, Meyer WJ. 3rd Insulin resistance with acanthosis nigricans: the roles of obesity and androgen excess. Metabolism 35:197-205, 1986.

150. Björntorp P. The regulation of adipose tissue distribuition in humans. Int J Obes Relat Metab Disord 20:291-302, 1996.

151. Reaven GM. Banting lecture 1988. Role of insulin resistance in human disease. Diabetes 37: 1595-1607, 1998.

152. Ehrmann DA, Sturis J, Byrne MM, Karrison T, Rosenfield RL, Polonsky KS. Insulin secretory defects in polycystic ovary syndrome. Relationship to insulin sensitivity and family history of non-insulin-dependent diabetes mellitus. J Clin Invest 96:520-7, 1995.

153. Dunaif A, Finegood DT. Beta-cell dysfunction independent of obesity and glucose intolerance in the polycystic ovary syndrome. J Clin Endocrinol Metab 81:942-7, 1996.

154. Holte J, Bergh T, Berne C, Wide L, Lithell H. Restored insulin sensitivity but persistently increased early insulin secretion after weight loss in obese women with polycystic ovary syndrome. J Clin Endocrinol Metab 80:2586-93, 1995.

155. Dunaif A, Graf M, Mandeli J, Laumas V, Dobrjansky A. Characterization of groups of hyperandrogenic women with acanthosis nigricans, impaired glucose tolerance, and/or hyperinsulinemia. J Clin Endocrinol Metab 65:499-507, 1987.

156. Legro RS, Kunselman AR, Dodson WC, Dunaif A. Prevalence and predictors of risk for type 2 diabetes mellitus and impaired glucose tolerance in polycystic ovary syndrome: a prospective, controlled study in 254 affected women. J Clin Endocrinol Metabol 84: 165-9, 1999.

157. Rocha MP, Barcellos CRG, Hayashida SY, Halbe HW, Marcondes JAM, Mendonça BB. Prevalência de distúrbios do metabolismo glicídio em pacientes portadoras da syndrome dos ovários policísticos (Abstract). Arq Brasil Endocrinol Metab 49: S101, 2005.

158. Wild RA, Paintes PC, Coulson PB, Carruth KB, Ranney GB. Lipoprotein lipid concentration and cardiovascular risk in women with polycystic ovary syndrome. J Clin Endocrinol Metab 61:946-51, 1985.

159. Talbott E, Guzick D, Clerici A, Berga S, Detre K, Weimer K, et al. Coronary heart disease risk factors in women with polycystic ovary syndrome. Arterioscl Thromb Vasc Biol 15:821-6, 1995.

160. Conway GS, Agrawal R, Betteridge DJ, Jacobs HS. Risk factors for coronary artery disease in lean and obese woman with the polycystic ovary syndrome. Clin Endocrinol 37:119-25, 1992

161. Dejager S, Pichard C, Giral P, Bruckert E, Federspield MC, Beucler I, et al. Smaller LDL particle size in women with polycystic ovary syndrome compared to controls. Clin Endocrinol 54:455-62, 2001.

162. Pirwany IR, Fleming R, Greer IA, Packard CJ, Sattar N. Lipids and lipoprotein subfractions in women with PCOS: relationship to metabolic and endocrine parameters. Clin Endocrinol 54:447-53, 2001.

163. Legro RS, Kuoselman MA, Dunaif A. Prevalence and predictors of dyslipidemia in women with polycystic ovary syndrome. Am J Medicine 111:607-13, 2001.

164. Velázquez E, Bellabarba GA, Mendoza S, Sánchez L. Postprandial triglyceride response in patients with polycystic ovary syndrome: relationship with waist-to-rip ratio and insulin. Fertil Steril 74:1159-63, 2000.

165. Barcellos CRG, Rocha MP, Hayashida SY, Halbe HW, Marcondes JAM, Mendonça BB. Prevalência de dislipidemia em pacientes portadoras da sindrome dos ovários policísticos. Impacto do índice de massa corpórea e da resistência à insulina (Abstract). Arq Brasil Endocrinol Metab 49:S100, 2005.

166. Legro RS, Azziz R, Ehrmann D, Fereshetian AG, O'Keefe M, Ghazzi MN Minimal response of circulating lipids in women with polycystic ovary syndrome to improvment in insulin sensitivity with troglitazoe. J Clin Endocrinol Metab 88:5137-44, 2003.

167. Diamanti-Kandarakis E, Mitrakou A, Raptis S, Tolis G, Duleba AJ. The effect of a pure antiandrogen receptor blocker, flutamide, on the lipid profile in the polycystic ovary syndrome. J Clin Endocrinol Metabol 83: 2699-705, 1998.

168. Coviello AD, Legro SL, Dunaif A. Adolescet girls with polycystic ovary syndrome have an increased risk of the metabolic syndrome associated with increasing androgen levels independent of obesity and insulin resistance. J Clin Endocrinol Metab 91: 492-7, 2006.

169. Apridonidze T, Essah PA, Iuorno NJ, Nestler JE. Prevalence and characteristics of the metabolic syndrome in women with polycystic ovary syndrome. J Clin Endocrinol Metab; 90:1929-35, 2005.

170. Ehrmann DA, Lijenquist DR, Kasza K, Azziz R, Legro RS, Ghazzi MN. Prevalencd and predictors of the metabolic syndrome in women with polycystic ovary syndrome. J Clin Endocrinol Metab 91: 48-53, 2006.

171. Vrbikova J, Vondra K, Cibula D, Dvorakova K, Stanicka S, Sramkova D, et al. Metabolic syndrome in young Czech women with polycystic ovary syndrome. Hum Reprod 20: 3328-32, 2005.

172. Vural B, Caliskan E, Turkoz E, Kilic T, Demirei A. Evaluation of metabolic syndrome frequency and premature carotid atherosclerosis in young women with

polycystic ovary syndrome. Hum Reprod 9: 2409-13, 2005.

173. Marcondes JA, Hayashida SA, Barcellos CR, Rocha MP, Maciel GA, Baracat EC. Metabolic syndrome in women with polycystic ovary syndrome: prevalence, characteristics and predictors. Arq Bras Endocrinol Metabol. 2007;51:972-9.

174. Dalghren E, Johansson S, Lindstedt G, Knutsson F, Odén A, Janson PO, et al. Women with polycystic ovary syndrome wedge resected in 1956 to 1965: a long-term follow-up focusingon natural history and circulating hormones. Fertil Steril 57:505-13, 1992.

175. Elting MW, Korsen TJM, Bezemer PD, Schoemaker J. Prevalence of diabetes mellitus, hypertension and cardiac complaints in a follow-up study of a Dutch PCOS population. Hum Reprod 16(3): 556-660, 2001.

176. Cibula D, Cífková R, Fanta M, Poledne R, Zivny J, Skibová J. Increased risk of non-insulin dependent diabetes mellitus, arterial hypertension and coronary artery disease in perimenopausal women with a history of the polycystic ovary syndrome. Hum Reprod 15: 785-9, 2000.

177. Vrbíková J, Cífková R, Jirkovská A, Platilová H, Zamrazil V, Stparka L. Cardiovascular risk factors in young Czech females with polycystic ovary syndrome. Hum Reprod 18 (5):980-4, 2003.

178. Holte J, Gennarelli G, Berne C, Bergh T, Lithell H. Elevated ambulatory day-time blood pressure in women with polycystic ovary syndrome: a sign of a pre-hypertensive state? Hum Reprod 11(1):23-8, 1996.

179. Barcellos CRG, Rocha MP, Bastos MS, Hayashida SY, Halbe HW, Marcondes JAM, et al. Prevalência de hipertensão arterial sistêmica em pacientes portadoras da síndrome dos ovários policísticos: impacto do índice de massa corpórea e da resistência insulínica. Arq Endoc Metab 49(2) Supl 1: S86/TL064, 2005.

180. Wild RA, VanNort JJ, Orubb B, Hartz A, Bartholomew M. Clinical sign of androgen excess as risk factors for coronary artery disease. Fertil Steril 54:255-9, 1990.

181. Lees C, Jurkovic D, Zaidi J, Campbell S. Unexpected effect of a nitric oxide donor on uterine artery Doppler velocimetry in oligomenorrheic women with polycystic ovaries. Ultrasound Obstet Gynecol 11:129-32, 1998.

182. Prelevic GM, Beljic T, Balint-Peric L, Ginsburg J. Cardiac flow velocity in women with the polycystic ovary syndrome. Clin Endocrinol 43:677-81, 1995.

183. Paradisi G, Steinberg HO, Hempfling A, Cronin J, Hook G, Shepard MK, et al. Polycystic ovary syndrome is associated with endothelial dysfunction. Circulation 103:1410-15, 2001.

184. Birdsall MA, Farquhar CM, White HD. Association between polycystic ovaries and extent of coronary artery disease in women having cardiac catheterization. Ann Internal Med 126:32-5, 1997.

185. Guzick DS, Talbott EO, Sutton-Tyrrell K, Herzog HC, Kuller LH, Wolfson SK Jr. Carotid atherosclerosis in women with polycystic ovary syndrome: initial results from a case-control study. Am J Obstet Gynecol 174:1224-9, 1996.

186. Agrawal R, Sladkevicius P, Engmann L, Conway GS, Payne NN, Bekis J, et al. Serum vascular endothelial growth factor concentrations and ovarian stromal blood flow are increased in women with polycystic ovaries. Hum Reprod 13:651-5, 1998.

187. Tulandi T, Saleh A, Morris D, Jacobs HS, Payne NN, Tan SL. Effects of laparoscopic ovarian drilling on serum vascular endothelial growth factor and on insulin responses to the oral glucose tolerance test in women with polycystic ovary syndrome. Fertil Steril 74: 585-8, 2000.

188. Vgontzas AN, Legro RS, Bixler EO, Grayev A, Kales A, George GP. Polycystic ovary syndrome is associated with obstructive sleep apnea and daytime sleepiness: role of insulin resistance. J Clin Endocrinol Metab 86: 517-20, 2001.

189. Bixler EO, Vgontzas AN, Ten Have T, Tyson K, Kales A. Effects of age on sleep apnea in men. I. Prevalence and severity. Am J Respir Crit Care Med 157:144–8, 1998.

190. Johnson MW, Anch AM, Remmers JE. Induction of the obstructive sleep apnea syndrome in a woman by exogenous androgen administration. Am Rev Respir Dis 129:1023-25, 1984.

191. Vgontzas AN, Papanicolaou DA, Bixler EO, Kales A, Tyson K, Chrousos GP. Elevation of plasma cytokines in disorders of excessive daytime sleepiness: role of sleep disturbance and obesity. J Clin Endocrinol Metab. 82:1313–6, 1997.

192. Vamvakopoulos NC, Chrousos GP. Hormonal regulation of human corticotropin releasing hormone gene expression. Implications for the stress response and immune/inflammatory reaction. Endocr Rev. 15: 409–20, 1994.

193. Vgontzas AN, Papanicolaou DA, Bixler EO, Hopper K, Lotsikas A, Lin HM, et al. Sleep apnea and daytime sleepiness and fatigue: relations with visceral obesity, insulin resistance, and hypercytokinemia. J Clin Endocrinol Metab. 85:1151–8, 2000.

194. Abraham GE, Maroulis GB, Buster JE, Chang RJ, Marshall JR. Effect of dexamethasone on serum cortisol and androgen levels in hirsute patients. Obstet Gynecol 47:395-402, 1976.

195. Wajchenberg BL, Achando SS, Okada H, Czeresnia CE, Peixoto S, Lima SS, et al. Determination of the source(s) of androgen overproduction in hirsutism associated with polycystic ovary syndrome by simultaneous adrenal and ovarian venous catheterization. J Clin Endocrinol Metab 636:1204-10, 1986.

196. Carr BR, Breslau NA, Givens C, Byrd W, Barnett-Hamm C, Marshburn PB. Oral contraceptive pills, gonadotropin-releasing hormone agonists, or use in combination for treatment of hirsutism. J Clin Endocrinol Metab 80:1169-78, 1995.

197. Adashi EY. Potential utility of gonadotropin-releasing hormone agonists in management of ovarian hyperandrogenism. Fertil Steril 53:765-79, 1990.

198. Marcondes JA, Nery M, Mendonca BB, Hayashida SA, Halbe HW, Carvalho FM, Wajchenberg BL. A virilizing Leydig cell tumor of the ovary associated with stromal

hyperplasia under gonadotropins control. J Endocrinol Invest 20:685-9, 1979.

199. Werk E, Sholiton L, Kaalejs L. Testosterone-secreting adenoma under gonadotropin control. N Engl J Med 289:767-72, 1973.

200. Lapidoth M, Dierickx C, Lanigan S, Paasch JU, Campo-Voegeli A, Dahan S, Marini L, Adatto M. Best practice options for hair removal in patients with unwanted facial hair using combination therapy with laser: guidelines drawn up by an expert working group. Dermatology. 2010; 221: 34-42.

201. Probst E, Krebs A Ornithine decarboxylase activity in relation to DNA synthesis in mouse interfollicular epidermis and hair follicles. Biochim Biophys Acta 407:147–57, 1975.

202. Hynd PI, Nancarrow MJ. Inhibition of polyamine synthesis alters hair follicle function and fiber composition. J Invest Dermatol 106:249–53, 1996.

203. Soler AP, Gilliard G, Megosh LC, O'Brien TG. Modulation of murine hair follicle function by alterations in ornithine decarboxylase activity. J Invest Dermatol 106:1108–113, 1996.

204. Rodriguez-Rigau LJ. Topical finasteride therapy in hirsutism, Endocr Pract 7:64-5, 2001.

205. Lucas KJ. Finasteride cream in hirsutism Endocr Pract 7:5-10, 2001.

206. Fruzzetti F, Bersi C, Parrini D, Ricci C, Genazzani AR. Treatment of hirsutism: comparisons between different antiandrogens with central and peripheral effects. Fertil Steril 71:445-51, 1999.

207. Venturoli S, Marescalchi O, Colombo FM, Macrelli S, Ravaioli B, Bagnoli A, et al. A prospective randomized trial comparing low dose flutamide, finasteride, ketoconazole, and cyproterone acetate-estrogen regimens in the treatment of hirsutism. J Clin Endocrinol Metab 84:1304-10, 1999.

208. Moghetti P, Tosi F, Tosti A, Negri C, Misciali C, Perrone F, et al. Comparison of spironolactone, flutamide, and finasteride efficacy in the treatment of hirsutism: a randomized, double blind, placebo-controlled trial. J Clin Endocrinol Metab 85:89-94, 2000.

209. Schindler AE. The "newer" progestogens and postmenopausal hormone therapy (HRT). J Steroid Biochem Mol Biol. 2014, 142: 48-51.

210. Guido M, Romualdi D, Giuliani M, Suriano R, Selvaggi L, Apa R, et al. Drospirenone for the treatment of hirsute women with polycystic ovary syndrome: a clinical, endocrinological, metabolic pilot study. J Clin Endocrinol Metab 89:2817-23, 2004.

211. The ESHRE Capri Workshop Group. Ovarian and endometrial function during hormonal contraception. Hum Reprod 16:1527-35, 2001.

212. Crosignani PG, Testa G, Vegetti W, Parazzini F. Ovarian activity during regular oral contraceptive use. Contraception 54:271-3, 1996.

213. Barditch-Crovo P, Trapnell CB, Ette E, Zacur HA, Coresh J, Rocco LE, et al. The effects of rifampin and rifabutin on the pharmacokinetics and pharmacodynamics of a combination oral contraceptive. Clin Pharmacol Ther 65:428-38, 1999.

214. Wilbur, K, Ensom, MH. Pharmacokinetic drug interactions between oral contraceptives and second-generation anticonvulsants. Clin Pharmacokinet 38:355-65, 2000.

215. Archer JS, Archer DF. Oral contraceptive efficacy and antibiotic interaction: a myth debunked. J Am Acad Dermatol 46:917-23, 2002.

216. Dickinson BD, Altman RD, Nielsen NH, Sterling ML. Drug interactions between oral contraceptives and antibiotics. Obstet Gynecol 98:853-8, 2001.

217. Pasquali R, Gambineri A. Treatment of hirsutism in the polycystic ovary syndrome. Eur J Endocrinol. 2014, 170: 75-90.

218. Lopes IM, Grimes DA, Schulz KF. Steroidal contraceptives: effect on carbohydrate metabolism in women without diabetes mellitus. Cochrane Database of Systematic Reviews. 2009, CD006133

219. Cibula D, Hill M, Fanta M, Sindelka G, Zivny J. Does obesity diminish the positive effect of oral contraceptive treatment on hyperandrogenism in women with polycystic ovarian syndrome? Hum Reprod. 2001, 16:940-4.

220. Carmina E. Oral contraceptives and cardiovascular risk in women with polycystic ovary syndrome. J Endocrinol Invest. 2013, 36: 358-363.

221. Cachrimanidou A-C, Hellberg D, Nilsson S, von Schoulz B, Crona N, Siegbahn A. Hemostasis profile and lipid metabolism with long interval use of a desogestrel-containing oral contraceptive. Contraception 50:153-65, 1994.

222. Wiegratz I, Kuhl H. Metabolic and clinical effects of progestogens. Eur J Contracept Reprod Health Care. 2006, 11: 153-61.

223. Hammerstein J, Mecleies J, Leo-Roberg I, Moltz L, Zielske F. Use of cyproterone acetate (CPA) in the treatment of acne, hirsutism and virilism. J Steroid Bioch 6:827-36, 1975.

224. Poyet P, Labrie F. Comparision of the antiandrogenic activities of flutamida, cyproterone acetate and magestrol acetate. Mol Cel EndocrinoI 42:283-9, 1975.

225. Hammerstein J, Cupceancu B. The treatment of hirsutism with cyproterone acetate. German Med Monthly 14:599-602, 1969.

226. Kolb KH, Rõpke W: Wur Pharmakoldnetic von cyproteroneacetat. J Clin Pharmacoll 12:184-90, 1968.

227. Schmidt JB, Huber J, Spona J. Parenteral and oral cyproterone acetate treatment in severe hirsutism. Gynecol Obstet Invest 24:125-30, 1987.

228. Belisle S, Love EV. Clinical efficacy and safety of cyproterone acetate in severe hirsutism: results of a multicentered Canadian study - Fertil Steril 46:1015-20, 1986.

229. Biffignandi P, Massucchetti C, Molinatti GM. Female hirsutism: pathophysiological consideration and clinical implications. Endocr Rev 5:498-513, 1984.

230. Garner PR, Poznanski N. Treatment of severe hirsutism resulting from hyperandrogenism with the reverse sequential cyproterone acetate regimen. J Reprod Med 29:232-6, 1984.

231. Eil C, Edelson SK. The use of human skin fibroblast to obtain potency estimates of drug binding to androgen receptor. J Clin Endocrinol Metab 59:51-5, 1984.

232. Boisselle A, Dione FT, Tremblay RR. Interaction of spironolactone with rat sldn androgen receptor. Can J Biochem 57:1042-6, 1979.

233. Rose LJ, Underwood RH, Newmark SR, Kisch ES, Williams GHI. Pathophysiology of spironolactone - induced gynecomastia. Ann Intem Med 87:398-403, 1977.

234. Givens JR. Treatment of hirsutism with spironolactone. Fertil Steril 43:841-3, 1985.

235. Spritzer PM, Lisboa KO, Mattiello S, Lhullier F. Spironolactone as a single agent for long-term therapy of hirsute patients Clin Endocrinol (Oxf) 52:587-94,2000.

236. Lobo RA, Shoupe D, Serafini P, Brinton D, Horton R. The effects of two doses of spironolactone on serum androgens and anagens hair in hirsute women. Fertil SteriL 43:200-5, 1985.

237. Hellman L, BradIow HL, Freed S, Levin J, Rosenfeld RS, Whitmore WF, et aI. The effect of flutamida on testosterone metabolism and the plasma levels of androgens and gonadotropins. J Clin Endocrinol Metab 45: 1224-9, 1977.

238. Ciotta L, Cianci A, Marletta E, Pisana L, Agliano A, Palumbo G. Treatment of hirsutism with flutamide and a low-dosage oral contraceptive in polycystic ovarian disease patients. Fertil Steril 62:1129-35, 1994.

239. Muderris H, Bayran F, Goven M. Treatment of hirsutism with lowest-dose flutamide (62,5 mg/d). Gynecol Endocrinol 14:38-41, 2000.

240. Stoner E. The clinical development of a 5-reductase inhibitor, finasteride. J Steroid Biochem Mol Biol 37:375-8, 1990.

241. Rittmaster RS, Stoner E, Thompson DL, Nance D, Lasseter KC. Effect of MK-906, a specific 5-reductase inhibitor, on serum androgens and androgen conjugates in normal men. J Androl 10:259-62, 1989.

242. Bayram F, Muderris I, Guven M, Ozcelik B, Kelestimur F. Low-dose (2.5 mg/day) finasteride treatment in hirsutism. Gynecol Endocrinol 17:419-22, 2003.

243. Bayram F, Muderris II, Guven M, Kelestimur F.Comparison of high-dose finasteride (5 mg/day) versus low-dose finasteride (2.5 mg/day) in the treatment of hirsutism. Eur J Endocrinol 147:467-71, 2002.

244. Tartagni M, Schonauer MM, Cicinelli E, Petruzzelli F, De Pergola G, De Salvia MA, et al. Intermittent low-dose finasteride is as effective as daily administration for the treatment of hirsute women. Fertil Steril 82:752-725, 2004.

245. Bayram F, Muderris II, Sahin Y, Kelestimur F. Finasteride treatment for one year in 35 hirsute patients. Exp Clin Endocrinol Diabetes 107:195-7, 1999.

246. Spritzer PM, Billaud L, Thalabard JC, Birman P, Mowszowicz I, Raux-Demay MC, et al. Cyproterone acetate versus hydrocortisone treatment in late onset adrenal hyperplasia. J Clin Endocrinol Metab 70:642-6, 1990.

247. Heiner JS, Greendale GA, Kawakami AK, Lapolt OS, Fisher M, Young D, et al. Comparison of a gonadotropin-releasing hormone agonist and a low dose oral contraceptive given alone or together in the treatment of hirsutism. J Clin Endocrinol Metab 80:3412-18, 1985.

248. Pazos F, Escobar-Morreale HF, Balsa J, Sancho JM, Varela César. Prospective randomized study comparing the long-acting gonadotropin-releasing hormone agonist triptorelin, flutamide, and cyproterone acetate, used in combination with an oral contraceptive, in the treatment of hirsutism. Fertil Steril 71: 122-8, 1999.

249. Azziz R, Ochoa TM, Bradley Jr EL, Potter HD, Boots LR. Leuprolide and estrogen versus oral contraceptive pills for the treatment of hirsutism: a prospective randomized study. J Clin Endocrinol Metab 80:3406-11, 1995.

250. Azziz R. The hyperandrogenic-insulin-resistant acanthosis nigricans syndrome: therapeutic response. Fertil Steril 3:570-2, 1994.

251. Elit L. Endometrial cancer. Prevention, detection, management, and follow up. Can Fam Physician46:887-92, 2000.

252. Guzick DS, Wing R, Smith D, Berga SL, Winters SJ. Endocrine consequences of weight loss in obese, hyperandrogenic, anovulatory women. Fertil Steril 61:598-604, 1994.

253. Kiddy DS, Hamilton-Fairley D, Bush A, Short F, Anyaoku V, Reed MJ, et al. Improvement in endocrine and ovarian function during dietary treatment of obese women with polycystic ovary syndrome. Clin Endocrinol 38:105-11, 1992.

254. Huber-Buchholz MM, Carey DGP, Norman RJ. Restoration of reproductive potential by lifestyle modification in obese polycystic ovary syndrome: role of insulin sensitivity and luteinizing hormone. J Clin Endocrinol Metab 84:1470-4, 1999.

255. Lefebvre P, Bringer J, Renard E, Boulet F, Clouet S, Jaffiol C. Influences of weight, body fat patterning and nutrition on the management of PCOS. Hum Reprod 12 (Suppl 1) 72–81, 1997.

256. Pasquali R, Casimirri F, Vicennati V. Weight control and its beneficial effect on fertility in women with obesity and polycystic ovary syndrome. Hum. Reprod 12 (Suppl 1), 82–7, 1997

257. Sabuncu T, Harma M, Harma M, Nazligul Y, Kilic F. Sibutramine has a positive effect on clinical and metabolic parameters in obese patients with polycystic ovary syndrome. Fertil Steril 80:1199-1204, 2003.

258. Lazurova I, Dravecka I, Kraus V, Petrovicova J. Metformin versus sibutramine in the treatment of hyperinsulinemia in chronically anovulating women. Bratisl Lek Listy 105:207-10, 2003.

259. Jayagopal V, Kilpatrick ES, Holding S, Jennings PE, Atkin SL. Orlistat is as beneficial as metformin in the treatment of polycystic ovarian. J Clin Endocrinol Metab 90:729-33, 2005.

260. Knowler WC, Barrett-Connor E, Fowler SE, Hamman RF, Lachin JM, Walker EA, et al. Reduction in the incidence of type 2 diabetes with lifestyle intervention or metformin. N Engl J Med 346:393–403,2002.

261. UK Prospective Diabetes Study (UKPDS) Group, Effect of intensive blood-glucose control with metformin on complications in overweight patients with type 2 diabetes (UKPDS 34). Lancet 352: 854–65 1998.

262. Stumvoll M, Nurjhan N, Perriello G. Metabolic effects of metformin in non-insulin dependent diabetes mellitus. N Engl J Med 333:550–4, 1995.

263. Cusi K, Consoli A, De Fronzo RA. Metabolic effects of metformin on glucose and lactate metabolism in noninsulin-dependent diabetes mellitus. J Clin Endocrinol Metab 81:4059–67, 1996.

264. Bailey CJ. Metformin—an update. Gen Pharmacol 24:1299–309, 1993.

265. Wollen N, Bailey CJ. Inhibition of hepatic gluconeogenesis by metformin: synergism with insulin. Biochem Pharmacol 37:4353–8, 1998.

266. Widen EIM, Eriksson JG, Groop LC. Metformin normalizes nonoxidative glucose metabolism in insulin-resistant normoglycemic first-degree relatives of patients with NIDDM. Diabetes 41:354–8, 1992.

267. Prager R, Schernthaner G, Graf H. Effect of metformin on peripheral insulin sensitivity in non insulin dependent diabetes mellitus. Diabetes Metab 12:346–50, 1986.

268. Stepensky D, Friedman M, Srour W, Raz I, Hoffman A. Preclinical evaluation of pharmacokinetic-pharmacodynamic rationale for oral CR metformin formulation. J Control Release 71:107–15, 2001.

269. Bailey CJ. Biguanides and NIDDM. Diabetes Care 15:755–72, 1992.

270. Misbin R, Green L, Stadel B. Lactic acidosis in patients with diabetes treated with metformin. N Engl J Med 338:265–6, 1998.

271. De Leo V, la Marca A, Petraglia F. Insulin-lowering agents in the management of polycystic ovary syndrome. Endocr Rev 24:633-67, 2003.

272. Moghetti P, Castello R, Negri C, Tosi F, Perrone F, Caputo M, et al. Metformin effects on clinical features, endocrine and metabolic profiles, and insulin sensitivity in polycystic ovary syndrome: a randomized, double-blind, placebo-controlled 6-month trial, followed by open, long-term clinical evaluation. J Clin Endocrinol Metab 85:139–46, 2000.

273. Morin-Papunen LC, Koivunen RM, Ruokonen A, Martikainen HK. Metformin therapy improves the menstrual pattern with minimal endocrine and metabolic effects in women with polycystic ovary syndrome. Fertil Steril 69:691–6, 1998.

274. Ibanez L, Valls C, Potau N, Marcos MV, de Zegher F. Sensitization to insulin in adolescent girls to normalize hirsutism, hyperandrogenism, oligomenorrhea, dyslipidemia, and hyperinsulinism after precocious pubarche. J Clin Endocrinol Metab 85:3526–30, 2000.

275. Sahin Y, Yirmibes U, Kelestimur F, Aygen E. The effects of metformin on insulin resistance, clomiphene-induced ovulation and pregnancy rates in women with polycystic ovary syndrome. Eur J Obstet Gynecol Reprod Biol 113:214-20, 2004.

276. Chou KH, von Eye Corleta H, Capp E, Spritzer PM. Clinical, metabolic and endocrine parameters in response to metformin in obese women with polycystic ovary syndrome: a randomized, double-blind and placebo-controlled trial. Horm Metab Res 35:86-91, 2003.

277. Pasquali R, Gambineri A, Biscotti D, Vicennanti V, Gagliardi L, Collita D et al. Effect of long-term treatment with metformin added to hypocaloric diet on body composition, fat distribution, and androgen and insulin levels in abdominally obese women with and withoud the polycystic ovary syndrome. J Clin Endocrinol Metab 85: 2767-74 2000.

278. The practice committee of the American Society for Reproductive Medicine Use of insulin sensitizing agents in the treatment of polycystic ovary syndrome. Fertil Steril 82:181-3, 2004.

279. Baillargeon JP, Jakubowicz DJ, Iouorno MJ, Jakubowicz S, Nestler JE. Effects of metformin and rosiglitazone, alone and in combination, in nonobese women with polycystic ovary syndrome and normal indices of insulin sensitivity. Fertil Steril 82:893-902, 2004.

280. Marcondes JAM, Hayashida SY, Maciel GAR, Baracat EC. Metformin in normal-weight hirsute women with polycystic ovary syndrome with normal insulin sensitivity. Gynecological Endocrinology. Aceito para publicação 2007.

281. Kurzthaler D, Pekic DH, Wildt L, Seeber BE. Metformin induces a prompt decrease in LH-stimulated testosterone response in women with PCOS independent of its insulin-sensitizing effects. Reprod Biol Endocrinol. 2014, 12:98.

282. DeLeo V, Ia Marca A, Ditto A, Morgante G, Cianci A. Effects of metformin on gonadotrophin induced ovulation in women with polycystic ovary syndrome. Fertil Steril 72:282-5, 1999.

283. Nestler JE, Jakubowicz DJ, Evans WS. Effects of metformin on spontaneous and clomiphene-induced ovulation in the polycystic ovary syndrome. N Engl J Med 338:1876-80, 1998.

284. Usadi RS, Legro RS. Reproductive impacto f polycystic ovary syndrome. Curr Opin Endocrinol Diabetes Obes. 2012, 19: 505-11.

285. Tso LO, Costello MF, Albuquerque LE, Andriolo RB, Macedo CR. Metformin treatment before and during IVF or ICSI in women with polycystic ovary syndrome. Cochrane Database Syst Rev. 2014, 11:CD006105

286. Pritts EA. Treatment of the infertile patient with polycystic ovarian syndrome. Obstet Gynecol Survey 57:587-97, 2002.

287. Seli E, Duleba AJ. Optimizing ovulation induction in women with polycystic ovary syndrome. Curr Opin Obstet Gynecol 14:245-54, 2002.

288. Franik S, Kremer JAM, Nelen WLDM, Farquhar C, Marjoribanks J. Aromatase inhibitors for subfertile women with polycystic ovary syndrome: summary of a Cochrane review. Fertil Steril. 2015, 103: 353-5.

289. Ardiles G, Neuspiller F, Remohi J. Indução da ovulação na síndrome dos ovários policísticos. In: Bussp NE, Acosta AA, Rehohi J. Indução da ovulação. São Paulo: Atheneu, 1999, p. 165-74.

290. Van Santbrink EJP, Fauser BCJM. Is there a future for ovulation induction in the current era of assisted reproduction? Hum. Reprod 18:2499-02, 2003.

291. Gjonnaess H. Polycystic ovarian syndrome treated by ovarian electrocautery through the laparoscope. Fertil Steril 41:20-5, 1984.

292. Al-Fadhli R, Tulandi T. Laparoscopic treatment of polycystic ovaries: is its place diminishing? Curr Opin Obstet Gynecol 16:295-8, 2004.

293. Farquhar CM, Williamson K, Brown PM, Garland J. An economic evaluation of laparoscopic ovarian diathermy versus gonadotrophin therapy for women with clomiphene citrate resistant polycystic ovary syndrome. Hum Reprod, 19:1110-5, 2004.

294. Stegmann BJ, Craig HR, Bay RC, Coonrod DV, Brady MJ, Garbaciak JA. Characteristics predictive of response to ovarian diathermy in women with polycystic ovarian syndrome. Am J Obstet Gynecol 188:1171-3, 2003.

295. Amer SAK, Li TC, Ledger WL. Ovulation induction using laparoscopic ovarian drilling in women with polycystic ovarian syndrome: predictors of sucess. Hum Reprod 19:1719-24, 2004.

296. Coetzee EJ, Jackson WP. Oral hypoglycaemics in the first trimester and fetal outcome. S Afr Med J 65, 635–637, 1984.

297. Jakubowicz J, Iuorno MJ, Jakubowicz S, Roberts KA, Nestler JE. Effects of metformin on early pregnancy loss in the polycystic ovary syndrome. J Clin Endocrinol Metab 87, 524–529, 2002.

298. Regan L, Braude PR, Trembath PL. Influence of past reproductive performance on risk of spontaneous abortion. Br Med J 299, 541–545, 1989.

299. Glueck CJ, Phillips H, Cameron D, Sieve-Smith L, Wang P. Continuing metformin throughout pregnancy in women with polycystic ovary syndrome appears to safely reduce first-trimester spontaneous abortion: a pilot study. Fertil Steril 75, 46–52, 2001.

300. Kousta E, Ceta E, Lawrence N, Penny A, Millaver B, White D, et al. The prevalence of polycystic ovaries in women with a history of gestational diabetes. Clin Endocrinol (Oxf) 53:501–507, 2000.

301. Glueck CJ, Wang P, Kobayashi S, Phillips H, Sieve-Smith L Metformin therapy throughout pregnancy reduces the development of gestational diabetes in women with polycystic ovary syndrome. Fertil Steril 77:520–525, 2002.

302. Hale T, Kristensen J, Hackett L, Ilett K, Hartmann P, Aljazaf K, Mitoulas L, et al. Transfer of metformin into human milk. Diabetologia 45: 1509-1514 2002.

303. Gardiner S, Kirkpatrick C, Begg E, Zhang M, Moore MP, Saville DJ. Transfer of metformin into human milk. Clin Pharmacol Ther 73: 71-77,2003.

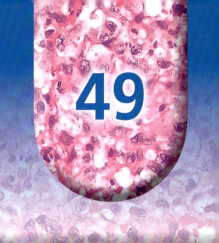

Tratamento da Infertilidade por Disfunções Endócrinas

49

Paulo César Serafini
Cláudia Gomes Padilla
Gustavo Arantes Rosa Maciel
Edmund Chada Baracat

SÍNDROME DOS OVÁRIOS POLICÍSTICOS (SOP)

CONCEITO, ETIOLOGIA, PATOGENIA

A SOP é uma endocrinopatia comum que se caracteriza por anovulação, níveis séricos elevados de androgênios, ovários policísticos à ultrassonografia (USG) acompanhados de denso estroma ovariano expressando-se com uma prevalência de 3 a 20% dependendo dos critérios diagnósticos usados.[1] As manifestações clínicas se caracterizam por irregularidades menstruais (oligomenorreia e amenorreia), hirsutismo, acne, alopecia, obesidade abdominal, hipertensão e infertilidade que afetam a qualidade de vida podendo causar ansiedade, depressão, tentativas de suicídio entre outros problemas de saúde mental.[2,3] Desafortunadamente, a patogênese da SOP ainda não está completamente elucidada; entretanto, sabe-se que é uma expressão complexa com múltipla suscetibilidade aos genes e fatores ambientais, desse modo contribuindo aos vários fenótipos identificados.[4]

Resistencia insulínica (RI), hiperandrogenismo e obesidade têm importante papel no processo da patofisiologia da SOP.[5,6] RI tem papel fundamental na hiperinsulinemia e está associada à produção androgênica nas células da teca.[7,8] Obesidade, dependendo da etnia, está presente em até 80% dos casos apresentando-se junto à infertilidade ou complicações nas gestações.[9] A interação da RI, hiperandrogenia e obesidade resultam em risco aumentado de diabete melito tipo 2 (DM2), síndrome metabólica (SM), doenças cardiovasculares (DCV), doença coronariana, abortamento e complicações tardias da gestação como diabete gestacional (DMG) e doença hipertensiva da gravidez (DHG).[10] Adiciona-se que a intolerância aos carboidratos aumenta com a elevação do índice de massa corpórea (IMC); assim, o músculo esquelético tem um papel central no consumo periférico da glicose.[11] Dessa maneira, a SOP é uma doença crônica que compromete a saúde da mulher durante sua vida estendendo-se ao produto conceptual com parto prematuro, feto de baixo peso, elevada incidência de cesariana, bem como admissão dos recém-nascidos (RN) em unidades neonatais de terapia intensiva.[11-16] Numerosos estudos indicam que a exposição androgênica pré-natal tem papel fundamental no desenvolvimento da SOP.[17] Estudos em animais documentam que o efeito pré-natal da hiperandrogenia origina significativas alterações tais como a redução numérica das células betapancreáticas e sensibilidade destas à glicose.[17]

Antes de abordar os tratamentos de infertilidade associados à SOP, é importante salientar que existe uma grande variabilidade entre as etnias quanto à prevalência, severidade da obesidade, SM e às diferenças quanto aos aspectos psicossociais, aos cuidados de saúde entre populações, ao fenótipo hiperandrogênico, risco de DM2 e à presença de acantose *nigricans*. As mulheres de origem africana apresentam maior incidência de obesidade, hipertensão e DCV; enquanto o hispânico tem maior expressividade quanto à SM e ao DM2. Os europeus do Sul e do Leste apresentam relevante incidência de tolerância à glicose; a qual é menos prevalente entre os asiáticos e latinos.[18-20] Os mecanismos moleculares e celulares na RI diferem em mulheres obesas com DM2 que também apresentam RI hepática.[21] O aumento da incidência da RI acentua o fenótipo com hiperandrogenia e anovulação e é prognosticador DM2 e SM.

A prevalência entre sobrepeso (IMC = 25 e 30 kg/m²) e obesidade (IMC > 30 kg/m²) é variável.[8,14] Mulheres italianas com SOP têm 10% de sobrepeso, enquanto no Kwait essa taxa é de 37%.[22] A incidência de mulheres obesas com SOP é de 61%, enquanto na Austrália atinge 76%.[23] Saliente-se que quanto maior for a adiposidade abdominal e visceral maior é a RI e maiores as dificuldades metabólicas e reprodutivas.[23,24]

A SOP está presente em praticamente todas as faixas etárias e, consequentemente, dislipidemia, RI, DM2 alterações de triglicerídeos, HDL, LDL, não HDL são prevalentes. O não HDL e a medida da circunferência abdominal são os melhores indicadores de risco DCV.[25] O risco de DCV aumenta com o estresse psicológico, hipertensão arterial, hiperglicemia, hiperlipidemia, aumento da circunferência abdominal, falta de atividade física, hábito tabagista, espessamento da parede de vasos arteriais, como carótida, e da árvore coronariana.[19]

Embora as mulheres com SOP sejam diagnosticadas em cerca de 95% quando apresentam oligomenorreia e/ou amenorreia, cerca de ciclos espontâneos podem ocorrer em até 32% de ciclos em um período de um ano. Interessante é que o risco de abortamento espontâneo nas mulheres com ciclos ovulatórios espontâneos não tem incidência elevada de abortamentos espontâneos.[19] Essas mulheres cursam com elevada contagem de folículos antrais acompanhados de espessamento do estroma ovariano e elevados níveis séricos de hormônio anti-mulleriano.[19]

Mulheres com SOP têm risco potencial de câncer de endométrio, ovário e de mama, embora haja na literatura inconsistências devidas a comparações entre populações e ao insuficiente número de estudos para firmar uma posição. Saliente-se que o risco de câncer de endométrio está cientificamente comprovado com aumento em 2,7 vezes (95% intervalo 1-7,3). Por isso, salientamos que antes de iniciarmos um tratamento de reprodução assistida (RA), devemos avaliar minuciosamente todos os potenciais riscos.

Finalmente, o empobrecimento na qualidade de vida nas mulheres com SOP tem importante contribuição negativa, dificultando o restabelecimento de sua saúde global.[26-29] Apesar dessa evidência, ainda é questionável se o aconselhamento psicológico deve ser indicado para toda mulher com SOP.[29] Evidentemente, a contribuição ou a falta desta pode estar vinculada a etnias, religiosidades e outros conceitos. Ainda são escassos os trabalhos prospectivos controlados quanto aos fatores benéficos do estilo de vida.[23,24]

TRATAMENTO, ESTRATÉGIAS E INTERVENÇÕES

Os desfechos adversos durante a gravidez em mulheres com SOP estão significativamente ampliados pelo aumento de massa corpórea e pela RI.[20] Diabete gestacional acomete até 50% dessas mulheres, acrescem as chances de microssomia fetal, pré-eclâmpsia, hipertensão e recém-nascidos de baixo peso ou pequenos para a idade gestacional (até 15%). Essas crianças têm morbidade e mortalidade aumentadas.

Elevado número de mulheres com SOP requer tratamentos de RA como indução da ovulação (IO) até a incorporação de técnicas avançadas de reprodução assistida (RA) em virtude de disovulias e quando associada a outros fatores de infertilidade.[19,20] Os protocolos de IO estão cada vez mais incorporados no dia a dia do ginecologista e de médicos especializados em RA. Todavia, as chances de desfechos que possam comprometer o feto, a mãe ou ambos estarão sempre presentes se não oferecermos estratégias contundentes baseadas em evidências médicas bem documentadas. Acrescenta-se que, com a velocidade do conhecimento médico, precisamos cada vez mais depurar as informações cientificamente comprovadas e de menor risco.

O incansável trabalho de investigadores possibilita conhecer novas descobertas como o aumento de anormalidade cromossômica oocitária por distúrbios metabólicos durante o tratamento de fertilização in vitro em mulheres portadoras de SOP.[30] Desse modo, a cautela ao instituir tratamentos de RA é sempre necessária para minimizar potenciais riscos. Tratamentos de RA estão associados a risco de anormalidades placentárias, gestações múltiplas, prematuridade, malformações e óbito fetal e neonatal em razão da multiparidade, entre outros.

Conceitua-se, assim, que devemos iniciar com intervenções de 1ª linha como modificações no estilo de vida que, por si só, resultam em percentual relevante de gestações.[1] Acompanha-se a educação quanto ao modo de vida, saúde geral, alimentação e dietas, exercícios, higiene, sexualidade, processos reprodutivos, período fértil entre outros. Agrupam-se as intervenções terapêuticas farmacológicas, cirúrgicas e de RA em três linhas de intervenção médica de acordo com as respectivas evidências terapêuticas, riscos e complexidades físicas, e respeitando condições econômicas do paciente e da nação.

Tratamento de infertilidade (1ª linha) resultante de amenorreia e de oligomenorreia

Indutores da ovulação de uso oral são o citrato de clomifeno (CC) e o letrozol (LTZ).

O mecanismo de ação do CC é de se ligar aos receptores estrogênicos, assim estimulando a liberação das gonadotrofinas (FSH e LH). O uso dessa medicação data de 1967 e as doses variam de 25 mg ao dia até 150 mg durante um período máximo de três ciclos ou tentativas de IO.[29-34] Contemplam-se ajustes farmacológicos intraciclo tanto quanto o aumento ou diminuição nas dosagens. As taxas de ovulação com o CC variam entre 60 e 85% e de gestação entre 30 e 50%, dependendo das pacientes, na ausência de outras causas de infertilidade e da competência do terapeuta. A incidência de gemelaridade chega a 7% das mulheres tratadas e a de trigêmeos alcança 0,5%. A incidência de hiperestimulo ovariano severo é de 1%. Lembramos que o uso cumulativo de CC não deve ultrapassar 12 meses em virtude do possível aumento de câncer de ovário.

O LTZ é um inibidor não esteroide da aromatase que a inibe por se ligar competitivamente à porção heme dessa subunidade enzimática do citocromo P450, resultando em uma redução da biossíntese de estrógeno em todos os tecidos. É usado como 2ª opção terapêutica na IO. O LTZ é um agente antineoplásico disponível em comprimidos revestido de 2,5 mg. Essa substância tem uso *off label* em consequência de um trabalho mal documentado apresentado em um Congresso na América do Norte, postando um aumento em algumas malformações cardíacas e dos pés (pé torto). As doses variam entre 2,5 e 7,5 mg ao dia durante 5 dias.[32,33] O LTZ tem um efeito positivo no endométrio e menor índice de gestações múltiplas. A meia-vida do LTZ é de 45 horas, enquanto a do CC é de 2 semanas.

A metformina é um antidiabético de uso oral que, associado a uma dieta apropriada, é utilizado para o tratamento do DM2 e também está indicada na SOP. Seu uso pode ser associado ao do CC ou do LTZ com melhora na RI.[35,36]

Tratamentos de infertilidade (2ª linha) resultante de amenorreia e de oligomenorreia

IO com o uso de folitropinas recombinantes ou urinárias que são administradas por via subcutânea ou intramuscular. É importante salientar o considerável risco de hiperestimulação ovariana, gestações múltiplas incluindo aquelas de alta ordem (≥ 3) bem como complicações ao longo da gestação e puerpério. A terapia com folitropinas é de mais difícil manejo, requer mais experiência e tem custo mais elevado para as pacientes.

O objetivo dessa terapia está centrado no estabelecimento de uma ovulação monofolicular e, por isso, deve-se iniciar a IO com administrações de 25 UI de β-FSH ou 37,5 UI de α-FSH recombinante. As doses devem ser aumentadas somente a cada 7 a 14 dias para minimizar os riscos de hiperestimulo ovariano e de gravidez de alta ordem de embriões. O uso de USG é mais frequente e associam-se as dosagens de estradiol sérico para o monitoramento da foliculogênese. Os ciclos de indução são mais frequentemente cancelados se houver mais de dois folículos com diâmetro médio ≥ 16 mm ou um folículo de 16 e dois de 14 mm. Aconselha-se também evitar atividade sexual. Nunca se deve exceder a três tentativas de IO.[32-34]

A IO pode ser acompanhada de inseminação intrauterina, procedimento realizado desde 1962.[34] O raciocínio seria aumentar as concentrações de espermas saudáveis nas ampolas tubárias. Todavia, faltam estudos prospectivos e randomizados comparando a atividade sexual com a inseminação intrauterina. O mais importante estudo prospectivo randomizado avaliou três ciclos de CC+IUI *versus* CC+ coito programado em 188 mulheres, perfazendo um total de 525 ciclos (IMC ≤ 30) com gravidezes de 8,5% *versus* 7,9%. As taxas de abortamento foram 18,1% *versus* 19% e o percentual de nascidos vivos foi de 19% *versus* 17,9% (não significante).[34]

O restabelecimento da ovulação espontânea pode ser efetuado por meio de cirurgia laparoscópica, laparotômica e transvaginal via hidrolaparoscopia transvaginal acessando o ovário de mulheres resistentes ao CC, LTZ, rFSH e/ou FSH e LH urinários.[34] O tratamento baseia-se na execução de quatro a seis perfurações em cada ovário com uma agulha acoplada a cautério unipolar e energia a *laser*. Resultados mostram diminuição da vascularização do estroma ovariano e baixa de níveis séricos de HAM e dos androgênios. A efetividade desse tratamento chega a 50%, normalizando a relação

LH/FSH, e diminui consideravelmente a gestação múltipla. Se ocorrer um aumento do IMC, inicia-se a metformina.[29,34]

A cirurgia bariátrica para mulheres com obesidade mórbida para restabelecer a mono-ovulação tem sido utilizada nos últimos anos com eficiência.[37] Após o procedimento cirúrgico, a paciente perde considerável massa ponderal (15 a 30%), revertendo SM, entre outros benefícios. Com a introdução da cirurgia laparoscópica que é de menor invasividade cirúrgica, a restauração do eixo hipotálamo-hipófise-ovário ocorre rapidamente, diminuindo, assim, o risco de gestações múltiplas. A maior crítica é ainda a ausência de estudos prospectivos randomizados.

Tratamento de infertilidade (3ª linha) resultante de amenorreia e de oligomenorreia

O tratamento avançado de reprodução assistida, realizado via fertilização *in vitro* e injeção intracitoplásmica de um único espermatozoide em um óvulo, é a 3ª linha de tratamento para mulheres com SOP e portadoras de comorbidades como fator tubário, endometriose severa, e fator masculino severo.[34] As chances de gravidez/nascidos vivos são idênticas às das mulheres sem SOP. Todavia, existe um índice mais alto de hiperestimulação ovariana nos casos de portadoras de SOP. Infelizmente, faltam estudos bem elaborados, com adequado poder e com adequada duração para avaliação da eficácia dos tratamentos em mulheres anovulatórias com SOP.

HIPERPROLACTINEMIA E INFERTILIDADE

A prolactina é um hormônio polipeptídico originalmente identificado por sua habilidade de estimular o desenvolvimento da glândula mamária e a lactação.[38] Suas principais ações estão ligadas à função reprodutiva feminina e masculina, embora participe de processos relacionados a crescimento, desenvolvimento, metabolismo, equilíbrio hidroeletrolítico, imunorregulação, entre outros.[38] Esse hormônio é codificado pelo gene da prolactina (*PRL*) que, em humanos, está localizado no cromossomo 6; a forma madura da proteína contém 199 aminoácidos e peso molecular 23 KDa.[39] A sequência de aminoácidos é semelhante às dos hormônios de crescimento (GH) e do lactogênio placentário (HLP), com o qual compartilha aspectos genômicos, estruturais e biológicos.[39]

A prolactina é sintetizada e secretada, em sua maior parte, pelas células lactotróficas da hipófise anterior (adeno-hipófise), porém também pode ser produzida, em menores quantidades, por tecidos extra-hipofisários como a mama, endométrio, placenta e linfócitos T.[39] Sua secreção é pulsátil e está sob o controle de hormônios hipotalâmicos que se utilizam do sistema porta-hipofisário. O mecanismo principal de sua secreção é pela inibição tônica do neurotransmissor dopamina (DOPA), que age por meio de receptores do tipo D2 localizados nos lactotrofos.[40] O sinal estimulatório é mediado pelo hormônio liberador de tireotropina (TRH) e o equilíbrio desses dois estímulos é responsável pela liberação adequada de prolactina.[40] Sua produção pode ser estimulada também pelos peptídeos hipotalâmicos, estrogênio, peptídeo intestinal vasoativo (VIP), fator de crescimento epidérmico (EGF). Uma vez secretada, a prolactina se liga a seu receptor com alta afinidade, promove sua dimerização e desencadeia o processo de sinalização pela via JAK-STAT.[41] O receptor de prolactina (*PRLR*) é um membro da família dos receptores de citocinas, classe 1, tem 10 éxons e codifica duas isoformas principais, a longa e a intermediária. A forma curta, presente em camundongos, não está presente em humanos.[41] Os receptores são largamente distribuídos no organismo e estão presentes na mama, ovários, hipófise, fígado, túbulos renais, suprarrenal, pele, intestino, pulmão, linfócitos, miocárdio e cérebro. Entretanto, a função da prolactina, na maioria desses tecidos, ainda é pouco conhecida.[41]

FISIOPATOLOGIA

Embora a hiperprolactinemia seja uma causa bem estabelecida de hipogonadismo hipogonadotrófico e de infertilidade, os mecanismos desses efeitos ainda são pouco compreendidos.[42] O aumento da prolactina pode impactar a reprodução por meio de seus efeitos inibitórios sobre a produção hipotalâmica do hormônio liberador de gonadotrofinas (GnRH) e/ou na redução da produção hipofisária dos hormônios luteinizante (LH) e folículo estimulante (FSH). Ao que parece, a prolactina reduz a amplitude e frequência dos pulsos de LH, levando às alterações do ciclo.[43] A prolactina pode agir diretamente nos neurônios GnRH para suprimir a sua secreção desse hormônio. Por outro lado, pode agir indiretamente, com ação mediada por vias aferentes de neurônios específicos como GABA, kisspeptina e outras populações neuronais envolvidas no controle metabólico e balanço energético.[42,44]

DIAGNÓSTICO

Anamnese e exame físico

O histórico de irregularidades menstruais (espaniomenorreia ou amenorreia), galactorreia, infertilidade, alterações da libido cefaleia e alterações visuais são os mais comumente associados à hiperprolactinemia. Homens com hiopogonadismo, impotência ou infertilidade também devem ser investigados quando à possibilidade de hiperprolactinemia.[40] (Figura 49.1)

- Galactorreia: A ocorrência de secreção láctea espontânea na ausência de gestação ou sua persistência por mais de 1 ano após o parto e o final da lactação é considerada anormal.[45] É um sintoma importante e, principalmente quando associada associado a irregularidades menstruais, fala a favor de alterações hipotalâmico-hipofisárias. No entanto, a galactorreia isolada pode estar presente em cerca de 30% das mulheres com ciclos regulares, mas com hiperprolactinemia. Por outro lado, 5 a 10% de mulheres com ciclos regulares e prolactina normal, também podem apresentar galactorreia.[45]

- Irregularidade menstrual: Um dos aspectos importantes da hiperprolactinemia é que, habitualmente, as dosagens séricas da prolactina têm relação direta com a duração e a gravidade do hipogonadismo e de outros sintomas. Desse modo, a amenorreia decorrente de hipogonadismo, a cefaleia e a alteração de campo visual estão mais comumente associadas a títulos mais elevados de prolactina e tumores mais agressivos.[40] Alguns autores observaram que prolactina entre 30 e 50 ng/mL, normalmente, está associada a quadros de fase lútea mais curta, alterações de libido e infertilidade; prolactina entre 50 e 75 ng/mL, a alterações menstruais para menos (espaniomenorreia, oligomenorreia) e galactorreia. Por outro lado, dosagens acima de 100 ng/mL tendem a levar a quadros mais evidentes de amenorreia prolongada, com hipogonadismo de origem central.[40] Na prática clínica, esses indícios são importantes, uma vez que dirigem o raciocínio para a formulação de uma hipótese diagnóstica mais bem embasada.[40] A discordância entre a intensidade dos sintomas e os valores de prolactina é outro indício clínico que deve ser valorizado. Uma vez que existe uma relação direta entre a prolactina sérica e a sintomatologia, deve-se suspeitar de tumores não produtores de prolactina como agentes causais das alterações hormonais e reprodutivas.

- Cefaleia: sintoma muito comum em doenças hipofisárias e pode estar presente em mais de 30% dos casos de adenomas hipofisários. O tamanho do tumor, invasão do seio cavernoso, tração ou deslocamento de estruturas intracranianas sensíveis à dor, como vasos sanguíneos, nervos cranianos e da dura-máter, e hipersecreção hormonal são causas mais importantes.[46]

Exames laboratoriais

Para se estabelecer o diagnóstico de hiperprolactinemia, atualmente se recomenda uma dosagem única de prolactina sérica. O diagnóstico é estabelecido quando a dosagem estiver acima dos valores de

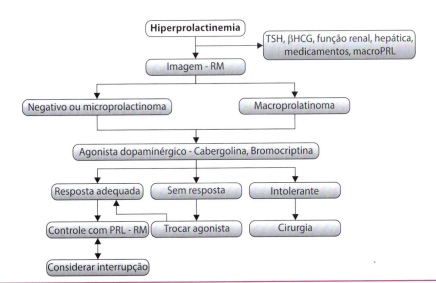

Figura 49.1 Diagnóstico e tratamento da hiperprolactinemia.

referência e a coleta foi realizada sem estresse excessivo de múltiplas punções venosas.[47] Deve-se afastar causas secundárias de hiperprolactinemia como o hipotireoidismo, gravidez, uso de medicações, insuficiência renal ou hepática, entre outras.

Macroprolactina – Isoforma de peso molecular elevado (50-170 KDa) que constitui menos de 1% da prolactina circulante e tem baixa (ou nenhuma) atividade biológica. É composta por um complexo antígeno-anticorpo (IgG) e frequentemente leva a falsos diagnósticos, uma vez que a maioria dos ensaios faz a detecção da prolactina total. Em mulheres assintomáticas com hiperprolactinemia, aquelas com síndrome dos ovários policísticos (SOP) ou em pacientes com infertilidade, a pesquisa de macroprolactina por cromatografia em gel ou precipitação por polietilenoglicol (PEG) é recomendada.[48,49]

Exames de imagem

A ressonância magnética (RM) com gadolínio é o método de escolha para investigação de lesões neurológicas que levam à hiperprolactinemia.[50] A tomografia computadorizada (TC) com contraste deve ser reservada aos pacientes impossibilitados de realizar RM (obesidade grau III, portadores de marca-passo).[50] A TC é inferior à RM no diagnóstico de lesões pequenas e na definição da extensão de tumores maiores.[50] O exame de campo visual e o neuroftalmológico devem ser realizados nos casos de alterações visuais, cefaleia macroprolactinomas e tumores maiores.[50]

TRATAMENTO

Deve ser primariamente medicamentoso, uma vez que os medicamentos utilizados apresentam alta eficácia na normalização da prolactina e na redução dos prolactinomas.[50] Os agonistas dopaminérgicos, cabergolina ou bromocriptina, devem ser a 1ª escolha. O tratamento é recomendado em todos os casos de macroprolactinomas. Nos microprolactinomas, quando associados a infertilidade, hipogonadismo, galactorreia, alterações menstruais ou perda de massa óssea.[51] Microadenomas na pós-menopausa ou com pouco impacto clínico podem ser apenas observados, uma vez que 90% deles tendem a não apresentar crescimento.[50] Os objetivos do tratamento são:

1. redução do tamanho do tumor;
2. normalização da prolactina;
3. restauração da função gonadal e sexual (incluindo a fertilidade).[51]

A cabergolina é o agonista dopanérgico de 1ª escolha dados a sua alta eficácia, o baixo índice de efeitos colaterais e sua longa meia-vida. Deve ser administrada na dose de 0,25 mg a 0,5 mg de uma a duas vezes por semana, podendo atingir até 3-4 mg.[50] O índice de intolerância ao medicamento é de 2%. A bromocriptina é um agonista dos receptores D1 e D2 também eficaz no tratamento de prolactinomas. Deve ser ministrada na dose de 2,5 a 15 mg/dia, divididas em duas a três tomadas diárias. As doses iniciais devem ser mais baixas, pois a bromocriptina apresenta frequentemente causa efeitos colaterais gastrintestinais, neurológicos e mesmo cardíacos.[52] A depender da dose, o índice de intolerância pode chegar a 12%. Nos casos de macroprolactinomas, há tendência em baixar a prolactina nos menores níveis possíveis. No entanto, há indícios de que as pacientes com os níveis mais próximos da normalidade se beneficiariam mais em termos de fertilidade.[50,53]

Radioterapia

Deve ser reservada para os casos de não resposta ao tratamento medicamentoso e/ou cirúrgico. Isso ocorre principalmente nos prolactinomas malignos.[50]

Cirurgia

A cirurgia de 1ª escolha é aquela pelo acesso transesfenoidal, que corresponde à maioria das cirurgias. Caso haja falha no tratamento, ou resistência aos medicamentos, deve-se adotar outras medidas terapêuticas.

Indicações cirúrgicas

Atualmente as indicações cirúrgicas são falhas no tratamento medicamentoso, redução inadequada do tumor/função gonadal, contraindicação ou intolerância à medicação associada a desejo de gravidez, aumento do tumor, apoplexia hipofisária, lesões císticas, aumento do tumor na gestação e gestação anterior com aumento do tumor.

A FUNÇÃO TIREOIDIANA E A SAÚDE REPRODUTIVA

INTRODUÇÃO

O tecido gonadal, tanto ovariano quanto testicular, é responsivo e diretamente influenciado pelos hormônios tireoidianos. Porém, isso nem sempre foi considerado verdadeiro. Historicamente, foi Kendle, em 1905, quem publicou pela primeira vez o caso de uma menina que desenvolveu puberdade precoce em decorrência de um hipotireoidismo severo.[54] Desde então, tem-se demonstrado a associação significativa entre desordens da tireoide e anormalidades da função reprodutiva. Estudos em animais demonstram que os níveis séricos de T3 afetam o ciclo estral, comportamento, manutenção da gravidez, crescimento fetal e lactação.[54] Em ratas, o hipotireoidismo resulta em ovários diminuídos de tamanho que apresentam deficiência de lipídeos e colesterol. O hipotireoidismo induzido por propiltiouracil ou por tireoidectomia em ratas imaturas sexualmente acarreta puberdade tardia com ovários diminuídos de tamanho e com poucos folículos, além de útero e vagina atróficos. Já em ratas sexualmente maduras, o hipotireoidismo não resulta necessariamente em infertilidade, porém influencia na gravidez, principalmente inicial, com aumento de incidência da restrição de crescimento fetal e natimortos. Em camundongas, o hipotireoidismo leva a alteração da foliculogênese e consequente dificuldade de concepção, que é revertida com a administração de hormônio tireoidiano.[54]

Também em mulheres, tanto o hipertireoidismo como o hipotireoidismo podem causar vários graus de disfunção gonadal (Quadro 49.1), sendo, portanto, o funcionamento adequado da tireoide necessário para manutenção fisiológica das funções reprodutivas.[54,55] Quadros de tireotoxicose levam ao aumento de SHBG e do estradiol em até duas a três vezes durante todo o ciclo menstrual. Também o metabolismo dos androgênios é alterado na mulher com hipertireoidismo. Os níveis séricos médios de testosterona e de androstenediona aumentam com as taxas de conversão de androstenediona em estrona e de testosterona em estradiol aumentadas.[55] Além disso, os níveis séricos de LH também são elevados tanto na fase folicular como na lútea do ciclo menstrual, e também pode haver ausência de pico ovulatório de LH em mulheres com hipertireoidismo e com amenorreia. Já, os níveis de FSH podem ou não aumentar. Desse modo, 20 a 60% das mulheres com hipertireoidismo apresentam distúrbios menstruais.[54] A amenorreia pode ser um dos primeiros sinais da doença, porém, oligomenorreia, hipomenorreia e anovulação também possam acontecer. Da mesma forma, mulheres com hipotireoidismo apresentam alterações dos hormônios que participam do processo reprodutivo. Nesses casos, a SHBG tem seu nível sérico diminuído com aumento da testosterona e estradiol livres e diminuição das suas concentrações totais.[56] Porém, em mulheres com hipotireoidismo, os níveis de LH e FSH costumam ser normais, apesar de o aumento da prolactina decorrente do aumento do TSH poder retardar a resposta ovariana às gonadotrofinas. As alterações menstruais também são evidentes em 25 a 55% das mulheres com hipotireoidismo, sendo a mais comum delas a oligomenorreia. Amenorreia, polimenorreia, hipomenorreia e menorragia podem estar igualmente presentes.[54]

A FERTILIDADE EM MULHERES COM DISTÚRBIOS DA TIREOIDE

HIPERTIREOIDISMO

A tireotoxicose é relacionada à diminuição da fertilidade apesar da maioria das mulheres com essa condição permanecer com ciclos menstruais ovulatórios.[54] Existem poucos estudos a esse respeito, porém, os existentes estimam que aproximadamente 6% das mulheres com tireotoxicose apresentam infertilidade primária ou secundária e que 2% das mulheres inférteis apresentam supressão dos níveis séricos de TSH. Quando se analisam mulheres com anticorpo antitireoglobulina (anti-TPO) positivo, a supressão dos níveis séricos de TSH é mais frequente entre mulheres inférteis quando se comparam

Quadro 49.1 Concentrações séricas hormonais em mulheres com hipertireoidismo e hipotireoidismo

	Hipotireoidismo	Hipertireoidismo
SHBG	↓	↑
Estradiol	↓	↑
Estrona	↓	↑
Estradiol Livre	↑	→
Testosterona	↓	↑
Androstenediona	↓	↑
DHEA	↓	↑
Testosterona livre	↑	N
Progesterona	↓ ou →	↓ ou →
LH	N	↑ ou →
FSH	N	↑ ou →
Após gonadotrofina exógena		
LH	↓	↑
FSH	↓	↑

↓: diminuído; ↑: aumentado; →: inalterado; N: normal.[54]

Fonte: Adaptado de Krassas et al., 2010.

com mulheres deste mesmo grupo, porém com anticorpo anti-TPO negativo.[55-57]

O iodo radioativo é uma terapia amplamente utilizada para o tratamento do hipertireoidismo e do câncer de tireoide. A dose utilizada para tratamento do hipertireoidismo é considerada baixa (cerca de 10mCi) e, portanto, não costuma acarretar risco genético ou para a saúde reprodutiva das pacientes. Apesar desse fato, por medidas de maior segurança, as mulheres submetidas a tratamento com iodo radioativo para tratamento do hipertireoidismo devem ser aconselhadas a não conceber por pelo menos 6 meses após o término da terapia.[54]

HIPOTIREOIDISMO

Alterações do metabolismo do estradiol, hiperprolactinemia, defeitos de hemostasia e distúrbios da secreção de GnRH resultando em pulsos anormais de LH, levando a distúrbios ovulatórios, são as principais explicações para a presença de infertilidade em mulheres com hipotireoidismo. Estima-se que cerca de 10% das pacientes com hipotireoidismo não tratado apresentem essa condição.[54,58]

O tratamento com hormônio tireoidiano demonstrou normalização dos níveis de prolactina e a resposta do LH ao LHRH, reduzindo, assim, a incidência de distúrbios menstruais que se torna comparável à de mulheres eutireóideas, finalmente aumentando as chances de concepção natural.[54]

AUTOIMUNIDADE

A detecção de anticorpos antitireoide no sangue tem prevalência variando entre 5 e 15% e representa a desordem endócrina mais frequente entre mulheres em idade reprodutiva.[54] Essa condição não é só cinco a dez vezes mais frequente em mulheres do que em homens, mas também é comumente não diagnosticada, pois costuma ocorrer sem alterações detectáveis da função tireoidiana por muitos anos.[54,58]

A relação entre autoimunidade e dificuldade de concepção é conhecida e muitos estudos demonstram a associação entre a presença de anticorpos antitireoide e a infertilidade feminina.[54-57] No entanto, a interpretação dos dados disponíveis ainda é imprecisa devido à heterogeneidade e ao pequeno tamanho das amostras estudadas, ao desenho dos estudos que muitas vezes são retrospectivos e não controlados, às diferenças de técnicas de detecção sérica dos anticorpos e às diferenças étnicas e geográficas que incluem, por exemplo, variáveis níveis nutri-

cionais de iodo entre as populações estudadas. No entanto, quando analisados em conjunto, a maioria dos estudos demonstram aumento da prevalência de anticorpos antitireoide em mulheres inférteis.[54-57] Há relatos de aumento em até quatro vezes na incidência de detecção desses anticorpos em mulheres com infertilidade, sendo que esta é descrita entre 20 e 81%.[54] Também, nas mulheres com síndrome dos ovários policísticos, a detecção de hormônios antitireoidianos é três vezes maior, bem como naquelas com endometriose, sendo estas duas importantes causas de infertilidade.[55]

As possíveis explicações sobre os mecanismos patogênicos da ação dos hormônios antitireoide ainda são inconclusivas.[56] Apesar de ser órgão-específico, a doença imunológica da tireoide pode estar associada a outras desordens autoimunes que explicariam também parte da influência sobre a fertilidade, a exemplo do que ocorre com a endometriose. O T3 modula a ação do FSH e do LH e vários sítios de ligação dos hormônios tireoidianos foram encontrados nas células da granulosa e no estroma ovariano de mamíferos, além de também estarem presentes em oócitos humanos.[54] Portanto, há a hipótese de que qualquer distúrbio nas concentrações ovarianas locais dos hormônios tireoidianos, que pode ser o caso da presença de autoimunidade tireoidiana com níveis séricos de hormônios tireoidianos normais, represente uma potencial alteração da função reprodutiva feminina.[56] Desse modo, um questionamento atualmente feito é se seria adequado realizar a pesquisa da presença de anticorpos antitireoidianos nas mulheres inférteis. Embora essa questão ainda não tenha resposta, alguns estudos intervencionistas com a administração de hormônio tireoidiano em mulheres com hipotireoidismo subclínico e anticorpos antitireoide positivos demonstraram melhores taxas de concepção natural.[58] Dessa maneira, Pope e cols. propõem que se faça a triagem sistemática das disfunções tireoidianas e da sua autoimunidade em mulheres inférteis, especialmente nas que têm a endometriose e os distúrbios ovulatórios como causa.[59]

A FUNÇÃO TIREOIDIANA E A REPRODUÇÃO ASSISTIDA

De acordo com o tipo de protocolo de indução da ovulação utilizado durante os tratamentos de reprodução assistida e da reserva ovariana de cada mulher, os níveis de estradiol aumentam significativamente e podem ser até comparados aos atingidos no 2º trimestre da gestação. Esse aumento proeminente dos níveis séricos de estradiol induz um esforço adicional ao eixo hipotálamo-hipófise-tireoide e, assim, pode impactar negativamente a distribuição e a fisiologia dos hormônios tireoidianos. Apesar da quantidade de incremento de estradiol depender do tipo e duração da indução da ovulação, ele acarreta sempre em aumento concomitante da globulina ligadora de T4(TBG).[59-61] Como a TBG se liga a aproximadamente 75% do T4 circulante, a produção desse hormônio precisa também ser aumentada. Tanto isso é verdade, que mulheres que engravidam após um tratamento de reprodução assistida necessitam de maiores níveis de T4 para o adequado funcionamento da tireoide quando comparadas a mulheres que engravidam naturalmente e que, portanto, muitas vezes devem receber terapia com hormônios tireoidianos para suprir essa necessidade.[54]

Muller e cols. foram os primeiros a investigar a função tireoidiana durante a indução da ovulação para reprodução assistida.[60] Seu estudo demonstrou que os níveis de TSH aumentam e o de T4 diminuem durante a indução da ovulação em decorrência da maior produção de TBG induzida pelo aumento do estradiol. Em investigação complementar a essa primeira avaliação, foram confirmados os mesmos achados em relação aos níveis hormonais, além de também haver a constatação de que, entre mulheres com anticorpos antitireoide positivos, essas alterações da função tireoidiana foram mais proeminentes.[59,61] Esses achados são de extrema importância na medida em que o metabolismo do T4 é parcialmente influenciado pelo aumento progressivo do hormônio da gravidez (hCG) após a implantação embrionária e, quando há alguma disfunção tireoidiana, a ação de esteroides e citocinas fundamentais para a progressão de uma gravidez normal pode falhar, interferindo diretamente no resultado de um tratamento de reprodução assistida.[60] Nesse sentido, há alguns estudos demonstrando haver correlação positiva entre abortamentos e mortes perinatais com a presença de anticorpos antitireoide mesmo com níveis normais de TSH e T4.[54] Contrariamente, outros autores demonstram que para cada duplicação da concentração de TSH sérico, a taxa de perda gestacional aumenta em 60% independentemente das modificações do T4 e da presença de autoanticorpos para tireoide.[54,62] No entanto, apesar de opostos, ambos demonstram claramente a influência da função tireoidiana sobre o prognóstico reprodutivo das mulheres. Já, outros autores concluíram que mulheres submetidas à indução da ovulação, tanto com medicação via oral como com gonadotrofinas injetáveis, não necessitam obrigatoriamente de terapia com hormônios tireoidianos durante a gestação.[63] No entanto, esses autores recomendam que as mulheres que já utilizam hormônio tireoidiano previamente à concepção devam aumentar a dose da medicação em cerca de 30% durante a gestação.[63]

Uma das principais complicações da indução da ovulação é a síndrome do hiperestímulo ovariano, caracterizada por níveis muito elevados de estradiol (em média maiores ou iguais a 5.000 pg/mL), aumento significativo do volume ovariano, ascite e, em casos mais graves, derrame pleural, eventos tromboembólicos e choque hipovolêmico.[59,60] Existem alguns relatos de caso sobre a função tireoidiana em mulheres com essa síndrome e que já faziam uso de hormônios tireoidianos previamente ao tratamento de reprodução assistida. Apesar do pequeno número de casos descritos, em todos houve desenvolvimento de hipotireoidismo concomitante ao aparecimento da síndrome e necessidade de se aumentar a dose de hormônios tireoidianos, como era esperado em razão de as alterações fisiológicas já descritas da função tireoidiana serem diretamente proporcionais ao aumento dos níveis séricos de estradiol.[59,60] Portanto, a presença da síndrome de hiperestímulo ovariano também parece ser uma indicação para aumentar a terapia hormonal em mulheres com hipotireoidismo já diagnosticado ou na forma subclínica.

MANEJO CLÍNICO DA FUNÇÃO TIREOIDIANA EM MULHERES SUBMETIDAS A TRATAMENTO DE REPRODUÇÃO ASSISTIDA

Atualmente a recomendação do manejo clínico da função tireoidiana em mulheres submetidas à indução da ovulação é de que se avaliem a função tireoidiana e presença de anticorpos antitireoide em todas que realizarão um tratamento de reprodução assistida que contemple indução da ovulação com consequente aumento esperado dos níveis de estradiol.[54,62,63] Naquelas com TSH entre 2,5 e 4 mIU/L e anticorpos antitireoide negativos, a recomendação é a monitorização dos níveis séricos de TSH, T3 e T4 livre durante e após o estímulo ovariano, pois a tireoide é habitualmente capaz de aumentar a sua produção hormonal sem necessidade de complementação hormonal exógena.[59-63] A administração de hormônio tireoidiano deve ser iniciada anteriormente à indução da ovulação nos casos com TSH acima de 2,5 mIU/L e presença de anticorpos antitireoide positivos.[63] Também, um aumento na dose de hormônio tireoidiano deve ser considerado em mulheres que já faziam uso dessa terapia anteriormente ao tratamento de reprodução assistida e que apresentam TSH acima de 2,5 mIU/L em virtude de a indução da ovulação demandar maiores doses de hormônio tireoidiano e poder induzir hipotireoidismo clínico ou subclínico em mulheres com função tireoidiana adequada previamente.[63]

Essas recomendações se baseiam nas evidências de que uma adequada função tireoidiana é necessária para o sucesso do processo de concepção englobando a ovulação, fertilização oocitária e implantação embrionária. No entanto, o benefício da manutenção do TSH abaixo de 2,5mIU/L para o prognóstico gestacional em termos de aborto e desenvolvimento fetal ainda não está completamente evidenciado.[62,63]

REFERÊNCIAS BIBLIOGRÁFICAS

1. Carmina E, Azziz R. Diagnosis, phenotype and prevalence of polycystic ovary syndrome. Fertil Steril 86:S7-S8, 2006.

2. Qin JZ, Pang LH, Li MJ, Fan XJ, Huang RD, Chen HY, et al. Obstetric complications in women with polycystic ovary syndrome: a systematic review and meta-analysis. Reprod Biol Endocrinol 11:56, 2013.

3. Li Y, Li Y, Ng EHY, Stener-Victorin E, Hou L, Wu T, et al. Polycystic ovary syndrome is associated with negatively variable impacts on domains of health-related quality of life: evidence from a meta-analysis. Fertil Steril 96:452, 2011.

4. Huang G, Coviello A. Clinical update on screening, diagnosis and management of metabolic disorders and cardiovascular risk factors associated with polycystic ovary syndrome. Curr Opin Endocrinol diabetes obes 19:512, 2012.

5. Lanzone A, Fulghesu AM, Cucinelli F, Guido M, Pavone V, Caruso A, et al. Preconceptional and gestational evaluation of insulin secretion in patients with polycystic ovary syndrome. Hum Reprod 11: 2392, 1996.

6. Castelo-Branco C, Steinvarcel F, Osorio A, Ros C, Balasch J. Atherogenic metabolic profile in PCOS patients: role of obesity and hyperandrogenism. Gynecol Endocrinol 26: 736, 2010.

7. Legro RS, Kunselman AR, Brzyski RG, Casson PR, Diamond MP, Schlaff WD, et al. The pregnancy in polycystic ovary syndrome II (PPCOS II) trial: rationale and design of a double-blind randomized trial of clomiphene citrate and letrozole for the treatment of infertility in women with polycystic ovary syndrome. Contemporary Clinical Trials 33:470, 2012.

8. Glueck CJ, Goldenberg N, Sieve L, Wang P. An observational study of reduction of insulin resistance and prevention of development of type 2 diabetes mellitus in women with polycystic ovary syndrome treated with metformin and diet. Metabolism 57: 954, 2008.

9. Galtier-Dereure F, Boegner C, Bringer J. Obesity and pregnancy complications and cost. Am J Clin Nutr 71: 1242S, 2000.

10. Chang WY, Knochenhauer ES, Bartolucci AA, Azziz R. Phenotypic spectrum of polycystic ovary syndrome: clinical and biochemical characterization of the three major clinical subgroups. Fertil Steril 83: 17171, 2005.

11. Dantas WS, Gualano B, Rocha MP et al. Metabolic disturbance in PCOS: Clinical and molecular effects on skeletal muscle tissue. The scientific world journal http://dx.doi.org/10.1155/2013/178364.

12. Wild RA. Long-term health consequences of PCOS. Hum Reprod Update 8: 231, 2002.

13. Bjercke S, Dale PO, Tanbo T, Storeng R, Ertzeid G, Abyholm T. Impact of insulin resistance on pregnancy complications and outcome in women with polycystic ovary syndrome. Gynecol Obstet Invest 54: 94, 2002.

14. Glueck CJ, Goldenberg N, Wang P, L. Sieve, M. Loftspring, A. Sherman. Metformin during pregnancy reduces insulin, insulin resistance, insulin secretion, weight, testosterone and development of gestational diabetes: prospective longitudinal assessment of women with polycystic ovary syndrome from preconception throughout pregnancy. Hum Reprod 19: 510, 2004.

15. Eijkemans MJ, Imani B, Mulders AG, Habbema JD, Fauser BC. High singleton live birth rate following classical ovulation induction in normogonadotrophic anovulatory infertility (WHO2). Hum Reprod 18: 2357, 2003.

16. Palomba F, Falbo A, Russo T, Tolino A, Orio F, Zullo F. Pregnancy with polycystic ovary syndrome: the effect of different phenotypes and features on obstetric and neonatal outcomes. Fertil Steril 94: 1805, 2010.

17. Rae M, Hogg K, Wilson LM, MacHaffie SL, Ramaswamy S, MacCallum J, et al. The pancreas is altered by an utero androgen exposure: implications for clinical conditions such as polycystic ovary syndrome (PCOS). PLoS One 8: e56263, 2013.

18. Groot PCM, Dekkers OM, Romijn JA, Dieben SW, Helmerhorst FM. PCOS, coronary heart disease, stroke and the influence of obesity: a systematic review and meta-analysis. Hum Reprod Update 17: 495, 2011.

19. Fauser BCJM. Consensus on women's health aspects of polycystic ovary syndrome (PCOS). The Amsterdam ESHRE/ASRM-Sponsored 3rd PCOS Consensus Workshop Group. Hum Reprod 27:14, 2012.

20. Boomsma CM, Eijkemans MJC, Visser GHA, Fauser BCJM, Macklon NS. A meta-analysis of pregnancy outcomes in women with polycystic ovary syndrome. Hum Reprod Update 12:673, 2006.

21. Goodarzi MO, Quinones MJ, Azziz R, Rotter JI, Hsueh WA, Yang H. Polycystic ovary syndrome in Mexican-Americans: and association with the severity of insulin resistance. Fertil Steril 84: 766, 2005.

22. Kjerulff LE, Sanchez-Ramos L, Duffy D. Pregnancy outcomes in women with polycystic syndrome: a meta-analysis. Am J Obstet Gynecol 204:558, 2011.

23. Moran LJ, Pasquali R, Teede HJ, Hoeger KM, Norman RJ. Treatment of obesity in polycystic ovary syndrome: a position statement of the Androgen Excess and Polycystic Ovary Syndrome Society. Fertil Steril 92: 1966, 2009.

24. Moran LJ, Misso Ml, Wild RA, Norman RJ. Impaired glucose tolerance, type 2 diabetes and metabolic syndrome in polycystic ovary syndrome: a systematic review and a meta-analysis. Hum Reprod Update 16:347, 2010.

25. Krentz AJ, von Muhlen D, Barret-Connor E. Searching for polycystic ovary syndrome in postmenopausal women: evidence of a dose-effect association with prevalent cardiovascular disease. Menopause 14: 284, 2007.

26. Pierpoint T, McKeigue PM, Isaacs AJ, Wild SH, Jacobs HS. Mortality of women with polycystic ovary syndrome at long-term follow-up. J Clin Epidemiol 51: 581, 1998.

27. Cronin L, Guyatt G, Griffith L, Wong E, Azziz R, Futterweit W, et al. Development of a health-related quality of life questionnaire (PCOSQ) for women with polycystic ovary syndrome (PCOS). J Clin Endocrinol Metab 83: 1976, 1998.

28. Dokras A, Clifton S, Futterweit W, Wild R. Increased risk for abnormal depression scores in women with polycystic ovary syndrome: a systematic review and meta-analysis. Obstet Gynecol 117: 145, 2011.

29. Jones GL, Hall JM, Balen AH, Ledger WL. Health-related quality of life measurement in women with polycystic ovary syndrome: a systematic review. Hum Reprod Update 14: 15, 2008.

30. Hamed HO, Hasan AF, Ahmed OG, Ahmed MA. Metformin versus laparoscopic ovarian drilling in clomiphene-and insulin-resistant women with polycystic ovary syndrome. Int. J. Gynaecol Obstet 108(2): 143, 2010.

31. Harris SE, Maruthini D, Tang T, Balen AH, Picton HM. Metabolism and karyotype analysis of oocytes from patients with polycystic ovary syndrome. Hum Reprod 25: 2305, 2010.

32. Misso ML, Wong JLA, Teede HJ, Hart R, Rombauts L, Melder AM, et al. Aromatase inhibitors for PCOS: a systematic review and meta-analysis. Hum Reprod Update 18: 301, 2012.

33. Misso ML, Costello MF, Garrubba M, Wong J, Hart R, Rombauts L, et al. Metformin versus clomiphene citrate for infertility in non-obese women with polycystic ovary syndrome: a systematic review and meta-analysis. Hum Reprod Update 19: 2, 2013.

34. Costello MF, Ledger WL. Evidence-based management of infertility in women with polycystic ovary syndrome using surgery or assisted reproductive technology. Women's Health 8: 291, 2012.

35. Health and fertility in World Health Organization group 2 anovulatory women. ESHRE Capri Workshop Group. Hum Reprod Update 18: 586, 2012.

36. Teede H, Deeks A, Moran L. Polycystic ovary syndrome: a complex condition with psychological, reproductive and metabolic manifestations that impact on health across the lifespan. BMC Medicine 8:41, 2010.

37. Gomez-Meade CA, Lopez-Mitnik G, Messiah SE, Arheart KL, Carrillo A, Cruz-Muñoz N. Cardiometabolic health among gastric by-pass surgery patients with polycystic ovarian syndrome. World J. Diabetes 15: 64, 2013.

38. Binart N, Bachelot A, Bouilly J. Impact of prolactin receptor isoforms on reproduction. Trends in Endocrinology & Metabolism. 2010 6;21(6):362-8.

39. Brooks CL. Molecular mechanisms of prolactin and its receptor. Endocr Rev. 2012 Aug;33(4):504-25.

40. Serri O, Chik CL, Ur E, Ezzat S. Diagnosis and management of hyperprolactinemia. Canadian Medical Association Journal. 2003 September 16, 2003;169(6):575-81.

41. Bole-Feysot C, Goffin V, Edery M, Binart N, Kelly PA. Prolactin (PRL) and Its Receptor: actions, signal transduction pathways and phenotypes observed in PRL receptor knockout mice. Endocrine Reviews. 1998;19(3):225-68.

42. Kaiser UB. Hyperprolactinemia and infertility: new insights. The Journal of Clinical Investigation. 2012 Oct 1;122(10):3467-8.

43. Bachelot A, Binart N. Reproductive role of prolactin. Reproduction. 2007 February 1, 2007;133(2):361-9.

44. Sonigo C, Bouilly J, Carre N, Tolle V, Caraty A, Tello J, et al. Hyperprolactinemia-induced ovarian acyclicity is reversed by kisspeptin administration. The Journal of Clinical Investigation. 2012 Oct 1;122(10):3791-5.

45. Molitch ME, Reichlin S. Hyperprolactinemic disorders. Disease-a-month: DM. 1982 Jun;28(9):1-58.

46. Kreitschmann-Andermahr I, Siegel S, Weber Carneiro R, Maubach JM, Harbeck B, Brabant G. Headache and pituitary disease. A systematic review. Clinical Endocrinology. 2013 Aug 14. PubMed PMID: 23941570. Epub 2013/08/15. Eng.

47. Melmed S, Casanueva FF, Hoffman AR, Kleinberg DL, Montori VM, Schlechte JA, et al. Diagnosis and treatment of hyperprolactinemia: nn Endocrine Society Clinical Practice Guideline. The Journal of Clinical Endocrinology & Metabolism. 2011;96(2):273-88.

48. Sadideen H, Swaminathan R. Macroprolactin: what is it and what is its importance? International journal of clinical practice. 2006 Apr;60(4):457-61.

49. Hayashida SA, Marcondes JA, Soares JM, Jr., Rocha MP, Barcellos CR, Kobayashi NK, et al. Evaluation of macroprolactinemia in 259 women under investigation for polycystic ovary syndrome. Clinical endocrinology. 2013 Jun 12.

50. Mancini T, Casanueva FF, Giustina A. Hyperprolactinemia and Prolactinomas. Endocrinology and Metabolism Clinics of North America. 2008 3;:37(1):67-99.

51. Casanueva FF, Molitch ME, Schlechte JA, Abs R, Bonert V, Bronstein MD, et al. Guidelines of the Pituitary Society for the diagnosis and management of prolactinomas. Clinical Endocrinology. 2006 Aug;65(2):265-73.

52. Valassi E, Klibanski A, Biller BM. Clinical Review: Potential cardiac valve effects of dopamine agonists in hyperprolactinemia. The Journal of Clinical Endocrinology and Metabolism. 2010 Mar;95(3):1025-33.

53. Vilar L, Naves LA, Casulari LA, Azevedo MF, Albuquerque JL, Serfaty FM, et al. Management of prolactinomas in Brazil: an electronic survey. Pituitary. 2010 Sep;13(3):199-206.

54. Krassas GE, Poppe K, Glinoer D. Thyroid function and human reproductive health. Endocrine Reviews 2010, 31(5): 702-755.

55. Mintziori G, Anagnostis P, Toulis KA, Goulis DG. Thyroid diseases and female reproduction. Minerva Med 2012, 103(1):47-62.

56. Dittrich R, Beckmann MW, Oppelt PG, Hoffmann I, Lotz L, Kuwert T, Mueller A. Thyroid hormone receptors and reproduction. J Reprod Immunol 2011, 90(1).

57. Trokoudes KM, Skordis N, Picolos MK. Infertility and thyroid disorders. Curr Opin Obstet Gynecol 2006, 18(4):446-51.

58. Abalovich M, Mitelberg L, Allami C, Gutierrez S, Alcaraz G, Otero P, Levalle O. Subclinical hypothyroidism and thyroid autoimmunity in women with infertility. Gynecol Endocrinol 2007, 23(5): 279-83.

59. Poppe K, Unuane D, D Haeseleer M, Tournaye H, Schiettecatte J, Haentjens P, Velkeniers B. Thyroid function after controlled ovarian hyperstimulation in women with and without the hyperstimulation syndrome. Fertil Steril 2011, 96(1): 241-5.

60. Gracia CR, Morse CB, Chan G, Schilling S, Prewitt M, Sammel MD, Mandel SJ. Thyroid function during controlled ovarian hyperstimulation as part of in vitro fertilization. Fertil Steril 2012, 97(3): 585-91.

61. Mintziori G, Goulis DG, Toulis KA, Venetis CA, Kolibianakis EM, Tarlatzis BC. Thyroid function during ovarian stimulation: a systematic review. Fertil Steril 2011, 96(3): 780-5.

62. Ott J, Aust S, Kurz C, Nouri K, Wirth S, Huber JC, Mayerhofer K. Elevated antithyroid peroxidase antibodies indicating Hashimoto's thyroiditis are associated with the treatment response in infertile women with polycystic ovary syndrome. Fertil Steril 2010, 94(7): 2895-7.

63. Raber W, Nowotny P, Vytiska-Binstorfer E, Vierhapper. Thyroxine treatment modified in infertile women according to thyroxine-releasing hormone testing: 5 year follow-up of 283 women referred after exclusion of absolute causes of infertility. Hum Reprod 2003, 18(4):707-714.

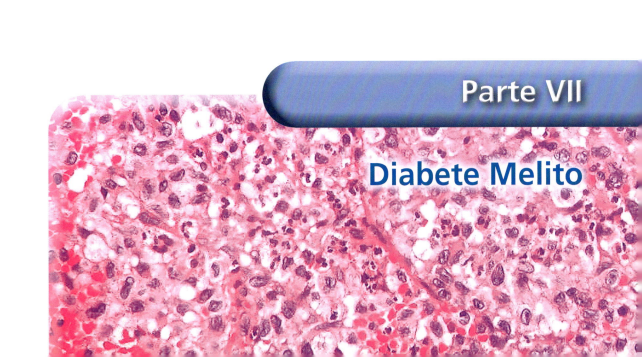

Parte VII

Diabete Melito

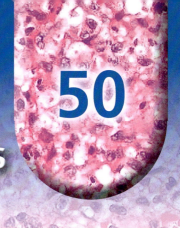

50

Classificação do Diabete Melito e Critérios Diagnósticos

Mario José Abdalla Saad

CLASSIFICAÇÃO ETIOLÓGICA DO DIABETE MELITO

O diabete melito não é uma doença única, pelo contrário, é um grupo heterogêneo de doenças que têm em comum a hiperglicemia com as consequentes complicações vasculares. No passado, com o conhecimento fisiopatológico ainda incipiente, a classificação do DM era baseada na idade dos grupos acometidos ou na forma convencional de tratamento. Assim, o DM1 já foi denominado diabete juvenil ou DM insulino-dependente (DMID), e o DM2 era rotulado como diabete do adulto ou DM não insulino-dependente (NIDDM).

A classificação e os critérios diagnósticos de diabete melito são apresentados nas Tabelas 50.1, 50.2, 50.3 e 50.4.

A etiopatogenia do DM1 e DM2 é apresentada em capítulos subsequentes, mas é necessária uma discussão mais detalhada sobre tipos específicos de diabete melito.

TIPOS ESPECÍFICOS DE DIABETE MELITO

Algumas formas de DM são consequência ou estão relacionadas a doenças específicas ou alterações genéticas. Pela classificação vigente não são nem DM1 nem DM2 e agrupam-se em tipos específicos, eventualmente denominados também "diabete secundário". Essa categoria representa uma variedade de condições reunidas sob a mesma denominação pelas seguintes razões: a patogênese está estabelecida; o defeito molecular que induz hiperglicemia está bem estabelecido ou há uma associação clara entre o DM e outra síndrome clínica bem definida. Os critérios de inclusão nessa categoria resultam da ausência de um melhor entendimento etiológico do DM1 e do DM2. É muito provável que no futuro muitos casos de diabete, hoje classificados sob o grande guarda-chuva de DM1 ou 2, tenham suas etiologias mais bem definidas e precisem ser reclassificados. No momento, tipos específicos de diabete incluem:

DEFEITOS GENÉTICOS NA FUNÇÃO DA CÉLULA BETA – SÍNDROMES DIABÉTICAS MONOGÊNICAS

As formas monogênicas de diabete que causam disfunção da célula beta, como o diabete neonatal e o *maturity onset diabetes of the young* (MODY), representam menos de 5% dos pacientes diabéticos. Essas formas são caracterizadas pelo início da hiperglicemia geralmente antes dos 25 anos.

Diabete Neonatal – O diabete diagnosticado nos primeiros 6 meses de vida, em geral, é diferente do diabete tipo 1 autoimune e pode ser transitório ou permanente. A alteração genética mais frequente na forma transitória é um defeito no ZAC/HYAMI tipo *imprinting*. Na forma neonatal permanente, o defeito mais comum é no gene que codifica a subunidade Kir 6.2 do canal de potássio da célula beta. É importante o diagnóstico correto dessa última forma de diabete neonatal porque pode ser tratada com sulfonilureias.

Tabela 50.1 Classificação do diabete melito

Diabete melito tipo 1
Causado por destruição da célula beta, frequentemente mediada por mecanismos imunológicos, induz perda da capacidade secretora de insulina e deficiência absoluta desse hormônio. O diabete tipo 1 é usualmente caracterizado pela presença de autoanticorpos anti-GAD, anti-ilhotas, anti-insulina, antitirosina fosfatase IA-2 e IA-2B e transportador de zinco 8, refletindo o processo autoimune de destruição da ilhota. O diabete tipo 1 é definido pela presença de um ou mais desses marcadores imunes. No diabete tipo 1, três fases distintas podem ser identificadas e podem ter interesse tanto de pesquisa como para a tomada de decisões. Essas fases são apresentadas na Tabela 50.1A. A doença apresenta associação com HLA, com ligação aos genes *DQA* e *DQB*. Essa forma é a do diabete tipo 1 imune-mediado.
O LADA (*latent autoimnune diabetes of adult*) aparece em adultos, muitas vezes com hiperglicemia discreta, boa resposta a hipoglicemiantes orais por meses ou anos, antes da progressão para a deficiência de insulina. São sugestões para o diagnóstico de LADA: idade superior a 30-35 anos, anticorpos positivos (anti-GAD) e ausência de necessidade de insulina por pelo menos 6 meses.
Em alguns pacientes, o diabete tipo 1 pode ocorrer na ausência de anticorpos e sem evidência de doença autoimune, predominante em afrodescendentes e asiáticos, com importante componente genético. Nessa forma de diabete, de etiologia desconhecida, a história natural é de uma doença progressiva, com hiperglicemia acentuada e necessidade de insulina para prevenção de cetose. Esses indivíduos são classificados como diabete tipo 1 idiopático. O DM1 responde por 5 a 10% dos casos da síndrome diabete. A epidemia de sobrepeso e de obesidade não protege pacientes com DM1, e hoje não é incomum encontrar pacientes com DM1 de início recente também com sobrepeso.
Diabete melito tipo 2
Causado pela combinação de fatores genéticos e não genéticos que resultam em resistência à insulina e em deficiência desse hormônio. Associação de genes que causam o DM2 ainda não foram completamente descrita, mas é uma área promissora. Os fatores não genéticos incluem o envelhecimento, grande ingestão calórica, obesidade, adiposidade abdominal, estilo de vida sedentário e baixo peso ao nascer. O DM2 compreende aproximadamente 90 a 95% dos casos da síndrome diabete.
Tipos específicos de diabete melito
Compreendem grupos etiológicos diversos, com causas estabelecidas ou parcialmente conhecidas. As causas incluem defeitos genéticos conhecidos que alteram a função da célula β ou a ação da insulina, doenças do pâncreas endócrino, endocrinopatias, medicamentos ou agentes que alteram a função pancreática, e doenças e condições nas quais a incidência de diabete é muito elevada, mas a etiologia precisa ainda não foi estabelecida. Respondem por aproximadamente 1 a 2% dos casos da síndrome diabete.
Diabete gestacional
Causado por resistência e deficiência relativa de insulina associadas à gravidez. Ocorre em aproximadamente 3 a 5% das gravidezes.

Fonte: Associação Americana de Diabetes.

Tabela 50.1A Etapas do DM1

	Etapa	Critério Diagnóstico
Etapa 1	Autoimunidade Normoglicemia Pré-sintomático	Múltiplos Ac Normoglicemia
Etapa 2	Autoimunidade Alterações da glicemia Pré-sintomático	Múltiplos Ac Intolerância à glicose (jejum, GTT, A1C)
Etapa 3	Hiperglicemia Sintomático	Sintomas Critérios diagnósticos de diabete

Fonte: Ac: anticorpos. Adaptado de Diabetes Care, 2017, vol. 40, S11-S24.

O MODY é um grupo clinicamente heterogêneo de doenças hiperglicêmicas, com um modelo de transmissão autossômica dominante, que responde por 1 a 5% dos casos de DM. Pacientes com MODY frequentemente não são obesos, apresentam hiperglicemia leve e não estão predispostos à cetoacidose. O início da doença é tipicamente antes dos 25 anos, geralmente em crianças e adolescentes, embora o grau leve de alterações possa mascarar a detecção clínica da doença por muitos anos. Defeitos primários na função da célula beta parecem ser responsáveis por todos os casos de MODY e são descritos em capítulo específico.

Tabela 50.2 Tipos específicos de diabete melito

Tipos Específicos de Diabete Melito	
Defeitos genéticos da célula β	Formas incomuns de DM imunemediado
Cromossomo 20, HNF4α (MODY1)	Anticorpos anti-insulina
Cromossomo 7, glicoquinase (MODY2)	Anticorpos antirreceptor de insulina
Cromossomo 12, HNF1α (MODY3)	Síndrome de stiff-man
Cromossomo 13, IPF1 (MODY4)	Outros
Cromossomo 17, HNF1β (MODY5)	Doenças do pâncreas exócrino
Cromossomo 2, NeuroD1 (MODY6)	Pancreatopatia fibrocalculosa
Cromossomo 6, KCNJ11 PNDM	Pancreatite
Cromossomo 6, KCNJ11 DEND	Trauma/pancreatectomia
Cromossomo 6, TNDM	Neoplasia
Cromossomo 4, WFS1 síndrome de Wolfram	Fibrose cística
Cromossomo 11, ABCC8 TNDM	Hemocromatose
INS PNDM	Outros
FOXP3 síndrome ipex	Endocrinopatias
DNA mitocondrial, mutação A3243G	Síndrome de Cushing
EIF2AK3 síndrome de Wolcot- Rallison	Acromegalia
Outros	Feocromocitoma
Defeitos genéticos na ação da insulina	Glucagonoma
Resistência à insulina tipo A	Hipertireoidismo
Leprechaunismo	Somatostatinoma
Síndrome de Rabson-Mendenhall	Outros
Diabete lipoatrófico	Induzido por medicamentos e outras substâncias
LMNA FPLD	Ácido nicotínico
PPARG FPDL	Glicocorticosteroide
ASPAT2 CGL	Hormônio tireoidiano
BSCL CGL	Agonistas α-adrenérgicos
Outros	Agonistas β-adrenérgicos
Outras síndromes genéticas associadas com DM	Tiazídicos
Síndrome de Down	Fenitoínas
Ataxia de Friedreich	Pentamidina
Doença de Huntington	Vacor
Síndrome de Klinefelter	Interferon
Síndrome de Laurence-Moon-Biedl	Outras
Distrofia miotônica	Infecções
Porfiria	Rubéola congênita
Síndrome de Prader-Willis	Citomegalovírus
Síndrome de Turner	Outros
Síndrome de Wolfram	
Outros	

HNF4α: fator nuclear hepático 4α; MODY: diabete juvenil de início tardio; HNF1α: fator nuclear hepático 1α; IPF1: fator promotor de insulina 1; HNF3β: fator nuclear hepático 3β; PNDM: diabete melito neonatal permanente; TNDM: diabete melito neonatal transitório.
Fonte: Associação Americana de Diabetes.

Tabela 50.3 Rastreamento e diagnóstico de diabete elito gestacional DMG

Etapa única
Realizar TOTG com 75 g de glicose, com determinação de glicose plasmática em jejum, 1 e 2 horas após a sobrecarga, entre a 24ª e a 28ª semanas de gestação em pacientes sem diagnóstico prévio de diabete, com os mesmos cuidados descritos para o TOTG.
Considera-se DMG se qualquer dos valores de glicose plasmática for igual ou maior que: • Jejum: 92 mg/dL • 1 hora: 180 mg/dL • 2 horas: 153 mg/dL

Duas etapas		
Etapa 1 – Teste com 50 g de glicose oral, sem necessidade de jejum, entre a 24ª e a 28ª semanas de gestação, sem diabete prévio.		
Se a glicose plasmática de 1 hora for maior ou igual a 140 mg/Dl, passa-se à etapa seguinte.		
Etapa 2 – Teste com 100 g de glicose oral, em jejum.		
Considera-se DMG se duas das quatro determinações de glicose plasmática são iguais ou maiores:		
	Carpenter/Coustan (ref)	NDDG
Jejum	95 mg/dL	105 mg/dL
1 hora	180 mg/dL	190 mg/dL
2 horas	155 mg/dL	165 mg/dL
3 horas	140 mg/dL	145 mg/dL

Fonte: NDDG: National Diabetes Data Group

Tabela 50.4 Critérios para o diagnóstico de DM

A1C ≥ 6,5%. O Teste pode ser realizado em laboratório utilizando o método certificado NGSP e DCTT (Diabetes Control and Complications Trial)*
ou
Glicose plasmática de jejum ≥ 126 mg/dL. O jejum é definida como a ausência da ingestão calórica por, pelo menos, 8 horas.*
ou
2-h PG ≥ 200 mg/dL durante um OGTT. O teste deve ser realizado como descrito pela Organização Mundial da Saúde (OMS), utilizando uma sobrecarga de glicose contendo o equivalente a 75 g de glicose anidra dissolvida em água*
ou
Em um paciente com sintomas clássicos de hiperglicemia ou crise hiperglicêmica, a glicose plasmática aleatória é ≥ 200 mg/Dl.

*Na ausência de hiperglicemia evidente, os resultados devem ser confirmados por testes repetidos.
Sintomas de diabete (polidipsia, poliúria e perda de peso inexplicável).
Glicose plasmática casual (colhido a qualquer hora, independente da última refeição).
Glicose plasmática de jejum de pelo menos 8 horas.
Glicose plasmática 2 horas pós-sobrecarga, sobrecarga de 75 g de glicose.
Fonte: Associação Americana de Diabetes.

DEFEITOS GENÉTICOS NA AÇÃO DA INSULINA

Alterações moleculares no receptor de insulina são condições raras associadas à hiperinsulinemia com hiperglicemia de graus variáveis. A *acanthosis nigricans* pode estar presente nesses pacientes que, no passado, eram classificados como resistentes à insulina tipo A. Duas síndromes pediátricas decorrem de mutações no gene do receptor de insulina: o leprechaunismo; e a síndrome de Rabson-Mendenhall. O leprechaunismo, que tem como etiologia uma mutação inativadora do receptor de insulina, é caracterizado por grave resistência à insulina, aparência dismórfica, retardo de crescimento intrauterino e *acanthosis nigricans*. A síndrome de Rabson-Mendenhall é caracterizada por displasia dental, unhas distróficas e puberdade precoce. O diabete lipoatrófico é uma doença heterogênea caracterizada por perda parcial ou completa do tecido adiposo subcutâneo e pode ser congênito ou adquirido, e será mais bem descrito em outra seção. Recentemente, mutações no fator de transcrição nuclear

PPAR-γ (*peroxisome proliferator-activated receptor--gama*) foram associadas a formas graves de resistência à insulina e ao diabete.

DOENÇAS DO PÂNCREAS EXÓCRINO

Doenças do pâncreas são frequentemente associadas com alterações na tolerância à glicose. A hiperglicemia é uma alteração metabólica que ocorre tanto na pancreatite aguda como na crônica e nas doenças do parênquima pancreático como hemocromatose e fibrose cística. A hiperglicemia é também comumente encontrada em pacientes com carcinoma do pâncreas, embora não seja consequência da destruição do pâncreas pelo tumor.

ENDOCRINOPATIAS

Algumas alterações hormonais são frequentemente associadas com intolerância à glicose e até com o diabete. Na maioria das situações, há um aumento de secreção de hormônios contrarreguladores da insulina, induzindo situações de resistência a esse hormônio. Ocorre na acromegalia, na síndrome de Cushing, no feocromocitoma e, menos frequentemente, no hipertireoidismo e no hiperaldosteronismo primário. Alguns tumores neuroendócrinos do pâncreas, como glucagonoma, vipoma e somatostatinoma, estão associados ao diabete e também são discutidos em capítulo específico.

DIABETE INDUZIDO POR MEDICAMENTOS OU AGENTES QUÍMICOS

Um grande número de medicamentos tem sido implicado no desenvolvimento do diabete. Na maioria das situações, o uso do medicamento apenas desmascara uma tendência à intolerância à glicose. Esses agentes incluem os que induzem resistência à insulina, principalmente glicocorticosteroides, mas também GH, levotiroxina (em doses altas) e niacina. Antipsicóticos atípicos, especialmente clozapina e olanzapina, estão associados ao diabete, algumas vezes com hiperglicemia grave e cetoacidose. Essas substâncias induzem ganho de peso e alteram a sensibilidade à insulina. Outras medicações diabetogênicas ou agentes químicos reduzem a secreção de insulina (betabloqueadores, antagonistas dos canais de cálcio, diuréticos – especialmente tiazídicos –, diazóxido, fenitoína e octreotide) ou induzem a destruição da célula beta (pentamidina e rodenticida vacor). Alguns quimioterápicos ou imunomoduladores, como a mitramicina, L-asparaginase e gama--interferon, têm sido associados com novos casos de diabete, embora o mecanismo envolvido ainda não esteja estabelecido.

INFECÇÕES

Alguns agentes virais têm sido implicados como fatores ambientais que desencadeiam a resposta imune no DM1, incluindo o da rubéola, citomegalovírus (CMV), coxsackievírus, o paramyxovírus (causador da cachumba) e o adenovírus. Entretanto, nenhuma virose específica parece ser responsável pela maioria dos casos.

FORMAS INCOMUNS DE DIABETE IMUNOMEDIADAS

Raramente, alguns pacientes podem se apresentar com hiperglicemia e/ou hipoglicemia por anticorpos antirreceptores de insulina. A síndrome do *stiff-man* é uma alteração neurológica autoimune associada a níveis séricos elevados de anticorpos anti-GAD e ao diabete.

OUTRAS SÍNDROMES GENÉTICAS

Diabete ou intolerância à glicose é também encontrado com maior frequência em doenças congênitas, como síndrome de Down, síndrome de Turner, distrofia miotônica, coreia de Huntington, síndrome de Wolfram, síndrome de Werner, síndrome de Alstrom, ataxia de Friedrich, porfiria e síndrome de Laurence-Moon-Biedl. Na maioria dos casos, o diabete não necessita de tratamento com insulina.

DIABETE GESTACIONAL

Forma leve de hiperglicemia de jejum ou intolerância à glicose que é detectada em aproximadamente 2 a 5% das gravidezes. Essa categoria de diabete é restrita a mulheres grávidas cujo diabete ou intolerância à glicose teve início e reconhecimento durante a gravidez. Mulheres diabéticas que engravidam não se enquadram nessa categoria. É encontrado com mais frequência em mulheres não muito jovens, com sobrepeso e em minorias raciais e étnicas. A idade é a variável simples que mais se correlaciona com intolerância à glicose e com o diabete gestacional. O rastreamento e diagnóstico do diabete gestacional são apresentados na Tabela 50.3.

O reconhecimento clínico do diabete gestacional é importante porque a doença implica risco de complicações no parto e o recém-nascido apresenta risco aumentado de macrossomia e mortalidade perinatal, embora anomalias congênitas não pareçam ser mais frequentes do que em gravidezes com tolerância à glicose normal.

Pacientes com diabete gestacional apresentam um risco maior de desenvolver diabete tipo 2 após a gestação, justificando os respectivos seguimento e avaliações após o parto. A proporção de pacientes jovens não grávidas que preenchem os critérios de diabete gestacional é similar à proporção de mulheres com diabete gestacional, indicando que essa entidade pode representar uma intolerância à glicose preexistente detectada durante testes metabólicos pré-natais que acompanham a gravidez.

CRITÉRIOS DIAGNÓSTICOS DE DIABETE MELITO E PRÉ-DIABETE

O diabete pode ser diagnosticado com base na Hb A1C ou glicose plasmática de jejum ou 2 horas após uma sobrecarga de 75 g de glicose. Os critérios diagnósticos para diabete, propostos pela American Diabetes Association e referendados pela SBD estão resumidos na Tabela 50.4. Não há uma correlação muito boa entre glicose plasmática de jejum e de 2 horas no TOTG, nem entre Hb A1C e glicoses plasmáticas de jejum ou de 2 horas. A A1C tem vantagens sobre a glicose plasmática pela conveniência, estabilidade e pequena variação no dia a dia, incluindo estresses e doenças. Por outro lado, as desvantagens são a baixa sensibilidade, o maior custo e a menor disponibilidade. O uso de A1C para o diagnóstico de diabete deve levar em conta a idade e a etnia do paciente e a presença de anemia ou hemoglobinopatia.

O diagnóstico de diabete requer um segundo teste confirmatório, a menos que o quadro clínico seja evidente e a glicemia randômica maior que 200 mg/dL. Recomenda-se que o mesmo teste seja repetido em amostra sanguínea diferente, sem grande intervalo, facilitando a interpretação e excluindo erro de coleta ou laboratorial. Indica-se colher outra amostra porque um dos problemas pode ter sido a coleta ou a amostra para glicemia ter permanecido à temperatura ambiente (que reduz a glicemia por consumo de glicose pelas células sanguíneas – o sangue para glicemia deve ser centrifugado rapidamente e o plasma, separado). Entretanto, se há discordância entre testes diferentes, o exame que mostrou resultado alterado deve ser repetido. Deve ser enfatizado que o diagnóstico é feito com base no teste confirmatório. Assim, por exemplo, se um paciente apresenta A1C em duas amostras diferentes elevadas e glicose plasmática de jejum < 126 mg/dL, esse paciente deve ser considerado diabético. Se os resultados são muito próximos do limite superior do normal, o paciente deve ser seguido e as dosagens, repetidas em 3 a 6 meses.

Em indivíduos sintomáticos, com início agudo, com suspeita de DM1, a glicose plasmática de jejum (em vez de A1C) é indicada para diagnóstico. O rastreamento com um painel de auto anticorpos só é recomendado em parentes em 1° grau de pacientes com DM1. A persistência de níveis elevados de dois ou mais autoanticorpos prediz a evolução clínica para diabete.

Há um grupo intermediário de indivíduos em que os níveis de glicose plasmática não preenchem os critérios diagnósticos de DM, mas são elevados para serem considerados normais. Esses indivíduos apresentam pré-diabete e os critérios diagnósticos dessa condição estão resumidos na (Tabela 50.5). Essa condição clínica abrange categorias de risco aumentado para diabete que previamente eram rotuladas como intolerância à glicose de jejum ou em TOTG, ou ainda glicemia de jejum alterada e tolerância diminuída à glicose, respectivamente.

Recomendam-se a portadores de pré-diabete mudança de estilo de vida, com redução ponderal se for o caso (pelo menos 5 a 10% do peso corporal), modificação dos hábitos alimentares e atividade física (pelo menos 150 minutos por semana).

Tabela 50.5 Categorias de tolerância à glicose

Glicose Plasmática de Jejum
FPG 100 mg/dL a 125 mg/dL (IFG)
2-h no PG-75 g OGTT 140 mg/dL a 199 mg/dL (IGT)
A1C 5,7-6,4%
Para todos os três testes, o risco é contínuo, estendendo-se abaixo do limite inferior do intervalo e tornando-se desproporcionalmente maior nas extremidades superiores do intervalo.
Normal < 100 mg/dL Intolerância à glicose de jejum > 100 mg/dL e < 126 mg/dL Diabete ≥ 126 mg/dL
Glicose Plasmática 2 Horas Pós-sobrecarga (TOTG-75 g de Glicose)
Normal < 140 mg/dL Intolerância à glicose ≥ 140 mg/dL e < 200 mg/dL Diabete ≥ 200 mg/dL

Fonte: Associação Americana de Diabetes

RASTREAMENTO PARA DIABETE EM INDIVÍDUOS ASSINTOMÁTICOS

Estudos epidemiológicos demonstram que níveis mais elevados de glicose plasmática de jejum, ainda que sem o diagnóstico de DM, estão relacionados a aumento de risco para doenças cardiovasculares. Além disso, pacientes com DM2 não diagnosticado têm risco significativamente aumentado de doença coronariana, acidente vascular encefálico, doença arterial periférica, retinopatia, nefropatia e neuropatia. Assim, a detecção precoce e o consequente tratamento do DM podem evitar esses danos devastadores. A seguir, são resumidas as indicações para rastreamento, por meio da glicose plasmática de jejum, em pacientes assintomáticos (Tabela 50.6).

Para crianças obesas ou com risco de DM2, o rastreamento inicia-se após os 10 anos e é descrito detalhadamente na Tabela 50.7.

QUANDO A SUSPEITA DE DM1 OU DM2 PODE ESTAR INCORRETA

RECONSIDERAR O DIAGNÓSTICO DE DM1

- Diabete com aparecimento antes dos 6 meses de idade, em geral, não é autoimune e deve ser diabete neonatal transitório ou permanente. Só 1 em 10 mil casos de DM1 aparece antes dos 6 meses.
- História familiar de pais com DM1 sugere a possibilidade de diabete monogênico. No DM1, menos de 10% têm pais com diabete.

Tabela 50.7 Investigação para DM2 e pré-diabete em crianças assintomáticas (idade: 10 a 18)

Critério
Indivíduos com sobrepeso (IMC > percentil 85 para idade e sexo, peso por altura > percentil 85 ou peso corpóreo > 120% do ideal para altura
Mais dois fatores de risco
1. História familiar de DM2 (parentes de 1º e 2º graus) 2. Raça/etnia: descendentes de latinos, asiáticos e indígenas e afrodescendentes 3. Sinais de resistência à insulina ou doenças associadas a essa anormalidade 4. História materna de DM2 ou diabete gestacional na gestação do paciente

Fonte: adaptado de Diabetes Care 2017 vol. 40 S11-S24

- Quando a história familiar sugerir uma mistura de parentes com DM1 e DM2 ou um padrão autossômico dominante, o diabete monogênico precisa ser considerado.
- Níveis normais de insulina ou peptídeo C fora do "período de lua de mel".
- A presença de cetoacidose não exclui MODY. Algumas famílias com mutação no HNF1A ou 4 podem apresentar cetose, mas não apresentam autoanticorpos.

RECONSIDERAR O DIAGNÓSTICO DE DM2

- Se o paciente tiver IMC normal ou discretamente aumentado, ou familiar com DM e IMC normal.
- Evidência de herança dominante em mais do que duas gerações de diabete.
- História familiar de diabete gestacional.

Tabela 50.6 Rastreamento para diabete em indivíduos assintomáticos

Determinar a glicose plasmática de jejum em todas as pessoas acima de 45 anos e, se o resultado for normal, repetir a cada 3 anos
Determinar glicose plasmática de jejum em indivíduos abaixo de 45 anos com as seguintes características de alto risco: • Obesidade – IMC > 25 kg/m²; • Inatividade física; • Parente em 1º grau com diabete; • Grupos étnicos e raciais de alto risco; • Hipertensão arterial – PA > 140/90 mmHg; • HDL < 35 mg/dL ou triglicerídeos > 150 mg/dL; • Diabete gestacional prévio ou recém-nascido com peso > 4 kg; • Intolerância à glicose de jejum ou pós-sobrecarga, previamente; • Mulheres com síndrome dos ovários policísticos; • Indivíduos com acantose *nigricans*; • A1C > 5,7% ou intolerância à glicose prévia; • História de DCV.

Fonte : Associação Americana de Diabetes

- Ausência de resistência à insulina, com níveis de peptídeo C normais ou baixos.
- História de cisto renal ou anormalidades uterinas.

REFERÊNCIAS BIBLIOGRÁFICAS

1. American Diabetes Association. Classification and Diagnosis Diabetes. Diabetes Care. 2017;40(Suppl. 1):S11-S24.

2. American Diabetes Association. Classification and diagnosis of diabetes. Diabetes Care. 2015 Jan;38 Suppl:S8-S16.

3. Buse JB, Kaufman FR, Linder B, Hirst K, El Ghormli L, Willi S, HEALTHY Study Group. Diabetes screening with hemoglobin A(1c) versus fasting plasma glucose in a multiethnic middle-school cohort. Diabetes Care. 2013;36:429–435.

4. Carpenter MW, Coustan DR. Criteria for screening tests for gestational diabetes. Am J Obstet Gynecol. 1982;144:768–773.

5. Introduction of IADPSG criteria for the screening and diagnosis of gestational diabetes mellitus results in improved pregnancy outcomes at a lower cost in a large cohort of pregnant women: the St. Carlos Gestational Diabetes Study. Diabetes Care. 2014;37:2 .

6. Johnson SL, Tabaei BP, Herman WH. The efficacy and cost of alternative strategies for systematic screening for type 2 diabetes in the U.S. population 45-74 years of age. Diabetes Care. 2005;28:307–311.

7. Knowler WC, Barrett-Connor E, Fowler SE, et al. Diabetes Prevention Program Research Group.

8. Metzger BE, Gabbe SG, Persson B, et al.,International Association of Diabetes and Pregnancy Study Groups Consensus Panel. International Association of Diabetes and Pregnancy Study Groups recommendations on the diagnosis and classification of hyperglycemia in pregnancy. Diabetes Care. 2010;33:676–682.

9. National Diabetes Data Group. Classification and diagnosis of diabetes mellitus and other categories of glucose intolerance. Diabetes 1979;28:1039–1057.

10. Nowicka P, Santoro N, Liu H, Lartaud D, Shaw MM, Goldberg R, et al. Utility of hemoglobin A1c for diagnosing prediabetes and diabetes in obese children and adolescents. Diabetes Care. 2011;34:1306–1311.

11. Perinatal outcomes associated with the diagnosis of gestational diabetes made by the International Association of the Diabetes and Pregnancy Study Groups criteria. Obstet Gynecol. 2014;124:571–578.

12. Prevention of type 2 diabetes mellitus by changes in lifestyle among subjects with impaired glucose tolerance. N Engl J Med. 2001;344:1343–1350.

13. Reduction in the incidence of type 2 diabetes with lifestyle intervention or metformin. N Engl J Med. 2002;346:393–403.

14. The Expert Committee on the Diagnosis and Classification of Diabetes Mellitus. Report of the Expert Committee on the Diagnosis and Classification of Diabetes Mellitus. Diabetes Care 1997;20:1183–1197.

15. The International Expert Committee. International Expert Committee report on the role of the A1C assay in the diagnosis of diabetes. Diabetes Care. 2009;32:1327–1334.

16. Tuomilehto J, Lindström J, Eriksson JG, Valle TT, Hämäläinen H, et al. Finnish Diabetes Prevention Study Group.

17. Vandorsten JP, Dodson WC, Espeland MA, Espelando MA, Grobaman WA, Guise JM, et al. NIH consensus development conference: diagnosing gestational diabetes mellitus. NIH Consens State Sci Statements 2013;29:1–31.

Sharon Nina Admoni
Márcia Nery

INTRODUÇÃO

Pacientes com diabete melito (DM) têm um risco maior de apresentar enfermidades que necessitam de hospitalização, como doenças coronarianas, cerebrovasculares, vasculares periféricas, infecções e amputações de membros inferiores.[1]

Por outro lado, essas doenças, bem como outras situações de estresse metabólico, predispõem ao aparecimento de alterações glicêmicas que podem ocorrer em pacientes previamente diabéticos ou não. Sendo assim, a hiperglicemia hospitalar (HH), definida como uma elevação glicêmica que acontece no ambiente intra-hospitalar, é identificada nas condições ilustradas na Figura 51.1:[2]

- Pacientes com DM conhecido: Pacientes diabéticos que apresentam descompensação glicêmica no momento da internação;
- Paciente com DM novo: Pacientes que não sabiam ser diabéticos e recebem o diagnóstico no momento da internação;
- Pacientes com hiperglicemia relacionada à internação: Pacientes sabidamente euglicêmicos que têm hiperglicemia no momento da internação.

A prevalência de HH em adultos hospitalizados é desconhecida. No entanto, sabe-se que, independentemente do motivo da internação, a presença dessa condição eleva tanto a duração quanto os custos da internação.[3]

A aferição da HbA1c no momento da internação pode ajudar a diferenciar o paciente com DM desconhecido daquele que não apresenta DM. Se o paciente tiver hiperglicemia aguda, não há tempo para a elevação da HbA1c, que deve refletir seu estado metabólico anterior à internação. Uma HbA1c elevada significa que o paciente deveria estar hiperglicêmico anteriormente. Como critérios de avaliação e conduta após a alta, utilizam-se os mesmos valores ambulatoriais utilizados para diagnóstico: sem DM até 5,6%; com DM maior que 6,5% e, nesse intervalo (5,7 a 6,4%), em risco de DM.[4]

FISIOPATOLOGIA

As primeiras descrições da ocorrência de HH datam do século XIX.[5] Até há pouco tempo, essa condição era vista como uma resposta adaptativa ao estresse e, portanto, importante para a sobrevivência. Acreditava-se que o aumento da glicemia seria benéfico para suprir o aumento do metabolismo da célula, em particular aquelas em que a entrada de glicose se dá de maneira independente de insulina

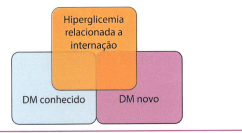

Figura 51.1 Hiperglicemia hospitalar.

(como células do sistema nervoso central e hematopoiéticas).[6] No entanto, diversos estudos demonstraram o papel deletério da presença de hiperglicemia durante hospitalização.

As condições de estresse que contribuem para a elevação da glicemia podem ser:[7]

CONDIÇÕES RELACIONADAS À DOENÇA

A liberação de hormônios contrarreguladores (como glucagon, hormônio do crescimento, catecolaminas e glicocorticosteroides) e concentrações plasmáticas elevadas de citoquinas inflamatórias (em particular TNF-α e interleucina 1 (IL1)) têm impacto na piora glicêmica por meio de diversos mecanismos demonstrados na Tabela 51.1.

No estado crítico, há um aumento de produção de citocinas e um desarranjo hormonal, culminan-

do em um ambiente neuro-hormonal no qual há um excesso de produção hepática de glicose associada à resistência a insulina.

A gliconeogênese aumentada, consequente ao aumento de secreção de glucagon, parece ser o principal contribuinte para a hiperglicemia hospitalar. Em uma situação de estresse, além do efeito do glucagon, a gliconeogênese também ocorre como consequência do aumento da secreção de epinefrina e cortisol.

Também relacionado ao estresse, citocinas como TNF-α e IL1 inibem a sinalização de insulina pós-receptor, além de também estimular a liberação de glucagon, contribuindo de forma indireta para a maior produção hepática de glicose.[2]

Na periferia, ocorre uma diminuição da captação da glicose dependente de insulina devido a defeitos na sinalização pós-receptor de insulina.

Por fim, a resistência à insulina promove um estado catabólico com aumento de lipólise. O excesso de ácidos graxos livre exacerba a resistência à insulina, pois leva a uma piora da sinalização pós-receptor de insulina, além de interromper a ação da glicogênio sintase.[2]

Apesar da diminuição da captação de glicose mediada por insulina, ocorre um aumento de captação independente de insulina, pelo aumento da expressão de GLUT1, estimulada pelas citocinas.[2] O aumento da expressão do GLUT1 em células como neurônios e endotélio pode explicar o dano maior que ocorre nessas células quando comparadas às células que expressam o GLUT4, como as de músculo esquelético que têm a expressão desse receptor diminuída em situações de hiperglicemia de estresse.[6]

CONDIÇÕES RELACIONADAS AO PACIENTE

Os fatores de risco para o desenvolvimento da HH estão listados na Tabela 51.2. A identificação desses fatores torna imperativa a aferição da glice-

Tabela 51.1 Principais ações dos hormônios contrarreguladores e das citocinas na hiperglicemia de estresse

Hormônio/Citocina	Mecanismo
Glucagon	• Aumento da gliconeogênese • Aumento da glicogenólise hepática
Adrenalina	• Resistência à insulina no músculo esquelético – alteração pós-receptor • Aumento da gliconeogênese • Aumento da glicogenólise hepática e do músculo esquelético • Aumento da lipólise – aumento de ácido graxo livre • Supressão direta da secreção de insulina
Noradrenalina	• Aumento da lipólise • Aumento da gliconeogênese (hiperglicemia apenas em concentrações elevadas)
Glicocorticosteroides	• Resistência à insulina em músculo esquelético • Aumento de lipólise • Aumento de gliconeogênese
Hormônio do crescimento	• Resistência à insulina em músculo esquelético • Aumento de lipólise • Aumento de gliconeogênese
Fator de necrose tumoral (TNF)	• Resistência à insulina no músculo esquelético – alteração pós-receptor • Resistência à insulina hepática

Fonte: Adaptado de McCowen KC, 2001.[7]

Tabela 51.2 Fatores de risco para desenvolvimento de HH

Fator	Mecanismo
DM preexistente	Deficiência de insulina (relativa ou absoluta)
Obesidade	Resistência à insulina
Gravidade da doença (APACHE elevado)	Aumento de hormônios contrarreguladores e de citocinas inflamatórias
Idade avançada	Deficiência de insulina
Pancreatite	Deficiência de insulina

Fonte: Adaptado de McCowen KC, 2001.[7]

mia do paciente crítico e não crítico para correta identificação daquele que apresenta HH.[7]

CONDIÇÕES RELACIONADAS AO TRATAMENTO

Durante a doença crítica, o estado hiperglicêmico pode ser exacerbado ou até mesmo desencadeado pela terapêutica instituída, chamando-se a atenção para o uso de glicocorticosteroide, nutrição parenteral e enteral, soluções ricas em glicose e uso de drogas vasopressoras.

EVIDÊNCIAS PARA NECESSIDADE DE CONTROLE GLICÊMICO

Como já escrito, apesar do conhecimento antigo a respeito da existência da hiperglicemia de estresse, o interesse pelo seu controle é recente. Essa demora no tratamento deveu-se a uma antiga ideia de haver necessidade de maior aporte glicêmico para as células em situação de estresse cujo metabolismo estaria aumentado e, por isso, o conceito errôneo de se instituir a terapia apenas em condições nas quais o paciente apresentasse consequências secundárias ao efeito hiperosmolar da glicemia, como em glicemias superiores a 220 mg/dL.[6]

No entanto, Umpierrez e cols.[8] mostraram que pacientes que apresentavam maior glicemia evoluíam com piores desfechos – de mortalidade, de tempo de internação e de necessidade de internação em UTI. Essa piora evolutiva foi maior naqueles pacientes sem DM prévio quando comparados a pacientes com diagnóstico de DM antes da internação. Pode-se concluir, então, que a hiperglicemia é um marcador de mortalidade: pacientes que apresentam HH, independentemente de sua condição prévia de DM, porém com maior intensidade nos que não têm DM, apresentam uma condição de gravidade maior. Essa ideia condiz com a fisiopatologia da HH, pois pacientes mais graves tendem a ter maior liberação de citocinas inflamatórias e de hormônios contrarreguladores. Assim sendo, para se tornarem hiperglicêmicos, devem ter um estresse de doença muito intenso, denotando uma maior gravidade.

Além de marcador de gravidade, a HH contribui para uma piora dos desfechos de internação. A sinalização de vias intracelulares como PKC, sorbitol, hexosamina e dos produtos avançados de glicação (também responsáveis pelas complicações crônicas do DM) e a ativação das vias inflamatórias, como NFkB, ERK, PKC e MAPK, têm como consequência efeitos teciduais desfavoráveis em diversos sistemas:[2,9]

FUNÇÃO IMUNE

Pacientes com HH têm aumento de risco de infecção de até 5,8 vezes.[10] A hiperglicemia está relacionada à pior função fagocitária e leucocitária, diminuição da população linfocitária de CD4 e CD8, sendo essas alterações reversíveis com a normalização da glicemia.[1]

SISTEMA CARDIOVASCULAR (SCV)

Os danos causados pela HH no SCV são amplamente estudados. Estudos *in vivo* demonstraram que um ambiente hiperglicêmico tem como consequência a piora do pré-condicionamento isquêmico, que é um mecanismo cardíaco de proteção para diminuição do tamanho do infarto.[11]

No estudo DIGAMI, observou-se que, em pacientes diabéticos, o tratamento intensivo com insulina nas primeiras 24 horas após infarto agudo do miocárdio (IAM) relacionou-se a menor mortalidade intra-hospitalar, com repercussão até 5 anos após a alta hospitalar. Um aspecto importante desse estudo é que ele foi capaz de demonstrar o impacto no longo prazo do controle metabólico intra-hospitalar.[12,13]

Outros estudos posteriores, ainda que não todos, também demonstraram resultados semelhantes.[14]

Em pacientes de uma coorte de cirurgia cardíaca, observou-se que a presença de hiperglicemia intraoperatória é um fator de risco independente para complicações pulmonares e renais e para maior mortalidade.[15]

SISTEMA NERVOSO CENTRAL

A presença de HH em coortes de pacientes com acidente vascular encefálico (AVE) confere pior desfecho de mortalidade e de recuperação funcional, principalmente nos não diabéticos.[16]

SISTEMA DE COAGULAÇÃO

A hiperglicemia provoca diversas anormalidades no sistema de coagulação, como aumento da atividade do fator PAI-1, aumento da biossíntese de tromboxano e, por consequência, hiperatividade plaquetária, aumento de níveis de IL6, com aumento de concentração de fibrinogênio plasmático. Todas essas anormalidades favorecem uma situação pró-trombótica.

Essas alterações poderiam justificar o aumento de eventos trombóticos observado em pacientes diabéticos internados.[1]

ALVOS GLICÊMICOS

O estudo de maior impacto e divisor de águas para conduta de controle glicêmico em população de doentes críticos foi o publicado em 2001 por Van Den Berghe e cols. Nesse estudo, realizado em pacientes críticos de uma unidade de terapia intensiva (UTI) predominantemente cirúrgica, obteve-se redução de 42% da mortalidade intra-hospitalar quando comparados os grupos de tratamento intensivo (com alvo glicêmico de 80 até 110 mg/dL) e convencional (com alvo de 180 a 200 mg/dL). Além disso, o primeiro grupo apresentou menor taxa de falência renal, de polineuropatia do doente crítico, de necessidade de transfusão e de permanência em ventilação mecânica.[17] Em 2006, o mesmo grupo tentou reproduzir os dados em uma UTI clínica, obtendo resultados semelhantes de morbidade, porém em relação à mortalidade, o benefício do tratamento intensivo foi evidenciado apenas no grupo cuja estadia na UTI foi superior a 3 dias.[18]

Muitos estudos posteriores, no entanto, não conseguiram obter o mesmo sucesso. Os estudos VISESP e Glucontrol tiveram que ser interrompidos precocemente, pois, além de não demonstraram benefício no controle intensivo, foram associados à elevada incidência de hipoglicemia.[19-21]

Para responder a essa polêmica, em 2009 foi publicado o estudo multicêntrico randomizado NICE-SUGAR em que 6.104 pacientes foram randomizados em dois grupos: grupo intensivo, com alvo glicêmico entre 81 e 108 mg/dL e grupo-controle com alvo glicêmico menor que 180 mg/dL. As glicemias médias dos dois grupos foram, respectivamente, 115 mg/dL e 144mg/dL. Ao final do estudo, houve uma mortalidade de 27,5% no primeiro grupo e de 24,9% no segundo, conferindo um aumento de risco de 14% para o tratamento intensivo.[22]

Diversas diferenças existem entre o estudo de Van Den Berghe e cols. e o estudo NICE-SUGAR. No primeiro, o principal objetivo era demonstrar que de fato há benefício em controlar a glicemia. No segundo, o objetivo foi o estabelecimento de qual alvo glicêmico deve-se almejar para se ter melhora de desfechos e segurança.[23] Ambos os estudos, portanto, têm papel crucial: o primeiro para chamar a atenção de que é importante controlar a glicemia e de que a hiperglicemia de estresse não é benéfica para o metabolismo, e o segundo para tentar elucidar qual o alvo glicêmico que se deve almejar a fim de não causar danos ao paciente.

Sendo assim, a Tabela 51.3 ilustra o alvo glicêmico estabelecido pela Associação de Diabetes Americana (ADA).[4]

Tabela 51.3 Alvo glicêmico hospitalar, segundo a ADA

	Alvo Glicêmico (mg/dL)
Paciente crítico	• 140 – 180
Paciente não crítico	• Pré-prandial < 140 • 2 horas pós-prandial <180 • Tentar manter todas glicemias < 180

Fonte: Adaptado de Association AD, 2013.[4]

MONITORIZAÇÃO

Recomenda-se que no momento da internação seja realizada uma aferição da glicemia do paciente, independentemente do seu *status* glicêmico prévio.[24]

A monitorização da glicemia posterior à medida inicial é recomendada:

- Se a glicemia à admissão for maior que 140 mg/dL por ao menos 24 a 48 horas (com instituição de terapêutica quando valores forem superiores a 140mg/dL);
- Para todos pacientes com diabete conhecido;
- Para pacientes que recebem terapias associadas a risco de hiperglicemia, como corticosteroides, nutrição enteral ou parenteral (por 24 a 48 horas após o início dessa terapêutica).

A aferição de GC deve ser realizada em conformidade com o plano alimentar do paciente. Sabe-se que se ela for medida em horários aleatórios, aumenta o risco de hipoglicemia e dificulta o controle glicêmico.

Sendo assim, a monitorização da glicemia durante a internação deve ser realizada da seguinte forma:

- Para pacientes recebendo alimentação oral: antes das principais refeições (com instituição de terapêutica se necessário) e ao dormir, para vigilância de hipoglicemia ou de hiperglicemia graves.
- Para pacientes em jejum ou recebendo glicose endovenosa: a cada 4 ou 6 horas.
- Para pacientes em UTI e insulinização endovenosa: a cada hora, podendo-se aumentar o intervalo se as glicemias se mantiverem estáveis.

Também se deve aferir a GC na suspeita de hipoglicemia.

A maioria dos glicosímetros foi fabricada para uso ambulatorial. Em ambiente hospitalar, diversos fatores podem interferir na fidedignidade do valor demonstrado (Tabela 51.4). Sendo assim, convém realizar aferições eventuais de glicemias séricas e compará-las com a glicemia capilar do mesmo momento.[25-28] Deve-se considerar que as sociedades de patologia clínica estabelecem que uma variação de até 20% entre os valores de glicemia capilar e sérica é aceitável para considerar que um glicosímetro está apto para uso.

TRATAMENTO

PACIENTE CRÍTICO

Insulinoterapia endovenosa é a maneira mais segura e efetiva para se atingir um controle glicêmico no ambiente de UTI. Em virtude da curta meia-vida da insulina circulante, o aporte endovenoso permite ajustes rápidos de dose para adequar à mudança de *status* clínico do paciente.[29]

Assim sendo, deve ser descontinuada toda medicação hipoglicemiante oral ou subcutânea.

O tratamento com insulinização endovenosa deve ser realizado por meio de protocolos escritos ou computadorizados, adaptados ao serviço e com treinamento da equipe de saúde. Deve levar em consideração não apenas o valor glicêmico, mas também a variação glicêmica.

O algoritmo sugerido pelo serviço de Endocrinologia do Hospital das Clínicas da Faculdade de Medicina da Universidade de São Paulo é adaptado de Trence DL e cols.[30] e é realizado segundo ilustra a Tabela 51.5.

Outro algoritmo bastante prático é o sugerido pelo Joslin Diabetes Center, transcrito na Tabela 51.6 a seguir.

A dose inicial pode ser 0,02 UI/kg/h.[31]

Tabela 51.4 Fatores que podem interferir nas medidas de glicemia capilar obtidas por meio dos glicosímetros e como evitá-los

Potencial fonte de erro	Conduta
Quantidade de sangue na tira reagente	Uso de glicosímetro que alerte para tal
Hematócrito	Educação sobre faixas de hematócrito aceitáveis (> 34%)
Hipoperfusão periférica, edema do paciente	Educação sobre limitação do glicosímetro
Substâncias que interferem nos glicosímetros: levodopa, dopamina, manitol, acetoaminofeno, hiperbilirrubinemia indireta, hiperlipemia, aumento de ácido úrico, maltose (presente em soluções de imunoglobulina), icodextrina (presente em fluido de diálise peritoneal)	Utilizar modelos que não são sujeitos à interferência

Fonte: Adaptado e Van den Berghe et al., 2001.[17]

Tabela 51.5 Algoritmo sugerido pelo Serviço de Endocrinologia do Hospital das Clínicas da Faculdade de Medicina da Universidade de São Paulo

1. Diluem-se 100 UI de insulina regular em 100 ml de SF	
2. Inicia-se no algoritmo A ou B	
3. Realiza-se GC a cada hora:	• se diminuição de GC < 60 mg/dL → ir para próximo algoritmo • se GC < 140 mg/dL 2x → voltar ao algoritmo anterior • se queda > que 100 mg/dL → voltar ao algoritmo anterior
4. Se paciente em jejum, acrescentar SG5% 100 mL/h	

SF: soro fisiológico; SG: soro glicosado.

Algoritmo A		Algoritmo B		Algoritmo C		Algoritmo D	
GC (mg/dL)	U/h	GC (mg/dL)	U/h	GC (mg/dL)	U/h	GC (mg/dL)	U/h
< 70 mg/dL = hipoglicemia							
70 – 139	0	70 – 139	0	70 – 139	0	70 – 139	0
140 – 169	0,5	140 – 169	1,0	140 – 169	1,5	140 – 169	3,0
170 – 199	0,8	170 – 199	1,5	170 – 199	2,0	170 – 199	4,0
200 – 229	1,2	200 – 229	2,0	200 – 229	3,0	200 – 229	5,0
230 – 259	1,5	230 – 259	2	230 – 259	4	230 – 259	6
260 – 289	2	260 – 289	3	260 – 289	5	260 – 289	8
290 – 319	2,5	290 – 319	3	290 – 319	6	290 – 319	10
320 – 349	3	320 – 349	4	320 – 349	7	320 – 349	12
350 – 379	3,5	350 – 379	4	350 – 379	8	350 – 379	14
> 380	4	> 380	6	> 380	12	> 380	16

Fonte: Serviço de Endocrinologia do Hospital das Clínicas da Faculdade de Medicina da Universidade de São Paulo.

Tabela 51.6 Protocolo de insulinização endovenosa, adaptado de Protocolo utilizado no Joslin Diabetes Center e Joslin Clinic.[31]

< 100	Parar BIC, realizar SG50% 10 a 20 mL e checar GC a cada 30 min até >140 mg/dL. Reiniciar BIC 50% da dose prévia							
GC atual (mg/dL)	GC prévia (mg/dL)							
	< 100	100 -140	141 - 180	181 - 200	201 - 250	251 - 300	301 - 400	> 400
101 – 140	↓ BIC em 1 UI/h	↓ BIC em 25% ou 0,5 UI/h*	↓ BIC em 50% ou 2 UI/h*				↓ BIC em 75% ou 2 UI/h*	
141 – 180	Manter dose					↓ BIC em 50% ou 2 UI/h*		
181 – 200	↑ BIC em 1 UI/h	↑ BIC em 0,5 UI/h		↑ BIC em 25% ou 1 UI/h*	Manter dose	↓ BIC em 25% ou 2 UI/h*		
201 – 250	↑ BIC em 25% ou 2 UI/h*			↑ BIC em 25% ou 1 UI/h*			↑ BIC em 1UI/h*	Manter dose
251 – 300	↑ BIC em 33% ou 2,5 UI/h*		↑ BIC em 25% ou 1,5 UI/h*	↑ BIC em 25% ou 1 UI/h*	↑ BIC em 1 UI/h*	↑ BIC em 1,5 UI/h*	↑ BIC em 25% ou 2 UI/h*	Manter dose
301 – 400	↑ BIC em 40% ou 3 UI/h*							
> 400	↑ BIC em 50% ou 4 UI/h*							

* qual for maior. GC: glicemia capilar; BIC: bomba de infusão contínua

A transição de terapia endovenosa (EV) para subcutânea (SC) deve ser feita quando o paciente começa a se alimentar e melhorar sua condição clínica. O uso de insulinização EV para cobrir uma refeição via oral (VO) não é adequado, portanto é importante que a transição de EV para SC seja realizada. Não há uma recomendação segura e efetiva para essa transição. Uma forma prática para transição de EV para SC está descrita na Tabela 51.7. Os passos 3 e 4 devem ser realizados de forma semelhante aos recomendados para paciente não crítico, como será explicado adiante.[32,33]

É fundamental manter a infusão de insulina até que a insulina SC já esteja agindo. Assim, é importante conhecer o perfil de ação das insulinas (Tabela 51.8), estando atento para o início de ação de cada uma delas.

Tabela 51.7 Transição de insulina endovenosa para subcutânea

Passo 1: cálculo de dose total diária (DTD): dose de insulina utilizada nas últimas 6 horas X 4
Passo 2: 80% da DTD
Passo 3: Divide-se em 50% basal e 50 bólus
Passo 4: Estima-se a dose de correção ou suplementação

Fonte: Adaptado de Pichardo-Lowden AR, 2010.[32]

Tabela 51.8 Perfil de ação das insulinas

Tipo	Início de Ação	Pico	Duração
Regular	30 – 60 min	2 – 4 horas	6 – 8 horas
Lispro/Aspart/ Glulisina	5 – 15 min	1 – 2 horas	4 – 6 horas
NPH	1 – 2 horas	5 – 7 horas	13 – 18 horas
Glargina	1 – 2 horas	Sem pico	18 – 24 horas
Detemir	1 – 2 horas	Discreto pico 2h	12 – 24 horas

PACIENTE NÃO CRÍTICO

Medicações orais devem ser descontinuadas durante a internação hospitalar, a não ser que essa internação seja de curta duração e com risco mínimo de piora clínica

No paciente ambulatorial, diversas formas de insulinização podem ser realizadas. No paciente internado, no entanto, a insulinização requer flexibilidade para mudanças rápidas, de acordo com a condição do paciente.

A realização de "insulina conforme glicemia capilar de horário", também conhecida como "escala móvel", é uma prática muito antiga da medicina. Tão antiga quanto esta prática é a ideia de que ela não funciona. Não há registro, desde 1963, de nenhum estudo demonstrando sua eficácia, devendo, portanto, ser uma prática abolida.[34]

A maneira de mais fácil manejo e de maior eficácia é a insulinização basal (glargina, detemir ou NPH), associada a bólus prandial ou nutricional (regular, aspart, lispro ou glulisina) com correção ou suplementação, se necessário (regular, aspart, lispro ou glulisina).

O conceito é simples. A insulina basal previne gliconeogênese e cetogênese, enquanto o bólus cobre a excursão glicêmica prandial. Essa combinação provê um programa flexível e ajustável de insulina, permitindo suspender a insulina nutricional quando necessário. A insulina de correção ou suplementação objetiva controlar o excesso de hiperglicemia. Esta não deve ser confundida com a insulina utilizada em esquemas de "escala móvel", os quais são apenas reativos ao problema.

Há diversos esquemas propostos para a realização desta insulinização. Um exemplo que pode ser utilizado, para iniciação da insulinização, está demonstrado nas Tabelas 51.9 e 51.10.[32,33]

É importante ressaltar que esse modelo presta-se para o início da insulinização. A dose de insulina deverá ser ajustada de acordo com os valores das GC do paciente e com a sua ingestão alimentar.

Tabela 51.9 Insulinização basal/bólus em enfermaria

Passo 1
• Estabeleça a DTD de insulina (veja Tabela 51.10)
Passo 2
• Cálculo da dose basal: 50% da DTD
• Glargina ou Detemir: 1 ou 2 doses por dia
• NPH: 3 doses por dia
Passo 3
• Cálculo da dose do bólus: 50% da DTD
• 1/3 da dose do bólus por refeição (50% DTD/3 antes do café, almoço e jantar)
• Se paciente nauseado ou come metade do prato, administrar ½ dose
Passo 4
• Estimativa da dose de correção ou suplementação
• Pacientes com DTD até 50 UI: correção pré-prandial a partir de 140 ou 150 mg/dL, aumentando-se 1 UI a cada 40 ou 50 mg/dL.
• Pacientes com DTD > 50 UI: correção pré-prandial a partir de 140 ou 150 mg/dL, aumentando-se 2 UI a cada 40 ou 50 mg/dL.

DTD: dose total diária.
Fonte: Adaptado de Pichardo-Lowden AR, 2010.[32]

Tabela 51.10 Dose total diária de insulina

Pacientes em uso prévio de insulina
1. Utilize a dose utilizada prévia à admissão;
2. Independentemente do regime realizado domiciliar, iniciar esquema basal/bólus;
3. Pacientes com HbA1c elevada podem necessitar de dose maior de insulina;
4. Pacientes com controle glicêmico estrito ou com hipoglicemias podem necessitar de diminuição da dose.
Pacientes sem uso prévio de insulina
Utilize a DTD de acordo com a característica clínica do paciente:
• Pacientes magros, idosos, hemodiálise: 0,3 UI/kg;
• Peso normal: 0,4 UI/kg;
• Sobrepeso: 0,5 UI/kg;
• Obesos, resistência à insulina alta, uso de corticosteroide: 0,6 UI/kg.

Fonte: Adaptado de Pichardo-Lowden AR, 2010.[32]

A GC de jejum é um bom indicativo para ajuste de dose da insulina basal (com exceção do paciente em nutrição enteral ou parenteral noturna). O ajuste da insulina glargina/detemir ou NPH noturna pode ser realizado a cada 24 – 48 horas até a glicemia de jejum estar < 120 – 140mg/dL.

As GC pré-almoço e pré-jantar refletem, de maneira geral, os bólus das refeições anteriores. Para uma melhor caracterização, pode-se solicitar a aferição de GC 2 horas após a refeição.

SITUAÇÕES ESPECIAIS

USO DE CORTICOSTEROIDES (CE)

Assim como o aumento dos níveis circulantes de cortisol endógeno, a terapia com CE também pode induzir HH. A diminuição da captação periférica de glicose, aumento da sua produção hepática e uma ação complexa sobre a célula β são responsáveis pela hiperglicemia. Os fatores de risco relacionados ao desenvolvimento de HH nos pacientes que fazem uso de CE são: presença de DM; história familiar de DM; idade avançada; e a dose de CE administrada.[1]

O CE administrado em dose única matinal provoca um aumento da glicemia após o almoço e ao entardecer.[35] Desse modo, pode-se iniciar ou adicionar ao regime de insulina vigente a insulina NPH pela manhã. Assim, imagina-se que o pico da NPH coincida com o pico da prednisona ou prednisolona. Pode-se usar 0,1 UI/kg até 0,4 UI/kg/dia de insulina NPH, além de insulina rápida nas refeições (0,1 UI/kg/refeição).[32,36,37]

Quando o paciente necessita de múltiplas e altas doses de CE, é pouco provável que o uso de insulina NPH em dose única matutina consiga manter um bom controle, principalmente em consequência da hiperglicemia pós-prandial. Nesse cenário, a partir do cálculo da DTD, deve-se programar um regime de 30% de basal e 70% de bólus nutricional. A dose de basal, se em insulina NPH, deverá ser dividida e se, em insulina plana, poderá ser única.[37] Para o paciente que já faz uso de insulina domiciliar, pode-se aumentar em 20% de sua DTD, desde que isso não implique risco de hipoglicemia.

Quando a administração do CE é EV em pulso, ou seja, em dose muito elevada, a melhor maneira de controlar a hiperglicemia decorrente do CE é por meio de insulinização EV, da mesma forma como é realizada em UTI.[37]

A antecipação da diminuição de dose do corticosteroide permite um planejamento de dose de insulina e prevenção de hipoglicemia. Assim, sugere-se que a cada 50% de redução de dose de corticosteroide, a dose de insulina seja diminuída em 25%.[32]

USO DE NUTRIÇÃO ENTERAL

A nutrição enteral é realizada via nasoenteral ou, de maneira menos frequente, via gastrostomia. A dieta enteral padrão contém 1 a 2 kcal/mL, em geral provenientes de proteínas, lipídeos na forma de triglicerídeos de cadeia longa e carboidratos, sendo que 55 a 60% das calorias provêm de carboidratos e têm um baixo teor de fibras. Nas novas fórmulas para diabete, parte dos carboidratos foi substituída por ácidos graxos (até 35% do total de calorias), fibras (10 a 15 g/L) e frutose. Aparentemente, essas novas fórmulas são menos hiperglicemiantes que as convencionais.[38,39]

A administração de insulina, nessa situação, dependerá do regime de nutrição enteral proposto, conforme orientado na Tabela 51.11.[32]

USO DE NUTRIÇÃO PARENTERAL (NPT)

Os fatores de risco para o desenvolvimento de HH em pacientes sem DM prévio que recebem NPT são: idade; gravidade da doença; e taxa de glicose infundida.[1]

O total calórico necessário para a maioria dos pacientes em UTI é de 20 a 25 kcal/kg/dia. A recomendação de macronutrientes consiste em ao menos 2 g/kg/dia de glicose, 0,7 a 1,5 g/kg/dia de emulsão lipídica e 1,3 a 1,5 g/kg/dia de aminoácidos (calculados para peso ideal). O uso de uma quantidade maior que 4 mg/kg/minuto de glicose tem um alto valor preditivo para hiperglicemia em pacientes não diabéticos.[39]

Pode-se tentar reduzir esse risco de hiperglicemia por NPT limitando-se à glicose infundida a 150 g/dia, o que é suficiente para manutenção das atividades metabólicas celulares. Outras formas já estudadas para redução da hiperglicemia por NPT foram a suplementação de glutamina e de crômio à NPT. A glutamina é um aminoácido abundante no músculo que atenuaria a hiperglicemia proveniente dos lipídeos. Já se observou uma redução de 54% da necessidade de insulina para o manejo da hiperglicemia com o uso de soluções suplementadas com glutamina quando comparadas às soluções padrão. O uso de soluções suplementadas com glutamina foi capaz de reduzir a necessidade de insulina em 54%. Do mesmo modo, a adição de crômio pode ser também uma opção para situações de extrema resistência à insulina.[39]

A grande maioria dos indivíduos com DM 2 prévio que não faziam uso de insulina necessitará

Tabela 51.11 Insulinização em nutrição enteral

Padrão da dieta	Basal	Nutricional	Suplementação
Contínua	NPH a cada 8 horas Glargina ou Detemir a cada 12 ou 24 horas	-	Regular a cada 4 ou 6 horas de acordo com GC
Intermitente	40% da DTD	60% da DTD, dividido nas refeições Preferência por insulina regular	Regular pré-prandial
Noturno (12 h) + alimentação oral diária	80% da DTD NPH 2 doses: 2 horas antes da dieta e 8 horas após a primeira dose Opção: NPH 2 horas antes da dieta e Glargina ou Detemir pela manhã	20% DTD dividido nas refeições	Pré-prandial

Fonte: Adaptado de Pichardo-Lowden AR, 2010.[32]

de insulina para controlar sua glicemia, chegando a doses de 100 UI/dia. Naqueles indivíduos que já faziam uso de insulina, chega-se a observar um aumento de 225% da dose prévia de insulina utilizada. A probabilidade de aumento de dose-depende principalmente na gravidade da doença e na quantidade de dieta infundida, não tendo influência a terapia pré-admissão, a idade do paciente e o tipo de NPT (cíclica ou contínua).[40]

Não há consenso se a insulinização em pacientes em NPT deve ser realizada em bolsa separada ou na mesma bolsa da NPT – alguns estudos são favoráveis à primeira opção; outros, à segunda.

De qualquer forma, independentemente da escolha, pode-se calcular, para NPT que contenham 150 a 300 g de carboidratos, a seguinte dose de insulina:[39]

- Para pacientes com DM: iniciar com 1 UI de insulina para cada 10 a 11 g de glicose, com titulação de 0,5 UI/10 g de dextrose se a glicemia-alvo não for atingida.
- Para pacientes sem DM com hiperglicemia: iniciar com 1 UI de insulina para cada 20 g de dextrose, com titulação posterior de 1 UI/15g de glicose se glicemia-alvo não for atingida

Outra forma prática que pode ser utilizada para início de dose de insulina em NPT está descrita na Tabela 51.12.[41]

DIÁLISE

Diabete é a principal causa de insuficiência renal crônica (IRC) e a combinação diabete e IRC não é infrequente em ambiente hospitalar. A uremia confere ao paciente com IRC terminal um aumento importante da resistência à insulina. Por outro lado, esses pacientes apresentam um aumento da meia-vida da insulina, tornando o controle glicêmico estrito muito difícil.[42]

A terapia de hemodiálise resulta, por um lado, em uma melhora da sensibilidade à insulina, mas também em um melhor *clearence* da insulina, tornando o manejo do paciente dialítico ainda mais difícil, com flutuações glicêmicas bastante grandes entre os períodos antes e durante/após a dialise.

Até o presente momento, não há estudos que orientem como realizar o controle glicêmico de pacientes hospitalares que necessitam de diálise e que apresentam HH, Mesmo em pacientes ambulatoriais, ainda não há uma recomendação sobre como deve ser feito o ajuste de dose de insulina nos pacientes diabéticos. Recentemente, foi demonstrado que, no dia seguinte à diálise, ocorre uma diminuição de 25% da necessidade de insulina basal, quando comparado à véspera da diálise, sem alteração na dose de bólus.[43]

Como portadores de IRC têm alto risco de hipoglicemia, sugerem-se seguir as seguintes recomendações:[37]

- Em paciente com *clearance* de creatinina < 45 mL/min, calcular a dose total de insulina em 0,25 UI/kg, 50% basal e 17% divididos nas refeições;
- Pode-se utilizar uma dose única de insulina NPH pela manhã em pacientes com IRC terminal;
- Considerar diminuir a dose basal da insulina em 25% no dia da diálise.

HIPOGLICEMIA E VARIABILIDADE GLICÊMICA

Hipoglicemia é definida como uma glicemia < 70 mg/dL.

Parece não haver dúvida de que hipoglicemia durante internação hospitalar é um marcador de gravidade, conforme demonstrado, entre outros, por Jean-Louis Vincent e cols., que observaram que a mortalidade era maior nos pacientes que apresentavam hipoglicemia espontânea, e não iatrogênica.[44]

No entanto, atualmente sabe-se que, mesmo ajustando-se pacientes por escalas de gravidade, aqueles que apresentam hipoglicemia têm maior mortalidade.[45] Além disso, há uma relação entre hipoglicemia e aumento de tempo de internação e quanto menor o valor glicêmico, maior este tempo.[46]

Sendo assim, no paciente internado, é muito importante identificar aquele em risco de hipoglicemia, como demonstrado na Tabela 51.13. Além disso, protocolos para tratamento de hipoglicemia devem estar disponíveis e acessíveis para toda equipe de atendimento do paciente (Tabela 51.14).

Tabela 51.12 Insulinização em nutrição parenteral

| Passo 1: uso de protocolo de insulinização endovenosa |
| Passo 2: calcula-se a DTD |
| Passo 3: coloca-se, no 2º dia, na bolsa da nutrição parenteral 80% da DTD |
| Passo 4: acrescentam-se doses de correção com insulina regular subcutâneo a cada 4 ou 6 horas |

DTD: dose total diária.

Fonte: Adaptado de Pichardo-Lowden AR, 2010.[32]

E, por fim, o médico deve estar atento para controles glicêmicos muito bons. O paciente, com o passar da internação, melhorará sua condição clínica e, com isso, o estresse metabólico diminuirá. Convém, nesse paciente, reduzir a dose de insulina utilizada.

A presença de grande variabilidade glicêmica também se mostrou um fator de pior prognóstico e maior mortalidade em ambiente intensivo. Quanto maior essa variabilidade, mesmo naqueles pacientes que se apresentam euglicêmicos no início, pior o desfecho, devendo-se, portanto, evitar elevações ou quedas abruptas de glicemia.[47,48]

ALTA HOSPITALAR

O paciente que apresenta hiperglicemia hospitalar deve ter, em sua programação de alta, orientações relacionadas à prática do autocuidado em diabete.

Há três cenários possíveis para esse paciente:[49]

- Pacientes com DM recém-diagnosticado: o tratamento deverá ser baseado na gravidade da doença e em protocolos de tratamento ambulatorial;
- Pacientes com DM prévio com bom controle glicêmico prévio: pode-se manter o tratamento utilizado previamente à internação;
- Pacientes com DM prévio com controle glicêmico inadequado: deve-se intensificar o tratamento, quer seja com aumento de dose ou adição de novos agentes orais, quer seja pela adição de insulinoterapia.

Para aqueles que deverão usar insulina pela primeira vez, o treinamento deverá ser iniciado idealmente dias antes da alta, a fim de conferir ao pa-

ciente maior confiança no seu uso.[33] A Tabela 51.15 define alguns aspectos educacionais que podem ser abordados durante a hospitalização.[49]

E, finalmente, é importante lembrar que os pacientes que apresentam HH sem DM prévio devem ser seguidos cuidadosamente pois tem risco relativo de desenvolver DM em 5 anos de até 5,6 vezes.[50]

Tabela 51.14 Protocolo de tratamento de hipoglicemia

1. Cheque glicemia capilar	
2. Paciente alerta e colaborativo	1. Ofereça 15 g de CH simples (p. ex.: 150 mL de suco de laranja OU 1 colher de sopa de açúcar) 2. Cheque a GC após 15 minutos. 3. Ofereça mais 15 g de CH até GC > 70 mg/dL
3. Paciente em jejum ou desacordado	1. Infusão EV de 20 mL de G50% ou glucagon 1 ampola iIM ou SC (na ausência de acesso venoso) 2. Cheque a GC após 5 minutos 3. Repita a infusão até GC > 70 mg/dL
4. Identifique a causa da hipoglicemia	
5. Se hipoglicemia recorrente ou relacionado à sulfonilureia, considere iniciar solução com glicose	
6. Ajuste doses de insulina	

EV: endovenosa; IM: intramuscular; SC: subcutânea.

Tabela 51.13 Fatores de risco para hipoglicemia no hospital

Paciente sem uso prévio de insulina
Diminuição de dose ou suspensão de glicocorticosteroide
Uso de sulfonilureias, glinidas e insulinas mistas
Baixo peso (IMC < 18,5)
Mudança no aporte calórico
DM1
Comorbidades como gastroparesia, insuficiência adrenal, renal, cardíaca e hepática
Uso de "escala-móvel"
Vômitos
Diminuição da capacidade do paciente de reportar sintomas

Fonte: Adaptado de Pichardo-Lowden AR, 2010.[32]

Tabela 51.15 Aspectos relacionados à prática do autocuidado que devem ser abordados no Hospital

Entendimento geral sobre a doença e a base de seu tratamento
Habilidade em tomar medicações orais e injetáveis corretamente
Noções básicas de alimentação adequada
Noções básicas sobre resultados de exames
Habilidade em reconhecer e tratar hipoglicemia
Noções básicas sobre rastreamento de complicações crônicas

Fonte: Adaptado de Gornik I, 2010.[49]

REFERÊNCIAS BIBLIOGRÁFICAS

1. Clement S, Braithwait SS, Magee FM, Ahmann A, Smith EP, Schafe RG, et al. Management of diabetes and hyperglycemia in hospitals. In: Diabetes Care. 2004. p. 553-91.

2. Dungan KM, Braithwaite SS, Preiser JC. Stress hyperglycaemia, in The Lancet. 2009. p. 1798-1807.

3. Economic Costs of Diabetes in the U.S. in 2012. Diabetes Care, 2013: p. 1-14.

4. Association AD, Standards of medical care in diabetes 2013. In: Diabetes Care. 2013. p. S11-66.

5. Bernard C. Leçons sur les phénomènes de la vie communs aus animaux et aux vêgêtaux. Paris: JBB Fils (ed), 1878.

6. Van Den Berghe G. How does blood glucose control with insulin save lives in intensive care?. In: J Clin Invest. 2004. p. 1187-95.

7. McCowen KC, Malhotra A, Bistrian BR. Stress-induced hyperglycemia. In: Critical Care Clinics. 2001. p. 107-24.

8. Umpierrez GE, Isaacs SD, Bazargan N, You X, Thaler LM, Kitabchi AE. Hyperglycemia: an independent marker of in-hospital mortality in patients with undiagnosed diabetes. In: Journal of Clinical Endocrinology & Metabolism. 2002. p. 978-82.

9. Sheetz MJ, King gl. Molecular understanding of hyperglycemia's adverse effects for diabetic complications. In: JAMA 2002. p. 2579-88.

10. Pomposelli JJ, Baxter JK, Babineau TJ, Pomfret EA, Driscoll DF, Forse RA, et al. Early postoperative glucose control predicts nosocomial infection rate in diabetic patients. In: JPEN J Parenter Enteral Nutr. 1998. p. 77-81.

11. Kersten JR, Schmeling TJ, Orth KG, Pagel PS, Warltier DC. Acute hyperglycemia abolishes ischemic preconditioning in vivo. In: Am J Physiol. 1998. p. H721-5.

12. Malmberg K, Rydén L, Efendic S, Herlitz J, Nicol P, Waldenström A, et al. Randomized trial of insulin-glucose infusion followed by subcutaneous insulin treatment in diabetic patients with acute myocardial infarction (DIGAMI study): effects on mortality at 1 year. In: J Am Coll Cardiol. 1995. p. 57-65.

13. Malmberg K. Prospective randomised study of intensive insulin treatment on long term survival after acute myocardial infarction in patients with diabetes mellitus. DIGAMI (Diabetes Mellitus, Insulin Glucose Infusion in Acute Myocardial Infarction) Study Group. In: BMJ. 1997. p. 1512-5.

14. Malmberg,K, Rydén L, Wedel H, Birkeland K, Bootsma A, Dickstein K, et al. Intense metabolic control by means of insulin in patients with diabetes mellitus and acute myocardial infarction (DIGAMI 2): effects on mortality and morbidity. In: Eur Heart J.2005. p. 650-61.

15. Gandhi GY, Nuttall GA, Abel MD, Mullany CJ, Schaff HV, Williams BA, et al. Intraoperative hyperglycemia and perioperative outcomes in cardiac surgery patients, in Mayo Clin Proc. 2005. p. 862-6.

16. Capes SE, Hunt D, Malmberg K, Gerstein HC. Stress hyperglycemia and prognosis of stroke in nondiabetic and diabetic patients: a systematic overview. In: Stroke2001. p. 2426-32.

17. Van den Berghe G, Wouters P, Weekers F, Verwaest C, Bruyninckx F, Schetz M, et al. Intensive insulin therapy in the critically ill patients. In: N Engl J Med. 2001. p. 1359-67.

18. Van Den Berghe G, Wilmer A, Hermans G, Meersseman W, Wouters PJ, Milants I, et al. Intensive insulin therapy in the medical ICU, in N Engl J Med. 2006. p. 449-61.

19. Arabi YM, Dabbagh OC, Tamim HM, Al-Shimemeri AA, Memish ZA, Haddad SH, et al. Intensive versus conventional insulin therapy: a randomized controlled trial in medical and surgical critically ill patients. In: Critical Care Medicine. 2008. p. 3190-3197.

20. Brunkhorst FM, Engel C, Bloos F, Meier-Hellmann A, Ragaller M, Weiler N, Moerer O, et al. Intensive insulin therapy and pentastarch resuscitation in severe sepsis. In: N Engl J Med. 2008. p. 125-39.

21. Preiser JC, Devos P, Ruiz-Santana S, Mélot C, Annane D, et al. A prospective randomised multi-centre controlled trial on tight glucose control by intensive insulin therapy in adult intensive care units: the Glucontrol study. In: Intensive Care Med. 2009. p. 1738-1748.

22. Investigators NSS, Finfer S, Chittock DR, Su SY, Blair D, Foster D, Dhingra V, et al. Intensive versus conventional glucose control in critically ill patients, in N Engl J Med. 2009. p. 1283-97.

23. Van Den Berghe G, Schetz M, Vlasselaers D, Hermans G, Wilmer A, Bouillon R, Mesotten D. Intensive Insulin Therapy in Critically Ill Patients: NICE-SUGAR or Leuven Blood Glucose Target?. In: Journal of Clinical Endocrinology & Metabolism. 2009. p. 3163-3170.

24. Umpierrez G, Hellman R, Korytkowski MT, Kosiborod M, Maynard GA, Montori VM, Seley JJ, et al. Management of hyperglycemia in hospitalized patients in non-critical care setting: an Endocrine Society Clinical Practice Guideline. Journal of Clinical Endocrinology & Metabolism, 2012. 97(1): p. 16-38.

25. Fahy BG, DB Coursin. Critical glucose control: the devil is in the details. In: Mayo Clin Proc. 2008. p. 394-7.

26. Pidcoke HF, Wolf SE, Holcomb JB, Wade CE, et al. Anemia causes hypoglycemia in intensive care unit patients due to error in single-channel glucometers: methods of reducing patient risk*. In: Critical Care Medicine. 2010. p. 471-476.

27. Nichols JH. Blood glucose testing in the hospital: error sources and risk management. Journal of Diabetes Science and Technology, 2011. 5(21303641): p. 173-7.

28. Kavanagh BP, McCowen KC. Clinical practice. Glycemic control in the ICU. The New England Journal of Medicine. 2010. 363(21175316): p. 2540-6.

29. Moghissi ES, Korytkowski MT, DiNardo M, Einhorn D, Hellman R, Hirsch IB, Inzucchi SE, et al. American Association of Clinical Endocrinologists and American Diabetes Association consensus statement on inpatient glycemic control. In: Endocr Pract. 2009. p. 353-69.

30. Trence D.. The rationale and management of hyperglycemia for in-patients with cardiovascular

disease: time for change. In: Journal of Clinical Endocrinology & Metabolism2003. p. 2430-2437.

31. http://www.joslin.org/docs/Inpatient_ Guideline_10-02-09.pdf.

32. Pichardo-Lowden AR, Fan CY, Gabbay RA. Management of Hyperglycemia in the non-intensive care patient: featuring subcutaneous insulin protocols hyperglycemia in non-ICU. In: Endocr Pract. 2010. p. 1-37.

33. Magaji V, Johnston MJ. Inpatient management of hyperglycemia and diabetes. In: Clinical Diabetes. 2011. p. 1-7.

34. Hirsch IB. Sliding Scale insulin--time to stop sliding. In JAMA: The Journal of the American Medical Association. 2009. p. 213-214.

35. Burt M, Roberts GW, Aquilar-Loza NR, Frith P, Stranks SN. Continuous Monitoring Of Circadian Glycemic Patterns In Patients Receiving Prednisolone For COPD. Journal of Clinical Endocrinology & Metabolism, 2011: p. 1-8.

36. Baldwin D, Apel J. Management of hyperglycemia in hospitalized patients with renal insufficiency or steroid-induced diabetes. Current Diabetes Reports, 2013. 13(1): p. 114-120.

37. Coulston AM. Enteral nutrition in the patient with diabetes mellitus. In: Curr Opin Clin Nutr Metab Care. 2000. p. 11-5.

38. Gosmanov A, Umpierrez G. Management of hyperglycemia during enteral and parenteral nutrition therapy. Current Diabetes Reports. 2013. 13(1): p. 155-162.

39. Park, R.H., et al., *Management of diabetic patients requiring nutritional support*, in *Nutrition*1992. p. 316-20.

40. Hirsch IB, Paauw DS. Diabetes management in special situations. In: Endocrinol Metab Clin North Am. 1997. p. 631-45.

41. Kobayashi S, Hansell DT, Davidson LE, Henderson G, Legge V, Gray GR. Insulin resistance in patients with chronic kidney disease. In: Am J Kidney Dis. 2005. p. 275-80.

42. Sobngwi E, Enoru S, Ashuntantang G, Azabji-Kenfack M, Dehayem M, et al. day-to-day variation of insulin requirements of patients with type 2 diabetes and end-stage renal disease undergoing maintenance hemodialysis. In: Diabetes Care. 2010. p. 1409-1412.

43. Vincent J-L, de Mendonça A, Cantraine F, Moreno R, Takala J, Suter P, et al. Insulin-treated diabetes is not associated with increased mortality in critically ill patients. In: Crit Care. 2010. p. R12.

44. Hermanides J, Vriesendorp TM, Bosman RJ, Zandstra DF, Hoekstra JB, Devries JH. Hypoglycemia is associated with intensive care unit mortality*. In: Critical Care Medicine. 2010. p. 1430-1434.

45. Turchin A, Matheny ME, Shubina M, Scanlon JV, et al. Hypoglycemia and clinical outcomes in patients with diabetes hospitalized in the general ward. In: Diabetes Care. 2009. p. 1153-1157.

46. Krinsley JS. Glycemic variability: a strong independent predictor of mortality in critically ill patients. In: Critical Care Medicine. 2008. p. 3008-13.

47. Hermanides J, Vriesendorp TM, Bosman RJ, Zandstra DF, Hoekstra JB, Devries JH. Glucose variability is associated with intensive care unit mortality*. In: Critical Care Medicine. 2010. p. 838-842.

48. Peterson G. transitioning from inpatient to outpatient therapy in patients with in-hospital hyperglycemia. Hospital Practice. 2011. 39(4): p. 87-95.

49. Gornik I, Vujaklija-Brajkovic A, Renar IP, Gasparovic V. A prospective observational study of the relationship of critical illness associated hyperglycaemia in medical ICU patients and subsequent development of type 2 diabetes. In: Crit Care 2010. p. R130.

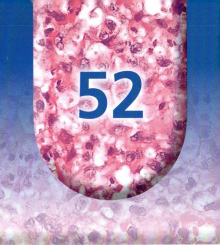

Diabete Melito Tipo 1: Etiopatogenia e Quadro Clínico

Maria Elizabeth Rossi da Silva
Sergio Atala Dib

INTRODUÇÃO

Do ponto de vista etiológico, o diabete melito tipo 1 é subdividido em Tipo 1A (resultante de uma agressão autoimune) e Tipo 1B (idiopático).

O diabete melito tipo 1 autoimune (DM1A) decorre da destruição autoimune seletiva das células beta das ilhotas de Langerhans pancreáticas. A fase subclínica da doença caracteriza-se pela invasão linfocitária específica das células beta, causando a insulite linfocitária autoimune e a produção de autoanticorpos contra várias proteínas celulares. A destruição gradual e progressiva das células beta resulta na falência da secreção pancreática de insulina [1,2]

O grau de destruição celular é variável. É rápido e intenso em crianças e adolescentes, resultando em necessidade precoce e permanente do tratamento com insulina e risco de cetoacidose, ou é de instalação mais lenta em adultos, que podem reter a função residual das células beta por até alguns anos após o diagnóstico. É uma das doenças crônicas mais comuns e graves da infância e adolescência, sendo caracterizada pela presença de autoanticorpos contra antígenos pancreáticos [2,3]

O DM1A é doença poligênica, mas há duas formas monogênicas extremamente raras, denominadas IPEX (*immune dysregulation, polyendocrinopathy, enteropathy, X-linked*) e de síndrome poliendócrina autoimune tipo 1 (APS-1 ou APECED-*autoimmune polyendocrinopahty-candidiasis-ectodermal dystrophy*) e se caracterizam por surgirem nos primeiros dias de vida ou na infância. Entretanto, neste capítulo abordaremos apenas o DM1A poligênico. [2,3]

O principal determinante genético de suscetibilidade para o DM1A poligênico está em genes do complexo principal de histocompatibilidade, no cromossomo 6p211.3, (lócus IDDM1), responsáveis por 50% do risco para a doença, particularmente os do antígeno leucocitário humano – genótipos *HLA-DR*03-DQA1*0501-DQB1*0201/DR*04-DQA1*-0301-DQB1*0302*.

Fatores ambientais como infecções e alimentos interagem e interferem na susceptibilidade genética [2-5]

DM1A é frequentemente associado à doença autoimune tireoidiana, doença celíaca e várias outras doenças autoimunes, que cursam com autoanticorpos órgão-específicos e relacionadas aos mesmos determinantes genéticos.

EPIDEMIOLOGIA

O DM1A compreende 90% dos casos de diabete da infância e 5 a 10% daqueles de início na idade adulta, sendo que 40%, ocorre até os 20 anos de idade.[1]

A prevalência do DM1A é inferior a 1%. A sua incidência predomina entre indivíduos brancos, porém é variável entre populações e áreas geográficas, refletindo diferentes genes de susceptibilidade e fatores ambientais desencadeantes. As maiores taxas de incidência mundial (superiores a 35/100.000/ano) ocorrem na Finlândia e Sardenha (Itália), seguidas por populações caucasianas na Europa e América do Norte, de incidência moderada (cerca de 10-20/100.000/ano). Finalmente, os países asiáticos e a grande maioria dos países da América do Sul, apresentam as menores taxas mundiais (inferiores a 5/100.000/ano). No Brasil, a incidência é de 8/100.000/ano.[6] A incidência anual de DM1A está aumentando em 3,2% nos jovens, principalmente naquele manifesto antes dos 4 anos de idade, sugerindo fatores ambientais atuantes.[3,5] Nos Estados Unidos, a prevalência de DM1 nos jovens aumentou 23% de 2001 a 2009[4] e, no Brasil, na região de Bauru (SP), 6,6 vezes, no período de 1987-2002.[7]

O DM1A incide igualmente nos sexos masculino e feminino, mas, nos países com alta prevalência da doença, predomina nos homens com diagnóstico após os 20 anos de idade. A agregação familiar é rara, mas superior à da população normal, sendo o risco para diabete de 1,3% nos pais, 4,2% nos irmãos e 1,9% nos filhos dos indivíduos com DM1A. Cerca de 10 a 13% dos pacientes DM1A recém-diagnosticados têm um familiar de 1º grau acometido.[2,3]

A idade de diagnóstico do DM1A é mais frequente entre 8 e 13 anos, mas estudos recentes indicam que metade dos DM1 é diagnosticada após os 20 anos de idade.[4] Em 609 pacientes atendidos em São Paulo (Hospital das Clínicas da Faculdade de Medicina da Universidade de São Paulo (FMUSP)), observamos idade de diagnóstico, entre 8 e 15 anos (11,6 ± 7,9 anos) e predomínio da raça branca: 81,4%.[3,8] A agregação familiar foi 3,7% em 546 familiares de 1º grau analisados.[9]

A concordância entre gêmeos monozigóticos (até 50%) difere acentuadamente da dos dizigóticos (5%) que é semelhante à dos outros irmãos. A probabilidade de o gêmeo discordante desenvolver a doença diminui com a duração da discordância, e com a idade do caso índice, mas pode ocorrer até 40 anos depois.[2,3]

Tais dados epidemiológicos evidenciam a clara interação entre genética e ambiente e ambos estão, possivelmente, implicados na grande heterogeneidade fenotípica da doença quanto à idade de diagnóstico, ao tipo e à frequência de autoanticorpos e associação com outras doenças autoimunes.

ETIOPATOGENIA

Estudos como o DAYSY (Estados Unidos), DPT-1 (Estados Unidos), BABYDIAB (Alemanha) e DIPP (Finlândia), TEDDY (Estados Unidos) e PANDA (Estados Unidos) auxiliaram no conhecimento da história natural do diabete que compreende.[2-4]

FATORES GENÉTICOS

Foram descritos mais de 60 *loci* que conferem susceptibilidade ao DM1A, denominados IDDM, geralmente determinantes da resposta imunológica, estando os mais importantes localizados nos cromossomos 6, 11, 1 e 2.[2-4,10]

SISTEMA HLA (LÓCUS IDDM1)

A região do sistema antígeno leucocitário humano (HLA), localizada no complexo principal de histocompatibilidade (MHC), no braço curto do cromossomo 6 (p21.3), constitui o principal lócus de susceptibilidade para DM1A, denominado IDDM1 (40 a 50% de risco genético para DM1A), e para outras doenças autoimunes.[2-3,11] Cerca de 30% da população geral apresenta algum grau de predisposição genética, mas apenas 0,5% evolui para DM1A.[2,3]

A região MHC, altamente polimórfica, compreende genes agrupados em classe I (teloméricos) e classe II (centroméricos), separados pelos genes classe III, todos relacionados com a resposta imunológica (Figura 52.1).[2-4,10]

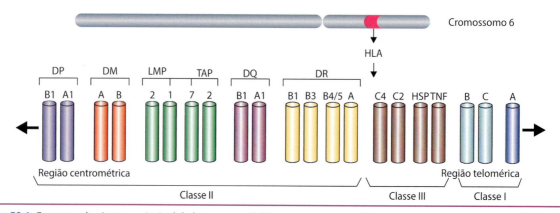

Figura 52.1 Estrutura do sistema principal de histocompatibilidade humano, identificando os genes *HLA* de classe I (*HLA-A, B e C*), de classe II (*HLA-DR, DQ e DP*) e os de classe III. Fonte: adaptado de Eisenbarth GS e cols.[2]

As moléculas de classe I do sistema HLA, expressas na maioria das células somáticas, estão implicadas no processamento e na apresentação de antígenos intracelulares. São compostas por duas cadeias polipeptídicas, codificadas pelos genes *A*, *B* e *C* do cromossomo 6 (cadeia α) e o gene da cadeia β2-microglobulina, no cromossomo 15.[2-4] As moléculas de classe II do sistema HLA são expressas em um grupo de células do sistema imune que inclui monócitos/macrófagos, células dendríticas, epiteliais tímicas, linfócitos B e linfócitos T ativados e atuam no processamento e apresentação de proteínas extracelulares. Codificadas por genes do MHC, são compostas de duas cadeias polipeptídicas α e β associadas, formando a fenda de ligação peptídica. As proteínas extracelulares, capturadas pelas células apresentadoras de antígenos (APC), são processadas e os peptídeos resultantes são expostos nas fendas das moléculas de classe II (Figura 52.2).

Os complexos (moléculas classe II + peptídeos) serão reconhecidos como próprios ou não próprios pelos receptores dos linfócitos T, determinando a resposta imunológica a ser desenvolvida.[2-4]

No lócus *HLA-DR*, os alelos -*DR*03* ou *DR*04* são os mais frequentes nos pacientes diabéticos (95% *versus* 50% dos controles caucasianos). Considerando que 30 a 40% desses pacientes, principalmente as crianças, são heterozigotos *HLA-DR*03/DR*04* (*versus* 2 a 3% dos controles), esse genótipo confere o maior risco para a doença, seguido pela homozigose para -*DR*04* e, finalmente, para -*DR*03*. Os alelos *DRB1*0405* e *0401* são de predisposição, *0402* e *0404* são neutros e *0403*, *0406* e *0407*, protetores.[2-3] O risco é quatro vezes maior quando o portador desses genótipos têm um familiar com DM1A.[4]

Há diferenças étnicas nessa predisposição genética. Na população japonesa, os alelos -*DR*04*, -*DR*08* e -*DR*09* conferem a maior susceptibilidade. Já os alelos -*DRB1*15* e -*DRB1*11* são considerados protetores para diabete na maioria dos grupos étnicos.[2,3]

Quanto ao lócus *HLA-DQ*, este codifica as duas cadeias glicoproteicas α e β da molécula classe II HLA-DQ. Em caucasianos, os alelos -*DQA1*0301*, -*DQB1*0302* e -*DQA1*0501*, -*DQB1*0201* são os mais importantes na susceptibilidade ao diabete autoimune. Estudos relatam que a presença do ácido aspártico na posição 57 da cadeia DQ β (Asp57+) oferece resistência ao diabete, enquanto a presença de outros aminoácidos nesta posição (Asp57-) está associada à susceptibilidade em inúmeras populações, exceto na japonesa.[2,3]

Como a região HLA exibe grande grau de desequilíbrio de ligação (ou seja, alelos *DR* e *DQ* não são associados randomicamente entre si), as associações do *HLA* com a doença são melhor definidas pelos haplótipos do que pelos alelos. O maior risco é conferido pelos haplótipos de predisposição *HLA-DQA1*0501-DQB1*0201* (chamado *DQ2*), geralmente herdado com *DRB1*0301* (*DR3*) e o haplótipo -*DQA1*0301-DQB1*0302* (*DQ8*), herdado com *DRB1*0401* ou *DRB1*0405* (*DR4*).[2-5]

Davini e cols., na cidade de São Paulo,[12] observaram os seguintes haplótipos como determinantes dos maiores riscos relativos (RR) para diabete: *HLA-DRB1*03/DQB1*0201* em 45,2% (RR: 2,6) e -*DRB1*04/DQB1*0302* em 52,7% (RR: 2,9) dos diabéticos *versus* 17,8% e 16,3% dos controles respectivamente. Os maiores riscos relativos foram conferidos pelos genótipos -*DR3/DR4* em 23,6% (RR = 6,7) e -*DQB1*0201/*0302* em 20,9% dos pacientes (RR = 18,4) *versus* 3,3% e 1,1% dos controles respectivamente.

Já os haplótipos -*DRB1*11/DQB1*0301*, -*DRB1*13/DQB1*0602*, -*DRB*13/DQB1*0603* e -*DRB1*15/DQB1*0602* (RR: 0,14) conferiram proteção,[12] à semelhança das populações caucasianas em que predomina o haplótipo *HLA-DRB1*1501/DQA1*0102-DQB1*0602* (*DR2-DQ6*), sendo o alelo *0602* o principal responsável pela proteção (presente em 20% dos controles *versus* < 1% em crianças diabéticas).[2,3]

Muitos alelos *HLA* classe I estão em desequilíbrio de ligação com DR e DQ, mas alguns interferem também diretamente na susceptibilidade, como os alelos *HLA-B*8*, -*B*15*, -*B*39*, -*B*18*, -*A*24*, *A*201*, enquanto *HLA-B*27*, -*A*01*, -*A*11* são protetores. A importância das moléculas classe I reside na sua

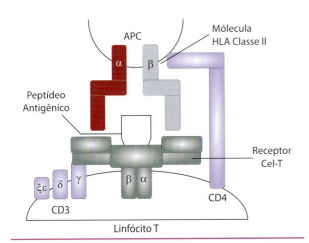

Figura 52.2 Interação da molécula HLA classe II da célula apresentadora de antígeno (APC) com o peptídeo antigênico e o receptor do linfócito T.[3]

interação com linfócitos T CD8+, que são as principais células que infiltram as ilhotas, e no fato de as próprias células das ilhotas expressarem moléculas MHC classe.[2,13]

O mecanismo pelo qual o MHC atua na predisposição ao DM1A não está completamente elucidado, mas possivelmente envolve o processo de deleção inadequada de clones de linfócitos autorreativos no timo. O polimorfismo das moléculas de classe II parece interferir com a sua ligação com o peptídeo antigênico e o receptor do linfócito T. Esta apresentação antigênica fraca, inadequada, implica deleções menos efetivas dos linfócitos autorreativos, conferindo susceptibilidade para a doença.[2,3]

O aumento recente da incidência de DM1A nos mais jovens e naqueles com genótipo *HLA* de baixo risco sugere interferência ambiental. Na Austrália, a frequência do genótipo *HLA-DR3* ou *-DR4* reduziu de 79% (1950-1969) para 28% (2000-2005) e aumentou as do *HLA* de risco intermediário, de 20% para 48%.[4]

INS-VNTR (LÓCUS IDDM2)

O segundo maior lócus de susceptibilidade para o DM1A, denominado IDDM2, situa-se na região 5' do gene da insulina (INS), no cromossomo 11p15, e contribui com 10% da susceptibilidade genética para a doença. A maior associação com DM1A foi definida para a região minissatélite não transcrita, altamente polimórfica, *VNTR* (números variáveis de repetições consecutivas), composta de 14 a 15 pares de base de oligonucleotídeos que se repetem (sequência consenso: ACAGGGGTGTGGGG) (Figura 52.3). Compreende três classes de alelos de acordo com o seu tamanho, determinado pelo número de repetições: 26-63 repetições (alelos de classe I), 140-200 repetições (classe III), sendo os alelos de classe II (63-140 repetições) intermediários, extremamente raros.[2-4]

A presença dos genótipos I/I varia de 30 a 61% nos controles normais, enquanto na população diabética caucasiana é geralmente superior a 60%, conferindo risco relativo de 1,9 a 3,5.[2-5] Para Davine e cols., em São Paulo,[12] o genótipo *INS-VNTR* I/I prevaleceu nos pacientes diabéticos (60,4%) em relação à população controle (27,2%), conferindo risco relativo para DM1A de 2,2.

Os alelos de classe III, considerados protetores, estão associados à redução de 60 a 70% no risco de desenvolver DM1A. Condicionam, no timo, níveis mais elevados de RNAm da insulina (duas a três vezes) e da proteína pré-pró-insulina, a qual é um antígeno chave na patogênese do diabete. A maior transcrição tímica de insulina, modulada pelos alelos de classe III, aumenta a probabilidade de seleção negativa das células T tímicas autorreativas, conferindo tolerância imunológica aos portadores destes alelos.[2,3]

O polimorfismo do *INS-VNTR* não parece determinar susceptibilidade para outras doenças autoimunes.[2,5]

CTLA-4 (LÓCUS IDDM12)

O antígeno 4 associado ao linfócito T citotóxico (CTLA4) é uma molécula de superfície celular da superfamília das imunoglobulinas, que modula a resposta imunológica. Expresso em linfócitos T CD4+ e CD8+ ativados, liga-se às moléculas B7-1 e B7-2 das APC, inibindo a ativação dos linfócitos B e T, a proliferação das células T, a produção de citocinas e de imunoglobulinas (Figura 52.4).[2,3]

Inúmeros polimorfismos do gene *CTLA4*, no cromossomo 2q33, foram associados ao DM1A, mas com resultados conflitantes. Apenas a variante A49G no éxon 1 altera a sequência de aminoácidos da proteína e esta forma mutada do CTLA4 é processada de modo aberrante no retículo endoplasmá-

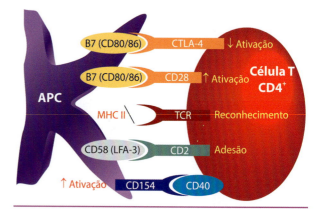

Figura 52.4 Interações entre a APC e o linfócito T: inibição da ativação do linfócito T CD4+ pelo CTLA-4. APC: célula apresentadora do antígeno.
Fonte: adaptado de Eisenbarth GS, et al.[2]

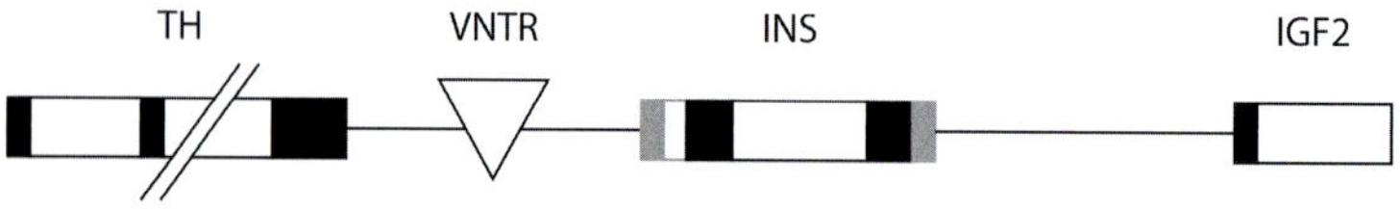

Figura 54.3 Região TH-INS-IGF2 no cromossomo 11p15.5.[3]

tico, sendo menos expressa na superfície celular.[2,3] Em São Paulo, Gamberini M e cols.[3] não verificaram associação de dois polimorfismos: A49G e –318C/T com DM1.

O polimorfismo A49G também está implicado na susceptibilidade a outras doenças autoimunes como o hipotireoidismo, a doença celíaca, a artrite reumatoide, a miastenia grave, a esclerose múltipla e a doença de Addison.[2,3]

PTPN22

O gene da *protein tyrosine phosphatase, non receptor 22 (PTPN22),* no cromossomo 1p13, codifica a proteína tirosina fosfatase que é expressa primariamente nos tecidos linfoides, também chamada *lymphoid tyrosine phosphatase* (LYP). LYP é uma proteína intracelular que interage com a quinase reguladora negativa Csk, formando um complexo que interfere com a ativação de linfócitos T.[2-5]

Estudos funcionais indicam que a ligação à Csk está alterada na variante *C1858T* (substituição da arginina por triptofano na posição 620), com ganho de função. Supõe-se que a predisposição causada pelo polimorfismo derive maior supressão da sinalização do receptor do linfócito T durante o desenvolvimento no timo, resultando em sobrevida das células T autoreativas.[14] Assim, o processo de predisposição genética é operante no início da vida e influencia o processo tímico de seleção.

Esse polimorfismo confere susceptibilidade a DM1A em várias populações e a outras doenças autoimunes órgão-especificas e sistêmicas como a tireoidite de Hashimoto, doença de Graves, artrite reumatoide, doença de Crohn e lúpus eritematoso sistêmico.[2-5]

Estudo em São Paulo[8] encontrou associação entre o polimorfismo C1858T e o DM1A. Os genótipos TT e CT, presentes em 17,9% dos indivíduos com DM1 e 9,5% dos controles, foram associados ao aumento do risco de diabete (OR = 2.069) e maior frequência de autoanticorpos anti-GAD65 (antidecarboxilase do ácido glutâmico) e antitireoglobulina enquanto o genótipo C/C foi protetor (OR = 0.5).

IFIH1 (*INTERFERON INDUCED WITH HELICASE C DOMAIN 1*): MDA5- GENE 5 ASSOCIADO À DIFERENCIAÇÃO DO MELANOMA)

Gene localizado no Cr. 2q codifica a helicase citoplasmática que contribui para o reconhecimento do RNA intracelular dos picornavírus (que incluem o enterovírus coxsackie B). Funciona como sensor citoplasmático de infecções virais, induz a expressão de Interferons (INF) tipo 1, ativando a resposta imune inata. Os INF aumentam a expressão de moléculas classe I nas células β, a apresentação de antígenos aos linfócitos T citotóxicos CD8+, e ativam células dendríticas. Mutações que reduzem a expressão de INF e IFIH1 podem proteger do DM.[15] A homozigose do alelo de risco *rs2111485 GG* está associada à progressão da doença.[16]

RECEPTOR DA VITAMINA D

A vitamina D é reconhecida por sua ação imunomoduladora. Reduz a proliferação de linfócitos B, a produção de autoanticorpos, de citocinas inflamatórias e a resposta Th1 e aumenta células T reguladoras e células Th2.[17] Seu receptor é encontrado nos macrófagos, APC e linfócitos T ativados. Os polimorfismos do gene do receptor da vitamina D também têm sido estudados como marcadores da suscetibilidade genética ao DM1A, com resultados diversos. Os polimorfismos FokI e BsmI do VDR foram avaliados por Mory,DB e cols.[18] que observaram maior frequência do polimorfismo Bsm I em homo ou heterozigose no grupo controle em relação ao grupo com DM1 (79,2% *versus* 66,1%). Não houve diferença para o polimorfismo FokI. Nos indivíduos com DM1A, verificou-se relação positiva do polimorfismo BsmI e negativa do FokI com a secreção de insulina.

OUTROS GENES

Os estudos genéticos são dificultados pela heterogenidade das populações e grupos étnicos. Dados de caucasianos nem sempre se aplicam a outras etnias. A contribuição de um gene varia ainda com o desequilíbrio de ligação e interação com outros genes, e com fatores ambientais que podem diferir entre as populações. Influencia nesses processos biológicos a metilação do DNA com modificação pós-translacional da histona e regulação pós transcricional dos genes, desempenhada por pequenos RNA de 21-25 nucleotídeos não codificadores de fita simples, denominados microRNAs (miRNAs ou miRs.

Para contornar essas variáveis, os *Genome-wide association studies*, testando 500.000 SNP no genoma, o *Wellcome Trust Case Control Consortion genome-wide association scan* e o *Multiple autoimmune disease genetics consortium (MADGC)* têm avaliado, em múltiplos grupos, regiões cromossômicas implicadas na autoimunidade. Nesses estudos, novas associações genéticas tais como receptor da interleucina-2 (IL2RA-cadeia α), Il-12, ITPR3 (inositol trifosfato receptor 3), UBASH3A, *KIAA0350, ICAM, RANTES, PTPN2, GLIS3, SH2B3, BACH2, PD-1, KI* e vários fatores de transcrição e citocinas estão relacionados com a resposta imunológica.[2,5,10]

FATORES AMBIENTAIS

Os fatores de risco ambientais implicados como desencadeantes da autoimunidade e eclosão do DM1A são infecções (coxsackie B, da rubéola, citomegalovírus), toxinas (pesticidas, nitratos), metais pesados (mercúrio e cádmio) e alimentares (introdução precoce do leite e glúten, deficiência de vitamina D). O padrão sazonal do diagnóstico (inverno) e maior incidência de DM1A nos nascidos na primavera dão suporte para exposição ambiental.[2,5,15,16,19,20]

INFECÇÕES VIRAIS

Os principais vírus implicados na etiopatogenia do DM1A são os que apresentam tropismo pancreático, possibilitando a expressão dos antígenos virais nas pelas células β, tornando-as estranhas ao sistema imunológico. Os vírus também atuam via mimetismo (pela semelhança com antígenos das células β como a descarboxilase do ácido glutâmico-65 (GAD65) e tirosina fosfatase-IA2), via citólise ou ativação *bystander* de células T, provocam inflamação local, destruição tecidual e liberação de autoantígenos, que ativam as células T autorreativas.

Infecção por rubéola e coxsackievírus na gravidez aumenta a incidência de diabete nos filhos. Pacientes com diabete têm anticorpos anticoxsackie em maior título e frequência. Já o papel do vírus do sarampo e do citomegalovirus não está definido.[5] Estudos recentes têm sugerido que os vírus não desencadeiam a autoimunidade, mas parecem promover a progressão da doença, tendo efeito mais importante na presença de insulite prévia, agindo como agravantes.[20]

Por outro lado, alguns vírus (da coriomeningite, γ-herpes vírus 68, reovírus tipo 3 Abney) protegem animais da autoimunidade porque diminuem o arsenal de linfócitos T autorreativos (pois os linfócitos são direcionados prioritariamente ao agente infeccioso) e também porque podem modular o sistema imune para a tolerância.[15]

HIGIENE

A maior incidência de DM1A nos países mais ricos e desenvolvidos dá suporte à hipótese da higiene. Estudos têm mostrado que a exposição a vários agentes infecciosos durante as primeiras fases da vida pode ser protetora para as doenças alérgicas e para o DM1A. Dados epidemiológicos indicam o aumento progressivo na incidência de DM1A, ao contrário da redução gradual na incidência de doenças infecciosas tais como tuberculose, caxumba, sarampo, hepatite A e enteroviroses. A maior frequência de doenças alérgicas e DM1A nos primogênitos pode ser um reflexo dessas condições.[15,20] Nos camundongos *non-obese diabetic* (NOD), um dos modelos experimentais de DM1A, o diabete se desenvolve mais frequentemente nos que vivem em ambiente livre de patógenos e é menos frequente naqueles infectados com micobactérias e vírus da coriomeningite linfocítica.[17]

Vários mecanismos foram propostos, sugerindo que agentes infecciosos competem com os antígenos próprios pelas APC, reduzindo a inflamação nas ilhotas e aumentando a expressão de células T reguladoras (Treg) e citocinas anti-inflamatórias como a interleucina 10 (IL10), o fator transformador de crescimento β (TGF-β) e as citocinas da via T helper 2 (Th2), suprimindo a via Th1.[17]

MICROBIOTA INTESTINAL

A microbiota intestinal interfere na educação funcional pós-timo de linfócitos T. Diminuição da diversidade de bactérias intestinais é associada à propensão à autoimunidade. A microbiota intestinal e os vírus atuam na função das células T na periferia. O melhor nome para hipótese da higiene seria hipótese da deprivação de patógenos. A falha no desenvolvimento de resposta imune robusta na infância, contra microrganismos fecais, vírus ou bactérias, pode predispor, em indivíduos geneticamente susceptíveis, ao DM1A. Infecções virais tendem a ser mais causadoras de DM e proliferar melhor em animais já com insulite de base.[20,21]

Parto cesárea e antibióticos na infância mudam a flora intestinal e favorecem obesidade e doença inflamatória intestinal. Nas crianças nascidas de parto cesárea, o microbioma intestinal é dominada por flora da pele (esfilocos) em detrimento de Bacteroides, Bifidobacterium, lactobacilos e *Escherichia coli*.

Crianças com diabete melito têm menos *Bacteroides fragilis* (secretores de polissarídeo A que interferem com o desenvolvimento de células Tregs), Firmicutes e bactérias que produzem butirato, o qual preserva a mucosa, além de aumento de citocinas inflamatórias como IL1-α e IL4. DM1A tem ainda menos Faecalibacterium e Prevotella.

Aceleração do diabete em animais criados em ambiente livre de bactérias sugere o possível papel protetor de algumas bactérias como as bactérias filamentosas segmentadas (SFB), da espécie Clostridia, *Bacteroides fragilis* e lactobacilos. As bactérias comensais induzem células T imunoreguladoras (Treg), auxiliando na homeostase imunológica. A interação de bactérias intestinais com as células do sistema imune na lamina própria do intestino parece resultar em células T protetoras ou ativadas, que migram para o pâncreas onde exercem efeitos protetores ou inflamatórios.[4,5,15,19] Estudos recentes têm sugerido a ativação da via Th 17 na inflamação intestinal.[22]

Assim, infecções no início da vida educam o sistema imune, favorecem o desenvolvimento de células Tregs e de anticorpos que protegerão de infecções futuras.[20]

Os lactobacilos presentes nos probióticos protegem camundongos NOD do diabete, aumentando a produção das citocinas anti-inflamatórias e da mucina na parede intestinal e reduzindo a aderência de bactérias enteropatogênicas nas células epiteliais.[21]

Em resumo, exposições a antígenos ou a microrganismos no início da vida, intra/extrauterina, utilização de probióticos/antibióticos, associados a alterações da flora intestinal e à sua permeabilidade podem colaborar para uma situação de proteção ou desenvolvimento do DM1A.

VITAMINA D

A sazonalidade para novos casos de DM1A, com maior incidência da doença nos meses de inverno em ambos os hemisférios, além de sugerir uma associação com a maior prevalência de infecções virais nesse período do ano, sugere uma relação com a vitamina D (menor exposição solar e consequente menor produção de vitamina D). Colaborando para a existência da vitamina D na patogênese do DM1A, estudos europeus demonstram relação inversa entre os níveis da vitamina D e a incidência de DM1A. O risco para o desenvolvimento de DM1A é significativamente menor no grupo de crianças que receberam a suplementação de vitamina D ou nos filhos das gestantes que receberam óleo de fígado de bacalhau durante a gestação.[23]

A deficiência de vitamina D, pela sua ação imunemoduladora,[17] tem sido sugerida como o fator responsável por essas associações.

No entanto, os resultados não são uniformes nesse sentido, como o fato de que países com latitudes semelhantes (Finlândia e Rússia) terem incidências diferentes da doença, enquanto aqueles com latitudes diferentes (Finlândia e Sardenha), incidências semelhantes.

ALIMENTOS

A introdução precoce de alguns alimentos também tem sido investigada no desenvolvimento do DM1A. Sabe-se que imunoglobulinas do leite materno como IgA, outras moléculas como lisozimas e lactoferrina com atividade antibacteriana e células do sistema imunológico protegem o neonato e a sua flora. Os hormônios TGF-α e M-CSF (fator estimulador de colônias do macrófago) suportam a maturação do trato gastrintestinal e têm grande importância no desenvolvimento da tolerância antigênica via oral. Insulina no leite materno atua na maturação de mecanismos reguladores da permeabilidade intestinal a macromoléculas, reduzindo a exposição a proteínas deflagradoras como a caseína do leite de vaca e o seu efeito na resposta imunológica. Citocinas do leite humano (IL1-β, IL2, IL6, IL8, TNF-α), zinco e cobre têm, ainda, papel regulador imunológico. Assim, o leite materno seria protetor e a sua falta favoreceria o DM1A e não necessariamente, a introdução do leite de vaca. Outros estudos apontam para a introdução precoce do leite de vaca como fator causal, atuando por mimetismo molecular (caseína com o antígeno IA-2; insulina bovina e antígeno ICA 69) ou pela falta de citocinas e fatores de crescimento que preservam a maturidade e a barreira das células intestinais.[17] O efeito da antigenicidade da insulina bovina ou a presença do *Mycobacterium avium*, que pode ser transmitido pelo leite de vaca, também tem sido aventado.[4] No estudo TRIGR (*Trial to Reduce IDDM in the Genetically at Risk*), o uso de caseína hidrolisada nas fórmulas alimentares, em substituição ao leite, foi acompanhado de menor frequência de autoanticorpos contra antígenos pancreáticos em indivíduos com alto risco genético para a doença, porém não influiu na progressão para o diabete.[24]

Em modelos animais de diabete, a dieta baseada em cereais acelera o seu aparecimento, associado a padrão de citocinas Th1, quando comparada à dieta baseada em proteínas (resposta Th2 e menos insulite). Os cereais parecem aumentar a inflamação e permeabilidade intestinal, permitindo a entrada de peptídeos diabetogênicos desencadeadores da autoimunidade nos compartimentos subepiteliais, contribuindo para a inflamação, além de alterarem a composição da flora intestinal.[19]

EFEITO ACELERADOR

A hipótese do efeito acelerador do sedentarismo e da obesidade nos países industrializados, aumentando a demanda de produção de insulina e a exposição de autoantígenos pancreáticos, tem eco na crescente incidência da doença, inclusive nos muito jovens. Obesidade materna e ganho de peso na gravidez predizem o desenvolvimento de autoanticorpos nos filhos. O estresse materno na gravidez, resultando em um ambiente intraútero inflamatório, também favorece DM1, evidenciando que fatores intraútero afetam a regulação imunológica.[21]

Entretanto, nenhum desses fatores isoladamente é capaz de influenciar, isoladamente, o desenvolvimento do DM1A. Provavelmente, fatores ambientais múltiplos agiriam em conjunto, diretamente como gatilho para o desenvolvimento da doença ou indiretamente, por meio de ativação da imunidade inata, em indivíduos geneticamente predispostos.

AUTOIMUNIDADE

O DM tipo 1 tem início quando ocorre um desequilíbrio nos mecanismos de tolerância aos antígenos próprios, decorrente da ativação inapropriada do sistema imunológico inato e adaptativo, por evento desencadeante não completamente definido. Inicia-se a cascata inflamatória que resulta em destruição das células β pancreáticas (insulite). Essa resposta aberrante é dependente das células T, que se tornam reativas a autoantígenos das células β e de autoanticorpos produzidos pelas células B que são marcadores prognósticos da progressão da doença.[2-4]

A insulite autoimune provavelmente tem início precoce, talvez até na fase pré-natal. Sabe-se que as células β pancreáticas sofrem múltiplos ajustes fisiológicos à massa corpórea e às fontes de nutrição na vida fetal e no desenvolvimento, associados a ciclos repetidos de morte celular durante o remodelamento tecidual, podendo desencadear o processo autoimune. Indivíduos normais resolvem com sucesso a eventual reatividade contra as células β nessas fases.[25]

Os antígenos das células β são processados pelas células dendríticas APC que se dirigem aos linfonodos regionais, onde apresentam esses autoantígenos, acoplados com as moléculas HLA classe I e classe II, aos linfócitos T CD8+(citotóxico) e CD4+ (helper) respectivamente. Os clones patogênicos de linfócitos T (por falha na deleção negativa no timo) são, então, ativados e migram para as ilhotas, agravando e perpetuando a lesão local.[26]

A ação lesiva continuada das células T autorreativas mantém a liberação de novos antígenos, normalmente sequestrados nas células β. A inflamação resultante pode, ainda, induzir estresse no retículo endoplasmático, causando alterações estruturais de proteínas, criando novos autoantígenos,[4,15,17] o que ampliará o número de autoanticorpos[26] (Figura 52.5).

As células T CD4+ ativadas agem no processo da insulite, determinando reações inflamatórias e secreção de citoquinas, especialmente interleucina 1 (IL1), interferon γ (IFN-γ) e fator de necrose tumoral α (TNF-α), culminando com a morte das células β: imunidade celular via células Th1. Também funcionam como células auxiliares ativadoras das células T CD8+ e linfócitos B produtores de anticorpos

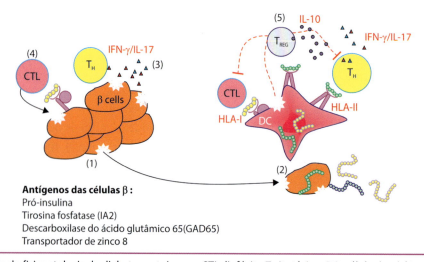

Antígenos das células β :
Pró-insulina
Tirosina fosfatase (IA2)
Descarboxilase do ácido glutâmico 65(GAD65)
Transportador de zinco 8

Figura 52.5 Modelo de fisiopatologia do diabetes autoimune. CTL: linfócito T citotóxico; DC: célula dendrítica; Th: célula T helper. Fonte: adaptado de Peakman M, Diabetic Medicine, 30:147, 2013.[26]

(imunidade humoral - Th2). Linfócitos B também agem como células apresentadoras dos antígenos. Essas células são necessárias à expansão eficiente de células T CD4+ autorreativas diabetogênicas. Paralelamente à perda da tolerância aos antígenos próprios pelas células T e B, há diminuição da atividade das células T regulatórias (Treg).[2,5] Pode-se considerar a possibilidade do processo de autoimunidade decorrer de falha nessa ação das células T reg, considerando que reações aberrantes esporádicas contra o próprio organismo são processos fisiológicos habituais.[25]

Em humanos, diferentemente dos modelos animais, a fase de insulite é menos intensa, composta por linfócitos TCD8+ (maior proporção), além de TCD4+, células B, macrófagos e células dendríticas. Células Tregs são raras.

As células TCD4+ reagem contra epítopes de vários antígenos como descarboxilase do ácido glutâmico-65 (GAD65), tirosina fosfatase (IA2), pró-insulina e, em menor escala, com as proteínas do choque térmico (HSP-60, HSP-70) e IGRP (islet – specific glucose-6-phosphatase catalytic subunit-related protein) no homem. Já para as células T CD8+, os epítopes autorreativos vem da pré-pró-insulina e, em menor extensão, de IA2, IAPP (human islet amyloid polypeptide precursor protein), IGRP, transportador de zinco 8 (ZnT8) e GAD65.[4]

As células T CD8+ efetoras exercem seu efeito citotóxico por meio da interação celular Fas-Fas ligand e pela produção de perforina, granzima, interleucinas e espécies reativas de oxigênio, às quais as células β são particularmente sensíveis.[2]

Outras vias inflamatórias, em animais e humanos, entre elas a via Th17, têm sido implicadas na patogênese de várias doenças autoimunes como artrite reumatoide, asma, encefalite autoimune e doença inflamatória intestinal, além do diabete melito. Pâncreas de pacientes com DM1A têm aumento de células que produzem a IL17, produto final dessa via.[22] Por meio de sequenciamento, avaliamos polimorfismos das regiões codificadoras dos genes das Interleucinas IL17 (dados não publicados), IL23 (e seu receptor IL23R),[26] IL27[27] e a região 5' proximal da IL21.[15] Em pacientes DM1A do HCFMUSP, verificamos que o haplótipo GG das variantes rs11171806 e rs2066808 da IL23 prevaleceu nos controles (16,7% versus 9,5%- p = 0,0003), conferindo proteção para o DM1A28. Os demais genes dessa via não parecem influir na susceptibilidade ao DM1A.[8,27]

O processo destrutivo não é linear, ocorrendo com períodos de ativação e remissão, com retomada da homeostase entre células efetoras e células Treg e

proliferação das células β pancreáticas. Períodos de remissão podem se manifestar na fase de lua de mel, que ocorre em 60% dos pacientes com DM1A após o início do tratamento com insulina, com duração de 3 a 6 m até 2 anos, e mais frequentes naqueles com maior idade. No diagnóstico, cerca de 60 a 90% das células β estão destruídas ou são disfuncionais. O estímulo hiperglicêmico exaure essas células, enquanto o tratamento precoce e intensivo com insulina melhora, transitoriamente, a sua função e permite recompor os estoques celulares do hormônio.[4]

Embora o DM1A seja doença de manifestação aguda, o período de autoimunidade ativa, conhecido como pré-diabético assintomático ou fase subclínica, precede o diabete e pode ter duração de vários anos, sendo evidenciado pela presença de autoanticorpos contra antígenos das células β e pela perda progressiva da capacidade secretora de insulina. A alteração no teste de tolerância à glicose endovenosa é seguida da alteração na tolerância à glicose oral, antes da elevação da glicemia de jejum. As demais células das ilhotas pancreáticas não são atingidas e persistem produzindo glucagon (células α) e somatostatina (células Δ). A secreção de glucagon aumenta pela perda do efeito supressor da insulina. A deficiência de insulina pode ainda causar certa atrofia do pâncreas exócrino e redução das enzimas pancreáticas.[2]

O antígeno específico da célula β, alvo inicial do sistema imune, não está definido, mas os autoanticorpos contra vários componentes dessas células, presentes no soro de pacientes diabéticos recém-diagnosticados e de indivíduos que posteriormente desenvolvem a doença, são importantes ferramentas diagnósticas e marcadores da sua progressão.[2,3,9]

Os marcadores humorais mais frequentes da agressão imunológica são os autoanticorpos anti-insulina (IAA), anti-ilhotas de Langerhans citoplasmático (ICA), antienzima descarboxilase do ácido glutâmico 65 (anti-GAD65) e antiproteína de membrana com homologia a tirosinofosfatases ou antiantígeno 2 do insulinoma (anti-IA2). Os autoanticorpos são raros na população-controle não diabética – frequência de 2 a 5%[2,9,11,14] e são úteis no diagnóstico do DM1A e como marcadores pré-clínicos dos indivíduos de risco para a doença.

ICA é um anticorpo da classe IgG, policlonal. O ICA não é dirigido contra um antígeno específico das células β, mas a uma ou várias estruturas celulares ao mesmo tempo (GAD65, IA2 e outros antígenos). O ICA está presente em cerca de 70 a 80% dos pacientes diabéticos recém-diagnosticados e sua frequência declina após o diagnóstico – apenas a 10% dos pacientes permanecem com ICA positivo após 10 anos de doença. Estudo em São Paulo evidenciou a presença desse anticorpo em 30,3% dos pacientes com DM1A, com duração da doença de 10,4 ± 9,8 anos e em 8,4% dos familiares.[9] Considerando que testes imuno-histoquímicos dependem das condições do pâncreas e são de difícil realização, com problemas de reprodutibilidade, o ICA tem sido substituído por radioensaios e imunométricos que identificam um anticorpo específico, embora alguns autoantígenos reconhecidos pelo ICA possam não ser identificados com essa metodologia.

IAA predomina nas crianças, particularmente nas do sexo masculino, sendo menos frequente em adultos, nos quais tem baixa sensibilidade diagnóstica (10%). Os anticorpos anti-insulina são encontrados também no soro de pacientes em uso de insulina (7 a 10 dias após o início do tratamento), não sendo possível diferenciar os autoanticorpos anti-insulina dos anticorpos anti-insulina induzidos pela terapêutica insulínica. Nesse caso, não servem como marcadores de autoimunidade.[2,3] O IAA é mais associado aos alelos *HLA-DR4* e *-DQ8* e menos frequente em menor título em portadores de *HLA-DR3*.

Verificou-se que o epítope pró-insulina PI-$_{B13-21}$ é preferencialmente expresso nas células dendríticas do timo, ligado às moléculas HLA-classe II, enquanto as células dendríticas intra-ilhota apresentam o epítope PI-$_{B12-20}$. Células T que reagem a esse epítope, pouco expresso no timo, podem escapar da seleção negativa no timo e reagirão intensamente contra o PI $_{B12-20}$ na ilhota, processado a partir dos grânulos de insulina. Talvez o mesmo processo ocorra com outros antígenos presente nos grânulos secretórios das células β, como a cromogranina A.[29]

Anti-GAD65 é frequentemente associado a outras doenças autoimunes além do diabete, e a sua presença não necessariamente implica progressão rápida para a doença. Mantém sensibilidade de 70 a 80% para o diagnóstico de diabete autoimune, in-

dependentemente da idade.[2,3] A enzima descarboxilase do ácido glutâmico (GAD), nas membranas de vesículas sinápticas, é responsável pela síntese de GABA. Está presente no sistema nervoso central e nas ilhotas – células α, β e δ, testículos, tireoide e ovários. Pacientes com a síndrome de *stiff-person* (com espasmos de rigidez muscular) têm títulos elevados de anti-GAD. Esse é o anticorpo que perdura por mais tempo e também o mais prevalente no diabete latente autoimune do adulto (LADA) e confirma o seu diagnóstico.[1,2] LADA compreende o diabete autoimune que se manifesta mais tardiamente, após os 35 anos de idade, caracterizado por longo período prodrômico assintomático, ausência de sintomas agudos ou cetonúria ao diagnóstico e preservação de função residual das células β, simulando muitas vezes o diabete tipo 2. Em São Paulo, observamos anti-GAD65 positivo em 4,4% dos pacientes com DM diagnosticados como DM tipo 2.[30]

O anticorpo anti-IA2 é mais comum entre indivíduos jovens (até 15 anos de idade) e indica rápida progressão para o diabete manifesto. Diferentes isoformas do IA-2 no timo e baço, comparadas às do pâncreas, podem induzir autoimunidade à sequência IA-2 não presente nos tecidos linfoides.[2,3]

Os autoanticorpos, em altos títulos ao diagnóstico em mais de 90% dos casos, tendem a desaparecer com o tempo, à exceção do anti-GAD65. Davini e cols. (HCFMUSP) observaram altos títulos e maior frequência de autoanticorpos (dois a três autoanticorpos positivos) nos primeiros 5 anos de duração da doença (Figura 52.6).[11] Já os títulos de anti-GAD65 se mantiveram mais constantes com a progressão da doença.

Em um estudo recente,[31] observou-se que os títulos séricos de anti-GAD65 e anti-IA2 estão associados com diferentes tipos de interleucinas nos pacientes com DM1A de diagnóstico recente. Sendo que os anticorpos anti-IA2 apresentavam relação inversa com os valores de interleucina 10 que

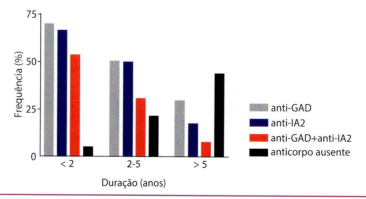

Figura 52.6 Frequência dos autoanticorpos segundo a duração do diabete. Fonte: Davini E, et al.[12]

tem grande potencial anti-inflamatório. Os dados desse estudo colaboram com outros que sugerem os anticorpos anti-IA2 como um marcador mais específico de lesão da célula β em comparação ao anti-GAD65.

Recentemente, foi descrito o anticorpo antitransportador de zinco 8 (ZnT8),[32] situado na membrana dos grânulos secretores das células β pancreáticas. Está presente em 25% dos DM1A recentes com autoanticorpos negativos.[4] Ocorre também em adultos. Seu título diminui exponencialmente desde o início do DM e tem duração menor do que os outros autoanticorpos. Ao diagnóstico, a positividade de anticorpos anti-ZnT8, anti-IA2 e anti-GAD foi 70,4% × 73,4% × 64%, respectivamente. Decorridos 25 anos, de 6,7% × 19,5% × 25,9%, respectivamente.

Raramente há autoanticorpos contra o pâncreas exócrino.[33] Autoanticorpos contra a amilase α-2A foram detectados na pancreatite autoimune e também em 88% dos pacientes com DM1 fulminante e 6% dos DM1A.

Há vários outros autoanticorpos contra diferentes antígenos das células β, mas não há ensaios laboratoriais disponíveis ou não foram ainda avaliados no homem. Tais antígenos são: IGRP (*islet-specific glucose-6-phosphatase catalytic subunit-related protein*), carboxipeptidase H; albumina bovina; proteínas do choque término; receptor de insulina; topoisomerase; gangliosídeo; GLIMA38; antígenos de superfície etc.[2]

O reconhecimento dos genes de susceptibilidade e a identificação dos autoanticorpos foram fundamentais na identificação de grupos de risco para o diabete. Estudos prospectivos, a partir do nascimento, em crianças com risco genético para DM1A ou filhos de pais com DM1A, também trouxeram grande contribuição ao conhecimento da patogênese do diabete na infância, mapeando os eventos na fase pré-clínica. Tais estudos (TEDDY, BABYDIAB, DIPP, DAISY, PANDA) têm acompanhado a evolução dos autoanticorpos e do diabete.[2,4,5,17]

Crianças que desenvolvem DM1A até os 10 anos de idade apresentam os sinais de autoimunidade precocemente, até os 2 anos de idade, com rápida progressão de um para múltiplos autoanticorpos. Correspondem a 4% dos filhos de pais com DM1A e 6% das crianças com HLA de alto risco. Aquelas que desenvolvem autoanticorpos mais tardiamente têm evolução mais lenta para múltiplos anticorpos e diabete e menor frequência de IAA.

IAA é o primeiro autoanticorpo a surgir em crianças. O IAA associado à progressão para DM1 é um anticorpo do tipo IgG1, de alta afinidade (que reconhece epitopos da insulina e pró-insulina), que geralmente aparece concomitante ao anti-GAD65, seguido de anti-IA2 e anti-IA-2β. IAA de baixa afinidade não se liga à pró-insulina e raramente é seguido por múltiplos anticorpos.

A soroconversão de crianças para autoanticorpos positivos ocorre após os 6 meses de idade, fato que praticamente exclui a etiologia autoimune nos casos de diabete diagnosticados até os 6 meses de idade. Há grande flutuação nos títulos de autoanticorpos e nem sempre persistem, principalmente naqueles com baixos títulos ou com genótipos de proteção. Parte desses anticorpos, quando transmitidos pela mãe diabética, podem permanecer por até 1 ano (IAA) ou 18 meses (anti-GAD65) na criança e parecem ser protetores.[4]

Anti-GAD65 é mais frequente em pacientes *HLA DR3-DQ2*, enquanto IAA, ICA e IA-2A em *HLA-DR4-DQ8*. O genótipo I/I do *INS-VNTR* também favorece IAA.

Os autoanticorpos, quando identificados no soro de indivíduos normais, predizem aqueles que desenvolverão a doença e são úteis no diagnóstico e tratamento precoces de DM1A e prevenção de cetoacidose (DAISY), preservação por maior tempo de peptídeo C e menor taxa de complicações microvasculares.[4]

No *diabetes prevention trial*-1 (DPT-1), o risco dos familiares de DM1A progredirem para diabete, decorridos 5 anos, foi de 80% e 100% para os portadores de dois e três autoanticorpos respectivamente. A velocidade de destruição das células β está relacionada à quantidade e tipo de autoanticorpos positivos e marcadores genéticos de susceptibilidade.

Alves e cols.,[9] em São Paulo, analisaram 532 familiares de 1º grau de 148 pacientes DM1A, assim distribuídos: 244 irmãos; 233 pais; e 55 filhos. Obtiveram a seguinte distribuição de autoanticorpos: IAA (5,3%); ICA (8,8%); anti-GAD65 (4,0%); e anti-IA2 (0,95%). Apenas nove familiares tinham dois ou mais anticorpos (dois pais, um filho e seis irmãos). E um seguimento de 5 anos, muitos desses anticorpos tornaram-se negativos e cinco irmãos e um filho evoluíram para diabete (três deles com três ou quatro autoanticorpos).

Na fase de pré-clínica do DM1A, os valores de HBA1c são normais, mas com tendência à elevação e há alterações no perfil lipídico e de aminoácidos circulantes, e valores maiores de ácido glutâmico e lisofosfatidilcolina (marcador de estresse oxidativo).[4]

Autoanticorpos contra outros órgãos e tecidos ocorrem em 20 a 30% dos portadores de DM1A, relacionados especialmente ao aumento da idade, duração do diabete e sexo feminino. Novo DTOM e cols.[8] observaram que os autoanticorpos extrapancreáticos mais frequentes em pacientes DM1A foram: antitireoglobulina (21%) e anti-peroxidase (21%), seguidos de antinúcleo (16,3%), fator reumatoide (5,7%), anticélula parietal (5,6%) e anti-21-hidroxilase (5%). Outros autoanticorpos como antimúsculo liso, antimitocondria, anticitoplasma de neutrófilos, antipeptídeo cíclico citrulinado e antimicrossomal fígado/rim tipo I foram raros.

A associação dessas doenças tem origem em determinantes genéticos comuns, particularmente os genes do sistema *HLA, CTLA4* e *PTPN22*. O risco de autoimunidade é aumentado também em familiares de pacientes. Cerca de 8% dos familiares têm doença tireoidiana autoimune e até 6%, doença celíaca.[11]

O conhecimento dos genes de susceptibilidade e a identificação dos autoanticorpos têm sua maior aplicabilidade no estudo da patogênese do diabete, no delineamento da história natural da doença e na identificação de grupos de risco. Os genes de susceptibilidade são muito difundidos na população não diabética – 47,2% têm o genótipo de risco *DR3* ou *DR4* no nosso meio[12] e não são suficientes para desencadear o diabete – respondem por 50% apenas do risco de desenvolver DM1A. Por outro lado, alelos de proteção, particularmente *HLA-D-QB1*0602*, não o fazem de maneira absoluta. Assim, a presença de autoanticorpos tem maior valor preditivo. No entanto, a progressão para diabete nos portadores de autoanticorpos pode ser lenta ou acelerada, ou pode mesmo não ocorrer, dependendo da influência genética. Juntos, os determinantes genéticos e imunológicos predizem o risco da doença e a indicação de prevenção. No entanto, como ainda não dispomos de terapia eficaz, tais avaliações estão restritas a centros de estudo e pesquisa. A determinação de autoanticorpos, particularmente anti-GAD65 e anti-IA2, de fácil realização e reprodutibilidade, pode auxiliar no diagnóstico precoce e na prevenção de episódios de cetoacidose em familiares de diabéticos, mas não é indicação usual.

Autoanticorpos também auxiliam no diagnóstico diferencial de outros tipos de diabete do jovem, incluindo o MODY (*maturity onset diabetes of the young*), o diabete mitocondrial, o diabete neonatal com alteração no receptor *SUR*, o diabete tipo 1B, o diabete fulminante e o diabete tipo 2, em associação à obesidade e ao sedentarismo.[1,2]

ALTERAÇÕES ENDÓCRINAS E METABÓLICAS

Metabolômica é o estudo dos metabólitos por meio da detecção e quantificação de pequenas moléculas presentes em amostras biológicas (p. ex.: células, tecidos e soro). O estudo de metabolômicos tem proporcionado dados interessantes da história natural do DM1A. No estudo finlandês (DIPP) que avalia crianças de risco genético para o desenvolvimento do DM1A, recrutadas da população geral desde o nascimento até o aparecimento da doença, observou-se valores reduzidos do ácido succínico e ácido fosfatidilcolina ao nascimento. Durante o seguimento houve diminuição de triglicerídeos e fosfolipídeos éter antioxidante e aumento de lisofosfatidilcolinas pró-inflamatórias, antes da soroconversão para autoanticorpos antilhotas positivos nesses pacientes. Aqueles indivíduos que progrediram para o DM1A clínico, tinham valores menores de cetoleucina e maiores de ácido glutâmico, antes do aparecimento dos anticorpos anti-insulina e anti-GAD.[34] Os autores discutem se esses marcadores metabólicos específicos poderiam sinalizar alterações no metabolismo da glicose e dos aminoácidos, do estresse oxidativo, da metilação do DNA ou da regulação das células T reguladoras. Com a replicação desses estudos em outras populações, os dados dos metabolômicos, ao lado dos marcadores genéticos do DM1A e dos autoanticorpos anti-ilhotas, poderão ser utilizados na estratificação do risco de desenvolvimento do DM1A.

O seguimento dos indivíduos de risco para o DM1A tem também demonstrado que as alterações endócrinas e metabólicas se iniciam pelo menos 2 anos antes do seu diagnóstico clínico. Estas constituem períodos de disglicemia no teste de tolerância à glicose oral (glicemia de jejum entre 100 e 125 mg/dL; glicemia aos 30, 60 ou 90 minutos > 200 mg/dL e/ou aos 120 minutos entre 140-190 mg/dL). Apesar dessas excursões glicêmicas, os valores de peptídeo-C tanto de jejum como após estimulo sofrem pequenas alterações até 6 meses antes do diagnóstico clinico. De modo que as excursões nos valores de glicemia no período pré-clínico parecem estar relacionadas a alterações na sensibilidade da célula β, e não à sua função nessa fase da doença. Os valores de peptídeo-C declinam dentro dos 6 meses, sendo essa queda mais intensa nos últimos 3 meses antes do diagnóstico clinico.[35]

Com relação à secreção de insulina, há redução da primeira fase de sua secreção, que pode ocorrer anos antes da manifestação clínica.[36]

Por último, estudos recentes avaliando o peptídeo-C de jejum e após estímulo com um ensaio ultrassensível (limite de detecção de 3,3 pmol/L) em pacientes com DM1 A de longa duração (> 5 anos, alguns com 45 anos de diagnóstico) mostram que a maioria (73%) apresenta secreção residual (> 3,3 pmol/L) de peptídeo-C basal e com resposta ao estímulo com refeição mista.[37] Esses achados implicam a presença de células β residuais, que escaparam da destruição autoimune ou que sofreram regeneração.

QUADRO CLÍNICO

As primeiras manifestações clínicas do DM1A ocorrem quando 80 a 90% da massa de células β foi destruída ou não está funcionando adequadamente.

O DM1A pode ser diagnosticado em qualquer idade, mesmo na 8ª e 9ª décadas da vida, embora esteja entre as doenças crônicas mais comuns na infância. Os dois principais picos de apresentação são entre 5 e 7 anos de idade e próximo à puberdade. Entre os adultos o diagnostico inicial do DM1A pode, em algumas situações, suscitar dúvidas na prática clínica, frente a quadro clínico mais brando que o das crianças. Entretanto, como já comentado, atualmente, sabe-se que 5 a 15% dos adultos inicialmente diagnosticados como diabete melito do tipo 2 (DM2) podem ter DM1A,[38] o que significa que o número total de casos de DM1A pode estar subestimado. Dois fatores, pelo menos, estão colaborando para a crescente frequência de DM1A entre adultos: aumento na incidência DM1A entre os adultos, incluindo os classificados como LADA (*latent autoimmune diabetes in adult*) e aumento da sobrevida dos indivíduos com DM1A diagnosticados na infância. O diagnóstico precoce do DM1A tem grande importância para o tratamento adequado e prevenção das complicações crônicas da doença.

Classicamente o DM1A é diagnosticado com base no quadro clínico catabólico, sugestivo de deficiência de insulina: poliúria, polidpsia, emagrecimento e hiperglicemia acentuada, que não respondem ao tratamento com medicamentos hipoglicemiantes orais.

A intensidade desses sinais e sintomas pode sofrer grande variabilidade, tanto em jovens como em adultos.

Em um grupo de 35 DM1A jovens (idade média de 14 anos) com diagnóstico recente (< 4 meses) por nós avaliado, os sinais e sintomas pré-diagnóstico, tiveram duração de 9 semanas, a perda ponderal de 9 quilos e o IMC médio ao diagnóstico era 18,5 Kg/m² (comunicação pessoal).

Em crianças, o diagnóstico de diabete melito deve ser suspeitado quando houver retorno da enurese, redução na velocidade de crescimento e infecções de repetição.

Quando o diagnóstico não é feito em uma fase inicial, ocorre o aumento progressivo e significativo dos sinais e sintomas relacionados à hiperglicemia (poliúria, polidpsia, emagrecimento-perda de 5 a 10% do peso corporal, desidratação, embaçamento visual, adinamia), à cetonemia (hálito cetônico, náuseas, vômitos, dor abdominal) e, por último, à acidose metabólica (respiração acidótica, ritmo de Kussmaul e comprometimento do nível de consciência). Em alguns casos, esses sinais e sintomas são acompanhados daqueles do fator desencadeante, geralmente, infecções do trato respiratório, gastrintestinal ou geniturinário.

No grupo de pacientes com DM1A recente, já descrito, por nós avaliados, a prevalência de cetoacidose diabética ao diagnóstico foi de 22%, prevalência semelhante à encontrada em países industrializados, nos quais varia ela entre 20 e 40% em pacientes com menos de 20 anos de idade.

É importante chamar a atenção para situações nas quais os sinais e sintomas pregressos não são tão evidentes e o diagnóstico se retarda, originando problemas graves para os pacientes. Em recém-nascidos ou lactentes, muitas vezes, o reconhecimento de poliúria é dificultado pelo uso de fraldas. Essas crianças podem chegar a quadros de desidratação grave, evoluindo com choque hipovolêmico e risco de vida. De modo que, um lactente desidratado, com diurese paradoxalmente abundante e clara deve ser investigado quanto à possibilidade de diabete melito descompensado.

Outro grupo de pacientes em que muitas vezes a história de poliúria e polidpsia não é relatada adequadamente é o dos adolescentes. Nessa fase da vida, os pais já não acompanham os hábitos dos filhos e o paciente pode chegar com desidratação avançada e nível de consciência comprometido, podendo sugerir o diagnóstico de intoxicação exógena. Entretanto, a presença de poliúria, hálito cetônico e alteração respiratória sugere o diagnóstico de cetoacidose diabética.

Nos adultos, o DM1A pode se apresentar com quadro clínico insidioso que, inicialmente, sugere o diabete melito do tipo 2. Adulto magro com quadro clínico de diabete melito, sem história familiar em 1º grau de DM, mas com parente distante com DM1A ou outra doença autoimune sugere o diagnóstico DM1A. Por outro lado, a obesidade não exclui autoimunidade e obesos adultos, com fenótipo de DM2, podem ter DM1A. Esses pacientes apresentam marcadores autoimunes (autoanticorpos anti-ilhota) circulantes e dificuldade no controle glicêmico com a utilização de hipoglicemiantes orais. Quando a obesidade nesses pacientes se acompanha de hipertensão arterial, dislipidemia, acantose *nigricans* ou sinais de resistência à insulina alguns autores a têm denominado diabete duplo.

Após o período de compensação das alterações metabólicas com o uso de insulina exógena, os pacientes com DM1A podem apresentar uma fase na qual se tornam totalmente assintomáticos, mesmo recebendo doses pequenas de insulina. A prevalência e duração dessa fase têm uma relação inversa com a idade. Essa fase é denominada lua de mel do DM1A. Os mecanismos implicados nessa remissão clínica da doença são:

1. redução da resposta inflamatória;
2. diminuição da resistência à insulina induzida pela glicotoxicidade;
3. recuperação da função de células β remanescentes. A duração dessa fase é variável, sendo em média de 6 meses, pois persiste o processo autoimune contra as células β.

Em resumo, atualmente sabe-se que o DM1A é uma doença heterogênea, na qual as diferenças na velocidade e intensidade do processo patogênico podem se refletir em inúmeras variações nas suas manifestações clínicas.

REFERÊNCIAS BIBLIOGRÁFICAS

1. American Diabetes Association. Diagnosis and classification of diabetes. Diabetes Care. 2012;30 (Suppl 1): S64-71.

2. Eisenbarth GS, Lafferty K. Type 1 diabetes: cellular, molecular and clinical immunology. Disponível em: http://www.uchsc.edu/misc/diabetes/books.html.

3. Silva Mer, Mory, Davini E. Marcadores genéticos e autoimunes do diabetes melito tipo 1: da teoria para a prática. Arq Bras Endocrinol Metab. 2008;52:166-180.

4. Nokoff N, Rewers M. Pathogenesis of type 1 diabetes: lessons from natural history studies of high-risk individuals. Ann N Y Acad Sci. 2013;1281:1-15.

5. van Belle TL, Coppieters KT, von Herrath MG. Type 1 diabetes: etiology, immunology, and therapeutic strategies. Physiol Rev. 2011 Jan;91:79-118.

6. Karvonen M, Viik-Kajander M, Moltchanova E, Libman I, LaPorte R, Jaakko T. Incidence of childhood type 1 diabetes worldwide. Diabetes Care. 2000;23:1516-26.

7. Negrato CA, Dias JP, Teixeira MF, Dias A, Salgado MH, Lauris JR, Montenegro RM Jr, Gomes MB, Jovanovic L. Temporal trends in incidence of Type 1 diabetes between 1986 and 2006 in Brazil. J Endocrinol Invest. 2010;33:373-7.

8. Mainardi-Novo DTO, Santos AS, Fukui RT, Gamberini M, Correa MR, Ruiz MO, et al. The PTPN22 1858T allele but not variants in the proximal promoter region of *IL-21* gene is associated with the susceptibility to type 1 diabetes and the presence of autoantibodies in a Brazilian cohort. Clin Exp Immunol. 2013;172:16-22.

9. alves LI, Davini E, Correia MR, Fukui RT, Santos RF, Cunha MR, et al. Autoantibodies and high-risk HLA susceptibility markers in first-degree relatives of Brazilian patients with type 1 diabetes mellitus: aprogression to disease based study. J Clin Immunol. 2012;32:778-85.

10. Morahan G. Insights into type 1 diabetes provided by genetic analyses. Curr Opin Endocrinol Diabetes Obes. 2012;19:263-70.

11. Barker JM. Clinical review: type 1 diabetes-associated autoimmunity: natural history, genetic associations,and screening. J Clin Endocrinol Metab. 2006;91:1210-7.

12. Davini E, Silva MER, Alves LI, Correia MRS, Fukui RT, Latrônico AC, et al. O genótipo I/I do *locus* VNTR do gene da insulina confere risco independente para diabetes mellitus tipo 1 nos pacientes sem os genótipos DRB1 e DQB1 de susceptibilidade. Arq Bras Endocrinol Metab .2005;49 (Suppl 2): S876.

13. Nejentsev S, Howson JM, Walker NM, Szeszko J, Field SF, Stevens HE, et al. Localization of type 1 diabetes susceptibility to the MHC class I genes HLA-B and HLA-A. Nature 2007;450:887-92.

14. Pugliese A. The multiple origins of Type 1 diabetes. Diabet Med. 2013;30:135-46.

15. Ghazarian L, Diana J, Simoni Y, Beaudoin L, Lehuen A. Prevention or acceleration of type 1 diabetes by viruses. Cell Mol Life Sci. 2013;70:239-55.

16. Lempainen J, Ilonen J. Influence of type 1 diabetes genes on disease progression: similarities and differences between countries. Curr Diab Rep 2012;12:447-55.

17. Egro FM. Why is type 1 diabetes increasing? J Mol Endocrinol. 2013;51: R1-13.

18. Mory DB, Rocco ER, Miranda WL, Kasamatsu T, Crispim F, Dib SA. Prevalence of vitamin D receptor gene polymorphisms FokI and BsmI in Brazilian individuals with type 1 diabetes and their relation to beta-cell autoimmunity and to remaining beta-cell function. Hum Immunol. 2009;70:447-51.

19. Boerner BP, Sarvetnick NE. Type 1 diabetes: role of intestinal microbiome in humans and mice. Ann N Y Acad Sci 2011;1243:103-18.

20. Chapman NM, Coppieters K, von Herrath M, Tracy S. The microbiology of human hygiene and its impact on type 1 diabetes. Islets. 2012;4:253-61.

21. Forlenza GP, Rewers M. The epidemic of type 1 diabetes: what is it telling us? Curr Opin Endocrinol Diabetes Obes. 2011;18:248-51.

22. Arif S, Moore F, Marks K, Bouckenooghe T, Dayan CM, Planas R, et al. Characterizes human autoimmune diabetes and promotes cytokine-mediated b-cell death. Diabetes. 2011; 60:2112–2119.

23. Hypponen E, Laara E, Reunamen A, Jarvekin MR, Virtanen SM. Intake of vitamin D and risk of Type 1 diabetes: a birth-cohort study. Lancet. 2001;362: 1389-1400.

24. Knip M, Virtanen SM, Seppä K, Ilonen J, Savilahti E, Vaarala O, et al. Dietary intervention in infancy and later signs of beta-cell autoimmunity. N Engl J Med. 2010 11;363:1900-8.

25. Askenasy EM, Askenasy N. Is autoimmune diabetes caused by aberrant immune activity or defective suppression of physiological self reactivity? Autoimmun Rev. 2013;12:633-7.

26. Costa VS, Santos AS, Fukui RT, Mattana TCC, Matioli SR, Silva MERProtective effect of interleukin-23A (IL23A) haplotype variants on type 1A diabetes mellitus in a Brazilian population. Cytokine. 2013 May;62:327-33.

27. Santos AS, Melo ME, Crisóstomo LG, Fukui RT, Matioli SR, Silva ME. Lack of association between IL27 gene variants and type 1 diabetes susceptibility. Cytokine. 2013;61:349-52.

28. Peakman M. Immunological pathways to β-cell damage in Type 1 diabetes. Diabet Med. 2013 Feb;30(2):147-54.

29. Culina S, Brezar V, Mallone R. Insulin and type 1 diabetes: immune connections. Eur J Endocrinol. 2013;168:R19-31.

30. Silva MER, Fukui RT, Correia MRS, Ursich MJM, Nasser M, Rocha DM, et al. Anticorpos anti-ilhotas de Langerhans (ICA) em pacientes com diabetes mellitus (DM) com início na idade adulta. Arq Bras Endocrinol Metabol. 1993; 37:103.

31. Gabbay MAL, Sato MN, Duarte AJS, Dib SA. Serum titres of anti-glutamic acid decarboxilase-65 and anti-IA2 autoantibodies are associated with different immunoregulatory milieu in newly diagnosed type 1 diabetes patients. Clinical & Experimental Immunology 168:60-67,2011.

32. Wenzlau JM, Walter M, Gardner TJ, Frisch LM, Yu L, Eisenbarth GS, et al. Kinetics of the post-onset decline in zinc transporter 8 autoantibodies in type 1 diabetic human subjects. J Clin Endocrinol Metab. 2010;95:4712-9.

33. Wiley JW, Pietropaolo M. Autoimmune pancreatitis: the emerging role of serologic biomarkers. Diabetes. 2009;58:520-2.

34. Oresic M, Simell S, Sysi-Aho M, et.al. Dysregulation of lipid and amino acid metabolism precedes islet autoimmunity in children who later progress to type 1 diabetes. J. Exp. Med. 2008,205 2975-2984.

35. Sosenko JM, Palmer JP, Rafkin-Mervis L, et.al. Diabetes Prevention Trial-Type 1 Study Group. Incident dysglicemia and progression to type 1 diabetes among participants in the Diabetes Prevention Trial-Type 1. Diabetes Care. 2009; 32:1603-1607.

36. Vardi P, Crisa, Jackson RA. Predictive value of intravenous glucose tolerance test insulin secretion less than or greater than the first percentile in islet cell antibody positive relatives of type 1 (insulin-dependent) diabetic patients. Diabetologia. 1991; 34:93-102.

37. Oram RA, Jones AG, Besser REJ, Knight BA, Shields BM, Brown RJ, et al. The majority of patients with long-duration type 1 diabetes are insulin microsecretors and have functionin beta cells. Diabetologia. 2014;57:187-191.

38. Tuomi T. Type 1 and Type 2 diabetes: what do they have in common Diabetes 2005;54(suppl 2):40-45.

Márcia Silva Queiroz
Maria Lúcia Corrêa-Giannella
Márcia Nery

INSULINOTERAPIA

A terapia com insulina evoluiu significativamente desde 1922 quando foi utilizada pela primeira vez, com sucesso, em um paciente de 14 anos de idade com diabete melito tipo 1 (DM1), na Universidade de Toronto, a partir de estudos de Charles H. Best e Frederick G. Banting.

Até 1980 todas as formulações de insulina disponíveis comercialmente eram de origem animal, extraídas de pâncreas bovino ou suíno, com grande potencial imunogênico; ou seja, levavam a reações imunológicas como alergia, lipodistrofia no local da injeção e resistência à insulina mediada por anticorpos; além disso, apresentavam significativa variabilidade na farmacocinética e farmacodinâmica. Os avanços nas técnicas de purificação e de DNA recombinante permitiram o desenvolvimento de produtos de melhor qualidade, com ação biológica mais consistente; mais ainda, o melhor entendimento da fisiologia e secreção de insulina em indivíduos não diabéticos tem propiciado mudanças na terapia insulínica em portadores de diabete para um padrão mais próximo ao fisiológico.[1]

Para manter a euglicemia, a insulina é secretada em pequena quantidade continuamente (secreção basal) ou em grandes quantidades, em ciclos de curta duração, secundários a estímulos fisiológicos relacionados com a ingestão de nutrientes e mediados pelo sistema incretínico gastrintestinal (secreção prandial ou bólus prandial). A secreção de insulina basal acontece durante o jejum e estado pós-absorti-vo com a finalidade de inibir a glicogenólise, cetogênese e gliconeogênese; representa cerca de 40 a 60% da produção total diária de insulina. Por sua vez, a secreção de insulina em bólus, que ocorre quando a glicemia ultrapassa 80 a 100 mg/dL, especialmente no período pós-prandial, visa restaurar a euglicemia, promovendo a captação periférica de glicose e seu armazenamento. Nos indivíduos saudáveis, as excursões plasmáticas de glicose e insulina ocorrem em paralelo e interligadas ao longo do dia, promovendo uma glicorregulação adequada.[2]

A terapia insulínica para portadores de DM1 tem como objetivo mimetizar a secreção fisiológica de insulina como acabamos de descrever e, portanto, deve ter os dois componentes:

1. a insulina basal;
2. insulina prandial (bólus prandial).

As insulinas disponíveis comercialmente são as humanas, obtidas pela técnica de DNA recombinante (NPH e regular), e os análogos de insulina humana, obtidos por trocas ou adição de aminoácidos à sua estrutura (detemir, glargina, degludeca, asparte, lispro e glulisina) e são classificadas de acordo com a biodisponibilidade em:

1. Insulina rápida: regular;
2. Insulinas ultrarrápidas: asparte, lispro e glulisina;
3. Insulina de ação intermediária: NPH;
4. Insulinas planas ou de ação prolongada: glargina, detemir e degludeca (Tabela 53.1).[3-5]

A dose de insulina diária inicial é calculada com base no peso, de 0,4 a 0,8 UI/kg/dia, mas doses maiores podem ser necessárias durante a puberda-

Tabela 53.1 Características farmacocinéticas das insulinas humanas e seus análogos

Tipo de insulina	Atividade da insulina (ação)		
	Início	Pico	Duração
Rápida			
Regular	~ 30 minutos	2-4 horas	5-7 horas
Ultrarrápidas			
Lispro Asparte Glulisina	5-15 minutos	60-90 minutos	3-4 horas
Intermediária			
NPH*	~ 2 horas	6-10 horas	13-20 horas
Planas			
Glargina	~ 2 horas	Sem pico	20-24 horas
Detemir	~ 2 horas	Pico menos pronunciado	6-24 horas
Degludeca		Sem pico	~42 horas

*NPH: *neutral protamine Hagedorn*.

Fonte: Moorandian, 2006[3]; Porcellati, 2007[4]; Keating, 2013.[5]

de e em situações de estresse, infecções ou doenças intercorrentes. Apesar das variações individuais e da necessidade de ajustes, aproximadamente 40 a 60% da dose diária total de insulina corresponde à necessidade basal e o restante ao bólus prandial (10 a 20% da dose total diária antes de cada refeição).[2,6,7]

No esquema basal-bólus, utiliza-se insulina rápida (regular: 30 minutos antes de cada refeição) ou ultrarrápida (15 minutos ou imediatamente antes de cada refeição) e insulina NPH ou insulina plana (glargina, determir ou degludeca). A dose basal de insulina NPH deve ser dividida em duas a quatro aplicações, sendo uma delas antes de dormir, enquanto as insulinas planas devem ser administradas uma ou duas vezes ao dia (Tabela 53.1).[3,4] A dose de insulina é frequentemente ajustada em incrementos de 10%, os efeitos avaliados ao longo de cerca de 3 dias para que modificações sejam feitas.

A dose de insulina para o bólus prandial pode ser prescrita como doses fixas pré-refeições ou baseada na metodologia de contagem de carboidratos. A dose fixa de insulina pré-refeição corresponde a aproximadamente 50% da dose total diária de insulina, dividida em três aplicações, a princípio em quantidades semelhantes, com posteriores ajustes baseados na monitoração glicêmica.[8] A prescrição de doses fixas de insulina prandial está indicada para pacientes que não querem ou têm dificuldades em realizar a contagem de carboidratos e a dieta deverá conter preferencialmente as mesmas quantidades de carboidratos por refeição, com o intuito de evitar grandes variações glicêmicas por erro ou abuso alimentar.[8]

Na terapia com contagem de carboidratos, a dose de insulina para a refeição é calculada conforme a quantidade de total de carboidratos presente na refeição dividida por um fator que reflete a sensibilidade do indivíduo à insulina, conhecido como relação insulina carboidrato, ou seja:

Dose bólus prandial = total de carboidratos ÷ relação insulina carboidrato.

Como regra geral, admite-se que 1 unidade de insulina de ação rápida ou ultrarrápida metaboliza 15 a 30 g de carboidratos e em crianças, em virtude de maior sensibilidade à insulina, utiliza-se 1 unidade de insulina para cada 30 a 50 g de carboidratos; a quantidade de carboidrato metabolizada por 1 unidade de insulina também pode ser estimada dividindo-se 450 pela dose total diária (DTD) de insulina.[3]

Além disso, aproveita-se o momento da refeição para corrigir eventuais alterações glicêmicas, ajustando-se a dose de insulina calculada para metabolizar os carboidratos daquela refeição para cima ou para baixo, em casos de hiper ou hipoglicemia, respectivamente. A quantidade de insulina necessária para correção é calculada baseada no alvo ou objetivo glicêmico pré-prandial (Tabela 55.2) e na sensibilidade individual à insulina, conhecida como o fator de correção (FC) ou fator de sensibilidade à insulina.[3] O fator de correção pode ser estimado dividindo-se 1.700 pela dose total diária de insulina:

Fator de correção = 1.700 ÷ DTD

Assim, a dose de insulina de correção pode ser calculada pela seguinte fórmula:

Dose de correção = glicemia atual – objetivo glicêmico fator de correção

Dados extraídos da monitorização contínua da glicose (CGMS) sugerem que doses menores de insulina basal e maiores de insulina prandial seriam necessárias para atingir o controle glicêmico mais adequado, com menor oscilação da glicemia pós--prandial e durante o sono; com isso, novas fórmulas para calcular a relação insulina:carboidrato (RIC) e o fator de correção têm sido recomendadas, como descrito na Tabela 53.2.[9]

Os ajustes das doses de insulina são baseados na automonitoração da glicemia capilar, buscando atingir as metas glicêmicas individualizadas segundo a capacidade de detectar e corrigir a hipoglicemia, evitando-se tanto a hiperinsulinização e hipoglicemias. O primeiro passo é a redução nas doses de insulinas responsáveis por hipoglicemias que se repetem em um mesmo horário do dia. Em seguida, avalia-se a glicemia de jejum e a necessidade de ajuste na quantidade de insulina basal que está agindo durante a noite, seja do análogo de insulina plana ou da insulina NPH administrada ao deitar, sempre evitando hipoglicemia na madrugada. Para esse ajuste, se faz necessária a mensuração da glicemia ao deitar, no meio da madrugada e na manhã do dia seguinte; tendências à queda ou à elevação da glicemia ao longo da noite guiarão as modificações na dose da insulina NPH ou plana administrada ao deitar.

Tabela 53.2 Comparação entre diversas fórmulas para cálculo de insulina basal, relação insulina:carboidrato e fator de correção

Fórmulas de uso corrente	Fórmulas recentes
Dose basal diária	
0,3 × peso (kg)	0,2 × peso (kg)
0,5 × DTD	0,4 × DTD
Relação insulina: carboidrato	
450 ÷ DTD	300 ÷ DTD
	100 ÷ dose basal diária
	FC ÷ 4,5
Fator de correção	
1.700 ÷ DTD	1.500 ÷ DTD
	4,5 × RIC

DTD: dose total diária; RIC: relação insulina: carboidrato; FC: fator de correção.

Fonte: adaptado de King, AB.[13]

Para o ajuste na dose de insulina basal diurna, observa-se o período entre as refeições, quais sejam entre o café e almoço e o intervalo entre almoço e jantar, não devendo haver lanches nesses intervalos nos dias em que se quer avaliar se a dose de insulina basal está adequada, pois eles dificultariam a interpretação dos resultados. Quando a dose de insulina basal está adequada, as glicemias permanecem estáveis, ou seja, a glicemia pré-prandial é semelhante à glicemia pós-prandial da refeição anterior. Por outro lado, se no período avaliado houver aumento ou redução na glicemia, provavelmente a dose de insulina basal está insuficiente ou excessiva, respectivamente.[10]

A adequação da insulina prandial é baseada na glicemia capilar realizada antes e 2 horas após a refeição, sendo incrementos de aproximadamente 40 mg/dL considerados adequados. A identificação de hiperglicemia pós-prandial evidencia a necessidade de ajuste na dose de insulina fixa pré-refeição ou na RIC, com diminuição desse fator e consequente aumento da dose de insulina para a quantidade de carboidrato consumida.[10]

TERAPIA COM BOMBA DE INSULINA

A terapêutica com bomba de insulina ou sistema de infusão contínua de insulina foi desenvolvida há mais de 30 anos, como um procedimento para melhorar o controle glicêmico em pacientes com DM1, imitando o padrão fisiológico de secreção de insulina. Um dispositivo mecânico portátil infunde insulina de ação rápida ou ultrarrápida por meio de uma fina cânula implantada no tecido subcutâneo, segundo uma taxa basal pré-determinada para as 24 horas do dia (dose basal diária); a dose de bólus de insulina é ativada pelo paciente no momento das refeições (dose prandial). As bombas de insulina em uso corrente permitem a infusão de doses pequenas de insulina (0,05 U/h) e auxiliam no cálculo dos bólus pré-prandiais, estimando a dose de insulina conforme a relação insulina carboidrato, fator de sensibilidade e tempo de insulina ativa inseridos no programa do sistema por blocos de horários.

Por ainda ser uma terapia de custo elevado e exigir do portador de diabete e, ou também, de seus familiares maior conhecimento sobre a doença, as indicações para uso de bomba de insulina são:

1. Difícil controle glicêmico: apesar de automonitoração e insulinoterapia em múltiplas doses, o paciente apresenta grandes oscilações glicêmicas, fenômeno do alvorecer (hiperglicemia pela

manhã não responsiva a ajustes nas doses de insulina ao deitar) ou hipoglicemias frequentes e assintomáticas ou noturnas e propensão a cetose;

2. Gestação em curso com controle glicêmico inadequado ou mulheres portadoras de DM1 planejando engravidar;

3. Variações na rotina e desejo de flexibilidade ou atletas de alto desempenho;

4. Presença de complicações: micro e macrovasculares.

A terapia com bomba de insulina está contraindicada naqueles pacientes com:

1. Déficit cognitivo;

2. Falta de motivação;

3. Incapacidade de automonitoração;

4. Distúrbios psiquiátricos como perfil suicida ou abuso de álcool e drogas ilícitas;

5. Retinopatia proliferativa grave.[11,12]

O sucesso da terapia com infusão contínua de insulina depende da correta programação de infusão basal nas 24 horas e configuração adequada da RIC e do FC, utilizando como base a DTD ideal. Uma variedade de fórmulas, a princípio empíricas e, posteriormente, baseadas em pesquisas, têm sido propostas para programar o perfil de insulinização na bomba de insulina. A base de muitas dessas fórmulas são as doses em uso durante a insulinização com múltiplas doses, ou seja, a média das doses de insulina utilizada em cada refeição nas duas semanas prévias à instalação da bomba de insulina. Nesse cálculo, leva-se em consideração a quantidade de insulina rápida ou ultrarrápida aplicada tanto para a contagem de carboidratos como para a correção.[11,13,14] A dose média de insulina prandial de cada refeição é somada à dose de insulina basal, perfazendo, então, a dose total diária de insulina, a partir da qual a taxa de infusão basal e as configurações de bólus prandial podem ser determinadas para uso em bomba de insulina. Para indivíduos com descontrole glicêmico, com hiperglicemia na maioria dos períodos, utiliza-se 90% da DTD como base na transposição para a terapia com infusão contínua; para aqueles com glicemias próximas ao alvo, 80% da DTD é aconselhável, enquanto para pacientes com hipoglicemias recorrentes, uma redução maior se faz necessária em torno de 70% da DTD. Cinquenta por cento dessa nova dose calculada a partir da DTD corresponde à taxa basal, que pode ser dividida nas 24 horas (taxa basal única) ou em blocos de horários (entre três e quatro blocos) respeitando características individuais como fenômeno do alvorecer ou períodos de maior

sensibilidade à insulina. A outra metade da DTD corresponde à dose de insulina prandial, utilizada na contagem de carboidratos, podendo-se manter os mesmos critérios prévios ao uso da bomba de insulina.[15,16]

O uso cada vez mais frequente da monitoração contínua de glicose no tecido subcutâneo e sensores adaptados à bomba de insulina capazes de mostrar a monitoração em tempo real permitiram a intensificação do controle glicêmico, com glicemias próximas ao normal e um melhor entendimento da insulinização subcutânea contínua. Assim, estudos clínicos observacionais têm proposto novas fórmulas tanto para cálculo de taxa de infusão basal como para a RIC e o FC, com tendência a reduzir doses basais e aumentar doses de insulina prandial. Desse modo, entre outros autores, King e cols[13] propõem o seguinte cálculo de doses:

1. Dose basal diária: $0,2 \times$ peso (kg) ou $0,4 \times$ DTD;

2. RIC: $300 \div$ dose total diária ou $100 \div$ dose basal diária;

3. FC: $1500 \div$ DTD.

TRANSPLANTE DE PÂNCREAS

A maioria dos portadores de diabete consegue um controle glicêmico satisfatório com esquema de insulinização intensiva adequada, reduzindo, assim, a incidência e a gravidade das complicações crônicas, mas, em contrapartida, existe um aumento dos episódios de hipoglicemia[17] que, em alguns casos, podem ser assintomáticas e cursar com perda de consciência ou incapacidade de despertar do sono (síndrome *dead-in-bed*)[18] tornando-se potencialmente fatal. As formulações de insulina exógena atualmente disponíveis não são capazes de mimetizar a liberação fisiológica desse hormônio e, mesmo com os avanços na bioengenharia, a bomba de insulina combinada ao sensor de glicose subcutâneo, autossustentada e capaz de interpretar, em tempo real, as variações glicêmicas, corrigindo-as automaticamente, com aumento ou redução de infusão da taxa basal, ainda não está disponível para o uso rotineiro. O transplante de pâncreas e o transplante de ilhotas pancreáticas (esse ainda realizado apenas no contexto de estudos clínicos na grande maioria dos países) são outras formas alternativas de abordagem para atingir o controle glicêmico com retomada da secreção endógena de insulina em pacientes com DM1.[19]

A grande maioria dos pacientes com indicação de transplante simultâneo de pâncreas-rim tem diabete de longa duração e complicações associadas, especialmente doença renal em estágio final e necessidade de diálise, o que contribui para um pior prognóstico, redução da sobrevida em 5 anos e aumento de 40 vezes no número de eventos coronarianos em relação à população geral.[20,21]

O tipo de transplante a ser realizado depende da função renal do paciente, disponibilidade de doador vivo de rim e instabilidade glicêmica; assim os pacientes com doença renal terminal (DRT) podem ser submetidos a transplante de rim isolado (TRI), transplante simultâneo de pâncreas/rim (TSPR) e transplante de pâncreas após rim (TPAR). O transplante de pâncreas isolado (TPI) é indicado apenas para aqueles pacientes que apresentam função renal normal e um diabete de muito difícil controle (diabete lábil, ou *brittle diabetes*) ou, também, hipoglicemias assintomáticas recorrentes e graves, durante as quais o paciente necessita do auxílio de terceiros; essa modalidade de tratamento é reservada para pacientes nos quais o descontrole metabólico resulta em grande comprometimento da qualidade de vida e que não responderam à insulinização intensiva ou à terapia com bomba de infusão contínua de insulina.[22] A indicação do TPI deve ser cuidadosamente avaliada pelo fato de ser um procedimento cirúrgico de alta complexidade associado à considerável morbimortalidade perioperatória que exige imunossupressão ao longo da vida e com necessidade de reabordagem em 40% dos casos.[23,24]

De acordo com o International Pancreas Transplant Registry, as taxas de sobrevida em 5 anos são de 87% para o TSPR, 83% para o TPAR e 89% para o TPI. O TSPR é o procedimento mais frequente e resulta em até 86% de independência de insulina 1 ano após o enxerto.[22-25] Para pacientes com potencial doador vivo de rim, a decisão de transplantar primeiro o rim e aguardar por um subsequente enxerto de pâncreas (TPAR) ou esperar por um TSPR não é simples e deve ser influenciada pelas condições individuais do receptor e pelo tempo de espera em lista para o transplante de pâncreas. De modo geral, apesar de o TSPR ser a opção "ideal" e normalmente levar a maior duração do enxerto de pâncreas, o transplante de rim deve ser considerado uma alternativa válida ao TSPR para todos os pacientes já em diálise, pois leva ao aumento na sobrevida desses indivíduos, permitindo, assim, a espera por um posterior tranplante de pâncreas.[26]

Normalmente, o pâncreas é transplantado para a fossa ilíaca direita, com irrigação a partir da artéria ilíaca, sendo a veia porta do enxerto anastomosada à veia porta ou veia ilíaca (drenagem venosa sistêmica) do receptor. Diversos estudos não mostraram diferenças em relação ao metabolismo glicêmico como sensibilidade à insulina e função de células beta entre a drenagem venosa sistêmica ou pela veia porta. As secreções exócrinas do órgão enxertado são drenadas para o intestino ou a bexiga. Apesar de, do ponto de vista fisiológico, a drenagem entérica ser mais vantajosa, as complicações da duodenojejunostomia lado a lado são potencialmente fatais, uma vez que a deiscência da anastomose entérica requer exploração cirúrgica, levando à necessidade de pancreatectomia do enxerto. Além disso, há um aumento na taxa de trombose do enxerto com a drenagem entérica.[22,23]

A principal vantagem da drenagem das secreções exócrinas para a bexiga é a facilidade de controlar a função do pâncreas transplantado, pois a diminuição da amilase urinária precede a hiperglicemia desencadeada pela rejeição aguda do aloenxerto. As desvantagens da drenagem para bexiga são os sintomas geniturinários, como infecção urinária de repetição, prostatite, uretrite, hematúria, acidose metabólica grave e desidratação resultantes de perda de bicarbonato urinário. Em curto prazo, a via de drenagem exócrina parece não interferir na sobrevida ou função do enxerto.[27,28]

Para os receptores de TSPR, utiliza-se, na maioria das vezes, a drenagem exócrina entérica, enquanto os pacientes TPI têm benefícios com a drenagem para bexiga, pois permite uma vigilância mais próxima e a possiblidade de realizar cistoscopia e biópsia diante da suspeita de rejeição.[24,27]

Apesar da redução dos episódios de rejeição na última década, as taxas ainda são consideradas elevadas em 5 anos, com 44,3%; 34% e 29% de rejeição para o TPI, TPAR e TSPR, respectivamente. Com o tempo, os protocolos para terapia de indução e manutenção da imunossupressão mudaram.[22,24] Entre 1983 e 2000, preconizava-se a imunossupressão tríplice com ciclosporina, azatioprina e prednisona; desde 2000, a imunossupressão foi intensificada com uso de terapia de indução com antiglobulina antitimócitos para indivíduos com indicação de transplante de pâncreas e com basiliximabe para os transplantados renais; também nessa época, a azatioprina foi substituída por micofenolato mofetil, a ciclosporina por tacrolimus e a *rapamicina,* um inibidor de mTOR (*mammalian target of rapamycin*) não é mais utilizada como imunossupressor primário. Tanto a ciclosporina como a rapamicina são consideradas na terapia imunossupressora apenas em casos de efeitos colaterais com o regime padrão.[25,29]

Como apenas 1 a 1,5% da massa do pâncreas corresponde ao tecido endócrino necessário para o controle glicêmico e o restante é tecido exócrino, maior gerador da resposta imunológica, a possibilidade de transplantar apenas as ilhotas pancreáticas tornou-se uma alternativa natural para a reposição da função da célula beta. Até o ano 2000, os resultados com o transplante de ilhotas eram frustrantes, quando o grupo da Universidade de Alberta, em Edmonton,[30] publicou o seguimento de sete pacientes submetidos ao transplante isolado de ilhotas pancreáticas nos quais os resultados foram superiores àqueles obtidos até então. Esse trabalho ficou conhecido como "protocolo de Edmonton" e trouxe modificações em diversos procedimentos do transplante, tais como:

1. indução com daclizumabe, um anticorpo antirreceptor de interleucina 2 (IL2);
2. uso de sirolimos e de tacrolimos com retirada do glicocorticosteroide do esquema imunossupressor;
3. realização do transplante quase imediatamente após o isolamento das ilhotas;
4. Utilização de mais de 11 mil equivalentes de ilhotas por quilograma (kg) de peso do paciente, com a realização de mais de um implante por paciente.[31]

O fígado é o local preferencial para o transplante de ilhotas em seres humanos, pois a circulação portal rica em fatores de crescimento, a ação fisiológica da insulina e do glucagon no metabolismo hepático da glicose e a facilidade de acesso por punção transcutânea da veia porta guiada por radioscopia[32,33] são fatores favoráveis; por outro lado, o efeito da primeira passagem hepática de medicamentos e nutrientes (com ação direta sobre as ilhotas), a hiperinsulinemia focal, a esteatose hepática e a dificuldade de biópsia para seguimento seriam pontos negativos para a implantação das ilhotas nessa localização.[19,32]

Nas primeiras horas após a infusão intraportal, ocorre uma liberação significativa de insulina em virtude de degranulação das ilhotas transplantadas, com risco de hipoglicemia, justificando a monitoração glicêmica a cada hora durante as primeiras 6 horas, com infusão de glicose endovenosa no período peritransplante.[19,33] A insulinização intensiva deve ser mantida no sentido de evitar a glicotoxicidade e reduzir a demanda sobre as células beta durante esse período crítico de hipóxia relativa.[34] Por outro lado, a presença de hipoglicemia ou a necessidade de redução gradativa das doses de insulina, na presença de peptídeo C detectável, indicam sobrevivência das ilhotas transplantadas.[19,32,33,35]

As complicações agudas evolvem o procedimento propriamente dito, com risco de sangramento, trombose de ramos da veia porta após infusão das ilhotas, punção acidental da vesícula biliar e aumento das transaminases séricas,[32] enquanto as complicações crônicas estão relacionadas à imunossupressão e à rejeição do enxerto.[36]

Os dados do registro multicêntrico Collaborative Islet Transplant Registry (CITR),[37] divulgados em 2012 com os resultados de 667 transplantes de ilhotas realizados entre 1999 e 2010, foram agrupados em três diferentes períodos:

1. de 1999 a 2002;
2. de 2003 a 2006;
3. de 2007 a 2010.

A independência de insulina foi atingida em 27% (n = 214), 37% (n = 255) e 44% (n = 255) dos transplantes no primeiro, segundo e terceiro períodos, respectivamente. Peptídeo C detectável (> 0,3 ng/mL) foi mantido por maior tempo no grupo que recebeu transplante entre 2007 e 2010 (terceiro período), indicando maior viabilidade do enxerto, bem como a menor necessidade, nesse grupo, de um segundo transplante em 1 ano (48%) em comparação com os transplantados nos períodos anteriores (60 a 65%). Sem dúvida, contribuíram para aumento de transplantes bem-sucedidos as mudanças no processo de isolamento das ilhotas, como no tipo de enzima (colagenase) utilizada para digestão do pâncreas e nos protocolos de imunossupressão, com redução no uso do daclizumabe e sirolimos e maior utilização do micofenolato.[36-38]

Apesar dos progressos nos últimos anos, a viabilidade das ilhotas transplantadas, em longo prazo ainda não é suficientemente satisfatória, com apenas 15% dos indivíduos transplantados mantendo-se livres de insulina exógena após 5 anos. Espera-se que nos próximos anos o desenvolvimento de imunossupressores menos tóxicos e métodos que garantam maior viabilidade e número das ilhotas, além de avanços nas pesquisas na diferenciação de células-tronco/progenitoras em células produtoras de insulina, possam oferecer secreção de insulina eficaz e duradora e menor morbidade, tornando o transplante de ilhotas uma terapia plausível para maior número de portadores de diabete tipo 1.[39]

As indicações para o transplante de ilhotas são as mesmas do TPI, no entanto, em virtude da perda de ilhotas pancreáticas durante seu processo de isolamento, essa modalidade de transplante não pode ser indicada para pacientes que apresentem uma necessidade de insulina superior a 0,7 UI/kg/dia. A vantagem desse procedimento em relação ao TPI é a simplicidade do implante das ilhotas na veia porta, realizado por radiologia intervencionista; sua desvantagem é o resultado menos favorável em termos de independência de insulina no longo prazo, exceto naqueles centros com grande experiência na realização desse tipo de transplante. Tanto o TPI como o transplante de ilhotas estão contraindicados para portadores de doença psiquiátrica grave ou de condições que dificultem a compreensão e a adesão ao tratamento.[32,36]

REFERÊNCIAS BIBLIOGRÁFICAS

1. Borgono CA, Zinman B. Insulins: past, present, and future. Endocrinol Metab Clin North Am 2012 Mar;41(1):1-24.

2. Owens DR, Bolli GB. Beyond the era of NPH insulin--long-acting insulin analogs: chemistry, comparative pharmacology, and clinical application. Diabetes Technol Ther 2008 Oct;10(5):333-49.

3. Mooradian AD, Bernbaum M, Albert SG. Narrative review: a rational approach to starting insulin therapy. Ann Intern Med 2006 Jul 18;145(2):125-34.

4. Porcellati F, Rossetti P, Busciantella NR, Marzotti S, Lucidi P, Luzio S, et al. Comparison of pharmacokinetics and dynamics of the long-acting insulin analogs glargine and detemir at steady state in type 1 diabetes: a double-blind, randomized, crossover study. Diabetes Care 2007 Oct;30(10):2447-52.

5. Keating GM. Insulin degludec and insulin degludec/insulin aspart: a review of their use in the management of diabetes mellitus. Drugs 2013 May;73(6):575-93.

6. Beato-Vibora PI, Tormo-Garcia MA. Glycemic control and insulin requirements in type 1 diabetic patients depending on the clinical characteristics at diabetes onset. Endocr Res 2013 Oct 23.

7. Hirsch IB, Farkas-Hirsch R, Skyler JS. Intensive insulin therapy for treatment of type I diabetes. Diabetes Care 1990 Dec;13(12):1265-83.

8. Standards of medical care in diabetes 2014. Diabetes Care. 2014 Jan;37 Suppl 1:S14-S80.

9. King AB, Clark D, Wolfe GS. How much do I give? Dose estimation formulas for once-nightly insulin glargine and premeal insulin lispro in type 1 diabetes mellitus. Endocr Pract. 2012 May;18(3):382-6.

10. bolli GB, Andreoli AM, Lucidi P. Optimizing the replacement of basal insulin in type 1 diabetes mellitus: no longer an elusive goal in the post-NPH era. Diabetes Technol Ther. 2011 Jun;13 Suppl 1:S43-S52.

11. Pickup JC. Insulin-pump therapy for type 1 diabetes mellitus. N Engl J Med 2012 Apr 26;366(17):1616-24.

12. Didangelos T, Iliadis F. Insulin pump therapy in adults. Diabetes Res Clin Pract. 2011 Aug;93 Suppl 1:S109-S113.

13. King AB. Continuous glucose monitoring-guided insulin dosing in pump-treated patients with type 1 diabetes: a clinical guide. J Diabetes Sci Technol. 2012 Jan;6(1):191-203.

14. Walsh J, Roberts R, Bailey T. Guidelines for insulin dosing in continuous subcutaneous insulin infusion using new formulas from a retrospective study of individuals with optimal glucose levels. J Diabetes Sci Technol. 2010 Sep;4(5):1174-81.

15. Davidson PC, Hebblewhite HR, Steed RD, Bode BW. Analysis of guidelines for basal-bolus insulin dosing: basal insulin, correction factor, and carbohydrate-to-insulin ratio. Endocr Pract. 2008 Dec;14(9):1095-101.

16. Bode BW, Tamborlane WV, Davidson PC. Insulin pump therapy in the 21st century. Strategies for successful use in adults, adolescents, and children with diabetes. Postgrad Med. 2002 May;111(5):69-77.

17. Tang M, Donaghue KC, Cho YH, Craig ME. Autonomic neuropathy in young people with type 1 diabetes: a systematic review. Pediatr Diabetes. 2013 Jun;14(4):239-48.

18. Tu E, Twigg SM, Semsarian C. Sudden death in type 1 diabetes: the mystery of the 'dead in bed' syndrome. Int J Cardiol. 2010 Jan 7;138(1):91-3.

19. Rickels MR. Recovery of endocrine function after islet and pancreas transplantation. Curr Diab Rep. 2012 Oct;12(5):587-96.

20. Borch-Johnsen K, Kreiner S. Proteinuria: value as predictor of cardiovascular mortality in insulin dependent diabetes mellitus. Br Med J (Clin Res Ed). 1987 Jun 27;294(6588):1651-4.

21. Rhee JW, Wiviott SD, Scirica BM, Gibson CM, Murphy SA, Bonaca MP, et al. Clinical features, use of evidence-based therapies, and cardiovascular outcomes among patients with chronic kidney disease following non-st-elevation acute coronary syndrome. Clin Cardiol 2014 Jan 30.

22. Boggi U, Vistoli F, Egidi FM, Marchetti P, De LN, Perrone V, et al. Transplantation of the pancreas. Curr Diab Rep. 2012 Oct;12(5):568-79.

23. Dhanireddy KK. Pancreas transplantation. Gastroenterol Clin North Am. 2012 Mar;41(1):133-42.

24. Gruessner AC. 2011 update on pancreas transplantation: comprehensive trend analysis of 25,000 cases followed up over the course of twenty-four years at the International Pancreas Transplant Registry (IPTR). Rev Diabet Stud. 2011;8(1):6-16.

25. gruessner RW, Gruessner AC. The current state of pancreas transplantation. Nat Rev Endocrinol. 2013 Sep;9(9):555-62.

26. Wiseman AC. Pancreas transplant options for patients with type 1 diabetes mellitus and chronic kidney disease: simultaneous pancreas kidney or pancreas after kidney? Curr Opin Organ Transplant. 2012 Feb;17(1):80-6.

27. Gunasekaran G, Wee A, Rabets J, Winans C, Krishnamurthi V. Duodenoduodenostomy in pancreas transplantation. Clin Transplant. 2012 Jul;26(4):550-7.

28. Vogel T, Friend P. Pancreas transplantation. Surgery (Oxford). 2011 Jul;29(7):289-354.

29. Stratta RJ, Farney AC, Rogers J, Orlando G. Immunosuppression for pancreas transplantation with an emphasis on antibody induction strategies: review

and perspective. Expert Rev Clin Immunol. 2014 Jan;10(1):117-32.

30. Shapiro AM, Lakey JR, Ryan EA, Korbutt GS, Toth E, Warnock GL, et al. Islet transplantation in seven patients with type 1 diabetes mellitus using a glucocorticoid-free immunosuppressive regimen. N Engl J Med. 2000 Jul 27;343(4):230-8.

31. Truong W, Lakey JR, Ryan EA, Shapiro AM. Clinical islet transplantation at the University of Alberta - the Edmonton experience. Clin Transpl. 2005;153-72.

32. Agarwal A, Brayman KL. Update on islet cell transplantation for type 1 diabetes. Semin Intervent Radiol. 2012 Jun;29(2):90-8.

33. Johnson PR, Jones KE. Pancreatic islet transplantation. Semin Pediatr Surg. 2012 Aug;21(3):272-80.

34. Kuise T, Noguchi H. Recent progress in pancreatic islet transplantation. World J Transplant. 2011 Dec 24;1(1):13-8.

35. Jamiolkowski RM, Guo LY, Li YR, Shaffer SM, Naji A. Islet transplantation in type I diabetes mellitus. Yale J Biol Med. 2012 Mar;85(1):37-43.

36. Shapiro AM. Islet transplantation in type 1 diabetes: ongoing challenges, refined procedures, and long-term outcome. Rev Diabet Stud. 2012;9(4):385-406.

37. Barton FB, Rickels MR, Alejandro R, Hering BJ, Wease S, Naziruddin B, et al. Improvement in outcomes of clinical islet transplantation: 1999-2010. Diabetes Care 2012. Jul;35(7):1436-45.

38. Chhabra P, Brayman KL. Current status of immunomodulatory and cellular therapies in preclinical and clinical islet transplantation. J Transplant. 2011;2011:637692.

39. Tiwari JL, Schneider B, Barton F, Anderson SA. Islet cell transplantation in type 1 diabetes: an analysis of efficacy outcomes and considerations for trial designs. Am J Transplant. 2012 Jul;12(7):1898-907.

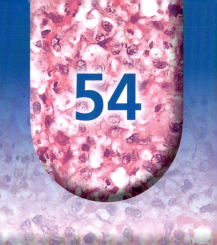

Patrícia de Oliveira Prada
Mario José Abdalla Saad

INTRODUÇÃO

Diabete melito é um grupo heterogêneo de doenças metabólicas caracterizado por hiperglicemia. Na forma mais comum da doença, o tipo 2, as etiologias ainda não estão completamente estabelecidas. Há um componente genético e a obesidade, a inatividade física e o envelhecimento desencadeiam ou aceleram o aparecimento da doença. O DM2 parece ser poligênico, com SNP (polimorfismos de nucleotídeo único) que devem facilitar a instalação da resistência à insulina, mas principalmente a disfunção das células β. No paciente com DM2, a hiperglicemia e outras alterações metabólicas agravam a resistência e a disfunção secretória de insulina, dificultando a investigação da sequência patogênica nessa forma de diabete. Nesse sentido, diversos estudos procuraram investigar, em parentes em 1º grau de pacientes com DM2 ou com intolerância à glicose, possíveis alterações primárias, tentando caracterizar como se dá a instalação do DM2. Nos últimos anos, houve grande progresso na definição das características clínicas de indivíduos que desenvolverão DM2, bem como em alterações moleculares envolvidas na patogênese dessa forma de diabete.

Estudos transversais em diferentes populações mostram que indivíduos com intolerância à glicose são, em geral, mais obesos, resistentes à insulina e apresentam níveis insulinêmicos mais elevados. Eles também apresentam alterações na fase rápida de secreção de insulina (menores elevações insulinêmicas após estímulo glicídico). Assim, alterações na sensibilidade e na secreção de insulina são eventos metabólicos que podem ser identificados em indivíduos que desenvolverão diabete, anos antes de a doença se tornar evidente. Essas anormalidades se agravam na evolução de uma situação de tolerância à glicose normal para intolerância e, finalmente, DM2. Aumento da produção hepática de glicose é evidente somente após início do DM2 e piora em proporção à gravidade da hiperglicemia.

A hiperglicemia crônica, mesmo que discreta, agrava a resistência e a disfunção secretória de insulina. Entretanto, o mecanismo preciso dessa glicotoxicidade não está bem estabelecido. Adicionalmente, o conceito de lipotoxicidade também é usado para explicar a patogênese do DM2. Os autores que propagam essa teoria sugerem que a elevação dos níveis de ácidos graxos livres circulantes e no meio intracelular induzam alterações na secreção e ação insulínicas que caracterizam o desenvolvimento do DM2.

A obesidade é sem dúvida a causa mais comum de resistência à insulina. A etiologia da resistência à insulina tem sido intensivamente investigada. Na última década, tornou-se evidente que a resistência à insulina e o DM2 estão associados à inflamação subclínica (também conhecida como metainflamação) manifestada por elevação dos níveis circulantes de marcadores inflamatórios. As citocinas pró-inflamatórias e/ou reagentes de fase aguda que as mesmas estimulam induzem resistência à insulina, bem como alterações de secreção deste hormônio. A origem da associação entre inflamação e DM2 ainda não está definitivamente estabelecida, mas pode envolver o trato gastrintestinal, por meio da microbiota, estresse oxidativo e de retículo endoplasmático e o tecido adiposo com a infiltração de células imunes que caracterizam a obesidade.

Para que sejam compreendidos os mecanismos moleculares que contribuem para a patogênese do DM2, é necessário descrever, sumariamente, uma integração entre metabolismo de glicose e lipídeos e sinalização de insulina, para, em seguida, apresentar os possíveis mecanismos moleculares de resistência à insulina e o controle celular e molecular da massa de células β.

INTEGRAÇÃO DE SINALIZAÇÃO DE INSULINA/METABOLISMO DE GLICOSE

REGULAÇÃO DO TRANSPORTE DE GLICOSE

A via da PI3-q/Akt e GLUT4

O transporte de glicose para o interior da célula é realizado pelos transportadores de glicose (GLUT, glucose transporters). Os GLUT transportam glicose por meio da membrana plasmática (MP) por um mecanismo de difusão facilitada que é independente de ATP. Um dos efeitos clássicos da insulina é o aumento do transporte de glicose, pelo GLUT4, em músculo e tecidos adiposos. A insulina medeia a fusão, recrutamento e inserção do GLUT4 na MP e esse efeito é em parte dependente do aumento da atividade da PI-3q e da ativação da Akt. Interessantemente, a isoforma 2 da Akt (Akt2), e não as isorformas 1 e 3 (Akt1 e Akt3), parece controlar a translocação do GLUT4 em células adiposas e musculares, aumentando a captação de glicose nessas células.

No jejum, o GLUT4 é continuamente reciclado entre a membrana celular e os vários compartimentos intracelulares. Em um estado pós-prandial, quando as concentrações séricas de insulina estão elevadas, a taxa de exocitose das vesículas contendo GLUT4 aumenta intensamente, além de ocorrer pequena redução na taxa de endocitose, levando à redistribuição do GLUT4 na superfície celular, favorecendo a captação de glicose (Figura 54.1).

REGULAÇÃO DA SÍNTESE DE GLICOGÊNIO

A insulina estimula o acúmulo de glicogênio no tecido muscular e hepático. Após estímulo com

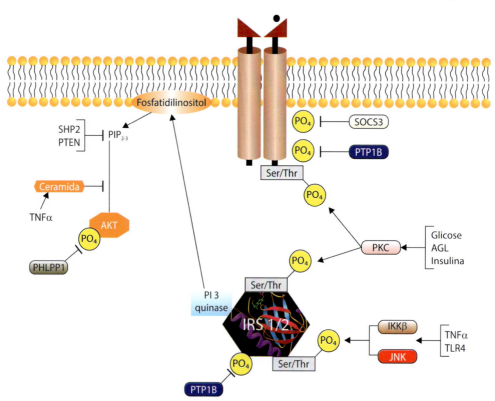

Figura 54.1 Regulação da sinalização de insulina. Os diferentes mecanismos de modulação da sinalização de insulina convergem para modificar a expressão ou fosforilação em serina dos IRS, dificultando a transmissão adequada do sinal com consequente resistência à insulina.

insulina, a Akt ativada fosforila e inativa a GSK-3 (*glycogensynthasekinase* 3), culminando na redução da fosforilação da glicogeniossintetase, o que torna essa enzima mais ativa para catalisar o aumento da síntese de glicogênio nesses tecidos. Outro mecanismo pelo qual a insulina desfosforila e ativa a glicogeniossintetase é a ativação da proteína fosfatase 1, processo este dependente da PI3-q.

REGULAÇÃO DA GLICONEOGÊNESE HEPÁTICA

A gliconeogênese hepática, ou seja, a produção de glicose pelo fígado a partir de substratos não glicídicos, como lactato, piruvato, glicerol e aminoácidos, é essencial para a adaptação às condições de jejum e contribui para a hiperglicemia no diabete.

No estado alimentado, a insulina normaliza os níveis de glicose circulantes, aumentando a captação de glicose em tecidos periféricos e por meio da supressão da gliconeogênese hepática. Essa supressão ocorre por meio da ativação da via PI3-q/Akt que inibe os fatores de transcrição gliconeogênicos como a FoxO1, PGC-1-α e CRTC2, como discutido no capítulo sobre ações hormonais.

Por outro lado, no jejum, os níveis de insulina circulantes estão reduzidos e os níveis circulantes de glucagon e glicocorticosteroides estão elevados, sobrepondo-se aos efeitos da insulina.

REGULAÇÃO DA SÍNTESE E DEGRADAÇÃO DE LIPÍDEOS

O fator de transcrição da família *forkhead*, denominado Foxa2, participa do controle do metabolismo de lipídeos no fígado, tanto no jejum quanto no diabete tipo 2 e melhora a resistência à insulina nos tecidos periféricos. Demonstrou-se que a Foxa2 é regulada pelo jejum e DM2 e controla a expressão de genes envolvidos na oxidação de ácidos graxos, na cetogênese e na glicólise. O fator de transcrição FoxO1 é um alvo direto da Akt e controla alguns efeitos metabólicos da insulina, como a produção hepática de glicose e a inibição do acúmulo de lipídeos no tecido adiposo branco. Como ocorre com a FoxO1, a Foxa2 é diretamente fosforilada pela Akt, resultando em exclusão nuclear e inibição de sua atividade transcricional. Assim, a insulina inibe a atividade da Foxa2 no período pós-prandial, enquanto, no jejum, quando os níveis de insulina estão reduzidos, a Foxa2 transloca-se para o núcleo e é capaz de ativar genes envolvidos na oxidação de ácidos graxos e na produção de corpos cetônicos. Em camundongos com resistência à insulina ou hi-

perinsulinemia, a Foxa2 permanece no citoplasma de hepatócitos, onde fica inativa. Notavelmente, a Foxa2 é mais sensível a doses reduzidas de insulina comparativamente à FoxO1, e esse fenômeno parece ser dependente do IRS-2.

A homeostase de lipídeos em células de vertebrados é regulada por uma família de fatores de transcrição designada SREBP (*sterol regulatory element binding proteins*). Esses fatores ativam diretamente a expressão de aproximadamente 30 genes implicados na síntese e na captação de colesterol, ácidos graxos, triglicerídeos e fosfolipídeos, assim como de NADPH, um cofator necessário para a síntese dessas moléculas. No fígado, três SREBP regulam a produção de lipídeos. SREBP-1c aumenta preferencialmente a transcrição de genes envolvidos na síntese de ácidos graxos, entre eles a acetil-CoAcarboxilase (ACC), que converte a acetil-CoA em malonil-CoA e em ácido graxossintetase (FAS), que converte a malonil-CoA em palmitato. Uma ação clássica da insulina é estimular a síntese de ácidos graxos no fígado em períodos de excesso de carboidratos. Várias evidências sugerem que esses efeitos da insulina são mediados pelo aumento do SREBP-1c. *In vivo*, a quantidade total de SREBP-1c no fígado é reduzida pelo jejum, que suprime a secreção de insulina e aumenta com a realimentação. De forma semelhante, os níveis de mRNA do SREBP-1c diminuem em animais com diabete induzido por estreptozotocina e aumentam após tratamento com insulina. A hiperexpressão do SREBP-1c no fígado de animais transgênicos previne a redução do mRNA das enzimas lipogênicas. Muitos indivíduos com obesidade e resistência à insulina apresentam esteatose hepática. As evidências indicam que a esteatose hepática da resistência à insulina é causada pelo acúmulo de SREBP-1c, que está elevado em resposta aos altos níveis circulantes de insulina. De maneira semelhante, os níveis de SREBP-1c estão elevados no fígado de camundongos *ob/ob*. Apesar da presença de resistência à insulina nos tecidos periféricos, a insulina continua a ativar a transcrição do SREBP-1c no fígado desses camundongos. O nível elevado de SREBP-1c nuclear aumenta a expressão de genes lipogênicos, a síntese de ácidos graxos e o acúmulo de triglicerídeos. Em adipócitos, a insulina também reduz a lipólise por meio da inibição da lipase hormoniossensível. Essa enzima é ativada pela PKA (proteína quinase A). A insulina inibe a atividade da PKA, ativando a fosfodiesterase AMP cíclico específico (PDE3B) que reduz os níveis de AMP cíclico nos adipócitos. A ativação da PDE3B é dependente e distal à ativação da PI 3-quinase e Akt pela insulina.

MECANISMOS DE RESISTÊNCIA À INSULINA RELACIONADOS À OBESIDADE

CAUSAS DA RESISTÊNCIA À INSULINA

A resistência à insulina da obesidade e do diabete tipo 2 é caracterizada por alterações em diversos pontos da via de transmissão do sinal da insulina. Vários mecanismos estão envolvidos na regulação negativa da via de sinalização de insulina. Os mecanismos mais estudados estão detalhados na Figura 54.1. Em geral, a resistência à insulina ocorrerá por meio da redução da concentração e da atividade quinase do IR, da concentração e da fosforilação do IRS-1 e -2, da atividade da PI 3-quinase, da atividade da Akt e do fator de transcrição FoxO1, além da redução da translocação dos transportadores de glicose (GLUT) e da atividade das enzimas intracelulares. Isso pode ocorrer em paralelo à manutenção da ativação normal da via mitogênica, representada pela MAP quinase. Defeitos genéticos no IR são relativamente raros, mas representam as formas mais graves de resistência à insulina e são exemplificados pelo leprechaunismo, pela síndrome de Rabson-Mendenhall e pela síndrome de resistência à insulina tipo A. Diferenças na apresentação clínica podem ser decorrentes da gravidade do defeito genético, da capacidade de os receptores mutantes formarem híbridos com outros receptores (p. ex.: o de IGF-1) e outros fatores de base, genéticos e adquiridos, que modificam o estado de resistência à insulina. A síndrome de resistência à insulina e o diabete tipo 2 são poligênicos e podem envolver polimorfismos em vários genes que codificam as proteínas envolvidas nas vias de sinalização da insulina, na secreção de insulina e no metabolismo intermediário.

A participação de tecidos específicos na patogênese da resistência à insulina e do diabete tipo 2 foi muito explorada, usando a tecnologia de recombinação de DNA Cre-lox para criar *knockouts* tecido-específicos do IR e do GLUT-4. Os *knockouts* tecido-específicos do GLUT4 no músculo e tecido adiposo resultaram em alteração da tolerância à glicose. Os *knockouts* tecido-específicos do IR também produziram resultados interessantes. Apesar do conhecimento prévio de que a insulina estimula a captação de glicose primariamente no músculo, camundongos *knockout* do IR especificamente ao músculo apresentam tolerância à glicose normal. Isso ocorre, ao menos parcialmente, como resultado do redirecionamento da captação de glicose para a gordura, com subsequente aumento na massa de tecido adiposo, ácidos graxos livres circulantes e triglicerídeos. Camundongos *knockouts* adiposo-específico do IR também apresentam tolerância à glicose normal, ao passo que o *knockout* fígado-específico do IR apresenta intolerância à glicose e redução do *clearence* de insulina, com acentuada hiperinsulinemia. Talvez os resultados mais surpreendentes, entretanto, tenham surgido de estudos de camundongos *knockouts* tecido-específicos do IR na célula β e no sistema nervoso central (SNC). O primeiro exibe defeito acentuado na secreção de insulina estimulada por glicose, semelhante ao observado no diabete melito tipo 2, e o último exibe aumento da ingestão alimentar, adiposidade discreta, resistência à insulina e hipertrigliceridemia, assim como redução da fertilidade em decorrência de hipogonadismo hipotalâmico. Em conjunto, esses achados sugerem uma hipótese unificadora para o diabete melito tipo 2, na qual a resistência à insulina em órgãos-alvo clássicos (fígado, músculo e tecido adiposo), combinada à resistência à insulina na célula β, no SNC e em outros tecidos, pode resultar no diabete tipo 2.

O aumento da incidência de obesidade humana é causado, principalmente pela associação entre elevado consumo de alimentos hipercalóricos e redução de atividades que elevam o gasto energético. O impacto negativo do aumento da quantidade de gordura corporal sobre a sensibilidade à insulina pode ser claramente demonstrado na maioria dos indivíduos, assim como a melhora da resistência à insulina observada com a perda de peso e o exercício físico.

Inicialmente, os ácidos graxos livres (AGL) foram implicados nesse processo, mas nos últimos anos, vários mecanismos regulatórios foram descritos bem como o papel que desempenham no desenvolvimento da resistência à insulina. Inflamação crônica subclínica, estresse de retículo endoplasmático, atividade elevada de fosfatases e alterações na microbiota intestinal são alguns desses mecanismos. Neste capítulo, serão abordados com profundidade como a inflamação crônica subclínica, estresse de retículo endoplasmático e a atividade elevada de fosfatases podem contribuir para o desenvolvimento e/ou agravamento da resistência à insulina no contexto de obesidade. O papel da microbiota intestinal será abordado em outro capítulo separadamente.

O TECIDO ADIPOSO COMO ÓRGÃO ENDÓCRINO E A INFLAMAÇÃO SUBCLÍNICA

O aumento da massa adiposa no indivíduo obeso, particularmente, a massa adiposa visceral, caracterizada pela hipertrofia do adipócito, tem um impacto negativo sobre metabolismo. O adipócito hipertrofiado do obeso produz e libera adipocitocinas que contribuem para a instalação da inflamação crônica subclínica. O papel das células imunes infiltradas no tecido adiposo do obeso induzindo inflamação crônica subclínica será abordado em tópico posterior.

Adipocitocinas

Além de servir como estoque de lipídeos, a célula adiposa produz e secreta diversos hormônios, chamados coletivamente de adipocitocinas, as quais podem influenciar profundamente o metabolismo e o gasto energético. Algumas dessas adipocitocinas, como a adiponectina aumentam a sensibilidade à insulina, mas outras, como a resistina e a citocinaTNF-α induzem resistência à insulina e, na obesidade, o balanço entre adipocitocinas protetoras e indutoras de resistência à insulina certamente favorece estas últimas.

Leptina

A leptina é atualmente a adipocitocina mais bem caracterizada. Ela é codificada pelo gene *ob* e é capaz de agir em receptores no SNC e em outros locais para inibir a ingestão alimentar e promover o gasto energético, além de participar da maturação sexual e controle da reprodução.

O receptor de leptina (LR ou ObR) é codificado pelo lócus db e apresenta muitas variantes, porém apenas a variante b (LRb), altamente expressa no hipotálamo, contém um domínio citoplasmático longo capaz de promover transmissão de sinal intracelular. LRb não apresenta atividade catalítica intrínseca; para transmitir seu sinal, o receptor faz uso de uma quinase intracelular chamada Jak2 e do fator de transcrição STAT3 e pode também estimular as vias da PI 3-quinase e da MAP quinase. A ação da leptina em neurônios do hipotálamo tem sido estudada profundamente nos últimos 10 anos. De forma simplificada, a leptina regula, direta ou indiretamente, a expressão de dois grupos de neuropeptídeos com ações opostas: orexigênicos (NPY, AgRP, MCH e orexina); e anorexigênicos (CRH, CART, POMC, α-MSH). A leptina, portanto, reduz a expressão dos neuropeptídeos orexigênicos enquanto estimula a expressão dos anorexigênicos. No entanto, o tratamento da obesidade humana com leptina não é eficaz. Na obesidade, tanto em humanos quanto em roedores, são encontrados níveis circulantes elevados de leptina. A hiperleptinemia, associada à obesidade, é consequência de um estado de resistência à leptina, como resultado da saturação no transporte de leptina para o seu local de ação no SNC e principalmente pela inibição da sinalização intracelular por meio do seu receptor. Em humanos, a deficiência congênita de leptina ou mutações no seu receptor ocorrem em casos extremamente raros e têm sido associadas à obesidade grave, mas não com diabete.

Estudos recentes sugerem que a resistência parcial à leptina no SNC, por meio da ativação do sistema nervoso simpático, tem um papel relevante na hipertensão arterial do obeso.

Adiponectina

A adiponectina ou Acrp30 (*Adipocyte complementre lated proteinof 30 kd*), também conhecida por AdipoQ ou GBP28, é uma adipocitocina originalmente produzida por adipócitos, porém recentemente foi descrito que cardiomiócitos e músculo esquelético humanos também produzem essa adipocina. A adiponectina está presente no soro de humanos e roedores sob quatro isoformas principais com diferentes pesos moleculares: a forma globular (gAcrp30); os trímeros; os hexâmetros; e uma isoforma de alto peso molecular (HMW). As duas últimas correspondem à maior parte da Acrp30 no soro, ao passo que o trímero é a principal isoforma secretada pelos adipócitos 3T3-L1. A isoforma globular e os trímeros sinalizam por meio de dois receptores homólogos (*AdipoR1* e *AdipoR2*) para estimular a oxidação de ácidos graxos e a captação de glicose em miócitos e hepatócitos. Esses efeitos dependem parcialmente da ativação da AMPK, a qual fosforila e inativa a ACC, levando à redução dos níveis celulares de malonil-CoA, um inibidor alostérico da carnitina palmitoil transferase e também inibidor da oxidação mitocondrial de ácidos graxos. Essa adipocina tem sido implicada na melhora da sensibilidade à insulina, principalmente por seus efeitos na AMPK em tecidos periféricos. O TNF-α reduz a expressão de adiponectina em adipócitos em cultura. Diferentemente da leptina, a adiponectina está elevada em indivíduos magros e reduzida em indivíduos obesos e/ou diabéticos, em camundongos *ob/ob*, *db/db*ou em camundongos alimentados com dieta hiperlipídica, em primatas durante as fases iniciais de desenvolvimento da resistência à insulina e em modelos de diabete lipoatrófico. Existe correlação negativa entre concentrações plasmáticas de Acrp30 com as concentrações de triglicerídeos e insulina em humanos. Índios Pima com altos níveis circulantes de Acrp30 apresentam menor risco de desenvolver diabete melito tipo 2. A expressão de Acrp30 está reduzida em parentes de 1º grau saudáveis de diabéticos tipo 2, sugerindo que essa adipocina possa ser um determinante genético em potencial da sensibilidade à insulina. Os níveis de Acrp30 aumentam após a perda ponderal, a restrição calórica, a exposição ao frio e durante o tratamento com tiazolidinedionas. Esses dados sugerem que Acrp30 medeia os efeitos das tiazolidinedionas na melhora da sensibilidade à insulina e da glicemia. O tratamento com pioglitazona aumenta os níveis circulantes de adiponectina via ativação do PPARγ no tecido adiposo. Estudos recentes demonstraram que a adiponectina circulante, na sua forma de trímeros e hexâmetros, passa a barreira hematoencefálica, atingindo núcleos do hipotálamo e por sua ação no receptor AdipoR1, ativa AMPK, aumentando a expressão de NPY (neuropeptídeo Y) que é orexigênico, culminando no aumento da ingestão alimentar. De fato, o tratamento com pioglitazona crônico em roedores, aumentou a secreção de adiponectina pelo tecido adiposo branco, ativando a AMPK hipotalâmica e estimulando a ingestão alimentar. O *knockdown* do receptor AdipoR1 especificamente no hipotálamo, reduziu a ativação da AMPK, o peso corpóreo e a ingestão alimentar de roedores tratados com pioglitazona, sugerindo que o tratamento com pioglitazona induz hiperfagia, pelo menos em parte, por meio da ativação da via hipotalâmica adiponectina/AdipoR1/AMPK.

Adipolina

Adipolina (CTRP12) foi descrita mais recentemente como uma adipocitocina derivada do tecido adiposo que pode aumentar a sensibilidade à insulina em tecidos. A adipolina é encontrada no plasma humano ou de roedores sob duas isoformas: a isoforma integral (fCTRP12; 40 kDa) e a isoforma clivada (gCTRP12; 25 kDa). No plasma, a isoforma predominante é a clivada (gCTRP12; 25 kDa). Estudos de sinalização intracelular em modelos animais demonstraram que a adipolina aumentou a fosforilação de proteínas da via de insulina como IRSs, Akt e MAPK em resposta à insulina. Observou-se que os níveis plasmáticos de adipolina estavam reduzidos em animais obesos e que a administração dessa adipocina aumentou a sensibilidade à insulina desses animais. Entretanto, os estudos em humanos ainda são limitados.

IL-6

A interleucina 6 (IL6) é uma proteína de 26 kd, produzida por diversos tecidos e com mecanismos de ação complexos, incluindo efeitos tecido-específicos. A IL6 é estruturalmente relacionada à leptina e um de seus receptores (gp130) também pertence à superfamília de receptores de citocinas, a qual engloba o receptor de leptina. Assim como a leptina, a IL6 ativa STAT3 por meio de Janus quinases (JAK). Por sua abundância em contextos inflamatórios, a IL6 é frequentemente considerada uma citocina pró-inflamatória, com funções idênticas às do TNF-α e IL1-β. Evidências experimentais sugerem que a IL6 atua como um efetor da resistência à insulina associada à obesidade. Em um estudo, a infusão aguda de IL6 reduziu a ação da insulina em roedores, um efeito que pôde ser bloqueado pela administração da citocina anti-inflamatória, IL10. Outro estudo demonstrou que a neutralização da IL6 por meio da administração de seu anticorpo em camundongos geneticamente obesos, melhorou a ação da insulina em fígado e também melhorou a resistência à insulina periférica e inflamação sistêmica desses animais. Em conjunto, esses estudos sugeriram que uma intervenção farmacológica, utilizando o anticorpo contra IL6, pode exercer efeitos benéficos sobre a homeostase de glicose, pelo menos em modelos experimentais. Apesar das evidências implicando a IL6 como citocina pró-inflamatória, recentes estudos apontam um papel versátil para a IL6 em relação ao metabolismo energético. Em humanos, a IL6 se correlaciona com aumento de massa adiposa, mas não com diabete tipo 2, sendo capaz de aumentar a disponibilidade de glicose estimulada pela insulina em indivíduos saudáveis. Camundongos deficientes em IL6 apresentam redução do gasto energético na vida adulta e predisposição à obesidade. No fígado, a sinalização de IL6 tem sido foco de muito interesse. Tanto em humanos quanto em hepatócitos de camundongos, a IL6, via ativação de STAT3, suprime a expressão de genes que codificam as enzimas principais responsáveis pela gliconeogênese, como a glicose 6-fosfatase. Outro efeito benéfico da IL6 está relacionado ao seu aumento após o exercício físico. Inicialmente, pensou-se que a elevação nas concentrações de IL6 circulante, após exercício físico, se correlacionava com uma endotoxemia sistêmica que é caracterizada por uma drástica elevação dos níveis de citocinas. Entretanto, a principal diferença entre endotoxemia e produção elevada de IL6 induzida pelo exercício é a ausência de aumento do TNF-α e IL1-β após o exercício. Adicionalmente, a IL6 tem sido considerada como uma citocina anti-inflamatória, por contribuir com a manutenção dos macrófagos no tecido adiposo de obesos no estado M2 ou macrófagos alternativamente ativados que secretam citocinas anti-inflamatórias. Esse assunto será mais detalhado posteriormente.

Resistina

A resistina é um peptídeo produzido pelos adipócitos de roedores e por células imunocompetentes em humanos. A resistina pertence à família de proteínas secretadas conhecidas como RELM s (*resistin-like molecules*) ou FIZZ (*found in inflammatory zone*). A descoberta de que uma droga da classe das tiazolidinedionas regula a expressão de resistina sugeriu que essa adipocina pudesse participar da fisiopatologia do diabete melito tipo 2. Estudos posteriores sugeriram que a resistina pudesse ser a ligação entre obesidade, resistência à insulina e diabete tipo 2. A administração de resistina recombinante reduz a captação de glicose estimulada por insulina em adipócitos 3T3-L1 em cultura e miócitos L6. Em camundongos, a administração de resistina reduziu a tolerância à glicose e a sensibilidade à insulina. Além de antagonizar as ações da insulina no tecido adiposo e no músculo, a infusão de resistina durante *clamp* euglicêmico-hiperinsulinêmico resultou em redução da utilização de glicose devido à maior produção hepática de glicose. Dados conflitantes em relação aos seus níveis circulantes e/ou suas ações foram descritos em humanos. Portanto, o papel dessa adipocina na resistência à insulina em humanos não está ainda claro. Nesse sentido, foi demonstrado que atletas apresentaram elevados níveis plasmáticos de resistina associados com aumento da sensibilidade à insulina. Parece que em humanos, a principal ação da resistina é regular o processo inflamatório pelas células imunocompetentes do que diretamente influenciar a sensibilidade à insulina. Alguns efeitos foram descritos demonstrando que a resistina contribuiu para aumentar a expressão de endotelina, MCP-1 e moléculas de adesão (ICAM-1, VCAM-1) em células endoteliais e também foi capaz de induzir a proliferação de células musculares na aorta de humanos. Portanto, não se pode descartar os efeitos da resistina nas doenças cardiovasculares como a aterosclerose coronária.

Outras adipocitocinas produzidas pelo tecido adiposo

A visfatina ou PBEF (pre-β-cellcolony-enhancingfactor) ou NAMPT (nicotinamide phosphoribosyltransferase) foi originalmente descrita como uma citocina e, mais tarde, identificada como uma enzima envolvida na biossíntese de NAD (nicotinamida-adenina-dinucleotídeo). Embora todos os três nomes (NAMPT, PBEF e visfatina) sejam utilizados na literatura, NAMPT é o nome oficial da proteína e do gene (NAMPT), aprovado pelo HUGO Gene Nomenclature Committee e pelo Mouse GenomicNomenclatureCommittee. O NAMPT é altamente expresso em tecido adiposo visceral em comparação com o tecido adiposo subcutâneo. Em geral, os estudos apontam o NAMPT como um potente indutor da secreção de insulina estimulada pela glicose, por aumentar os níveis de NAD nas células β pancreáticas. Portanto, o NAMPT pode influenciar a patogênese do diabete tipo 2.

A omentina é uma adipocina expressa predominantemente no estroma vascular do tecido adiposo visceral. Sua expressão está reduzida no tecido adiposo visceral em modelos de obesidade e resistência à insulina. De fato, seus níveis séricos são mais elevados em pacientes com anorexia nervosa e mais reduzidos em pacientes obesos quando comparados a indivíduos saudáveis. Os níveis séricos de omentina se correlacionam negativamente com o IMC, insulina sérica e índice de HOMA em humanos. Foi demonstrado que a omentina pode aumentar a captação de glicose em adipócitos de humanos por meio da ativação da via da Akt*in vitro*. O tratamento com omentina em células endoteliais de animais e humanos leva a vasodilatação via óxido nítrico (NO) e suprime a inflamação vascular induzida por TNF-α, sugerindo um papel protetor de doenças cardiovasculares.

Entretanto, mais estudos são necessários para definir as ações da omentina e da NAMPT sobre a sensibilidade à insulina nos diversos tecidos.

Inflamação crônica subclínica no tecido adiposo: infiltração de células do sistema imune no tecido adiposo do obeso – o papel do macrófago

Um mecanismo importante que conecta a obesidade ao fenômeno inflamatório é o acúmulo de macrófagos, particularmente no tecido adiposo, mas também em outros tecidos. Essas células imunes infiltradas são as principais contribuintes para a inflamação crônica subclínica associada à obesidade (Figura 54.2).

Além do aumento do número de macrófagos no tecido adiposo do obeso, esses macrófagos sofrem uma mudança no seu estado de polarização no sentido de um fenótipo pró-inflamatório. Os macrófagos que assumem o fenótipo pró-inflamatório são chamados de M1 ou macrófagos classicamente ativados e são caracterizados pela expressão elevada de TNF-α, IL6, eiNOS, além de similaridade estrutural com células dendríticas e metabolismo glicolítico. Essas citocinas podem atuar de maneira parácrina, inibindo a ação da insulina em células

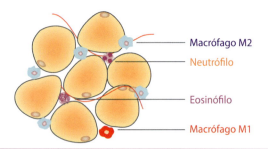

Figura 54.2 Infiltração de células no estroma vascular do tecido adiposo. Células oriundas da medula óssea ou do baço infiltram o tecido adiposo e um equilíbrio entre os tipos celulares é importante para a manutenção da sensibilidade à insulina no adiposo. Há infiltração de monócitos que se convertem em macrófagos M1 (inflamatórios) ou M2 (alternativamente ativados), neutrófilos, eosinófilos e linfócitos.

alvo como hepatócitos, miócitos e adipócitos ou, então, entrar na circulação sistêmica e causar resistência à insulina por efeitos endócrinos. Portanto, os macrófagos M1 amplificam o sinal inflamatório na obesidade e contribuem para a instalação da resistência à insulina (Figura 54.3). Por outro lado, os macrófagos alternativamente ativados ou M2 promovem a homeostase do tecido pela liberação de IL10 e TGF-β que são fatores anti-inflamatórios; metabolicamente, os macrófagos M2 dependem em grande parte da betaoxidação, em oposição a glicólise utilizada pelo macrófago M1. A classificação dos macrófagos em M1 versus M2 está relacionada com a sua cascata de ativação: macrófagos M1 são polarizados por citocinas derivadas de resposta Th1 que inclui IFNγ, IL1-β e lipopolissacarídeos (LPS). No entanto, os macrófagos M2 são polarizados pelas citocinas derivadas de resposta Th2, como IL4 e IL13, cujos efeitos são predominantemente mediados por STAT6. O fenótipo M2

pode ainda ser subdividido em M2a, b, c, d, e macrófago associado a tumor, dependendo da citocina que o estimulará. Por exemplo, IL4 ou IL10 ou TGF-β. Em geral, os macrófagos M2 presentes no contexto da obesidade pertencem ao subtipo M2a porque são estimulados por IL4/IL13.

A IL6 é predominantemente produzida por M1 e juntamente com o TNF-α são frequentemente utilizados como marcadores de um ambiente pró-inflamatório associado à obesidade. Recentemente, evidências experimentais têm sugerido um papel anti-inflamatório para IL6, no sentido de controlar a manutenção do fenótipo M2 do macrófago no tecido adiposo. A IL6, de forma semelhante à IL10, é um potente indutor da expressão do receptor de IL4 em macrófagos, sensibilizando essas células à ativação de STAT6 mediada por IL-4, *in vitro* e *in vivo*. Ressalta-se que o eixo IL-4/STAT6 é essencial para a polarização M2 de macrófagos. Esse efeito de IL6 é especificamente relevante durante a evolução da obesidade, pois nessa fase a expressão de IL4 é drasticamente reduzida no tecido adiposo de obesos. Assim, o aumento da expressão do receptor de IL4 em resposta à IL-6 pode ser um mecanismo compensatório, na tentativa de aumentar a ação anti-inflamatória de IL-4 pela maior disponibilidade de seus receptores.

O papel do macrófago na indução de resistência à insulina em quadros de obesidade tem sido extensivamente investigado nos últimos anos. No entanto, outros tipos de células do sistema imune podem contribuir com o estado inflamatório e a resistência à insulina do obeso. Nos próximos parágrafos, comentaremos o papel de algumas dessas células, como as células *natural killer*, células T, B, mastócitos e eosinófilos.

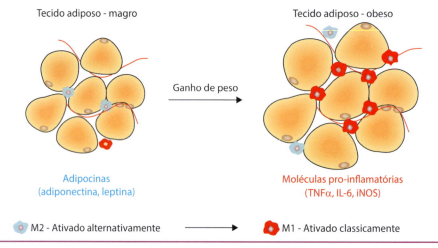

Figura 54.3 Polarização de macrófagos no tecido adiposo. No tecido adiposo do obeso, há uma transformação de monócitos em macrófagos M1 ou de macrófagos M2- regenerativos em M1-inflamatórios, contribuindo para a resistência à insulina.

As células *natural killer* são produtoras de IFN--γ em resposta à presença de células estressadas ou infectadas e são capazes de induzir a polarização do macrófago em M1. Essas células estão aumentadas no tecido adiposo de obesos em conjunto com elevadas concentrações de IFN-γ.

Nishimura e cols. (2009) mostraram maior número de linfócitos T CD8+ infiltrados no tecido adiposo epididimal de roedores obesos. O acúmulo de células T CD8+ precedeu a migração de monócitos, sugerindo que o fator que iniciou o processo foi o linfócito T CD8+ e que a ativação dos macrófagos somente propagou a inflamação.

Winner e cols. (2011) demonstraram que roedores alimentados com dieta hiperlipídica apresentavam maior acúmulo de células B no tecido adiposo visceral. Os efeitos deletérios das células B no metabolismo da glicose foram associados a ativação de macrófagos M1, células T e anticorpos IgG. A deficiência de células B nos roedores em dieta hiperlipídica foi suficiente para melhorar o metabolismo da glicose desses animais.

Outros estudos sugerem que a ativação de neutrófilos é a primeira resposta que ocorre à inflamação na obesidade e que a secreção de elastase pelos neutrófilos está envolvida na resistência à insulina em hepatócitos.

Os mastócitos são classicamente associados a respostas alérgicas. Entretanto, também podem estar aumentados no tecido adiposo de obesos. Estudos demonstraram que os mastócitos no tecido adiposo de obesos contribuíram para a apoptose e angiogênese, aumentando o fenótipo obeso e alterando a homeostase da glicose. Por outro lado, a presença de eosinófilos no tecido adiposo pode ser benéfica, induzindo uma resposta anti-inflamatória.

VIAS INFLAMATÓRIAS E RESISTÊNCIA À INSULINA

Além da infiltração de células inflamatórias no tecido adiposo e em outros tecidos, na obesidade e no DM2 há uma ativação de vias inflamatórias que vai além do adiposo e atinge diversos tecidos e órgãos como músculo, fígado, trato GI e SNC. Essa inflamação subclínica decorre de diversos estímulos como ativação do TLR4, ativação de receptores de citocinas, estresse oxidativo e de retículo endoplasmático e ativação por lipídeos intracelulares dessas vias, que inibem o sinal de insulina por meio de mecanismos transcricionais e pós-transcricionais (Figuras 54.1 e 54.4).

A primeira evidência que integrou as vias metabólicas e inflamatórias foi a descoberta de que a expressão de TNF-α era aberrante no tecido adiposo de roedores obesos e que a neutralização dessa citocina aumentava a captação de glicose estimulada por insulina. Hoje, essa integração das vias metabólicas e inflamatórias é conhecida como imunometabolismo.

Tanto o TNF-α quanto agonistas de receptores do sistema imune inato, principalmente do TLR4 (*tolllike receptor 4*), ativam a via IKK/IκB/NFκB. Entende-se como agonistas do TLR4, os peptidoglicanos, RNA de dupla fita, produtos microbianos, LPS e ácidos graxos saturados.

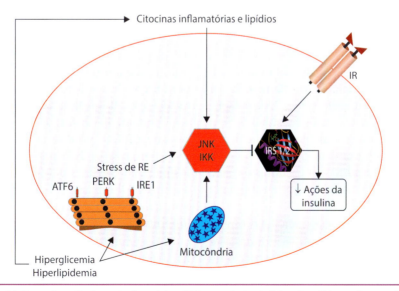

Figura 54.4 Estresse oxidativo e de retículo endoplasmático (RE) na resistência à insulina. Há uma integração entre estresse oxidativo, estresse de retículo endoplasmático e estímulos extracelulares na ativação das serinas quinases JNK-IKK e indução da resistência à insulina.

Classicamente, o complexo IKK compreende duas subunidades catalíticas, o IKK-α e o IKK--β, e uma subunidade regulatória conhecida como NEMO (NFκB *essential modulator*) ou IKK-γ. A ativação do complexo IKK é mediada pela oligomerização de IKK-γ e interação com moléculas adaptadoras, levando à subsequente fosforilação das serinaquinases IKK-α e IKK-β. Uma vez fosforiladas, as IKK controlam a degradação, na via proteassômica, de IκB por regularem sua fosforilação em serina 32 e 36. A degradação do IκB induz a liberação do NFκB (nuclear factor-κB) que migra para o núcleo celular. No núcleo, o NFκB atua como fator de transcrição, liga-se ao DNA e regula diversos processos celulares, incluindo sobrevida celular, proliferação e diferenciação celulares, além de resposta imune e inflamatória. Nesse sentido, aumenta a expressão de genes envolvidos na resposta inflamatória como o TNF-α, IL1-β, IL6, MCP-1 (*monocyte chemoattractant protein*) e das próprias IKK.

A conexão entre ativação da via IKK-β/IκB/NFκB e resistência à insulina ocorre em razão de IKK-β atuar como uma serinaquinase que é capaz de promover a fosforilação em serina (sítio inibitório) de substratos do receptor de insulina como IRS1 e 2. Essa fosforilação em serina reduz a capacidade do IRS-1 e 2 de interagir com o IR, bloqueando sua fosforilação em tirosina (sítio de ativação), bem como induz a degradação proteassômica do IRS-1, resultando em estados de resistência à insulina. Nesse sentido, a IKK-β pode interferir na sinalização de insulina por meio de duas vias: a primeira seria a fosforilação direta do IRS-1 em resíduos de serina; a segunda, por indiretamente induzir a migração do NFκB, um fator de transcrição que, entre outros alvos, pode estimular a produção de vários mediadores inflamatórios, incluindo o TNF-α e a IL6. Neste contexto, a IKK-β foi descrita como um importante alvo para terapia anti-inflamatória na obesidade associada ao diabete tipo 2. Na presença de obesidade e inflamação crônica subclínica, o bloqueio farmacológico com salicilato ou a deleção genética de IKK-β melhora o metabolismo da glicose e sensibilidade à insulina em roedores obesos. Esses compostos também aumentam a sensibilidade à insulina em pacientes com DM2.

Em paralelo as IKK clássicas, a IKKε (quinase do inibidor do fator nuclear κBepsilon) foi descrita como uma isoforma não canônica que participa da fosforilação e degradação do IκB, induzindo a ativação do NFκB. Recentemente demonstrou-se que a expressão e atividade de IKK-épsilon em tecidos hepático e adiposo estavam mais elevadas em animais com obesidade induzida por dieta hiperlipídica. Animais *knockouts* para IKKε foram protegidos do desenvolvimento de obesidade. Como a IKK-épsilon é uma serinaquinase, esses animais apresentaram melhora da resistência à insulina quando submetidos à dieta hipercalórica, sugerindo um papel importante da IKK- épsilon em mediar resistência à insulina ligada à obesidade.

A via JNK (c-jun N-terminal kinase)/AP-1 (activator protein-1) também pode ser ativada em resposta ao TNF-α e pela ativação do TLR4. A fosforilação e ativação da JNK induz a fosforilação da c-Jun que se liga a c-Fos, iniciando a transcrição de genes pró-inflamatórios. A JNK é também uma serinaquinase, portanto, pode diretamente fosforilar resíduos serina do IRS-1, inibindo o sinal de insulina, resultando em resistência à insulina. A atividade da JNK está elevada em tecidos responsivos à insulina como músculo, fígado e adiposo em roedores alimentados com dieta hiperlipídica e camundongos geneticamente obesos como os *ob/ob*. Camundongos obesos que não expressam a isoforma 1 da JNK (JNK-1) apresentam proteção contra a resistência à insulina associada à obesidade. Além disso, animais com deficiência de JNK-1 apresentam adiposidade reduzida, sugerindo que esta quinase está envolvida na regulação da obesidade e diabete.

Outra proteína que conecta o sinal inflamatório com alterações no metabolismo é a PKR (*double--strandedRNA-dependent proteinkinase*). A PKR é originalmente identificada como um sensor de patógenos e regulador da resposta imune inata frente a infecções virais. No contexto de infecções virais, a PKR pode regular e atuar em conjunto com as vias inflamatórias mediadas pela JNK e IKK que também estão implicadas em alterações no metabolismo da glicose e insulina. Recentes estudos demonstraram que a proteína PKR está ativada em tecidos periféricos de roedores obesos e que pode interferir na ação da insulina de duas formas, uma seria por diretamente fosforilar em serina o IRS-1, uma vez que a PKR é uma serinaquinase; a outra forma, seria por ativar a JNK que, por sua vez, induziria a fosforilação do IRS-1 em serina. A deleção genética da PKR melhora a sensibilidade à insulina e a tolerância à glicose de camundongos submetidos à dieta hiperlipídica.

Em conjunto, a ativação dessas serinaquinases na obesidade, especialmente IKKβ/épsilon, JNK e PKR, ressalta a sobreposição das vias metabólicas e inflamatórias, pois são as mesmas quinases ativadas pelas citocinas e/ou pela resposta imune inata e implicadas na redução do sinal da insulina em tecidos.

iNOS (*induciblenitric oxide syntahse*) e SOCS (*suppressors of cytokine signaling*), cujos genes são alvos das vias da JNK e IKK, também estão implicados na resistência à insulina promovida pelo TNF-α. A expressão da iNOS é estimulada pelo TNF-α e está elevada na obesidade; camundongos com mutações no gene da iNOS desenvolvem menos resistência à insulina associada à obesidade do que seus controles com gene intacto da iNOS.

A expressão de várias isoformas de SOCS, especialmente da SOCS-3, aumenta na presença de TNF-α e na obesidade e pode induzir resistência à insulina, provavelmente por meio do aumento da degradação do IRS-1 mediada por proteossomos.

Outro mecanismo de resistência à insulina foi descrito: a S-nitrosação do receptor de insulina, do IRS-1 e da Akt. O óxido nítrico produzido pela iNOS pode induzir resistência à insulina no músculo por meio de um mecanismo que envolve a S-nitrosação do IR, IRS-1 e Akt *in vitro* e também em modelos animais de obesidade e resistência à insulina.

ACÚMULO DE LIPÍDEOS INTRACELULARES E AMINOÁCIDOS DE CADEIA RAMIFICADA CIRCULANTES NA RESISTÊNCIA À INSULINA

O processo inflamatório subclínico pode também ser ativado ou mantido por outras alterações celulares descritas na obesidade, como acúmulo de lipídeos intracelulares e elevação dos níveis circulantes de alguns aminoácidos, que alteraram a sinalização de insulina.

O excesso de consumo de lipídeos, principalmente ácidos graxos saturados na dieta, pode induzir efeitos lipotóxicos, contribuindo para a instalação da resistência à insulina. Os ácidos graxos livres (FFA) ou não esterificados (NEFA) ativam vias intracelulares nos tecidos, por meio do diacilglicerol, ativando a proteína quinase C-τ (PKC-τ) que diretamente fosforila o IRS-1 em serina, inibindo o sinal de insulina. Outro efeito dos ácidos graxos saturados é aumentar, nos tecidos, a biossíntese intracelular de ceramidas que, por sua vez, ativam fosfatases, como a PP2A que diretamente inibe a ativação da Akt, induzindo resistência à insulina.

Estudos recentes indicam que o nível circulante de aminoácidos, principalmente os de cadeia ramificada (BCAA) (leucina, isoleucina e valina) estão elevados em indivíduos com obesidade e que estão associados com uma predição de resistência à insulina ou diabete tipo 2 nesses pacientes. Um dos mecanismos sugeridos para a associação dos níveis elevados de BCAA e diabete tipo 2 envolve a ativação do complexo 1 da mTOR (mTORC1) pela leucina. A ativação do mTORC1 contribui para a expansão do tecido adiposo por meio da ativação de fatores adipogênicos e lipogênicos e também resulta na ativação de S6K1 que levará à fosforilação em serina do IRS-1, induzindo resistência à insulina. Para mais detalhes veja o item "A Via da mTOR". Outro mecanismo que tem sido proposto para explicar a ligação entre BCAA e resistência à insulina é a identificação de um metabolismo anormal de BCAA pelos indivíduos obesos, levando ao acúmulo de metabólitos tóxicos, culminando em disfunção mitocondrial e resistência à insulina ou diabete tipo 2.

Contudo, o processo inflamatório subclínico, as anormalidades lipídica e de aminoácidos não são processos completamente separados e esses sistemas se intercomunicam e podem se unificar induzindo estresse de retículo endoplamástico.

ESTRESSE DE RETÍCULO ENDOPLASMÁTICO E OXIDATIVO NA RESISTÊNCIA À INSULINA

Estresse de RE e resistência à insulina

A exposição crônica excessiva de nutrientes sob a forma de lipídeos, proteínas e carboidratos, como ocorre, em geral, nos quadros de obesidade, pode causar uma sobrecarga às respostas adaptativas metabólicas.

O retículo endoplasmático (RE) é uma das organelas celulares que desempenham papel fundamental na manutenção da homeostase metabólica celular. No RE, ocorrem a biogênese, dobramento, montagem, tráfico e degradação de todas as proteínas destinadas às demais organelas e ao espaço extracelular. A qualidade do dobramento de proteínas é essencial para a sobrevivência e função da célula e para a fisiologia do organismo normal. No RE, existem diversos mecanismos de controle para assegurar o transporte de proteínas que estão corretamente dobradas, modificadas e montadas. Uma alteração da homeostase do RE leva ao acúmulo de proteínas mal dobradas ou deformadas no lúmen do RE, conhecido como estresse de RE. O estresse de RE ativa uma resposta conhecida como UPR (*unfolded protein response*). A UPR é importante para auxiliar a célula a se adaptar ao estresse de RE, sendo nesse caso, chamada de UPR adaptativa, promovendo a sobrevivência celular pela ativação de três vias de sinalização: ATF6-α; IRE1-α-XBP1; e PERK-eIF20α, em que ATF6-α é *activating transcriptionfactor alpha*; IRE1-α é *inositol-requiring protein* 1 alpha;

XBP1 é X-box-binding protein 1; PERK é PRKR-like ER kinase; e eIF2-α é *eukaryotic translation initiation factor 2 alpha*.

Por outro lado, quando o estresse de RE é grave e prolongado, pode ocorrer uma UPR cronicamente sustentada, induzida por hiperativação da via PERK, levando à apoptose ou morte celular.

A indução do estresse de RE e a UPR contribuem para a patogênese de doenças metabólicas como o diabete tipo 2. O consumo de dieta hiperlipídica, a obesidade e o diabete tipo 2, sobrecarregam a capacidade funcional do RE, induzindo estresse de RE em vários tipos celulares, como hepatócitos, adipócitos e células do SNC. Merece destaque que na ativação de uma das vias da UPR, a IRE1-α, na sequência, pode ativar a proteína JNK, que é uma serina quinase e, consequentemente, pode fosforilar o IRS-1 em serina, levando a resistência à insulina. De fato, o estresse de RE e as vias inflamatórias podem se conectar de várias maneiras. A ativação da via IRE1-α induz ativação de JNK e AP-1, aumentando a expressão de vários genes pró-inflamatórios. Além disso, IRE1-α e PERK ativam a via da IKK-β/NFkB, levando à resposta inflamatória.

Estresse oxidativo e resistência à insulina

O aumento de produção de espécies reativas de oxigênio (ROS) induzido por dieta hiperlipídica, por obesidade e também pela hiperglicemia, pode ser consequência da auto-oxidação de glicose ou ativação das NADPH oxidases. O aumento de ROS derivado de xantinas ou NADPH oxidases pode induzir ativação de serinaquinases como a JNK e IKK e contribuir para a indução de resistência à insulina.

A dieta hiperlipídica e a obesidade induzem disfunção mitocondrial, evidenciada por aumento de biogênese e autofagia, alteração de função mitocondrial e aumento de fragmentação dessa organela. Isso leva a aumento de produção de ROS pela mitocôndria, contribuindo para induzir o estresse oxidativo e a resistência à insulina.

É possível que ocorra uma integração de mecanismos na indução da resistência à insulina, como estresse oxidativo e de RE, ativação de citocinas e de TLR4, convergindo para a fosforilação em serina do IRS-1, mas a contribuição de cada um desses mecanismos, aparentemente, tem uma regulação tecido-específica (Figura 54.4).

FALÊNCIA DA CÉLULA β

(Figuras 54.5, 54.6, 54.7 e 54.8)

REDUÇÃO DA MASSA DE CÉLULAS β E DISFUNÇÃO SECRETÓRIA

O diabete tipo 2 tem início quando o pâncreas endócrino falha em secretar insulina adequadamente para as demandas metabólicas, por disfunção secretória e (ou) diminuição da massa de células β. A disfunção secretória bem caracterizada é uma redução relativa da fase rápida de secreção de

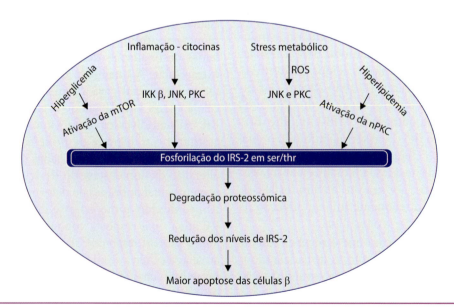

Figura 54.5 Mecanismos que desencadeiam a degradação e apoptose do IRS-2 nas células β-pancreáticas. Mtor: *mammaliam Target of Rapamycin*; IKK-β,; JNK: c-JUN N-terminal quinase; PKC: proteína quinase C; nPKC: novas isoformas de PKC; ERO: espécies reativas de oxigênio.

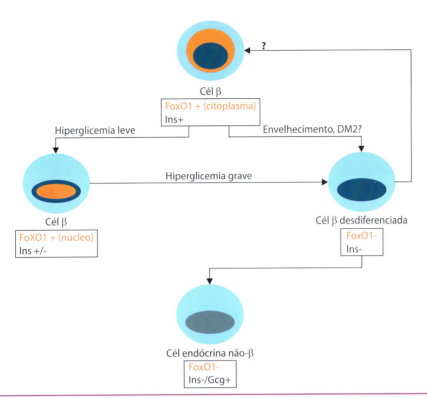

Figura 54.6 Desdiferenciação da célula β. O estresse oxidativo e a discreta elevação da glicemia contribuem para iniciar a desdiferenciação da célula β e, durante essa transformação celular, ocorre uma redução da produção de insulina. No final do processo, há a desdiferenciação da célula β que se transforma em uma célula endócrina não β, com produção aumentada de glucagon.

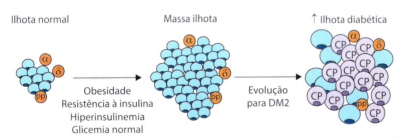

Figura 54.7 Adaptação das ilhotas no desenvolvimento do DM2. Na situação de resistência à insulina, há um aumento compensador da massa de ilhotas. Nessa fase, há resistência à insulina e hiperinsulinemia. Posteriormente, na evolução de resistência à insulina para DM2 há desdiferenciação da célula β, que se transforma em uma célula com características de célula progenitora, caracterizada por menor secreção de insulina e maior secreção de glucagon.

insulina, demonstrada durante o teste oral ou endovenoso de tolerância à glicose, ou mesmo após refeições mistas. Esta menor secreção pode ser consequência de alterações funcionais genéticas e (ou) adquiridas da célula β, mas a hipótese mais provável, para a maior parte dos casos de DM2, é que há uma associação de disfunção secretória com redução da massa dessas células.

A massa de células β no adulto é plástica e um ajuste nos mecanismos de crescimento e sobrevivência dessas células é o que mantém o balanço entre oferta de insulina e demanda metabólica. Indivíduos obesos que não desenvolvem diabete apresentam um aumento de massa das células β, que

parece compensar a maior necessidade metabólica da resistência à insulina associada à obesidade. Essa adaptação da célula β não ocorre de maneira apropriada em obesos que desenvolvem diabete. Nesse sentido, a maioria dos pacientes com DM2, magros ou obesos, apresentam uma redução de massa de células β. Assim, o diabete tipo 2 pode ser visto como uma doença de deficiência relativa de insulina.

Entretanto, é preciso destacar que a redução da massa de células β parece ter um papel menor na falência da célula β do DM2. Há quase sempre redução discreta da massa de células β, mas diminuição marcante da secreção de insulina. Hoje, aceita-se que em pacientes com DM2 há dominância de

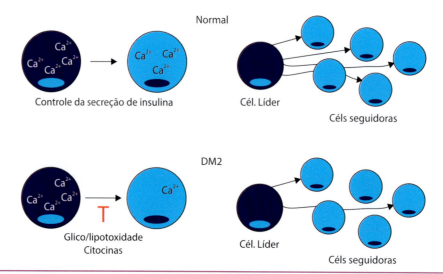

Figura 54.8 Papel da célula líder ou central e das células seguidoras na coordenação da secreção de insulina em condições normais e no DM2. A célula líder tem reduzida capacidade de transcrição e intensa atividade metabólica. Por outro lado, as seguidoras têm elevada capacidade de transcrição e de produção de insulina e baixo metabolismo. A célula líder controla a produção de insulina nas seguidoras, comportando-se como um marca-passo, por meio de propagação do estímulo para que as seguidoras secretem insulina. É possível que no DM2 ocorra supressão da atividade da célula líder (por citocina, glico e lipotoxicidade), alterando a resposta coordenada de secreção de insulina estimulada por glicose na ilhota.

alteração funcional das células β, por mecanismos ainda não bem especificados. Esses dados têm importantes implicações clínicas, pois percentual significativo de disfunção da célula β é reversível.

Outro defeito que contribui para a alteração da secreção de insulina é alteração incretínica. A obesidade, independente da tolerância à glicose, está associada a uma alteração do efeito incretínico. No DM2 essa alteração é ainda mais evidente, com uma redução marcante da potenciação do efeito incretínico.

MECANISMOS CELULARES QUE CONTROLAM A MASSA DE CÉLULAS Β E IMPLICAÇÕES NA PATOGÊNESE DO DM2

A massa de células β é regulada por pelo menos quatro mecanismos independentes: replicação de células β; tamanho da célula β; neogênese da célula β e apoptose. A contribuição desses mecanismos é variável e pode mudar em diferentes fases da vida ou frente a adaptações metabólicas. No período neonatal, a replicação e neogênese dessas células estão aumentadas e apoptose é baixa. Há uma associação entre baixo peso ao nascer e desenvolvimento de DM2, e parece que essas neogênese e replicação, logo após o nascimento, são críticas para a manutenção da massa de células β na vida adulta. Na infância e adolescência a replicação, a neogênese e a apoptose diminuem de maneira marcante. No adulto, o tamanho das células β se mantém relativamente constan-

tes, com baixa taxa de apoptose, compensada por replicação. Nos idosos, a massa de células β pode se reduzir porque a apoptose supera a capacidade de replicação. Isso pode explicar por que os idosos estão mais propensos a apresentar DM2.

Quando ocorre uma sobrecarga metabólica, como na obesidade, a massa de células β aumenta, incrementando a replicação, a neogênese, e também ocorre hipertrofia. Aproximadamente um terço dos obesos desenvolve diabete, provavelmente em decorrência da predisposição genética que envolve esse controle da massa de células β.

No DM2, há um maior grau de apoptose de células β, provavelmente decorrente dos seguintes fatores: hiperglicemia; lipotoxicidade; estresse oxidativo; estresse do retículo endoplasmático e algumas citocinas. É importante destacar nesse ponto, o papel do IRS-2 na sobrevivência da célula β. O aumento de expressão do IRS-2 induz replicação, neogênese e maior sobrevida de células β, e a diminuição de expressão desse substrato causa apoptose espontânea destas células (Figura 54.5). Assim, o IRS-2 é fundamental para a manutenção da massa de células β, promovendo a sobrevivência dessas células, e mecanismos que induzem menor expressão ou maior degradação desse substrato podem contribuir para a instalação do DM2.

A hiperglicemia crônica, a geração de espécies reativas de oxigênio e o aumento dos níveis de ácidos graxos ativam serinaquinases, como a PKC e a JNK, que podem induzir a fosforilação do IRS-

2 em serina. Quando o IRS-2 está fosforilado em serina, ele é mais facilmente degradado, deixando desprotegida a célula β. Algumas citocinas podem ter papel fundamental na apoptose de células β e, consequentemente, na patogênese do DM2. Além da elevação dos níveis circulantes de TNF-α e IL6 em obesos, a hiperglicemia aumenta a expressão de IL1 dentro das ilhotas. Essas citocinas, ativando serinas quinases como IKK-β e JNK também induzirão fosforilação em serina do IRS-2, com consequente degradação desse substrato, induzindo apoptose de células β.

NOVOS MECANISMOS DE ALTERAÇÃO DA CÉLULA β: DESDIFERENCIAÇÃO E CÉLULA LÍDER

Nos últimos anos, houve importantes avanços na investigação de mecanismos de alteração da célula β no DM2. Um estudo recente, em modelos animais de DM2, demonstrou que o mecanismo central de alteração das ilhotas é o processo de desdiferenciação da célula β. Esse processo envolve a transformação da célula β em outras células pancreáticas endócrinas não alfa e não beta, mas com produção aumentada de glucagon, sugerindo que essa transformação celular pode ser o fenômeno predominante nas ilhotas dos diabéticos, sendo mais importante que o processo de apoptose. Essa desdiferenciação ocorreria como um fenômeno secundário ao estresse oxidativo, à menor expressão de proteínas da via de sinalização de insulina, como a FoxO1, e mesmo pequenas elevações da glicemia poderiam induzir essa adaptação (Figuras 54.6 e 54.7). É importante ressaltar que tanto no DM1 como no DM2, essa desdiferenciação pode ajudar a explicar a elevação dos níveis circulantes de glucagon. Esse fenômeno de desdiferenciação foi em seguida demonstrado em humanos e é hoje aceito como um dos possíveis mecanismos que podem contribuir para a patogênese do DM2.

Recentemente, outro estudo demonstrou que nas ilhotas há pelos menos dois tipos de células β: a célula líder e as seguidoras. Nesse sentido, a organização da ilhota envolve a presença de 1 a 10% de células líderes ou centrais e 90 a 99% de seguidoras. A célula líder tem pouca capacidade de transcrição, menor conteúdo de insulina, mas uma intensa atividade metabólica. Por outro lado, as seguidoras têm elevada capacidade de transcrição e de produção de insulina e baixo metabolismo. Essas características permitem que a célula líder consiga controlar a produção de insulina nas seguidoras, comportando-se como um marca-passo (Figura 54.8). A maneira pela qual as células líderes propagam o estímulo e controlam as seguidoras ainda não está esclarecido. O mais interessante é que a repressão da atividade da célula líder abole a resposta coordenada de secreção de insulina estimulada por glicose na ilhota. Por outro lado, a ativação da célula líder restaura essa secreção coordenada de insulina. Assim, é muito provável que no DM2 haja em primeiro lugar uma falência da célula líder, com a consequente alteração posterior da secreção de insulina. Será de grande interesse na próxima década investigar a inter-relação entre células líderes e desdiferenciação, integrando dois mecanismos muito promissores para o futuro do tratamento do DM2.

CONCLUSÕES E RESUMO

O diabete tipo 2 (DM2) é caracterizado por resistência à ação da insulina acompanhada de menor secreção desse hormônio. Inúmeros moduladores podem regular negativamente a ação da insulina, agindo tanto no receptor de insulina como em moléculas pós-receptor. Mudanças na microbiota intestinal, adipocinas produzidas por adipócitos ou macrófagos que infiltram o tecido adiposo e a indução intracelular de vias inflamatórias em diversos tecidos podem promover a ativação de serinas-quinases, sendo as mais estudadas as IKK e a JNK, capazes de fosforilar em resíduos serina o IRS-1 e 2, inibindo a sinalização da insulina. Essas alterações podem explicar a resistência à insulina no fígado, músculo e adiposo, e na célula β essa regulação pode induzir disfunção secretória e acelerar a apoptose, reduzindo a massa dessas células, ou como descrito mais recentemente, por meio da desdiferenciação da célula β ou modulação da célula líder. Portanto, é possível que mecanismos comuns possam explicar a resistência e a alteração de secreção de insulina, processos essenciais na patogênese do DM2.

REFERÊNCIAS BIBLIOGRÁFICAS

1. Carvalho BM, Oliveira AG, Ueno M, Araújo TG, Guadagnini D, Carvalho-Filho MA, et al. Modulation of double-stranded RNA-activated protein kinase in insulin sensitive tissues of obese humans. Obesity (Silver Spring). 2013;21(12):2452-7.

2. Cinti F, Bouchi R, Kim-Muller JY, Cinti F, Bouchi R, Kim-Muller JY, et al. Pancreatic β cell dedifferentiation as a mechanism of diabetic β cell failure. Cell. 2012 Sep 14;150(6):1223-34.

3. Fu S, Watkins SM, Hotamisligil GS. The role of endoplasmic reticulum in hepatic lipid homeostasis and stress signaling. Cell Metab. 2012;15(5):623-34.

4. Glass CK, Olefsky JM. Inflammation and lipid signaling in the etiology of insulin resistance. Cell Metab. 2012;15(5):635-45.

5. Johnston NR, Mitchell RK, Haythorne E, Pessoa MP, Semplici F, Ferrer J, et al. beta cell hubs dictate pancreatic islet responses to glucose. Cell Metab. 2016 Sep 13;24(3):389-40.

6. Lackey DE, Olefsky JM. Regulation of metabolism by the innate immune system. Nat Rev Endocrinol. 2016;12(1):15-28.

7. Lynch CJ, Adams SH. Branched-chain amino acids in metabolic signalling and insulin resistance. Nat Rev Endocrinol. 2014;10(12):723-36.

8. Nishimura S, Manabe I, Nagasaki M, Eto K, Yamashita H, Ohsugi M, et al. CD8+ effector T cells contribute to macrophage recruitment and adipose tissue inflammation in obesity. Nat Med. 2009;15(8):914-20.

9. Ohmura Y, Rodrigo Sandoval P, Masini M, Marselli L, Suleiman M, Ratner LE, et al. Evidence of β-cell dedifferentiation in human type 2 diabetes. J Clin Endocrinol Metab. 2015;jc20152860.

10. Prada PO, Zecchin HG, Gasparetti AL, Torsoni MA, Ueno M, Hirata AE, et al. Western diet modulates insulin signaling, JNK activity and IRS-1ser307 phosphorylation in a tissue-specific fashion. Endocrinology. 2004;146:1567-1587.

11. Quaresma PG, Reencober N, Zanotto TM, Santos AC, Weissmann L, de Matos AH, et al. Pioglitazone treatment increases food intake and decreases energy expenditure partially via hypothalamic adiponectin/adipoR1/AMPK pathway. Int J Obes (Lond). 2016;40(1):138-46.

12. Samuel VT, Shulman GI. The pathogenesis of insulin resistance: integrating signaling pathways and substrate flux. J Clin Invest. 2016 Jan 4;126(1):12-22.

13. Suleiman M, Ratner LE, Marchetti P, Accili D. Evidence of β-cell dedifferentiation in human type 2 diabetes. J Clin Endocrinol Metab. 2016 Mar;101(3):1044-54.

14. Talchai C, Xuan S, Lin HV, Sussel L, Accili D. Pancreatic β cell dedifferentiation as a mechanism of diabetic β cell failure. Cell. 2012;150(6):1223-34.

15. Tsukumo DM, Carvalho-Filho MA, Carvalheira JB, Prada PO, Hirabara SM, Schenka AA, et al. Loss-of-function mutation in toll-like receptor 4 prevents diet-induced obesity and insulin resistance. Diabetes. 2007 Aug;56(8):1986-98.

16. Velloso LA, Folli F, Saad MJ. TLR4 at the crossroads of nutrients, gut microbiota, and metabolic inflammation. Endocr Rev. 2015;36(3):245-71.

17. Weissmann L, Quaresma PG, Santos AC, de Matos AH, Pascoal VD, Zanotto TM, et al. IKK-épsilon is key to induction of insulin resistance in the hypothalamus, and its inhibition reverses obesity. Diabetes. 2014;63(10):3334-45.

18. Winer DA, Winer S, Shen L, Wadia PP, Yantha J, Paltser G, et al. B cells promote insulin resistance through modulation of T cells and production of pathogenic IgG antibodies. Nat Med. 2011;17(5):610-7.

Mario José Abdalla Saad
Milton César Foss
Maria Elizabeth Rossi da Silva

INTRODUÇÃO

A abordagem inicial de um paciente com diabete melito tipo 2 (DM2) envolve a avaliação clínica cuidadosa e adequada.[1,2] Devem ser ressaltados na história os seguintes pontos:

a. Idade de início do quadro e duração do diabete;

b. Sinais e sintomas de hiperglicemia. Grau de controle glicêmico, episódios e causas de descompensação e hipoglicemias. Complicações agudas e crônicas do DM;

c. Estilo de vida: hábitos alimentares, atividade física, etilismo, alterações de peso;

d. Grau de conhecimento da doença e monitoração domiciliar da glicemia capilar;

e. Fatores de risco para doença cardiovascular, incluindo tabagismo;

f. Antecedentes pessoais: cirurgias, tumores, pancreatite, outras endocrinopatias, problemas odontológicos, infecções;

g. História familiar. Ausência de diabete ou síndrome metabólica na família sugere outra etiologia para o diabete;

h. Avaliação integrada dos resultados de exames anteriores; medicações utilizadas.

No exame físico, atenção especial deve ser dada aos seguintes itens:

a. Peso e altura; circunferência abdominal;

b. Pressão arterial e frequência cardíaca deitado e em pé;

c. Palpação de pulsos em membros inferiores;

d. Exame da pele, acantose *nigricans*, calosidades (pés), micoses, e locais de aplicação de insulina (lipoatrofia e hipertrofia);

e. Exame de cabeça e pescoço. Avaliar sopros em carótidas e palpação de tireoide;

f. Exame torácico, verificando o ritmo cardíaco e possíveis sopros;

g. Exame de abdome e especificações da palpação do fígado;

h. Exame neurológico, alterações proprioceptivas e déficits motores: reflexos profundos (ao menos o aquileu) e avaliação das sensibilidades – incluindo a vibratória (diapasão 128-Hz) e a tátil, com o monofilamento de 10g;

i. Fundo de olho.

Na avaliação inicial, devem-se incluir:

a. Glicose plasmática de jejum, hemoglobina glicada (HbA1c) e lipídeos séricos;

b. Exame de urina, microalbuminúria, creatinina sérica (cálculo do *clearance* de creatinina) e eletrólitos;

c. Função tiroidiana e hepática;

d. Eletrocardiograma de repouso.

Dosagem de peptídeo C auxilia a determinar reserva pancreática de insulina.

No planejamento terapêutico do paciente com DM2, deve-se ter em mente os objetivos a serem atingidos. Vários estudos clínicos como o *United Kingdom Prospective Diabetes Study*-UKPDS[3] e o *Steno-2 Study*[4] atestaram os benefícios do controle intensivo da glicemia nas complicações do diabete e na redução da mortalidade. Redução da HbA1c em 1% diminui a doença microvascular e a mortalidade em 37% e 21%, respectivamente.[2]

O seguimento dos pacientes 10 anos após o término do UKPDS evidenciou menos complicações naqueles submetidos ao tratamento intensivo: redução de 24% para complicações microvasculares, de 17% para mortalidade, de 9% para qualquer evento relacionado ao diabete e de 15% para infarto do miocárdio. Assim, o ambiente metabólico inicial tem repercussão em eventos futuros – é o chamado legado metabólico; de forma que, quanto mais precoce for o controle do diabete, melhor.[5]

No entanto, estudos posteriores, como o *Veterans Affairs Diabetes Trial* (VADT) e o *Action to Control Cardiovascular Risk in Diabetes* (ACCORD), trouxeram dúvidas quanto à segurança do controle estrito da glicemia. A redução dos valores de HbA1c para valores de 6,5% e 7% respectivamente reduziu as complicações microvasculares e neurológicas, mas aumentou o risco de doença cardiovascular (DCV). Por outro lado, nos subgrupos sem DCV ou naqueles com menor duração da doença houve benefício, sugerindo que o alvo glicêmico deve ser individualizado. Já no *Action in Diabetes and Vascular Disease* (ADVANCE), a redução menor e gradual da glicemia, com diferença de HbA1c entre grupos de apenas 0,8%, reduziu risco de complicações micro e macrovasculares.[6]

Aventa-se a possibilidade de hipoglicemias resultarem em maior mortalidade no grupo de tratamento intensivo. Portanto, as metas terapêuticas devem ser individualizadas segundo idade, complicações, limitações e duração da doença. Pacientes com DM2 recente e sem complicações cardiovasculares e na gravidez, o controle mais rigoroso, com glicemias próximas do normal, é benéfico, considerando que HbA1c de 7% já implica glicemias médias de 154 mg/dL. Para pacientes com DCV grave e idosos, ou portadores de neuropatias, talvez o objetivo seja controle menos estrito.

O controle da glicemia deve ser instituído precocemente, para maximizar seu efeito e reduzir complicações. Insulinoterapia intensiva pode reduzir a morbidade em pacientes com doença aguda grave nos períodos pré-operatórios, infecções, após infarto do miocárdio e na gestação. O tratamento da dislipidemia e da hipertensão arterial trazem benefícios inequívocos a todos os pacientes.[1,2,4,6]

As metas sugeridas pela Sociedade Brasileira de Diabete (SBD)[1] são apresentadas na Tabela 55.1. Essas metas variam discretamente de uma Sociedade

Tabela 55.1 Alvos terapêuticos para o tratamento do DM2

Glicose plasmática (mg/dL)*	Triglicerídeos (mg/dL)
• Jejum < 100 • 2 horas pós-prandial ≤ 160	• < 150
Hemoglobina glicada (%)*	**Pressão arterial (mmHg)**
• 7% • 7,5 a 8,5% em idosos	• Sistólica: entre 130 e 135 • Diastólica < 80
Colesterol (mg/dL)	**Índice de massa corporal (kg/m2)**
• Total < 200 • HDL > 45 • LDL < 100 (< 70 mg/dL se DCV prévia)	• 20-25

*Quanto ao controle glicêmico, deve-se procurar atingir valores os mais próximos do normal. Como muitas vezes não é possível, aceitam-se, nesses casos, valores de glicose plasmática em jejum de até 130 mg/dL e de 2 horas pós-prandiais até 180 mg/dL. Acima desses valores, é sempre necessário realizar intervenção para melhorar o controle metabólico.
Fonte: Sociedade Brasileira de Diabete (SBD), 2016.[1]

para outra, mas é importante que as metas sugeridas pelas principais sociedades de diabete ou de endocrinologia no mundo consideram que o tratamento deve ser individualizado, com controle estrito para pacientes sem doenças associadas e com baixo risco de hipoglicemia. As metas para tratamento de dislipidemia e prevenção de doença cardiovascular e o tratamento da hipertensão arterial no DM2 são discutidos em outro capítulo.

Além dos cuidados médicos, é fundamental a educação do paciente e de seus familiares sobre a doença, com orientações para correção da hiperglicemia e tratamento dos episódios de hipoglicemia, incluindo o uso do glucagon. A escolha dos medicamentos deve privilegiar eficácia, durabilidade de efeitos e comodidade posológica, ações favoráveis nos fatores de risco de DCV e baixa incidência de efeitos colaterais. O tratamento do DM2 é dividido didaticamente em quatro etapas, sempre associadas ao plano alimentar e de exercícios.[1]

1. Monoterapia: metformina, pioglitazona, acarbose, inibidores da DPP-4, inibidores de SGLT2, agonistas GLP-1R. Sempre que possível, a monoterapia deve ser feita com metformina.

2. Associações entre hipoglicemiantes orais e injetáveis;

3. Associação de hipoglicemiantes com insulina noturna;

4. Insulinização plena. Opcional manter sensibilizador de insulina.

Em termos práticos, as duas propostas de esquemas terapêuticos mais utilizadas são a da Associação Americana de Diabetes (ADA) e a da Associação Americana de Endocrinologia Clínica (AACE), esta última com versão adaptada apresentada na Tabela 55.2. Nesse esquema da AACE, a decisão inicial de se iniciar o tratamento com monoterapia ou terapia associada é baseada na HbA1c, tornando-o muito prático. Além disso, a tabela também adapta a AACE 2017 e mostra claramente os benefícios e efeitos colaterais dos medicamentos.

MUDANÇAS NO ESTILO DE VIDA

EDUCAÇÃO E CUIDADOS GERAIS

Deve-se instruir o paciente sobre a doença e suas consequências e estabelecer metas a serem cumpridas quanto às mudanças no estilo de vida e controle metabólico. Evitar o fumo, cuidar da higiene, tratar precocemente lesões de pele. Recomendar sapatos especiais (na presença de calosidades ou deformidades) e cremes hidratantes. Atuar nos problemas psicossociais.

Plano alimentar do DM2

Fundamental no tratamento do diabete. Não há uma dieta-padrão, mas um plano individualizado, flexível, com lista de equivalentes alimentares, dentro dos objetivos terapêuticos, que preencha as necessidades do paciente e respeite suas preferências. Mudanças no estilo de vida requerem reeducação constante.[1,2]

Como cerca de 80% da população diabética é obesa, a dieta é geralmente hipocalórica (20 kcal/Kg de peso ideal/dia), com restrição de alimentos ricos em gordura e de bebidas alcoólicas. Redução da ingestão calórica diminui substancialmente a glicemia de jejum e melhora a resistência à insulina (antes mesmo da redução do peso). Mudanças graduais nos tipos de alimentos e nos tamanhos das porções, permitindo *déficit* calórico de 500 kcal/dia induz perda de peso de 0,25 a 0,5 kg/semana na maioria dos pacientes. Perda de 5 a 10% do peso atual frequentemente é suficiente para reduzir a glicemia e outros fatores de risco cardiovascular.

As orientações para a composição da dieta estão na Tabela 55.3.

As calorias provenientes da ingestão diária de gordura devem estar entre 20 e 30% da energia total da dieta. Recomenda-se a restrição de ácidos graxos saturados (carnes gordas, manteiga, óleos de côco e dendê, leite integral, bacon, torresmo, embutidos) e transinsaturados (gordura hidrogenada vegetal, frituras, tortas e bolos industrializados, *fastfood*, sorvetes, biscoitos amanteigados). Essas formas de gordura têm efeito adverso nos lipídeos circulantes e na sensibilidade à insulina. Por outro lado, o consumo de ácidos graxos monoinsaturados com configuração *cis*, como azeite de oliva e óleo de canola, deve ficar entre 10 e 20% das calorias totais da dieta.

Ácidos graxos ômega 3, obtidos de peixes, óleos de canola e soja, e nozes auxiliam na redução do risco de doença cardiovascular. Para pacientes com níveis de LDL elevados, recomenda-se restringir a ingestão de colesterol a menos de 200 mg/dia. Esteróis de plantas e ésteres de estanol podem ser úteis.

A ingestão diária de carboidratos deve ficar entre 45 e 60% da energia total. Os alimentos com grande quantidade de fibras têm, em geral, baixo índice glicêmico (IG) favorecendo menor elevação de glicemia pós-prandial.

O consumo de sacarose é permitido para pacientes com bom controle glicêmico, mas não deve ultrapassar 10% da energia total da dieta. Os açúcares não nutritivos (adoçantes não calóricos) apresentam a vantagem de não ser fonte energética. Não se recomenda adição de frutose, que aumenta a resistência à ação da insulina e a trigliceridemia.

Como parte de uma alimentação saudável, as proteínas devem constituir 15 a 20% da energia total da dieta.

Alimentos funcionais contendo substâncias biologicamente ativas, que modulam processos metabólicos ou funcionais, podem ser estimulados: óleo de peixe; soja; psillium; goma guar; batata yacon; aveia; banana verde; iogurtes.

Não ultrapassar 6 g de sal e 1 a 2 doses de bebida alcoólica por dia (não indicada nas hipertrigliceridemias). Suplementação vitamínica pode ser necessária nos idosos, gestantes, vegetarianos, usuários de metformina (vitamina B12) ou nas carências de vitamina D.

EXERCÍCIO FÍSICO

BENEFÍCIOS

A atividade física regular, importante componente para o tratamento de pacientes com diabete[1,2,7] é, talvez, a medida não farmacológica mais eficaz para a resistência à insulina. Após uma única sessão de exercício, há diminuição dos níveis glicêmicos e melhora da sensibilidade à insulina por até 48 horas.[7]

Tabela 55.2 Perfil de medicamentos antidiabéticos

	Metformina	Agonista de GLP-1 R	i SGLT-2	i DPP-4	i α-glicosidase	Glitazonas doses baixas	SU	GLN	Insulina
Hipoglicemia	Neutro	Neutro	Neutro	Neutro	Neutro	Neutro	Moderado/Grave	Leve	Moderado a grave
Peso	Pequena perda	Perda	Perda	Neutro	Neutro	Ganho	Ganho		Ganho
Renal/GU	Contraindicado se TFG < 30 mL/min/1,73m	Exenatida não indicado para CrCl < 30 / Possível benefício da liraglutida	Não usar se TFG < 45 mL/min/1,73m / Infecções genitais micóticas / Possível benefício da empagliflozina	Ajuste de dose necessária (exceto linagliptina) Efetivo na redução de albuminúria	Neutro	Neutro	Risco de hipoglicemia		Risco de hipoglicemia
Gastrintestinal	Moderado	Moderado	Neutro	Neutro	Moderado	Neutro	Neutro		Neutro
IC Cardíaco	Neutro	Possível benefício da liraglutida	Possível benefício da empagliflozina	Possível risco para Saxa e Alo	Neutro	Moderado	Maior risco de IC		Maior risco de IC
DAC	Neutro	Possível benefício cardiovascular	Possível benefício cardiovascular	Neutro	Neutro	Pode reduzir o risco de AVE	?		Neutro
Ossos	Neutro	Neutro	Canagliflozina	Neutro	Neutro	Risco de fratura	Neutro		Neutro
Cetoacidose	Neutro	Neutro	Cetoacidose	Neutro	Neutro	Neutro	Neutro		Neutro

AVE: acidente vascular encefálico. Lilás - Poucos efeitos colaterais; Azul claro - Uso com cuidado; Salmão - Probabilidade de efeito colateral; Azul - Efeito incerto; Branco - Neutro.

Fonte: Adaptado de AACE 2017.

Tabela 55.3 Ingestão nutricional recomendada para pacientes com DM2

Macronutrientes (% valor calórico diário)	Composição
Carboidratos: 45 a 60% (≥ 130 g/dia)	Carboidratos complexos e ricos em fibras como frutas inteiras, legumes, verduras, grãos e cereais integrais. Sacarose até 10%.
Proteínas: 15-20% Nas nefropatias: 0,8 g/kg/dia	2 porções de carne, 2-3 porções de leite desnatado ou queijo magro ou de proteína vegetal (leguminosas) por dia. Peixes: 2-3×/semana (ricos em ômega 3).
Gorduras: 20-30% Ácidos graxos saturados < 7% Ácidos graxos trans ≤ 2g/dia	Colesterol < 200 mg/dia. Gorduras poli-insaturadas até 10% (óleo de soja, milho, girassol, óleo de peixe) e monoinsaturadas -10% (óleo de oliva, canola, frutas secas, abacate). Evitar carnes gordas, laticínios integrais, frituras, embutidos, refogados, salgadinhos e alimentos industriais (gordura trans).
Adoçantes	Sacarina sódica, aspartame, acesulfame K, sucralose e neotame.
Fibras ≥ 20 g/dia (ou 14 g/1.000 kcal)	Hortaliças, leguminosas, grãos integrais e frutas, farelos, sementes.
Produtos diet e light	Considerar seu valor calórico.
Sódio: até 2,4 g/dia (6 g sal)	Nos hipertensos ou cardiopatas: 2 g/dia ou menos.
Álcool: até uma (mulheres) ou duas (homens) doses/dia. 1 dose = 15 g de etanol	1 dose = 360 mL cerveja, 150 mL vinho ou 45 mL destilados. Ingeridos sempre às refeições para prevenir hipoglicemia. Contraindicado na gravidez, pancreatite, dislipidemia, hipertensão, neuropatia e obesidade.
Vitaminas e minerais	Suplementação só nas deficiências.

Fonte: Adaptado de SBD[1] e ADA.[2]

A queda da glicemia durante e imediatamente após o exercício decorre do aumento da captação muscular de glicose frente à abertura dos capilares nos tecidos, ao aumento do débito cardíaco e ao maior aporte de glicose, e à translocação dos transportadores de glicose GLUT 4 para a membrana celular, via ativação da enzima AMPK (AMP-pro-teína quinase ativada pela adenosina monofosfato), independente da elevação da insulinemia. Com atividade física regular há aumento do fluxo sanguíneo, da densidade capilar e da massa muscular (área de armazenamento da glicose) e melhora da função mitocondrial.

Efeitos do exercício em portadores de diabete melito tipo 2

Durante o exercício ocorre queda fisiológica da insulinemia e aumento da produção hepática de glicose, para atender às necessidades energéticas. No paciente com diabete, a elevação da insulinemia, induzida pelos secretagogos de insulina ou pela administração da insulina, pode impedir a queda fisiológica da insulina e o aumento da produção hepática de glicose, com risco de hipoglicemia. Nos exercícios mais intensos ou prolongados, orienta-se a suplementação de carboidratos antes e durante o exercício ou redução nas doses de insulina e monitoração da glicemia capilar.

A ocorrência de hipoglicemia é rara em usuários de metformina, inibidores da α-glicosidase e glitazonas que não interferem na secreção de insulina.

Os benefícios do exercício são amplos. Estão resumidos na Tabela 55.4.

RISCOS

Antes de se iniciar um programa regular de exercícios físicos, após anamnese e exame físico, procede-se à avaliação cardiológica, com teste de esforço,

Tabela 55.4 Benefícios do exercício físico para o paciente diabético

↓ Glicemia durante e após o exercício.
↓ insulinemia basal e pós-prandial e melhora a sensibilidade à insulina.
↓ Hemoglobina glicada.
Melhora o perfil lipídico: ↓ triglicerídeos e LDL-colesterol. ↑ HDL-colesterol.
Melhora a hipertensão arterial leve e moderada. ↑ Gasto energético. Auxilia na perda de peso e manutenção da massa.
Induz condicionamento cardiovascular, ↓ frequência cardíaca de repouso e ↓ trabalho cardíaco.
↑ A força e a flexibilidade dos pacientes. Induz bem-estar e melhora a qualidade de vida.

Fonte: Adaptado de Angelis K.[7]

que pode identificar doença isquêmica silenciosa, resposta hipertensiva exacerbada durante o exercício e/ou hipotensão ortostática pós-exercício.

Os riscos associados ao exercício são:

a. hipoglicemia durante ou após o exercício em pacientes tratados com insulina ou secretagogos de insulina;

b. piora da hiperglicemia em pacientes mal controlados e que se expõem a exercícios vigorosos;

c. precipitação ou exacerbação de doença cardiovascular (DCV), como angina, infarto, arritmias e morte súbita;

d. piora das complicações crônicas.

Algumas complicações crônicas merecem destaque especial. O exercício pode resultar em hemorragia retiniana ou vítrea nos portadores de retinopatia proliferativa e em aumento da proteinúria, naqueles com nefropatia, provavelmente por mudanças na hemodinâmica renal. Entretanto, não há evidências de que favoreça a progressão da nefropatia.

Pacientes com neuropatia periférica apresentam maior risco de lesões articulares e de partes moles e, quando há neuropatia autonômica, nota-se redução da capacidade para exercícios de alta intensidade, por diminuição da frequência cardíaca máxima. Nesses pacientes, pode haver também resposta inadequada à desidratação e hipotensão postural pós--exercício. Exercícios vigorosos, de impacto ou que elevem a pressão arterial (levantamento de peso e valsalva), são contraindicados.

Recomenda-se o uso de sapatos e equipamentos adequados, evitar esforços em temperaturas extremas, examinar os pés antes e após a atividade, hidratar-se adequadamente durante e após exercícios prolongados e evitar atividade em períodos de controle glicêmico inadequado e cetose.

PROGRAMA DE EXERCÍCIO PARA O PACIENTE COM DM2

O exercício regular é um componente essencial no tratamento do DM2.[1,2,7] Como muitos pacientes são idosos, obesos e apresentam complicações, deve-se selecionar exercícios com baixo risco de lesão, que aumentem a motivação e participação. Iniciar lentamente, com aumento gradual na duração e intensidade.

Recomenda-se a prática de pelo menos 30 minutos, cinco vezes por semana de exercício aeróbio de moderada intensidade (que atinge 50 a 70% da frequência cardíaca máxima no ergométrico) ou 30 minutos, três vezes/semana de exercício aeróbio de alta intensidade (> 70% da frequência no ergométrico), e não mais que dois dias consecutivos sem atividade física.

TRATAMENTO MEDICAMENTOSO DA HIPERGLICEMIA

Diferentes agentes farmacológicos são necessários nos vários estadios da doença para completar os benefícios de mudança no estilo de vida.[1,2,8,9,11]

Os agentes redutores de glicemia (Tabela 55.5 e Figura 55.1) atuam nos mecanismos básicos da doença: melhoram a secreção de insulina (hipoglicemiantes: sulfoniluréias e metilglinidas), a sensibilidade hepática (biguanidas) e periférica (tiazolidinedionas) à ação da insulina ou têm efeito incretínico (inibidores da DPP-4 e agonistas do receptor de GLP-1). Além dessas, há medicamentos que reduzem a absorção intestinal de glicose (inibidores da α-glicosidase) e a reabsorção renal de glicose (inibidores dos cotransportadores de glicose-SGLT2) (Figura 55.1).

SECRETAGOGOS DE INSULINA: SULFONILUREIAS E METIGLINIDAS

SULFONILUREIAS

São usadas no tratamento da hiperglicemia do DM2 há mais de 50 anos. Relativamente baratas, são constituídas por uma estrutura química comum, a sulfa, associada à ureia e a radicais que conferem especificidades às medicações[1-2,8-11] (Tabela 55.6).

MECANISMO DE AÇÃO

As sulfonilureias agem na célula β, estimulando a secreção de insulina basal e induzida por refeições. A redução da produção hepática e o aumento da utilização periférica de glicose, diminuindo a hiperglicemia, atenuam o efeito tóxico da glicose na secreção e ação da insulina, melhorando a função das células β.[1-2,8-11]

A secreção de insulina é controlada por um canal de potássio ATP-dependente, localizado na membrana da célula β. Quando a glicemia se eleva, a glicose é transportada para o interior da célula por um transportador específico de glico-

Tabela 55.5 Mecanismo de ação de medicações antidiabéticas

Classe terapêutica	Efeitos	Medicamentos
Hipoglicemiantes orais	↑ Secreção pancreática de insulina	Sulfonilureias e metiglinidas
Anti-hiperglicemiantes	↓ Produção hepática de glicose e a resistência à insulina	Biguanidas
	↑ Sensibilidade à ação da insulina e a utilização de glicose	Tiazolidinedionas
	Retardam a absorção de glicídeos e gorduras	Inibidores das α-glicosidases e das lipases
	↓ Reabsorção renal de glicose	Inibidores dos cotransportadores de glicose tipo 2
Incretinomiméticos e antagonistas da DPP-4	↑ Secreção de insulina, ↓ secreção de glucagon retardam esvaziamento gástrico	Análogos de GLP-1 resistentes à ação da DPP-IV e inibidores da DPP-IV
Insulina	Estimula a captação de glicose e aminoácidos pelos tecidos e inibe o glucagon	Insulina

Fonte: Adaptado de SBD[1] e ADA.[2]

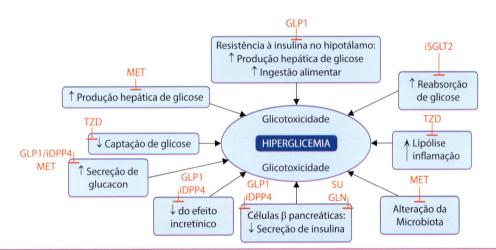

Figura 55.1 Tratamento do DM2 em bases fisiopatológicas. Essa figura resume as ações dos medicamentos antidiabéticos, enfatizando os efeitos sobre os mecanismos da doença. Fonte: Adaptado de ADA.[2]

Tabela 55.6 Medicamentos que induzem secreção insulínica

Medicamentos (posologia)	Apresentação comercial	↓ Glicemia de jejum	↓ HbA1c	Vias de eliminação
Sulfonilureias (1-2 × ao dia)		60-70 mg/dL	1,5-2%	
Clorpropamida (250-500 mg)	250 mg			Renal
Glibenclamida (2,5-20 mg)	5 mg			Renal/biliar
Glipizida (2,5-20 mg)	5 mg			Renal/biliar
Gliclazida (40-320 mg)	80 mg			Renal/biliar
Gliclazida MR (30-120 mg)	30 mg			Renal/biliar
Glimepirida (1-8 mg)	1; 2 e 4 mg			Renal/biliar
Metiglinidas (3 × dia)		20-30 mg/dL	1-1,5%	
Repaglinida (0,5-16 mg)	0,5; 1 e 2 mg			Biliar
Nateglinida (120-360 mg)	60 mg			Renal

Fonte: Adaptado de SBD.[1]

se (GLUT2); em seguida, é fosforilada pela glico-quinase e metabolizada, pela via glicolítica e na mitocôndria, aumentando a produção de ATP. O aumento da relação ATP/ADP induz o fechamento dos canais de potássio ATP-dependentes e o acúmulo intracelular de potássio, que leva à despolarização da membrana, com abertura de canais de cálcio e movimentação de cálcio do espaço extracelular para o citoplasma. O aumento do cálcio citosólico induz o grânulo de insulina a migrar para a superfície celular e o hormônio é liberado por exocitose (Figura 55.2).

O canal de potássio consiste de duas subunidades: uma, denominada SUR, contém o sítio de ligação das sulfonilureias e regula a abertura e o fechamento do canal; a outra subunidade, que corresponde ao canal propriamente dito, é denominada Kir. A interação entre essas subunidades é fundamental e, quando a sulfonilureia se liga ao SUR, ocorre fechamento do canal e indução de secreção de insulina. Assim, a sulfonilureia estimula a secreção de insulina pós-refeição e basal e sua potência depende de sua afinidade de ligação ao receptor (Figura 55.2).

As sulfonilureias são potentes e reduzem a HbA1c em 1 a 2%, com efeitos predominantes na glicemia de jejum e efeito discreto nas oscilações pós-prandiais. Sua ação intermediária ou longa permite administração uma a duas vezes ao dia, mas implica maior risco de ganho de peso (2 a 4kg) e hipoglicemia. A duração de ação é de 18 a 24 horas, exceto para a clorpropamida que pode chegar a 60 horas.[8-11]

A metabolização das sulfonilureias é hepática (exceto clorpropamida) e a excreção, renal.

METIGLINIDAS: SECRETAGOGOS DE INSULINA DE AÇÃO RÁPIDA

As metiglinidas (glinidas) ligam-se a receptor específico da membrana celular (SUR1) da célula beta, à semelhança das sulfonilureias, mas por menor tempo, resultando em pico de secreção de insulina mais precoce e intenso e de menor duração (< 3 horas) (Tabela 55.4). Estimulam a secreção aguda, rápida de insulina, melhoram o pico de insulinemia pós-prandial (geralmente ausente no DM2), controlando principalmente os picos hiperglicêmicos pós-prandiais. Têm pouco efeito na glicemia de jejum.[9,12-13]

Reduzem a HbA1c em 0,8% (nateglinida) e 1,5% (repaglinida)

Seu efeito, de curta duração, reduz o risco de hipoglicemia entre as refeições ou o ganho de peso. São particularmente seguras em idosos ou portadores de hepatopatia ou nefropatia leve a moderada.

A nateglinida e a repaglinida são administradas 1 a 30 minutos antes das três principais refeições. Se o paciente não se alimentar, não toma o medicamento. A metabolização é hepática e a excreção é renal (nateglinida) ou pela bile (repaglinida). O metabolismo da repaglinida pode ser alterado por medicamentos que induzem o citocromo P450, tais como cetoconazol, genfibrosil, eritromicina. Já a nateglinida não tem interação com nenhum medicamento.

INDICAÇÕES E CONTRAINDICAÇÕES PARA A TERAPIA COM SECRETAGOGOS

Os pacientes com DM2 com melhor probabilidade de resposta aos secretagogos são os que apresen-

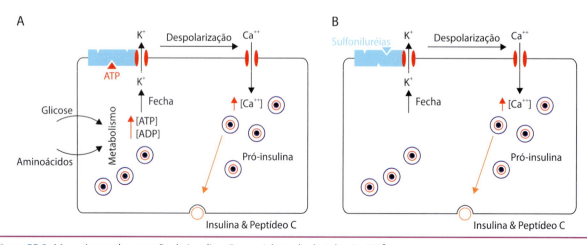

Figura 55.2 Mecanismos de secreção de insulina. Fonte: Adaptado de Lebovitz HE.[8]

tam deficiência insulínica, mas ainda têm células β suficientes para responder a essas medicações,[8-13] ou seja, pacientes com diabete com duração menor que 5 anos, idade superior a 30 anos, obesos, sem grande perda de peso.

As contraindicações ao uso de secretagogos incluem:

a. Trauma, estresse, infecções graves e cirurgias de grande porte;

b. História de efeito adverso à sulfonilureia ou às sulfas;

c. Predisposição à hipoglicemia grave (insuficiências hepática ou renal). Nestes, pode-se utilizar os de ação rápida (metiglinidas). Cuidado com interação de medicamentos.

O tratamento da hipoglicemia leve, induzida por secretagogos, é feito pelo consumo de alimentos. Deve-se fazer monitorização cuidadosa do controle glicêmico e avaliar a redução da dosagem do medicamento. As hipoglicemias graves (< 50 mg/dL com sintomas neuroglicopênicos) são tratadas com infusão de glicose 50% (50 mL), seguida de internação e infusão contínua de soro glicosado (5 ou 10%), por período variável de 24 a 72 horas, na dependência do tempo de excreção da sulfonilureia em uso. Ocasionalmente, o glucagon também pode ser usado na dose de 1 mg, por via subcutânea. É erro grave não internar um paciente com hipoglicemia significativa, secundária ao uso de sulfonilureias. As metiglinidas, por sua ação curta, raramente levam a hipoglicemias graves. Hoje, com o novo arsenal terapêutico disponível para o tratamento do DM2, quando possível, evita-se prescrever secretagogos, prevenindo os episódios de hipoglicemias.

RESULTADOS ESPERADOS

As sulfonilureias e a repaglinida têm efeitos similares, mas não idênticos nem aditivos.[8-13] A nateglinida é a menos eficaz. O tratamento inicial do DM2 com sulfonilureias ou repaglinida reduz a glicemia de jejum, em 60 a 70 mg/dL e a HbA1c em 1 a 2%. A nateglinida reduz, primariamente, a hiperglicemia pós-prandial e diminui a HBA1C em ~0,8%.[9,11,13]

O ganho de peso e as hipoglicemias graves (1%) são mais observados com as sulfonilureias de ação prolongada: glibenclamida e clorpropamida.

Com a evolução do DM2, a resposta aos secretagogos de insulina, diminui, possivelmente por falência das células β. Essa falência pode ser uma característica intrínseca do DM2 ou consequência da resistência à insulina, da glico ou da lipotoxicidade.

Dados de falência menor com gliclazida e glimepiride em relação à glibenclamida requerem confirmação.[10] Não estão disponíveis dados de acompanhamento a longo prazo com as metiglinidas.

A falta de resposta a esses medicamentos como terapia inicial é denominada *falência primária* e a perda de efetividade após alguns anos de uso, *falência secundária*.[10] O UKPDS[3] mostrou que a falência secundária é uma característica dos tratamentos com sulfonilureias, metformina e insulina.

Alguns estudos, incluindo o da década de 1970 (UGDP),[14] sugeriram maior risco cardiovascular com o uso de sulfonilureias. Tal efeito poderia estar associado à presença de canais de potássio ATP-dependentes nos tecidos como miocárdio, musculatura vascular lisa e cérebro, resultando no aumento da resistência vascular e diminuição do precondicionamento isquêmico, aumentando o risco cardiovascular,[10,15-16] embora as sulfonilureias reduzam arritmias. Tais efeitos parecem estar mais relacionados à glibenclamida, e não à glimepiride e gliclazida. Por outro lado, o UKPDS demonstrou que o uso de sulfonilureias não aumentava os eventos de doença macrovascular, em um seguimento de 11 anos,[3] nem estudos posteriores como ACCORD e VADT. Já as metiglinidas não interferem na pressão arterial ou precondicionamento isquêmico, pois têm baixa afinidade pelos receptores SUR vascular e do miocárdio. Mais estudos são necessários.

Há relatos de aumento do o risco de câncer hepatocelular com as sulfonilureias. A clorpropamida pode causar retenção hídrica e hiponatremia em consequência à secreção inapropriada de hormônio anti-diurético.[10]

A ação hipoglicemiante das sulfonilureias é exacerbada por salicilatos, sulfonamidas, fenilbutazona, dicumarol, antagonistas H2 da histamina, antidepressivos tricíclicos e álcool.

BIGUANIDAS

A metformina (derivada das guanidinas) é a única biguanida disponível e deve ser introduzida ao diagnóstico do diabete.[1,2] Outro fármaco dessa classe, a fenformina, foi usada no passado e associada com maior incidência de acidose lática. A metformina, quando usada adequadamente, não apresenta esse risco.[17]

MECANISMO DE AÇÃO E PROPRIEDADES

O mecanismo molecular de ação da metformina não está totalmente esclarecido. Há controvérsias quanto ao órgão central de ação do medicamento, mas, no plano molecular, ela inibe o complexo mitocondrial 1, resultando em diminuição da produção de ATP e aumento da relação ADP/ATP, a qual ativa a AMPK-quinase reguladora do metabolismo da glicose e lipídeos. A ativação da AMPK reduz a atividade da enzima ACC (Acetil-CoA Carboxilase), promovendo a oxidação de ácidos graxos e menor expressão de enzimas lipogênicas no fígado e no trato gastrintestinal. Além disso, no trato gastrintestinal a metformina estimula a captação de glicose no lado basal dos enterócitos (Figura 55.3). No músculo, a metformina, talvez por redução do efeito tóxico da glicose, aumenta a captação de glicose, favorecendo a translocação dos transportadores de glicose GLUT4 para a membrana da célula muscular, aumentando a captação de glicose e a síntese de glicogênio.[18,19.] A metformina também age sobre a microbiota intestinal, com resultados finais díspares: a modulação de algumas bactérias como a *Akkermansia Muciniphila* pode contribuir para seu efeito de reduzir os níveis glicêmicos, mas a modulação de outras bactérias pode também explicar parte de seus efeitos colaterais.

O efeito anti-hiperglicêmico da metformina advém de:[1,2,18,19]

a. Supressão da produção hepática de glicose, principalmente da neoglicogênese, diminuindo a resistência hepática à ação da insulina;

b. Aumento da captação intestinal e glicose independente do aumento da secreção de insulina;

c. Reesterificação de AGL e supressão da lipólise e da oxidação de lipídeos;

d. Aumento dos níveis de GLP-1 e da utilização intestinal de glicose;

e. Modulação da microbiota intestinal.

A metformina tem efeitos pleiotrópicos, melhorando a glicemia e fatores de risco cardiovascular.[18-23]

INDICAÇÕES

A metformina é a primeira opção no tratamento de pacientes DM2, particularmente naqueles que precisam perder peso ou pacientes vulneráveis à hipoglicemia. Não causa hipoglicemia se usada como monoterapia. Pode ser associada a todas as classes de hipoglicemiantes, com efeitos aditivos e tem efeitos benéficos sobre diversos fatores de risco associados à resistência à insulina e DCV.[1,2,8,9,18-23] Seus principais efeitos estão na Tabela 55.7

É administrada às refeições, iniciando-se com comprimidos de 500 ou 850 mg e aumentado semanalmente, em duas ou três refeições. O efeito

Tabela 55.7 Efeitos da metformina

↓ Resistência à ação da insulina, a hiperinsulinemia.
Não estimula a secreção mas requer insulina para ter efeito hipoglicêmico.
↓ Hiperglicemia de jejum e pós-prandial de pacientes com DM2.
↓ Apetite e previne o ganho de peso.
↓ Fatores de risco cardiovasculares: Melhora o perfil lipídico (↓ LDL-colesterol e triglicerídeos; ↑HDL-colesterol) e PA Melhora a função endotelial, ↓ reatividade vascular, a fibrinólise.
↓ Níveis de PAI-1.
↓ Agregabilidade plaquetária, estresse oxidativo e a inflamação.
↓ Mortalidade cardiovascular: estudos UKPDS,[23] e seu seguimento.[5]
Benéfica no tratamento da esteatose hepática e da síndrome dos ovários policísticos, restabelecendo a função ovariana e facilitando a fertilidade.
Útil na prevenção do DM2: ↓ incidência em 31% no Diabetes Prevention Program[20] níveis de TSH em pacientes com reposição de levotiroxina.
↓ Auxilia na proteção da doença de Alzheimer e incidência de câncer.

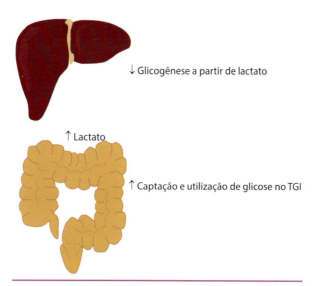

↓ Glicogênese a partir de lactato

↑ Lactato

↑ Captação e utilização de glicose no TGI

Figura 55.3 Mecanismo de ação da metformina.

Fonte: Adaptado de Lebovitz HE8 e Rojas LB.[19]

máximo parece ser atingido com 2.000 mg/dia. As apresentações de liberação lenta (XR- 500 e 750 mg) devem ser administradas com o jantar ou, às vezes, em duas tomadas diárias.

EFEITOS COLATERAIS E CONTRAINDICAÇÕES

O efeito colateral mais grave da metformina é a acidose lática, pois a metformina diminui a extração hepática de lactato. Embora rara (9 em 100 mil pessoas/ano), é fatal em 50% dos casos.[17] Para prevenir a acidose lática, evitar seu uso nos portadores de doença renal (creatinina $\geq$ 1,5 mg/dL e 1,4 mg/dL em homens e mulheres respectivamente ou *clearance* de creatinina < 50 mL/min), alcoolismo, doença cardíaca, hepática ou pulmonar graves, septicemia ou outras situações que favoreçam a hipoperfusão tecidual ou hipóxia, e em idosos, especialmente acima de 80 anos. Quando o *clearance* estiver entre 50 e 70mL/min, usar metade da dose. Não exceder a dose máxima de 2,5 g/dia. Em pacientes usando metformina, a função renal deve ser avaliada anualmente.[19-22]

A metformina não é metabolizada, sendo excretada na urina. Deve ser suspensa antes de procedimentos cirúrgicos ou uso de contrastes iodados e reiniciada 2 dias após, se a creatinina sérica estiver normal. É útil o preparo prévio com hidratação, acetilcisteína 600 mg via oral (12 horas e 0 hora antes, 12 e 24 horas após) ou bicarbonato de sódio endovenoso.

Os efeitos colaterais gastrintestinais, como desconforto abdominal, diarreia, náusea, anorexia e gosto metálico, são os mais comuns (até 30%). Esses efeitos geralmente são transitórios, remitem com redução de dose e são minimizados pelo aumento gradual da dose e pela administração junto às refeições. A formulação de liberação prolongada atenua tais efeitos.

Hipoglicemias graves são improváveis, mas podem ocorrer quando associada a outros antidiabéticos ou bebida alcoólica.

O tratamento crônico com metformina pode ser acompanhado por redução da absorção de vitamina B12 (10 a 30% – provavelmente pela modulação da microbiota), corrigida com a suplementação com cálcio oral e, ocasionalmente, de folato e vitamina B12. Entretanto, o desenvolvimento de anemia megaloblástica é raro e é revertido pela administração de B12.

RESULTADOS ESPERADOS

A metformina melhora a sensibilidade à insulina, requerendo, portanto, células β com função remanescente adequada. Em estudos clínicos, a redução média de glicemia de jejum foi de 55 mg/dL e a da HbA1c, de 1,5%,[11-13,18,21-24] com potência similar à das sulfonilureias. O efeito da metformina predomina sobre a glicemia de jejum, sendo mais intenso naqueles com valores de HbA1c mais elevados.

Benefícios adicionais da metformina incluem ausência de ganho de peso, ou até redução discreta, e diminuição de fatores de risco cardiovasculares.

INIBIDORES DE α-GLICOSIDASES

Os inibidores das α-glicosidases, ao retardarem a digestão de carboidratos complexos, reduzem a glicemia e a insulinemia pós-prandiais, independentemente da terapêutica em uso e do tipo de diabete.[1,2,8,9]

MECANISMO DE AÇÃO

Esses medicamentos são pseudo-oligossacarídeos inibidores competitivos de enzimas α-glicosidases da borda em escova do intestino delgado, que hidrolisam oligossacarídeos e polissacarídeos como amido, dextrinas e maltose, em monossacarídeos absorvíveis.[24] Com o uso dos inibidores das α-glicosidases, a absorção e a digestão de carboidratos são retardadas e prolongadas, para porções mais distais do intestino delgado, resultando em menor excursão glicêmica pós-prandial e menor necessidade de insulina.[1,2,24-26]

A acarbose, o principal medicamento desse grupo, tem alta afinidade pelos sítios de ligação de carboidratos das enzimas α-glicosidases, mas essa ligação é reversível após 4 a 6 horas. A absorção e a digestão da lactose não são afetadas, pois a acarbose não inibe as β-glicosidases (lactases). A acarbose é muito pouco absorvida e somente 1 a 2% do composto ativo aparecem no plasma e são eliminados na urina.[24-26]

O atraso na digestão e absorção no intestino delgado aumenta a quantidade de carboidratos fermentáveis que atingem o colo, justificando o aparecimento de sintomas gastrintestinais como flatulência e diarreia, mas não interfere no conteúdo de energia dos carboidratos que são então metabolizados pela microflora colônica a ácidos graxos de cadeia curta e são, assim, absorvidos.

Os inibidores das α-glicosidases reduzem a secreção do peptídeo inibitório gástrico (GIP) e aumentam a secreção do peptídeo similar ao glucagon (GLP-1), mas não está claro o benefício dessas modulações.[27]

USO CLÍNICO E INDICAÇÕES

Três inibidores das α-glicosidases foram desenvolvidos: acarbos; miglitol; e voglibose, com farmacologia muito similar, mas a acarbose é o mais utilizado.

Pelo próprio mecanismo de ação, são administradas nos primeiros minutos de cada uma das três maiores refeições. O tratamento é iniciado com doses pequenas (25 a 50 mg por 1 semana) e aumentado progressivamente, 25 a 50 mg/semana, com base na tolerância gastrintestinal e na eficácia clínica. O efeito máximo é obtido com doses entre 50 e 100 mg a cada refeição.

Podem ser utilizados como terapia primária ou associada a outros hipoglicemiantes ou insulina, para o controle da hiperglicemia pós-prandial. Paciente idosos, representam uma importante população para essa indicação.

RESULTADOS ESPERADOS

Os estudos mostram redução moderada da hiperglicemia pós-prandial (50 a 60 mg/dL) e da hemoglobina glicada (0,5 a 1,4%), e diminuição discreta da glicemia de jejum (10 a 20 mg/dL).[1,2,24-26] Esses declínios são constantes e mantidos a longo prazo. Melhoram a função das células β e a resistência à insulina e reduzem a progressão de intolerantes à glicose para DM2.[25] Pouco alteram lipídeos.

TOLERABILIDADE E CONTRAINDICAÇÕES

Como monoterapia, os inibidores das α-glicosidases são agentes seguros, que não induzem hipoglicemia nem ganho de peso. Entretanto, esses medicamentos podem potencializar o efeito hipoglicemiante de sulfonilureias e da insulina, podendo ser necessário reduzir as suas doses. É fundamental destacar que, quando pacientes em uso de acarbose apresentam hipoglicemia, devem ser tratados com glicose, frutose ou lactose porque a absorção de sacarose e de carboidratos complexos é reduzida pelo medicamento.[1,2,24-26]

Os principais efeitos colaterais dos inibidores das α-glicosidases são sintomas gastrintestinais como distensão, flatulência, diarreia e borborigma em 50% dos pacientes. Para minimizar esses efeitos indesejáveis, iniciar o tratamento com doses baixas e progredir lentamente, além de reduzir a ingestão de carboidratos. Elevação nas enzimas hepáticas pode ocorrer ocasionalmente com doses elevadas de acarbose, mas com retorno aos níveis normais após interrupção do medicamento.

As contraindicações formais ao uso dos inibidores das α-glicosidases são síndromes de má-absorção, doença intestinal inflamatória, obstrução intestinal e doença hepática. Esses medicamentos são também contraindicados em pacientes com níveis de creatinina acima de 2 mg/dL, durante a gravidez e lactação e em crianças abaixo de 12 anos.

TIAZOLIDINEDIONAS

As tiazolidinedionas (TZD) ou glitazonas são medicamentos anti-hiperglicemiantes, sensibilizadores da ação da insulina, que atuam preferencialmente na melhora da resistência à insulina.[1,2,9,28-31]

MECANISMO DE AÇÃO

As TZD agem como ligantes seletivos do fator de transcrição nuclear PPAR-γ (*peroxisome-proliferator-activated receptor* gama). Os PPAR são uma subfamília da superfamília de receptores nucleares que regulam a expressão de genes em resposta à ligação de agonistas, como vários ácidos graxos (ligantes endógenos). Os PPAR regulam a transcrição gênica por meio de dois mecanismos (Figura 55.4). Na transativação, que é DNA-dependente, o PPAR-γ forma um heterodímero com o receptor X de retinoide (RXR) e reconhece elementos de resposta específicos no DNA, chamados PPRE (*PPAR response elements*) na região promotora de genes-alvo, resultando na transcrição de genes específicos. Na transrepressão, os PPAR podem reprimir a transcrição gênica interferindo negativamente e de forma DNA-independente com outras vias de sinalização, como as vias do fator nuclear-kB (NF-κB) e do STAT (*signal transducers and activators of transcription*). Esse último mecanismo pode explicar as ações anti-inflamatórias dos PPAR.

O PPAR-α é expresso principalmente no fígado, coração, músculo e células da parede vascular. Quando ativado, aumenta a oxidação de ácidos graxos livres (AGL), controla as concentrações de lipoproteínas e tem efeitos anti-inflamatórios.

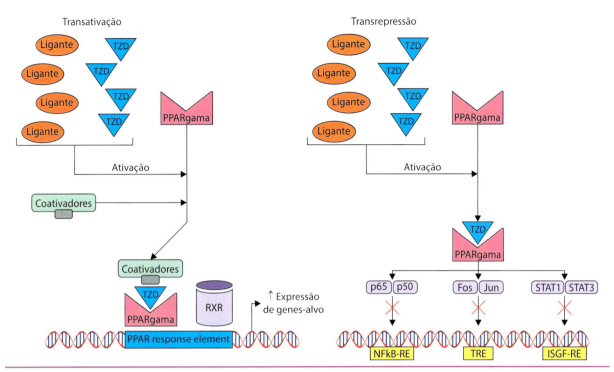

Figura 55.4 Mecanismos de ação das glitazonas. As glitazonas agem por dois mecanismos: transativação, que induz expressão de genes específicos; e transrepressão que contribui para o efeito anti-inflamatório desse medicamento. Fonte: Adaptado de Yki-Jarvinen H,[29] Parulkar AA[31] e Zou C.[32]

O PPAR-Δ é expresso, principalmente na pele, cérebro e tecido adiposo e o PPAR-γ, no tecido adiposo, nas células β pancreáticas, no endotélio e em macrófagos. As TZD ativam os receptores nucleares PPAR-γ, expressos principalmente no tecido adiposo, regulando a expressão de genes que atuam no metabolismo da glicose e lipídeos.

EFEITOS SOBRE A AÇÃO DA INSULINA E SOBRE O METABOLISMO DA GLICOSE

As TZD reduzem a glicemia de jejum e a pós--prandial, assim como as concentrações de ácidos graxos livres (AGL) e de insulina plasmática. Atuam como sensibilizadoras da ação da insulina, aumentando a captação de glicose estimulada por insulina nos tecidos periféricos. Estimulam a expressão dos transportadores de glicose GLUT1 e GLUT4 e elevam a sensibilidade hepática à insulina (isto é, a capacidade da insulina de suprimir a produção hepática de glicose) e a do tecido adiposo à insulina (capacidade da insulina de suprimir a lipólise). De forma paradoxal, essas melhorias são acompanhadas por ganho de peso e por aumento no tecido adiposo subcutâneo.[1,2,28-31]

O PPAR-γ é essencial para a diferenciação e proliferação normal de adipócitos, assim como para a captação e armazenamento de ácidos graxos. As TZD aumentam o número de pequenos adipócitos e a massa de tecido adiposo subcutâneo, mais sensível à insulina que o visceral. As TZD parecem elevar a sensibilidade à insulina diretamente (a hipótese do "roubo de ácidos graxos" para o tecido adiposo, preservando outros tecidos da lipotoxicidade) ou indiretamente, por meio de efeitos sobre a liberação de adipocinas. Aumentam os níveis de adiponectina (que está diminuída no plasma de pacientes obesos, com DM2 ou lipoatrofia) e reduzem a liberação, pelo tecido adiposo, de ácidos graxos livres, leptina, fator de necrose tumoral (TNF-α), resistina e 11β-hidroxisteroide desidrogenase tipo 1 (responsável pela produção local de cortisol no tecido adiposo), diminuindo a inflamação e contribuindo para a melhora da sensibilidade à insulina nos músculos e fígado. Dessa forma, favorecem a captação e utilização de glicose e a síntese de glicogênio e reduzem a produção hepática de glicose. A adiponectina ativa a AMPK hepática e muscular, estimula a oxidação de ácidos graxos, diminui a síntese de ácido graxo pelo fígado e a esteatose. Os obesos têm melhora mais acentuada da glicemia que os magros. As TZD não elevam a insulinemia e regulam a expressão de mais de 100 genes no tecido adiposo, fígado, músculo esquelético e células da parede vascular (Tabelas 55.8 e 55.9).

Tabela 55.8 Efeitos das glitazonas em diferentes tecidos

Fígado	Tecido musculoesquelético	Tecido adiposo	Células da parede vascular
Metabolismo de lipoproteínas: ↓ Apo C-III (α) ↑ Apo A-I, II (α) Captação de ácidos graxos: ↑ FATP-1 (α) ↑ FA translocase/CD36 (α) Catabolismo de ácidos graxos: ↑ CPT I, II (α) Redução da inflamação: ↓ PCR (α-γ) ↓ Fibrinogênio B (α, através de IL-6)	Catabolismo de ácidos graxos: ↑ CPT I, II (α) Captação de glicose (γ): ↑ GLUT4 ↑ PI 3-K ↓ PDK-4	Diferenciação de adipócitos (γ) Captação e armazenamento de ácidos graxos (γ): ↑ FATP-1 ↑ acil-coenzima A sintetase Outros efeitos (γ): ↑ adiponectina ↓ 11β-HSD1 Lipólise intravascular: ↑ LPL (γ) Captação de glicose (γ): ↑ IRS-1, IRS-2, PI 3-K, GLUT4, CAP, GyK	Moléculas de adesão: ↓ ICAM-1 (γ) ↓ VCAM-1 (αγ) Inflamação: ↑ NF-κB (α) ↓ COX-2 (α) Redução de endotelina (α-γ) Efluxo de colesterol: ↑ ABCA1 (α-β-γ) ↑ SR-B1 (α-γ) Outros: ↓ iNOS (γ), TNF-α (α), interleucina-6 (α-γ), MMP-9 (γ), MCP-1 (γ), fator tecidual (α)

Fonte: Adaptado de Yki-Jarvinen H.[29]

Tabela 55.9 Efeitos metabólicos e não metabólicos das glitazonas

Efeitos Glicêmicos
Captação e utilização de glicose estimuladas pela insulina
Hiperglicemia em diabéticos resistentes à insulina (tipo 2)

Efeitos Não Glicêmicos
Lipídeos: Conversão de partículas pequenas e densas de LDL em partículas grandes de LDL, menos densas   HDL-colesterol   ↓ Triglicerídeos se elevados (> 200 mg/dL)   ↑ Adipogênese   ↓ Ácidos graxos livres no plasma   **Vasculares:**   Melhora da função endotelial   ↓ Resistência periférica vascular (pressão arterial sistólica e diastólica)   ↓ Fibrinogênio, PAI-1, MMP, interleucina 6   ↓ Inflamação crônica (medida por marcadores como a proteína C-reativa)   ↓ Espessamento das camadas íntima e média da carótida   ↓ Proliferação da neoíntima após implante de *stent* coronário   ↓ Microalbuminúria   ↓ Adesividade palquetária   ↑ Produção de óxido nítrico   **Células β:**   ↓ Perda da função secretora de insulina pelas células β

Fonte: Adaptado de Yki-Jarvinen H.[29]

EFEITOS CARDIOVASCULARES DAS TIAZOLIDINEDIONAS

São várias ações benéficas. Reduzem a pressão arterial, a microalbuminúria, os níveis de PAI-1, dos fatores de coagulação e a hiperinsulinemia. Elevam a adiponectinemia e estimulam a fibrinólise. Esses efeitos, aliados à melhora dos níveis de HDL-colesterol, à diminuição dos AGL e triglicerídeos (lipotoxicidade), e à ação anti-inflamatória e antioxidante desses fármacos, atenuam a inflamação vascular, a proliferação da neoíntima e a progressão da placa aterosclerótica, repercutindo em menor frequência de eventos cardiovasculares (estudos CHICAGO, PERISCOPE, PROactive).[29-31] (Tabelas 55.9 e 55.10).

USO CLÍNICO E INDICAÇÕES

A pioglitazona, única glitazona disponível, está indicada para o tratamento da hiperglicemia no DM2, em monoterapia ou em combinação com outros hipoglicemiantes. A associação com insulina requer precauções.[1,2,8-11,29-31]

Para que as TZD sejam eficazes, deve haver resistência à insulina, assim como quantidades adequadas de insulina circulante (endógena ou exógena).

A pioglitazona diminui os níveis de HbA1c em 0,8 a 1,4%. A dose diária recomendada é de 15 a 45 mg/dia, uma vez ao dia, em monoterapia ou, até 30 mg/dia, quando associada. A redução da glicemia ocorre lentamente, num período de seis a oito semanas, e a redução máxima da HbA1c, após 12 a 14 semanas.

Tabela 55.10 Farmacocinética dos inibidores da enzima DPP-4

Medicamento	Dose diária (mg)	Meia-vida (h)	Metabolismo	Via de eliminação
Sitagliptina	25-100	12,4	< 10% são metabolizados no fígado (CYP3A4) para produtos praticamente inativos	87% renal (80% inalterada) 13% fezes
Vildagliptina	50-100	3	No fígado e outros tecidos para compostos inativos	85% renal (12-30% inalterada) 15% fezes
Saxagliptina	2,5-5	3,1	No fígado para metabólitos ativos com 50% de potência (P450 3A4/5)	75% renal (22% inalterada) 25% fezes
Linagliptina	5	12	< 10% são metabolizados no fígado (CYP3A4) para produtos praticamente inativos	5% renal 80% fezes (70% inalterada)

Fonte: Adaptado de Deacon CE.[40]

A capacidade das TZD de preservar a função das células β-pancreáticas tem sido sugerida, o que pode reduzir a taxa de progressão de diabéticos tipo 2.

As TZD também têm sido usadas experimentalmente em outras condições associadas à resistência à insulina, como NAFLD (*nonalcoholic fatty liver disease),* com melhora da inflamação; na síndrome dos ovários policísticos (com melhora da hiperandrogenemia e das manifestações da síndrome metabólica e indução da ovulação); e nas lipodistrofias.[29]

A pioglitazona pode interagir com contraceptivos orais e cetoconazol, sugerindo-se monitorização cuidadosa dos efeitos da pioglitazona nesses casos. Não deve ser utilizada na gravidez.

EFEITOS COLATERAIS E CONTRAINDICAÇÕES

Os principais efeitos colaterais das TZD são: alterações de transaminases; mialgia; fraturas ósseas; retenção de líquidos; edema (4 a 6%); anemia por diluição (redução de 0,8 a 1,1 mg/dL na hemoglobina) e ganho de peso (3 a 6kg). Este é atenuado pelo uso concomitante com metformina ou acentuado, com insulina. As glitazonas interagem sinergicamente com a insulina, causando vasodilatação, reabsorção de sódio e edema, por meio da sua ação sobre o PPAR-γ, processo que pode ser bloqueado pela amilorida. São contraindicadas em portadores de insuficiência cardíaca classe III ou IV – cerca de 1 a 3% dos pacientes pode evoluir para insuficiência cardíaca congestiva. A toxicidade hepática, observada com a troglitazona, e a maior mortalidade por doença cardiovascular, observada com a rosiglitazona, não parecem ocorrer com a pioglitazona.[28,29,31] Sua interação com outros fármacos é mínima e a excreção dos metabolitos, hepática.

Verificou-se maior risco de fratura de extremidades distais de membros superiores e inferiores (1,9/100 *versus* 1,1/100 paciente-anos) e de quadril, principalmente em mulheres. A sinalização pelo PPAR regula o destino de células pluripotentes primárias do estroma da medula óssea, favorecendo adipogênese e a formação de precursores de adipócitos, em detrimento da osteoblastogênese e induzindo apoptose de osteócitos. Considerando que diabete já é um fator de risco de fraturas, pacientes em uso de TZD, devem ser avaliadas quanto ao risco e benefício do seu uso.[29,32]

A ativação de PPAR parece inibir a proliferação e induzir a apoptose de células cancerígenas, mas as TZD podem aumentar o risco de câncer de bexiga. Embora esses dados não tenham sido confirmados em estudos posteriores, exames periódicos de urina podem ser indicados.[29] Há também relatos de edema de mácula. As TZD são também contraindicadas na doença hepática em atividade e na gravidez.

HORMÔNIOS INCRETÍNICOS DERIVADOS DO INTESTINO

As incretinas são hormônios estimuladores da secreção de insulina secretados por células intestinais em resposta a alimentos. Em indivíduos normais, a resposta insulínica à glicose oral é maior que à da glicose endovenosa, sendo essa potencialização da resposta insulínica conhecida como efeito incretínico. Os dois hormônios principais responsáveis por esse efeito são o GLP-1 (peptídeo 1 glucagon símile), e o GIP (polipeptídeo insulinotrópico dependente de glicose), produzidos pelas células intestinais L e K, respectivamente. Esses hormônios, envolvidos na replicação, diferenciação e função das células β, têm sua função diminuída em portadores de DM2. O efeito incretínico está alterado no diabete devido à diminuição da produção de GLP-1 e da sensibilidade das células β ao GIP.[33-37]

O GLP-1 liga-se a receptores específicos expressos nas células β pancreáticas, células da mucosa gástrica e do intestino delgado, cardiomiócitos, neurônios de algumas regiões cerebrais e nervo vago.[37] Aumenta a síntese e secreção de insulina mediada pela glicose oral, suprime a do glucagon e a produção hepática de glicose e retarda o esvaziamento gástrico, contribuindo para a redução da glicemia, principalmente a pós-prandial. Age, ainda, no SNC, estimulando a saciedade, no sistema nervoso autônomo e tem efeitos cronotrópicos e inotrópicos no músculo cardíaco.[33-37] Portanto o GLP-1 tem efeitos pleiotrópicos, com implicações no tratamento do DM (Figura 55.5).

A secreção de glucagon é inibida na dependência dos valores de glicose, por efeito direto do GLP-1 nos receptores das células alfa e pelo aumento de somatostatina. O efeito na redução do glucagon é dose-dependente.

O GLP1 age em seu receptor acoplado à proteína G nas células β pancreáticas, aumentando a produção de AMPc. A elevação das concentrações de AMPc permite o fechamento dos canais de potássio e a entrada de cálcio no interior das células, liberando a insulina, além de estimular sua síntese. Em animais, promove a expansão da massa de células beta, estimulando sua proliferação e inibindo a apoptose via PI-3K (fosfatidil inositol 3-cinase).

Estudos indicam ações hemodinâmicas protetoras renais do GLP-1, tais como redução da hiper-

tensão glomerular, das citocinas inflamatórias, da inflamação, da fibrose e da excreção de íon hidrogênio, associada a aumento da natriurese. Desse modo, melhora a microalbuminúria e o controle pressórico.[38]

GLP1 tem efeito favorável na função endotelial, aumentando fatores vasoativos como óxido nítrico e peptídeo atrial natriurético e reduzindo endotelina-1. Estimula os osteoblastos e inibe os osteoclatos, com benefícios sobre a massa óssea.

O peptídeo de 30 aminoácidos GLP-1(7-36) NH2 tem meia-vida de 1 a 2 minutos. É rapidamente degradado para o peptídeo GLP-1(9-36) NH2, sem efeitos reguladores da glicemia, pela proteína de membrana, a enzima dipeptidil peptidase 4 (DPP-4), também chamada CD26, presente na superfície dos capilares, no intestino e nos rins.[37]

MEDICAÇÕES COM EFEITO INCRETÍNICO

As medicações com efeitos semelhantes aos do GLP-1 são estratégias terapêuticas para o tratamento do DM2. Compreendem:

a. Inibidores da ação da DPP-4, que aumentam os níveis de GLP-1 circulantes;

b. Agonistas do receptor de GLP-1 resistentes à ação da DPP-4.

INIBIDORES DA ENZIMA DIPEPTIDIL-PEPTIDASE 4 (DPP-4)

Mecanismo de ação

Agem inibindo a enzima DPP-4, responsável pela inativação das incretinas, aumentando a meia-vida das incretinas GLP-1 e GIP, ampliando seus efeitos. Os resultados finais da maior duração da ação dos hormônios incretínicos são: aumento na secreção e ação da insulina; redução da secreção do glucagon e da produção hepática de glicose retardo no esvaziamento gástrico; redução discreta do apetite; e efeitos cronotrópicos na musculatura cardíaca. O efeito é ausente ou menor em pré-diabéticos pois, nestes, a glicemia é pouco alterada.[33-37]

A magnitude da secreção de insulina e da supressão do glucagon pelo GLP-1 é dependente da glicemia (Figura 55.6), com efeitos mais intensos nas condições de hiperglicemia e menores, quando a glicemia atinge níveis próximos do normal, raramente causam hipoglicemia (repetido).

Atualmente, estão disponíveis quatro inibidores da DPP-4 (gliptinas), administrados por via oral, em tomada única ou fracionada: vildagliptina; fosfato

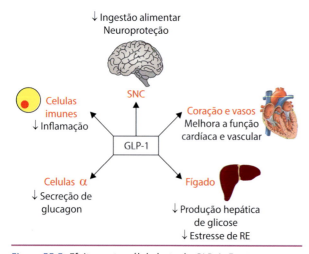

Figura 55.5 Efeitos extracélula beta do GLP-1. Fonte: Adaptado de Cho YM.[47]

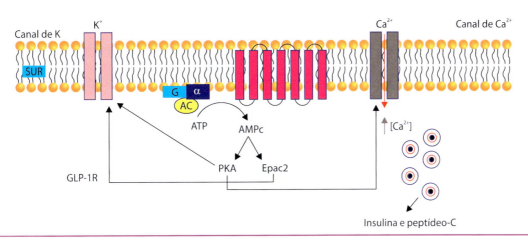

Figura 55.6 Mecanismos de secreção de insulina induzida por GLP-1. Fonte: Adaptado de Cho YM.[47]

de sitagliptina; cloridrato de saxagliptina; e linagliptina (Tabela 55.10).

Metabolismo

O metabolismo parcial da sitagliptina gera seis metabólitos (traços), sem expressão metabólica. A linagliptina é parcialmente metabolizada para CD1790, inativo. Assim, sitagliptina e linagliptina praticamente não são metabolizadas *in vivo* em humanos e 80% da dose é eliminada inalterada nas fezes. Por outro lado, a vildagliptina é metabolizada pelo CYP450 a metabólitos inativos e a saxagliptina, pelo CYP 3A 4/5, gerando produto parcialmente ativo.[39,40] A farmacocinética dos inibidores da DPP-4 está demonstrada na Tabela 55.10.

Uso clínico e indicações

Estão indicados no tratamento do DM2, em monoterapia ou combinados com outros antidiabéticos, inclusive insulina.

A eficácia das gliptinas na redução de HbA1c depende do seu valor inicial e parece ser semelhante entre elas. Reduzem aHbA1c em 0,6-1,2%. Favorecem a estabilidade glicêmica e não causam hipoglicemia quando utilizadas em monoterapia. Vários estudos clínicos demonstraram a eficácia e segurança das gliptinas em idosos ou portadores de insuficiência renal.[1,2,9,11,39,40]

Estudos em animais sugerem diminuição da esteatose e aumento da proliferação das células β pancreáticas com os inibidores da DPP-4, o que poderá ser útil na preservação das células β pancreáticas. Em humanos, a melhora da função das células β pelos inibidores da DPP-4 se mantém estável por até 2 anos, mas não perdura após a suspensão da medicação.

Efeitos não glicêmicos dos inibidores da DPP-4

Efeitos cardiovasculares são esperados, pois há receptores de GLP-1 nas células vasculares e cardiomiócitos e parecem ser independentes do controle glicêmico[35-40] (Tabela 55.11).

Em animais, a ativação da proteína quinase A, responsável pela regulação do metabolismo de glicogênio, glicose e lipídeos, aumenta a captação e oxidação dos ácidos graxos pelo miocárdio, e reduz o estresse oxidativo. Os inibidores da DPP-4 também clivam vários substratos e podem ter efeito anti-inflamatório e reduzir a atividade dos sistemas renina-angiotensina-aldosterona e do simpático.

O aumento do AMPc intracelular inibe fatores inflamatórios como proteína C reativa, NF-κB, interleucina 6 (IL6), IL1-β, proteína quemoatrativa de monócitos e fator de necrose tumoral α. Ainda reduz a inflamação de placa aterosclerótica, aumenta síntese de óxido nítrico e melhora a função endotelial.[43]

Tabela 55.11 Efeitos cardioprotetores dos inibidores da DPP-4

↓ PA (aumenta síntese de óxido nítrico) e peso corpóreo (efeito discreto)   ↓ Lipídeos séricos
↓ Variabilidade glicêmica. Não causam hipoglicemia
↓ Marcadores inflamatórios:↓ PCR, IL-6, IL-18, TNF-α
Melhoram remodelamento cardíaco   < Área pós-infarto; ↑ níveis de SDF1-α: ↑ VEGF e células
Progenitoras - reparo muscular e do endotélio
Melhoram a fração de ejeção e desempenho do VE na cardiopatia
Efeitos independentes do controle glicêmico

Fonte: Adaptado de Monami M.[42]

Os inibidores da DPPP-4 melhoram a fração de ejeção e o desempenho do ventrículo esquerdo na cardiopatia, o remodelamento cardíaco, a angiogênese e diminuem a área de fibrose pós-infarto por meio de efeitos em citocina HMGB1(*high mobility group box 1*), VEGF e SDF1-α (*stromal cell derived factor*). Aumentam células progenitoras circulantes e diminuem níveis de TGF-β (que estimula a fibrose).

Os inibidores da DPP-4 têm efeito discreto na redução da pressão arterial (pelo estímulo de óxido nítrico e natriurese), dos lipídeos e do peso corpóreo e efeito protetor renal, evidenciado pela diminuição da fibrose e da microalbuminuria.

Metanálise em 20312 usuários de gliptinas observou menor risco de infarto do miocárdio (OR = 0,71) e de acidente vascular encefálico (OR = 0,64), sem efeito na mortalidade.[41] Os estudos SAVOR-TIMI 53,[42] TECOS[43] e EXAMINE[44] mostraram a segurança cardiovascular a longo prazo das gliptinas. Todavia, entre esses estudos há apenas pequenas discordâncias em relação ao risco de hospitalização por insuficiência cardíaca, provavelmente explicadas por diferenças metodológicas.[42-44]

Os inibidores de DPP-4 melhoram enzimas hepáticas e, em alguns estudos, também a histologia, mas ainda há poucos dados. Resultados favoráveis na redução no risco de fraturas (OR = 0,6) por aumentar a diferenciação de osteoblasto e reduzir a atividade osteoclástica foram reportados.[32]

Efeitos colaterais e contraindicações

A sitagliptina é altamente seletiva para a DPP-4 e não inibe outros membros da família das proteases. Vildagliptina e saxagliptina são menos seletivas e podem causar discreta inibição em DPP-8 e DPP-9 *in vitro*, mas esse efeito é questionável pois essas proteases são intracelulares e as gliptinas, nas doses terapêuticas, não penetram nas células. Linagliptina é menos seletiva para proteína alfa ativadora de fibroblasto que normalmente não está presente em tecido adulto. Nenhum desses inibidores tem atividade sobre enzimas hepáticas, exceto a linagliptina com fraca inibição em CYP3A4.[39] Não atravessam a barreira sangue-cérebro, mas sim a placenta.

A DPP-4(ou CD26) tem função estimuladora de linfócitos T, B e células *natural killer*. Questiona-se se a sua inibição poderia, além de reduzir a inflamação e a aterosclerose, também a imunidade contra patógenos.[40] Observou-se discreto aumento de infecções do trato urinário e de vias aéreas, alterações tóxicas na pele (vildagliptina e saxagliptina),

linfopenia reversível com a suspensão da saxagliptina, aumento de transaminases com a vildagliptina (atenuado com o fracionamento da dose) e cefaleia.

Estudos indicaram elevação das enzimas amilase e lipase pancreáticas, pancreatite (1,2 a 6 vezes), hiperplasia e metaplasia de células ductais e carcinoma do pâncreas (2,7 vezes), hiperplasia de células αpancreáticas e tumores neuroendócrinos[45] não confirmados em estudos clínicos[41] e nas avaliações das agências reguladoras Food and Drug Administration e European Medicines Agency.

A dose dos inibidores da DPP-4 deve ser reduzida para metade ou um quarto em portadores de insuficiência renal moderada (*clearance* de creatinina entre 30-50mlL/min) e grave (< 30mL/min), respectivamente. Na insuficiência hepática, reduzir a dose para a metade, exceto para a vildagliptina (não indicada). Linagliptina não requer ajuste de dose.[39]

Interações com outras substâncias: não há interação com hipoglicemiantes orais ou estatinas. Há baixa interação com outras medicações, exceto para saxagliptina: reduzir a dose para metade quando associada a inibidores de CYP3A 4/5 como o cetoconazol. A inibição de CYP3A 4/5 pela linagliptina não parece ser relevante.[39]

AGONISTAS DO RECEPTOR DE GLP-1

Considerando a rápida degradação do GLP-1 pela DPP-4, foram desenvolvidos análogos sintéticos resistentes à ação da enzima, de ação curta e prolongada.[44]

ANÁLOGOS DE GLP-1 DE AÇÃO CURTA

1. Exenatide – forma de exendina-4, naturalmente resistente. O exenatide é um peptídeo agonista do GLP-1, com 39 aminoácidos, que foi derivado do veneno do lagarto Monstro de Gila (*Heloderma suspectum*), cuja sequência de aminoácidos tem homologia à do GLP-1 humano. A meia-vida é de 3 horas. Dose: iniciar com 5 mcg, subcutâneo (SC), duas vezes/dia por 30 dias e, a seguir, 10 mcg, duas vezes por dia, 60 minutos *sempre* antes das refeições da manhã e da noite.

2. Lixisenatide – análogo da exendina-4 (1-39) modificado por deleção do resíduo prolina e adição de seis resíduos lisina C-terminais, formando uma molécula de 44 aminoácidos. Meia-vida de 3 horas. Dose; iniciar com 10 mg, uma vez por dia SC. Após 30 dias: 20 mg 1×/dia.

ANÁLOGOS DE GLP-1 DE LIBERAÇÃO PROLONGADA

1. Liraglutide: análogo de GLP-1, com 97% de homologia ao GLP-1 nativo: substituição de lisina por arginina na posição 34 e adição de molécula de ácido graxo de 16 carbonos na posição 26. O ácido graxo atado covalentemente na cadeia lateral permite a ligação com albumina, reduzindo a filtração glomerular, provendo um reservatório circulante da medicação, mais resistente à degradação pela enzima DPP-4. Meia-vida 13 horas. Dose: 0,6-1,2 ou 1,8 mg, SC, uma vez por dia.

2. Exenatide de liberação prolongada (LAR): consiste na suspensão de microesferas, compostas de exenatide e matriz polimérica -poli (lactide-coglicolide), que se quebram lentamente e difundem o exenatide. Dose: 2 mg/semana.

3. Albiglutide: composto de duas moléculas de análogo de GLP-1 (substituição de alanina para glicina no sítio de clivagem da DPP-4) e albumina. Meia-vida de 5 dias. Dose: 30-50 mg; administração semanal.

4. Dulaglutide: duas moléculas de análogo de GLP-1 resistentes à DPP-4, fundidos com fragmento EgG4 Fc.A. Meia-vida de 4 dias e administração semanal.

5. Semaglutide: análogo do GLP-1 para uso semanal, ainda não disponível no Brasil.

MECANISMO DE AÇÃO

Esses medicamentos ligam-se e ativam o receptor humano do GLP-1 e estimulam secreção de insulina pelas células β pancreáticas por mecanismos envolvendo AMP cíclico e outras vias de sinalização intracelulares (Figura 55.6). À semelhança dos inibidores da DPP-4, promovem a liberação de insulina na presença de glicemias elevadas: melhoram a primeira fase de secreção de insulina (resposta aguda de insulina após administração de glicose endovenosa), que é um defeito precoce no DM2, e a fase tardia de liberação do hormônio.[44-47]

Suprimem a secreção de glucagon (reduzindo a produção hepática de glicose) na presença de hiperglicemia, retardam o esvaziamento gástrico, diminuem a resistência à ação da insulina, a ingestão alimentar e o peso, repercutindo na melhora das glicemias de jejum e pós-prandiais.

USO CLÍNICO E INDICAÇÕES

Indicados no tratamento de DM2 como monoterapia ou associadas a outros hipoglicemiantes orais e à insulina.

Os agonistas do receptor de GLP-1 de longa ação (liraglutide e exenatide LAR) têm efeito contínuo no receptor, resultando em grande eficácia no controle glicêmico em jejum e pós-prandial e na perda de peso, em geral superior à dos hipoglicemiantes orais. Os de curta duração diminuem substancialmente o esvaziamento gástrico e têm ação mais pronunciada no período pós-prandial. A perda de peso é semelhante nos grupos de ação longa e curta, sendo progressiva e dose-dependente: 2,7 a 3,8 kg.[46-49]

Reduzem a HbA1c em 0,8-1,7%, a glicemia de jejum em 14-30 mg/dL e a pós-prandial em 50-140 mg/dL. Efeitos mais intensos foram vistos nos pacientes com valores mais elevados de HbA1c (> 9,0%). Grande parte dos pacientes atinge HbA1c ≤ 7% sem risco aumentado de hipoglicemia. O efeito máximo ocorre em 3 meses. Efeito sustentável por até 4,5 anos quando associado à metformina e perda de peso progressiva por até 3 anos foram observados com exenatide,[44] sugerindo efeito favorável em estabilizar e impedir o curso de deterioração progressiva do DM2.

Associações benéficas ocorrem com a metformina, sulfonilureias, tiazolidinedionas, determinando redução adicional da HbA1c em 1%. Com insulina, têm eficácia semelhante no controle da HbA1c (1%), reduzindo principalmente a glicemia pós-prandial, o risco de hipoglicemia noturna e o peso (que geralmente se eleva com a insulina).[46]

Há discreta redução de pressão arterial (1,7 a 6,7 mmHg), dos níveis de LDL-colesterol (0,2mmol), da proteína C reativa e do peptídeo cerebral natriurético, marcadores de doença cardiovascular, e das enzimas hepáticas. Estudos sugerem menor frequência de eventos cardiovasculares e de hospitalizações com os análogos e efeito protetor nos cardiomiócitos durante processos de isquemia e reperfusão.[45]

Estudos recentes como o LEADER[50] e o SUSTAIN-6[51] mostram que a liraglutida ou a semiglutida têm efeitos cardiovasculares benéficos. No estudo LEADER, o uso de liraglutida em pacientes com DM2 e alto risco cardiovascular mostrou redução significativa de mortalidade cardiovascular bem como por qualquer causa, e redução não significativa das taxas de infarto do miocárdio/AVE não fatais e hospitalização por insuficiência cardíaca. O estudo SUSTAIN-6 mostrou que o uso de semaglutida em pacientes com DM2 de alto risco cardiovascular levou à redução significativa de desfecho primário que incluía – morte cardiovascular, infarto do miocárdio e AVE não fatais – guiada certamente pela redução significativa de AVE não fatal. Esses dados são muito relevantes e sugerem que essas medicações podem e, quando possível, devem ser usadas nesses pacientes com elevado risco cardiovascular.

SEGURANÇA E TOLERABILIDADE

Os efeitos adversos foram leves a moderados, dose-dependentes, principalmente náuseas (3 a 50%), vômitos (10%), mais frequentes com os análogos de curta ação e diarreia (12%), mas a gravidade desses efeitos foi reduzida com o tempo de tratamento. Nos análogos de longa ação, o efeito no esvaziamento gástrico vai sendo atenuado, devido à elevação gradual dos níveis da medicação e pela modulação da atividade vagal frente à exposição contínua ao análogo.[44]

Hipoglicemias podem ocorrer quando em combinação com sulfonilureias ou insulina (6 a 43%), mas não com metformina. Nesses casos, deve-se considerar a redução da dose destas medicações.[46-49]

Os diferentes perfis de imunogenicidade influem na produção de anticorpos, que raramente afetam a eficácia das medicações. Devido à similaridade com GLP1, a liraglutida é pouco imunogênica. Anticorpos, ocorrem em 9 a 13% dos usuários de liraglutide, em 40 a 60%, de exenatide e em 60 a 71%, de lixisenatide, mas, em geral, não interferem com a eficácia, exceto naqueles com títulos muito elevados, resultando em maior variabilidade glicêmica. Estes também causam, com mais frequência, reações locais.

- Aumento da frequência cardíaca: em média 3 a 4 batimentos por minuto foi observado apenas com os análogos de longa duração.

Maior risco de pancreatite, carcinoma de pâncreas, adenomas e carcinomas de células C da tireoide produtoras de calcitonina e carcinoma de endométrio foram observados em animais.

No entanto, o homem tem pouco receptor de GLP-1 nas células C da tireoide. Estudos clínicos não evidenciaram elevação dos níveis de calcitonina ou presença de tumores de tireoide e de pâncreas, ou pancreatite, mas esses medicamentos devem ser evitados em pacientes portadores ou com história familiar de carcinoma medular de tireoide ou neoplasia endócrina múltipla do tipo 2.[45-49]

O uso de análogos não é indicado em portadores de doença gastrintestinal grave. Exenatide e lixisenatide devem ser evitados em pacientes com insuficiência renal grave, uma vez que a eliminação dessas drogas é essencialmente renal. A liraglutida não é metabolizada ou eliminada pelo fígado ou rins. Sua farmacocinética não é afetada por disfunção hepática ou renal, o que pode ser vantajoso em portadores dessas disfunções.

Podem retardar a absorção de medicamentos e, se for necessário efeito rápido das medicações, administrar 1 hora antes do análogo. No entanto, não parecem interferir no efeito de anticoncepcionais, atorvastatina, ramipril, digoxina e warfarin.

INIBIDORES DO COTRANSPORTADOR RENAL DE SÓDIO-GLICOSE TIPO 2 (SGLT2)

Os rins têm importante papel na homeostase da glicose, por meio da reabsorção da glicose filtrada no túbulo proximal (180 g), produção de glicose (gliconeogênese: 15-55 g/dia) e consumo (25-35 g/dia).[52-54]

A urina, normalmente, não contém glicose, exceto quando a glicemia se eleva acima de 180 mg/dL, limiar renal de reabsorção de glicose que é mediada por dois grupos de transportadores: transportadores de glicose (GLUT- transporte passivo) e os cotransportadores sódio-glicose (SGLT). Os SGLT compreendem uma grande família de proteínas de membrana que transportam a glicose por meio da membrana borda em escova do epitélio intestinal e dos túbulos renais contorcidos proximais. Esses transportadores usam o gradiente eletroquímico de sódio como fonte de energia, gerada pelo Na^+/K^+ adenosina trifosfatase. SGLT1 tem alta afinidade e baixa capacidade de transporte. É expresso principalmente no intestino delgado, favorecendo a absorção de glicose e galactose, e também no túbulo renal proximal. Já o SGLT2 é um transportador de baixa afinidade, alta capacidade, expresso principalmente nos túbulos renais proximais, que podem ser divididos em três segmentos anatômicos: S1, S2 e S3. O SGLT2 é localizado em S1 e responde por 90% da glicose reabsorvida pelos rins, enquanto o SGLT1, localizado em S2 e S3, responde pelos 10% restantes.

Há evidências de aumento da reabsorção renal de glicose em pacientes com DM2, decorrente da hiperglicemia, agravando o diabete. Estudos iniciais com florizina, inibidor não seletivo de SGLT1 e SGLT2, mostraram diminuição da glicemia, mas a medicação era pouco absorvida e causava diarreia.

Vários compostos inibidores de SGLT2 foram, posteriormente, sintetizados, compreendendo:

a. Dapagliflozina: inibidor de SGLT2. Dose: 10 mg uma vez ao dia;

b. Canagliflozina: inibidor de SGLT2 e SGLT1. Dose: 100 ou 300 mg/dia;

c. Empagliflozina: inibidor de SGLT2. Dose: 10 ou 25 mg uma vez ao dia.

MECANISMOS DE AÇÃO

Os inibidores do SGLT2 melhoram o controle glicêmico por meio da inibição da recaptação de glicose nos túbulos renais, aumentando a glicosúria. Seu efeito independe da secreção e sensibilidade à insulina, etnia ou estágio do diabete.

USO CLÍNICO E INDICAÇÕES

Diminuem os valores de HbA1c em 0,58 a 1,03% e o peso corpóreo em 2,2 a 3,4 kg, atribuídos à perda calórica de 200 a 300 calorias por dia pela glicosúria. Podem ser utilizados em monoterapia ou terapia combinada com insulina, metformina, glitazonas e sulfonilureias.[52-54] A atenuação da glicotoxicidade poderá ser benéfica para a função das células β.

Os efeitos em fatores de risco cardiovascular embora discretos parecem ter grande importância clínica: reduzem a pressão arterial sistólica (2 a 9 mmHg) e os níveis de ácido úrico (6 a 17%). Elevam HDL e LDL-colesterol em 7 a 10% e 7% respectivamente e a adiponectina e melhoram a esteatose hepática. O estudo EMPA-REG,[55] no qual a empagliflozina foi usada em pacientes com DM2 e alto risco cardiovascular, embora não tenha mostrado redução significativa de infarto do miocárdio e AVE não fatais, mostrou de maneira significativa e relevante redução de morte por causa cardiovascular ou

por qualquer causa e redução de internações por insuficiência cardíaca (Figura 55.7). Estudos similares com as outras medicações do grupo são aguardados para os próximos anos, mas uma metanálise recente sugere que talvez o efeito seja mesmo de grupo e não de medicação específica.[56]

De maneira similar ao observado para os efeitos cardiovasculares, o estudo EMPA-REG, posteriormente, avaliou os efeitos renais de longo prazo da empagliflozina e mostrou que em pacientes com risco cardiovascular elevado o uso desse medicamento foi associado a uma progressão mais lenta da doença renal, bem como menores taxas de eventos renais relevantes.[57] Quando se inibe o cotransporte sódio/glicose uma maior carga de sódio chega à mácula e como consequência há uma maior produção de adenosina, que atua na arteríola aferente levando à reversão da vasodilatação (no diabete há vasodilatação da arteríola aferente). Essa ação é sinérgica à dos iECA ou antagonistas do receptor de angiotensina (que dilatam a arteríola eferente) e tem como resultante a redução da pressão transglomerular, contribuindo para a menor progressão da doença renal no diabético.[58]

EFEITOS ADVERSOS E CONTRAINDICAÇÕES

Os inibidores de SGLT2 foram associados a maior risco de infecções do trato genital, por fungos, principalmente nas mulheres (2,8 a 7,2%), desbalanço eletrolítico, diarreia e aumento da frequência de micções. Episódios de hipoglicemia foram muito raros, exceto quando combinados com sulfonilureias ou insulina.[52-56]

Hipovolemia e elevação da creatinina, pelo efeito diurético, podem ocorrer nos primeiros 30 dias de tratamento, principalmente em idosos em uso de diuréticos.

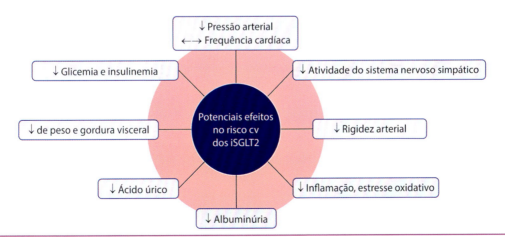

Figura 55.7 Potenciais efeitos dos iSGLT2 no risco cardiovascular. Fonte: Adaptado de Rigato M.[49]

Maior frequência de câncer da bexiga e mama, observados em um estudo não foram confirmados em metanálises.[57] Redução na massa óssea requer confirmação e estudos são ainda necessários para estabelecer a segurança destas medicações. Aparentemente, o maior risco de fraturas pode estar associado com quedas em idosos.

Contraindicações: os inibidores de SGLT2 não são eficazes em portadores de insuficiência renal moderada a grave. Doses menores são indicadas na insuficiência hepática grave. Há poucos dados em idosos, mas há risco de hipotensão postural e quedas.

Os iSGLT2, raramente, podem induzir cetoacidose com glicemia normal ou discretamente elevada. Os dados mais recentes sugerem que o risco de cetoacidose euglicêmica em pacientes com DM2 em uso de iSGLT2 é muito baixo: < 0,1%. Esse risco é maior em pacientes com longa duração do diabete (com falência de células beta), LADA, diabete secundário à pancreatite ou até em DM1 (uso *off label*) após jejum prolongado, cirurgia ou doença intercorrente.

Os eventos que favorecem o aparecimento dessa cetoacidose são a redução da dose de insulina ou aumento da demanda de insulina por estresse, infecção ou uso de álcool. Nessas circunstâncias, os pacientes apresentam queixas vagas de mal-estar, fraqueza e talvez náusea sem vômitos. Sentindo-se mal, a primeira coisa que o paciente faz é checar a glicemia que vai estar normal ou pouco elevada (pela glicosúria acentuada induzida pela droga), e aí acaba decidindo por reduzir a ingestão alimentar e (ou) a dose de insulina. Isso acentua a cetose e pode desencadear a cetoacidose. O quadro se completa com a depleção de volume por glicosúria e também por vômitos. Em resumo redução da dose de insulina, redução de ingestão alimentar e hídrica, doença intercorrente e ingestão de álcool são desencadeantes importantes. Perde-se tempo porque o diagnóstico é atrasado em função da glicemia ser normal ou discretamente aumentada. Assim, a melhor recomendação para os pacientes em uso de iSGLT2 é que se não estiverem se sentindo bem precisam monitorar a cetonemia ou cetonúria. Detectado a cetose, deve-se prevenir a cetoacidose com ingestão vigorosa de líquidos e consumo de carboidratos para que se possa pelo menos manter a dose de insulina, além da suspensão do iSGLT2. Naturalmente, o paciente deve entrar em contato com seu médico porque podem ser necessárias doses suplementares de insulina rápida e hidratação venosa. Ainda que o paciente não ajuste a dose de insulina essa cetoacidose pode ser prevenida com ingestão vigorosa de líquidos e de carboidratos, sem receio da hiperglicemia, até ser possível o atendimento médico. Assim, essa cetoacidose é previsível, detectável e passível de prevenção.[59]

ESTRATÉGIAS NO TRATAMENTO DO DM2

Além do controle da hiperglicemia, atentar para os outros fatores de risco cardiometabólicos presentes na síndrome da resistência à insulina, notadamente a hipertensão arterial e a dislipidemia. As estatinas são indicadas na prevenção da doença coronariana e suas indicações nos pacientes diabéticos é discutida em detalhes em outro capitulo. Medicações antiplaquetárias, particularmente aspirina (75 a 325 mg/dia), clopidogrel (75 mg/dia) e ticlopidina (500 mg/dia) são úteis na prevenção secundária de doença vascular e na prevenção primária, em mulheres (> 50 anos) e homens (> 60 anos) com risco de DCV em 10 anos acima de 10%. São contraindicados em pacientes com DM abaixo de 21 anos de idade (risco de síndrome de Reye).[1,2]

Imunizações devem ser orientadas.

INICIANDO O TRATAMENTO: ETAPA I

Segundo os consensos mais recentes, a terapêutica do DM Tipo 2 deve ser iniciada com mudanças no estilo de vida (plano dietético e atividade física regular), e uso da metformina, sensibilizador da ação da insulina pelo baixo custo, pela efetividade e ausência de ganho de peso.

Pacientes com glicemia de jejum normal, mas HbA1c elevada, principalmente na intolerância ou contraindicações à metformina, podem iniciar o tratamento também com glitazona, gliptinas, inibidores de SGLT2 ou medicamentos que atuam principalmente no período pós-prandial: acarbose e glinidas.

Se essas abordagens não forem satisfatórias após 2 a 3 meses ou na presença de sinais e sintomas de hiperglicemia sem cetose, associar outros medicamentos.

Nas seguintes situações específicas, deve-se usar insulina como primeira opção: pacientes com hiperglicemia de jejum marcante (> 300 mg/dL); associada a sintomas de diabete; presença de cetonúria e/ou cetonemia; gravidez; infarto agudo do miocárdio; infecções ou outras situações agudas.[1,2]

Etapa II – associação de hipoglicemiantes orais

A preferência é para a associação de medicamentos com mecanismos de ação diferentes que atuem nos defeitos metabólicos do DM. Inicialmente, procede-se à associação das medicações sensibilizadoras (metformina ou glitazona, que também podem ser associadas entre si, pois agem por mecanismos diferentes e têm efeito sinérgico) com incretinomiméticos, inibidores de SGLT2 ou secretagogos de insulina (nateglinida, repaglinida, sulfonilureia), ou a própria insulina. A combinação de secretagogos com medicamentos que melhoram a sensibilidade à insulina potencializa seus efeitos e demonstra bons resultados em estudos clínicos (redução de ~50 mg/dL na glicemia de jejum e de ~1% na HBA1C).

Caso persista a hiperglicemia pós-prandial ou quando ela se manifesta isoladamente, indica-se a acarbose (inibidor das alfaglicosidases) e, nos obesos, os inibidores das lipases intestinais (orlistate).

O ganho de peso induzido por secretagogos de insulina ou TZD pode ser minimizado na associação com metformina ou acarbose.

A associação de três hipoglicemiantes orais, embora apresente justificativas fisiopatológicas, ainda necessita ser validada em grandes estudos clínicos. Aparentemente, pode trazer benefícios ao paciente que ainda não atingiu bom controle metabólico.

Etapa III – associação de hipoglicemiantes orais com insulina (noturna)

Após alguns anos de evolução do DM2, quando a secreção de insulina for deficiente e limitar a efetividade dos agentes antidiabéticos orais, o bom controle pode ser restaurado combinando-se agentes orais com insulina, com redução adicional da HbA1c em 1,5 a 2,5%.

Nesses casos, mantêm-se os hipoglicemiantes orais e introduz-se a terapia com insulina de ação prolongada (NPH, glargina, detemir, degludeca) ao deitar (6 a 15 unidades) e titula-se a dose, em 2 a 3 unidades, a cada 3 a 4 dias, até glicemia de jejum entre 90 a 110 mg/dL. Essa abordagem reduz a produção hepática de glicose e a HbA1c tão bem quanto ou, às vezes, melhor que múltiplas injeções de insulina, mas sem ganho significativo de peso corporal. Há evidências de que o uso de análogos de insulina de ação prolongada reduz os episódios de hipoglicemia noturna e promove melhor controle glicêmico pós-jantar, comparado à NPH noturna.

Associações com sulfonilureias, podem causar hipoglicemia; lembrar que se a acarbose for mantida, o tratamento de episódios de hipoglicemia não deve ser feito com sacarose via oral. Na associação de insulina com as TZD, podem ocorrer retenção hídrica, edema leve ou moderado e, em alguns casos, insuficiência cardíaca. Aumento gradual da dose está indicado.

Etapa IV – terapia insulínica

Em geral, a necessidade de doses superiores a 30 e 40 U de insulina basal noturna (NPH ou análogos de liberação prolongada), associada a outros antidiabéticos orais, é indicativa de que o paciente precisa de duas doses de insulina de ação intermediária ou de pré-misturas. Em geral, dois terços da dose total de insulina são administrados pela manhã e o restante antes do jantar (pré-misturas) ou ao deitar (NPH). Com a perda progressiva da reserva insulínica, impõe-se a insulinização plena, com suspensão dos secretagogos, mantendo os sensibilizadores. Acrescenta-se à insulina basal, a insulina de ação rápida (lispro, asparte, glulizina ou regular) às refeições-esquema basal-bólus à semelhança do diabete tipo 1. As insulinas pré-misturas combinam insulina NPH + regular ou análogos de ação ultrarrápida + análogos ligados à protamina e podem ser utilizados às refeições nos casos em que a automonitoração não é aplicada.

Os principais efeitos colaterais são ganho de peso e hipoglicemia. As principais causas de hipoglicemia são atraso na alimentação, aumento da atividade física, dose excessiva de insulina, ingestão de álcool e insuficiência renal. Hipoglicemias graves ocorrem em até 2,3% dos pacientes tratados com insulina. Deve-se evitar o uso de insulina NPH no jantar pelo risco de hipoglicemia na madrugada. Todo diabético e seus familiares próximos devem ser instruídos sobre os sinais e sintomas de hipoglicemia e seu tratamento com carboidratos (15 g via oral) ou glucagon – ½ a 1 ampola subcutânea.

Para pacientes com DM2 em uso exclusivo de insulina, sem contraindicações para os antidiabéticos orais, a introdução de metformina ou TZD pode ser tentada, ocasionando melhor controle glicêmico e menor ganho de peso, com doses mais baixas de insulina.

Automonitoração

Aferições seriadas da hemoglobina glicada e monitoração domiciliar da glicemia permitem refinar o controle da glicemia. As averiguações da glicemia capilar, pré e 1 a 2 horas após as refeições, ao deitar e às 3 horas da manhã, auxiliam o acerto da dose, previnem hipoglicemias e melhoram o sentimento de autocontrole sobre a doença. Após controle glicêmico adequado, manter automonitoração, em jejum e 1 a 2 horas após as refeições, uma a duas vezes por semana. O paciente deve ser orientado a interpretar e a agir na vigência de glicemias inadequadas, efetuando ajustes na dose de medicações frente a exercícios, variações na alimentação e na sensibilidade à insulina. Um algorítmo é útil. Após adequação glicêmica, as determinações da HbA1c são feitas a cada 3 a 4 meses.

CONSIDERAÇÕES FINAIS

Tratamentos que restabelecem a secreção e a sensibilidade à ação da insulina melhoram o perfil lipídico e a coagulação e reduzem a hiperglicemia, o ganho de peso e o risco de DCV. O diagnóstico precoce do diabete e o controle rigoroso da glicemia de jejum e pós-prandial, orientando o paciente na monitoração da glicemia capilar domiciliar, são fundamentais na prevenção de complicações crônicas. O controle da dislipidemia, da hipertensão arterial e do estado de hipercoagulabilidade também reduzem as complicações e a mortalidade e seu controle deve ser mais rigoroso que o da população não diabética. Mudanças no estilo de vida, combate à obesidade, ao sedentarismo e fumo favorecem o controle e reduzem complicações. Nas obesidades refratárias, os indutores da saciedade e a cirurgia bariátrica podem ser indicados.

Visitas médicas regulares, a cada 3 a 4 meses, com medidas de glicemia e HbA1c, além de controle de peso, níveis pressóricos e exame dos pés são recomendados. Anualmente, a avaliação da função renal (dosagem sérica de ureia, creatinina, eletrólitos, *clearance* de creatinina, microalbuminuria), níveis séricos de lipídeos e ácido úrico e exame de fundo de olho devem ser observados, além da avaliação cardiológica a cada 2 a 3 anos.

REFERÊNCIAS BIBLIOGRÁFICAS

1. Diretrizes da Sociedade Brasileira de Diabetes 2016.
2. American Diabetes Association. Standards of medical care in diabetes 2014. Diabetes Care. 2014;37 (Suppl 1):S14-S80.
3. Intensive blood-glucose control with sulphonylureas or insulin compared with conventional treatment and risk of complications in patients with type 2 diabetes (UKPDS 33). UK Prospective Diabetes Study (UKPDS) Group. Lancet. 1998;352:837-53.
4. Gaede P, Vedel P, Larsen N, Jensen GV, Parving HH, Pedersen O. Multifactorial intervention and cardiovascular disease in patients with type 2 diabetes. N Engl J Med. 2003;348(5):383-93
5. Holman RR, Paul SK, Bethel MA, Matthews DR, Neil HA. 10-year follow-up of intensive glucose control in type 2 diabetes. N Engl J Med. 2008;359(15):1577-89.
6. Pozzilli P, Strollo R, Bonora E. One size does not fit all glycemic targets for type 2 diabetes. J Diabetes Investig. 2014;5(2):134-41.
7. De Angelis K, Alonso DO, Ramires PR, Melo K, Irigoyen MC, Silva MER. Diabetes e exercício físico. In: Cardiologia do Exercício. Do atleta ao cardiopata. 3 ed. Barueri: Manole, 2010: 470-516.
8. Lebovitz HE. Oral antidiabetic agents: 2004. Med Clin North Am. 2004; 88:847-84.
9. Tahrani AA, Bailey CJ, Del Prato S, Barnett AH. Management of type 2 diabetes: new and future developments in treatment. Lancet. 2011 9;378:182-97.
10. Thulé PM, Umpierrez G. Sulfonylureas: a new look at old therapy. Curr Diab Rep. 2014;14(4):473
11. Zintzaras E, Miligkos M, Ziakas P, Balk EM, Mademtzoglou D, Doxani C, et al. Assessment of the relative effectivenessand tolerability of treatments of type 2 diabetes mellitus: a NetworkMeta-analysis. Clin Ther. 2014: S0149-2918(14)00430-5.
12. DeFronzo RA. Current issues in the treatment of type 2 diabetes. Overview of newer agents: where treatment is going. Am J Med. 2010;123(3 Suppl):S38-48.
13. Guardado-Mendoza R, Prioletta A, Jiménez-Ceja LM, Sosale A, Folli F. The role of nateglinide and repaglinide, derivatives of meglitinide, in the treatment oftype 2 diabetes mellitus. Arch Med Sci. 2013;9(5):936-43.
14. Schwartz TB, Meinert CL. The UGDP controversy: thirty-four years of contentious ambiguity laid to rest. Perspect Biol Med 2004; 47:564-74.
15. Riddle MC. Editorial: sulfonylureas differ in effects on ischemic preconditioning—is it time to retire glyburide? J Clin Endocrinol Metab. 2003; 88:528-30.
16. Bannister CA, Holden SE, Jenkins-Jones S, Morgan CL, Halcox JP, Schernthaner G et al. Can people with type 2 diabetes live longer than those without? A comparison of mortality in people initiated with metformin or sulphonylurea monotherapy and matched, non-diabetic controls. Diabetes Obes Metab. 2014 doi:10.1111/dom.12354.
17. Salpeter SR, Greyber E, Pasternak GA, Salpeter EE. Risk of fatal and nonfatal lactic acidosis with metformin use in type 2 diabetes mellitus. Cochrane Database Syst Rev. 2010;1:CD002967.
18. Pawlyk AC, Giacomini KM, McKeon C, Shuldiner AR, Florez JC. Metforminpharmacogenomics: current status and future directions. Diabetes. 2014;63(8):2590-9.
19. Rojas LB, Gomes MB. Metformin: an old but still the best treatment for type 2 diabetes. Diabetol Metab Syndr. 2013 15;5(1):6.

20. Knowler WC, Barrett-Connor E, Fowler SE, Hamman RF, Lachin JM, Walker EA, Nathan DM. Reduction in the incidence of type 2 diabetes with lifestyle intervention or metformin. N Engl J Med. 2002; 346:393-403.

21. El Messaoudi S, Rongen GA, Riksen NP. Metformin therapy in diabetes: the role of cardioprotection. Curr Atheroscler Rep. 2013;15(4):314.

22. CiceroCicero AF, Tartagni E, Ertek S. Metformin and its clinical use: new insights

23. for an old drug in clinical practice. Arch Med Sci. 2012;8(5):907-17.

24. Effect of intensive blood-glucose control with metformin on complications in overweight patients with type 2 diabetes (UKPDS 34). UK Prospective Diabetes Study (UKPDS) Group. Lancet 1998;352:854-65.

25. Wehmeier UF, Piepersberg W. Biotechnology and molecular biology of the alpha-glucosidase inhibitor acarbose. Appl Microbiol Biotechnol. 2004; 63:613-25.

26. Chiasson JL, Josse RG, Gomis R, Hanefeld M, Karasik A, Laakso M. Acarbose for the prevention of Type 2 diabetes, hypertension and cardiovascular disease in subjects with impaired glucose tolerance: facts and interpretations concerning the critical analysis of the STOP-NIDDM Trial data. Diabetologia. 2004; 47:969-75.

27. Dehghan-Kooshkghazi M, Mathers JC. Starch digestion, large-bowel fermentation and intestinal mucosal cell proliferation in rats treated with the alpha-glucosidase inhibitor acarbose. Br J Nutr 2004; 91:357-65.

28. DeLeon MJ, Chandurkar V, Albert SG, Mooradian AD. Glucagon-like peptide-1 response to acarbose in elderly type 2 diabetic subjects. Diabetes Res Clin Pract 2002; 56:101-6.

29. Yki-Jarvinen H. Thiazolidinediones. N Engl J Med. 2004; 351:1.106-18.

30. Yau H, Rivera K, Lomonaco R, Cusi K. The future of thiazolidinedione therapy in the management of type 2 diabetes mellitus. Curr Diab Rep. 2013;13(3):329-41.

31. Parulkar AA, Pendergrass ML, Granda-Ayala R, Lee TR, Fonseca VA. Nonhypoglycemic effects of thiazolidinediones. Ann Intern Med 2001; 134:61-71.

32. Zou C, Hu H. Use of pioglitazone in the treatment of diabetes: effect on, cardiovascular risk. Vasc Health Risk Manag. 2013; 9:429-33.

33. Montagnani A, Gonnelli S. Antidiabetic therapy effects on bone metabolism and fracture risk. Diabetes Obes Metab. 2013 Sep;15(9):784-91.

34. Drucker DJ. The role of gut hormones in glucose homeostase. J Clin Invest. 2007; 117: 24 – 32

35. Muscogiuri G, Cignarelli A, Giorgino F, Prodram F, Santi D, Tirabassi G, et al. GLP-1: benefits beyond pancreas. J Endocrinol Invest. 2014 Aug 9. [Epub ahead of print].

36. Martin JH, Deacon CF, Gorrell MD, Prins JB. Incretin-based therapies—review of the physiology, pharmacology and emerging clinical experience. Intern Med J. 2011;41(4):299-307.

37. Oyama J, Higashi Y, K. Do incretins improve endothelial function? Cardiovascular Diabetology. 2014;13:21.

38. Eckerle Mize DL, Salehi M. The place of GLP-1-based therapy in diabetes management: differences between DPP-4 inhibitors and GLP-1 receptor agonists. Curr Diab Rep. 2013;13(3):307-18.

39. Muskiet MH, Smits MM, Morsink LM, Diamant M. The gut-renal axis: do incretin-based agents confer renoprotection in diabetes? Nat Rev Nephrol. 2014;10(2):88-103.

40. Deacon CF. Dipeptidyl peptidase-4 inhibitors in the treatment of type 2 diabetes: a comparative review. Diabetes Obes Metab. 2011;13(1):7-18.

41. Yang L, Yuan J, Zhou Z. Emerging Roles of Dipeptidyl Peptidase 4 Inhibitors: anti-Inflammatory and immunomodulatory effect and its application in diabetes mellitus. Can J Diabetes. 2014 Jul 14. pii: S1499-2671(14)00044-6.

42. Monami M, Iacomelli I, Marchionni N, Mannucci E. Dipeptydil peptidase-4 inhibitors in type 2 diabetes: a meta-analysis of randomized clinical trials. Nutr Metab Cardiovasc Dis. 2010;20(4):224-35.

43. Scirica B, Bhatt D, Braunwald E, Steg P, Davidson J, Hirshberg B, et al. Saxagliptin and cardiovascular outcomes in patients with type 2 diabetes mellitus. N Engl J Med. 2013; 369: 1317–1326.

44. Green JB, Bethel MA, Armstrong PW, Buse JB, Engel SS, Garg J, et al. Effect of Sitagliptin on Cardiovascular Outcomes in Type 2 Diabetes. N Engl J Med. 2015 Jul 16;373(3):232-42.

45. Zannad F, Cannon CP, Cushman WC, Bakris GL, Menon V, Perez AT, et al. Heart failure and mortality outcomes in patients with type 2 diabetes taking alogliptin versus placebo in EXAMINE: a multicentre, randomised, double-blind trial. Lancet. 2015 May 23;385(9982):2067-7.

46. Lamont BJ, Andrikopoulos S. Hope and fear for new classes of type 2 diabetes drugs: is there preclinical evidence that incretin-based therapies alter pancreatic morphology? J Endocrinol. 2014;221(1):T43-61.

47. Cho YM, Wideman RD, Kieffer TJ. Clinical application of glucagon-like Peptide 1 receptor agonists for the treatment of type 2 diabetes mellitus. Endocrinol Metab (Seoul). 2013;28(4):262-74.

48. Ryder RE. The potential risks of pancreatitis and pancreatic cancer with GLP-1-based therapies are far outweighed by the proven and potential (cardiovascular) benefits. Diabet Med. 2013;30(10):1148-55.

49. Rigato M, Fadini GP. Comparative effectiveness of liraglutide in the treatment of type 2 diabetes. Diabetes Metab Syndr Obes. 2014;7:107-20.

50. Petersen AB, Knop FK, Christensen M. Lixisenatide for the treatment of type 2 diabetes. Drugs Today (Barc). 2013;49(9):537-53.

51. Marso SP, Daniels GH, Brown-Frandsen K, Kristensen P, Mann JF, Nauck MA, Nissen SE, Pocock S, Poulter NR, Ravn LS, Steinberg WM, Stockner M, Zinman B, et al. Liraglutide and Cardiovascular Outcomes in Type 2 Diabetes. N Engl J Med. 2016 Jul 28;375(4):311-22.

52. Marso SP, Bain SC, Consoli A, Eliaschewitz FG, Jódar E, Leiter LA, et al. Semaglutide and Cardiovascular Outcomes in Patients with Type 2 Diabetes. N Engl J Med. 2016 Nov 10;375(19):1834-1844.

53. Fujita Y, Inagaki N. Renal sodium glucose cotransporter 2 inhibitors as a novel therapeutic approach to treatment of type 2 diabetes: clinical data and mechanism of action. J Diabetes Investig. 2014;5(3):265-75.

54. Hasan FM, Alsahli M, Gerich JE. SGLT2 inhibitors in the treatment of type 2 diabetes. Diabetes Res Clin Pract. 2014;104(3):297-322.

55. Rosenwasser RF, Sultan S, Sutton D, Choksi R, Epstein BJ. SGLT-2 inhibitorsand their potential in the treatment of diabetes. Diabetes Metab Syndr Obes. 2013;6:453-67.

56. Zinman B, Wanner C, Lachin JM, Fitchett D, Bluhmki E, Hantel S, Mattheus M, Devins T, Johansen OE, Woerle HJ, Broedl UC, Inzucchi SE; EMPA-REG OUTCOME Investigators. Empagliflozin, Cardiovascular Outcomes, and Mortality in Type 2 Diabetes. N Engl J Med. 2015 Nov 26;373(22):2117-28.

57. Wu JH, Foote C, Blomster J, Toyama T, Perkovic V, Sundström J, Neal B. Effects of sodium-glucose cotransporter-2 inhibitors on cardiovascular events, death, and major safety outcomes in adults with type 2 diabetes: a systematic review and meta-analysis. Lancet Diabetes Endocrinol. 2016 May;4(5):411-9.

58. Wanner C, Inzucchi SE, Lachin JM, Fitchett D, von Eynatten M, Mattheus M, Johansen OE, Woerle HJ, Broedl UC, Zinman B; EMPA-REG OUTCOME Investigators. Empagliflozin and Progression of Kidney Disease in Type 2 Diabetes. N Engl J Med. 2016 Jul 28;375(4):323-34.

59. Anders HJ, Davis JM, Thurau K; Nephron Protection in Diabetic Kidney Disease. N Engl J Med. 2016 Nov 24;375(21):2096-2098.

60. Rosenstock J, Ferrannini E. Euglycemic Diabetic Ketoacidosis: A Predictable, Detectable, and Preventable Safety Concern With SGLT2 Inhibitors. Diabetes Care. 2015 Sep;38(9):1638-4.

56

Bases Moleculares do DM2: Papel da Epigenética e da Microbiota Intestinal

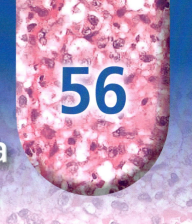

Andrey dos Santos
Mario José Abdalla Saad

EPIGENÉTICA E DM2

Uma nova área que pode contribuir para o entendimento da fisiopatologia do DM2 é a epigenética, definida como o estudo das mudanças hereditárias na expressão gênica que independem de mudanças na sequência primária do DNA. As mudanças epigenéticas compõem uma nova forma de controle de transcrição que regula como os genes são expressos.

PRINCÍPIOS BÁSICOS DE EPIGENÉTICA

Metilação de DNA e modificação de histonas

O genoma humano contém cerca de 23 mil genes, que são expressos em células específicas. As células controlam a expressão gênica por meio do enovelamento do DNA em torno de octâmeros de histonas (proteína), para formar o nucleossoma (Figura 56.1). Esses nucleossomas, de DNA e histonas, são organizados em cromatinas. Aqui é importante destacar que mudanças na estrutura da cromatina modulam a expressão gênica da seguinte maneira: quando a cromatina é condensada, os genes são inativados, e quando a cromatina está aberta os genes são expressos (Figura 56.2). Esse modelo dinâmico do estado da cromatina é controlado por alterações epigenéticas reversíveis, como metilação de DNA e modificações de histonas. As enzimas envolvidas nesses processos são: DNA metiltransferase (DNMT); histonas desacetilases (HDAC); histona acetilases; e histonas metiltransferases. Alterações nesses padrões epigenéticos podem mudar o mo-delo de expressão gênica, com alterações por vezes dramáticas nas apresentações clínicas.

A metilação do DNA envolve a adição de um grupo metil nas citosinas do DNA, nas ilhas CpG (pares de citosina-fosfato-guanina). Essas ilhas CpG são alvo de proteínas que se ligam nessas CpG quando não estão metiladas e iniciam a transcrição gênica. Por outro lado, CpG metiladas são geralmente associadas com DNA inativo, podem bloquear proteínas sensíveis à metilação e podem facilmente ser mutadas. As enzimas que catalisam a metilação são as DNMT.

Além da metilação do DNA, alterações das proteínas histonas também modulam a organização do DNA e a expressão gênica. As enzimas modificadoras de histonas são recrutadas para garantir que a região de DNA receptiva esteja acessível para transcrição, ou que o DNA esteja marcado para ser inativo. Regiões ativas da cromatina têm DNA não metilado e elevados níveis de histonas acetiladas, enquanto regiões inativas de cromatina contêm DNA metilado e histonas desacetiladas (Figura 56.2). Essas modificações garantem que genes específicos podem ser expressos ou inativos dependendo da situação metabólica ou de desenvolvimento, como mudanças nutricionais, hormonais ou exposição a medicamentos.

RNA não transcritos (ncRNA)

Os ncRNA são necessários para a regulação epigenética da expressão genica. O genoma de eucariotos transcreve (DNA em RNA) 75% do DNA genômico, sendo que somente 3% dos transcritos codificam proteínas. A maioria dos ncRNA podem ser classificados de acordo com seu tamanho e função.

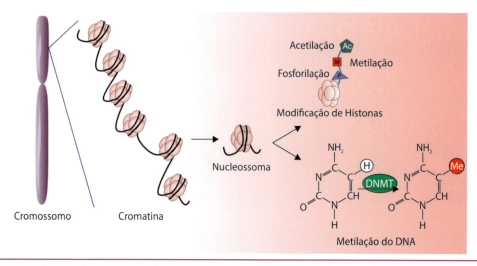

Figura 56.1 Esquema das modificações epigenéticas. Essas alterações incluem possíveis modificações de histonas por meio de fosforilação, metilação e acetilação. Fonte: Adaptado de Kaelin WG[15]

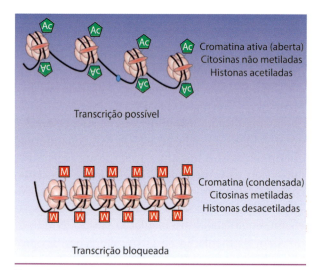

Figura 56.2 Controle epigenético e transcrição. Representação esquemática das mudanças reversíveis na organização da cromatina que influenciam a transcrição. Fonte: Adaptado de Kaelin WG[15]

Os microsRNA (miRNA) são os membros da família RNA que se encontram melhor caracterizados e contêm entre 19 e 24 nucleotídeos. Eles compreendem uma nova classe endógena de pequenos RNA de hélice simples, gerados a partir de um RNA precursor, clivado por duas enzimas RNA polimerases – DROSHA e DICER – para produzir o miRNA. Esses miRNA podem ajudar a controlar a expressão gênica induzindo a degradação específica de mRNA específicos ou por meio de repressão da translação (Figura 56.3). Alterações em miRNA têm sido usadas como marcadores específicos de crescimento celular, proliferação, diferenciação, organogênese, metabolismo, imunidade e múltiplas doenças como obesidade, câncer, doenças cardiovasculares e diabete.

Além dos miRNA, há ainda os *piwi-interacting* RNA (piRNA) contendo de 25 a 30 nucleotídeos, os *small nucleolar* RNA (snRNA) com 60 a 300 nucleotídeos, e os *longncRNA* (lncRNA) com mais de 300 nucleotídeos podendo conter até vários kb.

CONSEQUÊNCIAS CLÍNICAS DE ALTERAÇÕES EPIGENÉTICAS

Os mecanismos epigenéticos regulam a acessibilidade ao DNA ao longo de toda a vida. Após a fertilização o genoma paterno sofre rápida desmetilação de DNA e modificações de histona. O genoma materno é desmetilado de forma gradual e, eventualmente, uma nova onda de metilação embrionária é iniciada. O resultado é que cada célula tem seu modelo epigenético que precisa ser cuidadosamente mantido para que ocorra um controle adequado da expressão gênica. A Figura 56.4 resume uma possível interação entre metabolismo de glicose e regulação epigenética. Além de regulação metabólica, alterações nesse modelo de metilação de DNA e modificação de histonas podem levar a alterações congênitas e síndromes pediátricas complexas, ou predispor indivíduos a doenças adquiridas como neoplasias esporádicas e doenças neurodegenerativas.

EPIGENÉTICA NA OBESIDADE E NO DIABETE

miRNA e desenvolvimento do pâncreas e função da célula β

Os miRNA são essenciais para o desenvolvimento do pâncreas com implicações para o desenvolvimento do diabete. A deleção do *Dicer1*, o gene que

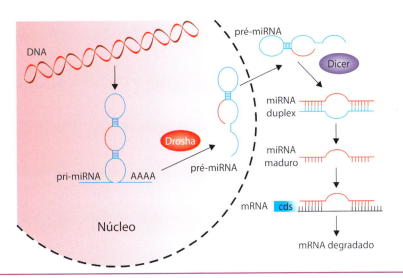

Figura 56.3 Produção de miRNA. O miRNA é gerado a partir de um RNA precursor, clivado por duas enzimas RNA polimerases – DROSHA e DICER – para produzir o miRNA. Fonte: Adaptado de Kaelin WG[15]

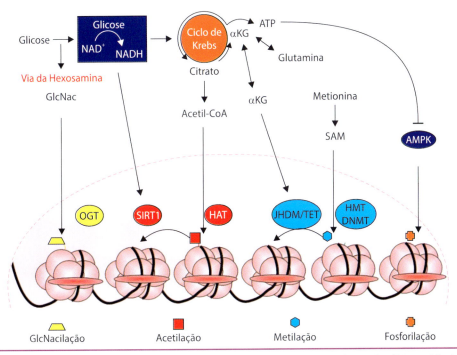

Figura 56.4 Interação metabolismo e epigenética. A metabolização de glicose por meio da via glicolítica e ciclo de Krebs e a metabolização de aminoácidos dão origem a intermediários metabólicos que, diretamente ou por meio da ativação de enzimas, serão fundamentais para as modificações epigenéticas. α-KG: ácido α-cetoglutárico; *AMPK: p*roteína quinase ativada por AMP; ATP: trifosfato de adenosina; DNMT: DNA metiltranferase; *GlcNAc:* N-Acetylglucosamine; HAT: histonas acetiltranferase; *HMT: histamina* N-metil *transferase;* JHDM:Jumonji C domain demethylase; NAD+: dinucleótido de nicotinamida e adenina; OGT: O-GlcNActransferase; SAM: S-adenosilmetionina; *SIRT1/6: sirtuína 1/6;* TET: metilcitosinadesoxigenase ou enzimas de translocação dez-onze. Fonte: Adaptado de Kaelin WG[15]

codifica a enzima que processa pré-miRNA, no pâncreas de camundongos no 9º dia embrionário, altera completamente o desenvolvimento de linhagens celulares α e β. Por outro lado, a mesma deleção em animais adultos altera a função da célula β. Esses dados sugerem que múltiplos miRNA se combinam para regular a função da célula β, porque a ablação seletiva de miRNA apresenta efeito apenas discreto na célula β.

Grupos de miRNAs também desempenham papel relevante no desenvolvimento do pâncreas e na maturação da célula β. Os miRNA miR9, miR29a, miR34a, miR124a, miR1461, miR375 estão elevados no soro de pacientes com DM2. Com a inflamação, a hiperglicemia e lipotoxicidade como fatores determinantes da patogênese do DM2 e predisponentes de disfunção da célula β, esses miRNA podem ser a ligação entre alteração do metabolismo de lipídeos, hiperglicemia e inflamação com a redução da massa de células β.

Metilação e célula β

Estudo clássico de Barker mostrou que crianças com baixo peso ao nascer apresentam um risco maior de desenvolver doenças cardiovasculares na vida adulta. Desde então, muitos outros estudos, em diferentes populações, mostraram dados semelhantes, indicando que condições intrauterinas adversas estão associadas com diabete e alterações metabólicas no futuro e, nos últimos anos, aventou-se a hipótese de que mudanças epigenéticas poderiam contribuir para explicar essas associações. Nesse sentido, dois estudos mostraram que condições adversas intrauterinas em humanos estavam associadas, seis décadas mais tarde, à intolerância à glicose e metilação reduzida do gene *IGF-2* e de outros genes. Em modelos animais, desnutrição intrauterina estava associada a um aumento de metilação do promotor do gene *Pdx-1*, que induz menor expressão desse gene em ilhotas. É importante destacar que redução na expressão de *Pdx-1* é sempre associada à disfunção de célula β.

Além dessas alterações, determinadas muito precocemente, a epigenética também parece ter um papel relevante na disfunção da célula β no DM2, independente do ambiente neonatal. Em pacientes com DM2, a combinação de níveis elevados de citocinas, lipotoxicidade e glicotoxicidade induz estresse oxidativo, com grande produção de espécies reativas de oxigênio (ROS) pela mitocôndria e estresse de retículo endoplasmático. O estresse oxidativo e o de retículo endoplasmático recrutam DNA metiltransferases, histonas desacetilases, bem como aumentam a expressão de alguns miRNA. A consequência é a redução na expressão de genes essenciais para a célula β como o *Pdx-1* e o gene da *insulina*. Reduções nesses genes, associadas ao estresse oxidativo, levam à apoptose, com redução da massa de células β.

Epigenética e resistência à insulina

Em biópsias de músculo esquelético de pacientes com DM2, demonstrou-se hipermetilação na região promotora do gene do *PGC-1α* (peroxisomo proliferator-activated receptor gamma coactivator 1-α), que é um regulador da função mitocondrial. Essa alteração epigenética estava associada à redução da densidade mitocondrial no músculo e elevação nos níveis circulantes de ácidos graxos. Em cultura de músculo esquelético humano, a incubação com ácidos graxos é capaz de induzir hipermetilação nessa região promotora do gene do *PGC-1*, indicando que o ambiente metabólico é capaz de induzir alterações epigenéticas. Outras alterações relacionadas à hipermetilação ou modificação de histonas e de miRNA também foram descritas em associação com obesidade e resistência à insulina, mas necessitam de confirmações em estudos em diferentes populações.

Em resumo, as mudanças epigenéticas parecem desempenhar um papel relevante na patogênese do diabete, por meio da modulação de genes que controlam o desenvolvimento das ilhotas e a secreção de insulina, genes responsáveis pela função mitocondrial e também genes responsáveis pelas complicações crônicas do diabete.

MICROBIOTA INTESTINAL E RESISTÊNCIA À INSULINA

Como discutido anteriormente, os genomas são frequentemente alvos de mecanismos de regulação epigenética. Além disso, as proteínas codificadas pelos genomas de microrganismos podem atuar em um conjunto de regiões promotoras de diversos genes ao interagir com a mesma maquinaria de regulação epigenética. Uma vez que o intestino humano é colonizado por milhões de bactérias que constituem a flora intestinal, também denominada microbiota intestinal, o resultado disso pode ser a desregulação epigenética e disfunções celulares subsequentes que podem contribuir para o desenvolvimento de alterações patológicas. Microrganismos que infectam mamíferos podem causar doenças, que levam à hipermetilação de regiões promotoras de gene e podem induzir alterações patológicas por reprogramação epigenética de células hospedeiras. Essa reprogramação pode contribuir para o esclarecimento da relação entre a microbiota intestinal e a fisiopatologia do DM2. Além das interações epigenéticas entre microbiota e hospedeiro, há outros mecanismos que contribuem para explicar a relação flora intestinal/resistência à insulina, discutidos a seguir.

MICROBIOTA INTESTINAL: UM ÓRGÃO EXTRA

A microbiota pode ser considerada um órgão metabólico microbiano composto principalmente por bactérias anaeróbicas, que evoluíram juntamente com nossa fisiologia. Há um número estimado de 10 células bacterianas para cada célula humana colonizando nosso corpo. A maior concentração de microrganismos é encontrada no trato gastrintestinal, sendo a maior parte bactérias (vírus é uma parte bem menor), e sua distribuição varia de acordo com a região do trato gastrintestinal e é influenciado pelo pH, oxigênio e disponibilidade de nutrientes.

A microbiota intestinal desempenha um papel importante na função intestinal normal e na manutenção da saúde do hospedeiro, sendo capaz de produzir um grande número de enzimas utilizadas na extração de energia a partir da dieta do hospedeiro. No entanto, isso depende de um equilíbrio entre as bactérias potencialmente patogénicas e numerosos microrganismos não patogênicos que promovem a saúde. As bactérias comensais no intestino podem proporcionar benefícios adicionais, como um órgão eficaz, extrair energia a partir da digestão de celulose e atuar como uma barreira de defesa natural, o que é essencial para o desenvolvimento e maturação da mucosa e do sistema imune.

A interação entre microbiota intestinal e organismo humano começa no nascimento e, desde então, a composição da microbiota intestinal está sujeita a várias mudanças. Crianças amamentadas exclusivamente por leite materno, por exemplo, recebem uma elevada quantidade de Bifidobacterium em seus primeiros dias de vida. Como consequência da biodegradação do leite, é gerada uma quantidade elevada de acetato e lactato que restringem o crescimento de bactérias patogênicas, tais como *Escherichia coli* e *Clostridium perfringens*. Por outro lado, as crianças alimentadas exclusivamente com fórmula (leite artificial) têm uma predominância de Clostridium. Além da amamentação materna, é importante que crianças menores de 2 anos só recebam antibióticos em situações extremas porque esses agentes podem mudar a microbiota e predispor à obesidade.

A dieta é claramente um fator importante na regulação da composição da microbiota intestinal. No entanto, alguns estudos sugerem que a microbiota intestinal pode também mudar com a idade. Mais não está bem estabelecido se é um efeito indireto, consequência de alterações na dieta dos idosos, ou um efeito direto do envelhecimento. Além disso, diferentes bactérias podem realizar a mesma função metabólica, o que dificulta identificar um perfil microbiano ideal.

Embora ainda existam muitas dúvidas sobre a microbiota intestinal que precisam ser esclarecidas, sabe-se que essa microbiota desempenha papéis diferentes no metabolismo. A microbiota intestinal melhora a extração de energia da dieta; modula os níveis plasmáticos de lipopolissacarídeo que pode induzir um baixo grau de inflamação crônica, levando à obesidade e DM2; e modula genes e proteínas do hospedeiro, regulando o estoque e gasto de energia.

A microbiota na obesidade

Análise metagenômica de roedores magros e de voluntários humanos mostrou que quase todas as bactérias presentes nas fezes do intestino distal pertencem a dois principais filos bacterianos, Bacteroidetes e Firmicutes, e a maioria dos estudos mostra uma predominância de Bacteroides sobre Firmicutes. No entanto, a maior parte dos estudos demonstrou que, tanto em roedores geneticamente obesos (ob/ob) ou induzidos por dietas e também em humanos obesos, essa proporção é alterada com um grande aumento de bactérias a partir do filo Firmicutes. Isso não é observado de maneira uniforme e alguns estudos mostraram que a prevalência de Firmicutes é diminuída em indivíduos com sobrepeso e obesos, assim como nos roedores obesos, com o aumento concomitante na prevalência de Bacteroides. É importante mencionar que essa questão ainda não foi completamente abordada e os antecedentes genéticos e fatores epigenéticos também podem ter grande influência na composição da microbiota de obesos. A análise da composição da microbiota de roedores e seres humanos obesos demonstrou que bactéria da espécie *Akkermancia muciniphila* é reduzida em obesidade, e a reconstituição com essa bactéria pode melhorar a ação da insulina e a tolerância à glicose.

GANHO DE PESO E RESISTÊNCIA À INSULINA INDUZIDA PELA MICROBIOTA

Estudos anteriores demonstraram que roedores *germ-free*, ou seja, sem flora intestinal, apresentaram um menor ganho de peso e proteção contra a resistência à insulina em comparação aos roedores-controles quando submetidos a uma dieta rica em gordura. Embora o mecanismo responsável por essa proteção ainda não esteja completamente elucidado, foi demonstrado que os roedores *germ-free* apresentam maior atividade da AMPK (provavelmente ativada por ácidos graxos de cadeia curta – AGCC – produzidos pela microbiota) no fígado e no músculo esquelético, e aumento do gasto energético, reduzindo o ganho de peso corporal. Além disso, roedores *germ-free* transplantados com flora de roedores geneticamente obesos apresentaram ganho de gordura corporal associado à resistência à insulina e intolerância à glicose. Esses dados indicam que há uma relação causa-efeito entre a microbiota, o teor de gordura e a resistência à insulina. Uma justificativa, embora ainda não demonstrada em outros modelos de animais obesos, para esse mecanismo seria o fato de a microbiota de roedores obesos ser capaz de extrair mais energia da dieta, consequente a um aumento de espécies de bactérias mais eficientes em degradar nutrientes presentes na alimentação.

LPS E RESISTÊNCIA DE INSULINA

As bactérias gram-negativas, como as pertencentes ao filo Bacteroides, contêm lipopolissacarídeos (LPS) na sua parede celular, o qual induz uma importante resposta imunitária. LPS é o mais estudado ativador de *toll-like* receptor 4 (TLR4), sendo este expresso na maioria das células e em macrófagos, que reconhece padrão molecular associado a patógenos (PAMP). A ligação de LPS a TLR4 ativa uma via de sinalização celular extensa que induz a resposta inflamatória e expressão e secreção de citocinas. (Figura 56.5).

Os níveis circulantes de LPS são elevados em roedores e seres humanos obesos, embora isso possa parecer um paradoxo porque, na microbiota da obesidade, existe um aumento na percentagem de Firmicutes que são gram-positivos. Entretanto, mostrou-se que esse aumento de LPS está diretamente relacionado com maior permeabilidade na

barreira intestinal. Essa permeabilidade alterada decorre, provavelmente, da redução da expressão de proteínas das junções celulares como ZO-1, claudina e ocludina que criam, com células epiteliais do intestino, uma barreira intestinal que impede que a população e os produtos bacterianos do lúmen intestinal atinjam a circulação.

O aumento da permeabilidade intestinal, que permite a translocação de subprodutos bacterianos tais como LPS, tem sido recentemente implicado como um fator-chave para instalação inicial da resistência à insulina em humanos e roedores (Figura 56.5). Adicionalmente à modulação da barreira intestinal, demonstrou-se que o LPS é transportado juntamente com quilomicrons na circulação, o que contribui para explicar por que a dieta hiperlipídica pode aumentar a absorção de lipídeos.

É interessante notar que a interação do LPS com TLR4 é muito específica e com grande afinidade, e não apenas em macrófagos, mas em quase todas as células do organismo. Em dieta hiperlipídica e outras condições relacionadas com a permeabilidade intestinal alterada, TLR4 está envolvido na resposta inflamatória que culmina na resistência à insulina e distúrbio metabólico. Por outro lado, essas respostas são atenuadas em roedores com perda da atividade dessa proteína, tal como C3H/HeJ que têm perda de função do TLR4, roedores CD14[-/-] e em TLR4[-/-]. O LPS e os ácidos graxos saturados ativam TLR4, de uma maneira indireta. Evidências recentes indicam que uma proteína hepática chamado fetuína-A (FetA), um importante transportador de ácidos graxos livres (AGLs) na circulação, atua como um ligante endógeno de TLR4. Nesse sentido, demonstrou-se que, em indivíduos e roedores obesos, os níveis de FetA circulante estão aumentados e correlacionam-se com o peso corporal e, mais importante, roedores FetA[-/-] estão protegidos contra a obesidade e resistência à insulina induzida pelo envelhecimento.

Na via de sinalização ativada pelo TLR4, as serinas-quinases JNK, IKK-β e IKK-épsilon desempenham papéis importantes na indução de resistência à insulina, por meio da fosforilação em serina do IRS-1. Essa modificação pós-translacional do IRS-1 foi aceita como um importante mecanismo de inibição dessa proteína, e fosforilação em resíduo Ser307 tornou-se um marcador molecular da resistência à insulina. Além desse mecanismo clássico de resistência à insulina, o aumento da circulação de LPS, por meio de TLR4, leva ao aumento da expressão de óxido nítrico-sintase induzida (iNOS). O aumento na expressão de iNOS promove um fenômeno co-

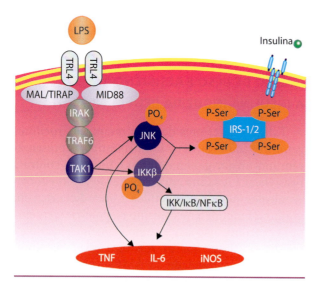

Figura 56.5 Mecanismo molecular da resistência à insulina dependente de LPS. O LPS ativando o receptor TLR4 induz ativação de serinas quinases que vão fosforilar o IRS-1 em serina e induzir resistência à insulina. A modulação da iNOS também contribui para a alteração de sensibilidade à insulina.

nhecido como S-nitrosação/S-nitrosilação, em que o óxido nítrico (NO) reage com resíduos de cisteína para formar adutos de S-nitrosotióis, modulando, assim, a função da proteína. Desse modo, o LPS induz a S-nitrosação/S-nitrosilação da via de sinalização da insulina (IR, IRS-1, e Akt), induzindo a resistência à insulina em tecidos sensíveis à insulina (Figura 56.5). Muito recentemente, demonstrou-se que a S-nitrosação/S-nitrosilação é um fenômeno precoce e central na indução de estresse do retículo endoplasmático, que é considerado também um importante mecanismo molecular da resistência à insulina. Modulações genéticas de iNOS e a sua inibição farmacológica atenuam a resistência à insulina em modelos de obesidade ou sepse.

Um resultado inesperado, observado em outros dois modelos de roedores sem a proteínas TLRs, TLR2$^{-/-}$ e TLR5$^{-/-}$ reforça a importância da microbiota intestinal na indução de resistência à insulina. Esses dois modelos *knockout*, em dieta-padrão, podem desenvolver obesidade e resistência à insulina, na dependência dos biotérios em que são criados, um fenômeno relacionado com a modulação da microbiota intestinal. Essa modulação da microbiota intestinal pode induzir características da síndrome metabólica, tais como o aumento de peso corporal, glicemia e resistência à insulina. Uma vez que animais TLR2$^{-/-}$, em algumas situações podem ser geneticamente protegidos contra a resistência à insulina, pode-se supor que as alterações na microbiota podem superar algumas proteções genéticas e pode, por si só, induzir a resistência à insulina e contribuir para o desenvolvimento de obesidade e DM2.

Outros PAMP (padrões moleculares associados a patógenos) e DAMP (padrões moleculares associados a dano celular), tais como os inflamassomas parecem estar relacionados com a integridade do epitélio intestinal. O inflamassoma é um complexo de proteínas que reconhece uma vasta gama de sinais de estresse, infecções bacterianas e danos em geral. Quando o inflamassoma é ativado, induz a ativação da caspase-1, a secreção de citocina pró-inflamatória e a morte celular. É importante mencionar que as proteínas do inflamassoma são ativadas por LPS nos macrófagos, que pode ter um papel importante na resistência à insulina.

Além da resposta imune bacteriana mediada por TLR4, infecções virais também ativam outros PAMP e desencadeiam uma via de sinalização celular específica, que termina com a ativação de NF--κB, e a transcrição de citocinas pró-inflamatórias. A protein-quinase ativada por RNA de fita dupla (PKR) é uma das moléculas responsáveis por prote-

ção contra as infecções virais, já que identifica vírus com RNA de fita dupla (dsRNA) e ativa a resposta imune inata contra esses agentes patogênicos. Tem sido descrito que a PKR também é ativada por LPS e os roedores *knockout* para PKR estão protegidos contra a obesidade e resistência à insulina induzidas por dieta hiperlipídica. É possível que, além de LPS, alguns componentes ou produtos de microbiota intestinal ou alguns produtos de vírus do trato intestinal podem também ser absorvidos e ativar a via de sinalização PKR, induzindo resistência à insulina.

ÁCIDOS GRAXOS DE CADEIA CURTA (AGCC) DERIVADOS DA MICROBIOTA E A SENSIBILIDADE À INSULINA

Os AGCC são importantes metabólitos gerados pelas bactérias do intestino, sendo representados por acetato, propionato e butirato de metila. Por meio desses metabólitos as bactérias podem interagir e modular o sistema imune do hospedeiro. As interações fisiológicas da microbiota intestinal com o hospedeiro não são dependentes apenas de um único tipo de bactéria, mas de uma cooperação metabólica entre a comunidade bacteriana porque nenhum gênero de bactéria é capaz de hidrolisar todos os tipos de nutrientes.

A fermentação realizada pela microbiota degrada carboidratos não digeridos produzindo AGCC no ceco e no colo. Esses metabólitos são absorvidos pelo hospedeiro por meio de difusão passiva e por meio de transportadores de ácidos monocarboxílicos, tais como o transportador de monocarboxilato tipo 1 (MCT1). A primeira ação é como fonte de energia para as células epiteliais do colo, o que representa 60 a 70% do seu combustível, atribuído principalmente ao butirato, além de desempenhar um papel importante no crescimento e diferenciação celular. Por outro lado, o acetato pode ser usado como um precursor de colesterol e o propionato, como um substrato para a gliconeogênese. Outras moléculas com funções de regulação metabólica, tais como o ácido linoleico conjugado (CLA), ou ácidos biliares e gases, como o metano e o H_2S, podem também ser liberados pelas bactérias intestinais, mas com funções fisiológicas menos importantes quando comparados aos AGCC.

Os AGCC são também relevantes na manutenção da função da barreira epitelial. O butirato aumenta a produção de muco e também afeta a expressão das proteínas ZO-1 e ocludina, contribuindo para reduzir a permeabilidade intestinal. Além disso, o acetato tem efeitos mais pronunciados na proteção epitelial, e a inibição dos receptores acoplados às proteínas G atenua fortemente os efeitos do acetato em termos de sobrevivência e integridade epitelial.

Acetato e butirato podem aumentar a oxidação de ácidos graxos e gasto energético em humanos, reduzindo o peso corporal. A administração de acetato ativa AMPK, promove a oxidação de ácidos graxos, aumenta o gasto energético e melhora a sensibilidade à insulina e a tolerância à glicose em roedores obesos ou diabéticos. A administração de butirato é capaz de aumentar a massa de tecido adiposo marrom e a expressão do gene *UCP1*, contribuindo para o aumento do gasto energético.

Os AGCC também podem modular a saciedade e foi demonstrado que a infusão de acetato induz um aumento nos níveis de circulação de GLP-1 e PYY em mulheres com sobrepeso. É possível que os efeitos do AGCC na regulação do apetite sejam mediados pelo receptor GPR41 e dependentes da velocidade do trânsito intestinal.

Já está estabelecido que os AGCC têm efeitos anti-inflamatórios, em parte por meio da inibição da ativação do NF-κB em células imunitárias do hospedeiro por meio da ligação aos receptores GPR, 43 e 41 (GPR43 e GPR41). O GPR43 tem um papel essencial na mediação de estímulos anti-inflamatórios induzidos por acetato. Associados a esse efeito anti-inflamatório, recentemente demonstrou-se que o butirato pode induzir a geração de células Treg extratímicas anti-inflamatórias. Essa informação é relevante, uma vez que foi demonstrado no tecido adiposo branco que um aumento na célula Treg pode reduzir a infiltração de macrófagos no tecido adiposo, o que parece ser importante para melhorar a resistência à insulina (Figura 56.6). Por outro lado, na obesidade e no DM2, a redução dos níveis circulantes de AGCC, aumentando o processo inflamatório subclínico pode contribuir para a piora da resistência à insulina.

OS ÁCIDOS BILIARES E AMINOÁCIDOS DE CADEIA RAMIFICADA NO FÍGADO

Os ácidos biliares conjugados com glicina e secretados na luz intestinal são reabsorvidos no íleo, completando a circulação entero-hepática. Isso permite às bactérias intestinais modificar esses ácidos biliares primários que passam a ser denominados secundários. Esses ácidos biliares secundários agem por meio do receptor acoplado à G proteína TGR5, que é diferente do receptor de ácidos biliares primários (FXR). A ativação de TGR5 (por ácidos biliares secundários) ativa a secreção de GLP1 a partir de

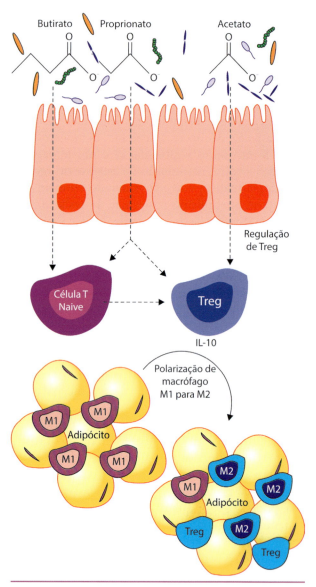

Figura 56.6 Os ácidos graxos de cadeia curta, AGCC (butirato principalmente), induzem a geração de células Treg extratímicas anti-inflamatórias. No tecido adiposo, um aumento de células Treg pode modular a polarização de macrófagos e reduzir a infiltração de macrófagos M1 nesse tecido, diminuindo a inflamação e melhorando a resistência à insulina. M1: macrófagos tipo M1; M2: macrófagos tipo M2; Treg: linfócito T regulatório.

células L do intestino. Esse aumento de GLP1 exerce efeitos pleiotrópicos no metabolismo de glicose e contribui para reduzir a resistência à insulina.

Um aumento nos níveis circulantes de aminoácidos de cadeia ramificada (BCAA) está associado a um risco maior de desenvolver DM2. Além disso, há uma clara correlação entre BCAA circulante e resistência à insulina. Os mecanismos pelos quais os BCAA estão elevados na obesidade, bem como seus efeitos induzindo resistência à insulina, são complexos e controversos. Esse aumento nos níveis circulantes pode ser decorrente de uma alteração no metabolismo periférico desses aminoácidos, mas certamente a mudança na microbiota intestinal, na obesidade e no DM2, também pode contribuir para esse aumento circulante de leucina, isoleucina e valina (BCAA).

Em conclusão, múltiplos mecanismos respondem pela conexão entre a flora intestinal e resistência à insulina/obesidade. O LPS das bactérias da flora intestinal pode induzir um processo inflamatório subclínico na obesidade, provocando resistência à insulina por meio da ativação do TLR4. A redução dos níveis circulantes de AGCC pode também ter um papel essencial na instalação de redução da sensibilidade à insulina na obesidade. Outros mecanismos incluem efeitos de ácidos biliares e aminoácidos de cadeia ramificada (BCAA), bem como outros menos investigados (Figura 56.7).

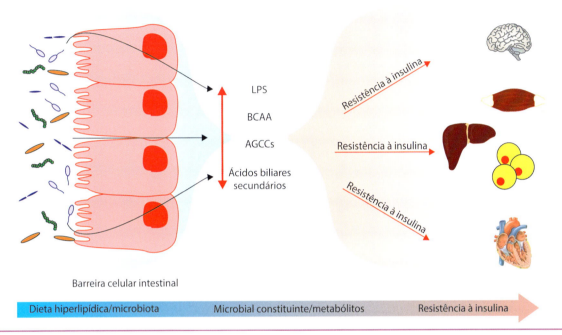

Figura 56.7 Integração de dieta hiperlipídica/microbiota induzindo resistência à insulina. A ingestão de dieta hiperlipídica aumenta a absorção de LPS e aminoácidos de cadeia ramificada e reduz os níveis circulantes de ácidos graxos de cadeia curta contribuindo de maneira integrada para a instalação da resistência à insulina.

REFERÊNCIAS BIBLIOGRÁFICAS

1. Akira S, Takeda K. Toll-like receptor signalling. Nature reviews Immunology 4: 499-511, 2004.

2. Amar J, Chabo C, Waget A, Klopp P, Vachoux C, Bermudez-Humaran LG, et al. Intestinal mucosal adherence and translocation of commensal bacteria at the early onset of type 2 diabetes: molecular mechanisms and probiotic treatment. EMBO molecular medicine 3: 559-572, 2011.

3. Arthur JC, Perez-Chanona E, Muhlbauer M, Tomkovich S, Uronis JM, Fan TJ, et al. Intestinal inflammation targets cancer-inducing activity of the microbiota. Science.New York, NY 338: 120-123, 2012.

4. Bakker-Zierikzee AM, Tol EA, Kroes H, Alles MS, Kok FJ, and Bindels JG. Faecal SIgA secretion in infants fed on pre- or probiotic infant formula. Pediatric allergy and immunology: official publication of the European Society of Pediatric Allergy and Immunology 17: 134-140, 2006.

5. Bordin M, D'Atri F, Guillemot L, Citi S. Histone deacetylase inhibitors up-regulate the expression of tight junction proteins. Molecular cancer research: MCR 2: 692-701, 2004.

6. Calisto KL, Carvalho Bde M, Ropelle ER, Mittestainer FC, Camacho AC, Guadagnini D, et al. Atorvastatin improves survival in septic rats: effect on tissue inflammatory pathway and on insulin signaling. PLoS One 5: e14232, 2010.

7. Cani PD, Bibiloni R, Knauf C, Waget A, Neyrinck AM, Delzenne NM, Burcelin R. Changes in gut microbiota control metabolic endotoxemia-induced inflammation in high-fat diet-induced obesity and diabetes in mice. Diabetes 57: 1470-1481, 2008.

8. Caricilli AM, Picardi PK, de Abreu LL, Ueno M, Prada PO, Ropelle ER, et al. Gut microbiota is a key modulator of insulin resistance in TLR 2 knockout mice. PLoS Biol 9: e1001212, 2011.

9. Carvalho-Filho MA, Ueno M, Hirabara SM, Seabra AB, Carvalheira JB, de Oliveira MG, et al. S-nitrosation of the insulin receptor, insulin receptor substrate 1, and protein kinase B/Akt: a novel mechanism of insulin resistance. Diabetes 54: 959-967, 2005.

10. Egger G, Liang G, Aparicio A, Jones PA. Epigenetics in human disease and prospects for epigenetic therapy. Nature. 2004 May 27;429(6990):457-63.

11. Everard A, Belzer C, Geurts L, Ouwerkerk JP, Druart C, Bindels LB, et al. Cross-talk between Akkermansia muciniphila and intestinal epithelium controls diet-induced obesity. Proceedings of the National Academy of Sciences of the United States of America 110: 9066-9071.

12. Gao Z, Yin J, Zhang J, Ward RE, Martin RJ, Lefevre M, et al. Butyrate improves insulin sensitivity and increases energy expenditure in mice. Diabetes 58: 1509-1517, 2009.

13. Gilbert ER, Liu D. Epigenetics: the missing link to understanding β-cell dysfunction in the pathogenesis of type 2 diabetes. Epigenetics. 2012 Aug;7(8):841-52.

14. Hales CN, Barker DJ. Type 2 (non-insulin-dependent) diabetes mellitus: the thrifty phenotype hypothesis. Diabetologia. 1992 Jul;35(7):595-6.

15. Kaelin WG Jr, McKnight SL. Influence of metabolism on epigenetics and disease. Cell. 2013 Mar 28;153(1):56-69.

16. Lu C, Thompson CB. Metabolic regulation of epigenetics. Cell Metab. 2012 Jul 3;16(1):9-17.

17. Mujico JR, Baccan GC, Gheorghe A, Diaz LE, and Marcos A. Changes in gut microbiota due to supplemented fatty acids in diet-induced obese mice. The British journal of nutrition 110: 711-720, 2013.

18. Newgard CB. Interplay between lipids and branched-chain amino acids in development of insulin resistance. Cell Metab 15: 606-614, 2012.

19. Oliveira AG, Carvalho BM, Tobar N, Ropelle ER, Pauli JR, Bagarolli RA, et al. Physical exercise reduces circulating lipopolysaccharide and TLR4 activation and improves insulin signaling in tissues of DIO rats. Diabetes 60: 784-796, 2011.

20. Qin J, Li Y, Cai Z, Li S, Zhu J, Zhang F, et al. A metagenome-wide association study of gut microbiota in type 2 diabetes. Nature 490: 55-60, 2012.

21. Rodenhiser D, Mann M. Epigenetics and human disease: translating basic biology into clinical applications. CMAJ. 2006 Jan 31;174(3):341-8.

22. Slomko H, Heo HJ, Einstein FH. Minireview: epigenetics of obesity and diabetes in humans. Endocrinology. 2012 Mar;153(3):1025-30.

23. Sookoian S, Gianotti TF, Burgueño AL, Pirola CJ. Fetal metabolic programming and epigenetic modifications: a systems biology approach. Pediatr Res. 2013 Apr;73 (4 Pt 2):531-42.

24. Sookoian S, Pirola CJ. Epigenetics of insulin resistance: an emerging field in translational medicine. CurrDiab Rep. 2013 Apr;13(2):229-37.

25. Teperino R, Lempradl A, Pospisilik JA. Bridging epigenomics and complex disease: the basics. Cell Mol Life Sci. 2013 May;70(9):1609-21.

26. Tsukumo DM, Carvalho-Filho MA, Carvalheira JB, Prada PO, Hirabara SM, Schenka AA, et al. Loss-of-function mutation in Toll-like receptor 4 prevents diet-induced obesity and insulin resistance. Diabetes 56: 1986-1998, 2007.

27. Watson JD, Crick FH. Genetical implications of the structure of deoxyribonucleic acid. Nature. 1953 May 30;171(4361):964-7.

28. Watson JD, Crick FH. Molecular structure of nucleic acids; a structure for deoxyribose nucleic acid. Nature. 1953 Apr 25;171(4356):737-8.

29. Zambom de Souza AZ, Zambom AZ, Abboud KY, Reis SK, Tannihão F, Guadagnini D, et al. Oral supplementation with l-glutamine alters gut microbiota of obese and overweight adults: a pilot study. Nutrition 31: 884-889.

30. Zhong Q, Mishra M, Kowluru RA. Transcription factor Nrf2-mediated antioxidant defense system in the development of diabetic retinopathy. Invest Ophthalmol Vis Sci. 2013 Jun 6;54(6):3941-8.

57

Genética do Diabete Melito

Regina Célia M. Santiago Moisés
Lílian Araújo Caetano
Milena Gurgel Teles
André Fernandes Reis

O diabete melito (DM) é uma alteração genética que, quando superimposta a fatores ambientais, leva à expressão fenotípica da doença. O DM tipo 2, forma mais prevalente de DM, representa um grupo heterogêneo de distúrbios metabólicos que apresentam em comum a hiperglicemia crônica. Apesar de os defeitos bioquímicos desse modo de DM não terem sido ainda precisamente identificados, sabe-se que deficiência na secreção e ação da insulina estão presentes. Há, atualmente, fortes evidências de que fatores genéticos estejam implicados na gênese da doença advindas de estudos em gêmeos que mostram uma taxa de concordância mais elevada em monozigóticos que em dizigóticos,[1,2] da grande variação nas taxas de prevalência do DM tipo 2 entre diferentes grupos étnicos vivendo no mesmo ambiente e da forte agregação familiar da doença.[3,4]

Embora a contribuição genética seja bem reconhecida, a influência de fatores ambientais e de estilo de vida não deve ser subestimada. Estudos demonstram que o padrão alimentar e o sedentarismo têm um grande impacto no desenvolvimento do DM tipo 2. Por exemplo, entre os nipo-brasileiros, uma população que apresenta uma das mais elevadas taxas de prevalência de diabete, os dados do *Japanese-Brazilian Diabetes Study Group* mostram que a dieta tradicional japonesa assumiu um "estilo ocidental", caracterizado por alto consumo de gordura.[5] Essas mudanças no hábito alimentar, juntamente com um estilo de vida sedentário, têm sido associadas à maior ocorrência de DM nessa população.

Dentro do contexto do componente genético, o diabete melito pode ser dividido em duas formas: monogênica e poligênica. As formas monogênicas são um grupo heterogêneo resultantes de defeitos em um único gene. São condições relativamente raras, sendo sua prevalência estimada em 2 a 5% de todos os casos de diabete melito. Em geral, a idade ao diagnóstico é precoce e o fator ambiental tem pouca influência no desenvolvimento da doença. Já, as formas poligênicas representam a maioria dos casos e há uma interação entre fatores ambientais e genéticos. São resultado da contribuição de diferentes genes, entretanto o número de genes envolvidos e a sua contribuição relativa ainda são incertos, podendo variar entre as populações. Ainda, diferentes combinações de alterações genéticas podem existir entre diferentes pacientes portadores desse modo de diabete.

FORMAS MONOGÊNICAS DE DIABETE MELITO

Nos últimos 20 anos, várias formas monogênicas de diabete têm sido identificadas e caracterizadas, sendo classificadas em formas em que predominam a deficiência de insulina ou a resistência a insulina. A maioria resulta em defeitos na função das células β pancreáticas com consequente alteração na secreção de insulina. As formas que resultam em defeitos na ação da insulina afetam moléculas envolvidas na transmissão do sinal insulínico ou no desenvolvimento do tecido adiposo.

PREDOMÍNIO DE DEFICIÊNCIA DE INSULINA

MODY

O MODY (*maturity-onset diabetes of the young*) não é uma entidade única, e sim um conjunto de doenças associadas ao menos com 13 etiologias genéticas distintas descritas até o momento, cuja numeração é algo arbitrária baseada na ordem de descrição de cada subtipo (número do MODY – abreviação do gene implicado): MODY1-*HNF4A*, MODY2-*GCK*, MODY3-*HNF1A*, MODY4-*PDX1*, MODY5-*HNF1B*, MODY6-*NEUROD1*, MODY7-*KLF11*, MODY-8-*CEL*, MODY9-*PAX4*, MODY10-*INS*, MODY-11-*BLK*, MODY12-*ABCC8* e MODY13-*KCNJ11*.[6] As mutações nesses genes cursam com padrões clínicos diferentes como intensidade da hiperglicemia, evolução para complicações micro e macrovasculares e resposta a medicações antidiabéticas, além da presença de outros fenótipos específicos (Tabela 57.1).

EPIDEMIOLOGIA

Existem descrições de mutações nos genes *GCK* e *HNF1A* em inúmeros países. Entretanto, em função do desconhecimento por grande parte dos médicos e principalmente da indisponibilidade e custo elevado do teste genético, sua prevalência ainda é desconhecida. Estima-se que o MODY represente cerca de 2 a 5% de todos os casos de diabete. Na análise da prevalência relativa das diferentes formas de MODY, nota-se uma grande variação nos estudos de famílias de diferentes etnias, sobretudo em relação ao predomínio de uma das duas formas mais comuns: *CGK*-MODY e *HNF1A*-MODY. Em geral, o *CGK*-MODY representa entre 8 e 65% e o *HNF1A*-MODY entre 21 e 65% de todos os casos.[7] As outras formas de MODY são muito raras, apenas com algumas descrições isoladas. *Loci* adicionais ainda desconhecidos (responsáveis pelo MODY-X) podem representar uma grande parcela dos casos, algo entre 15 e 45% daqueles com diagnóstico clínico de MODY.[8] Esses resultados aparentemente contrastantes ocorrem não apenas pela diferença étnica das populações estudadas, mas, muito provavelmente, por diferentes critérios clínicos de recrutamento e de diagnóstico das famílias como idade de diagnóstico, gravidade da hiperglicemia. No Brasil, dispomos de alguns estudos com descrições de mutações MODY.[9,10] Já foram descritas mutações em casos de *CGK*-MODY e *HNF1A*-MODY.

OS GENES MODY E A FISIOPATOLOGIA

O mecanismo fisiopatológico principal que resulta na hiperglicemia secundária às mutações nos genes MODY associa-se a defeitos na secreção de insulina estimulada pela glicose.[11]

GCK-MODY

A glicoquinase é uma enzima da família das hexoquinases fundamental na função das células β-pancreáticas. Catalisa a primeira reação da cascata glicolítica, fosforilando a glicose em glicose-6 fosfato. É conhecida como sensor das células β-pancreáticas pela sua cinética que permite a alteração da taxa de fosforilação em uma faixa fisiológica de glicose (72 a 272 mg/dL). O gene *GCK* codante da glicoquinase está no cromossomo 7p15.3–p15.1, consistindo de 12 éxons codificando uma proteína de 465 aminoácidos. Têm expressão no fígado, cérebro, células endócrinas do intestino e células β-pancreáticas. As mutações inativadoras em heterozigose no *GCK* são responsáveis pelo *CGK*-MODY. Ainda, quando ocorrem mutações em homozigose nesse gene (evento raro), surge hiperglicemia grave desde o nascimento, sendo uma das causas de diabete melito neonatal. Por outro lado, mutações ativadoras em heterozigose no *GCK* que cursam com aumento da secreção de insulina levam à hipoglicemia. Na última grande atualização publicada há poucos anos por Osbak e cols., havia 620 mutações descritas no *GCK* em 1.400 famílias ao redor do mundo. No *GCK*, não existem mutações mais comuns e nem *hot spots*, com distribuição das mutações descritas de forma similar ao longo de todo o gene. Tanto mutações *missense*, *nonsense*, *frameshift*, e *splice site* foram descritas. Deleções parciais ou inteiras foram descritas em um reduzido número de casos (~3%) sendo uma causa bastante rara de *CGK*-MODY. Vários polimorfismos no gene *GCK* foram identificados, sendo os mais comuns o IVS918T4C e o -30 G > A na região promotora do gene. Inúmeras mutações *GCK* foram caracterizadas funcionalmente sendo que a maior parte se associa com alterações na cinética enzimática, na estabilidade da enzima ou alteração na sua ligação com outras moléculas.[12]

O padrão clínico desse modo de diabete do tipo *CGK*-MODY é extremamente constante e muito diferente das outras formas de hiperglicemia. Esses indivíduos assintomáticos, na sua quase totalidade, apresentam uma leve hiperglicemia de jejum entre 100 e 140 mg/dL (nível de pré-diabete ou diabete) durante toda a vida. Pelo fato de haver defeito de sensibilidade a glicose pelas células β sem interferência nos mecanismos de síntese de insulina, o incremento da glicemia após uma sobrecarga oral de glicose é mais próximo do observado em indivíduos normais não ultrapassando, em geral, 60 mg/dL (muito rara-

Tabela 57.1 Dados clínicos e genéticos das várias formas de MODY

Subtipo	Locus	Gene	Função	Genes-alvo conhecidos	Distribuição (% das famílias)	Defeito primário (definido ou provável)	Fenótipos associados
HNF4A-MODY	20q	HNF4A ("hepatocyte nuclear factor 4 homeobox A")	Receptor nuclear órfão	GLUT2, L-PK, 1,3-BGD, Aldo B, HNF1A	Raro	Pâncreas, fígado	Hipoglicemia neonatal
GCK-MODY	7p	GCK (glucokinase)	Enzima de fosforilação da glicose	-	10%-63%	Pâncreas. fígado	Peso reduzido ao nascimento
HNF1A-MODY	12q	HNF1A ("hepatocyte nuclear factor 1 homeobox A")	Fator de transcrição	GLUT2, L-PK, insulina, NBAT, HNF4A, PDX1, NEUROD1, SGTLT2	21%-64%	Pâncrea, rins, outros?	Tm renal de glicose reduzido
PDX1-MODY	13q	PDX1 ("pancreatic and duodenal homeobox 1")	Fator de transcrição	Glucoquinase, IAPP, GLUT2, insulina, HNF4A	Raro	Pâncreas, outros?	-
HNF1B-MODY	17q21.3	HNF1B ("hepatocyte nuclear factor 1 homeobox B")	Fator de transcrição	Insulina, HNF4A	Frequente?	Pâncreas, rins, fígado, sistema genital	Anomalias morfológicas dos rins, pâncreas, sistema genital
NEUROD1-MODY	2q32	NEUROD1 ("neurogenic differentiation 1")	Fator de transcrição	Insulina	Raro	Pâncreas, outros?	-
KLF11-MODY	2p25	KLF11 ("Krüpell-like factor 11")	Fator de transcrição	Insulina, épsilon e gama-globina	Raro	Pâncreas	-
CEL-MODY	9q34.3	CEL (carboxyl-ester lipase (VNTR))	Enzima componente do suco pancreático	-	Raro	Pâncreas	Deficiência pancreática exócrina
PAX4-MODY	7q32	PAX4 ("paired homeobox 4")	Fator de transcrição	Atua na diferenciação da célula-β	Raro	Pâncreas	-
INS-MODY	11p15.5	INS (insulina)	Insulina	-	Raro	Pâncreas	-
BLK-MODY	8p23-p22	BLK ("B-lymphoid tyrosine kinase")	Tirosina quinase	-	Raro	Pâncreas	-
ABCC8-MODY	11p15.1	ABCC8 ("ATP-binding cassette, C 8")	Receptor de sulfonilureia (SUR)	-	Raro	Pâncreas	-
KCNJ11-MODY	11p15.1	KCNJ11 ("Potassium Channel, Inwardly Rectfying, J11")	Canal de potássio ATP-sensível acoplado ao SUR	-	Raro	Pâncreas	-
MODY-X	?	?/Vários?		-	16%-45%	Pâncreas, outros?	-

mente > 82 mg/dL) em relação ao valor de jejum. A leve hiperglicemia está presente desde o nascimento, sendo que a idade de diagnóstico dependerá apenas do momento em que o indivíduo é testado. Por sua baixa intensidade da hiperglicemia, o *CGK*-MODY raramente causa os sintomas osmóticos típicos da hiperglicemia, sendo que o diagnóstico é incidental na grande maioria dos casos.[11] Em função da baixa magnitude da hiperglicemia e sua estabilidade com o passar do tempo, além da menor coexistência de outros fatores de risco como hipertensão arterial e dislipidemia, as complicações crônicas micro e macroangiopáticas no *CGK*-MODY são raras. Os poucos casos que cursam com microangiopatias (cerca de 5%) representam um grupo de indivíduos com diabete melito mais grave, que herdaram as formas comuns de hiperglicemia como diabete tipo 2. A tolerância à glicose permanece estável com o passar dos anos nos pacientes com mutações *GCK,* fato associado à estabilidade do defeito das células β-pancreáticas. Interessante notar que, ao mesmo tempo em que a mutação *GCK* resulta em hiperglicemia após o nascimento, ela gera uma redução do crescimento fetal com relativo baixo peso ao nascimento (~500 g quando comparado a um irmão não afetado). Ainda, pela redução da secreção de insulina já no período intrauterino, ocorre controle da macrossomia quando a mãe é diabética. Apesar da redução no crescimento fetal, não há diferença no peso, altura ou IMC no período de pré-adolescência ou idade adulta nesses indivíduos.

HNF4A-MODY e *HNF1A*-MODY

Estes subtipos de MODY são secundários à mutações nos fatores hepatocíticos nucleares (HNF). Trata-se de um grupo de fatores de transcrição expressos em vários tecidos, intimamente implicado nos mecanismos de secreção de insulina ao estímulo com glicose e também na embriogênese do pâncreas. Controlam tanto a expressão como a função de vários outros genes envolvidos na homeostase glicídica, como o gene da insulina e do transportador e glicose. O gene *HNF1A* contém 10 éxons e codifica um fator de transcrição de 631 aminoácidos com expressão em vários tecidos como fígado, rins e pâncreas. O gene *HNF4A* contém 13 éxons. A proteína *HNF4A* pertence à família dos receptores nucleares órfãos.[13] Ainda não está definido se o defeito nos pacientes com *HNF4A*-MODY e *HNF1A*--MODY resulta de alterações no desenvolvimento das células β-pancreáticas ou de alterações funcionais dessas células já maduras. Entretanto, sabe-se que não é secundário a alterações de sua sensibilidade à glicose nas células β-pancreáticas (como no *CGK*-MODY), sendo muito provavelmente resultante de alterações de sinalização na cascata interna das células β, associado ao estímulo com a glicose. A produção de insulina não é comprometida, mas ocorre uma incapacidade de secretá-la adequadamente com estímulo gerado pela glicose. Existe redução da secreção da insulina em resposta à glicose oral e endovenosa, com comprometimento tanto da primeira como da segunda fase de secreção. Esse defeito pode ser progressivo, sendo que uma parcela grande dos casos de *HNF1A*-MODY demonstra glicemia de jejum normal até perto dos 10 anos de idade. Posteriormente, na adolescência ou em adultos jovens, esses indivíduos apresentarão alteração da tolerância à glicose representada por pequena alteração na glicemia de jejum com uma segunda hora após sobrecarga oral muito alterada compatível com diagnóstico de diabete melito. Ao contrário do *GCK*-MODY, o padrão clínico do diabete nos indivíduos *HNF1A*-MODY pode ser bem heterogêneo, com portadores de mutação que são assintomáticos, outros com sintomas osmóticos da hiperglicemia, na maioria sem cetose.[7] É comum o encontro de redução do limiar renal para glicose levando à glicosúria com glicemias por volta de 130 mg/dL. Esse fato poderia auxiliar no controle da hiperglicemia e mesmo ser uma estratégia de rastreamento *HNF1A*--MODY em crianças pequenas nas quais a coleta de sangue pode ser muito incômoda.[8] As mutações no gene *HNF4A* são mais raras, encontradas em cerca de 10% dos pacientes com diagnóstico genético de MODY, lembrando que os fenótipos das duas formas de MODY são muito semelhantes. No pâncreas o *HNF1A* ativa a transcrição do gene *HNF4A* via o promotor P2, que também ativa a transcrição do *HNF1A*. Assim, essa interação em alça seria a explicação do fato de que a haploinsuficiência em qualquer um dos *HNFs* leva ao desligamento desse sistema de ativação transcricional. Entretanto, uma relação mais complexa entre os *HNF1A* e *HNF4A* deve existir, pois mutações no *HNF4A* também causam hipoglicemia neonatal hiperinsulinêmica. Aproximadamente 50% dos bebês nascidos com mutações *HNF4A* são macrossômicos, sugerindo aumento da secreção de insulina no período intrauterino. Essa hipoglicemia neonatal tem gravidade e duração variáveis e alguns pacientes necessitam de diazóxido por vários anos.[13]

Colclough e cols. descreveram 522 mutações diferentes dos genes *HNF1A* e *HNF4A* em 1.431 famílias MODY ao redor do mundo. As do gene *HNF1A* são muito mais comuns, com 415 mutações diferentes em 1.248 famílias em comparação a 103 mutações *HNF4A* encontradas em 173 famílias. As mutações nesses genes incluem as *missense* (mais comuns, ~55% das mutações), *frameshift* (~15%), *nonsense* (~10%), *splice site mutations* (~6%), nas regiões promotoras (~3%) deleções, inserções e duplicações de amino ácidos *in-frame* (~4%) e deleções parciais ou totais (~1,5%). Essas mutações são localizadas ao longo dos dois genes, mas existe uma concentração maior nos éxons 2 e 4 do gene *HNF1A* e nos éxons 7 e 8 do gene *HNF4*. Cinco deleções parciais ou totais no gene *HNF1A* e duas no gene *HNF4A* foram descritas com emprego da técnica de *multiplex ligation-dependent probe amplification assay* (MLPA). Essa técnica poderia ser empregada em casos selecionados com forte suspeita clínica de MODY em que o sequenciamento clássico não conseguiu identificar as mutações/deleções. Essas alterações genéticas são muito raras, representando no máximo 5% dos casos de *HNF1A*-MODY (e mesmo *GCK*-MODY), sendo bem mais frequentes em *HNF1B*-MODY. A maior parte das mutações nesses genes é privada sendo que 65% deles só foram identificadas em uma única família. A mutação c.872dupC (p.G292fs, anteriormente descrita como P291fsinsC) é a mais comum no gene *HNF1A*. Em pacientes com mutações *HNF1A*, a idade de diagnóstico é muito variável, sendo que fatores ambientais e mesmo genéticos estão relacionados, atuando como moduladores. Por exemplo, fenótipos como a exposição intrauterina à hiperglicemia, sexo feminino e herança de variantes genéticas associadas ao diabete tipo 2 associam-se a diagnóstico mais precoce de hiperglicemia em portadores de mutações *HNF1A*. Os pacientes portadores de mutações localizadas nos primeiros seis éxons do *HNF1A* têm diagnóstico de diabete em média 12 anos mais cedo do que aqueles com mutações nos éxons 8 a 10. Cerca de 60 mutações *HNF1A* e *HNF4A* foram caracterizadas por meio de estudos funcionais. Essas mutações alteram a dimerização de proteínas e a ligação do DNA, alteram a atividade dos domínios de transativação, modificam a estrutura secundária e a estabilidade das proteínas, inibem o recrutamento de coativadores e alteram os sítios de ligação de fatores de transcrição na região. Um grande número de polimorfismos nos genes *HNF1A e HNF4A* foi descrito (cerca de 200), a maioria com significado clínico indefinido, mas alguns deles associam-se com maior risco de desenvolvimento de diabete tipo 2, como a variante p.G319S, encontradas em indígenas Oji-Cree do Canadá.[13]

DIAGNÓSTICO CLÍNICO DE MODY

O maior desafio por parte dos clínicos está na suspeita correta de casos de MODY que devam ser encaminhados para o teste genético que tem custo elevado e disponibilidade limitada. De forma geral, o MODY é definido como uma forma de diabete com transmissão autossômica dominante, diagnóstico feito com frequência antes dos 25 anos e com defeitos da função das células β-pancreáticas (deficiência de secreção da insulina). Mais raramente está associado com obesidade, em contraste com a forma mais comum de diabete tipo 2. Entretanto, com a definição da heterogeneidade dos subtipos de MODY, tornou-se necessária a elaboração de critérios de identificação clínica mais específicos. Com esse objetivo, um grupo de estudiosos de MODY se reuniu em 2007 para propor os critérios clínicos de diagnóstico, sobretudo em relação às formas mais comuns de MODY, ou seja, *CGK*-MODY, HNF1A-MODY como descrito a seguir.[8] Esses critérios são úteis para reforçar ou diminuir a suspeita clínica de MODY e nortear a suspeita de um dos subtipos mais frequentes, sem ter, entretanto, um poder absoluto ou definitivo na triagem.

Os seguintes dados clínicos sugerem o diagnóstico de mutações no gene *GCK* (MODY2):

1. Hiperglicemia de jejum ≥ 100 mg/dL (98% dos casos), persistente (ao menos em três ocasiões diferentes) e que permanece estável ao longo de meses ou anos.

2. Nível de HbA1c (método HPLC) pouco acima do limite de normalidade e raramente acima de 7,5%.

3. No teste de tolerância oral, a glicose o incremento na segunda hora em relação ao jejum é pequeno (em geral menor que 55 mg/dL em cerca de 70% dos casos). Alguns autores sugerem que valores maiores que 82 mg/dL podem ser usados como critérios de exclusão.

4. Os pais podem ter o diagnóstico prévio de diabete tipo 2 (leve) sem complicações ou mesmo não ter o diagnóstico de hiperglicemia. A realização da glicemia nos pais revela frequentemente que um dos dois apresenta uma leve hiperglicemia (> 100 mg/dL), ao menos que no propósito a mutação seja de novo, sendo um evento mais raro. Assim, verificar a glicemia nos pais sem diagnóstico é um ponto importante na abordagem diagnóstica/suspeita de mutações *CGK*-MODY.

Nos casos de diabete gestacional: a leve hiperglicemia secundária a mutações *GCK* é frequentemente identificada durante a gestação em virtude do acompanhamento pré-natal. Estima-se que cerca de 2 a 5% de mulheres com diabete gestacional teriam mutações *GCK*. Segundo o consenso, os seguintes critérios clínicos sugerem mutações no gene *HNF1A* e também *HNF4A*:

- Início precoce da hiperglicemia (tipicamente antes dos 25 anos em ao menos um membro da família).
- Independência do uso de insulina além do período máximo de lua de mel (~3 anos). Esse dado pode ser identificado pela ausência de cetoacidose sem o uso de insulina, bom controle glicêmico com baixas doses de insulina para o padrão do paciente ou nível de peptídeo C detectável com uso de insulina e com glicemia > 145 mg/dL.
- Histórico familiar para diabete melito (ao menos em duas gerações). Esses indivíduos podem estar sendo tratados como diabete tipo 1 ou tipo 2. Tipicamente, ao menos dois indivíduos da família tiveram o diagnóstico da hiperglicemia com idades entre 20 a 30 anos. No teste oral de tolerância à glicose, nota-se um incremento acentuado na segunda hora, com frequência > 90 mg/dL, mesmo em fases iniciais da hiperglicemia. Alguns indivíduos podem ter taxas de jejum normais mais valores de 2 horas em níveis de diabete melito.
- Ausência de anticorpos contra antígenos pancreáticos (p. ex.: GAD, IA2/ICA512).
- Glicosúria com níveis de glicemia < 180 mg/dL é frequente, pois muitos desses pacientes têm redução do Tm renal de glicose.
- Em uma parcela grande dos pacientes, nota-se uma acentuada sensibilidade a sulfonilureias via oral (VO), que pode resultar em hipoglicemia, mesmo em indivíduos com controle glicêmico inadequado antes da introdução destas medicações.
- Outros dados clínicos que apontam para formas monogênicas, tais como ausência de obesidade severa ou de resistência à insulina clínica (como *acanthosis nigricans*), em vez de diabete tipo 2, devem ser observados.

Os casos de indivíduos portadores de mutações no gene *HNF4A* são muito menos frequentes do que aquelas do gene *HNF1A*. O padrão clínico é muito semelhante à exceção do limiar renal de glicose que é normal nos casos de *HNF4A*-MODY e pela idade do diagnóstico que pode ser mais tardia. Assim, as mutações no gene *HNF4A* podem ser investigadas quando não se encontram mutações no gene *HNF1A* em ca-

sos com forte suspeita clínica de *HNF1A*- MODY. As mutações no gene *HNF4A* são associadas com macrossomia (em cerca de 55% dos nascidos com a mutação) e hipoglicemia neonatal em aproximadamente 15% dos portadores. Mutações *HNF4A* devem ser também consideradas quando se identifica um indivíduo nascido com macrossomia acentuada (> 4,5 kg) ou em um caso de hipoglicemia neonatal hiperinsulinêmica responsiva a diazóxido em indivíduo com histórico familiar de diabete. A história natural do *HNF4A*-MODY inclui a hiperinsulinemia fetal e, no período neonatal, que progride para diabete melito deficiente de insulina posteriormente.

As mutações no gene *HNF1B* eram consideradas muito raras, mas com a definição do fenótipo associado com malformações renais e urogenitais, a pesquisa das mutações nesses casos mostrou que elas são mais frequentes do que se imaginava. Em casos com histórico familiar de diabete e malformações do trato genital (p. ex.: útero bicorno, duplicação uterina, aplasia uterina, cistos espermáticos, agenesia de canal deferente) e urinário (p. ex.: atrofia cortical, anomalias pielocaliciais), insuficiência renal não explicada pela evolução do diabete e cistos renais, pode-se pensar em mutações no gene *HNF1B*. Outros dados clínicos descritos incluem função hepática alterada com elevação de γ-GT e transaminases de 1,5 até 10 vezes o normal, insuficiência exócrina pancreática subclínica com atrofia pancreática em graus variáveis.[14]

Mesmo com a padronização de critérios clínicos de diagnóstico cuja especificidade melhorou, eles apresentam baixa sensibilidade não os qualificando como método adequado ou definitivo de triagem. Por essa razão, nos últimos anos uma série de marcadores bioquímicos tem sido proposta com intuito de melhorar a acurácia de recrutamento de pacientes candidatos ao diagnóstico molecular de MODY. Um exemplo é o da proteína C reativa ultrassensível (PCR) cujos níveis circulantes são menores nos pacientes com *HNF1A*-MODY do que em outros tipos de diabete, incluindo outros subtipos de MODY. A base fisiológica desse achado reside no fato de que a proteína-C reativa é codificada pelo gene *CRP* que apresenta sítios de ligação específicos para o fator de transcrição *HNF1A*.[15] O emprego da PCR como marcador de *HNF1A*-MODY deve ser visto com alguma cautela. Trata-se de teste não específico, influenciado por diversas condições médicas comuns como processos infecciosos e inflamatórios. Além disso, os pontos de corte devem ser validados para cada população. Alguns autores propuseram o emprego de modelos preditivos com anotação de dados clínicos e laboratoriais (tais como idade, sexo, nível de HbA1c, medicações) que teriam um poder discriminativo dos casos de MODY bastante alto, selecionando os indivíduos com indicação mais adequada para se submeterem ao teste genético.[16] Naturalmente, esses modelos devem ser testados e validados em diferentes grupos populacionais para que possam ser empregados na rotina.

TRATAMENTO

GCK-MODY

O uso de medicações antidiabéticas no controle da hiperglicemia do CGK-MODY é raramente necessário visto que os níveis de HbA1c permanecem no limite superior ou apenas discretamente aumentados nos pacientes, sem progressão evidente.[11] A maior parte dos casos consegue manter o controle metabólico adequado apenas com atividade física e manutenção de peso e dieta balanceada saudável. Um estudo recente demonstrou que o uso de medicações antidiabéticas (hipoglicemiantes orais ou insulina) não altera os níveis hemoglobina glicada nesses indivíduos.[17] Uma das poucas situações em que a prescrição de insulina pode ser indicada é durante a gravidez, quando uma portadora de CGK-MODY engravida e não consegue o controle adequado com dieta. As mulheres com mutações GCK podem gerar bebes macrossômicos se estes não herdaram a mutação. O peso fetal parece ser mais dependente do genótipo fetal do que do tratamento materno com insulina. Nota-se preservação da função pancreática fetal e estabilidade da tolerância à glicose nos fetos expostos à hiperglicemia moderada secundária à mutação GCK materna. Por outro lado, tratar a hiperglicemia materna quando o feto não herdou a mutação GCK pode alterar negativamente seu crescimento. Assim, propõem-se a realização de ultrassonografia seriada para aferição do crescimento fetal para justificar o uso de insulina. Recentemente, com o emprego de biópsia de vilo coriônico, o diagnóstico genético de mutação GCK pode ser feito durante a gestação em dois casos e norteou de forma adequada a conduta médica conservadora (sem tratamento da hiperglicemia materna) resultando em neonatos com peso normal.[18] O seguimento dos pacientes CGK-MODY não necessita ser intensivo como nas outras formas de diabete, sendo que a dosagem de HbA1c anual é provavelmente suficiente para boa parte dos casos. O rastreamento das complicações microvasculares, muito raras, não está estabelecido. A critério médico, devendo-se solicitar o fundo de olho e a microalbuminúria, mas muito provavelmente em uma periodicidade menor em relação às outras formas de diabete. Apesar de ainda pouco estudado, as evidências sugerem que no CGK-MODY ocorra reduzida prevalência e incidência de doença cardiovascular.

HNF1A-MODY

Os pacientes com HNF1A-MODY podem cursar com complicações crônicas do diabete da mesma forma que os tipos comuns de hiperglicemia.[19] O acompanhamento esporádico com dosagens de HbA1c e outros exames de rastreamento de complicações vasculares microangiopáticas deve ser empregado com rigor, como nas outras formas de diabete. Os portadores de HNF1A-MODY são muito sensíveis ao uso de sulfonilureias por VO, quando comparados a portadores de diabete tipo 2. Os pacientes apresentam uma resposta secretória de insulina ao estímulo dessa classe de fármacos preservada e mesmo acentuada. Esse dado clínico já foi bem demonstrado em inúmeros estudos.[20] Essa característica do HNF1A-MODY promove evidente melhora da qualidade de vida, sobretudo naqueles que conseguiram substituir a insulina pela medicação oral. Essa sensibilidade a sulfonilureias também é notada em portadores de HNF4A-MODY. Assim, o uso de sulfonilureias deve ser considerado com opção terapêutica inicial em pacientes com HNF1A-MODY, mantendo-se uma observação clínica vigilante dos níveis glicêmicos. No caso de resposta inadequada, deve-se usar insulina. Outro dado importante do tratamento médico desses pacientes refere-se ao risco de doença cardiovascular. Um estudo no Reino Unido (153 portadores de HNF1A-MODY e 241 controles) comparou a mortalidade por doença cardiovascular em portadores de mutações HNF1A com seus parentes (pais, filhos, cônjuges) não afetados. Aqueles com HNF1A-MODY apresentaram risco maior de doença cardiovascular e mortalidade. Baseados nessas análises, os autores recomendam que pacientes com HNF1A-MODY recebam terapia com estatinas a partir dos 40 anos de idade, independentemente do perfil lipídico, para tentar reduzir essas taxas de mortalidade.[21]

Diabete mitocondrial

O DNA mitocondrial é uma molécula circular de 16.569 pares de bases, que codifica 37 genes, sendo 13 subunidades da cadeia respiratória, dois RNAs ribossômicos e 22 RNAts. Como o DNA mitocondrial é uma estrutura altamente organizada e composta quase exclusivamente de regiões codificadoras, as mutações nessa molécula apresentam significância funcional e levam frequentemente a doenças. O envolvimento de fatores genéticos codificados pelo DNA mitocondrial na patogênese do DM tem sido verificado nos últimos anos. Demonstrou-se que a inibição da fosforilação oxidativa da mitocôndria nas ilhotas pancreáticas diminui a secreção de insulina[22] e um decréscimo na expressão de genes mitocondriais foi associado à deficiência de insulina em ratos.[23] Portanto, os defeitos em genes mitocondriais podem ter como consequência uma redução na secreção de insulina. Várias anormalidades em DNA mitocondrial têm sido descritas em associação ao diabete, porém a mais comumente reportada é a substituição de A por G na posição 3243 no gene *MT-TL1* (previamente referido como tRNA-leucine 1 (UUA/G).[24] Como resultado, um subtipo de diabete de herança materna associado à surdez, também referido como MIDD (acrônimo de *maternally inherited diabetes and deafness*), tem sido reconhecido (OMIM 520000). Essa mesma mutação (A3243G) é também associada a uma doença neuromuscular grave, referida como MELAS (acrônimo de *mitochondrial miopathy, encephalopathy, lactic acidosis*), na qual o diabete não faz parte da síndrome, sugerindo que essa mutação mitocondrial possa ser expressa em diferentes fenótipos. O diabete mitocondrial caracteriza-se por uma transmissão materna, e a maioria dos pacientes é classificada como portadora de DM tipo 2, porém, em geral, tendem a ser mais magros e necessitarem de tratamento com insulina com maior frequência do que classicamente observado. Há, porém, relatos de casos que foram inicialmente diagnosticados como diabete tipo 1 por causa do início abrupto dos sintomas, da idade de aparecimento e da gravidade da doença.[25] Entretanto, na maioria dos casos, os marcadores imunológicos do diabete tipo 1 não estão presentes nessa forma de diabete. Em geral, os pacientes são inicialmente controlados com dieta ou agentes orais, mas frequentemente necessitam de terapia com insulina durante a evolução da doença. Para os pacientes que se apresentam como independentes de insulina a sulfonilureia é o 1º agente de escolha.[26] Metformina deve ser evitada pelo risco de acidose láctica. A presença de surdez ou disacusia neurossensorial é um achado importante, sendo reportado em até 98% dos indivíduos afetados.[27] Adicionalmente, esses pacientes podem exibir sinais e sintomas de envolvimento em outros órgãos, tais como cardiomiopatia e distúrbios de condução, alterações neuromusculares e nefropatia. Em relação à sua frequência, a mutação A3243G foi detectada em 1 a 2% dos portadores de diabete melito familiar ou de herança materna.[28,29] Em nosso meio, tendo sido avaliados 733 indivíduos classificados como portadores de DM tipo 1 ou tipo 2, verificamos uma frequência de 0,4%.[30] Essa forma de diabete, apesar de rara, merece ser pesquisada em pacientes com herança materna do diabete, diminuição progressiva da secreção de insulina e disacusia. A identificação de diabete associado à mutação A3243G oferece a possibilidade da introdução precoce de insulinoterapia, pesquisa de possível envolvimento em outros órgãos e, eventualmente, aconselhamento genético.

Diabete neonatal

É definido como aquele cujo início ocorre nos primeiros meses de vida, usualmente antes dos 6 meses de idade. É uma condição rara, com incidência estimada em 1:100.00-300.00 nascidos vivos.[31] Em cerca de 50% dos casos o diabete neonatal (DN) é transitório, entrando em remissão espontaneamente em poucos meses, podendo, porém, recidivar anos mais tarde; enquanto nos demais casos é permanente requerendo tratamento por toda a vida.

Diabete neonatal transitório

É geralmente diagnosticado nas primeiras semanas de vida e após um período de cerca de 3 a 4 meses de hiperglicemia, ocorre remissão espontânea do diabete. Porém, em cerca de 50% dos casos ocorre recidiva na fase da adolescência ou no adulto jovem. Esses pacientes apresentam retardo do crescimento intrauterino, principalmente no último trimestre de gestação, com consequente baixo peso ao nascimento. Macroglossia e hérnia umbilical podem estar presentes.[32] Em comparação com os portadores de diabete neonatal permanente, os pacientes portadores da forma transitória apresentam hiperglicemia em idade mais precoce, menor peso por ocasião do diagnóstico, necessitam de doses menores de insulina para o controle metabólico e apresentam menor frequência de cetoacidose.[33] Porém, existe considerável sobreposição do quadro clínico não sendo possível por ocasião do diagnóstico definir se o DN é transitório ou permanente.

Diabete neonatal permanente

Os pacientes afetados apresentam peso reduzido ao nascimento e a idade de aparecimento da hiperglicemia é variável usualmente nos 3 primeiros meses de vida. Em cerca de um terço dos casos, a apresentação é em cetoacidose diabética.[34,35] Em geral, o diabete ocorre isoladamente, mas, em uma minoria dos casos, pode vir acompanhado de alterações neurológicas caracterizadas por retardo do desenvolvimento, epilepsia e fraqueza muscular, referida como síndrome DEND (acrônimo em inglês de *developmental delay, epilepsy and neonatal diabetes*). Alguns pacientes apresentam uma forma mais branda de retardo no desenvolvimento e/ou fraqueza muscular na ausência de epilepsia (referida como síndrome DEND intermediária).[35]

Bases moleculares do diabete neonatal

- **Anormalidades no cromossomo 6q24:** são a causa mais comum de diabete neonatal transitório, ocorrendo em cerca de 70% dos pacientes. Ocorre nesses casos uma superexpressão de pelo menos dois genes *imprinted*, *PLAGL1* e *HYMAI*.[32,36] Para esses genes, apenas as cópias de origem paterna são normalmente expressas no tecido fetal enquanto as cópias maternas são silenciadas por meio de metilação em sua região promotora. As anormalidades descritas que levam à superexpressão desses genes são a dissomia uniparental paterna do cromossomo 6 (UPD6), ou seja, há a herança de ambos os homólogos do cromossomo 6 de origem paterna sem contribuição materna; duplicação do alelo paterno resultando em duas cópias dos genes *PLAGL1* e *HYMAI* herdados do pai e a perda de metilação da cópia materna resultando na expressão da cópia materna desses genes.[32]

- **Mutações nos genes KCNJ11 e ABCC8:** os genes *KCNJ11* e *ABCC8* localizados no cromossomo 11 codificam, respectivamente, as subunidades Kir 6.2 e SUR 1 do canal de potássio ATP-sensível. Esse canal tem papel importante na secreção de insulina fazendo a ligação entre o metabolismo celular e a atividade elétrica da membrana plasmática da célula β-pancreática, sendo tanto o Kir6.2 quanto SUR1 vitais para a regulação adequada da secreção de insulina. Mutações ativadoras nesses genes provocam falência no fechamento do canal com consequente hiperpolarização da membrana plasmática, prevenindo, assim, a secreção de insulina em resposta à hiperglicemia. Mutações ativadoras no gene *KCNJ11* em heterozigose são responsáveis por cerca de 30 a 40% dos casos de diabete neonatal permanente e menos de 10% dos casos de diabete neonatal transitório.[37,38] A expressão do canal de potássio ATP--sensível em outros tecidos além do pâncreas,

tais como cérebro, nervos periféricos e músculo, explica as manifestações extrapancreáticas presentes em cerca de 20% dos pacientes portadores de diabete neonatal associado com mutações nesse gene. A maioria dos indivíduos afetados não apresenta história familiar, uma vez que em 90% dos casos as mutações no gene *KCNJ11* são espontâneas, ocorrendo de novo.

- **Mutações no gene ABCC8:** causam mais frequentemente diabete neonatal transitório do que permanente e a síndrome DEND é rara nesses pacientes.[36] Além das mutações em heterozigose, mutações em homozigose ou heterozigose composta também foram descritas.[39] A maioria dos casos são esporádicos, resultantes de mutações de novo, porém mutações herdadas também são descritas.

- **Mutações no gene INS:** mutações no gene que codifica a preproinsulina são a segunda causa mais comum de diabete neonatal permanente, sendo responsáveis por cerca de 15% dos casos.[40] Também mutações nesse gene podem ser responsáveis por diabete diagnosticado depois dos 6 meses de idade, porém com uma frequência estimada menor que 2%.[40] Os pacientes com mutação em heterozigose apresentam, ao diagnóstico, deficiência importante na função das células β com hiperglicemia sintomática e por vezes cetoacidose. Verificou-se também baixo peso ao nascimento, indicando secreção reduzida de insulina intraútero. Já os pacientes com mutação em homozigose ou heterozigose composta apresentam importante retardo do crescimento intrauterino e o diabete é diagnosticado nos primeiros dias ou semanas de vida. Manifestações extrapancreáticas não estão presentes no diabete neonatal associado com mutações no gene *INS*.

- **Mutações no gene GCK:** conforme já referido, mutações em homozigose ou heterozigose composta são causas bastante raras de diabete neonatal permanente. Os indivíduos afetados apresentam retardo no crescimento intrauterino e baixo peso ao nascimento com hiperglicemia importante nos primeiros dias de vida, algumas vezes com cetoacidose.

- **Formas sindrômicas de diabete neonatal:** mais raramente, o diabete neonatal pode ser parte de condições com manifestações multissistêmicas. A síndrome IPEX (*immunodysregulation polyendocrinopathy and enteropathy X-linked syndrome*) é uma desordem de herança ligada ao cromossomo X e caracterizada por diarreia intratável com atrofia das vilosidades intestinais, eczema, anemia hemolítica, hipotireoidismo e diabete melito de etiologia autoimune. Essa síndrome está associada com mutações no gene *FOXP3* que codifica uma proteína denominada scurfina, importante para a homeostase imune normal. A síndrome de Wolcott-Rallison é uma alteração de herança autossômica recessiva caracterizada por diabete melito de início na infância (frequentemente no período neonatal), displasia espôndilo-epifisária, hepatomegalia e insuficiência renal. Está associada com mutações no gene *EIF2AK3*. Diabete neonatal com hipoplasia pancreática e cerebelar, de herança autossômica recessiva, foi associada com mutações no gene *PTF1A*. Esse gene está envolvido no desenvolvimento pancreático, sendo também expresso no cerebelo. Mutações em heterozigose no gene *HNF1B* são causa de MODY, porém ocasionalmente mutações nesse gene podem ser associadas com DN transitório. Síndrome de hipotireoidismo congênito, colestase e subsequente fibrose hepática, rins policísticos e glaucoma congênito além de diabete neonatal de herança autossômica recessiva foi associada com mutações no gene *GLIS3*.

TRATAMENTO

Inicialmente, insulina é a terapia de escolha para se obter o controle metabólico em portadores de diabete neonatal uma vez que é efetiva na vigência de deficiência insulínica. Nos casos de diabete neonatal transitório, a insulina exógena deve ser cuidadosamente descontinuada quando a glicemia estabiliza em níveis não diabéticos durante o período de remissão. Uma vez em remissão, os pais devem ser alertados para a possibilidade de recorrência do diabete principalmente durante processos infecciosos: deve-se observar a presença de poliúria, polidipsia ou emagrecimento. Na recorrência, o tratamento com insulina é mais frequentemente utilizado do que apenas dieta ou agentes orais, entretanto a dose utilizada tende a ser menor que a necessária no diabete melito tipo 1.[32] Nos casos de diabete neonatal associado com mutações nos genes que codificam as subunidades do canal de potássio ATP-sensível, é possível, em cerca de 80% dos casos, a utilização de sulfonilureia com boa resposta terapêutica.[34,41] Isso porque as sulfonilureias são medicamentos que se ligam a subunidade SUR1 e promovem o fechamento do canal de maneira independente do ATP. Nesses casos, as flutuações glicêmicas são reduzidas, os episódios de hipoglice-

mia são menos frequentes e ocorrem reduções significantes nos níveis de HbA1c, reduzindo, assim, o risco de complicações crônicas do diabete.[34,41] As doses iniciais necessárias de sulfonilureia (em média 0,4 a 0,8 mg/kg/dia), são mais altas do que as utilizadas no tratamento do diabete melito tipo 2, porém tendem a declinar com o tempo. Além da melhora no controle glicêmico, alguns sintomas neurológicos nos portadores da síndrome DEND intermediária também podem ser melhorados e dados indicam que isso ocorre por uma ação da sulfonilureia na subunidade SUR no sistema nervoso central. Pacientes com a síndrome DEND têm maiores chances de não apresentar uma boa resposta à sulfonilureia.

Síndrome de Wolfram

Forma monogênica de DM e doença neurodegenerativa de herança autossômica recessiva. O diagnóstico clínico é feito pela presença de DM, com início na infância ou juventude (em geral antes dos 15 anos), associado à atrofia do nervo óptico. Pode haver ainda associação com diabete insípido e surdez, explicando o acrônimo DIDMOAD (*diabetes insipidus, diabetes mellitus, optic atrophy and deafness*) pelo qual a doença é conhecida. Ainda outras manifestações incluem alterações no trato urinário (incontinência e bexiga neurogênica), hipogonadismo primário, complicações neurológicas (ataxia cerebelar e mioclonia) e doenças psiquiátricas (depressão, demência). O DM é o resultado de uma deficiência de insulina de etiologia não autoimune e não associada aos antígenos do sistema HLA. Em 1998, dois pesquisadores independentes identificaram o gene responsável pela síndrome de Wolfram, que foi denominado *WFS1* ou Wolframina.[42,43] Esse gene localiza-se no braço curto do cromossomo 4 e estende-se por 33,4 kb do DNA genômico, e contém oito éxons, sendo o primeiro não codante. Codifica uma proteína de 890 aminoácidos localizada no retículo endoplasmático que tem participação na regulação da homeostase do Ca^{2+} celular. Depleção da wolframina induz estresse do retículo endoplasmático, afetando o processamento e secreção de insulina.[44] Desde a identificação do gene *WFS1*, mais de 200 mutações diferentes foram identificadas nos indivíduos com síndrome de Wolfram. As mutações apresentadas são *missense*, *nonsense*, deleções e inserções e a maioria dos indivíduos é heterozigoto composto para duas mutações. Estudo na população brasileira mostrou que o gene WFS1 também é o principal gene envolvido na síndrome de Wolfram e a maioria das mutações localiza-se no éxon 8.[45] Um segundo lócus envolvido na síndrome de Wolfram foi mapeado no cromossomo 4q22-q24, lócus este que foi denominado WFS2 (OMIM 604928).[46] O gene causativo, *CISD2*, codifica uma proteína de localização no retículo endoplasmático. Esse fenótipo variante da síndrome de Wolfram, associado à mutação no gene *CISD2*, foi descrito em três famílias jordanianas, as quais apresentam diabete melito, atrofia do nervo óptico, ausência de diabete insípido, presença de úlcera péptica, bem como alterações da coagulação.[47]

PREDOMÍNIO DE RESISTÊNCIA À INSULINA

Síndromes de resistência à insulina extrema

Nas últimas décadas, tem-se demonstrado que várias síndromes associadas à resistência à insulina são decorrentes de mutações no gene do receptor da insulina. Clinicamente, há três síndromes causadas por mutações no gene do receptor de insulina: resistência à insulina tipo A; leprechaunismo; e síndrome de Rabson-Mendenhall. A resistência à insulina tipo A, descrita por Kahn e cols. em 1976, é definida pela presença da tríade de resistência à insulina, acantose *nigricans* e hiperandrogenismo na ausência de obesidade ou lipoatrofia.[48] O leprechaunismo, denominação utilizada por Donohue e Uchida em 1954, caracteriza-se por retardo no crescimento intrauterino e pós-natal, diminuição do tecido adiposo subcutâneo e acantose *nigricans*.[49] O prognóstico é ruim e poucas crianças sobrevivem após o 1º ano de vida. A síndrome de Rabson-Mendenhall é associada a baixa estatura, abdome protuberante, anormalidades em dentes e unhas e hiperplasia pineal. Leprechaunismo e síndrome de Rabson-Mendenhall são transmitidas de forma autossômica recessiva, ou seja, os indivíduos afetados herdam os dois alelos mutantes. Mais de 70 mutações já foram identificadas no gene do receptor de insulina e a gravidade do defeito na função do receptor parece correlacionar-se com a gravidade da síndrome clínica; assim, as mutações mais graves causam leprechaunismo, enquanto as menos graves causam resistência à insulina tipo A. A síndrome de Rabson-Mendenhall é associada a defeitos intermediários em gravidade da doença.

Lipodistrofias

São condições raras caracterizadas por perda parcial ou generalizada de gordura corporal com graus variáveis de hipertrofia do tecido adiposo em outras regiões. Os indivíduos afetados são predispostos ao desenvolvimento de resistência à insulina e suas complicações tais como diabete melito, hipertrigliceridemia, esteatose hepática, ovários policísticos e acantose *nigricans*; sendo a gravidade dessas complicações metabólicas relacionada à extensão da perda de tecido adiposo. As lipodistrofias podem ser classificadas de acordo com o padrão clínico de perda de gordura em formas parcial ou generalizada e de acordo com sua origem em formas adquirida ou herdada (ou familial). Comentaremos a seguir sobre as formas herdadas.

A lipodistrofia generalizada congênita, ou síndrome de Berardinelli-Seip (OMIM 269700), foi descrita inicialmente pelo endocrinologista brasileiro Waldemar Berardinelli em 1954 e, posteriormente, por Seip na Noruega.[50,51] É uma condição de herança autossômica recessiva e caracteriza-se por ausência quase completa de tecido adiposo, reconhecida desde o nascimento ou no 1º ano de vida.[52] Os pacientes afetados apresentam na infância um crescimento linear acelerado e avanço da idade óssea. Posteriormente, há o desenvolvimento de acantose *nigricans* e esteatose hepática. O DM geralmente se desenvolve durante a adolescência.

Duas alterações moleculares foram identificadas como causas mais frequentes da síndrome de Berardinelli-Seip: mutações no gene *AGPAT2* (que codifica 1-acilglicerol-fosfato-aciltransferase-2), no cromossomo 9, são responsáveis pela lipodistrofia congênita generalizada tipo 1 e mutações no gene *BSCL2* (que codifica a proteína seipina), no cromossomo 11, são responsáveis pela lipodistrofia congênita generalizada tipo 2.[53,54] O gene *AGPAT2* codifica uma enzima envolvida na biossíntese dos triglicerídeos e os pacientes afetados apresentam ausência de tecido adiposo metabolicamente ativo (subcutâneo, intra-abdominal e intratorácico) e preservação do tecido adiposo mecânico (articular, regiões plantar, palmar e perineal). Várias mutações em homozigose ou heterozigose composta foram identificadas nesses pacientes. Já o gene *BSCL2* codifica uma proteína de 398 aminoácidos que tem papel importante na diferenciação dos adipócitos. Pacientes com mutação nesse gene apresentam ausência de tecido adiposo metabolicamente ativo e mecânico, assim como maior prevalência de retardo mental e cardiomiopatia hipertrófica do que pacientes com mutações no gene *AGPAT2*. Em nosso meio, identificaram-se mutações tanto no gene *AGPAT2* como no gene *BSCL2* em portadores da síndrome de Berardinelli-Seip, indicando uma heterogeneidade genética no Brasil.[55,56] Mutações nesses dois genes correspondem a cerca de 95% dos casos de lipodistrofia congênita generalizada, porém outros genes, tais como *CAV1* e *PTRF*, foram identificados em associação com essa condição.[57,58]

As lipodistrofias parciais familiares são formas heterogêneas de herança autossômica dominante na maioria dos casos. A forma mais comum é lipodistrofia parcial familiar tipo 2, variante de Dunnigan, que se caracteriza pela perda progressiva de gordura nos braços e pernas com início na puberdade. Perdas variáveis de gordura ocorrem na região torácica com acúmulo de tecido adiposo em face, pescoço, região supraclavicular e intra-abdominal. Pseudo-hipertrofia das panturrilhas quase sempre está presente. Ocorre resistência à insulina severa, com consequente desenvolvimento de DM, acantose *nigricans*, hirsutismo e síndrome dos ovários policísticos. O DM desenvolve-se por volta dos 20 anos de idade e, em muitos dos casos, há necessidade de altas doses de insulina para o controle glicêmico. Também são características as alterações nos lipídeos que precedem as anormalidades no metabolismo dos carboidratos, com hipertrigliceridemia e baixos níveis de HDL. As mulheres apresentam o dobro da prevalência de DM e mais que o triplo da prevalência de doença vascular aterosclerótica do que os homens.[59] Resulta de mutações em heterozigose no gene *LMNA* que codifica as lamininas A e C, mapeado no cromossomo 1q21-q23.[60] As lamininas pertencem à família de proteínas que compõem a lâmina nuclear, uma estrutura entre a cromatina e a membrana nuclear. O gene *LMNA* contém 12 éxons, e as mutações são principalmente localizadas dentro de uma região altamente conservada (éxon 8), que codifica a porção carboxiterminal. Aproximadamente 80% dos pacientes apresentam uma substituição em heterozigose na posição 482 (R482W/Q/L). Entretanto, também identificamos mutações no gene *LMNA* em pacientes com formas atípicas de lipodistrofias.[61] Na lipodistrofia parcial familiar tipo 1, variante de Kobberling, a perda de tecido adiposo é restrita às extremidades, com quantidade normal ou aumentada de gordura em face, pescoço e tronco. Não se identificaram mutações no gene *LMNA* nesses pacientes. A lipodistrofia parcial familiar tipo 3 (OMIN 604367), associada com mutações no gene *PPARG*, caracteriza-se por perda de gordura subcutânea em extremidades com preservação da gordura visceral e subcutânea em região abdominal e facial. As manifestações de resistência à insulina e hipertensão arterial são mais severas que na lipodistrofia parcial familiar tipo 2.[62] O gene *PPARG* codifica a proteína PPAR-γ, um receptor nuclear essencial para transcrição de genes envolvidos na sensibilidade à insulina, inflamação e adipogênese. Ainda, em uma família com resistência à insulina, diabete melito e hipertensão arterial identificou-se mutação no gene *AKT2*[63] cujo produto está envolvido na sinalização insulínica pós-receptor. Entretanto, outros *loci* devem estar envolvidos na lipodistrofia parcial familiar uma vez que há pacientes com essa condição em que não se identificou alteração em nenhum dos genes referidos.

FORMAS POLIGÊNICAS DE DIABETE MELITO

DIABETE MELITO TIPO 2

Enquanto os estudos genéticos das formas monogênicas do diabete têm sido bem-sucedidos, o estudo genético das formas mais comuns da doença apresenta inúmeras dificuldades. O início tardio da doença, a alta morbidade e mortalidade que dificultam a obtenção de mais de duas gerações de indivíduos afetados e as amplas variações fenotípicas que refletem uma heterogeneidade clínica e patogênica têm sido um desafio à identificação dos genes que conferem suscetibilidade ao DM tipo 2. Estima-se que 25 a 65% do risco para o DM tipo 2 pode ser atribuído ao componente genético,[64] entretanto quais os genes envolvidos e sua contribuição relativa ainda não é completamente determinado. Anteriormente aos estudos de associação genômica em larga escala, poucos genes tinham sido consistentemente associados com DM tipo 2 por meio da abordagem do gene candidato ou estudos de ligação em famílias. Os estudos de ligação são mais adequados para identificação de variantes que apresentam grandes efeitos e foram bastante úteis para identificação de variantes associadas às formas monogênicas de DM tais como MODY. Nas formas poligênicas, um exemplo de sucesso utilizando essa abordagem foi a identificação do gene *TCF7L2*, um lócus que confere o maior efeito de risco para o DM tipo 2 já identificado.[65] Já a abordagem pelo gene candidato é mais simples e, em geral, os estudos focam em genes candidatos funcionais; no caso de DM aqueles genes cujos produtos têm um papel na homeostase da glicose. Entretanto, essa abordagem também apresenta limitações uma vez que nossos conhecimentos das vias envolvidas na homeostase da glicose ainda são bastante incompletos. Apesar dessas limitações, identificaram-se variantes nos genes *PPARG*, *KCNJ11*, *ENPP1* como de suscetibilidade ao DM tipo 2. Porém, com a disponibilidade dos estudos de associação genômica ampla (*genome-wide association studies* - GWAS), cujos primeiros estudos foram publicados em 2007, foi possível a identificação de mais de 70 *loci* de suscetibilidade. Esse tipo de estudo oferece a vantagem de não ser necessário qualquer conhecimento prévio em relação a regiões de suscetibilidade e baseia-se na hipótese de "doença comum – variante comum". Por essa abordagem, genes já conhecidos foram confirmados (p. ex.: *TCF7L2*, *KCNJ11*, *PPARG*) e novos genes foram identificados (*SLC30A8*, *HHEX*, *CDKALI*, *CDKN2A/B*, *IGF2BP2*, entre outros). A maioria das variantes identificadas parece influenciar a secreção de insulina em vez da resistência à insulina. Mas, apesar desses avanços, estima-se que não mais do que 10% da herdabilidade genética do DM tipo 2 tenha sido identificada. Ainda, existe a possibilidade de que os mesmos genes que causam as formas monogênicas mais raras de diabete, quando apresentam alterações menos deletérias (e talvez mais comuns), possam contribuir significantemente para a suscetibilidade às formas comuns de DM tipo 2.

Comentaremos a seguir alguns dos genes com maior importância na suscetibilidade ao DM tipo 2.

TCF7L2

Atualmente é o gene mais replicado e fortemente associado ao DM tipo 2. Localiza-se no cromossomo 10 e codifica um fator de transcrição envolvido na via de sinalização Wnt. Essa via de sinalização é importante para a proliferação celular, desenvolvimento das ilhotas pancreáticas e adipogênese.[66] A associação mais forte com DM tipo 2 foi identificada com um polimorfismo no intron 4 desse gene, rs7903146, em que há a substituição de citosina por timina.[65] O alelo de risco associa-se com diminuição da secreção de insulina, do efeito incretínico e aumento da produção hepática de glicose.[67] Estudos em humanos mostram que carreadores do alelo de risco apresentam uma resposta reduzida do GLP-1 durante hiperglicemia.

SLC30A8

Codifica uma proteína de membrana transportadora de zinco (Zn-T8) que é altamente expressa nas células β-pancreáticas e está envolvida na secreção dos grânulos de insulina.[68] Nesse gene, o risco é conferido por uma variante não sinônima em que a arginina é substituída pelo triptofano (R325W) e os carreadores do alelo de risco apresentam menor secreção de insulina durante infusão intravenosa de glicose.[69] Por outro lado, células que superexpressam SCL30A8 apresentam aumento do conteúdo de zinco intracelular e maior secreção de insulina estimulada pela glicose.[70] Interessantemente, ZnT8 foi também identificado com um autoantígeno para o DM tipo 1.

PPARG

Os PPAR (*peroxisome proliferator activated receptor*) são membros da superfamília de receptores nucleares. Além de receptores nucleares, são também fatores de transcrição, tendo, portanto, dois sítios de ligação: um sítio para os ligantes (ácidos graxos, hormônios e certas drogas) e outro para ligação ao DNA. São descritos três subtipos distintos, porém relacionados, codificados por diferentes genes: PPAR-α, PPAR-Δ e PPAR-γ. O PPAR-γ, expresso predominantemente no tecido adiposo, existe em duas isoformas: PPAR-γ1 e PPAR-γ2, que são produtos do mesmo gene e diferem entre si por 28 aminoácidos adicionais presentes na porção aminoterminal da forma γ2. Uma variante na isoforma PPAR-γ2, que resulta na substituição de prolina por alanina na posição 12 (Pro12Ala), foi associada ao DM tipo 2.[71] O alelo prolina mais comum (presente em 85% dos caucasianos e 95% dos japoneses) parece aumentar o risco de desenvolvimento do diabete. Enquanto o alelo P12 foi significantemente associado ao DM em caucasianos, o outro alelo, A12, foi associado com suscetibilidade ao DM tipo 2 entre os índios Oji-Cree do Canadá.[72] Entre os índios brasileiros Parkatejê da Amazônia, a variante Pro12Ala foi associada aos componentes da síndrome metabólica.[73] Possivelmente complexas relações biológicas de traços metabólicos e o polimorfismo Pro12Ala existam. Estudos têm identificado várias relações epigenéticas entre PPAR-γ2 e outros genes que parecem modular o risco para o DM tipo 2.

IGF2BP2

Este gene, localizado no cromossomo 3q27.2, codifica uma proteína que se liga à região 5' não traduzida (UTR, *untranslated region*) do RNAm do IGF-2 regulando sua tradução. Este gene foi associado com risco para o DM em vários estudos de varredura genômica em populações de ancestralidade europeia e japonesa e pode ter um papel na função da célula β, mas o mecanismo pelo qual influencia o risco para o DM ainda é desconhecido.

KCNJ11

Conforme referido, este gene codifica a subunidade Kir6.2 do canal de potássio ATP-sensível. Além de mutações ativadoras que são causa de diabete neonatal, um polimorfismo missense que leva à substituição de ácido glutâmico por lisina na posição 23 (E23K) foi associado ao DM tipo 2[74] e mostrou-se que essa variante é associada com diminuição da secreção de insulina em indivíduos controle.[75]

Em conclusão, progressos consideráveis foram feitos recentemente em nosso entendimento das bases genéticas do DM tipo 2, porém ainda estão por serem identificados muitos dos genes que conferem suscetibilidade à doença. Entretanto a identificação dessas novas variantes proporciona a percepção de novas vias biológicas envolvidas na homeostase da glicose. O estudo de formas mais raras e graves de DM pode ser um instrumento importante na identificação de genes que possam ser relevantes também para as formas mais comuns da doença.

É possível que mutações *missense* ou *nonsense* em um determinado gene sejam responsáveis por formas mendelianas do DM, enquanto variações menos deletérias possam afetar o risco para o desenvolvimento das formas não mendelianas comuns da doença.

O conhecimento das bases genéticas do DM tipo 2 permitirá o tratamento dos diferentes grupos de pacientes estratificados de acordo com seu genótipo e o desenvolvimento de novas terapias também facilitará intervenções precoces, com o objetivo de prevenção da doença.

DIABETE MELITO TIPO 1

O diabete melito tipo 1A ou imunomediado (forma mais comum de DM tipo 1) é uma doença poligênica, resultante da interação complexa de fatores ambientais em um indivíduo geneticamente suscetível.[76] O padrão genético dessa doença não segue um modelo de herança mendeliana. Já o DM tipo 1B ou idiopático não tem etiologia genética conhecida nem evidência de autoimunidade.

Existem formas raras de DM imunomediado de caráter monogênico, como a síndrome IPEX causada por mutações no gene *FOXP3* (mencionada previamente) e a síndrome poliglandular autoimune do tipo 1 causada por mutações no gene *AIRE* (que não será abordada neste capítulo).[77]

O DM imunomediado de herança poligênica está associado principalmente a genes do sistema antígeno leucocitário humano (*HLA*), assim como verificado em outras doenças autoimunes. A etiopatogenia desse tipo de diabete envolve alterações imunológicas que resultam em perda da tolerância a autoantígenos das ilhotas pancreáticas.[78]

A maioria dos pacientes (> 85%) com DM tipo 1A não possui nenhum familiar de 1º grau com a doença. O risco de desenvolvimento de DM1A é de 0,3% na população geral e aumenta quando um dos membros da família tem DM1 (Tabela 57.2).[77] A concordância para DM tipo 1 em gêmeos monozigóticos não atinge 100%, sugerindo uma possível interação de múltiplos fatores genéticos (p. ex.: mutações somáticas) e ambientais.[79] O maior risco de DM1A em gêmeos monozigóticos quando comparados com irmãos com genótipo HLA idêntico indica que outros genes não HLA contribuem para a predisposição ao DM tipo 1.

Tabela 57.2 Risco de DM tipo 1A

Indivíduos	Incidência anual de DM1
População geral	0,3%
Mãe com DM1	2%
Pai com DM1	4,6%
Ambos os pais com DM1	10%
Irmão com DM1	3,2%
Gêmeo dizigótico com DM1	6%
Gêmeo monozigótico com DM1	50%

Fonte: adaptado de Melmed, 2016.

A suscetibilidade genética ao DM1A está associada a diferentes *loci*, incluindo: uma região do sistema *HLA*, localizada no complexo principal de histocompatibilidade ou *MHC* (cromossomo 6p21.3), além de mais de 40 regiões não HLA contendo diferentes genes, como o gene da insulina ou *INS* (cromossomo 11p15.5), o gene da proteína tirosina fosfatase tipo 22 ou *PTPN22* (cromossomo 1p13.2), o gene do antígeno-4 associado ao linfócito T citotóxico ou *CTLA4* (cromossomo 2q33.2), o gene do receptor da cadeia α da interleucina 2 ou *IL2RA* (cromossomo 10p15.1), entre outros.[78,80-84]

Genes MHC

O principal lócus de suscetibilidade para DM tipo 1A é constituído por genes do sistema *HLA*, localizados no complexo MHC no braço curto do cromossomo 6 (6p21.3). Os genes *HLA* representam aproximadamente 50% do risco genético de DM1A. Os genes mais importantes estão na região de classe II do sistema *HLA* (*-DR* e *-DQ*), situada na zona centromérica do cromossomo 6p. Adicionalmente, genes *HLA* classe I (*HLA-A, -B, -C*), localizados na zona telomérica, contribuem para o risco de DM1.[83]

Os principais genes, *HLA-DQ* e *HLA-DR*, codificam proteínas da superfície de células apresentadoras de antígenos (linfócitos B, células dendríticas, macrófagos). A proteína HLA-DQ (DQ) é um heterodímero formado por duas subunidades: α e β, sendo que a cadeia α é codificada pelo gene *HLA-DQA1* e a β, pelo gene *HLA-DQB1* (genes situados em *loci* adjacentes no cromossomo 6). O sistema HLA-DR tem mecanismo genético mais complexo. A proteína DR é formada por uma subunidade α, codificada pelo gene *HLA-DRA* (minimamente polimórfico) e diferentes isoformas da cadeia β, codificadas pelos genes *HLA-DRB1, HLA-DRB3, HLA-DRB4, HLA-DRB5*.[78] Na proteína DQ, a substituição do ácido aspártico por outro aminoácido na posição 57 da cadeia DQ-β e a presença da arginina na posição 52 da cadeia DQ-α estão relacionadas com a suscetibilidade para DM1A.[77,78]

Dois haplótipos *HLA* (um herdado do pai e outro da mãe) constituem o genótipo *HLA* do indivíduo. Mais de 90% dos pacientes com DM1 carreiam alelos *HLA-DQB1* e *HLA-DRB1*. Os sorotipos de maior risco são: *DR3* (alelo *DRB1*0301*); *DR4* (alelo *DRB1*0405*); *DQ2* (alelos *DQA1*0501-DQB1*0201*); e *DQ8* (alelos *DQA1*0301-DQB1*0302*)[85] (Tabela 57.3). Os alelos *DR3* e *DR4* estão, respectivamente, em desequilíbrio de ligação com os alelos *DQ2* e *DQ8*. O genótipo *DR-DQ* de maior risco para DM1A é o heterozigoto *DR3-DQ2/DR4-DQ8*.[76,86]

Os genes *HLA-DQB1* e *HLA-DRB1* também estão associados com haplótipos *DR-DQ* protetores para DM tipo 1. Os principais haplótipos protetores são: *DRB1*1501-DQA1*0102-DQB1*0602*; *DRB1*-1401-DQA1*0101-DQB1*0503* e *DRB1*0701-DQA1*0201-DQB1*0303* (85). O sorotipo que confere maior proteção para DM1 é denominado *DQ6* (*DQA1*0102-DQB1*0602*) (Tabela 57.3).

A maioria dos estudos sobre genética do DM1 envolve populações caucasianas europeias e norte-americanas.[81,82,85] Em estudos realizados no Brasil,[87-91] onde há uma grande variabilidade genética devido à miscigenação da população, também predominaram os haplótipos de risco *HLA-DR3*, *-DQ2*, *-DR4*, *-DQ8*, com uma menor frequência dos haplótipos *HLA-DQ6* e *-DR15* entre diabéticos tipo 1.

Genes não MHC

Apesar da relevância, os genes do complexo MHC não são suficientes para induzir DM1. Estudos de associação ampla do genoma (*GWAS*) identificaram diversos genes não HLA que conferem predisposição a DM1, quando associados aos alelos de risco *MHC*.[81,82] No entanto, poucos desses *loci* de suscetibilidade foram bem mapeados para uma variante específica ou mesmo para um gene específico.

INS

O segundo maior lócus de suscetibilidade para DM1A (após MHC) corresponde ao gene da insulina, localizado no braço curto do cromossomo 11.[78] Variações no número de repetições de sequências nucleotídicas (*VNTR*) do gene *INS* foram associadas com risco de desenvolvimento de DM1. Os alelos com menor número de repetições estão associados a um maior risco da doença.[77]

PTPN22

O gene *PTPN22* (localizado no braço curto do cromossomo 1) constitui o terceiro lócus de maior impacto na patogênese do DM1A.[78] A variante polimórfica não sinônima C1858T (substituição da arginina por triptofano na posição 620) confere predisposição para a doença.[78,89]

Outros Loci

Vários outros genes contribuem para o desenvolvimento de DM1A em graus variados, mas com menor influência, como *CTLA4*, *IL2RA*, *SH2B3*, *PTPN2*, *IFIH1*, entre outros.[76,78]

CONSIDERAÇÕES FINAIS

As pesquisas envolvendo a genética do DM tipo 1A têm sido importantes não apenas para melhor compreensão da etiopatogenia dessa doença, mas também para identificação mais precisa de indivíduos suscetíveis e ainda para predição do risco de doenças autoimunes associadas. O crescente conhecimento no campo da farmacogenética possibilitará futuras intervenções terapêuticas, com benefícios diretos aos pacientes portadores de DM1. Além dos fatores genéticos, vale ressaltar que existem também fatores ambientais interagindo e contribuindo para a etiologia do DM1 e que ainda precisam ser mais bem elucidados.

Tabela 57.3 Principais haplótipos HLA associados ao DM tipo 1

Haplótipos de maior suscetibilidade		
Haplótipos	**Genes**	**Alelos**
DR3 – DQ2	*HLA-DRB1/DQA1/DQB1*	*DRB1*0301 – DQA1*0501 – DQB1*0201*
DR4 – DQ8	*HLA-DRB1/DQA1/DQB1*	*DRB1*0405 – DQA1*0301 – DQB1*0302*
Principal haplótipo protetor		
Haplótipo	**Genes**	**Alelos**
DR15 – DQ6	*HLA-DRB1/DQA1/DQB1*	*DRB1*1501 – DQA1*0102 – DQB1*0602*

Fonte: Erlich, 2008.

REFERÊNCIAS BIBLIOGRÁFICAS

1. Kaprio J, Tuomilehto J, Koskenvuo M, Romanov K, Reunanen A, Eriksson J, et al. Concordance for type 1 (insulin-dependent) and type 2 (non-insulin-dependent) diabetes mellitus in a population-based cohort of twins in Finland. Diabetologia. 1992; 35:1060-67.

2. Newman B, Selby JV, King MC, Slemeda C, Fabsitz R, Friedman GD. Concordance for type II (non-insulin dependent) diabetes mellitus in male twins. Diabetologia. 1987; 30:763-68.

3. Knowler WC, Pettitt DJ, Saad MF, Bennett PH. Diabetes mellitus in the Pima Indians: incidence, risk factors and pathogenesis. Diabetes Metab Rev. 1990; 6:1-27.

4. Zimmet P, Taylor RPR. The prevalence of diabetes and impaired glucose tolerance in the biracial (Melanesian and Indian) population of Fiji- a rural urban comparison. Am J Epidemiol. 1983; 118:673-88.

5. Freire RD, Cardoso MA, Shinzato AR, Ferreira SR, Japanese-Brazilian Diabetes Study Group. Nutritional status of Japanese-Brazilian subjects: comparison across gender and generation. Br J Nutr. 2003; 89:705-13.

6. Bonnefond A, Philippe J, Durand E, Dechaume A, Huyvaert M, Montagne L, et al. Whole-Exome Sequencing and High Throughput Genotyping Identified KCNJ11 as the Thirteenth MODY Gene. PLoS ONE. 2012;7:e37423.

7. Giuffrida FMA, Reis AF. Genetic and clinical characteristics of maturity-onset diabetes of the young. Diabetes, Obesity & Metabolism. 2005;7:318–26.

8. Ellard S, Bellanné-Chantelot C, Hattersley AT, European Molecular Genetics Quality Network EMQN MODY group. Best practice guidelines for the molecular genetic diagnosis of maturity-onset diabetes of the young. Diabetologia. 2008;51:546–53.

9. Moisés RS, Reis AF, Morel V, Chacra AR, Dib SA, Bellanne-Chantelot C, et al. Prevalence of maturity-onset diabetes of the young mutations in Brazilian families with autosomal-dominant early-onset type 2 diabetes. Diabetes Care. 2001;24:786–8.

10. Caetano LA, Jorge AA, Malaquias AC, Trarbach EB, Queiroz MS, Nery M, Teles MG. Incidental mild hyperglycemia in children: two MODY 2 families identified in Brazilian subjects. Arq Bras Endocrinol Metabol. 2012;56:519-24.

11. Fajans SS, Bell GI. MODY: history, genetics, pathophysiology, and clinical decision making. Diabetes Care. 2011;34:1878–84.

12. Osbak KK, Colclough K, Saint-Martin C, Beer NL, Bellanné-Chantelot C, Ellard S, et al. Update on mutations in glucokinase (CGK), which cause maturity-onset diabetes of the young, permanent neonatal diabetes, and hyperinsulinemic hypoglycemia. Hum Mutat. 2009;30:1512–26.

13. Colclough K, Bellanné-Chantelot C, Saint-Martin C, Flanagan SE, Ellard S. Mutations in the Genes Encoding the Transcription Factors Hepatocyte Nuclear Factor 1 Alpha (HNF1A) and 4 Alpha (HNF4A) in Maturity-Onset Diabetes of the Young (MODY) and Hyperinsulinaemic Hypoglycaemia. Hum Mutat. 2013;34:669-85.

14. Bellanné-Chantelot C, Chauveau D, Gautier J-F, Dubois-Laforgue D, Clauin S, Beaufils S, et al. Clinical spectrum associated with hepatocyte nuclear factor-1beta mutations. Ann Intern Med. 2004;140:510–7.

15. Thanabalasingham G, Shah N, Vaxillaire M, Hansen T, Tuomi T, Gašperíková D, et al. A large multi-centre European study validates high-sensitivity C-reactive protein (hsCRP) as a clinical biomarker for the diagnosis of diabetes subtypes. Diabetologia. 2011;54:2801–10.

16. Shields BM, McDonald TJ, Ellard S, Campbell MJ, Hyde C, Hattersley AT. The development and validation of a clinical prediction model to determine the probability of MODY in patients with young-onset diabetes. Diabetologia. 2012;55:1265-72.

17. 17. Stride A, Shields B, Gill-Carey O, Chakera AJ, Colclough K, Ellard S, Hattersley AT. Cross-sectional and longitudinal studies suggest pharmacological treatment used in patients with glucokinase mutations does not alter glycaemia. Diabetologia. 2013;57:54-6.

18. Chakera AJ, Carleton VL, Ellard S, Wong J, Yue DK, Pinner J, et al. Antenatal diagnosis of fetal genotype determines if maternal hyperglycemia due to a glucokinase mutation requires treatment. Diabetes Care. 2012;35:1832–4.

19. Velho G, Vaxillaire M, Boccio V, Charpentier G, Froguel P. Diabetes complications in NIDDM kindreds linked to the MODY3 locus on chromosome 12q. Diabetes Care. 1996 19:915–9.

20. Pearson ER, Starkey BJ, Powell RJ, Gribble FM, Clark PM, Hattersley AT. Genetic cause of hyperglycaemia and response to treatment in diabetes. Lancet. 2003;362:1275–81.

21. Steele AM, Shields BM, Shepherd M, Ellard S, Hattersley AT, Pearson ER. Increased all-cause and cardiovascular mortality in monogenic diabetes as a result of mutations in the HNF1A gene. Diabet Med. 2010;27:157–61.

22. Yousufzai SYK, Bradford MW, Shrago E, Ewart RBL. Characterization of the adenine nucleotide translocase of pancreatic islet mitochondria. FEBS Lett 1982; 137: 205-8.

23. Welsch N, Paabo S, Welsch M. Decreased mitochondrial gene expression in isolated islets of rats injected neonatally with streptozotocin. Diabetologia. 1991; 34:626-31.

24. Maassen JA, t´Hart LM, van Essen E, Heine RJ, Nijpels G, Tafrechi R, et al. Mitochondrial diabetes. Molecular mechanisms and clinical presentation. Diabetes. 2004; 53(suppl1):S103-S109.

25. Kadowaki T, Kadowaki H, Mori Y, Tobe K, Sakuta R, Suzuki Y, et al. A subtype of diabetes mellitus associated with a mutation of mitochondrial DNA. N Engl J Med. 1994; 330:962-8.

26. Schaefer AM, Walker M, Turnbull DM, Taylor RW. Endocrine disorders in mitochondrial disease. Mol Cell Endocrinol. 2013; 379: 2-11

27. Guillausseau PJ, Massin P, Dubois-LaForgue D, Timsit J, Virally M, Gin H, et al. Maternally inherited diabetes and deafness: a multicenter study. Ann Intern 2001; 134:721-8.

28. Vionnet N, Passa P, Froguel P. Prevalence of mitochondrial gene mutations in families with diabetes mellitus. Lancet. 1993; 342:1429-30.

29. Katagiri H, Asano T, Ishihara H, Inukai K, Anai M, Yamanouchi T, et al. Mitochondrial diabetes mellitus: prevalence and clinical characterization of diabetes due to mitochondrial tRNA Leu (UUR) gene mutation in Japanese patients. Diabetologia. 1994; 37:504-10.

30. Salles JE, Kalinin LB, Ferreira SR, Kasamatsu T, Moisés RS. Diabetes mellitus associado à mutação mitocondrial a3243g: frequência e caracterização clínica. Arq Bras Endocrinol Metab. 2007; 51:559-65.

31. Naylor RN, Greeley SA, Bell GI, Philipson LH. Genetics and pathophysiology of neonatal diabetes mellitus. Diabetes Investig. 2011 Jun 5;2(3):158-69.

32. Temple KI, Shield JPH. 6q24 transient neonatal diabetes. Rev Endocr Metab Disord. 2010; 11:199–204.

33. Metz C, Cavé H, Bertrand AM, Deffert C, Gueguen-Giroux B, Czernichow P, et al. Neonatal diabetes mellitus: chromosomal analysis in transient and permanent cases. J Pediatr. 2002;141:483-9.

34. Pearson ER, Flechtner I, Njølstad PR, Malecki MT, Flanagan SE, Larkin B, et al. Switching from insulin to oral sulfonylureas in patients with diabetes due to Kir6.2 mutations. N Engl J Med; 355:467-77.

35. Edghill EL, Flanagan SE, Ellard S. Permanent neonatal diabetes due to activating mutations in ABCC8 and KCNJ11. Rev Endocr Metab Disord. 2010;11:193–198.

36. Aguilar- Bryan L, Bryan J. Neonatal Diabetes Mellitus. Endocrine Reviews. 2008; 29:265–291.

37. Gloyn AL, Pearson ER, Antcliff JF, Proks P, Bruining GJ, Slingerland AS, et al. Activating mutations in the gene encoding the ATP-sensitive potassium-channel subunit Kir6.2 and permanent neonatal diabetes. N Engl J Med. 2004;350:1838-49.

38. Babenko AP, Polak M, Cavé H, Busiah K, Czernichow P, Scharfmann R, et al. Activating mutations in the ABCC8 gene in neonatal diabetes mellitus. N Engl J Med. 2006;355:456-66.

39. Ellard S, Flanagan SE, Girard CA, Patch AM, Harries LW, Parrish A, et al. Permanent neonatal diabetes caused by dominant, recessive, or compound heterozygous SUR1 mutations with opposite functional effects. Am J Hum Genet. 2007;81:375-82.

40. Edghill EL, Flanagan SE, Patch AM, Boustred C, Parrish A, Shields B, et al. Insulin mutation screening in 1,044 patients with diabetes: mutations in the INS gene are a common cause of neonatal diabetes but a rare cause of diabetes diagnosed in childhood or adulthood. Diabetes. 2008;57:1034-42.

41. Rafiq M, Flanagan SE, Patch AM, Shields BM, Ellard S, Hattersley AT. Effective treatment with oral sulfonylureas in patients with diabetes due to sulfonylurea receptor 1 (SUR1) mutations. Diabetes Care. 2008;31:204-9.

42. Inoue H, Tanizawa Y, Wason J, Behn P, Kalidas K, Bernal-Mizrachi E, et al. A gene encoding a transmembrane protein is mutated in patients with diabetes mellitus and optic atrophy (Wolfram syndrome). Nat Genet. 1998; 20:143-8.

43. Strom TM, Hortnagel K, Hofmann S, Gekeder F, Scharfe C, Rabl W, et al. Diabetes insipidus, diabetes mellitus, optic atrophy and deafness (DIDMOAD) caused by mutations in a novel gene (wolframin) coding for a predicted transmembrane protein. Hum Mol Genet. 1998; 7:2021-8.

44. Ishihara H, Takeda S, Tamura A, Takahashi R, Yamaguchi S, Takei D, et al. Disruption of the WFS1 gene in mice causes progressive beta-cell loss and impaired stimulus-secretion coupling in insulin secretion. Hum Mol Genet. 2004;13:1159-70.

45. Gasparin MR, Crispim F, Paula SL, Freire MB, Dalbosco IS, Manna TD, et al. Identification of novel mutations of the WFS1 gene in Brazilian patients with Wolfram syndrome. Eur J Endocrinol. 2009;160:309-16.

46. El-Shanti H, Lidral AC, Jarrah N, Druhan L, Ajlouni K. Homozygosity mapping identifies na additional locus for Wolfram syndrome on chromosome 4q. Am J Genet. 2000; 66:1229-36.

47. Ajlouni K, Jarrah N, El-Khateeb M, El-ZaheriM, Shanti H, Lidral A. Wolfram syndrome: identification of a phenotypic and genotypic variant from Jordan. Am J Med Genet. 2002; 115:61-5.

48. Kahn CR, Flier JS, Bar RS, Archer JA, Gorden P, Martin NM. The syndromes of insulin resistance and acanthosis nigricans: insulin receptor disorders in man. N Engl J Med. 1976; 294:739-45.

49. Donohue WL, Uchida I. Leprechaunism: a euphemism for a rare familial disorder. J Pediatr. 1954; 45:505-19.

50. Berardinelli W. An undiagnosed endocrinometabolic syndrome: report of 2 cases. J Clin Endocrinol Metab. 1954; 14:193-204.

51. Seip M. Lipodistrophy and gigantism with associated endocrine manifestation: a new diencephalic syndrome? Acta Paediatr. 1959; 48:555-74.

52. Garg A. Lipodystrophies: genetic and acquired body fat disorders. J Clin Endocrinol Metab. 2011, 96:3313–3325.

53. Agarwal AK, Arioglu E, De Almeida S, Akkoc N, Taylor SI, Bowcock AM, et al. AGPAT2 is mutated in congenital generalized lipodystrophy linked to chromosome 9q34. Nat Genet. 2002 May;31(1):21-3.

54. Magré J, Delépine M, Khallouf E, Gedde-Dahl T Jr, Van Maldergem L, Sobel E, et al. Identification of the gene altered in Berardinelli-Seip congenital lipodystrophy on chromosome 11q13. Nat Genet. 2001 Aug;28(4):365-70.

55. Gomes KB, Fernandes AP, Ferreira ACS, Pardini H, Garg A, Magré J et al. Mutations in the seipin and AGPAT2 genes clustering in consanguineous families with Berardinelli-Seip congenital lipodystrophy from two separate geographical regions of Brazil. J Clin Endocrinol Metab. 2004; 89:357-61.

56. Fu M, Kazlauskaite R, Baracho MFP, Nascimento MG, Brandão-Neto J, Villares S, et al. Mutations in Gng3lg and AGPAT2 in Berardinelli-Seip congenital lipodystrophy and Brunzel Syndrome: phenotype variability suggests

important modifier effects. J Clin Endocrinol Metab. 2004; 89:2916-22.

57. Kim CA, Delépine M, Boutet E, El Mourabit H, Le Lay S, Meier M, et al. Association of a homozygous nonsense caveolin-1 mutation with Berardinelli-Seip congenital lipodystrophy. J Clin Endocrinol Metab. 2008; 93:1129-34.

58. Hayashi YK, Matsuda C, Ogawa M, Goto K, Tominaga K, Mitsuhashi S, et al. Human PTRF mutations cause secondary deficiency of caveolins resulting in muscular dystrophy with generalized lipodystrophy. J Clin Invest. 2009;119:2623-33.

59. Garg A. Gender differences in the prevalence of metabolic complications in familial partial lipodystrophy (Dunnigan variety). J Clin Endocrinol Metab. 2000;85:1776-82.

60. Shackleton S, Lloyd DJ, Jackson SN, Evans R, Niermeijer MF, Singh BM, et al. LMNA, encoding lamin A/C, is mutated in partial lipodystrophy. Nat Genet. 2000; 24:153-6.

61. Mory PB, Crispim F, Freire MB, Salles JE, Valério CM, Godoy-Matos AF, et al. Phenotypic diversity in patients with lipodystrophy associated with LMNA mutations. Eur J Endocrinol. 2012 Sep;167(3):423-31.

62. Vantyghem MC, Balavoine AS, Douillard C, Defrance F, Dieudonne L, Mouton F, et al. How to diagnose a lipodystrophy syndrome. Ann Endocrinol (Paris). 2012;73:170-89.

63. George S, Rochford JJ, Wolfrum C, Gray SL, Schinner S, Wilson JC, et al. A family with severe insulin resistance and diabetes due to a mutation in AKT2. Science. 2004; 304:1325-8.

64. Poulsen P, Kyvik KO, Vaag A, Beck-Nielsen H. Heritability of type II (non-insulin-dependent) diabetes mellitus and abnormal glucose tolerance--a population-based twin study. Diabetologia. 1999;42:139-45.

65. Grant SF, Thorleifsson G, Reynisdottir I, Benediktsson R, Manolescu A, Sainz J, et al. Variant of transcription factor 7-like 2 (TCF7L2) gene confers risk of type 2 diabetes. Nat Genet. 2006;38:320-3.

66. Prestwich TC, Macdougald OA. Wnt/beta-catenin signaling in adipogenesis and metabolism. Curr Opin Cell Biol. 2007;19(:612-7.

67. Lyssenko V, Lupi R, Marchetti P, Del Guerra S, Orho-Melander M, Almgren P, et al. Mechanisms by which common variants in the TCF7L2 gene increase risk of type 2 diabetes. J Clin Invest. 2007;117:2155-63.

68. Lefebvre B, Vandewalle B, Balavoine AS, Queniat G, Moerman E, Vantyghem MC, et al. Regulation and functional effects of ZNT8 in human pancreatic islets. J Endocrinol 2012; 214: 225-232.

69. Boesgaard TW, Zilinskaite J, Vanttinen M, Laakso M, Jansson PA, Hammarstedt A, et al. The common SLC30A8 Arg325Trp variant is associated with reduced first-phase insulin release in 846 non-diabetic offspring of type 2 diabetes patients-the EUGENE2 study. Diabetologia 2008. 51:816–820.

70. Chimienti F, Devergnas S, Pattou F, Schuit F, Garcia-Cuenca R, Vandewalle B, et al. In vivo expression and functional characterization of the zinc transporter ZnT8 in glucose-induced insulin secretion. J Cell Sci. 2006;119(Pt 20):4199-206.

71. Altshuler D, Hirschhorn JN, Klannemark M, Lindgren CM, Vohl MC, Nemesh J, et al. The common PPARgamma Pro12Ala polymorphism is associated with decreased risk of type 2 diabetes. Nat Genet 2000; 26:76-80.

72. Hegele RA, Cao H, Harris SB, Zinman B, Hanley AJG, Anderson CM. Peroxisome proliferator-activated receptor-gamma2 P12A and type 2 diabetes in Canadian Oji-Cree. J Clin endocrinol Metab. 2000; 85:2014-9.

73. Vieira-Filho JP, Reis AF, Kasamatsu TS, Tavares EF, Franco LJ, Matioli SR, et al. Influence of the polymorphisms Tpr64Arg in the beta 3-adrenergic receptor gene and Pro12Ala in the PPAR gamma 2 gene on metabolic syndrome-related phenotypes in an indigenous population of the Brazilian Amazon. Diabetes Care. 2004; 27:621-2.

74. Hani EH, Boutin P, Durand E, Inoue H, Permutt MA, Velho G, Froguel P. Missense mutations in the pancreatic islet beta cell inwardly rectifying K+ channel gene (KIR6.2/BIR): a meta-analysis suggests a role in the polygenic basis of type II diabetes mellitus in Caucasians. Diabetologia. 1998;41: 1511-5.

75. Florez JC, Burtt N, de Bakker PI, Almgren P, Tuomi T, Holmkvist J, et al. Haplotype structure and genotype-phenotype correlations of the sulfonylurea receptor and the islet ATP-sensitive potassium channel gene region. Diabetes. 2004;53:1360-8.

76. Concannon P, Rich SS, Nepom GT. Genetics of type 1A diabetes. N Engl J Med. 2009 Apr 16;360(16):1646-1654.

77. Melmed S, Polonsky KS, Larsen PR, Kronenberg HM. Williams Textbook of Endocrinology. 13 ed. United States of America: Elsevier, 2016.

78. Polychronakos C, Li Q. Understanding type 1 diabetes through genetics: advances and prospects. Nat Rev Genet. 2011 Nov;12(11):781-792.

79. Hyttinen V, Kaprio J, Kinnunen L, Koskenvuo M, Tuomilehto J. Genetic liability of type 1 diabetes and the onset age among 22,650 young Finnish twin pairs: a nationwide follow-up study. Diabetes. 2003 Apr;52(4):1052-1055.

80. Groop L, Pociot F. Genetics of diabetes--are we missing the genes or the disease? Mol Cell Endocrinol. 2014 Jan 25;382(1):726-739.

81. Barrett JC, Clayton DG, Concannon P, Akolkar B, Cooper JD, Erlich HA, Jet al. Genome-wide association study and meta-analysis find that over 40 loci affect risk of type 1 diabetes. Nat Genet. 2009 Jun;41(6):703-707.

82. Bradfield JP, Qu HQ, Wang K, Zhang H, Sleiman PM, Kim CE, Mentch FD, Qiu H, Glessner JT, Thomas KA, Frackelton EC, Chiavacci RM, Imielinski M, Monos DS, Pandey R, Bakay M, Grant SF, Polychronakos C, Hakonarson H. A genome-wide meta-analysis of six type 1 diabetes cohorts identifies multiple associated loci. PLoS Genet. 2011 Sep;7(9):e1002293.

83. Storling J, Pociot F. Type 1 diabetes candidate genes linked to pancreatic islet cell inflammation and beta-cell apoptosis. Genes (Basel). 2017 Feb 16;8(2).

84. Burren OS, Adlem EC, Achuthan P, Christensen M, Coulson RM, Todd JA. T1DBase: update 2011, organization and presentation of large-scale data sets for type 1 diabetes research. Nucleic Acids Res. 2011 Jan;39:D997-1001.

85. Erlich H, Valdes AM, Noble J, Carlson JA, Varney M, Concannon P, et al. HLA DR-DQ haplotypes and genotypes and type 1 diabetes risk: analysis of the type 1 diabetes genetics consortium families. Diabetes. 2008 Apr;57(4):1084-1092.

86. Erlich HA, Valdes AM, Noble JA. Prediction of type 1 diabetes. Diabetes. 2013 Apr;62(4):1020-1021.

87. Hauache OM, Reis AF, Oliveira CS, Vieira JG, Sjoroos M, Ilonen J. Estimation of diabetes risk in Brazilian population by typing for polymorphisms in HLA-DR-DQ, INS and CTLA-4 genes. Dis Markers. 2005;21(3):139-145.

88. Alves C, Meyer I, Vieira N, Toralles MB, LeMaire D. Distribuição e frequência de alelos e haplotipos HLA em brasileiros com diabetes melito tipo 1. Arq Bras Endocrinol Metabol. 2006 Jun;50(3):436-444.

89. Mainardi-Novo DT, Santos AS, Fukui RT, Gamberini M, Correia MR, Ruiz MO, et al. The PTPN22 1858T allele but not variants in the proximal promoter region of IL-21 gene is associated with the susceptibility to type 1 diabetes and the presence of autoantibodies in a Brazilian cohort. Clin Exp Immunol. 2013 Apr;172(1):16-22.

90. Patente TA, Monteiro MB, Vieira SM, Rossi da Silva ME, Nery M, Queiroz M, Azevedo MJ, et al. Linkage disequilibrium with HLA-DRB1-DQB1 haplotypes explains the association of TNF-308G>A variant with type 1 diabetes in a Brazilian cohort. Gene. 2015 Aug 15;568(1):50-54.

91. Gomes KFB, Santos AS, Semzezem C, Correia MR, Brito LS, Ruiz MO, et al. The influence of population stratification on genetic markers associated with type 1 diabetes. Scientific Reports. 2017;in press.

58

Complicações Agudas do Diabete Melito

Cristina Alba Lalli
Mario José Abdalla Saad

Os pacientes nunca param de eliminar água e o fluxo é incessante. A vida é curta, desagradável e dolorosa, a sede é insaciável, bebem excessivamente. Se por algum tempo se abstêm de beber, suas bocas se tornam ressecadas e seus corpos secam. As vísceras parecem queimadas. Os pacientes são afetados pela náusea, inquietação e uma sede ardente e em pouco tempo eles expiram.

Aretaeus da Capadócia (II século a.C.)

A cetoacidose diabética (CAD) e o coma hiperglicêmico hiperosmolar não cetótico, também denominado síndrome ou estado hiperglicêmico hiperosmolar (SHH), são complicações agudas graves de pacientes com diabete melito (DM). A CAD é a mais comum e sua incidência anual varia de 1 a 5% em indivíduos com DM tipo1, acometendo principalmente pacientes jovens e sendo duas vezes mais frequente em mulheres do que em homens. A SHH predomina em indivíduos com DM tipo 2, principalmente em idosos. No entanto, em situações especiais, ambas podem ocorrer em pacientes com qualquer dos diferentes tipos de DM, podendo também ser a primeira manifestação de DM tipos 1 e 2 em cerca de 20% dos casos. Em relação à incidência, são poucos os estudos com bases populacionais, mas estima-se que corresponda a menos de 1% das causas primárias de internações de diabéticos.

A taxa de mortalidade da CAD é menor do que 5%, aumentando significativamente com a idade. Estudos têm demonstrado aumento para 8% em pacientes entre 60 e 69 anos, 27% entre 70 e 79 anos e 33% naqueles com mais de 70 anos. Na SHH, a taxa de mortalidade geral corresponde a aproximadamente 15%, sendo 10% de pacientes com menos de 75 anos, 19% entre 75 e 84 anos e 35% com mais de 84 anos. Além da idade, outro fator determinante de maior taxa de mortalidade é a natureza e gravidade da doença ou evento desencadeante da crise hiperglicêmica. Complicações do tratamento também podem aumentar a mortalidade. Em crianças, o edema cerebral que ocorre como complicação da CAD é a principal causa de óbito.

FATORES DESENCADEANTES

Em vários estudos, as infecções constituem as causas mais comuns de CAD e SHH, sendo responsáveis por 20 a 55% dos casos. Entre elas, as mais frequentes são pneumonia e infecções do trato urinário, mas podem estar presentes também as infecções de partes moles e abcessos, com especial atenção para a síndrome do pé diabético. Outras infecções, ainda que menos frequentes como desencadeantes de CAD e SHH, têm maior incidência em pacientes diabéticos e devem ser consideradas na investigação das causas de complicações agudas. São elas: pielonefrite e colecistite enfisematosas; infecção fúngica do trato urinário; fasceíte necrosante; zigomicose rinocerebral; e otite média invasiva.

Outro fator desencadeante dessas complicações é a omissão da medicação ou o tratamento inadequado. A baixa aderência ao tratamento, principalmente em pacientes jovens com DM tipo 1, pode ser atribuída a múltiplos fatores, entre eles o temor do ganho de peso e de hipoglicemia, que são eventos comuns quando o controle glicêmico é estrito, aspectos socioeconômicos adversos, dificuldades de ajuste a regimes rigorosos de alimentação e aplicação de insulina e distúrbios do comportamento alimentar.

Outras doenças agudas podem desencadear CAD e SHH: infarto agudo do miocárdio (IAM); pancreatite; acidente vascular encefálico (AVE); tromboembolismo pulmonar (TEP); trombose mesentérica; uremia; traumas; e queimaduras. Várias delas ocorrem como doenças associadas ou são secundárias às complicações crônicas do DM e, portanto, são mais comuns nesses pacientes. Tomadas em conjunto, são responsáveis por cerca de 10% dos casos.

Com a crescente utilização de terapia com bomba de infusão contínua de insulina, principalmente em diabéticos tipo 1, a CAD vem-se manifestando com maior frequência nesses pacientes. No estudo DCCT (*Diabetes Controland Complicatios Trial*), foi demonstrado que pacientes diabéticos tipo 1 em uso dessa modalidade de tratamento apresentaram risco de desenvolver CAD cerca de duas vezes maior do que aqueles em uso de terapia insulínica com múltiplas doses, durante o mesmo período de tempo. Tal fato pode ser explicado pelo uso exclusivo de insulinas de ação rápida na bomba, de forma que em situações de interrupção da infusão, não há ação residual do hormônio.

Várias medicações têm sido associadas ao aparecimento de DM e, eventualmente, de complicações agudas. São elas: corticosteroides; medicações simpatomiméticas; diuréticos tiazídicos; ácido etacrínico; betabloqueadores (propanolol); bloqueadores de canal de cálcio; pentamidina; bloqueadores de receptores H2; fenitoína; inibidores de protease; antipsicóticos (clorpromazina, clozapina, loxapina, olanzapina, risperidona); interferon-γ; ribaverina; imunossupressores (tacrolimus) e L-asparaginase. Drogas de abuso, como álcool, cocaína e *ecstasy*, também têm sido relacionadas ao aparecimento principalmente da CAD.

O uso de nutrição parenteral total também pode ser um desencadeante de complicações, devendo os pacientes submetidos a essa modalidade de nutrição ser rigorosamente controlados em relação aos níveis glicêmicos, mesmo que ainda não tenham o diagnóstico de DM, e a terapia com insulina instituída tão logo a hiperglicemia se manifeste. A seguir, demonstramos os principais fatores desencadeantes da CAD e da SHH (Tabela 58.1).

Tabela 58.1 Fatores desencadeantes das complicações hiperglicêmicas: CAD e SHH

Fatores precipitantes	Exemplos
Diabete Melito	• Primeira manifestação da doença • Mal controlado • Omissão do tratamento oral ou insulina • Bomba de infusão contínua de insulina
Doenças agudas	• Infecção • Infarto agudo do miocárdio • Acidente vascular encefálico • Pancreatite aguda • Trombose mesentérica • Tromboembolismo pulmonar • Traumas, queimaduras
Drogas	• Glicocorticosteroides • Diuréticos tiazídicos • Betabloqueadores • Bloqueadores de canal de cálcio • Bloqueadores de receptor H_2 • Fenitoína • Inibidor de protease • Imunossupressor: tracolimus • L-asparaginase • Antipsicóticos
Drogas de abuso	• Álcool • Cocaína • *Ecstasy*
Outros	• Nutrição parenteral total

Fonte: Adaptado de Foster DW.[9]

PATOGÊNESE

HIPERGLICEMIA

O mecanismo básico para o aparecimento de CAD e SHH é a diminuição da concentração ativa de insulina circulante associada ao aumento das concentrações plasmáticas dos hormônios contrarreguladores da glicose: glucagon; cortisol; catecolaminas e hormônio do crescimento (GH), em resposta a estímulos de estresse, como infecções e outras doenças. Ainda que haja quadros mistos, em que características de ambas as complicações se sobrepõem, pode-se dizer que, nos quadros puros, a CAD apresenta deficiência absoluta de secreção ou insuficiência acentuada da ação da insulina em relação às concentrações dos contrarreguladores, com alterações do metabolismo da glicose e dos lipídeos, resultando em hiperglicemia e cetogênese, enquanto na SHH mantém-se uma concentração mínima do hormônio, capaz de preservar sua ação de inibição da lipólise, mas incapaz de manter níveis glicêmicos normais, associada a elevadas concentrações dos contrarreguladores.

Cada um dos hormônios contrarreguladores atua de forma específica. O glucagon age predominantemente aumentando a produção hepática de glicose por meio do estímulo à glicogenólise e, em menor grau, à gliconeogênese.

A epinefrina tem ação direta, independente de outros hormônios e substratos, em que estimula a glicogenólise e a gliconeogênese, e diminui a utilização de glicose nos tecidos insulinossensíveis (tecido muscular e adiposo). Também promove a mobilização de substratos da gliconeogênese, alanina e glutamina, lactato e glicerol, sendo um potente ativador da lipase hormoniossensível. Suas ações hiperglicemiantes indiretas incluem inibição da secreção de insulina e estímulo à secreção de glucagon. As maiores concentrações de GH e cortisol também contribuem para a maior produção hepática e menor utilização da glicose nos tecidos periféricos. Todos os contrarreguladores apresentam um mecanismo adicional em sua ação hiperglicemiante, que é o aumento da resistência insulínica.

A diminuição da ação insulínica resulta na diminuição da utilização periférica e na maior produção hepática da glicose em virtude do estímulo à glicogenólise e à gliconeogênese. Assim, podemos afirmar que a hiperglicemia é resultado de três alterações metabólicas resultantes das ações hormonais descritas acima: glicogenólise; gliconeogênese; e menor utilização da glicose por tecidos sensíveis à insulina. A acentuada produção hepática da glicose, especialmente a gliconeogênese, é a principal responsável pela hiperglicemia. A gliconeogênese resulta tanto da maior disponibilidade de seus precursores (aminoácidos, lactato e glicerol) quanto da ativação das enzimas envolvidas no processo: PEPCK (fosfoenol-piruvatocarboxiquinase); frutose 1,6-bifosfatase; piruvatocarboxilase; e glicose 6-fosfatase. Além do fígado, essas enzimas também estão presentes nos rins, que serão outra fonte de glicose na gênese das complicações. Os aminoácidos originam-se da acentuada proteólise e da menor síntese proteica, sendo a alanina o principal precursor no fígado, e a glutamina, no rim. O lactato é resultado da glicogenólise muscular e o glicerol é liberado em grande quantidade como subproduto da lipólise. A hiperglicemia crescente *per se* também potencializa o processo, provocando menor secreção e resistência à insulina.

CETOACIDOSE

A hiperglicemia é mais acentuada e a cetose é mais branda na síndrome hiperglicêmica hiperosmolar que na cetoacidose. Não está ainda estabelecido se essa cetose branda da SHH reflete menores níveis circulantes de hormônios contrarreguladores de insulina e menor oferta de AGL ao fígado para a tectogênese, ou se os níveis portais de insulina são suficientes para evitar essa produção de corpos cetônicos. Entretanto, está bem estabelecido que é necessário menos insulina para inibir a lipólise do que para bloquear a gliconeogênese e tem sido sugerido que na SHH haja insulina suficiente para induzir essa dissociação metabólica. É necessário mencionar que na SHH os níveis de β-hidroxibutirato estão elevados, mas menos que na cetoacidose. Assim, o conceito de que a SHH é uma forma não cetótica de descompensação do diabete não é correta.

MECANISMO DE CETOGÊNESE

Em indivíduos normais, no estado alimentado, a produção hepática e os níveis circulantes dos corpos cetônicos, ácido acetoacético e ácido 3-hidroxibutírico, são reduzidos. Por outro lado, no jejum, os corpos cetônicos adquirem uma importância maior como fonte alternativa de energia, especialmente para o SNC. É peculiaridade do SNC não poder usar AGL como fonte de energia, diferente da maioria dos outros tecidos. Assim, os corpos cetônios protegem o SNC de duas maneiras: uma direta e outra indireta. Diretamente, porque o SNC utiliza eficientemente os cetoácidos, de maneira que a função cerebral é preservada, mesmo em vigência de níveis glicêmicos suficientes para induzir sintomas de hipoglicemia. Indiretamente, porque o acetoacetato e o 3-hidroxibutirato podem ser utilizados por outros tecidos (juntamente com os AG), preenchendo suas necessidades energéticas e poupando glicose para o cérebro. Outra função descrita dos corpos cetônicos em adultos é a preservação da proteólise muscular, evitando a liberação de aminoácidos desse tecido.

Os substratos para a formação de corpos cetônicos são os ácidos graxos de cadeia longa, provenientes do tecido adiposo. Nesse sentido, a primeira condição para que exista cetogênese é a presença de um fluxo aumentado de ácidos graxos de cadeia longa do tecido adiposo para o fígado. A segunda condição é uma ativação da oxidação desses ácidos graxos no fígado. No fígado, o fator essencial no controle da cetogênese é a malonilCoA, o primeiro intermediário na síntese de ácidos graxos de cadeia longa. Quando as concentrações de malonilCoA são elevadas, a oxidação de ácidos graxos é reprimida por meio da supressão da atividade da enzima CPT I (canitina-palmitoiltransferase). Essa enzima regula a entrada de ácidos graxos na mitocôndria e, assim, controla a cetogênese. Por outro lado, quando os níveis de malonilCoA são baixos no fígado, não há repressão da CPT I, permitindo que a cetogênese ocorra em velocidade diretamente proporcional à chegada de ácidos graxos (Figura 58.1).

Na realidade, o mecanismo de controle da cetogênese é um exemplo elegante de como o organismo se adapta à ingestão alimentar ou ao jejum, sem gasto fútil de energia. Assim, após a ingestão de carboidratos ou de uma refeição mista com carboidratos, lipídeos e proteínas, as concentrações de glucagon reduzem-se e as de insulina elevam-se, há aumento dos níveis de malonil-CoA, repressão da CPT I e aumento de síntese de ácidos graxos. A via oposta a essa, a oxidação de ácidos graxos, está bloqueada. Nessas circunstâncias, o papel da malonil-CoA pode ser visto como um mecanismo que dirige o fluxo unidirecional de carbono a partir de glicose (ou outros precursores como piruvato) para a se-quência ácidos graxos de cadeia longa, carboidrato → triglicerídeos → VLDL, por meio da supressão da CPT I, prevenindo a reoxidação fútil dos novos ácidos graxos sintetizados.

Na ausência de alimentos ou no diabete descompensado, há deficiência de insulina e elevação dos níveis de glucagon. Nessa situação, há redução da síntese de malonilCoA, com redução da lipogênese, e a CPT I se torna ativada. A oxidação de ácidos graxos aumenta e a elevação dos níveis de carnitina tecidual, por mecanismos ainda não estabelecidos, potencializa esse efeito. Ao mesmo tempo, a redução dos níveis circulantes de insulina ativa a lipólise e há uma grande oferta de ácidos graxos em uma situação hepática de não inibição da cetogênese. O aumento dos níveis circulantes de glucagon e a redução da insulinemia induzem também à inibição da ACC, que é a enzima que catalisa a conversão de acetilCoA em malonilCoA.

O fígado é capaz de se adequar para produzir acetoacetato e 3-hidroxibutirato após um jejum curto, de maneira similar ao que ocorre no diabete descompensado. A cetoacidose grave vista nessa última situação decorre exclusivamente dos níveis muito maiores de ácidos graxos livres circulantes

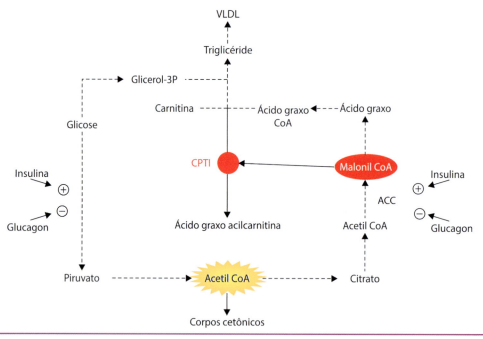

Figura 58.1 Relação entre síntese e oxidação de ácidos graxos no fígado. No estado alimentado – linhas tracejadas – (elevação dos níveis de insulina e redução do glucagon) a síntese de ácidos graxos a partir de glicose é ativada, resultando em elevação da malonil-CoA que bloqueia a CPT I, evitando a entrada de ácidos graxos na mitocôndria para oxidação, que são, então, direcionados para a síntese de VLDL. No jejum e no diabete descompensado – linhas inteiras – (redução da insulina e elevação do glucagon), há inibição da síntese de ácidos graxos por redução da glicólise e inibição da acetilCoAcarboxilase (ACC). Como consequência, há queda da malonilCoA, não inibição da CPT I e os ácidos graxos mobilizados do tecido adiposo entrarão na mitocôndria e serão oxidados, aumentando a produção de corpos cetônicos. Obs.: por simplificação, a CPT I foi representada fora da mitocôndria, mas sua correta localização é a membrana externa dessa organela. Fonte: Adaptado de Foster DW[9]

em comparação ao jejum. No diabete tipo 1, não há nenhuma limitação da lipólise, porque a elevação dos ácidos graxos e dos corpos cetônicos é incapaz de aumentar, ainda que levemente, os níveis circulantes de insulina, como no jejum.

ACIDOSE E DESIDRATAÇÃO

Na CAD, a acentuada lipólise e a betaoxidação dos ácidos graxos gera os cetoácidos (β-hidroxibutírico e acetoacético), que são ácidos fortes e estão completamente dissociados no pH fisiológico do sangue. Os íons H+ originados dessa dissociação serão inicialmente tamponados por ânions de bicarbonato. Na evolução do quadro, a síntese mantida de prótons H+ consumirá todo o bicarbonato e o processo de tamponamento será insuficiente, resultando em acidose metabólica e aumento do *ânion gap*.

A hiperglicemia causa diurese osmótica e desidratação tanto na CAD como na SHH, com perda de íons de sódio, potássio, cloro, magnésio e fosfato. O mecanismo de diurese osmótica decorre da menor reabsorção de água e cloreto de sódio no túbulo proximal e na alça de Henle. Na CAD, a eliminação urinária de corpos cetônicos (ânions) acentua a excreção de cátions (sódio, potássio e sais de amônia) para manter a neutralidade do excretado. Portanto, são dois os solutos que estimulam a diurese osmótica na CAD: a glicose e os corpos cetônicos.

Paradoxalmente, a desidratação no SHH é mais intensa, apesar da ausência de cetonúria. A explicação para isso é a evolução lenta e insidiosa do quadro, somada ao fato de que ocorre principalmente em indivíduos idosos (DM tipo 2), muitas vezes dependentes de cuidados, que apresentam menor ingestão de água e menor capacidade de resposta fisiológica à sede. Outros fatores agravantes da desidratação na SHH são o uso de diuréticos, comum nessa faixa da população, e a presença de febre, diarreia e vômitos.

Na medida em que a perda de água se acentua e a hipovolemia se estabelece, a taxa de filtração glomerular cai, diminuindo a capacidade de excreção da glicose e acentuando a hiperglicemia e, no caso da CAD, também a hipercetonemia. A hipoinsulinemia, por si só, também é um fator de piora da desidratação, uma vez que, em níveis normais, a insulina promove reabsorção de água e sódio nos néfrons proximal e distal, e de íons fosfato no túbulo proximal. A hiperglicemia e a desidratação são mais graves na SHH do que na CAD, e levarão à hiperosmolaridade e diminuição da função renal.

A hiperglicemia e a desidratação levam ao aumento da osmolaridade plasmática, o que ocasiona o deslocamento de água do espaço intracelular para o intravascular. Esse movimento da água é acompanhado da saída de potássio para o meio extracelular, que é agravada pela acidose e pela proteólise em razão da falta de insulina. A hipoinsulinemia também é responsável pela inibição da entrada de potássio nas células. Associada a isso, ocorre grande perda renal de potássio em função da diurese osmótica e da cetonúria.

Assim, a progressiva hiperglicemia e desidratação provocam hipovolemia e menor capacidade de excreção renal de glicose e cetoânions, agravando a hiperglicemia (SHH) e a acidose metabólica (CAD). Desse modo, aqueles indivíduos que são capazes de manter a ingestão de água e solutos durante o processo de instalação da crise hiperglicêmica terão a função renal preservada, com maior glicosúria e cetonúria, mantendo níveis de glicose e cetonas plasmáticas moderadamente elevados e quadros de desidratação menos graves. Por outro lado, quando o processo de perda de água e eletrólitos for agravado por dificuldade de ingestão e vômitos, a função renal declinará progressivamente, a hiperglicemia será mais grave e a desidratação mais profunda, com extrema hiperosmolaridade plasmática (SHH) e hipercetonemia (CAD). A hiperosmolaridade levará a alterações das funções do sistema nervoso central (SNC), que poderão manifestar-se de formas variadas.

Em resumo, a CAD caracteriza-se por hiperglicemia, desidratação e acidose metabólica, enquanto a SHH manifesta-se com hiperglicemia e desidratação graves, hiperosmolaridade plasmática com manifestações neurológicas e alterações da função renal. A seguir, sumarizamos as alterações metabólicas da CAD e da SHH (Figura 58.2).

QUADRO CLÍNICO

A CAD e a SHH apresentam quadros clínicos diferentes em função, principalmente, do tempo de evolução de cada uma.

Na CAD, a presença de acidose metabólica resulta em um quadro clínico que se manifesta em horas (tipicamente, menos de 24 horas), tanto quando presente em pacientes com DM tipo 1 como em pacientes com tipo 2, resultando em hiperglicemia e desidratação não tão marcantes. Os pacientes podem ou não apresentar sintomas de descompensação metabólica nos dias que precedem o quadro agudo. A sintomatologia inclui os sintomas clássi-

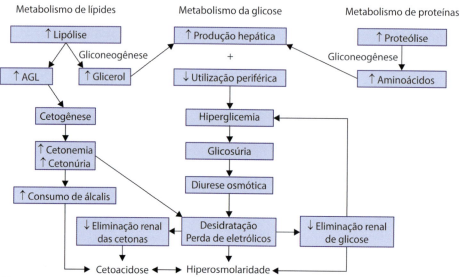

Figura 58.2 Representação esquemática das alterações que ocorrem no metabolismo de carboidratos, proteínas e lipídeos em estado de hipoinsulinemia e aumento de hormônios contrarreguladores, resultando em CAD e SHH. Fonte: Adaptado de Foster DW[9]

cos de hiperglicemia (poliúria, polidipsia, polifagia e perda de peso) acompanhados por dispneia, náuseas, vômitos, dor abdominal, fraqueza, letargia, alterações da acuidade visual, alterações do estado mental e, mais raramente, coma. A patogênese dos sintomas gastrintestinais da CAD não está totalmente esclarecida, podendo ser resultado de várias causas. Náuseas e vômitos são decorrentes tanto de resposta neurológica central à maior concentração de cetonas e à acidemia quanto à atonia gástrica e ao íleo paralítico. A presença de dor abdominal ocorre em 40 a 75% dos casos de CAD, sendo mais comum em crianças. Pode tanto ser decorrente das alterações metabólicas como sintoma de uma doença desencadeante da complicação, mimetizando um quadro de abdome agudo. Outro fator que pode estar envolvido na gênese da dor abdominal é a acentuação da gastroparesia, que ocorre em decorrência da hiperosmolaridade. Há também evidências de que a dor abdominal possa estar associada ao aumento de secreção de prostaglandinas I2 e E2 pelo tecido adiposo, devido à deficiência de insulina. A dor abdominal na CAD apresenta forte correlação com o grau de acidose metabólica e pouca relação com a hiperglicemia e a hiperosmolaridade. A presença de dor abdominal exige investigação laboratorial e radiológica acuradas e, algumas vezes, pode resultar em abordagem cirúrgica. Na maioria dos casos, melhora espontaneamente com a correção da acidemia.

A dispneia reflete a ativação do centro respiratório em resposta a maior produção de dióxido de carbono, devido ao processo de tamponamento dos íons H+, apresentando um ritmo respiratório acelerado, caracterizado por inspirações e expirações de alta amplitude e quadro de respiração de Kussmaul. A eliminação de cetonas voláteis por meio da respiração ocasiona o característico odor de fruta, denominado hálito cetônico.

Na SHH, a ação residual da insulina previne a lipólise e a acidose metabólica, levando a uma evolução mais lenta e insidiosa (2 dias a 2 semanas), com hiperglicemia mais acentuada do que na CAD, desidratação mais grave, com eliminação renal progressivamente menor da glicose, alteração da função renal e hiperosmolaridade. Os sintomas gastrintestinais, inclusive a dor abdominal, podem estar presentes, mas são menos comuns. A desidratação grave e a hiperosmolaridade serão responsáveis por alterações neurológicas mais frequentes e mais graves do que na CAD, uma vez que o nível de consciência se correlaciona mais com a osmolaridade plasmática do que com a acidose metabólica. Os sintomas neurológicos podem evoluir de letargia e obnubilação até coma. Também podem estar presentes sinais de lesões focais e convulsões.

A desidratação é comumente mais leve na CAD e mais grave da SHH, e os sinais de sua presença dependerão da gravidade. São eles: mucosas secas; alterações do turgor da pele; taquicardia; e hipotensão postural. Em indivíduos idosos, a avaliação do turgor deve ser interpretada com cuidado. Em pacientes com longo tempo de evolução do DM, que apresentam neuropatia, a resposta cardiovascular à depleção volumétrica pode estar diminuída, prejudicando a avaliação do grau de desidratação.

Ainda que em grande número dos casos de CAD e SHH a infecção seja o fator desencadeante, os pacientes podem apresentar-se com temperatura corporal normal ou baixa em função da vasodilatação periférica; a presença de hipotermia constitui um fator de pior prognóstico.

A SHH ocorre predominantemente em pacientes com DM tipo 2, em que a resistência insulínica é o principal mecanismo da doença. Em situações em que a resistência é agravada pela presença dos hormônios contrarreguladores em níveis elevados, mesmo na presença de secreção residual da insulina, pode ocorrer cetogênese e o quadro clínico apresenta características mistas das duas complicações.

A rabdomiólise pode estar presente nos casos mais graves de CAD e na SHH, ainda que seja pouco diagnosticada. Seu mecanismo é pouco entendido, mas pode ser consequente à associação de fatores tais como baixa disponibilidade de energia para o músculo e hiperosmolaridade. As manifestações clínicas da rabdomiólise são fadiga e mialgia. Sua presença será fator agravante no desenvolvimento de insuficiência renal. Os principais dados do quadro clínico da CAD e da SHH serão sumarizados na Tabela 58.2.

ACHADOS LABORATORIAIS

A avaliação inicial na CAD e na SHH incluem dosagens da glicemia ou glicose capilar, eletrólitos (sódio, potássio), ureia, creatinina, análise urinária para avaliação de cetonúria, glicosúria e sedimento, gasometria arterial, hemograma e eletrocardiograma. A hipótese de infecções deverá ser sempre considerada, mesmo na ausência de febre, e amostras de sangue, urina ou de outros locais deverão ser colhidas no caso de suspeita de abcessos, para realização de culturas. O exame radiológico do tórax também é útil, considerando-se a grande incidência de pneumonia nesses pacientes. Outros exames, como dosagem de amilase e creatinaquinase (CK), análise de líquido cefalorraquidiano, tomografias, serão indicados de acordo com o quadro clínico.

A glicemia é frequentemente mais baixa na CAD, estando maior que 250 mg/dL. Pode haver quadros de CAD em que a glicemia é ainda mais baixa, com valor próximo ao normal, caracterizando a chamada CAD euglicêmica. Esse quadro ocorre em situações em que a gliconeogênese é menos intensa, como na doença hepática, ou no jejum prolongado. Na gestação, a utilização de glicose independentemente da insulina também pode resultar em níveis mais baixos de glicemia. Na SHH, a glicemia atinge valores muito altos, maiores que 600 mg/dL, podendo chegar a níveis acima de 1.000 mg/dL.

A concentração de sódio plasmático pode apresentar-se diminuída devido ao fluxo de água do espaço intracelular para o extracelular causado pela hiperglicemia, mas, com o agravamento da desidratação, estará aumentada, sendo determinante no aumento da osmolaridade. Pode também estar falsamente baixa devido ao aumento significativo da concentração de triglicerídeos que ocorre na CAD. Para uma avaliação mais precisa da concentração de sódio em miliequivalentes por litro (mEq/L), calcula-se o sódio real corrigido pela glicemia, utilizando-se a seguinte fórmula:

$$[Na^+] \text{ corrigido} = [Na^+] \text{ medido} + \frac{1,6 \times \{\text{glicose (mg/dL)} - 100\}}{100}$$

Tabela 58.2 Principais características do quadro clínico da CAD e da SHH

	CAD	SHH
Tempo de evolução	< 24h	2 dias – 2 semanas
Sintomas clássicos prévios	Presente ou não	Presente
Náuseas e vômitos	Comum	Pouco comum
Dor abdominal	Comum	Pouco comum
Respiração de Kussmaul	Presente	Ausente
Hálito cetônico	Presente	Ausente
Alterações neurológicas	Alerta – obnubilado Raramente coma	Coma
Alterações cardiovasculares	Taquicardia e hipotensão ortostática	Taquicardia e hipotensão
Insuficiência renal	Rara	Comum

Fonte: Adaptado de Foster DW (9)[9]

A concentração de potássio pode estar aumentada pelo deslocamento do íon do interior das células para o plasma, causado pela hiperglicemia e pela acidemia. Pacientes que ao diagnóstico já apresentam níveis séricos de potássio no limite inferior ao da normalidade, ou diminuídos, apresentam depleção profunda do íon e deverão ter o ritmo cardíaco cuidadosamente monitorado. A reposição de potássio nesses casos deve ser precoce e vigorosa, uma vez que o tratamento levará ao deslocamento do íon em sentido contrário, do plasma para as células, piorando a hipopotassemia e podendo levar à arritmia cardíaca.

A osmolaridade plasmática depende principalmente dos níveis de sódio e glicose e pode ser medida laboratorialmente ou calculada utilizando-se a fórmula:

$$\text{Osmolaridade} = 2 \times \{[Na^+] + [K^+]\} + \frac{[glicose]}{18}$$

A osmolaridade plasmática normal expressa em miliosmóis por quilo de água (mOsm/kg), varia de 285 a 295 mOsm/kg.

A gasometria arterial se mostrará alterada na CAD, apresentando pH sanguíneo baixo (pH < 7,2), diminuição da concentração de bicarbonato sérico ($[HCO_3^-] < 15$ mEq/L), diminuição da pressão parcial de CO_2, devido à respiração de Kussmaul, e diminuição do excesso de base (BE), cujos valores normais estão entre 2 e 2,5 mEq/L. A acidose metabólica na CAD acontece tipicamente com aumento do ânion *gap* (AG), que é a diferença das concentrações de cátions e ânions expressos em miliequivalentes por litro (mEq/L). O cálculo do AG se faz por meio da seguinte fórmula:

$$AG = [Na^+] - \{[Cl^-] + [HCO_3^-]\}$$

O valor normal do AG é 12 mEq/L e níveis acima de 14 a 15 mEq/L caracterizam a acidose metabólica. Tipicamente, a SHH apresenta pH normal ou discretamente alterado (pH > 7,3), mas também pode estar presente acidose com aumento do AG nos casos mistos com CAD, ou quando ocorre acidose láctica como causa associada.

Os níveis de ureia e creatinina podem estar levemente aumentados devido à desidratação e ao catabolismo proteico acelerado. Nos casos em que o aumento é mais acentuado, pode indicar insuficiência renal prévia ou instalada, como consequência da desidratação grave, e choque circulatório. A insuficiência renal é mais frequente na SHH.

A análise de urina mostrará presença de glicosúria em ambos os casos. A cetonúria, avaliada por meio de métodos semiquantitativos, estará fortemente positiva na CAD e ausente ou fracamente positiva na SHH.

O hemograma geralmente mostrará aumento de hematócrito e leucocitose, tanto na CAD como na SHH, mas a presença de células brancas jovens com desvio à esquerda é forte indicador de processo infeccioso.

Ainda que não faça parte da rotina de avaliação laboratorial, a dosagem de fosfato pode estar falsamente elevada, apesar de seu conteúdo corporal total estar diminuído. A amilase plasmática também estará elevada na CAD, mas a interpretação do resultado em relação à presença de pancreatite deve ser cautelosa, levando-se em conta que sua origem principal não é pancreática. A dosagem de CK poderá confirmar a presença de rabdomiólise, que também pode ser sugerida pela cor característica da urina.

Alguns cuidados devem ser tomados na avaliação de algumas dosagens, em função dos métodos laboratoriais empregados: concentrações de glicose e sódio falsamente baixas pela presença de alta concentração de lipídeos e creatinina sérica falsamente elevada pela presença de acetoacetato.

Após o diagnóstico, a avaliação periódica da cetonúria para acompanhamento do tratamento pode levar a interpretações errôneas, uma vez que o método de análise semiquantitativa de cetoácidos pela reação de nitroprussiato, mais comumente empregado nas tiras reativas, não identifica o β-hidroxibutirato, que é o mais frequente dos cetoácidos. Desse modo, pode-se ter a falsa avaliação de controle da CAD na presença de cetonúria negativa, assim como medidas de cetonúria positivas mesmo quando o processo está controlado, em função da conversão de β-hidroxibutirato em acetoacetato. Assim, a observação clínica e dosagens do pH e da concentração de bicarbonato são necessárias para melhor avaliação.

As principais características das complicações hiperglicêmicas são apresentadas na Tabela 58.3.

DIAGNÓSTICO DIFERENCIAL

A cetoacidose pode ocorrer em indivíduos sem DM, como na inanição e na cetoacidose alcoólica (CAA). Nesses quadros, o diagnóstico diferencial será feito pela história clínica e pela presença de concentrações plasmáticas de glicose, que variam de levemente aumentadas à hipoglicemia. Na CAA, a acidemia pode ser acentuada, mas na cetoacidose

Tabela 58.3 Características clínicas e laboratoriais da CAD e da SHH

	CAD			SHH
	Leve	**Moderada**	**Grave**	
Glicose (mg/dL)	> 250	> 250	> 250	> 600
pH arterial	7,25-7,30	7 - < 7,24	< 7	> 7,3
Bicarbonato (mEq/L)	15-18	10 - < 15	< 10	> 15
Cetonúria*	Positiva	Positiva	Positiva	Negativa ou leve
Cetonemia*	Positiva	Positiva	Positiva	Negativa ou leve
Osmolaridade (mOsm/kg)	Variável	Variável	Variável	> 320
Ânion *gap*	> 10	> 12	> 12	< 12
Alterações neurológicas	Alerta	Alerta/obnubilado	Estupor/coma	Estupor/coma

* Avaliação por meio do método de reação de nitroprussiato.
Fonte: Adaptado de Foster DW.[9]

por inanição a concentração de bicarbonato sérico raramente é menor que 18 mEq/L, caracterizando acidose metabólica leve. Outras situações de acidose metabólica com aumento de ânion *gap* fazem parte do conjunto de diagnósticos diferenciais da CAD e devem ser excluídas: acidose láctica e acidose secundária à ingestão de salicilato; metanol; etilenoglicol; e paraldeído. A insuficiência renal também é um diagnóstico diferencial, embora seja mais comumente uma acidose hiperclorêmica. Na história clínica, deve-se buscar antecedentes de intoxicações exógenas e de uso de metformina (acidose láctica). O salicilato pode ser dosado no sangue, assim como o nível de metanol. No caso de ingestão de etilenoglicol (anticongelante), encontra-se oxalacetato de cálcio e cristais de hipurato na urina. O paraldeído pode ser identificado pelo forte odor no hálito do paciente. As principais características dos quadros de acidose metabólica com aumento de ânion *gap* são apresentadas na Tabela 58.4.

TRATAMENTO

Os objetivos principais do tratamento da CAD e da SHH são:

1. Reposição volêmica e restauração da perfusão tecidual.
2. Correção da glicemia e da osmolaridade plasmática.
3. Correção da acidose metabólica e diminuição da cetogênese.
4. Correção das perdas de eletrólitos.
5. Diagnóstico e tratamento de fatores desencadeantes.

Os pacientes devem ser mantidos em unidades de cuidado intensivo ou de atendimento de urgência. Dependendo da gravidade do quadro, principalmente naqueles pacientes com insuficiência renal ou cardíaca ou em choque circulatório, deverá ser providenciado acesso venoso central, que permite

Tabela 58.4 Características dos principais diagnósticos diferenciais de acidose metabólica com aumento do Ânion *Gap*

	Inanição	CAD	Acidose Láctica	CAA	Uremia	Salicilato	Metanol Etilenoglicol	SHH
pH	Normal	Baixo	Baixo	Baixo/Alto	Pouco baixo	Baixo/Alto	Baixo	Normal
Glicose	Normal	Alta	Normal	Normal/ Baixa	Normal	Normal	Normal	Muito alta
Glicosúria	Negativa	Positiva	Negativa	Negativa	Negativa	Negativa	Negativa	Muito alta
Cetonúria	Pouco alto	Positiva	Negativa	Pouco alto	Negativa	Negativa	Negativa	Normal
AG*	Pouco alto	Alto	Alto	Alto	Pouco alto	Alto	Alto	Normal
Osmolaridade	Normal	Alta	Normal	Normal	Alta	Normal	Muito alta	Muito alta
Miscelânea	Falso-positivo para etilenoglicol	Lactato sérico aumentado		Ureia > 200 mg/dL	Salicilato sérico positivo	Níveis séricos positivos		

Fonte: Adaptado de Foster DW.[9]

infusão de maior quantidade de fluidos e monitorização da pressão venosa central. É necessário um controle estrito do volume infundido e das perdas (vômitos, diurese) para cálculo do balanço hídrico. A monitorização cardíaca e da pressão arterial também deve ser periódica, tanto para avaliação da reposição de volume, como, no caso da cardioscopia, para diagnóstico de arritmias ou alterações do traçado eletrocardiográfico relacionadas aos níveis de potássio. É válida a utilização de uma folha para registro em que constem os dados de infusão de fluidos, perdas, administração de insulina, soluções de eletrólitos, medidas da glicose capilar, medidas do pH, medidas de cetonas e glicose na urina.

REPOSIÇÃO DE FLUIDOS E ELETRÓLITOS

Pacientes com CAD e SHH estão invariavelmente desidratados e com depleção de sódio. O grau de desidratação depende do tempo de evolução da hiperglicemia, da função renal e da capacidade de ingerir água e alimentos. Um exame físico cuidadoso pode fornecer dados que indiquem a gravidade da perda de água: o aumento do pulso em posição ortostática, sem alteração da pressão arterial, indica perda de aproximadamente 10% do volume extracelular (2 litros); a queda da pressão arterial na posição ortostática (maior do que 15 a 10 mmHg) indica perda de 15% a 20% do volume (3 a 4 litros); e a hipotensão em posição supina indica perda de mais de 20% do volume extracelular (maior do que 4 litros). Vale ressaltar que a resposta cardiovascular à desidratação pode estar inibida nos pacientes com neuropatia autonômica.

A expansão do volume extracelular promove melhora nas funções cardíaca e renal, facilita a eliminação da glicose e dos corpos cetônicos (CAD) e reduz a concentração sérica dos hormônios contrarreguladores, melhorando a sensibilidade à insulina.

A solução de escolha é a salina fisiológica (solução de cloreto de sódio a 0,9%). Essa solução é hipotônica em relação à osmolaridade apresentada pelo paciente e tem a vantagem de promover rápida expansão da volemia, permanecendo no espaço intravascular sem causar queda abrupta da osmolaridade, o que levaria ao rápido deslocamento da água para o interior das células. Em adultos, indica-se a administração de um litro de solução fisiológica na primeira hora, seguida de infusão de 500 a 1.000 mL de solução de cloreto de sódio a 0,9% ou 0,45% nas próximas horas, dependendo da concentração de sódio sérico e do estado hemodinâmico do paciente. Alguns autores sugerem o uso de solução de cloreto de sódio a 0,45% para infusão após o primeiro litro de solução fisiológica naqueles pacientes com concentração sérica de sódio corrigido maior do que 150 mEq/L, ou com osmolaridade plasmática calculada maior do que 320 mOsm/kg. O uso da solução salina a 0,45% na SHH teria como justificativa o fato de que essa solução repõe gradualmente as perdas tanto intra como extracelulares, uma vez que sua tonicidade é semelhante ao fluido perdido na diurese osmótica. É importante ressaltar que a hiperglicemia e a hiperlipidemia podem causar pseudo-hiponatremia, devido ao deslocamento de água do intracelular para o intravascular, sendo recomendado o cálculo da concentração de sódio corrigido. Quando a glicemia atinge valores menores do que 250 mg/dL na CAD e 300 mg/dL na SHH, deve-se adicionar solução glicosada a 5% ou 10%. A administração de solução glicosada permite a manutenção da infusão de insulina necessária para correção da cetonemia (CAD) e evita queda rápida e intensa da osmolaridade plasmática, o que pode levar a edema cerebral, principalmente em crianças. A seguir, encontram-se relacionadas as principais fórmulas utilizadas no manejo da CAD e da SHH (Tabela 58.5).

ADMINISTRAÇÃO DE INSULINA

Nos anos 1970, um importante estudo comparando o então tratamento convencional da CAD com altas doses de insulina administradas por via endovenosa (EV) e subcutânea (SC), com um tratamento composto por baixas doses, administradas por via intramuscular (IM), aliado à vigorosa hidratação, demonstrou evolução semelhante nos dois grupos, mas redução significativa da incidência de eventos como hipoglicemia e hipopotassemia no grupo que recebeu baixas doses. Vários estudos

Tabela 58.5 Fórmulas para cálculos úteis no manejo das complicações

Cálculo do ânion *gap*	$AG = [Na^+] - [Cl^- + HCO_3^-]$
Cálculo da osmolaridade plasmática efetiva	$Osm. = 2 \times [Na^+] + glicose\ (mg/dL)/18$ Normal: 285 – 295 mOsm/kg
Sódio sérico corrigido	$[Na^+] + 1,6 \times \{glicose(mg/dL) - 100\}/100$

* A ureia se difunde livremente pelos espaços e não interfere efetivamente na osmolaridade.

Fonte: Adaptado de Foster DW.[9]

posteriores confirmaram esses resultados, tanto em adultos como em crianças, e esse esquema terapêutico passou a ser utilizado nos protocolos de atendimento. Com relação à via de administração da insulina, alguns estudos comparando esquemas por via EV, intramuscular (IM) e SC no tratamento da CAD demonstraram que a via EV resultou em queda mais acentuada na glicemia e na cetonemia, atingindo o objetivo estabelecido como ideal, que corresponde ao declínio de aproximadamente 10% da glicemia inicial após a primeira hora de tratamento. A utilização de metade da dose inicial por EV e metade por via IM ou subcutânea apresentou o mesmo resultado. A absorção de insulina administrada por via IM ou SC é semelhante, sendo a última menos dolorosa. Em situação de choque e diminuição da perfusão periférica, a via EV com infusão contínua da insulina é a recomendada. É importante ressaltar que a administração de insulina deve ocorrer após a coleta de amostras para dosagens de eletrólitos e início da reposição de fluidos com solução fisiológica.

O protocolo de tratamento proposto pela American Diabetes Association recomenda a administração de insulina regular na dose inicial de 0,15 U × kg^{-1} × h^{-1} por via EV, seguida por dose de manutenção de 0,1 U × kg^{-1} × h^{-1}, que poderá ser feita pelas vias EV, IM ou SC. Em crianças, a dose inicial deve ser de 0,1 U/kg, seguida por infusão contínua com ou sem o bólus inicial, com a recomendação de alguns grupos de não ultrapassar 3 U/hora. Quando a glicemia atinge valores entre 250 e 300 mg/dL, a dose de insulina deve ser diminuída para 0,05 a 0,1 U/kg. Nessa fase do tratamento, será adicionada solução de glicose a 5% ou, mais raramente, a 10%, com o objetivo de manter a glicemia entre 150 e 200 mg/dL na CAD e entre 250 e 300 mg/dL na SHH, até a recuperação do quadro. Para a CAD, considera-se que houve recuperação quando os seguintes parâmetros são atingidos: pH > 7,3, AG ≤ 12 e [HCO$_3$$^-$] > 18 mEq/L. Na SHH, o controle do quadro é considerado quando o paciente se apresenta alerta e com osmolaridade plasmática < 315 mOsm/kg. Durante a administração de insulina, deve-se monitorizar a glicemia a cada hora, esperando o declínio da glicose na velocidade de 50 a 70 mg/dL × h^{-1}. Se isso não ocorrer, deve-se reavaliar a reposição de fluidos e aumentar a dose de insulina, até que se obtenha a resposta desejada.

Mais recentemente, com o advento dos análogos de insulina de ação rápida, alguns estudos vêm sendo feitos com protocolos que utilizam esses medicamentos.

Um estudo comparou o esquema convencional com infusão contínua de insulina em pacientes admitidos em unidade de terapia intensiva (UTI), com a administração de insulina lispro por via subcutânea (dose inicial de 0,3 U/kg seguida de 0,1 U × kg^{-1} × h^{-1} até se chegar a glicemia menor que 250 mg/dL e 0,05 a 0,1 U × kg^{-1} × h^{-1} até resolução da CAD) em pacientes atendidos fora de UTI. Os autores não encontraram diferenças significativas entre os dois grupos avaliando os seguintes parâmetros: duração do tratamento até correção da hiperglicemia e resolução da CAD, tempo de internação e episódios de hipoglicemia. Os autores sugerem que haveria diminuição total dos custos de internação com a vantagem de o paciente poder ser tratado fora da UTI. Um estudo semelhante comparou o esquema-padrão de baixas doses de insulina por via EV com administração de insulina *aspart* na dose inicial de 0,3 U/kg, seguida de 0,1 U/kg × h^{-1} ou 0,2 U/kg × h^{-2} por via SC, e os resultados encontrados em relação à duração do tratamento até correção da hiperglicemia e normalização da cetoacidose, tempo de internação e episódios de hipoglicemia não diferiram entre os grupos.

ADMINISTRAÇÃO DE POTÁSSIO

Como dito anteriormente, as perdas de potássio são muito significativas e sua correção é fundamental no tratamento das complicações. O aumento da glicemia e da osmolaridade promovem o deslocamento do potássio do espaço intracelular para o intravascular, resultando em dosagem plasmática normal ou elevada. A falta de insulina e a acidose potencializam esse comportamento, assim como a quebra de proteínas intracelulares. A diurese osmótica causa intensa eliminação do potássio na solução excretada de água e sódio, e também na eliminação dos cetoânions na forma de sais de potássio. O hipoaldosteronismo secundário também é um fator agravante dessa perda. Assim, estima-se que a depleção de potássio atinja valores entre 500 e 700 mEq. Durante a hidratação e a administração de insulina, ocorre diminuição do nível plasmático do potássio devido ao deslocamento do íon para o interior das células. Portanto, para evitar hipopotassemia, recomenda-se que a reposição de potássio seja iniciada quando os níveis estiverem abaixo de 5,5 mEq/L.

A administração de potássio pode ser feita por meio de solução de cloreto de potássio, ou pode ser usada parte da quantidade necessária (um terço) na forma de fosfato de potássio, tanto para evitar hipofosfatemia grave como sobrecarga de íons cloreto. Em casos raros, o paciente pode apresentar diagnóstico de hipocalemia com concentração do íon menor que 3,3 mEq/L, exigindo reposição imediata. Nesses casos, recomenda-se que se aguarde a correção de sua concentração para valores acima de 3,3 mEq/L para iniciar a administração de insulina. A velocidade de infusão de solução de potássio para manter níveis entre 4 e 5 mEq/L é de 20 a 30 mEq/h, não excedendo 40 mEq na primeira hora.

Bicarbonato

A administração de bicarbonato para a correção da acidose na CAD merece algumas considerações. A administração de insulina inibe a continuidade da lipólise e a formação dos cetoânions, além de promover seu metabolismo. Esse processo metabólico consome prótons, provocando a regeneração do bicarbonato e a correção parcial da acidose metabólica. Além disso, a hidratação efetiva melhora a perfusão tecidual e diminui a acidose láctica. Sendo assim, a administração de bicarbonato exógeno poderia ser considerada desnecessária. Por outro lado, em situações de acidose grave, ocorre acidose intracelular, podendo levar à disfunção de órgãos como coração, fígado e cérebro, e aumento de morbidade e mortalidade. Os efeitos adversos do uso de bicarbonato incluem acentuação da hipopotassemia, piora da acidose intracelular por maior produção de dióxido de carbono (CO_2), retardo no metabolismo dos cetoânions e desenvolvimento de acidose do sistema nervoso central (SNC) paradoxal. Portanto, a indicação da utilização do bicarbonato depende do grau de acidose e das condições clínicas do paciente. Vários estudos que avaliaram o uso do bicarbonato em pacientes com CAD que apresentaram pH inicial entre 6,9 e 7,1 não observaram diferença significativa em relação à morbidade e à mortalidade nos grupos em que o álcali foi usado. No entanto, a ausência de número suficiente de estudos randomizados em quadros de CAD mais grave, com pH entre 6,9 e 7, sugere que o uso do bicarbonato seja indicado nesses casos, assim como em situações de extrema hiperpotassemia acompanhada de arritmias. Em crianças, o uso do álcali é ainda mais controverso. Um estudo feito com crianças em CAD com pH < 7,15 (duas com pH < 6,9), no uso ou não de bicarbonato mostrou que não houve diferença na evolução e na correção da acidose.

Portanto, recomenda-se o uso de solução de bicarbonato de sódio na dose de 50 mEq, se o pH estiver entre 6,9 e 7, e 100 mEq, se o pH for < 6,9, ou 1 mEq/kg, administrados durante 1 a 2 horas. Em crianças, cada caso deve ser avaliado em função do quadro clínico.

REPOSIÇÃO DE FOSFATO

De forma semelhante ao potássio, o fosfato é deslocado do interior das células para o espaço intravascular em função da hiperglicemia. Assim, ao diagnóstico de CAD e SHH, os níveis séricos de fosfato podem apresentar-se normais ou elevados. Do mesmo modo, com a administração de insulina, ocorre o fluxo em sentido inverso e a hipofosfatemia se instala. São poucas as manifestações clínicas de queda da concentração sérica de fosfato, exceto quando em níveis acentuadamente baixos, menores do que 1 mg/dL. Nesse caso, pode manifestar-se com fraqueza muscular intensa, inclusive da musculatura respiratória, diminuição do débito cardíaco e anemia hemolítica. Pode contribuir também para a diminuição de 2,3-difosfoglicerato, desviando a curva de dissociação da hemoglobina para a esquerda e prejudicando a oferta de oxigênio para os tecidos. Estudos com pacientes apresentando CAD não mostraram benefício com a reposição rotineira de fosfato. Assim, recomenda-se a administração de soluções de fosfato quando a fosfatemia estiver menor que 1 mg/dL ou para pacientes apresentando hipóxia, comprometimento cardiorrespiratório ou anemia. Ainda que em pacientes com SHH não haja estudos comparativos em relação ao uso de fosfato, sabe-se que neles, devido à evolução insidiosa, os níveis podem ser ainda mais baixos do que na CAD e deverão ser observados. O fosfato poderá ser administrado na dose de 20 a 30 mEq, como parte da reposição de potássio (fosfato de potássio). É importante ressaltar que o excesso de fosfato pode causar hipocalcemia e, portanto, os níveis de cálcio deverão ser monitorizados. Esquemas para o tratamento da CAD e da SHH são apresentados nas Figuras 58.3 e 58.4, respectivamente.

Conduta após controle da crise hiperglicêmica

Após o controle dos quadros agudos de CAD e SHH, de acordo com os critérios anteriormente descritos, a continuidade do tratamento é fundamental para se evitar a recorrência da complicação. Deve-se considerar que a administração endovenosa de insulina apresenta meia-vida plasmática curta e o uso de baixas doses resulta em uma concentração plasmática aproximada de 60 a 100 mcU/mL. Sendo assim, a interrupção súbita da administração parenteral do hormônio leva à diminuição rápida de seu nível sérico, podendo aumentar a glicemia, piorar a desidratação e acentuar a lipólise. Assim, nos casos em que

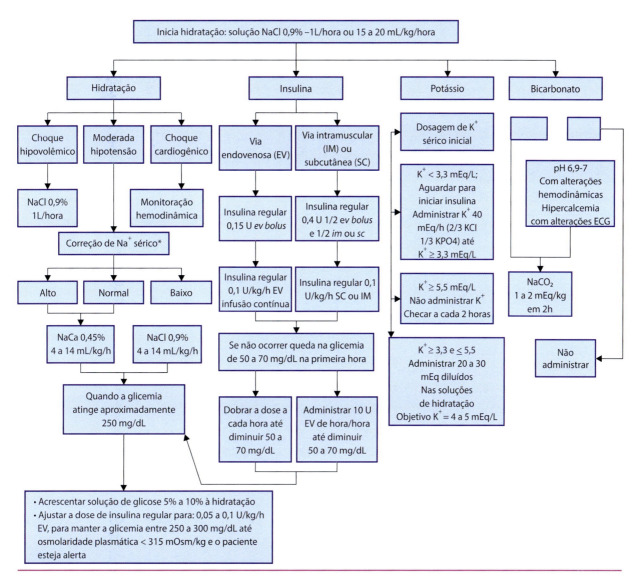

Figura 58.3 Tratamento da CAD.

a administração for feita por via EV, recomenda-se que, após o controle da cetoacidose, a insulina seja administrada por via SC, mas com um período de transição em que a dose infundida seja diminuída e seja feita a aplicação subcutânea, aguardando-se de 90 a 120 minutos para a interrupção da infusão, quando a dose subcutânea já terá atingido nível sérico suficiente. Nessa fase do tratamento, a monitorização da glicose capilar deve ser mais frequente, com o objetivo de diagnosticar hipoglicemia.

Nos casos em o esquema utilizado no tratamento seja o intramuscular, ou subcutâneo, poderá ser feita a transição para a via subcutânea em intervalos de 4 horas. Quando o paciente estiver alimentando-se, poderá ser iniciado esquema associado de insulinas de ação lenta e rápida em múltiplas doses diárias. No DM recentemente diagnosticado, poderá ser iniciado na dose de 0,6 U x kg^{-1} x dia^{-1}. Naqueles pacientes com diagnóstico estabelecido antes da complicação, a dose anteriormente usada poderá ser reiniciada. A seguir, relacionamos os principais exames para controle do tratamento (Tabela 58.6).

COMPLICAÇÕES DO TRATAMENTO

A hipoglicemia e a hipopotassemia podem ocorrer como complicação do tratamento da CAD e da SHH, mas a incidência de ambas diminuiu significativamente após a mudança do tratamento com altas doses de insulina para o de baixas doses, ocorrida nos anos 1970. A utilização rotineira de solução de glicose, assim como de potássio, aliadas ao controle frequente de seus níveis séricos, também contribuíram para a redução dos episódios dessas complicações. Ainda assim, ambas permanecem como uma possibilidade no decorrer do tratamento e devem ser cuidadosamente evitadas com as medidas já descritas.

Edema cerebral (EC) ocorre em 1% dos casos de CAD em crianças, raramente acometendo indivíduos acima de 20 anos e apresenta uma taxa de mortalidade de 40 a 90%, sendo responsável por 50 a 60% dos óbitos relacionados a CAD nessa faixa etária. Os mecanismos fisiopatológicos de formação

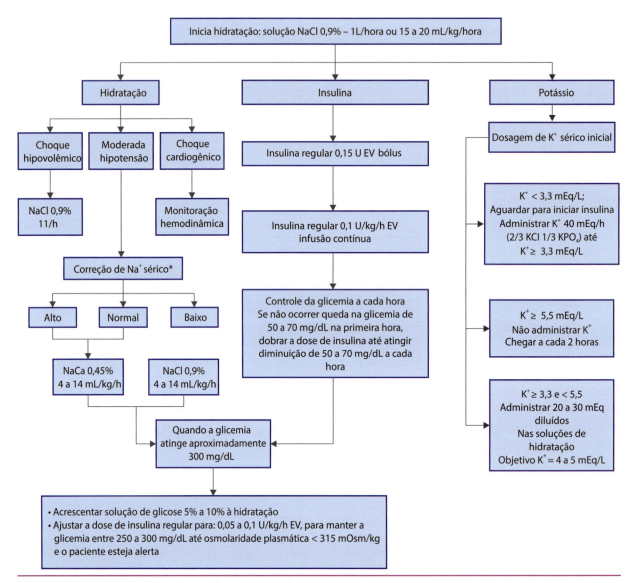

Figura 58.4 Tratamento da SHH. Fonte: Adaptado de ADA[1]

Tabela 58.6 Periodicidade de exames para monitorização do tratamento do CAD e SHH, após as dosagens iniciais

Exames	Periodicidade
Glicose capilar	1/1 hora e a cada 2 a 4 hora após estabilização e mudança do esquema insulínico
Eletrólitos: [Na+] e [K+]	2 a 4 h e após administração de solução de potássio
Cetonúria	1 a 2 horas*
Gasometria arterial pH e [HCO3]	4/4 horas e após administração de solução de bicarbonato de sódio, até correção da acidose: pH > 7,3 e [HCO3-] > 15
Fosfato	Repetir após a reposição endovenosa quando esta for necessária

*A reação de nitroprussiato não identifica o β-OH-butirato, apenas o acetoacetato e a acetona, portanto a medida da cetonúria tem utilidade relativa e o controle da CAD é mais bem avaliado pela monitorização do pH e [HCO3-].

Fonte: Adaptado de ADA[1]

do EC ainda não são bem compreendidos. Classicamente, o EC tem sido considerado uma iatrogenia, sendo atribuído especialmente à hidratação vigorosa com soluções hipotônicas e à administração de bicarbonato. No entanto, estudos têm demonstrado a presença de EC sintomático mesmo antes de iniciada a terapia e, apesar de os protocolos com hidratação cautelosa e controle dos supostos fatores causais serem largamente utilizados em nossos dias, sua incidência não tem diminuído nos últimos 20 anos. Essas observações sugerem que essas variáveis relacionadas à terapia possam contribuir e exacerbar o processo, mas não constituem um fator causal isolado. A concentração dos diagnósticos de EC em menores de 20 anos relaciona a idade como fator crítico na sua patogênese. O cérebro de crianças apresenta maior necessidade de oxigênio e glicose se comparado ao de adultos. Na CAD, o cérebro tem menor capacidade de extração do oxigênio, sendo mais suscetível à hipóxia. Há também maior risco de EC na presença de níveis mais elevados de ureia e pressões parciais de dióxido de carbono (CO_2) mais baixas por ocasião do diagnóstico. Outro fator de risco é a elevação da concentração de sódio plasmático durante o tratamento. O intervalo de tempo desde o início da terapia até o aparecimento dos sintomas de EC varia de 2,5 a 30 horas e, na ausência de tratamento imediato, a evolução será para óbito ou danos neurológicos permanentes. Portanto, faz-se necessário o diagnóstico precoce e o tratamento imediato da complicação. Para tanto, em recente estudo, Muir e cols. propuseram critérios para diagnóstico precoce de EC, à beira do leito, utilizando-se de sinais que foram classificados como sinais diagnósticos, sinais maiores e menores (Tabela 58.7), baseados em sua frequência quando comparados a crianças que não apresentaram a complicação. As melhores sensibilidade (92%) e especificidade (96%) para o diagnóstico precoce de EC foram encontradas na presença de um sinal diagnóstico, dois sinais maiores ou um sinal maior e dois menores. O tratamento do edema cerebral deverá ser feito com solução hipertônica de manitol, restrição de líquidos e ventilação mecânica quando necessário. O regime de ventilação mecânica sob hiperventilação tem papel discutível.

Outra complicação rara, mas com alto índice de mortalidade, é a síndrome de angústia respiratória do adulto (SARA). Durante a hidratação com soluções cristaloides, pode ocorrer diminuição na pressão oncótica, que inicialmente se encontrava elevada, a níveis abaixo do normal. Associado a isso, podem ocorrer o decréscimo progressivo da pressão parcial arteriolar de oxigênio (PaO_2) e o aumento no gradiente de oxigênio entre o alvéolo e a arteríola (AaO_2), podendo evoluir para SARA.

Acidose metabólica hiperclorêmica com ânion *gap* normal ocorre em aproximadamente 10% dos casos de CAD ao diagnóstico e em grande número de casos após o controle da cetonemia. Esse tipo de acidose não apresenta sintomas clínicos e é gradualmente corrigido por meio da excreção urinária de ácidos em 24 a 48 horas. A intensidade da hipercloremia pode ser exacerbada pela administração de soluções de cloreto, uma vez que na solução de cloreto de sódio a 0,9%, a concentração de íons cloro é de 154 mEq/L, enquanto a concentração normal de cloreto no plasma é de 100 mEq/L. Outros fatores que favorecem o aparecimento desse tipo de acidose são a perda de bicarbonato devido à eliminação de cetoânions, diminuição da concentração do bicarbonato no túbulo proximal resultando em maior absorção de cloro e menor disponibilidade do bicarbonato em outros compartimentos do corpo, com consequente menor capacidade de tamponamento do excesso de ácidos. Sua evolução é autolimitada.

Tabela 58.7 Critérios para diagnóstico clínico precoce de edema cerebral baseado em Muir e cols.

Critérios Diagnósticos	Resposta verbal e motora alterada em resposta a estímulo doloroso Postura de descerebração ou decorticação Paralisia de pares cranianos Alterações respiratórias relacionadas a danos neurológicos: taquipneia, respiração de Cheyne-Stokes e apneia
Critérios maiores	Flutuação no nível de consciência Desaceleração sustentada da frequência cardíaca não relacionada a alterações hemodinâmicas ou ao sono Incontinência urinária não depende da idade
Critérios menores	Vômito, letargia, pressão arterial diastólica menor do que 90 mmHg, desde que esses sintomas tenham surgido após o início da terapia

Fonte: Adaptado de ADA[1]

CETOACIDOSE DIABÉTICA NORMOGLICÊMICA INDUZIDA POR ISGLT2

De especial interesse é o advento de episódios de CAD em pacientes em uso da nova classe de medicamentos para tratamento do DM2, os inibidores da proteína cotransportadora de sódio/glicose 2 (SGLT2), ou também chamadas gliflozinas. Essas medicações diminuem a glicemia inibindo a reabsorção de glicose no túbulo proximal e causando glicosúria. Também apresentam outros efeitos adicionais como diminuição de peso, diminuição das concentrações de ácido úrico e da pressão arterial. No entanto, entre as reações adversas da classe, tem sido observados, ainda que raramente, episódios de CAD com glicemia normal ou discretamente aumentada, chamada cetoacidose euglicêmica ou normoglicêmica.

Sabe-se que no DM2 ocorre aumento do glucagon e da produção endógena de glicose no período pós-prandial, o que contribui para a hiperglicemia. Os inibidores de SGLT2 também apresentam esse efeito, mas com o uso da medicação, a hiperglicemia não ocorre devido à glicosúria. Foi demonstrada a expressão de SGLT1 e SGLT2, assim como dos genes que codificam essas duas proteínas (*SLC5A1* e *SLC5A2*) nas células α produtoras de glucagon e β, produtoras de insulina. O transporte ativo de glicose pela SGLT2 para o interior dessas células estimula a secreção de insulina e bloqueia a de glucagon. Por outro lado, a inibição da SGLT2 aumenta a secreção de glucagon pela célula α e reduz a secreção de insulina pela célula β. Esse mecanismo pode explicar o aumento da concentração de glucagon observado em pacientes com DM2 em uso de inibidores de SGLT2 e o advento da CAD (Figura 58.5).

Os dados mais recentes sugerem que o risco de cetoacidose normoglicêmica em pacientes com DM2 em uso de iSGLT2 é muito baixo - < 0,1%. Esse risco é maior em pacientes com longa duração da doença (com falência de células β), após jejum prolongado, cirurgias, presença de doença intercorrente, diminuição da ingestão de água, aumento da atividade física e em uso *off label* em DM1, LADA

e diabete secundário à pancreatite. Também é importante, favorecendo o surgimento da cetoacidose normoglicêmica, a redução da dose de insulina ou interrupção do uso, o que favorece lipólise e, portanto, cetogênese.

O quadro clínico será de mal-estar e fraqueza, podendo estar associado a náusea, com ou sem vômitos e dispneia. Nessas situações, a primeira coisa que o paciente faz é medir a glicose capilar que estará normal ou pouco elevada em função da glicosúria acentuada induzida pela medicação, podendo reduzir ainda mais a ingestão alimentar e ou a dose de insulina, favorecendo ainda mais a cetogênese. O quadro se completa com a depleção de volume por glicosúria e também por vômitos. O diagnóstico de cetoacidose não é feito em tempo em função da ausência de hiperglicemia. Em geral, nessas circunstâncias, a concentração plasmática de glicose encontra-se menor do que 200 mg/dL. Assim, os indivíduos em uso de iSGLT2 devem ser orientados a monitorarem a cetonúria quando da presença de sintomas que possam estar relacionados à CAD. Detectado a cetonúria, deve-se prevenir a cetoacidose com ingestão vigorosa de líquidos e consumo de carboidratos, mantendo-se a dose de insulina, além da suspensão do iSGLT2. O tratamento da CAD, nesses casos, deverá seguir as recomendações habituais, mantendo-se o aporte de carboidratos adequado, seja por via EV, seja por ingestão, quando possível. Rosenstock e Ferrannini 2015 indicam que essa cetoacidose é previsível, detectável e passível de prevenção.

HIPOGLICEMIA

Ainda que vários estudos demonstrem que o controle glicêmico estrito é capaz de prevenir o advento das complicações crônicas microvasculares e, em alguma extensão, também as macrovasculares, para que esse objetivo seja alcançado, as oscilações da glicemia devem ocorrer o mais próximo possível dos valores normais, aumentando a frequência e a gravidade de episódios hipoglicêmicos, principalmente nos diabéticos tipo 1. A hipoglicemia iatrogênica é associada à alta morbidade física e psicossocial, algumas vezes levando a sequelas persistentes ou morte e constitui o principal fator limitante para o controle rigoroso da glicemia.

Indivíduos com DM tipo 1 apresentam numerosos episódios assintomáticos de hipoglicemia, com níveis abaixo de 50 a 60 mg/dL em 10% do tempo. Apresentam, em média, dois episódios sintomáticos por semana e pelo menos um episódio grave, temporariamente incapacitante, por ano. Estima-se que

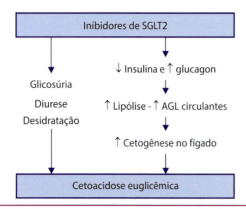

Figura 58.5 Mecanismo de cetoacidose normoglicêmica induzida por iSGLT2. Fonte: Adaptado de Rosenstock J.[22]

2 a 4% dos óbitos de diabéticos tipo 1 sejam causados por hipoglicemia.

Em diabéticos tipo 2, mesmo naqueles em tratamento intensivo com insulina, a frequência de episódios hipoglicêmicos é significativamente menor do que no tipo 1. Pacientes sob tratamento com antidiabéticos orais apresentam frequência ainda mais baixa. No *UK Prospective Diabetes Study* (UKPDS), 2,4% dos pacientes em uso de metformina, 3,3% em uso de sulfanilureias e 11,2% em uso de insulina reportaram um episódio de hipoglicemia grave durante 6 anos de seguimento. Em contraste, no *Diabetes Control and Complications Trial* (DCCT), 65% dos pacientes submetidos a tratamento intensivo com insulina sofreram pelo menos um episódio de hipoglicemia grave durante 6,5 anos de seguimento.

DIAGNÓSTICO

A definição de hipoglicemia e, portanto, seu diagnóstico apresenta dificuldade, uma vez que não é possível afirmar, em indivíduos diabéticos, qual o exato limiar de concentração de glicose a partir do qual os sintomas de hipoglicemia estarão sempre presentes, e qual aquele que não os apresentará nunca. Vários fatores, como se verá a seguir, podem alterar o limiar de concentração glicêmica que desencadeia o quadro clínico característico. Além disso, o quadro clínico de um dado paciente pode ser único, dificultando o reconhecimento por outras pessoas. Sendo assim, se for possível a comprovação por meio de mensuração da glicose, esta é recomendada. No caso de impossibilidade, é mais prudente que, uma vez com sintomas sugestivos, o paciente proceda ao tratamento. A tríade de Whipple define hipoglicemia como sendo baixa concentração de glicose no sangue, presença de sintomas compatíveis com hipoglicemia e desaparecimento desses sintomas com a normalização da glicose. A utilização da tríade de Whipple para o diagnóstico é bastante útil.

MECANISMO FISIOLÓGICO DE CONTRARREGULAÇÃO

O cérebro é totalmente dependente da oferta de glicose da corrente sanguínea, uma vez que é incapaz de sintetizá-la e armazena apenas uma pequena quantidade do açúcar na forma de glicogênio. Em condições normais, o cérebro extrai da corrente sanguínea três vezes mais glicose por meio da barreira hematoencefálica do que o necessário, mas quando ocorre diminuição da disponibilidade de glicose, ele pode converter seu metabolismo para oxidação de

lactato. Quando a oferta de glicose para o SNC diminui, a reação contrarreguladora é desencadeada e ocorrem os sintomas neuroglicopênicos.

A queda da glicemia desencadeia uma série de respostas que têm como objetivo restaurar a concentração de glicose a nível adequado para o metabolismo cerebral.

A primeira dessas respostas consiste na redução da secreção endógena de insulina, uma vez que uma de suas mais importantes funções é a inibição da glicogenólise e da gliconeogênese. Os limites normais de glicemia no período pós-absortivo vão de aproximadamente 72 a 108 mg/dL e a média da concentração de glicose venosa arterializada para o declínio da secreção de insulina no leito portal é de 81 mg/dL.

A segunda resposta ocorre assim que a glicose plasmática cai abaixo dos limites normais, entre 65 e 70 mg/dL, desencadeando a resposta hormonal, com a liberação de glucagon, epinefrina, cortisol e hormônio do crescimento.

Os sintomas neuroglicopênicos e neurogênicos manifestam-se quando os níveis de glicose caem abaixo de 50 a 55 mg/dL.

À medida que a concentração de glicose cai, essa redução é detectada por neurônios responsivos à glicose presentes no hipotálamo e em outras regiões do cérebro que desencadeiam a resposta autonômica (simpatoadrenal e parassimpática) a partir do SNC. Também ocorre ativação do eixo hipotálamo--hipofisário e estímulo da adeno-hipófise para liberação de hormônio do crescimento (GH) e de hormônio adrenocorticotrófico (ACTH) e, consequentemente, do cortisol. Finalmente, a ativação autonômica induz à diminuição da secreção de insulina pelas células β-pancreáticas e aumento da secreção de glucagon pelas células α-pancreáticas. O glucagon será responsável pelo estímulo às glicogenólise e gliconeogênese hepáticas. A adrenalina será responsável pela gênese dos sintomas característicos da hipoglicemia: tremores; taquicardia e ansiedade; além de promover glicogenólise gliconeogênese; e menor utilização de glicose pelo tecido muscular, aumentando sua disponibilidade para o SNC. Também é responsável pela mobilização dos substratos para a gliconeogênese: aminoácidos; glicerol; além de ácidos graxos para a cetogênese. O glucagon e a adrenalina agem em minutos, enquanto o cortisol e o GH são responsáveis pela menor utilização de glicose por tecidos periféricos e pela maior disponibilidade de substratos da gliconeogênese em períodos mais longos de hipoglicemia. Essas alterações resultam em maior produção de glicose e menor utilização do substrato por outros tecidos que não o cérebro, aumento da lipólise e da proteólise, além de causar sudorese e vasoconstrição cutânea, com aumento da frequência cardíaca e da pressão arterial sistólica.

Em indivíduos normais, o glucagon é o principal responsável pela manutenção da normoglicemia, mas no DM tipos 1 e 2, a secreção de glucagon em resposta à hipoglicemia está prejudicada e a adrenalina passa a ser o principal fator contrarregulador. O fígado também apresenta um mecanismo de autorregulação da produção de glicose independente da ação hormonal, mas que surge em níveis criticamente baixos de glicemia.

PATOGÊNESE DA HIPOGLICEMIA EM DIABÉTICOS

A capacidade de identificar a hipoglicemia e desencadear a resposta contrarreguladora é fator fundamental de recuperação, mas pacientes diabéticos, especialmente aqueles submetidos à terapia intensiva, apresentam atraso ou recuperação inadequada da glicose como resultado de retardo na identificação das quedas de glicose plasmática (alteração do limiar) ou de resposta contrarreguladora inadequada e insuficiente. Os limites descritos são constantes para indivíduos normais, mas sofrem desvios em pacientes diabéticos. Em indivíduos que apresentam episódios recorrentes de hipoglicemia, como naqueles pacientes diabéticos em controle glicêmico estrito, ocorre mudança no limiar de concentração de glicose, a partir do qual a sintomatologia característica se manifesta, e apresentarão quadro clínico específico com níveis cada vez mais baixos de glicemia. Da mesma forma, naqueles em que os níveis de glicose são cronicamente elevados, as manifestações de hipoglicemia ocorrem em concentrações relativamente altas de glicose plasmática, acima de 75 mg/dL.

Ainda que os exatos mecanismos responsáveis por essas alterações permaneçam não esclarecidos, vários estudos com modelos animais sugerem que haja aumento na extração de glicose pelo cérebro em condições de hipoglicemia recorrente, tendo sido associado ao aumento no conteúdo de RNA mensageiro de GLUT 1 nas células endoteliais. Em concentrações de glicose que sejam classicamente associadas ao aparecimento de sintomatologia de hipoglicemia, pacientes com hipoglicemia recorrente manteriam o balanço energético cerebral, não havendo o sinal para a liberação de adrenalina pela medula adrenal, e a ausência desse hormônio resultaria na falta dos sintomas mais comumente presentes (taquicardia, tremores, ansiedade), mascarando o episódio que não seria identificado pelo paciente. Esse mecanismo adaptativo do metabolismo cerebral impede que o paciente tome medidas para correção da glicemia antes que essa atinja níveis criticamente baixos e que provoque a incapacidade, perda de consciência ou outros sintomas neurológicos graves. Essa condição oferece risco para atividades que exigem plena atenção e integridade de reflexos, como dirigir automóveis, pilotar aeronaves, operar maquinário pesado etc. Nesses casos, é importante a participação de pessoas próximas ao paciente que sejam capazes de identificar a hipoglicemia por meio de pequenas alterações de comportamento.

No DM tipo 1, a primeira etapa na resposta à hipoglicemia não ocorre, uma vez que a concentração sistêmica da insulina depende exclusivamente da dose que foi administrada, não ocorrendo a regulação de sua secreção. Já em diabéticos tipo 2, ocorre a menor secreção do hormônio, o que pode ser uma das explicações para a menor gravidade da hipoglicemia desses pacientes se comparados aos anteriores.

Também em indivíduos com diabete tipo 1, a secreção de glucagon em resposta à hipoglicemia é diminuída, ainda que permaneça praticamente normal em resposta a outros estímulos. A causa dessa alteração não é totalmente conhecida, mas acredita-se estar relacionada a menor regulação parácrina pelas células β, já que a massa de células α-pancreáticas permanece intacta. Esse defeito é dependente do tempo de evolução da doença.

A terceira etapa, que consiste na liberação de adrenalina, também é tipicamente atenuada nesses pacientes, e está associada a episódios repetidos de hipoglicemia, principalmente naqueles com neuropatia autonômica. Outro fator que influi na resposta adrenérgica é a mudança de limiar de glicemia capaz de induzir resposta adrenérgica. Assim, as três etapas da reposta à hipoglicemia estão prejudicadas em indivíduos diabéticos tipo 1.

A associação de deficiência na resposta do glucagon e da epinefrina tem sido relacionada ao aumento de mais de 25 vezes no risco de hipoglicemia grave em comparação à deficiência apenas do glucagon. Esse quadro caracteriza a síndrome de contrarregulação da glicose defeituosa. A ausência de resposta adrenérgica leva à hipoglicemia não percebida pelo paciente e os dois quadros caracterizam a hipoglicemia associada à falência autonômica. Esse conceito ganha importância clínica, uma vez que tem sido observado que um antecedente recente de hipoglicemia grave leva às seguintes alterações: mudança no limiar de início de resposta autonômica; diminuição da defesa contra hiperinsulinemia; e redução da detecção da hipoglicemia. Por outro lado, vários estudos demonstraram que um rigoroso controle durante 2 a 3 semanas, no sentido de reduzir os episódios hipoglicêmicos iatrogênicos, recuperou a capacidade de identificar a hipoglicemia, assim como a secreção da epinefrina em resposta à queda da glicose.

Como visto anteriormente, a frequência de hipoglicemia é menor em indivíduos com diabete tipo 2. No entanto, à medida que a doença avança, o desenvolvimento da deficiência insulínica, associado à presença de neuropatia autonômica, aumenta progressivamente o número de episódios hipoglicêmicos iatrogênicos, assim como a sua gravidade, tornando-os semelhantes aos dos diabéticos tipo 1.

São fatores de risco para a hipoglicemia iatrogênica relacionados à insulina:

- excesso de insulina, secretagogos ou sensibilizadores de insulina;
- diminuição da oferta de glicose (falta de refeições ou durante o jejum da noite);
- menor produção endógena de glicose, por exemplo, após ingestão de álcool;
- maior utilização da glicose, por exemplo, durante exercício físico;
- maior sensibilidade à insulina, como ocorre horas após exercício físico, uso de sensibilizadores de insulina, após perda de peso, melhora do controle e no meio da noite;
- menor depuração da insulina na insuficiência renal.

Em indivíduos diabéticos do tipo 2 avançado, a deficiência insulínica *per se* constitui um fator de risco, uma vez que indica que a insulina não pode ser regulada e a resposta de secreção do glucagon também está diminuída.

QUADRO CLÍNICO

A hipoglicemia pode ser classificada de acordo com sua gravidade em leve, moderada e grave. Será leve quando os sintomas neurogênicos predominam e ocorre melhora dos sintomas de 10 a 15 minutos após a ingestão de 15 g de glicose. É considerada moderada quando os sintomas neuroglicopênicos também estão presentes e pode ser necessária a assistência de outra pessoa. Nesses casos, poderá ser necessário repetir a dose de glicose. Nos episódios graves, os sintomas neuroglicopênicos serão mais graves, com alterações da consciência, convulsões e coma, e será necessária assistência de equipe de saúde e administração de glicose endovenosa ou glucagon.

Na medida em que ocorre queda na concentração plasmática da glicose, manifesta-se o quadro clínico que é decorrente da resposta do sistema nervoso autônomo e do baixo metabolismo dos neurônios. Desse modo, os sintomas de hipoglicemia são divididos em duas classes, de acordo com sua patogênese: sintomas neuroglicopênicos e sintomas neurogênicos ou autonômicos. Na gênese das manifestações neurogênicas, todos os três componentes do sistema nervoso autônomo são ativados pela hipoglicemia (medula adrenal, sistema nervoso simpático e parassimpático). Os sintomas autonômicos são resultado da ativação da medula adrenal e mediados pela noradrenalina liberada pelos neurônios pós-ganglionares simpáticos adrenérgicos, pela medula adrenal ou por ambos, e pela epinefrina liberada pela medula adrenal, bem como pela acetilcolina liberada pelos neurônios pós-ganglionares simpáticos colinérgicos. Os sintomas adrenérgicos incluem palpitação, tremor e ansiedade e excitação, enquanto os de manifestação colinérgica são sudorese, parestesias e sensação de fome.

As manifestações do baixo metabolismo do SNC consistem em confusão mental, fraqueza, dificuldade de concentração, alterações do comportamento, alterações da consciência, alterações visuais, convulsões e, dependendo da duração e da intensidade da hipoglicemia, morte.

Os sinais mais comuns são aqueles decorrentes da ativação autonômica: palidez cutânea; diaforese; taquicardia; e aumento da pressão arterial sistólica, enquanto as manifestações de acometimento do SNC são muito variadas. Raramente podem ocorrer sinais de localização neurológica e lesões de caráter permanente. A magnitude dos sintomas relaciona-se ao nível mais baixo de glicose atingido, e não ao tempo de instalação da hipoglicemia, sendo os sintomas neurogênicos menos intensos quando esta se instala lentamente.

Apesar da recuperação aparentemente completa após o tratamento de cada episódio grave, podem ocorrer danos neurológicos permanentes, assim como maior morbidade psicossocial nos pacientes com hipoglicemias frequentes. Portanto, a hipoglicemia *per se*, assim como o temor de que possa ocorrer, são barreiras importantes na obtenção do controle glicêmico rigoroso.

TRATAMENTO

O primeiro aspecto do tratamento é a prevenção. O tema hipoglicemia deve ser abordado com o paciente a cada visita, obtendo-se dados sobre frequência, sintomatologia, relação temporal com refeições e com administração de medicação, relação com exercícios físicos, uso de álcool e outras drogas, e os níveis de glicose capilar atingidos durante os eventos hipoglicêmicos. Também deve ser perguntado a pessoas relacionadas (pais, filhos, cônjuges) se algum episódio ocorreu sem o conhecimento do paciente.

O tratamento disponível para pacientes diabéticos tipo 1 inclui apresentações de insulina imperfeitas que não mimetizam completamente a normalidade. Mesmo os análogos de ação ultrarrápida apresentam ação durante algumas horas, enquanto em indivíduos normais a secreção de insulina após a ingestão de alimentos dura minutos. Por outro lado, as apresentações com duração mais longa podem levar a períodos de hiperinsulinemia. Também para os pacientes com diabete tipo 2, as sulfonilureias podem causar períodos de hiperinsulinemia.

Inicialmente, a escolha do esquema insulínico deve incluir aquele em que a dose total de insulina inclua doses maiores de insulina de ação rápida antes das refeições, associadas a menores doses de insulina de maior duração, de forma que não haja níveis elevados e suprafisiológicos do hormônio nos intervalos entre as refeições. O risco de hipoglicemia é bastante aumentado durante a noite, e a quantidade necessária para que o paciente apresente glicemias normais ao despertar pode frequentemente levar a níveis mais baixos nas primeiras horas de sono. Nesses casos, é necessária a prescrição de lanches ao deitar, compostos de alimentos com carboidratos, proteínas, gordura e fibras. Naqueles pacientes em uso de regime de insulina basal/bólus, dependendo do horário em que a hipoglicemia ocorre, podem ser feitas adequações no regime. Assim, hipoglicemia em jejum, pela manhã, indica que a dose de insulina de ação intermediária ou longa deve ser ajustada; eventos durante o dia indicam adequação das doses de insulina de ação rápida ou ultrarrápida. Da mesma forma, a substituição de insulina de ação intermediária (NPH) ou lenta por análogo de ação basal e de ação rápida (regular) por análogo de ação ultrarrápida, pode reduzir a frequência de eventos noturnos.

Em diabéticos tipo 2 em monoterapia com metformina, sensibilizadores de insulina ou inibidores da α-glucosidase, a incidência de hipoglicemia é rara, mas descrita. Em relação às sulfonilureias, as de maior risco são aquelas de longa duração, como a clopropamida e a glibenclamida. A repaglinida e a nateglinida têm sido relacionadas com baixa frequência de eventos hipoglicêmicos.

Ainda que seja benéfico para o controle glicêmico, a prática de exercícios físicos também constitui maior risco para eventos hipoglicêmicos. A sensibilidade à insulina aumenta nas 36 horas seguintes à realização da atividade física, com o tecido muscular extraindo maior quantidade de glicose. Consequentemente, a dose de insulina deverá ser adaptada para essa condição. Medidas de glicose capilar antes do exercício e adequação da ingestão de carboidratos podem evitar a ocorrência desses episódios. O paciente também deverá ser orientado a aumentar a quantidade de carboidratos na refeição noturna após atividade física.

O álcool inibe a gliconeogênese e, portanto, leva a maior risco de desenvolver hipoglicemia quando a quantidade de glicogênio está baixa, como após jejum noturno. Em indivíduos idosos, o risco de hipoglicemia pode ser exacerbado pela associação com outros fatores, tais como: irregularidade na alimentação; desnutrição; interação medicamentosa; e insuficiência renal. Nesses pacientes, deve ser cuidadosamente estudada a relação risco-benefício de um controle glicêmico rigoroso.

Como dito anteriormente, em pacientes que apresentem episódios frequentes de hipoglicemia iatrogênica grave e sem sintomas, deve-se evitar cuidadosamente esses episódios por período médio de 2 a 3 semanas, mesmo com o risco de se obterem-se níveis glicêmicos mais elevados, com o objetivo de recuperar a resposta normal à hipoglicemia. Após esse período, um novo esquema de tratamento intensivo poderá ser iniciado.

Vale lembrar que o tratamento intensivo do DM inclui automonitorização, educação do paciente e de seus familiares, esquema flexível de insulina e outros fármacos, objetivos individualizados e acompanhamento contínuo.

Um dos sintomas mais frequentes é a fome, e dificilmente os pacientes conseguem ingerir apenas a quantidade de carboidrato necessária para a correção da glicemia. Em níveis próximos a 50 mg/dL, 20 a 30 g de carboidrato são suficientes para normalizar a glicemia, e quantidades maiores não só não aceleram a correção, como levam à hiperglicemia. O tipo de açúcar utilizado depende da disponibilidade, podendo ser na forma de suco ou leite (que tem a vantagem de ter uma ação mais duradoura pela presença de gordura e proteínas).

Na hipoglicemia grave, em que ocorre perda de consciência ou convulsões, deve ser administrado o glucagon. O hormônio está disponível em apresentações liofilizadas acompanhadas de diluente já em seringa, para aplicação por via subcutânea ou intramuscular, na dose de 1 mg, que é suficiente para trazer a glicemia para níveis acima dos normais. No entanto, o paciente e seus familiares devem ser orientados para o fato de que serão necessários de 10 a 20 minutos para que o efeito se manifeste, tempo necessário para absorção e mobilização do glicogênio. O tempo total de ação é de 60 a 120 minutos. Os efeitos colaterais incluem náuseas e vômitos. Após a administração do glucagon, o paciente deve fazer uma refeição rica em carboidrato complexo, principalmente à noite. Em ambiente hospitalar, a hipoglicemia moderada ou grave poderá ser tratada com a administração endovenosa de glicose hipertônica.

BIBLIOGRAFIA CONSULTADA

1. American Diabetes Association. Hyperglicemic crisis in diabetes. Diabetes Care. 2004; 27, supl 1: S94-S102.

2. Bonner C, Kerr-Conte J, Gmyer V, Queniat G, Moerman E, Thévenet J et al. Inhibition of the glucose transporter SGLT2 with dapagliflozin in pancreatic alpha cells triggers glucagon secretion. Nat Med. 2015;21(5):512-7.

3. Calado J, Loeffler J, Sakalliouqlu O, Gok F, Lhotta K, Barata J, et al. Familial renal glucosuria: SLC5A2 mutation analysis evidence of salt-wasting. Kidney Int. 2006;69(5):852–855.

4. ChupinM, Charbonnel B, Chupin F. C-peptide blood levels in keto-acidosis and in hyperosmolar non-ketotic diabetic coma. Acta Diabetol Lat. 1981;18:123–128.

5. Coccurello R, Moles A. Potential mechanisms of atypical antipsychotic-induced metabolic derangement: Clues for understanding obesity and novel drug design. Pharmacology & Therapeutics. 2010; 170:210-51.

6. Cryer PE, Davis SN, Shamoon H. Hypoglycemia in diabetes. Diabetes Care. 2003; 26?1902:12, 2003.

7. English P, Wlliams G. Hyperglicemic crises and lactic acidosis in diabetes mellitus. Postgrad Med J. 2004; 80:253-61.

8. Ferrannini, E, Baldi S, Frascerra S, Astiarraga B, Heise T, Bizzotto R. et al. Metabolic response to sodium-glucose cotransporter 2 inhibition in type 2 diabetic patients. J. Clin. Invest. 124, 499–508 (2014).

9. Foster DW, McGarry JD. The metabolic derangement and treatment of diabetic ketoacidosis. N Engl Med, 1983; 309:159-65.

10. Gaglia JL, Wyckoff J, Abrahamson, MJ. Acute hyperglycemic crisis in the elderly. The Med Clin N Am. 2004; 88:063-84.

11. Glaser N, Barnett P, McCaslin I, Nelson D, Traimor J, Louie J, et al. Risk factors for cerebral edema in children with diabetic ketoacidosis. N Engl J Med. 2001; 344 (4):264-68.

12. Herbel G, Boyle PJ. Hypoglycemia – pathophysiology and tratment. Endocr and Metabolism Clin N Am. 2000; 29:725-43.

13. Joshi N, Caputo GM, Weitekamp MR, Karchmer AW. Infections in patients with diabetes mellitus. New Engl J Med. 1999; 341(25):1906-12.

14. Jurczak MJ, Lee HY, Birkenfeld AL, Jornayvaz FR, Frederick DW, Pongratz RL, et al. SGLT2 deletion improves glucosehomeostasis preserves pancrcatic beta cell function. Diabetes. 2011;60(3):890–898.

15. Kitabchi AE, Umpierrez GE, Murphy MB, Barrett EJ, Kreisberg RA, Malone JI, et al. Management of hyperglycemic crises in patients with diabetes. Diabetes Care. 2001; 24(1):131-53.

16. Larsen PR, Kronenberg HM, Melmed S, Polonsky KS. Williams Textbook of Endocrinology, 2002. 10 ed. Saunders; 1500-04.

17. Luzi L, Barrett EJ, Groop LC, Ferrannini E, DeFronzo RA. Metabolic effects of low-dose insulin therapy on glucose metabolism in diabetic ketoacidosis. Diabetes. 1988; 37:1470–1477.

18. Merovci, A, Solis-Herrera C, Giuseppe D, Roy E, Fiorentino TV, Devjit Tripathy, et al. Dapagliflozin improves muscle insulin sensitivity but enhances endogenous glucose production. J Clin Invest. 124, 509–514 (2014).

19. Muir AB, Quisling RG, Yang MCK, Rosenbloom AL. Cerebral edema in childhood diabetic ketoacidosis. Diabetes Care. 2004 27(7):1541-46.

20. Pasquel FJ1, Umpierrez GE. Hyperosmolar hyperglycemic state: a historic review of the clinical presentation, diagnosis, and treatment. Diabetes Care. 2014 Nov;37(11):3124-31.

21. Rewers A, Klingensmith G, Davis C, Petitti DB, Pihoker C, Rodriguez B, et al. Presence of diabetic ketoacidosis at diagnosis of diabetes mellitus in youth: the search for diabetes in youth study. Pediatrics. 2008;121: e 1258–66.

22. Rosenstock J, Ferrannini E. Euglycemic diabetic ketoacidosis: a predictable, detectable, and preventable safety concern WithSGLT2 Inhibitors. Diabetes Care. 2015 Sep;38(9):1638-4.

23. Umpierrez GE, Freire AX. Abdominal pain in patients with hyperglycemic crisis. J. Crit Care. 2002; 17(1): 63-7.

24. Umpierrez GE, Latif K, Stoever J, Cuervo R, Park L, Freire AX, et al. Efficacy of subcutaneous insulin lispro versus continuous intravenous regular insulin for the treatment of patients with diabetic ketoacidosis. Am J Med. 2004; 117(5):291-6.

25. Umpierrez GE, Cuervo R, Karamell A, Latif K, Freire AX, Kitabchi AE. Treatment of diabetic ketoacidosis with subcutaneous insulin aspart. Diabetes Care. 2004; 27:1873-8.

26. Vallon V, Platt KA, Cunard R, Schroth J, Whaley J, Thomson SC, et al. SGLT2 mediates glucose reabsorption in the early proximal tubule. J Am SocNephrol. 2011;22(1):104–112.

27. Wolfsdorf J, Craig ME, Daneman D, Dunger D, Edge J, Lee W, et al. Diabetic ketoacidosis in children and adolescents with diabetes. Pediatr Diabetes. 2009; 10(suppl 12):118–33.

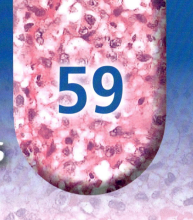

Mecanismos Moleculares das Complicações Crônicas do Diabete Melito (DM)

59

Mario José Abdalla Saad

A hiperglicemia crônica e o desenvolvimento de complicações microvasculares específicas na retina, no glomérulo renal e nervos periféricos são características de todas as formas de diabete. Como consequência dessas complicações microvasculares, o diabete é a principal causa de cegueira, insuficiência renal terminal e neuropatias debilitantes.

Também é complicação característica do diabete a doença macrovascular aterosclerótica que atinge artérias que irrigam o coração, o cérebro e as extremidades inferiores. Essa condição lembra a doença aterosclerótica de pacientes não diabéticos; entretanto, em diabéticos o processo é mais intenso, de evolução mais rápida e caracterizado tanto por maior incidência de doença em diferentes vasos, quanto por maior número de segmentos de vasos acometidos. Assim, pacientes com diabete têm risco maior de infarto do miocárdio, acidente vascular encefálico (AVE) e de amputação de membros inferiores. Embora a doença macrovascular seja muito correlacionada ao DM2, é também muito frequente no DM1 acima dos 40 anos.

A relação causal entre diabete e complicações microvasculares é a hiperglicemia. Estudos clínicos prospectivos em DM1 e 2 demonstraram importante correlação entre controle glicêmico e complicações microvasculares do diabete. O mecanismo pelo qual a hiperglicemia induz a lesão microvascular é discutido em tópicos subsequentes neste capítulo. A relação causal entre diabete e complicações macrovasculares não é completamente compreendida, mas tanto a hiperglicemia como a resistência à insulina parecem desempenhar um papel importante na patogênese dessas complicações, e serão discutidas neste e em outros capítulos.

PATOGÊNESE DAS COMPLICAÇÕES VASCULARES

As complicações do diabete e o componente vascular na patogênese dessas complicações são tão interligadas que não se pode separar um aspecto do outro. Entretanto, mecanismos não relacionados à disfunção vascular também contribuem para a patogênese dessas complicações, como nos túbulos renais e nos neurônios da retina. Nesse sentido, a neuropatia diabética, que tradicionalmente é considerada entre as complicações microvasculares, é provavelmente causada mais por outras anormalidades na célula neuronal que por disfunção microvascular e é discutida em outro capítulo.

ATEROSCLEROSE NO DIABETE

As lesões ateroscleróticas dos pacientes com diabete são indistinguíveis da aterosclerose induzida por hipercolesterolemia ou fumo. Geralmente a elevação do LDL colesterol é considerada o maior fator de risco para o desenvolvimento da aterosclerose, mas no diabete tipo 2 típico não há essa elevação, e a dislipidemia característica é a elevação dos TG, redução do HDL associada a LDL pequena e densa. As partículas de LDL modificadas e contendo Apo-B retidas na íntima arterial recrutam monócitos que se diferenciam em macrófagos que, então, captam lipoproteínas e se transformam em célula espumosa. As citocinas e quimiocinas liberadas pelos macrófagos recrutam novas células imunes. A hiperprodução de ROS e de AGE, resultante da hiperglicemia, amplificam esse processo ativando a via do NFκB e outras vias inflamatórias. Essas alterações, em combinação com a resistência à insulina no endotélio, causam disfunção endotelial manifestada por aumento de expressão de moléculas de adesão e outras alterações. Há recrutamento de leucócitos com aumento do número dessas células na íntima. A proliferação de células musculares lisas do vaso é a maior fonte de matriz extracelular na placa aterosclerótica e na capa fibrosa que cobre a placa. A apoptose do macrófago contribui para a formação do núcleo necrótico em placas avançadas e a liberação de metaloproteases da matriz e outras enzimas dos macrófagos e outras células rompem a capa fibrosa causando ruptura de placa. Esse evento pode causar trombose quando se expõem o núcleo necrótico e outros componentes celulares ao sangue circulante, precipitando os grandes eventos como infarto e AVE.

NEFROPATIA DIABÉTICA

Em pacientes com diabete, há aumento de perfusão glomerular e filtração plasmática reduzindo a resistência tanto na arteríola aferente quanto eferente. O fator de risco mais precoce para a nefropatia diabética é a microalbuminúria, causada por alterações hemodinâmicas e por danos na barreira de filtração glomerular. As alterações de barreira incluem espessamento e mudança de composição da membrana basal glomerular e regressão da extensão citoplasmática dos podócitos. Sinais profibróticos e pró-inflamatórios das células glomerulares e a infiltração de macrófagos causam expansão da matriz mesangial. A apoptose dos podócitos e das células endoteliais glomerulares resulta em glomerulosclerose, que é o processo patológico mais avançado. Alterações funcionais dos túbulos e fibrose tubulointersticial se desenvolvem em paralelo ao dano glomerular, provavelmente em resposta à microalbuminúria.

RETINOPATIA DIABÉTICA

As primeiras alterações patológicas na retinopatia diabética são a redução da cobertura do pericito dos capilares retinianos e capilares acelulares, como consequência de apoptose de pericitos e células endoteliais. A apoptose vascular é causada pelo metabolismo alterado de glicose, pelo estresse oxidativo, pela ativação da PKC, pela formação de AGE e pela liberação de citocinas inflamatórias. A redução de mecanismos de sinalização de PDGF, que atua como uma defesa contra morte celular, também contribui. A perfusão inadequada e a isquemia retiniana causam um aumento de moléculas angiogênicas como VEGF, eritropoietina e outros fatores vasculares de crescimento. Esses fatores promovem a retinopatia proliferativa e induzem extravasamento vascular, associado a contribuições do sistema calicreína-bradicinina e outras vias. A perda da visão é secundária à angiogênese preretinal, que causa sangramento no vítreo ou formação de membrana epiretinal, ou ainda à edema macular.

REGULAÇÃO TECIDO-ESPECÍFICA NA BIOLOGIA VASCULAR NO DIABETE

No desenvolvimento das complicações vasculares do diabete, fatores sistêmicos como hiperglicemia e resistência à insulina atuam em todo o leito vascular, mas é importante destacar que há diferenças tecido-específicas em resposta a essas alterações. Entre as similitudes e diferenças entre as lesões vasculares na nefropatia, retinopatia e nos grandes vasos, merecem destaque: (Figura 59.1)

a. O aumento na permeabilidade vascular e apoptose de células vasculares específicas são características marcantes da nefropatia e da retinopatia diabética;

b. O fluxo sanguíneo é aumentado precocemente na nefropatia diabética, mas diminuído na retinopatia (por oclusão capilar) e nas grandes artérias (por placas oclusivas);

c. A apoptose de macrófagos é importante para a necrose de placa na aterosclerose;

d. O aumento da adesão de leucócitos no leito vascular é importante na patogênese de todas as complicações, e é central no desenvolvimento da aterosclerose;

e. A proliferação de células musculares lisas determina o remodelamento de placas ateroscleróticas e formação de capas fibrosas, e a proliferação de células do endotélio capilar origina a retinopatia diabética proliferativa;

f. Alterações na hemostasia são importantes para o desenvolvimento de trombos associados com placas ateroscleróticas e em sangramentos microscópicos nos vasos da retina.

MECANISMOS MOLECULARES DAS LESÕES

Anormalidades na sinalização celular, na expressão gênica e na regulação da biologia e da fisiolo-

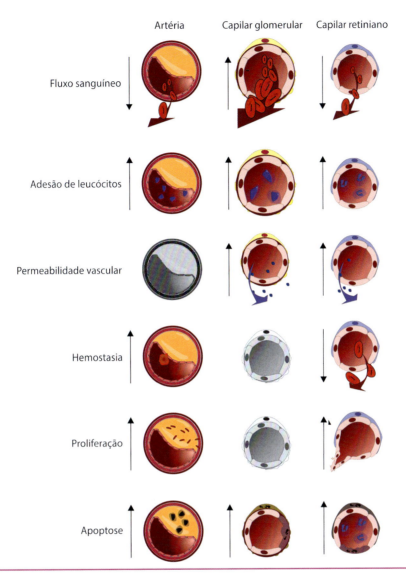

Figura 59.1 Regulação tecido-específica na biologia vascular das complicações do diabete, incluindo aterosclerose, nefropatia e retinopatia diabética. Fonte: Adaptado de Rask-Madsen.[42]

gia celular são descritas no diabete e aparentemente muitas dessas alterações atuam de modo simultâneo no desenvolvimento das complicações vasculares do diabete. Alguns mecanismos podem ser ativos preferencialmente em um ou outro órgão, mas, em geral, são relevantes em diversos órgãos e, nesse sentido, serão descritos sem vinculação específica.

Proteína quinase C – PKC

A proteinaquinase C é uma enzima amplamente expressão que participa de diversas vias de sinalização celular. A atividade dessa enzima está aumentada no tecido vascular de pacientes diabéticos, incluindo grandes vasos, retina e glomérulo. Das dez isoformas de PKC, as isoformas alfa, beta e delta são as mais comumente envolvidas nas complicações vasculares do diabete. Em animais que não expressam uma des-

sas isoformas de PKC, há proteção da nefropatia, da retinopatia ou da aterosclerose. Tratamento com inibidores específicos da isoforma beta de PKC reduz a atividade dessa enzima na retina e no glomérulo de animais diabéticos e, consequentemente, normaliza o tempo médio de circulação na retina e a taxa de filtração glomerular, além de corrigir parcialmente a microalbuminúria e a expansão glomerular.

As isoformas de PKC beta e delta podem ser ativadas pelo segundo mensageiro lipídico diacilglicerol (DAG). A hiperglicemia intracelular aumenta o conteúdo de DAG em células microvasculares de retina e glomérulo de animais diabéticos, pois aumenta novamente a síntese desse lipídeo a partir do intermediário glicolítico di-idroxiacetonafosfato via redução do glicerol 3-fosfato. A PKC também pode ser ativada por espécies reativas de oxigênio.

Em modelos experimentais de diabete, a ativação de isoformas de PKC parece mediar alterações do fluxo sanguíneo na retina e no rim por redução da produção de óxido nítrico (NO) – consequência do maior desacoplamento da eNOS (óxido nítrico sintase endotelial) – e por aumento de atividade da endotelina-1 (ET-1). Outros efeitos decorrentes da ativação da PKC incluem ativação de oxidases de membranas NAD(P)H dependentes e do fator de transcrição nuclear NFκB (aumentando a apoptose de pericitos retinianos), maior expressão de TGF-β1, fibronectina e colágeno IV, e também maior expressão do ativador 1 do inibidor do plasminogênio (PAI-1) e do VEGF (Figura 59.2).

Estudos iniciais em humanos mostram que inibidores da PKC-β mostram melhora da retinopatia e da nefropatia, mas estudos clínicos fase III são aguardados. Entretanto, para que se obtenha efeitos significativos na prevenção da nefropatia e retinopatia seria importante o desenvolvimento de inibidores de múltiplas isoformas como alfa, beta e delta.

HIPERATIVIDADE DE VIAS METABÓLICAS – AUMENTO DO FLUXO PELA VIA DOS POLIÓIS

A aldose redutase é a primeira enzima da via do poliol. É uma enzima com baixa afinidade por glicose (alto K_m) e, portanto, em níveis glicêmicos normais, a metabolização de glicose por essa via é muito reduzida. Entretanto, em ambiente hiperglicêmico, o aumento da glicose intracelular resulta em maior conversão enzimática de glicose em sorbitol, reação que consome NADPH (Figura 59.3).

Nessa via do poliol, o sorbitol é oxidado a frutose pela enzima sorbitol desidrogenase, com transformação de NAD+ em NADH. Essa via, para um mesmo nível de hiperglicemia, tem atividade variável na dependência do tecido analisado, sugerindo que a contribuição da via do poliol para as complicações do diabete é tecido-específica. Sua ativação pode contribuir para o aparecimento das complicações crônicas, induzindo a maior estresse oxidativo, porque o NADPH consumido na via deixará de regenerar glutationa reduzida (GSH), que é um importante mecanismo de defesa contra espécies reativas de oxigênio. Além disso, por meio de redução da atividade da GAPDH, os níveis de gliceraldeído 3-fosfato aumentam (aumentando a síntese de precursores de AGE) e também aumentando a síntese de DAG, com consequente ativação de PKC.

Os estudos *in vivo* dos inibidores dessa via em diabéticos mostram resultados inconsistentes. Alguns estudos com resultados negativos questionam a relevância desse mecanismo em humanos,

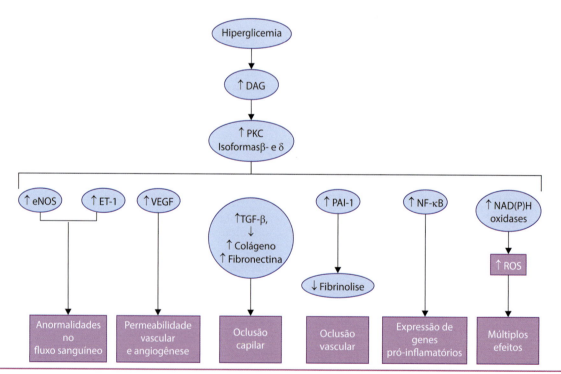

Figura 59.2 Efeito da hiperglicemia aumentando o conteúdo de diacilglicerol (DAG), com consequente ativação da proteína quinase C (PKC). A ativação da PKC, por meio da alteração de expressão de eNOS, de endotelina (ET-1), de fator de crescimento do endotélio vascular (VEGF), do TGF-β, PAI-1, e ativação de NFκB e NAD(P)H oxidases, com alterações de fluxo e permeabilidade vasculares, expressão de genes inflamatórios e espécies reativas de oxigênio (ERO). Fonte: Adaptado de Rask-Madsen.[42]

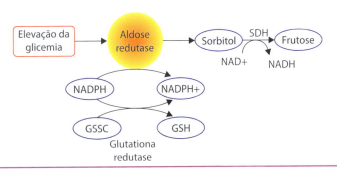

Figura 59.3 Via do poliol. A enzima aldose redutase consome NADPH na conversão de glicose a sorbitol, com menor regeneração de glutationa reduzida (GSH) e exacerbação do estresse oxidativo intracelular. Fonte: Adaptado de Rask-Madsen.[42]

principalmente em relação à nefropatia e retinopatia. Entretanto, o efeito positivo do inibidor da aldose redutase (*zenarestat*) na neuropatia diabética foi confirmado em um estudo multidose, placebo-controlado.

ESTRESSE OXIDATIVO

A produção de superóxido e outras espécies reativas de oxigênio (ROS) na parede vascular desempenha um papel relevante na doença vascular em geral, e no diabete em particular. A maior fonte de superóxido das células vasculares é a enzima NADH-oxidase, expressa tanto em células endoteliais quanto em células da musculatura lisa vascular. A expressão e atividade dessa enzima estão elevadas na parede vascular de animais diabéticos. A NADH-oxidase pode ser ativada por um aumento na relação NADH/NAD+, que no diabete é causada por um maior fluxo por meio da via dos polióis e por ativação da PKC.

A mitocôndria é outra fonte de ROS. A hiperglicemia e a elevação dos níveis de AGL ativam o ciclo de Krebs e a β-oxidação, respectivamente, e aumentam a oferta de NADH e FADH2. Essas ativam a cadeia de transporte de elétrons acima do limiar normal, aumentando a diferença de potencial eletroquímico pelo gradiente de prótons. Esse aumento do gradiente de voltagem na membrana mitocondrial bloqueia a transferência de elétrons para o complexo III. Esses elétrons retornam à coenzima Q e são então doados ao oxigênio molecular, aumentando a produção de superóxido (O_2^-). A enzima mitocondrial superóxido dismutase (SOD) degrada esse superóxido (O_2^- radical livre de oxigênio), que é, então, convertido a H_2O e O_2 (Figura 59.4).

O estresse oxidativo é considerado de extrema importância como mecanismo porque ele é capaz de ativar outras vias essenciais para o desenvolvimento das complicações crônicas (Figura 59.5). Além disso, o estresse oxidativo promove a quebra de DNA ativa PARP que, por sua vez, ativa a via do NFκB e causa disfunção endotelial. O estresse oxidativo pode também inibir a degradação proteossômica da HIPK2, que promove fibrose renal (por ativação de p53, TGF-β e Wnt).

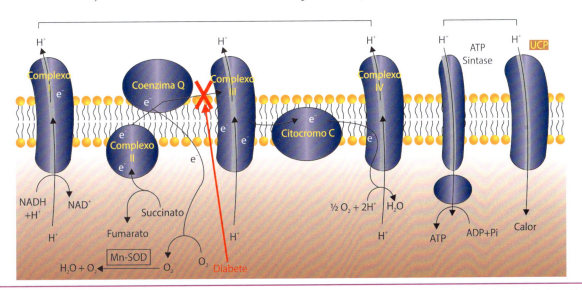

Figura 59.4 Produção de superóxido pela cadeia mitocondrial de transporte de elétrons. Fonte: Adaptado de Rask-Madsen.[42]

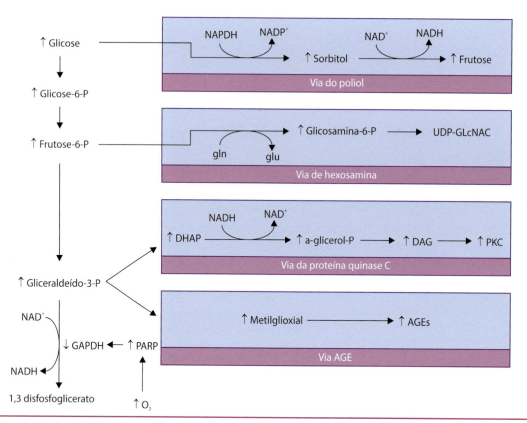

Figura 59.5 Mecanismo pelo qual a hiperglicemia induzindo aumento da produção de superóxido ativa as quatro vias que medeiam os danos hiperglicêmicos. O excesso de superóxido inibe parcialmente a enzima gliceraldeído 3-fosfato desidrogenase (GAPDH), desviando os produtos glicolíticos anteriores a essa enzima para outras vias como a do sorbitol, hexosamina, produção de diacilglicerol (DAG) e produtos finas de glicação avançada intracelulares. Fonte: Adaptado de Rask-Madsen.[42]

MODIFICAÇÃO GLICÊMICA DE PROTEÍNAS – AGE E RAGE

A princípio, pensava-se que os produtos finais de glicação avançados (AGE) originavam-se da reação não enzimática entre proteínas extracelulares e glicose. Entretanto, a velocidade de formação de AGE a partir de glicose é muito mais lenta que a formação a partir de precursores dicarbonil de glicose gerados intracelularmente, e hoje acredita-se que a hiperglicemia intracelular é o evento primário que inicia a formação de AGE nos meios intra e extracelular (Figura 59.6). Os AGE podem ser produzidos das seguintes maneiras:

a. auto-oxidação de glicose a glioxal;

b. decomposição de produtos de Amadori em 3-deoxiglucosona;

c. fragmentação do gliceraldeído 3-fosfato e di-idroxiacetonafosfato em metilglioxal.

Esses dicarbonis intracelulares reagem com grupos aminas de proteínas intra e extracelulares, formando AGE, que podem ser encontrados nos vasos retinianos e glomérulos de diabéticos.

A produção de precursores de AGE intracelulares induz a lesão de células-alvo por três mecanismos diferentes:

1. proteínas intracelulares modificadas por AGE têm funções alteradas;

2. componentes da matriz extracelular modificados por precursores de AGE interagem de maneira anormal com outros componentes e com receptores da matriz (integrinas) em células;

3. proteínas plasmáticas modificadas por precursores de AGE ligam-se a receptores de AGEs em células endoteliais, mesangiais e macrófagos, induzindo à produção de espécies reativas de oxigênio (ROS). A ligação a receptores de AGE (RAGE) e a produção de ROS ativam o fator de transcrição nuclear κB (NFκB), causando mudanças patológicas na expressão de genes.

Em relação aos mecanismos 1 e 2, algumas proteínas e componentes da matriz modificados por AGE são: proteínas envolvidas na endocitose de macromoléculas; algumas peptidases; colágeno tipos I e IV. Isso pode modificar o processo de degradação normal intracelular de proteínas, e também mudar

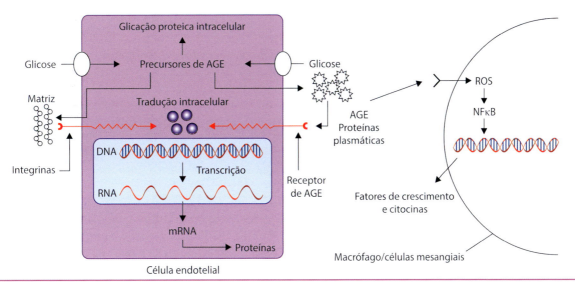

Figura 59.6   A produção intracelular de precursores de produtos de glicação avançados (AGE) induz alterações em células endoteliais, mesangiais e macrófagos. Fonte: Adaptado de Rask-Madsen.[42]

propriedades funcionais de moléculas de matriz, alterando a elasticidade de vasos e a função endotelial.

Em relação ao mecanismo 3, as proteínas de membrana celular que se ligam a AGE são: OST-48; 80K-H; galectina-3; e RAGE. Tais ligações induzem modificações celulares mantidas, que incluem maior expressão de citocinas e fatores de crescimento (IL1, TNF-α, TGF-β, PDGF) por macrófagos e células mesangiais, e maior expressão de pró-coagulantes e pró-inflamatórios (trombomodulina, fator tecidual, VCAM-1) por células endoteliais.

Um estudo clínico randomizado, duplo-cego e placebo-controlado mostrou que o uso de um inibidor de AGE (aminoguanidina) em DM1 com nefropatia reduziu a proteinúria e a progressão da nefropatia e da retinopatia.

Estudos experimentais demonstram que o bloqueio de RAGE suprime o desenvolvimento de doença macrovascular em camundongos, bem como o desenvolvimento de nefropatia e doença periodontal.

SISTEMA RENINA-ANGIOTENSINA – SRA

Estudos clínicos amplos mostram que o tratamento com inibidores da enzima conversora ou bloqueadores de receptor AT1 pode prevenir a incidência de doença renal no diabético, ou atrasar a progressão para falência renal. Análise de biópsias renais de pacientes com DM1 mostram que essas medicações não melhoram a lesão patológica glomerular, indicando que a inibição do SRA reduz a progressão funcional da nefropatia diabética.

A angiotensina I e II são produzidas localmente no rim, e parte do efeito renoprotetor dos inibidores do SRA é pela diminuição da pressão capilar glomerular, independente de mudanças na pressão arterial. As ações da AII podem produzir dano renal pela indução de fatores locais, incluindo a síntese de matriz extracelular via TGF-β, e mecanismo similar ocorre na fibrose cardíaca. A AII também induz expressão miocárdica de PAI-1 que bloqueia a quebra da matriz extracelular por meio da inibição de metaloproteinases.

CALICREÍNAS E BRADICININA PLASMÁTICAS

A permeabilidade vascular retiniana é regulada pela ativação dos receptores B1 e B2 de bradicinina, sendo que os receptores B1 estão aumentados no diabete. A clivagem proteolítica da calicreina plasmática (PK) resulta em aumento da expressão extracelular de várias isoformas de bradicinia na retina. Esse aumento de permeabilidade vascular retiniana induzido pelo sistema PK e bradicinina pode ser bloqueado por inibidores de PK ou de receptores de bradicinina. Inibidores de PK estão sendo desenvolvidos para o tratamento do edema macular no diabete.

ESTRESSE DE RETÍCULO ENDOPLASMÁTICO

O retículo endoplasmático (ER) desempenha um papel relevante na homeostase de cálcio e na homeostase redox, na síntese de lipídeos e no enovelamento de proteínas. Alterações na síntese ou enovelamento de proteínas, no balança redox ou de cálcio podem alterar a função do ER induzindo o estresse de RE. Em resposta, um programa coordenado de resposta, chamado *unfolded protein response* (UPR)

– respostas a proteínas mal enoveladas –, é iniciado para reduzir a síntese protéica e aumentar o enovelamento de proteínas, permitindo que RE recupere sua homeostase. Em condições crônicas, a UPR inicia sinais e eventos que promovem a apoptose.

O estresse de RE é um relevante mecanismo de resistência à insulina em diversos tecidos na obesidade, e esse tópico é discutido em outro capítulo do livro. Nos últimos anos, um grande número de estudos vinculou o estresse de RE à patogênese da aterosclerose. O estresse de RE induzido por LDL oxidado é demonstrado em células endoteliais. O estresse de RE promove a apoptose do macrófago na placa aterosclerótica, levando a formação do centro necrótico e trombose. A apoptose do macrófago e a ruptura da placa podem ser parcialmente prevenidos por inibição farmacológica de estresse do RE por chaperonas.

A expressão de genes de UPR está elevada no rim de pacientes diabéticos e o estresse de RE pode ser um mediador tanto de nefropatia como de retinopatia diabéticas. Nesse sentido, parece promissor na prevenção e tratamento da doença renal e retiniana de diabéticos o desenvolvimento de medicamentos que bloqueiem o estresse de RE.

FATORES PROTETORES DAS COMPLICAÇÕES DO DIABETE

Com o avanço do conhecimento da homeostase vascular tem ficado claro que há fatores que desempenham papel de protetores da função e sobrevivência de células envolvidas nas complicações vasculares do diabete. Estudos clínicos como o dos Medalhistas da Joslin Diabetes Center mostram que mais de 40% de um grupo de diabéticos em uso de insulina, com duração da doença de 50 anos ou mais, não apresentava alterações significativas nem retina nem no rim. Nesses pacientes, as complicações microvasculares não se correlacionaram com o controle glicêmico, sugerindo a presença de fatores endógenos protetores. Hoje, reconhece-se como fatores protetores a insulina, enzimas antioxidantes, o PDGF, o TGF-β, o VEGF e a proteína C (Figura 59.7).

INSULINA

As ações da insulina quase sempre são relacionadas a efeitos metabólicos. Entretanto, nos últimos anos mostrou-se que a sinalização de insulina é importante e protetora nos vasos. A ativação da via IRS/PI3K/Akt induz produção de óxido nítrico e vasodilatação, protegendo da disfunção endotelial. Por outro lado, a ativação da via ERK induz produção de endotelina 1 (ET-1) e pode também induzir crescimento e proliferação celular. Em situações de resistência à insulina, há uma resistência seletiva com redução da transmissão do sinal pela via da Akt, o que é deletério para função endotelial. Para agravar ainda a situação, a hiperinsulinemia que acompanha a resistência à insulina ativa a via da ERK, aumentando a endotelina, agravando a disfunção endotelial e contribuindo para a aterosclerose. Nesse contexto, é possível que a melhora da sinalização de insulina via Akt possa trazer benefícios na prevenção da disfunção endotelial e aterosclerose.

A ação da insulina contra regula a excessiva adesão de leucócitos ao endotélio e o desenvolvimento de aterosclerose. A insulina também aumenta a produção de VEGF que por efeito parácrino ou autócrino é um importante fator de sobrevivência para os podócitos.

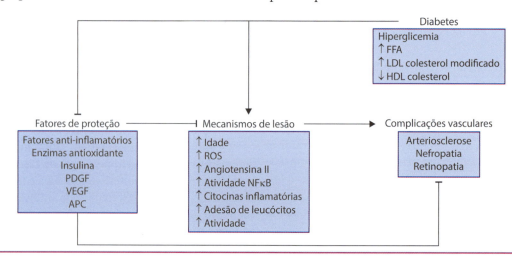

Figura 59.7 Patogênese e fatores protetores das complicações crônicas do diabete. Fonte: Adaptado de Rask-Madsen.[42]

ENZIMAS ANTIOXIDANTES

Embora o estresse oxidativo esteja envolvido na gênese das complicações crônicas, muitos estudos não mostraram benefícios do uso de antioxidantes. É possível que atividade antioxidante tenha que ser endógena porque os externos ou são depletados rapidamente ou não atingem os locais e níveis intracelulares necessários. Esse ponto de vista tem sido sustentado pelo estudo clínico com a droga metil-bardoxolone (BARD), que ativa um fator nuclear que aumenta a expressão de enzimas antioxidantes. Resultados iniciais desse estudo mostraram que esse fármaco melhora a taxa de filtração glomerular em diabéticos com doença renal avançada.

PDGF, TGFB E VEGF

A expressão de PDGF pelas células endoteliais da retina tem um papel relevante na sobrevivência das células vasculares e na retinopatia proliferativa. Esse efeito protetor do PDGF é atenuado pela hiperglicemia, que inibe os efeitos na sobrevivência celular.

O TGF-β tem expressão aumentada nos vasos em diversos leitos vasculares e tem sido implicado no desenvolvimento da fibrose no rim, no miocárdio e em outros tecidos. Entretanto, esse efeito pró-fibrótico pode ser benéfico, estabilizando a placa aterosclerótica. É importante destacar que a redução da espessura da placa fibrosa se correlaciona com a precipitação de trombose.

Aparentemente os níveis de VEGF estão elevados na retina e no glomérulo de pacientes diabéticos como uma resposta à hipóxia. A neutralização do VEGF tem sido usada (off-label) no tratamento da retinopatia proliferativa e no edema macular. Por outro lado, a infusão de baixas doses de VEGF restaura a fisiologia no leito capilar e previne a neovascularização em modelos de retinopatia. Assim, é possível que em uma fase inicial o VEGF tenha um papel de prevenção e proteção da retinopatia e nefropatia, mas quando essas complicações estão em fase avançada é possível que a neutralização desse fator de crescimento traga benefícios.

PROTEÍNA C

A proteína C é conhecida como um fator anticoagulante, mas mais recentemente foi identificada como um fator de sobrevida para as células do glomérulo renal. Esse efeito protetor é mais evidente quando essa proteína é produzida na célula endotelial e independe do efeito anticoagulante dessa proteína.

GENÉTICA DAS COMPLICAÇÕES DO DIABETE

Embora a hiperglicemia e a duração do diabete sejam os principais fatores de risco associados ao desenvolvimento de complicações micro e macrovasculares, o agrupamento dessas complicações em algumas famílias de diabéticos sugere suscetibilidade genética. Os dados referentes aos componentes genéticos das complicações estão em uma fase inicial e, às vezes, de difícil reprodução, principalmente por limitações metodológicas dos estudos como população estudada, métodos usados para investigar associação e tamanho amostral. Até o momento, algumas poucas variantes genéticas foram associadas à nefropatia (ACE, ELMO, FRMD3 AKR1B1), retinopatia (VEGF, AKR1B1 EPO) ou doença cardiovascular (ADIPOQ, GLUL) em pacientes com diabete. Entretanto, ainda faltam dados de estudos com grande número de pacientes, bem caracterizados fenotipicamente, para novas descobertas genéticas e avanços na fisiopatologia das complicações.

MECANISMOS EPIGENÉTICOS E MEMÓRIA HIPERGLICÊMICA

Memória hiperglicêmica é o desenvolvimento ou progressão das lesões microvasculares típicas da hiperglicemia durante ou subsequente a períodos de glicemias normais. Exemplo clínico dessa memória hiperglicêmica pode ser extraído do DCTT, demonstrando a persistência de retinopatias ou nefropatias graves quatro anos após o bom controle, no grupo com tratamento intensivo, com manutenção dos níveis de HbA1C. É possível que o aumento de superóxido induzido pela hiperglicemia esteja não só ativando os mecanismos das complicações crônicas, mas também induzindo mutações no DNA mitocondrial. Deve ser destacado que o DNA mitocondrial é mais suscetível a mutações porque ele não contém introns nem histonas protetoras, e não tem mecanismo de reparação efetivo. Assim, a possibilidade de mutações no DNA mitocondrial é 10 a 20 vezes maior do que no DNA nuclear. Essas mutações poderiam produzir proteínas da cadeia de transporte de elétrons alteradas, gerando maior produção de superóxido, independente da hiperglicemia, mantendo, assim, a hiperativação das quatro vias.

Nos últimos anos outra possibilidade foi intensamente investigada e adquiriu relevância nessa área. Essas alterações, por mecanismos epigenéticos já foram, em parte, discutidas no capítulo sobre fisiopatologia do DM2. Entretanto, algumas considerações sobre epigenética e complicações crônicas precisam ser feitas. É possível que a geração de ROS pela mitocôndria induza metilação do DNA mitocondrial, sem alterar a sequência desse DNA. Essa metilação pode alterar a expressão gênica, aumentando a expressão de genes indutores das complicações ou

reduzindo a de protetores, facilitando a instalação dessas complicações crônicas (Figura 59.8).

Estudo recente, utilizando retina de ratos diabéticos e cultura de células endoteliais, demonstrou que o gene da enzima *sod2*, protetora contra o estresse oxidativo, apresentava metilação de histona na retina desses animais ou em cultura de células expostas à hiperglicemia. Essa maior metilação leva

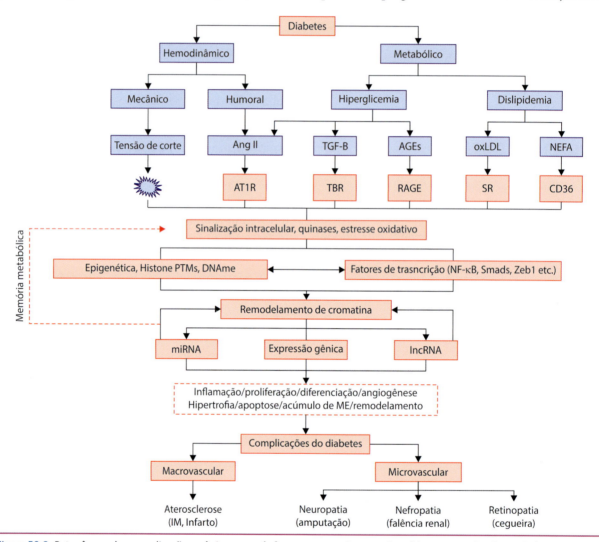

Figura 59.8 Patogênese das complicações crônicas, com ênfase nos mecanismos epigenéticos e memória hiperglicêmica. Fonte: Adaptado de Rask-Madsen.[42]

à redução de expressão de SOD e, muito interessante, parece ser um dos mecanismos que respondem pelo fenômeno da memória metabólica.

Em resumo, as mudanças epigenéticas parecem desempenhar um papel relevante na patogênese das complicações do diabete, por meio da modulação de genes responsáveis por essas alterações. Entretanto, a investigação nessas áreas de memória hiperglicêmica e complicações crônicas está apenas no início e deve evoluir muito nos próximos anos.

REFERÊNCIAS BIBLIOGRÁFICAS

1. Abdouh M, Talbot S, Couture R, Hasse' ssian HM. Retinal plasma extravasation in streptozotocin-diabetic rats mediated by kinin B(1) and B(2) receptors. Br. J. Pharmacol. 154, 136–143.

2. Aiello LP, Vignati L, Sheetz MJ, Zhi X, Girach A, Davis MD, et al. Oral protein kinase c b inhibition using ruboxistaurin: efficacy, safety, and causes of vision loss among 813 patients (1,392 eyes) with diabetic retinopathy in the Protein Kinase C b Inhibitor-Diabetic

Retinopathy Study and the Protein Kinase C b Inhibitor-Diabetic Retinopathy Study. 2011, 2. Retina 31, 2084–2094.

3. Antonetti DA, Klein R, Gardner TW. Diabetic retinopathy. N. Engl. J. Med. 2012; 366, 1227–1239.

4. Busik JV, Tikhonenko M, Bhatwadekar A, Opreanu M, Yakubova N, Caballero S, et al. Diabetic retinopathy is associated with bone marrow neuropathy and a depressed peripheral clock. J. Exp. Med. 206, 2897–2906.

5. Chen S, Ziyadeh FN. Vascular endothelial growth factor and diabetic nephropathy. Curr. Diab. 2008; Rep. 8, 470–476.

6. Civelek M, Manduchi E, Riley RJ, Stoeckert CJ Jr, Davies PF. Chronic endoplasmic reticulum stress activates unfolded protein response in arterial endothelium in regions of susceptibility to atherosclerosis. Circ. Res. 2009; 105, 453–461.

7. Clermont A, Chilcote TJ, Kita T, Liu J, Riva P, Sinha S, et al. Plasma kallikrein mediates retinal vascular dysfunction and induces retinal thickening in diabetic rats. Diabetes 60. 2011;1590–1598. Dorrell MI, Aguilar E, Jacobson R, Trauger SA, Friedlander J, Siuzdak G, Friedlander M. (2010).

8. Erbay E, Babaev VR, Mayers JR, Makowski L, Charles KN, Snitow ME, et al. Reducing endoplasmic reticulum stress through a macrophage lipid chaperone alleviates atherosclerosis. Nat. Med. 2009; 15, 1383–1391.

9. Eremina V, Sood M, Haigh J, Nagy A, Lajoie G, Ferrara N, et al. Glomerular-specific alterations of VEGF-A expression lead to distinct congenital and acquired renal diseases. J. Clin. Invest. 2003; 111, 707–716.

10. Fleming T, Cuny J, NawrothG., Djuric Z, Humpert PM, Zeier M, et al. Is diabetes an acquired disorder of reactive glucose metabolites and their intermediates? Diabetologia. 2012; 55, 1151–1155.

11. Frutkin AD, Otsuka G, Stempien-Otero A, Sesti C, Du L, Jaffe M, et al. TGF-[β]1 limits plaque growth, stabilizes plaque structure, and prevents aortic dilation in apolipoprotein E-null mice. Arterioscler. Thromb. Vasc. Biol. 2009; 29, 1251–1257.

12. Galkina EV, Butcher M, Keller SR, Goff M, Bruce A, Pei H, et al. Accelerated atherosclerosis in Apoe/ mice heterozygous for the insulin receptor and the insulin receptor substrate-1. Arterioscler. Thromb. Vasc. Biol. 2012; 32, 247–256.

13. Gao BB, Clermont A, Rook S, Fonda SJ. Srinivasan VJ, Wojtkowski M, et al. Extracellular carbonic anhydrase mediates hemorrhagic retinal and cerebral vascular permeability through prekallikrein activation. Nat. Med. 2007; 13, 181–188.

14. Garcia SF, Vira GL, Jagtap P, Szabo E, Mabley JG, Liaudet L, et al. Diabetic endothelial dysfunction: the role of poly(ADP-ribose) polymerase activation. Nat. Med. 2001; 7, 108–113.

15. Geraldes P, King GL. Activation of protein kinase C isoforms and its impact on diabetic complications. Circ. Res. 2010; 106, 1319–1331.

16. Geraldes P, Hiraoka-Yamamoto J, Matsumoto M, Clermont A, Leitges M, Marette A, et al. Activation of PKC-δ and SHP-1 by hyperglycemia causes vascular cell

17. Gogg S, Smith U, Jansson PA. Increased MAPK activation and impaired insulin signaling in subcutaneous microvascular endothelial cells in type 2 diabetes: the role of endothelin-1. Diabetes. 2009; 58, 2238–2245.

18. Hammes HP, Lin J, Renner O, Shani M, Lundqvist A, Betsholtz C, et al. Pericytes and the pathogenesis of diabetic retinopathy. Diabetes. 2002; 51, 3107–3112.

19. Hammes HP, Feng Y, Pfister F, Brownlee M. Diabetic retinopathy: targeting vasoregression. Diabetes. 2011; 60, 9–16.

20. Han S, Liang CP, DeVries-Seimon T, Ranalletta M, Welch CL, CollinsFletcher K, et al. Macrophage insulin receptor deficiency increases ER stress-induced apoptosis and necrotic core formation in advanced atherosclerotic lesions. Cell Metab.2006; 3, 257–266.

21. Harja E, Chang JS, Lu Y, Leitges M, Zou YS, Schmidt AM, et al. Mice deficient in PKCbeta and apolipoprotein E display decreased atherosclerosis. FASEB J. 2009; 23, 1081–1091.

22. Isermann B, Vinnikov IA, Madhusudhan T, Herzog S, Kashif M, Blautzik J, et al. Activated protein C protects against diabetic nephropathy by inhibiting endothelial and podocyte apoptosis. Nat. Med. 2007; 13, 1349–1358.

23. Ishii H, Jirousek MR, Koya D, Takagi C, Xia P, Clermont A, et al. Amelioration of vascular dysfunctions in diabetic rats by an oral PKC beta inhibitor. Science. 1996; 272, 728–731.

24. Jiang ZY, Lin YW, Clermont A, Feener EP, Hein KD, Igarashi M, et al. Characterization of selective resistance to insulin signaling in the vasculature of obese Zucker (fa/fa) rats. J. Clin. Invest. 1999; 104, 447–457.

25. Maeda S, Sugimoto T, Yasuda H, Kashiwagi A, Ways DK, King GL, et al. Amelioration of accelerated diabetic mesangial expansion by treatment with a PKC beta inhibitor in diabetic db/db mice, a rodent model for type 2 diabetes. FASEB J. 2000; 14, 439–447.

26. Kume S, Thomas MC, Koya D. (Nutrient sensing, autophagy, and diabetic nephropathy. Diabetes. 2012; 61, 23–29.

27. Lassegue B, San Martin A, Griendling KK. Biochemistry, physiology, and pathophysiology of NADPH oxidases in the cardiovascular system. Circ. Res. 2012; 110, 1364–1390.

28. Le Guezennec X, Brichkina A, Huang YF, Kostromina E, Han W, Bulavin DV. Wip1-dependent regulation of autophagy, obesity, and atherosclerosis. Cell Metab. 2012; 16, 68–80.

29. Liao X, Sluimer JC., Wang Y, Subramanian M, Brown K, Pattison JS, et al. Macrophage autophagy plays a protective role in advanced atherosclerosis. Cell Metab. 2012; 15, 545–553.

30. Lutgens E, Gijbels M, Smook M, Heeringa P, Gotwals P, Koteliansky VE, Daemen MJ. Transforming growth factor-beta mediates balance between inflammation and fibrosis during plaque progression. Arterioscler. Thromb. Vasc. Biol. 2002; 22, 975–982.

31. Ma RC, Tam CH, Wang Y Luk, AO, Hu C, Yan, X, et al. Genetic variants of the protein kinase C-beta 1 gene and

development of end-stage renal disease in patients with type 2 diabetes. JAMA. 2010; 304, 881–889.

32. Maeno Y, Li Q, Park K, Rask-Madsen C, Gao B, Matsumoto M, et al. Inhibition of insulin signaling in endothelial cells by protein kinase C-induced phosphorylation of p85 subunit of phosphatidylinositol 3-kinase (PI3K). J. Biol. Chem. 2012; 287, 4518–4530.

33. Mauer M, Zinman B, Gardiner R, Suissa S, Sinaiko A, Strand T, et al. Renal and retinal effects of enalapril and losartan in type 1 diabetes. N. Engl. J. Med. 2009; 361, 40–51.

34. Meier M, Menne J, Park JK, HoltzM., Guele, F, Kirsch T, et al. Deletion of protein kinase C-epsilon signaling pathway induces glomerulosclerosis and tubulointerstitial fibrosis in vivo. J. Am. Soc. Nephrol. 2007; 18, 1190–1198.

35. Menne J, Park JK, Boehne M, Elger M, Lindschau C, Kirsch T, et al. Diminished loss of proteoglycans and lack of albuminuria in protein kinase C-alpha-deficient diabetic mice. Diabetes. 2004; 53, 2101–2109.

36. Mima A, Kitada M, Geraldes P, Li Q, Matsumoto M, Mizutani K, et al. Glomerular VEGF resistance induced by PKCd/SHP-1 activation and contribution to diabetic nephropathy. FASEB J. 2012; 26, 2963–2974.

37. Murakami T, Frey T, Lin C. Antonetti DA. Protein kinase cb phosphorylates occludin regulating tight junction trafficking in vascular endothelial growth factor-induced permeability in vivo. Diabetes. 2012; 61, 1573–1583.

38. Naruse K, Rask-Madsen C, Takahara N, Ha SW, Suzuma K, Way KJ, et al. Activation of vascular protein kinase C-beta inhibits Akt-dependent endothelial nitric oxide synthase function in obesity-associated insulin resistance. Diabetes. 2006; 55, 691–698.

39. Pergola PE, Raskin P, Toto RD, Meyer CJ, Huff J., Grossman EB, et al. Bardoxolone methyl and kidney function in CKD with type 2 diabetes. N. Engl. J. Med. 2011; 365, 327–336.

40. Perkins BA, Ficociello LH, Silva KH, Finkelstein D., Warram JH, Krolewski ASRegression of microalbuminuria in type 1 diabetes. N. Engl. J. Med. 2003; 348, 2285–2293.

41. Rask-Madsen C, Li Q, Freund B, Feather D Abramov R, Wu I., et al. Loss of insulin signaling in vascular endothelial cells accelerates atherosclerosis in apolipoprotein E null mice. Cell Metab. 2010; 11, 379–389.

42. Rask-Madsen C, King GL. Vascular complications of diabetes: mechanisms of injury and protective factors. Cell Metab. 2013; 17(1):20-33.

43. Rask-Madsen C, Buonomo E, Li Q, Park K, Clermont AC, Yerokun O, et al. Hyperinsulinemia does not change atherosclerosis development in apolipoprotein E null mice. Arterioscler. Thromb. Vasc. Biol. 2012; 32, 1124–1131.

44. Senokuchi T, Liang CP, Seimon TA, Han S, Matsumoto M, Banks AS, et al. Forkhead transcription factors (FoxOs) promote apoptosis of insulin-resistant macrophages during cholesterol-induced endoplasmic reticulum stress. Diabetes. 2008; 57, 2967–2976.

45. Sivaskandarajah GA Jeansson, M, Maezawa Y, Eremina V, Baelde HJ, Quaggin SE. Vegfa protects the glomerular microvasculature in diabetes. Diabetes. 2012; 61, 2958–2966.

46. Sniderman AD, Scantlebury T, Cianflone K. Hypertriglyceridemic hyperapob: the unappreciated atherogenic dyslipoproteinemia in type 2 diabetes mellitus. Ann. Intern. Med. 2001; 135, 447–459.

47. Srivastava S, Vladykovskaya E, Barski OA, Spite M, Kaiserova K, Petrash JM, et al. Aldose reductase protects against early atherosclerotic lesion formation in apolipoprotein E-null mice. Circ. Res. 2009; 105, 793–802.

48. Sun JK, Keenan, HA, Cavallerano, JD, Asztalos BF, Schaefer EJ, Sell, et al. Protection from retinopathy and other complications in patients with type 1 diabetes of extreme duration: the joslin 50-year medalist study. Diabetes Care. 2011; 34, 968–974.

49. Suzuma K, Takahara N, Suzuma I, Isshiki K, Ueki K, Leitges, et al. Characterization of protein kinase C beta isoform's action on retinoblastoma protein phosphorylation, vascular endothelial growth factor-induced endothelial cell proliferation, and retinal neovascularization. Proc. Natl. Acad. Sci. USA. 2002; 99, 721–726.

50. Tabas I. Macrophage death and defective inflammation resolution in atherosclerosis. Nat. Rev. Immunol. 2010; 10, 36–46.

51. Thallas-Bonke V, Thorpe SR, Coughlan MT, Fukami K, Yap FY, Sourris KC, et al. Inhibition of NADPH oxidase prevents advanced glycation end product-mediated damage in diabetic nephropathy through a protein kinase C-alpha-dependent pathway. Diabetes. 2008; 57, 460–469.

52. Tsuchiya K Tanaka J, Shuiqing Y, Welch CL, DePinho RA, Tabas I, et al. FoxOs integrate pleiotropic actions of insulin in vascular endothelium to protect mice from atherosclerosis. Cell Metab. 2012; 15, 372–381.

53. Welsh GI, Hale LJ, Eremina V, Jeansson M, Maezawa Y, Lennon R, et al. Insulin signaling to the glomerular podocyte is critical for normal kidney function. Cell Metab. 2010; 12, 329–340.

54. Winnay JN, Boucher J, Mori MA, Ueki K, Kahn CR. A regulatory subunit of phosphoinositide 3-kinase increases the nuclear accumulation of X-box-binding protein-1 to modulate the unfolded protein response. Nat. Med. 2010; 16, 438–445.

55. Xu Y, Zhang Z, Hu J, Stillman IE, Leopold JA, Handy DE, Loscalzo J, Stanton RC. Glucose-6-phosphate dehydrogenase-deficient mice have increased renal oxidative stress and increased albuminuria. FASEB J. 2010; 24, 609–616.

56. Yamamoto Y, Kato I, Doi T, Yonekura H, Ohashi S, Takeuchi M, et al. Development and prevention of advanced diabetic nephropathy in RAGE-overexpressing mice. J. Clin. Invest. 2001; 108, 261–268.

57. Yan SF, Ramasamy R, Schmidt AM. The RAGE axis: a fundamental mechanism signaling danger to the vulnerable vasculature. Circ. Res. 2010. 106, 842–853.

Retinopatia Diabética

60

Jacqueline Mendonça Lopes de Faria
Kamila Cristina Silva
José Butori Lopes de Faria

RETINOPATIA DIABÉTICA

EPIDEMIOLOGIA DA RETINOPATIA DIABÉTICA

A retinopatia diabética (RD) é a principal causa de cegueira em pessoas em idade produtiva, em diversos países. Nos Estados Unidos, contribui com 12% de todos os casos novos de cegueira por ano, o que representa cerca de 5 mil indivíduos acometidos. Nesse país, são estimados 700 mil pacientes diabéticos com RD proliferativa, 130 mil com RD não proliferativa muito grave e 500 mil com edema macular.[1] A cegueira é 25 vezes mais frequente em pessoas com DM quando o dado é comparado com o da população que não sofre desse problema. Infelizmente, as informações disponíveis no Brasil sobre incidência e prevalência da RD são incompletas e fragmentadas. Entretanto, uma vez que a prevalência do diabete melito (DM) tipo 2 no Brasil – de cerca de 7,8% – é semelhante àquela observada nos Estados Unidos, é muito provável que a frequência dessa complicação ocular do DM seja parecida nos dois países. Importante salientar que dados da Organização Mundial da Saúde (OMS) mostram estimativas crescentes da incidência do DM tipo 2 em todo o mundo e, em particular, em países em desenvolvimento, como o Brasil[2] (Figura 60.1). Consequentemente, é necessário que nesses países sejam desenvolvidas políticas de saúde pública que gerem

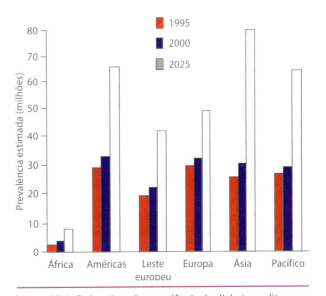

Figura 60.1 Estimativas da prevalência do diabete melito no mundo. O DM apresenta alta prevalência no mundo, com tendência a aumentar principalmente em países em desenvolvimento; esse aumento se deve principalmente ao aumento do DM tipo 2 associado à obesidade. Fonte: Organização Mundial da Saúde, 1999.

dados epidemiológicos robustos para se estimar a incidência, prevalência e progressão da RD. Isso poderia determinar o estabelecimento de medidas de prevenção, identificação precoce e tratamento da RD, levando à redução nos custos econômicos e também sociais que ela causa.

PREVALÊNCIA DE RETINOPATIA DIABÉTICA

A prevalência de retinopatia nas diversas populações de diabéticos é mostrada na Figura 60.2. Em pacientes com diabete de início precoce (o que corresponde aos pacientes com DM tipo 1), a prevalência da RD aumenta com o tempo de duração do DM, sendo que, após 15 anos, praticamente todos os indivíduos apresentarão alguma forma de RD.[3] Por outro lado, a forma proliferativa acomete apenas um subgrupo de aproximadamente 56%, indicando que, além da hiperglicemia, algum outro fator seja importante para o seu desenvolvimento. No grupo de pacientes com DM de início tardio (o que corresponde aos pacientes com DM tipo 2), a RD também apresenta correlação com a duração da doença. A prevalência de 23% com 2 anos de duração da doença atinge os 80% após 15 anos. (Figura 60.2). A prevalência já alta no início da doença deve-se à dificuldade de precisar o seu início, uma vez que os pacientes se mantêm assintomáticos por vários anos antes do diagnóstico. Quatro por cento dos pacientes com DM tipo 2 já apresentam RD proliferativa na ocasião do diagnóstico.

PREVALÊNCIA DO EDEMA MACULAR DIABÉTICO

O edema macular é a principal causa de perda moderada e reversível da visão em pacientes diabéticos (Figura 60.3), e sua prevalência e incidência aumentam com a duração e a gravidade da RD. Como ocorre com a RD, a prevalência do edema macular aumenta com a duração do DM, sendo um evento raro em pacientes cuja duração do DM não ultrapasse os 5 anos, estando ausente no tipo 1 e presente em 3% dos pacientes com DM2. Por outro lado, após 20 anos de duração do DM, acomete aproximadamente 29% dos pacientes com DM tipos 1 ou 2.

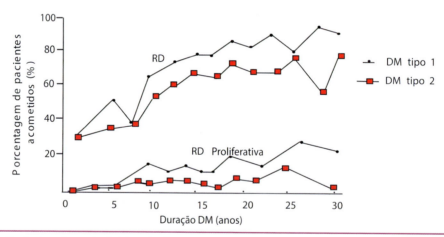

Figura 60.2 Prevalência de retinopatia diabética (RD) e RD proliferativa em pacientes com DM tipos 1 e 2.

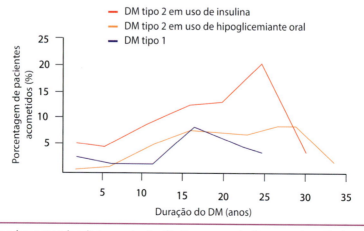

Figura 60.3 Frequência de edema macular clinicamente significativo e sua relação com a duração do DM em pacientes diabéticos tipos 1 e 2.

CATARATA E DM

A formação de catarata senil inicia-se antes e progride mais rapidamente nos pacientes com DM se comparados aos índices da população não acometida pela doença. A prevalência de catarata aumenta com a duração do DM, sendo esse efeito superposto às alterações relacionadas com a idade. Na população estudada na região de Wisconsin, Estados Unidos, 59% dos pacientes com DM com idades entre 30 e 54 anos apresentaram catarata, comparados a 12% na população não diabética.

GLAUCOMA E RETINOPATIA DIABÉTICA

Acredita-se que pacientes com DM apresentem maior prevalência de glaucoma crônico simples (neuropatia óptica associada a pressão intraocular de causa não conhecida) que indivíduos-controle. Entretanto, se isso é real ou está associado a maior chance de diagnóstico por maior contato desses pacientes com oftalmologistas, ou por critérios mais flexíveis para o diagnóstico de glaucoma no paciente diabético, é algo que permanece controverso.

IMPACTO VISUAL DA RETINOPATIA DIABÉTICA

Estudo populacional na região de Wisconsin demonstrou que entre os pacientes com diabete tipo 1, 1,4% apresentavam redução moderada da visão (definida como acuidade visual no melhor olho entre 20/80 a 20/160) e 3,8% foram considerados legalmente cegos (considerando-se acuidade visual pior que 20/200 no melhor olho, aproximadamente 10% de visão). No grupo de pacientes com diabete tipo 2, 3% apresentavam redução moderada da visão e 1,8% foram considerados legalmente cegos. Nos pacientes com DM tipos 1 e 2, a redução visual foi associada à idade, duração do DM, presença de RD, edema macular diabético e catarata senil. Entre todos os casos de cegueira, 86% e 33% dos pacientes com DM tipos 1 e 2, respectivamente, eram devidos à RD.

FATORES DE RISCO ASSOCIADOS A DESENVOLVIMENTO E PROGRESSÃO DA RETINOPATIA DIABÉTICA (RD) E O CONTROLE GLICÊMICO

O controle glicêmico rigoroso reduz o desenvolvimento e a progressão da RD, como demonstrado por dois grandes estudos de intervenção, o *Diabetes Control and Complications Trial* (DCCT), feito com pacientes diabéticos tipo 1, e o *United Kingdom Prospective Diabetes Study* (UKPDS), feito com pacientes diabéticos tipo 2.

O DCCT incluiu 1.441 pacientes, sendo 726 sem retinopatia e 715 com RD leve, que foram acompanhados durante 6,5 anos. O objetivo do estudo foi comparar se o controle glicêmico intensivo (três injeções de insulina/dia, ou bomba de infusão subcutânea) reduzia o desenvolvimento e progressão da RD quando comparado ao tratamento convencional (uma a duas injeções de insulina/dia). O tratamento intensivo reduziu em 76% o risco de progressão da RD (Figura 60.4) e em 47% a necessidade de tratamento com *laser*. A extrapolação desses dados sugere que o tratamento intensivo pode adiar em 14,7 anos o tempo para o desenvolvimento de RD proliferativa, 8,2 anos para o desenvolvimento de edema macular e 7,7 anos para apresentar cegueira.[4]

O UKPDS incluiu 3.867 pacientes diabéticos tipo 2 recém-diagnosticados. Foram randomizados para tratamento com sulfonilureias ou insulina (com o objetivo de atingir glicemia de jejum até 108 mg/%) ou tratamento convencional (somente com controle dietético ou com medicamentos hipoglicemiantes se a glicemia de jejum atingisse 270 mg/% ou se o paciente apresentasse sintomas relacionados ao DM). A redução dos níveis da HbAc1 nos pacientes com tratamento intensivo – cerca de 0,9% menor que no grupo-controle por 12 anos – reduziu o risco de progressão da RD em 21%, a necessidade de fotocoagulação em 29% e de cirurgia de catarata, em 24%.[5]

HIPERTENSÃO ARTERIAL – POSSÍVEL FATOR PARA EXACERBAÇÃO DA RETINOPATIA DIABÉTICA

Estudos epidemiológicos identificam claramente a hipertensão arterial como um fator de risco independente muito importante para RD. Hipertensão

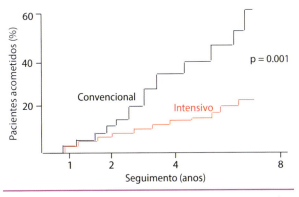

Figura 60.4 Efeito do tratamento intensivo na progressão da retinopatia em pacientes diabéticos tipo 1 (DCCT).

arterial é comum em pacientes com DM tipo 2, com prevalência de 40 a 60% em indivíduos entre 45 e 75 anos de idade. Pacientes com hipertensão arterial têm três vezes mais chance de desenvolver RD proliferativa. No UKPDS, o controle da pressão arterial intensivo reduziu em 35% a chance de progressão da RD e em 47% a de perda visual em pacientes com DM tipo 2.[6] Da mesma maneira, a incidência de edema macular está associada à presença da hipertensão arterial, uma vez que a hipertensão arterial aumenta em 3,2 vezes a chance de o paciente apresentar edema macular.[7]

Entretanto, ainda não é sabido se a associação entre hipertensão e RD é secundária aos efeitos hemodinâmicos da pressão arterial alta na microvasculatura da retina ou se representa uma associação mais complexa com a genética da hipertensão arterial. O contratransporte de Na^+/Li^+ (CT Na^+/Li^+) em hemácias, marcador genético de predisposição da hipertensão arterial, representa o modelo de funcionamento da bomba de Na^+ e H^+ nas membranas celulares. Esse é um transportador de cátions transmembrana, envolvido em eventos celulares básicos, como controle de pH e volume celular, resposta a fatores de crescimento e citocinas. Em estudos transversais e longitudinal, a atividade do CT Na^+/Li^+ esteve associada ao desenvolvimento da nefropatia diabética. Recentemente, demonstramos que o CT Na^+/Li^+ também está associado à presença de RD proliferativa em pacientes diabéticos tipo 1, sugerindo que a genética da hipertensão arterial possa ser importante no desenvolvimento das formas graves da RD.[8]

DISLIPIDEMIA

Estudos transversais sugerem associação entre hipercolesterolemia e o desenvolvimento de exudatos duros, um fenômeno frequente na RD não proliferativa e na maculopatia. Além disso, a hipertrigliceridemia, um marcador de resistência insulínica, também pode ser um fator de risco independente para o desenvolvimento de RD.

NEFROPATIA

Estudos epidemiológicos demonstram associação entre presença de retinopatia e nefropatia em pacientes diabéticos. A RD está presente em cerca de 80% dos pacientes com nefropatia clínica (proteinúria superior a 500 mg/24 horas), e essa ocorre em 60% dos pacientes com RD proliferativa. Observações do ETDRS confirmam essa associação demonstrando que a presença de pro-

teinúria praticamente dobra a chance de RD proliferativa em pacientes com DM. Um estudo mais recente, baseado em biopsias renais demonstrou associação entre alterações estruturais renais (tamanho glomerular e espessura da membrana basal glomerular) e lesões retinianas mais graves em pacientes com DM tipo 1.[9]

TABAGISMO

Os estudos que avaliaram associação entre tabagismo e RD mostram resultados contraditórios. É possível que fatores genéticos participem da interação entre tabagismo e RD.

HEMATÓCRITO

Estudos demonstraram que deformidade das células vermelhas, aumento da viscosidade sanguínea, aumento da agregação celular capilar e baixo hematócrito estão associados a RD e perda visual. Entre pacientes com RD, aqueles com baixos valores de hemoglobina apresentaram um risco cinco vezes maior de desenvolver RD proliferativa do que aqueles com Hb normal.[10]

VARIAÇÕES ÉTNICAS E RACIAIS

Estudos transversais demonstraram que negros norte-americanos com DM tipo 2 apresentam maior incidência de RD quando comparados a brancos não hispânicos. Porém, não está claro se essas associações são causadas por maior susceptibilidade a hipertensão arterial e pior controle glicêmico.

PATOGÊNESE DA RETINOPATIA DIABÉTICA E CATARATA

A patogênese da RD implica em compreender como a hiperglicemia prolongada causa lesões nas células vasculares e neurais da retina. Várias vias bioquímicas têm sido propostas para explicar as lesões na retina secundárias à hiperglicemia. Esses mecanismos, que também ocorrem na nefropatia e neuropatia diabéticas, são: glicação não enzimática de proteínas intra e extracelulares; ativação da via do poliol; aumento da atividade da proteinaquinase C (PKC); lesão tecidual por aumento na produção dos radicais livres; e ativação de processos inflamatórios. Esses mecanismos atuam no processo de lesão tecidual por meio dos seus efeitos no metabolismo celular, sinalização e fatores de crescimento. Igualmente importante é compreender a origem de alterações específicas da retina, como a quebra da barreira hematorretiniana, não perfusão capilar e isquemia da retina, formação de microaneurismas e neovascularização da retina.

GLICAÇÃO NÃO ENZIMÁTICA DE PROTEÍNAS INTRA E EXTRACELULARES

A glicação não enzimática é um processo universal de ligação da glicose a proteínas que é dependente do nível de glicose. Esse processo pode ocorrer tanto dentro como fora da célula. O primeiro é importante particularmente em células nas quais a entrada da glicose se faz independentemente da insulina, como é o caso do nervo, do glomérulo, do cristalino e da retina. A ligação glicose-proteína dá origem aos produtos iniciais e avançados (*advanced glycated end-products*, AGEs) da glicação não enzimática. Um exemplo do primeiro, que é reversível, é a glicação da hemoglobina utilizada na prática clínica como indicador da glicemia. Entretanto, esses produtos iniciais da glicação não enzimática podem ter papel patogênico por aumentarem a captação da fração LDL do colesterol, favorecendo a aterosclerose. Além disso, podem favorecer a auto-oxidação das proteínas glicadas, contribuindo para a geração de radicais livres e lesão tecidual. Porém, a ligação glicose-proteína pode ocorrer de forma irreversível, formando os AGE e acontecer em proteínas-chave na transcrição de genes e sinalização intracelular. Esses produtos podem estimular a síntese de matriz extracelular, a produção de espécies reativas de oxigênio e a ativação de eventos inflamatórios por meio do fator de transcrição nuclear κ B (NF-κB) na retina. A importância potencial dos AGE na patogênese da RD é corroborada por observações em modelos animais, nos quais os inibidores de AGE previnem as manifestações da microvasculopatia diabética na retina.[11] A confirmação dos resultados obtidos em modelos experimentais em humanos aguarda a conclusão de ensaios clínicos.

ATIVAÇÃO DA VIA DO POLIOL

A via do poliol ocorre a partir da metabolização da glicose a sorbitol, a partir da enzima aldoserredutase. Em condições normais, ao contrário do que ocorre na hiperglicemia, uma pequena porcentagem da glicose é metabolizada por essa via. Na via dos polióis, o sorbitol é oxidado a frutose pela enzima sorbitol desidrogenase. Essa via é particularmente importante em tecidos que independem da ação da insulina, como os já citados nervos, glomérulo, cristalino e retina. Vários mecanismos têm sido propostos para explicar como essa via participa dos efeitos deletérios da hiperglicemia nos tecidos. O sorbitol tem dificuldade para atravessar a membrana celular e se acumula dentro da célula. Isso pode levar à lesão vascular por efeito osmótico, alterar o balanço de redução (*redox state*) dos nucleotídeos piridínicos por aumentar a razão NADH/NAD$^+$ e depletar o meio intracelular de mioinositol. A redução intracelular de mioinositol aumenta o diacilglicerol, que estimula a atividade da PKC, alteração que tem sido implicada na patogênese da RD. Estudos experimentais feitos em ratos têm demonstrado que a ativação da via do poliol estava associada ao espessamento da membrana basal dos capilares retinianos, perda de pericitos e formação de microaneurismas.[12] Entretanto, estudos com inibidores da aldoserredutase têm demonstrado resultados inconsistentes. Em um estudo de 5 anos de seguimento feito com cães diabéticos, o tratamento com inibidores da aldoserredutase foi capaz de prevenir o declínio na condução nervosa, mas não teve efeito na retinopatia ou no espessamento da membrana basal.[13] Em humanos, resultados com inibidor da aldoserredutase sorbinil não mostraram qualquer efeito protetor no desenvolvimento da retinopatia diabética.

AUMENTO DA ATIVIDADE DA PROTEÍNA QUINASE C (PKC)

A família das PKC compreende 11 isoformas, sendo nove delas ativadas por um segundo mensageiro lipídico, o diacilglicerol (DAG). A estimulação primária é feita por meio da síntese de novo do DAG, que ativa PKC nessas células. A ativação da PKC tem sido implicada em diversos processos relevantes para a lesão da retina no DM, incluindo regulação da permeabilidade vascular por estímulo do VEGF (*vascular endothelial growth factor*), do fluxo sanguíneo, fatores de crescimento como o TGF-β (*transforming growth factor*-β) e síntese de matriz extracelular. Desse modo, em modelos experimentais de RD, a ativação da PKC-β causa alterações no fluxo retiniano e sua inibição restaura o tempo de circulação da retina. Esse efeito é causado por provável diminuição na expressão do NO e/ou aumento da endotelina.

LESÃO TECIDUAL POR AUMENTO NA PRODUÇÃO DOS RADICAIS LIVRES

O DM e a hiperglicemia podem levar ao estresse oxidativo e à formação de espécies reativas de oxigênio (ROS), o que determina a lesão tecidual. A produção de ROS pode ocorrer por auto-oxidação da glicose, glicação de proteínas, ativação da via do poliol e produção de prostanoides. Em modelo experimental, a normalização do aumento na produção de ROS pela hiperglicemia foi capaz de bloquear três vias pelas quais a hiperglicemia leva a lesão tecidual, incluindo glicação não enzimática, ativação da PKC e ativação da via do poliol.[14] Desse modo, tem sido sugerido que o aumento do estresse oxidativo no DM seria um evento-chave e unificador das outras vias que participam da lesão tecidual no DM.[15-19] Estudos recentes têm demonstrado que a administração de multioxidantes foi capaz de inibir o desenvolvimento das alterações histopatológicas na retina e a ativação das capazes e do NF-κB (*nuclear factor-κB*), o que sugere que o estresse oxidativo participa no processo de apoptose das células capilares retinianas e no desenvolvimento da RD. Estudo clínico em pacientes diabéticos com ou sem RD inicial, tratados com antioxidante e altas doses de vitamina E (1.600 unidades por dia), demonstrou redução significativa no fluxo sanguíneo da retina, sem alterar a hiperglicemia. Entretanto, grandes ensaios clínicos são necessários para que se possa chegar a uma conclusão definitiva a respeito do efeito do antioxidante no tratamento e prevenção da RD.

ATIVAÇÃO DE PROCESSOS INFLAMATÓRIOS

Evidências recentes sugerem que a RD possa ser considerada uma doença inflamatória. Os vasos da retina de pacientes com DM apresentam elevação no número de leucócitos, situação chamada como leucoestase, que coincide com aumento na expressão de uma molécula de adesão intracelular, o ICAM-1 (*intercellular adhesion molecule*). Esse fenômeno também está presente em modelos animais e ocorre tanto no DM induzido como de forma espontânea.[18] A leucoestase nos vasos da retina ocorre 1 semana após a indução do DM experimental, e leva à lesão endotelial e quebra da barreira hematorretiniana. Esta, por sua vez, está presente precocemente também em pacientes com DM, e é a principal causa do edema macular e consequente risco de perda visual.

PATOGÊNESE DAS ALTERAÇÕES FUNCIONAIS E ANATÔMICAS DA RETINA: QUEBRA DA BARREIRA HEMATORRETINIANA, NÃO PERFUSÃO CAPILAR E ISQUEMIA DA RETINA, FORMAÇÃO DE MICROANEURISMAS, NEOVASCULARIZAÇÃO DA RETINA E NEURODEGENERAÇÃO

QUEBRA DE BARREIRA HEMATORRETINIANA

O aumento da permeabilidade capilar, a principal alteração presente nas fases iniciais da RD, tem sido atribuído a vários mecanismos, incluindo lesão endotelial pelos radicais livres, efeito dos produtos finais da glicação não enzimática, moléculas de adesão intercelular (ICAM-1) com consequente leucoestase e aumento na expressão de fatores vasculares, principalmente VEGF (*vascular endothelial growth factor*). Esse é um fator mitogênico para a célula endotelial e aumenta a permeabilidade vascular. O aumento da permeabilidade dos vasos retinianos acaba permitindo a passagem de lipoproteínas, que vão sendo acumuladas na membrana basal e, posteriormente, formam depósitos extravasculares nas camadas celulares da retina, provocando importante disfunção retiniana. Macrófagos são atraídos pelos locais de vazamento capilar para remover esses produtos e células degeneradas. O resultado é um acúmulo de material fibrinoide, com macrófagos preenchidos com material lipídico, visível na fundoscopia como exsudato duro (Figura 60.5).

PERDA DE CÉLULAS ENDOTELIAIS E PERICITOS

Em modelos animais de DM, o fenômeno de leucoestase – a adesão de leucócitos aos capilares retinianos – já é notado alguns dias após a indução do DM, mediado por moléculas de adesão como ICAM-1 e integrinas. Esse processo evolui com a oclusão dos capilares pelo acúmulo de plaquetas e fibrinas circundadas por leucócitos e eritrócitos. Estudos prévios demonstraram, tanto em humanos como em modelos animais, a perda de células endoteliais e pericitos nos capilares retinianos por apoptose (morte programada da célula). Várias linhas de evidências sugerem existir forte associação entre a presença de microtrombos e células apoptóticas nos capilares retinianos, porque a agregação plaquetária

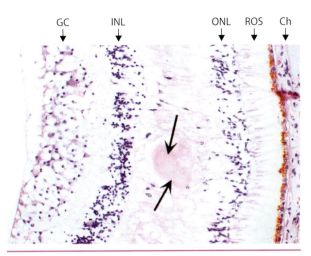

Figura 60.5 Exudato duro em um corte de retina isquêmica de um paciente diabético. GC: camada ganglionar; INL: camada nuclear interna; ONL: camada nuclear externa; ROS: segmento externo dos cones (fotorreceptores); Ch: coroide.

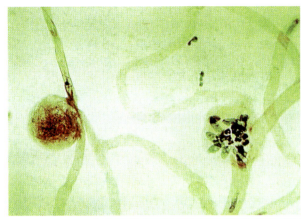

Figura 60.6 Típica preparação da retina com tripsina, na qual somente a vasculatura retiniana está preservada. Visualização de dois microaneurismas; o da direita apresenta-se preenchido por trombos.

altera o endotélio capilar causando isquemia/não perfusão, enquanto as células endoteliais apoptóticas tornam-se pró-coagulantes, ativando processos tromboinflamatórios. Portanto, três processos estão associados à perda das células endoteliais e pericitos: leucoestase; apoptose das células endoteliais; e microtrombose, também documentados em tecido retiniano humano. As consequências da apoptose nas células vasculares da retina rapidamente contribuem para o aparecimento das manifestações clínicas da RD os microaneurismas.

FORMAÇÃO DO MICROANEURISMA

Os microaneurismas representam uma das manifestações oftalmoscópicas mais precoces da RD. Modelos experimentais com digestão de tripsina da retina mostram muito bem as formações aneurismáticas dos capilares retinianos (Figura 60.6). Ainda se debate o mecanismo de formação dos microaneurismas. Uma possibilidade é que esses seriam dilatações assimétricas em pontos enfraquecidos ou lesados do capilar. Outra alternativa é a de que representariam tentativa frustrada de formação de neovasos. A relativa ausência de atividade mitótica associada a um claro aumento do fluxo sanguíneo na retina no DM sugere que os microaneurismas resultam do enfraquecimento e da dilatação da parede capilar. Entretanto, tem sido demonstrado que o microaneurisma progride em estágios, iniciando-se com oclusão de células brancas e vermelhas compondo o trombo. Nesse estágio, o endotélio está intacto, porém existe perda significativa dos pericitos. Posteriormente, ocorre leucoestase por aumento da

produção de moléculas de adesão intercelular, como ICAM e VCAM (*vascular cellular adhesion molecule*), ficando os microaneurismas preenchidos por restos de células endoteliais que foram destruídas. Finalmente, a formação aneurismática desaparece, permanecendo somente a membrana basal (vaso fantasma). Por outro lado, a observação de aumento na replicação das células endoteliais no interior do microaneurisma e o alto *turnover* dos microaneurismas corroboram a hipótese de que essas estruturas representam tentativas de neovascularização em locais de micro-oclusão vascular.

NÃO PERFUSÃO CAPILAR E ISQUEMIA DE RETINA

Com a progressão da RD, áreas de não perfusão capilar espalham-se por toda a retina. Essa redução na perfusão é causada pela obstrução capilar secundária à coagulação intravascular. Tem sido aceito que a coagulação intravascular é secundária ao aumento da adesividade plaquetária, demonstrada em pacientes diabéticos. A adesividade plaquetária pode estar aumentada por meio da glicação das lipoproteínas de baixa densidade (LDL), pelo aumento da protrombina plaquetária ou da atividade coagulante do fator intrínseco. Adicionalmente, o LDL glicado contribui para a coagulação porque é imediatamente oxidado em presença de glicose, induzindo alterações pró-coagulantes na superfície endotelial. Outros mecanismos também parecem participar desse processo. A oclusão capilar poderia ser consequência da adesão de leucócitos ao endotélio. Monócitos expostos a colágeno glicado, como ocorre na membrana basal capilar, tornam-se ativados e com grande aumento da adesividade. Níveis circulantes de diferentes moléculas de adesão estão elevados em pacientes diabéticos com retinopatia em progressão, provavelmente secundário aos leucócitos ativados e à lesão endotelial.

FORMAÇÃO DOS NEOVASOS

Este é o evento mais importante na RD, pelo risco real de perda visual irreversível. Esse processo ocorre em resposta à oclusão dos capilares da retina e consequente isquemia da mesma. A angiogênese, em situação fisiológica ou patológica, é um processo altamente coordenado, no qual as células endoteliais, que normalmente não proliferam, são estimuladas a proliferar e invadem a matriz extracelular como cordões sólidos e, posteriormente, canalizam-se, formando tubos e arcos vasculares. Esse processo é regulado por numerosos fatores circulantes e locais, como TGF-β (*transforming growth factor*-β) e VEGF. O VEGF é uma proteína de 45 kDa, produzida por células tumorais, monócitos/macrófagos e células endoteliais da retina, que se liga a receptores específicos presentes nas células endoteliais dos capilares retinianos. A hipóxia é o maior estímulo para o aumento da expressão do próprio VEGF e de seu receptor. Seu principal efeito é o aumento da permeabilidade capilar e a proliferação de células endoteliais. Além da proliferação, o VEGF induz alterações pró-coagulantes inflamatórias. A partir de então, uma série de investigações tem demonstrado o VEGF como fator essencial na patogênese da retinopatia e no edema macular diabéticos. A concentração do VEGF está aumentada no vítreo de pacientes diabéticos com RD proliferativa quando comparada àqueles com RD não proliferativa ou sem RD. Atualmente, VEGF é aceito também como uma citocina pró-inflamatória, induzindo ao aumento da expressão de moléculas de adesão intercelular (ICAM-1) e da oxidonitricossintase, promovendo leucoestase, fenômeno bem estabelecido nas fases iniciais da RD.[20]

DISTÚRBIOS HEMODINÂMICOS

Assim como ocorre no rim, o fluxo sanguíneo retiniano está aumentado nas fases inicias da RD. Isso pode ser secundário à lesão de pericitos, que gera a perda da autorregulação capilar e sua dilatação. O aumento da pressão de perfusão facilitaria a passagem de proteínas plasmáticas pelo endotélio e sua deposição na membrana basal, além das forças de estiramento causarem lesões endoteliais.

Portanto, está claro que vários mecanismos estão interagindo na patogênese da RD. O ponto inicial é a toxicidade da glicose das células endoteliais por diferentes mecanismos, interferindo na integridade da barreira hematorretiniana, o que provoca o acúmulo de células inflamatórias e o aumento da expressão de fatores de crescimento e citocinas pró-inflamatórias. Tanto nas fases iniciais como nas tardias, os efeitos da hiperglicemia são importantes nos leucócitos circulantes, o que acarretará aumento da adesividade ao endotélio, gerando áreas de oclusão capilar e isquemia da retina. Esse é o estímulo para as fases não proliferativas evoluírem para a proliferativa, com neovascularização da retina e do disco óptico.

NEURODEGENERAÇÃO

A degeneração de neurônios e células gliais da retina foi recentemente postulada na patogênese da retinopatia diabética.[21] Essas anormalidades são descritas mesmo antes do desenvolvimento de microaneurismas.[22] No entanto, durante anos a apoptose do tecido neural era avaliada apenas por retinografia.[23] Recentemente, a tomografia de coerência óptica (OCT) foi introduzida na prática clínica como método mais sensível e objetivo para visualizar a retina.[24] Primeiramente, a OCT foi aplicada para detecção do edema macular em pacientes diabéticos.[25] Em seguida, permitiu realizar avaliações quantitativas e qualitativas da espessura e do volume da retina, com a identificação de camadas individuais.[26] Estudo com pacientes diabéticos tipo 1 e indivíduos saudáveis mostrou diminuição na espessura da retina pericentral, avaliada por OCT, em pacientes com retinopatia diabética em comparação com os controles saudáveis. Isso poderia ser explicado pela perda de tecido neural na primeira fase da doença.[27] Outro estudo recente realizado com pacientes diabéticos tipo 1, com ou sem retinopatia, demonstrou perda de células neurais intrarretinianas nos pacientes com retinopatia e sugeriu que a neurodegeneração está intimamente relacionada com a duração da doença.[28]

Aspectos clínicos da retinopatia diabética

Várias técnicas são utilizadas na detecção da RD, entre elas oftalmoscopia direta e indireta, fotografias estereoscópicas e angiografia com fluoresceína. Oftalmoscopia direta é o método mais comumente utilizado na prática clínica por não oftalmologistas, porém sua sensibilidade é de aproximadamente 50%.

A RD é a maior ameaça para a perda irreversível da visão no paciente com DM. A redução moderada da visão resulta do envolvimento macular, enquanto a RD proliferativa e a doença ocular avançada diabética podem causar perda irreversível da visão. Ainda hoje, o controle glicêmico e a detecção precoce das lesões iniciais da RD são as melhores maneiras para se prevenir alteração visual no paciente diabético.

Os diferentes aspectos oftalmoscópicos na progressão da RD, em suas formas não proliferativa, pré-proliferativa ou não proliferativa avançada e proliferativa, são demonstrados a seguir (Figura 60.7). Clinicamente, a RD está classificada de acordo com a progressão das formas leves para as formas graves.[29] (Tabela 60.1):

a. RD não proliferativa (Figura 60.8): precede a formação de neovasos na retina ou no disco óptico e ameaça a visão se houver comprometimento macular. As lesões características são: microaneurismas; hemorragias e exudatos duros retinianos; exudatos algodonosos; malformações vasculares intrarretinianas (IRMA); anormalidades vasculares, incluindo "ensalsichamento vascular". A presença de exudatos algodonosos, IRMAs e alterações vasculares já caracteriza a forma pré-proliferativa ou não proliferativa grave.

Tabela 60.1 Classificação clínica da retinopatia diabética

Estádios	Achados oftalmoscópicos
Ausência de RD	Fundo de olho normal
RD não proliferativa	
Leve	Somente microaneurismas esparsos
Moderada	Microaneurismas, exudatos duros e micro hemorragias de retina
Grave	Mais de 20 micro hemorragias nos quatro quadrantes "Ensalsichamento" venoso em pelo menos dois quadrantes IRMA em um ou mais quadrantes
RD proliferativa de baixo risco	Neovasos em retina ocupando até 1/2 disco de área
RD proliferativa de moderado risco	Neovasos em retina ocupando mais de 1/2 disco de área; ou Neovasos em disco ocupando de 1/4 a 1/3 da área do disco
RD proliferativa de alto risco	Neovasos em retina ocupando mais de 1/2 disco de área; ou Neovasos em disco ocupando de 1/4 a 1/3 da área do disco e hemorragia vítrea; ou Neovasos no disco ocupando de 1/4 a 1/3 da área do disco; ou Neovasos em retina maior que a área de um disco
RD proliferativa avançada	Descolamento tracional de retina, *rubeosis iridis*, turvação vítrea por hemorragia vítrea maciça

Fonte: *American Academy of Ophthalmology.*

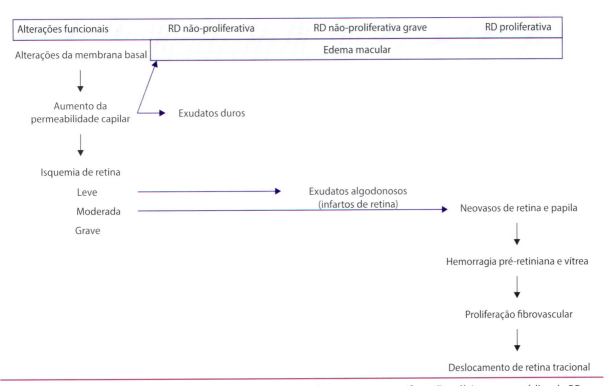

Figura 60.7 Esquema das alterações patológicas na RD e suas correlações com as manifestações clínicas e os estádios da RD.

b. RD proliferativa (Figura 60.9): caracterizada pela presença de neovasos em retina ou no disco, tecido fibrovascular sobre os vasos retinianos ou sobre o disco óptico. O comprometimento visual ocorre quando existe hemorragia pré-retiniana ou vítrea, ou mesmo descolamento tracional da retina.

c. Doença ocular diabética avançada (Figuras 60.10 e 60.13): definida como a que causa perda transitória ou irreversível da visão secundá-ria, hemorragia vítrea ou pré-retiniana, descolamento tracional ou glaucoma neovascular.

d. Maculopatia (Figuras 60.8 e 60.11): comprometimento da mácula que pode ocorrer em qualquer fase da RD, com consequente redução da visão central.

RD não proliferativa (Figura 60.8)

Microaneurismas são lesões intrarretinianas de 10 a 100 micra, de cor avermelhada quando ocorrem concomitantemente à hemorragia retiniana, ou esbranquiçada quando está acompanhada por espessamento da retina. Aparece principalmente no polo posterior da retina, próximo à mácula. Na angiografia com fluoresceína, são caracterizados por pontos hiperfluorescentes precoces, com vazamento local (Figura 60.11).

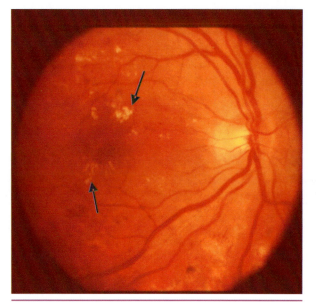

Figura 60.8 Fundo de olho de paciente apresentando RD não proliferativa, com edema macular clinicamente significativo. Observe a presença de exudatos duros na região macular (setas).

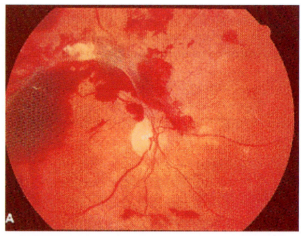

Figura 60.10 Fundo de olho de paciente com RD proliferativa, apresentando hemorragia pré-retiniana e proliferação de tecido fibrovascular a partir do disco óptico com tração da retina.

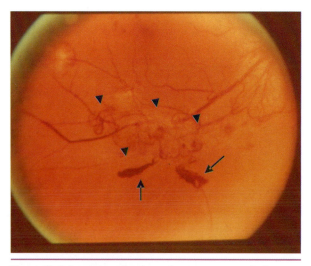

Figura 60.9 Fundo de olho de paciente apresentando RD proliferativa. Observe a presença de neovasos na retina (setas curtas), ocupando aproximadamente dois discos de área, com hemorragia pré-retiniana (setas).

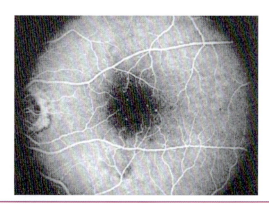

Figura 60.11 Angiografia com fluoresceína demonstrando pontos hiperfluorescentes esparsos na região macular, compatíveis com microaneurismas retinianos.

Os exudatos duros são depósitos amarelados de extravasamento do plasma, especialmente lipoproteínas (Figura 60.8).

As hemorragias retinianas são típicas da fase não proliferativa da RD. Aparecem de diferentes formas (superficiais, "em chama de vela", ou profundas, em forma de pontos). Com a presença difusa de hemorragias intrarretinianas nos quatro quadrantes da retina, o risco de progredir para a forma proliferativa em 1 ano aumenta quatro vezes.

Exudatos algodonosos aparecem como elevações localizadas e esbranquiçadas da retina na camada de fibras do nervo. Esses exudatos representam acúmulo intracelular de material axoplasmático na margem do infarto microvascular da retina (Figura 60.12). Na angiografia, os exudatos algodonosos aparecem como áreas hipofluorescentes de não perfusão capilar. A presença de múltiplas áreas de exudatos algodonosos está associada ao aumento de duas vezes da progressão para as formas proliferativas (Figura 60.12).

Anormalidades microvasculares intrarretinianas (IRMA) são elementos vasculares intrarretinianos com ramificações em frequência, número e angulação que diferem do padrão vascular normal. Na angiografia, aparecem representadas como ramificações em múltiplos *loopings*, que coram pela fluorescência, mas não hiperfluorescem, como ocorre com os neovasos da retina. A distribuição pelos quatro quadrantes dessas IRMAS indica extensa não perfusão capilar, e o risco de progredir para RD proliferativa aumenta em quatro vezes.

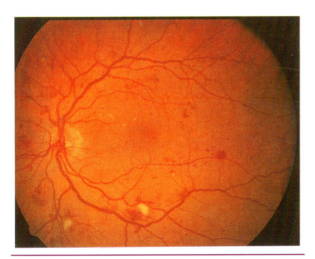

Figura 60.12 Fotografia de um fundo de olho de um paciente com RD não proliferativa grave ou pré-proliferativa. Visualiza-se a presença de exudatos algodonosos, "ensalsichamento venoso", hemorragias retinianas em "chama de vela" e malformações vasculares intrarretinianas (IRMAs).

Ensalsichamento vascular refere-se à dilatação localizada de uma veia; sucessivas dilatações localizadas conferem a aparência segmentada. São indicadores de importante isquemia retiniana. O aumento da extensão do "ensalsichamento vascular" indica risco maior que quatro vezes de progredir para a forma proliferativa em 1 ano; é o mais forte preditor de progressão da RD (Figura 60.12).

Retinopatia pré-proliferativa (Figura 60.12)

Forma de RD não proliferativa mais grave e confere aumento significativo do risco de progressão para as formas proliferativas, caracterizada pela presença de "ensalsichamento vascular", múltiplos exudatos algodonosos, IRMAs e múltiplas hemorragias retinianas. Portanto, necessitam da assistência de um especialista.

RD Proliferativa

A neovascularização é induzida por fatores liberados por células da retina frente ao estímulo de isquemia. Inicialmente, os vasos neoformados localizam-se dentro da retina, mas subsequencialmente rompem a membrana limitante interna e entram no espaço sub-hialóideo (espaço virtual entre a retina e o vítreo). A proliferação das células endoteliais na superfície da retina promove descolamento parcial do vítreo, exercendo tração sobre os complexos neovasculares. Esses neovasos podem romper-se, ocorrendo hemorragia dentro da câmara vítrea (Figura 60.10). O desenvolvimento dos neovasos ocorre em áreas de não perfusão capilar e, portanto, isquêmicas. Estima-se que pelo menos 25% da extensão da retina deva estar isquêmica para que ocorra estímulo suficiente para neovascularização da retina. Finalmente, com a rápida progressão da isquemia, esse processo evolui com descolamento tracional de retina e formação de neovasos na íris.

Neovascularização da retina (NVE) (Figura 60.9)

Inicialmente, surge em forma de *aranha*, com múltiplos ramos a partir de um ramo principal, associada ou não a hemorragia pré-retiniana ou vítrea. Mais comumente, os neovasos da retina crescem a partir do polo posterior para as áreas de não perfusão capilar, ou seja, para a periferia. A angiografia com fluoresceína mostra aumento progressivo da fluorescência com extravasamento do contraste. Entre 20 e 30% dos pacientes com neovascularização de retina progredirão com neovascularização em disco óptico no período de 1 ano.

Neovascularização do disco óptico (NVD)

O aspecto dos neovasos no disco óptico é semelhante ao daqueles desenvolvidos na retina, associado ou não a hemorragia vítrea e pré-retiniana, assim como sinais de isquemia importante, como vasos ocluídos (vasos-fantasmas), *looping* venoso e IRMA dispersas pelos quatro quadrantes da retina. O aspecto angiográfico é de hiperfluorescência progressiva, com extravasamento do contraste no disco óptico. A incidência de perda visual importante é significativa em olhos com neovascularização de disco óptico associada à hemorragia pré-retiniana ou vítrea.

Proliferação fibrosa no disco ou retina

O grau de tecido fibroso associado à proliferação neovascular de retina ou disco óptico varia. Esse tecido pode ser observado clinicamente pelo seu aspecto esbranquiçado. Apresenta tendência de contração, distorcendo as estruturas adjacentes. Esse fenômeno ocorre principalmente ao redor do disco óptico ou ao longo das grandes arcadas vasculares da retina (Figura 60.13).

Doença ocular diabética avançada (Figuras 60.10 e 60.13)

Nesta categoria enquadram-se aspectos oftalmológicos secundários à neovascularização na face posterior do vítreo, acompanhada de migração de macrófagos e células gliais, resultando num forte tecido aderido entre o vítreo e a retina. Com contração vítrea, ocorre descolamento tracional de retina, com ou sem rasgaduras, avulsões de vasos da retina, acompanhados por hemorragia vítrea ou pré-reti-

niana. Finalmente, com a disseminação da isquemia e a proliferação de neovasos por toda a retina, a visão também é ameaçada pelo desenvolvimento do glaucoma neovascular (presença de neovasos na malha trabecular, obstruindo o fluxo normal do humor aquoso, com elevação da pressão intraocular).

Maculopatia diabética

O comprometimento macular pode ocorrer em qualquer fase da RD, sendo a maior causa de redução moderada da visão nesses pacientes. A mácula é a região central da retina responsável por visão de cores e discriminação de contraste, e visão de alta resolução, por exemplo, visão para leitura. A visão central pode estar reduzida, secundária ao vazamento capilar e/ou isquemia macular. O extravasamento de fluído na região macular resulta na deposição de lipoproteínas, como os exsudatos duros, no limite entre a retina espessada e a retina normal (Figura 60.8). Clinicamente, a avaliação macular é feita por meio do exame biomicroscópico na lâmpada de fenda. Pelos critérios do ETDRS,[30] edema macular clinicamente significativo (EMCS) é definido como espessamento retiniano até um terço de disco de diâmetro (500 μm) do centro da fóvea, presença de exsudatos duros ou microaneurismas entre 500 a 1.500 μm do centro da fóvea, ou espessamento retiniano maior que 1 DD (1.500 μm), localizado até 1 DD do centro da fóvea (Figura 60.14). Além do edema, o componente isquêmico pode estar presen-

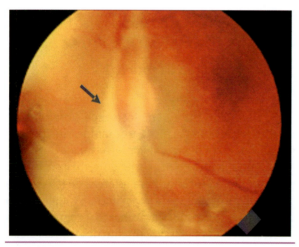

Figura 60.13 Fotografia de fundo de olho de paciente com RD proliferativa avançada. Observe-se a presença de tecido fibrovascular a partir do disco óptico (seta).

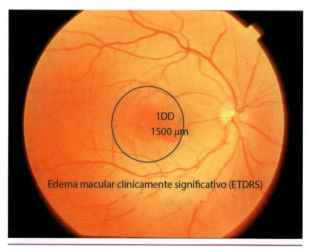

Figura 60.14 Edema macular clinicamente significativo definido pelo ETDRS. Compreende espessamento retiniano de até um terço de disco de diâmetro (500 μm) do centro da fóvea, presença de exsudatos duros ou microaneurismas entre 500 a 1.500 μm do centro da fóvea ou espessamento retiniano maior que 1 DD (1.500 μm), localizado até 1 DD do centro da fóvea.

te, sendo possível verificá-lo a partir da angiografia com fluoresceína. Angiograficamente, o edema macular diabético pode ser focal ou difuso. O edema focal é secundário a vazamentos de microaneurismas na região macular (Figura 60.15a). No edema macular difuso, não é possível identificar os locais exatos de vazamento da fluoresceína na região macular (Figura 60.15b). A maculopatia diabética isquêmica é caracterizada por oclusão microvascular confluente com áreas de não perfusão periféricas à mácula. O diagnóstico de certeza deve ser feito por angiografia, na qual se demonstra aumento e irregularidade da zona avascular da fóvea, com vazamento dos vasos ao redor.

ALTERAÇÕES FUNCIONAIS RETINIANAS EM PACIENTES DIABÉTICOS

Enquanto muita ênfase tem sido dada aos estudos das alterações vasculares na patogênese da RD, evidências recentes sugerem que a RD se desenvolva pelo menos 7 anos antes do aparecimento do primeiro microaneurisma na retina. Em pacientes diabéticos sem RD, estudos eletrofisiológicos da visão, como potencial visual evocado e eletrorretinografia, demonstram importantes anormalidades, sugerindo que além dos elementos vasculares (células endoteliais, pericitos e membrana basal), as células neurais e gliais também são afetadas na cascata de eventos patogênicos na RD.[31,32]

CATARATA

A formação da catarata é um processo normal associado ao envelhecimento, mas na população diabética ela se desenvolve mais precocemente e evolui mais rápido. Os mecanismos envolvidos na formação da catarata senil e diabética são semelhantes, mas há controvérsias. Existem formas de catarata no DM, como a "catarata osmótica reversível", que leva à alteração miópica reversível e que ocorre em pacientes diabéticos em descompensação glicêmica. Em estudos de catarata em modelos experimentais de DM, o acúmulo de sorbitol tem se mostrado importante nas fases iniciais da formação da catarata. É, então, sugerido que, por efeito osmótico, ocorra desarranjo e edema das fibras de colágeno do cristalino, alterando o efeito óptico desse. Outro mecanismo mais promissor para explicar o desenvolvimento da catarata é a glicação não enzimática das proteínas do cristalino, tornando-as especialmente suscetíveis a lesão oxidativa. Catarata é a mais frequente causa de cegueira reversível em pacientes diabéticos tipo 2, e a segunda causa de cegueira em pacientes com DM tipo 1. O tratamento da catarata é cirúrgico, porém em pacientes diabéticos esse procedimento está associado à maior morbidade, incluindo progressão pós-operatória da retinopatia, do edema macular, da neovascularização da íris e uveíte inflamatória de difícil controle.

TRATAMENTO DA RETINOPATIA DIABÉTICA

O DM é uma doença sistêmica, necessitando dos cuidados regulares do clínico. Uma equipe multi-

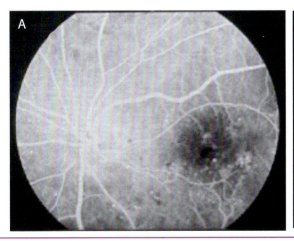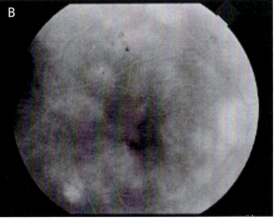

Figura 60.15 (A) Angiografia com fluoresceína mostrando edema macular focal, no qual múltiplos pontos de hiperfluorescentes estão presentes na região macular; (B) Angiografia com fluoresceína mostrando edema macular difuso, no qual se observa vazamento difuso por toda região macular.

disciplinar composta de endocrinologista, nefrologista, nutricionista e enfermeiras é necessária para o cuidado ideal do paciente diabético. A prevenção primária da RD envolve o controle glicêmico, pressórico e lipídico. Estudos *in vitro* demonstram que a angiotensina II aumenta a entrada da glicose nos pericitos e a produção do VEGF por essas células. Em modelos experimentais, a inibição do sistema renina-angiotensina (SRA) preveniu o aparecimento de neovasos retinianos. Observações experimentais sugerem que a inibição do SRA na retina possa ser útil na prevenção da RD, independentemente do controle pressórico. De fato, um estudo clínico randomizado com pacientes diabéticos tipo 1 normotensos (EUCLID) demonstrou que o uso do lisinopril reduziu a progressão da RD em 50% e o desenvolvimento da RD proliferativa em 80% num período de dois anos de observação.

Quanto ao enfoque especializado oftalmológico, os objetivos do tratamento são: preservação da visão em casos de retinopatia diabética proliferativa e edema macular ou restauração visual em casos de cegueira por hemorragia vítrea ou descolamento de retina. Atualmente, duas modalidades de tratamento oftalmológico são disponíveis no tratamento da RD: fotocoagulação da retina, com laser de argônio para tratamento de RD proliferativa e edema macular diabético; e vitrectomia posterior, indicada em casos de hemorragia vítrea, descolamento de retina tracional ou RD proliferativa ativa. Aplicações de laser sobre a retina lesam irreversivelmente as áreas tratadas, o que reduz a produção de estímulos isquêmicos, como VEGF, e mantêm o suprimento sanguíneo e as funções visuais de áreas de retina sadias. O resultado desejado dessa modalidade de tratamento é a regressão de neovasos, diminuindo a frequência e a intensidade de hemorragia vítrea e, em casos de edema macular, a remissão das áreas de vazamento intrarretiniano. De acordo com a classificação clínica da RD, observe a seguir as alternativas terapêuticas.

FOTOCOAGULAÇÃO COM *LASER* PARA TRATAMENTO DE EDEMA MACULAR

Com a detecção do edema macular no exame biomicroscópico de retina, é necessária a realização de angiografia com fluoresceína para programação do tratamento de fotocoagulação com *laser*. Com a caracterização do tipo de maculopatia (edema focal ou difuso, ou forma isquêmica), é definida a técnica de tratamento com laser. Para quadros de edema macular focal, o tratamento com *laser* deve ser realizado somente nas áreas de vazamento de fluoresceína. Quando o vazamento é difuso por toda a região macular, está indicado, portanto, tratamento mais extenso com *laser* (*grid* macular). Habilidade técnica é necessária principalmente quando a acuidade visual é boa (Figura 60.16AB).

RESULTADOS DO TRATAMENTO COM FOTOCOAGULAÇÃO COM *LASER* PARA EDEMA MACULAR

Nos pacientes com edema macular clinicamente significativo tratados com fotocoagulação focal ou *grid* macular, o risco de perda visual grave (definida como piora de 100% da acuidade visual inicial, por exemplo, de 20/40 para 20/80) foi 50% menor que nos pacientes-controle.

Fotocoagulação na retinopatia diabética proliferativa

A fotocoagulação com *laser* é usada para se destruir áreas específicas da retina, como os neovasos, ou tratamento difuso da retina (panfotocoagulação de retina). Na panfotocoagulação, a retina toda é tratada, exceto o feixe papilomacular e a mácula.[33] A neovascularização da íris (*rubeosis iridis*) e o glau-

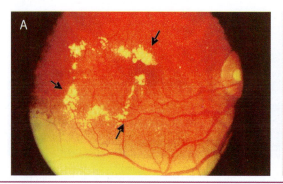
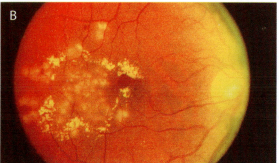

Figura 60.16 Tratamento de fotocoagulação com *laser* em caso de edema macular clinicamente significativo. Em (A), se observa a presença de exsudatos duros (setas) na região macular e em (B), aspecto imediato pós-tratamento com *laser*.

coma neovascular inicial também são tratados com panfotocoagulação de retina (Figura 60.17AB).

Resultados do tratamento com fotocoagulação com *laser* para RD proliferativa

O *diabetic retinopathy study* (DRS) demonstrou que a panfotocoagulação reduz o risco de perda visual em retinopatia proliferativa em mais de 50% quando comparado com o grupo-controle.[34]

Fotocoagulação com *laser* em RD pré-proliferativa

Seria lógico esperar que se o tratamento de panfotocoagulação com *laser* fosse realizado mais precocemente, evitaria complicações visuais graves, como hemorragia vítrea. Essa questão foi abordada pelo ETDRS. O estudo demonstrou que panfotocoagulação realizada na fase de RD não proliferativa grave reduziu a perda visual, a necessidade de vitrectomia e o risco de progressão para as formas proliferativas em 50%, em comparação com os controles. Atualmente, essa modalidade de tratamento é reservada para os casos de retinopatia não proliferativa grave.

CIRURGIA VITREORRETINIANA

O prognóstico visual de pacientes com complicações graves da retinopatia proliferativa (hemorragia vítrea intensa, descolamento de retina e glaucoma neovascular) tem melhorado significativamente nos últimos 15 anos, com o advento de técnicas de microcirurgia. As maiores indicações de vitrectomia posterior são nos casos de hemorragia vítrea intensa e descolamento de retina recente. Além disso, o *diabetic retinopathy vitrectomy study* (DRVS) tem

demonstrado que vitrectomia precoce reduz a chance de hemorragia vítrea intensa e, atualmente, tem sido usada como tratamento adjuvante no controle da retinopatia proliferativa resistente ao tratamento com *laser*.

OUTRAS MODALIDADES DE TRATAMENTO

PERSPECTIVAS FUTURAS

Agentes antiagregantes

Estudos observacionais de pacientes diabéticos em uso crônico de ácido acetilsalicílico por artrite reumatoide sugerem que esses indivíduos são menos suscetíveis ao desenvolvimento de RD. Em modelo experimental, o uso de altas doses de ácido acetilsalicílico também diminuiu a adesão leucocitária nas paredes capilares da retina, com redução da expressão de integrina na superfície dos leucócitos e de moléculas de adesão intercelular (ICAM-1).[35] Mas quando grandes ensaios clínicos foram conduzidos, o ácido acetilsalicílico e a ticlopidina não mostraram efeitos em reduzir a progressão de RD leve.

Inibidores do hormônio do crescimento (GH)

O papel do GH e do IGF-1 na patogênese da RD é baseado na observação histórica que pacientes que desenvolveram síndrome de Sheehan (apoplexia pituitária pós-parto) tiveram significativa regressão da RD proliferativa. Estudos demonstraram que o GH estimula a proliferação de células endoteliais de retina humana, e a inibição da produção do GH por octreotídeo, um análogo da somatostatina, reduz a progressão de RD grave.

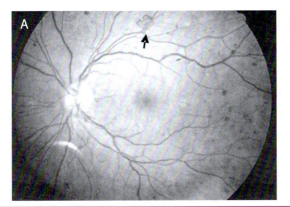
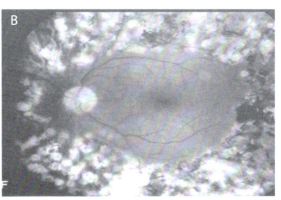

Figura 60.17   (A) Angiografia de paciente apresentando RD proliferativa com neovasos na retina (seta). (B) Pós-tratamento com laser (panfotocoagulação); observe a regressão do neovaso retiniano.

Inibidores da proteína quinase C β

Dois inibidores de PKC estão sendo desenvolvidos para reduzir as complicações microvasculares em pacientes com DM. Um é o inibidor seletivo do PKC-β, mesilato de ruboxistaurina (LY 333531), que está sendo testado por seus potenciais efeitos sobre o fluxo sanguíneo retiniano e a neovascularização. Dados preliminares de estudo multicêntrico para avaliar os efeitos da ruboxistaurina sugerem que esse agente possa reduzir o edema macular em pacientes diabéticos. Dois recentes estudos fase III, randomizados, placebo-controlados, duplo cegos, utilizando tratamento com ruboxistaurina, demonstraram que os pacientes tratados com esse inibidor de PKC tiveram 50% de redução na perda de visão comparados aos placebos.[36] O outro inibidor de PKC, PKC412, está em desenvolvimento para tratamento de RD. Esse composto inibe várias isoformas da PKC na retina e, em modelos experimentais, inibiu o desenvolvimento de neovascularização da retina e coroide.[37]

Inibidor da aldose redutase

Estudos em animais mostraram resultados promissores, sugerindo que a inibição da aldoserredutase poderia prevenir o desenvolvimento da RD. Entretanto, estudos clínicos subsequentes com sorbinil, ponalrestat e tolrestat não demonstraram retardo na progressão da RD. Estudo clínico demonstrou que epalrestat impediu a progressão da neuropatia diabética e retinopatia/nefropatia. O efeito sobre a retinopatia/nefropatia diabética pode ter ocorrido indiretamente devido à prevenção da progressão da neuropatia diabética.[38]

Inibidor dos produtos finais da glicação não enzimática

O aumento crônico da glicose amplifica os processos fisiológicos da glicação não enzimática das proteínas. A aminoguanidina, composto que previne a formação dos produtos finais da glicação não enzimática, mostrou-se promissora na prevenção de RD em modelo experimental,[39] mas estudos clínicos foram interrompidos pelos efeitos colaterais observados.

Antioxidantes

Estudo experimental do nosso grupo demonstrou efeito neuroprotetor do tratamento com chá verde na retina dos animais diabéticos por mecanismos antioxidantes.[40] Estudo clínico com 387 pacientes diabéticos falharam em demonstrar algum efeito protetor dos antioxidantes, vitaminas C e E e β-caroteno nas complicações microvasculares na retina.

RD e hiperlipidemia

Não existe nenhuma evidência forte para se considerar que a hiperlipidemia seja um fator de risco para o desenvolvimento de edema macular. Foi demonstrada associação entre colesterol total e LDL e a presença da exudatos duros. Outro estudo mostrou que a redução agressiva de lipídeos foi seguida de desaparecimento de exudatos duros em pacientes diabéticos tipo 2 com edema macular. Entretanto, somente um estudo clínico randomizado poderia esclarecer se as estatinas teriam valor no tratamento da maculopatia diabética, mesmo em pacientes sem dislipidemia.

Agentes antiproliferativos

A isquemia da retina é, presumivelmente, responsável pela liberação de fatores angiogênicos, como VEGF, IGF-1 e HGF, que representam importantes estímulos para neovascularização. VEGF é produzido por células endoteliais e neurais da retina. Altos níveis de VEGF foram detectados em vítreo de pacientes submetidos a vitrectomia em presença de neovascularização ativa. O bloqueio da sua síntese e a injeção intravítrea de anti-VEGF previnem a neovascularização da retina em modelos animais. Recentemente, estão sendo desenvolvidos peptídeos, com a função de bloquear os efeitos dessa citocina.

Macugen (pegaptanib)

É um oligonucleotídeo que se liga à isoforma 165 do VEGF, isoforma que participa da neovascularização patológica e não da fisiológica. Estudos preliminares sugerem que seja eficaz na prevenção de neovascularização em degeneração macular relacionada à idade. Estudo clínico fase II demonstrou que os pacientes que receberam repetidas injeções intravítreas de Pegaptanib tiveram melhores resultados visuais e menor necessidade de tratamento com laser.[41] A análise de dados de pacientes com RD proliferativa também mostrou regressão da neovascularização após tratamento com pegaptanib.[42]

Lucentis (ranibizumab)

É um anticorpo contra VEGF. A Food and Drug Administration aprovou ranibizumab para o uso em pacientes com degeneração macular relacionada à idade em junho de 2006. Estudo com pacientes diabéticos com RD não proliferativa demonstrou que o tratamento intravítreo com ranibizumab melhora a severidade da RD em 57,2 % dos pacientes.[43] Seis ensaios clínicos fase randomizados II ou III estudaram os efeitos de ranibizumab em pacientes com DME. Dentro desses estudos, ranibizumab produziu ganhos significativamente maiores na acuidade visual do que fotocoagulação a *laser* ou controle, com uma segurança favorável.[44]

Avastin (bevacizumab)

É um anticorpo contra VEGF semelhante ao ranibizumab. Foi aprovado pela Food and Drug Administration em fevereiro de 2004 para o tratamento de câncer de colorretal, mas não foi licenciado para o uso intraocular.

Corticosteroides

É uma classe de drogas com ação anti-inflamatória, cujos efeitos têm demonstrado inibir a expressão do gene do VEGF, e também inibir mediadores pró-inflamatórios. Acetato de triamcinolona injetado na cavidade vítrea reduziu o edema macular difuso refratário ao tratamento de fotocoagulação com *laser* em pacientes diabéticos, com melhora da acuidade visual após 6 meses de seguimento e diminuição da espessura da retina. Ainda não foram estabelecidas indicações consistentes para o uso de acetato de triamcinolona intravítreo para edema macular diabético, pois efeitos colaterais têm sido observados. Estudos demonstram que 50% dos olhos tratados com esteroides intravítreo desenvolvem catarata subcapsular posterior visualmente significativas dentro de 1 ano.[45] Metade dos olhos de pacientes tratados pode desenvolver pressão intraocular elevada > 30 mmHg dentro de 90 dias, com injeções repetidas de triancinolona.[46] No entanto, injeções de esteroides intravítreas são utilizadas como terapia de 2ª linha em pacientes pseudofácicos e aqueles nos quais o tratamento com laser e anti-VEGF falharam.

Fenofibrate

Fenofibrato é um agonista do receptor ativado por proliferadores de peroxissoma (PPAR)-a indicado para o tratamento de hipertrigliceridemia e dislipidemia. A sua principal função diminuir os níveis de triglicerídeos no plasma, mas também reduz o colesterol total e LDL (lipoproteína de baixa densidade), aumenta o HDL (lipoproteína de alta densidade), e diminui Apolipoproteína B.[47] Estudo com pacientes diabéticos tipo 2 observou que o tratamento com fenofibrato (200 mg uma vez por dia)

reduziu em 31% a frequência do tratamento com *laser* para os pacientes com edema macular e em 30% para aqueles com retinopatia proliferativa.[48]

Bloqueio do sistema renina-angiotensina

Estudo em animais do nosso grupo demonstrou que o bloqueio do receptor AT1 do sistema renina-angiotensina atua como um tratamento neuroprotetor na retinopatia diabética, restabelecendo a função mitocondrial e os parâmetros oxidativos.[49] Dois estudos, randomizados, controlados com placebo, duplo-cegos, foram realizados em 309 centros em todo o mundo. Os participantes com diabete tipo 1, normotensos, normoalbuminúricos, sem retinopatia foram recrutados para o *DIabetic REtinopathy Candesartan Trials* (DIRECT) - Prevenir 1 e aqueles com retinopatia existente foram recrutados para o DIRECT-Proteção 1. Foi demonstrado que candesartan reduz a incidência de retinopatia em pacientes tipo 1, mas não foi observado um efeito benéfico sobre a progressão da retinopatia.[50] Os pacientes tipo 2 com retinopatia foram estudados no DIRECT-Proteção 2. O tratamento com candesartan nos pacientes diabéticos tipo 2 com ligeira a moderada retinopatia induz melhora da retinopatia.[51] Um estudo multicêntrico, controlado, envolvendo 285 pacientes normotensos com diabete tipo 1 demonstrou que, em comparação com o placebo, as chances de progressão da retinopatia foram reduzidas em 65% com enalapril e em 70% com losartan, dois inibidores do sistema renina-angiotensina, independentemente das mudanças na pressão arterial.[52]

Em conclusão, estudos clínicos randomizados já demonstram que o tratamento de fotocoagulação com *laser* é muito efetivo e que o controle glicêmico e pressórico retarda a progressão da RD. O melhor conhecimento dos mecanismos moleculares responsáveis pelas lesões celulares no DM e a conclusão de vários estudos clínicos poderão no futuro melhorar o seguimento ocular e outras complicações no DM.

SEGUIMENTO OFTALMOLÓGICO DE PACIENTES DIABÉTICOS COM RETINOPATIA

A associação entre duração do DM e prevalência da RD é importante porque determinará os protocolos de acompanhamento desses pacientes. A partir dos dados de incidência de RD e de edema macular, foram elaboradas recomendações para detecção e seguimento de retinopatia em pacientes com diabete, pela Academia Americana de Oftalmologia (Tabela 60.2). Pacientes com DM tipo 2 podem apresentar RD, mesmo na forma proliferativa, logo na ocasião do diagnóstico. Por isso, é recomendado um cuidadoso exame oftalmológico na época do diagnóstico. Para os pacientes com DM tipo 1, a avaliação oftalmológica deve ser feita entre 5 e 9 anos e após diagnóstico de DM. A partir daí, a avaliação deverá ser anual, uma vez que a incidência de RD e/ou EMCS (edema macular clinicamente significativo) aumentam significativamente.

Tabela 60.2 Seguimento oftalmológico sugerido pela Academia Americana de Oftalmologia para pacientes com RD[3]

Achados no exame inicial	Seguimento recomendado
Ausência RD	Anual
Leve-moderada RD não proliferativa (RDNP)	Sem edema macular clinicamente significativo (EMCS) 6-12 meses
RDNP leve-moderada	Com EMCS 4-6 meses
RDNP moderada-grave	3-4 meses
Na gravidez	Cada trimestre
RDNP muito grave ou RD proliferativa inicial	Considerar tratamento
RDP ou EMCS	Tratamento recomendado
Se em tratamento dialítico	3-6 meses

REFERÊNCIAS BIBLIOGRÁFICAS

1. National Society to Prevent Blindness. Vision problems in U.S.: Facts and Figures, 1980.

2. World Health Organization. Disponível em: www.who.int/diabetes/. Acessado: março de 2005.

3. Klein R, Klein BE, Moss SE, Davis MD, DeMets DL. The Wisconsin epidemiologic study of diabetic retinopathy. III. Prevalence and risk of diabetic retinopathy when age at diagnosis is 30 or more years. Arch Ophthalmol. 1984; 102:527-32.

4. The Diabetes Control and Complications Trial (DCCT) Research Group, The effect of intensive treatment of diabetes on the development and progression of long-term complications in insulin-dependent diabetes mellitus. N Engl J Med. 1993; 329:977-86.

5. UKPDS Group. Intensive blood-glucose control with sulphonylureas or insulin compared with conventional treatment and risk of complications in patients with type 2 diabetes (UKPDS 33). Lancet. 1998; 352:837-53.

6. UK Prospective Diabetes Study Group. Tight blood pressure control and risk of macrovascular and microvascular complications in type 2 diabetes: UKPDS 38. BMJ. 1998; 317:703-13.

7. Lopes de Faria JM, Jalkh AE, Trempe CL, McMeel JW. Diabetic macular edema: risk factors and concomitants. Acta Ophthalmol Scand. 1999; 77: 170-5.

8. Lopes de Faria JM, Silveira LA, Morgano M, Pavin EJ, Lopes de Faria JB. Erythrocyte sodium-lithium countertransport and proliferative diabetic retinopathy. Invest Ophthalmol Vis Sci. 2000; 41:1482-5.

9. Klein R, Zinman B, Gardiner R, Suissa S, Donnelly SM, Sinaiko AR, et al. The relationship of diabetic retinopathy to preclinical diabetic glomerulopathy lesions in type 1 diabetic patients: the Renin-Angiotensin System Study. Diabetes. 2005; 54:527-33.

10. Qing Q, Sirkka KK, Esa L. The relationship between hemoglobin levels and diabetic retinopathy. J Clin Epidemiol. 1997; 50:153-8.

11. Li G, Tang J, Du Y, Lee CA, Kern TS. Beneficial effects of a novel RAGE inhibitor on early diabetic retinopathy and tactile allodynia. Mol Vis. 2011;17:3156-65.

12. Dagher Z, Park YS, Asnaghi V, Hoehn T, Gerhardinger C, Lorenzi M. Studies of rat and human retinas predict a role for the polyol pathway in human diabetic retinopathy. Diabetes. 2004; 53:2404-11.

13. Engerman RL, Kern TS. Aldose reductase inhibition fails to prevent retinopathy in diabetic and galactosemic dogs. Diabetes. 1993 Jun;42(6):820-5.

14. Nishikawa T, Edelstein D, Du XL, Yamagishi S, Matsumura T, Kaneda Y, et al. Normalizing mitochondrial superoxide production blocks three pathways of hyperglycaemic damage. Nature. 2000; 404:787-90.

15. Duarte DA, Silva KC, Rosales MA, Lopes de Faria JB, Lopes de Faria JM. The concomitance of hypertension and diabetes exacerbating retinopathy: the role of inflammation and oxidative stress. Curr Clin Pharmacol. 2013 Nov;8(4):266-77.

16. Lopes de Faria JB, Silva KC, Lopes de Faria JM. The contribution of hypertension to diabetic nephropathy and retinopathy: the role of inflammation and oxidative stress. Hypertens Res. 2011 Apr;34(4):413-22.

17. Rosales MA, Silva KC, Lopes de Faria JB, Lopes de Faria JM. Exogenous SOD mimetic tempol ameliorates the early retinal changes reestablishing the redox status in diabetic hypertensive rats. Invest Ophthalmol Vis Sci. 2010 Aug;51(8):4327-36.

18. Silva KC, Rosales MA, de Faria JB, de Faria JM. Reduction of inducible nitric oxide synthase via angiotensin receptor blocker prevents the oxidative retinal damage in diabetic hypertensive rats. Curr Eye Res. 2010 Jun;35(6):519-28.

19. Silva KC, Rosales MA, Biswas SK, Lopes de Faria JB, Lopes de Faria JM. Diabetic retinal neurodegeneration is associated with mitochondrial oxidative stress and is improved by an angiotensin receptor blocker in a model combining hypertension and diabetes. Diabetes. 2009 Jun;58(6):1382-90.

20. Joussen AM, Poulaki V, Qin W, Kirchhof B, Mitsiades N, Wiegand SJ, et al. Retinal vascular endothelial growth

factor induces intercellular adhesion molecule-1 and endothelial nitric oxide synthase expression and initiates early diabetic retinal leukocyte adhesion in vivo. Am J Pathol. 2002; 160:501-9.

21. Gardner TW, Antonetti DA, Barber AJ, LaNoue KF, Levison SW. Diabetic retinopathy: more than meets the eye. Surv Ophthalmol. 2002 Dec;47 Suppl 2:S253-62.; Peng PH, Lin HS, Lin S. Nerve fibre layer thinning in patients with preclinical retinopathy. Can J Ophthalmol. 2009 Aug;44(4):417-22.

22. Park SH, Park JW, Park SJ, Kim KY, Chung JW, Chun MH, Oh SJ. Apoptotic death of photoreceptors in the streptozotocin-induced diabetic rat retina. Diabetologia. 2003 Sep;46(9):1260-8.

23. Peng PH, Lin HS, Lin S. Nerve fibre layer thinning in patients with preclinical retinopathy. Can J Ophthalmol. 2009 Aug;44(4):417-22.

24. Cabrera DeBuc D, Somfai GM. Early detection of retinal thickness changes in diabetes using Optical Coherence Tomography. Med Sci Monit. 2010 Mar;16(3):MT15-21.

25. Ceklic L, Maár N, Neubauer AS. Optical coherence tomography fast versus regular macular thickness mapping in diabetic retinopathy. Ophthalmic Res. 2008;40(5):235-40.

26. Bressler NM, Edwards AR, Antoszyk AN, Beck RW, Browning DJ, Ciardella AP, et al. Retinal thickness on Stratus optical coherence tomography in people with diabetes and minimal or no diabetic retinopathy. Am J Ophthalmol. 2008 May;145(5):894-901.

27. Biallosterski C, van Velthoven ME, Michels RP, Schlingemann RO, DeVries JH, Verbraak FD. Decreased optical coherence tomography-measured pericentral retinal thickness in patients with diabetes mellitus type 1 with minimal diabetic retinopathy. Br J Ophthalmol. 2007 Sep;91(9):1135-8.

28. Araszkiewicz A, Zozulińska-Ziółkiewicz D, Meller M, Bernardczyk-Meller J, Piłaciński S, Rogowicz-Frontczak A, Naskręt D, Wierusz-Wysocka B. Neurodegeneration of the retina in type 1 diabetic patients. Pol Arch Med Wewn. 2012;122(10):464-70.

29. Anonymous. Fundus photographic risk factors for progression of diabetic retinopathy. ETDRS report number 12. Early Treatment Diabetic Retinopathy Study Research Group. Ophthalmology, 1999; 98:823-33.

30. Anonymous. Focal photocoagulation treatment of diabetic macular edema. Relationship of treatment effect to fluorescein angiographic and other retinal characteristics at baseline: ETDRS report no. 19. Early Treatment Diabetic Retinopathy Study Research Group. Arch Ophthalmol, 1995; 113:1144-55.

31. Lopes de Faria JM, Katsumi O, Cagliero E, Nathan D, Hirose T. Neurovisual abnormalities preceding the retinopathy in patients with long-term type 1 diabetes mellitus. Graefe's Arch Cli Exp Ophthalmol. 2001; 239:643-8.

32. Lopes de Faria JM, Russ H, Costa VP. Early and asymmetric nerve fiber layer defect in patients with type 1 diabetes mellitus without retinopathy. Brit J Ophthlamol. 2002; 86:725-8.

33. Aiello LM. Perspectives on diabetic retinopathy. Am J Ophthalmol. 2003; 136:122-35.

34. Diabetic Retinopathy Study Research Group. Photocoagulation treatment of proliferative diabetic retinopathy. Clinical applications of DRS findings. DRS report number 8. Ophthalmology. 1981; 88:583-600.

35. Joussen AM, Poulaki V, Mitsiades N, Kirchhof B, Koizumi K, Döhmen S, Adamis AP. Nonsteroidal anti-inflammatory drugs prevent early diabetic retinopathy via TNF-alpha suppression. FASEB J, 2002; 16:438-40.

36. Sheetz MJ, Aiello LP, Davis MD, Danis R, Bek T, Cunha-Vaz J, et al. The effect of the oral PKC β inhibitor ruboxistaurin on vision loss in two phase 3 studies. Invest Ophthalmol Vis Sci. 2013; 54:1750-7.

37. Ishii H, Jirousek MR, Koya D, Takagi C, Xia P, Clermont A, et al. Amelioration of vascular dysfunctions in diabetic rats by an oral PKC beta inhibitor. Science. 1996; 272:728-31.

38. Hotta N, Kawamori R, Fukuda M, Shigeta Y, Aldose Reductase Inhibitor-Diabetes Complications Trial Study Group. Long-term clinical effects of epalrestat, an aldose reductase inhibitor, on progression of diabetic neuropathy and other microvascular complications: multivariate epidemiological analysis based on patient background factors and severity of diabetic neuropathy. Diabet Med. 2012; 29:1529-33.

39. Hammes HP, Brownlee M, Edelstein D, Saleck M, Martin S, Federlin K. Aminoguanidine inhibits the development of accelerated diabetic retinopathy in the spontaneous hypertensive rat. Diabetologia. 1994; 37:32-5.

40. Silva KC, Rosales MA, Hamassaki DE, Saito KC, Faria AM, Ribeiro PA, Faria JB, Faria JM. Green tea is neuroprotective in diabetic retinopathy. Invest Ophthalmol Vis Sci. 2013; 54:1325-36.

41. Cunningham ET Jr, Adamis AP, Altaweel M, Aiello LP, Bressler NM, D'Amico DJ, et al. A phase II randomized double-masked trial of pegaptanib, an ativascular endothelial growth factor aptamer, for diabetic macular edema. Ophthalmology. 2005; 112:1747-57.

42. Adamis AP, Altaweel M, Bressler NM, Cunningham ET Jr, Davis MD, Goldbaum M, et al. Changes in retinal neovascularization after pegaptamib (Macugen) therapy in diabetic individuals. Ophthalmology, 2006; 113:23-8.

43. Kernt M, Cserhati S, Seidensticker F, Liegl R, Kampik A, Neubauer A, et al. Diabetes Res Clin Pract. 2013; 100:e11-3.

44. Evoy KE, Abel SR. Ranibizumab: the first vascular endothelial growth factor inhibitor approved for the treatment of diabetic macular edema. Ann Pharmacother. 2013; 47:811-8.

45. Thompson JT. Cataract formation and other complications of intravitreal triamcinolone for macular edema. Am J Ophthalmol. 2006;141:629–37.

46. Rhee DJ, Peck RD, Belmont J, Martidis A, Liu M, Chang J, et al. Intraocular pressure alterations following intravitreal triamcinolone acetonide. Br J Ophthalmol. 2006;90:999–1003.

47. Rosenson RS. Fenofibrate: treatment of hyperlipidemia and beyond. Expert Rev Cardiovasc Ther. 2008; 6:1319-30.

48. Keech AC, Mitchell P, Summanen PA, O'Day J, Davis TM, Moffitt MS, et al. Effect of fenofibrate on the need for laser treatment for diabetic retinopathy (FIELD study): a randomized controlled trial. Lancet. 2007; 370:1687-97.

49. Silva KC, Rosales MA, Biswas SK, Lopes de Faria JB, Lopes de Faria JM. Diabetic retinal neurodegeneration is associated with mitochondrial oxidative stress and is improved by an angiotensin receptor blocker in a model combining hypertension and diabetes. Diabetes. 2009; 58:1382-90.

50. Chaturvedi N, Porta M, Klein R, Orchard T, Fuller J, Parving HH, Bilous R, Sjølie AK; DIRECT Programme Study Group. Effect of candesartan on prevention (DIRECT-Prevent 1) and progression (DIRECT-Protect 1) of retinopathy in type 1 diabetes: randomised, placebo-controlled trials. Lancet. 2008; 372:1394-402.

51. Sjølie AK, Klein R, Porta M, Orchard T, Fuller J, Parving HH, Bilous R, Chaturvedi N; DIRECT Programme Study Group. Effect of candesartan on progression and regression of retinopathy in type 2 diabetes (DIRECT-Protect 2): a randomised placebo- controlled trial. Lancet. 2008; 372:1385-93.

52. Mauer M, Zinman B, Gardiner R, Suissa S, Sinaiko A, Strand T, et al. Renal and retinal effects of enalapril and losartan in type 1 diabetes. N Engl J Med. 2009 Jul 2;361(1):40-51.

Neuropatia Diabética

61

Helena Schmid

INTRODUÇÃO

As neuropatias diabéticas (ND) correspondem à complicação crônica mais frequente entre pessoas com diabete melito (DM), afetando mais de 50% dos pacientes. As NDs caracterizam-se pela presença de sintomas e/ou sinais de disfunção dos nervos do sistema nervoso periférico em pessoas com DM, após a exclusão de outras causas. Ocorrem como consequência de qualquer um dos tipos de DM e são decorrência do comprometimento tanto do sistema nervoso somático como do autonômico. Devido à possibilidade de acometimento de todos os tipos de fibras nervosas, de todas as regiões do organismo, as manifestações clínicas podem ser muito variadas. À medida que progridem, as NDs tornam-se fatores de risco para ulcerações nos pés, amputações, desequilíbrio ao andar, e determinam manifestações clínicas relacionadas a distúrbios dos sistemas geniturinário e gastrintestinal, da sudorese, cardiovasculares, bem como relacionam-se a morte súbita por arritmias cardíacas. As manifestações clínicas diminuem muito a qualidade de vida dos pacientes, e as repercussões cardiovasculares estão relacionadas a importante aumento da mortalidade. Em fases iniciais, no entanto, as anormalidades nos nervos periféricos são detectadas somente após testes especiais: nesta fase, são, por isso, denominadas subclínicas.[1-3]

Entendia-se que as complicações neurológicas do diabete eram resultado apenas da entrada excessiva de glicose em células dos tecidos neuronal e endotelial, locais onde o transporte de glicose é controlado por transportadores que não respondem à falta de insulina absoluta ou relativa com diminuição dos níveis intracelulares de glicose. Vários outros tecidos, no entanto, são suscetíveis ao envelhecimento precoce e/ou a manifestações características das complicações microvasculares em resposta a controle metabólico não adequado, pressão arterial elevada e fatores genéticos, com repercussões no metabolismo dos nervos.[4]

Estudos recentes têm sugerido que a resistência insulínica pode alterar o metabolismo neuronal, favorecendo a ocorrência de lesão neuronal nos pacientes com diabete tipo 2 ainda em fase na qual a secreção de insulina está relativamente preservada, achados que provavelmente têm repercussões terapêuticas importantes nos pacientes que apresentam antes do início diabete, obesidade e resistência insulínica.[5]

Várias evidências mostram que, com o objetivo de prevenir complicações nos neurônios periféricos, os pacientes com diabete devem precocemente procurar, pelo maior tempo possível, um controle glicêmico adequado, no caso dos pacientes com diabete melito tipo 1 (DM1), além de diminuir a ocorrência dos fatores de risco associados às neuropatias, especialmente hiperlipidemias, no caso dos pacientes com diabete melito tipo 2 (DM2).[5]

Estudo recentemente publicado por nosso grupo mostrou, por outro lado, associação da neuropatia que ocorre na síndrome metabólica, com pacientes com diagnóstico de diabete tendo sido excluídos, que a presença de escore de Michigan positivo para neuropatia se associou a baixos níveis de HDL-colesterol.[6]

DEFINIÇÃO

As NDs têm sido definidas conforme a conferência de consenso de San Antonio e o consenso de Toronto. "A neuropatia diabética descreve uma desordem demonstrável, tanto de forma clínica como subclínica, que ocorre na presença de diabete melito sem outras causas para neuropatia periférica. As alterações neuropáticas do diabete incluem manifestações no sistema nervoso somático e/ou no autonômico. As neuropatias diabéticas não podem ser diagnosticadas com base num sintoma, sinal ou teste único. Um mínimo de duas anormalidades, entre sintomas, sinais, e por exemplo, alteração de condução nervosa ou testes quantitativos de sensibilidade ou testes autonômicos quantitativos específicos, são necessários, juntos, para estabelecer o diagnóstico de neuropatia."[1-3]

CLASSIFICAÇÃO E MANIFESTAÇÕES CLÍNICAS

Várias classificações são propostas na literatura. A mais recente é proposta pela Associação Americana de Diabete.[3] (Quadro 61.1)

A polineuropatia difusa simétrica é a forma mais comum de ND. Tem início insidioso, podendo comprometer apenas fibras finas, apenas fibras grossas ou ser mista (mais frequentemente). É relacionada à descompensação metabólica do diabete, podendo estar presente na época do diagnóstico do diabete melito tipo 2 (DM2) em mais de 10% dos pacientes, como decorrência tanto do fato de frequentemente o DM2 permanecer assintomático por longos períodoscomo da ocorrência de neuropatia em pacientes com intolerância à glicose, com síndrome metabólica e com obesidade ainda sem critérios laboratoriais para diagnóstico de DM2. A maioria dos pacientes com neuropatia sensitivo-motora crônica apresenta-se assintomática, mas cerca de 10% podem apresentar sintomas sensitivos incapacitantes, requerendo tratamento específico. Este tipo de neuropatia quase invariavelmente é acompanhado de disfunção autonômica e de sequelas tardias como úlceras podais, neuroartropatia de Charcot e, em muitos casos, de amputações. O início da neuropatia sensitivo-motora crônica é insidioso, e os sintomas menores iniciais podem passar despercebidos

Quadro 61.1

Neuropatias Diabéticas

A. Neuropatia difusa
- DSPN:
  - Neuropatia primarriamente de pequenas fibras;
  - Neuropatia primariamente de fibras grossas;
  - Neuropatia mista de fibras finas e grossas (mais comum).
- Neuropatia autonômica:
  - Cardiovascular
    » Variabilidade da FC reduzida;
    » Taquicardia de repouso;
    » Hipotensão ortostática;
    » Morte súbita (arritmia maligna).
  - Gastrointestinal
    » Gastroparesia diabética;
    » Enteropatia diabética (diarreia);
    » Hipomotilidade colônica (constipação).
  - Urogenital
    » Cistopatia diabética (bexiga neurogênica);
    » Disfunção erétil;
    » Disfunção sexual feminina.
  - Disfunção sudomotora
    » Anidrose e hipo-hidrose distal;
    » Sudorese gustatória.
  - Hipoglicemia sem sintomas
  - Função pupilar anormal

B. Mononeuropatia (mononeurite multiplex) (formas atípicas)
- Isolada craniana ou de nervo periférico (NC III, ulnar, mediano, femoral, peroneal)
- Mononeurite multiplex (se confluente pode parecer polineuropatia)

C. Radiculopatia ou polirradiculopatia (formas atípicas)
- Neuropatia do plexo radicular (polirradiculopatia lombossacral, amiotrofia proximal motora)
- Radiculopatia torácica

Neuropatias não Diabéticas (Comuns no Diabete)
- Paralisias por pressão
- Polineuropatia inflamatória desmielinizante crônica
- Neuropatia do plexo radicular
- Neuropatia aguda dolorosa de pequenas fibras (induzidas por tratamento)

ao paciente. Os sintomas são similares aos descritos anteriormente, mas o quadro é irreversível e evolui para diminuição da sensibilidade nos pés, as queixas relacionadas sendo então anestesia, que facilita a ocorrência de úlceras em membros inferiores e quedas relacionadas a desbalanço corporal. A disfunção neurológica inicia-se nas porções mais distais do sistema nervoso periférico (geralmente nos pés) e se estende proximalmente a ambas as extremidades, inferiores e superiores, mas predominantemente nas inferiores. Os sinais e sintomas variam de acordo com a distribuição das fibras nervosas envolvidas. O dano às fibras sensoriais grossas produz diminuída sensação ao toque leve e posicional, enquanto o dano às fibras finas produz sensação diminuída de dor e de percepção da temperatura. A fraqueza motora é geralmente de grau leve: ela ocorre em fases tardias, envolvendo, primariamente, os músculos intrínsecos distais das mãos e dos pés. Se existe predominância de comprometimento de fibras grossas sensoriais, os pacientes apresentam propriocepção e senso de posição diminuídos: a sensação de vibração costuma ficar ausente ou reduzida. Sintomas subjetivos de dor e/ou parestesias ou amortecimento estão muitas vezes ausentes, e a neuropatia pode se apresentar somente por uma complicação neuropática tardia, como uma articulação de Charcot ou uma úlcera neuropática. Com um envolvimento mais grave de fibras grossas, a perda do senso de posição pode resultar em ataxia sensorial, chamada de forma pseudotabética da neuropatia diabética. Se a neuropatia envolve primariamente as fibras sensoriais finas, o paciente pode se apresentar com trauma de membros inferiores só tardiamente detectado (queimaduras dos pés em água quente, úlceras de pés por objetos não percebidos dentro dos sapatos por falta de sensibilidade à dor). A lesão de fibras finas também pode causar sintomas de amortecimento ou sensação de pés frios, bem como vários tipos de dor espontânea.[1-3]

Embora não apresentem dor em resposta a estímulos nociceptivos, muito frequentemente os pacientes apresentam dores neuropáticas, do tipo parestesias ou hiperestesias. Estas dores são descritas como superficiais e semelhantes a uma queimadura, ou como ósseas, profundas e de rasgamento. Frequentemente, as dores são mais intensas à noite, levando à insônia. As cãibras musculares que têm início distalmente, e que podem subir lentamente pelas pernas, têm caráter similar às que ocorrem em outros distúrbios de perda de inervação muscular e distúrbios hidroeletrolíticos. Uma vez que o envolvimento de perda de inervação muscular nesses distúrbios pode estar primariamente confinado a fibras nervosas finas, pouco mielinizadas, a velocidade de condução pode não estar dramaticamente impedida, a sensibilidade vibratória pode estar intacta e a fraqueza motora, ausente, ou seja, se os sintomas trazem o paciente ao médico, em fase inicial, a perda sensorial aferida por meio de métodos convencionais pode não ser marcante. Presença de sintomas dolorosos na ausência de déficit neurológico marcado parece algo paradoxal; contudo, a dor pode significar regeneração nervosa, a qual pode começar

antes de degeneração significativa. A maioria dos pacientes com neuropatia diabética apresenta sintomas leves ou não os apresenta, aparecendo a neuropatia como déficit neurológico detectado ao exame físico ou com complicação resultante de alterações neurológicas assintomáticas. O exame clínico geralmente revela um déficit sensitivo com distribuição originando-se nas regiões plantares e direcionando-se para as pernas (distribuição em meias). Por vezes os sinais de disfunção motora estão presentes, com fraqueza dos músculos menores e reflexos ausentes no tornozelo.[3]

Também observamos associação de lesão neuropática grave nos pés com a ocorrência de doença periodontal grave, sugerindo que também a inervação sensitiva das gengivas possa estar com déficit em pacientes diabéticos com neuropatia somática grave.[7] Deve-se entender que há um grande espectro de gravidade de sintomas na neuropatia sensitivo-motora crônica sintomática, pois, em um extremo, os pacientes experimentam sintomas graves, enquanto outros não os experimentam ou os têm suaves e ocasionalmente. Assim, uma história de sintomas é fortemente sugestiva do diagnóstico da neuropatia, mas a ausência dos sintomas não a exclui e nunca deve ser igualada à ausência de risco de ulceração do pé. Consequentemente, a avaliação do risco de ulceração do pé deve incluir um exame cuidadoso dos pés independentemente da história. Segundo Boulton, o tato e a dor são sensações essenciais, desenvolvidas antes da visão e da audição. O bebê recém-nascido não pode focalizar ou interpretar sons complexos e, consequentemente, confia no toque e na dor para a sobrevivência. Se um objeto induzir dor quando tocado, isso resultará na retirada da mão. A dor, devido a isso, costuma conduzir os pacientes a muitas consultas médicas e, em consequência, nosso treinamento como profissionais no cuidado de saúde é orientado em torno da causa e da melhora da dor. Pacientes com neuropatia do diabete frequentemente evoluem para um grau de desnervação de seus membros inferiores que quase determina a anestesia. O cuidado do paciente sem sensação de dor é um desafio novo para o qual os médicos foram pouco treinados, daí a necessidade de prestar atenção especial.[8]

A neuropatia autônomica do diabete (NAD) é também muito comum. Em geral, os sintomas aparecem insidiosamente: em fases iniciais geralmente passam despercebidos pois não são insistentemente questionados. Os sistemas simpático e parassimpático de diferentes regiões do organismo podem mostrar evidências de estarem deficitários, isoladamenteou em conjunto. Antes do desenvolvimento de testes diagnósticos mais sofisticados, tanto o diagnóstico quanto a classificação da NAD eram baseados na presença de sintomas e sinais característicos, os quais, para o diagnóstico da NAD grave, ainda hoje são importantes, tendo-se em vista a alta sensibilidade e especificidade da presença de quatro ou mais sintomas característicos (93% e 89%, respectivamente) em relação à presença de NAD diagnosticada por testes cardiovasculares não invasivos. Entre as apresentações clínicas mais comuns estão as que envolvem o sistema cardiovascular, sendo mais frequentes taquicardia de repouso, intolerância ao exercício, arritmias cardíacas e hipotensão postural. Quando o sistema gastrointestinal é afetado, frequentemente os pacientes têm queixas como pirose, disfagia, odinofagia, náuseas, vômitos, plenitude gástrica, diarreia, constipação e incontinência fecal. Entre os distúrbios genitourinários descritos estão: quadros de bexiga neurogênica, disfunção erétil, histórias de infecções urinárias de repetição, queixas de diminuição da libido e da lubrificação vaginal. Outras manifestações envolvem áreas de anidrose simétrica e sudorese gustatória paradoxal em face e parte superior do tórax em resposta a certos alimentos, anormalidades pupilares (menor diâmetro da pupila em resposta ao escuro e pupila do tipo Argyll-Robertson), e, do ponto de vista metabólico, a ocorrência de hipoglicemias assintomáticas e diminuição da resposta dos hormônios contrarreguladores às hipoglicemias.[1,3,9]

As mononeuropatias (mononeurite multiplex) são mais comuns em pacientes idosos com DM2. Podem ser dos nervos cranianos ou dos nervos periféricos somáticos, como nervos ulnar, mediano, femoral e lateral cutâneo da coxa. Entre os nervos craniais pode ocorrer comprometimento do Ill, VI e VII pares cranianos. O IV par é raramente envolvido.[3]

As radiculoneuropatias podem ocorrer com dor similar à que ocorre em lesões por herpes-zóster na região torácica (radiculopatia torácica) ou comprometer um plexo radicular como o lombossacral ou inervação proximal motora dos membros inferiores (amiotrofia proximal motora). A neuropatia motora proximal (amiotrofia) pode ocorrer como um quadro unilateral ou bilateral. É acompanhada de dores lancinantes, atrofia muscular local, emagrecimento e fraqueza.[3]

Em pacientes com diabete, algumas neuropatias não características do diabete são mais comuns. As focais dos membros muitas vezes têm como fator coadjuvante a compressão nervosa, como, por exemplo, na síndrome do túnel do carpo. Uma polineuropatia inflamatória crônica desmielinizante superposta ao diabete melito também é provável de ocorrer com bastante frequência.[3]

PATOGÊNESE DAS NEUROPATIAS DIABÉTICAS

Vários mecanismos são propostos, todos embasados em estudos experimentais e clínicos, de modo que, mais provavelmente, assim como ocorre para as outras complicações do diabete melito, vários fatores patogenéticos estão envolvidos, tanto no início como na progressão da doença. Didaticamente podemos dividir a etiologia das neuropatias diabéticas como decorrentes de causas metabólica e vascular, as quais interagem entre si.

Os resultados do DCCT e EDIC sugeriram que o fator isolado mais importante no desenvolvimento das complicações crônicas do diabete melito tipo 1 é a hiperglicemia (Figura 61.1). Em vários tecidos não insulinos sensíveis, como os nervos e células endoteliais, a glicose é metabolizada pela via dos polióis, em sorbitol e frutose, respectivamente, por ação das enzimas aldose redutase e desidrogenase do sorbitol. No diabete melito, como resultado da hiperglicemia, a via dos polióis é ativada tanto em neurônios como em células endoteliais, o que leva ao acúmulo de sorbitol intracelular com diminuição compensatória de mioinositol (Figura 61.2). A queda dos níveis de mioinositol associa-se a redução na síntese e *turnover* de fosfoinositol. A depleção de mioinositol em neurônios de ratos diabéticos associa-se a menor atividade da Na-K-ATPase e diminuição da velocidade de condução nervosa, e suplementação de mioinositol na dieta ou o uso de inibidores da aldose redutase revertem essas alterações. O alto fluxo na via dos polióis tem como consequência aumento do estresse oxidativo, níveis de lipídeos, polióis, além de glicação proteica não enzimática e disfunção em fatores de crescimento (Figura 61.1). Como fatores causais importantes para as polineuropatias, também são implicados uma redução no fluxo sanguíneo nervoso, aumento de resistência vascular e menor tensão de oxigênio nos nervos, evidências obtidas de estudos em nervos ciáticos de ratos diabéticos *in vivo* e *in vitro*. Biópsias de nervos surais de humanos demonstraram alterações vasculares como espessamento de membrana basal, edema e proliferação de células endoteliais, agregação plaquetária

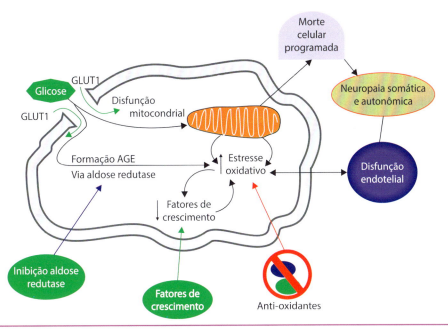

Figura 61.1 Esquema dos mecanismos envolvidos na desnervação somática e autonômica.

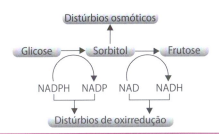

Figura 61.2 Via de utilização de glicose pela ação das enzimas aldose redutase e sorbitol desidrogenase.

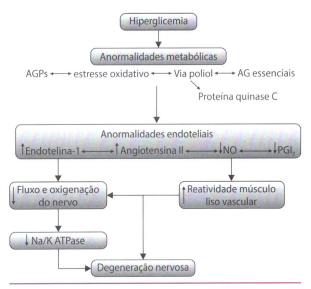

Figura 61.3 Alterações metabólicas e vasculares que favorecem a degeneração nervosa no diabete melito metabolicamente descompensado.

e oclusões de vasos. Esses dados sugerem que, pelo menos em parte, a perda de fibras mielinizadas característica do diabete melito deve-se a dano secundário a isquemia e hipóxia. As hipóteses metabólica e vascular podem ser unificadas conforme esquemas apresentados na Figura 61.3. Vários autores sugerem que, precocemente, no início do diabete melito, defeitos metabólicos levam à ativação da via da aldose redutase e sorbitol desidrogenase (Figura 61.2). O óxido nítrico (NO) é um radical altamente reativo, mediador de vasodilatação e neurotransmissor inibitório, sintetizado pela ação da sintetase do NO, que é dependente do fosfato de nicotinamida adenina dinucleotídeo (NADPH). O fluxo de glicose pela via dos polióis diminui a disponibilidade de NADPH, o que limita reações dependentes da glutationa e também a atividade da sintase do NO, levando a um deficit de NO. Esta deficiência de NO leva a alterações de fluxo

sanguíneo no nervo, o que, por sua vez, diminui a capacidade do nervo em tamponar radicais livres, com esgotamento das reservas energéticas disponíveis. Estas falhas energéticas facilitariam o início da ND. Em experimento *in vivo*, o uso de inibidores da aldose redutase, bloqueando a formação de sorbitol e, portanto, impedindo a depleção de NADPH, preveniu o aparecimento de ND em ratos com diabete por estreptozotocina. A associação desses com o inibidor da sintetase do óxido nítrico (L-NAME) permitiu novamente que os animais desenvolvessem ND, dados que reforçam as teorias de que fluxo contínuo de glicose por meio da via dos polióis limita a síntese de NO por causar depleção de NADPH, e a diminuição de NO resulta em vasoconstrição, isquemia e diminuição da velocidade de condução nervosa.[4,5]

Uma deficiência do fator de crescimento do nervo também tem sido implicada na patogênese da ND. Em ratos com diabete por estreptozotocina de longa duração, observou-se correlação entre as alterações no fator de crescimento do nervo e as observadas na inervação miocárdica, avaliada por meio de métodos radioisotópicos. Em ratos normais desmamados e alimentados com uma dieta deficiente em α-tocoferol, foi observada peroxidação lipídica endoneural, que se associou ao desenvolvimento de neuropatia sensitiva, o que sugere que o estresse oxidativo aumentando em um rato normal produz sinais de neuropatia. A queda do estresse oxidativo poderia ser a principal função dos inibidores da aldose-redutase, assim como a elevação da atividade da glutationa (principal alvo mitocondrial para a detoxificação de peróxido de hidrogênio) e o aumento de radicais de oxigênio reativos. Os possíveis mecanismos fisiopatogênicos, bem como as inter-relações entre eles, foram reunidos nos esquemas apresentados nas Figuras 61.1 e 61.3. Neles fica evidente a natureza multifatorial dos danos, o que sugere a necessidade de múltiplas ações terapêuticas para reversão.[4,5]

DIAGNÓSTICO DAS POLINEUROPATIAS

NEUROPATIA CRÔNICA SENSITIVO-MOTORA (POLINEUROPATIA DIABÉTICA)

Na avaliação diagnóstica de neuropatia diabética sensitivomotora, inicialmente é necessário excluir outras causas de polineuropatia, como as resultantes de doenças metabólicas (tireoidiana e renal); sistêmicas (vasculite sistêmica, vasculite não sistêmica, disproteinemias, amiloidose); infecciosas (HIV, hepatite B, Lyme, hanseníase); Inflamatórias (polirradiculoneuropatia inflamatória desmielinizante crônica); nutricional (deficiência de B12, pós-gastroplastia, deficiência de piridoxina tiamina, tocoferol); intoxicação por agentes industriais (acrilamida, organofosforados), drogas (álcool, amiodarona, colchicina, dapsona, alcaloides da vinca, platina, taxol) e metais (arsênico e mercúrio); além das hereditárias (hereditária motora, sensitiva e autonômica).[3]

COMPROVAÇÃO DIAGNÓSTICA DA POLINEUROPATIA PERIFÉRICA DIABÉTICA

Exame clínico

O exame clínico é suficiente para definir a presença de polineuropatia na maioria das vezes. Em pacientes com dor provavelmente de origem neuropática, decorrente de polineuropatia, quando o exame clínico não é positivo, será necessário realizar exames subsidiários para definir se a dor pode ou não ser resultado da presença de neuropatia diabética.

Os exames clínicos mais utilizados reúnem informações subjetivas e objetivas. Constam de questionários de avaliação de sintomas, além da avaliação da sensibilidade proprioceptiva, térmica, dolorosa, reflexos e, no caso do exame proposto pelo grupo da Universidade de Michigan, deformidades dos pés.[10] As Figuras 61.4, 61.5, 61.6 e 61.7 apresentam questionários e testes utilizados com os respectivos escores.

> **Instrumento de rastreamento de neuropatia de Michigan**
>
> Questionário
> 1. Sente as pernas e/ou os pés dormentes?
> 2. Já sentiu dor em queimação nas pernas e/ou nos pés?
> 3. Tem o pés muito sensíveis ao toque?
> 4. Apresenta cãibras musculares em pernas e/ou pés?
> 5. Já sentiu alfinetadas em pernas ou pés?
> 6. Sente que as cobertas da cama machucam quando cobre as pernas?
> 7. No banho, sabe dizer se a água está quente ou fria?
> 8. Já apresentou uma ferida aberta nos pés?
> 9. Alguma vez seu médico lhe disse que tinha neuropatia?
> 10. Você se sente fraco a maior parte do tempo?
> 11. Seus sintomas pioram à noite?
> 12. Você sente dor nas pernas quando caminha?
> 13. Você sente os pés quando caminha?
> 14. A pele de seus pés é tão seca a ponto de rachar?
> 15. Você alguma vez sofreu uma amputação?
>   Total: 15 pontos.

Figura 61.4 Questionário do instrumento de rastreamento de neuropatia descrito pela Universidade de Michigan (utilizado no DCCT/EDIC).

				Lado	Lado
Exame Físico Normal	Sim	Não		D	E
	(0)	(1)			
Ulceração	Ausente	Presente		D	E
	(0)	(1)			
Reflexo Aquileu	Presente	Presente c/ reforço	Ausente	D	E
	(0)	(0,5)	(1)		
Percepção Vibratória	Presente	Diminuída	Ausente	D	E
	(0)	(0,5)	(1)		
Monofilamento de 10 g	Presente	Diminuída	Ausente	D	E
	(0)	(0,5)	(1)		
			Total		
Escore D + E/10 pontos			TOTAL		

Figura 61.5 Instrumento de rastreamento de neuropatia descrito pela Universidade de Michigan (utilizado no DCCT/EDIC). D: direita; E: esquerda.

Escore de Comprometimento Neuropático (ECN)			
	Pontuação	Lado Direito	Lado Esquerdo
Sensibilidade Vibratória	Presente Reduzida/Ausente		
Sensibilidade Térmica	Presente Reduzida/Ausente		
Sensibilidade Dolorosa	Presente Reduzida/Ausente		
Reflexo Aquileu	Normal Presente com reforço Ausente		
ECN Total		Total:	Total:
		TOTAL:	

Figura 61.6 Instrumento de avaliação do escore de comprometimento neuropático (ECN). ECN ≥ 3 sugere polineuropatia diabética.

Avaliação	Escore
Fraqueza muscular	0-4 (0 – normal, 2-4 – fraco)
Reflexos	0-2 (0 – normal, 1 – diminuído, 2 ausente)
Sensação – tato/pressão	0-2 (0 – normal, 2 ausente)
Vibração	0-2 (0 – normal, 2 ausente)
Posição articular	0-2 (0 – normal, 2 ausente)
Sensação à alfinetada	0-2 (0 – normal, 2 ausente)

Figura 61.7 Instrumento de avaliação "Neuropathy Impairment Score of Lower Limbs" (NIS).

Embora não apresentado neste capítulo, o questionário que foi traduzido e validado para uso no Brasil foi o descrito por Young, Boulton e Macleod.[11,12] Para estabelecer o diagnóstico, algum dos sintomas descritos como relacionados à polineuropatia diabética deverá estar presente. Também é importante salientar que quando o paciente tem neuropatia grave ele apresenta a condição descrita pela Associação Americana de Diabetes como perda da sensibilidade protetora, a qual é caracterizada pela presença de perda da sensibilidade à pressão com o monofilamento de Semmes-Weinstein (Figura 61.8) e um teste de sensibilidade periférica anormal (com diapasão de 128 Hz ou reflexo aquileu). O diapasão de 128 Hz é utilizado (imediatamente após ter sido submetido à vibração) na segunda falange e, dorsalmente, no primeiro pododáctil de um dos pés, com o paciente em decúbito dorsal. O indivíduo que não apresenta comprometimento muito importante da sensibilidade vibratória perceberá a vibração, e lhe será solicitado, então, informar quando deixar de percebê-la. Nesse momento, o examinador muda a posição do diapasão, transferindo-o para a segunda falange distal do primeiro dedo de sua mão, e passa a contar o tempo até que perceba a ausência de vibração. Por um período de 10 segundos, o examinador ainda poderá perceber as vibrações; se o período for maior, a sensibilidade vibratória do paciente deve estar comprometida. Pacientes com marcado comprometimento de fibras grossas não percebem a vibração. Devido à simplicidade desse teste, ele pode ser utilizado em associação com outras medidas na avaliação da presença de neuropatia, como recomendado, por exemplo, no escore de rastreamento de Michigan.

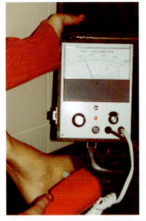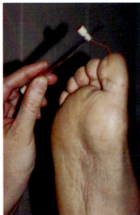

Figura 61.8 À direita, sensibilidade protetora testada com monofilamento de Semmes Weinstein 5.07. À esquerda, limiar de sensibilidade vibratória sendo avaliado com o Biothesiometer. Fonte: acervo do autor.

A cada ano, em torno de 46.300 amputações e 12.400 mortes ocorrem como resultado do pé diabético no Brasil. Tendo em vista estes dados, e a informação de que pelo menos 80% das úlceras dos pés diabéticos são de origem neuropática ou mistas, para diminuirmos estes números é absolutamente necessário que os médicos que cuidam dos pacientes diabéticos identifiquem os pacientes com pé em risco de ulceração neuropática e promovam cuidados especiais visando impedir as úlceras, bem como se ocorrerem, tratem-nas de forma adequada precocemente.[13] Estudo multicêntrico realizado por Parisi e cols. mostrou que fatores preditivos para amputação foram:

1. Ser do sexo masculino;
2. Ter pé neuroisquêmico, de modo que todos os pacientes com pé em risco de ulceração neuropática deveriam receber educação especial visando prevenir riscos adicionais.[14] Além disso, cuidados especiais para prevenir a doença periodontal também são recomendados, uma vez que temos observado forte associação entre pé em risco de ulceração neuropática e doença periodontal em pacientes com DM2.[7]

Diagnóstico neurofisiológico

Os testes eletrofisiológicos têm importante papel na detecção, caracterização e avaliação da progressão das diferentes formas de neuropatia diabética.[2,15]

Eletroneuromiografia

Nos estudos de condução nervosa, os nervos sensitivos ou motores são estimulados com o subsequente registro do potencial de ação sensitivo ou motor. O estudo neurofisiológico avalia adequadamente fibras grossas (mielinizadas). Dos vários parâmetros que são úteis para a definir a presença de neuropatia, geralmente se utilizam a latência, a velocidade de condução e a amplitude. O envolvimento de fibras finas e não mielinizadas, tal como ocorre nas neuropatias caracterizadas por dor, não é claramente evidenciado por esse método. É importante salientar que as alterações observadas nas polineuropatias periféricas em geral são inicialmente observadas nos nervos dos membros inferiores, especialmente em suas fibras sensitivas, e que, com a evolução da doença, as alterações se estendem para os membros superiores. À eletromiografia, considera-se portador de polineuropatia diabética o paciente que apresenta alteração da condução (velocidade, amplitude ou latência) em pelo menos dois nervos. Alterações em outros testes, que avaliam fibras finas, no entanto, também podem sugerir o diagnóstico.

Sensibilidade vibratória

Para obter dados quantitativos sobre a sensibilidade vibratória, o Biothesiometer, o Vibraton II e o Euroesthesiometer podem ser utilizados.

O Biothesiometer (Figura 61.8) é um instrumento eletromecânico que vibra de acordo com uma escala própria. Embora utilizando o Biothesiometer se possa avaliar a sensibilidade vibratória da mesma forma que com o diapasão, com o primeiro há a vantagem de poder quantificar o limiar de percepção vibratória. Além disso, é possível, ao utilizá-lo, detectar alterações de sensibilidade mais precocemente que com o diapasão; com seu uso se obtém também melhor reprodutibilidade (o diapasão tem grande variabilidade interexaminadora). Os valores do teste são dados em volts. Armstrong e Young et al. observaram que 25 volts é o ponto de corte para definir a presença de pé em risco de ulceração neuropática. Entre 11 e 25 volts, a sensibilidade vibratória está diminuída, mas o risco para ulceração neuropática é menor.

Teste da capacidade de discriminação térmica

Este teste avalia o comprometimento de fibras finas. O Thermal Sensitivity Tester (Sensortek Inc, Clifton, NJ, EUA) avalia a capacidade dos indivíduos de discriminar diferenças em temperaturas utilizando uma escala de graus centígrados. Comparada com a medida do limiar de sensibilidade vibratória, essa técnica apresenta desempenho superior. Os resultados correlacionam-se com a variabilidade da frequência cardíaca. Um teste mais grosseiro é utilizado na prática: solicita-se ao paciente informar se a temperatura é fria ou morna, utilizando como padrão de frio o cabo do martelo de exame neurológico (de metal) e como padrão de mornoa parte de borracha.

Teste de capacidade de discriminação da corrente elétrica

Avalia o comprometimento de fibras grossas e finas. Os resultados correlacionam-se com a velocidade de condução nervosa motora e sensitiva e com os limiares de percepção térmica e dolorosa.[2,3]

Densidade de fibras nervosas intraepidérmicas (IENFD)

A medição da IENFD é um método laboratorial padronizado e bem-estabelecido para quantificar a neuropatia de pequenas fibras. Orientações europeias fornecem recomendações detalhadas para o local da biópsia, metodologia da coloração, imuno-histoquímica empregada e quantificação da IENFD. Os diagnósticos são realizados com uma biópsia perfuradora de 3 mm de diâmetro. A localização anatômica do local da biópsia é de suma importância para a medição da IENFD. As tabelas de valores padrão adaptadas à idade e ao sexo com valores de corte para o diagnóstico de neuropatia de fibras finas são, até agora, apenas disponíveis para a parte inferior da perna. Como resultado disso, a biópsia para avaliar IENFD é geralmente realizada na localização padronizada da perna, ou seja, a 10 cm acima do maléolo lateral. A sonda cutânea obtida a partir da biópsia deve ser imediatamente fixada em paraformaldeído e transportada para o laboratório., onde realiza-se a reação imuno-histoquímica para fibras nervosas intraepidérmicas. Geralmente, a reação utiliza um anticorpo primário contra o gene da proteína marcadora axonal 9.5 (PGP 9.5). Instruções precisas sobre como quantificar a IENFD foram estabelecidas em um consenso internacional. Por amostras de tecido, são consideradas três secções com elevada ampliação ($\times$ 200-400). Somente fibras nervosas intraepidérmicas únicas que atravessam a junção dermoepidérmica são levadas em consideração, enquanto ramificações secundárias ou fragmentos não são contados. A IENFD é então determinada pela divisão do número de fibras nervosas intraepidérmicas cruzando a junção dermoepidérmica com o comprimento da junção dermoepidérmica.[16]

Microscopia corneal confocal

A microscopia confocal *in vivo* da córnea humana é um método rápido, não invasivo e preciso que permite a análise quantitativa do plexo do nervo sub-basal da córnea e poderia potencialmente fornecer um marcador substituto para a neuropatia periférica diabética. O comprimento total dos nervos corneanos por unidade de área é relatado como sendo a medida mais reprodutível da densidade do nervo sub-basal corneano em pacientes com diabete. Estudos mostraram que pacientes com diabete tipo 1 ou tipo 2 apresentam uma redução acentuada na densidade do nervo sub-basal em comparação com córneas saudáveis. É importante ressaltar que 50% dos pacientes com diabete que não apresentavam sinais clínicos de neuropatia apresentavam alterações anormais do plexo do nervo sub-basal da córnea, demonstrando alterações corneanas precedendo alterações nervosas periféricas detectadas clinicamente. A densidade corneana do nervo sub-basal correlaciona-se com a avaliação clínica e eletrofisiológica da gravidade da neuropatia periférica diabética. Diminuição da densidade do nervo sub-basal está associada a sintomas de neuropatia periférica e diminuição da densidade intraepidérmica do nervo. Essas alterações na densidade do nervo corneano precedem quaisquer sinais clínicos de neuropatia, retinopatia e microalbuminúria e também são observadas em pacientes com tolerância à glicose prejudicada, sem atender aos critérios clínicos para diabete melito tipo 2.[17]

Estadiamento da neuropatia

Para a avaliação da evolução da neuropatia, bem como para o acompanhamento de intervenções terapêuticas, é necessário estadiar a neuropatia. Dick et al.[15] propuseram quatro estágios:

- Estágio 0, sem neuropatia;
- Estágio 1, neuropatia assintomática;
- Estágio 2, neuropatia sintomática;
- Estágio 3, neuropatia incapacitante.

Em cada um desses estágios, a neuropatia é subclassificada como motora (M), sensitiva (S) ou autonômica (A). Os critérios mínimos para o diagnóstico são duas ou mais anormalidades em um ou mais dos seguintes testes: escore de sintomas de membros inferiores, estudo eletrofisiológico, avaliação quantitativa da sensibilidade (vibratória ou térmica), estudo autonômico cardiovascular (sendo pelo menos um dos testes anormal: condução nervosa ou teste autonômico). A perda motora, definida pela incapacidade de caminhar sobre os calcanhares, é utilizada para fazer a distinção, no estágio 2, entre comprometimentos leve e grave. Outra abordagem que permite o estadiamento foi elaborada pela Universidade de Michigan e recentemente validada pela avaliação dos resultados dos exames dos pacientes que participaram do DCCT e EDIC.[10] Nesta, inicialmente o paciente é submetido a um questionário simples e a exame físico passível de ser realizado por clínicos ou enfermeiras. O paciente que tem um escore elevado é avaliado posteriormente, conforme um instrumento conhecido como escore de Michigan, no qual se verificam sintomas, anormalidades eletrofisiológicas, sensibilidade e motricidade. Com base nessa categorização, o paciente é classificado em um dos quatro estágios:

- 0. Sem neuropatia;
- 1. Neuropatia leve;
- 2. Neuropatia moderada;
- 3. Neuropatia grave.

O escore de Michigan se correlaciona com o de Dick, embora não avalie neuropatia autonômica. Experiências adquiridas na aplicação dos testes clínicos (DCCT e EDIC) têm mostrado que os testes são reprodutíveis. Quando o paciente apresenta escore maior ou igual a 2, tanto a sensibilidade como a especificidade para a presença de polineuropatia são superiores a 70%.[10]

É importante lembrar que a identificação do paciente com pé em risco de lesão neuropática deve ser uma preocupação constante desde a primeira consulta, mesmo no paciente sem queixas sugestivas de neuropatia, porque frequentemente o paciente já comparece com complicações crônicas, entre as quais uma úlcera nos pés que lhe passa despercebida. Essa preocupação também deve ser transferida ao paciente, aos seus familiares e a cada membro de uma equipe de atenção a pessoas com diabete. Tal identificação deve ser a mais precoce possível na rotina de um trabalho que se propõe a ser realmente preventivo. Toda a equipe deve estar consciente da importância da prevenção do pé diabético e, sobretudo, ter conhecimento dos sinais, sintomas e opções de conduta. O exame dos pés deve ser continuado com a monitorização periódica das condições angioneurotróficas de pés e pernas. O paciente deve ser informado sobre as complicações da neuropatia diabética, ressaltando-se a morbidade e a mortalidade por elas provocadas. Identificação e redução dos fatores de risco, melhoria dos cuidados com os pés, utilização de medidas preventivas, como uso de calçado para a proteção dos pés, palmilhas de acomodação e amortecimento, remoção dos calos e lubrificação da pele são condutas que devem acompanhar a identificação do risco e as informações ao paciente.[2]

Neuropatia Autonômica do Diabete (NAD)

A NAD compromete todos os sistemas do organismo. As manifestações clínicas mais proeminentes, no entanto, são geralmente relacionadas à neuropatia autonômica cardiovascular (NAC), sendo por isso aqui abordadas com maior ênfase.[18-21]

A NAC é apontada como uma causa de morte súbita. Maser e cols.[22] revisaram 15 estudos dos quais participaram 2900 pacientes com diabete melito e NAC: durante o seguimento (0,5 a 16 anos), a mortalidade foi maior (30%) entre os pacientes com NAC quando comparada à dos que não apresentavam NAC no período basal (13%). O'Brien et al. observaram que NAD foi o fator preditivo independente mais importante de morte em diabéticos do que pressão arterial sistólica (PAS), pé diabético, índice de massa corporal (IMC), neuropatia sensitiva, proteinúria e doença macrovascular.[23]

A prevalência relatada de NAD varia com a população estudada e os métodos utilizados. Em revisão de 15 artigos, a prevalência vai de 2,6 % a 90%, com uma média de 30%.[21] Um paciente é classificado como apresentando NAD, uma polineuropatia de fibras finas, quando apresenta respostas autonômicas alteradas.[19,20] Geralmente os testes utilizados são os cardiovasculares (C-V). Frequentemente todos os tipos de disfunção autonômica ocorrem simultaneamente no mesmo indivíduo, variando, no entanto, o grau de comprometimento dos diferentes sistemas, mas havendo relação entre a gravidade da NAC e a prevalência de manifestações clínicas de diferentes sistemas.

Diagnóstico clínico e testes confirmatórios da NAC

Achados clínicos

Os sintomas da NAC se manifestam quando há doença avançada e duração prolongada do diabete: são geralmente intolerância ao exercício, taquicardia de repouso e hipotensão ortostática. Uma NAC subclínica pode ser documentada por alterações na variabilidade da FC e reflexos cardiovasculares anormais e pode ser detectada em 1 ano de diagnóstico de DM2 e 2 anos de diagnóstico de DM1.

Intolerância ao exercício

Pacientes com NAC podem se apresentar com uma diminuição assintomática da frequência cardíaca (FC), pressão arterial (PA) e débito cardíaco, em resposta ao exercício físico e como consequência da desnervação vagal provocada pelo diabete mesmo na ausência de outros sinais de doença cardiovascular. Em estágios mais tardios, a combinação de déficits parassimpático-simpáticos determina declínios mais graves, resposta da FC máxima comprometida e sintomas de hipotensão ortostática.

É recomendado que aqueles pacientes diabéticos que poderiam ter NAC sejam submetidos a testes com estresse cardíaco antes de iniciar um programa de exercícios físicos: se o teste for positivo para NAC os pacientes devem ser aconselhados para, ao promover incrementos de carga, acreditar no nível de exercício percebido e não na FC. Este cuidado pode prevenir a utilização de intensidades de exercício que determinem risco cardiovascular.[21]

Taquicardia de repouso

Frequência cardíaca de repouso de 100-130 batimentos/min é uma manifestação de fase tardia da doença e reflete um aumento relativo do tônus simpático associado com comprometimento vagal. Contudo, taquicardia de repouso é um sinal não específico da NAC, que pode estar presente em várias outras condições tais como anemia, disfunção tireoidiana, doença CV subjacente incluindo insuficiência cardíaca, obesidade e baixo condicionamento físico para realizar exercícios. Uma FC fixa que não é responsiva a exercícios moderados, estresse ou sono indica quase completa desnervação autonômica cardíaca e sugere NAC grave. Contudo, uma baixa resposta a agonistas dos receptores de adenosina foi descrita em pacientes com DM e SM e atribuída a estágios iniciais da NAC. Alta FC de repouso mostrou-se um fator de risco independente para mortalidade por todas as causas e para mortalidade cardiovascular em várias coortes prospectivas. Além disso, evidências recentes têm demonstrado o valor prognóstico da FC de repouso como ferramenta útil para estratificação do risco cardiovascular e alvo terapêutico em pacientes de alto risco.[3,21]

Anormalidades na regulação da pressão arterial (PA)

Indivíduos não diabéticos apresentam predominância do tônus vagal e diminuição do tônus parassimpático à noite, associado a redução na PA noturna. Em pacientes com NAC por diabete esse padrão está alterado, resultando em predominância do simpático durante o sono com subsequente hipertensão noturna, também conhecida como *non-dipping and reverse dipping*. Estes achados são associados a uma alta frequência de hipertrofia ventricular esquerda e eventos cardiovasculares sérios fatais e não fatais em pacientes diabéticos com NAC.[21]

Hipotensão ortostática

Os sintomas associados com hipotensão ortostática incluem: sensação de cabeça muito leve, fraqueza, desmaio, vertigem, alterações visuais, e, em casos mais graves, síncope ao ficar em posição ortostática. Estes sintomas podem ser agravados por muitos medicamentos que são prescritos para pacientes com diabete tais como vasodilatadores, diuréticos, insulina (por meio de vasodilatação endotélio-dependente) e antidepressivos tricíclicos, uma classe de drogas comumente usada para o alívio sintomático da dor associada com a neuropatia diabética dolorosa.

A hipotensão ortostática é definida como uma redução da PA sistólica de pelo menos 20 mmHg ou PA diastólica de pelo menos 10 mmHg em 1 a 3 min após assumir a posição ortostática. No diabete, hipotensão ortostática ocorre frequentemente como consequência de desnervação simpática vasomotora eferente, causando redução da vasoconstrição do leito vascular esplâncnico e periférico.[19,21]

Testes diagnósticos

Várias estratégias diagnósticas com variados graus de complexidade têm sido utilizadas para diagnosticar NAC na prática ou em pesquisa, incluindo a realização dos testes cardiovasculares reflexos, variabilidade da FC, perfil da PA nas 24 horas, hipotensão ortostática, sensibilidade barorreflexa, imagem cardíaca simpática, microneurografia ou pletismografia de oclusão.

Contudo, com base em fortes linhas de evidências até agora utilizadas, o Toronto Consensus Panel on Diabetic Neuropathy concluiu que os testes de reflexos cardiovasculares autonômicos são sensíveis, específicos, reprodutíveis, seguros e padronizados, e recomendou o seu uso como padrão-ouro para testar a função autonômica clinicamente.[2]

Testes reflexos cardiovasculares autonômicos (TCA)

Os TCA primeiramente descritos na década de 1970 avaliam a função cardíaca autonômica usando manobras fisiológicas provocativas e avaliando as mudanças na FC e PA. Estes testes compreendem várias manobras a serem realizadas à beira do leito, as quais incluem: alterações em R-R com a respiração profunda, uma medida da arritmia sinusal durante respiração silenciosa, a qual reflete primariamente a função parassimpática; resposta da R-R à posição ortostática, a qual induz taquicardia reflexamente, seguida de bradicardia, sendo mediada pelo vago e baror-reflexo; Índice de Valsalva, o qual avalia a função cardiovagal em resposta a aumento padronizado da pressão intratorácica (manobra de Valsalva); hipotensão ortostática que avalia a resposta da PA ao ortostatismo e à força muscular sustentada isométrica. Os dois últimos fornecem dados sobre a função simpática, embora a resposta da PA à força isométrica muscular sustentada venha sendo atualmente usada apenas em pesquisa.

De acordo com esses testes, os pacientes são classificados como portadores de NAD na presença de dois ou mais testes alterados. Quando aumentam os testes cardiovasculares alterados, geralmente também aumentam as manifestações clínicas de NAD (Figura 61.9).

Embora evidências claras de superioridade nas características diagnósticas de um reflexo cardiovascular sobre os demais não sejam encontradas, o teste da respiração profunda forçada é o mais largamente utilizado devido a sua alta reprodutibilidade, quase 80% de especificidade e facilidade de uso. Este teste pode ser expresso como intervalo da FC, intervalo do período cardíaco, razão E/I (menor R-R durante a inspiração/maior R-R durante a expiração), ou média da circular resultante computada pela análise de vetores. A última parece ser a análise mais sensível porque elimina os efeitos de tendências na FC durante o tempo, atenuando o efeito da FC basal e de batimentos ectópicos. Os testes de Valsalva e os posturais são analisados como quocientes do maior e do menor intervalo R-R registrado durante cada manobra respectiva.[20,21]

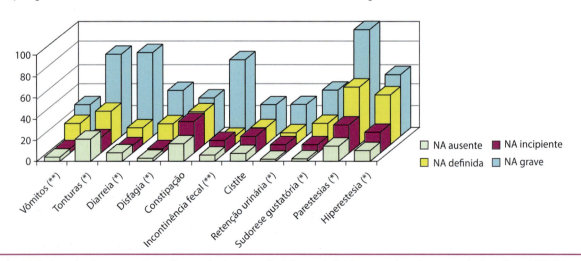

Figura 61.9 Grau de disautonomia cardiovascular (ausente, incipiente, definida e grave) *vs* sintomas relacionados a NAD NA = neuropatia autonômica cardiovascular.[5]

Já na época em que foram descritos esses testes, foi observado que a avaliação poderia não diagnosticar precocemente a NAC, já que alguns pacientes com sintomas sabidamente causados por ela apresentavam testes normais. No entanto, esses testes, propostos por Ewing, ainda hoje são, em geral, a primeira escolha na investigação da disfunção autonômica do diabete melito, posto que foram padronizados e existem vários estudos a longo prazo demonstrando seu valor prognóstico, o que não ocorre em relação às novas alternativas diagnósticas.

Além de permitirem o estadiamento da NAC, um simples teste anormal pode indicar NAC incipiente, mas a presença de anormalidades em mais de um teste, preferencialmente três testes, é recomendada para um diagnóstico definitivo. As anormalidades nos testes devem ser definidas estritamente usando os critérios de idade e dados normativos específicos.

A Associação Americana de Diabete (Consensus Statement, 1992) tem proposto que pelo menos três testes cardiovasculares sejam utilizados para o diagnóstico de NAD. Os testes devem ser padronizados e realizados nas mesmas condições, uma vez que as respostas variam conforme horário, condição metabólica, uso de café, insulina ou tabaco, drogas de efeito cardiovascular etc.[2,20,21] No DCCT e EDIC, esta estratégia foi utilizada, sendo identificada incidência menor de disfunção autonômica no grupo intensivo.[24]

Métodos que avaliam o ritmo circadiano da FC e da PA e análise espectral

A vantagem desses testes reside no fato de que menor participação ativa dos pacientes é necessária. Pacientes portadores de diabete melito com NAD apresentaram perda progressiva do padrão da frequência cardíaca de 24h normal, seguindo-se piora do quadro autonômico, com perda da variação da FC diurna normal, e maior FC ao acordar e durante o sono. Além disso, cerca de 50% dos pacientes com testes clássicos inalterados demonstraram ritmo circadiano da frequência cardíaca alterado, o que sugere que este teste é mais sensível na detecção de dano parassimpático precoce.

Mais recentemente, o uso da servopletismomanometria (Finapres) permitiu avaliar, de forma não invasiva, respostas da FC a manobras de Valsalva, contração isométrica sustentada e mudanças posturais. O uso da servopletismomanometria (Finapres) também permite avaliar, de forma não invasiva, respostas da PA a manobras que alteram seu controle.

Avaliação da variabilidade da frequência cardíaca

Uma diminuição da variabilidade da FC (VFC) é o achado mais precoce indicador de NAC, geralmente ocorrendo em pacientes assintomáticos. Em indivíduos normais o alto grau de variabilidade de batimento para batimento, com a respiração, aumentando com a inspiração e diminuindo na expiração, são devidas a influência direta de estímulos simpáticos e parassimpáticos. Além dos eferentes simpáticos e parassimpáticos para o nodo sinusal, outros estímulos tônicos, fásicos, transitórios externos, bem como internos, podem afetar a FC, incluindo influências neuro-humorais (como catecolaminas, hormônios tireoidianos), estiramento do nodo sinusal, alterações da temperatura local ou alterações iônicas no nodo sinusal.[21]

Técnicas de imagem para NAC

A avaliação cintilográfica quantitativa da inervação do coração humano é possível com tomografia de emissão positrônica (PET) e com cintilografia com [123I]meta-iodobenzilguanidina (MIBG), [11C]-meta-hidroxi-efedrina [11C]HED, 6-[18F] dopamina e [11C]-epinefrina.

Déficits na retenção no ventrículo esquerdo (VE) com [123I]MIBG e [11C]HED têm sido identificados em pacientes com DM1 e DM2 com e sem testes de reflexos CV anormais.

Nos estudos realizados com a 123I MIBG, foi observada redução da captação miocárdica de 123I MIBG em diabéticos com testes cardiovasculares clássicos alterados, e também em alguns diabéticos com testes normais, o que sugere que a cintilografia miocárdica com 123I MIBG seja mais sensível do que os métodos clássicos de diagnóstico da NAD.

Com o radiotraçador 11C-HED, anormalidades na retenção cardíaca de 11C-HED podem ser detectadas em 40% dos diabéticos com testes autonômicos clássicos normais. Indivíduos com NAD leve apresentam defeitos de captação apenas na parede inferior distal do ventrículo esquerdo, enquanto os neuropatas graves têm envolvimento também de paredes anterolaterais e inferiores. Além disso, esses pacientes apresentam cerca de 33% de aumento na captação de 11C-HE nos segmentos miocárdicos proximais, sugerindo hiperinervação simpática nesta região.[21,25]

Sensibilidade barorreflexa (SBR)

A técnica do barorreflexo avalia a capacidade de reflexamente se obter aumento da atividade vagal e diminuição da atividade simpática em resposta a um aumento súbito da PA e é usada em protocolos de pesquisa para determinar a função cardíaca vagal e a função simpática barorreflexa. Um aumento da PA reduz o estímulo de eferentes simpáticos cardíacos e vasculares, resultando em uma rápida redução na FC e PA.

Atividade nervosa simpática muscular (ANSM)

Esta técnica é baseada no registro da atividade elétrica emitida pelo músculo esquelético (peroneal, tibial, radial) em repouso ou em resposta a várias modificações, via microeletrodos inseridos em um fascículo de um nervo simpático distal da pele ou musculatura (microneurografia), com identificação das respostas simpáticas (picos). Não é indicada para avaliação autonômica de rotina.[21]

Teste "Head-up-tilt-table" (HUTT)

HUTT com ou sem provocação farmacológica é uma outra ferramenta para a investigação de NAC ou para a predisposição para síncope mediada pelo sistema nervoso autonômico (vasovagal) devido a variações na inervação que chega ao coração e consequentemente nos intervalos R-R, induzidos pelas rápidas variações posturais durante este teste. O teste requer pessoal especializado sendo frequentemente utilizado para avaliação de arritmias relacionadas a síncope. Para avaliação de NAC, recentemente, foi proposta uma variante do teste, manobra em que o paciente fica na posição de cócoras.[21,26]

Outras manifestações de NAD

As manifestações clínicas mais frequentes da NAD estão apresentadas na Figura 61.10.

Embora alta incidência de mortalidade súbita seja atribuída a doença cardiovascular relacionada a presença de NAD, maior prevalência de apneia do sono[18] e dessaturação noturna de oxigênio é descrita em pacientes com NAD grave e este poderia ser um mecanismo adicional para a ocorrência de morte súbita nos pacientes com NAD.

Na NAD, a inervação dos vasos sanguíneos periféricos frequentemente está diminuída ou ausente. Devido a perda do tônus simpático dos vasos sanguíneos ocorre vasodilatação, que favorece a formação de *shunts* arteriovenosos, com fluxo sanguíneo aumentado. Tem sido descrito que, na NAD, como resultado desse maior fluxo sanguíneo periférico, ocorre enfraquecimento dos ossos dos pés, o qual é detectado pelo aparecimento de osteopenia, fraturas, neuroartropatia de Charcot e risco aumentado de ulcerações. O pé neuropático com NAD é quente, devido aos *shunts*, podendo se associar a distensão das veias dos pés, que falham em diminuir de diâmetro mesmo quando os pés são elevados. Desnervação sudomotora periférica afetando os pés, por outro lado, leva a perda da sudorese, resultando em pele seca com fissuras, estas associando-se a maior risco de infecções.[21,26]

Vários métodos têm sido desenvolvidos para avaliar a função sudomotora, com variável grau de complexidade, tais como o teste da resposta cutânea sudomotora axonal simpática reflexa quantitativa, teste axonal reflexo quantitativo direto e indireto, impressões em silicone e o emplastro indicador – Neuropad Test.

A NAD Gastro-Intestinal (G-I) pode resultar em distúrbios da motilidade esofágica, esvaziamen-

Disfunção	Sintomas/sinais/achados diagnósticos
Cardiovascular	Tonturas por hipotensão postural, Hipotensão pós-prandial, Taquicardia em repouso, intolerância ao exercício, isquemia miocárdica ou infarto sem dor, Complicações nos pés, Morte súbita
Autonômica periférica	Alterações na textura da pele, edema, proeminência venosa, formação de calo, perda das unhas, anormalidades na sudorese dos pés.
Gastrointestinal	Disfagia, dor retroesternal, pirose, gastroparesia, constipação, diarreia, incontinência fecal
Genito-urinário	Disfunção vesical, ejaculação retrógrada, disfunção erétil, dispareunia
Sudomotora	Anidrose Distal, Sudorese Gustatória
Resposta pupilar anormal	Visão muito diminuída no escuro
Resposta neuroendócrina à hipoglicemia	Menor secreção de glucagon, secreção retardada de adrenalina

Figura 61.10 Manifestações clínicas de neuropatia diabética autonômica.

to gástrico e função intestinal; raramente a doença esofageana é clinicamente importante.[27]

A presença de alimentos em um estômago sem obstrução após 12h de jejum estabelece o diagnóstico de gastroparesia. A terapia varia com o tipo de sintomas: se o paciente tem anorexia, náuseas, vômitos, saciedade precoce e sensação de plenitude pós--prandial, refeições pequenas e frequentes poderão ser úteis; em casos mais graves, refeições líquidas poderão promover o esvaziamento gástrico (favorecido pela gravidade). A enteropatia diabética reflete NAD G-I generalizada. A diarreia é caracterizada por exacerbações noturnas graves e pode decorrer de: motilidade intestinal alterada, supercrescimento bacteriano, insuficiência pancreática exógena, incontinência fecal por disfunção - anorretal, doença celíaca concomitante ou má absorção de sais biliares. Por outro lado, estudo recente realizado em nosso meio mostrou que 1/3 dos pacientes com DM1 de longa duração apresenta retardo do trânsito do intestino delgado, anormalidade que parece ter um efeito negativo no estado nutricional desses pacientes.[24] Tanto a diarreia como a gastroparesia e talvez as alterações do esvaziamento do intestino delgado poderiam levar a descompensação metabólica: por outro lado, a hiperglicemia afetando adversamente a função gastrointestinal pode resultar em desidratação que poderá requerer fluidos parenterais. Além disso, a absorção intestinal retardada ou diminuída pode resultar em hipoglicemia em pacientes que recebem hipoglicemiantes ou insulina.[3,27]

As manifestações clínicas da NAD Genito-Urinária (G-U) também se encontram na Figura 61.10. A disfunção da bexiga inicialmente apresenta-se como diminuição da capacidade de sentir que a bexiga está repleta. Como consequência as micções são pouco frequentes, o esvaziamento é incompleto. Essas anormalidades podem resultar em infecções do trato urinário recorrentes com incontinência por transbordamento e jato urinário fraco.[3]

Problemas sexuais são comuns tanto em homens como mulheres com diabete. Nestas, em um estudo, queixas ocorreram em 27% *vs* 15% em controles da mesma faixa etária – os mecanismos envolvidos são diminuição da libido, lubrificação vaginal diminuída e depressão. O tratamento sintomático é realizado com cremes lubrificantes vaginais e com estrógenos. Nos homens, a ejaculação retrógrada reflete perda da coordenação do fechamento do esfíncter interno com relaxamento do esfíncter externo da bexiga durante a ejaculação. A impotência secundária a NAD geralmente ocorre com outras manifestações sistêmicas da NAD. Diagnóstico diferencial deve ser fei-to com múltiplas outras etiologias potenciais para a impotência erétil: psicogênica, endócrina, vascular, secundária ao uso de drogas.[3]

Outras manifestações — A NAD pode resultar em várias outras manifestações, incluindo outras anormalidades da sudorese, anormalidades pupilares e alterações nas respostas neuroendócrinas, com manifestações conforme as descritas na Figura 61.10.

TRATAMENTO DAS POLINEUROPATIAS

TRATAMENTOS DIRIGIDOS AO PROCESSO PATOGENÉTICO E FATORES DE RISCO DAS SOMÁTICO-SENSITIVAS

Nenhum tratamento mostrou, em ensaios clínicos randomizados, recuperação total da função das fibras nervosas lesionadas, mas existem estratégias para diminuir a gravidade da neuropatia.

O estudo clássico de Pirart, que seguiu 4.400 diabéticos durante 25 anos, encontrou 12% de neuropatia clinicamente detectável no início do estudo e 50% ao fim de 25 anos de acompanhamento, estabelecendo, historicamente, a relação entre diabete melito cronicamente descompensado e prevalência de ND. O DCCT mostrou que pacientes com DM1 que receberam tratamento intensivo desenvolveram em 64% menos neuropatia clinicamente confirmada em comparação com o tratamento convencional, em 5 anos. No seguimento do estudo, no protocolo denominado EDIC, também foi demonstrado um efeito importante do controle glicêmico sobre a progressão de uma neuropatia de fibras finas, a neuropatia autonômica, o efeito do controle metabólico no período do DCCT tendo sido importante para um efeito maior a longo prazo, o que levou ao conceito de memória metabólica. Esses dados servem para salientar que o controle metabólico estrito continuado e iniciado precocemente ainda é, sem dúvida, a melhor opção na prevenção e no tratamento da ND nos pacientes com DM1.[5]

Nos pacientes com DM2 [UK Prospective Diabetes Study (UKPDS)] e em vários outros não foi demonstrada uma diminuição da progressão da neuropatia relacionada ao controle glicêmico, o que tem motivado a avaliação de fatores associados e de risco para progressão da neuropatia nesses pacientes. Dentre os fatores associados com polineuropatia foram identificados aumento dos níveis de LDL-colesterol. Triglicerídios, maior altura e idade, menores níveis de HDL-colesterol e para o risco de progressão de aumento dos níveis séricos de triglicerídios.[1,2,5]

Intervenção dietética e controle das dislipidemias e sobre o estilo de vida

Devido às ocorrências relatadas previamente, de que há aumento da progressão da neuropatia somática em pacientes com DM relacionada aos maiores níveis de triglicerídios, e o fato de a glicemia controlada aparentemente ter pouco ou nenhum efeito sobre a progressão de neuropatia somática nos pacientes com DM2, tem sido preconizado um controle intensivo das dislipidemias buscando diminuir a progressão da neuropatia diabética somática. Nenhum estudo até o momento avaliou a resposta da neuropatia ao tratamento das dislipidemias com fármacos, ou com dieta. Também não há relatos de ensaios clínicos randomizados que avaliaram o efeito de mudança no estilo de vida sobre a incidência ou progressão de neuropatia. Um estudo do tipo história natural, denominado Impaired Glucose Tolerance Causes Neuropathy (IGTN), no entanto, mostrou que os pacientes que perdiam peso e/ou aumentaram a atividade física, com concomitante melhora do controle metabólico, tiveram menor progressão da neuropatia, avaliada por meio da densidade de fibras nervosas intraepidérmicas.[28,29]

Em pacientes com pré-diabete é então provável que mudanças do estilo de vida determinem não só menor ocorrência de novos casos de diabete, bem como previnam a progressão da neuropatia e talvez também de outras complicações.[4,28,29]

Tratamento da hipertensão

Um estudo mostra que um IECA, o lisinopril, pode ter um efeito benéfico na evolução da ND dolorosa. Como a hidroclorotiazida agrava o metabolismo da glicose anormal tanto em pacientes diabéticos como em não diabéticos, os tiazídicos não são a primeira opção no paciente com diabete. Assim, com o objetivo tanto de controlar a pressão arterial como de prevenir a evolução da nefro e neuropatia do diabete, os inibidores da enzima conversora da angiotensina ou bloqueadores do receptor da angiotensina são uma boa opção terapêutica, podendo reduzir os riscos de agravar a descompensação do diabete e a gravidade da neuropatia diabética.[29-31]

Uso do Ácido Tióctico (AT)

Várias evidências sugerem que o estresse oxidativo aumentado que ocorre nos vasos e nervos diabéticos tenha importante papel na patogênese da neuropatia. Vários estudos têm mostrado que um potente antioxidante, o ácido alfalipoico, preparado como ácido tióctico, pode diminuir os sintomas e modificar a história natural da polineuropatia diabética, tanto no que se refere a testes de condução nervosa como autonômicos.[28]

TERAPIA DIRIGIDA AO CONTROLE DA DOR NEUROPÁTICA DA POLINEUROPATIA DIABÉTICA SOMÁTICO-SENSITIVA

O controle da dor constitui uma das tarefas mais difíceis no tratamento da ND. O uso de medicamentos deve ser seguido de cuidados gerais. Dentre as recomendações gerais para o manejo da dor na ND destacam-se:

- Excluir causas não diabéticas para neuropatia e dor, como doença maligna, distúrbios metabólicos diferentes do DM, toxicidade de substâncias do meio ambiente ou medicamentos, infecção, iatrogenia;
- Explicar e oferecer ao paciente suporte psicológico, bem como medidas práticas (p.ex.: impedir contato das costuras das roupas com a pele hiperestésica). Aparentemente pode-se diminuir a queixa de hiperestesia cutânea se o paciente utilizar tecidos finos e pouco ásperos como o cetim diretamente sobre a pele, além de utilizar as costuras na parte externa das roupas para não haver pressão na pele; roupas com poucas emendas de tecidos e fios pouco ásperos também são auxiliares;
- Uso de fármacos.[3,28-32]

Quando o paciente solicita medidas para o controle da dor, os medicamentos que se recomenda que sejam utilizados são os com evidência de eficácia classe I ou II em dor neuropática estão apresentados a seguir. Para a escolha é importante considerar comorbidades, eventos adversos potenciais, interação com outras drogas, custos. Dentro desse contexto, como primeira escolha temos a possibilidade de optar por fármacos de 3 classes: ligantes da subunidade α2- δ dos canais de cálcio, inibidores da recaptação de serotonina-norepinefrina; antidepressivos tricíclicos.

- a. Ligantes da subunidade α2- δ dos canais de cálcio:
  - ¤ Pregabalina: liga-se a canais de cálcio e inibe a liberação de neurotransmissores excitatórios. A dose recomendada é de 300 a 600 mg/dia; os efeitos adversos são sonolência,

tonturas, ganho de peso. A dosagem necessita ser ajustada se há insuficiência renal.

◻ Gabapentina: afeta a síntese e a liberação de GABA e altera a secreção de neurotransmissores e os níveis sanguíneos de serotonina. A dose recomendada é de 900 a 3600 mg/dia; os efeitos adversos são sonolência, tonturas, ganho de peso, ocasionalmente edema periférico. A dosagem necessita ser ajustada se existe insuficiência renal.

b. Inibidores da recaptação de serotonina-norepinefrina:

◻ Duloxetina: Inibe a recaptação balanceada de serotonina e de noradrenalina. A dose recomendada é de 60 a 120 mg/dia; os efeitos adversos são náuseas, sonolência, cefaléeia, tonturas.[7] Há risco de síndrome serotoninérgica com o uso simultâneo de inibidores da MAO. Não recomendado o uso com antidepressivos tricíclicos ou em pacientes com doença renal em estágio final ou com insuficiência hepática.

◻ Venlafaxina: Inibe a recaptação de serotonina e de noradrenalina. A dose recomendada é de 75 a 225 mg/dia; os efeitos adversos são náuseas, sonolência, cefaleia. Há o risco de síndrome serotoninérgica com o uso simultâneo de inibidores da MAO.

c. Antidepressivos tricíclicos

◻ Amitriptilina: Inibe a recaptação de serotonina e de noradrenalina. A dose recomendada é de 25 a 100 mg/dia; os efeitos adversos são os anticolinérgicos, sedação, alterações da condução cardíaca, hipotensão ortostática. Há o risco de síndrome serotoninérgica com o uso simultâneo de inibidores da MAO. Deve ser usadoa com muita cautela em pacientes idosos.

d. Outros:

◻ Capsaicina: Depleta a substância P das terminações nervosas. A dose é de creme a 0,075% aplicada 3 a 4 vezes por dia; os efeitos adversos são sensação transitória de aquecimento e queimação. Os pacientes devem usar luvas e lavar as mãos após a aplicação.

◻ Tramadol: É um analgésico de ação central com mecanismo de ação monoaminérgica e opioide. A dose é de 50 a 100 mg a cada 4 a 6 horas. Os efeitos adversos são sonolência, tonturas, cefaleia. Pode diminuir o limiar para a ocorrência de convulsão. Ocorre síndrome de abstinência com a desconti-nuaçãoo abrupta. Não deve ser usado com agentes serotoninérgicos.

◻ Ácido tióctico (AT): É um antioxidante. A dose é de 600 a 1200 mg/dia; os possíveis efeitos adversos são náuseas e vômitos. Em pacientes que podem estar predispostos a hipoglicemia, pode ser necessário diminuir a dose do hipoglicemiante utilizado, para evitar crises hipoglicêmicas. Devido à baixa ocorrência de efeitos colaterais, pode ser a primeira terapêutica utilizada. Se não suficiente, outros fármacos poderão ser associados ou utilizados em substituição. No estudo multicêntrico, duplo-cego, randomizado, denominado ALADIN III (Alpha Lipoic Acid in Diabetic Neuropathy), houve uma pequena melhora, mas significativa, no NIS (Neuropathy Impairment Score) de pacientes tratados com o ácido tióctico, mas sem melhora do TSS (Total Symptom Score). No estudo DEKAN (Deutsche Kardiale Autonome Neuropathie), pequenas melhoras nos componentes da análise espectral da frequência cardíaca foram observadas nos pacientes tratados com AT.

No ensaio SIDNEY 2, que foi o maior estudo, randomizado, duplo-cego, controlado por placebo, com duração de 5 semanas e que envolveu 181 pacientes diabéticos, significativas melhoras foram observadas nos grupos tratados com AT (600, 1.200 e 1.800 mg/dia, via oral), em comparação com o grupo placebo. Com base nesse estudo, 600 mg de AT, uma vez ao dia, parecem garantir uma ótima relação risco-benefício. Metanálise que avaliou todos os ensaios duplo-cegos, controlados por placebo e que utilizaram o AT (716 pacientes com AT e 542 com placebo), com o TSS como desfecho primário e o NIS de membros inferiores como desfecho secundário, mostrou que o AT levou à maior taxa de resposta com melhora (p < 0,05), sem diferenças nos eventos adversos. Assim, o AT na dose de 600 mg/dia, por via EV (por 3 semanas) e por via oral, também na dose de 1.200 mg, é eficaz e seguro para melhorar os sintomas neuropáticos positivos e diminuir os déficits neuropáticos em pacientes com neuropatia diabética sintomática.[28-31]

TRATAMENTO DA NAC

NAC e controle dos fatores de risco

Controle glicêmico

O DCCT demonstrou que o tratamento intensivo com insulina reduziu a incidência de NAC em

53% comparado com a terapia convencional. The Epidemiology of Diabetes Interventions and Complications (EDIC), o estudo prospectivo observacional da coorte do DCCT, tem mostrado efeitos benéficos persistentes do controle metabólico passado nas complicações microvasculares da NAC, apesar de perda das diferenças de controle entre os grupos. A presença de NAC foi reavaliada recentemente em mais de 1200 participantes do estudo EDIC durante o 13º e 14º anos de seguimento.[3,24]

Embora durante o EDIC a NAC tenha progredido substancialmente em ambos os grupos do tratamento primário, a prevalência e incidência de NAC no EDIC permaneceram significativamente mais baixas no grupo anteriormente intensivo em relação ao convencional, embora com níveis similares de controle glicêmico.[24] Diferenças nas médias da HbA1c durante o DCCT e o EDIC para os dois grupos explicam virtualmente todos os efeitos benéficos do tratamento intensivo em relação ao convencional no risco de incidência de NAC, sugerindo que o tratamento intensivo do DM1 deva ser iniciado o mais breve possível.[24]

No DM2, os efeitos do controle glicêmico são menos conclusivos. O estudo VA Cooperative não mostrou diferenças na prevalência de NAC em pacientes com DM2 após 2 anos de controle glicêmico estrito comparando com pacientes sem controle estrito;[21] resultados similares foram relatados pelo Veterans Affairs Diabetes Trial (VADT),[21] embora se possa argumentar sobre as medidas de desfechos utilizadas, as quais não foram muito sensíveis.

Intervenções com múltiplos fatores de risco

No estudo STENO 2, um estudo com controle intensivo multifatorial para risco cardiovascular utilizando como alvos a glicemia, pressão arterial, lipídeos, tabagismo e outros fatores ligados a estilo de vida, houve redução no desenvolvimento de NAC nos pacientes com microalbuminúria.[3]

Contudo, um efeito benéfico da intervenção glicêmica intensiva sobre a NAC, nesta coorte de pacientes com DM2, não foi especificamente comprovado.

Dados relacionados ao impacto de intervenções sobre o estilo de vida, prevenindo a progressão de NAC, ainda são poucos. Em pacientes com mínimas anormalidades, treinamentos físicos aeróbicos supervisionados, do tipo *endurance,* associados a alterações na dieta, foram observadas perda ponderal e melhora da VFC. No Diabetes Prevention Program, índices de melhora de NAC ocorreram no braço de modificação do estilo de vida comparado ao placebo e metformina. Perda ponderal em pacientes obesos

também é acompanhada de melhora no desempenho da função cardiovascular autonômica. Poucos e pequenos – a maioria abertos - estudos intervencionais em diabete mostraram um efeito benéfico do exercício aeróbico nos índices cardiovasculares autonômicos, com alguma indicação de que exercício físico leve pode ser efetivo somente em pacientes com NAC leve.[3]

Terapias que atuam nas vias patogenéticas e na modulação do tônus autonômico

Evidências sobre os efeitos de agentes atuantes nas vias envolvidas na patogênese do desenvolvimento da NAC são limitadas. Ensaios controlados, randomizados e em fase II têm mostrado efeitos favoráveis na HRV quando foram utilizados o antioxidante ácido α-lipoico, vitamina E e peptídeo C.[3,21] Estudos futuros serão necessários para confirmar estes achados, bem como revelar outros tratamentos potencialmente efetivos que atuem nos mecanismos relacionados à patogênese.

Várias drogas podem afetar adversamente o tônus autonômico por reduzir a VFC, com consequente efeito potencial pró-arrítmico.[3,21] Por outro lado, um aumento na VFC tem sido descrito – com algumas controvérsias – em pacientes diabéticos que recebem inibidores da ECA, bloqueadores dos receptores da angiotensina II tipo 1, β-bloqueadores cardiosseletivos sem atividade simpatomimética intrínseca (p.ex., metoprolol, nebivolol, bisoprolol), digoxina e verapamil.[3,21] Alguns têm proposto o uso de β-bloqueadores cardios-seletivos para tratar taquicardia de repouso associada a NAC, mas até o momento não existem evidências claras sobre a sua eficácia.

Tratamento sintomático da hipotensão ortostática (HO)

O tratamento da HO é requerido em geral somente quando os pacientes são sintomáticos. O objetivo terapêutico é minimizar os sintomas posturais em vez de restaurar a normotensão. Em casos graves, é um grande desafio para o clínico, uma vez que a taxa de sucesso é dependente do uso tanto de medidas não farmacológicas, descritas em breve na Tabela 61.3, quanto de medidas farmacológicas, descritas abaixo.

Midodrina

É um agonista periférico seletivo α-1 adrenorreceptor. Ativa receptores α-1 em arteríolas e veias, de modo que aumenta a resistência periférica total. Vários estudos duplo-cegos, controlados por placebo têm documentado a sua eficácia no tratamento da HO,[21] sendo o único agente aprovado pela FDA com essa finalidade. As doses recomendadas vão de 2,5 a 10 mg, 3 a 4 vezes ao dia devendo a 1ª dose ser utilizada antes de o paciente levantar-se e ele deve evitar utilizá-la antes de deitar-se. Os principais efeitos colaterais incluem: piloereção, prurido, parestesias, hipertensão supina, retenção urinária.

Fludrocortisona

É um mineralocorticoide sintético, com longa duração de ação, a qual inclui expansão plasmática. Pode também aumentar a sensibilidade dos vasos sanguíneos às catecolaminas circulantes.[21] Os efeitos não são imediatos, ocorrendo em período de 1 a 2 semanas. O tratamento deve ser iniciado com 0,05 mg ao dormir, e pode ser titulado gradualmente para um máximo de 0,2 mg/dia. Doses mais altas são associadas a alto risco de efeitos colaterais. Estes são hipertensão supina, hipocalemia, hipomagnesemia, insuficiência cardíaca congestiva, edema periférico. É necessária cautela em pacientes com insuficiência cardíaca congestiva, para evitar sobrecarga de volume.

Eritropoetina

A eritropoetina pode melhorar a PA na posição ortostática em pacientes com HO. Os possíveis mecanismos de ação incluem aumento da massa de células vermelhas e volume sanguíneo central; correção da anemia normocrômica normocítica que frequentemente acompanha a NAC; alterações na viscosidade sanguínea; e um efeito neuro-humoral na parede vascular e na regulação do tônus vascular, os quais são mediados por uma interação entre a hemoglobina e o vasodilatador óxido nítrico. Pode ser administrada a pacientes diabéticos com HO e níveis de hemoglobina abaixo de 11 g/dL, por via subcutânea ou intravenosa, em doses de 25-75 U/kg, 3 vezes por semana, até que a hemoglobina atinja o alvo de 12 g/dL, seguida de doses mais baixas, de manutenção. O risco de eventos cardiovasculares sérios deve ser considerado.[21]

Análogos da somatostatina

Estes análogos podem atenuar a queda da PA pós-prandial e reduzir a HO em pacientes com falha autonômica.[18,23] O mecanismo de ação inclui um efeito local na vasculatura esplâncnica pela inibição da liberação de peptídeos vasoativos, aumento do débito cardíaco e um aumento da resistência vascular do antebraço e região esplâncnica. Geralmente 25-200 microgramas/dia de octreotide são dados por via SC em doses divididas a cada 8 horas. Preparações depot de longa duração podem ser utilizadas, 20-30 mg IM, 1 vez ao mês. Efeito colateral importante é hipertensão arterial grave.

Citrato de cafeína[21]

É uma metilxantina com efeitos pressóricos bem-estabelecidos, primariamente devidos ao bloqueio de receptores vasodilatadores da adenosina. Pode melhorar a HO e atenuar a hipotensão pós-prandial. As doses recomendadas são de 100-250 mg por via oral, 3 vezes por dia (*dose expressa como cafeína anidra*). Pode ser utilizada em comprimidos ou bebida cafeinada. Taquifilaxia é descrita com o uso continuado de cafeína.

Tratamento de outras manifestações da NAC

O tratamento da neuropatia autonômica periférica deve ser centrado primariamente em cuidados dos pés. Recomenda-se: suspensão de medicamentos que podem agravar os sintomas, elevação dos pés ao sentar, uso de meias elásticas, uso de diuréticos para o edema, submeter o paciente a rastreamento para doença cardiovascular. Bifosfonatos podem ser utilizados para o manejo agudo do pé de Charcot.[3]

Além da dieta, metoclopramida ou domperidona (antagonistas da dopamina), eritromicina endovenosa ou oral poderão ser usadas, para aumentar o esvaziamento gástrico.[3]

O tratamento da enteropatia, por levar a manifestações clínicas muito variadas, consequentemente, pode ser bem diversificado. Pode incluir loperamida (para motilidade aberrante) até antibióticos de amplo espectro para supercrescimento bacteriano. Drogas que produzem o amolecimento das fezes são eficazes para a constipação (o aumento das fibras da dieta pode exacerbar a constipação). Alguns pacientes com diarreia intratável podem responder a octreotide.[3]

As anormalidades autonômicas no trato genitourinário podem resultar em infecções do trato urinário recorrentes com incontinência por transbordamento e jato urinário fraco. Recomenda-se, para tratar, controle voluntário das micções (horários predefinidos) e realização de manobra de Credé. Também pode ser administrado betanecol (10 a 30 mg, 3 vezes ao dia). Em casos mais avançados é necessária sondagem vesical intermitente ou até ressecção do esfíncter interno da bexiga.[3,21]

O tratamento sintomático da disfunção sexual feminina relacionada a neuropatia autonômica é realizado com cremes lubrificantes vaginais e com estrógenos. No caso dos homens, muitos respondem ao tratamento com inibidores da 5-fosfodiesterase.[3,21]

REFERÊNCIAS BIBLIOGRÁFICAS

1. American Diabetes Association, American Academy of Neurology Report and recommendations of the San Antonio Conference on Diabetic Neuropathy Consensus Statement. Diabetes Care 1988; 11:00:592-7.

2. Dyck PJ, Albers JW, Andersen H, Arezzo JC, Biessels GJ, Bril V, Feldman EL, Litchy WJ, O'Brien PC, Russell JW; on behalf of the Toronto Expert Panel on Diabetic Neuropathy. Diabetic Polyneuropathies: Update on Research Definition, Diagnostic Criteria and Estimation of Severity. Diabetes Metab Res Rev 2011; Jun 21. [Epub ahead of print].

3. Pop-Busui R, Boulton AJM, Feldman EL, Bril V, Freeman R, Malik RA, Sosenko JM, Ziegler D. Diabetic neuropathy: apposition statement by the American Diabetes Association. Diabetes Care 2017; 40:136-54.

4. Brownlee M. Biochemistry and molecular cell biology of diabetic complications. Nature 2001; 414:00:00;813-20.

5. Callaghan BC, Hur J, Feldman EL. Diabetic neuropathy: one disease or two? Curr Opin Neurol 2012; 25(5):536-41.

6. Nienov O, Matte L, Dias LS, Schmid H. Peripheral polyneuropathy in severely obese patients with metabolic syndrome but without diabetes: association with low HDL-cholesterol. Rev Assoc Med Bras 2017 (accepted).

7. Abrao, L, Chagas, JK, Schmid, H. Periodontal disease and risk for neuropathic foot ulceration in type 2 diabetes. Diabetes Research and Clinical Practice 2010; 90:00:00: 34-39.

8. Gadsby R. The diabetic foot in primary care: a UK perspective. In: Boulton AJM, Connor H Cavanagh PR, editors. The Foot in Diabetes. Wiley J and Sons, 2000. pp.95-103.

9. Callaghan BC, Cheng HT, Stables CL, Smith AL, Feldman EL. Diabetic neuropathy: clinical manifestations and current treatments. Lancet Neurol 2012 11(6):521-34.

10. Herman WH, Pop-Busui R, Braffett BH, Martin CL, Cleary PA, Albers JW, Feldman EL; DCCT/EDIC Research Group. Use of the Michigan Neuropathy Screening Instrument as a measure of distal symmetrical peripheral neuropathy in type 1 diabetes: results from the Diabetes Control and Complications Trial/Epidemiology of Diabetes Interventions and Complications. Diabet Med 2012; 29(7):937-44.

11. Young MJ, Boulton AJM, Macleod AF, Willians DRR, Sonksen PH. A multicentre study of the prevalence of diabetic peripheral neuropathy in the United Kingdom. Hospital Clinic Population 1993; 36:150-4.

12. Moreira RO, Castro AP, Papelbaum M, Appolinário JC, Ellinger VC, Coutinho WF, Zagury L. Translation into Portuguese and assessment of the reliability of a scale for the diagnosis of diabetic distal polyneuropathy. Arq Bras Endocrinol Metabol 2005;49(6):944-50.

13. Rezende KF, Ferraz MB, Malerbi DA, Melo NH, Nunes MP, Pedrosa HC, Chacra AR. Predicted annual costs for inpatients with diabetes and foot ulcers in a developing country - a simulation of the current situation in Brazil. Diabet Med 2010;27(1):109-12.

14. Parisi MC; Moura Neto A, Menezes FH. Baseline characteristics and risk factors for ulcer, amputation and severe neuropathy in diabetic foot at risk: the BRAZUPA study. Diabetol Metab Syndr 2016: 8-25.

15. Dyck PJ, Davies JL, Litchy WJ, O'Brien PC. Longitudinal assessment of diabetic polyneuropathy using a composite score in the Rochester Diabetic Neuropathy Study cohort. Neurology 1997;49(1):229-39.

16. Pereira MP, Mühl S, Pogatzki-Zahn EM, Agelopoulos K, Ständer S. Intraepidermal nerve fiber density: diagnostic and therapeutic relevance in the management of chronic pruritus: a review. Dermatol Ther (Heidelb) 2016 Dec;6(4):509-517.

17. Wang EF, Misra SL, Patel DV. In vivo confocal microscopy of the human cornea in the assessment of peripheral neuropathy and systemic diseases. Biomed Res Int 2015;2015:951081.

18. Dimitropoulos G, Tahrani AA, Stevens MJ. Cardiac autonomic neuropathy in patients with diabetes melito. World J Diabetes 2014 February 15; 5(1): 17-39.

19. Neumann C, Branchtein L, Schmid H. Severe autonomic neuropathy: how many symptoms? Diabetes Care1995; 18(1): 133-4.

20. Neumann C, Schmid H. Relationship between the degree of cardiovascular autonomic dysfunction and symptoms of neuropathy and other complications of diabetes mellitus. Braz J Med Biol Res 1995; 28:00:00:751-7.

21. Pop-Busui R. Cardiac autonomic neuropathy in diabetes: a clinical perspective. Diabetes Care 2010; 33(2):434-41.

22. Maser RE, Mitchell BD, Vinik AI, Freeman R. The association between cardiovascular autonomic neuropathy and mortality in individuals with diabetes: a meta-analysis. Diabetes Care.2003;26(6):1895.

23. O'Brien IA, McFadden JP, Corrall RJ. The influence of autonomic neuropathy on mortality of insulin-dependent diabetes. Q J Med 1991;79 (290):495.

24. Pop-Busui R, Low PA, Waberski BH, Martin CL, Albers JW, Feldman EL, Sommer C, Cleary PA, Lachin JM, Herman WH; DCCT/EDIC Research Group. Effects of prior intensive insulin therapy on cardiac autonomic nervous system function in type 1 diabetes mellitus: the Diabetes Control and Complications Trial/Epidemiology of Diabetes Interventions and Complications study (DCCT/EDIC). Circulation 2009;119(22):2886-93.

25. Pop-Busui R, Kirkwood I, Schmid H, Marinescu V, Schroeder J, Larkin D, et al. Sympathetic dysfunction in type 1 diabetes: association with impaired myocardial blood flow reserve and diastolic dysfunction. J Am Coll Cardiol2004; 44(12): 2368-74.

26. Vinik AI, Maser RE, Michell BD, Freeman R. Diabetic autonomic neuropathy. Diabetes Care 2003; 26(5): 1553.

27. Faria M, Pavin EJ, Parisi MC, Lorena SL, Brunetto SQ, Ramos CD, Pavan CR, Mesquita MA. Delayed small intestinal transit in patients with long-standing type 1 diabetes mellitus: investigation of the relationships with clinical features, gastric emptying, psychological distress, and nutritional parameters. Diabetes Technol Ther2013 15(1):32-8, 2012.

28. Ziegler D. Painful diabetic neuropathy: advantage of novel drugs over old drugs? Diab Care 2009; 32(Suppl 2):S414–9.

29. Zilliox L, Russell JW. Treatment of diabetic sensory polyneuropathy. Curr Treat Options Neurol 2011;13(2):143-59.

30. Bril V. Treatments for diabetic neuropathy. J Peripher Nerv Syst2012; 17 Suppl 2:22-7.

31. Brian C Callaghan, Hsinlin T Cheng, Catherine L Stables, Andrea L Smith, Eva L Feldman. Diabetic neuropathy: clinical manifestations and current treatments. Lancet Neurol 2012; 11: 521–34.

32. Kempler P, Amarenco G, Freeman R, Frontoni S, Horowitz M, Stevens M, Low P, Pop-Busui R, Tahrani A, Tesfaye S, Várkonyi T, Ziegler D, Valensi P; on behalf of the Toronto Consensus Panel on Diabetic Neuropathy* Gastrointestinal autonomic neuropathy, erectile-, bladder- and sudomotor dysfunction in patients with diabetes mellitus: clinical impact, assessment, diagnosis, and management. Diabetes Metab Res Rev 2011 Jul 11. [Epub ahead of print].

Nefropatia Diabética

62

José Butori Lopes de Faria

CONCEITO

O envolvimento renal no diabete melito (DM) faz parte das complicações microvasculares (devido a lesão de pequenos vasos) e inclui, além da doença renal ou "nefropatia", a doença da retina ou "retinopatia" e a doença neural ou "neuropatia". O acometimento renal pelo DM ocorre predominantemente nos glomérulos, embora os túbulos e interstício renal possam também ser acometidos. O termo "nefropatia diabética" (ND) foi sugerido há mais de 60 anos por Wilson e colaboradores para caracterizar uma síndrome clínica que envolve a presença de proteinúria, hemorragia retiniana, edema periférico, hipertensão arterial e azotemia em paciente com DM.[1] Mais recentemente, a ND foi definida como a presença de valores anormais de albumina na urina, em paciente portador de DM, na maioria das vezes, de longa duração (superior a 10 anos), frequentemente acompanhada de retinopatia diabética e hipertensão arterial e com declínio progressivo da filtração glomerular. Pacientes com esse quadro clínico apresentam na maioria das vezes glomeruloesclerose diabética, termo anatomopatológico. A duração do DM superior a 10 anos para o diagnóstico de ND vale para pacientes com DM tipo 1 (DMT1) e não para o DM tipo 2 (DMT2), porque neste último é muitas vezes difícil precisar o início da doença. Entretanto, é preciso lembrar que o paciente com DM pode apresentar outra glomerulopatia, isto é, não relacionada ao distúrbio metabólico. A ocorrência de glomerulopatia não diabética é mais frequente em indivíduos com DMT2 que naqueles com DMT1.

Os fatores que sugerem a presença de glomerulopatia não diabética em pacientes com DM são apresentados na Tabela 62.1. É importante salientar que a hematúria de origem glomerular pode ocorrer em pacientes com DM e que apresentam, à histopatologia renal, apenas lesões características do envolvimento renal pelo DM.[2] A presença de retinopatia diabética em pacientes com DM e albuminúria parece representar o melhor marcador da glomerulopatia diabética.[3]

EPIDEMIOLOGIA

A ND é a principal causa de falência renal na maior parte do mundo. Nos Estados Unidos, cerca de 50% dos indivíduos que necessitam de diálise ou transplante renal são portadores de ND. No Brasil, dados da Sociedade Brasileira de Nefrologia apontam a ND, com 29% dos casos, como a segunda causa mais frequente de falência renal, precedida pela hipertensão arterial, com 35% dos casos. A razão para a ND não ser a primeira causa de falência renal no Brasil não é totalmente clara. Porém, deve envol-

Tabela 62.1 Fatores que sugerem glomerulopatia não diabética em pacientes com diabetes melito

Ausência de retinopatia
DM tipo 1 com duração inferior a 5 anos
Rápida perda da função renal
Início abrupto de síndrome nefrótica
Hematúria glomerular (cilindros hemáticos, dismorfismo eritrocitário ou presença de condrócitos)

Fonte: Lopes de Faria JB. Nefropatia diabéica. In Barros RT et al: Glomerulopatias, Servier, São Paulo, 2012, p.407-445.

ver a menor sobrevida de pacientes com DM, que, portanto, morrem antes de desenvolverem a falência renal. Além disso, deve haver um excesso de diagnóstico de hipertensão arterial (HA) como causa da falência renal, uma vez que a HA está presente em cerca de 80% dos pacientes com doença renal crônica (DRC), sendo, muitas vezes, difícil distinguir se a HA é a causa ou consequência da DRC.

O risco de doença cardiovascular (DCV) é maior em indivíduos com DM. Isso pode ser exemplificado pela observação de que o risco de DCV de um paciente com DM e que não teve infarto agudo do miocárdio (IAM) é semelhante ao de um indivíduo não diabético e que teve IAM.[4] A presença de ND eleva ainda mais o risco de DCV no paciente com DM. O risco de morte por DCV, em um paciente com DM e doença renal crônica por ND, é significativamente maior do que esse mesmo paciente desenvolver falência renal.[5]

A ND acomete um subgrupo de indivíduos com DM. Classicamente, é sugerido que cerca de um terço dos pacientes com DMT1 ou DMT2 desenvolve falência renal por ND. Entretanto, com o tratamento clínico atual, o risco de nefropatia em pacientes com DMT1, baseado no estudo Diabetes Control and Complications Cohort Trial (DCCT) e no seu estudo de seguimento, Epidemiology of Diabetes Interventions and Complications (EDIC), é de cerca de 17%.[6] Nos pacientes com DMT2, os dados são mais escassos, havendo diferenças significativas entre populações asiáticas e caucasianas. Por exemplo, parece que asiáticos tendem a ter maior prevalência de nefropatia e menor incidência de DCV que caucasianos.[7]

ETIOLOGIA

Embora a causa exata da ND permaneça desconhecida, a hiperglicemia é a condição necessária para o desenvolvimento da doença renal no DM. Outros fatores importantes são: idade mais avançada, sexo masculino, hipertensão arterial e dislipidemia, além de predisposição genética para essa complicação do DM.[8] A contribuição da predisposição genética para o desenvolvimento da ND é corroborada pela maior prevalência de ND em determinadas famílias e concordância da presença da ND em irmãos gêmeos.[9]

PATOGÊNESE

O desenvolvimento e progressão da ND são bastante complexos devido à diversidade das populações celulares presentes no rim, e, portanto, suscetíveis às ações da hiperglicemia. Didaticamente, podemos dizer que a ND resulta da interação entre alterações na hemodinâmica renal e glomerular e as alterações metabólicas, ambas induzidas pela hiperglicemia (Figura 62.1).

HEMODINÂMICA RENAL

Aumento na pressão arterial sistêmica e glomerular contribui para o desenvolvimento e progressão da ND. A importância da presença da hipertensão arterial sistêmica (HAS) para o desenvolvimento e progressão da ND pode ser exemplificada pela observação de que a redução na pressão arterial (PA) é individualmente a mais importante manobra para reduzir a progressão da ND em pacientes com DMT1 e DMT2.[10] Estudos de longo prazo demonstram que pacientes com pressão arterial inferior a 130/80 mmHg raramente desenvolvem microalbuminúria e apresentam redução no ritmo de filtração glomerular (RFG) semelhante ao observado em uma população de indivíduos não diabéticos. Por outro lado, pacientes diabéticos com pressão arterial entre 130/80 mmHg e 140/90 mmHg têm maior redução do RFG, e 30% desenvolvem microalbuminúria ou macroalbuminúria após 12 a 15 anos de seguimento.[10]

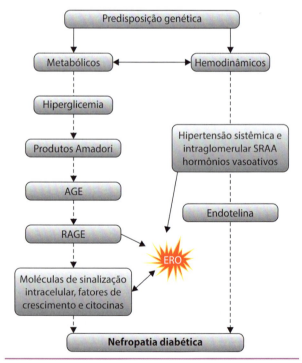

Figura 62.1 Interação entre fatores metabólicos e hemodinâmicos na patogênese da nefropatia diabética. AGE: produtos avançados da glicação não enzimática; RAGE: receptor de produtos avançado da glicação não enzimática; SRA: sistema renina-angiotensina; ERO: espécies reativas do oxigênio. Fonte: Adaptado de Hagiwara, Kantharidis e Cooper, 2012.

Inicialmente a hiperfiltração glomerular foi postulada como o principal fator para o desenvolvimento da lesão renal no DM.[11] Essas observações, obtidas em ratos diabéticos, demonstravam que a hiperfiltração ocorria por aumento na pressão do capilar glomerular secundária a ativação do sistema renina-angiotensina (SRA), e com consequente maior constrição da arteríola eferente em relação à aferente. Reforçando o importante papel da ativação do SRA, foi demonstrado que o bloqueio desse sistema levava não só a redução na pressão intraglomerular como também a proteção das lesões renais nos ratos diabéticos. Posteriormente, esse mesmo raciocínio foi empregado para justificar a redução da albuminúria observada em pacientes com DMT1 tratados com captopril, um inibidor da enzima conversora da angiotensina II (iECA). Apesar disso, a importância da hiperfiltração glomerular na patogênese da ND humana permanece controversa. Isso porque alguns estudos demonstram correlação entre a presença de hiperfiltração e o desenvolvimento de micro ou macroalbuminúria, enquanto outros não observaram essa associação. Interessante salientar que estudo recente sugere que a redução, e não o aumento, do RFG em pacientes com DMT1 representa um marcador precoce de futuro desenvolvimento de micro e macroalbuminúria.[12] Porém, estudo mais recente sugere que a hiperfiltração está associada a rápida redução da taxa de filtração glomerular (TFG) em indivíduos com DMT1.[13]

SRA

Os órgãos suscetíveis às complicações crônicas do DM, incluindo o rim e a retina, parecem ter SRA próprio em seus tecidos.[10,14] Classicamente, o principal papel do SRA é a geração do vasoconstritor angiotensina II (ANGII). Esse peptídeo regula ainda o volume extracelular e tem papel central na regulação da pressão arterial. Entretanto, observações mais recentes sugerem que novos componentes do SRA como o receptor da pró-renina, enzima conversora da angiotensina 2 (ECA2) e angiotensina 1-7, podem ter papel importante no desenvolvimento da ND.[15] O papel fisiológico da ANG II é feito por meio de pelo menos dois subtipos de receptores, tipo 1 (AT1) e tipo 2 (AT2). A ação vasoconstritora e pressórica da ANGII se faz por meio da sua ligação ao receptor AT1. A observação de que camundongos com DM e deleção do gene do receptor AT1 apresentam menos lesão renal que os camundongos diabéticos sem essa manipulação genética demonstra a importância desse receptor da ANGII na lesão renal diabética e serviu de base para estudos clínicos que demonstraram nefroproteção com o uso de antagonistas do receptor AT1 em pacientes com DM. É importante ainda salientar que a ANGII, por meio do seu receptor AT1, promove o acúmulo renal de matriz extracelular (MEC) e independe das ações hemodinâmicas da ANG II, contribuindo para a fibrose renal.[16]

ALTERAÇÕES METABÓLICAS INDUZIDAS PELA HIPERGLICEMIA

GLICAÇÃO NÃO ENZIMÁTICA E FORMAÇÃO DE AGE (*ADVANCED GLYCATED END-PRODUCTS*)

Uma possível ligação entre hiperglicemia e a ND é por meio da glicação não enzimática de proteínas (reação de Amadori). Por esse mecanismo a glicose se liga aos grupos amino das proteínas, resultando em produtos iniciais da glicação não enzimática, como a hemoglobina glicada (Hbgli). Como a extensão da glicação é dependente da meia-vida da proteína e do valor médio da glicemia, a porcentagem de Hbgli é utilizada, clinicamente, para estimar a média da glicemia dos últimos 90-120 dias, que correspondem à vida média das hemácias. Com a progressão do processo, por meio de uma série de reações químicas, lentas e irreversíveis, produtos finais da glicação não enzimática conhecidos como AGE são formados. Ao contrário dos produtos de vida curta como a Hbgli, os AGE são estáveis, portanto se acumulam nos tecidos e nas paredes dos vasos e seus níveis não retornam ao normal, mesmo quando a hiperglicemia é corrigida. O acúmulo intracelular de AGE pode causar alterações nas funções celulares. Além disso, os AGEs podem exercer seus efeitos via interação com seus receptores (RAGE), ativando uma cascata de eventos que inclui a geração de espécies reativas de oxigênio (ERO). Esse processo pode ocorrer nas células mesangiais e estimular a produção de matriz extracelular. Embora estudos experimentais sugiram que a redução de AGE ou o bloqueio de RAGE podem ser benéficos para o tratamento da ND, a sua eficácia clínica permanece por ser demonstrada.

ESTRESSE OXIDATIVO E REDUÇÃO DO ÓXIDO NÍTRICO

Várias linhas de evidências clínicas e experimentais sugerem que o aumento do estresse oxidativo e a redução do óxido nítrico (NO) contribuam para as complicações microvasculares do DM, incluindo a nefropatia.[15,17,18] Por exemplo, foi demonstrado em pacientes com DMT2 que os valores de 8-OHdG urinário, um marcador de lesão do DNA induzido pelo estresse oxidativo, estava associado a progressão da ND. No rim, o aumento na geração de ERO se faz por ativação da via NADPH oxidase, mitocondrial e pelo desacoplamento da isoforma endotelial do óxido nítrico sintase (eNOS).[18,19] Esse desacoplamento da eNOS faz com que essa sintase passe a produzir superóxido em vez de NO. Isso não só leva ao aumento de ERO como também reduz a geração de NO. Contribui ainda para a redução do NO a formação do peróxido nitrito, resultado da reação entre NO e superóxido. Interessante notar que a redução de NO é capaz de induzir albuminúria em pacientes com hipertensão e DMT2.[20] Portanto, reduzir o estresse oxidativo e restaurar os níveis de NO tem sido apontado como uma forma potencial para a prevenção e o tratamento da doença renal no DM.[15,17-19] No momento, vários ensaios clínicos testam a eficácia de diferentes antioxidantes em pacientes com ND. Em particular, estudo clínico em fase 2 testa os efeitos de um inibidor da NOX4 (GKT137831) em pacientes com nefropatia diabética. A NOX4 é uma isoforma da via geradora de ERO, NADPH oxidase, que tem sido envolvida na patogênese da ND experimental.[21] Estudo recente demonstrou que esse inibidor da NOX4 confere renoproteção em um modelo de nefropatia diabética progressiva.

Via do poliol

Em condições fisiológicas a glicose é fosforilada pela hexoquinase, enquanto na presença de hiperglicemia o excesso de glicose representa o substrato para ativar a via do poliol. A via do poliol compreende duas etapas. Na primeira, a glicose em excesso é convertida para sorbitol por ação de uma enzima chamada aldose redutase, e que requer NADPH como cofator. Na segunda, ocorre a redução do sorbitol para frutose pela ação da sorbitol desidrogenase tendo o NAD^+ como cofator. Em consequência disso pode ocorrer acúmulo de sorbitol nos tecidos, incluindo os túbulos renais e glomérulos. O aumento do sorbitol pode causar lesão tecidual por alterar a osmorregulação das células e depletar o meio intracelular de mioinositol, com consequente aumento do diacilglicerol. Este é o principal mediador celular endógeno da ativação de proteína quinase C (PKC), a qual tem sido envolvida na patogênese da ND. Estudo recente sugeriu que o bloqueio da aldose redutase com epalrestat foi capaz de reduzir a progressão da microangiopatia diabética, incluindo neuropatia, nefropatia e retinopatia.[22]

Sistema da PKC

Uma via implicada no desenvolvimento da ND é a ativação de um segundo mensageiro intracelular denominado PKC. As PKC parecem estar envolvidas em várias funções celulares, principalmente no sinal de transdução celular em resposta a hormônios, fatores de crescimento, neurotransmissores, prostaglandinas e certas drogas. A atividade celular da PKC é regulada pelos níveis de diacilglicerol e de fosfato inositol. Em animais diabéticos, a síntese de diacilglicerol está aumentada devido ao aumento na formação de seus precursores, derivados de glicose. O aumento na atividade das PKC pode alterar várias funções celulares relevantes para as complicações microvasculares do DM, incluindo: neovascularização, síntese de colágeno, receptores de fatores de crescimento e atividade de troca iônica e pH intracelular. Estudo clínico sugeriu que a inibição da PKC pode reduzir a perda visual em pacientes com retinopatia diabética.[23]

TGF β-1 (*Transforming Growth Factor* β-1)

O TGF β-1 é um fator crucial no acúmulo de MEC no DM.[24] Esse fator é estimulado pela hiperglicemia, aumento de tensão nas diversas células renais, AGEs, ANG II e fator derivado de plaquetas (PDGF). Além do papel no acúmulo de MEC, o TGF β-1 está envolvido na apoptose de podócitos, e desse modo, contribui para a perda da integridade da parede do capilar glomerular e consequentemente a albuminúria no DM. Estudo clínico de fase 2 com um inibidor de todas as isoformas do TGF-β em pacientes com ND e em uso de bloqueio do SRA demonstrou que a droga é segura e bem tolerada, porém sem efeito protetor para a nefropatia diabética.[25]

Propedêutica

Na anamnese são particularmente importantes: a duração do DM, a presença de parentes próximos, irmãos e pais, com DM e nefropatia e a presença de outras complicações crônicas do DM, principalmente a retinopatia diabética. Também deve-se interrogar sobre a presença de doença cardiovascular, devido a sua forte associação com a nefropatia em pacientes com DM. Em relação à duração do DM, é importante lembrar que a ND raramente ocorre antes de 5 anos de duração do DMT1, porém pode estar presente no momento do diagnóstico do DMT2. No exame físico pode ser observado edema de membros inferiores ou mesmo generalizado, dependendo da intensidade da proteinúria. É frequente a presença de hipertensão arterial. Na propedêutica laboratorial é fundamental investigar a presença de proteinúria ou albuminúria. Igualmente importante é a estimativa da função renal (filtração glomerular). Com frequência a filtração glomerular é estimada pela creatinina sérica. Entretanto, observações recentes sugerem que a cistatina C, uma proteína produzida por todas as células nucleares e que, por ter baixo peso molecular (13 кD), é livremente filtrada pelo glomérulo e totalmente reabsorvida pelo túbulo proximal, refletiria melhor a filtração glomerular. A partir da creatinina ou cistatina C séricas é possível calcular o RFG utilizando-se diferentes fórmulas como: MDRD (Modification of Diet in Renal Disease) ou CKD-EPI (Chronic Kidney Disease Epidemiology), entre outras. Essas fórmulas são facilmente encontradas na internet ou em aplicativos para dispositivos móveis. Novamente foi sugerido que a estimativa do RFG a partir da cistatina C sérica seria um melhor preditor da progressão da função renal do que quando o RFG é calculado a partir da creatinina sérica.[26] O RFG pode ainda ser estimado diretamente com o emprego de técnicas de medicina nuclear, com destaque para a depuração do cromo EDTA marcado com iodo 51 (51Cr-EDTA).

QUADRO CLÍNICO

O quadro clínico do paciente com ND depende do estágio da doença renal (RFG) e da intensidade da proteinúria. Síndrome nefrótica pode estar presente em até 30% dos pacientes com ND.[27] A ND representa a principal causa secundária de síndrome nefrótica. Em fases iniciais da doença renal, na grande maioria das vezes, esses indivíduos são assintomáticos. Com a progressão da doença renal podem surgir sinais e sintomas próprios da insuficiência renal crônica. Ao exame físico é frequente a presença de hipertensão arterial, e o exame do fundo de olho pode apresentar sinais característicos da retinopatia diabética, como hemorragias, exsudatos e microaneurismas.

DIAGNÓSTICO

Os critérios para o diagnóstico da ND são: DM de longa duração (superior a 10 anos), valores anormais de albumina na urina, redução no RFG, e com frequência presença de retinopatia diabética e hipertensão arterial. Pacientes com DMT1 e com esses critérios na grande maioria das vezes apresentam quadro anatomopatológico característico da ND, glomeruloesclerose difusa ou nodular diabética. Já em pacientes com DMT2 a situação é bem mais complexa. Primeiro a duração do DM é na grande maioria das vezes imprecisa, pois é difícil ter segurança de quando a doença se iniciou. Desse modo é possível que o diagnóstico do DMT2 seja feito por ocasião da detecção da nefropatia. Além disso, porcentagem que varia entre 20-50% dos pacientes com DMT2 e DRC estágio 3 apresenta normoalbuminúria.[28] Interessante observar que a prevalência da DRC estágio 3 na ausência de albuminúria não difere entre indivíduos diabéticos e não diabéticos e está associada ao envelhecimento. Isso sugere que pelo menos parte desses pacientes apresente doença renal não diabética, por exemplo, nefropatia por hipertensão ou aterosclerose. De fato, estudo que realizou biópsia renal de indivíduos com DMT2 demonstrou que pacientes com redução do RFG e sem albuminúria apresentam quadro anatomopatológico heterogêneo, uma vez que apenas 50% dos casos mostram a forma clássica da glomeruloesclerose diabética.[28] Finalmente, embora a presença de retinopatia diabética seja um bom preditor da ND, pelo menos 20% dos pacientes diabéticos com ND não apresentam RD.[2,3]

Portanto, o diagnóstico de ND é de exclusão, ou seja, é necessário afastar outras doenças renais não relacionadas ao DM que possam ser responsáveis pelo aumento na albuminúria ou redução no RFG. Isso inclui, além das glomerulonefrites, nefropatia por hipertensão, obesidade e aterosclerose.

QUADRO ANATOMOPATOLÓGICO

Via de regra pacientes com nefropatia associada ao DM não são submetidos a biópsia renal. Esta deve ser realizada na suspeita de doença glomerular não relacionada ao DM, embora alguns autores sugiram o emprego mais amplo da biópsia renal nesses pacientes. O uso mais difuso da biópsia renal seria justificado pela maior precisão diagnóstica e também porque a análise histológica poderia contribuir para melhor definição do prognóstico. Classicamente, as lesões glomerulares encontradas no rim do DM são: a glomeruloesclerose difusa, a forma nodular (descrita por Kimmestiel e Wilson) e a exsudativa. A glomeruloesclerose resulta do acúmulo de MEC, principalmente fibronectina e colágeno tipo IV. Em condições normais, a MEC é produzida pelas células residentes do glomérulo: mesangiais, endoteliais e epiteliais (podócitos), e degradada pelas metaloproteinases. Isso resulta em uma pequena quantidade de MEC acumulada no glomérulo. Em resposta à hiperglicemia ocorrem um aumento na produção e uma redução na degradação da MEC, com consequente acúmulo nos glomérulos. Estudos recentes demonstram que em pacientes com DMT2 o quadro anatomopatológico renal pode ser bastante pleomórfico, variando de lesões glomerulares típicas (tipo Kimmestiel e Wilson), ou lesões predominantemente tubulointersticiais e vasculares até glomérulo aparentemente normal. Isso ocorre particularmente naqueles pacientes que não apresentam proteinúria e sim apenas redução na filtração glomerular.[28]

BIOMARCADORES

Classicamente a ND é diagnosticada com base na determinação da albuminúria e do RFG, porém diversos pesquisadores têm tentado encontrar marcadores alternativos que possam ser mais adequados para o diagnóstico e a progressão da ND. Por exemplo, foi sugerido que a razão dos valores séricos entre uma proteína pró-fibrótica, o TGF β-1, e um fator endógeno antifibrótico, o BMP7 (*bone morphogenetic protein 7*), estava associada ao aumento do risco de ND, e que a adição da albuminúria a essa razão aumentava o valor preditivo de falência renal. Tecnologias avançadas, como proteoma e metaboloma, estão sendo empregadas para identificar novas proteínas que possam predizer o desenvolvimento da ND. Com isso, foi identificado que valores elevados de ubiquitina e β-2 microglobulina na urina estavam associados à forma progressiva da ND. De maneira semelhante, foi sugerido que o cianogênio e seus fragmentos estão associados a progressão na ND em pacientes com DMT1.[29] Apesar disso, ainda permanece por ser determinado se essas novas proteínas de fato são mais adequadas do que a albuminúria para prever a progressão da ND.

HISTÓRIA NATURAL

A história natural da ND baseia-se na excreção urinária de albumina e no RFG. Classicamente, a história natural da ND tem sido vista como uma via descendente da normoalbuminúria para a insuficiência renal crônica terminal, passando por estágios intermediários marcados pela microalbuminúria, uma fase de nefropatia incipiente caracterizada por um aumento na excreção urinária de albumina quantificada apenas por imunoensaios sensíveis, e depois pela proteinúria clínica. Entretanto, a história é mais complexa, uma vez que a progressão pode parar em algum desses estágios, ou até mesmo regredir. Além disso, em qualquer fase o processo pode ser interrompido por morte prematura, principalmente por insuficiência coronária[30] (Figura 62.2).

NORMOALBUMINÚRIA

O controle glicêmico é o mais importante determinante da transição da normoalbuminúria para a microalbuminúria. Dois grandes estudos, um em pacientes com DMT1 (DCCT, Diabetes Complications Clinical Trial) e outro em indivíduos com DMT2 (UKPDS, United Kingdom Prospective Diabetes Study), demonstraram que o controle glicêmico rígido era capaz de reduzir em 20 a 50% a chance de desenvolvimento e progressão da nefropatia diabética. Foi demonstrado ainda que o benefício do controle glicêmico intensificado era persistente, em estudo conhecido como EDIC (Epidemiology of Diabetes Interventions Complications Trial). Nesses estudos, o benefício do melhor controle glicêmico pode também ser observado em relação a retino e neuropatia diabéticas.

MICROALBUMINÚRIA OU NEFROPATIA INCIPIENTE

Os testes aplicados de rotina pelos laboratórios para determinação de albumina na urina são capazes de detectar concentrações de albumina acima

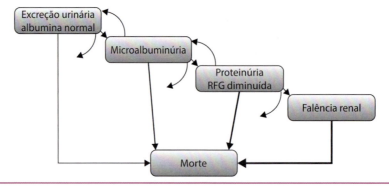

História natural da Nefropatia Diabética

Figura 62.2 História natural da nefropatia diabética. As setas representam possíveis transições entre os estágios. Setas de um retângulo que retornam para um mesmo retângulo indicam que o paciente pode permanecer no mesmo estágio por um longo período. O aumento progressivo da espessura da seta para "morte" indica aumento na probabilidade de morte em cada estágio sucessivo.[24] RFG: ritmo de filtração glomerular. Fonte: Adaptado de Krolewski, Pickup e Williams, 1998.

de 250 mg/L. Esse valor corresponde a uma excreção urinária de albumina (EUA) em amostra isolada de aproximadamente 300 mg/g de creatinina. Esses níveis de albuminúria são aqueles observados em pacientes com nefropatia diabética clínica, ou macroalbuminúria.

O diagnóstico de nefropatia incipiente é baseado na demonstração de microalbuminúria persistente, na ausência de outras alterações urinárias ou evidências de infecção do trato urinário ou insuficiência cardíaca. O termo microalbuminúria significa EUA > 30 mg/g de creatinina (30 mg/24h, 20 µg/min) e ≤ 300 mg/g de creatinina (300 mg/24h, 200 µg/min), para coleta de urina isolada, de 24 horas e noturna, respectivamente. Devido à grande variação na EUA, tem sido recomendado que o diagnóstico de microalbuminúria seja baseado em duas amostras positivas de três amostras coletadas.

A microalbuminúria é um fator de risco para a progressão para a macroalbuminúria em pacientes com DMT1 e DMT2. Entretanto, não representa doença renal estabelecida, particularmente em pacientes com RGF > 60 mL/min/1,73 m[2].[31] De fato, após 6 anos de seguimento foi observada regressão de microalbuminúria para normoalbuminúria em 58% dos pacientes com DMT1.[32] Fatores como: microalbuminúria de curta duração, hemoglobina glicada menor que 7%, pressão arterial sistólica inferior a 115 mmHg e menores valores de colesterol e triglicerídeos foram independentemente associados a regressão da microalbuminúria. Finalmente, a microalbuminúria é um forte marcador de risco de doença cardiovascular, particularmente em pacientes com DMT2.[31,32]

RITMO DE FILTRAÇÃO GLOMERULAR

Cerca de 1/3 dos pacientes com DMT1 com normo ou microalbuminúria apresentam aumento no ritmo de filtração glomerular (RFG) quando comparados a indivíduos normais, pareados para idade e sexo. Em pacientes com DMT2, a frequência de hiperfiltração glomerular é menor, podendo estar ausente. O aumento do RFG é observado particularmente em pacientes com DM recém-diagnosticado, e durante os períodos de mau controle glicêmico. O valor prognóstico da hiperfiltração, isto é, identificar os pacientes que irão apresentar nefropatia clínica, permanece controverso. Estudos recentes sugeriram que em pacientes com DMT1 e normoalbuminúria a hiperfiltração está associada a maior chance de desenvolvimento de macroalbuminúria.[33] Mais recentemente, foi sugerido que em pacientes com DMT1 e normoalbuminúria a redução inicial, e não o aumento (hiperfiltração) no RFG, está associada ao futuro decaimento no RFG.[12]

MACROALBUMINÚRIA OU NEFROPATIA CLÍNICA

Nesta fase a EUA é superior a 300 mg/g de creatinina (300 mg/24h, 200 µg/min) e ocorre declínio progressivo do RFG. A velocidade de perda do RFG varia entre 2 e 20 mL/min/ano, sendo em média 12 mL/min/ano.

Vários fatores têm sido implicados na progressão da função renal de pacientes com DMT1 e DMT2 com nefropatia clínica. Hipertensão arterial sistêmica e, em grau menor, a albuminúria aceleram a progressão da ND. Aumento na pressão arterial sistêmica para os níveis de hipertensão é um fenômeno frequente e precoce na ND. Além disso, elevação na pressão arterial noturna (*nondippers*) ocorre com maior frequência em pacientes com ND. Alguns estudos sugerem que o tabagismo possa ser um importante fator acelerador da progressão da doença em renal em pacientes com DMT1 e DMT2, provavelmente por aumentar a pressão arterial sistêmica e/ou contribuir para a hiperfiltração glomerular. Estudo recente sugere que a apneia do sono é um fator de risco independente para a progressão da ND em pacientes com DMT2.[34] Os autores desse último estudo sugeriram que o aumento de estresse nitrosativo seria responsável pela associação entre apneia do sono e ND.

Embora exista alguma controvérsia em relação aos números, não há dúvida de que pacientes com nefropatia diabética apresentam maior taxa de mortalidade que aqueles sem nefropatia. Índios pima com DMT2 e proteinúria apresentam risco de morte 3,5 vezes maior que pacientes sem nefropatia, e a concomitância da hipertensão arterial eleva esse risco para 7. A taxa de mortalidade acumulada, 10 anos após o início da proteinúria, em pacientes europeus com DMT1 foi de 70% comparada com 45% em pacientes diabéticos com normoalbuminúria.

TRATAMENTO

As principais modalidades terapêuticas que têm sido investigadas são: controle glicêmico, tratamento da hipertensão arterial, bloqueio do SRA e restrição de proteínas na dieta. O papel dessas intervenções na transição de normoalbuminúria para microalbuminúria (prevenção primária), microalbuminúria para macroalbuminúria (prevenção secundária) e macroalbuminúria para falência renal (prevenção terciária) será discutido a seguir.

PREVENÇÃO PRIMÁRIA: PACIENTES NORMOALBUMINÚRICOS

Controle glicêmico intensificado

Estudos clínicos têm demonstrado de modo consistente que o controle glicêmico, com o objetivo de alcançar valores de Hbgli inferiores a 7%, está associado a redução de lesões microvasculares, incluindo a nefropatia em pacientes com DMT1 ou DMT2. No DCCT, pacientes com DMT1, o controle glicêmico intensificado reduziu a incidência de microalbuminúria em 39% e de macroalbuminúria em 56%. Esses benefícios persistiram em um estudo de seguimento desses indivíduos, conhecido como EDIC. Em pacientes com DMT2, estudo conhecido como UKPDS demonstrou que o grupo com tratamento intensificado da glicemia apresentou redução de 30% no risco de microalbuminúria.

CONTROLE INTENSIVO DA PRESSÃO ARTERIAL

A redução da pressão arterial está associada ao menor risco de ND e de doença cardiovascular. A hipertensão arterial é comum em pacientes com DM, mesmo quando não existe o comprometimento renal. Cerca de 40% dos pacientes com DMT1 e até 70% dos pacientes com DMT2 e normoalbuminúria têm níveis de pressão arterial acima de 140/90 mmHg. No UKPS, a redução na pressão arterial sistólica de 154 para 144 mmHg diminuiu em 29% a chance de pacientes com normoalbuminúria desenvolverem microalbuminúria.

INTERVENÇÃO NO SRA

Metanálise recente sugeriu que o uso de iECA em pacientes com DM e normoalbuminúria reduz a chance de ND e morte.[35] Entretanto, estudo em pacientes com DMT1 e normoalbuminúria mostrou que o emprego de um iECA (enalapril) ou BRA (losartana) não reduziu a chance de progressão da doença renal estimada por biópsia renal e nem a progressão para microalbuminúria.[36] Porém, pacientes do grupo que receberam ARA tiveram maior progressão histológica e microalbuminúria que o grupo placebo. Metanálise mais recente confirmou a eficácia de iECA ou BRA contra o desenvolvimento de falência renal em pacientes diabéticos, porém não foi capaz de demonstrar a eficácia dessas terapias na redução de morte.[37] Em pacientes com DMT2 e normoalbuminúria a olmesartana reduziu a chance de progressão para microalbuminúria independentemente do controle pressórico. Entretanto, pacientes que recebe-

ram olmesartana tiveram mais eventos cardiovasculares fatais. Desse modo, o emprego do bloqueio do SRA em pacientes diabéticos com normoalbuminúria na prevenção da nefropatia permanece controverso.

PREVENÇÃO SECUNDÁRIA (MICRO PARA MACROALBUMINÚRIA)

CONTROLE GLICÊMICO INTENSIFICADO

Os efeitos do controle glicêmico intensificado na progressão de micro para macroalbuminúria e no declínio da função renal não estão totalmente esclarecidos. Entretanto, parece que para que o efeito do controle glicêmico seja observado é necessário o adequado controle da pressão arterial. Além disso, pacientes com DMT1 e nefropatia e que receberam transplante de pâncreas com normalização da glicemia apresentaram, após 10 anos, reversão histológica das lesões glomerulares.[38] Esse benefício não foi observado após 5 anos do transplante pancreático. Isso sugere fortemente o benefício do controle glicêmico intensificado, mesmo em fases mais avançadas da doença, e a necessidade do controle glicêmico por um longo período.

CONTROLE INTENSIVO DA PRESSÃO ARTERIAL

A redução da pressão arterial, independentemente do agente empregado, resulta em redução da albuminúria e progressão da ND. Inibidores do SRA, incluindo os iECA e BRA, parecem promover renoproteção adicional a simples redução da pressão arterial.

INTERVENÇÃO NO SRA

Uma metanálise de estudos que incluíram 698 pacientes com DMT1 normotensos e microalbuminúricos mostrou que o uso de iECA diminuiu a progressão para macroalbuminúria em 60% e aumentou a chance de regressão para normoalbuminúria. Também em pacientes com DMT2 foi demonstrado que o emprego de um ARA2 foi capaz de não só reduzir o risco de progressão de micro para macroalbuminúria em 70%, mas também aumentou em 38% a chance de reversão de micro para normoalbuminúria. Esses efeitos foram mantidos mesmo após a suspensão do tratamento.

PREVENÇÃO TERCIÁRIA

O controle intensivo da pressão arterial com drogas clássicas como: betabloqueador, vasodilatador e diurético leva a redução da albuminúria e na velocidade de decaimento do RFG. Entretanto, o emprego de drogas que interferem no SRA apresenta proteção renal adicional à redução da pressão arterial si.

INTERVENÇÃO NO SRA

Em pacientes com DMT1 e nefropatia avançada, o controle da pressão arterial com captopril, um iECA, reduziu o risco de desfechos combinados (morte, diálise ou transplante) comparado com o controle da pressão arterial obtido com drogas que não interferem no SRA. Em pacientes com DMT2 e macroalbuminúria, o emprego de BRA em pacientes em uso de outras drogas anti-hipertensivas retardou a progressão da doença renal. Foi sugerido que a associação de iECA a bloqueador de canal de cálcio de ação longa (verapamil ou diltiazem) é mais eficaz que estas drogas isoladamente na redução da albuminúria e na velocidade de decaimento do RFG em pacientes com DMT2.[39]

BLOQUEIO DUPLO DO SRA

O bloqueio do SRA com iECA e BRA em pacientes com DMT2 parece ser mais eficiente que um ou outro tratamento isoladamente, para reduzir a albuminúria e a pressão arterial. Entretanto, estudo conhecido como ONTARGET demonstrou aumento de eventos adversos e não identificou benefício em eventos cardiovasculares com o bloqueio duplo (com iECA, ramipril e BRA, telmisartana) comparado com cada uma dessas drogas sozinhas em uma grande população de indivíduos com alto risco ou com doença cardiovascular, incluindo um considerável número de indivíduos com DMT2. Além disso, foi observado um aumento nos casos de insuficiência renal aguda e hipercalemia secundárias ao bloqueio duplo do SRA. Desse modo, o uso do bloqueio duplo não é recomendado, exceto em casos de pacientes diabéticos com intensa proteinúria ou com hipertensão arterial de difícil controle. Porém, metanálise recente sugeriu que a falência renal foi significativamente reduzida em pacientes diabéticos tratados com o bloqueio duplo, sem aumento significativo na hipercalemia e insuficiência renal aguda.[40] Essa última observação faz com que sejam necessários novos estudos para avaliar os riscos e benefícios do emprego do bloqueio duplo do SRA em indivíduos com ND.

ALISQUIRENO

O uso de um bloqueador direto da renina, o alisquireno, foi testado como uma alternativa terapêutica em pacientes com DMT2 e macroalbuminúria e que estavam em uso de BRA, losartana. Em um primeiro estudo foi demonstrado que a associação de losartana e alisquireno era mais eficaz para reduzir a albuminúria que a de losartana com placebo. Entretanto, estudo com maior número de pacientes foi encerrado prematuramente devido ao grande número de eventos adversos no grupo que recebia o alisquireno associado a losartana e por uma estimativa de efeitos benéficos desprezíveis nos eventos renais e cardiovasculares.[41]

ANTAGONISTAS DO RECEPTOR MINERALOCORTICOIDE (ARM)

Uma alternativa que tem sido investigada em pacientes com DM e nefropatia é o uso de antagonistas da aldosterona. Em uma metanálise recente, envolvendo pacientes com DMT1 e DMT2, foi observado que o emprego combinado de espironolactona ou eplerenona com iECA ou BRA foi mais eficaz para reduzir a albuminúria e a pressão arterial que o tratamento isolado com iECA ou BRA.[42] Estudo mais recente com um ARM esteriodal, a finerenona, confirmou o efeito benéfico dessa droga na redução da albuminúria de pacientes com ND, a maioria recebendo iECA ou BRA.[43] Entretanto, nesses estudos foi observado um maior número de indivíduos com hipercalemia com a terapia combinada. Desse modo, o emprego da terapia combinada deve ser realizado com frequente monitorização do potássio sérico. Os efeitos dos ARM combinados com iECA ou BRA em pacientes com DM e nefropatia na função renal precisam ser avaliados em ensaios clínicos comparativos e com seguimento de longo prazo.

ANTAGONISTAS DA ENDOTELINA

O emprego de antagonistas da endotelina, um potente vasoconstritor endógeno, na nefroproteção de pacientes com DM foi investigado em dois estudos. No primeiro, a avosentana reduziu a albuminúria em pacientes com ND, porém esse efeito benéfico foi associado a eventos adversos graves, incluindo intensa retenção hídrica. Em outro estudo a atrasentana reduziu a albuminúria de pacientes diabéticos com nefropatia e em uso de dose máxima de bloqueio do SRA e com menor número de eventos adversos que a avosentana.[44] O real benefício do antagonismo da endotelina na nefroproteção de pacientes com ND precisa ser demonstrado em estudo clínico com grande número de participantes.

RESTRIÇÃO PROTEICA

A eficácia da restrição da ingestão proteica de 1 a 1,2 g/kg/dia para 0,6 a 0,8 g/kg/dia na progressão da doença renal em pacientes com DM permanece controversa.[45] Enquanto alguns estudos iniciais demonstraram efeito benéfico, outros foram incapazes de observar os mesmos efeitos.

EXERCÍCIO FÍSICO

Estudo recente em pacientes com DM1 demonstrou que a atividade física regular reduz a chance de desenvolvimento e da progressão da ND.[46]

TRATAMENTO MULTIFATORIAL

A eficácia do tratamento combinando com controle intensificado da glicemia, da pressão arterial (incluindo bloqueio do SRA), lipídeos, uso de aspirina e de estilo de vida saudável foi investigada em pacientes com DMT2 com hipertensão arterial e microalbuminúria. Esse tratamento multifatorial levou a redução de 60% no desenvolvimento de macroalbuminúria e de 50% em eventos cardiovasculares, apesar de não se terem obtido os alvos desejados nos parâmetros acima citados na maioria dos pacientes. Estudo anterior com 5 anos de seguimento já havia demonstrado a eficácia do tratamento multifatorial no desenvolvimento de falência renal. É importante ressaltar que a eficácia do tratamento multifatorial se manteve por até 13 anos de seguimento após o tratamento por 5 anos.[47]

Lipídeos

Estudos experimentais sugerem a participação dos lipídeos na doença renal associada ao DM. Os estudos clínicos visando reduzir lipídeos com estatinas ou fibrato na albuminúria e progressão da doença renal em pacientes diabéticos apresentam resultados inconclusivos.

NOVAS ESTRATÉGIAS POTENCIAIS

Estudos experimentais demonstram que drogas que interferem na via de reação dos produtos avançados da glicação não enzimática são nefroprotetoras no DM. Estudo clínico com a aminoguanidina, um bloqueador da formação de AGE, mostrou redução na proteinúria em pacientes com DMT1 e DMT2, entretanto com número de efeitos adversos inaceitável, incluindo o aparecimento de glomerulonefrite. Outros agentes bloqueadores de AGE estão sendo testados.

Diversos estudos investigaram os efeitos da ativação do receptor da vitamina D na ND, uma vez que a vitamina D interfere em diversas vias relevantes para a progressão dessa doença, incluindo o SRA e a inflamação. Foi demonstrado que o paracalcitol, um análogo da vitamina D, reduziu de forma modesta a albuminúria de pacientes com DMT2. Efeito semelhante na albuminúria foi obtido com o colecalciferol.[48]

Como mencionado anteriormente, na presença do DM ocorre um acúmulo de MEC, resultado de aumento na expressão de fatores de crescimento pró-esclerose. Em consequência disso, estudo clínico investigou a eficácia de um agente antifibrótico, a perfenidona, em pacientes com DMT2 e com albuminúria e redução do RFG. Foi observada prevenção na redução do RFG no grupo que recebeu baixa dose desse agente, embora o grupo de alta dose tenha tido efeitos colaterais inaceitáveis.[49]

Uma vez que uma série de evidências sugere que o estresse oxidativo desempenha um papel proeminente na patogênese e progressão da ND, estudos clínicos investigaram a eficácia da redução do estresse oxidativo em pacientes diabéticos com nefropatia. Estudo inicial com o emprego da bardoxolona, um ativador do Nrf2 (*NF-E2-related factor 2*), fator de transcrição que regula e induz enzimas antioxidantes, mostrou-se benéfico na proteção da função renal em pacientes com DMT2 e nefropatia. Entretanto, estudo com maior número de indivíduos com essa mesma droga foi interrompido precocemente por um excesso de eventos adversos.[50] É possível que o estágio avançado da doença renal nesses pacientes (eGFR) tenha contribuído para o grande número de eventos adversos, uma vez que estudos experimentais sugerem que a ativação do Nrf2 tenha um papel protetor em fases iniciais da doença renal associada ao DM. Outra droga que tem sido testada clinicamente na ND é a pentoxifilina. A pentoxifilina é uma metilxantina que inibe a fosfodiesterase e com efeitos anti-inflamatórios e antioxidantes. Os estudos realizados até o momento envolveram um pequeno número de indivíduos, embora sugiram que essa droga reduz a albuminúria e a progressão da nefropatia em pacientes com DM.[51] Estudo recente demonstrou que o emprego de silimarina em pacientes com DMT2 e macroalbuminúria foi capaz de reduzir a albuminúria, provavelmente por diminuir o estresse oxidativo e a inflamação.[52] A silimarina é o principal componente da semente da planta *Sylybum marianum*, e produzido por diversas companhias farmacêuticas em diversos países. As limitações desse estudo são: pequeno número de pacientes (60 indivíduos) e tempo de seguimento curto (3 meses).

PROGNÓSTICO

Embora o melhor conhecimento dos mecanismos envolvidos no desenvolvimento e progressão da ND, em particular a importância do controle glicêmico e pressórico mais rígidos e o emprego de drogas que interferem no SRA, tenha melhorado o prognóstico desses pacientes,[47] a ND permanece como a principal causa de falência renal em diversas partes do mundo. Isso mostra que muito ainda precisa ser feito. É possível que a identificação precoce dos indivíduos suscetíveis a essa complicação, por meio de teste genéticos ou de biomarcadores, contribua para a prevenção e melhor tratamento desses indivíduos. Por outro lado, com o melhor conhecimento da patogênese da ND espera-se que novos tratamentos que se encontram em fase pré-clínica ou em desenvolvimento clínico possam ser confirmados como renoprotetores e propiciarem a prevenção ou retardo da progressão, e em alguns casos promoverem até a reversão da doença renal diabética.

REFERÊNCIAS BIBLIOGRÁFICAS

1. Wilson JL, Root WF, Marble A. Diabetic nephropathy: a clinical syndrome. N Engl J Med 1951; 245:513-17.

2. Lopes de Faria JB, Moura LA, Lopes de Faria SR, Ramos OL, Pereira AB. Glomerular hematuria in diabetics. Clin Nephrol 1988; 30:117-21.

3. Liang S, Zhang X-G, Cai G-Y, Zhu H-Y, Zho J-H, et al. Identifying parameters to distinguish non-diabetic renal disease from diabetic nephropathy in patients with type 2 diabetes mellitus: a meta-analysis. PloS One 2013; 8:e64184.

4. Haffner SM, Lehto S, Ronnemaa T, Pyorala K, Laakso M. Mortality from coronary heart disease in subjects with type 2 diabetes and in nondiabetic subjects with and without prior myocardial infarction. N Engl J Med1998; 339:229–34.

5. Keith DS, Nichols GA, Gullion CM, Brown JB, Smith DH. Longitudinal follow-up and outcomes among a population with chronic kidney disease in a large managed care organization. Arch Intern Med 2004; 164:659-63.

6. Nathan DM, Zinman B, Cleary PA, Backlund JYC, Genuth S et al. Modern-day clinical course of type 1 diabetes mellitus after 30 years' duration: the diabetes control and complications trial/epidemiology of diabetes interventions and complications and Pittsburgh epidemiology of diabetes complications experience (1983–2005). Arch Intern Med 2009; 169:1307–16.

7. Chan JC, Wat NM, So WY, Lam KS, Chua CT et al. Renin angiotensin aldosterone system blockade and renal disease in patients with type 2 diabetes. An Asian perspective from the RENAAL Study. Diabetes Care2004; 27:874-79.

8. Forbes JM, Cooper ME. Mechanisms of diabetic complications. Physiol Rev2013; 93:137-88.

9. Seaquist ER, Goetz FC, Rich S, Barbosa J. Familial clustering of diabetic kidney disease. Evidence for genetic susceptibility to diabetic nephropathy. N Engl J Med 1989; 320:1161-5.

10. Giunti S, Barit D, Cooper ME. Mechanism of diabetic nephropathy: role of hypertension. Hypertension 2006; 48:519-26.

11. Zatz R, Meyer TW, Rennke HG, Brenner BM. Predominance of hemodynamic rather than metabolic factors in the pathogenesis of diabetic glomerulopathy. Proc Natl Acad Sci1985; 82:5963-7.

12. Krolewiski AS, Niewczas MA, Skuplen J, Godha T, Smiles A, et al. Early progressive renal decline precedes the onset of microalbuminuria and its progression to macroalbuminuria, Diabetes Care 2014; 37:226-34.

13. Bjornstad P, Cherney DZ, Snell-Bergeon JK, Pyle L, Rewers M, et al. Rapid GFR decline is associated with renal hyperfiltration and impaired GFR in adults with Type 1 diabetes. Nephrol Dial Transpl2015; 30:1706-11.

14. Wilkinson-Berka JL, Agrotis A, Deliyanti D. The retinal renin-angiotensin system: roles of angiotensin II and aldosterone. Peptides2012; 36:142-50.

15. Johnson SA, Spurney RF. Twenty years after ACEIs and ARBs: emerging treatment strategies for diabetic nephropathy. Am J Physiol Renal Physiol2015; doi: 10.1152/ajprenal.00266.2015.

16. Mori J, Patel VB, Ramprasath T, Alrob OA, DesAulniers et al. Angiotensin 1-7 mediates renoprotection against diabetic nephropathy by reducing oxidative stress, inflammation and lipotoxicity. Am J Physiol Renal Physiol2014; 306:F812-21.

17. Gorin Y, Block K. Nox as a target for diabetic complications. Clin Sci2013; 125:361-82.

18. Lopes de Faria JB, Silva KC, Lopes de Faria JB. Contribution of hypertension to diabetic nephropathy and retinopathy: the role of inflammation and oxidative stress. Hypertens Res, 2011; 34:413-22.

19. Faria AM, Papadimitriou A, Silva KC, Lopes de Faria JM, Lopes de Faria JB. Uncoupling endothelial nitric oxide synthase is ameliorated by green tea in experimental diabetes mellitus by reestablishing BH4 levels. Diabetes2012; 61:1838-47.

20. Ott C, Schneider MP, Delles C, Schlaich MP, Schmieder RE. Reduction in basal nitric oxide activity causes albuminuria. Diabetes2011; 60:572-6.

21. Gorin Y, Block K. Nox4 and diabetic nephropathy: with a friend like this, who needs enemies? Free Radic Biol Med2013; 61C:130-42.

22. Hotta N, Kawamori R, Fukuda M, Shigeta Y. Long-term clinical effects of epalrestat, an aldose reductase inhibitor, on progression of diabetic neuropathy and other microvascular complications: multivariate epidemiological analysis based on patient background factors and severity of diabetic neuropathy. Diabet Med2012; 29:1529-33.

23. Sheetz MJ, Aiello LP, Davis MD, Danis R, Bek T, et al. The effect of the oral PKC β inhibitor ruboxistaurin on vision loss in two phase 3 studies. Invest Ophtalmol Vis Sci2013; 54:1750-7.

24. Loeffler I, Wolf G. Transforming growth factor-ß and the progression of renal disease. Nephrol Dial Transplant2014; 29(Suppl1):i37-i45.

25. Duffin KL, Lewis J, Greene T, Zaoui P. Renal efficacy and safety of anti-TGF-ß1 therapy in patients with diabetic nephropathy (abstract). J Am Soc Nephrol2014; 25 (suppl):B2 HI-OR04.

26. Krolewski AS, Warram JH, Forsblom C, Smiles AM, Thom L, et al. Serum concentration of cystatin C and risk of end-stage renal disease in diabetes. Diabetes Care2012; 35:2311-6.

27. Hebert LA, Bain RP, Verme D, Cattran D, Whittier FC, et al. Remission of nephrotic range proteinuria in type I diabetes. Collaborative Study Group. Kidney Int1994; 46:1688-93.

28. Ekinci EI, Jerums G, Skene A, Crammer P, Power D, et al. Renal structure in normoalbuminuric and albuminuric patients with type 2 diabetes and impaired renal fuction. Diabetes Care2013; 36:3620-6.

29. Merchamt ML, Niewczas MA, Ficociello LH, Lukenbill JA, Wilkey DW et al. Plasma kininogen and kininogen fragments are biomarkers of progressive renal decline in type 1 diabetes. Kidney Int 2013; 83:1177-84.

30. Krolewski AS, Warram JH. Clinical features and epidemiology of diabetic nephropathy. In Pickup J, Williams G (eds). Textbook of Diabetes. Oxford: Blackwell, 1998. pp. 53.1-53-13.

31. Bakris GL, Molitch M. Microalbuminuria as a risk predictor in diabetes: the continuing saga. Diabetes Care 2014; 37:867-75.

32. Perkins BA, Ficociello LH, Silva KH, Warran JH, Krolewski AS. Regression of microalbuminuria in type 1 diabetes. N Engl J Med2003; 348:2285-93.

33. Magee GM, Bilous RW, Cardwell CR, Hunter SJ, Kee F et al. Is hyperfiltration associated with the future risk of developing diabetic nephropathy? A meta-analysis. Diabetologia2009; 52:691-7.

34. Tahrani AA, Ali A, raymond NT et al. Obstructive sleep apnea and diabetic nephropathy: a cohort study. Diabetes Care2013; 36:3718-25.

35. Lv J, Perkovic V, Foote CV, Craig ME, Craig JC et al. Antihypertensive agents for preventing diabetic kidney disease. Cochrane Database Syst Rev2012; 12:CD004136. doi: 10.1002/14651858.

36. Mauer M, Zinman B, Gardiner R, Suissa S, Sinaiko A et al. Renal and retinal effects of enalapril in type 1 diabetes. N Engl J Med 2009; 361:40-51.

37. Palmer SC, Mavridis D, Navarese E, Craig JC, Tonelli M, et al. Comparative efficacy and safety of blood pressure-lowering agents in adults with diabetes and kidney disease: a network meta-analysis. Lancet 2015; 385:2047-56.

38. Fioretto P, Steffes MW, Sutherland DE, Goetz FC, Mauer M. Reversal of lesions of diabetic nephropathy after pancreas transplantation. N Engl J Med1998; 339:69-75.

39. Wu HY, Huang JW, Lin HJ, Liao WC, Peng YS et al. Comparative effectiveness of renin-angiotensin system blockers and other antihypertensive drug in patients with diabetes: systematic review and Bayesian network meta-analysis. BMJ2013; 347:f6008. doi: 10.1136/bmj.f6008.

40. Palmer SC, Mavridis D, Navarese E, Craig JC, Tonelli M et al. Comparative efficacy and safety of blood pressure-lowering agents in adults with diabetes and kidney disease: a network meta-analysis. Lancet2015; 385:2047-56.

41. Parving H-H, Brenner BM, McMurray JJ, de Zeeuw D, Haffner SM et al. Cardiorenal end points in a trial of aliskiren for type 2 diabetes. N Engl J Med 2012; 367:2204-13.

42. Mavrakanas TA, Gariani K, Martin PY. Mineralocorticoid receptor blockade in addition to angiotensin converting enzyme inhibition or angiotensin II receptor blocker treatment: an emerging paradigm in diabetic nephropathy. A systematic review. Eur J Intern Med2014; 25:173-6.

43. Bakris GL, Agarwal R, Chan JC, Cooper ME, Gansevoort RT et al. Effect of finerenone on albuminuria in patients with diabetic nephropathy. JAMA2015; 314:884-94.

44. De Zeeuw D, Coll B, Andress D, Brennan JJ, Tang H et al. The endothelin antagonist atrasentan lowers residual albuminuria in patients with type 2 diabetic nephropathy. J Am Soc Nephrol2014; 25:1083-93.

45. Robertson L, Waugh N, Robertson A. Protein restriction for diabetic renal disease. Cochrane Database Syst Rev2007; 4:CD002181.

46. Wadén J, Tikkanen HK, Forsblom C, Harjutsalo V, Thorn LM et al. Leisure-time physical activity and development and progression of diabetic nephropathy in type 1 diabetes: the FinnDiane Study. Diabetologia2015; 58:929-36.

47. Andrésdóttir G, Jensen ML, Cartensen B, Parving H-H, Rossing K et al. Improved survival and renal prognosis of patients with type 2 diabetes and nephropathy with improved control of risk factors. Diabetes Care2014;37:1660-7.

48. Huang Y, Yu H, Lu J, Guo K, Zhang L et al. Oral supplementation with cholecalciferol 800 IU ameliorates albuminuria in Chinese type 2 diabetic patients with nephropathy. PloS One2012; 7:e50510.

49. Sharma K, Ix JH, Mathew AV, Cho M, Pflueger A, Dunn SR et al. Pirfenidone for diabetic nephropathy. J Am Soc Nephrol 2011; 22:1144-51.

50. De Zeeuw D, Akizawa T, Audhya P, Bakris GL, Chin M et al. Bardoxolone methyl in type 2 diabetes and stage 4 chronic kidney disease. N Engl J Med 2013; 369:2492-503.

51. Navarro-González JF, Mora-Fernández C, Muros de Fuentes M, Chahin J et al. Effect of pentoxifylline on renal function and urinary albumin excretion in patients with diabetic kidney disease: the PREDIAN trial. J Am Soc Nephrol 2015; 26:220-9.

52. Fallahzadeh MK, Domanesh B, Sagheb MM, Roozbeh J, Vessal G et al. Effect of addition of silymarin to renin-angiotensin system inhibitors on proteinuria in type 2 diabetic patients with overt nephropathy: a randomized, double-blind, placebo-controlled trial. Am J Kindney Dis 2012 Dec; 60(6):896-903.

Macroangiopatias

63

Maria Elizabeth Rossi da Silva
Marisa Passarelli
Rosa Ferreira dos Santos

EPIDEMIOLOGIA DA DOENÇA MACROVASCULAR DO DIABETE TIPO 2

O número de indivíduos afetados pelo diabete melito (DM) continua a crescer mundialmente, estimando-se que, em 2035, atingirá mais de 500 milhões (International Diabetes Federation), estando diretamente relacionado ao expressivo aumento da obesidade, com início na década de 1990 a 2000, principalmente nos Estados Unidos, Europa, África, China e Índia. Em 1997, Amos e cols.[1] previram a expansão desse crescimento de 124 para 221 milhões em 2010, com ganhos importantes na Ásia e África. Essas previsões são consideradas atualmente otimistas, tendo em vista que a Organização Mundial de Saúde estima que 346 milhões de indivíduos estão acometidos pelo diabete nos dias de hoje em todo o planeta. Apesar dessa expressiva prevalência, desde a última década, tanto o diabete tipo 2 (DM2) como a obesidade vêm permanecendo em patamar estável na Europa e Estados Unidos, embora ainda em ascensão na Ásia e África.[2] O DM2 é considerado uma das doenças crônicas não transmissíveis que mais acomete as populações de uma forma global e que confere grande risco para as doenças cardiovasculares (DCV).

A doença cardiovascular continua a ser a principal causa de morbimortalidade no diabete, tendo seu risco aumentado duas a quatro vezes no indivíduo com diabete. O risco é maior para o primeiro evento cardiovascular e o prognóstico pós-evento é pior, no que diz respeito a tratamento, recuperação e risco para um segundo evento.[3] Alguns estudos clínicos realizados nas últimas décadas contribuíram de maneira significativa para a compreensão da fisiopatologia das complicações do DM, como o Diabetes Control and Complications Trial (DCCT)[4] e o United Kingdom Prospective Diabetes Study (UKPDS),[5] que demonstraram que a intensificação do controle glicêmico pode diminuir as complicações microvasculares tanto no diabete tipo 1[4] como no tipo 2.[5] Infelizmente, não demonstraram os mesmos benefícios em relação à doença macrovascular, sugerindo que, além da hiperglicemia, outros fatores exercem importante influência em seu desenvolvimento. Os estudos sobre a patogênese do diabete tipo 2 trouxeram conhecimento adicional sobre a sua forte associação com a DCV. A obesidade, principalmente a visceral, e o aumento do tecido adiposo levam à resistência à ação da insulina em vários tecidos como hepatócitos, miócitos e adipócitos e à hiperinsulinemia euglicêmica, que pode evoluir para hiperglicemia e falência na produção de insulina.[6] Na fase de intolerância à glicose já ocorrem alterações que favorecem o desenvolvimento da doença macrovascular como: disfunção das células endoteliais, elevação do inibidor do ativador do plasminogênio (PAI-1), do fibrinogênio, do fator de coagulação VIIe de proteínas inflamatórias, resultando em maior rigidez da parede vascular.[6] Os fatores que mais contribuem para o desenvolvimento da DCV no DM2 são: hipertensão arterial, dislipidemia, tabagismo, resistência à ação da insulina, obesidade e inflamação. O processo aterosclerótico é particularmente acelerado na população diabética, sendo agravado pela esclerose da camada média das grandes artérias (calcificação de Monckberg).

Preiss e cols.[7] demonstraram que a presença de proteinúria agrava o risco do desfecho cardiovascular, elevando a taxa de mortalidade em indivíduos com DM2, sendo esses dados confirmados posteriormente por vários pesquisadores. Em indivíduos com DM2, a DCV aumentou em aproximadamente três vezes a taxa de mortalidade por todas as causas e em cinco vezes a mortalidade por evento cardiovascular. Em consequência da expressiva prevalência global do DM2, o impacto da doença macrovascular tem sido cada vez mais relevante na saúde das populações, responsável pelas maiores taxas de morbidade e mortalidade.[3]

O gênero parece influenciar no desenvolvimento das complicações do diabete. Kautzky - Willer e cols.[8] observaram que além do aumento da espessura da camada íntima em artérias carótidas o sexo masculino, independentemente da idade, apresentava maior número de placas carotídeas que o feminino. No entanto, a análise de subgrupos revelou que, em oposição aos grupos masculinos, a aterosclerose carotídea era mais prevalente em mulheres diabéticas recém-diagnosticadas do que nas não diabéticas. Esses dados sugeriram que o diabete, mesmo em fase precoce, atenuava o efeito protetor do sexo feminino e aumentava o risco de DCV nas mulheres. O diabete também é um fator de risco maior para eventos cardiovasculares não fatais em mulheres do que em homens, e, embora a causa não seja ainda completamente entendida, acredita-se que muitos fatores biológicos e ambientais estejam envolvidos. Sabe-se que os hormônios sexuais femininos têm efeitos benéficos na função e integridade da parede cardiovascular.[8] Entretanto, o diabete prejudica a resposta endotelial nas mulheres, mais dramaticamente do que nos homens, modificando os efeitos hemodinâmicos benéficos da interação do estrógeno com a sinalização insulínica, acarretando aumento do estresse oxidativo, da ação da endotelina-1 e redução da do oxido nítrico, estimulando a vasoconstrição e a agregação plaquetária. O estrógeno inibe a proliferação das células do músculo liso da parede vascular, por meio da ativação seletiva de receptores de estrógeno alfa (ERα), em condições normoglicêmicas, mas, durante a hiperglicemia, ocorre ativação do ERβ, conduzindo à perda dos efeitos protetores do hormônio. Essas alterações levam a uma condição pró-inflamatória que acelera os processos ateroscleróticos e a DCV, particularmente em mulheres diabéticas.[8]

O efeito indiscutível dos hormônios sexuais sobre a expressão de endotelina-1 foi relatado em humanos, associado ao aumento dos níveis de andrógenos e redução dos de estrógeno, inclusive em transexuais (masculino para feminino e vice-versa). Observaram-se diferenças na densidade de receptores de endotelina relacionadas ao sexo, havendo maior capacidade de ligação em homens.[8]

Em metanálise[9] incluindo 5425 estudos abrangendo pacientes de ambos os sexos, verificou-se a influência do sexo na mortalidade de indivíduos com diabete comparada à de não diabéticos com DCV pregressa. Buscava-se também confirmar o diabete como fator de risco para DCV. A mortalidade por DCV e por doença arterial coronariana (DAC) foi menor nos homens com DM sem antecedente de DCV do que em indivíduos sem diabete mas com antecedente de DCV. Entretanto, a mortalidade por todas as causas foi semelhante nos dois grupos. Em mulheres, a escassez de estudos limitou as conclusões, mas há indicação de que a mortalidade por DCV, DAC e por todas as causas possa ser maior naquelas com diabete em comparação com mulheres sem diabete, mas com DCV prévia. Particularmente nas mulheres, para a mortalidade por todas as causas, a análise sugeriu que o diabete conferiu risco próximo ao da presença de antecedente de DCV.[9]

Explicações biológicas e sociais foram aventadas para a maior mortalidade em mulheres com diabete em comparação com as mulheres sem diabete, mas com antecedente de DCV. Entre as biológicas, acredita-se que as mulheres com diabete podem ser mais suscetíveis ao desenvolvimento insidioso da doença difusa de pequenos vasos. A miocardiopatia diabética é mais frequente em mulheres do que em homens;[10] portanto, a probabilidade de morte aumenta quando ocorre o infarto do miocárdio (IM) em portadores da miocardiopatia diabética. Em paralelo, a mulher pós-menopausa tem perfil de risco para DCV pior em termos de níveis de lipídios e de pressão arterial. Isso pode contribuir para o dano miocárdico antes do primeiro IM nas mulheres com diabete, bem como para taxas mais baixas de sobrevivência a partir daí.

As possíveis causas sociais para a maior mortalidade em mulheres com diabete decorreriam provavelmente de privação material, desvantagens socioeconômicas, diminuição da motivação e de oportunidades de acesso a estratégias de redução dos riscos cardiovasculares (prática de atividade física, dieta mais saudável, cessação de tabagismo e uso de medicação apropriada).[11] No entanto, há evidências de que serviços de saúde de alta qualidade podem atenuar as diferenças relacionadas ao status socioeconômico. Estudo italiano demonstrou maior impacto de baixos níveis de educação na mortalidade de indivíduos sem diabete do que naqueles com diabete,[12] o que foi atribuído aos serviços de saúde de melhor qualidade para os pacientes com diabete.

DOENÇA ARTERIAL CORONARIANA

Entre as complicações macrovasculares do DM2, a mais importante e frequente é a doença arterial coronariana (DAC), seguida pelo acidente vascular cerebral (AVC) e a doença arterial periférica (DAP).

O estudo Framingham foi o primeiro a colocar a DAC como a mais frequente complicação macrovascular do DM, e os pacientes com DM2 seriam os mais propensos a desenvolver infarto do miocárdio (IM). Kannel e cols[13] sugeriram que o risco de IM era tão relevante em indivíduos com diabete quanto em indivíduos não diabéticos com IM prévio. Um estudo finlandês[14] demonstrou que o diabete antecipou em 7 anos a ocorrência de IM e morte em indivíduos idosos e sugeriu o conceito do diabete melito como equivalente de risco para doença coronariana. Este conceito foi adotado anos depois pelo The Adult Treatment Panel III of the National Cholesterol Education Program, que passou a indicar sua prevenção secundária, por ser o diabete um estado de alto risco cardiovascular. Entretanto, nem todos os autores foram concordantes com este conceito, e, observações populacionais posteriores mostraram que, embora o diabete aumentasse o risco de DAC, este não alcançava a mesma equivalência de risco no desfecho do evento cardiovascular que eventos prévios.

O risco de infarto do miocárdio está relacionado também com a história pregressa de evento cardiovascular. Na Dinamarca, o risco de eventos cardiovasculares (IM, AVC ou morte cardiovascular) foi menor tanto em homens com diabete, sem história pregressa de IM, do que naqueles sem diabete com história pregressa de IM.[9] Em metanálise com 45 108 participantes, cujo seguimento variou de 5 a 25 anos, chegou-se à mesma conclusão: os portadores de DM2 tiveram risco 43% menor de eventos por doença arterial coronariana do que pacientes sem diabete com história prévia de IM.[14] Embora não seja um equivalente de risco, a importância do DM2 no desenvolvimento da DAC foi valorizada pela investigação feita pela Euro Heart, envolvendo 25 países, 110 centros médicos e um total de 4961 indivíduos selecionados pelo diagnóstico de DAC sem DM2 conhecido. A posterior realização do teste de tolerância à glicose oral nesses pacientes concluiu que 18% destes tinham DM2 recém-diagnosticado, 32%, intolerância à glicose (IGT) e 5%, glicemia de jejum alterada (GJA).

Portanto, nos dias de hoje, diante de tantas evidências, não restam dúvidas de que a presença do diabete confere maior gravidade e mortalidade aos eventos cardiovasculares. Joshua e cols. demonstraram, em seguimento de 3 anos, em 3655 dinamarqueses, com elevação do segmento ST no eletrocardiograma e infarto pregresso do miocárdio, tratados previamente com intervenção coronariana percutânea, que o número de eventos cardiovasculares, IM e morte cardiovascular foi duas ou mais vezes maior em indivíduos com diabete do que em não diabéticos. Do mesmo modo, outros concluíram em seguimento de 36.000 pacientes submetidos a revascularização do miocárdio ou angioplastia que a presença do DM esteve associada a maior número de episódios de trombose, pior evolução pós-intervenção e aumento em 25% da mortalidade por IM.[15]

O impacto do tratamento dos fatores de risco da DCV no desfecho de eventos por DAC em portadores de diabete foi evidenciado no Therapeutic Outcomes by Optimizing Platelet Inhibition With Prasugrel-Thrombolysis in Myocardial Infarction 38 (TRITON-TIMI 38), mostrando que o tratamento de 13 608 indivíduos com síndrome coronariana aguda com plasugrel, um antiagregante plaquetário, reduziu o percentual de infarto do miocárdio, morte cardiovascular e trombose pós-angioplastia, embora a presença do diabete ainda estivesse associada ao maior número desses eventos.[16]

A abrangência dos recursos terapêuticos da atualidade trouxe benefícios para o controle do diabete, hipertensão e dislipidemia, e reduziu o impacto dessas comorbidades sobre a aterosclerose. Esse fato tem sido documentado por vários autores, não deixando dúvidas de que o melhor controle dos fatores de risco previne eventos cardiovasculares.[17] Também em decorrência do tratamento rigoroso e da redução dos fatores de risco, houve queda na mortalidade por IM em pacientes com DM2. De acordo com o seguimento do United Kingdom Prospective Diabetes Study (UKPDS), o risco estimado em 10 anos para DAC em diabéticos se reduziu de 21,1% entre 1999 a 2000 para 16,4% entre 2007 a 2008.[18] Esses dados estão de acordo com Greg e cols.,[19] que constataram diminuição da mortalidade CV de 40% para 23%, em análise de amostras representativas do National Health Interview Survey e National Death

Index, nos períodos 1997-1998, 1999-2000, 2001-2002 e 2003-2004, de adultos americanos com diabete e idade superior a 18 anos. O excesso de mortalidade CV relacionado ao diabete (em comparação com não diabéticos) declinou 60% (de 5,8 para 2,3 mortes por DCV por 1.000), enquanto o excesso de mortalidade por todas as causas reduziu-se em 44% (de 10,8 para 6,1 mortes/1.000).

ACIDENTE VASCULAR CEREBRAL

Os pacientes com DM têm maior risco de mortalidade por doença vascular cerebral, e isto é verdadeiro tanto para o DM1 como para o DM2. Embora a maior proporção de AVC ocorra no DM2 (aproximadamente 97% das ocorrências), o risco relativo é atualmente maior no DM1, em que a taxa é quatro vezes maior em todas as idades. Nos mais jovens, na faixa etária entre 15 e 34 anos, a taxa de AVC é 16 vezes maior do que na população geral.[20]

O diabete confere risco 2,27 vezes maior para eventos isquêmicos cerebrais e eleva em 56% os eventos hemorrágicos, de acordo com o Emerging Risk Factors Collaboration, em metanálise de 102 estudos prospectivos envolvendo 698 782 indivíduos.[21] Outros autores evidenciaram que a frequência de AVC era 1,5 a 2 vezes maior em homens e 2 a 6,5 vezes maior em mulheres e também nos indivíduos mais jovens com diabete. A presença do diabete também retardou a recuperação do paciente tanto no aspecto funcional como no cognitivo, e favoreceu a recorrência de novos episódios.[22]

A implementação de terapias efetivas tem reduzido o risco de AVC no paciente com DM e melhorado o prognóstico após os eventos. Um dos braços do UKPDS[23] demonstrou que o tratamento intensivo do diabete com metformina levou a significativa redução do risco de desenvolver qualquer desfecho relacionado com o diabete como morte devido a IM, AVC e complicações microvasculares como retinopatia (P = 0,0034), todas as causas de morte (P = 0,021) e AVC (P = 0,032). A hiperglicemia exerce efeito deletério no sistema nervoso central. Há registros de que a hiperglicemia aguda (glicemia > 200 mg/dL) aumenta o risco de hemorragia intracerebral severa após o tratamento com a terapia de reperfusão e interfere na recuperação neurológica. Embora existam estudos clínicos de grande porte em andamento, para testar a eficácia do controle rigoroso da glicemia no período agudo do AVC, até o momento não existem dados sobre o nível glicêmico ideal de corte, lembrando ainda que a hipogli-

cemia é um desafio que traz mau prognóstico para o quadro.[22]

A mortalidade por acidente vascular cerebral vem diminuindo nas últimas décadas, tendo caído da terceira para a quarta principal causa de morte nos Estados Unidos, considerando todas as raças, sexos e idades. Além do impacto global em menos vidas perdidas, o maior declínio da mortalidade por AVC entre pessoas com menos de 65 anos de idade representa aumento da expectativa de vida, certamente relacionada ao maior controle de fatores de risco cardiovasculares. Evidencia o sucesso dos programas de saúde pública. O reposicionamento do AVC do terceiro para o quarto lugar entre as causas de morte espelha a redução verdadeira do número de mortes por AVC e não o aumento da mortalidade por doenças pulmonares, que, atualmente, é a terceira causa de morte nos EUA. Esse declínio pode ser atribuído à combinação de várias intervenções e aplicações de programas de saúde pública, baseados em evidências clínicas resultantes de estudos e pesquisas cuja proposta era reduzir o risco de AVC. O controle da hipertensão arterial foi o fator mais influente.[24]

DOENÇA ARTERIAL PERIFÉRICA

A prevalência da DAP, processo aterosclerótico oclusivo de membros periféricos, também é maior no DM2: 26,3% vs 15,3% nos não diabéticos. O mesmo ocorre com a claudicação intermitente (5,1% vs 2,1%), segundo o estudo getABI,[25] que reuniu 6880 pacientes com idade superior a 65 anos. Entretanto, como a maioria dos pacientes era assintomática, acredita-se que este valor esteja subestimado. A incidência de úlcera isquêmica em indivíduos com claudicação intermitente foi quatro vezes maior em portadores de diabete. Os benefícios que o tratamento da hiperglicemia, da hipertensão e da dislipidemia traz na prevenção do DAP foram bem demonstrados por Liy e cols.[26] em análise de 1.000 pacientes de um banco de dados do National Health Interview: entre 1996 a 2008 houve redução de 11,2% para 3,9% no número de amputações de extremidades por causas não traumáticas, em pacientes com DM. Outros autores, avaliando diferentes populações, foram concordantes em demonstrar que, nas últimas décadas, o controle dos fatores de risco foi eficaz em minimizar as complicações da DAP, levando à redução, especialmente das amputações não traumáticas devidas ao diabete. A presença de DAP implica alto risco para DAC, AVC, neuropatia periférica e retinopatia, justificando a avaliação conjunta desses territórios arteriais.[25]

QUADRO CLÍNICO DA DOENÇA MACROVASCULAR

DOENÇA ARTERIAL CORONARIANA

Até o momento não há estudos de grandes coortes e longa duração que demonstrem que a melhora do controle glicêmico reduz a incidência de doença macrovascular no DM2. Por outro lado, o tratamento e a modificação dos elementos que caracterizam a síndrome metabólica diminuíram, de maneira importante, os eventos e a mortalidade cardiovasculares. O UKPDS[5] foi o primeiro e mais importante estudo a demonstrar que o tratamento da hipertensão arterial reduzia a doença macrovascular no DM2.

Os medicamentos atualmente usados no tratamento da hipertensão, principalmente os inibidores do sistema renina-angiotensina, têm ação benéfica maior na mortalidade por DCV do que outros medicamentos anti-hipertensivos. Além disso, esta classe de inibidores retarda a progressão da doença microvascular renal do DM.[27-29]

Em indivíduos com DM2, a DAC é mais precoce e mais extensa, acometendo muitas vezes múltiplos vasos coronarianos, com incidência duas a quatro vezes maior que nos não diabéticos. Tanto o comportamento clinico como a resposta ao tratamento e o prognóstico são mais graves. O risco de infarto e morte súbita, particularmente em mulheres, é elevado.[27-29]

Embora o tabagismo agrave o quadro vascular e a ingestão elevada de álcool aumente o risco de diabete, particularmente pelo aumento da obesidade, o consumo moderado de bebida alcoólica, resultando em aumento da fração HDL-colesterol, da atividade fibrinolítica e redução da agregação plaquetária, parece ter efeito protetor na evolução da DAC.

As comorbidades associadas ao diabete como a obesidade abdominal, a hipertensão arterial, a dislipidemia aterogênica e a resistência à ação insulínica são fatores de risco adicionais que favorecem o desenvolvimento precoce, intenso e acelerado das lesões arteriais.[28,29] No entanto, as lesões estenóticas comprometem 25% a 75% do diâmetro arterial, evidenciando que grande parte dos processos isquêmicos do miocárdio advém da ruptura da placa aterosclerótica (placa instável), muitas vezes decorrente de trombo, ocasionando a interrupção aguda do fluxo coronário.

A composição da placa aterosclerótica instável com fina capa fibrosa, trombos nas margens, depósitos lipídicos e de células inflamatórias e baixa densidade de células musculares lisas as torna mais suscetíveis a ruptura e trombose.[30] O acúmulo de lipídios, particularmente as partículas LDL oxidadas, atraem monócitos (que acumulam lipídios- células espumosas), os quais, juntamente com os linfócitos T, liberam fatores inflamatórios, radicais livres e metaloproteinases, que digerem o colágeno, afinando a placa fibrosa. A disfunção endotelial reduz a disponibilidade de óxido nítrico, responsável pela integridade do endotélio, além de ser potente vasodilatador e inibidor da aterogênese, inibindo a agregação plaquetária e a adesão de leucócitos ao endotélio.[31] A vasodilatação dependente do endotélio (avaliada pela hiperemia reativa na pletismografia) está diminuída nos portadores de DM2.

O diagnóstico da DAC é, muitas vezes, dificultado pela presença das complicações do diabete, como a doença microvascular e a neuropatia autonômica, além da hipertrofia ventricular esquerda. Esses aspectos interferem na interpretação dos testes diagnósticos não invasivos, como o teste ergométrico, a cintilografia do miocárdio e a ecocardiografia com estresse farmacológico. O diabete oferece risco maior para desfechos adversos em pacientes que sofrem de angina instável ou infarto.[27]

A disfunção autonômica aumenta o risco de instabilidade hemodinâmica e diminui o limiar para arritmias e risco de vida. Alterações na regulação do fluxo sanguíneo coronariano e a redução da reserva coronária, decorrentes de alterações na micro e macrovasculatura, distúrbios metabólicos e disfunção do sistema nervoso autonômico, aumentam o risco de isquemia miocárdica.

A resistência à insulina, vigente também no miocardio (a captação de glicose mediada pela insulina está reduzida em 41%), interfere ainda com a disponibilidade intracelular de glicose, essencial para a recuperação da função contrátil do miocardio.[32] A hiperglicemia, o acúmulo intramiocelular de triglicerídeos, o estresse oxidativo, a inflamação, as alterações na microcirculação e no sistema nervoso autônomo, interferindo com a resposta vasodilatadora, ampliam a área de necrose ou disfunção pós-isquemia.

Disfunção diastólica, associada a hiperglicemia e resistência à insulina, frequente na população diabética, é manifestação precoce de cardiomiopatia, favorecendo a progressão para insuficiência cardíaca.

Anormalidades de coagulação e plaquetas elevam o risco de trombose no local de ruptura da placa e de reinfarto após a terapia trombolítica. Além disso, o diabete é a principal causa de doença renal, o que reduz a perspectiva de vida, projetando uma sobrevida em torno de 5 anos em 20% dos pacientes com DM2 e DAC.

Em geral, o diagnóstico de angina é fortemente sugerido pelas queixas clínicas do paciente. Entretanto, é muito importante lembrar que essas crises podem ocorrer de forma silenciosa, devido ao comprometimento das fibras aferentes sensitivas do sistema nervoso autônomo, mascarando o diagnóstico. O aumento da pressão arterial e da frequência cardíaca é sugestivo de uma crise de angina, mas o ECG ou o exame físico podem não apresentar alterações entre estas ou mesmo durante um episódio de angina. Outras vezes, as alterações eletrocardiográficas ocorrem durante uma crise e, rapidamente, se normalizam após a mesma, inclusive em episódios graves. Quando os sintomas são típicos, o diagnóstico geralmente é fácil. As características e a localização da dor, sua relação com o esforço, refeições e outros fatores auxiliam no diagnóstico.

O teste de esforço em esteira avalia a gravidade da doença arterial coronariana e a capacidade do coração de responder à isquemia. O teste de esforço combinado com perfusão com radioisótopos pode informar sobre as características da lesão determinante da angina. Os estudos com radioisótopos, a par de confirmarem a presença de isquemia, também identificam a região acometida e sua extensão, além de revelar o volume do fluxo sanguíneo que chega ao miocárdio.

A ecocardiografia de esforço é uma prova com baixo risco que revela o tamanho do coração, o movimento do miocárdio, o fluxo sanguíneo através das válvulas cardíacas e o funcionamento das válvulas. A arteriografia coronariana (coronariografia) é útil para diagnosticar com certeza a DAC. Na prática clínica, esse exame é geralmente indicado para determinar a gravidade da doença arterial coronariana e indicar tratamentos como a angioplastia ou a revascularização do miocárdio.

ACIDENTE VASCULAR CEREBRAL

O AVC é considerado uma complicação do diabete decorrente da evolução do processo de aterosclerose cerebral e das artérias carótidas; entretanto, há evidências de que a microcirculação cerebral também é afetada, e o cérebro é reconhecido como órgão-alvo das complicações dessa doença. Vários estudos têm demonstrado a existência de espessamento da membrana basal dos microvasos cerebrais, depósitos de colágeno, formação de nódulos de colágeno na musculatura lisa do vaso e comprometimento da conexão entre vasos e células neuronais. Esse processo é semelhante ao que ocorre na retinopatia diabética, de tal forma que tem sido proposto se avaliar o grau de injúria da microvasculatura cerebral pelo grau de comprometimento da microvasculatura da retina.

O efeito do diabete, e/ou da hiperglicemia na microvasculatura cerebral em modelos experimentais, resulta em importante remodelação vascular caracterizada por tortuosidade adquirida dos vasos, logo nas primeiras semanas de indução do diabete, mediante níveis de glicemia > 300 mg/dL. Paralelamente a essas alterações, tem sido observado, em modelo animal (rato Goto-Kakisaki), aumento de matriz metaloprotease, que pode ser prevenida pelo tratamento com metformina e controle da glicemia, além do uso de minociclina (inibidor da metaloprotease). Outros estudos também demonstraram que, após 8 a 12 semanas de diabete, já ocorre o espessamento da parede vascular de artérias cerebrais. O tratamento com metformina, a melhora do controle glicêmico e o tratamento com o inibidor do receptor ET-1 (endotelina) inibiram o processo de remodelação dos microvasos cerebrais. Embora vários fatores de crescimento estejam envolvidos na remodelação da micro e macrovasculatura cerebrais no diabete, acredita-se que o principal alvo efetor seja o receptor da endotelina (ET-1), cujo papel tem sido cada vez mais valorizado nas complicações vasculares do diabete e cujo bloqueio as previne.[33]

Os microvasos cerebrais, por meio de *tight junctions,* desenvolvem importante interação, formando uma estrutura única e dinâmica que permite a comunicação entre células endoteliais, células gliais e neurônios da unidade neurovascular, estabelecendo a integridade da barreira sanguínea cerebral. O diâmetro do vaso é o primeiro determinante do AVC, sendo regulado por vários mecanismos que asseguram suficiente fluxo sanguíneo em condições fisiológicas, como por exemplo a produção de óxido nítrico, a ativação dos canais de potássio que leva à hiperpolarização da musculatura lisa da parede vascular e o estímulo β-adrenérgico. O diabete estimula alterações nestas vias de dilatação, impedindo a reatividade, e contribuindo na patogênese do AVC.

Vários fatores de risco agravam o efeito da hiperglicemia, como a hipertensão e a hipercolesterolemia,[28,29] repercutindo em maior frequência dos infartos isquêmicos lacunares subcorticais. O processo aterosclerótico acentuado, as alterações na coagulação, a menor capacidade da hemoglobina glicada de liberar oxigênio, a menor oferta de óxido nítrico adiante da neuropatia autonômica são coadjuvantes.[31,34]

A etiologia do AVC isquêmico pode interferir no tratamento, prognóstico e desfecho da doença. O AVC pode ser classificado em cinco subtipos: 1 - aterosclerose de grandes vasos; 2 - cardioembolismo; 3 - oclusão de pequenos vasos (lacunar); 4 - AVC de outras etiologias; 5 - AVC de etiologia indeterminada. Estudos sugerem que a hiperglicemia piora o desfecho no AVC não lacunar, mas não interfere no AVC lacunar. Não está definido se o quadro mais frequente é o lacunar ou não. Além disso, infartos silenciosos são mais frequentes em diabéticos, contribuindo para a maior incidência de comprometimento cognitivo.[33]

A glicemia tem papel importante em complicações da terapia de reperfusão cerebral após AVC isquêmico agudo. Observou-se que quanto maior o valor da glicemia no início dos sintomas do AVC, piores foram o prognóstico e a segurança do tratamento de reperfusão.[21]

DOENÇA ARTERIAL PERIFÉRICA

A DAP caracteriza-se pela aterosclerose da aorta abdominal e artérias de membros inferiores, sendo mais frequente nas artérias tibiais, havendo redução da luz das artérias e consequente isquemia tecidual.

O estudo Framingham demonstrou que 20% dos homens e mulheres com claudicação intermitente tinham DM2. Entretanto, como a maioria dos pacientes era assintomática, acredita-se que esse valor esteja subestimado. A associação de neuropatia e ulceração dos pés aumenta o risco de gangrena e amputação de membros inferiores em indivíduos com DAP, e nos pacientes com DM2 essas complicações ocorrem mais precocemente e com frequência quase dez vezes maior. Além disso, aproximadamente 33-50% dos pacientes com DAP sintomática apresentam evidências de doença coronária. A taxa de mortalidade avaliada durante 5 anos foi 15-30% maior na presença de DAP.[13]

O diagnóstico precoce da DAP possibilita identificar indivíduos propensos a quadros oclusivos e evitar perda de membros, limitação ou incapacidade funcional. Na avaliação do paciente, o exame físico e a história clínica e são muito importantes, levando em consideração a investigação de fatores de risco como tabagismo, hipertensão arterial, dislipidemia, duração do diabete, sintomas de claudicação, dor em repouso e/ou incapacidade funcional. As manifestações mais frequentes de DAP são claudicação intermitente, dor em repouso, úlceras com dificuldade de cicatrização e gangrena. A claudicação intermitente, que se caracteriza por dor nas panturrilhas, coxas ou nádegas durante caminhadas, melhorando com o repouso, é a queixa mais comum. Os pacientes são em grande parte assintomáticos ou apresentam sintomas mais sutis como fadiga e dificuldade para caminhar rapidamente, justificando o exame periódico desses pacientes e o autocuidado para prevenir complicações. Nos quadros mais graves, além da dor em repouso, pode haver lesão trófica, que caracteriza a isquemia crítica. Durante o exame físico devem ser feitas a inspeção dos pés e a palpação dos pulsos, como os femorais, poplíteos e pediosos. A hiperemia reativa pode ser diagnosticada com os pés em posição pendente, e a palidez, quando há elevação dos mesmos. Na insuficiência vascular podem estar presentes também redução dos pelos, distrofia das unhas, pele fria, seca e com fissuras, sendo frequente a presença de lesões interdigitais.[35,36]

A utilização do índice tornozelo-braço, que consiste na medida da pressão arterial sistólica no tornozelo (pulsos pedioso e tibiais posteriores) e braço (artéria braquial) por doppler portátil, pode ser questionável em diabéticos, pela grande chance de haver calcificações da camada média da íntima arterial (esclerose de Monckeberg, que enrijece a parede arterial), que elevam o índice, comprometendo a sensibilidade do método. No diagnóstico de certeza da DAP, a avaliação vascular de pressões segmentares e o ecodoppler arterial, são apropriados. Em pacientes que requerem a revascularização, a localização exata das estenoses e oclusões é necessária, o que pode ser obtido com ultrassonografia, angiografia por ressonância magnética ou arteriografia, sendo esta última considerada o padrão-ouro para esse fim, mas deve ser indicada com cautela devido ao risco de nefrotoxicidade.

A abordagem desses pacientes busca: alívio dos sintomas, melhora da capacidade de caminhada, cicatrização de úlcera isquêmica, prevenção de amputação e melhora da qualidade de vida.

FISIOPATOLOGIA DA DOENÇA MACROVASCULAR NA SÍNDROME METABÓLICA

A prevalência de doença macrovascular na síndrome metabólica é elevada em decorrência das diversas alterações metabólicas vigentes nesta condição, como obesidade central, hiperglicemia, hiperinsulinemia, dislipidemia, disfunção endotelial, hipertensão, alterações hemostáticas, entre outras. O risco cumulativo de DCV aumenta com a presença do diabete e de todos os componentes da síndrome metabólica, cujo denominador comum é a resistência à ação da insulina.

A prevenção e o tratamento das anormalidades cardiovasculares exigem a compreensão dos mecanismos fisiopatológicos envolvidos em sua gênese e evolução, nos âmbitos celular e molecular. Os principais efeitos dos componentes da síndrome metabólica estão descritos a seguir:

DISLIPIDEMIA

A dislipidemia contribui para o perfil aterogênico na síndrome metabólica, caracterizando-se por elevação da trigliceridemia (TG), predomínio de partículas LDL pequenas e densas e redução do HDL-colesterol. Em decorrência da hiperinsulinemia, prevalece a formação de grandes partículas de lipoproteínas de densidade muito baixa (VLDL) pelo fígado. Em mecanismo independente do substrato do receptor de insulina, observa-se estimulação da proteína de ligação ao elemento responsivo a esteroide 1c e 1a (*sterol regulatory element binding protein* 1c e 1a, SREBP1c e SREBP1a) pela insulina. Isso favorece a transativação de genes lipogênicos, culminando em grande produção hepática de triglicerídeos. Este evento é ainda favorecido pela hiperglicemia, a qual, por meio da via das pentoses, gera intermediários que ativam a proteína de ligação ao elemento responsivo a carboidrato (ChREBP). Esta estimula a SREBP1c, agravando a produção hepática de TG. Há também a participação dos receptores hepáticos X (LXR) que aumentam a produção de SREBP1c e promovem sua ativação.[37] (Figura 63.1).

A maior síntese hepática de triglicerídeos (TG) é favorecida pelo aporte de ácidos graxos advindos do tecido adiposo, graças à liberação da atividade da lipase hormonossensível (LHS) na vigência de resistência insulínica. Por outro lado, é maior a atividade do fator de transcrição SREBP1a (*sterol regulatory element binding protein 1a*), estimulado pela hiperinsulinemia (via não insulinorresistente), pela hiperglicemia (via fator ChREBP - proteína de ligação ao elemento responsivo a carboidrato) e pelo fator hepático X (LXR). Na presença de resistência à insulina aumenta a atividade da proteína microssomal de transferência de TG (MTP), levando à formação de grandes partículas de VLDL-colesterol (partículas de lipoproteínas de densidade muito baixa). Conjuntamente com o aumento de síntese de TG, o prejuízo na atividade da lipoproteína lipase (LPL) contribui para a hipertrigliceridemia. Em decorrência, formam-se LDL pequenas e densas graças à ação da lipase hepática (LH). A redução da concentração de HDL-colesterol ocorre devido à menor metabolização de VLDL e QM pela LPL, com menor geração de pré-beta HDL e de sua maturação a grandes partículas de HDL. AG (ácidos graxos livres) (Figura 63.1).

Na vigência de resistência insulínica há maior atividade da proteína de transferência microssomal de triglicerídeos (MTP) que transfere TG para a molécula nascente de apolipoproteína B100 (apoB100). Concomitantemente, há, ainda, maior atividade das fosfolipases e do fator de ribosilação ARF, os quais garantem a produção de grandes partículas de VLDL, denominadas VLDL1 ou VLDL flutuantes (*large buoyant VLDL*). Esse mesmo processo ocorre nos enterócitos, com a transferência de TG à apoB48, condicionando a secreção de grandes partículas de quilomícrons (QM) no período pós-prandial.[37]

Na circulação, a metabolização de QM e VLDL é lentificada pela menor produção e atividade da lipoproteína lipase (LPL). Essa enzima tem como principal estimulador fisiológico a insulina, a qual

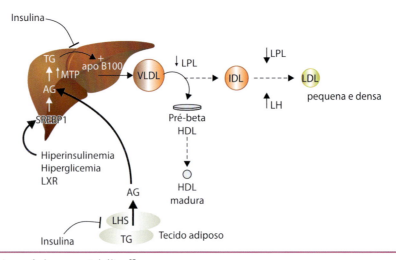

Figura 63.1 Dislipidemia na síndrome metabólica.[37]

modula positivamente a transcrição de seu gene e a sua atividade, graças ao estímulo e à inibição, respectivamente, da transcrição dos genes da apo C-II e apo C-III. A apo C-II estimula a atividade da LPL, enquanto a C-III inibe. Na resistência insulínica, a menor razão apo C-II/apo C-III na superfície dos QM e VLDL diminui a atividade de hidrólise da LPL sobre os TG, favorecendo sua elevação.

Os mecanismos descritos acima, principalmente a maior produção e a menor metabolização dos QM, condicionam a hiperlipidemia pós-prandial, com acúmulo de remanescentes de lipoproteínas. Estas partículas são muito aterogênicas e se prendem à matriz de proteoglicanos da parede arterial, sendo gradativamente metabolizadas e captadas por macrófagos infiltrados na íntima.

Em decorrência da hipertrigliceridemia, há o predomínio na formação de partículas pequenas e densas de lipoproteína de densidade baixa (LDL). LDL pequenas são menos reconhecidas pelo receptor de LDL (receptor B-E) no fígado e tecidos periféricos. Devido ao seu tamanho reduzido, têm maior acesso à íntima arterial, onde são mais sensíveis à oxidação e, consequentemente, à captação por macrófagos da íntima.[38]

Durante a hidrólise do TG dos QM e VLDL, há a formação concomitante de partículas nascentes de HDL (pré-beta HDL). Uma vez que a atividade da LPL se encontra reduzida na resistência à ação da insulina, há menor geração de partículas HDL. Deste modo, há um perfil aterogênico grandemente vinculado à hipertrigliceridemia[38] (Figura 63.1).

Os genes humanos da *SREBP1* apresentam porções intrônicas que contêm o microRNA-33 (miR-33). Duas isoformas de miR33 já foram descritas: miR33b presente no íntron 17 do gene da SREBP1 no cromossomo 17 e miR33a localizado no íntron16 da SREBP 2 no cromossomo 22. Eles promovem a degradação do mRNA do receptor de HDL, ABCA-1. Considerando-se que o miR33b é codificado pelo gene da SREBP1c, sua quantidade deve aumentar em estados de resistência insulínica, com menor geração de ABCA-1 e, consequen-

temente, da exportação de colesterol hepático e geração de partículas nascentes de HDL. Novamente, observa-se íntima associação entre hipertrigliceridemia e redução da HDL plasmática na síndrome de resistência à insulina.[39]

Modificações no âmbito celular, caracteristicamente decorrentes da hiperglicemia, geração de produtos de glicação avançada (AGE) e estresse oxidativo contribuem para o prejuízo na expressão de receptores de HDL. Isto compromete a remoção celular de colesterol, principal função antiaterogênica atribuída às HDL. Em obesos e em resistentes à insulina, observa-se menor maturação das pequenas partículas de HDL, caracterizando pobre enriquecimento das mesmas em lipídios e predomínio de subfrações de menor tamanho no compartimento plasmático. Em outras palavras, evidencia-se prejuízo na função das HDL ao longo do transporte reverso de colesterol, sistema por meio do qual o excesso de colesterol é removido da periferia pelas HDL e levado ao fígado para liberação na bile e excreção fecal.[40]

É crescente o número de evidências na SM e no DM de que, além da redução na concentração plasmática da HDL-colesterol, há, também, prejuízo das suas funções, entre elas: a antioxidante, a anti-inflamatória, a vasodilatadora e, como exposto anteriormente, na remoção do colesterol celular.

HIPERGLICEMIA

Na vigência de hiperglicemia ocorre a modificação de lipoproteínas e de outras proteínas pelo processo de glicação - reação covalente não enzimática entre a porção amino terminal das proteínas e fosfolipídios - a qual progride para a formação irreversível de produtos de glicação avançada (AGE). Lipoproteínas glicadas, como a VLDL e o QM, são menos sensíveis à ação da LPL e menos reconhecidas por receptores celulares, condicionando a elevação da trigliceridemia. Além disso, LDL glicadas são mais sensíveis à oxidação, o que aumenta seu potencial aterogênico, graças ao seu reconhecimento por receptores *scavenger* de macrófagos. Por outro lado, HDL glicadas têm sua meia-vida reduzida na circulação.

Macromoléculas modificadas por glicação avançada interagem com o receptor de produtos de glicação avançada (RAGE), desencadeando a via de sinalização geradora de espécies reativas de oxigênio (ROS) e da ativação do fator nuclear NF-κB. Esses processos resultam em estímulo à transcrição de genes pró-inflamatórios e de moléculas de adesão relacionadas ao dano vascular.

Tabela 63.1 Distúrbios lipídicos na síndrome metabólica[37]

Dislipidemia na síndrome metabólica
↑ Quilomícrons e VLDL (hipertrigliceridemia)
↑ LDL colesterol pequenas e densas
↓ HDL pequenas e densas
• Alteração nas propriedades químicas e funcionais das lipoproteínas

A albumina glicada, isolada de portadores de diabete melito com controle glicêmico inadequado, induz a geração de ROS em macrófagos, vinculado ao estresse de retículo endoplasmático e inflamação celular. Esses eventos favorecem a redução do conteúdo dos receptores de HDL, ABCA-1 e ABCG-1, levando ao acúmulo intracelular de colesterol e óxidos de colesterol, como 7-cetocolesterol, que exerce efeitos inflamatório e apoptótico.[34]

As HDL glicadas perdem grande parte de seu potencial anti-inflamatório, favorecendo a disfunção endotelial pela ação de citocinas e moléculas de adesão. Produtos de glicação sequestram óxido nítrico, comprometendo a sua atividade vasodilatadora, e induzem a liberação de endotelina-1. A glicação altera, ainda, a expressão de subtipos de colágeno e favorece o entrecruzamento de suas moléculas, perturbando a arquitetura vascular.

HIPERTENSÃO

A hipertensão é um componente-chave da síndrome metabólica e se vincula intimamente aos demais componentes desta síndrome, em particular à obesidade e à hiperinsulinemia, compensatória à resistência insulínica (Tabela 63.2).

A resistência à ação da insulina parece ser seletiva, comprometendo principalmente a ativação da via fosfatidilinositol 3-cinase (PI3-cinase), responsável pela captação e armazenagem de glicose, aminoácidos e íons, e pelo metabolismo de lipídios. Esta via exerce ainda efeitos anti-inflamatório e vasodilatador, estimulando a síntese de óxido nítrico e a inibição da transcrição do fator nuclear kappa B (NF-κB). Por outro lado, a via da MAP-cinase (*mitogen-activated protein kinase*), com efeitos mitogênicos, não está comprometida, favorecendo a proliferação celular (Figura 63.2).

A hiperinsulinemia aumenta o tônus simpático, induzido centralmente pela insulina. Este hormônio favorece, ainda, a reabsorção renal de sódio e o consequente aumento do volume de fluido extracelular, também predispondo ou agravando a

Tabela 63.2 Causas da hipertensão na síndrome metabólica[41,42]

Hipertensão na SM	
• Hiperinsulinemia	
• Inflamação	↑ Tônus simpático
• Disfunção endotelial	
• Aumento do fluxo de ácidos graxos	

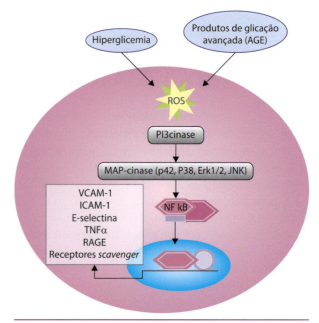

Figura 63.2 Estresse oxidativo como elo das complicações macrovasculares do diabete melito. Na vigência de hiperglicemia e formação de produtos de glicação avançada (AGE) há maior insulto oxidativo celular com ativação do fator nuclear kappa B (NF-κB), o qual modula positivamente a transcrição de genes inflamatórios e de receptores *scavenger*. Esses eventos associam-se a dislipidemia diabética, inflamação e disfunção endotelial, que predizem o risco cardiovascular no diabete melito. ROS: espécies reativas de oxigênio PI3 cinase = fosfatidil inositol 3 cinase; MAP-quinase: *mitogen-activated protein cinase*; VCAM: ICAM-1: molécula de adesão da célula vascular 1; ICAM-1: molécula de adesão intercelular 1; TNFα: fator de necrose tumoral alfa; RAGE: receptor de produtos de glicação avançada. Fonte: Adaptado de Reynaert et al., 2016.[63]

hipertensão.[41] A obesidade, por sua vez, também prejudica a natriurese - aumenta a reabsorção de sódio e eleva o tônus simpático na presença de hiperleptinemia, via ativação dos núcleos hipotalâmicos ventro e dorsomedial.

Concentrações elevadas de glicose e insulina favorecem a síntese de angiotensinogênio e angiotensina e a maior expressão do receptor AT1, aumentando a atividade do sistema renina-angiotensina-aldosterona, agravando a hipertensão arterial e a resistência à insulina. A angiotensina II, por sua vez, estimula a produção de espécies reativas de oxigênio, a formação de produtos finais da glicação avançada contribuindo para a formação da placa aterosclerótica.

A maior concentração de ácidos graxos circulantes pode participar na indução do tônus simpático, corroborando a associação entre obesidade central e disparo adrenérgico.

O mecanismo pelo qual a hiperinsulinemia leva à disfunção endotelial é bastante complexo e envolve o prejuízo na função hemodinâmica e a ação de mediadores inflamatórios em diferentes territórios.

A insulina, via PI3-cinase, ativa a AKT, levando à fosforilação da eNOS (sintase endotelial do óxido nítrico), aumentando a sua atividade, com consequente geração de óxido nítrico. Deste modo, melhora o fluxo sanguíneo e o recrutamento capilar, os quais caracterizam a ação hemodinâmica vasodilatadora da insulina no leito vascular. O NO causa vasodilatação via ativação da guanililciclase na musculatura lisa vascular, e previne a adesão plaquetária e de leucócitos na parede vascular e a proliferação das células musculares lisas, protegendo da lesão vascular. A diminuição da vasodilatação mediada por fluxo decorre da redução na liberação de óxido nítrico observada na obesidade e na resistência insulínica. A ativação da MAP cinase (MPAK) induz a produção de endotelina 1, agravando a resistência insulínica, reduzindo a biodisponibilidade de NO e favorecendo o estado pró-aterogênico.[30] (Tabela 63.2)

A hiperglicemia, determinando maior estresse oxidativo celular e a geração de produtos de glicação avançada, também reduz a liberação de NO. As HDL glicadas perdem sua habilidade de contrarregular a ação da LDL modificada, na inibição da vasodilatação endotélio-dependente.

INFLAMAÇÃO E ALTERAÇÕES HEMOSTÁTICAS

A obesidade central e a síndrome de resistência à ação da insulina são acompanhadas por importantes alterações hemostáticas que favorecem a trombogênese.

A disfunção endotelial é um componente marcante da síndrome metabólica que agrava sobremaneira a evolução do diabete melito e o risco cardiovascular. Além do prejuízo na resposta vasodilatadora diante da dislipidemia, do estresse oxidativo e glicoxidativo, da macroalbuminúria e da hiperinsulinemia - observa-se um fenótipo pró-inflamatório, com aumento da expressão de citocinas, moléculas de adesão vascular e do fator de Von Willebrand.

As artérias são circundadas por uma camada de tecido adiposo perivascular, o qual modula a função vasomotora - em parte, pela captação e eliminação de catecolaminas. Adipocinas produzidas por este tecido medeiam o controle da atividade vasoconstritora, incluindo-se: leptina, adiponectina, TNF, interleucina 6, prostaglandinas, angiotensina II e endotelina 1.[42]

O tecido adiposo produz, ainda, fatores ligados ao sistema complemento, implicado na obesidade, esteatose hepática e doença cardiovascular, traduzindo o elo entre alterações inflamatórias teciduais e desarranjos metabólicos sistêmicos e de coagulação.

A infiltração de macrófagos no tecido adiposo e sua diferenciação em um perfil mais inflamatório (M1, produtores de IL-6, TNF e interleucina 1-β) em detrimento dos menos inflamatórios (M2, produtores de IL-1-, IL-4 e IL-13) é determinante do estresse inflamatório crônico que acompanha a obesidade visceral. Além disso, atua na gênese e/ou progressão da resistência insulínica periférica. Na parede arterial há também a diferenciação de macrófagos, que acompanha o estresse inflamatório típico da aterosclerose e prejudica o metabolismo de lipídios na íntima das artérias.[43]

A inflamação, evidenciada por elevação de proteína C reativa, a diminuição de fibrinólise (por aumento do inibidor-1 do fator ativador do plasminogênio), o aumento de fibrinogênio e da geração de trombina e a hiperatividade plaquetária são fatores importantes que contribuem para o tromboembolismo venoso e trombose arterial. A inflamação, elevada na obesidade central, correlaciona-se com o acúmulo de gordura no epicárdio.

Indivíduos obesos apresentam maior atividade pró-coagulante diante da elevação da concentração do fator VII de coagulação e seu receptor, o fator tecidual. Esses eventos podem ser corrigidos pela perda de peso corporal.[44] Em modelos animais de obesidade induzida por dieta, fica clara a contribuição de macrófagos infiltrados no tecido adiposo sobre a geração do fator tecidual.[45] Há grande impacto do aumento da lipólise periférica sobre a liberação de fator tecidual, o que está em parte vinculado à diminuição do sinal insulínico, com prejuízo na ativação da fosfatidilinositol 3 cinase, a qual modula negativamente a expressão de fator tecidual. Além disso, o acúmulo de ácidos graxos favorece a ativação de JNK (c-Jun N-terminal cinase) e NF-κB em adipócitos e macrófagos, propagando a resposta inflamatória e a expressão do fator tecidual. A redução da HDL-colesterol também condiciona prejuízo na atividade vasodilatadora e influencia a agregação plaquetária (devido ao menor antagonismo exercido por estas lipoproteínas contra a ativação de plaquetas induzidas por LDL). A trombogênese é ainda modulada positiva e negativamente por, respectivamente, leptina e adiponectina. Medicamentos anti-hiperglicêmicos, como a metformina e os agonistas de PPAR gama, inibem a expressão de fator tecidual em macrófagos e monócitos.

Diversos marcadores de atividade plaquetária encontram-se aumentados em obesos e portadores de diabete melito tipo 2, incluindo o volume plaquetário médio, os metabólitos de tromboxano A2, a P-selectina solúvel e CD40L derivado de plaquetas. Resistência aos efeitos antiagregantes de doadores de óxido nítrico, prostaglandina I2 e seus efetores também é observada. O estresse oxidativo é um dos elementos fundamentais da hiperatividade plaquetária, desencadeado por hidroperóxidos lipídicos, produtos de glicação e lipoxidação.

O plasma de indivíduos com síndrome metabólica forma coágulos com maior densidade em comparação aos controles saudáveis, sendo proporcional à presença cumulativa de componentes da síndrome. A apoptose de macrófagos em áreas de lesão aterosclerótica favorece a exposição do centro necrótico aos componentes circulatórios, desencadeando eventos trombóticos pela exposição ao fator tecidual. Este evento marca a injúria vascular e constitui fonte de atividade pró-coagulante.

A esteatose hepática que acompanha a síndrome metabólica altera a produção de vitamina K, com forte associação entre esta vitamina pró-coagulante e a concentração das enzimas hepáticas. Além disso, os fatores de coagulação XI, XII VII e o fibrinogênio encontram-se moderadamente elevados em indivíduos com esteatose hepática e contribuem para a manifestação clínica de hipercoagulabilidade.[32] A dislipidemia, a inflamação e o estresse oxidativo que acompanham a esteatose são importantes determinantes dos eventos mencionados. Em particular, o aumento da produção de VLDL condiciona elevação acentuada da trigliceridemia, e favorece a ativação do fator VII. A HDL que, por sua vez, atenua o fator tecidual e diminui a formação de trombina encontra-se reduzida, favorecendo o estado pró-trombótico.

A hipofibrinólise, decorrente do aumento da concentração do inibidor do ativador de plasminogênio (PAI-1), é outro componente que contribui para o estado pró-trombótico da síndrome metabólica. A elevação do PAI-1 retarda a remoção do trombo e agrava a o desenvolvimento da lesão aterosclerótica. Sua produção na obesidade e resistência insulínica é atribuída a sítios ectópicos de tecido adiposo e fígado gorduroso (Tabela 63.3).

DIAGNÓSTICO E TRATAMENTO DA DOENÇA MACROVASCULAR

A doença macrovascular, embora de alta prevalência na população diabética, tem diagnóstico muitas vezes difícil, pois a doença arterial (aterosclerose) é frequentemente assintomática, especialmente nos portadores de neuropatia. A doença aterosclerótica inclui as síndromes coronarianas agudas, infarto do miocárdio, angina estável ou instável, revascularização arterial, acidente vascular cerebral, ataque isquêmico transitório ou doença arterial periférica.

Os principais fatores clínicos de risco para a DCV em portadores de diabete, segundo a Sociedade Brasileira de Diabetes (SBD),[28] estão na Tabela 63.4.

Diante de tantos fatores determinantes, frequentemente com efeitos sinérgicos, o risco de evento cardiovascular pode ser bastante heterogêneo. Alguns escores de risco como o de Framingham (ASCVD risk calculator- cálculo de risco estimado para um período de 10 anos), o PROCAM (Prospective Cardiovascular Munster) e o SCORE (Systematic Coronary Risk Evaluation) podem eventualmente subestimar o risco cardiovascular por não terem sido direcionados apenas aos portadores de diabete.

O UKPDS Risk Engine[46] foi baseado em dados do estudo United Kingdom Prospective Diabetes Study (UKPDS-56), em 4540 pacientes DM2 entre 25-65 anos sem história prévia de doença cardía-

Tabela 63.3 Alterações hemostáticas na síndrome metabólica[43-45]

Alterações hemostáticas na SM	
• Redução da fibrinólise (↑ PAI-I)	
• Aumento da geração de trombina	↑ Fator tecidual
• Coágulos mais densos	↑ Fator VII
• Hiperatividade plaquetária	↑ Vitamina K

PAI-1: inibidor do ativador do fibrinogênio.

Tabela 63.4 Fatores de risco para doenças cardiovasculares em pacientes com diabete segundo a Sociedade Brasileira de Diabetes.[28]

Fatores de Risco para Doenças Cardiovasculares (DCV)
Manifestação clínica prévia de DCV
Sexo feminino (o risco relativo aumenta 5 vezes)
Idade: > 40 anos nos homens. > 50 anos nas mulheres.
Duração elevada do diabete - a cada 10 anos, o risco aumenta 86% (estudo de Framingham)
Presença de nefropatia (albuminúria) ou neuropatia autonômica
Presença de outros fatores de risco cardiometabólicos: hipertensão arterial, dislipidemia, tabagismo, sedentarismo, aterosclerose precoce na família e síndrome metabólica
Presença de fibrilação atrial: > risco de acidente vascular embólico

ca, sendo específico para a população com diabete. Provê uma estimativa de risco para evento coronariano e acidente vascular - fatais e não fatais. Inclui na avaliação: idade, sexo, etnia, tabagismo, duração do diabete, valores de HbA1c, lipídios, pressão arterial e presença de proteinúria (Figura 63.3). Usando o resultado: risco de DCV fatal ou não fatal em 10 anos, os pacientes podem ser divididos em três grupos:

- Baixo risco: <10% em 10 anos;
- Risco intermediário: 10-20% em 10 anos;
- Alto risco: > 20% em 10 anos.

A melhor previsão é obtida para os indivíduos com risco intermediário. O endereço eletrônico da UKPDS *risk engine* é: http://www.dtu.ox.ac.uk/riskengine/download.php.

ESTRATIFICAÇÃO DO RISCO CARDIOVASCULAR E DIAGNÓSTICO DE DOENÇA CORONARIANA

Está bem definido que o risco de eventos cardiovasculares em pacientes com diabete é alto, antecipando em até 15 anos a sua ocorrência. Na ausência de isquemia do miocárdio detectada por exames, a taxa de eventos coronarianos graves é superior a 1,5% por ano num seguimento de 2 anos e, na presença de isquemia do miocárdio, de 4,7 a 13,8% por ano.[47]

No entanto, não há ainda um consenso quanto ao algoritmo mais indicado na detecção da doença arterial coronariana subclínica ou assintomática em portadores de DM.

A ADA (American Diabetes Association)[29] recomenda a pesquisa de isquemia do miocárdio nos pacientes DM2 que apresentam:

1. Sintomas cardíacos típicos ou atípicos (dor ou desconforto precordial, dispneia);
2. Doença vascular (sopro carotídeo, ataque isquêmico transitório, AVC, claudicação ou doença arterial periférica). A presença de angina não é necessária, pois muitos pacientes têm isquemia sem dor precordial, devido à neuropatia;
3. ECG de repouso alterado: presença de sobrecarga ventricular esquerda, ondas Q e isquemia miocárdica.

Para esses pacientes está indicado o teste ergométrico, com ou sem ecocardiografia, ou naqueles com idade superior a 40 anos, a tomografia de artérias coronárias. Os indivíduos com alterações no ECG que prejudicam a avaliação (bloqueio de ramo esquerdo ou anomalia do seguimento ST-T), ou com incapacidade física de executar os testes com exercícios, devem fazer o ecocardiograma de estresse farmacológico ou imagem nuclear (cintilografia do miocárdio) (Tabela 63.5).

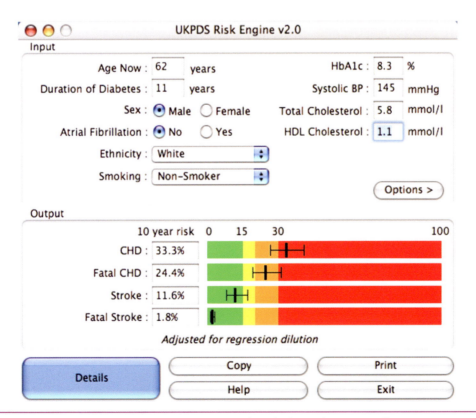

Figura 63.3. Calculadora UKPDS de risco cardiovascular. Fonte: Adaptado de Guzder RN, 2005.[46]

Tabela 63.5 Estratificação do risco cardiovascular em pacientes com diabete tipo 2 segundo a American Diabetes Association.[29]

Estratificação do Risco Cardiovascular
Pacientes sem histórico de doença cardiovascular
Não há indicação de testes para avaliar isquemia coronariana   • A estratificação de risco cardiovascular em 10 anos pode ser obtida com a calculadora *UKPDS*   • Baixo risco: < 10% em 10 anos   • Risco intermediário: 10-20% em 10 anos   • Alto risco: > 20% em 10 anos
Pacientes com sintomas cardíacos, doença aterosclerótica em outros sítios ou ECG de repouso alterado
• Teste ergométrico   • Tomografia de artérias coronárias (se > 40 anos)   • Ecocardiograma de estresse farmacológico ou cintilografia do miocárdio na impossibilidade dos testes anteriores

Uma vez que o teste ergométrico é, muitas vezes, pouco sensível, vários autores têm indicado a cintilografia do miocárdio ou ecocardiograma de estresse. No entanto, não há evidência completa de que os exames para pesquisar isquemia miocárdica modifiquem os eventos coronarianos. O estudo Detection of Ischemia in Asymptomatic Diabetes (DIAD)[48] evidenciou que o tratamento intensivo vem reduzindo a taxa de eventos CV na população diabética para 0,6% ao ano, variando de 0,4% a 2,4% na dependência da gravidade da isquemia. Em 1123 pacientes DM2, idade média de 61 anos, duração do diabete acima de 8 anos e HbA1c = 7,1%, os eventos foram semelhantes nos dois grupos de pacientes com ECG normal, randomizados ou não para pesquisa de DCV com indução de isquemia miocárdica e cintilografia. Tais dados mostraram que os exames de investigação de rotina para pesquisa de isquemia miocárdica não mudaram a história da DAC naqueles assintomáticos, desde que tratados com controle rigoroso dos fatores de risco. Por outro lado, fortalecem a orientação de que essa população deve receber tratamento clínico intensivo. Os testes de *screening* em pacientes assintomáticos são úteis na estratificação de risco de eventos cardíacos futuros, mas não resultam em diferentes evoluções. Em paralelo, implicam maior exposição à radiação e, muitas vezes, a procedimentos invasivos como angiografia de coronárias ou revascularização. Outros estudos evidenciam que o benefício do tratamento intensivo foi similar também naqueles submetidos à revascularização preventiva (BARI e Courage).

Deste modo, exames rotineiros de *screening* para doença arterial coronariana não são recomendados porque não melhoram o prognóstico, desde que os pacientes estejam em tratamento intensivo dos fatores de risco para DCV.

A calcificação das artérias coronárias, indicadora de doença aterosclerótica, pode ser avaliada pelo escore de cálcio – exame validado por estudo anatomopatológico. A detecção da calcificação das artérias coronárias (CAC), por meio de tomografia computadorizada, com baixa exposição à radiação, é um método não invasivo que não requer contrate iodado. É considerado preditor independente de risco de eventos CVs, superior ao UKPDS Risk Engine e Framingham Risk Score.

O escore de cálcio é útil na definição dos pacientes, com e sem diabete, com alto risco de DCV, que requerem prevenção primária, como evidenciado nos estudos MESA (Multi Ethnic Study of Atherosclerosis), Heinz Nixdorff Recall, e PREDICT (Prospective Evaluation of Coronary Artery Calcium in Predicting Cardiovascular Events in Asymptomatic Patients with type 2 Diabetes).

A calcificação das artérias coronárias pode indicar placas obstrutivas, que ocasionam a isquemia, e placas remodeladas, não obstrutivas. Nos pacientes com diabete predominam as placas obstrutivas não remodeladas, que favorecem quadros agudos isquêmicos como infarto do miocárdio, angina instável e morte súbita.[28,29] Quanto maior a quantidade de placas (carga de placa), maior a frequência também de placas mistas e não calcificadas, não evidenciadas pelo escore de cálcio, e maior o risco de infarto e de desfechos cardiovasculares agudos e morte.

O escore de cálcio costuma ser maior nos pacientes com diabete em relação aos não diabéticos (282 ± 567 x 119 ± 341 unidades Agatston; p < 0,0001), segundo Raggi e cols.[49] Quantidade elevada de cálcio na parede arterial (escore ≥ 400) foi verificada em 26% dos diabéticos e 7,2% dos controles.[50] Anand e cols.[51] detectaram alterações na perfusão miocárdica em 48,3% dos DM2 com escore de cálcio entre 400 e 1000 e em 71,4% naqueles com escore de cálcio > 1000, configurando risco relativo de eventos CV 40 e 58 vezes maior do que em diabéticos sem CAC, num seguimento de 2 anos. Escore de cálcio < 10 sugere baixo risco cardiovascular e, acima de 10, intermediário ou alto.

A metanálise de Kramer e cols.[52] com 6521 pacientes, num seguimento de 5,2 anos, mostrou que o grupo com escore de cálcio das artérias coronárias (CAC) ≥ 10 tinha risco de morte por doença CV, ou todas as causas, aumentado em 5,5 vezes. Já nos pacientes com CAC < 10, a probabilidade de evento foi de 1,8%, evidenciando que 28,5% da população estudada tinha baixo risco de evento CV.

Na população diabética, CAC = 0 correspondeu a taxa de evento CV de 0,8 por 1.000 pessoas/ano, com sobrevida semelhante à de não diabéticos.[53] O exame pode ser repetido após 5 anos.

TESTES DE INDUÇÃO DE ISQUEMIA PARA DETECÇÃO DE DOENÇA CORONÁRIA – ECOCARDIOGRAMA DE ESTRESSE E CINTILOGRAFIA DO MIOCÁRDIO

Os estudos de perfusão miocárdica evidenciaram isquemia em até 58% dos pacientes assintomáticos, na dependência de comorbidades, duração e grau de controle do diabete. Os pacientes DM2 têm alterações de perfusão mais extensas e isquemia mais graves que os não diabéticos. Imagens de cinecoronariografia nem sempre refletem a extensão da doença, pois não contemplam a doença coronariana microvascular, mais bem avaliada na cintilografia. Além disso, as avaliações não preveem totalmente o risco diante do rompimento de placas instáveis.

As principais indicações desses testes são os pacientes com sintomas ou alterações no ECG sugestivas de isquemia (ADA).

Segundo a SBD, nos pacientes assintomáticos com escore de cálcio > 400 com alto risco de DCV ou com antecedente familiar de DAC precoce estão indicados a cintilografia ou o ecocardiograma de estresse. Já a angiotomografia de coronária não é recomendada na avaliação do risco CV em pacientes assintomáticos.

Em pacientes com DM1 os escores como o do UKPDS e de Framingham subestimam o risco de DAC nesta população. Indica-se o algoritmo proposto por Bax et al.[47]

OUTRAS AVALIAÇÕES

Espessura média-intima das carótidas

Sua mensuração pela ultrassonografia pode ajudar na identificação de pacientes com aterosclerose subclínica, sendo preditor de risco CV independente.[54] Entretanto, ainda há poucos estudos e falta a padronização do método para ser utilizado na avaliação do risco CV no diabete.

Avaliação funcional dos vasos da macro e microcirculação

Pletismografia de oclusão venosa - mensura as alterações do fluxo sanguíneo muscular do antebraço diante de estímulos fisiológicos ou farmacológicos (acetilcolina ou matacolina).

Análise da rigidez arterial por meio da medida da velocidade de onda de pulso.

Ultrassom intravascular de coronárias

Método sensível, invasivo, ainda sem padronização.

Índice tornozelo braquial

Indicado na detecção da doença arterial obstrutiva periférica. Valores abaixo de 0,9 indicam doença arterial obstrutiva (valor normal: 0,9 a 1,3).[28]

Biomarcadores de risco cardiovascular

Vários biomarcadores, alguns associados a inflamação, estresse oxidativo e disfunção endotelial, parecem ter forte associação com risco CV como a PCR (proteína C reativa de alta sensibilidade), a interleucina IL-6, o NT-proBNP, a troponina T ultrassensível, a fosfolipase A2, a nitrosamina (produto da lesão dos peroxinitritos sobre as proteínas plasmáticas), isoprostanos (marcadores de peroxidação lipídica), o fator de Von Willebrand, o inibidor do ativador do plasminigênio-1 (PAI-1), a homocisteína etc.[28]

REVENÇÃO PRIMÁRIA DA DOENÇA MACROVASCULAR DO DIABETE

Segundo a SBD[28] e a ADA,[29] mudanças no estilo de vida incluindo hábitos alimentares saudáveis, atividade física e cessação do fumo são medidas eficazes.

A orientação alimentar para adequação do peso e o estímulo à atividade física são importantes, pois reduzem a inflamação, melhoram o controle glicêmico e lipídico, a pressão arterial, o condicionamento cardíaco e a função endotelial. Indicam-se, ao menos, 150 min/semana de atividade física aeróbica moderada ou vigorosa, associada a treinamento resistido duas vezes por semana.

A prevenção primária da doença macrovascular inclui a prevenção do diabete e o tratamento dos fatores de risco como hiperglicemia, obesidade e hipertensão arterial, dislipidemia e hipercoagulabilidade, importantes também na prevenção secundária. Numerosos estudos atestaram a eficácia do controle dessas associações na prevenção ou no retardo da DCV. A avaliação anual desses fatores de risco e orientações sobre necessidade de dieta adequada, prática de exercícios e abandono do fumo devem ser observadas. Presença de albuminúria e história familiar de DCV precoce são fatores de risco adicionais de DCV.

CONTROLE GLICÊMICO

No planejamento terapêutico do paciente com DM2 deve-se ter em mente os objetivos a serem atingidos. Vários estudos clínicos como o United Kingdom Prospective Diabetes Study-UKPDS[5] e o Steno-2 Study[55] atestaram os benefícios do controle intensivo da glicemia nas complicações do diabete e na redução da mortalidade.

Redução da HbA1c em 1% diminuiu a doença microvascular e a mortalidade em 37% e 21%, respectivamente.[29] Inclusive, o seguimento dos pacientes, após 10 anos do término do UKPDS, confirmou menos complicações naqueles submetidos ao tratamento intensivo: redução de 24% das complicações microvasculares, de 9% de qualquer evento, de 17% da mortalidade relacionada ao diabete e de 15% para infarto do miocárdio.[18] Assim, o ambiente metabólico inicial tem repercussão em eventos futuros – é o chamado legado metabólico; de forma que quanto mais precoce for o controle do diabete, melhor.

No entanto, estudos posteriores, como o Veterans Affairs Diabetes Trial (VADT) e o Action to Control Cardiovascular Risk in Diabetes (ACCORD), trouxeram dúvidas quanto à segurança do controle estrito da glicemia. No ACCORD (que comparou alvos glicêmicos de HbA1c de 6,4% × 7,5%) houve aumento do risco de morte (OR = 1,35) por doença cardiovascular, e no VADT (HbA1c de 7% × 8,5% - com redução abrupta da glicemia) a tendência foi semelhante (OR 1,25 = não significativo). Por outro lado, evidenciaram que nos subgrupos sem DCV ou naqueles com menor duração da doença houve benefício, sugerindo que o alvo glicêmico deve ser individualizado. Em ambos os estudos houve redução das complicações microvasculares (retinopatia, nefropatia e neuropatia). Já no Action in Diabetes and Vascular Disease (ADVANCE), a redução menor e gradual da glicemia, com diferença de HbA1c entre grupos de apenas 0,8%, reduziu o risco de complicações micro e macrovasculares.[56]

Aventa-se a possibilidade de hipoglicemias resultarem em maior mortalidade no grupo de tratamento intensivo. Portanto, as metas terapêuticas devem ser individualizadas segundo idade e expectativa de vida, complicações, limitações e duração da doença. Nos pacientes com DM2 recente e sem complicações cardiovasculares, jovens e mulheres na gravidez, o controle mais rigoroso, com glicemias próximas do normal, e valores de HbA1c < 7% ou < 6% são benéficos, considerando que HbA1c de 7% já implica glicemias médias de 154 mg/dL. Para pacientes com DCV grave e idosos, ou portadores de neuropatias, talvez o objetivo seja controle menos estrito, entre 7% e 7,9%.[28,29]

O controle da glicemia deve ser instituído precocemente, para maximizar seu efeito e reduzir complicações. O tratamento intensivo com insulina é fundamental na redução da morbidade em pacientes com doença aguda grave nos períodos pré-operatórios, infecções, após infarto do miocárdio e na gestação.

Nos pacientes internados com infarto agudo do miocárdio ou situações clínicas críticas, introduzir a insulinização intensiva com bomba de infusão endovenosa de insulina, para manter glicemias entre 100 e 150 mg/dL. Já nos pacientes sem doença aguda grave, é recomendado manter glicemias entre 110 e 180 mg/dL, na dependência da idade e de outras comorbidades.

Estudos recentes evidenciaram os efeitos benéficos de duas novas classes de medicação na progressão da DCV, independentes do controle glicêmico. O Empagliflozin Cardiovascular Outcome Event Trial in Type 2 Diabetes Melito Patients (EMPA-REG OUTCOME)[57] utilizou a empagliflozina (inibidor do cotransportador 2 de sódio-glicose) *versus* placebo em pacientes DM2 com DCV. Após 3,1 anos o tratamento reduziu o desfecho composto (IM, AVC e morte CV) em 14% (10,5% × 12,1%) e a morte CV em 38% (3,7% × 5,9%). Já o Liraglutide Effect and Action in Diabetes: Evaluation of Cardiovascular Outcome Results – A Long-Term Evaluation (LEADER)[58] analisou o efeito da liraglutida – agonista do receptor do GLP-1 (peptídeo semelhante ao glucagon) *versus* placebo em pacientes DM2 com risco ou presença de DCV. No seguimento de 3,8 anos houve redução de desfecho primário (IM, AVC e morte CV) de 14,9% para 13%.

A escolha dos medicamentos para controle glicêmico deve também considerar as características dos pacientes. As glitazonas, embora tenham efeito benéfico na progressão da DCV, devem ser utilizadas com cautela em portadores de insuficiência cardíaca.[29] O inibidor da enzima dipeptidil- peptidase saxagliptina foi associado a maior taxa de internação hospitalar por insuficiência cardíaca.

TRATAMENTO DA DISLIPIDEMIA

O tratamento intensivo da dislipidemia com estatinas (drogas de escolha para cardioproteção) está indicado para todos os pacientes com diabete e história prévia de evento CV (infarto do miocárdio, AVC, revascularização de coronárias, doença aterosclerótica de artérias carótidas, renais, aorta ou periféricas).[28,29]

Metanálise englobando 14 estudos e 18 686 pacientes com diabete evidenciou que o tratamento com estatinas reduziu a mortalidade em 9% e a mortalidade CV em 13% para cada 39 mg/dL de redução de LDL-colesterol em 4,3 anos. Resultados semelhantes foram obtidos para o AVC e para a necessidade de revascularização.[59]

A indicação do tratamento e a dose das estatinas devem ser baseadas no perfil de risco dos pacientes (Tabelas 63.6 e 63.7).

Nos portadores de DM2 com idade < 40 anos e nos portadores de DM1, na presença de fatores de risco ou DCV estabelecida: estatinas em dose moderada ou alta, respectivamente. No entanto, há poucos estudos nessas populações.

Tabela 63.6 Recomendações para o tratamento com estatina em portadores de diabete segundo a American Diabetes Association.[29]

Tratamento com estatinas		
Idade	Fatores de risco*	Intensidade do tratamento com estatina
< 40 anos	Nenhum	Nenhum
	1 ou + fatores de risco	Moderada ou alta
	Com DCV	Alta
40-75 anos	Nenhum	Moderada
	1 ou + fatores de risco	Alta
	Com DCV	Alta
	Síndrome coronariana aguda e LDL-c ≥ 50 mg/dL ou DCV e intolerância a altas doses de estatina	Moderada + ezetimiba
> 75 anos	Nenhum	Moderada
	1 ou + fatores de risco	Moderada ou alta
	Com DCV	Alta
	Síndrome coronariana aguda e LDL-c ≥ 50 mg/dL ou DCV e intolerância a altas doses de estatina	Moderada + ezetimiba

* Fatores de risco cardiovascular: LDL-c ≥ 100 mg/dL, hipertensão arterial, fumo, doença renal crônica, albuminúria, história familiar de DCV prematura.

Tabela 63.7 Intensidade do tratamento com estatinas segundo a American Diabetes Association.[29]

Tratamento com estatinas	
Tratamento de alta intensidade	Tratamento de moderada intensidade
(↓ LDL-c em ≥ 50%)	(↓ LDL-c em 30% a < 50%)
Atorvastatina 40-80 mg	Atorvastatina 10-20 mg
Rosuvastatina 20-40 mg	Rosuvastatina 5-10 mg
	Sinvastatina 20-40 mg
	Pravastatina 40-80 mg
	Lovastatina 40 mg
	Fluvastatina XL 80 mg
	Pitavastatina 2-4 mg

Naqueles com idade > 40 anos: estatinas em dose moderada ou alta, associada a ezetimiba se necessário. Nos idosos, acima de 75 anos, deve-se considerar a presença de múltiplas comorbidades, indivíduos de origem asiática, pacientes em risco de AVC hemorrágico, história de doença muscular ou intolerância às estatinas.

A associação de sinvastatina 40 mg com ezetimiba 10 mg/dia foi efetiva em pacientes com diabete, com 50 ou mais anos de idade com síndrome coronariana aguda – estudo IMProved Reduction of Outcomes: Vytorin Efficacy International Trial (IMPROVE-IT) -[60] houve redução de 5% de eventos adversos cardiovasculares e de 14%, em relação à sinvastatina isolada. Tais dados sugerem que essa associação pode ser indicada em pacientes com DCV e intolerância a altas doses de estatina. A ezetimiba isoladamente não evidenciou benefícios.

A adição de inibidores de PCSK9 (evolocumabe e alirocumabe) ao tratamento com altas doses de estatina induz redução adicional de 36% a 59% dos níveis de LDL-colesterol.[61] Pode ser alternativa para o tratamento de pacientes que requerem grande redução dos níveis de colesterol. No entanto, ainda não há evidências de alterações nos desfechos CV. Outras drogas que reduzem os níveis de colesterol (ácido graxo ômega 3 e ácido nicotínico, este último associado a maior risco de AVC e efeitos colaterais) não parecem ter benefício adicional.

As estatinas podem aumentar o risco de novos casos de diabete. No entanto, o risco é menor que o de prevenção de eventos vasculares – respectivamente 1 em 255 e 5,4 em 255 casos.[62] As estatinas não parecem causar disfunção cognitiva. Cuidado com elevação de transaminases, miosites e rabdomiólise, principalmente quando em uso de doses elevadas de estatinas e insuficiência renal.

A hipertrigliceridemia deve ser tratada com mudanças de estilo de vida, hábito alimentar saudável e restrição do álcool. Hipertrigliceridemia grave (> 500-1.000 mg/dL) requer o uso de fibratos ou óleo de peixe para reduzir o risco de pancreatite. Não está confirmado o efeito benéfico de fibratos na redução do risco CV. No estudo ACCORD houve benefício apenas nos homens com trigliceridemia ≥ 204 mg/dL e HDL–colesterol ≤ 34 mg/dL. O fenofibrato mostrou-se benéfico também na diminuição de complicações microvasculares como a nefro e a retinopatia dos pacientes com DM. O risco de miopatia é pequeno, pois o fenofibrato não interfere com a farmacocinética das estatinas (diferentemente da genfibrosila). No entanto, pode elevar os níveis de creatinina (em 20% no estudo ACCORD), mas de forma reversível, e aparentemente sem interferir com a função renal. Em idosos com função renal comprometida, esse dado deve ser considerado.

Não há indicação de iniciar o tratamento com estatina em pacientes em diálise, por falta de comprovação de benefício (estudos 4D e AURORA) e porque pode aumentar risco de AVC hemorrágico. No entanto, as estatinas são recomendadas em pacientes com insuficiência renal crônica pré-dialítica.

Na presença de resistência à ação da insulina e níveis elevados de triglicerídeos, a International Atherosclerosis Society (IAS) sugere como alvo a medida do colesterol não HDL, representando a soma do colesterol LDL e VLDL, que exprime um risco residual de DCV. Uma alternativa para determinar a dislipidemia aterogênica é a medida da relação (log) de triglicerídeos/HDL-c, que define risco residual e é também preditivo de controle metabólico inadequado em pacientes com DM2.

TRATAMENTO DA HIPERTENSÃO ARTERIAL

Recomenda-se a medida da pressão arterial (PA) a cada consulta médica (Tabela 63.8).[28,29] Pacientes com diabete se beneficiam da redução da pressão arterial para valores inferiores a 140/90, como evidenciado nos estudos ACCORD, ADVANCE e HOT. Alvos menores podem reduzir eventos CV, principalmente AVC, mas tendem a aumentar eventos adversos como hipotensão, síncope e piora da função renal e, portanto, devem ser individualizados. O estudo ACCORD evidenciou que pacientes com DCV, se bem orientados quanto aos riscos, podem se beneficiar de PA ≤ 120 × 80, obtida com o uso de várias

Tabela 63.8 Tratamento da hipertensão arterial segundo a Sociedade Brasileira de Diabetes.[28]

Tratamento da hipertensão arterial
Aferir a pressão arterial (PA) a cada consulta médica.
PA sistólica entre 120-139 mmHg ou PA diastólica entre 80-90 mmHg:
• Orientar medidas não farmacológicas-alimentação adequada e atividade física.
PA sistólica e diastólica ≥ 140/90 mmHg:
• Iniciar tratamento farmacológico;
• Os inibidores da enzima de conversão da angiotensina (IECA) e os bloqueadores do receptor de angiotensina (BRA) são superiores na proteção renal (ambos) e cardíaca (BRA);
• As associações de IECA/BRA com um bloqueador do canal de cálcio ou diurético tiazídico são adequadas;
• Evitar a associação de IECA com BRA;
• Utilizar ao menos um hipotensor ao deitar.

medicações. Já idosos não parecem se beneficiar de valores de PAS < 130 mmHg.

- Pacientes com PA < 140/90 mmHg, sem lesão de órgãos-alvo: reavaliar periodicamente.
- Pacientes com PA sistólica entre 120-139 mmHg ou PA diastólica entre 80-90 mmHg: orientar medidas não farmacológicas para controlar os níveis pressóricos tais como: ingestão de sódio < 1,5 mg/dia, utilizar derivados de leite desnatado, frutas e vegetais (2-3 porções/dia), limitar a ingestão de álcool, restringir o tabaco e incentivar a atividade física. Alvos < 130/80 mmHg podem ser apropriados para indivíduos jovens, com albuminúria, DCV ou elevado risco de DCV e AVC e fatores adicionais como fumo, obesidade e dislipidemia.
- Pacientes com PA ≥ 140/90 mmHg são considerados hipertensos e devem receber tratamento farmacológico.

A escolha da medicação é baseada em tolerabilidade, custo e presença de comorbidades. Os inibidores da enzima de conversão da angiotensina (IECA) e os bloqueadores do receptor de angiotensina (BRA) são superiores aos demais na proteção renal (ambos) e na insuficiência cardíaca (BRA) e devem ser a primeira opção terapêutica. Os diuréticos tiazídicos e os bloqueadores de canal de cálcio di-hidropiridínicos fornecem proteção CV similar à dos IECAs e BRAs e podem ser considerados em portadores de DCV sem albuminúria.[29]

Quando for necessária a associação de drogas, recomenda-se IECA ou BRA com um bloqueador do canal de cálcio ou diurético tiazídico (indapamida, hidroclorotiazida), principalmente na DCV.

Diuréticos de alça são úteis naqueles com taxa de filtração glomerular < 30 mL/min/1,73 m². A associação de três ou mais drogas pode ser necessária, incluindo betabloqueadores, espironolactona e vasodilatadores, mas tem baixo nível de evidência.

IECA (principalmente nos portadores de DM1) e IECA ou BRA (nos DM2) estão indicados em pacientes com micro ou macroalbuminúria. Evitar a associação de IECA com BRA, devido à falta de evidências benéficas e devido ao risco de piora da função renal e de hipercalemia.

Ausência de descenso noturno da pressão arterial é frequente no diabete. O uso de ao menos um hipotensor ao deitar, com o intuito de atenuar esse quadro, está indicado para reduzir eventos CV.[29]

Na hipertensão refratária, buscar outras causas além do diabete.

TERAPIA ANTIPLAQUETÁRIA

INDICAÇÕES

Observe a Tabela 63.9.

- Pacientes com DM com evento CV prévio. O ácido acetilsalicílico (AAS) – aspirina (75-162 mg/dia) é recomendado na prevenção secundária de DCV. Na intolerância ao AAS, usar clopidogrel 75 mg/dia:[28,29]
- Pacientes com DM sem história cardiovascular pregressa, mas com grande risco CV: homens e mulheres ≥ 50 anos com um ou mais fatores de risco: hipertensão arterial, dislipidemia, fumo, albuminúria ou história familiar de DCV aterosclerótica prematura. A prevenção primária com AAS é indicada para aqueles sem risco aumentado de sangramentos.
- Síndrome coronariana aguda. Recomenda-se a associação de dois agentes antiplaquetários: aspirina com antagonista de receptor P2Y12 durante 1 ano após o evento agudo. Estudos clínicos sugerem a superioridade de prasugrel e ticagrelor em relação ao clopidogrel na população geral e de prasugrel também nos portadores de diabete. Na vigência de intervenção coronariana percutânea, os três antagonistas do receptor P2Y12 são indicados.

O AAS não é recomendado na prevenção primária de adultos com baixo risco CV e idade < 50 anos. A prevenção primária pode ser indicada se houver múltiplos fatores de risco CV. O risco de sangramento gastrointestinal pode ser similar ou superior ao de evento CV nos pacientes com baixo risco, ra-

Tabela 63.9 Indicações de agentes antiplaquetários em pacientes com diabete.[29]

Terapia antiplaquetária no diabetes - Indicações
Ácido acetilsalicílico – AAS (75-162 mg/dia).
Indicações:
• Pacientes com evento CV prévio- prevenção secundária. Na intolerância ao AAS, usar clopidogrel 75 mg/dia
• Pacientes > 50 anos, sem história cardiovascular pregressa, mas com grande risco CV*. A prevenção primária com AAS é indicada para aqueles sem risco aumentado de sangramentos
• Na síndrome coronariana aguda: associação de dois agentes antiplaquetários: aspirina com antagonista de receptor P2Y12 durante ao menos 1 ano após o evento agudo.
• O AAS não é recomendado na prevenção primária em adultos com baixo risco CV e idade < 50 anos.

*Fatores de risco cardiovascular: hipertensão arterial, dislipidemia, fumo, albuminúria ou história familiar de DCV aterosclerótica prematura.

zão pela qual não é adequado o uso de agentes antiplaquetários nessa população.

Efeitos colaterais: hemorragias cerebrais, sangramentos gastrointestinais, púrpura e epistaxe. Cuidados especiais nos pacientes com hemorragias prévias, história de úlcera péptica, idade superior a 60 anos, uso concomitante de corticosteroides, doença hepática e plaquetopenia. Os quadros de sangramentos gastrointestinais podem ser minimizados com as preparações de AAS entéricas ou tamponadas e com o inibidor de bomba de prótons pantoprazol.

O AAS não interfere na função renal ou controle pressórico ou no risco de hemorragia de retina ou vítrea. Embora possa aumentar o risco de AVC hemorrágico, seu efeito na prevenção de infarto do miocárdio e do acidente vascular cerebral isquêmico parece ser mais significativo.

O AAS não é recomendado para pacientes com idade inferior a 21 anos, pelo risco de síndrome de Reye.

REVASCULARIZAÇÃO DO MIOCÁRDIO

As principais indicações de enxerto de *bypass* de artérias coronárias são:
1. Sintomas de isquemia do miocárdio não controlados por tratamento médico;

2. Suspeita de isquemia miocárdica extensa;
3. Suspeita de isquemia com disfunção de ventrículo esquerdo e viabilidade miocárdica;
4. Obstrução superior a 50% na artéria coronária principal esquerda.

O tratamento clínico é a primeira estratégia nos casos de doença arterial coronariana crônica estável, com função ventricular preservada, sintomas controlados, evidência de isquemia miocárdica e anatomia de coronárias sem critérios de alto risco.

Nos pacientes com diabete e indicação clínica de revascularização miocárdica percutânea, sugere-se o uso de *stent* farmacológico seguido de dupla terapia antiplaquetária por período de 1 ano.

Nos pacientes com obstrução em mais de um território arterial, com indicação para revascularização, a cirurgia é melhor estratégia que a angioplastia.

TRATAMENTO DA DOENÇA ARTERIAL OBSTRUTIVA PERIFÉRICA

- Controle rigoroso dos fatores de risco cardiovasculares: glicemia, pressão arterial e dislipidemia;
- Interrupção do fumo – fator de risco mais importante para o desenvolvimento e progressão da doença arterial obstrutiva periférica;
- Introdução do clopidogrel nos pacientes com diagnóstico de doença obstrutiva;
- Cuidados gerais com o pé diabético – calçados adequados, palmilhas, órteses.

CONCLUSÕES

A DCV é altamente prevalente e persiste como a causa líder de morte e incapacidade, que afeta a qualidade de vida dos portadores de diabete. A despeito de todas as tentativas medicamentosas, incluindo o controle rigoroso da glicemia, dos níveis lipídicos, da pressão arterial e da hipercoagulabilidade e das mudanças de estilo de vida, permanece um risco residual ainda alto de eventos CV nessa população.

A associação de alterações metabólicas, disfunção endotelial, estresse oxidativo, doença microvascular e neuropatia, entre outros, torna o quadro particularmente perigoso, principalmente quando associado a obesidade, sedentarismo e fumo.

A prevenção e o tratamento da DCV devem buscar o controle de inúmeros fatores de risco, devem ser precoces e intensivos, com benefícios imediatos, e prevenindo a memória metabólica adversa a longo prazo.

REFERÊNCIAS BIBLIOGRÁFICAS

1. Amos AF, McCarty DJ, Zimmet P. The rising global burden of diabetes and its complications: estimates and projections to the year 2010. Diabet Med 1997;14 (Suppl. 5):S1–S85.
2. World Health Organization. Diabetes. In: Fact Sheet. World Health Organization 2011.
3. Haffner SM, Lehto S, Ronnemaa T, Pyorala K, Laakso M. Mortality from coronary heart disease in subjects with type 2 diabetes and in nondiabetic subjects with and without prior myocardial infarction. N Engl J Med 1998;339:229–234.
4. Diabetes Control and Complications Trial Research Group. The effect of intensive treatment of diabetes on the development and progression of long-term complications in insulin dependent diabetes mellitus. N Engl J Med 1993;329:977–986.
5. UK Prospective Diabetes Study (UKPDS) Group. Intensive blood-glucose control with sulphonylureas or insulin compared with conventional treatment and risk of complications in patients with type 2 diabetes. Lancet 1998;352:837–853.
6. Steinberg HO, Chaker H, Leaming R, Johnson A, Brechtel G, Baron AD. Obesity/insulin resistance is associated with endothelial dysfunction. Implications for the syndrome of insulin resistance. J Clin Invest 1996;97:2601–2610.
7. Preiss D, Sattar N, McMurray JJ. Asystematic review of event rates in clinical trials in diabetes mellitus: the importance of quantifying baseline cardiovascular disease history and proteinuria and implications for clinical trial design. Am Heart J 2011; 161:210–219 e211.
8. Kautzky-Willer A, Pacini G. Sex and gender differences in risk, pathophysiology and complications of type 2 diabetes mellitus. Endocr Rev 2016 Jun; 37(3): 278–3167.
9. Lee C, Joseph L, Colosimo A, Dasgupta K. Mortality in diabetes compared with previous cardiovascular disease: A gender-specific meta-analysis. Diabetes & Metabolism Nov. 2012; 38 (5): 420-427. .
10. Bell DS. Diabetic cardiomyopathy. Diabetes Care 2003; 26: 2949-2951.
11. Roper N A, Bilous R W, Kelly W F, Connoly V M. Excess mortality in a population with diabetes and the impact of material deprivation: longitudinal, populational based study. BMJ 2001; 322:1389 -1393.
12. Gnavi R, Canova C, Picariello R, Tessari R, Giorda C, Simonato L. Mortality incidence of cardiovascular disease and educational level among the diabetic and non-diabetic populations in two large Italian cities. Diabetes Des Clin Pract 2011; 92: 205-212.
13. Kannel WB, McGee DL: Diabetes and cardiovascular disease: the Framingham study. JAMA 1979; 241:2035–2038.

14. Bulugahapitiya U, Siyambalapitiya S, Sithole J, Idris I. Is diabetes a coronary risk equivalent? Systematic review and meta-analysis. Diabet Med 2009; 26:142–148.

15. Wiviott SD, Braunwald E, Angiolillo DJ, Meisel S, Dalby AJ, Verheugt FW, et al. Greater clinical benefit of more intensive oral antiplatelet therapy with prasugrel in patients with diabetes mellitus in the trial to assess improvement in therapeutic outcomes by optimizing platelet inhibition with Prasugrel -Thrombolysis in Myocardial Infarction 38. Circulation 2008; 118: 1626–1636.

16. Joshua A. Beckman, Francesco Paneni, Francesco Cosentino, and Mark A. Creager. Diabetes and vascular disease: pathophysiology, clinical consequences, and medical therapy: part II. European Heart Journal 2013; 34, 2444–2456.

17. Xavier HT, Izar MC, Faria Neto JR, Assad MH, Rocha VZ, Sposito AC, Fonseca FA, dos Santos JE, Santos RD, Bertolami MC, Faludi AA, Martinez TLR, Diament J, Guimarães A, Forti NA, Moriguchi E, Chagas ACP, Coelho OR, Ramires JAF. V Diretriz Brasileira de Dislipidemias e Prevenção da Aterosclerose. Arq Bras Cardiol São Paulo Oct. 2013; 101 (4): supl.1.

18. Holman RR, Paul SK, Bethel MA, Matthews DR, Neil HA. 10-year follow-up of intensive glucose control in type 2 diabetes. N Engl J Med 2008; 359: 1577-89.

19. Gregg EW, Cheng YJ, Saydah S, Cowie C, Garfield S, Geiss L, et al. Trends in death rates among U.S. adults with and without diabetes between 1997 and 2006: findings from the National Health Interview Survey. Diabetes Care 2012;35: 1252–1257.

20. Janghorbani M, Hu FB, Willett WC, Li TY, Manson JE, Logroscino G, et al. Prospective study of type 1 and type 2 diabetes and risk of stroke subtypes: the Nurses' Health Study. Diabetes Care.2007; 30:1730–5.

21. Sarwar N, Gao P, Seshasai SR, Gobin R, Kaptoge S, Di Angelantonio E, et al. Diabetes mellitus, fasting blood glucose concentration, and risk of vascular disease: a collaborative meta-analysis of 102 prospective studies. Lancet 2010; 375: 2215–2222.

22. Ergul A, Kelly-Cobbs A, Abdalla M, Fagan SC. Cerebrovascular complications of diabetes: focus on stroke. Endocr Metab Immune Disord Drug Targets2012; 12: 148–158.

23. UK Prospective Diabetes Study (UKPDS) Group. Effect of intensive blood-glucose control with metformin on complications in overweight patients with type 2 diabetes (UKPDS 34). Lancet1998; 352:854–65.

24. Daniel T, Lackland ET. Factors influencing the decline in stroke mortality. A statement from the American Heart Association/American Stroke Association. Stroke 2014; 45: 315-353.

25. Diehm C, Schuster A, Allenberg JR, Darius H, Haberl R, Lange S, Pittrow D, von Stritzky B, Tepohl G, Trampisch HJ. High prevalence of peripheral arterial disease and co-morbidity in 6880 primary care patients: cross-sectional study. Atherosclerosis 2004;172(1):95-105.

26. Li Y, Burrows NR, Gregg EW, Albright A, Geiss LS. Declining rates of hospitalization for non traumatic lower-extremity amputation in the diabetic population aged 40 years or older: U.S., 1988–2008. Diabetes Care 2012; 35: 273–277.

27. Bertoluci MC, Pimazoni-Netto A, Pires AC, Pesaro AE, Schaan BD, Caramelli B, et al. Diabetes and cardiovascular disease: from evidence to clinical practice - position statement 2014 of Brazilian Diabetes Society. Diabetol Metab Syndr2014; (20): 6- 58.

28. Diretrizes da Sociedade Brasileira de Diabetes 2016.

29. American Diabetes Association. Standards of medical care in diabetes 2017. Diabetes Care 2017;40(Suppl 1): S75-S86.

30. Fukumoto H, Naito Z, Asano G, Aramaki T. Immunohistochemical and morphometric evaluations of coronary atherosclerotic plaques associated with myocardial infarction and diabetes mellitus. J Atheroscler Thromb1998; 5: 29-35.

31. Tesauro M, Schinzari F, Rovella V, Di Daniele N, Lauro D, Mores N, et al. Ghrelin restores the endothelin 1/nitric oxide balance in patients with obesity-related metabolic syndrome. Hypertension2009; 54:995-1000.

32. Iozzo P, Chareonthaitawee P, Dutka D, Betteridge DJ, Ferrannini E, Camici PG. Independent association of type 2 diabetes and coronary artery disease with myocardial insulin resistance. Diabetes 2002; 51: 3020-4.

33. Ergul A, Kelly-Cobbs A, Abdalla M, Fagan SC. Cerebrovascular complications of diabetes: focus on stroke. Endocr Metab Immune Disord Drug Targets 2012; 12: 148–158.

34. Machado-Lima A, Iborra RT, Pinto RS, Sartori CH, Oliveira ER, Nakandakare ER et al. Advanced glycated albumin isolated from poorly controlled type 1 diabetes mellitus patients alters macrophage gene expression impairing ABCA-1-mediated reverse cholesterol transport. Diabetes Metab Res Rev2013; 29:66-76.

35. Gomez-Pérez FJ, Pérez_Monteverde A, Nascimento O, Aschner P, Tagle M, Fichtner K, et al. Gabapentin for the treatment of painful diabetic neuropathy: dosing to achieve optimal clinical response. British Journal of Diabetes and Vascular Diseases 2004;4(4).

36. Boyd AM. The natural course of arteriosclerosis of lower extremities. Angiology 1960; 11:10-4.

37. Adiels M, Olofsson SO, Taskinen MR, Borén J. Overproduction of very low-density lipoproteins is the hallmark of the dyslipidemia in the metabolic syndrome. Arterioscler Thromb Vasc Biol 2008; 28:1225-36.

38. Wu L, Parhofer KG. Diabetic dyslipidemia. Metabolism2014 Aug 29. [Epub ahead of print].

39. Najafi-Shoushtari SH, Kristo F, Li Y, Shioda T, Cohen DE, Gerszten RE, et al. MicroRNA-33 and the SREBP host genes cooperate to control cholesterol homeostasis. Science 2010; 328:1566-9.

40. Rosenson RS, Brewer HB Jr, Davidson WS, Fayad ZA, Fuster V, Goldstein J, et al. Cholesterol efflux and atheroprotection: advancing the concept of reverse cholesterol transport. Circulation 2012; 125:1905-19.

41. Lembo G, Napoli R, Capaldo B, Rendina V, Iaccarino G, Volpe M et al. Abnormal sympathetic overactivity

evoked by insulin in the skeletal muscle of patients with essential hypertension. J Clin Invest 1992; 90:24-9.

42. Mendizábal Y, Llorens S, Nava E. Hypertension in metabolic syndrome: vascular pathophysiology. Int J Hypertens 2013:230868.

43. Osborn O, Olefsky JM. The cellular and signaling networks linking the immune system and metabolism in disease. Nat Med 2012 Mar 6;18(3):363-74.

44. Ay L, Kopp HP, Brix JM, Ay C, Quehenberger P, Schernthaner GH, et al. Thrombin generation in morbid obesity: significant reduction after weight loss. J Thromb Haemost 2010; 8:759-65.

45. Badeanlou L, Furlan-Freguia C, Yang G, Ruf W, Samad F. Tissue factor-protease-activated receptor 2 signaling promotes diet-induced obesity and adipose inflammation. Nat Med 2011; 17:1490-7.

46. Guzder RN, Gatling W, Mullee MA, Mehta RL, Byrne CD. Prognostic value of the Framingham cardiovascular risk equation and the UKPDS risk engine for coronary heart disease in newly diagnosed Type 2 diabetes: results from a United Kingdom study. Diabet Med, 2005; 22: 554-62.

47. Bax JJ, Young LH, Frye RL, Bonow RO, Steinberg HO, Barrett EJ; ADA. Screening for coronary artery disease in patients with diabetes. Diabetes Care, 2007;30:2729-36.

48. Young LH, Wackers FJ, Chyun DA, Davey JA, Barrett EJ, Taillefer R, et al; DIAD Investigators. Cardiac outcomes after screening for asymptomatic coronary artery disease in patients with type 2 diabetes: the DIAD study: a randomized controlled trial. JAMA 2009; 301: 1547-55.

49. Raggi P, Shaw LJ, Berman DS, Callister TQ. Prognostic value of coronary artery calcium screening in subjects with and without diabetes. J Am Coll Cardiol 2004; 43:1663-9.

50. Schurgin S, Rich S, Mazzone T. Increased prevalence of significant coronary artery calcification in patients with diabetes. Diabetes Care. 2001; 24: 335-8.

51. Anand DV, Lim E, Hopkins D, Corder R, Shaw LJ, Sharp P, Lipkin D, Lahiri A. Risk stratification in uncomplicated type 2 diabetes: prospective evaluation of the combined use of coronary artery calcium imaging and selective myocardial perfusion scintigraphy. Eur Heart J 2006; 27: 713-21.

52. Kramer CK, Zinman B, Gross JL, Canani LH, Rodrigues TC, Azevedo MJ, et al. Coronary artery calcium score prediction of all cause mortality and cardiovascular events in people with type 2 diabetes: systematic review and meta-analysis. BMJ 2013; 346: f1654.

53. Blaha MJ, Budoff MJ, DeFilippis AP, Blankstein R, Rivera JJ, Agatston A, et al. Associations between C-reactive protein, coronary artery calcium, and cardiovascular events: implications for the JUPITER population from MESA, a population-based cohort study. Lancet, 2011;378:684-92.

54. Yoshida M, Mita T, Yamamoto R, Shimizu T, Ikeda F, Ohmura C, et al. Combination of the Framingham risk score and carotid intima-media thickness improves the prediction of cardiovascular events in patients with type 2 diabetes. Diabetes Care 2012 Jan;35(1):178-80.

55. Gaede P, Vedel P, Larsen N, Jensen GV, Parving HH, Pedersen O. Multifactorial intervention and cardiovascular disease in patients with type 2 diabetes. N Engl J Med 2003;348(5):383-93.

56. Pozzilli P, Strollo R, Bonora E. One size does not fit all glycemic targets for type 2 diabetes. J Diabetes Investig 2014; 5(2): 134-41.

57. Zinman B, Wanner C, Lachin JM, Fitchett D, Bluhmki E, Hantel S, Mattheus M, Devins T, Johansen OE, Woerle HJ, Broedl UC, Inzucchi SE; EMPA-REG OUTCOME Investigators. Empagliflozin, Cardiovascular Outcomes, and Mortality in Type 2 Diabetes. N Engl J Med 2015; 26; 373: 2117-28.

58. Marso SP, Daniels GH, Brown-Frandsen K, Kristensen P, Mann JF, Nauck MA, Nissen SE, Pocock S, Poulter NR, Ravn LS, Steinberg WM, Stockner M, Zinman B, Bergenstal RM, Buse JB; LEADER Steering Committee; LEADER Trial Investigators. Liraglutide and Cardiovascular Outcomes in Type 2 Diabetes. N Engl J Med 2016; 375:311-22.

59. Cholesterol Treatment Trialists' (CTT) Collaborators, Kearney PM, Blackwell L, Collins R, Keech A, Simes J, Peto R, et al. Efficacy of cholesterol-lowering therapy in 18,686 people with diabetes in 14 randomised trials of statins: a meta-analysis. Lancet 2008; 371 (9607): 117-25.

60. Cannon CP, Blazing MA, Braunwald E. Ezetimibe plus a statin after acute coronary syndromes. N Engl J Med 2015; 373: 1476-7.

61. Zhang XL, Zhu QQ, Zhu L, Chen JZ, Chen QH, Li GN, Xie J, Kang LN, Xu B. Safety and efficacy of anti-PCSK9 antibodies: a meta-analysis of 25 randomized, controlled trials. BMC Med 2015; 13: 123.

62. Sattar N, Preiss D, Murray HM, Welsh P, Buckley BM, de Craen AJ, Seshasai SR, McMurray JJ, Freeman DJ, Jukema JW, Macfarlane PW, Packard CJ, Stott DJ, Westendorp RG, Shepherd J, Davis BR, Pressel SL, Marchioli R, Marfisi RM, Maggioni AP, Tavazzi L, Tognoni G, Kjekshus J, Pedersen TR, Cook TJ, Gotto AM, Clearfield MB, Downs JR, Nakamura H, Ohashi Y, Mizuno K, Ray KK, Ford I. Statins and risk of incident diabetes: a collaborative meta-analysis of randomised statin trials. Lancet, 2010;375:735-42.

63. Reynaert NL, Gopal P, Rutten EP, Wouters EF, Schalkwijk CG. Advanced glycation end products and their receptor in age-related, non-communicable chronic inflammatory diseases; Overview of clinical evidence and potential contributions to disease. Int J Biochem Cell Biol. 2016; 81:403-418.

Prevenção e Tratamento do Pé Diabético

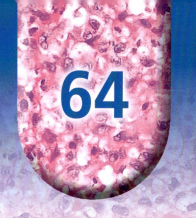

64

Maria Candida Parisi

INTRODUÇÃO

O termo "pé diabético" é usado em diversas situações que envolvem complicações nos pés de portadores de diabete e que estão relacionadas, em geral, a alterações neuropáticas e/ou vasculares. A Organização Mundial de Saúde (OMS) define o pé diabético "como uma situação de infecção, ulceração ou também destruição dos tecidos profundos dos pés, associada a anormalidades neurológicas e vários graus de doença vascular periférica nos membros inferiores".[1]

Atualmente, o pé diabético é considerado uma das complicações de maior impacto para o portador de DM. Cerca de 20% a 25% de todos os diabéticos desenvolvem úlceras de membros inferiores em algum momento da vida. Adicionalmente, o pé diabético é a principal causa de amputações não traumáticas em membros inferiores em todo o mundo (o risco de amputação de membros inferiores em portadores de diabete é aproximadamente 40 vezes maior que na população geral); a mortalidade pós-amputação é altíssima, com sobrevida do paciente de 65%, em 3 anos, e de 41%, em 5 anos. Trata-se de um problema de saúde que aflige vários países do mundo, apresentando-se como uma das situações de grande impacto socioeconômico.[2-4]

No Brasil, os dados de amputação e internação e gastos em pé diabético e úlcera não são discrepantes de outros países ocidentais.[5-8]

A neuropatia periférica sensitivo-motora, responsável pela perda progressiva das sensibilidades protetora e proprioceptiva, é considerada o agente central das alterações clínicas encontradas nos portadores de pé diabético. É importante ressaltar que nas fases adiantadas da doença o paciente pode apresentar o pé totalmente insensível aos mais variados traumas.[9,10]

A doença vascular periférica (DVP), que, por sua vez, atinge cerca de 20 a 25% dos portadores de diabete, é considerada a situação em que enfrentamos os piores prognósticos e desfechos. Essa apresentação clínica ocorre porque a DVP no portador de diabete tem um padrão que atinge simultaneamente vários segmentos arteriais, com apresentação bilateral e distal, o que contribui para quadros clínicos não somente de grande severidade como também de grande dificuldade de obtenção de bons resultados cirúrgicos (quando estes são realizados).[11]

Entretanto, julgamos extremamente importante ressaltar que o reconhecimento dos indivíduos de risco para úlcera, seguido de intervenção preventiva adequada, pode reduzir até 80% de todos os desfechos desfavoráveis da complicação.[12]

Com isso, diferentemente de outras publicações, obedecemos à ordem do nome deste capítulo, e começamos com enfoque na prevenção desta complicação, e na sequência abordamos temas relacionados ao tratamento de suas intercorrências, esperando contribuir, de forma efetiva, no seu dia a dia na abordagem dessa complicação.

PREVENÇÃO

DIAGNÓSTICO CLÍNICO

O princípio básico de prevenção do pé diabético pressupõe a detecção do chamado "pé de risco para úlcera", ou seja, buscar o paciente que apresente sinais de ND, de DVP, ou que já tenha sofrido episódio de úlcera prévia ou amputação e que pode receber medidas preventivas cujo objetivo é evitar novos episódios de úlcera, infecção ou amputação maior.

Assim, há a recomendação de que todo portador de DM deve ser examinado ao menos uma vez por ano para detecção do pé de risco. Às vezes os pacientes referem queixas clínicas, como parestesias, dor à deambulação, porém estas nem sempre são presentes e sua ausência não significa que o risco seja menor. Com isso, o exame clínico é obrigatório na detecção do pé de risco.

EXAME CLÍNICO

No exame clínico verificamos:
- Indícios de neuropatia, em particular perda de sensibilidade protetora, pesquisando-se alterações por meio do exame com monofilamento de Semmes-Weistein e sensibilidade vibratória com diapasão de 128 Hz;
  - ¤ Indícios de doença vascular periférica (DVP) por meio da pesquisa dos pulsos podálicos tibial posterior e pedioso;
  - ¤ Presença de úlcera ou de cicatriz de episódio prévio;
  - ¤ Presença de deformidades com ou sem proeminências ósseas;
  - ¤ Presença de calosidades plantares;
  - ¤ Redução de mobilidade articular;
  - ¤ Antecedentes pessoais de amputação ou úlcera.

Consideramos o pé de risco para ocorrência de úlceras de acordo com a seguinte classificação:
- Risco 0: sem alteração;
- Risco 1: alteração de sensibilidade;
- Risco 2: alteração de sensibilidade e/ou deformidade ou proeminências ósseas e/ou sinais de doença vascular periférica;
- Risco 3: episódio de amputação ou úlcera prévia.

No paciente com risco estabelecido, deve-se então proceder a orientações, prescrições de calçados e cuidados diários com os pés, respeitando o grau de alterações presentes.

Inicialmente, orientar o paciente e seus familiares quanto às implicações da perda da sensibilidade protetora e/ou da DVP, estimulando e reforçando o quanto a prevenção pode modificar a história natural da doença. Educar quanto à prática diária do autoexame, rotinas de higiene, restrições ao caminhar descalço e orientações sobre calçados adequados. Lembrando que em alguns casos faz-se necessária a prescrição de calçados especiais e sob medida.[13]

Rotinas de higiene

- Limpeza diária, lembrando que, sempre que possível, os pés não devem ser secados com a toalha que foi utilizada no corpo, pois, em geral, esta toalha está molhada; se possível, utilizar, entre os dedos, ou toalha seca ou papel para secagem (pode ser papel-toalha ou papel higiênico);
- O corte das unhas deve ser feito em formato retilíneo, acima da polpa digital a cada 21 dias, sem retirada dos cantos ou das cutículas. Entre um corte e outro, manter as unhas sempre lixadas;
- Hidratação: lembrando que a maioria dos pacientes com pé de risco também possui neuropatia autonômica (e, com isso, redução das glândulas sudoríparas), o que confere situação de desidrose intensa nos pés (ficam extremamente ressecados), daí a necessidade de hidratação regular e contínua.

Calçados

Julgamos importante ressaltar que o objetivo primeiro de qualquer calçado é proteger nossos pés durante a locomoção (marcha). Lembrando que, durante a locomoção, nossos pés, ao mesmo tempo, sustentam e movimentam o corpo. Neste momento, avaliamos que algumas informações adicionais sobre calçados podem contribuir no entendimento dessa peça extremamente importante na locomoção.

Partes do calçado

- Fôrma (que contempla altura e largura, e que acomoda o formato do pé).
- Salto;
- Solado;
- Contraforte.

Na orientação do tipo de calçado para o portador do pé de risco, observar se o paciente tem deformidade ou não. Pacientes sem deformidade, ou com pequenas deformidades, podem usar calçados comerciais de linha, disponíveis no mercado, desde que estes obedeçam aos princípios:

- Forma adequada ao tamanho do pé, ou seja, a largura e altura do calçado devem estar de acordo com as dimensões do pé do paciente;
- Solado rígido, não flexível;
- Contraforte rígido;
- Salto entre 2 a 3 cm de altura.

Aqui julgamos importante ressaltar que algumas sandálias possuem solado rígido, ao mesmo tempo que têm tiras ajustáveis que podem oferecer proteção adequada para portadores do pé de risco e que têm algum tipo de restrição ao uso do calçado fechado.

Já os calçados feitos sob medida têm indicação precisa nos casos de pé com ND, DVP, amputações parciais e que, ao mesmo tempo, apresentam alterações mecânicas com risco potencial para evoluir com ulceração e que, numa abordagem inicial, não têm indicação cirúrgica (algumas deformidades nos dedos, calosidades plantares na projeção da cabeça dos metatarsianos, por exemplo). Nesse tipo de apresentação clínica há indicação formal de intervenção protetora durante a marcha. Ou seja, as características que descrevemos e que devem fazer parte desse tipo de calçado permitem a redução de sobrecarga no antepé, reduzem traumas e, com isso, a ocorrência de úlceras.

A confecção sob medida deve obedecer aos seguintes critérios: ser confeccionado em molde gessado do pé que permitirá que o mesmo seja adequado ao formato e ao comprimento e à largura e altura do pé, ter solado e contraforte rígidos, forro macio, caixa anterior larga e alta, salto de cerca de 2 a 3 cm, não possuir nenhum tipo de costura interna.

Um conceito importante: calçados não substituem intervenções cirúrgicas quando estas são indicadas, ou seja, algumas deformidades não são compatíveis com nenhum tipo de calçado, nem que seja feito sob medida. Esse tipo de deformidade deve ser corrigido cirurgicamente, pois, conforme se apresentam, são de grande risco para a ocorrência de úlceras e, algumas, até incompatíveis com a marcha.

TRATAMENTO

No pé diabético encontramos situações de agravo que podem acontecer de forma isolada ou concomitante cuja abordagem discutimos a seguir.

ÚLCERA

A abordagem da úlcera em pé diabético requer num primeiro momento definir se ela é neuropá-tica, isquêmica ou neuroisquêmica. Essa definição é clínica, e a palpação dos pulsos, junto com a avaliação da sensibilidade protetora, fornecerá os dados que utilizaremos para essa classificação. Os casos em que se faz o diagnóstico de DVP devem ser avaliados conjuntamente com o cirurgião vascular, que definirá se o caso permite abordagem local ou se demanda procedimento vascular. A abordagem das úlceras sem componente vascular, chamadas úlceras neuropáticas, segue os cinco pilares seguintes:[14,15]

- Limpeza regular associada a proteção local com curativo oclusivo simples e calçado adequado;
- Remoção de calosidade na região da úlcera (desbridamento);
- Proteção do leito de cicatrização de trauma durante a marcha com retirada de carga neste local;
- Manter a úlcera em seguimento próximo com o objetivo de detectar qualquer mínimo sinal de piora da cicatrização;
- Tratar qualquer infecção quando esta se mostrar clinicamente presente.

Por "retirada de carga" entendemos práticas que possam contribuir para minimizar a agressão que ocorre no leito das úlceras plantares, que, durante a marcha, recebem as forças relacionadas ao peso do indivíduo e que retardam ou inibem o processo cicatricial. Por práticas que possam reduzir a pressão no local da úlcera nos referimos ao uso do chamado gesso de contato total ou das órteses suropodálicas removíveis ("Robofoot®"), que vão do pé ao joelho. Nossa experiência local com gesso de contato total e órtese suropodálica tem apresentado resultados satisfatórios e similares aos da literatura. Independentemente da estrutura de cada serviço, reiteramos que a rotina (seja o gesso, seja a órtese removível) na qual o serviço tem experiência é a melhor opção, desde que esta seja utilizada pelo paciente a maior parte de tempo. Em hipótese alguma, andar sem retirada de carga em presença de úlcera plantar.

INFECÇÃO

Osteomielite

Portadores de DM apresentam chances em média dez vezes maiores de hospitalização por processos infecciosos acometendo tanto tecidos moles como ossos nos pés que indivíduos sem DM. Ao mesmo tempo, a úlcera é o principal antecedente para qualquer processo infeccioso nos pés.[27]

Outros fatores facilitam a instalação de infecção em pé diabético: a anatomia do pé, o tempo de internação e as intercorrências oriundas do DM.

A anatomia do pé contribui para a rápida evolução dos processos infecciosos. A distância entre pele e ossos é pequena, permitindo a disseminação do processo infeccioso praticamente sem barreiras que ofereçam continência ou retardem o avanço.[16] A grande maioria das úlceras neuropáticas em pé diabético localiza-se no antepé, e, em função desta apresentação, a ocorrência de osteomielite nas falanges e ossos metatarsais é muito comum. Na investigação, a ressonância magnética é considerada o padrão-ouro; entretanto, na falta desta o raio X seriado é a segunda opção para avaliação e diagnóstico.

O agente causal dessas infecções mais prevalente é o *Staphylococcus aureus*, entretanto, em alguns casos, podemos encontrar outros patógenos, isolados ou não. A seleção dos antibióticos para o tratamento das lesões infectadas do pé diabético deve ser definida não apenas em função da gravidade da infecção, mas, sempre que possível, direcionada ao patógeno, que sempre deve ser isolado por meio de biópsia e cultura do tecido acometido.[17-19]

ARTROPATIA DE CHARCOT (AC)

A artropatia de Charcot (AC) é definida como situação de deformidade osteoarticular, em geral dolorosa à mobilização, que ocorre nas articulações do pé e tornozelo, associada à insensibilidade. A AC é uma complicação da neuropatia que, em indivíduos suscetíveis, pode ter como fator desencadeante um trauma de pequeno impacto ou outras formas de inflamação no pé. Sua incidência varia de 0,1 a 8% nos diferentes serviços. A fisiopatologia não está completamente definida; sabe-se, no entanto, que existem grande destruição óssea e atividade inflamatória intensa, e à falta de tratamento evolui com grandes deformidades ósseas decorrentes de múltiplas fraturas e desabamento do arco plantar, ulceração e elevados índices de amputação. O diagnóstico de AC deve ser considerado em qualquer portador de DM e ND que desenvolva quadro de inflamação do pé, principalmente quando o quadro inflamatório é associado a evidência radiológica de fratura ou luxação no pé, em geral sem história de grande trauma no local e sem outros indícios de processo infeccioso. Clinicamente a AC é dividida em três fases: aguda, intermediária e crônica, de acordo com a intensidade do processo inflamatório (respectivamente, Eichenholtz I, II e III).[20] O tratamento é imobilização com gesso de contato total ou órtese suro-podálica (Robofoot®) até a fase crônica, quando se avalia se o pé poderá ser acomodado em calçado ou se existe a necessidade de cirurgia para retirada de proeminência óssea (risco de úlcera). Com relação à retirada de carga, o assunto continua controverso: enquanto alguns autores preconizam até 6 meses sem carga, outros defendem que, desde que a imobilização seja adequada, a carga pode ser segura e não altera o desfecho do quadro. Recentemente publicamos dados que reforçam esta abordagem terapêutica.[21-24] Um diagnóstico diferencial importante, por vezes difícil, que deve ser considerado é Charcot com osteomielite *vs* Charcot sem osteomielite. A presença de úlcera, toxemia sistêmica, descompensação da glicemia e o comprometimento do estado geral, com teste de sondagem óssea (*probe to bone*) positivo, indicam fortemente a osteomielite. Segundo o prof. Domingos Malerbi, "No portador de AC apenas, o paciente está bem e o exame de imagem está ruim; quando há osteomielite (com ou sem Charcot), ambos estão clinicamente ruins".

CIRURGIA

A abordagem cirúrgica em pé diabético tem indicações precisas conforme mencionado anteriormente: em caso da necessidade de revascularização, em situações em que existem deformidades incompatíveis com o uso de calçados ou com a marcha, na retirada ou correção de deformidades que são de risco para a ocorrência de úlceras e, por fim, nos casos em que existe processo infeccioso, seja de partes moles, seja ósseo, e que precisa ser limpado ou retirado, no caso das infecções ósseas. Ressaltamos, mais uma vez, que sempre que for feita retirada óssea deve-se obedecer ao critério "oncológico" no procedimento e que, sempre que possível, o material retirado seja encaminhado para cultura a fim de se identificar o agente etiológico visando direcionar a antibioticoterapia.[25,26]

REFERÊNCIAS BIBLIOGRÁFICAS

1. Apelqvist J, Bakker K, Van Houtum W H, Nabuurs-Franssen M H, Schaper NC: International consensus and practical guidelines on the management and the prevention of the diabetic foot. International Working Group on the Diabetic Foot; Diabetes Metab Res 2000; Suppl 1: S84-92.

2. Apelqvist J, Larssosn,J, Agardh CD. Long-term prognosis for diabetic patients with foot ulcers. J Int Med 1993; 233: 485-491.

3. Borsen B, Bergenheim T, Lithner F. The epidemiology of foot lesions in diabetic patients aged 15-50 years. Diabet Med 1990; 7: 438-444.

4. Boulton AJM, Vileikyte L, Ragnarson-tennvalL G, Apelqvist J. The global burden of diabetic foot disease. Lancet 2005; 366: 1719-1724.

5. Gamba MA. Amputações por diabetes melito, uma prática prevenível? Acta Paul Ent 1998;11(3):92-100.

6. Spichler ER, Spichler D, Lessa I, Forti A C, Franco LJ, Laporte RE. Capture-recapture method to estimate lower extremity amputation rates in Rio de Janeiro, Brazil. Rev Panam Salud Pública 2001 Nov;10 (5):334-40.

7. Rezende KF, Ferraz MB, Malerbi DA, Melo NH, Nunes MP, Pedrosa HC, Chacra AR. Predicted annual costs for in patients with diabetes and foot ulcers in a developing country - a simulation of the current situation in Brazil. Diabet Med 2010 Jan;27(1):109-12.

8. Moura Neto A, Zantut-Wittmann DE, Fernandes TD, Nery M, Parisi MC. Risk factors for ulceration and amputation in diabetic foot: study in a cohort of 496 patients. Endocrine 2013 Aug;44(1):119-24. doi: 10.1007/s12020-012-9829-2.

9. Eneroth M, Apelqvist J, StenströmA. Clinical characteristics and outcome in 223 diabetic 16- patients with deep foot infections. Foot and AnkelNovember 1997;18(11): 716-722.

10. Gilmore JE, Allen JA, Hayes JR. Autonomic function in neuropathic diabetic patients with foot ulceration. Diabetes Care 1993 Jan;16(1):61-7.

11. Boulton AJ. The diabetic foot: grand overview, epidemiology and pathogenesis. Diabetes Metab Res Rev 2008 May-Jun;24 Suppl 1:S3-6.

12. Connor H. Some historical aspects of diabetic foot disease. Diabetes Metab Res Rev 2008 May-Jun;24 Suppl 1:S7-S13.

13. Anselmo MI, Nery M, Parisi MC. The effectiveness of educational practice in diabetic foot: a view from Brazil. Diabetol Metab Syndr 2010 Jun 29;2(1):45.

14. Lipsky BA, Peters EJ, Senneville E, Berendt AR, Embil JM, lavery LA, Urbančič-Rovan V, Jeffcoate WJ. Expert opinion on the management of infections in the diabetic foot. Diabetes Metabolism Research and Reviews 2012, 28 Suppl 1: 163-78.

15. Diretrizes Brasileiras para o Tratamento das Infecções em Úlceras Neuropáticas dos Membros Inferiores. The Brazilian Journal of Infectious Diseases (Impresso) 2010; 14: 13-72.

16. Lipsky BA, Peters EJ, Senneville E, Berendt AR, Embil JM, lavery LA, Urbančič-Rovan V, Jeffcoate WJ. Expert opinion on the management of infections in the diabetic foot. Diabetes Metabolism Research and Reviews 2012; 28(Suppl 1): 163-78.

17. Lipsky BA, Peters EJ, Senneville E, Berendt AR, Embil JM, lavery LA, Urbančič-Rovan V, Jeffcoate WJ. Expert opinion on the management of infections in the diabetic foot. Diabetes Metabolism Research and Reviews 2012; 28 (Suppl 1): 163-78.

18. Diretrizes Brasileiras para o Tratamento das Infecções em Úlceras Neuropáticas dos Membros Inferiores. The Brazilian Journal of Infectious Diseases (Impresso)2010; 14: 13-72.

19. Berendt AR, Peters EJ, Bakker K, Embil JM, Eneroth M, Hinchliffe RJ, Jeffcoate WJ, Lipsky BA, Senneville E, The J, Valk GD. Diabetic foot osteomyelitis: a progress report on diagnosis and a systematic review of treatment. Diabetes Metabolism Research and Reviews 2008; 24 (Suppl 1): S14-61.

20. Eichenholtz SN. Charcot Joints. Springfield, IL: Charles C Thomas, 1966.

21. Sanders LJ, Frykberg RG. Diabetic neuropathic osteoarthropathy: Charcot foot. In: Levin ME, O'Neal LW, Bowker JH (eds). The High Risk Foot in Diabetes Mellitus (5th ended.). New York: Churchill Livingstone, 1991. pp.297-338.

22. Pinzur MS, Lio T, Posner M. Treatment of Eichenholtz stage I Charcot foot arthropathy with a weightbearing total contact cast. Foot Ankle Int 2006 May;27(5):324-9.

23. Moura-Neto A, Fernandes TD, Zantut-Wittmann DE, Trevisan RO, Sakaki MH, Santos AL, Nery M, Parisi MC. Charcot foot: skin temperature as a good clinical parameter for predicting disease outcome. Diabetes Res Clin Pract 2012 May;96(2):e11-4.

24. Parisi MC, Godoy-Santos AL, Ortiz RT, Sposeto RB, Sakaki MH, Nery M, Fernandes TD. Radiographic and functional results in the treatment of early stages of Charcot neuroarthropathy with a walker boot and immediate weight bearing. Diabet Foot Ankle 2013 Oct 29;4. doi: 10.3402/dfa.v4i0.22487.

25. Diretrizes Brasileiras para o Tratamento das Infecções em Úlceras Neuropáticas dos Membros Inferiores. The Brazilian Journal of Infectious Diseases (Impresso) 2010; 14: 13-72.

26. Lipsky BA, Peters EJ, Senneville E, Berendt AR, Embil JM, lavery LA, Urbančič-Rovan V, Jeffcoate WJ. Expert opinion on the management of infections in the diabetic foot. Diabetes Metabolism Research and Reviews 2012; 28 (Suppl 1): 163-78.

27. Parisi MCR, Zanoni PH, Admoni SN, Queiroz MS, Nery M. Curso de imersão em diabetes como técnica educativa para profissionais médicos. Arq Bras Endocrinol Metab. 2009;53/3. Disponível em: < http://www.scielo.br/pdf/abem/v53n3/v53n3a10.pdf >. Acesso em: 16 Abr, 2017.

Avaliação e Tratamento da Hipertensão Arterial e da Doença Cardiovascular (DCV) no Diabete e Controle dos Fatores de Risco

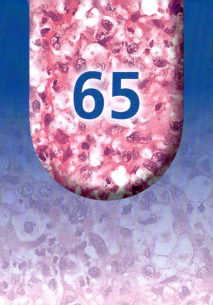

65

Mario José Abdalla Saad

A doença cardiovascular é a principal causa de morbidade e mortalidade em pacientes diabéticos. Duas alterações que coexistem com o diabete – hipertensão e dislipidemia - são fatores de risco bem-estabelecidos para DCV, mas nunca é demais enfatizar que o diabete, *per se*, confere um risco independente. O controle individual dos fatores de risco cardiovascular previne ou retarda a DCV em diabéticos, mas, certamente, o melhor benefício é atingido quando os fatores de risco são tratados globalmente.

AVALIAÇÃO DA DOENÇA CORONARIANA NO DIABETE

Em todos os pacientes diabéticos os fatores de risco cardiovascular - dislipidemia, hipertensão, história familiar de doença coronariana prematura e albuminúria - devem ser avaliados pelo menos anualmente.

RASTREAMENTO

Segundo os consensos da ADA e da SBD, os diabéticos candidatos a avaliação cardíaca invasiva são os pacientes:

a. com sintomas cardíacos típicos ou atípicos;
b. com ECG de repouso anormal (Figura 65.1).

Com base em estudos clínicos randomizados não se recomenda o rastreamento de pacientes assintomáticos e com alto risco, porque estes pacientes já devem estar recebendo tratamento adequado para esses fatores de risco, e essa terapia traz benefícios similares à revascularização invasiva (Figura 65.1). Rastreamento clínico indiscriminado é considerado caro e pouco efetivo. Não há comprovação de que o uso de métodos não invasivos para rastreamento coronariano, como tomografia computadorizada e tomografia com angiografia, possa

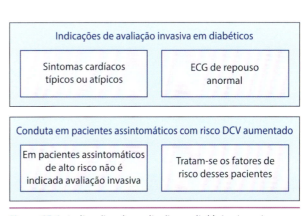

Figura 65.1 Indicações de avaliação cardiológica invasiva em pacientes diabéticos e conduta em pacientes assintomáticos com risco cardiovascular aumentado.
Fonte: adaptado de ADA, 2017.

identificar subgrupos de pacientes para tratamentos adicionais além dos tratamentos para os fatores de risco que já devem estar sendo feitos. Esses métodos ainda expõem os pacientes a radiações, e no balanço final os benefícios, custos e riscos desses procedimentos, em pacientes assintomáticos, permanecem controversos.

AVALIAÇÃO E TRATAMENTO DA HIPERTENSÃO ARTERIAL NO DIABETE (Figura 65.2)

Avaliação da hipertensão arterial

A avaliação da pressão arterial deve seguir as diretrizes utilizadas para a população geral: pressão arterial medida com o paciente sentado, com os pés no chão e o braço apoiado ao nível do coração, após repouso de 5 minutos, com manguito apropriado à circunferência do braço. Valores elevados devem ser confirmados em dias separados. A automonitorização da PA e a medida ambulatorial de 24h podem ser importantes para se afastar a hipertensão do jaleco branco, para desvendar uma hipertensão mascarada e outras discrepâncias entre a medida de consultório e a verdadeira pressão arterial. Em indivíduos não diabéticos a automonitorização da PA se correlaciona melhor com o risco DCV que a medida de PA no consultório. Entretanto, a maioria dos estudos que mostram benefício do controle da PA para redução do risco de DCV em diabéticos usou a pressão de consultório.

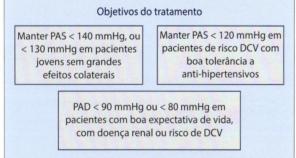

Figura 65.2 Avaliação e conduta em diabéticos com hipertensão arterial. Fonte: adaptado de ADA, 2017.

Metas para o tratamento da hipertensão arterial

Estudos epidemiológicos mostram que a pressão arterial > 115/75 mmHg está associada ao aumento de eventos cardiovasculares e mortalidade em diabéticos, e a PAS > 120 mmHg prediz doença renal crônica terminal. Entretanto, estudos clínicos randomizados demonstraram o benefício de redução da PAS para < 140 mmHg e da PAD para < 90 mmHg. Até recentemente não havia evidências em estudos clínicos para alvos mais baixos que esses. Uma metanálise de estudos clínicos randomizados mostrou que pacientes com DM2 e hipertensos tratados intensivamente tendo como limite máximo para PAS = 130 mmHg e PAD = 80 mmHg, quando comparados com pacientes tendo como parâmetros para limite superior de PAS a faixa de 140-160 mmHg e PAD a faixa de 85-100 mmHg, não mostram redução significativa na mortalidade ou em infarto não fatal. Embora no grupo de tratamento intensivo tenha havido uma redução de risco relativo para AVC, a redução de risco absoluto foi de somente 1% e acompanhada de mais efeitos adversos, como hipotensão e síncope.

Dois estudos – ACCORD e ADVANCE-BP - avaliaram os benefícios do controle estrito da PA em pacientes diabéticos. No ACCORD comparou-se PAS < 120 mmHg com PAS entre 130-140 mmHg e não se evidenciou proteção cardiovascular (infarto ou AVC não fatais e morte cardiovascular) no primeiro grupo. No ADVANCE-PB avaliou-se o efeito de reduzir a PAS para níveis < 145 mmHg usando a associação perindopril e indapamida *versus* placebo. Os resultados mostraram benefícios claros da associação de drogas, mas nesse grupo os níveis de PA atingidos foram de 136/73 mmHg, bem diferente do grupo com tratamento estrito no ACCORD. Com base nos estudos anteriores e nesses novos dados, as recomendações da ADA hoje são:

a. em pacientes diabéticos com PAS > 140 mmHg, iniciar e adequar terapia, para manter os níveis < 140 mmHg em todos os pacientes;

b. em pacientes com elevado risco cardiovascular, ou em pacientes que preferem reduzir o risco de AVC, deve-se tentar manter a PAS < 130 mmHg e a PAD < 80 mmHg, especialmente se esses níveis puderem ser atingidos com poucas drogas e sem graves efeitos colaterais;

c. em diabéticas grávidas com hipertensão crônica os alvos sugeridos são 120-160/80-105 mmHg, para otimizar a saúde materna e minimizar a alteração de crescimento fetal.

É importante destacar que esses protocolos são frequentemente reavaliados, e pelo menos dois estudos recentes merecem destaque nesse ponto. O primeiro, o estudo SPRINT, realizado em hipertensos não diabéticos, mas com risco aumentado de DCV, demonstrou que o controle intensivo da PA para níveis sistólicos < 120 mmHg comparado a níveis < 140 mmHg resultou em menores taxas de eventos cardiovasculares fatais e não fatais, bem como em redução de mortalidade por qualquer causa. Como os pacientes diabéticos foram excluídos do SPRINT, esse estudo não pode ser considerado nos protocolos de tratamento do diabete. Recentemente, o estudo EMPA-REG, com redução marcante da mortalidade cardiovascular no grupo que usou empagliflozina, indica que a redução da PAS para níveis muito próximos de 130 mmHg é segura e pode explicar parte dos resultados benéficos obtidos.

Tratamento não farmacológico da hipertensão arterial no diabete

Como a obesidade e a inatividade física são precursores importantes do DM2 e do risco de DCV, a mudança de estilo de vida é essencial para a prevenção e o tratamento dessas alterações. Estudos clínicos demonstram que reduções modestas na ingestão calórica, de gorduras, de sódio (< 2.300 mg/dia) e de álcool (não mais que duas doses/dia para homens e uma para mulher), com aumento da ingesta de frutas e vegetais, associadas a aumento da atividade física, podem prevenir o desenvolvimento de DM2. No paciente diabético essas medidas melhoram o controle glicêmico e de lipídeos e devem ser estimuladas em diabéticos com hipertensão ainda que leve. Entretanto, não foi ainda documentado o efeito dessas medidas na redução de eventos cardiovasculares, mas uma melhora significativa nos fatores de risco é certa, o que pode trazer melhor qualidade de vida e benefícios futuros.

Atividade física moderada (caminhadas por 30 a 40 minutos/dia ou 150 minutos/semana) é factível para a maioria dos pacientes. O exercício melhora a sensibilidade à insulina e a tolerância à glicose, independentemente da perda de peso. Programas de treinamento físico resultam em perda preferencial de depósitos de gordura em regiões centrais do corpo. O exercício aeróbico reduz a pressão sistólica, a diastólica e os níveis de triglicerídeos e aumenta os níveis de HDL-colesterol.

O tratamento não farmacológico é indicado para diabéticos com níveis discretamente elevados de pressão arterial (PAS > 120 mmHg e PAD > 80 mmHg), mas se os níveis forem > 140/90 mmHg a terapia farmacológica é iniciada juntamente com a não farmacológica.

Tratamento farmacológico da hipertensão arterial no diabete

A redução da PA com drogas que incluem os inibidores da enzima conversora de angiotensina (iECA), bloqueadores dos receptores AT1 de angiotensina (BRA), diuréticos, bloqueadores dos canais de cálcio e betabloqueadores é efetiva em reduzir eventos cardiovasculares. Há estudos mostrando que os iECA são mais efetivos que os bloqueadores dos canais de cálcio na redução de eventos cardiovasculares, mas há também outros estudos que não mostram essa vantagem dos iECA na terapia inicial da HA em populações de hipertensos, e ainda mostram uma vantagem da terapia inicial com baixas doses de diuréticos.

Entretanto, as evidências mais sólidas na literatura indicam que em pacientes diabéticos o uso de inibidores do sistema renina-angiotensina (SRA) tem vantagens singulares como terapia inicial no tratamento da hipertensão, reduzindo desfecho cardiovascular. Também em pacientes com insuficiência cardíaca, incluindo subgrupos de diabéticos, os BRA reduzem desfecho cardiovascular. Além disso, em pacientes com doença renal diabética os BRA são superiores aos bloqueadores do canal de cálcio na prevenção ou redução da insuficiência cardíaca. Assim, pelo elevado risco cardiovascular, bem como pela prevalência de DCV oculta em diabéticos, recomenda-se a inibição do SRA como tratamento de primeira linha em diabéticos hipertensos.

A seguir, se o alvo terapêutico não tiver sido atingido, pode-se associar anlodipino, HCTZ ou clortalidona. Se a taxa de filtração glomerular for < 30 mL/min/m^2, um diurético de alça deve ser usado.

Há evidências que mostram uma associação entre aumento da PA durante o sono e DCV. Nesse sentido, é recomendável que um ou mais dos anti-hipertensivos sejam usados na hora de dormir.

No tratamento da HA do paciente diabético, dois pontos devem ser destacados: primeiro, a maior parte dos pacientes precisa de múltiplas drogas para atingir os alvos terapêuticos, e segundo, em pacientes em uso de pelo menos três drogas e que não atingiram o alvo terapêutico é indicado investigar hipertensão secundária.

Como recomendado no tratamento de qualquer caso de hipertensão arterial, é ideal respeitar o período mínimo de 4 semanas para se aumentar a dose, substituir a monoterapia ou mudar a associação de drogas, exceto em situações especiais. Por outro lado, a inércia terapêutica também deve ser evitada.

Na gravidez complicada com diabete e hipertensão os anti-hipertensivos eficazes e seguros são: metildopa, labetolol, diltiazem, clonidina e prazosina. Há contraindicação ao uso de iECA e BRA, por possível dano fetal, e de diuréticos por redução da perfusão uteroplacentária.

Uso de estatinas e tratamento da dislipidemia no diabete

Observe as Figuras 65.3 e 65.4.

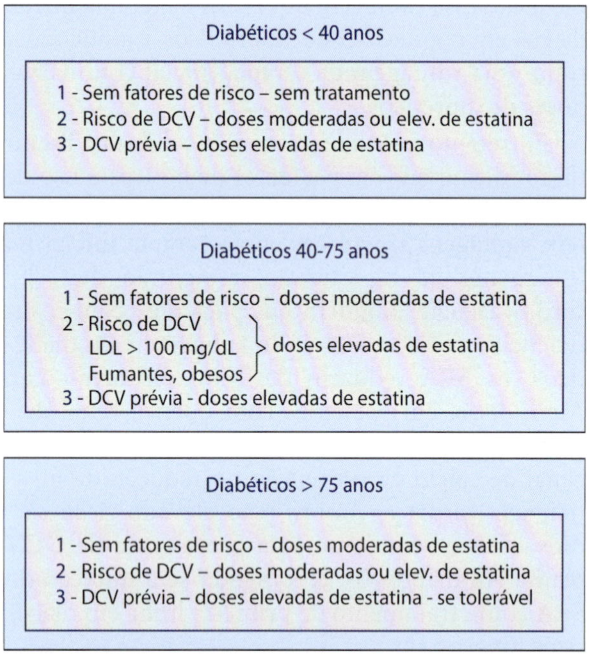

Diabéticos < 40 anos
1 - Sem fatores de risco – sem tratamento
2 - Risco de DCV – doses moderadas ou elev. de estatina
3 - DCV prévia – doses elevadas de estatina

Diabéticos 40-75 anos
1 - Sem fatores de risco – doses moderadas de estatina
2 - Risco de DCV
LDL > 100 mg/dL   doses elevadas de estatina
Fumantes, obesos
3 - DCV prévia - doses elevadas de estatina

Diabéticos > 75 anos
1 - Sem fatores de risco – doses moderadas de estatina
2 - Risco de DCV – doses moderadas ou elev. de estatina
3 - DCV prévia – doses elevadas de estatina - se tolerável

Figura 65.3 Indicações para o uso de estatina em pacientes diabéticos, com base em intervalos etários. Fonte: adaptado de ADA, 2017.

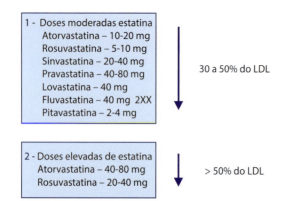

Figura 65.4 Doses de estatina consideradas moderadas ou elevadas, utilizadas em estudos clínicos.

MUDANÇA NO ESTILO DE VIDA

A mudança de estilo de vida, incluindo perda de peso, atividade física e parar de fumar, reduz o risco cardiovascular, podendo baixar os níveis de LDL-colesterol. As mudanças nutricionais são individualizadas e dependem da idade do paciente, do tipo de diabete, do tipo de dislipidemia e das medicações em uso. Como regra geral, recomenda-se reduzir gorduras saturadas, colesterol e gorduras insaturadas *trans* e aumentar a ingesta de ácidos graxos ômega 3 e fibras. A redução do peso e um programa de exercícios físicos são recomendados, e trazem benefícios além da melhora da dislipidemia. O controle glicêmico também pode ajudar.

TRATAMENTO COM ESTATINAS: TERAPIA INICIAL COM BASE EM RISCO

Estudos clínicos randomizados em pacientes diabéticos mostraram efeitos significativos da terapia com estatinas na prevenção primária e em desfechos cardiovasculares em pacientes com doença coronária prévia. Assim, as estatinas tornaram-se as drogas de escolha para reduzir os níveis de LDL e para cardioproteção. A maioria dos estudos usou doses específicas de estatinas *versus* placebo ou outras estatinas, e o alvo quase nunca era o LDL. Nesse sentido, a ADA passou a recomendar o uso ou intensificação do uso de estatinas com base no perfil de risco (Figura 65.3).

Há um "calculador de risco" proposto pelas associações americanas de cardiologia que pode ser muito útil para se estimar o risco em 10 anos de DCV aterosclerótica (http://my.americanheart.org) em população geral sem diabete, mas, como o diabete apresenta um risco *per se*, esse calculador de risco tem uso limitado em pacientes diabéticos. As recomendações a seguir, da ADA, têm como base estudos específicos em pacientes diabéticos:

a. Diabéticos > 40 anos;

Em todos os diabéticos com mais de 40 anos, se clinicamente indicado, o tratamento com estatina em doses moderadas deve ser considerado em associação a mudanças no estilo de vida. Em pacientes com risco cardiovascular aumentado (LDL > 100 mg/dL, ou hipertensos, ou fumantes ou sobrepeso/obesidade) ou com DCV evidente está indicado o uso de altas doses de estatina.

b. Diabéticos > 75 anos;

Os resultados de estudos nesses pacientes não são conclusivos. Assim, a terapia com estatina deve ser individualizada com base no perfil de risco. Nos pacientes sem fatores de risco CV deve-se considerar o uso de doses moderadas de estatina. Em pacientes com DCV a terapia com altas doses, se tolerada, pode ser indicada.

c. Diabéticos com < 40 anos ou DM1.

Também nessa população de pacientes com DM2 abaixo de 40 anos ou com DM1 de qualquer idade os dados são limitados. Nesses pacientes, doses de estatina moderadas ou elevadas são indicadas se o paciente tiver risco cardiovascular aumentado (LDL > 100 mg/dL, ou hipertensos, ou fumantes ou sobrepeso/obesidade), e doses elevadas são indicadas se já houver DCV.

TERAPIA CONTÍNUA E MONITORAMENTO DO PERFIL DE LIPÍDEOS E OUTRAS DROGAS

Em pacientes com diabete a avaliação do perfil de lipídeos (colesterol total, LDL, HDL e TG) é importante no momento do diagnóstico, na primeira consulta, e após os 40 anos de idade periodicamente (cada 1-2 anos). Para pacientes em uso de estatinas a dosagem de LDL- colesterol pode ter valor na determinação da aderência e eficácia do tratamento. Quando há aderência, mas os níveis de LDL não se reduzem, o julgamento clínico é determinante, e há possibilidade de se aumentar a dose ou mudar para uma estatina mais tolerável, principalmente se houver efeitos colaterais. Entretanto, quando doses máximas de estatina não conseguem reduzir os níveis de LDL, há a possibilidade de associação de drogas, como niacina, fenofibrato, ezetimiba e sequestradores de ácidos biliares, que em geral são eficazes em baixar o LDL, mas as evidências são insuficientes para se afirmar que essas associações reduzem o risco cardiovascular, quando comparadas à terapia isolada com estatina.

A adição de exetimiba à terapia com doses moderadas de estatina traz benefícios evidentes para pacientes com síndrome coronária aguda e LDL colesterol > 50 mg/dL, e deve ser considerada nesses pacientes, bem como na prevenção secundária em pacientes que não toleram doses elevadas de estatina.

A associação estatina-fenofibrato é eficaz em reduzir os níveis de LDL, TG e até em elevar o HDL, mas essa associação aumenta muito o risco de elevação de enzimas hepáticas, de miosite e de rabdomiólise. Estudos prévios mostraram que nem essa associação nem a combinação estatina-niacina reduzem a mortalidade cardiovascular, infarto e AVC não fatais comparadas à estatina isoladamente. Entretanto, estudos recentes (estudo ACCORDION e extensão do ACCORD) indicam que no subgrupo de pacientes com hipertrigliceridemia há sim benefícios, com redução de doença cardiovascular.

TRATAMENTO DE OUTRAS FRAÇÕES DE LIPOPROTEÍNAS E ALVOS

A hipertrigliceridemia deve ser tratada com dieta e mudança de estilo de vida. Quando os níveis de TG são elevadíssimos (> 1.000 mg/dL) a terapia com fibratos é indicada para reduzir o risco de pancreatite. Níveis reduzidos de HDL e elevados de TG são muito prevalentes em pacientes com DM2, mas não há evidências sólidas de que o tratamento dessa dislipidemia mude a evolução da DCV. Entretanto, se os níveis de HDL forem < 40 mg/dL e os níveis de LDL estiverem entre 100 e 129 mg/dL, as drogas niacina ou fibrato podem ser indicadas se houver intolerância a estatinas.

USO DE ESTATINAS E INCIDÊNCIA DE DIABETE OU ALTERAÇÕES COGNITIVAS

Há um risco um pouco maior (9%) de se desenvolver diabete durante o uso de estatinas. Entretanto, os benefícios são muito maiores, e esse pequeno risco deve apenas nos levar a rastrear diabete em pacientes em uso de estatina. Assim, na prevenção primária ou secundária há um grande benefício no uso de estatinas, reduzindo eventos e morte cardiovascular sem aumentar a incidência de neoplasias ou morte por outras causas.

Estudos recentes bem-controlados e revisões sistemáticas da FDA não mostraram efeitos adversos das estatinas na cognição. Assim, o receio de que o uso de estatinas possa causar alteração da cognição ou demência não pode e não deve deter seu uso em diabéticos com risco de DCV.

USO DE AGENTES ANTIPLAQUETÁRIOS

Observe a Figura 65.5.

A aspirina está certamente indicada na prevenção secundária, pois reduz o risco de morbidade e mortalidade cardiovascular em pacientes de alto risco com história prévia de AVC ou infarto. Como prevenção primária, em indivíduos sem doença cardiovascular prévia seu papel ainda é controverso tanto para não diabéticos quanto para diabéticos. As recomendações da ADA e da SBD foram feitas com base em metanálises de grandes estudos e podem ser assim resumidas:

a. É razoável o uso de baixas doses de aspirina (100 mg/dia no nosso meio) como prevenção primária (sem DCV) em diabéticos com

Aspirina 100 mg/dia

1 - Pevenção secundária
2 - Prevenção primária – M > 50 anos, F > 60 anos, fumantes, HA, dislipidêmico, história familiar DCV prematura e albuminúria

Aspirina – não recomendada

Baixo risco CV – M < 50 anos, F < 60 anos, risco de DCV em 10 anos < 5%

Figura 65.5 Recomendações para o uso ou não de aspirina em pacientes diabéticos. (Adaptado da ADA 2017.)

qualquer das características que denotam alto risco: masculinos acima de 50 anos, femininos acima de 60 anos, fumantes, hipertensos, dislipidêmicos, história familiar de DCV prematura ou albuminúria;

b. A aspirina não é recomendada para diabéticos com baixo risco cardiovascular (mulheres abaixo de 60 anos e homens abaixo de 50 anos, sem fatores de risco maiores – risco de DCV em 10 anos < 5%). Nesses casos o risco de sangramento é maior que os possíveis benefícios;

c. O bom senso clínico deve determinar se nos diabéticos com risco intermediário (pacientes jovens com um ou mais fatores de risco, pacientes idosos sem fatores de risco - risco de DCV em 10 anos entre 5 e 10%) o risco de sangramento é ou não maior que os possíveis benefícios.

Os antagonistas do receptor P2Y12, em combinação com aspirina, devem ser usados por pelo menos 1 ano após um evento de síndrome coronariana aguda. Ticagrelor ou clopidogrel podem ser usados se não houve intervenção coronária percutânea, e, se houve, além destas duas drogas pode-se usar também o prasugrel.

TERAPIA ANTI-HIPERGLICÊMICA, RISCO CARDIOVASCULAR E INSUFICIÊNCIA CARDÍACA (IC)

Aproximadamente 50% dos pacientes com DM2 podem desenvolver insuficiência cardíaca. As glitazonas são seguramente associadas à insuficiência cardíaca (IC), e nesse sentido essas drogas não devem ser usadas nos pacientes com IC sintomática.

Os estudos SAVOR-TIMI 53, EXAMINE e TECOS mostraram a segurança cardiovascular a longo prazo das gliptinas. Entretanto, entre esses estudos há apenas pequenas discordâncias em relação ao risco de hospitalização por insuficiência cardíaca (no SAVOT-TIMI 53 houve mais internações por IC no grupo saxagliptina, 3,5% x 2,8%), provavelmente explicadas por diferenças metodológicas.

Em relação aos agonistas do GLP-1, estudos recentes como o LEADER e o SUSTAIN-6 mostram que a liraglutida ou a semiglutida têm efeitos cardiovasculares benéficos. No estudo LEADER, o uso de liraglutida em pacientes com DM2 e alto risco cardiovascular mostrou redução significativa de mortalidade cardiovascular bem como por qualquer causa, e redução não significativa das taxas de infarto do miocárdio/AVC não fatais e hospitalização por insuficiência cardíaca. O estudo SUSTAIN-6 mostrou que o uso de semiglutida em pacientes com DM2 de alto risco cardiovascular levou a redução significativa de desfecho primário que incluía morte cardiovascular, infarto do miocárdio e AVC não fatais, guiada certamente pela redução significativa de AVC não fatal. Esses dados são muito relevantes e sugerem que essas drogas podem e, quando possível, devem ser usadas nesses pacientes com elevado risco cardiovascular.

Também marcantes são os resultados do estudo EMPA-REG. Esse estudo - no qual a empagliflozina foi usada em pacientes com DM2 e alto risco cardiovascular -, embora não tenha mostrado redução significativa de infarto do miocárdio e AVC não fatais, mostrou de maneira significativa e relevante redução de morte por causa cardiovascular ou por qualquer causa e redução de internações por insuficiência cardíaca. Estudos similares com as outras drogas do grupo são aguardados para os próximos anos, mas uma metanálise recente sugere que talvez o efeito seja mesmo de grupo e não de droga específica.

CONCLUSÕES

A mudança de estilo de vida com foco na perda de peso e no aumento da atividade física deve sempre ser considerada, pois melhora o controle glicêmico e ajuda no controle dos principais fatores de risco para DCV. Pacientes com risco cardiovascular aumentado devem receber aspirina e estatina, e iECA ou BRA se tiverem hipertensão. Em pacientes com IM prévio o uso de betabloqueadores é indicado por pelo menos 2 anos após o evento. Finalmente, o uso de metformina é seguro em pacientes com DCV, ainda que apresentem insuficiência cardíaca, redução da fração de ejeção

1101

Capítulo 65 – Avaliação e Tratamento da Hipertensão Arterial e da Doença Cardiovascular (DCV) no Diabete e Controle dos Fatores de Risco

e doença renal crônica (vide indicações e contraindicações em outro capítulo), mas deve ser evitado em pacientes internados, e o uso de iSGLT2 e de agonistas de GLP-1 é benéfico em pacientes com alto risco cardiovascular.

REFERÊNCIAS BIBLIOGRÁFICAS

1. ACCORD Study Group; Cushman WC, Evans GW, et al. Effects of intensive blood-pressure control in type 2 diabetes mellitus. N Engl J Med 2010;362:1575–158.

2. Ali MK, Bullard KM, Saaddine JB, Cowie CC, Imperatore G, Gregg EW. Achievement of goals in U.S. diabetes care, 1999-2010. N Engl J Med 2013;368:1613–1624.

3. ALLHAT Officers and Coordinators for the ALLHAT Collaborative Research Group. Major outcomes in high-risk hypertensive patients randomized to angiotensin-converting enzyme inhibitor or calcium channel blocker vs diuretic: the Antihypertensive and Lipid-Lowering Treatment to Prevent Heart Attack Trial (ALLHAT). JAMA 2002;288:2981–2997.

4. American Diabetes Association. Cardiovascular disease and risk management. Diabetes Care2017 Jan;40 Suppl:S75-87.

5. Arguedas JA, Leiva V, Wright JM. Blood pressure targets for hypertension in people with diabetes mellitus. Cochrane Database Syst Rev 2013;10:CD008277.

6. Baigent C, Blackwell L, Collins R, et al.; Antithrombotic Trialists' (ATT) Collaboration. Aspirin in the primary and secondary prevention of vascular disease: collaborative meta-analysis of individual participant data from randomised trials. Lancet 2009;373:1849–1860.

7. Baigent C, Keech A, Kearney PM, et al.; Cholesterol Treatment Trialists' (CTT) Collaborators. Efficacy and safety of cholesterol-lowering treatment: prospective meta-analysis of data from 90,056 participants in 14 randomised trials of statins. Lancet 2005;366:1267–1278.

8. BARI 2D Study Group; Frye RL, August P, et al. A randomized trial of therapies for type 2 diabetes and coronary artery disease. N Engl J Med 2009;360: 2503–2515.

9. Belch J, MacCuish A, Campbell I, et al. The prevention of progression of arterial disease and diabetes (POPADAD) trial: factorial randomized placebo controlled trial of aspirin and antioxidants in patients with diabetes and asymptomatic peripheral arterial disease. BMJ 2008;337:a1840.

10. Berl T, Hunsicker LG, Lewis JB, et al.; Irbesartan Diabetic Nephropathy Trial. Collaborative Study Group. Cardiovascular outcomes in the Irbesartan Diabetic Nephropathy Trial of patients with type 2 diabetes and overt nephropathy. Ann Intern Med 2003;138:542–549.

11. Bobrie G, Gen`es N, Vaur L, et al. Is "isolated home" hypertension as opposed to "isolated office" hypertension a sign of greater cardiovascular risk? Arch Intern Med 2001;161:2205–2211.

12. Boden WE, O'Rourke RA, Teo KK, et al.; COURAGE Trial Research Group. Optimal medical therapy with or without PCI for stable coronary disease. N Engl J Med 2007;356:1503–1516.

13. Boden WE, Probstfield JL, Anderson T, et al.; AIM-HIGH Investigators. Niacin in patients with low HDL cholesterol levels receiving intensive statin therapy. N Engl J Med 2011;365:2255– 2267.

14. Braunwald E, Domanski MJ, Fowler SE, et al.; PEACE Trial Investigators. Angiotensin converting-enzyme inhibition in stable coronary artery disease. N Engl J Med 2004;351:2058–2068.

15. Buse JB, Ginsberg HN, Bakris GL, et al.; American Heart Association; American Diabetes Association. Primary prevention of cardiovascular diseases in people with diabetes mellitus: a scientific statement from the American Heart Association and the American Diabetes Association. Diabetes Care 2007;30:162–172.

16. Campbell CL, Smyth S, Montalescot G, Steinhubl SR. Aspirin dose for the prevention of cardiovascular disease: a systematic review. JAMA 2007;297:2018–2024.

17. Cannon CP, Braunwald E, McCabe CH, et al.; Pravastatin or Atorvastatin Evaluation and Infection Therapy-Thrombolysis in Myocardial Infarction 22 Investigators. Intensive versus moderate lipid lowering with statins after acute coronary syndromes. N Engl J Med 2004;350:1495–1504.

18. Carter AA, Gomes T, Camacho X, Juurlink DN, Shah BR, Mamdani MM. Risk of incident diabetes among patients treated with statins: population based study. BMJ 2013;346:f2610.

19. Chasman DI, Posada D, Subrahmanyan L, Cook NR, Stanton VP Jr, Ridker PM. Pharmacogenetic study of statin therapy and cholesterol reduction. JAMA 2004;291:2821–2827.

20. Chobanian AV, Bakris GL, Black HR, et al.; National Heart, Lung, and Blood Institute Joint. National Committee on Prevention, Detection, Evaluation, and Treatment of High Blood Pressure; National High Blood Pressure Education Program Coordinating Committee. The Seventh Report of the Joint National Committee on Prevention, Detection, Evaluation, and Treatment of High Blood Pressure: the JNC 7 report. JAMA 2003;289:2560–257212.

21. Choi E-K, Chun EJ, Choi S-I, et al. Assessment of subclinical coronary atherosclerosis in asymptomatic patients with type 2 diabetes mellitus with single photon emission computed tomography and coronary computed tomography angiography. Am J Cardiol 2009; 104:890–896.

22. Colhoun HM, Betteridge DJ, Durrington PN, et al.; CARDS investigators. Primary prevention of cardiovascular disease with atorvastatin in type 2 diabetes in the Collaborative Atorvastatin Diabetes Study (CARDS): multicentre randomized placebo-controlled trial. Lancet 2004; 364:685–696.

23. Cruickshank JM. Hypertension Optimal Treatment (HOT) trial. Lancet 1998;352:573–574 Group.

24. Dav`ı G, Patrono C. Platelet activation and atherothrombosis. N Engl J Med 2007;357:2482–2494.

25. deFerranti SD, de Boer IH, Fonseca V, et al. Type 1 diabetes mellitus and cardiovascular disease: a scientific statement from the American Heart Association and American Diabetes Association. Circulation 2014;130:1110–1130.

26. deLemos JA, Blazing MA, Wiviott SD, et al.; Investigators. Early intensive vs a delayed conservative simvastatin strategy in patients with acute coronary syndromes: phase Z of the A to Z trial. JAMA 2004;292:1307–1316.

27. Elkeles RS, Godsland IF, Feher MD, et al.; PREDICT Study Group. Coronary calcium measurement improves prediction of cardiovascular events in asymptomatic patients with type 2 diabetes: the PREDICT study. Eur Heart J 2008; 29:2244–2251.

28. Estacio RO, Jeffers BW, Hiatt WR, Biggerstaff SL, Gifford N, Schrier RW. The effect of nisoldipine as compared with enalapril on cardiovascular outcomes in patients with noninsulin-dependent diabetes and hypertension. N Engl J Med 1998;338:645–652.

29. Eurich DT, Weir DL, Majumdar SR, et al. Comparative safety and effectiveness of metformin in patients with diabetes mellitus and heart failure: systematic review of observational studies involving 34,000 patients. Circ Heart Fail 2013;6:395–402.

30. Fujita Y, Inagaki N. Renal sodium glucose cotransporter 2 inhibitors as a novel therapeutic approach to treatment of type 2 diabetes: Clinical data and mechanism of action. J Diabetes Investig 2014;5(3):265-75.

31. Gaede P, Lund-Andersen H, Parving H-H, Pedersen O. Effect of a multifactorial intervention on mortality in type 2 diabetes. N Engl J Med 2008;358:580–591.

32. Ginsberg HN, Elam MB, Lovato LC, et al.; ACCORD Study Group. Effects of combination lipid therapy in type 2 diabetes mellitus. N Engl J Med 2010;362:1563–1574.

33. Goldberg RB, Mellies MJ, Sacks FM, et al.; Care Investigators. Cardiovascular events and their reduction with pravastatin in diabetic and glucose-intolerant myocardial infarction survivors with average cholesterol levels: subgroup analyses in the Cholesterol and Recurrent Events (CARE) trial. Circulation 1998;98:2513– 2519.

34. Granger CB, McMurray JJV, Yusuf S, et al.; CHARM Investigators and Committees. Effects of candesartan in patients with chronic heart failure and reduced left-ventricular systolic function intolerant to angiotensin-converting enzyme inhibitors: the CHARM-Alternative trial. Lancet 2003;362:772–776.

35. Hadamitzky M, Hein F, Meyer T, et al. Prognostic value of coronary computed tomographic angiography in diabetic patients without known coronary artery disease. Diabetes Care 2010;33:1358–1363.

36. Hasan FM, Alsahli M, Gerich JE. SGLT2 inhibitors in the treatment of type 2 diabetes. Diabetes Res Clin Pract 2014;104(3):297-322.

37. Hayward RA, Hofer TP, Vijan S. Narrative review: lack of evidence for recommended low-density lipoprotein treatment targets: a solvable problem. Ann Intern Med 2006;145:520–530.

38. Heart Outcomes Prevention Evaluation Study Investigators. Effects of ramipril on cardiovascular and microvascular outcomes in people with diabetes mellitus: results of the HOPE study and MICRO-HOPE substudy. Lancet 2000; 355:253–259.

39. Hermida RC, Ayala DE, Moj´on A, Fern´andez JR. Influence of time of day of blood pressure lowering treatment on cardiovascular risk in hypertensive patients with type 2 diabetes. Diabetes Care 2011;34:1270–1276.

40. James PA, Oparil S, Carter BL, et al. 2014 evidence-based guideline for the management of high blood pressure in adults: report from the panel members appointed to the Eighth Joint National Committee (JNC 8). JAMA 2014;311: 507–520.

41. Jones PH, Davidson MH. Reporting rate of rhabdomyolysis with fenofibrate 1 statin versus gemfibrozil 1 any statin. Am J Cardiol 2005; 95:120–122.

42. Kearney PM, Blackwell L, Collins R, et al.; Cholesterol Treatment Trialists' (CTT) Collaborators. Efficacy of cholesterol-lowering therapy in 18,686 people with diabetes in 14 randomised trials of statins: a meta-analysis. Lancet 2008;371:117–125.

43. Keech A, Simes RJ, Barter P, et al.; FIELD study investigators. Effects of long-term fenofibrate therapy on cardiovascular events in 9795 people with type 2 diabetes mellitus (the FIELD study): randomised controlled trial. Lancet 2005;366:1849–1861.

44. Kezerashvili A, Marzo K, De Leon J. Beta blocker use after acute myocardial infarction in the patient with normal systolic function: when is it "ok" to discontinue? Curr Cardiol Rev 2012;8:77–84.

45. Knopp RH, d'Emden M, Smilde JG, Pocock SJ. Efficacy and safety of atorvastatin in the prevention of cardiovascular end points in subjects with type 2 diabetes: the Atorvastatin Study for Prevention of Coronary Heart Disease Endpoints in Non-Insulin-Dependent Diabetes Mellitus (ASPEN). Diabetes Care 2006;29: 1478–1485.

46. Lindholm LH, Ibsen H, Dahl¨of B, et al.; LIFE Study Group. Cardiovascular morbidity and mortality in patients with diabetes in the Losartan Intervention For Endpoint reduction in hypertension study (LIFE): a randomised trial against atenolol. Lancet 2002;359:1004–1010.

47. MRC/BHF Heart Protection Study of cholesterol lowering with simvastatin in 5963 people with diabetes: a randomised placebo-controlled trial. Lancet 2003;361:2005–2016.

48. Marso SP, Daniels GH, Brown-Frandsen K, Kristensen P, Mann JF, Nauck MA, Nissen SE, Pocock S, Poulter NR, Ravn LS, Steinberg WM, Stockner M, Zinman B, Bergenstal RM, Buse JB; LEADER Steering Committee; LEADER Trial Investigators. Liraglutide and cardiovascular outcomes in type 2 diabetes. N Engl J Med 2016 Jul 28;375(4):311-22.

49. Marso SP, Bain SC, Consoli A, Eliaschewitz FG, Jódar E, Leiter LA, Lingvay I, Rosenstock J, Seufert J, Warren ML, Woo V, Hansen O, Holst AG, Pettersson J, Vilsbøll T; SUSTAIN-6 Investigators. Semaglutide and

cardiovascular outcomes in patients with type 2 diabetes. N Engl J Med2016 Nov 10;375(19):1834-1844.
50. McBrien K, Rabi DM, Campbell N, et al. Intensive and standard blood pressure targets in patients with type 2 diabetes mellitus: systematic review and meta-analysis. Arch Intern Med 2012;172:1296–1303.
51. McMurray JJV, Ostergren J, Swedberg K, et al.; CHARM Investigators and Committees. Effects of candesartan in patients with chronic heart failure and reduced left-ventricular systolic function taking angiotensin-converting enzyme inhibitors: the CHARM-Added trial. Lancet 2003;362:767–771.
52. Meek C, Wierzbicki AS, Jewkes C, et al. Daily and intermittent rosuvastatin 5 mg therapy in statin intolerant patients: an observational study. Curr Med Res Opin 2012;28:371–378.
53. Mihaylova B, Emberson J, Blackwell L, et al.; Cholesterol Treatment Trialists' (CTT) Collaborators. The effects of lowering LDL cholesterol with statin therapy in people at low risk of vascular disease: meta-analysis of individual data from 27 randomised trials. Lancet 012;380:581–590.
54. Nissen SE, Tuzcu EM, Schoenhagen P, et al.; REVERSAL Investigators. Effect of intensive compared with moderate lipid-lowering therapy on progression of coronary atherosclerosis: a randomized controlled trial. JAMA 2004;291: 1071–1080.
55. Ogawa H, Nakayama M, Morimoto T, et al.; Japanese Primary Prevention of Atherosclerosis With Aspirin for Diabetes (JPAD) Trial Investigators S56 Position Statement Diabetes Care Volume 38, Supplement 1, January 2015.. Low-dose aspirin for primary prevention of atherosclerotic events in patients with type 2 diabetes: a randomized controlled trial. JAMA 2008;300: 2134–2141.
56. Patel A; ADVANCE Collaborative Group; MacMahon S, et al. Effects of a fixed combination of perindopril and indapamide on macrovascular and microvascular outcomes in patients with type 2 diabetes mellitus (the ADVANCE trial): a randomised controlled trial. Lancet 2007;370:829–840.
57. Perk J, De Backer G, Gohlke H, et al.; European Association for Cardiovascular Prevention & Rehabilitation (EACPR); ESC Committee for Practice Guidelines (CPG). European Guidelines on Cardiovascular Disease Prevention in Clinical Practice (version 2012). The Fifth Joint Task Force of the European Society of Cardiology and Other Societies on Cardiovascular Disease Prevention in Clinical Practice (constituted by representatives of nine societies and by invited experts). Eur Heart J. (2012) 33 (13): 1635-1701.
58. Petersen AB, Knop FK, Christensen M. Lixisenatide for the treatment of type 2 diabetes. Drugs Today (Barc) 2013;49(9):537-53 2012;33:1635–1701.
59. Pfeffer MA, Swedberg K, Granger CB, et al.; CHARM Investigators and Committees. Effects of candesartan on mortality and morbidity in patients with chronic heart failure: the CHARM-Overall programme. Lancet 2003;362:759–766.
60. Pignone M, Alberts MJ, Colwell JA, et al.; American Diabetes Association; American Heart Association; American College of Cardiology Foundation. Aspirin for primary prevention of cardiovascular events in people with diabetes: a position statement of the American Diabetes Association, a scientific statement of the American Heart Association, and an expert consensus document of the American College of Cardiology Foundation. Diabetes Care 2010;33:1395–1402.
61. Pignone M, Earnshaw S, Tice JA, Pletcher MJ. Aspirin, statins, or both drugs for the primary prevention of coronary heart disease events in men: a cost-utility analysis. Ann Intern Med 2006;144:326–336.
62. Psaty BM, Smith NL, Siscovick DS, et al. Health outcomes associated with antihypertensive therapies used as first-line agents. A systematic review and meta-analysis. JAMA 1997; 277:739–745.
63. Py˘or¨al¨a K, Pedersen TR, Kjekshus J, Faergeman O, Olsson AG, Thorgeirsson G. Cholesterol lowering with simvastatin improves prognosis of diabetic patients with coronary heart disease. A subgroup analysis of the Scandinavian Simvastatin Survival Study (4S). Diabetes Care 1997;20:614–620.
64. Rajpathak SN, Kumbhani DJ, Crandall J, Barzilai N, AldermanM, Ridker PM. Statin therapy and risk of developing type 2 diabetes: a metaanalysis. Diabetes Care 2009;32:1924–1929.
65. Ridker PM, Danielson E, Fonseca FAH, et al.; JUPITER Study Group. Rosuvastatin to prevent vascular events in men and women with elevated C-reactive protein. N Engl J Med 2008;359:2195–2207.
66. Ridker PM, Pradhan A, MacFadyen JG, Libby P, Glynn RJ. Cardiovascular benefits and diabetes risks of statin therapy in primary prevention: an analysis from the JUPITER trial. Lancet 2012; 380:565–571.
67. Rigato M, Fadini GP. Comparative effectiveness of liraglutide in the treatment of type 2 diabetes. Diabetes Metab Syndr Obes 2014;7:107-20.
68. Rosenwasser RF, Sultan S, Sutton D, Choksi R, Epstein BJ. SGLT-2 inhibitors and their potential in the treatment of diabetes. Diabetes Metab Syndr Obes 2013;6:453-67.
69. Ryder RE. The potential risks of pancreatitis and pancreatic cancer with GLP-1-based therapies are far outweighted by the proven and potential (cardiovascular) benefits. Diabet Med 2013;30(10):1148-55.
70. Sacks FM, Svetkey LP, Vollmer WM, et al.; DASH-Sodium Collaborative Research Group. Effects on blood pressure of reduced dietary sodium and the Dietary Approaches to Stop Hypertension (DASH) diet. N Engl J Med 2001;344: 3–10.
71. Sattar N, Preiss D, Murray HM, et al. Statins and risk of incident diabetes: a collaborative meta-analysis of randomised statin trials. Lancet 2010;375:735–742.
72. Schrier RW, Estacio RO, Mehler PS, Hiatt WR. Appropriate blood pressure control in hypertensive and normotensive type 2 diabetes mellitus: a summary of the ABCD trial. Nat Clin Pract Nephrol 2007;3:428–438.

73. Scognamiglio R, Negut C, Ramondo A, Tiengo A, Avogaro A. Detection of coronary artery disease in asymptomatic patients with type 2 diabetes mellitus. J Am Coll Cardiol 2006;47:65–71.

74. Sega R, Facchetti R, Bombelli M, et al. Prognostic value of ambulatory and home blood pressures compared with office blood pressure in the general population: follow-up results from the Pressioni Arteriose Monitorate e Loro Associazioni (PAMELA) study. Circulation 2005;111:1777–1783.

75. Sever PS, Poulter NR, Dahl ¨of B, et al. Reduction in cardiovascular events with atorvastatin in 2,532 patients with type 2 diabetes: Anglo-Scandinavian Cardiac Outcomes Trial dlipid lowering arm (ASCOT-LLA). Diabetes Care 2005;28: 1151–1157.

76. Shepherd J, Barter P, Carmena R, et al. Effect of lowering LDL cholesterol substantially below currently recommended levels in patients with coronary heart disease and diabetes: the Treating to New Targets (TNT) study. Diabetes Care 2006;29:1220–1226.

77. Sibai BM. Treatment of hypertension in pregnant women. N Engl J Med 1996;335:257–265.

78. Singh IM, Shishehbor MH, Ansell BJ. High density lipoprotein as a therapeutic target: a systematic review. JAMA 2007;298:786–798.

79. SPRINT Research Group, Wright JT Jr, Williamson JD, Whelton PK, Snyder JK, Sink KM, Rocco MV, Reboussin DM, Rahman M, Oparil S, Lewis CE, Kimmel PL, Johnson KC, Goff DC Jr, Fine LJ, Cutler JA, Cushman WC, Cheung AK, Ambrosius WT. A randomized trial of intensive versus standard blood-pressure control. N Engl J Med 2015 Nov 26;373(22):2103.

80. Tatti P, Pahor M, Byington RP, et al. Outcome results of the Fosinopril Versus Amlodipine Cardiovascular Events Randomized Trial(FACET) in patients with hypertension and NIDDM. Diabetes Care 1998;21:597–603.

81. Taylor F, Huffman MD, Macedo AF, et al. Statins for the primary prevention of cardiovascular disease. Cochrane Database Syst Rev2013;1:CD004816.

82. Telmisartan Randomised AssessmeNt Study in ACE iNtolerant subjects with cardiovascular Disease (TRANSCEND) Investigators; Yusuf S, Teo K, et al. Effects of the angiotensin-receptor blocker telmisartan on cardiovascular events in high-risk patients intolerant to angiotensin converting enzyme inhibitors: a randomised controlled trial. Lancet 2008;372:1174–1183.

83. Vandvik PO, Lincoff AM, Gore JM, et al.; American College of Chest Physicians. Primary and secondary prevention of cardiovascular disease: antithrombotic therapy and prevention of thrombosis, 9th ed: American College of Chest Physicians Evidence-Based Clinical Practice Guidelines. Chest 2012;141(Suppl.):e637S–e668S.

84. Wackers FJT, Chyun DA, Young LH, et al.; Detection of Ischemia in Asymptomatic Diabetics (DIAD) Investigators. Resolution of asymptomatic myocardial ischemia in patients with type 2 diabetes in the Detection of Ischemia in Asymptomatic Diabetics (DIAD) study. Diabetes Care 2007;30:2892–2898.

85. Wackers FJT, Young LH, Inzucchi SE, et al.; Detection of Ischemia in Asymptomatic Diabetics Investigators. Detection of silent myocardial ischemia in asymptomatic diabetic subjects: the DIAD study. Diabetes Care 2004;27:1954–1961.

86. Young LH, Wackers FJT, Chyun DA, et al.; DIAD Investigators. Cardiac outcomes after screening for asymptomatic coronary artery disease in patients with type 2 diabetes: the DIAD study: a randomized controlled trial. JAMA 2009;301:1547–1555.

87. Zhao P, Xu P, Wan C, Wang Z. Evening versus morning dosing regimen drug therapy for hypertension. Diabetes Care 2011;34:1270–1276 27. Cochrane Database Syst Rev 2011;10:CD004184.

88. Zinman B, Wanner C, Lachin JM, Fitchett D, Bluhmki E, Hantel S, Mattheus M, Devins T, Johansen OE, Woerle HJ, Broedl UC, Inzucchi SE; EMPA-REG OUTCOME Investigators. Empagliflozin, Cardiovascular Outcomes, and Mortality in Type 2 Diabetes. N Engl J Med 2015 Nov 26;373(22):2117-28.

89. Zoungas S, Chalmers J, Neal B, et al.; ADVANCE-ON Collaborative Group. Follow-up of blood-pressure lowering and glucose control in type 2 diabetes. N Engl J Med 2014;371:1392–1406.

Parte VIII

Resistência à Insulina, Obesidade e Dislipidemias

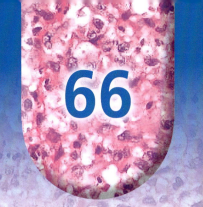

Resistência à Insulina e Síndrome Metabólica

66

Mario José Abdalla Saad

INTRODUÇÃO E DEFINIÇÃO

Resistência à insulina é definida como uma resposta biológica subnormal a uma determinada dose ou concentração endógena de insulina. A resistência à insulina é um mecanismo etiopatogênico ou fisiopatológico relevante na obesidade, no DM2 e em muitas doenças da civilização ocidental, mas não há uma definição clínica de utilidade prática para essa resistência hormonal. Nesse sentido, o uso do termo "Síndrome de Resistência à Insulina" não pode ser caracterizado, é destituído de importância clínica e não será utilizado. Há alguns anos, numa tentativa de se definir clinicamente a associação de obesidade central (resistência à insulina) com risco cardiovascular criou-se o nome Síndrome Metabólica, que continua controverso e tem utilidade prática relativa. Neste capítulo será feita uma análise da resistência à insulina como mecanismo fisiopatológico que aumenta o risco cardiovascular, seguida de uma análise crítica da síndrome metabólica.

RESISTÊNCIA À INSULINA

A resistência à insulina tem um interesse mais de pesquisa que clínico, e o padrão-ouro para identificação dessa alteração continua sendo o "clampe euglicêmico hiperinsulinêmico". Entretanto, há critérios menos complexos de determinação da resistência à insulina (Tabela 66.1), que mantêm boa correlação com o clampe, que poderiam ser usados na prática médica. Entretanto, o diagnóstico de resistência à insulina tem pouca ou nenhuma aplicação clínica. É fundamental destacar que decisões clínicas ou terapêuticas, na avaliação de fatores de risco, na obesidade ou no DM2 independem do diagnóstico dessa resistência hormonal.

Tabela 66.1 Critérios simples e práticos para o diagnóstico de resistência à insulina

Critérios para definição de resistência à insulina
Modelo 1
Utiliza índice de massa corporal (IMC) e/ou HOMA-IR: • IMC > 28,9 kg/m²; ou • HOMA-IR > 4,65; ou • IMC > 27,5 kg/m² e HOMA-IR > 3,6. Sensibilidade de 84,9% e especificidade de 78,7%.
Modelo 2
Utiliza só critérios clínicos: • IMC > 28,7 kg/m²; ou • IMC > 27 kg/m² e história familiar de DM. Sensibilidade de 78,7% e especificidade de 79,6%.
Modelo 3
Utiliza variáveis clínicas e determinações de lipídeos: • IMC > 28,7 kg/m²; ou • IMC > 27 kg/m² e história familiar de DM; ou • Sem história familiar de DM, mas triglicerídeos (TG) > 210 mg/dL. Sensibilidade de 81,3% e especificidade de 76,3%.

Fonte: *Adaptado de Stern et al., 2005.*

PATOGÊNESE DA RESISTÊNCIA À INSULINA: RELAÇÕES COM DOENÇA CARDIOVASCULAR ATEROSCLERÓTICA

OBESIDADE, RESISTÊNCIA À INSULINA E INTOLERÂNCIA À GLICOSE

O tecido adiposo, adicionalmente à sua função de armazenar energia, produz e libera ácidos graxos livres (AGL), hormônios e citocinas. O aumento nos níveis circulantes de AGL na obesidade está intimamente relacionado com a resistência à insulina. O tecido adiposo visceral é fonte para o aumento dos níveis de AGL, e a resistência à insulina é um fenômeno secundário ao excesso de gordura visceral. Indivíduos com peso normal, mas "metabolicamente obesos", em geral apresentam aumento de tecido adiposo visceral. Em resposta à perda de peso, o tecido adiposo visceral apresenta redução mais evidente que o subcutâneo, justificando por que reduções modestas do peso (5% a 10%) em obesos podem induzir melhora clínica significativa em diferentes parâmetros metabólicos e na pressão arterial.

O balanço energético positivo e o aumento de adiposidade são suficientes para iniciar a cascata de eventos que induz resistência à insulina. A questão central que se apresenta é como o aumento de adiposidade resulta em resistência à insulina em tecidos-alvo (fígado e músculo) e, posteriormente, intolerância à glicose e DM2. Vários mecanismos etiopatogênicos são atualmente propostos e detalhadamente discutidos em outro capítulo. Entretanto, um resumo dos mecanismos moleculares de resistência à insulina é apresentado a seguir.

AUMENTO DOS NÍVEIS DE ÁCIDOS GRAXOS LIVRES (AGL)

Pacientes com obesidade e resistência à insulina são geralmente resistentes aos efeitos antilipolíticos da insulina. Adicionalmente, adipócitos grandes e presentes na gordura visceral são metabolicamente mais ativos e apresentam acentuada lipólise. A elevação dos níveis de AGL induz resistência à insulina por meio da ativação de serinas-quinases (p. ex., PKC – proteína quinase C, IKKβ, PKR, JNK), que induzirão fosforilação em serina dos substratos de receptor de insulina – IRS1/2, reduzindo a sinalização insulínica e o transporte de glicose no músculo, bem como a síntese de glicogênio em fígado e músculo (Figura 66.1).

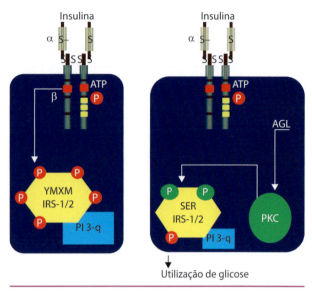

Figura 66.1 AGL ativa a PKC, que fosforila o IRS-1 em serina (P) e altera a transmissão do sinal de insulina.

ESTEATOSE TECIDUAL E LIPOTOXICIDADE

As consequências adversas de uma oferta maior de lipídeos aos tecidos periféricos são múltiplas. Agudamente, há alteração das etapas iniciais da sinalização insulínica descrita anteriormente. Cronicamente, a obesidade resulta em acúmulo muscular (intramiocelular) de triglicerídeos e lipídeos ativados na forma de AG de cadeia longa-acil-CoA. Esse acúmulo também ativa isoformas de proteína quinase C, que vão reduzir a transmissão do sinal insulínico. No fígado, ocorre fenômeno similar em associação com esteatose hepática. Lipídeos podem também acumular-se nas ilhotas pancreáticas e alterar a secreção de insulina. Adicionalmente, um menor catabolismo pode contribuir para o acúmulo de lipídeos nos tecidos, por redução da atividade de fosforilação oxidativa mitocondrial.

ADIPONECTINA, RESISTINA E VISFATINA

A obesidade visceral pode induzir resistência à insulina, modulando os níveis circulantes de hormônios produzidos pelo tecido adiposo, como adiponectina e resistina. Os níveis de adiponectina estão reduzidos em pacientes com resistência à insulina e obesidade. A adiponectina modula a sensibilidade à insulina e a homeostase de glicose, reduzindo a glicemia e aumentando a ação insulínica no fígado. Esse hormônio pode também reduzir o acúmulo de lipídeos em fígado e músculo. As ações da adiponectina são mediadas por uma proteína-quinase intracelular (AMPK) ativada pelo AMP, e parecem depender de dois receptores – AdipoR1 e AdipoR2.

A resistina, hormônio também secretado pelo tecido adiposo, pelo menos em roedores, induz resistência à insulina. Entretanto, em humanos a principal célula produtora desse hormônio é o macrófago. A administração de resistina eleva a produção hepática de glicose e a glicemia.

A visfatina é produzida pelo tecido adiposo visceral, está elevada em obesos, mas sua ação na sensibilidade à insulina ainda é controversa. Um estudo inicial mostrou que esse hormônio ativa o receptor de insulina.

Indivíduos com resistência à insulina podem manter glicemia normal ou próxima do normal por ação da hiperinsulinemia compensatória, que pode sobrepujar a resistência em tecidos metabolicamente ativos, e evitar a elevação dos níveis de ácidos graxos livres e da glicemia. Entretanto, quanto maior a magnitude da resistência à insulina, maiores a glicemia e a prevalência de intolerância à glicose, ou intolerância de jejum. Em alguns indivíduos, com a redução da massa de células β, pode sobrevir o DM2. Este tópico é discutido detalhadamente em outro capítulo.

DISLIPIDEMIA ATEROGÊNICA E RISCO ATEROSCLERÓTICO

As anormalidades lipídicas presentes em indivíduos com resistência à insulina constituem a tríade da dislipidemia aterogênica: hipertrigliceridemia, redução dos níveis de HDL- colesterol e alteração do tamanho da partícula de LDL. Especificamente, a partícula de LDL pequena e densa, que é mais aterogênica, está presente em proporção aumentada. Adicionalmente, encontra-se também um aumento nos níveis de partículas remanescentes, ricas em triglicerídeos e colesterol. Esse perfil lipídico é independente dos níveis de LDL colesterol, cuja relação com aterogênese é antiga e muito bem estabelecida. A hipertrigliceridemia tem sido estudada como um defeito metabólico central, que induz uma cascata de eventos que culminam com um perfil lipídico aterogênico, por diferentes mecanismos.

Várias hipóteses têm sido propostas para explicar a associação entre resistência à insulina e dislipidemia. O mecanismo predominante para a síntese hepática aumentada de VLDL na obesidade é a maior oferta de AGL (oriundos do tecido adiposo) ao fígado. Essa maior liberação de AGL pelo tecido adiposo é secundária à resistência à insulina nesse tecido. No metabolismo hepático, ainda é controverso se é a hiperinsulinemia ou a resistência à insulina que modulam a dislipidemia, mas não são mecanismos

excludentes, e podem inclusive ser complementares, porque a hiperinsulinemia pode aumentar a lipogênese, aumentando a síntese de VLDL, e a resistência à insulina pode evitar a ação normal da insulina de bloquear a secreção de VLDL-TG. Adicionalmente, a hiperinsulinemia ativa a síntese hepática de gorduras, induzindo a expressão de fatores de transcrição de enzimas lipogênicas, como o SREBP-1C. A relação recíproca entre elevação dos triglicerídeos-VLDL e redução do HDL é orientada primariamente pela ação da CETP (proteína de transferência de éster de colesterol). A CETP medeia a transferência de colesterol da HDL para a VLDL. Quanto maior o *pool* de VLDL, maior será a transferência do HDL à VLDL e menor será a concentração de HDL.

A dislipidemia descrita na resistência à insulina é também comumente encontrada em pacientes com DM2.

Os estudos que apontam uma importante associação entre resistência à insulina e morbidade cardíaca mostram que o fator específico mais intimamente associado ao risco aumentado é a presença de níveis reduzidos de HDL-colesterol.

HIPERTENSÃO

A hipertensão é mais prevalente em indivíduos com resistência à insulina ou obesidade. Deve ser destacado que ganhos discretos de peso podem precipitar o aparecimento da hipertensão arterial. Em indivíduos obesos, reduções modestas de peso são acompanhadas de decréscimos significativos nos níveis da pressão arterial.

Os mecanismos propostos para explicar a hipertensão arterial na obesidade partem da hiperinsulinemia compensatória ou da resistência à insulina. A hiperinsulinemia pode aumentar a reabsorção tubular de sódio, ativar o sistema nervoso simpático e induzir fatores de crescimento, levando à proliferação da parede da musculatura lisa. Por outro lado, é importante destacar que a insulina tem ação vasodilatadora, e resistência à insulina nos vasos pode levar à redução desse efeito, como descrito na seção de disfunção endotelial. Adicionalmente, o transporte celular de cátions pode estar alterado na resistência à insulina, com alterações na Na^+/K^+ – ATPase ou no contratransporte Na^+/Li^+, e contribuir para a vasoconstrição. Uma conexão molecular interessante entre obesidade e patogênese da hipertensão envolve componentes do sistema renina-angiotensina, claramente presentes no tecido adiposo. Recentemente, demonstrou-se que produtos de secreção do adipócito estimulam a secreção de mineralocorticoides pela adrenal. Esse dado sugere uma nova via para explicar o aumento relativo de aldosterona observado em obesos.

Certamente, a hipertensão arterial é uma doença complexa, com múltiplos fatores etiológicos, e a resistência à insulina é apenas um desses fatores. Muitos pacientes com hipertensão essencial não apresentam resistência à insulina, e nem todos os pacientes com resistência à insulina e hiperinsulinemia apresentam hipertensão.

Recentemente, a resistência à leptina também foi apontada como importante fator na gênese da hipertensão no obeso. É preciso destacar que resistência hormonal num mesmo órgão ou tecido pode ser específica para algumas ações, poupando outras. Na obesidade, embora haja resistência à leptina no hipotálamo para modulação da ingestão alimentar, outra ação da leptina, como a ativação do sistema nervoso simpático, está mantida ou até aumentada, contribuindo para o aumento da pressão arterial.

ESTADO PRÓ-INFLAMATÓRIO/ PRÓ-TROMBÓTICO

A inflamação tem um papel relevante na patogênese da aterosclerose, com recrutamento e acúmulo de monócitos na lesão vascular, bem como diferenciação/ativação do macrófago. O excesso de tecido adiposo está associado a uma maior produção de citocinas inflamatórias, que contribuem para o desenvolvimento de resistência à insulina, intolerância à glicose e aterogênese. O tecido adiposo produz TNF-α, que induz resistência à insulina por alterar as etapas iniciais da transmissão do sinal de insulina e atenuar a atividade do PPAR γ. Outras moléculas pró-inflamatórias, incluindo interleucina 6 (IL-6), amiloide sérico A3, α-1 glicoproteína ácida e MCP (proteína quimioatrativa do monócito), são expressas no tecido adiposo e potencialmente aumentadas na obesidade e no diabetes. Em animais alimentados com dieta hiperlipídica, o aumento da atividade inflamatória no tecido adiposo precede a alteração de sensibilidade à insulina, reforçando a ideia de que há um efeito causal entre esse processo inflamatório subclínico e resistência à insulina.

Essa inflamação (denominada metainflamação), derivada do adiposo, pode contribuir para a elevação dos níveis de proteína C reativa (PCR), que é um marcador inflamatório e reconhecido como fator de risco cardiovascular. Aumento nos níveis circulantes de PCR é comum em indivíduos com obesidade e resistência à insulina.

A maior produção e liberação de adipocitocinas pode também mediar o aumento dos níveis de fibrinogênio e do inibidor de ativação do plasminogênio (PAI-1). Níveis elevados de PAI-1 podem indicar fibrinólise alterada, e estão associados a um maior risco de trombose arterial. É também solidamente estabelecida a associação entre aumento de PAI-1 e resistência à insulina.

Outros fatores que predispõem à trombose estão associados à resistência à insulina, incluindo hiperagregação plaquetária, aumento da concentração de pró-coagulantes (particularmente fibrinogênio e fator de Von Willebrand), bem como redução de fatores antitrombóticos, como a antitrombina III. Muitas dessas anormalidades são inespecíficas, e a associação de alterações da coagulação com a resistência à insulina é menos robusta que as alterações da fibrinólise.

DISFUNÇÃO ENDOTELIAL E ANORMALIDADES VASCULARES

A importância do endotélio na manutenção funcional do vaso é amplamente reconhecida. O endotélio é um determinante crítico do tônus vascular, da reatividade, da inflamação, do remodelamento, bem como da manutenção dos vasos patentes e da fluidez do sangue. Muitas dessas funções do endotélio são mantidas por substâncias reguladoras, secretadas pelas células endoteliais, às vezes com ações opostas. Por exemplo, o óxido nítrico (NO) é o mais potente vasodilatador conhecido, e é secretado pelas células endoteliais. Essas células também secretam outros vasodilatadores, como a prostaciclina. A ação vasodilatadora é contrabalançada pela secreção de vasoconstritores potentes como a endotelina-1. De maneira similar, esses e outros produtos da célula endotelial estão envolvidos na manutenção do balanço entre promoção e inibição do crescimento da musculatura lisa, trombose e fibrinólise, inflamação e adesão celular.

A disfunção endotelial é reconhecida como uma anormalidade precoce no desenvolvimento de doença cardiovascular. Essa disfunção pode ser consequência de anormalidades na produção de NO, maior inativação do NO, em conjunto com maior ativação da enzima conversora de angiotensina (ECA) e mediadores inflamatórios locais.

A capacidade dos vasos sanguíneos de se dilatarem em resposta a estímulos como isquemia é chamada reatividade vascular. A reatividade vascular da artéria braquial é um método não invasivo de avaliar a função endotelial *in vivo*. Como a disfunção endotelial é um evento precoce na aterosclerose, há evidências de que em situações de resistência à insulina alterações da reatividade vascular precedem o desenvolvimento de mudanças estruturais na parede do vaso. A Figura 66.2 mostra os determinantes e as consequências da disfunção endotelial, e a Tabela 66.2 enumera anormalidades endoteliais associadas à resistência à insulina e seus significados.

A insulina tem ação vasodilatadora por mecanismo dependente de NO. A insulina ativa a enzima óxido nítrico sintase endotelial (eNOS) por mecanismos que estão descritos a seguir, e aumenta a produção de NO. Em situações de resistência à insulina, esse efeito é reduzido e há menor produção de NO. Como o NO tem um papel fundamental na manutenção da função endotelial, essa alteração pode explicar o risco aumentado de doença cardiovascular em situações de resistência à insulina. Essa menor ação vasodilatadora da insulina em situações de resistência a este hormônio é paralela a outras alterações, como menor utilização de glicose. Assim, obesidade e DM2 estão associados a resistência a algumas ações da insulina no vaso. Agravando esse quadro, a hiperinsulinemia compensatória da resistência à insulina induz crescimento de células da musculatura lisa vascular e da matriz extracelular, e contribui para o espessamento das camadas íntima-média de artérias.

REGULAÇÃO DA SINALIZAÇÃO DE INSULINA NO VASO

Nas células vasculares, ações da insulina iniciam-se com a ligação desse hormônio à subunidade α do receptor de insulina (IR), promovendo a ativação da tirosina quinase intrínseca do receptor, resultando em autofosforilação da subunidade ß do IR. O receptor de insulina ativado fosforila em resíduos de tirosina algumas proteínas adaptadoras intracelulares, como os substratos do receptor de insulina (IRS-1 e 2), e Shc. IRS-1 e 2 fosforilados em tirosina ligam-se aos domínios SH2 (*src-homolgy*) de proteínas intracelulares, incluindo a subunidade regulatória p85 da enzima fosfatidil inositol 3-quinase (PI3K). A interação de IRS com a subunidade p85 da PI3K resulta em ativação da subunidade catalítica p110 da PI3K. No vaso, a ativação da PI3K promove fosforilação e ativação da proteína quinase B (ou Akt), a qual, por sua vez, fosforila diretamente a eNOS (óxido nítrico sintase endotelial) em serina 1177 e ativa a enzima, levando ao aumento da produção de NO (Figura 66.3).

De maneira similar a outros fatores de crescimento, a insulina também é capaz de estimular uma via que leva à modulação de uma família de serina/

Tabela 66.2 Alterações no endotélio vascular associadas ao DM e resistência à insulina

Anormalidade	Significado
Liberação e responsividade ao NO	Função do endotélio e reatividade vascular
Expressão, sínteses e níveis plasmáticos de endotelina-1	Vasoconstrição e hipertensão
Liberação de prostaciclina	Vasodilatação
Expressão de moléculas de adesão	Aumento da adesão de monócitos na parede do vaso
Adesão de plaquetas e monócitos	Trombose e inflamação
Atividade pró-coagulante	Trombose
Produtos finais de glicação avançados	Aumento da espessura da parede arterial
Alteração da atividade fibrinolítica	Redução do coágulo

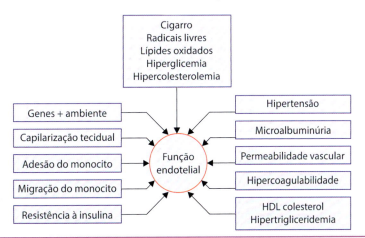

Figura 66.2 Determinantes e consequências da função endotelial.

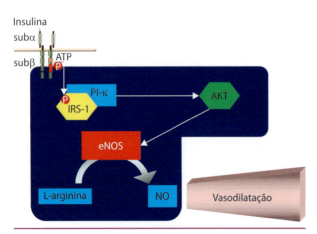

Figura 66.3 Insulina induz produção de NO e vasodilatação.

treonina quinases conhecida por MAP (*mitogen-activated protein*) quinase, componentes principais de vias controladoras de embriogênese, diferenciação e proliferação celulares. As principais proteínas dessa família são a ERK1 e ERK2. Ativadas, podem translocar-se para o núcleo, onde catalisam a fosforilação de fatores de transcrição, iniciando uma série de eventos que culminam com a proliferação ou diferenciação celulares.

Assim, após estímulo com insulina, o IR pode ativar duas vias intracelulares nas células da parede vascular: uma via (PI3K/Akt/eNOS), que leva ao aumento da produção vascular de NO e, portanto, apresenta potencial "protetor" no vaso, e outra via (MAP quinase), associada ao crescimento de células vasculares e à expressão de proteínas da matriz extracelular, com potencial pró-aterogênico. Um desequilíbrio na ativação dessas duas vias poderia favorecer o desenvolvimento de doença cardiovascular (hipertensão e disfunção endotelial) em situações de resistência à insulina. Em diversos modelos animais de resistência à insulina demonstrou-se em vasos uma menor ativação da via produtora de NO, associada à ativação mantida ou à hiperativação da via de crescimento, exemplificando mais uma vez como a resistência à insulina (na via PI3K) pode associar-se à hiperinsulinemia (na via MAP quinase) na patogênese de alguns aspectos do risco cardiometabólico.

Vários mecanismos podem ser responsáveis pela alteração de transmissão do sinal de insulina na via PI3K, por meio da ativação de serinas quinases, que irão induzir fosforilação em serina dos IRS, com consequente menor fosforilação em tirosina e menor ativação da PI3K/Akt/eNOS. Desses fatores que ativam serinas quinases, merecem destaque o TNF-α, ácidos graxos livres (descritos anteriormente), angiotensina II e endotelina-1. Sumarizando, po-

de-se dizer que a regulação das vias de transmissão do sinal de insulina em diferentes tecidos unifica os mecanismos moleculares que induzem resistência à insulina e hipertensão arterial. A resistência à insulina seletiva na via IRS/PI3K/Akt/eNOS parece ser um fator determinante para a ocorrência de doença cardiovascular associada à resistência à insulina.

GENÉTICA

Há evidências indicando que os fatores de risco para doença cardiovascular têm forte influência genética. Há uma tendência genética ao acúmulo de gordura visceral e à resistência à insulina, bem como ao desenvolvimento de hipertensão arterial. Mutações isoladas em genes que regulam vias metabólicas ou de ação da insulina podem induzir diversos aspectos da resistência a este hormônio. Exemplos dessas mutações incluem o gene do receptor de insulina e do receptor de PPAR γ. Entretanto, como no DM2, na resistência à insulina o mais provável é que o componente genético, ainda desconhecido, seja desmascarado por fatores ambientais como obesidade e sedentarismo, e também envelhecimento.

SÍNDROME METABÓLICA – UMA VISÃO CRÍTICA

A associação de fatores de risco cardiovascular é muito bem estabelecida em pacientes com obesidade, diabetes tipo 2 (DM2), dislipidemia e hipertensão arterial. Com o aumento da prevalência de obesidade, identificou-se a relação entre gordura visceral abdominal e resistência à insulina, e uma nova entidade clínica heterogênea, associada a obesidade abdominal e resistência à insulina, foi identificada como um fator de risco maior para doença cardiovascular aterosclerótica. Esta entidade, inicialmente denominada "síndrome X" por Reaven ou "síndrome de resistência à insulina" por outros, é agora conhecida como síndrome metabólica. Embora as tentativas iniciais de definir a síndrome tenham levado a ampla discrepância com respeito aos critérios diagnósticos, o objetivo central sempre foi a identificação de indivíduos com maior risco de desenvolver DM2, doença cardiovascular aterosclerótica e morte cardiovascular.

Nos últimos anos, dois sistemas de classificação ou critérios diagnósticos para síndrome metabólica foram amplamente utilizados e são descritos na

Tabela 66.3. Eles apresentam similaridade quanto aos fatores de risco cardiovascular, incluindo obesidade abdominal, intolerância à glicose/resistência à insulina, dislipidemia e hipertensão arterial. Em abril de 2005 a International Diabetes Federation (IDF) reformulou o sistema de Classificação da NCEP-ATP III, apresentando critérios mais estritos para o diagnóstico de síndrome metabólica, e em 2009 a IDF tentou harmonizar esses critérios. Espera-se que nos próximos anos os critérios diagnósticos sejam aperfeiçoados, tornando-os mais precisos e mais práticos.

Os componentes individuais da síndrome metabólica são fatores de risco independentes para o desenvolvimento de doença cardiovascular aterosclerótica. As tentativas de se estabelecer critérios diagnósticos para essa síndrome são baseadas no princípio de que esses componentes podem agir de maneira sinérgica ou aditiva, amplificando o risco, o que ainda não foi demonstrado.

Entretanto, deve ser mencionado que os estudos sobre mecanismos fisiopatológicos, riscos cardiovasculares, bem como as tentativas de definição da síndrome metabólica, precisam ser aperfeiçoados. Em 2005, uma revisão do tópico aprovada pelo Comitê de Prática Profissional da Associação Americana de Diabetes e também por um Comitê da Associação Europeia para o Estudo do Diabetes apresentou uma visão crítica em relação à síndrome metabólica, sumariamente descrita nos seguintes tópicos:

a. Clareza na definição da síndrome;
b. Relação entre risco cardiovascular e a síndrome;
c. Resistência à insulina como mecanismo fisiopatológico único;
d. Tratamento dos pacientes com a síndrome.

Essas críticas são relevantes, e ajudam a levantar questões que precisam ser respondidas em novos estudos, ou por meio da reanálise de dados já existentes. Esses pontos são discutidos de maneira sumária e parcial neste capítulo, objetivando criar uma visão mais real e menos teórica da síndrome metabólica.

CLAREZA NA DEFINIÇÃO DA SÍNDROME

Com base nas definições da síndrome, apresentadas na Tabela 66.3, constata-se que os critérios são ambíguos e incompletos. Nesse ponto, a pressão arterial é o exemplo típico. Na definição do NCEP-ATP III não está claro se a presença de pressão arterial sistólica > 130 ou diastólica > 85 é suficiente, ou se são necessárias as duas alterações. Destaca-se, também, a discrepância de critérios entre as definições da OMS e do NCEP ATP IIIP, com microalbuminúria e resistência à insulina presentes apenas na primeira, associados a níveis de pressão mais elevados nessa definição.

RISCO CARDIOVASCULAR E SÍNDROME METABÓLICA

Um grande número de estudos mostra que pacientes com síndrome metabólica, definida por qualquer critério, apresentam maior prevalência de doença cardiovascular, ou risco maior de desenvolvê-la. Nesses estudos, o aumento do risco cardio-

Tabela 66.3 Critérios diagnósticos de Síndrome Metabólica – ATP III, OMS e IDF

Síndrome metabólica – ATP III	Síndrome metabólica – OMS	Síndrome metabólica – IDF
Presença de três ou mais dos critérios	Resistência à insulina – um dos critérios abaixo	Presença do primeiro e 2 outros abaixo dos critérios abaixo
Obesidade abdominal: - CA > 102 cm – homem e > 88 cm mulher	Intolerância à glicose em jejum	Obesidade abdominal: - CA > 94 cm – homem e > 80 cm mulher
Hipertrigliceridemia: > 150 mg/dL	Intolerância à glicose – TOTG	Hipertrigliceridemia: > 150 mg/dL
HDL < 40 mg/Dl – homem e < 50 mg/Dl – mulher	DM2	HDL < 40 mg/d/L – homem e < 50 mg/Dl – mulher
PA > 130/85 mmHg	Presença de dois ou mais dos critérios abaixo	PA ≥ 130/85 mmHg
Glicose plasmática de jejum - > 110 mg/dL	Hipertrigliceridemia: > 150 mg/dLHDL < 35 mg/dL – homem e < 39 mg/dL – mulher PAS > 140 ou PAD > 90 mm Hg IMC > kg/m² Albuminúria > 20 µg/min ou relação alb/creat > 30 mg/g	Glicose plasmática de jejum > 100 mg/dL

vascular é muito variável, refletindo provavelmente a população estudada, a definição da síndrome adotada e o tempo de seguimento.

A conclusão desses estudos, de que indivíduos com a síndrome metabólica têm maior risco cardiovascular, não é surpreendente, porque os componentes individuais da síndrome são fatores de risco bem-estabelecidos, e quando ocorrem simultaneamente é lógico e esperado que o risco cardiovascular seja aumentado.

Um argumento favorável ao diagnóstico de síndrome metabólica é o fato de ela não incluir todos os fatores de risco cardiovascular conhecidos, e assim poder transmitir um risco independente dos convencionais (LDL, idade, fumo e história familiar). Entretanto, a proporção dos fatores de risco globais capturados pela síndrome é desconhecida. Seria valioso conhecer, da lista de fatores de risco cardiovascular estabelecidos, a hierarquia de combinações correlacionadas aos valores preditivos. Essas questões não foram ainda respondidas, e demandarão estudos em grandes populações, avaliando-se diferentes combinações de critérios, com seguimento de muitos anos.

Outra questão, relevante, é se o risco acrescentado pela síndrome é maior que a soma dos seus componentes individuais. Pelo menos cinco estudos avaliaram esse ponto e concluíram que a síndrome não transmite maior informação que a soma de seus componentes, isto é, o todo não é nem igual ou maior que a soma das partes.

Precisa ser destacado ainda que o critério diagnóstico para a síndrome inclui pacientes com doenças já estabelecidas e graves (diabetes, hipertensão, síndrome nefrótica e doença cardiovascular), bem como pacientes com formas mais brandas dessas alterações e até indivíduos obesos com apenas hipertrigliceridemia e redução de HDL. Assim, é certo que há variações amplas de risco em pessoas com a síndrome, mas os critérios diagnósticos não capturam diferenças entre alto e baixo risco cardiovascular, o que está em franco contraste com os modelos de risco hoje utilizados, nos quais o espectro de gravidade é ponderado, e fica claro quem tem maior ou menor risco. Nesse ponto, se a intenção for usar o termo síndrome metabólica, que se exclua do diagnóstico paciente com diabetes ou doença cardiovascular, porque a inclusão não irá trazer nenhum benefício adicional ao tratamento desse paciente, ou então que se faça uma classificação em estágios, como descrito no final do capítulo.

RESISTÊNCIA À INSULINA COMO MECANISMO FISIOPATOLÓGICO

Quando o conceito da síndrome foi inicialmente proposto, a resistência à insulina e(ou) a hiperinsulinemia foram sugeridas como processos etiológicos primários, principalmente porque muitos indivíduos com a síndrome têm uma ou outra anormalidade.

Em primeiro lugar, é necessário deixar claro que resistência à insulina e hiperinsulinemia não são sinônimos, e, embora muitos pacientes com resistência à insulina apresentem hiperinsulinemia, há grupos de indivíduos que apresentam resistência à insulina sem hiperinsulinemia, e há indivíduos que apresentam a última sem resistência ao hormônio. Ferrannini e Balkau (2002) mostraram que, apesar de muitos indivíduos sem diabetes apresentarem hiperinsulinemia e resistência à insulina, ¼ desses indivíduos apresenta resistência à insulina sem hiperinsulinemia, e a mesma proporção apresenta hiperinsulinemia sem resistência à insulina. A relação entre resistência à insulina e hiperinsulinemia é complexa, e, embora ambos os parâmetros capturem indivíduos com síndrome metabólica, cada um, de maneira independente, contribui para os achados clínicos associados à síndrome. Em resumo, hiperinsulinemia ou resistência à insulina identificam grupos de indivíduos parcialmente diferentes, ambas se associam a fatores de risco cardiovascular, e indivíduos com síndrome metabólica podem ter hiperinsulinemia ou resistência à insulina, podem ter as duas alterações ou nenhuma anormalidade relacionada à insulina.

Assim, a ideia inicial de se definir a síndrome metabólica como resultado fisiopatológico da resistência à insulina continua controversa. Que fique claro que resistência à insulina e (ou) hiperinsulinemia são características da síndrome, mas outros fatores, alguns ainda não identificados, podem também ser importantes. A definição da síndrome inclui fatores de risco com fraca associação à resistência à insulina ou hiperinsulinemia, como pressão arterial, e não inclui outros intimamente associados, como proteína C reativa e adiponectina. A resistência à insulina pode simplesmente ser uma das anormalidades ligadas a um mecanismo central que unifique a fisiopatologia. Nesse sentido, adquirem importância nos mecanismos fisiopatológicos da síndrome a obesidade visceral e o processo inflamatório subclínico que a acompanha.

O DIAGNÓSTICO DA SÍNDROME METABÓLICA MUDA A TERAPÊUTICA?

Como grande parte dos pacientes com síndrome metabólica apresenta obesidade, a redução do peso e o exercício físico regular são elementos-chave no tratamento. Certamente, essa conduta é essencial para o tratamento de qualquer componente da síndrome, mesmo quando eles ocorrem isoladamente. Destaca-se que não é necessário o diagnóstico da síndrome para que se estimulem os pacientes a seguir uma norma fundamental de saúde, que é a manutenção (ou redução se for o caso) do peso, refeições saudáveis e exercícios.

O diagnóstico ou o rótulo de síndrome metabólica não muda a conduta a ser tomada diante de fatores de risco. Na avaliação do risco cardiovascular de um indivíduo, é importante a lembrança de que a presença de um fator de risco indica que todos os outros fatores precisam ser avaliados, e, se presentes, precisam ser individualmente e agressivamente tratados. Quando se avaliam pacientes com diabetes, com hipertensão arterial ou com dislipidemias, há protocolos bem-estabelecidos pelas sociedades internacionais e pelas sociedades médicas brasileiras que nos guiam nesses tratamentos. Assim, fica evidente que o diagnóstico de síndrome metabólica não acrescenta nada em relação ao tratamento do diabetes, da hipertensão arterial, das dislipidemias e dos fatores de risco cardiovascular.

Finalmente uma questão ainda não resolvida é se vale a pena a terapia farmacológica da resistência à insulina para prevenir doença cardiovascular. Não há dados conclusivos em pacientes não diabéticos, e em diabéticos essa avaliação é complexa porque a melhora da resistência é quase sempre acompanhada de melhor controle glicêmico, dificultando a avaliação isolada dessa resistência hormonal. Assim, se a preocupação é a resistência à insulina, e não deveria ser, a melhor terapêutica continua sendo manutenção ou redução do peso, dieta saudável e prática regular de exercício físico. O uso de medicamentos objetivando tratar exclusivamente a resistência à insulina não encontra sustentação científica.

Assim, os questionamentos ao diagnóstico de síndrome metabólica podem ser resumidos nos seguintes tópicos:

1. Os critérios diagnósticos são ambíguos ou incompletos, e a base racional para a escolha de limiares é mal definida;
2. O valor de se incluir diabetes na definição é questionável;
3. A resistência à insulina como hipótese etiológica unificadora é incerta;
4. Não há uma razão clara para se incluir ou excluir outros fatores de risco cardiovasculares;
5. O risco cardiovascular associado à síndrome parece não ser maior que a soma das partes (cada fator de risco);
6. O tratamento da síndrome não é diferente do tratamento de cada um de seus componentes;
7. O valor médico do diagnóstico da síndrome ainda não é claro.

Embora o termo Síndrome Metabólica continue sendo usado, está claro que sua aplicação clínica ainda é incerta. Entretanto, nunca é demais enfatizar que há um real agrupamento de fatores de risco para doenças cardiovasculares na maioria dos indivíduos, e no momento as recomendações clínicas com bom senso seriam:

1. Em adultos com qualquer fator de risco para DCV, é necessário investigar outros fatores de risco;
2. Para pacientes com variáveis de risco para DCV acima dos limites normais, recomenda-se mudança de estilo de vida;
3. Para pacientes com alterações bem-estabelecidas (PA > 140/90 mmHg ou glicemia > 126 mg/dL), recomenda-se o tratamento em conformidade com protocolos;
4. Todos os fatores de risco precisam ser individualmente e agressivamente tratados;
5. Até que se completem alguns estudos, não há tratamento farmacológico específico para síndrome metabólica, nem se pode assumir que a terapia farmacológica para resistência à insulina beneficia pacientes com esta síndrome.

A visão mais recente

Recentemente, um grupo de estudo tentou enumerar conceitos já estabelecidos e conceitos que precisam ainda ser clinicamente validados na controversa área de síndrome metabólica. Esse grupo reconheceu que a síndrome é um estado fisiopatológico complexo, com associação de fatores de risco clinicamente mensuráveis ou não, e apresentou propostas sugerindo que é necessário identificar os indivíduos predispostos, antes do aparecimento da síndrome, e que a síndrome precisa ser classificada em subtipos e estágios para ganhar em eficiência terapêutica. Assim, as conclusões desse grupo podem ser resumidas em:

a. Conceitos estabelecidos;
b. Conceitos emergentes;

c. Síntese final com dados-chave ou centrais.

Conceitos estabelecidos

- A SM é um estado fisiopatológico complexo associado a um risco aumentado de desenvolvimento de DM2 e DCV.
- A SM manifesta-se clinicamente por uma associação de fatores de risco associados de maneira causal.
- O risco de desfechos desfavoráveis aumenta com o acúmulo de componentes da SM, em adição a fatores não mensuráveis (risco residual). Identificados os fatores de risco, a busca terapêutica deve ser imediata, objetivando prevenir a lesão de órgãos-alvo.
- A obesidade é um fator de risco para SM difícil de precisar por meio do IMC ou da CA, modulada pelo tamanho, função e distribuição de adipócitos, bem como pelo estilo de vida e raça. O excesso de tecido adiposo ectópico e a adiposidade visceral são fundamentais na fisiopatologia da SM.
- O tratamento da SM deve priorizar a mudança de estilo de vida, com dieta e exercícios, que ajudam a modular todos os fatores de risco. O tratamento deve ser seguido com foco em intervenções específicas nos componentes individuais da SM.
- O termo SM continuará sendo usado. Mudança de nomenclatura não solucionará as lacunas hoje existentes.

Conceitos emergentes

- É necessário melhorar a definição clínica de obesidade de alto risco, que pode incluir, mas não necessariamente ficar restrita a IMC, CA e exames de imagem para determinação de gordura visceral e ectópica.
- A SM deve ser classificada em subtipos e estágios que possam se traduzir em diagramas para melhorar a abordagem clínica. Nesse sentido, uma sugestão de subtipos é apresentada na Figura 66.4 e uma classificação em estágios é apresentada na Figura 66.5.

Síntese final

- A SM é um agrupamento de fatores de risco, alguns formalmente definidos e outros não, que aumenta o risco de desenvolver doenças específicas.

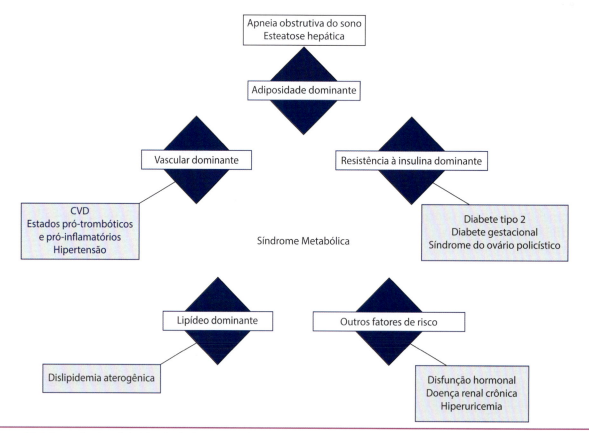

Figura 66.4 Sugestão de subdivisão da síndrome metabólica com base no quadro dominante. Fonte: Adaptado de Sperling, 2015.

Subtipos de Síndrome Metabólica (SM) com Bases Fisiopatológicas					
		Lipídeo dominante	Vascular dominante	Adiposidade dominante	Resistência à insulina dominante	Outros fatores de risco
Subtipos		Dislipidemia aterogênica	Estados pró-trombóticos e pró-inflamatórios Hipertensão	Apneia do sono obstrutiva Esteatose hepática	Diabetes T2 Diabetes gestacional Síndrome do ovário policístico	Disfunção hormonal Doença renal crônica Hiperuricemia

Adaptação Sistêmica para SM (Risco absoluto para dano em órgão-alvo)				
Estágio	A Em risco para SM, não há critérios para SM	B Em risco para SM, ≥ 1 critério	C SM sem dano em órgãos-alvo	D SM com dano em órgãos-alvo
Perfil do paciente	Sobrepeso Gordura ectópica Susceptibilidade racial Sedentarismo SM parental	1 ou 2 critérios Grande circunferência de cintura Pressão arterial alta Altos níveis de glicose Triglicérides alto HDL baixo Outros fatores de risco	3-5 critérios Grande circunferência de cintura Pressão arterial alta Altos níveis de glicose Triglicérides alto HDL baixo Outros fatores de risco	Doença cardiovascular Diabetes Doença renal crônica Apneia obstrutiva do sono Esteatose hepática não alcoólica Outros fatores de risco
Tratamento	Atividade física Nutrição Prevenção da obesidade	Todas as ações do estágio A , mais: Tratamento médico Modificação dos fatores de risco	Todas as ações do estágio B, mais: Cirurgia de redução da adiposidade	Todas as medidas do estágio C, mais: Tratamentos específicos para as doenças

Figura 66.5 Sugestão de subdivisão da síndrome metabólica com base no quadro dominante e nos estágios clínicos. Fonte: Adaptado de Sperling, 2015.

- A presença de gordura ectópica e/ou visceral é crítica na patogênese da SM, e pode explicar a variabilidade fenotípica de apresentação em diferentes populações.
- Um novo modelo de abordagem da SM é necessário e deve incluir rastreamento, estratificação de risco e um diagrama de tratamento dos pacientes de acordo com o subtipo e o estágio (Figuras 66.4 e 66.5).
- Mudanças de estilo de vida estruturadas serão necessárias para prevenir e tratar adequadamente a SM e reduzir o risco residual de DCV.

REFERÊNCIAS BIBLIOGRÁFICAS

1. Alberti KG, Eckel RH, Grundy SM, et al. Harmonizing the metabolic syndrome: a joint interim statement of the International Diabetes Federation Task Force on Epidemiology and Prevention; National Heart, Lung, and Blood Institute; American Heart Association; World Heart Federation; International Atherosclerosis Society; and International Association for the Study of Obesity. Circulation 2009; 120:1640–5.

2. Berry JD, Dyer A, Cai X, et al. Lifetime risks of cardiovascular disease. N Engl J Med 2012;366: 321–9.

3. Chandra A, Neeland IJ, Berry JD, et al. The relationship of body mass and fat distribution with incident hypertension: observations from the Dallas Heart Study. J Am Coll Cardiol 2014;64: 997–1002.

4. Després JP, Lemieux I. Abdominal obesity and metabolic syndrome. Nature 2006;444:881–7.

5. Eckel RH, Jakicic JM, Ard JD, et al. 2013 AHA/ACC guideline on lifestyle management to reduce cardiovascular risk: a report of the American College of Cardiology/American Heart Association Task Force on Practice Guidelines. J Am Coll Cardiol 2014;63:2960–84.

6. Efstathiou SP, Skeva II, Zorbala E, et al. Metabolic syndrome in adolescence: can it be predicted from natal and parental profile? The Prediction of Metabolic Syndrome in Adolescence (PREMA) study. Circulation 2012;125:902–10.

7. Garvey WT, Garber AJ, Mechanick JI, et al., for the AACE Obesity Scientific Committee. American Association of Clinical Endocrinologists and American College of Endocrinology consensus conference on obesity: building an evidence base for comprehensive action. Endocr Pract 2014;20: 956–76.

8. Goff DC Jr., Lloyd-Jones DM, Bennett G, et al. 2013 ACC/AHA guideline on the assessment of cardiovascular risk: a report of the American College of Cardiology/American Heart Association Task Force on Practice Guidelines. J Am Coll Cardiol 2014;63:2935–59.

9.   Goodman E, Dolan LM, Morrison JA, et al. Factor analysis of clustered cardiovascular risks in adolescence: obesity is the predominant correlate of risk among youth. Circulation 2005; 111:1970–7.

10. Grundy SM, Cleeman JI, Daniels SR, et al. Diagnosis and management of the metabolic syndrome: an American Heart Association/National Heart, Lung, and Blood Institute Scientific Statement. Circulation 2005;112:2735–52.

11. Jensen MD, Ryan DH, Apovian CM, et al. 2013 AHA/ACC/TOS guideline for the management of overweight and obesity in adults: a report of the American College of Cardiology/American Heart Association Task Force on Practice Guidelines and The Obesity Society. J Am Coll Cardiol 2014;63: 2985–3023.

12. Kahn R, Buse J, Ferrannini E, et al. The metabolic syndrome: time for a critical appraisal: joint statement from the American Diabetes Association and the European Association for the Study of Diabetes. Diabetes Care 2005;28:2289–304.

13. Mottillo S, Filion KB, Genest J, et al. The metabolic syndrome and cardiovascular risk: a systematic review and meta-analysis. J Am Coll Cardiol 2010;56:1113–32.

14. Najarian RM, Sullivan LM, Kannel WB, et al. Metabolic syndrome compared with type 2 diabetes mellitus as a risk factor for stroke: the Framingham Offspring study. Arch Intern Med 2006; 166:106–11.

15. Neeland IJ, Turer AT, Ayers CR, et al. Dysfunctional adiposity and the risk of prediabetes and type 2 diabetes in obese adults. JAMA 2012; 308:1150–9.

16. Ockene IS, Tellez TL, Rosal MC, et al. Outcomes of a Latino community-based intervention for the prevention of diabetes: the Lawrence Latino Diabetes Prevention Project. Am J Public Health 2012;102:336–42.

17. Reaven GM. Banting lecture 1988. Role of insulin resistance in human disease. Diabetes 1988; 37:1595–607.

18. Seidel MC, Powell RO, Zgibor JC, et al. Translating the Diabetes Prevention Program into an urban medically underserved community: a nonrandomized prospective intervention study. Diabetes Care 2008;31:684–9.

19. Sperling LS, Mechanick JI, Neeland IJ, Herrick CJ, Després JP, Ndumele CE, Vijayaraghavan K, Handelsman Y, Puckrein GA, Araneta MR, Blum QK, Collins KK, Cook S, Dhurandhar NV, Dixon DL, Egan BM, Ferdinand DP, Herman LM, Hessen SE, Jacobson TA, Pate RR, Ratner RE, Brinton EA, Forker AD, Ritzenthaler LL, Grundy SM. The CardioMetabolic Health Alliance: Working Toward a New Care Model for the Metabolic Syndrome. J Am Coll Cardiol 2015 Sep 1;66(9):1050-67.

20. Stern SE, Williams K, Ferrannini E, DeFronzo RA, Bogardus C, Stern MP. Identification of individuals with insulin resistance using routine clinical measurements. Diabetes2005;54(2):333-9.

21. Stone NJ, Robinson JG, Lichtenstein AH, et al. 2013 ACC/AHA guideline on the treatment of blood cholesterol to reduce atherosclerotic cardiovascular risk in adults: a report of the American College of Cardiology/American Heart Association Task Force on Practice Guidelines. J Am Coll Cardiol 2014;63:2889–934.

22. Third Report of the National Cholesterol Education Program (NCEP) Expert Panel on Detection, Evaluation, and Treatment of High Blood Cholesterol in Adults (Adult Treatment Panel III) Final Report. Circulation 2002;106:3143–421.

23. Vega GL, Adams-Huet B, Peshock R, et al. Influence of body fat content and distribution on variation in metabolic risk. J Clin Endocrinol Metab 2006;91:4459–66.

Doença Hepática Gordurosa não Alcoólica (NAFLD)

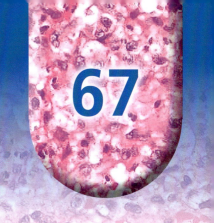

Mario José Abdalla Saad

DEFINIÇÃO

A definição de NAFLD exige:

a. Evidência de esteatose hepática, por imagem ou histologia; e

b. Ausência de causas secundárias para o acúmulo de gordura no fígado, como consumo exagerado de álcool, uso de medicação esteatogênica e doenças hereditárias (Figura 67.1).

Causas comuns de esteatose hepática secundária

Macrovesicular
- Consumo excessivo de álcool
- Hepatite C (genótipo 3)
- Doença de Wilson
- Lipodistrofia
- Jejum prolongado
- Nutrição parenteral
- Abetalipoproteinemia
- Medicamentos (amiodarona, metotrexato, tamoxifeno, corticosteroides etc.)

Microvesicular
- Síndrome de Reye
- Medicamentos (valproato, antirretrovirais etc.)
- Esteatose hepática aguda da gravidez
- Síndrome HELLP
- Erros inatos do metabolismo (deficiência de LCAT, doença do armazenamento do éster do colesterol, doença de Wolman)

Figura 67.1 Causas comuns de esteatose hepática secundária. Fonte: adaptado de Rinella, 2015.

Na maioria dos pacientes a NAFLD é associada a fatores de risco metabólico como obesidade, DM e dislipidemia (Tabela 67.1). A NAFLD é histologicamente caracterizada em fígado gorduroso não alcoólico (NAFL – ou esteatose não alcoólica) e esteato-hepatite não alcoólica (NASH) (Figura 67.2). O fígado gorduroso não alcoólico é definido pela presença de esteatose sem evidência de lesão hepatocelular na forma de balonamento dos hepatócitos. A esteato-hepatite é definida pela presença de esteatose hepática e lesão inflamatória do hepatócito com balonamento, com ou sem fibrose.

PREVALÊNCIA E HISTÓRIA NATURAL

A NAFLD é a causa mais comum de doença hepática no mundo, com prevalência estimada entre 25% a 45% na maioria dos estudos. As características histológicas com consequentes implicações na progressão da doença são apresentadas na Figura 67.2.

FISIOPATOLOGIA DA DOENÇA HEPÁTICA GORDUROSA NÃO ALCOÓLICA

A NAFLD é uma doença complexa, modulada por numerosos mecanismos que incluem fatores genéticos, metabólicos, ambientais e microbiota intestinal. A presença de esteatose é um requisito para o desenvolvimento de NASH, mas os me-

Tabela 67.1 Fatores de risco associados com NAFLD e progressão da doença

Fatores de risco
Obesidade (central)
Hipertensão
Dislipidemia
Diabete tipo 2
Síndrome metabólica

Fonte: adaptado de Rinella, 2015.

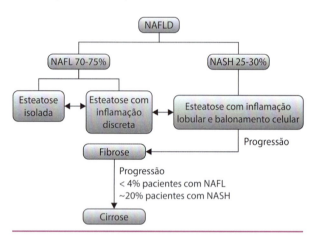

Figura 67.2 Subtipos histológicos de NAFLD e suas implicações para a progressão da doença.
Fonte: adaptado de Rinella, 2015.

canismos que levam um indivíduo a desenvolver NASH e outro a ter somente esteatose não estão bem definidos. A adiposidade visceral gera múltiplos sinais que alteram o metabolismo de lipídeos e glicose, gerando a esteatose hepática, e induz um processo inflamatório seguido de lesão celular no fígado e também em outros tecidos. A evolução do estresse oxidativo e do estresse de retículo endoplasmático, a lipotoxicidade e as vias apoptóticas contribuem para a lesão hepática, fibrose progressiva que leva à cirrose e desenvolvimento de carcinoma hepatocelular em alguns casos. A possível sequência fisiopatológica é esquematizada na Figura 67.3, e discussões mais detalhadas dos processos de estresse oxidativo, estresse de retículo, bem como a influência da microbiota na resistência à insulina, são apresentadas em outros capítulos.

DIAGNÓSTICO

SINAIS E SINTOMAS

Como em outras doenças hepáticas, muitos pacientes com NAFLD são assintomáticos. A doença hepática é muitas vezes descoberta acidentalmente, durante exames de rotina que revelam um aumento de enzimas ou quando um US é realizado e detecta esteatose. A NAFLD é a causa mais comum de aumentos não explicados de enzimas, desde que se excluam hepatite C ou outras doenças crônicas do fígado. Quando ocorrem, os sintomas são em geral pouco específicos. Dor vaga no quadrante superior direito do abdome, cansaço e fraqueza são os mais comuns. Ocasionalmente, prurido, anorexia e náusea desenvolvem-se. Icterícia, eritema palmar, *spider*, ginecomastia, ascite, sangramento gastrintestinal e manifestações de encefalopatia são indicativos de doença hepática avançada (cirrose descompensada), ocorrendo tardiamente na evolução.

Não há sinais específicos de NAFLD. A obesidade é a anormalidade mais comum no exame físico. Hepatomegalia é descrita em aproximadamente 75% dos pacientes (por US pode chegar a 95%). Sinais de hipertensão portal são menos frequentes, embora a esplenomegalia possa ser encontrada em 25% dos pacientes na época do diagnóstico. Dos sinais de insuficiência hepática, *spider* e eritema palmar são os mais comuns.

EXAMES LABORATORIAIS, BIOMARCADORES E ÍNDICES DE FIBROSE

Elevações discretas ou moderadas nos níveis de AST e ALT são as alterações laboratoriais mais frequentes. Não há correlação entre o grau de elevação dessas enzimas e a gravidade histológica da inflamação ou fibrose. Diferentemente de pacientes com esteato-hepatite induzida por álcool, que apresentam aumento maior de AST com relação à ALT, em pacientes com NAFLD a relação AST/ALT é menor que 1. Essa relação tende a aumentar com o desenvolvimento de cirrose, perdendo a capacidade de discriminação diagnóstica. Os níveis de fosfatase alcalina podem ser discretamente elevados em um terço dos pacientes. Hiperbilirrubinemia, hipoalbuminemia e aumento do tempo de protrombina aparecem com menos frequência, e geralmente são vistos quando há falência hepática.

Um pequeno percentual de pacientes com NAFLD pode apresentar baixos títulos (< 1/320) de anticorpos antinucleares (ANA). O papel do ferro na patogênese da NAFLD é controverso. Alguns estudos mostram uma elevação da saturação de transferrina em aproximadamente 10% dos pacientes e da ferritina em até 50% dos pacientes. Não há indicação para que se investiguem, rotineiramente, mutações genéticas da hemocromatose em pacientes com esteato-hepatite não alcoólica.

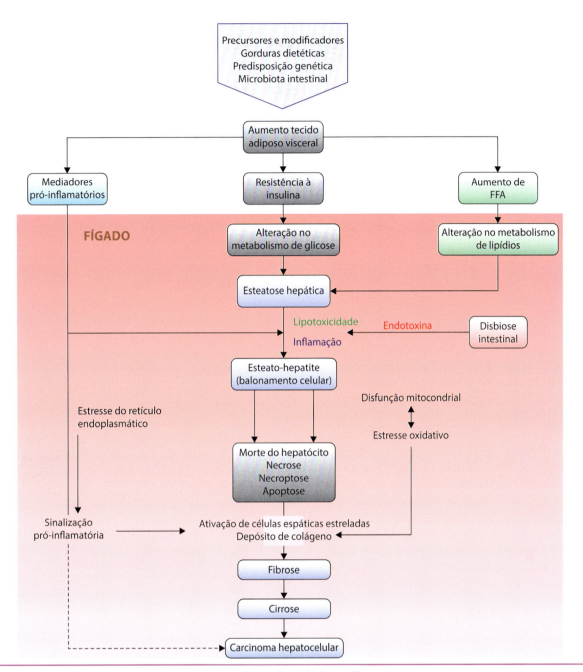

Figura 67.3 Mecanismos fisiopatológicos de NAFLD. Fonte: adaptado de Rinella, 2015.

Recentemente, novos parâmetros laboratoriais têm sido usados na tentativa de diagnosticar de maneira não invasiva a NASH. Nesse sentido, merece destaque a determinação de citoqueratina 18, que é um produto de degradação resultante de apoptose de hepatócitos mediada pela caspase-3. Aparentemente, a sensibilidade e especificidade da citoqueratina 18 de detectar NASH são de ~60 e ~70%, respectivamente. Entretanto, devemos assumir que qualquer biomarcador, incluindo a citoqueratina 18, no momento, tem utilidade limitada.

O índice de fibrose da NAFLD (*NSF-NAFLD fibrosis score*) – Tabela 67.2 - é bem validado e pode predizer fibrose grave em pacientes com NAFLD com boa acurácia. Esse índice é calculado usando dados clínicos - idade, IMC, presença ou ausência de hiperglicemia, plaquetas, albumina e relação AST/ALT e está detalhado na Tabela 67.2. Um índice abaixo de -1,455 exclui fibrose avançada com sensibilidade de 75% e especificidade de 58%. Um índice NSF acima de 0,676 indica presença de fibrose avançada com especificidade de 33% e sensibilidade de 98%.

Tabela 67.2 O índice de fibrose da NAFLD

NAFLD Fórmula para pontuação de fibrose
- 1,675 + 0,037 × idade (anos) + 0,094 × IMC + 1,13 × glicose de jejum alterada ou diabete (sim = 1, não = 0) + 0,99 × taxa AST (aspartato aminotransferase)/ALT (alanina aminotransferase) - 0,013 × contagem de plaqueta (× 10⁹/L) - nível albumina (g/dL)[a]
NAFLD pontos de corte para a estimativa do grau de fibrose
Sem fibrose para fibrose estágio 2: pontuação menor que - 1,455.
Fibrose indeterminada: pontuação entre - 1,455 e - 0,675.
Fibrose estágios 3 e 4: pontuação maior que 0,675.

Para maiores informações desta fórmula acesse http://nafldscore.com/

EXAMES DE IMAGEM

A US ainda representa a primeira linha diagnóstica de esteatose simples, embora o US tenha pouca capacidade de detectar esteatose mínima ou inicial. Sua principal limitação é a incapacidade de diferenciar NASH de simples esteatose, e só detecta cirrose em fases avançadas. A tomografia computadorizada e a ressonância magnética também têm limitações em distinguir NASH de esteatose simples. Assim, pela disponibilidade e baixo custo o US permanece como bom método para iniciar investigação de NAFLD.

Nos últimos anos, alguns exames de imagem aumentaram a capacidade não invasiva de identificar fibrose hepática. Os dois mais bem estudados são a elastografia transitória e a elastografia ressonância magnética (MRE). Esta última é mais confiável que a primeira, mas é cara e não está amplamente disponível. A MRE tem sensibilidade de 86% e especificidade de 91% para identificar fibrose avançada. Aparentemente, essa técnica é capaz de distinguir bem fibrose leve de avançada, mas permanece inadequada em identificar fibrose moderada.

AVALIAÇÃO DE NAFLD

Avaliação inicial

É importante excluir outras causas secundárias de esteatose (Figura 67.1), para que se possa fazer um diagnóstico de NAFLD primária com segurança. A hepatite C (HCV) e a doença hepática induzida pelo álcool são particularmente importantes, pela alta prevalência desses dois agentes hepatotóxicos. HCV pode induzir alterações histológicas que lembram a NAFLD, e testes sorológicos para excluir hepatites virais são pré-requisito para o diagnóstico de NAFLD. Pela definição, o diagnóstico de NAFLD não pode ser feito em pacientes com ingestão excessiva de álcool. Consensos recentes indicam que o consumo de álcool > 21 doses/semana para homens e > 14 doses/semana para mulheres é uma definição razoável para consumo significativo de álcool quando se avalia um paciente com suspeita de NAFLD na clínica.

Em pacientes com esteatose hepática detectada por imagem, se houver sinais e sintomas de doença hepática ou alterações bioquímicas hepáticas, a investigação de NAFLD precisa ser seguida adequadamente. As Figuras 67.4 e 67.5 mostram diagramas complementares de investigação, indicação de biópsia e seguimento dos pacientes.

Em pacientes com esteatose hepática detectada por imagem, mas sem suspeita diagnóstica e sem sintomas ou sinais e também sem alterações bioquímicas, a biópsia é contraindicada. Entretanto, nesses pacientes é importante avaliar outros fatores de risco metabólico, como obesidade, intolerância à glicose, dislipidemia (Tabela 67.1), bem como outras causas para a esteatose (Figura 67.1).

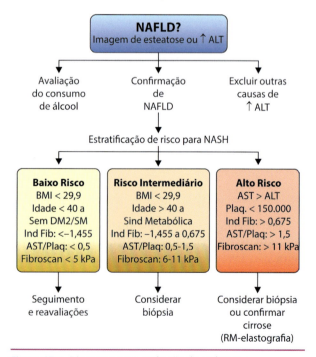

Figura 67.4 Diagrama para avaliação diagnóstica e seguimento de NAFLD com base em estratificação de risco. Fonte: adaptado de Rinella e Sanyal, 2016.

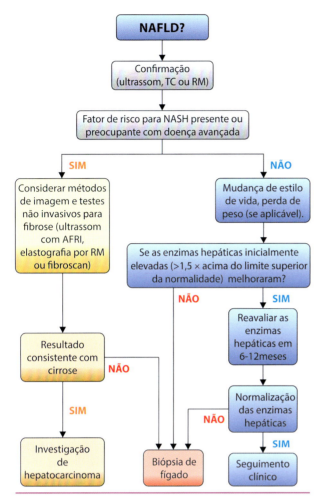

Figura 67.5 Diagrama para indicação de biópsia hepática e seguimento na NAFLD, após exclusão de causas secundárias. Fonte: Adaptado de Rinella, 2015.

A pesquisa de NAFLD em ambulatórios de diabete ou obesidade não é recomendada em função das incertezas dos testes diagnósticos e das opções terapêuticas. Também não é recomendada a investigação de parentes em primeiro grau de pacientes com NAFLD.

Avaliação não invasiva da esteato-hepatite e da fibrose avançada na NAFLD e indicações de biópsia hepática

A história natural da NAFLD é dicotômica, sendo a NAFL geralmente benigna e a NASH podendo progredir para cirrose e câncer hepático. Embora a biópsia hepática ainda seja o método mais confiável para identificar presença de esteato-hepatite e fibrose em pacientes com NAFLD, deve-se considerar que ela é cara, pode apresentar erros na coleta, e há uma morbimortalidade não desprezível ligada a esse procedimento. Por outro lado, os níveis de ALT e AST e

exames de imagem como US, CT e RM não são confiáveis na avaliação de esteato-hepatite e fibrose.

Como descrito anteriormente, também auxilia no diagnóstico o índice de fibrose da NAFLD (*NSF-NAFLD fibrosis score*), que está bem validado e pode predizer fibrose grave em pacientes com NAFLD.

A estratificação de risco para pacientes com NAFLD, com base em dados clínicos e laboratoriais, incluindo o índice de fibrose, deve ser feita como sugerido na Figura 67.4.

A biópsia continua sendo o padrão-ouro para a caracterização histológica de esteato-hepatite em pacientes com NAFLD. A presença de esteato-hepatite na biópsia prediz o desenvolvimento e progressão para fibrose hepática, e desta para cirrose. Assim, é necessário estabelecer o diagnóstico de esteato-hepatite antes de se iniciar o tratamento. Deve-se considerar a biópsia hepática como sugerido na estratificação de risco ou nas seguintes situações:

a. Independentemente dos níveis de AST e ALT, pacientes com NAFLD e síndrome metabólica ou fatores de risco metabólicos, particularmente diabete, têm alto risco de apresentar esteato-hepatite e devem ser considerados candidatos à biópsia (Figuras 67.4 e 67.5).

b. Pacientes com níveis elevados e persistentes (> 6m) de AST e ALT são também candidatos à biópsia, particularmente se não é possível excluir doenças associadas como hepatite autoimune ou hemocromatose. Não há um nível de enzima que indique biópsia, entretanto elevações > 1,5 podem ser usadas como parâmetro. Se houver evidência de progressão de doença hepática, como AST/ALT > 1, hiperbilirrubinemia, coagulopatia, plaquetopenia ou sinais clínicos de doença hepática avançada, a biópsia também deve ser considerada (Figuras 67.4 e 67.5).

c. Se os exames não invasivos como elastografia transitória e MRE forem inconclusivos, a biópsia precisa ser considerada.

Finalmente, se houver clara evidência de cirrose pelo exame físico ou exames de imagem, não há mais necessidade de biópsia. Se houver cirrose, o paciente precisa ter avaliação clínica e laboratorial de complicações da cirrose, bem como triagem para varizes de esôfago e câncer hepático (Figuras 67.4 e 67.5).

TRATAMENTO

O principal objetivo terapêutico na NAFLD é reduzir ou estancar a progressão da doença, prevenir a inflamação e a fibrose, e, se já houver fibrose e cirrose, tratá-las. Como a síndrome metabólica tem papel relevante no desenvolvimento e progressão da doença, os fatores de risco como obesidade e resistência à insulina permanecem o foco do tratamento.

MUDANÇA DE ESTILO DE VIDA

As principais terapias para a NAFLD incluem perda de peso, por meio de restrição calórica e atividade física. Essas medidas melhoram a sensibilidade hepática à insulina e mudam a progressão da NAFLD. Reduções modestas do peso (perdas menores que 10%) induzem redução significativa da esteatose hepática. Embora não haja consenso quanto à intensidade, duração e tipo de exercício, tanto o aeróbico quanto o anaeróbico melhoram a sensibilidade à insulina e reduzem o conteúdo hepático de gordura, e devem fazer parte do programa de mudança do estilo de vida.

Pacientes com NAFLD não devem fazer uso abusivo de bebidas alcoólicas, mas não há contraindicação formal para o uso leve a moderado. O uso de café, principalmente o filtrado, deve ser estimulado. Embora não haja estudos específicos do uso de café em NASH, sabe-se que essa bebida reduz a mortalidade por qualquer causa ou por causas específicas e reduz o risco de doença hepática induzida por álcool, bem como o desenvolvimento de fibrose e carcinoma hepatocelular.

A suplementação da dieta com ácidos graxos ômega 3 é prematura, mas este lipídeo pode ser usado para o tratamento da hipertrigliceridemia em pacientes com NAFLD.

TERAPIA MEDICAMENTOSA E CIRURGIA BARIÁTRICA

O uso de metformina não é recomendado como terapia específica da NAFLD, porque não muda a evolução histológica da NAFLD. Entretanto, em pacientes com DM2 ou pré-diabete e NAFLD ou NASH numa fase inicial, esse medicamento é seguro e adequado, associado a mudanças no estilo de vida.

A pioglitazona é indicada no tratamento de pacientes com NASH diagnosticada por biópsia hepática. Os estudos clínicos mostram redução de enzimas séricas e melhora histológica da esteatose, do balonamento e da inflamação, mas não da fibrose hepática. Estudos anteriores mostraram a eficácia da pioglitazona em NASH principalmente em pacientes não diabéticos, mas recentemente a ação da pioglitazona em melhorar histologicamente a NASH foi demonstrada também em diabéticos.

A vitamina E (alfatocoferol) na dose de 800 UI/dia melhora a histologia hepática em pacientes não diabéticos com NASH, e deve ser considerada a terapia de primeira linha nesses pacientes, mas não é recomendada para tratamento de NASH em diabéticos, em NAFLD sem biópsia ou em cirrose estabelecida.

Estudo recente mostrou que o uso de agonista do receptor de GLP-1 (1,8 mg liraglutida/dia) reduziu a esteatose e regrediu histologicamente a NASH em 39% dos pacientes tratados com esse agonista, comparado à redução em só 9% dos pacientes que receberam placebo. Esse efeito pode ser atribuído, pelo menos em parte, à redução do peso. Por outro lado, os inibidores de DPP4 não mostraram nenhum benefício em pacientes com NASH.

A pentoxifilina, que é barata e segura, mostra resposta em alguns pacientes e parece ser promissora. Entretanto, serão necessários novos estudos para se estabelecer se seu uso será como monoterapia ou associada a outras terapias. No momento seu uso na NASH é incerto.

O ácido obeticólico, na dose de 25 mg/dia, em um estudo inicial (FLINT) mostrou-se efetivo em reduzir a fibrose e a progressão para a cirrose. Entretanto, esses dados necessitam ser confirmados em um estudo mais amplo e com desfechos mais bem estabelecidos.

O ácido ursodesoxicólico não é recomendado no tratamento da NAFLD ou da NASH.

É prematuro considerar a cirurgia bariátrica como uma opção estabelecida para o tratamento da NASH. Entretanto, quando indicada, essa cirurgia pode ser realizada em pacientes obesos com NAFLD ou NASH, e em geral ocorre melhora laboratorial e histológica após a cirurgia.

REFERÊNCIAS BIBLIOGRÁFICAS

1. Aithal GP, Thomas JA, Kaye PV, et al. Randomized, placebo-controlled trial of pioglitazone in nondiabetic subjects with nonalcoholic steatohepatitis. Gastroenterology 2008;135(4):1176-1184.

2. Angulo P, Keach JC, Batts KP, Lindor KD. Independent predictors of liver fibrosis in patients with nonalcoholic steatohepatitis. Hepatology.1999;30(6):1356-1362.

3. Angulo P, Hui JM, Marchesini G, et al. The NAFLD fibrosis score: a noninvasive system that identifies liver fibrosis in patients with NAFLD. Hepatology 2007;45(4):846-854.

4. Armstrong MJ, Gaunt P, Aithal GP, Barton D, Hull D, Parker R, Hazlehurst JM, Guo K; LEAN trial team., Abouda G, Aldersley MA, Stocken D, Gough SC,

Tomlinson JW, Brown RM, Hübscher SG, Newsome PN. Liraglutide safety and efficacy in patients with non-alcoholic steatohepatitis (LEAN): a multicentre, double-blind, randomised, placebo-controlled phase 2 study. Lancet 2016 Feb 13;387(10019):679-90.

5. Bae JC, Suh S, Park SE, et al. Regular exercise is associated with a reduction in the risk of NAFLD and decreased liver enzymes in individuals with NAFLD independent of obesity in Korean adults. PLoS One 2012;7(10):e46819.

6. Bastati N, Feier D, Wibmer A, et al. Noninvasive differentiation of simple steatosis and steatohepatitis by using gadoxetic acid-enhanced MR imaging in patients with nonalcoholic fatty liver disease: a proof-of-concept study. Radiology 2014;271(3):739-747.

7. Belfort R, Harrison SA, Brown K, et al. A placebo-controlled trial of pioglitazone in subjects with nonalcoholic steatohepatitis. N Engl J Med 2006;355(22):2297-2307.

8. Chalasani N, Younossi Z, Lavine JE, et al; American Gastroenterological Association; American Association for the Study of Liver Diseases; American College of Gastroenterology. The diagnosis and management of non-alcoholic fatty liver disease: practice guideline by the American Gastroenterological Association, American Association for the Study of Liver Diseases, and American College of Gastroenterology. Gastroenterology2012;142(7):1592-1609.

9. Cusi K, Orsak B, Bril F, Lomonaco R, Hecht J, Ortiz-Lopez C, Tio F, Hardies J, Darland C, Musi N, Webb A, Portillo-Sanchez P. Long-term pioglitazone treatment for patients with nonalcoholic steatohepatitis and prediabetes or type 2 diabetes mellitus: a randomized trial. Ann Intern Med 2016 Sep 6;165(5):305-15.

10. Mahady SE, Webster AC, Walker S, Sanyal A, George J. The role of thiazolidinediones in non-alcoholic steatohepatitis—a systematic review and meta analysis. J Hepatol 2011;55(6):1383-1390.

11. Maximos M, Bril F, Portillo Sanchez P, et al. The role of liver fat and insulin resistance as determinants of plasma aminotransferase elevation in nonalcoholic fatty liver disease. Hepatology 2015;61(1):153-160.

12. McCullough AJ. The clinical features, diagnosis and natural history of nonalcoholic fatty liver disease. Clin Liver Dis 2004;8(3):521-533.

13. McPherson S, Stewart SF, Henderson E, Burt AD, Day CP. Simple non-invasive fibrosis scoring systems can reliably exclude advanced fibrosis in patients with non-alcoholic fatty liver disease. Gut 2010;59(9):1265-1269.

14. Musso G, Gambino R, Cassader M, Pagano G. A meta-analysis of randomized trials for the treatment of nonalcoholic fatty liver disease. Hepatology 2010;52(1):79-104.

15. Nascimbeni F, Pais R, Bellentani S, et al. From NAFLD in clinical practice to answers from guidelines. J Hepatol 2013;59(4):859-871.

16. Neuschwander-Tetri BA, Loomba R, Sanyal AJ, et al; NASH Clinical Research Network. Farnesoid X nuclear receptor ligand obeticholic acid for non-cirrhotic, non-alcoholic steatohepatitis (FLINT): a multicentre, randomised, placebo-controlled trial. Lancet 2015;385(9972):956-965.

17. Rinella ME. Nonalcoholic fatty liver disease: a systematic review. JAMA 2015 Jun 9;313(22):2263-7.

18. Rinella ME and Sanyal AJ. Management of NAFLD: a stage-based approach. Nature Reviews Gastroenterology & Hepatology 2016 Apr;13(4):196-205.

19. Sanyal AJ, Chalasani N, Kowdley KV, et al; NASH CRN. Pioglitazone, vitamin E, or placebo for nonalcoholic steatohepatitis. N Engl J Med 2010;362(18):1675-1685.

20. Sanyal AJ, Banas C, Sargeant C, et al. Similarities and differences in outcomes of cirrhosis due to nonalcoholic steatohepatitis and hepatitis C. Hepatology 2006;43(4):682-689.

21. Singal AG, Manjunath H, Yopp AC, et al. The effect of PNPLA3 on fibrosis progression and development of hepatocellular carcinoma: a meta-analysis. Am J Gastroenterol 2014;109(3):325-334.

22. Taitano AA, Markow M, Finan JE, Wheeler DE, Gonzalvo JP, Murr MM. Bariatric surgery improves histological features of nonalcoholic fatty liver disease and liver fibrosis. J Gastrointest Surg 2015;19(3):429-436.

23. Tamimi TI, Elgouhari HM, Alkhouri N, et al. An apoptosis panel for nonalcoholic steatohepatitis diagnosis. J Hepatol 2011;54(6):1224-1229.

24. Van Wagner LB, Koppe SW, Brunt EM, et al. Pentoxifylline for the treatment of non-alcoholic steatohepatitis: a randomized controlled trial. Ann Hepatol 2011;10(3):277-286.

25. Vilar-Gomez E, Martinez-Perez Y, Calzadilla-Bertot L, et al. Weight loss via lifestyle modification significantly reduces features of nonalcoholic steatohepatitis [published online April 9, 2015]. Gastroenterology. doi:10.1053/j.gastro.2015.04.005.

26. Williams CD, Stengel J, Asike MI, et al. Prevalence of nonalcoholic fatty liver disease and nonalcoholic steatohepatitis among a largely middle-aged population utilizing ultrasound and liver biopsy: a prospective study. Gastroenterology2011;140(1):124-131.

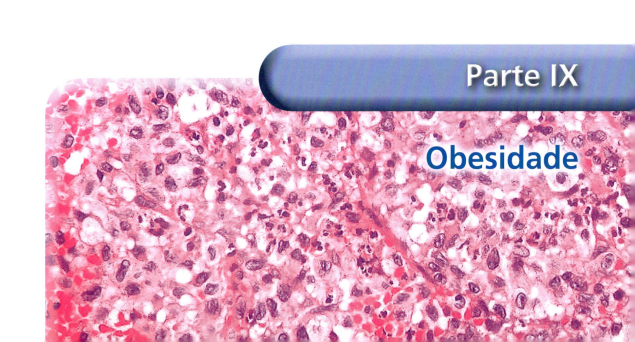

Parte IX

Obesidade

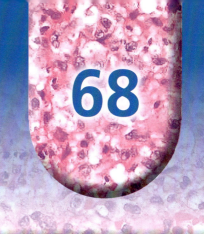

Controle Hipotalâmico da Saciedade e do Metabolismo Periférico

68

Lício Augusto Velloso
Simone van de Sande Lee

INTRODUÇÃO

O hipotálamo atua como regulador da homeostase corporal, integrando sinais externos e internos e exercendo funções endócrinas, autonômicas e comportamentais. Ele é organizado em núcleos compostos por populações distintas de neurônios interconectados, envolvidos no controle da temperatura, balanço hídrico, fome, saciedade, metabolismo, comportamento sexual e reprodução, ritmo circadiano e respostas emocionais.[1] A importância do hipotálamo no controle da saciedade e do metabolismo periférico foi reconhecida principalmente a partir de estudos realizados com modelos animais de obesidade.

A obesidade é definida como o acúmulo excessivo ou anormal de gordura que confere risco à saúde.[2] O acúmulo de gordura corporal resulta, invariavelmente, de um desequilíbrio entre a ingestão alimentar e o gasto de energia, um problema de resolução aparentemente simples. No entanto, a prevalência mundial de obesidade vem aumentando em proporções alarmantes, e até o momento nenhuma medida abrangente de saúde pública foi eficaz em conter a sua progressão.[3] A noção intuitiva de que o peso corporal é regulado por ações voluntárias esbarra nas evidências recentes que indicam que o equilíbrio energético é de fato controlado por um sistema biológico complexo e inconsciente, comandado pelo sistema nervoso central (SNC), principalmente por neurônios especializados situados em núcleos hipotalâmicos.[4] Falhas neste sistema podem levar a perda da sensação normal de saciedade e desregulação de vias metabólicas, resultando em aumento progressivo da adiposidade. Adicionalmente, foi demonstrado que os mesmos mecanismos centrais responsáveis por esta disfunção podem perturbar diretamente a homeostase de glicose, somando-se às conhecidas alterações periféricas associadas à obesidade e contribuindo para o desenvolvimento do diabete tipo 2.[5]

CONTROLE HIPOTALÂMICO DA HOMEOSTASE ENERGÉTICA

HISTÓRICO

Os primeiros indícios do envolvimento do hipotálamo no controle do balanço de energia surgiram em 1840, a partir da descrição do caso clínico de uma mulher que havia se tornado extremamente obesa no ano anterior ao seu óbito, cuja autópsia revelou um grande tumor na hipófise que comprimia a base do cérebro.[6] Outros casos semelhantes foram reportados até que Fröhlich, em 1901, levantou a hipótese de que a lesão hipofisária seria a causa da obesidade. Esta hipótese foi questionada 3 anos depois por Erdheim, que observou que em alguns casos não havia sido encontrada lesão significativa da hipófise, enquanto a compressão da base do cérebro estava invariavelmente presente.[6] A questão permaneceu controversa até que, no final da década de 1930 e início da década de 1940, Hetherington e

Ranson conduziram uma série de experimentos que demonstraram pela primeira vez o desenvolvimento de obesidade hipotalâmica em ratos sem lesão hipofisária, introduzindo um eletrodo pela parte superior do crânio.[7] Os animais desenvolviam acentuada hiperfagia seguida de ganho progressivo de massa adiposa após lesão da região ventromedial do hipotálamo. Mais tarde, Anand e Brobeck descreveram o desenvolvimento de afagia em ratos e gatos após lesão bilateral de uma pequena área localizada no hipotálamo lateral.[8] Com base nesses estudos, propôs-se a existência de um "centro da fome", localizado no hipotálamo lateral, e de um "centro da saciedade", localizado no hipotálamo ventromedial.[9]

Apesar das flutuações na ingestão alimentar e atividade física, em situações normais, a massa adiposa dos animais mantém-se estável por longos períodos. Animais submetidos a restrição alimentar retornam ao seu peso inicial assim que a oferta é restabelecida,[10] e manipulações da densidade energética de alimentos por meio de diluição em material inerte resultam em adequação da quantidade ingerida à quantidade de calorias, e não ao volume.[11] Para equilibrar a ingestão e o gasto calóricos, mantendo constantes as reservas de energia, é necessário que o cérebro seja capaz de obter informações sobre a quantidade dessas reservas. Em 1953, Kennedy propôs que isso poderia ocorrer por meio da detecção, pelo hipotálamo, de metabólitos presentes na circulação.[12] Esta hipótese ganhou força a partir de dados obtidos em experimentos de parabiose, ou circulação cruzada, em que os vasos sanguíneos de dois animais são unidos cirurgicamente para permitir a troca de fatores humorais entre eles.[13] A parabiose de um rato normal magro a outro com obesidade provocada por lesão no hipotálamo ventromedial resultou em hipofagia e perda de peso do primeiro, sugerindo que um sinal relacionado à obesidade é capaz de inibir a ingestão alimentar e que a integridade do hipotálamo é necessária à sua ação.[13] Mais um passo foi dado após a descrição de dois modelos de obesidade em camundongos por mutação espontânea monogênica, de herança autossômica recessiva, o camundongo *ob/ob*[14] e o *db/db*.[15] Ambos apresentam obesidade extrema como consequência de hiperfagia e diminuição do gasto energético. A parabiose de camundongos *ob/ob* a controles magros levou à perda de peso apenas nos animais obesos, ao passo que, quando o mesmo experimento foi repetido com camundongos *db/db*, observou-se perda de peso apenas nos controles.[16] A conclusão foi de que os animais *ob/ob* seriam deficientes em um fator circulante que inibe a ingestão alimentar, enquanto os *db/db* produziriam este fator em excesso, mas não seriam capazes de responder a ele. A partir desses resultados, ficou claro que a massa adiposa é controlada por conexões neuroendócrinas. No entanto, foram necessários mais alguns anos até que o desenvolvimento da técnica de clonagem posicional, em que a caracterização de genes mutantes é realizada com base no conhecimento da sua posição em um mapa genético, permitisse a identificação da leptina pela clonagem do gene *ob*[17] e do receptor da leptina pela clonagem do gene *db*.[18]

LEPTINA, O PRINCIPAL "SINAL DE ADIPOSIDADE"

A leptina (do grego *leptos*, magro) é um polipeptídeo produzido pelo tecido adiposo branco e secretado na circulação, em níveis proporcionais à massa deste tecido.[17,19,20] Ela atravessa a barreira hematoencefálica e se liga ao seu receptor (ObR ou LepR), pertencente à família dos receptores de citocinas da classe 1.[18] Embora este receptor seja encontrado em vários tecidos, a isoforma longa (ObRb ou LepR-1), a única que possui todos os domínios da proteína necessários à sinalização, é expressa principalmente no hipotálamo.[20] É interessante notar que somente esta isoforma apresenta-se mutada nos camundongos C57BL/Ks *db/db*, cujo fenótipo é idêntico ao dos animais que apresentam deleções completas do gene da leptina ou do seu receptor.[21] O ObRb é constitutivamente ligado a uma proteína citosólica denominada JAK2 (Janus quinase-2), que possui atividade tirosina quinase.[22] A ligação da leptina promove a dimerização do receptor, com fosforilação em tirosina da JAK2, que por sua vez catalisa a fosforilação de resíduos de tirosina na porção intracelular do receptor. Em seguida, há a ativação de uma série de proteínas envolvidas na transdução do sinal, incluindo a STAT3 (transdutor de sinal e ativador de transcrição 3), que é translocada para o núcleo e regula a expressão de genes de neurotransmissores e outras proteínas.[23] Simultaneamente, a ativação de JAK e STAT induz a expressão de inibidores da sinalização como a SOCS-3 (supressor de sinalização de citocinas 3) e a PTP1B (proteína tirosina fosfatase-1B), que modulam negativamente a resposta biológica à leptina.[24,25]

A administração periférica de leptina resulta em diminuição da ingestão alimentar e perda de peso em camundongos *ob/ob* e, em menor magnitude, em controles magros, porém não produz qualquer efeito em camundongos *db/db*.[26-28] Resultados semelhantes são observados após administração intracerebroventricular (icv) de leptina em pequenas doses, insuficientes para modificar sua concentração periférica, indicando que esses efeitos resultam da sua ação no sistema nervoso central.[28] Esses dados estabeleceram a existência de um sistema homeostático em que a leptina, por meio de uma alça de retroalimentação negativa, modula a atividade de circuitos neuronais que controlam a massa de tecido adiposo.

Os principais alvos de ação da leptina no sistema nervoso central são duas subpopulações de neurônios localizadas no núcleo arqueado do hipotálamo. A primeira expressa a pró-opiomelanocortina (POMC), que é clivada, dando origem ao hormônio estimulador dos melanócitos α (α-MSH), que por sua vez age nos receptores 3 e 4 da melanocortina (MC3R e MC4R) em neurônios hipotalâmicos de segunda ordem, produzindo efeitos catabólicos. Estes neurônios são estimulados pela leptina. A segunda subpopulação de neurônios, cuja atividade é suprimida pela leptina, exerce funções anabólicas, sintetizando dois peptídeos orexigênicos: proteína relacionada ao Agouti (AgRP) e neuropeptídeo Y (NPY). O AgRP é um antagonista do MC3R e MC4R, e o neuropeptídeo Y atua em receptores Y estimulando a ingestão alimentar.[29] Os neurônios de segunda ordem que expressam estes receptores estão localizados, principalmente, em dois núcleos hipotalâmicos: o núcleo paraventricular, cujas células produzem o hormônio liberador de corticotrofina (CRH) e o hormônio liberador de tireotrofina (TRH), com funções anorexigênicas e pró-termogênicas, e o hipotálamo lateral, que expressa orexina e o hormônio concentrador de melanina (MCH), com funções orexigênicas e antitermogênicas.[30]

Em suma, o aumento da massa adiposa leva a uma elevação na concentração sérica de leptina que é detectada por neurônios hipotalâmicos, desencadeando uma cascata de sinalização que leva a diminuição da fome e aumento do gasto de energia. Por outro lado, a perda de massa adiposa resulta em diminuição dos níveis de leptina e, neste caso, ocorrem aumento da fome e diminuição do gasto de energia. Deste modo, em condições normais, a massa de tecido adiposo tende a se manter em equilíbrio.

Após a identificação da leptina, o conhecimento acerca dos processos fisiológicos que regulam o balanço de energia sofreu rápido incremento. Hoje sabemos que inúmeros fatores circulantes, produzidos principalmente pelo tecido adiposo, trato gastrointestinal e pâncreas, além dos próprios nutrientes, também podem influenciar o comportamento alimentar agindo no hipotálamo e em outras áreas do SNC, como o núcleo do trato solitário.[31] Podemos destacar, por exemplo, peptídeos como a colecistoquinina, o peptídeo semelhante ao glucagon 1 (*glucagon-like peptide*-1, GLP-1) e o peptídeo YY, produzidos por células especializadas na parede do trato gastrointestinal e secretados de forma fásica em resposta à alimentação.[32] Eles atingem o SNC tanto por estimulação de nervos periféricos quanto diretamente pela corrente sanguínea, ou podem ainda ser sintetizados no próprio cérebro.[33] Embora esses fatores possam influenciar a quantidade de calorias ingeridas em refeições individuais, agindo como sinais de saciedade, sua ação sobre os estoques de gordura corporais parece ser menos relevante. Para funcionar como um sinal de adiposidade, é necessário que ele seja tonicamente ativo e proporcional à massa de tecido adiposo, como é o caso da leptina. Além da leptina, outro hormônio é capaz de desempenhar esse papel: a insulina.[34]

A AÇÃO HIPOTALÂMICA DA INSULINA

Embora a insulina seja hoje considerada um sinal secundário de adiposidade, ela foi o primeiro hormônio a ser estudado nesse sentido. Uma série de experimentos com várias espécies foi conduzida nas últimas quatro décadas, demonstrando que a administração icv de insulina leva a diminuição da ingestão alimentar e aumento do gasto de energia.[34] A insulina é produzida pelas células β do pâncreas e secretada tonicamente, com incrementos durante as refeições, sendo que os dois componentes (basal e estimulado) são diretamente proporcionais à adiposidade.[33] Como a leptina, a insulina é transportada por meio da barreira hematoencefálica e age em receptores expressos predominantemente em neurônios do núcleo arqueado do hipotálamo, mas também em outras regiões do cérebro. Após a ligação da insulina à subunidade α extracelular do seu receptor (IR), a subunidade β intracelular, que possui atividade tirosina quinase intrínseca, se autofosforila. Em seguida, ela promove o recrutamento e a fosforilação em tirosina dos substratos do receptor de insulina (IRS), sendo que, dentre os membros da família das proteínas IRS, o IRS-2 é o que possui maior expressão no núcleo arqueado e está implicado na mediação dos efeitos centrais da insulina.[35] O IRS-2 fosforilado se liga à subunidade regulatória (p85) da enzima fosfatidilinositol-3-quinase (PI3K), ativando a subunidade catalítica (p110), que por sua vez fosforila o fosfatidilinositol bifosfato (PIP2) para gerar o fosfatidilinositol trifosfato (PIP3). Algumas proteínas intermediárias da via da insulina, como a Akt e a

PDK, são recrutadas para a membrana plasmática pela presença de PIP3, tornando-se assim ativas para transduzir o sinal.[36] Além da função clássica na regulação do metabolismo periférico da glicose, a insulina possui ações centrais no controle do balanço energético semelhantes às da leptina, ou seja, em contraste com os seus efeitos anabólicos sobre tecidos periféricos, sua ação hipotalâmica produz efeitos catabólicos.[37] Parece haver ainda uma inter-relação entre as vias de sinalização da leptina e da insulina, em que a atividade da leptina no hipotálamo é modulada positivamente pela insulina e vice-versa.[38]

CONTROLE HIPOTALÂMICO DA HOMEOSTASE GLICÊMICA

A participação do SNC no controle da glicemia foi sugerida já no século XIX, a partir dos experimentos de Claude-Bernard, que mostraram o desenvolvimento de diabete em animais após punção do assoalho do quarto ventrículo cerebral.[5] Após a descoberta da insulina, na década de 1920, as atenções se voltaram aos órgãos periféricos. Acreditava-se que a função do SNC se restringia a situações de hipoglicemia.[39] Porém, estudos recentes com injeção icv de peptídeos e outras substâncias, além da manipulação genética de receptores ou moléculas sinalizadoras em neurônios, demonstraram que o hipotálamo é capaz de atuar sobre a homeostase de glicose, por mecanismos – pelo menos em parte – independentes dos envolvidos no controle da homeostase de energia. Esta regulação afeta principalmente a sensibilidade à insulina no fígado, porém alguns dados sugerem que ela pode também modificar a captação de glicose pelo músculo e outros tecidos (por mecanismos tanto dependentes quanto independentes da insulina) e a secreção de insulina pelo pâncreas, em resposta a sinais hormonais e de nutrientes.[40,41]

RESISTÊNCIA À LEPTINA E À INSULINA NO HIPOTÁLAMO – IMPLICAÇÕES NA GÊNESE DA OBESIDADE

Logo após a descoberta da leptina, verificou-se que a grande maioria dos indivíduos obesos não apresentava deficiência de leptina ou insulina, mas sim aumento dos níveis plasmáticos destes hormônios,[19] e apesar disso não havia redução da ingestão alimentar. Deste modo, foi aventada a hipótese de que as formas comuns de obesidade estariam associadas a um quadro de resistência à ação central dos sinais de adiposidade.[42] De fato, o tratamento com leptina mostrou-se relativamente ineficaz na maioria desses casos,[43,44] e a resposta à administração central de leptina e de insulina é atenuada em modelos animais de obesidade induzida por dieta.[45,46] Nos últimos anos, inúmeros estudos experimentais contribuíram para o avanço no conhecimento sobre os mecanismos envolvidos na resistência hipotalâmica à ação destes hormônios. Os principais achados revelaram a indução de um processo inflamatório especificamente no hipotálamo, que resulta na ativação de vias de sinalização intracelular que atenuam os efeitos biológicos locais da leptina e da insulina.[38,45-48]

Leptina e insulina devem transpor a barreira hematoencefálica para atingirem seus receptores no SNC. Ambas dependem de um sistema de transporte saturável, por receptores presentes tanto no plexo coroide como em capilares cerebrais.[30] Foi observado, em roedores com obesidade induzida por dieta, que há uma diminuição na relação entre os níveis centrais e periféricos desses hormônios, sugerindo que seu transporte esteja comprometido.[49,50] Este defeito também parece estar presente em humanos, pelo menos para a leptina.[51] É importante notar, contudo, que o núcleo arqueado do hipotálamo é adjacente à eminência média, uma área onde a barreira hematoencefálica é frágil, permitindo a livre difusão de substâncias ao espaço intersticial.[52]

Acredita-se que os mecanismos mais importantes de resistência à leptina e à insulina no hipotálamo estejam associados a defeitos pós-receptor.[38,45-48] A existência de resistência à ação da insulina em tecidos periféricos, induzida por um estado de inflamação crônica de baixo grau associado à obesidade, já era conhecida há algum tempo.[53-55] Hotamisligil e colaboradores demonstraram, em 1993, a indução da expressão de RNA mensageiro (RNAm) do fator de necrose tumoral-α (TNF-α) no tecido adiposo de modelos animais de obesidade e diabete, além de aumento dos níveis locais e sistêmicos da proteína, cuja neutralização provocou um aumento significativo da captação periférica de glicose em resposta à insulina.[53] No entanto, apenas em 2005 descreveu-se um fenômeno semelhante no hipotálamo.[47] De Souza e colaboradores estudaram o efeito da dieta sobre o padrão de expressão gênica no hipotálamo de ratos e reportaram um aumento significativo da expressão de proteínas de resposta inflamatória, como TNF-α, interleucina-1β (IL-1β) e interleucina-6 (IL-6) após o consumo de uma dieta hiperlipídica.[47] Este fenômeno se acompanha da ativação de proteínas quinases sensíveis à inflamação, como a quinase c-Jun N-teminal (JNK) e a quinase do inibidor do NF-κB (IKK).[47,56,57] A JNK ativada catalisa a fosforilação em serina do IRS, reduzindo a ativação da PI3K/Akt.[47] A proteína IKK é expressa em neurônios do hipotálamo mediobasal, mas normalmente encontra-se inativa. Quando ativada, ela fosforila a IκB, proteína que sequestra o NF-κB (fator nuclear-κB) no citoplasma, mantendo-o inativo. A IκB fosforilada é degradada, liberando o NF-κB para exercer suas ações. Este então transloca-se ao núcleo e leva à transcrição de genes inflamatórios.[57] A ativação dessa via em camundongos leva à redução da sinalização da leptina e insulina no hipotálamo, resultando em hiperfagia e ganho de peso, enquanto sua supressão protege contra o desenvolvimento de obesidade.[57] Outro mecanismo pelo qual a inflamação hipotalâmica provoca resistência local à leptina e à insulina é a indução de proteínas como a SOCS3[24,58-60] e a PTP1B,[25,61,62] que funcionam como inibidores fisiológicos da sinalização por esses hormônios. Existe ainda outra proteína, a PKC-θ (proteína quinase C-θ), que pode mediar os efeitos deletérios da dieta rica em gordura sobre a sinalização adipostática central.[63]

A manipulação genética ou farmacológica dos diversos mecanismos envolvidos na resistência à leptina e à insulina no hipotálamo é capaz de modificar a adiposidade. Isso sugere que as alterações hipotalâmicas não sejam apenas uma extensão da inflamação presente na periferia, mas que estejam envolvidas na gênese da obesidade em modelos animais.[4] Um achado que corrobora esta hipótese é o de que a inflamação no hipotálamo de roedores, em resposta a uma dieta obesogênica, precede o ganho de peso e a indução do processo inflamatório no tecido adiposo.[46,64]

CONEXÃO ENTRE A DIETA E A INFLAMAÇÃO HIPOTALÂMICA

Dentre os potenciais mecanismos envolvidos na conexão entre os ácidos graxos e a inflamação hipotalâmica destacam-se a ativação do *Toll-like receptor* 4 (TLR4) e o estresse de retículo endoplasmático (ERS).[65-68]

O TLR4 é um receptor de superfície celular que faz parte do sistema imune inato, reconhecendo lipopolissacarídeos (LPS) presentes na parede celular de bactérias gram-negativas. No SNC, sua expressão ocorre predominantemente em células da micróglia.[69] O componente do LPS responsável pela ativação do TLR4 é o lipídeo A, cuja atividade biológica depende da acilação por ácidos graxos saturados. Foi demonstrado que componentes lipídicos da dieta podem ativar a sinalização pelo TLR4, desencadeando uma resposta inflamatória. Enquanto ácidos graxos saturados de cadeia longa ativam vias pró-inflamatórias, ácidos graxos insaturados podem ter ações anti-inflamatórias.[65,70] A deleção tanto do TLR4 quanto da proteína adaptadora MyD88, essencial à indução de citocinas pró-inflamatórias pelo TLR4, protege contra o desenvolvimento de resistência à insulina e à leptina e de obesidade induzida por dieta.[65,66]

O excesso de nutrientes, particularmente ácidos graxos saturados, também pode desencadear o ERS, que por sua vez pode ativar vias inflamatórias.[65,67] O retículo endoplasmático é responsável pela síntese, maturação e tráfego de uma série de proteínas. O enovelamento inadequado de proteínas recém-formadas pode ter consequências deletérias à célula, e seu acúmulo leva ao início de uma resposta adaptativa chamada UPR (*unfolded protein response*), durante a qual a tradução global é reduzida, como parte de uma estratégia biológica que tem por objetivo resolver o processo.[67] O ERS parece desempenhar um papel fundamental no desenvolvimento de resistência à leptina no hipotálamo. Inibidores do ERS restauram a sensibilidade à leptina e levam à diminuição do peso em camundongos submetidos a dieta rica em gordura, enquanto a indução de ERS em neurônios resulta em resistência à leptina e obesidade.[68] Os mecanismos exatos pelos quais o ERS é induzido na presença de dieta hiperlipídica não são conhecidos. No entanto, sabe-se que existe uma evidente integração entre o ERS e a ativação do TLR4. Um estudo demonstrou que a inibição do TLR4 em animais submetidos a uma dieta rica em gordura ou à injeção icv de ácidos graxos saturados é suficiente para melhorar o ERS, sugerindo ser este um evento secundário à ativação do TLR4.[65] Mais recentemente, foi sugerido que a maior demanda de síntese de TLR4 pelo retículo endoplasmático provocada pela sua ativação persistente, além da quantidade insuficiente de proteínas chamadas chaperonas –, que desempenham papel importante na homeostase proteica –, poderia intensificar o ERS.[70,71]

Além dos mecanismos descritos acima, a ativação do TLR4 pelo próprio LPS tem sido associada a distúrbios metabólicos induzidos pela dieta.[70] O intestino humano hospeda um incontável número de bactérias e outros microrganismos, conhecidos coletivamente como microbiota intestinal. Sabe-se que a dieta rica em gordura saturada induz modificações na sua composição, o que leva à alteração da permeabilidade intestinal e consequente aumento dos níveis circulantes de LPS, ativação do TLR4 e resistência à ação da insulina no músculo, fígado e tecido adiposo.[72,73] Não se sabe se esse mecanismo também contribui para o desenvolvimento de inflamação no hipotálamo. Entretanto, foi demonstrado que a microbiota intestinal pode influenciar uma série de funções cerebrais.[74]

A dieta hiperlipídica pode estar associada ainda à perda de neurônios hipotalâmicos por apoptose em roedores.[75] A ativação de proteínas apoptóticas tem maior relação com a composição da dieta do que com a quantidade total de calorias consumidas e com o peso corporal.[75] Outro potencial nível de regulação do controle da homeostase de energia é a plasticidade sináptica. A dieta e hormônios metabólicos periféricos parecem influenciar a organização das conexões sinápticas entre os neurônios hipotalâmicos.[76-78] Alterações nessas conexões, juntamente com a apoptose neuronal, podem estar relacionadas com a dificuldade em reverter completamente o aumento da adiposidade, mesmo após a cessação do estímulo que originou a inflamação hipotalâmica.[4] Por outro lado, a ocorrência de neurogênese, descrita no hipotálamo de roedores adultos, poderia potencialmente restabelecer parcial ou totalmente a função dessas células no controle do balanço de energia.[79]

DISFUNÇÃO HIPOTALÂMICA EM HUMANOS OBESOS

Apesar dos crescentes avanços na caracterização das alterações hipotalâmicas em modelos animais de obesidade, até o momento não existem evidências de que os mesmos mecanismos moleculares e celulares também possam contribuir para o desenvolvimento de obesidade em seres humanos.[4] Sabe-se que a presença da leptina e a integridade das vias de sinalização por ela ativadas são fundamentais para a homeostase energética também em humanos, visto que mutações nulas no gene da leptina, do receptor da leptina, da POMC ou das suas enzimas de clivagem e do MC4R causam hiperfagia e obesidade graves, que, no caso da deficiência de leptina, são revertidas após o tratamento com leptina recombinante humana.[80,81] A maioria dos indivíduos obesos apresenta hiperleptinemia e

o tratamento com leptina nestes casos é relativamente ineficaz, indicando resistência à ação deste hormônio.[19,43,44] Contudo, pelas dificuldades técnicas em se estudar diretamente o SNC em humanos, não se conhecem os mecanismos pelos quais essa resistência se desenvolve.

Estudos com análise do líquido cefalorraquidiano (LCR) de indivíduos com obesidade mostraram alterações nos níveis de citocinas inflamatórias e outros hormônios, que se modificaram após perda de peso induzida por cirurgia bariátrica.[82-84] Adicionalmente, estudos de neuroimagem funcional demonstraram que existem diferenças significativas na atividade cerebral em resposta à ingestão alimentar entre indivíduos magros e obesos,[85-87] parcialmente revertidas após redução da massa corporal.[83] Uma análise recente de imagens de ressonância magnética encontrou sinais de gliose no hipotálamo mediobasal de humanos obesos, sugerindo que, de forma semelhante ao que ocorre em animais, a obesidade em humanos pode estar associada à lesão de neurônios do hipotálamo.[64]

CONCLUSÃO

O conhecimento sobre os mecanismos que levam à perda do controle homeostático do balanço energético em modelos animais cresceu muito nos últimos anos, e evidenciou o papel do hipotálamo na regulação da saciedade e do metabolismo. Esses mecanismos envolvem o desenvolvimento de um processo inflamatório no hipotálamo e eventualmente lesão neuronal, resultando em resistência local à ação da leptina e da insulina e consequente aumento progressivo da adiposidade. Existem indícios, embora indiretos, de que alterações semelhantes estejam associadas à obesidade em seres humanos. Intervenções capazes de frear ou limitar esse processo podem se tornar importantes estratégias para a prevenção e o tratamento da obesidade e de doenças relacionadas.

REFERÊNCIAS BIBLIOGRÁFICAS

1. Biran J, Tahor M, Wircer E, Levkowitz G. Role of developmental factors in hypothalamic function. Front Neuroanat 2015;9:47.

2. WHO | Obesity [Internet]. [citado 30 de junho de 2015]. Recuperado de: http://www.who.int/topics/obesity/en/.

3. Swinburn BA, Sacks G, Hall KD, McPherson K, Finegood DT, Moodie ML, et al. The global obesity pandemic: shaped by global drivers and local environments. Lancet 2011 Aug 27; 378(9793):804–14.

4. Velloso LA, Schwartz MW. Altered hypothalamic function in diet-induced obesity. International Journal of Obesity (2005) [Internet]. 8 de março de 2011 [citado 30 de setembro de 2011]; Recuperado de: http://www.ncbi.nlm.nih.gov/pubmed/21386802.

5. Sandoval DA, Obici S, Seeley RJ. Targeting the CNS to treat type 2 diabetes. Nat Rev Drug Discov 2009 May;8(5):386–98.

6. Brobeck JR, Tepperman J, Long CN. Experimental hypothalamic hyperphagia in the albino rat. Yale J Biol Med 1943 July;15(6):831–53.

7. Hetherington AW, Ranson SW. Experimental hypothalamic-hypophyseal obesity in the rat. Proceedings of the Society for Experimental Biology and Medicine Society for Experimental Biology and Medicine (New York, NY). 1939 June 1st;41(2):465–6.

8. Anand BK, Brobeck JR. Hypothalamic control of food intake in rats and cats. Yale J Biol Med 1951Nov;24(2):123–40.

9. Arees EA, Mayer J. Anatomical connections between medial and lateral regions of the hypothalamus concerned with food intake. Science 1967 Sep 29;157(796):1574–5.

10. Liebelt RA, Vismara L, Liebelt AG. Autoregulation of adipose tissue mass in the mouse. Proc Soc Exp Biol Med 1968 Feb;127(2):458–62.

11. Adolph EF. Urges to eat and drink in rats. Am J Physiol 1947 Nov 1st;151(1):110–25.

12. Kennedy GC. The role of depot fat in the hypothalamic control of food intake in the rat. Proc R Soc Lond, B, Biol Sci 1953 Jan 15;140(901):578–96.

13. Hervey GR. The effects of lesions in the hypothalamus in parabiotic rats. J Physiol (Lond) 1959 March 3;145(2):336–52.

14. Ingalls AM, Dickie MM, Snell GD. Obese, a new mutation in the house mouse. J Hered 1950 Dec;41(12):317–8.

15. Hummel KP, Dickie MM, Coleman DL. Diabetes, a new mutation in the mouse. Science 1966 Sept 2;153(740):1127–8.

16. Coleman DL. Effects of parabiosis of obese with diabetes and normal mice. Diabetologia 973 Aug;9(4):294–8.

17. Zhang Y, Proenca R, Maffei M, Barone M, Leopold L, Friedman JM. Positional cloning of the mouse obese gene and its human homologue. Nature 1994 Dec 1st;372(6505):425–32.

18. Tartaglia LA, Dembski M, Weng X, Deng N, Culpepper J, Devos R, et al. Identification and expression cloning of a leptin receptor, OB-R. Cell.1995 Dec 29;83(7):1263–71.

19. Considine RV, Sinha MK, Heiman ML, Kriauciunas A, Stephens TW, Nyce MR, et al. Serum immunoreactive-leptin concentrations in normal-weight and obese humans. N Engl J Med 1996 Feb 1st;334(5):292–5.

20. Friedman JM. Leptin at 14 y of age: an ongoing story. Am J Clin Nutr 2009 March;89(3):973S – 979S.

21. Lee GH, Proenca R, Montez JM, Carroll KM, Darvishzadeh JG, Lee JI, et al. Abnormal splicing of the leptin receptor in diabetic mice. Nature 1996 Feb 15;379(6566):632–5.

22. Bjørbaek C, Uotani S, da Silva B, Flier JS. Divergent signaling capacities of the long and short isoforms of the leptin receptor. J Biol Chem 1997 Dec 19;272(51):32686–95.

23. Bjørbaek C, Kahn BB. Leptin signaling in the central nervous system and the periphery. Recent Prog Horm Res 2004;59:305–31.

24. Bjørbaek C, El-Haschimi K, Frantz JD, Flier JS. The role of SOCS-3 in leptin signaling and leptin resistance. J Biol Chem 1999 Oct 15;274(42):30059–65.

25. Zabolotny JM, Bence-Hanulec KK, Stricker-Krongrad A, Haj F, Wang Y, Minokoshi Y, et al. PTP1B regulates leptin signal transduction in vivo. Dev Cell.2002 Apr;2(4):489–95.

26. Halaas JL, Gajiwala KS, Maffei M, Cohen SL, Chait BT, Rabinowitz D, et al. Weight-reducing effects of the plasma protein encoded by the obese gene. Science 1995 July 28;269(5223):543–6.

27. Pelleymounter MA, Cullen MJ, Baker MB, Hecht R, Winters D, Boone T, et al. Effects of the obese gene product on body weight regulation in ob/ob mice. Science 1995 July 28;269(5223):540–3.

28. Campfield LA, Smith FJ, Guisez Y, Devos R, Burn P. Recombinant mouse OB protein: evidence for a peripheral signal linking adiposity and central neural networks. Science 1995 July 28;269(5223):546–9.

29. Coll AP, Farooqi IS, O'Rahilly S. The hormonal control of food intake. Cell 2007 Apr 20;129(2):251–62.

30. Velloso LA. [The hypothalamic control of feeding and thermogenesis: implications on the development of obesity]. Arq Bras Endocrinol Metabol 2006 Apr;50(2):165–76.

31. Sandoval D, Cota D, Seeley RJ. The integrative role of CNS fuel-sensing mechanisms in energy balance and glucose regulation. Annu Rev Physiol2008;70:513–35.

32. Field BCT, Chaudhri OB, Bloom SR. Bowels control brain: gut hormones and obesity. Nat Rev Endocrinol agosto de2010 Aug;6(8):444–53.

33. Woods SC, D'Alessio DA. Central control of body weight and appetite. J Clin Endocrinol Metab 2008 Nov;93(11 Suppl 1):S37–50.

34. Benoit SC, Clegg DJ, Seeley RJ, Woods SC. Insulin and leptin as adiposity signals. Recent Prog Horm Res 2004;59:267–85.

35. Lin X, Taguchi A, Park S, Kushner JA, Li F, Li Y, et al. Dysregulation of insulin receptor substrate 2 in beta cells and brain causes obesity and diabetes. J Clin Invest 2004 Oct;114(7):908–16.

36. Niswender KD, Morrison CD, Clegg DJ, Olson R, Baskin DG, Myers MG Jr, et al. Insulin activation of phosphatidylinositol 3-kinase in the hypothalamic arcuate nucleus: a key mediator of insulin-induced anorexia. Diabetes 2003 Feb;52(2):227–31.

37. Porte D Jr, Baskin DG, Schwartz MW. Insulin signaling in the central nervous system: a critical role in metabolic homeostasis and disease from C. elegans to humans. Diabetes 2005 May;54(5):1264–76.

38. Carvalheira JB, Siloto RM, Ignacchitti I, Brenelli SL, Carvalho CR, Leite A, et al. Insulin modulates leptin-

induced STAT3 activation in rat hypothalamus. FEBS Lett 2001July 6;500(3):119–24.

39. Grayson BE, Seeley RJ, Sandoval DA. Wired on sugar: the role of the CNS in the regulation of glucose homeostasis. Nat Rev Neurosci.2013 Jan;14(1):24–37.

40. Schwartz MW, Seeley RJ, Tschöp MH, Woods SC, Morton GJ, Myers MG, et al. Cooperation between brain and islet in glucose homeostasis and diabetes. Nature 2013 Nov 7;503(7474):59–66.

41. Sisley S, Sandoval D. Hypothalamic control of energy and glucose metabolism. Rev Endocr Metab Disord 2011Sept;12(3):219–33.

42. Schwartz MW. Central nervous system regulation of food intake. Obesity (Silver Spring) 2006 Feb;14 Suppl 1: 1S – 8S.

43. Heymsfield SB, Greenberg AS, Fujioka K, Dixon RM, Kushner R, Hunt T, et al. Recombinant leptin for weight loss in obese and lean adults: a randomized, controlled, dose-escalation trial. JAMA1999 Oct 27;282(16): 1568–75.

44. Hukshorn CJ, Saris WH, Westerterp-Plantenga MS, Farid AR, Smith FJ, Campfield LA. Weekly subcutaneous pegylated recombinant native human leptin (PEG-OB) administration in obese men. J Clin Endocrinol Metab 2000 Nov;85(11):4003–9.

45. El-Haschimi K, Pierroz DD, Hileman SM, Bjørbaek C, Flier JS. Two defects contribute to hypothalamic leptin resistance in mice with diet-induced obesity. J Clin Invest 2000 June;105(12):1827–32.

46. Prada PO, Zecchin HG, Gasparetti AL, Torsoni MA, Ueno M, Hirata AE, et al. Western diet modulates insulin signaling, c-Jun N-terminal kinase activity, and insulin receptor substrate-1ser307 phosphorylation in a tissue-specific fashion. Endocrinology 2005 March;146(3):1576–87.

47. De Souza CT, Araujo EP, Bordin S, Ashimine R, Zollner RL, Boschero AC, et al. Consumption of a fat-rich diet activates a proinflammatory response and induces insulin resistance in the hypothalamus. Endocrinology 2005 Oct;146(10):4192–9.

48. Thaler JP, Schwartz MW. Minireview: Inflammation and obesity pathogenesis: the hypothalamus heats up. Endocrinology2010 Sept;151(9):4109–15.

49. Hileman SM, Pierroz DD, Masuzaki H, Bjørbaek C, El-Haschimi K, Banks WA, et al. Characterizaton of short isoforms of the leptin receptor in rat cerebral microvessels and of brain uptake of leptin in mouse models of obesity. Endocrinology2002 March;143(3):775–83.

50. Stein LJ, Dorsa DM, Baskin DG, Figlewicz DP, Porte D Jr, Woods SC. Reduced effect of experimental peripheral hyperinsulinemia to elevate cerebrospinal fluid insulin concentrations of obese Zucker rats. Endocrinology 1987 Nov;121(5):1611–5.

51. Caro JF, Kolaczynski JW, Nyce MR, Ohannesian JP, Opentanova I, Goldman WH, et al. Decreased cerebrospinal-fluid/serum leptin ratio in obesity: a possible mechanism for leptin resistance. Lancet1996 July 20;348(9021):159–61.

52. Belgardt BF, Brüning JC. CNS leptin and insulin action in the control of energy homeostasis. Annals of the New York Academy of Sciences 2010 Nov;1212:97–113.

53. Hotamisligil GS, Shargill NS, Spiegelman BM. Adipose expression of tumor necrosis factor-alpha: direct role in obesity-linked insulin resistance. Science 1993 Jan 1st;259(5091):87–91.

54. Hotamisligil GS, Budavari A, Murray D, Spiegelman BM. Reduced tyrosine kinase activity of the insulin receptor in obesity-diabetes. Central role of tumor necrosis factor-alpha. J Clin Invest 1994 Oct;94(4):1543–9.

55. Schenk S, Saberi M, Olefsky JM. Insulin sensitivity: modulation by nutrients and inflammation. J Clin Invest 2008 Sept;118(9):2992–3002.

56. Unger EK, Piper ML, Olofsson LE, Xu AW. Functional role of c-Jun-N-terminal kinase in feeding regulation. Endocrinology 2010 Feb;151(2):671–82.

57. Zhang X, Zhang G, Zhang H, Karin M, Bai H, Cai D. Hypothalamic IKKbeta/NF-kappaB and ER stress link overnutrition to energy imbalance and obesity. Cell 2008 Oct 3;135(1):61–73.

58. Mori H, Hanada R, Hanada T, Aki D, Mashima R, Nishinakamura H, et al. Socs3 deficiency in the brain elevates leptin sensitivity and confers resistance to diet-induced obesity. Nat Med 2004 July;10(7):739–43.

59. Howard JK, Flier JS. Attenuation of leptin and insulin signaling by SOCS proteins. Trends Endocrinol Metab 2006 Nov;17(9):365–71.

60. Reed AS, Unger EK, Olofsson LE, Piper ML, Myers MG Jr, Xu AW. Functional role of suppressor of cytokine signaling 3 upregulation in hypothalamic leptin resistance and long-term energy homeostasis. Diabetes 2010 Apr;59(4):894–906.

61. Bence KK, Delibegovic M, Xue B, Gorgun CZ, Hotamisligil GS, Neel BG, et al. Neuronal PTP1B regulates body weight, adiposity and leptin action. Nat Med 2006 Aug;12(8):917–24.

62. Picardi PK, Calegari VC, Prada P de O, Moraes JC, Araújo E, Marcondes MCCG, et al. Reduction of hypothalamic protein tyrosine phosphatase improves insulin and leptin resistance in diet-induced obese rats. Endocrinology 2008 Aug;149(8):3870–80.

63. Benoit SC, Kemp CJ, Elias CF, Abplanalp W, Herman JP, Migrenne S, et al. Palmitic acid mediates hypothalamic insulin resistance by altering PKC-theta subcellular localization in rodents. J Clin Invest 2009 Sept;119(9):2577–89.

64. Thaler JP, Yi C-X, Schur EA, Guyenet SJ, Hwang BH, Dietrich MO, et al. Obesity is associated with hypothalamic injury in rodents and humans. J Clin Invest 2012 Jan 3;122(1):153–62.

65. Milanski M, Degasperi G, Coope A, Morari J, Denis R, Cintra DE, et al. Saturated fatty acids produce an inflammatory response predominantly through the activation of TLR4 signaling in hypothalamus: implications for the pathogenesis of obesity. J Neurosci e 2009 Jan 14;29(2):359–70.

66. Kleinridders A, Schenten D, Könner AC, Belgardt BF, Mauer J, Okamura T, et al. MyD88 signaling in the CNS

is required for development of fatty acid-induced leptin resistance and diet-induced obesity. Cell Metab 2009 Oct;10(4):249–59.

67. Hotamisligil GS. Endoplasmic reticulum stress and the inflammatory basis of metabolic disease. Cell 2010 March 19;140(6):900–17.

68. Ozcan L, Ergin AS, Lu A, Chung J, Sarkar S, Nie D, et al. Endoplasmic reticulum stress plays a central role in development of leptin resistance. Cell Metab 2009 Jan 7;9(1):35–51.

69. Lehnardt S, Massillon L, Follett P, Jensen FE, Ratan R, Rosenberg PA, et al. Activation of innate immunity in the CNS triggers neurodegeneration through a Toll-like receptor 4-dependent pathway. Proc Natl Acad Sci USA 2003 July 8;100(14):8514–9.

70. Velloso LA, Folli F, Saad MJ. TLR4 at the crossroads of nutrients, gut microbiota, and metabolic inflammation. Endocr Rev 2015 June;36(3):245–71.

71. Coope A, Milanski M, Arruda AP, Ignacio-Souza LM, Saad MJ, Anhê GF, et al. Chaperone insufficiency links TLR4 protein signaling to endoplasmic reticulum stress. J Biol Chem 2012 May 4;287(19):15580–9.

72. Cani PD, Bibiloni R, Knauf C, Waget A, Neyrinck AM, Delzenne NM, et al. Changes in gut microbiota control metabolic endotoxemia-induced inflammation in high-fat diet-induced obesity and diabetes in mice. Diabetes 2008 June;57(6):1470–81.

73. Caricilli AM, Picardi PK, de Abreu LL, Ueno M, Prada PO, Ropelle ER, et al. Gut microbiota is a key modulator of insulin resistance in TLR 2 knockout mice. PLoS Biol 2011 Dec;9(12):e1001212.

74. Mayer EA, Tillisch K, Gupta A. Gut/brain axis and the microbiota. J Clin Invest 2015 March 2;125(3):926–38.

75. Moraes JC, Coope A, Morari J, Cintra DE, Roman EA, Pauli JR, et al. High-fat diet induces apoptosis of hypothalamic neurons. PLoS ONE 2009;4(4):e5045.

76. Pinto S, Roseberry AG, Liu H, Diano S, Shanabrough M, Cai X, et al. Rapid rewiring of arcuate nucleus feeding circuits by leptin. Science 2004 April 2;304(5667):110–5.

77. Horvath TL. Synaptic plasticity in energy balance regulation. Obesity (Silver Spring) 2006 Aug;14 Suppl 5:228S – 233S.

78. Horvath TL, Sarman B, García-Cáceres C, Enriori PJ, Sotonyi P, Shanabrough M, et al. Synaptic input organization of the melanocortin system predicts diet-induced hypothalamic reactive gliosis and obesity. Proc Natl Acad Sci USA 2010 Aug 17;107(33): 14875–80.

79. Sousa-Ferreira L, Almeida LP de, Cavadas C. Role of hypothalamic neurogenesis in feeding regulation. Trends Endocrinol Metab 2013;Nov 12.

80. Ramachandrappa S, Farooqi IS. Genetic approaches to understanding human obesity. J Clin Invest 2011 June 1st;121(6):2080–6.

81. Coll AP, Farooqi IS, Challis BG, Yeo GSH, O'Rahilly S. Proopiomelanocortin and energy balance: insights from human and murine genetics. J Clin Endocrinol Metab 2004 June;89(6):2557–62.

82. Stenlöf K, Wernstedt I, Fjällman T, Wallenius V, Wallenius K, Jansson J-O. Interleukin-6 levels in the central nervous system are negatively correlated with fat mass in overweight/obese subjects. J Clin Endocrinol Metab 2003 Sept;88(9):4379–83.

83. Van de Sande-Lee S, Pereira FRS, Cintra DE, Fernandes PT, Cardoso AR, Garlipp CR, et al. Partial reversibility of hypothalamic dysfunction and changes in brain activity after body mass reduction in obese subjects. Diabetes 2011 June;60(6):1699–704.

84. Van de Sande-Lee S, Cardoso AR, Garlipp CR, Chaim EA, Pareja JC, Geloneze B, et al. Cerebrospinal fluid xenin levels during body mass reduction: no evidence for obesity-associated defective transport across the blood-brain barrier. Int J Obes (Lond) 2013 March;37(3):416–9.

85. Matsuda M, Liu Y, Mahankali S, Pu Y, Mahankali A, Wang J, et al. Altered hypothalamic function in response to glucose ingestion in obese humans. Diabetes 1999 Sept;48(9):1801–6.

86. Gautier JF, Chen K, Salbe AD, Bandy D, Pratley RE, Heiman M, et al. Differential brain responses to satiation in obese and lean men. Diabetes 2000 May;49(5):838–46.

87. Gautier JF, Del Parigi A, Chen K, Salbe AD, Bandy D, Pratley RE, et al. Effect of satiation on brain activity in obese and lean women. Obes Res 2001 Nov;9(11):676–84.

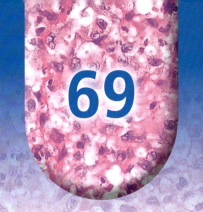

Maria Edna de Melo

A regulação do balanço energético envolve mecanismos centrais e periféricos, que interagem entre si, modulando o comportamento alimentar e o gasto energético. O sistema digestivo e regiões do sistema nervoso central (hipotálamo, núcleo do trato solitário, os componentes do sistema límbico e o córtex) são os principais pontos anatômicos envolvidos nesse processo. A alimentação induz a produção de hormônios no estômago e intestino, e o tecido adiposo é outro grande produtor de hormônios que controlam o balanço energético, agindo no sistema nervoso central. Alterações genéticas em pontos específicos desses circuitos manifestam-se clinicamente como quadros graves e precoces de obesidade. No entanto, os casos de obesidade comum, pela sua própria característica poligênica e multifatorial, ainda permanecem sem causas estabelecidas.

REGULAÇÃO DO BALANÇO ENERGÉTICO

A alimentação é um processo essencial para a sobrevivência individual e a perpetuação da espécie, e, por isso, é resguardado por uma grande quantidade de circuitos neurais. Estes circuitos processam informações sobre alimentos, sensações relacionadas a alimentos e o consumo de alimentos. Células endócrinas do trato digestivo produzem e secretam hormônios sob estímulo da alimentação. A ação destes hormônios é mais efetiva no tronco cerebral, regula o comportamento alimentar entre as refeições, promovendo saciação e saciedade.[1]

Os hormônios produzidos no tecido adiposo, por sua vez, agem predominantemente no núcleo arqueado do hipotálamo, levando a redução da ingestão alimentar diretamente por reduzir o apetite ou indiretamente, modulando a sensibilidade aos hormônios gastrointestinais.[1]

Em conjunto, a ação de hormônios no tronco cerebral e no hipotálamo modula a responsividade do sistema límbico aos estímulos alimentares e hormonais, levando ao desenvolvimento das preferências e desejos alimentares.[2]

HIPOTÁLAMO

Vários núcleos hipotalâmicos participam da regulação do balanço energético: núcleo paraventricular, hipotálamo ventromedial, hipotálamo dorsomedial, hipotálamo lateral e o núcleo arqueado. Nestes núcleos estão localizados grupos de neurônios fundamentais na regulação do balanço energético e que possuem conexões entre si. O núcleo arqueado, por sua localização anatômica, é o primeiro a receber os hormônios e nutrientes presentes na circulação sanguínea, sendo considerado o local anatômico mais importante para a regulação do balanço energético. Além das conexões com outros núcleos hipotalâmicos, ele também tem conexões com o sistema límbico e com o núcleo do trato solitário. Nele encontramos duas populações neuronais principais, os neurônios AgRP (peptídeo relacionado ao gene agouti) e os POMC (pró-opiomelanocortina).[1]

Os neurônios AgRP coexpressam os peptídeos orexigênicos AgRP e o neuropeptídeo Y (NPY). Assim, quando esses neurônios são estimulados a sensação de fome aparece. O AgRP liga-se aos receptores de melanocortinas tipos 3 e 4 (MC3R e MC4R) bloqueando o efeito anorexigênico do hormônio alfa estimulante do melanócito (α-MSH).[3] Além disso, os neurônios AgRP também possuem projeções inibitórias GABAérgicas para os neurônios POMC e outros neurônios no núcleo paraventricular, estimulando a alimentação. Os neurônios AgRP também apresentam projeções para o sistema límbico, aumentando o interesse pelo alimento.[4] O jejum aumenta a atividade e o número de sinapses excitatórias para os neurônios AgRP,[5] além de a deiodinase tipo 2 no hipotálamo, gerando mais T3, o que por sua vez vai reforçar ainda mais a atividade orexigênica desses neurônios.[6]

Os neurônios POMC expressam, além da POMC, o transcrito regulado por cocaína e anfetamina (CART). Sua estimulação aguda leva a diminuição da ingestão alimentar. Esse efeito se dá pela ligação do α-MSH, gerado da clivagem da POMC, aos receptores MC3R e MC4R localizados predominantemente no núcleo paraventricular.[7]

Assim como os neurônios AgRP, os neurônios POMC possuem conexões com várias outras regiões do SNC, além do núcleo paraventricular. Os neurônios POMC possuem projeções para o hipotálamo ventromedial, onde aumenta a expressão do também anorexigênico fator neurotrófico derivado do cérebro (*brain derived neurtrophic factor* – BDNF), e para o NTS, induzindo saciação e saciedade.[8,9] Esses neurônios recebem cerca de duas vezes mais conexões inibitórias que excitatórias.[10]

A expressão da POMC é induzida por nutrientes (glicose), hormônios (por exemplo, leptina e insulina) e neurotransmissores (serotonina). Os neurônios POMC são heterogêneos quanto à presença de receptores específicos para tais reguladores, ou seja: leptina, insulina e serotonina ligam-se nos seus receptores em neurônios diferentes. A lorcaserina, droga utilizada para tratamento da obesidade, é um agonista seletivo do receptor de serotonina tipo 2C (5-HT2C), localizado nos neurônios POMC.[11]

O funcionamento do circuito hipotalâmico de regulação do balanço energético pode sofrer influência da alimentação. Poucos dias de uma dieta rica em gordura já são suficientes para induzir no hipotálamo um estado inflamatório, situação sistêmica bem-documentada em obesos. Estudos em roedores mostram que, mesmo antes do desenvolvimento da obesidade, uma dieta rica em gordura desencadeia proliferação e ativação glial, além de ativação de mediadores inflamatórios como o *toll like receptor* 4 e

o fator de necrose tumoral α. Esses eventos em associação com o estresse do retículo endoplásmatico levam a resistência à leptina e à insulina, predispondo ao desenvolvimento da obesidade. Assim, como uma alimentação hipercalórica, rica em gordura, predispõe à obesidade, nesse sistema desenvolvido para preservar a espécie o jejum também tem efeito obesogênico, aumentando a formação de sinapses estimuladoras, as glutamatérgicas, para os neurônios AgRP, o que é potencializado pela grelina.[1]

NÚCLEO DO TRATO SOLITÁRIO

É principalmente no núcleo do trato solitário que os hormônios do sistema digestivo agem por meio das vias aferentes vagais, excitando os neurônios por transmissão glutamatérgica. O estímulo vagal ocorre via ativação de mecanorreceptores pela distensão gástrica e pela atuação da colecistoquinina (CCK), polipeptídio Y (PYY), peptídeo semelhante ao glucagon 1 (GLP-1), polipeptídio pancreático (PP) e da apolipoproteína A IV (apoAIV), todos com receptores no nervo vago. Enquanto sua porção rostral é importante para a percepção dos sabores dos alimentos, a caudal participa na regulação da fome e da saciedade.[12,13]

O núcleo do trato solitário recebe projeções neuronais do hipotálamo e do sistema límbico, integrando os sinais de saciedade ascendentes do sistema digestivo e os sinais descendentes de regiões superiores do SNC.[9]

Três principais grupos neuronais do núcleo do trato solitário participam da regulação do balanço energético: neurônios catecolamina, GLP-1 e POMC.[14] Os neurônios catecolamina emitem projeções para o núcleo paraventricular, onde estimulam a expressão de CRH e TRH. Os neurônios GLP-1 fazem conexão com o sistema límbico, possuem receptores de leptina e respondem ao estímulo dos hormônios intestinais via nervo vago. Os neurônios POMC, diferentemente daqueles do núcleo arqueado, não apresentam receptores de leptina; eles recebem, além dos sinais via nervo vago, projeções de neurônios que expressam ocitocina no núcleo paraventricular. A serotonina potencializa a resposta desses neurônios aos hormônios intestinais.[1]

SISTEMA LÍMBICO

No sistema límbico as informações de paladar e comportamento alimentar social são integradas, determinando a sensação com os sabores e a preferência pelos alimentos. Esse sistema de vias dopaminérgicas de recompensa é determinante na progressão da preferência para a busca por alimentos palatáveis. Enquanto as estruturas corticais (regiões insular e orbitofrontal) são responsáveis pela sensação emocional e prazerosa da alimentação, estruturas subcorticais (amígdala, área tegumentar ventral e o núcleo *accumbens*) deflagram a procura motivacional pelo alimento. Obesos apresentam hiperatividade das regiões subcorticais e hipoatividade das corticais, implicando maior busca por alimento e menor capacidade no controle de decisão (comer/não comer), respectivamente.[2]

A inibição GABAérgica dos neurônios dopaminérgicos no núcleo *accumbens* e na área tegumentar ventral reduzem a ingestão alimentar. No núcleo *accumbens*, o estímulo colinérgico produzido localmente neutraliza a ação orexígena da dopamina nessa região, onde vias canabinoides e opioides aumentam o apetite por alimentos palatáveis. No sistema límbico também são encontrados receptores para leptina, insulina, GLP-1, MCH e orexina. Enquanto a ação dos três primeiros leva a redução da ingestão alimentar, os dois últimos aumentam o apetite por alimentos ricos em gordura. Receptores de grelina são encontrados em praticamente todas as regiões do sistema límbico e relacionam-se com um comportamento alimentar hedônico.[1]

As principais relações entre as regiões do sistema nervoso central envolvidas no balanço energético estão apresentadas na Figura 69.1.

GENÉTICA MOLECULAR DA OBESIDADE

As mudanças ambientais promovem o desenvolvimento da obesidade em grande parte da população, tendo o excesso de peso atingido mais de 50% da população de vários países, dentre eles o Brasil. No entanto, muitos indivíduos permanecem com peso normal mesmo quando expostos a um ambiente obesogênico. As características individuais determinadas geneticamente contribuem

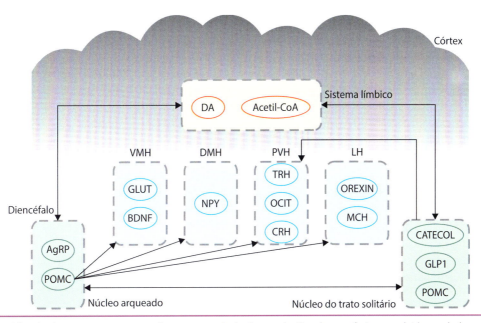

Figura 69.1 Regiões do sistema nervoso central com suas principais populações de neurônios envolvidos no balanço energético e suas relações. Neurônios do núcleo arqueado emitem projeções para os núcleos hipotalâmicos VMH, DMH, PVH e LH. Estas projeções transmitem sinais inibitórios ou estimulatórios dos neurônios AgRP e POMC, levando de forma sincronizada ao aumento ou à redução do apetite. O αMSH produzido pelos neurônios POMC ativam receptores de melanocortina no diencéfalo, aumentando a expressão dos anorexigênicos BDNF, TRH e CRH e inibindo os orexigênicos NPY, OCIT, OREXIN e MCH. O estímulo pelos neurônios AgRP inibe a expressão de peptídios anorexigênicos e estimula os orexigênicos. O núcleo arqueado possui conexões com o núcleo do trato solitário e com o sistema límbico, recebendo e modulando a resposta a sinais digestivos do primeiro. O núcleo do trato solitário integra os sinais de regiões superiores (sistema límbico) e inferiores (núcleo arqueado). Os neurônios catecolaminas do núcleo do trato solitário quando ativados estimulam a expressão de TRH e CRH no PVH. DA: dopamina; VMH: núcleo ventromedial hipotalâmico; DMH: núcleo dorsomedial hipotalâmico; PVH: núcleo paraventricular; LH: hipotálamo lateral; GLUT: glutamato; BDNF: *brain derived neurotrophic factor*; NPY: neuropeptídio Y; TRH: hormônio liberador de tireotrofina; OCIT: ocitocina; CRH: hormônio liberador de corticotrofina; OREXIN: orexina; MCH: hormônio concentrador de melanina; AgRP: proteína relacionada ao gene agouti; POMC: pró-opiomelanocortina; CATECOL: catecolamina; GLP1: peptídeo semelhante ao glucagon 1.

com 40 a 70% para a determinação do índice de massa corpórea, segundo estudos de famílias e gêmeos. Os estudos com gêmeos homozigóticos mostram que o índice de massa corpórea dos mesmos apresenta elevada correlação intrapar, mesmo quando não compartilham o mesmo ambiente desde o nascimento.[15]

A divisão da influência genética em obesidade sindrômica, obesidade monogênica e obesidade comum favorece um melhor entendimento e será assim apresentada.

OBESIDADE SINDRÔMICA

A obesidade presente no fenótipo de algumas síndromes genéticas foram os primeiros indícios estudados da relação entre genética e obesidade. A obesidade nas síndromes muitas vezes manifesta-se de forma grave. Deleções ou inativações de regiões cromossômicas (em autossomos ou no cromossomo X) são as causas comuns das síndromes, e, de acordo com a extensão e/ou com a região cromossômica afetada, o fenótipo e a gravidade do mesmo são variáveis.

Aproximadamente 20 a 30 doenças com herança mendeliana têm como um dos seus achados a obesidade, geralmente associada a retardo mental, dismorfismo corporal e outras anormalidades específicas. As síndromes que apresentam maior prevalência são a síndrome de Prader-Willi (SPW) e a síndrome de Bardet-Biedl (SBB). Algumas síndromes mais raras estão apresentadas de forma resumida na Tabela 69.1.[16]

A incidência da SPW é de 1 para cada 25.000 nascidos, tendo como características principais hipotonia ao nascimento, retardo mental variável, hipogonadismo, baixa estatura, hiperfagia e obesidade. A hiperfagia está associada a elevada concentração de grelina nesses indivíduos. Para o diagnóstico devem ser considerados critérios maiores e menores, conforme Tabela 69.2.[17,18] A etiologia da SPW é a ausência estrutural ou funcional do segmento cromossômico paterno 15q11.2-q12. O diagnóstico molecular é indicado diante de alguns sinais que variam com a idade (Tabela 69.3).[19]

A SBB é muito heterogênea fenotipicamente e a obesidade pode até nem ocorrer em alguns pacientes. Isso decorre da também heterogênea forma de herança genética que os pacientes podem apresentar. Clinicamente, deve-se suspeitar de SBB diante dos achados de alterações morfológicas nos dedos (braquidactilia ou sindactilia), distrofia de cones e bastonetes levando a perda visual progressiva, obesidade de início precoce, alterações renais e dificuldade de aprendizado. Aproximadamente 11 loci cromossômicos estão associados à SBB, e várias mutações foram descritas neles: BBS1 no11q13, BBS2 no16q21, BBS3 no 3p13, BBS4 no 15q22.3, BBS5 no 2q31, BBS6 no 20p12, BBS7 no 4q27, BBS8 no 14q32.11, BBS9 no 7p14, BBS10 no 12q21.2, e BBS11 no 9q33.1. A transmissão ocorre por meio de herança autossômica recessiva ou heterozigose composta. Em alguns desses BBSs, como o BBB6 e o BB10, localizam-se genes que codificam proteínas chaperonas, que impedem a produção de proteínas anômalas.[16]

OBESIDADE MONOGÊNICA

Algumas raras mutações em genes específicos podem ser a causa de obesidade. Os primeiros casos de defeitos em único gene desencadeando obesidade foram observados em camundongos que apresentavam obesidade grave e de início precoce, ocorrendo em gerações espontaneamente. Mutações nos genes agouti, leptina e receptor de leptina são as causas da obesidade nos clássicos camundongos *yellow*, *ob/ob* e *db/db*, respectivamente.[20]

Em humanos, mutações são descritas em alguns genes levando a características fenotípicas peculia-

Tabela 69.1 Síndromes genéticas que podem cursar com obesidade[16]

Síndrome	Lócus/Gene	Fenótipo
Síndrome de Alström	2p13	Distrofia retiniana, surdez, diabete melito
Síndrome de Cohen	8q22	Microcefalia, oftalmopatia, incisivos proeminentes
Síndrome de Mehmo	Xp22.13	Microcefalia, epilepsia, retardo mental, hipogonadismo
Síndrome de Simpson-Golabi-Behmel tipo 2	Xp22	Defeitos esqueléticos, viscerais e craniofaciais
Síndrome de Wilson-Turner	Xp21.2	Dedos afilados, ginecomastia e retardo mental
Síndrome do X frágil	FMR1	Retardo mental, macrorquidia, mandíbula proeminente
Síndrome de Down	Trissomia 21	Retardo mental, fácies característica, cardiopatia congênita
Síndrome de Borjeson-Forssman-Lehmann	Xq26	Hipogonadismo, retardo mental, orelhas grandes

Tabela 69.2 Critérios maiores e menores para diagnóstico da síndrome de Prader-Willi[17,18]

Critérios maiores	Critérios menores
Hipotonia neonatal	**Hipotonia fetal**
Dificuldade de alimentação após o nascimento ou retardo do desenvolvimento neuropsicomotor	Alterações comportamentais: furioso, acessos de violência, obsessivo-compulsivo, argumentativo, rígido, possessivo, teimoso, mentiroso, cleptomaníaco – 5 características.
Aumento de peso após 18 meses de idade	Apneia do sono
Hipogonadismo	Baixa estatura
Retardo mental ou dificuldade de aprendizado	Cabelos, olhos e pele mais claros
Fome excessiva, obsessão por comida	Mãos e pés pequenos
Características faciais (olhos amendoados, lábio superior fino)	Mãos estreitas
Diagnóstico genético: deleção do lócus 15q11-q13	Miopia
	Saliva viscosa
	Fala com tendência disártrica
	Lesões de pele por automutilação

Cada critério maior: 1 ponto. Cada critério menor: 0,5 ponto. Diagnóstico: 5 pontos em crianças com idade ≤ 3 anos (4 critérios maiores); 8 pontos em pacientes com idade > 3 anos (5 critérios maiores).

Tabela 69.3 Critérios indicativos, conforme faixa etária, para pesquisa genética da síndrome de Prader-Willi[19]

Idade	Critérios
0 a 2 anos	1. Hipotonia com dificuldade de sucção
2 a 6 anos	1. Hipotonia com dificuldade de sucção 2. Atraso do desenvolvimento
6 a 12 anos	1. Histórico de hipotonia e dificuldade de sucção 2. Atraso do desenvolvimento 3. Ingestão alimentar exagerada (fome excessiva, obsessão por comida) com evolução para obesidade
Maiores de 12 anos	1. Funções cognitivas reduzidas, com retardo mental moderado. 2. Ingestão alimentar exagerada (fome excessiva, obsessão por comida) com evolução para obesidade 3. Hipogonadismo hipogonadotrófico e/ou distúrbio de comportamento típico (incluindo transtorno obsessivo- compulsivo e temperamento tântrico).

res. Os defeitos genéticos ocorrem em genes que, na sua maioria, codificam proteínas relacionadas à regulação central do balanço energético, como a leptina e seu receptor, o MC4R, a POMC e a PCKS1 (Tabela 69.4). As mutações no gene MC4R são as mais frequentes, variando entre 0,5% a 6%, de acordo com a casuística analisada. As mutações levam ao fenótipo grave quando em homozigose ou heterozigose composta. A herança de apenas um alelo mutante seja no *MC4R* ou outro gene, como por exemplo o *LEP*, leva a quadros fenotípicos mais suaves.[21,22]

GENÉTICA NA OBESIDADE COMUM

Os estudos de ligação e associação publicados nas décadas de 1980 e 1990 trouxeram muitos resultados inconsistentes e pouco preciso. Os Genome Wild Association Studies (GWAS) trazem atualmente análises envolvendo um número elevado de indivíduos, conferindo maior poder estatístico aos mesmos. Até a presente data, 40 variantes alélicas foram relacionadas a obesidade nos GWAs. As variantes consistem em polimorfismos de único nucleotídeo (Single Nucleotide Polimorphism – SNP) que ocorrem em sua grande maioria em genes ou próximos a genes que nunca tinham sido relacionados à obesidade. Atualmente o efeito dos SNPs na atividade das proteínas, bem como a relação destas com a fisiopatologia da obesidade, permanece obscuro.[23]

Os SNPs identificados nos GWAS interferem de forma heterogênea no peso corporal. O SNP rs9939609 no gene associado à massa gorda e obesidade (Fat Mass and Obesity Associated gene – FTO) é o mais estudado, mais relacionado à obesidade e o que confere o maior impacto no peso corporal. Estima-se que o rs9939609 implique aumento de 1,1 kg no peso corporal em um indivíduo

Tabela 69.4 Características clínicas associadas à obesidade de causa monogênica[21,22]

Gene	Proteína	Fenótipo
LEP	Leptina	Peso normal ao nascer Obesidade grave de início na infância Leptinemia baixa Deficiência no sistema imune Hipogonadismo hipogonadotrófico
LEPR	Receptor de leptina	Semelhante à deficiência de leptina, com obesidade menos grave
MC4R	Receptor de melanocortina tipo 4	Obesidade grave de início na infância Estatura elevada Hiperinsulinemia Densidade mineral óssea elevada
POMC	Pró-opiomelanocortina	Obesidade grave de início na infância História familiar de óbito de recém-nascido – provável insuficiência adrenal Cabelos ruivos em 2/3 dos casos Insuficiência adrenal
PCKS1	Pró-hormônio convertase 1	Obesidade grave de início na infância Hipoglicemia pós-prandial Hipogonadismo Pro-insulina elevada

adulto. O impacto de alguns SNPs no peso corporal, assim como as funções dos genes relacionados, está apresentado na Tabela 69.5.[23,24]

GENÔMICA E OBESIDADE

Nos últimos anos é crescente a quantidade de informações sobre o impacto de alterações genômicas no peso e no IMC. Estudos que avaliam a metilação de regiões do DNA comprovam que ela ocorre de forma diferente entre obesos e magros. A metilação, ligação de um radical metil a um nucleotídeo de citosina, é responsável pela inativação de genes. Assim, a expressão de genes será diferente conforme a presença ou não de obesidade. O padrão de metilação pode ser influenciado pela nutrição materna durante a gestação e por hábitos de vida inapropriados que incluem inatividade física e alimentação não saudável.[25]

Tabela 69.5 Genes com SNPs relacionados à obesidade, suas funções e impacto no peso corporal de um indivíduo adulto[23,24]

Gene	Função	Aumento no peso corporal (kg)*
FTO *Fat Mass And Obesity-Associated*	Dioxigenase que repara DNA e RNA por demetilação oxidativa	1,1
MC4R Receptor de melanocortina 4	Receptor acoplado a proteína G ativado por ACTH e MSH (α, β e γ) que leva a redução do apetite.	0,7
TMEM18 Proteína transmembrana 18	Repressão de transcrição	0,9
SEC16B SEC16 homólogo B (*S. cerevisiae*)	Participa na transcrição e na exportação de proteínas do retículo endoplasmático	0,7
BDNF Fator neurotrófico derivado do cérebro	Participa da diferenciação neuronal, crescimento axonal, modulação da morfologia dendrítica e regula a transmissão e plasticidade sinápticas.	0,6

Continua

Continuação

Gene	Função	Aumento no peso corporal (kg)*
SLC39A8 Família de carreador de soluto 39, membro 8	Transportador de zinco	0,6
GNPDA2 Glucosamina-6-fosfato 2 desaminase	Catalisa a conversão de D-glucosamina-6-fosfato em D-frutose-6-fosfato e amônia	0,5
GPRC5B Receptor acoplado proteína G, Família C, Grupo1, Membro B	Desconhecida	0,5
PRKD1 Proteína quinase D1	Regula várias funções celulares como transporte no complexo de Golgi, proteção contra o estresse oxidativo na mitocôndria, transcrição de genes, regulação da forma celular, mobilidade e aderência	0,5
SH2B1 Proteína 1 do adaptador de SH2B	Proteína adaptadora para vários membros da família de receptores tirosina-quinase	0,4
QPCTL Proteína glutaminil semelhante à ciclotransferase	Responsável pela biossíntese de peptídeos piroglutamil	0,4
RBJ Proteína contendo domínios Rab e DnaJ	Atividade GTPase	0,4
ETV5 Ets Variante 5	Liga-se à sequência de nucleotídeos GGAA no DNA	0,4
NEGR1 Regulador de crescimento neuronal 1	Pode estar envolvida na adesão celular. Fator de promoção do crescimento neuronal	0,4
TFAP2B Fator de transcrição AP2 beta	Fator de transcrição envolvido no desenvolvimento de olhos, face e tubo neural	0,4
MAP2K5 Proteína quinase ativada por mitógenos 5	Fator de crescimento e proliferação celular estimula diferenciação de células musculares	0,4
NRXN3 Neurexina 3	Proteína de superfície neuronal envolvida no reconhecimento e adesão celulares	0,4
FAIM2 Molécula inibidora de apoptose Fas 2	Regulação de apoptose	0,3
LRRN6C Proteína neuronal rica em repetições de leucina 6C	Desconhecida	0,3
POC5 Proteoma do centríolo 5	Importante para o formato do centríolo	0,3
FANCL Proteína associada à anemia de Fanconi L	Participa das vias de degradação do DNA	0,3
CADM2 Molécula de adesão celular 2	Participa da organização de sinapses, regulando a adesão transináptica	0,3

*Em indivíduo adulto medindo 1,70 m.

REFERÊNCIAS BIBLIOGRÁFICAS

1. Rui L. Brain regulation of energy balance and body weight. Rev Endocr Metab Disord 2013 Dec;14(4):387-407.

2. Berthoud HR. Metabolic and hedonic drives in the neural control of appetite: who is the boss? Curr Opin Neurobiol 2011 Dec;21(6):888-96.

3. Hahn TM, Breininger JF, Baskin DG, Schwartz MW. Coexpression of Agrp and NPY in fasting-activated hypothalamic neurons. Nat Neurosci 1998 Aug;1(4):271-2.

4. Krashes MJ, Koda S, Ye C, Rogan SC, Adams AC, Cusher DS, et al. Rapid, reversible activation of AgRP neurons drives feeding behavior in mice. J Clin Invest 2011 Apr;121(4):1424-8.

5. Liu T, Kong D, Shah BP, Ye C, Koda S, Saunders A, et al. Fasting activation of AgRP neurons requires NMDA receptors and involves spinogenesis and increased excitatory tone. Neuron 2012 Feb 9;73(3):511-22.

6. Coppola A, Liu ZW, Andrews ZB, Paradis E, Roy MC, Friedman JM, et al. A central thermogenic-like mechanism in feeding regulation: an interplay between arcuate nucleus T3 and UCP2. Cell Metab 2007 Jan;5(1):21-33.

7. Chen AS, Metzger JM, Trumbauer ME, Guan XM, Yu H, Frazier EG, et al. Role of the melanocortin-4 receptor in metabolic rate and food intake in mice. Transgenic Res 2000 Apr;9(2):145-54.

8. Xu B, Goulding EH, Zang K, Cepoi D, Cone RD, Jones KR, et al. Brain-derived neurotrophic factor regulates energy balance downstream of melanocortin-4 receptor. Nat Neurosci 2003 Jul;6(7):736-42.

9. Zheng H, Patterson LM, Rhodes CJ, Louis GW, Skibicka KP, Grill HJ, et al. A potential role for hypothalamomedullary POMC projections in leptin-induced suppression of food intake. Am J Physiol Regul Integr Comp Physiol 2010 Mar;298(3):R720-R728.

10. Pinto S, Roseberry AG, Liu H, Diano S, Shanabrough M, Cai X, et al. Rapid rewiring of arcuate nucleus feeding circuits by leptin. Science 2004 Apr 2;304(5667):110-5.

11. Fleming JW, McClendon KS, Riche DM. New obesity agents: lorcaserin and phentermine/topiramate. Ann Pharmacother 2013 Jul;47(7-8):1007-16.

12. Travagli RA, Hermann GE, Browning KN, Rogers RC. Brainstem circuits regulating gastric function. Annu Rev Physiol 2006;68:279-305.

13. Suzuki K, Jayasena CN, Bloom SR. The gut hormones in appetite regulation. J Obes 2011;2011:528401.

14. Cui RJ, Roberts BL, Zhao H, Zhu M, Appleyard SM. Serotonin activates catecholamine neurons in the solitary tract nucleus by increasing spontaneous glutamate inputs. J Neurosci 2012 Nov 14;32(46):16530-8.

15. Haworth CM, Plomin R, Carnell S, Wardle J. Childhood obesity: genetic and environmental overlap with normal-range BMI. Obesity (Silver Spring) 2008 Jul;16(7):1585-90.

16. Johns Hopkins University. Online Mendelian Inheritance in Man. [Acesso em 05 mai 2014]. Disponível em: http://omin.org.

17. Carvalho DF, Cercato C, Almeida MQ, Mancini MC, Halpern A. [Therapeutical approach of obesity in Prader-Willi Syndrome]. Arq Bras Endocrinol Metabol 2007 Aug;51(6):913-9.

18. Holm VA, Cassidy SB, Butler MG, Hanchett JM, Greenswag LR, Whitman BY, et al. Prader-Willi syndrome: consensus diagnostic criteria. Pediatrics 1993 Feb;91(2):398-402.

19. Gunay-Aygun M, Schwartz S, Heeger S, O'Riordan MA, Cassidy SB. The changing purpose of Prader-Willi syndrome clinical diagnostic criteria and proposed revised criteria. Pediatrics 2001 Nov;108(5):E92.

20. Yeo GS, Farooqi IS, Challis BG, Jackson RS, O'Rahilly S. The role of melanocortin signalling in the control of body weight: evidence from human and murine genetic models. QJM 2000 Jan;93(1):7-14.

21. Farooqi IS. Genetic, molecular and physiological insights into human obesity. Eur J Clin Invest 2011 Apr;41(4):451-5.

22. Martinelli CE, Keogh JM, Greenfield JR, Henning E, van der Klaauw AA, Blackwood A, et al. Obesity due to melanocortin 4 receptor (MC4R) deficiency is associated with increased linear growth and final height, fasting hyperinsulinemia, and incompletely suppressed growth hormone secretion. J Clin Endocrinol Metab 2011 Jan;96(1):E181-E188.

23. Loos RJ. Genetic determinants of common obesity and their value in prediction. Best Pract Res Clin Endocrinol Metab 2012 Apr;26(2):211-26.

24. Weizmann Institute of Science. The Human Gene Compedium. [Acesso em 05 mai 2014]. Disponível em: http://www.genecards.org.

25. Schwenk RW, Vogel H, Schurmann A. Genetic and epigenetic control of metabolic health. Mol Metab 2013;2(4):337-47.

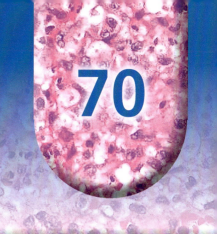

Marcio Corrêa Mancini

INTRODUÇÃO

A obesidade, definida comumente na idade adulta como um índice de massa corpórea (IMC) maior ou igual a 30 kg/m², é uma condição médica cada vez mais corriqueira, cuja prevalência está aumentando e alcançando dimensões epidêmicas. Uma grande apreensão médica é o risco de doenças associadas à obesidade, e os resultados adversos resultantes (Tabela 70.1). É de suma importância o seu reconhecimento para permitir o diagnóstico precoce e o tratamento e para identificar os pacientes predispostos a conseguir melhora com a perda de peso. Isso permitirá a identificação precoce e a avaliação de risco de modo que as intervenções adequadas podem ser implementadas para reduzir tanto o risco como a mortalidade.

DOENÇAS ASSOCIADAS À OBESIDADE

Diversos grandes estudos epidemiológicos de longo prazo têm demonstrado que a obesidade está intensamente agregada a um risco maior de desfechos por todas as causas, sejam cardiovasculares, câncer e mortalidade. No estudo National Health and Nutrition Examination Study III (NHANES III), a obesidade foi associada a um aumento da prevalência de diabete tipo 2, doença da vesícula biliar (VB), doença arterial coronariana (DAC), hipertensão arterial, osteoartrose (OA), e dislipidemia entre mais de 16 mil participantes.[1] Outros resultados de outros estudos, entre eles o Survey of Health, Ageing and Retirement in Europe (SHARE) e o Swedish Obese Study (SOS) assinalam uma intensa associação com a prevalência de doenças associadas e queixas de saúde.[2-4] O estudo de seguimento de 10 anos em mais de 121 mil mulheres Nurses' Health Study e o Health Professionals Follow-up Study em mais de 51 mil homens e mulheres avaliaram o risco de diabete, cálculos biliares, e hipertensão em obesos (IMC ≥ 30 kg/m²), em comparação com aqueles com um IMC normal.[5-8] O risco de diabete, cálculos biliares e hipertensão arterial foi maior em mulheres, enquanto o risco de diabete, cálculos biliares, hipertensão, doença cardíaca, acidente vascular cerebral foi maior nos homens.[9]

Condições crônicas, como doença renal, OA, câncer, diabete, apneia do sono, doença hepática gordurosa não alcoólica (DHGNA), hipertensão e, mais importante, DCV, estão diretamente relacionadas a incapacidade funcional e a obesidade.[2-9] Além disso, muitas dessas comorbidades também estão diretamente associadas a DCV. Muitos dos estudos têm sido ratificados por observações de que a perda de peso induz a melhora dessas enfermidades, chegando a confirmar que a perda de peso causada por cirurgia bariátrica diminuiu fatores de risco e mesmo mortalidade.[2-4]

A síndrome metabólica (SM) representa um grupo de fatores de risco cardiometabólico que incluem a obesidade abdominal combinada a elevação da pressão arterial, glicemia de jejum e triglicerídeos e

Tabela 70.1 Doenças associadas à obesidade por sistemas e aparelhos

Comorbidades da obesidade		
Coração	**Doenças metabólicas/hormonais**	**Função sexual e reprodutora**
• Doença arterial coronariana • Hipertrofia ventricular E • Angina pectoris • Fibrilação atrial • Arritmia ventricular • Insuficiência cardíaca congestiva	• Diabete melito tipo 2 • Gota (hiperuricemia) • Hiperlipidemias • SOP	• ↓ performance obstétrica • Risco de toxemia • Risco de hipertensão • Risco, diabete melito • Parto prolongado • Cesárea mais frequente • Irregularidade menstrual • Ciclos anovulatórios • Fertilidade diminuida
Sistema vascular	**Sistema nervoso**	**Função psicossocial**
• Hipertensão arterial sistêmica • Edema de membros inferiores • Veias varicosas • Doença hemorroidária • Doença tromboembólica	• Disfunção cognitiva • Demência vascular • Doença de Alzheimer • Acidente vascular cerebral • Pseudotumor cerebral	• ↓ autoimagem • Sentimento inferioridade • Isolamento social • *Bullying* • Suscetibilidade a neuroses • Perda de mobilidade • Maior absenteísmo • Aposentadoria precoce • Mais licenças médicas
Sistema respiratório	**Pele**	**Outras comorbidades**

• Apneia obstrutiva do sono
• Asma
• Hipoventilação alveolar
• Policitemia secundária
• Hipertrofia ventricular D
	• Estrias
	• Acantose nigricans
	• Hirsutismo
	• Intertrigo
	• Calo plantar
	• Papilomas múltiplos
		• Aumento do risco:
		  ○ Cirúrgico
		  ○ Anestésico
		  ○ Hérnias

Sistema digestório	**Doenças osteomusculares**	**Propensão a acidentes**
• Refluxo gastroesofágico • Esofagite de refluxo • Colelitíase • Esteatose, fibrose e cirrose hepática • Pancreatite • Rins • Proteinúria • Insuficiência renal crônica	• Osteoartrose de joelhos • Osteoartrose de coluna • Epifisiolistese femoral • Esporão de calcâneo • Agravo de defeitos posturais	• Outros diagnósticos
		Neoplasia
		• Endométrio • Vesícula • Mama • Próstata • Cólon • Diagnóstico de nódulos

Fonte: adaptado de VanItallie, 1979.

redução do nível de colesterol HDL. A presença de SM está associada a um risco aumentado de eventos cardiovasculares e mortalidade.[10]

O IMC também foi significativamente associado a maior taxa de morte por câncer de esôfago, cólon e reto, fígado, vesícula, pâncreas, rim, linfoma não Hodgkin e mieloma múltiplo. No estudo britânico Million Women Study, mais de 1,2 milhão de mulheres do Reino Unido, de 50 a 64 anos, durante 1996 e 2001, foram recrutadas e seguidas por uma média de 7 anos e o aumento do IMC foi associado a um aumento significativo no risco de 10 dos 17 tipos mais comuns de neoplasia (aumento da inci-

dência de todos os cânceres combinados, além de câncer de endométrio, adenocarcinoma de esôfago, câncer de rim, leucemia, mieloma múltiplo, câncer de pâncreas, linfoma não Hodgkin, câncer de ovário, câncer de mama em mulheres na pós-menopausa e câncer colorretal em mulheres na pré-menopausa).[11] Durante um seguimento de 5 a 6 anos de 287 700 homens, o risco relativo de mortalidade por câncer de próstata foi de 1,46 e de 2,12 para obesos classes 1 e 2, respectivamente.12 Em outro estudo com 70 mil homens, o risco de câncer de próstata de alto grau não metastático e metastático foi acrescido com a obesidade (1,2 e 1,5 vezes, respectivamente), e o risco de câncer de alto grau não metastático foi reduzido para 0,58 com perda de peso superior a 5 kg.[13] O Health Professionals Follow-up Study, um estudo prospectivo de 18 anos de duração com 46 349 homens livres do câncer no início, encontrou uma taxa de risco multivariado para câncer de cólon aumentada a partir do IMC de 22,5 kg/m², mas mais elevada (taxa de risco de 2,29) a partir do IMC de 30 kg/m². Cerca de 30% dos casos de câncer de cólon foram atribuídos ao sobrepeso e à obesidade.14 Na Investigação Prospectiva Europeia em Câncer e Nutrição (EPIC) foi aferida a associação entre o risco de carcinoma de células renais e o peso corporal em mais de 368 000 homens e mulheres livres de neoplasia que foram acompanhados por uma média de 6,1 anos. O risco relativo para o carcinoma de células renais associado ao aumento do IMC em mulheres foi de 2,25 (p = 0,009; IMC > 29 kg/m²), mas não foi significativo em homens.[15]

A OA tem um impacto importante sobre a mobilidade dos doentes, incapacidade e perda de produtividade. A obesidade está intensamente agregada a um risco aumentado de OA do joelho e a uma associação moderada com OA do quadril. A relação entre a OA de quadril e joelho e obesidade foi examinada no Rotterdam Study. Após uma confirmação radiográfica de OA no início do estudo, 3585 pacientes foram seguidos por uma média de 6,6 anos. O IMC > 27 kg/m² foi associado a um risco 3,3 vezes maior de OA e de progressão da OA no joelho.[16] Um estudo longitudinal de mais de 4 anos com 715 mulheres com idade média de 54 anos documentou que aquelas no tercil de IMC superior tiveram um risco aumentado de OA do joelho em comparação com as mulheres em menor tercil de IMC.[17]

Doenças da VB são causas banais de internação, notadamente entre as mulheres. Um estudo que avaliou informações de 1,3 milhão de mulheres representando 7,8 milhões pessoas-ano de seguimento documentou que aquelas com adiposidade basal maior tinham chance maior de internação e duração maior por doenças da VB.[18] O estudo sueco Twin Registry Study aferiu as decorrências do sobrepeso e da obesidade na litíase biliar sintomática em quase 60 mil participantes, estando ambos associados a um aumento significativo no risco de colelitíase sintomática (razão de chances de 1,86 e 3,38, respectivamente).[19]

A pancreatite aguda está fortemente agregada com a obesidade, e uma série de estudos tem mostrado que a obesidade aumenta a gravidade e a mortalidade por pancreatite aguda. Em uma metanálise de cinco estudos incluindo um total de 739 pacientes, a obesidade foi identificada como um fator de risco para o desen-volvimento de complicações locais e sistêmicas na pancreatite aguda e foi também associada a aumento da mortalidade. Pancreatite aguda grave foi significativamente associada a obesidade (razão de chances [OR] 2,9, IC 95% 1,8-4,6).[20] Entre esses pacientes obesos, incidiram mais complicações sistêmicas (OR 2,3, IC 95% 1,4-3,8) e locais (OR 3,8, IC 95% 2,4-6,6), e a mortalidade foi maior (OR 2,1, IC 95% 1,0-4,8).[21]

A DHGNA representa um espectro de doenças que vão desde a esteatose até a esteato-hepatite e, finalmente, a cirrose e o hepatocarcinoma. A patogênese da DHGNA permanece parcialmente conhecida e o estresse oxidativo ligado à obesidade é um dos mecanismos possivelmente envolvidos. A DHGNA está associada a obesidade, dislipidemia, hipertensão e resistência à insulina, os componentes da SM, que aumentam o risco cardiovascular. Ela afeta entre 15% e 30% da população em geral, e tem uma prevalência de cerca de 70% em pessoas com diabete tipo 2. Um estudo em nosso meio aferiu a função do estresse oxidativo no fígado de 39 obesos mórbidos submetidos a bypass gástrico que tiveram o fígado biopsiado. A histologia revelou DHGNA em 92,3%, dos quais 43,6% com esteato-hepatite, 48,7% com esteatose isolada e apenas 7,7%, com fígado normal. A cirrose hepática estava presente em 11,7% daqueles com esteato-hepatite. O estresse oxidativo foi avaliado por meio da concentração de hidroperóxidos (CEOOH), que estava aumentada nos pacientes com DHGNA quando comparada à da esteatose isolada e ao grupo com histologia normal. Variáveis bioquímicas hepáticas foram normais em 92,3% dos casos, não havendo diferença entre DHGNA e esteatose isolada, demonstrando que a maior parte dos pacientes com DHGNA apresenta valor de transaminases normal.[22] Outro estudo recente com participação do nosso grupo avaliou o efeito da perda de peso após cirurgia bariátrica sobre a inflamação e a fibrose relacionadas com a DHGNA em 18 pacientes consecutivos com DHGNA submetidos a bypass gástrico. Uma biópsia hepática em cunha foi obtida na cirurgia, e após 2 anos esses pacientes foram submetidos a biópsia hepática percutânea. Dos 67% que tinham esteato-hepatite (5,5% com cirrose) e dos 33% que tinham esteatose hepática isolada, depois de uma redução média do excesso de peso superior a 60%, a esteatose desapareceu em 84% e a fibrose desapareceu em 75% dos pacientes. Em casos de obesidade classes 1 e 2, o aumento da atividade física, a redução da ingestão calórica e o uso de medicações antiobesidade podem ser uma terapia eficaz a para a DHGNA.[23]

O sobrepeso é um importante fator de risco para a síndrome da apneia obstrutiva do sono (SAOS).

Um aumento de peso de 10% em 4 anos está associado a um aumento de seis vezes no risco de desenvolver SAOS. Homens apresentam um risco maior de desenvolver a doença, e idade é um fator de risco adicional. Durante o sono, interrupções no fluxo maiores que 8 segundos em crianças e maiores que 10 segundos em adultos são consideradas anormais e caracterizam a condição de apneia. Hipopneia, de acordo com a American Academy of Sleep Medicine Task Force, por sua vez, pode ser definida por uma das seguintes condições: redução temporária >50% no fluxo respiratório em relação à amplitude respiratória basal, redução moderada <50% no fluxo aéreo associada a redução >3% na saturação de oxigênio medida na oximetria periférica, ou redução moderada <50% no fluxo aéreo com evidência eletrocardiográfica de despertar. A síndrome da apneia obstrutiva do sono é definida pela presença de pelo menos cinco episódios de apneia e/ou hipopneia por hora se sono associada a sonolência diurna. Por esses critérios, SAOS ocorre em 4% dos homens e 2% das mulheres de 30 a 60 anos de idade. Obesidade é o maior fator de risco para o desenvolvimento de apneia do sono, que está presente em 40% dos obesos sem queixas sugestivas, em 55% dos adolescentes submetidos a cirurgia bariátrica e em 71% a 98% dos obesos mórbidos. Os principais critérios de gravidade baseiam-se no número de episódios por hora de sono (índice apneia-hipopneia, IAH): de 5 a 15 corresponde a leve, de 15 a 30 corresponde a moderada e de 31 ou mais corresponde a grave. Há critérios que classificam a gravidade de acordo com a oximetria. A apneia obstrutiva do sono (SAOS) potencialmente resulta em uma série de complicações, incluindo hipertensão pulmonar, insuficiência cardíaca direita, hipertensão arterial sistêmica resistente a drogas, acidente vascular encefálico e arritmias noturnas.[24;25] O efeito do ganho de peso em distúrbios respiratórios do sono foi calculado em um estudo prospectivo de 2968 homens e mulheres com IMC médio inicial de 29 kg/m², com média de idade de 62 anos. Os participantes foram estudados no início e depois de 5 anos. Um aumento de 10 kg conferiu um risco de desenvolvimento de SAOS com IAH >15 de 5,2 vezes nos homens e de 2,5 vezes nas mulheres.[26] Uma revisão recente sobre o assunto foi publicada pelo nosso grupo.[27]

O impacto líquido da carga aumentada de doenças associadas à obesidade é um aumento da mortalidade, bem-fundado nesta população. Um grande número de estudos epidemiológicos estabeleceu um aumento significativo na mortalidade associada à obesidade. Em geral, são grandes estudos, como Nurses'

Health Study, NHANES, Women's Health Initiative Observational Study, American Cancer Society, e outros estudos de prevenção. Um aumento de anos de vida perdidos foi encontrado entre obesos versus não obesos em uma análise do NHANES. Em geral, o número de anos de vida perdidos foi de 1 a 9, para aqueles com IMC baixo (<17-19 kg/m²), comparativamente a 9 a 13 para aqueles com um IMC elevado (≥ 35 kg/m²). Para estes resultados contribuíram não somente a magnitude do peso atual mas, principalmente, a idade com que a obesidade foi iniciada.[28-31]

Além das doenças citadas anteriormente, uma série de outras doenças foi reconhecida como associada ao aumento de peso. Podem ser citadas doença do refluxo gastroesofágico,[32] asma brônquica,[33] insuficiência renal crônica,[34] infertilidade masculina e feminina, disfunção erétil, síndrome dos ovários policísticos, veias varicosas e doença hemorroidária,[35] disfunção cognitiva e demência,[36] hipertensão intracraniana idiopática (pseudotumor cerebral),[35] além de dificuldade no diagnóstico devido à limitação técnica dos aparelhos de imagem, o que posterga o diagnóstico de várias outras doenças, podendo levar a um agravamento do quadro clínico.

AVALIAÇÃO DA OBESIDADE NAS DIVERSAS FAIXAS ETÁRIAS

OBESIDADE NA INFÂNCIA E ADOLESCÊNCIA

O Brasil adota as curvas da Organização Mundial da Saúde (OMS), que incluem curvas de IMC ajustadas para gênero e idade desde o lactente até 19 anos de idade, modificando os critérios para sobrepeso e obesidade (Tabela 70.2). As curvas para crianças do nascimento até 19 anos de idade encontram-se nas Figuras 70.1 a 70.8.[37] O IMC é calculado dividindo-se o peso pela altura ao quadrado, mas como a altura varia com a idade, o valor normal do IMC também varia. Por exemplo, uma menina de 4 anos de idade com IMC de 21 kg/m² (valor normal na idade adulta) é obesa (confira plotando na Figura 70.3).

Tabela 70.2 Diagnóstico de sobrepeso e obesidade de acordo com as curvas da Organização Mundial da Saúde

Escore ZIMC	Até 5 anos	>5 anos e adolescentes
Entre +1 e +2DP	Risco de sobrepeso	Sobrepeso
Entre +2 e +3DP	Sobrepeso	Obesidade
> +3DP	Obesidade	Obesidade grave

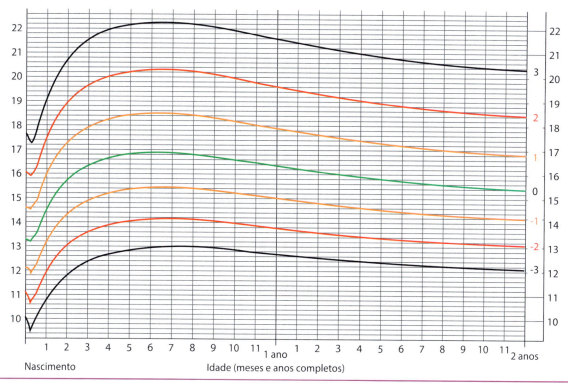

Figura 70.1 Curva de IMC ajustado para idade e sexo para meninas do nascimento até 2 anos.
Fonte: Organização Mundial da Saúde (OMS).

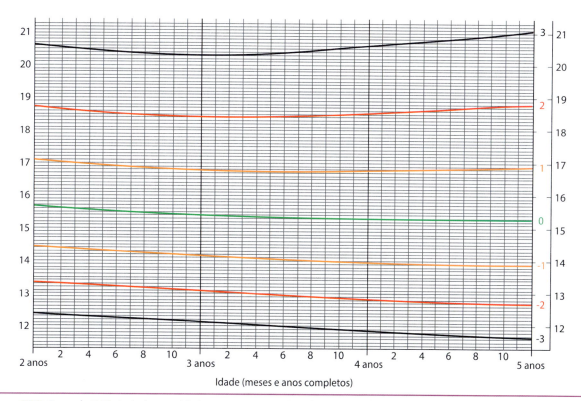

Figura 70.2 Curva de IMC ajustado para idade e sexo para meninas de 2 anos até 5 anos.
Fonte: Organização Mundial da Saúde (OMS).

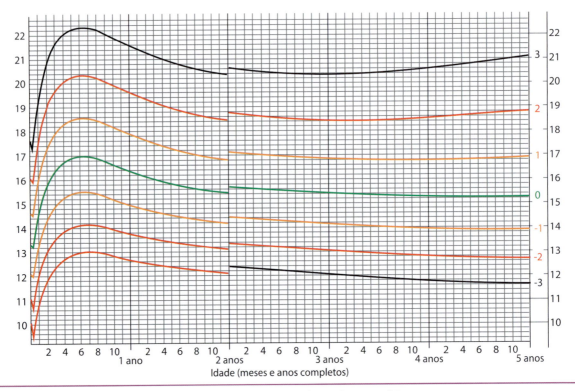

Figura 70.3 Curva de IMC ajustado para idade e sexo para meninas do nascimento até 5 anos.
Fonte: Organização Mundial da Saúde (OMS).

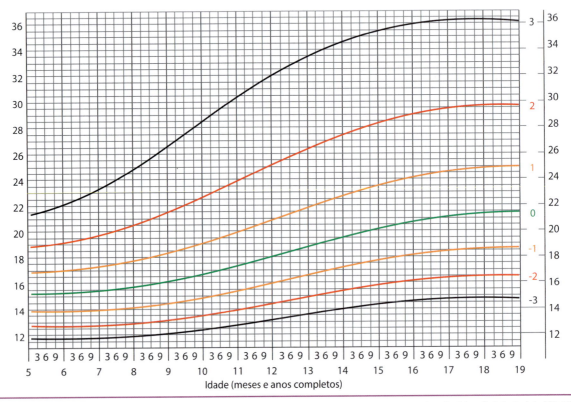

Figura 70.4 Curva de IMC ajustado para idade e sexo para meninas de 5 a 19 anos. Fonte: Organização Mundial da Saúde (OMS).

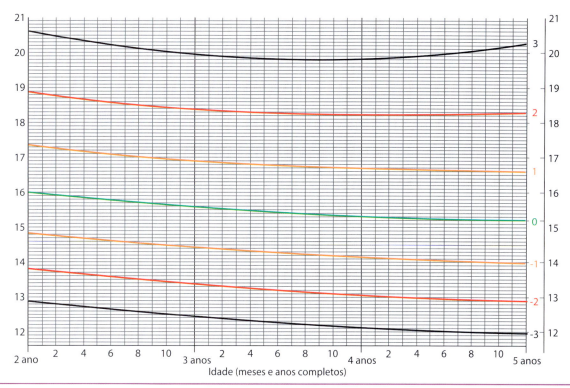

Figura 70.5 Curva de IMC ajustado para idade e sexo para meninos de 2 anos até 5 anos.
Fonte: Organização Mundial da Saúde (OMS).

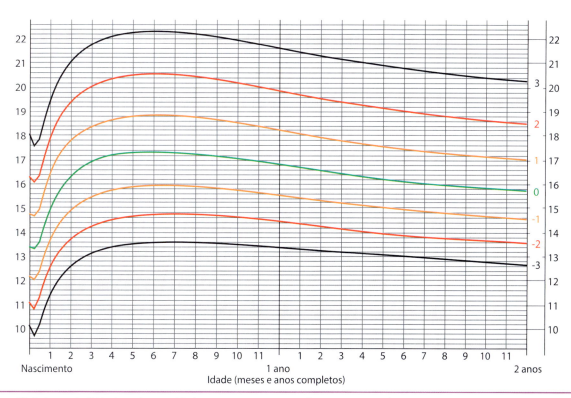

Figura 70.6 Curva de IMC ajustado para idade e sexo para meninos do nascimento até 2 anos.
Fonte: Organização Mundial da Saúde (OMS).

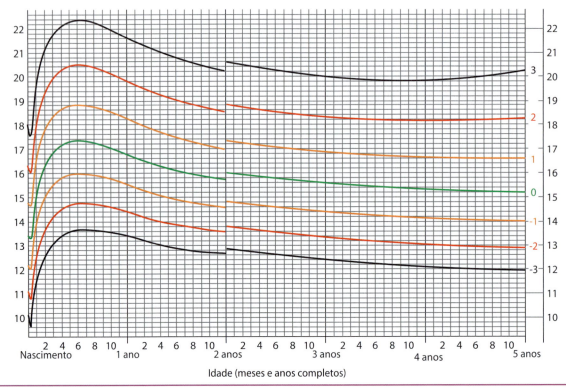

Figura 70.7 Curva de IMC ajustado para idade e sexo para meninos do nascimento até 5 anos.
Fonte: Organização Mundial da Saúde (OMS).

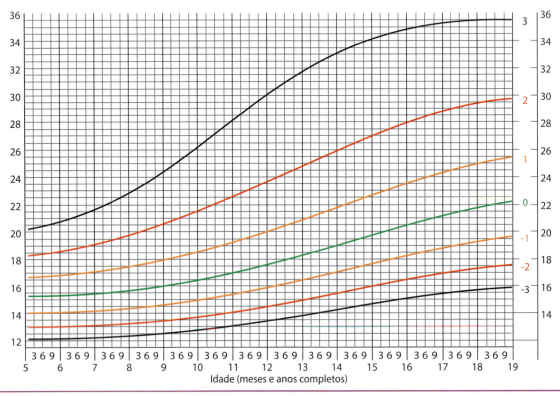

Figura 70.8 Curva de IMC ajustado para idade e sexo para meninos dos 5 aos 19 anos.
Fonte: Organização Mundial da Saúde (OMS).

As curvas e tabelas para crianças do nascimento até 5 anos de idade também podem ser acessadas no site da internet da OMS, no endereço eletrônico http://www.who.int/childgrowth/standards/bmi_for_age/en/index.html, disponíveis em percentis ou em desvios-padrão (DP) e de 5 a 19 anos em http://www.who.int/growthref/cht_bmifa_girls_z_5_19years.pdf. O Brasil, no entanto, adota o diagnóstico em desvios-padrão (Tabela 70.2).

OBESIDADE NA IDADE ADULTA

Na prática clínica, embora individualmente relativamente incerto, o índice de massa corporal (IMC) é o mais usado. O IMC é proporcional à gordura corporal e está também relacionado ao risco de vida e ao risco de doenças associadas à obesidade.[29,30,37] A faixa normal vai de 18,5 a 24,9 kg/m^2, e índices de 25 kg/m^2 ou mais indicam a presença de graus progressivamente maiores de sobrepeso (Tabela 70.3).

O excesso de gordura pode estar mais concentrado na região abdominal ou no tronco, o que define obesidade tipo androide, superior, central, ou abdominal, mais frequente, mas não exclusiva no sexo masculino. Pode, diferentemente, estar mais concentrado na região dos quadris, o que determina uma distribuição de gordura tipo ginoide, inferior, periférica ou subcutânea, gluteofemoral, mais frequente mas não exclusiva do sexo feminino. A obesidade androide apresenta maior correlação com complicações cardiovasculares e metabólicas. A gordura visceral pode ser avaliada por diversos métodos, sendo os mais precisos a tomografia computadorizada e a ressonância magnética, métodos que em geral são muito caros e não disponíveis para esse propósito. A medida da circunferência abdominal ou a da relação cintura-quadril são alternativas clínicas baratas e práticas. Quanto maior a relação ou a medida da cintura, maior o risco de doenças cardiovasculares

e diabete melito[38] (Tabela 70.4). Um estudo do nosso grupo usou a ultrassonografia como um método não invasivo para avaliar a gordura visceral (medida linear do músculo reto abdominal até a aorta).[39]

A medida da circunferência abdominal tem importância no estabelecimento de diagnóstico de síndrome metabólica, relacionada a maior risco cardiovascular. Recentemente, uma nova definição de síndrome metabólica foi proposta pela Federação Internacional de Diabetes (IDF).[41] Por essa nova definição, são portadores de síndrome metabólica indivíduos que apresentam obesidade central (definida como circunferência abdominal >94 cm para homens europídeos e >80 cm para mulheres europídeas – de origem europeia – com valores específicos para outros grupos étnicos) mais dois dos seguintes quatro fatores: triglicerídeos acima de 150 mg/dL (ou tratamento para), colesterol HDL <40 mg/dL em homens e <50 mg/dL em mulheres (ou tratamento para), hipertensão arterial definida por PA sistólica >130 ou PA diastólica >85 (ou tratamento para) e glicemia de jejum >126 mg/dL (ou diagnóstico de diabete melito – caso a glicemia esteja entre 100 e 125, um GTT oral é fortemente recomendado).[42-44]

OBESIDADE NO IDOSO

Nos países desenvolvidos, as populações estão se tornando cada mais velhas e a prevalência de obesidade está crescendo progressivamente, mesmo nessa faixa etária, que considerarei como acima de 65 anos de idade, embora oficialmente, no Brasil, idoso seja o sujeito com mais de 60 anos. Existe controvérsia sobre os malefícios do sobrepeso e da obesidade em idosos, persistindo alguma contestação sobre a relação entre a presença do excesso de peso ou algum grau de obesidade em idade avançada e mortalidade ou presença de determinadas doenças. Além disso, a definição de obesidade em pessoas idosas é

Tabela 70.3 Classificação da obesidade recomendada pela Organização Mundial da Saúde (OMS), por graus progressivamente maiores de morbimortalidade utilizando o IMC

IMC (kg.m-2)	Denominação	Grau de obesidade	Risco de complicações
18,5-24,9	Eutrófico	0	0
25-29,9	Sobrepeso	0	Baixo
30-39,9	Obeso	I/II	Moderado a alto
>40	Obeso grave	III	Altíssimo

Fonte: Organização Mundial da Saúde (OMS).

Tabela 70.4 Medidas de circunferência abdominal que conferem risco elevado e muito elevado de complicações metabólicas associadas à obesidade[38,40]

	Risco de complicações metabólicas	
	Elevado	Muito elevado
Sexo masculino Medida da cintura Relação cintura-quadril	• >94 cm • 0,90-1,00	• >102 cm • >1,00
Sexo feminino Medida da cintura Relação cintura-quadril	• >80 cm • 0,75-0,85	• >88 cm • >0,85

diferente, a sua relevância clínica e a necessidade de seu tratamento merecem ser discutidas.

A prevalência de obesidade é elevada nos idosos. Nos Estados Unidos, entre 60 e 69 anos, é de cerca de 40%, caindo para mais ou menos 30% entre 70 e 79 anos e pouco menos de 10% entre 80 e 89 anos de idade, segundo dados do NHANES III.[45]

Estudos transversais e longitudinais têm demonstrado alterações da composição corporal com o envelhecimento, com um aumento na massa de gordura e uma diminuição na massa muscular, mesmo na ausência de alterações de peso corporal.[46] O envelhecimento está associado a redistribuição de gordura: a visceral aumenta, enquanto a subcutânea diminui. Parece haver acúmulo de gordura intra-abdominal e intramuscular, mesmo sem aumento de peso.[47;48]

Se o IMC apresenta incertezas no adulto, é ainda pior na avaliação da obesidade nos idosos, uma vez que o envelhecimento pode modificar tanto o numerador (peso) como o denominador (altura) deste índice. O peso corporal nos idosos reflete uma maior quantidade de gordura total devido à perda de massa magra. Assim, o IMC no idoso pode subestimar o grau de adiposidade. Da mesma forma que em adultos, a medida da circunferência da cintura pode avaliar adequadamente a gordura visceral, com forte correlação com tomografia computadorizada.[42;47] Há ainda um declínio na estatura dependente da idade, decorrente da deformidade da coluna vertebral com afinamento dos discos intervertebrais e perda da altura do corpo vertebral, que pode induzir um falso aumento de IMC.[49]

A relação entre sobrepeso e mortalidade em idosos é controversa.[48] A interpretação de dados de estudos de seguimento de obesidade e mortalidade é complicada, sendo os principais fatores de confusão o controle de tabagismo, doença concomitante, a medida da obesidade e o período de acompanhamento do estudo. Quando apenas sujeitos que nunca fumaram foram estudados, dois estudos de três observaram uma relação linear entre IMC e mortalidade em indivíduos mais velhos, sugerindo que o aumento da mortalidade associada ao baixo peso foi em função do tabagismo e que, entre os que nunca fumaram, o baixo peso foi associado a maior longevidade.[48]

Finalmente, vários estudos epidemiológicos demonstraram aumento de mortalidade associada a perda de peso em idosos, mas nenhum deles separou perda voluntária de involuntária. Não há dúvida de que a maioria desses casos de perda de peso, não sendo intencional, reflete a presença da doença subjacente.[48] A perda voluntária de peso não está associada a maior mortalidade em idosos.[50] Estudos sobre o efeito da perda de peso em idosos são escassos, mas eles sugerem que mesmo pequena quantidade de perda de peso (entre 5 a 10% do peso corporal inicial) pode ser benéfica. O tratamento deve ser criterioso para evitar perda óssea e perda de massa livre de gordura.[48,50]

Segundo o Ministério da Saúde, o IMC ideal sugerido para o idoso é 22,1 a 26,9 kg/m². Se maior ou igual a 27, entra na categoria de sobrepeso, e menor ou igual a 22, na de baixo peso.

Mais recentemente, foi proposto o conceito de obesidade sarcopênica. Com a idade, há tendência de aumento de massa gorda e perda de massa magra. Obesidade sarcopênica foi definida como o índice relativo do músculo esquelético (massa muscular ajustada pela altura ao quadrado) inferior a 2 DP abaixo da média sexo-específicos de um grupo de referência jovem, e percentual de gordura corporal maior do que o valor médio para cada gênero (27% em homens e 38% em as mulheres, o que corresponde a um IMC de 27 kg/m², aproximadamente).[51] Uma definição alternativa da obesidade seriam os sujeitos nos dois quintis superiores de gordura corporal e nos três menores quintis de massa muscular.[52] O mecanismo proposto envolvido seria um aumento da produção de TNF-α e leptina, infiltração de gordura muscular e redução de secreção do hormônio do crescimento. A obesidade sarcopênica acarreta menor força de preensão, maior aumento no risco de comprometimento funcional, incapacidade e quedas.[51;52]

REFERÊNCIAS BIBLIOGRÁFICAS

1. Calle EE, Thun MJ, Petrelli JM, Rodriguez C, Heath CW, Jr. Body-mass index and mortality in a prospective cohort of U.S. adults. N Engl J Med 1999 Oct 7;341(15):1097-105.

2. Sjostrom L. Review of the key results from the Swedish Obese Subjects (SOS) trial - a prospective controlled intervention study of bariatric surgery. J Intern Med 2013 Mar;273(3):219-34.

3. Sjostrom L, Lindroos AK, Peltonen M, Torgerson J, Bouchard C, Carlsson B, et al. Lifestyle, diabetes, and cardiovascular risk factors 10 years after bariatric surgery. N Engl J Med 2004 Dec 23;351(26):2683-93.

4. Sjostrom L, Narbro K, Sjostrom CD, Karason K, Larsson B, Wedel H, et al. Effects of bariatric surgery on mortality in Swedish obese subjects. N Engl J Med 2007 Aug 23;357(8):741-52.

5. Colditz GA, Willett WC, Rotnitzky A, Manson JE. Weight gain as a risk factor for clinical diabetes mellitus in women. Ann Intern Med 1995 Apr 1;122(7):481-6.

6. Manson JE, Willett WC, Stampfer MJ, Colditz GA, Hunter DJ, Hankinson SE, et al. Body weight and mortality among women. N Engl J Med 1995 Sep 14;333(11):677-85.

7. Willett WC, Manson JE, Stampfer MJ, Colditz GA, Rosner B, Speizer FE, et al. Weight, weight change, and coronary heart disease in women. Risk within the 'normal' weight range. JAMA 1995 Feb 8;273(6):461-5.

8. Conen D, Ridker PM, Mora S, Buring JE, Glynn RJ. Blood pressure and risk of developing type 2 diabetes mellitus: the Women's Health Study. Eur Heart J 2007 Dec;28(23):2937-43.

9. Wang Y, Rimm EB, Stampfer MJ, Willett WC, Hu FB. Comparison of abdominal adiposity and overall obesity in predicting risk of type 2 diabetes among men. Am J Clin Nutr 2005 Mar;81(3):555-63.

10. Cercato C, Mancini MC, Arguello AM, Passos VQ, Villares SM, Halpern A. Systemic hypertension, diabetes mellitus, and dyslipidemia in relation to body mass index: evaluation of a Brazilian population. Rev Hosp Clin Fac Med Sao Paulo 2004 Jun;59(3):113-8.

11. Reeves GK, Pirie K, Beral V, Green J, Spencer E, Bull D. Cancer incidence and mortality in relation to body mass index in the Million Women Study: cohort study. BMJ 2007 Dec 1;335(7630):1134.

12. Wright ME, Chang SC, Schatzkin A, Albanes D, Kipnis V, Mouw T, et al. Prospective study of adiposity and weight change in relation to prostate cancer incidence and mortality. Cancer 2007 Feb 15;109(4):675-84.

13. Rodriguez C, Freedland SJ, Deka A, Jacobs EJ, McCullough ML, Patel AV, et al. Body mass index, weight change, and risk of prostate cancer in the Cancer Prevention Study II Nutrition Cohort. Cancer Epidemiol Biomarkers Prev 2007 Jan;16(1):63-9.

14. Giovannucci E, Ascherio A, Rimm EB, Colditz GA, Stampfer MJ, Willett WC. Physical activity, obesity, and risk for colon cancer and adenoma in men. Ann Intern Med 1995 Mar 1;122(5):327-34.

15. Pischon T, Lahmann PH, Boeing H, Friedenreich C, Norat T, Tjonneland A, et al. Body size and risk of colon and rectal cancer in the European Prospective Investigation Into Cancer and Nutrition (EPIC). J Natl Cancer Inst 2006 Jul 5;98(13):920-31.

16. Jinks C, Jordan K, Croft P. Disabling knee pain--another consequence of obesity: results from a prospective cohort study. BMC Public Health 2006;6:258.

17. Lievense AM, Bierma-Zeinstra SM, Verhagen AP, van Baar ME, Verhaar JA, Koes BW. Influence of obesity on the development of osteoarthritis of the hip: a systematic review. Rheumatology (Oxford) 2002 Oct;41(10):1155-62.

18. Liu B, Balkwill A, Spencer E, Beral V. Relationship between body mass index and length of hospital stay for gallbladder disease. J Public Health (Oxf) 2008 Jun;30(2):161-6.

19. Katsika D, Tuvblad C, Einarsson C, Lichtenstein P, Marschall HU. Body mass index, alcohol, tobacco and symptomatic gallstone disease: a Swedish twin study. J Intern Med 2007 Nov;262(5):581-7.

20. Papachristou GI, Papachristou DJ, Avula H, Slivka A, Whitcomb DC. Obesity increases the severity of acute pancreatitis: performance of APACHE-O score and correlation with the inflammatory response. Pancreatology 2006;6(4):279-85.

21. Martinez J, Johnson CD, Sanchez-Paya J, de ME, Robles-Diaz G, Perez-Mateo M. Obesity is a definitive risk factor of severity and mortality in acute pancreatitis: an updated meta-analysis. Pancreatology 2006;6(3):206-9.

22. Oliveira CP, Faintuch J, Rascovski A, Furuya CK, Jr., Bastos MS, Matsuda M, et al. Lipid peroxidation in bariatric candidates with nonalcoholic fatty liver disease (NAFLD) — preliminary findings. Obes Surg 2005 Apr;15(4):502-5.

23. Furuya CK, Jr., de Oliveira CP, de Mello ES, Faintuch J, Raskovski A, Matsuda M, et al. Effects of bariatric surgery on nonalcoholic fatty liver disease: preliminary findings after 2 years. J Gastroenterol Hepatol 2007 Apr;22(4):510-4.

24. Peppard PE, Young T, Palta M, Dempsey J, Skatrud J. Longitudinal study of moderate weight change and sleep-disordered breathing. JAMA 2000 Dec 20;284(23):3015-21.

25. Peppard PE, Young T, Barnet JH, Palta M, Hagen EW, Hla KM. Increased Prevalence of Sleep-Disordered Breathing in Adults. Am J Epidemiol 2013 Apr 14.

26. Newman AB, Foster G, Givelber R, Nieto FJ, Redline S, Young T. Progression and regression of sleep-disordered breathing with changes in weight: the Sleep Heart Health Study. Arch Intern Med 2005 Nov 14;165(20):2408-13.

27. de Sousa AG, Cercato C, Mancini MC, Halpern A. Obesity and obstructive sleep apnea-hypopnea syndrome. Obes Rev 2008 Jul;9(4):340-54.

28. Flegal KM, Graubard BI, Williamson DF. Methods of calculating deaths attributable to obesity. Am J Epidemiol 2004 Aug 15;160(4):331-8.

29. Flegal KM, Graubard BI, Williamson DF, Gail MH. Weight and mortality. Hypertension 2006 Feb;47(2):e6-e7.

30. Flegal KM, Graubard BI, Williamson DF, Gail MH. Cause-specific excess deaths associated with underweight, overweight, and obesity. JAMA 2007 Nov 7;298(17):2028-37.

31. Gao W. Does the constellation of risk factors with and without abdominal adiposity associate with different cardiovascular mortality risk? Int J Obes (Lond) 2008 May;32(5):757-62.

32. Festi D, Scaioli E, Baldi F, Vestito A, Pasqui F, Di Biase AR, et al. Body weight, lifestyle, dietary habits and gastroesophageal reflux disease. World J Gastroenterol 2009 Apr 14;15(14):1690-701.

33. Delgado J, Barranco P, Quirce S. Obesity and asthma. J Investig Allergol Clin Immunol 2008;18(6):420-5.

34. Field AE, Coakley EH, Must A, Spadano JL, Laird N, Dietz WH, et al. Impact of overweight on the risk of developing common chronic diseases during a 10-year period. Arch Intern Med 2001 Jul 9;161(13):1581-6.

35. Muennig P, Lubetkin E, Jia H, Franks P. Gender and the burden of disease attributable to obesity. Am J Public Health 2006 Sep;96(9):1662-8.

36. Luchsinger JA, Gustafson DR. Adiposity and Alzheimer's disease. Curr Opin Clin Nutr Metab Care 2009 Jan;12(1):15-21.

37. World Health Organization. Child growth standards. 2013. 3-11-0013. Ref Type: Online Source.

38. Ardern CI, Katzmarzyk PT. National Cholesterol Education Program Adult Treatment Panel III guidelines and obesity: implications for Canada. Can J Cardiol 2003 Sep;19(10):1171-7.

39. Leite CC, Wajchenberg BL, Radominski R, Matsuda D, Cerri GG, Halpern A. Intra-abdominal thickness by ultrasonography to predict risk factors for cardiovascular disease and its correlation with anthropometric measurements. Metabolism 2002 Aug;51(8):1034-40.

40. Schieffer B, Moore D, Funke E, Hogan S, Alphin F, Hamilton M, et al. Reduction of atherogenic risk factors by short-term weight reduction. Evidence of the efficacy of National Cholesterol Education Program guidelines for the obese. Klin Wochenschr 1991 Feb 26;69(4):163-7.

41. Rodriguez A, Delgado-Cohen H, Reviriego J, Serrano-Rios M. Risk factors associated with metabolic syndrome in type 2 diabetes mellitus patients according to World Health Organization, Third Report National Cholesterol Education Program, and International Diabetes Federation definitions. Diabetes Metab Syndr Obes 2011;4:1-4.

42. Boronat M, Saavedra P, Varillas VF, Wagner AM, Lopez-Plasencia Y, Alberiche MP, et al. Differences in traditional and emerging cardiovascular risk factors of subjects discordantly classified by metabolic syndrome definitions of the International Diabetes Federation and the National Cholesterol Education Program. Nutr Metab Cardiovasc Dis 2009 Jul;19(6):417-22.

43. Guerrero-Romero F, Rodriguez-Moran M. Concordance between the 2005 International Diabetes Federation definition for diagnosing metabolic syndrome with the National Cholesterol Education Program Adult Treatment Panel III and the World Health Organization definitions. Diabetes Care 2005 Oct;28(10):2588-9.

44. Yoon YS, Lee ES, Park C, Lee S, Oh SW. The new definition of metabolic syndrome by the International Diabetes Federation is less likely to identify metabolically abnormal but non-obese individuals than the definition by the revised national cholesterol education program: the Korea NHANES study. Int J Obes (Lond) 2007 Mar;31(3):528-34.

45. Flegal KM, Carroll MD, Ogden CL, Johnson CL. Prevalence and trends in obesity among US adults, 1999-2000. JAMA 2002 Oct 9;288(14):1723-7.

46. Lissner L, Sjostrom L, Bengtsson C, Bouchard C, Larsson B. The natural history of obesity in an obese population and associations with metabolic aberrations. Int J Obes Relat Metab Disord 1994 Jun;18(6):441-7.

47. Zamboni M, Zoico E, Scartezzini T, Mazzali G, Tosoni P, Zivelonghi A, et al. Body composition changes in stable-weight elderly subjects: the effect of sex. Aging Clin Exp Res 2003 Aug;15(4):321-7.

48. Zamboni M, Mazzali G, Zoico E, Harris TB, Meigs JB, Di F, V, et al. Health consequences of obesity in the elderly: a review of four unresolved questions. Int J Obes (Lond) 2005 Sep;29(9):1011-29.

49. Sorkin JD, Muller DC, Andres R. Longitudinal change in height of men and women: implications for interpretation of the body mass index: the Baltimore Longitudinal Study of Aging. Am J Epidemiol 1999 Nov 1;150(9):969-77.

50. Gregg EW, Gerzoff RB, Thompson TJ, Williamson DF. Intentional weight loss and death in overweight and obese U.S. adults 35 years of age and older. Ann Intern Med 2003 Mar 4;138(5):383-9.

51. Baumgartner RN. Body composition in healthy aging. Ann N Y Acad Sci 2000 May;904:437-48.

52. Davison KK, Ford ES, Cogswell ME, Dietz WH. Percentage of body fat and body mass index are associated with mobility limitations in people aged 70 and older from NHANES III. J Am Geriatr Soc 2002 Nov;50(11):1802-9.

71

Tratamento Clínico da Obesidade

Marcio Corrêa Mancini

INTRODUÇÃO

Obesidade é uma doença universal de prevalência crescente e que vem adquirindo proporções alarmantemente epidêmicas, sendo um dos principais problemas de saúde pública da sociedade moderna. A obesidade acarreta um risco aumentado de inúmeras doenças crônicas.[1,2]

DIAGNÓSTICO

Na prática clínica o cálculo do índice de massa corpórea (IMC), que é o peso (em kg) dividido pelo quadrado da altura (em m) é ainda o mais utilizado. O IMC não é capaz de distinguir gordura central de gordura periférica, não distingue massa gordurosa de massa magra, podendo superestimar o grau de obesidade em indivíduos com aumento de massa magra e mesmo com edema (Tabela 71.1), mas a inspeção e o exame físico cuidadosos do paciente facilmente denotarão se o aumento de massa se deve a hipertrofia de musculatura ou edema. Populações asiáticas apresentam aumento de adiposidade e agregam fatores de risco cardiovasculares mesmo na presença de IMC normal, de modo que a classificação de IMC difere da internacional.[2,3]

Os pontos de corte de < 16 kg/m² (baixo peso grave), 16,0-16,9 (baixo peso moderado), 17,0-18,4 (baixo peso leve), 18,5-24,9 (normal), > 25 (excesso de peso), 25-29,9 (pré-obeso ou sobrepeso), > 30 (obesidade), 30-39,9 (obeso grau ou classe I), 35-39,9 (obeso grau ou classe II), > 40 (obeso grau ou classe III) são considerados uma classificação internacional. No entanto, para países da Ásia os pontos de corte adotados são: menos do que 18,5 kg/m² para baixo peso, 18,5-22,9 para peso normal com risco aceitável, embora crescente; 23-27,5 para maior risco (o correspondente a sobrepeso); e $> 27,5$ para alto risco.[3]

Tabela 71.1 Classificação internacional da obesidade segundo o índice de massa corpórea (IMC) e risco de doença (Organização Mundial da Saúde) que divide a adiposidade em graus ou classes

IMC (kg/m²)	Classificação	Grau de obesidade	Risco de doença
< 18,5	Magro ou baixo peso	0	Normal ou elevado
18,5-24,9	Normal ou eutrófico	0	Normal
25-29,9	Sobrepeso ou pré-obeso	0	Pouco elevado
30-34,9	Obesidade	I	Elevado
30-39,9	Obesidade	II	Muito elevado
> 40,0	Obesidade grave	III	Muitíssimo elevado

Fonte: World Health Organization.[2]

A impedância bioelétrica é simples e permite avaliar com precisão a massa adiposa e a massa de tecidos magros. A impedância bioelétrica substituiu com vantagem o método da somatória da medida da espessura das pregas cutâneas que possui muita variabilidade inter e intraexaminador. O valor normal < 25% de tecido adiposo para homens e < 33% de tecido adiposo para mulheres é o mais aceito.[2]

O excesso de gordura pode estar mais concentrado na região abdominal ou no tronco, o que define obesidade tipo androide, ou abdominal, também chamada em maçã, mais frequente, mas não exclusiva do sexo masculino. O tecido adiposo pode, porém, estar mais concentrado na região dos quadris, o que define obesidade tipo ginoide, inferior, periférica ou subcutânea, gluteofemoral, ou em pera, mais frequente no sexo feminino. A obesidade androide apresenta maior correlação com complicações cardiovasculares e metabólicas que a obesidade ginoide, que apresenta como doenças mais associadas complicações vasculares periféricas e problemas ortopédicos e estéticos.[4]

A medida isolada da circunferência abdominal tem se mostrado suficiente para estabelecer risco, sendo considerados os limites normais a circunferência < 94 cm para homens e < 80 cm para mulheres. O risco aumenta substancialmente quando a medida em homens ultrapassa 102 cm e em mulheres ultrapassa 88 cm. A Federação Internacional de Diabetes definiu para indivíduos sul-americanos o limite de 90 cm para homens e de 80 cm para mulheres, como fator primordial para diagnóstico de síndrome metabólica, somado a pelo menos dois outros fatores (alteração de colesterol HDL ou triglicerídeos, pressão arterial, disglicemia ou uso de medicamentos para tratamento destas condições).[4]

A medida da circunferência abdominal tem sido mais usada do que o cálculo da relação cintura-quadril, definida pela divisão do maior perímetro abdominal entre a última costela e a crista ilíaca pelo perímetro dos quadris no nível dos trocanteres femorais com o indivíduo em pé. Índices abaixo de 0,8 em mulheres e 0,9 em homens são considerados baixo risco e acima de 0,85 e 1,0, respectivamente, definem distribuição central de gordura e estatisticamente se correlacionam a maior quantidade de gordura visceral ou portal medidas por métodos de imagem como tomografia ou ressonância magnética. A medição da relação cintura-estatura está sendo cada vez mais usada, com o ponto de corte 0,5 (a cintura deve ser menor que a metade da altura). A relação cintura-estatura é uma medida simples para avaliação do risco associado ao estilo de vida e ao excesso de peso.[4,5]

A tomografia computadorizada e a ressonância magnética estimam a quantidade de gordura visceral medida pela área de gordura na altura da terceira vértebra lombar (L3) ou por avaliação volumétrica por múltiplos cortes abdominais em tomografia espiral. Os aparelhos de bioimpedância octopolares podem fazer estimativas da gordura visceral que foram validadas em estudos comparativos com tomografia e ressonância.[4,6]

Em crianças, além da variação do peso, o IMC também varia com a altura e com a idade, não sendo adequada a sua aplicação direta. Em crianças e adolescentes, sobrepeso e obesidade são definidos usando nomogramas de índice de massa corpórea (IMC) específicos para idade e sexo, sendo classificados como sobrepeso e obesidade, respectivamente quando maior ou igual a + 1 e + 2 escores Z de IMC. O Brasil adota as curvas de IMC da Organização Mundial da Saúde (OMS).[7]

TRATAMENTO

PRINCÍPIOS GERAIS DO TRATAMENTO NÃO FARMACOLÓGICO DA OBESIDADE

O cerne do tratamento atual da obesidade baseia-se em terapias comportamentais dirigidas no sentido de modificação das atividades e hábitos relacionados à alimentação, exercício para aumentar o gasto calórico e orientações nutricionais para diminuir o consumo de calorias e, particularmente, de gordura. Os tratamentos com agentes farmacológicos são considerados um adjunto a essa terapêutica básica. O tratamento não farmacológico, baseado em programas de mudanças de alimentação e aumento de atividade física, é parte fundamental no tratamento da obesidade e merece capítulos à parte. A orientação deve ser individualizada, e cada paciente pode ter nuances particulares que merecem atenção e cuidado. Não há dieta ideal para todos nem atividade física que seja generalizada para todos.[2,6]

PRINCÍPIOS GERAIS DO TRATAMENTO FARMACOLÓGICO DA OBESIDADE

Da mesma maneira, não existe uma estratégia particular ou medicação que deva ser recomendada para uso rotineiro. O indivíduo obeso deve ser avaliado profundamente, em relação a erros em hábitos alimentares e de atividade física, presença de sintomas depressivos, presença de complicações ou doenças associadas à obesidade, possibilidade de desenvolvimento de efeitos colaterais. A escolha de um medicamento antiobesidade deve basear-se também na experiência prévia do indivíduo (paciente), no uso anterior de medicamentos, muito embora a falência de um tratamento prévio não justifique a não utilização de um determinado agente posteriormente.[2,6]

Em qualquer discussão sobre o uso racional de medicamentos antiobesidade é importante entender alguns conceitos:

1. O tratamento farmacológico só se justifica em conjunção com orientação dietética e mudanças de estilo de vida. Os agentes farmacológicos somente ajudam a aumentar a aderência dos pacientes a mudanças nutricionais e comportamentais;

2. O tratamento farmacológico da obesidade não cura a obesidade – quando descontinuado, ocorre reganho de peso. Como qualquer outro tratamento em Medicina, os medicamentos não funcionam quando não são tomados, isto é, deve-se esperar recuperação do peso perdido quando os medicamentos são suspensos;

3. Medicações antiobesidade devem ser utilizadas sob supervisão médica contínua;

4. O tratamento e a escolha medicamentosa são moldados para cada paciente. Os riscos associados ao uso de uma droga devem ser avaliados em relação aos riscos da persistência da obesidade;

5. O tratamento deve ser mantido apenas quando considerado seguro e efetivo para o paciente em questão.

O tratamento farmacológico da obesidade está indicado quando o paciente tem um IMC maior ou igual a 30 ou quando o indivíduo tem doenças associadas ao excesso de peso com IMC maior ou igual a 25 ou circunferência abdominal elevada em situações nas quais o tratamento com dieta, exercício ou aumento de atividade física e modificações comportamentais provou ser infrutífero.[2,6]

Um medicamento útil para tratamento da obesidade deve possuir as seguintes características:

1. Demonstrar efeito em reduzir o peso corporal e levar a melhora das doenças dependentes do excesso de peso;

2. Ter efeitos colaterais toleráveis e/ou transitórios;

3. Não ter propriedades de adição;

4. Apresentar eficácia e segurança comprovadas em estudos de longo prazo;

5. Possuir mecanismo de ação conhecida.[2]

A obesidade, atualmente, é definida da mesma maneira que hipertensão e hipercolesterolemia são definidas como doenças. A Sociedade Americana de Obesidade, em novembro de 2013, considerou a obesidade uma doença. Isso significa que médicos devem tratar os pacientes obesos mais ativamente em relação à perda de peso, recomendando aos profissionais de saúde que identifiquem os indivíduos que se beneficiarão com o emagrecimento por meio do cálculo do IMC pelo menos uma vez por ano e que aqueles com IMC maior ou igual a 30 sejam referenciados para tratamento. Esse tratamento médico é então oferecido por 6 meses, com um intervalo de seguimento de visitas 2 a 3 vezes por mês, já que se chegou à conclusão de que não basta dizer ao paciente que "é preciso perder peso". O profissional de saúde necessita se sentir responsável pelo peso do paciente com obesidade e cuidar dele, do mesmo modo que se sente responsável pela glicemia do paciente diabético. Para os pacientes gravemente obesos e que têm doenças associadas à obesidade, os médicos devem considerar a cirurgia bariátrica.[6]

Para indivíduos com obesidade, uma perda de peso de 5% mantida pode ser considerada um critério mínimo de sucesso. Uma perda mantida de 5 a 10% do peso inicial com ou sem melhora parcial de fatores de risco seria uma resposta razoável a boa, enquanto perdas além de 15% com normalização dos fatores de risco e redução do peso corporal abaixo de 25 kg/m^2 são ideais e há na prática clínica um razoável número de pacientes que obtêm essa meta. Diferentemente dos estudos clínicos, na prática, o uso de associações lícitas e éticas sinérgicas pode aumentar o número de bons respondedores.[2]

Atualmente, para tratamento da obesidade, estão aprovados pela Anvisa a sibutramina, o orlistate, a liraglutida e a lorcaserina. Outros medicamentos são aprovados pela FDA e, em nosso país, figuram como uso *off-label* ou perspectivas terapêuticas futuras e serão também abordados, como o topiramato, a associação de bupropiona e naltrexona e a associação de topiramato e fentermina.

TRATAMENTOS FARMACOLÓGICOS APROVADOS PELA ANVISA EM BULA

SIBUTRAMINA

A sibutramina, que bloqueia a recaptação de noradrenalina (NE) e de serotonina (SE), reduz a ingestão alimentar e também estimula a termogênese em tecido adiposo marrom em animais de experimentação. A sibutramina é removida da circulação por metabolização ou conjugação hepática, produzindo metabólitos ativos com meia-vida longa (~35 horas).

O tratamento com sibutramina leva a uma pequena elevação proporcional à dose, de 3-5 mmHg na pressão arterial diastólica e de 2 a 4 batimentos por minuto na frequência cardíaca. Nas doses de 5-20 mg por dia, a elevação média da pressão arterial diastólica e sistólica foi de 1-3 mmHg e da frequência cardíaca foi de 4-5 batimentos por minuto. Em pacientes com hipertensão controlada, o número de pacientes que tiveram elevação clinicamente importante da pressão arterial (> 10 mmHg) em três visitas sucessivas foi comparável nos grupos sibutramina e placebo, embora hipertensão tenha sido o efeito adverso que mais comumente causou desistências no estudo.

Na Tabela 71.2 estão arrolados os estudos com mais de 10 semanas de duração com sibutramina, com até 2 anos de duração. Os efeitos adversos mais comuns foram cefaleia, boca seca, constipação, insônia, rinite e faringite, que ocorreram em 10-30% dos pacientes em uso de sibutramina.[8-14]

SIBUTRAMINA E MORBIMORTALIDADE CARDIOVASCULAR – O ESTUDO SCOUT

Todos os estudos apresentados até agora mostraram a segurança e a eficácia da sibutramina em curto e médio prazos em relação ao controle dos fatores de risco. O SCOUT (Sibutramine Cardiovascular Outcomes Trial), estudo multicêntrico, randomizado, controlado por placebo, foi desenhado justamente para avaliar os efeitos do uso de sibutramina em longo prazo na incidência de eventos cardiovasculares e morte cardiovascular em mais de 10.000 indivíduos de muito alto risco. Os resultados finais do estudo mostraram um aumento de 16% do risco de desfechos cardiovasculares não fatais combinados no grupo sibutramina em relação ao grupo placebo (11,4% *versus* 10,0%, respectivamente). Não houve diferença na mortalidade cardiovascular ou por qualquer causa, mas os resultados levaram precocemente à proibição do uso do medicamento na Europa, generalizando os resultados obtidos em uma população de alto risco para o restante da população obesa, mas a principal conclusão do estudo deveria ser que a bula da sibutramina originalmente estava correta, ou seja, que a sibutramina deve ser contraindicada para pacientes com doença arterial coronariana. No estudo SCOUT, mais de 92% dos pacientes apresentavam contraindicação em bula. O SCOUT incluiu pacientes com idade igual ou superior a 55 anos, IMC entre 27 kg/m² e 45 kg/m² (ou IMC entre 25 kg/m² e 27 kg/m² se circunferência abdominal aumentada), com pelo menos um dos seguintes antecedentes: doença arterial coronariana (DAC) manifesta ou multiarterial assintomática; AVC não hemorrágico comprovado; doença arterial periférica oclusiva (DAPO) manifesta; diabete tipo 2 com pelo menos 1 fator de risco: HAS controlada,

Tabela 71.2 Estudos com sibutramina

Δt sem	N P/S	Dose (mg/dia)	Δpeso (P)	Δpeso (S)	Comentários
12	56/47	5	-1,7%	-2,9%	Multicêntrico
12	59/49	10		-6,0%	
12	62/52	15		-5,5%	
24	149/95	5	-1,2%	-3,9%	Multicêntrico fase III
24	151/107	10		-6,1%	
24	150/99	15		-7,4%	
24	152/98	20		-8,8%	
24	146/96	30		-9,4%	
52	161/80	10	-2,5%	-7,1%	
52	161/93	15		-7,9%	
52	181/48	10	+0,2%	-6,4%	
104	352/115	10-20	-4,9 kg	-8,9 kg	Estudo STORM

S: sibutramina; t: tempo de estudo; sem: semanas; n: número de pacientes no estudo; P: placebo; NS: não significativo; SS: estatisticamente significativo.

Fonte: Arquivo pessoal do autor.

dislipidemia, tabagismo, nefropatia diabética com microalbuminúria positiva. Além disso, durante o período do estudo, os pacientes receberam sibutramina por tempo prolongado independentemente de estarem ou não perdendo peso de maneira significativa, situação que também contradiz o que é orientado em bula e que não ocorre na prática clínica. Analisando em detalhes os dados do estudo, aproximadamente 24% dos mais de 10 000 pacientes triados apresentavam apenas diabete mais um fator de risco (sem DAC), 16% DAC sem diabete e 60% DAC concomitante a diabete. Dentre estes grupos, o único que mostrou de maneira isolada diferença em relação ao número de desfechos combinados foi justamente o grupo "DAC+diabete": razão de chances 1,18 (IC: 1,024-1,354, 13,9% *versus* 11,9% no grupo placebo, p: 0,023). Pode-se especular que o grupo DAC isolada poderia apresentar aumento de risco com significância estatística se a amostra fosse maior. No grupo de pacientes incluídos no estudo por apresentarem apenas diabete com mais um fator de risco, sem DAC manifesta, não houve aumento do risco de desfechos cardiovasculares. Desse modo, pode-se concluir que a sibutramina não deve ser contraindicada para pacientes obesos diabéticos tipo 2 sem coronariopatia diagnosticada.[15]

Em 2011, após várias e exaustivas audiências públicas, nas quais foi debatido na Anvisa se seria proibida a sibutramina no Brasil (e, sem nenhum motivo novo, foram incluídos no rol os medicamentos catecolaminérgicos dietilpropiona, femproporex e mazindol), representantes de sociedades médicas, pacientes, conseguiram salvar da proibição a sibutramina. A câmara técnica naquela ocasião consultada pela Diretoria Colegiada da Anvisa resolveu (reitero que nenhum estudo novo ou fato incidente justificou) retirar do mercado os catecolaminérgicos, remédios antigos lançados nas décadas de 1960 e 1970. Na opinião do autor, num primeiro momento, o receio da Agência era que a proibição da sibutramina desviasse a prescrição médica para os demais "derivados quimicamente da anfetamina" (tão parentes da anfetamina como vários medicamentos usados por crianças com 6, 7 anos de idade com déficit de atenção). O fato é que a obesidade foi reconhecida como doença pelas sociedades médicas em vários países. Será que esse mesmo reconhecimento se aplica à agência regulatória brasileira? O fato é que os pacientes obesos que lutam para perder peso e controlar seus fatores de risco cardíacos perderam ferramentas importantes aliadas no conjunto com as mudanças do estilo de vida. A dietilpropiona é comercializada nos Estados Unidos. O femproporex,

quimicamente, é muito semelhante à fentermina, que há mais de 2 anos foi aprovada para uso prolongado associada numa combinação com topiramato em doses baixas. Mas nos Estados Unidos fentermina é outro derivado anfetamínico também prescrito isoladamente (e é o mais vendido dos medicamentos antiobesidade). No Brasil, anfetamínicos só são permitidos pela Anvisa para tratamento de transtorno de atenção e hiperatividade (o caso do metilfenidato e da lisdexanfetamina – para crianças a partir de 6 anos e adultos).

Fechando esses parênteses históricos, voltando à sibutramina e, por fim, resumindo, ela é eficaz no tratamento da obesidade e segura na população sem doença cardiovascular estabelecida, incluindo aqui os diabéticos tipo 2 sem doença cardíaca estabelecida, devendo ser indicada adicionalmente às mudanças do estilo de vida com o objetivo de perder peso e melhorar o controle dos demais fatores de risco. Na população com doença cardiovascular presente, especialmente diabéticos, seu uso está associado ao aumento dos eventos cardíacos não fatais e é contraindicado.

ORLISTATE

O orlistate é um análogo mais estável e parcialmente hidrolisado da lipstatina (tetra-hidrolipstatina), composto produzido por um fungo, o *Streptomyces toxytricini*. O orlistate é um potente inibidor de lipases gastrintestinais (GI). As lipases catalisam a remoção hidrolítica dos ácidos graxos dos triglicerídeos, produzindo ácidos graxos livres e monoglicerídeos. O orlistate liga-se de maneira irreversível no sítio ativo da lipase por meio de ligação covalente. Cerca de um terço dos triglicerídeos ingeridos permanece não digerido e não é absorvido pelo intestino delgado, atravessando o trato GI e sendo eliminado nas fezes. O orlistate não possui atividade sistêmica, sendo desprezível a absorção pelo trato GI em doses de até 800 mg e irrelevante do ponto de vista farmacológico a atividade inibidora de lipase (de 1000 a 2500 vezes menor que a do orlistate).

O orlistate não possui efeitos sobre circuitos neuronais reguladores do apetite, embora promova uma liberação mais precoce de GLP-1, que tem ação incretínica e sacietógena. Porém, o efeito farmacológico do orlistate (evidenciado pela quantidade de gordura nas fezes) estimula a adesão em longo prazo a um consumo de alimentos com menor teor de gordura. A perda de peso que ocorre com orlistate está associada a reduções significativas da pressão arterial sistólica e diastólica (-4,9 *vs.* –2,4 mmHg e

−3,7 *vs.* −1,8 mmHg, respectivamente, *vs.* placebo, p < 0,05). Uma metanálise de cinco estudos demonstrou que pacientes com hipertensão sistólica isolada (PA sistólica > 140 mmHg) apresentam reduções maiores (-10,9 *vs.* −5,1 mmHg, p < 0,05).

O uso de orlistate em combinação com restrição calórico-gordurosa associa-se a reduções significativas em pacientes obesos sem diabete, da insulinemia (-5,05% *vs.* +19,1%, *vs.* placebo, p = 0,001) e da glicemia (-0,92% *vs.* +2,33%, p < 0,05). Um estudo de 1 ano em diabéticos controlados com sulfonilureias proporcionou redução significativa da glicemia, do nível de hemoglobina glicosilada e do número de pacientes que lograram interromper o tratamento com agentes hipoglicemiantes orais, dados que foram confirmados por um estudo multicêntrico latino-americano de 6 meses de duração do qual participamos. Em nosso estudo, o uso de orlistate associou-se a maior perda de peso e a melhora significativa dos níveis de glicemia de jejum (p = 0,036),

pós-prandial (p = 0,05) e de hemoglobina glicosilada (p = 0,04). Além desses parâmetros, observamos benefícios no perfil lipídico, com reduções de colesterol total (p = 0,0001), da fração LDL do colesterol (p = 0,002) e redução da circunferência abdominal (p < 0,05).

Os primeiros estudos clínicos com orlistate tiveram duração de 12 semanas e foram realizados com várias dosagens, de 10 mg, administradas 3 vezes por dia, até 120 mg 3 vezes por dia. Outro estudo, desta vez com 6 meses de duração, foi realizado com doses de 30, 60, 120 e 240 mg 3 vezes por dia. Houve diferença significativa a partir da dose de 60 mg (dose total diária de 180 mg), sendo atingido um platô na dose de 120 mg (dose total diária de 360 mg). Não houve perda maior de peso com doses maiores. A Tabela 71.3 apresenta os estudos clínicos com pelo menos 10 semanas de duração realizados com orlistate, incluindo vários estudos de longa duração e em pacientes diabéticos.

Tabela 71.3 Estudos com orlistate

Δt sem	N P/O	Dose mg/dia	Δ peso (P)	Δ peso (O)	Comentários
12	19/20	150	-2,1 kg	-4,3 kg	Primeiro estudo clínico
12	39/37	30	-3,2 kg	-3,6 kg	Estudo de várias doses
	39/45	180	-3,2 kg	-3,9 kg	
	39/47	360	-3,2 kg	-4,8 kg	Δ peso SS p < 0,01
24	136/134	90	-6,5%	-8,5%	NS; estudo várias doses
	136/135	120	-6,5%	-8,8%	Δ peso SS p < 0,002
	136/136	360	-6,5%	-9,8%	Δ peso SS p < 0,002
	136/135	720	-6,5%	-9,3%	Δ peso SS p < 0,002
52	23/23	360	-2,6%	-8,4%	Δ peso SS p < 0,001
52	113/115	360	-5,4%	-8,5%	
52	186/190	360	-4,6%	-5,9%	Risco coronariano
104	343/345	360	-6,1%	-10,2%	Δ peso no final do 1º ano
104	223/657	360	-4,5%	-7,6%	Δ peso SS p < 0,001
104	265/266	180	-4,1 kg	-7,1 kg	Δ peso no final do 1º ano
	265/264	360	-4,1 kg	-7,9 kg	
104	243/242	180	-6,6%	-8,6%	Δ peso no final do 1º ano
	243/244	360	-6,6%	-9,7%	
104	316/359	360	-3,8 kg	-6,7 kg	Progressão para ITG
104	36/36	360	-8,6 kg	-13,1 kg	
52	159/162	360	-4,3%	-6,2%	Diabéticos SS p < 0,001
24	174/164	360	-3,0%	-4,7%	Diabéticos SS p < 0,001

O: orlistate; t: tempo de estudo; sem: semanas; n: número de pacientes no estudo; P: placebo; NA: não disponível; ITG: intolerância à glicose; NS: não significativo; SS: estatisticamente significativo.

Fonte: Arquivo pessoal do autor.

Em todos os estudos analisados, não houve diferenças na frequência de efeitos adversos não GI entre os grupos orlistate e placebo. Os efeitos GI são relacionados ao mecanismo de ação do orlistate (fezes oleosas, aumento do número de evacuações, flatulência com ou sem eliminação de gordura, urgência fecal) e em geral são de curta duração e ocorrem em frequência muito menor após as primeiras semanas de tratamento. Esse fenômeno parece estar relacionado ao aumento da adesão em longo prazo a um consumo de alimentos com menor teor de gordura.[16-19]

ORLISTATE E FATORES DE RISCO CARDIOVASCULAR

Orlistate previne diabete. O estudo XENDOS (Xenical in the Prevention of Diabetes in Obese Subjects) avaliou de forma prospectiva por 4 anos o uso de orlistate associado a mudanças intensivas no estilo de vida em mais de 3300 pacientes obesos não diabéticos, com tolerância normal à glicose ou intolerância, na evolução do peso corporal e na progressão para diabete tipo 2. Todos os pacientes receberam orientações para mudança do estilo de vida (diminuição de 800 kcal/dia na dieta, com 30% de gordura e no máximo 300 mg de colesterol, além de recomendações de atividade física). A incidência cumulativa de diabete tipo 2 após 4 anos, em todos os pacientes obesos (intolerantes ou não), foi de 6,2% no grupo orlistate *versus* 9% no grupo placebo, correspondendo a uma redução de 37,3% no risco de desenvolver diabete associado ao uso da droga. Entre os pacientes com intolerância à glicose, o benefício foi ainda mais significativo: a taxa de incidência cumulativa foi de 18,8% para o orlistate *versus* 28,8% para placebo, dando uma redução de risco relativo de 45%. A perda de peso também foi significativamente maior no grupo orlistate, inclusive ao fim de 4 anos.[20]

Orlistate também melhora o controle glicêmico em pacientes diabéticos em tratamento. Alguns estudos mostram melhora do controle independentemente da perda de peso, com melhora inclusive da sensibilidade à insulina. Possíveis explicações seriam a diminuição da oferta de ácidos graxos livres no pós-prandial (que pioram a resistência hepática e periférica à insulina) e também uma produção aumentada de GLP-1 (*glucagon-like peptide* tipo 1) estimulada pela maior quantidade de lipídios presentes no íleo e cólon.[21-24]

Um estudo com 181 pacientes com síndrome metabólica usando orlistate associado a dieta hipocalórica por 36 semanas mostrou redução de peso, da circunferência abdominal, da pressão arterial e da glicemia, e que o tratamento resultou em um claro desvio à esquerda na curva de distribuição do escore de Framingham nesta população ao fim do estudo, traduzindo uma provável diminuição do risco coronariano em 10 anos.[22]

Orlistate é um agente hipolipemiante com ação independente da perda de peso. Orlistate melhora o perfil lipídico, reduzindo em 25% a absorção do colesterol da dieta, além de melhorar a lipemia pós-prandial. Embora ainda não comprovado, essas alterações podem implicar um perfil de lipoproteínas menos aterogênicas.[23,24]

Resumidamente, orlistate é eficaz e seguro na perda de peso em pacientes obesos com ou sem doença cardiovascular e seu uso deve ser considerado um importante adjunto às mudanças do estilo de vida no controle dos fatores de risco cardiovascular clássicos.[16-24]

LIRAGLUTIDA

A liraglutida é um agonista do peptídeo semelhante ao glucagon-1 (GLP-1) que compartilha 97% de homologia com o GLP-1 nativo, sendo a meia-vida de circulação do GLP-1 aumentada de 1-2 minutos para 13 horas. Embora seu mecanismo de perda de peso não seja completamente esclarecido, a liraglutida tem um efeito central hipotalâmico, além de reduzir a velocidade de esvaziamento gástrico (este menos importante). Existem evidências publicadas em estudos com animais de que liraglutida estimula diretamente os neurônios que sintetizam POMC/CART[*] e indiretamente inibe a neurotransmissão nos neurônios que expressam NPY[**] e AgRP[***], vias de sinalização dependentes de GABA. Estes resultados indicam que o GLP-1R está expresso em neurônios do núcleo arqueado (ARC) do hipotálamo envolvidos na perda de peso e que a liraglutida marcada com fluoresceína se liga em áreas-chave ligadas ao controle do balanço energético, nos circuitos ligados a recompensa e prazer, sendo sua ação independente do nervo vago.[25-29]

A dose de 3,0 mg de liraglutida foi aprovada para o tratamento da obesidade por ser uma dose mais elevada do mesmo medicamento já aprovado para o tratamento do diabete tipo 2 em dose de até 1,8 mg.[28]

Astrup et al. documentaram um estudo de 20 semanas controlado por placebo, tendo orlistate

---

[*]   POMC, pró-opiomelanocortina, CART, transcrito regulado por cocaína e anfetamina

[**] NPY, neuropeptídeo Y

[***] AgRP, peptídeo relacionado ao agouti

como comparador em 19 sítios europeus. Um total de 564 indivíduos de 18-65 anos de idade com IMC de 30 a 40 foi aleatoriamente designado para 1 de 4 doses de liraglutida (1,2 mg; 1,8 mg; 2,4 mg ou 3,0 mg ou placebo), via subcutânea 1 vez por dia, ou orlistate (120 mg), 3 vezes por dia por via oral. Todos os indivíduos receberam uma orientação de dieta com um déficit calórico de 500 kcal por dia e aumentaram sua atividade física durante o estudo. Houve uma extensão aberta de 84 semanas, em que os pacientes em placebo e liraglutida tiveram elevação das doses para 2,4 e 3,0 mg. Os participantes em uso de liraglutida tiveram uma perda significativamente maior do que aqueles que receberam placebo (p = 0,003 para liraglutida 1,2 mg e p < 0,0001 para liraglutida 1,8-3,0 mg) e orlistate (p = 0,003 para liraglutida 2,4 mg e p < 0,0001 para liraglutida 3,0 mg). A média de perda de peso com liraglutida 1,2-3,0 mg foi dependente da dose, de 4,8 kg, 5,5 kg, 6,3 kg e 7,2 kg, em comparação com 2,8 kg com placebo e 4,1 kg com o orlistate, e foi de 2,1 kg (95% intervalo de classe – CI 0,6-3,6) para 4,4 kg (2,9-6,0) maior do que com o placebo. Na análise categorial, mais indivíduos perderam mais de 5% do peso com liraglutida do que com placebo ou orlistate (76% vs. 30% vs. 44%, respectivamente). Liraglutida reduziu a pressão arterial em todas as doses.[28]

No estudo de manutenção SCALE, um estudo de fase 3, indivíduos adultos com sobrepeso ou obesidade, que numa fase de *run-in* perderam pelo menos 5% do peso inicial com dieta, foram aleatoriamente designados para liraglutida 3,0 mg ou placebo diariamente durante 56 semanas. Aconselhamento de dieta e exercícios foram fornecidos durante todo o estudo. Os participantes perderam uma média de 6,0% ± 0,9 do peso durante o *run-in* e com liraglutida, houve uma redução adicional de 6,2% ± 7,3 e de 0,2% ± 7,0 com placebo (diferença estimada de -6,1%: intervalos de classe de 95% para -7,5 -4,6; p < 0,0001).[26]

No estudo SCALE (Satiety and Clinical Adiposity – Liraglutide Evidence) Obesidade e Pré-diabete de 56 semanas que envolveu 3.731 pacientes com sobrepeso ou obesidade sem diabete tipo 2 que foram divididos em uma proporção de 2:1 para receber injeções subcutâneas diárias de liraglutida 3,0 mg ou placebo, além de aconselhamento sobre modificação de estilo de vida. Os desfechos primários foram alteração no peso corporal e a proporção de pacientes com perda de pelo menos 5% a 10% do peso inicial. Na semana 56, os pacientes no grupo liraglutida tinham perdido uma média de

8,4 ± 7,3 kg de peso corporal, e aqueles no grupo de placebo 2,8 ± 6,5 kg (-5,6 kg; CI 95%, -6,0 para -5,1; p < 0,001). Dos pacientes do grupo liraglutida, 63,2% em comparação com 27,1% no grupo do placebo perderam pelo menos 5% do seu peso corporal (p < 0,001), e 33,1% e 10,6%, respectivamente, perdeu mais de 10% do seu peso corporal (p < 0,001).[27]

Em relação aos eventos adversos, náuseas e vômitos ocorreram mais frequentemente em indivíduos em uso de liraglutida do que naqueles que receberam placebo, mas esses eventos adversos foram principalmente transitórios e raramente levaram à interrupção do tratamento. A liraglutida produziu pequena mas significativa melhora em diversos fatores de risco cardiometabólico em comparação com placebo. Efeitos adversos gastrointestinais foram notificados mais frequentemente com liraglutida do que o placebo, mas a maioria dos eventos foi transitória, e leve ou moderada em termos de gravidade. Apesar de ser um medicamento injetável, a liraglutida é geralmente bem tolerada.[25-29]

Embora em roedores ocorra aumento da incidência de tumores de células C da tireoide (inclusive no grupo placebo), não há descrição de tumor de tireoide induzido por liraglutida em humanos, uma vez que a célula C da tireoide humana é desprovida ou tem conteúdo muito insignificante de GLP-1-R.[25]

LIRAGLUTIDA E PREVENÇÃO DE DIABETE TIPO 2

A prevenção de diabete por meio de perda de peso é fundamental na redução do risco de desenvolver a doença. Baseado nisso, o braço de pré-diabéticos do estudo SCALE Obesidade e Pré-diabete foi avaliado por 3 anos num estudo fase 3, com IMC > 27 ou > 30, com comorbidades, randomizados numa proporção 2:1 para liraglutida ou placebo por 160 semanas de tratamento, com um seguimento de observação de 12 semanas sem medicação. Da randomização até a semana 172, todos os participantes tiveram orientação de uma dieta com déficit de 500 kcal e orientação de atividade física de 150 minutos por semana. Um total de 2254 pacientes foi randomizado para liraglutida 3,0 mg e placebo. Os resultados desse estudo foram apresentados e estão em via de publicação.[27]

No entanto, dados do estudo de Astrup et al. sugerem que o resultado deve mostrar dados bastante favoráveis em termos de prevenção de diabete por meio de perda de peso com redução significativa do risco de desenvolver a doença. A redução da prevalência de pré-diabete com o uso de liraglutida 1,8-3,0 mg por dia foi de 84 a 96%.

LORCASERINA

A lorcaserina é um agonista de receptor 2C da serotonina (5-hidroxitriptamina 2C [5-HT2C]) com seletividade funcional 15 vezes maior do que no receptor 5-HT2a e 100 vezes maior do que no 5-HT2b, atuando no hipotálamo para aumentar a saciedade. A lorcaserina foi aprovada pela FDA em 2012 na dose de 10 mg 2 vezes por dia para o tratamento a longo prazo da obesidade com base nos resultados de ensaios clínicos randomizados. Os estudos, BLOOM, BLOSSOM e BLOOM-DM, este último em diabéticos, mostraram uma diminuição de $0,9 \pm 0,06$ na HbA1c quando comparado com placebo ($0,4 \pm 0,06$; $p < 0,001$) e uma diminuição de $27,4 \pm 2,5$ mg/dL na glicemia quando comparado com o placebo ($11,9 \pm 2,5$ mg/dL; $p < 0,001$). Uma pequena quantidade de recuperação do peso foi observada no segundo ano do estudo BLOOM DM. O estímulo da via serotoninérgica modula a ingestão calórica por ativação da via do sistema POMC, aumentando o catabolismo por meio dos efetores de segunda ordem – TRH, CRH, MC4R.[*] Alguns estudos em humanos verificaram aumento da taxa metabólica basal e da termogênese após estímulo dos receptores serotoninérgicos 5-HT2c. Entretanto, esse aumento não foi reprodutível em outros estudos.[39-44]

A lorcaserina é segura e bem tolerada. Os eventos adversos mais comuns são dor de cabeça, náuseas, tonturas, fadiga, boca seca e constipação. No entanto, o medicamento não deve ser usado com inibidores seletivos da recaptação de serotonina (ISRS) ou com inibidores da monoamina oxidase (MAO), devido ao risco de síndrome serotoninérgica. Essa maior especificidade pelo tipo 5-HT2c parece ser importante para diminuição do risco de valvopatia cardíaca detectada com outros compostos mais antigos e menos seletivos, como era o caso da fenfluramina e da fentermina, retiradas do mercado em 1997 após descrição de uma série de 24 casos de pacientes que apresentaram alteração valvular como efeito colateral. As taxas de abandono de tratamento e de ocorrência de nova valvopatia cardíaca foram semelhantes com lorcaserina e placebo.[39,40] No momento da edição deste capítulo a lorcaserina havia sido aprovada pela Anvisa, mas ainda não estava sendo comercializada no Brasil.

---

[*] TRH, CRH, MC4R: hormônio liberador de tireotrofina, hormônio liberador de corticotrofina, receptor de melanocortina tipo 4.

TRATAMENTOS USADOS EM BENEFÍCIO DE PACIENTES OBESOS SELECIONADOS A CRITÉRIO MÉDICO, MAS NÃO APROVADOS EM BULA (*OFF LABEL*)

TOPIRAMATO

O topiramato é uma medicação inicialmente liberada para tratamento da epilepsia, que atualmente também é amplamente prescrita para a profilaxia da enxaqueca. Existe ainda um uso *off label* como estabilizador de humor em pacientes com transtorno afetivo bipolar e talvez, atualmente, a maior parte da prescrição seja no tratamento da obesidade. Alguns estudos no início da década de 2000 comprovaram a eficácia dessa droga em reduzir o peso de pacientes obesos (em doses testadas de 64 até 384 mg/dia). A eficácia da droga aumentava muito pouco com o aumento das doses a partir de 192 mg/dia, e com o inconveniente de aumento de efeitos adversos. Um ponto interessante observado nesses estudos é a continuação da perda de peso por até mais de 1 ano de tratamento, sem o platô observado geralmente por volta de 6 meses com o uso das demais drogas existentes. O topiramato também foi testado em pacientes obesos com transtorno da compulsão alimentar periódica (TCAP), com bons resultados na perda de peso e redução de escores de compulsão. Entretanto, apesar de mostrar-se altamente eficaz, o entusiasmo com a droga diminuiu consideravelmente devido à elevada incidência de efeitos colaterais muito pouco tolerados pelos pacientes, tais como: parestesias, alterações de memória, dificuldade de concentração e alterações do humor. O topiramato é teratogênico (podendo interferir com a farmacocinética de contraceptivos orais, devendo sempre ser usado com métodos anticoncepcionais de barreira seguros), pode elevar o risco de litíase renal (por ser um inibidor fraco da anidrase carbônica, eleva levemente o pH urinário e aumenta o risco de formação de cálculos de fosfato de cálcio) e é contraindicado em pacientes com glaucoma de ângulo fechado.[30-33]

No entanto, existe um percentual de pacientes com excelente resposta clínica em termos de perda ponderal e boa tolerabilidade. A aprovação do topiramato em 2012 em associação à fentermina (ver mais adiante) fez com que no Brasil a associação dele com a sibutramina fosse utilizada com alguma frequência (pela similaridade entre o perfil das medicações com o objetivo de aumentar o sinergismo em termos de perda ponderal e redução de efeitos adversos).

Recentemente foi demonstrado que o topiramato aumenta a sensibilidade à leptina, aumenta a expressão de neuropeptídeos envolvidos na homeostase energética e aumenta a expressão de enzimas lipolíticas. Em modelos animais, o topiramato tanto reduz o apetite como interfere na eficiência da utilização de energia, ao aumentar a termogênese e a oxidação de gorduras (mediante o estímulo da lipoproteína lipase nos tecidos adiposo marrom e musculoesquelético).[25]

COMBINAÇÃO DE NALTREXONA E BUPROPIONA

A bupropiona [1-(3-clorofenil)-2-[(1,1-dimetiletil) amino)-1-propanona] reduz a ingestão de alimentos, atuando sobre os receptores adrenérgicos e dopaminérgicos no hipotálamo. A naltrexona [17-(ciclopropilmetil)-4,5-di-α-epoxi-3,14-di-hidroxi-morfinan-6-1] é um antagonista do receptor opioide com um efeito mínimo sobre a perda de peso. A bupropiona estimula a clivagem da POMC, que, ao mesmo tempo que aumenta o agonismo do MC4R por meio da liberação do α-MSH, tem como subproduto também a ß-endorfina, que tem uma alça de *feedback* autólogo negativo no próprio neurônio POMC ligando-se ao receptor opioide u. Este efeito é bloqueado por naltrexona, que amplia o efeito do α-MSH de reduzir a ingestão de alimentos. O Contrave® é uma combinação de liberação lenta de bupropiona e naltrexona com 90 mg de bupropiona SR e 8 mg de naltrexona SR, que permite a titulação de dose, com aumento progressivo de 1 comprimido a cada semana, até a dose de 2 comprimidos 2 vezes por dia. Em nosso país, dispomos apenas da bupropiona de liberação lenta na dose de 300 mg e da naltrexona na dose de 50 mg de liberação convencional.[25,36]

Quatro ensaios controlados por placebo e randomizados de 56 semanas foram conduzidos para avaliar a eficácia de naltrexona/bupropiona, que receberam o nome de "Contrave Obesity Research" ou COR: COR-I, COR-II, COR-bmod (avaliando humor) e COR-D (em diabéticos). Em pacientes sem diabete tipo 2, a perda de peso subtraída do placebo variou de 4,2% no CR-bmod para 4,8% no CR-I utilizando a dose mais elevada (32 mg/360 mg) de naltrexona/bupropiona SR. Em pacientes com diabete tipo 2, os resultados de perda de peso subtraída do placebo foram de 3,2% e a diminuição na hemoglobina A1c no grupo naltrexona/bupropiona foi de 0,6% em comparação a 0,1% no grupo placebo.[34-38]

O efeito adverso mais comum foi náusea, seguida de constipação, dor de cabeça, vômitos e tonturas. Devido ao componente de bupropiona, há um risco potencial aumentado para suicídio e problemas de interação medicamentosa com ISRSs ou inibidores da MAO. Em razão do potencial de aumento tanto da frequência cardíaca como da pressão arterial, a FDA exigiu um estudo clínico de longo prazo em larga escala com a avaliação de desfechos cardiovasculares.[39]

PERSPECTIVAS (AINDA NÃO DISPONÍVEIS NO BRASIL)

COMBINAÇÃO DE FENTERMINA COM TOPIRAMATO

A combinação de fentermina (PHEN) e topiramato de liberação prolongada (TPM) foi aprovada nos Estados Unidos em 2012 e indicada para o tratamento em longo prazo da obesidade. A combinação compreende doses mais baixas de PHEN em comparação com a dose máxima de 30 mg por dia quando usada como monoterapia (3,75 mg na dose inicial, 7,5 mg na dose recomendada e 15 mg na dose completa). A dose de TPM na combinação (23 mg na dose inicial, 46 mg na dose recomendada e 92 mg na dose completa) também é menor do que é utilizado para a profilaxia da enxaqueca ou o controle da epilepsia (em geral de 100 a 200 mg, mas até de 400 mg por dia). PHEN atua de modo a reduzir o apetite, por meio do aumento da NA no hipotálamo e o TPM pelo seu efeito sobre o GABA, embora tenha ação em outros receptores.

O primeiro estudo clínico, chamado EQUIP, foi realizado com pacientes adultos com < 70 anos de idade com IMC ≥ 35 kg/m^2 com pressão arterial controlada (< 140/90 mmHg) usando até 2 medicamentos anti-hipertensivos, glicemia de jejum < 110 mg/dL e triglicerídeos < 200 mg/dL. Os pacientes foram randomizados para placebo, PHEN/TPM 3,75/23 mg, ou PHEN/TPM CR 15/92 mg, adicionado a uma dieta hipocalórica. Os pacientes do grupo placebo, 3,75/23, e 15/92 perderam 1,6%; 5,1% e 10,9% do peso corporal inicial, respectivamente, em 56 semanas (p < 0,0001). As proporções de doentes que atingiram 5% de perda de peso foram, respectivamente, 17,3%; 44,9% e 66,7%(p < 0,0001). O grupo 15/92 teve maior alteração em relação ao placebo para a circunferência da cintura, PA sistólica e diastólica, glicemia de jejum, triglicerídeos, colesterol total, LDL-colesterol e HDL-colesterol.

O estudo CONQUER incluiu adultos < 70 anos de idade com 27 ≤ BMI ≤ 45 kg/m2, com exceção dos pacientes com diabete tipo 2, que não tinham limite inferior do IMC. Além disso, era necessário que os pacientes tivessem duas ou mais das seguintes comorbidades: hipertensão, hipertrigliceridemia, disglicemia (glicose em jejum, intolerância à glicose ou diabete) ou uma circunferência da cintura elevada (> 100 cm para os homens ou > 88 cm para as mulheres). Essa combinação de medicamentos levou a uma perda de peso aproximada de 10%. A extensão para o segundo ano de observação foi chamada SEQUEL, e ao fim de 2 anos os pacientes que completaram o estudo tomando a dose recomendada (7,5 mg/46 mg) mantiveram uma perda de peso de 9,3% abaixo do valor inicial e aqueles na dose mais elevada, uma perda de peso de 10,7%.[45-47]

Os efeitos colaterais mais comumente observados nesses ensaios clínicos foram parestesias, tonturas, disgeusia (alteração do paladar), insônia, constipação e boca seca. PHEN, como um agente simpaticomimético, provoca insônia e boca seca, geralmente no início do tratamento. TPM é um leve inibidor da anidrase carbônica que está associada a alteração do paladar para bebidas carbonatadas e a formigamento nos dedos das mãos, pés e áreas periorais e pode levar a acidose metabólica leve. TPM é contraindicado em pacientes com glaucoma de ângulo fechado, PHEN/TPM é também contraindicado em hipertireoidismo, no prazo de 14 dias de tratamento com os inibidores da MAO, e mulheres em idade fértil devem ser alertadas sobre toxicidade fetal (teratogenicidade com aumento do risco de defeitos da linha média como hipospádia, lábio leporino e fenda palatina), aumento da frequência cardíaca (associado com PHEN), transtornos do humor e do sono, comprometimento cognitivo e litíase renal (por cálculos de fosfato de cálcio devido a aumento do pH da urina associado a TPM).[48-54]

CONCLUSÃO

A disponibilidade de medicamentos com diversos mecanismos de ação é fundamental para o tratamento da obesidade e, com isso, redução da incidência de outras doenças e desfechos cardiovasculares, tão custosos atualmente para o nosso país.

REFERÊNCIAS BIBLIOGRÁFICAS

1. Ministério do Planejamento, Orçamento e Gestão; Instituto Brasileiro de Geografia e Estatística – IBGE; Diretoria de Pesquisas Coordenação de Trabalho e Rendimento; Pesquisa Nacional de Saúde 2013 – Ciclos de vida, Brasil e Grandes Regiões; Rio de Janeiro, IBGE, 2015, p. 51-55.

2. WHO Consultation on Obesity. Preventing and Managing the Global Epidemic. Geneva: World Health Organization, 1998.

3. WHO expert consultation. Appropriate body-mass index for Asian populations and its implications for policy and intervention strategies. Lancet 2004; 363: 157–63.

4. Lee CM, Huxley RR, Wildman RP, Woodward M. Indices of abdominal obesity are better discriminators of cardiovascular risk factors than BMI: a meta-analysis. J Clin Epidemiol 2008 Jul;61(7):646-53.

5. Browning LM, Hsieh SD, Ashwell M. A systematic review of waist-to-height ratio as a screening tool for the prediction of cardiovascular disease and diabetes: 0·5 could be a suitable global boundary value. Nutr Res Rev 2010 Dec;23(2):247-69.

6. Jensen MD, Ryan DH, Apovian CM, Ard JD, Comuzzie AG, Donato KA, et al. 2013 AHA/ACC/TOS Guideline for the Management of Overweight and Obesity in Adults. A Report of the American College of Cardiology/American Heart Association Task Force on Practice Guidelines and The Obesity Society Endorsed by the American Association of Cardiovascular and Pulmonary Rehabilitation, American Pharmacists Association, American Society for Nutrition, American Society for Preventive Cardiology, American Society of Hypertension, Association of Black Cardiologists, National Lipid Association, Preventive Cardiovascular Nurses Association, The Endocrine Society, and WomenHeart: The National Coalition for Women with Heart Disease. Circulation 2013; DOI: 10.1161/01.cir.0000437739.71477.ee.

7. http://www.abeso.org.br/atitude-saudavel/curva-obesidade. [Acessado em 22/12/2015.]

8. Bray GA, Blackburn GL, Ferguson JM, Greenway FL, Jain AK, Mendel CM, Mendels CM, Mendels J et al. Sibutramine produces dose-related weight loss. Obes Res 1999; 7:189-98.

9. Luque CA, Ray JA. Sibutramine: a serotonin-norepinephrine reuptake-inhibitor for the treatment of obesity. Ann Pharmacother 1999; 33:968-78.

10. McMahon FG, Fujioka K, Singh BN, Mendel CM, Rowe E, Rolston K, Johnson F, Mooradian AD. Efficacy and safety of sibutramine in obese white and African American patients with hypertension: a 1-year, double-blind, placebo-controlled multicenter trial. Arch Int Med 2000; 160:2185-91.

11. Hanotin C, Thomas F, Jones SP, Leutenegger E, Drouin P. Efficacy and tolerability of sibutramine in obese patients: a dose-ranging study. Int J Obes Relat Metab Disord 1998; 22:32-8.

12. Jones SP, Smith IG, Kelly G, Gray JÁ. Long-term weight loss with sibutramine. Int J Obes Relat Metab Disord 1995; 19(Suppl 2):40.

13. Apfelbaum M, Vague P, Ziegler O, Hanotin C, Thomas F, Leutenegger E. Long-term maintenance of weight loss after a VLCD: sibutramine vs. placebo. Am J Med 1999; 106:179-84.

14. James WPT, Astrup A, Finer N, Hilsted J, Kopelman P, Rössner S, Saris WHM, van Gaal LF, STORM Study Group. Effect of sibutramine on weight maintenance after weight loss: a randomised trial. Lancet 2000; 356:2119-25.

15. James WP, Caterson ID, Coutinho W, Finer N, Van Gaal LF, Maggioni AP et al. Effect of sibutramine on cardiovascular outcomes in overweight and obese subjects. N Engl J Med 2010; 363(10):905-17.

16. Finer N, James WPT, Kopelman PG, Lean ME, Williams G. One-year treatment of obesity: a randomized, double-blind, placebo-controlled, multicentre study of orlistat, a gastrointestinal lipase inhibitor. Int J Obes Relat Metab Disord 2000; 24:306-13.

17. Heymsfield SB, Segal KR, Hauptman J, Lucas CP, Boldrin MN, Rissanen A, Wilding JP, Sjöström L. Effects of weight loss with orlistat on glucose tolerance and progression to type 2 diabetes in obese adults. Arch Intern Med 2000; 160:1321-6.

18. Lindgarde F. The effect of orlistat on body weight and coronary heart disease risk profile in obese patients: the Swedish Multimorbidity Study. J Intern Med 2000; 248:245-54.

19. Karhunen L, Franssila-Kallunki A, Rissanen P, Valve R, Kolehmainen M, Rissanen A, Uusitupa M. Effect of orlistat treatment on body composition and resting energy expenditure during a two-year weight-reduction programme in obese Finns. Int J Obes Relat Metab Disord 2000; 24:1567-72.

20. Torgerson JS, Hauptman J, Boldrin MN, Sjöström L. Xenical in the prevention of diabetes in obese subjects (XENDOS) study: a randomized study of orlistat as an adjunct to lifestyle changes for the prevention of type 2 diabetes in obese patients. Diebetes Care 2004; 27(1):155-61.

21. Jacob S, Rabbia M, Meier MK, Hauptman J. Orlistat 120 mg improves glycemic control in type 2 diabetes patients with or without concurrent weight loss. Diabetes Obes Metabol 2009; 11(4):361-71.

22. Zanella MT, Uehara MH, Ribeiro AB, Bertolami M, Falsetti AC, Yunes MA. Orlistat and cardiovascular risk profile in hypertensive patients with metabolic syndrome: the ARCOS study. Arq Bras Endocrinol Metabol 2006; 50(2):368-76.

23. Kelley DE, Kuller LH, McKolains TM, Harper P, Mancino J, Kalhan S. Effects of moderate weight loss and orlistat on insulin resistance, regional adiposity, and fatty acids in type 2 diabetes. Diabetes Care 2004; 27(1):33-40.

24. Kiortsis DN, Fillippatos TD, Elisaf MS. The effects of orlistat on metabolic parameters and other cardiovascular risk factors. Diabetes Metabol 2005; 31(1):15-22.

25. Mancini MC & Faria AM. Perspectivas do tratamento farmacológico da obesidade. In: Mancini, MC, et al. Tratado de Obesidade. Rio de Janeiro, RJ: Ed Guanabara Koogan, 2015.

26. Vilsbøll T, Christensen M, Junker AE, et al. Effects of glucagon-like peptide-1 receptor agonists on weight loss: systematic review and meta-analyses of randomized controlled trials. BMJ 2012; 344:d7771.

27. Pi-Sunyer X, Astrup A, Fujioka K, Greenway F, Halpern A, et al.; for the SCALE Obesity and Prediabetes NN8022-1839 Study Group. A randomized controlled trial of 3.0 mg of liraglutide in weight management. N Engl J Med 2015;373:11-22.

28. Le Roux C, Astrup A, Fujioka K, Greenway F, Lau D, Van Gaal L, et al. Reduction in the risk of developing type 2 diabetes with liraglutide 3.0 mg in people with prediabetes from the SCALE Obesity and Prediabetes randomized double-blinded, placebo-controlled trial. Poster presented at the Obesity Week, Los Angeles, CA, USA, 2-7 November 2015.

29. Secher A, Jelsing J, Baquero AF, Hecksher-Sorensen J, Cowley MA, et al. The arcuate nucleus mediates GLP-1 receptor agonist liraglutide-dependent weight loss. J Clin Invest 2014;124(10):4473-4488.

30. McElroy SL, Arnold LM, Shapira NA, Keck PE Jr, Rosenthal NR, Karim MR, et al. Topiramate in the treatment of binge eating disorder associated with obesity: a randomized, placebo-controlled trial. Am J Psychiatry 2003;160(2):255-61.

31. Bray GA, Hollander P, Klein S, Kushner R, Levy B, Fitchet M, Perry BH. A 6-month randomized, placebo-controlled, dose-ranging trial of topiramate for weight loss in obesity. Obes Res 2003;11(6):722-33.

32. McElroy SL, Shapira NA, Arnold LM, Keck PE, Rosenthal NR, Wu SC, et al. Topiramate in the long-term treatment of binge-eating disorder associated with obesity. J Clin Psychiatry 2004;65(11):1463-9.

33. McElroy SL, Hudson JI, Capece JA, Beyers K, Fisher AC, Rosenthal NR, for the Topiramate Binge Eating Disorder Research Group. Topiramate for the treatment of binge eating disorder associated with obesity: a placebo-controlled study. Biol Psychiatry 2007;61(9):1039-48.

34. Apovian CM, Aronne L, Rubino D, Still C, Wyatt H, Burns C, Kim D, et al for the COR-II Study Group. A randomized, phase 3 trial of naltrexone SR/bupropion SR on weight and obesity-related risk factors (COR-II). Obesity (Silver Spring) 2013;21(5):935-43.

35. Yanovski SZ, Yanovski JA. Naltrexone extended-release plus bupropion extended-release for treatment of obesity. JAMA 2015;313(12):1213-4.

36. Greenway FL, Dunayevich E, Tollefson G, Erickson J, Guttadauria M, Fujioka K, et al., for the NB-201 Study Group. Comparison of combined bupropion and naltrexone therapy for obesity with monotherapy and placebo. J Clin Endocrinol Metab 2009;94(12):4898-906.

37. Billes SK, Greenway FL. Combination therapy with naltrexone and bupropion for obesity. Expert Opin Pharmacother 2011;12(11):1813-26.

38. Apovian CM. Naltrexone/bupropion for the treatment of obesity and obesity with Type 2 diabetes. Future Cardiol 2015. [Epub ahead of print] PubMed PMID: 26679384.

39. Fleming JW, McClendon KS, Riche DM. New obesity agents: lorcaserin and phentermine/topiramate. Ann Pharmacother 2013;47(7-8):1007-16.

40. Halpern B, Halpern A. Safety assessment of FDA-approved (orlistat and lorcaserin) anti-obesity medications. Expert Opin Drug Saf 2015;14(2):305-15.

41. Higgins GA, Desnoyer J, Van Niekerk A, Silenieks LB, Lau W, Thevarkunnel S, et al. Characterization of the 5-HT2C receptor agonist lorcaserin on efficacy and safety measures in a rat model of diet-induced obesity. Pharmacol Res Perspect 2015;3(1):e00084.

42. Hess R, Cross LB. The safety and efficacy of lorcaserin in the management of obesity. Postgrad Med 2013;125(6):62-72.

43. Shukla AP, Kumar RB, Aronne LJ. Lorcaserin Hcl for the treatment of obesity. Expert Opin Pharmacother 2015;16(16):2531-8.

44. Smith BM, Smith JM, Tsai JH, Schultz JA, Gilson CA, Estrada SA, et al. Discovery and structure-activity relationship of (1R)-8-chloro-2,3,4,5-tetrahydro-1-methyl-1H-3-benzazepine (Lorcaserin), a selective serotonin 5-HT2C receptor agonist for the treatment of obesity. J Med Chem 200824;51(2):305-13.

45. Gadde KM, Allison DB, Ryan DH, Peterson CA, Troupin B, Schwiers ML, Day WW. Effects of low-dose, controlled-release, phentermine plus topiramate combination on weight and associated comorbidities in overweight and obese adults (CONQUER): a randomised, placebo-controlled, phase 3 trial. Lancet 2011;377(9774):1341-52.

46. Garvey WT, Ryan DH, Look M, Gadde KM, Allison DB, Peterson CA, et al. Two-year sustained weight loss and metabolic benefits with controlled-release phentermine/topiramate in obese and overweight adults (SEQUEL): a randomized, placebo-controlled, phase 3 extension study. Am J Clin Nutr 2012;95(2):297-308.

47. Garvey WT, Ryan DH, Bohannon NJ, Kushner RF, Rueger M, Dvorak RV, Troupin B. Weight-loss therapy in type 2 diabetes: effects of phentermine and topiramate extended release. Diabetes Care 2014;37(12):3309-16.

48. Jordan J, Astrup A, Engeli S, Narkiewicz K, Day WW, Finer N. Cardiovascular effects of phentermine and topiramate: a new drug combination for the treatment of obesity. J Hypertens 2014;32(6):1178-88.

49. Smith SM, Meyer M, Trinkley KE. Phentermine/topiramate for the treatment of obesity. Ann Pharmacother 2013;47(3):340-9.

50. Allison DB, Gadde KM, Garvey WT, Peterson CA, Schwiers ML, Najarian T, et al. Controlled-release phentermine/topiramate in severely obese adults: a randomized controlled trial (EQUIP). Obesity (Silver Spring) 2012;20(2):330-42.

51. Aronne LJ, Wadden TA, Peterson C, Winslow D, Odeh S, Gadde KM. Evaluation of phentermine and topiramate versus phentermine/topiramate extended-release in obese adults. Obesity (Silver Spring) 2013;21(11):2163-71.

52. Alfaris N, Minnick AM, Hopkins CM, Berkowitz RI, Wadden TA. Combination phentermine and topiramate extended release in the management of obesity. Expert Opin Pharmacother 2015;16(8):1263-74.

53. Garvey WT, Ryan DH, Henry R, Bohannon NJ, Toplak H, Schwiers M, et al. Prevention of type 2 diabetes in subjects with prediabetes and metabolic syndrome treated with phentermine and topiramate extended release. Diabetes Care 2014;37(4):912-21.

54. Kelly EM, Tungol AA, Wesolowicz LA. Formulary management of 2 new agents: lorcaserin and phentermine/topiramate for weight loss. J Manag Care Pharm 2013;19(8):642-54.

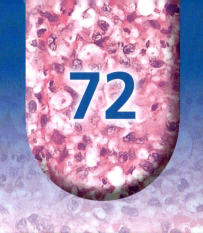

Tratamento Cirúrgico da Obesidade – Cirurgia Bariátrica

72

Marco Aurelio Santo
Denis Pajecki
Roberto de Cleva
Ivan Cecconello

INTRODUÇÃO

A cirurgia bariátrica é, comprovadamente, o método mais eficaz de promoção de perda de peso em pacientes com obesidade grave. Em um dos estudos clínicos de natureza observacional mais relevantes, observou-se melhor controle de peso a longo prazo em pacientes operados, independentemente da técnica utilizada, quando comparados a um grupo controle seguido com tratamento clínico, além do melhor controle de doenças associadas e consequente redução dos índices de mortalidade a longo prazo no grupo operado.[1] Em estudos de metanálise, observou-se perda de excesso de peso a longo prazo que variou de 47,5 a 77%, dependendo da técnica utilizada, controle do diabete tipo II de 75 a 90%, da hipertensão arterial de 70 a 85% e da apneia obstrutiva do sono de 80 a 95%.[2,3]

Todavia, a cirurgia bariátrica, independentemente do método, é procedimento de alta complexidade ao qual podem estar associadas complicações clínicas e cirúrgicas. A seleção e preparo adequado dos pacientes no pré-operatório e a realização dos procedimentos por equipes especializadas têm importantes implicações em termos de morbimortalidade.

CLASSIFICAÇÃO E INDICAÇÕES DE TRATAMENTO CIRÚRGICO DA OBESIDADE

O índice de massa corpórea (IMC), calculado pela fórmula [peso (kg)/altura(m)^2], é método simples e prático para a avaliação do nível de gordura de cada indivíduo. A partir do IMC, os pacientes com obesidade são classificados em grau I, grau II e grau III ou obesidade mórbida (Tabela 72.1). Indivíduos com IMC $\geq$ 50 kg/m^2 e aqueles com IMC $\geq$ 60 kg/m^2 são classificados como superobesos e supersuperobesos, respectivamente. Para fins de indicação de tratamento cirúrgico, o IMC é ainda o principal critério utilizado.

Os critérios para indicação de tratamento cirúrgico da obesidade foram definidos por reunião de consenso promovida pelo NIH (National Institute of Health - EUA) em 1991 e adotados no Brasil por portaria do Ministério da Saúde e resolução do Conselho Federal de Medicina. Tais critérios se baseiam no IMC, no tempo de evolução da doença e na presença de comorbidades (doenças causadas ou agravadas pela obesidade). Definiram-se também critérios de exclusão ou contraindicação cirúrgica

Tabela 72.1 Classificação da obesidade baseada no IMC

Normal	Sobrepeso	Obesidade grau I	Obesidade grau II	Obesidade grau III
20 a 25	25 a 30	30 a 35	35 a 40	> 40

baseados em idade, afecção psiquiátrica descompensada e causas secundárias de obesidade.

Com relação ao IMC, os critérios de indicação são:

1. IMC ≥ 40 kg/m², independentemente da presença de comorbidades;
2. IMC entre 35 e 40 kg/m² na presença de pelo menos duas comorbidades.

Embora adotado universalmente, em algumas situações o IMC pode ser um critério ambíguo para indicação cirúrgica. Pacientes com IMC > 35 kg/m² e distribuição de gordura periférica (tipo ginecoide) podem ser referenciados para a cirurgia, enquanto outros com IMC < 35 kg/m² mas com distribuição central (tipo androide) associado a comorbidades (diabete, hipertensão, arterial, dislipidemia, síndrome metabólica) podem, por esse critério isolado, ser preteridos. Por essa razão, a doença metabólica, em especial o diabete tipo 2, tem sido foco de maior atenção, e não o IMC exclusivamente, como critério de indicação cirúrgica, e, assim, têm sido estabelecidos em todo o mundo protocolos de pesquisa para avaliação dos resultados do controle do diabete em obesos com IMC < 35 kg/m².

Com relação ao tempo de evolução da doença, os critérios de indicação são:

1. Apresentar IMC e comorbidades nas faixas definidas no critério anterior há pelo menos 2 anos e ter realizado tratamentos convencionais prévios e ter tido insucesso ou recidiva do peso, por meio de dados colhidos na história clínica;
2. Essa exigência não se aplica a casos de pacientes com IMC maior que 50 kg/m² e para pacientes com IMC entre 35 a 50 kg/m² com doenças de evolução progressiva ou risco elevado.

São consideradas comorbidades, para fins de indicação de tratamento cirúrgico: diabete tipo 2, dislipidemias, hipertensão arterial sistêmica, apneia obstrutiva do sono, esteatose hepática (esteato-hepatite), artropatias graves, discopatias, ovários policísticos, pneumopatias.

Com relação à idade, não há restrições específicas para pacientes entre 18 e 65 anos. Em pacientes acima de 65 anos, deve ser feita avaliação individual, considerando-se risco cirúrgico, presença de comorbidades, expectativa de vida e benefícios do emagrecimento. Deve-se levar em conta na escolha do procedimento as limitações orgânicas da idade, especialmente no campo da mobilidade e funcionalidade. Resolução recente do Ministério da Saúde contemplou a indicação para pacientes acima de 65 anos, desde que avaliadas as premissas acima descritas. Da mesma maneira, pacientes entre 16 e 18 anos também passaram a ser contemplados para eventual indicação cirúrgica, sendo o IMC avaliado em termos de percentil (escore Z maior que +4 na análise do IMC por idade) e análise da idade óssea por meio da presença de consolidação das epífises de crescimento, enfatizando-se a avaliação criteriosa do risco-benefício, realizada por equipe multiprofissional com participação de dois profissionais médicos especialistas na área. A indicação para tratamento cirúrgico em adolescentes com obesidade grave portadores de síndrome de Prader-Willi, ou outras síndromes genéticas similares, deve ser feita após avaliação individualizada, que inclui critérios clínicos, psicológicos e sociais.

São considerados contraindicações ao tratamento cirúrgico: causas endócrinas tratáveis de obesidade, dependência de álcool ou outras drogas ilícitas, doenças psiquiátricas graves e sem controle, risco anestésico e cirúrgico elevado (ASA IV) e pacientes com dificuldade de compreender riscos, benefícios, resultados esperados, alternativas de tratamento e mudanças no estilo de vida requeridas com a cirurgia bariátrica.

Estima-se que há no Brasil aproximadamente 4 milhões de pacientes com obesidade mórbida, com expressivo aumento do número de cirurgias realizadas nos últimos anos.

COMPOSIÇÃO CORPORAL NA OBESIDADE GRAVE

A obesidade mórbida tem como característica uma grande alteração dos compartimentos corporais, com aumento do depósito de gordura, e também aumento das relações de água extracelular (AEC) para água intracelular (AIC) e da água corporal total (ACT). Essas alterações fazem com que os métodos comumente utilizados para avaliar a composição corporal em indivíduos eutróficos com sobrepeso ou obesidade moderada apresentem várias limitações em obesos mórbidos.

- Medidas antropométricas: a estimativa da composição corporal por meio de medidas antropométricas tem baixo custo e utiliza medidas relativamente simples como massa, estatura, perímetros, diâmetros ósseos e espessuras de dobras cutâneas.[4] As medidas mais utilizadas para avaliar gordura corporal são as pregas cutâneas, baseando-se no fato de que aproximadamente metade do conteúdo corporal de gordura fica depositada debaixo da pele. Outra limitação importante são as equações disponíveis para estimativa do percentual de gordura corporal, que foram desenvolvidas com grupos populacionais eutróficos, com sobrepeso ou obesidade moderada.[5]

- **Impedância Bioelétrica (BIA):** é um método barato, não invasivo, portátil e de operação simples. Estima os compartimentos corporais por meio da medida de impedância do corpo, baseando-se em um modelo de corpo cilíndrico e de condutibilidade constante. Existem aparelhos que emitem uma corrente elétrica de frequência única (unifrequenciais) e outros que emitem várias frequências distintas (multifrequenciais).[4] A resistência de uma substância é proporcional à variação de voltagem de uma corrente elétrica a ela aplicada, sendo observadas diferentes resistências nos diversos compartimentos corporais. Os ossos e gordura constituem um meio de baixa condutibilidade (pela pequena quantidade de água), enquanto a massa muscular e outros tecidos ricos em água e eletrólitos permitem facilmente a passagem da corrente elétrica.

- A maioria dos estudos relata que a BIA subestima a GC e superestima a MM em obesos mórbidos, com tendência crescente ao aumento de GC.[6] Esse viés ocorre provavelmente devido ao excesso de hidratação do tecido magro,[7] o qual a BIA interpreta como MM, e às alterações no formato do corpo. Equações de correção foram desenvolvidas para solucionar as limitações oferecidas pelo método.[6,8]

- **Pletismografia:** o pletismógrafo era inicialmente utilizado para medir capacidade pulmonar. Na década de 1980, começou a ser utilizado para medir a composição corporal.[9] O método mensura o volume corporal com base no deslocamento aéreo que o corpo causa dentro de uma cápsula de medição e a gordura corporal é mensurada com base na equação de Siri (porcentagem de gordura= 495/densidade-450).[9] Grandes limitações ao seu uso são o alto custo, a complexidade operacional e a disponibilidade. Além disso, em casos extremos o indivíduo pode não caber no aparelho.

- **DXA (absorciometria de raios X de dupla energia):** inicialmente utilizado apenas para realização de densitometria óssea, foi posteriormente aceito como o padrão-ouro para determinar composição corporal.[10] Baseia-se na emissão de raios X convertidos por um filtro em picos fotoelétricos de baixa e alta energia que atravessam o corpo do paciente. A determinação da composição corporal é feita pela medida de atenuação dos picos fotoelétricos no corpo. Uma vantagem é que determina porcentagem e localização da gordura. O método apresenta algumas limitações na obesidade mórbida, uma vez que se presumem valores constantes de hidratação (73,2%) e potássio na MM.[8] Além disso, é método de alto custo e grande complexidade operacional, e é comum que o tamanho e/ou a massa corporal dos obesos mórbido excedam o limite do equipamento.

- **Índice de adiposidade corporal:** o índice de adiposidade corporal (IAC) foi desenvolvido por Bergman e cols.[11] como alternativa para facilitar a estimativa de gordura corporal baseando-se em medidas antropométricas. Para esse fim, várias medidas antropométricas foram obtidas e correlacionadas com porcentagem de gordura corporal determinada pelo DXA. Circunferência do quadril e altura foram as medidas que apresentaram maior correlação com adiposidade e, portanto, foram as escolhidas para o desenvolvimento da equação:

$$IAC = (Circunferência\ quadril/Altura \times \sqrt{Altura}) - 18$$

O IAC mostrou-se vantajoso também para predizer o risco cardiovascular em um estudo realizado com mulheres obesas pós-menopausa, relacionando-se com sensibilidade à insulina, proteína C reativa, leptina e gordura visceral.[12]

MECANISMOS DE FUNCIONAMENTO DAS OPERAÇÕES

A resposta metabólica apropriada para gerar saciedade e secreção de insulina depende fundamentalmente da percepção do conteúdo da ingestão alimentar pelo trato digestivo. O volume é registrado pelo trato gastrintestinal superior, enquanto o valor nutricional é detectado mais distalmente.[13] Nutrientes ingeridos oralmente resultam em uma secreção de insulina mais eficiente do que aquela causada por uma injeção intravenosa. Esse efeito incretínico reflete a percepção do trato gastrintestinal ao alimento e é causado pela secreção de vários entero-hormônios, em especial o *glucagon like peptide* 1 (GLP-1), que promove a liberação pós-prandial de insulina [14-16] e melhora a função das células pancreáticas.[17] Outros entero-hormônios, tais como o polipeptídeo YY (PYY) e a oxintomodulina (OXM), juntamente com o GLP-1, induzem a um retardo no trânsito gastrintestinal, levando à saciedade. O polipeptídeo inibitório gástrico (GIP) também contribui para a resposta pós-prandial de insulina.[19,20]

A observação de que cirurgias destinadas ao tratamento da obesidade grave melhoram muito a DM2 despertou a possibilidade de que a significativa perda de peso fosse responsável por essa melhora.[21] Entretanto, o retorno da glicemia aos níveis normais é observado logo nos primeiros dias após a cirurgia, sugerindo que a perda de peso não explique inteiramente esse processo. Efeitos relacionados com os entero-hormônios, em especial o *glucagon like peptide* 1 (GLP-1) e o peptídeo YY (PYY), e suas ações sobre o sistema nervoso central e o aparelho digestivo, aparecem como sendo responsáveis pela melhora do controle do metabolismo da glicose. A pobre sinalização dos nutrientes ingeridos no trato digestivo em face ao seu refinamento e pré-digestão da dieta moderna, que acaba sendo rapidamente absorvida e consequentemente não estimulando os fatores neuroendócrinos, é um dos fatores que pode contribuir para desencadear a DM2.[22]

Após a operação de *bypass* gástrico em Y de Roux, podem ser observadas saciedade precoce e diminuição do volume da refeição, com diminuição na secreção de grelina e consequente efeito anorexígeno e chegada mais rápida dos nutrientes ao intestino distal de maneira a estimular a liberação de PYY e GLP-1, o que acarreta a diminuição da ingestão alimentar e melhora a tolerância à glicose.[23]

Fica cada vez mais claro que os benefícios no controle do peso e diabete nos pacientes obesos mórbidos submetidos a tratamento cirúrgico dependem de um reajustamento da secreção dos entero-hormônios. No entanto, ainda não está claramente definida a existência de fatores clínicos ou laboratoriais que possam predizer melhor ou pior a evolução do controle do peso e do diabete após procedimentos cirúrgicos. Estudos voltados para a avaliação da célula β produtora de insulina, assim como a identificação de fatores associados ao desencadeamento do processo de reganho de peso, são fundamentais para delinearem-se as implicações clínicas da recorrência da obesidade e demais doenças associadas.

AVALIAÇÃO E PREPARAÇÃO PRÉ-OPERATÓRIA

Devido às inúmeras doenças associadas do paciente obeso, preconiza-se que este seja avaliado e seguido por uma equipe multidisciplinar, coordenada por um médico cirurgião bariátrico, tanto no período pré-operatório como no seguimento pós-operatório, contando com endocrinologista, outros especialistas clínicos (pneumologista, cardiologista), psiquiatra, psicólogo e nutricionista, além de fisioterapeutas, enfermeiros, assistentes sociais, professores de educação física, entre outros.

No preparo pré-operatório cabe à equipe multidisciplinar quantificar os riscos perioperatórios, determinando as medidas, condutas e cuidados a fim de se otimizar a segurança e os resultados do tratamento cirúrgico.

Do ponto de vista clínico, deve-se focar a anamnese na história evolutiva do peso, na identificação de fatores que contribuíram para o ganho ponderal e nos antecedentes patológicos e cirúrgicos. Os exames complementares são necessários para identificar condições que possam piorar o risco cirúrgico do indivíduo, na avaliação de comorbidades relacionadas à obesidade e na correção precoce de alterações que possam favorecer complicações pós-operatórias. Nesse contexto, a avaliação do risco cirúrgico segue os mesmos protocolos preconizados para avaliação de pacientes submetidos a cirurgias não cardíacas,[24,25] acrescido de exames que irão avaliar aspectos específicos da obesidade e do trato gastrintestinal, importantes para a segurança e o sucesso da cirurgia.

Assim, endoscopia digestiva alta (com pesquisa de *H.pylori*) e ultrassonografia abdominal (pesquisa de colelitíase e alterações estruturais hepáticas) são realizadas rotineiramente nesses pacientes.

Particularmente, a avaliação de aspectos relacionados a doença hepática gordurosa (DHGNA) e suas consequências tem merecido atenção. A prevalência da DHGNA na população geral varia, em algumas séries, entre 10 e 30%, enquanto entre obesos mórbidos atinge 84 a 96% dos pacientes.[26] A DHGNA apresenta um espectro de evolução histológica caracterizado por esteatose, inflamação lobular, balonização celular e fibrose. Em obesos mórbidos acometidos pela DHGNA, observam-se processo de esteato-hepatite (EHNA) em 25 a 55%, fibrose em ponte ou cirrose em 2 a 12% dos pacientes.[26] Estima-se que 15 a 20% dos portadores de EHNA evoluirão para cirrose.[27] A avaliação laboratorial, mesmo em vigência de doença avançada do fígado, pode mostrar-se pouco alterada, não sendo possível estabelecer uma relação linear entre os testes laboratoriais usualmente empregados para seguimento de pacientes com doença hepática e um diagnóstico específico.[28,29] O ultrassom apresenta dificuldades técnicas devido ao excesso de peso e dificuldade anatômica. O diagnóstico diferencial entre

DHGNA, EHNA e cirrose tem como padrão-ouro a biópsia hepática, que pode ser graduada de acordo com quatro critérios majoritários de lesão hepática: Esteatose (0-3), Inflamação lobular (0-3), Balonização (0-2) e Fibrose (0-4).[30] A biópsia hepática, porém, apresenta diversas limitações: variação intra e interobservadores (existem inúmeras classificações e padronizações do diagnóstico e estadiamento histológicos; baixa quantificação do processo dinâmico progressão/regressão da doença, além de riscos por se tratar de procedimento invasivo).[31] O aspecto macroscópico do fígado no intraoperatório de cirurgias bariátricas também não é suficiente para que se estabeleça um diagnóstico correto das formas avançadas da doença hepática.[32] Desta maneira, o uso de testes laboratoriais não invasivos para predição de doença hepática avançada apresenta importância crescente no diagnóstico e seguimento dos pacientes obesos mórbidos. Em estudo realizado na Unidade de Cirurgia Bariátrica e Metabólica do HC-FMUSP foram analisados retrospectivamente 652 pacientes portadores de obesidade mórbida com exames laboratoriais completos para cálculos dos testes não invasivos no período pré-operatório. Foram calculados os seguintes índices preditores de cirrose: APRI, AAR, índice AP, CDS e HALT-C. Os resultados obtidos com os índices foram comparados com os resultados de 96 biópsias hepáticas realizadas por indicação clínico-cirúrgica durante o ato operatório. As biópsias foram classificadas segundo Brunt. Concluiu-se que APRI é o melhor índice clínico-laboratorial para predizer presença de doença hepática avançada em pacientes com obesidade mórbida. Valores de APRI abaixo de 0,51 afastam fibrose avançada ou cirrose (estádios 3 e 4 de Brunt) com sensibilidade de 100% e especificidade de 98% (com valor preditivo positivo de 75% e valor preditivo negativo de 100%).

Na Tabela 72.2 estão listados os exames laboratoriais habitualmente solicitados na avaliação pré-operatória do paciente candidato a cirurgia bariátrica. Na suspeita clínica de causas secundárias de obesidade (síndrome de Cushing em particular), deve-se proceder a complementação laboratorial. Outras avaliações como espirometria para avaliação da capacidade pulmonar, teste de polissonografia para avaliação da apneia do sono e ecodoppler venoso de membros inferiores devem ser solicitadas de maneira individualizada.

Entre as recomendações de preparo pré-operatório está a cessação do tabagismo por pelo menos 8 semanas antes da operação, com o intuito de reduzir o risco de complicações pulmonares e tromboem-

Tabela 72.2 Exames laboratoriais habituais para avaliação pré-operatória em cirurgia bariátrica

Hemograma	Eletrólitos	Perfil lipídico
Glicemia	Insulinemia	Enzimas hepáticas
Coagulograma	Ureia e creatinina	Ácido úrico
Albumina	Ácido fólico	Vitamina B12
Ferro	Ferritina	Hormônios tireoidianos
PTH	25 (OH) vitamina D3	Gasometria arterial*
Sorologias para hepatites B e C e HIV	β-HCG para mulheres em idade fértil.	

* casos selecionados.

bólicas. Contraceptivos orais devem ser suspensos por pelo menos 1 semana antes da operação, e outros métodos de contracepção devem ser considerados para o pós-operatório, uma vez que não há dados suficientes sobre sua segurança e eficácia após cirurgia bariátrica.

Do ponto de vista nutricional, mensurações antropométricas e avaliação do estado nutricional são realizadas por meio de exame físico. A composição corporal pode ser avaliada por impedanciometria, e exames laboratoriais são úteis na avaliação de deficiências existentes ainda no pré-operatório (incluindo a dosagem de micronutrientes) e que tendem a se agravar após a cirurgia. A orientação de dieta para perda ponderal pré-operatória (aproximadamente 10% do peso) é particularmente importante para os pacientes com IMC > 50 kg/m².

Os candidatos a cirurgia também devem realizar avaliação de saúde mental antes do procedimento. Nessa avaliação são investigadas condições relativas que podem, eventualmente, contraindicar a operação: dependência atual por álcool ou outras drogas, esquizofrenia descompensada, transtorno bipolar descompensado, bem como aspectos psicológicos que podem afetar o resultado do tratamento cirúrgico: motivação, aderência ao tratamento, mudanças de comportamento, alterações de humor e expectativas, entre outros.

Tendo passado por todas as etapas de avaliação clínica, nutricional e psicológica, bem como por orientação educativa sobre os procedimentos que serão realizados e seus riscos, o paciente e um familiar deverão assinar termo de "Consentimento Livre Informado" antes da realização da operação.

São fatores de risco associados a maior morbimortalidade (complicações graves e morte): IMC >

55 jg/m², cardiopatia, embolia pulmonar pregressa e apneia obstrutiva grave.[24] A perda de peso pré-operatória, em particular nos pacientes superobesos (SO), é importante para facilitação do procedimento, redução da incidência de complicações e redução da mortalidade.

A maior morbidade e mortalidade cirúrgicas derivadas da superobesidade originam-se da maior dificuldade técnica, da presença e severidade das comorbidades, relacionadas diretamente com o grau de obesidade e tempo de doença, menor mobilidade dos pacientes e menor reserva para reação a possíveis adversidades decorrentes de complicações.

Tecnicamente, as cirurgias em SO são mais difíceis,[33,34] sejam por laparotomia ou laparoscopia, principalmente pela esteato-hepatomegalia, pelo tamanho e peso do grande omento, pela espessura e encurtamento do mesentério, pela maior espessura da parede abdominal, acarretando incisões mais amplas para adequada exposição do campo operatório, influenciando sobremaneira na exposição da transição esofagogástrica e o ângulo de His, causando maior tensão na anastomose gastroentérica e aumentando os riscos de sangramentos em fígado, baço e mesentérios.

Dietas de muito baixo valor energético baixo são extremamente eficientes na perda ponderal aguda. Duas semanas de dieta líquida hipocalórica geram diminuição significativa de volume hepático, assim como mudança de composição corporal com diminuição de massa gorda.[35]

Em estudo na Unidade de Cirurgia Bariátrica e Metabólica do HCFMUSP foram avaliados 101 pacientes obesos graves internados para realização de cirurgia bariátrica recebendo rotineiramente dieta de muito baixo valor calórico, em média de 600 kcal/dia ou 5-6 kcal/kg peso atual/dia, desde a admissão hospitalar até a véspera da cirurgia. Durante a permanência média de 9 dias, a perda ponderal média foi de cerca de 5 kg e redução média no IMC de 1,5 ponto, determinando redução principalmente de massa gordurosa, avaliada por meio de estudo por bioimpedância.

Períodos mais prolongados de observação mostram resultados mais substanciais. Em 12 semanas de dieta de valor calórico muito baixo, em média 456-680 kcal/dia, observou-se perda média de 10% do peso inicial, queda média de 5 pontos no IMC, com diminuição da morbidade cirúrgica.[36]

Experiência no HCFMUSP juntamente com o Hospital Auxiliar de Suzano mostrou que pacientes superobesos mantidos sob dieta de muito baixo valor calórico (a carga calórica diária durante a inter-nação variou de 600 a 1500 kcal/24h, com média de 961,8 kcal/24h, correspondendo a 5,0 kcal/kg/24h), apresentaram perda de cerca de 10% e 15% de perda ponderal em 7,7 e 15 semanas, respectivamente, não havendo mais perda de peso significativa após esse período.

TÉCNICAS CIRÚRGICAS E ENDOSCÓPICAS

As técnicas cirúrgicas empregadas no tratamento da obesidade grave são classicamente classificadas em restritivas, disabsortivas e mistas, embora na medida em que avança o conhecimento sobre o papel dos entero-hormônios na fisiologia do controle da fome e saciedade e sobre todas as demais repercussões na esfera metabólica essa classificação perde seu próprio racional.

As técnicas puramente disabsortivas (grandes derivações intestinais, derivação jejunoileal) foram as primeiras empregadas para esse fim, ainda nos anos 1950, tendo sido abandonadas em meados dos anos 1970, dados os altos índices de complicações de cunho nutricional e metabólico.

TÉCNICAS RESTRITIVAS

Banda gástrica ajustável

A Banda Gástrica Ajustável (BGA) é um dispositivo de silicone constituído de uma banda ou "cinta", um cateter e um portal de ajuste (Figura 72.1). A banda é colocada ao redor da porção proximal do estômago próximo à cárdia por técnica cirúrgica videolaparoscópica e seu ajuste realizado posteriormente, de forma gradual, no consultório médico ou na sala de raio X, para controle do estreitamento da luz gástrica. À medida que é feito o ajuste por meio da instilação de líquido no portal, a banda comprime a parede gástrica e diminui o diâmetro interno para

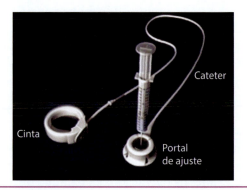

Figura 72.1 Banda gástrica ajustável.

passagem de alimentos (Figura 72.2). Desta maneira, obriga o paciente a mastigar mais os alimentos e a comer mais devagar. Se a BGA não estiver bem ajustada, a restrição será insuficiente, o volume ingerido excessivo e a perda de peso pequena. Por outro lado, se a insuflação for exagerada, haverá grande dificuldade para ingestão de alimentos sólidos. Nessa situação, o paciente poderá apresentar disfagia, regurgitação e sintomas de refluxo gastroesofágico.

Trata-se então de método puramente restritivo, que não modifica a secreção entero-hormonal no sentido de beneficiar a saciedade. Isso contribui para distorções no comportamento alimentar, que muitas vezes acarretam a ingestão de alimentos líquidos e pastosos ricos em carboidratos. Há também a necessidade frequente de ajustes e, portanto, de acompanhamento com a equipe cirúrgica, o que acaba diminuindo com o passar do tempo. Por essas razões o resultado de perda de peso é inferior ao observado em outros métodos e a frequência de sua indicação está diminuindo em todo o mundo.

Os resultados do tratamento cirúrgico com a BGA em grandes séries estão sintetizados na Tabela 72.3. A Figura 72.3 mostra a variabilidade observada na perda de peso em uma série de 20 pacientes

acompanhada prospectivamente no Hospital das Clínicas da FMUSP por 24 meses. Até o momento, após um tempo médio de 8 anos em seguida à colocação da banda, 5 pacientes tiveram a banda retirada e a cirurgia transformada em outra por perda insuficiente ou reganho de peso (1 em gastrectomia vertical e 4 em derivação gastrojejunal). Uma paciente teve apenas a banda retirada por complicação, e outros 3 estão em preparo para cirurgia revisional, também por reganho de peso.

As complicações tardias mais frequentes são o prolapso do estômago por baixo da banda (deslizamento, ocorre em até 5% dos casos) e a erosão da banda para dentro do estômago (migração ou extrusão, ocorre em aproximadamente 1% dos casos). O quadro clínico do deslizamento se caracteriza por intolerância alimentar, vômitos pós-prandiais e sintomas de refluxo. O diagnóstico pode ser feito com

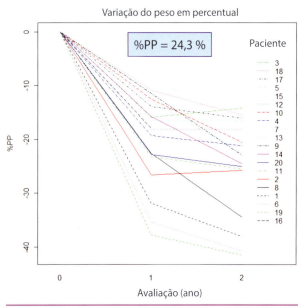

Figura 72.3 Variação de perda de peso total (%PP) com BGA em uma série controlada de pacientes no HCFMUSP (n = 20). Fonte: Hospital das Clínicas da Faculdade de Medicina da Universidade de São Paulo (HCFMUSP).

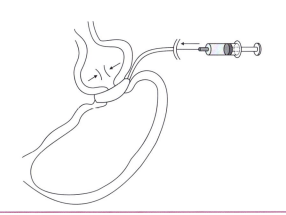

Figura 72.2 Mecanismo de ajuste da BGA: injeção de soro fisiológico pelo portal, aumentando a compressão da parede gástrica e diminuindo o diâmetro de passagem.

Tabela 72.3 Tabela de resultados do tratamento cirúrgico da obesidade pelo método da BGA em perda média de excesso de peso (%PEP) em meses (m) de seguimento[37]

Autor/ano	Nº	12m	24m	36m	48m	72m	96m
O'Brien 2002	706	47	52		53	57	
Weiner 2003	984	984					59,3
Dargent 2004	1.180	49	56		57	54	
Buchwald 2004*	1.848		47,5**				
Cuneen 2008*	28.980			50-56***			

*Metanálise. **Tempo de seguimento aproximado. ***Resultados comparativos entre 2 tipos (marcas diferentes) de banda.

um RX simples no qual se vê mudança da banda do seu eixo habitual. O tratamento inicial é o completo esvaziamento da banda, seguido do tratamento cirúrgico, preferencialmente videolaparoscópico, para reposicionamento da mesma. O tratamento da migração é a retirada cirúrgica (por videolaparoscopia) ou endoscópica da banda.

Gastrectomia vertical

A gastrectomia vertical, *sleeve gastrectomy* (Figura 72.4), não é considerada procedimento puramente restritivo, uma vez que, apesar da redução da capacidade gástrica, há também um componente hormonal importante, caracterizado pela redução da secreção de grelina, decorrente da ressecção do fundo gástrico. Acredita-se que esse efeito hormonal da cirurgia seja mais importante que a restrição pura e simples para o controle da fome e a melhora da saciedade pós-prandial. A técnica é realizada preferencialmente por videolaparoscopia e consiste em ressecar verticalmente o estômago, a partir de um ponto na grande curvatura, a aproximadamente 4 cm do piloro e em direção ao ângulo de His. O grampeamento é calibrado por uma sonda de 32 a 40 French (dependendo da preferência do cirurgião), que é passada pelo anestesista através da boca do paciente. O procedimento é realizado há mais de 20 anos como tempo gástrico da cirurgia de *duodenal switch* e, mais recentemente, como procedimento cirúrgico isolado. Os resultados com a aplicação dessa técnica mostram perda de peso mais acentuada nos primeiros 3 anos quando comparada a BGA. Por essa razão, sua indicação aumentou muito nos últimos anos, e atualmente é a segunda operação bariátrica mais realizada no mundo, ficando atrás somente da derivação gastrojejunal. A perda de peso média observada com essa técnica em seguimentos de 5 anos é de 60% do excesso de peso. Em pacientes com IMC ≤ 40 kg/m² a perda de peso é semelhante à observada na derivação gastrojejunal (seção 6.2.1). Em alguns

estudos o resultado das duas técnicas aplicadas em pacientes com IMC entre 40 e 50 kg/m² também foi semelhante. Entretanto, aspectos técnicos que determinam o volume da bolsa gástrica ao final da gastrectomia podem interferir no resultado final, e isso explica alguns dos resultados antagônicos observados na literatura. No HCFMUSP o volume da câmara gástrica é estudado por meio de tomografia com reconstrução em 3D e medição do volume gástrico feita com programa específico. Em pacientes com IMC > 50 kg/m² (superobesos) a perda de peso parece ser inferior à da derivação gastrojejunal. A técnica também tem sido indicada em situações ditas de exceção, ou seja, pacientes candidatos a cirurgia bariátrica, mas que apresentam condições desfavoráveis à realização de um desvio intestinal (anemia crônica, distúrbios do metabolismo do cálcio, hepatopatia crônica, idade mais avançada, pacientes muito jovens, cirurgia intestinal prévia, entre outras). O método é irreversível, ao contrário da BGA, e tem incidência de complicações precoces maiores (principalmente fístula e sangramento). A atenção a detalhes técnicos nessa operação é de suma importância para que o estômago reduzido fique do formato adequado. Caso contrário, há um aumento na incidência de complicações precoces e tardias (principalmente refluxo gastroesofágico) e do reganho de peso a longo prazo. A técnica também foi avaliada em relação ao controle de comorbidades, tendo se mostrado eficaz nesse quesito. Em relação ao controle do diabete, em particular, se mostrou mais eficaz nos pacientes com graus mais leves da doença e menos nas formas mais graves (pacientes mais velhos, maior tempo de duração da doença, menor reserva pancreática).

Por não haver desvio intestinal, não se esperam graves problemas relacionados a carências nutricionais com essa técnica. Alguns estudos, entretanto, demonstraram a necessidade de reposição periódica de vitamina B12. Recomenda-se, entretanto, a suplementação vitamínica e de micronutrientes nos primeiros meses de pós-operatório, na fase de adaptação alimentar.

TÉCNICAS MISTAS

Com predomínio restritivo (derivação gastrojejunal em Y de Roux com ou sem anel constritor)

O modelo cirúrgico da derivação gastrojejunal em Y de Roux como conhecemos hoje (Figura 72.5 – bolsa gástrica pequena junto à grande curvatura, alça alimentar de 100-120 cm e alça biliopancreática

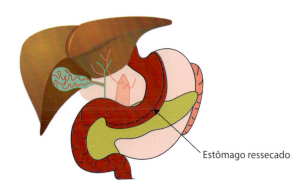

Estômago ressecado

Figura 72.4 Gastrectomia vertical (*sleeve*).

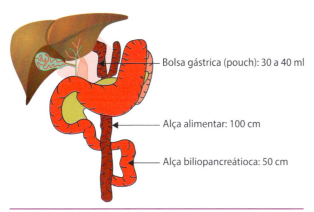

Bolsa gástrica (pouch): 30 a 40 ml

Alça alimentar: 100 cm

Alça biliopancreática: 50 cm

Figura 72.5 Derivação gastrojejunal em Y de Roux sem anel – modelo atual.

de 50-60 cm) é fruto do desenvolvimento e aprimoramento de técnicas que passaram a ser empregadas a partir do final dos anos 1960, especialmente com Torres, no início da década de 1980. Linner foi pioneiro na adoção de bandagem (anel constritor) na saída da bolsa, para acentuar a redução ponderal das derivações em Y de Roux. Fobi e Capella aprimoraram a derivação gastrojejunal em Y de Roux com anel de restrição e padronizaram, cada qual com seus próprios pormenores técnicos, esta técnica cirúrgica. Embora a grande maioria dos cirurgiões bariátricos nos Estados Unidos continuasse a realizar a operação sem a colocação de anel, a sistematização proposta por Fobi e por Capella (Figura 72.6) foi amplamente divulgada em nosso meio e adotada como modelo cirúrgico principal pelos cirurgiões brasileiros a partir do início dos anos 1990, graças ao incansável trabalho de Garrido Jr.,[38] a partir da experiência no HCFMUSP.

A padronização técnica das operações, a evolução do material cirúrgico e do equipamento anestésico (conferindo segurança aos procedimentos) e os bons resultados do tratamento cirúrgico da obesidade grave por esse método levaram, a partir do final da década de 1990, a um aumento expressivo do número de cirurgias realizadas, passando de

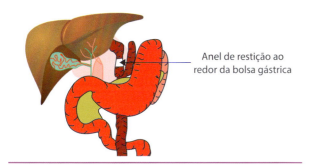

Anel de restição ao redor da bolsa gástrica

Figura 72.6 Derivação gastrojejunal em Y de Roux pela técnica de Capella – com anel.

aproximadamente 10.000/ano nos Estados Unidos em 1998 para mais 100.000/ano em 2003. Paralelamente, houve o advento da cirurgia laparoscópica e a divulgação, por diferentes autores, da técnica para realização das derivações gastrojejunais por essa via, em sua maioria sem a utilização de anel. Nos últimos anos, a via laparoscópica se tornou a via preferencial para realização desses procedimentos.

Os resultados de perda de peso da derivação com anel apresentados por Fobi e por Capella foram superiores à média de resultados obtidos com a derivação sem anel. Fobi relatou perda de excesso de peso (PEP) de 75,7% em 5 anos e 72,2% em 10 anos. Capella relatou PEP de 77% em 5 anos e de 82% quando analisados apenas os pacientes com IMC < 50 kg/m². No HCFMUSP, a PEP com a técnica de Capella em 8 anos foi de 72% em uma população com IMC médio inicial de 56 kg/m². Em contrapartida, Sugerman relatou PEP de 59% após 7 anos com a derivação sem anel, e Christou apresentou resultado bastante semelhante após 10 anos de seguimento, com 83% dos pacientes em acompanhamento.[37] Apesar da diferença em termos de perda de excesso de peso entre a derivação com e a sem anel, o índice de resolução das principais comorbidades (diabete tipo 2, hipertensão arterial, dislipidemia e apneia do sono) foi semelhante nas casuísticas de Fobi, Capella, HCFMUSP e dos principais autores da derivação sem anel. Em estudo de metanálise que avaliou casuísticas de derivação gastrojejunal com e sem anel, a melhora ou resolução da hipertensão arterial foi de 85%, do diabete tipo 2, de 92%, e a redução da taxa de triglicerídeos, de 100 mg/dL em média. Esse fato, aliado a eventuais complicações relacionadas à presença do anel, pode explicar o motivo pelo qual sua utilização nos Estados Unidos e no Brasil ficou restrita a poucos centros.

Estudos recentes que avaliaram o resultado da perda de peso com o *bypass* sem anel após 3 anos de seguimento mostraram que a perda de peso média foi de 31,5% do peso inicial e 46,5% dos pacientes tiveram perda de aproximadamente 30% e 29,8% dos pacientes tiveram perda de mais de 35% do peso. Por outro lado, 21,5% dos pacientes tiveram perda de pouco mais de 20% (resultado regular) e 2,1% tiveram uma perda média de 10% do peso inicial (falência de tratamento). Em relação ao diabete, tem-se demonstrado que a chance de remissão da doença após a cirurgia depende de fatores que, em última análise, exprimem o grau de reserva pancreática do paciente no pré-operatório. Nesse sentido, idade superior a 55 anos, tempo de diabete acima de 10 anos, uso de insulina e peptídeo C basal baixo foram fatores identificados como de pior prognóstico para controle da doença.[39,40]

As complicações mais frequentes relacionadas ao anel são o seu deslizamento para porções mais inferiores da bolsa, junto à anastomose gastrojejunal, e a sua migração para dentro da bolsa. Fobi relata uma incidência de 1,63% de migração do anel na sua casuística inicial. No HCFMUSP a incidência foi de 6% nos 150 primeiros casos. A migração do anel pode levar a perda de seu efeito restritivo e o tratamento é a sua retirada por endoscopia. O deslizamento causa aumento do efeito restritivo e intolerância alimentar, normalmente mais acentuada na presença do anel, mesmo em posição normal. O diâmetro do anel é outro fator que influencia a perda de peso e a presença de sintomas. No HCFMUSP, 66% dos pacientes operados há mais de 8 anos apresentam vômitos frequentes e intolerância à carne.[37]

Nas derivações gastrojejunais clássicas, a alça biliopancreática tem aproximadamente 50 cm e a alça alimentar, 100 cm. Utilizando-se alça biliopancreática de 100 cm e alça alimentar de 150 cm observou-se melhor perda de peso apenas nos pacientes com IMC inicial acima de 50 kg/m². Em contrapartida, é maior o risco de desenvolvimento de carências nutricionais.[41]

Com relação aos distúrbios nutricionais, as carências mais frequentemente observadas nesse tipo de operação estão relacionadas na Tabela 72.4. O desvio duodenal e a maior restrição relativa ao consumo de carne estão associadas ao risco de carências principalmente de ferro, cálcio e vitamina B12. A carência de vitamina D pode surgir ao longo dos anos, mas é mais comum em operações com maior componente disabsortivo, bem como a desnutrição proteica.

Com predomínio disabsortivo (derivação biliopancreática tipo Scopinaro ou tipo *duodenal switch*)

A derivação biliopancreática consiste em realizar uma gastrectomia parcial, associada a uma anastomose gastroileal em Y de Roux. Nessa técnica, o volume gástrico residual é maior do que nas derivações gastrojejunais, mas o desvio intestinal também é maior, com alça comum mais curta, conferindo efeito disabsortivo ao método. Na derivação tipo Scopinaro (Figura 72.7), a gastrectomia é do tipo horizontal, o estômago remanescente tem aproximadamente 250 mL e a alça comum, 50 cm. Na derivação tipo *duodenal switch* (Figura 72.8), a gastrectomia é do tipo vertical, com preservação do piloro, e a alça comum tem 100 cm. A alça comum maior

Tabela 72.4 Incidência das principais carências nutricionais no pós-operatório da derivação gastrojejunal tipo Capella no HCFMUSP.[37]

	Valor (+/- 8 anos de seg.)	Incidência (%)
Albumina	4,1+/- 0,4	5,3
Cálcio total	9,3+/- 0,5	1,9
Cálcio iônico	5,0+/-0,3	2,2
Magnésio	1,7+/-0,5	32,1
Fosfato	3,8+/-0,6	2,8
Hemoglobina	12,0+/-1,8	50,8
Transferrina	329,7+/-63,8	13,3
Ferritina	26,5+/-28,9	36
Vit B12	191+/-141	61,8
Zinco	72,5+/-12,8	40
Vit D3	20,5+/-15	60
α-Tocoferol	20,1+/-6,3	15,5
β-Caroteno	0,24+/-0,24	56,8

no *duodenal switch* diminui um pouco a disabsorção de gordura, o que é de certo modo compensado pela gastrectomia vertical, que confere maior saciedade ao paciente, diminuindo a ingestão alimentar. Os resultados a longo prazo com a aplicação das duas técnicas estão resumidos na Tabela 72.5. Embora muito eficiente na promoção e manutenção da perda de peso a longo prazo, bem como no controle de doenças metabólicas (diabete, dislipidemias), está associada a maior incidência de deficiências nutricionais graves, quando comparada à derivação gastrojejunal ou aos métodos restritivos.[2] Por essa razão, representa hoje menos de 5% das operações bariátricas realizadas anualmente no mundo.

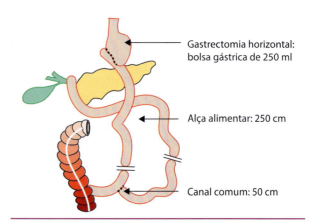

Gastrectomia horizontal: bolsa gástrica de 250 ml

Alça alimentar: 250 cm

Canal comum: 50 cm

Figura 72.7 Derivação biliopancreática tipo Scopinaro.

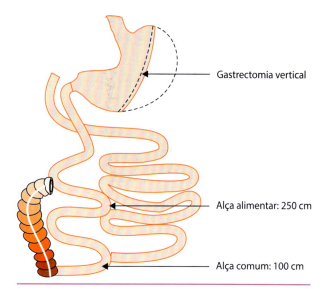

Figura 72.8 Derivação biliopancreática tipo *duodenal switch*.

Tabela 72.5 Resultados tardios do tratamento cirúrgico da obesidade pela técnica de derivação biliopancreática: Scopinaro e *duodenal switch*.[37]

	Scopinaro et al. (2000)	Marceau et al. (1998)	Hess et al. (1998)
n	130	465	167
IMC	-	47+/-9	50+/-10
Follow-up	12 anos	4,25 anos	10 anos
% follow-up	94%	93%	92%
%PEP	78+/-17	73+/-21	75
>50%PEP	-	87%	94%

PEP: perda de excesso de peso. *Follow-up*: anos de segumento. %*follow-up*: % de pacientes operados ainda em seguimento. > 50%PEP: pacientes que mantiveram perda mínima de 50% do excesso de peso.

NOVAS PROPOSTAS CIRÚRGICAS COM FOCO NO EFEITO METABÓLICO

Pacientes obesos mórbidos e diabéticos tipo 2 apresentam melhora significativa do diabete quando submetidos a tratamento cirúrgico. Essa melhora se deve à perda de peso em si, com perda de gordura visceral e melhora da resistência insulínica, mas também por ação de hormônios de secreção intestinal (*incretinas*), que melhoram a secreção de insulina pelo pâncreas. Deste modo, o controle do diabete ocorre em 55% dos pacientes submetidos a procedimentos puramente restritivos como a banda gástrica, em 85% dos pacientes submetidos a derivação gastrojejunal e em mais de 95% dos pacientes submetidos a derivação biliopancreática.[2] A partir dessas observações, surgiu o conceito de que as operações podem

ter maior ou menor efeito incretínico. Na busca por maior efeito incretínico e, portanto, maior poder de controle do diabete, em particular nos casos mais graves e com menor reserva pancreática, alguns modelos cirúrgicos foram propostos e estão atualmente em investigação. Rubino et al.[42] propuseram a realização de uma derivação duodenojejunal, excluindo o duodeno e o jejuno proximal do trânsito alimentar, a ser aplicada em pacientes diabéticos, mas não obesos. Embora tenha se mostrado eficiente em modelos animais, os resultados em estudos clínicos foram desapontadores. Santoro et al.[43] propuseram uma modificação do *duodenal switch*, fazendo uma anastomose gastroileal, sem secção do duodeno, mantendo duas vias de saída do estômago (bipartição intestinal). Mostraram 74% de perda de excesso de peso em 5 anos e remissão de 85% dos casos de diabete, com incidência menor de efeitos colaterais relacionados a má absorção (diarreia, flatulência) do que os relatados na literatura com o *duodenal switch*. De Paula et al.,[44] por sua vez, foram pioneiros na aplicação da técnica de interposição ileal em humanos. Demonstraram excelentes resultados no controle do diabete, tanto em pacientes obesos como não obesos, bem como o efeito metabólico do procedimento, por meio de curvas de secreção de incretinas (GLP-1, PYY, oxintomodulina), de insulina e de glucagon. Trata-se, porém, de procedimento cirúrgico mais complexo, cujos resultados também estão sendo avaliados em outros centros.

PROCEDIMENTOS ENDOSCÓPICOS

A endoscopia terapêutica também avançou muito nas últimas duas décadas, e novas propostas de procedimentos para tratamento da obesidade, baseadas nos mesmos princípios dos procedimentos cirúrgicos, surgiram nos últimos anos.

O balão intragástrico (Figura 72.9) é, sem dúvida, o método endoscópico mais estudado. Surgiu em meados da década de 1980, e os resultados iniciais foram desastrosos, dada a qualidade ruim do produto. O desenvolvimento de novos balões mais

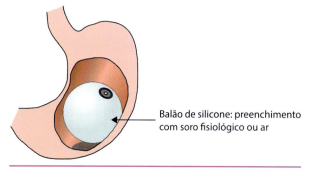

Figura 72.9 Balão intragástrico.

seguros e mais fáceis para colocar e retirar trouxe o método de volta a partir do final dos anos 1990. Bastante utilizado na Europa, seu uso em nosso meio aumentou significativamente nos últimos anos. Nos EUA ainda não foi aprovado pela FDA.

Trata-se de procedimento temporário (6 a 9 meses), indicado para pacientes com obesidade grau I e falência de tratamento clínico, para pacientes superobesos como preparo pré-operatório ou para obesos mórbidos sem condições clínicas para serem submetidos a tratamento cirúrgico.

Há diferentes modelos de balão no mercado: preenchidos com soro, preenchidos a ar e ajustáveis por meio de cateter conectado a portal no subcutâneo (semelhantemente à banda, este último ainda não está disponível no Brasil).

O paciente com balão deve ser seguido de perto durante o período de tratamento, para avaliação da adequação da alimentação e da presença de efeitos colaterais (dor epigástrica, náuseas). A perda de peso é em média de 15% do peso inicial, sendo mais acentuada nos primeiros 2 meses.[37]

Diferentes equipamentos de "sutura" endoscópica, que fazem a plicatura da parede gástrica, diminuindo a sua luz e criando um método restritivo, foram criados nos últimos anos. Sua aplicação tem por princípio criar algo semelhante a uma gastroplastia vertical, método cirúrgico restritivo utilizado até meados dos anos 1980. Podem também ser aplicados em pacientes submetidos a derivação gastrojejunal que tiveram reganho de peso e que estão com a anastomose gastrojejunal muito larga, recuperando o efeito restritivo. Seu efeito a curto prazo parece satisfatório, mas os resultados de sua aplicação a longo prazo ainda precisam ser avaliados.[45]

A "manga duodenal" (Endobarrier®) é um dispositivo composto por um anel ancorado no piloro e um longo tubo de plástico flexível que desce a partir deste anel por aproximadamente 100 cm em direção ao jejuno. O princípio do método é fazer com que o alimento ingerido não entre em contato com a mucosa duodenojejunal, interferindo assim na liberação de hormônios intestinais (incretinas). A aplicação desse método em pacientes obesos mórbidos e diabéticos, em fila de espera para tratamento cirúrgico no HCFMUSP, levou a perda de até 20% do peso e bom controle do diabete, que se manteve por alguns meses após a retirada do dispositivo. Na população estudada houve reganho de peso gradual após a sua retirada, em média 6 meses após a colocação. Pode ser uma ferramenta útil no controle do diabete de pacientes não obesos com diabete refratário ao tratamento clínico.[46]

COMPLICAÇÕES

As complicações cirúrgicas observadas no pós-operatório precoce das operações realizadas para tratamento da obesidade grave não são diferentes daquelas que ocorrem em outras operações de grande porte sobre o trato gastrintestinal. Entretanto, a presença de comorbidades clínicas em maior frequência (como diabete, hipertensão arterial, apneia do sono), bem como a dificuldade no diagnóstico precoce das complicações (limitação da propedêutica abdominal clínica e dos métodos de imagem como a ultrassonografia e a tomografia computadorizada, particularmente no paciente superobeso,[47] demanda uma atenção especial no seguimento pós-operatório precoce. A complicação clínica relacionada à cirurgia bariátrica que também necessita de maior atenção da equipe é o tromboembolismo pulmonar, dada a alta mortalidade relacionada.

O diagnóstico precoce e o tratamento correto das complicações estão diretamente associados à maior possibilidade do seu controle.

Admitem-se como precoces as complicações incidentes até o 30º dia de pós-operatório. As complicações cirúrgicas pertinentes são: sangramento, obstrução intestinal, fístulas digestivas e complicações peritoneais associadas, infecções profundas de parede abdominal.

Os critérios para diagnóstico de sangramento são: lesão intraoperatória de vaso maior ou víscera com perda sanguínea superior a 500 mL, e no período pós-operatório hemorragia que tenha provocado instabilidade hemodinâmica e/ou queda de hemoglobina de no mínimo 2,0 g/dL, de origem intraluminar (manifestada por hematêmese ou melena ou enterorragia) ou intraperitoneal (manifestada por sangramento pelo dreno abdominal).

O diagnóstico de obstrução intestinal é estabelecido por critérios clínicos (dor e/ou distensão abdominal, vômitos, débito de líquido bilioso ou de estase pela gastrostomia superior a 1000 mL em 24 horas), complementados ou não por exame de imagem (tomografia com contraste por via oral, pela gastrostomia e endovenoso).

As fístulas e infecções peritoneais são diagnosticadas por sinais clínicos (taquicardia, taquipneia, febre, dor abdominal), associados à mudança do aspecto do líquido de drenagem (purulento, bilioso, entérico ou salivar) ou extravasamento de corante ingerido via oral (teste do azul de metileno) ou evidência por exames de imagem (tomografia ou estudo radiológico com substância de contraste hidrossolúvel) de coleção intra-abdominal ou extravasamento da substância de contraste.

Em estudo retrospectivo recente no HCFMUSP, avaliando os resultados em 538 pacientes submetidos a gastroplastia em Y de Roux, a taxa de mortalidade foi de 0,55% e o total de complicações precoces de 9,6%, sendo de 1,5% a ocorrência de fístula na anastomose gastrojejunal.[48]

NOVOS PROCEDIMENTOS E VIAS DE ACESSO

Nos últimos anos, o desenvolvimento tecnológico permitiu que procedimentos cirúrgicos para tratamento da obesidade grave, antes praticados por meio de laparotomia (via "aberta"), passassem a ser realizados por via minimamente invasiva, ou seja, por laparoscopia.

Laparotomia ou laparoscopia (videolaparoscopia) são vias de acesso à cavidade abdominal. Os procedimentos cirúrgicos em si, praticados por uma via ou outra, são os mesmos e devem seguir os mesmos preceitos técnicos e estar baseados nos mesmos conceitos fisiopatológicos que orientam o tratamento desta doença.

Alguns procedimentos estão particularmente ligados ao acesso laparoscópico desde o seu início e, praticamente, apenas são realizados por esta via. São os casos da banda gástrica ajustável e da gastrectomia vertical (*sleeve gastrectomy*). Outros como o *bypass* gástrico (com ou sem anel) ou a derivação biliopancreática (Scopinaro ou *duodenal switch*) podem ser realizados por via laparotômica ou laparoscópica, com aumento proporcional expressivo da segunda na última década. Outros procedimentos como a interposição ileal e a bipartição intestinal também têm sido realizados por via laparoscópica.

Os resultados do tratamento cirúrgico em relação à perda de peso e resolução das comorbidades são semelhantes quando o mesmo procedimento cirúrgico é comparado por via laparotômica ou laparoscópica. As vantagens da laparoscopia estão no menor tempo cirúrgico, menor trauma, menor incidência de complicações pulmonares e de hérnia incisional. Deste modo, a recuperação do paciente e seu retorno às atividades cotidianas ocorrem em tempo mais curto. Tais benefícios, entretanto, são evidentes apenas em equipes cirúrgicas mais experientes. Por outro lado, o custo relativo a material cirúrgico é pelo menos 3 vezes maior na via de acesso laparoscópica, o que muitas vezes pode limitar sua mais ampla utilização em nosso meio, principalmente no SUS.

Dentre os procedimentos em investigação realizados predominantemente por via laparoscópica podemos citar ainda o marca-passo gástrico, que apresentou resultados decepcionantes em termos de perda de peso, além do custo muito elevado.[49]

A laparoscopia de acesso único (*single port*) surgiu recentemente com a promessa de melhores resultados estéticos (uma incisão umbilical maior substituindo cinco incisões menores) e talvez funcionais (se houver comprovação de menor trauma cirúrgico). Depende de materiais cirúrgicos especiais e de adaptação do cirurgião a esses novos materiais, o que inicialmente acarretará aumento de custo. Alguns serviços, nos EUA e Europa, estão utilizando o método para colocação de banda gástrica e realização de gastrectomia vertical. Seus benefícios e segurança em procedimentos complexos ainda precisam ser avaliados.

A cirurgia robótica é outra evolução da cirurgia laparoscópica. O robô agrega tecnologias à cirurgia laparoscópica (como imagem em 3D) e permite a realização de movimentos finos com mais facilidade, trazendo benefícios na dissecção de estruturas anatômicas delicadas. Tendo sido utilizado inicialmente no tratamento de doenças neoplásicas dos tratos gastrintestinal e geniturinário, a experiência em cirurgia bariátrica é crescente[50] e certamente permitirá um incremento técnico, dada a reprodutibilidade do método. A evolução desta tecnologia e seu barateamento, consequente ao uso mais frequente e à quebra de patentes, poderão permitir sua utilização em maior escala.

Inúmeros outros dispositivos de aplicação minimamente invasiva para tratamento da obesidade grave estão sendo desenvolvidos e testados neste momento. Dado o caráter complexo desta doença, é muito pouco provável que, sozinhos, tragam resultados superiores em longo prazo, comparados aos já existentes. Comer corretamente e praticar atividade física continuarão sendo fatores determinantes de bom resultado com qualquer método.

CONCLUSÕES

Obesidade é doença epidêmica, e um número cada vez maior de pacientes se torna candidato ao tratamento cirúrgico, seja pelo grande excesso de peso, pelas comorbidades graves ou pela falência do tratamento clínico. Até o momento, o tratamento cirúrgico é o mais eficaz no controle da obesidade grave, promovendo maior perda de peso e melhor controle das doenças associadas. O advento de novas drogas poderá, eventualmente, modificar esse panorama no futuro.

As técnicas cirúrgicas são variadas e devem ser vistas como opções terapêuticas que contemplam pacientes em diferentes situações (nível de excesso de peso, idade, tipo de doença associada, perfil psicológico, preferências alimentares, expectativas, entre outras). Apesar disso, o número de pacientes operados é ainda pequeno, seja por desconhecimento das indicações e das técnicas por parte de médicos e pacientes, por medo excessivo de riscos muitas vezes superestimados, preconceito ou dificuldade de acesso, principalmente, da população que depende do SUS.

Por outro lado, é necessário enfatizar que o resultado do tratamento cirúrgico da obesidade, em termos de perda de peso, não é "eterno". Ou seja, o reganho de peso é sem dúvida um desafio enfrentado pelos cirurgiões e endocrinologistas no seguimento tardio de pacientes submetidos a procedimentos cirúrgicos bariátricos. Questões técnico-cirúrgicas deixaram de ser o principal foco de discussão nesses casos. Outros aspectos como aderência ao tratamento, distúrbios psicológicos, predisposição genética, ação de incretinas e microbiota intestinal podem ter papel fundamental no processo de perda ou reganho de peso ao longo dos anos.

O resultado do tratamento cirúrgico, com a variedade de opções técnicas existentes, talvez tenha chegado ao seu limite de eficácia. Nesse contexto, o tratamento do paciente obeso grave deve ser realizado, em conjunto, por cirurgiões e clínicos, com apoio de psicólogos, nutricionistas, psiquiatras e educadores físicos, a fim de que esses resultados sejam aprimorados e mantidos por tempo mais prolongado.

O segredo, talvez, esteja no uso racional desses métodos e na aplicação correta nas várias situações da prática clínica.

REFERÊNCIAS BIBLIOGRÁFICAS

1. Sjostrom L, Lindroos AK, Peltonen M, et al. Lifestyle, diabetes and cardiovascular riskfactors, 10 years after bariatric surgery. N Eng J Med 2004;351 (26):2683-93.

2. Buchwald H, Avidor Y, Braunwald E et al. Bariatric surgery: a systematic review and meta-analysis. JAMA 2004 13;292 (14):1724-1737.

3. Maggard MA, Shugarman LR, Suttorp M, et al. Meta-analysis: surgical treatment of obesity. Ann Intern Med 2005;142:547-559.

4. Costa RF. Conhecendo a composição corporal. In: CostaRF. Composição Corporal: Teoria e prática da Avaliação. 1[ed. Barueri/SP- Brasil: Manole, 2001. pp.15-49.

5. Das SK. Body composition measurement in severe obesity. Current opinion in Clinical Nutrition and Metabolic Care 2005; 8:602–606.

6. Jiménez A, Omaña W, Flores L, Coves MJ, Bellido D, Perea V, Vidal J. Prediction of whole-body and segmental body composition by bioelectrical impedance in morbidly obese subjects. Obes Surg 2012; 22:587–593.

7. Das SK, Roberts SB, Kehayias JJ, Wang J, Hsu LK, Shikora SA, Saltzman E, McCrory MA. Body composition assessment in extreme obesity and after massive weight loss induced by gastric bypass surgery. Am J Physiol Endocrinol Metab 2003; 6:1080-1088.

8. Horie LM, Barbosa-Silva MCG, Torrinhas RS, Mello MT, Cecconello I, Waitzberg DL. New body fat prediction equations for severely obese patients. Clin Nutr 2008; 27:350-6.

9. Ginde SR, Geliebter A, Rubiano F, Silva AM, Wang J, Heshka S, Heymsfield SB. Air displacement plethysmography: validation in overweight and obese subjects. Obes Res 2005; 7:13.

10. Laforgia J, Dollman J, Dale MJ, Withers ET, Hill AM. Validation of DXA body composition estimates. Obes 2009; 17.

11. Bergman RN, Stefanovski D, Buchanan TA, Sumner AE, Reynolds JC, Sebring NG, Xiang AH, Watanabe RM. A better index of body adiposity. Obes 2011; 19:1083-9.

12. Elisha B, Rabasa-Lhoret R, Messier V, Abdulnour J, Karelis AD. Relationship between the body adiposity index and cardiometabolic risk factors in obese postmenopausal women. Eur J Nutr 2013; 52:145-51.

13. Cummings DE, Overduin J, Foster-Schubert KE, et al. Role of the bypassed proximal intestine in the anti-diabetic effects of bariatric surgery. Surg Obes Relat Dis 2007 Mar-Apr;3(2):109-15.

14. Lam NT, Kieffer TJ. The multifaceted potential of glucagon-like peptide-1 as a therapeutic agent. Minerva Endocrinol 2002 Jun;27(2):79-93.

15. Meier JJ, Gallwitz B, Salmen S, et al. Normalization of glucose concentrations and deceleration of gastric emptying after solid meals during intravenous glucagon-like peptide 1 in patients with type 2 diabetes. J Clin Endocrinol Metab 2003 Jun;88 (6):2719-25.

16. Kreymann B, Williams G, Ghatei MA, et al. Glucagon-like peptide-1 7-36: a physiological incretin in man. Lancet 1987 Dec 5;2(8571):1300-4.

17. Farilla L, Bulotta A, Hirshberg B, et al. Glucagon-like peptide 1 inhibits cell apoptosis and improves glucose responsiveness of freshly isolated human islets. Endocrinology 2003 Dec; 144(12):5149-58. Epub 2003 Aug 28.

18. Nauck MA, Kleine N, Orskov C, et al. Normalization of fasting hyperglycaemia by exogenous glucagon-like peptide 1 (7-36 amide) in type 2 (non-insulin-dependent) diabetic patients. Diabetologia 1993 Aug;36(8):741-4.

19. Kreymann B, Williams G, Ghatei MA, et al. Glucagon-like peptide-1 7-36: a physiological incretin in man. Lancet 1987 Dec 5;2(8571):1300-4.

20. Ranganath LR, Beety JM, Morgan LM, et al. Attenuated GLP-1 secretion in obesity: cause or consequence? Gut 1996 Jun;38(6):916-9.

21. Pories WJ. Why does the gastric bypass control type 2 diabetes mellitus? Obes Surg 1992 Nov;2(4):303-313.

22. Santoro S, Malzoni CE, Velhote MC et al. Digestive adaptation with intestinal reserve: A neuroendocrine-based procedure for morbid obesity. Obes Surg 2006; 16(10):1371-79.

23. Cummings DE, Overduin J, Foster-Schubert KE, et al. Role of the bypassed proximal intestine in the anti-diabetic effects of bariatric surgery. Surg Obes Relat Dis 2007 Mar-Apr;3(2):109-15

24. Flum DR, Belle SH, King WC, et al. Perioperative safety in the longitudinal assessment of bariatric surgery by the Longitudinal Assessment of Bariatric Surgery (LABS) consortium. N Eng J Med 2009;361:445-54.

25. American Association of Clinical Endocrinologists, The Obesity Society and American Society for Metabolic and Bariatric Surgery medical guidelines for clinical practice for the perioperative nutritional, metabolic and nonsurgical support of the bariatric surgery patient. www.asbms.org

26. Clark JM, The epidemiology of nonalcoholic fatty liver disease in adults. J Clin Gastroenterol 2006;40:S5–S10.

27. Janus PO, Hazem E, et al. Predictors of nonalcoholic steatohepatitis and advanced fibrosis in morbidly obese patients. Obesity Surgery 2005;15:310-315.

28. Almir GV, Bitencourt y col. Doença hepática gordurosa não alcoólica e obesidade grave. ACTA Gastroenteol LatinoAm Diciembre 2007; 37(4): 224-230.

29. Palekar NA, Naus R, Larson SP, Harrison SA, et al. Clinical model for distinguishing nonalcoholic steatohepatitis from simple steatosis in patients with nonalcoholic fatty liver disease. Liver International 2006: 26: 151–156.

30. Kleiner DE, Brunt EM, Natta MV, Behling C, Contos MJ, Cummings OW, et al. Design and validation of a histological scoring system for nonalcoholic fatty liver disease. Hepatology 2005; 41:1313-1321.

31. Janes CH, Lindor KD. Outcome of patients hospitalized for complications after outpatient liver biopsy. Ann Intern Med 1993;118: 96–8.

32. Dolce CJ, Russo M, Keller JE, Kuwada TS, et al. Does liver appearance predict histopathologic findings: prospective analysis of routine liver biopsies during bariatric surgery. Surgery for Obesity and Related Diseases 2009;5: 323–328.

33. Schwartz ML, Drew RL, Chazin-Caldie M. Factors determining conversion from laparoscopic to open Roux-en-Y gastric bypass. Obes Surg 2004; 14:1193–7.

34. Alami RS, Morton JM, Schuster R et al. Is there a benefit to preoperative weight loss in gastric bypass? A prospective randomized trial. Surg of Obes Rel Dis 2007; 3:141-6.

35. Fris RJ. Preoperative low energy diet diminishes liver size. Obes Surg 2004; 14:1165-70.

36. Colles SL, Dixon JB, Marks P et al. Preoperative weight loss with a very-low-energy diet: quantitation of changes in liver and abdominal fat by serial imaging. Am J Clin Nutr 2006; 84:304-11.

37. Zilberstein B, Pajecki D, Jacob CE. Cirurgia da Obesidade em Clínica Cirúrgica (Medicina USP). Barueri: Manole, 2008. pp.700- 717.

38. Garrido Jr AB (Ed). Cirurgia da obesidade. São Paulo: Atheneu, 2002.

39. Lee WJ, Hur KY, Lakadawala M et al. Predicting success of metabolic surgery: age, body mass index, C-peptide and duration score. Surg Obes Relat Dis 2013;9(3):379-84.

40. Courcoulas AP, Christian NJ, Belle SH et al. Weight change and health outcomes at 3 years after bariatric surgery among individuals with severe obesity. JAMA doi:10.1001/jama.2013.280928 (Published online November 4, 2013)

41. Christou, NV MD, Look D, and. MacLean LD. Weight gain after short- and long-limb gastric bypass in patients followed for longer than 10 years. Annals of Surgery Nov 2006; (244): 5.

42. Rubino F, Kaplan LM, Schauer PR, et al. The Diabetes Surgery Summit Consensus Conference: recommendations for the evaluation and use of gastrointestinal surgery to treat type 2 diabetes mellitus. Ann Surg 2010 Mar;251(3):399-405.

43. Santoro S, Castro LC, Velhote MC et al. Sleeve gastrectomy with transit bipartition: a potent intervention for metabolic syndrome and obesity. Ann Surg 2012 Jul;256(1):104-10

44. De Paula AL, Stival AR, Macedo A et al. Prospective randomized controlled trial comparing 2 versions of laparoscopic ileal interposition associated with sleeve gastrectomy for patients with type 2 diabetes with BMI 21-34 kg/m². Surg Obes Relat Dis 2010;6(3):296-304.

45. Goyal V, Holover S, Garber S. Gastric pouch reduction using StomaphyX in post Roux-en-Y gastric bypass patients does not result in sustained weight loss: a retrospective analysis. Surg Endosc 2013;27(9):3417-20.

46. De Moura EG, Martins BC, Lopes GS et al. Metabolic improvements in obese type 2 diabetes subjects implanted for 1 year with an endoscopically deployed duodenal-jejunal bypass liner. Diabetes Technol Ther 2012;14(2):183-9.

47. Martins Filho ED, Câmara-Neto JB, Ferraz AA, Amorim M, Ferraz EM. Evaluation of risk factors of superobese patients submitted to conventional Fobi-Capella surgery. Arq Gastroenterol2008;45(1):3-10.

48. Santo MA, Pajecki D, Riccioppo D, Cleva R, Kawamoto F, Cecconello I. Early complications in bariatric surgery: incidence, diagnosis and treatment Arq Gastroenterol 2013 Jan-Mar; 50: 1.

49. Shikora SA, Bergenstal R, Bessler M et al. Implantable gastric stimulation for the treatment of clinically severe obesity: results of the SHAPE Trial. Surg Obes Relat Dis 2009;5(1): 31-7.

50. Cirocchi R, Boselli C, Santoro A et al. Current status of robotic bariatric surgery: a systematic review. BMC Surg 2013 Nov;13(1):53.

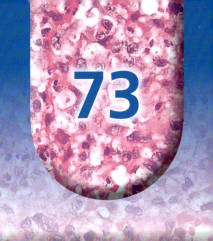

Tratamento Cirúrgico do Diabete Melito Tipo 2

73

Bruno Geloneze Neto
José Carlos de Lima-Júnior
José Carlos Pareja

INTRODUÇÃO

EPIDEMIOLOGIA DA OBESIDADE E DO DIABETE TIPO 2

Obesidade e diabete melito tipo 2 (DM2) são duas pandemias mundiais que vêm aumentando progressivamente em todo o mundo, estando intimamente correlacionadas com o aumento do risco para doenças cardiovasculares.[1] DM2 é determinada por uma associação entre fatores genéticos e metabólicos. Etnia, excesso de peso e obesidade, sedentarismo e tabagismo podem aumentar o risco. Segundo dados da Organização Mundial de Saúde (OMS), mais de 80% dos casos de DM2 são atribuídos à obesidade. No Brasil, dados do estudo Vigitel 2015 informar que cerca 75% dos diabéticos são classificados, conforme o índice de massa corporal (IMC), com sobrepeso (IMC > 25 kg/m2) ou obesidade (IMC > 30 kg/m2).[2]

Em 2014, a prevalência de diabete foi estimada em 422 milhões de pessoas na população adulta no mundo (8,5%), sendo que as perspectivas para 2030 apontam para 522 milhões.[3] A epidemia do diabete vem aumentando também em países asiáticos e do Oriente Médio, onde sua incidência tende a ocorrer mais precocemente e em graus mais baixos de índice de massa corporal.[4] Também dados do inquérito Vigitel 2015 apontam uma prevalência de 7,4% da população brasileira portadora de DM2, ocupando o quarto lugar entre os países com maior prevalência da doença. Por sua vez, a prevalência de excesso de peso e obesidade, respectivamente, no mesmo período, é de 53,9% e 18,9%.[2]

BENEFÍCIOS E LIMITAÇÕES DO TRATAMENTO CLÍNICO E DADOS GERAIS SOBRE O TRATAMENTO CIRÚRGICO DA OBESIDADE E DO DMT2

O controle glicêmico e a diminuição dos fatores de risco cardiovasculares em indivíduos diabéticos têm papel central na prevenção de complicações micro e macrovasculares.[5] Entretanto, embora modificações no estilo de vida possam levar à perda de peso e melhor controle glicêmico,[6] a magnitude dessas intervenções é relativamente pequena, principalmente no que se refere a desfechos cardiovasculares,[7] tendo um impacto dependente de maiores perdas de peso.[8]

O tratamento farmacológico do DMT2 teve uma importante mudança nas últimas décadas com o aumento na disponibilidade de classes de fármacos, contribuindo para oferecer diversas maneiras de individualizar a terapêutica no manejo complexo dos indivíduos. A individualização do tratamento depende do perfil de efeitos adversos e de custos dos medicamentos. Entre as opções, a insulina, as sulfonilureias, as meglitinidas e as tiazolidinedionas podem levar a discreto ganho de peso. Entre as últimas classes de fármacos que surgiram, estão os inibidores da enzima dipeptidilpeptidase 4 (gliptinas ou inibidores de DPP4), os agonistas dos receptores GLP1 (*glucagon-like peptide*) e os inibidores do cotransportador sodioglicose 2 (SGLT2).[9]

Os agonistas dos receptores GLP1 promovem significativa perda de peso, tendo inclusive aprovação para uso em obesidade, além de levar à redução nos desfechos cardiovasculares em pacientes diabéticos, como demonstrado no estudo LEADER.[10] Na evolução farmacocinética dos agonistas dos receptores GLP-1, uma apresentação com formulação estendida, com meia-vida de aproximadamente 1 semana, a semaglutida, demonstrou não inferioridade no estudo SUSTAIN-6 para pacientes com DMT2 em relação a placebo na incidência de morte cardiovascular, infarto do miocárdio não fatal, ou acidente vascular encefálico (AVE) não fatal.[11] Outro agonista do receptor GLP-1, a lixisenatida, não alterou a taxa de eventos cardiovasculares maiores no estudo ELIXA, quando adicionada a indivíduos diabéticos após síndrome coronariana aguda. Por mais que não tenha tido um efeito cardioprotetor, demonstrou-se seu bom perfil de segurança cardiovascular como terapêutica adjuvante em pacientes diabéticos.[12]

Os inibidores de DPP-4 também tiveram um efeito cardioprotetor em pacientes diabéticos nos estudos SPIKE e SPEAD-A.[13,14] Tal fato também ocorreu no estudo EMPA-REG, no qual a empagliflozina, um inibidor SGLT2, demonstrou impressionante benefício na mortalidade cardiovascular e pode modificar o manejo do DMT2 nos próximos anos,[15] considerando que até então nenhum outro antidiabético oral tinha tido tal sucesso.

Em termos de eficácia clínica para perda de peso sustentada, o tratamento da obesidade tem sido mais modesto do que os antidiabéticos no controle glicêmico. Embora o tratamento clínico da obesidade não seja alvo central deste capítulo, em suma, pequenas perdas de peso, tão pequenas quanto 3 a 5%, provocadas por mudanças no estilo de vida, aconselhamento e/ou dieta, resultam em benefícios no controle glicêmico, no risco de evoluir para DM2, e na redução de triglicerídeos.[16] Tal relação dose-efeito foi bem demonstrada pelo Look AHEAD, já comentado. Embora não seja o escopo deste capítulo, as opções medicamentosas para obesidade acrescentam pouco em relação à perda de peso, mas de fato modificam desfechos e são ferramentas úteis.[17]

De todo modo, muito embora a terapêutica para DM2 e obesidade tenha evoluído de modo marcante, principalmente no que diz respeito a desfechos cardiovasculares, a cirurgia bariátrica é o tratamento mais efetivo e seguro para perda e manutenção de peso em longo prazo, apresentando também excelentes resultados no controle glicêmico nessa classe de pacientes. Pode-se afirmar que desde a descoberta da insulina, a cirurgia bariátrica está entre um dos mais contundentes avanços no tratamento do DMT2.[18]

A cirurgia bariátrica é o único tratamento de intervenção que promove efetiva redução dos principais fatores de risco para doenças cardiovasculares (DCV) em longo prazo. A cirurgia provou reduzir eventos cardiovasculares como infarto fatal e não fatal e AVE, em um período de seguimento maior que 20 anos, assim como reduzir a taxa de mortalidade por todas as causas. Tais benefícios cardiovasculares parecem ser independentes da perda de peso, mas estar correlacionados com a melhora da homeostase glicêmica.[19]

Melhora ou remissão do DM2 têm sido observadas há anos nas diversas modalidades cirúrgicas realizadas em indivíduos com IMC igual ou maior que 35 kg/m². Na década de 1980, Pories e cols. publicaram um artigo na qual observaram que 99% dos pacientes com DM2 ou intolerância à glicose, obtinham melhora precoce do controle glicêmico dias após cirurgia da derivação gástrica em Y de Roux (RYGB), antes mesmo da perda de peso ser significante.[20] O estudo, mesmo utilizando critérios da época que levaram à superestimação do número de pacientes diabéticos no pré-operatório e dos que remitiram da doença no pós-operatório, tem valor histórico significativo, sendo uma referência no tratamento cirúrgico do diabete.

Buchwald, em uma metanálise realizada em 2004, demostrou uma perda média do excesso de peso de 46,2%, 59,5% e 63,3% para banda gástrica ajustável (BGA), RYGB e derivação biliopancreática (DBP) e uma remissão do diabete de 56,7%, 80,3% e 95,1% para as mesmas técnicas respectivamente (Tabela 73.1), portanto a média de resolução de 76,8% para todas técnicas avaliadas. O estudo reforça a superioridade das cirurgias que envolvem o desvio do trato gastrintestinal no controle da glicemia em obesos com DM2.[21] Essa metanálise foi um marco no estudo da obesidade e cirurgia bariátrica, porém, quando realizada, não levava em conta valores de remissão do DM2 tão rígidas quanto as atuais. Se fixarmos o valor de 6% de hemoglobina glicosilada (HbA1c) e glicemia de jejum menor que 100 mg/dL como valores de remissão da doença, as taxas de

Tabela 73.1 Eficácia das técnicas cirúrgicas na resolução do DM2

Técnica cirúrgica	Perda de peso	Resolução do DM2
Banda gástrica	47,5%	47,9%
Gastroplastia vertical	61,6%	71,6%
DGYR	68,2%	83,7%
DBP	70,1%	98,9%

Fonte: adaptado da metanálise de Buchwald et al.

resolução do diabete por todas técnicas estudadas seriam menores.

O estudo Swedish Obesity Subjects (SOS) foi prospectivo, de longo prazo (10 a 20 anos), não randomizado, que recrutou mais de 4.047 pacientes. Foram avaliados pacientes submetidos a várias modalidades cirúrgicas (restritivas, mistas e disabsortivas) e os comparou com o grupo de pacientes que permaneceram no tratamento clínico (controles).[22] A perda de peso após 2,10,15 e 20 anos após a cirurgia foi de -23%, -17%, -16% e -18% no grupo cirúrgico e 0%, 1%, -1% e -1% no grupo do tratamento clínico, respectivamente. Em comparação ao tratamento clínico, a cirurgia promoveu redução significante na incidência do aparecimento de diabete e maior remissão da doença ao longo do tempo.[23]

A cirurgia também provou ser eficiente na redução das comorbidades relacionadas com o diabete. Abordagens cirúrgicas no SOS levaram à taxa de remissão de 30% após 15 anos de seguimento, *versus* 6,5% para o grupo controle. A incidência de complicações microvasculares foi 41,8 por 1.000 pessoas/ano para pacientes controle e 20,6 por 1.000 pessoas/ano no grupo cirúrgico (*Hazard ratio*: 0,44; 0.95 IC 0,34 – 0,56, p < 0,001).[24]

Em 2007, uma conferência internacional – Diabete Surgery Summit (DSS I) – revisou evidência clínicas e mecanísticas disponíveis envolvendo tratamento cirúrgico de diabete e popularizou o termo "cirurgia metabólica". Desde o DSS I, tem-se acumulado um volumoso corpo de conhecimento científico reforçando a superioridade da cirurgia em relação a tratamentos clínicos no que se refere a controle glicêmico e risco cardiovascular.[25]

INDICAÇÕES PARA CIRURGIA METABÓLICA

Após o DSS I, em 2009, a Associação Americana de Diabetes incluiu a cirurgia bariátrica como opção de tratamento para o diabete e, mais recentemente em 2011, a Federação Internacional de diabete (IDF).[26]

Segundo a IDF, a cirurgia pode ser indicada para pessoas com IMC entre 30 e 35 kg/m², em casos que haja descontrole do diabete, com insucesso do tratamento clínico e fatores de risco cardiovasculares, em asiáticos o ponto de corte poderia ser diminuído para 27,5 kg/m².

Embora recomendações de sociedades internacionais recomendem cirurgia metabólica, ainda há uma centralização das indicações utilizando o IMC como critério. Assim, os critérios de indicação ainda

são pobres, sem englobar gravidade da doença metabólica. Por fim, em 2016, houve uma nova reunião do DSS-II em colaboração com várias organizações internacionais de diabete reunindo volumosa evidência proveniente de *trials* clínicos sobre as indicações do procedimento (Quadro 73.1).[27]

INDICAÇÕES E CONTRAINDICAÇÕES CLÁSSICAS PARA CIRURGIA

As indicações clássicas para cirurgia bariátrica foram estabelecidas em 1991 em uma reunião realizada pelo National Institutes of Health (NIH) nos Estados Unidos. Nessa reunião se firmou a realização da cirurgia em pacientes com IMC maior ou igual a 40 kg/m² ou com IMC maior ou igual 35 kg/m² quando portadores de comorbidades graves, como o diabete (Quadro 73.2).[28] São consideradas comorbidades, segundo o Conselho Federal de Medicina: diabete; apneia do sono; hipertensão arterial; dislipidemia; doenças cardiovasculares incluindo

---

Quadro 73.1 Recomendações e contraindicações para cirurgia bariátrica em obesos com diabete

1 Recomendações

- Deve ser recomendada para pacientes com IMC > 40 kg/m² independentemente do nível glicêmico.
- Deve ser recomendada para pacientes com IMC > 35 kg/m² com controle glicêmico inadequado a despeito de modificações de estilo de vida e uso de antidiabéticos orais.
- Deve ser considerada como uma opção de tratamento para pacientes com IMC > 30 kg/m² e controle glicêmico inadequado.
- Os limites de IMC devem ser reconsiderados a depender da ancestralidade do paciente. Por exemplo, 27,5 kg/m² para asiáticos.

2. Contraindicações

- Doença coronariana aguda;
- Nefropatia, pneumopatia, cardiopatia e hepatopatia avançada;
- Alcoolismo e uso de drogas ilícitas;
- Distúrbios psiquiátricos graves;
- Neoplasias;
- Gestação;
- Baixa motivação e suporte social inadequado.

Quadro 73.2 Indicações para o tratamento cirúrgico da obesidade

- Índice da massa corporal (IMC) > 40 kg/m²;
- IMC > 35 kg/m² com comorbidades;
- Falência do tratamento clínico para perda de peso.

doença arterial coronariana (DAC); infarto do miocárdio (IM); angina; insuficiência cardíaca congestiva (ICC); AVE; hipertensão e fibrilação atrial; cardiomiopatia dilatada; *cor pulmonale* e síndrome de hipoventilação; asma grave não controlada; osteoartroses; hérnias discais; refluxo gastresofagiano com indicação cirúrgica; colecistopatia calculosa; pancreatites agudas de repetição; esteatose hepática; incontinência urinária de esforço na mulher; infertilidade; disfunção erétil; síndrome dos ovários policísticos; veias varicosas e doença hemorroidária; hipertensão intracraniana idiopática; estigmatização social; e depressão.[29]

TÉCNICAS CIRÚRGICAS

CIRURGIAS RESTRITIVAS

Gastroplastia vertical com bandagem (GVB) (Figura 73.1)

Técnica desenvolvida por Edward Mason, sendo muito popular na década de 1980. A técnica realizava uma septação vertical da câmara gástrica proximal por meio de grampos cirúrgicos, delimitando uma pequena bolsa na região da cárdia com cerca de 20 mL. A saída era restringida por um anel que determinava um diâmetro de passagem de 1,2 cm do alimento por meio do estômago. Cirurgia praticamente abandonada nos dias de hoje devido ao retorno do ganho de peso e sua inferioridade em relação às cirurgias mistas e disabsortivas, sendo substituída pela banda gástrica por videolaparoscopia.[30]

Banda gástrica ajustável (BGA) (Figura 73.2)

Em 1982, Kole, Molina e Oria desenvolveram a banda gástrica não ajustável, que era menos invasivo que a gastroplastia vertical com bandagem (Mason), não sendo necessário realizar anastomose e nem seccionar o estômago. Essa técnica apresentava como maiores complicações perfuração gástrica e esofágica, deslocamento da banda, fístulas, estenoses e hemorragia digestiva alta. Em 1986, Kuzmak introduziu a banda gástrica ajustável, uma banda gástrica inflável de silicone é inserida via laparoscópica, envolvendo o corpo gástrico proximal, estreitando a passagem e criando uma pequena câmara com esvaziamento lento. A técnica tem a vantagem de controlar o calibre do orifício de saída por punção percutânea que, ao contrário do modelo de banda gástrica fixa, permite o controle do fluxo alimentar conforme as necessidades do paciente. Essa técnica apresenta as mesmas complicações do método da banda gástrica fixa e em relações às outras modalidades de cirurgias, mistas e disabsortivas, promove modesta perda de peso e controle inferior das comorbidades, em relação ás demais técnicas.

Em relação à remissão do diabete, essa modalidade cirúrgica é a que tem os piores resultados no controle glicêmico. As técnicas puramente restritivas promovem melhora do controle do diabete por meio da melhora da resistência à insulina, que é dependente da perda de peso, não parecendo haver um mecanismo independente da perda de peso no controle metabólico. A melhora do controle glicêmico ocorre de forma gradual, em paralelo com a diminuição do excesso de peso.[31,32]

Na metanálise de Buchwald, que não utilizou critérios rígidos de remissão do DM2, encontrou-se remissão de 56,7%, muito inferior se comparada às

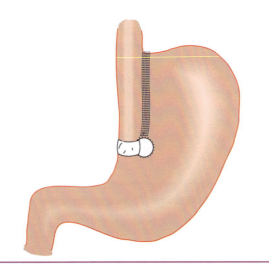

Figura 73.1 Cirurgia de Mason.

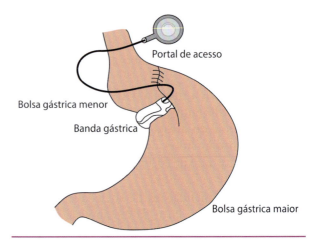

Portal de acesso

Bolsa gástrica menor

Banda gástrica

Bolsa gástrica maior

Figura 73.2 Cirurgia da banda gástrica ajustável.

técnicas mistas e disabsortivas. Utilizando o critério mais rígido de remissão do diabete (HbA1c < 6%), Pournaras e cols.[33] verificaram remissão de apenas 17% em 36 meses de seguimento pós-operatório com essa modalidade cirúrgica.

CIRURGIAS MISTAS

Cirurgias que alinham certo grau de restrição mecânica pela diminuição do reservatório gástrico e aumento da saciedade. É capaz de promover certo grau de disabsorção, de menor monta que as DBP, pelo desvio do trânsito gastrintestinal.

DERIVAÇÃO GÁSTRICA EM Y DE ROUX (RYGB) (Figura 73.3)

Técnica primeiramente descrita por Mason e Ito em 1967, sendo considerada a cirurgia mais popular (Gold Standard) entre as várias modalidades cirúrgicas. Uma câmara gástrica vertical com cerca de 30 mL é confeccionada com grampos lineares, diminuindo a capacidade do reservatório gástrico, excluindo o trânsito alimentar do restante do estômago, duodeno e parte do jejuno. Uma anastomose gastrojejunal em Y de Roux é realizada para reconstrução do trânsito alimentar. Fobi e Capella, na década de 1990, acrescentaram um anel de silicone na saída da bolsa gástrica, aumentando o grau de restrição. Tal técnica restritiva, com a colocação de anel, praticamente não tem sido utilizada nos dias de hoje pelo grau de complicações apresentadas.[34,35]

A melhora do controle glicêmico nos pacientes diabéticos submetidos a essa técnica cirúrgica é observada pela melhora precoce da resistência e secreção de insulina, sendo independentes da perda de peso, estando correlacionadas com o aumento do peptídeo semelhante ao glucagon (GLP-1) e que se eleva após a cirurgia.[36]

CIRURGIAS DISABSORTIVAS

São cirurgias que reduzem de forma parcial o volume do reservatório gástrico, em associação com "desvios" intestinais que promovem a menor absorção alimentar. Como exemplos dessa modalidade cirúrgica, temos a derivação biliopancreática (DBP) conhecida como técnica de Scopinaro e a sua variante *duodenal switch* (DS).

A técnica permite que o indivíduo consiga realizar refeições mais generosas, porém há necessidade de haver maior rigor nas suplementações vitamínicas, principalmente as lipossolúveis, suplementação de cálcio e ferro, pois são os efeitos decorrente da disabsorção. Outro efeito colateral dessa modalidade de cirurgia são os distúrbios gastrintestinais, aumento do número de evacuações, odor fétido das fezes e o maior risco de desnutrição proteicocalórica.

DERIVAÇÃO BILIOPANCREÁTICA (DBP) (Figura 73.4)

Nicola Scopinaro, em 1979, foi o primeiro a descrever a técnica, que consiste em uma gastrecto-

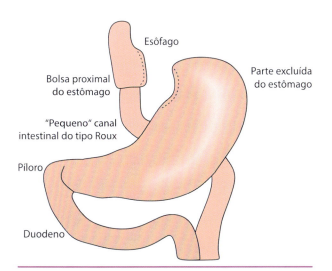

Figura 73.3 Cirurgia do RYGB com anel de Silicone - Fobi/Capella.

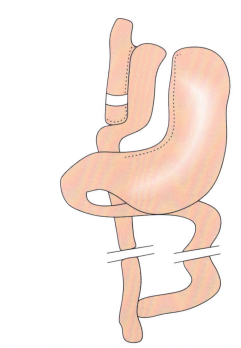

Figura 73.4 Cirurgia da DBP - Scopinaro.

mia distal horizontal, deixando uma bolsa gástrica remanescente de 200 a 500 mL, com reconstrução do trânsito intestinal em Y de Roux. A anastomose gastrojejunal é realizada a cerca de 250 mL da válvula ileocecal e a anastomose da alça bileopancreática com a alimentar a 50 a 70 cm do ceco.[37]

DERIVAÇÃO BILIPANCREÁTICA COM *DUODENAL SWITCH* (DBP/DS) (Figura 73.5)

Técnica desenvolvida por Marceau e Hess em 1998.[38] É uma variação da técnica de Scopinaro em que a gastrectomia realizada é vertical "em manga", deixando um reservatório gástrico de 150 a 200 mL, com reconstrução em Y de Roux. A alça alimentar longa de 2,5 metros é anatomosada ao duodeno logo abaixo do piloro. A alça biliopancreática é anastomosada à alça alimentar a 100 cm da válvula ileocecal.

Essa técnica tem a vantagem de causar menor grau de disabsorção e diarreia, se comparada à técnica de Scopinaro. As derivações biliopancreáticas são as cirurgias mais efetivas na redução da glicemia em pacientes com DM2. Segundo Buchwald, há reversão do diabete em mais de 98,9% dos casos, com recorrência de 1,3% em 10 anos. Essa melhora precoce do controle glicêmico em pacientes diabéticos se correlaciona com a melhora precoce da sensibilidade à insulina, disabsorção de lipídeos, diminuição da gordura intramiocelular e melhora da lipotoxicidade, sendo tal mecanismo independente da perda de peso.[36]

CIRURGIA DA GASTRECTOMIA VERTICAL EM MANGA (*SLEEVE*) (Figura 73.6)

A gastroplastia vertical em manga (*sleeve*) é uma técnica cirúrgica recente que se iniciou em 1988

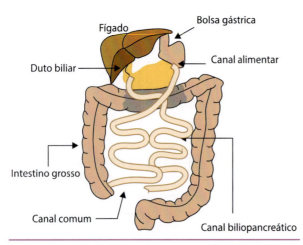

Figura 73.5 Cirurgia do duodenal Switch.

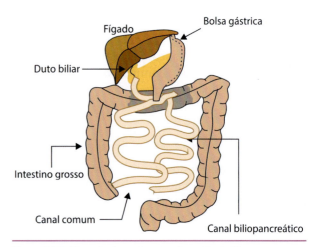

Figura 73.6 Cirurgia da gastrectomia vertical - Sleeve.

como primeiro passo para realização da técnica do *duodenal switch*, sendo uma extensão da cirurgia antirrefluxo. Inicialmente empregada em pacientes de alto risco (IMC > 60 kg/m²), seus bons resultados na perda de peso vêm propagando sua utilização como técnica isolada, porém seus resultados em longo prazo (8 a 10 anos) ainda não são conhecidos.

A técnica restringe o volume da bolsa gástrica pela remoção do fundo, limitando sua capacidade para 60 a 100 mL.[39]

Em um estudo de médio prazo (2 anos) realizados por Lee e cols, pacientes com diabete foram randomizados para RYGB ou Sleeve. A remissão do diabete foi superior no grupo submetido ao RYGB se comparado ao Sleeve (81% *versus* 19%, respectivamente).[40] Porém, outros estudos apontam semelhante eficácia de ambas técnicas no controle do diabete.

Apesar de ser considerada uma técnica puramente restritiva, alguns estudos já demonstraram aumento de hormônios incretínicos como o GLP-1 e o peptídeo YY (PYY) após realização dessa técnica cirúrgica, possivelmente por aumento da velocidade do trânsito gastrintestinal, desse modo justificando a melhora da homeostase glicêmica.[41]

Ao contrário das outras técnicas descritas, a sua eficácia na melhora do diabete ainda não está bem estabelecida, sendo necessários mais estudos comparativos com seguimento em longo prazo com outras técnicas cirúrgicas.

REMISSÃO E RECORRÊNCIA DO DM2

A maioria dos estudos na literatura que avaliam a remissão do DM2 após a cirurgia bariátrica são de curto e médio prazo, havendo poucos trabalhos que acompanham a evolução da doença em longo prazo, observando por tempo mais prolongado as várias modalidades de cirurgia na homeostase glicêmica. Na literatura, a reversão do diabete após a cirurgia oscila entre 37 e 95% dependendo dos critérios utilizados para sua definição e o tipo de cirurgia realizada.

Pela falta de dados de longo prazo, embora seja um procedimento suportado por várias entidades científicas como a American Diabetes Association e a International Diabetes Federation, muitos ainda o consideram um passo radical para o tratamento do diabete.[42] Brethauer e cols. avaliaram 217 pacientes diabéticos submetidos a várias modalidades de cirurgia bariátrica (RYGB, Sleeve e BGA) por um período médio de 6 anos. Os autores definiram como remissão do DM2, HbA1c < 6% e glicemia de jejum < 100 mg/dL, sem medicações hipoglicemiantes. Verificaram uma remissão total de 24% e parcial de 26% respectivamente, havendo uma melhora da doença em 34%, no período estudado. A recorrência do diabete após remissão inicial ocorreu em 19% dos casos (após 6 anos).[43] Entre os fatores preditores de remissão em longo prazo, os autores encontraram a duração mais precoce do diabete e a elevada perda do excesso de peso. Em relação aos fatores preditores da recorrência, eles identificaram a longa duração do DM2, menor perda do excesso de peso e retorno do ganho de peso ao longo do acompanhamento. O estudo provou a superioridade da cirurgia da RYGB em relação às técnicas restritivas na remissão em longo prazo do DM2 (Figura 73.7).

Em outro estudo realizado por Adams e cols., 418 pacientes submetidos à cirurgia da RYGB foram seguidos por 6 anos, sendo comparados com dois grupos não cirúrgicos. Foi adotado o critério

de remissão do diabete como HbA1c < 6,5% e glicemia de jejum < 126 mg/dL. Os autores encontraram, em 2 anos, remissão de 75% e, em 6 anos, de 62%, respectivamente, sendo tais resultados superiores ao grupo-controle. Nesse último estudo, a taxa de remissão do diabete foi muito parecida com o primeiro se levarmos em conta os critérios de remissão parcial (44).[44] Mingrone e cols., em 2015, também demonstraram taxa de remissão em 5 anos de 50% ao comparar RYGB ou DBP *versus* tratamento clínico.[45]

MECANISMO DE REMISSÃO DO DM2 APÓS CIRURGIA BARIÁTRICA

Várias teorias tentam explicar a melhora e/ou remissão do DMT2 a curto e longo prazo após a cirurgia bariátrica, porém até o momento tais mecanismos são parcialmente conhecidos.

REDUÇÃO DA GORDURA ECTÓPICA E MODULAÇÃO DA ADIPOSOPATIA

A adiposopatia é denominada uma "doença da célula gordurosa", ou seja, um distúrbio anatomofuncional do tecido adiposo causando um balanço energético positivo associado a uma capacidade diminuída de expansão do tecido adiposo subcutâneo. A oferta crônica de macronutrientes aliada ao sedentarismo são seus principais desencadeantes.

Anatomicamente, a adiposopatia se caracteriza por acúmulo de gordura ectópica, hipertrofia dos adipócitos, hipóxia intracelular, diminuição da sensibilidade à insulina e aumento da resposta inflamatória, que favorece o desenvolvimento de doenças cardiovasculares e metabólicas como o DM2.

O acúmulo de gordura visceral resulta na deterioração da sensibilidade à insulina, no desenvolvimento de dislipidemia e na piora do nível de tolerância à glicose em indivíduos com DMT2.

A leptina é um hormônio intimamente correlacionado com a homeostase energética, sendo produzida sobretudo pelos adipócitos, estando elevada na obesidade e em estados de aumento da massa adiposa. Ela age no hipotálamo reduzindo o apetite e aumentando o consumo energético. Na obesidade, temos uma resistência à ação da leptina, levando a um estado de fome constante. Esse hormônio se correlaciona com estados de inflamação e resistência à insulina, estando também associado com maior risco de doenças cardiovasculares. A cirurgia bariátrica causa diminuição precoce dos níveis de

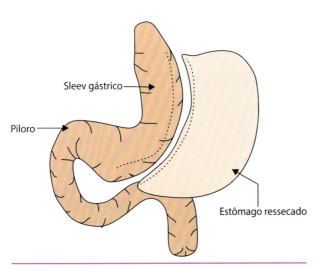

Sleev gástrico

Piloro

Estômago ressecado

Figura 73.7 Cirurgia do RYGB.

leptina, levando à melhora da inflamação, aumentando a sensibilidade à insulina, aumentando a expressão da adiponectina e diminuindo a mortalidade cardiovascular.

Sabe-se que o tecido adiposo secreta uma diversidade de hormônios e substâncias. A interleucina 6 (IL6), Interleucina 2 (IL2), interleucina 1-β (IL1-β) e o fator de necrose tumoral alfa (TNF-α) são fatores pró-inflamatórios que estão elevados na obesidade, diminuem a atividade da lipase lipoproteica (LPL) e estimulam a lipólise, contribuindo para a resistência à insulina. De forma antagônica, a adiponectina é uma adipocitocina produzida exclusivamente pelo tecido adiposo, com propriedades sensibilizadoras à ação da insulina no fígado e no músculo, inibindo o processo inflamatório e aterosclerótico, estando inversamente correlacionada com a obesidade visceral.[46]

A adiponectina sérica está diminuída em pacientes com obesidade e síndrome metabólica.[47] Vários estudos demonstraram um aumento dos seus níveis após cirurgia bariátrica, fato também confirmado por um trabalho do nosso grupo no qual os pacientes foram reavaliados 90 dias após a cirurgia de derivação gástrica em Y-de-Roux.[48] A cirurgia bariátrica promove perda de peso, redução da resistência à insulina, do risco cardiovascular e da mortalidade. Tais alterações se relacionam com a diminuição da inflamação e mudanças nas adipocitocinas mencionadas, o que reflete uma melhora do controle metabólico no diabete.

MELHORA DA SENSIBILIDADE À INSULINA

A sensibilidade à insulina (SI) é o grau de resposta do organismo ao estímulo da insulina, sendo desse modo a capacidade de redução da glicemia. A resistência á insulina é uma anormalidade metabólica na qual há uma resposta diminuída à ação da insulina.

A SI tem como método de avaliação padrão-ouro o *clamp* euglicêmico hiperinsulinêmico. Devido ao fato de o *clamp* ser um método sofisticado e não estar disponível para a maioria dos investigadores, Turner desenvolveu um modelo matemático que prediz a SI pela simples medida da glicemia e insulina de jejum, sendo denominado HOMA (Homeostase Model Assessment).[49]

A cirurgia bariátrica parece ter efeito na melhora da SI. Em um trabalho realizado por Guidone e cols., foram avaliados pacientes obesos diabéticos submetidos à cirurgia da DBP, sendo observada a SI pelo *clamp* logo 7 a 10 dias pós-operatório, quando a perda de peso não era significativa.[50]

Em um estudo conduzido por nosso grupo, dez pacientes com DMT2 foram submetidos à cirurgia da RYGB, sendo observado, logo aos 7 dias, um pico exacerbado e precoce de insulina após teste de refeição padrão (via oral), correlacionado com o pico de GLP-1. Observamos melhora importante do HOMA-IR nesse período, demostrando uma melhora precoce da sensibilidade à insulina em níveis hepáticos. A elevação do índice insulinogênico ocorreu após 30 e 90 dias, após perda significativa de peso, demonstrando uma melhora precoce na secreção da insulina.[36]

Um estudo realizado na Universidade de Roma em parceria com a UNICAMP, comparando a técnica disabsortiva (DBP) e mista (RYGB) em pacientes com obesidade grau III, demonstrou que a DBP determinava melhora mais rápida e pronunciada da SI em relação à cirurgia da RYGB.[51]

Lima e cols., do nosso grupo, observou em um estudo com mulheres na menacme que a cirurgia da RYGB não promovia melhora da SI determinada pelo clamp, mas promovia somente melhora do HOMA-IR no 1º mês de pós-operatório, demonstrando melhora da sensibilidade hepática à insulina.[52]

Esses estudos sugerem que mecanismos independentes da perda de peso possam estar relacionados com a melhora da resistência à insulina nas diferentes modalidades cirúrgicas.

MELHORA DA FUNÇÃO DAS CÉLULAS BETA

A célula beta do pâncreas é uma das mais complexas células endócrinas e pequenas alterações no seu funcionamento podem causar impactos significantes na homeostase glicêmica.

Há vários mecanismos envolvidos na disfunção das células beta. A aminotoxicidade, a lipotoxicidade e a glicotoxicidade resultam na aceleração dessa disfunção.[53]

A primeira manifestação de disfunção das células beta no DM2 se caracteriza pelo decréscimo e perda da primeira fase de secreção de insulina, evoluindo paulatinamente para diminuição da segunda fase de secreção na evolução da doença.[54]

Existem testes funcionais que avaliam a capacidade funcional das células beta, sendo realizados em jejum ou seguindo protocolo de testes dinâmicos. Nos testes realizados em jejum, a dosagem das concentrações basais de glicose e de insulina é realizada com o intuito de estimar a função das células beta com base na homeostase glicêmica, porém depende da precisão dos ensaios clínicos e só reflete um único aspecto da curva dose-resposta da relação glicose-insulina. Os testes dinâmicos são considerados mais complexos e fidedignos para essa avaliação, sendo divididos em testes de estímulo oral e de estímulo intravenoso. Nos testes de estímulo oral, a ingestão alimentar estimula o eixo enteroinsular, estimulando a liberação de hormônios incretínicos que aumentam a secreção de insulina.[55] O teste de estímulo oral proporciona uma avaliação mais fisiológica da função das células beta se comparada ao teste intravenoso. Porém, no teste intravenoso do *clamp* hiperglicêmico, podem-se avaliar a primeira e segunda fases de secreção de insulina por meio da infusão intravenosa de glicose.[56]

Um estudo realizado por Salinari pacientes obesos com diabéticos foram submetidos à cirurgia do DBP e comparados com indivíduos-controles magros, 1 mês após o procedimento cirúrgico. Verificou-se nos diabéticos o reestabelecimento total da primeira fase de secreção de insulina no teste de tolerância à glicose intravenosa e normalização da sensibilidade à insulina por meio do teste oral e intravenoso, semelhante aos indivíduos controles.[57] Briatore e cols. avaliaram o efeito da cirurgia do DBP na secreção de insulina em pacientes com obesidade e diabete, demonstrando uma restauração da resposta aguda de secreção de insulina, após o estímulo de glicose intravenoso 1 mês após o procedimento, evidenciando que essa modalidade cirúrgica melhora de forma pronunciada o estímulo de secreção de insulina, levando à normalização das concentrações de glicose.[57]

Junqueira e cols. do nosso grupo investigaram o efeito da cirurgia da DBP na função das células beta em pacientes diabéticos com obesidade graus I e II, usando sobrecarga oral e intravenosa de glicose. O trabalho demonstrou melhora da função das células beta, da SI e da extração hepática de insulina 1 mês pós-operatório.[58]

Em geral, esses estudos demonstram melhora parcial ou completa na primeira fase de secreção de insulina, redução na secreção absoluta basal e total de insulina e melhora da sensibilidade das células beta à glicose.

HORMÔNIOS PRODUZIDOS PELO TUBO GASTRINTESTINAL, INCRETINAS E EFEITO INCRETÍNICO

A grelina é um polipeptídio produzido 90% pelas células do fundo gástrico e duodeno. Ela apresenta propriedades orexígenas e pró-diabéticas, causando aumento do apetite, elevação de hormônios contrar-

regulatórios, supressão da adiponectina, inibição da secreção de insulina e aumentando a resistência hepática à insulina.[59] Dietas para perda de peso causam aumento compensatório da grelina, causando aumento do apetite e diminuição dos gastos energéticos que são barreiras para a perda e manutenção do peso.

Níveis de grelina pós-cirurgia da RYGB apresentam resultados contraditórios, sendo que, na maioria deles, há diminuição dos seus níveis, mas alguns outros trabalhos mostram não alteração ou mesmo aumento dos seus níveis após a cirurgia.

A redução dos níveis de grelina foi demonstrada no seguimento de pacientes diabéticos submetidos à cirurgia da RYGB, no Laboratório de Investigação em Metabolismo e Diabetes da Universidade Estadual de Campinas (LIMED/Unicamp). Essa redução pode se associar com o efeito sacietógeno da cirurgia e prevenção do retorno do ganho de peso.

Em um trabalho que comparou a perda de peso induzida por dieta e pela cirurgia do RYGB, observou-se aumento do perfil circadiano de grelina no grupo dieta e supressão no grupo cirurgia. Em um estudo recente, Nannipieri e cols. estudaram pacientes com DM2 submetidos à cirurgia do *sleeve* e RYGB. Ele observou, após 1 ano de segmento, uma redução das concentrações de grelina em ambos grupos. Os autores justificam essa redução no grupo *sleeve* pela diminuição das células produtoras de grelina causada pela gastrectomia vertical; já na cirurgia da RYGB, o não contato do alimento com boa parte do estômago justificaria tal decréscimo.[60]

Portanto, mudanças nas concentrações de grelina podem se correlacionar com a melhora da sensibilidade e da resistência à insulina nos pacientes com DM2 submetidos aos procedimentos cirúrgicos citados. Apesar da importância histórica desse hormônio e mediante dados mais atuais, podemos concluir que a grelina não parece ser um fator dominante na melhora e/ou remissão do DMT2 após cirurgia bariátrica.

Mudanças no trânsito alimentar após a cirurgia estão intimamente associadas com mudanças na secreção de insulina e de certos hormônios gastrintestinais.

Os hormônios *glucose dependent insulinotropic polypeptide* (GIP) e o GLP1 são considerados incretínicos, pois são responsáveis por 50% da secreção de insulina em indivíduos saudáveis. O GLP-1 é produzido pelas células L principalmente no íleo terminal e o GIP nas células K do estômago, duodeno e jejuno.[61]

A chegada mais rápida de alimento parcialmente digerido ao intestino distal, resulta na acentuada secreção de GLP-1, aumentando a tolerância à glicose por aumentar a secreção de insulina dependente do alimento, suprimir a secreção de glucagon, inibir o esvaziamento gástrico e possivelmente melhorar a sensibilidade à insulina. Os níveis de GIP em jejum geralmente não se alteram, porém os estudos são muito controversos em relação a seus níveis pós-prandiais, alguns demonstrando nenhuma elevação, outros aumento e diminuição.[31,62]

A enzima dipeptil peptidase 4 (DPP-4) é responsável pela degradação do GIP e GLP1, sendo que alguns estudos já demonstram aumento da sua atividade em estados hiperglicêmicos.[63]

O efeito incretínico é o fenômeno da maior secreção de insulina em resposta à ingestão oral de glicose quando comparada àquela após a administração intravenosa de glicose. O efeito corresponde a maior parte da secreção pós-prandial de insulina, estando diminuída em pacientes com DMT2.[61] As diversas modalidades de cirurgia bariátrica que realizam o desvio do trânsito intestinal, parecem corrigir essa disfunção metabólica, levando a alterações dos hormônios intestinais.

Em um estudo, Laferrère demonstrou melhora do efeito incretínico 1 mês após a cirurgia da RYGB, com elevação precoce dos níveis de GLP1 e GIP, com subsequente aumento da secreção de insulina. Essa mesma autora observou em outro trabalho que havia melhora do efeito incretínico somente nos pacientes submetidos à cirurgia e não naqueles que apresentaram a mesma perda de peso com dieta hipocalórica.[64]

Os efeitos iniciais da cirurgia no controle do DM2 podem ser explicados por duas teorias:

Teoria do intestino distal

A passagem rápida dos alimentos na parte distal do intestino delgado aumentaria a secreção de GLP1, supracitado anteriormente;

Teoria do intestino proximal

A exclusão cirúrgica da primeira porção do trato gastrintestinal poderia fazer com que a secreção de um hormônio desconhecido que promovesse prejuízo na secreção das incretinas ou resistência à insulina fosse abolida. Rubino foi o primeiro a aventar tal teoria, após observar a melhora rápida e durável do diabete em ratos submetidos à exclusão duodenal.[65] Geloneze e cols., a fim de comparar o tratamento convencional com a cirurgia da derivação duodenojejunal (DDJ) proposta por Rubino, avaliaram pacientes diabéticos, usuários de insulina, não obesos (IMC 25 a 29,9), com função residual de células beta (peptídeo C > 1) e sem a presença de autoimunidade, durante 3,6 e 12 meses. Observou-se que não houve remissão da doença em nenhum dos dois grupos avaliados, porém no grupo operado, o controle glicêmico foi mais efetivo que no grupo convencional, havendo redução das dosagens de insulina e alguns casos retirada da mesma. O grupo operado apresentou melhora da SI no 3º mês pós-operatório e na função das células beta. Não se observou redução de peso e nem da distribuição e composição corporal em nenhum dos grupos. Houve redução importante da leptina, nenhuma alteração das concentrações de GLP1 e dos aumentos dos níveis da DPP-IV. A redução da leptina exócrina causada pela exclusão do duodeno poderia ter causado a diminuição dos seus níveis plasmáticos e essa redução poderia melhorar a sensibilidade à insulina. Apesar da cirurgia do DDJ ter efeitos favoráveis em pacientes não obesos com DM2 usuários de insulina, sua indicação deve ser individualizada com cautela, pois não promove remissão da doença e ainda não sabemos seus efeitos na evolução em longo prazo do DM2.[66]

NEOGLICOGÊNESE INTESTINAL

Após a cirurgia bariátrica, os indivíduos são submetidos a período de baixa ingestão calórica. Esse estado de baixo consumo alimentar pode ativar enzimas responsáveis pela neoglicogênese intestinal. (Figura 73.8) O aumento das concentrações de glicose no intestino é detectado por sensores da veia porta que ativam um circuito neuroendócrino que aumenta a sensibilidade e a produção hepática de glicose.

AUMENTO DOS ÁCIDOS BILIARES

Mudanças anatômicas causadas pela cirurgia bariátrica podem alterar a recirculação êntero-hepáti-

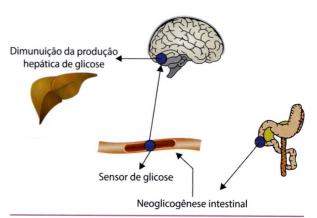

Dimunuição da produção hepática de glicose

Sensor de glicose

Neoglicogênese intestinal

Figura 73.8 Mecanismo de neoglicogênese intestinal.

ca dos sais biliares. Em um estudo conduzido com ratos, a introdução de um cateter no ducto biliar comum, drenando a bile mais rapidamente para o jejuno distal, causava aumentos das concentrações séricas de ácidos biliares e aumento da tolerância à glicose.[67] Patti e cols. detectaram um aumento duas vezes maior da concentração sérica de ácidos biliares nos pacientes que realizaram a cirurgia da RYGB do que nos grupos-controle. Esse aumento se correlacionou positivamente com a adiponectina e com o pico de GLP-1, e negativamente com a glicemia pós-prandial e triglicerídeos.[68]

Os ácidos biliares são importantes estimulantes das células L do íleo terminal, promovem a redução da produção hepática de glicose e aumenta o gasto energético por ativar o tecido adiposo marrom e causar mudanças na microbiota intestinal.

Os ácidos biliares podem melhorar o metabolismo da glicose e promover a perda de peso por vários mecanismos:

1. Estimulando o receptor de membrana TGR5 e sinalizando para as células L intestinais a aumentarem a secreção de peptídeos que causam aumento da secreção de insulina (GLP-1) e diminuir o consumo alimentar (GLP-1, peptídeo YY e oxintomodulina);
2. Envolvimento na sinalização do receptor de membrana TGR5 no tecido adiposo marrom, ativando a 5'deiodinase tipo 2 e aumentando o gasto energético;[69]
3. Envolvimento na sinalização do receptor nuclear FXR-α, fazendo os enterócitos produzirem o fator de crescimento 19 dos fibroblastos (FGF19), aumentando a atividade mitocondrial, sensibilidade à insulina e síntese proteica;
4. Suprimindo o glicogênio hepático via receptor nuclear FXR-dependente e FXR-independente;
5. Mimetizando a ação da insulina no fígado, estimulando a PI3 quinase, AKT e a síntese de glicogênio;
6. Diminuindo o estresse de retículo endoplasmático, melhorando a resistência à insulina.[70]

Portanto, mudanças na concentração e composição dos ácidos biliares parecem ser mais um fator importante na melhora metabólica vista após as técnicas cirúrgicas mistas e disabsortivas.

MICROBIOTA INTESTINAL

Pode ser considerada um órgão metabólico microbiano, com reconhecidas funções no estoque de energia e no desenvolvimento da obesidade. O número de bactérias no trato gastrintestinal é dez vezes maior do que todas células somáticas e germinativas do indivíduo.

A flora intestinal pode modificar o sistema imune, degradar ou absorver componentes dietéticos. Alguns estudos em animais e humanos revelam que a composição da microbiota pode se modificar após a cirurgia bariátrica.

Os pacientes obesos apresentam uma redução da espécie *Bacterioides* em comparação com indivíduos magros ou que perderam peso, acompanhada do aumento da espécie *Firmicutes*.

Sabemos que há uma estreita relação entre obesidade, DM2 e processo inflamatório subclínico. O consumo de dieta hiperlipídica favorece o crescimento de bactérias com mais lipopolissacarídeos (LPS) na sua membrana, desencadeando o gatilho para inflamação, produção de citocinas, que causam aumento da adiposidade, ganho de peso, esteatose hepática e resistência à insulina. Em humanos diabéticos e/ou obesos há maiores níveis de LPS na circulação e se associam com o grau de resistência à insulina. O mecanismo na qual o LPS desencadeia a inflamação é via ativação do *toll like receptors* (TLR).

As modificações da anatomia do trato alimentar causada pela cirurgia bariátrica, a maior concentração de ácidos biliares e a diminuição das concentrações de ácido clorídrico resultam no aumento do pH e contribuem para mudanças na composição bacteriana da microbiota. A diminuição da acidez intestinal após cirurgia da RYGB pode favorecer o aumento de um grupo de bactérias que favoreçam a diminuição da inflamação e a melhora da resistência à insulina.[71,72]

SISTEMA IMUNE INATO

A imunidade inata constitui a 1ª linha de defesa do organismo, sendo caracterizada por apresentar ação rápida, ser desprovida de memória e ter baixa especificidade.

Estudos já demonstram uma diferença entre o sistema imune do obeso e não obeso. Os obesos tendem a apresentar maior contagem de leucócitos, neutrófilos, monócitos e menor proliferação linfoide induzida por mitógenos.[58] Fatores ambientais estressores como a má nutrição podem levar ao desenvolvimento da obesidade e do diabete por ativarem citocinas inflamatórias como o fator de necrose tumoral alfa (TNF-α) e a interleucina 6 (IL6). A perda de peso por dieta ou cirurgia bariátrica diminuem os impactos desses estressores, diminuindo o risco de doenças cardiovasculares.

Em um estudo recente de Manco e cols., foram avaliadas a produção de adipocitocinas inflamatórias e o sistema imune inato em 10 indivíduos obesos com tolerância normal à glicose antes e após 36 meses após a cirurgia da DBP.[73] A cirurgia pode reverter parcialmente a inflamação, melhorando a sensibilidade à insulina e promovendo melhora da imunidade inata.[74]

Novos hormônios e citocinas moduladoras do metabolismo: xenina, irisina, fator de crescimento de fibroblastos (FGF19) e betatrofina

A xenina é um hormônio produzido na mucosa gástrica, secretado após as refeições. Atua reduzindo a ingestão alimentar por atuar no hipotálamo. Nosso grupo estudou os níveis de xenina no plasma e no líquido cerebrospinal (LCR) de pacientes obesos e magros, verificando elevação dos níveis de xenina no sangue de obesos e redução após realizarem cirurgia bariátrica. Nos obesos, as concentrações de xenina são dez vezes menores que no LCR do que no sangue, mas ambos comparativamente maiores que em pacientes controles magros. Tanto no sangue como no LCR, a xenina está correlacionada com adiposidade, leptina e insulina.[74]

O fator de crescimento 19 dos fibroblastos (FGF19), secretado pelos enterócitos do íleo em resposta à absorção de sais biliares, tem ganhado destaque nos últimos estudos. Sua infusão contínua em roedores promove perda de peso significante e melhora da tolerância à glicose, além de estimular a síntese de proteínas hepáticas e aumentar a síntese de glicogênio, independente da ação da insulina. Em humanos obesos com SM, os níveis de FGF-19 estão baixos e apresentam uma correlação negativa com fatores de risco cardiovasculares como triglicerídeos, proteína C reativa, e HbA1c. Portanto, sua restauração poderia estar correlacionada com a melhora do controle glicêmico após a cirurgia bariátrica.[75] A irisina é uma miocina produzida pelo tecido muscular, produzida pelo exercício prolongado, capaz de melhorar a sensibilidade à insulina e promover o aumento da quantidade de tecido adiposo marrom, aumentando o gasto energético e a termogênese. Estudos demonstram que a injeção de irisina em camundongos obesos e com intolerância à glicose promove melhora da tolerância à glicose e perda de peso. Há poucos estudos que avaliaram a concentração de irisina na obesidade, com resultados contraditórios, alguns descrevendo aumento de suas concentrações, outros encontraram diminuição de seus níveis.[76]

A betatrofina é um hormônio expresso no fígado e no tecido adiposo capaz de controlar a multiplicação das células beta pancreáticas. Pesquisadores da Universidade de Harvard descobriram que a injeção desse hormônio em modelos animais de resistência à insulina promovia acentuada proliferação e expansão da massa de células beta pancreáticas. Ainda não há estudos que correlacionaram as concentrações de betatrofina com a melhora metabólica verificada após cirurgia bariátrica em pacientes diabéticos obesos.

A influência de alterações nas concentrações séricas de FGF-19, irisina e betatrofina e sua relação com a remissão do DM2 após a cirurgia bariátrica são fronteiras do conhecimento que poderão auxiliar na compreensão da fisiopatologia da doença.

MODULAÇÃO DA FUNÇÃO NEURONAL DO HIPOTÁLAMO

A disfunção hipotalâmica e inflamação são características encontradas em modelos de obesidade experimental.[77] Em modelos animais, a atividade disfuncional dos neurônios especializados no hipotálamo é considerada crucial para o desenvolvimento da obesidade. Em um artigo publicado por nosso grupo, compararam-se controles magros com indivíduos obesos, verificando-se que os obesos apresentavam áreas de atividade disfuncional em algumas regiões cerebrais. Após a perda pronunciada de peso pela cirurgia bariátrica, houve reversão parcial da disfunção hipotalâmica e aumento da atividade anti-inflamatória no fluido cerebrospinal caracterizada pelo aumento das concentrações de IL10 e IL6.[78] Essa melhora parcial da atividade hipotalâmica pode explicar por que uma parcela dos indivíduos volta a adquirir peso após cirurgia bariátrica.

Magro e cols., em um estudo longitudinal, realizado na Unicamp, avaliou 782 pacientes operados, verificando o retorno do ganho de peso entre 18 e 60 meses após a cirurgia da RYGB. O estudo observou que em aproximadamente 50% dos pacientes operados havia algum grau de ganho de peso (46% em 24 meses e 63,6% em 48 meses). Nesses pacientes que apresentaram ganho de peso, houve um aumento médio de 8,8 kg dentro de 60 meses ou aumento de 8% comparando-se ao menor peso atingido 18 meses após a cirurgia.[79]

A maior porcentagem de ganho de peso verificada aconteceu aos 48 meses de pós-operatório.

EVIDÊNCIAS SOBRE O TRATAMENTO CIRÚRGICO *VERSUS* O TRATAMENTO CLÍNICO INTENSIVO DO DM2 E DA OBESIDADE

Vários estudos vêm demonstrando os inúmeros benefícios da cirurgia bariátrica na melhora, remissão ou mesmo prevenção do DMT2.

Dixon e cols. avaliaram 60 pacientes diabéticos, randomizados para cirurgia BGA *versus* tratamento intensivo para obesidade e diabete. A taxa de remissão do diabete foi de 78% no grupo cirurgia e 13% no grupo tratamento convencional, no seguimento de 2 anos.[80]

Em um artigo recente, Schauer avaliou 150 pacientes diabéticos, randomizados para terapia médica intensiva (mudanças do estilo de vida, perda de peso e tratamento medicamentoso para o diabete), cirurgia do RYGB ou *sleeve*. Remissão foi de 12% no grupo de tratamento clínico, 42% no grupo RYGB e 37% no grupo Sleeve; sendo que a remissão foi definida como hemoglobina glicosilada (HbA1c) < 6% em 1 ano de seguimento.[81]

Outro estudo italiano, Mingrone e cols[82] randomizaram 60 diabéticos para terapia convencional, cirurgia do RYGB ou DBP. Após 2 anos de seguimento remissão do diabete não ocorreu em nenhum paciente do tratamento clínico, 75% no grupo do RYGB e 95% no grupo DBP.

A conclusão desses vários trabalhos é que, em pacientes obesos com diabete, a cirurgia bariátrica permitiu um controle glicêmico mais efetivo do que a terapia médica convencional, devendo ser uma terapia de escolha em indivíduos de difícil controle metabólico e com outros fatores de risco para doenças cardiovasculares.

TRATAMENTO CIRÚRGICO DO OBESO DIABÉTICO COM IMC < 35 KG/M²

Dados da população geral apontam um número acentuado de indivíduos diabéticos com IMC entre 30 e 35 kg/m², apresentando mau controle da doença mesmo com terapia medicamentosa e alterações no do estilo de vida. A melhora robusta do controle glicêmico em diabéticos com IMC < 35 kg/m² leva ao questionamento da cirurgia para essa classe de pacientes.

Recentemente, houve um posicionamento da Federação Internacional de Diabetes (IDF) estabelecendo modificações nos critérios para cirurgia bariátrica em determinadas etnias (asiáticos IMC 27,5 a 32,5 kg/m²), em indivíduos com diabete de difícil controle e com fatores de risco cardiovasculares, corroboradas pelo *statement* da DSS-II.[26,27]

Em uma metanálise realizada em 2011, foram avaliados 13 estudos, que envolviam 357 pacientes com DM2 e IMC < 35 kg/m², com seguimento entre 6 meses a 18 anos. Observou-se que 80% dos pacientes obtiveram HbA1c < 7% e 66% obtiveram HbA1c < 6%, sem medicamentos orais.[26]

Scopinaro e cols. avaliaram sete pacientes diabéticos submetidos à cirurgia da DBP, sendo acompanhados por 13 anos. Ele observou uma normalização da glicemia em todos pacientes no 1º, 2º e 3º após a cirurgia. Em cinco pacientes, houve elevação da glicemia acima de 125 mg/dL por volta do 5º ano, permanecendo nesses níveis até 10 anos.[83]

Devemos relembrar que no diabete há uma combinação de resistência à insulina e disfunção das células beta. Em indivíduos com IMC menores, a deterioração da célula beta é mais importante do que a resistência à insulina. Isso justifica por que em alguns artigos as taxas de remissão do diabete em indivíduos com IMC < 35 kg/m2L, sejam inferiores do que com IMC > 40 kg/m².

Ainda não há evidências em longo prazo para avaliação dessa prática e a sua segurança. Muitos estudos apresentam um número insuficiente de pacientes não distinguem as várias técnicas cirúrgicas utilizadas na análise e não apresentam critérios fixos para definição de remissão do diabete. Com tais limitações, convém individualizar as indicações do procedimento que deverá ser realizado em ambiente acadêmico.[27]

REFERÊNCIAS BIBLIOGRÁFICAS

1. Ferrannini E, Natali A, Bell P, Cavallo-Perin P, Lalic N, Mingrone G. Insulin resistance and hypersecretion in obesity. European Group for the Study of Insulin Resistance (EGIR). J Clin Invest. 1997;100(5):1166-73.

2. Saúde. BMd. Secretaria de Vigilância em Saúde. Vigitel Brasil, 2014: Vigilância de fatores de risco e proteção para doenças crônicas por inquérito telefônico. Brasília: Ministério da Saúde, 2015. 2015.

3. Organization WH. Global Report on Diabetes. 2016.

4. Anjum Q. Diabesity - a future pandemic. J Pak Med Assoc. 2011;61(4):321.

5. Holman RR, Paul SK, Bethel MA, Matthews DR, Neil HA. 10-year follow-up of intensive glucose control in type 2 diabetes. N Engl J Med. 2008;359(15):1577-89.

6. Look ARG, Pi-Sunyer X, Blackburn G, Brancati FL, Bray GA, Bright R, et al. Reduction in weight and cardiovascular disease risk factors in individuals with type 2 diabetes: one-year results of the look AHEAD trial. Diabetes Care. 2007;30(6):1374-83.

7. Look ARG, Wing RR, Bolin P, Brancati FL, Bray GA, Clark JM, et al. Cardiovascular effects of intensive lifestyle intervention in type 2 diabetes. N Engl J Med. 2013;369(2):145-54.

8. Look ARG, Gregg EW, Jakicic JM, Blackburn G, Bloomquist P, Bray GA, et al. Association of the magnitude of weight loss and changes in physical fitness with long-term cardiovascular disease outcomes in overweight or obese people with type 2 diabetes: a post-hoc analysis of the Look AHEAD randomised clinical trial. Lancet Diabetes Endocrinol. 2016;4 (11):913-21.

9. Nathan DM. Diabetes: advances in diagnosis and treatment. JAMA. 2015;314(10):1052-62.

10. Marso SP, Daniels GH, Brown-Frandsen K, Kristensen P, Mann JF, Nauck MA, et al. Liraglutide and cardiovascular outcomes in type 2 diabetes. N Engl J Med. 2016;375(4):311-22.

11. Marso SP, Bain SC, Consoli A, Eliaschewitz FG, Jodar E, Leiter LA, et al. Semaglutide and cardiovascular outcomes in patients with type 2 diabetes. N Engl J Med. 2016;375(19):1834-44.

12. Pfeffer MA, Claggett B, Diaz R, Dickstein K, Gerstein HC, Kober LV, et al. Lixisenatide in patients with type 2 diabetes and acute coronary syndrome. N Engl J Med. 2015;373(23):2247-57.

13. Mita T, Katakami N, Shiraiwa T, Yoshii H, Onuma T, Kuribayashi N, et al. Sitagliptin attenuates the progression of carotid intima-media thickening in insulin-treated patients with type 2 diabetes: the sitagliptin preventive study of intima-media thickness evaluation (SPIKE): a randomized controlled trial. Diabetes Care. 2016;39(3):455-64.

14. Mita T, Katakami N, Yoshii H, Onuma T, Kaneto H, Osonoi T, et al. Alogliptin, a dipeptidyl peptidase 4 inhibitor, prevents the progression of carotid atherosclerosis in patients with type 2 diabetes: the study of preventive effects of alogliptin on diabetic atherosclerosis (SPEAD-A). Diabetes Care. 2016;39(1):139-48.

15. Zinman B, Wanner C, Lachin JM, Fitchett D, Bluhmki E, Hantel S, et al. Empagliflozin, cardiovascular outcomes, and mortality in type 2 diabetes. N Engl J Med. 2015;373(22):2117-28.

16. Ryan D, Heaner M. Guidelines (2013) for managing overweight and obesity in adults. Preface to the full report. Obesity (Silver Spring). 2014;22 Suppl 2:S1-3.

17. Keith JN. Pharmacotherapy in treatment of obesity. Gastroenterol Clin North Am. 2016;45(4):663-72.

18. Geloneze B. [Interventional Diabetology:a new approach to diabetes mellitus type 2 surgical treatment]. Arq Bras Endocrinol Metabol. 2011;55(6):357-8.

19. Sjostrom L, Peltonen M, Jacobson P, Sjostrom CD, Karason K, Wedel H, et al. Bariatric surgery and long-term cardiovascular events. JAMA. 2012;307(1):56-65.

20. Pories WJ, Swanson MS, MacDonald KG, Long SB, Morris PG, Brown BM, et al. Who would have thought it? An operation proves to be the most effective therapy for adult-onset diabetes mellitus. Ann Surg. 1995;222(3):339-50; discussion 50-2.

21. Buchwald H, Avidor Y, Braunwald E, Jensen MD, Pories W, Fahrbach K, et al. Bariatric surgery: a systematic review and meta-analysis. JAMA. 2004;292(14):1724-37.

22. Sjostrom L. Review of the key results from the Swedish Obese Subjects (SOS) trial - a prospective controlled intervention study of bariatric surgery. J Intern Med. 2013;273(3):219-34.

23. Carlsson LM, Peltonen M, Ahlin S, Anveden A, Bouchard C, Carlsson B, et al. Bariatric surgery and prevention of type 2 diabetes in Swedish obese subjects. N Engl J Med. 2012;367(8):695-704.

24. Sjostrom L, Peltonen M, Jacobson P, Ahlin S, Andersson-Assarsson J, Anveden A, et al. Association of bariatric surgery with long-term remission of type 2 diabetes and with microvascular and macrovascular complications. JAMA. 2014;311(22):2297-304.

25. Gloy VL, Briel M, Bhatt DL, Kashyap SR, Schauer PR, Mingrone G, et al. Bariatric surgery versus non-surgical treatment for obesity: a systematic review and meta-analysis of randomised controlled trials. BMJ. 2013;347:f5934.

26. Dixon JB, Zimmet P, Alberti KG, Rubino F, International Diabetes Federation Taskforce on E, Prevention. Bariatric surgery: an IDF statement for obese type 2 diabetes. Diabet Med. 2011;28(6):628-42.

27. Rubino F, Nathan DM, Eckel RH, Schauer PR, Alberti KG, Zimmet PZ, et al. Metabolic surgery in the treatment algorithm for type 2 diabetes: a joint statement by international diabetes organizations. Diabetes Care. 2016;39(6):861-77.

28. ABESO ABpoEdOedSM-. Diretrizes brasileiras de obesidade 2016. 2016.

29. CFM CFdM-. RESOLUÇÃO CFM Nº 2.131/2015. Disponível em: http://www.portalmedico.org.br/resolucoes/CFM/2015/2131_2015.pdf. 2016.

30. Mason EE. History of obesity surgery. Surg Obes Relat Dis. 2005;1(2):123-5.

31. Kashyap SR, Daud S, Kelly KR, Gastaldelli A, Win H, Brethauer S, et al. Acute effects of gastric bypass versus gastric restrictive surgery on beta-cell function and insulinotropic hormones in severely obese patients with type 2 diabetes. Int J Obes (Lond). 2010;34(3):462-71.

32. Korner J, Inabnet W, Conwell IM, Taveras C, Daud A, Olivero-Rivera L, et al. Differential effects of gastric bypass and banding on circulating gut hormone and leptin levels. Obesity (Silver Spring). 2006;14(9):1553-61.

33. Pournaras DJ, Osborne A, Hawkins SC, Vincent RP, Mahon D, Ewings P, et al. Remission of type 2 diabetes

after gastric bypass and banding: mechanisms and 2 year outcomes. Ann Surg. 2010;252(6):966-71.

34. Capella RF, Capella JF, Mandec H, Nath P. Vertical banded gastroplasty-gastric Bypass: preliminary report. Obes Surg. 1991;1(4):389-95.

35. Fobi M, Lee H, Igwe D, Felahy B, James E, Stanczyk M, et al. Band erosion: incidence, etiology, management and outcome after banded vertical gastric bypass. Obes Surg. 2001;11(6):699-707.

36. Umeda LM, Silva EA, Carneiro G, Arasaki CH, Geloneze B, Zanella MT. Early improvement in glycemic control after bariatric surgery and its relationships with insulin, GLP-1, and glucagon secretion in type 2 diabetic patients. Obes Surg. 2011;21(7):896-901.

37. Scopinaro N, Gianetta E, Civalleri D, Bonalumi U, Bachi V. Bilio-pancreatic bypass for obesity: II. Initial experience in man. Br J Surg. 1979;66(9):618-20.

38. Hess DS, Hess DW. Biliopancreatic diversion with a duodenal switch. Obes Surg. 1998;8(3):267-82.

39. Gill RS, Birch DW, Shi X, Sharma AM, Karmali S. Sleeve gastrectomy and type 2 diabetes mellitus: a systematic review. Surg Obes Relat Dis. 2010;6(6):707-13.

40. Lee WJ, Chen CY, Chong K, Lee YC, Chen SC, Lee SD. Changes in postprandial gut hormones after metabolic surgery: a comparison of gastric bypass and sleeve gastrectomy. Surg Obes Relat Dis. 2011;7(6):683-90.

41. Papamargaritis D, le Roux CW, Sioka E, Koukoulis G, Tzovaras G, Zacharoulis D. Changes in gut hormone profile and glucose homeostasis after laparoscopic sleeve gastrectomy. Surg Obes Relat Dis. 2013;9(2):192-201.

42. Goldfine AB, Patti ME. Diabetes: bariatric surgery for T2DM--cure, or remission and relapse? Nat Rev Endocrinol. 2014;10(1):8-9.

43. Brethauer SA, Aminian A, Romero-Talamas H, Batayyah E, Mackey J, Kennedy L, et al. Can diabetes be surgically cured? Long-term metabolic effects of bariatric surgery in obese patients with type 2 diabetes mellitus. Ann Surg. 2013;258(4):628-36; discussion 36-7.

44. Adams TD, Davidson LE, Litwin SE, Kolotkin RL, LaMonte MJ, Pendleton RC, et al. Health benefits of gastric bypass surgery after 6 years. JAMA. 2012;308(11):1122-31.

45. Mingrone G, Panunzi S, De Gaetano A, Guidone C, Iaconelli A, Nanni G, et al. Bariatric-metabolic surgery versus conventional medical treatment in obese patients with type 2 diabetes: 5 year follow-up of an open-label, single-centre, randomised controlled trial. Lancet. 2015;386(9997):964-73.

46. Bays HE, Laferrere B, Dixon J, Aronne L, Gonzalez-Campoy JM, Apovian C, et al. Adiposopathy and bariatric surgery: is 'sick fat' a surgical disease? Int J Clin Pract. 2009;63(9):1285-300.

47. Weyer C, Funahashi T, Tanaka S, Hotta K, Matsuzawa Y, Pratley RE, et al. Hypoadiponectinemia in obesity and type 2 diabetes: close association with insulin resistance and hyperinsulinemia. J Clin Endocrinol Metab. 2001;86(5):1930-5.

48. Umeda LM, Pereira AZ, Carneiro G, Arasaki CH, Zanella MT. Postprandial adiponectin levels are associated with

improvements in postprandial triglycerides after Roux-en-Y gastric bypass in type 2 diabetic patients. Metab Syndr Relat Disord. 2013;11(5):343-8.

49. Matthews DR, Hosker JP, Rudenski AS, Naylor BA, Treacher DF, Turner RC. Homeostasis model assessment: insulin resistance and beta-cell function from fasting plasma glucose and insulin concentrations in man. Diabetologia. 1985;28(7):412-9.

50. Guidone C, Manco M, Valera-Mora E, Iaconelli A, Gniuli D, Mari A, et al. Mechanisms of recovery from type 2 diabetes after malabsorptive bariatric surgery. Diabetes. 2006;55(7):2025-31.

51. Muscelli E, Mingrone G, Camastra S, Manco M, Pereira JA, Pareja JC, et al. Differential effect of weight loss on insulin resistance in surgically treated obese patients. Am J Med. 2005;118(1):51-7.

52. Lima MM, Pareja JC, Alegre SM, Geloneze SR, Kahn SE, Astiarraga BD, et al. Acute effect of roux-en-y gastric bypass on whole-body insulin sensitivity: a study with the euglycemic-hyperinsulinemic clamp. J Clin Endocrinol Metab. 2010;95(8):3871-5.

53. Nolan CJ, Damm P, Prentki M. Type 2 diabetes across generations: from pathophysiology to prevention and management. Lancet. 2011;378(9786):169-81.

54. Dirksen C, Jorgensen NB, Bojsen-Moller KN, Jacobsen SH, Hansen DL, Worm D, et al. Mechanisms of improved glycaemic control after Roux-en-Y gastric bypass. Diabetologia. 2012;55(7):1890-901.

55. Ferrannini E, Mari A. Beta cell function and its relation to insulin action in humans: a critical appraisal. Diabetologia. 2004;47(5):943-56.

56. Hosker JP, Rudenski AS, Burnett MA, Matthews DR, Turner RC. Similar reduction of first- and second-phase B-cell responses at three different glucose levels in type II diabetes and the effect of gliclazide therapy. Metabolism. 1989;38(8):767-72.

57. Briatore L, Salani B, Andraghetti G, Danovaro C, Sferrazzo E, Scopinaro N, et al. Restoration of acute insulin response in T2DM subjects 1 month after biliopancreatic diversion. Obesity (Silver Spring). 2008;16(1):77-81.

58. Junqueira Vasques AC, Pareja JC, de Oliveira Mda S, Satake Novaes F, Miranda de Oliveira Lima M, Chaim EA, et al. Beta-Cell function improvements in grade I/II obese subjects with type 2 diabetes 1 month after biliopancreatic diversion: results from modeling analyses of oral glucose tolerance tests and hyperglycemic clamp studies. Diabetes Care. 2013;36(12):4117-24.

59. Cummings DE, Overduin J, Foster-Schubert KE. Gastric bypass for obesity: mechanisms of weight loss and diabetes resolution. J Clin Endocrinol Metab. 2004;89(6):2608-15.

60. Nannipieri M, Baldi S, Mari A, Colligiani D, Guarino D, Camastra S, et al. Roux-en-Y gastric bypass and sleeve gastrectomy: mechanisms of diabetes remission and role of gut hormones. J Clin Endocrinol Metab. 2013;98(11):4391-9.

61. Bose M, Olivan B, Teixeira J, Pi-Sunyer FX, Laferrere B. Do incretins play a role in the remission of type

2 diabetes after gastric bypass surgery: what are the evidence? Obes Surg. 2009;19(2):217-29.

62. Geloneze B, Tambascia MA, Pilla VF, Geloneze SR, Repetto EM, Pareja JC. Ghrelin: a gut-brain hormone: effect of gastric bypass surgery. Obes Surg. 2003; 13(1):17-22.

63. Gu N, Tsuda M, Matsunaga T, Adachi T, Yasuda K, Ishihara A, et al. Glucose regulation of dipeptidyl peptidase IV gene expression is mediated by hepatocyte nuclear factor-1alpha in epithelial intestinal cells. Clin Exp Pharmacol Physiol. 2008;35(12):1433-9.

64. Laferrere B, Heshka S, Wang K, Khan Y, McGinty J, Teixeira J, et al. Incretin levels and effect are markedly enhanced 1 month after Roux-en-Y gastric bypass surgery in obese patients with type 2 diabetes. Diabetes Care. 2007;30(7):1709-16.

65. Rubino F, Marescaux J. Effect of duodenal-jejunal exclusion in a non-obese animal model of type 2 diabetes: a new perspective for an old disease. Ann Surg. 2004;239(1):1-11.

66. Geloneze B, Geloneze SR, Chaim E, Hirsch FF, Felici AC, Lambert G, et al. Metabolic surgery for non-obese type 2 diabetes: incretins, adipocytokines, and insulin secretion/resistance changes in a 1-year interventional clinical controlled study. Ann Surg. 2012;256(1):72-8.

67. Kohli R, Setchell KD, Kirby M, Myronovych A, Ryan KK, Ibrahim SH, et al. A surgical model in male obese rats uncovers protective effects of bile acids post-bariatric surgery. Endocrinology. 2013;154(7):2341-51.

68. Patti ME, Houten SM, Bianco AC, Bernier R, Larsen PR, Holst JJ, et al. Serum bile acids are higher in humans with prior gastric bypass: potential contribution to improved glucose and lipid metabolism. Obesity (Silver Spring). 2009;17(9):1671-7.

69. Watanabe M, Houten SM, Mataki C, Christoffolete MA, Kim BW, Sato H, et al. Bile acids induce energy expenditure by promoting intracellular thyroid hormone activation. Nature. 2006;439(7075):484-9.

70. Rubino F, Schauer PR, Kaplan LM, Cummings DE. Metabolic surgery to treat type 2 diabetes: clinical outcomes and mechanisms of action. Annu Rev Med. 2010;61:393-411.

71. Furet JP, Kong LC, Tap J, Poitou C, Basdevant A, Bouillot JL, et al. Differential adaptation of human gut microbiota to bariatric surgery-induced weight loss: links with metabolic and low-grade inflammation markers. Diabetes. 2010;59(12):3049-57.

72. Aron-Wisnewsky J, Dore J, Clement K. The importance of the gut microbiota after bariatric surgery. Nat Rev Gastroenterol Hepatol. 2012;9(10):590-8.

73. Manco M, Fernandez-Real JM, Equitani F, Vendrell J, Valera Mora ME, Nanni G, et al. Effect of massive weight loss on inflammatory adipocytokines and the innate immune system in morbidly obese women. J Clin Endocrinol Metab. 2007;92(2):483-90.

74. van de Sande-Lee S, Cardoso AR, Garlipp CR, Chaim EA, Pareja JC, Geloneze B, et al. Cerebrospinal fluid xenin levels during body mass reduction: no evidence for obesity-associated defective transport across the blood-brain barrier. Int J Obes (Lond). 2013;37(3):416-9.

75. Fu L, John LM, Adams SH, Yu XX, Tomlinson E, Renz M, et al. Fibroblast growth factor 19 increases metabolic rate and reverses dietary and leptin-deficient diabetes. Endocrinology. 2004;145(6):2594-603.

76. Moreno-Navarrete JM, Ortega F, Serrano M, Guerra E, Pardo G, Tinahones F, et al. Irisin is expressed and produced by human muscle and adipose tissue in association with obesity and insulin resistance. J Clin Endocrinol Metab. 2013;98(4):E769-78.

77. de Lima-Junior JC, Velloso LA, Geloneze B. The obese brain - effects of bariatric surgery on energy balance neurocircuitry. Curr Atheroscler Rep. 2015;17(10):57.

78. van de Sande-Lee S, Pereira FR, Cintra DE, Fernandes PT, Cardoso AR, Garlipp CR, et al. Partial reversibility of hypothalamic dysfunction and changes in brain activity after body mass reduction in obese subjects. Diabetes. 2011;60(6):1699-704.

79. Magro DO, Geloneze B, Delfini R, Pareja BC, Callejas F, Pareja JC. Long-term weight regain after gastric bypass: a 5-year prospective study. Obes Surg. 2008;18(6):648-51.

80. Dixon JB, O'Brien PE, Playfair J, Chapman L, Schachter LM, Skinner S, et al. Adjustable gastric banding and conventional therapy for type 2 diabetes: a randomized controlled trial. JAMA. 2008;299(3):316-23.

81. Schauer PR, Kashyap SR, Wolski K, Brethauer SA, Kirwan JP, Pothier CE, et al. Bariatric surgery versus intensive medical therapy in obese patients with diabetes. N Engl J Med. 2012;366(17):1567-76.

82. Mingrone G, Panunzi S, De Gaetano A, Guidone C, Iaconelli A, Leccesi L, et al. Bariatric surgery versus conventional medical therapy for type 2 diabetes. N Engl J Med. 2012;366(17):1577-85.

83. Scopinaro N, Papadia F, Marinari G, Camerini G, Adami G. Long-term control of type 2 diabetes mellitus and the other major components of the metabolic syndrome after biliopancreatic diversion in patients with BMI < 35 kg/m2. Obes Surg. 2007;17(2):185-92.

Marisa Passarelli
Edna Regina Nakandakare
Eder Carlos Rocha Quintão

IMPORTÂNCIA DOS LIPÍDEOS E DE OUTROS FATORES DE RISCO NA DOENÇA CARDIOVASCULAR

A doença cardiovascular (DCV) apresenta elevada prevalência na população mundial, como atesta o número de casos avaliados em 1990 (14 milhões) e sua perspectiva para 2020 (25 milhões) nos países orientais e ocidentais.[1]

Os fatores de risco (FR) para essa doença são divididos em maiores e menores e, ainda, em mutáveis e imutáveis. São considerados maiores e mutáveis: diabete melito (DM); hipertensão arterial; hábito de fumar; hipercolesterolemia; e HDL-C baixo. FR maiores e imutáveis são: idade; o gênero masculino; e a existência de DCV prévia ou na família. Obesidade, inatividade física, fatores psicossociais são FR menores e mutáveis ao lado de alterações bioquímicas, como hiper-homocisteinemia, hiperfribrinogenemia, aumento de Lp(a) e de proteína C reativa etc., que podem ser mudados em graus variáveis, mas de efeitos não totalmente esclarecidos na proteção cardiovascular. A melhor tradução dessas relações maiores é o clássico estudo de Framingham, nos Estados Unidos, mostrando o efeito aditivo de fatores de risco sobre a mortalidade cardiovascular pelas várias associações de hipertensão arterial, hipercolesterolemia, DM, HDL-C baixo, tabagismo e a presença de alteração eletrocardiográfica.[2]

Em contraposição à extensa literatura epidemiológica internacional, são raros os ensaios populacionais no Brasil, como o estudo AFIRMAR.[3] Com todas as limitações pela tendenciosidade do tipo de população investigada (hospitalar), o estudo AFIRMAR consistiu no levantamento de pacientes admitidos em 104 hospitais brasileiros, em um período de 3 anos com evidências eletrocardiográficas de infarto do miocárdio, em comparação a controles admitidos para *check up* clínico. Revela a importância em ordem decrescente: hábito de fumar; DM; obesidade visceral; presença de doença coronariana na família; elevação do LDL-C; e hipertensão arterial. A ingestão de álcool surge, invariavelmente, como fator protetor e a renda familiar, embora de menor importância, não pode ser negligenciada. Essa sequência varia entre os diversos estudos epidemiológicos, porém essencialmente os FR maiores são os mesmos nas populações consideradas.

DIABETE MELITO E RISCO PARA DOENÇA CARDIOVASCULAR

A importância do DM como fator de risco maior na DVC é exemplificada em vários estudos prospectivos, como o *Copenhagen Heart Study*[4] e os estudos nos Estados Unidos, como *MRFIT*,[5] *NHANES I*,[6] *NHANES II*[7] e *Women's Health Initiative* (WHI).[8]

Outra investigação populacional de 22 anos de duração, nos Estados Unidos (Chicago Heart Association), demonstrou que, tanto a intolerância à glicose assintomática como a presença de DM estão relacionadas com risco de mortalidade por DCV e mortalidade por várias causas.[9]

COMPOSIÇÃO E ESTRUTURA DAS LIPOPROTEÍNAS

Os lipídeos são representados, principalmente, por triglicerídeos (TG), fosfolipídeos (FL) e colesterol na forma livre (CL) e esterificada (CE). Essas substâncias são insolúveis no meio aquoso de modo que seu transporte na circulação linfática e sanguínea só é possível pela formação das lipoproteínas (LP), agregados macromoleculares de lípides e proteínas (Figura 74.1). Elas são formadas por um núcleo hidrofóbico que contém moléculas de lipídeos neutros, como CE e TG, além de vitaminas lipossolúveis, e uma superfície hidrofílica na qual se inserem a molécula de CL e os FL. Estes últimos, por sua natureza anfipática, garantem a afinidade entre o núcleo hidrofóbico e o meio aquoso adjacente. Além disso, diversas apolipoproteínas (apo) formam a superfície das LP, garantindo-lhes solubilidade e arcabouço estrutural, bem como o direcionamento metabólico.

As LP são classificadas em cinco tipos principais de acordo com sua composição em lipídeos e apoLP, o que, em última instância caracteriza partículas com densidade e tamanhos diferentes. Os QM são as maiores partículas, que chegam a 1 μm de diâmetro, com densidade inferior a 1,006 g/mL, caracterizadas pelo mais elevado conteúdo de TG advindo da dieta. As VLDL (*very low density lipoprotein*), ou LP de densidade muito baixa, são partículas também grandes, porém um pouco menores do que os QM, também isoladas na densidade inferior a 1,006 g/mL, de modo que a separação entre elas depende do tempo de ultracentrifugação. A seguir, encontram-se as LP de densidade intermediária ou IDL (*intermediate density lipoprotein*) isoladas na faixa de densidade entre 1,006 e 1,019 g/mL e as LP de densidade baixa ou LDL (*low density lipoprotein*), isoladas na faixa de densidade entre 1,019 e 1,063 g/mL. As LDL são as principais carregadoras de colesterol na circulação, provendo os tecidos periféricos com esse esteroide. As LP de densidade alta ou HDL (*high density lipoprotein*) são mais ricas em proteínas, portanto com conteúdo lipídico reduzido, formado principalmente por FL, daí seu menor tamanho e maior densidade (1,063 e 1,21 g/mL) (Figura 74.2).

As apolipoproteínas, representadas principalmente pelas famílias das apo A, B, C e E, atuam na formação e exportação das LP, em seu reconhecimento por receptores celulares, e como cofatores

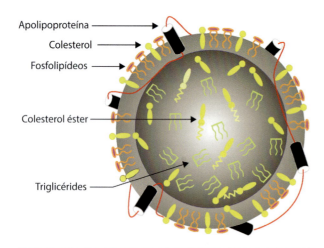

Apolipoproteína
Colesterol
Fosfolipídeos
Colesterol éster
Triglicérides

Figura 74.1 Lipoproteína. Fonte: Quintão ECR, Nakandakare ER, Passarelli M. Lípides do metabolismo à aterosclerose. Ed. Sarvier, 2011.

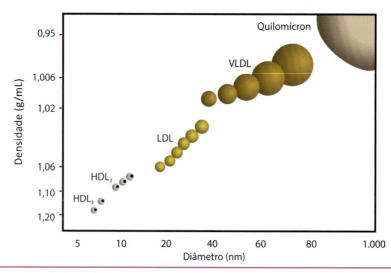

Figura 74.2 Relação entre densidade e diâmetro das principais lipoproteínas. Fonte: Quintão ECR, Nakandakare ER, Passarelli M. Lípides do metabolismo à aterosclerose. Ed. Sarvier, 2011.

para proteínas e enzimas envolvidas no metabolismo dos lipídeos no plasma, linfa e nos tecidos. As apo A são as principais constituintes das HDL, modulam a retirada de colesterol celular e têm ações anti-inflamatórias. As apo C regulam a atividade da enzima lipoproteína lipase periférica (LPL), com a apo CII estimulando e a apo CIII inibindo. As apo E estimulam a captação de QM, VLDL e LDL por receptores celulares específicos, principalmente no fígado. As apo B, sendo a maior a B-100 de VLDL e LDL, e a B- 48 dos QM, são as apoLP estruturais mais importantes por se manterem fixas em suas LP correspondentes. Há apenas uma cópia de apo B-48 ou apo B-100 por LP, sendo a determinação das mesmas, indicadores do número de LP aterogênicas. A apo(a) forma um complexo covalente com a apo B da LDL, formando a Lp(a), considerada pró-aterogênica.

As frações de LP podem ser avaliadas de maneira simplificada pela fórmula de Friedewald, que consiste em medir o CT e o HDL colesterol (HDL-C), este último após precipitação em conjunto das LP que contêm apo B (LDL e VLDL).[10] Para se obter a medida do LDL colesterol (LDL-C) calcula-se, aproximadamente, o valor do VLDL colesterol (VLDL-C), representado por triglicerídeos/5. Assim, LDL-C = CT - HDL-C - TG/5.

No cálculo de Friedewald, o limite aceitável proposto para avaliar o VLDL-C, é 400 mg/dL de trigliceridemia. Porém, ao se compararem os resultados de LDL calculados pela fórmula com os obtidos pela ultracentrifugação analítica, demonstrou-se que a frequência de discordância é 18% e 48%, respectivamente, para trigliceridemias abaixo de 200, ou mesmo de 400 mg/dL.

Importante variação biológica ocorre por alteração do peso corpóreo em curto prazo, gravidez, uso de álcool, atividade física intensa, mas principalmente patologias secundárias, notadamente DM e hipotireoidismo, além de fármacos que repercutem sobre o metabolismo das LP, como fármacos anti-hipertensivos (betabloqueadores e diuréticos tiazídicos), hipoglicemiantes orais e, obviamente, as hipolipemisantes. Nessas situações, a trigliceridemia (sempre refletindo QM, VLDL ou ambos) pode variar em larga escala, em 2 a 3 dias, ou mesmo em horas. Já a oscilação da colesterolemia em pessoas saudáveis, sem que haja mudança simultânea significativa na trigliceridemia e no peso, leva alguns dias, no máximo poucas semanas, a não ser que ocorram problemas metodológicos.

METABOLISMO GERAL DAS LIPOPROTEÍNAS

Os QM são formados no intestino e lançados na circulação linfática. Além de seu principal componente proteico (apo B-48), apresentam as apoproteínas do grupo A, C e E. Na linfa, os QM podem receber apo de outras LP como as HDL, o que contribui para a mudança de sua composição. Podem, ainda, perder parte de seu conteúdo de TG em troca por CE advindo das HDL, por intermédio da proteína de transferência de CE (CETP). Pelo ducto torácico, atingem a circulação sanguínea, onde sofrem a ação da LPL que hidrolisa TG, com liberação de monoglicerídeos e ácidos graxos. Esse evento favorece a redução do tamanho dos QM, então designados QM remanescentes (QM-REM). Estes são, rapidamente, removidos da circulação graças ao reconhecimento, principalmente, pelos receptores LRP (*LDL receptor related protein*), receptores B/E e receptores tipo alfa 2 macroglobulinas do fígado.

O fígado lança à circulação as VLDL que, de modo análogo aos QM, sofrem ação da LPL, transformando-se em remanescentes (REM) de VLDL, ou IDL e, finalmente nas LDL. Esse é um processo gradual que reduz, aos poucos, o tamanho das LP dentro de uma mesma classe, até sua conversão à outra classe de LP. Embora, neste contexto, o evento primário seja a hidrólise dos TG pela LPL, concomitantemente ocorrem trocas de colesterol, FL e proteínas entre as LP.

Assim, a LDL formada no final dessa cascata metabólica é bastante enriquecida em CE, embora mantenha o principal componente proteico advindo das VLDL (apo B-100) e, em menor quantidade, outras apo: apo E; apo C; mas sem apo A (Figura 74.3).

Com exceção das apo B, as demais apoLP podem deslocar-se, parcialmente, entre as várias LP durante seu metabolismo no plasma, pelo fato de terem peso molecular consideravelmente inferior e serem anfifílicas. Exceto nos casos de hipertrigliceridemia – que podem também caracterizar aumento da apo B-48 – a medida de apo B em jejum, pelos métodos comuns (turbidimetria, nefelometria e imunodifusão), reflete principalmente apo B-100 presente em LDL e, em maior proporção, em VLDL. Com isso, a relação colesterol "não HDL-C"/apo B nos dá uma ideia do tamanho das VLDL e LDL: as partículas com relação menor têm maior densidade e são mais aterogênicas, segundo vários estudos epidemiológicos.[11]

A trigliceridemia discrimina a abundância de partículas de LDL menores e mais densas (tipo B) em relação àquelas maiores e menos densas (Tipo

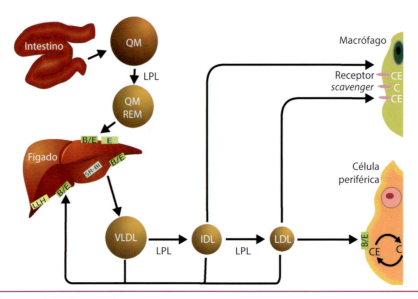

Figura 74.3 Metabolismo geral das lipoproteínas.
Fonte: Quintão ECR, Nakandakare ER, Passarelli M. Lípides do metabolismo à aterosclerose. Ed. Sarvier, 2011.

A). Em outras palavras, quanto mais elevada a tri-gliceridemia, maior a formação de LDL do tipo B, a qual condiciona aumento no risco aterogênico.[12] Nesse aspecto, o risco para doença aterosclerótica depende da combinação de quantidade de LDL e de seu tamanho, definidos como acima ou abaixo de, respectivamente, 130 mg/dL e 25,6 nm de diâmetro. As partículas menores são mais facilmente oxidáveis, pelo fato da molécula de apo B estar mais exposta ao meio aquoso, o que aumenta sua suscetibilidade à ação oxidante de peróxidos, formados na parede arterial, a partir dos ácidos graxos poli-insaturados (POLI) liberados dos FL das LDL.

FORMAÇÃO DAS HDL

As HDL são LP com origens múltiplas, o que dificulta sobremaneira o estudo de seu envolvimento em diferentes condições fisiopatológicas. Elas são geradas durante o metabolismo das VLDL e QM pela LPL e, em menor escala, pela produção hepática e intestinal de apo A. No processo de hidrólise de TG pela LPL, ocorre projeção de componentes de superfície das LP, como CL, FL e proteínas (apo C e apo A), decorrente da diminuição no volume dessas partículas. Essas projeções, como se fossem dedos de luva, destacam-se rapidamente das partículas grandes, dando origem às pré-β HDL ou HDL nascentes. Estas apresentam estrutura lamelar rica em FL e CL e são ótimas receptoras de colesterol celular (Figura 74.4).

Uma vez na HDL, o colesterol sofre ação da enzima lecitina colesterol aciltransferase (LCAT)

transformando-se em CE que se desloca para o núcleo hidrofóbico da partícula. Caso contrário, ocorreria recaptação celular do CL ou trocas inespecíficas com eritrócitos, albumina e demais membranas celulares. Durante o processo de esterificação, a LCAT – que se encontra associada à estrutura das HDL – utiliza, em geral, ácido linoleico advindo dos FL, principalmente fosfatidilcolina.

À medida que recebem colesterol esterificado, as HDL aumentam gradativamente de tamanho, assumindo o formato mais esférico, sendo denominadas HDL-3. Mediante troca de componentes lipídicos com outras LP no compartimento plasmático, as HDL-3 enriquecem-se em TG e são denominadas HDL-2. Essa etapa faz parte do sistema de transporte de colesterol dos tecidos periféricos ao fígado, denominado transporte reverso de colesterol (TRC). Por essa via, as partículas nascentes de HDL, ou as apoLP A-I dissociadas, removem colesterol das células periféricas, incluindo os macrófagos da parede arterial.

O colesterol esterificado pode, então, seguir duas rotas: a primeira é chamada de via direta de transporte reverso de colesterol e é considerada antiaterogênica. Caracteriza-se pela remoção seletiva de CE das HDL pelos receptores SR-BI do fígado, em detrimento de seus componentes proteicos que, então, retornam à periferia reiniciando o ciclo de remoção de colesterol celular. Quanto maior a expressão do receptor SR-BI, maior a excreção de colesterol hepático para a bile. A segunda via, a qual é prevalente em seres humanos, refere-se à transferência de CE das HDL para as LP que contêm apo B. Esse processo é intermediado pela

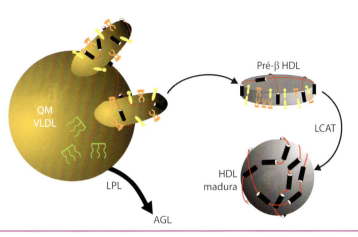

Figura 74.4 Formação de HDL.
Fonte: Quintão ECR, Nakandakare ER, Passarelli M. Lípides do metabolismo à aterosclerose. Ed Sarvier, 2011.

proteína de transferência de CE (CETP) que transfere CE das HDL para as VLDL e LDL e, TG destas últimas, para as HDL. Uma vez contendo mais TG, as HDL-2 tornam-se melhores substratos para a enzima lipoproteína lipase hepática (LLH) que hidrolisa TG e, principalmente, FL, favorecendo a captação subsequente de CE pelos receptores SR-BI.[13] Por outro lado, as VLDL e LDL ricas em CE podem ser eficientemente removidas pelos receptores B/E do fígado. Ambas as vias são consideradas antiaterogênicas, já que integram o sistema de retirada de colesterol periférico que garante sua eliminação biliar. Nesse ciclo, as apo A-I livres liberadas na circulação são captadas e degradadas principalmente pelos rins (complexo receptor cubilina/megalina).

O detalhamento, *in vivo* e *in vitro*, do metabolismo das HDL e de suas propriedades antiaterogênicas vai ao encontro de resultados de importantes estudos populacionais prospectivos. Neles, se demonstra uma associação inversa entre HDL e doença arterial coronariana (DAC), ainda mais forte do que a associação positiva entre essa doença e as concentrações plasmáticas de LDL-C. Grande parte do papel antiaterogênico das HDL relaciona-se à sua atuação no transporte reverso de colesterol, embora outras ações protetoras sejam descritas e devam ser muito importantes. Entre elas, destaca-se a redução da oxidação das LDL no interstício celular, graças à atividade de enzimas associadas à estrutura da HDL, como a paraoxonase e a PAF-acetil hidrolase.[14] Além disso, são demonstradas atividades anti-inflamatórias e vasodilatadoras das HDL que são óxido nítrico dependentes, reguladas pelo endotélio e seu papel na melhora da secreção de insulina e sensibilidade a esse hormônio.[15,16] Assim sendo, as ações das HDL são múltiplas na proteção contra a aterosclerose prematura.

Não obstante, os resultados de ensaios clínicos e estudos genéticos falham em demonstrar benefício cardiovascular com a elevação do HDL-colesterol com drogas inibidoras de CETP ou ácido nicotínico.

OUTROS COMPONENTES DO METABOLISMO DAS LP ENVOLVIDOS NA ATEROGÊNESE

Na presença de hipertrigliceridemia, é facilitada a formação de LDL pequenas, mais aterogênicas (tipo B) em razão da sequência de dois mecanismos:

1. Maior ganho de TG pelas LDL devido à ação da CETP;
2. Maior atividade da enzima LLH sobre as LDL enriquecidas em TG.

Em função disso, o risco para doença aterosclerótica depende da quantidade de LDL como também de seu tamanho, definidos como acima ou abaixo de, respectivamente, 120 mg/dL e 25,6 nm de diâmetro. As partículas menores (tipo B) são mais facilmente oxidáveis pelo fato de a molécula de apo B ficar mais exposta ao meio aquoso na íntima arterial. Nesse caso, ela é mais suscetível à ação de oxidantes na parede arterial.

Investigações populacionais demonstram o papel dos triglicerídeos como risco para doença cardiovascular.[17,18] No estudo de prevenção secundária *Bezafibrate Infarction Prevention* (BIP) (n = 3.090), o tratamento com bezafibrato por 6 anos foi associado a uma redução não significativa de 7,3% de risco de infarto do miocárdio e morte súbita.[19] O bezafibrato elevou em 18% o HDL-C e reduziu em 21% os TG. Uma reavaliação, entretanto, mostrou que os pacientes com TG elevado (> 200 mg/dL) beneficiaram-se do tratamento.

Os dados do *Veterans Affairs High-Density Lipoprotein Intervention Trial* (VA-HIT) reforçam a hipótese que a elevação do HDL-C pode reduzir o risco de doença coronariana. Os participantes desse estudo eram homens diabéticos (n = 627) e não diabéticos (n = 1.904) com HDL-C abaixo de 40 mg/dL e LDL-C abaixo de 140 mg/dL. Comparado ao placebo, o tratamento com genfibrozila reduziu 22% as mortes por evento coronariano ou infarto do miocárdio não fatal e 24% mortes por evento coronariano, infarto do miocárdio não fatal e acidente vascular encefálico (AVE) confirmado. Um ano após a randomização, as concentrações de CT e TG ficaram 4% e 31% mais baixos nos pacientes usando genfibrozila em relação a placebo, enquanto o HDL-C era 6% mais elevado. Os valores de LDL-C nunca diferiram significativamente entre os grupos. Os investigadores concluíram que a redução nos eventos coronarianos foi associada ao aumento do HDL-C.[20]

LP(a)

É uma LP que migra na fração pré-β da eletroforese, mas que, à ultracentrifugação, encontra-se na faixa de densidade acima de 1,006 g/mL. É uma LDL na qual a apo B está associada covalentemente por pontes bissulfeto a uma proteína de alto peso molecular designada apo(a). Sua origem não era compreendida pelo fato de não estar presente na VLDL, precursora da LDL. Posteriormente, demonstrou-se que a apo(a) é sintetizada no fígado e se une à apo-B da LDL na membrana externa do hepatócito ou no plasma, por mecanismo ainda desconhecido. Ao contrário da LDL, a Lp(a) não é removida pelos receptores hepáticos conhecidos e é metabolizada nos rins.

A razão da aterogenicidade da Lp(a) é pouco conhecida.[21] Há muita analogia estrutural com o plasminogênio, precursor da enzima plasmina que acarreta conversão de fibrinogênio em fibrina. Admite-se que a Lp(a), embora inativa, compete com o plasminogênio pelo mesmo inibidor do fator ativador de plasmina tecidual, assim favorecendo a formação de plasmina e, consequentemente, produção de fibrina.[22]

METABOLISMO CELULAR DAS LIPOPROTEÍNAS

As LDL são as principais fornecedoras de colesterol para os tecidos periféricos, graças ao seu reconhecimento principalmente pelos receptores B/E. Por outro lado, seu envolvimento na gênese da aterosclerose relaciona-se à sua captação pelos receptores scavenger, presentes em macrófagos e em vários tecidos, inclusive no fígado e no sistema hematopoiético. Na parede arterial, tais receptores favorecem a formação de células espumosas, ricas em colesterol e material ceroide.

A principal fonte de colesterol nas células é a síntese desse esteroide a partir de acetil-CoA, em uma série de reações enzimáticas. A enzima-chave controladora desse processo e que, portanto, regula o fluxo ao longo da via metabólica é a HMGCoA redutase, que converte HMGCoA em ácido mevalônico. De fato, a inibição competitiva da HMGCoA redutase é a base para a terapia farmacológica da hipercolesterolemia pelas estatinas.

Uma vez formado, o colesterol pode ser armazenado no citosol na forma de CE. Há um ciclo constante de esterificação do colesterol, principalmente com o ácido oleico e hidrólise de CE. Nesses processos, atuam as atividades da acilcolesterol-aciltransferase (ACAT) citosólica e colesterol éster-hidrolase neutra microssomal. Esse balanço metabólico necessita ser controlado de maneira muito sensível, pois o aumento na disponibilidade de colesterol livre leva a seu acúmulo nas membranas celulares em razão do elevado ponto de fusão do CL. Na forma esterificada, pode haver acúmulo de colesterol como gotículas de cristal líquido, visto que seu ponto de fusão é pouco acima da temperatura do corpo.

O CL é necessário para as diferentes funções celulares que incluem síntese de hormônios esteroides, esteroides biliares, membrana celular etc. A concentração intracelular de colesterol é, então, mantida dentro de uma faixa bem restrita de equilíbrio. Quando a célula se enriquece em colesterol, seja a partir de sua síntese ou da captação de LDL pelo receptor B/E, são desencadeados processos de regulação que se refletem pela diminuição da atividade da HMGCoA-redutase e na expressão dos receptores B/E, com aumento da síntese e atividade da enzima ACAT. Esses eventos impedem, portanto, a síntese e a entrada adicional de colesterol para a célula. O inverso ocorre mediante depleção do conteúdo celular de colesterol, com aumento da HMGCoA-redutase, dos receptores de membrana para LDL e redução da ACAT citosólica. Adicionalmente, o aumento do colesterol intracelular também estimula a síntese da glicoproteína PCSK9 (*Proprotein Convertase Subtilisin/Kexin Type 9*), membro de uma subfamília de serinaproteases que degrada o receptor B/E. A transcrição da PCSK9 ocorre principalmente no fígado e intestino delgado e é modulada pelo SREBP-2 que também regula a transcrição do receptor B/E. A redução do conteúdo citoplasmático de colesterol ativa o SREBP que, ao mesmo tempo, estimula a síntese do receptor LDL e a expressão de PCSK9.

Desse modo, ocorre uma contrarregulação na captação excessiva de colesterol.[23]

A base fisiológica do processo que garante a homeostasia do colesterol permite compreender a ação dos inibidores da HMGCoA-redutase. Com a diminuição da síntese de colesterol, portanto de seu conteúdo intracelular, aumenta a síntese de receptores B-E, reduzindo-se a concentração sérica de LDL colesterol. De maneira análoga, os sequestradores de ácidos biliares aumentam a conversão de colesterol em ácido biliar no hepatócito. Em consequência, a concentração intracelular de esterol diminui, com aumento da expressão dos receptores B/E que, em última instância, levam também à redução na concentração plasmática de colesterol.

CONTROLE MOLECULAR DO COLESTEROL CELULAR

A compreensão dos mecanismos moleculares envolvidos na homeostasia celular do colesterol foi possível graças à identificação por MS Brown e JL Goldstein do fator de transcrição SREBP (*sterol regulatory element binding protein*) – proteína de ligação ao elemento responsivo a esterol.[24]

As SREBP são proteínas de cerca de 1.150 aminoácidos ligadas às membranas do retículo endoplasmático e envelope nuclear. A estrutura geral é composta por uma porção aminoterminal, projetada para o citosol, que se une à extremidade carboxiterminal por meio de uma alça que se projeta para o lúmen do retículo. Esta atravessa a membrana do retículo, graças à presença de segmentos altamente hidrofóbicos. O domínio aminoterminal é o fragmento ativo que, uma vez liberado, atua como fator de transcrição gênica.

Já foram descritos três tipos de SREBP (1a, 1c e 2) que compartilham de grande homologia estrutural. Embora todas atuem no controle geral da biossíntese e captação lipídica, há uma atuação preferencial de SREBP2 sobre genes que codificam enzimas-chave na biossíntese do colesterol, como HMGCoA-sintetase e redutase e esqualenossintetase, bem como o receptor de LDL (B/E). Por outro lado, SREBP1c modula, preferencialmente, a expressão de enzimas-chave envolvidas na síntese de ácidos graxos (AG) e, daí, de triglicerídeos e fosfolipídeos. Embora a SREBP1a seja bastante ativa no controle da produção de ácidos graxos, sua expressão hepática é limitada. Hormônios que interferem no metabolismo lipídico, como insulina e glucagon e drogas hipolipemisantes, atuam seletiva e diferentemente sobre essas proteínas.[25,26]

A ativação de SREBP, determinada inicialmente pela primeira clivagem proteolítica, é bloqueada na presença de esteróis, que inibem a migração do complexo SCAP/SREBP para o Golgi. Sendo a segunda clivagem proteica dependente da primeira, o fragmento ativo não é liberado (Figura 74.5).

As proteínas INSIG 1 e 2 previnem a clivagem proteolítica do SREBP. Nessas proteínas encontram-se domínios sensíveis a esteróis que, quando ligados a derivados do colesterol, impedem a migração do conjunto SCAP/SREBP ao complexo de Golgi. Além de bloquear a ativação do SREBP, demonstra-se que a INSIG 1 liga-se à enzima HMGCoA-redutase, facilitando a degradação da mesma. Em conjunto, esses eventos previnem o acúmulo intracelular de colesterol.

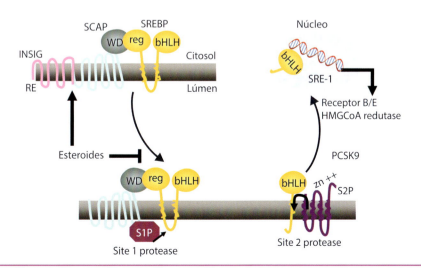

Figura 74.5 Via de ativação do SREBP.
Fonte: Quintão ECR, Nakandakare ER, Passarelli M. Lípides do metabolismo à aterosclerose. Ed Sarvier, 2011.

Além das SREBP, outros fatores de transcrição interagem para manter o controle das concentrações intracelulares de colesterol. O receptor hepático X LXR (*liver X receptor*) é um desses fatores interagindo com óxidos de colesterol no citosol. Uma vez dimerizado com o receptor de ácido retinoico (RXR), modula a expressão de proteínas envolvidas na metabolização de lipídeos, entre eles o receptor de HDL (ABCA-1), CETP, PLTP e 7-α-hidroxilase (CYP7A1), entre outras. Em particular, o aumento da expressão dos receptores de HDL, denominados ABCA-1, suscitado pelo aporte de LDL colesterol às células, favorece a posterior saída de colesterol em excesso da célula e previne a formação de células espumosas a partir de macrófagos na parede arterial. Ainda, graças à regulação da expressão do ABCA-1, há um rígido controle da absorção de colesterol no intestino. Por favorecer o efluxo de colesterol de volta para a luz intestinal, o ABCA-1 limita a quantidade de colesterol absorvido.[27]

Os LXR também são responsáveis pelo aumento da expressão da enzima CYP7A1 que converte colesterol em ácido biliar, favorecendo, portanto, sua eliminação na bile.

Ligantes farmacológicos de LXR/RXR estão em amplo desenvolvimento. No entanto, em decorrência do estímulo de LXR por agonistas potentes, observa-se uma elevação concomitante do conteúdo hepático de triglicerídeos, ocasionada pela elevação do mRNA de SREBP1c. Tal efeito, em muitas situações, acaba por ser indesejável e contribui para a formação de fígado gorduroso.

Considerando-se a modulação da expressão de SREBP1c pelo LXR, é preciso ter em mente a imbricada rede de comunicação entre os diferentes fatores de transcrição que regulam o metabolismo de lipídeos, proteínas e carboidratos e de seus correpressores ou ativadores. No caso descrito, o conteúdo intracelular de colesterol, indiretamente, pode regular a síntese de ácidos graxos e, em última instância, a sensibilidade à insulina, pois, como veremos adiante, a ação insulínica no fígado é, em grande parte, modulada pelo SREBP 1c.

Além das proteínas citadas, outras atuam na modulação do metabolismo lipídico no hepatócito, como FXR (*farnesoid X receptor*), ChREBP (*carbohydrate responsive element binding protein*), PPAR (*peroxisome proliferator activated receptor*) e TR (*thyroide hormone receptor*), AMPK (*adenosine monophosphate kinase*) etc.

Os macrófagos da parede arterial expressam diferentes tipos de receptores que reconhecem partículas modificadas como hemácias envelhecidas, bactérias e LDL modificadas por glicação, oxidação, dessocia-lização ou associação com imunocomplexos, o que contribui para o acúmulo de colesterol e formação de células espumosas. A expressão desses receptores é positivamente modulada pela entrada de LDL modificada. Por outro lado, os macrófagos expressam diminuta quantidade de receptor B/E, o que impossibilita a regulação da captação de LDL por essa via. Há uma entrada contínua de LDL na parede arterial, onde é intensamente metabolizada e isso é, primariamente, determinado pela concentração dessa LP no plasma. Os macrófagos têm elevada capacidade de esterificar colesterol via ACAT, mas também podem livrar-se do excesso de colesterol, exportando-o via HDL ou produzindo apo E que é exportada como precursor de LP contendo fosfolipídeos.

A principal via de regulação do conteúdo de lipídeos em macrófagos é a remoção de colesterol e óxidos de colesterol pelas HDL, o que caracteriza a primeira etapa do transporte reverso de colesterol (Figura 74.6). Conforme já salientado, a expressão de receptores de HDL do tipo ABCA-1 é positivamente regulada pela entrada de colesterol advindo das LDL, a qual gera óxidos de colesterol, ligantes naturais do receptor nuclear LXR. A remoção de colesterol pelas apo A-I livres ou pré-β HDL, por intermédio do receptor ABCA-1, é um processo ativo, com energia proveniente da hidrólise do ATP ligado a domínios específicos na estrutura do receptor, daí seu nome *ATP-dependent binding cassette A1*. Muitas outras proteínas de membrana fazem parte dessa família e desempenham outras funções.

O conteúdo de ABCA-1 na superfície celular é principalmente determinado por vias de degradação proteica, representadas pelo sistema ubiquitina-proteassoma, autofagia lisossomal e proteases de superfície. Sendo assim, há uma intensa discrepância entre o mRNA de ABCA-1 e seu conteúdo final. Em certas condições metabólicas, como DM e doença renal crônica, observa-se menor conteú-

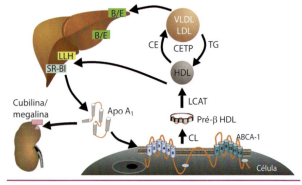

Figura 74.6 Transporte reverso de colesterol. Fonte: Quintão ECR, Nakandakare ER, Passarelli M. Lípides do metabolismo à aterosclerose. Ed Sarvier, 2011.

do total de ABCA-1 o que se vincula ao maior estresse oxidativo, inflamatório e estresse de retículo endoplasmático em macrófagos. Esses eventos são promovidos pela hiperglicemia ou sinalização celular dependente de produtos de glicação avançada (AGE) via receptor de AGE (RAGE).[28-33]

Uma vez na superfície da apo A-I ou pré-β, o colesterol é esterificado pela LCAT com a formação de HDL-3. Em decorrência da ação da CETP, as HDL-3 convertem-se em HDL-2 pelo enriquecimento em TG. As HDL-2, por sua vez, removem colesterol mediante a ligação com o receptor ABCG-1, o qual exporta o excesso de colesterol e óxidos de colesterol oxigenados na posição 7, como o 7-cetocolesterol. Parece haver uma regulação coordenada entre os receptores ABCA-1 e ABCG-1, os primeiros gerando ligantes ao segundo, o que aumenta a eficiência de remoção celular de colesterol.

Além dos receptores ABC, o colesterol celular pode ser removido por difusão, graças à interação dos componentes lipídicos da HDL com a superfície celular. Esse é um processo lento, o qual pode ser facilitado pelo receptor SR-BI. No fígado, conforme já salientado, esse receptor participa da captação seletiva de CE das HDL, dando desfecho ao transporte reverso de colesterol. Em células periféricas e em macrófagos, inclusive na íntima arterial, esse receptor estimula a saída de colesterol livre a favor de gradiente de concentração para as partículas de HDL. Pouco é conhecido sobre o controle da expressão de SR-BI, embora pareça ser influenciado pelos receptores nucleares LXR.

Os PPAR (*peroxisome proliferator activated receptors*) do tipo α, β e δ também modulam positivamente a expressão dos receptores ABCA-1 e SR-BI, muitas vezes por aumentarem o mRNA de LXR. Assim, diversos fármacos utilizados no tratamento das dislipidemias e/ou da resistência periférica à insulina podem, de acordo com o tipo celular, exercer efeito benéfico sobre a remoção de colesterol pelas HDL.

FISIOLOGIA DOS ÁCIDOS GRAXOS LIVRES (AGL)

Os ácidos graxos livres (AGL) liberados pela LPL, como também pelo tecido adiposo graças à ação de lipases hormoniossensíveis, são transportados quase exclusivamente pela albumina e constituem o principal substrato energético do plasma, além de fonte de formação de gordura pertencente às VLDL, produzidas no fígado.

Calcula-se que, em um adulto saudável em jejum, apenas 20 a 25% dos AGL circulantes advêm da ação da LPL sobre o conjunto de VLDL e QM; a maior parte é, então, proveniente de lipólise de TG do tecido adiposo, estimulada por lipases hormoniossensíveis, graças à diminuição da ação da insulina nessa fase.

Em indivíduos saudáveis, os QM são fonte importante de AGL na circulação. Cerca de 36% dos AGL liberados dos QM pela LPL vão para a circulação sistêmica, são captados pelo fígado, músculo e coração para prover energia. Por outro lado, uma proporção menor dos QM é captada, diretamente, no tecido muscular estriado sem sofrer hidrólise, utilizando receptores análogos aos da VLDL.

No jejum, a LPL diminui no tecido adiposo e aumenta no músculo, principalmente no cardíaco; o oposto ocorre no estado alimentar. Desse modo, na fase alimentar, mais AGL dos QM é disponível para ser armazenado, enquanto no jejum mais AGL será usado como fonte de energia. Não obstante, a captação de AGL é maior no músculo do que no adiposo.

Cerca de 95% dos TG provenientes das VLDL são captados sem conversão a AGL, de forma que VLDL constituem fonte bem menor de AGL, quando comparada aos QM.

Em uma estimativa de fluxo total de AGL no plasma em jejum, da ordem de 6 microM/kg/minutos, apenas 0,4 microM advém de hidrólise de VLDL-TG. Na fase alimentar, devido à diminuição da ação da lipase hormoniossensível no tecido adiposo e à hidrólise dos QM, a hidrólise de VLDL-TG cai 75 a 90% em virtude da competição pela enzima LPL com os QM que entram no plasma em maior quantidade. Dependendo, é claro, da ingestão de gordura podemos avaliar na fase alimentar que TG entra no plasma como 70 a 90 g na forma de QM e talvez umas 20 a 30 g como VLDL. No jejum é muito menor a participação de TG advindo de VLDL.[34]

CLASSIFICAÇÃO DAS DISLIPIDEMIAS

As dislipidemias são classificadas em primárias e secundárias, de acordo com sua etiologia – isoladas ou decorrentes de outras doenças ou intervenções medicamentosas ou dietéticas, respectivamente. Além disso, podem ser categorizadas como hipercolesterolemia, hipertrigliceridemia ou hiperlipidemia mista, quando o defeito metabólico, respectivamente, se reflete em concentração aumentada de colesterol ou TG isolada ou conjuntamente (Tabela 74.1).

A hipercolesterolemia familial (HF) é uma das formas mais grave de hiperlipidemia. As etiologias

Tabela 74.1 Principais causas das dislipidemias primárias e sua frequência na população

	Causas	Frequência
Hipercolesterolemia familial (HF)	Defeito no receptor B/E	Heterozigótica 1:500 Homozigótica 1:1. 000.000
	Defeito familial da apo B-100	1:1.000
	Hipercolesterolemia poligênica	1 - 5%
	Hiperlipemia familiar combinada (HFC)	1 - 2%
	Hipercolesterolemia autossômica recessiva	Raríssima
	Mutação da PCSK9 com ganho de função	Raríssima
Hipertrigliceridemia	Hiperlipemia familiar combinada (HFC)	1 - 2%
	Hipertrigliceridemia familial	1:300
	Hiperquilomicronemia (HQM)	1:1.000.000
Dislipidemia mista	Hiperlipemia familiar combinada (HFC)	1 - 2%
	Disbetalipoproteinemia ou tipo III	Raríssima

Fonte: Quintão ECR, Nakandakare ER, Passarelli M. Lípides do metabolismo à aterosclerose. Ed Sarvier, 2011.

podem ser decorrentes de mutações nos genes do receptor B/E, da apo B-100, da proteína ARH ou da PCSK9 com ganho de função.

Cerca de mil mutações no receptor de LDL já foram descritas na literatura, culminando em defeitos de síntese, transporte pelo retículo endoplasmático e Golgi, ligação à partícula de LDL, internalização e dissociação da partícula de LDL. Mutações no gene do receptor de LDL apresentam herança autossômica dominante. Na forma heterozigótica, observa-se concentração plasmática de colesterol duas vezes acima do limite de normalidade e, na homozigótica, de cinco a sete vezes.

Elevações no LDL-C também podem ser observadas em condições associadas ao defeito familiar de apo B-100, cuja frequência é de 1:1.000 na população. Nesse caso, elevações da colesterolemia são decorrentes da redução em 50% no *clearance* de LDL em virtude da diminuição de sua ligação ao receptor B/E. O defeito genético que caracteriza a hipercolesterolemia autossômica recessiva é a mutação na proteína ARH (*autossomal recessive hypercholesterolemia*), com consequente prejuízo na internalização do complexo LDL-receptor B/E. Nessas duas formas, a elevação plasmática de LDL-C é em torno de duas vezes o valor normal.

Mutações ativadoras no gene da PCSK9 foram identificadas como causas de hipercolesterolemia autossômica dominante. Isso decorre do aumento na degradação do receptor B/E, reduzindo a captação de LDL plasmática.[35] A associação da mutação ativadora da PCSK9 com a hipercolesterolemia foi comprovada pela demonstração da redução do re-

ceptor B/E pelo aumento da expressão da PCSK9 em camundongos.[36] E a deleção do gene da PCSK9 em camundongos aumentou os receptores B/E e reduziu a colesterolemia.[37]

O desenvolvimento de xantomas tendinosos e tuberosos e arco córneo são sinais clínicos característicos das hipercolesterolemias primárias, os quais refletem acúmulo de colesterol em macrófagos infiltrados nos tendões e na pele. Em todos os casos citados, observa-se, em decorrência da elevação do LDL colesterol, o desenvolvimento acelerado de aterosclerose e, consequentemente, incidência elevada de doenças cardiovasculares. Saliente-se que, na forma homozigótica da hipercolesterolemia familial, a ocorrência de manifestação clínica de doenças arteriais isquêmicas dá-se antes dos 20 anos de idade. Daí, a introdução de terapia hipolipemisante adequada torna-se imprescindível.

A hiperlipidemia familiar combinada (HFC) é a forma mais comum das hiperlipidemias genéticas, aumentando o risco de doenças cardiovasculares, atingindo cerca de 1 a 2% da população geral e 10 a 20% de pacientes com infarto agudo do miocárdio (IAM). Caracteriza-se por aumento da produção de apo B, com elevação de LDL-C e VLDL, presença de partículas de LDL pequenas e densas. A variabilidade de apresentação dos lipídeos plasmáticos dificulta a sua identificação clínica, podendo ocorrer hipercolesterolemia e/ou hipertrigliceridemia, redução de HDL e aumento de apo B. Sua caracterização genética é heterogênea e oligogênica e se baseia na alteração no cluster apoAI/CIII/AIV/AV e no gene da LPL. As proteínas codificadas por esse cluster são responsáveis pelo controle de síntese de proteínas presentes em partículas ricas em triglicerídeos e em HDL. O aumento de apo CIII está associado à redução na atividade da LPL, diminuindo o catabolismo das VLDL. As alterações gênicas da HFC não são totalmente manifestadas antes da 3ª década de vida, portanto, crianças portadoras da herança genética não apresentam a doença.[38]

Entre as causas genéticas de hipertrigliceridemia destacam-se, além da HFC, a hipertrigliceridemia familiar (HTGF) e hiperquilomicronemia (HQM). HTGF é caracterizada por aumento de VLDL ricas em triglicerídeos, com elevação dos TG plasmáticos entre 200 e 500 mg/dL e redução de HDL-C, embora LDL-C esteja normal. Na HTGF, ocorre aumento da produção de TG, porém sem alterar apo B. Portanto, são produzidas VLDL maiores e mais ricas em TG. O defeito genético não é conhecido e pode estar associado com a mesma alteração da HFC. A HTGF tem herança autossômica dominante e o diagnóstico é feito somente após a puberdade e, na maioria das vezes, difícil de distinguir da HFC.

A hiperquilomicronemia manifesta-se por hipertrigliceridemia intensa (triglicerídeos plasmáticos > 1.000 mg/dL) presente desde a infância, cujas complicações mais frequentes são pancreatite aguda e dor abdominal recorrente. As causas principais são a deficiência da lipoproteína lipase e a deficiência da apo CII, que é cofator da LPL. Pela falta da atividade da LPL, os TG dos quilomícrons e das VLDL não são hidrolisados, reduzindo catabolismo dessas partículas. Hipertrigliceridemia acima de 1.000 mg/dL indica presença de QM que pode ser detectado pela observação do plasma leitoso. Xantomas eruptivos em região dorsal, glútea, braços, mãos e coxas, além de hepatoesplenomegalia, são comumente observados.

Disbetalipoproteinemia familiar ou hiperlipemia do tipo III, rara na população, caracteriza-se pelo acúmulo de partículas remanescentes com maior conteúdo de colesterol. Manifesta-se por hipertrigliceridemia e hipercolesterolemia moderada a grave, cujos valores variam entre 300 e 400 mg/dL. As alterações metabólicas são exacerbadas pela coexistência de obesidade, diabete melito ou ingestão de álcool. A presença de xantomas é frequente em quase 50% dos indivíduos portadores da dislipidemia, caracterizada pela formação de xantoma palmar, presente de forma plana nas linhas das palmas das mãos. Xantomas tuberosos ou tuberoeruptivos também são comuns, além da ocorrência de doença aterosclerótica prematura. A etiologia da disbetalipoproteinemia está associada com fenótipo apo E2/E2, ou a presença de mutação na apolipoproteína E. Essas alterações levam à redução na remoção de LP remanescentes em virtude da menor ligação das partículas aos receptores específicos. Pelo fato de as partículas permanecerem maior tempo em circulação, ocorre redução no conteúdo de TG, devido à hidrólise pela LPL, o que torna as LP relativamente com maior conteúdo de colesterol.

A apolipoproteína E ocorre na população em três genótipos, ε2, ε3 e ε4 com a frequência em torno de 8%, 77% e 15%, respectivamente. Esses três alelos manifestam-se em seis fenótipos: três homozigóticos (E2/E2, E3/E3 e E4/4) e três heterozigóticos (E2/E3, E2/E4 e E3/E4), sendo que cerca de 60% da população é E3/E3. As diferenças nos fenótipos de apo E alteram a afinidade das lipoproteínas pelos receptores de remanescentes e B/E. Sabe-se que a apo E2 apresenta menor afinidade pelos receptores, enquanto a apo E4, maior afinidade.

CAUSAS COMUNS DE DISLIPIDEMIAS SECUNDÁRIAS

As principais causas secundárias de dislipidemias são apresentadas na Tabela 74.2.

FISIOPATOLOGIA DA DISLIPIDEMIA NA SM

O aumento na concentração circulante de AGL é importante reflexo da resistência periférica à insulina e perpetua o prejuízo da função insulínica em diversos órgãos, bem como favorece a dislipidemia e o estresse inflamatório e oxidativo.

Na resistência insulínica, prevalece a ação da lipase hormoniossensível do tecido adiposo, a qual hidrolisa triglicerídeos, promovendo a liberação de AGL à circulação, os quais são transportados principalmente pela albumina, mas também na superfície das lipoproteínas. Nessa condição, há um grande influxo de AGL no fígado, os quais constituem substrato à síntese de TG.

Além disso, na resistência insulínica frente à hiperinsulinemia, observa-se estímulo à produção e atividade do fator de transcrição SREBP1c (*sterol responsive element binding protein 1c;* proteína de ligação ao elemento responsivo ao esterol 1c), o qual favorece a transativação de genes que codificam enzimas envolvidas na síntese *de novo* de AGL e TG. Há duas isoformas de SREBP1, a e c. SREBP1a tem maior potencial de transativação gênica; porém SREBP1c encontra-se em maior abundância no fígado humano.

Utilizando-se animais transgênicos para SREBP1a truncado, caracteristicamente expressando

Tabela 74.2 Principais causas de dislipidemias secundárias

	Hipotireoidismo	↓ receptor LDL
Aumento do LDL-C	Deficiência de GH	↓ receptor LDL
	Dieta rica gordura saturada/Trans	↑ conteúdo de colesterol LDL; ↓ receptor LDL
	Imunossupressores	↓ receptor LDL
	Colestase	↑ secreção de colesterol livre (Lp X)
Aumento de TG	Síndrome metabólica/obesidade/diabete melito	↑ síntese de VLDL; ↓ atividade da LPL
	Consumo excessivo de álcool	↑ síntese TG
	Gestação	↑ síntese TG
	Síndrome nefrótica/insuficiência renal	↑ síntese de apo B; ↓ remoção de LDL
	Síndrome de Cushing	↑ síntese de VLDL; ↓ atividade da LPL
	Lipodistrofias	↑ síntese de VLDL; ↓ atividade da LPL
	Medicamentos (diuréticos, betabloqueadores, estrógenos, glicocorticosteroides)	

Fonte: Quintão ECR, Nakandakare ER, Passarelli M. Lípides do metabolismo à aterosclerose. Ed Sarvier, 2011.

apenas a porção aminoterminal ativa dessa proteína, observa-se aumento intenso no tamanho do fígado, com elevação na concentração de TG e colesterol nos hepatócitos de, respectivamente, 20 e 6 vezes. Na análise histológica, também se verifica maior acúmulo celular de lipídeos, caracterizado pelo considerável aumento do mRNA para várias enzimas das vias de síntese de colesterol e TG. Eleva-se, também, o mRNA para o receptor de LDL, o que agrava o fígado gorduroso por levar à maior captação de VLDL. Interessante que o mRNA para as apolipoproteína.

AI, B e E não se altera. São descritas duas vias clássicas de ação da insulina no fígado (Figura 74.7).

Após interação com o receptor tirosinaquinase, a insulina aumenta a expressão e ativação de SREBP 1c, com consequente aumento da síntese de AG. Esse evento é, aparentemente, independente de IRS-2. Não são observadas alterações na expressão de SREBP 2 pela insulina. Por outro lado, a insulina regula o metabolismo da glicose via fosforilação de IRS-2. Por ativação de vias de sinalização em cascata, que envolvem fosfatidilinositol-3-quinase e proteína cinase B (ou Akt), a insulina diminui a expressão e

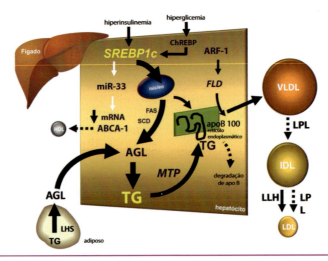

Figura 74.7 Dislipidemia diabética.
Fonte: Quintão ECR, Nakandakare ER, Passarelli M. Lípides do metabolismo à aterosclerose. Ed Sarvier, 2011.

a atividade de enzimas gliconeogênicas e glicogeo-líticas, respectivamente, fosfoenolpiruvato carboxi-cinase (PEPCK) e glicose 6-fosfatase (G6-Pase).[39-41]

O glucagon, por sua ação fisiológica oposta à da insulina, reduz a expressão de SREBP 1c, em hepa-tócitos, mesmo na presença de insulina. Em ratos com diabete, induzido por estreptozotocina, obser-va-se uma redução no conteúdo do mRNA de SRE-BP 1c, o qual é restaurado após administração de insulina. Nos animais diabéticos, eleva-se o mRNA da PEPCK, o qual se reduz após insulina. De modo oposto, o tratamento com insulina nesses ratos res-taura o conteúdo do mRNA para a enzima ácido graxo sintase, diminuído no diabete descompensa-do (por falta de insulina).

De modo análogo, no jejum as concentrações de SREBP 1c e AG sintase estão reduzidas, enquanto G6Pase e PEPCK estão aumentadas. Após realimen-tação o inverso ocorre.

Duas vias principais de ação da insulina são con-sideradas no quadro de resistência e são determi-nantes para o estabelecimento e/ou progressão da dislipidemia na hiperinsulinemia crônica: 1) a ati-vação de SREBP 1c, por via insulinossensível e IRS-2 independente, portanto, favorecendo a síntese de ácidos graxos; 2) uma via insulinorresistente, isto é, mesmo na presença de hiperglicemia e hiperin-sulinemia ela se caracteriza pela redução de IRS-2 e cascata de fosforilação subsequente, com resul-tante elevação na produção de glicose. Outra via é estimulada pelo SREBP1c, provocando aumento da atividade da glicoquinase hepática e da síntese de glicogênio. Ela facilita a incorporação de glicose em glicerol-3-P com maior síntese de TG, que é simul-tânea ao fato de o hepatócito liberar mais glicose na circulação pela via IRS-2 dependente.

Em modelos experimentais, observa-se, em de-corrência da resistência à insulina, redução simultâ-nea na expressão de IRS 1 e 2. Avaliando-se a função específica dessas proteínas sobre a função hepática, demonstrou-se que o IRS-1 encontra-se preferen-cialmente envolvido na modulação das enzimas gliconeogênicas. Por outro lado, IRS-2 regula prefe-rencialmente enzimas lipogênicas e é determinante para o acúmulo hepático de lípides. Animais com redução estável da expressão de ambos os substra-tos do receptor de insulina apresentam resistência sistêmica à ação da insulina, intolerância à glicose e esteatose hepática, decorrentes de redução na ativa-ção da Akt e fosforilação da Foxo 1 (*forkhead trans-cription factor 1*").

A redução na sensibilidade à insulina no fígado eleva a glicemia pós-prandial e a produção hepática

de glicose, exacerbando os efeitos deletérios da hi-perglicemia e hiperinsulinemia crônicas, já estabe-lecidas no curso do DM tipo 2.

Na vigência de hiperglicemia crônica, eleva-se a produção compensatória de insulina a qual é, em sua maior parte, clareada pelo sistema porta-hepático, de modo a promover redução na via de sinalização mediada pelo IRS-2 no fígado. Conforme exposto, isso leva à maior produção de glicose e, simulta-neamente, na via independente de IRS-2, promove maior síntese de AGL, por aumentar SREBP 1c. O aumento de AGL no plasma, por sua vez, contribui adicionalmente para inibir a produção de insulina pelo pâncreas, constituindo um efeito hepatotóxico, que implica um ciclo vicioso na ação insulínica no hepatócito (Figura 74.8).[42]

Em decorrência da hiperglicemia e maior metabo-lização da glicose pela via das pentoses, há maior ati-vação do fator de transcrição ChREBP (*carbohydrate responsive element binding protein*; proteína de ligação ao elemento responsivo a carboidrato), graças à ge-ração de xilulose 5P. Como consequência, eleva-se a transcrição de genes que produzem enzimas da via glicolítica, mas também a produção de mRNA do SREBP-1c. Além disso, a glicose ativa o fator nuclear LXR, o qual modula positivamente a expressão de SREBP1c. Conjuntamente, todos os eventos citados aumentam sobremaneira a síntese hepática de TG.

A insulina reduz a atividade da proteína mi-crossomal de triglicerídeos (MTP), a qual medeia a transferência de TG e outros lipídeos para a par-tícula nascente de apo B-100 no retículo endoplas-mático. Na resistência insulínica, a atividade da MTP é maior, com a geração de grandes partículas de VLDL, enriquecidas em TG, denominadas *large buoyant* VLDL ou VLDL1 (VLDL grandes e flutuan-tes). O enriquecimento de triglicerídeos nas VLDL também é favorecido pela atividade do fator de ribo-silação ARF e de fosfolipases que atuam no comple-xo de Golgi, com a secreção de partículas de VLDL maiores do que aquelas normalmente secretadas em indivíduos saudáveis. Em decorrência da atividade da MTP, há menor degradação de apo B-100 no he-patócito. Essa apolipoproteína é, caracteristicamen-te, produzida em alta taxa no fígado e sua degrada-ção contínua limita a secreção de VLDL e é condi-cionada à sua lipidação pela MTP. Sendo assim, na resistência insulínica não há maior produção de apo B-100, mas sim menor degradação da mesma.

Deve haver um equilíbrio entre a produção de TG e secreção de VLDL para a circulação, o que, em última instância, norteia a gênese e a evolução da esteatose hepática.

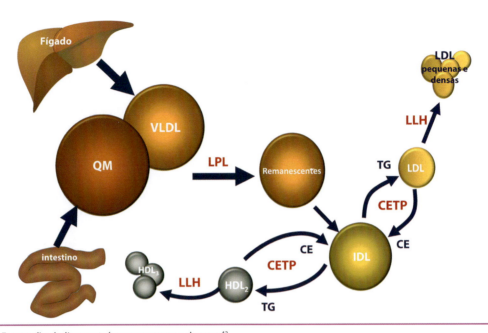

Figura 74.8 Formação de lipoproteínas pequenas e densas.[42]
Fonte: Quintão ECR, Nakandakare ER, Passarelli M. Lípides do metabolismo à aterosclerose. Ed Sarvier, 2011.

Maior geração de quilomícrons no intestino também é regida pelos mesmos mecanismos descritos acima. Na circulação, há uma constante competição entre grandes lipoproteínas ricas em TG pelo sítio catalítico da LPL o que pode prejudicar sua atividade, principalmente devido à presença de quantidade elevada de AGL na superfície das LP. Isso restringe a ação da LPL, pelo fato de sua maior concentração na interface partícula-enzima bloquear a interação da LPL com QM e VLDL.

VLDL e QM são metabolizados mais lentamente pela LPL a qual tem a insulina como principal estimulador de sua síntese e atividade. Além de estimular a transcrição do gene da lipase no tecido muscular, a insulina aumenta a transcrição da apo CII (cofator que ativa a LPL) e reduz a de apo CIII (cofator que inibe a LPL). Sendo assim, na resistência insulínica manifesta-se a hiperlipidemia pós-prandial e hipertrigliceridemia, resultantes da maior síntese e menor catabolismo de lipoproteínas ricas em TG. Acúmulo de remanescentes de VLDL e QM são sabidamente mais aterogênicos e perturbam a função inflamatória, hemostática e vasodilatadora.

Hipertrigliceridemia condiciona a formação de LDL pequenas e densas, as quais, por seu menor tamanho, entram mais facilmente na íntima arterial. Além disso, pela maior exposição de domínios da apoB-100, essas lipoproteínas são mais oxidadas o que induz sua captação por macrófagos da íntima. Com o acúmulo de LP ricas em TG, pela menor atividade da LPL, a CETP promove a transferên-cia de TG das VLDL, IDL ou QM para as LDL, em troca por CE. A princípio, as LDL enriquecidas em TG tornam-se maiores, porém são mais intensamente metabolizadas pela lipase hepática (LH) o que as torna menores e mais densas. Esse mesmo processo ocorre com as HDL, o que leva à diminuição em seu tamanho.[43]

Como a geração de partículas nascentes de HDL (pré-β-HDL) depende, em grande parte, da metabolização de TG das VLDL e QM, a diminuição da ação da LPL na resistência insulínica leva à redução do HDL-colesterol. Prova disso é que a redução da trigliceridemia, pela melhora da sensibilidade periférica à insulina, na grande maioria das vezes, eleva o HDL-colesterol.

A redução do HDL-colesterol é ainda favorecida pelo fato de que porções intrônicas no gene da SREBP1 contêm o microRNA-33 (miR-33), o qual reduz a tradução do mRNA do receptor de HDL no fígado, ABCA-1. Sendo assim, além de aumentar a produção de TG, a maior quantidade de SREBP1 em estados de resistência insulínica também reduz a geração de partículas de HDL.[44]

A hiperglicemia, no âmbito celular, por elevar a produção de espécies reativas de oxigênio reduz o conteúdo do receptor de HDL, ABCA-1, o que deve contribuir para a menor geração hepática e intestinal de HDL. Além disso, em macrófagos a hiperglicemia e produtos de glicação avançada prejudicam a remoção de colesterol pela apo A-I e HDL, comprometendo o transporte reverso de colesterol.

Sendo assim, mesmo na presença de quantidade de HDL-colesterol dentro dos limites de normalidade, o descontrole glicêmico reduz a expressão de receptores de HDL, contribuindo para a aterosclerose.

A captação de ácidos graxos pela musculatura por sua maior oferta é um mecanismo determinante à resistência insulínica. Essa captação é muito mais rápida e ativa quando comparada à da glicose e se deve tanto à maior difusão passiva de AGL pela membrana celular, não dependente de energia, como a receptores específicos e transportadores facilitadores como CD-36 e proteínas citosólicas ligantes de ácidos graxos.[45] Dessa maneira, resistência à insulina reflete aumento da quantidade de gordura intra e intermiocelular que parece ter origem genética, visto ocorrer em filhos não obesos de diabéticos tipo 2.[46] A participação dessa gordura na ação da insulina foi investigada em 20 controles normais, sem história familiar de DM, por biópsia muscular simultânea à medida da resistência insulínica pelo *clamp* euglicêmico. Observou-se que a quantidade de gordura intramiocelular representa piora na resistência à insulina e aumento na concentração plasmática de AGL, com diminuição da atividade de fosforilação em tirosina do receptor da insulina e subsequente ativação da fosfatidil-inositol3-quinase, independentemente do peso corpóreo e da capacidade física.[47]

A SM não retrata obesidade por si, mas características de distribuição de gordura corpórea que, provavelmente, modulam resistência à insulina e o metabolismo local de ácidos graxos. Isso é sugerido pelo estudo europeu HOORN. Nessa investigação, em ambos os gêneros, idade de 50 a 75 anos, foi realizado GTT e os casos acompanhados por 6 anos. O RR de desenvolvimento de DM tipo 2 foi independente do IMC e foi abaixo de 1, considerando-se a circunferência do quadril, mas variou entre 1,6 e 2,66 para a circunferência da cintura.[48] Nesse sentido, uma investigação em adultos com DM2 revelou à tomografia uma relação inversa entre a utilização corpórea de glicose, insulinodependente e a gordura visceral, mas não com a gordura subcutânea.[49]

Derivados de ácidos graxos, como diacilglicerol, ceramidas e acilCoA induzem proteinaquinase que fosforila IRS-1 em resíduos de serina em vez de tirosina, comprometendo a sinalização da insulina pelo receptor tirosinaquinase. Isso agrava a hiperglicemia criando um ciclo que culmina na maior ativação hepática de SREBP1c e lipogênese. Ácidos graxos ainda potencializam a resposta inflamatória com ativação de mediadores que também interferem na cascata de sinalização insulínica ou que induzem estresse de retículo endoplasmático. O estresse de retículo vincula-se à redução do conteúdo do receptor ABCA-1 em macrófagos e sua inibição por chaperona química previne a queda de ABCA-1 e corrige o efluxo de colesterol.

Relevante ainda comentar que, na obesidade e resistência insulínica, há maior infiltração de macrófagos no tecido adiposo com diferenciação a um perfil mais inflamatório, ou M1. Macrófagos M1 secretam citocinas inflamatórias que também prejudicam a sinalização insulínica e contribuem para a dislipidemia na síndrome metabólica.

Glico e lipotoxicidade nas células betapancreáticas favorecem a morte celular, com prejuízo grave à secreção de insulina e contribuição à manifestação franca de diabete melito tipo 2.

DEFINIÇÃO DA POPULAÇÃO-ALVO E OBJETIVOS DO TRATAMENTO

Frente a um caso com alteração das lipoproteínas é fundamental conhecer sua prevalência, o significado de seu risco relativo na prática médica, visto que essas informações dão ao médico uma noção mais clara do grau de intervenção exigido (Tabela 74.3).

Uma forma mais abrangente de deduzir o tipo de intervenção requerido é por meio da análise de vários FR na população como um todo. Essa visão gerou consensos internacionais, como o consenso sobre tratamento de dislipidemias norte-americano, do National Cholesterol Education Program, Third Adult Treatment Panel (ATP III), publicado em 2001 e 2002 e revisado em julho de 2004.[50] De acordo com o escore de risco, definiram-se valores alvos de LDL-C para o tratamento de cada indivíduo.

Tabela 74.3 Risco relativo (RR) de eventos cardiovasculares de acordo com a frequência das dislipidemias

	Frequência	RR
Hipercolesterolemia familiar monozigótica	1:400 ou 500	35
Defeito de apo B-100 familiar	1:700	3,5
Dislipidemia do Tipo III	1:4.000	40
Presença do gene apo E4	24%	1,53
HDL-C < 35 mg/dL	23%	2,39
LDL-C > 130 mg/dL	67%	1,34
LDL-C > 160 mg/dL	3%	1,41

Fonte: Quintão ECR, Nakandakare ER, Passarelli M. Lípides do metabolismo à aterosclerose. Ed Sarvier, 2011.

Em 2013, foi publicada uma nova diretriz para o controle do colesterol para a prevenção de doenças cardiovasculares, elaborada pela American Heart Association e America College of Cardiology.[51] Nessa diretriz, estabeleceu-se o uso de estatinas de acordo com os fatores de risco, porém foram excluídos os valores alvos terapêuticos de LDL-C. A prescrição de rosuvastatina ou atorvastatina em dose máxima para obter redução acima de 50% do valor basal de LDL-C deve ser indicada para indivíduos com LDL-C > 190 mg/dL, portadores de doença cardiovascular, diabete tipo 1 ou tipo 2 ou com estimativa de risco acima de 7,5%. Os indivíduos que não se enquadram na situação anterior, mas que apresentam o risco calculado entre 5 e 7,5% devem ser tratados com doses moderadas de estatinas para redução entre 30 e 50% de LDL-C (Tabela 74.4). E os que tenham risco abaixo de 5%, outros fatores devem ser considerados para indicação de estatinas e redução de LDL-C abaixo de 30%. Nesse consenso, não foi estabelecido orientação para o tratamento da hipertrigliceridemia.

CONTROLE ALIMENTAR DA COLESTEROLEMIA

Os principais elementos de alteração de estilo de vida que resultarão em melhora da dislipidemia são redução de ingestão de gorduras saturada, gordura *trans* e colesterol; aumento de atividade física; perda de peso; cessação de tabagismo; controle de consumo de álcool e aumento da ingestão de vegetais, fibras e de ésteres de fitoesteróis alimentares.

A composição da dieta em relação à ingestão calórica diária deve apresentar 25 a 35% de gorduras, 50 a 60% de carboidratos e cerca de 15 % de proteínas. De acordo com as diretrizes para redução da colesterolemia, recomenda-se a ingestão abaixo de 7% de gorduras saturadas e menos de 200 mg/dia de colesterol, sendo até 20% de gorduras monoinsaturadas e 10% em poli-insaturadas.[52] O consumo de gordura trans provenientes de alimentos industrializados deve ser abolido por causa da presença de gordura vegetal industrializada, de acordo com os consensos para prevenção de doenças cardiovasculares.

FITOESTERÓIS

Vegetais contêm fitoesteróis que praticamente não são absorvidos pelo intestino humano. Os fitoesteróis bloqueiam a absorção intestinal de colesterol por competir na formação da micela na luz intestinal. A ingestão diária de fitoesteróis é aproximadamente de 300 a 500 mg. Para se obter uma redução de LDL-C próxima a 10%, é necessária uma ingestão de pelo menos 2 g de fitoesteróis, quantidade provida apenas com alimentos enriquecidos nesse produto.[53]

CONTROLE ALIMENTAR DA TRIGLICERIDEMIA

A hipertrigliceridemia pode ser rapidamente corrigida pela redução da ingesta calórica e diminuição do excesso de peso corporal. Isso é atribuído à diminuição da produção hepática de VLDL. Não obstante, paradoxalmente pode haver elevação do LDL-colesterol, possivelmente decorrente de diminuição dos receptores a esta LP.[54] É interessante observar que, para cada caso, parece haver um limiar de peso que ao ser ultrapassado determina subida abrupta11 da trigliceridemia. A restrição mais intensa da gordura alimentar é indicada nos casos de hipertrigliceridemia de causa genética, como na deficiência da lipoproteína lipase ou da apo C-II.

Óleo de peixe (ômega 3)

O óleo de peixe é outra intervenção dietética que tem sido eficiente na prevenção primária de doença coronariana.[55] Os ácidos graxos (EPA, DHA e em alguns casos α-linolênico) existentes no óleo de peixe estão associados à diminuição da trigliceridemia,

Tabela 74.4 Intensidade de tratamento com estatinas[51]

Alta intensidade	Moderada intensidade	Baixa intensidade
Redução de LDL-C > 50%	Redução de LDL-C entre 30 e 50%	Redução de LDL-C < 30%
Atorvastatina 40 – 80 mg Rosuvastatina 20 (40) mg	Atorvastatina 10 (20) mg Rosuvastatina (5) 10 mg Sinvastatina 20-40 mg Pravastatina 40 (80) mg Lovastatina 40 mg Fluvastatina XL 80 mg Fluvastatina 40 mg Pitavastatina 2-4 mg	Sinvastatina 10 mg Pravastatina 10-20 mg Lovastatina 20 mg Fluvastatina 20-40 mg Pitavastatina 1 mg

redução da incidência de morte súbita e infarto do miocárdio, do risco de arritmias e inibição da agregação plaquetária.[56] Diversos estudos demonstraram que ômega 3 reduz o risco de morte cardíaca, após infarto do miocárdio.[57] Entretanto, no estudo ORIGIN o uso de ômega 3, 1 g/dia, *versus* placebo não reduziu a taxa de eventos cardiovasculares em indivíduo de alto risco.[58]

Os ácidos graxos ômega 3 podem ser utilizados na hipertrigliceridemia severa por deficiência de lipoproteína lipase e na hipertrigliceridemia em gestantes e crianças. Podem reduzir TG em até 30 a 40% desde que ingeridos em altas doses (pelo menos 10 g/dia), o que implica custo muito elevado, sem vantagem sobre fibratos e ácido nicotínico.

Em relação a bebidas alcoólicas, pacientes apresentando hipertrigliceridemia devem eliminar seu consumo e os com hipercolesterolemia isolada devem controlar a sua ingestão, particularmente quando em uso de fármacos hipolipemisantes. Embora alguns estudos observacionais tenham indicado relação entre consumo moderado de álcool e número reduzido de eventos cardiovasculares, os efeitos adversos do álcool superam os seus possíveis benefícios e, portanto, o álcool não deve ser recomendado como uma substância protetora do coração.

TRATAMENTO FARMACOLÓGICO DAS DISLIPIDEMIAS

MEDICAMENTOS INDICADOS PARA REDUÇÃO DA COLESTEROLEMIA

Estatinas

Os principais fármacos para controle da hipercolesterolemia pertencem a classe dos inibidores da HMGCoA-redutase, as estatinas. As estatinas reduzem a síntese de colesterol, aumentam a produção de receptores de LDL e, em consequência, favorecem maior captação de LDL plasmáticas.

As estatinas são as mais eficientes na redução da colesterolemia, assim como na taxa de eventos cardiovasculares, são bem toleradas e seguras. Os efeitos adversos são raros sendo os mais graves a rabdomiólise e hepatopatia. Recomenda-se o controle das transaminases hepáticas ao início do tratamento e, caso ocorra elevação acima de três vezes o valor de referência, deve-se investigar a causa. Não há contraindicação nos casos de esteatose hepática. Durante o uso da medicação, recomenda-se reavaliar as transaminases após 12 semanas ou quando ocorrer aumento da dose prescrita. Elevações acima de três vezes o limite da referência ou em paciente que apresentem sintomas como letargia e icterícia deve-se suspender a medicação.[59] O uso das estatinas pode predispor aparecimentos de miopatias, que podem ser manifestadas por mialgias (dores musculares sem alteração da CK), miosite (dor ou fraqueza muscular com elevação de CK) ou rabdomiólise (sintomas musculares com elevação de CK acima de 10 vezes o valor de referência, associado à mioglobinúria e elevação de creatinina). As mialgias são os sintomas comumente observadas, enquanto a rabdomiólise é um evento muito raro, deve-se observar a presença de fatores predisponentes com hipotireoidismo não controlado, doença renal ou hepática, miopatias de outras etiologias e, principalmente, a associação de outros medicamentos, entre eles fibratos (especificamente, gemfibrozil), antifúngicos imidazólicos, imunossupressores (ciclosporina), inibidores de proteases, entre outros.[60]

O desenvolvimento de diabete foi observado em diversos estudos com utilização de diversas estatinas. Foram comparados uso de estatinas com placebo ou dose baixa com dose alta de estatina. No entanto, a redução de eventos cardiovasculares ainda supera o risco do desenvolvimento de diabete. Até o momento, não há restrição do uso de estatina em decorrência desta associação.[61]

Ezetimiba

A ezetimiba reduz a absorção intestinal de colesterol, inibindo o transportador específico de esteróis, chamado de Niemann Pick C1 like1 (NPC1L1) que está localizado na borda em escova dos enterócitos da região duodenojejunal. A redução plasmática de LDL-colesterol é cerca de 20% na dose única de 10 mg/dia. Porém, quando está associado ao uso de uma estatina, o efeito é potencializado. De maneira geral, a ezetimiba é bem tolerada podendo ocorrer mialgia e raramente eleva a CK ou de transaminases hepáticas.[62]

Resinas quelantes de sais biliares

A colestiramina é uma resina não absorvida quelante de ácidos biliares. Atua bloqueando a absorção dos sais biliares na região ileocecal que provoca maior excreção fecal. No fígado, ocorre aumento da conversão do colesterol em ácidos biliares que induz a maior síntese de receptores de LDL, aumentando a captação de LDL plasmática. A dose recomendada é de 16 a 20 g/dia. O colesevelan é outra resina disponível, porém fora do mercado brasileiro, com maior eficácia e tolerabilidade, sua vantagem também é a sua apresentação em cápsulas. Por não serem absorvidas, as resinas quelantes de sais biliares podem ser administradas durante a gestação e em crianças menores de 10 anos de idade. Reduz a colesterolemia em cerca de 20% e os efeitos colaterais mais frequentes são obstipação intestinal, redução na absorção de outros medicamentos e hipertrigliceridemia.[63]

Mipomersen

O mimopersen é um oligonucleotídeo antisenso inibidor da síntese de apo B-100 no fígado. Utilizado por via subcutânea, a administração de 200 mg reduziu significativamente a colesterolemia, apo B e LP(a) em indivíduos portadores de hipercolesterolemia familial homozigótica[64] e heterozigótica com doença coronariana.[65] Os efeitos colaterais mais frequentes foram eritema no local da aplicação, mal-estar leve e elevação de alanina aminotransferase, sem alteração nas bilirrubinas e fosfatase alcalina.

Anticorpos Anti-PCSK9

O desenvolvimento dos anticorpos anti-PCSK9 (evolocumab, alirocumab) é uma nova abordagem com potencial terapêutico promissor. A PCSK9 atua no catabolismo intracelular do receptor de LDL regulando a captação de colesterol. Mutações inativadoras no gene da PCSK9 aumentam os receptores de LDL na superfície celular e a captação de LDL plasmática. Estudo com evolocumab (420 mg), anticorpo monoclonal humano anti-PCSK9 com alta afinidade, administrado a cada 4 semanas em pacientes portadores de hipercolesterolemia familial homozigótica reduziu em 30,9% a concentração de LDL-C, comparado com placebo.[66]

Em pacientes portadores de hipercolesterolemia familial heterozigótica, o tratamento por 12 semanas com evolocumab nas doses de 120 mg, cada 2 semanas, ou 420 mg mensal reduziu LDL-C em 59,2 % e 61,3 %, respectivamente, comparados com placebo.[67]

Lomitapide

Lomitapide atua inibindo a proteína de transferência de triglicerídeos microssomal (MTP), proteína importante na produção e secreção das VLDL e dos quilomícrons. A administração oral de em média 40 mg/dia de lomitapide em indivíduos adultos portadores de hipercolesterolemia familial homozigótica reduziu LDL-C em torno de 50% em 26 semanas e 38% em 78 semanas de tratamento.[68] Os sintomas gastrintestinais foram os efeitos adversos mais frequentes, ocorrendo em cerca de 80% dos pacientes e 30% apresentaram elevação das transaminases hepáticas acima de três vezes o limite superior. Aumento no acúmulo de gordura no fígado de 1% a quase 9% foi observado ao longo do estudo.

MEDICAMENTOS INDICADOS PARA O TRATAMENTO DA TRIGLICERIDEMIA

Fibratos

O mecanismo de ação dos fibratos para redução da trigliceridemia ocorre pela ativação do PPAR-α (*peroxisome proliferator-activated receptor-α*), receptor nuclear que modula a produção de enzimas envolvidas na oxidação de ácidos graxos, aumenta a produção da LPL e reduz a produção de apo C-III. Além disso, os fibratos aumentam a concentração de HDL decorrente da maior atividade da LPL, síntese de apo A-I e apo A-II. O efeito na concentração de LDL-C é variável. Os efeitos colaterais mais frequentes são sintomas gastrintestinais, mialgias e elevação de creatinina sérica. A avaliação da função renal deve ser monitorada devido ao risco de nefrotoxicidade pelos fibratos.[69] Os mesmos cuidados que são tomados no uso das estatinas, devem ser mantidos no uso de fibratos, principalmente nas associações de medicamentos. Entre os fibratos, o genfibrozil é que apresenta maior interação com as estatinas.

Ácido nicotínico

O ácido nicotínico é um derivado da vitamina B que reduz em cerca de 50% a trigliceridemia e eleva em até 35% o HDL-C. O seu mecanismo de ação não está totalmente esclarecido. Foi identificado o receptor acoplado à proteína G 109 (GPR109A) com alta afinidade ao ácido nicotínico, localizado na membrana plasmática dos adipócitos e células imunológicas. A ligação com esse receptor reduz a produção de AMPc que, por sua vez, diminui a fosforilação da PKA (fosfoquinase A), em consequência também reduz a fosforilação da perilipina, impedindo a ação de lipase hormoniossensível sobre os triglicerídeos nas gotículas de gordura, reduzindo o fluxo de ácidos graxos para o fígado e, consequentemente, diminuindo a secreção de VLDL e a concentração plasmática de triglicerídeos.[70] O ácido nicotínico também reduz a síntese dos triglicerídeos pela inibição da atividade da DGAT2.[71] A elevação na concentração de HDL-C ocorre pela redução no catabolismo da apoA-I e da menor atividade da CETP. O maior inconveniente para a utilização do ácido nicotínico é decorrente de seus efeitos adversos como rubor facial, prurido, palpitação, intolerância gástrica, consequentes à maior produção de prostaglandinas. Além disso, aumento das concentrações plasmáticas de glicose, de insulina basal e de ácido úrico são frequentemente observadas.

MEDICAMENTOS EM DESENVOLVIMENTO INDICADOS PARA ELEVAÇÃO DO HDL-C

Inibidores de CETP

A proteína de transferência de colesterol esterificado (CETP) promove a troca de colesterol esterificado da HDL por triglicerídeos das lipoproteínas que contêm apo B (VLDL, LDL), desempenhando importante papel no transporte reverso de colesterol. Os agentes inibidores da CETP elevam a concentração de HDL-C, o que pode ser benéfico na redução de risco cardiovascular.[72] Alguns inibidores da CETP foram desenvolvidos, até o momento, entre eles: torcetrapib; dalcetrapib; anacetrapib; e evacetrapib. O torcetrapib foi o primeiro a ser avaliado em estudo clínico em fase III; elevou em 72% o HDL-C e reduziu em 25% o LDL-C, porém o torcetrapib aumentou risco de eventos cardiovasculares levando à suspensão do estudo.[73] Observou-se também elevação da pressão arterial, aumento da concentração de aldosterona e alteração eletrocardiográfica com prolongamento do seguimento QT.

Dalcetrapib provocou aumento de 30% do HDL-C, sem efeito na concentração de LDL-C e pressão arterial. No entanto, o estudo clínico em fase III também foi interrompido pela falta de benefício na redução de eventos cardiovasculares. O evacetrapibe mostrou-se bastante potente na inibição da CETP, manteve a funcionalidade da HDL, representada por sua habilidade em remover colesterol celular e não apresentou eventos adversos como o torcetrapibe. No entanto, o estudo ACCELERATE, conduzido com evacetrapibe, não mostrou benefício na redução de eventos cardiovasculares maiores ou mortalidade, inviabilizando a comercialização do medicamento para o uso clínico.[74] Estudos com anacetrapib demonstraram elevação em cerca de 140% na concentração de HDL-C, em doses de 100 mg/dia e redução em 40% no LDL-C, sem alterar a pressão arterial, as concentrações séricas de aldosterona e de eletrólitos. Estudo clínico para avaliação de eventos cardiovasculares (DEFINE) ainda está em curso.[75]

Proteínas miméticas de apo A-I

O desenvolvimento dos peptídeos miméticos de apo A-I trouxe novas perspectivas para o aumento de HDL plasmática. Esses peptídeos apresentam grande capacidade de remover o colesterol celular e reduzir a aterosclerose em modelos animais e em infusões intracoronarianas. Estudos em humanos demonstram que não ocorre alteração na concentração de HDL, porém apresentam menor índice inflamatório. Diversos peptídeos estão sendo testados na lesão aterosclerótica em humanos, entre eles a isoforma L-4F que deve ser administrada parenteralmente (EV ou SC) e a D-4F que pode ser administrada por via oral.[76,77]

Resveratrol (RVX-208)

O resveratrol (RVX-208) é um agente de uso oral capaz de aumentar a síntese hepática de apo A-I e, consequentemente, a concentração plasmática de HDL. O mecanismo de ação ainda não é totalmente conhecido, observando-se que em seres humanos ocorre aumento da fração de pré-β HDL e do efluxo de colesterol mediado por ABCA-1. No estudo ASSERT (*Apo A-I synthesis stimulation evaluation in patients requiring treatment for coronary artery disease*), pacientes portadores de doença coronária tratados com estatinas, que receberam RVX-208 por 12 semanas, aumentou a apo A-I (0,1-5,6%) e HDL-C (3,2 – 8,3%) comparados com placebo. Não houve alteração nas concentrações de LDL-C, apo B e triglicerídeos.[78]

REFERÊNCIAS BIBLIOGRÁFICAS

1. Reddy KS. Cardiovascular disease in non-western countries. [Perspective] NEJM, 350: 2438-2440 (2004).

2. Kannel WB. Blood pressure as a cardiovascular risk factor: prevention and treatment. JAMA 275:1571-1576 (1996).

3. Piegas LS, Avezum A, Pereira JC, Neto JM, Hoepfner C, Farran JA, et al. Risk factors for myocardial infarction in Brazil. Am Heart J. 146:331-338 (2003).

4. Almdal T, Scharling H, Jensen JS, Vestergaard H. The independent effect of type 2 diabetes mellitus on ischemic heart disease, stroke, and death: a population-based study of 13,000 men and women with 20 years of follow-up. Arch Intern Med. 164:1422-1426 (2004).

5. Vaccaro O, Eberly LE, Neaton JD, Yang L, Riccardi G, Stamler J, Multiple Risk Factor Intervention Trial Research Group. Impact of diabetes and previous myocardial infarction on long-term survival: 25-year mortality follow-up of primary screenees of the Multiple Risk Factor Intervention Trial. Arch Intern Med. 164(13):1438-1443 (2004).

6. Gu K, Cowie CC, Harris M I. Mortality in adults with and without diabetes in a national cohort of the U.S. population. 1971-1993. Diabetes Care. 21(7): 1138- 1145 (1998).

7. Malik S, Wong N, Franklin SS, Kamath TV, L'Italien GJ, Pio JR, Williams GR. Impact of the metabolic syndrome on mortality from coronary heart disease, cardiovascular disease, and all causes in United States adults. Circulation 10(10): 1245-1250 (2004).

8. Howard BV, Hsia J, Ouyang P, Van Voorhees L, Lindsay J, Silverman A, et al. Postmenopausal hormone therapy is associated with atherosclerosis progression in women with abnormal glucose tolerance. Circulation. 110:201-206 (2004).

9. Lowe L, Liu K, Greenland P, Metzger B, Dyer A, Stamler, J. Diabetes, asymptomatic hyperglycemia, and 22-year mortality in black and white men: the Chicago Heart Association Detection Project in Industry Study. Diabetes Care. 20:163-169 (1997).

10. Tremblay AJ, Morrissette H, Gagne JM, Bergeron J, Gagne C, Couture P. Validation of the Friedewald formula for the determination of low-density lipoprotein cholesterol compared with beta-quantification in a large population. Clin Biochem. 37:785-790(2004).

11. Bittner V. Non-high-density lipoprotein cholesterol and cardiovascular disease. Curr. Opin. Lipidol. 14:367-371 (2003).

12. Miller, M. Differentiating the effects of raising low levels of high- density lipoprotein cholesterol versus lowering normal triglycerides: further insights from the veterans affairs high-density lipoprotein intervention trial. Am. J. Cardiol, 86(suppl):23L-27L (2000).

13. Connelly MA, Williams DL. SR-BI and HDL cholesteryl ester metabolism. Endocr Res. 30:697-703 (2004).

14. Getz G, Reardon C. Paraoxonase, a cardioprotective enzyme: continuing issues. Curr Opin. Lipidol. 15:261-267(2004); Chen C-H. Platelet-activating factor acetylhydrolase: is it good or bad for you? Curr. Opin. Lipidol. 15:337-341 (2004).

15. Fryirs MA, Barter PJ, Appavoo M, Tuch BE, Tabet F, Heather AK, Rye KA. Effects of high-density lipoproteins on pancreatic beta-cell insulin secretion. Arterioscler Thromb Vasc Biol. 2010 Aug;30(8):1642-8.

16. Dalla-Riva J, Stenkula KG, Petrlova J, Lagerstedt JO. Discoidal HDL and apoA-I-derived peptides improve glucose uptake in skeletal muscle. J Lipid Res. 2013 May;54(5):1275-82.

17. Fruchart J-C, Duriez, P. HDL and triglyceride as therapeutic targets. Curr Opin. Lipidol. 13:605-616 (2002).

18. Miller M., Seidler A, Moalemi A, PearsonTA. Normal triglyceride levels and coronary artery disease events: the Baltimore coronary observational long-term study. J Am College. Cardiol, 31:1252-1257 (1998);

19. Secondary prevention by raising HDL cholesterol and reducing triglycerides in patients with coronary artery disease: the Bezafibrate Infarction Prevention (BIP) study. Circulation, 102: 21-27, 2000).

20. Rubins HB, Robins SJ, Collins D, et al. Gemfibrozil for the secondary prevention of coronary heart disease in men with low levels of high-density lipoprotein cholesterol. Veterans Affairs High-Density Lipoprotein Intervention Trial Study Group. N Engl J Med. 341: 410-418 (1999).

21. Khera AV, Everett BM, Caulfield MP, Hantash FM, Wohlgemuth J, Ridker PM, Mora S. Lipoprotein(a) concentrations, rosuvastatin therapy, and residual vascular risk: an analysis from the JUPITER Trial (justification for the use of statins in prevention: an intervention trial evaluating rosuvastatin). Circulation. 2014 Feb 11;129(6):635-42.

22. Rowland CM, Pullinger CR, Luke MM, Shiffman D, Green L, Movsesyan I, et al. Lipoprotein (a), LPA Ile4399Met, and fibrin clot properties. Thromb Res. 2014 May;133(5):863-7.

23. Park SW, Moon YA, Horton JD. Post transcriptional regulation of low density lipoprotein receptor protein by proprotein convertase subtilisin/kexin type 9a in mouse liver. J. Biol. Chem., v. 279, p. 50630-8, 2004.

24. Horton JD, Goldstein JL, Brown MS. SREBPs: activators of the complete program of cholesterol and fatty acid synthesis in the liver. J Clin Invest. 109:1125-1131 (2002).

25. Anderson RGW. Joe Goldstein and Mike Brown: from cholesterol homeostasis to new paradigms in membrane bioolgy. Trends in Cell Biol. 13(10):534-539 (2003).

26. Takaishi K, Duplomb L, Wang M-Y, Li J, Unger R. Hepatic Insig-1 pr Insig-2 overexpression reduces lipogenesis in obese Zucker diabetic fatty rats and in fasted/refed normal rats. PNAS. 101(18): 7106-7111(2004).

27. Oram JF. ATP-binding cassette transporter A1 and cholesterol trafficking. Curr Opin. Lipidol. 13: 373-381 (2002).

28. Machado-Lima A, Iborra RT, Pinto RS, Castilho G, Sartori CH, Oliveira ER, et al. In type 2 diabetes mellitus glycated albuminalters macrophage gene expression impairing ABCA1-mediated cholesterol efflux. J Cell Physiol. 2014 Nov 21.

29. Machado-Lima A, Iborra RT, Pinto RS, Sartori CH, Oliveira ER, Nakandakare ER, et al. Advanced glycated albumin isolated from poorly controlled type 1 diabetes mellitus patients alters macrophage gene expression impairing ABCA-1-mediated reverse cholesterol transport. Diabetes Metab Res Rev. 2013 Jan;29(1):66-76.

30. Okuda LS, Castilho G, Rocco DD, Nakandakare ER, Catanozi S, Passarelli M. Advanced glycated albumin impairs HDL anti-inflammatory activity and primes macrophages for inflammatory response that reduces reverse cholesterol transport. Biochim Biophys Acta. 2012 Dec;1821(12):1485-92.

31. Castilho G, Okuda LS, Pinto RS, Iborra RT, Nakandakare ER, Santos CX, et al. ER stress is associated with reduced ABCA-1 protein levels in macrophages treated with advanced glycated albumin - reversal by a chemical chaperone. Int J Biochem Cell Biol. 2012 Jul;44(7):1078-86.

32. de Souza Pinto R, Castilho G, Paim BA, Machado-Lima A, Inada NM, Nakandakare ER, et al. Inhibition of macrophage oxidative stress prevents the reduction

of ABCA-1 transporter induced by advanced glycated albumin. Lipids. 2012 May;47(5):443-50.

33. Iborra RT, Machado-Lima A, Castilho G, Nunes VS, Abdalla DS, Nakandakare ER, Passarelli M. Advanced glycation in macrophages induces intracellularaccumulation of 7-ketocholesterol and total sterols by decreasing the expression of ABCA-1 and ABCG-1. Lipids Health Dis. 2011 Sep 29;10:172).

34. Miles JM, Park YS, Walewicz D, Russell-Lopez C, Windsor S, Isley WL, et al. Systemic and forearm triglyceride metabolism: fate of lipoprotein lipase-generated glycerol and free fatty acids. Diabetes 53:521-527 (2004).

35. Cohen J, Pertsemlidis A, Kotowski IK, Graham R, Garcia CK, Hobbs HH. Low LDL cholesterol in individuals of African descent resulting from frequent nonsense mutations in PCSK9. Nat. Genet. 2005, 37, 161–165.

36. Maxwell KN, Breslow JL. Adenoviral-mediated expression. of PCSK9 in mice results in a low-density lipoprotein receptor knockout phenotype. Proc. Natl. Acad. Sci. USA. 2004, 101, 7100–7105.

37. Rashid S, Curtis DE, Garuti R, Anderson NN, Bashmakov Y, Ho YK., et al. Decreased plasma cholesterol and hypersensitivity to statins in mice lacking Pcsk9. Proc. Natl. Acad. Sci. USA. 2005, 102, 5374–5379.

38. Brouwers MC, van Greevenbroek MM, Stehouwer CD, de Graaf J, Stalenhoef AF. The genetics of familial combined hyperlipidaemia. Nat Rev Endocrinol. 2012 Feb 14;8(6):352-62.

39. Petersen KF, Shulman GI. Pathogenesis of skeletal muscle insulin resistance in type 2 diabetes mellitus. Am J Cardiol. 90(5A):11G-18G (2002).

40. Taniguchi CM, Ueki K, Kahn CR. Complementary roles of IRS-1 and IRS-2 in the hepatic regulation of metabolism. J. Clin. Invest. 115(3): 718-727(2003).

41. Shimomura I, Hammer RE, Richardson JA, Ikemoto S, Bashmakov Y, Goldstein JL, Brown MS. Insulin resistance and diabetes mellitus in transgenic mice expressing nuclear SREBP-1c in adipose tisssue: model for congenital generalized lipodystrophy. Genes & Development. 12:3182-3194 (1998).

42. Paolisso G, Howard BV. Role of non-esterified fatty acids in the pathogenesis of type 2 diabetes mellitus. Diabet Med. 15(5):360-366 (1998).

43. Zambon A, Deeb SS, Pauletto P, Crepaldi G, Brunzell JD. Hepatic lipase: a marker for cardiovascular disease risk and response to therapy. Curr. Opin. Lipidol. 14:179-189 (2003).

44. Najafi-Shoushtari SH, Kristo F, Li Y, Shioda T, Cohen DE, Gerszten RE, Näär AM. MicroRNA-33 and the SREBP host genes cooperate to control cholesterol homeostasis. Science. 2010 Jun 18;328(5985):1566-9.

45. Kalant D, Cianflone K. Regulation of fatty acid transport. Curr. Opin. Lipidol. 15:309-314 (2004).

46. Jacob S, Machann J, Rett K, Brechtel K, Volk A, Renn W, et al. Association of increased intramyocellular lipid content with insulin resistance in lean nondiabetic offspring of type 2 diabetic subjects. Diabetes, 48 (5): 1113-1119 (1999).

47. Virkamäki A, Korsheninnikova E, Seppälä-Lindroos A, Vehkavaara A, Goto T, Halavaara J, et al. Intramyocellular lipid is associated with resistance to in vivo insulin actions on glucose uptake, antilipolysis, and early insulin signaling pathways in human skeletal muscle diabetes. 50:2337-2343 (2001).

48. Snijder MB, Dekker JM, Visser M, Bouter LM, Stehouwer CDA, Kostense PJ, et al. Associations of hip and thigh circumferences independent of waist circumference with the incidence of type 2 diabetes: the Hoorn Study. Am. J. Clin. Nutr. 77(5): 1192-1197 (2003).

49. Banerj MA, Lebowitz J, Chaiken RL, Gordon D, Kral JG, Lebovitz HE. Relationship of visceral adipose tissue and glucose disposal is independent of sex in black NIDDM subjects. Am J Physiol Endocrinol Metab. 273: E425-E432 (1997).

50. National Cholesterol Education Program Report. Implications of Recent Clinical Trials for the National Cholesterol Education Program Adult Treatment Panel III Guidelines. Circulation. 110:227-239 (2004).

51. Stone NJ, Robinson JG, Lichtenstein AH, Bairey Merz CN, Blum CB, Eckel RH, et al. 2013 ACC/AHA guideline on the treatment of blood cholesterol to reduce atherosclerotic cardiovascular risk in adults: a report of the American College of Cardiology/American Heart Association Task Force on Practice Guidelines. Circulation. 2014 Jun 24;129(25 Suppl 2):S1-45.

52. Ernst ND, Cleeman JI. National cholesterol education program keeps a priority on lifestyle modification to decrease cardiovascular disease risk. Curr. Opin. Lipidol.13:69-73(2002).

53. Ostlund Jr RE. Phytosterols and cholesterol metabolism. Curr Opin. Lipidol 15:37-41 (2004).

54. Dixon JL, Ginsberg HN. Regulation of the production and catabolism of plasma low density lipoproteins in hypertriglyceridemic: information obtained from cultured liver cells. J Lipid Res: 34:167-179 (1993).

55. Harris W, Park Y, Isley L. Cardiovascular disease and long-chain omega-3 fatty acids. Curr. Opin. Lipidol. 14:9-14 (2003).

56. Lewis A, Lookinland S, Beckstrand RL, Tiedeman ME. Treatment of hypertriglyceridemia with omega-3 fatty acids: a systematic review. J Am Acad Nurse Pract. 16(9):384-95 (2004).

57. Colquhoun DM. Nutriceuticals: vitamins and other nutrients in coronary heart disease. Curr Opin. Lipidol. 12:639-646 (2001).

58. ORIGIN Trial Investigators, Bosch J, Gerstein HC, Dagenais GR, Díaz R, Dyal L, et al. n-3 fatty acids and cardiovascular outcomes in patients with dysglycemia. N Engl J Med. 2012 Jul 26;367(4):309-18.

59. Bays H, Cohen DE, Chalasani N, Harrison SA. An assessment by the Statin Liver Safety Task Force: 2014 update. J Clin Lipidol. 2014 May-Jun;8(3 Suppl):S47-57.

60. Rosenson RS, Baker SK, Jacobson TA, Kopecky SL, Parker BA. An assessment by the Statin Muscle Safety Task Force: 2014 update. J Clin Lipidol. 2014 May-Jun;8(3 Suppl):S58-71. 49- Kellick KA, Bottorff M, Toth

PP. A clinician's guide to statin drug-drug interactions. J Clin Lipidol. 2014 May-Jun;8(3 Suppl):S30- 46.

61. Maki KC, Ridker PM, Brown WV, Grundy SM, Sattar N. An assessment by the Statin Diabetes Safety Task Force: 2014 update. J Clin Lipidol. 2014 May-Jun;8(3 Suppl):S17-29.

62. Katsiki N, Theocharidou E, Karagiannis A, Athyros VG, Mikhailidis DP. Ezetimibe therapy for dyslipidemia: an update. Curr Pharm Des. 2013;19(17):3107-14. Review.

63. Jacobson TA, Armani A, McKenney JM, Guyton JR. Safety considerations with gastrointestinally active lipid-lowering drugs. Am J Cardiol. 2007 Mar 19;99(6A):47C-55C

64. Raal FJ, Santos RD, Blom DJ, Marais AD, Charng MJ, Cromwell WC, et al. Mipomersen, an apolipoprotein B synthesis inhibitor, for lowering of LDL cholesterol concentrations in patients with homozygous familial hypercholesterolaemia: a randomised, double-blind, placebo-controlled trial. Lancet. 2010 Mar 20;375(9719):998-1006.

65. Stein EA, Dufour R, Gagne C, Gaudet D, East C, Donovan JM, et al. Apolipoprotein B synthesis inhibition with mipomersen in heterozygous familial hypercholesterolemia: results of a randomized, double-blind, placebo-controlled trial to assess efficacy and safety as add-on therapy in patients with coronary artery disease. Circulation. 2012 Nov 6;126(19):2283-92.

66. Raal FJ, Honarpour N, Blom DJ, Hovingh GK, Xu F, Scott R, et al. Inhibition of PCSK9 with evolocumab in homozygous familial hypercholesterolaemia (TESLA Part B): a randomised, double-blind, placebo-controlled trial. Lancet. 2014 Oct 1. pii: S0140- 6736(14)61374-X.

67. Raal FJ, Stein EA, Dufour R, Turner T, Civeira F, Burgess L, et al. PCSK9 inhibition with evolocumab (AMG 145) in heterozygous familial hypercholesterolaemia (RUTHERFORD-2): a randomised, double-blind, placebo-controlled trial. Lancet. 2014 Oct 1. pii: S0140-6736(14)61399-4.

68. Cuchel M, Meagher EA, du Toit Theron H, Blom DJ, Marais AD, Hegele RA, et al. Efficacy and safety of a microsomal triglyceride transfer protein inhibitor in patients with homozygous familial hypercholesterolaemia: a single-arm, open-label, phase 3 study. Lancet. 2013 Jan 5;381(9860):40-6.

69. Kostapanos MS, Florentin M, Elisaf MS. Fenofibrate and the kidney: an overview. Eur J Clin Invest. 2013 May;43(5):522-31.

70. Song WL, FitzGerald GA. Niacin, an old drug with a new twist. J Lipid Res. 2013 Oct;54(10):2586-94.

71. Ganji SH, Tavintharan S, Zhu D, Xing Y, Kamanna VS, Kashyap ML. Niacin non-competitively inhibits DGAT2 but not DGAT1 activity in HepG2 cells. J Lipid Res 2004;45:1835–1845.

72. Tall AR. Plasma cholesteryl ester transfer protein. J Lipid Res. 1993, 34(8), 1255–1274.

73. Barter PJ, Caulfield M, Eriksson M, Grundy SM, Kastelein JJ, Komajda M, et al. Effects of torcetrapib in patients at high risk for coronary events. N Engl J Med. 2007, 357(21), 2109–2122.

74. Eyvazian VA, Frishman WH. Evacetrapib: Another CETP Inhibitor for Dyslipidemia With No Clinical Benefit. <https://www.ncbi.nlm.nih.gov/pubmed/28099220> Cardiol Rev. 25:43-52, 2017.

75. Cannon CP, Shah S, Dansky HM, Davidson M, Brinton EA, Gotto AM, et al. Safety of anacetrapib in patients with or at high risk for coronary heart disease. N Engl J Med. 2010, 363(25), 2406–2415.

76. Watson CE, Weissbach N, Kjems L, Ayalasomayajula S, Zhang Y, Chang I, et al. Treatment of patients with cardiovascular disease with L- 4F, an apo-A1 mimetic, did not improve select biomarkers of HDL function. J Lipid Res. 2011, 52(2), 361–373.

77. Reddy ST, Navab M, Anantharamaiah GM, Fogelman AM. Apolipoprotein A-I mimetics. Curr Opin Lipidol. 2014 Aug;25(4):304-8.

78. Bailey D, Jahagirdar R, Gordon A, Hafiane A, Campbell S, Chatur S, et al. RVX-208: a small molecule that increases apolipoprotein A-I and high-density lipoprotein cholesterol in vitro and in vivo. J Am Coll Cardiol. 2010 Jun 8;55(23):2580-9.

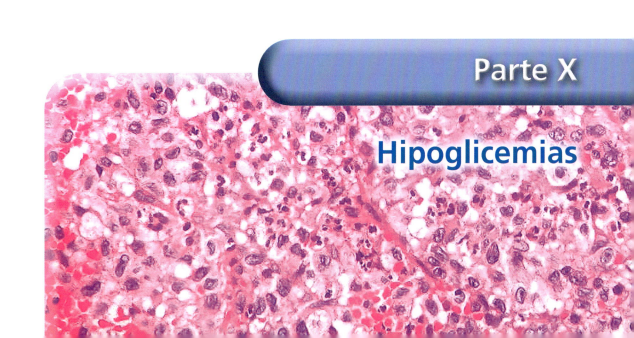

Parte X

Hipoglicemias

Hipoglicemia na Infância e no Adulto

75

Osmar Monte
Carlos Longui
Luis Eduardo Procópio Calliari
Cristiane Kochi
João Eduardo Nunes Salles
Mônica Aguiar Medeiros

INTRODUÇÃO

A glicose é de fundamental importância para o metabolismo cerebral, e a principal fonte de oferta de glicose para o cérebro é dada por meio do suprimento sanguíneo. Portanto, baixas concentrações de glicose sanguínea afetarão o metabolismo cerebral. Nas últimas décadas, muito se tem descoberto a respeito dos mecanismos e das causas das hipoglicemias genéticas. Neste capítulo, abordaremos algumas delas.

HIPOGLICEMIA NA INFÂNCIA

DEFINIÇÃO

Em recém-nascidos, a definição de hipoglicemia continua controvérsia, porém a maioria dos autores considera hipoglicemia quando as concentrações de glicose sanguínea estão abaixo de 50 mg/dL. No entanto, em recém-nascidos com doença associada que por si só já altera o metabolismo cerebral, ainda não está bem estabelecido qual é o menor limite da normalidade dos valores de glicemia.

Em lactentes e crianças maiores, concentrações de glicose no sangue total abaixo de 40 mg/dL (10 a 15% maiores para soro ou plasma) representam hipoglicemia.

HOMEOSTASE DA GLICOSE

Durante a alimentação, o fígado estoca energia na forma de glicogênio. A manutenção de concentrações normais de glicose sanguínea depende de:

- Sistemas enzimáticos das vias hepáticas de glicogenólise e gliconeogênese funcionalmente intactas;
- Suprimento adequado de substratos endógenos para a gliconeogênese (aminoácidos, glicerol e lactato);
- Suprimento energético adequado para sintetizar glicose e corpos cetônicos, sendo estes últimos encaminhados para os tecidos periféricos e usados como fonte de energia alternativa.

Sistema endócrino normal para integrar e modular esses processos. Os sinais maiores que controlam a transição entre o jejum e o pós-prandial são a glicose, a insulina e o glucagon. Eles influenciam direta ou indiretamente as enzimas que regulam o metabolismo hepático dos carboidratos e ácidos graxos e, portanto, orientam os fluxos metabólicos para o estoque de energia ou liberação de substratos.

FASES DA HOMEOSTASE DA GLICOSE

Baseado na origem da glicose sanguínea, é possível dividir a homeostase da glicose em:

- Fase absortiva: a glicose é derivada principalmente de carboidratos exógenos por 3 a 4 horas após a ingestão; as concentrações de insulina e de glicemia são elevadas e as de glucagon, diminuídas. Quando a ingestão de glicose excede a demanda energética, esse monossacarídeo é estocado na forma de glicogênio no fígado e nos músculos ou é convertido em lipídeo;

- Fase pós-absortiva: as concentrações de insulina retornam aos valores basais; há aumento do glucagon e o fígado inicia a glicogenólise. O principal consumidor de glicose nesta fase é o cérebro que oxida exclusivamente a glicose, além das hemácias e a medula renal. Já os músculos e o tecido adiposo utilizam a glicose em uma taxa inferior àquela da fase absortiva. O glicogênio presente no fígado após um jejum noturno (90 g no adulto e 20 a 25 g em lactentes de 10 kg) é suficiente para suprir as necessidades dos tecidos periféricos por cerca de 12 horas;

- Jejum precoce/intermediário: inicia após 12 a 16 horas de jejum. Nesta fase, a demanda para a gliconeogênese está no auge e a suscetibilidade para hipoglicemia é maior se houver alteração da gliconeogênese.

RECÉM-NASCIDOS

Em condições normais, a glicose fetal é derivada exclusivamente da mãe pela placenta, por um gradiente de concentração. Esse processo faz com que a concentração plasmática de glicose no feto corresponda a cerca de 70 a 80% da concentração de glicose plasmática materna. A insulina não ultrapassa a placenta, portanto, ela é secretada independentemente pelo pâncreas fetal. Ao nascimento, com a interrupção abrupta do fornecimento de glicose pela mãe, há necessidade imediata de mobilização de glicose endógena pelo feto. Há aumento agudo de três a cinco vezes na concentração de glicogênio, minutos a horas após o parto; há também aumento dos hormônios contrarreguladores, como o glucagon e o cortisol. Essas alterações hormonais ao nascimento mobilizam glicose por meio da glicogenólise e gliconeogênese, ativam a lipólise e promovem a cetogênese. Como resultado desses processos, as concentrações plasmáticas de glicose se estabilizam, os estoques de glicogênio hepático são rapidamente depletados e a gliconeogênese a partir da alanina pode ser responsável por cerca de 10% do *turnover* de glicose no recém-nascido por várias horas. Em situações de estresse, como a hipóxia, há liberação de catecolaminas, que mobilizam glicose e ácidos graxos livres por meio de mecanismos β-adrenér-

gicos, inibem a liberação de insulina e estimulam a secreção de glucagon.

LACTENTES E CRIANÇAS MAIORES

A hipoglicemia que ocorre nesta faixa etária é semelhante àquela do adulto. O fígado de um lactente de 10 kg contém 20 a 25 g de glicogênio, que é suficiente para manter as necessidades normais de glicose de 4 a 6 mg/kg/minuto por somente 6 a 12 horas. Além desse período, a gliconeogênese hepática deve ser ativada. A fonte de precursores para essa via é derivada principalmente da proteína muscular. No entanto, a massa muscular de lactentes e crianças jovens é menor em relação à massa corporal de adultos, ao posso que as necessidades de glicose por unidade de massa corporal são maiores em crianças, fazendo com que a capacidade de compensar a falta de oferta exógena de glicose seja mais comprometida em crianças.

A passagem da síntese de glicogênio, que ocorre durante e imediatamente após as refeições, para glicogenólise e gliconeogênese é dependente de hormônios, principalmente da insulina. As concentrações plasmáticas de insulina aumentam para valores de 50 a 100 μU/mL após as refeições, reduzindo a glicemia por meio da ativação da síntese de glicogênio, utilização periférica de glicose e inibição da produção de glicose. Além disso, há estímulo da lipogênese. Durante o jejum, os valores de insulina caem para 5 a 10 μU/mL ou menos e há ativação dos hormônios contrarreguladores que, em conjunto, aumentarão as concentrações de glicose sérica, mediante ativação de enzimas da via glicogenolítica (glucagon e adrenalina), indução de enzimas da gliconeogênese (glucagon e cortisol), inibição da utilização de glicose pelos músculos (adrenalina, hormônio de crescimento e cortisol), mobilização de aminoácidos do músculo (cortisol), ativação da lipólise com liberação de glicerol e ácidos graxos (adrenalina, cortisol, hormônio de crescimento e glucagon) e inibição da liberação de insulina e aumento da secreção do hormônio de crescimento e glucagon (adrenalina).

MANIFESTAÇÕES CLÍNICAS

As manifestações clínicas estão associadas à ativação do sistema nervoso autônomo que geralmente ocorre após um rápido declínio da glicemia, ou associadas à diminuição da utilização cerebral de glicose (neuroglicopenia) que geralmente aparece quando há queda lenta da glicemia ou hipoglicemia prolongada. Esses sintomas clássicos são mais frequentes em crianças maiores; em lactentes, os sintomas podem ser súbitos e incluem cianose, apneia, hipotermia, hipotonia, letargia e convulsão. Ocasionalmente, a hipoglicemia pode ser assintomática no período neonatal imediato. Recém-nascidos com hiperinsulinismo geralmente são grandes para idade gestacional e, na fase de lactente, têm aumento de ingestão por causa de sua hipoglicemia crônica e tendem a se tornar obesos. Na infância, a hipoglicemia pode-se apresentar como alteração de comportamento, falta de atenção e de memória. Pode ser confundido com epilepsia, distúrbios de personalidade, alcoolismo e retardo mental. A determinação da glicose sanguínea deve ser sempre realizada em recém-nascidos doentes, em crianças na primeira crise convulsiva e naquelas que iniciam quadro abrupto de alteração de comportamento. (Tabela 75.1)

CAUSAS DE HIPOGLICEMIA NA INFÂNCIA

Veja a Tabela 75.2.

A classificação de hipoglicemia no lactente e na criança está na Tabela 75.2 e é baseada no conhecimento do controle da homeostase na glicose.

Tabela 75.1 Manifestações clínicas da hipoglicemia na infância

Sintomas associados à ativação do sistema nervoso autônomo
Ansiedade
Taquicardia
Sudorese
Tremores
Náuseas e vômitos
Palidez cutânea
Sintomas associados à neuroglicopenia
Cefaleia
Confusão
Distúrbios visuais
Distúrbios de comportamento
Dificuldade de concentração, amnésia
Ataxia, parestesias
Sonolência, letargia, hemiplegia
Convulsão e coma

Tabela 75.2 Causas de hipoglicemia na infância

Hipoglicemia transitória neonatal
Prematuridade
Retardo de crescimento intrauterino
Gêmeo discordante
Anóxia neonatal
Filho de mãe diabética ou com toxemia gravídica
Hipoglicemia persistente neonatal e na infância
Hiperinsulinismo
Deficiência dos hormônios contrarreguladores (deficiência de GH, deficiência de ACTH, doença de Addison)
Distúrbios da gliconeogênese e da glicogenólise
Distúrbios da oxidação de ácidos graxos
Outras etiologias
Hipoglicemia cetótica
Intoxicação medicamentosa (insulina, salicilatos, álcool, hipoglicemiantes orais, propranolol, pentamidina)
Hepatopatias
Distúrbios dos aminoácidos e ácidos sistêmicos
Doenças sistêmicas (sepse, desnutrição, insuficiência renal, e outras)

HIPERINSULINISMO

O relato mais precoce de hiperinsulinismo conhecido foi feito por Laidlaw, em 1938, que usou o termo "nesidioblastose" para descrever o quadro de hipoglicemia grave e recorrente, associada à elevação inapropriada das concentrações séricas de insulina, peptídeo C e pró-insulina. No entanto, o termo não é adequado, pois descreve a neodiferenciação das ilhotas de Langerhans dos ductos pancreáticos. Muitos sinônimos têm sido utilizados atualmente para identificar a condição associada de hipoglicemia com hiperinsulinismo na infância: hipoglicemia hiperinsulinêmica persistente da infância; hiperinsulinismo congênito; e hiperinsulinismo do lactente (HI).

A maioria das crianças com hiperinsulinismo apresentam hipoglicemia no período neonatal ou na fase de lactente. O hiperinsulinismo é a causa mais frequente de hipoglicemia persistente do lactente. Geralmente, são macrossômicos ao nascimento, refletindo os efeitos anabolizantes da insulina no feto.

No entanto, alguns recém-nascidos podem ter peso de nascimento normal ou até abaixo do normal. Não há história ou evidência bioquímica de diabete gestacional associado. Os sintomas de hipoglicemia podem estar presentes desde o nascimento até 18 meses de idade, mas ocasionalmente podem aparecer em crianças maiores.

Normalmente, a entrada da glicose na célula β-pancreática é feita por transportadores independentes da insulina, o GLUT-2. Após sua entrada na célula, a glicose é fosforilada à glicose-6-fosfato pela enzima glicoquinase, gerando ATP. O aumento na razão molar entre ATP e ADP leva ao fechamento do canal de potássio ATP-sensível na membrana celular (canal KATP). Este canal é composto por duas subunidades, o canal KIR6.2, que é parte da família dos canais de potássio retificadores internos, e um componente regulatório, que é o receptor de sulfonilureia (SUR). Normalmente, o canal KATP está aberto (quando a célula β-pancreática está em repouso), mas, com o aumento da razão molar ATP/ADP, há fechamento desse canal e acúmulo do potássio intracelular, fazendo com que haja despolarização da membrana, abertura dos canais de cálcio voltagem-dependente, influxo de cálcio para o citoplasma e secreção de insulina via exocitose. Os genes para SUR1 e KIR6.2 estão localizados juntos no braço curto do cromossomo 11. Mutações inativadoras do gene SUR1 evitam a abertura dos canais de potássio, fazendo com que haja constante despolarização da membrana e influxo de cálcio; portanto, a secreção de insulina é constante.

O hiperinsulinismo congênito tem incidência que pode variar de 1:40.000-50.000 nascidos vivos na população geral até 1:2.500 nascidos vivos em determinadas populações com alta taxa de consanguinidade.

O HI é causado por defeitos genéticos em genes-chaves que regulam a secreção da insulina. Até o momento, foram descritas mutações em oito genes: *ABCC8*, *KCNJ11*, *GLUD1*, *GCK*, *HADH*, *SLC16A1*, *HNF4A* e *UCP2* (Figura 75.1). A forma mais grave de HI envolve mutações inativadoras recessivas nos genes *ABCC8* (codifica SUR1) e *KCNJ11* (codifica KIR6.2), e é denominada HI-KATP.

HI-KATP

A maioria dos casos de HI-KATP é esporádica, mas formas familiares são descritas. A incidência de casos esporádicos é de 1:20.000 a 1:50.000 nascidos vivos.

Há duas formas histológicas distintas de HI: a difusa; e a focal. A forma difusa tem uma herança predominantemente autossômica recessiva, embora mutações autossômicas dominantes também tenham sido descritas. Essa condição afeta todas as ilhotas de Langerhans e está associada principalmente a mutações dos genes *ABCC8* e *KCNJ11*. A consequência dessas mutações é um canal KATP não funcionante, levando à despolarização contínua das células β-pancreáticas e secreção inapropriada de insulina.

A forma focal de HI é uma lesão pancreática limitada, composta de ilhotas hiperplasiadas. Está associada à mutação do gene ABCC8, herdado paternalmente (menos frequentemente mutações do gene KCNJ11) e com a perda específica, restrita à lesão de

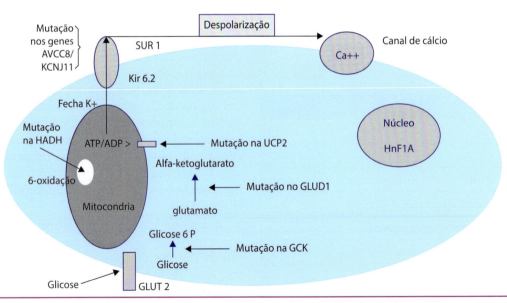

Figura 75.1 Figura esquemática de causas de hiperinsulinismo. Fonte: Adaptado de Mohamed Z.

alelos maternos da região 11p15. Essa região inclui os genes *ABCC8* e *KCNJ11* e também os genes *IGF-2, H19* e *CDKN1C* (anteriormente conhecido como p57KIP2); os dois últimos são genes de supressão tumoral. A forma focal não é só caracterizada por perda completa da função dos canais de potássio, resultando em aumento da secreção de insulina, mas também pelo desenvolvimento de tumor devido ao desbalanço da expressão dos genes que sofrem *imprinting* materno, *H19* e *CDKN1C*, e o gene da *IGF-2*, herdado paternalmente. A forma focal está presente em 30 a 40% de todos os pacientes com HI.

DEFEITOS NA FUNÇÃO DOS CANAIS DE POTÁSSIO

Algumas crianças com HI apresentam sintomas mais leves que aquelas com HI-KATP, geralmente caracterizados por hipoglicemia esporádica, que ocorre no período pós-prandial. Além disso, os sintomas podem aparecer mais tardiamente, inclusive na faixa etária adulta.

Nesses casos de HI, a herança é autossômica dominante e não está relacionada com os defeitos dos genes *ABCC8* e *KCNJ11*. Até o momento, foram descritas mutações em três outros genes, associados à homeostase de glicose e alterações adquiridas do canal de potássio: mutações da glicoquinase, da glutamato desidrogenase e da L-3-hidroxiacil-CoA desidrogenase de cadeia curta (SCHAD). Cada uma dessas alterações gera formas clinicamente distintas de HI.

GLICOQUINASE

Nas células β e α, a glicoquinase catalisa a reação inicial de glicólise, envolvendo a conversão de glicose para glicose-6-fosfato. Mutações no gene da glicoquinase (7p15-p13) são causas bem documentadas de diabete na infância. No entanto, as mutações do gene da glicoquinase envolvidas no HI são mutações de ganho de função, herdadas de maneira autossômica dominante, que aumentam a atividade enzimática. Pacientes com essa mutação apresentam baixas concentrações de glicose sérica tanto ao jejum como no pós-prandial e são clinicamente responsivos à terapêutica com diazóxido.

GLUTAMATO DESIDROGENASE (GDH)

É a segunda causa mais frequente de HI. Esses pacientes apresentam HI associado à elevação persistente das concentrações plasmáticas de amônia.

Os pacientes geralmente apresentam hipoglicemia de jejum, hipersensibilidade à leucina e hipoglicemia induzida por proteína. A herança é autossômica dominante, e a doença é causada por mutações ativadoras do gene *GLUD1* que levam ao ganho de função da enzima GDH. O aumento resultante da oxidação do glutamato nas células β-pancreáticas aumenta a concentração de ATP e, portanto, da razão ATP/ADP, fazendo com que haja fechamento dos canais de potássio, levando à despolarização da membrana e ao influxo de cálcio e secreção de insulina. No fígado, a oxidação excessiva do glutamato em α-cetoglutarato gera amônia. A hiperamonemia é discreta, com concentrações variando entre 100 a 200 µM/L e não acarreta sintomas do sistema nervoso central (SNC). Geralmente, os pacientes respondem à dieta associada ao diazóxido, mas, em alguns casos, a pancreatectomia é necessária.

L-3-HIDROXIACIL-CoA DESIDROGENASE DE CADEIA CURTA (L-3 HADH)

Mutações no gene *HADH* que codifica a enzima mitocondrial L-3 HADH são causas raras de HI, de herança autossômica recessiva. Essa enzima catalisa o penúltimo passo da betaoxidação dos ácidos graxos. O gene *HADH* é altamente expresso nas células β pancreáticas, sugerindo um papel importante na secreção de insulina. Porém, o mecanismo exato que leva à alteração da secreção de insulina nesses casos ainda não é conhecido. O fenótipo clínico varia de formas graves neonatais até formas leves de início tardio. Ao contrário de outros defeitos na oxidação de ácidos graxos, pacientes com mutações nesse gene não apresentam alterações hepáticas, cardiopatias ou efeitos em músculo esquelético. Todos os pacientes relatados responderam ao diazóxido.

HIPERINSULINISMO INDUZIDO PELO EXERCÍCIO (*SLC16A1*)

Esse tipo de HI é herdado de maneira dominante, causado por mutações na região promotora do gene *SLC16A1,* o que leva ao aumento da expressão da *membrane monocarboxylate transporter 1* (MCT1) na célula β-pancreática. Em condições normais, a expressão do MCT1 nas células β é baixa, reduzindo os efeitos do piruvato e do lactato na secreção de insulina. O aumento do MCT1 permite a entrada de piruvato e lactato circulantes nas células pancreáticas, onde servem de substratos para oxidação mitocondrial, aumentando a relação ATP/ADP, o que aumenta a secreção de insulina. Pacientes afetados apresentam hipoglicemia tipicamente após 30 a 45 minutos de exercício anaeróbio intenso, devido ao acúmulo de lactato e piruvato.

MUTAÇÕES NO GENE *UCP2* MITOCONDRIAL

Mutações com perda de função do gene *UCP2* foram recentemente descritas em duas crianças não relacionadas, com hipoglicemia neonatal e responsiva ao diazóxido.

A redução da UCP2 aumenta o conteúdo de ATP, o que leva à secreção da insulina.

MUTAÇÕES NO GENE *HNF4A*

São causas raras de HI. O fenótipo varia de macrossomia com hipoglicemia transitória leve, sem necessidade de intervenção medicamentosa até hipoglicemia persistente, com necessidade de uso de diazóxido por mais de 8 anos. Somente a minoria dedos pacientes portadores dessa mutação evoluem para hipoglicemia.

SÍNDROME DE BECKWITH-WIEDEMANN

A hipoglicemia associada ao hiperinsulinismo também pode estar presente em cerca de 50% dos pacientes portadores desta síndrome, que é caracterizada por gigantismo, macroglossia, microcefalia, visceromegalia, fissura do lobo auricular e hemi-hipertrofia. Esses pacientes podem apresentar tumores como tumor de Wilms, hepatoblastoma, carcinoma adrenal e rabdomiossarcoma. A síndrome é causada por mutações na região 11p15.5. Duplicações dessa região e *imprinting* gênico de uma cópia defeituosa ou ausente do gene derivado maternalmente estão envolvidas na variação fenotípica e dos padrões de transmissão. A hipoglicemia pode-se resolver dentro de semanas ou meses após o início do tratamento medicamentoso, porém a pancreatectomia pode ser necessária em alguns casos.

Na Figura 75.2, segue fluxograma sugerindo a conduta do hiperinsulinismo.

A Tabela 75.3 mostra as causas genéticas hiperinsulinismo congênito.

DEFEITOS HORMONAIS

A hipoglicemia associada à deficiência hormonal é geralmente causada por deficiência adrenal isolada ou em associação à deficiência do hormônio de crescimento. A hipoglicemia resulta da redução das enzimas da gliconeogênese causada pela redução do cortisol e pelo aumento da utilização de glicose por falha de contrarregulação do hormônio de crescimento e diminuição do suprimento endógeno de alanina e lactato, que são substratos da gliconeogênese. Nesses casos, a hipoglicemia será acompanhada de cetonemia.

HIPOGLICEMIA CETÓTICA

É a causa mais frequente de hipoglicemia na infância. Essa condição geralmente se apresenta por volta dos 18 meses até os 5 anos de idade e remite espontaneamente por volta de 8 a 9 anos. Os episó-

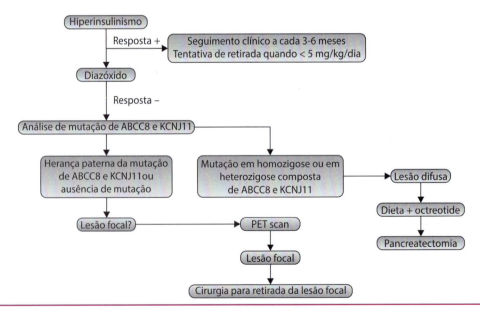

Figura 75.2 Conduta no hiperinsulinismo. Fonte: Adaptado de Mohamed Z.

Tabela 75.3 Classificação genética do hiperinsulinismo congênito

Gene	Locus	Forma genética	Mecanismo	Herança	Quadro clínico	Tratamento
ABCC8	11p15.1	KATP-HH	Defeitos múltiplos na biogênese e *turnover* do canal KATP, na migração do canal do RE até a membrana, e alterações na resposta à regulação por nucleotídeos	AR- Difusa	Hipoglicemia grave	Não responde ao diazóxido; dieta + cirurgia: tratamento de eleição
KCJN11				Mutação paterna esporádica – focal *		
ABCC8	11p15.1	Dominant KATP-HH	Defeitos múlitplos na biogênese e *turnover* do canal KATP, na migração do canal do RE até a membrana, e alterações na resposta à regulação por nucleotídeos	AD	A forma mais leve responde ao diazóxido	Diazóxido
KCJN11				AD		
GLUD1	10q23.3	HI/HA	Atividade basal elevada da GDH e perda da ação supressora do GTP na GDH	AD	Forma menos grave, amônia elevada	Diazóxido
GCK	7p15-13	GCK- HH	Alta afinidade da glicose pela GCK	AD	Fenótipo variável, MODY 2 futuramente	Varia de formas responsivas a não responsivas ao diazóxido
HADH	4q22-26	HADH-HH	Desconhecido	AR	Formas leves a graves**	Diazóxido
SLC16A1	1p13.2p12	(EIHI) MCT1	Expressão aumentada de MCT1 nas células beta	AD	Hipoglicemia induzida por exercício anaeróbico	Pode ou não responder ao diazóxido
HNF4A	20q1213.1	HNF4α	Desconhecido	AD	Fenótipo duplo: hipoglicemia neonatal e MODY1 futuramente	Diazóxido
UCP2	11q13.4	UCP2-HI	Desconhecido	AD	Forma leve	Diazóxido

* Herança paterna de mutações nos genes *SUR1* ou *KIR6.2* + perda do alelo materno *11p15* na lesão pancreática; ** I carnitina. Anormal HH: hipoglicemia hiperinsulinêmica; HA: hiperamonemia; HI: hiperinsulinismo, HADH: hidroxiacil coenzyme A dehydrogenase, GDH: glutamate dehydrogenase, MCT1: monocarboxylate transporter 1, GCK: glicoquinase, MODY1: maturity-onset diabetes of the young type 1 AR: autossômica recessiva; AD: autossômica dominante.

dios de hipoglicemia ocorrem tipicamente quando a ingestão alimentar está restrita. A história clássica é de criança que come pouco ou não come antes de dormir, tem dificuldade em acordar pela manhã, podendo evoluir para convulsão no meio da manhã.

No momento da hipoglicemia, há cetonemia e cetonúria associadas e a concentração plasmática de insulina fica abaixo de 5 a 10 µU/mL. As concentrações plasmáticas de alanina estão baixas no jejum.

A etiologia da hipoglicemia cetótica pode ser um defeito em qualquer um dos complexos passos envolvidos no catabolismo proteico, desaminação oxidativa, transaminação, síntese de alanina ou efluxo de alanina do músculo. Crianças com hipoglicemia cetótica são geralmente mais magras que crianças normais e podem ter história de hipoglicemia transitória neonatal.

O tratamento consiste em fracionamento de uma dieta rica em proteínas e carboidratos. Durante os períodos de doença aguda, os pais devem ser orientados a realizar o teste de cetonúria, pois esta precede em muitas horas a hipoglicemia. Se a cetonúria estiver presente, deve-se administrar líquidos com maior concentração de glicose ou corticosteroides ou glicose intravenosa, quando não há possibilidade de ingestão via oral (VO).

DIAGNÓSTICO

Frente a sintomas e sinais clínicos sugestivos de hipoglicemia, há a necessidade de confirmação de valores glicêmicos baixos. Juntamente com essa confirmação, deve-se aproveitar para iniciar a investigação etiológica. O momento da primeira avaliação de um caso suspeito é muito importante. Como muitas vezes há a necessidade de introdução de glicose rapidamente, não se pode perder a oportunidade de proceder a uma avaliação laboratorial mais completa no momento de uma hipoglicemia sintomática. É a chamada amostra crítica, quando se deve coletar amostra de sangue para se medir glicemia, lactato, hormônio do crescimento (GH), insulina e cortisol, antes de se iniciar qualquer abordagem terapêutica. Além disso, deve-se também tentar obter amostra de urina para a avaliação da presença de cetonúria. Após a coleta do sangue, na vigência de hipoglicemia, deve-se oferecer glicose endovenosa para o paciente, com a velocidade de infusão de glicose (VIG) sendo aumentada gradativamente, até atingir euglicemia.

Se a criança não estiver na vigência de um episódio agudo, ou seja, sem sintomas no momento da avaliação, porém com história sugestiva de hipoglicemia, programa-se o teste do jejum acoplado ao teste do glucagon: deixa-se a criança em jejum, sob supervisão médica, até apresentar hipoglicemia. Nesse momento, colhe-se a amostra de sangue para, em seguida, administrar o glucagon. Administra-se glucagon 30 mg/kg por via intravenosa (IV) ou intramuscular (IM), coletando-se amostra de sangue após 30 ou 60 minutos, para a determinação da concentração sérica de glicose.

INTERPRETAÇÃO

Critérios diagnósticos para hipoglicemia por hiperinsulinismo.

- Quando houver, em jejum ou durante hipoglicemia sintomática (amostra crítica).
- Hipoglicemia com insulinemia detectável (> 2 ou 5 μU/mL). Os valores de insulina devem ser indetectáveis na presença de hipoglicemia, dependendo da sensibilidade do método.
- Ausência inapropriada de cetonemia ou cetonúria.
- Após teste do glucagon: resposta glicêmica com aumento > 30 mg/dL em relação ao basal.
- Um sinal específico, mas inconstante, é a taxa de infusão de glicose necessária para manter glicemia acima de 60 mg/dL. Infusões acima de 10 mg/kg/minuto em lactentes ou acima de 7 mg/kg/dia em crianças acima de 5 anos.

Quando a hipoglicemia decorre da hiperinsulinemia, é necessário determinar a etiologia. Esta pode ser elucidada pela avaliação clínica, para determinação de fenótipo sugestivo de hiperinsulinismo ligado a síndromes genéticas, pela anamnese sugerindo hiperinsulinemia induzida por fármacos como antidiabéticos orais, betabloqueadores e outros. Mensuração de amônia pode sugerir diagnóstico de hiperinsulinismo por hiperamonemia e de ácidos urinários orgânicos e acilcarnitina podem identificar deficiências enzimáticas.

Critérios para hipoglicemia com insulina baixa:

- Deficiência de GH ou cortisol: testes de estímulos específicos para avaliar capacidade de secreção destes hormônios.
- Hipoglicemia factícia: insulinemia > 100 μU/mL e peptídeo C baixo: hiperinsulinismo factício (administração exógena de insulina).

Se a hipoglicemia for sintomática e permanente, após confirmação do hiperinsulinismo, além de se iniciar a infusão de glicose, pode-se introduzir diazóxido. A investigação molecular, já citada, geralmente é realizada nos pacientes que não respondem ao tratamento com diazóxido, já que estão aumentadas as chances de encontro de mutações, sobretudo no canal de potássio. Embora raros, há descrição de casos de lesões focais, com mutação presente, que responderam ao diazóxido, sugerindo que a sequência de investigação possa ser iniciada pela avaliação molecular, antes de teste terapêutico com diazóxido.

POSSIBILIDADES MEDICAMENTOSAS PARA O TRATAMENTO DO HIPERINSULINISMO

Tratamento clínico

Os medicamentos mais utilizados para tratamento do hiperinsulinismo são:

- **Glucagon:** tem efeito potente em mobilizar a glicose a partir do glicogênio hepático. Utilizado como tratamento de urgência nas hipoglicemias severas. Se utilizado temporariamente para manter euglicemia, deve ser administrado em bomba de infusão, em taxa de 5 a 10 mg/kg/hora. Como efeitos colaterais, podemos incluir náuseas, vômitos, aumento da concentração do GH, aumento da contratilidade cardíaca e redução da secreção das enzimas pancreáticas e do ácido gástrico.

- **Diazóxido:** é uma medicação com propriedades de antidiurético e anti-hipertensiva. Sua ação consiste em abrir os canais de potássio ATP dependente das células β e, assim, inibir a secreção de insulina. É utilizado por VO, na dose de 5 a 20 mg/kg/dia. A dose deve ser gradualmente ajustada, de acordo com os resultados glicêmicos. Geralmente é bem tolerado, mas pode apresentar efeitos colaterais como náuseas, vômitos, hiperuricemia, hipotensão, hipertricose, discrasia sanguínea, leucopenia e trombocitopenia. O efeito mais comum é a hipertricose, que pode ser importante, mas é reversível com a parada do tratamento. Se houver retenção hídrica com comprometimento cardiovascular, raramente observado, e mais comum em prematuros, pode ser usado em associação a diuréticos, como a clorotiazida (7 a 10 mg/kg/dia).

- **Análogos da somatostatina:** octreotide é indicado nos casos em que não há resposta ao diazóxido e apresenta resultados benéficos em curto e, eventualmente, em longo prazo. Agem como inibidores potentes e efetivos da liberação da insulina, com modulação multifatorial da função das células β. Utilizado por via SC, com injeções a cada 6 a 8 horas, ou continuamente, EV, em bomba de infusão, devido à sua curta meia-vida (1 a 2 horas). Pode apresentar efeito de taquifilaxia, o que limita sua eficiência, por reduzir a resposta após 24 a 48 horas do seu início. Dose máxima varia entre 15 e 50 mg/kg/dia. Efeitos colaterais geralmente ocorrem logo após o início do tratamento, consistindo principalmente de vômitos, diarreia e distensão abdominal que melhoram espontaneamente após 7 a 10 dias. No entanto, há casos raros descritos de enterocolite necrosante, em neonatos. Estudos com análogo de longa duração estão sendo realizados para avaliação de eficácia e segurança.

- **Corticoterapia:** os glicocorticosteroides podem ser úteis na manutenção da concentração sanguínea de glicose em curto prazo. Porém, em razão de não atuarem na etiologia, de seus efeitos colaterais e da dificuldade de se evoluir na avaliação etiológica durante seu uso, os corticosteroides devem ser evitados sempre que possível e, se utilizados, restringir o tempo de uso.

Tratamento cirúrgico

A pancreatectomia subtotal é a conduta de escolha quando os medicamentos não resolvem a hipoglicemia, nos casos de lesão difusa. Outra situação, mais rara na infância, é a de lesão focal pancreática produtora de insulina, que sempre deve ser tratada com cirurgia.

A indicação do tipo de cirurgia em casos de HI severo varia de acordo com o serviço. A busca de lesões focais deve ser baseada em vários exames, antes de se optar pela pancreatectomia sub-total. Ressonância magnética (RM), ultrassonografia (USG) transesofágica ou intraoperatória, PET/CT marcado com 18-Fluoro-DOPA, estimulação arterial com amostras venosas ou mesmo amostras da veia portal trans-hepática, podem ter sucesso em encontrar a localização de um insulinoma. É possível definir, por meio de biópsias ou palpação + USG intraoperatória, se a lesão é focal ou difusa. Se a lesão for focal, deve ser realizada a enucleação, com manutenção de margem livre de lesão, ou a retirada da cauda pancreática, com a lesão incluída. Neste caso o paciente é totalmente curado em até 94% das vezes, já logo após a cirurgia, desde que não haja outros focos, o que pode ocorrer em casos de neoplasia endócrina múltipla. Nos casos mais comuns, aqueles com lesão difusa, a cirurgia indicada é a pancreatectomia subtotal, com retirada de 95 a 98% do pâncreas, deixando-se apenas uma pequena parte de tecido pancreático, entre o duodeno e o ducto biliar comum. O período pós-cirúrgico imediato é imprevisível, podendo evoluir com euglicemia, hipoglicemia persistente, em até 40% dos casos, e também diabete com requerimento de insulina. Insuficiência exócrina deve ser tratada com enzimas pancreáticas.

ERROS INATOS DO METABOLISMO

O conhecimento das doenças relacionadas aos erros inatos do metabolismo (EIM) vem aumentando muito graças ao maior entendimento sobre a sua patofisiologia, bem como a utilização de novos testes moleculares, a criação de novos centros especializados e de profissionais mais preparados para seu reconhecimento e tratamento.

Atualmente, são conhecidas cerca de 500 doenças relacionadas aos EIM. A incidência isolada de cada uma dessas doenças na população é baixa. Entretanto, o conjunto desses EIM apresenta uma incidência acumulada de um para cada 500 nascidos vivos.

Deve-se notar a complexidade envolvida no diagnóstico e no seguimento desse grupo heterogêneo de doentes, pois cada defeito enzimático corresponde a características únicas e peculiares.

Na faixa etária pediátrica, os EIM constituem diagnóstico diferencial obrigatórios na investigação de hipoglicemia.

As apresentações clínicas que sugerem EIM são as seguintes:

- Hipoglicemia: desencadeada por certos componentes da dieta (galactosemia, doença da urina de xarope de bordo, defeitos da gliconeogênese, intolerância hereditária à frutose);
- Hepatomegalia: glicogenoses e defeitos da gliconeogênese;
- Miopatias e cardiomiopatias: defeitos da β-oxidação, glicogenose tipo IIIa.

Os principais EIM relacionados à manifestação de hipoglicemia estão listados na Tabela 75.3.

GLICOGENOSES

INTRODUÇÃO

O glicogênio é um polissacarídeo de glicose que serve de reserva para a manutenção da glicemia. É formado quando ocorre a ingestão de carboidratos (glicogênese) e sofre degradação (glicogenólise) quando a demanda de glicose é alta ou no período interdigestivo ou no jejum quando a oferta de glicose alimentar é ausente. A glicogênese é estimulada pela Insulina e a glicogenólise pelo glucagon. O glicogênio é mais abundante no fígado e nos músculos locais mais afetados quando há alterações em seu metabolismo. Há várias enzimas envolvidas nesses dois processos e em sua regulação (Figuras 75.1 e 75.2). Existe grande número de erros inatos do metabolismo da glicose e do glicogênio resultantes de mutações em genes que determinam a síntese das proteínas envolvidas nesses dois processos. Essas doenças são conhecidas como doenças de acúmulo do glicogênio e o início de suas manifestações clínicas variam desde a vida intrauterina até a idade adulta, e a importância fisiológica da enzima afetada determinará a manifestação clínica da doença.

As diversas formas da doença foram descritas e classificadas numericamente, respeitando a ordem cronológica em que as respectivas alterações enzimáticas foram identificadas.

As glicogenoses que se relacionam à hipoglicemia são as dos tipos: 0, I, III, IV, VI, IX, XI (Tabela 75.4).

GLICOGENOSE TIPO 0 (DEFICIÊNCIA DO GLICOGÊNIO SINTETASE)

Existem duas isoformas da enzima glicogeniossintetase (GS). A GS1 é expressa predominantemente no músculo esquelético e cardíaco e a GS2, no fígado. A glicogenose tipo 0 (GSD0, MIM #240600) é causada pelo defeito no gene da GS2 hepática. É rara e resulta em marcante decréscimo do conteúdo de glicogênio hepático e, consequentemente, ausência de hepatomegalia. A glicose proveniente da dieta é convertida preferencialmente a lactato, pois não pode ser armazenada na forma de glicogênio. O lactato é reconvertido em glicose quando a gliconeogênese é estimulada.

É doença autossômica recessiva e a mutação do gene da GS2 localizado na região 12p12.2 foi reportada em casos familiares.

A deficiência da GS 1 está associada à cardiomiopatia e intolerância ao exercício.

O quadro clínico é variável, havendo desde pacientes assintomáticos até processos devastadores com grave comprometimento neurológico e baixo ganho ponderal e estatural.

O teste de sobrecarga com glicose 2 g/kg em solução a 10% (máximo 50 g), resulta em hiperglicemia e hiperlactenemia; o teste do glucagon no período pós-prandial (2 horas) eleva moderadamente a glicemia (exclusivamente por meio da gliconeogênese) e promove a queda do lactato (estimulação da gliconeogênese). O mesmo teste executado no jejum não altera a glicemia ou a lactenemia, provavelmente por limitação do mecanismo da gliconeogênese.

O diagnóstico pode ser confirmado pela análise do gene GS2, o que evita a biópsia hepática.

Tabela 75.4 Erros inatos associados à hipoglicemia

Hepatomegalia e insuficiência hepática, podendo evoluir para fibrose ou cirrose
Tirosinemia tipo I
Hemocromatose neonatal
Distúrbios da cadeia respiratória
Galactosemia (GALT, GALE)
Glicogenose (tipos III, IV, IXc)
Deficiência da S-adenosil-homocisteína hidrolase (rara)
Insuficiência hepática grave de outras etiologias.
Intolerância hereditária à frutose (após oferta de frutose)
Hepatomegalia sem insuficiência hepática
Glicogenose tipo I
Deficiência da frutose I, 6-difosfatase (hepatomegalia moderada)
Deficiência da fosfoenolpiruvato carboxiquinase (PEPCK)
Síndrome de Fancone-Bickel (glicogenose XI)
Hepatomegalia com fibrose hepática
Defeito congênito da glicolisação (CDG)
Sem hepatomegalia persistente
• Com cetoacidose: acidúrias orgânicas, doença da urina em xarope de bordo, defeitos da cetólise, deficiência de glicerol quinase, distúrbios da cadeia respiratória, deficiência da desidrogenase da acil-CoA de cadeia média (MCAD), deficiência da desidrogenase da 3-hidroxi-acil-CoA de cadeia curta (SCHAD), deficiência da frutose 1,6-difosfatase, glicogenose 0   • Acidose sem cetose: deficiência HMG-CoA Lyase (frequente), deficiência da HMG-CoA Synthase (rara), distúrbios da oxidação dos ácidos graxos (frequente), síndrome de Reye idiopática   • Cetose sem acidose: deficiência da desidrogenase da Acil-CoA de cadeia média (MCAD), deficiência da desidrogenase da 3-hidroxi-acil-Coa de cadeia curta (SCHAD), defeitos da cetólise   • Sem cetose e acidose: distúrbios da oxidação dos ácidos graxos (frequente), deficiência da HMG-CoA Lyase (rara), deficiência da HMG-CoA Synthase (rara), deficiência da frutose 1,6 difosfatase (rara), defeito congênito da glicosilação (CDG).

GALT: deficiência da galactose 1 fosfato uridil transferase "galactosemia clássica"; GALE: deficiência da uridil difosfato galactose epimerase; HMG-CoA syntase: 3-hidroxi-3-metilglutaril-CoA sintase; HMG-CoA lyase: 3-hidroxi-3-metilglutaril-CoA liase; CDG: defeitos congênitos da glicosilação; defeitos da síntese do N-Glican.

GLICOGENOSE TIPO I (DEFICIÊNCIA DA GLICOSE-6-FOSFATASE – DOENÇA DE VON GIERKE)

A incidência da glicogenose tipo 1 (GSD I, MIM #232200) é de 1/100.000 nascidos vivos e este é o tipo mais comum das doenças de depósito do glicogênio.

Patogênese

A hidrólise e transporte da glicose-6-fosfatase (G6P) requerem a ação catalítica de hidrolases e transportadores microssomais para a G6P, pirofosfato e glicose.

A glicogenose tipo 1a resulta da deficiência da atividade das hidrolases e corresponde a 80% dos casos. A glicogenose tipo 1b é consequente à deficiência do transportador da G6P, as tipos 1c e 1d são defeitos alélicos das translocases da G6P que é funcionalmente associada com a G6P. A expressão da G6P parece ser modulada pelo coativador do receptor esteroidal.

Genética

A glicogenose tipo 1 é doença autossômica recessiva. O gene responsável por codificar a hidrolase da G6P está localizado na posição 17q21 e o da translocase, na posição 11q23. Cerca de 100 mutações já foram identificadas, sendo a maioria do tipo missense e nonsense, porém um número limitado de mutações ocorre na maioria dos pacientes Tipo 1a:

- R83C e Q347X são as mais prevalentes nos caucasianos.
- 130X e R83C são mais prevalentes nos hispânicos;
- 727G-T (*Splice*) corresponde à maioria das mutações alélicas nos japoneses;
- R83C é a mais prevalente e possivelmente exclusiva na população de judeus asquenazes.

As mutações do tipo 1b são mais heterogêneas.

O que marca esse tipo de glicogenose são as seguintes alterações laboratoriais: hipoglicemia; hiperlipidemia (diagnóstico diferencial com dislipidemia tipo IV); hiperuricemia; e acidose lática. Pacientes com glicogenose tipo I podem apresentar, precocemente, já no período neonatal, hipoglicemia e acidose lática. Não obstante, a apresentação mais frequente ocorre do 3º ao 4º mês de vida com hepatomegalia e crises convulsivas (secundárias à hipoglicemia ou acidose). Apresentam, ainda, face de boneca (aumento do tecido adiposo da bochecha), abdome protuso (hepatomegalia e renomegalia), baixa estatura e extremidades finas.

A hipoglicemia na glicogenose do tipo I é geralmente grave, pois a deficiência da glicose--6-fosfatase bloqueia a via final da glicogenólise e da gliconeogênese.

Os principais mecanismos de produção endógena da glicose estão comprometidos; não obstante, diversos estudos indicam que esses pacientes ainda têm capacidade parcial de produzi-la. Essa produção endógena aumenta com a idade, o que explica a menor susceptibilidade de adultos com glicogenose apresentarem hipoglicemia.

O diagnóstico da glicogenose tipo 1 deve ser suspeitado em crianças com hipoglicemia, acidose láctica, hiperlipemia e hepatomegalia com ou sem neutropenia. O primeiro passo para confirmação do diagnóstico e a análise do DNA. Se não for evidenciada, a biópsia hepática deve ser realizada. Esta revela estoque de glicogênio, considerável esteatose com mínima fibrose.

O teste de estímulo com glucagon não eleva a glicemia e serve como teste de triagem. O teste de sobrecarga com glicose 2 g/kg em solução a 10% (máx. 50 g), resulta em queda do lactato.

O objetivo do tratamento é a manutenção da glicemia. Os outros parâmetros como a acidose láctica e a hipertrigliceridemia, melhoram com o controle da glicemia.

- Recomenda-se (Collaborative European Study on Glycogen Storage Disease)
- Glicemia pré-prandial > 63 a 72 mg/dL (3,5 a 4,0 mmol/L)
- Relação urinária lactato/creatinina < 0,06 mmol
- Uricemia no limite superior para a idade cronológica
- BE venoso > -5 mmol/L e bicarbonato venoso > 20 mmol/L (20 meg/L)
- Triglicerídeos plasmáticos < 531 mg/dL (6,0 mmol/L)
- IMC entre 0,0 e + 2 DP

GLICOGENOSE TIPO III (DEFICIÊNCIA DA ENZIMA DESRAMIFICADORA – DOENÇA DE CORI OU FORBES)

A deficiência da enzima desramificadora (GSD III, MM#232400) é doença autossômica recessiva causada pela mutação do gene que codifica essa enzima que está localizado na posição 1p21. Diferentes transcrições do RNA resultam na geração das isoformas hepática e muscular.

As manifestações clínicas são variáveis e classificadas em quatro tipos. A maioria dos pacientes tem tanto comprometimento hepático como muscular (tipo IIIa). Acometimento hepático sem o muscular ocorre em 15% dos pacientes (tipo IIIb). Os tipos IIIc e IIId são muito raros.

A glicogenose tipo III apresenta-se na infância com hepatomegalia e hipoglicemia. Pode haver cetoacidose, hiperlipemia e retardo do crescimento, o que enseja confusão com a glicogenose tipo I da qual pode ser diferenciada pela hipotonia, fraqueza muscular e comprometimento cardíaco.

A hipoglicemia nesses pacientes tende a ser menos grave que a observada no tipo anterior; contudo, durante a infância, as glicogenoses tipo I e III podem ser indistinguíveis.

Nesses pacientes, embora a glicogenólise esteja comprometida, a gliconeogênese está intacta. Desse modo, a administração de glucagon no período pós-prandial promove elevação normal da glicemia. Por outro lado, quando realizado após jejum prolongado, pode não promover alteração da glicemia.

A creatinaquinase está elevada nos pacientes com comprometimento muscular e eletromiografia revela alterações miopáticas. As transaminases estão elevadas no comprometimento hepático.

Análise do DNA detecta as alterações moleculares e a histologia hepática revela acúmulo de glicogênio e a muscular é caracterizada pelo acúmulo de glicogênio livre.

O teste de sobrecarga com glicose 2 g/kg em solução a 10% (máximo 50 g) resulta em aumento do lactato. Por isso, esse teste pode ser utilizado como ferramenta para o diagnóstico diferencial com o tipo I, no qual o fenômeno é inverso.

Nos pacientes com glicogenose tipo III, não ocorre inibição da β-oxidação, consequentemente, a cetose aumenta durante o jejum.

GLICOGENOSE TIPO IV (DEFICIÊNCIA DA ENZIMA RAMIFICADORA – DOENÇA DE ANDERSEN)

A glicogenose tipo IV (GSD IV, MM#23500), também conhecida como doença de Andersen, é causada pela alteração da enzima ramificadora.

É doença autossômica recessiva causada pela mutação do gene localizado em 3p14. Embora a enzima seja, em geral, expressada, o mecanismo íntimo que responsável pela variável apresentação clínica é incerto. Múltiplas mutações da enzima estão associadas à forma neuromuscular da doença.

Nesse raro tipo de glicogenose, observa-se importante hepatomegalia e baixo ganho ponderal e estatural. O acúmulo de glicogênio com raros pontos de ramificação leva à cirrose e hipertensão portal. Diferentemente dos tipos anteriores, a hipoglicemia é relativamente rara; entretanto, nos casos com grave comprometimento da função hepática, ela pode ocorrer. Eventualmente existe comprometimento neuromuscular, alterações do SNC e cardiopatia.

O diagnóstico pode ser confirmado pela análise do DNA. A biópsia hepática mostra acúmulo excessivo de glicogênio. Fibrose e cirrose estão invariavelmente presentes.

GLICOGENOSE TIPO VI (DEFICIÊNCIA DA FOSFORILASE – DOENÇA DE HERS) GLICOGENOSE TIPO IX (DEFICIÊNCIA DA FOSFORILASEQUINASE)

Estes tipos são frequentemente abordados em conjunto, pois resultam em deficiência da isoforma da fosforilase hepática cujo gene (*PGYL*) se localiza em 14q21. Constituem-se em doença autossômica recessiva. Os pacientes geralmente apresentam na infância hepatomegalia, hipoglicemia, hipertrigliceridemia leve e marcante acúmulo de glicogênio hepático. O curso clínico é benigno e os adultos com essas deficiências provavelmente são assintomáticos.

A deficiência da fosforilasequinase representa aproximadamente 25% dos casos de glicogenose. Entretanto, é subdiagnosticada porque apresenta fenótipo menos grave e também pela falta de um teste diagnóstico simples para sua detecção.

O diagnóstico da deficiência da fosforilase hepática deve ser considerado em toda criança com hepatomegalia inexplicada e Cetose com pequena elevação das transaminases. A glicogenose tipo IX é mais comum e apresenta similaridade com a tipo VI, mas é ligada ao cromossoma X e o gene alterado é o *PHKA2*.

GLICOGENOSE TIPO XI (DEFEITO DO TRANSPORTADOR FACILITADO DE GLICOSE-GLUT-2 – SÍNDROME DE FANCONI-BICKEL)

Este raro defeito é caracterizado por disfunção tubular renal proximal, associado ao defeito da utilização de glicose e galactose e também pelo acúmulo de glicogênio hepático e renal.

Os pacientes apresentam baixo ganho ponderal e estatural, raquitismo e abdome protuso devido à hepatomegalia e nefromegalia. Os achados laboratoriais incluem aqueles ligados à síndrome de Fanconi, associados à hipoglicemia de jejum e à dislipidemia leves. (Tabela 75.5)

GALACTOSEMIAS

A galactosemia "clássica", doença autossômica recessiva, decorre da deficiência da galactose-1-fosfato-uridiltransferase, cujo gene está localizado no cromossoma 9p13.

O desenvolvendo das lesões é progressivo no fígado, rins, olhos e cérebro. O quadro clínico, que é grave e de início precoce e logo após o início da amamentação, pode incluir hipoatividade, irritabilidade, anorexia, vômitos, diarreia, convulsões, deficiente ganho ponderoestatural, icterícia, colestase, hemólise, hipoglicemia, distensão abdominal, hepatomegalia, cirrose, ascite, aminoacidúria, catarata, hemorragia do vítreo, retardo mental.

HIPOGLICEMIA

Considera-se que, entre outros fatores determinantes, pode haver inibição competitiva da fosfoglicomutase, consequente às altas concentrações da galactose-1-fosfato intracelular, comprometendo, dessa maneira, a conversão de glicogênio em glicose. Frequentemente, ao quadro inicial, associa-se a sepse, provavelmente relacionada à deficiente função bactericida dos leucócitos dessas crianças.

O diagnóstico pode ser sugerido pela galactosúria; entretanto esta pode ser transitória e, por outro lado, não é patognomônica, pois pode ocorrer inclusive na insuficiência hepática de outras etiologias.

Tabela 75.5 Alterações bioquímicas durante a hipoglicemia

Glicogenose	Triglicerídeos	Ácido	Lactato	Cetose
Úrico				
0	N	N	N	↑↑
I ↑↑↑	↑↑↑	↑↑↑	↑ ou 0	
III N	N	N	↑↑↑	
IV N	N	N	↑	
VI, IX ↑	N	N	↑	

O diagnóstico definitivo é obtido pela demonstração da deficiência enzimática nos eritrócitos ou por meio da avaliação genética.

Deve-se lembrar de outra deficiência enzimática que pode comprometer o metabolismo da galactose: a da uridina difosfato galactose-4-epimerase. Pode ter manifestação clínica benigna ou, mais raramente, ser grave de maneira similar à galactosemia clássica.

DEFEITOS DA GLICONEOGÊNESE

DEFICIÊNCIA DA FRUTOSE-1,6-DIFOSFATASE

Raro defeito que envolve essa enzima-chave da gliconeogênese. Os pacientes apresentam baixo ganho ponderal e estatural, moderada hepatomegalia, acidose metabólica com ânion *gap* aumentado, presença ou não de cetose e hiperuricemia. A hipoglicemia pode ocorrer em período variável de jejum.

Hipoglicemia grave ocorre com a ingestão de frutose (ou sorbitol), ou de dietas ricas em aminoácidos gliconeogênicos ou glicerol (proveniente dos lipídeos). A gliconeogênese, defeituosa nesses pacientes, quando estimulada por dietas ricas nos substratos supracitados, leva ao acúmulo de frutose-1,6-difosfato, a qual inibe a fosforilase (enzima limitante da glicogenólise). Portanto, nesses casos, semelhante ao que ocorre na glicogenose tipo I, tem-se o comprometimento dos dois principais mecanismos da homeostase da glicose.

DEFICIÊNCIA DA PIRUVATOCARBOXILASE

Pacientes com essa deficiência são incapazes de converter piruvato, lactato e a alanina em oxaloacetato, impedindo, dessa maneira, a utilização desses precursores da gliconeogênese. A hipoglicemia, nesses pacientes, é ocasional, pois os outros mecanismos responsáveis pela produção endógena de glicose estão intactos.

As principais manifestações desse defeito são atraso do desenvolvimento, encefalopatia, crises convulsivas e acidose metabólica.

DEFICIÊNCIA DA FOSFOENOLPIRUVATO

Carboxilase

O defeito da enzima limitante da gliconeogênese causa hipotonia, hepatomegalia com infiltração gordurosa, baixo ganho ponderal e estatural, acidose metabólica e hipoglicemia.

Intolerância hereditária à frutose

A deficiência da frutose-1,6-difosfato aldolase (B), ou simplesmente aldolase (B), impede a conversão da frutose-1-P em trioses fosfato (gliceraldeído e diidroxiacetona). Crianças desmamadas precocemente, expostas a alimentos contendo frutose, apresentam vômitos, apatia, coma, disfunção hepática e renal, baixo ganho ponderal e estatural, aversão aos alimentos com frutose e hipoglicemia.

O acúmulo de frutose-1-P leva às alterações no metabolismo energético das células intestinais (vômitos), hepáticas (distúrbios de coagulação, aumento da bilirrubina e aminotransferases) e renais (tubulopatia proximal), locais onde a aldolase B deveria estar presente.

A hipoglicemia é, geralmente, grave após a ingestão de frutose e não responde ao estímulo com glucagon. A deficiência da aldolase (B) compromete a gliconeogênese, pois impede a utilização das trioses fosfatos. Supõe-se que similarmente ao acúmulo da frutose-1,6-difosfato, o acúmulo da frutose-1-P leve à inibição da fosforilase (enzima limitante da glicogenólise).

Pacientes com esse defeito devem evitar dieta contendo frutose (ou sorbitol), para evitar as manifestações da doença.

HIPOGLICEMIA NO ADULTO

Hipoglicemia clínica é a concentração de glicose plasmática baixa o suficiente para causar sinais e/ou sintomas, incluindo o comprometimento da função cerebral. A hipoglicemia só deve ser investigada em pacientes que apresentem a tríade de Whipple: sinais ou sintomas de hipoglicemia, associados a concentração baixa de glicose plasmática, e que se resolvem quando a glicemia for reestabelecida. Na ausência da tríade de Whipple, o paciente pode ser exposto a avaliação desnecessária, com altos custos, e sem benefício claro. A exceção seria um paciente que é fisicamente incapaz de comunicar seus sintomas.

Didaticamente, dividem-se os sintomas da hipoglicemia em neuroglicopenia e sintomas neurogênicos. Neuroglicopenia é a queda da glicemia no SNC e incluem sinais de confusão mental, cansaço, escurecimento da visão ou diminuição da acuidade visual, fadiga e perda da consciência. Os sintomas neurogênicos são manifestações do sistema nervoso autônomo gerados pela hipoglicemia. Na sua maioria, os sintomas de origem adrenérgicos são causados pela presença de noradrenalina e adrenalina secretadas pela medula adrenal. São eles: palpitações; tremores; taquipsiquismos; e sintomas colinérgicos, como sudoreses, sensação de fome e parestesias. Aparentemente, a recuperação completa após aumentar glicemia é a regra, embora em raras ocasiões, a recuperação neurológica possa ser atrasada. Hipoglicemia prolongada pode causar morte cerebral.

A oferta de combustíveis alternativos que circulam para o cérebro (especificamente cetonas) permite que glicemia baixa ocorra sem sinais ou sintomas em indivíduos saudáveis, especialmente de mulheres e crianças, durante o jejum prolongado. Por essas razões, não é possível afirmar uma única concentração de glicose no plasma que categoricamente define hipoglicemia.

HIPOGLICEMIA EM NÃO DIABÉTICOS

A hipoglicemia é muito mais frequente em portadores de diabete que usam insulina ou secretagogos de insulina. Em não diabéticos, a hipoglicemia é rara e tem fisiopatologia distinta.

A glicose é um combustível metabólico obrigatório para o cérebro. Como o cérebro não pode sintetizar glicose, para manutenção de sua função normal, é necessária uma fonte contínua de glicose, seja pelo estoque de glicogênio ou pelo uso de fontes alternativas de energia. Existem mecanismos contrarregulatórios para prevenir a hipoglicemia ou corrigi-la rapidamente, que são:

1. diminuição na secreção de insulina quando a glicemia cai dentro da faixa fisiológica;

2. aumento na secreção de glucagon, ou, na sua ausência;

3. aumento na secreção de adrenalina. O aumento da secreção de GH e cortisol ocorrem na presença de hipoglicemia prolongada. Os primeiros sintomas normalmente se desenvolvem com uma concentração de glicose plasmática média de aproximadamente 55 mg/dL (3 mmol/litro) e, como defesa, levarão à busca por comida. Com glicemias inferiores, a secreção de insulina é suprimida completamente, a insulinemia estará abaixo de 3 mU/mL (18 pmol/L), peptídeo C estará abaixo de 0,6 ng/mL (0,2 nmol/L) e pró-insulina abaixo de 5 pmol/L.

A hipoglicemia desenvolve-se quando a soma da utilização de glicose (em grande parte pelo cérebro, mas também pelos tecidos glicose-dependentes obrigatórios, tais como o medular, renal e eritrócitos, e os tecidos sensíveis à insulina, como os músculos), excederem a soma da sua oferta para a circulação (a partir de carboidratos ingeridos e da produção de glicose hepática e renal). Em virtude de sua capacidade de aumentar substancialmente a produção endógena de glicose, a hipoglicemia é normalmente o resultado de baixas taxas de produção ou taxas de produção que são baixas em relação às altas taxas de utilização.

Como a hipoglicemia é rara em não diabéticos, recomenda-se uma história completa para rever medicamentos em uso, doenças graves, deficiências hormonais ou presença de tumores. Quando a causa do distúrbio hipoglicêmico não é evidente, deve-se medir a glicemia, insulina, peptídeo C, pró-insulina, concentrações de β-hidroxibutirato e pesquisa de hipoglicemiantes orais, durante o episódio de hipoglicemia espontânea, e também observar a resposta da glicemia à injeção intravenosa de 1 mg de glucagon. Essas etapas distinguirão hipoglicemia causada pela insulina endógena (ou exógena) da causada por outros mecanismos. Além disso, deve-se medir anticorpos de anti-insulina.

Quando o episódio de hipoglicemia espontânea não pode ser observado, deve-se recriar formalmente as circunstâncias nas quais a hipoglicemia sintomática é provável que ocorra, ou seja, durante um teste de jejum de até 72 horas ou após uma refeição mista. Os resultados dos sinais e sintomas com a glicemia inferior a 55 mg/dL (3 mmol/L), insulina de pelo menos 3 mU/mL (18 pmol/L), peptídeo C de pelo menos 0,6 ng/mL (0,2 nmol/L) e pró-insulina de, pelo menos, 5 pmol/litro falam a favor de hiperinsulinismo endógeno. Valor de β-hidroxibutirato de 2,7 mmol/litro ou menos e aumento da glicose plasmática de, pelo menos, 25 mg/dL (1,4 mmol/L), depois de glucagon intravenoso, indicam hipoglicemia causada por insulina (ou por IGF).

Em um paciente com hipoglicemia hiperinsulinêmica endógena documentada, com *screening* negativo para hipoglicemiantes orais, e sem anticorpos anti-insulina circulantes, devemos investigar um insulinoma. Exames podem incluir TC ou RM, USG transabdominal e endoscópica e, se necessário, as injeções de cálcio em artérias pancreáticas seletivas com medições da insulina venosa hepática.

CAUSAS DE HIPOGLICEMIA

Observe a Tabela 75.6.

Os fármacos são a causa mais comum de hipoglicemia. Além de insulina e dos secretagogos de insulina, substâncias indutoras incluem álcool, entre ou-

Tabela 75.6 Causas de hipoglicemia em adultos

Substâncias	Doenças críticas	Deficiências hormonais	Hiperinsulinismo Endógeno
• Insulina ou secretagogos de insulina • Álcool • Outros.	• Insuficiências renais, hepática ou cardíaca • Sepse • Desnutrição.	• Cortisol • Glucagon e adrenalina (em pacientes com deficiência de insulina)	• Insulinoma • Disfunção das células beta (nesidioblastose) • Hipoglicemia pancreatogênica não insulinoma • Hipoglicemia autoimune • Anticorpo anti-insulina • Anticorpo antirreceptor de insulina • Secretogogos de insulina • Outros

tros. Hipoglicemia, por vezes, ocorre durante sepse e em outras doenças graves, incluindo insuficiência renal ou hepática e, raramente, na deficiência de cortisol. A hipoglicemia causada por tumores de células não β ou hiperinsulinismo endógeno é rara. Ela também pode ser acidental, oculta ou mesmo intencional. A hipoglicemia pode ocorrer como resultado de hiperinsulinismo na ausência de cirurgia gástrica anterior ou depois de *bypass* gástrico em Y de Roux para obesidade. Ela também pode ser causada por um anticorpo de insulina.

A classificação tradicional de hipoglicemia, em pessoas sem diabete, em pós-absortiva (jejum) versus pós-prandial (reativa) vem sendo questionada. Pessoas com insulinoma, que normalmente têm a hipoglicemia no pós-absortivo, podem apresentar hipoglicemia pós-prandial, e os pacientes pós-*bypass* gástrico, que normalmente têm a hipoglicemia pós-prandial, podem ter sintomas quando em jejum. Uma classificação mais útil para o clínico é o de estabelecer se o paciente está aparentemente bem e avaliar a necessidade de investigação maior.

FÁRMACOS QUE CAUSAM HIPOGLICEMIA

Os fármacos mais responsáveis por hipoglicemias são as sulfonilureias e a insulina. As sulfonilureias estimulam o fechamento do canal de potássio por meio do receptor SUR1 e tem esta ação independente da glicemia. Como a maioria desses fármacos tem meia-vida longa (24 horas até 36 horas), passam a ser, principalmente no idoso e em pacientes portadores de insuficiência renal, a maior causa da hipoglicemia. Já a hipoglicemia por insulina será mais bem discutida no Capítulo Diabete Melito Tipo I.

ETANOL

É metabolizado em acetaldeído e acetato e, por essa razão, bloqueia a gliconeogênese. Além disso, há gasto energético para a metabolização do etanol e este diminui a secreção de glicocorticosteroide e GH, que são hormônios hiperglicemiantes. Tudo isso pode resultar em estado hipoglicêmico, principalmente em pacientes que usam antidiabéticos orais ou insulina ou que apresentam depleção de glicogênio (p. ex.: ingestão reduzida de alimento).

SALICILATOS

Salicitados em alta dose (4 a 6 g/dia) podem levar à hipoglicemia, mais comum em crianças.

PENTAMIDINA

Usada no tratamento de pneumocistose, também é causa de hipoglicemia. É um fármaco tóxico à célula beta e, inicialmente, leva à liberação de insulina, mas, depois, pode causar diabete melito tipo 2.

Avaliação clínica

Inicialmente, a história (incluindo a exposição a medicamentos), o exame físico e uma revisão cuidadosa dos dados laboratoriais disponíveis orientarão a avaliação; geralmente, fornecendo pistas para a causa da hipoglicemia ou excluindo hipoglicemia causada por medicamentos reconhecidos, doenças críticas, deficiências hormonais, ou um tumor de células não beta. Teste da função adrenocortical é razoável, embora a insuficiência adrenocortical seja rara causa de hipoglicemia em adultos na ausência de outros sinais clínicos. A concentração aparentemente baixa de cortisol plasmático medido durante a hipoglicemia espontânea não é prova suficiente de insuficiência adrenocortical por causa do efeito da hipoglicemia recorrente mudar limiares glicêmicos para a secreção de cortisol. Embora a hipoglicemia em pacientes com tumores de células não beta seja, muitas vezes, o resultado de excesso de produção IGF-II pelo tumor, a hipoglicemia atribuída à superprodução de IGF-I também tem sido relatada. Hipoglicemia por tumor de células não beta é, geralmente, mas não invariavelmente, associada a grandes tumores mesenquimais, clinicamente aparentes. Os tumores, quase sempre, secretam quantidades excessivas de pró-IGF-II. Essa forma de IGF-II liga-se fracamente às suas proteínas de ligação e, portanto, penetra mais livremente nos espaços do tecido. O valor total de IGF-II pode ser normal, mas a proporção entre pró-IGF-II para IGF-II pode ser elevada, o que pode ser demonstrado por meio da técnica de cromatografia de camada fina. Com a secreção de GH suprimida e os valores de IGF-I resultantes baixos, a relação entre IGF-II e IGF-I está elevada. A secreção de insulina endógena é suprimida adequadamente em hipoglicemia por tumor de células não beta.

O diagnóstico diferencial restringe a duas categorias gerais: hipoglicemia acidental, ou intencional; e hiperinsulinismo endógeno. Um exame atento da primeira possibilidade deve preceder a avaliação sistemática da última possibilidade. Erros médicos ou troca de medicamentos podem ocorrer. Hipoglicemia factícia é mais comum em pessoas com conhecimento e acesso a medicamentos hipoglicemiantes.

INSULINOMA

A causa mais comum de hipoglicemia no adulto é o tumor produtor de insulina. É tumor raro cuja incidência é de aproximadamente quatro casos por milhão de pessoas. É de localização pancreática (99%). Outras localizações podem ser na parede duodenal e na veia porta.

A maioria deles se apresenta de forma esporádica e é responsável por 95% dos casos. Já os tumores com apresentação familiar são ligados à neoplasia endócrina múltipla responsável por 5% da incidência dos insulinomas e sua transmissão é de forma autossômica dominante. É mais comum após os 50 anos, de forma esporádica, e sua incidência acomete mais mulheres (60%) que homens. Pode ocorrer em todos os grupos étnicos e em qualquer idade. Menos de 10% dos pacientes têm insulinomas malignos, múltiplos tumores ou neoplasia endócrina múltipla tipo 1 (MEN-1). A taxa de recorrência após a ressecção cirúrgica é de 7% para pacientes sem MEN-1 e 21% para aqueles com MEN-1. Sobrevivência a longo prazo é a regra para os pacientes que se submeteram à remoção insulinoma bem-sucedido.

Quadro clínico do insulinoma

A tríade de Wipple está presente como sintoma mais comum do insulinoma; além disso, podem apresentar sintomas mais particulares da doença. Em uma metanálise abordando 60 pacientes, a maioria deles apresentou sintomas como visão turva, diplopia, sudorese, fraqueza, confusão mental e alterações de comportamento. Metade dos pacientes também apresentou perda de consciência e amnésia. Tais sintomas podem intensificar-se com a evolução da moléstia.

O insulinoma é clinicamente caracterizado por períodos de neuroglicopenia consequente à hipoglicemia hiperinsulinêmica endógena que ocorre sobretudo no estado de jejum, mas, ocasionalmente, apenas no período pós-prandial.

Síndrome de hipoglicemia pancreatogênico não insulinoma

A síndrome de hipoglicemia pancreatogênica não insulinoma (NIPHS) é caracterizada por períodos de neuroglicopenia devido à hipoglicemia hiperinsulinêmica endógena normalmente, mas não obrigatoriamente, depois de uma refeição. Há uma predominância nos homens. Ocorre o envolvimento difuso das ilhotas com nesidioblastose (hipertrofia das ilhotas, às vezes com hiperplasia, com núcleos de células beta ampliadas e hipercrômicas). Procedimentos radiológicos de localização são invariavelmente negativos. A confirmação de hiperfunção da ilhota depende de um teste de estimulação de cálcio arteriosseletivo positivo. Melhora dos sintomas pode ser esperada com pancreatectomia parcial guiada pelos resultados do ensaio de estimulação de cálcio. A frequência de NIPHS é muito menor do que a de insulinoma.

NESIDIOBLASTOSE

Algumas pessoas que se submeteram a *bypass* gástrico em Y de Roux para a obesidade têm hipoglicemia hiperinsulinêmica endógena, na maioria das vezes em razão da nesidioblastose da ilhota pancreática, mas, ocasionalmente, de um insulinoma. Com nesidioblastose, sintomas de neuroglicopenia geralmente ocorrem no período pós-prandial e desenvolvem muitos meses após a cirurgia bariátrica. Sintomas de neuroglicopenia que ocorrem no estado de jejum logo após a cirurgia bariátrica são mais prováveis devido a um insulinoma preexistente. Os mecanismos precisos de hipoglicemia ainda não foram determinados. A incidência dessa doença é desconhecida, mas na Clínica Mayo, o número de casos excede, por um grau considerável, a de insulinoma. Pancreatectomia parcial é recomendado para nesidioblastose em pacientes que não respondem ao tratamento dietético e medicamentoso (p. ex.: um inibidor da α-glicosidase, diazóxido ou octreotide).

AUTOANTICORPOS

Autoanticorpos contra o receptor de insulina, na resistência insulínica tipo B, podem apresentar, em vez de efeito bloqueador, efeito estimulador do receptor. Isso desencadeia sua cascata pós-receptora, mimetizando a ação da insulina com sintomas de hipoglicemia, sem a presença da hiperinsulinismo.

Hipoglicemia devido ao desenvolvimento de anticorpos anti-insulina é doença rara relatada principalmente entre pessoas de etnia japonesa ou coreana e significativamente menos frequente em caucasianos. As pessoas com esse transtorno, muitas vezes, têm história de doença autoimune ou exposição a fármacos contendo sulfidrila. Os sintomas ocorrem no período pós-prandial tardio, quando a insulina secretada em resposta à alimentação, que ficou ligada aos anticorpos circulantes, se dissocia do anticorpo de uma forma não regulada. Pistas para o diagnóstico incluem insulinemia muito alta medida durante a hipoglicemia. Isso pode ser o resultado de um erro de ensaio causada pelo anticorpo. A gravidade da hipoglicemia varia de leve e tratável com mudanças de estilo de vida, a grave, para o qual nenhuma modalidade além de infusão de glicose intragástrica tem sido eficaz. O diagnóstico é facilmente feito pelo achado de anticorpos anti-insulina em alta titulação. Um distúrbio hipoglicêmico semelhante foi descrito em pacientes que têm anticorpo monoclonal de elevada capacidade de ligação de insulina.

MUTAÇÕES DO CANAL DE POTÁSSIO

A causa mais comum de hipoglicemia hiperinsulinêmica no adulto é o insulinoma. Recentemente, foram descritos casos de hipoglicemia hiperinsulinêmica, mas com teste do jejum prolongado de 72 horas negativo e com hipertrofia de célula beta causado por mutações nos canais de potássio da célula o Kir 6.2 e SUR1. Os genes do Kir 6.2 e SUR1 são responsáveis por codificar o canal de potássio ATP dependente, e mutações podem causar sensibilidade maior ao ATP e hiper-resposta da célula beta à glicose.

O diagnóstico molecular se faz por meio da extração de DNA genômico de leucócitos. Para mutação do gene do Kir 6.2, usa-se a sequência iniciadora: U5'CTGaGaCTGGTATTAAGAAGTGAAaT-3' e D5' AGGGGTGAGCCAGTCCTAAAT-3.

O quadro clínico é pobre e geralmente os pacientes são assintomáticos, mas com evidências clínicas de hipoglicemia hiperinsulinêmica caracterizado por episódios esporádicos de hipoglicemia.

Como já comentado, o teste de jejum prolongado é negativo, bem como a TC, a USG transabdominal e arteriografia celíaca.

Somente a estimulação arterial seletiva com cálcio mostrou aumento na produção insulínica caracterizando a hipertrofia da célula beta.

Deve-se pensar em mutação do Kir 6.2 e Sur1 em paciente com quadro clínico ou laboratorial de hiperinsulinemia e que apresente teste de jejum prolongado negativo e ausência de imagem de tumor.

AVALIAÇÃO DE HIPOGLICEMIA EM INDIVÍDUOS SAUDÁVEIS

Em um paciente bem sintomático, o procedimento diagnóstico é colher sangue para medir a glicemia, insulina, peptídeo-C, pró-insulina, β-hidroxibutirato e agentes hipoglicemiantes orais circulantes (como sulfonilureias e glinidas). Somente depois deve-se corrigir a hipoglicemia com a injeção de 1 mg IV de glucagon com medição da resposta da glicose plasmática. Esses dados distinguirão o hiperinsulinismo endógeno (e exógeno) de outras causas de hipoglicemia. Anticorpos anti-insulina, que não precisam ser medidos no momento da hipoglicemia, identificarão hipoglicemia autoimune.

A característica fisiopatológica chave de hiperinsulinismo endógeno é a falta de supressão da secreção de insulina durante a queda da glicemia a valores de hipoglicemia; a hipoglicemia é o resultado de baixas taxas de produção de glicose, e não de altas taxas de utilização. Assim, a insulina plasmática, peptídeo C e as concentrações de pró-insulina não precisam ser altos em relação aos valores normais, mas apenas inapropriadamente altos durante o episódio da hipoglicemia. Achados compatíveis com o diagnóstico são insulinemia de pelo menos 3 µU/mL (18 pmol/L), peptídeo C plasmático de, pelo menos, 0,6 ng/mL (0,2 mmol/L) e pró-insulina de pelo menos 5 pmol/L, quando a glicemia em jejum for inferior a 55 mg/dL (3 mmol/L). Esses critérios são válidos na ausência de doenças intercorrentes incluindo insuficiência renal.

Um paciente com insulinoma pode, ocasionalmente, não cumprir esses critérios, mesmo durante o teste de 72 horas de jejum. Alguns têm os valores de insulina plasmática abaixo de 3 μU/mL (18 pmol/L) durante a hipoglicemia de jejum, mas valores plasmáticos de peptídeo C são geralmente maiores ou iguais a 0,6 ng/mL (0,2 mmol/L) e de pró-insulina são geralmente 5 pmol/L ou mais. Por exemplo, em uma série, o critério da insulina plasmática foi visto em 29 de 32 pacientes com insulinoma, e os critérios de peptídeo C e pró-insulina foram vistos em todos os 32 pacientes. Valores plasmáticos de β-hidroxibutirato de 2,7 mmol/L ou inferior e aumento da glicemia de pelo menos 25 mg/dL (1,4 mmol/L), depois do glucagon IV, este último indicando que as reservas de glicogênio hepático estão preservadas, fornecem evidência do excesso de insulina (ou IGF).

Quando a tríade de Whipple não foi documentada em um paciente com história de sintomas sugestivos e quando os testes adequados não foram obtidos durante um episódio de hipoglicemia espontânea, deve-se recriar circunstâncias que levem à hipoglicemia. Para o doente com história sugerindo hipoglicemia de jejum, isso pode ser conseguido por meio da restrição de alimentos e, para o paciente com história sugestiva de hipoglicemia pós-prandial, pode ser realizado proporcionando o tipo de refeição que possa causar os sintomas. Quando essas manobras falharem, o paciente com suspeita de hipoglicemia em jejum deve ser submetido ao teste de jejum prolongado supervisionado. Esse jejum pode ser iniciado em ambulatório e concluído (se necessário) no hospital. O jejum deve durar até que a tríade de Whipple seja documentada ou a glicemia caia para menos de 55 mg/dL (3 mmol/L), a não ser que um aumento progressivo nos valores de β-hidroxibutirato sinalize jejum negativo. As glicemias devem ser medidas com um método preciso, não com glicemia capilar. A maioria, mas não todos os pacientes com insulinoma cumprem esses critérios de diagnóstico em menos de 72 horas. Ocorre em menos de 24 horas em cerca de dois terços e, em menos de 48 horas, na maioria dos pacientes afetados. Os pacientes com história sugestiva de hipoglicemia pós-prandial devem ser submetidos ao teste de refeição mista. Essa refeição deve incluir os componentes reconhecidos pelo paciente como susceptíveis a causar hipoglicemia (embora a fórmula de suplemento nutricional possa ser utilizada) e deve ser realizado ao longo de 5 horas. Um teste de tolerância oral à glicose nunca deve ser usado para a avaliação de suspeita de hipoglicemia pós-prandial. No entanto, não foram estabelecidas normas para a interpretação do teste de refeição mista; recomenda-se aplicar os mesmos critérios descritos para jejum prolongado. (Tabela 75.7 e 75.8) Finalmente, para o paciente que necessita de glicose IV para evitar hipoglicemia, dados de diagnóstico podem ser obtidos por meio de amostragem em série, sob supervisão, após a suspensão temporária da infusão de glicose.

Um paciente com tríade de Whipple documentada, valores inapropriadamente altos da insulinemia, do peptídeo C e pró-insulina, sem valores detectáveis de hipoglicemiantes orais durante hipoglicemia de jejum e sem anticorpos anti-insulina circulantes, provavelmente, têm insulinoma. No entanto, hipoglicemias acidentais, ou factícias são entidades difíceis de diagnosticar. Esses diagnósticos dependem de um alto grau de suspeita clínica e busca de fontes potenciais de agentes causais (incluindo inspeção de medicamentos do paciente). Há, no entanto, as causas de hipoglicemia de jejum hiperinsulinêmica endógena que não seja insulinoma. Alguns pacientes não têm insulinoma, mas têm uma massa de células da ilhota difusamente expandida, a nesidioblastose, embora o achado histológico de brotamento de ductos pancreáticos não esteja sempre presente. Nesidioblastose consequente ao uso prolongado de uma sulfonilureia tem sido relatada. Embora casos, aparentemente convincentes, de secreção de insulina ectópica terem sido relatados, isso deve ser muito raro. Da mesma forma, a hipoglicemia hiperinsulinêmica associada à mutação do receptor da insulina e a hiperinsulinemia induzida pelo exercício são síndromes raras. Finalmente, os raros pacientes com hipoglicemia em jejum e valores de peptídeo C adequadamente suprimidos, mas insulinemia inapropriadamente elevada, podem ter um anticorpo agonista para o receptor de insulina. A hipoglicemia é o resultado da ação do anticorpo para estimular os receptores de insulina; insulinemia ligeiramente elevada ocorre pelo resultado da diminuição de sua depuração. Normalmente, o paciente afetado é afro-americano, geralmente do sexo feminino, muitas vezes com uma doença autoimune associada.

O diagnóstico, na maioria dos casos, é tardio em razão do polimorfismo do tumor, e os sintomas neurológicos e psiquiátricos de longa data são os mais comuns, incluindo coma. O exame que confirma o diagnóstico é o teste de jejum prolongado (Tabela 75.7), que evidenciará hipoglicemia associada a valores normais ou elevados de insulina e peptídeo C. Este é mais eficaz que os testes de estímulo

Tabela 75.7 Protocolo do teste de jejum prolongado

Estabeleça o início do jejum pela última refeição. Interrompa todos os medicamentos não essenciais
Permita bebidas sem calorias. Garanta que o paciente esteja ativo durante as horas de vigília.
Coletar amostras de glicemia, insulina, peptídeo C, pró-insulina, e β-hidroxibutirato a cada 6 horas até a concentração de glicose no plasma seja inferior a 60 mh/dL (3,3 mmol/L); nesse ponto, a frequência da amostragem deve ser aumentada para cada 1 a 2 horas.
As amostras de insulina plasmática, peptídeo C e pró-insulina devem ser enviadas para análise após a concentração de glicose no plasma for inferior a 60 mg/dL (3,3 mmol/L)
Terminar o jejum quando a concentração de glicose no plasma for inferior a 45 mg/dL (2,5 mmol/L) e o doente apresentar sintomas e/ou sinais de hipoglicemia (ou, após decorrerem as 72 horas, sem sintomas). A decisão de acabar com o jejum antes de 72 horas não deve ser baseada em uma concentração de glicose baixa sozinha, na ausência de sinais ou sintomas, porque alguns indivíduos saudáveis, especialmente mulheres e crianças, têm níveis baixos de glicose durante o jejum prolongado. Alternativamente, o jejum pode ser interrompido quando a concentração de glicose no plasma for inferior a 55 mg/dL (3 mmol/L), sem sintomas ou sinais se tríade de Whipple, foi documentada em numa ocasião prévia.
A concentração de glicose plasmática baixa é uma condição necessária, embora não suficiente, para o diagnóstico de hipoglicemia. Portanto, a decisão de acabar com o jejum deve ser baseada nas concentrações de glicose no plasma medida em laboratório, não aquelas estimadas com um monitor de glicemia capilar. Se for considerado necessário tratamento com urgência por causa de sintomas graves, devem-se obter as amostras citadas antes de administrar carboidratos.
No final do jejum, colher amostras plasmáticas de glicose, insulina, peptídeo-C, pró-insulina, β-hidroxibutirato e agentes orais de hipoglicemia e, em seguida, injetar 1 mg de glucagon IV e medir a glicose no plasma 10, 20, e 30 minutos mais tarde (anticorpos de insulina devem ser medidos, mas não necessariamente durante a hipoglicemia.)

Tabela 75.8 Protocolo do teste da refeição mista

Realizar o teste depois de uma noite de jejum. Interrompa todos medicamentos não essenciais.
Use uma refeição mista semelhantes ao que o paciente relatou ter causado os sintomas (ou use uma fórmula comercial de refeição mista).
Coletar amostras de glicemia, insulina, peptídeo C, e pró-insulina antes da ingestão e cada 30 minutos até 300 minutos após a ingestão da refeição.
Observar o paciente e os sintomas e/ou sinais de hipoglicemia e pedir ao paciente que faça um registro escrito de todos os sintomas, contado a partir do início da ingestão da alimentação. Se possível, evitar o tratamento até que o teste seja concluído.
A concentração de glicose plasmática baixa é uma condição necessária, embora não suficiente para o diagnóstico de hipoglicemia. Portanto, o teste refeição mista deve ser interpretado com base nas concentrações de glicose no plasma medido em laboratório, não naquelas estimadas com um monitor de glicemia capilar. Se for considerado necessário tratar antes dos 300 minutos por causa de sintomas graves, obter todas as amostras antes de administrar carboidratos.
As amostras plasmáticas de insulina, peptídeo C e pró-insulina devem ser enviadas para análise apenas nas amostras em que a glicose foi inferior a 60 mg/dL (3,3 mmol/L), e uma amostra para a medição de agentes hipoglicemiantes orais devem ser obtidas, se tríade de Whipple for documentada. Nesse caso, os anticorpos para a insulina, também devem ser medidos.

(glucagon, tolbutamina e insulina), sem contar que estes últimos expõem os pacientes ao risco de hipoglicemia grave, não devendo ser cogitados como investigação inicial. Os métodos para localização do tumor só deverão ser realizados após comprovação laboratorial. Nesse ínterim, os métodos pré-operatórios invasivos como arteriografia celíaca e mesentérica, bem como o cateterismo portal trans-hepático, embora tenham sido usados por muito tempo como primeira abordagem por apresentar boa sensibilidade (45 a 96%). Atualmente, fica em segundo plano em virtude de suas complicações e novas opções pré-operatórias não invasivas com sensibilidade semelhante, entre elas a USG endoscópica pancreática. Sua associação com outro método não invasivo (TC ou RM), com imagem suspeita, autoriza a laparotomia sem que seja necessário um método invasivo. A dificuldade nos métodos de imagem reside em tumores < 10 mm. Já quanto à localização intraoperatória, a palpação do órgão ainda é considerada eficiente para esse fim (dependendo da experiência do cirurgião), sendo eficaz em 80 a 95% dos casos (em concordância com a literatura). A USG intraoperatória corrobora, aumentando a sensibilidade desse método, sobretudo para o diagnóstico de múltiplas lesões e as relações anatômicas tumorais, com fins de ressecabilidade. Os valores de insulina no sangue periférico durante o intraoperatório não são úteis em localizar o tumor, e a hiperglicemia, bem como a diminuição da insulina neste período, são tardias e não devem, portanto, ser realizadas. Embora alguns autores advoguem a cateterização transoperatória de ramos da artéria mesentérica, principalmente para localizar tumores < 10 mm na cabeça do pâncreas, a comparação desse método com a palpação não mostrou vantagens, além de prolongar o tempo cirúrgico.

Recentemente, trabalhos mostram que o teste de 48 horas de jejum é suficiente para o diagnóstico do insulinoma. Foram selecionados para o estudo 127 pacientes com diagnóstico histopatológico de insulinoma (107 com Tu benigno, 20 com insulinoma maligno e 15 com NEM 1), 62% eram mulheres e a média de idade era de 42,7 ± 15,9 anos. Foram estudados também 22 pacientes sem critério para diagnóstico de insulinoma, apenas para fins comparativos. Eles eram submetidos, então, ao teste padrão de jejum prolongado de 72 horas, dosagem de insulina e pró-insulina (esta última dosada em 42 pacientes). O *teste de jejum* apresentava-se positivo em 44 pacientes (42,5%) nas primeiras 12 horas, 85 (66,9%) em 24 horas e 120 (94,5%) em 48 horas, sete pacientes concluíram em 72 horas; estes últimos já apresentavam critérios para o diagnóstico de insulinoma nas primeiras 48 horas (glicemia e insulina).

TRATAMENTO

Prevenção de hipoglicemia recorrente requer tratamento que corrige ou contorna seu mecanismo: substâncias indutoras devem ser interrompidas ou a sua dose reduzida; doenças Graves tratadas; cortisol reposto. A remoção cirúrgica, radioterapia, ou quimioterapia da massa de um tumor de células não beta podem aliviar a hipoglicemia, mesmo se o tumor não puder ser ressecado; glicocorticosteroide, GH ou, ocasionalmente, a administração de octreotide pode aliviar a hipoglicemia em tais pacientes. A ressecção cirúrgica de um insulinoma benigno é curativa. O tratamento medicamentoso com diazóxido e octreotide, ou ambos, podem ser utilizados se a ressecção de um insulinoma não for possível e, em

pacientes com uma doença da célula B não tumoral, embora pancreatectomia parcial possa ser necessária. Tratamento de hipoglicemias autoimunes (p. ex.: com glicocorticosteroide, ou outro medicamento imunossupressor) é problemática, mas esses distúrbios podem ser autolimitados, pelo menos em asiáticos. Em pacientes com NIPHS ou pós-*bypass* gástrico com hipoglicemia frequentes, alimentação fracionada, inibidor da α-glicosidase, diazóxido e octreotide são ocasionalmente eficazes. Pancreatectomia parcial, muitas vezes, proporciona melhora. Na falta desses tratamentos, o fornecimento de glicose exógena com grandes doses de amido de milho cru ou mesmo infusão de glicose intragástrica pode ser necessária.

AVALIAÇÃO E TRATAMENTO DA HIPOGLICEMIA EM PACIENTES COM DM

Hipoglicemia induzida pelo tratamento é o fator limitante no controle glicêmico do diabete. Isso leva a morbidades recorrentes na maioria das pessoas com diabete melito tipo 1 (DM1) e em muitos com diabete melito tipo 2 (DM2) avançado (ou seja, deficiência endógena absoluta de insulina) e que às vezes é fatal. Ela impede a manutenção da euglicemia ao longo da vida do diabético e, assim, atrapalha o controle das complicações microvasculares e macrovasculares e outros benefícios do controle glicêmico em longo prazo. Isso compromete as defesas fisiológicas e comportamentais contra as baixas concentrações de glicose no plasma subsequentes e, assim, provoca um ciclo vicioso de hipoglicemia recorrente. Hoje já foi possível melhorar o controle glicêmico e minimizar o risco de hipoglicemia em muitos pacientes. No entanto, o problema da hipoglicemia ainda não foi resolvido.

FISIOPATOLOGIA

Hipoglicemia é normalmente o resultado da interação de excesso de terapêutico de insulina somado as defesas fisiológicas e comportamentais comprometidas contra a queda das concentrações de glicose no plasma em DM1 e DM2 de longa data.

Como discutido anteriormente, as defesas fisiológicas contra a queda das concentrações plasmáticas de glicose incluem:

1. decréscimos na secreção de insulina;
2. aumento da secreção de glucagon;

3. na ausência deste último, aumento da secreção de adrenalina. A defesa comportamental é a ingestão carboidratos. Esse comportamento é motivado pela percepção de sintomas, principalmente os sintomas neurogênicos mediados pela ativação neural simpático.

Todas essas defesas, não só a secreção de insulina, estão comprometidos no DM1 e no DM2 de longa data. No DM1, na ausência resposta das células beta, incluindo diminuição nos valores de insulina na ilhota, a resposta da célula α com glucagon à hipoglicemia é também perdida. Na ausência da primeira (insulina) e segunda (glucagon) defesas, pessoas com DM1 são criticamente dependentes da terceira defesa, a secreção de adrenalina. No entanto, a resposta de epinefrina à hipoglicemia é frequentemente mais fraca. Por meio de mecanismos ainda não claramente definidos, mas provavelmente de origem cerebrais, o limiar glicêmico para ativação simpatoadrenal é deslocado para as concentrações de glicose no plasma menores por hipoglicemias recentes, bem como por exercício anterior e pelo sono. No contexto de decréscimos ausentes da insulina e incrementos ausentes do glucagon, na hipoglicemia provocada pela hiperinsulinemia exógena, a resposta a adrenalina diminuída provoca a síndrome clínica da contrarregulação deficiente da glicose que aumenta risco de hipoglicemia grave em 25 vezes ou mais. Além disso, a resposta neural simpática atenuada provoca a síndrome clínica de hipoglicemia não responsiva com até mesmo a perda dos sintomas de alerta. Hipoglicemia arresponsiva está associada com risco aumentado em seis vezes de hipoglicemia grave.

O conceito de insuficiência autonômica associada à hipoglicemia (HAAF) em diabete foi documentado pela primeira vez em DM1. Ele postula que antecedente de hipoglicemia recente causa os dois defeitos na resposta contrarregulatória (por meio da redução da resposta de adrenalina no ajuste da resposta ausente da insulina e do glucagon) e hipoglicemia arresponsiva (em grande parte pela redução da resposta neural simpática, resultando em sintomas neurogênicos) e, assim, um ciclo vicioso de hipoglicemia recorrente. Talvez o apoio mais forte para o impacto clínico da HAAF em DM1 é a constatação de que tão pouco quanto 2 a 3 semanas de tratamento, evitando ao máximo a hipoglicemia, reverte sua não percepção e melhora o componente reduzido de contrarregulação da glicose em pacientes mais afetados.

Mais recentemente, o conceito de HAAF foi estendido a pacientes com diabete melito tipo 2 de longa data e deficiência de insulina absoluta. Como acabamos de discutir, HAAF decorre fundamentalmente da falência das células β. Inicialmente, DM2 é caracterizada pela resistência à insulina e só hipoinsulinemia relativa, condições que permitem decréscimos da insulinemia e aumento do glucagon enquanto a glicemia cai. Ao longo do tempo, no entanto, a deficiência absoluta de insulina endógena se desenvolve. Assim, os pacientes apresentarão deficiência de insulina tipicamente ao longo de vários anos, as suas respostas de insulina e de glucagon aos valores de glicose em queda são perdidas, como no DM1. Além disso, seus limiares glicêmicos para respostas simpatoadrenais são deslocados para as concentrações de glicose no plasma menores pelo antecedente de hipoglicemias recentes, como no DM1. Assim, pacientes com DM2 de longa data também estão em risco para HAAF.

Em resumo, embora a fisiopatologia da contrarregulação da glicose seja o mesmo em DM1 e DM2, desenvolve-se rapidamente em DM1 (como a deficiência absoluta de insulina desenvolve-se rapidamente), mas devagar em DM2 (como a deficiência absoluta de insulina desenvolve-se lentamente). Essa diferença, no decurso do tempo da evolução da HAAF, explica é uma explicação plausível, pelo menos em parte, para uma frequência relativamente baixa de hipoglicemia induzida pelo tratamento no início do curso de DM2.

INCIDÊNCIA E IMPACTO

A hipoglicemia é fato na vida da maioria das pessoas com DM1. O paciente com DM1 sofre, em média, dois episódios de hipoglicemia sintomática por semana – milhares de tais episódios ao longo de uma vida inteira de diabete – e pelo menos um episódio de hipoglicemia grave por ano. Estima-se que 2 a 4% das pessoas com DM1 morrem de hipoglicemia.

Hipoglicemia profunda e prolongada pode causar dano neurológico e, portanto, morte cerebral. O(s) mecanismo(s) de morte súbita durante a hipoglicemia mais leve é(são) desconhecido(s), mas pode(m) envolver arritmia cardíaca. Hipoglicemia provoca prolongamento do intervalo QT, um efeito provavelmente mediado pela resposta simpatoadrenal à hipoglicemia. Além disso, um intervalo QT prolongado foi associado com episódios de hipoglicemia noturna em pacientes com DM1. Assim, é razoável sugerir que uma arritmia fatal desencadeada pela hipoglicemia pode explicar a "síndrome de morte na cama", morte inesperada de uma pessoa com DM1 ocorrendo durante a noite.

No estudo Action to Control Cardiovascular Risk in (ACCORD), 10.251 pacientes com DM2 com alto risco cardiovascular (mas sem histórico de eventos hipoglicêmicos graves frequentes ou recentes) foram randomizados para terapia intensiva da glicemia com meta da HbA1C inferior a 6% ou a terapia menos agressiva, com HbA1c entre 7 e 7,9%. A grande polêmica do estudo ocorreu em fevereiro de 2008, quando o comitê de ética do trabalho, declarou que o grupo de participantes alocados no controle da glicemia intensiva (HbA1c < 6%), apresentou maior mortalidade (14 mortes/1.000 pacientes X 11 mortes/1.000pacientes) comparado ao grupo de controle padrão da glicemia (HbA1c 7 a 7,9%). Uma diferença estatisticamente significativa de 3 mortes/1.000 pacientes/ano. A causa do aumento de mortalidade durante o tratamento intensivo da glicemia no ACCORD não é conhecida. Pode ter sido ao acaso, como pode ter sido o resultado de um efeito não glicêmico do regime de terapia intensiva. No entanto, a causa mais plausível do excesso de mortalidade durante a terapia intensiva do ACCORD foi hipoglicemia iatrogênica:

1. glicemia média (HbA1C) foi intencional e comprovadamente mais baixa no grupo de terapia intensiva;
2. os valores mais baixos de HbA1c são conhecidos por estarem associados com maior ocorrência de hipoglicemia em DM2, na verdade, a prevalência de hipoglicemia grave foi mais do que três vezes maior no grupo de terapia intensiva do ACCORD;
3. hipoglicemia pode ser fatal em pacientes com DM2; que inclui morte súbita, presumivelmente por arritmia cardíaca;
4. mais pacientes morreram no grupo de terapia intensiva. Outro estudo controlado randomizado de terapia glicêmico intensiva em DM2, o VA Diabetes Trial (VADT) apresentado na reunião 2008 da American Diabetes Association (ADA). A incidência de hipoglicemia grave foi maior no grupo tratado intensivamente, e história de hipoglicemia grave foi um preditor significativo da morte cardiovascular.

No geral, a hipoglicemia é menos frequente em DM2 do que em DM1. No entanto, torna-se progressivamente mais frequente ao longo do tempo no DM2. O estudo *UK Hypoglycemia Study Group* mostrou que, em pacientes com DM2 tratados com insulina há menos de 2 anos ou há mais de 5 anos, a prevalência de hipoglicemia grave foi de 7 e 25%, e a incidência foi de 10 a 70 episódios por 100 pacientes/ano, respectivamente. Assim, enquanto o risco de hipoglicemia é relativamente baixa nos primeiros anos de tratamento com insulina, isso aumenta substancialmente mais tarde no decurso do DM2.

Taxas de hipoglicemia em diabete são geralmente subestimadas por causa da dificuldade de diagnóstico. Episódios assintomáticos de hipoglicemia são perdidos a menos que seja incidentalmente detectado por automonitorização de rotina ou por monitorização contínua da glicose. Além disso, os episódios sintomáticos podem não ser reconhecidos como tal porque os sintomas de hipoglicemia são inespecíficos. Mesmo que eles sejam reconhecidos, muitas vezes não são lembrados por muito tempo e, portanto, não são relatos nas consultas. Episódios hipoglicêmicos graves, que exigem a assistência de outra pessoa, são os eventos mais dramáticos e mais propensos a serem lembrados (pelo paciente ou por um colaborador próximo). Assim, apesar de representarem apenas uma pequena fração do total dos episódios hipoglicêmicos, as estimativas de taxas de eventos de hipoglicemia severa são as mais confiáveis.

RECOMENDAÇÕES

A Workgroup em Hipoglicemia da ADA recomenda que as pessoas com diabete se preocupem com a possibilidade de desenvolver hipoglicemia quando a glicemia está caindo rapidamente ou for menor do que 70 mg/dL (3,9 mmol/L). Esse valor se aproxima do limite inferior da glicose plasmática no período de jejum que ativa os mecanismos fisiológicos contrarregulatórios de glicose e é baixo o suficiente para reduzir as defesas contra hipoglicemias posteriores em indivíduos não diabéticos. É mais elevado do que a glicemia necessária para produzir sintomas de hipoglicemia [~55 mg/dL (3 mmol/L)] ou prejudicar a função cerebral em indivíduos não diabéticos. Assim, o uso desse corte de 70 mg/dL (3,9 mmol/L) geralmente dá o tempo para o paciente tomar medidas que impeçam um episódio de hipoglicemia sintomática. Além disso, na prática, a automonitorização da glicemia é feita geralmente com dispositivos que não são instrumentos analíticos precisos, especialmente em valores baixos de glicose no plasma, e o valor de corte recomendado fornece alguma margem segura. A ADA Workgroup também recomenda uma classificação de hipoglicemia no diabete em grave, documentada sintomática, assintomática, sintomática provável (Tabela 75.9).

Pessoas com diabete geralmente controlam sua glicemia com a automonitorização intermitente da glicemia capilar, que, no entanto, fornece uma estimativa da glicose em apenas um ponto no tempo e,

Tabela 75.9 ADA Workgroup on Hypoglicemia – Classificação da hipoglicemia em pacientes com diabete

• **Hipoglicemia grave:** um evento que requer assistência de outra pessoa para administrar ativamente carboidratos, glucagon, ou outras ações de ressuscitação. Medições de glicose no plasma podem não estar disponíveis durante um evento como esse, mas a recuperação neurológica atribuível à restauração da glicose plasmática ao normal é considerada prova suficiente de que o evento foi induzido por uma concentração de glicose no plasma baixo.
• **Hipoglicemia sintomática documentada:** um caso em que os sintomas típicos da hipoglicemia são acompanhados por uma concentração de glicose no plasma ≤ 70 mg/dL).
• **Hipoglicemia assintomática:** um evento não acompanhado por sintomas típicos de hipoglicemia, mas com uma concentração de glicose no plasma ≤ 70 mg/dL (3,9 mmol/L).
• **Hipoglicemia sintomática provável:** um evento em que os sintomas típicos de hipoglicemia não são acompanhados por uma de glicemia determinada (mas que foi provavelmente causada por uma concentração de glicose no plasma ≤ 70 mg/dL).
• **Hipoglicemia relativa:** um caso em que a pessoa com diabete relata qualquer dos sintomas típicos de hipoglicemia e interpreta-os como indicativos de hipoglicemia, com uma concentração medida de glicose no plasma ≤ 70 mg/dL (3,9 mmol/L), mas que se aproxima desse nível.

Fonte: ADA Workgroup on Hypoglicemia.

portanto, não indica se a glicemias está subindo, estável ou caindo em direção a hipoglicemia. Esse problema está sendo tratado pelo desenvolvimento de tecnologias para a detecção contínua de glicose. Essas tecnologias estão ainda apenas em desenvolvimento.

Dados os benefícios microvasculares estabelecidas em longo prazo com o controle glicêmico, recomendamos que a meta glicêmica terapêutica deva ser a mais baixa média de glicemia (p. ex.: HbA1C), conseguida com segurança para um determinado paciente. Ensaios clínicos randomizados têm demonstrado que a terapia glicêmica intensiva previne ou atrasa as complicações microvasculares como retinopatia, nefropatia e neuropatia do diabete, ainda que à custa de um aumento da frequência de hipoglicemia. Ele também parece reduzir a frequência

de complicações macrovasculares em DM1. Ensaios clínicos randomizados recentes não demonstraram a curto prazo um benefício macrovascular de terapia intensiva da glicemia em DM2. No entanto, eles não excluem essa possibilidade se o controle glicêmico puder ser realizado de forma segura durante um longo período de tempo. De qualquer forma, dado o benefício microvascular estabelecido, a recomendação de que os valores da glicose no plasma devam ser o mais próximo da faixa da normalidade. Por exemplo, a ADA recomenda um nível de HbA1c tão baixo como inferior a 7% desde que obtido com segurança. Assim, as metas glicêmicas precisam ser individualizadas. No entanto, a possibilidade de hipoglicemia ou sua ocorrência não devem ser usadas como desculpa para a falta de controle glicêmico em pessoas com diabete. (Tabela 75.10)

Tabela 75.10 Fatores de risco para hipoglicemia em diabéticos

Fatores de risco convencionais excesso absoluto ou relativo de Insulina	Fatores de risco associados à hipoglicemia por falha autonômica
As doses de insulina ou seus secretagogos são excessivos, inoportunos, ou do tipo errado	Deficiência de insulina endógena absoluta
Oferta de glicose exógena é reduzida (p. ex.: após pular refeições ou durante o jejum noturno).	História de hipoglicemia severa, não percepção de hipoglicemia, ou ambos. Antecedente recente de hipoglicemia, o exercício prévio, e sono
A utilização de glucose é aumentada (p. ex.: durante o exercício).	Terapia glicêmica agressiva (menores níveis de HbA1c, metas glicêmicas mais baixas, ou ambos)
Produção endógena de glicose está diminuída (p. ex.: após a ingestão de álcool)	
A sensibilidade à insulina é aumentada (p. ex.: após a perda de peso, um aumento no exercício regular ou melhoria do controle glicêmico, e no meio da noite)	
Clearance de insulina está diminuída (insuficiência renal)	

Fonte: ADA Workgroup on Hypoglicemia.

REFERÊNCIAS BIBLIOGRÁFICAS

HIPOGLICEMIAS NA CRIANÇA

1. Baerlocher K, Gitzelmann R, Steinmann B. Gitzelmann-Cumarasamy N. Hereditary Fructose Intolerancy in early childhood: a major diagnostic challenge. Survey of 20 symptomatic cases. Helv Paediatr Acta. 1978; 33:465.

2. Chopra AR, Louet JF, Saha P, An J, Demayo F, Xu J, et al. Absence of the SRC-2 coactivator results in a glycogenopathy resembling Von Gierke's disease. Science. 2008;322(5906):1395.

3. Cosgrove KE, Shepherd RM, Fernandez EM, Natarajan A, Dunne MJ. Causes and therapy of hyperinsulinism in infancy. Curr Opin Endocrinol Diabetes. 2004; 11:31-8.

4. Gerin I, Veiga-da-Cunha M, Achouri Y, Collet JF, Van Schaftingen E l. Sequence of a putative glucose 6-phosphate translocase, mutated in glycogen storage disease type Ib. FEBS Lett. 1997;419(2-3):235.

5. Gitzelmann R, Spycher M, Feil G, Muller J. Liver glycogen synthase deficiency: a rare diagnosed entity. Eur J Pediat. 1996; 155: 561.

6. Holton JB, Walter JH, Tyfield LA. Galactosemia. In: Scriver CR, Beaudet AL, Sly WS, Valle D. The metabolic & molecular bases of inhereted disease. New York: McGraw-Hill, 2001; 1553-1587.

7. Hue L. The role of futile cycles in the regulation of carbohydrate metabolism in the liver. Adv Enzymol. 1981; 52:247.

8. Illingworth B, Cori G. Structure of Glycogens and amylopectins III. Biol Chem 1952; 199:653.

9. Kiliman MW. Glycogen storage disease due to phosphorilase kinase deficiency. In: Swallow DM, Edwards YH. Protein dysfunction in human genetic disease. Oxford: BIOS Scientific. 1997. P. 57-75.

10. Kollberg G, Tulinius M, Gilljam T, Ostman-Smith I, Forsander G, Jotorp P, et al. Cardiomyopathy and exercise intolerance in muscle glycogen storage disease. N Engl J Med. 2007;357(15):1507.

11. Lei KJ, Chen YT, Chen H, Wong LJ, Liu JL, McConkie-Rosell A, et al. Genetic basis of glycogen storage disease type 1a: prevalent mutations at the glucose-6-phosphatase locus. Am J Hum Genet. 1995;57(4):766.

12. Lteif AN, Schwenk WF. Hipoclycemia in infants and children. Endocrinology and Metabolism Clinics. 1999; 28:619-646.

13. Pagliara AS, Karl IE, Keating JP. Hepatic Fructose -1,6 diphosphatase deficiency: a cause of lactic acidosis and hypoglycemia in infancy. J Clin Invest. 1972; 51:2115.

14. Rake JP, Visser G, Labrune P, Leonard JV, Ullrich K, Smith GP. European Study on Glycogen Storage Disease Type I (ESGSD I) Guidelines for management of glycogen storage disease type I - European Study on Glycogen Storage Disease Type I (ESGSD I). Eur J Pediatr. 2002;161 Suppl 1:S112.

15. Saudubray JM, Ionlay P, Touati G, Martin D, Nassogne MC, Castelnau P, et al. Genetic hypoglycaemia in infancy and childhood: pathophysiology and diagnosis. J Inherit Metab Dis. 2000; 23:197-214.

16. Saudubray JM, Charpentier C. Clinical phenotypes: diagnosis/algorithms. In: Scriver CR, Beaudet AL, Sly WS, Valle D. The Metabolic & Molecular Bases of Inherited Disease. McGraw-Hill; 2001. P. 1327- 1403.

17. Sempoux C, Guiot Y, Dahan K, Moulin P, Stevens M, Lambot V, et al. The focal form of persisten hyperinsulinemic hypoglycemia of infancy. Morphological and Molecular studies show structural and functional differences with insulinoma. Diabetes. 2003; 52:784-94.

18. Snappes I, Van Creveld S. Un cas d'hypoglycemie avec chez un enfant. Bull Mem Soc Med Hop1928; 52:1315.

19. Sperling M. Hipoglicemia. In: Behrman RE, Kliegman RM, Jenson HB. Nelson – Tratado de pediatria. Rio de Janeiro: Elsevier, 2005; 538.

20. Spiegel R, Mahamid J, Orho-Melander M, Miron D, Horovitz Y. The variable clinical phenotype of liver glycogen synthase deficiency. J Pediatr Endocrinol Metab. 2007;20(12):1339.

21. Wolsdorf JI, Holm IA, Weinstein DA. glycogen storage diseases: phenotypic, genetic, and biochemical characteristics, and therapy. Endocrinology and Metabolism Clinics of North America. 1999; 28:4,809.

22. Zschocke J, Penzien JM, Bielen R, Casals N, Aledo R, Pié J, et al. The diagnosis of mitochondrial HMG-CoA synthase deficiency. J Pediatr. 2002; 140(6):778-80.

HIPOGLICEMIAS NO ADULTO

1. Bryan J, Aguilar BL. The ABCs of ATP sensitive potassium channels: more pieces to the puzzle. Current Opinion Cell Biology. 1997; 9:553-559.

2. Hansen L, Echwald SM. Amino acid polymorphisms in the ATP regulatable inward rectifier Kir 6.2 and their relationships to glucose and tolbutamide induced insulin secretion, the insulin sensitivity index in NIDDM. Diabetes. 1997; 46:508-512.

3. Hirshberg AB, Livi DL, Bartlett SK, Libutti HR, Alexander J, Doppman L, et al. Eight-hour fast: the diagnostic test for insulinoma. J Clin Endocrinol Metab. 2000; 85:3222-3226.

4. Menegaux F, Schmitt G, Mercadier M, Chigot JP. Pancreatic insulinomas. American Journal of Surgery. 1993; 165.

5. Serbvice FJ, Natt N. Noninsulinoma Pancreatgenous hypoglycemia: a novel syndrome of hyperinsulinemic hypoglycemia in adults independent of mutations in Kir 6.2 and SUR genes. Journal clinical endocrinology and metabolism 1999; 84:1582-1589

6. Cryer PE, Axelrod L, Grossman AB, Heller SR, Montori VM, Seaquist ER, John F. Evaluation and management of adult hypoglycemic disorders: an Endocrine Society Clinical Practice Guideline. Journal of Clinical

Endocrinology & Metabolism. March 2009, 94(3): 709-728.

7. ACCORD Study Group, Gerstein HC, Miller ME, Genuth S, Ismail-Beigi F, Buse JB, et al. Long-term effects of intensive glucose lowering on cardiovascular outcomes. N Engl J Med. 2011 Mar 3;364(9):818-28.

8. 2005 Defining and reporting hypoglycemia in diabetes: a report from the American Diabetes Association Workgroup on Hypoglycemia. Diabetes Care 28:1245–1249.

Parte XI

Doenças Poliendócrinas e Síndromes Neoplásicas

76

Neoplasia Endócrina Múltipla Tipo 1

Delmar Muniz Lourenço Júnior
Rodrigo de Almeida Toledo
Sérgio Pereira de Almeida Toledo

INTRODUÇÃO

As neoplasias endócrinas múltiplas (MEN) são, na sua maioria, representadas por síndromes genéticas complexas transmitidas por um padrão de herança autossômica dominante. As MEN são causadas por mutações germinativas inativadoras em genes supressores de tumor ou por mutações ativadoras em oncogenes que determinam um aumento na predisposição ao desenvolvimento de tumores endócrinos e não endócrinos nos indivíduos portadores de mutação. As MEN, em menor escala, podem ser de ocorrência esporádica. MEN esporádica decorre da associação casual de tumores endócrinos classicamente associados às MEN hereditárias. Os pacientes com essa condição não são capazes de transmitir a doença aos seus descendentes.

A penetrância de tumores endócrinos e não endócrinos é variável nas diferentes síndromes de MEN. Nesta seção, serão apresentadas a MEN tipos 1 e 2, síndromes genéticas que se caracterizam pela penetrância completa de neoplasias endócrinas, posicionando o endocrinologista como o médico responsável pela coordenação da atenção a esses pacientes e seus familiares.

PADRÃO DE HERANÇA

A MEN1 (OMIM #131100), também conhecida como síndrome de Wermer, é uma síndrome genética que predispõe os indivíduos afetados a um elevado risco de desenvolvimento de tumores endócrinos benignos e/ou malignos e, em menor escala, de tumores não endócrinos. A MEN1 é transmitida por um padrão de herança autossômica dominante, o que implica um risco de 50% de transmissão da doença aos descendentes. MEN1 é, na sua maioria, decorrente de mutações germinativas inativadoras no gene supressor tumoral denominado gene MEN1.[1-7] Excepcionalmente, pacientes com fenótipo MEN1 foram associados com mutações germinativas nos genes supressores tumorais p15, p18, p21 e p27, sendo os últimos definidos como MEN tipo 4 (MEN4) (OMIM #610755).[8-10]

PREVALÊNCIA

MEN1 é considerada uma doença rara com prevalência estimada de 1/100.000 a 10/100.000 habitantes. Apesar da raridade, o diagnóstico de um paciente com MEN1, pela herança autossômica dominante e penetrância completa, tem importante repercussão clínica nos familiares que são, invariavelmente, diagnosticados com MEN1.[1,2,3,4,5,6,7,11]

DIAGNÓSTICO

O diagnóstico de MEN1 é baseado em critérios clínicos, familiais e genéticos (Figura 76.1).[3-7,11]

O diagnóstico clínico de MEN1 é definido pela presença de tumores em pelo menos duas das três glândulas endócrinas principais: paratireoide, hi-

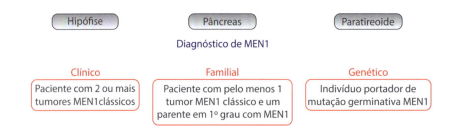

Figura 76.1 Critérios de diagnóstico de MEN1, segundo o Consenso de MEN1 (2012). Fonte: Adaptado de Thakker, 2012.

pófise e em células endócrinas duodenais/ilhotas pancreáticas.

MEN1 familial é confirmada quando o diagnóstico clínico de MEN1 é feito no caso-índice e um parente em 1º grau se apresenta com tumor em pelo menos uma das glândulas endócrinas principais. MEN1 esporádica, por sua vez, é estabelecida quando a história familial de um paciente com MEN1 é negativa para a síndrome.

O diagnóstico gênico é definido pela presença de mutação germinativa no gene *MEN1* independentemente do fenótipo. Assim, pacientes com MEN1 familial, com MEN1 aparentemente esporádica (primeiro caso na família com mutação germinativa: caso de novo) ou mesmo pacientes sem critérios de diagnóstico clínico de MEN1 (exemplo 1: paciente assintomático ou com somente um tumor relacionado à MEN1 que seja portador da mesma mutação germinativa MEN1 encontrada em caso-índice com

MEN1 de sua família; exemplo 2: paciente com tumor de paratireoide em idade jovem com mutação germinativa MEN1).

PENETRÂNCIA

Tumores em mais de 20 diferentes tecidos endócrinos e não endócrinos já foram associados à MEN1 com uma penetrância variável de tecido acometido e crescente com a idade. Assim, a penetrância geral, caracterizada pela ocorrência de pelo menos um dos tumores principais associados à MEN1, é completa ao redor dos 50 aos 60 anos em pacientes portadores de mutação germinativa *MEN1*. A penetrância dos tumores principais associados à MEN1 na idade de 40 anos é representada no Quadro 76.1.[1,3,5,12,13-17]

Considerando o espectro variável de penetrância, hiperparatireoidismo (HPT) e tumores neuroendócrinos pancreáticos não funcionantes (NF-PET) re-

---

Quadro 76.1 Penetrância estimada dos tumores endócrinos e não endócrinos principais associados à MEN1 na idade de 40 anos

Tumores endócrinos

- Adenoma/hiperplasia de paratireoides (90-100%)
- TNE enteropancreáticos (30-75%):
- Gastrinoma (40%) *
- Insulinoma (10%)
- Pancreático não funcionante * (20-55%)
- Outros: glucagonoma*, vipoma* (< 1%)
- Adenomas hipofisários (15-50%):
- Prolactinomas (20%)
- GH + PRL, GH, NF (5% CADA)
- ACTH (2%)
- Outros TNE:
- Tímico (2%)*
- Brônquico (2%)*
- Gástrico (10%)
- Tumores adrenocorticais (25-40%)
- (na maioria, não funcionantes)
- Feocromocitoma (< 1%)

Tumores não endócrinos

- Tumores dérmicos (30-85%):
- Lipomas cutâneos/viscerais (30%)
- Angiofibromas (85%)
- Colagenomas (70%)
- Tumores do SNC:
- Meningioma (5-8%)

*potencial maligno > 25%.

Fonte: Trump, 1996; Thakker, 1998; Basset, 1998; Brandi, 2001; Verges, 2002; Triponez, 2006; Machens, 2007; Lourenço 2008; Thakker, 2012.

presentam os tumores de maior penetrância (> 90%) enquanto vipomas, glucagonomas e feocromocitomas são excepcionalmente associados à síndrome (< 1%).[13-17] A penetrância crescente com a idade de uma família brasileira com MEN1 de seis gerações e 50 afetados é representada na Figura 76.2.[17]

Uma característica importante presente tanto em MEN1 como em outras síndromes de predisposição genética ao desenvolvimento de câncer é a ocorrência frequente de tumores primários multicêntricos. Essa característica peculiar implica mudança na estratégia de tratamento cirúrgico dos tumores hereditários que, geralmente, é mais extensa que a de esporádicos (Figura 76.3).[18]

MALIGNIDADE E MORTALIDADE RELACIONADA A MEN1

Os NF-PET seguidos dos gastrinomas são os tumores malignos de maior prevalência e, pela associação frequente com malignidade (40 a 70%), são reconhecidos como os tumores principais associados à mortalidade em MEN1. Em geral, pelo menos um terço dos pacientes com MEN1 falece em decorrência de tumores associados à síndrome.

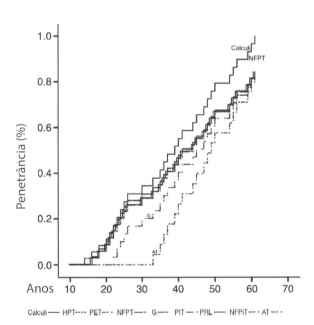

Figura 76.2 Penetrância estimada dos tumores endócrinos principais em 27 membros de uma família brasileira de seis gerações. HPT: hiperparatireoidismo; PET: tumor neuroendócrino duodenopancreático; NFPT: tumor neuroendócrino pancreático não funcionante; G: gastrinoma; PIT: adenoma hipofisário; PRL: prolactinoma; NFPiT: adenoma hipofisário não funcionante; AT: tumor adrenocortical. Fonte: adaptado de Lourenço, 2008.

Os tumores carcinoides tímicos, glucagonomas e vipomas apresentam percentual muito elevado de malignidade, em geral, acima de 70 a 90%. Em decorrência disso, tais tumores estão associados com elevadas taxas de mortalidade. Ao contrário dos NF-PET e gastrinomas, têm penetrância comparativamente baixa não ultrapassando 2%. Entretanto, pela raridade desses tumores, sua penetrância em MEN1 é muito elevada quando comparada à prevalência estimada na população geral e a investigação ativa desses tumores é recomendada nos portadores de mutação.

Outros tumores com menor potencial maligno podem ocorrer em MEN1 como TNE gástricos, tumores adrenocorticais e TNE brônquicos.[3-7,19-25]

Em geral, a evolução de metástases gera um impacto significativo na redução da expectativa de vida em MEN1 (55,4 anos para homens e 46,8 anos para mulheres).[22]

GENÉTICA

O gene *MEN1* foi clonado, sequenciado e associado à MEN1 por dois grupos de pesquisa independentes.[26,27] Situado na região 11q13, o gene *MEN1* é constituído por 10 éxons que levam à transcrição e tradução da proteína MENIN. Essa proteína de 610 aminoácidos, amplamente expressa nos tecidos e de localização predominantemente nuclear, tem função supressora tumoral, interagindo com múltiplos fatores de transcrição, de processamento do ácido desoxirribonucleico (DNA) e de estabilidade genômica, além de genes promotores. Tais interações determinam inibição da proliferação celular, reparo do DNA, apoptose, regulação transcricional, estabilidade genômica e contole da proliferação de células endócrinas.[4,5,28,29]

Ao todo, mais de 1.100 mutações germinativas foram reportadas dispersas ao longo de toda a região codificadora bem como em regiões intron-exon do gene *MEN1* evidenciando a ausência de *hot spots* mutacionais. Essas mutações são predominantemente do tipo *non sense* (23%) ou *frameshift* (41%) e, por isso, geram proteína truncadas que perdem sua função supressora tumoral. Há, em menor frequência, mutações missense (20%), *in frame* (6%) e em regiões intron-exon (9%) do gene *MEN1*. Deleções grosseiras no gene *MEN1* são raras (1%).[26-33]

A ocorrência de acentuada variabilidade fenotípica intra e interfamilial é a regra em MEN1, indicando a ausência de correlação genótipo-fenótipo.[4,6,7,29,33-36]

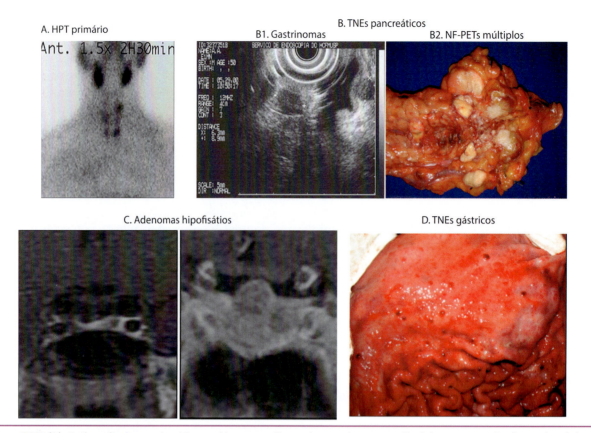

Figura 76.3 (A) cintilografia de paratireoide com hipercaptação persistente das quatro glândulas paratireoides (hiperplasia); (B1) USG endoscópico radial evidenciando gastrinomas múltiplos na parede duodenal; (B2) Espécime cirúrgico com NF-PET múltiplos na cauda do pâncreas; (C) RM de hipófise com adenomas hipofisários duplos; (D) Espécime cirúrgico com TNEs gástricos multicêntricos. USG: ultrassonografia; RM: ressonância magnética. Fonte: Acervo do autor.

Mutações germinativas estão, geralmente, presentes em até 80 a 90% dos casos com MEN1 familial e em até 65% dos casos esporádicos. Mutações de novo (ausência de mutação na geração parental), por sua vez, ocorrem em até 10% dos casos-índices.[3-6,30,34,37]

Mutações germinativas em genes inibidores de quinases dependente de ciclinas (*p15, p18, p21* e *p27*) são muito raras uma vez que estão presentes em até 3% dos casos com MEN1 sem mutação germinativa *MEN1*. O número limitado de pacientes descritos com essas mutações impede conclusões definitivas sobre o fenótipo desses pacientes.[8-10]

A tumorigênese em MEN1 segue o modelo do duplo *hit* de Knudson. Assim, a primeira mutação é dita constitutiva uma vez que ocorre na linhagem germinativa, enquanto o segundo evento mutacional desencadeador de tumorigênese é dito somático ocorrendo em células teciduais que geram a perda de heterozigose tecidual (LOH - *Loss of heterozigosity*). Assim, o mecanismo de herança é considerado dominante (um alelo mutado é capaz de transmitir a herança aos descendentes) enquanto o mecanismo de tumorigênese é dito "recessivo" uma vez que é dependente da inativação bialélica tecidual para ser deflagrado.[3-6,39]

QUADRO CLÍNICO

HIPERPARATIREOIDISMO PRIMÁRIO (HPT)

O HPT é, geralmente, a primeira e única manifestação clínica em MEN1 em até 50% dos casos. Pode se apresentar já na 2ª década de vida e, principalmente, na 3ª década quando até 60 a 90% dos portadores de mutação já tem o diagnóstico de HPT definido. Sua penetrância é crescente com a idade e praticamente completa entre 60 e 70 anos.[5,40-42]

O diagnóstico clínico e laboratorial de HPT associado à MEN1 (HPT/MEN1) não difere daquele definido para o HPT esporádico (HPTe). Ambos se apresentam com hipercalcemia leve associada com níveis de PTH até duas a três vezes o limite superior da normalidade, embora pacientes com HPT/MEN1 tenham maior prevalência de PTH inapropriadamente normal.[12,17,43-45] Entretanto, é fundamental que seja feito o diagnóstico diferencial entre essas duas condições, uma vez que a estratégia cirúrgica é diferente. Assim, o HPT/MEN1 difere do HPTe em vários aspectos. (Tabela 76.1)

Apesar da apresentação bioquímica similar entre HPT/MEN1 e HPTe e de pacientes com HPT/MEN1 ter um período de hipercalcemia assintomática, nefrolitíase parece ser muito frequente em MEN1, com a maioria dos pacientes apresentando a primeira crise renal até a 3ª década de vida.[46]

Novamente, contrastando com a doença bioquímica leve, pacientes jovens (< 30-35 anos) e, mesmo assintomáticos, podem já apresentar desmineralização óssea. Como ocorre em HPTe, há uma desmineralização precoce do osso cortical (ossos longos).[17,46] Entretanto, a proteção aparente do osso trabecular (coluna vertebral), observada frequentemente em HPTe, não parece estar presente em casos com HPT/MEN1.[17,43,45,46] Um estudo comparando HPT/MEN1 e HPTe revelou que a desmineralização óssea é mais acentuada em HPT/MEN1.[45] Também foi observado que pacientes com HPT/MEN1 associado ao gastrinoma apresentam uma forma mais agressiva de HPT caracterizada por valores maiores de PTH, maior perda óssea, maior prevalência de nefrolitíase e de taxas de recorrência.[47]

Paralelamente, uma doença óssea progressiva, grave e extensiva a todos os sítios ósseos, com maior gravidade no osso cortical, ocorre nos pacientes com HPT de longa duração. Da mesma forma, pacientes sem tratamento podem evoluir com complicações urológicas decorrentes de urolitíase e com graus variáveis de insuficiência renal.[46,48]

Como indicado para HPTe, todos os pacientes com HPT/MEN1 são encaminhados para tratamento cirúrgico quando são sintomáticos. Por outro lado, pacientes jovens portadores de mutação germinativa *MEN1* são frequentemente diagnosticados com HPT assintomático. Até o presente, não há nenhum consenso sobre tratamento de HPT assintomático em MEN1.[5,49]

Assim, o Serviço do Hospital das Clínicas da Faculdade de Medicina da Universidade de São Paulo (HCFMUSP) tem adotado os mesmos critérios usados para indicação cirúrgica de HPT assintomático recomendados pelos consensos internacionais, excluindo o fator idade, uma vez que a imensa maioria dos pacientes com MEN1 apresentam HPT em idade inferior a 50 anos (Tabela 76.2).[46,48]

Tabela 76.1 Diferenças principais entre o HPT esporádico e o HPT/MEN1

Características	HPT esporádico	HPT-MEN1
Herança	Não familiar	Autossômica dominante
Mutações germinativas	-	*MEN1*
Sexo (F:M)	3:1	1:1
Interação adversa com gastrinomas	-	Sim
Início	Tardia (40-70 anos)	Precoce (12-35 anos)
Nefrolitíase	< 20%	30-75%
Doença óssea	++	++++
Início da doença óssea e sítio ósseo preferencial	Precoce/cortical	Precoce/cortical
Proteção relativa do osso trabecular	Presente	Ausente
Evolução da doença óssea	Estável (osso trabecular e cortical)	Progressiva (osso trabecular e cortical)
Associação com tumores MEN1 relacionados	Não	Sim
Patologia	Uniglandular (adenoma) (> 80%)	Multiglandular (hiperplasia)
Cirurgia	Adenomectomia	PTx subtotal ou PTx total com implante em antebraço
Timectomia profilática	Não	Sim
Cura pós-cirúrgica	95%	90%
Recorrência	2%	> 50%*

PTX, paratireoidectomia;*, considerando um período mínimo de 10 anos.
Fonte: Burgess, 1999; Katai, 2001; Lourenço, 2008; Norton, 2008; Eller-Vainicher, 2009; Lourenço, 2010; Lourenço, 2012.

Tabela 76.2 Indicações cirúrgicas do HPT/MEN1

Exames	Indicação para PTX	Valores referência
Cálcio total	> 11,2 mg/dL	8,6-10,2 mg/dL
Cálcio urinário (24 h)	> 4 mg/kg	100-320 mg/dL
Clearance Creatinina	< 60%	> 70%
Densitometria óssea (sítios): - coluna vertebral; - colo do fêmur - fêmur total - 1/3 proximal do rádio distal	Índice T ≤ -2,5 (idade ≥ 50 anos); Índice Z ≤ -2 (idade < 50 anos)	T > -1 SD Z > -2
Associação com	Nefrolitíase clínica e/ou radiológica	

Fonte: Lourenço, 2010; Lourenço, 2012.

Os principais objetivos da cirurgia no HPT-MEN1 são:

a. restaurar a normocalcemia e manter homeostase do cálcio normal pelo máximo período de tempo possível;

b. evitar o hipoparatireoidismo pós-cirúrgico permanente; evitar complicações crônicas pós-cirúrgicas, como paralisia do nervo laríngeo recorrente;

c. menor morbidade possível quando nova abordagem cirúrgica por recidiva do HPT é indicada;

d. excluir o estímulo hipercalcêmico crônico sobre o gastrinoma;

e. excluir o estímulo deletério crônico do PTH sobre a massa óssea;

f. prevenir complicações renais do HPT;

g. recuperação da massa óssea;

h. alcançar a mínima taxa de recorrência.[38,42,46,49-51]

Estudo avaliando densidade mineral óssea pré e pós-cirurgia revelou melhora, em curto prazo, da massa óssea em pacientes com HPT/MEN1.[51]

O tratamento cirúrgico em MEN1, devido ao acometimento multiglandular, é mais extenso do que o tratamento indicado para HPTe. Neste aspecto, pacientes jovens com HPT/MEN1 assintomático e de curta duração podem ter apresentação inicial de adenoma de paratireoide e HPT aparentemente esporádico. É conhecido que a exérese de "adenoma" em MEN1 está associada com taxas elevadas e inaceitáveis de persistência/recorrência do HPT.[5,38,49,50,52,53]

Assim, há duas opções de tratamento cirúrgico de HPT/MEN1:

• Paratireoidectomia (PTx) total (exérese das quatro glândulas) seguida de autotransplante heterotópico imediato de tecido paratireóideo no antebraço não dominante.

• Paratireoidectomia subtotal (exérese de três glândulas), mantendo um coto da quarta paratireoide viável em região cervical.

Nas duas abordagens cirúrgicas, tecido paratireóideo é criopreservado para ser futuramente implantado se houver hipoparatireoidismo permanente. Também, timectomia profilática é realizada por via transcervical.[3,5,38,42,50,52,53] Esse procedimento cirúrgico é conduzido pelo risco de ocorrência de tumores carcinoides tímicos (2 a 3%) e pela ocorrência potencial de paratireoides supranumerárias alojadas no timo, implicadas na recorrência do HPT.[5,38,40,42,49,50,54]

A PTx subtotal é a técnica cirúrgica preferencialmente usada na maioria dos serviços por apresentar um risco menor de hipoparatireoidismo permanente.[42,50,52,53] Outros centros, incluindo o nosso, optaram pela paratireoidectomia total e apresentam resultados cirúrgicos satisfatórios quando comparados à paratireoidectomia subtotal.[42,51,55] Assim, com PTx total, a taxa de recorrência foi menor em nossa casuística (15%). Por outro lado, há um risco maior de hipoparatireoidismo permanente (28%).[42] A PTx evita uma nova abordagem em região cervical.[3,38,53]

O uso de calcimiméticos foi conduzido em um grupo restrito de pacientes com HPT/MEN1 que rejeitaram tratamento cirúrgico. O controle satisfatório da calcemia alcançado, apesar da ausência de melhora da densidade óssea, pode incluir futuramente o uso de calcimiméticos como uma alternativa terapêutica para casos restritos.[56-58]

GASTRINOMA

Os gastrinomas são tumores neuroendócrinos pancreaticoduodenais (PET) secretores de gastrina que podem ser esporádicos ou relacionados à MEN1. Ao redor de 25 a 40% de todos os casos de gastrinoma são relacionados à MEN1.[3,5]

O diagnóstico de gastrinoma é confirmado se for documentado um valor de pH gástrico inferior a 2 associado com hipersecreção ácida gástrica (> 15 mmol/hora) ou hipergastrinemia (gastrina > 1.000 pg/mL - duas dosagens em dias diferentes) em pacientes sem história prévia de cirurgia gastrointestinal.[59-61] Nos casos com cirurgia gástrica prévia o valor de coorte de hipersecreção ácida gástrica é > 5 mmol/hora. Com esses critérios, dois terços dos gastrinomas são diagnosticados. O diagnóstico dos demais casos corresponde aos pacientes que apresentam níveis basais intermediários de gastrinemia (entre 100 e 1.000 pg/mL), hiperacidez gástrica e resposta exacerbada de gastrina à infusão aguda de secretina (elevação de gastrina acima de 100 pg/mL do valor basal). Outras condições de hiperacidez gástrica como a hiperplasia de células G cursa com resposta normal ao teste de secretina.

Patologias ou condições clínicas associadas com pH alcalino podem cursar com hipergastrinemia secundária e são parte do diagnóstico diferencial de gastrinoma: gastrite atrófica; gastrite por *H. pylori*; drogas antissecretórias; vagotomia; insuficiência renal; e gastrectomia.[59,60]

O gastrinoma é o PET funcionante mais frequente, apresentando penetrância de 50% aos 50 anos de idade[62] e presente em 40 a 75% dos casos com MEN1. Os gastrinomas associados à MEN1 (G/MEN1) se apresentam, geralmente, como tumores múltiplos e pequenos, quase exclusivamente duodenais (> 98%) dispersos, sobretudo na primeira e segunda porções do duodeno. Além disso, são frequentemente associados com PET não funcionantes (NF-PET).[5,6,60,61,63]

Os G/MEN1 duodenais, em sua maioria, são tumores de crescimento lento e de comportamento biológico indolente. Entretanto, são associados com elevada taxa de malignidade (40 a 75%) que aumenta proporcionalmente com o tamanho dos tumores que, em geral, determinam metástases para linfonodos regionais. Por outro lado, os G/MEN1 podem, eventualmente, ser de origem pancreática. Estes, por sua vez, apresentam comportamento biológico mais agressivo e, quase sempre, cursam com metástases hepáticas.

Há várias diferenças que auxiliam na diferenciação entre G/MEN1 e esporádicos (Tabela 76.3). Essa diferenciação é de extrema relevância clínica uma vez que G/MEN1 é associado com outros tumores que devem ser diagnosticados e tratados, permite o reconhecimento de parentes afetados e exigem estratégias de tratamento diferentes daquelas adotadas para gastrinoma esporádico.

Os procedimentos cirúrgicos preconizados para o tratamento de G/MEN1 são, pela ocorrência de muticentricidade e pela associação frequente com NF-PET, mais extensos (enucleação de tumores duodenais por duodenotomia associada à pancreatectomia subtotal ou duodenopancreatectomia parcial) do que os usualmente realizados nos casos esporádicos (pancreatectomia parcial ou duodenotomia). Essas estratégias cirúrgicas não são, na sua maioria, curativas e priorizam reduzir a ocorrência de metástases e prolongar a expectativa de vida.[5,6,60,61,63-65]

O tratamento cirúrgico de G/MEN1 é consensual quando são identificados tumores grandes (2 a 3 cm ou maior) uma vez que apresentam risco potencial elevado de metástases.[66] A documentação de metástases, ainda que em menor prevalência, com tumores < 2 cm é um dos principais motivos de discórdia do tratamento de G/MEN1. Alguns poucos serviços recomendam cirurgia quando o gastrinoma é localizado, independentemente do tamanho, baseando-se na ausência de marcadores tumorais capazes de distinguir tumores benignos ou de baixo grau de malignidade de tumores agressivos.[3,5,63,65]

Em geral, no G/MEN1, indica-se enucleação dos múltiplos e pequenos nódulos da submucosa duodenal secretores de gastrina, por meio da duodenotomia, associada a:

1. pancreatectomia subtotal corpo-caudal (80 a 85%) com enucleação de tumores na cabeça do pâncreas, visando tratamento dos tumores pancreáticos não funcionantes, frequentemente presentes na MEN1 (em torno de 50%);
2. ressecção ganglionar regional extensa, pela elevada frequência de metástases linfáticas locais encontradas na cirurgia.[5,6,60,61,63-65]

Outra estratégia cirúrgica e que implica maiores taxas de cura em G/MEN1 é a duodenopancreatectomia com preservação da cauda do pâncreas, geralmente indicada quando investigação de NF-PET é negativa ou tumores pequenos e possíveis de enucleação estão presentes na cauda do pâncreas.[5,6,60,61,63-65]

Há autores que recomendam a pancreatectomia subtotal mesmo sem qualquer evidência ao USG intraoperatório de NF-PET associados, com caráter preventivo de recorrências e redução de tecido propenso à ocorrência de novos tumores. Nesses serviços, em geral, a exploração cirúrgica do duodeno é sempre indicada quando a hipergastrinemia é documentada.[5,6,60,61,63-65]

Alguns serviços entendem que, pelas baixas taxas de cura de G/MEN1, mesmo quando cirurgias

Tabela 76.3 Diferenças entre os gastrinomas/MEN1 e gastrinomas esporádicos

Características	Gastrinoma/MEN1	Gastrinoma esporádico
Herança	Autossômica dominante	Não familiar
Idade de início da hipergastrinemia	30-50 anos; em geral < 40 anos	50-60 anos; em geral > 40 anos
Proporção sexual (M:F)	1:1	M > F
Outros tumores endócrinos associados	Frequentes	Ausentes
Tumores pancreáticos não funcionantes	Frequentes	Ausentes
Carcinoides gástricos	Frequentes	Ausentes
Interações adversas com HPT/ hipercalcemia	Sim	Não
Patologia	Múltiplos tumores primários; hiperplasia inicial	Tumor primário isolado
Localização	Duodeno (> 98%) Pâncreas (2%)	Duodeno (55%) Pâncreas (45%)
Indicação cirúrgica	Tumores > 2-3 cm (consensual); Tumores < 2 cm (controverso)	Todos os casos com gastrinoma, incluindo gastrinomas ocultos, exceto aqueles casos inoperáveis ou doença avançada
Tratamento cirúrgico	Enucleação de tumores por duodenotomia + pancreatectomia subtotal com enucleação de tumores na cabeça do pâncreas + ressecção ganglionar regional	a) tumores pequenos: enucleação de tumores duodenais ou pancreáticos; b) tumores maiores: duodenectomia ou pancreatectomia parcial + ressecção ganglionar regional*
Cura	< 25%	60%

* alguns autores sugerem duodenectomia ou pancreatectomia parcial independente do tamanho do tumor.

Fonte: Norton, 1999; Akerstrom, 2002 e 2005; Norton, 2005;; Thakker, 2012; Lips, 2012; Krampitzand, 2013; Sadowski, 2015

extensas são conduzidas e, considerando que gastrinomas duodenais são, geralmente indolentes em MEN1, indicam tratamento cirúrgico de gastrinomas somente se houver tumores maiores do que 2 a 3 cm. Da mesma forma, se a cirurgia é indicada para tratamento de NF-PET, não se indica exploração do duodeno se a hipergastrinemia está presente e tumores grandes não são evidentes. Nessas circunstâncias, a maioria dos pacientes é tratada com bloqueadores de secreção gástrica.[5,6,60,61,63-65]

O uso de bloqueadores de bomba de prótons em dose elevada (p. ex.: omeprazol na dose de 80-120 mg/dia ou maior) é capaz de controlar a hiperacidez gástrica e evitar eventos agudos como abdome agudo por úlcera perfurada, choque hipovolêmico por hemorragia digestiva ou síndrome diarreica/ vômitos grave. Em casos avançados, o uso de fármacos como análogos da somatostatina, bloqueadores da via mTor, como everolimos, e inibidores de tirosina quinase, como sunitinib, são eficientes no controle da hipersecreção hormonal e da progressão tumoral com impacto sobre qualidade de vida e sobrevida livre de progressão.[67-69]

Os PET são, na sua maioria, tumores bem diferenciados (Ki67 < 2%) e, por isso, a quimioterapia clássica é pouco efetiva. Assim, a quimioterapia é reservada somente para os carcinomas neuroendócrinos pouco diferenciados, avançados, progressivos e com Ki67 elevados.[5,6,60,63,65]

É conhecido que a hipercalcemia é capaz de estimular cronicamente a secreção de gastrina pelo gastrinoma. Também é postulado que a hipercalcemia poderia estimular a evolução do gastrinoma. Assim, em casos com HPT e gastrinoma, a PTx é recomendada como procedimento cirúrgico inicial uma vez que é capaz de reduzir a hipergastrinemia e promover uma redução da dose das medicações bloqueadoras da secreção gástrica.[5,6,60] Isso é particularmente importante na situação em que não há a proposta de cirurgia para os gastrinomas uma vez que é excluído o estímulo crônico da hipercalcemia sobre o gastrinoma.

INSULINOMA

O insulinoma associado à MEN1 (I/MEN1) é o segundo tumor pancreático funcionante mais prevalente (35%) em MEN1. Em geral, menos de 10% dos pacientes com MEN1 evoluem com insulinoma que, na sua maioria, ocorrem em idade inferior a 40 anos contrastando com os insulinomas esporádicos que surgem, frequentemente, em idades mais avançadas.[3,5,6] Essa e outras diferenças entre I/MEN1 e esporádico são apresentadas na Tabela 76.4. A distinção entre I/MEN1 e insulinoma esporádico é de grande relevância clínica porque a estratégia cirúrgica e o seguimento/manejo clínico são diferentes nessas condições. O I/MEN1 eventualmente ocorre na infância e na adolescência e, por isso, pode ser a primeira manifestação clínica de MEN1.[70,71]

O tratamento do insulinoma é consensualmente cirúrgico independentemente se esporádico ou associado à MEN1. A cirurgia preconizada para I/MEN1, pela maioria dos serviços, é a pancreatectomia subtotal distal em nível da veia porta (corpo caudal) com enucleação de outras possíveis lesões na cabeça do pâncreas. Em geral, essas lesões são enucleadas após serem localizadas por USG intraoperatório. Esse procedimento cirúrgico é geralmente realizado pela associação frequente e I/MEN1 com NF-PET. Por essa associação frequente, o cateterismo com coleta basal de insulina e glicemia e estimulada por cálcio pode ser necessário para localização do insulinoma e definição de procedimento cirúrgico. Assim, se o insulinoma for localizado na cabeça do pâncreas e a enucleação for contraindicada pelo tamanho ou pela presença de outros tumores na cabeça, a melhor estratégia cirúrgica é a duodenopancreatectomia parcial (preservação a cauda do pâncreas).[24,63,72]

TUMORES NEUROENDÓCRINOS PANCREÁTICOS NÃO FUNCIONANTES (NF-PET)

Nos últimos 10 anos, atenção especial tem sido dada para os NF-PET uma vez que foi observado que a penetrância desses tumores é francamente crescente com a idade e talvez completa em idades avançadas, tem potencial maligno elevado se maiores de 2 cm e são reconhecidos como os tumores principais responsáveis pela mortalidade relacionada à MEN1.[15,73]

Os NF-PET, em geral, são diagnosticados na 4ª ou 5ª décadas de vida (penetrância de 34% aos 50 anos de idade), podendo ser encontrados isoladamente ou associados a tumor pancreático funcionante.[15,73] Estudos recentes revelaram que esses tumores podem ocorrer em idade jovem (2ª década de vida) e serem já clinicamente relevantes. Estudos com USG revelam uma penetrância completa em idades avançadas (90 a 100%).[5,6,24,60,61,70,71,74]

Os NF-PET são, geralmente, múltiplos e de crescimento lento, como documentado por USG endoscópico. Uma minoria desses tumores evolui e se torna clinicamente relevante. O seu potencial maligno é relacionado com o tamanho do tumor. Assim, metástases ocorrem em 4% dos casos com tumores menores de 1 cm; 10%, com tumores entre 1 e 2 cm; 18% entre 2 e 3 cm e; 43% acima de 3 cm. A sobrevida de pacientes com NF-PET é menor que a de paciente com MEN1 sem NF-PET.[15,60,61,70,71,73]

A indicação de cirurgia é consensual quando tumores são maiores de 2 cm pelo risco potencial de malignidade. A cirurgia preferencial é pancreatectomia subtotal com enucleação de tumores na cabeça o pâncreas.[5,6,15,24,60,61,70,71,73] Recentemente, um *guideline* sugeriu tratamento cirúrgico para NF-PET maiores de 1 cm.[5]

Tabela 76.4   Diferenças entre insulinoma/MEN1 e insulinoma esporádico

Achados	Insulinoma/MEN1	Insulinoma esporádico
Transmissão	Autossômica dominante	Não familiar
Idade de início	< 40 anos	> 40 anos
Proporção sexual (F:M)	1:1	1:1
Malignidade	25%	10 a 15%
Localização	Pâncreas	Pâncreas (99%)
Nódulos	Múltiplos (pela associação com NF-PET múltiplo)	Solitário (> 90%)
Tratamento	Pancreatectomia subtotal + enucleação de nódulos na cabeça do pâncreas	Exérese de nódulo pancreático único
Recorrência	Ocasional	Muito rara

Fonte: Trump, 1996; Brandi, 2001; Grant, 2005; Akerstrom, 2005; Kouvaraki, 2006; Thakker, 2012; Lips, 2012, Gonçalves, 2014; Goudet, 2015.

O diagnóstico de NF-PET é primordialmente radiológico (TC ou por RM). Alguns serviços usam a USG endoscópica tanto para o diagnóstico como para o seguimento de tumores menores de 2 cm em associação com a RM. A dosagem de polipeptídio pancreático e de cromogranina, embora não pareça ser útil para diagnóstico precoce, tem sido indicada uma vez que pode ser útil no seguimento de casos restritos em que esses marcadores são inicialmente elevados.[5]

Grandes avanços na compreensão e no reconhecimento de vias intracelulares importantes na maquinaria genética de tumorigênese de tumores neuroendócrinos ocorreram nos últimos 10 anos. A importância da expressão de receptores tirosinaquinase (TKR) e de ativação de vias intracelulares como serina-treonina quinases (mTor), receptor de fator de crescimento derivado de plaquetas (PDGFR) e de fator de crescimento do endotélio vascular (EGFR) foram de grande importância para o desenvolvimento de novos medicamentos. Assim, a terapia-alvo foi desenvolvida e direcionada para o bloqueio dessas vias intracelulares responsáveis pelo controle da proliferação celular. Nos últimos anos, drogas-alvo têm sido aprovadas para o tratamento de tumores neuroendócrinos bem diferenciados avançados, como: sunitnib, um inibidor de TKR que possibilitou aumento da sobrevida global e duplicação da sobrevida livre de progressão; e everolimus, um inibidor da via mTor que duplicou a sobrevida livre de progressão. Embora, esses estudos tenham praticamente sido desenvolvidos com tumores esporádicos, tais resultados têm um potencial elevado de serem reprodutíveis em pacientes com PET associados à MEN1.[67-69]

O emprego de radionuclídeos, como o lutécio ou o ítrio, ligados aos análogos da somatostatina (dotatato, dotanoc etc.) representam uma alternativa promissora para o tratamento de PET avançados. Os resultados obtidos, até então, revelam taxa de resposta objetiva (remissão tumoral parcial ou completa) de 30% e aumento significativo tanto da sobrevida livre de progressão da doença (32%) como da sobrevida global (46%).[67]

ADENOMAS HIPOFISÁRIOS

A penetrância de tumores hipofisários associados à MEN1 (PIT/MEN1) é bastante variável (10 a 65%). Assim, dados de necrópsia são relacionados com as maiores prevalências de PIT/MEN1 (50 a 65%), enquanto o respectivo diagnóstico clínico ocorre em prevalências menores (16 a 42%).[14,17,71,75-77]

Os adenomas hipofisários ocorrem em todas as idades (5 a 83 anos), havendo prevalências similares nas faixas etárias antes e após 40 anos de idade. A idade média ao diagnóstico (38 anos) é também similar em ambos tipos de tumor.[12,14]

Os PIT/MEN1 (17 a 65 anos) e os esporádicos (13 a 75 anos) são usualmente detectados em faixas etárias similares, com predomínio na 4ª década (idade média ao diagnóstico: 38 anos). Entretanto, PIT/MEN1 podem ser diagnosticados em jovens durante as 1ª e 2ª décadas de vida e, por isso, podem ser a primeira manifestação clínica de MEN1 isoladamente ou em associação com HPT em 10 a 25% dos casos.[12,14,17,71,78] O paciente mais jovem portador de mutação MEN1 com doença manifesta apresentava um macroadenoma secretor de GH e prolactina.[78]

Apesar de menos de 5% de todos os adenomas hipofisários e de 2 a 3% dos prolactinomas serem relacionados à MEN1, as diferenças observadas entre PIT/MEN1 e PIT esporádicos devem ser reconhecidas para a definição do diagnóstico uma vez que há particularidades no manejo clínico de PIT/MEN1. As diferenças principais entre PIT/MEN1 e PIT esporádicos são apresentadas na Tabela 76.5.[14,79]

O diagnóstico de PIT/MEN1 segue os mesmos padrões clínicos e laboratoriais estabelecidos na literatura para diagnóstico dos PIT esporádicos.[3,5,6] Entretanto, pela possibilidade e ocorrência de adenomas hipofisários múltiplos ocorrendo sincronicamente ou assincronicamente, tanto a investigação ativa de um segundo tumor com avaliação hormonal e radiológica periódica como a avaliação de resposta terapêutica clínica ou cirúrgica de adenomas duplos se fazem necessárias.

Os prolactinomas são os PIT mais frequentes em MEN1 (62%), seguidos por adenomas não secretores (15%), adenomas cossecretores (10%), adenomas secretores de GH (9%), e de ACTH (4%).[14] Todos os tipos de PIT já foram descritos na MEN1, exceto o gonadotropinoma verdadeiro.[3]

Os PIT/MEN1 diferem dos esporádicos por apresentarem maior prevalência de macroadenomas (84 versus 24%); serem mais agressivos; e apresentarem menores respostas terapêuticas, caracterizadas pela menor taxa de normalização hormonal (42 versus 90%)[14] (Tabela 76.5).

As estratégias de tratamento empregadas para PIT/MEN1 são as mesmas usadas no manejo de PIT esporádicos. Entretanto, a ocorrência de adenomas duplos de mesmo tipo ou de tipos tumorais diferentes ocorrendo sincrônica ou assincronicamente ou mesmo de tumores cossecretores, mais frequentes em MEN1, devem ser considerados na definição da estratégia terapêutica.

Tabela 76.5 Diferenças entre adenomas hipofisários/MEN1 e esporádicos

Achados	Adenoma/MEN1	Adenoma esporádico
Transmissão	Autossômica dominante	Não familiar
Idade ao diagnóstico	4ª e 5ª décadas	4ª e 5ª décadas
Proporção sexual (F:M)	F > M	F > M
Diagnóstico laboratorial	Indistinguível	Indistinguível
Outros tumores endócrinos associados	Frequentes	Ausente
Adenomas múltiplos	4%	0,1%
Adenomas pluri-hormonais	39%	22%
Tamanho	Macroadenoma (85%)	Microadenoma (58%)
Tratamento com normalização da hipersecreção hipofisária	42%	90%

Fonte: Trump, 1996; Stratakis, 2000; Verges, 2002; Trouillas, 2008; Lourenço, 2008; Goudet, 2015.

TUMOR CARCINOIDE TÍMICO E BRÔNQUICO

Os tumores carcinoides tímicos estão presentes em até 3% os pacientes com MEN1. Dentre os carcinoides tímicos em geral, observa-se que 25% são relacionados à MEN1, o que sugere que todo paciente com essa neoplasia deveria ser rastreado para MEN1.[80] Os carcinoides tímicos apresentam elevado grau de malignidade (> 90%) são mais prevalentes em homens (> 95%) e associados ao tabagismo (> 70%). Geralmente, são diagnosticados entre a 3ª e 5ª décadas de vida. Pelo menos um terço desses pacientes é assintomático ao diagnóstico, mesmo já apresentando metástases à distância. Esses tumores constituem uma das principais causas de mortalidade relacionada à MEN1.[80,81]

Os carcinoides brônquicos associados à MEN1 têm características diferentes daquelas dos tímicos: são mais comuns que os tímicos (31 *versus* 3%), considerando biópsias e achados radiológicos; são mais frequentes no sexo feminino; apresentam menor grau de malignidade (26%); costumam ser múltiplos, de ocorrência sincrônica ou assincrônica e são de comportamento geralmente indolente.[82]

A cirurgia é, de longe, o único tratamento efetivo para tumores carcinoides tímicos. Esses tumores, classicamente, são pouco sensíveis à radioterapia e quimioterapia. Análogos da somatostatina são eficientes no controle de sintomas como *flushing* e diarreia, reduzindo-os em 70 e 60% dos casos, respectivamente. Por serem frequentemente assintomáticos e pela ausência de marcadores tumorais, o diagnóstico de tumores carcinoides tímicos é geralmente tardio com infiltração tumoral extensa e metástases à distância (30 a 40%). Por isso, há consenso na indicação de timectomia profilática quando pacientes com MEN1 são submetidos à paratireoidectomia em decorrência de HPT.[3,5,6,80,81] Os tumores carcinoides pulmonares podem ser de localização periférica. A conduta terapêutica desses tumores é expectante por serem, geralmente, de comportamento indolente, múltiplos e de tamanho limitado. São seguidos periodicamente com TC e a cirurgia é indicada baseando-se na sintomatologia clínica ou no grau de expansão tumoral local. Os tumores de localização central tem indicação cirúrgica porque frequentemente cursam com obstrução brônquica, atelectasia e pneumonia.[3,5,6]

TUMORES ADRENOCORTICAIS

Os tumores adrenocorticais são frequentes (20 a 73%), geralmente bilaterais, não funcionantes e de comportamento benigno. Frequências entre 20 e 45% são observadas com RM enquanto frequências maiores são vistas com USG endoscópica. Tumores funcionantes, como aldosteronoma, tumores secretores de cortisol ou carcinomas são excepcionalmente raros em MEN1. A cirurgia é recomendada para todos os tumores funcionantes; para tumores não funcionantes que sejam maiores do que 4 cm ou entre 1 e 4 cm com achados radiológicos suspeitos ou que tenham um crescimento rápido documentado.[3,5,6]

TUMORES DÉRMICOS

Angiofibromas, colagenomas e lipomas são tumores dérmicos que se apresentam com uma frequência maior do que muitos tumores endócrinos clássicos associados à MEN1 (Quadro 76.1). Estes tumores podem, eventualmente, ser a primeira manifestação clínica de MEN1 e, por vezes, prenunciam o estado de portador de mutação quando do aconselhamento genético prévio à análise genética. Os angiofibromas são encontrados predominantemente na face, sobretudo, na região malar, nasal e perioral e são geralmente múltiplos. Os colagenomas se manifestam principalmente em tronco (tórax, abdome e dorso), embora possam estar presentes em membros. O fenótipo é bastante variável indo desde associação ou não das duas lesões com presença de umas poucas até inúmeras lesões dispersas no corpo (Figura 76.4).[3,5,6]

OUTROS TUMORES

Recentemente, um estudo multicêntrico associou as mulheres com MEN1 a risco aumentado de desenvolvimento de neoplasia de mama. Entretanto, não há dados suficientes sobre a penetrância desse tumor. Embora não haja dados suficientes, foi sugerido que as mulheres jovens com MEN1 deveriam se submeter à vigilância mais ostensiva para neoplasia de mama (Dreijerink, 2014).

RASTREAMENTO CLÍNICO E GENÉTICO

Desde sua associação com MEN1, o painel de situações clínicas com indicação de análise do gene *MEN1* tem sido ampliado progressivamente.

Assim, a análise de mutação no gene *MEN1*, segundo os critérios do último Consenso sobre MEN1, é recomendada para as seguintes condições clínicas:[5]

1. todos os casos-índices com diagnóstico clínico de MEN1 clássica, como definido previamente (Figura 76.1);

2. todos os parentes em 1º grau, tanto sintomáticos ou assintomáticos, de um caso-índice com mutação *MEN1* definida; a análise de parentes que já têm o diagnóstico clínico de MEN1 é fundamental para exclusão de fenocópias que são casos esporádicos ocorrendo em famílias com MEN1. Essa definição é importante uma vez que fenocópias não são capazes de transmitir a doença, não são incluídas no programa de rastreamento clínico (ver a seguir) e são tratadas como casos esporádicos;

3. casos com suspeita clínica de MEN1 que não encontram os critérios clínicos previamente estabelecidos, como paciente com tumor tímico e HPT; com tumor adrenocortical e HPT; com angiofibroma e insulinoma etc.;

4. casos com apresentação clínica atípica de MEN1, que correspondem aos pacientes que encontram os critérios de diagnóstico previamente definidos (Figura 76.1), porém, por associações menos prevalentes, como HPT e adenoma hipofisário secretor de ACTH; HPT e acromegalia; HPT e vipoma etc.;

5. tumores múltiplos de paratireoide antes dos 40 anos;

6. adenoma de paratireoide antes dos 30 anos;

7. HPT recorrente;

8. história de HPT familial isolado;

9. tumores neuroendócrinos pancreáticos múltiplos;

10. gastrinomas.

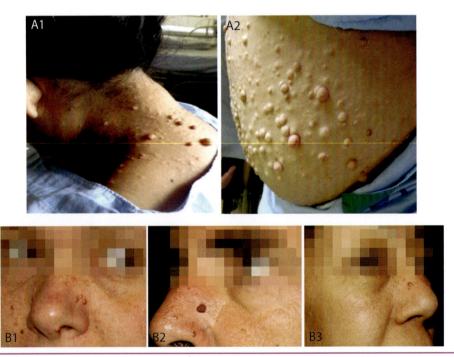

Figura 76.4　A1 e A2: colagenomas em tronco; B1, B2 e B3. Angiofibromas faciais. Fonte: Acervo do autor.

O acesso ao diagnóstico genético permite confirmar que um paciente com diagnóstico clínico de MEN1 desenvolveu tumores pela predisposição genética. Assim, a exclusão da associação causal de tumores implica que esse paciente apresenta risco potencial de desenvolver outros tumores associados à MEN1 que devem ser investigados sistematicamente. Além disso, a análise genética permite discriminar os parentes em 1º grau portadores de mutação dos não portadores. Os parentes não portadores são, então, informados da ausência de risco de desenvolver a doença e são liberados do seguimento clínico que, por sua vez, é oferecido aos portadores de mutação.

O programa de rastreamento clínico é dirigido ao diagnóstico e tratamento precoce de cada um dos tumores associados à MEN1 e se inicia entre 5 e 20 anos dependendo do tumor a ser investigado. O início de rastreamento de cada um dos tumores é baseado na idade mais jovem em que foram diagnosticados em MEN1. Assim, o rastreamento de adenoma hipofisário, por exemplo, começa aos 5 anos uma vez que essa é a idade mais jovem em que um tumor hipofisário foi diagnosticado em MEN1. O programa de rastreamento clínico periódico, baseado em exames hormonais e radiológicos, proposto pelo último Consenso para todos os indivíduos portadores de mutação germinativa *MEN1*,[5] é apresentado na Tabela 76.6. Uma das principais mudanças ocorridas em relação ao Consenso de 2001 foi a antecipação da investigação radiológica de NF-PET de 20 para 10 anos, baseada no relato de duas crianças com 12 e 14 anos diagnosticadas com tumores grandes.[74]

Pela elevada penetrância da doença, recomenda-se que o rastreamento clínico seja realizado durante toda a vida nos portadores de mutação. A implantação do rastreamento clínico e genético em MEN1 é associada com redução da morbidade e mortalidade dos pacientes.[19,22,32,80,83]

O Consenso sobre MEN1[5] recomenda dosagens anuais de cromogranina, polipeptídio pancreático; glucagon e VIP, entretanto, estudo recente[84] demonstrou baixa acurácia dessas dosagens periódicas no diagnóstico precoce. Em nosso serviço, glucagon e VIP são realizados se houver suspeita clínica de glucagonoma ou vipoma; PP não é disponível e cromogranina é dosada na avaliação inicial ou se houver progressão radiológica de NF-PET e periodicamente quando gastrinomas são diagnosticados. A endoscopia é, por sua vez, indicada principalmente para pacientes com gastrinoma uma vez que esse tumor predispõe ao desenvolvimento de tumores carcinoides gástricos.

A MEN1 NO BRASIL

O Serviço de Endocrinologia do HCFMUSP iniciou um programa de rastreamento clínico em 1997. Na época, havia três famílias em seguimento clínico. Houve uma expansão significativa do programa com a realização dos primeiros diagnósticos

Tabela 76.6 Rastreamento clínico, bioquímico e radiológico em indivíduos portadores de mutação germinativa *MEN1*

Tumor	Início do rastreamento (anos)	Testes bioquímicos anuais	Exames radiológicos
HPT	8	Cálcio, PTH	_
Gastrinoma	20	Gastrina	_
Insulinoma	5	Glicose; insulina peptídeo C se houver hipoglicemia	_
NF-PET	10	–	RM, TC ou USGendoscópica (anual)
Adenoma hipofisário	5	Prolactina, IGF-1	RM (a cada 3 anos)
Tumores carcinoides tímicos e brônquicos	15	–	TC ou RM (a cada 1-2 anos)
Tumores carcinoides gástricos**	20	–	Endoscopia
Tumores adrenocorticais/ feocromocitoma	10	Hormônios da córtex/medula adrenal se sintomas ou se o tumor for > 1 cm	RM ou TC abdome (anual)

Fonte: adaptado de Thakker RV et al (2012).

USG: ultrassonografia; RM; ressonância magnética; TC: tomografia computadorizada; HPT: hiperparatireoidismo.

genéticos a partir de 2001. Em 2004, o programa de rastreamento de mutações do gene *MEN1* foi incorporado na rotina ambulatorial do HCFMUSP para o atendimento de famílias acompanhadas no Serviço.[7,17,29,32,41,42,46,48,51,54,55,70,85-90] Inicialmente, o diagnóstico gênico foi documentado em 14 casos--índices bem como em vários familiares.[29,32] O estudo gênico possibilitou um extenso rastreamento clínico dos familiares sob risco, exclusão de não portadores do seguimento clínico, estudo de correlação genótipo-fenótipo,[91] diagnóstico mais precoce de tumores nos portadores de mutação[17,32,46,90] e tratamento mais efetivo.[51,70] Em 2011, 38 famílias MEN1 apresentavam mutação germinativa documentada e, atualmente, esse número se expandiu para cerca de 70 famílias envolvendo ao redor de 250 pacientes com mutação germinativa MEN1 (dados não publicados) que são seguidos no ambulatório de MEN1 do HCFMUSP.

REFERÊNCIAS BIBLIOGRÁFICAS

1. Thakker RV. Multiple endocrine neoplasia-syndromes of the twentieth century. J Clin Endocrinol Metab. 1998; 83:2617-2620. Review.

2. Hoff AO, Cote GJ, Gagel RF. Multiple endocrine neoplasias. Annu Rev Physiol, 2000; 62:377-400.

3. Brandi ML, Gagel RF, Angel, A, Bilezikian JP, Beck-Peccoz P, Bordi C, et al. Guidelines for diagnosis and therapy of MEN type 1 and type 2. J Clin Endocrinol Metab. 2001; 86:5658–5671.

4. Marx SJ. Molecular genetics of multiple endocrine neoplasia types 1 and 2. Nat Rev Canc, 2005; 5;367–375.

5. Thakker RV, Newey PJ, Walls GV, Bilezikian J, Dralle H, Ebeling PRet al. Clinical practice guidelines for multiple endocrine neoplasia type 1 (MEN1). J Clin Endocrinol Metab. 2012; 97:2990-3011.

6. Lips CJ, Dreijerink KM, Links TP, Höppener JW. Recent results of basic and clinical research in MEN1: opportunities to improve early detection and treatment. Expert Review Of Endocr & Metab. 2012;7:331-344.

7. Toledo SP, Lourenço DM. 2014 Multiple endocrine neoplasia type 1: diagnosis, management and treatment, Meet-the-Professor handout, The 16th International Congress of Endocrinology and jointly with The Endocrine Society's 96th Annual Meeting (ICE/ENDO), 2014.

8. Pellegata NS, Quintanilla-Martinez L, Siggelkow H, Samson E, Bink K, Hofler H, et al. Germ-line mutations in p27Kip1 cause a multiple endocrine neoplasia syndrome in rats and humans. Proc Nat Ac Sci. 2006; 103:15558–15563.

9. Georgitsi M, Raitila A, Karhu A, Tuppurainen K, Makinen Mj, Vierimaa O, et al. Molecular diagnosis of pituitary adenoma predisposition caused by aryl hydrocarbon receptor-interacting protein gene mutations. Proc Natl Acad Sci U S A. 2007; 104:4101-4105.

10. Agarwal SK, Mateo CM, Marx SJ. Rare germline mutations in cyclin-dependent kinase inhibitor genes in multiple endocrine neoplasia type 1 and related states. J Clin Endocrinol Metab. 2009; 94:1826-1834.

11. Hoff AO, Lerario AM, Lourenço DM JR. Neoplasia endócrina múltipla tipo 1. In: Graf H, Czepielewski M, Meirelles R (org). PROENDÓCRINO - Programa de Atualização em Endocrinologia e Metabolismo. Porto Alegre: Editorial Médica Panamericana, 2012; 1: 83-116.

12. Trump D, Farren B, Wooding C, Pang JT, Besser GM, Buchanan KD, et al. Clinical studies of Multiple Endocrine Neoplasia type 1 (MEN1). Q.J.M. 1996; 89: 653-669.

13. Bassett JH, Forbes SA, Pannett AA, Lloyd SE, Christie PT, Wooding C, et al. Characterization of mutations in patients with multiple endocrine neoplasia type 1. Am J Hum Genet. 1998; 62:232-44.

14. Verges B, Boureille F, Goudet P, Murat A, Beckers A, Sassolas G, et al. Pituitary disease in MEN type 1 (MEN1): data from the France-Belgium MEN1 multicenter study. J. Clin. Endocrinol. Metab. 2002; 87:457-465.

15. Triponez F, Goudet P, Dosseh D, Cougard P, Bauters C, Murat A, et al. Is surgery beneficial for MEN1 patients with small (< or = 2 cm), nonfunctioning pancreaticoduodenal endocrine tumor? An analysis of 65 patients from the GTE. World J. Surg. 2006; 30: 654-662.

16. Machens A, Schaaf L, Karges W, Frank-Raue K, Bartsch DK, Rothmund M, et al. Age-related penetrance of endocrine tumours in multiple endocrine neoplasia type 1 (MEN1): a multicentre study of 258 gene carriers. Clin Endocrinol (Oxf). 2007;67:613–622.

17. Lourenço DM JR, Toledo RA, Mackowiak II, Coutinho FL, Cavalcanti MG, Correia-Deur JE, et al. Multiple endocrine neoplasia type 1 in Brazil: MEN1 founding mutation, clinical features, and bone mineral density profile. EJE. 2008;159: 259-274.

18. Toledo SP, Lourenço DM JR, Toledo RA. A differential diagnosis of inherited endocrine tumors and their tumor counterparts. Clinics (Sao Paulo). 2013;68:1039-1056.

19. Teh BT, Mcardle J, Chan SP, Menon J, Hartley L, Pullan P, et al. Clinicopathologic studies of thymic carcinoids in multiple endocrine neoplasia type 1. Medicine (Baltimore). 1997; 76:21-29.

20. Doherty GM, Olson JA, Frisella MM, Lairmore TC, Wells SA, Norton JA. Lethality of multiple endocrine neoplasia type I. World J Surg. 1998; 22:581-586.

21. Dean PG, Van Heerden JA, Farley DR, Thompson GB, Grant CS, Harmsen WS,et al. Are patients with multiple endocrine neoplasia type 1 prone to premature death? World J Surg. 2000; 24:1437-1441.

22. Geerdink EA, Van Der Luijt RB, Lips CJ. Do patients with multiple endocrine neoplasia syndrome type 1 benefit from periodical screening? EJE, 2003; 149:577–582.

23. Gibril F, Chen YJ, Schrump DS, Vortmeyer A, Zhuang Z, Lubensky I. Prospective study of thymic carcinoids in

patients with multiple endocrine neoplasia type 1. J Clin Endocrinol Metab. 2003; 88:1066-1081.

24. Kouvaraki MA, Shapiro SE, Cote GJ, Lee JE, Yao JC, Waguespack SG, et al. Management of pancreatic endocrine tumors in Multiple Endocrine Neoplasia type 1. World J Surg. 2006; 30: 643-653.

25. Goudet P, Murat A, Binquet C, Cardot-Bauters C, Costa A, Ruszniewski P, et al. Risk factors and causes of death in MEN1 disease. A GTE (Groupe d'Etude des Tumeurs Endocrines) cohort study among 758 patients. World J Surg. 2010; 34:249-255.

26. Chandrasekharappa S C, Guru SC, Manickam P, Olufemi SE, Collins FS, Emmert-Buck MR, et al. Positional cloning of the gene for multiple endocrine neoplasia-type 1. Science 1997;276: 404-407.

27. Lemmens I, Van De Ven WJM, Kas K, Zhang CX, Giraud S, Wautot V. et al. Identification of the multiple endocrine neoplasia type 1 (MEN1) gene. The European Consortium on MEN 1. Hum. Molec. Genet. 1997; 6: 1177-1183.

28. Agarwal SK, Guru SC, Heppner C, Erdos MR, Collins RM. Menin interacts with the AP1 transcription factor jun D and represses jun-D-activated transcription. Cell. 1999; 96: 143-152.

29. Toledo RA, Lourenço JR DM, Coutinho FL, Quedas E, Mackowiack I, Machado MC.C, et al. Novel MEN1 germline mutations in Brazilian families with Multiple endocrine neoplasia type 1, Clin endocrinol. (Oxf), 2007; 67:377-384.

30. Kouvaraki MA, Lee JE, Shapiro SE, Gagel RF, Sherman SI, Sellin RV, et al. Genotype-phenotype analysis in multiple endocrine neoplasia type 1. Arch Surg. 2002;137: 641-647.

31. Cavaco BM, Domingues R, Bacelar MC, Cardoso H, Barros L, Gomes L, et al. Mutational analysis of Portuguese families with multiple endocrine neoplasia type 1 reveals large germline deletions. Clin Endocrinol (Oxf). 2002; 56:465-73.

32. Lourenço Jr DM, Toledo RA, Coutinho FL, Toledo SPA. The impact of clinical and genetic screnning of multiple endocrine neoplasia type 1 (MEN1) at the Hospital das Clínicas, São Paulo. Clinics, 2007; 62: 465-476.

33. Lemos MC, Thakker RV. Multiple endocrine neoplasia type 1 (MEN1): analysis of 1336 mutations reported in the first decade following identification of the gene. Hum Mut. 2008; 29: 22-32.

34. Agarwal SK, Kester MB, Debelenko LV, Heppner C, Emmert-Buck MR, Skarulis MC, et al. Germline mutations of the MEN1 gene in familial Multiple Endocrine Neoplasia type 1 and related states. Hum Mol Genet. 1997; 6:1169-1175.

35. Pannett AA, Thakker RV. Somatic mutations in MEN type 1 tumors, consistent with the Knudson "two-hit" hypothesis. J Clin Endocrinol Metab. 2001;86:4371-4.

36. Yaguchi H, Ohkura N, Takahashi M, Nagamura Y, Kitabayashi I, Tsukada T. Menin missense mutants associated with multiple endocrine neoplasia type 1 are rapidly degraded via the ubiquitin-proteasome pathway. Mol Cell Biol. 2004; 24:6569-6580.

37. Ellard S, Hattersley AT, Brewer CM, Vaidya B. Detection of an MEN1 gene mutation depends on clinical features and supports current referral criteria for diagnostic molecular genetic testing. Clin. Endocrinol. (Oxf).2005;62: 169-175.

38. Carling T, Udelsman R. Parathyroid surgery in familial hyperparathyroid disorders. J. Intern. Med. 2005; 257: 27-37.

39. Oberg K. Neuroendocrine tumors in 2012: insights into signaling pathways could individualize therapy. Nat Rev Endocrinol. 2012. 9:70-72.

40. Marx S J, Simmonds WF, Agarwal SK, Burns AL, Weinstein LS, Cochran C, et al. Hyperparathyroidism in hereditary syndromes: special expressions and special managements. JBMR 2002; 17; 37-47.

41. Lourenço JR DM Jr. Neoplasia endócrina múltipla tipo 1: estudo clínico e gênico de uma grande família brasileira. Tese de Doutorado, FMUSP, 2001.

42. Montenegro FLM, Lourenço DM JR, Tavares MR, Arap SS, Nascimento Junior CP, Massoni Neto LM, et al. Total parathyroidectomy in a large cohort of cases with hyperparathyroidism associated with multiple endocrine neoplasia type 1: experience from a single academic center Clinics (Sao Paulo). 2012; 67:131-139.

43. Burgess JR, David R, Greenaway TM, Parameswaran V, Shepherd JJ. Osteoporosis in multiple endocrine neoplasia type 1. Archives of Surgery, 1999; 134: 1119–1123.

44. Katai M, Sakurai A, Ikeo Y, Hashizume K. Primary hyperparathyroidism in patients with multiple endocrine neoplasia type 1: comparison with sporadic parathyroid adenomas. Horm Metab Res. 2001;33: 499-503.

45. Eller-Vainicher C, Chiodini I, Battista C, Viti R, Mascia Ml, Massironi S, et al. Sporadic and MEN1-related primary hyperparathyroidism: differences in clinical expression and severity. J Bone Miner Res. 2009; 24:1404-1410.

46. Lourenço DM JR, Coutinho FL, Toledo RA, Montenegro FL, Correia-Deur JE, Toledo SP. Early-onset, progressive, frequent, extensive, and severe bone mineral and renal complications in multiple endocrine neoplasia type 1-associated primary hyperparathyroidism. JBMR. 2010;25: 2382-2391.

47. Norton JA, Venzon DJ, Berna MJ, Alexander HR, Fraker Dl, Libutti SK, et al. Prospective study of surgery for primary hyperparathyroidism (HPT) in multiple endocrine neoplasia-type 1 and Zollinger-Ellison syndrome: long-term outcome of a more virulent form of HPT. Ann Surg. 2008;247;501-510.

48. Lourenço DM JR, Coutinho FL, Toledo RA, Gonçalves TD, Montenegro FL, Toledo SP. Biochemical, bone and renal patterns in hyperparathyroidism associated with multiple endocrine neoplasia type 1. Clinics (Sao Paulo). 2012;67:99-108.

49. Giusti F, Tonelli F, Brandi ML. Primary hyperparathyroidism in multiple endocrine neoplasia type 1: when to perform surgery? Clinics (Sao Paulo) 2012; 67:141-144.

50. Tonelli F, Giudici F, Cavalli T, Brandi ML. Surgical approach in patients with hyperparathyroidism in

multiple endocrine neoplasia type 1: total versus partial parathyroidectomy. Clinics (Sao Paulo) 2012; 67:155-160.

51. Coutinho FL, Lourenço JR DM, Toledo RA, Montenegro FL, Correia-Deur JE, Toledo SP. Bone mineral density analysis in patients with primary hyperparathyroidism associated with multiple endocrine neoplasia type 1 after total parathyroidectomy. Clin Endocrinol (Oxf). 2010; 72:462-468, 2010.

52. Lambert LA, Shapiro SE, Lee JE, Perrier ND, Truong M, Wallace MJ, et al. Surgical treatment of hiperparathyroidism in patients with multiple endocrine neoplasia type 1. Arch Surg. 2005;140: 374-382.

53. Hubbard JG, Sebag F, Maweja S, Henry JF. Subtotal parathyroidectomy as an adequate treatment for primary hyperparathyroidism in multiple endocrine neoplasia type 1 Arch. Surg. 2006; 141: 235-239.

54. D'Alessandro AF, Montenegro FL, Brandao LG, Toledo SA, Cordeiro AC. Supernumerary parathyroid glands in hyperparathyroidism associated with multiple endocrine neoplasia type 1. Rev Assoc Med Bras. 2012; 58:323-327.

55. Coutinho FL, Lourenco Dm JR, Toledo Ra, Montenegro FL, Toledo SP. Post-surgical follow-up of primary hyperparathyroidism associated with multiple endocrine neoplasia type 1. Clinics (Sao Paulo) 2012; 67:169-172.

56. Falchetti A, Cilotti A, Vaggelli L, Masi L, Amedei A, Cioppi Fet al. A patient with MEN1-associated hyperparathyroidism, responsive to cinacalcet. Nat Clin Pract Endocrinol Metab. 2008;4:351-7.

57. Moyes VJ, Monson Jp, Chew SL, Akker SA. Clinical Use of Cinacalcet. In: MEN1 Hyperparathyroidism. Int J Endocrinol. 2010;2010:906163.

58. Filopanti M, Verga U, Ermetici F, Olgiati L, Eller-Vainicher C, Corbetta S, et al. MEN1-related hyperparathyroidism: response to cinacalcet and its relationship with the calcium-sensing receptor gene variant Arg990Gly. Eur J Endocrinol. 2012;167:157-64.

59. Berna MJ, Hoffmann KM, Long SH, Serrano J, Gibril F, Jensen RT. Serum gastrin in Zollinger-Ellison syndrome: II. Prospective study of gastrin provocative testing in 293 patients from the National Institutes of Health and comparison with 537 cases from the literature. evaluation of diagnostic criteria, proposal of new criteria, and correlations with clinical and tumoral features. Medicine (Baltimore). 2006; 85: 331-64.

60. Krampitzand GW, Norton JA Pancreatic neuroendocrine tumors Curr Prob Surg. 2013; 50: 509–545.

61. Sadowski SM, Triponez F. Management of pancreatic neuroendocrine tumors in patients with MEN1. Gland Surgery. 2015; 4: 63-68.

62. Schussheim D H, Skarulis MC, Agarwal SK, Simonds WF, Burns AL, Spiegel AM, et al. Multiple Endocrine Neoplasia Type 1: new clinical and basic finding. Trends Endocrinol. Metab. 2001;12:173-178.

63. Akerstrom G, Hessman O, Hellman P, Skogseid B. Pancreatic tumours as part of the MEN-1 syndrome. Best. Pract. Res. Clin. Gastroenterol. 2005; 19: 819-830.

64. Norton JA, Fraker Dl, Alexander HR, Venzon DJ, Doppman JL, Serrano J. Surgery to cure the Zollinger-Ellison syndrome. N Engl J Med. 1999; 341:635-44.

65. Akerstrom G, Hessman O, Skogseid B. Timing and extent of surgery in symptomatic and asymptomatic neuroendocrine tumors of the pâncreas in MEN 1. Langenbecks Arch Surg. 2002; 386:558-569.

66. Norton JA. Surgical treatment and prognosis of gastrinoma. Best Pract. Res. Clin. Gastroenterol. 2005;19:799-805.

67. Jensen RT, Delle Fave G. Promising advances in the treatment of malignant pancreatic endocrine tumors. N Engl J Med. 2011; 364:564–565.

68. Yao JC, Shah M H, Ito T, et al. Everolimus for advanced pancreatic neuroendocrine tumors. N Engl J Med. 2011; 364: 514–523.

69. Raymond E, Dahan L, Raoul JL, Bang YJ, Borbath I, Lombard-Bohas C, et al. Sunitinib malate for the treatment of pancreatic neuroendocrine tumors. N Engl J Med. 2011; 364:501–513.

70. Gonçalves TD, Toledo RA, Sekiya T, Matuguma SE, Maluf Filho F, Rocha MSet al. Penetrance of functioning and nonfunctioning pancreatic neuroendocrine tumors in multiple endocrine neoplasia type 1 in the second decade of life. J Clin Endocrinol Metab. 2014; 99:89-96.

71. Goudet P, Dalac A, Le Bras M, Cardot-Bauters C, Niccoli P, Lévy-Bohbot N, et al. MEN1 Disease Occurring Before 21 Years Old: A 160-Patient Cohort Study From the Groupe d'étude des Tumeurs Endocrines. J Clin Endocrinol Metab. 2015;100:1568-1577.

72. Grant CS. Insulinoma. Best. Pract. Res. Clin. Gastroenterol.2005; 19:783-798.

73. Thomas-Marques L, Murat A, Delemer B, Penfornis A, Cardot-Bauters C, Baudin, E, et al. Prospective endoscopic ultrasonographic evaluation of the frequency of nonfunctioning pancreaticoduodenal endocrine tumors in patients with Multiple Endocrine Neoplasia type 1. Am J Gastroenterol. 2006; 101:266-273.

74. Newey PJ, Jeyabalan J, Walls GV, Christie PT, Gleeson FV, Gould S, et al. Asymptomatic Children with multiple endocrine neoplasia type 1 mutations may harbor nonfunctioning pancreatic neuroendocrine tumors. J Clin Endocrinol Metab. 2009;94: 3640-3646.

75. Benson L, Ljunghall S, Akerstrom G, Oberg K. Hyperparathyroidism presenting as the first lesion in multiple endocrine neoplasia type 1. Am J Med. 1987; 82:731-737.

76. Samaan NA, Ouais S, Ordonez NG, Choksi UA, Sellin RV, Hickey RC. Multiple endocrine syndrome type I. Clinical, laboratory findings, and management in five families. Cancer. 1989; 64:741-752.

77. Burgess JR, Greenaway TM, Shepherd JJ. Expression of the MEN-1 gene in a large kindred with multiple endocrine neoplasia type 1. J Intern Med.1998; 243:465-470.

78. Stratakis CA, Schussheim DH, Freedman SM, Keil MF, Pack SD, Agarwal SK, et al. Pituitary Macroadenoma in a 5-year-old: an early expression of multiple endocrine neoplasia type 1. J Clin Endocrinol Metab. 2000; 85:4776-4780.

79. Trouillas J, Labat-Moleur F, Sturm N, Kujas M, Heymann MF, Figarella-Branger D, et al. Pituitary tumors and

hyperplasia in multiple endocrine neoplasia type 1 syndrome (MEN1): a case-control study in a series of 77 patients versus 2509 non-MEN1 patients. Am J Surg Pathol. 2008;32:534-543.

80. Teh BT, Kytölä S, Farnebo F, Bergman L, Wong FK, Weber G, et al. Mutation analysis of the MEN1 gene in multiple endocrine neoplasia type 1, familial acromegaly and familial isolated hyperparathyroidism. J Clin Endocrinol Metab. 1998; 83:2621–2626.

81. Ferolla P, Falchetti A, Filosso P, Tomassetti P, Tamburrano G, Avenia N, et al. Thymic neuroendocrine carcinoma (carcinoid) in multiple endocrine neoplasia type 1 syndrome: the Italian series. J Clin Endocrinol Metab. 2005;90:2603-2609.

82. Sachithanandan N, Harle RA, Burgess JR. Bronchopulmonary carcinoid in multiple endocrine neoplasia type 1. Cancer. 2005;103:509-515.

83. Skogseid B, Oberg K, Eriksson B, Juhlin C, Granberg D, Akerstrom G, et al. Surgery for asymptomatic pancreatic lesion in multiple endocrine neoplasia type I. World J Surg. 1996;20:872-6.

84. De Laat JM, Pieterman CR, Weijmans M, Hermus AR, Dekkers OM, De Herder WW, et al. Low accuracy of tumor markers for diagnosing pancreatic neuroendocrine tumors in multiple endocrine neoplasia type 1 patients J Clin Endocrinol Metab. 2013;98:4143-4151.

85. Lourenço Jr DM, Toledo SPA. Neuroendocrinologia clínica e cirúrgica. In: Liberman & Cukier. Neuroendocrinologia Clínica e Cirúrgica. São Paulo: Lemos Editora, 2002. p.577.

86. Lourenço JR DM, Toledo SPA, Toledo RA. Neoplasia endócrina múltipla. In: Lopes AC, Amato Neto V, Halpern A (org.). Tratado de Clínica Médica. São Paulo: Roca, 2006. 3535-3548.

87. Lourenço DM JR, Toledo RA, Toledo SPA. Neoplasia endócrina múltipla. In: Lopes AC, Amato Neto V, Halpern A (org.). Tratado de Clínica Médica. 2 ed. São Paulo: Roca, 2009, v. 2, p. 3512-3517.

88. Jorge BH, Agarwal SK, Lando VS, Salvatori R, Barbero RR, Abelin N, Toledo SP. Study of the multiple endocrine neoplasia type 1, growth hormone-releasing hormone receptor, Gs alpha, and Gi2 alpha genes in isolated familial acromegaly. J Clin Endocrinol Metab. 2001; 86:542-544.

89. Toledo RA, Lourenço DM JR, Toledo SPA. Neoplasias endócrinas múltiplas. Tratado de Clínica Médica. Barueri: Manole, 2009, 388-404.

90. Toledo RA, Sekiya T, Longuini VC, Coutinho FL, Lourenço DM JR, Toledo SP. Narrowing the gap of personalized medicine in emerging countries: the case of multiple endocrine neoplasias in Brazil. Clinics (Sao Paulo). 2012; 67:3-6. Review.

91. Longuini VC, Lourenço DM JR, Sekiya T, Meirelles O, Goncalves TD, Coutinho FL, et al. Association between the p27 rs2066827 variant and tumor multiplicity in patients harboring MEN1 germline mutations. Eur J Endocrinol. 2014; 171:335-42.

77

Neoplasia Endócrina Múltipla Tipo 2

Ana Oliveira Hoff
Luciana Audi de Castro Neves
Rui Monteiro de Barros Maciel

INTRODUÇÃO

Neoplasias endócrinas múltiplas são síndromes genéticas autossômicas dominantes representadas por associações de tumores de origem endócrina.

Classifica-se a neoplasia endócrina múltipla tipo 2 (MEN2) em dois subtipos, de acordo com suas manifestações clínicas: neoplasia endócrina múltipla tipo 2A (MEN2A); e neoplasia endócrina múltipla tipo 2B (MEN2B).[1-3] MEN2A foi descrita em 1961 por Sipple e é caracterizada pelo desenvolvimento de carcinoma medular de tireoide (CMT), feocromocitoma e hiperparatireoidismo primário em um mesmo indivíduo.[4] A MEN2B, descrita primeiramente por Williams e Pollock em 1966, se caracteriza por um fenótipo distinto que inclui hábito marfanoide, ganglioneuromatose, alterações oculares, além do desenvolvimento do CMT e do feocromocitoma.[5]

A manifestação clínica mais importante e predominante de todos os subtipos de MEN2 é o CMT, que ocorre em mais de 95% dos indivíduos; o diagnóstico e tratamento precoce são de extrema importância, pois representa a principal causa de morte desses pacientes.

A neoplasia endócrina múltipla tipo 2 é causada por mutações germinativas do gene *RET*.[6,7] Esse gene de 21 éxons é localizado no cromossomo 10 e codifica um receptor tirosinaquinase denominado RET. Na vigência de uma mutação, o receptor sofre ativação constitutiva, o que resulta na transmissão inapropriada de sinais intracelulares reguladores da proliferação celular, promovendo, assim, a formação de tumores associados à neoplasia endócrina múltipla tipo 2.[8] A descoberta desse gene e de mutações que causam MEN2 revolucionou o diagnóstico e tratamento desses pacientes, pois proporcionou a identificação de portadores assintomáticos que poderiam ser tratados profilaticamente.

DEFINIÇÃO

A neoplasia endócrina múltipla tipo 2 é uma síndrome de herança autossômica dominante que se classifica em duas síndromes distintas denominadas: MEN2A e MEN2B (Tabela 77.1).[9]

MEN2A é o subtipo mais frequente, representa 95% dos casos de MEN2 e é caracterizada pela ocorrência de CMT em 95% dos casos. A incidência de feocromocitoma e hiperparatireoidismo é variável de acordo com a mutação encontrada no gene *RET*. A mutação mais frequentemente encontrada ocorre no códon 634 do éxon 11 e está associada ao feocromocitoma e hiperparatireoidismo primário em 50% e 20 % dos pacientes, respectivamente. MEN2A apresenta quatro variantes: clássica; MEN2A com líquen cutâneo amiloidótico; MEN2A com doença de Hirschsprung; e carcinoma medular de tireoide familiar (CMTF)[9] (Tabela 77.1).

O líquen amiloidótico cutâneo consiste em uma lesão pruriginosa presente na região interescapular (Figura 77.1).[3] Essa lesão foi descrita em indivíduos com MEN2A, portadores de mutação no códon 634 do *RET*, além de apenas um indivíduo com mutação no códon 804.[1-3,9,10]

Tabela 77.1   Manifestações clínicas da neoplasia endócrina múltipla tipo 2

	Manifestações clínicas	Frequência (%)
MEN2A	Carcinoma medular da tireoide	95-100
	Feocromocitoma	50
	Hiperparatireoidismo primário	15-20
	Líquen amiloide cutâneo	< 10
	Doença de Hirschsprung	< 2
MEN2B	Carcinoma medular da tireoide	98-100
	Feocromocitoma	50
	Caracteres típicos: • Hábito marfanoide • Neuromas de mucosa • Ganglioneuromatose intestinal • Hipertrofia nervos corneanos	90

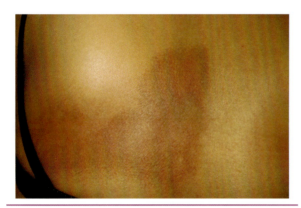

Figura 77.1   Líquen amiloidótico cutâneo em região dorsal de paciente com MEN2A portadora de mutação no gene *RET* (códon 634). Fonte: Acervo do autor

A doença de Hirschsprung ou aganglioneurose congênita é caracterizada pelo desenvolvimento anormal do sistema nervoso entérico que resulta em constipação severa e obstrução intestinal no período neonatal. A doença é causada por mutações inativadoras do *RET*; entretanto, por um mecanismo ainda desconhecido, algumas famílias com MEN2A apresentam não só as manifestações de MEN2A, mas também a doença de Hirschsprung.[1-3]

O CMTF é caracterizado pela presença única do CMT em membros de uma mesma família. Previamente considerado um subtipo de MEN, atualmente é considerado uma variação fenotípica do MEN2A, com menor penetrância do feocromocitoma e hiperparatireoidismo.[9] O antigo critério diagnóstico era desafiador e incluía, em uma de suas definições mais rígidas, a necessidade de 10 familiares afetados, com idade acima de 50 anos, sem história de feocromocitoma e hiperparatireoidismo. Atualmente, apenas três famílias documentadas preenchem os critérios originais restritos do CMTF. A razão da mudança de sua definição na diretriz atual ba-

seia-se na possibilidade da perda do diagnóstico de feocromocitoma e hiperparatireoidismo em famílias prematuramente classificadas como CMTF. O diagnóstico atual do CMTF engloba as famílias que preenchem os critérios restritos originais, pequenas famílias com no mínimo duas gerações com pelo menos duas pessoas com mutação RET, pequenas famílias com pelo menos dois membros afetados de uma mesma geração e indivíduos únicos na família com a mutação RET documentada.[9]

MEN2B é a forma mais rara, porém, a mais agressiva de MEN2. Ela é caracterizada pelo desenvolvimento precoce do CMT em mais de 98% dos pacientes, do feocromocitoma em 50% dos indivíduos e de caracteres distintos como hábito marfanoide, neuromas em lábios, terço distal da língua (Figura 77.2) e ganglioneuromatose intestinal generalizada, além de alterações oculares.[1,3,9,10] Aproximadamente 75% dos casos de MEN2B são esporádicos com mutação RET de novo.[11] A ganglioneuromatose intestinal

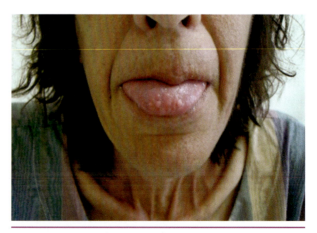

Figura 77.2   Ganglioneuromas na língua em paciente com MEN 2B. Fonte: Camacho et al. Arq Bras Endocrinol Metab vol. 52 no. 8 São Paulo Nov. 2008.

ocorre em 50% dos casos e é causa de constipação, sintoma frequente já no primeiro ano de vida, que pode causar complicações mais graves, como o megacolo tóxico.[12] A presença de constipação intestinal associada a neuromas em lábios e língua em uma criança deve levantar a suspeita de MEN2B e deve suscitar a avaliação do CMT por meio da ultrassonografia (USG) da tireoide e dosagem de calcitonina sérica. As alterações oculares descritas nos pacientes com MEN2B são choro sem lágrimas na infância, pálpebras evertidas e espessadas, ptose leve e nervos corneanos evidentes. As alterações esqueléticas dessa síndrome incluem face alongada, pé cavo, *pectus escavatum*, palato arqueado, escoliose e luxação da epífise femoral.[9,11]

MANIFESTAÇÕES CLÍNICAS ASSOCIADAS À MEN2

CARCINOMA MEDULAR DE TIREOIDE

Apresentação clínica

O carcinoma medular de tireoide (CMT), descrito em 1959 por Hazard e cols.,[13] é um tumor neuroendócrino originário de células parafoliculares da tireoide denominadas células C. Essas células têm o potencial de secretar diversos peptídeos e substâncias, incluindo a calcitonina e o antígeno carcinogênico embrionário (CEA), que são usados como marcadores tumorais.

Enquanto o CMT esporádico tende a ser unifocal, o CMT hereditário é multicêntrico e bilateral. A lesão inicial do CMT hereditário é a hiperplasia das células C, a qual progride para CMT microscópico e posteriormente, CMT macroscópico.[3] O desenvolvimento dessas alterações está diretamente relacionado à agressividade da mutação do *RET*. Com mutações mais agressivas, associadas à MEN2B, essas alterações podem ser observadas já no 1º mês de vida [2] e em MEN2A por volta dos 3 a 5 anos de idade.[1-3]

Com a disponibilidade do teste genético, o modo de apresentação do paciente com CMT hereditário está se modificando. A apresentação clínica mais frequente do paciente-índice, ou seja, daquele indivíduo sem história familiar de CMT, continua a ser um nódulo tireoidiano com ou sem linfonodomegalia cervical palpável ou identificado por meio da USG. A partir do diagnóstico de CMT na família e a identificação de uma mutação do *RET* no paciente-índice, os familiares são submetidos à avaliação genética e aqueles portadores de mutação são avaliados e tratados precocemente, de preferência antes do desenvolvimento de doença macroscópica.

Em pacientes que se apresentam com CMT clinicamente aparente, o envolvimento de linfonodos regionais é muito comum. Aproximadamente 60 a 80% dos pacientes com CMT palpável (> 1 cm) possuem adenomegalia cervical.[9] O envolvimento de linfonodos do compartimento central (nível VI) e da cadeia cervical (II-V) ipsilateral ao tumor é o mais frequente; entretanto, envolvimento de linfonodos cervicais contralaterais pode ocorrer em até 40% dos casos de doença palpável.[9] Aproximadamente 10% dos pacientes com CMT apresentam, ao diagnóstico, evidência de doença metastática à distância.[1] Portanto, após o diagnóstico de CMT, recomenda-se que se faça uma avaliação da extensão da doença. Essa avaliação deve incluir as dosagens de calcitonina e CEA, além de exames de imagem. Uma parte dos pacientes, geralmente com CMT disseminado, pode apresentar diarreia e *flushing*. Em casos raros de CMT, a produção ectópica de ACTH pode resultar em síndrome de Cushing.[1,3,14]

É importante ressaltar que a forma mais agressiva de CMT hereditário ocorre em pacientes com MEN2B. Nesses casos, o CMT está frequentemente associado a metástases em linfonodos cervicais nos primeiros anos de vida e a morte por doença metastática pode ocorrer na 2ª ou 3ª décadas de vida.[9,10]

Diagnóstico

O diagnóstico do CMT em um paciente com doença clinicamente aparente é feito por meio da punção do nódulo tireoidiano ou de linfonodos cervicais. Quando a punção do nódulo tireoidiano é suspeita ou consistente com CMT, recomenda-se dosar a calcitonina e o CEA séricos, assim como excluir hiperparatireoidismo primário e feocromocitoma.

Os achados citológicos sugestivos de CMT são hipercelularidade, células parafoliculares fusiformes agrupadas ou isoladas, que podem ser binucleadas com núcleo excêntrico e cromatina grosseira granular e amiloide. Entretanto, a punção por agulha fina apresenta sensibilidade ao redor de 50% no diagnóstico de CMT.[15,16] Para melhorar essa taxa, pode-se realizar a dosagem da calcitonina no aspirado da punção do nódulo suspeito e imunocitoquímica para detectar a presença de marcadores como calcitonina, cromogranina e CEA, na ausência de tireoglobulina.[9,17]

A avaliação pré-operatória dos indivíduos com CMT deve incluir exames de imagem para definir a extensão da doença. O nível da calcitonina basal pode auxiliar na escolha dos exames de imagem. Em pacientes com calcitonina inferior a 500 pg/mL, a doença tende a ser localizada, nesses casos é apropriado que se faça USG e/ou TC da região cervical para avaliação dos linfonodos cervicais. Em pacientes com calcitonina basal superior a 500 pg/mL, recomenda-se a avaliação de possíveis metástases à distância com TC de tórax, cintilografia óssea e RM ou TC de abdome com contraste em três fases para melhor detecção de possíveis metástases hepáticas.[9]

Sempre que houver o diagnóstico de CMT, recomenda-se realizar a avaliação genética do RET, pois quando a mutação é identificada, além de fornecer informações importantes do fenótipo de MEN2, possibilita a avaliação dos familiares. Em todos os casos suspeitos de CMT em que não temos disponível o resultado da avaliação do RET no pré-operatório, é muito importante que seja feito o rastreamento do feocromocitoma para diminuir a morbimortalidade do intra e pós-operatório.[9]

Tratamento

A tireoidectomia total (TT) é o principal tratamento do CMT. A extensão cirúrgica depende da quantidade de doença. Em indivíduos com doença palpável ou com nódulos maiores que 0,5 cm, recomenda-se a TT com esvaziamento bilateral do compartimento central (nível VI). A realização ou não de um esvaziamento mais extenso (níveis II-V) depende da identificação de envolvimento de linfonodos nas cadeias laterais no pré-operatório ou durante o ato cirúrgico.[9,18-22]

Entretanto, com o advento da análise genética do RET e a identificação de portadores de MEN2, o diagnóstico de CMT, em grande parte dos casos, é precoce, o que propicia a cura mesmo realizando-se cirurgias menos extensas e com menor morbidade. Nesses casos, há dois grupos de pacientes; aqueles no qual o CMT ainda não se desenvolveu e são candidatos à TT profilática e aqueles indivíduos que, apesar de assintomáticos, já têm doença macroscópica; nesses casos, a intervenção cirúrgica deve ser mais abrangente, como descrito.

O seguimento após a tireoidectomia é fundamental. A calcitonina é o marcador bioquímico mais sensível. A cura após a cirurgia é definida por uma calcitonina indetectável: basal e/ou após o teste de estímulo com pentagastrina e/ou cálcio. Entretanto, a doença residual é extremamente comum. Estudos retrospectivos indicam que 35 a 90% dos pacientes com CMT apresentam níveis detectáveis de calcitonina após a primeira intervenção cirúrgica.[1,3] Em um estudo envolvendo 224 pacientes com CMT, a calcitonina dosada após o tratamento cirúrgico ficou indetectável em 65% dos pacientes sem envolvimento ganglionar e em 10% daqueles com metástase em linfonodos cervicais.[23] Nesse estudo, níveis de calcitonina pré-operatórios superiores a 500 pg/mL e envolvimento ganglionar foram fatores prognósticos associados à falta de normalização da calcitonina.[23]

Como os níveis de calcitonina podem variar entre uma dosagem e outra, a avaliação de progressão da doença deve-se basear no perfil de dosagens sequenciais em um período de 1 a 2 anos. A recomendação atual é que a calcitonina seja dosada 3 meses após a TT e subsequentemente a cada 6 a 12 meses juntamente com o CEA e com USG cervical. O CEA é outro marcador útil no seguimento desses pacientes, principalmente naqueles indivíduos com doença metastática e progressiva, quando as células tumorais se tornam menos diferenciadas e deixam de produzir calcitonina.[1,3]

Atualmente, o cálculo do tempo de duplicação (TD) da calcitonina e CEA são fatores prognósticos superiores ao estádio TNM[24] para predizer a sobrevida dos pacientes e permite identificar com maior precisão aqueles pacientes com uma sobrevida curta que necessitam de tratamento sistêmico (Tabela 77.2).

O TD da Ct e do CEA pode ser calculado por meio do site da American Thyroid Association (http://www.thyroid.org/thyroid-physicians professionals/calculators/thyroid-cancer-carcinoma); essa ferramenta tornou-se muito útil na prática clínica. Um valor de TD da calcitonina menor do que 6 meses está relacionado à sobrevida média de 25% em 5 anos e 8% em 10. Por outro lado, um valor de TD da calcitonina maior do que 2 anos indica uma sobrevida de 100% em 5 e 10 anos.

Tabela 77.2 Sobrevida de pacientes com CMT de acordo com o tempo de duplicação (TD) da calcitonina e CEA de acordo com Barbet et al.[24]

TD calcitonina	Sobrevida em 5 anos	Sobrevida em 10 anos
< 6 meses	25%	8%
6 meses a 2 anos	92%	37%
> 2 anos	100%	100%
TD CEA	Sobrevida em 5 anos	Sobrevida em 10 anos
< 6 meses	0	0
6 meses a 2 anos	75%	23%
> 2 anos	100%	96%

Grande parte de pacientes com calcitonina elevada após a cirurgia inicial não apresenta anormalidades visíveis aos exames radiológicos, sugerindo que os níveis de calcitonina são decorrentes de focos microscópicos de CMT presentes em linfonodos cervicais, mediastinais ou em sítios distantes, como o fígado e os pulmões. A recomendação é que pacientes assintomáticos com CMT não detectável em exames de imagem e que tenham tido uma intervenção cirúrgica adequada, sejam observados e monitorados com dosagens seriadas de calcitonina, CEA e com USG da região cervical. (Figura 77.3).

Já nos pacientes em que a intervenção cirúrgica inicial foi incompleta, é razoável que se considere a reintervenção cirúrgica com esvaziamento do compartimento central (VI) e cervicais bilaterais (II-V).

O efeito da radioterapia (RT) adjuvante em pacientes com doença locorregional residual avançada ainda não está bem definido. Entretanto, a experiência clínica e alguns estudos retrospectivos indicam que a RT não reduz a mortalidade, mas resulta em controle da doença local, reduzindo a recidiva e melhorando a qualidade de vida.[25]

Em pacientes com metástases à distância, porém com doença assintomática e estável, a conduta apropriada é a observação. O tratamento é indicado naqueles pacientes com doença sintomática ou com evidência de progressão radiológica significativa. Metástases ósseas sintomáticas podem ser tratadas com cirurgia, radioterapia, bisfosfonatos, denusomabe e tratamentos locais como a embolização e ablação por radiofrequência. Nos casos em que o envolvimento hepático está associado a dor, diarreia, *flushing* ou à síndrome de Cushing, a embolização da artéria hepática ou a ablação do tumor por radiofrequência são opções terapêuticas.[1,3,9]

O tratamento sistêmico do CMT metastático é recomendado somente em pacientes que tenham doença irressecável, sintomática ou progressiva. O recente desenvolvimento de terapias-alvo que inibem os receptores tirosinaquinase renovou o interesse científico no tratamento do CMT metastático. A partir de estudos prospectivos, randomizados de fase III, dois inibidores de tirosinaquinase (TKI), vandetanibe e cabozantinibe, foram aprovados para o tratamento do CMT metastático nos Estados Unidos e Europa. No Brasil, somente o vandetanibe recebeu aprovação da ANVISA até o momento.

Vandetanibe (ZD6474) é o primeiro inibidor oral do VEGFR 2 e 3, RET e EGFR aprovado para o tratamento do CMT avançado. A primeira evidência de que o então denominado ZD6474 era potencialmente efetivo em CMT foi em 2002, quando Carlomagno et al. demonstraram por estudos *in-vitro* e *in-vivo*, que ZD6474 inibia a via de sinalização do RET e inibia o desenvolvimento de tumores em camundongos imunodeprimidos.[26] Subsequentemente, vários estudos de fase II demonstraram o efeito promissor do vandetanibe em pacientes com CMT avançado, propiciando o desenvolvimento de um estudo de fase III que culminou na aprovação mundial do medicamento.[27-29]

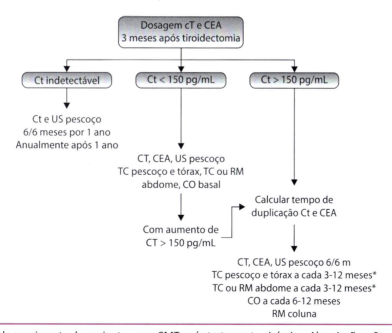

Figura 77.3 Proposta de seguimento de pacientes com CMT após tratamento cirúrgico. Abreviações: Ct: calcitonina; TC: tomografia computadorizada; RM: ressonância magnética; CO: cintilografia óssea; US: ultrassonografia. *A frequência de exames deve ser determinada de acordo com o tempo de duplicação da CT e CEA. Fonte: Acervo do autor.

Nesse estudo, denominado "ZETA", 331 pacientes foram randomizados e receberam vandetanibe na dose de 300 mg/dia ou placebo. A sobrevida livre de progressão (SLP) foi prolongada em 11 meses em pacientes tratados com vandetanibe em relação aos pacientes tratados com placebo (P < 0,0001). Além disso, a resposta parcial (redução da massa tumoral maior que 30%) foi observada em 45% dos pacientes em tratamento com vandetanibe comparada a 13% dos pacientes no braço placebo (P < 0,0001). As respostas observadas no grupo placebo ocorreram nos pacientes que haviam progredido e que passaram para o braço do vandetanibe. A duração mediana de resposta não havia sido alcançada após 24 meses de seguimento, portanto parece ser duradoura. Além disso, houve redução significativa dos marcadores tumorais. Os principais efeitos adversos decorrentes do tratamento com vandetanibe foram diarreia (56%), rash (45%), náusea (33%), hipertensão (32%) e cefaleia (26%). Dezenove pacientes (8%) em tratamento com vandetanibe apresentaram prolongamento do intervalo QT, mas sem *torsades de pointes*, e necessitaram de redução da dose do vandetanibe.[29]

O outro fármaco aprovado nos Estados Unidos é o cabozantinibe (XL184); inibidor oral do VEGFR 1 e 2, MET, RET, C-KIT, FLT 3 e Tie-2. Esse medicamento foi investigado em um estudo fase I que incluiu 25 pacientes com CMT metastático, previamente tratados com outros inibidores de tirosinaquinase e quimioterapia; 29% dos pacientes tiveram resposta parcial (redução da massa tumoral > 30%) e 41% tiveram estabilização da doença.[30]

Em um estudo de fase III, denominado "EXAM", 330 pacientes com diagnóstico de CMT metastático em progressão foram aleatoriamente divididos em dois braços de tratamento, cabozantinibe (140 mg/dia) ou placebo. Um aumento estatisticamente significativo foi observado na SLP a favor do braço intervenção (11,2 *versus* 4 meses; HR 0,28; IC 95% 0,19-0,40; p < 0,0001). A taxa de resposta desse novo medicamento foi de 28% *versus* 0% no grupo placebo. Os efeitos adversos mais comuns foram diarreia, mucosite, diminuição do apetite, síndrome mão-pé, náuseas, fadiga, entre outros, necessitando de redução de dose em 79% dos pacientes tratados e descontinuação em 16% deles.[31]

Esses dois fármacos revolucionaram o tratamento do CMT avançado, entretanto é importante notar que não são curativas e estão associadas a efeitos colaterais importantes. Por essa razão e pelo fato de o CMT, em sua maioria, ser uma doença indolente, atualmente recomenda-se que esses medicamentos sejam iniciados em pacientes com doença irressecá-vel e/ou sintomática e/ou na evidência de progressão estrutural da doença (Tabela 77.3).

Mais recentemente, outro medicamento testado com sucesso para o tratamento do câncer diferenciado de tireoide, o levantinibe, foi testado em estudo de Fase II para CMT e os resultados são muito promissores.[32]

O tratamento com quimioterapia tradicional como dacarbazina e a doxorubicina, tem benefício limitado e deve ser utilizado apenas, se houver falência ao tratamento aprovado ou quando os inibidores de tirosinaquinase não forem disponíveis.[33-35]

FEOCROMOCITOMA

Aproximadamente 50% dos indivíduos com MEN2A e MEN2B desenvolvem feocromocitoma. Como o CMT, o feocromocitoma nesses indivíduos tende a ser multifocal, bilateral e associado à hiperplasia das células cromafins. Ao redor de 50% dos indivíduos apresentam inicialmente com feocromocitoma unilateral, mas desenvolvem subsequentemente feocromocitoma na glândula contralateral depois de 8 a 10 anos.[1] As manifestações clínicas típicas do feocromocitoma como cefaleia, sudorese, palpitação, hipertensão, ansiedade e perda de peso só são aparentes em indivíduos em que o diagnóstico de MEN2 é feito tardiamente. Já nos portadores conhecidos de MEN2, o diagnóstico é precoce e antes do desenvolvimento de sintomatologia típica. O diagnóstico do feocromocitoma é feito por meio da demonstração da hipersecreção de catecolaminas. A dosagem de catecolaminas pode ser feita na urina ou no plasma. Na urina, pode-se dosar a epinefrina, nor-epinefrina, dopamina e as metanefrinas fracionadas (normetanefrina e metanefrina). No plasma, é feita a dosagem de metanefrinas livres, esse é o teste de maior sensibilidade (98 a 100%) para o diagnóstico do feocromocitoma hereditário[1,36] e quando disponível deve ser o teste de escolha. Os exames de imagem usados para a localização do feocromocitoma após a confirmação bioquímica do diagnóstico, incluem a tomografia computadorizada (TC), a ressonância magnética (RM) do abdome e a cintilografia com[131] metaiodobenzilguanidina (MIBG).

O tratamento do feocromocitoma inclui o preparo pré-operatório com alfabloqueadores e posteriormente, betabloqueadores se necessário, seguido de adrenalectomia. Atualmente, com o diagnóstico preciso e precoce do feocromocitoma a preocupação maior não é o óbito por complicações cardiovasculares, mas sim a morbidade e mortalidade associada à insuficiência adrenal.[1] Portanto, na vigência

Tabela 77.3 Comparação dos estudos fase III com Vandetanibe e Cabozantinibe em pacientes com CMT localmente avançado ou metastático

	Vandetanibe[29]	Cabozantinibe[31]
Número de pacientes	231 (vandetanibe) 100 (placebo)	219 (cabozantinibe) 111 (placebo)
Elegibilidade	CMT localmente avançado ou metastático	CMT localmente avançado ou metastático com doença em progressão
Dose diária	300 mg	140 mg
Mediana SLP	30,5 meses vandetanibe 19,3 meses placebo (RR 0,46)	11,2 meses vandetanibe 4 meses placebo (RR 0,28)
Mediana duração da resposta	22 meses	14,6 meses
Resposta tumoral	45% vandetanibe (todas RP) 13% placebo	28% cabozantinibe (todas RP) 0% placebo
Taxa de controle da doença	87% vandetanibe 71% placebo	94% cabozantinibe 27% placebo
Resposta da calcitonina	Redução > 50% do basal 69% vandetanibe 3% placebo	Redução média de 45,2% cabozantinibe *vs.* aumento de 57,3% placebo
Efeitos colaterais frequentes	Diarreia, rash, náusea, hipertensão, cefaleia	Diarreia, síndrome mão-pé, náusea, fadiga, perda de peso
Efeitos colaterais sérios	Hipertensão, prolongamento do QT	Hipertensão, hemorragia, trombose venosa, perfuração gastrintestinal

RR: risco relativo; SLP: sobrevida livre de progressão; RP: resposta parcial (redução tumoral maior do que 30%).

de uma lesão unilateral recomenda-se a adrenalectomia unilateral mesmo sabendo do risco desses indivíduos desenvolverem mais tarde um feocromocitoma contralateral. Uma outra técnica cirúrgica é a ressecção do feocromocitoma com preservação do córtex adrenal, a qual é feita com o intuito de manter a função adrenal. Essa técnica é indicada em indivíduos que se apresentam com feocromocitoma bilateral. Em instituições com experiência nessa técnica, a função da adrenal é mantida em até 80% dos indivíduos.[1] Uma desvantagem dessa abordagem é a possibilidade da recorrência tardia do feocromocitoma o que pode ocorrer em 20% dos casos.[1]

HIPERPARATIREOIDISMO PRIMÁRIO

O hiperparatireoidismo primário ocorre em 10 a 30% dos pacientes com MEN2.[1,2] Comparado ao hiperparatireoidismo primário associado à MEN1, na MEN2 é menos agressivo e associado a menor recidiva. Grande parte dos indivíduos é assintomática e se apresenta com hipercalcemia discreta. O hiperparatireoidismo associado à MEN2 pode ser uma doença uniglandular ou multiglandular. Portanto, exames de localização no pré-operatório como USG, TC ou cintilografia com sestamibi as-

sim como os achados no ato cirúrgico (exploração cervical bilateral) associados à realização do PTH intraoperatório são importantes para decidir a extensão da paratireoidectomia que pode consistir na ressecção de uma a quatro glândulas, nesse último caso necessitando de autotransplante no antebraço ou outro local heterotópico.[1,2,13] O hiperparatireoidismo simultâneo quase nunca é observado em pacientes submetidos à tireoidectomia profilática. Por esta razão, a maioria dos cirurgiões tenta preservar tecido paratireoidiano, particularmente em crianças submetidas a uma tireoidectomia profilática total.

PROTO-ONCOGENE *RET* EM MEN2

Estudos de mapeamento genético em famílias com MEN2A e MEN2B localizaram o gene responsável na região centromérica do cromossomo 10 (10q11.2) em 1987.[1,2] Estudos subsequentes culminaram na descoberta do *RET* como o gene causador de MEN2 em 1993, quando mutações desse gene foram descritas em famílias com MEN2A e MEN2B.[6,7]

O proto-oncogene *RET* codifica um receptor tirosinaquinase que tem um domínio extracelular, uma região transmembrana e domínios tirosinaquinase intracelulares.[8] O receptor RET faz parte de um complexo que inclui além do RET, o seus ligantes [GDNF (*glial-derived neurotrophic factor*), artemin, persephin e neurturin)] e uma família de correceptores denominados GFRα. Os quatro ligantes do RET juntamente com os correceptores GFRα (GFRα 1–4), acoplam-se à região extracelular do receptor RET resultando na dimerização do receptor e autofosforilação dos resíduos tirosinaquinase intracelulares.[8] Esse complexo é essencial no desenvolvimento embrionário renal e do plexo autonômico entérico.[1]

Mutações ativadoras do *RET* causam MEN2A, MEN2B e CMTF, enquanto mutações inativadoras causam a doença de Hirschsprung.[1,2,8]

O proto-oncogene *RET* contém 21 éxons; já se evidenciaram mutações associadas à MEN2 nos éxons 5, 8, 10, 11, 13, 14, 15 e 16. As mutações mais frequentes associadas a MEN2A e CMTF envolvem os éxons 10 (códons 609, 611, 618 e 620) e 11 (códon 634) que codificam o domínio extracelular rico em cisteína, com a substituição de uma cisteína por outro aminoácido (Tabela 77.4). Em MEN2A, a maioria das famílias apresentam uma mutação no códon 634; destas, a mais comum resulta na substituição de cisteína por arginina (cys634arg).[1,2] As mutações que envolvem o códon 634 são tipicamente associadas não só ao CMT, mas também ao hiperparatireoidismo primário, feocromocitoma e ao líquen amiloidótico cutâneo.[1,2] Mutações que envolvem o domínio intracelular tirosinaquinase também são descritas em famílias com MEN2A e CMTF, mas são menos frequentes.[1,2,8] Mutações no domínio intracelular tirosinaquinase são responsáveis por MEN2B.[1,2,8] Mais de 95% dos indivíduos com MEN2B apresentam uma mutação que substitui metionina por treonina no códon 918 (met918thr).[1,2,8]

Mutações germinativas do *RET* também são descritas em 6 a 7% dos indivíduos com CMT aparentemente esporádico, ou seja, indivíduos sem história familiar e com manifestação tardia do CMT.[1,2] Por essa razão, recomenda-se a avaliação genética de todos os pacientes com CMT,[2] pois a identificação de um indivíduo com uma mutação no *RET*, frequentemente resulta na identificação de outros portadores da mutação na família.

A avaliação genética do proto-oncogene *RET* é feita por meio do sequenciamento direto de fragmentos do sequenciamento direto de produtos de reação em cadeia de polimerase (PCR) provenientes da amplificação dos éxons 10, 11, 13, 14, 15, 16, região que abrange mais de 99% das mutações. Alguns laboratórios realizam, adicionalmente, o sequenciamento dos éxons 5 e 8. A análise genética é disponível em diversos laboratórios no Brasil.

IMPACTO DA AVALIAÇÃO GENÉTICA NA CONDUTA DO PORTADOR ASSINTOMÁTICO

O que distingue MEN2 de outras síndromes genéticas associadas ao câncer é o fato de que a avaliação genética altera a conduta do paciente. Como a tireoidectomia é uma intervenção segura, recomenda-se a realização da TT em todos os portadores de uma mutação do gene *RET*, idealmente antes que haja metástase para LN cervicais. A experiência atual indica que a TT profilática resulta na melhora da morbidade e mortalidade desses pacientes.[36] A idade a se realizar a TT profilática foi definida de acordo com a agressividade da mutação.[2,9] A mutação M918T associada ao MEN2B é classificada com risco altíssimo e a TT é indicada durante o primeiro ano de vida e o esvaziamento do compartimento central (nível VI) deve ser realizado apenas, se houver evidência de metástases linfonodais, evitando-se ao máximo o risco de comprometer as paratireoi-

Tabela 77.4 Classificação de risco das mutações do proto-oncogene *RET* associadas à MEN2 e recomendação de idade de tireoidectomia profilática e início de rastreamento para feocromocitoma e hiperparatireoidismo

Mutações	Classificação de risco	Tireoidectomia profilática	Início rastreamento feocromocitoma	Início rastreamento hiperparatireoidismo
533/611/620/631/ 666/768/790/804/ 891/912	Moderado	Ao redor de 5 anos	16 anos	16 anos
C 634F/G/R/S/W/Y A883F	Alto	Até 5 anos	11 anos	11 anos
M918T	Altíssimo	Até 1 ano	11 anos	_____

des.[9] Crianças com MEN2B com mais de 1 ano de idade devem ser submetidas à TT com esvaziamento do nível VI (Tabela 77.4).

A mutações no códon 634 associadas a MEN2A e a mutação A883F associada a MEN 2B são classificadas como risco alto e a TT deve ser realizada antes dos 5 anos de idade.[9] As demais mutações associadas ao MEN2A são classificadas como risco moderado, mais indolentes, ainda não há um consenso quanto à melhor idade a se realizar a TT profilática, pois o desenvolvimento do CMT é variável e pode ocorrer mais tardiamente. Atualmente, existem duas recomendações aceitáveis e a decisão de como proceder deve ser individualizada, de acordo com a evolução clínica do CMT em cada família. Uma opção é realizar o teste de estímulo da calcitonina com pentagastrina ou cálcio e indicar a TT quando esse teste se tornar anormal, além de acompanhar anualmente, com calcitonina sérica e USG da tireoide. Outra opção é adotar a idade de 5 anos para se recomendar a TT profilática[2,3,9,36] (Tabela 77.4). Nas mutações de alto ou moderado risco, o esvaziamento linfonodal do compartimento central no momento da tireoidectomia profilática, deve ser realizado se houver suspeita clínica ou radiológica ou quando os níveis de calcitonina basal no pré-óperatório forem maiores do que 40 pg/mL.[9]

Além da TT profilática, os portadores de MEN2A e MEN2B devem ser submetidos a um rastreamento anual para excluir feocromocitoma e o hiperparatireoidismo primário.[2] O rastreamento do feocromocitoma deve ser iniciado a partir dos 11 anos de idade nos portadores de mutação de altíssimo risco. Indivíduos com MEN2A associada à mutação de risco alto devem ser rastreados para feocromocitoma e hiperparatireoidismo a partir dos 11 anos de idade e em mutações de risco moderado, por sua vez, o início pode ser aos 16 anos de idade (Tabela 77.4).

RESUMO

MEN2 é uma síndrome autossômica dominante caracterizada pelo desenvolvimento do CMT, feocromocitoma e hiperparatireoidismo primário. A manifestação principal é o CMT, o qual é o primeiro tumor a se desenvolver e é a causa de morte mais frequente. Nos últimos 20 anos, a elucidação da alteração genética e a experiência obtida com a correlação do genótipo e fenótipo resultaram em um avanço surpreendente no diagnóstico e na conduta de pacientes portadores de uma mutação no proto-oncogene *RET*.

No indivíduo que se apresenta com CMT, a identificação da mutação genética propicia estabelecer o risco de desenvolver outras manifestações associadas à MEN2 e a conhecer melhor o prognóstico da sua doença. Nos familiares, a análise genética serve para identificar os indivíduos sem mutação, os quais não apresentam risco de desenvolver as manifestações associadas à MEN2 e a detectar os indivíduos portadores de uma mutação, permitindo, dessa maneira, o tratamento precoce do CMT e do feocromocitoma. Além disso, o conhecimento de que *RET* é um receptor tirosinaquinase propiciou o desenvolvimento de novas abordagens terapêuticas com potencial de tratar o CMT metastático.

REFERÊNCIAS BIBLIOGRÁFICAS

1. Hoff AO, Gagel RF. Multiple Endocrine Neoplasia Type 2. In: Endocrinology. DeGroot LJ, Jameson JL (eds). 5 ed.. Philadelphia: Elsevier Saunders, p. 3533-3550, 2005.

2. Brandi ML, Gagel RF, Angeli A, Bilezikian JP, Beck-Peccoz P, Bordi C, Conte-Devolx B, et al. Guidelines for diagnosis and therapy of MEN type 1 and type 2. J Clin Endocrinol Metab. 86: 5658-71, 2001.

3. Hoff AO, Hoff PM. Medullary Thyroid Carcinoma. Hematol Oncol Clin North Am 21(3):475-88, 2007.

4. Sipple JH. The association of pheochromocytoma with carcinoma of the thyroid gland. Am J Med. 31:163-166, 1961.

5. Williams ED, Pollock DJ. Multiple mucosal neuromata with endocrine tumours: a syndrome allied to von Recklinghausen's disease. J. Path. Bact. 91: 71-80, 1966.

6. Donis-Keller H, Dou S, Chi D, Carlson KM, Toshima K, Lairmore TC, et al. Mutations in the RET proto-oncogene are associated with MEN 2A and FMTC. Hum Mol Genet 2: 851-6, 1993.

7. Mulligan LM, Kwok JB, Healey CS, Elsdon MJ, Eng C, Gardner E, et al. Germ-line mutations of the RET proto-oncogene in multiple endocrine neoplasia type 2A. Nature 363:458-60, 1993.

8. Santoro M, Carlomagno F, Melillo RM, Fusco A. Dysfunction of the RET receptor in human cancer. Cell Mol Life Sci 61:2954-64, 2004.

9. Wells SA Jr, Asa SL, Dralle H, Elisei R, Evans DB, Gagel RF, et al. Revised American Thyroid Association Guidelines for the Management of Medullary Thyroid Carcinoma. The American Thyroid Association Guidelines Task Force on Medullary Thyroid Carcinoma. Thyroid 25 (6): 567-610, 2015.

10. American Thyroid Association Guidelines Task Force, Kloss RT, Eng C, Evans DB, Francis GL, Gagel RF, et al. Medullary thyroid cancer: management guidelines of the American Thyroid Association. Thyroid 19 (6): 565-612, 2009.

11. Martucciello G, Lerone M, Bricco L, et al. Multiple endocrine neoplasiastype 2B and RET proto-oncogene. Ital J Pediatr 38:9, 2012.

12. Camacho CP, Hoff AO, Lindsey SC, Signorini PS, Valente FO, Oliveira MN, Kunii IS, Biscolla RP, Cerutti JM, Maciel RM. Early diagnosis of multiple endocrine neoplasia type 2B: a challenge for physicians. Arq Bras Endocrinol Metabol 52(8):1393-98, 2008.

13. Hazard JB, Hawk WA, Crile G, Jr. Medullary (solid) carcinoma of the thyroid: a clincopathologic entity. J Clin Endocrinol Metab 19:152-161, 1959.

14. Barroso-Sousa R, Lerario AM, Evangelista J, Papadia C, Lourenço DM Jr, Lin CS, et al. Complete resolution of hypercortisolism with sorafenib in a patient with advanced medullary thyroid carcinoma and ectopic ACTH (adrenocorticotropic hormone) syndrome. Thyroid 24 (6): 1062-6, 2014.

15. Bugalho MJM, Santos JR, Sobrinho L. Preoperative diagnosis of medullary thyroid carcinoma: fine needle aspiration cytology as compared with serum calcitonin measurement. J Surg Oncol. 91(1):56-60, 2005.

16. Essig GF, Porter K, Schneider D, et al. Fine needle aspiration and medullary thyroid carcinoma: the risk of inadequate preoperative evaluation and initial surgery when relying upon FNAB cytology alone. Endocr Pract. 11:1-27, 2013.

17. Boi F, Maurelli I, Pinna G, Atzeni F, Piga M, Lai ML, et al. Calcitonin measurement in wash-out fluid from fine needle aspiration of neck masses in patients with primary and metastatic medullary thyroid carcinoma. J Clin Endocrinol Metab 92:2115–2118, 2007.

18. Moley JF, DeBenedetti MK. Patterns of nodal metastases in palpable medullary thyroid carcinoma: recommendations for extent of node dissection. Ann Surg 229:880-7, 1999.

19. Kouvaraki MA, Shapiro SE, Lee JE, Evans DB, and Perrier ND. Surgical management of thyroid carcinoma. J Natl Compr Canc Netw 3: 458-66, 2005.

20. The National Comprehensive cancer Network (NCCN) Clinical Practice Guidelines in Oncology. Version 1.2014 www. nccn.org.

21. Quayle FJ, and Moley JF. Medullary thyroid carcinoma: management of lymph node metastases. Curr Treat Options Oncol 6: 347-54, 2005.

22. Scollo C, Baudin E, Travagli JP, et al. Rationale for central and bilateral lymph node dissection in sporadic and hereditary medullary thyroid cancer. J Clin Endocrinol Metab 88: 2070-75, 2003.

23. Machens A, Schneyer U, Holzhausen H-J, Dralle H. Prospects of remission in medullary thyroid carcinoma according to basal calcitonin level. J Clin Endocrinol Metab 90 (4): 2029-34, 2005.

24. Barbet J, Campion L, Kraeber-Bodere F, Chatal JF; GTEStudy Group. Prognostic impact of serum calcitonin and carcinoembryonic antigen doubling-times in patients with medullary thyroid carcinoma. J Clin Endocrinol Metab 90(11): 6077- 84, 2005.

25. Schwartz DL, Rana V, Shaw S, Yazbeck C, Ang K-K, Morrison WH, et al. Postoperative radiotherapy for advanced medullary thyroid cancer-Local disease control in the modern era. Head Neck 30:883-8, 2008.

26. Carlomagno F, Vitagliano D, Guida T, Ciardiello F, Tortora G, Vecchio G, et al. GZD6474, an orally available inhibitor of KDR tyrosine kinase activity, efficiently blocks oncogenic RET kinases. Cancer Res 62: 7284-90, 2002.

27. Wells SA Jr, Gosnell JE, Gagel RF, Moley J, Pfister D, Sosa JA, et al. Vandetanib for the treatment of patients with locally advanced or metastatic hereditary medullary thyroid cancer. J Clin Oncol 28 (5): 767-72, 2010.

28. Robinson BG, Paz-Ares L, Krebs A, Vasselli J, Haddad R. Vandetanib (100 mg) in patients with locally advanced or metastatic hereditary medullary thyroid cancer. J Clin Endocrinol Metab 95: 2664-71, 2010.

29. Wells SA Jr, Robinson BG, Gagel RF, Dralle H, Fagin JA, Santoro M, et al. Vandetanib in patients with locally advanced or metastatic medullary thyroid cancer: a randomized, double-blind phase III trial. J Clin Oncol 30 (2): 134-141, 2012.

30. Kurzrock R, Sherman SI, Ball DW, Forastiere AA, Cohen RB, Mehra R, et al. Activity of XL184 (Cabozantinib), an oral tyrosine kinase inhibitor, in patients with medullary thyroid cancer. J Clin Oncol 29 (19): 2660-6, 2011.

31. Elisei R, Schlumberger MJ, Muller SP, Schoffski P, Brose MS, Shah MH, et al. Cabozantinib in Progressive Medullary Thyroid Cancer. J Clin Oncol 31 (29): 3639-46, 2013.

32. Schlumberger M, Jarzab B, Cabanillas ME, Robinson B, Pacini F, Ball DW, et al. A Phase II Trial of the Multitargeted Tyrosine Kinase Inhibitor Lenvatinib (E7080) in Advanced Medullary Thyroid Cancer. Clin Cancer Res 2015 Aug 26.

33. Orlandi F, Caraci P, Berruti A, Puligheddu B, Pivano G, Dogliotti L, et al. Chemotherapy with dacarbazine and 5-fluorouracil in advanced medullary thyroid cancer. Ann Oncol 5 (8): 763-5, 1994.

34. Wu LT, Averbuch SD, Ball DW, de Bustros A, Baylin SB, McGuire WP 3rd. Treatment of advanced medullary thyroid carcinoma with a combination of cyclophosphamide, vincristine, and dacarbazine. Cancer (2):432-6, 1973.

35. Schlumberger M, Abdelmoumene N, Delisle MJ, Couette JE. Treatment of advanced medullary thyroid cancer with an alternating combination of 5 FU-streptozocin and 5 FU-dacarbazine. The Groupe d'Etude des Tumeurs a Calcitonine (GETC). British journal of cancer 71: 363-528, 1995.

36. Pacak K, Ilias I, Adams KT, and Eisenhofer G. Biochemical diagnosis, localization and management of pheochromocytoma: focus on multiple endocrine neoplasia type 2 in relation to other hereditary syndromes and sporadic forms of the tumour. J Intern Med 257: 60-8, 2005.

37. Skinner MA, Moley JA, Dilley WG, Owzar K, DeBenedetti MK, Wells SA. Prophylactic thyroidectomy in multiple endocrine neoplasia type 2A. N Engl J Med 353:1105-1113, 2005.

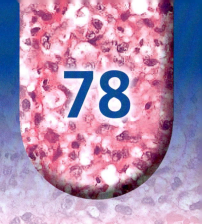

78

Síndrome da Secreção Hormonal Ectópica

Maria Cândida Barisson Villares Fragoso
Márcio Carlos Machado
Berenice Bilharinho de Mendonça

INTRODUÇÃO

O termo síndrome hormonal ectópica foi utilizado pela primeira vez por Liddle e cols. ao descreverem uma síndrome com produção anormal de ACTH associada ao câncer de pulmão, que desapareceu após a retirada do tumor.[1,2]

A secreção hormonal ectópica foi considerada, durante muito tempo, uma complicação rara de algumas neoplasias.[3-5] Com o melhor conhecimento dessa síndrome e o desenvolvimento e difusão dos métodos de dosagem hormonal, verificou-se *in vitro*, por extração tecidual dos hormônios ou por técnicas de imuno-histoquímica, um grande número de tumores associados à produção hormonal ectópica sem quadro clínico ou bioquímico evidente.[1,6-33] Praticamente todos os hormônios secretados ectopicamente são polipeptídeos.[34] Até o momento, não foi identificada produção ectópica de hormônios tireoideanos, nem esteroides, com exceção do estradio.[21] Existem várias hipóteses que tentam explicar por que a secreção de hormônios por células malignas é tão comum. A propensão para secreção de um hormônio peptídeo por um tumor extraglandular pode ser função da supressão do controle de transcrição em tecidos extraglandulares normais. Uma idéia simples é que grupos randômicos de genes perdem a capacidade repressora na célula cancerígena, incluindo genes que codificam hormônios. Por exemplo, um fenômeno epigenético como a não metilação do ácido desoxirribonucleico (DNA) altera a função desses genes que codificam hormônios.[35] Entretanto, a associação de tumores e secreção hormonal não é randômica, com certos tumores (p. ex.: carcinoma pulmonar) secretando caracteristicamente determinados hormônios (corticotropina ou vasopressina); mas, em um grande número de casos, os peptídeos que são secretados pelos tumores são os mesmos peptídeos secretados pelas células normais em que a neoplasia se origina. Uma outra hipótese é a de desdiferenciação levando à expressão de proteínas fetais, como a α-fetoproteína (α-feto) e antígeno carcinoembrionário (CEA), ou de hormônios que normalmente são formados em células imaturas. Todavia, apesar de tumores frequentemente secretarem proteínas fetais (α-feto, CEA), não há evidências convincentes para o padrão de expressão generalizado de genes primitivos em células tumorais.

PRODUÇÃO HORMONAL ECTÓPICA PELOS TUMORES

Fatores hipercalcêmicos:
- Hormônio paratiróideo (PTH) – proteína relacionada (PTHrP)
- Fator de necrose tumoral
- 1,25- diidroxicolecalciferal (1,25 (OH)2D)
- Prostaglandinas
- PTH
- Vasopressina
- Corticotrofina (ACTH)
- Hormônio liberador do hormônio de crescimento (GHRH)

- Fator II semelhante à insulina – IGF-II
- Calcitonina
- Gonadotrofina coriônica humana (hCG)
- Lactogênio placentário humano (hPL)
- Hormônio de crescimento (GH)
- Hormônio liberador de corticotrofina (CRH)
- Eritropoetina
- Fator oncogênico de osteomalácia
- Peptídeo atrial natriurético
- Endotelina
- Renina
- Peptídeo liberador de gastrina
- Peptídeo inibitório gástrico
- Somatostatina
- Peptídeo intestinal vasoativo (VIP)
- Substância P
- Motilina

A hipótese de desdiferenciação de Baylin e Mandelsohn[13] pressupõe que a malignidade epitelial seja o resultado da expansão clonal de um tipo particular de célula que ocorre ao longo da complexa via de diferenciação epitelial. Esse processo poderia levar à hipersecreção de um hormônio em virtude da expansão clonal de um tipo celular primitivo que normalmente não está presente no epitélio maduro.

Em decorrência da característica marcante de crescimento descontrolado das células neoplásicas, é bastante razoável considerar a possibilidade de relação entre desordem de crescimento e secreção hormonal. Em algumas circunstâncias, um evento oncogênico poderia ativar diretamente a transcrição de um gene responsável pela produção hormonal. Como exemplo desse fenômeno, temos a secreção de PTHrP associada à hipercalcemia grave em adultos com leucemia de células T. O evento oncogênico que leva ao crescimento dessa forma de leucemia envolve a integração do vírus linfotrófico tipo 1 de células T (HTLV-I), o qual pode ativar o promotor do gene do PTHrP e induzir a sua transcrição usando uma proteína viral transativada-*tax*.[36-38]

A secreção de um hormônio também poderia estimular o crescimento das células tumorais por um mecanismo parácrino ou autócrino, podendo levar a uma vantagem de crescimento seletivo de células que produzem níveis aumentados de hormônios. Um dos produtos característicos do carcinoma de pequenas células de pulmão é o GRP, o correspondente ao hormônio anfíbio bombesina. O GRP preenche todos os critérios de um fator de cresci-mento autócrino uma vez que, secretado pelas células tumorais, pode estimular a replicação das células via receptores específicos e o bloqueio de sua ação por anticorpos neutralizadores do GRP[39,40] ou peptídeos antagonistas,[41,42] inibe a replicação celular *in vitro* e a formação de tumor *in vivo*. A α-endorfina, um dos produtos do gene da pró-opiomelanocortina (POMC), também pode funcionar como fator de crescimento no carcinoma de pequenas células do pulmão SCLC.[43]

A prolactina e seus receptores são expressos por células de câncer de mama, embora muito raramente, ou quase nunca, em níveis suficientes para elevar o nível sérico desse hormônio;[17,44-46] uma via autócrina tem sido descrita na qual a prolactina induz a uma fosforilação constitutiva do gene *erbR-2* (Her/Neu), um oncogene importante no crescimento de câncer de mama.[47] Outro hormônio ectópico associado à atividade de fator de crescimento é o IGF-II, o qual pode causar hipoglicemia em tumores não pancreáticos.[48] Entretanto, não há evidência direta da ligação do IGF-II com o crescimento dessas neoplasias.

Eventos epigenéticos associados à tumorigênese também podem ativar a transcrição de genes que codificam hormônios. Alterações na metilação de ilhas CpG parecem desempenhar um papel na expressão do PTHrP no carcinoma renal, com diminuição da metilação dos promotores desse hormônio em tumores que o expressam.[49] Algumas evidências sugerem que a não metilação da POMC também possa promover a expressão de corticotropina em tumores neuroendócrinos.[50]

Assim, a produção hormonal ectópica pode ser parcialmente entendida em um contexto dos determinantes do comportamento das células tumorais em geral.

Para classificação dos tumores ectópicos, é importante o conceito de células APUD (*amine precursor uptake and decarboxilation*). Essas são células derivadas da crista neural ou do endoderma, enolase positivas que captam precursores das aminas e descarboxilam-nas produzindo monoaminas.[51] São consideradas células APUD os corticotrofos hipofisários, as células das ilhotas pancreáticas, as células C da tireoide, as células enterocromafins do trato gastrintestinal, as células da pineal e da região hipotalâmica, as células argirófilas do pulmão, timo, trato urogenital e as células da medula adrenal.[52] O carcinoma *oat cell* ou indiferenciado de pequenas células do pulmão poderia derivar de células argirófilas dos brônquios e ser, portanto, um carcinoide brônquico.[52]

Tumores que secretam corticotropina, vasopressina, calcitonina, peptídeos intestinais, GRP, somatostatina, peptídeo intestinal vasoativo (VIP) e aminas biogênicas, como a 5-hidroxitriptamina (5-HT), são caracteristicamente de origem neuroendócrina. Células neuroendócrinas especializadas na produção de peptídeos hormonais e aminas biogênicas têm meios para liberação rápida de peptídeos ou neurotransmissores em resposta a estímulo; tais vias utilizadas para secreção dessas proteínas são distintas do mecanismo de secreção normal, o qual é ubíquo em células eucariotas.

O grânulo neurossecretório se origina do complexo de Golgi e depois é empacotado com o seu conteúdo peptídeo ou neurotransmissor. Proteínas na superfície do grânulo secretório, no compartimento vesicular de onde o grânulo se originou e na membrana plasmática das células neurosecretórias, coletivamente, determinam as propriedades de regulação da via de secreção hormonal.[53] Elas são provavelmente importantes na secreção hormonal ectópica. Além dos estoques hormonais, o grânulo neuroendócrino contém uma ou mais proteínas acidofílicas chamadas cromograninas, as quais são liberadas junto com o estoque hormonal e servem como marcadores adicionais dos tumores neuroendócrinos, tanto na imunoistologia, quanto na circulação.[54] As cromograninas são altamente conservadas na evolução e provavelmente desempenham um papel na linha de motagem, no empacotamento e na liberação dos grânulos neurotransmissores, mas esse papel ainda não está totalmente definido.[55-57]

Os grânulos neurossecretórios contêm serinoproteases, chamadas pró-hormônio convertases, as quais processam precursores de proteínas e as transformam em formas maduras. A família dos pró-hormônios convertase é largamente distribuída na evolução. Os dois membros de famílias que ocorrem em grânulos neurossecretórios são a PC2 (SPC2) e a PC1/PC3 (SPC3). As pró-hormônios convertase são importantes para que possamos entender a secreção hormonal ectópica; seus níveis em células tumorais são responsáveis pela eficiência do processamento dos precursores em formas maduras e versões biologicamente ativas de peptídeos hormonais, determinando, assim, se um dado tumor produz uma síndrome clínica de excesso hormonal. Desse modo, elas determinam o padrão de peptídeos produzidos e, assim, a natureza da síndrome clínica.

Alguns critérios devem ser levados em consideração para caracterizarmos uma síndrome de secreção hormonal ectópica: a síndrome clínica de excesso hormonal deve estar associada a uma neoplasia, os níveis séricos e urinários dos hormônios devem estar inapropriadamente elevados, o nível hormonal não deve ser supressível, a síndrome deve ser revertida pela ressecção do tumor (raro), o hormônio pode ser detectado no tecido tumoral, o RNAm do hormônio deve estar presente no tecido tumoral. o hormônio é secretado por células tumorais em cultura e pode-se demonstrar um gradiente arteriovenoso para o hormônio ao longo do tumor.

CRITÉRIOS PARA DIAGNÓSTICO DA SECREÇÃO HORMONAL ECTÓPICA

CRITÉRIO CLÍNICO

- A síndrome clínica de excesso de hormônio está associada à neoplasia
- Concentrações séricos ou urinários dos hormônios estão inapropriadamente elevados
- A secreção hormonal é geralmente autônoma
- Os tumores podem mimetizar síndromes de excesso hormonal pela secreção de peptídeos relacionados (p. ex.: fator II semelhante à insulina – IGF-II, causando hipoglicemia)
- Outros possíveis mecanismos causais são excluídos
- A síndrome clínica é reversível após ressecção do tumor

CRITÉRIOS BIOQUÍMICOS E MOLECULARES

- O hormônio pode ser detectado no tecido tumoral por extração ou imuno-histoquímica
- Estudo da expressão do gene que codifica o hormônio no tecido tumoral
- O hormônio é secretado em cultura de células tumorais
- Identificação de gradiente dos níveis hormonais entre a veia que drena o tumor e a veia periférica.

Esses tumores, quando diagnosticados, são, em geral, tratados primariamente com procedimento cirúrgico, uma vez que as manifestações do crescimento tumoral, quase sempre, chamam mais atenção do que a maioria das secreções eventualmente associadas. A presença de marcadores tumorais ou das alterações bioquímicas e hormonais associados aos tumores é rara. Entretanto, essa avaliação é de grande importância, já que poderá influenciar decisivamente no diagnóstico diferencial (p. ex.: na síndrome de Cushing, o diagnóstico diferencial entre adenoma hipofisário e secreção ectópica poderá ser definido pela presença de um marcador tumoral) e no seguimento desses tumores após o tratamento cirúrgico e quimioterápico.

Neste capítulo, faremos uma revisão individual das síndromes ectópicas já descritas, apresentando a casuística da secreção ectópica de ACTH da Disciplina de Endocrinologia do Hospital das Clínicas da Faculdade de Medicina da Universidade de São Paulo (HCFMUSP), no entre 1975 e 2014.

SÍNDROME DA SECREÇÃO ECTÓPICA DO HORMÔNIO LIBERADOR DE GH (GHRH)

A produção ectópica de GHRH foi identificada primeiramente em um tumor de pâncreas, o que permitiu a síntese posterior desse hormônio.[16,67] Esse paciente apresentava quadro clínico de acromegalia e a cirurgia hipofisária revelou hiperplasia hipofisária. A avaliação radiológica identificou um tumor de pâncreas com imuno-histoquímica positiva para esse peptídeo, que estimulava a hipófise a produzir de GH.[68] A partir desse caso, vários outros tumores produtores de GHRH foram referidos na literatura, geralmente originários do pulmão ou pâncreas.[69-72] A produção ectópica de GHRH é responsável por 1% dos casos de acromegalia e pode ser secretado por tumores carcinoides (69%), cerca de 90% desses localizados no tórax; tumor de ilhotas de pâncreas (23%); seguidos por feocromocitoma e paraganglioma.[31,67]

O comportamento clínico e laboratorial pode ser semelhante ao do tumor hipofisário primário produtor de GH, inclusive com aumento da sela túrcica por hiperplasia da adenoipófise. A liberação de GH ao estímulo com GHRH pode estar atenuada nesses tumores, contrariamente ao que ocorre nos tumores hipofisários produtores de GH.[16] É fundamental em todos os casos de acromegalia afastar a presença de tumor ectópico produtor de GHRH, por meio de avaliação tomográfica do tórax e do abdome e da avaliação de marcadores tumorais (gastrina, calcitonina, CEA). Aproximadamente 20% dos tumores neuroendócrinos, incluindo carcinoides, tumores do pâncreas endócrino, carcinoma medular de tireoide, SCLC, gangliocitomas intrasselares e feocromocitoma, contêm GHRH quando examinados por imuno-histoquímica. Aproximadamente 60% são positivos para GHRH quando o tecido é analisado por RIA.[73-75]

Othman e cols. reportaram um tumor carcinoide com imunoexpressão para GHRH e seu receptor (GHRH-R).[74] A produção de GHRH por esses tumores pode ser mais comum do que a expressão clínica da doença por três razões:

1. a somastotatina está presente com frequência nesses tumores e sua secreção minimiza o estímulo do somatotrófo na produção e na liberação de GH;

2. a massa tumoral e a eficiência da síntese de GHRH podem ser inadequadas para produzir níveis circulantes necessários para estímulo da secreção de GH;

3. os sinais e sintomas de acromegalia podem ser sutis porque a sobrevida do paciente é muito curta para que a condição clínica possa ser detectada.[67,69,72-75]

Na experiência da Disciplina de Endocrinologia do HCFMUSP, em 320 casos de acromegalia a presença da secreção ectópica de GHRH como etiologia da doença foi identificada em apenas um caso sugestivo de secreção ectópica de GHRH. Além disso, nenhum dos pacientes operados apresentou hiperplasia dos somatotrófos ao anatomopatológico.

Em estudos retrospectivos envolvendo cerca de 177 casos de pacientes com acromegalia, somente em um único paciente foram identificados níveis elevados de GHRH.[76]

A imunorreatividade para GHRH foi detectável em cerca de 25% dos tumores carcinoides; os sinais clínicos de acromegalia são raros nesses pacientes.[77]

SECREÇÃO ECTÓPICA DE HORMÔNIO ANTIDIURÉTICO (HAD)

A síndrome da secreção inapropriada da vasopressina (comumente denominada síndrome da secreção inapropriada do hormônio antidiurético – SIADH) é provavelmente a segunda complicação endócrina mais comum associada a pacientes com neoplasia. A secreção inapropriada do HAD reduz a secreção de água livre, levando à intoxicação hídrica com hipotonicidade e hiponatremia.[78]

Pacientes com hiponatremia podem ser assintomáticos se a condição desenvolve-se gradualmente, podendo apresentar ganho de peso devido à retenção hídrica, sem edema, pelo fato de a distribuição da água estar entre os espaços extra e intracelular. Entretanto, quando os níveis séricos de sódio caem rapidamente abaixo de 120 mEq/L, podem ocorrer sonolência, crise convulsiva e coma. A hiponatremia grave, ou seja, sódio abaixo de 110 mEq/L, tem taxa de mortalidade entre 10 e 15%.[78]

A SIADH ocorre em 5 a 15% nos pacientes portadores de tumores SCLC e menos de 1% nos outros tipos histológicos de neoplasia pulmonar.[79,80] Outros tumores neuroendócrinos incluindo carcinoides, carcinoma de próstata, carcinoma pancreático, carcinoma de intestino e sarcoma ósseo também podem causar SIADH.[81] Essa síndrome também foi descrita em uma série de condições não neoplásicas como tuberculose, embolia pulmonar, meningite bacteriana, trauma cerebral, remissão cirúrgica da doença de Cushing e uso de medicamentos como vincristina e ciclofosfamida.[82,83]

O diagnóstico laboratorial se baseia em: hiponatremia com sódio sérico geralmente entre 100 e 126 mEq/L; hemodiluição com osmolaridade sérica entre 202 e 280 mOs/L; osmolaridade urinária entre 410 e 856 mOs/kg e sódio urinário > 100 mEq/24 horas.[84] Os níveis de hormônio antidiurético estão elevados e não ocorre inibição da secreção do HAD mesmo com a osmolaridade sérica abaixo de 285 mOs/L como no paciente normal. Entretanto, a hipersecreção de HAD só produz sintomas na vigência de ingestão hídrica aumentada.[84]

Secreção ectópica do hormônio hipotalâmico liberador de corticotrofina (CRH)

Em 1971, Upton e Amatruda[58] descreveram pela primeira vez dois pacientes com síndrome de Cushing e produção ectópica de CRH, um com carcinoma pancreático e outro com carcinoma pulmonar de pequenas células (SCLC). Os tecidos desses tumores apresentavam bioatividade para CRH e ACTH-símile, mensurados por ensaios biológicos e/ou radioimunoensaio (RIA).[59]

Desde então, raros casos têm sido descritos na literatura, alguns com secreção ectópica de CRH e outros com produção combinada de CRH e ACTH.

Dos casos com produção isolada de CRH, revisão recente (n = 21) revelou maior prevalência do carcinoma medular de tireoide (33%) seguido de feocromocitoma (19%). Outras etiologias descritas são: câncer de próstata (14%, ressalta-se que é uma causa muito rara de SEA em geral); SCLC; tumores carcinoides; carcinoma de pequenas células de origem oculta; gangliocitoma hipotalâmico; e coristoma selar.[60]

O quadro clínico assemelha-se ao da doença hipofisária, sendo o diagnóstico diferencial entre produção ectópica de CRH e doença hipofisária difícil, uma vez que as respostas aos testes dinâmicos podem ser semelhantes.[61] Assim, muitos casos foram confirmados somente após a documentação do CRH por métodos imuno-histoquímicos ou recentemente por meio da expressão do mRNA na peça cirúrgica ou mesmo na avaliação *post mortem*.

O CRH produzido pelo tumor pode estimular a glândula hipófise determinando incremento da secreção de ACTH, aumento de seu tamanho e alterações da sela túrcica.[62-64] Os níveis elevados de ACTH podem resultar em hiperplasia adrenal bilateral e hipercortisolismo. Assim, o aumento hipofisário observado nos exames de imagem (tomografia computadorizada (TC) e ressonância magnética (RM)) pode induzir ao diagnóstico de doença de Cushing, sendo os pacientes eventualmente submetidos à cirurgia hipofisária sem obter remissão do quadro de hipercortisolismo.[65,66]

É importante salientar que o cateterismo dos seios petrosos inferiores, considerado o teste padrão-ouro para o diagnóstico diferencial da síndrome de Cushing ACTH-dependente, poderá resultar em falso positivo.[63,67]

Portanto, a secreção ectópica de CRH pode ser lembrada nos pacientes com síndrome de Cushing ACTH-dependente cuja imagem hipofisária revele aumento difuso do volume glandular sugestivo de hiperplasia e/ou concomitante imagem tumoral periférica sugestiva de fonte primária da produção hormonal. Nesses casos a mensuração sérica do CRH pode ser útil, mas não é um método comumente disponível.

Secreção ectópica de ACTH

A secreção ectópica de ACTH (SEA) foi descrita pela primeira vez, em 1928, por Brown como "síndrome pluriglandular da mulher com barba" e, em seguida, por Leyton que descreveu um paciente com câncer de timo.[68,69] É a secreção ectópica mais comum, e o termo "síndrome do ACTH ectópico" é considerado inapropriado por alguns autores já que um grande número de tecidos não tumorais produzem ACTH. Nesses tecidos, o ACTH produzido apresenta peso molecular menor (truncado); portanto, com menor atividade biológica, como resultado da falta da convertase específica no processamento da pró-opiomelanocortina (POMC), embora alguns tecidos que são sede de tumores possam expressar a POMC.

Estudos de imunoensaio identificaram em extrato de tumores de pulmão, uma grande quantidade de ACTH imunorreativo e níveis elevados de ACTH plasmáticos medidos por meio de radioimunoensaio em pacientes sem quadro clínico de Cushing.[70,71] Avaliação da atividade desse ACTH produzido pelos tumores por meio de ensaios sensíveis de radiorreceptor não identificou atividade de esteroidogenese.[72] Entretanto, essa glicoproteína de alto peso molecular (26.000 MW) denominada POMC medida por RIA pode ser convertida em ACTH biologicamente ativo após tratamento do soro com tripsina que é produzida em pequena quantidade pelos tecidos normais e em grande quantidade pelos carcinomas.[72] Entretanto, só alguns tumores têm um sistema enzimático (pro-proteínas convertases [PC] 1 e 2) capaz de converter a POMC em ACTH biologicamente ativo e produzir a síndrome de Cushing.[72,73]

Estudos da biossíntese do ACTH identificaram a POMC como molécula precursora de ACTH, da betalipotrofina e de outros peptídeos de ação ainda não conhecida. A betalipotrofina dá origem à lipotrofina e à betaendorfina. Praticamente todos os casos de SEA também apresentam secreção de betalipotrofina e, ocasionalmente, produzem também hormônio alfamelanotrópico (α-MSH) e o peptídeo do lobo intermediário semelhante à corticotrofina (CLIP)[74,75] (Figura 78.1).

Os mecanismos moleculares envolvidos na expressão ectópica da POMC não estão bem estabelecidos. Uma possibilidade seria a origem do tumor a partir de uma célula multipotencial com capacidade de produção de ACTH.[62] Entretanto, essa hipótese não justifica a imunoexpressão de POMC observada, por exemplo, na grande maioria dos SCLC, nem a ocorrência de síndrome de Cushing em apenas 1 a 5% desses casos,[76,77] sugerindo alteração no processamento pós-tradução. Outra possibilidade seria uma alteração na transcrição do gene da POMC. Na região promotora do gene da POMC, há uma ilha de CpG que se encontra metilada em tecidos normais que não expressam a POMC,[78,79] contrastando com a não metilação desse sítio em tecidos tumorais que expressam a POMC. A metilação da citosina é uma modificação epigenética do DNA de mamíferos que está associada à cromatina condensada e, portanto, à inibição gênica.[80] Desse modo, a não metilação do gene da POMC poderia contribuir para a expressão ectópica de ACTH em tecidos tumorais.

A SEA representa cerca de 5 a 10% dos casos de hipercortisolismo ACTH-dependente. [81-83]

Contrariamente à doença de Cushing que apresenta predominância de 75 a 80% para o sexo feminino, a SEA ocorre em geral com igual frequência em ambos os sexos, embora algumas etiologias sejam mais comuns no sexo masculino como os SCLC[84] e tumores carcinoides de timo.[85] A média de idade da apresentação clínica nas diferentes séries publicadas varia de 40 a 50 anos, mais elevada uma década em relação à média da idade na doença de Cushing, que é de 30 a 40 anos. A apresentação clínica pode ser

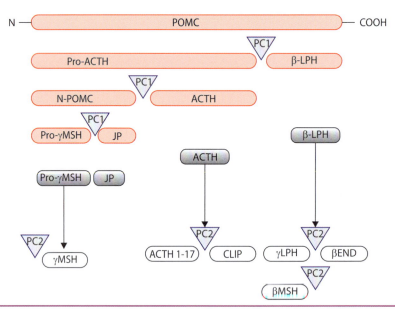

Figura 78.1 Processamento da pró-opiomelanocortina (POMC). O processamento da POMC na adeno-hipófise por meio da enzima pró-hormônio convertase 1 (PC1) produz o ACTH como principal produto biologicamente ativo (acima). No hipotálamo, pele e lobo intermediário da hipófise, os fragmentos derivados do processamento da POMC pela PC1 são substrato para o processamento pela PC2, produzindo o α-MSH como principal produto biologicamente ativo (não representado). LPH: lipotrofina; MSH: hormônio estimulante de melanócitos; JP: *joining peptide*; CLIP: peptídeo do lobo intermediário semelhante à corticotropina; END: endorfina. Fonte: adaptado de Stevens e White, 2010.

variável de acordo com a velocidade do curso da doença. Os pacientes com rápida evolução clínica, atribuída à característica maligna do processo neoplásico, apresentam-se clinicamente com miopatia proximal, discreta distribuição centrípeta da gordura corporal, perda de peso, hipertensão arterial, edema periférico, hipocalemia, hiperpigmentação e intolerância à glicose.[83] Outras manifestações paraneoplásicas, como anorexia, perda de peso e anemia são frequentes. Os pacientes cujo crescimento tumoral é mais lento (mais comum nos tumores carcinóides) apresentam as características clássicas da síndrome de Cushing como fácies em "lua cheia", pletora facial, obesidade central, diabete melito ou intolerância à glicose, pele atrófica, equimoses, estrias violáceas, alteração de humor, infecções oportunistas e hirsurtismo.[83,86]

A maioria dos tumores com produção ectópica de ACTH são de origem neuroendócrina. Didaticamente, a apresentação inicial da fonte produtora pode ser dividida em casos prontamente identificáveis (*overt*), casos em que a identificação é realizada na evolução (*covert*) e os casos com origem indeterminada mesmo após anos de seguimento (ocultos, > 6 meses de evolução).

Tradicionalmente, as etiologias mais comuns da SEA são os tumores carcinoides brônquicos/pulmonares e os SCLC, perfazendo juntos > 50% dos casos. Entretanto, em casuísticas mais recentes pode se observar menor frequência de SCLC e aumento do número de casos ocultos.[87-90] O tórax é a região que concentra a maior porcentagem de casos sendo atualmente > 80% representados por tumores brônquicos/pulmonares e tumores tímicos.[91] A região abdominal é o segundo local mais comum principalmente em razão dos tumores pancreáticos e feocromocitomas. Contudo, uma miscelânea de tumores de origem não neuroendócrina, como carcinoma pulmonar de células escamosas, carcinoma do colo, câncer de próstata entre outros também podem produzir ACTH e causar SEA.[87] (Tabela 78.1)

No período de 1975 a 2017 foram atendidos 657 pacientes portadores de síndrome de Cushing ACTH-dependente no Serviço de Endocrinologia e Metabologia doHC/FMUSP. Destes, 48 tiveram o diagnóstico de SEA, sendo que 25 casos foram previamente publicados.[92] A mediana de idade foi 40 anos (4-72), sendo 54% do sexo feminino (F/M: 1,2). A etiologia mais comum foi o tumor neuroendócrino pulmonar/brônquico (carcinoide) (n = 20, 42%), seguido do tumor neuroendócrino do pâncreas (n = 7, 15%) e do feocromocitoma (n = 5,

Tabela 78.1 Etiologias da secreção ectópica de ACTH

Etiologia	Porcentagem (%)
Carcinoma pulmonar de pequenas células	3,3-50%
Carcinoides brônquicos/pulmonares	5-40%
Tumores de ilhotas pancreáticas/carcinoides pâncreas	7,5-25%
Carcinoides tímicos	5-42%
Feocromocitoma	2,5-25%
Carcinoma medular de tireoide	2-8%
Outros tumores neuroendócrinos	< 5%
Miscelânea	< 5%
Ocultos	12-37,5%

Fonte: adaptado de Alexandraki, 2010.

10%). Tumores carcinoides de timo tiveram prevalência de 8% (n = 4). Outras etiologias foram: gastrinoma (n = 2), tumor de glômus de carótida (n = 1), hiperplasia de timo (n = 1), carcinoma medular de tireoide (n = 1) e recentemente um caso fatal muito sugestivo de SCLC. Seis casos (13%) permanecem sem etiologia definida, sendo considerados ocultos (Tabela 78.2). Desta forma, a região torácica foi o local com maior frequência etiológica da SEA (54%). O quadro clínico foi variável em frequência e intensidade dos sintomas, sinais e comorbidades, mas todos apresentaram achados da síndrome de Cushing. A duração dos sintomas foi de 12 meses (3-132), menor do que comumente encontrada nos pacientes com DC. Os achados mais comuns foram a fraqueza muscular proximal (89%), hipertensão arterial (85%), hipocalemia (K <3,5 mEq/L, 67%) e DM (59%) (Tabela 78.3). O ganho de peso ocorreu

Tabela 78.2 Prevalência das etiologias da secreção ectópica de ACTH na casuística do Serviço de Endocrinologia e Metabologia do HCFMUSP (n = 48, 1975-2017)

Etiologia	n (%)
Tumor carcinoide brônquico/pulmonar	20 (42%)
Tumor neuroendócrino do pâncreas	7 (15%)
Feocromocitoma	5 (10%)
Tumor carcinoide do timo	4 (8%)
Ocultos	6 (13%)
Outros Gastrinoma Tumor de glômus de carótida Hiperplasia de timo Carcinoma medular de tireoide SCLC*	 2 (4%) 1 (2%) 1 (2%) 1 (2%) 1 (2%)

*SCLC: carcinoma pulmonar de pequenas células.

Tabela 78.3 Prevalência dos sintomas, sinais e comorbidades nos pacientes com secreção ectópica de ACTH na casuística do Serviço de Endocrinologia e Metabologia do HCFMUSP (n = 48, 1976-2017)

Sintomas, sinais e comorbidades	Porcentagem (%)
Fraqueza muscular proximal	90%
Hipertensão arterial	85%
Hipocalemia (K < 3,5 mEq/L)	67%
Diabete melito	59%
Face em lua cheia	46%
Ganho de peso	44%
Alterações menstruais/amenorreia	40%
Hirsutismo	40%
Hiperpigmentação cutânea	39%
Fossas supraclaviculares preenchidas	35%
Giba dorsal	35%
Obesidade centrípeta	35%
Pletora facial	33%
Edema	30%
Depressão/psicose	28%
Atrofia muscular	28%
Osteoporose/fratura	26%
Acne	24%
DLP/TG	24%
Estrias largas e violáceas	22%
Equimoses	20%
Atrofia cutânia	18%
Nefrolitíase	13%
Glicemia jejum alterada/ Intolerância à glicose	13%
Hiperprolactinemia	11%
Cefaleia	11%
Acantose nigricante	9%
Alopécia	9%
Diminuição da libido/disfunção erétil	9%
Poliúria	9%

em 43% dos pacientes, determinando um índice de massa corporal (IMC) de 26,7±6,6 kg/m². Notou-se que apenas um paciente teve IMC >35 kg/m² (obesidade grau II ou III).

Os métodos laboratoriais e de imagem utilizados para o diagnóstico da síndrome de Cushing ACTH-dependente e para o diagnóstico diferencial entre DC e SEA estão dispostos na Tabela 78.4. O seguimento mediano dos pacientes foi de 53 meses (1-336).

DIAGNÓSTICO DIFERENCIAL DA SÍNDROME DE CUSHING ACTH-DEPENDENTE

Após a confirmação laboratorial da Síndrome de Cushing endógena, a próxima etapa é a determinação da ACTH-dependência da síndrome: ACTH >20 pg/mL: ACTH-dependente (DC vs. SEA); ACTH <10 pg/mL: ACTH-independente (adenoma, carcinoma ou hiperplasias de adrenal). Devido à variação na secreção do ACTH, é recomendado pelo menos duas amostras para confirmar a condição.[93,94]

A SEA representa 7 a 14% dos casos de Síndrome de Cushing ACTH-dependente,[92,95,96] entretanto, dentre todas as etiologias da SEA, os tumores carcinoides produtores de ACTH são por vezes tão diferenciados que podem mimetizar todos os aspectos clínicos e laboratoriais da DC, inclusive, podendo ter alterações hipofisárias suspeitas (incidentalomas de hipófise).

Devido a alta probabilidade pré-teste do diagnóstico da DC nos casos de hipercortisolismo ACTH-dependente, 90% nas mulheres e 70% nos homens, os métodos diagnósticos precisam ter idealmente elevada acurária (>80-90%).

Muitos métodos são utilizados para este propósito, mas uma tríade de exames são os mais importantes num primeiro momento: ressonância magnética (RM) da hipófise, teste do CRH e o teste da supressão do cortisol sérico, após dose alta de dexametasona. Se esses três métodos não forem conclusivos ou concordantes, o teste padrão-ouro no diagnóstico diferencial da síndrome de Cushing ACTH-dependente continua sendo o cateterismo bilateral e simultâneo de seios petrosos inferiores.[94,97]

RM DA HIPÓFISE

A DC é causada majoritariamente (~80 a 90%) por tumores hipofisários com diâmetro menor que 10 mm (microadenomas).[98] Adicionando-se a limitação do método de imagem (exemplo: tumores isocaptantes de contraste), artefatos encontrados (exemplo: hiposinal do parênquima hipofisário adjacente à inserção de septo ósseo do seio esfenoidal no assalho da sela túrcica) entre outros, a sensibili-

Tabela 78.4 Dados laboratoriais e de imagem no diagnóstico dos pacientes com secreção ectópica de ACTH da casuística do Serviço de Endocrinologia e Metabologia do HCFMUSP (n = 48, 1975-2017)

Método	Referência	Média ± DP
Cortisol sérico (Fs)	5-25 μcg/dL	43,3 ± 25,2
Cortisol após 1 mg dexametasona	< 1,8 μcg/dL	33,2 ± 16,3
Cortisol sérico noturno (2.400 horas)	< 7,5 μcg/dL	32,6 ± 16,3
Cortisol salivar noturno (2.400 horas)	< 120 ng/dL	2800,5 ± 3958,6
Cortisol urinário 24 h (média)	50-310 μcg/24 h	2337,5 ± 2163,8
ACTH plasmático	< 60 pg/mL	246,3 ± 296,7 > 60 pg/mL: 76%
K	3,5-5,5 mEq/L	3,0 ± 0,8 < 3,5 mEq/L: 69,6%
Supressão Fs após 8 mg dexametasona *overnight*	%	41,9 ± 29,6 > 50%: 31,0% (9/29) > 80%: 16,7% (2/12)
Teste da desmopressina (10 μcg IV)	Fs > 20% ACTH > 35%	39,3% (11/28)
Teste do CRH (100 μg IV) *	Fs > 20% ACTH > 35%	17% (1/6)
Marcadores tumorais **	Normal/Negativo	Gastrina: 37%, CEA: 19%, Calcitonina: 9%, CA19-9: 9%, CA125: 7%, outros: < 6%
RM sela túrcica (hipófise)	Normal/Negativo	Microadenomas: 25% (8/32,3-8 mm)
Tomografia computadorizada	Normal/Negativo	76% (31/41)
Cintilografia de receptores de somatostatina (OctreoScan®)	Normal/Negativo	40% (8/20) 1 Falso positivo
PET-FDG	Normal/Negativo	22,2% (2/9)
PET-CT-GA[68]	Normal/Negativo	85,7% (6/7)
Cateterismo bilateral e simultâneo de seios petrosos inferiores ***	Gradiente ACTH ≥ 2 (0') ou ≥ 3 (pós-estímulo)	0 (0/19)

*CRH ovino; com CRH humano: Fs > 14% e ACTH > 105%; **Comumente mensurados: calcitonina, gastrina, CEA, AFP (alfafetoproteína), β-hCG, cromogranina, CA19-9, CA125; ***Desmopressina IV (maioria) ou GHRP-6 (n = 2).

dade da RM de hipófise convencional (*spin echo*) é de 50 a 60%[99], mesmo utilizando a série dinâmica. Por outro lado, naqueles casos mostrando processo expansivo hipofisário ≥10 mm (macroadenomas), o diagnóstico da DC é virtualmente confirmado, até porque este subgrupo de pacientes pode apresentar menor resposta ao teste do CRH[100] e menor supressão no teste de dose alta de dexametasona.[98,100-102] Atualmente, na literatura é considerado o tamanho (diâmetro máximo) ≥6 mm como sugestivo do diagnóstico[93,97] especialmente naqueles com resposta ao teste do CRH e supressão do cortisol no teste com dose alta de dexametasona.

TESTE DO CRH

É o melhor teste dinâmico não invasivo para diferenciar a DC da SEA. Identificado na década de 80,[103] tem sido extensamente estudado nesse contexto. A maioria dos casos de DC responde significativamente ao CRH (86 a 93%),[81] enquanto que na SEA ocorre resposta em 5,5 a 8,2%.[95,104] O teste é realizado com CRH ovino ou CRH humano, em que o primeiro peptídeo é mais estudado, com estímulo mais potente e prolongado. Mais comumente, é definido como resposta um incremento em relação ao basal (pico *vs.* basal) de > 20% de cortisol e >35%

de ACTH com CRH ovino,[48] e >14% de cortisol e >105% de ACTH com CRH humano.[106,107] É realizado com a infusão de 1 µg/kg ou 100 µg de CRH ovino ou humano IV, sem supressão de dexametasona prévia. O racional para este teste é a "superexpressão" do receptor do CRH do subtipo 1 (CRHR1) no tumor corticotrófico em relação à hipófise normal[108]e em relação a tumores causadores de SEA.[73]

TESTE DA SUPRESSÃO DO CORTISOL SÉRICO APÓS DOSE ALTA DE DEXAMETASONA

Da tríade inicial, é o método mais disponível e de menor custo. No entanto, é o método mais questionado na literatura devido a sua limitada acurácia para diferenciar a DC da SEA.[93,107,109] O racional deste método é a capacidade de *feedback* negativo de doses mais elevadas de corticoides nos pacientes com tumores corticotróficos, diminuindo a secreção de ACTH e cortisol. Contudo, 25 a 30% dos pacientes com SEA[92,110] podem apresentar o mesmo resultado. Atualmente, é realizado com a dosagem de cortisol sérico entre 800h e 900h antes e após ingestão de 8 mg dexametasona *overnight* ou supressão clássica com 2 mg 6/6h por dois dias, sendo considerado positivo (sugestivo de DC) com redução >50% em relação ao valor basal. Importante revisão mostrou sensibilidade de 65 a 100% e especificidade de 60 a 100%[81] e em geral admite-se melhor acurácia do método clássico em relação ao *overnight*.[24] Entretanto, tem-se proposto um critério mais rigoroso de >80% para a supressão do cortisol ser sugestiva de DC.[110,111] Desta forma, aumenta-se a especificidade do método, mas com acurácia em torno de 60%.

POTÁSSIO

A hipocalemia ocorre em cerca de 70% dos casos de SEA em comparação com a DC, onde ocorre em torno de 10%, sendo também mais intensa naquela condição. O mecanismo aventado é um efeito mineralocorticoide do cortisol (em excesso), após ligação a este receptor, condição fisiologicamente protegida pela atividade da enzima 11β-hidroxiesteróide dehidrogenase tipo 2 renal que inativa o cortisol (saturação da enzima no hipercortisolismo).

ACTH

Concentrações muito elevadas de ACTH plasmático (>400 a 500 pg/mL) são sugestivas de SEA. Valores normais ou pouco elevados de ACTH po-

dem estar presentes em ambas as situações (superposição).

Ressalta-se que, atualmente, a mensuração do ACTH é realizada por métodos imunométricos, imunofluorométricos e imunoquimioluminométricos em detrimento ao antigo RIA. Porém, esses ensaios recentes, apesar de mais estáveis e sensíveis, podem gerar resultados falsos-negativos devido a utilização de anticorpos monoclonais que reconhecem apenas o ACTH intacto (ACTH 1-39), falhando na detecção de ACTH truncado que pode ocorrer na SEA.

MARCADORES TUMORAIS

A mensuração sanguínea de marcadores tumorais é tradicionalmente realizada na investigação dos pacientes portadores da síndrome de Cushing ACTH-dependente, visto que comumente ocorre secreção desses marcadores em pacientes com SEA, o que seria muito sugestivo para o diagnóstico e útil no seguimento. Classicamente são dosados: calcitonina, gastrina, βhCG, alfa-fetoproteína, CEA, CA 19-9 e 5-HIAA.[81,112] Mais recentemente, também tem sido mensurados a cromogranina, marcador sensível, mas pouco específico e um estudo utilizou o AgRP (agouti-related protein).[113]

PRÓ-OPIOMELANOCORTINA E PRECURSORES DE ACTH

Dosagem da pró-opiomelanocortina (POMC) e/ou precursores do ACTH[113] são comumente presentes nos pacientes com SEA. Entretanto, esses métodos não são disponíveis comercialmente dificultando o seu uso rotineiro.

TESTE DA DESMOPRESSINA

Tem sido utilizado no diagnóstico diferencial da síndrome de Cushing ACTH-dependente desde 1993.[114] Subsequentemente, vários estudos mostraram respostas positivas na maioria dos pacientes com DC (~80%),[81] mas também em pacientes com SEA, variando de 27 a 38%.[81,92] O mecanismo é a ação da desmopressina nos receptores da vasopressina AVPR1B (V3 ou V1b)[115,116] e AVPR2 (V2)[115,117] "superexpressos" nos tumores corticotróficos em relação a hipófise normal e também em tumores que produzem a SEA.[73,116] O teste é realizado do mesmo modo que no diagnóstico entre Síndrome de Cushing e pseudo-Cushing (10 µg IV) e o critério utilizado é o mesmo do CRH ovino: incremento em relação ao basal (pico *vs.* basal) de >20% de cortisol e >35% de ACTH.[105] Deste modo, devido a frequente resposta nos pacientes com SEA, o teste da desmopressina tem baixa acurácia no diagnóstico diferencial entre DC e SEA e não deve ser realizado de forma rotineira, devendo ser reservado para o diagnóstico entre a Síndrome de Cushing e pseudo-Cushing ou durante o cateterismo de seios petrosos inferiores.

CATETERISMO BILATERAL E SIMULTÂNEO DE SEIOS PETROSOS INFERIORES

Continua sendo o método padrão-ouro com acurácia em torno de 90 a 94%.[118,119] Está indicado naqueles casos em que a tríade de exames iniciais não forem conclusivos ou concordantes.[94,97] (Figura 78.2)

Podem ocorrer falsos negativos (5 a 10%) devido a dificuldades técnicas, variações anatômicas (exemplo: seios plexiformes), secretagogo inapropriado (não responsivo) ou uso de drogas moduladoras da secreção de ACTH, tendo um estudo encontrado falsos negativos somente nos casos com pico de ACTH < 400 pg/mL.[120] Felizmente, falsos positivos são raros e podem ocorrer em casos de

SEA em eucortisolismo (nadir de secreção na Síndrome de Cushing cíclica ou em uso de medicamentos para Cushing) ou na rara Secreção Ectópica de CRH.[121] Assim, deve ser realizado na vigência de supressão do CRH/ACTH endógeno, ou seja, em hipercortisolismo. Para isso, é necessário coleta de cortisol urinário e/ou salivar noturno na véspera do exame ou em dias muito próximos para validar o procedimento. Por se tratar de um procedimento invasivo, não isento de risco e melhor realizado com profissionais experientes no método, deve ser realizado em centros de referência. Normalmente, infunde-se 5000 UI de heparina IV, após o início das punções.[122] Felizmente a taxa de complicações sérias é muito baixa ou ausente em várias casuísticas. As complicações mais comuns são hematomas no local de venopunção em 3 a 4%.[123]

É realizado sob estímulo do CRH ovino,[120,124] humano ou com a desmopressina,[119] nas mesmas doses que nos testes dinâmicos. Gradiente centro-periferia positivo de ACTH (gradiente central) sugestivo de DC é definido com ≥ 2X no tempo basal (0) e/ou ≥ 3X no pico, normalmente, em tempos precoces (3 a 5 minutos; são colhidas amostras nos tempos 0, 3, 5 e 10 minutos). A lateralização é definida com gradiente interseios petrosos ≥ 1,4X.[124] Em geral, a

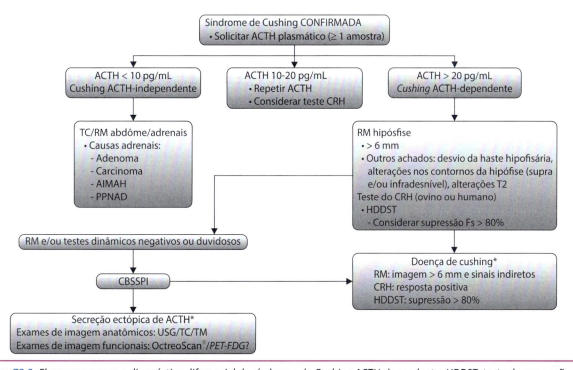

Figura 78.2 Fluxograma para o diagnóstico diferencial da síndrome de Cushing ACTH-dependente. HDDST: teste de supressão do cortisol com dose alta de dexametasona; CBSSPI: cateterismo bilateral e simultâneo de seios petrosos inferiores; AIMAH: hiperplasia adrenal macronodular ACTH-independente; PPNAD: doença adrenal nodular primária pigmentosa. *Mesmo antes da definição de doença central ou SEA, comumente são solicitados exames de imagens anatômicos da região cervical/tórax/abdôme/pelve e marcadores tumorais para auxiliar no diagnóstico da fonte produtora de ACTH.

lateralização é confirmada cirurgicamente em torno de 60 a 80% dos casos.[81]

Além disso, ressalta-se que, devido a alta probabilidade pré-teste do diagnóstico da DC, mesmo naqueles casos com ausência de gradiente central de ACTH, é importante verificar se não se trata de um resultado falso-negativo. Vários aspectos têm que ser observados durante o procedimento para garantir que tenha ocorrido uma coleta fidedigna e confiável: sucesso na cateterização, verificado através da visualização do seios intercavernosos e seio petroso contralateral após infusão de constraste; verificação de anomalias ou assimetrias de drenagem dos seios petrosos,[97,121] processamento inadequado das amostras (tubos de coleta de plástico com EDTA mantidos refrigerados antes e colocados em banho de gelo logo após coleta).

Por último, estudos recentes verificaram a utilidade da dosagem da prolactina no cateterismo com o objetivo principal de corrigir possíveis gradientes falsos-negativos.[97,125] Procedimentos alternativos como a cateterização e coleta em seios cavernosos[126] ou em bulbo jugular[127,128] foram estudados sem mostrar vantagem em relação a coleta em seios petrosos inferiores.

MÉTODOS DE IMAGEM PARA A PESQUISA DA FONTE PRODUTORA DE ACTH

Naqueles pacientes com ausência de gradiente central de ACTH no cateterismo de seios petrosos inferiores está indicada a realização de exames de imagem para procurar a fonte produtora de ACTH. Os métodos de imagem mais comuns são os anatômicos: ultrassonografia (USG), CT e RM. Devem ser solicitados para a região torácica (CT ou RM) que é o local com maior frequência etiológica, mas também para abdômen/pelve (CT ou RM) e região cervical (USG, CT ou RM).

Em contrapartida, muitos tumores causadores da SEA são facilmente identificados por métodos de imagem anatômicos devido ao seu volume tumoral. Sabe-se por exemplo, que os tumores SCLC e de pâncreas são comumente volumosos (2,5 a 6 cm), podendo ser visualizados até mesmo por radiografia de tórax (SCLC). Carcinoides tímicos têm em média >2 cm e são também detectados por CT e RM de tórax. O grande desafio para os métodos de imagem são os carcinoides brônquicos que, por serem tumores pequenos (1 cm em média), são de difícil visualização, sobretudo quando localizados em região hilar. Entretanto, com a melhoria dos métodos de imagem particularmente com a CT de tórax de cortes finos, grande parte desses tumores pode ser detectada. Portanto, apesar do grande aumento na sensibilidade do método, muitos nódulos pequenos (< 1 cm) costumam não ser valorizados como possível etiologia.

Menos disponível, mas complementar aos exames de imagem anatômicos,[129] a cintilografia de receptores de somatostatina com Índio (^{111}In-DTPA-octreotide, OctreoScan) é um método funcional importante embora não tenha sensibilidade superior aos primeiros,[91,130,131] principalmente devido ao pequeno tamanho dos tumores carcinoides brônquicos em geral.[87] Exame muito utilizado na oncologia, a tomografia por emissão de pósitron (PET) com FDG ([18]F 2-deoxi-D-glicose, PET-FDG) também pode ser utilizado neste contexto,[91,132-134] mas não mostra vantagem em relação aos exames anatômicos, provavelmente devido a baixa atividade metabólica dos tumores carcinoides. Novas modalidades de PET com radionuclídeos como ^{18}F-DOPA-PET, Gálio (^{68}Ga),[135,136] Lutécio ([111]Lu), Ítrio (^{90}Y) e Cobre (^{64}Cu) vem aumentando a sensibilidade destes métodos de imagem, em especial com o Ga[68].

DIAGNÓSTICO DA SEA

O diagnóstico da SEA pode ser realizado por meio da identificação da fonte produtora de ACTH através de documentação cirúrgica da lesão com imunohistoquímica positiva para ACTH, e/ou remissão clínica e laboratorial da Síndrome de Cushing após exérese de lesão suspeita e/ou ausência de gradiente centro-periferia de ACTH no cateterismo de seios petrosos inferiores (excluindo causas de falsos negativos). Assim, a fonte produtora pode permanecer oculta (8 a 27%),[89,91,92,95,104] sendo diagnosticada somente pela ausência de gradiente central no cateterismo. As causas mais frequentes são intratorácicas (83%),[91] em que os tumores carcinoides brônquicos/pulmonares atualmente são as etiologias mais comuns.[89,92,95,104] Desta forma, apesar da investigação sugerida inicialmente neste texto (tríade), é comum a realização de imagem tóracica e abdominal/pélvica (CT ou RM) concomitante, pois uma lesão francamente suspeita pode até dispensar a realização do cateterismo de seios petrosos num paciente sem imagem hipofisária visível na RM.

A Figura 78.2 mostra um fluxograma sugerido para o diagnóstico diferencial da síndrome de Cushing ACTH-dependente.

TRATAMENTO DA SEA

Os objetivos do tratamento de um paciente com SEA são semelhantes aos dos pacientes com DC. Entretanto, diferente dos tumores corticotróficos habitualmente benignos existe a necessidade de tratamento e acompanhamento do ponto de vista oncológico nos casos malignos, podendo envolver estratégias como a quimioterapia, maior frequência de radioterapia, terapia com radionuclídeos, embolização tumoral, interferon, entre outras.

O tratamento cirúrgico é a principal opção nos casos com fonte identificável e ressecável, podendo ser realizada com ou sem tratamento medicamentoso prévio. Ressalta-se que o paciente com hipercortisolismo severo deve receber ativa investigação, profilaxia e tratamento de morbidades como, tromboembolismo venoso (devido ao hipercortisolismo e malignidade), infecções oportunísticas eparasitoses, além do manejo das morbidades mais frequentes como a hipertensão arterial, hipocalemia e Diabete melito.

A revisão da literatura demonstra que certos tumores secretores de ACTH, como os carcinoides brônquicos de crescimento lento e os feocromocitomas benignos, podem ser ressecados cirurgicamente com boas perspectivas de cura.[82,137] Alguns tumores malignos, especialmente o carcinóide brônquico e o carcinoma medular de tiróide, mesmo apresentando invasão linfonodal na ocasião da cirurgia primária, podem ser extirpados radicalmente com bom prognóstico. Já que 50 a 70% dos carcinomas medulares de tiroide apresentam metástases regionais para linfonodos cervicais à época da cirurgia primária. É muito importante o esvaziamento ganglionar radical para se obter a melhor chance de um período prolongado livre de doença.[138] Nos pacientes com carcinoide brônquico com invasão ganglionar, e também nos carcinoides tímicos com invasão dos tecidos adjacentes, está indicada a radioterapia pós-operatória para prevenir disseminação metastática. Os carcinoides tímicos apresentam pior prognóstico que os outros carcinoides produtores de ACTH.[139] De fato, quando existe invasão extracapsular das estruturas mediastínicas na exploração inicial, o prognóstico é reservado mesmo após quimio e radioterapia.

Os pacientes portadores de SCLC possuem menor sobrevida, em geral sendo pior com concomitante SEA e síndrome de Cushing. Habitualmente, o quadro se apresenta avançado inicialmente, sem possibilidade de tratamento cirúrgico. Sendo assim, está indicado o tratamento medicamentoso com inibidores da esteroidogenese adrenal e/ou análogos da somatostatina seguido de quimioterapia com 5-fluorouracil, estreptozotocina, cisplatina, etoposide e/o adriamicina, porém os resultados são pouco satisfatórios.[82,87]

Tratamento medicamentoso

Os medicamentos são classicamente divididos em três classes: medicamentos com ação diretamente no tumor, inibidores da esteroidogênese adrenal e antagonista do receptor do cortisol. As duas primeiras classes são compostas por alguns medicamentos, refletindo a dificuldade do controle do cortisol.

Medicamentos com ação direta no tumor

Análogos da somatostatina

O efeito inibitório da secreção tumoral de ACTH pelos análogos da somatostina octreotide e lanreotide depende da presença dos receptores da somatostatina, especialmente do subtipo 2 (SSTR2).

Vários estudos têm demonstrado benefício clínico e laboratorial com o uso de octreotide em pacientes com síndrome de Cushing por SEA.[88,140-44] De Heder e Lamberts[142] fizeram uma revisão extensa de trinta estudos envolvendo 45 casos de SEA tratados com octreotide.[145] Após um teste agudo com octreotide, ou após tratamento em curto e longo prazo, foi observada uma redução dos níveis de ACTH na maioria dos pacientes. Em alguns pacientes pode ocorrer insensibilidade do tumor neuroendócrino ao octreotide,[146] provavelmente decorrente da expansão clonal de células tumorais que não expressam receptores de somatostatina. Raramente, foi observado um aumento paradoxal de ACTH, após a administração de octreotide.[147,148]

Na casuística do HCFMUSP, doze pacientes foram submetidos ao tratamento crônico com octreotide SC (maioria) ou LAR, a maioria com boa resposta hormonal (UFC), como um caso com insuficiência adrenal com uma semana de uso de octreotide SC 200 µg/dia e um caso de SEA oculta controlada usando LAR 30 mg por 10 anos. A maioria destes casos foi submetido a um teste agudo de octreotide SC, tendo apresentado redução significativa de ACTH (> 50%), predizendo portanto uma resposta ao uso crônico. Mais casos são necessários para confirmar tal associação.

O pasireotide (SOM230), análogo da somatostatina com perfil de afinidade aos SSTRs, diferente do octreotide e lanreotide, é o primeiro medicamento aprovado na Europa e nos EUA desde 2012, especificamente para o tratamento dos pacientes com DC, mas foi muito pouco estudado no tratamento de tumores neuroendócrinos.[149,150]

Cabergolina

Devido a frequente expressão dos receptores dopaminérgicos do subtipo 2 (DRD2) na superfície das células tumorais dos adenomas hipofisários de diversos tipos, os agonistas dopaminérgicos, principalmente a cabergolina, tem sido utilizada amplamente no tratamento medicamentoso dos prolactinomas (primeira opção), acromegalia (adjuvante), adenomas clinicamente não-funcionantes e na DC (controle em torno de 30-40% em 2-5 anos).

Na SEA existem muito poucos casos descritos. Em 2005, foi reportado um caso de SEA que respondeu à associação do lanreotide com a cabergolina numa dose de 7 mg/semana.[151]

Mais recentemente, um estudo deonstrou expressão do receptor DRD2 em 5/6 casos de SEA, utilizando imunohistoquímica. Nessa casuística, 2/3 pacientes responderam in vivo à cabergolina na dose de 3,5 mg/semana, tendo um deles apresentado "escape" 4 meses depois e outro permaneceu em controle no período de seis meses de uso.[152] Um relato de tumor carcinoide pulmonar mostrou controle da secreção de ACTH (adrenalectomia prévia) a longo prazo (8 anos), utilizando a dose de 3,5 mg/semana[153] e descrição recente mostrou caso de SEA oculta tratado com cabergolina (3,5 mg/semana) evoluindo com insuficiência adrenal e posterior uso de bromocriptina por 12 meses com controle hormonal.[154] No nosso Serviço acompanhamos um paciente com SEA oculta controlado em uso de cabergolina há 9 anos.

Inibidores da esteroidogênese adrenal

Cetoconazol

Continua sendo um dos medicamentos mais utilizados na síndrome de Cushing, embora também off label. É um antifúngico imidazólico que inibe a esteroidogênese adrenal de modo reversível por meio de ação em várias enzimas (colesterol desmolase, 17αOH e 11β-hidroxilase). Inibe, também, a produção de andrógenos, podendo causar hipogonadismo (ginecomastia, diminuição da libido e disfunção erétil) nos homens (desvantagem), mas melhora do hiperandrogenismo nas mulheres (vantagem).

Normalmente, o tratamento é iniciado com 400 mg ao dia, longe das refeições, devido a necessidade de pH ácido para absorção (diminui disponibilidade com uso de inibidores de bomba de próton) e aumentado mensalmente com o objetivo de normalizar o UFC, até a dose de 1200 mg/dia, embora infrequente chegar até a dose máxima. Efeitos colaterais leves são relativamente comuns como cefaleia, náuseas, rash, mas, principalmente, elevações das transaminases hepáticas em até 3× o limite superior que são normalmente assintomáticas e reversíveis com a interrupção ou redução da dose. Assim, é conveniente checar as transaminases hepáticas no primeiro mês de tratamento e susbsequentemente. Entretanto, há descrições de insuficiência hepática grave que são idiossincrásicas, mas felizmente raras (1:15000). Deste modo, é um medicamento útil, de efeito relativamente rápido, bom para mulheres com hiperandrogenismo associado.

Metirapona

É um medicamento utilizado na avaliação da suficiência do eixo hipotálamo-hipófise-adrenal e para o tratamento da síndrome de Cushing. A diminuição do hipercortisolismo acontece por inibição da esteroidogênese adrenal, devido, principalmente, a inibição da enzima 11β-hidroxilase que converte o 11-desoxicortisol (Composto S) em cortisol.[155] O tratamento normalmente é iniciado com 250 a 500 mg 3 a 4× ao dia, dose máxima de 4 a 6 g/dia, tendo ação rápida em horas a dias. Causa desvio da produção de outros esteroides, aumenta andrógenos, causando comumente hirsutismo e acne e pode determinar efeitos mineralocorticoides, como hipertensão e hipocalemia.

Etomidato

Droga anestésica endovenosa, derivado imidazólico carboxilado, tem ação redutora de cortisol por inibir basicamente a enzima 11β-hidroxilase.[156,157] A principal vantagem do uso deste produto é o início muito rápido de ação, normalizando o cortisol sérico em horas. Assim, é reservado para casos graves de síndrome de Cushing, comumente pacientes com SEA. É realizado em pacientes internados especialmente em ambiente de terapia intensiva/semi-intensiva, devido a gravidade do caso e necessidade de monitorização, embora a dose usualmente não seja sedativa. A avaliação do tratamento é feita principalmente com a mensuração do cortisol sérico[157] com atenção para evitar a insuficiência adrenal, podendo ser utilizada a estratégia block and replace com hidrocortisona IV. Utiliza-se infusão endovenosa contínua, podendo ter bolus inicial seguido da dose de 0,03 a 0,3 mg/kg/hora. Importante estudo de revisão compilou 18 estudos, sendo a maioria relatos de caso contendo um total de 12 pacientes com SEA, mostrou normalização do cortisol em virtualmente todos os casos numa duração de uso de 5 horas a 56 dias (média em torno de 7 dias).[157]

Mitotane

Também conhecido como o,p'-DDD (dicloro-difenil-dicloro-etano), é um agente quimioterápico oral utilizado para o tratamento dos pacientes com carcinoma adrenal. É considerado um medicamento adrenolítico, visto que metabólico do mitotane tem ação tóxica mitocondrial, causando necrose celular. Além disso, inibe a produção adrenal de cortisol por ação em enzimas da esteroidogênese (11β-hidroxilase e colesterol desmolase).[158] É um medicamento lipofílico, com início de ação bem mais lento que os outros inibidores, tendo meia vida muito longa, devido a depósito em tecido gorduroso (18 a 159 dias). A dose preconizada para o tratamento do câncer adrenal é elevada em torno de 8 a 12 g/dia, sendo a dose efetiva verificada por meio da mitotanemia >14 a 20 μg/mL, não tendo valores para os casos de tumores corticotróficos e SEA que habitualmente utilizam doses menores do medicamento. Na maior casuística de casos de SEA, que utilizaram o mitotane (n = 23) por quase dois anos em média na dose de 3,3 g/dia, verificaram controle do UFC em 21 de 23 pacientes.[159] Normalmente, é iniciado com 500 mg ao deitar, aumentando a dose a cada 1 a 4 semanas, conforme tolerância, até 2 a 3 g/dia em doses fracionadas às refeições. A monitorização do tratamento se dá pelo UFC. Um dos fatores limitantes do uso deste medicamento são os efeitos colaterais relativamente comuns: náuseas, vômitos e anorexia. Outros efeitos são rash, diarreia, ataxia, ginecomastia, artralgias, leucopenia, hepatotoxicidade e hipercolesterolemia. Além disso, pode causar insuficiência adrenal por vezes subestimada, pelo aumento da globulina transportadora de cortisol (CBG). Devido ao aumento na metabolização dos corticoides, podem ser necessárias doses maiores para a reposição na insuficiência adrenal. A droga também reduz a síntese de aldosterona, e pode ser necessária à reposição de mineralocorticoide concomitante à de glicocorticoide.

ASSOCIAÇÃO DE INIBIDORES DA ESTEROIDOGÊNESE ADRENAL

Um estudo verificou o efeito de tripla associação de mitotane, metirapona e cetoconazol como alternativa a adrenalectomia em 11 pacientes com síndrome de Cushing ACTH-dependente severa (UFC: 853 a 22605 μg/24h, referência 10-65), 4 deles com DC e 7 com SEA. Houve melhora clínica e laboratorial significativa e rápida (24 a 48 horas) em todos os casos com redução do UFC de 2737 para 50 μg/24h (18-298), com normalização em 64% dos pacientes. O tratamento foi iniciado com as três drogas simultaneamente: metirapona 2250 mg/dia, cetoconazol 800 mg/dia e mitotane 3000 mg/dia, sendo ajustadas de acordo com a severidade clínica, UFC e tolerabilidade.[160]

Antagonista do receptor do cortisol

Mifepristone

Também conhecida como RU-486, é uma droga antiprogestágena que em altas doses produz antagonismo competitivo do receptor de cortisol com ação rápida, resultando em aumento rebote das concentrações plasmáticas de ACTH e cortisol.[161] Desta forma, a monitorização do efeito do medicamento na síndrome de Cushing deve ser realizada por meio de parâmetros clínicos (PA, peso, entre outros) e laboratorias (glicemia, resistência a insulina), não devendo ser utilizados os níveis de ACTH e cortisol. Foi aprovada em 2012 nos EUA para o controle da hiperglicemia (Diabete melito ou intolerância a glicose) em pacientes com síndrome de Cushing endógena. No estudo original responsável pela aprovação do medicamento foram incluídos 50 pacientes, 4 com SEA. Os principais efeitos colaterais foram náuseas, fadiga, cefaleia, hipocalemia (efeito do cortisol no receptor mineralocorticoide) e artralgias, sendo na maioria leves ou moderados.[162]

Perspectivas

O sorafenibe, inibidor de receptor tirosina cinase utilizado na oncologia como no carcinoma medular da tireoide refratário, foi utilizado em um caso de SEA, devido a este tumor de tireoide, mostrando controle do cortisol.[163] O mesmo efeito foi descrito em outros 3 casos semelhantes com outros medicamentos: sunitibe (n = 1)[164] e vandetanibe (n = 3).[156-167]

Adrenalectomia bilateral

A adrenalectomia bilateral é considerada como o tratamento 100% efetivo para a resolução do hipercortisolismo.[168,169] A grande vantagem deste método é a pronta normalização das concentrações de cortisol. Atualmente, com a realização da cirurgia por via laparoscópica, diminuiu a taxa de complicações pós-operatórias propiciando um menor tempo de internação.[169]

É geralmente indicada em casos severos ou ocultos, em que a rápida resolução é desejada.[170] Entretanto, os tumores produtores de ACTH ectópico podem exibir grande sensibilidade aos análogos da somatostatina, devido a expressão do receptor da somatostatina do subtipo 2 (SSTR2), pouco expresso funcionalmente nos tumores corticotróficos, podendo ser uma opção mesmo em casos severos no período pré-operatório ou nos ocultos a longo prazo.

Em diversas séries estudadas, a adrenalectomia bilateral foi realizada em torno de 40 a 60% dos casos.[82,170] Na SEA oculta este procedimento foi utilizado em 62% dos pacientes. É provável que com as novas técnicas de imagem disponíveis atualmente, possa-se melhorar a identificação tumoral reduzindo a necessidade do procedimento adrenal.

As desvantagens do procedimento são a insuficiência adrenal permanente com consequente necessidade de reposição glico- e mineralocorticoide e risco de crise aguda em situações de estresse. Alguns casos podem apresentar recidiva do hipercortisolismo, devido a aumento vicariante de tecido adrenal ectópico ou devido a restos adrenais, após cirurgias incompletas.[171]

CONDUTA NA SEA OCULTA

O tratamento dos pacientes com SEA oculta é comumente realizado por meio da adrenalectomia bilateral, visto a frequente severidade dos casos e impossibilidade da exérese da fonte primária. Entretanto, o tratamento farmacológico pode ser utilizado antes da adrenalectomia ou primariamente de modo isolado devido ao potencial de grande resposta a medicamentos como os análogos de somatostatina, diferentemente do que ocorre na DC.

Na casuística do HCFMUSP, oito pacientes foram classificados inicialmente como tendo SEA oculta. Em três casos, a fonte produtora de ACTH foi detectada na evolução após 2, 5 e 10 anos. Cinco casos foram submetidos a adrenalectomia bilateral após tratamento medicamentoso prévio, sendo quatro deles também submetidos a cirurgia hipofisária inicialmente. Um caso está em uso de cabergolina VO 1,5 mg/dia com boa evolução por 108 meses e outro caso permanece em uso de octreotide LAR 30 mg/30-45 dias com bom controle por 120 meses.

Em relação ao seguimento dos pacientes com SEA oculta, após terem sido adequadamente tratados do hipercortisolismo, devem ser submetidos pelo menos uma vez ao ano a novos exames de imagem anatômicos (USG/RM ou CT) da região cervical, torácica/pélvica e especialmente da região torácica, visto que a fonte produtora pode aparecer muitos anos após o início, sendo os carcinoides brônquicos as causas mais comuns.[172]

REFERÊNCIAS BIBLIOGRÁFICAS

1. Brown W. A case of pluriglandular syndrome: diabetes of bearded woman. Lancet. 1928; 2:1022.

2. Liddle GW, Nicholson WE, Island DP, Orth DN, Abe K, Lowder SC. Clinical and laboratory studies of ectopic humoral syndromes. Recent Prog Horm Res. 1969; 25:283-314.

3. Cutz E, Chan W, Track NS. Bombesin, calcitonin and leu-enkephalin immunoreactivity in endocrine cells of human lung. Experientia. 1981; 37:765-7.

4. Gould VE, Lee I, Warren WH. Immunohistochemical evaluation of neuroendocrine cells and neoplasms of the lung. Pathol Res Pract. 1988; 183:200-13.

5. Lipsett MB, Odell WD, Rosenberg LE, Waldmann TA. Humoral syndromes associated with nonendocrine tumors. Ann Intern Med. 1964; 61:733-56.

6. Buckle RM, McMillan M, Mallinson C. Ectopic secretion of parathyroid hormone by a renal adenocarcinoma in a patient with hypercalcaemia. Br Med J. 1970; 4:724-6.

7. Bruining HA, Ong EG, Gershuny AR, Lamberts SW. Cushing's syndrome and pheochromocytoma caused by an adrenal tumor, also containing met-enkephalin and somatostatin: a case report. World J Surg. 1985; 9:639-42.

8. Belsky JL, Cuello B, Swanson LW, Simmons DM, Jarrett RM, Braza F. Cushing's syndrome due to ectopic production of corticotropin-releasing factor. J Clin Endocrinol Metab. 1985; 60:496-500.

9. Benjannet S, Rondeau N, Day R, Chretien M, Seidah NG. PC1 and PC2 are proprotein convertases capable of cleaving proopiomelanocortin at distinct pairs of basic residues. Proc Natl Acad Sci USA. 1991; 88:3564-8.

10. Borges M. Padronização do teste de estímulo com o CRH. Aplicação no diagnóstico da síndrome de Cushing. 1990.

11. Breslau NA, McGuire JL, Zerwekh JE, Frenkel EP, Pak CY. Hypercalcemia associated with increased serum calcitriol levels in three patients with lymphoma. Ann Intern Med 1984; 100:1-6.

12. Beaser RS, Guay AT, Lee AK, Silverman ML, Flint LD. An adrenocorticotropic hormone-producing pheochromocytoma: diagnostic and immunohistochemical studies. J Urol. 1986; 135:10-3.

13. Baylin SB, Mendelsohn G. Ectopic (inappropriate) hormone production by tumors: mechanisms involved and the biological and clinical implications. Endocr Rev. 1980; 1:45-77.

14. Carey RM, Varma SK, Drake CR Jr, Thorner MO, Kovacs K, Rivier J, et al. Ectopic secretion of corticotropin-

releasing factor as a cause of Cushing's syndrome. A clinical, morphologic, and biochemical study. N Engl J Med. 1984; 311:13-20.

15. Carpenter PC. Diagnostic evaluation of Cushing's syndrome. Endocrinol Metab Clin North Am. 1988; 17:445-72.

16. Ch'ng JL, Christofides ND, Kraenzlin ME, Keshavarzian A, Burrin JM, Woolf IL, et al. Growth hormone secretion dynamics in a patient with ectopic growth hormone-releasing factor production. Am J Med. 1985; 79:135-8.

17. Clevenger CV, Chang WP, Ngo W, Pasha TL, Montone KT, Tomaszewski JE. Expression of prolactin and prolactin receptor in human breast carcinoma. Evidence for an autocrine/paracrine loop. Am J Pathol. 1995; 146:695-705.

18. Crapo L. Cushing's syndrome: a review of diagnostic tests. Metabolism. 1979; 28:955-77.

19. Crosby SR, Stewart MF, Ratcliffe JG, White A. Direct measurement of the precursors of adrenocorticotropin in human plasma by two-site immunoradiometric assay. J Clin Endocrinol Metab. 1988; 67:1272-7.

20. Dabek J. Bronchial carcinoid tumour with acromegaly in two patients. J Clin Endocrinol Metab. 1974; 38:329.

21. Davies TF, Taliadouros G, Catt K, Nissula B. The chorionic gonadotropin stimulant of hyperthyroidism with choriocarcinoma. J Clin Endocrinol Metab. 1979; 49:353.

22. De Stephano DB LR, Schteingart DE. Case studies: Cushing's syndrome produced by a bronchial carcinoid tumor. Hum Pathol. 1994; 15:890-892.

23. DeBold CR, Nicholson WE, Orth DN. Immunoreactive proopiomelanocortin (POMC) peptides and POMC-like messenger ribonucleic acid are present in many rat nonpituitary tissues. Endocrinology. 1988; 122:2648-57.

24. Deshpande NJV, Carson P, Jensen V, et al. Some aspects of the measurement of cortisol production in patients with breast cancer. J Endocrinol. 1969; 45:571.

25. Doppman JL. ACTH – producing tumors. Endocrinologist. 1992; 2:41-46.

26. Doppman JL, Nieman L, Miller DL, Pass HI, Chang R, Cutler GB, et al. Ectopic adrenocorticotropic hormone syndrome: localization studies in 28 patients. Radiology. 1989; 172:115-24.

27. Economopoulos GC LJ, Lee MW, Silverman NA. Carcinoid tumors of the thymus. Ann Thorac Surg. 1990; 50:58.

28. Fusco FD, Rosen SW. Gonadotropin-producing anaplastic large-cell carcinomas of the lung. N Engl J Med. 1966; 275:507-15.

29. Gewirtz G, Yalow RS. Ectopic ACTH production in carcinoma of the lung. J Clin Invest. 1974; 53:1022-32.

30. Golde DW, Schambelan M, Weintraub BD, Rosen SW. Gonadotropin-secreting renal carcinoma. Cancer. 1974; 33:1048-53.

31. Guillemin R, Brazeau P, Böhlen P, Esch F, Linq N, Wehrenberg WB.. Growth hormone-releasing factor from a human pancreatic tumor that caused acromegaly. Science 1982; 218:585.

32. Greenberg PB, Beck C, Martin TJ, Burger HG. Synthesis and release of human growth hormone from lung carcinoma in cell culture. Lancet. 1972; 1:350.

33. Doppman JL, Reinig JW, Dwyer AJ, Frank JP, Norton J, Loriaux DL. Differentiation of adrenal masses by magnetic resonance imaging. Surgery. 1987; 102:1018-26.

34. Sommers SC GV. Endocrine Activities of tumors (ectopic hormones). In: JMB Bloodworth Jr, M Graville (eds). Endocrine pathology general and surgical. Willians and Wilkins. 1982:221.

35. Baylin SB, Herman JG, Graff JR, Vertino PM, Issa JP. Alterations in DNA methylation: a fundamental aspect of neoplasia. Adv Cancer Res. 1998; 72:141-96.

36. Dittmer J, Gegonne A, Gitlin SD, Ghysdael J, Brady JN. Regulation of parathyroid hormone-related protein (PTHrP) gene expression. Sp1 binds through an inverted CACCC motif and regulates promoter activity in cooperation with Ets1. J Biol Chem. 1994; 269:21428-34.

37. Dittmer J, Gitlin SD, Reid RL, Brady JN. Transactivation of the P2 promoter of parathyroid hormone-related protein by human T-cell lymphotropic virus type I Tax1: evidence for the involvement of transcription factor Ets1. J Virol. 1993; 67:6087-95.

38. Dittmer J, Pise-Masison CA, Clemens KE, Choi KS, Brady JN. Interaction of human T-cell lymphotropic virus type I Tax, Ets1, and Sp1 in transactivation of the PTHrP P2 promoter. J Biol Chem. 1997; 272:4953-8.

39. Cuttitta F, Carney DN, Mulshine J, Moody TW, Fedorko J, Fischler A, Minna JD. Bombesin-like peptides can function as autocrine growth factors in human small-cell lung cancer. Nature. 1985; 316:823-6.

40. Kelley MJ, Linnoila RI, Avis IL, Georgiadis MS, Cuttita F, Mushine JL, et al. Antitumor activity of a monoclonal antibody directed against gastrin-releasing peptide in patients with small cell lung cancer. Chest. 1997; 112:256-261.

41. Moody TW, Venugopal R, Zia F, Patierno S, Leban JJ, McDermed J. BW2258U89: a GRP receptor antagonist which inhibits small cell lung cancer growth. Life Sci. 1995; 56:521-9.

42. Koppan M, Halmos G, Arencibia JM, Lamharzi N, Schally AV. Bombesin/gastrin-releasing peptide antagonists RC-3095 and RC-3940-II inhibit tumor growth and decrease the levels and mRNA expression of epidermal growth factor receptors in H-69 small cell lung carcinoma. Cancer. 1998; 83:1335-43.

43. Melzig MF, Nylander I, Vlaskovska M, Terenius L. Beta-endorphin stimulates proliferation of small cell lung carcinoma cells in vitro via nonopioid binding sites. Exp Cell Res. 1995; 219:471-6.

44. Fuh G, Wells JA. Prolactin receptor antagonists that inhibit the growth of breast cancer cell lines. J Biol Chem. 1995; 270:13133-7.

45. Reynolds C, Montone KT, Powell CM, Tomaszewski JE, Clevenger CV. Expression of prolactin and its receptor in human breast carcinoma. Endocrinology. 1997; 138:5555-60.

46. Canbay E, Norman M, Kilic E, Goffin V, Zachary I. Prolactin stimulates the JAK2 and focal adhesion kinase

pathways in human breast carcinoma T47-D cells. Biochem J. 1997; 324 (Pt 1):231-6.

47. Yamauchi T, Yamauchi N, Ueki K, Sugiyama T, Waki H, Miki H, et al. Constitutive tyrosine phosphorylation of ErbB-2 via Jak2 by autocrine secretion of prolactin in human breast cancer. J Biol Chem. 2000; 275:33937-44.

48. Zapf J. Role of insulin-like growth factor (IGF) II and IGF binding proteins in extrapancreatic tumour hypoglycaemia. J Intern Med. 1993; 234:543-52.

49. Holt EH, Vasavada RC, Bander NH, Broadus AE, Philbrick WM. Region-specific methylation of the parathyroid hormone-related peptide gene determines its expression in human renal carcinoma cell lines. J Biol Chem. 1993; 268:20639-45.

50. Newell-Price J, King P, Clark AJ. The CpG island promoter of the human proopiomelanocortin gene is methylated in nonexpressing normal tissue and tumors and represses expression. Mol Endocrinol. 2001; 15:338-48.

51. Pearse AG. The APUD concept and hormone production. Clin Endocrinol Metab. 1980; 9:211-22.

52. Imura H. Ectopic hormone syndromes. Clin Endocrinol Metab. 1980; 9:235-60.

53. Hannah MJ, Schmidt AA, Huttner WB. Synaptic vesicle biogenesis. Annu Rev Cell Dev Biol. 1999; 15:733-98.

54. O'Connor DT, Wu H, Gill BM, Rozansky DJ, Tang K, Mahata SK, et al. Hormone storage vesicle proteins. Transcriptional basis of the widespread neuroendocrine expression of chromogranin A, and evidence of its diverse biological actions, intracellular and extracellular. Ann N Y Acad Sci. 1994; 733:36-45.

55. Glombik MM, Kromer A, Salm T, Huttner WB, Gerdes HH. The disulfide-bonded loop of chromogranin B mediates membrane binding and directs sorting from the trans-Golgi network to secretory granules. Embo J. 1999; 18:1059-70.

56. Mahata SK, Mahata M, Wakade AR, O'Connor DT. Primary structure and function of the catecholamine release inhibitory peptide catestatin (chromogranin A(344-364)): identification of amino acid residues crucial for activity. Mol Endocrinol. 2000; 14:1525-35.

57. Parmer RJ, Mahata M, Gong Y, Mahata SK, Jianq Q, O'Connor DT, et al. Processing of chromogranin A by plasmin provides a novel mechanism for regulating catecholamine secretion. J Clin Invest. 2000; 106:907-15.

58. Upton GV, Amatruda TT. Evidence for the presence of tumor peptides with corticotropin-releasing-factor-like activity in the ectopic ACTH syndrome. N Engl J Med. 1971;285(8):419-424.

59. Carey RM, Varma SK, Drake CR, et al. Ectopic secretion of corticotropin-releasing factor as a cause of Cushing's syndrome. A clinical, morphologic, and biochemical study. N Engl J Med. 1984;311(1):13 20.

60. Shahani S, Nudelman RJ, Nalini R, Kim HS, Samson SL. Ectopic corticotropin-releasing hormone (CRH) syndrome from metastatic small cell carcinoma: a case report and review of the literature. Diagn Pathol. 2010;5:56.

61. Tabarin A, Corcuff JB, Rashedi M, Navarranne A, Ducassou D, Roger P. Comparative value of plasma

ACTH and beta-endorphin measurement with three different commercial kits for the etiological diagnosis of ACTH-dependent Cushing's syndrome. Acta Endocrinol (Copenh). 1992;126(4):308-314.

62. Baylin SB, Mendelsohn G. Ectopic (inappropriate) hormone production by tumors: mechanisms involved and the biological and clinical implications. Endocr Rev. 1980;1(1):45-77.

63. Young J, Deneux C, Grino M, Oliver C, Chanson P, Schaison G. Pitfall of petrosal sinus sampling in a Cushing's syndrome secondary to ectopic adrenocorticotropin-corticotropin releasing hormone (ACTH-CRH) secretion. J Clin Endocrinol Metab. 1998;83(2):305-308.

64. Kubo M, Nakagawa K, Akikawa K, Ishizuka T, Matsubara M. In vivo and in vitro ACTH response to ovine corticotropin-releasing factor in a bronchial carcinoid from a patient with ectopic ACTH syndrome. Endocrinol Jpn. 1985;32(4):577-581.

65. Puchner MJ, Lüdecke DK, Valdueza JM, et al. Cushing's disease in a child caused by a corticotropin-releasing hormone-secreting intrasellar gangliocytoma associated with an adrenocorticotropic hormone-secreting pituitary adenoma. Neurosurgery. 1993;33(5):920-924; discussion 924-925.

66. Pereira MA, Jugue SM, Moura OM, et al. [Cushing's disease: diagnostic, therapeutic, and prognostic evaluation]. Rev Assoc Med Bras (1992). 1992; 38(1):48-54.

67. Karageorgiadis AS, Papadakis GZ, Biro J, et al. Ectopic adrenocorticotropic hormone and corticotropin-releasing hormone co-secreting tumors in children and adolescents causing cushing syndrome: a diagnostic dilemma and how to solve it. J Clin Endocrinol Metab. 2015;100(1):141-148.

68. FAIRLEY KF. The pluriglandular syndrome, with the report of a case. Med J Aust. 1956;43(13):476-481.

69. Lenz M, Freid JR. METASTASES TO THE SKELETON, BRAIN AND SPINAL CORD FROM CANCER OF THE BREAST AND THE EFFECT OF RADIOTHERAPY. Ann Surg. 1931;93(1):278-293.

70. Ratcliffe JG, Knight RA, Besser GM, Landon J, Stansfeld AG. Tumor and plasma ACTH concentrations in patients with and without the ectopic ACTH syndrome. Clin Endocrinol (Oxf). 1972;1(1):27-44.

71. Odell WD. Paraendocrine syndromes of cancer. Adv Intern Med. 1989;34:325-351.

72. Hearn PR, Reynolds CL, Johansen K, Woodhouse NJ. Lung carcinoid with Cushing's syndrome: control of serum ACTH and cortisol levels using SMS 201-995 (sandostatin). Clin Endocrinol (Oxf). 1988;28(2): 181-185.

73. Tani Y, Sugiyama T, Izumiyama H, Yoshimoto T, Yamada S, Hirata Y. Differential gene expression profiles of POMC-related enzymes, transcription factors and receptors between non-pituitary and pituitary ACTH-secreting tumors. Endocr J. 2011;58(4):297-303.

74. Orth DN, Guillemin R, Ling N, Nicholson WE. Immunoreactive endorphins, lipotropins and

corticotropins in a human nonpituitary tumor: evidence for a common precursor. J Clin Endocrinol Metab. 1978;46(5):849-852.

75. Lichter I, Sirett NE. Serial measurement of plasma cortisol in lung cancer. Thorax. 1975;30(1):91-94.

76. Kohler PC, Trump DL. Ectopic hormone syndromes. Cancer Invest. 1986;4(6):543-554.

77. Delisle L, Boyer MJ, Warr D, et al. Ectopic corticotropin syndrome and small-cell carcinoma of the lung. Clinical features, outcome, and complications. Arch Intern Med. 1993;153(6):746-752.

78. Newell-Price J, King P, Clark AJ. The CpG island promoter of the human proopiomelanocortin gene is methylated in nonexpressing normal tissue and tumors and represses expression. Mol Endocrinol. 2001;15(2):338-348.

79. Newell-Price J, Clark AJ, King P. DNA methylation and silencing of gene expression. Trends Endocrinol Metab. 2000;11(4):142-148.

80. Cameron EE, Bachman KE, Myöhänen S, Herman JG, Baylin SB. Synergy of demethylation and histone deacetylase inhibition in the re-expression of genes silenced in cancer. Nat Genet. 1999;21(1):103-107.

81. Newell-Price J, Trainer P, Besser M, Grossman A. The diagnosis and differential diagnosis of Cushing's syndrome and pseudo-Cushing's states. Endocr Rev. 1998;19(5):647-672.

82. Wajchenberg BL, Mendonca BB, Liberman B, et al. Ectopic adrenocorticotropic hormone syndrome. Endocr Rev. 1994;15(6):752-787.

83. Becker M, Aron DC. Ectopic ACTH syndrome and CRH-mediated Cushing's syndrome. Endocrinol Metab Clin North Am. 1994;23(3):585-606.

84. Beuschlein F, Hammer GD. Ectopic pro-opiomelanocortin syndrome. Endocrinol Metab Clin North Am. 2002;31(1):191-234.

85. Thomas de Montpréville V, Ghigna MR, Lacroix L, et al. Thymic carcinomas: clinicopathologic study of 37 cases from a single institution. Virchows Arch. 2013;462(3):307-313.

86. Stewart PM, Walker BR, Holder G, O'Halloran D, Shackleton CH. 11 beta-Hydroxysteroid dehydrogenase activity in Cushing's syndrome: explaining the mineralocorticoid excess state of the ectopic adrenocorticotropin syndrome. J Clin Endocrinol Metab. 1995;80(12):3617-3620.

87. Alexandraki KI, Grossman AB. The ectopic ACTH syndrome. Rev Endocr Metab Disord. 2010;11(2):117-126.

88. Doi M, Imai T, Shichiri M, et al. Octreotide-sensitive ectopic ACTH production by islet cell carcinoma with multiple liver metastases. Endocr J. 2003;50(2):135-143.

89. Ejaz S, Vassilopoulou-Sellin R, Busaidy NL, et al. Cushing syndrome secondary to ectopic adrenocorticotropic hormone secretion: the University of Texas MD Anderson Cancer Center Experience. Cancer. 2011;117(19):4381-4389.

90. Kolesnikova GS, Lapshina AM, Voronkova IA, et al. Comparative Analysis of Clinical, Hormonal and Morphological Studies in Patients with Neuroendocrine ACTH-Producing Tumours. Int J Endocrinol. 2013;2013:659232.

91. Zemskova MS, Gundabolu B, Sinaii N, et al. Utility of various functional and anatomic imaging modalities for detection of ectopic adrenocorticotropin-secreting tumors. J Clin Endocrinol Metab. 2010;95(3):1207-1219.

92. Salgado LR, Fragoso MC, Knoepfelmacher M, et al. Ectopic ACTH syndrome: our experience with 25 cases. Eur J Endocrinol. 2006;155(5):725-733.

93. Newell-Price J, Bertagna X, Grossman AB, Nieman LK. Cushing's syndrome. Lancet. 2006;367(9522):1605-1617.

94. Machado MC, Fragoso MC, Moreira AC, et al. Recommendations of the Neuroendocrinology Department of the Brazilian Society of Endocrinology and Metabolism for the diagnosis of Cushing's disease in Brazil. Arch Endocrinol Metab. 2016;60(3):267-286.

95. Isidori AM, Kaltsas GA, Pozza C, et al. The ectopic adrenocorticotropin syndrome: clinical features, diagnosis, management, and long-term follow-up. J Clin Endocrinol Metab. 2006;91(2):371-377.

96. Tritos NA, Biller BM, Swearingen B. Management of Cushing disease. Nat Rev Endocrinol. 2011;7(5):279-289.

97. Sharma ST, Raff H, Nieman LK. Prolactin as a marker of successful catheterization during IPSS in patients with ACTH-dependent Cushing's syndrome. J Clin Endocrinol Metab. 2011;96(12):3687-3694.

98. Woo YS, Isidori AM, Wat WZ, et al. Clinical and biochemical characteristics of adrenocorticotropin-secreting macroadenomas. J Clin Endocrinol Metab. 2005;90(8):4963-4969.

99. Patronas N, Bulakbasi N, Stratakis CA, et al. Spoiled gradient recalled acquisition in the steady state technique is superior to conventional postcontrast spin echo technique for magnetic resonance imaging detection of adrenocorticotropin-secreting pituitary tumors. J Clin Endocrinol Metab. 2003;88(4):1565-1569.

100. Ikeda H, Yoshimoto T, Ogawa Y, Mizoi K, Murakami O. Clinico-pathological study of Cushing's disease with large pituitary adenoma. Clin Endocrinol (Oxf). 1997;46(6):669-679.

101. Katznelson L, Bogan JS, Trob JR, et al. Biochemical assessment of Cushing's disease in patients with corticotroph macroadenomas. J Clin Endocrinol Metab. 1998;83(5):1619-1623.

102. Selvais P, Donckier J, Buysschaert M, Maiter D. Cushing's disease: a comparison of pituitary corticotroph microadenomas and macroadenomas. Eur J Endocrinol. 1998;138(2):153-159.

103. Vale W, Spiess J, Rivier C, Rivier J. Characterization of a 41-residue ovine hypothalamic peptide that stimulates secretion of corticotropin and beta-endorphin. Science. 1981;213(4514):1394-1397.

104. Ilias I, Torpy DJ, Pacak K, Mullen N, Wesley RA, Nieman LK. Cushing's syndrome due to ectopic corticotropin secretion: twenty years' experience at the

National Institutes of Health. J Clin Endocrinol Metab. 2005;90(8):4955-4962.

105. Nieman LK, Oldfield EH, Wesley R, Chrousos GP, Loriaux DL, Cutler GB. A simplified morning ovine corticotropin-releasing hormone stimulation test for the differential diagnosis of adrenocorticotropin-dependent Cushing's syndrome. J Clin Endocrinol Metab. 1993;77(5):1308-1312.

106. Newell-Price J, Morris DG, Drake WM, et al. Optimal response criteria for the human CRH test in the differential diagnosis of ACTH-dependent Cushing's syndrome. J Clin Endocrinol Metab. 2002;87(4):1640-1645.

107. Arnaldi G, Tirabassi G, Papa R, et al. Human corticotropin releasing hormone test performance in the differential diagnosis between Cushing's disease and pseudo-Cushing state is enhanced by combined ACTH and cortisol analysis. Eur J Endocrinol. 2009;160(6):891-898.

108. de Keyzer Y, René P, Beldjord C, Lenne F, Bertagna X. Overexpression of vasopressin (V3) and corticotrophin-releasing hormone receptor genes in corticotroph tumours. Clin Endocrinol (Oxf). 1998;49(4):475-482.

109. Aron DC, Raff H, Findling JW. Effectiveness versus efficacy: the limited value in clinical practice of high dose dexamethasone suppression testing in the differential diagnosis of adrenocorticotropin-dependent Cushing's syndrome. J Clin Endocrinol Metab. 1997;82(6):1780-1785.

110. Vilar L, Freitas MC, Naves LA, et al. The role of non-invasive dynamic tests in the diagnosis of Cushing's syndrome. J Endocrinol Invest. 2008;31(11):1008-1013.

111. Aytug S, Laws ER, Vance ML. Assessment of the utility of the high-dose dexamethasone suppression test in confirming the diagnosis of Cushing disease. Endocr Pract. 2012;18(2):152-157.

112. Zemskova MS, Nylen ES, Patronas NJ, Oldfield EH, Becker KL, Nieman LK. Diagnostic accuracy of chromogranin A and calcitonin precursors measurements for the discrimination of ectopic ACTH secretion from Cushing's disease. J Clin Endocrinol Metab. 2009;94(8):2962-2965.

113. Page-Wilson G, Freda PU, Jacobs TP, et al. Clinical utility of plasma POMC and AgRP measurements in the differential diagnosis of ACTH-dependent Cushing's syndrome. J Clin Endocrinol Metab. 2014;99(10):E1838-1845.

114. Malerbi DA, Mendonça BB, Liberman B, et al. The desmopressin stimulation test in the differential diagnosis of Cushing's syndrome. Clin Endocrinol (Oxf). 1993;38(5):463-472.

115. Dahia PL, Ahmed-Shuaib A, Jacobs RA, et al. Vasopressin receptor expression and mutation analysis in corticotropin-secreting tumors. J Clin Endocrinol Metab. 1996;81(5):1768-1771.

116. Machado MC, Valeria de Sa S, Correa-Giannella ML, et al. Association between tumoral GH-releasing peptide receptor type 1a mRNA expression and in vivo response to GH-releasing peptide-6 in ACTH-dependent

Cushing's syndrome patients. Eur J Endocrinol. 2008;158(5):605-613.

117. Wang FF, Tang KT, Yen YS, et al. Plasma corticotrophin response to desmopressin in patients with Cushing's disease correlates with the expression of vasopressin receptor 2, but not with that of vasopressin receptor 1 or 3, in their pituitary tumours. Clin Endocrinol (Oxf). 2012;76(2):253-263.

118. Lindsay JR, Nieman LK. Differential diagnosis and imaging in Cushing's syndrome. Endocrinol Metab Clin North Am. 2005;34(2):403-421, x.

119. Machado MC, de Sa SV, Domenice S, et al. The role of desmopressin in bilateral and simultaneous inferior petrosal sinus sampling for differential diagnosis of ACTH-dependent Cushing's syndrome. Clin Endocrinol (Oxf). 2007;66(1):136-142.

120. Wind JJ, Lonser RR, Nieman LK, DeVroom HL, Chang R, Oldfield EH. The lateralization accuracy of inferior petrosal sinus sampling in 501 patients with Cushing's disease. J Clin Endocrinol Metab. 2013;98(6):2285-2293.

121. Utz A, Biller BM. The role of bilateral inferior petrosal sinus sampling in the diagnosis of Cushing's syndrome. Arq Bras Endocrinol Metabol. 2007;51(8):1329-1338.

122. Puglia Jr P, Caldas JG, Barbosa LA, Sá Jr AT, Machado MC, Salgado LR. [Inferior petrosal sinus catheterization: technical aspects]. Arq Bras Endocrinol Metabol. 2008;52(4):692-696.

123. Miller DL, Doppman JL, Peterman SB, Nieman LK, Oldfield EH, Chang R. Neurologic complications of petrosal sinus sampling. Radiology. 1992;185(1):143-147.

124. Oldfield EH, Doppman JL, Nieman LK, et al. Petrosal sinus sampling with and without corticotropin-releasing hormone for the differential diagnosis of Cushing's syndrome. N Engl J Med. 1991;325(13):897-905.

125. Findling JW, Kehoe ME, Raff H. Identification of patients with Cushing's disease with negative pituitary adrenocorticotropin gradients during inferior petrosal sinus sampling: prolactin as an index of pituitary venous effluent. J Clin Endocrinol Metab. 2004;89(12):6005-6009.

126. Lefournier V, Martinie M, Vasdev A, et al. Accuracy of bilateral inferior petrosal or cavernous sinuses sampling in predicting the lateralization of Cushing's disease pituitary microadenoma: influence of catheter position and anatomy of venous drainage. J Clin Endocrinol Metab. 2003;88(1):196-203.

127. Doppman JL, Oldfield EH, Nieman LK. Bilateral sampling of the internal jugular vein to distinguish between mechanisms of adrenocorticotropic hormone-dependent Cushing syndrome. Ann Intern Med. 1998;128(1):33-36.

128. Ilias I, Chang R, Pacak K, et al. Jugular venous sampling: an alternative to petrosal sinus sampling for the diagnostic evaluation of adrenocorticotropic hormone dependent Cushing's syndrome. J Clin Endocrinol Metab. 2004;89(8):3795-3800.

129. Tsagarakis S, Christoforaki M, Giannopoulou H, et al. A reappraisal of the utility of somatostatin receptor scintigraphy in patients with ectopic adrenocorticotropin

Cushing's syndrome. J Clin Endocrinol Metab. 2003;88(10):4754-4758.

130. Tabarin A, Valli N, Chanson P, et al. Usefulness of somatostatin receptor scintigraphy in patients with occult ectopic adrenocorticotropin syndrome. J Clin Endocrinol Metab. 1999;84(4):1193-1202.

131. Torpy DJ, Chen CC, Mullen N, et al. Lack of utility of (111)In-pentetreotide scintigraphy in localizing ectopic ACTH producing tumors: follow-up of 18 patients. J Clin Endocrinol Metab. 1999;84(4):1186-1192.

132. Moraes AB, Taboada GF, Carneiro MP, et al. Utility of [(18)F] fluoro-2-deoxy-D: -glucose positron emission tomography in the localization of ectopic ACTH-secreting tumors. Pituitary. 2009;12(4):380-383.

133. Moreno-Fernández J, Gutiérrez-Alcántara C, Gálvez Moreno MA, Jiménez-Reina L, Castaño JP, Benito-López P. Corticotrophin-dependent Cushing syndrome due to Sacrococcygeal Teratoma detected by [18F] fluorodeoxyglucose positron emission tomography. J Clin Endocrinol Metab. 2008;93(9):3282-3283.

134. Pacak K, Ilias I, Chen CC, Carrasquillo JA, Whatley M, Nieman LK. The role of [(18)F] fluorodeoxyglucose positron emission tomography and [(111)In]-diethylenetriaminepentaacetate-D-Phe-pentetreotide scintigraphy in the localization of ectopic adrenocorticotropin-secreting tumors causing Cushing's syndrome. J Clin Endocrinol Metab. 2004;89(5): 2214-2221.

135. Därr R, Zöphel K, Eisenhofer G, et al. Combined use of 68Ga-DOTATATE and 18F-FDG PET/CT to localize a bronchial carcinoid associated with ectopic ACTH syndrome. J Clin Endocrinol Metab. 2012;97(7): 2207-2208.

136. Veit JA, Boehm B, Luster M, et al. Detection of paranasal ectopic adrenocorticotropic hormone-secreting pituitary adenoma by Ga-68-DOTANOC positron-emission tomography-computed tomography. Laryngoscope. 2013;123(5):1132-1135.

137. Ballav C, Naziat A, Mihai R, Karavitaki N, Ansorge O, Grossman AB. Mini-review: pheochromocytomas causing the ectopic ACTH syndrome. Endocrine. 2012;42(1):69-73.

138. Barbosa SL, Rodien P, Leboulleux S, et al. Ectopic adrenocorticotropic hormone-syndrome in medullary carcinoma of the thyroid: a retrospective analysis and review of the literature. Thyroid. 2005;15(6):618-623.

139. Neary NM, Lopez-Chavez A, Abel BS, et al. Neuroendocrine ACTH-producing tumor of the thymus--experience with 12 patients over 25 years. J Clin Endocrinol Metab. 2012;97(7):2223-2230.

140. Bertagna X, Favrod-Coune C, Escourolle H, et al. Suppression of ectopic adrenocorticotropin secretion by the long-acting somatostatin analog octreotide. J Clin Endocrinol Metab. 1989;68(5):988-991.

141. Van den Bruel A, Bex M, Van Dorpe J, Heyns W, Bouillon R. Occult ectopic ACTH secretion due to recurrent lung carcinoid: long-term control of hypercortisolism by continuous subcutaneous infusion of octreotide. Clin Endocrinol (Oxf). 1998;49(4):541-546.

142. De Herder WW, Lamberts SW. Octapeptide somatostatin-analogue therapy of Cushing's syndrome. Postgrad Med J. 1999;75(880):65-66.

143. Gill GV, Yong A, Power E, Ramage J. Carcinoid-associated ectopic ACTH syndrome with variable response to octreotide. Postgrad Med J. 1999;75(880):98-100.

144. Uwaifo GI, Koch CA, Hirshberg B, et al. Is there a therapeutic role for octreotide in patients with ectopic Cushing's syndrome? J Endocrinol Invest. 2003;26(8):710-717.

145. de Herder WW, van der Lely AJ, Lamberts SW. Somatostatin analogue treatment of neuroendocrine tumours. Postgrad Med J. 1996;72(849):403-408.

146. Service FJ. Hypoglycemic disorders. N Engl J Med. 1995;332(17):1144-1152.

147. Duquenne M, Dousset B, Weryha G, et al. Paradoxical effect of octreotide in neoplastic inappropriate corticotropin secretion. Lancet. 1991;338(8779):1407-1408.

148. Rieu M, Rosilio M, Richard A, Vannetzel JM, Kuhn JM. Paradoxical effect of somatostatin analogues on the ectopic secretion of corticotropin in two cases of small cell lung carcinoma. Horm Res. 1993;39(5-6):207-212.

149. Kvols LK, Oberg KE, O'Dorisio TM, et al. Pasireotide (SOM230) shows efficacy and tolerability in the treatment of patients with advanced neuroendocrine tumors refractory or resistant to octreotide LAR: results from a phase II study. Endocr Relat Cancer. 2012;19(5):657-666.

150. Verburg FA, Anlauf M, Mottaghy FM, Karges W. Somatostatin receptor imaging-guided pasireotide therapy in medullary thyroid cancer with ectopic adrenocorticotropin production. Clin Nucl Med. 2015;40(1):e83-84.

151. Pivonello R, Ferone D, Lamberts SW, Colao A. Cabergoline plus lanreotide for ectopic Cushing's syndrome. N Engl J Med. 2005;352(23):2457-2458.

152. Pivonello R, Ferone D, de Herder WW, et al. Dopamine receptor expression and function in corticotroph ectopic tumors. J Clin Endocrinol Metab. 2007;92(1):65-69.

153. Bruno OD, Danilowicz K, Manavela M, Mana D, Rossi MA. Long-term management with octreotide or cabergoline in ectopic corticotropin hypersecretion: case report and literature review. Endocr Pract. 2010;16(5):829-834.

154. Sakihara S, Kageyama K, Yamagata S, Terui K, Daimon M, Suda T. A case of ectopic ACTH syndrome treated with intermittent administration of dopamine agonists. Endocrinol Diabetes Metab Case Rep. 2014;2014:140001.

155. Feelders RA, Hofland LJ. Medical treatment of Cushing's disease. J Clin Endocrinol Metab. 2013;98(2):425-438.

156. Heyn J, Geiger C, Hinske CL, Briegel J, Weis F. Medical suppression of hypercortisolemia in Cushing's syndrome with particular consideration of etomidate. Pituitary. 2012;15(2):117-125.

157. Preda VA, Sen J, Karavitaki N, Grossman AB. Etomidate in the management of hypercortisolaemia in Cushing's

syndrome: a review. Eur J Endocrinol. 2012;167(2): 137-143.

158. Baudry C, Coste J, Bou Khalil R, et al. Efficiency and tolerance of mitotane in Cushing's disease in 76 patients from a single center. Eur J Endocrinol. 2012;167(4): 473-481.

159. Donadille B, Groussin L, Waintrop C, et al. Management of Cushing's syndrome due to ectopic adrenocorticotropin secretion with 1,ortho-1, para'-dichloro-diphenyl-dichloro-ethane: findings in 23 patients from a single center. J Clin Endocrinol Metab. 2010;95(2):537-544.

160. Kamenický P, Droumaguet C, Salenave S, et al. Mitotane, metyrapone, and ketoconazole combination therapy as an alternative to rescue adrenalectomy for severe ACTH-dependent Cushing's syndrome. J Clin Endocrinol Metab. 2011;96(9):2796-2804.

161. Castinetti F, Fassnacht M, Johanssen S, et al. Merits and pitfalls of mifepristone in Cushing's syndrome. Eur J Endocrinol. 2009;160(6):1003-1010.

162. Fleseriu M, Biller BM, Findling JW, et al. Mifepristone, a glucocorticoid receptor antagonist, produces clinical and metabolic benefits in patients with Cushing's syndrome. J Clin Endocrinol Metab. 2012;97(6):2039-2049.

163. Barroso-Sousa R, Lerario AM, Evangelista J, et al. Complete resolution of hypercortisolism with sorafenib in a patient with advanced medullary thyroid carcinoma and ectopic ACTH (adrenocorticotropic hormone) syndrome. Thyroid. 2014;24(6):1062-1066.

164. Marques P, Vieira MaS, Bugalho MJ. Ectopic cushing in a patient with medullary thyroid carcinoma: hypercortisolism control and tumor reduction with Sunitinib. Endocrine. 2015;49(1):290-292.

165. Baudry C, Paepegaey AC, Groussin L. Reversal of Cushing's syndrome by vandetanib in medullary thyroid carcinoma. N Engl J Med. 2013;369(6):584-586.

166. Fox E, Widemann BC, Chuk MK, et al. Vandetanib in children and adolescents with multiple endocrine neoplasia type 2B associated medullary thyroid carcinoma. Clin Cancer Res. 2013;19(15): 4239-4248.

167. Pitoia F, Bueno F, Schmidt A, Lucas S, Cross G. Rapid response of hypercortisolism to vandetanib treatment in a patient with advanced medullary thyroid cancer and ectopic Cushing syndrome. Arch Endocrinol Metab. 2015;59(4):343-346.

168. Biller BM, Grossman AB, Stewart PM, et al. Treatment of adrenocorticotropin-dependent Cushing's syndrome: a consensus statement. J Clin Endocrinol Metab. 2008;93(7):2454-2462.

169. Smith PW, Turza KC, Carter CO, Vance ML, Laws ER, Hanks JB. Bilateral adrenalectomy for refractory Cushing disease: a safe and definitive therapy. J Am Coll Surg. 2009;208(6):1059-1064.

170. Alberda WJ, van Eijck CH, Feelders RA, Kazemier G, de Herder WW, Burger JW. Endoscopic bilateral adrenalectomy in patients with ectopic Cushing's syndrome. Surg Endosc. 2012;26(4): 1140-1145.

171. Nagesser SK, van Seters AP, Kievit J, Hermans J, Krans HM, van de Velde CJ. Long-term results of total adrenalectomy for Cushing's disease. World J Surg. 2000;24(1):108-113.

172. Sookur PA, Sahdev A, Rockall AG, et al. Imaging in covert ectopic ACTH secretion: a CT pictorial review. Eur Radiol. 2009;19(5):1069-1078.

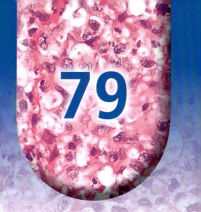

Hiponatremia e Secreção Inapropriada de Hormônio Antidiurético

79

Mario José Abdalla Saad

INTRODUÇÃO

Hiponatremia, definida como sódio sérico menor que 135 meq/L, é o desequilíbrio hidreletrolítico mais comum na prática clínica, estando presente em 15 a 30% de pacientes hospitalizados. É consequência de um excesso de água em relação ao sódio no líquido extracelular (LEC). No diagnóstico diferencial de hiponatremia euvolêmica, temos que considerar sempre o diagnóstico de secreção inapropriada de hormônio antidiurético (SIADH). Como os sintomas de SIADH são decorrentes da hiponatremia e em casos leves são inespecíficos ou até ausentes, consideramos importante incluir esse distúrbio hidreletrolítico como tópico central do capítulo na tentativa de facilitar a abordagem prática.

IMPORTÂNCIA CLÍNICA DA HIPONATREMIA

É bem estabelecida a associação entre hiponatremia e maiores morbidade e mortalidade em pacientes internados. Mesmo em pacientes assintomáticos esse distúrbio hidreletrolítico está associado a efeitos adversos, ainda que não aparentes.

A hiponatremia foi também associada a alterações do equilíbrio, com uma incidência maior de quedas em pacientes hiponatrêmicos assintomáticos. Recentemente, ficou clara a associação de hiponatremia com perda óssea e osteoporose, tanto em modelos animais quanto em humanos. Em resumo,

há fortes evidências de que a hiponatremia crônica, antes considerada sem consequências, aumenta o risco de quedas e fraturas em idosos, aumentando a morbidade e mortalidade.

MANIFESTAÇÕES CLÍNICAS DA HIPONATREMIA

Pacientes hiponatrêmicos podem ser assintomáticos, ou apresentar sintomas moderados (náusea, confusão mental, dor de cabeça e vômitos), ou ainda graves como delírio, alteração de consciência, convulsões e raramente parada cardiorrespiratória. Em geral, pacientes com hiponatremias brandas (sódio entre 125 e 135 mEq/L) podem apresentar déficits neurocognitivos súbitos, que melhoram com a normalização dos níveis de sódio. Como os pacientes hiponatrêmicos apresentam risco maior de osteoporose, quedas e fraturas, a hiponatremia precisa ser considerada no diagnóstico diferencial dessas situações clínicas.

CLASSIFICAÇÃO E DIAGNÓSTICO DIFERENCIAL DA HIPONATREMIA

A presença de hiposmolaridade indica excesso de água em relação ao soluto no líquido extracelular. Como há um movimento livre da água entre o LEC e o intracelular (LIC), o excesso de água relativa ao soluto é também corporal.

DIFERENCIAÇÃO DE HIPONATREMIA HIPOTÔNICA DE OUTRAS CAUSAS DE HIPONATREMIA

Em condições normais, a osmolaridade plasmática permanece entre 280 e 295 mOsm/kg de água. Entretanto, há uma diferença entre osmolaridade total e osmolaridade efetiva (também chamada tonicidade). Somente solutos impermeáveis à membrana celular permanecem compartimentalizados no LEC e são capazes de criar um gradiente osmótico por meio da membrana celular e efetuar o movimento de água entre o LIC e LEC. Assim, a concentração efetiva de solutos no plasma deve ser usada para se determinar se há hiposmolaridade ou não. O sódio e seus ânions acompanhantes são os mais importantes solutos plasmáticos efetivos e a hiponatremia, em geral, é sinônimo de hiposmolaridade. Entretanto, há duas situações em que hiponatremia e hiposmolaridade são discordantes:

a. a pseudo-hiponatremia;
b. a hiponatremia isotônica ou hipertônica (Tabela 79.1 e Figura 79.1).

Pseudo-hiponatremia

Níveis séricos muito elevados de lipídeos ou proteínas no plasma podem causar diminuições artificiais de sódio sérico, pela proporção relativamente maior do volume plasmático ocupado por esses lipídeos ou proteínas. Nessas situações, o paciente é isotônico e não hipotônico, e como a hiponatremia é falsa ou artificial, não há necessidade de tratamento.

Hiponatremia isotônica ou hipertônica

A hiponatremia com níveis normais ou elevados de osmolaridade ocorre quando os solutos efetivos, além do sódio, estão presentes no plasma. A hiperosmolaridade produzida pelo soluto adicional induz um movimento de água do LIC para o LEC, produzindo uma diminuição dilucional do sódio sérico. A hiperglicemia é a causa mais comum desse fenômeno. Dependendo da gravidade da hiperglicemia, bem como da duração e magnitude da diurese osmótica que a acompanha, esses pacientes, em geral, apresentam hipertonicidade apesar da hiponatremia. Nessa situação, a osmolaridade pode ser determinada diretamente, ou

Tabela 79.1 Classificação de hiponatremia pela tonicidade do plasma

	Concentração de sódio no soro (mmol/L)	Osmolaridade plasmática (mOsm/kg H$_2$O)	Causas típicas
Hipotônico	< 135	Baixa (< 280)	SIADH; insuficiência cardíaca; cirrose; hiperglicemia;
Isotônico	< 135	Normal (280-295)	pseudo-hiponatremia (hiperlipidemia, hiperproteinemia);
Hipertônico	< 135	Alta (> 295)	hiperglicemia severa com desidratação; mannitol

L: litro; mmo: milimol; mOsm: miliosmol; SIADH: síndrome da secreção inapropriada de hormônio antidiurético.
Fonte: Verbalis J, 2015.

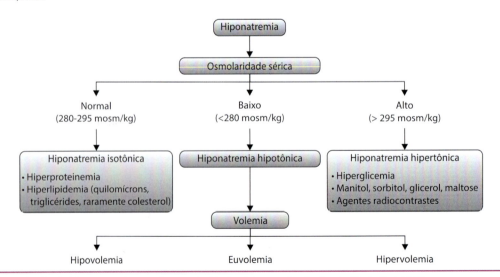

Figura 79.1 Avaliação da hiponatremia usando osmolaridade sérica e volemia. Fonte: Verbalis J, 2015.

corrigida pela hiperglicemia. Entretanto, quando o plasma apresenta grandes quantidades de solutos não determináveis, como manitol, agentes de contraste radiográfico ou glicina (de soluções de irrigação cirúrgica), a osmolaridade não pode ser calculada com precisão e precisa ser determinada diretamente.

CLASSIFICAÇÃO, ETIOLOGIAS E DIAGNÓSTICO DAS HIPONATREMIAS HIPOTÔNICAS

O diagnóstico etiológico da hiponatremia, no momento da apresentação inicial, muitas vezes não é possível. Entretanto, na maioria dos casos, a abordagem inicial com base no volume extracelular (VEC) do paciente e na excreção urinária de eletrólitos permite uma categorização etiológica, que facilita o início da terapêutica e subsequentes avaliações diagnósticas. Com essa avaliação de volume extracelular, a hiponatremia hipotônica é classificada em:

a. hiponatremia hipovolêmica;
b. hiponatremia euvolêmica;
c. hiponatremia hipervolêmica.

Essa classificação será detalhada a seguir com as respectivas etiologias na Tabela 79.2.

HIPONATREMIA HIPOVOLÊMICA

Pacientes com hiponatremia hipovolêmica apresentam perda (renal ou extrarrenal) de sódio e(ou) potássio e água.

Perdas extrarrenais de sódio ocorrem por sudorese excessiva, pancreatites, obstrução intestinal, vômitos e diarreia. Se essas perdas não são repostas há uma diminuição do volume circulante e liberação não osmótica de HAD. A hiponatremia hipovolêmica, resultante de diarreia, apresenta sódio urinário baixo, por maior reabsorção desse íon. Por outro lado, a hiponatremia hipovolêmica consequência de perdas gástricas de ácido hidroclorídrico pode não apresentar sódio urinário baixo porque a alcalose metabólica pode induzir bicarbonatúria.

Perdas renais de sódio ocorrem em situações de glicosúria, em perda de sal de cerebral, insuficiência adrenal e uso de diuréticos. O uso de diuréticos de alça leva à hiponatremia hipovolêmica, mas os tiazídicos em geral induzem hiponatremia euvolêmica.

A síndrome cerebral perdedora de sal (SCPS) é incomum e de difícil diferenciação da SIADH porque ambas apresentam hiponatremia com sódio e osmolaridade urinárias elevadas. Condições associadas à SCPS incluem traumatismo craniano, hemorragia subaracnóidea, meningites, encefalites, cirurgias ou tumores do sistema nervoso central (SNC). Esses pacientes perdem sódio e água como consequência de uma menor reabsorção proximal de sódio (e também de ureia e ácido úrico). Como é difícil avaliar o volume circulante no pós-operatório neurocirúrgico, o achado de balanço de líquidos negativo na revisão diária de anotações de ingestão, infusões e perdas, pode sugerir o diagnóstico de SCPS. Nesses pacientes, a redução do volume circulante também causa a liberação não osmótica de HAD e retenção hídrica.

Tabela 79.2 Principais causas de hiponatremia com base na volemia

Hipovolemia	Euvolemia	Hipervolemia
Perdas extrarrenais	Polidipsia primária	Insuficiência cardíaca
Vômitos	Redução da excreção de solutos	Doença hepática com cirrose
Diarreia	Diuréticos	Síndrome nefrótica
Pancreatite	Hipotireoidismo	Doença renal crônica
Sudorese	Deficiência de cortisol	
Obstrução de intestino delgado	Síndrome da secreção inapropriada de hormônio antidiurético - SIADH	
Perdas renais		
Diurese osmótica		
Síndrome cerebral perdedora de sal		
Nefrite com perda de sais		
Diuréticos		
Doença de Addison		

Fonte: Verbalis J, 2015.

Uma causa rara, mas importante, de hiponatremia hipovolêmica é a insuficiência adrenal primária, que leva à perda renal de sódio, com depleção de volume e aumento de HAD, também por ausência de supressão de HAD pelos glicocorticosteroides. Esses pacientes apresentam também hiperpotassemia, redução do bicarbonato e aumento do sódio urinário.

HIPONATREMIA EUVOLÊMICA

A hiponatremia euvolêmica se instala quando o conteúdo total de sódio é normal ou discretamente diminuído e o conteúdo de água é aumentado. As causas incluem SIHAD, uso de tiazídicos, doença renal crônica, redução de ingesta de soluto, polidipsia primária, deficiência de glicocorticosteroide e hormônio tireoidiano e hiponatremia associada ao exercício.

O uso de tiazídicos é mais associado à hiponatremia que os diuréticos de alça porque os primeiros alteram a capacidade de diluir, mas preservam a capacidade de concentrar a urina, diferente dos diuréticos de alça. A maioria dos pacientes com hiponatremia por uso de tiazídicos apresenta euvolemia. Nas mesmas dosagens, a clortalidona induz mais hiponatremia do que a hidroclortiazida (HCTZ), mas é importante destacar que muitos estudos mostram também menos eventos cardiovasculares com o uso de clortalidona em comparação à HCTZ.

Doença renal crônica pode causar hiponatremia euvolêmica ou hipervolêmica. Esses pacientes têm uma reduzida capacidade de diluir e concentrar urina e a osmolaridade urinária fica fixa, dificultando amentar a excreção de água livre. Destaca-se que o diagnóstico de SIADH só deve ser feito na presença de função renal preservada.

Polidipsia primária é uma causa pouco comum de hiponatremia, e a maioria dos pacientes com essa alteração hídrica apresenta doenças psiquiátricas, particularmente psicoses com esquizofrenia. A ingestão rápida de líquidos pode superar a capacidade renal de excretar volume, mas outras causas como redução de ingestão de solutos e a própria psicose podem elevar a secreção de HAD. É importante mencionar que muitas medicações usadas no tratamento de doenças psiquiátricas podem causas SIADH.

A hiponatremia associada ao exercício é um quadro agudo, visto, em geral, após exercício extenuante e ingestão excessiva de líquidos. Deve ser destacado que durante o período de recuperação após maratonas, corredores com hiponatremia excretam grandes de volume de urina diluída em comparação a corredores com sódio normal, que excretam pequena quantidade de urina muito concentrada, mas ambos apresentam perda similar de sódio. A hiponatremia após exercício extenuante é proporcional ao ganho de peso e esses atletas tendem a ganhar peso durante a corrida. Há uma correlação clara de hiponatremia com maratonistas, baixo IMC, corridas com duração maior que 4 horas, consumo excessivo de líquidos durante a corrida e frequência urinária aumentada. Assim, enquanto atletas com sódio normal ou hipernatrêmicos estão desidratados, os com hiponatremia estão hiper-hidratados. Isso ocorre por recomendação inadequada de ingestão excessiva de líquidos durante a maratona, no momento que há secreção elevada de ADH (a perda de líquidos eleva a secreção não osmótica de ADH), que dificulta a excreção dessa agua ingerida em excesso.

A deficiência isolada de glicocorticosteroides pode resultar em hiponatremia euvolêmica porque o cortisol é necessário para inibir a secreção de ADH.

A ressincronização do osmostato é uma condição na qual ocorre redução da osmolaridade sérica necessária para estimular a secreção de ADH. Essa condição é descrita em pacientes com tuberculose, desnutrição e psicoses e deve ser considerada em pacientes com SIADH e níveis séricos de sódio estáveis. O diagnóstico é feito pela administração de uma sobrecarga de água ao paciente. Em contraste aos pacientes com SIADH, pacientes com ressincronização do osmostato são capazes de aumentar a excreção de água livre e reduzir a osmolaridade urinária.

SIHAD

A secreção inapropriada de ADH é a causa mais comum de hiponatremia euvolêmica. Pacientes com essa síndrome apresentam sódio corporal diminuído e aumento da água corporal, mas com euvolemia, e os dados laboratoriais são consistentes com uma discreta hipervolemia (redução dos níveis séricos de ureia e ácido úrico).

A SIADH é a causa mais frequente de hiponatremia e foi descrita inicialmente em pacientes com carcinoma brocongênico. Estudos iniciais dessa síndrome sugeriram que a secreção de arginina vasopressina era independente da osmolaridade plasmática. Hoje, sabe-se que esse é o caso em um terço dos pacientes, mas, em outros, a secreção de arginina vasopressina é completamente supressa. Em número menor de casos, podem ser encontrados também níveis reduzidos ou indetectáveis desse hormônio. Assim, como nem todos pacientes com essa síndrome apresentam níveis elevados de arginina vasopressina, síndrome da antidiurese inapropriada foi sugerida como terminologia e talvez seja mais correto, mas SIADH continua predominando na literatura.

A SIADH não pode ser diagnosticada em pacientes em uso de diuréticos (especialmente tiazídicos), em pacientes com hipotireoidismo ou insuficiência adrenal, e os critérios diagnósticos dessa síndrome são destacados na Tabela 79.3. Essa síndrome é comum em pacientes hospitalizados, e em pacientes tratados com inibidores da recaptação de serotonina e noradrenalina. As causas mais comuns de SIADH são apresentadas na Tabela 79.4.

HIPONATREMIA HIPERVOLÊMICA

As doenças associadas com hiponatremia hipervolêmica incluem insuficiência cardíaca, cirrose com ascite, doença renal crônica e síndrome nefrótica. Embora o conteúdo total de água corporal seja aumentado, tanto os pacientes com IC quanto os com cirrose apresentam volume circulante efetivo reduzido.

SEQUÊNCIA DIAGNÓSTICA DA HIPONATREMIA

Como parte da avaliação inicial da hiponatremia, é necessário solicitar determinação de osmo-

Tabela 79.3 Critérios para o diagnóstico de SIADH

Essencial
• Diminuição da osmolaridade efetiva (osmolaridade plasmática < 275 mOsm/kg H_2O)
• Osmolaridade urinária > 100 mOsm/kg H_2O (com função renal normal) na presença de diminuição da osmolaridade sérica efetiva
• Euvolemia clínica, definida pela ausência de sinais de hipovolemia (ortostasia, taquicardia, diminuição do turgor da pele, mucosa seca) ou hipervolemia (edema subcutâneo, ascite)
• Ausência de conservação de sódio urinário (sódio urinário < 30 mmol/L) quando a ingestão de sal e água está normal
• Ausência de outras causas potenciais de euvolemia hiposmolar: hipotireoidismo, hipocortisolismo (insuficiência de ACTH) e uso de diurético
Suplementar
• Ácido úrico plasmático (< 4 mg/dL)
• Ureia sanguínea (< 25 mg/dL)
• Excreção fracionada de sódio > 1%; excreção de ureia fracionada > 55%
• Teste de carga hídrica anormal (incapacidade para excretar pelo menos 90% de uma carga hídrica de 20 mL/kg de água em 4 horas, falha em diluir a osmolaridade urinária para < 100 mOsm/kg H_2O, ou ambos)
• Nível plasmático de AVP inapropriadamente elevado em relação à osmolaridade do plasma
• Nenhuma correção significativa de sódio plasmático com expansão de volume, mas melhora após restrição de líquido

Fonte: Verbalis J, 2015.

Tabela 79.4 Causas comuns de síndrome da secreção inapropriada de hormônio antidiurético

Tumores	Distúrbios do SNC	Induzidas por Medicamentos	Doenças Pulmonares	Outras
Pulmonares/ mediastinais (carcinoma de células pequenas, mesotelioma, timoma)	Lesões sólidas (tumores, abscessos, hematoma subdural)	Estimulam a liberação de vasopressina (narcóticos, nicotina, fenotiazinas, tricíclicos)	Infecções (tuberculose, pneumonia aguda viral e bacteriana, abscessos pulmonares, aspergilose), enfisema	AIDS (e infecção sintomática precoce por HIV)
Carcinomas não torácicos (duodenal, gástrico, pancreático, uretérico, prostático, vesical, uterino, nasofaríngeo)	Doenças inflamatórias (encefalite, meningite, lúpus sistêmico, porfiria aguda intermitente, esclerose múltipla)	Efeitos renais diretos ou potencialização dos efeitos antidiuréticos da vasopressina (desmopressina, ocitocina, inibidores da síntese de prostaglandinas), ou ambos	Mecânica, ventilatória (insuficiência respiratória aguda, asma, DPOC, ventilação com pressão positiva)	Náuseas, dor, estresse

Continua

Continuação

Tumores	Distúrbios do SNC	Induzidas por Medicamentos	Doenças Pulmonares	Outras
Linfoma	Doenças degenerativas/desmielinizantes (síndrome de Guillain-Barré, lesões de medula espinhal)	Ações mistas ou incertas (carbamazepina e oxcarbazepina, clorpropamida, clofibrato, clozapina, ciclofosfamida, ifosfamida, 3,4-metilenodioximetanfetamina, inibidores da recaptação de serotonina, vincristina)		Exercício rigoroso prolongado (maratonas, triatlo, ultramaratonas, escaladas)
Sarcoma de Ewing	Diversas (hemorragia subaracnóidea, trauma craniano, psicoses aguda e crônica, *delirium tremens*, secção do infundíbulo da hipófise, adenomectomia transesfenoidal, hidrocefalia, AVE, trombose de seio cavernoso)			Mutações no receptor da vasopressina
				Idiopática

AVE: acidente vascular cerebral.
Fonte: adaptado de Henry DA 2015.

laridade plasmática (Figura 79.1) e urinária, glicemia, níveis séricos de ureia, creatinina e potássio, além de determinação urinária de sódio e cloro (se houver vômito).

A determinação direta da osmolaridade ajuda a distinguir a verdadeira hiponatremia da pseudo-hiponatremia (elevação de proteínas ou lipídeos) ou hipernatremia hipertônica induzida pela hiperglicemia. Como o sódio, a glicose e a ureia respondem quase inteiramente pela osmolaridade plasmática, e essa osmolaridade pode ser calculada pela fórmula:

Osmolaridade (mOsm/kg H_2O) = 2 × Na (mmol/L) + glicose (mg/dL)/18 + ureia (mg/dL)/6

Hiponatremia por aumento da osmolaridade (> 295 mOsm/kg H_2O) ocorre quando altas concentrações de solutos efetivos aumentam a osmolaridade extracelular. Como resultado, a água intracelular se move para o LEC, diluindo o sódio plasmático. A causa mais comum é a hiperglicemia. O diagnóstico errôneo pode ser evitado fazendo-se a correção por um fator de 1,6 mE/L (glicemia abaixo de 400 mg/dL) ou 2,4 mEq/L (glicemia acima de 400 mg/dL) para cada 100 mg/dL de aumento da glicemia.

A pseudo-hiponatremia é caracterizada por osmolaridade plasmática normal (entre 275 e 295 mOsm/kg de H_2O) e ocorre quando há elevação marcante dos lipídeos e (ou) de proteínas.

A hiponatremia hipotônica, osmolaridade plasmática abaixo de 275 mOsm/kg de H_2O, é a forma mais comum de hiponatremia.

Na hiponatremia hipotônica, a próxima etapa é a determinação da osmolaridade urinária. Se a osmolaridade urinária for menor que 200 mOsm/kg de H_2O as causas prováveis são potomania ou redução da excreção de solutos. Se for maior que 200 mOsm/kg de H_2O e o paciente apresentar função renal normal e sem uso de diurético, o ADH está provavelmente envolvido na etiologia. A etapa seguinte será determinar o estado volêmico do paciente, classificando-o como hipo, normo ou hipervolêmico.

Pacientes com hiponatremia hipovolêmica são subdivididos em causas renais e extrarrenais. Se causas extrarrenais são prováveis, o sódio urinário será baixo (< 30 mEq/L), exceto se a perda for por vômitos, que por causa da bicarbonatúria elevará o sódio urinária acima de 30 mEq/L. Perda urinária de sódio ocorre em pacientes em uso de diuréticos, insuficiência adrenal, nefropatia perdedora de sal e perda de sal cerebral e, nesses casos, o sódio urinário será > 30 mEq/L.

Clinicamente, euvolemia e hipovolemia discreta são de difícil diferenciação e o sódio urinário < 30 mEq/L sugere hipovolemia. Na dúvida diagnóstica, deve-se fazer teste terapêutico com solução salina (20 mL/kg em 4 horas), que induzirá melhora evidente na hiponatremia hipovolêmica, mas não na SIHAD.

Na hiponatremia hipervolêmica (IC, cirrose ou síndrome nefrótica) o sódio urinário é < 30 mEq L, a menos que o paciente esteja usando diurético.

EXAMES DE IMAGEM PARA O DIAGNÓSTICO ETIOLÓGICO DE SIHAD

Pacientes com SIAHD de causa não estabelecida precisam de exames de imagem para diagnóstico etiológico. Radiografia de tórax deve ser solicitada e, em fumantes, deve-se considerar a tomografia computadorizada (TC) de tórax. Exames de ressonância magnética (RM) ou TC de crânio são indicados se a alteração neurológica permanece após correção da hiponatremia.

TRATAMENTO

O tratamento da hiponatremia depende de três variáveis fundamentais: a duração, a gravidade e a causa.

A hiponatremia é definida como aguda se a duração conhecida for menor que 48 horas e crônica se a duração for maior que 48 horas ou desconhecida. Exercício prolongado com intoxicação hídrica, polidipsia psicogênica e algumas situações de pós-operatório são associadas à hiponatremia aguda. A hiponatremia aguda pode ser acompanhada de edema cerebral, com risco de herniação. Entre 24 e 48 horas, há uma adaptação cerebral à hiponatremia, com perda de solutos pelos neurônios, o que permite que a osmolaridade intracelular se iguale à plasmática, sem aumentar muito a quantidade de água nas células cerebrais. Após 48 horas, essa perda de solutos predispõe os pacientes com hiponatremia crônica a dano cerebral, se essa anormalidade hidreletrolítica for rapidamente corrigida.

Em relação à gravidade, o painel de especialistas americanos divide a hiponatremia em leve (sódio entre 135 e 130 mEq/L), moderada (entre 130 e 120 mEq/L) e grave (< 120 mEq/L). Por outro lado, para a Sociedade Europeia de Endocrinologia, a hiponatremia moderada é quando o sódio está entre 130 e 125 mEq/L, e grave se < 125 mEq/L.

TEMPO DE CORREÇÃO DA HIPONATREMIA

Em pacientes com hiponatremia aguda ou crônica com sintomas graves (alterações do estado mental, convulsões e vômitos frequentes), é importante reverter rapidamente o edema cerebral aumentando o sódio em 5 mEq/L. Por outro lado, em pacientes com hiponatremia crônica, os níveis de sódio não podem se elevar > 10 mEq/L em 24 horas ou > 18 mEq/L em 48 horas. Na realidade, o ideal é que em pacientes com hiponatremia crônica, com risco de desmielinização, os limites diários devem ficar entre 4 e 6 mEq/L.

Na Tabela 79.5, é apresentado um guia para tratamento das hiponatremias agudas e crônicas em pacientes hospitalizados.

Tratamento da hiponatremia crônica assintomática

O tratamento inicial de pacientes com hiponatremia crônica inclui restrição de líquidos e suspensão de qualquer medicação que possa induzir SIADH. Não se deve restringir sódio. A Tabela 79.6 apresenta as recomendações de tratamento de pacientes assintomáticos com hiponatremia crônica.

Quando a hiponatremia crônica é corrigida muito rapidamente (sódio plasmático > 10 mEq/L em 24 horas ou > 18 mEq/48 horas), há o risco de desenvolvimento de síndrome de desmielinização osmótica. As manifestações clínicas dessa síndrome incluem disartria, disfagia, paraparesia ou quadriparesia, confusão, obnubilação e coma. Pacientes com maior risco de desenvolver essa síndrome são os que apresentam sódio < 105 mEq/L, hipopotassemia, desnutrição e doença hepática avançada. A hipercorreção da hiponatremia torna-se uma emergência médica e precisa ser evitada. Se durante o tratamento os níveis de sódio se elevam muito rapidamente, recomenda-se o uso de desmopressina.

Em pacientes com SIADH, recomenda-se uma restrição hídrica de aproximadamente 800 mL/dia, sem restrição de sal. Quando não há resposta à restrição hídrica, as opções terapêuticas são o aumentar a ingesta de sódio e usar diurético de alça (furosemida 40 mg/dia). Além disso, a demeclociclina (3-5 mg/kg de a cada 8 horas) também pode ser usada, mas esse medicamento pode induzir nefrotoxicidade. Os antagonistas do receptor de vasopressina (vaptanas) não estão disponíveis no Brasil e só são indicados quando não há resposta à restrição hídrica. Esses fármacos podem ser hepatotóxicas e as recomendações são para não exceder 1 mês de uso.

O tratamento da hiponatremia hipervolêmica na IC inclui a restrição de sódio para 1,5 a 3 g/dia, com restrição hídrica leve (1,5 a 2 L/dia) e uso de diuréticos de alça. Em pacientes hiponatrêmicos sintomáticos, com formas graves de IC ou de cirrose com ascite, a administração de diuréticos de alça associada à solução salina hipertônica pode reduzir a chance de sobrecarga hídrica.

Tabela 79.5 Tratamento de pacientes hospitalizados com hiponatremia, de acordo com sintomas

Hiponatremia grave: (parada cardiorrespiratória, convulsões, sonolência profunda e coma)	• Administrar 150 mL de salina 3% por ~ 20 minutos e, então, verificar os níveis de sódio plasmático enquanto se repete a infusão de salina por mais de 20 min; continuar com salina 3% até atingir 5-mEq/L de aumento de sódio plasmático, então parar com a salina hipertônica. • Painel especialista: 100 mL de salina 3% infundida por ~ 10 minutos x 3 conforme necessário com correção urgente de 4-6 mEq/L. • Não aumentar o sódio plasmático mais que 10 mEq/L em 24 horas, e nas 24 seguintes não aumentar mais que 8 mEq/L. • Primeiras 24 horas: monitorar os níveis de sódio plasmático a cada 6 horas dependendo das mudanças; quando estável, mensurar os níveis a cada 24 horas.
Nenhuma melhoria	• Continuar a salina 3% objetivando um aumento adicional de 1-mEq/L/hora no sódio plasmático • Parar com a infusão de salina 3% quando melhorar os sintomas, aumentar os níveis de sódio plasmático para 10 mEq/L, ou atingir 130 mEq/L, seja qual ocorrer primeiro. • Monitorar o sódio plasmático a cada 4 horas durante a infusão de salina hipertônica, então a cada 6 horas para as primeiras 24 horas; quando estável, mensurar o sódio plasmático a cada 24 horas.
Hiponatremia aguda: sem sintomas graves ou moderadamente graves	• Se aguda (diminuição do sódio plasmático >10 mEq/L) - infundir 150mL de salina 3% por mais de 20 minutos. • Painel especialista: sintomas brandos a moderado com baixo risco de herniação, infundir salina hipertônica 3% em 0,5-2 mL/kg/h. • Monitorar o sódio plasmático após 4, 12, e 24 horas; quando o sódio plasmático estiver estável, a cada 24 horas.
Hiponatremia moderadamente grave: (náusea, confusão, dor de cabeça, vômito)	• Tratamento imediato com 150 mL de salina hipertônica 3% por mais de 20 minutos; objetivando um aumento de 5 mEq/L/24 horas, mas com um aumento limite de 10 mEq/L nas primeiras 24 horas e 8 mEq/L durante cada 24 horas, depois disso até alcançar sódio plasmático de 130 mEq/L. • Verificar os níveis de sódio plasmático após 1, 6, e 12 horas. • Painel especialista: não indicação de salina hipertônica; correção mínima de sódio plasmático de 4-8 mEq/L por dia com meta baixa de 4-6 mEq/L por dia se o risco para síndrome da desmielinização osmótica for alto; os limites não devem exceder 8 mEq/L em um período de 24 horas.
Hiponatremia crônica: sem sintomas graves ou moderadamente graves	• Parar a infusão ou ingestão de fluidos não essenciais, medicações e outros fatores que podem contribuir ou provocar hiponatremia. • Não tratar com o único objetivo de aumentar o sódio plasmático. • Evitar aumento de sódio plasmático >10 mEq/L durante as primeiras 24 horas e >8 mEq/L durante as demais próximas 24 horas. • Monitorar o sódio plasmático a cada 6 horas até estabilizar os níveis.
Correção rápida	• Correção da hiponatremia é uma emergência médica. Na maioria dos casos, a correção excessiva também se torna uma emergência. • Se o sódio plasmático aumentar >10 mEq/L em 24 horas ou 18 mEq/L em 48 horas, descontinuar o tratamento. • Administrar dextrose 5% em água em doses individuais e desmopressina para reduzir o volume urinário até o sódio plasmático ficar menor que o limite da supercorreção. • Monitorar o sódio plasmático a cada 2 horas até correção, então a cada 4 a 6 horas para as primeiras 48 horas.

Fonte: adaptado de Henry DA 2015.

Tabela 79.6 Tratamento de pacientes com hiponatremia crônica assintomática

Hipovolemia secundária a perdas gastrintestinais e sudorese	Solução salina isotônica; considerar desmopressina concomitantemente
Diuréticos	Descontinuar os diuréticos e, se não houver melhora, administrar salina isotônica
Doença de Addison	Solução salina isotônica; tratamento com glicocorticosteroides e mineralocorticosteroides
Insuficiência de glicocorticosteroides*	Tratamento com glicocorticosteroides
Polidipsia primária	Restringir água; descontinuar diuréticos e qualquer medicamento que possa causar SIADH; se a urina tiver o volume reduzido ou a excreção de soluto estiver diminuída, administrar cautelosamente solução salina isotônica e considerar desmopressina (se não houver acesso aos fluidos) inicialmente ou se houver um aumento rápido de débito urinário e/ou sódio plasmático; aumentar eletrólitos e proteínas na dieta
Insuficiência cardíaca	Restringir água e sal; diuréticos de alça em casos de sobrecarga de fluidos
Cirrose com ascite	Restringir água e sal; administrar diuréticos; possível infusão de albumina com diuréticos
Síndrome nefrótica	Restringir água e sal; diuréticos; se o volume circulante estiver clinicamente diminuído, administrar albumina com diuréticos
Doença renal crônica	Restringir água e sal; diuréticos de alça se houver sobrecarga de fluidos
SIADH	Descontinuar diuréticos e qualquer medicamento que possa causar SIADH; restringir água, mas não sal; considerar ureia oral, tabletes de sal, furosemida com tabletes de sal, e demeclociclina se a restrição de água não for efetiva; usar vaptanos apenas se o benefício for maior que o risco e somente por 1 mês caso o protocolo da FDA esteja sendo seguido.

*Todos os pacientes estão sob risco de correção rápida.

FDA: Food and Drugs Administration; SIADH: secreção inapropriada de hormônio antidiurético.

Fonte: adaptado de Henry DA 2015.

REFERÊNCIAS BIBLIOGRÁFICAS

1. Henry DA. In The Clinic: Hyponatremia. Ann Intern Med. 2015 Aug 4;163(3):ITC1-19.

2. Lowance DC. The syndrome of inappropriate antidiuresis. N Engl J Med. 2007 Aug 30;357(9):941-2.

3. Verbalis JG, Goldsmith SR, Greenberg A, Korzelius C, Schrier RW, Sterns RH, Thompson CJ. Diagnosis, evaluation, and treatment of hyponatremia: expert panel recommendations. Am J Med. 2013 Oct;126 (10 Suppl 1):S1-42.

4. Verbalis J, Greenberg A, Burst V, Haymann JP, Johannsson G, Peri A, et al. Diagnosing and Treating the Syndrome of Inappropriate Antidiuretic Hormone Secretion. Am J Med. 2015 Nov 13. pii: S0002-9343(15)01049-9.

Síndromes Autoimune--Poliendócrinas – SAP

80

Sérgio Atala Dib
Lício A. Velloso
Marise Lazaretti Castro

INTRODUÇÃO

As síndromes autoimune-poliendócrinas (SAP) compõem um grupo de doenças que se manifestam em um mesmo indivíduo isolado, ou em múltiplos membros da mesma família. Apesar da denominação de SAP, algumas das doenças autoimunes associadas podem não ser endócrinas. Com base em características clínicas e genéticas, as SAP são subdivididas em quatro síndromes distintas: SAP1; SAP2; SAP3; e SAP4 (Tabela 80.1).[1] As SAP2 e 3 são relacionadas a determinados alelos do *HLA* (*human leukocyte antigen*), enquanto a SAP1 tem características monogênicas com ligação a um gene localizado no braço curto do cromossomo 21, chamado gene regulador de autoimunidade (*autoimmune regulator gene — AIRE*).[2] Como resultado desse componente genético diferente entre as SAP, observa-se que as doenças que compõem as SAP2 e 3 manifestam-se em várias gerações, enquanto as que compõem a SAP1 manifestam-se principalmente entre os parentes de 1º grau do propósito.

Nas últimas décadas, diversos autoantígenos foram identificados em cada uma das SAP. Seu papel na patogênese das doenças é pouco conhecido, porém autoanticorpos contra tais antígenos presentes no soro de pacientes têm servido como marcadores das síndromes e podem ser utilizados como adjuvantes no diagnóstico da doença em curso ou na pesquisa de indivíduos sob risco de desenvolverem alguma das enfermidades.[3] Além disso, a caracterização de tais autoantígenos tem permitido avanços na compreensão dos mecanismos fisiopatológicos envolvidos na ativação da resposta imunológica anômala. Por fim, admite-se que tais antígenos possam vir a ser utilizados em imunoterapia ou profilaxia para indivíduos que componham grupos de risco para o desenvolvimento das síndromes.[3,4]

SAP1

A SAP1, síndrome de Whitaker ou poliendocrinopatia autoimune associada à candidíase e à distrofia do ectoderma (APECED), caracteriza-se pela presença de pelo menos dois dos três componentes principais: candidíase mucocutânea crônica; hipoparatiroidismo primário crônico; e insuficiência adrenal primária autoimune (doença de Addison). Essa síndrome é caracterizada pelo aparecimento precoce, muitas vezes durante a infância. O quadro, com frequência, se inicia com candidíase mucocutânea persistente ao redor dos 5 anos de idade, a qual raramente evolui para infecção sistêmica.[5] A maior parte dos pacientes apresenta lesões restritas à pele, unhas e regiões perioral e perianal. A candidíase mucocutânea pode também se manifestar em qualquer local do trato gastrintestinal, de modo que o microrganismo pode ser identificado na mucosa oral ou nas fezes. Os indivíduos com sintomas de disfagia ou dor torácica devem ser submetidos à endoscopia digestiva alta para identificação das lesões. O diagnóstico da síndrome é, em geral, tardio, sendo estabelecido apenas quando manifestações da doença de Addison ou do hipo-

Tabela 80.1 Características clínicas e genéticas das SAP

SAP	Critérios	Genes associados	Doenças associadas
SAP1	Candidíase mucocutânea	AIREb	*Alopecia universalis*
	Hipoparatireoidismo		Anemia perniciosa
	Doença de Addison		Hipogonadismo
			Hepatite Crônica
			Má absorção intestinal
			Diabete tipo 1A
SAP2	Doença de Addison	HLA DQB1-0302	Anemia Perniciosa
	Diabete tipo 1ª	HLA DRB1-0301	
	Tiroidite autoimune		
SAP3	Tireoidite autoimune	HLA DQB1-0301	Vitiligo
	Anemia perniciosa	HLA DRB3	Alopecia
	Diabete tipo 1ª	HLA DRB1-13	
SAP4	Ausência de critérios para SAP1, 2 ou 3		Doença neuromuscular

AIRE: Gene regulador de autoimunidade; SAP: síndrome autoimune-poliendócrina.

paratireoidismo se tornam evidentes.[5] O quadro de hipoparatireoidismo é, na maior parte das vezes, o próximo a se manifestar após a candidíase e seguido pela doença de Addison. É interessante lembrar que o surgimento de hipercalcemia súbita em pacientes com hipoparatireoidismo pode significar o início da insuficiência adrenal.[6] Entretanto, em alguns pacientes, a ordem de aparecimento dos componentes clínicos da síndrome pode ser distinta. Eventualmente, o quadro de hipoparatireoidismo pode ser pouco evidente no início, sendo mascarado pelo desenvolvimento da doença de Addison, tornando-se, finalmente, evidente ao se iniciar a reposição de esteroides.[5] Em média, pacientes acometidos terão o estabelecimento do quadro completo por volta dos 12 anos de idade. Muitos deles apresentam ainda outras manifestações clínicas que acompanham o quadro de base, sendo as mais frequentes *alopecia universalis*, hipoplasia de esmalte dentário, hipogonadismo primário, hepatite crônica ativa, anemia perniciosa, vitiligo e hipofisite. Uma minoria (18%) dos pacientes com SAP1 desenvolve diabete melito tipo 1A. Pode ainda ser acompanhada por distrofia cutânea e ungueal, ceratopatia da córnea, além de outras manifestações mais raras.[5]

Quando mais de um dos componentes da SAP1 é identificado, os pacientes devem ser seguidos com o objetivo de se detectar doenças adicionais. Os parentes em 1º grau dos indivíduos afetados necessitam apenas de um desses componentes para que se inicie um seguimento clínico mais rigoroso.[7]

Apesar de apresentar baixa prevalência na população geral, alguns grupos específicos, como judeus iranianos, finlandeses e habitantes da Sardenha, têm maior risco de desenvolver a SAP1.[8] Além disso, a doença se manifesta em determinados grupamentos familiares e apresenta um padrão de transmissão autossômico recessivo. Tais características epidemiológicas, associadas às particularidades clínicas e hereditárias da síndrome, sugeriam que um componente genético desempenhasse papel importante na patogênese da SAP-1. Essa suspeita foi confirmada pela identificação do *AIRE*, que se localiza no lócus 21q22.3[9] que é expresso primariamente pelas células epiteliais da medula tímica e responsável pela síntese de produtos importantes no estabelecimento da autotolerância antigênica.

O gene *AIRE* é composto por 14 éxons e codifica uma proteína de 545 aminoácidos (Figura 80.1). Ele é flanqueado por dois marcadores microssatélite da doença, D21S49 e D21S171,[2,10] e é proximal ao gene da fosfofrutoquinase hepática (PFKL). De acordo com sua sequência, o gene *AIRE* codifica uma proteína que tem dois sítios *PHD-zinc-finger* e atua como um regulador transcricional ligando-se a sequências do DNA na forma de dímeros e tetrâmeros. Até o momento, mais de 70 mutações foram identificadas no gene *AIRE*. Tais mutações aparecem com frequências distintas e em indivíduos dos mais variados grupos étnicos. As mutações R257X, detectadas em pacientes finlandeses e norte-italianos; 1094del13, encontrada em pacientes britânicos e norte-americanos, e R139X, encontrada em pacientes da Sardenha, são as mais recorrentes, sendo as demais mutações encontradas de forma esporádica em determinados grupos étnicos. Em geral, os

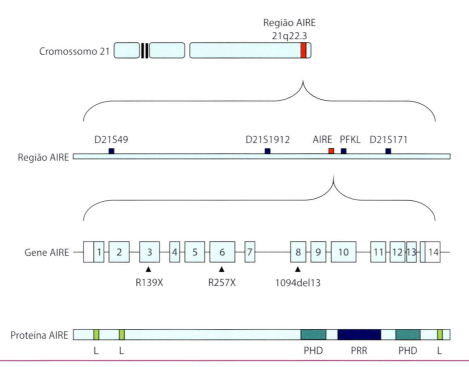

Figura 80.1 Localização cromossômica do gene *AIRE*, principais mutações do gene *AIRE* identificadas em pacientes com SAP1 e estrutura da proteína AIRE. AIRE: Gene regulador de auto-imunidade; L: sítios LXXLL que permitem interação com DNA; PKFL: Gene da fosfofrutoquinase hepática; PHD: sítios zinc-finger; PRR: Região rica em prolina; SAP: Síndrome auto-imune-poliendócrina.

resultados moleculares preditos da maior parte das mutações são versões truncadas da proteína codificada pelo gene *AIRE* em decorrência da introdução de um códon de terminação ou de uma mudança na sequência de leitura.[11,12]

O gene *AIRE* é altamente expresso no timo, mas sua proteína também pode ser encontrada em linfonodos, baço, células periféricas, glândula adrenal e pâncreas. No timo, essa proteína tem importante papel na indução de tolerância pelos linfócitos T. O gene é expresso primariamente nas células epiteliais da medula tímica (mTEC), onde promove a expressão e apresentação de proteínas próprias (*self*) e a deleção dos clones de células T que reconhecem essas proteínas como antígenos. É provável ainda que as células T podem reconhecer indiretamente antígenos próprios nas células dendríticas que incorporaram fragmentos das mTEC apoptóticas induzidas pelo AIRE. A ausência da ação dessa proteína AIRE resulta na falta de destruição das células que reconhecem o self, permitindo o ataque imunológico a diversos órgãos. Outros mecanismos de desenvolvimento dessa doença têm sido propostos, mas ainda com resultados controversos na literatura, envolvendo o papel do *AIRE* sobre as células T regulatórias (T-reg) e na maturação das células dendríticas.[12]

Para justificar a ausência de proteção contra a *Candida albincans* vista na SPA1, têm sido propostos mecanismos que envolvem a produção de autoanticorpos contra citoquinas, especialmente as interleucinas 17 e 22, fundamentais para a defesa contra essa infecção fúngica. Aparentemente, a resposta imunológica dos linfócitos B está preservada, o que contém o desenvolvimento da candidíase sistêmica nessas situações.

Além de inúmeros autoanticorpos teciduais já identificados nessa síndrome, parece que virtualmente todo paciente desenvolve elevados títulos de autoanticorpos contra interferon-alfa (INF-α) e INF-ômega, de tal forma que a presença desses autoanticorpos têm sido propostos como um marcador da SPA1. A presença desses autoanticorpos, especialmente do INF-ômega, tem alta sensibilidade e especificidade (> 98%) para a síndrome, pois até o momento foram apenas identificados excepcionalmente no timoma e na miastenia gravis.[12]

Não obstante, não existem correlações claras entre os genótipos mutantes do gene *AIRE* e os fenótipos clínicos da SAP1, sugerindo que o desenvolvimento da síndrome dependa não apenas do fator genético, mas também de algum ou de alguns determinantes ambientais.[11]

SAP2

SAP2, também conhecida como síndrome de Schmidt ou de Carpenter, é, indiscutivelmente, mais prevalente que a SAP1[13] (SAP1 1/100.000 *versus* SAP2 1/15.000). Em todos os estudos epidemiológicos, encontrou-se uma predominância de mulheres acometidas.[13] Para que se estabeleça o diagnóstico dessa síndrome, deve-se documentar a presença da doença de Addison associada à doença autoimune da tireoide (doença de Graves ou tireoidite de Hashimoto), quando pode ser denominada síndrome de Schmidt e/ou diabete melito tipo 1A, quando pode ser denominada síndrome de Carpenter. A doença é, em geral, diagnosticada na 3ª década de vida, quando do aparecimento da doença de Addison. Entretanto, muitos pacientes desenvolvem inicialmente os quadros de tireoidite autoimune ou diabete melito 1A, e somente após alguns anos desenvolvem a doença de Addison. Desse modo, principalmente em pacientes com antecedentes familiares para doenças endócrinas autoimunes, uma vez diagnosticado diabete melito tipo 1A ou tireoidite autoimune, deve-se realizar regularmente a investigação de marcadores de autoimunidade para a síndrome (discutidos adiante), visto que o diagnóstico precoce da doença de Addison é fundamental para que se evitem complicações decorrentes da associação entre tireoidopatias e/ou diabete e a produção inadequada de hormônios da adrenal. Entre as doenças autoimunes da tireoide, tanto a doença de Graves quanto a de Hashimoto podem coincidir com a doença de Addison para compor a SAP2. Deve-se notar que, quando um determinado paciente tem o diagnóstico da doença de Addison autoimune estabelecido, existe uma chance bastante grande de vir a desenvolver um dos demais componentes da síndrome. Entretanto, quando o diagnóstico de tireoidite autoimune ou diabete melito tipo 1A é estabelecido primariamente, a chance de que o quadro de doença de Addison venha a se manifestar é consideravelmente menor.[1,13]

Diferentemente do que ocorre na SAP1, a coincidência entre componentes clínicos clássicos da SAP2 e outras doenças é menos frequente. Outras doenças autoimunes podem fazer parte da SAP2, entre elas: hipogonadismo hipergonadotrófico (4 a 9%), vitiligo (4,5 a 11%), alopécia (1 a 4%), hepatite crônica (4%), gastrite crônica atrófica, com ou sem anemia perniciosa (4,5 a 11%) e hipofisite autoimune.[14] Eventualmente, doença celíaca, *miastenia gravis*, síndrome do *stiff-person*, deficiência de IgA e doença de Parkinson podem também se manifestar.

Quando essas doenças precederem o estabelecimento completo da síndrome, sua presença deve servir como critério para que se realize uma completa investigação dos demais componentes do quadro, visando ao seu diagnóstico precoce.

Com relação às características de hereditariedade, mais uma vez existe uma distinção marcante entre SAP1 e SAP2. Em oposição à primeira, a SAP2 não apresenta um padrão de transmissão familiar autossômico recessivo, mas sim um padrão autossômico dominante com penetrância incompleta, uma vez que a SAP2 acomete muitos indivíduos de uma mesma família durante várias gerações.[15] Até o momento, somente genes do *HLA* foram identificados como associados ao desenvolvimento da síndrome. A SAP2 está fortemente associada aos haplótipos *HLA DR3/DQ2* (*DQ2:DQA1*0501, DQB1*0201*), *DR4/DQ8* (*DQ8:DQA1*0301, DQB1*0302*) e com *DRB1*0404*, em particular nas famílias com vários casos de doença de Addison.[14,16]

De forma geral, os alelos *DR3-DQA1*0301* e *DQB1*0302* são os mais comuns. Especificamente em pacientes com SAP2 com diabete melito tipo 1ª, os alelos *DR3-DQB1*0201* e *DQB1*0302* são marcadores importantes da doença. Tais associações sugerem que moléculas do *HLA* sejam necessárias para o desenvolvimento do quadro de autoimunidade, mas que a expressão de determinados fenótipos auto-imunes depende ainda da presença de outros produtos gênicos, especialmente para que se completem os múltiplos e variados quadros que compõem a síndrome. É possível que determinados alelos do *HLA* sirvam apenas como marcadores da doença, e não como determinantes. A expressão de determinados alelos pode ser necessária para que ocorra a apresentação antigênica anômala, que levará à ativação de uma resposta autoimune.[15]

Outras alterações genéticas que podem contribuir para o desenvolvimento da doença de Addison são os polimorfismos da molécula regulatória CTLA4 (substituição A por G no éxon 1), que também estão implicados na doença de Graves[17] e na doença de Addison,[18] além do alelo "5.1" da molécula HLA de classe I atípica MIC-A.[19]

Entretanto, o (ou, mais provavelmente, os) gene(s) que porventura desempenhe(m) um papel determinante no desenvolvimento da SAP-2 é (são) ainda desconhecido(s). Estudos epidemiológicos recentes indicam que, tanto em quadros de SAP2 com a presença de tireoidite autoimune, quanto naqueles em que há a presença de diabete melito tipo 1A, a participação de componentes multigênicos deve ser importante.[15,20]

Os componentes da SAP2 tendem a se desenvolver com uma sequência específica: o diabete melito do tipo 1A geralmente se desenvolve antes da doença de Addison, enquanto as doenças tireoidianas autoimunes podem aparecer antes, simultaneamente ou após a doença de Addison (a doença de Graves tende a aparecer antes e a tireoidite de Hashimoto tende a se desenvolver simultaneamente ou após o início da doença de Addison). A doença de Graves usualmente se desenvolve antes do diabete melito do tipo 1A e a tireoidite de Hashimoto, depois.[1,13,21]

SAP3

SAP3 é considerada por muitos autores uma variante da SAP2 na qual o componente doença de Addison é ausente.[1] O quadro clínico é centrado na presença de doença tireoidiana autoimune (doença de Graves ou tireoidite de Hashimoto) em associação com pelo menos uma das seguintes: diabete melito tipo 1A, vitiligo ou anemia perniciosa. De acordo com essa definição, fica claro, portanto, que pacientes que preencham os critérios descritos para o diagnóstico de SAP3 podem, a qualquer momento, ter seu diagnóstico revisto desde que se instale o quadro da doença de Addison. A identidade entre SAP2 e SAP3 é ainda evidenciada ao se analisarem os marcadores genéticos. Assim como em SAP2, alelos do *HLA*, particularmente *DQB1*0301*, são os mais importantes marcadores de predisposição. Entretanto, em alguns estudos, alelos não comumente expressos em pacientes com SAP2 foram encontrados em pacientes com SAP3, tais como *HLA-DRB3* e *DRB1*13*. Assim, é possível que, dentro de uma população de pacientes com diagnóstico preliminar de SAP3, existam, na verdade, pelo menos dois subgrupos distintos, sendo um deles composto por pacientes com uma forma não completamente instalada de SAP2 e outro com o real quadro de SAP3. Tanto fatores genéticos como ambientais devem desempenhar papel importante na definição da forma da doença que se instalará em pacientes distintos.[1,21]

SAP4

A síndrome poliglandular autoimune tipo 4 inclui o diabete melito tipo 1A, anemia perniciosa, vitiligo ou doença da sinapse neuromuscular, mas sem doença de Addison, tireoidiana ou hipoparatireoidismo.[22]

OUTRAS SÍNDROMES AUTOIMUNE-POLIENDÓCRINAS

Existem situações clínicas bastante raras, que não se enquadram nas síndromes descritas aqui. Para alguns autores, tais condições devem ser classificadas como um grupo à parte de poliendocrinopatias autoimunes. O reconhecimento e correto diagnóstico dessas síndromes permitem o início precoce do tratamento e tornam implícita a necessidade de uma avaliação de familiares, uma vez que há, com frequência, um importante componente genético associado ao desenvolvimento dos quadros. As formas mais comuns dessas síndromes são: endocrinopatias autoimunes como diabete melito tipo 1A ou tireoidite autoimune associados a anomalias cromossômicas como a trissomia do cromossomo 21 ou a síndrome de Turner; síndrome de Hirata, caracterizada pela presença de autoanticorpos anti-insulina associados à hipoglicemia, uso de metimazol (ou outras medicações com grupo sulfonamidas) e ao haplótipo *HLA-DRB1*0406*; síndrome de Kearns-Sayre, na qual diabete melito tipo 1A, tireoidite autoimune e hipoparatireoidismo se associam à oftalmoplegia externa, à degeneração retiniana e a uma encefalomiopatia mitocondrial complexa, síndrome POEMS caracterizada por polineuropatia, organomegalia, endocrinopatia, alterações na proteína M, cutâneas e polineuropatia; resistência à insulina do tipo B, caracterizada pela presença de autoanticorpos antirreceptores de insulinas que podem ser acompanhados de hipo ou hiperglicemia, além de, eventualmente, associar-se a lúpus eritematoso sistêmico; e finalmente a síndrome de Wolfram 1 (SW1) ou DIDMOAD, caracterizada por diabete insípido, diabete melito de início na infância, mas não de origem autoimune, atrofia ótica e surdez.[13] O gene mutado (*wolframina* no lócus 4p16) nessa síndrome codifica uma proteína glicada transmembrana de função desconhecida.[23] Nos últimos anos, foi caracterizado ou outro gene (*CISD2*) em pacientes com síndrome de Wolfram (SW2) que resulta em atrofia óptica precoce, diabete melito, surdez, esperança de vida reduzida mas ausência de diabete insípido.[23]

DIAGNÓSTICO

O diagnóstico dos tipos de SAP é realizado pela associação de dois ou mais das doenças autoimunes (endócrinas ou não) que compõem a síndrome determinada.[13,20] Como os componentes diferentes dessas síndromes se desenvolvem no decorrer de anos ou décadas, o diagnóstico pode ser antecipado com a utilização de marcadores imunológicos, pré--clínicos, dessas doenças. De modo que é importante para o clínico que está acompanhando pacientes com um dos componentes isolados dessas síndromes a atenção para a determinação do risco (por meio da história familiar, exame físico e laboratoriais) para o diagnóstico precoce das SAP.

Para que se estabeleça o diagnóstico de qualquer uma das doenças endócrinas autoimunes que componham as diversas formas das SAP, devem-se utilizar os mesmos critérios adotados para o diagnóstico de cada doença quando de aparecimento isolado. Tais critérios são apresentados nos capítulos referentes a essas doenças. Entretanto, é importante salientar que pacientes que preencham algum dos critérios apresentados no parágrafo anterior devem ser clínica e laboratorialmente avaliados e que, nesse contexto, a determinação de autoanticorpos desempenha um papel central na detecção precoce e na confirmação diagnóstica de algumas das doenças que compõem as SAP.

Um dos aspectos mais marcantes das SAP é a presença, no soro de pacientes ou de indivíduos predispostos, de autoanticorpos contra antígenos expressos predominantemente em órgãos ou tecidos endócrinos. O desenvolvimento de métodos laboratoriais efetivos tem permitido que se introduzam as determinações de alguns desses autoanticorpos dentro da rotina de investigação das SAP. Tais autoanticorpos podem ser detectados muito antes do início das manifestações clínicas das síndromes, ou mesmo antes que outras alterações laboratoriais, particularmente aquelas decorrentes dos distúrbios metabólicos e hormonais, sejam detectadas. Pacientes com qualquer um dos tipos de SAP podem desenvolver autoanticorpos contra antígenos semelhantes, sendo que muitos dos autoantígenos conhecidos até o momento são enzimas expressas nos tecidos-alvo do ataque autoimune (Tabela 80.2). A expressão de algumas dessas enzimas ocorre exclusivamente no órgão ou tecido-alvo do ataque, como peroxidase tireoidiana (TPO). Entretanto, outros antígenos podem ser encontrados não apenas no órgão-alvo, mas também em outros sítios, como ocorre com a descarboxilase do ácido glutâmico (GAD), presente nas células betapancreáticas, mas também no sistema nervoso central (SNC) e periférico.[24,25] Alguns pacientes com SAP podem eventualmente apresentar au-anticorpos contra antígenos expressos em órgãos outros que não aqueles primariamente envolvidos como alvos da resposta autoimune. Por exemplo, é bastante comum que pacientes com qualquer uma das formas de SAP tenham autoanticorpos contra GAD, sem que, na maior parte das vezes, evoluam para o desenvolvimento de diabete melito tipo 1A.[26]

Autoanticorpos contra células secretoras de hormônios esteroides têm sido descritos há muitos anos em pacientes com doença de Addison, esteja na sua forma autoimune isolada ou compondo as SAP1

Tabela 80.2 Principais autoantígenos e respectivos órgãos-alvo nas SAP

Doença base	Órgão/tecido	Autoantígeno	SAP
D. Addison (Adenalite)	Adrenal	21-OH, P450scc, 17-OH	1, 2
Hipoparatireoidismo	Paratireoide	Receptor cálcio sensitivo	1
DM1A	Célula betapancreática	GAD65, IA2, IAA, Zn++T 1, 2, 3	
D. Graves	Tireoide	TRAb	2, 3
T. Hashimoto	Tireoide	TPO, Tg	2, 3
Vitiligo	Melanócitos	Tirosinase	2, 3
Hipogonadismo	Ovário/Testículo	17-OH,P450scc	1
Anemia perniciosa	Células parietais	H+,K+, ATPase	1
Hepatite	Fígado	P450 2A6(CYP2A6) e P450IA2(CYP1A2)	1
Enterite	Células enterocromafins	Triptofano hidroxilase	1
Doença celíaca	Intestino	Transglutaminase	1
Alopécia	Folículo piloso	SOX 9, SOX 10	1

AADC: descarboxilase de aminoácidos L-aromáticos; DM1A: diabete melito tipo 1A; GAD: descarboxilase do ácido glutâmico; IAA: anticorpo anti-insulina; ICA: anticorpo anti-ilhota: 17-OH: 17-hidroxilase; 21-OH: 21-hidroxilase; Tg: tiroglobulina: TPO: tiroperoxidase; TRAb: anticorpo antirreceptor de TSH.

ou 2. Mais recentemente, tais autoanticorpos foram descritos em pacientes com hipogonadismo primário autoimune. As células secretoras de esteroides incluem aquelas das zonas glomerulosa, fasciculata e reticular do córtex da adrenal, além das células de Leydig nos testículos, as células da granulosa ovariana e aquelas dos sinciciotrofoblasto placentário. Três enzimas envolvidas na esteroidogênese foram caracterizadas como alvo de autoanticorpos em pacientes com SAP ou com formas isoladas de doenças endócrinas autoimunes. São essas a 21-hidroxilase (21-OH); a 17-hidroxilase (17-OH) e a enzima clivadora da cadeia lateral (*side-chain cleavage enzyme*, p450scc).[1,4] A presença de autoanticorpos anti-17-OH é mais frequente em pacientes com SAP1 do que naqueles com doença de Addison na sua forma isolada. Por outro lado, a presença de autoanticorpos anti-21-OH é semelhante em pacientes com doença de Addison isolada e em pacientes com doença de Addison compondo as SAP1 e 2. Desse modo, alguns autores acreditam que a determinação de anti-17-OH em pacientes que desenvolvam doença de Addison possa ser útil como indicativo de possível evolução para uma SAP. Não obstante, anticorpos anti-21-OH são marcadores interessantes para rastreamento de doença de Addison em pacientes que desenvolvam primariamente diabete melito tipo 1A. Nesses casos, a presença de anti-21-OH ocorre em aproximadamente 2% e tem elevado valor preditivo para a perda de função adrenal, aproximando-se de 100%.[1] Pacientes com SAP1 diagnosticada com base na presença de candidíase mucocutânea e hipoparatireoidismo 1º devem ser rotineiramente testados para função hormonal adrenal e autoanticorpos contra enzimas da cadeia de síntese esteroidal. Aproximadamente 20% desses pacientes apresentarão teste positivo para anti-21-OH. É importante ressaltar que, dada a grande massa de reserva do córtex adrenal, a manifestação de perda funcional desse tecido pode ser tardia mesmo em pacientes com franca manifestação laboratorial de reatividade autoimune específica.[1,13] Pacientes com doença de Addison devem sempre ser submetidos a rastreamento periódico para as demais doenças que compõem os quadros de SAP.

Os anticorpos anticórtex da adrenal (ACA-IFI) estão presentes em 89% dos pacientes com SAP2 e os anti-21-OH (detectados por imunoprecipitação, utilizando-se a 21-OH humana recombinante marcada com S,[35] expressa por meio de transcrição e tradução acopladas *in vitro*), em 91% dos pacientes.[21] Na nossa experiência, ao avaliarmos pacientes com doença de Addison como parte da SAP2,

encontramos positividade para ACA-IFI e anti-21-OH em 75% a 85%, e em 85% dos casos, respectivamente. Desses pacientes, 38% são positivos para anti-p450scc, 15% para anti-17-OH, 15% para anti-GAD e 85% para autoanticorpos anti-TPO.[27,28] Também detectamos a presença de anti-21-OH em 3% dos portadores de doença de Graves e em 2% dos portadores de tireoidite de Hashimoto.[29] Avaliando 18 pacientes com SAP-3 (diabete melito do tipo 1A e doenças tireoidianas autoimunes), observamos a presença de ACA-IFI em 11% dos casos e de anti-21-OH em 6%, os quais passaram a ser considerados como portadores de SAP-2 incompleta.[26]

Rastreamentos clínicos e laboratoriais para doenças tiroidianas, diabete melito, hipogonadismo, anemia perniciosa, hipoparatireoidismo e vitiligo devem também ser empreendidos pelo menos uma vez ao ano. Distúrbios intestinais e perda de peso podem ser indicativos de doença celíaca, a qual pode ocorrer em qualquer uma das SAP e é caracterizada pela lesão das vilosidades absortivas, com achatamento e hiperplasia das criptas do intestino delgado. Anticorpos antitransglutaminase tecidual são indicativos da doença, e a interrupção do consumo de alimentos que contenham gliadina pode levar a uma remissão do fenômeno autoimune. Distúrbios intestinais podem também ser manifestação de síndrome da má absorção autoimune, mais comum em pacientes com SAP1. Nesses casos, a presença de autoanticorpos séricos antitriptofano hidroxilase e biópsia intestinal, revelando perda de células endócrinas e produtoras de serotonina no intestino, confirmam o diagnóstico.[13]

Tanto a determinação de níveis hormonais como a presença de autoanticorpos devem ser utilizadas para o rastreamento de doença autoimune da tireoide em pacientes sob risco. Positividade para anti-TPO e/ou para anti-Tg indica progressão para tireoidite de Hashimoto em até 90% dos casos. Tais indivíduos podem também evoluir para doença de Graves, mas nesse caso apresentarão invariavelmente positividade para TRAb. Estudos epidemiológicos revelam que até 20% de indivíduos que não evoluirão para tiroidite de Hashimoto poderão apresentar anti-Tg positivo e até 27% poderão apresentar anti-TPO positivo. Entretanto, positividade para TRAb não deverá ser encontrada em pacientes que não desenvolverão doença de Graves, mas pode ser encontrada em pacientes que desenvolverão tireoidite de Hashimoto.[30]

Quando factível, o rastreamento de diabete melito do tipo 1A em pacientes com doença de Addison, tireoidite autoimune, hipoparatireoidismo ou candidíase mucocutânea deve ser realizado testando-se os múltiplos autoanticorpos anti-ilhotas. A presença isolada de anticorpos anti-insulina (IAA), de anti-ilhota (ICA), de antidescarboxilase do ácido glutâmico (GAD), de ICA512 ou de antitransportador de Zinco + + tem valor preditivo que varia de pouco mais de 50% a pouco mais de 80%. Entretanto, positividade para dois ou mais autoanticorpos tem valor preditivo que se aproxima de 100%. A maior parte dos autores recomenda que pacientes com outros componentes das SAP sejam orientados quanto aos sintomas de diabete melito e que determinações de glicose plasmática de jejum e 2 horas pós-prandiais sejam sempre incluídas nas rotinas de acompanhamento desses indivíduos.[13]

Outros autoanticorpos associados às SAP são antimelanócito (vitiligo), antitudor *domain containing protein-6* (TDRD6) (hipofisite autoimune) e anti-IFN tipo1 (alfa e ômega), estes últimos fortemente relacionados à SPA-1.

Em resumo, o diagnóstico das SAP pode ser feito por meio da pesquisa dos autoanticorpos séricos (marcadores das doenças autoimunes), identificação de indivíduos com componentes isolados das SAP, mas com potencial de desenvolvê-la na sua forma completa e pesquisa dos componentes da SAP em familiares dos indivíduos que já a apresentam.

TRATAMENTO

O tratamento das doenças que compõem o quadro das SAP deve seguir os critérios e determinações dos tratamentos preconizados para cada um dos componentes da síndrome, individualmente (detalhes da terapêutica são apresentados nos capítulos referentes a cada doença). São importantes a identificação e tratamento desses pacientes antes que estes comecem a sofrer as comorbidades e risco de mortalidade devidos aos componentes das SAP. Nesse sentido, a reposição hormonal e o ponto principal no tratamento dessas SAP como também a educação do indivíduo em relação aos sinais e sintomas dos componentes das SAP e da sua natureza crônica.

A consideração específica mais importante diz respeito ao cuidado em se conduzir os pacientes com suspeita do diagnóstico de doença de Addison em concomitância com hipotireoidismo autoimune, uma vez que a reposição de hormônio tireoidiano não deve preceder a reposição de esteóide sob risco de se precipitar o desenvolvimento de hipotensão grave e de uma crise de insuficiência adrenal. Tal fenômeno se deve ao fato de o hormônio tiroidiano induzir a aceleração do metabolismo hepático de corticosteroides. Além disso, em alguns pacientes com níveis limítrofes de TSH, acompanhados da presença de autoanticorpos tiroidianos, o início da reposição de corticosteroides pode regularizar os níveis de TSH e, portanto, tornar desnecessário, pelo menos momentaneamente, o início da reposição de hormônio tiroidiano.[13]

Outro aspecto que é importante salientar é em relação aos pacientes com SAP1 diagnosticados com doença de Addison quando o início do tratamento com corticosteroides pode desmascarar um hipoparatireoidismo subclínico, produzindo uma queda nos seus valores de cálcio sérico. A presença de má-absorção esteatórrea pode dificultar o tratamento dom hormônios lipossolúveis como os esteroides, que ocorrem tanto do hipoparatireoidismo com análogos de vitamina D (calcitriol e colecalciferol), como na reposição de hidrocortisona na doença de Addison.

A candidíase mucocutânea deve ser tratada preferencialmente, com fluconazol, uma vez que o cetoconazol pode causar elevação dos níveis de enzimas hepáticas, além de inibir a síntese de hormônios esteroidogênicos e dificultar o controle da insuficiência adrenal. Em pacientes com SAP1 e hepatite crônica ativa, o uso de cetoconazol é contraindicado.[31]

Alguns pacientes com SAP1 podem evoluir para um quadro de hiposplenismo e, nessa circunstância, o emprego de imunização com vacinas antimeningocócica e *Haemophilus influenzae* tipo b está indicada. Não havendo resposta imunológica, a antibioticoterapia contínua profilática pode ser indicada, em uma base individual.

Fica claro, uma vez que as SAP não são passíveis de abordagens curativas, que o acompanhamento clínico rigoroso, a constante determinação de níveis hormonais e o controle metabólico adequado são fundamentais para o sucesso terapêutico e a manutenção de uma boa qualidade de vida.

CONSIDERAÇÕES FINAIS

O estudo das SAP tem desempenhado importante papel na compreensão das doenças autoimunes e, em particular, das endocrinopatias autoimunes. Nesse sentido, deve-se ressaltar que a primeira evidência de que o diabete melito tipo 1A era uma doença autoimune foi dada pela observação de sua associação com a doença de Addison autoimune, e não com a doença de Addison secundária às granulomatoses, e a primeira constatação de autoanticorpos antiilhotas foi obtida em pacientes com SAP.

Características herdadas da função imunológica, predispondo à perda da capacidade de indução de tolerância a diversos autoantígenos, resultam em células T e B reativas contra componentes de mais de um tecido e compõem o substrato das SAP. Os avanços na imunoendocrinologia e uma compreensão melhor da patogênese dessas síndromes deverá colaborar para o desenvolvimento de terapêuticas antigenoespecíficas aplicáveis a outras doenças autoimunes.

REFERÊNCIAS BIBLIOGRÁFICAS

1. Betterle C, Dal Pra C, Mantero F, Zanchetta R. Autoimmune adrenal insufficiency and autoimmune polyendocrine syndromes: autoantibodies, autoantigens, and their applicability in diagnosis and disease prediction. Endocr Rev. 2002; 23: 327-364.

2. Cutolo M. Autoimmune polyendocrine syndromes. Autoimmunity Reviews. 2014;13;85-89.

3. Karlsson FA, Kampe O, Winqvist O, Burman P. Autoimmune disease of the adrenal cortex, pituitary, parathyroid glands and gastric mucosa. J Intern Med. 1993; 234: 379-386.

4. Winqvist O, Soderbergh A. Kampe O. The autoimmune basis of adrenocortical destruction in Addison's disease. Mol Med Today. 1996; 2: 282-289.

5. Ahonen P, Myllarniemi S, Sipila I, Perheentupa J. Clinical variation of autoimmune polyendocrinopathy-candidiasis-ectodermal dystrophy (APECED) in a series of 68 patients. N Engl J Med. 1990; 322: 1829-1836.

6. Walker DA, Davies M. Addison's disease presenting as a hypercalcemic crisis in a patient with idiopathic hypoparathyroidism. Clin Endocrinol (Oxf). 1981; 14: 419-423.

7. Perheentupa J. APS-I/APECED: The clinical disease and therapy. In: Autoimmune polyendocrine syndromes. Philadelphia: W.B. Saunders Company, 2002. P. 295-320.

8. Ahonen P. Autoimmune polyendocrinopathy – candidosis – ectodermal dystrophy (APECED): autosomal recessive inheritance. Clin Genet. 1985; 27: 535-542.

9. Chen QY, Lan M S, She JX, Maclaren NK. The gene responsible for autoimmune polyglandular syndrome type 1 maps to chromosome 21q22.3 in US patients. J Autoimmun. 1998; 11: 177-183.

10. Aaltonen J, Horelli-Kuitunen N, Fan J B, Bjorses P, Perheentupa J, Myers R, et al. High-resolution physical and transcriptional mapping of the autoimmune polyendocrinopathy-candidiasis-ectodermal dystrophy locus on chromosome 21q22.3 by FISH. Genome Res. 1997; 7: 820-829.

11. Scott H S, Heino M, Peterson P, Mittaz L, Lalioti M D, Betterle C, et al. Common mutations in autoimmune polyendocrinopathy-candidiasis-ectodermal dystrophy patients of different origins. Mol Endocrinol. 1998; 12: 1112-1119.

12. Weiler FG, Dias-da-Silva M, Lazaretti-Castro M. Autoimmune polyendocrine Syndrome type 1: case report and review of literature. Arq Bras Endocrinol Metab. 2012; 56(1):54-66.

13. Eisenbarth GS, Gottlieb PA. Autoimmune polyendocrine syndromes. N Engl J Med. 2004; 350: 2068-2079.

14. Eisenbarth GS, Wilson PW, Ward F, Buckley C, Lebovita H. The polyglandular failure syndrome: disease inheritance, HLA type, and immune function. Ann Intern Med. 1979; 91: 528-533.

15. Robles DT, Fain PR, Gottlieb PA, Eisenbarth GS. The genetics of autoimmune polyendocrine syndrome type II. Endocrinol Metab Clin North Am. 2002; 31: 353-368.

16. Maclaren NK, Riley WJ. Inherited susceptibility to autoimmune Addison's disease is linked to human leukocyte antigens-DR3 and/or DR4, except when associated with type I autoimmune polyglandular syndrome. J Clin Endocrinol Metab. 1986; 62: 455-459.

17. Vaidya B, Imrie H, Perros P, Young ET, Kelly WF, Carr D, et al. The cytotoxic T lymphocyte antigen-4 is a major Graves' disease locus. Hum Mol Genet. 1999; 8: 1195-1199.

18. Vaidya B, Imrie H, Geatch DR, Perros P, Ball SG, Baylis PH, et al. Association analysis of the cytotoxic T lymphocyte antigen-4 (CTLA-4) and autoimmune regulator-1 (AIRE-1) genes in sporadic autoimmune Addison's disease. J Clin Endocrinol Metab. 2000; 85: 688-691.

19. Gambelunghe G, Falorni A, Ghaderi M, Laureti S, Tortoioli C, Santeusanio F, et al. Microsatellite polymorphism of the MHC class I chain-related (MIC-A and MIC-B) genes marks the risk for autoimmune Addison's disease. J Clin Endocrinol Metab. 1999; 84: 3701-3707.

20. Devendra D, Eisenbarth GS. Immunologic endocrine disorders. J Allergy Clin Immunol. 2003; 111: S624-636.

21. Silva RM, Monteagudo, PT, Dib SA. Relação cronológica entre o aparecimento do diabetes melltus do tipo I e das tiroidopatias nas síndromes poliglandulares auto-imunes (SPAs). Arq Bras Endocrnol Metab. 1996; 40: 180-186.

22. Hsu, Y-T, Duann J-R, Lu M-K, Sun M-C and Tsai C-H. Polyglandular autoimmune syndrome type 4 with GAD antibody and dystonia. Clinical Neurology and Neurosurgery. 2012; 114:1024-6.

23. Rigoli L, Di Bella c. Wolfram syndrome 1 and Wolfram syndrome 2. Cur Opin Pediatr. 2012:24:512-7.

24. Velloso LA, Kampe O, Hallberg A, Christmanson L, Betsholtz C, Karlsson FA. Demonstration of GAD-65 as the main immunogenic isoform of glutamate decarboxylase in type 1 diabetes and determination of autoantibodies using a radioligand produced by eukaryotic expression. J Clin Invest. 1993; 91: 2084-2090.

25. Sundkvist G, Velloso LA, Kampe O, Rabinowe SL, Ivarsson SA, Lilja B, et al. Glutamic acid decarboxylase antibodies, autonomic nerve antibodies and autonomic neuropathy in diabetic patients. Diabetologia. 1994; 37: 293-299.

26. Bjork E, Velloso LA, Kampe O, Karlsson FA. GAD autoantibodies in IDDM, stiff-man syndrome, and autoimmune polyendocrine syndrome type I recognize different epitopes. Diabetes. 1994; 43: 161-165.

27. Silva RC, Faical S, Laureti S, Falorni A, Dib SA, Kater CE. Detection of adrenocortical autoantibodies in Addison's disease with a peroxidase-labelled protein A technique. Braz J Med Biol Res. 1998; 31: 1141-1148.

28. De Carmo Silva R, Kater CE, Dib SA, Laureti S, Forini F, Cosentino A et al. Autoantibodies against recombinant human steroidogenic enzymes 21-hydroxylase, side-chain cleavage and 17alpha-hydroxylase in Addison's disease and autoimmune polyendocrine syndrome type III. Eur J Endocrinol. 2000; 142: 187-194.

29. Silva RC, Sallorenzo C, Kater CE, Dib SA, Falorni A. Autoantibodies against glutamic acid decarboxylase and 21-hydroxylase in Brazilian patients with type 1 diabetes or autoimmune thyroid diseases. Diabetes Nutr Metab. 2003; 16: 160-168.

30. Song YH, Li Y, Maclaren NK. The nature of autoantigens targeted in autoimmune endocrine diseases. Immunol Today. 1996; 17: 232-238.

31. Como JA, Dismukes WE. Oral azole drugs as systemic antifungal therapy. N Engl J Med. 1994; 330: 263-272.

Parte XII

Exames e Testes Diagnósticos em Endocrinologia

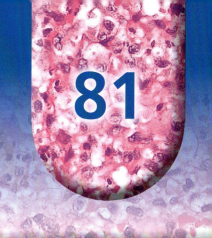

81

Exames e Testes Diagnósticos Úteis em Endocrinologia

José Gilberto Henriques Vieira

INTRODUÇÃO

Neste capítulo, procuraremos apresentar e discutir os principais métodos de diagnóstico laboratorial utilizados em rotina diagnóstica em endocrinologia. Como a aplicação clínica dos diferentes métodos foi discutida pelos autores dos capítulos precedentes com foco nas diferentes doenças, neste capítulo procuraremos discutir princípios gerais, causas de erro, critérios de interpretação, além de listar o protocolo das principais provas funcionais disponíveis e uma tabela de valores normais das dosagens hormonais mais comuns. A ênfase será nos métodos de dosagem hormonal utilizados na rotina do endocrinologista clínico. Os testes baseados em técnicas de Biologia Molecular serão abordados em sessão à parte.

PRINCÍPIOS GERAIS DAS DOSAGENS HORMONAIS

A introdução, na década de 1960, das técnicas de radioimunoensaio (RIE) revolucionou a endocrinologia. De disciplina observacional, fundamentada quase exclusivamente em aspectos clínicos, passou a ter bases fisiopatológicas sólidas e estruturadas. Desde então, as metodologias evoluíram constantemente e nosso conhecimento cresceu em paralelo. Vamos procurar discutir as bases das principais metodologias arbitrária e didaticamente divididas em dois grandes grupos: os imunoensaios; e os ensaios baseados em outras

metodologias. Por uma questão de foco e espaço, os métodos baseados em técnicas de Biologia Molecular não serão discutidos, apesar de pouco a pouco ocuparem um espaço crescente, não só em pesquisa, mas também em diagnóstico e conduta.

IMUNOENSAIOS

Os imunoensaios, baseados em anticorpos contra o hormônio a ser medido, podem ser divididos em dois grupos principais: os ensaios competitivos; e os não competitivos. Apesar de em ambos a base metodológica ser constituída por anticorpos, os princípios que regem os dois tipos de metodologia são bastante distintos.

Ensaios competitivos

Baseiam-se no modelo clássico do radioimunoensaio descrito por Berson e Yalow.[1] Dentro desse desenho, uma quantidade limitada de anticorpo específico contra o analito em questão é confrontada com uma quantidade limitada do analito marcado e com a amostra do paciente (ou padrão conhecido). Dessa maneira, a quantidade de analito marcado que se ligará ao anticorpo é inversamente proporcional à do analito presente na amostra. Em outras palavras, quanto mais analito presente na amostra, menor será a ligação do anticorpo com o marcado. A Figura 81.1 procura representar o desenho de um ensaio competitivo bem como uma curva dose-resposta típica. Os ensaios competitivos apresentam uma série de qualidades que os tornaram peça-chave na evolução dos conhecimentos em Endocrinologia e em outras áreas de aplicação. Entre estas, podemos destacar a simplicidade, o uso de pequenas quantidades de anticorpos, a aplicação quase universal (independentemente do tamanho da molécula) e a especificidade intrínseca ao uso de anticorpos. No entanto, com o uso extensivo, aprendemos a reconhecer uma série de limitações: o uso de material radioativo (contornado pela aplicação de geradores de sinal alternativos), curva dose-resposta de pequeno alcance e não linear, tempo de reação muitas vezes longo e, em alguns casos, limitações de especificidade. Apesar desses problemas, os ensaios competitivos, com diferentes geradores de sinal, continuam extremamente úteis em rotina diagnóstica e são indispensáveis para alguns analitos de baixo peso molecular (tironinas, esteroides).

Ensaios não competitivos

Também conhecidos como ensaios imunométricos, foram descritos cerca de dez anos após os radioimunoensaios,[2] porém sua aplicação na prática demorou pelo menos outros dez anos. A razão dessa demora teve como base o princípio da metodologia que emprega um anticorpo de captura e um anticorpo de revelação, com um desenho conhecido como "sanduíche". A base teórica desse formato implica que os anticorpos de captura e revelação estejam em excesso em relação ao analito que se pretende

medir, o que se traduz pela necessidade de grandes quantidades de anticorpos específicos, pelo menos em comparação aos métodos não competitivos. A disponibilidade de anticorpos policlonais, em geral purificados por cromatografia de afinidade, nessa quantidade (e uniformidade) foi o principal empecilho à disseminação da metodologia. Com a descrição, por Köhler e Milstein, da técnica de produção de anticorpos monoclonais,[3] esse problema foi contornado e a aplicação dos métodos imunométricos cresceu exponencialmente nos últimos 20 anos. As principais vantagens dos ensaios não competitivos comparativamente aos competitivos são o tempo de reação (mais curto), a curva dose-resposta mais longa e linear, a maior especificidade potencial (reconhecimento por dois anticorpos diferentes) e a maior precisão. A única limitação flagrante desse tipo de ensaio se refere à necessidade de que o analito apresente um tamanho molecular que permita a ligação concomitante de dois anticorpos diferentes, restringindo sua aplicação a peptídeos de peso molecular superior a 3 mil daltons. Na Figura 81.2,

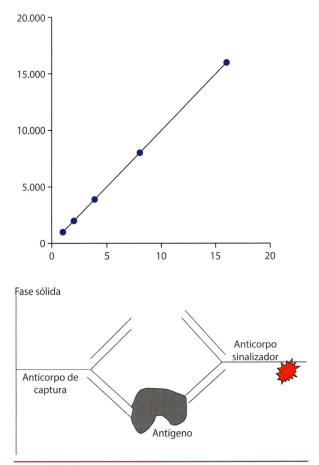

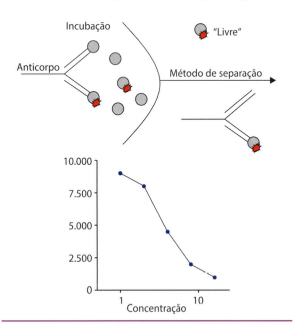

Figura 81.1 Esquema de um ensaio competitivo. A curva-padrão apresenta a característica relação invertida entre dose e resposta. O símbolo representa a estrutura traçadora utilizada (radioativa, luminescente, fluorescente etc.).

Figura 81.2 Representação esquemática de um ensaio imunométrico. A curva-padrão apresenta a relação direta característica deste tipo de ensaio. O símbolo no anticorpo sinalizador representa a estrutura geradora de sinal.

procuramos representar o esquema de um ensaio imunométrico, bem como uma curva dose-resposta. Um item importante a ser salientado é o fato de que as características de especificidade de um ensaio imunométrico são dependentes exclusivamente das características dos anticorpos empregados, e não do sistema de geração de sinal utilizado. Assim, um ensaio imunoquimioluminométrico (p. ex.: anticorpo marcado com acridínio) e um ensaio imunofluorométrico (anticorpo marcado com európio), desenvolvidos com base nos mesmos anticorpos monoclonais, apresentarão a mesma especificidade. Já a sensibilidade dependerá do gerador de sinal e será maior naquele em que se consiga um maior limite de detecção de sinal.

ENSAIOS BASEADOS EM OUTRAS METODOLOGIAS

Diversas metodologias não baseadas em reconhecimento por anticorpos são aplicadas em ensaios de interesse em Endocrinologia. Entre estas, podemos destacar os ensaios baseados em resposta celular (bioensaios *in vitro*), em técnicas de cromatografia líquida de alta performance (HPLC) com leitura fluorométrica, ensaios bioquímicos clássicos e, os mais promissores, os baseados em espectrometria de massas (MS). As técnicas baseadas em MS apresentam seu maior potencial na substituição dos imunoensaios competitivos para as moléculas de baixo peso molecular, como peptídeos e esteroides.[4] Os primeiros métodos estudados mostram esta superioridade, principalmente quanto à especificidade,[5] e sua aplicação na prática diária depende do barateamento e da simplificação dos equipamentos, o que deverá ocorrer ao longo do tempo. Uma projeção para os próximos anos é sua aplicação crescente na rotina, em especial na dosagem de esteroides hormonais. Publicações recentes demonstram a internalização desse conhecimento e sua adoção em rotina diagnóstica.[6,7] Em algumas circunstâncias especiais, como na dosagem de testosterona sérica em mulheres e crianças, os métodos baseados em HPLC e MS/MS são mandatórios em função da especificidade exigida.[8,9] É interessante salientar que os ensaios para hormônios esteroides baseados em espectrometria de massas incluem um processo preparatório prévio (HPLC) e a leitura é feita em espectrômetros de massas em *tandem* (MS/MS).

PROBLEMAS PRÉ-ANALÍTICOS, ANALÍTICOS E PÓS-ANALÍTICOS EM DOSAGENS HORMONAIS

Testes laboratoriais medem as condições fisiológicas em que se encontra um determinado indivíduo em determinado momento. Quando os valores encontrados estão acima ou abaixo dos de referência, levanta-se ou confirma-se a possibilidade de uma condição patológica. Na prática, porém, existem situações em que os resultados de testes laboratoriais não se enquadram nos limites definidos como normais e nem por isso o paciente apresenta uma condição patológica. Os testes que medem níveis séricos, plasmáticos ou urinários de hormônios são especialmente susceptíveis a essas variáveis e as razões para que isso ocorra podem ser didaticamente divididas em três grupos de fatores: pré-analíticos; analíticos (metodológicos); e pós-analíticos.

FATORES PRÉ-ANALÍTICOS

Podem ser divididos em dois subgrupos principais, variações fisiológicas que podem afetar os resultados ou sua interpretação e variações devidas ao método empregado na coleta da mostra. Na sequência descreveremos as condições mais importantes.

Diferenças baseadas em valores de referência não representativos ou falhas na obtenção de informações sobre o paciente

Um quesito fundamental para a análise de um resultado de uma dosagem hormonal é que os valores de referência utilizados (faixa de normalidade) sejam compatíveis com o paciente em estudo. Dependendo da dosagem, quesitos como sexo, idade, horário de coleta, jejum e outras variáveis devem, obrigatoriamente, ser levados em consideração, e para que isso ocorra de maneira correta, as informações pertinentes devem ser de conhecimento do laboratório. Como exemplo, no caso das dosagens hormonais de esteroides adrenais ou gonadais, esse fenômeno é particularmente evidente, como no caso do cortisol (variação circadiana), sulfato de de-hidroepiandrosterona (idade), progesterona (idade, sexo, dia do ciclo) etc. Outra condição, independente do cuidado de se empregar faixas de normalidade compatíveis com o sexo, com a idade ou com outras variáveis pertinentes, é a própria metodologia empregada para definir a faixa de normalidade. Muitas vezes, são considerados valores fornecidos pelos fabricantes do *kit* comercial empregado na dosagem e estes não são compatíveis com a população estudada. Uma norma fundamental é a comparação dos valores referidos pelo fabricante dos reagentes e pela literatura especializada com os encontrados em uma amostra significativa da população em questão. Sem esses cuidados, a obtenção de informações detalhadas sobre o paciente perde seu valor.

Dieta

A condição de jejum antes da coleta de uma dosagem hormonal é considerada básica sem que, na maioria das vezes, existam razões técnicas para tal. Alguns hormônios apresentam variações significativas com a ingesta alimentar e os mais marcantes são a insulina e o hormônio do crescimento. O cortisol também apresenta elevação significativa após uma refeição, bem como o paratormônio após a ingestão de quantidades significativas de cálcio, mas a maioria das dosagens hormonais é pouco ou nada afetada pelo jejum. Uma refeição copiosa pode, no entanto, induzir a um estado de hipertrigliceridemia que potencialmente pode interferir nas dosagens, em especial de esteroides. Jejum muito prolongado pode alterar as condições fisiológicas, levando a uma condição de estresse que pode elevar alguns hormônios como cortisol e de-hidroepiandrosterona,[10] além de poder levar a valores discretamente mais baixos em alguns hormônios hipofisários, como TSH, LH e FSH.[11]

Variações ditadas por ritmos biológicos

Estas podem ser de três tipos: as induzidas por ritmos circadianos (diários); fase do ciclo menstrual; e ritmos circanuais. Quanto às variações circadianas, a mais conhecida e nítida é aquela do sistema ACTH/cortisol, que exige avaliação cuidadosa do horário de coleta antes da avaliação do resultado. A informação do horário da coleta deve ser parte integrante do resultado das dosagens de ACTH e de cortisol. Outros hormônios adrenais como a de-hidroepiandrosterona (mas não seu sulfato) também apresentam ritmo circadiano, a exemplo de alguns hormônios hipofisários como o TSH[12] e gonadais como a testosterona.[13] Esses dados reforçam a informação de que a coleta em horário pré-definido pode ser crítica para alguns hormônios. De qualquer maneira, como regra básica para o acompanhamento de um paciente, é muito interessante que qualquer dosagem hormonal seja feita sempre no mesmo horário.

Com relação às variações decorrentes da evolução do ciclo menstrual, estas são muito marcantes em especial nos níveis dos hormônios diretamente relacionados com o mesmo, como LH, FSH, progesterona e estradiol. Outros esteroides de produção ovariana parcial, como a testosterona, androstenediona (aumentam na fase lútea e principalmente com o pico ovulatório) e 17 β-hidroxiprogesterona (aumenta na fase lútea), também apresentam flutuações significativas e devem ser interpretados levando-se em conta a época do ciclo em que foram colhidas as amostras. Uma regra útil é efetuar a coleta de qualquer hormônio esteroide, mesmo os não diretamente ligados ao ciclo menstrual, no início da fase folicular. A menopausa, caracterizada pelo término das menstruações também acarreta mudanças muito significativas nos níveis dos hormônios diretamente ligados ao ciclo, mudanças estas que podem começar a ocorrer algum tempo antes do término definitivo da perda sanguínea regular.[14] Quanto às variações circanuais, estas são de menor monta e restritas a regiões onde as estações são mais marcadas, como as variações de vitamina D em regiões de invernos longos com menor incidência de raios solares.

Um grupo de dosagens que vem ganhando espaço em nossa rotina diagnóstica são os marcadores de remodelação óssea como o CTX e o P1NP séricos. É atualmente consenso que essas dosagens devam ser feitas em jejum pela manhã, desde que apresentem ritmo circadiano significativo e são suscetíveis à falta de jejum, em especial o CTX.[15]

Variações induzidas por estresse físico ou emocional

Além das conhecidas alterações provocadas por estresse nos chamados "hormônios de estresse", como ACTH, cortisol, catecolaminas, GH e prolactina, condições extremas podem levar a alterações nos níveis séricos de outros hormônios. Se bem que não considerada normalmente uma condição de estresse, a postura ereta por tempo significativo (horas) pode acarretar alterações significativas em algumas dosagens hormonais. As mais evidentes se relacionam aos níveis de atividade de renina plasmática e de aldosterona, mas também, ainda que menos intensamente, elevam-se os níveis dos hormônios ligados a proteínas carregadoras, desde que a condição provoque uma concentração aumentada das proteínas plasmáticas. Essas alterações são proporcionais ao fenômeno de estase venosa induzido pela postura, ou mesmo pelo garroteamento prolongado, que apesar de não induzir alterações no sistema renina-aldosterona por ser um fenômeno induzido localmente, produz o mesmo tipo de hemoconcentração, associada a uma discreta acidose. Uma das condições de erro mais comuns é o encontro de níveis de cálcio (total e/ou ionizado) elevado pós-garroteamento por tempo prolongado. Exercício físico de alta intensidade sabidamente leva a uma série de alterações laboratoriais, como aumento de enzimas de origem muscular, hormônios relacionados a estresse e alterações nos ritmos hormonais.[16]

Variações devidas a doenças não endócrinas

Afora a liberação dos "hormônios de estresse" já referidos, uma série de condições clínicas graves, não endócrinas, pode levar a alterações significativas dos níveis hormonais. Uma das condições mais citadas e observadas é a chamada *euthyroid sick syndrome* que, na realidade, se compõe de uma série de alterações de níveis de hormônios tireoidianos induzidas por alterações metabólicas não relacionadas diretamente à função tireoidiana.[17] A interpretação dos níveis de T4 e T3, totais e livres, e mesmo de TSH, pode ser bastante complexa em doentes graves. Pode também ocorrer inibição da liberação de alguns hormônios hipofisários, como LH e FSH em condições clínicas graves, como estágios avançados da infecção por HIV.[18] Listamos ao final algumas referências gerais sobre condições que podem interferir em dosagens hormonais.[19,20]

Efeitos gerados por medicações hormonais

O uso de medicações contendo hormônios, naturais ou sintéticos, evidentemente ocasiona profundas alterações nas dosagens dos hormônios relacionados. As condições mais comuns se relacionam à interpretação de TSH e de hormônios tireoidianos na vigência de uso de tiroxina e/ou tri-iodotironina. É fundamental o conhecimento sobre o uso ou não dos hormônios tireoidianos, bem como o horário de tomada da última dose. Infelizmente, essa informação nem sempre é disponível, muitas vezes porque o próprio paciente não está a par de que algumas "fórmulas naturais" incluem hormônios tireoidianos. Outra condição potencialmente problemática se refere à dosagem de cortisol em pacientes em uso de glicocorticosteroide exógeno. Nesse caso, podemos ter duas condições distintas: se o corticosteroide em uso é a própria hidrocortisona, os valores encontrados podem ser extremamente elevados e sem valor diagnóstico; no caso de o corticosteroide exógeno não apresentar reatividade cruzada com o ensaio de cortisol utilizado, o que ocorre com praticamente todos os medicamentos utilizados (com exceção da hidrocortisona), os valores de cortisol serão suprimidos. Caso especial é o emprego de prednisolona, que apresenta reatividade cruzada variável com a maioria dos anticorpos empregados nos ensaios de rotina de cortisol.[21]

Outra condição encontrada com relativa frequência é a supressão parcial dos níveis de TSH pelo emprego de doses farmacológicas de corticosteroides,[22] e mesmo as flutuações dos níveis de cortisol em níveis fisiológicos influenciam a secreção de TSH.[23] Outra alteração reportada é a queda dos níveis de T4 total, livre e de rT3, com aumento de T3, observados em pacientes com deficiência isolada de GH ao longo dos primeiros meses de terapia com GH.[24] Além dos efeitos diretos e óbvios do uso de gonadotrofinas (LH, FSH, hCG) no nível sérico das mesmas (lembrar que alguns ensaios de LH apresentam reatividade cruzada com hCG), os níveis de LH e FSH podem ser suprimidos com o uso de anabólicos esteroides.[25] Tal prática é cada vez mais comum e se acompanha nos homens de níveis suprimidos de testosterona e nas mulheres de estradiol, simulando uma condição de hipogonadismo hipogonadotrófico. Outra condição frequente é o uso de testosterona por mulheres.[26] Nossa experiência prática é de que os níveis encontrados em mulheres em reposição são, em geral, acima da faixa de normalidade para a faixa etária, sendo nitidamente dose-dependentes.[27,28]

Variações devidas ao método empregado na coleta da amostra

Origem da amostra

No caso das dosagens hormonais sanguíneas, não existem razões para a amostra não ser de origem venosa, daí ser desnecessária a discussão sobre as possíveis diferenças entre amostras capilares, arteriais e venosas. Uma condição muito peculiar se refere ao local de punção em pacientes com autotransplante de paratireoide no antebraço, onde pode ser interessante a coleta de material à jusante do implante, para avaliar a sua viabilidade, bem como em local distante (outro braço), para avaliar a condição geral de secreção. Amostras obtidas por meio de coleta por cateterismo seletivo, como de seio petroso, ou de veias adrenais, devem evidentemente ser cuidadosamente identificadas e caracterizadas quanto ao tempo e condições de coleta.

Contaminações por fluidos endovenosos

Em pacientes internados, é comum a instalação de linhas endovenosas para infusão de fluidos e aplicação de medicações endovenosas. Um cuidado óbvio, mas algumas vezes negligenciado, é que a coleta de amostras sanguíneas para a execução de análises laboratoriais, inclusive dosagens hormonais, deve ser feita em veia afastada do local da infusão, por exemplo, no braço contralateral. As dosagens mais frequentemente alteradas por erros de local de coleta são glicemia, calcemia e cortisol, além de resultados falsamente baixos em função de diluição com solução salina. Apesar de esse ser um problema que uma metodologia de coleta coerente deve evitar, é sempre bom ter em mente a possibilidade de que isso aconteça, principalmente quando da obtenção de resultados surpreendentes.

Hemólise

A hemólise é fenômeno comum e que pode acarretar potenciais problemas técnicos. A razão para a ocorrência de hemólise *in vitro*, após a coleta da amostra, pode ter várias origens. As mais comuns são físicas e decorrentes de fluxos rápidos a que as amostras de sangue são submetidas; isso, em geral, decorre de problemas na coleta com aplicação de vácuo excessivo, quer na retirada, quer na transferência da amostra. Outra razão pode ser a presença, mesmo que diminuta, de água no tubo, o que também ocasiona graus variáveis de hemólise. A quantificação da hemólise é teoricamente simples, sendo que algumas plataformas automatizadas avaliam o grau de hemólise por espectrometria, desde que mesmo pequenos níveis de hemólise podem ser importantes para algumas determinações, e não para outras. Como regra geral, a hemólise liberando o conteúdo eritrocitário, transfere para o soro entre outras coisas, uma quantidade significativa de enzimas proteolíticas e, dessa maneira, as determinações potencialmente mais susceptíveis são as dos hormônios peptídicos. Entre estes, destacamos insulina, glucagon, PTH, ACTH, calcitonina, dentre os mais sensíveis. No caso da insulina, a presença de hemólise invalida a dosagem, levando a resultados falsamente baixos, o mesmo fenômeno observado nos outros casos. A utilização de inibidores enzimáticos é questionável[29] e o ideal é tentar evitar a ocorrência de hemólise. Nunca esquecer que a hemólise eleva os níveis de potássio sérico, fato que pode ter importância no contexto de uma avaliação de função adrenal.

Tipo de tubo empregado na coleta e tipo de amostra

O tipo de tubo empregado na coleta da amostra deve, evidentemente, estar em conformidade com a metodologia empregada na determinação, e com as características do analito. Assim, a título de exemplo, a dosagem de ACTH implica em uma série de cuidados no sentido de evitar a degradação enzimática do hormônio e geralmente inicia-se com a coleta em tubos contendo EDTA, que atua como anticoagulante, possibilitando a centrifugação rápida, e também como inibidor enzimático. No entanto, alguns anticoagulantes são incompatíveis com algumas metodologias, como o mesmo EDTA e ensaios imunofluorométricos, isso porque o traçador desses ensaios, o európio, é quelado pelo EDTA presente na amostra, invalidando o método e resultando em valores falsamente baixos. Outro exemplo prático muito comum são os problemas de coleta de amostras para cálcio ionizado que, apesar de não ser dosagem hormonal, é rotina muito vivenciada por endocrinologistas. Inúmeros relatos de diferentes graus de interferência, por diferentes preparações de heparina, têm sido descritos e uma padronização cuidadosa deve existir para permitir a obtenção de valores confiáveis.[30-32] Quanto ao material empregado na manufatura do tubo de coleta (vidro ou plástico), à exceção de casos específicos, que não existem maiores problemas de coleta para a maioria das dosagens hormonais.[33]

A utilização de tubos com gel separador é, a princípio, bastante conveniente, mas traz consigo alguns problemas potenciais. Em primeiro lugar, o gel permite uma separação rápida e segura do soro, mas a estocagem por longo prazo exige transferência da amostra para outro tubo limpo, já que o gel deteriora com o tempo e podemos ter contaminação entre as duas fases. Outro problema potencial é a necessidade de recentrifugação de amostras estocadas sem transferência, que em geral leva a graus variáveis de hemólise. Adicionalmente, interferências em alguns imunoensaios foram descritas em amostras coletadas em tubos revestidos com silicone.[34]

Variações devidas a problemas pós-coleta

Este grupo de possíveis interferências se prende basicamente a problemas de acondicionamento das amostras. Em ambiente hospitalar, sobretudo em hospitais universitários, é comum a "síndrome do bolso do avental", caracterizada pelo esquecimento de amostras no bolso do avental em condições em geral nada ideais para a preservação de analitos (temperatura ambiente, não separação de soro/plasma, agitação). Em ambiente laboratorial, o problema, em geral, relaciona-se ao envio de amostras para laboratórios de referência em outras cidades/estados/países. Mesmo com a embalagem correta, muitas vezes as amostras podem ser submetidas a condições não esperadas durante o transporte (atraso de voos, manipulação não cuidadosa das embalagens, exposição ao sol etc.). Do ponto de vista prático, uma atitude rígida quanto às condições de recebimento das amostras é a única maneira de se evitar gastos desnecessários e, mais importante, diagnósticos errôneos.

Fatores analíticos (metodológicos)

Entendemos como fatores metodológicos aqueles que, quando presentes na amostra, atuarão durante o ensaio e levarão a resultados falsos. Eles existem em várias formas e incidem em diferentes ensaios com diferentes intensidades. Os resultados são, em geral, falsamente elevados, mas podemos encontrar circunstâncias em que resultados falsamente baixos serão encontrados. A causa mais genérica e comum de interferência é a presença de anticorpos heterofílicos.

Anticorpos heterofílicos

Dirigem-se contra imunoglobulinas de diferentes espécies e os que mais nos interessam são os anticorpos heterofílicos dirigidos à imunoglobulina de camundongo, já que a maioria dos anticorpos empregados atualmente são monoclonais murinos. A presença desses anticorpos é mais frequente do que gostaríamos e potencialmente eles podem interferir em todos os ensaios imunométricos.[35] Os anticorpos interferem principalmente por sua capacidade de ligar os dois anticorpos que compõem o ensaio, o de captura e o de revelação, na ausência do antígeno específico, gerando, então, um falso sinal. Essa ligação é, em geral, entre as porções Fc das imunoglobulinas que compõem o ensaio. A razão pela qual algumas pessoas possuem esse tipo de anticorpo não é bem esclarecida. No entanto, os métodos imunométricos têm evoluído no sentido de se tornarem mais imunes a esse tipo de fenômeno, seja pela adição de IgG de camundongo ao tampão do ensaio, pelo uso de anticorpos de diferentes espécies (carneiro, galinha), quer pela modificação dos anticorpos.[36] No entanto, até hoje em alguns pacientes e com alguns ensaios, o problema é encontrado, de maneira que deve ser sempre investigado quando da obtenção de resultados surpreendentemente altos em qualquer ensaio imunométrico.[37]

Anticorpos anti-hormônios

Desde a descrição dos primeiros imunoensaios para a dosagem de insulina, a presença de anticorpos contra insulina em pacientes tratados com insulina exógena e sua interferência nos resultados da dosagem do hormônio foram reportados.[38] Genericamente o que se observa em um indivíduo com anticorpos endógenos contra determinado hormônio, são valores inesperadamente elevados do respectivo analito, fenômeno este devido ao aumento da concentração circulante em função da existência de uma fração ligada ao anticorpo. Essa fração tem, em geral, meia-vida biológica mais prolongada e não apresenta atividade biológica. A intensidade do fenômeno é diretamente relacionada com a quantidade e com a afinidade dos anticorpos presentes. O fenômeno já foi descrito para todos os hormônios de maior interesse prático e pode se transformar em um problema diagnóstico de grande relevância.[39,40] No caso específico da insulina, a solução encontrada foi a medida da insulina "livre" obtida pós precipitação com polietilenoglicol,[41] técnica que pode potencialmente ser aplicada a qualquer outra dosagem. Quanto à presença de anticorpos antiprolactina, o fenômeno é conhecido como macroprolactinemia, e hoje já é consenso a necessidade de se afastar o fenômeno nos casos em que a prolactina é elevada (acima de 25 mcg/L), em especial em pacientes oligo ou assintomáticos.[42] A pesquisa de macroprolactinemia por precipitação com polietilenoglicol (PEG) é simples e prática,[42,43] no entanto necessita que a padronização seja feita para o método utilizado para a dosagem de prolactina no laboratório, já que não é válida para algumas metodologias. Novos ensaios para a medida de prolactina sérica são menos sensíveis à presença de macroprolactina, mas, mesmo assim, casos com valores inesperadamente elevados devem ser estudados.[44]

Outra área para a qual os anticorpos específicos contra hormônios trazem problemas é a dosagem dos hormônios tireoidianos.[39,40] Esse fenômeno é mais frequente em pacientes que apresentam anticorpos antitiroglobulina e pode resultar em resultados elevados de T3 e/ou T4. O fenômeno depende da afinidade dos anticorpos, podendo ser muito sutil e passar despercebido. A maior incidência de interferência nos ensaios de T3 se deve provavelmente à sua maior susceptibilidade ao fenômeno em virtude da menor quantidade de hormônio circulante em relação ao T4.

Outros interferentes

Considerando ainda a dosagem de hormônios tireoidianos, outro fator que pode levar a valores falsamente elevados ou baixos são as variações na concentração da globulina ligadora de tiroxina (TBG). Essas variações interferem principalmente nas dosagens dos hormônios totais, mas em condições extremas também nas dosagens de hormônios livres, em especial se não realizados por técnica de diálise.[45] A dosagem de TBG pode ser necessária em casos mais complexos.[46,47] Outra área em que os interferentes são frequentes e de várias origens é a dosagem de hormônios esteroides. Fatores inespecíficos podem resultar em valores falsamente elevados de alguns esteroides.[48] São mais comuns nas dosagens de progesterona, estradiol e testosterona, muito provavelmente porque essas dosagens, pela sua alta demanda, foram sendo automatizadas e simplificadas tornando-as mais susceptíveis a interferentes. Tanto isso é verdade que a solução para esse tipo de problema, em geral, passa pela introdução de um processo de extração prévia, tornando a amostra mais propícia para a análise. Por último, é interessante citar o fenômeno do "gancho", que pode ser observado nos ensaios imunométricos em condições muito especiais em que a concentração do analito é muito superior à faixa de referência esperada. Nesses casos, se a amostra não é diluída, resultados falsamente baixos podem ser encontrados devido à saturação simultânea dos anticorpos de captura e de revelação, impedindo que estes últimos se liguem às moléculas capturadas. O fenômeno foi descrito para alguns analitos, em geral marcadores tumorais, e no caso específico de dosagens hormonais foi bem descrito para dosagens de prolactina.[49] Modificações no desenho do ensaio, como introdução de fase de pré-incubação, e repetição de dosagens com valores elevados, podem prevenir a ocorrência do fenômeno, e são bastante incomuns nos ensaios atualmente disponíveis em rotina.

Fatores pós-analíticos

Como fatores pós-analíticos entendemos todos os processos que podem resultar em problemas de cálculo, comunicação e interpretação de resultados de dosagens hormonais. Quanto aos problemas de cálculo, com exceção dos casos pontuais nos quais algum erro humano pode interferir, os processos automatizados e informatizados atualmente disponíveis tornam essa possibilidade bastante remota. Quanto à comunicação dos resultados, existem normas internacionais descrevendo a forma dos laudos que devem ser seguidas. Resumidamente, no resultado devem constar além da identificação do paciente, o tipo de material utilizado (soro, plasma, urina), o método empregado e os valores de referência. Cuidados na transferência indevida de documentos devem ser enfocados.

A interpretação correta dos resultados evidentemente cabe ao clínico que, em conjunto com os dados clínicos e de outros procedimentos diagnósticos, terá as melhores condições de fazê-la. Um fator fundamental é munir o clínico de todas as informações técnicas que possam ser importantes na interpretação. Aqui devem ser incluídos as condições de coleta, os valores de referência para sexo, a idade, o dia do ciclo etc. A definição de valores de referência idealmente deve ser feita por cada laboratório, para cada metodologia, visando adequação dos valores à população atendida.

REFERÊNCIAS BIBLIOGRÁFICAS

1. Yalow RS, Berson AS. Assay of plasma insulin in human subjects by immunological methods. Nature. 1959; 184:1648-1649.

2. Miles LEH, Hales CN. Labelled antibodies and immunological assay systems. Nature. 1968; 219:186-189.

3. Köhler G, Milstein C. Continuous culture of fused cells secreting specific antibodies of predefined specificity. Nature. 1975; 256:495-497.

4. Shackleton CH. Mass spectrometry: application to steroid and peptide research. Endocr Rev. 1985; 6:441-486.

5. Taieb J, Mathian B, Millot F, Patricot M-C, Mathieu E, Queyrel N, et al. Testosterone measurement by 10 immunoassays and isotope-dilution chromatography-mass spectrometry in sera from 116 men, women and children. Clin Chem. 2003; 49:1381-1395.

6. Carvalho VM, Nakamura OH, Vieira JG. Simultaneous quantitation of seven endogenous C-21 adrenal steroids by liquid chromatography tandem mass spectrometry in human serum. J Chromatogr B Analyt Technol Biomed Life Sci. 2008; 872:154-161.

7. Carvalho VM. The coming of age of liquid chromatography coupled to tandem mass spectrometry in the endocrinology laboratory. J ChromatogrB Analyt Technol Biomed Life Sc.i 2012; 883-884:50-8.

8. Vieira JG, Nakamura OH, Ferrer CM, Tachibana TT, Endo MH, Carvalho VM. A importância da metodologia de dosagem de testosterona sérica: comparação entre o imunoensaio direto e um método baseado em cromatografia líquida e espectrometria de massas em tandem. Arq Bras Endocrinol Metabol. 200852:10501055.

9. Rosner W, Vesper H, Endocrine Society; American Association for Clinical Chemistry; American Association of Clinical Endocrinologists; Androgen Excess/PCOS Societyet al. J Clin Endocrinol Metab. 2010; 95:4542-4548.

10. Tegelman R, Lindeskog P, Carlstrom K. Peripheral hormone levels in healthy subjects during controlled fasting. Acta Endocrinol. 1986; 113:457-462.

11. Fichter MM, Pirke MM, Holsboer F. Weight loss causes neuroendocrine disturbances: experimental study in healthy starving subjects. Psychiat Res. 1986; 17:61-72.

12. Abucham JZ, Castro V, Maccagnan P, Vieira JGH. Increased thyrotropin levels and loss of nocturnal

thyrotropin surge in Sheehan's syndrome. Clin Endocrinol. 1997; 47:515-522.

13. Lejeune-Lenain C, Van Cauter E, Desir D. Control of circadian and episodic variations of adrenal androgen secretion in man. J Endocrinol Invest. 1987; 10:267-276.

14. Sherman BM, West JH, Korenman SG. The menopausal transition: analysis of LH, FSH, estradiol, and progesterone concentrations during menstrual cycles of older women. J Clin Endocrinol Metab. 1976; 42:629-36.

15. Dreyer P, Vieira JG. Bone turnover assessment: a good surrogate marker? Arq Bras Endocrinol Metab. 2010; 54:99-105.

16. Opstad PK. Circadian rhytm of hormones is extinguished during prolonged physical stress, sleep and energy deficiency in young men. Eur J Endocrinol. 1994; 131:56-66.

17. Chopra IJ. Euthyroid sick syndrome: is it a misnomer? J Clin Endocrinol Metab. 1997; 82:329-34.

18. Dobs AS, Dempsy MA, Ladenson PW. Endocrine disorders in men infested with AIDS. Am J Med. 1988; 84:611-6.

19. Friedman RB, Young DS. Effect of disease on clinical laboratory tests (3 ed). 1997; Washington, D.C.: AACC Press.

20. Tietz NW (ed.). Clinical guide to laboratory tests (3 ed). Philadelphia: W.B. Saunders, 1995.

21. Vieira JGH, Russo EMK, Germek AO, Antunes LN. Método radioimunológico para a dosagem de cortisol sérico. Rev Bras Patol Clin. 1979; 15:125-31.

22. Wilber JF, Utiger RD. The effects of glucocorticoids on thyrotropin secretion. J Clin Invest. 1969; 48:2096-2103.

23. Samuels MH. Effects of metyrapone administration on thyrotropin secretion in healthy subjects – a clinical research center study. J Clin Endocrinol Metab. 2000; 85:3049-52.

24. Wyatt DT, Gesundheit N, Sherman B. Changes in thyroid hormone levels during growth hormone therapy in initially euthyroid patients: lack of need for thyroxine supplementation. J Clin Endocrinol Metab. 1998; 83:3493-7.

25. Alen M, Rahkila P, Reinila M. Androgenic-anabolic steroid effects on serum thyroid, pituitary and steroid hormone in athletes. Am J Spots Med. 1987; 15:357-61.

26. Davis S. Androgen replacement in women: a commentary. J Clin Endocrinol Metab. 1999; 84:1886-91.

27. Shifren JL, Braunstein GD, Simon JÁ, Casson PR, Buster JE, Redmond GP, et al. Transdermal testosterone treatment in women with impaired sexual function after oophorectomy. N Engl J Med. 2000; 343:682-8.

28. Slater CC, Stanczyk FZ, Zhang C, Paulson RJ, Mishell DR. Excessive serum testosterone levels are found during testosterone replacement therapy in postmenopausal women. Fertil Steri.l 2001; 75:S8.

29. Sapin R, Ongagna JC, Gasser F, Grucker D. Insulin measurements in haemolysed serum: influence of insulinase inhibitors. Clin Chim Acta. 1998; 274:111-7.

30. Nikolakakis NI, De Francisco AM, Rodger RSC, Gaiger E, Goodship THJ, Ward MK. Effect of storage on measurement of ionized calcium in serum of uremic patients. Clin Chem. 1985; 31:287-9.

31. Bowers Jr GN, Brassard C, Sena SF. Measurement of ionized calcium in serum with ion-selective electrodes: a mature technology that can meet the daily service needs. Clin Chem. 1986; 32:1437-47.

32. Landt M, Hortin GL, Smith CH, McClellan A, Scott MG. Interference in ionized calcium measurements by heparin salts. Clin Chem. 1994; 40:565-70.

33. Smets EML, Dijkstra-Lagemaat JE, Blankenstein MA. Influence of blood collection in plastic vs glass evacuated serum-separator tubes on hormone and tumor marker levels. Clin Chem Lab Med. 2004; 42:435-439.

34. Bowen RAR, Chan Y, Cohen J, Rehak NN, Hortin GL, Csako G, Remaley AT. Effect of blood collection tubes on total triiodothyronine and other laboratory assays. Clin Chem. 2005; 51:424-433.

35. Boscato LM, Stuart MC. Heterophilic antibodies: a problem for all immunoassays. Clin Chem. 1998; 34:27-33.

36. Reisenberg J. Different efficacy of various blocking reagents to eliminate interference by human anti-mouse antibodies with two-site immunoassay. Clin Biochem. 1996; 29:145-8.

37. Lauberg P. Persistent problems with the specificity of immunometric TSH assays. Thyroid. 1993; 3:279-83.

38. Berson AS, Yalow RS. Insulin in blood and insulin antibodies. Am J Med. 1966; 40:676-90.

39. Hattori N, Inagaki C. Anti-prolactin (PRL) autoantibodies cause asymptomatic hyperprolactinemia: bioassay and clearance studies of PRL-immunoglobulin G complex. J Clin Endocrinol Metab. 1997; 82:3107-10.

40. Cavaco B, Leite V, Loureiro MM, Ferreira MF, Pereira MC, Santos MA, Sobrinho LG. Spontaneously occurring anti-PTH autoantibodies must be considered in the differential diagnosis of patients with elevated serum PTH levels. J Endocrinol Invest. 1999; 22:829 34.

41. Hanning I, Home PD, Alberti KG. Measurement of free insulin concentrations: the influence of timing of extraction of insulin antibodies. Diabetologica. 1985; 28:831-5.

42. Hauache OM, Rocha AJ, Maia Jr ACM, Maciel RMB, Vieira JGH. Screening for macroprolactinaemia and pituitary imaging studies. Clin Endocrinol (Oxf). 2002; 57:327-331.

43. Vieira JGH, Tachibana TT, Obara LH, Maciel RMB. Extensive experience and validation of polyethylene glycol precipitation as a screening method for macroprolactinemia. Clin Chem. 1998; 44:1897-1898.

44. Vieira JG, Tachibana TT, Ferrer CM, Sá J, Biscolla RP, Hoff AO, Kanashiro I. Hyperprolactinemia: new assay more specific for the monomeric form does not eliminate screening for macroprolactin with polyethylene glycol precipitation. Arq Bras Endocrinol Metabol. 2010; 54:856-857.

45. Després N, Grant AM. Antibody interference in thyroid assays: a potencial for clinical misinformation. Clin Chem. 1998; 44:440-54.

46. Ramos HE, Alberti GC, Hauk PR, Graf H, Carvalho GA. Interferência de anticorpos em testes de função tiroideana:

relato de caso. Arq Bras Endocrinol Metab. 2001; 45:199-201.

47. Vieira JGH, Tachibana TT, Obara LH, Nishida SK, Lombardi MT, Maciel RMB. Desenvolvimento de ensaio imunofluorométrico para a medida da proteína carregadora de tiroxina (thyroxine-binding globulin, TBG) e sua aplicação em casos de deficiência da proteína. J Bras Patol Med Lab. 2002; 46:704-707.

48. Vieira JGH, Tachibana TT, Noguti KO, Ferrer CM, Maciel RMB. Valores falsamente elevados em ensaios diretos para a medida de hormônios esteróides no soro. J Bras Patol. 1999; 35:1-74.

49. Mendes ABV, Vieira JGH, Kasamatsu TS, Abucham JZ. Valores falsamente baixos de prolactina no ensaio imunofluorométrico em pacientes hiperprolactinêmicos: efeito gancho. Arq Bras Endocrinol Metab. 1997; 41:61-66.

LISTA DE TESTES FUNCIONAIS MAIS UTILIZADOS

Em seguida, apresentamos os testes funcionais mais empregados na prática endocrinológica. Para cada teste, é feita a descrição do protocolo de realização, de possíveis efeitos colaterais, de potenciais interferentes e de contraindicações. A interpretação dos resultados obtidos deve ser procurada nos respectivos capítulos referentes às patologias em investigação.

I - Testes para Avaliação da Reserva do Hormônio do Crescimento (GH, *GROWTH HORMONE*)

    I.1 - Testes de estímulo de GH

        I.1.1 - Teste do exercício

        I.1.2 - Teste de estímulo com glucagon

        I.1.3 - Teste de tolerância à insulina (*insulin tolerance test*: ITT)

        I.1.4 - Teste de estímulo com clonidina

        I.1.5 - Teste de estímulo com arginina

    I.2 - Teste de supressão do hormônio de crescimento com glicose

II - Testes para Avaliação da Reserva Hormonal da Hipófise Anterior

    II.1 - Teste de estímulo com LHRH para dosagem de LH e FSH

    II.2 - Teste de estímulo com TRH para TSH

    II.3 - Teste de estímulo para cortisol após hipoglicemia induzida por insulina

    II.4 - Megateste

III – Teste para Avaliação da Integridade da Hipófise Posterior

    III.1 - Teste de restrição hídrica

IV – Testes para Avaliação da Esteroidogênese Adrenal e Gonadal

    IV.1 - Avaliação de hipercortisolismo

        IV.1.1 - Teste de supressão com 1 mg de dexametasona

        IV.1.2 - Teste de supressão com dexametasona – dose baixa – 2 mg/2 dias

        IV.1.3 - Teste de supressão com dexametasona – dose alta – 8 mg/2 dias

        IV.1.4 - Teste de estímulo com CRH

        IV.1.5 - Teste de estímulo com CRH pós-dexametasona

        IV.1.6 - Teste de estímulo com DDA-VP para ACTH e cortisol

    IV.2 - Avaliação de insuficiência adrenal

        IV.2.1 - Teste de estímulo com 250 µg de ACTH para avaliação de reserva glicocorticosteroide

        IV.2.2 - Teste de estímulo com 1 µg de ACTH para avaliação de reserva glicocorticosteroide

        IV.2.3 - Teste de estímulo para cortisol após insulina – vide prova II.4

    IV.3 - Avaliação dos defeitos de síntese adrenal

        IV.3.1 - Teste de estímulo com ACTH para avaliação da deficiência de 21-hidroxilase

        IV.3.2 - Teste de estímulo com ACTH para avaliação da deficiência de 3β-hidroxiesteróide desidrogenase

        IV.3.3 - Teste de estímulo com ACTH para avaliação da deficiência de 11β-hidroxilase

    IV.4 - Testes de estímulo para avaliação da resposta testicular

        IV.4.1 - Teste de estímulo com gonadotrofina coriônica (HCG) – 3 dias

        IV.4.2 - Teste de estímulo com gonadotrofina coriônica (HCG) – 15 dias

TESTES PARA AVALIAÇÃO DA RESERVA DO HORMÔNIO DO CRESCIMENTO (GH, *GROWTH HORMONE*)

TESTES DE ESTÍMULO DE OH

Teste do exercício

- Protocolo
  - ¤ material: soro
  - ¤ preparo do paciente: jejum de 8 horas
  - ¤ punção venosa com cateter
  - ¤ repouso (15 minutos)
  - ¤ coleta de amostra basal para a dosagem de GH
  - ¤ exercício contínuo em esteira ergométrica por 20 minutos ou até exaustão se necessário, aumentar inclinação e/ou velocidade da esteira
  - ¤ repouso (15 minutos)
  - ¤ coleta final de amostra para dosagem de GH.
- Efeitos colaterais: não há.
- Interferente: estresse antes da coleta da amostra basal pode causar valores elevados de GH nos tempos iniciais do teste. Este é um fenômeno comum a todos os testes de estímulo para GH. Em crianças impúberes, além da dificuldade de realização do esforço, a resposta pode ser menor que em crianças púberes.
- Contraindicações: qualquer situação onde haja restrição ao exercício.

Teste de estímulo com glucagon

- Protocolo:
  - ¤ material: soro;
  - ¤ preparo do paciente: jejum de 8 horas;
  - ¤ punção venosa com cateter;
  - ¤ repouso (15 minutos);
  - ¤ coleta de amostra basal para a dosagem de GH;
  - ¤ administração de glucagon via intramuscular profunda, dose: 0,03 mg/kg (máxima: 1 mg);
  - ¤ nos tempos 90, 120 e 180 minutos após a injeção, coleta de novas amostras para dosagem de GH.
- Efeitos colaterais: dor abdominal, náuseas e, ocasionalmente, vômitos; são transitórios e não implicam suspensão do teste. Raramente, hipoglicemia pode ocorrer no final da prova.

- Interferente: estresse antes da coleta da amostra basal pode causar valores elevados de GH nos tempos iniciais do teste.
- Contraindicações: não há.

Teste de tolerância à insulina (*Insulin Tolerance Test:* ITT)

- Protocolo:
  - ¤ material: 2 mL de sangue em tubo seco para dosagem de GH e 2 mL de sangue em tubo fluoretado, para dosagem plasmática de glicose;
  - ¤ preparo do paciente: jejum de 8 horas;
  - ¤ punção venosa com cateter;
  - ¤ repouso (15 minutos);
  - ¤ coleta de amostra basal para dosagem de glicemia de de GH;
  - ¤ administração de insulina regular via endovenosa;
  - ¤ dose: 0,1 UI/kg;
    Obs.: 0,3 UI/kg nos casos potencialmente associados com resistência insulínica (síndrome de Cushing, acromegalia); 0,05 UI/kg nos casos com forte suspeita de hipopituitarismo;
  - ¤ coleta de sangue nos tempos 15, 30, 60, 90 e 120 minutos após a injeção de insulina (2 mL de sangue em tubo seco para dosagem de GH + 2 mL de sangue em fluoreto para dosagem de glicemia);
  - ¤ a glicemia capilar é avaliada em cada coleta; se glicemia superior a 40 mg/dL, ou ausência de redução de 50% na glicemia aos 60 minutos, injetar mais 0,05 UI/kg de insulina regular via endovenosa e reiniciar o teste;
  - ¤ manter acesso venoso e glicose 50% para aplicação endovenosa, em caso de ausência de recuperação da hipoglicemia com presença de sintomatologia intensa.
- Interpretação: para que o teste seja considerado válido e interpretável, é necessária a documentação de hipoglicemia (glicemia inferior a 40 mg/dL).
- Efeitos colaterais: hipoglicemia severa com sintomas neuroglicopênicos.
- Interferente: estresse antes da coleta da amostra basal pode causar valores elevados de GH nos tempos iniciais do teste.
- Contraindicações: o teste é contraindicado em indivíduos portadores de cardiopatia isquêmica, epilepsia ou com antecedentes de acidente vascular encefálico (AVE).

Teste de estímulo com clonidina

- Protocolo:
  - ¤ material: soro;
  - ¤ preparo do paciente: jejum de 8o horas;
  - ¤ punção venosa com cateter;
  - ¤ repouso (15 minutos);
  - ¤ coleta de amostra basal para a dosagem de GH;
  - ¤ administração de clonidina (Atensina®), via oral, dose: 0,15 mg/m2 de superfície corpórea;
  - ¤ coleta de amostras para dosagem de GH nos tempos 60, 90 e 120 minutos após a administração de Atensina.
- Efeitos colaterais: hipotensão postural e sonolência (às vezes, muito intensos), em virtude dos efeitos α-adrenérgicos centrais da medicação. Broncoespasmo pode ocorrer em indivíduos asmáticos.
- Interferente: estresse antes da coleta da amostra basal pode causar valores elevados de GH nos tempos iniciais do teste.
- Contraindicações: não há.

Teste de estímulo com arginina

- Protocolo:
  - ¤ material: soro;
  - ¤ preparo do paciente: jejum de 8 horas;
  - ¤ punção venosa com cateter;
  - ¤ repouso (15 minutos);
  - ¤ coleta de amostra basal para a dosagem de GH;
  - ¤ administração de arginina, via endovenosa, na dose de 0,5 g/kg (máxima: 30 g);
  - ¤ coleta de sangue para a dosagem de GH nos tempos 30, 60, 90 e 120 minutos a infusão de arginina.
- Efeitos colaterais: náuseas e vômitos.
- Interferente: estresse antes da coleta da amostra basal pode causar valores elevados de GH nos tempos iniciais do teste.
- Contraindicações: insuficiência renal e/ou hepática.

TESTE DE SUPRESSÃO DO HORMÔNIO DE CRESCIMENTO COM GLICOSE

- Protocolo:
  - ¤ material: soro;
  - ¤ preparo do paciente: jejum de 12 horas. Não ingerir álcool nas 24 horas precedentes ao teste;
  - ¤ punção venosa com cateter;
  - ¤ coleta de amostra basal para dosagem de GH e glicose;
  - ¤ ingestão de 75 g de glicose a 25% (adulto) ou 1,75 g/kg de peso (criança);
  - ¤ coleta de amostras para a dosagem de GH e glicose nos tempos 30, 60, 90, 120 e 180 minutos após a ingestão de glicose.
- Efeitos colaterais: náuseas e vômitos, devido ao efeito nauseante da glicose ingerida. Caso ocorra vômito, o teste deverá ser suspenso.
- Interferente: não há.
- Contraindicações: não há.

TESTES PARA AVALIAÇÃO DA RESERVA HORMONAL DA HIPÓFISE ANTERIOR

TESTE DE ESTÍMULO COM LHRH PARA DOSAGEM DE LH E FSH

- Protocolo:
  - ¤ material: soro;
  - ¤ preparo do paciente: jejum não obrigatório;
  - ¤ punção venosa com cateter;
  - ¤ coleta de amostra basal para a dosagem de LH e FSH;
  - ¤ administração de 100 mcg LHRH, via endovenosa;
  - ¤ coleta de amostras para a dosagem de LH e FSH nos tempos 15, 30 e 60 minutos após a injeção de LHRH.
- Efeitos colaterais: não há.
- Interferente: não há.
- Contraindicações: não há.

TESTE DE ESTÍMULO COM TRH PARA TSH

- Protocolo:
  - ¤ material: soro;
  - ¤ preparo do paciente: jejum de 3 horas;
  - ¤ punção venosa com cateter;
  - ¤ coleta de amostra basal para a dosagem de TSH;
  - ¤ administração de TRH, via endovenosa, dose de 200 μg;

¤ coleta de amostras nos tempos 15, 30 e 60 minutos após a aplicação da droga (opcionalmente, além do TSH, podem ser dosados T3 e T4).

- Efeitos colaterais: podem ocorrer rubor, calor facial e/ou perineal, urgência miccional, taquicardia e náuseas. Os sintomas são efêmeros e não requerem interrupção da prova.
- Interferente: não há.
- Contraindicações: não há.

TESTE DE ESTÍMULO PARA CORTISOL APÓS HIPOGLICEMIA INDUZIDA POR INSULINA

- Protocolo:
  ¤ material: soro (para dosagem de cortisol) e plasma (para dosagem de glicose);
  ¤ preparo do paciente: jejum de 8 horas;
  ¤ punção venosa com cateter;
  ¤ coleta da amostra basal para a dosagem de cortisol e glicemia;
  ¤ administração de insulina regular via endovenosa na dose de 0,1 U/kg (0,05 U/kg se há suspeita de insuficiência adrenal, e até 0,3 U/kg em caso de suspeita de resistência insulínica);
  ¤ coleta de amostras nos tempos 30, 60, 90 e 120 minutos para dosagem de glicemia e cortisol;
  ¤ é realizado controle da glicemia capilar a cada coleta;
  ¤ manter acesso venoso e glicose a 50% para aplicação endovenosa, em caso de ausência de recuperação da hipoglicemia com presença de sintomatologia intensa.
- Efeitos colaterais: hipoglicemia severa com sintomas neuroglicopênicos.
- Interferentes: prednisona (dexametasona não interfere no ensaio para dosagem de cortisol).
- Contraindicações: o teste é contraindicado em indivíduos portadores de cardiopatia isquêmica, epilepsia ou com antecedentes de AVE.

MEGATESTE

- Protocolo:
  ¤ material: soro e plasma;
  ¤ preparo do paciente: jejum de 8 horas;
  ¤ punção venosa com cateter;
  ¤ repouso (15 minutos);
  ¤ coleta de amostras basais, para dosagem de GH, prolactina, LH, FSH, TSH, cortisol e glicemia;

¤ administração, via endovenosa, simultânea, de 200 mg de TRH, 100 mg de LHRH e 0,1 a 0,15 U/kg de insulina regular;

¤ coleta de amostras aos 15 minutos (dosagem de FSH/LH, prolactina, TSH e glicemia), 30 minutos (dosagem de FSH/LH, prolactina, TSH, GH, cortisol e glicemia), 60 minutos (dosagem de LH/FSH, prolactina, TSH, GH, cortisol e glicemia), 90 minutos (dosagem de GH, cortisol e glicemia) e 120 minutos (dosagem de GH, cortisol e glicemia). Após a administração das medicações, é realizado o controle da glicemia capilar a cada coleta.

Tempos (Minutos)	Dosagens Hormonais
Basal	LH/FSH/PRL/TSH/Cortisol/GH
→ Administração de	LHRH/TRH/Insulina
15	LH/FSH/PRL/TSH
30	LH/FSH/PRL/TSH/Cortisol/GH
60	LH/FSH/PRL/TSH/Cortisol/GH
90	Cortisol/GH
120	Cortisol/GH

- Efeitos colaterais: similares aos dos testes isolados.
- Interferentes: similares aos dos testes isolados.
- Contraindicações: as principais referem-se àquelas observadas no teste de tolerância à insulina, ou seja, o teste é contraindicado em indivíduos portadores de cardiopatia isquêmica, epilepsia e com antecedentes de AVE.

TESTES PARA AVALIAÇÃO DA INTEGRIDADE DA HIPÓFISE POSTERIOR

TESTE DE RESTRIÇÃO HÍDRICA

- Protocolo:
  ¤ material: soro e urina;
  ¤ preparo do paciente:
    – véspera do exame: acesso livre à água;
    – dia do exame: desjejum leve, não tomar café, chá nem chocolate, não fumar;
    – mulher: não estar menstruada, caso esteja, usar tampão vaginal;

1ª Parte	2ª Parte (DI central × nefrogênico)
Coletar sangue e urina Controle do peso Iniciar restrição hídrica	DDAVP (0,2 mL intranasal) Liberar ingesta hídrica
Após 1 hora • Coletar todo o volume da diurese • Controle do peso	Após 1 a 2 horas Coletar sangue e urina
Após 1 hora • Coletar todo volume da diurese • Controle do peso	Fim da prova
Continuar o mesmo procedimento a cada hora até perda de 3% do peso corporal (ou intervalo de 8 horas)	

TESTES PARA AVALIAÇÃO DA ESTEROIDOGÊNESE ADRENAL E GONADAL

AVALIAÇÃO DE HIPERCORTISOLISMO

Teste de supressão com 1 mg de dexametasona

- Protocolo:
  - ¤ material: soro;
  - ¤ preparo do paciente: jejum de 8 horas;
  - ¤ administração de 1 mg VO de dexametasona às 23 horas do dia anterior à coleta da amostra;
  - ¤ coleta de amostra para dosagem de cortisol entre 7 e 8 horas da manhã seguinte.
- Efeitos colaterais: não descritos.
- Interferentes: fenitoína, barbitúricos e outros indutores de enzimas microssomais hepáticas que acelerem o metabolismo da dexametasona, lipemia.
- Contraindicações: hipersensibilidade a corticosteroides.
- Interpretação: resposta normal: supressão do cortisol para valores inferiores a 5 mg/dL

Teste de supressão com dexametasona – dose baixa – 2 mg/2 dias

- Protocolo:
  - ¤ material: soro;
  - ¤ preparo do paciente: jejum de 8 horas;
  - ¤ coleta de amostra basal para dosagem de cortisol às 8 horas da manhã;
  - ¤ administração de 0,5 mg de dexametasona a cada 6 horas a partir das 12 horas do 1º dia do teste até 6 horas do 3º dia;
  - ¤ coleta de amostra às 8 horas do terceiro dia (aproximadamente 2 horas após a última dose de dexametasona).
- Efeitos colaterais: raramente epigastralgia.
- Interferentes: fenitoína, barbitúricos e outros indutores de enzimas microssomais hepáticas que acelerem o metabolismo da dexametasona, lipemia.
- Contraindicações: hipersensibilidade a corticosteroides, diabete melito descompensado, úlcera péptica.

Teste de supressão com dexametasona – dose alta – 8 mg/2 dias

- Protocolo:
  - ¤ material: soro;
  - ¤ preparo do paciente: jejum de 8 horas;
  - ¤ coleta de amostra basal para dosagem de cortisol às 8 horas da manhã;
  - ¤ administração de 2 mg de dexametasona a cada 6 horas a partir das 12 horas do 1º dia do teste até 6 horas do 3º dia;
  - ¤ coleta de amostra às 8 horas do 3º dia (aproximadamente 2 horas após a última dose de dexametasona).
- Efeitos colaterais: raramente epigastralgia.
- Interferentes: fenitoína, barbitúricos e outros indutores de enzimas microssomais hepáticas que acelerem o metabolismo da dexametasona, lipemia.
- Contraindicações: hipersensibilidade a corticosteroides, diabete melito descompensado, úlcera péptica.

Teste de estímulo com CRH

- Protocolo:
  - ¤ material: soro para dosagem de cortisol e plasma colhido em tubo especial para dosagem de ACTH;
  - ¤ preparo do paciente: jejum de 8 horas;
  - ¤ punção venosa com cateter;
  - ¤ coleta de amostras basais (-15 e 0 minutos) para dosagem de cortisol e ACTH entre 7 e 9

horas da manhã ou até 2 horas após o horário habitual de despertar;

¤ administração de 100 mg de CRH humano ou 1 mg/kg de CRH ovino EV;

¤ coleta de amostra para dosagem de cortisol e ACTH 30, 45 e 60 minutos após CRH.

- Efeitos colaterais: ruborização, taquicardia transitória e hipotensão.
- Contraindicações: hipersensibilidade à droga.
- Interferentes: medicamentos que interferem na biossíntese do cortisol como aminoglutetimida e cetoconazol.

Teste de estímulo com CRH pós-dexametasona

- Protocolo:

  ¤ material: soro para dosagem de cortisol e plasma colhido em tubo especial para dosagem de ACTH;

  ¤ preparo do paciente: jejum de 8 horas;

  ¤ coleta de amostra basal para dosagem de cortisol e ACTH às 8 horas da manhã;

  ¤ administração de 0,5 mg de dexametasona a cada 6 horas a partir das 12 horas do 1º dia do teste até as 6 horas do 3º dia;

  ¤ coleta de amostra às 8 horas do 3º dia (aproximadamente 2 horas após a última dose de dexametasona) para dosagens de cortisol e ACTH;

  ¤ administração de 100 mg de CRH humano ou 1 mg/kg de CRH ovino EV;

  ¤ coleta de amostra para dosagem de cortisol e ACTH nos tempos 15, 30, 45 e 60 minutos após CRH;

- Efeitos colaterais: ruborização, taquicardia transitória e hipotensão.
- Interferentes: fenitoína, barbitúricos e outros indutores de enzimas microssomais hepáticas que acelerem o metabolismo da dexametasona, lipemia.
- Contraindicações: hipersensibilidade ao CRH e/ou a corticosteroides.

Teste de estímulo com DDAVP para ACTH e cortisol

- Protocolo:

  – material: soro para dosagem de cortisol e plasma colhido em tubo especial para dosagem de ACTH;

  ¤ preparo do paciente: jejum de 8 horas;

  ¤ punção venosa com cateter;

  ¤ repouso (15 minutos);

  ¤ coleta de amostra basal para dosagem de cortisol e ACTH;

  ¤ administração de DDAVP, via EV, em bólus, dose de 10 mg;

  ¤ coleta de amostras nos tempos 15, 30, 45, 60, 90 e 120 minutos após a dministração da medicação.

- Efeitos colaterais: não descritos.
- Contraindicações: hipersensibilidade à droga.
- Interferentes: lipemia.

AVALIAÇÃO DE INSUFICIÊNCIA ADRENAL

Teste de estímulo com 250 mcg de ACTH para avaliação de reserva glicocorticosteroide

- Protocolo:

  ¤ material: soro;

  ¤ preparo do paciente: jejum de 8 horas;

  ¤ punção venosa com cateter;

  ¤ coleta de amostra basal para dosagem de cortisol entre 7 e 9 horas da manhã ou até 2 horas após horário habitual de despertar;

  ¤ administração de 250 mcg de ACTH sintético, via endovenosa ou intramuscular;

  ¤ coleta de amostra para dosagem de cortisol, 60 minutos após ACTH.

- Efeitos colaterais: rubor facial e reações alérgicas são raramente observados.
- Contraindicações: hipersensibilidade ao medicamento.
- Interferentes: uso de prednisona (dexametasona não interfere no ensaio para dosagem de cortisol).

Teste de estímulo com 1 µg de ACTH para avaliação de reserva glicocorticosteroide

- Protocolo:

  ¤ material: soro;

  ¤ preparo do paciente: jejum de 8 horas;

  ¤ punção venosa com cateter;

  ¤ coleta de amostra basal para dosagem de cortisol entre 7 e 9 horas da manhã ou até 2 horas após o horário habitual de despertar;

  ¤ administração de 1 mcg de ACTH sintético, via EV;

  ¤ coleta de amostra para dosagem de cortisol 15, 30 e 60 minutos após ACTH.

- Efeitos colaterais: rubor facial e reações alérgicas são raramente observados.
- Interferentes: prednisona (dexametasona não interfere no ensaio para dosagem de cortisol).
- Contraindicações: hipersensibilidade à medicação.

Teste de estímulo para cortisol após insulina (vide Prova II.4)

AVALIAÇÃO DOS DEFEITOS DE SÍNTESE ADRENAL

Teste de estímulo com ACTH para avaliação da deficiência de 21 hidroxilase

- Protocolo:
  - ¤ material: soro;
  - ¤ preparo do paciente: jejum de 8 horas; realizar coleta preferencialmente entre o 6º e o 8º dia do ciclo menstrual;
  - ¤ punção venosa com cateter;
  - ¤ coleta de amostra basal para dosagem de 17OHProgesterona entre 7 e 9 horas da manhã ou até 2 horas após o horário habitual de despertar;
  - ¤ administração de 250 mcg de ACTH sintético via endovenosa ou via IM;
  - ¤ coleta de amostra para dosagem de 17OHProgesterona 60 minutos após ACTH.
- Efeitos colaterais: rubor facial e reações alérgicas são raramente observados.
- Contraindicações: hipersensibilidade ao medicamento.
- Interferentes: corticosteroides, lipemia.

Teste de estímulo com ACTH para avaliação da deficiência de 3β-hidroxiesteroide desidrogenase

- Protocolo: semelhante ao anterior, apenas a dosagem é de 17OHPregnenolona e/ou DHEA.

Teste de estímulo com ACTH para avaliação da deficiência de 11-hidroxilase

- Protocolo: semelhante ao anterior, apenas a dosagem é de 11-desoxicortisol.
- Interferentes: corticosteroides, antiandrógenos, lipemia.

TESTES DE ESTÍMULO PARA AVALIAÇÃO DA RESPOSTA TESTICULAR

Teste de estímulo com gonadotrofina coriônica (HCG) – 3 dias

- Protocolo:
  - ¤ material: soro;
  - ¤ preparo do paciente: jejum não obrigatório;
  - ¤ punção venosa com cateter;
  - ¤ coleta de amostra basal para dosagem de testosterona;
  - ¤ administração de 5.000 UI de HCG, via IM em dose única;
  - ¤ coleta de amostra para dosagem de testosterona 72 horas após HCG.
- Efeitos colaterais: não descritos.
- Contraindicações: hipersensibilidade à medicação.
- Interferentes: uso de esteroides anabólicos.

Teste de estímulo com gonadotrofina coriônica (HCG) – 15 dias

- Protocolo:
  - ¤ material: soro;
  - ¤ preparo do paciente: jejum não obrigatório;
  - ¤ punção venosa com cateter;
  - ¤ coleta de amostra basal para dosagem de testosterona;
  - ¤ administração de 1.000 UI de HCG via intramuscular nos dias 1º, 3º, 8º e 10º;
  - ¤ coleta de amostra para dosagem de testosterona no 15º dia após o início do teste.
- Efeitos colaterais: não descritos.
- Contraindicações: hipersensibilidade à medicação.
- Interferentes: uso de esteroides anabólicos.

Valores de referência de dosagens hormonais mais empregadas e fatores de conversão para unidades SI (Système Internacionale)

Dosagem	Unidade tradicional	Fator de conversão	Unidades SI
ACTH	• Entre 7 e 10 horas da manhã: 10 a 60 pg/mL	× 0,2202	Entre 7 e 10 horas da manhã: 2,2 a 13,2 pmol/L
Aldosterona sérica	5 a 30 ng/dL (em posição	× 27,74	140 a 840 pmol/L
Androstenediona	ng/dL • Sexo feminino: 85 a 275 (3 a 9,6 nmol/L) • Sexo masculino: 75 a 205 (2,6 a 7,15 nmol/L) • Crianças até 12 anos: até 50 (até 1,75 nmol/L)	× 3,492	nmol/L • Sexo feminino: 3 a 9,6 • Sexo masculino: 2,6 a 7,15 • Crianças até 12 anos: até 1,75
Cálcio Total	mg/dL • Adultos: 8,4 a 10,2 • Crianças até 1 ano: 8,5 a 11,5	× 0,249	mmol/L • Adultos: 2 a 2,5 • Crianças até 1 ano: 2,1 a 2,8 • Crianças até 1 ano: 2,1 a 2,8
Calcitonina	• Adultos do sexo masculino: até 12 pg/mL • Adultos do sexo feminino: até 5 pg/mL	× 0,293	Adultos: 2 a 2,5
Catecolaminas Plasmáticas	Noradrenalina • deitado: 70 a 750 pg/mL • Em pé: 200 a 1700 pg/m		
	Adrenalina • Deitado: 0 a 110 pg/mL • Em pé: 0 a 140 pg/m		
	Dopamina • < 30 pg/mL (não se altera com a postura)		

Catecolaminas urinárias	mg/24 horas
	• Até 1 ano:
	  ¤ Noradrenalina: Até 10
	  ¤ Adrenalina: Até 2,5
	  ¤ Dopamina: Até 85		

	• 1 a 2 anos:
	  ¤ Noradrenalina: Até 20
	  ¤ Adrenalina: Até 3,5
	  ¤ Dopamina: Até 140
	  ¤ Noradrenalina: Até 30
	  ¤ Adrenalina: Até 6,5
	  ¤ Dopamina: 40 a 260		

	• 5 a 7 anos:
	  ¤ Noradrenalina: 8 a 45
	  ¤ Adrenalina: Até 10
	  ¤ Dopamina: 65 a 400		

	• 8 a 10 anos:
	  ¤ Noradrenalina: 10 a 65
	  ¤ Adrenalina: Até 14
	  ¤ Dopamina: 65 a 400		

	• Acima de 10 anos:
	  ¤ Noradrenalina: 15 a 80
	  ¤ Adrenalina: Até 20
	  ¤ Dopamina: 65 a 400		

Continua

Continuação

Dosagem	Unidade tradicional	Fator de conversão	Unidades SI
Cortisol	• mg/dL • Entre 7 e 9 horas: 5,4 a 25 • Entre 16 e 17 horas: 2,4 a 13,6	× 27,59	nmol/L • Entre 7 e 9 horas: 149 a 690 • Entre 16 e 17 horas: 66 a 375

DHEA	µg/dL
	• Basal: 190 a 800
	• Crianças pré-púberes
	  (ambos os sexos): até 250
		× 0,035	µmol/L
			• Basal: 6,6 – 27,8
			• Crianças pré-púberes
			  (ambos os sexos): até 8,7

DHEA-S	µg/dL • 6 meses a 5 anos: até 15 • 6 a 10 anos: 17 – 200 • 11 a 15 anos: 38 a 320 • 16 a 20 anos: 89 a 420 • 21 a 30 anos: 72 a 370 • 31 a 40 anos: 55 a 300 • 41 a 70 anos: 26 a 270 • > 71 anos: até 110	× 0,027	µgmol/L • 6 meses a 5 anos: até 0,40 • 6 a 10 anos: 0,45 a 6,00 • 11 a 15 anos: 1,02 a 8,60 • 16 a 20 anos: 2,40 a 11,34 • 21 a 30 anos: 1,94 a 9,99 • 31 a 40 anos: 1,48 a 8,1 • 41 a 70 anos: 0,70 a 6,75 • > 71 anos: até 2,97
11 Desoxicortisol	15 a 55 ng/dL	× 0,029	0,4 a 1,6 nmol/L
Estradiol	ng/dL • Sexo masculino: 1 a 6 Sexo feminino • Fase folicular: 1 a 30 • Pico ovulatório: 15 a 60 • Fase lútea: 5 a 30 • Menopausa: até 3 • Crianças pré-púberes: até 3	× 3,671	pmol/L • Sexo masculino: 37 a 220 Sexo feminino • Fase folicular: 37 a 1100 • Pico ovulatório: 550 a 2200 • Fase lútea: 183 a 1100 • Menopausa: até 110 • Crianças pré-púberes: até 110
Fósforo	mg/dL • Adultos (masc): 2,4 – 4,6 • Adultos (fem): 2,3 • Crianças (masc): 3,8 – 5,9 • Crianças (fem): 3,9 – 6,1	× 0,323	mmol/L • Adultos (masc): 0,77 –1,48 • 4,3 - Adultos (fem): 0,74 – 1,38 • Crianças (masc): 1,22 – 1,9 • Crianças (fem): 1,25 – 2,0
FSH	mUI/mL Sexo feminino: • Fase folicular: até 12 • Pico ovulatório: 12 a 25 • Fase lútea: até 12 • Menopausa: > 30 Sexo masculino: até 10 • Crianças pré-púberes: até 4	× 1,00	UI/L Sexo feminino: • Fase folicular: até 12 • Pico ovulatório: 12 a 25 • Fase lútea: até 12 • Menopausa: > 30 Sexo masculino: até 10 • Crianças pré-púberes: até 4
GH	Até 2,5 ng/mL	× 1,00	Até 2,5 µg/L
GHBP	65,8 a 305,6 pmol/L	× 1,00	Até 2,5 mg/L
Glicemia de jejum	75 a 99 mg/dL	× 0,0555	4,1 a 5,5 mmol/L
17 OHProgesterona	ng/dL Sexo feminino (fase folicular): até 130 Sexo masculino: 30 a 20 Crianças pré-púberes: até 100	× 0,0303	nmol/L Sexo feminino (fase folicular): até 3,9 0 Sexo masculino: 0,9 a 60,6 Crianças pré-púberes: até 3,03
IGF-I	ng/mL • Até 6 anos: 20 a 200 • 6 a 12 anos: 88 a 450 • 13 a 16 anos: 200 a 900 • 17 a 24 anos: 180 a 780 • 25 a 39 anos: 114 a 400 • 40 a 54 anos: 90 a 360 • > 54 anos: 70 a 29	× 1,00	µg/L • Até 6 anos: 20 a 200 • 6 a 12 anos: 88 a 450 • 13 a 16 anos: 200 a 900 • 17 a 24 anos: 180 a 780 • 25 a 39 anos: 114 a 400 • 40 a 54 anos: 90 a 360 • 0 > 54 anos: 70 a 290
Insulina (jejum)	2,5 a 25 mUI/mL	× 7,175	17,9 a 179,3 pmol/L

Continua

Continuação

Metanefrinas urinárias	mg/g de creatinina • Até 2 anos: até 4,6 • 2 a 10 anos: até 3 • 10 a 15 anos: até 2 • Acima de 15 anos: até 1		
Metanefrinas Plasmáticas Livres			Metanefrina: <0,5 nmol/L Normetanefrina: <0,9 nmol/L
LH	mUI/mL Sexo feminino: • Fase folicular: 2 a 12 • Pico ovulatório: 15 a 50 • Fase lútea: 5 a 1 • Menopausa: > 15 Sexo masculino: até 14 • Crianças pré-púberes: até 1,5	× 1,00	UI/L Sexo feminino: • Fase folicular: 2 a 12 • Pico ovulatório: 15 a 50 • 5 Fase lútea: 5 a 15 • Menopausa: > 15 Sexo masculino: até 14 • Crianças pré-púberes: até 1,5
Peptídeo C	0,36 a 3,59 ng/mL	× 331	120 a 1.200 pmol/L
Progesterona	ng/dL Sexo feminino: • Fase folicular: até 105 • Fase lútea: 400 a 2.000 • Menopausa: até 90 Sexo masculino: 20 a 90 • Crianças pré-púberes: até 40	× 0,032	nmol/L Sexo feminino: • Fase folicular: até 3,36 • F Fase lútea: 12,8 a 64 • Menopausa: até 2,88 Sexo masculino: 0,64 a 2,88 • Crianças pré-púberes: até 1,28
Prolactina	ng/mL Sexo feminino (não grávidas): 2 a 15 Sexo masculino: 2 a 10	× 1,00	µg/L Sexo feminino (não grávidas): 2 a 15 Sexo masculino: 2 a 10
Renina (atividade de renina plasmática medida como angiotensina I gerada)	ng/mL/hora • Em repouso: 0,3 a 0,7 • Após dieta hipossódica: 2,4 a 6 • Após um mínimo de 2 horas em posição ortostática e dieta normossódica: 0,5 a 2,1	× 0,2778	ng/L.s • Em repouso: 0,08 a 0,20 • Após dieta hipossódica: 0,66 a 1,66 • Após um mínimo de 2 horas em posição ortostática e dieta normossódica: 0,14 a 0,58
Subunidade α	ng/L Mulheres adultas: • Pré-menopausa: 80-604 • Pós-menopausa: 340 a 4.000 Homens adultos: 120 a 790		
Testosterona total	ng/dL • Sexo masculino: 300 a 900 • Sexo feminino: 15 a 75 • Crianças pré-púberes (ambos os sexos): até 40	× 0,0347	nmol/L • Sexo masculino: 10,4 a 31,2 • Sexo feminino: 0,5 a 2,6 • Crianças pré-púberes (ambos os sexos): até 1,4
Testosterona livre			pmol/L • Sexo feminino: 2,4 a 45 • Sexo masculino: 131 a 640
T3 TOTAL	ng/dL • Até 5 anos: 105 – 269 • 5 a 12 anos: 94 a 241 • 12 a 20 anos: 72 a 214 • > 50 anos: 40 a 180	× 0,0154	nmol/L • Até 5 anos: 1,61 a 4,14 • 5 a 12 anos: 1,44 a 3,71 • 12 a 20 anos: 1,10 a 3,28 • > 50 anos: 0,63 a 2,83
T3 LIVRE	0,25 a 0,45 ng/dL	× 0,0154	0,003 a 0,006 nmol/L

Continua

Continuação

T4 TOTAL	µg/dL • 1ª semana de vida: valor médio de 15 • Até 1 mês: 8,2 a 16,6 • 1 a 12 meses: 7,2 a 15,6 • 1 a 5 anos: 7,3 a 15 • 5 a 12 anos: 6,4 a 13,3 • >12 anos: 4,5 a 1	× 12,87	nmol/L • 1ª semana de vida: valor médio de 193 • Até 1 mês: 105 a 213 • 1 a 12 meses: 92 a 201 • 1 a 5 anos: 94 a 193 • 5 a 12 anos: 82 a 171 • > 12 anos: 58 a 154
T4 LIVRE	0,7 a 1,5 ng/dLem grávidas no 3º trimestre, os valores normais são entre 0,5 e 1,2 ng/dL	× 12,87	9 a 19,3 pmol/L
TSH	mUI/L • 1ª semana de vida: até 15 • Uma semana a 11 meses: 0,8 a 6,3 • 1 a 5 anos: 0,7 a 6 • 6 a 10 anos: 0,6 a 5,4 • 11 a 15 anos: 0,5 a 4,9 • 16 a 20 anos: 0,5 a 4,4 • > 20 anos: 0,3 a 4	× 1,00	mUI/L • 1ª semana de vida: até 15 • Uma semana a 11 meses: 0,8 a 6,3 • 1 a 5 anos: 0,7 a 6 • 6 a 10 anos: 0,6 a 5,4 • 11 a 15 anos: 0,5 a 4,9 • 16 a 20 anos: 0,5 a 4,4 • > 20 anos: 0,3 a 4
Tiroglobulina	ng/mL • Indivíduos normais: 2 a 70 • Indivíduos tiroidectomizados e em substituição terapêutica com hormônios tireoidianos: inferior a 1	× 1,00	µg/L • Indivíduos normais: 2 a 70 • Indivíduos tiroidectomizados e em substituição terapêutica com hormônios tireoidianos: inferior a 1

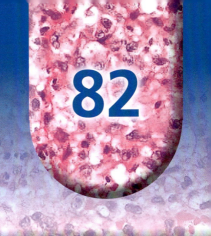

Aplicações Clínicas dos Testes Genéticos em Endocrinologia

82

Bruno Ferraz de Souza

Magnus Régios Dias da Silva

Madson Queiroz de Almeida

Alexander Augusto de Lima Jorge

INTRODUÇÃO

Nas últimas décadas, a genética e a biologia molecular passaram a desempenhar papel essencial na pesquisa básica em todos os campos da biologia e das ciências da saúde. Mais recentemente, essas metodologias estão sendo incorporadas à prática clínica, trazendo para a prática médica conceitos de genética e biologia celular até então restritos aos pesquisadores. Esses exames resultam em profundas mudanças na conduta médica, mas, como qualquer exame subsidiário, apresentam limitações e falhas e devem sempre ser solicitados tendo como base um diagnóstico clínico e hormonal sólido.

Teste genético é qualquer exame laboratorial que possibilite a análise de DNA, RNA, cromossomos, proteínas e certos metabólitos humanos com o objetivo de detectar alterações ou variações no genoma relacionadas às doenças genéticas.[1] O teste pode ser realizado em diversos contextos: muitas vezes, trata-se de um exame diagnóstico dissociado da conduta clínica, mas cada vez mais é utilizado para determinar tratamento e guiar o uso de medicamentos (farmacogenética),[2] no rastreamento de familiares assintomáticos ou no rastreamento pré-natal ou neonatal.[3]

Tais testes trazem inúmeros benefícios, mas também trazem riscos (Quadro 82.1).[1] O principal benefício do teste genético é o estabelecimento de um diagnóstico etiológico com maior grau de precisão e especificidade. Benefícios adicionais importantes decorrem deste diagnóstico preciso, como a redução no número de exames necessários para obter o diagnóstico, melhora no acompanhamento e na escolha da terapia, resultando em aumento da previsibilidade da evolução clínica e reduzindo efeitos cola-

Quadro 82.1 Benefícios e riscos dos testes de genética molecular

Benefícios	Riscos
Estabelecer diagnóstico etiológico	Ansiedade e estresse com o resultado
Reduzir o número de exames para obtenção do diagnóstico	Discriminação e estigmatização
Maior precisão no aconselhamento genético	Tensões familiares e sentimento de culpa em relação aos filhos
Identificação precoce de novos casos na família	Expectativa desproporcional aos benefícios
Predizer a evolução clínica e resposta ao tratamento	Nem sempre um resultado definitivo pode ser obtido
Guiar o tratamento e novas intervenções	Alto custo relativo

terais. Outro importante benefício é a possibilidade de estabelecimento de etiologia hereditária, mesmo na ausência de outros casos familiais, possibilitando um aconselhamento genético e o reconhecimento de outros indivíduos afetados na família que serão beneficiados com tratamento precoce.

Por outro lado, testes genéticos trazem diversos riscos potenciais. Destes, os mais temíveis estão relacionados à potencial infração de princípios éticos, morais e legais. Para prevenir esses riscos, é de extrema importância o aconselhamento genético pré- e pós-teste, explicando ao paciente a natureza do teste, suas vantagens e limitações, e explorando as consequências do diagnóstico genético no âmbito pessoal e familiar, levando-se em conta o contexto social e cultural do paciente. Também é extremamente importante a obtenção do Termo de Consentimento Livre e Esclarecido (TCLE), assinado pelo paciente ou responsável e também pelo médico, indicando os aspectos discutidos no aconselhamento e a anuência do paciente com a realização do teste. Ainda no sentido de proteger a identidade genética individual e de acordo com preceitos éticos da relação médico-paciente, é fundamental proteger a confidencialidade do teste genético.

Outros riscos potenciais do teste genético dizem respeito à natureza do teste laboratorial realizado. Ao recebermos um resultado de teste geneticomolecular, devemos considerar os seguintes pontos: limitações técnicas do teste; erros de interpretação como um resultado negativo em uma pesquisa dirigida para rastreamento de mutações específicas não excluir que outras alterações estejam presentes em regiões do gene não estudadas ou a realização de testes genéticos sem rigoroso controle (interno) de qualidade. Ainda, é importante considerar que o teste genético pode gerar ansiedade no paciente, tanto durante a espera pelo resultado como frente ao resultado definitivo. Também o resultado pode provocar frustração no caso de diagnóstico para o qual não haja tratamento específico – esses importantes aspectos devem ser discutidos, caso a caso, durante o aconselhamento.

Desse modo, considerando-se os benefícios e riscos discutidos, os testes genéticos devem ser indicados na prática clínica quando a suspeita clínica for forte e houver um benefício claro da determinação de um diagnóstico molecular para o paciente e/ou para seus familiares.

FERRAMENTAS E MÉTODOS DE INVESTIGAÇÃO MOLECULAR

Inúmeras técnicas de biologia molecular podem ser utilizadas visando o diagnóstico geneticomolecular. Cada uma apresenta características próprias quanto a sua indicação, custo, tempo para execução, sensibilidade e especificidade (Tabela 82.1). Por

Tabela 82.1 Avaliação comparativa dos principais testes geneticomoleculares e desempenho em relação aos principais defeitos moleculares

Método	Mutações de ponto	Variação no número de cópias	Dissomia uniparental	Inversões balanceadas e translocações	Sensibilidade	Especificidade	Tempo de execução	Custo
Citogenética clássica		√		√	↓	↓	↑	↓
FISH		√		√	↓	↓	↑	—
CGH-array e SNP-array		√	√		—	—	—	↑
PCR alelo específico ou seguido de digestão enzimática	√				↑	↑	↓	↓
Sequenciamento tradicional (Sanger)	√				—	—	—	—
MLPA		√			↑	↑	↓	—
Souther blot		√			↑	↑	↑	↓
SPLE de múltiplas regiões alvos (painel)	√	±[1]			—	—	—	—
SPLE exômico ou genômico	√	±[1]			↑	↓	↑	↑↑

√: técnica recomendada; Análise comparativa entre os métodos: ↓: abaixo da média; ↑: acima da média; —: na média; SPLE: sequenciamento paralelo em larga escala; [1]: a análise de variação de número de cópias utilizando técnicas de sequenciamento de nova geração tem progredido, mas ainda representa um desafio para a análise de bioinformática.

Fonte: Adaptado de Katsanis & Katsanis, 2013.[3]

exemplo, enquanto o sequenciamento tradicional (Sanger) apresenta ótima acurácia para identificar mutações de ponto em uma determinada região-alvo do genoma, ele não consegue avaliar adequadamente a presença de grandes deleções envolvendo a região estudada. Por outro lado, técnicas como FISH, MLPA e CGH-array têm alta acurácia para detectar grandes deleções, mas não são recomendadas para investigação de mutações de ponto. Conhecer sobre os defeitos moleculares mais comumente associados à doença em investigação e as indicações e limitações de cada técnica é essencial para melhor interpretar os resultados obtidos.

Os testes genéticos podem ser didaticamente classificados em dois grandes grupos: o primeiro compreende testes genéticos voltados para pesquisa de defeitos moleculares específicos e direcionados por um conhecimento de causalidade prévio. São testes que procuram defeitos moleculares já associados a uma determinada doença em regiões-alvo no genoma. Dependendo do defeito molecular esperado (mutações de ponto, deleções, duplicações, inversões e etc.) a técnica pode variar. Por exemplo, em pacientes com diagnóstico clínico de neoplasia endócrina múltipla tipo I (MEN1) é recomendado o sequenciamento de todos os éxons e regiões intrônicas flanqueadoras do gene *MEN1* em busca de mutações de ponto ou pequenas inserções ou deleções associadas com essa doença.[4] Mas, na ausência de mutações identificadas pelo sequenciamento tradicional, é recomendado completar a investigação com técnicas capazes de detectar grandes deleções envolvendo o *MEN1*, como MLPA.[4]

Em contraste à abordagem clássica de investigação geneticomolecular direcionada pelo conhecimento da doença e sua associação com genes e defeitos específicos, nos últimos anos apareceram diversas técnicas que permitem investigar simultaneamente diversas regiões do genoma em busca de defeitos moleculares, sem a delimitação de um lócus gênico (Tabela 82.1). Desse modo, é possível realizar uma pesquisa geneticomolecular para pacientes com doenças sem clara associação com um defeito genético específico ou para pacientes sem claro diagnóstico estabelecido. Um exemplo dessa nova abordagem é a investigação de pacientes com distúrbio da diferenciação sexual ou com obesidade de início precoce associado a retardo mental, mas sem quadro clínico que permita direcionar o estudo genético. Utilizando a técnica de CGH-array, que avalia todo o genoma buscando por microdeleções ou duplicações, um estudo identificou uma região de deleção no cromossomo 16p11.2 associada com obesidade grave de início na infância

com alta penetrância, resistência à insulina e retardo mental leve.[5] Em outro estudo avaliando pacientes com disgenesia gonadal XY, a análise por CGH-array identificou em 25% dos casos sindrômicos e em 6% dos casos não sindrômicos a causa genética da disgenesia gonadal.[6]

A grande preocupação e dificuldade gerada pela análise ampla do genoma é a análise dos resultados com a identificação de achados moleculares (deleções, duplicações, alterações de bases etc.) que não apresenta significado clínico ou que não são correlacionados com o fenótipo que motivou o estudo inicial.[7]

Mesmo tendo em vista os desafios éticos e de interpretação dessas novas técnicas de grande capacidade de cobertura genômica, a incorporação de metodologias geneticomoleculares à prática clínica deve se tornar ainda mais corriqueira nas próximas décadas, tornando essencial a familiarização dos endocrinologistas com a indicação e interpretação desses exames, a obtenção de amostras e a escolha da técnica mais apropriada.

OBTENÇÃO DE AMOSTRAS

A primeira etapa na solicitação de um teste genético-molecular é a escolha da amostra que será estudada. Defeitos genéticos podem ocorrer nas células germinativas e, assim, estarem presentes em todas as células que compõem um indivíduo. Isso ocorre nas doenças com típica herança mendeliana. Porém, defeitos genéticos podem ocorrer após a fertilização (pós-zigótica) e estarem presentes em alguns tecidos, mas não em todos do paciente, gerando um mosaicismo de linhagens com proporções que depende do período embrionário em que ocorreu o evento mutacional. Ainda, a mutação pode ocorrer no tecido diferenciado e, assim, estar presente apenas no órgão afetado – mutação somática.

O conhecimento dessas informações é fundamental para a escolha da amostra a ser estudada. Por exemplo: mutações no *TP53*, um gene supressor de tumor, podem ocorrer de forma germinativa causando uma síndrome de Li–Fraumeni ou como defeito somático em estágios avançados de diversos tipos de cânceres, como câncer de tireoide anaplásico, leucemias e câncer do trato gastrintestinal.[8,9] Na síndrome de Li-Fraumeni, realiza-se o teste genético em leucócitos de sangue periférico, já que se trata de um defeito germinativo. Como a presença de defeitos somáticos do p53 estão em geral associados a um prognóstico desfavorável, a identificação desses defeitos ao diagnóstico sugere doenças de maior agressividade e tem implicações na definição do tratamento. Para a pesquisa de mutações somáticas, deve-se extrair DNA da amostra tumoral (tecido fresco ou parafinado). Especificamente no caso de mutações somáticas do p53, o que se faz na prática clínica é a análise imuno-histoquímica para essa proteína. Mutações tipo perda-de-função no gene supressor de tumor *TP53* gera p53 anômala que se acumula e impede sua ação de guardiã genômica no controle do ciclo celular. Assim, tecidos normais não apresentam imunorreatividade para p53, já que essa proteína é rapidamente degradada. No entanto, na presença de defeitos somáticos, ocorre um acúmulo nuclear anômalo da proteína identificado por imuno-histoquímica.

Mais comumente para as doenças herdadas, o diagnóstico molecular é feito a partir de amostras de DNA genômico, ou seja, o DNA nuclear que constitui os cromossomos e está presente em todas as células do corpo. Em algumas situações, interessa a obtenção de amostras de RNA com o intuito de verificar a expressão de determinado gene em uma célula ou tecido específico. Outra forma de investigação molecular é a obtenção de células do paciente para estudos funcionais *in vitro*, buscando avaliar a expressão e atuação de determinada proteína no contexto celular do próprio paciente.

Amostras de DNA genômico podem ser facilmente obtidas a partir de leucócitos presentes na circulação periférica. Em geral, consegue-se grande quantidade de DNA de boa qualidade a partir de leucócitos circulantes. Outra forma de obtenção de amostras de DNA que vem ganhando bastante espaço recentemente é a extração de DNA salivar ou da mucosa oral. A vantagem desse método reside no seu caráter menos invasivo em comparação à venopunção, o que o torna particularmente útil na coleta de DNA de crianças pequenas e na facilidade de armazenagem e envio de amostras.

As alterações genéticas que levam ao desenvolvimento dos cânceres são específicas para cada órgão. Mesmo em um tipo de câncer, as subpopulações de células cancerosas apresentam mutações e padrões distintos de expressão gênica. Como no caso das mutações germinativas no gene supressor de tumor *MEN1*, a proteína menin inativa predispõe ao aparecimento de tumores de recorrência familiar em vários tecidos endócrinos, muito embora, como nos casos de tumores esporádicos, haja a necessidade de um segundo evento mutacional somático para gerar a inativação das duas cópias de *MEN1*.[4] Cada tecido afetado apresenta alterações genéticas específicas e exclusivas que resultam no desenvolvimento tumoral.

Em decorrência dessa heterogeneidade genética e alélica, o tratamento do câncer já começou a ser recomendado de forma personalizada a partir do conhecimento do genoma e transcriptoma de cada tumor.[10] Essa nova etapa prévia ao tratamento do câncer somente é possível a partir do estabelecimento do sequenciamento paralelo, que permite sequenciar em conjunto toda região codificadora (exoma) ou mesmo todo o genoma tumoral. O conhecimento do espectro de mutações do tumor integrado ao seu perfil de expressão gênica, determinado pela técnica de *microarray*, permite identificar quais vias de sinalização estão alteradas e, consequentemente, selecionar as terapias-alvo moleculares ideais para cada paciente.

PRINCIPAIS TÉCNICAS UTILIZADAS

A escolha do teste genético dependerá da doença em avaliação e da disponibilidade dos testes. Existe a necessidade de diferenciar um teste realizado com o propósito diagnóstico de um caso índice daquele teste realizado para os familiares sob risco para rastreamento de uma mutação já identificada na família. No primeiro caso, em geral, opta-se por testes mais amplos e com análise de diversas regiões-alvo, enquanto, no rastreamento de uma mutação específica, utiliza-se um teste mais direcionado que tem menor custo, mais rapidez em obter o resultado e alta especificidade e sensibilidade. Também o tipo de defeito molecular esperado deve auxiliar a indicação do teste. Por exemplos, pacientes com síndrome de von Hippel-Lindau associada à presença de feocromocitoma (tipo II) apresentam, com maior frequência, mutações tipo missense e devem ser investigados inicialmente com sequenciamento da região codificadora do gene VHL. Em contrapartida, famílias com apresentação clássica da síndrome sem a presença de feocromocitoma (Tipo I) podem apresentar grandes deleções do gene e por esse motivo a análise por MLPA é a técnica mais recomendada.[11]

PCR alelo específico ou seguido de digestão enzimática

Trata-se de pesquisa específica de uma determinada mutação ou variante alélica utilizando PCR cuja *probe* ou *primer* de hibridação identifica a variante no momento da amplificação. Esse recurso técnico é mais econômico e pode ser recomendado quando se dispõe de controles internos (positivos e negativos) para mutação e quando diante de grande número de casos para ser triado. É particularmente interessante quando a frequência do alelo variante (do inglês *Minor Allele Frequency* – MAF) tem distribuição populacional ≥ 1%. Nesse sentido, a técnica de PCR aleloespecífica pode ser útil para apontar populações de risco em estudos de grandes coortes de doenças endócrinas complexas e multigênica. A título de exemplo, a pesquisa clínica do polimorfismo rs7903146 no gene *transcription fator-7-like 2* (*TCF7/L2*), conhecido como o maior gene de susceptibilidade DM2, pode ser verificado usando-se essa técnica, na qual dois *primers senses* distintos em tamanho e específicos na posição 3' distinguem por amplificação diferencial a frequência polimórfica, inclusive quando em padrão heterozigótico.[12]

A técnica de PCR seguida de digestão enzimática (PCR-RFLP) pode ser útil na triagem de mutações *hotspot*, como nas mutações do gene *RET* localizadas nos códons 533, 634, 804, 918 que ocorrem em casos de NEM2.[13] Essa técnica é barata e confiável, pois ela detecta a mutação pela observação de bandas do produto de PCR em gel de eletroforese, na qual houve ganho ou perda do sítio de digestão de uma endonuclease de restrição específica. Isso só é possível quando diante de uma mutação causativa largamente conhecida entre vários grupos étnicos, correlaciona-se com o fenótipo típico e é rarissimamente polimórfica. Outras indicações surgirão nesse campo, especialmente para detecção de mutação em *BRAF* e *KRAS* como forma de selecionar uma subpopulação de pacientes com câncer possivelmente bons respondedores ao anticorpo anti-EGFR em pacientes com doença metastática, entretanto, para diagnóstico esse método é inferior ao sequenciamento direto, pois outras variantes somáticas circunvizinhas à região da mutação clássica p.V600E poderia ocorrer, sobretudo em se tratando de amostras de punção aspirativa com agulha fina, ou de tecido tumoral, o que comprometeria o sítio consenso para digestão com endonucleases específicas.[14]

Sequenciamento automático e análise de sequências

Trata-se da técnica mais empregada na atualidade para analisar a sequência de nucleotídeos de um determinado gene com a finalidade de pesquisar mutações pontuais ou pequenas inserções ou deleções que possam alterar a expressão ou funcionamento da proteína codificada. O sequenciamento automático pelo método de Sanger envolve a eletroforese capilar de produtos de amplificação terminalmente marcados com fluorescências diferentes nos nucleotídeos A, G, T e C n.[15] Em geral, esse processo envolve a purificação do produto da reação de amplificação (PCR), uma segunda reação de amplificação utilizando nucleotídeos terminadores marcados e uma nova etapa

de purificação antecedendo a eletroforese capilar no sequenciador automático. O resultado final pode ser avaliado de forma gráfica pela geração do eletroferograma e comparado com sequências de referência. A principal vantagem dessa técnica reside na grande experiência acumulada com a sua utilização: por ter sido a técnica de escolha nas últimas décadas, diversos centros adquiriram experiência e muitos laboratórios clínicos estão capacitados a realizar e analisar o sequenciamento Sanger.

Outra vantagem é a facilidade da análise dos resultados que pode ser feita, inclusive, visualmente a partir do eletroferograma impresso. As principais desvantagens residem no rendimento dessa metodologia: se o número de amostras ou de sequências geradas for grande, a técnica se torna laboriosa e cara em comparação a metodologias mais modernas com maior capacidade de abrangência genômica. Assim, o sequenciamento Sanger continua a ser uma técnica bastante útil para a rápida análise de regiões com maior susceptibilidade a mutações (*hotspots*), estudo de genes curtos ou para rastreamento de mutações previamente identificadas em caso índice. Por exemplo, podemos citar a pesquisa de mutações do gene *RET* na neoplasia endócrina múltipla tipo 2 (MEN2) ou em casos de carcinoma medular da tireoide (CMT).[13] Mutações no *RET* apresentam boa correlação entre o genótipo e o fenótipo e as mutações concentram-se em regiões *hotspots*. Porém, o sequenciamento tradicional é desvantajoso quando há grande número de genes candidatos ou esses genes são extensos, como no diagnóstico molecular da osteogênese imperfeita.[16]

Análise de número de cópias gênicas e investigação de grandes deleções

Além da pesquisa de mutações pontuais ou pequenas inserções ou deleções no gene candidato por meio de sequenciamento, também é importante avaliar se o número de cópias do gene está alterado de forma a determinar impacto funcional. Alterações no número de cópias gênicas podem decorrer de grandes duplicações, deleções ou rearranjos envolvendo éxons inteiros, todo o gene ou mesmo grandes regiões cromossômicas.

Diversas técnicas são empregadas com esse propósito com sensibilidade, especificidade e custo distintos. Originalmente, a técnica de *Southern blot*, análise de marcadores de microssatélites, citogenética com hibridação *in situ* fluorescente (FISH, do inglês *Fluorescence in situ hybridization*) e PCR-*real time* foram inicialmente utilizadas para identificação de mudanças no número de cópias de regiões genômicas.[17] Em alguns casos, essas técnicas ainda são empregadas para diagnósticos, porém em virtude de restrições ligadas ao alto custo, impossibilidade de automação e limitação na resolução (tamanho mínimo de deleção ou duplicação passível de detecção), essas técnicas foram sistematicamente substituídas por novas metodologias.

A técnica de MLPA (do inglês *multiplex ligation-dependent probe amplification*) é muito utilizada na pesquisa da dosagem gênica dadas suas praticidade e acurácia. Essa técnica permite avaliar simultaneamente a variação no número de cópias em diversas regiões de interesse dentro de uma carteira ou painel fenotípico restrito a uma mistura de *probes* de hibridação, por exemplo: 21-hidroxilase; diabete tipo MODY; supressores de tumor; microdeleções de cromossomo Y etc.; além de poder ser informativa quanto ao padrão de metilação. A principal limitação é a necessidade de definir uma região candidata, visto que cada kit comercial (*probemix*) utilizado estuda um limitado número de lócus. O MLPA tornou-se a técnica de escolha para identificação de deleções em diversas condições devido ao seu custo acessível, pela rapidez na obtenção dos resultados e pela disponibilidade de kits comerciais. Temos como exemplo, o estudo de deleções do gene *SHOX* em crianças com baixa estatura[18] e deleções do gene *CPY21A2* em pacientes com hiperplasia adrenal congênita por deficiência da 21-hidroxilase.[19] Porém, resultados falso-positivos para presença de deleção podem ocorrer pela existência de polimorfismos que impeçam o correto desempenho do ensaio que depende de hibridação correta.[19] Adicionalmente, o MLPA não permite identificar dissomias uniparentais ou rearranjos balanceados, alterações identificadas pela análise de microssatélite e pela análise de FISH, respectivamente.

Na década de 1990, foi descrita a técnica de hibridação genômica comparativa (*comparative genomic hybridization* - CGH), em que a hibridação de um DNA-teste e um DNA de referência, marcados com diferentes fluorocromos, em cromossomos metafásicos, possibilitou o rastreamento do genoma para detecção de perdas e ganhos de regiões cromossômicas. O aperfeiçoamento dessa técnica foi obtido com o desenvolvimento do CGH-arrays, uma metodologia de alta resolução capaz de varrer todo o genoma à procura de variações no número de cópias.[20] Baseada também na tecnologia de arrays, foi desenvolvida o SNP-array que se fundamenta na genotipagem simultânea de milhares de polimorfismos de um único par de bases.

Ambas as técnicas permitem o rastreamento de aneuploidias, microdeleções e microduplicações de todo o genoma, detectando alterações previamente descritas, assim como podendo detectar novas regiões alteradas associadas com um determinado fenótipo. Por não ser necessário haver uma região ou gene candidato para essas metodologias, elas se tornaram a técnica de escolha para investigação de quadros complexos com múltiplas regiões candidatas ou na ausência de um lócus de susceptibilidade para direcionar uma investigação.[3,17,20] Por exemplo, em crianças com digenesia gonadal, baixa estatura e obesidade grave associado com retardo mental e/ou outros achados dismórficos, porém sem que seja possível enquadrá-la em uma síndrome conhecida, o uso do *CGH-array* ou *SNP-array* pode identificar a causa genética do quadro em aproximadamente 10 a 15% dos pacientes avaliados.[5,6,21,22] Na medida em que essas metodologias tenham uma redução de custo, existirá uma forte tendência para a sua disseminação e para uso mais rotineiro na investigação de diversas condições clínicas.

Análise global do genoma

O advento de técnicas de sequenciamento paralelo de larga escala, chamadas comumente de sequenciamento de nova geração, vem revolucionando a identificação das bases moleculares de endocrinopatias raras e comuns. Essas técnicas permitem analisar rapidamente grandes porções do genoma, ou até mesmo o genoma inteiro. Em nosso meio, o emprego dessas metodologias ainda tem se restringido ao ambiente de pesquisa, mas serviços de sequenciamento de larga escala começam a ficar ao alcance direto do clínico.[23]

A rigor, tecnologias de sequenciamento paralelo de larga escala permitem o sequenciamento do genoma inteiro (*whole-genome sequencing*), mas a aplicação que vem ganhando mais espaço é o sequenciamento do exoma (*exome sequencing*), ou seja, do conjunto de todos os éxons de todos os genes anotados no genoma humano. O exoma, portanto, corresponde à fração do genoma que contém a informação que codifica as proteínas (aproximadamente 1% do genoma humano). Além dos éxons, a captura do exoma, em geral, inclui as regiões flanqueadoras íntron-éxon e, desse modo, seu sequenciamento permite identificar variantes alélicas nas regiões codificadoras e nos sítios de *splicing* de todos os genes. Estima-se que 80% das variantes associadas a doenças de herança mendeliana possam ser identificadas pelo sequenciamento exômico.[24]

Também é possível se desenhar painéis de captura cobrindo uma seleção de genes de interesse (genes candidatos) para determinado fenótipo e, assim, facilitar e tornar o diagnóstico molecular mais rápido e barato. Essa aplicação vem sendo chamada de sequenciamento dirigido (*targeted sequencing*) e parece promissora no contexto clínico, já que se torna mais barata do que sequenciar o exoma inteiro.[25] A captura das regiões de interesse para sequenciamento (exoma inteiro ou painel de genes) é feita utilizando-se *kits* específicos.

Embora haja variação da metodologia de acordo com a plataforma de equipamentos utilizada, em geral o sequenciamento paralelo de larga escala envolve poucas etapas de manipulação da amostra pelo operador na bancada, sendo automatizada a maior parte do procedimento. Desse modo, a parte técnica do sequenciamento é relativamente rápida (horas a dias), mas a análise é desafiadora e laboriosa, no momento.

A principal vantagem dessa técnica é a capacidade de interrogar ao mesmo tempo diversos genes candidatos, conhecidos ou desconhecidos, para um mesmo fenótipo. Mais ainda, a análise criteriosa de indivíduos ou de famílias com fenótipos bem determinados permite a identificação de novos mecanismos moleculares e expande o conhecimento acerca das endocrinopatias. O custo do sequenciamento paralelo de larga escala vem caindo e, do ponto de vista financeiro, esta se torna, também, uma metodologia bastante vantajosa.[23]

Por outro lado, a principal desvantagem dessa técnica reside na interpretação dos resultados que ainda é extremamente desafiadora tendo em vista os algoritmos de bioinformática disponíveis atualmente: pode-se descobrir ao redor de 20.000 variantes alélicas no sequenciamento do exoma de um indivíduo, por exemplo, tornando bastante difícil determinar qual (ou quais) dessas variantes está causalmente associada à doença investigada. De fato, essa análise requer um time multiprofissional treinado e capaz de interpretar a informação obtida e a qualidade do exame no contexto biomédico.[26] Por fim, a identificação de variantes de significado desconhecido ou de variantes associadas a outras doenças (que não aquela em investigação) constitui um desafio ético, sendo motivo de debate e controvérsia entre especialistas.[7,27]

Contudo, o futuro do sequenciamento paralelo é extremamente promissor, uma vez que os avanços metodológicos e das ferramentas de análise bioinformática estão evoluindo muito rapidamente, e o custo vem caindo.[23] O advento dessa técnica constitui uma mudança de paradigma na medicina, viabilizando abordagem individual personalizada. Pretende-se, em um futuro não tão distante, que essa informação esteja rapidamente disponível ao clínico e integrada às decisões médicas até mesmo no contexto de medicina de emergência.[28]

INDICAÇÃO DO TESTE GENÉTICO EM ENDOCRINOLOGIA

A rigor, testes genéticos estão indicados quando há benefício do resultado para o paciente e/ou para seus familiares. Entretanto, essa definição é relativamente ampla e imprecisa. É necessário diferenciar um teste genético com fins de pesquisa, que visa determinar a aplicabilidade e a utilidade dos resultados no tratamento e acompanhamento dos pacientes, do teste genético com notória aplicação clínica. Por exemplo: a lipodistrofia congênita generalizada tipo Berardinelli-Seip é uma doença autossômica recessiva com possibilidade de recorrência na mesma irmandade de 25%. Já foram identificados quatro genes envolvidos com essa síndrome,[29] porém o diagnóstico geneticomolecular não modifica a conduta ou o aconselhamento genético nem traz melhorias para o diagnóstico clínico. Portanto, a pesquisa geneticomolecular nessa condição não é recomendada de rotina. Por outro lado, em pacientes com suspeita clínica de MODY tipo 3, o diagnóstico baseado apenas em critérios clínicos não é possível e a confirmação geneticomolecular permite modificar o tratamento por sugerir uma resposta melhor ao tratamento com sulfonilureias, medicação cada vez menos utilizada em pacientes com diabete.[30] Adicionalmente, o rastreamento molecular de outros membros da família permitir o diagnóstico precoce e a diferenciação do MODY com diabete tipos I e II. Desse modo, esse teste se torna mais útil e recomendado na prática clínica fora do ambiente de pesquisa.

Para que um teste geneticomolecular tenha uma aplicação clínica relevante e que o benefício trazido pelo teste supere custo e riscos, é necessário que:

1. o teste permita estabelecer um diagnóstico que não seria alcançado com avaliação clínica, laboratorial e de imagem;
2. seu resultado traga mudanças significativas no tratamento, acompanhamento e/ou prognóstico;
3. esta informação permita rastrear familiares resultando em diagnóstico precoce e melhor prognóstico e/ou menos complicações;
4. o teste seja fundamental para o aconselhamento genético. Baseados nesses princípios, listamos na Tabela 82.2 os principais testes genéticos em endocrinologia aplicados para doenças com herança mendeliana.

Tabela 82.2 Principais testes genéticos em endocrinologia aplicados para doenças com herança mendeliana

Doença	Gene	Teste	Indicação
Testes genéticos essenciais para estabelecer o diagnóstico, acompanhamento e/ou tratamento de pacientes e/ou seus familiares; capazes de modificar a história natural da doença			
Hipealdosteronismo supressivo por glicocorticosteroide	Quimera do *CYP11B1* e *CYP11B2*	*Southern blotting* ou *Long-range* PCR	Hiperaldosteronismo primário de início na juventude, com história familiar de herança autossômico dominante
Neoplasia endócrina tipo 1	*MEN1*	Sequenciamento tradicional se resultado negativo complementar com MLPA	Pacientes com dois ou mais tumores associados com MEN1, com hiperparatireoidismo primário com múltiplas glândulas acometidas, pacientes com gastrinoma ou com múltiplos tumores neuroendócrino pancreáticos
Neoplasia endócrina tipo 2	*RET*	Sequenciamento tradicional	Pacientes com quadro clínico compatível com MEN2
Carcinoma medular da tireoide	*RET*	Sequenciamento tradicional	Todos os pacientes com carcinoma medular da tireoide
Feocromocitoma e paragangliomas	*VHL, RET, TMEM127, MAX, SDHB, SDHD,* outros	Definir o gene a ser estudado por uma relação genótipo-fenótipo. Sequenciamento tradicional se resultado negativo complementar com MLPA para alguns genes candidatos	Recomendado para pacientes com história familiar suspeita, com feocromocitoma maligno ou bilateral, com paraganglioma ou com idade < 46 anos
Hiperparatireoidismo familiar isolado ou associado a tumor de mandíbula	*HRPT2*	Sequenciamento tradicional	Hiperparatireoidismo familiar isolado, casos de carcinoma de paratireoide e hiperparatireoidismo associado a tumor de mandíbula
Síndrome de Li-Fraumeni	*TP53*	Diversas técnicas, mais comumente sequenciamento do gene e pesquisa de grandes deleções por MLPA	Critérios de Chompret: probando com idade < 46 anos e múltiplos tumores; paciente com idade < 46 anos e parentes de 1º ou segundo grau com tumores pertencentes ao espectro Li-Fraumeni (câncer de mama, leucemia, sarcomas, osteosarcoma, tumor cerebral, carcinoma bronquioloalveolar); ou ainda pacientes com associação de tumor adrenocortical com tumor de plexo coroide[37]
Testes genéticos potencialmente úteis com benefícios possíveis no estabelecimento do diagnóstico, acompanhamento e tratamento dos pacientes e/ou familiares			
Tumor adrenocortical	*TP53*	Iniciar pela pesquisa da mutação germinativa p.R337H por sequenciamento do éxon 10. Na ausência desta mutação, todo o gene deve ser estudado	O gene *TP53* deve ser estudado em todas as crianças e adolescentes com tumor adrenocortical. Nos adultos, o teste está indicado nos pacientes que preencherem os critérios de Chompret para síndrome de Li-Fraumeni*

Continua

Continuação

Doença	Gene	Teste	Indicação
MODY 1-13	GCK, HNF1A, HNF4A, PDX1, HNF1B, NEUROD1, KLF11, CEL, PAX4, INS, BLK, ABCC8 e KCNJ11	Definir o gene a ser estudado por uma relação genótipo-fenótipo. Sequenciamento tradicional se resultado negativo complementar com MLPA para o gene candidato. Alternativamente: sequenciamento simultâneo de todos os genes por meio de painel ou sequenciamento exômico	Pacientes com diabete com início antes dos 25 anos, com história familiar sugestiva de DM autossômico dominante (duas gerações consecutivas), anticorpos marcadores de DM tipo 1 negativos, peptídeo C detectável, ausência de sinais de resistência à insulina e não obesos
Hiperplasia adrenal congênita	CYP21A2	Diversas técnicas, mais comumente sequenciamento do gene e pesquisa de grandes deleções por MLPA	Casos índices com forma clássica que os pais desejam uma nova gestação e planejem tratamento pré-natal
Baixa estatura	SHOX	MLPA se resultado negativo complementar com sequenciamento tradicional	Baixa estatura desproporcional e baixa estatura em família com discondrosteose de Leri-Weill
Síndrome de Frasier e Danys-Drash	WT1	Sequenciamento tradicional	Mulher DDS 46, XY com amenorreia primária, história de nefropatia progressiva ou dialítica/transplantada, risco para tumor de Wilms e gonadoblastoma
Pseudo-hipoparatireoidismo	GNAS	Sequenciamento tradicional	Casos suspeitos de pseudo-hipoparatiredismo para identificação da mutação e subsequente rastreamento familiar
Resistência ao hormônio tireoidiano	THRB	Sequenciamento tradicional	TSH inapropriadamente não suprimido com T4L alto

MLPA: *multiplex ligation-dependent probe amplification*; FISH: *fluorescence in situ hybridization*.

COMO SOLICITAR UM TESTE GENÉTICO?

Ao solicitar um teste genético, o médico deve fornecer as informações que serão essenciais para a interpretação dos resultados. A solicitação do exame pode ser feita em relação à doença (p. ex.: "Pesquisa genética para carcinoma medular de tireoide") ou em relação à técnica e o gene a ser estudados (p. ex.: "Sequenciamento do gene *RET*"). É importante indicar se o caso a ser estudado é o primeiro caso identificado na família (caso índice) ou o estudo refere-se a um rastreamento familiar de uma alteração identificada previamente em outro membro da família. No caso de rastreamento, indicar a mutação identificada na família é mandatória para agilizar e reduzir os custos do estudo geneticomolecular. O pedido médico deve conter em qual amostra o es-

tudo deve ser realizado (sangue, tumor etc). Não é raro que o estudo geneticomolecular inclua amostras de DNA dos pais e irmãos do paciente além do caso índice. Desse modo, dados clínicos dos outros membros da família também se tornam importantes e, sempre que possível, devem estar presentes nos pedidos médicos. Porém, diferente de outras solicitações médicas, informações adicionais sobre o fenótipo (idade de apresentação do quadro clínico, sintomas/sinais e dados sobre exames complementares) são muito importantes para permitir uma adequada interpretação dos achados geneticomoleculares na maioria dos casos.[31] É possível também se tratar de um caso com alteração genética de novo, ou seja, o paciente analisado para mutações em um determinado gene é primeiro na geração daquela família e isso não desqualifica a ausência de mutações em seus pais. Assim, o preenchimento desses dados é visto por alguns médicos como uma curiosidade supérflua ou como mecanismo restritivo da sua autonomia em solicitar um determinado exame, causando frequentemente limitação na interpretação dos resultados. Muitos laboratórios que realizam testes genético-moleculares disponibilizam protocolos que contêm informações necessárias para auxiliar a elaboração do laudo. O contato direto da equipe que está realizando o estudo geneticomolecular com o médico solicitante também é desejável para permitir o esclarecimento de dúvidas e a interpretação acurada dos resultados.

INTERPRETANDO O RESULTADO DO ESTUDO MOLECULAR

O resultado de um estudo geneticomolecular deve auxiliar o clínico na tomada de decisões, inclusive limitar exames complementares desnecessários, além disso, permitir/contribuir com uma interpretação etiopatogênica de uma determinada endocrinopatia. Porém, os laudos fornecidos envolvem uma série de nomenclaturas específicas e termos que podem causar dúvidas frequentes ou até mau uso da informação.[32] Por vezes, clínicos menos familiarizados podem atribuir o achado de um polimorfismo em região *hotspot* para mutação em um determinado gene como efeito causativo e, de posse dessa informação, recomendar uma mudança terapêutica.[33,34]

De forma geral, os resultados de um estudo geneticomolecular podem ser agrupados entre uma das seguintes categorias:

1. Achados sabidamente patogênicos – quando a alteração genética identificada já é de amplo conhecimento estar associada ao fenótipo. Por exemplo: o achado de uma deleção completa do gene *CYP21A2* em homozigose em um paciente com hiperplasia adrenal congênita, forma clássica por deficiência da 21-hidroxilase. Esse genótipo é suficiente para explicar o fenótipo do paciente e, desse modo, é conclusivo para estabelecer o diagnóstico etiológico;[35]

2. Achados sabidamente benignos e sem associação com o fenótipo. Por exemplo: ao estudar o gene *SHOX* em uma paciente com baixa estatura idiopática, a ausência de variantes alélicas no sequenciamento ou a presença somente de polimorfismos já bem caracterizados em população-controle permite afastar mutações de ponto nas regiões estudadas como causa da baixa estatura do paciente;[36]

3. Achados de significado incerto, ou seja, alterações genéticas que à luz dos conhecimentos atuais não é possível afirmar ou excluir a possibilidade de estar associada com o fenótipo do paciente. Nesse sentido, os resultados/laudos de um estudo geneticomolecular devem conter informações suficientes para diferenciar tais categorias de achados.

CONCLUSÕES E PERSPECTIVAS

Estamos vivendo um momento semelhante ao vivido nas décadas de 1960-1970, com o desenvolvimento dos imunoensaios utilizados nas dosagens hormonais. As dosagens hormonais impulsionaram o desenvolvimento da endocrinologia ao permitir detectar e mensurar os diversos hormônios existentes. No início, esses ensaios eram de acesso limitado e de difícil interpretação, mas rapidamente evoluíram para ensaios ultrassensíveis com menor custo, realizados de forma automatizada e com maior precisão. Hoje, as dosagens hormonais são amplamente empregadas pelos clínicos, com indicações e interpretações bem estabelecidas. O diagnóstico geneticomolecular tem o mesmo potencial de transformar a prática da endocrinologia.

Com a disseminação das técnicas de genética moleculares amplas, espera-se para os próximos anos a identificação cada vez mais frequente das causas etiológicas das doenças endócrinas que têm base genética. Além das doenças com herança mendeliana clássica (monogênicas), espera-se o avanço no reconhecimento de doenças com base digênica e mesmo de doenças de herança complexas. Com o estabelecimento preciso de bases etiológicas dessas condições, o desafio das próximas gerações é utilizar esse conhecimento para melhorar o tratamento e acompanhamento desses pacientes. Adicionalmente, o reconhecimento da variabilidade genética individual permitirá uma abordagem mais personalizada dos tratamentos. Com certeza as próximas décadas reservam uma integração cada vez maior dos conhecimentos genômicos com a prática clínica.

GLOSSÁRIO

Aneuploidia: aneuploide é a célula que teve o seu material genético alterado, configurando um número cromossômico diferente do normal (22 pares de cromossomos autossômicos e um par de cromossomo sexual – diploide). A monossomia implica a presença de apenas um cromossomo de um dos 23 pares e as trissomias na presença de um cromossomo adicional, perfazendo o número de três em vez de dois cromossomos homólogos compreendem as neuplodias mais comumente observadas em doenças humanas.

Doença monogênica: alteração em apenas um gene é necessária e suficiente para produzir o fenótipo.

Doença digênica: alterações em dois genes simultaneamente são necessários e suficientes para produzir um determinado fenótipo.

Doenças complexas: doenças que não seguem o padrão de herança clássico mendeliano, em que diversas variantes alélicas presentes em diversos genes trazem um aumento de risco ou de proteção quanto à manifestação do fenótipo. Nessas doenças existe uma grande interação entre fatores genéticos e ambientais.

Expressividade variável: refere-se à situação em que em determinado grupo de indivíduos com o mesmo genótipo exista uma diferença significativa no fenótipo em termos qualitativo (tipo de sintomas e sinais) ou quantitativo (gravidade e idade de apresentação).

Herança mendeliana: padrão de herança genética baseado nos princípios de Mendel e aplicável a traços monogênicos (determinados por um só gene), incluindo herança autossômica dominante, herança autossômica recessiva e herança ligada ao X.

Lócus (*plural loci*): é uma localização especifica de um gene ou sequência de DNA em um cromossomo.

Mosaicismo: presença de duas ou mais populações de células com genótipos diferentes em um mesmo indivíduo.

Mutação: na literatura médica considera-se mutação aquela variante alélica causadora de doença (patogênica) com alta penetrância. Pode ser do tipo germinativa, pós-zigótica ou somática.

Mutação germinativa: mutação que está presente ou acontece nas células germinativas (oócitos e espermatozoides) e que, portanto, pode ser transmitida à prole.

Mutação somática: acontece em células não reprodutivas de um indivíduo e que, portanto, não é transmitida à sua descendência.

Penetrância incompleta refere-se à situação em que, em um determinado grupo de indivíduos com o mesmo genótipo, alguns não expressam o fenótipo esperado.

Polimorfismo: variante alélica presente em mais do que 1% da população.

MAF, *do inglês Minor Allele Frequency*, indica o cálculo da frequência de um determinado alelo polimórfico baseado na variante alélica menos comum na população.

Rearranjo cromossômico: alteração estrutural do cromossomo, geralmente envolvendo quebra e religação de material cromossômico em configuração anormal; por exemplo, inversão ou translocação, podendo ser equilibrado ou não.

Variante alélica: alteração na sequência do DNA em comparação à sequência considerada referência. São consideradas variantes alélicas raras aquelas com frequência populacional < 1%. Tal denominação não considera o papel da variante em determinar fenótipos.

Variante alélica de significado incerto: variante alélica cujo significado biológico não é conhecido, ou seja, não se sabe se é patogênica (mutação) ou silenciosa.

ARTIGOS E PÁGINAS ELETRÔNICAS PARA CONSULTA ADICIONAL

GeneCards: site que organiza dados de diversos genes com informação sobre nomenclatura, função e associação a doenças. http://www.genecards.org/

OMIM (Online Mendelian Inheritance in Man®): compêndio sobre genes e fenótipos genéticos em seres humanos de acesso gratuito e atualizado diariamente. http://www.ncbi.nlm.nih.gov/omim

HGVS (Human genome variation society): orientação para nomenclatura de mutações e variantes alélicas de um único nucleotídeo. http://www.hgvs.org/mutnomen/recs.html

Recomendação para construção e interpretação de heredogramas: Bennett et al. Standardized human pedigree nomenclature: update and assessment of the recommendations of the National Society of Genetic Counselors. J Genet Couns. 2008 Oct;17(5):424-33. doi: 10.1007/s10897-008-9169-9.

REFERÊNCIAS BIBLIOGRÁFICAS

1. Sociedade Brasileira de Genética Clínica. Genética médica: teste laboratorial para diagnóstico de doenças sintomáticas. In: CFM, editor. Projeto Diretrizes da Associação Médica Brasileira e Conselho Federal de Medicina. Brasília, 2004. p. 1-11.

2. Swen JJ, Huizinga TW, Gelderblom H, de Vries EG, Assendelft WJ, Kirchheiner J, et al. Translating pharmacogenomics: challenges on the road to the clinic. PLoS Med. 2007 Aug;4(8):e209.

3. Katsanis SH, Katsanis N. Molecular genetic testing and the future of clinical genomics. Nat Rev Genet. 2013 Jun;14(6):415-26.

4. Thakker RV, Newey PJ, Walls GV, Bilezikian J, Dralle H, Ebeling PR, et al. Clinical practice guidelines for

multiple endocrine neoplasia type 1 (MEN1). J Clin Endocrinol Metab. 2012 Sep;97(9):2990-3011.

5. Bochukova EG, Huang N, Keogh J, Henning E, Purmann C, Blaszczyk K, et al. Large, rare chromosomal deletions associated with severe early-onset obesity. Nature. 2010 Feb 4;463(7281):666-70.

6. Ledig S, Hiort O, Scherer G, Hoffmann M, Wolff G, Morlot S, et al. Array-CGH analysis in patients with syndromic and non-syndromic XY gonadal dysgenesis: evaluation of array CGH as diagnostic tool and search for new candidate loci. Hum Reprod. 2010 Oct;25(10):2637-46.

7. Green RC, Berg JS, Grody WW, Kalia SS, Korf BR, Martin CL, et al. ACMG recommendations for reporting of incidental findings in clinical exome and genome sequencing. Genet Med. 2013 Jul;15(7):565-74.

8. Brosh R, Rotter V. When mutants gain new powers: news from the mutant p53 field. Nat Rev Cancer. 2009 Oct;9(10):701-13.

9. Varley JM. Germline TP53 mutations and Li-Fraumeni syndrome. Hum Mutat. 2003 Mar;21(3):313-20.

10. Roychowdhury S, Iyer MK, Robinson DR, Lonigro RJ, Wu YM, Cao X, et al. Personalized oncology through integrative high-throughput sequencing: a pilot study. Sci Transl Med. 2011 Nov 30;3(111):111ra21.

11. Nordstrom-O'Brien M, van der Luijt RB, van Rooijen E, van den Ouweland AM, Majoor-Krakauer DF, Lolkema MP, et al. Genetic analysis of von Hippel-Lindau disease. Hum Mutat. 2010 May;31(5):521-37.

12. Dutra LA, Costa PG, Velasco LF, Amato AA, Barra GB. Allele-specific PCR assay to genotype SNP rs7903146 in TCF7L2 gene for rapid screening of diabetes susceptibility. Arq Bras Endocrinol Metabol. 2008 Nov;52(8):1362-6.

13. Wells SA, Jr., Pacini F, Robinson BG, Santoro M. Multiple endocrine neoplasia type 2 and familial medullary thyroid carcinoma: an update. J Clin Endocrinol Metab. 2013 Aug;98(8):3149-64.

14. Chung KW, Yang SK, Lee GK, Kim EY, Kwon S, Lee SH, et al. Detection of BRAFV600E mutation on fine needle aspiration specimens of thyroid nodule refines cyto-pathology diagnosis, especially in BRAF600E mutation-prevalent area. Clin Endocrinol (Oxf). 2006 Nov;65(5):660-6.

15. Sanger F, Nicklen S, Coulson AR. DNA sequencing with chain-terminating inhibitors. Proc Natl Acad Sci U S A. 1977 Dec;74(12):5463-7.

16. Marini JC, Blissett AR. New genes in bone development: what's new in osteogenesis imperfecta. J Clin Endocrinol Metab. 2013 Aug;98(8):3095-103.

17. Carson AR, Feuk L, Mohammed M, Scherer SW. Strategies for the detection of copy number and other structural variants in the human genome. Hum Genomics. 2006 Jun;2(6):403-14.

18. Funari MF, Jorge AA, Souza SC, Billerbeck AE, Arnhold IJ, Mendonca BB, et al. Usefulness of MLPA in the detection of SHOX deletions. Eur J Med Genet. 2010 Sep-Oct;53(5):234-8.

19. Coeli-Lacchini FB, Turatti W, Elias PC, Elias LL, Martinelli CE, Jr., Moreira AC, et al. A rational, non-radioactive strategy for the molecular diagnosis of congenital adrenal hyperplasia due to 21-hydroxylase deficiency. Gene. 2013 Sep 10;526(2):239-45.

20. Lee C, Iafrate AJ, Brothman AR. Copy number variations and clinical cytogenetic diagnosis of constitutional disorders. Nat Genet. 2007 Jul;39(7 Suppl):S48-54.

21. Miller DT, Adam MP, Aradhya S, Biesecker LG, Brothman AR, Carter NP, et al. Consensus statement: chromosomal microarray is a first-tier clinical diagnostic test for individuals with developmental disabilities or congenital anomalies. Am J Hum Genet. 2010 May 14;86(5):749-64.

22. Zahnleiter D, Uebe S, Ekici AB, Hoyer J, Wiesener A, Wieczorek D, et al. Rare copy number variants are a common cause of short stature. PLoS Genet. 2013;9(3):e1003365.

23. Collins FS, Hamburg MA. First FDA authorization for next-generation sequencer. N Engl J Med. 2013 Dec 19;369(25):2369-71.

24. Dixon-Salazar TJ, Silhavy JL, Udpa N, Schroth J, Bielas S, Schaffer AE, et al. Exome sequencing can improve diagnosis and alter patient management. Sci Transl Med. 2012 Jun 13;4(138):138ra78.

25. Wang SR, Carmichael H, Andrew SF, Miller TC, Moon JE, Derr MA, et al. Large-scale pooled next-generation sequencing of 1077 genes to identify genetic causes of short stature. J Clin Endocrinol Metab. 2013 Aug;98(8):E1428-37.

26. Jacob HJ, Abrams K, Bick DP, Brodie K, Dimmock DP, Farrell M, et al. Genomics in clinical practice: lessons from the front lines. Sci Transl Med. 2013 Jul 17;5(194):194cm5.

27. Kingsmore SF. Incidental swimming with millstones. Sci Transl Med. 2013 Jul 17;5(194):194ed10.

28. Saunders CJ, Miller NA, Soden SE, Dinwiddie DL, Noll A, Alnadi NA, et al. Rapid whole-genome sequencing for genetic disease diagnosis in neonatal intensive care units. Sci Transl Med. 2012 Oct 3;4(154):154ra35.

29. Garg A. Clinical review#: lipodystrophies: genetic and acquired body fat disorders. J Clin Endocrinol Metab. 2011 Nov;96(11):3313-25.

30. Shields BM, Hicks S, Shepherd MH, Colclough K, Hattersley AT, Ellard S. Maturity-onset diabetes of the young (MODY): how many cases are we missing? Diabetologia. 2010 Dec;53(12):2504-8.

31. Cotton RG, Auerbach AD, Brown AF, Carrera P, Christodoulou J, Claustres M, et al. A structured simple form for ordering genetic tests is needed to ensure coupling of clinical detail (phenotype) with DNA variants (genotype) to ensure utility in publication and databases. Hum Mutat. 2007 Oct;28(10):931-2.

32. den Dunnen JT, Antonarakis SE. Mutation nomenclature extensions and suggestions to describe complex mutations: a discussion. Hum Mutat. 2000;15(1):7-12.

33. Feero WG, Guttmacher AE, Collins FS. Genomic medicine - an updated primer. N Engl J Med. 2010 May 27;362(21):2001-11.

34. Guttmacher AE, Collins FS. Genomic medicine--a primer. N Engl J Med. 2002 Nov 7;347(19):1512-20.

35. Silveira EL, Elnecave RH, dos Santos EP, Moura V, Pinto EM, van der Linden Nader I, et al. Molecular analysis of CYP21A2 can optimize the follow-up of positive results in newborn screening for congenital adrenal hyperplasia. Clin Genet. 2009 Dec;76(6):503-10.

36. Malaquias AC, Scalco RC, Fontenele EG, Costalonga EF, Baldin AD, Braz AF, et al. The sitting height/height ratio for age in healthy and short individuals and its potential role in selecting short children for SHOX analysis. Horm Res Paediatr. 2013;80(6):449-56.

37. Tinat J, Bougeard G, Baert-Desurmont S, Vasseur S, Martin C, Bouvignies E, et al. 2009 version of the Chompret criteria for Li Fraumeni syndrome. J Clin Oncol. 2009 Sep 10;27(26):e108-9; author reply e10.

Índice Remissivo

B

D

E

H

Q

R